南京中医药大学 孙世发 主编

中华医方

妇科篇

科学技术文献出版社
SCIENTIFIC AND TECHNICAL DOCUMENTATION PRESS

图书在版编目（CIP）数据

中华医方.妇科篇 / 孙世发主编. —北京：科学技术文献出版社，2015.3
ISBN 978-7-5023-9220-8

Ⅰ.①中…　Ⅱ.①孙…　Ⅲ.①中医妇科学—验方—汇编　Ⅳ.① R289.5

中国版本图书馆 CIP 数据核字（2014）第 159752 号

ISBN 978-7-5023-9220-8

中华医方·妇科篇

策划编辑：薛士滨　　　责任编辑：孔荣华　　　责任校对：赵　瑷　　　责任出版：张志平

出　版　者	科学技术文献出版社
地　　　址	北京市复兴路15号　邮编　100038
编　务　部	（010）58882938，58882087（传真）
发　行　部	（010）58882868，58882874（传真）
邮　购　部	（010）58882873
官 方 网 址	www.stdp.com.cn
发　行　者	科学技术文献出版社发行　全国各地新华书店经销
印　刷　者	北京京华虎彩印刷有限公司
版　　　次	2015 年 3 月第 1 版　2015 年 3 月第 1 次印刷
开　　　本	889×1194　1/16
字　　　数	2842千
印　　　张	106.5
书　　　号	ISBN 978-7-5023-9220-8
定　　　价	508.00元

编委会名单

主 编 孙世发

副主编 陈涤平 杭爱武 王兴华 吴承艳 陈仁寿 许二平 卫向龙 唐伟华 聂建华
王剑锋 刘华东 黄仕文 张卫华

编 委（以姓氏笔画为序）：
卫向龙 王九龙 王庆敏 王兴华 王剑锋 伍梅梅 任威铭 刘华东 衣兰杰 许二平
许菲斐 孙 彀 孙世发 杜雪萌 李 娴 李 缨 李晓建 吴承艳 张 蕾 张卫华
陈仁寿 陈涤平 杭爱武 周 静 聂建华 唐伟华 黄仕文 彭会巧 樊园园

编写人员（以姓氏笔画为序）：
刁青蕊 卫向龙 马丽亚 马艳霞 王 霞 王九龙 王北溟 王光耀 王庆敏 王兴华
王红玲 王国斌 王剑锋 毛海燕 卢会燕 叶 琴 史话跃 朱智媛 乔文善 伍梅梅
任威铭 向 好 刘华东 刘旭辉 衣兰杰 江晶晶 许 可 许二平 许岳亭 许菲斐
孙 彀 孙世发 严 娟 杜雪萌 杨亚龙 李 芮 李 娴 李 缨 李永亮 李志轩
李晓建 吴 坚 吴承红 吴承艳 张 蕾 张卫华 张书研 张延武 张英杰 张顺超
张锋莉 张稚鲲 陆红伟 陈 晨 陈仁寿 陈玉超 陈涤平 苑述刚 范 俊 杭爱武
欧阳文娟 季丹丹 周 健 周 雯 周 静 周凯伦 周轶群 郑绍勇 郑晓丹 赵君谊
姜卫东 宫健伟 姚 颖 聂建华 莫 楠 柴 卉 钱丽花 高 想 唐千晰 唐伟华
唐艳芬 黄仕文 黄亚俊 曹 宜 盛 炜 彭会巧 彭金祥 彭振亚 蒋 妤 韩玉强
程 旺 程率芳 谢秀英 蔡 云 樊园园

前　言

　　人类的发展历史，伴随着文化进步的脚印。中医药学，作为中国传统文化的重要组成部分，一直并继续担负着促进人类发展与繁衍的一份责任，故而古人有"不为良相则为良医"之言。

　　良相治国，良医治人，良相良医，孺子以求。中华民族的发展壮大，离不开良相之治国；中华民族的繁衍昌盛，离不开良医之治病。神农尝百草，以明草木之药用，伊尹制汤液，论广药用而成方。《周礼·天官》篇记载，周代有医师、食医、疾医和疡医等。疾医"掌养万民之疾病……以五味、五谷、五药养其病"，主管治疗平民百姓的疾病，治疗时既用"毒药"之剂，也用食疗之方；疡医"掌肿疡、溃疡、金疡、折疡之注药、副杀之剂。凡疗疡，以五毒攻之，以五气养之，以五药疗之，以五味节之"，分工治疗外伤科疾病，亦兼用毒药方与食疗方。这些文献应该可以表明，早在周代便已有了不同的药物配合应用以治疗疾病的医疗活动。《汉书·艺文志·方技略》记载古有医经七家，"经方十一家，二百七十四卷。经方者，本草石之寒温，量疾病之浅深，假药味之滋，因气感之宜，辨五苦六辛，致水火之齐，以通闭结，反之于平。"经方十一家，包括《五藏六府痹十二病方》三十卷、《五藏六府疝十六病方》四十卷、《五藏六府瘅十二病方》四十卷、《风寒热十六病方》二十六卷、《泰始黄帝扁鹊俞跗方》二十三卷、《五藏伤中十一病方》三十一卷、《客疾五藏狂颠病方》十七卷、《金疮瘛瘲方》三十卷、《妇女婴儿方》十九卷、《汤液经法》三十二卷、《神农黄帝食禁》七卷。但原书俱失传，今只见其名而无法知其内容了。现存《五十二病方》收载方剂280首，乃1973年湖南长沙马王堆汉墓出土帛书整理而成，据研究者推测，其内容当为春秋时期所成，这是今天可见的最早方书。成书于西汉的《黄帝内经》所载方剂十数首，也必为汉以前所制。《五十二病方》和《黄帝内经》所载方剂，古朴而简单，代表了单药向多药配伍成方用于临床的历史发展过程。至东汉末年，张仲景"勤求古训，博采众方"，著成《伤寒杂病论》一十六卷，载269方，为后人尊为方书之祖。以此为标志，中医方剂学之框架已经形成。以此为起点，中医治病之药方时时涌现，载方之书蔚然大观。

　　两晋南北朝时期，方书甚多。诸如李当之的《药方》，皇甫谧的《曹歙论寒食散方》与《依诸方撰》，葛洪的《肘后备急方》与《玉函方》，支法存的《申苏方》，范汪的《范东阳方》，胡洽的《胡氏百病方》，姚僧垣的《集验方》，甄权的《古今录验方》，徐之才的《徐王方》与《徐王八世家传效验方》，陶弘景的《陶氏方》与《效验方》，陈延之的《小品方》，谢士泰的《删繁方》……惜乎！这些方书除了《肘后备急方》后经陶弘景与杨用道的整理得以传世，《小品方》现存辑佚本外，余皆因年湮代远而散佚。葛洪与陈延之为该时期方剂学的代表人物。葛洪是亦医亦道者，所著《玉函方》（一名《金匮药方》）多达100卷，是"周流华夏九州之中，收拾奇异，捃拾遗逸，选而集之，使神类殊分，缓急易简"而成。后因卷帙浩大，传世不便而遗失了。葛氏的《肘后备急方》则是将《玉函方》撷要而成，书仅3卷，所载诸方，"单行径易，篱陌之间，顾眄皆药，众急之病，无不毕备"，后人称其验、便、廉，允为切实。南北朝时期医家陈延之，著《小品方》12卷，但原书至北宋初年即已亡佚，其佚文多保留在《外台秘要》《医心方》等书中。在唐代，《小品方》与《伤寒论》齐名，曾作为医学教科书，故对唐代的方剂学发展有较大影响。该书比较重视伤寒、天行温疫等病的论治，所载芍药地黄汤、茅根汤、葛根桔皮汤等方，孕育了后世温病学的养阴生津、凉血散瘀、清热解毒等治法，足可弥补《伤寒论》之未备。

　　盛唐以降，医方兴盛。大型方书如《备急千金要方》《外台秘要》《太平圣惠方》《圣济总录》《普济方》等。更有致力于方剂研究者编著了如《博济方》《普济本事方》《杨氏家藏方》《传信适用方》《仙授理伤续断方》《是斋百一选方》《魏氏家藏方》《仁斋直指方》《朱氏集验方》《御药院方》《瑞竹堂经验方》《永类钤方》《世医得效方》《袖珍方》《奇效良方》《扶寿精方》《摄生众妙方》《种福堂公选良方》《饲鹤亭集方》等方剂专著。方剂是临床实践的产物，现在被广泛运用的一些古代名方，多散见于临床医书，诸如《小儿药证直诀》《脾胃论》《内外伤辨惑论》《兰室秘藏》《宣明论方》《丹溪心法》《儒门事亲》《医林改错》《医学衷中参西录》等，均记载了一些著名医方。

以上方书文献，展示了各历史时期方剂研究的重要成果，为我们进一步研究历代方剂提供了大量宝贵文献。特别是具有官编性质的《太平圣惠方》《圣济总录》《普济方》三巨著，集一个时代的医方之大成，保存了诸多已佚方书医著的医方资料，不仅为我们今天的临床医疗传承了优良药方，也为我们研究中医药的发展提供了重要文献依据。

汉以前中医学主要分两大领域，即医经和经方。经方十一家中之多数，均为某类或某些疾病的治疗药方。汉唐以后医书，虽言称某某方者，但依然是论病列方。然而，《普济方》问世至今 620 余年，以病症列方之大成者则一直阙如。

《中华医方》秉承历代医方巨著之体例，以病症为门类，以历史为序，收录诸方，填补《普济方》问世至今 620 余年以病症列方大型方书之历史空白。

古今中医病名繁杂，医方叙述多有简略。欲将近 2000 年之古今病症及药方有序汇集一书，实非易举。虽继《中医方剂大辞典》完成后又经 10 数年之努力，终于能成《中华医方》，然错讹遗漏，也实难免，冀希未来，或可正之。

孙世发

凡 例

一、本书分列伤寒温病、内科、外科、妇科、儿科、骨伤科、五官科、眼科等篇为纲，以病症为目，共收载有方名的方剂 88 489 首，清以前的方剂几近收罗殆尽，清以后，特别对现代书刊所载方剂则有所选择。

二、本书以中医病症为目，兼及部分现代西医疾病。

三、每病症首先简介其病因病机、治疗大法等基本内容，继之以原载方剂文献时间、文献卷次篇章、方剂首字笔画为序收列相关方剂。由于文献名称、版本、印行时间过于复杂，对于一书引用文献或多次修订增补内容的时间多从原书。

四、一方治多种病症者，其详细资料将限在第一主治病症中出现，别处再现时则从简。第一主治病症以原载文献记载并结合后世临床应用状况确定。如地黄丸（六味地黄丸），原载宋·钱乙《小儿药证直诀》，主治"肾怯失音，囟开不合"，现代广泛用于各科多种病症，为减少大量重复，本书将其详细内容收入肾虚证，其他处仅收方名、方源、组成、用法、功用及与所在病症相关的主治、宜忌和相应验案，余皆从略。

五、一方多名的方剂以最早出现且有实质内容之名为本书所用之正名。

六、每一方剂内容以来源、别名、组成、用法、功用、主治、宜忌、加减、方论、实验、验案分项收入，无内容之项目从缺。

1. 来源：为一方之原始出处。如始载书存在者，注始载书的书名和卷次；始载书已佚者，注现存最早转载书引始载书或创方人。始载书无方名，后世文献补立方名者，注"方出（始载书）某书卷×，名见（转载书）某书卷×"。

2. 别名：为正名以外的不同名称及其出处。如一方有多个异名者，则按所载异名的文献年代先后排列。

3. 组成：为始载书之一方所含药物、炮制、用量等内容，均遵原书不改，炮制内容在药名之前者与药名连写，在药名之后者加括号与后一药分隔，如"炙甘草"，"甘草（炙）"。与组成相关内容均在本项另起行说明：如方中药物原无用量者，则注"方中某药用量原缺"；如上述某药原无用量，转载书中有用量者，则根据转载文献补入；如方中某药转载书有异者，则注明：方中某药，某书（后世转载书）作某药；如方名中含某药或药味数，组成中阙如或不符者，则注明：方名某某，但方中无某药，或方名×味，但方中组成×味，疑脱。

4. 用法：收录方剂的制剂、剂型、服用方法与用量等内容。如原书无用法，后世其他文献有用法者，则收录后世文献内容并注明来源文献；如后世文献用法与始载文献用法有差异且有参考意义者，另起行收录；如剂型改变另立方名者，另起行说明。

5. 功用、主治：分别设项以文献先后为序、去同存异摘收。

6. 宜忌：收录组方用方的注意事项，有关疾病、体质、妊娠宜忌和毒副反应，以及药物配伍、炮制与煎煮药物器皿、服药时的饮食宜忌等。

7. 加减：仅收录始载书的资料。如加减药物占原方用药比例过多者不录；现代方剂加减不严谨者不录；后世转载书的加减一概不录。药物加减后方名改变者，在本项另起行说明：本方加（减）某药，名

"某某"。

8. 方论：收录古今名医对一方之方名释义、组成结构、配伍原理、综合功效、辨证运用、类方比较等论述而有独到见解者。原文精简者，录其全文；文字冗长者，择要选录。

9. 实验：收摘用现代方法与手段对方剂进行实验研究和剂型改革的资料，包括复方药理作用和主要成分的研究，将传统的成方剂型改造成现代剂型等内容，均以摘要或综述方式撰写。对实验资料，摘录其实验结果，不详述实验方法与操作步骤；对剂型改革，不详述制剂的工艺流程。

10. 验案：选录古今医家运用一方治疗疾病的实际案例，文字简短者全文照录，文字较长者择要摘录。对于现代书刊临床大样本报道，择其用药与原方出入较小者，仅文摘其治疗结果。

11. 自功用以下各项，其内容出处与方源相一致者，所录引文不注出处；如上述各项收录有方源以外其他文献引文者，均分别注明出处。凡两条以上引文均根据文献年代排列。

七、引文筛选与整理：所有引文资料，均经过编者去同存异，精心筛选。相同的引文，一般从最早的文献中收录；若后世文献论述精辟者，择用后世文献的资料。引文文义不顺或重复者，在不违背原意之前提下，由编者做适当的加工整理。

八、出处标注：除方源、异名二项标明书名和卷次外，其余诸项均只注书名，不注卷次。期刊注法统一采用：刊年，期：起页。

九、药名统一：凡首字不同的中药异名保持原貌，如"瓜蒌"不改"栝楼"，"薯蓣"不改"山药"，"玄胡索""元胡索"不改"延胡索"。首字相同的中药异名，第二字以下诸字与《中药大辞典》的正名系同音字者，一律改用《中药大辞典》的正名，如"黄芪"改"黄耆"，"芒硝"改"芒消"，"白藓皮"改"白鲜皮"；若非同音字者，仍保留此异名。凡方名中含有药名者，处理方法同此。

十、文字统一：本书所用简化字，以中国文字改革委员会《简化字总表》（1964年第二版）为主要依据，表中未收入者，不加简化，如苈藶、猨猪、鼺鼲；数词有用汉字和阿拉伯字者，须一方内一致，不作全书统一。

十一、文献版本：凡一书有多种版本者，选用善本、足本；无善本者，选用最佳的通行本；其他不同的版本作为校勘、补充。若同一方剂在不同的版本中方名有所差异者，以善本、最佳通行本或较早版本之方名作正名，其他版本的方名作别名。

目 录

第四章　妊娠病

第五章 产后病

第一章

乳 房 病

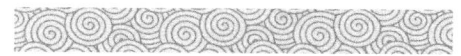

乳房疾病是妇科的常见病、多发病。《妇科玉尺》说:"妇人之疾,关系最巨者则莫如乳。"

早在《黄帝内经》中就有关于乳房的经络和生理、病理等方面的记载。历代多有所及,《中藏经》有乳癖之名。《肘后备急方》、《刘涓子鬼遗方》载有"乳痈"、"乳发",《诸病源候论》载有"乳石痈"、"乳疽"、"乳漏",《妇人大全良方》载有"乳岩",《外科理例》载有"乳衄"等,且对各种乳房疾病的病因、证候、治法多有论述。

一般而言,感染性乳房疾病多由乳头破碎,感染毒邪;或嗜食厚味,脾胃积热;或情志不畅,肝气郁结,以致乳汁积滞,郁久化热,热盛肉腐而成。肿瘤性乳房疾病,则系忧思郁怒,脾胃受损,以致气郁痰凝,阻于乳络而成。

情志内伤,肝气郁结,失于调达;饮食不节,胃经积热,气血凝滞,郁久化热,易致局部红肿热痛,酿脓如鸡啄剧痛;憎寒壮热,口干欲饮,全身酸痛,小便短赤,大便秘结;脉弦数或滑数,舌苔白厚或黄干等。如乳痈、乳发多与此有关。

忧思郁闷,肝失条达,脾失健运,痰浊内生,以致气滞痰凝,脉络不和,积聚成核,如桃李样,质坚,表面光滑,推之可动,肿块随喜怒而消长;心烦易怒,胸闷不适,月经不调,舌苔薄黄,脉弦滑等。如乳癖、乳核多与此有关。

后天失调,或先天不足,生育过多,以致肝肾亏损,冲任失调,精血不足,肝失濡养,易致肝气郁滞,横逆犯脾,脾失健运,痰浊内生,气滞痰凝而成隐核。其结块的生长与发展,常与发育、妊娠、月经等有关,胀痛常在经前加剧,经后痛减;并有头晕耳鸣,腰酸肢软,月经不调,舌苔薄,脉濡软无力等。如乳疬、乳癌、乳癖常与此有关。

肝肾阴亏,以致阴亏火旺,肺津不能输布,灼津为痰,痰火凝结于乳络,结块皮色不变,隐隐作痛;常伴有午后潮热,干咳颧红,形瘦食少,夜寐盗汗;舌质红,苔薄,脉细数等,如乳痨常与此有关。

乳房的治疗:痈疽类病症,以外症消托补为常法;乳房积聚类病症,则常以理气通络为基础。

一、乳 痈

乳痈，又名疠乳、妒乳、乳毒、吹妳、吹乳、内吹、外吹、乳根痈、乳疯等。是发生于乳房部的痈疽。临床以乳房部结块、肿胀疼痛，伴有全身发热，溃后脓出稠厚为特征。常发生于哺乳期妇女，尤以尚未满月的初产妇多见。《诸病源候论·妒乳候》云："此由新产后，儿未能饮之，及饮不泄，或断儿乳，捻其乳汁不尽，皆令乳汁蓄积，与气血相搏，即壮热大渴引饮，牢强掣痛，手不得近也。"根据发病时期的不同，又有几种名称：发生于哺乳期者，称外吹乳痈；发生于怀孕期者，名内吹乳痈；在非哺乳期和非怀孕期发生者，名非哺乳期乳痈。

乳头属足厥阴肝经，肝主疏泄，能调节乳汁的分泌。若情志内伤，肝气不舒，厥阴之气失于疏泄，使乳汁发生壅滞而结块；郁久化热，热胜肉腐则成脓。乳房属足阳明胃经，乳汁为气血所生化，产后恣食肥甘厚味而致阳明积热，胃热壅盛，导致气血凝滞，乳络阻塞而发生痈肿。乳头破损或凹陷，影响哺乳，致乳汁排出不畅，或乳汁多而婴儿不能吸空，造成余乳积存，致使乳络闭阻，乳汁瘀滞，日久败乳蓄积，化热而成痈肿。

临床据病程而见不同表现。郁乳期：病人感觉患侧乳房肿胀疼痛，并出现硬块（或无硬块），多在乳房外下部，乳汁排出不畅；同时伴有发热、寒战、头痛骨楚、食欲不振等全身症状。经治疗后，若2～3日内寒热消退、肿消痛减，病将痊愈。成脓期：上述症状加重，硬块逐渐增大，继而皮肤发红灼热，疼痛呈搏动性，有压痛，患侧腋窝淋巴结肿大，并有高热不退，此为化脓的征象。若硬块中央渐软，按之有波动感者，表明脓肿已熟。但深部脓肿波动感不明显，需进行穿刺才能确定。溃脓期：自然破溃或切开排脓后，一般肿消痛减，寒热渐退，逐渐向愈。若脓流不畅，肿热不消，疼痛不减，身热不退，可能形成袋脓，或脓液波及其他乳囊（腺叶），形成"传囊乳痈"，亦可形成败血症。若有乳汁从疮口溢出，久治不愈，则可形成乳漏。

乳房红肿痛热，溃后大片皮肉腐烂坏死，甚至热毒内攻为主要表现的，称为乳发，也谓发乳。《外科启玄·乳痈》云："乳痈最大者名曰乳发。"《医宗金鉴》云："此证发于乳房，焮赤肿痛，其势更大如痈，皮肉尽腐，由胃腑湿火凝结而成。"

气滞热蕴者，治以疏肝清胃，通乳消肿。热毒炽盛者，治以清热解毒，托毒透脓。正虚邪恋者，治以益气和营托毒。

乳痈相当于西医的急性乳腺炎，乳发相当于乳房蜂窝组织炎、乳房坏死性蜂窝组织炎。

三物桂心贴

【来源】方出《肘后备急方》卷五，名见《外台秘要》卷三十四引《集验方》。

【组成】桂心 甘草各二分 乌头一分（炮）

【用法】上为末，和苦酒涂，纸覆之。

【主治】

1.《肘后备急方》：乳肿。

2.《外台秘要》引《集验方》：乳痈。

赤龙皮汤

【来源】《肘后备急方》卷五。

【组成】槲树皮（切）三升

【用法】以水一斗，煮取五升，春夏冷用，秋冬温用。先洗后敷膏。

【主治】乳疮及诸败烂疮。

柳根熨方

【来源】方出《肘后备急方》卷五，名见《备急千金要方》卷二十三。

【组成】柳根（削取上皮）

【用法】熟捣、火温，帛囊贮。熨乳肿处，冷更易之。一宿即愈。

【主治】乳痈二三百日，众疗不愈，但坚紫色青。

黄连散

【来源】方出《肘后备急方》卷五引姚氏方，名见《圣济总录》卷一二八。

【别名】黄连膏（《圣济总录》卷一六六）。

【组成】大黄 鼠粪（湿者） 黄连各一分

【用法】二物为末，鼠矢更捣，以黍米粥清和，敷乳四边。痛即止，愈。无黍米用粳米并得。

【主治】乳痈。

黄鼠膏

【来源】方出《肘后备急方》卷五引姚氏方，名见《普济方》卷三二五。

【组成】大黄 鼠粪（湿者） 黄连各一分

【用法】上为末，鼠矢更捣。以黍米粥清和，敷乳四边，痛即止愈；无黍米，用粳米并得。

【主治】乳痈。

麝香散

【来源】方出《肘后备急方》卷五。名见《普济方》卷二七八。

【组成】麝香 熏陆香 青木香 鸡舌香各一两

【用法】上以水四升，煮取二升，分为再服。

【主治】

1.《肘后备急方》：卒毒肿起，急痛，已入腹者。

2.《备急》引《小品》（见《外台秘要》）：妒乳。

【宜忌】《备急》引《小品》（见《外台秘要》）：忌蒜、面、酒、牛、马、猪肉。

木占斯散

【来源】《刘涓子鬼遗方》卷四。

【别名】内补散（《备急千金要方》卷二十二）、占斯散（《千金翼方》卷二十四）、桔梗散（《圣济总录》卷一三一）、内补防风散（《普济方》卷二八五）。

【组成】木占斯 桂心 人参 细辛 败酱 干姜 厚朴 甘草（炙） 防风 桔梗各一两

《备急千金要方》有栝楼一两。

【用法】上为散。每服方寸匕，酒送下。

【功用】消脓。

【主治】

1.《刘涓子鬼遗方》：痈及疽。

2.《备急千金要方》：痈疽发背、肠痈，诸疮疽痔，妇人乳痈诸疖。

3.《圣济总录》：缓疽。

【加减】疮未坏，去败酱。

内补黄耆汤

【来源】《刘涓子鬼遗方》卷三。

【组成】黄耆 茯苓各三两 芍药二两 麦门冬三两（去心） 甘草二两（炙） 厚朴一两（炙） 人参三两 生姜四两 干地黄三两

【用法】上切。以水一斗二升，煮取三升，分四服，日三夜一。

【主治】妇人客热，乳结肿，或溃，或作痛。

丹参膏

【来源】《刘涓子鬼遗方》卷五。

【组成】丹参 芍药各二两 白芷一两

【用法】上三味，以苦酒渍一夜，猪脂六合，微火煎三上下，膏成敷之。

【功用】《太平惠民和济局方》（吴直阁增诸家名方）：通顺经络，宣导壅滞。

【主治】

1.《刘涓子鬼遗方》：妇人乳肿痛。

2.《太平惠民和济局方》（吴直阁增诸家名方）：乳肿，乳痈，毒气焮作赤热，渐成攻刺疼痛；及治乳核结硬不消散。

辛夷汤

【来源】《刘涓子鬼遗方》卷三。

【组成】辛夷一升（去毛） 大枣三十枚 桂一尺 防风二分 白术 甘草一尺（炙） 生姜二分 泽兰一升（切）

方中白术用量原缺。

【用法】上切。以水一斗，煮取三升，分温三服。

【主治】妇人妒乳。

淡竹叶汤

【来源】《刘涓子鬼遗方》卷三。

【组成】淡竹叶四升　麦门冬（去心）　黄耆　芍药　干地黄　生姜各三两　前胡　黄芩　升麻　远志（去心）　栝楼各二两　大枣十四枚　当归一两

【用法】先以水一斗八升，煮竹叶及麦冬一斗，去滓，纳诸药，再煮取三升，分三次温服。

【主治】发背，乳痈，已服生地黄汤取利后。

柏皮膏

【来源】《刘涓子鬼遗方》卷五。

【组成】柏皮（去黑皮，用白肉）三斤

　　　　方中柏皮用量原缺，据《普济方》补。

【用法】以猪脂煎，去滓，候凝，随意使之。

【主治】

1.《刘涓子鬼遗方》：火疮。

2.《普济方》：乳痈。

雌黄膏

【来源】《刘涓子鬼遗方》卷五。

【组成】雌黄　白蔹　雄黄　漆头芦茹各一两　乱发一团（如鸡子大）

【用法】上共为末，以不中水猪脂二升，先煎乱发令尽，下诸药再微火煎，候膏成，放凝。涂疮上，一日三四次。

【主治】妇人妒乳生疮。

飞乌膏

【来源】《外台秘要》卷三十四引《集验方》。

【组成】烧朱砂作水银上黑烟（一名细粉者）三两　矾石三两（烧粉）

【用法】上以绢筛了，以甲煎和之令如脂。以敷乳疮，一日三次。作散者不须和，有汁自着可用散。

　　　　本方改为散剂，名"飞乌散"。（见原书）

【主治】妇人、女子乳头生小浅热疮，搔之黄汁出浸淫为长，百疗不瘥，动经年月，名为妒乳；亦治诸热疮，黄烂浸淫汁疮，蜜疮，丈夫阴蚀痒湿，诸小儿头疮疳蚀，口边肥疮，蜗疮等。

天麻草汤

【来源】《外台秘要》卷三十四引《集验方》。

【别名】天麻汤（《备急千金要方》卷二十三）、天麻草洗方（《圣济总录》卷一六六）。

【组成】天麻草（切）五升

【用法】以水一斗半，煎取一斗，随寒温分洗乳，以杀痒也。洗毕敷飞乌膏、散。

【主治】妒乳，浸淫黄烂热疮，阴蚀疮痒湿，小儿头疮。

四物胶薄贴

【来源】《外台秘要》卷三十四引《集验方》。

【组成】胶（炙）　大黄　莽草　细辛各等分

【用法】上为末，以鸡子白和涂纸上。贴肿，频易，昼夜贴之。割纸穿如钱大，出肿头。

【主治】乳痈。

连翘汤

【来源】《外台秘要》卷三十四引《集验方》。

【组成】连翘　升麻　杏仁（去皮尖）　射干　防己　黄芩　大黄　芒消　柴胡各三两　芍药　甘草（炙）各四两

【用法】上切。以水九升，煮取三升，分服。

【主治】

1.《外台秘要》引《集验方》：妒乳、乳痈。

2.《圣济总录》：附骨疽。

【宜忌】忌海藻，菘菜。

【方论】《千金方衍义》：妒乳、乳痈，总以清热利窍解毒为主，连翘治痈肿恶疮，甘草治脏腑邪气，黄芩治恶疮疽蚀，芍药治血痹止痛，射干治胸中结气，杏仁治产乳金疮，升麻治风肿诸毒，柴胡治肠胃结气，防己通行十二经，大黄下瘀血血闭，芒消破五脏积热。上下宣通而乳痈解矣。

王不留行汤

【来源】《备急千金要方》卷十三。

【组成】王不留行　桃东南枝　东引茱萸根皮各五

两 蛇床子 牡荆子 苦竹叶 蒺藜子各三升 大麻仁一升

【用法】上锉。以水二斗半，煮取一斗，洗疮，一日二次。

【功用】去虫止痛。

【主治】白秃及头面久疮，痈疽妒乳，月蚀疮烂。

乳痈丸

【来源】《备急千金要方》卷二十三。

【组成】天门冬五两 泽兰五分 大黄十分 升麻六分 羌活 防风 人参 黄耆 干地黄 白芷 桑寄生 通草各二分 黄芩 枳实 茯神 天雄 芎藭 当归 五味子各一两

【用法】上为末，蜜为丸。每服二十丸，加至四十丸，酒送下，每日二次。

【主治】乳痈。

除热蒺藜丸

【来源】《备急千金要方》卷二十三。

【组成】蒺藜子 大黄各一两 败酱一分 桂心 人参 附子 薏苡仁 黄连 黄耆 鸡骨 当归 枳实 芍药 通草各三分

【用法】上为末，炼蜜为丸，如梧桐子大。每服三丸，食前以饮送下，每日三次。不知，益至五丸。

【主治】妇人乳肿痛。

【方论】《千金方衍义》：方用大黄、黄连解热，桂心、附子散结，人参、黄耆固本，当归、芍药和营，败酱、薏苡败脓，枳实、通草利窍，尤赖蒺藜破除恶血，鸡骨引入厥阴也。

排脓散

【来源】《备急千金要方》卷二十三。

【组成】苁蓉 铁精 桂心 细辛 黄芩 芍药 防己（一作防风） 人参 干姜 芎藭 当归各三分 甘草五分

【用法】上为末。酒服方寸匕，日三夜一服。药十日，脓血出多勿怪之，其恶肉除也。

【主治】乳痈。

【方论】《千金方衍义》：乳痈溃久不敛，元气大伤，血气凝滞，致生恶肉。故用苁蓉、归、芍、人参、甘草护持元气；细辛、桂心、干姜温理伏邪；防己通行经脉，铁精镇摄虚火，黄芩清解风热并缓姜、桂之性。

鹿角散

【来源】《备急千金要方》卷二十三。

【组成】鹿角三分 甘草一分

【用法】上药治下筛。和以鸡子黄，于铜器中，置于温处，炙上敷之，一日二次。

【主治】妇人乳生疮，头汁出，疼痛欲死，不可忍。

蒺藜丸

【来源】《备急千金要方》卷二十三。

【组成】蒺藜子 大黄各一两 败酱一分 桂心 人参 附子 薏苡仁 黄连 黄耆 鸡骨 当归 枳实 芍药 通草各三分

【用法】上为末，炼蜜为丸，如梧桐子大。每服三丸，不知，益至五丸，食前以饮送下，一日三次。

【功用】除热。

【主治】妇人乳肿痛。

【方论】《千金方衍义》：用大黄、黄连解热，桂心、附子散结，人参、黄耆固本，当归、芍药和营，败酱、薏苡败脓，枳实、通草利窍，尤赖蒺藜破除恶血，鸡骨引入厥阴也。

天门冬丸

【来源】《千金翼方》卷五。

【组成】天冬门五两（去心） 通草 黄耆 防风 干地黄 桑寄生 人参各二两 羌活三两 大黄二两半 白芷一两半 升麻一两半 泽兰 茯神 天雄（炮，去皮） 黄芩 枳实（炙） 五味子各一两

【用法】上为末，炼蜜为丸。每服二十丸，酒送下，加至三十丸，一日二次。

【主治】

1. 《千金翼方》：乳痈初起。
2. 《圣济总录》：产后乳结核。

麦门冬散

【来源】《千金翼方》卷二十。

【组成】麦门冬（去心）　石膏（研）　柏子仁　甘草（炙）各半两　桂心一分

【用法】上为散。每服方寸匕，酸浆和服，日三夜一。烦满气上胀逆，长服之。

【主治】金疮乳痈，诸肿烦满。

五物雄黄茼茹膏

【来源】《外台秘要》卷三十四引《必效方》。

【组成】雄黄　白蔹　雌黄　茼茹各一分（并切）　乱发（如鸡子）一枚

【用法】上以猪脂半斤，合煎三沸，去滓，乃纳乱发，发尽药成。以涂疮。不过十日愈。

【主治】妇人妒乳，痈疮迟愈。

犀角丸

【来源】《外台秘要》卷二十四引《近效方》。

【别名】小犀角丸（《太平惠民和济局方》卷八）。

【组成】犀角十二分　蜀升麻　黄芩各四分　大黄五分　防风四分　巴豆二十二枚（去心皮，熬令黄）　人参四分　当归四分　黄耆四分　干蓼蓝　黄连　甘草（炙）　栀子仁各四分

【用法】上为末，别捣巴豆成膏，入末和匀，炼蜜为丸，如梧桐子大。每服三丸，暖汤送下。得利两三行，吃冷粥止即愈；不利，加至四五丸。初服取快利，后渐减丸数，取鸭溏微泄为度，肿消及和润乃止。利却黄水即觉轻，皮皱色变，一切肿皆内消。

【主治】肠痈、乳痈、发背，一切毒肿。

【宜忌】忌热面、蒜、猪肉、芦笋、鱼、海藻、菘菜、生冷、粘食。

陵鲤甲散

【来源】《外台秘要》卷二十四引《删繁方》。

【组成】陵鲤一头（取甲爪，炙）　桂心三分　当归二分

【用法】上为散。每服方寸匕，一日三次，酒进。

【主治】发背及乳房痈肿。

芍药散

【来源】《外台秘要》卷三十四引《深师方》。

【组成】芍药　通草　桂心　昆布　白蔹　附子（炮）　黄耆　人参　海藻　木占斯各一两

【用法】上为散。每服一钱匕，食后以清酒送下，一日三次。

【功用】消核。

【主治】乳痈肿，及颐下气结瘰疬。

连翘汤

【来源】《经效产宝》卷下。

【组成】连翘子　升麻　芒消各十分　玄参　芍药　白蔹　汉防己　夜干各八分　大黄十二分　甘草六分　杏仁八十个（去尖）

【用法】用水九升，煎取三升，下大黄，次下消，分三服。

【功用】利下热毒。

【主治】产后妒乳并痈。

重台散

【来源】《太平圣惠方》卷六十一。

【组成】重台一两　黄耆一两（锉）　川大黄一两（生用）　羊桃根三分（锉）　消石三分　半夏三分　白蔹一分　莽草三分　丁香半两　木香半两　没药半两　白芷半两　赤芍药半两

【用法】上为散。有患处，以醋旋调，稀稠得所，涂故布，或疏绢上，每日三贴之。以肿退为度。

【主治】痈肿，一切风毒热肿，发背，乳痈。

葛根散

【来源】《太平圣惠方》卷六十一。

【组成】葛根（锉）　麦门冬（去心）　红雪各一两　犀角屑半两　葳蕤二分　茅苣　赤芍药　甘草（生锉）各三分　石膏三两

【用法】上为粗散。每服四钱，以水一中盏，煎至六分，去滓，入竹沥一合，更煎一沸，不拘时候温服。

【主治】痈肿、乳痈，脏腑壅滞，口干，寒热头痛，呕哕不能饮食。

升麻散

【来源】《太平圣惠方》卷六十二。

【组成】川升麻三分　犀角屑半两　木通三分（锉）　黄芩三分　麦门冬三分（去心）　生干地黄一两　玄参三分　赤芍药半两　甘草半两（生锉）葛根半两（锉）　芦根三分（锉）

【用法】上为散。每服四钱，以水一中盏，加黑豆一百粒，淡竹叶二七片，煎至六分，去滓，不拘时候温服。

【主治】发背，及乳痈壅毒，热渴疼痛。

石灰散

【来源】《太平圣惠方》卷六十二。

【组成】风化石灰一合　小麦面二合　皂荚灰一合　白蔹一合

【用法】上为细散。以酽浆水和如面糊，涂贴，一日换三四次。

【主治】一切肿及发背、乳痈等。

朱砂膏

【来源】《太平圣惠方》卷六十二。

【组成】朱砂一两　乳香半两

【用法】上为末，以葱白四两细切，合研成膏。每用生绢上涂贴。候干再上，以愈为度。

【主治】发脑及乳痈初结疼痛。

麦门冬散

【来源】《太平圣惠方》卷六十二。

【组成】麦门冬一两半（去心）　黄耆一两半（锉）　黄芩一两半（锉）　川升麻一两　知母二两　甘草一两（生，锉）　玄参一两　栝楼根三两　赤芍药一两　当归一两　赤茯苓一两

【用法】上为散。每服四钱，以水一中盏，加生地黄半两，淡竹叶二七片，煎至五分，去滓温服，不拘时候。

【主治】发背及乳痈，赤肿疼痛，体热大渴。

黄连饼

【来源】《太平圣惠方》卷六十二。

【组成】黄连一两（去须）　蛇床子一两　乳香一两　杏仁半两　蔓菁根一握　盐一分　大粪灰半两　柳树上木耳一两

【用法】上为细散，入酥和，捏作饼子，厚如五钱。以贴脐上，用粗布紧抹之，每日三四度易之，夜亦如然；每易时，先以甘草汤洗之，如未作头，贴药便撮作头，如已穴有脓水亦贴之，即生肌肉；如出脓水已尽，即贴乌膏；若有胬肉，即取柳树白木耳细研，微微掺于膏上，贴之。

【主治】发背、发鬓、乳痈及诸毒肿。

大垂云膏

【来源】《太平圣惠方》卷六十三。

【组成】当归　附子（去皮脐，生用）　芎䓖　防风　川升麻　槐子　细辛（去苗）　侧柏叶各一两　桃仁（汤浸，去皮尖双仁）　杏仁（汤浸，去皮尖双仁）甘草　桑根白皮　白及　黄耆　白僵蚕各一分　垂柳一握（煎了不在吊）　黄丹七两　雄黄半两　朱砂一分（细研）　硫黄二分（细研）　麝香一钱（细研）白芷一分　没药一分　麒麟竭一分（细研）　龙脑一分（细研）　黄蜡四两（细研）油一斤半

【用法】上药除研了药并丹外，细研，先熬油令沸，下锉药，煎候白芷黄赤色，以绵滤过，拭铛令净，再煎，下丹，以柳木篦搅，候变黑，即下蜡熔尽，滴于水中为珠子不散，即次下诸药末，搅令匀，以瓷盒盛。发背疮，热酒调一钱服，外贴之。余症外贴，虎豹咬着，用甘草水洗后贴之。

【主治】一切恶疮燃肿，发背，疽疮，风肿，肠痈，乳痈，瘰疬，疥癣，发鬓，牙痛，发脑，肾痈，马坠磕破骨损，及一切虫蛇毒物咬伤。

垂云膏

【来源】《太平圣惠方》卷六十三。

【组成】乱发一两　黄丹六两　绯绢方一尺二寸（烧灰）　松脂二两　丁香末半两　蜡一两　盐一

两　柴胡一两（去苗）　黄耆一两　乳香半两（细研）　莨菪子二两　清麻油一斤　驴耳塞半两　曲头棘针五十枚

【用法】上药炼油令烟绝，即下绯帛、发、松脂、蜡等，煎令发尽，取前柴胡等碎锉，下油铛中，以文火煎一炊久，绵滤去滓，油都安铛内，下黄丹，搅勿住手，候药色黑，入丁香、乳香末令匀，时时点于铁上，试拈成丸，即药成，用不津器盛。每用于帛上摊贴，每日二遍换之。

【主治】发背，乳痈，及诸疮肿。

木香散

【来源】《太平圣惠方》卷六十四。

【组成】木香二两　紫葛二两（锉）　紫檀二两　川朴消二两　赤小豆二合　川升麻一两　白蔹一两　白矾一两

【用法】上为散。以榆皮汁和如稀糊，可肿大小，以疏布涂药，贴于肿上，干即易之。

【主治】一切热毒肿气；并主乳痈。

大黄丸

【来源】《太平圣惠方》卷七十一。

【组成】川大黄一两（锉，微炒）　桂心半两　薏苡仁半两　鸡骨香半两　黄连十两（去须）　人参半两（去芦头）　附子半两（炮裂，去皮脐）　黄耆半两（锉）　木通半两（锉）　当归半两（锉，微炒）　枳壳半两（炒微黄）　败酱二分　赤芍药半两　白蒺藜一两（微炒，去刺）

【用法】上为末，炼蜜为丸，如梧桐子大。每服三十丸，以温水送下，不拘时候。

【功用】除热。

【主治】妇人乳痈，疮肿疼痛。

大黄散

【来源】《太平圣惠方》卷七十一。

【组成】川大黄一两（锉碎，微炒）　川楝子一两　赤芍药一两　马蹄一两（烧灰）　玄参一两　蒲公英一两

【用法】上为细散。每服一钱，以温酒调下，一日三次，汗出愈。

【主治】妇人乳痈，焮肿疼痛。

大黄散

【来源】《太平圣惠方》卷七十一。

【组成】川大黄一两（锉）　当归一两（锉，微炒）　赤芍药一两　黄耆一两（锉）　川芎一两　防风一两（去芦头）　黄连一两（去须）　莽草一两　栀子仁一两　腻粉一分　乳香半两

【用法】上为细散。入腻粉和匀，以鸡子白并蜜调令匀，涂帛上贴，干即易之。

【主治】妇人乳痈，经年肿硬，如石不消。

无名异散

【来源】《太平圣惠方》卷七十一。

【组成】无名异半两　没药三分　麒麟竭三分　木香半两　人参半两（去芦头）　赤茯苓半两　白芷半两　当归半两（锉，微炒）　虎杖三分　黄芩半两　黄耆一两（锉）　牡丹半两　桂心半两　生干地黄半两

【用法】上为细散。每服二钱，空腹及晚食前以温酒调下。

【主治】妇人乳结颗块，脓水缩滞，血脉壅闭，恶血疼痛，久不瘥者。

木通散

【来源】《太平圣惠方》卷七十一。

【组成】木通一两半（锉）　黄耆一两（锉）　玄参一两半　沉香三分　赤芍药二两　子芩一两　败酱一两　露蜂房一两（炙黄）　汉防己一两半　川朴消一两

【用法】上为散。每服四钱，以水一中盏，煎至六分，去滓，不拘时候温服。

【主治】妇人乳痈，以成瘀肿脓水，疼痛不可忍。

内消散

【来源】《太平圣惠方》卷七十一。

【组成】川大黄一两　黄芩一两　黄连一两（去

须） 黄药一两 地龙一两（炒令黄） 乳香一两
【用法】上为散。用生地黄汁调匀，涂于肿毒上，干即易之，不过三五度愈。
【主治】妇人乳痈毒，始生结核。

升麻散

【来源】《太平圣惠方》卷七十一。
【组成】川升麻一两 玄参一两半 桑根白皮三两（锉） 赤芍药一两 白芷三分 川大黄一两（锉碎，微炒） 马蹄三分（烧灰） 甘草一两（炙微赤，锉） 川朴消二两
【用法】上为粗散。每服四钱，以水一中盏，煎至六分，去滓，每于食前温服。以利为度。
【主治】妇人乳，初觉肿妙疼痛，及欲成痈结。

发灰散

【来源】方出《太平圣惠方》卷七十一，名见《圣济总录》卷一二八。
【组成】蔓荆子一两 乱发灰半两 蛇蜕皮半两（微炒）
【用法】上为细散。每服一钱，食后温酒调下。
【主治】妇人乳中结塞，肿硬如石，成痈者。

芎䓖丸

【来源】《太平圣惠方》卷七十一。
【组成】芎䓖二两 当归一两半（锉，微炒） 桂心一两 黄耆一两（锉） 沉香一两 安息香一两 附子半两（炮裂，去皮脐） 白芷半两 麒麟竭半两 丁香半两 木香一两 枳壳半两（麸炒微黄，去瓤） 羌活半两 赤芍药半两
【用法】上为末，炼蜜为丸，如梧桐子大。每服十丸，空心、午时、晚食前以甘草酒送下。
【主治】妇人乳痈穿穴，脓水不住，年月深远，蚀肉伤筋，或时碎骨疮中自出，肉冷难生，疼痛不可忍。

当归散

【来源】《太平圣惠方》卷七十一。
【组成】当归三两（锉，微炒） 赤芍药二两 黄

耆二两（锉） 人参一两（去芦头） 蒺藜子二两（微炒，去刺） 枳实二两（麸炒微黄） 鸡骨香一两 桂心一两 薏苡仁一两（微炒） 附子一两（炮裂，去皮脐）
【用法】上为细散。每服一钱，以温酒调下，一日三次。
【主治】
1. 《太平圣惠方》：乳痈，肿硬如石，疼痛。
2. 《普济方》：产后乳结核，坚硬疼痛。

附子散

【来源】《太平圣惠方》卷七十一。
【组成】附子一两（去皮脐） 藜芦半两（去芦头）
【用法】上为末。用醋调敷之，干即再敷之。
【主治】妇人乳疽及妒乳，作寒热疼痛。

鹿角散

【来源】《太平圣惠方》卷七十一。
【组成】鹿角二两 甘草半两
【用法】上为细散。用鸡子白和，于铜器中暖令温，敷患处。五七易即愈。
【主治】妇人乳痈成疮，久不愈，脓汁出，疼痛欲死，不可忍。

葶苈散

【来源】《太平圣惠方》卷七十一。
【组成】甜葶苈一两 赤芍药三分 白芷一两 丁香三分 黄耆一两（锉） 羊桃皮一两（锉） 消石三分 半夏一两（汤洗七遍去滑） 白蔹一两 莽草半两 木香一两 木鳖子一两（去壳）
【用法】上为细散。用酸浆水调和令匀，摊于故帛上贴之。
【主治】妇人乳痈疮肿，焮热疼痛。

熏陆香散

【来源】《太平圣惠方》卷七十一。
【组成】熏陆香半两 百合半分 雄鼠粪半分 盐半钱

方中雄鼠粪，《圣济总录》作"雄雀屎"。

【用法】上为细散。用醋调涂贴。

【主治】妇人乳痈，肿未穴，痛不可忍；及已成疮，久不愈者。

熨火汤

【来源】方出《太平圣惠方》卷七十一，名见《普济方》卷三二五。

【组成】赤小豆五合（粗研破）　葱二七茎（并须，细切）　白矾二两（碎研）　甘草一两（生锉）　乳香半两　芥子二合　桑根白皮一两（细锉）

【用法】上药用青布裹，于锅内以水三升，煮药令熟，乘热熨肿处，冷即再暖熨之，一日可熨五至七次，则令内消。

【主治】妇人乳痈风毒，肿久不消，未成脓者。

升麻散

【来源】《太平圣惠方》卷八十一。

【组成】川升麻三分　连翘一两　玄参三分　赤芍药三分　甘草一分（炙微赤，锉）　射干半两　生干地黄三分　瞿麦一两

【用法】上为粗散。每服四钱，以水一中盏，煎至六分，去滓，不拘时候温服。

【主治】吹奶及乳痈肿痛。

连翘散

【来源】《太平圣惠方》卷八十一。

【别名】连翘汤（《圣济总录》卷一六六）。

【组成】连翘一两半　犀角屑一两　川大黄一两半（锉，微炒）　川升麻一两　木通一两（锉）　赤芍药一两　黄耆一两（锉）　黄芩一两　川芒消一两

【用法】上为散。每服三钱，以水一中盏，入淡竹叶二七片，煎至六分，去滓，不计时候温服。

【主治】产后吹奶，因儿鼻中气吹著奶房，更遇体热，结聚或如桃李核，疼痛者。

连翘散

【来源】《太平圣惠方》卷八十一。

【组成】连翘一两　川升麻一两　汉防己一两　黄芩一两　川大黄一两（锉碎，麸微炒）　川芒消一两　柴胡一两（去苗）　赤芍药二两　甘草一两（炙微赤，锉）　犀角屑一两　杏仁一两（汤浸，去皮尖双仁，麸炒微黄）

【用法】上为粗散。每服三钱，以水一中盏，煎至六分，去滓，每于食后温服。

【主治】产后妒乳，肿痛壮热，欲结成痈。

穿山甲丸

【来源】《太平圣惠方》卷八十一。

【组成】穿山甲（烧灰）　猪牙皂荚（烧灰）　王不留行　皂荚针（炙微黄）　自然铜（细研）　蝉壳　蛤粉　胡桃瓤（烧灰）各半两

【用法】上为末，以车脂为丸，如梧桐子大。每服二十丸，以热酒送下，不拘时候。

【主治】吹奶，肿硬疼痛，日夜不歇。

蛇蜕皮散

【来源】《太平圣惠方》卷八十一。

【组成】蛇蜕皮半两（烧灰）　麝香一钱

【用法】上为细末。每服一钱，以热酒调下，并进三四服。

【主治】吹奶。痈肿疼痛，寒热发歇，昼夜呻唤。

蛤粉丸

【来源】《太平圣惠方》卷八十一。

【组成】蛤粉半两

【用法】上用车脂为丸，如小豆大。每服二十丸，以温酒送下。不过三服愈。

【主治】吹奶，不痒不痛，肿硬如石。

鲮鲤甲散

【来源】方出《太平圣惠方》卷八十一，名见《圣济总录》卷一三二。

【别名】通和汤（《卫生宝鉴》卷十八）。

【组成】穿山甲一两（炙微黄）　自然铜半两（细研）　木通一两（锉）

【用法】上为细散。每服二钱，以温酒调下，不拘时候。

【主治】吹奶，不可忍。

露蜂房散

【来源】《太平圣惠方》卷八十一。

【组成】露蜂房一两　鹿角一两

【用法】并烧为灰，细研。每服二钱，以热酒调下，不拘时候。

【主治】吹奶。疼痛不止，或时寒热。

橘香散

【来源】《袖珍方》卷四引《太平圣惠方》。

【别名】橘皮汤（《仁斋直指方论》卷二十四）、橘皮散（《丹溪心法附余》卷十六）。

【组成】陈皮（汤浸，去白，晒，面炒黄）

【用法】上为末，麝香研。每服二钱，酒调下。

【主治】小儿吹乳致乳痛，痛极不可忍者，未结即散，已结即溃。

独胜散

【来源】《证类本草》卷十九引《简要济众方》。

【别名】独圣散（《证治准绳·疡医》卷三引《简易》）、白丁香散（《外科精义》卷十九）、白丁散（《东医宝鉴·外形篇》卷三引《医鉴》）。

【组成】白丁香半两

【用法】上为散。每服一钱匕，温酒调下，不拘时候。

【功用】《外科精义》：下乳汁，通血脉。

【主治】

1.《证类本草》引《简要济众方》：吹乳。

2.《外科精义》：吹乳初觉，身热头痛寒热，胸乳肿硬。

太岳活血丹

【来源】《太平惠民和剂局方》卷八。

【组成】乱发二斤（皂角水净洗，晒干，用清麻油二斤，入砂锅内炒，频以手拈看，脆乱如糊苔即

止，不可令炒过）　栗楔（谓栗三颗共一球，其中有扁薄者是，去壳，薄切，日干）　皂角刺（烧通红，米醋内淬，焙）　大黑豆（以湿布揩去尘垢，退黑皮，焙干）　花桑枝（如臂大者，炭火烧，烟尽，米醋淬，取出，焙）各一斤　蓖麻仁（别研，涂墨）三两　乳香（好者，细研，入米醋一碗，熬令熟香）四两　细墨半斤（一半用蓖麻仁三两，乳钵烂研，涂墨上，涂尽，用薄纸裹，以黄泥固济，日干，以火五十斤煅令通红，放地上，盆盖，出火气，两饭久。一半用硇砂二两醋化，涂墨上，灸干）　硇砂（光净者，醋化，涂墨上）二两

【用法】上药为末，入乳香膏内为丸，如弹子大。如乳香膏少，更入醋煮面糊。痛甚者每服一丸，轻可者服半丸，用无灰酒一盏，乳香一豆大，先磨香尽，次磨药尽，煎三五沸，临卧温服，以痛处就床卧。如欲出汗，以衣被盖覆，仍用药涂损处。妇人诸疾，更用当归末一钱，依法煎服。

【主治】男子妇人外伤内损，狗咬虫伤，驴扑马坠，手足伤折，一切疼痛，腹中瘀血刺胁筑心，及左瘫右痪，走注疼痛，痈肿痔漏，妇人冷气入腹，血脉不通，产后败血灌注四肢，吹奶肿痛，血气撮痛。

【宜忌】忌一切动风物，有孕者莫服。

神效托里散

【来源】《太平惠民和济局方》卷八（宝庆新增方）。

【别名】神效散（《类编朱氏集验方》卷十二）、托里散（《医学正传》卷六引《疮疡集》）、神功托里散（《外科发挥》卷二）、金银花散（《外科发挥》卷五）、四妙汤（《医宗说约》卷六）、四金刚（《串雅内编》卷二）。

【组成】忍冬草（去梗）　黄耆（去芦）各五两　当归一两二钱　甘草（炙）八两

【用法】上为细末。每服二钱，酒一盏半，煎至一盏，若病在上食后服，病在下食前服。少倾再进第二服，留滓外敷，未成脓者内消，已成脓者即溃。

【主治】痈疽发背，肠痈，奶痛，无名肿毒，焮作疼痛，憎寒壮热，类若伤寒，不问老幼虚人，并皆治之。

桦皮散

【来源】方出《证类本草》卷十四引《灵苑方》，名见《圣济总录》卷一二八。

【组成】真桦皮方寸匕。

【用法】以无灰酒服。卧及觉已愈。

《圣济总录》：桦皮烧灰，酒服方寸匕。

【主治】乳痈初发、肿痛结硬欲成脓。

甘草饮

【来源】《圣济总录》卷七十六。

【组成】甘草大者二寸许（一半生，一半炙） 乌梅五枚（拍碎） 诃黎勒皮五枚

【用法】上锉细。用水一盏，煎取五分，去滓，一半冷服，一半热服。

【主治】冷热痢，或小儿痢渴不止。

大黄散

【来源】《圣济总录》卷一二八。

【别名】大黄汤（《圣济总录》卷一六六）。

【组成】大黄（锉，炒） 芍药（锉，炒） 楝实 马蹄（炙令黄焦）各一两

【用法】上为散。每服二钱匕，以温酒调下。衣盖出汗。若睡觉后，肿散不痛，经宿乃消。百无一失，次日早晨再服。

【主治】乳痈大坚硬，赤紫色，衣不得近，痛不可忍；产后乳结核，肿痛发热烦闷。

木香丸

【来源】《圣济总录》卷一二八。

【组成】木香一两 槟榔（锉）三分 芎藭 羌活（去芦头）各半两 大黄（锉，炒）一两 附子（炮裂，去皮脐） 人参各半两 枳壳（去瓤，麸炒）三分 牵牛子（炒令香）一两半 陈橘皮（汤浸，去白，焙）半两

【用法】上为末，炼蜜为丸，如梧桐子大，贮以瓷盒。每服三十丸，空心粥饮送下。通利为度。如未利，加至四十丸。

【功用】通泄，调气，解毒。

【主治】石痈结聚，肿硬热痛，脏腑秘涩；发背，一切恶疮及乳痈。

车螯散

【来源】《圣济总录》卷一二八。

【组成】车螯壳（烧灰）十两 黄连（去须）一两 蚬壳（多年白烂者，以黄泥裹烧）五两

【用法】上为散。每服二钱匕，空心用甘草酒调下，日晚再服。

【主治】乳痈及一切肿毒。

甘草饮

【来源】《圣济总录》卷一二八。

【组成】甘草（半炙令赤黄，半生）半两 瓜蒌一枚（去皮，取瓤）

【用法】先以酒二盏，煎甘草至一盏，入瓜蒌瓤同绞，和匀，滤去滓，放温顿服。未愈更作服之。

【主治】乳肿痛，虑作痈毒，但乳痈痛甚者。

生地黄涂敷方

【来源】《圣济总录》卷一二八。

【组成】生地黄五两（切，研） 豉半升（研） 芒消一两（研）

【用法】上为细末。涂敷肿上，一日三五次。

【主治】乳痈。

地黄汤

【来源】《圣济总录》卷一二八。

【组成】生地黄汁一合 射干 升麻 黄连（去须） 芒消 白蔹 栀子仁 大黄各半两 甘草 当归各一分

【用法】上将九味锉碎，以水五升，煎至三升，去滓，下地黄汁，更煎三五沸，以故帛三片，浸药汁中，交替拓肿上，每日一二十次。再暖用即愈。

【主治】乳痈。

防风散

【来源】《圣济总录》卷一二八。

【组成】防风（去叉）一两半 牵牛子（炒令香）二两

【用法】上为散。每服二钱匕，空心用沸汤调下。取微利为度，未利再服，渐减服之。

【主治】乳痈。

麦门冬丸

【来源】《圣济总录》卷一二八。

【组成】麦门冬（去心，焙）二两 木通（锉）人参 五味子 黄耆（锉）羌活（去芦头）防风（去叉）生干地黄（焙）黄芩（去黑心）桑上寄生 茯神（去木）天雄（炮裂，去皮脐）升麻 泽兰各半两 枳壳（去瓤，麸炒令黄）大黄（锉，微炒）各三分 当归（切，焙）一分

【用法】上为末，炼蜜为丸，如梧桐子大。每服二十丸，空心温酒送下，渐加至三十丸，以愈为度。先用诸汤药涂敷拓，后服此。

【主治】乳痈。

连翘汤

【来源】《圣济总录》卷一二八。

【组成】连翘 瞿麦穗各一两 升麻 玄参 生干地黄(焙) 芍药各三分 甘草(炙)一分 射干半两

【用法】上细锉，如麻豆大。每服五钱匕，水一盏半，煎至八分，去滓，食后温服。

【主治】吹乳乳痈。

牡蛎散

【来源】《圣济总录》卷一二八。

【组成】牡蛎（取脑头厚处生用）

【用法】上为细散。每用二钱匕，一日三次，研淀花，冷酒调下。如痛盛已溃者，以药末敷之，仍更服药。

【主治】

1.《圣济总录》：乳痈初发，肿痛结硬，欲成脓者。

2.《普济方》：甲疽胬肉裹甲，脓血疼痛不愈。

乳香涂傅方

【来源】《圣济总录》卷一二八。

【组成】乳香一两（为末）丹砂半两（研末）葱白三两（切）

【用法】先研葱令细，入二味末，再研令匀。涂敷乳上，干即易之。

【主治】乳痈。

枳壳散

【来源】《圣济总录》卷一二八。

【组成】枳壳（去瓤，麸炒）芍药（锉炒）人参各一两半 黄耆（锉，炒）鸡骨（炙）木通（锉）当归（焙令香，锉）桂（去粗皮）各一两 蒺藜子（微炒，去角）半两

【用法】上为散。每服二钱匕，温酒调下，一日三次。

【主治】乳痈坚硬。

铁粉散

【来源】《圣济总录》卷一二八。

【组成】铁粉 肉苁蓉（酒浸，去粗皮，炙）桂（去粗皮）细辛（去苗叶）芎䓖 人参 防风（去叉）干姜（炮裂）黄芩（去黑心）芍药（锉，炒）当归（焙令香，锉）甘草（炙，锉）各一两

【用法】上为散。每服二钱匕，温酒调下，每日三次，早晨、午时、至夜各一次。服药十日后，有血出多勿怪，是恶物除也。

【功用】排脓。

【主治】乳痈焮肿疼痛。

黄芩饮

【来源】《圣济总录》卷一二八。

【组成】黄芩（去黑心）甘草（炙令黄赤，锉）桑上寄生（炙）防风（去叉）麦门冬（去心，焙）赤芍药（锉，炒）黄耆（锉，炒）各一两 木通（锉）一两半

【用法】上为粗末。每服三钱匕，水一盏，加大枣三枚（擘破），同煎至七分，去滓，入乳糖一分，再煎令消，温服，每日三次，早晨、午时、至夜各一次。

【主治】乳痈。初觉赤肿，有异于常。

黄明胶散

【来源】《圣济总录》卷一二八。

【组成】黄明胶（炙令燥）　大黄（锉，炒）　莽草　细辛（去苗叶）各半两

【用法】上为散。以鸡子白调匀，涂纸上，贴肿处，频易即愈。仍割穿纸，如小钱大，空肿头。

【主治】乳痈。

黄耆白芷膏

【来源】《圣济总录》卷一二八。

【组成】黄耆　白芷　大黄　当归　续断各一两　薤白（切）二两　松脂二两　乳香半两　蜡一两　猪脂二介　生地黄汁三合

【用法】上十一味，取前五味锉碎，以地黄汁拌匀，先熬脂令沸，下诸药，煎候白芷赤黑色漉出，下薤白、松脂、乳香、蜡，煎候熔尽，以绵布绞去滓，瓷盒内盛。取涂敷乳上，每日三四次。即愈。

【主治】乳痈。

蔓荆实散

【来源】《圣济总录》卷一二八。

【组成】蔓荆实（微炒）一两　甘草一寸半（半生半熟）

【用法】上为散。每服二钱匕，以温酒调下，一日三服。

【主治】乳痈疼痛。

熁　散

【来源】《圣济总录》卷一二八。

【组成】黄连（去须）　白蔹　鼠粪　积雪草　大黄（炒，锉）　甘草（炙，锉）各半两

【用法】上为散。用浆水调为膏，贴之，干即易。

【主治】乳痈。

熁贴方

【来源】《圣济总录》卷一二八。

【组成】盐草根　生埃头各半两

【用法】上捣如泥。贴之。

【主治】乳痈肿疼。

鲮鲤甲散

【来源】《圣济总录》卷一二八。

【组成】鲮鲤甲（烧灰）一两　瓜蒌一枚（烧灰）

【用法】上为散。每服二钱匕，空心用葱酒调下，至晚再服。

【主治】乳痈。结硬疼痛不可忍。

露蜂房熏方

【来源】《圣济总录》卷一二八。

【组成】露蜂房五两

【用法】上锉。以醋五升，煎至三升，倾于瓷瓶子内，乘热熏乳上，冷即再暖，以愈为度。

【主治】乳痈结硬疼痛。

乳香散

【来源】《圣济总录》卷一三〇。

【组成】乳香半两　水银粉一分　黄柏一两半　白及一分　白蔹　铅丹　大黄各一两

【用法】上为细散。用水调贴之，有脓时干掺。

【功用】内消。

【主治】诸痈肿初发及火灼，乳痈。

麦门冬汤

【来源】《圣济总录》卷一三一。

【组成】麦门冬（去心，焙）　黄耆（锉）　芍药　生干地黄各一两　前胡（去芦头）　黄芩（去黑心）　升麻　远志（去心）　栝楼（去皮）各三分　当归半两　小麦一合

【用法】上为粗末。每服五钱匕，水一盏半，加大

枣二枚（擘破），生姜一枣大（拍碎），竹叶二七片，同煎至八分，去滓，空心温服，日晚再服。

【主治】发背，乳痈，已服利汤者。

葛根汤

【来源】《圣济总录》卷一三一。

【组成】葛根（锉）　麦门冬（去心，焙）各一两　犀角（镑）半两　蒌蕤　茅苣　芍药　甘草（炙，锉）　芦根（锉）各三分　石膏一两半

【用法】上为粗末。每服五钱匕，以水一盏半，煎至八分，下竹沥半合，红雪一分，更煎三两沸，去滓，空心、日晚温服。

【主治】发背痈疽，一切疮肿乳痈，口干脚冷，发作寒热，头痛，呕哕不下食。

葡萄酒

【来源】《圣济总录》卷一三二。

【组成】葡萄一枚

【用法】于灯焰上燎过，研细。热酒调服。

【主治】

1. 《圣济总录》：吹乳。
2. 《古今医统大全》：痘出不快。

漏芦散

【来源】《圣济总录》卷一三二。

【别名】漏芦膏（《圣济总录》卷一六六）。

【组成】漏芦一两　米粉半两　黄芩一两（去黑心）

【用法】上为细散。水调如膏，涂于乳上。

【主治】乳汁不时泄，蓄积于内，遂成痈，名妒乳。

升麻汤

【来源】《圣济总录》卷一六六。

【组成】升麻　玄参　芍药　生干地黄（焙）　瞿麦（取穗）各一两　射干半两　甘草（炙）一分

【用法】上为粗末。每服三钱匕，水一盏，煎至七分，去滓，不拘时候，温服。

【主治】产后乳汁不泄，结成痈肿热痛。

升麻汤

【来源】《圣济总录》卷一六六。

【组成】升麻　白蔹各一两半　大黄（生）半两　黄芩（去黑心）一两　芒消（研）半两　桂（去粗皮）一两　人参　黄耆（锉）各三分

【用法】上为细末。每服三钱匕，水一盏，煎七分，去滓温服，不拘时候。

【主治】产后乳肿，或结核败坏热闷。

外敷膏

【来源】《圣济总录》卷一六六。

【组成】黄连（去须）三分　大黄（生）　鼠粪（炒）各半两

【用法】上为末，用米糊调。敷乳四边，频易之，每易先用热葱汤洗。

【主治】产后乳肿热痛。

玄参汤

【来源】《圣济总录》卷一六六。

【组成】玄参　芍药　连翘（去梗）　防己　射干　升麻（锉）　芒消　白蔹　大黄（锉，炒）各一两　杏仁（去皮尖双仁，炒）四十枚　甘草（炙）三分

【用法】上为粗末。每服三钱匕，水一盏半，煎一盏，去滓，不拘时候温服。

【主治】产后妒乳，乳汁不泄，结成痈肿。

芍药汤

【来源】《圣济总录》卷一六六。

【组成】芍药　桂（去粗皮）　黄耆（锉）　赤茯苓（去黑皮）　当归（切，炒）　生干地黄（焙）各一两　甘草（炙，锉）　人参　麦门冬（去心，焙）各一两

【用法】上锉，如麻豆大。每服五钱匕，水一盏半，加生姜一枣大（切），煎至八分，去滓，加朴消末一钱匕，再煎令沸，温服，不拘时候。

【主治】产后乳结痈脓，败坏不散，发寒热疼痛。

托外膏

【来源】《圣济总录》卷一六六。

【组成】黄耆（锉）一两半　白芷　大黄（锉，炒）各一两　当归（切，炒）　续断各三分　薤白（切）二合　松脂二两（别研）　猪脂五两　生地黄汁一升　蜡一两半

【用法】上将前五味为细末，入地黄汁慢火煎渐稠，次入猪脂、松脂、薤、蜡等，再煎成膏，以新布滤过，新瓷器盛，候冷，摊帛上，看大小贴之，逐日一易。

【主治】产后乳痈肿痛，脓不消散。

当归饮

【来源】《圣济总录》卷一六六。

【组成】当归（切，炒）　芍药　牡丹皮　生干地黄（焙）　人参　黄耆（锉）　大黄（生）　升麻　连翘各一两

【用法】上为粗末。每服五钱匕，水一盏半，煎至七分，去滓温服，不拘时候。

【主治】产后乳痈，欲结未结，发热肿痛。

麦门冬汤

【来源】《圣济总录》卷一六六。

【组成】生麦门冬（去心）　黄耆（锉）　防风（去叉）　桑寄生各一两半　甘草（炙）三分　木通二两半　黄芩（去黑心）　赤芍药各一两半

【用法】上锉，如麻豆大。每服五钱匕，水一盏半，加大枣二枚，煎至八分，去滓，纳乳糖一分，再煎一沸，去滓温服。

【主治】乳肿，初觉有异。

牡丹皮散

【来源】《圣济总录》卷一六六。

【组成】牡丹皮　威灵仙（洗，焙）　黄耆（锉）　桂（去粗皮）　大黄（酒蒸，切，焙）　当归（切、焙）各一两

【用法】上为散。每服二钱匕，温酒调下，每日三次，不拘时服。

【主治】产后妒乳，壅结疼痛。

鸡屎散

【来源】《圣济总录》卷一六六。

【组成】鸡屎（炒干）一两　麝香半钱（细研）

【用法】上为细散。每服一钱匕，煎荆芥酒温调下，不拘时候。

【主治】产后妒乳成痈。

栝楼散

【来源】《圣济总录》卷一六六。

【组成】栝楼实二两　败酱　细辛（去苗叶）　干姜（炮）　厚朴（去粗皮，生姜汁炙）　桔梗（炒）　人参　防风（去叉）各半两

【用法】上为散。每服三钱匕，温酒调下；水一盏，煎至八分，温服亦得，不拘时候。

【主治】产后乳痈，脓溃未溃，热痛不已。

黄耆汤

【来源】《圣济总录》卷一六六。

【组成】黄耆（锉）　生干地黄（焙）　麦门冬（去心，焙）　升麻各一两半　人参　赤茯苓（去黑皮）各一两　当归（切，炒）　芍药　远志（去心）　甘草（生）各半两

【用法】上为粗末。每服五钱匕，水一盏半，煎至一盏，去滓温服，不拘时候。

【主治】产后乳结核，或肿痛，渐成痈，烦热。

黄耆膏

【来源】《圣济总录》卷一六六。

【组成】黄耆（锉）　芎䓖　当归（切，炒）　黄芩（去黑心）　黄连（去须）　白蔹　芍药　防风（去叉）各一两

【用法】上为末。用鸡子白调，随大小贴之，每日一易。

【主治】产后乳痈，欲结未结，脓攻疼痛。

猪蹄汤

【来源】《圣济总录》卷一六六。

【组成】猪蹄一具 当归（切炒） 芍药 黄芩（去黑心） 独活（去芦头） 莽草 大黄（锉炒） 芎䓖各半两

【用法】上为细末，将猪蹄锉洗令净，以水五升煮熟，去滓澄清，纳药，再煎令热。通手洗乳上令透，拭干，良久又暖洗，不拘次数。

【主治】产后乳痈破，脓血不尽。

蜂房散

【来源】《圣济总录》卷一六六。

【组成】露蜂房（烧灰）

【用法】上为细末。每服二钱匕，水一盏，煎至六分，温服，不拘时候。

【主治】妒乳。产后乳汁不出，蕴积在内，结成痈肿。

漏芦散

【来源】《圣济总录》卷一六六。

【组成】漏芦（去芦头） 地锦 蔓荆实（去白皮） 黄耆（锉） 当归（切，焙） 威灵仙（去土）各一两。

【用法】上为散。每服二钱匕，温酒调下，不拘时候。

【主治】产后乳汁不通，肿痛。

槲皮汤

【来源】《圣济总录》卷一六六。

【组成】槲皮三升（细切）

【用法】上用水一斗，煮取七升，通手便洗，频暖洗之，不拘时候。

【主治】产后妒乳，结滞成痈肿，发热疼痛。

皂角散

【来源】《全生指迷方》卷四。

【组成】皂角（烧，细研） 蛤粉（研）各等分

【用法】上为细末，热酒调一匙，或半钱，急以手揉之，取软为度。

【主治】乳母吹奶，由哺儿时鼻气冲乳中，忽然肿硬痛急，不即治之，结痈脓。

干脓散

【来源】《妇人大全良方》卷二十三引《产乳》。

【组成】乌贼骨 黄丹 天竺黄各二钱 轻粉二匕 麝香一字 老降真骨三钱

【用法】上为细末。掺疮口。

【功用】敛疮口。

【主治】乳痈已溃。

瓜蒌散

【来源】《鸡峰普济方》卷十六。

【别名】栝楼散（《卫济宝书》）、乳香散（《医方类聚》卷二三六引《徐氏胎产方》），瓜蒌乳香散（《医医偶录》卷一）。

【组成】瓜蒌末一两 乳香一钱

【用法】上为末。温酒调二钱，不以时服。

【主治】

1. 《鸡峰普济方》：产后骨节、肌肤热痛。
2. 《卫济宝书》乳痈。
3. 《妇人大全良方》产后吹奶。

导经散子

【来源】《卫济宝书》卷下。

【组成】皂角灰 蛤粉

【用法】上为细末。每服半钱或一字，以温酒调下。急以手揉乳，敷以天南星末，用水调上；未效，加木鳖子，以醋调涂，次服栝楼散。

【主治】乳痈。

内消散

【来源】《杨氏家藏方》卷十六。

【组成】穿山甲（炙焦）一两 木通一两 自然铜半两（生用）

【用法】上为细末。每服二钱，食后温酒调下。

【主治】奶肿硬，痛不可忍。

圣枣散

【来源】《杨氏家藏方》卷十六。

【组成】大枣四十九枚（烧灰留性）

【用法】不拘痈大小，尽用枣灰及粪堆下土，细研三四钱和匀，以新汲水调敷。

【主治】乳痈。

皂角膏

【来源】《杨氏家藏方》卷十六。

【组成】皂角不以多少

【用法】用河水挼浓汁，去滓，熬成膏。涂上即愈。

【主治】产妇吹奶肿痛。

香蛤散

【来源】《杨氏家藏方》卷十六。

【别名】香螯散（《普济方》卷三四七）。

【组成】车螯壳（火煅）一两　乳香半两（别研）甘草一两（炙锉）　腻粉半钱

【用法】上为细末。每服一钱，食后用乳香温酒调下，日进三服。

【主治】妇人奶痈，才觉作疼，毒气欲结者。

无比散

【来源】《传信适用方》卷四。

【组成】蛇蜕皮（烧灰）一钱　炒甘草末半钱

【用法】上二药同和。暖酒下。如破，用生油调涂。

【主治】妇人乳痈痛甚。

托里散

【来源】《普济方》卷三二四引《卫生家宝》。

【组成】甘草一两　当归一两　天罗一个（炒，丝瓜是也）　栝楼一个（炒紫色）　皂角刺四十九个（炒）

【用法】上为细末。每服二钱，酒调下。

【主治】乳痈。

三能散

【来源】《普济方》卷三四七引《十便良方》。

【组成】绵黄耆　皂角刺（烧存性）各一两

【用法】上为散。每服二钱，以酒调下。

【主治】奶痈。

香附子散

【来源】方出《是斋百一选方》卷六，名见《普济方》卷一九〇。

【组成】香附子（去毛）

【用法】上为细末。以米饮调下。

《济阴纲目》：清米饮调下，能止血；好酒调下，能破积；冷气，生姜汤调下；带下，艾汤入醋少许调下。

【功用】《济阴纲目》：益血调气。

【主治】

1. 《是斋百一选方》：肺破咯血。

2. 《济阴纲目》：血崩不止，或成五色，亦治产后腹痛，及小产血不止。

3. 《杏苑生春》：乳痈初起坚疼，掣连胸背者。

消毒散

【来源】方出《是斋百一选方》卷十六引周才传，名见《普济方》卷二八六。

【组成】赤土一皂子大　木鳖子七个（炮，去皮）

【用法】上为末，分三服。食后热酒或米饮调下。不动脏腑，不过一剂即效。

【主治】男子肾痈，妇人乳痈，一切赤肿焮毒。

立效散

【来源】《集验背疽方》。

【组成】皂角刺半两（拣去枯者，细锉，炒赤色为度，须耐久炒）　甘草二两（合生用）　瓜蒌五个（去皮取肉并仁，捣研，炒黄，干者不必炒）　乳香半两（别研和入）　没药一两（别研和入）

【用法】上为末。每服二钱，酒调下。乳痈与沉麝汤间服。

【主治】发背，诸痈疽，瘰疬，乳痈。

栝楼散

【来源】《集验背疽方》。

【别名】神效瓜蒌散（《妇人大全良方》卷二十三）、瓜蒌散（《丹溪心法附余》卷十六）。

【组成】栝楼一个（去皮，焙，研为末，急用则烂研，子多者有力） 当归（净洗，去芦，焙，细锉）半两 甘草半两（细锉，生用） 通明没药一分（别研） 乳香一钱（别研）

【用法】上用无灰酒三升，同于银石器中慢火熬，取一升清汁，分三服，食后良久服。如有奶劳，便服此药，可绝病根。如毒已成，能化脓成黄水；毒未成，即于大小便中通泄。疾甚再合服，以退为妙。

【主治】

　　1.《集验背疽方》：妇人乳疽，奶劳。

　　2.《医宗金鉴》：吹乳、结核。

【验案】乳腺增生 《湖南中医杂志》（1993，1：47）：全瓜蒌15g，制乳香10g，制没药10g，当归10g，甘草6g。水煎500ml，每日1剂，分2次服。治疗乳腺增生128例，年龄22～55岁，均经B型超声波探查，或电脑红外光扫描检查、活检等方法确诊。结果：痊愈（乳房疼痛及肿块消失者）80例，占62.5%；有效（乳房疼痛减轻，肿块缩小者）42例，占32.81%；无效6例；总有效率为95.31%。

五物汤

【来源】《仁斋直指方论》卷二十二引《究原方》。

【组成】瓜蒌（研）一枚 皂角刺（半烧带生） 没药各半两 乳香 甘草各二钱半

【用法】上为粗末。醇酒三升，煎取二升。时时饮之。

【主治】痈疽、发背、乳痈，痛不可忍。

消毒膏

【来源】《魏氏家藏方》卷十。

【组成】天南星

【用法】上为末。生姜自然汁调涂之。

【主治】妇人乳赤肿，欲作痈者。

加味逍遥散

【来源】《疡科心得集·方汇》卷上引《大全》。

【组成】柴胡 白芍 当归 茯苓 白术 甘草 黄芩 半夏 白芷 陈皮 桔梗

【主治】肝郁气滞；或口舌生疮；或耳内作痛；或乳痈、乳痰等。

金黄散

【来源】《妇人大全良方》卷二十三引《妇人经验方》。

【组成】川大黄 粉草各一两

【用法】上为细末，以好酒熬成膏，倾在盏中，放冷，摊纸上。贴痛处，仰面卧至五更。未贴时，先用温酒调一大匙，就患处卧，明日取下恶物。相度强弱用药。

【主治】奶痈。

【宜忌】羸弱不宜服。

一醉膏

【来源】《妇人大全良方》卷二十三引陈日华方。

【别名】一醉散（《惠直堂方》卷三）。

【组成】石膏不拘多少（煅通赤，取于地上，碗覆，出火毒）。

【用法】上为细末。每服三钱，温酒调下，添酒尽醉。睡觉再进一服。

【主治】奶痈。

加味逍遥散

【来源】《疡科心得集·方汇》卷上引《大全》。

【组成】柴胡 白芍 当归 茯苓 白术 甘草 黄芩 半夏 白芷 陈皮 桔梗

【主治】肝郁气滞；或口舌生疮；或耳内作痛；或乳痈、乳痰等。

连翘消毒饮

【来源】《普济方》卷三四七引《经验良方》。

【组成】连翘三钱　牛蒡子　防风　荆芥穗各一钱　甘草一钱

【用法】上为粗末。每服四钱，加甜葶苈实内子，每一个取四分之三，研碎入药，水一盏半，煎七分，去滓，食后服。

【主治】产后吹乳。

复元通气散

【来源】《活法机要》。

【别名】复元通圣散（《医学入门》卷八）、复原通气散（《仁术便览》卷一）。

【组成】青皮　陈皮各四两　甘草三两（生熟各半）　川山甲（炮）　栝楼根各二两

【用法】上为细末。热酒调下。

【功用】《卫生宝鉴》：活血止痛，内消疮肿，通一切气。

【主治】

1.《活法机要》：诸气涩耳聋，腹痛，便痛，疮疽无头。

2.《医宗金鉴》：乳痈。

【加减】原书治上证，加金银花一两，连翘一两。

红玉膏

【来源】《疡医大全》卷七引《济生方》。

【组成】乳香（另研）　没药（另研）各二两　蓖麻仁四百粒　木鳖子（去壳）二两四钱　当归四两　血余五钱　儿茶　血竭　白蜡　黄蜡各一钱　嫩杨柳枝一两（打碎）　黄丹（飞）四两　真麻油八两　芸香（白嫩者）一斤四两

【用法】先将麻油同杨柳枝、血余、当归熬数滚，绞去滓；再将油同芸香、蓖麻、木鳖子熬熟，绞去滓；入黄、白蜡，将成膏时入黄丹，离火，下乳、没、儿、竭末，搅匀成膏。外贴。

【主治】痈疽，瘰疬，乳痈。

秘方白梅散

【来源】《医方类聚》卷一七四引《简易》。

【组成】盐白梅（火烧存性，研为细末）　轻粉少许（不可多，无亦得）

【用法】上为细末。用真香油浓调，翎毛蘸抹；如成脓未溃，中心留些休抹通气，抹至脓尽不妨，频抹为妙。

【功用】排脓止痛，去旧生新。

【主治】一切无名已成未成、已溃未溃痈疖，脑痈乳痈，背痈腿痈，小儿软疖。

秘传连翘汤

【来源】《外科精要》卷中。

【别名】连翘汤（《济阴纲目》卷十四）。

【组成】连翘　升麻　朴硝各一两　玄参　芍药　白蔹　防风　射干各八分　大黄一两二钱　甘草（炙）五钱　杏仁八十个（去皮尖，同面炒黄，另研）

【用法】每服四钱，水煎服。下恶物后，服内托散之类。

【主治】产后妬乳并痈。

乳痈膏

【来源】《医方类聚》卷二一九引《吴氏集验方》。

【组成】川当归　赤芍药各八钱

【用法】上药用麻油半斤，浸二味一宿，次日慢火熬药紫黑色，又入柳枝二百寸，向阳乘下嫩者，再同前药煎柳枝黑色，去其诸药，以绵滤过，入炒黄丹四两，油内煎，慢火煎，不住手用柳木棒打之，熬数沸略变黑色，入乳香一块如皂子大，再打，用滴在水中成珠子，即倾出，瓷盒收。

【主治】妇人乳痈，及痈疽发背，一切恶疮，打扑伤损。

胜金丹

【来源】《卫生宝鉴》卷十八。

【组成】百齿霜（今梳上发之垢也）不以多少

【用法】无根水为丸，如梧桐子大。每服三丸，倒流水送下。食后令病左乳左卧，右乳右卧，温覆出汗。倒流水法：取水倾屋上流下是。

【主治】妇人吹奶。

托里当归汤

【来源】《外科精义》卷下引何君五方。
【组成】当归 黄耆 人参 熟地 川芎 芍药 甘草（炙） 柴胡各等分
【用法】上为粗末。每服五钱，水一盏，煎至六分，去滓，食前温服。
【主治】
1.《外科精义》：诸疮毒气入腹。
2.《外科发挥》：溃疡气血俱虚发热，及瘰疬、流注、乳痈，不问肿溃。
3.《外科枢要》：妇人诸疮，经候不调，小便频数，大便不实。
4.《杏苑生春》：下疳注干，脓水交流，寒热头疼。
5.《杂病源流犀烛》：腹痛。

漏芦汤

【来源】《外科精义》卷下。
【组成】漏芦 练实 大黄 黄芩 芍药 甘草各五钱
【用法】上为粗末。每服三钱，水一盏半，加灯草三十茎，同煎至一盏，去滓温服，不拘时候。
【主治】妇人吹奶初觉。

连翘饮子

【来源】《玉机微义》卷十五。
【别名】连翘橘叶汤（《疡科选粹》卷四）、连翘饮（《中国医学大辞典》）。
【组成】青皮 瓜蒌仁 桃仁 橘叶 川芎 连翘 甘草节 皂角针各等分
【用法】上锉。每服七八钱，水煎，食后细细呷之。
【主治】
1.《玉机微义》：乳痈。
2.《女科撮要》：乳内结核。
3.《赤水玄珠全集》：肝胆经气滞，瘰疬结核。
【加减】已破者，加参、耆、当归；未破者，加柴胡。

鸡清散

【来源】《医方类聚》卷一七六引《必用全书》。
【组成】赤小豆 黄药子 大黄 盆消 皂角（去皮弦，酥炙） 木鳖子各等分
【用法】上为细末。用鸡卵清调，鹅翎蘸药敷之。
【主治】痈疽发背，丹毒恶肿，时行热毒，发作赤色，瘰疬初发，吹奶肿痛。

解毒生肌定痛散

【来源】《急救仙方》卷一。
【组成】黄连一两 黄柏 苦参各四两 木贼 防风各一两 羌活 独活
方中羌活、独活及用法中诸药用量原缺。
【用法】上锉，大瓦瓶盛水，入前药煎汤，以芦甘石十斤，用炭火煅通红，钳在药内，不问片大小，皆要令酥，内青色方好，如石不酥，再将前药滓煎汤，以石淬酥方住，却将瓦盆盖在地上一昼夜，收去火毒，候干研极细末，此石十斤用石膏二十斤，别研极细拌匀，和后药：赤石脂（煅）、谷丹（炒），此两味同煎研和，南木香、血竭、降真香、乳香、没药、白芷、黄连、黄柏、白敛各等分，龙骨（煅）、朱砂、何首乌，有虫，加轻粉、苦参、百药煎、雄黄，水不干，加螵蛸（去皮），上为细末，与前药拌用之。敷中间。
【主治】痈疽，发背，乳痈，人面，外臁，金刀，诸般恶疮肿毒。

桦皮散

【来源】《普济方》卷三四七引《海岱居士秘方》。
【组成】桦皮手掌大一方 皂角子七个
【用法】上烧成灰。好酒空心调服。
【主治】吹奶。

消毒红玉膏

【来源】《普济方》卷三四七引《德生堂方》。
【组成】寒水石（煅）二两 黄丹（炒）半两
【用法】上为细末。新凉水调涂两乳肿处，日换二三次。

21

【主治】吹乳肿痛。

涌泉神应散

【来源】《普济方》卷三二五引《德生堂方》。
【组成】金银花　黄耆各三两半　当归　甘草（切）各二两
【用法】上锉。每服四钱，水一盏，酒半盏，煎至八分，去滓，滓再熬，临卧服。
【主治】妇人吹奶，或两乳肿痛，即为奶痈。

回阳玉龙膏

【来源】《仙传外科集验方》。
【别名】回阳玉龙丹（《疡科选粹》卷二）、玉龙膏（《理瀹骈文》）。
【组成】草乌三两（炒）　南星一两（煨）　军姜二两（煨）　白芷一两（不见火）　赤芍药一两（煨）　肉桂半两（不见火）
【用法】上为末，用热酒调敷。发背发于阴，又为冷药所误，又或发于阳而误于药冷，阳变为阴，满背黑烂，四周好肉上用洪宝丹，把住中间，以此药敷之。流注冷证多附骨，内硬不消，骨寒而痛，筋缩不伸，若轻用刀针，并无脓血，若只有乳汁清流，或有瘀血，宜用此药敷之。鼓椎风起于中湿，或伤寒余毒，又或起于流注之坏证，或起于风湿虚痹。未破则肌肉尚未死，急以此药，热酒调敷膝陀骨上腿处，以住骨痛，回阳气。又以冲和涂下肢冷处，引其血气，使流动而下通贯血脉。又以此方敷胻骨交处，以接所引之血脉，以散所积之阴气。内则用追风丸，倍加乳香以伸筋，如法服之，无不愈者。男子妇人久患冷痹血风，手足顽麻，或不能举动，可用绵子夹袋此药在中心，却以长布缠在痛处，用绢袋系定，此药能除骨痛附在肉上，觉皮肤如蚁缘，即其功也；如痹，可加丁皮、吴茱萸、没药、大草乌等分，然后全在追风丸，表里交攻，去病如神。风脚痛不可忍，内用追风丸，外用此方加生面，姜汁调热敷，欲得立止，可依法加乳香、没药化开，酒调为妙。久损入骨者，以致死血在所患之处，遇风寒雨湿，其病即发，宜此方热酒调敷；内则用搜损寻痛丸，表里交攻为妙。虽然血气虚弱之人，病在胸胁腰

背之间者，谓之脱垢，不除变为血结劳，不论老少，年远近岁，大而遍身，小而一拳半肘，医之则一，此等乃根蒂之病，此非一剂可愈，磨以岁月，亦可安。治石痈，用此方热酒调敷，外却用洪宝箍住四周，待成脓后破。妇人乳痈，或经候不调，逆行失道；又有邪气内郁，而后结成痈肿，如初发之时，宜于此方中用南星、姜汁、酒二停调匀热敷，即可内消。欲急则又佐以草乌，此药味性烈，能破恶块，逐寒热，遇冷即消，遇热即溃。宿痰失道，痈肿无脓者，可用此药点头，病必旁出，再作为佳，不然，则元阳虚耗，此为败症，元阳虚耗败证者，急用全体玉龙敷之，拔出成脓。服药则通顺散加桔梗、半夏、当归、肉桂等药。肚痛证，初觉腰痛，且以手按之痛苦，走闪移动，则为气块。若根不动，外面微有红肿，则为内痈，急以此方拔出毒气，作成外痈，然后收功冲和，内则用通顺散加忍藤，治法如前。
【主治】发背，流注，鼓椎风，久损痛，冷痹，血风，风脚痛，石痈，妇人乳痈，痈肿无脓，肚痛。
【方论】此方有军姜、肉桂足以为热血生血，然既生既热而不能散，又反为害，故有草乌、南星足以破恶气，驱风毒，活死肌，除骨痛，消结块，唤阳气。又有赤芍、白芷足以散滞血，住痛苦，生肌肉。加以酒行药性，散气血，虽十分冷证，未有不愈。端如发寒灰之焰，回枯木之春。大抵病冷则肌肉阴烂，不知痛痒。其有痛者又多，附骨之痛不除，则寒根透髓，非寻常之药所能及。惟此药大能逐去阴毒，迎回阳气，住骨中痛，且止肌肉皮肤之病，从可知矣。但当斟酌用之，不可太过，则为全美。

蒲公英忍冬酒

【来源】《医学纲目》卷十九。
【别名】蒲公英酒（《疡科选粹》卷四）。
【组成】蒲公英　忍冬藤
【用法】蒲公英细研，以忍冬藤浓煎汤，入少酒佐之。随手便欲睡，睡觉已失之矣。
　　《疡科选粹》：二药各一两，酒煎服，滓捣烂敷患处。
【主治】天蛇头，乳痈。

青木香散

【来源】《普济方》卷二七八。

【组成】青木香 紫葛 紫檀 朴消各二两 赤小豆二合 蜀升麻（锉） 白蔹 生矾石各一两

【用法】上药治下筛。以水和如稀面糊，又以榆皮汁和之亦妙。以布剪可肿大小，仍每片剪三二个小孔子，涂药贴肿上，干即易之。

【主治】一切热毒肿痛，并痈肿，乳痈。

五白散

【来源】《普济方》卷二八四。

【组成】香白芷 白鲜皮 白及 白薇 白蔹各等分

【用法】上为末。每服三钱，加乳香末一字，新水调服，并涂疮上。

【主治】痈疽发背，热盛赤肿，及穿溃不愈，妇人乳痈等疾。

化毒散

【来源】《普济方》卷二八四。

【组成】背阴草（生于深崖大泽及山谷小涧中背阴之地，叶似香薷） 金银藤（即忍冬花藤）各一大握

【用法】上为末。入酒一升，水一升，同煎至一升，去滓，再投热酒一升，搅匀，放温，分二服；以所煎滓涂疮上。药到即便痛止，未成者即消，已成者即收敛穿溃。

【主治】痈疽、恶疮毒、发背、脑疽，及妇人乳痈。

黑虎膏

【来源】《普济方》卷三一五。

【组成】当归 防风各一两 大黄 赤芍药 黄芩 黄柏 生地黄 黄连 玄参 桔梗 官桂 白芷 木鳖子仁 杏仁 血竭 猪牙皂荚 没药 乳香各半两（别研） 香油二斤 黄丹一斤（别研）

【用法】上锉，药入油浸三日，铫内同煎油药，候白芷焦色为度，每用槐、柳枝各数十条搅动其油，文武火熬，却用布帛滤去滓，再入铫下丹，并乳、没末，不住手搅，熬至紫色，及有青烟起，急去火，紧搅，滴水中成珠为度；看时候冷热，加减

油并丹，临时通变，倾于净器盛之，于净室修合。如痔瘘，丸如枣核扑按入；肠痈，丸如鸡实大，每服三丸，甘草汤送下。

【主治】一切痈疖疽毒，发背，脑疽，肠痈，痔瘘，疔疮，乳痈，虎狼刀箭所伤，一应无名肿毒，及颠扑损伤，车马槛伤，杖伤，悬痈。

一字散

【来源】《普济方》卷三二五。

【组成】麝香半钱 螃蟹壳不拘多少

【用法】上为螃蟹为灰。入麝香调下。

【主治】妇人乳结，痛不可忍者。

贝母散

【来源】《普济方》卷三二五。

【组成】贝母 金银花各二两

【用法】上为细末。每服三钱，食后好酒调下。

【主治】乳痈。

生鱼簿

【来源】《普济方》卷三二五。

【组成】生鲤鱼（长）五寸 大黄 莽草 灶中黄土各六两

【用法】上别捣鱼如膏，三物下筛，更捣令调，以生地黄汁和。敷肿上，日五六，夜二三。即愈。

【主治】乳痈。

姜石救急散

【来源】《普济方》卷三二五。

【组成】白姜石一二斤（捣末）

【用法】取上药，用鸡子白和如饧，敷肿上，干易之。

【主治】乳痈，肿如碗大，痛甚。

雄黄茼茹膏

【来源】《普济方》卷三四六。

【组成】雄黄 白蔹 雌黄 茼茹各一分（切）乱发如鸡子一枚

【用法】上以猪脂半斤，合煎三沸，去滓，乃纳乱发，发尽药成。以涂疮。不过十日愈。

【主治】妇人妒乳痈疮。

二消散

【来源】《普济方》卷三四七。

【组成】乌鱼骨　朴消各等分

【用法】上为细末。用苇筒儿盛药吹入鼻中，仍令人用药末下肿痛处。徐徐消去。

【主治】吹奶。

导经散

【来源】《普济方》卷三四七。

【组成】皂角十挺

【用法】上锉细，火内烧过，烟尽，黑色细末，入乳香、没药令匀。每服二钱，温酒调下。

【主治】妇人外吹乳。

僵蚕散

【来源】《普济方》卷三六七。

【组成】蔓荆子　黄耆　茯苓　人参　南星　天麻　僵蚕（炒）　独活　羌活　葛根　甘草　荆芥各等分

【用法】上为散。加生姜三片，薄荷同煎，服之。

【主治】小儿偏身不遂，口流涎沫。

吃药即效散

【来源】《秘传外科方》。

【组成】白芷　贝母（去心）各等分

【用法】上为细末。南酒调服。若无乳行者，加漏芦煎酒调服即行。

【主治】乳痈。

复元通气散

【来源】《秘传外科方》。

【组成】木香　茴香　青皮　川山甲（炙酥）　陈皮　白芷　甘草　漏芦　贝母(去心,姜制)各等分

方中漏芦、贝母用量原缺，据《保婴撮要》补。

【用法】上为细末，南酒调服；若为锉，水煎服之亦可。

【主治】

1.《秘传外科方》：发乳、痈疽及一切肿毒。

2.《保婴撮要》：打扑伤损作痛及乳痈、便毒初起，或气滞作痛。

皂角散

【来源】《疮疡经验全书》卷二。

【组成】皂角一条（烧灰）　蛤粉三钱　乳香一钱

【用法】上为末。酒调下。以手揉乳令散，外用金箍散敷之。

【主治】乳痈及乳疼。

消毒溃坚汤

【来源】《疮疡经验全书》卷四。

【组成】羌活　黄连（酒炒）　黄柏（酒炒）各一钱　生地（酒洗）　桔梗各五分　黄耆二钱　人参　甘草　连翘　防己（酒洗）　陈皮　泽泻（炒）　山栀仁（姜汁拌炒）　五味子（碎）　麦门冬　枳壳（炒）　猪苓各五分

【主治】痈肿，瘰疬，恶疖，乳痈，脑疽。

皂蛤散

【来源】《奇效良方》卷六十三。

【组成】皂角一挺（不蛀者，烧灰存性）　蛤粉（用真者）各等分

【用法】上为细末。每服二钱，食后用热酒调服。取汗出为度。

本方改为丸剂，名"皂蛤丸"（《医林纂要探源》卷十）。

【主治】妇人吹奶肿痛，头疼发热。

红绵散

【来源】《婴童百问》卷十。

【组成】全蝎　天麻　苏木　麻黄　荆芥　朱砂　僵蚕　南星　干葛　胭脂各等分

【用法】绵包，加生姜、薄荷，水煎服。

【主治】小儿乳吹。

【加减】有热，加防风。

栝楼汤

【来源】《医学集成》卷三。

【组成】瓜蒌 生栀 大力 连翘 柴胡 黄芩 陈皮 青皮 花粉 银花 甘草 皂角 甜酒

【主治】乳痈初起。

消毒散

【来源】《医学集成》卷三。

【组成】鹿霜 公英 白芷 苏梗 橘叶 丝瓜瓤（煅） 葱白 甜酒

【主治】内外吹乳。

通气散

【来源】《医学集成》卷三。

【组成】陈皮 青皮各八钱 瓜蒌 甲珠各四钱 银花 连翘 炙草 甘草各一钱

【用法】上为末。酒调下。

【主治】乳痈初起。

消毒散

【来源】《外科经验方》。

【组成】青皮（去白） 金银花 天花粉 柴胡 僵蚕（炒） 贝母 当归（酒炒） 白芷各二钱

【用法】用水二钟，煎至一钟，食远服。如增寒壮热或头痛者，宜先服人参败毒散一二服，方可服此药；如无前证，即服此药三二剂；或肿不消，宜服托里药。

【主治】吹乳，乳痈，便毒。

【加减】如便毒，加大黄（煨）一钱，空心服。

金银花酒

【来源】《外科理例》卷一。

【组成】金银花（生取藤叶）一把

【用法】瓷器内烂研，入白酒少许，调和稀稠得宜，涂敷四周，中心留口，以泻毒气。

【主治】痈疽发背，乳痈。

溃脓散

【来源】《活人心统》卷三。

【组成】白芷二钱 穿山甲二片 乳香一钱 姜蚕一钱 甘草节一钱五分

【用法】上为末，水酒调服。

【功用】追毒。

【主治】痈疽发背，瘰疬，对口，乳痈，便毒，鱼口，已成未成。

柴胡清肝散

【来源】《校注妇人良方》卷二十四。

【别名】柴胡清肝汤（《医学入门》卷八）、柴胡清肝饮（《审视瑶函》卷四）。

【组成】柴胡 黄芩（炒）五分 人参 山栀（炒） 川芎各一钱 连翘 桔梗各八分 甘草五分

【用法】水煎服。

【功用】《医略六书》：清肝解郁。

【主治】

1. 《校注妇人良方》：肝胆三焦风热怒火，以致项胸作痛，或头目不清，或耳前后肿痛，或寒热体疼。

2. 《保婴金镜录》：鬓疽，及疮毒发热。

3. 《保婴撮要》：肝胆三焦风热怒火，或午寒乍热，往来寒热发热，或头发疮毒，或乳母怒火，患一切疮疡。

4. 《医学入门》：晡热不食，寒热往来，呕吐泄泻。

5. 《症因脉治》：内火喘逆，肝火上冲。

6. 《医略六书》：肝热口酸，脉弦数者。

7. 《性病》：内吹乳，色红多热者。

【方论】《医略六书》：柴胡疏肝郁以达热，桔梗清咽膈以达肝，黄芩清膈热凉肝，连翘清心热散结，川芎入血海以解郁，人参入气海以助化，山栀清利三焦，甘草调和中气。为散，竹叶汤下，俾木郁得伸，则肝火自散而胃气敷化有权，安有口酸之患乎？

托里解毒汤

【来源】《万氏女科》卷二。

【组成】川芎 当归 黄芩 白芷 连翘 花粉 金银花 甘草节各一钱 青皮五分 皂刺七个

【主治】疮毒、乳痈。

【加减】如背上、臀上生者，去青皮，加葛根、升麻各一钱；胸前、两颊生者，去白芷，加柴胡、胆草、栀仁（炒）各一钱；肩膊、腋下生者，去青皮，加陈皮、桔梗、桑白皮、天冬各一钱；胯内、阴旁生者，去白芷，倍青皮；手足、掌内生者，去白芷、青皮、花粉，加黄连、黄柏、木通各一钱。

吹乳饮

【来源】方出《摄生众妙方》卷十，名见《仙拈集》卷三。

【组成】白芷 贝母各一两。

【用法】上为末。每服二钱，白汤调下。

《仙拈集》本方用热黄酒调下。

【主治】妇人吹乳，久不愈者。

金枣儿

【来源】《古今医统大全》卷九。

【组成】白术一两半 苍术六两 麻黄二两 两头尖 全蝎（去毒） 川乌各二两 川芎 细辛 防风 白芷 天麻各二两五钱 雄黄五钱 辰砂二钱

【用法】上为细末，糯米糊丸，如小枣儿大，金箔为衣。每服一枚或半枚，量病人轻重用酒磨用，或茶汤、姜汤任服之；诸风皆用新汲水磨汁一盏涂疮上，一半服之。牙痛先用浆水漱口，次用豌豆大一粒，咬定痛处。

【主治】一切恶疮，无名肿毒，风癣疥癞，及妇人吹乳，疯狗咬伤。

瓜蒌散

【来源】《医学入门》卷八。

【组成】瓜蒌仁 青皮各一钱 石膏二钱 甘草节 没药 归尾 皂刺 金银花各五分 青橘叶（取汁）二匙

【用法】水、酒各半盏煎。空心服。

【主治】乳痈未溃者。

【加减】如已溃者，去石膏、没药、皂刺、金银花，用当归身，加人参、黄耆、川芎、白芍，煎服。

【方论】瓜蒌仁消毒，青皮疏肝，石膏清胃，甘草节行瘀，没药止痛，归尾破血，青橘叶解毒。

涌泉散

【来源】《医学入门》卷八。

【组成】王不留行 白丁香 漏芦 天花粉 僵蚕各等分

【用法】上为末。猪悬蹄煮汁调下。

【主治】气滞少乳，乳胀痛，及乳痈肿。

赛命丹

【来源】《医学入门》卷八。

【别名】赛夺命丹（《简明医彀》卷八）。

【组成】蟾酥 朱砂 雄黄 胆矾 血竭 乳香 没药各三钱 蜈蚣 麝香各五分 细辛 全蝎 蝉退 穿山甲 僵蚕 牙皂各六钱 白矾（用信少许同枯，去信不用） 片脑各五分

【用法】上为末，端午日用酒糊为丸，如绿豆大，每服三丸，用葱酒一小钟送下，被盖出汗，或不汗，再进一丸，服后吃白粥调理。

【主治】痈疽发背、疔疮乳痈，鱼口便毒，一切无名肿毒，及小儿脐风。

【宜忌】忌黄瓜、水茄，一切动风之物。

消毒饮

【来源】《古今医鉴》卷十二。

【组成】当归 白芷 青皮（炒） 天花粉 贝母 柴胡 僵蚕（炒） 银花各三钱

【用法】上锉一剂。水煎服。先服人参败毒一二剂，方可服此药。如无前证，即服本方二三剂，或肿不消，宜服托里药。

【主治】吹乳、乳痈，憎寒壮热头痛者。

最效散

【来源】《医学六要》卷七。

【组成】螃蟹（去足，烧存性）

【用法】上为末。每服二钱，黄酒调下。

【主治】吹乳。

加味芷贝散

【来源】方出《万病回春》卷六，名见《东医宝鉴·外形篇》卷三。

【组成】天花粉 金银花 皂角刺 穿山甲（土炒） 当归尾 白芷梢 瓜蒌仁 贝母 甘草节

【用法】上锉。酒煎服。

《东医宝鉴·外形篇》本方诸药用各一钱，锉作一帖，酒、水各半煎服。

【主治】吹乳，乳痈痛肿不可忍者。

吕洞宾仙传化毒汤

【来源】《万病回春》卷八。

【别名】仙传化毒汤（《东医宝鉴·杂病篇》卷七）。

【组成】防风 甘草节 白芷 茯苓 贝母 黄芩 连翘 白芍各一钱 天花粉 金银花各一钱二分 半夏七分 乳香 没药各五分

【用法】上锉。好酒煎。胸前，饭前服；背上，饭后服；下部，空心服；上部，食后服。俱要出汗为度。如无汗，用木香熏脚膝腕内，被盖汗出而愈。

【主治】痈疽、发背、乳痈，一切无名肿毒初起，已成已溃。

立效散

【来源】《东医宝鉴·外形篇》卷三引东垣方。

【别名】立效神散（《杂病源流犀烛》卷二十七）。

【组成】生姜（去皮）一两 大黄 甘草各五钱 黄瓜蒌一个（去皮）

【用法】上共捣作一块，以水半碗同煎至七分，滤去滓，加没药、乳香末各一钱，通作一服。

【主治】吹奶。

内消散

【来源】《寿世保元》卷六。

【组成】南薄荷三钱 斑蝥（去翅足）三分（炒）

【用法】上为细末。每服三分，烧酒调下。
服之后，小便频数，服益元散。

【主治】痰核，气核，痄腮，疬瘘及吹乳。

去妒丸

【来源】《寿世保元》卷七。

【组成】天门冬（去皮心） 赤黍米（去壳，微炒） 薏苡仁（去壳，炒）

【用法】上为末，炼蜜为丸。每服百丸，食远白汤送下。

【功用】去妒。

【主治】妇人妒证。

立效散

【来源】《寿世保元》卷七。

【组成】白芷 贝母各等分

【用法】上为末。每服二钱，好酒调服。若无乳行，加漏芦酒煎，调服。

【主治】吹乳。

冲脉饮子

【来源】《寿世保元》卷七。

【组成】黄耆（每一两用桂一钱煎汤，将碗盛饭上蒸熟）一钱 人参一钱五分 白术一钱 生地黄（酒浸）一钱 茯苓一钱 当归身二钱 白芍（酒炒）一钱 川芎一钱 柴胡五分 青皮五分 宣木瓜四分 皂角子二钱 甘草二分

【用法】上锉一剂。水煎，频服。

【主治】妇人年五十外，乳痈初已，而又致穿破，不得收功者。

【加减】大便不通润，加火麻仁（炒）二钱、黄连（酒炒）二钱。

神效瓜蒌散

【来源】《寿世保元》卷七。

【组成】大瓜蒌（黄熟者）一个（连皮子瓣，重重纸包火煨，捣烂，每一剂半个） 白芷一钱五分 玄参二钱 升麻五分 归尾二钱 桔梗一钱 连翘二钱 柴胡一钱 青皮一钱 天花粉一钱五分 穿山甲（炒）一钱 川芎八分 知母一钱 木通一钱 木鳖子二个 元胡索二分

【用法】上锉一剂。水煎，温服。

【主治】妇人乳肿作痛，欲成痈毒。

牛蒡子汤

【来源】《外科正宗》卷三。

【别名】牛蒡子散（《疡科心得集·补遗》）。

【组成】陈皮 牛蒡子 山栀 金银花 甘草 瓜蒌仁 黄芩 天花粉 连翘 角针各一钱 柴胡 青皮各五分

【用法】水二钟，煎八分，加酒一杯和匀，食远服。

【主治】乳痛、乳疽，结肿疼痛，不论新久，但未成脓。

橘叶散

【来源】《外科正宗》卷三。

【组成】柴胡 陈皮 川芎 山栀 青皮 石膏 黄芩 连翘各一钱 甘草五分 橘叶二十片

【用法】水二茶盅，煎八分，食远服。

【主治】妇人有孕胎热为内吹，有儿吃乳为外吹，致乳结成肿痛，寒热交作，甚者恶心呕吐。

鹿角散

【来源】《外科正宗》卷七。

【组成】鹿角尖三寸

【用法】用炭火煅稍红存性，碾末。每服三钱，食后用热酒一茶钟调服；甚者再一服。

【主治】乳痛新起，结肿疼痛，憎寒发热，但未成者。

君臣洗药方

【来源】《外科百效》卷一。

【组成】防风 白芷 赤芍 苦参 甘草 荆芥 艾叶 银花 羌活 独活 归尾 牙皂 葱白 茶脚 苍耳子 荷叶蒂 柏子仁 土蜂房

【用法】水煎熏洗后，温冷洗至干净，绢衣抹干，用清油硬调拦风膏之类敷之。如无脓，不要留口，一日一换。如有脓，可留口出毒去脓水，用药完，便以黑纸盖。绢袋缚紧。如外臁疮，三日一换，不要行动。

【主治】发背乳痈，人面臁疮，及诸恶疮疔肿痛。

青皮散

【来源】《疡科选粹》卷四。

【组成】青皮（去瓤） 穿山甲（炒） 白芷 甘草 贝母各八分

【用法】上为细末。温酒调服。

【主治】乳痈初起。

瓜蒌散

【来源】《济阴纲目》卷十四。

【组成】瓜蒌一个（半生半炒） 粉草一寸（半生半炙） 生姜一块（半生半煨）

【用法】上锉。用酒二碗煎服。少顷，痛不可忍，即搜去败乳，临卧再一服，顺所患处乳侧，卧于床上，令其药行故也。无生姜，用麦芽。

【功用】令败乳自退。

【主治】乳初结胀不消。

夜阴散

【来源】《济阴纲目》卷十四。

【组成】蜘蛛三个 红枣三枚（去核）

【用法】上每枣一枚，入蜘蛛一个，夹于内炒熟，口嚼吃，用烧酒送下。未成者立消，已成者立溃。

【主治】吹乳乳痛。

秘传白犀丹

【来源】《景岳全书》卷五十一。

【组成】白犀角　麻黄（去节）　山慈菇　玄明粉　血竭　甘草各一钱　雄黄八分

【用法】上为末，用老姜汁为丸，如枣核大；外以红枣去核，将药填入枣内，用薄纸裹十五层，入砂锅内炒令烟尽为度，取出，去枣肉，每药一钱，入冰片一分，麝香半分研极细，瓷罐收贮。用时以角簪蘸麻油粘药点眼大角，轻者，只点眼角，重者仍用些须吹鼻，男先左女先右，吹点皆同；如病甚者，先吹鼻，后点眼，点后蜷脚坐起，用被齐项暖盖半炷香时，自当汗出邪解，如汗不得出，或汗不下达至腰者不治。

又一制法：将药用姜汁拌作二丸，以乌金纸两层包定，外捣红枣肉如泥，包药外，约半指厚，晒干，入砂锅内，再覆以砂盆，用盐泥固缝，但留一小孔以候烟色，乃上下加炭火，先文后武，待五色烟尽，取出，去枣肉，每煅过药一钱，只加冰片二分，不用麝香。

【功用】发散外感瘟疫痈毒。

【主治】伤寒瘟疫，及小儿痘毒壅闭，痘毒吼喘，及阴毒冷气攻心，或妇人吹乳，或眼目肿痛，鼻壅闭塞。

【宜忌】忌生冷、面食、鱼腥、七情。

蒲公英酒

【来源】《景岳全书》卷六十四。

【组成】蒲公英一握

【用法】上捣烂。入酒半钟，取酒温服，滓贴患处。甚者不过三五服即愈。

【主治】乳痈、吹乳，不问已成未成。

蟾酥丸

【来源】《痘后方》。

【组成】蟾酥一分（乳化开）　麻黄末三分

【用法】同酥调为丸，雄黄为衣，如黄豆大。每服三丸，酒送下。出汗即止痛散毒。其丸剩者，晒干可留。

【功用】止痛散毒。

【主治】发背，乳痈，疔疮。

消痈散毒饮

【别名】消痈散毒汤（《观聚方要补》卷八）。

【来源】《丹台玉案》卷六。

【组成】青皮　浙贝母　天花粉各二钱　蒲公英（开黄花，即满地金钱）一握（捣汁）　连翘　鹿角屑　当归各一钱五分

【用法】水、酒各一钟，煎服。

【主治】乳痈，恶寒发热，焮肿疼痛。

散肿汤

【来源】《丹台玉案》卷六。

【组成】青皮　石膏各二钱　甘草节　瓜蒌子　没药　蒲公英　金银花　当归尾各一钱五分　青橘叶二十片

【用法】水、酒各一钟，煎服。外贴太乙神应膏。

【主治】乳痈初起。

草灵丹

【来源】《痘疹仁端录》卷八。

【组成】丝瓜子一合　当归　生地　荆芥　木通　山甲　漏芦　僵蚕　蝉退　红花　灯心

方中除丝瓜子外，余药用量原缺。

【主治】孕妇出痘，乳后出痘，两乳红硬肿痛。

升葛汤

【来源】《外科大成》卷二。

【组成】升麻　葛根各一钱半　羌活　防风　黄柏　南星　川山甲（炒）　半夏各八分　鹿角灰二钱　大黄二钱

【用法】用黄酒二钟，加葱头三个，煎八分，食远服。

【主治】乳吹，乳毒，乳痈，乳疽。

【加减】热甚，加山慈菇；郁，加土贝母；已成，加皂角刺。

乳毒丸

【来源】《外科大成》卷二。

【组成】大黄（炒）三钱　连翘　白芷　独活各一钱

【用法】上为末，用砂糖为丸，黄酒送下。尽醉为度，一泻即愈。

【主治】乳毒。

壶公妙剂散

【来源】《外科大成》卷四。

【组成】穿山甲（炒）　葫芦巴　槐花　黑丑（头末）　当归各等分

【用法】上为末。每服五钱，用温酒调成块，挑入口内，温酒送下，随饮几杯，以助药力。

【主治】一切诸毒，乳痈，便毒，筋骨疼痛不问新久。

瑞龙膏

【来源】《外科大成》卷四。

【组成】鲜鲫鱼（大者）一尾　鲜山药如鱼长一条（去皮）

【用法】先将鱼入石臼内杵烂，次入山药，再杵如泥，量加冰片，和匀。摊敷肿处，绵纸盖之，黄酒润之。

【主治】一切肿毒，对口、乳痈、便毒红肿焮痛者，不问未成已成。

红玉膏

【来源】《何氏济生论》卷八。

【组成】芸香（白者）一斤四两　没药二两（研）当归四两　血余五钱　蓖麻仁四百个　乳香二两（研）　木鳖子（去壳）二两四钱　真麻油八两

【用法】上药以真麻油调匀，油纸摊成隔纸，不可钻孔，用浓茶水洗净患处脓液。每膏一张，两边各贴一日，第三日须另换新者。半月可愈。

【主治】痈疽，瘰疬，乳痈。

十全大补汤

【来源】《傅青主女科·产后编》卷下。

【组成】人参　白术　黄耆　熟地各三钱　茯苓八分　甘草五分　川芎八分　金银花三钱

　　本方名十全大补汤，但方中药物只有八味，疑脱。

【主治】乳痈。

【加减】泻，加黄连、肉果；渴，加麦冬、五味；寒热往来，用马蹄香捣散。

瓜蒌散

【来源】《傅青主女科·产后编》卷下。

【别名】瓜蒌乳没散（《胎产新书·女科秘要》卷七）、瓜蒌乳香散（《胎产秘书》）。

【组成】瓜蒌一个（连皮捣烂）　生甘草五分　当归三钱　乳香五分（灯芯炒）　没药五分（灯芯炒）　金银花三钱　白芷一钱　青皮五分

【用法】水煎，温服。

【主治】一切痈疽，乳痈。

神仙回脓散

【来源】《胎产指南》卷八。

【组成】蒲公英　天花粉　金银花　连翘　白芷甘草

【用法】上用酒水各半煎，饱服。

【主治】乳痈。

【加减】吹乳，加防风；久破烂，加人参、黄耆。

化圣通滞汤

【来源】《石室秘录》卷四。

【组成】金银花八钱　蒲公英九钱　天花粉五钱白芥子二钱　附子一钱　白芍二钱　通草二钱木通一钱　炒栀子三钱　茯苓三钱

【用法】水煎服。

【功用】消痰通瘀。

【主治】男子乳房忽然壅肿，如妇人之状，扪之痛欲死，经岁经年不消者。

【方论】此方妙在金银花与蒲公英直入阳明之经，又得清痰通滞之药为佐，附子则单刀直入，无坚不破，又何患痰结之不消？或疑附子大热，诸痛皆属于火，似不可用。殊不知非附子不能入于至坚之内，况又有栀子、芍药之酸寒，虽附子大热，亦解其性之烈矣，又何疑于过热哉！

和乳汤

【来源】《辨证录》卷十三。

【组成】贝母三钱 天花粉三钱 当归一两 蒲公英一两 生甘草二钱 穿山甲（土炒）一片（为末）

【用法】水煎服。一剂而乳房通，肿亦消矣，不必二剂。

【主治】乳痈。先痛后肿，寻常发热，变成痈痛。

【方论】此方用贝母、天花粉者，消胃中之壅痰也。痰壅而乳房之气不通，化其痰则胃火失其势。而后以蒲公英、穿山甲解其热毒，利其关窍，自然不攻而自散矣。又恐前药过于迅逐，加入当归、甘草补正和解，正既无伤，而邪又退舍矣。此决不致火毒不行而变为乳岩之病也哉。

柑仁散

【来源】《洞天奥旨》卷六。

【组成】柑子核

【用法】每岁一粒，以阴阳瓦焙干枯，为末。热陈酒送下。即盖被出汗而愈。

【主治】妇人里外吹乳。

消化汤

【来源】《洞天奥旨》卷七。

【组成】金银花二两 紫贝天葵五钱 天花粉三钱 当归一两 生甘草三钱 通草一钱

【用法】水煎服。一剂即消。

【主治】乳房作痛生痈。

龙葱散

【来源】《洞天奥旨》卷十五。

【组成】韭菜地中蚯蚓粪二钱 葱子一钱

【用法】上为细末，醋调敷上，干即易之。三次即愈。

【主治】乳吹。

英藤汤

【来源】《洞天奥旨》卷十五。

【组成】蒲公英一两 忍冬藤二两 生甘草三钱

【用法】水二钟，煎一钟，食前服。二剂全消。

【主治】乳痈初起。

参耆瓜蒌散

【来源】《洞天奥旨》卷十五。

【组成】瓜蒌一个 甘草二钱 当归五钱 没药一钱 乳香一钱（另研） 大力子五分 人参三钱 黄耆五钱

【用法】水、酒各半，煎服。二剂即消。

【主治】乳痈，乳疽，瘰疬。

救乳化毒汤

【来源】《洞天奥旨》卷十五。

【组成】金银花五钱 蒲公英五钱 当归一两

【用法】水煎服。

【主治】乳痈、乳吹初起。

青橘连翘饮

【来源】《冯氏锦囊·外科》卷十九。

【组成】青皮 瓜蒌 橘叶 连翘 桃仁 皂角刺 柴胡 甘草

【用法】水煎，入酒服。

【主治】乳痈。

【加减】如破，多加参、耆。

牛蒡汤

【来源】《嵩崖尊生全书》卷七。

【组成】陈皮 牛蒡 山栀 忍冬 甘草 蒌仁 黄芩 花粉 连翘 角针各一钱 柴胡 青皮各五分

【用法】水、酒煎服。

【主治】乳肿痛。

神效瓜蒌散

【来源】《嵩崖尊生全书》卷十四。

【组成】当归 贝母 白芷梢各一钱 花粉八分 香附六分 瓜蒌仁 甘草节各六分 青皮 乳香 没药各五分 山甲一钱 川芎四分

【用法】水酒煎，分二服。

【主治】吹乳。

延仁汤

【来源】《青囊秘诀》卷上。

【组成】人参一两　当归一两　白术一两　熟地一两　麦冬一两　山茱萸五钱　甘草一钱　陈皮五分

【用法】水煎服。

【主治】乳痈乳岩。

消化无形汤

【来源】《青囊秘诀》卷上。

【组成】金银花一两　当归一两　甘草三钱　天花粉三钱　通草一钱　紫背天葵五钱

【用法】水煎服。

【主治】乳痈。

至宝丹

【来源】《奇方类编》卷下。

【组成】川乌二钱　草乌二钱（同川乌酒浸，剥去皮，面包煨热，取净肉用）　穿山甲二钱（炒）　胆矾二钱　乳香（去油）三钱　没药（去油）三钱　蝉退（去头足）三钱　全蝎（石灰水洗，去头足尾，瓦上焙干）三钱　熊胆三钱　铜绿（水飞）三钱　荆芥穗（去肉）三钱　僵蚕三钱　血竭三钱　雄黄三钱　牙皂（去皮，酥炙）二钱　信二钱（用豆腐一块，厚二寸，中挖一孔，纳信于孔中，以豆腐盖信，酒煮三个时辰）　蜈蚣五条（大者，酒蒸去头足，瓦焙小者用）　麝香七分　朱砂七钱（水飞，一半入药，一半为衣）

【用法】上为细末，面糊为丸，重四分一粒，以黄蜡为壳。临用时，葱头三寸，生姜三片，用黄酒煎一小钟，将药化开送下，随量饮醉。盖被出汗，二三服即愈。

【主治】一切痈疽，肿毒，对口背疽，乳痈。

加减十全大补汤

【来源】《胎产秘书》卷下。

【组成】人参　白术　当归　生地　黄耆各二钱　茯苓　川芎各八分　甘草五分　远志一钱　银花三钱

【用法】水煎服。

【主治】产后乳疽乳痈，脓已出而虚弱日甚者。

【加减】泻，加莲子十四粒，肉果一枚；渴，加麦冬、五味；久不收口，加参末膏药贴之。

排脓大补汤

【来源】《胎产秘书》卷下。

【组成】人参　白术　生地　银花各二钱　当归三钱　茯苓一钱　连翘五分　黄耆一钱　青皮三分　乌梅一枚　元枣一枚（可加白芷八分）

【功用】大补气血，排脓内托。

【主治】产后乳痈、乳疽。

木通散

【来源】《女科指掌》卷五。

【组成】木通五钱　土贝母三钱　白芷二钱　甘草一钱

【用法】水煎，顿服。

【主治】吹乳。

秋茄散

【来源】《女科指掌》卷五。

【组成】茄子（经霜裂开者，阴干）

【用法】烧，为末。水调敷。

【主治】产后妬乳。

回毒散

【来源】《灵验良方汇编》卷下。

【组成】大黄三钱　白芷六钱　木香　没药　穿山甲（拌蛤粉，炒）　木香各五分（另研）　人参二钱（煎汤，调前药末下）

【主治】乳痈未溃。

【宜忌】虚人不宜用。切不可轻用外科，攻击太过。

定痛消毒饮

【来源】《胎产心法》卷下。

【组成】蒲公英　紫花地丁各一钱二分　当归（乳房用身，乳顶用尾）　白芍（醋炒）　赤芍　花粉　浙贝母（去心，研）各一钱　皂角刺七分或五分　柴胡梢八分或一钱（乳顶肿结用之，若乳房易白芷）　牡丹皮　广皮各八分　明乳香　没药各五分　生草三分

【用法】水三钟，加红枣二个（去核），灯心五十寸，煎八分，临服加无灰酒小半酒杯入药，滚数滚服之，不时用槐艾水洗。

【主治】乳顶旁或乳房吹乳成痈，并乳结之证，发热恶寒，冷汗自出，势欲破而疼痛难忍。

清肝解郁汤

【来源】《胎产心法》卷下。

【组成】熟地　茯苓　白芍（炒）　贝母（去心）　栀子（炒）　当归各一钱　柴胡　丹皮　川芎　陈皮各六分　甘草五分

【用法】水煎服。

【主治】惯吹乳。

【加减】虚，加人参、白术。

槐艾洗法

【来源】《胎产心法》卷下。

【组成】槐条　艾叶不拘多少

【用法】连须葱一条，将槐、艾用水同煎煮，入醋少许，频频洗之；若乳顶傍生疮，脓出洗净，与儿吮之，随以松罗茶叶末掺上。

【主治】产妇乳上结核，乳痈。

香附饼

【来源】《医学心悟》卷五。

【组成】香附（细末，净）一两　麝香二分

【用法】上为末。以蒲公英二两煎酒，去滓，以酒调药，顿热敷患处。即时消散。

【主治】乳痈，及一切痈肿。

蟾蜍饼

【来源】《外科十法》。

【别名】蟾酥条（《全国中药成药处方集》吉林、哈尔滨方）、蟾酥锭（《全国中药成药处方集》北京方）。

【组成】蟾蜍（酒化）一钱　轻粉五分　乳香　没药　雄黄　巴豆各二钱　麝香三分　朱砂一钱　樟脑一钱

【用法】上各为细末，于五月五日午时，在净室中，用蟾蜍酒和药为丸，如绿豆大。每用一丸，口涎调涂，贴疔疮上，以膏盖之。

【主治】疔毒、脑疽、乳痈、附骨疽、臀痈，一切患症，或不痛或大痛，或麻木。

地丁膏

【来源】《惠直堂方》卷三。

【组成】黄花地丁（即蒲公英）　紫花地丁各八两

【用法】以长流水洗净，用水熬汁，去滓，又熬成膏，摊贴。

【主治】乳吹，并一切毒。

白芷散

【来源】《外科全生集》卷四。

【别名】开结散（《外科证治全书》卷三）。

【组成】乳香　没药（各去油）　白芷　浙贝　归身各等分

【用法】上为末。每服五钱，陈酒调下。醉盖取汗。

【主治】乳痈、乳疖。

洞天救苦丹

【来源】《外科全生集》卷四。

【组成】有子蜂窠　鼠矢（尖者）　青皮　楝树子（立冬后者佳）各等分

【用法】研细末。每服三钱，陈酒送服，服后要隔两日再服。

【主治】

1. 《外科全生集》：瘰疬延烂至肩胸胁下，不堪之极者。

2. 《验方新编》：乳痈、乳癌及瘰疬破烂。

洞天鲜草膏

【来源】《外科全生集》卷四。

【别名】洞天膏　洞天嫩膏（《内外科百病验方大全》）。

【组成】壮年头发一斤　活牛蒡　甘菊　苍耳根叶　金银藤　马鞭草　仙人对坐草各鲜草一斤　白芷　甘草　五灵脂　当归各半斤

【用法】先用壮年头发一斤，菜油三斤，入锅熬发枯浮，去滓听用；以活牛蒡、甘菊、苍耳根叶、金银藤、马鞭草、仙人对坐草，各鲜草十斤，入菜油十斤，熬至草枯沥出，再以白芷、甘草、五灵脂、当归各半斤，入锅熬至药枯出滓；俟油冷，将前头发熬过之油并入，共见过斤两；每油一斤，用当日炒透黄丹七两，入于油内搅匀再熬，熬至滴水成珠，以两指取膏为丸，而丸不粘指为度；离火俟退火气，以油纸摊膏。如做嫩膏者，每斤油内入黄丹四两熬黑，收起听用。贴患处。

【主治】

1. 《外科全生集》：一切热毒痈疖。
2. 《内外科百病验方大全》：乳疖、乳痈，痄腮及小儿游风丹毒。

连翘散

【来源】《医宗金鉴》卷四十九。

【组成】防风　元参各二钱　白蔹　芒消　大黄　射干各一钱　升麻五分　白芍一钱　甘草五分　杏仁二十粒

本方名连翘散，但方中无连翘，疑脱。

【用法】上锉。加生姜，水煎服。

【主治】妒乳。

荆防牛蒡汤

【来源】《医宗金鉴》卷六十六。

【组成】荆芥　防风　牛蒡子（炒，研）　金银花　陈皮　花粉　黄芩　蒲公英　连翘（去心）　皂刺各一钱　柴胡　香附子　甘草（生）各五分

【用法】上用水二钟，煎至八分，食远服。

【主治】外吹乳初起。因乳母肝胃气浊，更兼子吮乳睡熟，鼻孔凉气袭入乳房，与热乳凝结，以致乳房肿痛，寒热往来，烦躁口渴者。

栝楼牛蒡汤

【来源】《医宗金鉴》卷六十六。

【组成】栝楼仁　牛蒡子（炒，研）　花粉　黄芩　生栀子（研）　连翘（去心）　皂刺　金银花　甘草（生）　陈皮各一钱　青皮　柴胡各五分

【用法】水二钟，煎八分，入煮酒一杯和匀，食远服。

【主治】胃火郁结之乳疽、乳痈，憎寒壮热，红肿焮热痛。

橘叶栝楼散

【来源】《医宗金鉴》卷六十六。

【别名】橘叶栝楼汤（《性病》）。

【组成】橘叶二十个　栝楼（量证用）半个或一个　川芎　黄芩　栀子（生研）　连翘（去心）　石膏（煅）　柴胡　陈皮　青皮各一钱　甘草（生）五分

【用法】水二钟，煎八分，食远服，滓再煎服。

【主治】吹乳。

【加减】紫肿焮痛，用石膏；红肿者去之。

通壳丹

【来源】《吴氏医方类编》卷二。

【组成】生半夏一个　葱头如指大一块

【用法】上捣烂。以夏布裹，塞鼻，左患塞右，右患塞左，半炷香为度。

【主治】怀孕而内吹，或小儿食乳而外吹，或勒乳而结，或欲断乳而太急，致成乳症，初觉疼痛者。

瓜蒌必效散

【来源】《叶氏女科证治》卷三。

【组成】瓜蒌一个（捣烂）　金银花　当归　生甘草各五钱　乳香（去油）　没药（去油）各一钱（一方有白芷、青皮各一钱）

【用法】水煎服。

【主治】乳痈。初起肿痛发于肌表，肉色焮赤，其人表热或憎寒壮热，头痛烦渴。

参耆银花汤

【来源】《叶氏女科证治》卷三。

【组成】人参 黄耆 白术（蜜炙） 熟地黄各二钱 银花 当归各三钱 茯苓八分 川芎八分 甘草五分

【用法】水煎服。

【主治】乳痈而脓出虚弱者。

解毒汤

【来源】《叶氏女科证治》卷三。

【组成】人参 白术（蜜炙） 生地黄各二钱 黄耆 银花 茯苓各一钱 连翘（去心）四分 青皮三分 白芷五分 乌梅一枚 大枣一枚

【用法】水煎服。

【主治】乳痈脓出，寒热如疟。

乳痈煎

【来源】《种福堂公选良方》卷四。

【组成】乳香一钱 没药五分 苡仁二钱 川芎五分 甘草五分 防风一钱 银花二钱 知母一钱 陈皮一钱 当归五分 瓜蒌仁二钱 木通一钱 香附一钱 贝母五分 橘叶二十片（鲜者更妙）

【用法】水、酒各半煎，食后服。四服必愈。

【主治】乳痈。

贝母散

【来源】《仙拈集》卷三。

【组成】贝母 白芷 当归 乳香 没药各三钱

【用法】上为末。每服五钱，热黄酒送下。

【主治】乳痈，乳疖。

瓜蒌酒

【来源】《仙拈集》卷三。

【组成】瓜蒌二个 穿山甲（酥炙）一钱 甘草六钱

【用法】将瓜蒌挖一孔，将药分装入瓜蒌内，水、酒各二斤，同煮至一大碗，临卧热服，渣捣烂，水、酒再煎，连服。将渣乘热敷满乳，用布捆住，盖被出汗。

【主治】乳痈，不论已破、未破。

半夏丸

【来源】《仙拈集》卷三。

【组成】生半夏一个

【用法】上为末，葱白半寸，捣和为丸。绵裹塞鼻，左乳病，塞右鼻；右乳病，塞左鼻。一夜即愈。

【主治】乳痈初起。

冰豆膏

【来源】《仙拈集》卷三。

【组成】巴豆一粒（去净油） 冰片三厘

【用法】用饭粘以手捏烂为丸。雄黄少许为衣。将丸捏扁贴眉心处，用清凉膏如钱大盖之，夏贴三个时辰，春、秋冬贴一日，去之。

【主治】乳痈。

陈甘饮

【来源】《仙拈集》卷三引《要览》。

【组成】陈皮（去白）五钱 甘草一钱

【用法】水、酒各半煎服。

【主治】乳痈初起。

金英酒

【来源】《仙拈集》卷三。

【组成】金银花（连茎叶） 蒲公英各四两

【用法】捣烂取汁。黄酒热服，盖暖出汗；仍将滓敷患处。

【主治】吹乳成块。

泽兰煎

【来源】《仙拈集》卷三引《保产》。

【别名】泽兰汤（《竹林女科》卷三）。

【组成】泽兰一两 青皮三钱 白及五钱 橘叶三十片

【用法】水煎半，加酒半钟冲服。

【主治】一切乳痈初起。

梧桐酒

【来源】《仙拈集》卷三引《要览》。

【组成】臭梧桐（春、夏取头，秋、冬取根）三个

【用法】上捣烂绞汁，对陈酒热服。取汗为度。

【主治】内外一切乳毒。

葱白熨

【来源】《仙拈集》卷三。

【组成】葱白（连根）

【用法】上捣烂，敷乳患处，上用平底瓦罐盛灰火熨葱上一时，葱茎熟热，蒸乳上。汗出即愈；或以葱捣烂炒热敷上，冷即换，再炒。

【主治】乳痈，吹乳。

鲫鱼膏

【来源】《仙拈集》卷三。

【组成】活鲫鱼一个　山药一段（如鱼长）

【用法】同捣如泥，敷扎，上以纸盖之。二三日内立消。

【主治】乳痈初起。

地肤酒

【来源】《仙拈集》卷四。

【组成】地肤子（即扫帚子）

【用法】上为末。每服三钱，黄酒冲，热服。微汗即愈。

【主治】疔毒，吹乳。

泽兰酒

【来源】《仙拈集》卷四引程氏方。

【别名】泽及汤（《疡医大全》卷二十）。

【组成】泽兰　白及各一两

【用法】捣碎，酒、水各一碗同煎，乘热服下。盖暖汗出，滓敷患处。

【主治】

1. 《仙拈集》：一切肿毒。
2. 《疡医大全》：乳痈。

白敷药

【来源】《疡医大全》卷八引吴近宸方。

【组成】陈小粉　白蔹　生半夏　白芷　生南星　白及　五倍子　三奈　人中白各三两

【用法】上为细末，瓷瓶密贮。火痰用黄蜜调；流痰、湿痰用鸡蛋清调；瘰疬、腮痈、腋痈、喉痰用米醋调；唯乳证用活鲫鱼一尾，捣烂去骨，和药末捣敷。

【主治】一切流痰、湿痰、寒痰、喉痰、腮痈、腋痈、妇人乳痈、乳疽、乳吹、瘰疬。

倍子散

【来源】《疡医大全》卷八。

【组成】五倍子不拘多少

【用法】打碎，炒黑为末，醋调敷，或井水调敷亦可。

【主治】一切肿毒，并乳痈初起。

紫草膏

【来源】《卫生鸿宝》卷五引《女科要诀》。

【组成】紫草二两（麻油四两浸三日，去滓，将白蜡一两，入油熬烊）　白芷一钱　降香　松香各三钱　枯矾　轻粉各二钱（研细）

【用法】将后药末入前油膏内搅匀，候冷。以小筅子挑一块，刮入陷中，上盖膏药。内服参、耆、苓、术、归、桂、乳、没等药，排托收功，则乳房无损，日后有乳。

【主治】妒乳、吹乳，成脓溃陷者。

连翘汤

【来源】《杂病源流犀烛》卷二十七。

【组成】大黄一钱　连翘　射干　升麻　独活　桑寄生　沉香　木香　藿香　丁香　甘草各七分　麝香三分

【用法】水煎服。以利为度。

【主治】妒乳，引热坚结肿痛，手不可近，大渴引饮者。

连翘橘叶汤

【来源】《杂病源流犀烛》卷二十七。
【组成】川芎　连翘　角刺　金银花　橘叶　青皮桃仁　甘草节各一钱
【功用】清肝解毒。
【主治】吹乳初起，肿焮痛甚者。
【加减】原书用本方治上证，加柴胡。

解郁汤

【来源】《杂病源流犀烛》卷二十七。
【组成】陈皮　远志　生地　香附　白芍　川芎当归　半夏　青皮　茯神　贝母　苏叶　桔梗山栀　木通　甘草　姜
【主治】女子乳病，始而但肿硬不痛，后微痛者。

山甲散

【来源】《医级》卷九。
【组成】山甲　通草　橘叶　蒌仁　荆子　麦芽公英　钩藤　王不留行
【功用】通壅滞。
【主治】妇人肝胃热邪壅滞，致患内吹、外吹，寒热，胀痛热肿，势欲成痈者。

萱麦汤

【来源】《医级》卷九。
【组成】萱草根　栝楼壳　麦牙　连翘　银花　草节　钩藤
【主治】乳妒。内吹外吹，结而肿痛，其脉滑实，必作寒热。

金贝煎

【来源】《竹林女科》卷三。
【组成】金银花　贝母（去心）　蒲公英　夏枯草各三钱　红藤七八钱　连翘一两或五七钱

【用法】酒二碗，煎一碗服，服后暖卧片时。
【主治】吹乳。
【加减】如火盛烦渴，乳肿者，加天花粉二三钱。

补中去毒散

【来源】《女科秘要》卷七。
【组成】黄耆　银花　茯苓各一钱　人参　白术生地各二钱　甘草　连翘各四分　当归二钱　青皮三分　白芷五分　乌梅一个　大枣一个
【功用】补气血，去毒。
【主治】产后乳生痈，已破出脓，寒热往来如疟，一日一发，或二三日一发。

十全大补银花汤

【来源】《女科秘要》卷七。
【组成】人参　白术　熟地　黄耆各二钱　当归银花各二钱　茯苓　川芎各八分　甘草五分
【主治】产后乳生痈，脓出后虚弱甚者。
【加减】泄泻，加莲子十粒，肉果一个（煨用）。

鲮甲散

【来源】《产科发蒙》。
【组成】穿山甲　皂刺　橘叶　当归　栝楼仁　木通各等分
【用法】水煎，温服。
【主治】乳痈。

乳疖不二饮

【来源】《济急丹方》卷下。
【组成】鹿角（镑）三钱　广胶（麸炒）二钱柴胡七分　穿山甲（炒）七片　瓜蒌一钱　桂枝四分　皂角刺三钱　青皮一钱　橘树枝七寸
【用法】用陈醇酒半斤，水一碗，煎至一碗，临卧时服之。善饮者，再饮酒以助药力，初起一二日者一服，三四日者二服。益暖出汗，即愈。
【主治】内外吹乳。
【加减】左乳，加白芷、没药各一钱；右乳，加川贝、乳香各一钱。

顺经汤

【来源】《续名家方选》。
【组成】紫苏一钱 大黄 桂枝 槟榔 当归 川芎 芍药 白芷 桔梗 乌药 枳壳各六分 甘草少许
【用法】水煎服。
【主治】乳痈。

消毒神效散

【来源】《古方汇精》卷二。
【别名】消毒神效丹（《医方易简》卷十）。
【组成】鲜山药五两（不见水） 土朱 松香 白洋糖各一两 全蝎十个
【用法】上共捣烂，围之留顶，药上盖纸，周时一换。初起即散，已成者，搽三次，收小出毒随愈。
【主治】发背，痈疽，乳痈，一切外患。

疏肝导滞汤

【来源】《疡科心得集·方汇补遗》。
【组成】川楝子 延胡 青皮 白芍 当归 香附 丹皮 山栀
【用法】水煎服。
【主治】肝经郁滞，欲成乳癖、乳痈、乳岩。

疏肝流气饮

【来源】《疡科心得集·方汇》卷上。
【组成】柴胡 薄荷 郁金 当归 丹皮 黄芩 白芍 山栀 夏枯草
【用法】水煎服。
【主治】肝郁不舒，致患乳痈，乳痰。

元寿丹

【来源】《疡科心得集》卷中引张涵谷方。
【组成】龟壳（只用龟盖，火煅存性）
【用法】上为细末。热酒调服三钱，尽量饮醉即愈。
【主治】乳痈初起或已溃。

当归清营汤

【来源】《疡科心得集》卷中。
【组成】当归 生地 山栀 赤苓 白芍 柴胡 川芎 甘草 贝母 丹皮 花粉 连翘
【主治】肝胆二经风热血燥，筋挛结核，乳痈乳痞，并一切耳项肝火之证。

橘叶汤

【来源】《疡科心得集·方汇》卷中。
【组成】橘叶 蒲公英 象贝母 夏枯草 青皮 当归 赤芍 花粉 香附 黄芩
【主治】乳痈。焮红漫肿，或初起，或渐成脓者。

王不留行汤

【来源】《古今医彻》卷三。
【组成】穿山甲（炒） 麦门冬（去心） 王不留行（炒） 当归 白芍药（酒炒） 熟地黄 茯苓 通草各一钱 川芎五分 甘草三分
【用法】用猪前蹄煮汁两碗煎药，食远服之。以热木梳梳其乳房，其乳立至。
【主治】吹乳，乳汁不通，膨闷。

枳壳散

【来源】《古今医彻》卷三。
【组成】枳壳 木通 生地 当归 广皮 金银花各一钱 甘草三分 钩藤二钱
【用法】加灯心一握，用水煎服。
【主治】乳吹，乳房作胀。

橘叶散

【来源】《古今医彻》卷三。
【组成】金银花 瓜蒌 青皮 当归 皂针 连翘各一钱 橘叶十片 柴胡七分 甘草节三分
【用法】水煎服。
【主治】乳痈。恶寒发热，乳房红肿。
【加减】心思不遂者，加远志、贝母。

二角散

【来源】《外科集腋》卷四。

【组成】鹿角（炒黄色）八钱　黄牛角（取角内嫩者，火煅）一两　枯白矾三钱

【用法】上为末。热酒送下二钱。

【主治】乳吹、乳岩，并无名大毒。

贝母白芷内消散

【来源】《医学从众录》卷八。

【组成】大贝母　白芷各等分

【用法】上为末。每服二钱，白酒调下。

【主治】乳痈。

【宜忌】孕妇忌用白芷。

【加减】有郁，加白蒺藜。

必消散

【来源】《医学从众录》卷八。

【组成】五木大杨树上木耳菌

【用法】拭净，净瓦上炙焦存性，为细末。每服三钱，砂糖调陈酒送下。即消。

【主治】妇人乳肿，不论内外。

乳没汤

【来源】《医学从众录》卷八。

【组成】乳香　防风　知母　陈皮　木通　香附各一钱　没药　川芎　甘草　当归　贝母各五分　苡仁　银花　瓜蒌仁各二钱　橘叶二十片（鲜者更妙）

【用法】水、酒各半煎，食后服。四五服必愈。

【主治】乳痈。

南星半夏散

【来源】《医学从众录》卷八。

【组成】南星　半夏　皂角（去皮弦子，炒黄）五倍子（去窠虫，炒黄）各等分

【用法】研极细末。米醋调敷。一宿立效。

【主治】吹奶，乳痈。

猪脚汤

【来源】《医学从众录》卷八。

【组成】雄猪脚爪一个　鬼馒头一个

【用法】上并煮食之。

【主治】妇人吹乳不通。

吹乳奇方

【来源】《疡科遗编》卷下。

【组成】生白明矾一两（研末）

【用法】一岁用一厘，先将鸡蛋一个凿一小孔，纳矾于内，绵纸封固，饭上蒸熟，空心下。

【主治】内外吹乳。

败乳自退方

【来源】《医钞类编》卷十七。

【组成】瓜蒌一个（半生，半炒）　大粉草一寸（半生，半炙）　生姜一片（半生，半煨）

【用法】上锉。用酒一碗，煮取一盏服。其痛一会不可忍，即搜去败乳，临卧再一服，顺所患乳一边侧卧于床上，令其药行故也。

【主治】乳初结胀不消。

白玉霜

【来源】《医钞类编》卷二十一。

【组成】白玉霜（镑末，炭火煅红）一两　真蟾酥八两

【用法】上冰片二钱，于大田螺内，俟其水自出，和调白玉霜、蟾酥，用面糊作饼；或四五月间，童便浸汁久，玉自出霜者佳。敷之；或作丸服亦可。

【功用】排脓，长肌肉。

【主治】妇人乳痈，及一切菌毒、痈疽。

和乳汤

【来源】《外科真铨》卷上。

【组成】公英五钱　银花三钱　当归一钱　川芎七

分　青皮七分　香附七分　浙贝一钱　甲珠一片桔梗一钱　甘草五分

【用法】水煎服。

【主治】肝气郁结，胃热壅滞之乳痈初起；或乳痈好后内结一核，如桃如李，累月不消者；或形寒饮冷加以气郁痰饮，流入胃络，积聚不散所致之乳癖，乳房结核坚硬，始如钱大，渐大如桃如卵，皮色如常，遇寒作痛者。

【加减】乳痈好后结核，加附片七分；乳癖，加附子七分，煨姜一片；有寒热头痛，加防风一钱，前胡一钱；气虚者，加生黄耆一钱，内脓已成者，再加皂刺一钱。

万应乳症内消丸

【来源】《集验良方》卷一。

【组成】鲜石首鱼脊翅五十两（炙，研净末）　小青皮一百两（晒脆，磨末）

【用法】上药治下筛，用米饮汤为丸，如梧桐子大，瓷瓶收贮。每服三钱，葱白头（大一个，小三个）陈酒送下，酒随量饮。醉卧盖被出汗即愈，避风为要。初起未成者一服即消，已成者服之内消外溃，倘未溃，一连三服无不溃者；如已溃，服之内消余毒。

【主治】乳痈，乳疽，乳中结核，内外吹乳。

解毒汤

【来源】《经验百方良方续录》。

【组成】大当归八钱二分　金银花　生绵耆各五钱生甘草一钱六分

【用法】上用酒三碗煎服。服后宜避风出汗。轻者半剂，重者一二剂，外贴玉红膏。未成者消，已成者溃。

【主治】阳痈，乳痈。

【加减】上部加川芎，中部加桔梗，下部加牛膝各一钱五分；乳痈，加桔梗一钱五分，用酒二碗，煎至一碗，服后汗出自消。

水仙膏

【来源】《验方新编》卷十一。

【组成】水仙花苞

【用法】用黄糖或红沙糖和捣如泥。敷之。

此物鲜者平时难得，干则力缓，须存放阴湿处，不可入土，以备急用。

【功用】止痛，生肌，收口。

【主治】对口、发背、乳痈、鱼口、便毒，一切恶毒，无论已破未破，及悬痈诸疮久不收口者。

五物汤

【来源】《医方易简》卷二。

【组成】当归二钱　川芎五分　熟地三钱　白芍一钱五分（酒炒）　麦芽五钱

【用法】水煎，去滓服。

【主治】乳多肿痛成痈。

内府绀珠膏

【来源】《理瀹骈文》。

【组成】麻油一斤　当归　木鳖仁　知母　细辛白芷　巴仁　五倍子　山慈菇　红芽大戟　续断续随子各一两　槐　柳枝各二十八寸

【用法】煎熬去滓，另用松香十斤，以槐、柳、桃、桑枝、芙蓉叶各五斤煎浓汁，入松香，文火溶化，下乳香、没药、血竭各五钱，雄黄四钱，轻粉一钱，麝香、阿魏酌用，和入膏内。

【主治】痈疽、肿毒、流注、顽臁、风寒湿痹、瘰疬、乳痈、痰核、血风等疮，及头痛、牙疼、腰腿痛。

乳吹膏

【来源】《理瀹骈文》。

【组成】川乌　草乌　南星　白芷各一两　生地当归　白芍各二两

【用法】麻油熬，铅粉收膏。

【功用】去腐生新，拔毒长肉。

【主治】乳吹。

栝楼乳香散

【来源】《梅氏验方新编》卷四。

【组成】栝楼一个（连皮子捣碎）　当归　净银花各三钱　白芷一钱　青皮五分　乳香五分　没药五分　甘草四分　蒲公英五钱
【用法】水煎，加酒温服。
【主治】产后乳疽、乳痈。

止渴散

【来源】《医门八法》卷四。
【组成】金银花五钱　蒲公英五钱
【用法】或单服，或与瓜蒌散合煎。单服加花粉五钱。
【主治】乳痈脓已成，乳房红而且紫，大渴烦躁者。

桃红四物汤

【来源】《医门八法》卷四。
【组成】桃仁一钱（炒，研）　红花一钱　全当归一两（生用）　川芎一钱　生地五钱　乳香二钱　生白芍二钱　怀牛膝三钱
【主治】积乳，吹乳，妒乳。

和乳养营煎

【来源】《外科医镜》。
【组成】当归三钱　白芍三钱（酒炒）　冬术三钱（土炒）　熟地五钱　人参二钱　茯苓二钱　川芎一钱半　甘草一钱（生）　香附三钱（姜汁制）　夏枯草三钱（产后改用益母草一两）
【用法】水煎服。
【主治】妇人乳痈久溃。

通乳汤

【来源】《外科医镜》。
【组成】牡蛎三钱（炒）　川贝二钱（去心）　胡桃肉一个
【用法】水煎，加酒服。
【主治】乳汁不通，或经络凝滞，将成痈肿者。

加减千金牡丹皮饮

【来源】《医方简义》卷五。

【组成】丹皮一两　米仁一两五钱　瓜蒌仁一两　银花二两　草河车（即蚤休）二两
【用法】上为末。每服五钱，水煎服。
【主治】妊娠一切内痈。
【宜忌】乳痈不宜。
【加减】胃痈，加川连五钱。

神效化痈散

【来源】《医方简义》卷五。
【组成】当归二钱　炒白芍一钱　炒青皮八分　柴胡一钱　茯苓三钱　夏枯草三钱　鹿角霜一钱　菊花二钱　青橘叶十片
【用法】水煎服。
【主治】妊妇乳痈。

芎归疏肝汤

【来源】《医方简义》卷六。
【组成】川芎二钱　当归四钱　制香附二钱　炒青皮一钱　王不留行三钱　延胡三钱　蒲公英二钱　鹿角霜二钱　麦芽三钱（炒）　柴胡二钱　漏芦一钱　夏枯草二钱　路路通四个　枇杷叶五片（去毛）
【用法】水煎，入酒少许冲服。
【主治】乳痈，乳岩。
【宜忌】凡胎前不宜。

通乳消肿汤

【来源】《揣摩有得集》。
【组成】泽兰叶五钱　青皮一钱半（炒）　贝母一钱半（去心）　白芷五分　当归一钱半　甲珠三分　蒲公英三钱　乳香一钱（去油）　没药一钱（去油）　瓜蒌一钱半　生甘草一钱　地肤子一钱半（炒）
【用法】水煎，温服。服之汗出自愈。
【主治】妇人吹乳、乳岩，积滞成块，红肿疼痛，身上发烧发冷，属气血凝滞者。

白灵丹

【来源】《经验方》卷上。
【组成】川贝母

41

【用法】上为细末，弗使受潮。未溃者，以冷茶调涂，即可消退；已溃者掺之，即可收功。

【主治】乳痈，红肿疼痛。

瓜蒂散

【来源】《青囊秘传》。

【组成】瓜蒂（捣烂）一枚半　生甘草五分　当归三钱　乳香（灯心炒）五分　金银花三钱　青皮五分　白芷一钱　没药（灯芯炒）五分

【用法】水煎服。

【主治】一切乳症。

西黄丸

【来源】《青囊秘传》。

【组成】炙净乳香　没药各一两　麝香一钱五分　西牛黄三分　雄精五钱

【用法】上为末，取饭一两，打烂，入末药，再打为丸，如萝卜子大，晒干忌烘。每服三钱，热陈酒送下，上部临卧服，下部空心服。醉卧被覆取汗，酒醒痈消痛息。

【主治】乳痈瘰疬，痰核流注，肺痈，小肠痈毒。

回脉散

【来源】《青囊秘传》。

【组成】大黄三钱　白芷八分　乳没药各五分　木香五分　山甲（蛤粉炒）五分

【用法】上为末。人参二钱，煎汤调服。

【主治】一切乳症，毒从大便出。

皂角散

【来源】《经验女科》。

【组成】皂角条

【用法】烧灰。酒送下。

【主治】胎前乳肿，生寒作热。

消乳汤

【来源】《医学衷中参西录》上册。

【组成】知母八钱　连翘四钱　金银花三钱　穿山甲二钱（炒捣）　瓜蒌五钱（切丝）　丹参四钱　生明乳香四钱　生明没药四钱

【功用】消肿止疼。

【主治】结乳肿疼或成乳痈新起者；一切红肿疮疡。

【验案】乳痈　在德州时，有张姓妇，患乳痈，肿疼甚剧，投以此汤，两剂而愈。然犹微有疼时，怂恿其再服一两剂，以消其芥蒂。

桃花丹

【来源】《疡科纲要》卷下。

【组成】羌活　当归　甘草各三两　陈皮　大黄　急性子各二两　南星　白芷　赤芍各一两五钱　马牙消　银朱各一两　绿豆粉四两

【用法】上各为细末，红肿焮热者，以忍冬藤杵自然汁调敷。大青叶、芙蓉叶、马蓝头、马齿苋等自然汁皆可用。时毒发颐，用防风三钱，薄荷叶二钱，煎汤调敷，或加薄荷油十滴许。小证红肿，用茶清调。小块初起，以药末三四分，用太乙膏贴之。阳证初起，未红未热，以甘草煎汤乘热调敷。

【主治】疡疾红肿焮热，或尚未高肿色赤，乳痈疔毒，漫肿坚硬者。

【方论】是方清凉而不偏于阴寒，散肿软坚，疏泄郁热，以治阳发红肿焮热，或尚未高肿色赤，乳痈疔毒，漫肿坚硬者，无不应手捷效，其功实在金黄散之上。

黄灵药

【来源】《性病》。

【组成】明雄黄　食盐各五钱　黑铅六钱　枯山矾帖皂矾　水银　火消各二钱

【用法】先将铅熔化入水银结成沙子，再入二矾、火消同炒干研细，入铅、汞再研，以不见星为度，入罐内，泥固济封口，打三炷香，不可太过不及，一宿取出视之其白如雪，约有二两，为火候得中之灵药。

【主治】乳痈，腐脱迟者。

托里生肌汤

【来源】《顾氏医径》卷六。
【组成】洋参　石斛　丹参　川芎　川贝　黄耆　归身　白芍　茺蔚子
【主治】乳漏漏脓。

红鸡膏

【来源】《全国中药成药处方集》（济南方）。
【组成】降香　全当归各四两　川山甲一两　血竭五钱　乳香　没药各一两　红公鸡一个
【用法】将公鸡去肉用骨，用香油二斤炸五分钟；再将降香、当归、川山甲下油五分钟；再将血竭、乳香、没药下油，共同炸黑取出；再下章丹一斤收膏，每张大的一两，小的五钱。外贴患处。
【主治】筋骨疼痛，麻木不仁，跌打损伤，妇女乳痛。

结乳膏

【来源】《全国中药成药处方集》（天津方）。
【组成】香油十五斤　章丹九十两
【用法】以上香油炼至滴水成珠，入章丹搅匀成膏，每膏药油二斤兑韭菜汁、铜绿面、血竭面、乳香面、没药面各五钱，白矾面三钱，麝香六分，搅匀，每张净油一钱重。贴患处。
【功用】活血化瘀，消肿止痛。
【主治】妇女乳岩，乳肿乳痛，吹乳乳疼，乳房坚硬有核，初起红肿，疼痛难忍，瘰疬结核。
【宜忌】已破勿贴。

解毒消炎膏

【来源】《中药制剂手册》引天津市先锋中药厂方。
【组成】黄芩四百八十两　连翘三百二十两　南星一百六十两　白芷一百六十两　冬青油四十八两　薄荷脑九十六两　冰片一百九十二两　汽油一千八百五十六两　橡胶六百五十六两　羊毛脂八十两　氧化锌六百四十两　凡士林三十二两　松香五百四十四两
【用法】取黄芩至白芷四味，共轧为3号粗末，松

香轧为细粉，橡胶轧成薄片，取黄芩等四味粗末，用5倍量90%乙醇按渗漉法提取，滤液回收乙醇，浓缩为稠膏约300两，将橡胶薄片置汽油内，立即搅拌30分钟后，密封浸泡18～36小时；取出置搅拌罐内，搅拌3小时，加入冬青油，羊毛脂、凡士林搅拌1小时，加入氧化锌继续搅拌1小时后，加入松香搅拌2小时，入薄荷脑、冰片和黄芩等浓缩膏，将所有药料加完后，继续搅拌2小时至全部溶解，均匀为止。移入滤胶机内，用80～100目铜筛网过滤，装入桶内密封，静置3～7天，然后涂胶制成胶布。直接贴于患处，每日更换一次。
【主治】疖肿，疮痛，乳腺炎，静脉炎，皮下蜂窝组织炎等皮肤化脓性疾患。

疔痈方

【来源】《临证录》。
【别名】疔痈汤《古今名方》。
【组成】山甲（蛤粉炒）12克　全蜈蚣2.2克　皂刺12克　乳香9克　没药9克　天花粉18克　知母18克
【用法】水煎服。
【功用】
　　1.《临证录》：清热解毒，理气化瘀，以通络而消肿。
　　2.《古今名方》：活血化瘀，拔毒祛腐。
【主治】
　　1.《临证录》：多发性疔病初起未成脓，或已有脓而红肿者。
　　2.《古今名方》：脑疽，乳痈，多发性疔肿。
【宜忌】妊娠禁用。
【加减】恶寒甚，加荆芥9克、防风9克；发热甚，加连翘15克。
【验案】多发性疔病　某男，35岁。患多发性疔病，数月不愈，项部此发彼起，3～4天即有新者兴，而原发者仍未稍艾，以至项部包括将愈及新出者不下七八处，干痂、脓血、肿块挤满全项，头部仰俯不便，旋转更难，灼热疼痛，夜不成寐。曾用多种疗法，效果不著。脉弦数，舌苔微黄，全身不适。因思久病入络，应以疏通经络，清热解毒为主。此方（皂刺用6克）治疗。服药一剂，全夜熟睡，几无痛感，头部活动自如。原方稍事

加减，连服十余剂而愈。

柴蒲饮

【来源】《湖北中医杂志》（1985，1：35）。

【组成】柴胡10g　蒲公英30g　橘核30g　青皮10g　丝瓜络10g　全瓜蒌10g

【用法】每日1剂，水煎服。

【主治】急性乳腺炎，慢性乳腺增生。

公英芍药汤

【来源】《湖南中医杂志》（1986，1：15）。

【组成】蒲公英30g　赤芍药30g　青皮10g　王不留行10g　甘草6g

【用法】水煎服，每日1剂。

【主治】早期乳腺炎。

【验案】早期乳腺炎　《湖南中医杂志》（1986，1：15）：所治早期乳腺炎108例中，年龄22～35岁，96例为哺乳期妇女，12例为妊娠期妇女；98例为单侧乳房感染，10例为双侧感染。其中有87例体温升高，多在37.8～39.2℃，有97例白细胞总数增多，多在1万～2万/mm³，均为早期感染。结果：除11人因脓肿形成转手术并加用抗菌素治疗外，其余全部治愈，总治愈率为90%。

消肿膏

【来源】《湖北中医杂志》（1987，3：21）。

【组成】生川乌50g　生草乌50g　乳香25g　没药25g　桃仁90g　大黄100g　白芷75g　黄药子75g　蜈蚣20g　全蝎20g　桂枝50g　当归50g　山茶180g　樟脑500g　麝香（可用麝香酮代）　冰片各少许

【用法】山茶、乳香、没药、樟脑研细后用95%酒精适量溶解，为黄褐色溶液。生川乌、生草乌、桃仁、大黄、白芷、黄药子、桂枝、当归与植物油2000g同置锅内炸至白芷焦黄再加蜈蚣和全蝎，继续炸至白芷焦黑为度。滤渣后加黄丹700～750g收膏，待冷至120℃左右将上述酒精溶解物静置后的沉淀部分加入，搅匀后稍等片刻再将麝香、冰片掺入，分摊在牛皮纸上即得，用塑料纸或干胶纸密封备用。用时将膏药稍加温后贴于患处，1～2日更换1次。

【主治】乳痈。

【验案】乳痈　《湖北中医杂志》（1987，3：21）：治疗乳痈154例，年龄21～40岁，除非哺乳期6例外皆为哺乳期妇女。结果：痊愈（症状消失，乳部硬块消散）88例，占57.14%；好转（症状减轻，乳部硬块缩小在3cm×3cm以内，已无疼痛）47例，占30.52%，无效19例；总有效率为87.66%。

柴赤汤

【来源】《河南中医》（1991，6：33）。

【组成】柴胡20g　赤芍60g　公英30g　当归20g　陈皮30g　甘草15g　金银花30g　杏仁10g　川芎20g

【用法】乳汁不通加漏芦10g。每日1剂，水煎，早晚空腹服。

【主治】急性乳腺炎。

【验案】急性乳腺炎　《河南中医》（1991，6：33）：治疗急性乳腺炎71例，均为哺乳期妇女；年龄20～33岁；初产妇67例，复发1例；病程16小时至3天。结果：痊愈52例（症状、体征完全消失，白细胞总数恢复正常）；显效11例（乳房肿痛基本消失，肿块明显缩小，乳汁分泌通畅，白细胞总数接近正常）；好转3例；无效5例；总有效率为92.96%。

通乳汤

【来源】《湖北中医杂志》（1992，3：24）。

【组成】金银花30g　蒲公英30g　当归10g　赤芍12g　丝瓜络9g　路路通15g　王不留行子15g　皂角刺12g　炮甲珠12g　陈皮9g

【用法】水煎，每日1剂，分2次服。

【主治】乳腺炎。

【验案】乳腺炎　《湖北中医杂志》（1992，3：24）：治疗乳腺炎110例中，瘀乳期70例，化热期40例。结果：瘀乳期均痊愈，化热期痊愈38例，无效2例，总有效率为98.2%。

乳毒散

【来源】《中国中西医结合杂志》（1992，10：632）。

【组成】蜈蚣2条　斑蝥5g　僵蚕6g　全虫8g　蝉蜕5g　蛇蜕5g　化皮10g　鸡蛋4个　麻油200g

【用法】将上药放在油锅内，炸煎后将油点燃，烧成炭后压碎成粉，即成。晚临睡觉前半小时，将药1次服下（乳毒散约50g，用开水冲服）。急性乳腺炎每晚服1次；慢性乳腺炎隔日晚上服1次。服药后即入睡，加盖被子使其出汗。

【主治】乳腺炎。

【验案】乳腺炎　《中国中西医结合杂志》（1992，10：632）：所治乳腺炎73例，急性乳腺炎34例，慢性乳腺炎39例；年龄21～43岁；病程7天至1.3年。结果：对急性乳腺炎局部红肿无化脓者，服药后肿块即消散。对已化脓无溃烂者，服药后即溃烂排脓；对已溃烂脓液流出，疮口久不收口者，服药后有较多绿褐色水流出，1周左右生肌收口，很快愈合。本组病人用药1次治愈者32例，2次治愈者25例，3次治愈者7例，用药3次以上显效者9例，总有效率100%，治愈率87.7%。服药过程中未发现有任何不良反应。

乳痈验方

【来源】《首批国家级名老中医效验秘方精选·续集》。

【组成】蒲公英15～30克　全瓜蒌12克　连翘10克　当归10克　青皮6克　橘叶6克　川贝6克　柴胡3克　生甘草3克

【用法】每日一剂，水煎二次，分服。

【功用】疏肝清胃，下乳消痈。

【主治】乳腺炎急性期。

【加减】寒热头痛加荆芥、防风；胸闷呕恶加半夏、陈皮；排乳不畅或乳汁不通加漏芦、王不留行、路路通；脓已成加皂刺、甲片以透脓。

【方论】方中蒲公英、连翘清热解毒；青皮、橘叶疏肝行气，消肿解毒；全瓜蒌、柴胡疏肝理气；川贝清热散结消痈；当归活血化瘀；甘草调胃和中。

七味新消丸

【来源】《部颁标准》。

【组成】麝香3.3g　蟾酥3.3g　牛黄100g　丁香200g　乳香（制）666.7g　没药（制）666.7g　雄黄100g

【用法】上药粉碎成细粉，以白酒泛成小丸，每瓶装2g，密封。饭后服用，每次2g，1日3次，儿童酌减。

【功用】清热解毒，消肿止痛。

【主治】急性乳腺炎，丹毒，急性淋巴结炎及各部位的痈疽等症。

【宜忌】有药物过敏史者、胃及十二指肠溃疡者、体质虚弱者慎用，孕妇忌服。

乳疮丸

【来源】《部颁标准》。

【组成】金银花250g　蒲公英250g　天花粉150g　穿山甲（制）100g　没药（醋制）100g　青皮（醋制）100g　连翘250g　当归200g　赤芍150g　乳香（醋制）100g　地黄100g　川芎100g

【用法】水泛为丸，每袋装9g，密封。口服，每次9g，1日2～3次。

【功用】解毒消肿，消炎止痛。

【主治】乳疮，痈肿初起，灼热作痛，坚硬不消。

麝香三妙膏

【来源】《部颁标准》。

【组成】麝香0.5g　当归10g　红花10g　乳香5g　三七10g　黄连5g　朱砂5g　丹参5g　川芎10g　没药5g　芦荟5g

【用法】制成膏剂，每块净重10g，密闭，置阴凉干燥处。加温软化，贴于患处，疔毒恶疮12小时换药1次，一般24小时换药1次。

【功用】消肿，解毒，止痛。

【主治】乳痈、疖肿、疔毒、疮疡、黄水疮等。

二、乳疖

乳疖，即乳痈之小者。《外科全生集》："妇人被儿鼻风吹入乳孔，以致闭结，内生一块，红肿作痛，大谓痈，小谓疖。"

不二膏

【来源】《经验秘方》卷下。

【组成】金石斛十六两（去根，洗，切片） 乳香四两八钱（去油） 真川贝十六两（去心，研） 没药四两八钱（去油） 明天麻六两八钱（洗，切片） 甘草六两四钱（洗，切片） 巴豆肉五两四钱（去油，研）

【用法】上用大麻油十二斤，浸药数日，煎时下活大雄鲫鱼（不去鳞甲）两条，每条重一斤半左右，煎枯去滓存油，另用铅粉二斤（研，炒黄色），筛下收膏。倘病串乳疖未溃者，少加樟脑于膏上，如已溃者不用。

【主治】痰症，病串，乳疖，一切无名肿毒。

白芷散

【来源】《外科全生集》卷四。

【别名】开结散（《外科证治全书》卷三）。

【组成】乳香 没药（各去油） 白芷 浙贝 归身各等分

【用法】上为末。每服五钱，陈酒调下。醉盖取汗。

【主治】乳痈、乳疖。

朱砂膏

【来源】《绛囊撮要》。

【组成】葱五六十斤（捣极烂，绞汁放锅内，投入嫩松香五斤，微火熬至葱汁滚，松香化，取下俟稍冷，即以手在汁中揉松香几百揉，然后再放火上再烊再揉，如此五六次，揉至松香色白无油为度，配入后药） 当门子五钱（即顶高麝香） 樟脑十二两 梅花冰片一两 蓖麻子一斤（去壳，研如泥，另贮） 乳香 没药各三两五钱（俱用灯心草炒去油） 朱砂六两（水飞）

【用法】上除蓖麻子，余皆为极细末，将制好松香放于瓷钵内，隔水烊化，取出，即以前药末并蓖麻子泥一并投入，搅和摊贴；如干，可酌加蓖麻子油，以好摊为度；摊用柿漆单张桑皮纸，不可着火。

【主治】一切无名肿毒，横痃，乳疖，恶疽疔毒。未成者即消，已成者即溃。

贝母散

【来源】《仙拈集》卷三。

【组成】贝母 白芷 当归 乳香 没药各三钱

【用法】上为末。每服五钱，热黄酒送下。

【主治】乳痈、乳疖。

益血和中散

【来源】《古方汇精》。

【组成】败龟版（煅存性）

【用法】每服三钱，糖拌，好酒送下。尽醉即消。

【主治】乳岩、乳疖初起。

生肌七宝丹

【来源】《外科方外奇方》卷二。

【组成】没药 乳香各五分 铅粉三钱 桃丹三钱 辰砂三分 六仙红升五分 川贝三钱（去心）

【主治】乳疖。

春和膏

【来源】《千金珍秘方选》。

【组成】白芷 当归 木香 川附子 穿山甲 木通 防风 荆芥 番木鳖 白芥子 僵蚕 青皮 核桃各二两 川草乌各一两 生半夏三两 生军三两 南星三两 青葱四两 蒲公英三两

【用法】上切碎，用麻油十二斤浸三日，煎枯去渣，黄丹收膏，熔入松香五钱候冷，再加丁香四两，肉桂二两，琥珀一两，麝香三钱，为末。和匀收贮，用时摊贴之。

【主治】阴寒痰毒，乳疖。

三、乳 疽

乳疽，又名乳心疽，指乳房肿疡之阴症。《诸病源候论·疽发乳候》："肿而皮强，上如牛领之皮，谓之疽也"，《外科大成》："乳痈、乳疽生于乳房，红肿热痛者为痈，坚硬木痛者为疽。"可见乳痈乳疽，只在病之阴阳差异，乳痈偏于阳、实证，乳疽偏于阴、虚证。部位浅者为乳痈，深者为乳疽。由于乳疽病位较深，临床常见乳房结块，坚硬微痛，皮色不变，肿块渐渐增大，成脓较慢，化脓时有恶寒发热。多因肝气郁结，胃热蕴蒸所致。治当行气疏肝，化痰散结，解毒和营为基本。

附子散

【来源】《太平圣惠方》卷七十一。
【组成】附子一两（去皮脐） 藜芦半两（去芦头）
【用法】上为末。用醋调敷之，干即再敷之。
【主治】妇人乳疽及妒乳，作寒热疼痛。

牛蒡子汤

【来源】《外科正宗》卷三。
【别名】牛蒡子散（《疡科心得集·补遗》）。
【组成】陈皮 牛蒡子 山栀 金银花 甘草 瓜蒌仁 黄芩 天花粉 连翘 角针各一钱 柴胡 青皮各五分
【用法】水二钟，煎八分，加酒一杯和匀，食远服。
【主治】乳痈、乳疽，结肿疼痛，不论新久，但未成脓。

升葛汤

【来源】《外科大成》卷二。
【组成】升麻 葛根各一钱半 羌活 防风 黄柏 南星 川山甲（炒） 半夏各八分 鹿角灰二钱 大黄二钱
【用法】用黄酒二钟，加葱头三个，煎八分，食远服。
【主治】乳吹，乳毒，乳痈，乳疽。
【加减】热甚，加山慈菇；郁，加土贝母；已成，加皂角刺。

五香散

【来源】《胎产秘书》卷下。
【组成】丁香 木香 沉香 肉桂 麝香各等分
【用法】麝一半为末，再加白芷、苏叶、姜黄、血竭同和饼。再用大蒜糊薄，铺初起之处，以上五香饼放好，用艾灸在饼上，其痛者，灸至不痛发痒方止，痒者痛方止，如不痛不痒，灸至皮肉融和为度，多灸为贵，毒自散矣。
【主治】产后流注，乳疽，阴毒、肿毒、风毒。

加减十全大补汤

【来源】《胎产秘书》卷下。
【组成】人参 白术 当归 生地 黄耆各二钱 茯苓 川芎各八分 甘草五分 远志一钱 银花三钱
【用法】水煎服。
【主治】产后乳疽、乳痈，脓已出而虚弱日甚者。
【加减】泻，加莲子十四粒，肉果一枚；渴，加麦冬、五味；久不收口，加参末膏药贴之。

排脓大补汤

【来源】《胎产秘书》卷下。
【组成】人参 白术 生地 银花各二钱 当归三钱 茯苓一钱 连翘五分 黄耆一钱 青皮三分 乌梅一枚 元枣一枚（可加白芷八分）
【功用】大补气血，排脓内托。
【主治】产后乳痈、乳疽。

栝楼牛蒡汤

【来源】《医宗金鉴》卷六十六。

【组成】栝楼仁 牛蒡子（炒，研） 花粉 黄芩 生栀子（研） 连翘（去心） 皂刺 金银花 甘草（生） 陈皮各一钱 青皮 柴胡各五分

【用法】水二钟，煎八分，入煮酒一杯和匀，食远服。

【主治】胃火郁结之乳疽、乳痈，憎寒壮热，红肿焮热痛。

内消方

【来源】《疡科遗编》卷下。

【组成】附子 半夏 乌头 肉桂 甘遂 当归 乳香 没药 甘草各一两 阿魏 琥珀各三钱

【用法】用麻油二斤，浸药三日，慢火熬枯，滤去滓，入炒东丹一斤，搅匀，倾钵内，次日隔汤炖烊，方下乳、没、桂、珀、阿魏等末，匀和，收贮听用。将药摊贴患处。

【主治】发背、乳疽、脑疽。

栝楼乳香散

【来源】《梅氏验方新编》卷四。

【组成】栝楼一个（连皮子捣碎） 当归 净银花各三钱 白芷一钱 青皮五分 乳香五分 没药五分 甘草四分 蒲公英五钱

【用法】水煎，加酒温服。

【主治】产后乳疽、乳痈。

阳和二陈汤

【来源】《外科医镜》。

【组成】半夏三钱（九制） 广橘红三分 白芥子二钱 茯苓二钱 甘草一钱（生） 上猺桂一钱 炮姜五分 净麻黄三分

【用法】水煎服。

【主治】湿痰流注，耳后阴疽，骨槽风，乳疽，及少腹缓疽。

【加减】骨槽风，去白芥子，加僵蚕。

阳和膏

【来源】《药奁启秘》。

【组成】鲜紫苏 鲜牛蒡 鲜草薢 鲜薄荷 鲜苍耳（俱连根叶）各八两 鲜白凤仙（连根叶）四两 青葱（连根）八两（以上七味，洗净阴干，用麻油十斤浸七日，煎枯去滓，待冷，再入后药） 荆芥 防风 水红花子 川附子 广木香 当归 川乌 草乌 青皮 天麻 穿山甲 连翘 僵蚕 陈皮 芥子 蒲公英 天南星 官桂 桂枝 白芷 乌药 生半夏 青木香 大黄 白蔹 赤芍 川芎各一两（以上入前油浸三日，煎枯去滓，滤净，每净油一斤，入炒桃仁七两，文火收膏，于微温时加入下列细料） 上肉桂二两 乳没各一两 丁香油四两 苏合油四两 檀香 琥珀各二两 当门子三钱

【用法】上为极细末，缓缓搅入，和透，置磁器内。隔水炖烊，摊贴。

【主治】痰核、痰毒、瘰疬、乳疽、阴毒、流注，及一切疮疡之色不变者。

四、乳头皲裂

乳头皲裂，是指乳头、乳晕部发生大小不等的皮肤裂口。本病多发生在哺乳期妇女，因为婴儿吸吮过程中，嘴部作用力错误地集中在母亲乳头上，加上婴儿吸奶力极大，导致乳房疼痛和乳头皲裂。

丁香散

【来源】《医学正传》卷六引朱丹溪方。

【组成】丁香不拘多少

【用法】上为末。干敷裂处；如燥，唾津调敷。
【主治】乳头破裂，或因小儿吹乳，血干，自裂开，多痛。

乳风散

【来源】《中医杂志》（1980，11：78）。
【组成】制乳香　煨乌梅　制马勃各15克　汉三七6克　浙贝12克　蜈蚣3条
【用法】先将马勃用文火烘干，乌梅烧灰存性，乳香研至极细无声，再将上药共研细面，混合均匀，储于瓶内备用。用时先将患处用生理盐水洗净，再用消毒棉球将药粉扑于患处，每日1~2次，每次约用药面1克，哺乳妇可增至每日3次，并于每次哺乳前将乳头用生理盐水洗净，避免婴儿吮入。

【功用】抗菌消炎，促进局部血液循环，有利于组织的修复，使创面加速愈合。
【主治】乳头皲裂症。乳头破碎或乳晕裂开，疼痛如锥刺，揩之出血，或流黄色黏液，尤其在哺乳时痛痒难忍。
【加减】如痒甚者，加霜茄2克（将霜茄烧灰存性，研粉）；如脓液多者，可加炉甘石粉5克。
【验案】乳头皲裂症　《中医杂志》（1980，11：878）：治疗乳头皲裂症35例，哺乳期妇女26例（占74%），经产妇9例（占26%）；年龄最大者40岁，最小者20岁，以20~30岁者为多。结果：痊愈（临床症状消失，自觉无任何苦楚）33例，占94%；显效（临床症状大部分消失，在哺乳时微有痛感）2例，占6%。

五、乳癖

乳癖，又名乳核、乳疬、乳痞。因自觉症状不甚明显，肿块隐结于乳房内部，不容易被发现，故名乳癖。汉代《中藏经》虽有乳癖之名，实非后世之妇科乳癖。隋代《诸病源候论》："足阳明之经脉，有从缺盆下于乳者。其经虚，风冷乘之，冷折于血，则结肿，夫肿热则变，败血为脓，冷则核不消"，及宋代《圣济总录》："妇人以冲任为本，若失之将理，冲任不和，阳明经热，或为风邪所害，则气壅不散，结聚乳间，或硬或肿，疼痛有核"，有了乳中结核之较详论述。至明代《外科活人定本》："乳癖，此症生于正乳之上，乃厥阴、阳明之经所属也。何谓之癖，若硬而不痛，如顽核之类，过久则成毒"，始见今之妇科乳房结核为乳癖之定名。清代《疡科心得集》："有乳中结核，形如丸卵，不疼痛，不发寒热，皮色不变，其核随喜怒消长，此名乳癖"之论述，更为言简意赅。《外科集腋》又称："乳痞，由肝脾郁结而成乳中结核，形如丸卵，或痛或不痛，皮色如常。"

本病由于情志不遂，或受到精神刺激，导致肝气郁结，气机阻滞，思虑伤脾，脾失健运，痰浊内生，肝郁痰凝，气血瘀滞，阻于乳络而发；或因冲任失调，上则乳房痰浊凝结而发病，下则经水逆乱而月经失调。肝郁痰凝者，治以疏肝解郁，化痰散结。冲任失调者，治以调摄冲任。

本病多见于青中年妇女，常伴有月经失调、流产史。常同时或相继在两侧乳房内发生多个大小不一的肿块，其形态不规则，或圆或扁，质韧，分散于整个乳房，或局限在乳房的一处。肿块与周围组织分界不清，与皮肤和胸肌筋膜无粘连，推之移动，腋下淋巴结不肿大。常感乳房胀痛，在月经前3~4天更甚，经后痛减或消失。有时乳头溢出黄绿色、棕色或血性液体。本病病程较长，常达数年，肿块的生长和发展多为间歇性，常在经前加剧，也可出现一段较长时间的缓解。

本病相当于西医的乳腺增生、乳房纤维腺瘤。

柴胡桂枝干姜汤

【来源】《伤寒论》。
【组成】柴胡半斤　桂枝三两（去皮）　干姜二两　栝楼根四两　黄芩三两　牡蛎二两（熬）　甘草二两（炙）
【用法】以水一斗二升，煮取六升，去滓，再煎取三升，温服一升，每日三次。初服微烦，复服汗出便愈。
【功用】《经方研究》：和解少阳，兼化痰饮。

【主治】伤寒五六日，已发汗而复下之，胸胁满微结，小便不利，渴而不呕，但头汗出，往来寒热，心烦者。

【宜忌】《外台秘要》引《伤寒论》：忌生葱、海藻、菘菜。

【验案】乳腺囊性增生症 《新医药学杂志》（1979，1：33）：王某，女，39岁。左乳房外上方有一肿块，如核桃大，肿块近处，有黄豆大数粒小肿块，右乳房中上方稍偏外侧，有一肿块如大枣状，触之有痛感，质坚硬，推之可移，边界不清，而两腋下淋巴结不肿大，诊断为乳癖（乳腺囊性增生症），给以本方，服20剂后，两侧乳房肿块全消，自觉症状消失而痊愈。3年后随访，未见复发。

丹参膏

【来源】《刘涓子鬼遗方》卷五。

【组成】丹参 芍药各二两 白芷一两

【用法】上三味，以苦酒渍一夜，猪脂六合，微火煎三上下，膏成敷之。

【功用】《太平惠民和济局方》（吴直阁增诸家名方）：通顺经络，宣导壅滞。

【主治】
1. 《刘涓子鬼遗方》：妇人乳肿痛。
2. 《太平惠民和济局方》（吴直阁增诸家名方）：乳肿，乳痛，毒气燉作赤热，渐成攻刺疼痛；及治乳核结硬不消散。

消核防风薄

【来源】《医心方》卷二十一引《深师方》。

【组成】莽草八分 芎藭八分 大黄十分 当归十分 防风十分 芍药十分 白蔹十分 黄耆十二分 黄连十分 黄芩十分 栀子仁四分

【用法】上为末，以鸡子白和涂故布若练上，以薄肿上，日四五次，夜三次。

【主治】妇人乳痈生核，积年不除。

水膏

【来源】《太平圣惠方》卷七十一。

【组成】黄柏二两（锉） 露蜂房半两（微炙）糯米二合 赤小豆一合 盐一两

【用法】上为细散，捣生地黄取汁，调令稀稠得所，看肿痛处大小剪生绢，上厚涂。贴之，干即换之。

【功用】消毒肿，止疼痛。

【主治】妇人乳生结核，坚硬，或肿，疼痛。

当归散

【来源】《太平圣惠方》卷七十一。

【组成】当归三两（锉，微炒） 赤芍药二两 黄耆二两（锉） 人参一两（去芦头） 蒺藜子二两（微炒，去刺） 枳实二两（麸炒微黄） 鸡骨香一两 桂心一两 薏苡仁一两（微炒） 附子一两（炮裂，去皮脐）

【用法】上为细散。每服一钱，以温酒调下，一日三次。

【主治】
1. 《太平圣惠方》：乳痈，肿硬如石，疼痛。
2. 《普济方》：产后乳结核，坚硬疼痛。

当归散

【来源】《太平圣惠方》卷七十一。

【组成】当归三分（锉，微炒） 甘草一两（锉）川芒消一两 黄连三分（去须） 黄药三分 川大黄一两 蒲公英三分 玄参三分

【用法】上为细散。用鸡子白调为膏，于生绢上涂贴。取效为度。

【功用】散毒气，止疼痛。

【主治】妇人乳生结核，疼痛。

诃黎勒丸

【来源】《太平圣惠方》卷八十四。

【组成】诃黎勒皮半两 木香半两 人参半两（去芦头） 赤茯苓半两 桂心半两 柴胡三分（去苗） 川大黄半两（锉碎，微炒） 陈橘皮半两（汤浸，去白瓤，焙）

【用法】上为末，炼蜜为丸，如麻子大。每服五丸，以薄荷、生姜汤送下，一日三四次。

【主治】小儿寒热往来，头痛呕吐；及乳癖。

麦门冬汤

【来源】《圣济总录》卷一六六。

【组成】麦门冬（去心，焙） 黄芩（去黑心） 黄耆（锉） 芍药 赤茯苓（去黑皮） 甘草 木通（锉）各二两 桑寄生 防风（去叉） 人参各三两

【用法】上锉，如麻豆大。每服五钱匕，水一盏半，加大枣二枚（擘），煎取一盏，去滓，入沙糖一枣大，令消，不拘时候温服。

乳消减，即服天门冬丸。

【主治】产后乳结核，及初结作痛。

外消膏

【来源】《圣济总录》卷一六六。

【组成】伏龙肝半两 大黄（锉）半两 生姜一分（洗，切，研细）

【用法】上药除姜外，为细末，和匀，用醋调作膏。看大小摊贴病上，早、晚易之。

【主治】产后乳结核，疼痛或肿，欲成痈。

托里散

【来源】《圣济总录》卷一六六。

【组成】威灵仙（洗，焙） 当归（切，焙） 牡丹皮 芍药（锉） 黄耆（锉） 桂（去粗皮）各一两 大黄（炮）半两

【用法】上为散。每服三钱匕，温酒调下，不拘时候。

【主治】产后乳结核，欲坏不坏。

当归散

【来源】《圣济总录》卷一六六。

【组成】当归（切，焙） 桂（去粗皮）各半两 芍药 人参 枳实（去瓤，麸炒）各三分 蒺藜子（炒，去角） 鸡骨（炙）各一两 木通（锉） 黄耆（锉）各一两半

【用法】上为散。每服二钱匕，空腹酒调下，一日二次。

【主治】乳结核坚硬。

枳壳汤

【来源】《圣济总录》卷一六六。

【组成】枳壳（去瓤，麸炒） 芍药 人参 黄耆（锉） 木通（锉） 当归（切，焙） 桂（去粗皮） 蒺藜子（炒，去角） 鸡骨（醋炙） 大黄（锉，炒）各一两

【用法】上为粗末。每服二钱匕，水一盏，煎七分，去滓温服，不拘时候。

【主治】产后乳结核，或成痈肿，发热疼痛。

莽草散

【来源】《圣济总录》卷一六六。

【组成】莽草叶一两 紫葛 大黄各半两 赤小豆二两

【用法】上为细末。用醋调如糊，敷贴核上，频易之。每易则先以热葱汤洗。

【主治】产后乳结核，或坚硬疼痛。

黄芩汤

【来源】《圣济总录》卷一六六。

【组成】黄芩（圆小者） 甘草（炙，锉） 桑寄生（锉） 防风（去叉） 木通（锉） 麦门冬（去心，焙） 赤芍药 黄耆（锉） 大黄各一两

【用法】上为粗末。每服五钱匕，水一盏半，煎至一盏，去滓温服，不拘时候。

【主治】产后乳初觉有核，渐发热痛，累日不退，欲成痈。

外贴散

【来源】《圣济总录》卷一七六。

【组成】芸苔子（末）三钱 寒食面一钱半

【用法】上药再同研匀，用新水调如糊，纸上摊。贴乳癖上，频以水润之。

【主治】乳癖。

硇砂丸

【来源】《圣济总录》卷一七六。

【组成】硇砂 礞石 粉霜 鹰屎 无食子 京三棱（各用末）一钱匕 腻粉三字 龙脑（研）一字

【用法】上为末，以面裹大枣烧熟，取枣肉和为丸，如绿豆大。每服三丸或五丸，煎古老钱汤送下。

【主治】乳癖，久积。

白丁香散

【来源】《小儿卫生总微论方》卷十三。

【组成】白丁香十四个（直者） 石燕子一个（火煅，瘦者乃是雄） 硫黄一皂子 大腻粉十个 密陀僧半两 黑丁香二十一个

【用法】上为细末。每料分作十服，用面丝汤调下；或煮面汤亦得。服了取下如虾蟆胎之类恶物是效。

【主治】乳癖。

青桑膏

【来源】《三因极一病证方论》卷十八。

【组成】嫩桑叶

【用法】上为细末。米饮调，摊纸花，贴病处。

【主治】乳硬作痛。

栝楼散

【来源】《集验背疽方》。

【别名】瓜蒌散（《丹溪心法附余》卷十六）、神效瓜蒌散（《妇人大全良方》卷二十三）、

【组成】栝楼一个（去皮，焙，研为末，急用则烂研，子多者有力） 当归（净洗，去芦，焙，细锉）半两 甘草半两（细锉，生用） 通明没药一分（别研） 乳香一钱（别研）

【用法】上用无灰酒三升，同于银石器中慢火熬，取一升清汁，分三服，食后良久服。如有奶劳，便服此药，可绝病根。如毒已成，能化脓成黄水；毒未成，即于大小便中通泄。疾甚再合服，以退为妙。

【主治】

1.《集验背疽方》：妇人乳疽，奶劳。

2.《医宗金鉴》：吹乳、结核。

【验案】乳腺增生 《湖南中医杂志》（1993，1：47）：用全瓜蒌15g，制乳香10g，制没药10g，当归10g，甘草6g，水煎500ml，分2次服，每日1剂，治疗乳腺增生128例，年龄22～55岁，均经B型超声波探查，或电脑红外光扫描检查、活检等方法确诊。结果：痊愈（乳房疼痛及肿块消失者）80例，占62.5%；有效（乳房疼痛减轻，肿块缩小者）42例，占32.81%；无效6例；总有效率为95.31%。

石膏散

【来源】《卫生宝鉴》卷九。

【别名】芎芷散（《保命歌括》卷二十九）。

【组成】川芎 石膏 白芷各等分

【用法】上为末。每服四钱，热茶清调下。

【主治】

1.《卫生宝鉴》：头痛。

2.《杏苑生春》：阳明头痛，目痛鼻干，恶热。

3.《疡科心得集》：阳明风热头痛，或孕妇乳房结核。

内托升麻汤

【来源】《玉机微义》卷十五引东垣方。

【组成】瓜蒌仁三钱 连翘二钱 甘草节 青皮各一钱 升麻二钱

方中升麻原脱，据《奇效良方》补。

【用法】作一服。水煎，食后细细呷之。

【主治】妇人乳中结核。

连翘饮子

【来源】《玉机微义》卷十五。

【别名】连翘橘叶汤（《疡科选粹》卷四）、连翘饮（《中国医学大辞典》）。

【组成】青皮 瓜蒌仁 桃仁 橘叶 川芎 连翘 甘草节 皂角针各等分

【用法】上锉。每服七八钱，水煎，食后细细呷之。

【主治】

1.《玉机微义》：乳痈。

2. 《女科撮要》：乳内结核。

3. 《赤水玄珠全集》：肝胆经气滞，瘰疬结核。

【加减】已破者，加参、耆、当归；未破者，加柴胡。

开郁顺气解毒汤

【来源】《疮疡经验全书》卷二。

【组成】青皮 当归 甘草 抚芎 生地 柴胡 香附 陈皮 栀仁 赤芍 连翘 砂仁 桔梗 花粉 乌药 黄芩 羌活 金银花

【用法】再用夏枯草四两，水三四碗，砂罐煎服。

【主治】奶痨。

【加减】冬天加桂、玄胡索。

逍遥调经汤

【来源】《疮疡经验全书》卷二。

【组成】当归 生地 白芍 陈皮 丹皮 川芎 熟地 香附 甘草 泽兰 乌药 青皮 玄胡索 黄芩 枳壳 柴胡

【用法】水煎服。

【主治】女子十五六岁，气体虚弱，经脉将行，或一月二次，或过月不行，致生奶痨。

单煮青皮汤

【来源】《医学正传》卷六引丹溪方。

【组成】青皮四钱（细切）

【用法】以水一盏半，煎一盏，一日服二次。

【主治】妇人百不如意，久积忧郁，乳房内有核，如鳖棋子。

橘叶散

【来源】《医学正传》卷六引丹溪方。

【组成】青皮 石膏 甘草节各五分 瓜蒌子一钱 当归头五分 皂角刺一钱半（去尖，略炒出汗）金钱花五分 没药 蒲公英各五分

【用法】上细切，作一服。加青橘叶一小握，以酒一盏半，煎至一盏，食后或临卧时服。

【主治】妇人百不如意，久积忧郁，乳房内有核如鳖棋子。

散结汤

【来源】《医学集成》卷三。

【组成】香附五钱 川芎 白芷 浙贝 银花 公英 苏梗各三钱 橘叶 丝瓜瓤 葱白 甜酒 方中橘叶、丝瓜瓤、葱白、甜酒用量原缺。

【用法】水煎服，滓敷患处。

【主治】乳中结核。

清肝解郁汤

【来源】《外科枢要》卷四。

【组成】人参一钱 柴胡八分 白术一钱五分 牡丹皮八钱 茯苓一钱 陈皮八分 甘草五分 当归一钱五分 贝母一钱 川芎八分 山栀（炒）芍药（炒）熟地黄各一钱

【用法】水煎服。

【主治】肝经血虚风热，或肝经郁火伤血，乳内结核，或为肿溃不愈。

芷贝散

【来源】《医学入门》卷八。

【组成】白芷 贝母各等分

【用法】上为末。每服一钱，酒调频服。若无乳行者，加漏芦煎酒调服。外用起酵生面，如蜂窝发过，上有青色无妨，焙干为末，井水调敷，如干，以水时润之；甚者加白芷、贝母、乳香、没药少许。

【功用】《慈禧光绪医方选议》：祛风消肿，清热散结。

【主治】

1. 《医学入门》：孕妇及产后乳结核。

2. 《杂病源流犀烛》：一切乳症。

【方论】《慈禧光绪医方选议》：方中白芷辛温，能表散风寒，散肿通窍；贝母除化痰止咳外，尚可清热散结，用黄酒调服，在于酒有活血通络之作用。

消肿通气汤

【来源】《杏苑生春》卷七。

【组成】石膏一钱五分　青皮　当归　皂角刺各一钱　白芷　天花粉各六分　金银花　甘草节各五分　瓜蒌仁七分　橘叶三十片　连翘八分　没药四分　升麻四分

【用法】上锉。用水、酒各半煎，食远温服。

【主治】妇人乳硬，其中生核如棋子。

清肝解郁汤

【来源】《外科正宗》卷三。

【组成】陈皮　白芍　川芎　当归　生地　半夏　香附各八分　青皮　远志　茯神　贝母　苏叶　桔梗各六分　甘草　山栀　木通各四分

【用法】水二钟，加生姜三片，煎八分，食远服。

【主治】一切忧郁气滞，乳结肿硬，不痛不痒，久渐作痛，或胸膈不利，肢体倦怠，面色痿黄，饮食减少。

橘皮散

【来源】《疡科选粹》卷四。

【组成】青皮　甘草节　石膏各五分　瓜蒌子　当归头五分　皂角刺（去皮）一钱五分（略炒，去汁）　没药　蒲公英各五分

【用法】加青橘叶一握，酒煮，食后或临睡服。

【主治】妇人拂意忧郁，乳内有核。

围　药

【来源】《先醒斋医学广笔记》卷三。

【组成】白及一两

【用法】上药研末，水调，敷患处。候干，再以水润。二三次愈。

【主治】乳癖。

青橘饮

【来源】《丹台玉案》卷六。

【组成】青皮五钱（醋炒）　橘叶三十片

【用法】水煎。食远服。

【主治】妇人百不如意，久积忧忿，乳内有核，不痒不痛，将成乳癌。

神功饮

【来源】《丹台玉案》卷六。

【组成】忍冬藤　蒲公英　甘草节　金银花各二钱　瓜蒌一个（连壳）

【用法】生酒煎服。

【主治】妇人乳内一核，初起如钱，不作疼痒，三五年成功红肿，溃时无脓，惟流清水，形如岩穴之凹。

军门立效散

【来源】《外科大成》卷四。

【组成】皂角刺三钱（炒热入）　乳香五七分（炒香化再入）　天花粉三钱　甘草节（一寸长）九个　川椒三十粒

【用法】黄酒二钟，煎一钟，温服。

【主治】

1. 《外科大成》：痈疽诸毒，对口附骨疽。
2. 《疡医大全》：乳痞。

【宜忌】已溃者不宜服。

阳和汤

【来源】《外科全生集》卷四。

【组成】熟地一两　肉桂一钱（去皮，研粉）　麻黄五分　鹿角胶三钱　白芥子二钱　姜炭五分　生甘草一钱

【用法】水煎服。

本方改为丸剂，名"阳和丸"（《中药制剂手册》）。

【功用】《方剂学》：温阳补血，散寒通滞。

【主治】

1. 《外科全生集》：鹤膝风、贴骨疽，及一切阴疽。
2. 《方剂学》：阴疽属于阳虚寒凝证。贴骨疽、脱疽、流注、痰核、鹤膝风等。患处漫肿无头，痠痛无热，皮色不变，口中不渴，舌苔淡白，

脉沉细或迟细。

【宜忌】

1.《马评外科全生集》：乳岩万不可用，阴虚有热及破溃日久者，不可沾唇。

2.《中国医学大辞典》：半阴半阳之证忌用。

【加减】如治乳癖、乳岩，加土贝五钱。

【验案】

1. 乳核 《岳美中医话集》：姚某某，女性，十八岁，未婚。初时乳部长一硬疙瘩，继之渐次增大，疼痛异常，求诊于余。检视乳房并无破溃，脉缓，舌淡，属乳核阴症，为拟阳和汤全方加贝母四钱，四剂而愈。

2. 乳腺小叶增生症 《新医药学杂志》（1973，11：23）：用本方加香附、青陈皮、郁金，治疗属虚寒型者10例。结果：服药6~8剂后，肿块及症状逐渐消失，随访1年以上未见复发。

3. 乳腺炎 《浙江中医学院学报》（1982，1：32）：用本方加减：熟地15g，鹿角胶、白芥子、姜炭、甘草各9g，肉桂、麻黄各1.5g为基本方；初期可加郁金、枳壳；将要成脓加橘红、姜半夏；脓已成加瓦楞子、土贝母；炎症僵块加牡蛎、皂角刺；另配合外治（炎症初期和炎症僵块可外贴九香膏，脓已成者外敷清凉膏）；治疗乳痈初期、成脓期及溃后50例。结果：消散45例，经切开排脓治愈2例，经切开排脓或多次扩创不愈者3例。

立效散

【来源】《医宗金鉴》卷四十九。

【组成】栝楼 乳香 没药 当归 甘草 皂角刺

【用法】上为末。酒调服。脓成者溃，未成者消。

【主治】吹乳结核不散。

蒌贝散

【来源】《医宗金鉴》卷六十六。

【组成】栝蒌 贝母（去心，研） 南星 甘草（生） 连翘（去心）各一钱（一方加青皮、升麻）

【用法】水二钟，煎八分，澄渣，加酒二分，食远服。

【主治】乳劳初肿气实者。

香附丸

【来源】《绛囊撮要》。

【组成】鲜橘叶一两（石臼内捣烂） 童便制香附五钱 夏枯草花五钱（切碎） 青皮五钱 川贝母五钱（去心） 蒲公英五钱

【用法】先将青皮、香附晒干为末，后入捣烂橘叶拌匀，再晒极干，为细末，陈米饭为丸。开水送服，不拘时候。以消为度。

【主治】乳疬。

内消乳疬方

【来源】《种福堂公选良方》卷四。

【组成】大贝母 白芷各等分

【用法】上为末。每服二钱，白酒调下。

【主治】乳疬。

【宜忌】若有孕，忌用白芷。

【加减】如有郁症，加白蒺藜。

军门立效散

【来源】《疡医大全》卷二十。

【组成】生麻黄八分 陈香橼一枚 甘草 天花粉各八钱 瓜蒌一枚 金银花六钱 黄芩三钱 棉花核（黑色者）五钱

【用法】生酒煎服。出汗。

【主治】乳痞。

开郁流气散

【来源】《古方汇精》卷三。

【组成】槐花三钱（炒） 远志三钱

【用法】上为末。每日陈酒调服。半月取效。外用远志葱蜜饼敷之。

【主治】乳硬如石。

化坚丸

【来源】《疡科心得集·家用膏丹丸散方》。

【组成】大生地四两 川芎（酒炒）二两 白芍（酒炒）二两 川楝子（连核打炒）二两 当归

（酒炒）二两　丹参（酒炒）二两　牡蛎（煅）三两　夏枯草（烘）三两　花粉（炒）二两　香附（醋炒）二两　半夏（炒）二两　石决明（煅）三两　郁金（炒）二两　青皮（炒）二两　橘核（炒）三两　全虫（酒炒）一两五钱　沉香（镑研）五钱　茯苓二两　刺藜（炒）二两　土贝母（去心）二两　延胡（炒）二两　柴胡（炒）五钱　苏梗粉一两　两头尖（炒）三两

【用法】上为末，炼蜜为丸。每朝服五钱，陈酒送下。

【主治】肝经郁火，乳痰、乳癖，及颈项失营、马刀，郁痰疬核。

肉桂膏

【来源】《疡科心得集》（家用膏丹丸散方）。

【组成】川乌　草乌　海藻　当归　甘草　白及　甘遂　白芷　细辛　芫花　半夏　肉桂　红花　大戟　虎骨各七钱五分　麻黄一两　五倍子一两

【用法】麻油二斤、青油一斤五两，入药煎枯，去滓；下净东丹（炒）一斤，收成膏；再下乳香（去油、研）、没药（去油、研）各一两，寸香（研）五钱，百草霜一两，搅匀、用红布摊帖。

【主治】一切寒湿痹痛，乳痰、乳癖、瘰疬。

疏肝导滞汤

【来源】《疡科心得集·方汇补遗》。

【组成】川楝子　延胡　青皮　白芍　当归　香附　丹皮　山栀

【用法】水煎服。

【主治】肝经郁滞，欲成乳癖、乳痈、乳岩。

当归清营汤

【来源】《疡科心得集》卷中。

【组成】当归　生地　山栀　赤苓　白芍　柴胡　川芎　甘草　贝母　丹皮　花粉　连翘

【主治】肝胆二经风热血燥，筋挛结核，乳痈、乳痞，并一切耳项肝火之证。

蓬术汤

【来源】《古今医彻》卷三。

【组成】蓬术七分（醋煮）　甘草节三分　远志肉（甘草制）　人参　金银花　贝母（去心，研）　香附（醋炒）　白芍药（酒炒）　当归身各一钱

【用法】水煎服。

【主治】乳核。

顺气逍遥散

【来源】《外科集腋》卷四。

【组成】柴胡　白芍　陈皮　当归　瓜蒌　半夏　白术　茯神　人参　甘草　川芎

【用法】水煎十剂，去瓜蒌再十剂。

【主治】乳痞。由肝脾郁结而成乳中结核，形如丸卵，或痛或不痛，皮色如常。

血府逐瘀汤

【来源】《医林改错》卷上。

【组成】当归　生地各三钱　桃仁四钱　红花三钱　枳壳　赤芍各二钱　柴胡一钱　甘草二钱　桔梗一钱半　川芎一钱半　牛膝三钱

【用法】水煎服。

本方改为丸剂，名"血府逐瘀丸"（《全国中药成药处方集》沈阳方）。

【功用】《方剂学》：活血祛瘀，行气止痛。

【主治】《医林改错》：头痛，无表症，无里症，无气虚、痰饮等症，忽犯忽好，百方不愈者；忽然胸疼，诸方皆不应者；胸不任物；胸任重物；天亮出汗，用补气、固表、滋阴、降火，服之不效，而反加重者；血府有瘀血，将胃管挤靠于右，食入咽从胸右边咽下者；身外凉，心里热，名灯笼病者；督闷，即小事不能开展者；平素和平，有病急躁者；夜睡梦多；呃逆；饮水即呛；不眠，夜不能睡，用安神养血药治之不效者；小儿夜啼，心跳心忙，用归脾、安神等方不效者；夜不安，将卧则起，坐未稳又欲睡，一夜无宁刻，重者满床乱滚者；无故爱生气，俗言肝气病者；干呕，无他症者；每晚内热，兼皮肤热一时者。

【验案】乳腺增生病　《天津中医》　（1986；5：

18）：用本方治疗乳腺增生病 104 例，年龄 17~51 岁，其中 20~40 岁 85 例，占 81.7%；病程 1 个月~7 年，其中一年之内者 59 例，占 56.7%，1~5 年 31 例，占 29.8%，5 年以上 14 例，占 13.5%。双侧发病者 43 例，单侧 61 例。经前乳胀痛者 59 例；与月经无关者 45 例。结果：治愈（乳块消失）68 例，占 65.4%；好转（乳块缩小）27 例，占 26%；无效 9 例，占 8.6%，总有效率为 91.4%。服药为 12~45 剂，多数为 20~30 剂。

清肝解郁汤

【来源】《疡科捷径》卷中。

【组成】生地黄 当归 青皮 桔梗 甘草 苏梗 芎䓖 陈皮 茯神 山栀 牛蒡子 芍药 远志 贝母 木通

【主治】乳病。

和乳汤

【来源】《外科真铨》卷上。

【组成】公英五钱 银花三钱 当归一钱 川芎七分 青皮七分 香附七分 浙贝一钱 甲珠一片 桔梗一钱 甘草五分

【用法】水煎服。

【主治】肝气郁结，胃热壅滞之乳痛初起；或乳痛好后内结一核，如桃如李，累月不消者；或形寒饮冷加以气郁痰饮，流入胃络，积聚不散所致之乳癖，乳房结核坚硬，始如钱大，渐大如桃如卵，皮色如常，遇寒作痛者。

【加减】乳痛好后结核，加附片七分；乳癖，加附子七分，煨姜一片；有寒热头痛，加防风一钱，前胡一钱；气虚者，加生黄耆一钱，内脓已成者，再加皂刺一钱。

生四物汤

【来源】《医门八法》卷三。

【组成】全当归一两（生） 生白芍三钱 生地三钱 乌梅肉五个（去壳） 怀牛膝三钱

【功用】养血敛肝，导滞。

【主治】血虚胁痛而为癖为块者。

化坚汤

【来源】《医门补要》卷中。

【组成】党参 当归 青皮 玉竹 香附 僵蚕 白芍 佛手 郁金

【主治】乳心疽，即妇女乳中生结核，初如梅，渐如李，不大痛，延久始能化脓。若寡居室女，便成乳岩，并男子患此，均难治。

清肝汤

【来源】《马培之医案》。

【组成】当归 瓜蒌 丹皮 夏枯草 连翘 大贝 黑山栀 泽兰 北沙 白芍 金橘叶

【主治】肝郁乳核，气化为火，抽引掣痛，恐酿成乳岩大症。

塞鼻丹

【来源】《青囊秘传》。

【组成】麝香二分五厘 辛黄三分 巴豆（即净江子，去油）四分 西牛黄二分 细辛四分 牙皂角四分 蟾酥七分 冰片二分五厘 朱砂三分 生半夏三分 雄黄四分

【用法】上为细末。每用二厘，红枣包，塞鼻孔，左乳塞左，右乳塞右。一周时得涕即愈。

【主治】乳症。

消核膏

【来源】《徐评外科正宗》卷五。

【组成】制甘遂二两 红芽大戟二两 白芥子八钱 麻黄四钱 生南星一两六钱 姜半夏一两六钱 僵蚕一两六钱 藤黄一两六钱 朴消一两六钱

【用法】用真麻油一斤，先投甘遂、南星、半夏，熬枯捞出；次下僵蚕；三下大戟、麻黄；四下白芥子；五下藤黄，逐次熬枯，先后捞出；六下朴消，熬至不爆。用绢将油滤净，再下锅熬滚，徐徐投入炒透东丹，随熬随搅。下丹之多少，以膏之老嫩为度。夏宜稍老，冬宜稍嫩。膏成，趁热倾入水盆中，扯拨数十次，以去火毒，即可摊贴，

宜厚勿薄。

【主治】瘰疬、乳核及各种结核。

【宜忌】已溃者不可贴。

瓜蒌贝母饮

【来源】《增订胎产心法》卷五。

【组成】瓜蒌实　土贝母（去心）　甘草节各三钱

【用法】水煎服。

【主治】乳房结核，焮肿。

【加减】已溃，加忍冬一两。

疏肝清胃丸

【来源】《简明中医妇科学》。

【组成】夏枯草　蒲公英　金银花　漏芦　橘叶　雄鼠粪　甘菊　川贝母　紫花地丁　山茨菇　连翘壳　白芷　瓜蒌仁　生甘草　广皮　茜草根　乳香　没药

【用法】上为末，另用夏枯草熬膏，和匀为丸，如梧桐子大。每服五钱，滚水送下。

【主治】乳岩，乳癖。

五海瘿瘤丸

【来源】《全国中药成药处方集》（吉林方）。

【组成】海带二两　海藻二两　海螵蛸二两　昆布二两　浮麦二两　白芷一两　广木香二钱　海粉二两

【用法】上为细末，炼蜜为丸，二钱重。大人每服一丸，九岁至六岁每服半丸，五岁至两岁每丸分三次服。一日二次，早、晚用开水送下。

【功用】软坚化核，消肿散瘀，活血舒气。

【主治】瘿瘤瘰疬，气脖乳核，无名肿毒。

解郁软坚汤

【来源】《千家妙方》卷下引李聪甫方。

【组成】全当归10克　赤芍药10克　正川芎5克　北柴胡5克　川郁金6克　白蒺藜10克　漂昆布10克　净海藻10克　制香附6克　酒青皮5克　山慈菇5克　蒲公英13克　鹿角霜15克（先煎）

【用法】每日一剂，水煎服。

【功用】疏肝解郁，和血软坚。

【主治】肝郁结滞之乳腺小叶增生。两乳肿块坚硬，推之不移，皮色如常，隐隐作痛，经前肿块变大，经后复小。

逍遥蒌贝散

【来源】《中医外科学》。

【组成】柴胡　当归　白芍　茯苓　白术　瓜蒌　贝母　半夏　南星　生牡蛎　山慈菇

【用法】水煎服。

【功用】疏肝理气，化痰散结。

【主治】乳癖、瘰疬、乳癌初起。

攻坚散

【来源】《山东中医学术经验交流文选》。

【组成】夏枯草　玄参　生牡蛎各30克　昆布15克　姜半夏　海藻各12克　青皮　陈皮各9克　三棱　莪术各6克

【用法】水煎服；或研末，开水送服。

【功用】滋阴清热，化痰散结，行气导滞，破瘀攻坚。

【主治】筛窦囊肿，鼻腔肿瘤，颈淋巴结核，慢性颌下腺炎，甲状腺肿大，甲状腺瘤，乳腺小叶增生，乳腺纤维瘤，乳房异常发育等肿块性疾病。

乳块消片

【来源】《中国药典》。

【组成】橘叶825g　丹参825g　皂角刺550g　王不留行550g　川楝子550g　地龙550g

【用法】上药制成1000片糖衣片。口服，每次4~6片，1日3次。

【功用】疏肝理气，活血化瘀，消散乳块。

【主治】肝气郁结，气滞血瘀，乳腺增生，乳房胀痛。

【宜忌】孕妇忌服。

疏肝凉血汤

【来源】《首批国家级名老中医效验秘方精选·续集》。

【组成】柴胡9克 当归12克 白芍9克 焦白术9克 茯苓9克 丹皮9克 生山栀9克 旱莲草15克
【功用】疏肝扶脾，凉血清热。
【主治】乳腺囊性增生病、导管扩张症、大导管乳头状瘤所致的乳头溢液症。
【加减】溢液色鲜红或紫者，加龙胆草6克，仙鹤草30克；溢液色淡黄者，加生苡仁15克，泽泻9克；乳腺囊性增生病，加菟丝子12克，仙灵脾12克，锁阳12克；大导管乳头状瘤，加白花蛇舌草30克，急性子9克，黄药子（有肝病者禁用）12克。
【验案】郑某，女，33岁。病人45天前发现左乳头有血性分泌物溢出，经导管造影摄片，见导管内有芝麻大小缺损阴影，诊断为大导管乳头状瘤，因病人害怕手术要求服中药治疗。检查：左乳房及乳晕部未触及肿块，按压乳晕部乳头孔有血性分泌物溢出。处方：柴胡9克，当归12克，白芍9克，焦白术9克，茯苓9克，丹皮9克，生山栀9克，旱莲草15克，龙胆草6克，白花蛇舌草30克，急性子9克，黄药子12克。服药3个月溢液消失，再次作导管造影摄片，未见缺损阴影。随访1年未复发。

疏肝散结方

【来源】《首批国家级名老中医效验秘方精选·续集》。
【组成】丹参30克 赤芍30克 生牡蛎30克 柴胡10克 海藻10克 昆布10克 夏枯草15克 元参10克 川贝10克 海浮石15克
【用法】每日一剂，水煎二次，二次分服。
【功用】疏肝通络，软坚散结。
【主治】肝郁血滞，痰热互结的增生性疾病。如乳腺增生、子宫肌瘤、骨质增生、前列腺增生以及其他肿瘤等。
【加减】如前列腺增生，加怀牛膝、冬葵子；如乳腺增生，加蒲公英、橘叶，甚则三棱、莪术、山甲珠；甲状腺腺瘤，加生苡仁、山慈菇、山甲珠、白芥子、黄药子；慢性淋巴肿大，加连翘、生苡仁、皂刺、煅龙骨、猫爪草、山甲珠；骨质增生，去昆布、海藻、元参、川贝，加威灵仙、木瓜、透骨草、生山楂、鹿衔草；颈部增生，加葛根；腰部增生，加独活，痛甚加制马钱子。
【验案】闫某，女，38岁，农民，1993年5月20

日初诊。1年来两侧乳房肿块逐渐增大，经前胀痛，左侧乳外尚或触及鸡蛋大小肿块、压痛、表面光滑无粘连，右侧乳外约2.5cm×3cm增生。中医辨证：肝郁痰滞。治法：疏肝散结。处方：柴胡10克，丹参30克，赤芍30克，蒲公英30克，生牡蛎60克，海藻10克，昆布10克，元参10克，川贝10克，山甲珠10克，夏枯草15克，橘叶15克，海浮石15克。服7剂后，精神转佳，肿块变小；继服14剂，诸证消失，能恢复参加劳动。

乳宁片

【来源】《部颁标准》。
【组成】石刁柏320g
【用法】上为细粉，加适量淀粉，混匀，制粒，干燥，压制成1000片，包糖衣即得，密封。口服，每次4~6片，1日3~4次，2~3个月为1疗程。
【功用】温肺祛痰，活血化瘀。
【主治】痰瘀互结，乳腺结块，肿胀疼痛及乳腺小叶增生属上述症候者。

乳康片

【来源】《部颁标准》。
【组成】牡蛎75g 乳香30g 瓜蒌75g 海藻60g 黄芪120g 没药30g 天冬60g 夏枯草75g 三棱30g 玄参60g 白术60g 浙贝母30g 莪术30g 丹参75g 鸡内金（炒）30g
【用法】制成糖衣片，密封。口服，每次2~3片，1日2次，饭后服用，20天为1个疗程，间隔5~7天，继续第2个疗程，亦可连续用药。
【功用】疏肝解郁，理气止痛，活血破瘀，消积化痰，软坚散结，补气健脾。
【主治】乳腺增生病。
【宜忌】孕妇慎服（前3个月内禁用），女性病人宜于月经来潮前10~15日开始服用。

乳核内消液

【来源】《部颁标准》。
【组成】浙贝母120g 当归70g 赤芍120g 漏芦70g 茜草120g 香附60g 柴胡100g 橘核60g

夏枯草100g　丝瓜络30g　郁金100g　甘草15g

【用法】制成合剂，每支10ml，密封，置阴凉处。口服，每次10ml，1日2次，服时摇匀。

【功用】疏肝活血，软坚散结。

【主治】经期乳胀痛有块，月经不调或量少色紫成块及乳腺增生。

【宜忌】乳块坚硬，经后无变化及月经量多，面白脉弱者慎用。

乳疾灵颗粒

【来源】《部颁标准》。

【组成】牡蛎500g　海藻250g　昆布250g　鸡血藤250g　淫羊藿250g　菟丝子250g　王不留行（炒）200g　丹参200g　柴胡150g　香附（醋炙）150g　赤芍150g　青皮150g

【用法】制成颗粒，每袋装14g，密闭，防潮。口服，每次28g，1日2次。

【功用】舒肝解郁，散结消肿。

【主治】乳腺增生症，属肝郁郁结，痰瘀阻滞证候者，症见乳腺肿块，胀满疼痛。

【宜忌】孕妇忌服。

六、乳　悬

乳悬，是指从产后乳头或乳房过度下垂，痛不可忍为主要表现的乳房病类疾病。多因暴怒气泄，胃虚血燥等所致。相当于西医学所说的乳房下垂。

芎归汤

【来源】《普济方》卷三四五引《通真子秘方》。

【别名】立效散。

【组成】川芎　当归各二斤（一方加缩砂）

【用法】上将芎、归各半斤锉，于瓦器内用水浓煎，不拘时候多少温服。余芎、归各一斤半，锉作大块，用香炉慢火逐旋烧烟，安在病人面桌子下，要烟气直上不绝，令病人低头伏桌子上，将口鼻及病乳常吸烟气，直候用此一料药尽，看病证如何，或未全安，或略缩减，再用一料，如前法煎服及烧烟熏吸必安。如此二料已尽，虽两乳略缩上而不能复旧者，用冷水磨蓖麻子一粒，于头顶心上涂，片时即洗去，则全安矣。

【主治】乳悬，妇人产后忽两乳伸长，细小如肠，垂坠直过小肚下，痛不可忍，危在须臾。兼治产后恶露不下，腹痛；或下血太多，眩晕不能支吾；妊娠胎动，腹痛下血。

【加减】腹中刺痛，加芍药；口干烦渴，加乌梅、麦门冬；寒加干姜、白芍药；水停心下，微有呕逆，加茯苓、生姜；虚烦不得眠，加人参、竹叶；大便秘涩，加熟地黄、橘皮、杏仁；小便不利，加车前子；腹胁膨胀，加厚朴；血崩不止，加香附子；咳嗽痰多，加紫菀、半夏、生姜；腰痛脚痛，加牛膝；心下疼痛，加延胡索；恶血不下，腰腹重痛，加牡丹皮煎。

山鞠散

【来源】方出《本草纲目》卷十二引《夏子益奇疾方》，名见《串雅内编》卷四。

【组成】川芎　当归各一斤

【用法】以半斤锉散。入瓦器内，用水煎浓，不拘多少，频服。仍以一斤半锉块，于病人桌下烧烟，令将口鼻吸烟；用尽未愈，再作一料。仍以蓖麻子一粒，贴其顶心。

【主治】产后乳悬。妇人产后两乳忽长，细小如肠，重过小肚，痛不可忍，危亡须臾。

解悬汤

【来源】《医林纂要探源》卷十。

【组成】黄耆二两　当归一两　人参三钱　川芎三钱　荆芥三分　益母草　生地黄各一钱　炮姜三分

【用法】水煎服。

【功用】补血荣筋。

【主治】产后去血过多，气热血虚，肝筋缓弛，或乳少过服通乳之药，血不足于经脉而气虚，因儿之吮以下垂，则筋从所引而弛，致患乳悬证，两乳细小，下垂过腹，痛不可忍。

【方论】黄耆、当归，此补血汤；人参宜大补中气；川芎以行血中之气；荆芥去血中风湿；益母草补肝和胃，燥湿行血；生地黄滋血而平热则筋自收，用当病情，难产后亦不忌；炮姜以和胃，亦以补肝。

加味逍遥散

【来源】《外科证治全书》卷三。

七、乳汁自出

乳汁自出，又称乳汁自涌、乳汁自溢、漏乳，是指产后乳汁不经婴儿吮吸而不断自然流出者。

本病记载始见于隋《诸病源候论·产后乳汁溢候》："经血盛者，则津液有余"的生理性乳汁外溢。唐《经效产宝》："产后乳汁自出，盖是身虚所致，宜服补药以止之"，则指出了体虚导致乳汁自出的病机和用补的治法。宋《妇人大全良方》中提出了胃气虚的病机，并附有方药。明《景岳全书》继承和发扬了前人乳汁自出的理、法、方、药，把乳汁自出分为阳明胃气不固、阳明血热、肝经怒火上冲三大类，并定出了方药，强调当分有火、无火而辨证施治。

乳房属胃，乳头属肝，乳汁为血所化，赖气以行，其生化与蓄溢正常与否，与经血同理，受脾胃功能和肝气疏泄的影响。所以，凡气虚不能固摄乳汁，或肝火内炽迫乳外溢，都可发生乳汁自出。

本病病因有气血虚弱和肝经郁热两种。证分虚实，辨证应注意乳汁量的多少，乳汁的清稀或浓稠，乳房的柔软或胀痛，再结合其他症状与舌脉。乳汁自出，若乳汁量少质稀，乳房柔软，神疲气短，舌淡苔薄，脉细弱者，属气血虚弱；若乳汁较多，质浓稠，乳房胀痛，情志抑郁或烦躁易怒，舌红苔薄黄，脉弦数者，属肝经郁热。

十二味汤

【来源】《陈素庵妇科补解》卷三。

【组成】柴胡二钱　白芍五钱　当归三钱　陈皮五钱　甘草一钱　白术三钱　茯神三钱　人参一钱　川芎一钱　瓜蒌三钱　半夏三钱

【用法】水煎服。

【主治】乳悬。肝气不舒，痰气郁结，乳内忽大如桃，不觉痛痒，色亦不赤，身体发热，形渐瘦损。

【组成】黄芩　黄耆　陈皮　香附　人参　茯苓　白术　甘草　川芎　当归　白芍　熟地

【功用】安心敛神。

【主治】妊娠乳泣。

【方论】乳即血也。儿在母腹食血以成筋骨，出母腹食乳以长肌肉，未产而乳自流，则无以滋养胎元。而子生之后，根基已薄，其生长之气先泄也。是方四物补血以黄芩配之，凉血清热而安胎；四君补气以黄耆佐之，益气培元亦安胎。恐参、术之补气太峻，运以陈皮；恐归、熟之补血太滞，行以香附，气行则肝经之郁自开，而火自降。心与小肠二经之气血得补而虚热自除，则血归经而乳自止矣。

归芍甘麦汤

【来源】《中医妇科治疗学》。

【组成】当归二钱　杭芍四钱　白术三钱　柴胡二钱　茯神三钱　甘草一钱　小麦一两（或麦芽六钱）　大枣三枚

【用法】水煎，不拘时温服。

【功用】舒肝解郁。

【主治】产后乳汁自出，面色苍黄，间有潮红，心烦易怒，头晕胁胀，舌黄，脉弦数。

乳溢汤

【来源】《古今名方》引《湖南省老中医医案选》。

【组成】黄耆15克 党参 当归 龙骨 牡蛎粉各12克 白术 柴胡各10克 陈皮 五味子 甘草各6克

【功用】补中益气，收敛消炎。

【主治】妇人产后乳汁自溢。

益气收乳汤

【来源】《中医症状鉴别诊断学》。

【组成】党参 黄耆 当归 白芍 麦冬 山茱萸 甘草

【功用】补气养血，佐以固摄。

【主治】气虚，乳汁自漏。

通肝收乳汤

【来源】《中医症状鉴别诊断学》。

【组成】柴胡 当归 白芍 熟地 白术 甘草 麦冬 远志 麦芽 通草

【功用】舒肝养血。

【主治】肝郁乳汁自漏。乳汁不断自行漏出，量少质浓，两乳胀硬疼痛，精神郁闷，性急易怒，或脘胀纳少，舌质正常或偏暗红，脉弦涩。

八、乳 岩

乳岩，又名乳石痈、石奶、乳癌、石榴翻花疮等，是以乳房部肿块，质地坚硬，高低不平，病久肿块溃烂，脓血污秽恶臭，疼痛日增为主要表现的疾病。《妇人大全良方》云："若初起，内结小核，或如鳖、棋子，不赤不痛。积之岁月渐大，巉岩崩破如熟石榴，或内溃深洞，此属肝脾郁怒，气血亏损，名曰乳岩。"《济阴纲目》卷十四："乳癌初起，如鳖棋子，不痛不痒。"

本病由于忧思郁怒，情志不畅，忧思伤脾，运化失常，痰浊内生，郁怒伤肝，肝失条达，郁久而气血瘀滞，肝脾两伤，经络阻塞，痰瘀互结于乳而发；或冲任失调，月经不调，气血运行不畅，脏腑及乳腺的生理功能紊乱，气滞、痰凝、瘀血互结而发。元代医家朱丹溪认为：妇人不得于夫，不得于舅姑，忧怒郁遏，时日积累，脾气消沮，肝气横逆，遂成隐核，如鳖棋子，不痛不痒，十数年后，方为疮陷，名曰乳岩，以其疮形嵌凹，似岩穴也，不可治矣。

肝郁气滞证，治宜疏肝解郁、化痰散结；冲任失调证，治宜调摄冲任、理气散结；毒蕴溃烂证，治宜解毒扶正；气血虚弱证，治宜调补气血。

从不同文献对乳岩的表述看，其中一些病情实际上与乳部痈疽或乳癖没有本质区别，不可一概而论。也有一部分相当于西医的乳腺癌，好发于40~60岁妇女，绝经期妇女发病率相对较高。

人乳膏

【来源】方出《备急千金要方》卷二十二，名见《简明中医妇科学》。

【组成】人乳汁

【用法】和面敷之。

【主治】

1. 《备急千金要方》：痈有脓令溃。

2. 《简明中医妇科学》：乳岩已久，溃烂而脓不易出。

【方论】《简明中医妇科学》：乳岩已久，溃烂而脓不易出，这是气血虚的缘故，除内服补托药之外，再用人乳或人参末等外敷之，既能使脓易出，也能使肌肉易生，再与其他外治方法随证综合施治，确有良效。

救生汤

【来源】《扁鹊心书·神方》。

【组成】芍药（酒炒） 当归（酒洗） 木香（忌火） 丁香各五钱 川附（炮）二两

【用法】上为细末。每服五钱，生姜十片，水二盏，煎半，和滓服，随病上下，食前后服。

【主治】一切痈疽发背，三十六种疔，二十种肿毒，乳痈、乳岩，及经年手足痰块，红肿疼痛，久年阴寒久漏。

麻 药

【来源】《医事启源》引纪州华冈氏方。

【组成】曼陀罗花八分（陈旧者佳，新者发呕）草乌头二分　白芷二分　当归二分　川芎二分

【用法】上为粗末。空心服之。须臾，心气昏晕，手足顽痹，或沉眠不觉，或闷乱发狂，乘时施治。既而饮之以浓茶，又与黄连解毒加石膏汤，二三时乃醒。如目眩咽干神气不复者，用黑豆汤即解。倘其不醉者，更饮温酒。或乘辇动摇必醉。

【功用】麻醉。

【主治】乳岩结毒，淋漏便毒，附骨疽及跌损脱白。

硇砂蒸剂

【来源】《经验良方》。

【组成】硇砂三钱

【用法】用温汤五十钱溶化，乘温蒸溻患部。

【主治】瘰疬、乳癌初发及诸结硬肿。

青皮汤

【来源】方出《格致余论》，名见《医学正传》卷六。

【组成】青皮

【用法】《医学正传》：青皮四钱，细切，以水一盏半，煎至一盏，每日二次。与十六味流气饮间服，至核消住药。

【主治】乳硬。

加味归脾汤

【来源】《正体类要》卷下。

【组成】归脾汤加柴胡　山栀

【主治】

1.《景岳全书》：脾经血虚发热。

2.《张氏医通》：心脾郁结，经闭发热。

3.《叶氏女科证治》：妇人乳岩初起，因肝脾二脏郁怒，气血亏损者，伴有内热，夜热，五心发热，肢体倦瘦，月经不调；及产后忧思伤脾而血热，产门不闭者。

冰蛳散

【来源】《外科正宗》卷二。

【别名】冰螺散（《嵩崖尊生全书》卷六）、冰螺捻（《医宗金鉴》卷六十六）。

【组成】大田螺五枚（去壳，日中线穿晒干）白砒一钱二分（面裹煨熟）　冰片一分　硇砂二分

【用法】用晒干螺肉切片，同煨熟；白砒为细末，加硇砂、冰片再碾，小罐密收。凡用时先用艾炷灸核上七壮，次后灸疮起泡，以小针挑破，将前药一二厘津唾调成饼，贴灸顶上；用绵纸以厚糊封贴核上，勿动泄气，七日后四边裂缝，再七日其核自落，换搽玉红膏，内服补药兼助完口。

【主治】

1.《外科正宗》：瘰疬日久，坚核不消，及服消药不效，瘿瘤患大带小及诸般高突，异形难状者。

2.《医钞类编》：乳岩。

【宜忌】马刀根大面小及失荣等症忌用。

飞龙阿魏化坚膏

【来源】《外科正宗》卷四。

【别名】阿魏化坚膏（《医宗金鉴》卷六十四）、飞龙化坚膏（《外科集腋》卷三）。

【组成】蟾酥丸药末一料，加金头蜈蚣五条（炙黄，去头足，研末）

【用法】同入熬就乾坤一气膏二十四两，化开搅和。重汤内顿化，红缎摊贴，半月一换。轻者渐消，重者亦可，不必停止，常贴保后无虞。

【主治】失荣症及瘿瘤、乳岩、瘰疬、结毒，初起坚硬如石，皮色不红，日久渐大，或疼或不疼，但未破者。

黄耆托里汤

【来源】《疡科选粹》卷四。

【组成】黄耆　甘草　当归身　升麻　葛根　漏芦　连翘　防风　瓜蒌仁　鼠粘子　皂角刺　白芷　川芎　肉桂　炒柏

【用法】水一盏，入酒一盏，煎服。

【功用】解毒补血益气。

【主治】乳岩溃烂。

【方论】《医钞类编》：黄耆之甘温以排脓益气生肌，为君；甘草补胃气解毒，当归和血生血，为臣；升麻、葛根、漏芦为足阳明本经药；连翘、防风、瓜蒌仁、牛子解毒去肿，皂刺引至患处，白芷入阳明排脓长肌，川芎、肉桂、炒柏为引。

青皮散

【来源】《济阴纲目》卷十四。

【组成】青皮　甘草

【用法】上为末。用人参煎汤，入生姜汁调，细细呷之，一日夜五六次。至消乃已。年少妇人，只用白汤调下。

【主治】乳癌初起，如鳖棋子，不痛不痒。

绛珠膏

【来源】《外科大成》卷一。

【组成】麻油十两　鸡子黄十个　血余五钱　天麻子肉八十一粒　白蜜蜡三两　黄丹（飞）二两　乳香　没药　轻粉　珍珠　血竭　儿茶各三钱　朱砂二钱　冰片一钱　麝香五分

【用法】上将油煤血余化，麻子肉枯，去滓入蜡，候化离火，少时入黄丹搅匀，再加细药，和匀收用。

【功用】去腐，定痛，生肌。

【主治】溃疡。

【加减】乳岩，加银朱一两。

莹珠膏

【来源】《外科大成》卷一。

【组成】猪脂油十两　白蜡三两（熔化离火，候温，入轻粉、樟冰各一两五钱）

【用法】上为末，搅匀，俟稍凝，再入冰片末一钱，搅匀成膏，罐收听用。先用甘草、苦参各三钱，水煎洗净，贴膏。杖疮用荆川纸摊极薄贴之，热则易之，其疔瘭即散，疼痛立止。

【功用】去腐，定痛，生肌。

【主治】溃疡，并梅疮、杖疮、臁疮，下疳。

【加减】杨梅疮，加红粉三钱；顽疮、乳癌，加银珠一两；臁疮，加水龙骨三钱，或龙骨四钱。

加减瓜蒌散

【来源】《外科大成》卷四。

【组成】大瓜蒌一个（子多者佳，少者用二个，杵烂）　当归三钱　没药二钱　乳香一钱　甘草三钱　金银花五钱　生姜五钱

【用法】用无灰酒二碗，煎一碗服。

　　未成者即消，已成者速溃。溃后用参，耆补之。

【主治】内痈，脑疽，背腋诸毒，瘰疬，便毒，乳痈，乳岩。

【加减】将溃者，加皂角刺五钱；乳痈，脑疽，加蒲公英、土贝母各五钱。

化岩汤

【来源】《辨证录》卷十三。

【组成】人参一两　白术二两　黄耆一两　当归一两　忍冬藤一两　茜根二钱　白芥子二钱　茯苓三钱

【用法】水煎服。

【功用】大补其气血，以生其精。

【主治】乳痈已收口，气血大亏，后因不慎房事，以致复行溃烂，变成乳岩，形成无数小疮口，如管非管，如漏非漏，竟成蜂窝之状，肉向外生，终年累月而不愈，服败毒之药，身愈狼狈而疮口更加腐烂。

【方论】此方全去补气血，不去消毒，实为有见。虽忍冬藤乃消毒之药，其性亦补，况同入于补药中，彼亦纯于补矣。惟是失精变岩，似宜补精，乃不补精而止补气血何也？盖精不可以速生，补精之功甚缓，不若补其气血，转易生精。其乳房属阳明之经，既生乳痈，未必阳明之经能多气多血矣。补其气血则阳明之经旺，自然生液生精以灌注于乳房，又何必复补其精以牵掣参耆之功乎！此方中所以不用生精之味耳。

独妙散

【来源】方出《奇方类编》卷下，名见《仙拈集》

卷三。

【组成】生螃蟹壳

【用法】瓦上焙焦，为末。每服二钱，黄酒冲服。以消为度。

【主治】乳岩，乳中初起一粒如豆，渐至如蛋，七八年必破，破则难治。

定岩散

【来源】《绛雪园古方选注》卷下。

【别名】托里散（《古方汇精》卷三）、定癌散（《医方歌括》）、乳岩散（《梅氏验方新编》卷二）。

【组成】鼹鼠粪（两头尖）三钱　土楝实三钱（经霜有核者佳，不用川楝）　露蜂房三钱

【用法】上煅存性，各取净末三钱，和匀。每服三钱，酒送下，间两日一服。

【功用】止痛干脓，收敛合口。

【主治】乳癌溃烂经年，仅存内膜者。

【方论】定，止也，溃岩服之，痛定而烂止也。鼹鼠粪性主走阴，专入厥阴血分，通经下乳。楝实用土者，取其微苦力薄，走中焦乳间泄热，不似川楝力厚，直行下焦。露蜂房入阳明经，驱肝经风毒犯胃，有收敛之性，凡外疡之毒根在脏腑者，非此不愈。

千金内托汤

【来源】《外科全生集》卷四。

【组成】党参（或用人参）　黄耆　防风　官桂　川朴　白芷　川芎　桔梗　当归　生甘草

【用法】分两随时斟酌，水煎服。

【主治】乳岩溃者，一切溃烂红痛。

【宜忌】阴证忌服。

小金丹

【来源】《外科全生集》卷四。

【别名】小金丸（《中国药典》）。

【组成】白胶香　草乌　五灵脂　地龙　木鳖子（制末）一两五钱　没药　归身　乳香各（净末）七钱五分　麝香三钱　墨炭一钱二分（陈年锭子

墨，略烧存性，研用）

【用法】以糯米粉一两二钱为厚糊，和入诸末，捣末锤为丸，如芡实大，此一料约为二百五十丸，晒干忌烘，固藏。临用取一丸，布包放平石上，隔布敲细，入杯内，取好酒几匙浸药，用小杯合盖，约浸一二时，以银物加研，热陈酒送下，醉，盖取汗。幼孩不能服煎剂及丸子者，服之甚妙。如流注等症，成功将溃，溃久者，当以十丸作五日早晚服，服则以杜流走，患不增出。

【功用】

1. 《中药成方配本》：消痰化坚。

2. 《北京市中药成方选集》：活血止痛，消结散毒。

【主治】

1. 《外科全生集》：流注初起，及一应痰核、瘰疬、乳岩、横痃初起。

2. 《中国药典》：阴疽初起，皮色不变，肿硬作痛，多发性脓肿。

【宜忌】

1. 《外科全生集》：内有五灵脂，与人参相反，不可与有参之药同日而服。

2. 《全国中药成药处方集》（北京方）：忌饮烧酒及食生冷，孕妇勿服。

洞天救苦丹

【来源】《外科全生集》卷四。

【组成】有子蜂窠　鼠矢（尖者）　青皮　楝树子（立冬后者佳）各等分

【用法】研细末。每服三钱，陈酒送服，服后要隔两日再服。

【主治】

1. 《外科全生集》：瘰疬延烂至肩胸胁下，不堪之极者。

2. 《验方新编》：乳痈、乳癌及瘰疬破烂。

犀黄丸

【来源】《外科全生集》卷四。

【别名】西黄丸（《治疗汇要》卷下）、西黄醒消丸（《中国医学大辞典》）。

【组成】犀黄三分　麝香一钱半　乳香　没药（各

去油，研极细末）各一两　黄米饭一两

【用法】上捣烂为丸，忌火烘，晒干。每服三钱，陈酒送下，患生上部临卧服，下部空心服。

【主治】乳岩，横痃，瘰疬，痰核，流注，肺痈，小肠痈。

【宜忌】本丸久服必损胃气，有虚火者勿宜；肺痈万不可用。

青皮甘草散

【来源】《医宗金鉴》卷四十九。

【别名】青甘散（《仙拈集》卷三）。

【组成】青皮　甘草各一钱

【用法】上为末。浓煎生姜汤调服。

【主治】乳岩。

季芝鲫鱼膏

【来源】《医宗金鉴》卷六十六。

【组成】活鲫鱼肉　鲜山药（去皮）各等分

【用法】上共捣如泥，加麝香少许。涂核上。觉痒极，勿搔动，隔衣轻轻揉之，七日一换，旋涂即消。

【主治】乳岩，肿如复碗坚硬，形如堆栗。

七仙酒

【来源】《仙拈集》卷三引《要览》。

【组成】香附　陈皮　半夏　枳壳　柴胡各四钱　大黄八两　蒲公英四两

【用法】用真烧酒五斤浸药。早、晚服。更用五倍子焙干为末，醋调常敷患处。

【主治】乳岩。

化岩汤

【来源】《医林纂要探源》卷十。

【组成】黄耆一两　当归五钱　白术三钱　人参一钱　茯苓五分　防风五分　白芥子八分　红花三分　金银花五钱

【用法】水煎服。

【功用】补血疏肝，和胃去痰，解毒。

【主治】乳岩。即乳痈病久失治，或更伤于酒色热物，致溃烂如蜂窠状者。

【方论】乳溃成岩，非大补气血，无以能攻毒而收溃也。此与托里黄耆汤法同，但主经行肝胃耳。防风、白芥子、红花皆行肝，参、术、茯苓皆主脾胃。乳房属胃，乳头属肝，宜补血疏肝，佐以和胃去痰解毒之品，庶血气复而证可愈。

消乳岩丸

【来源】《疡医大全》卷二十。

【组成】夏枯草　蒲公英各四两　金银花　漏芦各二两　山茨菇　雄鼠粪　川贝母（去心）　连翘　金橘叶　白芷　甘菊花　没药（去油）　瓜蒌仁　乳香（去油）　茜草根　甘草　广陈皮　紫花地丁各一两五钱（一方去瓜蒌仁，加天花粉、桔梗、广胶，用夏枯草熬膏为丸。

【用法】上为细末，炼蜜为丸。每服二三钱，早、晚食后送下。

【主治】乳岩。

【宜忌】戒气恼。

加味归脾汤

【来源】《医部全录》卷三九九引《薛氏医案》。

【组成】白术（炒）　人参　茯苓各一钱　柴胡　川芎　山栀（炒）　芍药（炒）　甘草（炒）各五分　熟地黄　当归各八两

【用法】水煎服。

【功用】内消乳岩。

【主治】妇人乳岩初起。

加味逍遥散

【来源】《杂病源流犀烛》卷二十七。

【组成】甘草　当归　白芍　白术　茯苓　柴胡各一钱　桂皮　山栀各七分

【主治】乳岩初起。

银花汤

【来源】《竹林女科》卷三。

【组成】 金银花 黄耆（生）各五钱 当归八钱 甘草一钱八分 枸橘叶（即臭橘叶）五十片

【用法】 水酒各半煎服。

【功用】 未成者消，已成者溃，已溃者收功。

【主治】 乳岩，积久渐大，巉岩色赤出水，内溃深洞。

益血和中散

【来源】《古方汇精》。

【组成】 败龟版（煅存性）

【用法】 每服三钱，糖拌，好酒送下。尽醉即消。

【主治】 乳岩、乳疬初起。

疏肝导滞汤

【来源】《疡科心得集·方汇补遗》。

【组成】 川楝子 延胡 青皮 白芍 当归 香附 丹皮 山栀

【用法】 水煎服。

【主治】 肝经郁滞，欲成乳癖、乳痛、乳岩。

二角散

【来源】《外科集腋》卷四。

【组成】 鹿角（炒黄色）八钱 黄牛角（取角内嫩者，火煅）一两 枯白矾三钱

【用法】 上为末。热酒送下二钱。

【主治】 乳吹、乳岩，并无名大毒。

紫元丹

【来源】《外科证治全书》卷五。

【组成】 当归 独活 红花 羌活 秦艽 穿山甲（焙）川断 僵蚕（生）牛膝 延胡索 川郁金 香附 苍术 杜仲 川乌（姜汁制）草乌（姜汁制）麻黄（去根节，炒）制乳香 制没药 全蝎各一两 骨碎补四两（去毛，炒）蜈蚣十条（炙）蟾酥五钱（酒化拌药，共为细末）番木鳖一斤半（麻黄、绿豆煎水浸透，去皮心，入麻油内煎老黄色取起，拌土炒筛，去油，另为末）

【用法】 上将制过木鳖末同前药末各半对和，水为丸，每服八分，身弱者五六分，临卧热陈酒送下。出汗避风。如冒风发麻，姜汤、热酒可解。每间一两日再服。

【主治】 一切阴疽，阴发背，失荣、乳癌、恶核、石疽、贴骨、流注、龟背、痰核等症。初起皮色无异，或微痛，或不痛坚硬漫肿。

【宜忌】 凡红肿痛毒及孕妇忌此。

回生膏

【来源】《集验良方》卷六。

【组成】 川贝母八两 猫儿眼睛草一斤 夏枯草一斤 芝麻油二十斤

【用法】 将药入油内浸，冬五日，夏三日，春、秋四日，放铜锅内用桑柴火先文后武，以药熬枯为度，去滓再将黄丹一斤八两炒紫色，水飞入油内，总以二油一丹用桃、柳、槐、杏、桑五枝手不住搅匀，以滴水成珠为度。熬此膏，最要洁净。治发背、痈疽、瘰疬、乳岩、痰核，一切疮毒，贴上，毒水即出，每日换三贴，未破者即消，已破者即收口痊愈。

【主治】 一切疮毒，疔毒，发背，痈疽，瘰疬，乳岩，痰核。

护岩膏

【来源】《理瀹骈文》。

【组成】 党参 生黄耆 酒当归 大熟地各一两 川乌 南星各七钱 半夏 陈皮 青皮 川芎 白芍 白术 甘草 羌活 防风 乌药 香附 白芷 枳壳 灵脂 远志 菖蒲 僵蚕 蜂房 木鳖仁 白及 白蔹 五倍子 龙骨 牡蛎 延胡（醋炒）各五钱 生姜 葱白 槐枝 柳枝各二两 凤仙（干者）八钱 艾叶四钱 白芥子 花椒各三钱（上药麻油熬，黄丹收，再入下药）木香 官桂 乳香 没药 血竭 儿茶 血余灰末各五钱 枯矾 陈壁土各三钱 赤石脂七钱 牛皮胶二两（酒化开）

【用法】 乘热搅匀。外用。

【主治】 乳岩已破者。

参耆乌梅四物汤

【来源】《医门八法》卷四。

【组成】白芍三钱（醋炒） 熟地五钱 乌梅三个 党参三钱 炙耆三钱 当归身五钱（炒）

【用法】水煎服。

【主治】妇人血虚经乱，兼气虚者。或脾不能统，肝不能藏，年届五旬，经脉已断，血热妄溢，经脉复行。乳岩即溃之后，证属阴亏肝躁，多怒善郁者。

【加减】热证，加丹皮、地骨皮各三钱；寒证，加桂心、附片各一钱。

阳和化癌汤

【来源】《外科医镜》。

【组成】鹿角胶五钱 土贝三钱 白芥子二钱 甘草一钱 上猺桂一钱 炮姜炭五分 麻黄三钱 胡桃肉三个

【用法】酒、水煎服。乳癌破则不治。

【主治】妇人乳癌。

通乳消肿汤

【来源】《揣摩有得集》。

【组成】泽兰叶五钱 青皮一钱半（炒） 贝母一钱半（去心） 白芷五分 当归一钱半 甲珠三分 蒲公英三钱 乳香一钱（去油） 没药一钱（去油） 瓜蒌一钱半 生甘草一钱 地肤子一钱半（炒）

【用法】水煎，温服。服之汗出自愈。

【主治】妇人吹乳、乳岩，积滞成块，红肿疼痛，身上发烧发冷，属气血凝滞者。

鲫鱼膏

【来源】《增补验方新编》卷十一。

【组成】净巴豆肉六两 蓖麻子肉六两（去壳） 香油一斤半 蛤蟆两个（每个含人发一团） 活大鲫鱼五条

【用法】先将巴豆肉、蓖麻子入油内浸三日，再将蛤蟆浸一宿，临熬时入活鲫鱼，共熬枯去净渣，慢火熬油滴水成珠，离火，倾于净锅内，再加铅粉二斤半，乳香末五钱，不时搅动，冷定为度。用时重汤炖化，薄纸摊贴。

【主治】诸疮肿毒，溃破流脓，并治脚生鸡眼。

【宜忌】乳岩及一切色白阴疽忌用；永戒食蛤蟆。

内消瘰疬丸

【来源】《饲鹤亭集方》。

【组成】玄参 连翘 当归 制军 花粉各三两 生地 海石粉各四两 薄荷 白蔹 川贝各二两 朴消 青盐 生甘草各一两 夏枯草四两

【用法】煎汤为丸。每服四五钱，开水送下。

【功用】开郁清热，消肿涤痰。

【主治】男妇忧思郁怒，积于肝胃两经，致生瘰疬、乳岩诸毒。

六神丸

【来源】《青囊秘传》。

【组成】乳香一钱 没药一钱 熊胆一钱 鲤鱼胆三个 硇砂一钱 狗宝一钱 元寸五分 白丁香四十九粒 蜈蚣 黄占各三钱 头胎男乳一合 腰黄一钱 扫盆一钱 真西黄一钱 白粉霜三钱 杜酥二钱 乌金石一钱

【用法】上药各取净末，以鲤鱼胆、黄占溶化为丸。每服十丸，开水化下。重者再进一服。

【主治】时邪温毒，烂喉丹痧，喉风、喉痹，双单乳蛾；疔疮，对口，痈疽，发背，肠痈，腹疽，乳痈，乳岩，一切无名肿毒；小儿急慢惊风，危在顷刻。

延仁汤

【来源】《青囊秘诀》卷上。

【组成】人参一两 当归一两 白术一两 熟地一两 麦冬一两 山茱萸五钱 甘草一钱 陈皮五分

【用法】水煎服。

【主治】乳痈、乳岩。

丙种宝月丹

【来源】《药庵医学丛书·论医集》。

【组成】白薇一两八钱　泽兰一两二钱　当归六钱　白芷九钱　卷柏二两　桂心一两五钱　藁本一两二钱　川芎六钱（酒洗）　石膏二两　桃仁一两五钱　麦冬一两二钱　人参九钱　蜀椒一两八钱（炒出汗）　茯苓一两二钱　橘皮三钱　炒车前一两八钱　蒲黄一两五钱　赤石脂六钱　紫石英三两　菴蕳子二两　蛇床子六钱（炒）　覆盆子一两五钱　干地黄一两八钱　泡干姜一两八钱　白龙骨一两二钱　炙远志一两二钱　太乙余粮一两二钱　北细辛一两八钱

【用法】蜜为丸，如梧桐子大。每服两小粒，空腹开水送下，一日一次。病重者每日早晚各一次，亦每次两小粒，不可间断。

【功用】调经种子。

【主治】月经不调，经行腹痛，色黑不多，或色淡如黄水，或经来腥臭，或经来结块如猪肝，或腰瘦带下，或白淫赤带；并治痞块、癥瘕、乳岩、颈疬等痼疾。

参耆补血汤

【来源】《顾氏医径》卷六。

【组成】党参　黄耆　川贝　远志　郁金　白芍　当归　冬术　茯苓　生草

【主治】乳岩，溃烂不敛。

瓜蒂散

【来源】《内外科百病验方大全》第十九章。

【组成】陈年老南瓜蒂

【用法】烧成灰。酒冲服，再用麻油调灰敷之。立愈。如治乳岩，每服瓜蒂灰一个，重者四五服。

【主治】毒疽及一切无名恶症，并治乳岩。

疏肝清胃丸

【来源】《简明中医妇科学》。

【组成】夏枯草　蒲公英　金银花　漏芦　橘叶　雄鼠粪　甘菊　川贝母　紫花地丁　山茨菇　连翘壳　白芷　瓜蒌仁　生甘草　广皮　茜草根　乳香　没药

【用法】上为末，另用夏枯草熬膏，和匀为丸，如

梧桐子大。每服五钱，滚水送下。

【主治】乳岩、乳癖。

结乳膏

【来源】《全国中药成药处方集》（天津方）。

【组成】香油十五斤　章丹九十两

【用法】以上香油炼至滴水成珠，入章丹搅匀成膏，每膏药油二斤兑韭菜汁、铜绿面、血竭面、乳香面、没药面各五钱，白砒面三钱，麝香六分，搅匀，每张净油一钱重。贴患处。

【功用】活血化瘀，消肿止痛。

【主治】妇女乳岩，乳肿乳痛，吹乳乳疼，乳房坚硬有核，初起红肿，疼痛难忍，瘰疬结核。

【宜忌】已破勿贴。

消癌片

【来源】《肿瘤的诊断与防治》。

【组成】红升丹　琥珀　山药　白及各300克　三七620克　牛黄180克　黄连　黄芩　黄柏各150克　陈皮　贝母　郁金　蕲蛇各60克　犀角　桑椹　金银花　黄耆　甘草各90克

【用法】制成片剂，每片0.5克。每服1片，一日2～3次，饭后服。一个月为一疗程，4～6个月为一治疗期，每疗程后停药一周左右。

【功用】活血凉血，解毒消癌。

【主治】舌癌、鼻咽癌、脑癌、食道癌、胃癌、骨肉瘤、乳腺癌、宫颈癌等。

【宜忌】服药期间，忌食蒜、葱、浓茶、鲤鱼等。

【加减】如气虚，加用四君子汤；血虚，加用四物汤；气血俱虚者，二方合用。

逍遥蒌贝散

【来源】《中医外科学》。

【组成】柴胡　当归　白芍　茯苓　白术　瓜蒌　贝母　半夏　南星　生牡蛎　山慈菇

【用法】水煎服。

【功用】疏肝理气，化痰散结。

【主治】乳癖、瘰疬、乳癌初起。

乳癌散结汤

【来源】《首批国家级名老中医效验秘方精选·续集》。

【组成】生黄芪30克　党参12克　白术9克　仙灵脾30克　肉苁蓉12克　山萸肉9克　天冬12克　天花粉15克　枸杞12克　女贞子15克　南沙参15克　蛇舌草30克　蛇莓30克　蛇六谷30克　石上柏30克　龙葵30克　半枝莲30克　山慈菇15克　莪术30克　露蜂房12克　海藻30克

【用法】每日一剂，水煎二次分服。

【功用】扶正祛邪，清症散结。

【主治】晚期转移性乳腺癌。

【加减】转移入肺及胸膜，咳嗽、气急、胸闷、伴积液者，加葶苈子、莱菔子、苏子；转移入骨，疼痛彻夜难眠者，加炙乳香、炙没药、细辛、徐长卿；转移入肝，黄疸、呕恶、纳谷不馨者，加茵陈、垂盆草、炙鸡金；局部淋巴结转移者，加贝母、夏枯草、丹参；放、化疗反应严重，呕恶不止者，加姜半夏、姜竹茹、陈皮；夜寐不安，辗转反侧者，加合欢皮、酸枣仁、五味子；大便干结者，加生首乌、枳实、郁李仁等；如见血虚者，加当归、川芎、白芍、制首乌等养血生血。其舌质色红无苔或少苔，或中剥有裂痕者，加龟版、鳖甲；舌质淡胖边有齿痕者，加补骨脂、巴戟肉、黄精等；舌苔厚腻者，多为放、化疗后引起的胃肠功能紊乱，宜健脾和胃，可选用二陈汤。

【验案】鲁某某，女，45岁，1994年6月8日初诊。1993年右乳癌根治术后，今年7月肋骨锁骨肿大，经同位素扫描诊断为"骨转移"，不耐放、化疗。检查见右锁骨肿大和压痛明显，锁骨上窝未触及肿大淋巴结。刻下食欲一般，面色萎黄，脉濡细，苔薄舌红边有瘀紫。证属术后气阴两亏，余毒旁窜入骨。治拟益气养阴，清热解毒，佐以补肾壮骨。处方：生黄芪30克，女贞子15克，南沙参15克，枸杞子12克，仙灵脾30克，肉苁蓉12克，山萸肉9克，莪术30克，山慈菇15克，海藻30克，蛇舌草30克，蛇莓30克，蛇六谷30克（先下），石见穿30克，露蜂房12克，龙葵30克，石上柏30克，半枝莲30克。上方加减治疗月余后，再次同位素扫描复查：原放射性异常浓聚灶的放射分布基本同于对侧；右锁骨肿胀、压痛亦基本消失。服药半年来，病情稳定。

九、乳腺增生

乳腺增生为西医病名，是指乳腺上皮和纤维组织增生，乳腺组织导管和乳小叶在结构上的退行性病变及进行性结缔组织的生长，其发病原因主要是由于内分泌激素失调。相当于中医乳癖。

乳核内消片

【来源】《古今名方》。

【组成】柴胡　当归各6~9克　郁金（或用三棱）橘核　山慈菇　香附　漏芦各9~12克　夏枯草茜草各12~15克　赤芍15克　青皮　丝瓜络各6克　甘草3克

【用法】制成浸膏片。每服6片，1日3次。

【功用】疏肝活血，软坚散结。

【主治】乳腺小叶增生，乳房胀痛，有肿块，与月经周期有明显的关系，于月经前症状明显，经至又渐好转。

逍遥蒌贝散

【来源】《中医外科学》。

【组成】柴胡　当归　白芍　茯苓　白术　瓜蒌　贝母　半夏　南星　生牡蛎　山慈姑

【用法】水煎服，每日1剂，分3次服，月经期停服。10天为1疗程。经前乳房疼痛显著，肿块增大，月经不调，脉象弦数有力者，加郁金15g，青皮9g；乳房刺痛，肿块呈结节状，质韧或坚硬，触痛明显，舌边有瘀点，脉象弦涩者，加三棱9g，莪术12g；乳房肿块较大，质中等坚硬，乳头溢液，舌苔白腻，脉象弦滑者，加夏枯草10g，生牡蛎60g，白术12g。对内服药取效慢或疗效不显著，加用外敷药：生草乌20g，生南星20g，川芎15g，血竭 10g，冰片 10g，蒲公英 30g，各药研粉与醋拌匀，敷于乳房包块上，每日换药 2 次。

【主治】乳癖、瘰疬、乳癌初起。

【验案】乳癖、瘰疬、乳癌初起 《贵阳中医学院学报》（1993，1：26）：治疗 38 例中，年龄最小 20 岁，最大 42 岁；其中 20～30 岁 9 例，30～40 岁 26 例，40 岁以上 3 例；病程最短 1 月，最长 8 年，2 年以内 28 例。结果：单用内服药治疗的 31 例中，临床治愈 28 例，显效 2 例，好转 1 例。7 例除内服上方治疗外，同时加用外敷药，治愈 4 例，显效 1 例，好转 1 例，无效 1 例，总有效率为 97.3%。

乳腺消瘤汤

【来源】《山西中医》（1986，5：29）。

【组成】蒲公英 30～60g　蚤休 15g　青皮 10g　橘叶 10g　橘核 15g　穿山甲 10g　僵蚕 10g　夏枯草 15～30g　牡蛎 15～30g　炙鳖甲 15g　桃仁 10g　赤芍 10g

【用法】每日 1 剂，水煎服。

【主治】乳腺增生病。

【加减】患处疼痛，加乳香、没药各 12g；肿块坚硬长期不消，偏血瘀甚者，加三棱、莪术 6～10g；偏痰结者，去桃仁，加海藻、昆布各 15g，黄药子 10～15g；乳房局部有灼热感者，加银花 30g，连翘 15g；气虚，加黄芪 30g。

【验案】乳腺增生病 《山西中医》（1986，5：29）：治疗乳腺增生 32 例，均为女性；年龄 21～45 岁，病程最长 6 年，最短 3 个月。结果：治愈（肿块全部消失，随访 1 年未复发）25 例（78.1%），好转（腺瘤缩小，随访 1 年以上不增大）5 例（15.6%），无效（服药 20 剂以上，腺瘤不见消退而放弃治疗）2 例（6.3%），总有效率为 93.7%。

乳宁片

【来源】《陕西中医》（1987，10：437）。

【组成】当归　青皮　穿山甲各 10kg　仙灵脾 30kg　土贝母　郁金各 12kg

【用法】将当归、仙灵脾、青皮用水煎，浓缩为膏剂，余药研细末，和膏剂混合后压为片剂为乳宁片 1 号。每片含生药 0.5g，1 日 3 次，每次 5 片。另取药膏、粉混合品 8kg，兑入 1600mg 的甲睾丸素片，制成乳宁片 2 号。1 号用于各类乳腺病，2 号以男性为主或服 1 号后见效不著者。口服，每次 5 片，1 日 3 次。

【主治】乳腺病。

【验案】乳腺病 《陕西中医》（1987，10：437）：所治乳腺病 119 例中，男 14 例，女 105 例；年龄 14～72 岁；病程 1 周至 31 年。疗效标准：症状与体征消失，包块消失，停药 3 个月未复发为近期治愈；症状、体征消失或明显减轻，停药未及 2 月又有复发为显效；症状减轻，包块缩小或变软，或服药时体征改善，但停药未及 2 月又复发为有效；诸症未见明显改善，或自行停药而接受其他治疗为无效。结果：女性 105 例中，近期治愈 14 例，显效 32 例，有效 42 例，无效 17 例；男性 14 例中，近期治愈 2 例，有效 8 例，无效 4 例；总有效率为 83%。

治乳汤

【来源】《中成药研究》（1988，10：38）。

【组成】蒲公英　当归各 30g　壁虎　炒穿山甲　醋香附　浙贝母　天花粉　柴胡各 15g　白花蛇舌草 24g　甘草 6g

【用法】每日 1 剂，水煎服。

【主治】乳腺增生症。

【验案】乳腺增生症 《中成药研究》（1988，10：38）：治疗乳腺增生症 39 例，年龄最小 27 岁，最大 49 岁；病程最短 1 年，最长 6 年以上。结果：痊愈 27 例，显效 11 例，无效 1 例。

乳逍丸

【来源】《云南医药》（1990，2：122）。

【组成】当归　白芍　茯苓　白术　桔核　陈皮　香附　柴胡　莪术　王不留行　延胡索　甘草

【用法】上述药物磨末，经提取制成浸膏粉，装入胶囊。口服，每次 1～2 丸，1 日 3 次，每月服 20 天，行经期停服。连服 1～3 月，好转者延长，无效者停用。

【主治】乳腺增生症。

【验案】乳腺增生症 《云南医药》（1990，2：122）：治疗乳腺增生症380例，年龄2～52岁，发病时间1周至20年。结果：治愈（颗粒或结节或肿块消散，疼痛消失）224例，好转（颗粒减少或结块缩小变软，疼痛减轻）143例，无效（病情无变化或加重）13例，总有效率为96.5%。

乳腺增生汤

【来源】《湖北中医杂志》（1990，5：27）。

【组成】当归12g　玄参12g　浙贝12g　白术12g　柴胡10g　白术12g　云茯苓15g　生牡蛎15g　鹿角霜15g　薄荷6g　甘草6g

【用法】每日1剂，水煎分2次服，30天为1疗程。

【主治】乳腺增生症。

【加减】伴血虚者，加鸡血藤12g；肾虚者，加紫石英15g；肝郁化火者，加丹皮15g，栀子12g；痛甚者，加路路通、川楝子各15g；月经期，加益母草30g。

【验案】乳腺增生症 《湖北中医杂志》（1990，5：27）：所治乳腺增生病50例，年龄20～50岁；病程1～9年；未婚者20例，已婚者30例。结果：痊愈（肿块消失）33例，好转（乳房疼痛基本消失，肿块软化或缩小）15例，无效（乳房疼痛不减，肿块未缩小或变大、变硬）2例；总有效率达96%。

乳痛汤

【来源】《陕西中医》（1990，5：212）。

【组成】柴胡　赤芍　乌蛇　索罗子各10g　当归15g　瓦楞子　全瓜蒌　生牡蛎各30g　蜈蚣2条　生甘草6g

【用法】每日1剂，水煎，分早晚2次空腹温热服，月经期可连续用药，3周为1疗程。

【主治】乳腺纤维性囊肿病。

【验案】乳腺纤维性囊肿病 《陕西中医》（1990，5：212）：所治乳腺纤维性囊肿病100例，均为女性；年龄15～61岁。结果：临床治愈（肿块消失，停药后3个月不复发）51例，显效（肿块缩

小1/2以上，乳痛消失）32例，有效（肿块缩小不足1/2，乳痛减轻）11例，无效（肿块不缩小或反而增大变硬者，或单纯乳痛缓解而肿块不缩小者）6例；总有效率为94%。

消散乳块饮

【来源】《陕西中医》（1990，12：552）。

【组成】栝蒌30g　当归　浙贝母　香附各10g　乳没药　青皮各6g　生牡蛎15g

【用法】水煎服，每日1剂，连用20剂为1疗程。病情好转可用散剂以缓缓图之。

【主治】乳癖。

【验案】乳癖 《陕西中医》（1990，12：552）：治疗乳癖67例。结果：病程在1年以内，肿块小，服药1疗程，肿块及疼痛症状全部消失为痊愈，共23例；病程长，肿块大而坚硬，服药2个疗程，治愈22例；服药2疗程，然后用散剂治疗2个月，治愈19例；服药2个疗程，肿块依然，再服散剂，仍不奏效者为无效，共3例；治愈率为95.5%。

消增饮

【来源】《辽宁中医杂志》（1991，7：34）。

【组成】桔梗30g　大贝　玄参各15g　桃仁　红花各10g　白芍30g　枳壳15g　牡蛎　牛膝各30g　生地20g　王不留行　漏芦各15g　三棱　莪术　乳香　没药各10g　夏枯草15g　穿山甲　甘草各10g

【用法】上药用水每剂煎450ml，每次服150ml，早、晚各1次。

【主治】乳腺增生病。

【验案】乳腺增生病 《辽宁中医杂志》（1991，7：34）：治疗乳腺增生病32例，均为女性，年龄最小25岁，最大45岁，平均36岁。结果：32例全部治愈。

化郁汤

【来源】《实用中西医结合杂志》（1991，11：661）。

【组成】柴胡　香附　青皮　鹿角　赤芍　川芎

红花 郁金 昆布各10g 当归 海藻 丹参 夏枯草各15g

【用法】每日1剂，水煎服。

【主治】乳腺囊性增殖症。

【验案】乳腺囊性增殖症 《实用中西医结合杂志》（1991，11：661）：治疗乳腺囊性增殖症36例，均为女性，年龄23～52岁；病程4个月至14年；单侧病变9例，双侧病变27例；有乳癌家族史6例，月经期前乳房剧痛7例，胀痛21例。结果：痊愈（症状体征消失，3年随访无复发）29例，显效（症状体征消失，3年内有轻微复发，服药后有消失，反复3次以下）4例，有效（症状消失，3年内反复发作，服药后消失，反复4次以上）2例，无效（治疗前后无变化）1例。

化癖饮

【来源】《现代中医》（1992，1：26）。

【组成】柴胡10g 郁金10g 川芎8g 当归10g 香附10g 王不留行10g 瓜蒌仁15g 夏枯草10g 海浮石10g 熟大黄4g 甘草6g

【用法】每日1剂，水煎分2次服，1个月为1疗程。

【主治】乳腺增生。

【验案】乳腺增生 《现代中医》（1992，1：26）：治疗乳腺增生54例，均为女性；年龄20～44岁，病程2月至4年。结果：痊愈18例，显效22例，有效9例，无效5例，总有效率90.7%。

散结汤

【来源】《云南中医学院学报》（1992，3：35）。

【组成】炒柴胡 香附 枳实 郁金 桃仁 红花 三棱 莪术各12g 杭芍 丹参各15g 青皮 浙贝母各10g

【用法】每日1剂，水煎取汁600ml左右，分3次服。

【主治】乳腺增生病。

【加减】气虚，加黄芪、潞党参；血虚，加当归、白芍；脾虚，加白术、茯苓；寒凝血瘀，加姜黄、川芎、吴萸；血热，加赤芍、丹皮、紫草；乳房内结节顽固难消，加穿山甲、王不留行、昆布、海藻。

【验案】乳腺增生病 《云南中医学院学报》（1992，3：35）：治疗乳腺增生病56例，年龄21～60岁，病程1年以下10例，结果：痊愈（乳房内结节及自觉症状消失）34例（60.71%），显效（结节缩小，自觉症状消失或减轻）15例（26.79%），有效（结节大小形状同前，但较前变软，自觉症状减轻）6例（10.71%），无效1例；总有效率为98.21%。

鹿甲散

【来源】《浙江中医学院学报》（1992，6：13）。

【组成】鹿角片 穿山甲各60g 王不留行 三棱 莪术各100g

【用法】上药混匀，共碾细末，过80目筛。每次9g，1日3次，饭后用温开水送下。服药期间忌茶叶。连服3个月。

【主治】乳腺小叶增生病。

【验案】乳腺小叶增生病 《浙江中医学院学报》（1992，6：13）：治疗乳腺小叶增生病40例，男3例，女37例，年龄25～50岁。结果：临床治愈（肿块消失，乳痛消失，停药后3个月不复发）28例，显效（肿块最大直径缩小1/2以上，乳痛消失）5例，有效（肿块最大直径缩小不足1/2，乳痛减轻，或肿块缩小1/2以上，乳痛不减轻）3例，无效（肿块不缩小或反而增大变硬，以及乳痛缓解而肿块不缩小者）4例，经用序贯统计法检验，具有显著的临床疗效。

消癖汤

【来源】《江西中医药》（1992，6：57）。

【组成】丹参 穿山甲 延胡索 海蛤壳各20g 月季花 青皮 佛手 姜黄 香附 露蜂房 猫爪草各15g 生牡蛎50g

【用法】水煎服。

【主治】乳腺增生病。

【用法】肿块较硬者，加石见穿、三棱、莪术；气血亏虚者，加党参、黄芪；腰膝无力者，加山萸肉、杜仲、鹿角霜；心烦不宁者，加栀子、生地。

【验案】乳腺增生病 《江西中医药》（1992，6：57）：治疗乳腺增生病90例。结果：痊愈（临床症状及肿块消失，无压痛者）58 例，占 64.4%；显效（临床症状消失，肿块基本消失或明显缩小，无压痛者）18 例，占 20%；有效（临床症状基本消失或明显减轻，肿块明显缩小或变软，基本无压痛者）12 例，占 13.3%；无效（临床症状、肿块、压痛均无明显改变者）2 例，占 2.2%；总有效率 97.8%。

乳癖消

【来源】《中医杂志》（1992，8：470）。
【组成】天冬 30g　大贝母 12g　生牡蛎（先煎）30g　白芥子 10g　白僵蚕 10g　露蜂房 10g　昆布 15g　海藻 15g　荔橘核各 12g　鹿角片（先煎）12g　三棱 10g　莪术 10g　生麦芽 30g
【用法】水煎服。
【主治】乳腺增生病。
【验案】乳腺增生病　《中医杂志》（1992，8：470）：治疗乳腺增生病 114 例。结果：痊愈（乳房疼痛及肿块消失）71 例（62.2%），好转（乳房痛减，肿块缩小）41 例（36%），无效（乳房疼痛未减轻，肿块未见缩小）2 例（1.8%），总有效率 98.2%。

消瘤汤

【来源】《时珍国药研究》（1993，2：8）。
【组成】半枝莲　白花蛇舌草　夏枯草各 30g　牡蛎（先煎）　海藻　莪术各 12g　昆布　枳壳　橘核　山慈菇　丹皮各 9g　赤芍 6g
【用法】每日 1 剂，水煎服，20 天为 1 疗程，症状改善后，可改在每月月经来临前 7 天服汤剂，每日 1 剂，共 7 剂，平时辅以单纯的鹿角粉，每天 4g，1 次口服，直到肿块消失。
【主治】乳房囊性增生病。
【验案】乳房囊性增生病　《时珍国药研究》（1993，2：8）：治疗乳房囊性增生病 136 例，年龄 25～45 岁，病程 10 天～12 年。结果：痊愈（自觉症状及乳房肿块全部消失）44 例，占 32%；显效（经前乳房胀痛消失，乳房肿块缩小 2/3 以上）42 例，占 31%；好转（经前乳房胀痛减轻，肿块稍有缩小）30 例，占 22%；无效（自觉症状

及肿块无改变）20 例，占 15%，总有效率 85%。本组病例均经随访，随访时间最长 10 年，最短 6 个月，平均随访时间 5 年。

消乳汤

【来源】《陕西中医》（1993，2：51）。
【组成】柴胡　当归　白术　王不留行各 15g　丹参　茯苓　路路通　夏枯草　鹿角霜各 20g　天门冬 30g　薄荷　生姜　甘草各 10g
【用法】每日 1 剂，水煎，早晚服，15 天为 1 疗程，一般 2～3 个疗程即可。
【主治】乳腺增生。
【验案】乳腺增生　《陕西中医》（1993，2：51）：治疗乳腺增生 500 例，其中男 25 例，女 475 例，年龄 13～74 岁，病程 1～3 年。结果：痊愈（症状、肿块均消失者）418 例，显效（症状、肿块均缩小 1/3～1/2 以上）54 例，有效（症状缓解，肿块变软）15 例，无效（症状、肿块无变化）13 例；总有效率为 97.40%。

藻甘甲留饮

【来源】《四川中医》（1993，4：36）。
【组成】炮山甲 10g　王不留行 18g　海藻 25g　甘草 6g　柴胡　当归　白芍　香附　茯苓　青皮各 12g
【用法】炮山甲及王不留行研末吞服，余药水煎服，每日 3 次，每剂服 2 日。
【主治】乳腺增生病。
【加减】气虚，加黄芪 30g，党参 15g；肿块坚硬，加三棱、莪术各 15g；痰凝气滞，加生牡蛎 30g，法半夏 12g，夏枯草 25g。
【验案】乳腺增生病　《四川中医》（1993，4：36）：治疗乳腺增生病 42 例，年龄 22～49 岁；病程最短 2 月，最长 20 年。结果：治愈率 95.2%，好转率 2.40%，无效率 2.40%，总有效率为 97.6%。有效病例最短治疗 12 天，最长 2 月。

乳核消结汤

【来源】《中国中西医结合杂志》（1993，6：361）。

【组成】柴胡10g　当归10g　白芍10g　穿山甲20g　荔枝核15g　丹皮15g　香附10g

【用法】口服组每日1剂，水煎服；药物导入组用乳核消结汤经药剂科配制，每剂煎煮浓缩成75ml，用LF-2型药物导入仪，电板面积10~20cm²，按肿块大小而定，电板外层包8层纱布，用乳核消结汤浓缩液20~25ml浸湿，避开乳头，置于乳腺肿物表面皮肤或乳房疼痛最剧处，用正负交替正弦波或方波，电流从0开始逐渐加大到20~40mA，按病人能耐受的程度而定，导入时间为10~15分，每日1次。口服及导入组皆不服辅助药物，1个月为1疗程，最长3个疗程总结疗效。

【主治】乳腺增生病。

【验案】乳腺增生病 《中国中西医结合杂志》(1993，6：361)：治疗乳腺增生180例，其中口服汤药组60例，均为女性，年龄26~45岁，病程6个月~5年。乳核消结汤导入病灶组120例，其中男1例，女119例，年龄23~48岁，病程5个月至6年。根据疗效标准（显效：肿块缩小1/2以上或消失，疼痛完全消失；有效：肿块缩小达1/2或以上，疼痛明显改善；无效：肿块缩小不到1/2，疼痛无明显改善）判定，结果：口服组与导入组显效分别为26例（43.3%）、75例（62.5%）；有效分别为22例（36.7%）、40例（33.3%）；无效分别为12例（20.0%）、5例（4.2%）；总有效率分别为80.0%、95.8%，两组比较差异显著（$P < 0.01$）。

消癖汤

【来源】《首批国家级名老中医效验秘方精选》。

【组成】当归10克　香附10克　女贞子10克　仙灵脾15克　白芍10克　郁金10克　菟丝子15克　鸡血藤30克　柴胡10克　首乌藤30克　旱莲草10克

【用法】每日一剂，水煎服，早晚各一次。

【功用】舒肝安神、健脾补肾、养血调经。

【主治】肝郁、脾虚、肾亏而引起的乳腺增生及由此导致的月经不调，心神不安。

【加减】如肝郁气滞盛者，可酌加元胡、川楝子、青皮、桔核（叶）等；气滞盛者，加桃仁、红花、三棱、莪术等；痰湿盛者，加白芥子、瓜蒌、夏枯草、半夏等。

【验案】刘某，女，28岁，职工。初诊：1984年4月13日。两乳房结块已4年多，开始较小，后逐渐长大，月经来前胀痛，肿块变硬，经净则软。月经不调，量多色紫，且伴有腹痛，有时胸闷胁痛，胃纳不香，大便干。检查：人体瘦，面白颧红，两乳房均有结块约有4厘米×5厘米大小，边界不清，质地不硬，尚光滑无结节，与周围组织不粘连，推之可以活动，苔薄舌红，脉象弦细。适逢经临，乳房胀痛，结块增大，此肝郁失于疏泄，气滞血行不畅，拟疏肝理气为主，活血调经为辅。处方：柴胡10克，香附10克，当归10克，赤白芍各10克，郁金10克，瓜蒌12克，生山楂12克，红花6克，5剂，水煎服。二诊：药后胀痛减轻，经行也畅，大便正常，结块变软，唯腰酸肢软，神疲乏力，苔薄舌红，脉濡细，属肝郁脾弱。前方去瓜蒌，加党参12克，5剂。三诊：两乳结块依然，已不胀痛，但腰部酸楚，白带增多，纳差，体倦思睡，苔薄舌淡，脉细，肝脾两亏，冲任失调，拟疏肝健脾，调理冲任。处方：柴胡10克，当归10克，赤白芍各10克，党参12克，白术10克，仙灵脾15克，菟丝子15克，女贞子10克，旱莲草10克，鸡血藤20克，首乌藤20克，桔叶核各10克，7剂，嘱其经前服初诊方，经净服二诊方。5个多月结块消失，月经正常，身体亦健壮。

消乳汤

【来源】《首批国家级名老中医效验秘方精选·续集》。

【组成】柴胡　当归　白术　王不留行各15克　丹参　茯苓　路路通　夏枯草　鹿角霜各20克　天门冬30克　薄荷　生姜　甘草各10克

【用法】每日1剂，水煎，早晚服，15天为一疗程。女病人经后第1天始服用，男病人一疗程休息1周后继续服，一般2~3疗程即可，服药期间避免过度劳累与生气。

【主治】乳腺增生。

【验案】以本方治疗乳腺增生累计500例。结果：痊愈（症状肿块均消失）418例，显效（症状消失肿块缩小1/3~1/2以上）54例，有效（症状缓解肿块变软）15 例，无效（服用 1～2 疗程症状肿块无变化）13 例。总有效率 97.40%，总治愈率 83.6%。

硫乳消块丸

【来源】《首批国家级名老中医效验秘方精选·续集》。

【组成】醋柴胡 100 克　醋香附 100 克　郁金 100 克　山甲珠 100 克　皂角刺 100 克　山茨菇 100 克　当归 150 克　肉苁蓉 100 克　淫羊藿 60100 克　白术 100 克。

【用法】上药精选料，依法炮制，共研成细粉，过 100 目筛混匀，用蜜调制成丸。每次一丸，饭后用温开水送下，每日服二次。在服该药期间停服其他药物，1 个月为 1 疗程，一般服 1～3 个疗程。

【主治】乳腺增生。

散结止痛膏

【来源】《部颁标准》。

【组成】重楼 269g　白花蛇舌草 67g　夏枯草 67g　生川乌 168g　生天南星 101g　冰片 50g

【用法】制成膏剂。外用，贴于患处。

【功用】软坚散结，消肿止痛。

【主治】乳腺囊性增生，乳痛症，男性乳腺增生症。

乳增宁片

【来源】《新药转正标准》。

【组成】艾叶　淫羊藿　天冬　柴胡等

【用法】制成糖衣片。口服，每次 4～6，1 日 3 次。

【功用】疏肝解郁，调理冲任。

【主治】肝郁气滞、冲任失调引起的乳痛症及乳腺增生等症。

第二章

月经病

一、月经不调

月经不调，也称月经失调、月水不调、月信不调、月水不利、经脉不调等，是泛指各种原因引起的月经改变，包括月经周期、经期、经量、经色、经质等方面出现异常的一系列病症。大多数妇女 28～30 天行经一次，但提前或延后 7 天以内仍属正常。月经持续时间一般 3～7 天，一次月经出血量约为 30～50 毫升。如果超出了这样的范围，就应视为异常。

月经不调主要是七情所伤或外感六淫，或先天肾气不足，多产房劳，劳倦过度，使脏气受损，肾肝脾功能失常，气血失调，致冲任二脉损伤所致。

月经不调虽然可分为月经先期、月经后期、月经先后无定期、经期延长、月经过多、月经过少等，但也有多种见症于一人者，或一方可治多症者。

温经汤

【来源】《金匮要略》卷下。

【别名】调经散（《仁斋直指方论·附遗》卷二十

六）、大温经汤（《丹溪心法附余》卷二十）、小温经汤（《血证论》卷八）。

【组成】吴茱萸三两　当归　芎䓖　芍药　人参　桂枝　阿胶　生姜　牡丹皮（去心）　甘草各二两　半夏半斤　麦冬一升（去心）

【用法】上以水一斗，煮取三升，分温三服。

【主治】妇人年五十所，病下利数十日不止，暮即发热，少腹里急，腹满，手掌烦热，唇口干燥。此病属带下，瘀血在少腹不去。

【方论】

1.《金匮要略心典》：妇人年五十所，天癸已断而病下利，似非因经所致矣。不知少腹旧有积血，欲行而未得遽行，欲止而不能竟止，于是下利窘急，至数十日不止。暮即发热者，血结在阳，阳气至暮，不得入于阴，而反浮于外也。少腹里急腹满者，血积不行，亦阴寒在下也。手掌烦热病在阴，掌亦阴也。唇口干燥，血内瘀者，不外荣也。此为瘀血作利，不必治利，但去其瘀而利自止。吴茱萸、桂枝、丹皮入血散寒而行其瘀，芎、归、芍药、麦冬、阿胶以生新血，人参、甘草、姜夏，以正脾气。盖瘀久者荣必衰，下多者脾必伤也。

2.《金匮要略释义》：温经汤中以吴茱萸、生姜、桂枝温经暖宫，阿胶、当归、川芎、芍药、丹皮和营祛瘀，麦冬、半夏润燥降逆，甘草、人参补益中气。此为养正祛邪方剂，适用于老年妇女因瘀下利，日久不愈；及妇人腹寒不孕，月经不调等症。

3.《金匮要略直解》：经寒者温以茱萸、姜、桂，血虚者益以芍药、归、芎，气虚者补以人参、甘草，血枯者润以阿胶、麦冬，半夏用以止带下，牡丹用以逐坚症。十二味为养血温经之剂，则瘀血自行而新血自生矣。故亦主不孕、崩中而调月水。

4.《金匮要略方义》：本方证之下利，当是下血。文中断言：此病属带下，且得之于曾经半产，瘀血在少腹不去，病系妇科，瘀血内阻所致之漏下失血。此证病由半产之后，阴血亏损，血海空虚，寒气客之，血寒凝滞，则瘀血内停，进而脉络受损，血离其经，则病漏下不止。素日半产，伤阴耗血，今又漏下不止，阴血益亏，故有暮即发热，手掌烦热，唇口干燥等阴虚内热之象。但病缘于胞室瘀血停结，故见少腹里急、腹满。治疗方法，当温经祛寒，活血化瘀，兼以养血益阴。方中以吴茱萸为君药，温经散寒而暖胞宫；臣以桂枝温血祛寒，兼以通行血脉；佐以川芎、丹皮活血化瘀；四者相合，使胞寒得去，瘀血得消。其祛瘀之力较缓，意在活血而不伤正，莫碍素虚之体。复以当归、白芍、阿胶、麦冬补血养阴。又配人参、甘草、半夏、生姜以益气和胃。诸药合力，温经化瘀，补养气血，使瘀血得去，新血得生，下血可止，经脉可调，故亦主月经不调、崩中下血，及宫冷不孕等，然总以阴血不足，血海虚寒者宜之。

5.《成方切用》：药用温经汤者，因半产之虚，而积冷气结，血乃瘀而不去，故以归、芍、芎调血，吴萸、桂枝，以温其血分之气，而行其瘀；肺为气主，麦冬、阿胶，以补其本；土以统血，参、甘以补其虚，丹皮以去标热。然下利已久，脾气有伤，故以姜、半正脾气。名曰温经汤，治其本也。唯温经，故凡血分虚寒而不调者，皆主之。

6.《金匮方论衍义》：问下利不止之故，答以

此属带下，何哉？夫妇人二七天癸至，任脉通，太冲脉盛，月事以时下；七七太冲脉衰，天癸竭，地道不通，经水遂止。今以妇人年五十，经水已绝，胞门闭塞，冲任不复，输泻之时，其所积瘀血既动，不得自胞门化为带下，无所从出，大便属阴，故就大便作为下利矣。按《妇人大全良方》尝集是方，云出《备急千金要方》，治女人曾经小产，或带下三十六病；以或字分之为二。《金匮要略》以带下原于小产瘀血，乃上证耳。而《妇人大全良方》云所治之情如此，岂带下三十六病无湿热之实邪者，而尽原于瘀血之虚寒者哉？窃谓带脉居身形之中，束十二经络与奇经八脉，凡各经挟寒热之邪，变成赤白漏下。治之必察始感何邪，何经伤害，终传为虚与否，发何余病，脉见何象，令在寒暑，随宜以起，度量治之可也。岂直概云三十六病，尽切于是方乎？终不若仲景之立言有原委，而可后世法也。盖小产，则是胞脉已虚，不能生新推陈，致血积瘀在下，而发生之气起于下焦；固藏之政亦司下焦；下焦瘀积，既结于阴，则上焦之阳不入矣，遂成少腹里急，腹满。因脏既失政，则五液时下；其阳至暮当行于阴，而不得入，独浮于上，为发热，为掌上热损，为唇口干燥，故必先开痹破阴结，引阳下行。皆吴茱萸能主之，益新推陈。又，芎、归为臣，牡丹皮佐之。然推陈药固多，独用牡丹皮者，易老谓其能治神志不足，则是血积胞中，心肾不交，非直达其处者，不能通其神志之气。用半夏以解寒热之结；阿胶、人参补气血之不足；麦门冬助牡丹皮引心气入阴，又治客热唇口干燥；桂枝、生姜发达生化之气；甘草益元气，和诸药。妇人小腹寒，不受胎者，崩中去血者，皆因虚寒结阴，而阳不得入耳，尽可治之。设以脉沉数，而阳乘阴者，亦是以为带下不成孕、崩中去血等证，又焉可用是治之？必须辨也。

7.《张氏医通》：此方本胶艾汤而立，以虚火上炎，唇口干燥，故用麦冬；湿浊下渗，不时滞下，故用半夏。若无二证，不怕拘执成方也。

8.《金匮要略方论本义》：瘀血在少腹，久留不去，迫年齿已衰，积瘀成热，伤阴分，发邪火，与经血方行之少妇经闭作热，理无二也。其外证必见唇口干燥，唇口为津液征验，津液之亏，干燥必甚，不治将与脉数无疮、肌若鱼鳞，渐成危

迫之证无异也。知之早，斯可以预图之。主以温经汤开散瘀血为主治。而瘀血之成，成于阴盛，故用吴茱萸之辛温，以引芎䓖、芍药、丹皮、阿胶入阴血之分，补之正所以泄之也；加人参、桂枝、生姜、甘草、半夏群队阳性之药，以开阴生阳，温之即所以行之也；再加麦冬以生津治标。洵阴阳本末兼理之法也。方后云，妇人少腹寒，久不受胎，兼崩中去血，或月水之来过期，及至期不来，俱主之。可见经水之来去失度，悉关血分之寒热。而血分之寒热，实由气分之虚实。方中以补气为调血，以温经为行瘀，较之时下滋阴养血之四物汤、破瘀行气之香附丸，义理纯驳燦然矣。竞有不知瘀血阴寒而妄施攻下者，则又下工之下者也。

9.《金匮方歌括》：方中当归、川芎、芍药、阿胶肝药也，丹皮、桂枝心药也，吴茱萸肝药亦胃药也，半夏胃药亦冲药也，麦门冬、甘草胃药也，人参补五脏，生姜利诸气也。病在经血，以血生于心，藏于肝也。冲为血海也，胃属阳明，厥阴冲脉丽之也。然细绎方义，以阳明为主，用吴茱萸驱阳明中土之寒，即以麦门冬滋阳明中土之燥，一寒一热，不使偶偏，所以谓之温也。用半夏、生姜者，以姜能去秽而胃气安，故能降逆而胃气顺也。其余皆相辅相成温之之用，绝无逐瘀之品，故过期不来者能通，统治带下三十六病，其神妙不可言矣。

10.《医方概要》：此方为调经之祖方。以麦冬滋胃液，人参补胃气，生姜行胃气，半夏和胃气。胃气既顺，则水谷之清微易于消化，阳生阴长，而血液可充。更以阿胶补血之不足，芍药、甘草酸甘相合以助之，当归、川芎以行血之停滞，丹皮以泻血之伏火，桂枝以和营卫，吴萸以和肝胃。全方之意注重阳明，一寒一热，一滋一燥，不使偶偏，故能统治带下三十六病，经少能通，经多能止，子宫虚寒者能孕。后世调经种子诸方，皆莫能脱此范围也。

11.《蒲辅周医疗经验》：此方乃温经和血，益气生津之法；重点在厥阴、阳明。改汤为丸，对于妇科月经不调、痛经、少腹冷，余用之多年，颇有效。亦治妇人少腹寒久不孕。

12.《医宗金鉴·订正仲景全书》：妇人年已五十，冲任皆虚，天癸当竭，地道不通矣。今下

血数十日不止，宿瘀下也；五心烦热，知阴虚也；唇口干燥，冲任血伤，不止荣也；少腹急满，胞中有寒，瘀不行也。此皆曾经半产崩中，新血难生，瘀血未尽，风寒客于胞中，为带下，为崩中，为经水愆期，为胞寒不孕。均用温经汤主之，以此方生新去瘀，暖子宫，补冲任也。

13.《医方发挥》：本方原为用治冲任虚寒，瘀血内阻的漏下之证，后为用治月经不调的要方。因为本病以虚寒为主，非纯用下瘀血的治法所宜；又血为阴类，血气者，喜温而恶寒，寒则泣不能流，温则消而去之（《素问·调经论》）。当以温经散寒与养血祛瘀并用，使血得温则行，血行则瘀阻自消。方中吴茱萸、桂枝温经散寒，吴茱萸擅长于行气止痛，桂枝长于温通血脉，对血淤寒凝腹痛之证，用之效果颇佳。当归、川芎活血祛瘀养血调经。阿胶、白芍、麦门冬合当归以养血益阴调肝。牡丹皮既可助桂枝、川芎祛瘀，亦能清血分虚热。人参、甘草、生姜、半夏益气和脾胃，以资生化之源，阳生阴长，血源可充。其中甘草又能调和诸药。诸药合用，温通血脉以散寒，补养血气以固本，而稍佐祛瘀，则瘀去新生，经调病解。

【验案】

1. 老年性阴道炎和外阴瘙痒症 《国外医学·中医中药分册》（1989，5：282）：应用本方加减：麦门冬、半夏、当归、甘草、桂枝、芍药、川芎、人参、牡丹皮、吴茱萸、阿胶、生姜等，制成温经汤浸膏，1次2.5g，1天3次，饭前服；治疗老年性阴道炎和外阴瘙痒症45例。结果表明温经汤对老年性阴道炎和外阴瘙痒症有效。

2. 功能性子宫出血 《浙江中医杂志》（1993，7：299）：应用本方加减：吴茱萸、当归、桂枝、炙甘草各6g，炒白芍、丹皮各10g，制半夏、炮姜炭各6～10g，川芎5～6g，党参15～30g，麦冬15g，阿胶12g，每日1剂，水煎2次分服，治疗功能性子宫出血104例。结果：经2～6个月经周期的治疗，治愈（经期和经量均恢复正常并在停药后3个月经周期以上维持正常者；或月经正常后出现妊娠者；或更年期病人经治疗后绝经者）38例，占36.5%；显效（治疗后经量较原来减少1/2以上，周期恢复达2个月以上者）40例，占38.5%；有效（治疗后经量较原来减少1/3，周期

恢复不稳定者）22例，21.20%；无效（治疗后月经周期和经量无改变者）4例，占3.8%；总有效率为96.2%。

3. 肾虚不孕 《四川中医》（1994，12：39）：以本方全方为基本方，腰痛如折，少腹冷痛，脉沉迟，选加巴戟天、仙茅、仙灵脾、川椒、小茴香、艾叶；闭经或经期延长，形体虚弱，面色萎黄，头晕目眩，心悸，选加山萸肉、枸杞子、鹿角胶、龟板、鳖甲；形体消瘦，五心烦热者，酌加女贞子、旱莲草、枸杞子、知母、黄柏、地骨皮；腹泻，肠鸣者，加土炒白术、附子、干姜、小茴香、补骨脂；肝肾阴虚者，加一贯煎化裁；输卵管不通，少腹气滞血瘀痛著者，酌加香附、台乌、丹参、水蛭（冲）、路路通；盆腔炎症严重，可先治炎症或加公英、地丁、败酱草、红藤；肝炎、结核等病继发之不孕，应首先或同时治疗原发病，经期症状加重者，经前即始服煎剂5～10日，每日1剂，待主症缓解或平复，即改蜜丸缓图，至下次月经前又改煎剂，如此3个月为1疗程；治疗肾虚不孕症34例。结果：经2～18个月治疗，均已孕育。

赤石脂丸

【来源】 方出《备急千金要方》卷四，名见《女科指掌》卷一。

【组成】 半夏 赤石脂各一两六铢 蜀椒 干姜 吴茱萸 当归 桂心 丹参 白蔹 防风各一两 藋芦半两

【用法】 上为末，炼蜜为丸。每服十丸，空心酒送下，一日三次。不知，稍加丸数，以知为度。

【主治】 女人腹中十二疾：经水不时，经如清水，经水不通，不周时，生不乳，绝无子，阴阳减少，腹苦痛如刺，阴中冷，子门相引痛，经来冻如葵汁，腰急痛。凡此十二病得之时，因与夫卧起，月经不去；或卧湿冷地，及以冷水浴，当时取快而后生百疾；或疮痍未愈，便合阴阳，及起早作劳，衣单席薄，寒从下入。

杏仁汤

【来源】《备急千金要方》卷四。

【别名】 杏仁散（《太平圣惠方》卷七十二）。

【组成】 杏仁二两 桃仁一两 大黄三两 水蛭 虻虫各三十枚

【用法】 上锉。以水六升，煮取二升，分三服。一服当有物随大小便有所下，下多者止之，少者勿止，尽三服。

【主治】 月经不调，或一月再来，或二月、三月一来，或月前，或月后，闭塞不通。

【方论】《千金方衍义》：此方专主干血内滞，过期不通，故以抵当汤加入杏仁散气之味，以驾驭破血诸药，不言抵当者，专归功于杏仁也。

牡丹大黄汤

【来源】 方出《备急千金要方》卷四，名见《千金翼方》卷八。

【组成】 大黄 朴消各四两 牡丹皮三两 桃仁一升 人参 阳起石 茯苓 甘草 水蛭 虻虫各二两

【用法】 上锉。以水九升，煮取三升，去滓，内朴消令烊尽，分三服。相去如一饭倾。

【主治】 妇人月经不调，或月头，或月后，或如豆汁，腰痛如折，两脚疼，胞中风冷。

【方论】《千金方衍义》：此方专取抵当下血为主，加朴消佐大黄，则有推陈致新之功；人参得阳起，有扶阳破阴之绩；阳起得牡丹，则破血之力倍胜；茯苓、甘草则又人参之助；牡丹则桃仁之助也。

茱萸虻虫汤

【来源】《备急千金要方》卷四。

【别名】 吴茱萸汤（《圣济总录》卷一五一）。

【组成】 吴茱萸三升 虻虫 水蛭 蟅虫 牡丹各一两 生姜一斤 小麦 半夏各一升 大枣二十个 桃仁五十枚 人参 牛膝各三两 桂心六两 甘草一两半 芍药二两

【用法】 上锉。以酒一斗，水二斗，煮取一斗，去滓，适寒温，每服一升，一日三次。不能饮酒人，以水代之，汤欲成乃纳诸虫，不耐药者，饮七合。

【主治】 久寒，月经不利，或多或少。

钟乳泽兰丸

【来源】《备急千金要方》卷四。

【组成】钟乳三两　泽兰三两六铢　防风四十二铢　人参　柏子仁　麦门冬　干地黄　石膏　石斛各一两半　芎䓖　甘草　白芷　牛膝　山茱萸　薯蓣　当归　藁本各三十铢　细辛　桂心各一两　芫青半两　艾叶十八铢

【用法】上为末，炼蜜为丸，如梧桐子大。每服二十丸，加至四十丸，酒送下，一日二次。

【功用】《太平惠民和济局方》：补虚损，益血气；久服补暖元脏，润泽肌肤，长发去皯，除头风，令人有子。

【主治】

1.《备急千金要方》：妇人久虚羸瘦，四肢百体烦疼，脐下结冷，不能食，面目瘀黑，忧恚不乐。

2.《太平惠民和济局方》：冲任虚损，月水不调，脐腹绞痛，腰腿沉重，四肢倦怠，百节酸痛，心忪恍惚，面少光泽，饮食无味；下脏风冷，带下三十六疾，崩中漏下五色，子宫久冷无子，及数堕胎，或因产劳损，冲任血气虚羸，肌瘦嗜卧。

桃仁汤

【来源】《备急千金要方》卷四。

【组成】桃仁五十枚　泽兰　甘草　芎䓖　人参各二两　牛膝　桂心　牡丹皮　当归各三两　芍药　生姜　半夏各四两　地黄八两　蒲黄七合

【用法】上锉。以水二斗，煮取六升半，分六服。

【主治】产后及堕身，月水不调，或淋沥不断，断后复来，状如泻水，四体噓吸不能食，腹中坚痛不可行动，月水或前或后，或经月不来，举体沉重，惟欲眠卧，多思酸物。

【方论】《千金方衍义》：此方专调土衰木败。方中芎、芍、地，专调冲脉之虚；参、甘、姜、半，专扶胃气之衰；桃、丹、蒲、泽，专疏胞宫之滞；桂心、牛膝，一破坚结，一润血枯，血润而下行无阻，坚结散而正气自调，当无前后失期之患矣。

麻子酒

【来源】《备急千金要方》卷八。

【组成】麻子一石　法曲一斗

【用法】上先捣麻子为末，以水两石著釜中，蒸麻子极熟，炊一石米，须出滓，随汁多少，如家酿酒法，候熟，取清酒随性饮之。

【功用】令人肥健。

【主治】虚劳百病，伤寒风湿，及妇人带下，月水往来不调，手足疼痹着床。

【方论】《千金方衍义》：麻仁性润滋血，人但目之为脾约专药，不知《本经》有补中益气，久服令人肥健之功，《备急千金要方》每每取治恶风，乃从麻勃条下悟入，安有花治二十种恶风而仁独无预于风之理？花既成实，辛香之气虽乏，辛温之性犹存，大料和曲酿酒日饮，以治虚劳百病无不宜之，去取滋血之性以疗风痹，所谓血行风自灭也。

补心丸

【来源】《备急千金要方》卷十三。

【组成】当归　防风　芎䓖　附子　芍药　甘草　蜀椒　干姜　细辛　桂心　半夏　厚朴　大黄　猪苓各一两　茯苓（一方用茯神）　远志各二两

【用法】上为末，炼蜜为丸，如梧桐子大。每服五丸，酒送下，一日三次。不知，加至十丸。冷极加热药。

【主治】脏虚，善恐怖如魇状；及女人产后余疾，月经不调。

【方论】《千金方衍义》：恐怖虽属心肾之虚，然如魇状，乃虚阳鼓激痰涎涌塞心包，而成正虚邪实之象。虚能受热，故用姜、附；实能受寒，故用大黄；独倍用远志引领诸药，归就心包，以建补虚逐实之功。诸脏安和，则君主泰然，又何必专用补心之药乎。

鼍甲汤

【来源】《备急千金要方》卷十四。

【组成】鼍甲七个　甘草　白薇　贝母　黄芩各二两　防风三两　麻黄　芍药　白术各二两半　凝水石　桂心　茯苓　知母各四两　石膏六两

【用法】上锉。以水二斗、煮取四升，温服一升，日三次，夜一次。

【主治】邪气、梦寐寤时涕泣、不欲闻人声、体中酸削、乍寒乍热、腰脊强痛、腹中拘急，不欲饮食。或因疾病之后，劳动疲极，或触犯忌讳众诸不节，妇人产生之后，月经不利，时下青赤白，肌体不生肉虚羸瘦，小便不利；或头身发热，旋覆解散；或一度交接，弥日困极。

藿芦丸

【来源】《备急千金要方》卷十八。

【组成】麝芫丸加藿芦六分

【主治】老小及妇人等万病，腹内冷热不通，急满痛，胸膈坚满，手足烦热，上气不得饮食，身体气肿，腰脚不遂，腹内状如水鸡鸣，妇人月经不调。

炭皮丸

【来源】《千金翼方》卷五。

【组成】炭皮 芎䓖各一分 桂心 干姜 干漆（熬） 白术各一分半 蜀椒（汗） 黄芩 芍药 土瓜根 大黄（炙令烟出） 虻虫各半两（去翅足，熬）

【用法】上为末，炼蜜为丸，如梧桐子大。每服五丸，白饮送下，一日三次，不知，稍增之。

【主治】妇人忧恚，心下支满，膈气腹热，月经不利，血气上抢心，欲呕不可眠，懈怠不勤。

温经丸

【来源】《千金翼方》卷八。

【组成】干姜 吴茱萸 附子（炮，去皮脐） 大黄 芍药各三两 黄芩 干地黄 当归 桂心 白术各二两 人参 石苇各一两（去毛） 蜀椒一合（去目及闭口者，汗） 桃仁七十枚（去皮尖双仁，熬） 薏苡仁一升

【用法】上为末，炼蜜为丸，如梧桐子大。每服一丸，日服三次，先食酒送下。不知稍加，以知为度。

【主治】妇人胸胁满，月水不利，时绕脐苦痛，手足烦热，两足酸。

当归汤

【来源】方出《医心方》卷二十一引《广济方》，名见《圣济总录》卷一五一。

【别名】甘草饮《圣济总录》卷一五一。

【组成】当归 甘草各八两 芍药 茯苓 桂心各十二分

【用法】以水六升，煮取二升，绞去滓。分三次温服，每服相去如人行六七里。

【主治】

1. 《医心方》引《广济方》：月水腹痛。

2. 《圣济总录》：妇人月水不调，血气攻刺，脐下绞痛，不可忍；或室女月经不行，腹中绞痛。

【宜忌】忌生冷、海藻。

失笑散

【来源】《证类本草》卷二十二引《近效方》。

【别名】断弓弦散（《苏沈良方》卷八）、失笑膏（《中藏经·附录》）、经验失笑散（《金匮翼》卷六）。

【组成】五灵脂 蒲黄各二钱

【用法】上药先用醯醋一合，熬药成膏，以水一小盏，煎至七分，热呷。

本方改为丸剂，名"紫金丸"（《妇人大全良方》卷十二）、"失笑丸"（《医学心悟》卷五）。

【功用】

1. 《医学心悟》：散血消胀，下衣。

2. 《方剂学》：活血行瘀，散结止痛。

【主治】

1. 《苏沈良方》：疗妇人血气。

2. 《妇人大全良方》：产后恶露不快，腰痛，小腹如刺，时作寒热，头痛，不思饮食；亦治久有瘀血，月水不调，黄瘦不思饮食，并能治之；亦可疗心痛。

【验案】月经过多 《湖北中医杂志》（1990，4：17）：用当归9～12g，川芎、生蒲黄各6～9g，炒五灵脂、桃仁各10g，赤芍、生地、丹参、续断各12g为基本方，治疗月经过多59例。结果：显效43例，有效7例，无效9例，总有效率为84.7%。

养荣鹿韭丸

【来源】《元和纪用经》。

【组成】鹿韭（牡丹） 当归 续断各等分

【用法】上为末，酒煮米粥膏为丸，如梧桐子大。每服二十五至四十丸，酒送下，不拘时候。

【功用】调养血脉，补劳伤不足，续筋骨，生肌肉，除寒热，通关腠。

【主治】女人血候不调，血沥腰痛；男子疮痛留滞，失血。

【加减】妇人血瘕，男子伤折，煎加没药四分之二（别研）和服。

五积散

【来源】《理伤续断方》。

【别名】催生汤（《医方类聚》卷二二九引《简易方》）、异功五积散（《医方类聚》卷五十六引《管见大全良方》）、熟料五积散（《医方集解》）、百病无忧散、调中健胃汤（《郑氏家传女科万金方》卷一）。

【组成】苍术 桔梗各二十两 枳壳 陈皮各六两 芍药 白芷 川芎 川归 甘草 肉桂 茯苓 半夏（汤泡）各三两 厚朴 干姜各四两 麻黄（去根节）六两

【用法】上除枳壳、桂两件外，余锉细，用慢火炒，令色变摊冷，入枳壳、桂令匀。每服三钱，水一盏，加生姜三片，煎至半盏热服。凡被伤头痛，伤风发寒，姜煎二钱，仍入葱白，食后热服。

【功用】

1.《太平惠民和济局方》：调中顺气，除风冷，化痰饮。

2.《卫生家宝产科备要》：临产时助气催产。

3.《医方集解》引王海藏：解表温中，消痞调经。

【主治】

1.《理伤续断方》：五痨七伤，被伤疼痛，伤风发寒。

2.《太平惠民和济局方》：脾胃宿冷，腹胁胀痛，胸膈停痰，呕逆恶心。或外感风寒，内伤生冷，心腹痞闷，头目昏痛，肩背拘急，肢体怠惰，寒热往来，饮食不进。及妇人血气不调，心腹撮痛，经候不调，或经闭不通。

四物汤

【来源】《理伤续断方》。

《妇人大全良方》：此药不知起于何代，或云始自魏·华佗。今《产宝方》乃末梁时节度巡官昝殷所撰，其中有四物散，国朝太平兴国中修入《圣惠方》者数方。自后医者易散为汤，虽无杰特之功，但善用者若驭良马，以意驱策之，则随意无所不至，自可珍也。自皇朝以来，名医于此四物中增损品味，随意虚实寒燠，无不得其效者，然亦非止妇人之疾可用而已。

【别名】地髓汤（《圣济总录》卷一六四）、大川芎汤（《鸡峰普济方》卷十六）、四物丸（《饲鹤亭集方》）。

【组成】白芍药 川当归 熟地黄 川芎各等分

【用法】每服三钱，水一盏半，煎至七分，空心热服。

【功用】

1.《太平惠民和济局方》：调益营卫，滋养气血。

2.《普济方》：活血。

【主治】

1.《理伤续断方》：伤重，肠内有瘀血者。

2.《太平惠民和济局方》：冲任虚损，月水不调，脐腹绞痛，崩中漏下，血瘕块硬，发歇疼痛；妊娠宿冷，将理失宜，胎动不安，血下不止；及产后乘虚，风寒内搏，恶露不下，结生瘕聚，少腹坚痛，时作寒热。

3.《圣济总录》：产后亡阴，血虚汗出不止。

4.《鸡峰普济方》：妊娠至产前腹痛不可堪忍，及月事或多或少或前或后疼痛。

5.《传信适用方》：赤眼。

6.《类编朱氏集验方》：休息痢。

7.《世医得效方》：产后血干，痞闷心烦；产育艰难，或一岁一产。

8.《丹溪心法》：荣中有热，及肺壅。

【宜忌】

1.《医方考》：若上下失血太多，气息几微之际，则四物禁勿与之。

2.《张氏医通》：肥盛多湿痰，及呕逆、少食、便溏者，禁用。

【方论】

1. 《医垒元戎》：熟地黄补血，如脐下痛，非此不能除，乃通于肾经之药也；川芎治风，泄肝木也，如血虚头痛，非此不能除，乃通肝经之药也；芍药和血理脾，如腹中虚痛，非此不能除，乃通脾经之药也；当归和血，如血刺痛，非此不能除，乃通肾经之药也。

2. 《医方集解》：川芎，血中之气药也，通肝经，性味辛散，能行血滞于气也；地黄，血中血药也，通肾经，性味甘寒，能生真阴之虚也；当归，血中主药也，通肝经，性味辛温，分三治，全用活血，各归其经也；芍药，阴分药也，通脾经，性味酸寒，能和血，治血虚腹痛也。此特血病而求血药之属者也。

3. 《医方考》：气、血，人身之二仪也。天地之道，阳常有余，阴常不足。人与天地相似，故阴血难成而易亏。是方也，当归、芍药、地黄，味厚者也，味厚为阴中之阴，故能生血；川芎味薄而气清，为阴中之阳，故能行血中之气。然草木无情，何以便能生血？所以谓其生血者，以当归、芍药、地黄能养五脏之阴，川芎能调营中之气。五脏和而血自生耳。若曰四物便能生血，则未也。当归辛温能活血，芍药酸寒能敛血，熟地甘濡能补血。又曰：当归入心脾，芍药入肝，熟地入肾，乃川芎者，彻上彻下而行血中之气者也。此四物汤所以为妇人之要药，而调月者必以之为主也。

4. 《审视瑶函》：是方治血分之圣药也。用当归引血归肝经，川芎引血归肺经，芍药引血归脾经，地黄引血归肾经。惟心生血，肝纳血，脾统血，肺行血，肾藏血，男子化而为精，女子化而为月水。血有形之物，属于阴，故名曰四物汤。

5. 《古今名医方论》柯韵伯：是方乃肝经调血之专剂，非心经生血之主方也。当归甘温和血，川芎辛温活血，芍药酸寒敛血，地黄甘平补血。四物具生长收藏之用，故能使营气安行经隧也。若血虚加参、芪，血结加桃仁、红花；血闭加大黄、芒硝，血寒加桂、附，血热加芩、连；欲行血去芍，欲止血去芎，随所利而行之，则又不必拘泥于四矣。若妇人数脱其血，故用以调经种子。如遇血崩、血晕等症，四物不能骤补，而反助其滑脱，则又当补气生血，助阳生阴长之理。盖此方能补有形之血于平时，不能生无形之血于仓促；

能调阴中之血，而不能培真阴之本。为血分立法，不专为女科套剂也。

6. 《绛雪园古方选注》：四物汤，物，类也；四者相类而仍各具一性，各建一功，并行不悖。芎、归入少阳主升，芍、地入厥阴主降。川芎，郁者达之；当归，虚者补之；芍药，实者泻之；地黄，急者缓之。能使肝胆血调，阴阳气畅，故为妇人专剂。

7. 《成方便读》：补血者，当求之肝肾。地黄入肾，壮水补阴；白芍入肝，敛阴益血，二味为补血之正药。然血虚多滞，经脉隧道，不能滑利通畅，又恐地、芍纯阴之性，无温养流动之机，故必加以当归、川芎辛香温润，能养血而行血中之气者，以流动之。总之，此方乃调理一切血证，是其所长，若纯属阴虚血少，宜静不宜动者，则归、芎之走窜行散，又非所宜也。

8. 《谦斋医学讲稿》：这是补血、和血的通用方，不限于肝病。因为肝主藏血，比较多用，成为补肝的主方。本方的配合，熟地、白芍是血中的血药，当归、川芎是血中的气药，阴阳动静相配，故能补血，又能和血。

9. 《韩氏医通》：当归主血分之病，川产力刚可攻，秦产力柔宜补。凡用本病酒制，而痰独以姜汁浸透，导血归源之理。熟地黄亦然，血虚以人参、石脂为佐；血热以生地黄、姜黄、条芩，不绝生化之源；血积配以大黄。妇人形肥，血化为痰，二味姜浸，佐以利水道药。要之，血药不容舍当归，故古方四物汤以为君，芍药为臣，地黄分生熟为佐，川芎为使，可谓典要云。

10. 《景岳全书》：治血之剂，古人多以四物汤为主，然亦有宜与不宜者。盖补血行血无如当归，但当归之性动而滑，凡因火动血者忌之，因火而嗽，因湿而滑者，皆忌之；行血散血无如川芎，然川芎主性升而散，凡火载血上者忌之，气虚多汗，火不归原者，皆忌之；生血凉血无如熟地，敛血清血无如芍药，然二物皆凉，凡阳虚者非宜也，脾弱者非宜也，脉弱身凉，多呕便溏者，皆非宜也。故凡用四物以治血者，不可不查其宜否之性。

11. 《伤寒绪论》：四物为阴血受病之专剂，非调补真阴之的方。而方书咸谓四物补阴，致后世则而行之，用以治阴虚发热，火炎失血等证，蒙害至今未熄。至于专事女科者，则以此汤随证漫加风、食、痰、气药。所以近代诸汤祖四物者纷然杂出，欲求足法后世者，究竟不可多得。姑以本汤四味言之，虽云熟地滋养阴血为君，芍药护持营血为臣，而不知其妙用实在芎、归调和诸血之功也。试观芎、归佛手，可以探胎，可以催生，以二味为阴中之阳，同气相求，故能引动胎气，若兼芍、地，即滞而不灵矣。

12.《冯氏锦囊秘录》：经曰：血主濡之。四物皆濡润之品，故为血分主药。地黄甘寒，入心肾以沃血之源；当归辛温，入心脾而壮主血、摄血之本；芍药酸寒，入肝家而敛疏泄之血海；川芎阴中之阳，可上可下，通足三阴而行血中之气。

13.《医林纂要探源》：地黄非肝家专药，而芍药则以泻肝，惟其君以当归，协以川芎，并归于肝，则地、芍亦从之入肝以滋阴养血。且归、芎主血中之阳，以动荡者来之而血归焉；地、芍主血中之阴，以静敛者安之而血藏焉。此则所以调剂之，而不使有香窜妄行之失。

14.《医方论》：理血门以四物汤为主方，药虽四味而三阴并治。当归甘温养脾，而使血有统；白芍酸寒敛肝，而使血能藏；生地甘寒滋肾，而益血；川芎辛温通气，而行血。调补血分之法，于斯著矣。乃或有誉之太过，毁之失实者，不可以不辨也。誉之过者，谓能治一切亡血及妇人经病。夫亡血之症，各有所由起，此方专于补血滋肾而已，无他手眼，不溯其源而逐其流，岂能有济？至妇人经病，多有气郁、伏寒、痰塞等，正未可以阴寒之品一概混投，此誉之过也。毁之失实者，谓川芎一味，辛散太过，恐血未生而气先耗。殊不知亡血之人，脾胃必弱，若无川芎为之使，则阴寒之品，未能滋补而反以碍脾，此毁之失实也。至精求之，以为凡治血症，当宗长沙法，兼用补气之药，无阳则阴无以生，此论最确。又恐执定有形之血不能速生，无形之气所当急固，遂至补气之药多于补血，是又矫枉过正，反坐抛荒本位之失矣，此愈不可不知也。

15.《沈氏女科缉要笺正》：四物出于《和剂局方》，实从《金匮要略》胶艾汤得来，即以原方去阿胶、艾叶、甘草三味。以地黄养阴，而以芍药收摄耗散之气，是为补血正义。特微嫌其偏于阴分，无阳和之气以煦煦之，则滞而不行，不能

流动，乃以当归之辛温润泽者，吹嘘而助其运行；又以川芎升举之，使不专于下趋，而后心脾肝肾，交得其益。四物之所以专为补血者，其旨如是，若夫临证之时，随宜进退。病偏于阳者，宜减归、芎；病偏于阴者，宜减地、芍。本非教人拘守此四物，一成不变。

16.《谦斋医学讲稿》：四物汤内地、芍、芎、归的配合，前人譬作春夏秋冬四个不同的气候，认为不仅在加减上，而且用量的轻重上，均能改变其性质。例如单用或重用地、芍，便是偏于滋阴；单用或重用芎、归，便是偏于活血。因此，一般用作养血的用量，熟地、当归较重，白芍次之，川芎又次之；在不用熟地的时候，白芍的用量又往往重于当归。这是用四物汤平补血虚的大法。

【实验】

1. 抗贫血作用 《中医研究通讯》（1963，8：3）：本方能促进急性贫血时动物血细胞的再生，主要表现为网织红细胞的转变成熟。《陕西中医学院学报》（1986，2：40）：对放血所致的小鼠急性失血性贫血，给以本方后，经粒细胞、红细胞比例、有核细胞百分率的骨髓象观察及骨髓染色形态和数量的观察，发现本方可使骨髓造血机能改善，从而促进贫血的恢复。

2. 对子宫的作用 日本《东洋医学会志》（1972，1：66）：四物汤加紫草能使子宫呈高度兴奋状态；加芸苔子可迅速使子宫收缩，以至呈痉挛状态。

3. 对免疫功能的作用 《江苏中医杂志》（1980，2：32）：通过对人外周血淋巴细胞转化及活性花瓣的体外实验，发现本方有显著的促进作用，提示既能增多淋巴细胞的数目，又能促进其功能，对细胞免疫有促进作用。

4. 抗放射线损伤作用 《国外医学·中医中药分册》（1984，5：305）：对于全身软 X 线 2000 拉德（rad）照射小鼠 30 天生存率的实验表明，以四物汤甲醇提取物 2g/kg 在照射前 5 分钟给药，可以显著延长动物的生存时间，水提物 0.25g/kg 也有显著效果。拆方单味药实验表明，除川芎有以上显著效果外，余药均无此作用。

5. 对血虚大鼠造血及免疫功能的影响 《中国医药学报》（1993，增刊：57）：通过本方对血

虚大鼠造血及免疫功能影响的观察，结果发现，四物汤能显著促进正常大鼠造血及免疫功能，其最佳口服剂量为8g/（kg·d），同时发现血虚大鼠口服四物汤后白细胞数显著升高。进一步用集落刺激因子刺激骨髓细胞增殖实验，结果证实，四物汤口服后能够增强造血细胞的功能，升高血虚大鼠外周血中集落刺激因子的含量，能显著促进血虚大鼠脾细胞产生白细胞介素-2，说明四物汤具有抗衰老作用。正常大鼠口服四物汤能显著促进T淋巴细胞丝裂原诱导的淋巴细胞转化，而对B淋巴细胞丝裂原诱导的淋巴细胞转化反起抑制作用，而本实验发现，血虚大鼠口服四物汤能显著促进T、B淋巴细胞丝裂原诱导的淋巴细胞转化。

6. 对微量元素在体内吸收的促进作用 《中成药》（1997，2：33）：潘氏等运用Z-8000型原子吸收光谱仪对实验动物家兔在四物汤煎液胃饲前后血浆中微量元素铜、锌、铁的含量变化进行了测定，并以元素对照液及空白对照液作比较，实验结果表明：四物汤煎液组家兔的血浆中铜、铁的含量增加值均不同程度地高于元素对照液组及空白对照液组，提示四物汤有促进铁、铜体内吸收的作用；四物汤煎液组和元素对照液组的血锌含量的增加值均高于空白对照液组，提示了四物汤的补血、调经作用具有某种物质基础。

7. 诱导突变的作用 《南京中医药大学学报》（1998，1：23）：周氏等以小鼠骨髓细胞微核为指标，观察了本方抗环磷酰胺诱导突变的作用。结果表明：本方能明显抑制环磷酰胺所致小鼠骨髓细胞微核率的增高（$P<0.01$），使其恢复正常水平，与我们用姐妹染色单体互换为指标的实验结果相符。认为本方确具有良好的抗突变作用。

【验案】

1. 月经失调 《湖北中医杂志》（1990，1：31）：应用本方加减：生地、川芎各10g，白芍12g，当归、香附各15g，茯神18g，甘草8g；月经先期血热加黄芩、栀子、续断、地榆；月经后期血寒加黄芪、干姜、艾叶、丹参；月经量少血滞者加元胡、青皮、泽兰叶；经量多气虚者加黄芪、白术、枣仁、远志。水煎服，每日1剂，治疗180例。结果：痊愈174例，好转5例，无效1例。

2. 痛经 《湖北中医杂志》（1990，2：16）：应用本方加白芷、木香、香附各10g为基本方；气

滞血瘀加牛膝、益母草、桃仁、红花、五灵脂；寒湿凝滞加艾叶、肉桂、吴萸、干姜、小茴香；气血虚弱加黄芪、党参、茯苓、女贞子、山药；肝郁气滞加柴胡、川楝子；子宫发育不良加紫石英、仙灵脾、巴戟、肉苁蓉；肝肾阴虚加枸杞、女贞子、山萸肉、山药；膜样痛经加血竭、苏木、土元；水煎服。共治疗痛经57例，结果：有效25例，好转25例，无效7例。

3. 功能性子宫出血 《浙江中医杂志》（1989，1：16）：应用四物汤合当归补血汤加减：黄芪、贯众炭各30g，熟地、益母草各15g，杭白芍、当归、三七（另冲）各10g组成基本方，如月经量少、而色黯有块，小腹胀痛，腰酸畏寒，舌质淡，脉沉迟者，可另加炮姜炭6g，肉桂3g，乌药、橘核、荔枝核各10g；如量多而色淡，气短，舌质淡，脉细弱者，加党参30g；如量多色红、手足灼热，心烦口渴，舌质红，脉细数者，加地骨皮、丹皮、麦冬各10g，黄柏6g；量或多或少而色黑有块，小腹疼痛，疼如针刺，舌质紫黯，脉弦涩者，加三棱、莪术各10g，桃仁20g；如经来淋滴不断，腰酸腿软，头耳鸣，舌质淡，脉沉弱，加川断15g，巴戟天、枸杞子各10g。每次月经来潮3日开始服用，每日1剂，连服3~6日，治疗功能性子宫出血100例。结果：治愈79例，显效11例，好转5例，无效5例。

4. 子宫肌瘤 《陕西中医》（1989，1：24）：应用本方加三棱、莪术、香附各5g，丹皮6g，丹参、桃仁各10g，红花、苏木、甘草各3g为基本方，若气虚者加人参6g；寒邪凝滞、少腹痛甚者去桃仁、红花、三棱、莪术、苏木，加木香、小茴香各3g，延胡索、木通各6g；治疗后期，对于气血虚弱者以八珍汤调补气血；心脾虚者用归脾汤。治疗体质较好或病程短之子宫肌瘤20例。结果：一般在3~6个月内治愈。

5. 胎位不正 《山东中医杂志》（1988，1：24）：应用本方去熟地，加白术、茯苓各15g。每晚服1剂，3剂为1疗程，治疗80例胎位不正病人。服药1疗程后，每周复查胎位1次，连查2周，转正后再服1疗程，以巩固疗效。结果：80例中横位8例，斜位2例，均转正位；臀位70例，转正65例；总矫正胎位率为93.8%。

6. 产后感染 《四川中医》（1988，10：36）：

以本方合五味消毒饮（金银花、野菊花、蒲公英、紫花地丁各30g、紫背天葵15g），治疗产后感染发热17例。结果：显效（服药2天内体温下降至正常，症状消失）13例，有效（服药3天内体温降至正常，症状消失或减轻）3例，无效1例，总有效率为94.1%。

7. 神经性头痛 《陕西中医》（1986，11：513）：应用本方加减：熟地50g，白芍、当归、川芎、桂圆肉各15g，牡丹皮、天麻、僵蚕、全蝎、甘草各10g，炒枣仁、石决明各50g，蜈蚣2条。水煎服，每日1剂，治疗神经性头痛24例，结果：治愈20例，好转4例。

8. 坐骨神经痛 《吉林中医》（1991，5：封3）：应用本方加味：白芍（赤芍）15~20g，当归15~25g，川芎10~15g，熟地15~20g，蜈蚣2~3条，乌蛇10~25g，穿山甲15~20g，痛痹加附子10~15g，肉桂10~25g；行痹加独活15~20g，秦艽15~20g，防风10~15g；着痹加茯苓15~25g，苡仁15~20g，苍术10~15g，每日1剂，水煎，早晚分服，1个月为1疗程。治疗坐骨神经痛112例。结果：2周内疼痛缓解，不复发者为显效，共61例，占54.5%；治疗1个月疼痛缓解者为有效，共44例，占39.3%；治疗1个月后症状无明显改善者为无效，共7例，占6.2%；总有效率为93.8%。

9. 肩周炎 《山东中医杂志》（1988，3：48）：应用本方加桂枝9g，生姜3片，甘草6g为基本方，寒气盛者加附片、干姜；兼见寒热者加防风、连翘；疼痛不止者加羌活、威灵仙；局部红肿、灼痛拒按者去生姜，加石膏、贝母、鹿衔草；病久活动受限较重者加红花、桃仁。治疗肩周炎48例，取得了满意疗效。

10. 过敏性鼻炎 《吉林中医》（1993，3：25）：应用本方加味：生地24g，当归15g，赤芍15g，川芎6g，苍耳子9g，辛夷9g，徐长卿30g，水煎服，每日1剂，15天为1疗程，治疗2~4个疗程，观察疗效1年。治疗过敏性鼻炎42例中。结果：症状消失，鼻黏膜肿胀及颜色复常，涂片EOS阴性者为治愈，共23例；症状明显减轻或部分症状消失，发作次数减少或发作时间缩短，鼻黏膜肿胀颜色改善，涂片EOS多数呈阴性者为好转，共13例；症状与发作情况无明显变化者为无

效，共6例；总有效率为85.7%。

11. 静脉血回流障碍 《和汉医药学杂志》（1994，4：332）：用本方或合用桂枝茯苓丸，治疗8例患有下肢及阴部静脉曲张，并有腹股沟部压痛的孕产妇。给药方法为先给予四物汤7.5g/d，如无良好效果再并用桂枝茯苓丸7.5g/d，疗效判定标准：静脉曲张及伴随症状全部消失为显效；静脉曲张及伴随症状减轻为有效；全部症状均未改善为无效。结果，一般病人在服药3~8日后腹股沟部压痛均获改善，分娩后静脉曲张轻度存在的只有1例（妊娠34周开始治疗），全部病例均未发现妊娠、分娩及胎儿的异常。

香附一物丸

【来源】《医学正传》卷七引《产宝》。

【别名】香附调经丸（《松崖医径》）、香附丸（《医学入门》卷八）。

【组成】香附子（杵去皮毛）不拘多少（米醋浸一日夜，用瓦铫煮令熟，焙干）

【用法】上为细末，醋糊为丸，如梧桐子大，晒干。每服五十丸，淡醋汤送下。

【主治】

1. 《医学正传》引《产宝》：经候不调，血气刺痛，腹胁膨胀，头眩恶心，崩漏带下。

2. 《医学入门》：便血癥瘕。

大黄散

【来源】方出《医心方》卷二十一引《极要方》，名见《圣济总录》卷一五一。

【组成】大黄四两 芍药二两 土瓜根一两

【用法】上为散。酒服方寸匕，每日三次。血下痛即愈。

【主治】妇人月水不利，血瘀不通，或一月，或一岁，令人无子，腹坚如石，亦如妊娠之状。

人参汤

【来源】《普济方》卷三三三引《太平圣惠方》。

【组成】人参 槟榔（锉） 麦门冬（去心，焙）大腹皮（锉） 牡丹皮 芍药 防己 芎藭 草豆

蔻 白术 生干地黄（焙） 丁香皮 桔梗（炒） 枳壳（去瓤，麸炒） 茯神（去木） 当归（切，焙） 甘草（炙）各一两 桂（去粗皮） 远志（去心） 大黄（锉，炒）各半两

【用法】上为粗末。每服三钱，水一盏，加生姜二片，大枣一枚（擘破），同煎至七分，去滓温服，不拘时候。

【功用】通心气，行荣卫，滑经脉。

【主治】室女思虑太过，心气不足，气结不得宣利，月水不应时，或久不通，或血隔成痨，渐有寒热，肌肉消瘦，不思谷味。

【宜忌】不可服破血有性之药。

如圣丹

【来源】《袖珍方》卷四引《太平圣惠方》。

【别名】火龙丹（《普济方》卷三三一引《神效方》）。

【组成】枯矾四两 蛇床子二两

【用法】上为末，醋糊为丸，如弹子大，用干胭脂为衣。绵裹放阴中，如热极再换。

【主治】妇人经脉不调，赤白带下。

黄良丸

【来源】《普济方》卷三五二引《太平圣惠方》。

【组成】细辛（去苗） 大黄（醋煮，为膏） 当归（酒浸去芦） 桃仁（酒浸去尖） 川芎（不见火） 牛膝（洗，去芦，酒浸一宿，干用。如急要用，酒蒸过为好）

【用法】上为细末，大黄膏为丸，如梧桐子大，每服三十丸，空心温酒送下。

【主治】产后因伤动，血候不定，经脉不调匀者，及妇人室女经年不调。

补益小泽兰丸

【来源】《太平圣惠方》卷七十。

【组成】泽兰二两 藁本一两 白术一两 白芍药一两 厚朴一两半（去粗皮，涂生姜汁炙令香熟） 龙骨一两半 人参一两（去芦头） 当归一两（锉碎，微炒） 甘草一两（炙微赤，锉） 阳起石二

两（酒煮半日，细研，水飞过） 赤石脂一两（细研） 桂心一两半 紫石英一两（细碎，水飞过） 钟乳粉一两半 川椒一两（去目及闭口者，微炒去汗） 白石英一两（细研，水飞过） 肉苁蓉一两（酒浸一宿，刮去皱皮，炙干） 白矾一两半（烧灰） 干姜一两（炮裂，锉） 石膏二两（细研，水飞过） 山茱萸一两 芜荑三分 柏子仁一两 芎䓖一两

【用法】上为末，入研了药令匀，炼蜜为丸，如梧桐子大。每服三十丸，空心及晚食前以温酒送下。

【主治】妇人劳冷虚损，饮食减少，面无光色，腹中时痛，女子月信不调，翕翕少气无力。

补益熟干地黄丸

【来源】《太平圣惠方》卷七十。

【组成】熟干地黄二两 泽兰一两 当归三分（锉碎，微炒） 干姜半两（炮裂，锉） 延胡索半两 鳖甲一两（涂醋炙令黄，去裙襕） 牛膝半两（去苗） 续断三分 附子三分（炮裂，去皮脐） 白芍药半两 木香半两 桂心半两 藁本半两 艾叶三分（微炒） 黄耆一两（锉） 五味子三分 子三分 芎䓖半两 牡丹一两 白茯苓三分 柏子仁一两 薯蓣三分 龙骨三分 甘草半两（炙微赤，锉） 杜仲三分（去粗皮，炙微黄，锉） 蛇床子三分 白术三分 吴茱萸半两（汤浸七遍，焙干，微炒） 桃仁半两（汤浸去皮尖双仁，麸炒微黄）

【用法】上为末，炼蜜为丸，如梧桐子大，每服三十丸，空心及晚食前以温酒送下。

【主治】妇人血风劳损，经络不调，四肢羸瘦，脐腹虚冷，困乏无力，不思饮食。

补虚损大泽兰丸

【来源】《太平圣惠方》卷七十。

【组成】泽兰二两 紫石英（细研，水飞过） 白石脂（细研） 赤石脂（细研） 石膏（细研，水飞过） 龙骨 牛膝（去苗）各一两半 桂心 白薇 当归（锉，微炒） 人参（去芦头） 白茯苓 续断 白芜荑 黄耆（锉） 防风（去芦头） 五味子 远志（去心） 薯蓣 白术 柏子仁 蛇床

子　甘草（炙微赤，锉）　蒲黄　牡丹　桃仁（汤浸去皮尖双仁，麸炒微黄）　细辛　芎䓖　各一两　熟干地黄各一两

《医方类聚》有白石英。

【用法】上为末，入研了药，都研令匀，炼蜜为丸，如梧桐子大。每服三十丸，空心及晚食前以温酒送下。

【主治】妇人诸虚损不足，羸瘦萎黄，月候淋漓，或时带下，头晕心烦，肢节少力。

没药丸

【来源】《太平圣惠方》卷七十一。

【组成】没药半两　木香一两　槟榔一两　蓬莪术一两　硇砂一两（细研）　当归一两（锉，微炒）　朱砂半两（细研）

【用法】上为末，用米醋熬硇砂成膏，和丸如绿豆大。每服十丸，以热酒送下，不拘时候。

【主治】妇人血气，攻心腹疼痛，经脉不调，口干烦躁。

虻虫散

【来源】《太平圣惠方》卷七十一。

【别名】桃仁散（《妇人大全良方》卷七）。

【组成】虻虫半两（炒令微黄，去翅足）　水蛭半两（炒令微黄）　桃仁三分（汤浸，去皮尖双仁，麸炒微黄）　乌贼鱼骨半两　牛膝半两（去苗）　鲤鱼鳞半两（烧灰）　桂心半两　芫花半两（醋拌炒令干）　枳壳半两（麸炒微黄，去瓤）　当归半两（锉，微炒）　赤芍药半两　硇砂半两

【用法】上为细散。每服一钱，食前以暖酒调下。

【主治】妇人脏腑宿冷，经脉不利，腹中有瘀血攻刺疼痛。

蓬莪术丸

【来源】《太平圣惠方》卷七十一。

【别名】蓬莪术丸（《普济方》卷三三五）。

【组成】蓬莪茂一两　牛膝三分（去苗）　没药三分　当归三分（锉，微炒）　木香三分　桂心三分　硇砂一两（别研）

【用法】上为末，用酽醋煎硇砂成膏，入药末和丸，如梧桐子大。每服十丸，食前以热酒送下。

【主治】妇人久积血风冷气，经候不调，心腹疼痛。

大黄散

【来源】《太平圣惠方》卷七十二。

【组成】川大黄二两（锉，微炒）　牡丹一两　川朴消二两　甘草半两（炙微赤，锉）　牛膝一两（去苗）　当归一两（锉，微炒）　赤茯苓一两　水蛭半两（炒微黄）　桃仁一两（汤浸，去皮尖双仁，麸炒微黄）　虻虫半两（炒令黄，去翅足）

【用法】上为粗散。每服五钱，以水一大盏，煎至五分，去滓，空心服。如人行十里以外，当下恶物；如未下，次日再服。

【主治】妇人月水不调，或月前，或月后，或如豆汁，腰痛如折，两脚疼痛，胞中风冷。

牛膝丸

【来源】《太平圣惠方》卷七十二。

【组成】牛膝一两（去苗）　当归半两（锉，微炒）　白术半两　芎䓖半两　桂心半两　桃仁三分（汤浸，去皮尖双仁，麸炒微黄）　川大黄一两（锉，微炒）　水蛭一分（炒微黄）　鬼箭羽三分

【用法】上为末，炼蜜为丸，如梧桐子大。每服二十丸，食前以温酒送下。

【主治】妇人月水不利，脐腹疼痛，不多饮食，四肢瘦弱。

牛膝散

【来源】《太平圣惠方》卷七十二。

【别名】芍药汤（《普济方》卷三三二）。

【组成】牛膝（去苗）　土瓜根　当归（锉，微炒）　丹参　赤芍药　桃仁（汤浸，去皮尖双仁，麸炒微黄）　桂心　黄芩　川朴消各一两　牡丹二两　生干地黄二两

【用法】上为散。每服三钱，以水一中盏，加生姜半分，煎至六分，去滓温服，一日三次。

【主治】妇人月水不调，或多或少，苦腰痛，四肢骨节痛，脚手心热，胸膈躁闷，不多思食。

牛膝散

【来源】《太平圣惠方》卷七十二。

【组成】牛膝一两（去苗）　桂心半两　赤芍药半两　当归半两（锉，微炒）　木香半两　牡丹半两　延胡索半两　芎䓖半两　桃仁三分（汤浸，去皮尖双仁，麸炒微黄）

【用法】上为细散。每服一钱，食前以温酒调下。

【主治】

1.《太平圣惠方》：妇人月水不利，脐腹绞痛。

2.《校注妇人良方》：月水不利，脐腹作痛，或小腹引腰，气攻胸痛。

【验案】痛经　《浙江中医学院学报》（2001，1：29）：用牛膝散治疗原发性痛经 36 例，结果：治愈 17 例，占 47.2%，好转 15 例，占 41.7%，未愈 4 例，占 11.1%，总有效率 88.6%。

生干地黄丸

【来源】《太平圣惠方》卷七十二。

【组成】生干地黄　桃仁（汤浸，去皮尖双仁，麸炒微黄）　当归（锉，微炒）　牛膝（去苗）　川大黄（别捣为末）　芎䓖　土瓜根　赤芍药　桂心　川芒消各二两　虻虫一两（炒令微黄，去翅足）　水蛭半两（炒微黄）

【用法】上为末，以头醋三升，熬大黄末成膏，和诸药末，捣三二百杵，为丸如梧桐子大。每日空心及晚食前服二十丸，煎红蓝花汤送下。

【主治】妇人月水不调，或一月再来，或满月不来，或多或少，脐下绞痛，面色萎黄，四体虚翕，羸瘦，不能饮食。

赤龙鳞散

【来源】《太平圣惠方》卷七十二。

【组成】赤鲤鱼鳞二两（烧灰）　黑豆二合（醋拌，烧令焦）　羚羊角三两（炒令燥）　乱发灰一两　藕节一两　水蛭一分（炒微黄）　桂心一两　木香一两　虻虫一分（微炒黄，去翅足）　当归一两（锉，微炒）　白僵蚕三分（微炒）　赤芍药一两　麝香一分（细研）

【用法】上为细末，入麝香研令匀。每服一钱，食前以热酒调下。

【主治】妇人月水不利，攻脐腹疼痛，头目昏闷。

牡丹丸

【来源】《太平圣惠方》卷七十二。

【组成】牡丹一两　生干地黄一两　当归三分（锉，微炒）　蒲黄一两　牛漆三分（去苗）　琥珀一两　桃仁一两（汤浸，去皮尖双仁，麸炒微黄）　赤芍药三分　川椒一两（去目及闭口者，微炒去汗）　子一两　水蛭半两（炒令微黄）　干姜三分（炮裂，锉）　泽兰一两　䗪虫三七枚（微炒）　黄芩三分　桑耳三分　芎䓖一两　虻虫半两（炒微黄，去翅足）

【用法】上为末，炼蜜为丸，如梧桐子大。每服二三十丸，空心及晚食前，以温酒送下。

【主治】妇人月水不调，或一月再来，或隔月不来，来又或多或少，淋沥不断，或赤或黄或黑，或如清水，腰腹刺痛，四体虚弱，心腹坚痛，举体沉重，唯欲眠而不欲食，渐加羸瘦。

虎杖散

【来源】方出《太平圣惠方》卷七十二，名见《普济方》卷三三四。

【组成】虎杖三两　凌霄花一两　没药一两

【用法】上为细散。每服一钱，以热酒调下，不拘时候。

【主治】妇人月水不利，腹胁妨闷，背膊烦疼。

禹余粮丸

【来源】《太平圣惠方》卷七十二。

【组成】禹余粮三两（烧，醋淬七遍）　鹿角胶三分（捣碎，炒令黄燥）　紫石英一两（细研，水飞过）　续断一两　熟干地黄一两　赤石脂一两　芎䓖一两　干姜（炮裂，锉）　黄耆（锉）　艾叶（微炒）　柏叶（微炒）　当归（锉，微炒）　人参（去芦头）　白茯苓各半两

【用法】上为末，炼蜜为丸，如梧桐子大。每服三十丸，食前以粥饮送下。

【主治】妇人久冷，月水不断，面色萎黄，四肢瘦弱，心神虚烦，饮食不多。

桃仁散

【来源】《太平圣惠方》卷七十二。

【组成】桃仁一两（汤浸，去皮尖双仁，麸炒微黄） 泽兰二两 牛膝二两（去苗） 当归二两（锉，微炒） 桂心二两 牡丹二两 赤芍药二两 生干地黄二两 甘草一两（炙微赤，锉） 半夏一两（汤洗七遍去滑） 人参一两（去芦头） 蒲黄二两 芎䓖二两

【用法】上为散。每服五钱，以水一大盏，加生姜半分，煎至五分，去滓温服，一日三次。

【主治】妇人月水不调，或淋沥不断，断后复来，状如泻水，四体虚弱，不能饮食，腹中坚痛，举体沉重，唯欲眠。

桑耳散

【来源】《太平圣惠方》卷七十二。

【组成】桑耳一两 䕡茹一两 牛膝一两半（去苗） 赤芍药一两 土瓜根一两 赤茯苓一两 牡丹一两半 桂心一两半 芎䓖一两 川大黄一两半（锉，微炒） 生干地黄一两 甘草半两（炙微赤，锉）

【用法】上为细散。每服二钱，空腹及晚食前以温酒调下。

【主治】妇人月水不调，脐下绞痛，不多嗜食。

鳖甲丸

【来源】《太平圣惠方》卷七十二。

【组成】鳖甲二两（涂醋炙令黄，去裙襕） 川大黄一两（锉，微炒） 琥珀一两半

【用法】上为末，炼蜜为丸，如梧桐子大。每服二十丸，食前以温酒送下。

【主治】妇人月水不利。腹胁妨闷，背膊烦疼。

鳖甲丸

【来源】《太平圣惠方》卷七十二。

【组成】鳖甲二两（涂醋，炙令黄，去裙襕） 川大黄二两（锉，微炒） 防葵一两 木香一两 干漆一两（捣碎，炒令烟出） 桃仁一两（汤浸，去皮尖双仁，麸炒微黄） 陈橘皮一两（汤浸，去白瓤，焙） 麝香一分（细研）

【用法】上为末，都研令匀，用酽醋和如稀膏，入瓷器中，以重汤煮，看稀稠可丸，即丸如梧桐子大。每服十五丸，渐加至二十丸为度，食前以温酒送下。

【主治】妇人月水不通，渐为癥块，日渐羸瘦，面上斑点，不能饮食。

禹余粮丸

【来源】《太平圣惠方》卷七十三。

【别名】吴茱萸丸（《杨氏家藏方》卷十五）。

【组成】禹余粮一两（烧，醋淬七遍） 白石脂一两 鳖甲一两（涂醋，炙微黄，去裙襕） 当归一两（锉，微炒） 狗脊一两（去毛） 白芍药一分 白术一两 附子一两（炮裂，去皮脐） 桑寄生一两 柏叶一两（微炒） 干姜一两（炮裂，锉） 厚朴一两（去粗皮，涂生姜汁，炙令香熟） 吴茱萸半两（汤浸七遍，焙干，微炒）

【用法】上为末，炼蜜为丸，如梧桐子大。每服三十丸，食前以热酒送下。

【主治】

1.《太平圣惠方》：妇人久赤白带下，脐腹冷连腰痛，面色黄瘦，不思饮食。

2.《太平惠民和剂局方》：妇人带下久虚，胞络伤败，月水不调，渐成崩漏，气血虚竭，面黄体瘦，脐腹里急，腰膝疼重，肢体烦痛，心忪头眩，手足寒热。

禹余粮丸

【来源】《太平圣惠方》卷七十三。

【别名】紫石英丸（《普济本事方》卷十）。

【组成】禹余粮一两（烧，醋淬七遍） 龙骨一两 紫石英一两（细研，水飞过） 人参半两（去芦头） 桂心半两 川乌头（炮裂，去皮脐） 泽泻一两 桑寄生一两 川椒一两（去目及闭口者，微炒去汗） 石斛一两（去根，锉） 当归一两

（锉，微炒） 杜仲一两（去皱皮，炙微黄，锉） 肉苁蓉一两（酒浸一宿，微锉，去皱皮，炙干） 远志半两（去心） 五味子半两 牡蛎一两（烧为粉） 甘草半两（炙微赤，锉）

【用法】上为末，炼蜜为丸，如梧桐子大。每服二丸，晚食前以热酒送下。

【功用】

1.《普济本事方》和其阴阳，调其气血，使不相乘，以平为福。

2.《御药院方》：滋补本气。

【主治】

1.《太平圣惠方》：妇人劳损，因成崩中，不可禁止，积日不断，故成漏下，致五脏空虚，肉色黄瘦。

2.《普济本事方》：妇人病月经乍多乍少，或前或后，时发疼痛。

牛膝丸

【来源】《太平圣惠方》卷七十九。

【组成】牛膝一两（去苗） 赤芍药三分 甘草三分（炙微赤，锉） 鬼箭羽三分 人参三分（去芦头） 当归一两（锉，微炒） 白术一两 牡丹二两 虎杖一两 桂心一两 乌梅肉半两（微炒） 白薇半两 川大黄一两（锉碎，微炒） 虻虫一分（去翅足，微炒令黄） 水蛭一分（微炒令黄） 蒲黄半两 熟干地黄一两

【用法】上为末，炼蜜为丸，如梧桐子大。每服二十丸，食前以温酒送下。

【主治】产后月水不调，小腹痃硬，乍寒乍热，食不生肌，心腹刺痛，口干多唾，手足沉重。

菴蕳子丸

【来源】《太平圣惠方》卷七十九。

【组成】菴蕳子半两 白薇半两 桂心三分 防葵半两 桃仁半两（汤浸，去皮尖双仁，麸炒微黄） 牛膝一两（去苗） 当归半两（锉，微炒） 熟干地黄三分 芎䓖半两 鬼箭羽三分 干姜半两（炮裂，锉） 鳖甲一两（涂醋炙令黄，去裙襕）

【用法】上为末，炼蜜为丸，如梧桐子大。每服二十丸，食前温酒送下。

【主治】产后月候不调，或生寒热，羸瘦，饮食无味，渐成劳证。

琥珀散

【来源】《太平圣惠方》卷七十九。

【组成】琥珀一两 桂心半两 牛膝一两（去苗） 赤芍药半两 桃仁半两（汤浸，去皮尖双仁，麸炒微黄） 当归一两（锉，微炒） 生干地黄一两

【用法】上为散。每服三钱，以水一中盏，入生姜半分，煎至六分，去滓温服，不拘时候。

【主治】产后经络不调，四肢烦疼，饮食全少，日渐羸瘦。

五积散

【来源】《博济方》卷二。

【组成】苍术二十两 桔梗十两 陈皮六两（去白） 吴白芷三两 厚朴二两（去皮） 枳壳四两（麸炒） 官桂（去皮。春夏用三两，秋冬用四两） 芍药一两 白茯苓一两（去皮） 当归二两 人参二两 川芎一两半 甘草三两 半夏一两（洗七遍） 干姜（春夏用一两半，秋冬用三两）

【用法】上各洗净，焙干。除官桂、枳壳另杵外，诸药同为粗末，分作六分，于大铁锅内以文武火炒令微赤黄熟为度，不可令焦，取出以净纸衬，安板床下，候冷，却入前枳壳、官桂末和匀，密器内收贮。以末二钱，水一盏，煎至七分服。

【主治】一切气。阴气伤寒，或脾胃不和，内伤冷食，浑身疼痛，头昏无力，或痰逆，或胸膈不利、气壅，或多噎塞，饮食不下，及元气攻刺，两胁疼痛；女人血海久冷，月候不匀，走痈腹痛及不行，或产前胎不安，伤胎腹痛，或难产、胎死腹中者。

【加减】若阴气伤寒，手足逆冷，或睡里虚惊，及虚汗不止，脉气沉细，面青，或手足冷，心多呕逆，宜入顺元散一钱，同煎热服；如妇人生产痛阵疏及艰难，经两三日不生，胎死腹中，或产母顿无力，产户干，宜入顺元散同煎，以水七分，酒煎数十沸，相次吃两服；遍身烦热头痛，每服更入葱白一茎，豉七粒，同煎服之。

顺元散

【来源】《博济方》卷二。

【组成】乌头二两（炮，去皮脐）　附子一两（炮，去皮脐）　天南星一两（炮）

【用法】上为细末。每服入五积散用之。常法煎服。

【主治】一切气。或脾胃不和，内伤冷食，浑身疼痛，头昏无力，或痰逆，或胸膈不利，气壅，或多噎塞，饮食不可，及元气攻刺两胁疼痛；女人血海久冷，月候不匀，走注腹痛，经不行者。

二十六味牡丹煎丸

【来源】《博济方》卷四。

【组成】牡丹皮一两　黑附子一两（炮）　牛膝（酒浸一宿）一两　龙骨二两（细研，水飞过）　五味子一两（生）　官桂（去皮）一两　人参一两　槟榔二两　白术一两　白茯苓一两　当归一两　续断（细者）一两　木香一两　泽泻一两　延胡索半两　羌活二两　藁本（去土，用细梢）一两　干熟地黄二两　赤芍药一两　干姜半两　山茱萸半两　干薯蓣一两　缩砂仁半两　石斛三两　萆薢一两　白芷一两

【用法】上二十六味，并各州土新好者，洗净焙干，杵为细末，炼蜜为丸，如梧桐子大。每服十丸至二十丸，温酒送下，醋汤亦可，空心，临卧各一服，不嚼。

【主治】妇人血刺，血瘕上抢，血块走注，心胸疼痛，血海虚冷，脐下膨胀，小腹满闷，腿膝无力，背膊闷倦，手足麻痹，身体振掉，腰脊伛偻，月经不调，或清或浊，赤白带下，血山崩漏，面色萎黄，身生瘾疹，腹内虚鸣，面生䵟黯，手足热疼，并筋挛骨疼，两胁攀急，起坐托壁，腰背牵掣，舒伸不得。

【加减】血热及夜多烦躁，不用附子、山茱萸、萆薢、干姜，加柴胡（去苗）一两，甘草一两，黄连、牵牛子各半两。

大香甲散

【来源】《博济方》卷四。

【别名】大香甲丸散（《妇人大全良方》卷五）。

【组成】沉香半两　鳖甲（汤浸，去裙襴，炙令黄香用）一两　柴胡（去芦）半两　人参半两　桔梗半两　茯苓（去皮）半两　川芎半两　藿香叶半两　羌活半两　木香半两　陈橘皮（去白）半两　牡丹皮半两　安息香半两　当归半两　厚朴半两（姜汁炙令香）　京三棱半两（炮）　官桂（去皮）　附子（炮，去皮脐）　牛膝（去苗）各半两　桃仁（汤浸，去皮尖）半两　和皮大腹子一分

【用法】上为末，分一半。每服二钱，水一盏，加生姜、乌梅各少许，同煎至八分，温服。余一半更入干漆一分，阿魏半两，赤芍药一分同为末，炼蜜为丸，如梧桐子大。每服二十丸至三十丸，空心煎乌梅、地黄汤送下。与散子相同服。

【功用】补血海，调气。

【主治】妇人血脏风虚冷气，肌肉黄瘦，饮食进退，经候不匀，心腹多胀，渐变如劳。

延胡索散

【来源】《博济方》卷四。

【别名】玄胡索散（《医学入门》卷二十一）。

【组成】延胡索（生用）　荆三棱（生用）　蓬莪术（酒浸少时）　当归（酒洗，焙干）各一两

【用法】上为细末。每服二钱，空心温酒送下；如血气发甚者，及月水不匀，并用童便、酒、红花同煎调下。只三服愈矣。

【主治】妇人血气走作，疼痛不可忍者，及月水不调，面色萎黄，吃食减少，及生产后诸疾。

没药散

【来源】《博济方》卷四。

【组成】没药　红花（拣净）　延胡索（洗）　当归（洗去土）各等分。

【用法】上为细末。每服二钱，以酒半盏，童子小便半盏，相和匀，赤烧秤锤或小铃子，淬过后调下；常服只用温酒一盏亦得。

【主治】

1. 《博济方》：妇人急血气，疼痛不可忍者。
2. 《普济方》：月经欲来前后腹中痛。

3.《校注妇人良方》：血气不行，心腹作痛，或行注疼痛，或月经不调，发热晡热。

泽兰丸

【来源】《博济方》卷四。

【组成】泽兰一两　附子一两（炮）　当归　牛膝　牡丹皮　芍药各半两　人参　陈橘　厚朴（去皮，生姜汁炒令香）　细辛　干姜（炮）　蛇床各一两半　黄耆　乳香　白术　苁蓉（酒浸，炙）　官桂（去皮）各三分　川芎半两　远志（去心）半两

【用法】上为细末，炼蜜为丸，如梧桐子大。每服十五丸，空心温酒送下；米饮亦得。

【主治】妇人血海虚损，肌肉黄瘁，吃食进退，月水不匀，四肢倦闷。

枳壳饮子

【来源】《博济方》卷四。

【别名】枳壳散（《妇人大全良方》卷五）。

【组成】枳壳二两（去皮，麸炒）　半夏一两（汤洗七遍，以生姜汁浸三宿，麸炒令黄）　红芍药一两　柴胡（去芦）一两半　黄芩一两半

【用法】上为细末。每服二钱，水一盏，生姜一块（劈破），大枣二个，同煎至八分，去滓温服。候五心烦热及身体壮热、潮热退方住服。

【主治】妇人手足烦热，夜卧多汗，肌肉黄瘁，经候不匀，四肢烦倦，心腹满闷，状似劳气。

牡丹丸

【来源】《普济方》卷三三四引《指南方》。

【组成】牡丹皮　牡蛎　附子（炮）　大黄（蒸）　葶苈（炒）　苦桔梗　茯苓各半两　当归　制厚朴　吴茱萸　川椒（炒出汗）　人参　芎藭　柴胡　桂心　干姜各半两　细辛一两半　虻虫五十个（去头足翅，炒）

【用法】上为末，炼蜜为丸，如梧桐子大。每服十丸，空心温酒送下。未知，渐加至二十丸，以知为度。

【主治】寒热邪气客于胞中，冲任不调，邪气伏留，滞于血海，经候时行时止，淋沥不断，腹中时痛，其脉沉细。

当归养血丸

【来源】《太平惠民和济局方》卷九（续添诸局经验秘方）。

【别名】当归活血丸（《女科指掌》卷五）。

【组成】当归　牡丹皮　赤芍药　延胡索（炒）各二两　肉桂一两

【用法】上为细末，炼蜜为丸，如梧桐子大。每服三十丸，食前温酒、米饮送下；痛甚，细嚼咽下。

【主治】产后恶血不散，发歇疼痛，及恶露不快，脐腹坚胀，兼室女经候不匀，赤白带下，心腹腰脚疼痛。

安息活血丹

【来源】《太平惠民和济局方》卷九。

【组成】吴茱萸（汤浸七遍，焙干，微炒）　安息香（捣碎，入好酒研，澄去滓，银器内慢火熬成膏）　柏子仁（炒）　山茱萸（去核）　延胡索　桃仁（去皮尖，麸炒微黄色）　虎杖　当归　杜仲（去粗皮，锉，炒）　附子（炮，去皮脐）　木香各二十两　泽兰叶　干姜（炮）　肉桂（去粗皮）　艾叶（微炒）　黄耆（去芦）　牡丹皮各二斤半　肉苁蓉（酒浸，焙）　厚朴（去粗皮，姜汁炙令熟）各五斤

【用法】上为细末，以前安息香膏入白面同煮作糊为丸，如梧桐子大。每服三十丸，食前以温酒送下；醋汤亦得。

【主治】冲任不足，下焦久寒，脐腹绞痛，月事不匀，或来多不断，或过期不来，或崩中去血，或带下不止，面色萎黄，肌肉瘦瘁，肌体沉重，胸胁胀满，气力衰乏，饮食减少；一切血气虚寒。

牡丹煎丸

【来源】《太平惠民和济局方》卷九。

【组成】延胡索　缩砂仁各半两　赤芍药　牡丹皮各一两　山茱萸　干姜（炮）各半两　龙骨（细研，水飞）　熟干地黄（酒浸）　槟榔　羌活各二两　藁本（去土）　五味子　人参　白芷　当归

（去芦，酒浸） 干山药 泽泻 续断（细者） 肉桂（去粗皮） 白茯苓 白术 附子（去皮脐） 木香 牛膝（去苗，酒浸一宿，焙） 萆薢（炮，为末，炒熟）各一两 石斛（去根，酒浸）三两

【用法】上为细末，炼蜜为丸，如梧桐子大。每服二十丸至三十丸，空心、食前以温酒或醋汤送下，一日二次。

【主治】妇人冲任本虚，少腹挟寒，或因产劳损，子脏风寒，搏于血气，结生瘕聚，块硬发歇，脐腹刺痛，胁肋紧张，腰膝疼重，拘挛肿满，背项强急，手足麻痹，或月水不调，或瘀滞涩闭，或崩漏带下，少腹冷疼，寒热盗汗，四肢瘘痛，面色萎黄，多生黯黯，羸乏少力，心多惊悸，不欲饮食。

【宜忌】妊娠不宜服。

逍遥散

【来源】《太平惠民和济局方》卷九。

【别名】逍遥汤（《圣济总录》卷一六三）。

【组成】甘草（微炙赤）半两 当归（去苗，锉，微炒） 茯苓（去皮，白者） 芍药（白） 白术 柴胡（去苗）各一两

【用法】上为粗末。每服二钱，水一大盏，加烧生姜一块（切破）、薄荷少许，同煎至七分，去滓热服，不拘时候。

本方改为丸剂，名"逍遥丸"（《中国药典》）。

【功用】
1.《内经拾遗方论》：调荣益卫，止嗽消痰。
2.《医宗金鉴》：调肝理脾。
3.《医林纂要探源》：降火滋阴。
4.《方剂学》：疏肝解郁，健脾养血。

【主治】血虚劳倦，五心烦热，肢体疼痛，头目昏重，心忪颊赤，口燥咽干，发热盗汗，减食嗜卧；血热相搏，月水不调，脐腹胀痛，寒热如疟；及室女血弱阴虚，荣卫不和，痰嗽潮热，肌体羸瘦，渐成骨蒸。

【验案】月经不调 《湖南中医学院学报》（1996，4：18）：曾氏等用本方加减治疗月经不调58例。月经先期量多，色紫有块，心烦易怒者加丹皮、山栀、黄芩；后期量少色暗红或有小血块者加香

附、丹参、三七；先后不定期，胸胁小腹胀痛者加丹参、益母草、蒲黄；月经过多，色紫黑有血块者加蒲黄、五灵脂、泽兰、枳壳、香附；过多色紫黑有血块加桃仁、红花、川芎、益母草；经期延长加茜草炭、益母草、乌贼骨、荆芥炭等。每日1剂，水煎服，20剂为1疗程，月经前后1周及月经期服药。结果：显效45例，有效8例，无效5例。

皱血丸

【来源】《太平惠民和济局方》卷九（续添诸局经验秘方）。

【组成】菊花（去梗） 茴香 香附（炒，酒浸一宿，焙） 熟干地黄 当归 肉桂（去粗皮） 牛膝 延胡索（炒） 芍药 蒲黄 蓬术各三两

【用法】上为末，用乌豆一升醋煮，候干，焙为末，再入醋二碗，煮至一碗，留为糊，为丸。如梧桐子大。每服二十丸，温酒或醋汤送下；血气攻刺，炒姜酒送下；癥块绞痛，当归酒送下。

【功用】
1.《太平惠民和济局方》（续添诸局经验秘方）：暖子宫，种子。
2.《三因极一病证方论》：调补冲任，温暖血海，去风冷，益血。

【主治】
1.《太平惠民和济局方》（续添诸局经验秘方）：妇人血海虚冷，气血不调，时发寒热，或下血过多，或久闭不通，崩中不止，带下赤白，癥瘕癖块，攻刺疼痛，小腹紧满，胁肋胀痛，腰重脚弱，面黄体虚，饮食减少，渐成劳状，及经脉不调，胎气多损，产前、产后一切病患。
2.《三因极一病证方论》：胞络伤损，宿瘀干血不散，受胎不牢，而致损堕。

【宜忌】忌鸭肉、羊血。

暖宫丸

【来源】《太平惠民和济局方》卷九。

【组成】生硫黄六两 禹余粮（醋淬，手捻为度）九两 赤石脂（火煅红） 附子（炮，去皮脐） 海螵蛸（去壳）各三两

【用法】上为细末，醋糊为丸，如梧桐子大。每服十五丸至二十丸，空心、食前温酒或淡醋汤送下。

【主治】冲任虚损，下焦久冷，脐腹绞痛，月事不调，或来多不断，或过期不至，或崩中漏血，赤白带下，或月内再行，淋沥不止，带下五色，经脉将至，腰腿沉重，痛连脐腹，小便白浊，面色萎黄，肢体倦怠，饮食不进，渐至羸弱；及治子宫久寒，不成胎孕。

暖宫丸

【来源】《太平惠民和济局方》卷九。

【组成】沙参（净洗） 地榆 黄耆 桔梗 白薇 牛膝（酒浸一宿） 杜仲（去粗皮，姜汁炙） 厚朴（去粗皮，姜汁炒） 白芷各半两 干姜（炮） 细辛（去苗） 蜀椒（去目及闭目，炒出汗）各一分 附子（大者，炮，去皮脐）一个

【用法】上为细末，炼蜜为丸，如梧桐子大。每服二十至三十丸，空心温酒或枣汤吞下。

【主治】冲任虚损，下焦久冷，脐腹绞痛，月事不调，或来多不断，或过期不至，或崩中漏血，赤白带下，或月内再行，淋沥不止，带下五色，经脉将至，腰腿沉重，痛连脐腹，小便白浊，面色萎黄，肢体倦怠，饮食不进，渐至羸弱；及治子宫久寒，不成胎孕。

犀角大丸

【来源】《传家秘宝》。

【组成】马鸣退二两 人参（去头） 干姜（炮） 附子（炮，去皮脐） 川芎 藁本 白芜荑 柏子仁 白薇 白术 苍耳各一两 白芷五分 当归一两 泽兰九分 桔梗三两 石膏二两 甘草一两 防风五两 芍药一两 川椒二两 食茱萸五分 厚朴（去皮，姜汁炙）五分 蝉蜕二两 生犀半两

【用法】上为末，炼蜜为丸，如弹子大。每服一丸，空心温酒化下。妊娠临月，日服一丸，产时不知痛。如汗出不止，只用酒下一丸便止。肠痛积聚，朝、暮进一丸。金疮败脓，恶疮生头不合，阴中痛，月经来往不止，多少前后不一，服三五丸。绝产无子，朝暮服之。

【主治】八风十二痹，寒气乳风，血瘀，子死腹中，兼胎不安及胞衣不下，腹中茶痛绕脐，呕逆气冲、心中烦满，及产后恶露不尽。中风伤寒汗不出，肠痛积聚、金疮，恶疮，阴中痛，月经往来不止，或前或后，绝产无子，泄痢赤白。

【加减】如中风兼伤寒，汗不出者，加麻黄三分（去芦，杵为末）酒煎，送下一丸。

大效琥珀散

【来源】《妇人大全良方》卷七引《灵苑方》。

【别名】乌药散（《圣济总录》卷一五一）、琥珀散（《校注妇人良方》卷七）。

【组成】乌药 莪术各二两 当归一两

【用法】上药并生为细末。每服二钱，温酒调下，服后以食压之，如是产后诸疾，炒生姜、酒调下。

【主治】妇人心膈迷闷，腹脏掐撮疼痛，气急气闷，月经不调。

【宜忌】忌生冷、油腻等物。

神应黑散

【来源】方出《证类本草》卷五引《杜壬方》，名见《产育宝庆集》卷上。

【别名】乌金散（《产育宝庆集》卷上）、神应散（《产宝诸方》引《济世方》）、黑散（《产宝诸方》）、催生药（《洪氏集验方》卷五）、催生如神散、催生黑散、二神散（《妇人大全良方》卷十七）、神应黑神散、神效散、白芷散（《普济方》卷三五六）、催生黑子散（《丹溪心法附余》卷二十一）、催生如圣散（《证治准绳·女科》卷四）、黑神散（《济阴纲目》卷十）、神应丹（《温氏经验良方》）。

【组成】百草霜 白芷各等分

【用法】上为末。每服二钱，童子小便、醋各少许调匀，更以热汤化开服。不过二服即愈。

【功用】

　　1.《产宝诸方》：催生顺道。

　　2.《妇人大全良方》：固血。

【主治】逆生，横生，瘦胎，妊娠、产前、产后虚损，月候不调，崩中。

温白丸

【来源】《圣济总录》卷七十一。

【组成】柴胡（去苗） 紫菀（去苗土） 吴茱萸（汤浸，焙干炒） 菖蒲 桔梗（锉，炒） 京三棱（煨、锉） 赤茯苓（去黑皮） 人参 黄连（去须，炒） 干姜（炮） 桂（去粗皮） 蜀椒（去目并合口者，炒出汗） 巴豆（去皮心膜，研出油尽） 皂荚（去皮，炙黄） 鳖甲（去裙襕，醋炙）各一两 厚朴（去粗皮，生姜汁炙） 当归（切、焙） 乌头（炮裂，去皮脐） 黄耆（锉）各二两

【用法】上为末。炼蜜为丸，如梧桐子大。每服一二丸，加至三四丸。温酒送下。利下恶物为度。

【主治】藏腑积聚，癥癖气块，腹多绞痛，按或有形，肢节烦热，腰脚疼疼；及妇人血癖，经候不调，赤白带下等疾。

正气丸

【来源】《圣济总录》卷九十六。

【组成】楝实（麸炒） 苍术（米泔浸一宿，炒） 茴香子（炒） 蜀椒（去目并闭口者，炒出汗）各一两 石菖蒲 知母（焙）各半两 附子一枚（大者，炮裂，去皮脐）

【用法】上为末，醋煮面和为丸，如梧桐子大。每服三十丸，空心食前温酒送下；妇人醋汤送下。

【主治】下元虚冷，少腹疼胀，小便滑数；妇人血海虚冷，经候不调。

椒红丸

【来源】《圣济总录》卷一〇二。

【组成】椒红四两 巴戟天（去心） 楝实（炒） 茴香子（炒） 附子（炮裂，去皮脐）各一两

【用法】上为末，别用干山芋三两为末，酒煮糊为丸，如梧桐子大。每服二十丸，食前盐汤送下。

【功用】

1.《圣济总录》：补暖水脏，明目。

2.《三因极一病证方论》：驻颜，缩小便。

【主治】肝肾俱虚。

【主治】妇人风虚劳冷，四肢困倦，面色萎黄，经水不调，饮食减少。

芎藭汤

【来源】《圣济总录》卷一四四。

【别名】桂芎汤。

【组成】芎藭 大黄（生） 桂（去粗皮） 菴茴子 朴消各一两 荷叶十斤（烧灰）

【用法】上为粗末。每服三钱匕，水一盏，煎至七分，去滓温服，不拘时候。

【主治】伤折，恶血瘀结不散；妇人经水不利，血瘀不消。

地黄丸

【来源】《圣济总录》卷一五〇。

【组成】生干地黄二两 地骨皮 麦门冬（去心，焙） 柴胡（去苗） 枳壳（去瓤，麸炒） 赤芍药 黄连（去须） 羚羊角（屑） 桃仁（汤浸，去皮尖双仁，炒） 百合 桔梗（炒）各一两一分 郁李仁（汤浸，去皮，炒） 玄参 槟榔（锉） 茯神（去木）各一两

【用法】上为末，炼蜜为丸，如梧桐子大。每服二十九至三十丸，煎茯苓汤送下。

【主治】妇人血风劳气，头项筋急疼痛，咽喉干，脐腹痛，四肢无力，血脏经脉不调。

地黄散

【来源】《圣济总录》卷一五〇。

【组成】生干地黄（焙） 牛膝（酒浸，切，焙） 蒲黄（炒） 芎藭 当归（切，焙） 桂（去粗皮） 刘寄奴 延胡索 芍药 乌头（炮裂，去皮脐） 蓬莪术（煨，锉）各一两

【用法】上为散。每服二钱匕，温酒调下，不拘时候。

【主治】妇人血风，走注气冷，月候不调，四肢烦热，头面虚肿麻木。

龟甲散

【来源】《圣济总录》卷一五〇。

【组成】龟甲（醋炙） 虎骨（酒炙）各二两 漏

芦　当归（切，焙）　芎藭　桂（去粗皮）各半两　天雄（炮裂，去皮脐）一两半　羌活（去芦头）一两　没药（研）半两　牛膝（酒浸，切，焙）一两

【用法】上为散。每服二钱匕，温酒调下。

【主治】妇人血风攻注，身体骨节疼痛，或因打扑，瘀血不散，遇天阴雨冷，四肢酸痛，诸般风滞，经水不利。

泽兰丸

【来源】《圣济总录》卷一五〇。

【组成】泽兰叶　芎藭各一两半　牛膝（酒浸，切，焙）　防风（去叉）　禹余粮（煅，醋淬）　白茯苓（去黑皮）　附子（炮裂，去皮脐）　黄耆（锉）　芍药　当归（酒浸，切，焙）各一两　柏子仁（研）　蜀椒（去目并合口，炒出汗）　桃仁（去皮尖双仁，炒，研）　桂（去粗皮）　木香　牡丹皮各半两

【用法】上十四味为末。与二味研者和匀，炼蜜为丸，如梧桐子大。每服三十丸，空心、日午、临卧以酒送下。

【功用】补暖血脏。

茯苓丸

【来源】《圣济总录》卷一五〇。

【组成】白茯苓（去黑皮）　当归（切，焙）　防风（去芦头）　山芋　黄耆（锉）　复盆子各一两半　牛膝（酒浸，切，焙）　人参　独活（去芦头）　山茱萸　芎藭　蜀椒（去目并闭口，炒出汗）　芜荑（熬）　厚朴（去粗皮，生姜汁炙）　藁本（去苗土）　桂（去粗皮）各一两　泽兰一两三分　熟干地黄（焙）三两

【用法】上为末，炼蜜为丸，如梧桐子大。每服三十丸，温酒送下，不拘时候。

【主治】妇人血风劳气，四肢少力，月候不调，脐腹疼痛。

干姜丸

【来源】《圣济总录》卷一五一。

【组成】干姜（炮）　吴茱萸（汤洗，焙，炒）　附子（炮裂，去皮脐）各一两半　黄芩（去黑心）　蜀椒（去目并合口，炒出汗）　熟干地黄（焙）　当归（切，焙）　大黄（锉，炒）　桂（去粗皮）　白术各一两　赤芍药　人参　石韦（去毛）各半两　桃仁（汤浸，去皮尖双仁，炒黄）三十五枚　薏苡仁二两

【用法】上为末，炼蜜为丸，如梧桐子大。每服二十丸，温酒送下，一日二次。未知稍加，以知为度。

【主治】妇人月水不调，绕脐绞痛，手足烦热，两脚酸疼。

干地黄丸

【来源】《圣济总录》卷一五一。

【组成】生干地黄（微炒）　桃仁（汤浸，去皮尖双仁，麸炒黄）各一两一分　芎藭　白芷　蒲黄各一两　当归（微炙）　牛膝（酒浸，去苗，切，焙）　甘草（炙）　芍药　牡丹　干姜（炮裂）　人参　桂（去粗皮）各三分　水蛭（以糯米少许同炒，米熟为度）　虻虫（去翅足，微炒）各三十枚

【用法】上为末，炼蜜为丸，如梧桐子大。每服三十丸，温酒送下；米饮亦得。

【主治】妇人月事欲下，腰腹刺痛，或多或少，或月内再来，或如清水，或似豉汁，心下坚满，沉重虚乏，日渐黄瘦。

干地黄汤

【来源】《圣济总录》卷一五一。

【组成】熟干地黄（切，焙）三两　黄芩（去黑心）　当归（切，焙）　柏叶（炙）　艾叶（炒）各半两　伏龙肝一两

【用法】上为粗末。每服三钱匕，水一盏，加生姜一枣大（拍破），煎至七分，去滓，下蒲黄一钱匕，更煎一二沸，温服，一日三次。

【主治】妇人月经不调。

干地黄汤

【来源】《圣济总录》卷一五一。

【组成】生干地黄（焙） 玄胡索 大腹（锉）各二两 当归（切，焙） 桑耳 威灵仙（去土）桔梗各一两半 木香 附子（炮裂，去皮脐） 王不留行 桂（去粗皮）各一两

【用法】上锉，如麻豆大。每服三钱匕，水一盏，加生姜三片，同煎至七分，食前去滓温服，一日二次。

【主治】月水不调，或在月前，或在月后，乍多乍少。

土瓜根丸

【来源】《圣济总录》卷一五一。

【组成】土瓜根 大黄（锉，炒令烟尽） 芍药 当归（切，焙）各半两 蜀椒（去目并闭口，炒汗出） 黄芩（去黑心）各一分 干漆（熬令烟尽）一分半

【用法】上为末，炼蜜为丸，如梧桐子大。空腹服五丸，酒送下，每日二次。

【主治】妇人忧恚，心下支满，气胀腹热，月水不利，血气上攻，心痛欲呕。

大黄汤

【来源】《圣济总录》卷一五一。

【组成】大黄（锉碎，微炒） 人参 牛膝（去苗，酒浸，切，焙）各一两 桂（去粗皮） 羌活（去芦头） 枳壳（去瓤，麸炒黄） 当归（微炙） 芎䓖 瞿麦穗各三分 槟榔（锉）三枚 芍药 吴茱萸（微炒）半两

　　　方中芍药用量原缺。

【用法】上为粗末。每服三钱匕，水一盏，加生姜一分（拍破），同煎至六分，去滓，下消石半钱，温服，如人行三五里再服。

【主治】妇人月水不通，脐腹疼痛。

五灵脂丸

【来源】《圣济总录》卷一五一。

【组成】五灵脂（炒）一两 乌头（炮裂，去皮脐） 芍药 海桐皮（锉） 生干地黄（焙） 红花子 牡丹皮 防风（去叉） 芎䓖 当归（切，焙） 紫葳各半两

【用法】上为末，酒煮面糊为丸，如梧桐子大。每服二十丸，温酒送下。

【主治】室女月水不利，散在皮肤，瘾疹丹起，麻木瘙痒。

车前子饮

【来源】《圣济总录》卷一五一。

【组成】车前子 甘菊花 天雄（炮裂，去皮脐） 当归（炙、锉） 京三棱（煨、锉） 黄连（去须）各一两 熟干地黄（焙） 桔梗（锉、炒）延胡索 萆薢 柴胡（去苗） 赤芍药 赤石脂（研）各一两半 石膏（捶碎）三两 桂（去粗皮）半两

【用法】上锉，如麻豆大。每服五钱匕，以水一盏半，加生姜一枣大（切），煎取八分，去滓温服，不拘时候。

【主治】妇人经水不调，头眩睛疼，恶心，减食。

牛膝丸

【来源】《圣济总录》卷一五一。

【组成】牛膝（酒浸，切，焙） 桃仁（去皮尖双仁，炒黄） 牡丹皮 菴䕡子各一两一分 桂（去粗皮） 赤芍药 芎䓖 当归（切，炒） 大黄（锉，炒）各一两 蒲黄三分

【用法】上为末，炼蜜为丸，如梧桐子大。每服四十丸，空心酒送下，一日二次。加至五十丸。

【主治】妇人月水不调，或不通利，或一月再来，或如豉汁，腹痛难忍。

牛膝汤

【来源】《圣济总录》卷一五一。

【组成】牛膝（去苗，酒浸，切，焙）一两 菴䕡子（微炒） 当归（切，焙） 芍药 芎䓖各半两 土瓜根（洗，切）一两 朴消（别研） 牡丹皮（去心） 桂（去粗皮）各三分

【用法】上为粗末。每服三钱匕，水一盏，煎至七分，去滓温服。

【主治】室女气血凝涩，月水来不快利，少腹绞

痛，烦闷。

白茯苓丸

【来源】《圣济总录》卷一五一。

【组成】白茯苓（去黑皮）　黄耆（炙，锉）　薏苡仁　萆薢　山茱萸　赤芍药各一两半　枳壳（去瓤，麸炒）一两一分　白槟榔（炮，锉）　熟干地黄（焙）各二两　桃仁（汤浸，去皮尖双仁，麸炒黄色）二两半　当归（切，焙）一两

【用法】上为末，炼蜜为丸。涂酥捣熟为丸，如梧桐子大。每服四十丸，空腹煎大枣汤送下。

【主治】妇人月水不调，或多或少，脐下胀满疼痛。

半夏饮

【来源】《圣济总录》卷一五一。

【组成】半夏（汤洗七遍，焙）二两　大黄（锉，炒）一两　川芎　当归（炒，焙）　赤芍药　桂（去粗皮）各一两　吴茱萸（洗，焙，微炒）一两半　桃仁（汤浸，去皮尖双仁，炒）一两　桑寄生一两半　槟榔（煨）三枚

【用法】上为粗末。每服三钱匕，水一盏，加生姜一枣大（切），煎至七分，去滓，空腹温服。

【主治】妇人月经不调，腰腹冷痛，面无血色，日见消瘦，胸腹满闷，欲成骨蒸，及已成者宜服。

芎藭汤

【来源】《圣济总录》卷一五一。

【组成】芎藭　黄耆（锉）　桑耳　桔梗各一两半　黄连（去须）　赤芍　牡蒙　京三棱（炮，锉）　附子（炮裂，去皮脐）　代赭　当归（切，焙）　白术各一两　青橘皮（去白，炒）　黄芩（去黑心）各半两　桂（去粗皮）三分

《普济方》无黄连，牡蒙作"牡丹皮"。

【用法】上锉，如麻豆大。每服五钱匕，水一盏半，加生姜五片，煎至八分，去滓温服，不拘时候。

【主治】妇人月水不调，脐下撮痛。

当归丸

【来源】《圣济总录》卷一五一。

【组成】当归（切，焙）二两半　芍药　地榆（炙，锉）　卷柏（用叶）　桂（去粗皮）　白龙骨（煅）　鹿茸（酒浸，去毛，炙）　人参　蒲黄（炒）　阿胶（炙燥）　白术　厚朴（去粗皮，生姜汁炙）　石斛（去根）各一两　枳壳（去瓤，麸炒）二两　熟干地黄（焙）三两　白茯苓（去黑皮）一两

【用法】上为末，炼蜜为丸，如梧桐子大。每服二十丸至三十丸，温酒送下，一日三次。

【主治】妇人月水不断，或多或少，四肢烦倦，身体瘦悴。

当归汤

【来源】《圣济总录》卷一五一。

【组成】当归（切，焙）　甘草（炙，锉）　桂（去粗皮）　木贼　大黄（锉炒）　京三棱（炮，锉）各一两　威灵仙（去土）　生干地黄（焙）　王不留行　槟榔　延胡索　代赭（煅，醋淬）　天雄（炮裂，去皮脐）　鳖甲（去裙襕，醋炙）各一两半　红蓝花（炒）三分

【用法】上锉，如麻豆大。每服五钱匕，水一盏半，煎八分，去滓温服，不拘时候。

【主治】妇人月水不利，脐下撮痛，食减羸劣。

当归汤

【来源】《圣济总录》卷一五一。

【组成】当归（切，焙）　牛膝（酒浸，切，焙）　桃仁（汤浸，去皮尖双仁，炒黄）　牡丹皮　大黄（锉，炒）各一两半　芎藭　土瓜根　赤芍药　朴消　桂（去粗皮）各一两　虻虫（去翅足，糯米同炒米熟，去米）　水蛭（微炒）各一分

【用法】上为粗末。每服二钱匕，水一盏，煎至六分，去滓温服，日再夜一。

【主治】妇人月候不调，或一月再来，或隔月不来，或多或少，脐下绞痛，面色萎黄，四体虚羸，不能饮食。

当归饮

【来源】《圣济总录》卷一五一。

【组成】当归（微炙） 肉豆蔻（去壳） 厚朴（去粗皮，生姜汁炙烟出） 甘草（炙） 芍药 枳壳（去瓤，麸炒黄） 白茯苓（去黑皮） 人参各半两

【用法】上为粗末。每服三钱匕，水一盏，煎至七分，去滓，空心温服。

【主治】妇人月水不调，及欲来脐下痛，肢体烦热。

当归散

【来源】《圣济总录》卷一五一。

【组成】当归（切、炒） 牡丹皮 芍药 延胡索 芎䓖各一两 桂（去粗皮） 黄芩（园小者） 甘草（炙） 水蛭（糯米同炒米熟，去米）各半两

【用法】上为散。每服二钱匕，空心温酒调下。

【主治】妇人血劳气滞，经脉不通，腹内疼痛。

当归散

【来源】《圣济总录》卷一五一。

【组成】当归（切，焙） 芍药 蓬莪术（炮，锉） 陈曲（炒） 麦蘖（炒） 青橘皮（汤浸，去白，焙） 京三棱（炮，锉） 大腹（锉） 木通（锉）各一两

【用法】上为散。每服二钱匕，温酒调下，一日三次，不拘时候。

【主治】室女月水不利，断续不匀。

当归散

【来源】《圣济总录》卷一五一。

【组成】当归（切，焙） 牡丹皮 芍药 延胡索 芎䓖各一两 桂（去粗皮） 黄芩（去黑心） 生干地黄（焙） 甘草（炙） 水蛭（糯米同炒米熟，去米） 紫葳各半两

【用法】上为散。每服二钱匕，空心温酒调下。

【主治】室女月水不利，少腹刺痛。

防风汤

【来源】《圣济总录》卷一五一。

【组成】防风（去叉） 羚羊角（镑） 地榆 赤芍药各一两半 茯神（去木） 鳖甲（去裙襕，醋炙） 熟干地黄（焙） 枳壳（去瓤，麸炒）各一两

【用法】上为粗末。每服三钱匕，水一盏，煎至六分，去滓温服。

【主治】妇人月水不调，脐腹胀满，四肢寒热，不嗜饮食。

赤芍药丸

【来源】《圣济总录》卷一五一。

【组成】赤芍药 大黄（锉，炒） 吴茱萸（汤洗，焙，炒） 干姜（炮） 厚朴（去粗皮，生姜汁炙，锉） 细辛（去苗叶） 牡丹（去心）各一两半 芎䓖 当归（炒，切）各二两 桃仁（汤浸，去皮尖双仁，炒）二两半 附子（炮裂，去皮脐）一两

【用法】上为末，炼蜜和涂酥为丸，如梧桐子大。每服二十丸，渐加至三十丸，久冷劳可服至四十丸，空心酒送下。觉暖即减丸数。

【主治】妇人月水不调，或多或少，脐下块结，痛如锥刺，不治即成劳疾。

赤芍药丸

【来源】《圣济总录》卷一五一。

【组成】赤芍药 熟干地黄（焙） 紫苏子（微炒）各二两 贝母（去心） 桑寄生 人参 鳖甲（去裙襕醋炙） 当归（切，焙） 芎䓖各一两半 苦参 诃梨勒（煨，去核） 桂（去粗皮）各一两

【用法】上为末，炼蜜为丸，如梧桐子大。每服二十丸，空腹酒送下。

【主治】室女禀受怯弱，月水不调，或来或止，身体疼痛，时有寒热。

赤芍药汤

【来源】《圣济总录》卷一五一。

【组成】赤芍药　牡丹皮　丹参　生干地黄（炒）各二两　牛膝（酒浸，切，焙）　土瓜根　当归（切，焙）　桂（去粗皮）　黄芩（去黑心）各一两半　桃仁（汤浸，去皮尖双仁，麸炒）四十枚

【用法】上为粗散。每服三钱匕，水一盏，加生姜五片，煎至六分，去滓，下朴消半钱匕，温服，一日三次。

【主治】妇人月候不调，或多或少，或先或后，腰脚疼痛，手心烦热，不思饮食。

赤芍药汤

【来源】《圣济总录》卷一五一。

【组成】赤芍药　黄耆（锉）　熟干地黄（焙）防风　五味子各一两半　桔梗（炒）　白茯苓（去黑皮）　羚羊角（镑）各一两

【用法】上为粗散。每服三钱匕，水一盏，煎至七分，去滓，空腹温服，一日二次。

【主治】妇人月水不调，胸膈气闷，脐腹绞痛，头眩心烦。

吴茱萸汤

【来源】《圣济总录》卷一五一。

【组成】吴茱萸（汤洗，焙干，炒）一升　生姜（切，炒）　桂（去粗皮）各五两　大枣（去核，炒）十个　人参　牛膝（酒浸，切，焙）芍药各一两　甘草（炙，锉）半两　小麦　牡丹皮各一两半　半夏（汤洗七遍）二两半　桃仁（汤浸，去皮尖双仁，炒）二十个

【用法】上为粗末。每服三钱匕，水半盏，酒半盏，煎至七分，去滓温服，良久再服；如不饮酒，只以水煎。

【主治】妇人月水不调，或多或少，腹中冷痛。

牡丹皮汤

【来源】《圣济总录》卷一五一。

【组成】牡丹皮　白芷　桑耳　诃黎勒皮（煨）代赭石（碎）　龙骨（去土）　当归（切，焙）各一两半　黄连（去须）　黄耆（炙，锉）　地榆鹿茸（去毛，酥炙）各一两一分　苍术（米泔浸，

切，焙）　附子（炮裂，去皮脐）各一两　杏仁十五个（去皮尖双仁，炒令黄）　肉豆蔻（去皮）两个　黄芩（去黑心）半两

【用法】上锉，如麻豆大。每服五钱匕，以水一盏半，加生姜五片，煎取八分，去滓温服。

【主治】妇人经水不调，腰背疼痛，食物不得。

没药汤

【来源】《圣济总录》卷一五一。

【组成】没药　姜黄　人参　当归（切，焙）　苏枋木（锉）　红蓝花　赤芍药各半两　附子（大者）一枚（炮裂，去皮脐）　白茯苓（去黑皮）一两

【用法】上为粗末。每服三钱匕，水一盏，煎至五分，加酒二分，再煎沸，去滓，空心、午食前稍热服。

【主治】室女月水不调，气攻心腹，或断或续，或赤或白，面色萎黄，不思饮食。

沉香汤

【来源】《圣济总录》卷一五一。

【组成】沉香一两　柴胡（去苗）　秦艽（去苗土）　肉豆蔻（去壳）　白芷　黄耆（锉）　鳖甲（去裙襕，醋炙）　桔梗（炒）　桂（去粗皮）各二两　当归（切，洗，焙）　芎䓖　蓬莪术（炮）麦门冬（去心，焙）　槟榔（锉）　芍药　人参白茯苓（去黑皮）　海桐皮（锉）　枳壳（去瓤，麸炒）　甘草（炙）　熟干地黄（焙）　酸枣仁　木香各一两　荆芥穗三两

【用法】上为粗末。每服三钱匕，水一盏，加生姜三片、乌梅半枚，同煎至七分，去滓温服，每日三次。

【主治】室女月水不调，或多或少，或断或绝，不快不利，攻刺疼痛，四肢无力，不思饮食，多困黄瘦，胸膈痞满。

附子丸

【来源】《圣济总录》卷一五一。

【组成】附子一枚（炮裂，去皮脐）　乌贼鱼骨

（去甲）一两　白石脂二两　白丁香一分（炒）
白矾（烧灰）　干姜（炮）各半两

【用法】上为末，用醋煮面糊为丸，如梧桐子大。
每服二十丸，米饮送下，每日三次。

【主治】室女月水过期，连绵不止，脐腹疼痛。

虎掌汤

【来源】《圣济总录》卷一五一。

【组成】虎掌（锉）半两　大黄（锉，炒）二两
桃仁（汤浸，去皮尖双仁，麸炒黄）三十枚　水
蛭（以糯米同炒，米熟去米）二十一枚

【用法】上为粗末。每服二钱匕，水一盏，煎至七
分，去滓温服。血快即止。

【主治】妇人月水不利，腹中满痛。

泽兰丸

【来源】《圣济总录》卷一五一。

【组成】泽兰叶　钟乳（别研）　细辛（去苗叶）
黄耆（锉）　紫石英（别研）各三分　大黄（锉，
炒）　远志（去心）　熟干地黄（焙）　白芷　苦参
柏子仁（微炒）　蜀椒（去目及闭口者，炒出汗）
白术　芎䓖　附子（炮裂，去皮脐）　吴茱萸（汤
洗，焙干，炒）　麦蘗（炒）　陈曲（炮）　前胡
（去芦头）　大枣（去核，炒）各半两　丹参　枳
壳（去瓤，麸炒）　芍药　桔梗（炒）　秦艽（去
苗土）　当归（切，焙）　沙参　桂（去粗皮）　厚
朴（去粗皮，生姜汁炙，锉）　石斛（去根）　麦
门冬（去心，焙）各三分　人参半两

【用法】上为末，炼蜜为丸，如梧桐子大。每服二
十丸，渐加至三十丸，空腹以温酒送下。

【主治】妇人月水不利，累月不快，身体烦热，骨
节沉重，日渐羸瘦。

泽兰丸

【来源】《圣济总录》卷一五一。

【组成】泽兰叶　牡丹皮　芎䓖　当归（切，焙）
延胡索　蓬莪术（炮，锉）　京三棱（炮，锉）
芍药　熟干地黄（焙）各一两　桂（去粗皮）　青
橘皮（去白，炒）　乌头（炮裂，去皮脐）各三分

【用法】上为细末，酒糊为丸，如梧桐子大。每服
二十丸，空心、食前以温酒送下。

【主治】室女血气不调，止后复来，脐腹冷疼。

茯苓饮

【来源】《圣济总录》卷一五一。

【组成】白茯苓（去黑皮）　当归（微炙）　芍药
甘草（炙）各一两　桂（去粗皮）一两半

【用法】上为粗末。每服三钱匕，水一盏，煎七
分，去滓，空心温服。

【主治】妇人月水不调，腰腹疼痛。

茯苓散

【来源】《圣济总录》卷一五一。

【组成】白茯苓（去黑皮）　木香　杜仲（切，
炒）　菖蒲　熟干地黄（焙）　柏子仁（研）　秦艽
（去苗土）　菟丝子（酒浸，别捣，焙干）　青橘皮
（汤浸，去白，焙）　诃黎勒皮（炮）　赤石脂　当
归（切，焙）　五加皮（锉）　牛角䚡（烧灰）
乌贼鱼骨（去甲）　艾叶灰（烧存性）各一两

【用法】上为散。每服二钱匕，糯米饮调下，温酒
亦得，空心、食前服，一日三次。

【主治】

1.《圣济总录》：妇人血海不调，因虚冷成
积，月水不绝，及赤白带下，面色萎黄。

2.《妇人大全良方》引《博济方》：腰脚沉
重，胎气多损。

茯神汤

【来源】《圣济总录》卷一五一。

【组成】茯神（去木）　赤芍药　地榆　熟干地黄
（焙）各一两半　地骨皮　白术　甘菊花　柴胡
（去苗）各一两

【用法】上为粗末。每服三钱匕，水一盏，煎至六
分，去滓温服。

【主治】妇人月水不调，头目昏眩，心腹气痛，四
肢麻痹，脐下胀闷。

破血丸

【来源】《圣济总录》卷一五一。

【组成】牡丹皮 苦参 赤芍药 当归（锉，焙） 大黄（锉，炒）各二两 食茱萸（洗，焙，炒） 延胡索 五味子各一两 贝母（去心）一两半 槟榔（锉）十枚 莲叶一斤

【用法】上为细末，炼蜜为丸，如梧桐子大。每日服三十丸，空腹酒送下。渐加至四十丸。

【主治】妇人腹中血结，月候不调。

铅霜散

【来源】《圣济总录》卷一五一。

【组成】铅白霜半两

【用法】上为细散。每服一钱匕，温地黄汁一合调下；如无地黄汁，用生干地黄煎汤送下。

【主治】室女月水滞涩，心烦恍惚。

桑耳丸

【来源】《圣济总录》卷一五一。

【组成】桑耳 菴蔄子 桂（去粗皮） 芎䓖 人参 牛膝（去苗，酒浸，切，焙） 赤茯苓（去黑皮） 白芍药各一两半 大黄（锉，炒）一两 生干地黄（焙）一两 甘草（炙）半两

【用法】上为末，炼蜜为丸，如梧桐子大。每服二十丸，空腹温酒送下。

【主治】室女月水不利，或来或止，不得宣通，脐腹攻痛。

桑椹汤

【来源】《圣济总录》卷一五一。

【组成】桑椹 白茯苓（去黑皮） 牡丹皮 熟干地黄（焙） 桂（去粗皮） 芎䓖各一两

【用法】上为粗末。每服三钱匕，水一盏，煎七分，去滓，空心温服。

【主治】妇人月经不调，脐下绞痛。

菴蔄子散

【来源】《圣济总录》卷一五一。

【组成】菴蔄子一两一分 瞿麦穗 槟榔（锉） 桂（去粗皮） 牡丹皮 芎䓖 当归（切，焙） 甘草（炙，锉） 射干 木香 吴茱萸（汤洗，焙炒）各三分 桃仁（汤浸，去皮尖双仁，炒黄）十二枚 鳖甲（去裙襕，醋炙） 牛膝（酒浸，切，焙） 蒲黄 赤芍药 大黄（锉，炒） 熟干地黄（焙）各一两 黄芩（去黑心）一两半 水蛭（微炒）一分

【用法】上为散。每服一钱匕，稍加至二钱匕，温酒调下，一日二次。以效为度。

【主治】妇人血气不调，经水不定，腹胁多胀，或五六月一来，或三二月一来，虽来色如煮小豆汁，其血复少者。

黄连汤

【来源】《圣济总录》卷一五一。

【组成】黄连（去须）一两 地榆 桑耳 赤石脂 黄耆（锉，炒）各一两半 白芷 厚朴（去粗皮，生姜汁炙）各三分 黄芩（去黑心）半两

【用法】上为粗末。每服五钱匕，以水一盏半，加生姜一枣大（切），煎取八分，去滓，空心、食前温服，一日三次。

【主治】妇人经候不调，或所下过多，腹痛腰重。

黄耆饮

【来源】《圣济总录》卷一五一。

【组成】黄耆（锉，炒）半两 小蓟 桑耳 附子（炮裂，去皮脐）各三两 延胡索 白芷 桂（去粗皮）各一两半 黄芩（去黑心）一两 肉豆蔻二枚（去壳） 赤石脂（研） 当归（炙，锉） 生干地黄 芎䓖 白术 地榆各一两

【用法】上锉，如麻豆大。每服五钱匕，以水一盏半，加生姜一分（拍碎），同煎取八分，去滓温服。

【主治】妇人经候不调，或过多，腰疼重。

黄连厚朴汤

【来源】《圣济总录》卷一五一。

【组成】黄连（去须）　厚朴（去粗皮，生姜汁炙）各一两一分　桑耳　茯神（去木）　天雄（炮裂，去皮脐）　射干　黄耆（锉，炒）各一两半　代赭（碎）　枳壳（去瓤，麸炒）　桔梗（锉，炒）　地榆　当归（切，焙）各一两　白术（锉，炒）　桂（去粗皮）　黄芩（去黑心）各半两

【用法】上锉，如麻豆大。每服三钱匕，以水一盏，加生姜三片，煎取七分，去滓温服。

【主治】妇人经气不调。

琥珀散

【来源】《圣济总录》卷一五一。

【组成】琥珀三分（研）　延胡索　牡丹皮　土瓜根各一两　没药　当归（洗，焙）　牛膝（去苗，酒浸，切，焙）各半两　木香一两半

【用法】上为散。每服二钱匕，食前米饮调下，温酒亦得。

【主治】室女月水不调，心腹疞痛，或血冷凝结成片，断续不定，不思饮食。

紫葛汤

【来源】《圣济总录》卷一五一。

【组成】紫葛（锉）　紫参各三分　柴胡（去苗）一两　禹余粮（醋淬三遍）　紫菀（去苗土）各半两　芒消一两

【用法】上为粗末。每服二钱匕，水一盏，煎七分，去滓，空心、食前温服。

【主治】月候不调，渐瘦寒热。

漏芦汤

【来源】《圣济总录》卷一五一。

【别名】调经散（《普济方》卷三三二）。

【组成】漏芦（去芦头）　当归（切，焙）　红花子　枳壳（去瓤，麸炒）　白茯苓（去黑皮）　人参各半两

【用法】上为粗末。每服三钱匕，水一盏，煎至七

分，去滓温服，不拘时候。

【主治】室女月水不调。

薏苡仁丸

【来源】《圣济总录》卷一五一。

【组成】薏苡仁二两　干姜（炮裂）　吴茱萸（汤浸七遍，焙干，微炒）　附子（炮裂，去皮脐）　大黄（锉，炒）　芍药各一两　黄芩（去黑心）　生干地黄（微炒）　当归（微炒）　桂（去粗皮）　白术各半两　蜀椒（去目并合口者，炒出汗）　人参　石韦（去毛，微炙）各一两　桃仁（汤浸，去皮尖双仁，麸炒黄色）三十枚

【用法】上为末，炼蜜为丸，如梧桐子大。每服二十丸，温酒送下，一日三次。

【主治】妇人月水不利。胸胁痞满，脐腹刺痛，手足烦热。

瞿麦汤

【来源】《圣济总录》卷一五一。

【组成】瞿麦穗　延胡索　京三棱（炮，锉）各一两半　当归（切，焙）　桂（去粗皮）　白前　大腹（锉碎）　代赭　红兰花（炒）各一两　桃仁十枚（去皮尖双仁，炒，研）　草豆蔻（去皮）三枚

【用法】上为粗末，入桃仁拌匀。每服三钱匕，水一盏，加生姜三片，同煎至七分，去滓，温服。

【主治】妇人经候不调，气攻心腹，妨胀迷闷。

麒麟竭丸

【来源】《圣济总录》卷一五一。

【组成】麒麟竭三分　芫花二钱（醋炒焦）　蟾酥一分

【用法】上为末，合研匀细，用糯米粥为丸，如黍米大。每服五丸，空心、临卧桃仁酒送下。

【主治】妇人月水或来或不来，脏腑疼痛。

鳖甲丸

【来源】《圣济总录》卷一五一。

【组成】鳖甲（去裙襕，醋炙）　桂（去粗皮）

京三棱（煨，锉）　牡丹皮　牛膝（去苗，酒浸，切，焙）　诃黎勒皮　琥珀　大黄（炮）　桃仁（去皮尖双仁，麸炒）　土瓜根　附子（炮裂，去皮脐）　赤茯苓（去黑皮）各一两

《普济方》有荆芥、白茯苓。

【用法】上为末，炼蜜为丸，如梧桐子大。每服二十丸，煎桃仁汤送下。

【功用】破血块、气块。

【主治】室女月经不调，或少不利，前后愆期，日月浸久，肌肉黄瘁，胁下积气结硬，时发刺痛，渐成劳状。

鳖甲汤

【来源】《圣济总录》卷一五一。

【组成】鳖甲（去裙襕，醋炙）　白茯苓（去黑皮）　枳实（去瓤，麸炒）　赤芍药　五加皮（锉）　菴䕡子（微炒）各一两半　黄芩（去黑心）　当归（切，焙）　羌活（去芦头）各一两

【用法】上为粗末。每服三钱匕，水一盏，煎至六分，去滓，下地黄汁一合，好酒一合，更煎一二沸，空心服。

【主治】妇人月候不调，胸中烦躁，腰胯痹痛，不思饮食。

鳖甲汤

【来源】《圣济总录》卷一五一。

【组成】鳖甲（去裙襕，醋炙）　大黄（锉，炒）　桂（去粗皮）　羌活（去芦头）　枳壳（去瓤，麸炒）　当归（切，焙）　芎䓖　吴茱萸（汤浸七遍，焙干，炒）　瞿麦穗　牛膝各三分　槟榔（锉）三个

【用法】上为粗末。每服三钱匕，水一盏，加生姜一枣大（拍破），煎至六分，去滓温服。

【主治】妇人月水不调，或不通利，发即刺痛。

鳖甲汤

【来源】《圣济总录》卷一五一。

【组成】鳖甲（醋炙，去裙襕）一两　当归（锉，焙）三分　桂（去粗皮）半两　生干地黄（焙）

一两　芍药三分　虎杖（炒）一两　柴胡（去苗）一两　桃仁（汤去皮尖双仁，炒）一两　牛膝（酒浸，去苗，焙）半两　鬼箭羽三分　大黄（锉，炒）半两　虻虫一分（炒）

【用法】上为粗末。每服三钱匕，水一盏半，煎至七分，去滓温服，每日一次。

【主治】经络壅滞，月水不通，日渐羸瘦，四肢无力。

如圣散

【来源】《圣济总录》卷一五二。

【别名】如胜散（《类编朱氏集验方》卷十）、如神散（《仙拈集》卷三）。

【组成】棕榈一两（烧黑灰）　乌梅一两　干姜一两（并烧过，存五分性）

【用法】上为散。每服一钱匕，乌梅汤调下，食前服。久患甚者不过三服。

【功用】《医方集解》：止崩漏。

【主治】

1. 《圣济总录》：经血不止。
2. 《普济方》：经血不调，兼治血崩。

【方论】《医方集解》：此足厥阴药也，涩能止血，故用棕榈；酸能收敛，故用乌梅；温能守中，故用干姜；黑能止血，故并煅用。

鮀甲散

【来源】《圣济总录》卷一五二。

【组成】鮀甲二两半（炙）　当归（切，焙）二两　桑耳二两半（炙，金色者为上）　人参　狗脊（去毛）一两半　禹余粮（煅，醋淬）二两半　白石脂二两　吴茱萸（汤洗，炒）一两　柏叶二两　赤芍药一两半　桑寄生二两　厚朴（去粗皮，生姜汁炙，锉）一两半　桂（去粗皮）一两一分　黄耆（锉）二两　熟干地黄（焙）二两

【用法】上为散。每服二钱匕，食前米饮调下，一日二次。

【主治】妇人经血日久不止，或赤白，或青黑，颜色不定。

鮀甲散

【来源】《圣济总录》卷一五二。

【组成】鮀甲（炙） 桑耳各二两半（金色者，炙） 当归（切，焙） 吴茱萸（汤洗，焙干，炒）各一两半 赤芍药半两 柏叶（熬） 桑寄生 熟干地黄（焙） 乌贼鱼骨（去甲） 人参 禹余粮（煅，醋淬）各二两

【用法】上为散。每服二钱匕，米饮调下，空心服。

【主治】妇人经血不止，五色不定。

芍药汤

【来源】《圣济总录》卷一五三。

【组成】芍药 芎䓖 当归（切，焙） 防风（去叉） 桂（去粗皮）各半两 甘草（炙，锉） 生干地黄（焙）各一两 枳壳（去瓤，麸炒） 白术各半两

【用法】上为粗末。每服三钱匕，水一盏，煎七分，去滓温服。

【主治】妇人血积气攻刺疼痛不已，面黄体瘦，经水不调。

【加减】经水久不利，煎成加芒消半钱匕，稍热服。

当归丸

【来源】《圣济总录》卷一五三。

【组成】当归（切，焙） 芍药 吴茱萸（汤洗，焙干，炒） 大黄（煨，锉） 干姜（炮） 附子（炮裂，去皮脐） 细辛（去苗叶） 牡丹皮 芎䓖各半两 虻虫（糯米炒） 水蛭（糯米炒）各七十个 桂（去粗皮）三分 厚朴（去粗皮，生姜汁炙） 桃仁（汤浸，去皮尖双仁，研）各一两

【用法】上为末，炼蜜为丸，如梧桐子大。每服二十丸，加至三十丸，空心、食前温酒送下。

【主治】妇人血积脐下结块，痛如锥刺，或下赤白，月水不调，腰背痛。

顺经散

【来源】《圣济总录》卷一五三。

【组成】吴茱萸三两（汤洗七次，炒） 麦门冬五

两半（去心） 半夏二两半（汤洗七次） 当归二两（去芦头） 芎䓖二两 人参二两（去芦头）芍药二两 牡丹皮二两 桂二两（去粗皮） 阿胶二两（碎，炒令黄燥） 甘草二两（锉，炒）

【用法】上为粗散。每服三钱匕，水一盏半，加生姜五片，煎至一盏，去滓，空心、食前热服。

【主治】妇人经水或通或止，或产后寒凝，血积成瘀。

姜黄散

【来源】《圣济总录》卷一五三。

【组成】姜黄 白术各八两 生姜（去皮，细切）三升 当归（切）十两 陈曲末 大麦蘖末各二升 生地黄（细切）三升 桃仁（去皮尖，双仁）杏仁（去皮尖双仁）各二升 青橘皮（汤浸去白，切）三升

【用法】用木杵臼捣如泥，纳甑中铺匀，以面封之，勿使泄气，蒸熟，并甑置屋下三日，开，出药晒干，为散。每服方寸匕，酒调下，一日二次，取利为度。若炼蜜为丸亦得，每服三十丸，酒送下，一日二次。

【主治】妇人冷癖，血块虚胀，月经不调，瘦弱不能食，面无颜色。

【宜忌】十日内忌生冷难消化物，过十日百无所忌。

回生丸

【来源】《幼幼新书》卷十三引《保生信效方》。

【组成】麻黄（去根节，称） 桑根白皮一斤（锉，须土下者，自采为佳） 续随子四两 白药子三两（为粗末。上四味，用河水五石先浸一宿，于大釜器中旋旋添浸药，慢火熬，以麻黄心黑、水只有二三斗为度；取出滓，用来生绢袋滤过，再入银、石器或砂器内熬成膏） 没药（研） 透明乳香（水中坐乳钵研之） 桔梗 白芷 钟乳（研五日，极细入内） 当归（去芦头，汤急洗过，切，焙干，称）各二两 人参 木香各半两 白茯苓（去皮）二两 沉香一两 苦参六两

【用法】上为细末，用麻黄膏为丸，如弹子大，须腊月合。每服一丸，百沸汤半盏化下，觉怔忪肉瞤汗出是效。小儿量与，常以零陵香、白芷为末养此药。

【主治】伤寒八九日，汗不出，及日数多，沉重，精神不与人相当，汗欲出不出危殆者；伤寒坏病，手足筋挛，筋受寒邪而厥冷，及高年人虚劳烦喘；妇人经水不匀，气血虚劣；破伤风，痰嗽，肺痿，盗汗，寒热，身痛，小儿郁瞀，昏迷瘈疭。

必效散

【来源】《产乳备要》。

【组成】棕皮（烧） 木贼（去节，烧存性）各二两 麝香一钱（研）

【用法】上为末。每服二钱，空心酒调下。

【主治】妇人月水不调，及崩漏不止。

当归地黄丸

【来源】《产育宝庆》卷下。

【组成】当归 熟地黄 川芎 白芍药各二两 牡丹皮 延胡索各一两 人参 黄耆各半两

【用法】上为末，炼蜜为丸，如梧桐子大。每服三十丸，食前米饮送下，一日二次。

【功用】常服平养气血。

【主治】妇人血气不和，月事不匀，腰腿疼痛。

【方论】《济阴纲目》汪淇笺：禀弱者，先天之气弱也。血生于气，气生于下，故用熟地为君，人参佐之，以生下焦之气，使阴气旺而生血也；臣以乌梅以生液，而敛血入肝。夫既生矣，敛矣，而不为流行之，则血凝而不通，故以芎、归为使。其或瘀也，以赤芍破之；其或溃也，以炒蒲黄涩之，庶乎生而不壅，止而不塞，降中有升，温之不热。细玩铢铢之多寡，便知立方之妙用。

没药丸

【来源】《产育宝庆》卷下。

【组成】没药 茺蔚子 干姜 苍术 川芎 熟干地黄 白芍药 当归各一两 血竭半两

方中茺蔚子，《普济方》引作"香附子"，《御药院方》作"茛菪子"。

【用法】除血竭、没药外，上锉，先炒茺蔚子焦黄色，次下干姜炒令黄，次下苍术微黄色，次下川芎等药，并令微黄，与血竭、没药等同为细末，

醋煮面糊为丸，如梧桐子大。每服五六十丸，渐加至八九十丸，空心、食前以温酒或淡醋汤送下，一日二次。

【主治】妇人月经不调，肌瘦发热，饮食减少。

活血散

【来源】《产乳备要》。

【组成】当归 川芎 白芍药 柴胡各四两 肉桂（去粗皮）二两

方中柴胡，《御药院方》卷十作"延胡"。

【用法】上为粗末。每服五六钱，水一盏半，煎至七分，去滓，食后稍热服。

【主治】冲任气虚，经事不调，或多或少，或前或后。

滋荣丸

【来源】《产乳备要》。

【组成】熟干地黄 人参 五味子 赤芍药 当归 远志（去苗） 白茯苓（去皮） 牡丹皮 桂心 藁本各一两 防风 卷柏 细辛 山药各半两 白术三钱

【用法】上为细末，炼蜜和丸，如梧桐子大。每服三十丸，食前空心温酒下，日进三服。

【主治】妇人本经衰弱，愆期不来，及有血结成块，脐下坚硬，疼痛不消。

人参禹余粮丸

【来源】《鸡峰普济方》卷十五。

【组成】禹余粮 龙骨 人参 桂 紫石英 川乌头 桑寄生 杜仲 五味子 远志各二两 泽泻 当归 石斛 苁蓉 干姜 川椒 牡蛎 甘草各二两

【用法】上为细末，炼蜜为丸，如梧桐子大。空心、食前服二十丸，米饮送下，一日三次，渐加至三十丸。

【功用】调阴阳，顺血气。

【主治】冲任虚弱，荣卫不调，或阴乘阳，胞寒气冷，血不运行。经候乍多乍少，或前或后，脐腹时痛，面色不泽，久不治之，渐至虚损，令人断产，变生他病。

万安散

【来源】《鸡峰普济方》卷十五。

【组成】人参 茯苓 木香 芍药 川楝子 芎藭 厚朴 神曲 麦芽 干姜 熟地黄 术 当归 枳壳 茴香 青皮 荆三棱 桂各一两

【用法】上为粗末。每服二钱，水一盏，加葱白二寸，煎至七分，去滓，食前温服。

【主治】下经不足，冷气攻冲，胁肋胀痛，小腹坚满，气不施化，小便不利；及妇人冲任宿寒，脐腹刺痛，经候不匀，肢体疼倦。

小活血丹

【来源】《鸡峰普济方》卷十五。

【别名】活血丹（《卫生宝鉴》卷十八）。

【组成】安息香 当归 延胡索 木香 桃仁 柏子仁各二两 泽兰叶 牡丹皮 干姜 黄耆 桂心 艾叶各四两 大附子 虎杖 山茱萸 吴茱萸 杜仲各二两 肉苁蓉 厚朴各八两

【用法】上为细末，以前安息香杵碎，好酒同研，去滓，银器内慢火熬成膏，入白面少许同煮，作面糊为丸，如梧桐子大。每服二十丸，空心、食前温酒送下；淡醋汤亦可。

【主治】

1.《鸡峰普济方》：血脏虚冷，面黄肌瘦，胸膈痞闷，心腹撮痛，呕逆恶心，面生黑黯，鬓发脱落，头旋目黑，经候不匀，腰腿酸疼，胁肋胀痛，不欲饮食，手足烦热，肢节拘倦。一切血气虚衰。

2.《卫生宝鉴》：冲任不足，下焦大寒，脐腹疼痛，月事不匀，或来多不断，或过期不来，或崩中出血，或带下不止，一切血气虚寒。

阿胶丸

【来源】《鸡峰普济方》卷十五。

【组成】阿胶 熟地黄 牛膝各二两 桂二钱 白芍药半两 五味子 黄耆 白茯苓 当归 人参 牡丹皮 川芎各一两（一方有白术一两）

【用法】上为细末，炼蜜为丸，如梧桐子大。每服

三十丸，空心枣汤送下，一日二次。

【功用】生血顺气，出颜色，长肌肤，益筋力。

【主治】气多血少，卫实荣虚，月信过期。

顺经丸

【来源】《鸡峰普济方》卷十五。

【组成】当归 石膏 蜀椒 甘草 蝉退 马鸣退各二两 柏子仁 白薇 藁本 干姜 白术 白芜荑 苍耳 人参 白芍药 芎藭 附子各一两 食茱萸 厚朴 防风 白芷各五分 桔梗三两 泽兰九分 生犀半两

【用法】上为细末，炼蜜为丸，如弹子大。每服一丸，空心温酒或米饮化下。

【功用】补虚损，调顺经血，除脏冷；临月服之壮气养胎，正顺生理，润胎；产后常服，滋养血气，和调阴阳，密腠理，实脏腑。

【主治】冲任气虚，小腹挟寒，月水不调，腹绞痛，腰腿沉重，四肢倦怠，百节酸疼，心松恍惚，忧恶不乐，面少光泽，饮食无味；以及带下三十六疾，崩中漏下五色，子脏久冷无子，及数堕胎；兼疗产后恶露不下，余血未尽，脐腹疼痛，憎寒发热，血逆上冲，狂言目瞑；或乘虚中风，口噤不语，身体不遂，头眩身战，虚风瘤冷。

神曲丸

【来源】《鸡峰普济方》卷十五。

【组成】神曲 大麦蘖 生地黄 牛膝 桑耳一斤 白术 姜黄各八两 当归十四两 桃仁 杏仁各十二两 生姜一斤 橘皮八两

方中神曲，大麦蘖、生地黄、牛膝用量原缺。

【用法】上切碎，于臼中以木杵之如泥，纳瓶中，以物盖之，封，勿令泄气，蒸于饭米中，饭熟出之，停屋下三日，开出晒干为末。每服方寸匕，渐加至一匕半，酒饮下，每日二次。若不能散，为丸服，每服三十丸。

【功用】令病人能食及驻颜色。

【主治】妇人腹内冷癖血块，虚胀，月经不调，瘦弱不能食，面无颜色，状如传尸病。

【宜忌】初服十日内，忌生冷、难消之物，以助药势；过十日外，即百无所忌，任意恣口食之，唯

忌桃、李。服丸时忌桃、李、雀肉、芜荑。

味，累年无子者，急宜治之，使血气冲和，否则终身不孕育也。

艾煎丸

【来源】《鸡峰普济方》卷十六。

【组成】艾青五两　干姜二两　附子一两

【用法】上为细末，醋煮面糊为丸，如梧桐子大。每服二十丸，空心醋汤送下。

【功用】常服补血脏，解劳倦，止疼痛，消胀满，厚肌肉。

【主治】冲任久虚，血海冷惫，脐腹疼痛，月候不匀，四肢怠堕，百节酸疼，饮食进退，下脏虚鸣，及妊娠不牢，赤白带下，面色萎黄，口淡无味，胸膈满闷。

没药散

【来源】《类编朱氏集验方》卷十引《鸡峰普济方》。

【组成】没药一两

【用法】作丸散皆可服。先将绵塞阴户，只顿服。

【主治】妇人月信退出，皆为禽兽之状，似来伤人。

地黄丸

【来源】《普济本事方》卷十引庞老方。

【组成】熟干地黄一两一分　山茱萸（连核用）白芜荑　白芍药（锉，微炒）　代赭石（醋淬，煅五六次）各一两　干姜（炮）　厚朴（去粗皮，生姜汁炙）　白僵蚕（去丝嘴，炒）各三分

【用法】上为细末，炼蜜为丸，如梧桐子大。每服四五十丸，空心酒送下，一日三次。

【主治】妇人月经不调，每行数日不止，兼有白带，渐渐瘦悴，饮食少味，累年无子。

【方论】《本事方释义》：熟地黄气味甘苦微寒，入足少阴；山茱萸气味酸微温，入足厥阴；白芜荑气味辛平，入手足阳明、足太阴；干姜气味辛温，入手足太阴；白芍药气味酸微寒，入足厥阴；代赭石气味甘平，入手少阴、足厥阴；厚朴气味辛温，入足阳明、太阴；白僵蚕气味辛咸平，入手足阳明，能引药入络。温酒送药，亦引入经络也。此妇人月经不调，兼有白带，渐渐瘦悴，饮食无

当归散

【来源】《普济本事方》卷十。

【组成】当归（洗，去芦，薄切，焙干）　川芎（洗）　白芍药　黄芩（锉，炒）各一两　白术半两　山茱萸一两半（连核用）

【用法】上为细末。每服二钱，空心、食前酒调下，一日三次。

【主治】

　　1.《普济本事方》：妇人天癸已过期，经候不匀，或三四月不行，或一月再至，腰腹疼痛。

　　2.《景岳全书》：经水妄行不止，及产后气血虚弱，恶露内停，憎寒发热。

【加减】如冷，去黄芩，加桂一两。

交加散

【来源】《普济本事方》卷十。

【组成】生地黄五两（研取汁）　生姜五两（研取汁）

【用法】上交互用汁浸一夕，各炒黄，渍，汁尽为度，末之。寻常腹痛酒调下三钱，产后尤不可缺。

【主治】妇人荣卫不通，经脉不调，腹中撮痛，气多血少，结聚为癥，产后中风。

【方论】《本事方释义》：生地黄气味甘苦微寒，入手足少阴厥阴；生姜气味辛温，入手足太阴。各捣汁，互相浸渍、炒黄，欲其气味之和也。此妇人产后中风，荣卫不通，经脉不调，欲结癥瘕者宜服之。用此二味，只取乎调气血耳。

补宫丸

【来源】《扁鹊心书·神方》。

【组成】当归（酒炒）　熟地（姜汁炒）　肉苁蓉（酒洗，去膜）　菟丝子（酒洗，去膜）　牛膝（酒洗）各二两　肉桂　沉香　荜茇（去蒂，炒）　吴茱萸（去梗）　肉果各一两　真血竭　艾叶各五钱

【用法】上为末，醋糊为丸，如梧桐子大。每服五十丸，酒或白汤任下。

【功用】久服多子。

【主治】女人子宫久冷，经事不调，致小腹连腰痛，面黄肌瘦，四肢无力，减食发热，夜多盗汗，赤白带下。

紫金丹

【来源】《扁鹊心书·神方》。

【组成】代赭石（烧红，醋淬七次） 赤石脂（制法同） 禹余粮（制法同）各五两

【用法】上为细末，入阳城罐盐泥封固，一寸厚，阴干，大火煅三炷香，冷定，再研极细，醋糊为丸，如芡实大。每服十丸，热酒送下。

【功用】补脾肾虚损，活血，壮筋骨。

【主治】下元虚惫，子宫寒冷，月信不调，脐腹连腰疼痛，面黄肌瘦，泄泻，精滑，一切虚损之证。

二气丹

【来源】《宣明论方》卷十一。

【别名】二气丸（《济阴纲目》卷二）。

【组成】大黄四两（别为末，醋一升，慢火熬成膏子） 当归二两 白芍二两

【用法】上为末，以膏子为丸，如梧桐子大。每服二十丸，食前淡醋汤送下，每日三次。有燥热，以柴胡饮子相参服之。

本方方名，原作二气汤，与剂型不符，据《医方类聚》改。

【主治】

1. 《宣明论方》：月水不调，继绝不产，面黄肌瘦，恒不思美食。

2. 《医略六书》：经闭脉数涩，左右强弱不调者。

【加减】如月水不通，加入干漆三钱（炒焦用），没药半两，硇砂三钱（研），官桂二钱，斑蝥三钱（去头足，炒热用，生用则吐泻）。

【方论】《医略六书》：热瘀不清，经血暗耗，故经脉闭遏，月事不行焉。当归养既耗之血，白芍敛热伤之阴，大黄净汁，熬膏入药，丸服。醋以引之入肝，饮以漱之和胃，使热化血荣，则冲任蓄泄有权，何患经闭不通乎！

当归龙骨丸

【来源】《宣明论方》卷十一。

【组成】当归 芍药 黄连 梁槐子 艾叶（炒）各半两 龙骨 黄柏各一两 茯苓半两 木香一分

【用法】上为末，滴水为丸，如小豆大。每服三四十丸，食前温水饮送下，一日三四次。

【主治】月事失常，经水过多；及带下淋沥，无问久新赤白诸症；并产后恶物不止，或孕妇恶露，胎痛动不安，及大小儿痢泻。

增损四物汤

【来源】《宣明论方》卷十一。

【组成】川芎 当归 芍药 熟地 白术 牡丹皮各半两 地骨皮一两

【用法】上为末。每服五钱，水一盏，煎至六分，去滓，食前温服。

【功用】补血脏，温经驻颜。

【主治】月经不调，心腹疼痛。

艾煎丸

【来源】《三因极一病证方论》卷十八。

【组成】食茱萸（汤洗） 当归各七钱半 熟地黄白芍药各一两半 石菖蒲（炒） 川芎 人参各一两 熟艾四两（用糯米饮调作饼，焙）

【用法】上为末，酒煮糊为丸，如梧桐子大。每服五十丸，酒、饮任下。

《世医得效方》本方用法：用缩砂、香附汤送下。

【功用】常服补营卫、固经脉。

【主治】

1. 《三因极一病证方论》：崩伤淋沥，小肠满痛。

2. 《世医得效方》：妇人室女经候不调，脐腹冷痛，腹常胀满，至晚则增。

大油煎散

【来源】《杨氏家藏方》卷十五。

【组成】海桐皮 桑白皮（炙） 川乌头（炮，去皮尖） 五加皮 乌药 甘草（炙） 牡丹皮 白

芍药　地骨皮　当归（洗，焙）　没药（别研）各等分

【用法】上锉。每服三钱，水一盏半，加生姜三片，大枣一枚，滴麻油数点，同煎至八分，去滓温服。

【主治】经候不调，脐腹胀痛，腰腿无力，烦渴潮热，身体拘倦；日渐羸瘦。

当归荆芥散

【来源】《杨氏家藏方》卷十五。

【组成】荆芥穗　川芎　人参（去芦头）　当归（洗，焙）　桔梗（去芦头）　附子（炮，去皮脐）　柴胡（去苗）　防风（去芦头）　丁香　白芍药　蒲黄（炒）　鳖甲（醋炙令黄）　香白芷　牛膝（酒浸一宿，焙干）　白薇　肉桂（去粗皮）　半夏（汤洗七遍）　羌活（去芦头）　杏仁（汤洗，去皮尖，麸炒）　木香　白茯苓（去皮）　续断　槟榔　没药（别研）　肉苁蓉　柏子仁　地骨皮各等分

【用法】上为细末。每服三钱，水一盏半，加生姜五片，煎八分，温服，不拘时候。

【主治】妇人血风攻注，四肢疼痛，饮食减少，胸满恶心，日渐羸瘦。及血海虚冷，经脉不调，夜梦多惊，瘕癖气块。

补阴丹

【来源】《杨氏家藏方》卷十五。

【别名】补阴丸（《女科百问》卷上）。

【组成】熟干地黄（洗，焙）　生干地黄各七两半　白术五两　苍术五两（米泔浸一宿）　藁本（去土）　牡丹皮　当归（洗，焙）　秦艽各十两　细辛（去叶土）七两　蚕退纸（烧灰留性）七两　肉桂（去粗皮）八两　甘草（炙）六两半　大豆黄卷（焙干称，炒烟出）六两半　枳壳（麸炒，去瓤）六两　陈橘皮（去白）六两　羌活（去芦头）　香白芷　干姜（炮）各五两　糯米三升（炒黑色，炒烟出）　白茯苓（去皮）二两

【用法】上为细末，炼蜜为丸，每一两作十丸。每服一丸，空心、食前温酒化下；醋汤亦得。

【功用】润肌体，悦颜色，调荣卫，逐风寒，进饮食。

【主治】妇人百疾，或经候不匀，或崩漏不止，腰腿沉重，脐腹作痛，潮热往来，虚烦自汗，中满气短，呕哕不时，肢体酸疼，不思饮食，日渐瘦弱。

补中芎藭汤

【来源】《杨氏家藏方》卷十五。

【组成】当归（洗，焙）　干姜（炮，洗七次）　川芎　黄耆（蜜炙）　吴茱萸（汤洗七次）　白芍药　甘草　熟干地黄（洗，焙）　杜仲（炒令丝断）　人参（去芦头）各一两

【用法】上锉。每服三钱，水一盏半，煎至一盏，去滓，空心、食前热服。

【主治】风虚冷热，劳损冲任，月水不调，崩中暴下，腰重里急，淋沥不断；及产后失血过多，虚羸腹痛或妊娠胎动不安，下血连日，小便频数，肢体烦倦，头晕目暗，不欲饮食。

卷柏丸

【来源】《杨氏家藏方》卷十五。

【组成】卷柏（去根）二两　当归（洗，焙）二两　熟干地黄（洗，焙）　川芎　柏子仁（微炒，别研）各一两半　香白芷　肉苁蓉（酒浸一宿，焙干）　牡丹皮各一两　川椒（去目及闭口者，微炒）三分　艾叶（炒）三钱

　　方中香白芷，《普济方》作"香附子"。

【用法】上为细末，炼蜜为丸，如梧桐子大。每服五十丸，空心、食前温酒米饮任下。

【功用】常服调和经脉，补暖元脏，润泽肌肤，长发去皯，除头风，令人有子。

【主治】冲任本虚，血海不足，不能流通经络，致月事不调，妇女带下。

养荣汤

【来源】《杨氏家藏方》卷十五。

【组成】白芍药　川芎　熟干地黄（洗，焙）　当归（酒浸一宿，焙干）　青皮（去白）　姜黄　牡丹皮　五加皮　海桐皮　香白芷各半两　牛膝（酒浸一宿，焙干）　延胡索　没药（别研）　五灵

脂（去砂石） 肉桂（去粗皮）各一分

【用法】上锉。每服五钱，水一盏半，生姜五片，乌梅一枚，煎至一盏，去滓温服，不拘时候。

【主治】妇人血海虚弱，气不升降，心悸恍惚，时多惊悸，或发虚热，经候不调，可进饮食。

益真鹿茸丸

【来源】《杨氏家藏方》卷十五。

【组成】石斛 牛膝（酒浸一宿，焙） 肉苁蓉（酒浸一宿，切，焙） 紫石英 鳖甲（醋炙） 续断 柏子仁 五味子 黄芪（蜜炙） 巴戟（去心）各一两 安息香（酒浸，去砂石） 鹿茸（酒炙） 沉香各半两 山药 覆盆子各三分

【用法】上为末，炼蜜为丸，如梧桐子大。每服五十丸，空心酒、盐汤或糯米饮送下。

【主治】冲任俱虚，血海久冷，经候不调，肌体羸瘦，饮食减少。

紫桂丸

【来源】《杨氏家藏方》卷十五。

【组成】禹余粮（火煅，醋淬七遍）三两 龙骨 艾叶（醋炒） 牡蛎（烧） 赤石脂 地榆各二两 厚朴（生姜汁制，炒） 牡丹皮 阿胶（蛤粉炒成珠子） 当归（洗，焙） 吴茱萸（汤洗七遍） 香白芷 肉桂（去粗皮）各一两 附子（炮，去皮脐）半两

【用法】上为细末，面糊为丸，如梧桐子大。每服三十丸，空心、食前浓煎艾醋汤送下。

【功用】补益血海。

【主治】冲任气虚，经脉不调，或多或少，腰疼腹痛，冷带崩漏。

温宫丸

【来源】《杨氏家藏方》卷十五。

【别名】温中丸（《普济方》卷三二三）。

【组成】生地黄 生姜各一斤（切碎，各研取汁，将生姜汁炒地黄滓，地黄汁炒生姜滓令干） 白芍药二两 人参（去芦头） 蒲黄（炒） 当归（洗，焙） 琥珀（别研） 白茯苓（去皮） 黄芪（蜜

炙） 延胡索（炒） 麦门冬（去心） 乌梅肉（焙）各一两

【用法】上为细末，别用白艾叶一斤，水一斗，煎取浓汁，熬成膏，和前药为丸，如梧桐子大。每服五十丸，空心、食前温米饮送下。

【主治】妇女冲任虚损，血气亏伤，月水断续，来不应期，或多或少，腹中绞痛，脏气不实，客热烦壅，咽燥舌干，心神忪悸，头目昏运，肢体倦怠，腰背引痛，筋脉拘急，带下赤白，饮食进退，或发寒热。

醋煎丸

【来源】《杨氏家藏方》卷十五。

【组成】高良姜（锉碎，入油炒黄）二两 干姜（炮）二两 附子四枚（重六钱者，去皮脐尖） 金毛狗脊（去毛）一两

【用法】上为细末，别用艾叶末二两，酽醋三升，煎至一升半，次入面一两，再熬成膏，和前药末为丸，如梧桐子大。每服三十丸，空心、食前淡醋汤送下。

【主治】血海久冷，赤白带下，月候不调，脐腹刺痛。

磨积丸

【来源】《杨氏家藏方》卷十五。

【组成】京三棱（煨香，切） 蓬莪术（炮香，切）各二两 茴香（微炒） 附子（炮，去皮脐） 白芍药 干姜（炮）各一两半 当归（洗，焙）一两三分 巴戟（去心，微炒）一两 艾叶（醋炒）一两三分 川楝子肉（炒）一两

【用法】上为细末，酒煮面糊为丸，如梧桐子大。每服五十丸，食前温酒送下。

【主治】女人三十六疾，积气内攻，经候不调，腹胁多胀，或时刺痛，不进饮食。

乌金散

【来源】《普济方》卷三三四引《十便良方》。

【组成】草霜不拘多少

【用法】酽醋调球子大，炭火内烧通赤，取出，用碗盖地上，候冷，乳钵内研细。每服一钱，醋汤

调下。

【主治】妇人室女月水不止。

伏龙肝散

【来源】《普济方》卷三三四引《十便良方》。

【组成】附子　续断　人参　干姜　桂心　甘草各一两　伏龙肝　赤石脂　生干地黄各二两

【用法】上为散，都研令匀。每服四钱，以水一盏，煎取六分，去滓，每于食前温服。

【主治】妇人月水不断，胞内积有虚冷，或多或少，乍赤乍白。

指迷温经汤

【来源】《观聚方要补》卷九引《十便良方》。

【别名】温经汤（《妇人大全良方》卷一）、小温经汤（《医学入门》卷八）。

【组成】当归　川芎　芍药　桂　牡丹皮　莪术各半两　人参　甘草　牛膝各一两

【用法】水煎服。

【主治】

1.《观聚方要补》引《十便良方》：妇人经道不通，绕脐寒疝痛彻，其脉沉紧。

2.《医学入门》：血海虚寒，或为风邪所袭，月水不利。

茱萸鹿茸丸

【来源】《是斋百一选方》卷十八。

【组成】吴茱萸（汤洗三次）　附子（炮裂，去皮脐）　干姜　肉豆蔻（面裹煨）　白茯苓　黑龙骨（炭火三斤，烧通赤经宿，研细末，水飞）各半两　杜仲（锉碎，酒浸，炒断丝）　五味子　苁蓉（酒浸一宿）　鹿茸（削去皮毛，劈开，涂酥炙）　赤石脂（粘舌者）各一两　熟干地黄一两半

【用法】上为细末，煮面糊为丸，如梧桐子大。每服五十丸至七十丸，空心、食前热米饮送下。一二月血气已安，去龙骨加沉香半两，可以常服。

【功用】补气固血。

【主治】本脏因虚生寒，月经行多，或来不及期，腹痛怯风，脏腑不和。

人参锉散

【来源】《女科百问》卷上。

【组成】黄耆三分　黄芩　赤茯苓　白术　熟地　赤芍药　麦冬各一两　柴胡半两　人参　知母　当归　甘草（炙）各三钱五分

【用法】上并生锉，如麻豆大，焙干，入瓷器中收。每服四钱，水一盏半，加竹叶、灯心三寸长，各七茎，同煎七分，去滓温服，不拘时候，一日三次。如病退，不必服。

【功用】去热解劳，调顺经水，滋养新血。

没药除痛散

【来源】《女科百问》卷上。

【组成】蓬莪术（炮）一两　当归（焙）　玄胡索　五灵脂　肉桂（去粗皮）　良姜（炒）　蒲黄（炒）各七钱半　甘草（炙）　没药各半两

【用法】上为细末。每服三钱，以温酒调下。

【功用】

1.《女科百问》：逐寒邪。

2.《医略六书》：调经。

【主治】

1.《女科百问》：腹痛。

2.《医略六书》：腹中坚痛，月经不调，脉紧涩滞者。

【方论】《医略六书》：没药散瘀血以止痛，蓬术化瘀结以消坚，蒲黄破血瘀以通经，灵脂破瘀血以降浊，延胡索活血通经，炙甘草缓中除痛，肉桂温经暖血，良姜暖胃逐冷，当归养血脉以生新，而宿血自化也。为散以散之，温酒以行之，使瘀化寒消，则腹中坚痛自退；月经之至自无不调矣。

养荣汤

【来源】《女科百问》卷上。

【组成】白芍　川芎　当归　熟地　青皮　姜黄　川姜　丹皮　海桐皮　五加皮　白芷各等分

【用法】上锉。每服五钱，水一盏半，加生姜五片，乌梅一个，煎至一盏，去滓温服，将此药送下紫桂丸七十粒，不拘时候。

【主治】妇人血海虚弱，心悸恍惚，时多惊悸，或发虚热，经候不调。

紫金散

【来源】《女科百问》卷上。

【组成】橘红 枳壳 肉桂 玄胡索 甘草（炙）各一两 紫金牛五两 当归（酒浸一宿，焙干，锉） 香附（炒去毛）各三两 南木香半两（生）（一方无紫金牛，有紫金皮）

【用法】上为末。妇人室女月水不调，久闭羸瘦，苏木煎汤调下，白鸡冠花末煎酒调下亦得，每服一匙，常服安胎养气；临产横逆，葱白煎酒下；血气胀满，催生，下死胎，煎枳壳酒下，地榆末煎酒下亦得；产后血运，头旋中风口噤，恶证发动，虚肿，豆淋酒下；产后恶血不止，血海衰败，赤白带下，胞漏，棕榈灰酒下，绵灰亦得；胎气绞刺，胁肋腹肚疼痛，炒姜酒下；心气不足，陈皮汤下；产后败血沉积，攻刺腰痛，无灰酒下；一日三次，日、午、临睡各一次。

【功用】暖子宫，通经络，安胎养气，催生，下死胎。

【主治】妇人血气不和，血块疼痛，月水不调，久闭羸瘦；临产横逆；产后血运，头旋中风口噤；败血停积，攻刺腰痛；赤白带下，胞漏。

【宜忌】忌生冷、腌藏、毒鱼。

太素神丹

【来源】《魏氏家藏方》卷七引刘德容方。

【组成】牡蛎（雪白，左顾极大者）一斤 硫黄一两 腻粉半两

【用法】上药先用炭三斤，烧牡蛎令通红，放冷，碾成粉，分为两处，各半斤。用大坩锅子一个，盐泥固济，只留口，以牡蛎四两实在锅子底，次将硫黄、腻粉同碾细，用无底小竹筒置牡蛎之上，锅子中心四边再以牡蛎实之，却取竹筒，要得不近锅子四边也，然后再以四两余牡蛎，实捺硫黄之上，去锅子口留三二寸，周匝用熟火三斤簇，待锅子中焰出，以匙抄余牡蛎掺之，焰出又掺，以焰绝为度。放冷取出，再碾如粉。然后取大新砖一片，凿成一池子，深约半砖以上，将未经煅

余牡蛎平分一半，实铺在池子底，次将已煅过硫黄、牡蛎在上，更将余一半牡蛎覆之，实捺平后，用新白瓦一口盖定，以木炭一秤周匝烧之，候火尽为度。却取出，于土内埋半日，令出火毒，研细，滴水为丸，如梧桐子大。每服三五十丸，温米饮送下，食前服。

【主治】久患痼冷，脏腑虚滑，痢下脓血；妇人血海虚冷，赤白带下，经候不时，久无子息；男子下部积冷，腰膝无力，寒疝，膀胱一切冷病。

地黄鹿茸丸

【来源】《魏氏家藏方》卷十。

【组成】鹿茸（燎去毛，酥炙） 续断（洗，干炒） 山药各三两 白艾（醋炒） 五味子（去枝） 白薇 卷柏 阿胶（锉，蛤粉炒成珠） 黄耆（蜜炙） 泽兰 厚朴（去粗皮，姜制，炙）各二两 熟干地黄六两（酒浸） 肉苁蓉四两（酒浸，去土）

【用法】上为细末，炼蜜为丸，如梧桐子大。每服三十丸，空心、食前盐汤送下。

【功用】补虚调经。

当归散

【来源】《儒门事亲》卷十二。

【组成】当归 杜蒺藜各等分

【用法】上为末，食前米饮汤调服。

【功用】行经。

秦艽散

【来源】《妇人大全良方》卷六引《妇人经验方》。

【组成】麦门冬 秦艽各一两 生地黄 当归各半两 地骨皮 郁金 苏木各一分

【用法】上为细末。每服一钱半，水一盏，加红花少许，同煎至七分，温服。此方可服一年。

【主治】血经有热，月脉凝滞，五心烦倦。

【宜忌】忌酒与热物。

【加减】若经脉调，减红花。

【方论】《济阴纲目》：此方以生地、麦冬凉血热，秦艽、地骨除骨热，其三味皆治血脉凝滞之物也。

少加红花，以见生血之功。专忌酒热，以免助热之累，然非真郁金，不能服一年也。

姜黄散

【来源】《妇人大全良方》卷一引《专治妇人方》。

【组成】川姜黄（成片子者）四两 蓬莪术 红花 桂心 川芎各一两 延胡索 牡丹皮 当归各二两 白芍药三两

【用法】上为细末。每服一钱，水半盏，酒半盏，煎至七分，热服。

【主治】血脏久冷，月水不调，脐腹刺痛。

莘苨丸

【来源】《妇人大全良方》卷一。

【别名】陈氏二神丸（原书卷七）、二神丸（《普济方》卷三三五）。

【组成】莘苨（盐炒，去盐，为末） 蒲黄各一两（炒）

【用法】上为细末，炼蜜为丸，如梧桐子大。每服三四十丸，食后用盐、米饮吞下。

【主治】妇人无时月水来，腹痛。及妇人血气不和，作痛不止。

丹参散

【来源】《妇人大全良方》卷二。

【组成】丹参不拘多少（去土，切）

【用法】上为细末。每服二钱，温酒调下，经脉不调，食前服；冷热劳，不拘时候服。

【主治】

1. 《妇人大全良方》：妇人经脉不调，或前或后，或多或少，产前胎不安，产后恶血不下；兼治冷热劳，腰脊痛，骨节烦疼。

2. 《普济方》：寒疝，小腹及阴中相引痛。

交加散

【来源】《妇人大全良方》卷二。

【组成】生姜十二两 生地黄一斤（二味研取自然汁，将地黄汁炒生姜滓，姜汁炒地黄滓，各稍干）

白芍药 延胡索（醋纸裹煨令熟，用布揉去皮） 当归 桂心各一两 红花（炒，无恶血不用） 没药（别研）各半两 蒲黄一两（隔纸炒）

【用法】上为细末。每服二钱，温酒调下；如月经不依常，苏木煎酒调下；若腰疼，用糖球子煎酒调下；不拘时候。

【功用】滋养血络，逐散恶血。

【主治】荣卫不和，月经湛浊，脐腹撮痛，腰腿重坠，血经诸疾。

益胃升阳汤

【来源】《兰室秘藏》卷中。

【别名】升阳益胃汤（《仁术便览》卷四）。

【组成】柴胡 升麻各五分 炙甘草 当归身（酒洗） 陈皮各一钱 人参（去芦） 炒神曲各一钱五分 黄耆二钱 白术三钱 生黄芩少许

【用法】上锉。每服二钱，水二大盏，煎至一盏，去滓稍热服，不拘时候。

【功用】

1. 《兰室秘藏》：补胃气以助生发之气。

2. 《仁术便览》：大补气血，滋养脾胃。

【主治】妇人经候不调，漏下不止，水泄日二三行，食罢烦心，饮食减少，甚至瘦弱。

【加减】有嗽，去人参；腹中痛，加白芍药三分，中桂少许；渴或口干，加葛根二分。

艾煎丸

【来源】《普济方》卷三二三引《兰室秘藏》。

【别名】艾附丸（《医方大成》卷九引《澹寮》）。

【组成】北艾叶 大当归各二两 香附子四两

【用法】上醋煮半日，焙干为末，再用醋煮糊为丸。艾醋汤送下。

【主治】

1. 《普济方》引《兰室秘藏》：妇人诸虚。

2. 《医方大成》引《澹寮》：妇人经候不调，血气刺痛，腹胁胀满，头晕恶心，崩漏带下，便血癥瘕。

3. 《妇科玉尺》：气滞经不行。

归脾汤

【来源】《济生方》卷四。

【组成】白术　茯苓（去木）　黄耆（去芦）　龙眼肉　酸枣仁（炒，去壳）各一两　人参　木香（不见火）各半两　甘草（炙）二钱半

【用法】上锉。每服四钱，水一盏半，加生姜五片，大枣一枚，煎至七分，去滓温服，不拘时候。

【功用】《仁术便览》：解郁，养脾阴。

【主治】

1.《济生方》：思虑过度，劳伤心脾，健忘怔忡。

2.《世医得效方》：思虑伤脾，心多健忘，为脾不能统摄血，以致妄行，或吐血下血。

3.《杂病源流犀烛》：思虑伤脾而成劳淋。

【方论】《医碥》：脾气虚寒，不能运血归经，故用参、耆、术、草以补脾，又用木香引之；气虚则易散，故用枣仁以敛肝；血不归经则心失所养而不宁，故用圆眼肉、茯神以补心。

【验案】放环后经期延长　《云南中医中药杂志》（1999，3：28）：用本方去木香、远志，加川断、仙鹤草、茜草，治疗放环后经期延长50例，加减：兼见经色黯有块，腹痛明显者加桃仁、益母草；伴月经量多，色红质稠加丹皮、生地、栀子。结果：痊愈38例，占76%，好转10例，占20%，无效2例，占4%，总有效率为96%。

延胡索汤

【来源】《济生方》卷六。

【别名】玄胡索汤（《世医得效方》卷十五）、玄胡索散（《东医宝鉴·外形篇》卷三）。

【组成】当归（去芦，酒浸，锉炒）　延胡索（炒去皮）　蒲黄（炒）　赤芍药　官桂（不见火）各半两　片子姜黄（洗）　乳香　没药　木香（不见火）各三两　甘草（炙）二钱半

方中片子姜黄，《妇科玉尺》作"姜汁炒黄连"。

【用法】上锉。每服四钱，水一盏半，加生姜七片，煎至七分，去滓，食前温服。

【主治】妇人室女，七情伤感，遂使血与气并，心腹作痛，或连腰胁，或引背膂，上下攻刺，甚至搐搦，经候不调，一切血气疼痛。

【加减】吐逆加半夏、橘红各半两。

当归丸

【来源】《普济方》卷三三二引《济生方》。

【组成】当归　赤芍药　川芎　熟地黄　黄耆　京三棱各半两　神曲　百草霜各二钱半

【用法】上为细末，酒糊为丸，如梧桐子大。每服三十丸，食前水送下。

【主治】妇人月经不调，血积证。

小温经汤

【来源】《袖珍方》卷四引《简易方》。

【别名】温经汤（《妇科玉尺》卷一）。

【组成】当归　附子（炮）各等分

【用法】上锉。每服三钱，水一盏，煎至八分，空心温服。

【主治】

1.《袖珍方》：经候不调，血脏冷痛。

2.《妇科玉尺》：冲任虚，月经不调，或曾半产，瘀血停留，唇口干燥，五心烦热，少腹冷痛，久不受胎。

桂香丸

【来源】《仁斋直指方论》卷二十六。

【组成】当归须　川芎　赤芍药　牡丹皮　南木香　细辛　辣桂（并晒干）　玄胡索（略炒）　乳香　没药各等分

【用法】上煮米醋，将乳香、没药为膏，余药末之，揉和为丸，如梧桐子大。每服七十丸，续断煎汤送下；有热，多加生槐花煎汤送下。

【主治】月事不调，心腹刺痛，寒热间作。

人参大补汤

【来源】《女科万金方》。

【组成】人参　白茯苓　白术　甘草　当归　白芍　川芎　熟地　黄耆　柴胡

【用法】加生姜、大枣，水煎，食前服。

【主治】经事不准，淋漓不尽，面黄内热，乏力瘦弱。

乌鸡丸

【来源】《女科万金方》。

【组成】柴胡 黄连 人参各二两 黄耆三两 门冬 当归 白芍 地骨 香附（童便炒） 茯苓 秦艽 陈皮 贝母 黄柏（酒炒） 知母 黄芩 五味子各二两 乌鸡一只

【用法】将鸡去毛、肚杂、头、足，切碎，和药入瓶，并好醋三碗，煮酒四碗，炭火煨干，晒干为末，醋糊为丸。每服一百丸，淡醋汤下。

【主治】妇人经事不调，日渐潮热，咳嗽有痰。

四物补经汤

【来源】《女科万金方》。

【组成】当归 白术 香附 川芎 熟地黄 青皮 陈皮 白茯苓各三钱 人参 阿胶 沉香（另磨） 小茴香 茱萸各二钱 粉草一钱

【用法】分八帖。加生姜三片，水煎服。兼乌鸡丸调理。

【主治】妇人二十五六岁，血气虚冷，经脉不调，或乍痛，或下白带如血脑髓，或似米泔，不分信期，每来淋沥不止，面色萎黄，四肢无力，头昏目眩。

妇宝丸

【来源】方出《女科万金方》，名见《墨宝斋集验方》卷上。

【别名】四制香附丸（《墨宝斋集验方》）。

【组成】香附不拘斤两（分作四份，一份盐水浸煮，焙干；一份童便浸煮，焙干；一份与山栀四两同炒，去山栀；一份醋浸煮，焙干）

【用法】上为末，醋糊为丸。空心服五六十丸，醋汤或盐汤、米饮、酒皆可送下。

《墨宝斋集验方》：蒸饼为丸，如梧桐子大，每服百丸，日进三服。

【主治】妇人经候不调。

【宜忌】《墨宝斋集验方》：忌萝卜、豆腐、葱白。

红花当归饮

【来源】《女科万金方》。

【别名】红花当归散（《太平惠民和济局方》卷九续添诸局经验秘方）、凌霄花散（《玉机微义》卷四十九）、红花归尾散（《古今医统大全》卷八十四）、调经活血汤（《郑氏家传女科万金方》卷一）。

【组成】红花 当归 赤芍 牛膝 紫葳 官桂 甘草 白芷 苏木 寄奴

【用法】水酒各半煎，食后服。

《太平惠民和济局方》（续添诸局经验秘方）本方用：刘寄奴草五两、当归（去芦）、牛膝（酒浸）、甘草（炙）、紫葳、红花、苏木（一本作莪术）各二两，赤芍药九两，肉桂（去粗皮）、白芷各一两半。各为细末。每服三钱，热酒调下，空心、临卧各一服。若血久不行，浓煎红花酒调下。

【功用】逐瘀血，通经。

【主治】《太平惠民和济局方》（续添诸局经验秘方）：妇人血脏虚竭，或积瘀血，经候不行；或断续不定，时作腹痛，腰胯疼重，攻刺小腹紧硬，及室女月经不通。

【宜忌】《太平惠民和济局方》（续添诸局经验秘方）：有孕不可服。

红花当归散

【来源】《女科万金方》。

【组成】柴胡 陈皮各三钱 当归六钱 川芎 赤芍药 熟地各五钱 小茴香 枳壳 三棱 干漆各二钱 玄胡索 厚朴 香附 黄芩 白术 红花各三钱 甘草一钱五分

《郑氏家传女科万金方》有牛膝、生姜，无干漆。

【用法】上药分作八帖服，更服加味八物汤七八帖。

【主治】妇人三十二三岁，连年生育，败血过多，血虚脾胃弱，盛热，以致经水不匀，或一月、或四十日、或二月，不时肚痛，腹中结块，饮食少进，困倦，潮热往来，恶心烦躁。

【加减】遍身疼，加羌活三钱；泄泻，加肉蔻、粟壳各二钱；咳嗽，加杏仁、五味、桔梗、苏叶各三钱，气急亦然。

补宫汤

【来源】《女科万金方》。

【组成】当归 地榆 熟地 艾叶 川芎 白芷 阿胶

【用法】水煎，徐徐而服。

【主治】月水前寒热。

和经汤

【来源】《女科万金方》。

【组成】白芍药二两二钱 当归 熟地 白茯苓 香附 黄芩 白术各一两 川芎 酸枣仁 蒲黄 白芷各九钱 阿胶 橘红各八钱 甘草一钱 小茴香一钱

《叶氏女科证治》有茯神、淮山药，无熟地、白茯苓、川芎。方后云：如服一二剂不止，即去香附、陈皮，小茴只用四分。

【用法】每服一两，加生姜三片，水煎服。兼四物补经汤、乌鸡丸并服。

【主治】妇人四十二三岁，经行断绝，五十外复至，其经水无期，常常淋漓，或成片，或漏下不止，乃阴阳相反，血气妄行。

逍遥散

【来源】《女科万金方》。

【组成】白芍 白术 白茯 归身 甘草 薄荷

【用法】加煨姜二片，水煎服。

【主治】妇人血少，月水不调，腹痛潮热。

黑锡丹

【来源】《类编朱氏集验方》卷八。

【组成】黑锡（洗，熔了去渣） 硫黄（透明者，结沙子） 附子各二两 破故纸（酒浸，炒） 肉豆蔻（面裹煨） 茴香（炒） 金铃子（蒸熟，去皮核）各一两半 木香 沉香各一两

【用法】上用新铁铫内，如常法结黑锡、硫黄沙子，地上出火毒，自朝至暮，研令极细，余药并杵罗为细末，一处和停入研，酒糊为丸，如梧桐子大，阴干，入布袋内擦令光莹。每服五七十丸，空心姜盐汤或枣汤送下；妇人艾醋汤下；如一切冷疾，盐酒、盐汤空心下三四十丸；急用，枣汤吞一二百粒，即便回阳。

【功用】调治荣卫，升降阴阳，补损益虚，回阳返阴。

【主治】丈夫元脏虚冷，真阳不固，三焦不和，上热下冷，耳内虚鸣，腰背疼痛，心气虚乏，饮食无味，膀胱久冷，夜多小便；妇人月事愆期，血海久冷，恶露不止，赤白带下；及阴毒伤寒，四肢厥冷，不省人事。

小阴丹

【来源】《类编朱氏集验方》卷十。

【组成】当归 白芍药各四两 白术 茯苓 藁本 白芷 延胡索各一两 熟地黄（酒蒸） 牡蛎（草鞋包，煅）各半两 人参 没药各二钱 甘草（炙） 南木香各一两 赤石脂（煅）七钱 大附子一两（炮，去皮脐） 蚕退纸（烧）以多为贵

【用法】上为细末，炼蜜为丸，如弹子大。每服一丸，空心酒送下。

【主治】妇人赤白带下，月经不调，诸虚不足。

加味四物汤

【来源】《类编朱氏集验方》卷十。

【组成】四物汤加琥珀

【用法】水并加醋一合煎服。

【主治】经候不调，腹中疼痛，或脚气冲心。

防风散

【来源】《类编朱氏集验方》卷十。

【组成】北防风 川当归 赤芍药 牛蒡子各一两（炒） 荆芥穗一两二钱 蝉壳七钱半（去土） 生地黄 香白芷 甘草 白附子 白僵蚕（去丝） 何首乌 乌蛇肉（酒浸，去皮骨，焙干）各半两 紫参七钱半

【用法】上为细末。每服三大钱，加至四五钱，温酒调下。如不饮酒，以蜜汤调下，终不若酒之有功。

【主治】妇人经脉不匀，气血壅滞，肺有风热，遂

令遍身瘾疹，红紫成片，肌肉顽痹，皮肤粗涩，或时瘙痒。

神授散

【来源】《类编朱氏集验方》卷十。

【组成】当归　芍药　蓬莪术　神曲　麦蘖　青橘皮　三棱

本方方名，《普济方》引作"通经散"。

【用法】上为细末。每服一钱至二钱，温酒送下。一方留神曲作糊为丸，如梧桐子大。

【功用】破血瘕与血积。

【主治】室女月经不调，变生百病。

木香保命丹

【来源】《御药院方》卷一。

【组成】木香　白附子（生用）　官桂　杜仲（去粗皮，炒去丝）　厚朴（去皮，生姜汁炒干）　藁本（去须土）　独活　羌活（生用，去芦头）　海桐皮（生）　白芷　甘菊花（去土）　牛膝（去苗，酒浸一日，焙干）　白花蛇（酒浸三日，去皮骨，焙干称）　全蝎（炒）　威灵仙（水浸，去土）　天麻（别捣，取末，去土）　当归（去芦头，水浸，去土，干称）　蔓荆子（生，去皮）　虎骨（酒浸焦黄，去油，或酥炙，或用粗心）　天南星（浆水煮五七遍）　大防风（去芦头，干称）　山药（生用）　甘草（酥炙微黄）　赤箭（生用）各一两　麝香三钱（真者，别研）　朱砂（上好者）一两半

【用法】上为细末，其药分作十份，将麝香一分拌匀，炼蜜为丸，如弹子大。每服一丸，细嚼酒下，不拘时候。如中风，加薄荷汤化下；如不能咽者，灌之；小儿急慢惊风，薄荷汤下一皂子大。

【功用】引血调养荣卫，升降阴阳，补益五脏。壮元阳，理筋骨腿膝；化风痰，快滞气，温脾胃，进饮食。

【主治】男子、妇人体虚腠开中风，牙齿噤，口眼㖞斜，手足偏枯，四肢拘挛，屈伸不得，麻痹不仁，惊痛，遍身瘙痒疼痛，头目昏暗，风入腹内，拘急切痛，体如虫行，心神恍惚，伤风瘴疫，偏正头疼，风病，诸般冷气；兼疗男子、妇人脾胃气虚，或伤冷物，心腹大痛，脏腑不调；妇人产前、产后中风病，壮热体重，头疼，旋运欲倒，气闭血涩，月事不行。或中酒、痰，昏倦力乏，饮食减少。

附子荜茇丸

【来源】《御药院方》卷七。

【组成】黑附子（炮裂，去皮脐）三两　官桂（去皮）　大椒　良姜（细锉，炒）　阳起石（火烧一日）　川姜（炮裂）　厚朴（生姜制）　白术（锉）　白茯苓（去皮）　赤石脂（火烧通红）各二两　肉豆蔻（醋和面裹烧）一两半　荜茇一两　吴茱萸（汤洗一遍，炒）二两

方中荜茇、吴茱萸原缺，据《普济方》补。

【用法】上各为末，酒煮面糊为丸，如梧桐子大。每服四十丸，空心食前服。

【功用】助气安血，大补冲任。

【主治】经虚月候不时，肠滑下痢频并。

五圣丸

【来源】《御药院方》卷十一。

【组成】当归　熟干地黄　川芎　白芍药各一两　生干地黄二两

【用法】上为细末，酒煮面糊为丸，如梧桐子大。每服六七十丸，食前温酒送下。

【功用】调益荣卫，滋养气血。

【主治】冲任气虚损，月水不调，脐腹疼痛，崩中漏下，血瘕块硬，发歇疼痛，妊娠宿冷，将理失宜，胎动不安，血下不止，及产后乘虚风寒内搏，恶露不下，结生瘕聚，小腹坚痛，时作寒热。

没药散

【来源】《医方类聚》卷二一零引《施圆端效方》。

【组成】香附子（炒）四两　干姜一两半（炮）　白芍药　五灵脂各二两（炒）

【用法】上为细末。每服二钱，食前以热酒调下；心疼，以醋调下，一日二次。

【主治】妇人血气不调，赤白带下，腰腹疼冷；男子膀胱小肠气痛，疝气沉坠痛闷；心疼。

桂朴当归散

【来源】《医方类聚》卷八十九引《施圆端效方》。

【组成】桂　川芎　当归（焙）　芍药　桔梗　茴香　五灵脂（炒）　良姜（炒）各二两　厚朴二两半　干姜三两（二味同捣，炒）　橘皮四两　甘草（炒）　黄耆　白茯苓

方中甘草、黄耆、白茯苓用量原缺。

【用法】上为细末。每服二钱，食前浓煎生姜、大枣汤调下。

【主治】一切脾肾虚寒之证，腹痛泄泻，脾胃停寒，妇人血海虚冷，脐腹绞痛，月候不匀，赤白崩漏。

当归丸

【来源】《卫生宝鉴》卷十八。

【组成】当归　川芎　赤芍药　广茂　熟地黄　京三棱各半两　神曲　百草霜各二钱半

【用法】上为末，酒糊为丸，如梧桐子大。每服三十丸，食前用温水送下；温酒亦得。

【主治】妇人经血不调，血积证。

熟地黄丸

【来源】《卫生宝鉴》卷十八。

【组成】熟地黄二两二分　山茱萸　白芜荑　干姜（炮）　代赭石（醋淬）　白芍（炒）各一两　厚朴（姜制）　白僵蚕（炒）各半两

【用法】上为末，炼蜜为丸，如梧桐子大。每服四五十丸，酒送下，一日三次。

【主治】妇人月经不调，每行数日不止，兼有白带，渐渐瘦瘁，饮食少味，累年无子。

煮附丸

【来源】《玉机微义》卷四十九引《澹寮方》。

【组成】香附子（擦去皮，不以多少，米醋浸一日，用瓦铫煮令醋尽）

【用法】上为末，醋糊为丸，如梧桐子大，晒干。每服五十丸，淡醋汤送下。

【主治】妇女经候不调，血气刺痛，腹胁膨胀，头晕恶心，崩漏带下。

醋煮香附丸

【来源】《医方大成》卷十引《澹寮方》。

【别名】醋附丸（《校注妇人良方》卷一）。

【组成】大香附子（置盆中擦去皮，以米醋浸半日，用瓦锅慢火煮令醋热，滤出切片）

【用法】上研为粉，用米醋煮糊为丸，如梧桐子大，晒干。每服五十丸，淡醋汤送下。

【主治】妇人经候不调，血气刺痛，腹胁膨胀，头晕恶心，崩漏带下，便血癥瘕。

加味四物汤

【来源】《玉机微义》卷三十一引《医垒元戎》。

【别名】桃红四物汤（《医宗金鉴》卷四十四）、红桃四物汤（《医级》卷七）、四物加桃仁红花汤（《方症会要》卷二）。

【组成】四物汤加桃仁　红花

【用法】《医部全录》本方用法：水煎，空心热服。

【主治】

1.《玉机微义》引《医垒元戎》：瘀血腰痛。

2.《医级》引《医垒元戎》：血滞经闭，或吐衄屎黑，喜忘，瘀痛及下利脓血。

3.《济阳纲目》：麻木，纯属死血者。

4.《医宗金鉴》：妇人内有瘀血，月经血多有块，色紫稠粘。

5.《方症会要》：血肿。

【验案】

1. 偏头痛　《中医杂志》（1985，6：424）：应用本方：桃仁10g，红花8g，川芎10g，当归12g，生熟地各15g，白芍12g。水煎服，15～18剂为1疗程，治疗偏头痛63例，男23例，女40例；病程2个月至14年。结果：近期治愈14例，占2.2%；显效25例，占39.7%；好转19例，占30.2%；无效5例，占7.9%；总有效率92.1%。

2. 红斑性皮肤病　《中医杂志》（1988，29（5）：366）：应用本方加丹参、丹皮、赤芍，水煎服。治疗红斑类皮肤病64例，男性10例，女性54例；年龄最小11岁，最大68岁，以20～45岁的中青年为多。结果：痊愈（以皮损全部消失或

仅留少许色素沉着）53 例（82.8%），显效（皮损基本消失，但偶有少许新皮损出现，可以不治自愈）5 例（7.8%），有效（皮损减轻或虽减轻但仍有少量新出）6 例（9.4%），尚未发现完全无效（皮损无改善且不断有新皮损发生）病例。

3. 眼外伤 《陕西中医》（1991，1：32）：应用本方：桃仁、当归、赤芍各 12g，红花 10g，川芎 9g，生地 15g。水煎服，小儿酌减为 2/3。肌注复方人参注射液，每天 1 次，每次 4ml。治疗眼外伤 31 例，结果：视力恢复至 1.0 以上，眼底及外眼正常为痊愈，共 22 例；视力提高 4 行以上，出血大部分吸收为显效，共 9 例；痊愈率为 70.97%，显效率为 29.03%，总有效率为 100%。

4. 糖尿病末梢神经炎 《实用中医内科杂志》（1991，2：73）：应用本方加味：当归 20g，川芎 10g，赤芍 15g，生地 30g，桃仁 15g，红花 15g，黄芪 30g，党参 30g，黄精 50g，枸杞子 20g，水煎服。如烦渴多饮，多食易饥明显，加玄参 30g，黄连 10g；兼五心烦热，再加地骨皮 20g。治疗糖尿病末梢神经炎 28 例，男 16 例，女 12 例；病程 5 年以上 22 例，占 78.6%，不足 5 年 6 例，占 21.4%。结果：痊愈 15 例，占 53.6%；显效 9 例，占 32.15；好转 3 例，占 10.7%；无效 1 例，占 3.6；总有效率为 96.4%。

5. 痛经 《江西中医药》（1991，3：47）：本方合失笑散：五灵脂 10g，桃仁 12g，蒲黄（包）10g，红花 10g，地黄 10g，白芍 15g，川芎 10g，当归 10g。气滞甚加柴胡 10g，香附 10g，青皮 10g；寒凝血滞者加小茴香 10g，肉桂 6g，吴萸 6g；痛剧加川牛膝 10g，玄胡索 10g。自月经第 5 天开始连服 20 天，每日 1 剂，水煎分 2 次服，20 天为 1 疗程。治疗瘀滞性痛经 60 例，年龄在 16～60 岁。结果：疼痛消失，无膜状物排出者为临床治愈，共 28 例；疼痛缓解，伴随症状消失，膜状物呈不完整或碎片状排出者为好转，共 24 例；经治 1～2 个疗程，临床症状和膜状物无改变者为无效，共 8 例；近期有效率为 86.7%。

6. 脑梗塞 《中医函授通讯》（1992，3：44）：应用本方加味：桃仁 15g，红花 15g，当归 20g，生地 20g，赤芍 20g，川芎 25g，葛根 15g，水蛭 10g，黄芪 50g。每日 1 剂，水煎分 3 次服，治疗脑梗塞 32 例，男 24 例，女 8 例；年龄为 45～

75 岁；病程 3 天至 8 个月。结果：痊愈（偏瘫、失语等神经系统症状和体征基本恢复正常）10 例；显效（偏瘫、失语等神经系统症状和体征明显恢复，可独立步行，患肢肌力恢复 3 级以上，其他神经系统症状大部分恢复，生活大部分可自理）11 例；好转（肌力有所恢复，神经系统症状有所好转，但生活不能自理）9 例；无效（症状、体征无改善）2 例；总有效率 93.8%。

7. 慢性萎缩性胃炎 《南京中医学院学报》（1993，（2）：61）：应用本方水煎服，治疗慢性萎缩性胃炎 52 例，男 34 例，女 18 例，年龄最大 73 岁，最小 30 岁，平均 46.48 岁；病程最短 8 个月，最长 27 年。结果：治愈 7 例，占 13.4%；显效 35 例，占 67.4%；有效 10 例，占 19.2%；无效 0 例。

8. 功能性子宫出血 《湖南中医杂志》（1994，6：9）以本方加减，治疗功能性子宫出血 345 例，结果：治愈 186 例，好转 128 例，无效 31 例，总有效率 91%。

9. 顽固性荨麻疹 《河北中医》（1995，4：47）：用本方加僵蚕、蝉蜕为基础，瘙痒较重者加白鲜皮、防风；风团鲜红者加丹皮、苦参；风团苍白者加桂枝、荆芥，每日 1 剂，水煎服。治疗顽固性荨麻疹 24 例。结果：全部病例服药 7～15 剂后皮疹消退，症状消失。

10. 药物流产后恶露不绝 《江苏中医》（1995，11：495）：用本方加味：䗪虫、蒲公英、桃仁、红花、当归、川芎、生地、生白芍、香附。水煎服，每日 1 剂，治疗药物流产后恶露不绝 24 例。结果：17 例服药 2 剂后阴道出血增多，第 3 剂开始有血性宫内膜分泌物，服药 7 剂干净，以后月经来潮正常者占 75%；4 例服药 5 天后出现腹痛，阴道排出破碎小血块，随着腹痛消失，服药 10 剂后阴道出血停止，流产 35 天后经转，色量正常，5 天干净，占 15%。总有效率 91% 以上。

11. 血管神经性头痛 《云南中医杂志》（1998，2：29）：以本方加味，治疗血管神经性头痛 120 例，结果：痊愈 78 例，有效 36 例，无效 6 例，总有效率 95%。服药最少 6 天，最多 32 天。

12. 慢性结节性红斑 《山东中医杂志》（2005，11：652）：以桃红四物汤：红花 12g，桃仁、当归、川芎、白芍各 10g，熟地黄 15g，随证加减，治疗慢性结节性红斑 53 例。结果：痊愈（结节红斑全部消退，疼痛及压痛完全消失，观察 2 月无复发）48 例，显效（结节红斑大部消退，疼痛及压痛完全消失，但 2 月内病情稍有反复）2 例，有效（结节红斑部分消退，疼痛及压痛减轻）2 例，无效（临床症状与体征无明显变化）1 例。

防风四物汤

【来源】《医垒元戎》。

【组成】四物汤加防风，倍川芎

【主治】妇女春季月水不调，脐腹绞痛，脉弦头痛。

红花散

【来源】《云岐子保命集》卷下。

【组成】干荷叶　牡丹皮　当归　红花　蒲黄（炒）各等分

【用法】上为细末。每服半两，酒煎和滓温服。如胞衣不下，另用榆白皮研末煎汤，调服半两。

【主治】妇人产后血晕，胞衣不下，血崩，月事不调，及远年干血气。

木香导气丸

【来源】《痘麻绀珠》卷下。

【组成】木香　槟榔　青皮　广术　黄连各五钱　黄柏一两半　香附三两　大黄一两半　枳壳一两　黑牵牛四两（取头末）

【用法】上为细末，滴水为丸，如梧桐子大。每服五十丸，温水送下，不拘时候。

【主治】心火上盛，肾水下虚，气血壅滞，肢体憔悴，面色萎黄，胸膈痞闷，妇人经候不调，小儿疳疾乳癖。

鸡清丸

【来源】《瑞竹堂经验方》卷一。

【组成】川独活　谷精草　续断　茵陈

【用法】上为细末，鸡清为丸，如梧桐子大。每服五十丸，空心温酒送下，干物压之。

【主治】男子精滑，下元虚冷，及疝气证，妇人经脉不调。

芩心丸

【来源】《瑞竹堂经验方》卷十四。

【组成】黄芩心（枝条者）二两（用米醋浸七日，炙干，又浸又炙，如此七次）

【用法】上为细末，醋糊为丸，如梧桐子大。每服七十丸，空心温酒送下，一日二次。

【主治】妇人四十九岁以后，天癸当住，每月却行或过多不止。

四制醋附丸

【来源】《普济方》卷三三二引《瑞竹堂方》。

【别名】四制香附丸（《医学入门》卷八）。

【组成】香附子一斤（带毛；分作四份，一份盐水浸七日，一份米醋浸七日，一份小便浸，一份酒浸；各焙干）

【用法】上为细末，醋糊为丸，如梧桐子大。每服七十丸，食前温酒送下。

【主治】妇女经候不调。

【加减】瘦人，加泽兰叶、赤茯苓各二两。

【方论】《丹溪心法附余》：香附子血中之气药也，妇人血用事，今用香附子开郁行气，盖气行而血亦行矣，何病之不瘳哉！

大油煎散

【来源】《世医得效方》卷十五。

【组成】海桐皮　五加皮　牡丹皮　地骨皮　桑白皮各等分

【用法】上锉散。每服四钱，加生姜三片，大枣一枚，清油数点，水一盏半，同煎，空心温服。

【主治】经候不调，脐腹胀满，腰腿无力，烦渴潮热，身体拘倦，日渐羸瘦。

莪术散

【来源】《世医得效方》卷十五。

【组成】当归（去尾）　川芎　莪术（煨）　甘草　杨芍药　熟地黄（酒蒸、洗）　茴香　白芷

【用法】上为末。每服二钱，盐汤调下。

【功用】《证治准绳·女科》：抑气养血。

【加减】月经不调，加银器、灯心；安胎，加黄耆、生地黄；补虚调气，加生姜、红枣；遍身虚肿，当归酒调；小便不通，加滑石末；心虚发狂，加朱砂研调；败血冲心，腹痛如刀刺，烧秤锤红，淬酒调，不退，五灵脂酒调；血闭身疼，炒姜酒调；吐酸水，加丁香七粒煎汤；血风上攻，眼目浮肿，加荆芥；小腹痛，加木瓜；浑身浮肿，姜汤或葱汤调；胃恶，加藿香；头面肿，赤豆、荆芥汤调；下血不止，木香汤调；冷嗽，加桑白皮、干柿；头痛，加川芎、细辛；血风热潮，加生姜、红枣；虚汗，加麻黄根；吐不止，加陈青蒿；血风腰痛，加芸苔子捶碎；女人血结不通，手发挛急不知苦，加荠菜一握，顺流水挪汁；手足痹，樟柳根浸酒调；血海虚冷，加大艾；腹胀不消，加芝麻一合，炒姜酒调；月水不匀，当归浸酒调；女人血气成块筑心，加银子、灯心；血崩赤白带，加真龙骨末，好红酒调；血风中心，狂言乱语，浑身壮热，加桃柳枝七寸；血刺成块不散，加菴䕡；女人癖气、膈气，炒茴香酒调；妇人不问虚热伤风，血气潮热，憎寒，一切百病，先以参服，随症汤饮投之，服以它药调理，无不应效。冷嗽，加猪血；心燥，猪肝酒调；催生，加顺流水、滑石、禹余粮、榆白皮、坏子乳香、葵子、酸车草汁煎汤或黄柞叶垂下者；胎衣不下再加莪术、地黄、竹青；行血，加菴䕡、生地黄、红花、苏木、陈艾，减杨芍药，加赤芍药梢。

交加地黄丸

【来源】《丹溪心法》卷五。

【组成】生地一斤　老生姜一斤　玄胡索　当归　川芎　白芍各二两　没药　木香各一两　桃仁（去皮尖）　人参各一两半　香附子半斤

　　方中没药，《济阴纲目》作"明乳香"。

【用法】上先将地黄、生姜各捣汁，以生姜汁浸地黄滓，地黄汁浸生姜滓，皆以汁尽为度，次将余药为末，共作一处，晒干，同为末，醋糊为丸，如梧桐子大。每服五十丸，空心姜汤下。

【主治】经水不调，血块气痞，肚腹疼痛。

【方论】《医略六书》：月经不调，盖由血瘀结块而成痞胀疼痛，乃旧血不去，则新血不生，故经候愆期焉。生地滓收入老姜汁，以生新散瘀；老姜滓收入生地汁，以散瘀生新；当归养血脉，白芍敛阴血，延胡化血滞以归经，川芎行血海以荣经，桃仁破瘀血以通经，人参扶元气以通脉，木香调气和中，善开痞结，香附调气解郁能除疼痛，乳香活血脉以通经也。醋糊以丸之，姜汤以下之，使瘀血消化，则新血自生，而月经无不调，血块无不退，何疼胀之不除哉！

呕血丹

【来源】《脉因证治》卷上。

【组成】四物汤　栀（炒）　郁金　童便　姜汁　韭汁　山茶花

【主治】因火载血上，错经。

【加减】痰，加竹沥；喉中痛是气虚，加人参、黄耆、白术、黄柏。

生儿丹

【来源】《普济方》卷三二四引《仁存方》。

【组成】牡丹皮　头红花　肉桂（去皮）　川当归（去苗）各一两　丁香（拣）半两　朱砂半两（为末）　马鸣退灰三钱

【用法】上为细末，炼蜜为丸，如梧桐子大。每服十丸，空心、食前热酒下，一日三次。

【主治】妇人冲任虚损，经脉不调，积滞留住，血闭、血块、血癥、血瘕、血癖停阻，腰脚脐腹久痛，寒热有时，面赤口干，黄瘦困倦，四肢颤掉，起坐艰，迤逦劳疾，喘嗽盗汗，便溺频多，鬓发脱落，或室女经脉滞结。

【加减】睡卧不宁，加人参。

延胡索散

【来源】《普济方》卷三三二引《仁存方》。

【组成】延胡索　当归（去芦头）各一两　没药半两

【用法】上为末。每服三钱，用水一盏半，加生姜三片，同煎七分，食前服。

【主治】妇人血风冷，月水不调，攻刺脐腹、腰腿疼痛，面色萎黄，寒热麻木，四肢困弱，饮食减少。

【加减】憎寒，加川芎半两；卧不安，加干姜、桂各半两。

桃仁丸

【来源】《普济方》卷三三二引《仁存方》。

【组成】桃仁（去皮，炒）一两半 虻虫四十九个（去翅足，炒） 大黄五钱 朱砂三钱 水蛭四十九个（米内炒二味） 穿山甲（炙）三钱

【用法】上为末，炼蜜为丸，如梧桐子大，每服十丸，如一服未效，加至二十丸，空心温酒送下。下恶滞血片，脐下痛却，吃四物汤五七服效。

【主治】妇人脐腹积滞，月经不调，疼痛气闭，腰腿倦弱，寒热，带下冷脓。

凉血饮

【来源】《普济方》卷三三二引《鲍氏方》。

【组成】赤芍药 黄芩 川芎 甘草 荆芥 生干地黄（去土） 麦门冬（去心） 土瓜根各等分

方中土瓜根，《明医指掌》作"瓜蒌根"。

【用法】上为末。每服三钱，水一盏半，加灯心十茎，淡竹叶十片，煎，温服，不拘时候。

【主治】

1.《普济方》引《鲍氏方》：血热经水不调，心烦口干，烦躁，或遍体生疮。

2.《明医指掌》：产后血热，心烦口渴，烦躁。

【加减】有寒热，加秦艽、北柴胡。

香附助阴丸

【来源】《普济方》卷三三二引《德生堂方》。

【组成】香附子一斤 茹叶艾一斤（香附子分作四分，童便、酒、醋、浆水浸；醋煮艾捏饼，醋干另煨） 晚蚕砂半斤（炒净） 莪术四两（酒浸） 当归四两（头尾全，酒浸）

【用法】上为细末，醋糊为丸，如梧桐子大。每服五六十丸，空心酒送下，米汤亦可。

【主治】妇人月经不调，久不成胎，脾积癥病；一切风气之疾。

暖宫万灵丸

【来源】《普济方》卷三二二引《德生堂方》。

【组成】川芎 当归 芍药 熟地黄 生地黄各三两 白茯苓 牡丹皮 肉桂 玄胡 黄耆 泽兰 卷柏 牛膝（酒浸） 香附子（炒） 白术 甘草 没药（另研） 吴茱萸（炒）各二两 木香一两 薯蓣 山茱萸 桂心各一两 石斛一两半（去根） 钟乳粉三分 藁本 五味子各一两

【用法】上为末，炼蜜为丸，如梧桐子大。每服三十丸，空心及晚食前以温酒送下。

【主治】冲任虚损，下元久冷，脐腹绞痛，月水不调，或前或后，或多或少，过期不来，或来时崩下，或月内再行，淋沥不止，带下五色，经脉时至，肢体倦怠，饮食不进，渐至羸瘦。及子宫久寒，不成孕。

正气天香散

【来源】《医学纲目》卷四引河间方。

【组成】乌药二两 香附末八两 陈皮 苏叶 干姜各一两

【用法】上为细末。调服。

本方改为汤剂，名"绀珠正气天香汤"（《玉机微义》卷四十九）、"正气天香汤"（《医学正传》卷四）。

【主治】

1.《医学纲目》：九气。

2.《玉机微义》：妇人一切气，气上凑心，心胸攻筑，胁肋刺痛，月水不调。

【方论】《医林纂要探源》：香附理肝脏之郁，行血中之气；乌药苦涩，能坚肾水、补命火，温下焦，而去冲任之沉寒痼冷，破土郁，行肝气；陈皮佐乌药以理气；苏叶辛温表散外淫之风寒燥湿，舒散肝郁，而色紫兼入血分，大能调理经血，但其性过于疏散，此用以佐香附；姜性行，而干姜能守，守者为行之本，此专以补肝理冲任。此调经而专入气分之药，以肝气不郁，则经血自调也。

法炼红花散

【来源】《普济方》卷三一一。

【组成】红蓝花十两　好醋二升

【用法】上以蓝花浸醋中二宿，漉出，火焙干，又入醋焙干，以醋尽为度，焙干为末。每服三钱，用童子便调下，一日三次。

【主治】从高坠下，腹心瘀血，及妇人月水不匀，产后诸疾，血晕闷绝，或狂语者。

香归饮

【来源】《普济方》卷三二二。

【组成】木香（不见火）　人参　牡丹皮　白芍药　干姜（炮）　官桂　熟地黄　丁香（不见火）　香附子（炒去毛）　藿香　厚朴（姜制）　茯苓（去皮）　缩砂仁　莪术（炮）　白芷　当归　沉香　青皮（去瓤）　白檀各一两

【用法】上为粗末。每服四钱，水一大盏半，加生姜三片，煎至一盏，食前温服，滓再煎服。

【功用】调顺荣卫，通利三焦，温暖五脏，调和饮食，滋血顺气，疏风益损。

【主治】妇人营卫不调，气血不顺，或气盛血弱，经脉不匀，或前或后，或多或少，临行腹痛，淋沥不绝，身体无力，四肢倦怠，筋骨烦疼，面色萎黄，不思饮食，腹肚膨胀。

禹余粮丸

【来源】《普济方》卷三二二引《医学集成》。

【组成】桑寄生　柏叶（微炒）　当归（去芦，微炒）　厚朴（去粗皮，姜汁炒）　干姜　白术　鳖甲（醋浸，去裙襕，炒黄）　附子（炮，去皮脐）各一两　禹余粮（烧，醋淬七次，细研）　扁豆各五钱（炒）

【用法】上锉散。每服三钱，以水一盏半，加生姜三片、红枣二枚煎，温服。

本方方名，据剂型，当作"禹余粮散"。

【主治】妇人带下久虚，胞络伤败，月水不调，渐成崩漏，气血虚弱，面黄肌瘦，脐腹里急，腰膝疼重，肢体烦痛，心忪头眩，手足寒热，不思饮食。

【加减】止泻，加黑豆；止痢，加粟壳（蜜炒）。

白术散

【来源】《普济方》卷三二四。

【组成】曲末二升　麦糵末一升　生地黄（肥者，切）三升　白术八两　牛膝（切）三升　桑甘（金色者，锉）三升　姜黄八两（一作干姜）　当归十四分　生姜（和皮切）三升　桃仁　杏仁各二升（去皮尖及双仁者，熬熟）　近用橘皮八两

【用法】上切细，于臼中以木杵捣之如泥，纳瓶中，以物盖口封之，勿令泄气。蒸于一大石米中，饭熟出，入停屋下三日，开出晒干，捣为散。每服方寸匕，酒送下，一日二次，渐加至一匕半。若不能散，蜜丸服之亦得，每服三十丸，一日二次。

【主治】妇人腹内冷癖，血块虚胀，月经不调，瘦弱不能食，无颜色，状如传尸。

【宜忌】初服十日内忌生冷难消之物，以助药势。过十日外，百无所忌，恣口任意食之，人肥健，好颜色。忌桃、李、雀肉、芜荑。

半夏丸

【来源】《普济方》卷三二七。

【组成】半夏　赤石脂各一两六铢　蜀椒　干姜　吴茱萸　当归　桂心　丹参　白蔹　防风各一两芦半两

【用法】上为末，炼蜜为丸，如梧桐子大。每服十丸，空心酒送下。不知，稍加，以知为度。

【主治】因与夫卧起，月经不去或卧湿冷地，及以冷水洗浴，或疮痍未愈，便合阴阳，及起早作劳，衣单席薄，寒从下起，至妇人怀中十二疾：经水不时、经来如清水、经水不通、不周时、生不乳、绝无子、阴阳减少、腹苦疼如刺、阴中寒、子门相引痛、经来冻如葵汁状、腰急痛。

沉香煎丸

【来源】《普济方》卷三二七。

【组成】丁香一两　南木香半两　诃子肉　肉豆蔻　陈皮　甘草　人参（去芦）　胡椒　青皮　生姜屑各五钱　白豆蔻　缩砂仁　槟榔　干姜　官桂（去皮）各五钱半　沉香三钱半　麝香二两　白术

四钱

【用法】上为细末，炼蜜为丸，如枣子大。每服一丸，细嚼，空心、食前以生姜汤送下；温红酒亦可，一日三次。

【功用】

　　1.《奇效良方》：调经。

　　2.《证治准绳·女科》：温经理气。

【主治】妇人杂病。

济阴丹

【来源】《普济方》卷三二七。

【组成】三棱二两　莪术一两（切片，煨）　苍术（泔浸，去皮）　枳壳（去瓤）　大艾（去根）　刘寄奴　香附子（净）　败姜各一两半　乌头三合（上药用米醋三升，煮干取出焙干为末）　当归身一两半　蒲黄一两（隔纸炒）　生地黄（酒浸）　熟地黄（酒蒸）各七钱半　橘皮（去白，细红者佳）　白芍药各一两半　玄胡索（炒）　五灵脂（酒煮）　白术（煨）各半两　牡丹皮（净，去滑）　桂（去粗皮）　赤芍药　片子姜黄　青皮（去白）各一两　川芎七钱半

【用法】上为末，糯米粉谷醋打糊为丸。沉香汤送下；苏汤、盐汤亦可。

【功用】

　　1.《奇效良方》：暖子宫，和血气，悦颜色，退风冷。

　　2.《证治准绳·女科》：理气，活血，消积。

【主治】

　　1.《普济方》：妇人诸疾。

　　2.《奇效良方》：妇人血海虚冷，久无子息；产后败血冲心，中风口噤，子死腹中，堕胎腹中攻刺痛，横生逆产，胎衣不下，血晕血癖，血崩血滞，血入四肢；一应血脏有患，诸种风气，伤风吐逆，咳嗽寒热往来，遍身生疮，头痛恶心，经脉不调，赤白带下，乳生恶气，胎脏虚冷，数曾堕胎，崩中不定，室女经脉不通。

木香丸

【来源】《普济方》卷三二八引危氏方。

【组成】木香半两　白茯苓　茴香（炒黄）　益智仁（醋浸三宿）　陈皮（去白）各一两　苍术三两（泔浸三夕，焙干）　香附子二两（净酒浸三夕，焙干）

【用法】上为末，酒煮面糊为丸，如梧桐子大。每服五十丸，不拘时候，米饮送下。多服收效尤速。

【主治】妇人气虚不能制血，时复淋沥，下浊，白淫，经候不调，漏下五色，形体瘦悴，饮食减少，不成胎也。

神仙济阴丹

【来源】《普济方》卷三二八。

【组成】败姜　青皮　陈皮　三棱　蓬术各一两　乌头一升（以上六味先以米醋二升煮，焙干为度）　熟地黄　生地黄　赤芍药　当归　白芍药　刘寄奴　姜黄　肉桂　蒲黄各半两

【用法】上为细末，醋糊为丸，如梧桐子大。每服三十丸，空心、食前姜酒送下。子宫久冷，或少腹痛，每服三四十丸，细嚼，炒姜酒送下；肠风食毒，下血不住，以槐花、刘寄奴各等分为细末，空心米汤送下。

【功用】常服升降阴阳，温暖血海。

【主治】妇人胎前产后，一切积气，血块，血癥，血瘕，血晕，血虚，血闷，血壅，血崩，血淋，血竭，赤白带下，月事不调，脐腹疼痛，腰膝沉重，干呕恶心，不思饮食，五心烦热，四肢倦怠，或寒热，呕吐酸水，头目晕眩，遍身隐痛，坐卧不安，经络凝滞，荣卫不调，气血虚弱，变成血劳热，面黄肌瘦，梦中惊悸，虚怯盗汗，或产后有失调理，至天阴雨下，浑身疼痛，或子宫久冷，或少腹痛，室女经脉不行，肠风食毒，下血不住。

七珍丸

【来源】《普济方》卷三三二。

【组成】斑蝥（炒）　水蛭（炒）　虻虫（炒）　干漆（炒）　当归（酒浸）　桃仁　苏木

【用法】上多用醋煎汁，打糊为丸，如梧桐子大。每服五七丸，空心酒送下。

【功用】行气血。

【主治】月水不调。

补血汤

【来源】《普济方》卷三三二。

【组成】白芍药 白术 白茯苓 熟地黄 当归 香附子 川芎 黄耆 甘草 胶珠 远志肉各一两 人参 官桂各半两

【用法】用水二盏，加生姜五片，大枣二个，煎至一盏，食后服，滓再煎服。

【主治】妇人室女，血海不准，或多或少，或过期，身体倦怠。

禹余粮丸

【来源】《普济方》卷三三二。

【组成】生地黄一两 禹余粮 白术 芍药 当归 续断各半两

【用法】上为细末，炼蜜为丸，如梧桐子大。每服三十丸，米饮送下。未知，加至五十丸。

【主治】月水乍多乍少，或前或后。

【加减】月水偏少者，加当归、芍药各一两；偏多者，倍续断、地黄；绝产者，加苁蓉一两；腹痛者，加蒲黄、芒消各半两。

调经散

【来源】《普济方》卷三三二。

【组成】当归一两（酒浸） 川芎半两 红花三钱 斑蝥（去翅足） 水蛭各二钱（炒） 虻虫二钱（去翅足） 红娘子一钱（去翅足） 牡丹皮半两 赤芍药半两 白芷三钱 蓬术二钱 桂三钱 白姜 生地黄 干漆 川牛膝各二钱

【用法】上为散。每服八钱，水煎，酒半盏，煎至八分，空心服，三日三服。如小便癃闭不通，用甘草汤解。

【功用】行血气。

【主治】月经不调。

三圣丸

【来源】《普济方》卷三三四。

【组成】当归（酒浸，去芦） 干漆（炒烟尽）各一两 大黄（温纸煨）半两

【用法】上为细末，醋糊为丸，如梧桐子大。每服三十丸，空心当归酒送下。

【主治】妇人月经不利，小腹急痛。

大保生丸

【来源】《普济方》卷三三四。

【组成】人参 藁本 赤茯苓 当归 白芷 玄胡索 肉桂（去皮） 白薇 赤芍药 川芎 白术 甘草（炙） 没药 牡丹皮各半两

【用法】上为末，炼蜜为丸，如弹子大。每服一丸，细嚼，空心、食前温酒送下。

【功用】妇人月事沉滞，寒热往来，日渐羸瘦，不思饮食；及经水如小豆汁，或经事全绝者。

【加减】如经事过多，加赤石脂一两。

当归散

【来源】《普济方》卷三三四。

【组成】生干地黄（微炒） 桃仁（汤去皮尖双仁，麸炒黄）一两一分 芎䓖 白芷 蒲黄各一两 当归（微炒） 牛膝（酒浸去苗）各一两 甘草 芍药 牡丹 干姜（炮裂） 人参 桂（去粗皮）各三分 水蛭（以糯米少许同炒，未熟为度） 虻虫（去翅足，微炒）各三十枚

【用法】上为末，炼蜜为丸，如梧桐子大。每服三十丸，温酒送下，米饮亦得，一日三次。

本方方名，据剂型，当作"当归丸"。

【主治】妇人月事欲下，腰腹刺痛，或多或少，月内再来，或如清水，或似豆汁，心下坚满，沉困虚乏，日渐黄瘦。

助阳丹

【来源】《普济方》卷三三六。

【组成】细辛 防风 茱萸 川椒 白及 白薇 干姜 茯苓各一两半 牛膝 秦艽 附子 陈皮 石菖蒲 厚朴 沙参 人参 桂心各七钱半

【用法】上为细末，炼蜜为丸，如红豆大。每服十丸，温酒送下，日进三服。先服当归六合散，先去败露，腹肚不疼，再服本方。

【功用】补益助孕，延年益寿。

【主治】妇人无子，月经不调，腹胁疼痛，血块血癖。

【宜忌】无夫妇人不可服；觉有孕不可服。

栀子汤

【来源】《普济方》卷三五二。

【组成】芍药四两 牡丹 虻虫各三两 栀子十四个

【用法】上用水五升，煮取二升，分为三服。

【主治】产后月水不调，及腹内胀不除，身强痛。

调经散

【来源】《普济方》卷三三六引《便产须知》。

【组成】吴茱萸一两半（去目、闭口，沸汤洗通三次） 半夏一两（汤泡七次） 当归一两（去芦，酒洗） 人参 麦门冬各一两半（去皮） 白芍药（京南者） 川芎（色如腊者） 牡丹皮 厚朴（去皮，不见火） 阿胶（蚌粉炒如珠子） 甘草（炙）各一两

【用法】上锉。每服三钱，水一盏半，生姜五片，煎至八分，去滓，食前稍热服。

【主治】月候不调，或在月前，或在月后，或多或少，或逾月不至，或一月两来，不孕者。

异方神仙济阴丹

【来源】《袖珍方》卷四。

【别名】异方济阴丹（《丹溪心法附余》卷二十）。

【组成】香附子 三棱 蓬术 陈皮 青皮 败姜各一两（上六味，用黑豆半升、米醋五升同煮，豆烂取出焙干，留余醋打糊） 官桂 当归 赤芍药 生地黄 熟地黄 泽泻 片姜黄 丹皮 干姜 川芎 刘寄奴 泽兰 人参 蒲黄（纸炒）木香 白术 玄胡索各一两（焙干）

【用法】上为末，醋糊为丸，如梧桐子大。每服五十丸，空心、食前炒姜酒送下，艾醋汤亦得，经事不行，酒送下；心脾疼，姜汤送下，或酒送下亦妙。

【主治】

1. 《袖珍方》：妇人经事不行，及心脾疼。

2. 《丹溪心法附余》：妇人内生血积，经水不调，腰腹疼痛。

平胃汤

【来源】《医方类聚》卷二一〇引《仙传济阴方》。

【组成】人参 草果 白术 缩砂 白茯苓 红枣肉（煨过，焙干）

【用法】上为末。空心白汤调下。

【主治】月经不调。

正胃汤

【来源】《医方类聚》卷二一〇引《仙传济阴方》。

【组成】半夏一两 川芎四钱 旋覆花四钱 陈皮三钱 白茯苓半钱 丁香一钱

【用法】加生姜煎，空心服。

【功用】调经。

【主治】经候不调。

乌犀丸

【来源】《医方类聚》卷二一二引《仙传济阴方》。

【组成】马鸣肝（即晚蚕沙，五月收者良，拣尽，炒至烟起）半斤 大草乌二两（入灰火内逼裂，取出，以布袋打去皮尖）

【用法】上为细末，酸醋煮糊为丸，如梧桐子大。每服三十丸，常服淡醋汤温酒随下。如别有证候，依后汤使。凡血气不顺，月水不调，或过期不来，或月内再至，淡醋汤温酒送下；凡血弱阴虚，经水枯竭，数月不得，痿黄瘦瘁，腰腹疼痛，厌厌不已，及脚膝挛急，并以黑豆炒，浸酒送下，久服血润自通；凡经脉凝滞，久久不行，腰重疼痛，数月不利，以上牛膝根浸酒送下，脉复即行；凡妇人年未五十，住脉太早，腰脊重疼，腿足麻痹，目多昏暗，常用茶清或酒任下；凡血气逆上，血上冲肺，喉间作腥，或咯血唾血，以葱白或花桑叶煎汤送下；凡感踏风冷，血气暗痛，时复昏愦，以铁秤锤烧红淬酒送下，或伏龙肝捣碎细炒浸酒送下；凡经脉妄行不止，渐或成痛，或赤白带下，兼生黄水，名曰漏下，并艾醋汤送下，或炒黑豆浸酒，或以绵子烧灰调酒送下，或北艾、地榆、

柏叶煎汤送下，兼以《太平惠民和济局方》艾醋汤相间来进；治血气攻脾，心胸嘈杂，此名血懵，以猪呕血入麻油少许同煎，浸酒送下；治血风，筋脉挛急，脚肿疼痛，脚多转筋，以木瓜汤送下，或当归、木瓜、牛膝浸酒送下，或炒黑豆同羌活浸酒送下，兼以红蓼茎叶细切，煎汤熏洗；治血沥、腰肿痛、膝重，此皆血脉凝滞于足太阳经，可先嚼茴香一撮，温酒送下，或炒黑豆浸酒送下尤佳；血风攻注，手足偏重，顽麻酸疼，炒生姜酒送下；血虚血风上攻，齿牙浮肿，及血风头疼，偏正头风，耳内鸣响，耳聋重听，遍身生疮，顽麻燥痒，并用荆芥穗叶或生葱茶送下，食前后并宜服之；肝虚生风，眼多冷泪，多饶昏睛，木贼煎汤送下，或煎黑豆汤送下，不拘时候；风寒触血，遂成血癥痕，咳嗽喘急，桑白皮煎汤送下；大便下血，侧柏、地榆煎汤送下。

【功用】调治血脉，治风补虚。

【主治】血海一切疾证，血风，血冷，血滞，血气，月水不调，腰腹疼痛，腿足麻痹。血气逆上冲肺攻脾，血沥，血癥，血痕。

金钗煎

【来源】《医方类聚》卷二一二引《仙传济阴方》

【组成】黑豆一升（炒熟，去皮）　香附子末四两半　干姜（炮）　生干地黄各一两

【用法】上为末，每服二钱，食前温酒调下。

【主治】经候不调，月水湛浊，腹常刺痛，及室女血弱，阴虚经脉不均。

八珍益母十全丸

【来源】《古今医统大全》卷八十四引《医林集要》。

【组成】益母草（五月五日、六月六日俱可采，阴干，折去下半截，用上半截，连穗叶，石臼杵捣，筛为极细末）八两　人参（饭上蒸）　白术（饭上蒸）　白茯苓（饭上蒸）各一两　甘草（炙）五分　当归身（酒浸）二两　川芎五分　熟地黄（酒浸）二两　白芍药（醋炒）一两　角沉香四钱

【用法】上药各为极细末，炼蜜为丸，如梧桐子大。每服九十丸，空心蜜汤送下，食干果子压之。

不善吞者，化开服尤效，冬月酒送下。妇女经脉不调者，或有气血两虚而身体素弱，服此以养且调。当年而经不通者，服一料则通；经不调者，服一月则调；素不孕者，服一月即孕。胎前间或用一服则胎固而自安；妊娠微觉胎动，随用一服即安。产后用一服，以童便、酒化开调下，则无壅滞血运之候。多服之补虚活血。又治产后诸病极稳，急欲取效，以酒调化服。

【功用】资益坤元，补养气血，除淋沥带下，俾羸形体壮，有调经、受孕之功，胎前和气，产后补虚。

【主治】妇女经脉不调，经不通，不孕，胎动，产后血运诸病。

柴胡清肝散

【来源】《明医杂著》卷六。

【别名】柴胡清肝饮（《证治汇补》卷四）。

【组成】柴胡　黄芩（炒）各一钱　黄连（炒）山栀（炒）各七分　当归一钱　川芎六分　生地黄　牡丹皮各一钱　升麻八分　甘草三分

【用法】水煎服。

【主治】

1.《明医杂著》：肝胆二经风热、怒火，颈项肿痛，结核不消，或寒热往来，呕吐痰水；及妇人暴怒，肝火内动，经水妄行，胎气不安。

2.《口齿类要》：肝经怒火，风热传脾，唇肿裂，或患茧唇。

3.《证治汇补》：肝火口酸。

【加减】脾胃弱，去芩、连，加苓、术。

加味归芎饮

【来源】《医学集成》卷三。

【组成】焦术　当归　生地各一两　川芎五钱　升麻一钱

【主治】妇人经行后阴。

二术丸

【来源】《陈素庵妇科补解》卷一。

【别名】枣肉丸。

【组成】白术八两（土炒） 苍术四两（泔浸） 生姜四两（切片） 大枣一百个（去皮核，同生姜屑煮）

【用法】枣肉为丸。每日空心米饮下一百丸。

【主治】妇人脾胃虚弱，始则行经血少而色淡，后且闭绝不通；并治男子、小儿脾虚洞泻。

【方论】苍、白术辛温，性雄壮，脾胃二经主药也。脾胃虚寒服之，则饮食倍进，肌肉渐充。然虚人服术恐中满，故又加姜、枣以辅之。大枣甘温，脾药也，用以为引；生姜辛温，气药也，用以为佐。不特治妇人，凡男子小儿脾虚洞泻者尤宜。

十珍汤

【来源】《陈素庵妇科补解》卷一。

【组成】四物（地用熟）合六君子（甘草用炙）加煨姜 大枣

【主治】妇人经行适来或断，断而复来，或五六日，或十余日，腹不痛，属血虚者。

大安营煎

【来源】《陈素庵妇科补解》卷一。

【组成】当归一钱二分 白芍一钱二分 生地三钱 川芎八分 秦艽一钱 黄芩一钱 丹皮一钱五分 焦栀一钱 川断一钱五分 薄荷八分 甘草五分 茯苓一钱二分

【功用】清热泻火，养血祛风。

【主治】妇人血热或营分有风。

【加减】血色紫，经量过多，加黑黄柏一钱。

【方论】方以四物汤、川断养血，丹皮、焦栀、黑柏、黄芩清热，茯苓、甘草泻火，秦艽、薄荷祛风。养血所以固其本，清热泻火祛风所以治其标也。

乌药散

【来源】《陈素庵妇科补解》卷一。

【组成】乌药 香附 苏子 广皮 柴胡 丹皮 焦栀 木香 当归 川芎 薄荷 生甘草

【功用】调气开郁。

【主治】七情郁结，经水或先或后，或多或少，久则闭绝不行。

【方论】方中用乌、香、广、附、苏子以行气，柴、丹、栀子以清肝火、解脾郁，薄荷轻清上升，甘草甘温下降，芎、归辛温养血。

加减四物汤

【来源】《陈素庵妇科补解》卷一。

【组成】木香 红花 丹皮 川芎 当归 秦艽 香附 益母草 熟地黄

【主治】妇人经行适来或断，断而复来，或五六日，或十余日，血滞而痛者。

【方论】此方四物去芍药之酸寒，加益母草之甘平，以补血虚；佐以木香、香附以行气开郁，红花、丹皮以行血祛瘀，秦艽益肝胆，祛风，兼补厥阴血分不足也。

当归和血汤

【来源】《陈素庵妇科补解》卷一。

【组成】当归二钱 川芎一钱五分 白芍（炒）一钱 生地（炒）一钱五分 熟地一钱五分 香附（酒醋和炒）一钱二分 鳖甲（酥炙）一钱二分 丹皮一钱五分 丹参二钱 川断一钱五分 秦艽一钱五分 红花少许

【主治】妇女血热气滞，经水乍多乍少。

【方论】是方四物为君，生地、二丹补血凉血，红花、香附行气祛滞，秦艽祛血分之风，鳖甲色青，入东方肝木，滋阴养血，川断得秦艽能行周身经络，使关节通利，气行血和矣。

参术散

【来源】《陈素庵妇科补解》卷一。

【组成】参 术 苓 草 芎 藭 归 芍 生地 广皮 牡丹皮 知母 香附

【主治】经行后劳役过度，烦热，口燥，咽干，四肢倦怠，经血六七日不止，劳则伤脾。

【方论】四君以补气，四物以补血，香、广以顺气快膈，使水谷进而阴血生，更加丹皮、麦冬、知母以滋阴补肾，使津液生而烦热退；再宜节劳养性，自无伤脾之患矣。

调营散

【来源】《陈素庵妇科补解》卷一。

【组成】当归　川芎　蒲黄（半生半炒）　香附　赤芍　生地　广皮　丹皮　川断　麦冬　生甘草

【主治】妇人七七，血分有余，滞血留于经络，天癸不绝，过期仍来，血来少而点滴，六七日不止者，或乍来即止。

【加减】有滞血去丹皮，麦冬，加红花、艾。

【方论】方中四物以补肝脾血，丹皮、麦冬以凉心血，蒲黄炒黑以止血，川断行周身经络，以通滞血，香附、广皮顺三焦结气。

归脾汤

【来源】《正体类要》卷下。

【别名】归脾散（《古今医鉴》卷八）、加味归脾汤（《古今医鉴》卷十一）、归脾饮（《痘学真传》卷七）、归脾养营汤（《疡科心得集》卷上）。

【组成】白术　当归　白茯苓　黄耆（炒）　龙眼肉　远志　酸枣仁（炒）各一钱　木香五分　甘草（炙）各三分　人参一钱

【用法】加生姜、大枣，水煎服。

【功用】
1. 《兰台轨范》：心脾同治，生血调经。
2. 《古今医彻》：益心神，调荣血。
3. 《医镜》：养血安神。

【主治】
1. 《正体类要》：跌扑等症，气血损伤；或思虑伤脾，血虚火动，寤而不寐；或心脾作痛，怠惰嗜卧，怔忡惊悸，自汗，大便不调；或血上下妄行。
2. 《内科摘要》：思虑伤脾，健忘少食，肢体重痛，月经不调，赤白带下，疟痢。

蒸脐方

【来源】《扶寿精方》。

【组成】荞麦（以水和为一圈，径寸余，脐大者，经二寸）　乳香　没药　虾鼠粪（即一头尖）　青盐　两头尖　川续断各二钱　麝香一分

【用法】上各为末，入荞麦圈内，置脐上，上覆槐皮（去粗，半分厚），加豆大艾炷，灸至腹内微作声为度，不可令内痛，痛则反损真气，槐皮觉焦即更新者，每年中秋日蒸一次。若患风气有郁热在腠理者，加女子月信拌药则易汗，汗出而疾随愈。

【功用】却疾延年。

【主治】上部火或腹心宿疾，妇人月信不调，赤白带下，男子遗精白浊，或风热郁于腠理。

乌鸡丸

【来源】《丹溪心法附余》卷二十一。

【别名】大乌鸡丸（《医学入门》卷八）。

【组成】白毛乌骨公鸡一只（重二斤半许，闭死，去毛、肠，净洗，用艾四两、青蒿四两锉碎，纳一半在鸡腹内，用酒坛一只，纳鸡并余艾、蒿于内，童便和水灌之，令没鸡二寸许，煮绝干，取出去骨，余俱捣烂如薄饼状，焙干，研为细末）　南香附（去毛净）一斤（分作四份，米泔水、童便、醋、酒各浸一份，春秋二日、夏一日、冬四日，取出晒干）　熟地黄四两　生地黄三两（怀庆者，勿犯铁）　当归（酒浸，洗）三两　川芎三两半　白芍三两　辽人参三两　白术二两　黄耆二两　川牛膝（去芦）二两　柴胡（去芦）二两　黄连（炒）一两　牡丹皮（去心）二两　白茯苓（去皮）二两半　秦艽一两半　鳖甲三两（醋浸，炙黄色）　知母二两　贝母二两　地骨皮一两　干姜一两　延胡索一两

【用法】上并香附，共为细末，并鸡末、酒、醋糊为丸，如梧桐子大。每服五六十丸，渐加至七八十丸，温酒或米饮送下。

【主治】妇人瘦弱，血虚有热，经水不调，崩漏带下，骨蒸等疾，不能成胎。

【宜忌】忌煎炒、辛辣之物及苋菜。

加味调经散

【来源】《活人心统》卷三。

【组成】肉桂　白芷　川芎　川归　芍药　玄胡索　牡丹皮　蒲黄五钱　细辛　麝香各一两

【用法】上为末。每服二钱，食前白汤调下。

【主治】妇人经候不调；带下。

济阴丹

【来源】《活人心统》卷三。

【组成】川芎 川归 川萆薢 生地各八钱 赤芍 香附各一两半 陈二艾 小茴香五钱 南木香三钱 刘寄奴五钱 蓬术七钱半

【用法】上为末，米糊为丸，如梧桐子大。每服六十丸，空心白汤送下。

【主治】月水不调，赤白带下，不受孕，肚腹刺痛。

加味逍遥散

【来源】《内科摘要》卷下。

【别名】八味逍遥散（《医学入门》卷八）、加味逍遥饮（《审视瑶函》卷五）、丹栀逍遥散（《方剂学》）。

【组成】当归 芍药 茯苓 白术（炒） 柴胡各一钱 牡丹皮 山栀（炒） 甘草（炙）各五分

《医学心悟》有薄荷。

【用法】水煎服。

本方改为丸剂，名"加味逍遥丸"（《北京市中药成方选集》）、"丹栀逍遥丸"（《全国中药成药处方集》南京方）。

【功用】《赵炳南临床经验集》：疏肝清热，解郁和营。

【主治】肝脾血虚发热，或潮热晡热，或自汗盗汗，或头痛目涩，或怔忡不宁，或颊赤口干，或月经不调，或肚腹作痛，或小腹重坠，水道涩痛，或肿痛出脓，内热作渴。

加味四物汤

【来源】《校注妇人良方》卷一。

【组成】四物汤加柴胡 丹皮 山栀

【主治】妇人血虚火燥，致月经不调，茧唇，及血风疮，产后大便秘涩。

当归川芎散

【来源】《校注妇人良方》卷二十四。

【组成】当归 川芎 柴胡 白术（炒） 芍药（炒）各一钱 牡丹皮 茯苓各八分 蔓荆子 甘草各五分 山栀（炒）一钱二分

【用法】水煎服。

【主治】手足少阳经血虚疮证，或风热耳内痒痛，生疮出水，或头目不清，寒热少食，或妇女经水不调，胸膈不利，腹胁痞痛，小便不调。

【加减】若肝气不平，寒热往来，加柴胡、地骨皮；肝气实热，加柴胡、黄芩；肝脾气血虚热，加参、耆、熟地；脾虚饮食少思，倍加白术、茯苓；脾虚胸膈不利，加人参、黄耆；脾虚痰滞，胸膈不利，加半夏；肝气不顺，胸膈不利，加木香；肝虚小腹痞满，或时作痛，加熟地；脾血不足，小腹作痛，加肉桂；日晡发热，加熟地。

调元丸

【来源】《广嗣纪要》。

【组成】香附子（醋浸，春五，夏三，秋七，冬十，捶极烂，晒干，研为细末，以十两余醋作糊）一斤 当归 川芎 白术 陈皮各五两。

【用法】上五味各为极细末，浸药余醋煮面糊为丸，如梧桐子大。每服五十丸，空心食前酒送下；不饮酒，小茴汤送下。

【功用】平气养血开郁。

【主治】女子月事或前或后，或多或少无定期者。

【方论】方用香附子、川芎、陈皮以开郁顺气；白术以补脾利滞血；当归养心生新血。

四物加柴胡汤

【来源】《万氏女科》卷一。

【组成】归身 川芎 白芍 生地 柴胡 人参 条芩 生草 黄连

【用法】水煎服。

【主治】性急多怒伤肝，以动冲任之脉，一月而经再行者。

四物加香附黄连汤

【来源】《万氏女科》卷一。

【组成】归尾　川芎　赤芍　香附　生地　黄连　生草　丹皮各一钱

【主治】经水色紫，属于热者。

加减八物汤

【来源】《万氏女科》卷一。

【组成】人参　白术　茯苓　炙草　当归　川芎　白芍　陈皮　丹参　香附　丹皮各一钱

【用法】生姜、大枣为引，水煎服。

【主治】经行或前或后。

补阴丸

【来源】《万氏女科》卷一。

【组成】黄柏　知母（去皮毛，炒）各等分

【用法】炼蜜为丸。每服五十丸。

【功用】泻冲任之火。

【主治】一月而经再行。

当归泽兰丸

【来源】《摄生众妙方》卷十。

【组成】香附子（去衣，分作四处，童便四两、酒四两、醋四两，米泔四两各浸一宿）一斤　当归（去须，酒浸）二两　白芍药（炒）二两　熟地黄（酒制）二两　生地黄二两　泽兰叶　艾叶　白术各一两五钱　黄芩一两　川芎二两

方中香附子用量原缺，据《济阴纲目》补。

【用法】上为末，醋糊为丸，如赤豆大。每服六十丸，空心白汤或酒送下。

【主治】妇人经脉不调，赤白带下，久无子者。

【方论】《医略六书》：血亏气滞，天癸愆期，而带脉不能收引，故赤白带下，经久不能生子焉。熟地补阴滋血，生地凉血滋阴，当归养血脉以荣经，白芍敛营阴以和血，川芎行血中之气，艾叶暖子宫之血，泽兰去宿生新，白术健脾燥湿，黄芩清肺气以肃生水之源，香附解郁结以调冲任之气。醋以丸之，汤以下之，使经脉有资，则血气调和，

而天癸无不如度，带脉约束有权，何赤白带下之不除哉？自此带愈经调，天下应无不孕之妇矣。

清荣养血丸

【来源】《摄生众妙方》卷十。

【组成】当归身（酒浸，洗去土，晒干）一两　川芎（茶浸洗）七钱五分　白芍药（酒浸，微炒）一两　熟地黄（酒洗）一两　陈皮（去白用红）一两　白术（去梗）一两　生条黄芩二两　知母（去毛）一两　陈艾叶五钱　黄柏（生，炒）二两　泽兰叶一两　香附子（肥大沉实者）四两（分四份，醋、酒、童便、米泔水制俱妙）

【用法】上为末，醋糊为丸，如梧桐子大。每服五十丸，空心米汤或淡醋汤下。

【主治】月水不调，紫黑成块，频并，不及期，烦热腰困，手足酸痿。

四制香附丸

【来源】《摄生众妙方》卷十一。

【组成】香附米一斤（四两酒浸，四两盐汤浸，四两童便浸，四两醋浸，各三日，滤干，炒）　当归四两（酒浸）　川芎四两　熟地炭四两（姜汁炒）　白芍药四两（酒炒）　白术二两　陈皮二两　泽兰叶二两　黄柏一两（酒炒）　甘草一两（酒炒）

【用法】上为末，酒糊为丸。每服七十丸，空心白汤送下。

【功用】调经养血，顺气健脾。

【主治】

1.《摄生众妙方》：不孕。

2.《饲鹤亭集方》：妇女经水不调，赤白带下，腹痛胞闭，阴虚气滞，不能生育。

【宜忌】《饲鹤亭集方》：忌食牛肉、莱菔、生冷诸物。

百子附归丸

【来源】《摄生众妙方》卷十一。

【别名】滋血暖宫丸（《古今医统大全》卷八十四）、百子建中丸（《万病回春》卷六）、百子归附丸（《济阴纲目》卷一）。

【组成】真阿胶（蛤粉炒成珠） 蕲艾叶（去筋梗，醋煮干） 当归（肥大者，酒洗，去芦） 川芎（去芦） 怀庆熟地黄（去脑，取沉水者） 白芍药（肥长者）各二两 香附（赤心者，去毛，杵成米，水、醋各淹一宿，晒，焙干）十二两

【用法】上为极细末，用大陈石榴一枚，连皮捣碎，东流水三升熬去滓，打面糊为丸，如梧桐子大。每服一百丸，空心陈米醋点沸汤送下，一日一次。

【功用】

1.《摄生众妙方》：调经养血，安胎顺气。

2.《济阴纲目》：种子。

【主治】

1.《摄生众妙方》：胎前产后，月事参差，有余不足诸证。

2.《古今医统大全》：阴阳不利，气血不足，不孕。

大菖蒲散

【来源】《古今医统大全》卷八十三。

【组成】菖蒲 当归各一两 秦艽二钱 吴茱萸（炒）半两

【用法】上锉。每服三钱，水盏半，加葱白五寸，煎六分，空心温服。

【主治】妇人月水涩滞，阴户间肿大而痛。

八珍益母丸

【来源】《古今医统大全》卷八十四。

【组成】益母草四两（不见铁器，只用上半截带叶者） 人参（去芦） 白术（土炒） 茯苓（去皮）各一两 炙甘草（去皮）五钱 当归（酒洗）二两 川芎 白芍药（醋炒）各一两 熟地黄（酒洗）二两

方中除益母草外，用量原缺，据《景岳全书》补。

【用法】上为末，蜂蜜为丸，如弹子大。每次一丸，空心蜜汤送下。如不能嚼者，丸以细粒如小豆大，每服七八十丸。

本方改为片剂，名八珍益母片（《药品标准·中药成方制剂》）；改为膏剂，名八珍益母膏（《药品标准·中药成方制剂》）；改为胶囊剂，名八珍益母胶囊（《中国药典》2010版）。

【功用】《中国药典》：补气血，调月经。

【主治】妇人气血两虚，脾胃并弱，饮食少思，四肢无力，月经违期，或先期而至，或腰疼腹胀缓而不至，或愆期不收，或断或续，或赤白带下，身作寒热，久不受孕。

【加减】脾胃虚寒者，加砂仁一两（姜汁炒）；腹中胀闷者，加山楂一两（净肉，饭上蒸）；多郁者，加香附子一两（童便制）。

【实验】镇痛抗炎作用 《时珍国医国药》（2007，4：857）：实验显示：八珍益母丸能提高热刺激所致小鼠痛阈值，减少醋酸所致小鼠的扭体次数，抑制二甲苯所致小鼠耳肿和甲醛致小鼠足肿以及醋酸引起的小鼠腹腔毛细血管通透性增高。结果表明：八珍益母丸对小鼠有较强的镇痛抗炎作用。

【验案】

1. 人工流产术后闭经 《山东中医杂志》（1997，7：305）：用本方治疗人工流产术后闭经44例。精血亏败，冲任虚衰较甚者加阿胶、紫河车。结果：服药5剂，月经来潮者22例，9剂者11例，12剂5例，20剂2例。

2. 减少药物流产后出血 《中国民康医学》（2006，4：312）：将86例药物流产者随机分为2组，治疗组42例口服八珍益母丸，对照组44例未服任何药物，结果显示：治疗组阴道流血量、流血时间和平均流血时间均底于对照组。表明八珍益母丸具有良好的减少药流出血作用。

术附丸

【来源】《古今医统大全》卷八十四。

【组成】苍术（去土）一斤（净，用米泔水浸，逐日换新泔，春五日，夏三日，秋七日，冬十日，切片，焙干，分四制：一份用茴香一两，盐一两，同炒术黄为度；一份用川乌一个，切片，川楝子一两打碎，同术炒黄为度；一份用川椒一两，去目及合口者，破故纸一两，同术炒黄为度；一份用好醋、好酒各一盏煮术干，焙燥用之） 香附一斤（分四制，酒、醋、盐、水、童便，如前分四时各浸日数，炒干）

【用法】上为末，老米面糊为丸，如梧桐子大。每

服五十丸，空心、食前白汤送下。

【主治】月经不调，脐腹绞痛，胁疼腰胀，恶心头晕，或发热发寒，心忪乏力，崩中带下。

四物益母丸

【来源】《古今医统大全》卷八十四。

【组成】川当归（酒洗）　熟地黄（制）各四两　川芎　白芍药（炒）各二两　益母草（不犯铁器，为末）半斤　香附子（制）半斤　吴茱萸（汤泡）二两

【用法】上为末，炼蜜为丸，如弹子大。每服一丸，空心酒化下。如不喜化，只作小丸吞服亦可。

【主治】妇人经水不调，小腹有块，时痛。

经验调经汤

【来源】《古今医统大全》卷八十四。

【组成】当归（酒洗）一钱　阿胶（炒成珠）　半夏（制）　白芍药（酒炒）　人参　牡丹皮　川芎　麦门冬　甘草各七分　桂心　吴茱萸（泡）各二分

【用法】上以水一钟半，加生姜三片，煎八分，空心稍热服。

【主治】月经不调，或前或后，来多来少，或逾月不来，或一月两至。

加味益母丸

【来源】《医学入门》卷七。

【组成】益母草半斤　当归　赤芍　木香各二两

【用法】上为末，炼蜜为丸，如梧桐子大。每服五十丸，白汤送下；催生，用童便送下；胎前脐腹刺痛，胎动不安，下血不止，米饮或秦艽、当归煎汤送下；胎前产后，脐腹作痛作声，或寒热往来，状如疟疾者，米汤送下；临产并产后，先各用一丸，童便入酒送下；产后胎衣不下，落在胞中及临产一切产难，横生不顺，死胎经日不下，腹中胀满，心闷心痛，炒盐汤送下；产后中风，牙关紧急，半身不遂，失音不语，童便入酒送下；产后气喘咳嗽，胸膈不利，恶心口吐酸水，面目浮肿，两胁疼痛，举动失力者，温酒送下；产后

太阳穴痛，呵欠心怔气短，肌体羸瘦，不思饮食，血风身热，手足顽麻，百节疼痛，温米饮送下；产后眼前黑暗，血晕血热，口渴烦闷，如见鬼神，不省人事，薄荷自然汁或薄荷煎汤下，或童便、酒各半送下；产后面垢颜赤，五心烦热，或结血块，脐腹奔痛，时发寒热，有冷汗者，童便入酒或薄荷汤送下；产后恶露结滞，脐腹刺痛，恶物上冲，心胸满闷及产后未经满月，血气不通，咳嗽四肢无力，临睡自汗不止，月水不调，久不治而为骨蒸，或鼻衄口干舌黑，俱童便入酒送下；产后二便不通，烦躁口苦，薄荷汤送下；产后痢疾，米汤送下；产后漏血，枣汤送下；产后赤白带，胶艾汤送下；血崩漏下，糯米汤送下；勒乳痛，或成痈，为末，水调涂乳上，或生捣敷亦好；妇人久无子，温酒送下。

【功用】定魂魄，调血气，破血痛，养脉息，调经络。

【主治】妇人月水不调，不孕，胎前、难产、产后诸疾。

十味香附丸

【来源】《医学入门》卷八。

【组成】地黄　当归　芍药　川芎各四两　白术　陈皮　泽兰叶各二两　黄柏　甘草各一两　香附一斤（分四份，用酒、醋、童便、盐水各浸七日，焙干）

【用法】上为末，醋糊为丸，如梧桐子大。每服七十丸，空心盐汤送下。

【主治】妇人经候不调。

琥珀朱砂丸

【来源】《医学入门》卷八。

【别名】琥珀丸（《郑氏家传女科万金方》卷一）。

【组成】琥珀　木香　当归　没药各四钱　乳香一钱　麝香　朱砂各二分半

【用法】上为末，水为丸，如龙眼核大。每用一丸，温酒磨服。

《郑氏家传女科万金方》：上为末，用人乳拌乳香，饭锅上煮化，下前药为丸，如芡实大，朱砂为衣。临服童便、姜汁、酒送下。

【主治】

1.《医学入门》：室女带下。

2.《郑氏家传女科万金方》：妇人月水不准及难产，产后血奔，或因气与风寒暑湿所搏，以致月经不调，或瘀血刺痛。

八妙丸

【来源】《古今医鉴》卷十一。

【组成】香附（便制） 丹皮 川芎（酒炒） 延胡索（炒）各二两 归身（酒洗） 生地（姜汁炒） 白茯苓各二两 赤芍药（酒炒）一两半

【用法】上为细末，酒糊为丸，如绿豆大。每五十丸，空心滚水送下；腹痛，酒送下七十丸。

【主治】经脉不调，湿气白带，腹痛胃弱。

大温经汤

【来源】《古今医鉴》卷十一。

【组成】人参五分 白术（土炒）五分 当归八分 白芍七分 川芎五分 熟地五分 砂仁（炒） 小茴各四分 茯苓五分 甘草三分 香附八分（童便制） 陈皮（炒）四分 沉香三分（另研） 吴茱萸（炮） 玄胡索（炒） 鹿茸（酒炙）各五分

《寿世保元》有黄耆（蜜炒）五分、阿胶（炒）、肉桂各三分。

【用法】上锉一剂。加生姜，水煎服。

【主治】

1.《古今医鉴》：妇人气血虚弱，经水不调，或赤白带下，或如梅汁淋沥，或成片，有隔二三个月，渐生潮热，饮食少进，四肢倦怠，日久生骨蒸，即成劳疾。

2.《女科切要》：血海虚寒，少腹冷痛。

【加减】汗出不止，加黄耆、酸枣仁（炒）各四分；潮热，加柴胡、黄芩各五分；咳嗽，加杏仁、桔梗、五味子、半夏。

艾附暖宫丸

【来源】《古今医鉴》卷十一。

【组成】南香附子（去毛净）一斤（分四制：酒、醋、盐汤、童便各浸四两，三日焙干，为细末） 北艾叶（温水洗净、焙干，研烂，筛去灰，醋浸，炒干） 当归（酒洗） 川芎 白芍（酒洗） 熟地各二两

【用法】上为末，醋糊为丸，如梧桐子大。每服八十丸，淡醋汤送下。

【功用】《全国中药成药处方集》：理气补血，调经种子。

【主治】

1.《古今医鉴》：妇人百病。

2.《成方便读》：妇人经水不调，临行作痛，子宫虚冷，不能孕育。

【方论】

1.《医林纂要探源》：四物以荣肝血，艾、附以暖子宫，醋以敛之，使不妄行。要以温养子珠，而为生物之本。

2.《成方便读》：凡妇人调经一法，首先理气，以气顺则血亦顺也。夫血气者，喜温而恶寒，寒则难于生育，温则易于成孕。故方中以香附理气分，艾叶暖子宫，合四物而用，宜乎可治以上诸证也。

济阴丸

【来源】《古今医鉴》卷十一。

【别名】种子济阴丹（《万病回春》卷六）、种子济阴丸（《妙一斋医学正印种子篇》卷下）。

【组成】香附米四两（一分醋浸，一分米泔浸，一分酒浸，一分童便浸，各浸三日，焙干为末） 益母草二两（忌铁器） 艾叶一两（醋煮） 阿胶二两（蛤粉炒） 熟地黄二两（酒洗过，姜汁炒） 川芎一两 当归一两五钱（酒洗） 白芍药一两三钱（盐酒炒） 陈皮一两（去皮） 白术一两五钱（土炒） 半夏（汤泡，姜汁浸，香油炒） 白茯各一两（去皮） 甘草（炙）三钱 条芩一两（炒焦） 丹皮一两（酒洗） 吴萸五钱（汤泡） 玄胡索四钱 小茴香（盐酒炒） 没药各五钱 续断一两（酒洗） 麦冬一两（去心）

【用法】上为末，酒糊为丸，如梧桐子大。每服一百丸，空心米汤送下；温酒白水亦可。

【功用】顺气养血，调经脉，除白带，益子宫，育胎孕。

调荣顺气汤

【来源】《古今医鉴》卷十一。

【组成】当归（酒洗）一钱　川芎八分　生地一钱　白芍（盐水炒）一钱　香附（便制）一钱　艾叶（醋炒）八分　丹皮（酒洗）一钱　阿胶（蛤粉炒）一钱　白术一钱二分　甘草四分　红花一钱　桃仁一钱（去皮尖）

【用法】上锉一剂。加生姜三片，水煎，食前服。

【主治】妇室经闭不调，或前或后，心腹疼痛。

【加减】腹痛，加玄胡索一钱，五灵脂八分（醋炒），没药一钱；憎寒潮热，加柴胡一钱，地骨（酒炒）一钱。

丹参丸

【来源】《赤水玄珠全集》卷二十。

【组成】丹参（净）四两（酒浸一宿，日晒干）　大川芎一两半　川归身（酒浸）二两（净）　天台乌药一两　香附三两（童便浸，炒七次，只用净末一两）

【用法】上为末，炼蜜为丸，如梧桐子大。每服七十丸，空心酒送下。

【功用】调经养血。

破血紫金丹

【来源】《仁术便览》卷四。

【组成】红娘子（去足翅）三钱　斑蝥（去足翅）六双　血竭五分　头红花三分

【用法】上为细末。每服五七分，黄酒调下。

【主治】妇人经水不调，干血气劳。

调经丸

【来源】《仁术便览》卷四。

【组成】熟地三两　当归二两　芍药一两半　香附四两　莪术一两　陈皮一两　白术二两　枳实一两　乌药一两　砂仁五钱　阿胶五钱　艾叶七钱

【用法】将艾叶、香附、芍药一处醋煮透焙干为末，醋糊为丸，如梧桐子大。每服六十丸，空心米汤送下。

【主治】经水或前或后，或多或少，或有积块，或赤白带下，或经水二三月不行。

【加减】腹痛，加玄胡。

大补经汤

【来源】《万病回春》卷六。

【组成】当归（酒洗）　白芍　香附各六分　川芎　熟地黄各五分　白术（去芦）　白茯苓　黄耆　陈皮　玄胡索各四分　人参　砂仁　阿胶（炒）　沉香（另研）　小茴（酒炒）　吴茱萸（炒）　肉桂粉甘草（炙）各三分

【用法】上锉一剂。加生姜、大枣，水煎服。

【主治】妇人气血虚弱，血海寒冷，经水不调，或时心腹疼痛，或下白带如鱼脑髓，或似米泔色，错乱不分，信期每月淋沥不止，面色萎黄，四肢无力，头目眩晕，肌体羸瘦。

千金调经散

【来源】《万病回春》卷六。

【组成】当归　白芍（酒炒）　川芎各二钱　人参　阿胶（炒）　牡丹皮　吴茱萸（炒）　肉桂各一钱　甘草五分　半夏（姜制）　麦门冬（去心）各一钱五分

【用法】上锉一剂。加生姜，水煎服。

【主治】妇人经水不调，或曾经小产，或带下三十六病，腹痛口干，或发热，小腹急痛，手足烦热，六腑不调，时时泄血，经水不调，久不怀孕。

艾附暖宫丸

【来源】《万病回春》卷六。

【组成】南香附米一斤（四两醋浸，四两汤浸，四两童便浸，四两酒浸，各浸一宿，焙干）　北艾叶（焙干，捣烂，去灰，醋浸，炒）四两　当归　川芎　白芍（酒炒）　熟地黄（姜汁炒）各一两　玄胡索子（炒）二两　甘草（生用）八钱

【用法】上为细末，醋糊为丸，如梧桐子大。每服七八十丸，空心米汤送下；酒亦可。

【主治】妇人子宫虚寒，经水不调，小腹时痛，赤白带下。

回生丹

【来源】《万病回春》卷六引孙奎亭方。

【别名】回生至宝丹（《丹台玉案》卷五）、回生丸（《女科指掌》卷五）、回生保产至宝丹（《经验各种秘方辑要》）、宁坤丸（《采艾编翼》引卷二）。

【组成】大黄一斤（为末） 苏木二两（锉，用河水五碗，煎汁三碗，去滓不用，存汁） 红花三两（炒黄色，入好酒一大壶，同煮三五滚，去红花不用，存汁用） 黑豆三升（煮熟取汁三碗，去豆不用，只用豆汁。先将大黄末以好米醋三四碗搅匀，以文武火熬成膏，如此二遍，次下红花酒、苏木汤、黑豆汁搅开，大黄膏入内，又熬成膏取出，如有锅粑，再焙干，入后药） 当归 川芎 熟地黄 白茯苓（去皮） 苍术（米泔浸） 香附米 乌药 玄胡索 桃仁（另研） 蒲黄 牛膝（去芦）各一两 白芍（酒炒） 甘草 陈皮 木香 三棱 五灵脂 羌活 地榆 山萸（酒浸，去核）各五钱 人参 白术（去芦） 青皮（去瓤） 木瓜各三钱 良姜四钱 乳香 没药各一钱

【备考】《类证治裁》有楂肉，无羌活。

【用法】上为细末，用大黄膏为丸，如弹子大。每服一丸，酒顿化，通口服。

【功用】

1. 《万病回春》：养胎益血和子，调和阴阳，密腠理，实脏腑。

2. 《北京市中药成方选集》：破血通径，化瘀止痛。

【主治】妊妇失宜，劳复胎动，或胎漏恶露时下；脏极寒，久不成胎，痿燥不长，过期不产；日月虽满，动作无力，或致损坠；产时未至，恶露先下，胞终枯燥，致令难产；或逆痼闷乱，连日不产，子死腹中，腹上冰冷，口唇青黑，出冷沫；恶露上攻，昏闷不省，喘促汗出；及血未尽，脐腹冷痛，寒热往来；或因产劳虚损，身羸而黄，体瘦心怯，盗汗，饮食不进，渐成劳疾；妊妇胎前产后，崩漏带下；室女绝闭，月水不调。

【加减】若产后头疼，身热有汗，加桂枝末三分，生姜、葱煎汤顿化服之；若产后头疼、身热无汗，加麻黄末三分，生姜、葱煎汤，顿化服之；若产后无乳，加天花粉三分，当归尾三分、穿山甲（炙）三分，黄连三分，为末，同入酒内化开服，不拘时候，令乳母将乳头揉千余转，其乳如涌泉自出。

经验调经汤

【来源】《万病回春》卷六。

【组成】当归 熟地黄 香附各一钱二分 白芍（酒炒） 吴茱萸（炒） 大腹皮 紫荆皮 肉苁蓉各一钱 川芎 条芩各七分 粉草五分

【用法】上锉一剂。加生姜三片，大枣一枚，水煎，待经至之日服起，每日一剂。至四剂而止，即经对期。

【主治】妇人经水或前或后，或多或少。

调气养血汤

【来源】《万病回春》卷六。

【组成】香附米（炒） 乌药 砂仁 当归 川芎 白芍（酒炒） 熟地黄（姜汁浸，焙）各一钱 甘草（炙）三分

【用法】上锉一剂。加生姜、大枣，煎服；或丸或散皆可。

【主治】妇人室女血气不和，胎前产后诸病。

【加减】气痛，加吴茱萸，痰盛，加二陈汤。

调经八物丸

【来源】《万病回春》卷六。

【组成】当归（酒洗）二两 南芎（盐汤浸，切）一两 白芍（酒炒）一两五钱 熟地黄（酒浸）二两 白茯苓（去皮）一两 白术（米泔浸，焙）二两 橘皮（盐汤洗，晒）一两 条芩（酒炒）一两 牡丹皮一两 玄胡索（酒炒）一两

【用法】上为末，炼蜜为丸，如梧桐子大。每服八九十丸，空心淡盐汤送下，寒月酒下。

【功用】养血调经，除赤白带，久服令孕。

滋阴地黄丸

【来源】《万病回春》卷六。

【组成】熟地黄（姜汁浸、焙）四两　山药一两　白茯苓（去皮）　牡丹皮（去皮）　泽泻（去毛）各一两半　天门冬（去心）　生地（酒洗）　麦门冬（去心）　知母（酒炒，去毛）　贝母（去心）　当归（酒洗）　山茱萸（酒蒸，去核）　香附米（童便浸、炒）各二两

【用法】上为细末，炼蜜为丸，如梧桐子大。每服百丸，空心盐汤送下；痰吐，淡姜汤送下。

【主治】妇人经水不调，或不通，虚劳吐血、衄血、咳血、便血，发热咳嗽，盗汗痰喘，一切虚损瘦怯之病。

滋阴至宝汤

【来源】《万病回春》卷六。

【组成】当归（酒洗）　白术（去芦）　白芍（酒炒）　白茯苓（去皮）　陈皮　知母　贝母（去心）　香附（童便炒）　地骨皮（去骨）　麦门冬（去心）各八分　柴胡（酒炒）　薄荷　甘草各三分

【用法】上锉一剂。加煨姜三片，水煎，温服。

【功用】调经水，滋血脉，补虚劳，扶元气，健脾胃，养心肺，润咽喉，清头目，定心慌，安神魄，退潮热，除骨蒸，止喘嗽，化痰涎，收盗汗，住泄泻，开郁气，利胸膈，疗腹痛，解烦渴，散寒热，祛体疼。

【主治】妇人诸虚百损，五劳七伤，经脉不调，肢体羸瘦。

螽斯胜宝丸

【来源】《万病回春》卷六。

【组成】黄耆（蜜炙）　人参（去芦）　白术（去芦）　白茯苓（去皮）　当归（酒洗）　川芎　白芍（酒炒）　肉桂　大附子（面裹，火煨，去皮）　干姜（炒）　胡椒　小茴香（盐、酒炒）　破故纸（酒炒）　艾叶（醋炒）　乌药（炒）各二两　吴茱萸三两（盐水炒）　香附六两（醋炒）　苍术四两（米泔浸，炒）　甘草（炙）一两

【用法】上锉作片，用白毛乌骨鸡一只，重一斤半或二斤者，吊死，水泡，去毛、肠屎并头、脚、翼尖不用；将鸡放砂锅里，将前药盖上，入好酒煮烂为度；取去骨，同药在锅焙干，为末，将煮鸡酒汁打稀米糊为丸，如梧桐子大。每服五十丸，空心好酒吞下。

【主治】妇人经水不调，脐腹冷痛，赤白带下，一切虚寒之疾，久无子嗣。

调经四物汤

【来源】《鲁府禁方》卷三。

【组成】当归（酒洗）　川芎　白芍（酒炒）　熟地黄各一钱　青皮（去瓤）　陈皮　丹参各八分　川乌头（火煨去皮脐）七分　红花五分　桃仁（去皮）十个　紫苏　香附各六分　砂仁五分

【用法】上锉。水、酒煎服。

【主治】血气不调，或前或后，或多或少。

增损地黄丸

【来源】《增补内经拾遗》卷四。

【组成】当归二两（全用）　熟地半斤（怀庆者佳）　黄连一两（净）

【用法】上以酒浸一宿，焙干为末，炼蜜为丸，如梧桐子大。每服五十至一百丸，经少，温酒送下；经多，米饮送下。

【主治】妇女月经不调，久而无子。

神效剪红丸

【来源】《证治准绳·类方》卷八。

【组成】一上末：槟榔（生，研细，取净末）一斤（以二两为母，余十四两上第一次，以一等罗筛过，取齐晒干）

二上末：商陆（即樟柳根，白者可用，赤者杀人）　金毛狗脊　贯众各四两（以上三味和一处，研极细末，上第二次，以二等罗筛过，取齐晒干）（一方不用贯众，则虫出来犹未死也）

三上末：三棱（醋煮）　莪术（醋煮）各八两　青木香　西木香各四两　雷丸（醋煮）二两半　南木香二两（以上六味和一处，研极细末，上第三次，以三等罗筛过，取齐）

四上末：大黄（铡碎，酒浸，晒干，研细，取净末）一斤（上第四次，以四等罗筛，取齐晒干）

五上末：黑牵牛（半生半炒，研细，取头末）

一斤（上第五次，以五等罗筛过，取齐晒干）（一方有枳壳一斤为母，有藿香四两，和入诸香）

【用法】上作五处，另研极细末，要作五次上末，却用茵陈半斤，大皂角一斤煎汁，滤净，法水为丸，如绿豆大，晒干后用丁香末一两，或加芦荟末一两亦妙，以前净汁煎一滚，洒入丸药，旋摇令光莹为度，再以阿胶二两（生），以前汁熬溶，洒入丸药，旋摇光莹，晒干。壮人每服五钱，弱人每服四钱，五更以茶清吞下，小儿减半。若病浅，即一服见效；若源深，更须再一服。

药后用马桶盛粪于野地看之，庶见药功易辨，或虫、或积、或如烂鱼冻，或作五色等积。若一次未见虫积，更看第二三次下来，此即是病根。有积消积，有气消气，有虫取虫，有块消块。若病根去，其病自消。

【功用】宣导四时蕴积。春宣积滞，不生疮毒；夏宣暑湿，不生热痢；秋宣痰饮，不生瘴疟；冬宣风寒，不生瘟疫。

【主治】一切虫积。凡因饮酒过度，食伤生冷，致使脾胃不和，心膈胀满，呕恶咽酸，常吐清水，面色萎黄，不进饮食，山岚瘴气，水肿、蛊胀，齁䶎咳嗽，痰涎壅滞，酒积、食积、气积、气块，反胃噎膈，呕逆恶心，肠风，痔漏，脏毒，酒痢，累蕴积热上攻，头目下生疮癣，妇人血气，寒热往来，肌体羸弱，月经不调，赤白带下，鬼气鬼胎，产后诸疾；小儿五疳，虫积；误吞铜铁，误食恶毒等物。

【宜忌】此药温和，不动元阳真气，亦无反恶。孕妇休服。

六味地黄丸

【来源】《证治准绳·女科》卷四。

【别名】加味地黄丸（《济阴纲目》卷六）。

【组成】熟地黄四两　山茱萸肉　山药各二两　牡丹皮　白茯苓各一两五钱　泽泻　香附米（童便浸三次，炒）各一两　蕲艾叶（去筋，醋煮）五钱

【用法】上为末，炼蜜为丸，如梧桐子大。每服七十丸，白沸汤送下。

【主治】

1. 《证治准绳·女科》：妇人经事不调，即非

受孕光景；纵使受之，亦不全美。

2. 《竹林女科》：肾经虚火致妊娠吐衄。

调经丸

【来源】《证治准绳·女科》卷四。

【组成】香附半斤（童便、酒、醋各浸一分，生一分，俱酒炒）　川杜仲（姜汁炒）半斤　大川芎　白芍药　当归（去尾）　怀生地　广陈皮　小茴香（酒炒）　玄胡索（略炒）　肉苁蓉（酒浸）　旧青皮（麸炒）　台乌药（炒）　枯黄芩（酒炒）　乌贼鱼骨（酥炙）各四两

【用法】上为末，醋和面打糊为丸，如梧桐子大。每服百丸，空心好酒送下。

【功用】调经种子。

滋阴百补固精治病膏

【来源】《墨宝斋集验方》卷上。

【组成】香油一斤四两　苍耳草一两　谷精草五钱　天门冬　麦门冬　蛇床子　远志（去心）　菟丝子　生地黄　熟地黄　牛膝（去芦）　肉豆蔻　虎骨　续断　鹿茸　紫梢花各一两　木鳖子（去壳）　肉苁蓉　官桂　大附子各六钱　黄丹八两　柏油二两　硫黄　赤石脂（煅）　龙骨（煅）　木香各二钱　阳起石四钱　乳香　没药　丁香　沉香各四钱　麝香一钱　黄蜡六钱

【用法】先将苍耳草入香油中熬数滚，再下谷精草以后之十四味药，熬得药黑色，又下木鳖子等四味药，少熬，待药俱焦黑枯，滤去药，将油又熬滚，方下黄丹、柏油二味，用槐条不住手搅，滴水成珠，方将硫黄以后十味药为细末投入，搅匀，又下黄蜡，倾在罐内，封固好，井水中浸七日，每个膏药用红缎一方，药三钱，贴在脐上，再用两个贴在两腰眼，只用一钱一个。男子贴在丹田脐下，妇人贴在脐上下。

【主治】男子精冷寒，阳不举，梦泄遗精，小肠疝气；女人血崩，赤白带下，经水不调，脏寒。

归附丸

【来源】《杏苑生春》卷八。

【组成】香附子八两（一半醋浸一宿，砂铫内煮干，切，焙；一半童便浸一宿，依前者焙）　当归四两

【用法】上为细末，米醋煮面糊为丸，如梧桐子大。每服五十丸，空心淡醋汤送下。

【功用】顺气调经。

【主治】月经不调。

加味艾附丸

【来源】《宋氏女科》。

【组成】艾叶四两（醋焙干）　当归（酒洗）　川芎　白芍（酒炒）　熟地二两（姜汁炒）　玄胡索二两　生甘草八钱

【用法】上为末，水糊为丸，如梧桐子大。每服七八十丸，空心米汤送下。

【主治】妇人子宫虚寒，经水不调，小腹时痛，赤白带下。

百子建中丸

【来源】《宋氏女科》。

【组成】香附一斤（分作四份：一份童便浸七日，一份酒浸七日，一份泔浸七日，一份盐水浸七日，各炒香）　大艾叶四两（米泔浸七日，将米泔慢火煮半日，焙干为末）　砂仁五钱　淮熟地（酒浸）三两　白芍药三两　玄胡索一两五钱　五味子五钱　杜仲（酒炒）一两　阿胶（炒）一两五钱　白术一两（麸炒）

【用法】上为末，用壬子日好米泔打粳米面糊为丸，如梧桐子大。每服八十丸，空心用淡醋汤送下。服至半月必有孕矣。

【功用】温中暖脐，调经，开郁开胃。

【主治】妇人久冷，赤白带下，肚腹疼痛，经水不调，四肢无力，久鲜子息。

【加减】如妇人肥胖者，加陈皮、半夏各一两。

红花当归丸

【来源】《宋氏女科》。

【组成】马鞭草八两　刘寄奴八两（二味共熬膏为丸）　当归三两　赤芍　牛膝（酒拌）　川芎　香附（醋炒）　丹皮（去皮）　甘草各一两五钱　红花　白芷各七钱　官桂六钱　紫葳　苏木各三两　枳壳（炒）一两

【用法】上为末，以前膏入小糯米粉打糊为丸，如梧桐子大。每服八十丸，酒红花煎汁，空心送下。

【主治】妇人血脏虚竭，经候不调，或断不来，积瘀成块，腰腹刺痛，肢体羸瘦。

调经汤

【来源】《宋氏女科秘书》。

【组成】白当归（酒洗）　淮生地（酒蒸，姜汁炒）　川芎（酒洗）　白芍药（酒炒）　广陈皮　香附（酒炒）　白术（麸炒）　丹皮　砂仁　炙甘草

【主治】月经不调。

乌鸡丸

【来源】《寿世保元》卷七。

【组成】海金沙　侧柏叶（盐水炒，焙干）各四两　香附（炒）一两　厚朴（姜炒）三两　当归（酒洗）三两　白术（去芦）　川芎各二两　白芍（酒炒）二两　熟地二两　羌活一两半　防风一两半　人参一两　砂仁一两　粉草三钱

【用法】上锉；用白毛乌肉膳鸡一只，不问三五年俱好，宰后去肠屎、毛，将药末装入鸡肚中，放铜锅内，好酒五壶，水二瓶，文武火煮至干，取鸡去骨，取肉切细，同药晒干，为末，用粳米粉、酒、水煮糊为丸，如梧桐子大。每服百丸，空心米汤吞下，酒亦可。

【主治】妇人血海虚冷，经水不调，或前或后，或多或少，或时小腹疼痛，或下白带如鱼脑髓，或似米泔，不分信期，每日淋沥不止，头晕眼花，目眩耳鸣，面色萎黄，四肢无力，五心烦热，胸膈闷，不思饮食，肌肤减削。

四物补经汤

【来源】《寿世保元》卷七。

【组成】香附　当归　白芍（酒炒）各六分　熟地黄　川芎各五分　黄耆（蜜炙）　白茯苓（去皮）　白术（去芦）　黄芩　玄胡索　陈皮各四分　砂仁

小茴（酒炒）　人参　阿胶（炒）各三分　沉香（另研）三分　吴茱萸三分　粉草三分

【用法】上锉。加生姜三片，水煎，空心热服。

【主治】妇人二十五六岁，血海虚冷，经水不调，或时小腹疼痛，或下白带如鱼脑髓，或似米泔，不分信期，每日淋漓不止，面色萎黄，四肢无力，头昏眼花目眩。

白凤丹

【来源】《寿世保元》卷七。

【组成】嫩黄耆（蜜水炒）　人参（去芦）　川芎　白茯苓（去皮）　当归（酒洗）　干姜（炒）　大附子（面裹炒，去皮脐）　小茴香（盐酒炒）　白芍（酒炒）　肉桂　白术（去芦，微炒）　胡椒　艾叶（醋炒）　破故纸（盐酒炒）　乌药各二两　甘草（炙）一两　香附米（醋炒）六两　苍术（米泔浸，炒）四两　吴茱萸（炒）一两

【用法】上锉；用白毛乌肉鸡一只重二斤，吊死，水泡，去毛屎并头足不用，入铁锅内，将药片盖上，入好酒，煮烂为度，取去骨，同药在锅焙干，为末，将鸡酒汁打稀米糊为丸，如梧桐子大。每服五十丸，空心好酒送下。治后症先宜服五积散加香附、吴茱萸、小茴，减麻黄，入米糖一块煎服；后服此丸药。

【主治】妇人经水不调，肚腹冷痛，赤白带下，子宫虚冷，久无子息。

白凤丹

【来源】《寿世保元》卷七。

【组成】白丝毛乌骨雄鸡一只（先以黄耆末一两，当归末一两，甘草末五钱，三味和米粉七合，匀作七分，调成小块，鸡食之，约有六七日，吊死不出血，去毛肠不用）　当归身（酒洗）三两　川芎二两　白芍（酒炒）三两　怀生地黄（酒洗）五两　山药三两　鹿角霜四两　天门冬（去心）一两　人参二两　丹参（水洗净）二两　山茱萸（酒蒸，去核）二两　木瓜一两半　胡黄连一两　知母（去毛，酒炒）三两　小茴（酒炒）二两　麦门冬（去心）二两　怀牛膝（去芦，酒洗）二两　秦艽（去芦）二两　银柴胡二两　鳖甲（醋

炙）一两　生甘草一两

【用法】上俱制如法，锉匀，将鸡切作小块，俱盛于瓷坛内，用水二分，好酒二分，米醋一分，坛口用柿漆纸封固，置大锅内，桑柴火煮三昼夜，取出日晒夜烘，一干，又入汁拌，又烘晒，以汁尽为度；为极细末，炼蜜为丸，如梧桐子大。每服百丸，空心淡盐汤送下。

【主治】妇女五劳七伤，骨蒸，五心烦热，心虚惊怕，经水来时，或前或后，或淡白，或紫色，时常注带下；或因烦劳、性气恼怒、产后失调，致赤白带渗，及夜卧身体上下疼痛，及午后神疲，腰腿酸软，或心嘈，又时饱闷，及梦寐不清，或冲任二脉结，癥瘕隐隐。

红花当归散

【来源】《寿世保元》卷七。

【组成】当归（酒洗）八分　川芎　赤芍药　熟地黄　香附各六分　枳壳五分　玄胡索五分　厚朴（姜炒）　小茴香（酒炒）　柴胡　陈皮　三棱（醋炒）各四分　莪术（醋煨）四分　牛膝（去芦）四分　红花三分　甘草二分

【用法】上锉。生姜水煎，空心热服。兼用八物汤。

【主治】妇人三十一二岁，年年生育，败血过多，血虚胃热，以致经水不匀，不时腹中疼痛结块，饮食少进，困倦目眩，潮热往来，五心烦躁。

利气散

【来源】《寿世保元》卷七。

【组成】香附（炒）五钱　黄芩四钱　炒枳壳（去瓤）四钱　陈皮　藿香　小茴（酒炒）　白术（去芦）　玄胡索　砂仁　草果各三钱（去壳炒）　甘草八分　厚朴一钱

【用法】上为细末。每服二钱，空心米汤调服。

【主治】室女经脉初动，天癸水至，失于调理，感寒血气不顺，心腹胀满，恶寒发热，头身遍疼。

调经滋补丸

【来源】《寿世保元》卷七。

【组成】香附米（酒、醋、童便、盐汤各浸一两，

各炒干）四两　怀生地黄（酒浸蒸，炒黑）二两　当归（酒洗）二两　川芎　白芍（酒炒）各一两　白术（去芦炒）二两　白茯苓（去皮）一两　陈皮一两　怀山药一两　牡丹皮一两　小茴（盐酒炒）一两　元胡索一两　阿胶（蛤粉炒）一两　山茱萸（酒蒸去核）一两

【用法】上为细末，酒醋打面糊为丸，如梧桐子大。每服百丸，空心米汤送下。

【主治】妇人经水不调，或前或后，或多或少，时常头晕，眼黑耳鸣，赤白带下，腰腹疼痛，五心烦热，四肢沉困，胸膈痞闷，不思饮食，肌肤减削。

四制香附丸

【来源】《穷乡便方》。

【组成】香附米（分作四份：用苏木一两煎汤浸一份，红花一两煎汤浸一份，桃仁去皮尖一两煎汤浸一份，泽兰草一两煎汤浸一份。各浸三日）

【用法】单用附米为丸。每服二钱一分，空心米汤饮下。

【主治】年少妇人经水或来或止。

逍遥散

【来源】《外科正宗》卷二。

【组成】当归　白芍　茯苓　白术　柴胡各一钱　香附八分　丹皮七分　甘草六分　薄荷　黄芩（有热加）各五分

方中丹皮，《医宗金鉴》作"陈皮"。

【用法】水二钟，煎八分，食远服。

【功用】

1.《医宗金鉴》：和气血，开郁行滞，散结。

2.《许订外科正宗》：疏肝。

【主治】

1.《外科正宗》：妇人血虚，五心烦热，肢体疼痛，头目昏重，心忡颊赤，口燥咽干，发热盗汗，食少嗜卧；血热相搏，月水不调，脐腹作痛，寒热如疟；及室女血弱，荣卫不调，痰嗽潮热，肌体羸瘦，渐成骨蒸。

2.《医宗金鉴》：气郁痰热凝结而成上搭手。

【加减】有寒，加生姜三片、大枣二枚。

九味香附丸

【来源】《济阴纲目》卷一。

【别名】调经香附丸（《仙拈集》卷三引《汇编》）。

【组成】香附子（童便浸一宿，再用醋煮，晒干，炒）四两　当归（酒洗）　芍药（酒炒）　川芎（酒洗）　生地黄（酒洗）　陈皮（去白）各一两　白术二两　黄芩（酒炒）一两五钱　小茴香（炒）五钱

【用法】上为末，醋糊为丸，如梧桐子大。每服八九十丸，空心酒送下。

【主治】妇人百病。

【加减】热，加地骨皮、软柴胡（酒浸）各一两

归漆丸

【来源】《济阴纲目》卷一。

【组成】当归四钱　干漆三钱（炒令烟尽）

【用法】上为细末，炼蜜为丸，如梧桐子大。每服十五丸，温酒送下。

【主治】月经不利，脐下憋逆，气胀满。

十全济阴丸

【来源】《济阴纲目》卷六。

【组成】当归身（酒洗）　熟地黄　香附子（童便煮）各四两　干山药　白术各二两五钱　枸杞子　人参各二两　蕲艾叶（去梗筋）二两（同香附用陈醋、老酒煮一时，捣烂，焙干）　川芎　白芍药　牡丹皮　紫石英（火煅淬）各一两五钱　泽兰一两　紫河车一具（在净水内洗去秽血，用银针挑去紫筋）

【用法】上锉，同河车入砂锅内，用陈老酒三碗，陈米醋一碗，清白童便一碗，米泔水数碗和匀，倾入锅内，浮于药寸许，如尚少，再加米泔，以锅盖盖密，勿令透气，桑柴火慢煮，以河车融化，汁干为度，同药俱取出，在石臼内捣极烂，捻作饼子，日晒夜露三昼夜，宜在月满之时，以受日精月华，仍焙干为末，炼蜜为丸，如梧桐子大。每服五十丸，渐加至八九十丸，空心淡盐汤送下。随用早饭，使药下行。

【功用】调经养血，顺气开菀。

【主治】月经不调，子宫寒冷不孕。

【宜忌】忌食生萝卜。

【方论】此方以当归身养血和气为君，入手少阴经，以主心血也；入足太阴经，以脾裹血也；入足厥阴经，以肝藏血也。熟地黄补肾中元气，生心血，与芍药同用，又生肝血；川芎乃血中之气药，下行血海，通经导气为臣。人参通经活血，助熟地黄以补下元；白术利腰脐间血，与人参同用，补益脾气；香附疏气散郁，佐泽兰能生新血，而和平气体；牡丹皮养新血去坏血，固真气行结气；山药能强阴补虚，枸杞子补肾水，而止下血腰疼为佐；紫石英补心气，散心中结气，填补下焦；艾叶助香附和百脉，温子宫，兼行血药而平其寒；炙甘草通经脉血气而和诸药，且缓肝经之急为使。

调经饮

【来源】《景岳全书》卷五十一。

【组成】当归三至五钱　牛膝二钱　山楂一至二钱　香附二钱　青皮　茯苓各一钱半

　　《会约医镜》有玄胡索、陈皮，无青皮。

【用法】水二钟，煎七分，食远服。

【主治】妇人经脉阻滞，气逆不调，多痛而实者。

【加减】如因不避生冷而寒滞其血者，加肉桂、吴茱萸之类；如兼胀闷者，加厚朴一钱，或砂仁亦可；如气滞者，加乌药二钱；或痛在小腹者，加茴香一钱半。

毓麟珠

【来源】《景岳全书》卷五十一。

【别名】毓麟丹（《医级》卷九）、毓麟丸（《北京市中药成方选集》）。

【组成】人参　白术（土炒）　茯苓　芍药（酒炒）各二两　川芎　炙甘草各一两　当归　熟地（蒸捣）各四两　菟丝子（制）四两　杜仲（酒炒）　鹿角霜　川椒各二两

【用法】上为末，炼蜜为丸，如弹子大。每服一二丸，空心用酒或白汤嚼下，或为小丸吞服亦可。服一二斤即可受胎。

【主治】妇人气血俱虚，经脉不调，或断续，或带浊，或腹痛，或腰痠，或饮食不甘，瘦弱不孕。

【加减】男子服，宜加枸杞、胡桃肉、鹿角胶、山药、山茱萸、巴戟肉各二两；妇人经迟腹痛，宜加酒炒破故纸、肉桂各一两，甚者再加吴茱萸五钱（汤泡一宿，炒用）；如带多腹痛，加破故纸一两，北五味五钱，或加龙骨一两（醋煅用）；如子宫寒甚，或泄或痛，加制附子、炮干姜随宜；如多郁怒气，有不顺而为胀为滞者，宜加酒炒香附二两，或甚者再加沉香五钱；如血热多火，经早内热者，加川续断、地骨皮各二两，或另以汤剂暂清其火，而后服此，或以汤引酌宜送下亦可。

大补调经汤

【来源】《简明医彀》卷七。

【组成】当归　熟地黄　白芍药　川芎各二钱　香附（制）　白术　茯苓　黄耆（蜜炒）　阿胶各一钱　人参　砂仁　吴茱萸（炒）　陈皮　小茴香　玄胡各五分　肉桂　炙草各三分

【用法】加生姜、大枣，水煎服。

【主治】妇人气血虚损，血海虚寒，经水不调；或心腹作痛，带下淋沥，面黄肢瘦，头眩肌羸。

艾附女珍丸

【来源】《简明医彀》卷七。

【组成】香附五两（分四份：一童便，一米醋，一人乳，一盐酒浸）　蕲艾（醋煮）　当归各二两　川芎　白芍　熟地黄（酒蒸）　黄芩各一两半　阿胶（酒蒸）　臭椿根皮各一两

【用法】上为末，捣地黄、阿胶和匀，加醋糊为丸，如梧桐子大。每服百丸，空心米汤送下。

【主治】妇人气盛血衰，经期不准，或前或后，紫多淡少，赤白带下，崩漏淋沥，面黄肌瘦，四肢无力，倦怠嗜卧，精神短少，目暗耳鸣，头眩懒言，五心烦热，咽干口燥，夜寐不安者。

妇宝调经汤

【来源】《简明医彀》卷七。

【组成】当归二钱　熟地黄　白芍药　川芎各一钱

半　香附一钱二分　大腹皮　吴萸　紫金皮　肉苁蓉（洗净）　条芩各一钱　甘草五分

【用法】加生姜、大枣，水煎，经时服。

【主治】经期不准，或前或后，紫淡不同，多少不等。

流气散

【来源】《简明医彀》卷七。

【组成】当归　延胡索　川芎　乌药　肉桂　桃仁　木香　赤芍药　枳壳　蓬术　青皮各等分

【用法】上为末。每服二钱，酒调下。

【主治】脏腑虚弱，气血不调；或兼外邪，成形作痛，攻注上下。

肇好丸

【来源】《简明医彀》卷七。

【组成】香附一斤四分（盐、酒、童便捣光，人乳、米醋各浸三日，晒干）　当归（酒浸）　熟地（酒蒸，姜汁拌）　川芎　白芍药（酒炒）各四两　白术（土炒）　泽兰叶　陈皮各二两　黄柏（酒炒）　甘草（酒炒）　阿胶（酒蒸化）各一两

【用法】上为末，磨地入胶，酒糊为丸。每服百丸，空心米汤送下。

【功用】调经养血，顺气健脾。

加味四制香附丸

【来源】《妙一斋医学正印种子篇》卷下。

【组成】香附米一斤（作四分，一分酒浸，一分盐汤浸，一分童便浸，一分醋浸，各三日，滤干炒）　当归（酒浸）　川芎　熟地（姜汁炒）　白芍（酒浸，炒）各三两　白术　陈皮　泽兰叶各二两　黄柏（酒炒）　甘草各一两

【用法】上为末，酒糊为丸。每服七十丸，空心白汤下。

【功用】调经养血，顺气健脾，信服有孕。

腰腹痛丸

【来源】《妙一斋医学正印种子篇》卷下。

【组成】杜仲三两（酥炙）　阿胶四两（蛤粉炒）　麦门冬四两（去心）　生地黄六两（酒洗）　白芍八两（生用四两，酒炒四两）　北五味子三两　青蒿子三两　山茱萸肉三两　银柴胡一两　枳壳三两（江西陈者良，半生半炒）　艾叶二两（用浸香附醋打糊饼晒干）　鳖甲四两（醋炙）　枇杷叶（去毛，蜜炙）十两

【用法】上为末，醋煮山药粉糊为丸，如梧桐子大。每服三钱，空心淡醋汤送下。

【主治】经行先期，腰腹疼痛。

珍宝饮

【来源】《丹台玉案》卷五。

【组成】当归　白芍　人参　白茯苓　生地各一钱　蒲黄二钱（炒黑）　香附　川芎　白术　甘草　黄连各八分

【用法】入大枣二个，水煎，食前温服。

【主治】月信一月两至，或数日一至者。

济阴丸

【来源】《丹台玉案》卷五。

【组成】香附一斤（分作四分，一分童便制，一分醋制，一分艾汤制，一分盐水制）　川芎　当归　白芍　熟地各四两　阿胶二两（蛤粉炒）

【用法】上为末，以香附留末一半打糊为丸。每服三钱，空心滚汤送下。

【主治】月经不调，屡次过期。

调经固荣汤

【来源】《丹台玉案》卷五。

【组成】白茯苓　橘红　乌药　香附　枳壳各八分　当归　白芍　缩砂　熟地　半夏各一钱二分

【用法】加大枣五个，煎汤，食前服。

【主治】月信色淡而稠粘，肚腹疼痛。

加味逍遥散

【来源】《一草亭目科全书》。

【组成】大当归（酒洗）一钱　白芍药（酒炒）

一钱　白茯神（去皮）一钱　白术（土炒）一钱
北柴胡（炒）一钱　牡丹皮一钱　苏薄荷三分
甘草三分　川黄连三分（用吴茱萸煎汤拌炒）

【用法】上锉。水煎服。

【主治】妇人郁怒伤肝，眼目赤涩昏暗，及血虚发热，口干自汗，月经不调，腹痛。

螽斯至宝丹

【来源】《何氏济生论》卷七。

【组成】香附子一斤（作四分，童便、酒、醋、米泔各浸一分，春三日、夏一日、冬五日，取起晒干，为末）　怀熟地八两　泽兰叶八两　当归（酒洗）二两　白芍（酒炒）二两　白术（土炒）二两　广皮二两　茯苓二两　阳起石二两（煅，另研）　肉桂一两

【用法】炼蜜为丸。每服五七十丸，空心盐汤送下。

【功用】益子宫，疗腹痛，除带下，顺气养血。

【主治】妇人经水不调。

芎归六君子汤

【来源】《医方集解》。

【组成】当归　芎藭　人参　白术　茯苓　甘草
橘红　半夏

【用法】加生姜，水煎服。

【主治】妇人体肥气虚，痰滞经络，经水后期，其来涩少。

【方论】此足太阴、厥阴药也。二陈治其痰滞；参、术补其气虚，气行则痰行；芎、归活其经血。

妇宝丹

【来源】《医方集解》。

【别名】妇科妇宝丹（《全国中药成药处方集》沈阳方）。

【组成】艾附暖宫丸加阿胶

【用法】《医林纂要探源》本方用当归四两（酒洗），生地黄三两（酒润），白芍药二两（炒），川芎二两，艾叶二两，香附二两（童便、盐水、酒、醋各浸三日），阿胶二两。《全国中药成药处方集》

（沈阳方）：上为细末，阿胶化烊，炼蜜为丸，二钱重。每服一丸，白开水送下。

【功用】《全国中药成药处方集》（沈阳方）：调经养血。

【主治】

1. 《医方集解》：虚寒，经水不调。
2. 《全国中药成药处方集》（沈阳方）：带下淋浊，腰痠腿痛，四肢倦怠，崩中漏血，气促头眩，手足冰冷，气血两亏。

加味四物汤

【来源】《傅青主女科》卷上。

【组成】大熟地一两（九蒸）　白芍五钱（酒炒）
当归五钱（酒洗）　川芎三钱（酒洗）　白术五钱
（土炒）　粉丹皮三钱　元胡一钱（酒炒）　甘草一钱　柴胡一钱

【用法】水煎服。

【功用】补肝之血，通郁散风。

【主治】妇人经水忽来忽断，时疼时止，寒热往来者。

【方论】此方用四物以滋脾胃之阴血；用柴胡、白芍、丹皮以宣肝经之风郁；用甘草、白术、元胡以利腰脐而和腹疼。入于表里之间，通乎经络之内，用之得宜，自然奏功如响也。

助仙丹

【来源】《傅青主女科》卷上。

【组成】白茯苓五钱　陈皮五钱　白术三钱（土炒）　白芍三钱（酒炒）　山药三钱（炒）　菟丝子二钱（酒炒）　杜仲一钱（炒黑）　甘草一钱

【用法】河水煎服。

【功用】健脾益肾，解郁清痰。

【主治】妇人气血不亏，经水数月一行。

【宜忌】四剂而仍如其旧，不可再服。

定经汤

【来源】《傅青主女科》卷上。

【组成】菟丝子一两（酒炒）　白芍一两（酒炒）
当归一两（酒洗）　大熟地五钱（九蒸）　山药五

钱（炒）　白茯苓三钱　芥穗二钱（炒黑）　柴胡五分

【用法】水煎服。

【功用】舒肝肾之气，补肝肾之精。

【主治】妇人经来断续，或前或后无定期。

【验案】更年期综合征　《中西医结合杂志》（1985，8：501）：应用本方：菟丝子30g，白芍30g，当归30g，大熟地15g，山药15g，白茯苓10g，荆芥穗6g，柴胡1.5g。每日1剂，水煎，分2次服，治疗更年期综合征37例，均为门诊病人，年龄42～57岁；病程半年至6年。其中经行先期，经量减少者3例；经行先期，经量增多者4例；经行后期，经量减少者3例；经行后期，经量增多者2例；经行先后不定期，经量时多时少者19例；绝经后病人6例。结果：显效（各种自觉症状和体征明显减轻至消失）18例；有效（主要症状和体征明显减轻乃至消失）19例。

顺经两安汤

【来源】《傅青主女科》卷上。

【组成】当归五钱（酒洗）　白芍五钱（酒炒）　大熟地五钱（九蒸）　山萸肉二钱（蒸）　人参三钱　白术五钱（土炒）　麦冬五钱（去心）　黑芥穗二钱　巴戟肉一钱（盐水浸）　升麻四分

【用法】水煎服。

【主治】妇人行经之前一日，因心肾不交，经流大肠，大便先出血者。

济阴丸

【来源】《证治汇补》卷六。

【组成】香附一斤（醋浸，炒）　莪术　当归各四两（俱酒浸）

【用法】上为末，醋糊为丸。醋汤送下。

【主治】经候不调，痃癖积块，刺痛。

顺经汤

【来源】《辨证录》卷十。

【组成】香附　生地　茯苓　白芥子各三钱　当归一两　白芍一两　车前子二钱　神曲　甘草各一钱

【用法】水煎服。十剂自调。

【主治】妇人肝气郁结，经来断续，或前或后，无一定之期者。

开结汤

【来源】《辨证录》卷十一。

【组成】柴胡　续断　神曲各一钱　香附　川芎　丹皮各三钱　当归　熟地各一两　白术五钱　甘草一钱

【用法】水煎服。

【主治】妇人经水忽来忽断，时痛时止，往来寒热。

归经两安汤

【来源】《辨证录》卷十一。

【组成】人参三钱　当归五钱　白芍五钱　熟地五钱　山萸萸二钱　巴戟天一钱　白术五钱　麦冬五钱　荆芥（炒黑）三钱　升麻四分

【用法】水煎服。

【主治】妇人经入大肠，行经之前一日大便出血。

加味归术芎散

【来源】《辨证录》卷十一。

【组成】当归　白术　生地各一两　川芎五钱　升麻一钱

【主治】妇人行经之前一日大便出血者。

肝肾双治汤

【来源】《辨证录》卷十一。

【组成】白芍三钱　当归　山药　熟地各五钱　甘草五分　陈皮三分　茯苓　山萸萸各二钱　神曲一钱

【用法】水煎服。

【主治】妇人数月一行经。无或先或后之异，又无或多或少之殊。

清经散

【来源】《辨证录》卷十一。

【组成】丹皮三钱　地骨皮五钱　白芍三钱　青蒿二钱　黄柏五分　熟地三钱　茯苓二钱

【用法】分二剂，水煎服。

【主治】先期经来，经水甚多。

【方论】方中虽是清火之品，然仍是滋水之味，火泻而水不与之俱泻，则两不损而两有益也。

桃仁散

【来源】《郑氏家传女科万全方》卷一。

【组成】桃仁　生地　人参　甘草　桂心　蒲黄半夏　当归　川芎　赤芍　牛膝　丹皮

【用法】加生姜三片，煎七分，空心服。

【主治】妇人月水淋漓不断，或前或后，及腹中疼痛。

三元汤

【来源】《郑氏家传女科万金方》卷一。

【组成】柴胡　当归　白芍　川芎　熟地　人参青皮　黄芩（或用黄耆）　乌梅（或用乌药）　升麻　滑石　木通　灯心一结

【用法】食前服。

【主治】经血如茄片，小便不利，口干微热，胁痛，儿腹急痛。

加减四物汤

【来源】《郑氏家传女科万金方》卷一。

【组成】川芎　当归　白芍　人参　黄耆　香附

【功用】补血益气。

【主治】经水不调，血色淡白。

【加减】如腹痛，加阿胶、艾叶、延胡索。

琥珀丸

【来源】《郑氏家传女科万金方》卷一。

【组成】琥珀　乳香　没药　辰砂各一钱三分　麝香少许

【用法】上为细末，灯心汤为丸，如芡实大。每服一丸，如腹痛，姜汁、童便、酒冲下。

【功用】养胎，镇心，安神。

【主治】经水或前或后，或血崩及瘀血死胎。

秘传乌鸡丸

【来源】《郑氏家传女科万金方》卷二。

【组成】熟地　白术　川芎　白芍　厚朴　香附甘草各三两　人参　砂仁各二两　海金砂四两

【用法】上药合一处和匀，用乌骨公鸡一只约二三斤，不落水，去净毛，并去肚杂及头翅足，将前药取一分置于鸡腹内，及外余药一并置入铜罐内，用好酒五碗，水二钟，文武火煮至干，取出去骨，用净肉同药晒干，为末，酒糊粳米为丸，如梧桐子大。每服八九十丸，每晨以米饮或酒送下。

【主治】妇人二十五六岁，血海虚冷，气血俱虚，经脉不调，或时腹痛，或下白带如脑髓流，或如米泔，不分信期，每来淋沥不止，面色痿黄，四肢无力，头晕目眩眼花。

清金养血汤

【来源】《李氏医鉴》卷八。

【组成】川芎六分　当归　白芍　香附（童便浸）麦冬　白术各一钱　丹皮　地骨皮　生地各八分五味子九粒　甘草（炒）二分

【用法】不拘时服。

【主治】妇人经候不调，骨蒸劳热，咳嗽。

乌骨鸡丸

【来源】《张氏医通》卷十三引《制药秘旨》。

【组成】乌骨白丝毛鸡一只（男雌女雄，制法同巽顺丸）　北五味一两（碎）　熟地黄四两（如血热加生地黄二两。上二味，入鸡腹内，用陈酒酿、童便于砂锅中煮，如巽顺丸）　绵黄耆（去皮，蜜、酒拌炙）　于术（饭上蒸九次）各三两　白茯苓（去皮）　当归身（酒洗）　白芍药（酒炒）各二两（上五味，预为粗末，同鸡肉捣烂焙干，骨用酥炙，共为细末，入下项药）　人参三两（虚甚加至六两）　牡丹皮二两（酒洗净，勿炒）　川芎一两（童便浸，切，晒。上三味，各为细末，和前药中）

【用法】另用干山药末六两打糊，将前药众手为丸，晒干勿令馊，瓷罐收贮。侵晨人参汤或沸汤送下三钱，卧时醇酒送下二钱。大便实者，炼白蜜为丸亦可。

【主治】妇人郁结不舒，蒸热咳嗽，月事不调，或久闭不行，或倒经血溢于上，或产后褥劳，或崩淋不止，及带下赤白、白淫；男子斫丧太早，劳嗽吐红，成虚损者。

【加减】骨蒸寒热，加九肋鳖甲三两，银柴胡、地骨皮各一两五钱；经闭，加肉桂一两；崩漏下血，倍熟地，加真阿胶二两；倒经血溢，加麦门冬二两；郁结痞闷，加童便制香附二两，沉香半两；赤白带下，加真川草薢二两，四制香附二两，蕲艾一两；白淫，倍用参、耆、苓、术。

止经丸

【来源】《嵩崖尊生全书》卷十四。

【组成】条芩四两　阿胶二两

【用法】醋糊为丸。每服一百丸，空心服。

【主治】五十岁后经尚行，或是盛，或是热者。

调经丸

【来源】《嵩崖尊生全书》卷十四。

【组成】当归　白芍　山萸　山药　生地　香附各二两　茯苓　丹皮　泽泻　炒栀　陈皮各一两五钱　益母　川芎　白术各一两

【用法】蜜丸服。

【主治】经水或前或后，时多时少，时数时断。

七制香附丸

【来源】《奇方类编》卷下。

【组成】香附米十四两（分作七分，酒、醋、盐、童便、小茴香二两，益智仁二两，莱菔子二两，凡浸，春、秋三日，夏一日，冬七日，同入砂锅内，用艾叶四两，无灰酒随煮随添，以黑色为度，取制香附七两）　归身四两（酒洗）　熟地四两（姜汁焙）　生地四两（姜汁焙）　白芍四两（酒洗）　抚芎三两　人参一两　白术（土炒）二两白茯苓二两　枣仁二两（炒）　炙甘草九钱　天冬二两九钱　益母草四两　条芩（酒炒）二两五钱

砂仁（炒）一两五钱　阿胶二两　（炒）陈皮二两山茱萸（酒蒸）二两　元胡索一两五钱（醋炒）

【用法】上为细末，用神曲四两，酒煮神曲糊为丸，如梧桐子大。每日空心服百丸。

【功用】《卫生鸿宝》：调经、保元理气，却病延年。

【主治】

1. 《奇方类编》：妇人经脉不调。

2. 《卫生鸿宝》：妇人郁怒伤肝，思虑伤脾，肢体困倦，面目枯黄，日晡潮热，夜静昼烦，胸膈膜胀，腰胁疼痛，饮食无味，神识不安，赤白带下，如是等情，渐致经水不调，或致半产漏下，久而不孕，亦有成劳；亦治山岚异气，老幼水土不服。

【方论】《卫生鸿宝》：香附为主，辛温能达各经，醋浸开气中之郁，消血中之阳；小茴香入水同炒干，以补腰滋肾；童便浸，滋离中之阳；益智仁入水同浸炒，培脾补肾强志；萝卜子入水同浸炒，化滞开胃；酒浸，通十二经络。当归、熟地、川芎、白芍、人参、白术、茯苓、炙甘草、枣仁、天冬为臣。益母草、山黄肉，陈皮为佐。加条芩清血热，平肝热，去膈热，解心热，泻肺热；砂仁保安胎产；炼蜜润肺滋阴，其性清上达下，导滞和中。早，白汤下，清上焦之营；晚，温酒送，养下焦之血；或用清米汤，则补肺健脾；或用桂圆汁，则养心和血。修合不易，气味和平，血病用之效，气病服之灵，不但无孕者能孕，即有孕者，可以却病延年也。

大造丸

【来源】《女科指掌》卷一。

【组成】紫河车一具（米泔净，去红筋，砂锅煮烂，捣）　败龟版（童便浸，酥炙）二两　黄柏（盐酒炒）一两五钱　杜仲二两（盐炒）　牛膝二两　茯苓二两　地黄三两（酒煮，入砂仁六钱）天冬一两二钱（去心）　麦冬一两二钱（去心）五味七钱　当归二两

【用法】上为末，捣河车、地黄成膏，少加米糊为丸。每服八十丸。

【功用】调经。

乌鸡丸

【来源】《女科指掌》卷一。

【组成】阿胶（蛤粉炒） 谷芽 麦芽 苏木 龙衣 艾叶

【用法】用艾铺石臼中，一层艾一层药，铺讫，用火缓缓烧过存性，以钵盖口令密，勿通风，待冷取出，为末，丸。内服。

【主治】月经不调，骨蒸潮热。

【备考】本方名乌鸡丸，但方中无乌鸡，疑脱。

加味柴胡汤

【来源】《女科指掌》卷一。

【组成】小柴胡汤加红花 牡丹皮

【主治】经水将行着寒，适来适断，触经感冒。

鹤顶丹

【来源】《女科指掌》卷一。

【组成】艾叶五两（醋煮） 牡蛎（煅） 龙骨（煅）各三两 当归二两 附子一两（炮） 赤石脂三两（煅，研）

【用法】醋糊为丸，石脂为衣。每服五十丸，乌梅汤送下。

【功用】调经。

交加丸

【来源】《胎产要诀》卷上。

【组成】生地一斤 川芎一两 延胡一两 当归二两 芍药一两 木香五钱 没药一两 香附四两（醋煮） 老姜一斤

【用法】生地、老姜各捣汁，以姜汁浸生地，以生地汁浸姜滓，汁尽为度；同诸药为末，米醋糊为丸，空心姜汤送下。

【主治】经水不调，血块气痞，肚腹肿痛。

老鸡丸

【来源】《灵验良方汇编》卷下。

【组成】胡黄连 银柴胡 人参 黄耆 熟地 川芎 远志 肉苁蓉 秦艽 甘草 当归各一两 山药 白术 五味各五钱 天冬 麦冬各一两二钱

【用法】上为末，用老鸡一只，去油蒸烂，同药捣千余下，细极无骨渣，炼蜜为丸，如梧桐子大。每服八九十丸，空心米饮送下。

【主治】妇人下元气虚，五心烦热，食少，子宫冷，赤白带下，经水不调。

胎产金丹

【来源】《胎产心法》卷中。

【组成】当归（酒洗） 丹皮（水洗，晒干，勿见火） 蕲艾（醋煮） 延胡索（酒拌，炒干） 川芎 益母草（取上半截，童便浸，晒干） 青蒿（人多内热者更宜，不用亦可） 白薇（洗净，人乳拌） 人参 赤石脂（火煅，水飞亦可） 白茯苓 川藁本（洗净） 白术（土炒）各二两 生地（酒洗，煮不犯铁器） 鳖甲（醋炙）各四两 香附四两（醋、酒、盐、童便各浸一两） 桂心 没药（去油） 粉草（酒炒）各一两二钱 北五味一两（去梗，焙） 沉香六钱

【用法】上为细末；再用新鲜头次男胎紫河车一具，长流水浸半日，洗净；黑铅打成大铅罐一个，将河车放在铅罐内，再将黄柏四两放在河车下，加白酒酿二斤，清水二碗，灌满铅罐，仍以铅化封口；再以铁锅盛水，将铅罐悬在锅内，煮两日夜为度，取出捣烂，和入药内，拌匀，晒干，再研为末，炼蜜为丸，如弹子大，每丸重三钱五分，水飞朱砂为衣，再以黄蜡为皮，如蜡丸式收贮。妇人临产，米汤化服一丸，助精神气力，分娩顺利；产下，童便好酒服一丸，神清体健，再无崩晕之患；产后，每日服一丸，服过五日，气血完固，自无他病；行经后，川芎当归汤服一丸，服之三日，必然有孕；苦于小产者，胎动欲产，白滚汤服一丸，睡半日，其胎自安，每月常服二三丸，保全足月分娩无忧；产后血崩，童便好酒服一丸，即止；产后血晕者，当归川芎汤服一丸，即醒；产后惊风，防风汤服一丸，即解；儿枕痛者，山楂黑沙糖汤服一丸，即止；胞衣不下，干姜炒黑煎汤服一丸，即下；产后虚怯者，川芎当归汤每日服一丸，十丸痊愈；凡产后诸证，俱加好酒童便服。

【功用】

1.《胎产心法》：种子安胎。

2.《北京市中药成方选集》：补气养血。

3.《全国中药成药处方集》：散寒，助精壮气。

4.《中药制剂手册》：调经。

【主治】

1.《胎产心法》：妇人经水不调，诸虚百损，及胎前产后诸证，苦于小产，胎动欲产，产后血崩、血晕，惊风，儿枕痛，胞衣不下，产后虚怯。

2.《全国中药成药处方集》：临经腹痛，腰酸带多，面黄肢倦，子宫虚寒，难于受孕。脾胃虚弱，胎前漏血，腰腿酸痛，四肢浮肿，气血双亏，作冷作烧，不思饮食，自汗盗汗，骨蒸潮热。肚腹疼痛。

【宜忌】《全国中药成药处方集》：忌食生冷；忌生气。

家传胎产金丹

【来源】《胎产心法》卷中。

【组成】当归（酒洗）丹皮（水洗，晒干，勿见火）蕲艾（醋煮）延胡索（酒拌，炒干）川芎益母草（上头半截，童便浸，晒干）青蒿白薇（洗净，人乳拌）人参赤石脂（火煅，水飞亦可）白茯苓川藁本（洗净）白术（土炒）各二两生地（酒洗，煮不犯铁器）鳖甲（醋炙）各四两香附四两（醋、酒、盐、童便各浸一两）桂心没药（去油）粉草（酒炒）各一两二钱北五味一两（去梗，焙）沉香六钱

【用法】上为细末，用新鲜头生男胎紫河车一具，长流水浸半日，洗净，放入黑铅罐内，再将黄柏四两放河车底下，加白酒酿二斤，清水二碗，灌满铅罐，以铅化封口，再以铁锅盛水，将铅罐悬在锅内，煮两日夜为度，取出捣烂，和入药内，拌匀晒干，再研为末，炼蜜为丸，如弹子大，每丸重三钱五分，水飞朱砂为衣，再以黄蜡为皮，如蜡丸式收贮。妇人临产，每服一丸，米汤化下；产下，每服一丸，童便好酒送下；产后，每服一丸；行经后，每服一丸，川芎当归汤送下；苦于小产者，胎动欲产，每服一丸，白滚汤送下，每月常服二三丸；产后血崩，童便好酒送服一丸；

产后血晕，当归川芎汤送服一丸；产后惊风，防风汤送服一丸；儿枕痛者，山楂黑砂糖汤送服一丸；胞衣不下，干姜（炒黑）煎汤服一丸；产后虚怯者，川芎当归汤每日送服一丸。凡产后诸证，俱加好酒、童便服。

【功用】种子安胎。

【主治】妇人经水不调，诸虚百损，及胎前产后诸证。

益母胜金丹

【来源】《医学心悟》卷三

【别名】益母胜金丸（《医钞类编》卷十六）。

【组成】熟地 当归各四两 白芍（酒炒）三两 川芎一两五钱 牛膝二两 白术香附（酒、醋、姜汁、盐水各炒一次）丹参 茺蔚子各四两 益母草一斤（酒、水各半，熬膏）

【用法】炼蜜为丸。每早服三钱，开水送下，晚服二钱，用清酒送下。

【主治】女人经血不调，及室女经闭成损。

【加减】经水后期而来，小腹冷痛为寒，加肉桂五钱；经水先期妄行，自觉血热，加丹皮二两，酒炒条芩五钱；凡遇经水作痛，乃血凝气滞，加玄胡索一两。

胜金丹

【来源】《惠直堂方》卷一。

【组成】香附一斤（四制：童便、酒、盐、醋浸春七、夏三、秋八、冬十日，炒）人参一两五钱 白薇四两（去芦）赤芍一两五钱 白芍一两五钱 当归一两五钱 白芷一两五钱 川芎一两五钱 熟地四两五钱 藁本三两 白茯苓 丹皮 牛膝 杜仲各二两五钱 甘草七钱五分

【用法】上药俱用好酒浸，春五、夏三、秋七、冬十日，淘洗净，晒干为末；再用白石脂一两，赤石脂一两，醋浸三日，煅红、醋淬七次，烘干，研末，入前药末和匀；再用乳香、没药各一两，朱砂、琥珀各五钱，将四味用好酒研成膏，和前药炼蜜为丸，如弹子大，金箔为衣。每服一丸，酒送下。如妇人行经腹痛，于经前五日服之，不过三日即愈；如素未受孕，服药数月即孕。

【功用】和经益精，补诸虚，种子。

【主治】胎前产后，月经不调，淋浊，赤白带下，血枯不孕，小产难产，血晕血瘀，停胞死胎。

九制香附丸

【来源】《惠直堂方》卷四。

【组成】香附十八两（杵净，分作九份，每份二两，一份酒制，一份醋制，一份盐水制，一份童便制，一份小茴二两煎汁制，一份益智仁二两煎汁制，一份栀子炒黑二两煎汁制，一份莱菔子二两煎汁制，一份白附子、石菖蒲各一两共煎制。各汁俱春浸三日，夏浸一日，秋浸五日，冬浸七日，浸至日足，连渣同香附晒干，捡出香附，再将香附合一处，入砂锅内，用蕲艾五两，无灰陈酒同煮，酒干再添，再煮。须煮至香附黑色为度，取起晒干，为末所用）香附末八两 归身（酒洗）大熟地（姜汁蒸）大生地（姜汁蒸）白芍（酒炒）各四两 川芎（酒洗）三两 白术（酒炒）各四两 甘草（蜜炙）九钱 枣仁（炒）二两 人参一两 茯苓一两 天冬（去心）二两七钱 益母草（嫩叶）四两 山萸肉二两 真化皮二两 元胡（醋炒）一两 阿胶（蛤粉炒）四两 条芩（酒炒）二两 砂仁（连壳）一两五钱

【用法】上药各制如法，共为细末，炼蜜为丸，如梧桐子大。早、晚各服三钱，清汤送下。

【功用】调经，种子，安胎。

【主治】妇人百病。

赵府神应比天膏

【来源】《惠直堂方》卷四。

【别名】比天膏（《膏药方集》）。

【组成】当归 红花 生地 川芎 芍药 苏木各二两 羌活 独活 蓬术（煨）防风 荆芥 野菊花 骨碎补（去皮毛）牙皂 苦参 牛膝 三棱（煨）白蔹 山甲（炙）续断 蝉蜕 全蝎（汤泡三次）山豆根 地龙（去泥）甘松 三奈 槐枝 柳枝 桃枝 榆枝 夏枯草 露蜂房各一两 白果三个（去壳）南星 半夏各一两五钱 男血余（皂角水洗）三两 胎发二十丸 白花蛇一条（去头尾）桑白皮 连翘 金银花 川贝

山茨菇 木别仁 甘草 大黄 桃仁 杏仁 川连（去须）首乌 五味 黄耆 合欢花 象皮 昆布（洗去盐味）凤凰退各二两 川附子一个 黄芩 射干（洗）黄柏 乌药 玄参 五加皮 天麻 人参 大力子 肉桂 豨莶草各四两（以上为粗药）雄黄二两 银朱六钱 朱砂二两 花蕊石二两（为粗末，用硫黄末二两搅匀，入阳城罐内封固，炼一日取出）石膏（煅）二两 赤石脂二两 自然铜二两（二味各入倾银罐内煅红，醋淬七次，埋土中一宿，去火气）云母石一两 乳香三两（同龙骨研）龙骨二两（照自然铜制）阿魏一两（同自然铜研）没药三两（炙，同赤石脂研）血竭二两五钱（同石膏研）儿茶二两（同云母石研）安息香五钱 珍珠五钱（同安息香研）丹珠一两（即人血，或用山羊血代）牛黄三两（同雄黄研）麝香四钱（同银朱六钱研）冰片二钱（同朱砂研）蝴蛇胆五钱（同雄黄研）沉香一两五钱 檀香一两五钱 丁香五钱 木香一两五钱 降香五钱（以上不用火）三七一两 苏合香二两五钱（以上为细末）黄蜡三两 白蜡三两 苏合油四两 淘鹅油四两

【用法】真麻油十五斤，将粗药浸，春五、夏三、秋七、冬十日，入锅，文武火煎枯，绢滤去滓，又煎油至滴水成珠，下淘鹅油、黄白蜡、苏合油，再下炒过黄丹七斤，柳枝搅匀，试其软硬得所，离火，下细药，冷定，沉水中三日，取起摊用。五劳七伤，遍身筋骨疼痛，腰脚软弱，贴两膏肓穴，两肾俞穴，两三里穴；腰痛，贴命门穴；痰喘气急，咳嗽，贴两肺俞穴，华盖穴，膻中穴；小肠气、疝气，贴膀胱穴；左瘫右痪，手足麻木，贴两肩井穴，两曲池穴；疟疾，男贴左臂，女贴右臂即止；男子遗精白浊，女人赤白带下，月经不调，血山崩漏，贴阴交穴、关元穴；心气痛，贴中脘穴；偏正头痛，贴风门穴；走气，贴章门穴；寒湿脚气，贴两三里穴；一切无名肿毒，痈疽发背，对口及瘰疬臁疮，杨梅风毒，跌打损伤，指断臂折，痞块癥瘕，皆贴本病患处。

【功用】接骨，化大毒。

【主治】五劳七伤，遍身筋骨疼痛，腰脚软弱，腰痛，痰喘气急，咳嗽，小肠气，疝气，左瘫右痪，手足麻木、疟疾，男子遗精白浊，女人赤白带下，月经不调，血山崩漏，心气痛，偏正头痛，走气，

寒湿脚气，无名肿毒，痈疽发背，对口及瘰疬臁疮，杨梅风毒，跌打损伤，指断臂折，痞块癥瘕。

益母丸

【来源】《惠直堂方》卷四。

【组成】益母草四十斤（熬成膏约三斤） 真龟胶一斤（蛤粉炒） 白当归二斤 川芎一斤（俱蒸熟）

【用法】上药三味为末，入益母膏为丸，每丸重三钱，晒干，瓷瓶收贮。胎动不安，蕲艾汤送下；催生，砂仁三钱煎汤送下；产后血块痛，红花汤送下；血晕，山楂汤送下；虚脱及血崩，人参汤送下；产后痰多，昏乱不知人事，醋炒红花汤送下；月水先期，或一月两次，或恹恹不息，人参、条芩、杜仲汤送下；月水过期，非红非紫，桃仁、红花汤送下；赤带，用赤鸡冠花，白带，用白鸡冠花煎汤送下；血枯，红花汤送下；肉淋，黄连、人参汤送下；吐血，黄芩、侧柏汤送下；便血，地榆汤送下；虚损，熟地、白芍、陈皮汤送下；阴虚，潮热往来，沙参汤送下；骨痛，地骨皮汤送下；男人白浊，三角酸煎汤送下；梦遗，茯神、杜仲、白鸡冠汤送下；脚跟肿，皮脱出水，牛膝汤送下；心痛，桃仁汤送下；血虚头痛，川芎、白芍汤送下；腰痛，杜仲汤送下；腰痛胁胀，气冲胸塞，芍药、杜仲汤送下。

【主治】胎动不安，难产，产后血气痛，血晕，血崩虚脱，产后痰多，昏乱不知人事，月经先期或过期，赤白带下，血枯，肉淋，吐血，便血，虚损，阴虚潮热，骨痛，白浊，梦遗，足跟痛，心痛，血虚头痛，腰痛胁胀，气冲胸塞。

八物温经汤

【来源】《女科旨要》卷一。

【组成】当归 香附 鹿茸（醋炙，如热少用） 川芎 熟地 白术 山萸 小茴各二钱 甘草一钱

【用法】分四帖。加生姜三片，水煎，空心服。

【主治】妇人二十一二，经脉不调，赤白带下，或如梅汁，或片，或二三月不行，潮热，咳嗽，饮食不思，四肢困倦。

【加减】盗汗，加枣仁、黄耆各二钱；嗽，加杏仁、五味子各二钱；潮热，加黄芩、柴胡各二钱。

加味四物汤

【来源】《女科旨要》卷一。

【组成】当归 鹿茸 白芍 香附各三钱 川芎 熟地各二钱五分 黄耆 白术 茯苓 黄芩 陈皮（去白） 砂仁 人参 阿胶 小茴 山萸各二钱 沉香 粉草各一钱 延胡二钱

【用法】分四帖。加生姜三片煎，空心服。

【主治】妇人二十五六，气血两虚，血海虚冷，经脉不调，或时腹下疼痛，或白带，或如鱼脑髓，或如米汁，信期不定，每日淋漓不止，面色青黄，四肢无力，头晕眼花。

【加减】如咳嗽潮热，加五味子、杏仁各五分，竹沥少许。

和气八物汤

【来源】《女科旨要》卷一。

【组成】人参 茯苓 熟地 小茴各三钱 白术 川芎各四钱 甘草 黄芩 柴胡 枳壳各一钱 当归 白芍 香附各六钱

【用法】上分四帖。加生姜三片，灯心一团，水煎，空心热服。

【主治】妇女十七八岁，脾胃虚弱，气血不行，经脉不通，或阻半月，或阻百日半年，颜色青黄，饮食不思，寒热头痛，目晕，肚中结块，烦闷，呕吐，膨胀。

【加减】如肚痛，加延胡、干漆各三钱；呕吐恶心，加良姜、砂仁各三钱；手足麻痹，加肉桂一钱五分；咳嗽，加杏仁、五味、款冬花各二钱。

五灵丹

【来源】《女科旨要》卷四。

【组成】莲房 人发 棕榈 柏叶（各烧灰存性） 黄芩各等分

【用法】上为末。每服二钱，米饮汤调下，一日一次。五六服即愈。

【主治】妇人经水重来。

调经散

【来源】《女科旨要》卷四。

【组成】三棱 小茴 白芍 香附 泽泻 当归各一两 苏叶 红花 青皮 生地各五钱 枳壳 丹皮各一两

【用法】先用煎服，分四帖；后为末，每服三钱，酒下。六七服见效。

【主治】妇人月经不调。

【加减】若要温经，加人参、阿胶、麦冬各三钱。

柳花散

【来源】《种痘新书》卷十。

【组成】柳花七钱 紫草一两 升麻七钱 当归八钱 赤芍六钱

【用法】上为末。每服七钱，葡萄煎汤送下。

【主治】女子出痘，火毒回烁，致血妄行，非经行之期于发热之时而经水忽至者。

加味地骨皮饮

【来源】《医宗金鉴》卷四十四。

【组成】生地 当归 白芍各二钱 川芎八分 牡丹皮 地骨皮各三钱 胡连一钱

【用法】水煎服。

【主治】妇女经来内热。

益阴煎

【来源】《医宗金鉴》卷四十四。

【组成】生地三钱 知母 黄柏各二钱 龟版四钱（酥炙） 缩砂仁 甘草（炙）各一钱

【用法】上锉。水煎服。

【主治】妇人四十九岁后，天癸不行，因血热复来者。

加味四物汤

【来源】《叶氏女科证治》卷一。

【组成】熟地黄 当归 白芍 川芎 黄芩 黄连 黄柏（酒炒）各一钱 甘草五分

【用法】水煎，空心服。

【主治】水亏血少，形瘦多热，月经不调。

加味四物汤

【来源】《叶氏女科证治》卷一。

【组成】川芎 当归 玄胡索 乌药各一钱（炒）白芍（酒炒） 小茴各八分 熟地黄二钱 生姜二片

【用法】水煎，空心服。

【功用】暖经和血。

【主治】妇人大虚，月经来如黄泥水。

加减八物汤

【来源】《叶氏女科证治》卷一。

【组成】人参三钱 白术 茯苓 甘草各五钱（炙） 白芍 当归身 陈皮 香附 牡丹皮各一钱

【用法】水煎，食前服。

【主治】脾胃虚弱，冲任损伤，气血不足，经来或前或后，愆期者。

苏风止痛汤

【来源】《叶氏女科证治》卷一。

【组成】天麻 僵蚕（炒） 紫金皮 乌药（炒）牛膝 独活 川芎 当归 乳香（去油） 南藤 补骨脂（炒） 生姜三片 葱白二茎

【用法】酒煎，空心服。

【功用】行血行气。

【主治】下元虚冷，更兼风邪，经来如鱼脑髓，双脚疼痛，不能举动。

补经汤

【来源】《叶氏女科证治》卷一。

【组成】当归 鹿茸（酥炙） 香附（童便制）各七分 白芍 川芎 熟地各六分 黄耆（蜜炙）白术（蜜炙） 白茯苓 黄芩（酒炒） 陈皮（去白） 砂仁 人参 阿胶（炒） 小茴 山茱萸各五分 沉香 粉甘草各二分 玄胡索五分

【用法】加生姜三片，水煎，空心服。

【主治】妇人二十五六岁，血海虚冷，经脉不调，腰腹疼痛，或下白带，或如鱼脑，或如米泔，信期不定，每月淋漓不止，面色青黄，四肢无力，头昏眼花。

【加减】咳嗽潮热，加五味子、杏仁（去皮尖）各五分，竹沥少许。

知柏四物汤

【来源】《叶氏女科证治》卷一。

【别名】知柏归地汤（《会约医镜》卷十四）。

【组成】熟地黄　当归　川芎　赤芍　知母（酒炒）　黄柏（酒砂）　木通　甘草

【用法】水煎，食前服。兼服三补丸。

【主治】

1.《叶氏女科证治》：冲任伤损，血枯经闭。或误食辛热之物，以致血枯冲任伏火。

2.《会约医镜》：月经先期，曾误服辛热暖宫之药，而血热者，冲任有伏火。

【宜忌】《会约医镜》：此凉剂，不得过服，适病而止。

通瘀饮

【来源】《叶氏女科证治》卷一。

【组成】当归（酒洗）　三棱　莪术　赤芍　丹皮　白术（蜜炙）　香附（童便制）　猪苓　陈皮　木通各八分　生姜一片

【用法】水煎服。

【主治】经来臭如腐肉。

紫金丸

【来源】《叶氏女科证治》卷一。

【组成】青皮　陈皮各五钱　苍术　槟榔　砂仁　红豆各六钱　良姜　乌药　香附各八钱　三棱一两　蓬术二两　枳壳八钱（一方无苍术、蓬术、香附）

【用法】上为末，粳米糊为丸。每服百丸，食后米汤送下。

【主治】

1.《叶氏女科证治》：脾土不胜，月经或前或

后，不思饮食；或过食生冷，经闭不行。

2.《竹林女科》：经来几点而止，过五六日或十日又来几点，一月之内常二三次，面色青黄。

加味逍遥散

【来源】《医方一盘珠》卷五。

【组成】当归　白术　白芍　白苓　柴胡　香附　丹皮　甘草　薄荷　黄芩　夏枯　天葵

【用法】酒，水各半，煎服。

【主治】女于月经不调，而成瘰疬者。

【加减】经闭，加红花、三棱。

温经滋补汤

【来源】《医方一盘珠》卷六。

【组成】当归　川芎　熟地　白术（土炒）　白芍（酒炒）　白茯苓　淮山药　枣皮各一钱　玄胡（酒炒）　丹皮　小茴　香附（酒炒）　泽泻　杜仲各一钱

【用法】加生姜，大枣，水煎服。

【主治】经水或前或后，不调匀，眼花目眩，腰膝痠痛，脉虚，两尺沉微。

四物合匀气散

【来源】《幼幼集成》卷六。

【组成】当归身　川芎　京赤芍　怀生地　南木香　京楂肉　炙甘草

【用法】水煎，不拘时服。

【功用】妇女经水疏通之后，以此调气血。

四物合黄连解毒汤

【来源】《幼幼集成》卷六。

【组成】当归身　怀生地　杭白芍　正川芎　正雅连　川黄柏　条黄芩　黑栀仁
　　　《麻症集成》有丹参。

【用法】净水浓煎，热服。

【功用】《麻症集成》：凉血。

【主治】妇人火盛毒重，痘疹作热，经水不依期而至。

姜苓阿胶汤

【来源】《四圣心源》卷十。

【组成】丹皮三钱　甘草二钱　桂枝三钱　茯苓三钱　干姜三钱　丹参三钱　首乌三钱　阿胶三钱

【用法】水煎大半杯，温服。

【主治】经水后期。

调经清郁丸

【来源】《活人方》卷二。

【组成】生地三两　当归三两　续断三两　杜仲三两　川芎二两　阿胶二两　香附二两　知母二两　黄芩二两　川连二两　柴胡二两　干葛二两　白芍三两

【用法】炼蜜为丸。每服三钱，早、晚空心白汤吞服。

【功用】滋阴散郁，调和冲任之气血，清散经脉之郁火。

【主治】热证初发，阴虚内蒸，月经不调。

加味逍遥散

【来源】《仙拈集》卷三。

【组成】当归　白术各五钱　茯苓各一钱　麦冬八分　柴胡　砂仁　甘草各五分

【用法】加生姜、大枣，水煎服。

【主治】妇女月水不调，发热体倦，头疼口干，脐疼痛。

西台金丹

【来源】《仙拈集》卷三。

【组成】熟地三两　川芎　白芍　条芩　藁本　玄胡　茯苓　赤石脂　没药　丹皮　白薇　人参　香附各一两　桂心　甘草各一两五钱

【用法】上为末，每药一斤，用益母膏四两，同炼蜜为丸，如弹子大，约重二钱五六分，朱砂为衣，日色略照片时，瓷器收贮，清晨服一丸，调经者，白汤送下；安胎者，砂仁汤送下；产后血滞者，荆芥穗汤送下。

【主治】月水不调，赤白带下。

调经汤

【来源】《仙拈集》卷三。

【组成】当归一两　川芎五钱　白芍六钱　玄胡　肉桂各二钱

【用法】上为末。每服四钱，食远滚水下；煎汤亦妙。

【主治】经事或前或后，或多或少。

滋阴百补丸

【来源】《仙拈集》卷三。

【组成】香附（酒，醋，盐，童便四制）一斤　益母草半斤　芍药三两　人参　茯苓　元胡各二两　甘草一两

【用法】上为末，炼蜜为丸，如梧桐子大。每服五六十丸，水酒送下。

【主治】妇女虚劳，经水不准，心腹疼痛，尪瘦。

陈朴四物汤

【来源】《医林纂要探源》卷八。

【组成】四物汤加陈皮　厚朴各二钱。

【主治】气滞经阻，月经过期后行，或色淡有痰。

【方论】气血交郁，挟湿为痰，则加陈皮以宣通上下之气，厚朴以开脾土之郁，且燥湿破宿血也。

内府秘授青麟丸

【来源】《同寿录》卷一。

【组成】锦纹大黄十斤或百斤（先以淘米泔水浸半日，切片，晒干，再入无灰酒浸三日，取出晾大半干，用后药逐次蒸晒。第一次用侧柏叶垫甑底，将大黄入甑，蒸檀条香一炷，取起晒干，以后每次俱用侧柏叶垫底，起甑去叶不用；第二次用绿豆熬浓汁，将大黄拌透，蒸一炷香，取起晒干；第三次用大麦熬汁，照前拌透，蒸一炷香，取起晒干；第四次用黑料豆熬汁，照前拌透，蒸一炷香，取起晒干；第五次用槐条叶熬汁拌蒸，晒干，每蒸以香为度；第六次用桑叶熬汁拌蒸，晒干如前；第七次用桃叶熬汁拌蒸，晒干如前；第八次

用车前草熬汁拌蒸，晒干如前；第九次用厚朴煎汁拌蒸，晒干如前；第十次用陈皮熬汁拌蒸，晒干如前；第十一次用半夏熬汁拌蒸，晒干如前；第十二次用白术熬汁拌蒸，晒干如前；第十三次用香附熬汁拌蒸，晒干如前；第十四次用黄芩熬汁拌蒸，晒干如前；第十五次用无灰酒拌透患蒸三炷香，取起晒干。）

【用法】以上如法蒸晒，制就为极细末，每末一斤，入黄牛乳二两，藕汁二两，梨汁二两，姜汁二两，童便二两（须取无病而清白者，并无葱蒜腥秽之气方可用，如无，以炼蜜二两代之），蜜六两，和匀捣药为丸，如梧桐子大。每服二钱，小儿一钱，照引送下。汤引：头脑虽疼，身不发热，口舌作渴，系火痰，薄荷汤送下；头疼牵连两眉棱，系痰火，用姜皮、灯草汤送下；头左边疼，柴胡汤送下；头右边疼，桑白皮汤送下；两太阳疼，白芷、石膏各二钱煎汤送下；头顶疼，藁本三钱、升麻一钱煎汤送下；头时作眩晕，此痰火，灯草汤送下；眼初起疼痛异常，先服羌活、甘菊花、香白芷各一钱二分，川芎一钱，生大黄三钱，枳壳、陈皮各八分，赤芍七分，甘草四分，红花三分，葱头二根，水二碗，煎至一碗，热服，次日再服丸药，菊花汤送下；害眼久不愈，归身、菊花各一钱煎汤送下；眼目劳碌即疼，内见黑花，龙眼七枚（去壳核）煎汤送下；鼻上生红疮、红点，乃心火上炎灼肺，桑皮、灯草煎汤送下，多服乃效；鼻孔生疮，枇杷叶三钱煎汤送下；耳暴聋，灯草汤送下；耳内作痒，灯草汤送下；耳鸣，乃心肾不足，痰火上升，淡盐汤送下；口舌生疮，乃胃火上升，竹叶、灯心汤送下（冬月去竹叶）；口唇肿硬生疮，用生甘草梢煎汤送下；舌肿胀满口，心经火盛，茯苓、灯心汤送下；咽喉肿痛，津唾难咽，桔梗、甘草煎汤调化下；乳蛾或单或双，俱牛膝汤送下；牙齿疼痛，石膏、升麻各三钱煎汤送下；年老牙齿常痛，虚火也，灯草汤送下；吐血，用红花一钱、童便半酒杯，入红花汤送下；嗽血，麦冬汤送下；齿缝出血，甘草梢煎汤送下；鼻血出不止，灯心汤送下；吐紫血块，蓄血也，红花三钱，归尾一钱，童便送下；从高坠下，跌伤蓄血，不思饮食，苏木五钱煎汤，入童便半杯，酒半杯送下，每服五钱；溺血，人或身体壮实，平日喜饮食炙燥之物，灯心汤送下；

溺血，人年老体弱，乃膀胱蓄热，肾水不足，宜早服六味地黄丸，晚服此药，淡盐汤送下，以愈为度；凡膏粱之人，自奉太谨，又诸烦劳，心肾不交，溺血盆中，少刻如鱼虾、如絮石，用牛膝一两，水二碗，煎至一碗，服此药三钱；管中作痛，溺血者，用麦冬（去心）三钱煎汤送下；大便粪前下血，用当归、生地、芍药、川芎各一钱煎汤送下；大便粪后下血，用槐花、地榆各一钱煎汤送下；大便或痢纯血，带紫者，红花汤送下，纯鲜血者，当归汤送下；遗精，淡盐汤送下；白浊，灯心汤送下；淋症，灯心汤送下；淋症兼痛者，海金沙三钱滤清服；胸膈有痰火，灯心姜汁汤送下；胃脘作痛，饮食减少，生姜汤送下；胸口作嘈，姜皮汤送下；胸口作酸，生姜汤送下；胸中时痛时止，口吐酸水，用橘饼半个切碎，冲汤送下；胸膈饱满，生姜汁汤送下；伤寒发热出汗后，倘有余热未清，白滚汤送下；伤寒后，胸膈不开，百药不效，用多年陈香橼一个捶碎，长流水二碗，煎至一碗，去滓，露一夜，炖热送下；黄疸，眼目皮肤俱黄如金者，茵陈三钱煎汤送下；伤风咳嗽，汗热俱清，仍然咳嗽不止者，用姜冲汤送下；久嗽服诸药不效，兼有痰，用陈皮、姜皮各一钱煎汤送下；久嗽无痰干咳者，用麦冬煎汤送下；咳嗽吐黄痰，生姜冲汤送下；咳嗽吐白痰，紫苏煎汤送下；久嗽声哑者，用诃子、麦冬各一钱同煎汤送下；发热久不退，柴胡煎汤送下；烦渴饮水不休，灯心汤送下，缲丝汤更佳；痢疾初起，或单红者，用槟榔、红花煎汤送下，单白者，生姜汤送下；痢疾红白相间者，茯苓、灯心汤送下；久痢不止，炙甘草汤送下；噤口痢，饮食俱不下者，陈老米煎汤化下；翻胃，煨姜冲汤下；呕吐，煨姜汤送下；干呕，生姜、灯心汤送下；吐痰涎，姜汁冲汤送下；背心时常作疼，又作冷者，即伏天亦怕冷，乃五脏所系之处多有停痰，用煨姜煎汤送下；肥胖人素常善饮，无病忽然昏沉，如醉如痴，或蹲地下不能起，眼中生黑，乃痰也，用生姜汤送下；凡人眼眶下边忽然如煤色，乃痰也，生姜汁冲汤送下；噎膈，用生姜汤送下，至五十者，仙方莫治，此丸可救，用四物汤送下；中暑，姜皮、灯心同煎汤送下；中热，香薷煎汤送下；暑泻，香薷煎汤送下；寒伏暑霍乱，羌活煎汤送下；暑伏寒霍乱，姜皮冲汤送下；

阴阳不和霍乱，生姜汤送下；惊悸怔忡，石菖蒲煎汤送下；不寐，酸枣仁煎汤送下；心神不安，夜梦颠倒，用茯苓、远志肉同煎汤送下；老年痰火，夜不能寐，气急，用真广陈皮三钱，磨木香五分冲汤送下；遍身时常作痒，累块如红云相似，乃风热也，久则成大麻风，菊花三钱煎汤送下；盗汗，用浮麦汤送下；自汗，用龙眼汤送下；哮吼，用大腹皮汤送下；伤酒，用葛根汤送下；眼目歪斜，出言无绪，詈骂不堪，顷刻又好，乃心胸经络有痰，遇肝火熏蒸，痰入心窍，故昏沉狂言，少刻心火下降，仍是清明，用茯苓三钱煎汤送下，多服乃愈；癫狂，用灯心汤送下；咳嗽吐痰，腥臭如脓血相似，胸中作痛，肺痈也，薏苡一合煎汤送下；小肠痛，腹中作痛，脐间出脓水，小便短少，灯心汤送下；大肠痛，肛门坠痛，每登厕无粪出，只出红白水，如痢疾一般，用槐花煎汤送下；湿痰流注，初起生姜汤送下，有脓忌服；水肿，赤芍、麦冬煎汤送下，久病发肿忌服；蛊胀，大腹皮煎汤送下；左瘫右痪，秦艽二钱，生姜一钱送下；小便不通，灯心汤送下；年老大便燥结，当归三钱煎汤送下；船上久坐生火，松萝茶服；遍身筋骨疼痛，四肢无力，不能举动，痛彻骨髓，反侧艰难，用木通一两，水二碗，煎至一碗，每服四钱，木通汤送下，三服即愈；妇女经水不调，四物汤送下；骨蒸发热，地骨皮煎汤送下；潮热盗汗，浮麦煎汤送下；胸膈不宽，香附三钱煎汤送下；胃脘作痛，生姜汤送下；胸膈有痰涎，生姜汤送下；常常嗳气，不思饮食，闷闷不乐，乃忧郁也，香附五钱，生姜三片煎汤送下；行经腹痛，色紫，苏木三钱煎汤，入姜汁三匙送下；行经发热，遍身作痛，益母草五钱煎汤送下；行经作渴，麦冬三钱煎汤送下；赤带，灯心汤送下；白带，生姜汤送下；手足心发热，益母草五钱煎汤送下；孕妇小便不通，灯心汤送下；孕妇遍身发肿，大腹皮煎汤送下。产后恶露不尽，腹中作痛，益母草五钱煎汤，入童便三匙送下，或加苏木三钱同益母草煎汤亦可；产后头眩目暗，用四物汤送下；产后大便不通，肛门壅肿，当归三钱，红花一钱煎汤送下；产后小便不利，木通汤送下；乳汁不通，王不留行煎汤送下；产后胸膈不开，益母草三钱，香附三钱同煎汤送下；产后呕吐不止，藿香煎汤送下；产后发热，

四物汤加益母草三钱送下；小儿初生啼声未出，急将口内污血拭净，用甘草五分冲汤，调丸药七厘灌下，能去一切胎毒。凡小儿后症，俱用此丸药加辰砂、麝香少许，另裹蜡丸：胎惊，用薄荷煎汤磨服；胎黄，用茵陈煎汤送下；胎热，用灯草汤送下；吐乳，用生姜汤送下；睡卧不安，梦中啼哭，用钩藤三分，薄荷三分同煎汤送下；小儿身上如红云相似，外以朴消、大黄等分，为极细末，用鸡子清调敷，内服此丸，用灯心汤送下；小儿痢疾诸症，俱照前款用引下；疳疾有五样，心疳，舌红发热体瘦，小便短少，如吃辛辣之物，面赤，用赤茯苓一钱，灯心五分同煎汤送下；肝疳，面青体瘦，目黄性急，发热不止，小便黄赤，喜食酸物，用银柴胡汤送下；脾疳，面黄体瘦，大便泄泻，唇口生疮，喜食甜物，或吃泥土，或饮食无厌，好睡，用炙甘草一钱，辉枣一枚同煎汤送下；肺疳，面白肌瘦，小便如米汤，鼻流清涕，周身毛发直竖，用桑白皮汤送下；肾疳，面黑体瘦，头发直竖，小便多热不退，喜食咸物，用黑料豆煮汤送下；呕吐，用生姜汤送下；伤风热退后作渴，薄荷汤送下；小儿虫积，楝树皮三钱煎汤送下；痧后久嗽不止，枇杷叶（去毛）汤；痧后发热不止，银柴胡三钱送下；夏月中暑，香薷煎汤送下；霍乱，藿香汤送下；小便不通，灯心汤送下；大便燥结，用蜜三匙冲汤下；疟疾，槟榔一钱，苏叶一钱煎汤送下；暑泻，灯心汤送下，寒泻忌服；角弓反张，天麻一钱煎汤送下；急惊风，钩藤一钱，薄荷一钱同煎汤送下；慢惊风，人参三分，钩藤一钱煎汤送下；喘症，灯心汤送下；黄疸，灯心汤送下；重舌，灯心汤送下；天吊，薄荷、钩藤煎汤送下；痫症，灯心汤送下；久雨乍晴，蹲地顽耍，湿气入于阴中，肌肤肿痛，苍术煎汤送下；鼻血不止，茅根绞汁冲汤下。以上大人每服二钱，小儿每服一钱，月内小儿每服五分。

【主治】头痛，眩晕，鼻疮，耳聋，耳痒，口舌生疮，咽喉肿痛，牙痛，吐衄便溺诸血，跌伤蓄血，白浊，淋症，胃痛，嘈杂，发热久不退，痢疾，翻胃，呕吐，中暑，霍乱，伤酒，便秘，痹证，妇女月经不调，骨蒸发热，潮热盗汗，行经发热，赤白带，孕妇小便不通，遍身发肿，产后大便不通，小便不利，呕吐，发热；小儿初生胎惊，胎

黄，胎热，吐乳，痢疾，便结，阴肿，鼻血。

乌金益母丸

【来源】《同寿录》卷三。

【组成】益母草一斤（捶，晒，端午日收者佳）当归身四两（酒洗）川芎三两（酒炒）白芍二两（炒黑色）

【用法】上为细末，每丸重二钱，飞过朱砂为衣。白汤调下；参汤调服更妙。

【主治】妇人思虑气恼，变生多疾，劳伤冲任，崩淋带下，手足酸软，经脉不调，子宫恶疾，产后月余淋沥不止，或脐腹绞痛，血晕，神昏虚弱。

【宜忌】孕妇勿服。

太乙保安膏

【来源】《同寿录》卷四。

【组成】羌活 僵蚕 草乌各一两五钱 独活 川乌 麻黄 桂枝 乌药 防风 当归 良姜 荆芥 小枫藤各三两 闹羊花四两

【用法】上各锉片，用麻油十斤，将药同煎，上药枯焦为度，取起候冷，滤去药滓，将油再熬滴水成珠，入飞净东丹六斤，搅匀收成膏，贮瓷瓶内，摊用。五劳七伤，遍身筋骨疼痛，腰脚软弱，贴两膏肓穴，两肾俞穴，两三里穴；痰喘气急，咳嗽，贴肺俞穴、华盖穴、膻中穴；左瘫右痪，手足麻木，贴两肩井穴，两曲池穴；男子遗精白浊，女子赤白带下，月经不调，崩漏，贴两阴交穴、关元穴；赤白痢疾，贴丹田穴；疟疾，男贴左臂，女贴右臂；腰疼，贴命门穴；小肠疝气，贴膀胱穴；偏正头风，贴风门穴；心气疼痛，贴中脘穴；走气，贴两章门穴；寒湿脚气，贴两三里穴；风气痛，贴痛处。凡一切无名肿毒，瘰疬臁疮，杨梅顽疮，跌打损伤，痞块等症，不必寻穴，贴本病患处即愈。

【主治】五劳七伤，筋骨疼痛，腰脚软弱；男子遗精白浊；女子赤白带下，月经不调，崩漏；痰喘咳嗽，痢疾疟疾，寒湿脚气，偏正头风，小肠疝气；以及无名肿毒，瘰疬臁疮，跌打损伤等。

济阴保元汤

【来源】《本草纲目拾遗》卷三引《医铃》。

【组成】滇珍参三钱 苡米仁四钱（拌水蒸透，咀片，再入姜，加米仁汁蒸，晒干）怀生地一两（砂仁、酒、姜三味拌蒸，九晒，收，再以瓦焙为炭）当归四钱 白芍三钱（酒炒）川芎二钱（去净油，米泔水浸洗，收干，再入酒浸）丹参四钱（酒洗透）芫蔚子四钱（酒蒸透）香附三钱（以姜、土、醋、盐、童便、甘草水、乳汁逐次制过）云白术五钱（陈土炒）女贞子三钱（以白芥、车前水浸，干用）

【功用】疏肝调经，济阴保元。

【主治】妇人经血不调。

【加减】如气血热，加丹皮、生地；气血寒，加肉桂数分；经闭，加牛膝。

逍遥散

【来源】《女科切要》卷一。

【组成】当归 白芍 茯苓 白术 甘草 柴胡 薄荷 丹皮 山栀

【用法】本方改为丸剂，名"逍遥丸"（《全国中药成药处方集》北京方）。

【功用】解郁调经，和气血。

【主治】

1. 《女科切要》：妇人胃气不调，貌本壮实，饮食渐减，经水不通。

2. 《笔花医镜》：肝经血虚木郁。

3. 《全国中药成药处方集》（北京方）：月经不调，脐腹胀痛，午后烦热，精神疲倦。

【宜忌】《全国中药成药处方集》（北京方）：忌气恼劳碌。孕妇忌服。

艾附暖宫丸

【来源】《女科切要》卷二。

【组成】艾叶 香附（四制）玄胡 熟地 甘草

【用法】上为末，醋糊为丸，如梧桐子大。每服八十丸，米汤送下。

【主治】血癖。子宫虚寒，经水不调，小腹时痛，赤白带下。

女科地黄丸

【来源】《女科切要》卷三。

【组成】熟地四两　山萸二两　山药二两　丹皮一两五钱　茯苓一两五钱　艾叶五钱（醋炒）　香附三两（童便制，炒）　阿胶一两

【用法】上为末，炼蜜为丸。滚汤送下。

【主治】妇人经水不调。

金凤衔珠丸

【来源】《妇科玉尺》卷一。

【组成】蛇床子四钱　母丁香　肉桂　杏仁　白及　吴萸　菟丝子　北细辛　薏苡仁　砂仁　牡蛎　川椒各三钱　麝香少许

【用法】生蜜为丸，如樱桃大。每用一丸，入炉柔存，多待先动其情，待药性行方交。一月后即有孕矣。

【主治】月经不调，赤白带下，经病脐腹痛，小便白浊，阳事不举，遗精。

黄连白术汤

【来源】《妇科玉尺》卷一。

【组成】白术四钱　黄连　陈皮各二钱半　丹皮二钱　木通　茯苓　山萸　人参各一钱半　炙草三分

【主治】月经来止，多少不匀。

琥珀丸

【来源】《妇科玉尺》卷一。

【组成】黄芩（炒黑）　制香附二两　当归　川芎各一两　三棱　琥珀各五钱

　　方中黄芩用量原缺。

【用法】上以黄米饭为丸。空心服。

【主治】年老月行不止。

乌鸡丸

【来源】《宁坤秘籍》卷一。

【组成】天雄　附子三钱　鹿茸　山药　苁蓉　肉桂　蒲黄（炒黑）　当归　萸肉　川芎各五钱　白芍一两　熟地一两五钱　乌鸡肉（皮油不用，酒蒸）三两

【用法】米糊为丸。每服百丸，空心以酒送下。服此半月，非但病愈，又能怀孕。

【主治】经来如绿水，全无血色，大虚大寒不可用凉药者；血气虚所致经来全白色、无血色，五心烦热，小便作痛，面色青黄者。

世秘资生丹

【来源】《宁坤秘籍》卷上。

【组成】归身（酒洗）　川芎（酒洗）　香附米（去毛，醋炒，忌铁器）　苍术（米泔水浸，炒）　玄胡（炒）　蒲黄（炒）　白茯苓（去皮）　桃仁（去皮尖）　淮熟地（酒蒸净）各一两　山茱萸（去核）　地榆（酒洗）　五灵脂（醋浸，瓦焙）　羌活　甘草（炙）　白芍（酒炒）　人参　陈皮　牛膝（去芦）各五钱　三棱（醋浸透，纸包煨）五钱　白术（土炒）　青皮　木瓜各三钱　良姜四钱　乳香（去油）　没药（去油）　木香各一钱　天台乌药一钱五分　益母草一两五钱（忌铁器）　阿胶（蛤粉炒成珠）八钱

【用法】上药各制净，为极细末，用大黄膏为丸，如弹子大。每服一丸，临用擂为细末，好酒调服，不拘时候。

　　大黄膏：锦纹大黄一斤（去黑皮，为极细末），苏木三两（劈碎，河水五碗，熬取三碗），红花三两（炒黄色，入好酒一大壶，同煮五六碗去滓存汁），另黑豆三升，用河水熬汁三碗。先将大黄末入锅内，用米醋五碗搅匀，熬至滴水成珠，又下醋四五碗熬，如此三次，取膏，即入红花酒、苏木汤、黑豆汁搅开，大黄膏再熬成膏取出，瓦盆盛之。

【主治】子死腹中，胞衣不下，难产，产后血晕，口干心烦，寒热如疟，四肢浮肿，烦躁癫狂，失音不语，泻痢脓血，百节酸痛，小便尿血，崩中漏下，胸膈气呕逆不定，咳嗽，喉中似蟾鸣。或产后小便赤涩，大便滞迟不通。或经行腹痛，经闭。月经不调。

朱砂丸

【来源】《宁坤秘籍》卷上。

【组成】朱砂一钱 白茯苓一两

【用法】水为丸。生姜汤送下。

【主治】经来未止，兼牛膜色一般，昏迷倒地。

九味四物汤

【来源】《竹林女科》卷一。

【组成】熟地黄 当归 川芎 白芍 人参 柴胡 黄芩 黄连 甘草

【用法】水煎，空心服。

【主治】性躁多气伤肝，而动冲任之脉，一月经再行者。

四物连附汤

【来源】《竹林女科》卷一。

【组成】当归尾 赤芍 香附（童便制） 黄连 丹皮 甘草

《胎产新书》本方用归尾、赤芍、香附各二钱，黄连、丹皮、甘草各一钱。

【用法】水煎，食前服。

【主治】经来色紫属热者。

导经汤

【来源】《竹林女科》卷一。

【组成】香附一钱 乌药一钱五分 当归一钱 木香（不见火） 甘草各五分

【用法】水煎服。

【主治】妇人月候不调，气滞腹痛，及血海疼痛。

扶经汤

【来源】《竹林女科》卷一。

【组成】当归 香附（四制） 鹿茸（酥炙，热则不用） 熟地 白术（蜜炙） 山茱萸（去核） 小茴各五分 生甘草三分 生姜三片

【用法】水煎，空心服。

【主治】妇人经脉不调，赤白带下，或如梅汁，或

成片块，或二三月不行，潮热咳嗽，饮食不思，四肢困倦，若日久不治，则成骨蒸痨瘵。

【加减】如盗汗，加枣仁、黄耆（蜜炙）各五分；咳嗽，加杏仁（去皮尖）、五味子各五分；潮热，加黄芩（酒炒）、柴胡各七分。

胶艾汤

【来源】《竹林女科》卷一。

【组成】阿胶 白芍 熟地黄各一钱 艾叶三钱 川芎八分 大枣三枚

【用法】水煎，空心服一二剂，次服紫金丸。

【主治】妇人经来几点而止，过五六日或十日又来几点，一月之内常行二三次，面色青黄。

理经四物汤

【来源】《竹林女科》卷一。

【组成】川芎 当归 白芍 生地黄 白术（蜜炙） 柴胡 香附（童便制） 玄胡索各一钱 黄芩 三棱各八分

【用法】水煎，临卧服。先用本方，次用内补当归丸。

【主治】妇人血虚有热，经来如屋漏水，头昏目眩，小腹作痛，更兼白带，咽中臭如鱼腥，恶心吐逆。

黄芩汤

【来源】《竹林女科》卷一。

【别名】黄芩散（《女科秘要》卷三）。

【组成】黄芩六分 川归一钱 川芎八分 天花粉 知母（酒炒） 苍术 白芍各七分（一方有甘草七分，无苍术、白芍）

【用法】水煎，温服。

【主治】妇人血气俱虚，经来如猪肝水，五心烦热，腰腹疼痛，面黄肌瘦，不思饮食。

温经汤

【来源】《竹林女科》卷一。

【组成】人参 砂仁各五钱 白术（蜜炙） 川芎

熟地　当归　厚朴（姜汁制）　香附（童便炙）各一两　夏金砂　银虫砂　侧柏叶各二两　僵蚕（炒）　防风各五钱　粉甘草二钱五分

【用法】上为细末，分作三股，将三四年老乌骨鸡一只，用竹刀杀死，除去血毛头足内脏不用水洗，用陈老酒一大碗，将研过药末纳一股于鸡肚内，一股于酒内，文武火煮极烂，将鸡骨肉并药末晒干或焙干，研极细，将留下一股药末投入鸡肉末内，和极匀，糯米饭为丸。每服五十丸，每日空心酒送下。

【主治】妇人血海虚冷，气血不足，经脉不调，腰腹疼痛，或下白带，或如鱼脑，或如米泔，信期不定，每月淋漓不止，面色青黄，四肢无力，头晕眼花。

大生丸

【来源】《竹林女科》卷四。

【组成】熟地黄（酒蒸）　当归身各四两　续断（盐水炒）　阿胶（蒲黄末炒珠）　杜仲（盐水炒）　丹参（炒）各二两　黄耆（蜜炙）　白芍（酒炒）　延胡索（炒）　川芎各一两五钱　广皮五钱　香附（四制者）各一两

【用法】上为末，炼蜜为丸。每服三钱，空心白汤送下。行经时加二钱。

【功用】调经。

【主治】经水不调，久不受孕。

【加减】若先期色紫，改为煎剂，一两改作一钱，加黄芩八分，生姜三片，水煎，空心服，临卧再服；若后期色淡，加肉桂、熟艾、干姜各五分，生姜三片，水煎服；若经未至而腹痛，则用丹参一两为末，黄酒下二钱，俱以经尽为止。

加味四物汤

【来源】《会约医镜》卷十四。

【组成】当归二钱　白芍（酒炒）一钱三分　川芎一钱　熟地二三钱　陈皮八分　香附（童便炒）七八分　丹参二钱　丹皮八分

【用法】水煎服。

【主治】肝脾血虚，微滞微痛，一切经乱之证。

【加减】如食少有痰，加白术一钱半，茯苓一钱；

如血寒，加肉桂一钱半；如血热，加生地、黄芩、青蒿之类；如肝不藏血，加阿胶珠一钱半。

补阴益肾汤

【来源】《会约医镜》卷十四。

【组成】熟地三五钱　山药二钱　菟丝子（炒研）三钱　枣皮一钱五分　五味子十五粒　杜仲（盐炒）一钱五分　金樱子（去核）二钱　续断　当归各二钱　枸杞一钱半

【用法】水煎，温服。

此方若作丸服，更妙。但须节欲，乃得全愈。

【主治】房劳伤肾，冲任不固，以致经乱者。

【加减】如血不时来，加百草霜、发灰调服；经血无故不止，用莲蓬壳烧灰存性，为末，水调二钱服。

香连四物汤

【来源】《会约医镜》卷十四。

【组成】香附（童便炒）　黄连　当归　川芎　白芍　生地　甘草　丹皮　赤芍各等分

【用法】水煎，热服。

【主治】经水因血热色紫而浓，脉洪实者。

龙骨丸

【来源】《女科秘要》卷三。

【组成】龙骨　海螵蛸　生地各一钱　牡蛎　川归　白芍　川芎　黄芩　白茯苓各八分

【用法】上为末，炼蜜为丸。每服百丸，空心酒送下。

【主治】经来臭如腐肉。

正经养血汤

【来源】《女科秘要》卷八。

【组成】白芍（酒炒）　当归（酒洗）　茯苓　白术（土炒）　阿胶（蛤粉炒）各二钱　炙草　川椒（炒）　五味子各一钱　姜半夏　人参各七分　柴胡八分　姜三片

【用法】水煎，食前稍热服。

【功用】益血养血，补脾胃。

【主治】月经不调。

【加减】五心烦热，日晡潮热，加胡连五分；不思饮食，加神曲、麦芽（炒）各五分；头痛，加川芎七分。

分利五苓散

【来源】《胎产新书》卷三。

【组成】猪苓　泽泻　白术　赤芍各一钱　阿胶　当归　川芎各八分

【用法】空心服。

【功用】解热毒，顺阴阳。

【主治】差经。经来大小便俱出。

参香八珍膏

【来源】《重庆堂随笔》卷上引薛生白方。

【组成】丹参（去头尾，酒洗熏熟）　四制香附各四两　熟地　炙黄耆　白芍（酒炒）　蒸熟白术　白归身（酒炒）　茯苓各三两

【用法】上八味熬膏。每用三钱，开水调服。

【功用】调经。

【方论】一瓢先生云：此女科调理方之首选也，气味和平，功能相称，同行脏腑，灌注血脉，虚人可以久服。愚按气属阳欲其刚健，血属阴欲其柔顺，女子多郁，则气行不健故去甘草之甘缓，加香附以承流着、术之宣化；郁则生热，故血行不顺，爰去川芎之温窜，加丹参以协和三物而涵濡；且黄耆得归、芍补血之功，敏于人参特舍彼而用此，不仅贫富可以共赏也。

调经益母丸

【来源】《履霜集》。

【组成】益母草八两（砂锅焙干）　香附末二两（七制）　人参二两　嫩黄耆三两（蜜水炒）　白术三两（土炒）　白茯苓三两（去黑皮，乳拌蒸透）　粉甘草三两（去皮，蜜水炒）　陈皮三两　熟地三两　当归身三两　川芎二两　炒白芍二两　远志二两（去骨，水煮片时）　酸枣仁三两（炒透）　莲肉二两（去心烫）

【用法】上为末，用龙眼肉六两，好黄酒制烂，杵羔和炼蜜为丸，每丸重三钱，晒干收用。病轻者，日用一丸研末，或热黄酒下，或蜜汤下；有痰者，姜汤下；病甚者，朝、夕各一丸，以愈为度。或丸如绿豆大，每服三钱亦可。

【主治】月经不调。

大补益母丸

【来源】《履霜集》卷二。

【别名】大补丸。

【组成】益母草八两（用上截）　香附二两（七制）　嫩黄耆三两（蜜炒）　人参二两（去芦）　白术三两（土炒）　白茯苓二两（蒸透）　炙草二两　当归身三两（俱酒洗）　白芍二两（酒炒）　陈皮二两　熟地三两　砂仁二两（炒）

【用法】上为丸服。经不调，龙眼肉、炒枣仁、去心莲子煎汤送下；经闭，炒桃仁、炒红花、煎汤送下；下血，生地、炒芩、丹皮煎汤送下；小胎不稳，炒芩、陈皮（去白）、苏梗煎汤送下，俱四、五分为率；产后恶露未净，腹中心硬疼，先用黄酒服救产丸，下净瘀血，继服此丸；若无恶露，多服此丸，补虚为主；感寒，加生姜；发热，加童便。

【功用】调经安胎。

【主治】虚损而经候不调，或因虚损而经闭不行，或因虚损而吐衄崩带，或因虚损而小胎不稳，或因虚损而产后多疾。

水门串

【来源】《串雅补》卷二。

【组成】沉香　小茴　萹蓄　瞿麦各一两　大腹子四钱　生大黄四两　巴霜二钱二分

【用法】上为末。每服一钱，空腹陈酒下。

【主治】妇人小腹痛，经水不调，经闭。

太乙紫金锭

【来源】《串雅补》卷四。

【组成】生大黄二两　茅苍术二两　川芎二两　紫苏三两　黄柏　荆芥　大茴　香附　桂皮各三两

薄荷四两　细辛二两　杜仲一两　陈皮四两　生草二两　川椒二两

【用法】上为末，用糯米粉半升，炒大麦粉四两，状元红红土四两，研细，入糊内搅匀，和前末捣千下，印作大锭子，重一钱，晒干听用。外感发热，头痛饱闷，川芎、苏叶汤磨服。心胃疼痛，陈皮、炙草汤磨服；呕吐清水，炒米汤磨服；腰疼背痛，补骨脂、杜仲酒煎磨服；红白痢疾，苦参、艾叶、醋煎磨服；新久疟疾，白芥子酒煎磨服；四肢痛风，红花酒煎磨服；痔疮、痔漏，槐花煎酒磨服；妇人经水不调，姜汤磨服；小儿百病，薄荷汤磨服；跌打损伤，红花酒磨服；外科疮疡，银花汤磨服。

【主治】外感发热，心胃疼痛，四肢腰背痛，疟疾痔漏，妇人月经不调，跌打损伤等。

半夏苍术汤

【来源】《医钞类编》卷十六引东山妇科方。

【组成】半夏　苍术　当归　白芍　熟地　川芎　川朴　甘草

【用法】加生姜、大枣，水煎服。

【主治】妇人经水如黄浆汁，心中嘈杂，属脾湿者。

乌鸡丸

【来源】《类证治裁》卷八。

【组成】乌骨鸡一只（男用雌，女用雄，去皮去秽，留内金，洗肠留肠）　北五味一两　熟地四两　黄耆　于术各三两　茯苓　归身　白芍各二两　人参三两　丹皮二两　川芎一两　山药末六两

【用法】将北五味、熟地二味入鸡腹，用陈酒、童便于砂锅中煮，又以黄耆、于术、茯苓、归身、白芍预为末，同鸡肉捣烂焙干，骨用酥炙；研入人参、丹皮、川芎，和前药，以山药末糊丸，如梧桐子大。每服三钱，人参汤送下。

【功用】调经。

【主治】

1.《类证治裁》：月经不调，蓐劳，带下，崩淋。

2.《全国中药成药处方集》（广州方）：妇女久病体弱，月经不调，经前经后腹痛，产后贫血，头晕目眩。

【加减】骨蒸，加鳖甲、柴胡、地骨；经闭，加肉桂；崩漏，加阿胶；倒经，加麦冬；痞闷，加香附、沉香；带下，加萆薢、香附、蕲艾。

保真丸

【来源】年氏《集验良方》卷二。

【组成】补骨脂一两（酒炒，研细末）　人参一两三钱　茯苓一两　土炒白术一两五钱　炙甘草三钱（上四味以河水六碗，煎浓汁，去滓，和骨脂晒干听用）　杜仲一斤（用盐水炒断丝，为细末）　川芎八钱　当归一两五钱　酒炒白芍一两　熟地二两（上四味以水八碗，煎浓汁三碗，去滓，拌杜仲晒干）　玫瑰膏子一斤（捣烂如泥。若干花瓣只用半斤，磨末听用）　连腻皮核桃肉一斤（盐水炒，捣如泥）

【用法】上用炼蜜二斤为丸，如梧桐子大。每服一两，清晨淡盐汤送下；如吐血、骨蒸，童便送下。

【主治】气血两虚，五劳七伤，遗精白浊，脾胃虚弱，阳痿腰痛，眼花头眩，吐血骨蒸，翻胃久嗽，盗汗，月经不调。

【加减】如长服，不用人参，以玉竹一两（蜜炒）、黄耆一两（蜜炒）代之。

益母种子丸

【来源】年氏《集验良方》卷五。

【组成】益母草（上截）十两　人参二两　白术（土炒，去芦）四两　归身四两（酒洗）　白茯苓三两　川芎二两　熟地四两（砂仁酒炒）　白芍（酒炒）二两　生草二两　木香二两　砂仁二两（炒）

【用法】炼蜜为丸，如梧桐子大。每空心服三钱。

【主治】妇人一切月水不调，气血两虚，不孕。

益神散

【来源】《良方合璧》卷下。

【组成】川楝子　炒麦芽　炒枳壳　使君子肉（醋制炒）　炒乌药　炒枳实　炒猪苓　炒山楂　炒川朴　炒泽泻　炒槟榔各四两　大黄（酒制炒）　莪术（醋制炒）　三棱（醋制炒）　胡黄连（炒）

青皮（炒）各一两二钱五分　青矾（隔纸炒）六曲（醋制炒）各八两　干漆（炒绝烟）苍术（醋制炒）各七钱五分　四制香附十二两　针砂五钱陈皮一钱五分

【用法】上为极细末。每服一钱，清晨用黄沙糖拌和，开水调下。

【主治】小儿肚大青筋，已成疳积，及妇人经水不调。

苋甲二仙种子膏

【来源】《良方集腋》卷上。

【组成】活甲鱼一个重二斤四两准　好黄丹二斤红苋菜二斤四两（连根带叶，晒干、切）　真麻油五斤　新鲜桃条　柳条　桑条　榆条　槐条各十寸（切碎）

【用法】先将油入锅内，次入活甲鱼并苋菜、桃柳等条，用文武火将甲鱼等熬焦，去滓存油，再入黄丹，熬成膏，即倾入凉水内，浸三昼夜，再熔再倾，如此五次。用时摊布上，贴两腰左右穴并肚脐，贴至一月即可见效。百日即可种子。

【主治】肾冷精寒，遗精白浊，一切下部虚损艰于得子以及妇女经水不调，赤白带下。

玉液金丹

【来源】《良方集腋》卷下。

【组成】人参二两（老山者佳）　归身一两二钱（酒炒）　白术八钱四分（制）　川芎二两四钱　茯苓六两四钱　阿胶二两六钱（酒化）　甘草三两二钱　蕲艾六钱七分　生地一两二钱　黄耆一两二钱（蜜炙）　白芍一两六钱（酒炒）　苁蓉一两二钱（漂淡）　麦冬二两五钱（去心）　香附二两六钱（四制）　川贝二两二钱（去心）　广皮一两六钱（盐水炒）　川断六钱四分（酒炒）　枳壳一两二钱　杜仲二两六钱（姜汁炒）　楂肉八钱四分血余八钱四分（煅净）　厚朴一两五钱（姜汁制）山药四两三钱　苏叶二两五钱　建莲六两四钱（去心）　羌活八钱四分　木香八钱五分　沉香一两六钱　砂仁二两九钱　西珀八钱四分　丹参四两二钱　黄芩一两二钱　菟丝子三两二钱　益母草六两四钱　大腹皮八钱四分　潼蒺藜二两二钱

【用法】先选择药料，日中晒燥，各磨细末，照方称准，用炼蜜五斤，并酒化阿胶和匀，于石臼中杵六千槌为丸，每丸二钱，再晒极干，用朱砂为衣，白蜡为壳，藏贮燥处。初孕疑似之间，腹胀呕吐，用蔻仁三分煎汤下；头晕，用防风八分，煎汤下；头眩，用炒金银花一钱五分，煎汤下；胎动不安，用艾绒五分，子芩一钱，煎汤下；子呛，用桑白皮五分，煎汤下；子烦，用淡竹叶七片，煎汤下；子悬，胎动不安，如物之悬于虚中，宕而难住，神昏身狂，用赤茯苓八分，葱白一个，煎汤下；子冒，危于子悬，血热心火太盛，胎气上冲于心，胞冒于心上，面红，牙关紧闭，气绝欲死，用麦冬一钱，羚羊角五分，煎汤下；子肿，用五加皮一钱，赤苓皮一钱，煎汤下；子淋，用车前子一钱，煎汤下；漏胎，用原生地二钱，煎汤下；尿血，用粳米煎汤下；小便不通，用冬葵子八分，煎汤下；潮热，用知母一钱五分，煎汤下；咳嗽，用杏仁一钱二分，桑白皮五分，煎汤下；感冒、疟疾，用苏梗四分，荆芥五分，煎汤下；跌扑损胎，用白术五分，当归一钱，煎汤下；半产，用益母草二钱，煎汤下；临产交骨不开，用龟版三钱，煎汤下；横逆难产，数日不下，及胎死腹中，用川芎一钱，当归二钱，煎汤下；胞衣不下，用牛膝二钱，檀香一钱，煎汤下；恶露不行，用五灵脂五分，桃仁五分，生蒲黄五分，煎汤下；产后喘，或藕汁半杯或姜汁三匙，当审症用之；虚脱，用人参五分，煎汤下；胎前产后痢，用米仁三钱，煎汤下；产后肿胀，用茯苓皮一钱五分，当归一钱，煎汤下；褥劳，用官燕三钱，煎汤下；倒经吐血，用藕汁下；崩漏，用淡白鲞三钱，煎汤下；经期或前或后不准，以致艰于受孕，每逢天癸时服三丸，即能调经受孕，开水送下；胎前产后患症不一，不及遍载，俱用开水送下。

【主治】

1. 《良方集腋》：胎前、临产、产后以及室女停经不至、潮热等症。

2. 《全国中药成药处方集》：月经不调。

调经丸

【来源】《集验良方》卷二。

【组成】紫丹参一斤（切薄片）

【用法】于烈日中晒脆，为细末，用好酒泛为丸。每服三钱，清晨开水送下。

【主治】经水不调。

宁坤至宝丹

【来源】《卫生鸿宝》卷五。

【组成】嫩黄耆（蜜炙）三两 白术（陈壁土炒）枣仁（炒香）归身（酒炒）香附（杵，米酒制）川断（酒炒）条芩（酒炒）甘枸杞 血余（煅不见火）阿胶（蛤粉炒）杜仲（盐水炒）各二两 茯苓（乳制）白芍（酒炒）丹参（酒炒）各一两半 北五味（焙）六钱 甘草（蜜炙）朱砂（飞为衣）各一两 大生地（酒煨）四两

【用法】上药各为细末，和匀，炼蜜为丸，每重三钱。按症照引调服：凡久不坐孕，经脉不调，腹痛酸胀，或赤淋白带，腰痛胃痛，夜热心烦，食少，日服一丸，莲子汤送下；胎气失调，恶心呕吐，虚烦阻食，浮肿气急，腰腹酸痛，胎漏下血，或伤胎见红，每服一丸，莲子汤送下；甚者服数丸，人参汤送下；临产疼阵作时，服一丸，白汤送下，胎自顺下；如有横逆异产，每服数丸，汤和童便送下，保全母子；或难产者，冬葵子三钱，煎汤调下；产后下血过多，汤和童便送下；恶露不行，腹痛块瘀，山楂三钱，红花一钱，煎汤调下；或寒热往来，有外感者，荆芥穗一钱，煎汤调下；兼虚汗者，人参汤送下；虚烦狂躁，腹满气急，俱白汤送下；无论老少妇女，血崩尿血，或因血虚，周身筋骨疼痛者，白汤送下。

【主治】妇人经脉不调，带下，崩淋，虚劳，胎前产后百病。

艾胶汤

【来源】《验方新编》卷九。

【组成】阿胶（炒）熟地各一钱 艾叶二钱 川芎八分 大枣三枚

【用法】水煎，空心服。

【主治】妇人逐日经来，几点则止，或五日，或十日又来数点，一月常三四次，面色青黄。

附子乌鸡丸

【来源】《验方新编》卷九。

【组成】附子三钱 鹿茸（无则用鹿胶）一两 真山药 苁蓉 肉桂 蒲黄（炒黑）当归 黄肉各五钱 白芍一两 熟地一两五钱 净乌鸡肉（去皮油，酒蒸）三两

【用法】米糊为丸。每服一百丸，空心酒送下。

【主治】大虚大寒，经如绿水，全无血色；及气血亏虚，经来全白色，五心烦热，小便作痛。

固经膏

【来源】《理瀹骈文》。

【组成】全当归三两 丹皮（酒炒）柴胡 酒芍 生地 黄芩 知母 麦冬 地骨皮 川芎贝母 黄连各二两 羌活 防风 连翘 薄荷 蔓荆子 紫苏 独活 藁本 细辛 丹参 党参 黄耆 熟地 元参 白术 天冬 赤芍 白薇 苍术 黄肉 淮山药 枳壳 桔梗 麦芽 郁金 贯众 青皮 陈皮 半夏 胆南星 白芷 升麻 葛根 黄柏 黑山栀 生甘草 熟牛膝 杜仲 续断（炒）桑白皮 椿白皮 樗白皮 秦皮 醋炒延胡 醋炒蒲黄 醋炒香附 黑荆穗 黑灵脂 地榆炭 瓜蒌皮 五味子 五倍子 诃子肉 乌贼骨 煅龙骨 煅左顾牡蛎 炮山甲 麸炒黑蚕砂各一两 龟版 鳖甲各二两 炮姜炭五钱 生姜二两 葱白 大蒜 韭白各四两 紫花地丁（即大蓟）益母草 槐枝（连实）柳枝 桑枝各八两 茅根 干荷叶 侧柏叶 霜桑叶 薄荷叶各二两 凤仙草半株 苍耳草（全株）艾 乌梅各一两

【用法】上药以油二十四斤分熬，去滓，再合熬，入丹收之；俟丹收后，搅至温，以一滴试之，不爆，方下后药：陈壁土、枯矾、百草霜、发灰、赤石脂、紫石英（煅）各一两，牛胶四两（酒蒸化）；再搅千余遍，令匀，愈多愈妙。外用，上贴心口，中贴脐眼，下贴丹田，或兼贴对脐两腰。

【功用】举经固经，补阴清火

【主治】妇人血虚有热，月经先期，或经行过多，先后不定，或经行不止，或崩中，或漏下，或湿热带下，或五旬后经行者。

调经膏

【来源】《理瀹骈文》。

【组成】鲜益母草四两 党参 当归 香附（制）丹参 熟地 白术 灵脂（炒）生地各二两 陈皮 青皮 乌药 柴胡 丹皮 地骨皮 川芎 酒芍 半夏 麦冬 黄芩 杜仲 续断 延胡 红花 川楝 苍术各一两 没药 远志肉 枳壳（炒）吴萸 黄连 厚朴 茴香 木通 木香 官桂 甘草各五钱 炮姜三钱

【用法】雄乌骨鸡一只，竹刀破腹，去毛杂，或用全付骨亦可，酥油熬，黄丹收，牛胶二两，蒸化搅匀，贴脐下。

【功用】通经。

【主治】月经不调。

调经末子

【来源】《理瀹骈文》。

【组成】当归一两 川芎五钱 白芍 苁蓉 五灵脂（炒）延胡（炒）白术 苍术 白芷 乌药 茴香 陈皮 半夏各三钱 柴胡二钱 黄连（同吴萸炒）各一钱。

【用法】上为粗末，醋或酒炒，熨心腹脐下，并缚脐，如冷再炒，每日用之，以调为度。

【主治】月经不论前后多少，痛或不痛。

【加减】先期者加条芩、丹皮、地骨皮各二钱；后期者，加官桂、干姜、艾各二钱；干血痨，加桃仁、红花、大黄、生姜、红枣；血瘕，再加马鞭草。

滋阴壮水膏

【来源】《理瀹骈文》。

【组成】元参四两 生地 天冬各三两 丹参 熟地 萸肉 黄柏 知母 麦冬 当归 白芍 丹皮 地骨皮各二两 党参 白术 生黄耆 川芎 柴胡 连翘 桑白皮 杜仲（炒断丝）熟牛膝 南薄荷 川郁金 羌活 防风 香附 蒲黄 秦艽 枳壳 杏仁 贝母 青皮 橘皮 半夏 胆星 黑荆穗 桔梗 天花粉 远志肉（炒）女贞子 柏子仁 熟枣仁 紫苑 菟丝饼 钗石斛 淮山药 续断 巴戟天 黑山栀 茜草 红花 黄芩 黄连 泽泻 车前子 木通 生甘遂 红芽大戟 生大黄 五味子（炒）五倍子 金樱子 炒延胡 炒灵脂 生甘草 木鳖仁 蓖麻仁 炮山甲 羚羊角 镑犀角 生龙骨 生牡蛎 吴萸各一两 飞滑石四两 生姜干姜（炒）各一两 葱白 韭白 大蒜头各二两 槐枝 柳枝 桑枝 枸杞根 冬青枝各八两 风仙草 旱莲草 益母草各一株 冬霜叶 白菊花 侧柏叶各四两 菖蒲 小茴香 川椒各一两 发团二两

【用法】生龟版一个（腹黑者佳，黄色及汤版不可用），用小磨麻油三斤，浸熬去滓听用；将飞滑石前七十五味与后二十味共用油二十四斤，分熬去滓；合龟版油并熬丹收，再加铅粉（炒）一斤，生石膏四两，青黛、轻粉各一两，灵磁石（醋煅）二两，官桂、砂仁、木香各一两，牛胶四两（酒蒸化，如清阳膏下法），朱砂五钱，收膏备用。上贴心背，中贴脐眼，下贴丹田。阴无骤补之法，膏以久贴见效。

【主治】男子阴虚火旺，午后发热，咳嗽痰血，或郁热衄血，吐血，或涎唾带血，或心烦口干，惊悸喘息，眼花耳鸣，两颧发赤，喉舌生疮，盗汗梦遗，腰痛脊酸足痿；妇人骨蒸潮热，或经水不调，或少腹热痛，及一切阴虚有火之症。

牛膝汤

【来源】《不知医必要》卷四。

【组成】当归（酒炒）牛膝（盐水炒）白芍（酒炒）元胡索（炒）丹皮各一钱 肉桂（去皮，另炖）四分 桃仁（去皮尖，杵）七粒 木香末五分（冲药服）

【用法】水煎，加酒一杯服。

【主治】月水不利，脐腹作痛，或小腹引腰，气攻胸胁。

益母八珍汤

【来源】《不知医必要》卷四。

【组成】党参（去芦，米炒）净白术 当归各二钱 白茯苓 白芍（酒炒）各一钱半 熟地三钱

川芎一钱　益母草一钱半　炙草一钱　生姜二片
大枣二枚

【主治】月经不调，或前或后。

丹地乌梅四物汤

【来源】《医门八法》卷四。

【组成】白芍二钱（醋炒）　生地三钱　熟地二钱
乌梅五个　丹皮三钱　当归身五钱（生）　地骨皮
三钱

【主治】血虚经乱，先后不定，或血枯经闭，喘嗽
骨蒸。

参耆乌梅四物汤

【来源】《医门八法》卷四。

【组成】白芍三钱（醋炒）　熟地五钱　乌梅三个
党参三钱　炙耆三钱　当归身五钱（炒）

【用法】水煎服。

【主治】妇人血虚经乱，兼气虚者。或脾不能统，
肝不能藏，年届五旬，经脉已断，血热妄溢，经
脉复行。乳岩即溃之后，证属阴亏肝躁，多怒善
郁者。

【加减】热证，加丹皮，地骨皮各三钱；寒证，加
桂心、附片各一钱。

桂附乌梅四物汤

【来源】《医门八法》卷四。

【组成】白芍三钱（醋炒）　熟地五钱　乌梅五个
桂心一钱（研）　附片一钱　当归身五钱（炒）

【主治】血虚经乱之证兼寒者。

【方论】于四物汤中，除去川芎之散，加以乌梅之
敛，名曰乌梅四物汤，施之血虚经乱之证；其兼
寒者，暂加桂心、附片，名曰桂附乌梅四物汤。

调元汤

【来源】《医方简义》。

【组成】生地四钱　阿胶（烊冲）一钱　白芍（酒
炒）二钱　当归二钱　茺蔚子（炒）三钱　泽兰二
钱　杜仲（盐水炒）二钱　天冬三钱　鹿角霜二钱

【用法】加桂圆肉五个，水煎服。

【主治】奇脉亏损，经水不调，肢节酸痛，腰痛气
滞，心摇神怯，晕眩。

进退四物汤

【来源】《医方简义》卷五。

【组成】熟地五钱　当归三钱　酒炒白芍一钱五分
川芎一钱

【用法】水煎服。

【功用】调经。

【加减】血热先期者，加丹参、丹皮、益母草各二
钱；血寒后期者，加肉桂五分，牛膝、香附各二
钱；先腹痛而经至，小腹绞痛者，加青皮（炒）
一钱、泽兰、香附、延胡索各二钱，青木香四分，
减去熟地一味，倍加川芎一钱；经净而腹痛者，
加人参二钱，桂枝五分，香附、延胡各二钱，减
熟地一半，加炒白芍一钱五分；带下，加鹿角霜
二钱，煅龙骨二钱，左牡蛎四钱，仙居白术二钱，
砂仁五分，去熟地、川芎二味；白淫多者，加茯
苓、白术、东洋参各一钱五分，进白芍一半，退
熟地一半；白淋多者，加琥珀一钱五分，乌贼骨
一钱，滑石、淡竹叶各三钱；经水色黄而淡者，
加肉桂五分，茺蔚子三钱，党参三钱，柴胡（醋
炒）八分；心神摇漾，加茯神三钱，远志肉（炒）
一钱，琥珀八分，灯草一扎；风虚眩晕者，加煨
天麻一钱，姜半夏一钱，倍川芎一钱；如呕者，
加姜三片，川连八分，姜半夏一钱五分，淡吴萸
八分，减熟地一半；肢逆冷者，加桂枝七分，竹
茹一丸半，姜三片。

调经汤

【来源】《揣摩有得集》。

【组成】泽兰叶三钱　熟地一钱半　当归一钱半
川芎一钱半（炒）　川楝子一钱（炒）　白芍一钱
半（炒）　元胡一钱（炒）　槟榔一钱　木香五分
小茴香一钱（炒）　焦楂一钱半　砂仁五分（炒）
青皮八分（炒）　生草一钱

【用法】水煎服。

【主治】妇女一切月经不调，或前或后，或多或
少，或经后腹痛，或呕吐，或发烧，或干血痨，

或久不生育，或室女经来腹痛。

五气朝元丹

【来源】《青囊秘传》。

【组成】雄黄三两　雌黄三两　硫黄五钱　乌玄参四钱　青铅二两

【用法】用直口香炉一个，外用细泥和铁花、头发调匀泥炉，用铜丝扎紧，以泥不燥裂为度，约厚至半寸。先将乌玄参、青铅放勺内烊化，篦丝作圈，置于地上，将药味倾入，作饼两块，先放一块于香炉内，次将前三味放上，再盖饼一块于上，用铁打灯盏仰盖之，用盐泥封固，用文武火煅一日，盏内以水汲之，则丹飞升于盖盏底内，以刀刮下听用。男子病症药引：左瘫右痪，黄酒；中风不语，南星；半身不遂，黄酒；腿痛难行，木瓜；腰痛挫气，肉苁蓉；虚弱痨症，人参、杏仁；五淋常流，赤苓；胃气疼痛，艾醋；遗精梦泄，龙骨；脾胃两伤，陈皮；下部痿软，归尾、牛膝；肛门虫积，槟榔；各种痧症，川椒；咳嗽吐血，青韭菜、地栗汁；水肿、膨胀，芫花；胸腹胀满，木瓜；手足浮肿，苍术；噎膈反胃，靛缸水；少腹偏坠，葫芦巴；阳事不举，枸杞子。妇人病症药引：经候不调，当归；久无孕育，益母；崩漏带下，赤石脂；流白不止，白薇；口眼歪斜，天麻；经闭不通，红花、桃仁；癥瘕血块，莪术；阴寒肚痛，生姜、黄酒；夜间不寐，枣仁；下元虚冷，艾汤、百香汤；小肠疼痛，小茴香；咳嗽吐血，蒺藜；痢下赤白，粟壳；午后发热，黑栀；麻木不仁，黄酒；四肢木硬，黄酒；心神恍惚，枣仁、赤苓；心血不足，茯神；左瘫右痪，黄酒。上将药丹研末，黑枣为丸，如梧桐子大。每服五分，轻者三分，照症用引，慎勿错误。

【主治】半身不遂，腰疼腿痛，痨症，五淋，胃气疼痛，遗精梦泄，肛门虫积，胸腹胀满，手足浮肿，咳嗽吐血，各种痧症，癥瘕血块，痢下赤白，经候不调，崩漏带下。

七制香附丸

【来源】《饲鹤亭集方》。

【组成】制香附七两　生地　熟地　归身　白芍

益母草各四两　党参一两　茯苓　冬术　萸肉　阿胶　蕲艾　枣仁各二两　川芎三两　天冬二两九钱　黄芩二两五钱　延胡　砂仁各一两五钱　炙草九钱

【用法】神曲糊为丸服。

【主治】妇人一切月事不调，参前落后，赤白带下，气血凝滞，腹痛胁胀及胎产诸症。

九制香附丸

【来源】《饲鹤亭集方》。

【组成】香附十四两　艾四两

【用法】春三日，夏一日，秋三日，冬七日，一次酒，二次醋，三次盐，四次童便，五次小茴香二两，六次益智仁二两，七次丹参二两，八次姜汁，九次莱菔子二两，制如法，糊为丸，每服三四钱，开水送下。

【功用】安胎种子，养血调经，健脾胃，开郁结。

【主治】妇人经事不调，赤白带下，气血凝滞，腹痛胸闷，两胁胀满，呕吐恶心，气块血块，胎前产后诸症。

四物益母丸

【来源】《饲鹤亭集方》。

【组成】当归一两五钱　川芎　赤芍　木香各一两

【用法】上为末，益母膏为丸，每重二钱五分。

【主治】妇人经水不调，或经闭不通，干血内热，气滞腹痛；产后瘀露未尽，血块作痛之症。

当归养血丸

【来源】《饲鹤亭集方》。

【组成】当归　白芍　茯苓　黄耆　香附　阿胶各三两　生地八两　白术　杜仲各四两　丹皮二两

【用法】炼蜜为丸服。

【主治】妇人经水不调，赤白带下，子宫寒冷，久不受孕。

妇宝胜金丹

【来源】《饲鹤亭集方》。

【组成】人参 白术 茯苓 炙草 当归 白芍 熟地 川芎 白薇 肉桂 藁本 白芷 丹皮 没药 元胡 赤石脂各一两 香附十五两（一次稻叶，二次童便，三次米醋）

【用法】上药蜜丸。每服一丸，温酒化下。

【主治】妇人经水不调，色淡色瘀，行经腹痛，赤白带下，子宫虚冷，久不受孕，癥瘕癖痞，胎前产后一切之患，及半身不遂，中风瘫痪。

神效益母丸

【来源】《饲鹤亭集方》。

【组成】益母草十两 生地四两 阿胶三两 白术 香附 当归 白芍 川芎 荆芥 陈皮 郁金 蕲艾 地榆炭各二两 木香一两

【用法】蜜为丸服。

【主治】妇人胎前产后十八般大病。一应经水不调，久不生育；胎动不安，临产艰难，胎衣不下，血晕不醒，恶露不尽，死胎不下，种种危险之症；及室女月事不调，将成骨蒸劳者。

秘制白带丸

【来源】《饲鹤亭集方》。

【组成】海淡菜 豆腐滞 红枣 糯米 白米各等分

【用法】将红枣煮，合为末，水为丸。

【功用】养血调经，敛带保神。

【主治】妇女月水不调，赤白带下，诸虚百损，面黄肌瘦。

益母毓麟丸

【来源】《饲鹤亭集方》。

【组成】当归 熟地各四两 党参 鹿角霜 白术 茯苓 川断 杜仲 香附 白芍 菟丝子各二两 川芎 川椒 甘草各一两

【用法】加蜜二十两为丸服。

【主治】妇人血气俱虚，经水不调，腹痛腰痠，饮食不甘，瘦弱不孕及赤白带下。

令行吴宫散

【来源】《喉科种福》卷五。

【组成】荆芥二钱（炒黑） 硼砂五钱 冰片二分 制没药一钱 制乳香一钱 胭脂一钱 黄芩三钱 延胡索一钱半（炒） 薄荷四分

【用法】吹喉。

【功用】调经。

【主治】经水不调，喉痛，证无表里。

血滞刀环汤

【来源】《喉科种福》卷五。

【组成】玄参三钱 红柴二钱 黄芩二钱 白术二钱（炒黑） 茱萸一钱 白芍二钱 川芎一钱半 青皮一钱 桔梗一钱半 艾叶一钱 生地三钱 全当归二钱（酒洗） 甘草一钱 香附一钱（姜汁炒，酒和醋加炒）

【主治】经水不调，证无表里，喉痛。

四制香附丸

【来源】《成方便读》卷四。

【组成】香附四两 当归三两 广艾绒二两 白芍 黄芩 丹参各二两 生地四两 川芎一两五钱 甘草 广皮 砂仁各一两

【主治】妇人经水不调，赤白带下，气血凝滞，腹痛经闭，或气块血块，两胁胀满，及呕吐恶心，胎前产后一切等证。

【方论】妇人之病，首重调经，经调则诸病易愈。即胎前产后，亦当观其气血之盛衰寒热而调之，调之法固不同，而总不外乎先理其气，使气顺则血调之意。此方以丹参四物和血调经，必假香附之善行气分者，为之先道，故以为君。然所以资生血气者，又在于脾，若脾虚气滞，则经血亦为之不调，故以甘草、陈、砂补脾疏滞。于是观其病之偏于寒者，则用广艾绒以温之；偏于热者，则用黄芩以清之。是以医不执方，加减在乎人用耳。

玉烛汤

【来源】《医学衷中参西录》上册。

【组成】生黄耆五钱　生地黄六钱　玄参四钱　知母四钱　当归三钱　香附三钱（醋炒）　柴胡一钱五分　甘草一钱五分

【主治】妇女寒热往来，或先寒后热，汗出热解，或月事不调，经水短少。

【加减】汗多者，以茵陈易柴胡，再加萸肉数钱；热多者，加生杭芍数钱；寒多者，加生姜数钱；肾经阴虚，日晡发热者，将黄耆减半，地黄改用一两。

【方论】黄耆为气分之主药，能补气，更能升气；辅以柴胡之轩举，香附之宣通，阳气之抑遏者，皆畅发矣。然血随气行，气郁则血必瘀，故寒热往来者，其月事恒多不调，经血恒多虚损，用当归以调之，地黄以补之，知母、玄参与甘草甘苦化阴以助之，则经血得其养矣；况地黄、知母诸凉药，与黄耆温热之性相济，又为燮理阴阳，调和寒热之妙品乎。

铁锈鸡纳丸

【来源】《医学衷中参西录》上册。

【组成】铁锈　没药（忌火）各一钱　金鸡纳霜　花椒各五分

【用法】上为细末，炼蜜为丸六十丸。每服三丸至五丸。

【主治】妇女经血不调，身体羸弱，咳喘，或时作寒热。

【方论】铁锈荣养血分，流通经脉，更有以铁补铁之妙；金鸡纳霜善治贫血，且又能入手足少阳之经以调和寒热也；又佐以花椒者，恐金鸡纳霜之性偏于寒凉，而以辛热济之，使归于和平也。

调经丸

【来源】《谢利恒家用良方》。

【组成】熟地六两　砂仁（打细，和黄酒炒，九蒸九晒）三钱　当归（酒蒸）四两　白芍（酒炒）三两　川芎（酒蒸）一两半　丹参（酒蒸）三两　茺蔚子（酒蒸）四两　香附（醋酒制）四两　姜汁（盐水制）一两　白术（陈土炒）四两

【用法】以益母草八两，酒、水各半，熬膏和炼蜜为丸。每服四钱，空腹时淡盐汤送下。

【主治】月经不调。

【加减】血热者，加丹皮，生地各二两；血寒者，加肉桂五钱

女宝调经丸

【来源】《丁甘仁家传珍方选》。

【组成】全当归三两二钱　乌药二两　丹参八两　香附三两二钱　白芍一两五钱　小胡麻三两　广皮一两二钱　川芎八钱　益母草四两

【用法】上为末，用红枣汤泛为丸服。

【功用】调经活血。

白凤丸

【来源】《中国医学大辞典》。

【组成】白毛乌骨雄鸡一只（须白丝毛、乌骨、高冠者，另养一处，以黄耆炒末饲之，不可近雌鸡，闭死，去毛肠，净）　香附（四制）一斤　熟地黄四两　生地黄　当归　白芍药　黄耆　牛膝　柴胡　牡丹皮　知母　川贝母（去心）各二两　黄连　地骨皮　干姜　延胡索各一两　茯苓二两五钱　秦艽一两五钱　艾叶　青蒿各四两

【用法】先将艾、蒿一半入鸡腹内，余置鸡外，同入坛内，以童便和水，浸过二寸许，煮烂，取出去骨，焙干，再将各药及鸡共研为末，用鸡汁打糊为丸，如梧桐子大。每服五六十丸至七八十丸，温酒或米饮送下。

【主治】妇人羸瘦，血虚有热，经水不调，崩漏带下，不能成胎，骨蒸。

【宜忌】忌食煎炒苋菜。

妇女养营丸

【来源】《中国医学大辞典》。

【组成】熟地黄　二泉胶　香附（制）各八两　全当归　黄耆　杜仲各四两　于术五两　茯苓　白芍药各三两　砂仁　川芎　陈皮　益母膏　艾绒（炒）各二两　甘草（炙）一两

【用法】上为细末，炼蜜为丸，如梧桐子大。每服三四钱，熟汤送下。

【主治】妇女阳虚阴弱，经水不调，带下淋漓，经

闭腹痛，饮食少思，面黄发脱，肌体消瘦，久不受胎，及经水不止，一切血证。

妇宝胜金丹

【来源】《中国医学大辞典》。

【组成】人参 全当归 白芍药 赤芍药 川芎 白芷各三两 熟地黄九两 茯苓 桂心 牛膝 牡丹皮 藁本各五两 血珀 朱砂（飞）各一两 白薇八两 赤石脂 白石脂 乳香 没药各二两 粉草一两五钱 香附（制）二斤

【用法】先将赤、白石脂醋浸三日，炭火上煅七次，再淬，醋干为度，研细；次将各药用好黄酒浸，春五、夏三、秋七、冬十二日，晒干为末，与石脂和匀，炼蜜为丸，每重三钱，辰砂、金箔为衣。每服一丸。经水不调，或多或少，或前或后，或经前腹痛，或经后淋漓，一切赤白带下，血癥血瘕，妊娠呕恶冲逆，腹痛腰瘘，胎气不安，饮食少进，砂仁壳汤化下；妊娠带下见红，似欲小产，人参汤化下；妊娠临月阵痛，腰瘘下坠，乳香米汤化下；产后偏身发热，不省人事，陈黑鱼头煎汤化下；产后风寒发热，桔梗汤化下；产后停食发热，枳壳、蒺藜煎汤化下；产后儿枕骨痛，山楂肉（炒焦）三钱煎汤化下；产后血晕，血崩，头热心烦，有汗者，人参煎汤，加童便少许化下；产后恶露不尽，腰痛发热，红花汤化下。

【功用】《全国中药成药处方集》（沈阳方）：调经活血，止带除浊。

【主治】胎前产后一切杂证。经水不调，或经前腹痛，或经后淋漓，或赤白带下，或血癥血瘕；妊娠呕恶冲逆，腹痛腰酸，胎气不安，饮食少进，或带下见红，似欲小产，或临月阵痛，腰瘘下坠；产后偏身发热，不省人事，或风寒发热，或停食发热，或儿枕骨痛，或血晕，血崩，头热心烦，有汗，或恶露不尽，腰痛发热。

【宜忌】《全国中药成药处方集》（沈阳方）：孕妇忌服。

丙种宝月丹

【来源】《药庵医学丛书·论医集》。

【组成】白薇一两八钱 泽兰一两二钱 当归六钱

白芷九钱 卷柏二两 桂心一两五钱 藁本一两二钱 川芎六钱（酒洗） 石膏二两 桃仁一两五钱 麦冬一两二钱 人参九钱 蜀椒一两八钱（炒出汗） 茯苓一两二钱 橘皮三钱 炒车前一两八钱 蒲黄一两五钱 赤石脂六钱 紫石英三两 子二两 蛇床子六钱（炒） 覆盆子一两五钱 干地黄一两八钱 泡干姜一两八钱 白龙骨一两二钱 炙远志一两二钱 太乙余粮一两二钱 北细辛一两八钱

【用法】蜜为丸，如梧桐子大。每服两小粒，空腹开水送下，一日一次。病重者每日早晚各一次，亦每次两小粒，不可间断。

【功用】调经种子。

【主治】月经不调，经行腹痛，色黑不多，或色淡如黄水，或经来腥臭，或经来结块如猪肝，或腰瘘带下，或白淫赤带；并治痞块，癥瘕，乳岩，颈疬等痼疾。

导痰汤

【来源】《性病》。

【组成】黄连二钱 白术一钱半 陈皮 滑石各一钱 黄芩半钱 木通三分 桃仁十二个 甘草（炙）少许

【用法】水煎服。

【主治】月水不利，脐腹作痛；或小腹引腰，气攻胸膈，躯体肥满而有痰者。

加味益营煎

【来源】《顾氏医经》卷四。

【组成】当归 芍药 山药 枸杞 炙甘草 丹皮 生地 知母 麦冬 西洋参 五味子

【主治】月经不调，形瘦多火，消烁津液，经水衰少。

乌骨鸡丸

【来源】《顾氏医径》卷四。

【组成】乌骨鸡一只

【用法】先以粳米喂养七日，勿令食虫蚁，吊死，去毛、去杂；将生地、熟地、天麦冬放入鸡肚中，陈酒十碗，砂罐煮烂，取出，再用桑柴火上焙，去药，更将余淹尽，焙至焦枯，研末；再加杜仲、人参、炙草、苁蓉、故纸、小茴、归身、川芎、白术、丹参、茯苓、香附、砂仁，共研末，和上药末，酒调面糊为丸。每服五十丸，空心米饮送下。

【主治】气血衰少，冲任损伤，月经不调，饮食减少，虚热屡作，渐成干血痨伤者。

芩连四物汤

【来源】《顾氏医径》卷四。

【组成】当归　白芍　知母　生地　条芩　黄连　川芎　黄柏

【主治】经不调，因血虚肝旺，木火妄动。

补内当归丸

【来源】《内外科百病验方大全》卷一。

【组成】当归　续断　白芷　阿胶　厚朴　茯苓　肉苁蓉（漂净，焙干）　蒲黄（炒黑）　荑黄各一两　川芎八钱　熟地一两五钱　甘草　干姜各五钱　附子二钱

【用法】炼蜜为丸。每服七八十丸，空心、温酒送下。先服理经四物汤，后服本方。

【主治】月经过期，头昏目暗，小腹作痛，黄白带。喉中臭如鱼腥，恶心吐逆。

保坤丹

【来源】《集成良方三百种》卷上。

【组成】当归四两　川芎一两　熟地半斤　赤芍四两　桃仁二两　红花二两　香附一斤　茯苓四两　丹皮四两　吴萸一两　陈皮四两　甘草四两　酒芩二两　坤草四两　玄胡索二两　鹿角霜二两

【用法】上为细末，炼蜜为丸，每丸重三钱。开水送服。

【功用】常服此药，月经按期，生子肥健。

【主治】妇女经水不调，赶前错后，百病丛生，难以孕育。

温经丸

【来源】《天津市固有成方统一配本》。

【组成】党参十两　白术（麸炒）十两　茯苓六两　黄耆（炙）四两　干姜四两　川附子（炙）二两　黑郁金四两　厚朴（姜炙）二两　肉桂六两　吴茱萸（甘草水炙）四两　沉香二两

【用法】上药共轧为细粉，和匀，炼蜜为丸。每服一丸，温开水送服，一日二次。

【功用】温经散寒，养血止痛。

【主治】妇女气虚血寒，子宫虚冷，月经不调，血色暗淡，经期腹痛；及寒湿带下。

大益母丸

【来源】《中药成方配本》。

【组成】益母膏八两　当归四两　白芍四两　川芎四两　肉桂三钱　广木香二两

【用法】上为细末，用益母膏打和为丸，分作九十粒，每粒约干重二钱。每服一丸至二丸，开水或黄酒化服。

【功用】调经止痛。

【主治】经行不畅，少腹疼痛。

【宜忌】孕妇忌服。

四物益母丸

【来源】《中药成方配本》。

【组成】炒当归三两　白芍二两　川芎一两五钱　生地三两　益母膏四两

【用法】上为细末，将益母膏化水泛丸，如赤豆大，约成丸九两五钱。每服二钱，开水吞服，一日二次。

　　本方改为膏剂，名四物益母膏（《全国中药成药处方集》沙市方）。

【功用】养血调经。

【主治】妇女血亏，月经不调。

当归养血丸

【来源】《中药成方配本》。

【组成】当归三两　生地八两　白芍三两　黄耆三

两 炒白术四两 茯苓三两 阿胶四两 艾叶二
两 杜仲四两 制香附三两

【用法】将生地切薄片，用开水浸透，与诸药打和
晒干，共研细末，用白蜜二两，炼熟化水，将阿
胶烊入泛丸，如绿豆大，约成丸二十九两。每日
二次，每次二钱，开水吞服。

【功用】补气养血。

【主治】血虚气弱，月经不调。

制香附丸

【来源】《中药成方配本》。

【组成】制香附一斤 熟地四两 当归四两 白芍
四两 川芎四两 白术三两 广皮三两 酒炒甘
草一两 泽兰叶三两 酒炒黄柏一两

【用法】上将熟地捣烂，与诸药打和晒干，共研细
末，冷开水泛为丸，如绿豆大，约成丸三十二两。
每日二次，每次一钱五分至二钱，开水吞服。

【功用】调气和血。

【主治】
1. 《中药成方配本》：血虚气滞，经行腹痛。
2. 《全国中药成药处方集》（上海方）：月经
不调。

【宜忌】忌食萝卜、生冷。

胎产金丹

【来源】《中药成方配本》。

【组成】党参六两 炙黄耆五两 炒于术六两 茯
苓六两 炙甘草四两 熟地二十两 炒白芍四两
炒当归八两 炒川芎二两 炒川断三两 炒杜仲
三两 炒淮山药二两 炒萸肉三两 盐水炒菟丝
子三两 紫河车五两 蛤粉 炒阿胶四两 杞子
二两 炒丹皮二两 盐水炒黄柏二两 炒椿根皮
三两 炙乌贼骨三两 沉香一两 肉桂一两 炮
姜炭一两 炒荆芥二两五钱 炒艾叶三两 制没
药二两 制香附五两 桑寄生四两 藁本二两
白薇三两 赤石脂十两 益母草五两

【用法】先将熟地捣烂，与诸药打和，晒干为末，
用白蜜七十二两炼熟，打和为丸，分做八百丸，
每丸约干重二钱。每用一丸，开水化服。

【功用】补气养血，安胎保产。

【主治】妇女月经不调，赤白带下，胎前产后诸症。

十珍香附丸

【来源】《北京市中药成方选集》。

【组成】当归八十两 熟地八十两 白芍八十两
白术（炒）四十两 茯苓四十两 枣仁（炒）四
十两 甘草十八两 天冬五十四两 益母草八十
两 山萸（炙）四十两 橘红四十两 玄胡（炙）
三十两 阿胶（炒珠）四十两 黄芩五十两 砂
仁三十两 生地八十两 香附（炙）三百二十两

【用法】上为细末，过罗，每一斤面用黄酒十两，
泛为小丸。每服二钱，一日二次，温开水送下。

【功用】舒郁调经，和卫养荣。

【主治】妇人血亏，荣卫失和，气逆结滞，经水
不调。

女金丹

【来源】《北京市中药成方选集》。

【组成】玄胡索（醋炒）一百十二两 白术（炒）
一百十二两 官桂一百十二两 川芎一百十二两
白芍一百十二两 茯苓一百十二两 没药（炙）
一百十二两 丹参一百十二两 熟地一百十二两
鹿角霜一百十二两 吴茱萸（炙）一百十二两
阿胶（炒珠）一百十二两 藁本一百十二两 白
芷一百十二两 甘草一百十二两 赤石脂（煅）
一百十二两 白薇一百十二两 橘皮二百二十四
两 当归二百二十四两 香附（炙）三百三十六
两 人参（去芦）三十二两 益母草三百二十两
砂仁八十两 党参（去芦）五十六两

【用法】上为细末，过罗，炼蜜为丸，重三钱。每
服一丸，温开水或姜汤送下，一日二次。

【功用】调经养血，温暖子宫。

【主治】子宫寒冷，经期不准，腹痛腰酸，四肢
无力。

内补养荣丸

【来源】《北京市中药成方选集》。

【组成】当归三百二十两 熟地四十两 川芎八十
两 香附（炙）六十两 白芍一百六十两

【用法】上为细末，过罗，炼蜜为丸，重三钱。每服一丸，温开水送下，一日二次。

【功用】理气养血。

【主治】气虚血亏，经水不调，面黄肌瘦，头晕耳鸣。

四制香附丸

【来源】《北京市中药成方选集》。

【组成】香附（炙）一百六十两　当归六十四两　白芍三十二两　熟地四十八两　白术（炒）三十二两　川芎十六两　橘皮三十二两　黄芩三十二两　砂仁八两　木香四两

【用法】上为细末，用黄酒八十两，加冷开水泛为小丸，每服二钱，一日二次，温开水送下。

【功用】调经养血，舒郁和肝。

【主治】气逆结滞，经水不调，血块腹痛，久不孕育。

白凤丸

【来源】《北京市中药成方选集》。

【组成】人参（去芦）一百二十八两　鹿角胶一百二十八两　牡蛎（煅）四十八两　白芍一百二十八两　当归一百四十四两　甘草三十二两　鹿角霜四十八两　鳖甲（炙）六十四两　丹参一百二十八两　香附（炙）一百二十八两　天冬六十四两　桑螵蛸四十八两　熟地二百五十六两　乌鸡（去毛、内脏）三十二只（以上十四味均下罐，用绍酒一千三百四十四两，蒸四昼夜）　生地二百五十六两　川芎六十四两　黄耆三十二两　银柴胡二十六两　芡实（炒）六十四两　山药一百二十八两（以上六味不下罐，共研为粗末，铺槽底，搅匀，晒干）

【用法】上为细末，过罗，炼蜜为丸，重三钱五分，蜡皮封固。每服一丸，温开水送下，一日三次。

【功用】益气养血，调经止带。

【主治】妇人身体瘦弱，经水不调，崩漏带下，腰腿酸痛。

宁坤至宝丹

【来源】《北京市中药成方选集》。

【组成】益母草三十两　香附（炙）五两　白芍五两　川芎五两　当归五两　橘红五两　熟地五两　生地五两　黄芩五两　乌药五两　茯苓五两　白术（炒）五两　阿胶（炒）二两五钱　木香二两五钱　苏叶二两五钱　砂仁二两五钱　甘草二两五钱　川牛膝二两（共研为细粉，过罗）每十六两细粉加：人参（去芦）三钱　沉香八钱　琥珀四钱

【用法】上为细末，过罗，混合均匀，炼蜜为丸，重三钱，蜡皮封固。每服一丸，温开水送下，一日二次。

【主治】月经不调，胸膈不舒，食欲不振，身体瘦弱，腰痛腿酸。

宁坤养血丹

【来源】《北京市中药成方选集》。

【组成】当归一百两　人参（去芦）十两　茯苓二十八两　丹参一百两　川芎七十两　橘皮二十二两　红花六十九两　白芍八十七两　生地十六两　甘草二十二两

【用法】上为细末，过罗，炼蜜为丸，重二钱五分。每服一丸，温开水送下，一日二次。

【功用】补气和荣，调经养血。

【主治】妇女月经不准，赶前错后，经期腹痛，腰痛腿酸。

当归内补丸

【来源】《北京市中药成方选集》。

【组成】熟地二百四十两　茯苓一百二十两　当归一百二十两　黄耆一百二十两　川芎一百二十两　肉桂（去粗皮）六十两　白芍一百二十两　苁蓉一百二十两　白术（炒）一百二十两　甘草三十两。

【用法】上为细末，过罗，炼蜜为丸，重三钱。每服一丸，温开水送下，一日二次。

【功用】补气和荣，调经养血。

【主治】血虚崩漏，月经不准，腰酸腿痛，身体瘦弱。

安坤赞育丸

【来源】《北京市中药成方选集》。

【组成】桑寄生十六两 青毛鹿茸（去毛）九十六两 乳香二十四两 血余八两 艾炭三十二两 紫河车八十具（每具约一两五钱） 蚕绵炭八两 大熟地六十四两 杜仲三十二两 茯苓三十二两 桂圆肉四十两 鸡血藤十六两 香附三百八十四两 山茱萸三十二两 鹿角胶二十四两 锁阳三十二两 鳖甲（炙）三十二两 酸枣仁（生炒各半）六十四两 白薇三十二两 琥珀十六两 元胡（醋炙）三十二两 白芍六十四两 甘草十六两 鸡冠花二十四两 枸杞子二十四两 没药（炙）四十八两 人参（去芦）八两 乌药十二两 牛膝五十六两 补骨脂（盐炒）四十四两 当归六十四两 黄柏三十二两 阿胶九十六两 天冬四十六两 藏红花三两二钱 黄耆二十四两 菟丝子十六两 龟版（炙）三十二两 秦艽三十二两 川牛膝五十六两 肉苁蓉二十四两 鹿尾五两 沙参四十八两（以上均下罐，用黄酒一千九百一十两蒸四昼夜） 川断四十两 川芎四十八两 沉香五十二两 泽泻三十二两 丹参八两 黄芩四十两 赤石脂二十四两 于术四十八两 木香（煨）二十四两 大生地六十四两 苏叶二十两 柴胡二十四两 橘皮五十六两 肉果（煨）二十四两 白术（炒）九十六两 青蒿二十四两 橘红三十二两 远志（去心，炙）三十二两 藁本二十四两 阳春砂九十六两 红花十六两（上为细末，铺槽搅匀，晒干）

【用法】上为极细末，每细末三百二十两兑益母膏汁六十四两，再兑炼蜜为大丸，重四钱，蜡皮封固。每服一丸，每日三次，温开水送下。

【功用】益气调经。

【主治】妇女气虚血亏，经血不准，崩漏带下，腹痛腰酸，骨蒸潮热，面色痿黄。

【宜忌】忌气恼、生冷。

妇科金丹

【来源】《北京市中药成方选集》。

【组成】当归四十两 杭芍四十两 白术（炒）四

十两 柴胡四十两 阿胶（炒珠）二十四两 蛇床子二十四两 吴萸（炙）二十两 椿根皮（炒）十六两 海螵蛸十六两 艾炭十六两 黄芩十二两 益母草十六两 灵仙十六两 藁本二十两 秦艽二十二两 茯苓十六两 牡蛎（煅）八两 木瓜十六两 益智仁十六两 香附（炙）三十二两 远志（炙）十二两 黄耆十六两 甘草八两 补骨脂（炒）十六两 青皮（炒）十二两 黑郁金十六两 法半夏十二两 使君子十六两 白芷八两 羌活八两 九菖蒲二十四两 川牛膝八两 川芎十六两 杜仲炭二十四两 苍术（炒）十二两 川续断十六两 首乌（炙）十六两 桂枝四两 玄胡（炙）十六两 党参（去芦）四十八两 枣仁（炒）十六两 丹皮八两 胡连八两 独活八两 黄连八两 绿七爪八两 白矾十六两 赤石脂（煅）十两 豆蔻仁一两六钱 砂仁一两六钱 莲子肉一百六十两

【用法】上为极细末。炼蜜为丸，重三钱三分，油纸包裹。每日晚临睡时服一丸，温开水送下。

【功用】调经养血，舒郁止痛，健脾养胃。

【主治】经血不调，经期不准，行经腹痛，两胁胀满，赤白带下。

妇科得生丹

【来源】《北京市中药成方选集》引黄毓息方。

【组成】益母草三百二十两 白芍八十两 当归八十两 羌活三十两 木香三十两 柴胡三十两

【用法】上为细粉，过罗，炼蜜为丸，每丸重三钱。每服一丸，温开水送下。

【功用】调经化瘀，解郁和肝。

【主治】气滞胸满，经血不调，血瘀腹痛，四肢倦怠。

【宜忌】《全国中药成药处方集》（北京、承德方）：孕妇忌服。

定坤丹

【来源】《北京市中药成方选集》。

【组成】当归十二两 人参（去芦）五两 黄毛鹿茸（去毛）三两 藏红花三两 熟地四两 於术三两 汉三七二两五钱 鸡血藤二两五钱 白芍

三两　枸杞子三两　阿胶（炒）二两　益母草五钱　香附（醋炙）五钱　延胡索（醋炒）五钱　柴胡五钱　茺蔚子五钱　鹿角霜五钱　五灵脂（醋炒）五钱　甘草五钱　茯苓四钱　干姜（炮）四钱　杜仲（炒）四钱　川牛膝三钱　砂仁三钱　川芎二钱　黄芩二钱　肉桂（去粗皮）二钱　乌药三钱　细辛一钱五分

【用法】上药除汉三七、香附、甘草、茯苓、肉桂、砂仁、细辛为粗末铺槽外，其余群药用黄酒四十八两蒸透晒干，共为细末，炼蜜为丸，每丸重四钱，朱砂为衣，蜡皮封固。每服一丸，温开水送下，一日二次。

【功用】调经理血。

【主治】妇女虚弱，经期不准，行经胀痛，腰痠带下。

经期腹痛丸

【来源】《北京市中药成方选集》。

【组成】熟地八两　桑寄生六两　当归四两　阳春砂四两　党参（去芦）六两　益母草八两　白芍六两　香附（炙）四两　川芎六两　吴茱萸（炙）一两七钱　肉桂（去粗皮）一两七钱

【用法】上为细末，过罗，炼蜜为丸，重四钱，蜡皮封固。每服一丸，温开水送下。

【主治】月经不调，经期腹痛，寒热凝结，少腹绞痛。

香附丸

【来源】《北京市中药成方选集》。

【组成】当归三百二十两　川芎八十两　白芍一百六十两　白术（炒）一百六十两　熟地一百六十两　香附（炙）四百八十两　砂仁四十两　橘皮八十两　黄芩八十两

【用法】上为细末，过罗，炼蜜为丸，每丸重三钱，或用绍酒泛为小丸。每服一丸，水丸每服二钱，温黄酒送下，温开水亦可，一日二次。

【功用】舒郁和肝，调经养血。

【主治】血虚气滞，胸闷胁痛，经水不调，经期腹胀。

保坤丸

【来源】《北京市中药成方选集》。

【组成】当归四两　白芍三两　白术（炒）二两　茯苓四两　橘皮二两　党参（去芦）二两　丹皮二两　川芎二两　肉桂（去粗皮）二两　玄胡（炙）二两　香附（炙）四两　黄耆一两　熟地二两　藁本五钱　白芷五钱　木香一两　砂仁一两　甘草一两　艾炭一两　知母一两　黄柏二两

【用法】上为细末，用冷开水泛为小丸，以滑石十两、朱砂五钱为衣，闯亮，每粒重五厘，每付四十粒，每袋装四付。每日早、晚各服一付，温开水送下。

【功用】调经养血，舒郁化滞。

【主治】妇女血寒白带，月经不调，经期腹痛，气郁心跳。

济坤丸

【来源】《北京市中药成方选集》。

【组成】紫丹参一两　益智仁一两　木通一两　当归三两　桔梗一两　生地二两　龙胆草二两　远志（炙）五钱　天冬二两　枣仁（炒）二两　麦冬三两　草豆蔻五钱　川楝子四钱　乌药八钱　茯苓二两　白芍二两　于术八钱　健神曲　阿胶（炒珠）五钱　丹皮一两　青木香八钱　藏红花二两　枳壳（炒）一两　橘皮八钱　熟地四两　香附（炙）四钱　稻芽（炒）一两　玄胡索（醋炙）三两　青皮（炒）一两五钱

【用法】上为细粉，过罗，炼蜜为丸。重三钱，朱砂为衣，蜡皮封固。每服一丸，一日二次，黄酒化服；或温开水送下。

【功用】健脾和胃，养血安神。

【主治】妇女经期不准，胸膈不舒，食欲不振，心跳不眠。

养荣药片

【来源】《北京市中药成方选集》。

【组成】橘皮十二两　白术（炒）十二两　香附（炙）十二两　茯苓十二两　神曲（炒）十二两　槟榔十二两　法半夏八两　炙黄耆八两　麦芽

（炒）二两　木香六两　甘草四两（上药共研为末）当归十二两　台党参（去芦）十二两　川芎六两　白芍八两　柴胡四两

【用法】后五味熬膏，再和前十一味药末和匀，制成药片，每瓶装三十六片。每服六片，一日二次，温开水送下。

【功用】补气养荣，舒郁调经。

【主治】妇人气虚血亏，月经不调，胸结堵闷，身体衰弱。

养血调经膏

【来源】《北京市中药成方选集》。

【组成】当归十两　川附片十两　小茴香十两　良姜十两　川芎十两　木香十两

【用法】上药切碎，用香油二百四十两炸枯，过滤去滓，炼至滴水成珠，入黄丹一百两，搅匀成膏，取出放入冷水中出火毒后，加热溶化。另兑细料：青毛鹿茸（去毛）八两，肉桂（去粗皮）十两，沉香八两（以上三味为细末）。每十六两油膏，兑药粉二钱，搅匀，摊贴脐上。

【功用】养血，散寒，止痛。

【主治】妇女子宫寒冷，经血不调，腹痛，带下。

【宜忌】孕妇忌贴。

益母草膏

【来源】《北京市中药成方选集》。

【组成】益母草（鲜，干的亦可）四百八十两　川芎四十八两　白芍四十八两　当归四十八两　生地八十八两　木香十六两

【用法】上切，洗净泥土，水煎三次，分次过滤后去滓，合并滤液，用文火煎熬，浓缩至膏状，以不渗纸为度，每两清膏汁再兑炼蜜一两成膏。每服三至五钱，开水调下。

【功用】调经，祛瘀生新。

【主治】经期不准，血色不正，量少腹胀，产后瘀血腹痛。

调经丸

【来源】《北京市中药成方选集》。

【组成】香附（炙）二百两　阿胶（炒）一百两　熟地一百两　川芎五十两　白术（炒）七十五两　橘皮五十两　茯苓五十两　当归七十五两　白芍七十五两　麦冬五十两　法半夏五十两　川断五十两　丹皮五十两　玄胡索（醋炙）二十五两　没药（炙）二十六两　益母草一百两　吴茱萸（炙）二十五两　小茴香（炒）二十五两　甘草十五两　黄芩五十两　艾叶（炒炭）五十两

【用法】上为细末，炼蜜为丸，重三钱。每服一丸，温开水送下，一日二次。

【功用】理气调经，止痛散瘀。

【主治】经血不调，行经腹痛，气滞血凝。

调经回春膏

【来源】《北京市中药成方选集》。

【组成】当归三两　生地一两　肉桂（去粗皮）一两　厚朴一两　全蝎一两　白芷一两　玄胡一两　防风一两　蓖麻子一两　杏仁一两　花粉一两　白芍一两　黄柏一两　玄参（去芦）一两　草乌一两　乌药一两　川芎一两　丹参一两　丝瓜络一两　细辛五钱　独活五钱　羌活五钱　枳实五钱　山甲六钱　桃仁六钱　三棱六钱　莪术六钱　红花六钱　牛膝六钱　黄连八钱　猪牙皂八钱　槟榔八钱　大黄一两四钱　川乌一两四钱　木香一两四钱　香附二两　益母草二两　熟地二两（上药酌于碎断，用香油三百二十两炸枯，过滤去滓，炼至滴水成珠，春用黄丹一百三十八两，秋用黄丹一百三十六两，搅匀成膏，取出放入冷水中，出火毒后，加热熔化，兑细料粉）丁香七钱　干姜二钱　阿魏一钱　乳香二钱　没药二钱　血竭二钱　肉桂（去粗皮）四两　冰片六钱　麝香二钱

【用法】上研为细粉，每十六两膏油，兑药粉八钱，搅匀摊贴，大张六钱，小张四钱。贴脐上。

【功用】理气通经，化瘀止痛。

【主治】月经不调，血色不正，瘀血结块，胁胀腹痛。

【宜忌】孕妇忌用。

救坤丹

【来源】《北京市中药成方选集》。

【组成】白芍五钱　川芎五钱　生地五钱　熟地五钱　当归五钱　黄芩五钱　茯苓五钱　乌药五钱　橘红五钱　阿胶（炒珠）四钱　苏叶四钱　砂仁四钱　香附（炙）四钱　白术（炒）四钱　琥珀四钱　人参（去芦）四钱　木香一钱　沉香一钱　川牛膝二钱　甘草二钱　益母草二两

【用法】上为细末，炼蜜为丸，重二钱，蜡封固。每服二丸，一日二次，温开水送下。

【功用】益气和营，调经养血。

【主治】妇女月经不调，忽多忽少，行经腹痛，崩漏带下。

【宜忌】孕妇忌服。

滋阴至宝丹

【来源】《北京市中药成方选集》。

【组成】当归一百九十二两　柴胡六十四两　白术（炒）六十四两　橘皮六十四两　茯苓六十四两　知母六十四两　贝母六十四两　地骨皮六十四两　麦冬六十四两　白芍六十四两　薄荷三十二两　甘草三十二两　沙参三十二两　香附（炙）九十六两

【用法】上为细粉，炼蜜为丸，每丸重三钱。每服一丸，日服二次，温开水送下。

【功用】滋阴退烧，调经养血。

【主治】妇人诸虚百损，经血不调，骨蒸潮热，嗽喘盗汗。

十全补阴汤

【来源】《中医妇科治疗学》。

【组成】天冬　麦冬　女贞　旱莲　白芍各三钱　甘草二钱　茅根　藕节　丹参各四钱　香附二钱

【用法】水煎服。

【主治】月经周期不定，经期或经后吐血或衄血，头晕耳鸣，时有潮热或咳嗽，唇红，口燥，苔黄，脉细数。

生化通经汤

【来源】《中医妇科治疗学》。

【组成】酒丹参四钱　香附　土牛膝各三钱　当归尾　桃仁各二钱　红花一钱　泽兰四钱

【用法】水煎，温服。

【功用】活血逐瘀。

【主治】月经先后无定期，属血瘀实证，小便黄少，脉沉弦有力。

加减参苓白术散

【来源】《中医妇科治疗学》。

【组成】泡参三钱　茯神二钱　白术三钱　甘草　木香各二钱　砂仁一钱　淮药　扁豆各四钱

【用法】水煎，温服。

【功用】健脾和胃。

【主治】妇女脾虚，经行无定期，色淡红，量少质薄，时夹粘液，腰腹无胀痛，舌淡苔白润，脉濡。

【加减】腹痛，加焦艾三钱；腰痛，加杜仲四钱，续断三钱。

芎归二陈汤

【来源】《中医妇科治疗学》。

【组成】川芎二钱　当归　半夏各三钱　陈皮　茯苓各一钱半　甘草六分

【用法】水煎，温服。

【功用】化痰行气和血。

【主治】痰阻夹湿，经来量少，色淡稠粘，痰多呕恶，胸中不适，脘胀，口淡腻，脉滑。

导痰调经汤

【来源】《中医妇科治疗学》。

【组成】秦归　丹参各三钱　橘红一钱半　建菖蒲一钱　竹茹三钱　泽兰四钱

【用法】水煎，温服。

【功用】养血祛痰。

【主治】妇人月经错后，色淡量少而稠粘，白带甚多，身体肥胖，胸闷脘胀，痰多，胃纳减少，面色苍白或淡黄，头晕心悸，舌质淡红，脉细滑。

柏子养心汤

【来源】《中医妇科治疗学》。

【组成】柏子仁 茯神 丹参各四钱 枣仁二钱 枸杞 熟地各三钱 玉京二钱 泽兰五钱 夏枯草三钱

【用法】水煎，温服。

【功用】养心益肾。

【主治】经行无定期，色较正常，血量少，性情急躁，时或抑郁不舒，心悸，怔忡，多梦，食少胸闷，舌质淡红，苔薄白，脉沉而弦数。

【加减】虚烦口渴，无自汗及欲呕者，加栀子炭二钱，豆豉一钱。

疏肝解郁汤

【来源】《中医妇科治疗学》。

【组成】香附三钱 青皮 柴胡 玉京各二钱 丹参四钱 川芎一钱半 红泽兰四钱 延胡 金铃炭各二钱

【用法】水煎，温服。

【主治】肝郁气滞的经行不畅，色淡红，量少，间有血块，胸胁均胀，有时嗳气，舌苔黄，脉弦。

【加减】如色淡量少无块者，加当归三钱。

二益丹

【来源】《全国中药成药处方集》（兰州方）。

【组成】草果二斤 砂仁二斤 紫蔻一斤 广木香二斤 丁香一斤 母丁香一斤 肉桂三斤 附片二斤 蛇床子二斤 炙草二斤 煅龙骨二斤 炒吴萸二斤 云苓皮二斤 北细辛二斤 花椒二斤 檀香二斤 枯矾二斤 当归六斤 白芷十斤 山奈二斤 海蛸二斤

【用法】上为细末，炼蜜为丸，每丸一钱二分重。每付十丸，粘金一张，作丸时加酥油少许。每日服二次，每次一丸，早、晚用黄酒送下；开水亦可。

【功用】调经，止带，暖宫。

【主治】经血不调，赤白带下，行经腹痛，心口痛疼。

【宜忌】忌生冷、油腻等食物。

女金丹

【来源】《全国中药成药处方集》（天津方）。

【组成】元胡（醋制） 生白芍 川芎 茯苓（去皮） 黄芩各七两 陈皮十四两 鹿角霜十五两 白芷七两 党参（去芦）五两五钱 当归十四两 白薇 丹皮 白术（麸炒） 制没药 肉桂（去粗皮） 熟地 生阿胶 藁本 甘草各七两 砂仁五两 香附（醋制）十五两 益母草一斤四两 煅赤石脂七两

【用法】上为细末，炼蜜为丸，三钱重，蜡皮或蜡纸筒封固。每服一丸，白开水送下。

【功用】调经养血，顺气活瘀。

【主治】经血不调，赶前错后，腰腿酸痛，腹痛胀满。

【宜忌】孕妇忌服。

女科乌鸡白凤丸

【来源】《全国中药成药处方集》（杭州方）。

【组成】白毛雄乌鸡一只（缢死，去肚杂物，用黄酒二斤煮烂，配入后药） 党参四两 白芍（酒炒）二两 川断三两 桑螵蛸二两 炒于术二两 炙黄耆三两 广郁金二两 川藁本二两 茯苓（乳拌）三两 制香附四两 地骨皮（酒炒）二两 萸肉二两 炙甘草一两 杜仲三两 煅龙骨二两 丹皮二两 当归三两 丹参三两 煅牡蛎二两 延胡索一两五钱 川芎二两五钱 怀山药二两五钱 白薇二两 红花一两

【用法】上为细末，炼蜜为丸。每服二至四钱，淡盐汤、米汤或开水送下。

【功用】补益气血，调经种子。

【主治】妇人血虚阴亏，面黄肌瘦，神困体倦，虚劳成疾，月经不调，崩漏带下，骨蒸潮热，久不生育。

五宝丹

【来源】《全国中药成药处方集》。

【组成】枯矾四两 铜绿三钱四分 五味子三钱四分 雄黄一钱四分 蛇床子六钱七分 桃仁六钱七分

【用法】上为细末，炼蜜为丸，每丸重七分，用蜡纸包之。此药一丸，用细绢布包好，送入阴户内，三天一换。

【功用】调经，止带，镇痛。

【主治】妇女子宫寒冷，赤白带下，经血不调，少腹疼痛，瘀结成块。

【宜忌】忌食生冷，并忌房事，孕妇忌用。

内补养荣丸

【来源】《全国中药成药处方集》（沈阳方）。

【组成】当归　川芎　白芍各三两　熟地　醋香附各八两　炒白术　姜草各五两　茯苓三两　黄耆　阿胶　陈皮各四两　杜仲　炙甘草（炒）　艾叶　砂仁各二两

【用法】上为极细末，炼蜜为丸，二钱重。每服一丸，白开水送下。

【功用】补血安胎，消炎止带。

【主治】妇人气血虚弱，头目眩晕，面色萎黄，经血不调，赤白带下，腰痛耳鸣，四肢无力，子宫虚寒，久不孕育，胎动不安。

【宜忌】忌生冷食物。

乌鸡白凤丸

【来源】《全国中药成药处方集》（天津方）。

【组成】人参（去芦）　鹿角胶　生白芍各八斤　当归九斤　生牡蛎三斤　甘草二斤　生黄耆二斤　鳖甲（醋制）四斤　丹参　香附（醋制）各八斤　天冬四斤　桑螵蛸三斤　乌鸡三十二只（去净毛、肠子、爪尖，净重不得低于四十二斤）

【用法】上药用绍兴酒八十四斤装罐内（或不生锈的桶亦可），将罐口封固，隔水蒸煮，至酒尽为度；再将以下鹿角霜三斤，熟地十六斤，生地十六斤，川芎四斤，银柴胡一斤十两，芡实（麸炒）四斤，生山药八斤，轧成粗末，再和所蒸的药料共和一起，搅匀晒干，共为细末，炼蜜为丸，三钱五分重，蜡皮或蜡纸筒封固。每服一丸，白开水送下。

【主治】妇女血虚，月经不调，经期腹痛，白带淋漓，腰腿疼痛，肢体浮肿，产后身体衰弱，出虚汗发烧。

玉液金丹

【来源】《全国中药成药处方集》（北京方）。

【组成】杜仲二两四钱　生地　黄芩各一两一钱　沙苑子二两　蕲艾八钱（炭）　建莲子五两八钱　当归八钱　肉苁蓉二两一钱　远志二两四钱　山药五两六钱　砂仁二两　山楂八钱　益母草六两　甘草二两八钱　白芍一两四钱　羌活八钱　麦冬二两二钱　贝母二两　紫丹参三两八钱　血余八钱（炭）　菟丝子二两八钱　续断八钱　枳壳二两八钱　紫豆蔻仁一两一钱　香附二两二钱（炙）　川芎二两二钱　半夏曲一两　茯苓八钱　款冬花二两　旋覆花二两　荜茇二两　党参二两　川楝子二两　栀子二两　黄连二两　黄耆二两　于术二两　藏红花一两　厚朴一两　琥珀一两　沉香六钱　人参一两（去芦）　红枣十六两（去核）　阿胶八两　山茱萸二两　鹿角胶二两　覆盆子一两　桑螵蛸一两　五倍子一两　巴戟天一两　鸡血藤四两　仙鹤草二两　龟版胶二两　海螵蛸二两　旱莲草二两　红月季花一百朵

【用法】上为细末，炼蜜为丸，重二钱，蜡皮封固。每服一丸，一日二次，温开水送下。

【功用】益气，舒郁，调经。

【主治】妇女暴怒郁结，胸肋窜痛，经期不准，白带过多。

【宜忌】孕妇忌服。

玉液金丹

【来源】《全国中药成药处方集》（兰州方）。

【组成】党参二两　川朴一两五钱　黄芩一两二钱　炙草一两二钱　琥珀八钱七分　粉丹皮四两五钱　沉香一两六钱　川贝二两六钱　川芎二两六钱　香附二两六钱　山药四两三钱　于术八钱四分　归身一两六钱　砂仁二两四钱　白芍一两六钱　广木香八钱四分　茯神六钱四分　川断六钱四分　橘红一两六钱　菟丝子三两二钱　杜仲二两六钱　枳壳一两二钱　益母草六两四钱　血竭八钱四分　山楂八两四钱　大腹皮八钱四分　云苓一两二钱　荷叶二两五钱　阿胶二两六钱　艾叶六两四钱　潼蒺藜二两二钱　麦冬二两五钱

【用法】上为细末，炼蜜为大丸，三钱重，蜡皮封固。每服一丸，一日二次，白开水送下。

【功用】调经活血，益气养荣。

【主治】经血不调，腰腿疼痛，气血双亏等症。

【宜忌】孕妇忌服。

四物香附丸

【来源】《全国中药成药处方集》（沙市方）。
【组成】干地黄四两　川芎（酒炒）三两　白芍（炒）四两　全当归四两　香附（制）八两
【用法】上为细末，用冷开水叠为丸。每服三钱，空腹温开水送下，一日二次。
【主治】妇女月经不调，气滞腹胀。
【宜忌】贫血而腹不胀者忌服。

四制益母丸

【来源】《全国中药成药处方集》（呼和浩特方）。
【组成】坤草半斤　当归　赤芍　木香各二两　人参
　　　　方中人参用量原缺。
【用法】上为细末，炼蜜为丸，重二钱，蜡皮封固。
【主治】经带病。

四制益母丸

【来源】《全国中药成药处方集》（福州方）。
【组成】炙甘草一两半　川抚芎一两半　漂白术三两　九蒸地黄八两　酒白芍三两　广木香一两　益母草四两　艾叶四两　炒阿胶一两　茯苓三两　香附四两　当归四两　缩砂仁二两　京丹参二两　陈皮二两
【用法】上为细末，炼蜜为丸，每粒重一钱五分，黄蜡封固。
【功用】未孕调经，即孕安胎，调和经脉，祛散风邪。
【主治】妇人胎前产后诸般病症。

四制益母丸

【来源】《全国中药成药处方集》（青岛方）。
【组成】坤草一斤半　橘红五两　白芍五两　白术五两　当归五钱　沉香五钱　川芎五两　砂仁二钱五分　生地十两　木香二两五钱　茯苓五两　牛膝二两五钱　乌药五两　甘草二两人参二两　琥珀二两五钱

【用法】上为细末，炼蜜为丸，重二钱五分，蜡皮封固。
【主治】经带病。

宁坤至宝丹

【来源】《全国中药成药处方集》（兰州方）。
【组成】益母草八两　香附八两　当归四两　川芎四两　台乌药四两　黄芩四两　生地四两　白术四两　茯苓四两　丹参四两　砂仁四两　青皮四两　广木香四两　杜仲（炒）四两　肉桂二两　党参八两　甘草四两　元胡四两　枸杞四两　柴胡二两　沉香四两
【用法】上为细末，炼蜜为丸，每丸三钱重，蜡皮封固。每服一丸，白开水送下。
【功用】调经养血，顺气开瘀。
【主治】经血不调，腰腹疼痛，赤白带下，四肢浮肿，胸口疼痛，呃逆胀满。

百效膏

【来源】《全国中药成药处方集》（北京方）。
【组成】白芷四两　官桂三两　当归十一两　玄参　大黄　赤芍　木鳖子各四两　血余三两　生地十一两
【用法】上药用香油二百四十两，炸枯去滓，炼至滴水成珠，入黄丹一百两搅匀成膏；另用阿魏二两，乳香二两，没药二两，共为细粉，每十六两膏油兑药粉五钱，搅匀摊贴。微火化开，贴患处。
【功用】活血化痞。
【主治】风湿疼痛，跌打损伤，积聚痞块，及妇女月经不调。
【宜忌】忌劳累，并忌食发物。

安坤赞育丸

【来源】《全国中药成药处方集》（济南方）。
【组成】桑寄生　乳香　蕲艾　熟地　杜仲　制香附　山茱萸　鳖甲　没药　琥珀　白芍　乌药　当归　红花　龟版　泽泻　砂仁　柴胡　广陈皮　远志　酸枣仁各八两　木香二两　川芎四两　沉香四两　青毛鹿茸四两

【用法】上为细末，炼蜜为丸，重二钱五分，蜡皮封固。
【主治】经带病。

【用法】上为细末，炼蜜为丸，重三钱，蜡皮封固。每服一丸，白开水送下。

【主治】妇女月经不调，崩漏带下，腰酸腹痛，面色萎黄。

【宜忌】忌气恼及辛辣生冷等物。

安坤赞育丸

【来源】《全国中药成药处方集》（济南方）。

【组成】益母草二斤（分作四分，用盐水、黄酒、姜汁、醋炙，干燥备用）　香附四两（用盐水、黄酒、姜汁、醋分四分炙）　黄芩四两　粉甘草四两　白芍（酒炒）四两　赤芍（酒炒）一两　川贝（去心）一两　血竭一两　丹参四两　陈皮一两　川芎一两　阿胶一两（蛤粉炒）　南红花一两　生地二两　熟地三两　麦芽二两　当归（酒炒）一两　乳香（炒透）五钱　没药（炒透）五钱　砂仁二两　木香一两　云苓一两　丹皮一两　杜仲（炒炭）一两　蕲艾一两（炒炭）　白术（土炒）一两　寸冬一两

【用法】上为极细末，水泛小丸，如绿豆大，朱砂为衣。早、晚各服二钱，腹痛下痢，呕吐，姜汤送服；产后诸症，黄酒送服；余皆白开水送下。

【主治】月经不调，经期腹痛，胸膈痞闷，赤白带下。

【宜忌】禁忌生冷食物。

妇科金丹

【来源】《全国中药成药处方集》（天津方）。

【组成】元胡（醋制）　生黄耆　人参（去芦）　生阿胶　白薇　生白芍　甘草　茯苓（去皮）　制没药　当归　黄柏　生鹿角（洗净）各四斤　制松香二斤　制乳香一斤　杜仲炭（盐炒）二斤　故纸（盐炒）一斤　益母膏十斤　锁阳一斤　小茴香（盐炒）八两　菟丝子一斤　血余炭八两　艾炭八两　红白鸡冠花二斤（以上用黄酒一百斤，装入罐，或不生锈的桶内，将罐口封固，隔水蒸煮，至酒尽为度）　生山药　川芎　丹皮　熟地　白芷　白术（麸炒）　藁本　黄芩各四斤　红花一斤　陈皮六斤　砂仁四斤　广木香一斤　续断　青蒿　肉桂（去粗皮）　苏叶各一斤　益母草十五

斤　煅赤石脂四斤（以上轧成粗末）

【用法】共和一起，拌匀晒干，研为细粉，炼蜜为丸。每丸三钱重，蜡皮或蜡纸筒封固，每次服一丸，白开水送下。

【功用】调经活血。

【主治】体虚血少，月经不调，经期不准，腰酸背痛，肚腹疼痛，饮食不化，呕逆恶心，自汗盗汗。

【宜忌】孕妇忌服。

妇女止痛酒

【来源】《全国中药成药处方集》（重庆方）。

【组成】小红花一两　茶香根二两　刮金板五两　香附子二两　小血藤三两　月月红六两　对月草六两　茴香根二两　血当归三两　茜草根三两　女儿茶三两　益母草六两　三月记根三两

【用法】用干酒十斤，泡十日即成。每日三次，每日服一至二两。

【主治】肚痛，腰痛，月经不调。

妇女调经膏

【来源】《全国中药成药处方集》（济南方）。

【组成】益母草一两　延胡索一两　穿山甲一两　香附二两　南红花一两　巴豆一两五钱　川芎一两　丹皮五钱　柴胡二两　生地三两　干姜一两　苍术一两　吴茱萸一两　透骨草一两　木香五钱　荆芥二两　小茴香二两　蕲艾一两　边桂五钱　薄荷一两　防风二两

【用法】用香油十斤，将药浸在油内，冬七日，夏三日，熬至药焦，去滓再熬，至滴水成珠；入炒章丹四斤，搅熬成膏。将膏摊于布上，微火化开，贴于丹田穴，大小酌用，临时用姜片擦净。

【主治】经血不调，阴寒肚疼，赤白带下。

妇宝宁坤丸

【来源】《全国中药成药处方集》（杭州方）。

【组成】吉林人参二钱　大熟地五钱　制香附五钱　紫苏叶二钱五分　大生地五钱　驴皮胶二钱五分　全当归五钱　广橘红五钱　川牛膝二钱　于术五钱　沉香一钱　川芎五钱　台乌药五钱　西砂仁

一钱五分　炒黄芩五钱　西琥珀二钱五分　白茯苓五钱　广木香二钱五分　炙甘草一钱五分　东白芍五钱　益母草三两

【用法】各取净粉，用柏子仁一两，煎汤去滓，和炼白蜜为丸，每重三钱，蜡壳封固。每服一丸，开水化服。

【功用】调经种子，养血安胎。

【主治】妇人气血两亏，月经不调，崩漏带下，诸虚百损，久不受孕，一切胎前产后诸病。

妇科补益丸

【来源】《全国中药成药处方集》（南京方）。

【别名】人参玉液金丹。

【组成】人参二两　生地一两二钱　制香附二两六钱　山楂肉八钱四分　黄耆一两三钱　淡黄芩一两五钱　沉香一两六钱　橘红一两六钱　益母草六钱四分　甘草三两二钱　白芍一两六钱　川羌活八钱四分　阿胶二两六钱　当归二两二钱　紫丹参四两二钱　大腹皮八两四钱　杜仲二两六钱　白茯苓六两四钱　怀山药四两二钱　白术八钱四分　菟丝子三两二钱　川芎二两四钱　血余八钱四分　川续断六钱四分　枳壳一两二钱　莲子六两四钱　川厚朴一两五钱　麦冬二两五钱　砂仁二两九钱　广木香八钱四分　苏叶二两五钱　琥珀八钱四分　淡苁蓉一两二钱　蕲艾六钱四分　川贝母二两二钱　沙苑子二两二钱

【用法】上为细末，以大腹皮煎汁和阿胶烊化，加炼蜜为丸，每粒潮重三钱，朱砂为衣，蜡壳封护。每服一粒，开水和服。

【功用】益气养血调经。

【宜忌】孕妇忌服。

妇科调经丸

【来源】《全国中药成药处方集》（南京方）。

【组成】益母草二十两　五灵脂七两　制香附二十一两　香白芷七两　西当归十四两　薄官桂七两　广陈皮十四两　白薇七两　延胡索七两　藁本七两　抚川芎七两　粉甘草七两　炒白芍七两　制没药七两　白茯苓七两　鹿角胶七两　炒白术七两　西党参五两五钱　大熟地七两　西砂仁五两

牡丹皮七两　阿胶七两　淡黄芩七两

【用法】上为细末，以阿胶烊化，加炼白蜜为丸，每钱约做二十粒。每服三钱，一日二次，空腹时开水吞服。

【功用】调经，和血。

【主治】月经不调，腰痠腹痛。

妇女救苦金丹

【来源】《全国中药成药处方集》（沈阳方）。

【组成】元胡　山药　熟地　黄耆　人参　白芍　甘草　茯苓　当归　鹿角各四两　川断一两六钱　阿胶四两　杜仲一两六钱　茴香八钱　故纸一两六钱　菟丝一两六钱　祁艾八钱　血余八钱　没药四两　乳香四两　红鸡冠花一两六钱　白鸡冠花一两六钱　石脂四两　黄柏四两　益母膏一斤（诸药共置一罐内，兑黄酒十斤，用火煮七天七夜，取出晒干）　川芎　丹皮　白术　白芷　黄芩各四两　红花一两六钱　陈皮六两　砂仁四两　木香一两六钱

【用法】上为极细末，炼蜜为丸，每丸二钱重，蜡皮封固。每服一丸，白开水送下。

【功用】调经养血，平肝理气。

【主治】妇女气虚血弱，经水不调，赤白带下，不思饮食，行经腹痛。

【宜忌】忌食生冷。

沉香化滞丸

【来源】《全国中药成药处方集》（杭州方）。

【别名】沉香降气丸。

【组成】制香附十二两　贡沉香　春砂仁各一两五钱　粉甘草二两

【用法】上为细末，水为丸。每服二钱，以开水或淡姜汤或淡盐汤送下。

【功用】通顺气血。

【主治】痰饮气滞，胸脘痞闷，喘促噫气，妇人经水不调，小腹疼痛。

妙济丹

【来源】《全国中药成药处方集》（兰州方）。

【组成】川芎四两　杜仲八两　茴香五钱　母丁香二钱　土茯苓一两三钱　广木香　乳香　白芍　公丁香各二钱　毛苍术一两　当归一两二钱　川续断　川牛膝各一两三钱　云苓　龟版各二两　木耳十二两　苏油五钱　木瓜二两

【用法】上为细末，炼蜜为丸，重一钱。每服一丸，黄酒送下。

【功用】强筋壮骨，补血调经。

【主治】腰腿疼痛，麻木不仁，左瘫右痪，月经不调。

坤顺丸

【来源】《全国中药成药处方集》（南京方）。

【别名】参茸济阴坤顺丸。

【组成】鹿茸四两　五灵脂四两　石柱参二两　紫丹参三两　龟版胶三两　延胡索三两　鹿角胶三两　淡黄芩三两　阿胶四两（炒珠）　川断三两　潞党参五两　川芎四两　炙黄耆五两　醋制香附三两　西当归六两　炙甘草三两　大熟地十两　广郁金二两　川贝母六两　春砂仁二两　菟丝子六两　白芍三两　枸杞子五两　大黄炭三两　白茯苓五两　陈皮四两　白术五两　上肉桂一两五钱

【用法】将熟地煮烂，和蜜为大丸，每粒三钱，蜡壳封固。每服一丸，开水和下。

【功用】益气，调经。

【主治】妇女血气不足，腹冷腹痛，形寒，头晕，带下，腰痠，经水不调。

金衣八宝坤顺丹

【来源】《全国中药成药处方集》（青岛方）。

【组成】益母草九斤六两　川芎一斤九两　白术十二两五钱　当归一斤九两　熟地一斤九两　紫苏叶十二两五钱　生地一斤九两　茯苓一斤九两　木香十二两五钱　香附一斤九两（醋炒）　黄芩一斤九两　阿胶十二两五钱　橘红一斤九两　怀牛膝一斤九两　甘草十二两五钱　沉香一斤九两　白芍一斤九两　琥珀十二两五钱　乌药一斤九两　人参十两　砂仁十二两五钱

【用法】上为细末，炼蜜为丸，重二钱五，赤金为衣。

【主治】经血不调，腰酸腹痛，赤白带下，产后血瘀。

砂锅丸

【来源】《全国中药成药处方集》（西安方）。

【组成】野党参四两　全当归四两　川芎二两　核桃仁二两　大枣四两（去核）　皂矾四两　苦杏仁四两　桃仁二两　红花四两

【用法】取砂锅一个，黄酒二斤，同药入锅内熬干，连砂锅底研为细末，细罗筛过，炼蜜为丸，如梧桐子大。每服一钱，白开水送下，每日一次。服药后有欲呕情形时，即将药量酌为减少。

【主治】妇女青春期萎黄病，肚腹积聚，月水不调，消化不良，带下腹痛，精神萎靡。

【宜忌】忌饮茶。

保坤丹

【来源】《全国中药成药处方集》（沈阳方）。

【组成】益母草一斤　当归一斤　川芎八两　香附八两

【用法】上为极细末，炼蜜为丸，每丸二钱重，朱砂为衣。每服一丸，黄酒送下。

【功用】养血调经，化瘀定痛。

【主治】经血不调，癥瘕疼痛，产后血迷，胎衣不下。

胜金丹

【来源】《全国中药成药处方集》（沈阳方）。

【组成】香附十六两　当归一两半　赤芍一两半　白芷一两半　川芎一两半　人参一两　延胡索一两半　远志一两半　白术一两半　桂心二两半　丹皮二两半　茯苓二两半　川牛膝二两半　熟地黄四两半　白薇四两　甘草七钱五分　藁本二两　盔沉香一两　乳香　没药　赤石脂　白石脂各一两　琥珀五钱　朱砂五钱

【用法】上为细末　炼蜜为丸，二钱重。每服一丸，白开水送下。

【功用】养血调经，开郁祛寒。

【主治】妇人经血不调，经行障碍，经血紫黑，崩中带下，子宫寒冷不受孕，死胎不下，产后血亏，经前腹痛，经后腰疼，中气不足，头晕心烦，四肢倦怠，咳嗽发热，膨闷胀满，一切血虚、气滞、经带疾患。

胜金丹

【来源】《全国中药成药处方集》（抚顺方）。

【组成】香附十二两　熟地四两　赤石脂一两　白术四两　赤芍一两半　琥珀五钱　白薇一两　甘草五钱　海沉一两　乳香一两　朱砂　玄胡各五钱　藁本二两　广边桂二两　云苓二两　白芍二两　当归一两半　川牛膝一两　没药一两　白石脂一两　红人参一两　远志一两半　川芎一两半　丹皮一两　白芷二两

【用法】上为细末　炼蜜为丸，二钱重，蜡皮封。每服一丸，白水送下。

【功用】补血调经。

【主治】血崩漏血，赤白带下，月经不调，赶前差后，虚寒腹痛，久不孕育，颜面萎黄，腰膝疼痛。

【宜忌】孕妇、干血痨及瘀血实证者均忌服之。

胎产金丹

【来源】《全国中药成药处方集》（济南方）。

【组成】当归　茯苓　人参　白术　白薇　炒杜仲　蕲艾　藁本　赤石脂　川芎各二两　川断三两　生地四两　阿胶　香附各四两　条芩一两五钱　沉香六钱　甘草一两　五味子一两　炒杭芍二两　没药一两二钱　菟丝子四两

【用法】鲜河车一具，用竹签挑去筋膜，洗净，用无灰酒煮烂，黄柏二两放在锅底，将前药共捣如泥，晒干，共为细粉，炼蜜为丸，重二钱，朱砂为衣，蜡皮封固。每服一至二丸，白开水送下。

【主治】妇女红白淋带，月经不调，腰腹作痛，习惯性流产，胎前产后诸症。

济坤丸

【来源】《全国中药成药处方集》（天津方）。

【组成】丹参　丹皮各一两　当归三两　生地二两　熟地四两　桔梗一两　生白芍　天冬　麦冬　延

胡（醋制）各二两　木通一两　红花二两　生阿胶　炒枣仁　远志肉（甘草水制）各五钱　川楝子（酒蒸）四钱　陈皮八钱　乌药八钱　炒稻芽一两　泽兰三两　茯苓（去皮）二两　莲子（去心）四两　胆草二两　广木香八钱　蝉蜕一两　草蔻五钱　香附（醋制）四两　枳壳（麸炒）一两　生于术八钱　青皮（醋炒）一两五钱　厚朴（姜制）二两　炒益智仁一两

【用法】上为细粉，炼蜜为丸，四钱重，每斤丸药用朱砂面三钱上衣，蜡皮或蜡纸筒封固。每次服一丸，白开水送下。

【功用】调经养血，健胃安神。

【主治】经期不准，血色紫黑，崩漏带下，腰酸腹疼，心跳不眠，心膈不舒，食欲不振。

【宜忌】孕妇忌服。

养血当归膏

【来源】《全国中药成药处方集》（武汉方）。

【别名】养血当归精。

【组成】当归四斤　川芎二两　党参四两　白芍四两　熟地四两　黄耆四两　茯苓四两　阿胶十五斤　炙甘草二两

【用法】取当归粗粉四斤，加60%乙醇八斤，浸一星期，过滤，将乙醇收回；再将当归残滓与川芎、党参、白芍等药混合入锅，照量加水五倍，用常温（70℃）浸渍四小时，过滤，照例二次；最后滤液，加阿胶十五斤，与当归液合并浓缩，再加蔗糖十三斤，使成稠膏即得。每服一茶匙，一日三次。

【主治】面色萎黄，肌肉消瘦，及妇女月经失常。

养血调经丸

【来源】《全国中药成药处方集》（呼和浩特方）。

【组成】熟地　当归　坤草　杜仲各一斤　香附　白芍　川芎　茯苓各一斤半　人参半斤　川断十二两　牛膝十二两　丹参一斤　肉桂四两　红花四两　炙草八两

【用法】炼蜜为丸服。

【主治】经期不准，腹痛腰酸。

神效鹿胎丸

【来源】《全国中药成药处方集》（吉林、哈尔滨方）。

【别名】百补鹿胎丸。

【组成】萸肉　草薢　熟地　生地　寸冬　五味　小茴　故纸　盆子　鹿胶　杜仲　怀牛膝　青盐　柏仁　归身　巴戟　远志　锁阳　苁蓉　菟丝饼　巨胜　酒母　酒柏　川椒各五钱　仙茅　枸杞　黄精　云苓　人参　山药各一两　首乌二两　鹿胎一具

【用法】将鹿胎洗净晒干，合诸药一处碾细，炼蜜为丸，重二钱一分，大赤金为衣，用棉纸包之，外用蜡皮封固，贮于玻璃瓶或瓷坛中。早晚各服一丸，枣汤为引，或淡盐汤为引。

【功用】补肾填精，调月经，温子宫，益气养血。

【主治】肾虚阳痿，月经不调，子宫寒冷，虚劳。

【宜忌】君相火盛，血热者忌服。

逍遥丸

【来源】《全国中药成药处方集》（抚顺方）。

【组成】当归二两　赤芍一两六钱　醋柴胡一两六钱　云苓一两　焦术一两二钱　香附五钱　甘草六钱　丹皮一两一钱　山栀一两一钱　薄荷八钱

【用法】上为细末，炼蜜为丸，二钱重。每服二钱，白水送下，每日二次。

　　本方改为散剂，名"逍遥散"（原书昆明方）。

【功用】调经舒气，强心清热。

【主治】头晕目眩，肢体痠痛，胸腹气滞，两胁疼痛；血虚疲倦，五心烦热，口燥舌干，发热盗汗；月水不匀，脐腹疼痛；室女阴虚骨蒸劳热。

【宜忌】忌食辛辣。身体衰弱者不宜服。

健脾固本药酒

【来源】《全国中药成药处方集》（兰州方）。

【别名】福寿药酒。

【组成】当归二斤　川芎八两　白芍四两　酒地四两　党参六两　白术四两　广皮八两　佛手一斤　红花八两　桃仁四两　玄胡四两　吴萸四两　丁香二两　紫蔻二两　良姜四两　檀香二两　香附八两　小茴香四两　川牛膝八两　杜仲四两　续断四两　秦艽四两　独活四两　北细辛二两　麻黄六两　寄生四两　虎骨四两　枸杞四两　大云四两　玉竹八两　远志四两　枣仁四两　天冬四两　麦冬四两　杏仁四两　五味子四两　广木香二两　藿香四两　台乌四两　白芷四两　乳香四两　没药四两　川朴八两　加皮八两　官桂四两　花椒二两　甘草四两　砂仁四两　木瓜四两

【用法】上为粗末，用白烧酒一百零四斤，蜂蜜八十斤，开水五十六斤，熬药，每料分作八料，药二斤，烧酒十三斤，蜂蜜十斤，开水七斤。成人每服五钱，每日早、晚温服。

【主治】男妇痰喘，咳嗽气急，两胁膨胀，心口、腰腿痛，女人经水不调，肚腹胀满，肚腹寒冷。

【宜忌】孕妇忌服，忌食生冷。

益母草膏

【来源】《全国中药成药处方集》（吉林方）。

【别名】坤膏、坤草膏。

【组成】益母草若干

【用法】于端午日采紫花方茎之益母草，连根洗净，于石臼内捣烂，以布滤取浓汁，入砂锅中，文武火熬成膏，如沙糖色为度。用遮光瓶装或瓷缸存贮。每服一匙，用红糖水冲下；或用黄酒冲下。

【功用】去瘀生新。

【主治】经血不调，恶露不尽。

【宜忌】孕妇忌服。

培坤丸

【来源】《全国中药成药处方集》（西安方）。

【组成】炙黄耆三斤　白术三斤　炙草八两　广陈皮二斤　当归五斤　川芎一斤　杭芍一斤　拣砂仁九两　北沙参一斤　云茯苓二斤　枣仁二斤　寸冬二斤　杜仲（炒）二斤　核桃仁一斤四两　芦巴子二斤八两　醋炒艾叶一斤　元肉二斤　山药二斤　远志肉四两　熟地黄四斤　五味子八两　酥油四两

【用法】上药各为细末，以酥油溶拌微炒，炼蜜为丸，如梧桐子大。每次三钱，黄酒或白开水送下。

【主治】妇人月经不调，赤白带下，子宫炎，身困肢懒，腹痛肢冷各症。

【宜忌】中热肝郁者不宜服用。

培坤丹

【来源】《全国中药成药处方集》（兰州方）。

【组成】炙黄耆三斤 白术三斤 炙草八两 广陈皮二斤 当归五斤 川芎一斤 杭芍一斤 砂仁九两 北沙参一斤 云茯苓二斤 枣仁二斤 寸冬二斤 杜仲二斤 核桃仁一斤四两 胡芦巴二斤八两 艾叶一斤 元肉二斤 山萸二斤 远志肉四两 熟地四斤 五味子八两 酥油四两

【用法】上药各为细末，以酥油熔拌微炒，炼蜜为小丸。每服三钱，黄酒或白开水送下，一日二次。

【功用】调经养血健胃。

【主治】妇女贫血，消化不良，月经不调，赤白带下，小腹冷痛，精神不振，倦怠嗜卧，体温低降，不耐寒冷。

【宜忌】抑郁气滞，内有蕴热者忌服。

乾坤丹

【来源】《全国中药成药处方集》（吉林方）。

【别名】乾坤种子丹。

【组成】当归二两七钱 山萸 鹿胶各二两 枸杞 远志 蛇床 酒芍 茯苓各一两三钱四分 母丁香 川附子各六钱七分 香附一两七钱 龙骨一两 陈皮一两七钱 牡蛎一两 木瓜 杜仲 泽泻 淮牛膝各一两

【用法】上为细末，炼蜜为丸。每服二钱，用黄酒送下。

【功用】补肾壮阳，调经种子。

【主治】男子肾亏，阳痿遗精，梦遗白浊；女子月经不调，赤白带下，子宫寒冷。

救急膏

【来源】《全国中药成药处方集》（沈阳方）。

【组成】大黄二两 花粉七钱 牙皂八钱 蓖麻子二两 全蝎七钱 枳壳八钱 生地黄一两 桃仁七钱 白芷八钱 草乌一两 五倍子七钱 莪术一两 羌活 麻黄 肉桂 红大戟各八钱 香附

厚朴 穿山甲各七钱 蛇蜕五钱 当归一两五钱 甘遂 木鳖子各二两 川乌一两 三棱一两 巴豆 黄柏各八钱 芫花 杏仁 防风 独活 槟榔 细辛 玄参各七钱 黄连五钱 蜈蚣十条

【用法】上用麻油五十两，入上药浸数日，用慢火熬之，待滴水成珠后，将药除去，兑入黄丹二十四两，密陀僧四两，成膏待用，贴患处。

【功用】解毒，散风，活血。

【主治】风寒湿痹，腰腿作痛，筋骨麻木，四肢不仁，半身不遂，口眼㖞斜，癥瘕积聚，肚腹疼痛；女子经血不调，赤白带下，膨闷胀闷；水臌，痈疽，发背，对口，无名肿毒。

救苦金丹

【来源】《全国中药成药处方集》（北京方）。

【组成】当归六十四两 木香十六两 玄胡索 藁本 白薇 赤石脂（生） 黄柏 丹皮 阿胶 黄耆 人参（去芦） 山药 川芎 白芍 甘草 熟地 没药 白芷 黄芩 砂仁 鹿角 白术 茯苓各六十四两 血余炭 蕲艾（炭） 小茴香各八两 青蒿 乳香 杜仲 锁阳 菟丝子 红花 肉桂 续断 紫苏叶 补骨脂各十六两 松香脂 红白鸡冠花各三十二两 橘皮九十六两 益母草二百四十两

【用法】上以青蒿、川芎、木香、益母草、白芷、藁本、白术、砂仁、黄芩、橘皮、紫苏叶、续断、肉桂、红花十四味，共为粗末，铺晒，余下罐加黄酒一千一百八十四两，蒸三昼夜，再将群药加在一起，共为细末，炼蜜为丸，重三钱。每服一丸，一日二次，温开水送下。

【功用】益气调经。

【主治】经期不准，腹部胀痛，癥瘕痞块，精神疲倦。

【宜忌】孕妇忌服。

鹿胎丸

【来源】《全国中药成药处方集》（北京方）。

【组成】益母草三十二两 当归 白芍各八两 柴胡 木香各二两 川芎一两 鹿胎一具（约十六两）

【用法】上为细末，炼蜜为丸，重二钱，朱砂为衣，蜡皮封固。每服一丸，黄酒送下，温开水亦可。

【功用】理血温经。

【主治】经血不调，少腹冷痛，肢体酸软。

【宜忌】孕妇忌服。

鹿胎膏

【来源】《全国中药成药处方集》（抚顺方）。

【组成】梅花鹿胎一具　祁艾三两　香附二两　川芎一两　当归一两半　白芍一两　炮姜炭五钱　红花三钱　熟地四两　吴萸　桂楠　黄芩　川牛膝　元胡各五钱　杜仲　川断各一两　丹皮　丹参各五钱

【用法】上药水煎数滚，滤滓，再用水熬数滚，一连四五次，澄清，再熬成膏，兑元酒数壶，共炼成膏为度。每服一钱，开水或元酒化服。

【功用】调经温寒，养血益气。

【主治】男女一切虚劳，气血虚弱，营养不足，腰腿疼痛，精神疲倦，经血不调，子宫虚寒，经血参差，腹痛脐冷，白带稠凝，血枯经闭。

舒肝保坤丸

【来源】《全国中药成药处方集》（济南方）。

【组成】木香　厚朴　广皮各八两　沉香　玄胡　当归　艾炭　香附　生熟地各五两　川芎　红花各二两　坤草二斤

【用法】上为细末，炼蜜为丸，每丸重三钱，蜡皮封。每服一丸，白水送下。

【主治】妇人经血不调，气虚血衰，行经作痛，肝郁不舒，赤白带下。

慈航丹

【来源】《全国中药成药处方集》（抚顺方）。

【组成】当归四两　川芎三两　坤草六两　香附二两

【用法】上为细末，炼蜜为丸，每丸重二钱或三钱，朱砂为衣。每服二钱，一日二次，黄酒送下。

【功用】活血调经。

【主治】经水不调，赤白带下，癥瘕血瘀；胎前产后血迷晕耗，生产迟延，胎衣不下，子痫子挛，肝气冲心。

【宜忌】忌食生冷。

妇科十味片

【来源】《北京市中成药规范》。

【别名】妇科调经片（《湖南省中成药规范》）。

【组成】香附250千克　川芎10千克　当归90千克　玄胡索20千克　生白术14.06千克　甘草6.5千克　红枣50千克　白芍7.5千克　赤芍7.5千克　熟地黄30千克

【用法】将生白术、白芍、赤芍、香附打碎，甘草切碎，熟地黄、红枣破开；生白术、甘草、红枣、白芍、赤芍、熟地、香附20千克煮提3次，时间分别为3小时、2小时、1小时，合并药液，过滤沉淀，减压浓缩至比重1.38～1.40、温度50℃的稠膏；香附230千克、当归、川芎，玄胡索粉碎为细粉，过100目筛，混匀。每料用白沙糖20千克，加入适量清水制成糖浆，加入淀粉5千克冲浆或打浆，将碳酸钙粉32.5千克加上述稠膏与糖浆，置搅拌机内搅拌，加入药粉，再加入淀粉糊，搅拌均匀以后过14目筛制粒，用60～70℃干燥，以12目筛整粒，加2%滑石粉，均匀压片，每片重0.3克。口服，每次四片，每日三次。

【功用】补气，益血，调经。

【主治】月经不调，经期腹痛。

复方益母膏

【来源】《中草药验方制剂栽培选编》。

【组成】益母草400克　泽兰100克　寄生100克

【用法】将上述药材先行粉碎，加五倍量的水，煮沸浸渍一小时，滤过，滤渣再加水浸没，煮沸30分钟，滤过。收集二次滤液合并，加热浓缩至成膏状，调整重量为300克即得。每次一汤匙，口服，一日三次。

【功用】养血调经。

【主治】月经不调，产后流血。

复方益母膏

【来源】《中草药验方制剂栽培选编》。

【组成】益母草 10 千克　寄生 1 千克　风仙花全草 2 株　五味子 150 克　泽兰 1 千克

【用法】将上述药材先行粉碎，加五倍量的水，煮沸浸渍一小时，滤过，滤渣再加水浸没，煮沸 30 分钟，滤过。收集二次滤液合并，加热浓缩至成膏状，调整重量为 300 克即得。口服，每次一汤匙，一日二次。

【功用】养血调经，安神利尿。

【主治】月经不调，产后流血。

妇康片

【来源】《吉林省中成药暂行标准》。

【组成】益母草 250 克　熟地黄 125 克　当归 100 克　川芎 75 克　酒白芍 75 克　茯苓 75 克　炒白术 75 克　延胡索 50 克　蜜甘草 50 克　人参 50 克　阿胶 25 克

【用法】将当归、川芎、白术、阿胶共研细粉，过 120 目筛；将益母草、熟地黄、白芍、茯苓、甘草酌予碎断，煎煮三次，分次过滤，合并滤液，浓缩成膏；将人参、延胡索分别以 60%、70% 乙醇按渗漉法提取，提取液浓缩成膏；将上述药粉、浓缩膏混合均匀，干燥，粉碎，过 100 目筛，加入适量的黄糊精，混合均匀，干燥，整粒，应出颗粒 510 克，公差率 ±3%，加硬脂酸镁混合均匀，压片，每片重 0.5 克。口服，每次五片，每日二次。

【功用】补气，养血，调经。

【主治】气血两亏，体虚无力，月经不调，经行腹痛。

当归红花酊

【来源】《浙江中草药制剂技术》。

【组成】当归 150g　红花 50g　60% 乙醇适量

【用法】取当归切成薄片后与红花混匀，按浸渍法浸渍七天，制成酊剂 1000 毫升即得。每次口服 2~5 毫升，每日三次。

【功用】调经养血。

【主治】月经不调，痛经。

乌鸡白凤丸

【来源】《上海市药品标准》。

【组成】乌骨鸡一只（约二斤）　熟地　益母草　党参各 180 克　黄芪　当归各 120 克　丹参　茯苓　川断　阿胶　龟版胶　鹿角胶　鹿茸　白芍　川芎　白术　枸杞子各 90 克　砂仁　芦子各 60 克　人参　延胡索　香附　黄芩　白薇各 45 克　甘草 30 克

【用法】上为末。炼蜜为丸，每丸重 9 克。每服一丸，化服，一日一至二次。

【功用】补气血，调经。

【主治】妇女体虚，月经不调，经行腹痛。

调经丸

【来源】《慈禧光绪医方选议》。

【组成】香附一两（童便炙）　苍术一两　赤苓一两　川芎三钱　乌药一两　黄柏三钱（酒炒）　泽兰一两　丹皮八钱　当归八钱

【用法】上为细末，水叠为丸，如绿豆大。每服二钱，白开水空心送服。

【功用】调经养血，止痛散瘀。

益肾调肝汤

【来源】《中医症状鉴别诊断学》。

【组成】柴胡　当归　白芍　山茱萸　紫河车　香附　益母草

【功用】疏肝补肾。

【主治】肝郁肾虚，经行先后无定期。

雪莲药酒

【来源】《古今名方》引西藏日喀则制药厂。

【组成】雪莲花 500 克　木瓜　桑寄生　党参　芡实各 50 克　杜仲　当归　黄芪各 40 克　独活 35 克　秦艽　巴戟天　补骨脂各 25 克　黄柏　香附各 20 克　五味子　鹿茸各 15 克

【用法】上为粗末，加入白酒 15000 克，密闭浸泡 25~30 日，去滓，再加冰糖 1500 克，浸化过滤即得。每服 15~20 毫升，日服二次。

【功用】祛风除湿，养血生精，补肾强身。

【主治】风寒湿痹，肾虚腰痛，倦怠无力，目暗耳鸣，月经不调。

助孕汤

【来源】《临证医案医方》。

【组成】月季花6克　玫瑰花6克　丹参15克　当归9克　生地9克　白芍9克　柴胡6克　香附9克　苏梗6克　桔梗6克　仙灵脾9克　鹿衔草9克

【用法】水煎服。或制成丸药服。

【功用】调经助孕。

【主治】月经不调，久不孕育者。

【方论】方中月季花、玫瑰花调经助孕；丹参、当归、生地、白芍为四物汤加减，养血活血；柴胡、香附、苏梗、桔梗舒肝理气解郁；仙灵脾、鹿衔草补肾阳，可调整内分泌而助孕。

调经养血汤

【来源】《临证医案医方》。

【组成】大熟地12克　当归身15克　阿胶珠12克　丹参30克　炒白芍18克　柴胡6克　陈皮9克　香附9克　炒杜仲12克　川续断12克　桑寄生30克　甘草3克

【功用】养血调经。

【主治】月经不调，色淡量少，或经期提前错后，少腹隐痛，得按则减，腰痠疼痛，舌质淡，苔薄白，脉沉细。

【方论】方中熟地、当归身、阿胶、白芍养血；杜仲、川续断、桑寄生固腰肾；丹参、香附、陈皮活血理气调经；柴胡舒肝。共达养血调经之目的。

养血补肾汤

【来源】《中西医结合杂志》（1984，4：230）。

【组成】炙黄芪　当归　丹参　菟丝子　覆盆子　茺蔚子　紫河车各15g　鸡血藤12g　川芎　甘草　熟地各10g　木香6g

【用法】水煎服，每周4～6剂。或制成蜜丸，每丸10g，每次1～2丸，1日2次，温开水送下。

【主治】功能失调性月经病。

【验案】功能失调性月经病　《湖北中医杂志》（1984，4：230）：应用本方治疗功能失调性月经病68例，其中青春期病人14例，生育龄病人54例；未婚53例，已婚15例；继发闭经14例，稀发月经失调29例，无排卵功血25例。结果：痊愈35例，显效20例，好转11例，无效2例，有效率为97.05%。稀发月经者痊愈17例，显效6例，好转6例。闭经者痊愈5例，显效7例，好转2例。功血痊愈13例，显效7例，有效3例，无效2例。

十一味能消丸

【来源】《中国药典》。

【组成】土木香30克　小叶莲50克　野姜40克　沙棘膏38克　诃子（去核）75克　蛇肉（麝香制）25克　大黄90克　方海25克　寒水石（煅）100克　硇砂17克　碱花125克

【用法】上为细末，过筛，混匀，水泛为丸，晒干，即得。口服同，每次1丸，1日2次。

【功用】化瘀行血，通经催产。

【主治】经闭，月经不调，难产，胎盘不下，产后瘀血腹痛。

【宜忌】孕妇忌服。

八宝坤顺丸

【来源】《中国药典》。

【组成】熟地黄80克　地黄80克　白芍80克　当归80克　川芎80克　人参40克　白术80克　茯苓80克　甘草40克　益母草40克　黄芩80克　牛膝40克　橘红80克　沉香40克　木香16克　砂仁40克　琥珀40克

【用法】上为细末，过筛，混匀。每100克粉末加炼蜜110～130克制成大蜜丸，每丸重9克。每次1丸，1日2次。

【功用】养血调经。

【主治】气血两虚，月经不调，经期腹痛，腰腿酸痛，足胕浮肿。

女金丸

【来源】《中国药典》。

【组成】当归 140 克　白芍 70 克　川芎 70 克　熟地黄 70 克　党参 55 克　白术（炒）70 克　茯苓 70 克　甘草 70 克　肉桂 70 克　益母草 200 克　牡丹皮 70 克　没药（制）70 克　延胡索（醋制）70 克　藁本 70 克　白芷 70 克　黄芩 70 克　白薇 70 克　香附（醋制）150 克　砂仁 50 克　陈皮 140 克　赤石脂（煅）70 克　鹿角霜 150 克　阿胶 70 克

【用法】上为细末，过筛，混匀，每 100 克粉末加炼蜜 120 ~ 150 克制成大蜜丸，每丸重 9 克。口服：每次 1 丸，1 日 2 次。

【功用】调经养血，理气止痛。

【主治】月经不调，痛经，小腹胀痛，腰腿酸痛。

【宜忌】孕妇慎用。

鸡血藤膏

【来源】《中国药典》。

【组成】滇鸡血藤膏粉 87.5 克　川牛膝 23.8 克　续断 21.2 克　红花 2 克　黑豆 5 克　熟糯米粉 175 克　饴糖 120 克

【用法】以上七味，除滇鸡血藤膏粉、熟糯米粉、饴糖外，其余各药加水煎煮三次，滤过，合并煎液，浓缩成浸膏，加入滇鸡血藤膏粉等三味，充分拌匀，制成方块，干燥即得。将膏研碎，用水、酒各半炖化服，每次 6 ~ 10 克，1 日 1 次。

【功用】补血，活血，调经。

【主治】血虚，手足麻木，关节酸痛，月经不调。

【宜忌】孕妇慎用。

当归养血丸

【来源】《中国药典》。

【组成】当归 150 克　白芍（炒）150 克　地黄 400 克　黄芪（蜜炙）150 克　阿胶 150 克　牡丹皮 150 克　香附（制）150 克　茯苓 150 克　杜仲（炒）200 克　白术（炒）200 克

【用法】上药制成丸剂。口服，每次 9 克，1 日 3 次。

【功用】养血调经。

【主治】气血两虚，月经不调。

当归流浸膏

【来源】《中国药典》。

【组成】当归

【用法】制成流浸膏。口服，每次 3 ~ 5ml，1 日 9 ~ 15ml。

【功用】调经。

【主治】月经不调。

复方乌鸡口服液

【来源】《中国药典》。

【组成】乌鸡　黄芪（蜜炙）　山药　党参　白术　川芎　茯苓　当归　熟地黄　白芍（酒炒）　牡丹皮　五味子（酒制）等

【用法】制成口服液。口服，每次 10ml，1 日 2 次。月经不调者于月经干净后服用，12 日为 1 疗程，可连用 3 个疗程；带下病，10 日为 1 个疗程，可连用 1 个月。

【功用】补气血，益肝肾。

【主治】气血两虚或肝肾两虚的月经不调；脾虚或肾虚带下。症见面色无华，五心烦热，腰酸膝软，舌红苔白或淡有齿痕，脉细缓或数者。

【宜忌】服药期间应少食辛辣生冷食物；属湿热等实证者慎用。

将军斩关汤

【来源】《首批国家级名老中医效验秘方精选》。

【组成】熟军炭 3 克　巴戟天 10 克　仙鹤草 18 克　茯神 10 克　蒲黄　炒阿胶各 10 克　黄芪 5 克　炒当归 10 克　白术 5 克　生熟地各 10 克　焦谷芽 10 克　另用藏红花 0.3 克　三七末 0.3 克　红茶汁送服

【用法】水煎服。

【功用】化瘀生新，固本止血。

【主治】经血非时而下，时多时少，血色紫黑，有块。小腹胀痛、大便秘结，易发急躁，夜半咽干，舌质绛暗，苔腻，脉沉弦滑。

【验案】姜某，42 岁。生八胎，末次用人工流产手术后,月经初尚正常,四个月后忽然行经过多,形成崩漏,持续五六个月,淋漓不断;形瘦心跳,腰酸失眠,心中懊憹,复刮宫两次,崩量更多。处将军斩关汤方,甫服一剂,崩即停止。再经调理,恢复健康。

理血补肾调经汤

【来源】《首批国家级名老中医效验秘方精选》。

【组成】柴胡6克　白芍10克　赤芍10克　泽兰10克　益母草10克　鸡血藤10克　怀牛膝10克　刘寄奴10克　苏木10克　生蒲黄10克　女贞子10克　复盆子10克　菟丝子10克　枸杞子10克

【用法】月经第一天开始连服3～4剂;月经第13天开始连服3～4剂,若月经后错或稀发,则采用服药3剂,停药7天,再服3剂,以后停药7天再服,同时配合基础体温测定,如果基础体温超过36.6℃,连续3天就停药,等月经来潮后,再按第一种方法服药。如果不来月经,仍按基础体温的测定序贯服药。如果基础体温连续上升15～20天,有可能是怀孕,则应化验,如为妊娠则服保胎药,以预防流产。

【功用】舒肝理血、补肾益精。

【主治】月经不调,月经后错,或卵巢功能低下不排卵者。

【加减】偏于虚者,应减去刘寄奴、苏木、赤芍、泽兰;血虚,加当归、熟地、阿胶;肾阳虚,加补骨脂、鹿角霜、山萸肉、巴戟天等。

【验案】王某。禀赋素虚,月水递少,或四旬一至,或三月二来,面色苍白,腹有冷痛,痛而喜按,舌质淡白少苔,脉滑大,刮宫病理为子宫内膜增殖倾向,用上方照法服20剂,效果良好。

三黄调冲汤

【来源】《首批国家级名老中医效验秘方精选·续集》。

【组成】黄芪15～30克　当归身10克　生地黄15～20克　熟地黄15～20克　大黄3～6克　乌贼骨20～30克　茜草10克

【用法】每日一剂,水煎二次,早晚分服。

【功用】健脾益肾,止血祛瘀。

【主治】正虚夹瘀的月经病,如血崩、经漏、闭经等。

【加减】治血崩,去当归,加知母、黄柏、地榆、二至丸;量多如涌者,大黄用炭;少女因先天不足,肾气不摄而崩者,去大黄,或改用大黄炭,加右归丸;如属肝郁化火型者,去黄芪,加丹皮、山栀、白芍、青黛等;脾气不摄而崩者,去当归,加党参或红参、炮姜,双黄改用炭;经漏,加赤芍、川芎、香附;无火热象者,去生地;有血热见证者,再加丹皮;闭经;肝肾亏虚,冲任失养者,加菟丝子、山萸肉、巴戟肉、怀牛膝;阴虚血燥,血海枯竭者,开始治疗时,黄芪减用半量,随着阴血来复程度,逐步选增至常用量,另加山萸肉、阿胶、黄精;有火象者,加入知母、黄柏、地骨皮等;痛经,去生地黄、乌贼骨,如属气滞血瘀者,加失笑散、制香附,归归用尾;行经不畅,痛剧者,再加手拈散;气血亏虚者,加党参、鸡血藤、白芍、甘草;痛经因于寒者,去大黄,加艾叶、香附、肉桂,因于热者,仍用生地,另加丹皮、红藤。

【验案】陶某,32岁,1991年8月13日初诊。"人流"术后已近半载,经水淋漓不断,色殷红,量较多,偶见小紫瘀块,血腥气甚浓,旬余来阴痒又起。询得少腹无所苦,惟关元穴处按之辄痛,大便干,口干苦,不欲饮。舌边尖红、苔薄、根部黄腻,脉细数。证属湿热下注,血海不宁,法当清下化瘀,脾肾双调。处方:生地黄15克,熟地黄15克,当归尾10克,赤芍10克,川芎10克,大黄6克,乌贼骨20克,茜草根10克,黑山栀10克,炒黄柏10克,黄芪6克,制香附10克,5剂。服药第3天曾经净1天,翌日又见红,但已量减。前方去黄柏,加丹皮10克,黄芪加至10克,5剂。复诊当天晚,经量又一度增多,连续3天,自觉无不适。处方:三黄调冲汤加丹皮6克,香附10克,红花3克,续服5剂而愈。

月经失调方

【来源】《首批国家级名老中医效验秘方精选·续集》。

【组成】

1. 温补冲任汤:党参30克　当归9克　菟丝15克　肉苁蓉15克　鹿角霜15克　淮药12克　巴戟15克　淫羊藿10克　川断15克　女贞子15

克（此方于月经后第5天开始，共服5剂）

2. 理气排卵汤：柴胡（炒）9克 茯苓15克 当归9克 丹参15克 茺蔚子9克 赤芍9克 桃仁9克 牛膝12克 菟丝子15克 香附9克（此方在月经后第13天开始，共服4剂）

3. 温下通经汤：当归9克 赤芍9克 红花9克 丹皮9克 吴黄6克 桂枝9克 川芎9克 香附（炙）9克 炒麦芽15克 生山楂30克 白术（炒）12克（此方月经后第19天开始服，共服4剂。以上每剂药分2日6次服）

【用法】根据月经周期的三个不同时期，即促性腺发育期、卵泡生成成熟期、子宫内膜充血脱落期，分别服用上述三方。

【主治】妇女月经失调，闭经、痛经、卵巢功能紊乱，功能性子宫出血，更年期综合征等。

【验案】先后治疗各类月经病80例，其中闭经8例，有效（已恢复月经周期）4例，无效4例；痛经18例，显效14例，好转4例；卵巢功能不足或紊乱20例，显效（基础体温双相并受孕）15例，好转5例；功能性子宫出血24例，显效（月经周期正常，出血停止）14例，好转10例；更年期综合征10例，显效（症状完全改善）8例，无效2例；总有效率为93%。

瓜石六味汤

【来源】《首批国家级名老中医效验秘方精选·续集》。

【组成】全瓜蒌10克 石斛10克 益母草15克 丹皮10克 丹参10克 牛膝10克

【用法】每日1剂，煎两次，各煎20~30分钟，取汁混合，约300~400毫升，分2次温服。

【主治】因上避孕环，长期服避孕药，或多次人工流产所致阴虚胃热，灼伤津液，冲任失调引起的月经稀少、后错或精血耗竭之闭经。

【加减】阴虚血热，酌加生地、玄参、麦冬、黄连、大黄；气滞血瘀，酌加柴胡、枳壳、香附、柏子仁、泽兰、王不留行、卷柏；肝脾不调，酌加柴胡、白术、防风、香附、茯苓、青皮；肝肾不足，酌加生熟地、山药、山萸肉、续断、枸杞；痰湿阻滞，酌加法半夏、茯苓、陈胆星、苍术、竹茹。

【验案】共治疗月经病65例，年龄在16~46岁之间，平均年龄30.5岁，已婚者占73%，并有上避孕环，长期服避孕药，或有多次人工流产史；闭经时间最短3个月，最长10年；全组病例均经妇检排除器质性病变。辨证分型中，阴虚血热型26例，气滞血瘀型17例，肝脾不调型10例，肝肾不足型7例，痰湿阻滞型5例，全组病例服药后均月经正常并行经3个月以上，或月经来潮后，又调理月经正常。

补肾固冲汤

【来源】《首批国家级名老中医效验秘方精选·续集》。

【组成】仙茅10克 仙灵脾10克 山萸10克 菟丝子10克 沙苑子10克 杜仲炭10克 当归10克 白芍10克 阿胶珠10克 茜草10克 艾叶5克 甘草5克

【用法】每日一剂，水煎二次，早晚分服。

【功用】补肾固冲。

【主治】上环后经期紊乱症。

【验案】刘右，34岁。素体月经正常，放环半年来月经紊乱，经期前后不定，经色浅淡，每次淋沥10余日方净，伴头晕耳鸣，腰膝酸软，白带清稀。诊见舌淡苔薄，脉沉细弱。辨证为肾气亏虚，冲任不固，即用补肾固冲汤：仙茅10克，仙灵脾10克，萸肉10克，菟丝子10克，沙苑子10克，杜仲炭10克，当归10克，白芍10克，阿胶珠（烊化）10克，茜草10克，艾叶4.5克，甘草4.5克，共调治两月，月经周期规则，经色红，每次行经5日即净，余症亦平。

固本止血汤

【来源】《首批国家级名老中医效验秘方精选·续集》。

【组成】生地 熟地 旱莲草 白芍 女贞子 黄柏 地骨皮 炙黄芪 炒白术 失笑散（布包）地榆各10克 续断15克 三七粉（冲服）3克

【用法】上药于经潮第3日始煎服，日1剂，分2次服。

【主治】青春期功能性子宫出血。

【加减】冲任血热型：症见宫血如涌，色深红，伴灼热唇赤，口渴喜饮，溲黄便结，舌红苔黄脉滑数，加丹皮、炒山栀各10克；肝肾阴虚型：症见宫血时多时少，淋漓不尽，色鲜红，伴头目眩晕，手足心热，失眠盗汗，腰膝酸软，口干不欲饮，舌红中有裂纹，脉细数，加龟板、黄肉各10克；气虚血瘀型：症见宫血时多时少，迁延不尽，色清而夹有血块，少腹坠胀刺痛，血块下后则少腹胀痛可减轻，面色㿠白，头晕乏力，短气懒言，舌淡紫或边有瘀斑，苔薄，脉细涩，加党参、当归、红花各10克，黄芪增至30克。

【验案】治疗病人30例，服药3剂血止者12例，4～6剂血止者14例，7～9剂血止者2例，服10剂以上血不止者为无效，计2例。总有效率达93.33%。

消经导滞汤

【来源】《首批国家级名老中医效验秘方精选·续集》。

【组成】柴胡6克　当归9克　炒白芍9克　延胡9克　川楝子9克　红藤12克　鸡苏散12克（包）　忍冬藤12克

【用法】每日一剂，水煎二次，早晚分服。

【功用】理气活血，清热通络。

【主治】慢性盆腔炎及伴发的月经不调、带下、痛经、不孕、癥瘕等症。

【加减】气滞较甚，加橘叶、青皮、枳壳、乌药、八月札等；乳房肿块，加路路通、小金片；热甚，加丹皮、栀子；月经量多，加槐米、侧柏炭、十灰丸；挟瘀，加茜根、失笑散、桃仁、赤芍、益母草；带多色黄，加墓头回、椿根皮、车前草；腹部有肿块，加三棱、莪术。

【验案】张某，31岁。流产2个月，输卵管炎症，少腹胀痛偏于左侧，带多色黄，脉弦细带数，舌红苔薄。肝经郁热，湿热下注。治拟理气通络，清热化湿。川楝子9克，延胡9克，红藤12克，鸡苏藤12克（包），柴胡6克，焦白芍9克，焦谷芽9克，青皮6克，陈皮6克，炒淮山12克，炒米仁12克，椿根皮9克，白槿花9克，炒白术9克，忍冬藤12克，7帖。二诊：上方出入连服14剂后，腹痛已减，肝郁脾虚，大便溏薄，纳差，脉弦细带数，苔薄。治拟健脾清肝：炒党参9克，炒白术9克，焦谷芽9克，煨肉果6克，煨木香6克，炒川楝子9克，炒延胡9克，红藤12克，鸡苏散12克（包），炒淮山12克，炒芡实9克，椿根皮9克，柴胡6克，焦白芍9克，红枣7枚，7

帖。药后腹痛已愈，带下亦瘥。

寒凉止崩汤

【来源】《首批国家级名老中医效验秘方精选·续集》。

【组成】黄芩10克　白芍10克　生地15克　丹皮6克　旱莲草15克　白茅根15克　乌贼骨10克　血余6克　茜草根6克

【用法】上药除茅根、旱莲草用鲜者外（干品亦可），黄芩、白芍、乌贼骨宜微炒用。茜草根、血余、丹皮炒炭用，每日一剂，先用水浸泡30分钟，然后再放火上煎30分钟，每剂煎二次，将二次煎出的药液混合，日服三次。病重者可日服两剂。

【功用】育阴凉血，消瘀止血。

【主治】月经不调，或经期错行，或经来不断，血大下如崩，或淋漓不止。

【加减】如兼血热发烧，可加青蒿、白薇以清透伏热；兼腹痛，可略加砂仁、制香附以开郁行气；久病漏下淋漓不止，可加清阿胶10～15克，以加强育阴止血的作用。

【验案】刘某，女，30岁。患病住院甚急而危，经水来而不止，血注如崩，全身出现斑点多处，口鼻亦见衄血，身发热。住院期间，曾经输血治疗，血略止，倏忽又大发。并见心烦不寐，口干，溲赤，脉数舌红等症状，血热之证显然。遂用上方加阿胶，药量加倍，药取浓煎，不分昼夜，时时频服。三剂后发烧已退，斑点渐少，血亦渐止。后仍以此方略作加减，又服六剂，直至病愈，后未再发。

十珍香附丸

【来源】《部颁标准》。

【组成】香附（醋炒）215g　艾叶（炭）40g　党参30g　甘草（蜜炙）20g　当归60g　川芎60g　白芍（炒）60g　熟地黄60g　黄芪（蜜炙）60g　白术（麸炒）60g

【用法】制成大蜜丸，每丸重9g，密封。口服，每次1～2丸，1日1～2次。

【功用】补气益血，和营调经。

【主治】血虚气滞，月经不调。

人参女金丸

【来源】《部颁标准》。

【组成】红参100g　香附（醋制）500g　当归400g　白芍（酒炒）200g　茯苓200g　牡丹皮200g　白术（炒）150g　川芎100g　藁本100g　白芷100g　延胡索（醋制）100g　白薇75g　赤石脂（醋煅）50g　沉香50g　没药（炒）25g　肉桂25g

【用法】制成大蜜丸，每丸重9g，密封。口服，每次1丸，1日2次。

【功用】调经养血，逐瘀生新。

【主治】月经不调，赤白带下，子宫寒冷，行经腹痛。

【宜忌】孕妇忌服。

九制香附丸

【来源】《部颁标准》。

【组成】香附

【用法】水泛为丸，密封，防潮。口服，每次9克，1日2次。

【功用】理血调经，行气止痛。

【主治】月经不调，经闭带下，胸闷胀痛，小腹疼痛。

女金片

【来源】《部颁标准》。

【组成】鹿角霜150g　砂仁50g　赤石脂（煅）70g　陈皮140g　茯苓70g　白薇70g　阿胶70g　没药（制）70g　当归140g　熟地黄70g　甘草70g　益母草200g　延胡索（醋制）70g　白芍70g　白术70g　白芷70g　川芎70g　黄芩70g　牡丹皮70g　肉桂70g　藁本70g　香附（醋制）150g　党参55g

【用法】制成片剂，每片重0.6g，密封。口服，每次4片，1日2次。

【功用】调经养血，顺气化瘀。

【主治】经血不调，赶前错后，腰腿酸痛，腹痛胀满。

【宜忌】孕妇慎用。

女宝胶囊

【来源】《部颁标准》。

【组成】人参58g　川芎82g　鹿胎粉2.5g　银柴胡65g　牡丹皮65g　沉香32g　吴茱萸（制）15g　肉桂50g　延胡索（醋制）32g　木香50g　香附（醋制）82g　当归100g　海螵蛸50g　青皮50g　荆芥穗（炭）82g　炮姜50g　丹参65g　阿胶25g　泽泻（盐炒）50g　附子（制）50g　甘草（炭）32g　桃仁（炒）65g　杜仲（炭）15g　牛膝50g　红花125g　豆蔻25g　鹿茸（去毛）15g　茯苓65g　乳鹿粉80g　砂仁25g　白术（炒）65g　陈皮82g　龟甲（醋制）15g　干漆（炭）15g　焦槟榔50g　鳖甲（醋制）15g　熟地黄82g　莪术32g　姜厚朴50g　盐小茴香65g　白芍（酒制）82g　蒲黄炭50g　赤芍50g　棕板炭15g　三棱32g

【用法】制成胶囊，每粒装0.3g，密封，防潮。口服，每次4粒，1日3次。

【功用】调经止血，温宫止带，逐瘀生新。

【主治】月经不调，行经腰腹疼痛，四肢无力，带下，产后腹痛。

【宜忌】孕妇忌服。

女胜金丹

【来源】《部颁标准》。

【组成】香附（醋制）800g　当归75g　赤芍75g　白芍75g　白芷75g　川芎75g　红参50g　白术（焦）75g　远志（制）75g　牡丹皮125g　肉桂125g　牛膝125g　茯苓125g　白薇200g　熟地黄225g　藁本100g　甘草（制）375g　乳香（制）25g　沉香25g　朱砂25g　没药（制）25g　延胡索（醋制）75g　琥珀25g　赤石脂（煅）25g　白石脂（煅）25g

【用法】制成大蜜丸，每丸重10g，密闭，防潮。口服，每次1丸，1日2次。

【功用】养血，调经，祛寒。

【主治】经血不调，行经障碍，经血紫黑带下，子宫寒冷，产后血亏，经前腹疼，经后腰疼，头晕心烦，惊悸不眠。

【宜忌】孕妇忌服。

女科十珍丸

【来源】《部颁标准》。

【组成】香附（四制）120g　党参80g　白术（土炒）120g　茯苓80g　当归120g　白芍80g　熟地黄160g　川芎（蒸）60g　茺蔚子60g　甘草（蜜炙）40g

【用法】制成水蜜丸，每瓶装60g，密闭，防潮。口服，每次9g，1日2次。

【功用】补益气血，理气调经。

【主治】气血虚弱而气滞的月经不调，痛经等症。

天紫红女金胶囊

【来源】《部颁标准》。

【组成】黄芪（炙）53g　党参53g　山药（酒炒）53g　甘草（炙）13g　熟地黄53g　当归80g　阿胶（炒珠）53g　白术53g　茯苓40g　杜仲（盐炙）40g　川芎40g　陈皮27g　香附（醋盐炙）80g　肉桂27g　三七（熟）27g　砂仁（盐炙）27g　桑寄生40g　益母草53g　小茴香（盐炙）13g　牛膝13g　木香13g　白芍（酒炒）53g　丁香7g　艾叶（醋炙）80g　益智仁（盐炙）27g　延胡索（醋炙）13g　肉苁蓉40g　续断（酒炙）40g　地榆（醋炙）53g　荆芥（醋炙）40g　酸枣仁（盐炙）53g　海螵蛸53g　麦冬27g　椿皮27g　黄芩（酒炙）53g　白薇13g

【用法】制成胶囊，每粒装药末0.35g，密封。口服，每次3粒，1日2~3次。

【功用】补气养血，调经安胎。

【主治】气血两亏，肾虚宫冷，月经不调，崩漏带下，腰膝冷痛，宫冷不孕。

【宜忌】感冒忌服。

气血双补丸

【来源】《部颁标准》。

【组成】黄芪200g　当归200g　熟地黄200g　何首乌（酒炙）100g　党参100g　女贞子（酒炙）50g　白芍100g　川芎50g　丹参50g　白术（麸炒）100g　甘草50g

【用法】制成小蜜丸，密闭，防潮。口服，每次9g，1日2次。

【功用】补气养血。

【主治】气虚血亏引起的少气懒言，语言低微，面色萎黄，四肢无力，形体消瘦，经血不调。

【宜忌】脾胃虚弱者慎用。

乌鸡丸

【来源】《部颁标准》。

【组成】生晒参30g　甘草（蜜炙）30g　五味子30g　栀子30g　艾叶30g　黄连30g　北沙参90g　丹参90g　玄参90g　白术（麸炒）90g　白芍（麸炒）90g　茯苓90g　山药90g　牛膝90g　川芎90g　续断90g　杜仲（炒）90g　当归90g　天麻90g　地黄90g　牡丹皮90g　麦冬90g　菟丝子90g　柴胡90g　石斛120g　乌鸡（去毛爪肠）900g

【用法】制成大蜜丸或小蜜丸，小蜜丸每瓶装5.5g，大蜜丸每丸重5.5g，密闭，防潮。口服，小蜜丸每次1瓶，大蜜丸每次1丸，1日2次。

【功用】补气养血，调经止带。

【主治】妇女气血两亏，羸瘦内热，月经不调，崩漏带下，骨蒸劳热。

【宜忌】忌食辛辣、苋菜及生冷食物。

玉液金丸

【来源】《部颁标准》。

【组成】杜仲（炭）　地黄　黄芩　沙苑子　当归　艾叶（炭）　莲子　山药　肉苁蓉（酒炙）　砂仁　远志（甘草水炙）　山楂（炒）　益母草　甘草　白芍　羌活　麦冬　浙贝母　丹参　血余炭　菟丝子　续断　枳壳（麸炒）　豆蔻仁　香附（醋炙）　川芎　半夏曲（麸炒）　茯苓　款冬花　旋覆花　荜茇　党参　川楝子（酒炙）　栀子（姜炙）　黄连　黄芪（蜜炙）　白术（麸炒）　西红花　厚朴（姜炙）　琥珀　肉桂　人参　大枣　山茱萸（酒炙）　鹿角胶　覆盆子　桑螵蛸　五倍子　巴戟天（甘草水炙）　鸡血藤　仙鹤草　龟甲胶　海螵蛸　墨旱莲　月季花　阿胶

【用法】水泛为丸，每100丸重15g，密闭，防潮。口服，每次6g，1日2次。

【功用】益气舒肝，调经止带。

【主治】脾胃虚弱，肝郁气滞引起，胸胁胀满，嘈杂呕逆，胃脘疼痛，经期不准，行经腹痛，体倦腰酸，寒湿带下。

【宜忌】感冒期间停服。孕妇忌服。

甘露膏

【来源】《部颁标准》。

【组成】当归60g　益母草48g　川芎48g　丹参48g　白芍48g　香附48g　泽兰48g　附子24g　茴香24g　红花24g　吴茱萸24g　延胡索18g　艾叶18g　乌药18g　莪术18g　三棱18g　牛膝12g　木香18g　胡椒50g　肉桂30g　没药30g　甘草13g

【用法】制成膏药，每张净重20g，密闭，置阴凉干燥处。温热软化贴腹部或贴脐上。

【功用】温经止带，暖子宫，调经血。

【主治】妇女经期不准，行经腹痛，血寒白带，产后经血诸病。

【宜忌】孕妇忌贴。

归芪养血糖浆

【来源】《部颁标准》。

【组成】当归120g　香附（制）20g　党参（蜜炙）20g　黄芪（蜜炙）20g　川芎（制）20g　白芍（制）20g　熟地黄40g　甘草（蜜炙）20g　茯苓20g

【用法】制成糖浆，密封，置阴凉处。口服，每次15~30ml，1日2~3次。

【功用】调经补血。

【主治】月经不调，贫血头晕，产后血亏体弱。

白凤饮

【来源】《部颁标准》。

【组成】乌鸡152g　熟地黄28.6g　地黄14.3g　白芍14.3g　川牛膝14.3g　当归14.3g　冬虫夏草5g　黄芪14.3g　茯苓17.9g　知母14.3g　地骨皮7.1g　青蒿28.6g　秦艽10.7g　黄连7.1g　柴胡14.3g　香附（制）28.6g　艾叶28.6g　牡丹皮14.3g　延胡索（制）7.1g　川贝母14.3g　干姜7.1g

【用法】制成合剂，每支装10ml，密封，置阴凉处。口服，每次10ml，1日2次。

【功用】补肝肾，益气血。

【主治】肝肾不足，气血亏虚，妇女月经不调，崩漏带下，腰膝酸软等症。

宁坤养血丸

【来源】《部颁标准》。

【组成】人参10g　茯苓28g　白术（麸炒）16g　甘草22g　当归100g　白芍87g　地黄16g　川芎70g　丹参100g　红花69g　柴胡60g　香附（醋炙）100g　厚朴（姜炙）9g　陈皮22g　肉桂8g

【用法】制成大蜜丸，每丸重9g，密闭，防潮。温黄酒或温开水送服，每次1丸，1日2次。

【功用】补气和营，养血调经。

【主治】气虚血少，月经不调，经期后延，行经小腹冷痛或经后小腹空痛。

加味八珍益母膏

【来源】《部颁标准》。

【组成】益母草1500g　甘草2.5g　茯苓5g　人参5g　泽兰3g　桃仁（制）2g　红花1.5g　当归10g　熟地黄10g　川芎2.5g　赤芍5g　丹参5g　炮姜5g　香附（制）5g　白术（炒）5g

【用法】制成煎膏剂，每瓶装150g或13g，密封，置阴凉处。口服，每次10~15g，1日2次。

【功用】补气养血，祛瘀调经。

【主治】妇女气血不足，月经不调（经期后移或经行不畅，量少，经闭），产后恶露不尽，腹痛等。

【宜忌】月经过多、月经提前者慎用，孕妇忌用。

当归红枣颗粒

【来源】《部颁标准》。

【组成】当归　红枣

【用法】制成颗粒剂，每袋装15g，密封，置阴凉干燥处保存。口服，每次20g，1日2～3次。

【功用】活血调经，健脾益气。

【主治】月经不调，功能性子宫出血，脾虚食少。

当归南枣颗粒

【来源】《部颁标准》。

【组成】当归300g　大枣140g　何首乌35g

【用法】制成冲剂，每袋装10g，密封。用开水冲服，每次1～2袋，1日2次。

【功用】补血活血，调经止痛。

【主治】血虚，月经不调，痛经，月经期症候群所引起的头痛，呕吐，失眠，胁痛及习惯性便秘等症。

浓缩当归丸

【来源】《部颁标准》。

【组成】当归250g

【用法】制成浓缩丸，每丸相当于原药材0.25g，密封，置阴凉干燥处。口服，每次10～20丸，1日2次。

【功用】养血活血，调经止痛。

【主治】血虚所致的月经不调，经来腹痛。

同仁乌鸡白凤丸

【来源】《部颁标准》。

【组成】乌鸡（去毛爪肠）　人参　白芍　丹参　香附（醋炙）　当归　牡蛎（煅）　鹿角　桑螵蛸　甘草　青蒿　天冬　熟地黄　地黄　川芎　黄芪　银柴胡　芡实（炒）　山药

【用法】制成水蜜丸或大蜜丸，大蜜丸每丸重9g，密封。口服，温黄酒或温开水送服，水蜜丸每次6g，大蜜丸每次1丸，1日2次。

【功用】补气养血，调经止带。

【主治】气血两亏，月经不调，行经腹痛，崩漏带下，少腹冷痛，体弱乏力，腰酸腿软，产后虚弱，阴虚盗汗。

血安胶囊

【来源】《部颁标准》。

【组成】棕榈

【用法】制成胶囊，每粒装0.5g（相当于原生药材10g），密闭，置阴凉干燥处。口服，每次4粒或遵医嘱，1日3次。

【功用】收敛止血，调经。

【主治】月事不准，经血过量，崩漏，淋漓不止，产后恶露不尽等妇科出血症。

安胎益母丸

【来源】《部颁标准》。

【组成】益母草100g　香附（醋制）40g　川芎40g　当归40g　续断30g　艾叶30g　白芍30g　白术30g　杜仲（盐水制）30g　党参30g　茯苓30g　砂仁20g　阿胶（炒）20g　黄芩20g　陈皮20g　熟地黄100g　甘草10g

【用法】制成大蜜丸，每丸重4.5g，密封。口服，每次1丸，1日2次。

【功用】调经，活血，安胎。

【主治】气血两专亏，月经不调，胎动不安。

【宜忌】感冒发热者忌服。

妇宁丸

【来源】《部颁标准》。

【组成】益母草600g　党参400g　地黄100g　当归100g　熟地黄100g　陈皮100g　乌药100g　白芍100g　川芎100g　白术（麸炒）100g　香附（醋制）100g　茯苓100g　木香50g　紫苏叶50g　阿胶50g　砂仁50g　黄芩50g　琥珀50g　甘草50g　沉香10g　川牛膝40g

【用法】制成大蜜丸。口服，每次1丸，1日2次。

【功用】养血调经，顺气通郁。

【主治】月经不调，腰腹疼痛，赤白带下，精神倦怠，饮食减少。

妇舒丸

【来源】《部颁标准》。

【组成】当归 40g　川芎 40g　党参 40g　白术（麸炒）40g　熟地黄 40g　香附（盐醋制）40g　白芍 40g　黄芩（酒制）10g　茯苓 40g　牡丹皮 40g　陈皮 10g　白薇 40g　甘草 20g　续断（酒制）20g　杜仲（盐制）40g　菟丝子（盐制）40g　桑寄生 40g　砂仁（盐制）10g　延胡索（醋制）40g　肉桂 40g　阿胶（蛤粉炒）40g　荆芥（醋制）20g　艾叶（醋制）20g

【用法】制成大蜜丸水蜜丸，大蜜丸每丸重 9g，密闭，防潮。口服，水蜜丸每次 6g，大蜜丸每次 1 丸，1 日 2～3 次。

【功用】补气养血，调经止带。

【主治】气血凝滞，子宫寒冷，月经不调，痛经，红崩白带，经期缠绵，小腹下坠，不思饮食。

妇女养心丸

【来源】《部颁标准》。

【组成】当归 300g　丹参 300g　人参 30g　川芎 210g　茯苓 84g　地黄 48g　陈皮 66g　肉桂 24g　红花 207g　柴胡 180g　白芍 261g　香附（醋制）300g　甘草 66g　厚朴（姜制）24g　白术（麸炒）48g

【用法】制成大蜜丸，密闭，防潮。口服，每次 1 丸，1 日 2 次，用黄酒或温开水送下。

【功用】补气养血，调经。

【主治】气虚血亏、受寒引起的经期不准，行经腹痛，身体虚弱，气短烦倦，午后身烧。

【宜忌】孕妇忌用。

妇科十味片

【来源】《部颁标准》。

【组成】香附（醋炙）500g　川芎 20g　当归 180g　元胡（醋炙）40g　白术 28.75g　甘草 13.75g　红枣 100g　白芍 15g　赤芍 15g　熟地黄 60g　碳酸钙 65g

【用法】制成片剂，每片重 0.3g，密封，置阴凉干燥处。口服，每次 4 片，1 日 3 次。

【功用】舒肝理气，养血调经。

【主治】肝郁血虚，月经不调，行经腹痛，闭经等证。

妇科万应膏

【来源】《部颁标准》。

【组成】苏木 9g　川芎 18g　青皮 9g　白蔹 18g　干姜 9g　石楠藤 18g　葫芦巴（炒）9g　泽兰 21g　小茴香 9g　茺蔚子 21g　九香虫 9g　艾叶 24g　白芷 9g　拳参 27g　红花 9g　当归 36g　桉油 20mg

【用法】制成膏药，7cm×10cm，密封。外用，穴位贴敷，贴于关元、气海、肾俞等强壮穴位，1 天更换 1 次，连续用药 2～3 周，痛经病人，可在经前 1 周即开始使用（经期可连续使用）。

【功用】温经散寒，活血化瘀，理气止痛。

【主治】宫寒血滞引起的月经不调，经期腹痛，腹冷经闭，腰痛带下等。

【宜忌】孕妇禁用。

妇科回生丸

【来源】《部颁标准》。

【组成】人参 7.5g　白术（麸炒）4.5g　苍术 15g　茯苓 15g　甘草 7.5g　青皮（醋炙）4.5g　陈皮 7.5g　熟地黄 15g　当归 15g　白芍 7.5g　川芎 15g　桃仁（去皮）15g　红花 45g　木香 7.5g　香附（醋炙）15g　乌药 15g　延胡索（醋炙）15g　三棱（麸炒）7.5g　蒲黄 15g　五灵脂（醋炙）7.5g　苏木 14.4g　乳香（醋炙）1.5g　没药（醋炙）1.5g　牛膝 15g　大黄 240g　地榆（炭）7.5g　米醋 720g　山茱萸（酒炙）7.5g　黑豆 240g　高良姜 1.5g　羌活 7.5g　木瓜 4.5g

【用法】制成大蜜丸，每丸重 9g，密闭，防潮。温黄酒或温开水送服，每次 1 丸，1 日 2 次。

【功用】通经化瘀，止痛。

【主治】气虚血亏，瘀血凝滞引起的经期不准，经闭，癥瘕血块，腹部痞胀，身体消瘦，四肢困倦，产后恶露不尽等症。

【宜忌】孕妇忌服。

妇科养坤丸

【来源】《部颁标准》。

【组成】 熟地黄 119g 甘草 80g 地黄 119g 川芎（酒制）60g 当归（酒蒸）119g 延胡索（酒醋制）60g 黄芩（酒制）119g 郁金 60g 木香 119g 杜仲（盐制）80g 香附（酒醋制）80g 白芍（酒炒）80g 蔓荆子（酒蒸）119g 砂仁 60g

【用法】 制成水蜜丸或大蜜丸，大蜜丸每丸重 1.3g，密闭，防潮。口服，水蜜丸每次 7.5g，大蜜丸每次 1 丸，1 日 2 次。

【功用】 疏肝理气，养血活血。

【主治】 血虚肝郁而致月经不调，闭经，痛经，经期头痛等。

妇科调经片

【来源】《部颁标准》。

【组成】 当归 144g 川芎 16g 香附（醋炙）400g 白术（麸炒）23g 白芍 12g 赤芍 12g 延胡索（醋炙）32g 熟地黄 48g 大枣 80g 甘草 11g

【用法】 制成糖衣片，密封。口服，每次 4 片，1 日 4 次。

【功用】 养血，调经，止痛。

【主治】 月经不调，经期腹痛。

妇科养荣丸

【来源】《部颁标准》。

【组成】 当归 200g 白术 200g 熟地黄 200g 川芎 150g 白芍（酒炒）150g 香附（醋制）150g 益母草 150g 黄芪 100g 杜仲 100g 艾叶（炒）100g 麦冬 50g 阿胶 50g 甘草 50g 陈皮 50g 茯苓 50g 砂仁 10g

【用法】 制成浓缩丸，每 8 丸相当于原药材 3g，密封，防潮。口服，每次 8 丸，1 日 3 次。

【功用】 补养气血，疏肝解郁，祛瘀调经。

【主治】 气血不足，肝郁不舒，月经不调，头晕目眩，血漏血崩，贫血身弱及不孕症。

肝郁调经膏

【来源】《部颁标准》。

【组成】 白芍 60g 佛手 45g 郁金 50g 玫瑰花 15g 代代花 50g 牡丹皮 60g 川楝子 50g 香附（制）60g 当归 60g 丹参 60g 葛根 60g 泽泻 60g

【用法】 制成煎膏剂，密封，置阴凉处。口服，每次 20～40g，1 日 2 次。

【功用】 疏肝解郁，清肝泻火，养血调经。

【主治】 肝郁所致的月经失调，痛经，乳房胀痛，不孕等症。

坤灵丸

【来源】《部颁标准》。

【组成】 香附（制）37g 甘草 7g 白薇 14g 益母草 14g 黄芪 14g 鸡冠花 14g 麦冬 14g 五味子 14g 地黄 14g 红花 14g 关木通 10g 白术（炒）14g 赤石脂 14g 茯苓 14g 厚朴 10g 肉苁蓉（制）14g 白芍（酒炒）14g 香附（制）37g 荆芥 10g 牡丹皮 14g 阿胶 14g 当归 14g 藁本 10g 红参 14g 鹿角胶 14g 川贝母 14g 没药（炒）14g 砂仁 14g 延胡索 14g 小茴香（盐制）14g 龟甲胶 14g 川芎 14g

【用法】 制成糖衣浓缩丸，密封。口服，每次 15 丸，1 日 2 次。

【功用】 调经养血，逐瘀生新。

【主治】 月经不调，或多或少，行经腹痛，子宫寒冷，久不受孕，习惯性流产，赤白带下，崩漏不止，病久气虚，肾亏腰痛。

乳鹿膏

【来源】《部颁标准》。

【组成】 乳鹿 200g 紫河车 22.5g 黄芪 480g 龙眼肉 120g 地黄 240g 升麻 60g 干鹿肉 1200g 鹿角胶 480g 党参 720g 熟地黄 240g 当归 240g

【用法】 制成膏剂，每瓶装 50g，密封，置阴凉处。口服，每次 10～20g，1 日 2 次。

【功用】 补气养血，益肾填精。

【主治】 体弱面黄，腰腹冷痛，月经不调，遗精阳痿。

郑氏女金丹

【来源】《部颁标准》。

【组成】黄芪（炙）40g 党参40g 熟地黄40g 当归60g 川芎30g 阿胶（炒珠）40g 香附（醋盐炙）60g 白术40g 三七（熟）20g 茯苓30g 桑寄生30g 海螵蛸40g 杜仲（盐炙）30g 麦冬20g 陈皮20g 肉桂20g 砂仁（盐炙）20g 椿皮20g 小茴香（盐炙）10g 益智仁（盐炙）20g 益母草40g 延胡索（醋炙）10g 紫地榆（醋炙）40g 肉苁蓉30g 淮牛膝10g 续断（酒炙）30g 黄芩（酒炙）40g 白薇10g 木香10g 艾叶（醋炙）60g 白芍（酒炒）40g 荆芥（醋炙）30g 山药40g 紫河车5g 朱砂（水飞）50g 甘草（炙）10g 丁香5g 酸枣仁（盐炙）40g

【用法】制成大蜜丸，每丸重9g，密封。口服，每次1丸，1日2次。

【功用】补气养血，调经安胎。

【主治】气血两亏，月经不调，腰膝酸痛，红崩白带，子宫寒冷。

【宜忌】感冒忌用。

定坤丸

【来源】《部颁标准》。

【组成】西洋参60g 白术18g 茯苓30g 熟地黄30g 当归24g 白芍18g 川芎18g 黄芪24g 阿胶18g 五味子（醋炙）18g 鹿茸（去毛）30g 肉桂12g 艾叶（炒炭）60g 杜仲（炒炭）24g 续断18g 佛手12g 陈皮18g 厚朴（姜炙）6g 柴胡18g 香附（醋炙）12g 延胡索（醋炙）18g 牡丹皮18g 琥珀12g 龟版（沙烫醋淬）18g 地黄30g 麦冬18g 黄芩18g

【用法】制成大蜜丸或小蜜丸，小蜜丸每100丸重30g，大蜜丸每丸重12g，密封。口服，小蜜丸每次40丸，大蜜丸每次1丸，1日2次。

【功用】补气养血，舒郁调经。

【主治】冲任虚损，气血两亏，身体瘦弱，月经不调，经期紊乱，行经腹痛，崩漏不止，腰酸腿软。

【宜忌】孕妇忌服。

参茸白凤丸

【来源】《部颁标准》。

【组成】人参8.2g 鹿茸（酒制）9.4g 黄芪（酒制）39g 党参（炙）40g 当归（酒蒸）39g 川芎（酒制）30g 熟地黄77.5g 白芍（酒制）39g 延胡索（酒醋制）23g 胡芦巴（盐制）30g 续断（酒制）30g 白术（米汗制）30g 香附（酒醋制）31g 砂仁23g 益母草（酒制）39g 黄芩（酒制）30g 桑寄生（蒸）21g 甘草（炙）30g

【用法】制成大蜜丸或水蜜丸，大蜜丸每丸重9.4g，密封。口服，水蜜丸1次6g，大蜜丸1次1丸，每日1次。

【功用】补血强身，调经安胎。

【主治】月经不调，经期腹痛，气血不足，经漏早产。

【宜忌】感冒发热忌服，孕妇遵医嘱服用。

种子三达丸

【来源】《部颁标准》。

【组成】益母草64g 芦子16g 丹参24g 白芍64g 白眉24g 茯苓32g 甘草（蜜炙）14g 熟地黄96g 山药32g 肉桂8g 香附（醋炙）24g 黄芪（蜜炙）32g 当归48g 延胡索（醋制）24g 砂仁48g 川芎32g 阿胶（烫）6g 续断24g 黄芩48g 白术24g 木香16g 党参48g 鹿角霜8g

【用法】制成大蜜丸，每丸重4.5g，密封。口服，每次1丸，1日2次。

【功用】调经止痛。

【主治】月经不调，行经腹痛，头晕目眩，赤白带下，四肢浮肿。

复方鹿参膏

【来源】《部颁标准》。

【组成】鹿胎1具 鹿角胶500g 熟地黄1000g 人参125g 当归125g 川芎125g 白芍125g 白术125g 茯苓375g 甘草125g

【用法】制成膏剂，每块重50g，密闭，置阴凉干燥处。口服，每次10g，1日2次，烊化后，用黄酒或温开水送服。

【功用】养血益气，调经温寒。

【主治】肾虚，气血两亏，经血不调，经期腹痛。

【宜忌】实热火盛者忌服。

复方鹿胎丸

【来源】《部颁标准》。

【组成】鹿胎1具　益母草960g　当归240g　白芍240g　川芎30g　木香60g　柴胡60g　朱砂85g

【用法】制成大蜜丸，每丸重6g，密闭，防潮。用黄酒或白开水送服，每次1丸，1日2次。

【功用】理血温经。

【主治】经血不调，小腹冷痛，肢体酸软。

【宜忌】孕妇忌服。

复方益母草流浸膏

【来源】《部颁标准》。

【组成】益母草440g　熟地黄55g　当归165g

【用法】制成膏剂，密封。口服，每次10～15ml，1日2次。

【功用】调经活血，祛瘀生新。

【主治】月经不调，产后子宫复归不全，恶露不行或过多。

【宜忌】孕妇禁用。

养血调经膏

【来源】《部颁标准》。

【组成】当归288g　白芍288g　川芎230g　丹参230g　益母草43g　泽兰43g　牛膝86g　续断115g　艾把360g　生姜1300g　大腹皮288g　香附（醋炙）230g　木香230g　陈皮288g　白术86g　茯苓72g　柴胡115g　鹿茸粉27g　人参粉45g

【用法】制成膏剂，每张净重15g，密闭，置阴凉干燥处。外用，加温软化，贴于脐腹和腰部。

【功用】养血调经，暖宫止痛。

【主治】经血不足，子宫虚寒引起的经期不准，行经腹痛，宫寒带下腰酸腿软。

【宜忌】孕妇忌用。

养荣百草丸

【来源】《部颁标准》。

【组成】白芍160g　当归80g　桑寄生80g　熟地黄80g　杜仲（炭）80g　川芎60g　香附（醋制）60g　麦冬40g　陈皮40g　茯苓40g　阿胶20g　甘草20g　黑豆16g

【用法】水泛为丸，密闭，防潮。口服，每次5g，1日2次。

【功用】调经养血，滋肾止带。

【主治】妇女血亏，阴虚日久，月经不调，过期不止，行经腹痛，白带时下。

活血调经丸

【来源】《部颁标准》。

【组成】熟地黄80g　当归（酒制）80g　五灵脂（醋制）10g　延胡索（醋制）40g　黄芩（酒制）40g　炮姜10g　地黄80g　青皮（醋制）40g　陈皮20g　川芎40g　枳壳（麸炒）40g　香附（醋制）30g　赤芍40g　苏木10g　阿胶（蛤粉烫）40g　红花10g　茯苓40g　砂仁10g　牡丹皮40g

【用法】制成大蜜丸，每丸重9g，密封。黄酒或温开水送服，每次1丸，1日2次。

【功用】活血理气，行瘀调经。

【主治】血瘀气滞，月经不调。

益坤丸

【来源】《部颁标准》。

【组成】熟地黄192g　当归192g　白芍192g　阿胶192g　人参192g　黄芪（蜜炙）192g　山药192g　甘草192g　益母草膏480g　血余炭24g　鸡冠花96g　延胡索（醋炙）192g　乳香（醋炙）48g　没药（醋炙）192g　小茴香（盐炙）24g　松香（炙）96g　鹿角192g　锁阳48g　艾叶炭24g　续断48g　补骨脂（盐炙）48g　杜仲炭

48g　菟丝子 48g　白薇 192g　黄柏 192g　茯苓192g　白术（麸炒）192g　白芷 192g　陈皮288g　木香 48g　砂仁 192g　紫苏叶 48g　藁本192g　川芎 192g　牡丹皮 192g　红花 48g　益母草 720g　赤石脂（煅）192g　黄芩 192g　青蒿48g　肉桂 48g

【用法】制成大蜜丸，每丸重 9g，密封。口服，每次 1 丸，1 日 2 次。

【功用】补气养血，调经散寒。

【主治】气虚血衰引起的月经不调，行经腹痛，宫寒带下，腰酸体倦。

【宜忌】孕妇忌服。

益坤宁酊

【来源】《部颁标准》。

【组成】当归 90g　香附 60g　桂皮 15g　熟地黄60g　白芍 60g　川芎 60g　益母草 60g　延胡索30g　三棱 15g　橙皮 15g

【用法】制成酊剂，密封，置阴凉处。口服，每次5ml，1 日 3 次。

【功用】补气养血，调经止痛。

【主治】妇女血虚气滞，月经不调，经前、经后腹痛腰痛，妇女更年期综合征等。

益母调经丸

【来源】《部颁标准》。

【组成】益母草 185g　白术 90g　茺蔚子 50g　熟地黄 90g　当归 70g　丹参 90g　川芎 35g　白芍70g　香附（制）90g

【用法】制成糖衣丸，密封。口服，每次 10 丸，1日 1~3 次。

【功用】理气活血，调经止血。

【主治】气郁血滞，月经不调，经来腹痛，崩漏白带。

调经止痛片

【来源】《部颁标准》。

【组成】当归 320g　党参 213g　川芎 80g　香附（炒）80g　益母草 213g　泽兰叶 80g　大红袍 213g

【用法】制成糖衣片，密封。口服，每次 6 片，1日 3 次。

【功用】补气活血，调经止痛。

【主治】月经不调，经期腹痛，产后瘀血不尽等。

【宜忌】孕妇忌服。

调经补血丸

【来源】《部颁标准》。

【组成】当归（酒制）29.5g　白术（土炒）59g香附（制）177g　熟地黄 14.8g　益母草 177g木香 59g　续断 22.1g　丹参 14.8g　鸡血藤膏 44.2g

【用法】制成大蜜丸或水蜜丸，大蜜丸每丸重 4.5g，水蜜丸每丸重 0.3g，密闭，防潮。口服，大蜜丸每次1 丸，水丸每次 4~6 丸，1 日 3 次。

【功用】理气，养血，通经。

【主治】血虚气滞，月经不调，腰酸腹痛。

【宜忌】感冒、发热者忌服。

调经姊妹丸

【来源】《部颁标准》。

【组成】五灵脂 71g　桃仁霜 95g　香附（醋炙）48g　肉桂 60g　大黄 83g　当归 59g　青皮 95g莪术 95g　丹参 59g　红花 95g

【用法】水泛为丸，每 30 丸重 3.2g，密闭，防潮。口服，每次 30 丸，1 日 2 次。

【功用】活血调经，逐瘀生新。

【主治】瘀滞性经血不调，行经腹痛。

【宜忌】孕妇忌服。

调经种子丸

【来源】《部颁标准》。

【组成】熟地黄 0g　当归 40g　川芎 30g　白芍20g　丹参 30g　黄芪 30g　白术 30g　砂仁 20g香附（醋制）60g　延胡索（醋制）40g　郁金20g　木香 16g　续断 40g　龟甲（炒）40g　黄芩（酒炒）80g　萱草根（姜酒制）60g

【用法】制成大蜜丸，每丸重 4.5g，密封。口服，每次 1 丸，1 日 2 次。

【功用】活血调经。

【主治】月经不调，经期腹痛，月经过多，久不受孕。

调经促孕丸

【来源】《部颁标准》。

【组成】鹿茸（去毛）5g　淫羊藿（羊油炙）10g　仙茅10g　续断10g　桑寄生10g　菟丝子15g　枸杞子10g　覆盆子10g　山药30g　莲子（去心）10g　茯苓15g　黄芪10g　白芍15g　酸枣仁（炒）10g　钩藤10g　丹参15g　赤芍15g　鸡血藤30g

【用法】制成水蜜丸，每100丸重10g，密封。口服，每次5g（50粒），1日2次，自月经周期第5天起连服20天，无周期者每月连服20天，连服3个月或遵医嘱。

【功用】补肾健脾，养血调经。

【主治】脾肾阳虚（下丘脑-垂体-卵巢轴功能失调）引起的经血不调，经期不准，月经过少，月经稀发，久不孕育（继发性闭经，黄体功能欠佳，不排卵，不孕症）等。

【宜忌】阴虚火旺、月经量过多者不宜服用。

调经养血丸

【来源】《部颁标准》。

【组成】当归60g　白芍（炒）30g　香附（制）100g　陈皮10g　熟地黄60g　川芎30g　甘草（蜜炙）15g　大枣80g　白术（炒）60g　续断30g　砂仁15g　黄芩（酒炒）20g

【用法】制成水蜜丸，每40丸重3g，密封。口服，每次9g，1日2次。

【功用】补血，理气，调经。

【主治】血虚气滞，月经不调，腰酸腹胀，赤白带下。

调经活血片

【来源】《部颁标准》。

【组成】木香20g　川芎20g　延胡索（醋制）20g　当归60g　熟地黄40g　赤芍40g　红花30g　乌药30g　白术30g　丹参60g　香附（制）60g　吴茱萸（甘草水制）10g　泽兰60g

鸡血藤60g　菟丝子80g

【用法】制成糖衣片，密封。口服，每次5片，1日3次。

【功用】调经活血，行气止痛。

【主治】月经不调，行经腹痛。

调经健胃丸

【来源】《部颁标准》。

【组成】大黄800g　五灵脂75g　红花50g　百草霜10g

【用法】水泛为丸，每500丸重30g，密闭，防潮。口服，每次15g，10至15岁减半，晚临睡前服。

【功用】活血调经，消积化滞。

【主治】月经失调，瘀血积聚，行经腹痛，赤白带下，经出闭止，癥瘕痞块，鼓胀膨闭，气滞食积，红白痢疾，胃气疼痛。

【宜忌】孕妇忌服；年老体虚者慎用。服药期间忌食生冷、腥荤及不易消化的食物。

调经益母片

【来源】《部颁标准》。

【组成】益母草1500g　冰糖草525g　丹参375g

【用法】制成片剂，密封。口服，每次2~4片，1日2次。

【功用】调经活血，祛瘀生新。

【主治】月经不调，经期腹痛，产后瘀血不清，子宫收缩不良。

舒肝保坤丸

【来源】《部颁标准》。

【组成】香附（醋炙）96g　沉香12g　木香12g　砂仁12g　厚朴（姜炙）18g　枳实12g　山楂（炒）18g　莱菔子（炒）18g　陈皮18g　半夏（制）18g　草果（仁）18g　槟榔18g　桃仁（去皮）12g　红花6g　当归24g　川芎18g　益母草30g　白芍18g　五灵脂（醋炙）18g　官桂12g　干姜6g　蒲黄（炭）18g　艾叶（炭）18g　黄芪（蜜炙）24g　白术（麸炒）18g　茯苓24g　山药18g　防风18g　山茱萸（酒炙）18g　阿胶

18g　黄芩 18g　木瓜 18g　石菖蒲 12g

【用法】 制成大蜜丸，每丸重 9g，密闭，防潮。口服，每次 1 丸，1 日 2 次。

【功用】 舒肝调经，益气养血。

【主治】 血虚肝郁，寒湿凝滞所致的月经不调，痛经，闭经，产后腹痛，产后腰腿痛。

【宜忌】 切忌气恼忧思。孕妇忌服。

暖宫孕子丸

【来源】 《部颁标准》。

【组成】 熟地黄 240g　香附（醋炙）120g　当归 90g　川芎 90g　白芍（酒炒）60g　阿胶 60g　艾叶（炒）90g　杜仲（炒）120g　续断 90g　黄芩 60g

【用法】 制成浓缩丸，每 8 丸相当于总药材 3g，密闭，防潮。口服，每次 8 丸，1 日 3 次。

【功用】 滋阴养血，温经散寒，行气止痛。

【主治】 血虚气滞，腰酸疼痛，经水不调，赤白带下，子宫寒冷，久不受孕等症。

【宜忌】 孕妇忌服。

愈带丸

【来源】 《部颁标准》。

【组成】 当归 90g　白芍 120g　芍药花 90g　熟地黄 90g　艾叶（炒炭）90g　棕榈炭 90g　蒲黄（炒）120g　百草霜 90g　鸡冠花 120g　香附（醋炙）90g　木香 90g　知母 60g　黄柏 60g　牛膝 90g　干姜（微炒）90g　肉桂（炒焦）90g　甘草（蜜炙）90g

【用法】 水泛为丸，每 100 丸重 6g，密闭，防潮。口服，每次 6g，1 日 2 次。

【功用】 益气调经，散寒止痛。

【主治】 气虚血亏，子宫湿寒引起的经血不调，赤白带下，凝滞腹痛，腰腿酸软，骨蒸潮热，头晕耳鸣。

【宜忌】 忌食生冷油腻；孕妇忌服。

新阿胶

【来源】 《部颁标准》。

【组成】 猪皮

【用法】 制成胶剂，每块 31.25g，密闭，置阴凉干燥处。口服，每次 9~15g，1 日 1 次，用温开水或黄酒炖化服；入汤剂，打碎以煎好的药汁溶化后服。

【功用】 滋阴补血，止血。

【主治】 血虚体弱，月经不调；吐血、衄血，血小板、白血球减少。

二、月经先期

月经先期，又称经期超前、经行先期、经早、经水不及期等，是指月经周期提前 7 天以上，甚至 10 余日一行，连续两个周期以上者。

本病的病因病机主要是气虚和血热。气虚可分为脾气虚和肾气虚，脾气虚弱统摄无权，肾气虚弱，冲任不固，则月经提前而至；血热常分为阳盛血热、阴虚血热、肝郁血热，热伏冲任，血海不宁，均可使月经先期而至。月经提前，常伴经血量多，气随血耗，阴随血伤，可变生气虚、阴虚、气阴两虚或气虚血热等诸证。其治疗重在调整月经周期，使之恢复正常，故须重视平时的调治，按其证候属性，或补，或清。若脉证无火，则应补虚，或补中气，或补益心脾，或固命门，或脾肾双补。如为血热证，则应清热，清热又当"察其阴气之虚实"，或清热凉血，或滋阴清热，或疏肝清热。然不论实热虚热皆不宜过用寒凉，以免损伤阴血。

本病相当于西医学排卵型功能失调性子宫出血病的黄体不健和盆腔炎症所致的子宫出血。

三补丸

【来源】 方出《太平圣惠方》卷五十九，名见《丹溪心法》卷三。

【别名】 三黄丸（《内科摘要》卷下）。

【组成】 黄连（去须，微炒）　黄柏（炙微赤）

黄芩各一两

【用法】上为末，炼蜜为丸，如梧桐子大。每服十五丸，食前以粥饮送下。

【功用】

1.《丹溪心法》：泄五脏火。

2.《古今医统大全》：泻三焦火。

【主治】

1.《太平圣惠方》：血痢日夜不止，腹中绞痛，心神烦闷。

2.《丹溪心法》：上焦积热。

3.《内科摘要》：热痢腹痛，或口舌咽喉齿痛，大小便结涩，及一切实火之症。

4.《万氏女科》：不及期而经先行，由于血热者。

【宜忌】《校注妇人良方》：忌煎炒、椒、姜、辛辣等热物。

调经散

【来源】《松崖医径》卷下。

【组成】当归身一钱半　生地黄　条芩　香附子各一钱　白芍药　黄连（姜汁炒）各八分　川芎　阿胶珠　艾叶　甘草　黄柏　知母各五分

【用法】上细切。用水二盏，煎一盏，去滓，空心温服。

【主治】经先期而来。

安经汤

【来源】《医学正传》卷七。

【组成】归身一钱半　川芎半钱　白芍药八分　生地黄一钱　阿胶珠半钱　艾叶半钱　条芩一钱　甘草半钱　香附一钱　黄柏半钱　知母半钱　黄连（姜汁拌炒）八分

【用法】上切，作一服。水煎，空心服。

【主治】月经先期而来。

四物加芩连汤

【来源】方出《云岐子保命集》卷下，名见《万氏女科》卷一。

【别名】芩连四物汤（《古今医统大全》卷八十八）、四物芩连汤（《赤水玄珠全集》卷二十一）、四物加黄芩黄连汤（《证治准绳·女科》卷一）、四物解毒汤（《痘疹会通》卷四）。

【组成】四物汤加黄芩　黄连各一两

【用法】《叶氏女科证治》本方用四物（用赤芍）、芩、连（俱炒）各一钱，生草五分。水煎，食前服。《赤水玄珠全集》：为末，醋糊为丸服。

【主治】

1.《云岐子保命集》：经水如黑豆汁。

2.《万氏女科》：形瘦素无他疾，月经不及期而经先行，由于血热者。

3.《痘疹会通》：痘疹血虚，红赤顶陷，不成浆，只生清水。

【验案】更年期综合征　《实用中西医结合杂志》（1991，7：406）：应用本方加味：黄芩10g，黄连5g，当归10g，川芎5～10g，生地10～15g，白芍10g，女贞子10g，旱莲草10g，桑叶10g，菊花10g，生牡蛎30g（先煎）。每日1剂，水煎服，治疗妇女更年期综合征30例，年龄43～58岁，其中43～58岁10例，48～53岁16例，54～58岁4例；病程1周至3年，平均7个月。绝经1年以上者14例，经期紊乱者12例。结果：经治疗主要症状完全消失者或显著减轻者18例，症状好转者11例，无效者1例。服药1周者8例，服药2周者16例，服药3周者6例。

镇经汤

【来源】《古今医统大全》卷八十四。

【组成】当归一钱半　白芍药　生地黄　黄柏各七分　阿胶珠　条黄芩　知母　甘草　川芎各五分　香附子（制）　姜黄连各八分　白芷三分

【用法】上用水一盏半，煎七分，空心服。

【主治】肾阴虚，不能镇守相火，经水先期而至，过多不止。

清经四物汤

【来源】《古今医鉴》卷十一。

【组成】当归一钱五分　川芎五分　白芍八分　生地黄一钱　阿胶（炒）五分　艾叶三分　条芩一钱　宣黄连（姜炒）八分　黄柏五分　知母五分

香附一钱　甘草三分

【用法】上锉一剂，水煎，空心服。

【主治】血虚有热，经水不及期而来。

先期汤

【来源】《证治准绳·女科》卷一。

【组成】生地黄　川当归　白芍药各二钱　黄柏
知母各一钱　条芩　黄连　川芎　阿胶（炒）各
八分　艾叶　香附　炙甘草各七分

【用法】水二钟，煎一钟，食前温服。

【功用】凉血固经。

【主治】经水先期而来。

先期丸

【来源】方出《先醒斋医学广笔记》卷二，名见
《妙一斋医学正印种子篇》。

【组成】枇杷叶一斤（蜜炙）　白芍药半斤（酒
浸，切片，半生半炒）　怀生地黄六两（酒洗）
熟怀地黄四两　青蒿子五两（童便浸）　五味子
四两（蜜蒸）　生甘草（去皮）一两　山茱萸肉
四两　黄柏四两（去皮，切片，蜜拌炒）　川续
断（酒洗，炒）四两　阿胶五两（蛤粉炒，无真
者，鹿角胶代之，重汤酒化）　杜仲（去皮，酥
炙）三两

【用法】上为细末，怀山药粉四两打糊，同炼蜜为
丸，如梧桐子大。每服五钱，空心淡醋汤吞，饥
时更进一服。

【主治】妇人血热，经行先期。

【宜忌】忌白萝卜。

约阴丸

【来源】《景岳全书》卷五十一。

【组成】当归　白术（炒）　芍药（酒炒）　生地
茯苓　地榆　黄芩　白石脂（醋煅，淬）　北五味
丹参　川续断各等分

【用法】上为末，炼蜜为丸服。

　　本方改为煎剂，名"约荣煎"（《会约医镜》
卷十一）。

【功用】《会约医镜》：清热止血。

【主治】

　　1.《景岳全书》：妇人血海有热，经脉先期或
过多者；或兼肾火而带浊不止；男、妇大肠血热
便红等证。

　　2.《会约医镜》：酒毒，湿热下血。

【加减】火甚者，倍用黄芩；兼肝肾之火甚者，仍
加知母、黄柏各等分；大肠血热便红者，加黄连、
防风各等分。

凉血四物汤

【来源】《丹台玉案》卷五。

【组成】当归　黄连　山栀　香附　槐花　川芎各
一钱　白芍　生地各二钱

【用法】加灯心三十茎，水煎，空心服。

【主治】月信先期而来，及紫黑色。

两地汤

【来源】《傅青主女科》卷上。

【组成】大生地一两（酒炒）　玄参一两　白芍药
五钱（酒炒）　麦冬肉五钱　地骨皮三钱　阿胶
三钱

【用法】水煎服。四剂而经调。

【主治】先期经来只一二点者。

【方论】此方之用地骨、生地，能清骨中之热。骨
中之热，由于肾经之热，清其骨髓，则肾气自清，
而又不损伤胃气，此治之巧也。况所用诸药，又
纯是补水之味，水盛而火自平理也。

【验案】青春期功能失调性子宫出血　《陕西中医》
(1998，5：244)：用本方加味：生地、麦冬、山
茱萸、阿胶、地骨皮、丹皮、白芍、女贞子、玄
参、旱莲草；经期出血量多者，加茜草炭、乌贼
骨、贯众炭、芥穗炭；气脱者，加党参、白术、
黄芪；治疗青春期功能失调性子宫出血72例。结
果：痊愈25例，显效19例，有效20例。

损余汤

【来源】《辨证录》卷十一。

【组成】地骨皮一两　茯苓五钱　黄柏二钱　生地
五钱　炒黑荆芥三钱　玄参五钱

【用法】水煎服。四剂而经调矣。

【功用】清火。

【主治】妇人有先期经来者，其经水甚多，人以为血热之极也，谁知肾中之水火旺乎，夫火旺则血热，水旺则血多，此有余之病，非不足之症也。

四物三补丸

【来源】《女科指掌》卷一。

【组成】四物汤加黄芩　黄连　黄柏　山栀　香附　荆芥穗　龟版（炙）

【用法】上为末，炼蜜为丸服。

【功用】调经。

【主治】经事先期。

芩术四物汤

【来源】《医宗金鉴》卷四十四。

【组成】四物汤加黄芩　白术

【主治】

1.《医宗金鉴》：经水先期，血多因热者。

2.《医林纂要探源》：肝木乘土，热而挟湿，经血过多。

姜芩四物汤

【来源】《医宗金鉴》卷四十四。

【组成】当归　赤芍　熟地　川芎　姜黄　黄芩　丹皮　延胡索　香附（制）各等分

【用法】水煎服。

【主治】经水先期而至，血涩少，其色赤者，乃热盛滞血。

调经不及期汤

【来源】《脉症正宗》卷一。

【组成】熟地二钱　当归一钱　白芍八分　丹皮八分　元参八分　麦冬八分　陈皮八分　杜仲八分

【用法】水煎服。

【功用】调经。

【主治】月经先期。

妇宝胶归丸

【来源】《活人方》卷七。

【组成】生地八两　香附八两　芍药六两　山萸肉六两　丹皮四两　杜仲四两　续断四两　茯苓四两　白术四两　黄芩三两　椿皮三两　黑荆芥三两

【用法】上药炼蜜为丸。早空心白滚汤吞服四五钱，临睡服二三钱。

【主治】月事先期而至，红紫不一，甚则或崩或漏，淋漓不净，日久去血过多，气亦虚陷，非淋即带，腥秽绵绵，块结脐腹，痛连腰脊，胸膈痞闷，饮食日减，头目眩晕，肢体疲倦；多产成痨，或气虚半产，营卫虚极，形神羸弱，骨蒸烦热，四肢浮肿，昼则嗜卧，夜反无寐；先天不足，久不怀孕。

桂枝姜芩汤

【来源】《四圣心源》卷十。

【组成】甘草二钱　茯苓三钱　桂枝三钱　芍药三钱　干姜三钱　丹皮三钱　首乌三钱

【用法】水煎大半杯，温服。

【主治】经漏及经水先期。

凉血丸

【来源】《妇科玉尺》卷一。

【组成】枇杷叶　白芍　五味子　生地　青蒿　甘草　山萸　黄柏　川断　杜仲　阿胶

【用法】山药糊为丸服。

【主治】妇人血热，经期先行，腰腹发热者。

平补心脾汤

【来源】《会约医镜》卷十四。

【组成】当归三五钱（若血热者用一钱半）　熟地五七钱　白术二三钱　杜仲（盐炒）二钱　枸杞二钱　白芍（酒炒）二钱　甘草（炙）一钱　五味子（蜜炒）八分　续断（酒浸）二三钱　丹皮二钱

【用法】水煎服。

【主治】妇人心脾气虚，不能固摄经血，以致先期者。

清热安荣汤

【来源】《会约医镜》卷十四。

【组成】当归七八分（血热宜少用为引） 川芎八分 麦冬一钱二分 赤芍一钱二分 生地二钱 青蒿八分 丹皮七分 甘草六分 地骨皮一钱

【用法】水煎，热服。若三四剂后不应，服黄连、黄柏、黄芩（俱炒）等分为末，蜜丸，名三补丸，适病而止，不得过服。

【主治】血热，经水先期而行，脉证俱实。

【加减】若性躁多郁者，加香附（童便炒）一钱，陈皮（去白）八分；若血虚，加熟地五七钱，丹参二钱

调经丸

【来源】《女科秘要》卷三。

【组成】三棱 蓬术 川归 白芍 生地 熟地 玄胡 白茯苓各一两 川芎 砂仁 乌药各八钱 香附一两二钱 大小茴香各二两

【用法】共为末，米糊为丸，如梧桐子大。每服百丸，早、晚温酒送下。先服黄芩散退其烦热，后服此方。

【主治】妇人血气皆虚，月经前期，色如猪肝水，五心作热，腰痛，小腹痛，面色痿黄，不思饮食。

加味调经丸

【来源】《女科秘要》卷八。

【组成】香附五斤（分五分，一斤于用盐水浸，一斤用醋浸，一斤用童便浸，一斤用无灰酒浸，一斤用米泔水浸，每样春三日、夏二日、秋五日、冬十日，仍用原水煎，不犯铁器，晒干，用葱五斤，取白切细，拌香附焙干，以葱白黄香为度） 当归 白芍 生地各四两 青皮一两五钱 黄连 黄芩各三两 川芎 杏仁 柴胡各二两 白芷二两五钱 滑石（水飞净）五两 荆芥五两

【用法】上为末，醋面糊为丸。每服八十丸，空心白汤送下。

【主治】妇人血热，经水先期，气旺痰火者，服本方易孕。

四物人参知母汤

【来源】《验方新编》卷九。

【组成】归身 白芍 台党 熟地 知母 麦冬各一钱 川芎七分 炙草五分

【用法】生姜、大枣为引，水煎，食前服。更宜常服地黄丸。

【主治】冲任内伤，不及期而经先行，形瘦，素多疾且热者。

生四物汤

【来源】《医门八法》卷四。

【组成】白芍三钱（生） 生地三钱 川芎二钱 知母三钱 黄芩三钱（生） 当归身五钱（生）

【主治】血热经早。

加减清经散

【来源】《医学探骊集》卷六。

【组成】熟地黄五钱 白芍三钱 黄芩三钱 地骨皮四钱 益母草三钱 万年灰三钱 郁金三钱 柴胡三钱 青蒿二钱

【用法】水煎服。

【主治】妇女血热，经水先期。

【方论】此方专以清热为主，用熟地、黄芩、白芍、地骨皮、青蒿、益母清凉滋养，以柴胡、郁金稍理其气，以古灰微涩其血，其行经不至先期矣。

调经饮

【来源】《女科指南》。

【组成】黄连 乌药 当归 芍药 川芎 香附 生地 甘草

【用法】加生姜，水煎服。

【主治】经水超前者。

四物黄柏知母汤

【来源】《内外科百病验方大全》卷一。

【组成】归身 赤芍 生地 黄柏（炒） 知母

木通各一钱　川芎七分　生甘草五分

【用法】水煎，食前服。

【主治】月经超前，误服辛热暖宫之药，致冲任伏火者。

加减乌药汤

【来源】《中医妇科治疗学》。

【组成】乌药三钱　砂仁八分　延胡二钱　甘草一钱　木香一钱半　槟榔一钱　当归　白芍各三钱

【用法】水煎，温服。

【功用】理气和血。

【主治】气滞所致月经先期，在经行前后，腹胸胀甚，中有血块，舌淡，脉弦涩者。

【加减】不夹血块，去延胡；血行不畅，加川芎二钱。

加味四君子汤

【来源】《中医妇科治疗学》。

【组成】泡参五钱　白术　茯苓各三钱　甘草　秦归　酒芍各二钱

【用法】水煎，空腹温服。

【主治】妇人气虚不能摄血，月经先期，经量不多，神倦短气，头晕目眩。

【加减】经量过多，加黄耆三钱，乌贼骨八钱。

加味牛膝逐瘀散

【来源】《中医妇科治疗学》。

【组成】牛膝三钱　桂心　赤芍　桃仁　当归　木香　牡丹皮各二钱　川芎一钱　焦艾三钱

【用法】水煎，温服。

【功用】温经逐瘀。

【主治】月经先期，血瘀偏寒者。

桃红四物汤

【来源】《中医妇科治疗学》引张香南方。

【组成】生地四钱　归尾　赤芍各三钱　川芎　桃仁　红花各二钱　丹皮　五灵脂各三钱

【用法】水煎，空腹服。

【功用】清热通瘀。

【主治】月经先期，血瘀而兼热者，经色紫，质稠粘，中夹血块，腹痛拒按，舌质淡红或略带紫色，苔黄而干，脉沉数或弦滑有力。

清金引血汤

【来源】《中医妇科治疗学》。

【组成】藕节三钱　茅根五钱　侧柏三钱　降香　桑叶　麦冬各二钱　旱莲草三钱　黑芥穗一钱半　泽兰五钱

【用法】水煎服。

【功用】清燥润肺，引血下行。

【主治】经期提前或停闭，经前鼻衄，头晕耳鸣，口干欲饮，苔黄脉数。

女经膏

【来源】《全国中药成药处方集》（南京方）。

【组成】制鳖甲五两　白茯苓三两　益母草二肉　大熟地四两　当归三两　炙甘草一两　地骨皮三两　淡黄芩三两　川芎一两五钱　南沙参三两　制香附三两　陈阿胶三两　炒白芍三两　丹参三两　雪梨清膏四两　青蒿三两　川断三两　白蜜四斤　焦白术三两　杜仲二两

【用法】上药文火共熬浓汁去滓，滤清，用阿胶、梨清膏、白蜜收膏。每服三钱，一日二次，早、晚开水和服。

【主治】妇女阴虚有热，经期超前，经量或多或少，色紫，心烦，骨蒸，口干，掌心灼热。

安冲调经汤

【来源】《刘奉五妇科经验》。

【组成】山药五钱　白术三钱　炙甘草二钱　石莲三钱　川续断三钱　熟地四钱　椿根白皮三钱　生牡蛎一两　乌贼骨四钱

【功用】平补脾肾，调经固冲。

【主治】脾肾不足，挟有虚热，月经先期，月经频至，或轻度子宫出血。

柴芍调经汤

【来源】《首批国家级名老中医效验秘方精选》。

【组成】柴胡6克 白芍12克 女贞子12克 旱莲草10克 麦冬10克 地骨皮10克 白茅根12克 香附10克 地榆10克

【用法】水煎服，每日服一剂，每剂分二次服用，早饭前及晚饭后一小时各温服一次。

【功用】清热养阴，调气理血。

【主治】月经先期、经量血多或非时出血（少量）。

【验案】李某，29岁。月经先期，经量过多，每次月经用纸近四包，且经前两胁胀痛心烦，口苦干，素嗜辛辣，舌红，脉弦数，刮宫病理报告为子宫内膜增殖。证属肝燥血热，月经先期，治当清热凉血，舒肝调经，治以本方为基础，加茜草10克，槐花20克，大、小蓟各12克。服上方五剂后诸症悉平，遂嘱其早服加味逍遥丸，晚服六味地黄丸以调理二月余，至今未复发。

参芪调经汤

【来源】《首批国家级名老中医效验秘方精选》。

【组成】太子参15克 山药15克 白术9克 黄芪15克 枸杞子12克 川断10克 石莲10克 乌贼骨15克

【用法】先将药物用冷水适量浸泡，迄浸透后煎煮，始煎温度较高些，煎至沫少可用慢火煎半小时左右，以此法将两次所煎之药液混匀，量以一茶杯（250ml）为宜。每日服一剂，每剂分二次服用，早饭前及晚饭后1小时各温服一次。

【功用】平补脾肾，调经固冲。

【主治】月经量多，月经先期，腹痛，气短乏力，血色素偏低者。

【验案】张某，32岁。月经失常已一年多，常带经1~2个月不净，倦怠乏力，食欲减少，面色苍黄，月经量多色淡而稀薄，舌质淡，苔白，脉沉细无力，化验血色素仅为6克，且浮肿较为明显，以参芪调经汤加阿胶珠12克，泽泻10克，复盆子10克，生牡蛎20克，服数剂后症解。

三、月经后期

月经后期，亦称经行后期、月经延后、月经落后、经迟等，是指月经周期延后7天以上，甚至三五个月一行者。一般认为要连续出现两个周期以上，若每次仅延后三五天，或偶然延后一次，下次仍如期来潮者，均不作月经后期论。此外，青春期月经初潮1年内，或围绝经期绝经前，周期有延后但无其他证候者，亦不作病论。月经后期如伴经量过少，常可发展为闭经。西医学功能失调性子宫出血，出现月经延后征象者，可参照本病治疗。

本病的发病机制有虚有实。虚者多因肾虚、血虚、虚寒导致精血不足，冲任不充，血海不能按时满溢而经迟；实者多因血寒、气滞等导致血行不畅，冲任受阻，血海不能如期满盈，致使月经后期而来。如若素体肥胖，痰湿内盛，或劳逸过度，饮食不节，损伤脾气，脾失健运，痰湿内生，痰湿下注冲任，壅滞胞脉，气血运行缓慢，血海不能按时满溢，也可导致经行错后。其治疗以调整周期为主，虚证治以补肾养血，或温经养血；实证治以理气活血，化痰行滞。虚实夹杂者，分别主次而兼治之。

七物汤

【来源】《女科百问》卷上。

【别名】七沸汤（《证治准绳·女科》卷一）。

【组成】当归 芎 白芍 蓬术 川姜 熟地（酒蒸，焙干） 木香各等分

【用法】上为粗末。每服四钱，水一盏，煎八分，温服，不拘时候。

【主治】妇人荣卫气虚，经水愆期，或多或少而腹痛。

【方论】《济阴纲目》汪淇笺释：本方以血药治愆期，以气药治腹痛，重在腹痛上，妙在等分，不然，蓬术、川姜、木香何以用也。

加减吴茱萸汤

【来源】《妇人大全良方》卷一引张氏方。

【组成】吴茱萸半两 麦门冬 干姜 白茯苓 牡丹皮 南木香 苦梗各三钱 甘草三钱半 当归半两 北细辛一钱半 防风 官桂各一分 半夏七钱

【用法】上锉。每服四大钱，水一盏半，加生姜五片，枣子一个，煎至七分，去滓，空心温服。

【主治】冲任衰弱，月候愆期，或前或后，或崩漏不止，赤白带下，小腹急痛。每至经脉行时头眩，饮食减少，气满心忪，肌肤不泽。

苍莎丸

【来源】《丹溪心法》卷二。

【别名】苍附丸（《万氏女科》卷一）、苍莎导痰丸（《医钞类编》卷十六）。

【组成】苍术 香附各四两 黄芩二两

【用法】上为末，蒸饼为丸，如梧桐子大。每服五十丸，食后姜汤送下。

【功用】调中散邪。

【主治】《万氏女科》：妇人性躁多怒，而过期经行者。

连附四物汤

【来源】方出《丹溪心法》卷五，名见《医方集解》。

【组成】四物汤加香附 黄连

【主治】经水过期，作痛，紫黑有块，血热者。

【方论】《医方集解》：四物以益阴养血，加黄连以清血热，香附以行气郁。

滋血汤

【来源】《御药院方》卷十一。

【组成】人参 白茯苓（去皮） 川芎 当归 白芍药 干山药 黄耆 熟干地黄各一两

【用法】上为粗末，用马尾罗子罗。每服五钱，水一盏半，煎至一盏，去滓温服。

【功用】益气养血，调进饮食。

【主治】妇人皮聚毛落，心肺俱损，血脉虚弱，月水过期。

归茸丸

【来源】《医方类聚》卷二一〇引《仙传济阴方》。

【组成】当归一两 牡丹皮三钱 鹿茸三钱 附子一个 地黄 人参各三钱

【用法】上为末，糊为丸。阿胶汤送下。

【主治】月候不干。

补中汤

【来源】《陈素庵妇科补解》卷一。

【组成】白术（姜汁炒）三钱 茯苓一钱 人参一钱 山药一钱二分 广皮一钱 当归（酒炒）一钱五分 白芍（酒炒）一钱二分 熟地（姜汁炒）三钱 川芎一钱二分 炙草五分 葛根（酒炒）一钱 香附（醋炒）三钱 生姜三片 大枣五枚

【主治】妇人脾胃衰弱，饮食减少，不能生血，经水后期而至者。

八物加香附汤

【来源】《万氏女科》卷一。

【组成】生地 白芍 归身 川芎 人参 茯苓 白术 生草 香附（炒） 青皮各等分

【用法】水煎服。

【主治】性急躁、多怒、多妒，气逆血少，月经过期后行。

异功散加当归川芎汤

【来源】《万氏女科》卷一。

【组成】人参 白术 茯苓 炙草 陈皮 归身 川芎各一钱

【用法】生姜、大枣为引，水煎服；兼服地黄丸。

【功用】补脾胃，进饮食，养气血。

【主治】妇人形瘦食少，脾胃衰弱，气血虚少，经过期后行者。

苍莎导痰丸

【来源】《万氏女科》卷一。

【组成】苍术 香附各二两 陈皮 白茯苓各一两五钱 枳壳 半夏 南星 炙草各一两

【用法】生姜自然汁浸饼为丸。淡姜汤送下。

【主治】

1.《万氏女科》：多痰兼气血虚弱，数月而经一行者。

2.《会约医镜》：湿痰白带。

参术大补丸

【来源】《万氏女科》卷一。

【组成】人参五钱 白术 白茯苓 陈皮 莲肉归身 炙草各三钱 山药一两 砂仁 川芎 石菖蒲各五钱

【用法】上为末，薄荷包米煮饭为丸。米饮送下。

【主治】妇人平素多痰，脾胃虚损，气血失养，经水过期后行。

香附八珍汤

【来源】《古今医统大全》卷八十四。

【组成】香附子 人参 白术 茯苓 当归 白芍药 熟地黄 川芎 甘草各等分

【用法】上以水二钟，加生姜三片，大枣一枚，煎至八分服。

【主治】经后续来，气血不足者。

促经汤

【来源】《古今医统大全》卷八十四。

【组成】香附子 熟地黄 白芍药 莪术 木通 苏木各八分 当归一钱 川芎 红花 甘草五分 肉桂 桃仁二十粒（去皮尖）

方中川芎、红花、肉桂用量原缺。

【用法】水一钟半，煎八分，空心温服。

【主治】月经过期不行，腰腹作痛。

通经四物汤

【来源】方出《万病回春》卷六，名见《古今医鉴》卷十一。

【组成】当归一钱半 川芎五分 白芍（酒炒）一钱 熟地黄一钱 桃仁二十个（去皮尖，研） 红花三分 香附一钱 肉桂五分 蓬术一钱 苏木一钱 木通八分 甘草五分

【用法】上锉一剂。水煎，空心温服。

【功用】

1.《万病回春》：温经养血。

2.《妙一斋医学正印种子篇》：温经养血行气。

【主治】血虚有寒，经水过期不来作痛者。

活血化痰汤

【来源】《万病回春》卷六。

【组成】当归 川芎 白芍 生地黄 陈皮 半夏（姜炒） 白茯苓（去皮） 甘草各等分

【用法】上锉一剂，加生姜三片，水煎服。

【功用】活血化痰、调经。

【主治】经水过期而来，色淡，痰多者。

清血四物汤

【来源】《鲁府禁方》卷三。

【组成】当归（酒洗） 川芎 赤芍 生地黄各一钱 鬼箭 三棱（醋浸，炒） 玄胡索各七分 红花五分 姜黄 苏木各八分 白术（去芦） 牡丹皮各一钱

【用法】上锉。水煎，入酒同服。

【主治】血壅过期不行。

加味吴茱萸汤

【来源】《证治准绳·女科》卷一。

【组成】半夏二钱 吴茱萸 当归各一钱半 麦门冬（去心） 干姜 白茯苓 苦梗 南木香 防风 牡丹皮 甘草各一钱 官桂 北细辛各半钱

【用法】上作一服。水二钟，加生姜三片，红枣一枚，煎至一钟，食前服。

【主治】冲任虚弱，月候愆期，或前或后，或崩漏不止，赤白带下，小腹急痛，每至经脉行时，头眩，饮食减少，气满心怯，肌肉不泽。

过期饮

【来源】《证治准绳·女科》卷一。

【组成】熟地黄　白芍药　当归　香附各二钱　川芎一钱　红花七分　桃仁泥六分　蓬莪术　木通各五分　甘草　肉桂各四分

　　《医宗金鉴》有木香。

【用法】水二钟，煎一钟，食前温服。

【功用】补血行气。

【主治】血虚气滞之经水过期不行。

加减正元丹

【来源】《先醒斋医学广笔记》卷二。

【组成】香附一斤（同艾二两，醋浸二宿，分作四分，一分用盐水炒，一分酥炙，一分童便浸炒，一分和乳瓦上炒）　当归身（酒洗）五两　川芎二两　白芍药八两（酒浸，切片，半生半炒）　生地六两（酒洗）　阿胶四两（蛤粉炒成珠，无则鹿角胶代之）　枳壳三两（江西者良，半生半炒）　艾二两（用浸香附醋打糊饼，晒干）　青蒿子三两　山茱萸肉三两　银柴胡一两　五味子三两　鳖甲（醋炙如法）四两

【用法】上为末，米醋煮山药粉糊为丸，如梧桐子大。每服四钱，空腹淡醋汤吞下。

【主治】妇人月经不调，无子。

【宜忌】忌白莱菔，如经调后，觉经不行，恐有妊娠，即勿服。

【加减】如经后期，去青蒿子、银柴胡、鳖甲。

理阴煎

【来源】《景岳全书》卷五十一。

【别名】理营煎（《仙拈集》卷一）。

【组成】熟地三五七钱或一二两　当归二三钱或五七钱　炙甘草一二钱　干姜（炒黄色）一二三钱（或加桂肉一二钱）

【用法】水二钟，煎七八分热服。

【功用】

　　1.《重订通俗伤寒论》：滋补脾阴，温运胃阳。

　　2.《不居集》：温补阴分，托散表邪。

【主治】

　　1.《景岳全书》：脾肾中虚等证宜温润者。真阴虚弱，胀满呕哕，痰饮恶心，吐泻腹痛，妇人经迟血滞之证。

　　2.《幼幼集成》：小儿肾肝亏败，不能纳气，浮散作喘。

　　3.《妇科玉尺》：妇人脏寒忽呕，胎气不安；产后脾气虚寒，呕吐食少腹痛；产后阳虚中寒，或外感寒邪，以致心腹痛，呕吐厥逆。

　　4.《会约医镜》：妇人血亏阳虚经后期者；脾肾虚寒，血色紫黑，脉或大而无力，及大吐大下，或外假热等证。小儿脾肾阴阳俱虚，慢脾等证。

　　5.《成方便读》：营阴虚弱，寒水内乘，或久虚泻痢。

活血通经散

【来源】《简明医彀》卷七。

【组成】白芷　肉桂各一两半　刘寄奴（取穗）赤芍各五两　凌霄花　苏木　红花　牛膝（土者尤可）　甘草　香附各二两　木通　桃仁各一两

【用法】上为末。每服三钱，空心热好酒送下，午、晚再服；未效，红花酒送下。

【主治】妇人气虚留滞，瘀血不行，月经过期断续，时作腹痛，渐至闭绝。

调荣四物汤

【来源】《丹台玉案》卷五。

【组成】熟地　当归各二钱　北五味　蕲艾　香附　败龟版各一钱（酥炙）　麦门冬八分（去心）

【用法】上加大枣二个，水煎，空心服。

【主治】月信过期而来，其色如淡红水者。

苍术二陈汤

【来源】《医林绳墨大全》卷九。

【组成】二陈汤加苍术。

【用法】水煎服。

【功用】除湿郁。

【主治】经阻因于湿热者。

温经摄血汤

【来源】《傅青主女科》。

【组成】大熟地一两（九蒸） 白芍一两（酒炒） 川芎五钱（酒洗） 白术五钱（土炒） 柴胡五分 五味子三分 肉桂五分（去粗皮，研） 续断一钱

【用法】水煎服。

【功用】大补肝肾脾之精血，兼散寒解郁。

【主治】妇女经水后期，经来量多者。

【加减】倘元气不足，加人参一二钱。

温带益经汤

【来源】《辨证录》卷十一。

【组成】熟地一两 白术 杜仲各五钱 肉桂一钱 茯苓 人参各三钱

【用法】水煎服。

【主治】妇人经来后期而量多者。

赶经汤

【来源】《嵩崖尊生全书》卷十四。

【组成】归全 川芎 熟地 香附各一钱 桃仁 红花 莪术 木通各四分 炙草 肉桂各三分

【主治】虚中有寒或有滞所致的月经后期。

赶经汤

【来源】《嵩崖尊生全书》卷十四。

【组成】人参 白术 归身各一钱 川芎五分 熟地八分 白芍六分 香附六分 肉桂四分 炙草四分

【主治】妇人素体脾虚，血不化生所致的月经后期。

过期饮

【来源】《医略六书》卷二十七。

【组成】熟地五钱 当归三钱 白芍（酒炒）一钱五分 川芎一钱 肉桂一钱（去皮） 炮姜一钱 附子一钱 香附（酒炒）二钱 艾叶（酒炒）一钱

【用法】水煎，去滓温服。

【主治】经候过期，不孕，脉迟涩者。

【方论】熟地补血，以滋血室；当归养血，以荣经脉；川芎行冲脉之血；白芍敛任脉之阴；附子补火御寒；肉桂温经通闭；香附解郁调经；炮姜温中逐冷；艾叶理血气以暖子宫也；水煎温服，使伏寒解散，则血室滋荣而子宫温暖，何有经行涩少来迟不孕之患哉。

调营丸

【来源】《医略六书》卷二十三。

【组成】香附一斤（醋浸炒） 蓬术二两（醋炒） 当归八两

【用法】上为末，醋糊为丸。每服三钱，红花子汤送下。

【主治】经愆积癥块刺痛，脉弦牢者。

【方论】气滞不行，血亦留止，结成痃癖积块，故腹中刺痛，天癸愆期。香附调气解郁结，蓬术破结削积坚，当归养营血以活血脉。醋丸化癖痃消积块，红花子汤下，散血结调天癸。使血活气行，则痃癖积块自消，而腹中刺痛无不退，天癸愆期无不调矣。此调经消积之剂，为痃癖积块痛经之专方。

加味交加散

【来源】《医略六书》卷二十六。

【组成】生地二斤（取汁） 生姜二斤（取汁） 白芍一斤（炒） 蒲黄一斤（隔纸炒） 当归一斤 桂心六两 延胡一斤（醋炒） 红花六两 没药八两

【用法】地黄汁收炒姜渣肉，生姜汁收炒地黄渣肉，同诸药焙脆为散，每服三钱，温酒调下。

【主治】营卫不调，经衍腹痛，脉弦涩滞者。

【方论】血亏挟瘀，不与营卫和谐，邪得侵入而冲任闭塞，故腹痛寒热，经候衍期也。生地滋血脉，生姜散表邪，二汁互收，各炒为散，酒调，使交通表里，调和营卫，更加当归养血脉，白芍敛营阴，蒲黄破瘀通经，桂心温经暖血，延胡化血滞

以调经，红花活血脉以荣经，没药散瘀血以通调经脉也。为散以散之，酒调以行之，俾邪从外解，则营卫自和，而冲任无不调，腹痛无不退，寒热无不除，何月经衍期之不愈哉！

当归散

【来源】《医略六书》卷二十六。

【组成】当归二两（锉，微炒）　赤芍药一两半　刘寄奴二两　延胡索一两半（炒）　牛膝二两　没药二两

【用法】上为散。每服三钱，葱管汤煎服。

【主治】血积小腹，小便刺痛，经愆，脉涩滞者。

【方论】血积阻塞，窍道不利，故小便刺痛，月经不调焉。当归养血脉以荣经脉，赤芍泻肝火以行滞血，延胡活血调经，没药散瘀止痛，寄奴破血以通经脉，牛膝通经以利小便。为散以散之，葱管以通之，使血积消散，则窍道自通，而小便无刺痛之患，月经无不调之愆矣。

地黄丸

【来源】《叶氏女科证治》卷一。

【组成】熟地黄四两　山药　山茱萸　牡丹皮　茯苓各一两五钱　泽泻　香附（童便制）各一两

【用法】为丸服。

【主治】脾胃虚弱，食少，月经过期者。

苍附导痰丸

【来源】《叶氏女科证治》卷一。

【组成】苍术　香附　枳壳各二两　陈皮　茯苓各一两五钱　胆星　甘草各一两

【用法】上为末，姜汁和神曲为丸。淡姜汤送下。数月行经宜服苍附六君汤，兼服本方；肥人白带，多痰，宜兼服柴术六君汤，兼服本方。

【主治】形盛多痰，气虚，至数月而经始行；形肥痰盛经闭；肥人气虚生痰多下白带。

调经过期汤

【来源】《脉症正宗》卷一。

【组成】熟地二钱　当归一钱　白芍八分　丹参八分　吴萸八分　白术一钱　香附一钱　川芎八分

【用法】水煎服。

【功用】调经。

【主治】月经过期。

调经养营丸

【来源】《活人方》卷六。

【组成】熟地六两　制香附八两　当归四两　白芍四两　蕲艾四两　川芎三两　白术三两　茯苓三两　延胡索二两　陈皮二两　木香一两五钱　砂仁一两五钱

【用法】蜜丸。每服四五钱，早空心白滚汤吞服。

【主治】女子先天禀气不足，或后天营气不及，则冲任之血脉不和，遂至月经愆期，参差不准，临时多寡不一，颜色黄紫不正，未及期而腰腹先为窘痛，或至期而肢不胜烦倦，亦有气血两虚，带脉不引既行，而腹内空陷为痛，甚至心肾不交，天癸不应，则孕育艰难，赤白淋带，兼之七情郁结，五心烦热，饮食减少，面黄肌瘦，头目眩晕，腰膝痠痛，三脘痞结，四肢乏力，血瘕癥癖，隐痛不一。

调经益气丸

【来源】《活人方》卷六。

【组成】生地八两　当归五两　白芍五两　制香附五两　丹皮五两　茯苓三两　杜仲三两　枸杞子三两　白术三两　牛膝三两　泽泻三两　川芎二两　黄耆二两　延胡二两　陈皮二两

【用法】炼蜜为丸。每服三至五钱，早晨空腹，白滚汤服。

【功用】气血兼补，开郁顺气，滋阴清热。

【主治】妇人元气不足，失其营运转输之用，则气滞气郁，而心胸肚腹为痛，营血有亏，失其灌溉滋养之权，则血虚血热，而月信愆期不准，于是百病丛生，形神消烁。

八物汤

【来源】《女科切要》卷一。

【组成】熟地 白芍 川芎 当归 人参 白术
广皮 半夏
【功用】生气补血。
【主治】经水过期而来，属血虚者。
【加减】经水过期而来，血虚而腹空痛，加香附；
经水一月两至，数日一至者，加黄连、山栀、龟
版、炒蒲黄之类。

归附丸

【来源】《女科切要》卷一。
【组成】当归 附子
【主治】妇人女子血寒，经水过期而来。

红花汤

【来源】《妇科玉尺》卷一。
【组成】红花 琥珀 白芍 麝香 没药 当归
桂枝 桃仁 苏木
【主治】经行过期及不月。

香附芎归汤

【来源】《妇科玉尺》卷一。
【组成】川芎 当归 香附 白芍 蕲艾 熟地
麦冬 杜仲 橘红 甘草 青蒿
【主治】经行后期。
【加减】半边头痛，加甘菊、藁本、荆芥、童便，
去艾、杜仲、香附、橘红。

胶艾丸

【来源】《妇科玉尺》卷一。
【组成】香附 生地 枳壳 白芍 砂仁 艾叶
阿胶 山药
【用法】糊为丸。
【主治】妇人血虚有寒，经水后期而行。

芎归汤

【来源】《竹林女科》卷一。
【组成】当归身 川芎 香附 枳壳（炒）各一钱

滑石二钱
【用法】生姜为引。
【主治】妇女脾胃虚弱，形瘦食少，过期经行者。

苍附六君汤

【来源】《竹林女科》卷一。
【组成】人参 白术 茯苓 甘草（炙） 半夏
陈皮 苍术（米泔浸） 香附（童便制） 条芩
（酒炒） 川芎 当归 枳壳（麸炒）
【用法】水煎，食前服。
【主治】形盛多痰，气虚，至数月而经始行。

调经乌鸡丸

【来源】《竹林女科》卷一。
【组成】白毛乌骨未炖雄鸡一只（约重一斤，以糯
米喂七日，勿令食虫蚁，以绳缢死，干掇其毛，去
肚内杂脏不用，纳生地黄、熟地黄、天门冬、麦门
冬各二两于鸡肚内，以好酒十碗，文火煮烂，取出
肚内药，将鸡连骨用桑柴火焙干，仍以前煮过之生
地等药酒，又浸又焙，至鸡骨肉枯为度，研极细末）
人参五钱 肉苁蓉（酒洗净） 炒破故纸 砂仁
当归 白术 川芎 丹参 茯苓 甘草（炙） 杜
仲（盐水炒）各一两 香附米（醋制）四两
【用法】共为细末，入鸡骨肉末和匀，酒面糊为
丸。每服五十丸，空心米汤下。
【主治】月经愆期。由脾胃虚弱，冲任损伤，气血
不足，致经来或前或后。

加味参苓白术散

【来源】《会约医镜》卷十四。
【组成】人参（随用） 白术二两 茯苓一两半
山药一两五钱 陈皮一两 莲肉二两 当归二两
炙草一两 砂仁八钱 石菖蒲五钱 川芎七钱
【功用】平补脾胃。
【主治】月经后期。

香附八物汤

【来源】《会约医镜》卷十四。

【组成】人参（或用山药四五钱代之）　白术二钱　茯苓一钱五分　香附（童便炒）一钱　当归二钱（若血热者用一钱）　甘草（炙）一钱　白芍（酒炒）一钱　熟地二三钱　川芎一钱

【用法】或加青皮五六分，水煎服。

【主治】性急躁怒，气逆血少，月经后期者。

温经汤

【来源】《会约医镜》卷十四。

【组成】当归二三钱　川芎一钱　炮姜五分　白芍（酒炒）一钱半

【用法】水煎服。

【主治】妇女血寒，月经后期者。

内补当归丸

【来源】《胎产新书》卷三。

【组成】川断　阿胶　白芷　苁蓉　蒲黄（炒黑）厚朴　吴茱萸　附子　当归　茯苓各一两　川芎白芍各八钱　甘草　干姜各五钱　熟地一两五钱

【用法】上为末，炼蜜为丸，如梧桐子大。每服八十丸，空心白汤送下。先服理经四物汤，次服本方。

【主治】月经后期。经来如屋漏水，头昏目眩，小腹作痛，更兼白带，咽中臭如鱼腥，恶心吐逆。

加味八珍汤

【来源】《医钞类编》卷十六。

【组成】人参　茯苓　当归　生地　白术　川芎白芍　甘草　香附（炒）　青皮各等分

【用法】水煎服。

【主治】经水过期，性急多怒，其气逆血少。

熟四物汤

【来源】《医门八法》卷四。

【组成】白芍三钱（醋炒）　熟地三钱　川芎二钱桂心一钱（研）　附片一钱　当归身五钱（炒）

【用法】月服五剂。三阅月即全愈矣。

【主治】血寒经迟者，色多不鲜，涩滞而少，脏气畏寒喜暖。

【宜忌】须于经期前十日服之。

理经汤

【来源】《女科指南》。

【组成】当归　川芎　地黄　芍药　人参　黄耆白术　陈皮　升麻

【用法】加生姜，水煎服。

【主治】经水落后者。

调经益母丸

【来源】《中药成方配本》（苏州）。

【组成】熟地四两　当归三两　炒白芍二两　川芎一两　制香附二两　桃仁一两　延胡索一两　炒蒲黄一两　干姜一两　益母膏八两

【用法】将熟地捣烂，与诸药打和晒干，共研细末，用益母膏化水泛丸，如绿豆大，约成丸十七两。每服一钱五分，开水吞服，每日二次。

【功用】行血通经。

【主治】月经愆期，量少腹痛。

【宜忌】孕妇忌服。

归地滋血汤

【来源】《中医妇科治疗学》。

【组成】秦归四钱　熟地　鹿角霜　香附各三钱泡参四钱　白术三钱　桑寄生四钱　枸杞　萸肉各三钱

【用法】水煎，空腹服。

【功用】滋阴补血。

【主治】月经后期属单纯血虚者。经行量少，色淡质薄，精神短少，头晕心悸，腰酸腿软，舌淡脉弱。

加味佛手散

【来源】《中医妇科治疗学》。

【组成】当归三钱　川芎二钱　泡参　香附各四钱台乌　吴萸各二钱　桑寄生四钱　延胡二钱

【用法】水煎，温服。

【功用】散寒，调气，活血。

【主治】月经后期，气郁偏寒，量正常色黑，间有血块，腰腹微有胀痛，苔薄白而润，脉沉迟或沉弦。

加减寿脾煎

【来源】《中医妇科治疗学》。

【组成】党参四钱　白术三钱　当归　山药　干姜（炮）　莲肉　苍术　白芷各二钱　焦艾三钱

【用法】水煎服。

【功用】健脾升阳，温化寒湿。

【主治】脾阳不运，寒湿下注，带下色黑质薄，月经后期，色淡质清，所下经带有清冷感，面色萎黄无华，或四肢浮肿，气短神疲，手足不温，纳少便溏，舌淡苔白腻，脉沉迟。

加减苍莎饮

【来源】《中医妇科治疗学》。

【组成】茅术二钱　云苓　香附各三钱　台乌二钱　炮姜一钱　红泽兰四钱　秦归　川芎　白木通各二钱

【用法】水煎，温服。

【功用】温寒行滞，调气活血。

【主治】血寒气滞，月经后期，经色晦暗，量不大多，少腹痛，腰胀，微恶寒，苔白脉迟者。

加减香棱汤

【来源】《中医妇科治疗学》。

【组成】木香　丁香　三棱　枳壳　青皮　川楝肉各二钱　茴香一钱　台乌　香附　莪术各三钱。

【用法】水煎，空腹时温服。

【功用】理气行滞，和血散癥。

【主治】肝肾气郁，少腹两侧疼痛，拒按，有块不坚，推之可移，胸胁胀痛，痞满不思食，有时少腹中部亦痛，但不拒按，月经后期，舌淡苔白，脉弦滑。

【加减】月经后期量少，加当归、川芎各二钱；少腹两侧痛甚，按之有块，去丁香，加荔枝核、橘核各二钱；包块疼痛拒按，去丁香、木香、茴香、

川楝，加桃仁、丹皮各二钱，姜黄三钱，乳香、没药、檀香各二钱；腰酸腹痛，加杜仲五钱，续断三钱。

加味十全大补汤

【来源】《中医妇科治疗学》。

【组成】党参　黄耆各五钱　肉桂一钱　白术　茯神各三钱　当归二钱　川芎一钱　白芍三钱　熟地（砂仁炒）四钱　阿胶三钱（化冲）　蕲艾　炙甘草各二钱

【用法】水煎，温服。

【主治】血寒气虚，月经后期，经来色淡，量多质薄，腰腹或有胀痛，精神不振，平时大便溏薄，脉迟而虚。

【加减】下血过多，去川芎，加乌贼骨五钱。

滋阴活血汤

【来源】《中医妇科治疗学》。

【组成】当归二钱　白芍　熟地　天冬　麦冬　瓜蒌根各三钱　红花　桃仁各一钱　山栀仁三钱

【用法】水煎，温服。

【功用】滋水救火，兼以活血。

【主治】血热而实的月经后期。经来色紫量少，腹胀烦热，口干，苔黄，脉数。

【加减】热甚口燥渴者，以生地易熟地，并去当归。

暖宫丸

【来源】《全国中药成药处方集》（哈尔滨方）。

【组成】香附六两　艾炭　当归　黄耆各三两　吴萸三钱　白芍　川芎各二两　川断一两半　熟地一两　贡桂五钱

【用法】上为细末，炼蜜为丸，每丸重二钱。每服一丸，经血寒者，红糖水为引，其它均白水送下，日服二三次。

【主治】子宫寒冷，经血衍期，腹痛结块，腰腿疼痛，久不生育；肝郁气滞，气结胸脘，胸脘胀痛，纳少嗳气；积湿浸滞，带脉不宣，湿浊下注，带下白滑，腰酸腹痛，面苍体软；痛经气滞，白带。

妇女养血丸

【来源】《中药制剂手册》。

【组成】当归五两　香附（醋炙）三两　川芎一两　肉桂二两　木香（煨）一两　熟地黄三两　白芍（酒炒）三两　砂仁一两　山药三两　川贝母二两　阿胶珠一两　茯苓三两　炮姜一两　党参二两　黄耆（炙）二两　续断二两　白术（麸炒）二两　知母二两　甘草一两　地骨皮一两　艾叶炭二两　杜仲炭　柴胡（醋制）一两

【用法】将地骨皮、杜仲炭、艾叶炭、柴胡加清水煮过，过滤取汁，残滓再煎取汁，二次煎汁合并；当归等十八味为细粉，取部分细粉与熟地黄同碾或捣烂，干燥后轧为细粉，再与其他细粉和匀，用煎汁酌加冷开水泛为丸，每干丸十两，用朱砂细粉九钱为衣。每服一钱，日服二至三次，温开水送服。

【功用】益气养血，调经止痛。

【主治】妇女血亏，月经愆期，时来时止，血枯色淡，腹痛腰痠，精神倦怠，日晡潮热，咳嗽自汗。

四、月经过多

月经过多，亦称经水过多，是指月经周期正常，经量明显多于既往者。可与月经周期、经期异常并发，如月经先期、月经后期、经期延长伴量多。多因素体虚弱，或饮食失节、劳倦过度、大病久病等损伤脾气，中气不足，冲任不固，血失统摄所致。或为素体阳盛，或恣食辛燥，感受热邪，七情过极，郁而化热，热扰冲任，迫血妄行而成。也有素性抑郁，或忿怒过度，气滞而致血瘀，或经期产后余血未尽，感受外邪，或不禁房事，瘀血内停，瘀阻冲任，血不归经以致经行量多者。其治疗，经期以固冲止血治标为主，平时当以益气、清热、养阴、化瘀等法治其本。慎用温燥动血之品，以免增加出血量。

本病相当于西医学排卵型功能失调性子宫出血病引起的月经过多，或子宫肌瘤、盆腔炎症、子宫内膜异位症等疾病引起的月经过多。

理气通经汤

【来源】《中医症状鉴别诊断学》。

【组成】当归　川芎　丹参　红花　香附　青皮　益母草

【功用】开郁行气，活血调经。

【主治】肝气郁结，经行后期，经色紫红有块，小腹胀痛，胸胁或乳房作胀。

艾煎丸

【来源】《邯郸遗稿》卷一。

【组成】吴茱萸（泡淡）　当归　熟地　白芍　石菖蒲　川芎　人参　艾叶　橘红

【用法】上为末，糊为丸服。

【主治】

1. 《邯郸遗稿》：血寒，经水过期而来。
2. 《简明中医妇科学》：经水过期不调，或一二月不至，或三四月不行。

【加减】恶心呕吐，加丁香、半夏、生姜。

干姜丸

【来源】《圣济总录》卷一五一。

【组成】干姜（炮）　白矾（烧灰）各半两　白石脂二两　熟干地黄（焙）　白茯苓（去黑皮）　人参　乌贼鱼骨各一两

【用法】上为末，醋煮面糊为丸，如梧桐子大。每服二十丸，空心、食前用温酒或米饮送下。

【主治】室女经水过多，连绵不绝，脐腹疼痛。

干姜煮散

【来源】《圣济总录》卷一五一。

【组成】干姜（半生半烧灰）　黄明胶（烧灰）各一两　楮纸五张（烧灰）　白面一匙（炒）

【用法】上为散。每服三钱匕，水一盏，煎至六分，去滓，空心、食前温服。

【主治】妇人月水绵绵不断。

乌贼鱼骨丸

【来源】《圣济总录》卷一五一。
【组成】乌贼鱼骨（去甲） 羚羊角（屑） 龟甲（醋炙） 茯神（去木） 卷柏（微炙） 鹿角胶（炙燥） 诃黎勒皮（煨） 地榆（炙，锉） 当归（切，焙） 熟干地黄（焙）各一两
【用法】上为末，炼蜜为丸，如梧桐子大。每服二十丸，温酒或枣汤送下。
【主治】妇人气血失度，经侯不止，面无颜色，食少力倦。

乌贼鱼骨丸

【来源】《圣济总录》卷一五一。
【别名】乌贼鱼丸（《圣济总录》卷一五三）。
【组成】乌贼鱼骨（去甲，炙焦） 鹿茸（酥炙，去毛） 诃黎勒皮 当归（切，焙） 白芍药 山茱萸 黄耆（锉） 酸枣仁（微炒） 地榆 芎䓖 覆盆子（去梗） 玄参 白茯苓（去黑皮） 熟干地黄（焙）各一两半 荜澄茄（微炒）一两
【用法】上为末，炼蜜为丸，如梧桐子大。每服三十丸，空心、食前米饮送下。
【主治】妇人月水不断，脐腹冷痛，腰腿酸疼。

禹余粮丸

【来源】《圣济总录》卷一五一。
【组成】禹余粮（煅赤，醋淬七遍） 白龙骨（煅） 赤石脂各一两 牡蛎（煅赤）三两 艾叶（醋煮一时辰，焙） 乌头（炮裂，去皮脐） 防风（去叉） 芎䓖 熟干地黄（焙） 白茯苓（去黑皮）各一两 人参三分
【用法】上为末，酒糊为丸，如梧桐子大。每服二十丸至三十丸，空心、食前温酒或醋汤送下。
【主治】妇人血脏虚损，月水不断，面色萎黄，四肢少力，脐腹绞痛。

小蓟根汤

【来源】《圣济总录》卷一五二。
【组成】小蓟根三两 当归（微炙） 阿胶（炙令燥） 芎䓖 青竹茹 续断 地榆根各一两半 伏龙肝二两
【用法】上药治下筛。每服三钱匕，水一盏，煎七分，去滓温服，一日三次。
【主治】妇人月经过多，或卒暴血伤不止，或色如肝，或成片者。

白芷汤

【来源】《圣济总录》卷一五二。
【组成】白芷 鹿茸（去毛，酥炙） 诃黎勒（煨，去核） 厚朴（去粗皮，生姜汁炙） 牡丹皮 地榆 黄耆（锉，炒）各一两半 肉豆蔻（去皮）一枚 白术 黄连（去须） 附子（炮裂，去皮脐） 代赭（碎） 桂（去粗皮）各一两 黄芩（去黑心）半两 龙骨（去土）二两
【用法】上为粗末。每服三钱匕，以水一盏，加生姜三片，煎取七分，去滓，食前温服。
【主治】妇人血海虚冷，经行太过。

牡蛎散

【来源】《圣济总录》卷一五三。
【组成】牡蛎 龙骨 肉苁蓉（酒浸，切，焙） 赤石脂 石斛（去根） 乌贼鱼骨（去甲） 黄耆（锉）各一两半 芍药（炒） 阿胶（炒燥） 熟干地黄（焙） 牛角䚡灰各二两 干姜（炮裂） 当归（切，焙） 白术 人参 桑耳（炙）各一两一分 桂（去粗皮） 艾叶（炒） 芎䓖 附子（炮裂，去皮脐）各一两
【用法】上为散。每服三钱匕，一日二次，米饮调服。
【主治】带下兼经水过多，或暴下片血，不限年月远近。

温经胶附丸

【来源】《杨氏家藏方》卷十五。

【别名】温湿阿胶丸（《普济方》卷三二八）。

【组成】阿胶（蛤粉炒）　附子（炮，去皮脐）　熟干地黄（洗，焙）　白芍药（锉）各二两　艾叶四两

【用法】上以米醋二升，一处煮令醋尽，用烈火焙燥，碾为细末，酒煮面糊为丸，如梧桐子大。每服五十丸，温酒送下，不拘时候。

【功用】除风冷，暖血海。

【主治】月事过多，血气诸疾。

当归饮

【来源】《女科百问》卷上。

【组成】当归（去芦，微炒）　熟地（净洗，酒蒸，焙干）　川芎　白芍　黄芩　白术各等分

【用法】上为粗末。每服三钱，水盏半，煎至八分，食前热服。

【功用】抑阳助阴，调理经脉。

【主治】阳气胜阴，月假多者。

当归丸

【来源】《魏氏家藏方》卷十。

【组成】赤石脂（煅，别研）　当归（去芦，酒浸一宿）　牡丹皮　人参（去芦）　延胡索（蛤粉炒）　白术（炒）　白芍药　甘草（炒）　白茯苓（去皮）　白薇（去芦）　川芎　白芷（炒）　藁本（去土）　官桂（去粗皮，不见火）　没药（别研）　乳香（别研）各等分

【用法】上为细末，炼蜜为丸，如弹子大。每服一丸，食前温酒化下。

【主治】妇人气血俱虚，经候过多，羸瘦，全不思食，身体倦疼。

黄芩六合汤

【来源】《医垒元戎》。

【别名】四物加黄芩白术汤（《证治准绳·女科》卷一）。

【组成】四物汤四两加黄芩　白术各一两

【主治】妇女经水过多，别无余证。

固经丸

【来源】方出《丹溪心法》卷五，名见《医方类聚》卷二一〇引《新效方》。

【别名】樗白固经丸（《简明医彀》卷七）。

【组成】黄芩（炒）　白芍（炒）　龟版（炙）各一两　黄柏（炒）三钱　椿树根皮七钱半　香附子二钱半

　　方中椿根皮，《证治准绳·女科》作"樗根皮"。

【用法】上为末，酒糊为丸，如梧桐子大。每服五十丸，空心温酒或白汤送下。

【功用】《中国药典》：滋阴清热，固经止带。

【主治】

　　1.《丹溪心法》：妇人经水过多。

　　2.《中国药典》：阴虚血热，月经先期，量多，色紫黑，赤白带下。

【方论】《医方集解》：此足少阴、厥阴药也。经多不止者，阴虚不足以制胞络之火，故越其常度也；崩中漏下者，虚而挟热也；紫黑成块者，火极似水也。黄芩清上焦之火，黄柏泻下焦之火；龟版、芍药滋阴而养血，皆壮水以制阳光也；香附辛以散郁，樗皮涩以止脱。

调经散

【来源】《普济方》卷三三四。

【组成】赤石脂　破故纸各一两

【用法】上为细末。每服二钱，粥饮调下。

【主治】妇人经脉过多。

四物加芩连汤

【来源】《万氏女科》卷一。

【别名】四物加芩连知柏汤（《医钞类编》卷十六）。

【组成】归身　白芍　知母　生地　条芩　黄连各一钱　川芎　熟地各五分　黄柏七分

【主治】经水来太多，属于热者。

固经丸

【来源】《仁术便览》卷四。

【组成】黄芩 龟版 白芍各一两 樗根皮七钱半 黄柏三钱（炒） 香附二钱半 生地三钱 白术（炒）五钱

【主治】妇人经水过多，淋漓不止。

保荣汤

【来源】《丹台玉案》卷五。

【组成】当归 山栀（炒黑） 地榆 牡蛎各一钱 侧柏叶 川芎 赤芍 生地各一钱二分

【用法】用灯心三十茎，水煎，空心服。

【主治】妇女月经每次数日不能止，或隔几日复见微红。

四物加芩术汤

【来源】《医方集解》。

【别名】温六合汤。

【组成】四物汤加芩 术

【主治】经水过多。

加减四物汤

【来源】《傅青主女科》卷上。

【组成】大熟地一两（九蒸） 白芍三钱（酒炒） 当归五钱（酒洗） 川芎二钱（酒洗） 白术五钱（土炒） 黑芥穗三钱 山萸三钱（蒸） 续断一钱 甘草一钱

【用法】水煎服。四剂而血归经。十剂之后，加人参三钱，再服十剂，下月行经，适可而止矣。

【功用】补血归经。

【主治】妇女血虚，经水过多，行后复行，面色萎黄，身体倦怠，而困乏愈甚者。

【方论】方中四物汤乃补血之神品，加白术、荆芥，补中有利；加山萸、续断，止中有行；加甘草以调和诸品，使之各得其宜。所以血足而归经，归经而血自静矣。

加味补血汤

【来源】《辨证录》卷十一。

【组成】当归 黄耆各一两 荆芥三钱 白术五钱

【用法】水煎服。

【主治】妇女经水过多，行后复行，面色萎黄，人倦无力。

清海丸

【来源】《辨证录》卷十一。

【组成】熟地一斤 桑叶一斤 白术一斤 玄参一斤 山茱萸八两 北五味三两 麦冬十两 沙参十两 地骨皮十两 丹皮十两 白芍一斤 龙骨（醋淬）二两 山药十两 石斛八两

【用法】上药各为细末，炼蜜为丸。每日早、晚白滚水各送下五钱，服半年全愈。

【主治】

1.《辨证录》：子宫血海因热不固，每行人道，经水即来一如血崩。

2.《傅青主男女科》：妇人血海阴虚火动，而致血崩。

固经汤

【来源】《嵩崖尊生全书》卷十四。

【组成】黄柏 白芍各一钱五分 条芩一钱 龟版（炒珠）二钱 樗白皮 香附各五分 阿胶 地榆 黄耆各八分

【主治】妇人阴虚内热，经水过多不止，或先期，或后期。

【加减】体弱者，减黄柏用量，倍黄耆，加白术。

除烦汤

【来源】《嵩崖尊生全书》卷十四。

【组成】四物汤倍白芍、生地，加胡黄连一钱。

【用法】水煎服。

【主治】经水过多，五心烦热，日晡潮热。

当归饮

【来源】《女科指掌》卷一。

【组成】四物汤加白术 黄芩 地榆 阿胶

【主治】阳气乘阴，经血过多。

增味四物汤

【来源】《叶氏女科证治》卷一。

【组成】熟地黄　当归　川芎　白芍各一钱　黄芩　知母（酒炒）　黄连（姜汁炒）　黄柏（酒炒）　甘草各五分

【用法】加生姜，水煎服。

【主治】经来过多，不问形肥形瘦，皆属热者。

龟版丸

【来源】《妇科玉尺》卷一。

【组成】龟版（醋炙）　条芩　白芍　椿根皮各一两　黄柏（蜜炙）三钱

【用法】炼蜜为丸。淡醋汤送下。

【主治】妇人经水来而过多不止。

固经丸

【来源】《医级》卷九。

【组成】黄耆三两　当归二两　白芍二两　黄芩二两　黄簿二两　生地四两　龟版（炙）四两　香附二两（童便炒）　樗皮二两

【用法】上为末，酒为丸。每服三钱，白滚汤送下。

【主治】妇人阴虚火动烁阴，经水过多，潮热眩晕，燥渴盗汗。

清热四物汤

【来源】《会约医镜》卷十四。

【组成】当归　生地　白芍各半钱　熟地二钱　黄芩　知母各一钱　川芎　黄柏各七分

【用法】水煎，热服。不应，加黄连一钱，适病即止。

【主治】血热，经水忽然量多，脉洪大而实。

加味六君子汤

【来源】《性病》。

【组成】炙党参　甘草　半夏　阿胶珠（蛤粉炒）　制白术　茯苓　陈皮　黑姜　蕲艾叶各二钱

【用法】水煎，温服。

【主治】经多色淡。

加减两地汤

【来源】《中医妇科治疗学》。

【组成】生地五钱　玄参　白芍　地骨皮各三钱　阿胶（化冲）二钱　焦艾　益母草各三钱

【用法】水煎，温服。

【功用】养阴清热。

【主治】阴虚夹热，月经过多，或过期数日不净，色红无块，舌红，苔黄或无苔，脉弦数。

【加减】腹痛色黑有块，去阿胶，加延胡炭二钱，蒲黄炭三钱；如经期持续过久，量不大多，原方加乌贼骨一两。茜草根（炒炭）二钱。

加减人参养营汤

【来源】《中医妇科治疗学》。

【组成】潞参　白术　黄耆各三钱　秦艽二钱　熟地三钱　甘草一钱　香附　焦艾各三钱　益母草五钱　阿胶珠二钱

【用法】水煎，温服。

【功用】补气摄血。

【加减】气虚下陷，少腹空坠者，加升麻二钱；腰痛甚，加杜仲四钱、续断四钱。

养阴益气汤

【来源】《中医妇科治疗学》。

【组成】泡参　丹参各三钱　地骨皮五钱　白芍三钱　黄柏二钱　麦冬四钱　五味子一钱

【用法】水煎服。

【功用】扶气清热。

【主治】月经色红量多，时有潮热，头晕心悸，苔黄微干，舌红，脉浮数无力。

凉血生地饮

【来源】《中医妇科治疗学》。

【组成】生地六钱　丹参四钱　侧柏　黄芩各三钱　阿胶二钱　甘草一钱　槐花三钱　百草霜二钱

【用法】水煎服。

【功用】凉血散瘀。

【主治】妇人血热夹瘀，月经过多，色红有块，其气腥臭，腹有痛感，舌绛苔黄，脉弦数。

【加减】经量不太多，而持续时间延长并时有腹痛者，加三七五分。

益肾调经汤

【来源】《中医妇科治疗学》。

【组成】杜仲　续断　熟地各三钱　当归二钱　白芍（炒）三钱　益母草四钱　焦艾　巴戟　乌药各三钱

【用法】水煎服。

【功用】温肾调经。

【主治】肾虚，经来色淡而多，经后腹痛腰痠，肢软无力，脉沉弦无力。

清经止血汤

【来源】《中医妇科治疗学》。

【组成】生地六钱　丹皮二钱　黄芩三钱　黄柏四钱　茅根五钱　地榆　炒蒲黄各三钱　益母草四钱　棕炭二钱

【用法】水煎温服。

【功用】清热凉血止血。

【主治】血热气实，经血暴下，精神不爽，烦热口渴。

【加减】气短心累，加泡参五钱，麦冬三钱。

益气固冲汤

【来源】《湖北中医杂志》（1992，1：18）。

【组成】生黄芪 20～30g　白术 10g　升麻炭 6g　荆芥炭 6g　甘草 6g　山药 15g　熟地 15g　白芍 15g　党参 15g　阿胶 15g　川断 12g

【用法】偏阳虚者加炮姜炭 2～3g，兼阴虚者加旱莲草 30g；兼内热者加黄芩炭、地骨皮各 10g。每日 1 剂，于经时或经前 1 周服用。

【主治】上环后月经过多。

【验案】上环后月经过多　《湖北中医杂志》（1992，1：18）：治疗上环后月经过多 35 例，年龄 35～44 岁，病程 3 个月至 8 年。结果：经治疗 1～2

个月经周期，经量恢复上环前的量，血色素增加 20g 左右者为痊愈，共 29 例；经治疗 1～2 个月经周期，经量明显减少，但没有恢复到平时月经量者为好转，共 4 例；经治疗 1～2 个月经周期，经量未见减少而取环者为无效，共 2 例；总有效率为 94%。

清热化瘀汤

【来源】《陕西中医》（1992，12：551）。

【组成】马鞭草 30g　当归　赤芍各 10g　煅花蕊石　仙鹤草　生茜草各 20g

【用法】水煎服。

【主治】月经过多。

【加减】瘀血甚者，加琥珀粉、三七粉各 2g；热甚者，加炒黄芩 10g，炒山栀 6g；伴气血亏虚者，加黄芪 20g，赤芍易白芍。

【验案】月经过多　《陕西中医》（1992，12：551）：治疗月经过多 84 例。结果：治疗 3 个月以上月经期、量、色、质均正常为痊愈，共 65 例；治疗 3 个月以上月经周期正常，经量较前明显减少，腹痛缓解为好转，共 16 例；用药后病情无变化为无效，共 3 例；总有效率为 96%。

温涩固宫汤

【来源】《首批国家级名老中医效验秘方精选》。

【组成】当归 10 克　白芍 10 克　川芎 6 克　熟地 10 克　艾叶 6 克　阿胶 10 克　血余炭 6 克　乌贼骨 12 克　茜草根 10 克

【用法】水煎服，日服三次。

【功用】养血和血，调经止血，暖胞安宫。

【主治】冲任脉虚，寒邪凝滞，小腹疼痛，月经过多，或妊娠下血。胎动不安。或产后下血、淋漓不断等。

【加减】如腹痛明显者，加砂仁、香附、延胡索；腹不痛者，去川芎；血下多者，当归宜减量，加地榆炭、棕榈炭；气虚明显或少腹下堕者，加党参、黄芪；心悸，加茯神，炒柏子仁；腰酸腹痛，加杜仲、续断、桑寄生；肢冷明显者，加炮姜炭，炙甘草。

【验案】武某，41 岁，工人。月经素来错行，近数月，月经来后则淋漓不断，继则经血大下形成血崩。经在某医院住院治疗，诊断为功能性子宫出血，并使用安络血等药物以及施刮宫术，时而略好，时而大发，转来本处治疗。时见面色晦暗，心悸神疲，脉弱舌淡。诊为冲任有寒，心脾素虚，不能统摄血液，遂用本方加炮姜6克，炙甘草10克，茯神15克。五剂后，神情渐复，崩漏随止。越年又再发一次，亦用上方治疗而愈。

止血片

【来源】《部颁标准》。

【组成】墨旱莲250g　地锦草125g　拳参100g　土大黄125g　珍珠母（煅）100g

【用法】制成糖衣片，密封。口服，每次4片，1日3次，中量或大量出血，每次8片，1日3~4次，可配合其他药物。

【功用】清热凉血，止血。

【主治】因血热引起的月经过多，鼻衄，咳血，吐血，咯血。

茸坤丸

【来源】《部颁标准》。

【组成】鹿茸56g　白术（土炒）100g　香附（制）100g　白芍（酒炒）100g　黄芩（酒制）50g　熟地黄100g　紫苏50g　地黄100g　阿胶（炒）50g　沉香10g　化橘红100g　益母草（酒制）600g　琥珀50g　川牛膝40g　木香50g　党参80g　乌药（制）100g　川芎（制）100g　当归（制）100g　茯苓100g　砂仁50g　甘草（蜜炙）30g

【用法】制成大蜜丸，每丸重6g，密封。口服，每次1~2丸，1日1~2次。

【功用】调经养血，理气止带。

【主治】月经不调，月经过多，赤白带下，产后腹痛。

薯莨片

【来源】《部颁标准》。

【组成】薯莨浸膏

【用法】制成糖衣片，每片含干浸膏0.25g，遮光，密封。口服，每次4片，1日3次。

【功用】止血。

【主治】月经过多，功能性子宫出血，产后出血。

五、月经过少

月经过少，也称经水涩少、经量过少，是指月经周期正常，经量明显少于既往，经期不足2天，甚或点滴即净者。先天禀赋不足，或房劳久病，损伤肾气，或屡次堕胎，伤精耗气，肾精亏损，肾气不足，冲任亏虚，血海满溢不多，遂致月经量少。数伤于血，大病久病，营血亏虚，或饮食劳倦，思虑过度，损伤脾气，脾虚化源不足，冲任气血亏虚，血海满溢不多，致经行量少。经期产后，感受寒邪，或过食生冷，寒邪伏于冲任，血为寒滞，运行不畅，血海满溢不多，致经行量少。经期产后，余血未净之际，七情内伤，气滞血瘀，或感受邪气，邪与血结，瘀滞冲任，气血运行不畅，血海满溢不多，致经行量少。其治疗须分辨虚实，虚证者重在补肾益精，或补血益气以滋经血之源；实证者重在温经行滞，或祛瘀行血以通调冲任。

本病一般周期尚正常，但有时也可与周期异常并见，如先期伴量少，后期伴量少，后者常可发展为闭经。

本病相当于西医学性腺功能低下、子宫内膜结核、炎症或刮宫过深等引起的月经过少。

四物加葵花汤

【来源】方出《医垒元戎》，名见《济阴纲目》卷一。

【组成】当归　川芎　白芍药　熟地　黄葵花（一方加红花、血见愁）

【用法】水煎服。

【主治】经水涩少。

二陈加芎归汤

【来源】《万氏女科》卷一。

【别名】芎归二陈汤（《会约医镜》卷十四）。

【组成】陈皮 白茯 归身 川芎 香附（童便炒） 枳壳各一钱 半夏八分 甘草五分 滑石二分

【用法】加生姜为引，水煎服。

【主治】妇人体肥，痰碍经隧，经水来少者。

八物汤

【来源】《万氏女科》卷一。

【组成】人参 白术 白茯 归身 川芎 白芍 熟地 黄耆（蜜炙） 香附各一钱 炙草五分

【用法】生姜、大枣为引。更常服地黄丸。

【主治】经水色淡。

四物加人参汤

【来源】《万氏女科》卷一。

【组成】人参 归身 川芎 白芍 生地 香附（童便炒） 炙草各一钱

【用法】生姜、大枣为引。

【主治】瘦人血虚少而经水来少。

四物葵花汤

【来源】方出《云岐子保命集》卷下，名见《何氏济生论》卷七。

【组成】四物汤加熟地黄、当归各一两

【主治】经水少而血色和者。

四物加熟地当归汤

【来源】《赤水玄珠全集》卷二十。

【别名】四物汤加熟地黄当归汤（《证治准绳·女科》卷一）。

【组成】四物汤四两 熟地 当归各一两

【主治】经水少而色和。

养荣健脾丸

【来源】《医学六要》卷七。

【组成】人参 白术各四两 枳实一两半 当归 白芍各三两 抚芎一两 麦冬二两 柏子仁一两

【用法】生地黄煎汤熬膏，神曲糊丸。米饮送下。

【主治】血少肠胃枯涩，口干便秘，皮肤干燥，食不能运；妇人经血干涸，色淡来少。

滋血补气汤

【来源】《杏苑生春》卷八。

【组成】丁香末 甘草梢（生） 甘草（炙）各三分 白芍药 生地黄 全蝎各五分 熟地黄六分 当归身 人参 防风 羌活 黄柏 知母 升麻各七分 柴胡一钱 黄耆一钱五分 五味子三十枚

【用法】上锉。水煎熟，空心温服。

【主治】经水弱少，四肢懒倦，自汗微热。

加味纯阴汤

【来源】《辨证录》卷十一。

【组成】熟地 玄参 麦冬各五钱 山茱萸二钱 北五味子一钱 丹皮五钱

【用法】水煎服。可服十剂，经水自多。

【主治】妇人先期经来，其经水止有一二点。

生血汤

【来源】《嵩崖尊生全书》卷十四。

【组成】归身 熟地各三钱 川芎 白芍各一钱 红花 泽兰各八分 木香三分

【用法】水煎服。

【主治】血虚经水少。

加味八物汤

【来源】《叶氏女科证治》卷一。

【组成】人参 白术（蜜炙） 茯苓 甘草（炙） 熟地黄 当归 川芎 白芍各一钱二分 黄耆（炙） 香附（四制）各一钱

【用法】生姜为引，水煎服。

【主治】血虚经来色淡者。

加味四物汤

【来源】《叶氏女科证治》卷一。

【组成】熟地黄　当归　川芎　白芍　人参　香附（童便制）　甘草（炙）

【用法】生姜、大枣为引。

【主治】妇人气血衰弱，形瘦经少。

加减归脾汤

【来源】《性病》。

【组成】人参　龙眼肉　黄耆各二钱半　甘草五分　白术二钱半　夜苓二钱半　木香五分　当归　吴黄　姜艾　远志各一钱

【用法】水煎，温服。

【主治】经少色淡者。

鸡血藤膏

【来源】《中药成方配本》。

【组成】鸡血藤（干者）一百斤

【用法】将鸡血藤刨片，盛入丝篮中，入盆汤内，加清水一千斤淹没，煎八小时焖过夜，次日取汁去滓，用丝绵筛滤过，定清去脚，入锅内收浓，加阿胶五斤烊入，收成老膏，倒入锡膏盘内，俟冷切成小块，放在透风处吹干。每用三钱至五钱，燉烊，开水冲服。

【功用】养血和血。

【主治】血不养筋，筋骨酸痛，手足麻木，妇女月事衰少。

加味四物汤

【来源】《中医妇科治疗学》。

【组成】秦归　川芎各二钱　酒芍　熟地　丹参各四钱　香附三钱　泽兰四钱

【用法】水煎，温服。

【功用】养血调气。

【主治】血虚气郁，月经量少而色紫黑，面色青黄，舌质淡红，苔薄黄，脉沉细而弱。

【加减】心悸少寐，加枣仁（炒）三钱，柏子仁三钱；潮热或手心发热，加鳖甲三钱，丹皮二钱。

加味泽兰汤

【来源】《中医妇科治疗学》。

【组成】泽兰　丹参各三钱　当归　酒芍各二钱　甘草五分　五灵脂　蒲黄　通草各二钱

【用法】水煎，温服。

【功用】活血逐瘀。

【主治】单纯血瘀之月经过少，经来色紫，少腹时痛，硬而有块，按之痛甚，苔薄黄，脉两尺沉涩。

加味香砂六君子汤

【来源】《中医妇科治疗学》。

【组成】泡参　云苓　白术各三钱　木香二钱　砂仁一钱　秦归二钱　川芎一钱半　陈皮一钱　半夏三钱

【用法】水煎，温服。

【功用】扶脾祛痰。

【主治】因脾虚挟痰所致的月经量少，色淡而粘，平日白带多，口淡，苔白腻，脉缓滑。

【加减】平日白带多者，加莲米三钱、芡实三钱。

六、经期延长

经期延长，又称月水不断，是指月经周期正常，经期超过7天以上，甚或2周方净者。多由气虚失摄、冲任失约；或热扰冲任，血海不宁；或瘀阻冲任，血不循经所致。素体虚弱，或饮食、劳倦、思虑过度伤脾，中气不足，冲任不固，不能制约经血而致经期延长；素体阴虚，或久病伤阴，或多产房劳以致阴血亏耗，阴虚内热，热扰冲任，血海不宁，经血妄行致经期延长；素体抑郁，或大怒伤肝，气郁血滞，或外邪客于子宫，血与邪相博成瘀，瘀阻冲任子宫，经血妄行。治疗以固冲调经为大法，气虚者重在补气升提，阴虚血热者重在养阴清热，瘀血阻滞者以通为止，不可概投固涩之剂，犯虚虚实实之戒。

艾叶散

【来源】《太平圣惠方》卷七十二。

【组成】艾叶（微炒）　阿魏（捣碎，炒令黄燥）　干姜（炮裂，锉）　当归（锉，微炒）　龙骨　黄耆（锉）　熟干地黄各二两　甘草半两（炙微赤，锉）

【用法】上为粗散。每服三钱，以水一中盏，加大枣三枚，煎至六分，去滓，食前温服。

【主治】妇人月水不断，吃食减少，四肢黄瘦。

熟干地黄散

【来源】《太平圣惠方》卷七十二。

【组成】熟干地黄　黄芩　当归（锉，微炒）　地榆（锉）　伏龙肝　艾叶（微炒）　柏叶（微炒）各一两　川芎半两

【用法】上为粗散。每服三钱，以水一中盏，加生姜半分，大枣二枚，煎至五分，去滓，食前温服。

【主治】妇人月水不断，口干烦热，吃食减少，四肢无力。

地黄汤

【来源】《圣济总录》卷一五一。

【组成】生干地黄（焙）二两　黄芩（去黑心）　当归（切，焙）　柏叶各一分半　艾叶半分

【用法】上为粗末。每服三钱匕，水一盏，煎至七分，去滓，加蒲黄一钱匕，空心、食前服。

【主治】冲任气虚，经血虚损，月水不断，绵绵不止。

地黄汤

【来源】《圣济总录》卷一五一。

【组成】生地黄（切，焙）五两　艾叶　黄芩（去黑心）　当归（切，焙）各二两　地榆四两　伏龙肝　柏叶　生姜（切，焙）　蒲黄各三两

【用法】上为粗末。每服三钱匕，水一盏，煎至七

分，去滓温服，日二夜一。

【主治】妇人气血虚损，月水不断，绵绵不已。及妇人经血不止，颜色不定。

地黄散

【来源】《圣济总录》卷一五一。

【组成】熟干地黄（洗，焙）　白芷　酸石榴皮（锉）　陈橘皮（去白，炒）　甘草（炙）各一两

【用法】上为散。每服二钱匕，温米饮调下，不拘时候。

【主治】室女月水不断，心烦气闷。

地榆汤

【来源】《圣济总录》卷一五一。

【组成】地榆（锉）　柏叶（去枝）　蒲黄　酸石榴皮（锉）　甘草（炙）　生熟地黄（焙）各一两

【用法】上为粗末。每服三钱匕，水一盏，煎七分，去滓，空心、食前温服。

【主治】室女月水不断。

蒲黄散

【来源】《圣济总录》卷一五一。

【组成】蒲黄　毡灰　炒面各半两

【用法】上为细散。每服二钱匕，煎地黄酒调下。

【主治】妇人月水久不绝。

蒲黄汤

【来源】《圣济总录》卷一五二。

【组成】蒲黄（轻炒）　当归（切，焙）　柏叶（炙令黄色）　艾叶（炙，焙）各一两　伏龙肝一两半　生干地黄（焙）　黄芩（去黑心）各二两

【用法】上为粗末。每服三钱匕，水一盏，煎至七分，去滓，空心食前温服，每日二次。

【主治】妇人因月水来，延引不止，遂成血伤。

槲叶饮

【来源】《圣济总录》卷一五二。

【组成】槲叶脉二两半（炙，锉） 地榆二两（锉） 阿胶（炒令燥） 青竹茹各一两

【用法】上为粗末。每服三钱匕，水一盏，煎七分，去滓温服，日二夜一。

【主治】妇人经血不得止。

艾煎丸

【来源】《中藏经·附录》。

【组成】威灵仙一两 良姜一两 金毛狗脊一两（去黄毛） 熟艾二两（糯米糊和，晒干为末；一法用米醋熬，焙干，亦可为末） 赤芍药一两 附子半两

【用法】上为末，以药一半同醋煮面糊和余一半药末为丸，如梧桐子大。每服十丸，食前空心温酒下。

【主治】妇人经水不止。

剪红饮

【来源】《仙拈集》卷三。

【组成】侧柏叶 白芍药各等分

【用法】每服五钱，水煎半，冲酒服。

【主治】月水不断。

朱雄丸

【来源】《胎产新书》。

【组成】朱砂 雄黄各一钱 白茯苓二两

【用法】上为末，水为丸。每服五十丸，生姜汤送下。

【主治】经来不止，兼下牛膜一样，昏迷倒地，乃血气结聚，变成此证。

七、崩　漏

崩漏，是指妇人非月经期阴道大量出血，或下血淋漓不断者。前者称为"崩中"、"血崩"，后者称为"漏下"。若经期延长达2周以上者，也属于崩漏范畴，称为"经崩"或"经漏"。《内经》有云："阴虚阳搏谓之崩。"《诸病源候论》进一步阐述谓："非时而下淋漓不断，谓之漏下；忽然漏下，谓之崩中，属经乱之甚也。"崩与漏虽有异，但崩为漏之甚，漏为崩之渐，二者常相转化，故概称崩漏。正如《济生方》说："崩漏之病，本乎一证，轻者谓之漏下，甚者谓之崩中。"

崩与漏，出血情况虽不相同，但其发病机理则一致，而且在疾病发展过程中常相互转化，如血崩日久，气血耗伤，可变成漏，久漏不止，病势日进，也能成崩。

先天肾气不足，少女肾气稚弱，更年期肾气渐衰；或早婚多产，房事不节，损伤肾气，若耗伤精血，则肾阴虚损，阴虚内热，热伏冲任，迫血妄行；或命门火衰，肾阳虚损，封藏失职，冲任不固，不能制约经血；或素体阳盛，或情志不遂，肝郁化火，或感受热邪，或过食辛辣助阳之品，火热内盛，热伤冲任，迫血妄行；或七情内伤，气滞血瘀，或感受寒热之邪，寒凝或热灼致瘀，瘀阻冲任，血不循经；或忧思过度，饮食劳倦，损伤脾气，中气下陷，冲任不固，血失统摄，均可致崩漏。

临证之时，应结合出血的量、色、质变化和全身证候辨明寒、热、虚、实为前提，根据病情的缓急轻重、出血的久暂，采用"急则治其标，缓则治其本"的原则，灵活运用塞流、澄源、复旧三法。

塞流即是止血。崩漏以失血为主，止血乃是治疗本病的当务之急。具体运用止血方法时，还要注意崩与漏的不同点。治崩宜固摄升提，不宜辛温行血，以免失血过多导致阴竭阳脱；治漏宜养血行气，不可偏于固涩，以免血止成瘀。

澄源即是求因治本。崩漏是由多种原因引起的，针对引起崩漏的具体原因，采用补肾、健脾、清热、理气、化瘀等法，使崩漏得到根本上的治疗。

复旧即是调理善后。崩漏在血止之后，应理脾益肾以善其后。历代诸家都认为崩漏之后应调理脾胃，化生气血，使之康复。

本病如是非经期所发生，多与西医无排卵型功能失调性子宫出血病类似。

芎归胶艾汤

【来源】《金匮要略》卷下。

【别名】胶艾汤（《金匮要略》卷下）、当归散（《普济方》卷三四二）、胶艾四物汤（《医学入门》卷八）、阿胶蕲艾汤（《明医指掌》卷九）、艾叶地黄汤（《产孕集》卷上）。

【组成】芎藭 阿胶 甘草各二两 艾叶 当归各三两 芍药四两 干地黄四两

【用法】以水五升，清酒三升，合煮取三升，去滓，纳胶令消尽，温服一升，一日三次。不愈更作。

【功用】

1.《普济方》：保血安胎。

2.《中医方剂学》：补血调经，安胎止痛。

【主治】

1.《金匮要略》：妇人有漏下者，有半产后因续下血都不绝者，有妊娠下血者，假令妊娠腹中痛，为胞阻。

2.《备急千金要方》：妊娠二三月至七八月，其人顿仆失踞，胎动不安，伤损，腰腹痛欲死，若有所见，及胎奔上抢心，短气。

3、《太平惠民和剂局方》：劳伤血气，冲任虚损，月水过多，淋沥漏下，连日不断，脐腹疼痛；及妊娠将摄失宜，胎动不安，腹痛下堕；或劳伤胞络，胞阻漏血，腰痛闷乱；或因损动，胎上抢心，奔动短气；及因产乳，冲任气虚，不能约制，经血淋沥不断，延引日月，渐成羸瘦。

【验案】功能性子宫出血 《中华妇产科杂志》（1959，5：413）：应用本方：阿胶15g，归身9g，干地黄18g，炙甘草3g，艾叶3g，白芍3g，川芎3g。水煎服，每日1剂。治疗功能性子宫出血25例，疗效标准：良好：至多服药4剂而血止，下次月经基本正常；进步：服药4剂仅能减少出血，继续治疗8～10天后出血方止，或虽服药4剂即止血，而与下次月经距离不足3周者，或下次出血仍持续较长而出血量多者；无效：服药4剂出血毫不减少改用其他方法治疗者。结果：良好占60%；进步占28%，无效占12%。

旋覆花汤

【来源】《金匮要略》卷下。

【别名】旋覆葱绛汤（《疡科心得集》补遗）、新绛旋覆花汤（《湿温时疫治疗法》卷下）。

【组成】旋覆花三两 葱十四茎 新绛少许

【用法】以水三升，煮取一升，顿服之。

【主治】

1.《金匮要略》：肝着。其人常欲蹈其胸上，先未苦时，但欲饮热。寸口脉弦而大，弦则为减，大则为芤，减则为寒，芤则为虚，寒虚相搏，此名曰革，妇人则半产漏下。

2.《张氏医通》：虚风袭入膀胱，崩漏鲜血不止。

【方论】

1.《金匮方论衍义》：今以三味药观之，不得无疑焉？本草谓旋覆花主结气，胁下满，通血脉，去五脏间热，补中下气。葱白亦主寒热，安胎，除肝邪。二药更能止血。新绛未审何物，当归绯帛也。凡系帛皆理血，血之色红，用绛犹切于活血。肝为藏血，主生化，故冲任之脉成月事及胞胎者，皆统属之。三味药入肝理血，除邪散结，岂非为气阳也，血阴也；气少则无阳，无阳则寒；血虚则无阴，无阴则热；两虚之寒热相搏，以害其肝之生化欤？若不明其相搏，止谓其虚，何以用旋覆花、葱白皆解客热之邪者，而不用温补其虚寒者乎？

2.《沈注金匮要略》：旋覆花咸温软坚散结，以葱助其驱风而下饮逆；新绛引入血分宣血，俾血行则风灭，着自开矣。

3.《张氏医通》：旋覆花性专下气，兼葱则能散结祛风；佐以蚕丝专补膀胱，加以红兰染就，深得本经散结气之旨。

4.《金匮要略心典》：详《本草》旋覆花治结气，去五脏间寒热，通血脉；葱主寒热，除肝邪；绛帛入肝理血，殊与虚寒之旨不合。然肝以阴脏而舍少阳之气，以生化为事，以流行为用，是以虚不可补，解其郁聚即所以补；寒不可温，行其血气即所以温。

5.《绛雪园古方选注》：旋覆花汤，通剂也，治半产漏下，乃通因通用法。仲景云：妇人三十六病，千变万端，无不因虚、积冷、结气三者而成。故用旋覆花散结气，通血脉，全用葱之青白，开积冷，安胎气，佐以茧丝补脾气。绛乃红蓝花染就，并得乌梅、黄柏之监制，则通血脉之中，仍有收摄之妙。余因其义，采用新绛和血，青葱管利气，再复理气血之品，配合成方，移治郁结伤中，胸胁疼痛等证，屡有殊功，并识之。

6.《金匮要略浅注补正》：葱白以通胸中之气，如胸痹而用薤白之例；旋覆以降胸中之气，如胸满噫气而用旋覆之例也；唯新绛乃茜草所染，用以破血，正是治肝经血着之要药。

7.《金匮要略方论本义》：半产漏下，俱气不足以统血，血无所摄而下趋，所以有胎即半产而不能满足十月，无胎即漏下而经血愈伤也。旋覆花清阳气分药也，佐以葱之通阳，无非为气分虚寒主治也，加以新绛少许，引入血分，而下趋之血可以随升举之阳气而思返矣。

8.《金匮要略方义》：本方首见于《五脏风寒积聚篇》之肝着，但篇中无方；后见于《妇人杂病篇》之半产漏下。综观全方，乃行气散结、活血通络之剂。方中以旋覆花为君药，《本经》言其味咸温，主结气胁下满，李时珍谓其功只在行水下气通血脉尔，今多用以行痰水，降逆气。葱为通阳之品，与旋覆花相伍，可温通阳气，宽胸解郁。少佐新绛，取其入血分以活血通络。三药相合，具有温阳解郁，行气活血之功。适用于肝经气血郁滞而属寒凝之证。对于肝着病之胸胁痞闷不舒，甚或胀痛，常欲蹈其胸上，但欲饮热者，比较恰当。叶天士医案中常以此方随证加归须、桃仁、泽兰，郁金之类，治胸胁胀满，收效良好。对于半产漏下属于血瘀者亦可运用。若属气血不足者，不宜与之。

【验案】

1. 胁痛 《杏轩医案》：家若谷兄乃郎胁痛。感证已逾两月，胁痛依然不愈，按外感胁痛，病在少阳，内伤胁痛，病在厥阴。今外邪解经多日，胁痛何以不瘳，既无情志抑郁，定属动作闪力之伤，外邪引发耳。夫久痛在络，络主血，防其蓄瘀动红，从《金匮要略》肝着例，用旋覆花汤一法。

2. 肝着 《广东中医》（1962，7：36）：郑锡晃，男，成人。以胸次不舒，心中懊憹，甚则坐卧不安，历时三月未愈而就诊于余。诊其脉象：两寸脉大，其余正常。症状表现又无发热、头痛、心悸。以胸次不舒，病久入络，为肝着之象。处方：覆花9g，绛纬6g，青葱茎7条。目的在于通络脉，舒肝郁，宣阳散结。果然一服而愈。

3. 崩漏 《江苏中医杂志》（1981，3：19）：戴某某，女。1975年来我处就诊。自诉于去年小产后，阴道出血至今未净。诊脉细数，舌红润，苔白，小腹部时有隐痛，下血量虽不多，但终日淋漓不清，其症显属半产后瘀血结聚，用旋覆花汤治之。处方：旋覆花（布包）10g，新绛（茜草）12g，青葱10根，生地15g，当归10g，白芍6g，川芎6g，3剂。服药后下血块数枚，血渐止，腹亦不痛，继以十全大补汤调理而愈。

桃枝汤

【来源】方出《肘后备急方》卷一，名见《圣济总录》卷五十六。

【别名】桃枝散（《普济方》卷三五二）。

【组成】东引桃枝一把

【用法】上切。以酒一升，煎取半升，顿服。

【主治】

1.《肘后备急方》：卒心痛。

2.《圣济总录》：心腹注痛不可忍。

3.《普济方》：崩中下血不止，男子卒痢血。

伏龙肝汤

【来源】方出《肘后备急方》卷三，名见《普济方》卷一〇一。

【别名】伏龙肝散（《普济方》卷二五四）、伏龙肝饮（《济阳纲目》卷六十）、伏龙散（《外科大成》卷三）。

【组成】釜下土五升。

【用法】上药治下筛。以冷水八升和之，取汁尽服之。口已噤者，强开以竹筒灌之，使得下入便愈。

【主治】

1.《肘后备急方》：中风，心烦恍惚，腹中痛满，或时绝而复苏者。

2.《备急千金要方》：中毒，蛊毒。

3.《太平圣惠方》：风痱，卒不能语，手足不能自收。

4.《济阳纲目》：衄血。

5.《外科大成》：血崩。

大枣汤

【来源】《医心方》卷二十一引《小品方》。

【组成】大枣一百枚　黄耆三两　胶八两　甘草一尺

【用法】以水一斗，煮取三升半，纳胶令烊，分三服。

【主治】妇人五崩，下赤、白、青、黄、黑。

龙骨丸

【来源】《医心方》卷二十一引《经心录》。

【组成】龙骨　阿胶（炙）　赤石脂　牡蛎　干地黄　当归　甘草各二两　蒲黄三两

【用法】上为末，为丸如梧桐子大，每服十五丸，一日三次。

【主治】妇人崩中漏下。

芎藭丸

【来源】《医心方》卷二十一引《经心录》。

【组成】鹿茸二两　当归二两　蒲黄二两　阿胶二两　芎藭二两　白术三两　干地黄三两

【用法】上药治下筛，为丸，如大豆大。每服十丸，一日三次。

【主治】妇人崩中漏下。

栀子汤

【来源】《备急千金要方》卷三。

【组成】栀子三十个　当归　芍药各二两　蜜五合　生姜五两　羊脂一两

【用法】将栀子以水一斗，煮取六升，纳后药，煎取二升，分三次服，一日三次。

【主治】产后儿生处空，流血不尽，小腹绞痛。

大黄散

【来源】方出《备急千金要方》卷四，名见《圣济总录》卷一五二。

【组成】大黄　黄芩　白薇各半两　桂心　牡蛎各六铢

【用法】上药治下筛。每服方寸匕，空心以酒调下，一日三次。

【主治】妇人漏下青色。

大牛角中人散

【来源】《备急千金要方》卷四。

【组成】牛角人一枚（烧）　续断　干地黄　桑耳　白术　赤石脂　矾石　干姜　附子　龙骨　当归各三两　人参一两　蒲黄　防风　禹余粮各二两

【用法】上药治下筛。未食前服方寸匕，以温酒送下，每日三次。不知，稍加。

【主治】妇人积冷崩中，去血不止，腰背痛，四肢沉重，虚极者。

【方论】《千金方衍义》：此即前小牛角腮散之变法。方中地黄乃阿胶之变；桑耳乃赤小豆之变；蒲黄乃乌贼骨之变；人参乃鹿茸之变；附子、白术专用温经；石脂、矾石专行固脱；防风一味，专祛子脏中风，且治腰背痛，四肢沉重，兼行地黄之滞。以其积冷虚极，非峻用温补兜涩，必难取效耳。

小牛角腮散

【来源】《备急千金要方》卷四。

【组成】牛角腮一枚（烧令赤）　鹿茸　禹余粮　当归　干姜　续断各二两　阿胶三两　乌贼骨　龙骨各一两　赤小豆二升

【用法】上药治上筛。每服方寸匕，空腹以酒送下，一日三次。

【主治】妇人带下五贲，外实内虚。一曰热病下血，二曰寒热下血，三曰经脉未断，为房事则血漏，四曰经来举重，伤络脉下血，五曰产后脏开经利。

【方论】《千金方衍义》：此方专主五贲下血。方用角腮以治带下血崩，鹿茸以治漏下恶血，一止一散，先为五贲之专药；禹余粮以治带下赤白，血闭癥瘕，能行能止，匡佐上二味之功益力；更以龙骨辅角腮，乌贼辅鹿茸，皆寓止散之机；阿胶

235

专主内崩，干姜专温中气，小豆专清小肠，当归、续断专主冲带二脉之病，为崩带之紧关也。

马通汤

【来源】《备急千金要方》卷四。
【组成】赤马通汁一升（取新马屎，绞取汁；干者水浸，绞取汁） 生艾叶 阿胶各三两 当归 干姜各二两 好墨半丸
【用法】上锉。以水八升，酒二升，煮取三升，去滓，纳马通汁及胶，微火煎取二升，分二服，相去如人行十里久。
【主治】漏下血，积月不止。
【方论】《千金方衍义》：漏下积月不止，非湿热毒蕴即瘀垢生虫，故用马通专行涤垢，而胶、艾、归、姜和营之品，可谓当矣。更取焰烬之余结成火土而现坎水之象，以制离火之灾，深得同气相求之妙，然非姜、艾相需，不无止截之虞。每见世医治吐衄崩漏，令人以墨入生地黄汁中服之，应手即止，向后瘀积月深，盈科而行，屡发屡截，劫之不应，仓扁不能复圆矣。然《备急千金要方》治吐血方，未尝不用生地黄也。然必兼辛散之制，即用一味捣汁，又须渍汁以酒，当无阻滞之患矣。

云母芎藭散

【来源】《备急千金要方》卷四。
【组成】云母 芎藭 代赭 东门边木（烧）各一两 白僵蚕 乌贼骨 白垩 蝟皮各六铢 鳖甲（一作龟甲） 桂心 伏龙肝 生鲤鱼头各十八铢（一方有龙骨、干葛）
【用法】上药治下筛。每服方寸匕，酒送下，日三夜一。
【主治】内伤五崩身瘦，咳逆烦满少气，心下痛，面生疮，腰痛不可俯仰，阴中肿如有疮状，毛中痒时，痛与子脏相通，小便不利，常拘急，头眩，颈项急痛，手足热，气逆冲急，心烦不得卧，腹中急痛，食不下，吞酸噫苦，上下肠鸣，漏下赤白青黄黑汁，大臭，如胶污衣状，中寒即下白，热即下赤，多饮即下黑，多食即下黄，多药即下青，或喜或怒，心中常恐，或忧劳便发动，大恶风寒。
【方论】《千金方衍义》：立方首推云母以镇摄虚阳，代赭以敛固精血，白垩以统领诸气，伏龙肝以温理脾胃，脾胃为身之津梁，津梁充实，气血有所统摄矣。其蝟皮、乌贼、鳖甲、僵蚕、生鲤鱼头血肉诸味，咸为推陈致新之用，独桂心一味，合芎藭为从治虚热之响导，东门边木取巽方之气，烧灰以散瘀结也。

丹参酒

【来源】《备急千金要方》卷四。
【组成】丹参 艾叶 地黄 忍冬 地榆各五斤
【用法】上锉，先洗，臼熟舂，以水渍三宿，出滓，煮取汁，以黍米一斛炊饭酿酒，酒熟，醡之。初服四合，后稍稍添之。
【主治】崩中去血，及产后余疾。
【方论】《千金方衍义》：崩中去血，产后余疾，总宜调和血气，丹参、艾叶、地黄、地榆皆活血之品，独忍冬一味，人但知其解毒祛脓，不知其能利风虚，有泻中寓补之妙用，用以酿酒颇尽营行经脉之旨。
【验案】流产不全 《陕西中医》（1995，5：242）：戴氏将本方改为汤剂治疗药物流产不全30例。药用：丹参、生地、地榆、忍冬藤、艾叶，每日1剂，水煎服，5天为1疗程。结果：有效29例，总有效率96.7%。疗程最短者3天，最长者17天。

龙骨散

【来源】方出《备急千金要方》卷四，名见《圣济总录》卷一五二。
【组成】牡蛎 伏龙肝 赤石脂 白龙骨 桂心 乌贼骨 禹余粮各等分
【用法】上药治下筛。每服方寸匕，空心酒送下，一日二次。
【主治】女人漏下，或愈或剧，常漏不止，身体羸瘦，饮食减少，或赤或白或黄，使人无子者。
【方论】《千金方衍义》：方中浑是固脱，惟桂心、乌贼散血润枯，亦是固中寓散之法。又须随所见之色而加增剂料，不必更易药味也。
【加减】白多者，加牡蛎、龙骨、乌贼骨；赤多

者，加赤石脂、禹余粮；黄多者，加伏龙肝、桂心。

生地黄汤

【来源】《备急千金要方》卷四。

【别名】地黄散（《太平圣惠方》卷七十三）、地黄饮（《圣济总录》卷一五二）。

【组成】生地黄一斤　细辛三两

【用法】上锉。以水一斗，煮取六升，服七合。

【主治】崩中漏下，日去数升。

【方论】《千金方衍义》：此治风入胞门，蕴化为火而崩漏无度。故专用地黄以滋血室之热，细辛以散厥阴之风，风散则火熄而血自安矣。以有细辛之辛散，故无藉于酒煮也。

生干地黄散

【来源】方出《备急千金要方》卷四，名见《太平圣惠方》卷七十三。

【组成】生干地黄半两　黄芩一两　黄连半两（去须，微炒）　桂心半两　川大黄半两（锉碎，微炒）　䗪虫一分（微炒）

【用法】上为散。空心酒服方寸匕，每日三次

【主治】妇人漏下黄色。

白垩丸

【来源】《备急千金要方》卷四。

【组成】邯郸白垩　禹余粮　白芷　白石脂　干姜　龙骨　桂心　瞿麦　大黄　石韦　白蔹　细辛　芍药　甘草　黄连　附子　当归　茯苓　钟乳　蜀椒　黄芩各半两　牡蛎　乌贼骨各十八铢

【用法】上为末，炼蜜为丸，如梧桐子大。每服五丸，空心酒送下，一日二次。不知，加至十丸。

【主治】女子三十六疾，胞中病，漏下不绝。

【方论】《千金方衍义》：本方主治与前白垩丸不殊，而虚寒过甚，关闸废弛，故取钟乳，佐白垩辈以固脱利窍，姜、桂、蜀椒，佐附子以安中止崩，白芷杜风，治阴中肿，与藁本无异，以方中辛烈过多，故无藉人参、桔皮助气耳。

白垩丸

【来源】《备急千金要方》卷四。

【别名】白垩丹《太平惠民和济局方》卷九（续添诸局经验秘方）。

【组成】白垩　白石脂　牡蛎　禹余粮　龙骨　细辛　乌贼骨各一两半　当归　芍药　黄连　茯苓　干姜　桂心　人参　瞿麦　石韦　白芷　白蔹　附子　甘草各一两　蜀椒半两

【用法】上为末，炼蜜为丸，如梧桐子大。每服二十丸，空心酒送下，一日三次。至月候来时，日四五服为佳。

【主治】

1.《备急千金要方》：妇人月经一月再来，或隔月不来，或多或少，淋沥不断，或来而腰腹痛，嘘吸不能食，心腹痛，或青黄黑色，或如水，举体沉重。

2.《太平惠民和济局方》（续添诸局经验秘方）：治妇人三十六病，崩中漏下，身瘦手足热，恶风怯寒，咳逆烦满，拘急短气，心、胁、腰、背、腹肚与子脏相引痛，漏下五色，心常恐惧，遇患怒忧劳即发，皆是内伤所致。

【方论】《千金方衍义》：本方月经不调，例中复有白垩丸于第一方中除去大黄、茯苓、藁本、柑皮，易入姜、桂、椒、芷，于第二方中除去钟乳、茯苓、大黄，仍从事于人参，以无内蕴之滞，故用法稍平。

白石脂丸

【来源】《备急千金要方》卷四。

【组成】白石脂　乌贼骨　禹余粮　牡蛎各十八铢　赤石脂　干地黄　干姜　龙骨　桂心　石韦　白蔹　细辛　芍药　黄连　附子　当归　黄芩　蜀椒　钟乳　白芷　川芎　甘草各半两（一方有黄柏半两）

【用法】上为末，炼蜜为丸，如梧桐子大。每服十五丸，空心酒送下，一日二次。

【主治】妇人三十六疾，胞中痛，漏下赤白。

【方论】《千金方衍义》：妇人经癸不调，总以温理血气为主。或因形寒饮冷而阻绝不行，或因房劳过剧而亡脱无度，详推治例，必于固脱剂中兼散

干血，庶两得之。所以赤石脂丸虽用石脂，必兼姜、桂、椒、黄辛温散结，则石脂无兜涩结痛之虞，然非当归、丹皮不能使血归经，非白蔹、防风不能杜风祛热，更须半夏以清中焦营气之源，藋芦以除癥瘕之积，所谓标本兼该之治也。白石脂丸虽取白以固气，必兼赤以固血，其禹余粮等味则与白垩丸相仿，彼用归、芍，此用芎、地犹退藁本而进白芷之义也。

当归汤

【来源】《备急千金要方》卷四。

【组成】当归　芎藭　黄芩　芍药　甘草各二两　生竹茹二升

【用法】上锉。以水一斗，煮竹茹，取六升，去滓，纳诸药，煎取三升半，分三服。

【主治】崩中去血虚羸。

【宜忌】忌劳动嗔怒，禁百日房事。

【方论】《千金方衍义》：方下虽主崩中去血虚羸，必竟血虚火旺，火能消物，所以羸瘦。方用芎、归、芍药专行和血，甘、芩、竹茹专清胃热，然惟始病用之为宜。若久困虚羸，当非此方可治也。

伏龙肝汤

【来源】《备急千金要方》卷四。

【别名】伏龙肝散（《普济方》卷三三〇）。

【组成】伏龙肝（如弹丸）七枚　生地黄四升（一方五两）　生姜五两　甘草　艾叶　赤石脂　桂心各二两

【用法】上锉。以水一斗，煮取三升，分四服，日三夜一。

【主治】崩中，去赤白，或如豆汁。

【方论】《千金方衍义》：此以伏龙肝、赤石脂固脱，而兼桂、艾温经，地黄滋血，甘草、生姜开提胃气，以和寒热之性也。

牡蛎散

【来源】方出《备急千金要方》卷四，名见《太平圣惠方》卷八十。

【组成】龟甲　牡蛎各三两

【用法】上为末。每服方寸匕，一日三次，酒调下。

【主治】

1.《备急千金要方》：崩中漏下赤白不止，气虚竭。

2.《太平圣惠方》：产后恶露不绝。

牡丹皮汤

【来源】《备急千金要方》卷四。

【组成】牡丹皮　干地黄　斛脉各三两　禹余粮　艾叶　龙骨　柏叶　厚朴　白芷　伏龙肝　青竹茹　川芎　地榆各二两　阿胶一两　芍药四两

【用法】上锉，以水一斗五升，煮取五升，分五服，相去如人行十里久再服。

【主治】

1.《备急千金要方》：崩中血盛。

2.《圣济总录》：妇人血伤不止，兼五色带下。

【方论】《千金方衍义》：崩中去血过甚，非敛散交参，温凉兼济，无以克建其功。敛用龙骨、禹余粮、地榆；散用牡丹、白芷、厚朴、斛脉；温用胶、艾、芎、伏龙；凉用地、芍、竹茹、柏叶；敛散温凉之义备矣。

龟甲散

【来源】方出《备急千金要方》卷四，名见《普济方》卷三三〇。

【组成】龟甲　牡蛎各三两

【用法】上药治下筛。每服方寸匕，以酒送下，一日三次。

【主治】崩中漏下，赤白不止，气虚竭。

【方论】《千金方衍义》：崩中而用龟甲、牡蛎，血热妄行之治也。

禹余粮丸

【来源】《备急千金要方》卷四。

【组成】禹余粮五两　白马蹄十两　龙骨三两　鹿茸二两　乌贼鱼骨一两

【用法】上为末，炼蜜为丸，如梧桐子大。每晚服二十丸，以酒送下，一日二次。以知为度。

【主治】

1.《备急千金要方》：崩中赤白不绝，困笃。

2.《圣济总录》：妇人经血日夜不绝，烦闷困绝。

【方论】《千金方衍义》：《备急千金要方》治崩漏多用血肉之味。此用马蹄、鹿茸、龙骨、乌贼，皆止中寓散之意，禹余粮则专于固脱，惟久崩困笃者宜之。若瘀血固结，少腹坚满者，则又未可轻试也。

鹿茸丸

【来源】方出《备急千金要方》卷四，名见《普济方》卷三三〇。

【组成】白马蹄五两　蒲黄　鹿茸　禹余粮　白马鬐毛　小蓟根　白芷　续断各四两　人参　干地黄　柏子仁　乌贼骨　黄耆　茯苓　当归各三两　艾叶　苁蓉　伏龙肝各二两

【用法】上为末，炼蜜为丸，如梧桐子大。每服二十丸，加至四十丸，空心饮送服，一日二次。

【功用】去赤白。

【主治】

1.《备急千金要方》：女人崩中。

2.《普济方》：妇人血伤不止，兼赤白带下不绝，面黄体瘦，渐成劳疾。

【方论】《千金方衍义》：此方温中散瘀，兼得其奥，允为调适久崩之合剂。

鹿茸散

【来源】方出《备急千金要方》卷四，名见《圣济总录》卷一五二。

【组成】鹿茸　阿胶各三两　乌贼骨　当归各二两　蒲黄一两

【用法】上药治下筛。每服方寸匕，空心酒调下，日三夜再服。

【主治】妇人漏下不止。

【方论】《千金方衍义》：本虚标热，而见漏下不止，故用鹿茸、归、胶温补冲督，其力最专。但漏下不止，必有干血内着，又须乌贼、蒲黄予以出路也。

慎火草散

【来源】《备急千金要方》卷四。

【组成】慎火草　白石脂　禹余粮　鳖甲　干姜　细辛　当归　川芎　石斛　芍药　牡蛎各二两　黄连　蔷薇根皮　干地黄各四两　熟艾　桂心各一两

【用法】上药治下筛，每服方寸匕，空腹酒调下，一日三次，稍加至二匕。

【主治】崩中漏下，赤白青黑，腐臭不可近，令人面黑无颜色，皮骨相连，月经失度，往来无常，小腹弦急，或苦绞痛上至心，两胁肿胀，食不生肌肤，令人偏枯，气息乏少，腰背痛连胁，不能久立，每嗜卧困懒。

【方论】《千金方衍义》：此方以慎火草为主，慎火即是景天，力能辟火，故又名慎火，《本经》主大热火疮，身热烦，邪恶气，而用以治崩中带下，取其能祛肝家湿热也；佐以石斛、黄连，专为清火而设；石脂、余粮，专为固脱而设；姜根、辛艾，专为温经而设；芎、归、芍、地，专为和营而设；鳖甲、牡蛎，专为软坚而设；蔷薇根皮，专为阴蚀不瘥而设，亦《本经》之主治也。

【加减】苦寒多者，加附子、椒；热多者，加知母、黄芩各一两；白多者，加干姜、白石脂；赤多者，加桂心、代赭各二两。

慎火草散

【来源】《备急千金要方》卷四。

【组成】慎火草十两（熬令黄）　当归　鹿茸　阿胶各四两　龙骨半两

【用法】上为末。每服方寸匕，先食酒调下，一日三次。

【主治】漏下。

【方论】《千金方衍义》：以慎火草熬黄，杀其苦寒之性，资以鹿茸、龙骨、阿胶、当归温补固本，藉慎火之清热治标。此中奥义，惟《备急千金要方》得之。

增损禹余粮丸

【来源】《备急千金要方》卷四。

【组成】禹余粮　龙骨　人参　桂心　紫石英　乌

头　寄生　杜仲　五味子　远志各二两　泽泻
当归　石斛　苁蓉　干姜各三两　蜀椒　牡蛎
甘草各一两

【用法】上为末，炼蜜为丸，如梧桐子大。每服十丸，加至二十丸，空心以酒送下。

发时服汤，未宜与此丸，若是疾久，可长与此方。

【主治】女人劳损崩中，经来量多，不可禁止，积日不断，五脏空虚，失色黄瘦，崩竭暂止，少日复发，不耐动摇，小劳辄剧。

茯苓补心汤

【来源】《备急千金要方》卷十三。

【组成】茯苓四两　桂心二两　大枣二十个　紫石英一两　甘草二两　人参一两　赤小豆十四枚
麦门冬三两

【用法】上锉。以水七升，煮取二升半，分三服。

【主治】心气不足，善悲愁恚怒，衄血，面黄烦闷，五心热，或独语不觉，喉咽痛，舌本强，冷涎出；善忘，恐走不定；妇人崩中，面色赤。

【方论】《千金方衍义》：人参、茯苓补手少阴气分；石英、桂心补手少阴血分；甘草、大枣乃参、苓之匡佐；麦门冬、赤小豆乃英、桂之报使，并开泄心包旺气，以疗喉舌诸疾；石英兼行足厥阴，而主妇人崩中，以其能温经散结也。

猬皮丸

【来源】《备急千金要方》卷二十三。

【组成】猬皮　人参　茯苓　白芷　槐耳　干地黄
禹余粮　续断各三两　蒲黄　黄耆　当归　艾叶
橘皮　白蔹　甘草各二两　白马蹄（酒浸一宿，熬令黄）　牛角䚡各四两　鳗鲡鱼头二十枚　猪悬蹄甲二十一枚（熬）

【用法】上为末，炼蜜为丸，如梧桐子大。每服二十丸，酒送下，一日二次。

【主治】崩中及痔。

大慎火草散

【来源】《千金翼方》卷八。

【组成】慎火草　白石脂　鳖甲（炙）　黄连　细辛　石斛　川芎　干姜　芍药　当归　熟艾　牡蛎（熬）　禹余粮各二两　桂心一两　蔷薇根皮
干地黄各四两

【用法】上为散。每服方寸匕，空腹酒调下，一日三次，稍增至二匕。

【主治】妇人崩中漏下，赤白青黑，腐臭不可近，面黑无颜色，皮骨相连，月经失度，往来无常，小腹弦急，或苦绞痛，上至于心，两胁肿胀，令人倚坐，气息乏少，食不生肌肤，腰背疼痛，痛连两脚，不能久立，但欲得卧。

【加减】若寒多，加附子及椒（用椒当汗，去目及闭口者）；热多，加知母、黄芩，加石斛两倍；白多，加干姜，白石脂；赤多（一方云青黑），加桂心，代赭石各二两。

小牛腮散

【来源】《千金翼方》卷八。

【组成】小牛腮五枚（烧令赤）　龙骨一两　禹余粮　干姜　当归各二两　阿胶（炙）　续断各三两

上为散。每服方寸匕，空腹酒送下，一日三次。

【主治】妇人带下五贲，外实内虚。一曰热病下血，二曰寒热下血，三曰经脉未断，为房事则血漏，四曰经来举重，伤任脉下血，五曰产后脏开经利。

地榆汤

【来源】《千金翼方》卷八。

【组成】地榆根　柏叶各八两　蟹爪　竹茹各一升
漏芦三两　茯苓一两　蒲黄三合　伏龙肝半斤
干姜　芍药　当归　桂心　甘草（炙）各二两

【用法】上锉。以水一斗五升，煮地榆根，减三升，纳诸药，更煮取四升。分服，日三次，夜一次。

【主治】妇人崩中漏血不绝。

阿胶散

【来源】《千金翼方》卷八。

【组成】阿胶八两（炙）　乌贼鱼骨二两　芍药四两　当归一两（一方有桑耳一两）

【用法】上为散。以蜜搜如麦饭，每服方寸匕，食前以葱羹汁送下，日三夜一。

【主治】妇人下血。

桑根煎

【来源】《千金翼方》卷八。

【组成】桑根白皮（细切）一斗　麻子仁三升

【用法】上用淳清酒三斗，煮得一斗，绞去滓，加大枣百枚（去皮核），饴糖五升，阿胶五两，白蜜三升，复煎得九升；下干姜末、厚朴（阔二寸，长二尺）末、蜀椒末三味各一升，桂心长一尺二寸，甘草八两，糵米末一升，干地黄四两，芍药六两，玄参五两为丸，如弹子大。每日服三枚。

【主治】妇人伤中，崩中绝阴，使人怠懒不能动作，胸胁心腹四肢满，而身寒热，甚，溺血。

榉柳叶汤

【来源】《千金翼方》卷八。

【组成】榉柳叶三斤　麦门冬（去心）　干姜各二两　大枣十枚（擘）　甘草一两（炙）

【用法】上锉。以水一斗煮榉柳叶，取八升，去滓，纳诸药，又煮取三升，分三服。

【主治】妇人崩中下血。

蓟根酒

【来源】《千金翼方》卷八。

【组成】大小蓟根各一斤（切）

【用法】上以酒一斗，浸五宿。服之，随意多少。

【主治】妇人暴崩中，去血不止。

鲍鱼汤

【来源】《千金翼方》卷八。

【组成】鲍鱼　当归各三两（切）　阿胶（炙）四两　艾（如鸡子大）三枚

【用法】上以酒三升，水二升合煮，取二升五合，去滓，纳胶烊令尽，一服八合，日三服。

【主治】妇人漏血崩中。

蔷薇根煎

【来源】《千金翼方》卷八。

【组成】蔷薇根　柿根　菝葜　悬钩根各一斛

【用法】上皆锉，合著釜中，以水淹，使上余四五寸，水煮使三分减一，去滓，会汁煎如饴，为丸如梧桐子大。每服十丸，一日三服。

【主治】妇人崩中及痢，一日夜数十起，大命欲死者。

熟艾汤

【来源】《千金翼方》卷八。

【组成】熟艾一升　蟹爪一升　淡竹茹一把　伏龙肝半斤　蒲黄二两　当归一两　干地黄　芍药　桂心　阿胶　茯苓各二两　甘草五寸（炙）

【用法】上锉。以水一斗九升，煮艾，取一斗，去滓纳药，煮取四升，纳胶令烊尽。每服一升，一日令尽。羸人以意消息之，可减五六合。

【主治】妇人崩中，血出不息，逆气虚烦。

鳖甲散

【来源】《千金翼方》卷八。

【组成】鳖甲（炙）　干姜各三分　川芎　云母　代赭各一两　乌贼鱼骨　龙骨　伏龙肝　白垩　猬皮（炙）各一分　生鲤鱼头　桂心　白术各半两　白僵蚕半分

【用法】上为散。每服方寸匕，以淳酒纳少蜜送下，日三次，夜二次。久病者十日愈，新病者五日愈。

【主治】妇人五崩，身体羸瘦，咳逆烦满，少气，心下痛，面上生疮，腰大痛不可俯仰，阴中肿，如有疮之状，毛中痒，时痛，与子脏相通，小便不利，常头眩，颈急痛，手足热，气逆冲急，烦不得卧，腹中急痛，食不下，吞酸噫苦，肠鸣，漏下赤白黄黑汁，大臭如胶污衣状，热即下赤，寒即下白，多饮即下黑，多食即下黄，多药即下青，喜怒心中常恐，一身不可动摇，大恶风寒。

【宜忌】忌生冷、猪、鸡、鱼、肉。

【加减】若头风小腹急，加川芎、桂心各一两。

蒲黄散

【来源】《外台秘要》卷二十五引《深师方》。

【别名】鹿茸散（《太平圣惠方》卷七十三）。

【组成】蒲黄三合　当归一两　鹿茸一枚（烧）

【用法】上为散。每服方寸匕，食前饮调下，每日三次。

【主治】

1. 《外台秘要》引《深师方》：卒下血。

2. 《备急千金要方》：妇人漏下不止。

芍药散

【来源】《外台秘要》卷三十四引《删繁方》。

【组成】芍药四分　牡蛎（熬）　干地黄　白术　干姜　乌贼鱼骨　附子（炮）　桂心　黄耆　龙骨各八分（研）

【用法】上为散。每服方寸匕，酒送下。

【主治】

1. 《外台秘要》引《删繁方》：妇人崩中，泄血不断，淋沥连年不绝，黄瘕伤损。

2. 《圣济总录》：妇人经血不止，兼五色不定。

紫　散

【来源】《元和纪用经》。

【组成】香附子（炒黑存性）

【用法】上为末。每服方寸匕，热酒调下，再服立定。

【功用】止血崩。

夏枯草散

【来源】方出《本草纲目》卷十五引《太平圣惠方》，名见《普济方》卷三五二引《海上名方》。

【组成】夏枯草

【用法】上为末。每服方寸匕，米饮调下。

【主治】血崩不止。

四物汤

【来源】《理伤续断方》。

【别名】地髓汤（《圣济总录》卷一六四）、大川芎汤（《鸡峰普济方》卷十六）、四物丸（《饲鹤亭集方》）。

【组成】白芍药　川当归　熟地黄　川芎各等分

【用法】每服三钱，水一盏半，煎至七分，空心热服。

【功用】

1. 《太平惠民和济局方》：调益营卫，滋养气血。

2. 《普济方》：活血。

【主治】

1. 《理伤续断方》：伤重，肠内有瘀血者。

2. 《太平惠民和济局方》：冲任虚损，月水不调，脐腹疞痛，崩中漏下，血瘕块硬，发歇疼痛；妊娠宿冷，将理失宜，胎动不安，血下不止；及产后乘虚，风寒内搏，恶露不下，结生瘕聚，少腹坚痛，时作寒热。

3. 《圣济总录》：产后亡阴，血虚汗出不止。

4. 《鸡峰普济方》：妊娠至产前腹痛不可堪忍，及月事或多或少或前或后疼痛。

5. 《传信适用方》：赤眼。

6. 《类编朱氏集验方》：休息痢。

7. 《世医得效方》：产后血干，痞闷心烦；产育艰难，或一岁一产。

8. 《丹溪心法》：荣中有热，及肺壅鼻衄生疮，一切丹毒。

【宜忌】

1. 《医方考》：若上下失血太多，气息几微之际，则四物禁勿与之。

2. 《张氏医通》：肥盛多湿痰，及呕逆、少食、便溏者，禁用。

【验案】功能性子宫出血　《浙江中医杂志》（1989，1：16）：应用四物汤合当归补血汤加减：黄芪、贯众炭各30g，熟地、益母草各15g，杭白芍、当归、三七（另冲）各10g组成基本方，如月经量少、而色黯有块，小腹胀痛，腰酸畏寒，舌质淡，脉沉迟者，可另加炮姜炭6g，肉桂3g，乌药、橘核、荔枝核各10g；如量多而色淡，气短，舌质淡，脉细弱者，加党参30g；如量多色红、手足灼热，心烦口渴，舌质红，脉细数者，加地骨皮、丹皮、麦冬各10g，黄柏6g；量或多或少而色黑有块，小腹疼痛，疼如针刺，舌质紫黯，脉弦涩者，加三棱、莪术各10g，桃仁20g；如往来淋漓不断，腰酸腿软，头耳鸣，舌质淡，脉沉弱，加川断15g，巴戟天、枸杞子各10g。每次月经来潮3日开始服用，每日1剂，连服3～6日，治疗功能性子宫出血100例。结果：治愈79例，显效11例，好转5例，无效5例。

滋荣益气汤

【来源】《经效产宝并续集》。

【组成】川芎一钱　当归二钱　人参二钱　黄耆（生用）二钱　生地二钱　于术二钱　麦冬一钱　陈皮五分　升麻四分　防风三分　白芷四分　甘草（炙）四分　荆芥穗四分

【用法】上药加黑枣一枚，用水一盏半，煎七分，稍热服。

【主治】产后半月崩来。

【加减】汗多，加麻黄根五分，浮小麦一撮；大便不通，加肉苁蓉二钱；气不舒展，加木香一钱；有痰，加竹沥一匙，姜汁半匙；咳嗽，加苦杏仁二钱；惊悸，加炒酸枣仁一钱，柏子仁一钱；伤食，加神曲一钱，炒麦芽一钱；伤肉食，加炒山楂一钱，砂仁八分。

　　本方去麦冬，防风，加黄连，名"滋荣益气止崩汤"（见《胎产心法》卷下）。

芎藭酒

【来源】方出《医心方》卷二十一引《医门方》，名见《云岐子保命集》卷下。

【组成】芎藭八分　生地黄汁一升

【用法】上以酒五升，煮取二升，去滓，下地黄汁煎一沸，分三服，相去八九里。不耐酒者，随多少数数服即止，但此二味可单用服之。

【主治】久崩中，昼夜不止。

【方论】《济阴纲目》：此方以酒煎芎藭配生地汁，自有妙用，甚奇甚奇。用酒之意，便是升法。

血余散

【来源】方出《太平圣惠方》卷三十五，名见《圣济总录》卷一二四。

【组成】乱发（烧灰）

【用法】上为细末。每服一钱，粥饮调下。
　　《仁斋直指方论》：衄者，更以少许吹入鼻。

【主治】
　　1.《太平圣惠方》：食中发咽不下。
　　2.《仁斋直指方论》：吐血、衄血。
　　3.《济阴纲目》：产后小便出血。
　　4.《青囊秘传》：崩漏下血不止。

白薇丸

【来源】《太平圣惠方》卷七十。

【别名】小白薇丸（《太平惠民和济局方》卷九）。

【组成】白薇一两　车前子半两　当归半两（锉碎，微炒）　川芎半两　蛇床子半两　藁本三分　卷柏三分　白芷三分　覆盆子三分　桃仁三分（汤浸，去皮尖双仁，麸炒微黄）　麦门冬二两半（去心，焙）　人参三分（去芦头）　桂心三分　菖蒲三分　细辛半两　干姜半两（炮裂，锉）　熟干地黄一两　川椒一两（去目及闭口者，微炒出汗）　白茯苓三分　远志二分（去心）　白龙骨一两

【用法】上为末，炼蜜为丸，如梧桐子大。每服三十丸，空心及晚食前以温酒送下。

【功用】
　　1.《太平惠民和济局方》：壮筋骨，益血气，暖下脏，防风冷，令人有子。
　　2.《济阴纲目》：补气行血。

【主治】
　　1.《太平圣惠方》：妇人无子或断绪，上热下冷。
　　2.《太平惠民和济局方》：妇人冲任虚损，子脏受寒，多无子息，断续不产，或月水崩下，带漏五色，腰腹疼重，面黄肌瘦，月水不匀，饮食减少，夜多盗汗，面生䵟𪒪，齿摇发落，脚膝疼重，举动少力。

木贼散

【来源】《太平圣惠方》卷七十二。

【组成】木贼节一两　赤芍药一两　神曲半两（微炒）　荷叶一分　柏叶半两（微炒）

【用法】上为细散。每服二钱，食前以当归酒调下。

【主治】妇人月水不断。

龙骨丸

【来源】《太平圣惠方》卷七十二。

【组成】龙骨三两　禹余粮二两（烧醋淬七遍）　紫石英三两（细研，水飞过）　人参二两（去芦头）　桂心二两　川乌头二两（炮裂，去皮脐）　川椒一两（去目及闭口者，微炒去汗）　桑寄生三两　石斛三两（去根，锉）　泽泻三两　当归三两（锉，微炒）　杜仲二两（去粗皮，炙微黄，锉）　远志二两（去心）　肉苁蓉二两（酒浸一宿，刮去皱皮，炙干）　干姜三两（炮裂，锉）　牡蛎粉一两　甘草一两（炙微赤，锉）

【用法】上为末，炼蜜为丸，如梧桐子大。每服三十丸，食前以温酒送下。渐加至五十丸。

【主治】妇人劳损，月水不断，五脏气虚，肉色黄瘦，血竭暂止，少日复发，不耐动摇，小劳辄剧及久疾失治者。

代赭散

【来源】《太平圣惠方》卷七十二。

【组成】代赭一两（烧，醋淬三遍）　附子三分（炮裂，去皮脐）　赤石脂一两　蒲黄半分　鹿茸二两（去毛，涂酥，炙微黄）　当归一两（锉，微炒）　干姜三分（炮裂，锉）　川芎半分　熟干地黄一两

【用法】上为细散。每服二钱，食前以温酒调下。

【主治】妇人漏下，久虚体弱。

牡蛎丸

【来源】《太平圣惠方》卷七十二。

【组成】牡蛎粉一两　阿胶三分（捣碎，炒令黄燥）　当归三分（锉，微炒）　川芎三分　续断三分　鹿茸三分（去毛，涂酥炙令微黄）　干姜三分（炮裂，锉）　代赭一两　赤石脂一两　甘草一分（炙微赤，锉）

【用法】上为末，炼蜜为丸，如梧桐子大。每服三十丸，食前以温酒送下。

【主治】妇人血海虚损，月水不断。

续断丸

【来源】《太平圣惠方》卷七十二。

【组成】续断　当归（锉，微炒）　乌贼鱼骨　黄耆（锉）　牛角䚡（烧灰）　五味子　赤石脂　熟干地黄　甘草（炙微赤，锉）　龙骨各一两　地榆半两　艾叶三分（微炒）　芎䓖三分　干姜三分（炮裂，锉）　附子三分（炮裂，去皮脐）

【用法】上为末，炼蜜为丸，如梧桐子大。每服三十丸，食前温酒送下。

【主治】妇人月水不断，口干心烦，四肢羸瘦，吃食少味，渐加乏弱。

牛角䚡散

【来源】《太平圣惠方》卷七十三。

【组成】牛角䚡二两（烧灰）　白矾二两（烧汁尽）　橡实一两　木贼一两　芎䓖一两

【用法】上为细散。每服二钱，以热酒调下，不拘时候。

【主治】妇人崩中，下血不止。

牛角䚡散

【来源】《太平圣惠方》卷七十三。

【组成】牛角䚡二两（烧灰）　龙骨一两　当归三分（锉，微炒）　干姜半两（炮裂，锉）　禹余粮二两（烧，醋淬七遍）　熟干地黄一两半　阿胶二两（捣碎，炒令黄燥）　续断一两　甘草半两（炙微赤，锉）

【用法】上为细散。每服二钱，以温酒调下，不拘时候。

【主治】

1. 《太平圣惠方》：妇人崩中下五色，或赤白不止，四肢虚困，腹中时痛。

2. 《普济方》：带下赤白，腰背痛。

艾叶散

【来源】《太平圣惠方》卷七十三。

【组成】艾叶一两（微炒）　阿胶一两（捣碎，炒令黄燥）　龙骨一两　附子三分（炮裂，去皮脐）　川芎三分　当归三分（锉，微炒）　熟干地黄一两半　赤石脂一两　吴茱萸半两（汤浸七遍，焙干，微炒）　硫黄三分（细研）　缩砂半两（去皮）

【用法】上为细散。每服二钱，食前以粥饮调下。

【主治】

1.《太平圣惠方》：妇人赤白带下，日夜不止，身体黄瘦，不思饮食。

2.《圣济总录》：妇人漏下，淋漓不断。

艾叶散

【来源】《太平圣惠方》卷七十三。

【组成】艾叶三分（微炒）　丹参三分　熟干地黄一两半　黄耆一两半（锉）　川芎一两　忍冬一两　地榆一两（锉）

【用法】上为粗散。每服四钱，以水一中盏，加生姜半两，煎至六分，去滓，不拘时候温服。

【主治】妇人崩中五色，及产后余疾。

龙骨丸

【来源】《太平圣惠方》卷七十三。

【组成】龙骨一两　乌贼鱼骨三分（烧灰）　白芍药半两　侧柏二两（微炒）　鹿茸一两（去毛，涂酥炙微黄）　熟干地黄一两半　干姜半两（炮裂，锉）

【用法】上为末，炼蜜为丸，如梧桐子大。每服三十丸，食前以粥饮送下。

【主治】

1.《太平圣惠方》：妇人崩中下五色，久不止者。

2.《普济方》：赤白带下。

龙骨散

【来源】《太平圣惠方》卷七十三。

【组成】五色龙骨一两（烧灰）　乌贼鱼骨一两（炙黄）　白芍药三分　干姜半两（炮裂，锉）

【用法】上为细散。每服二钱，食前以温酒调下。

《普济方》：以赤糖米粥饮调下。

【主治】妇人漏下作五色，连年不愈者。

白芍药散

【来源】《太平圣惠方》卷七十三。

【组成】白芍药一两　牡蛎一两（烧为粉）　熟干地黄一两半　白芷三分　干姜三分（炮裂，锉）　桂心一两　乌贼鱼骨一两（炙黄）　黄耆三分（锉）　五色龙骨一两半

【用法】上为细散。每服二钱，食前以温酒调下。

【主治】妇人漏下五色不止，淋沥连年，黄瘦萎悴。

白芍药散

【来源】《太平圣惠方》卷七十三。

【组成】白芍药一两　牡蛎粉一两　熟干地黄一两　白术二两　麒麟竭三两　柏子仁二分　乌贼鱼骨一两（炙黄）　桂心一两　附子一两（炮裂，去皮脐）　黄耆一两（锉）　龙骨一两

【用法】上为细散。每服二钱，食前以温酒调下。

【主治】

1.《太平圣惠方》：妇人崩中下血不断，淋沥连年不绝，黄瘦。

2.《魏氏家藏方》：虚劳盗汗，便浊走失，血少筋痿。

地榆散

【来源】方出《太平圣惠方》卷七十三，名见《医学入门》卷八。

【别名】地榆苦酒煎（《医宗金鉴》卷四十五）。

【组成】地榆二两

【用法】上锉细。以醋一升，煮十余沸，去滓，食前稍热服一合。

【主治】妇人漏下赤色不止，令人黄瘦虚渴。亦治呕血。

地榆散

【来源】《太平圣惠方》卷七十三。

【组成】地榆一两（锉）　伏龙肝一两　白茯苓一

两　熟干地黄一两　柏叶一两（微炙）　蒲黄一两
白芍药一两　甘草半两（炙微赤，锉）　鹿角胶一
两（捣碎，炒令黄燥）　当归一分（锉，微炒）
桂心半两　芎䓖三分　干姜半两（炮裂，锉）　漏
芦一两　蟹爪一两（微炒）

【用法】上为散。每服三钱，以水一中盏。加竹茹
一分，煎至六分，去滓，食前温服。

【主治】妇人崩中，漏下不止。

【方论】《济阴纲目》：此方有温有凉，其破瘀止
痛，莫如蟹爪；而补血上行，莫如角胶，其余可
三反矣。

当归散

【来源】《太平圣惠方》卷七十三。

【组成】当归一两（锉，微炒）　麒麟竭一两　禹
余粮一两（烧醋淬七遍）　赤芍药一两　黄柏一分
（微炙，锉）　地榆三分（锉）　熟干地黄一两

【用法】上为细散。每服一钱，食前以粥饮调下。

【主治】妇人漏下不止，脐腹多痛。

伏龙肝散

【来源】《太平圣惠方》卷七十三。

【组成】伏龙肝一两　赤石脂一两　龙骨一两　牡
蛎一两（烧为粉）　乌贼鱼骨一两（烧灰）　禹余
粮一两（烧，醋淬七遍）　桂心一两　白术一两
黄牛角䚡一两（烧灰）

【用法】上为细散。每服二钱，食前以温酒调下。

【主治】妇人漏下，或愈或剧，身体羸瘦，饮食减
少，四肢无力。

伏龙肝散

【来源】《太平圣惠方》卷七十三。

【组成】伏龙肝一两（细研）　麒麟竭半两　棕榈
二两（烧灰）　地榆一两（锉）　龙骨一两　当归
一两（锉，微炒）　白芍药一两　熟干地黄一两
禹余粮二两（烧，醋淬七遍）

【用法】上为细散。每服二钱，以温酒调下，不拘
时候。

【主治】妇人崩中，下血不止，腹脐揪撮疼痛，或

时心烦。

伏龙肝散

【来源】《太平圣惠方》卷七十三。

【组成】伏龙肝一两　甘草半两（炙微赤，锉）
赤石脂一两　芎䓖三分　桂心半两　当归三分
（锉，微炒）　熟干地黄二两　艾叶二两（微炒）
麦门冬一两半（去心，焙）　干姜三分（炮裂，
锉）

【用法】上为粗散。每服四钱，以水一中盏，加大
枣三枚，煎至六分，去滓温服，不拘时候。

【主治】

　　1.《太平圣惠方》：妇人崩中下五色，或赤白
不定，或如豆汁，久不止，令人黄瘦，口干虚烦
不食。

　　2.《普济方》：气血劳伤，冲任脉虚，经血不
时，脐腹冷痛，四肢无力，虚烦惊悸。

赤石脂散

【来源】《太平圣惠方》卷七十三。

【组成】赤石脂一两　艾叶三分（微炒）　干姜三
分（炮裂，锉）　慎火草一两　当归一两（锉，微
炒）　鹿茸一两（去毛，涂酥炙令微黄）　龙骨一
两　阿胶一两（捣碎，炒令黄燥）

【用法】上为细散。每服二钱，食前以温酒调下。

【主治】妇人漏下不止，腹内冷痛。

牡蛎丸

【来源】《太平圣惠方》卷七十三。

【组成】牡蛎一两（为粉）　禹余粮一两（烧，醋
淬七遍）　白芷三分　白石脂一两　乌贼鱼骨一两
（烧灰）　干姜三分（炮裂，锉）　龙骨一两　桂心
三分　瞿麦三分　川大黄三分（锉碎，微炒）　石
韦半两（去毛）　白蔹半两　细辛半两　白芍药一
（三）分　甘草半两（炙微赤，锉）　黄连半两
（去须）　附子三分（炮裂，去皮脐）　当归三分
（锉，微炒）　白茯苓三分　黄芩三分　钟乳粉一
两　白垩一两

【用法】上为末，炼蜜为丸，如梧桐子大。每服三

十丸，食前温酒送下。

【主治】妇人胞中诸病，漏下不绝。

阿胶散

【来源】《太平圣惠方》卷七十三。

【组成】阿胶一两（捣碎，炒令黄燥） 诃黎勒皮一两 干姜一分（炮裂，锉） 附子三分（炮裂，去皮脐） 密陀僧半两（细研） 棕榈二两（烧灰）补骨脂二分（微炒）

【用法】上为细散。每服二钱，以热酒调下，不拘时候。

【主治】妇人崩中下血，经七八日不定，或作血片，或如豆汁，腹内疞刺疼痛。

侧柏散

【来源】《太平圣惠方》卷七十三。

【别名】侧柏丸（《普济方》卷三五二）。

【组成】侧柏叶一两（微炙） 白芍药一两 黄耆一两（锉） 熟干地黄一两 续断一两 代赭一两牛角䚡一两（烧灰） 当归一两（锉，微炒） 鳖甲一两（涂醋，炙令黄） 桑耳一两（微炙） 禹余粮一两（烧，醋淬七遍） 艾叶半两（微炒）

【用法】上为细散。每服三钱，食前以温酒调下。

【主治】

1.《太平圣惠方》：妇人漏下久不止，或脐下痛。

2.《普济方》：产后崩中，久下血不止，或赤或黑，脐下疼痛。

侧柏散

【来源】《太平圣惠方》卷七十三。

【组成】侧柏二两（微炙） 黄耆一两（锉） 地榆一两（锉） 赤芍药一两 吴茱萸半两（汤浸七遍，焙干，微炒） 牛角䚡二两半（烧灰） 禹余粮二两（烧，醋淬七遍） 代赭一两

【用法】上为细散。每服一钱，食前以温酒调下。

【主治】妇人崩中下五色，及下血，或月水不止。

柏叶丸

【来源】《太平圣惠方》卷七十三。

【组成】柏叶一两（微炙） 续断三分 川芎三分禹余粮二两（烧，醋淬七次） 艾叶三分（微炒）阿胶一两（捣碎，炒令黄燥） 牡蛎一两（烧为粉） 地榆一两（锉） 熟干地黄一两 当归三分（锉，微炒） 丹参三分 鮀甲一两（炙微黄） 鹿茸一两（去毛，涂酥炙微黄） 鳖甲一两（涂醋炙微黄） 赤石脂一两

【用法】上为末，炼蜜为丸，如梧桐子大。每服三十丸，食前温酒送下。

【主治】妇人崩中漏下不止，渐加黄瘦，四肢无力，腹内疼痛，不思饮食。

柏叶散

【来源】《太平圣惠方》七十三。

【组成】柏叶一两半（微炙） 续断一两半 川芎一两半 禹余粮二两半（烧，醋淬七遍） 艾叶一两（微炒） 阿胶一两（捣碎，炒令黄燥） 赤石脂一两 牡蛎一两（烧为粉） 地榆一两（锉）生干地黄一两（锉） 当归一两半（锉，微炒）鹿茸一两（去毛，涂酥炙微黄） 龟甲一两半（涂酥炙令黄） 鳖甲一两半（涂酥炙令黄）

【用法】上为细散。每服二钱，食前以粥饮调下。

【主治】

1.《太平圣惠方》：妇人崩中漏下，不问年月远近。

2.《普济方》：妇人崩中漏下，渐加黄瘦，四肢无力，腹内疼痛，不思饮食。

3.《景岳全书》：元气虚弱，崩中漏血，年久不愈，亦治白带。

禹余粮丸

【来源】《太平圣惠方》卷七十三。

【别名】白石脂丸（《杨氏家藏方》卷九）。

【组成】禹余粮一两（烧，醋淬七遍） 白石脂一两 龙骨一两 川芎三分 当归三分（锉，微炒）桂心一两 附子三分（炮裂，去皮脐） 黄耆一两（锉） 白芷半两 熟干地黄一两

【用法】上为末，炼蜜为丸，如梧桐子大。每服三十丸，食前以粥饮送下。

【主治】

1.《太平圣惠方》：妇人崩中，下五色不止，令人黄瘦，心烦不食。

2.《杨氏家藏方》：带下久虚，胞中绝伤，月水不断，积日成崩，气血虚竭，肢体黄瘦，脐腹急胀，心忪头晕，不欲饮食。

禹余粮丸

【来源】《太平圣惠方》卷七十三。

【别名】紫石英丸（《普济本事方》卷十）。

【组成】禹余粮一两（烧，醋淬七遍）　龙骨一两　紫石英一两（细研，水飞过）　人参半两（去芦头）　桂心半两　川乌头（炮裂，去皮脐）　泽泻一两　桑寄生一两　川椒一两（去目及闭口者，微炒去汗）　石斛一两（去根，锉）　当归一两（锉，微炒）　杜仲一两（去皱皮，炙微黄，锉）　肉苁蓉一两（酒浸一宿，微锉，去皱皮，炙干）　远志半两（去心）　五味子半两　牡蛎一两（烧为粉）　甘草半两（炙微赤，锉）

【用法】上为末，炼蜜为丸，如梧桐子大。每服二丸，晚食前以热酒送下。

【功用】

1.《普济本事方》和其阴阳，调其气血，使不相乘，以平为福。

2.《御药院方》：滋补本气。

【主治】

1.《太平圣惠方》：妇人劳损，因成崩中，不可禁止，积日不断，故成漏下，致五脏空虚，肉色黄瘦。

2.《普济本事方》：妇人病月经乍多乍少，或前或后，时发疼痛。

禹余粮散

【来源】《太平圣惠方》卷七十三。

【别名】伏龙肝散（《三因极一病证方论》卷十八）、赤石脂禹余粮汤（《女科切要》卷三）。

【组成】禹余粮（烧，醋淬七遍）　赤石脂　牡蛎（烧为粉）　桂心　乌贼鱼骨（烧灰）　伏龙肝各一两

【用法】上为细散。每于食前以温酒调下二钱。

【主治】

1.《太平圣惠方》：妇人漏下久不止，使人无子。

2.《三因极一病证方论》：气血劳伤，冲任脉虚，经血非时，忽然崩下，或如豆汁，或成血片，或五色相杂，或赤白相兼，脐腹冷痛，经久未止，令人黄瘦，口干，饮食减少，四肢无力，虚烦惊悸，使人无力。

禹余粮散

【来源】《太平圣惠方》卷七十三。

【组成】禹余粮一两（烧，醋淬七遍）　甘草二两（炙微赤，锉）　赤石脂二两　龙骨二两　附子一两（炮裂，去皮脐）　川芎三分　熟干地黄一钱　白芍药三两　干姜半两（炮裂，锉）　当归一两（锉，微炒）　桂心半两

【用法】上为细散。每服二钱，食前以粥饮调下。

【主治】妇人崩中漏下不止，渐加羸瘦，四肢烦痛。

狼牙散

【来源】《太平圣惠方》卷七十三。

【组成】狼牙草二两　诃黎勒皮三分　白芍药三分　白术三两　黄耆二两（锉）

【用法】上为粗散。每服三钱，以水一中盏，煎至六分，去滓温服，不拘时候。

【主治】妇人崩中，下血不止，心胸虚闷。

瓷药散

【来源】《太平圣惠方》卷七十三。

【组成】白瓷药一两（细研）　柏叶一两（微炙）　柏树细枝一两（锉，炒黄）　苎根一两（锉）

方中苎根，《普济方》作茜根。

【用法】上为细散。每服二钱，热酒调下，不拘时候。

【主治】妇人崩中，下血不止。

桑耳散

【来源】《太平圣惠方》卷七十三。

【组成】桑耳二两（微炙） 阿胶一两（捣碎，炒令黄燥） 茜根一两（锉） 熟干地黄二两

【用法】上为细散。每服二钱，以粥饮调下，不拘时候。

【主治】妇人崩中，下血不止，渐致虚困黄瘦。

通神散

【来源】《太平圣惠方》卷七十三。

【组成】菝葜一两（锉） 蛇床子一两 木贼一两 桑蛾一两（微炙）

【用法】上为细散。每服二钱，以粥饮调下，不拘时候。

【主治】妇人崩中下血不止。

鹿茸散

【来源】《太平圣惠方》卷七十三。

【组成】鹿茸一两（去毛，涂酥炙微黄） 鳖甲一两（涂醋炙令黄，去裙襕） 乌贼鱼骨一两（炙黄） 白龙骨一两 续断一两 熟干地黄一两 白芍药一两 白石脂一两 肉苁蓉一两半（酒浸一宿，刮去皱皮，炙干）

【用法】上为细散。每服二钱，食前以粥饮调下。

【主治】妇人崩中漏下不止，虚损羸瘦。

绿寒散

【来源】《太平圣惠方》卷七十三。

【别名】如圣无比散（《妇人大全良方》卷一）、绿云散（《普济方》卷三二九）。

【组成】晚蚕沙一两（微炒） 伏龙肝半两

【用法】上为极细末。每服一钱，以温酒调下，不拘时候。

【主治】妇人崩中下血不止。

棕榈散

【来源】《太平圣惠方》卷七十三。

【组成】棕榈三两（烧灰） 紫参一两 麝香一钱（细研） 伏龙肝二两（细研）

【用法】上为细散，入麝香研匀。每服三钱，以热酒调下，不拘时候。

【主治】妇人崩中下血数升，气欲绝。

榉叶散

【来源】《太平圣惠方》卷七十三。

【别名】榉树叶散（《普济方》卷三三○）。

【组成】榉树叶三两 甘草一两（炙微赤，锉） 麦门冬二两半（去心，焙） 干姜一两（炮裂，锉）

【用法】上为粗散。每服四钱，以水一中盏，入大枣三枚，煎至六分，去滓温服，不拘时候。

【主治】妇人崩中下五色，或赤白不止。

蒲黄散

【来源】《太平圣惠方》卷七十三。

【别名】蒲黄阿胶汤（《普济方》卷三二九）。

【组成】蒲黄一两 鹿茸一两半（去毛，涂酥，炙令黄） 当归一两半（锉，微炒） 阿胶一两（炙令黄燥） 乌贼鱼骨一两（炙黄） 生干地黄一两

【用法】上为细散。每服二钱，食前以温酒调下。

《普济方》：除生干地黄外，为粗末。每服二钱，水一盏，地黄汁半盏同煎，取一盏，去滓，空心、日午、临卧温服。

【主治】妇人漏下五色。

蔷薇根皮散

【来源】《太平圣惠方》卷七十三。

【组成】蔷薇根皮一两（锉） 慎火草半两 白薇一分 桂心半两 败龟一两（涂酥，炙令黄） 黄连一两（去须，微炒） 干姜半两（炮裂，锉） 细辛半两 熟干地黄一两 当归一两（锉，微炒） 芎䓖半两 石斛一两（去根，锉） 白芍药半两 禹余粮二两（烧，醋淬七次） 艾叶一两（微炒） 牡蛎二两（烧为粉）

【用法】上为细散。每服二钱，食前温酒调下。

【主治】妇人崩中漏下赤白青黑，腐臭不可近，令

人面黑，皮骨相连，月经失度，往来无常，小腹弦急，或时腹内疼痛，不欲饮食。

熟干地黄散

【来源】《太平圣惠方》卷七十三。

【别名】熟布汤（《圣济总录》卷一五三）。

【组成】熟干地黄一两半　甘草半两（炙微赤，锉）　蒲黄半两　蟹爪二合（微炙）　白茯苓三分　桂心三分　阿胶二两（捣碎，炒令黄燥）　白芍药三分　当归三分（锉，微炒）　伏龙肝三分　铫布三两（烧灰）

　　方中铫布，《圣济总录》作熟布皮。

【用法】上为粗散。每服四钱，以水一中盏，加竹茹一分，煎至六分，去滓温服，不拘时候。

【主治】

　　1.《太平圣惠方》：妇人崩中下血不止，心神烦闷，头目昏重。

　　2.《圣济总录》：妇人血伤兼赤白带，日夜不止，闷绝。

麒麟竭散

【来源】《太平圣惠方》卷七十三。

【别名】麒麟竭汤（《圣济总录》卷一五三）。

【组成】麒麟竭一两半　禹余粮一两半（烧，醋淬七遍）　地榆一两（锉）　黄柏三分（微炙，锉）　赤芍药一两　生干地黄一两半

【用法】上为细散。每服二钱，食前粥饮调下。

【主治】

　　1.《太平圣惠方》妇人崩中下血不绝，小腹疼痛。

　　2.《圣济总录》：妇人血伤，赤白带下，小腹疼痛。

麒麟竭散

【来源】《太平圣惠方》卷七十三。

【组成】麒麟竭一两　川芎一两　艾叶一两（微炒）　龙骨二两　乌贼鱼骨一两（烧灰）　禹余粮一两（烧，醋淬七遍）　伏龙肝一两　阿胶一两半（捣碎，炒令黄燥）　熟干地黄一两半

【用法】上为细散。每服一钱，粥饮调下，不拘时候。

【主治】妇人崩中下五色恶物，去来不断。

麒麟竭散

【来源】《太平圣惠方》卷七十九。

【组成】麒麟竭一两　禹余粮一两（烧，醋淬二三遍）　地榆一两（锉）　阿胶一两（捣碎，炒令黄燥）　赤芍药一两　熟干地黄一两

【用法】上为细散。每服二钱，食前温酒调下。

【主治】产后崩中，下血不绝，小腹痛。

熟干地黄丸

【来源】《太平圣惠方》卷八十。

【组成】熟干地黄二两　乱发一两（烧灰）　代赭一两（细研）　干姜半两（炮裂，锉）　马蹄半两（烧令烟绝）　牛角䚡二两半（烧灰）　阿胶一两（捣碎，炒令黄燥）

【用法】上为末，炼蜜为丸，如梧桐子大。每服二十丸，食前以粥饮送下。

【主治】产后恶露不绝，或崩血不可禁止，腹中绞痛，喘息气急。

三黄汤

【来源】《袖珍方》卷一引《太平圣惠方》。

【组成】黄连　黄芩　黄柏等分

【用法】上锉。每服一两，水二盏，煎至一盏，去滓，食前温服。

【主治】

　　1.《袖珍方》引《太平圣惠方》：赤白痢，多赤少白。

　　2.《保婴撮要》：三焦虚烦作渴。

　　3.《杂症会心录》：实火眩晕。

　　4.《女科切要》：血崩。

　　5.《异授眼科》：目有大角刺痛，热泪倾出，沙涩睛疼，怕日羞明，胞肿。

如神散

【来源】《袖珍方》卷四引《太平圣惠方》。

【组成】香附子 赤芍药各等分

【用法】上为末。盐一捻，水二盏，煎至一盏，去滓，食前温服。

【主治】妇人血崩不止，赤白带下。

瑞莲散

【来源】《袖珍方》卷四引《太平圣惠方》。

【组成】瑞莲一百枚（烧存性） 棕榈（烧存性） 当归 官桂各一两 槟榔二枚 鲤鱼鳞（烧） 川芎七钱半

【用法】上为细末。每服三钱，煨生姜酒调服，如未止，更进一服；或非时血崩者，但进三服，即止。

【主治】产后恶血崩漏，状如泉水；及非时血崩者。

二十六味牡丹煎丸

【来源】《博济方》卷四。

【组成】牡丹皮一两 黑附子一两（炮） 牛膝（酒浸一宿）一两 龙骨二两（细研，水飞过）五味子一两（生） 官桂（去皮）一两 人参一两 槟榔二两 白术一两 白茯苓一两 当归一两 续断（细者）一两 木香一两 泽泻一两 延胡索半两 羌活二两 藁本（去土，用细梢）一两 干熟地黄二两 赤芍药一两 干姜半两 山茱萸半两 干薯蓣一两 缩砂仁半两 石斛三两 萆薢一两 白芷一两

【用法】上二十六味，并各州土新好者，洗净焙干，杵为细末，炼蜜为丸，如梧桐子大。每服十丸至二十丸，温酒送下，醋汤亦可，空心、临卧各一服，不嚼。

【主治】妇人血刺，血疝上抢，血块走注，心胸疼痛，血海虚冷，脐下膨胀，小腹满闷，腿膝无力，背膊闷倦，手足麻痹，身体振掉，腰脊伛偻，月经不调，或清或浊，赤白带下，血山崩漏，面色萎黄，身生瘾疹，腹内虚鸣，面生黚黯，手足热疼，并筋挛骨疼，两胁攀急，起坐托壁，腰背牵掣，舒内不得。

【加减】血热及夜多烦躁，不用附子、山茱萸、萆薢、干姜，加柴胡（去苗）一两，甘草一两，黄连、牵牛子各半两。

干柿煎丸

【来源】《博济方》卷四。

【组成】好干柿十个（去盖，细切） 沉香一两（杵为末，用好酒三升，浸沉香、柿子两伏时，入银器中，文武火熬成膏，乳钵内研如糊，次入下诸药） 禹余粮四两（紫色者，烧通赤，入头醋内淬十度，杵为末，研令细，入诸药内） 白术一两 吴茱萸一两（汤浸一宿，去浮者，慢火炒） 川乌头一两（汤浸一宿，炮裂，去皮脐） 干姜半两（炮） 地龙二两（捶碎，去土，于新瓦上，慢火炒令黄色） 陈橘皮（去白）一两

【用法】上为末，入前药膏，和令得所，入臼内，杵一二千下，取出为丸，如梧桐子大。每服十丸至十五丸，温酒送下；醋汤送下亦可。如患多倦少力，全不思食，粥饮送下，空心、食前服。

【主治】

1.《博济方》：妇人冲任久虚，下漏不时，连年未止，变生多病，夜有盗汗，咳嗽痰涎，头顶多痛，百节酸痛，血海虚冷，面生黚黯，脐腹刺疼，不吃饮食，日渐瘦弱，怀妊不牢，或无妊孕。

2.《圣济总录》：赤白带下。

伏火二气丹

【来源】《太平惠民和济局方》卷五（续添诸局经验秘方）。

【组成】硫黄四两 黑锡 水银 丁香（不见火）干姜各半两

【用法】上先熔黑锡，后下水银，结砂子，与硫黄一处，再研成黑灰色，次入余药研匀，用生姜自然汁煮糊为丸，如梧桐子大。每服十丸至十五丸，食前、空心浓煎生姜汤送下。

【功用】济心肾交养，大补诸虚。

【主治】真元虚损，精髓耗伤，肾气不足，面黑耳焦，下虚上盛，头目眩晕，心腹刺痛，翻胃吐逆，虚劳盗汗，水气喘满，全不入食；妇人血气久冷，崩中漏下，癥瘕块癖。

张走马玉霜丸

【来源】《太平惠民和济局方》卷五（吴直阁增诸

家名方)。

【别名】玉霜丸（《普济方》卷二一九）。

【组成】大川乌（用蚌粉半斤同炒，候裂，去蚌粉不用） 川楝子（麸炒）各八两 破故纸（炒）巴戟（去心）各四两 茴香（焙）六两

【用法】上为细末，用酒打面糊为丸，如梧桐子大。每服三五十丸，空心、食前用酒或盐汤送下。

【功用】精元秘固，内施不泄，留浊去清，精神安健。

【主治】男子元阳虚损、五脏气衰，夜梦遗泄，小便白浊，脐下冷疼，阳事不兴，久无子息，渐致瘦弱，变成肾劳，眼昏耳鸣，腰膝酸疼，夜多盗汗。妇人宫脏冷，月水不调，赤白带漏，久无子息，面生黔黯，发退不生，肌肉干黄，容无光泽。

内灸散

【来源】《太平惠民和济局方》卷九（续添诸局经验秘方）。

【别名】代灸散（《普济方》卷三二七）。

【组成】茴香 藿香 丁香皮 熟干地黄（洗，焙） 肉桂（去粗皮）各一两半 甘草（炙赤）山药 当归（去芦，洗） 白术 白芷各八两 藁本（去芦） 干姜（炮） 川芎 黄耆（去苗）各二两 木香一两 陈皮（去白）四两 白芍药十两

【用法】上为细末。每服三钱，水一大盏，加生姜五片，艾一团，同煎至七分，空心、食前热服；温酒调下亦得。

【功用】《证治准绳·女科》：温经理气和血。

【主治】妇人产前产后一切血疾，血崩虚惫，腹胁绞痛，气逆呕吐，冷血冷气凝积，块硬刺痛，泄下清白，或下五色，腹中虚鸣，气满坚胀，沥血腰疼，口吐清水，频产血衰，颜色青黄，劳伤劣弱，月经不调，下血堕胎，血迷、血运、血瘕，时发疼痛，头目眩运，恶血上心，闷绝昏迷，恶露不干，体虚多汗，手足逆冷，但腹中虚冷，血气不和，并宜服。丈夫虚冷气刺；心腹疼痛，尤宜服之。

【加减】产后下血过多，加蒲黄煎服；恶露不快，加当归、红花煎服；水泻，加肉豆蔻末煎服；呕吐，加藿香、生姜煎服；上热下冷，加荆芥煎服。

乌金散

【来源】《太平惠民和济局方》卷九（续添诸局经验秘方）。

【别名】乌金丸（《奇方类编》卷下）。

【组成】麒麟竭 百草霜 乱发（男子者，烧灰）松墨（煅，醋淬） 鲤鱼鳞（烧，为末） 延胡索 当归（去芦） 肉桂（去粗皮） 赤芍药各等分

【用法】上为末。每服二钱，温酒调下。

【主治】产后血迷、血晕，败血不止，淋沥不断，脐腹疼痛，头目昏眩，无力多汗；及崩中下血，过多不止。

【方论】《济阴纲目》：诸症皆以败血不止来。此方之妙，不在止而在行，行则归经而止矣。治崩者，要得此旨。

牡丹煎丸

【来源】《太平惠民和济局方》卷九。

【组成】延胡索 缩砂仁各半两 赤芍药 牡丹皮各一两 山茱萸 干姜（炮）各半两 龙骨（细研，水飞） 熟干地黄（酒浸） 槟榔 羌活各二两 藁本（去土） 五味子 人参 白芷 当归（去芦，酒浸） 干山药 泽泻 续断（细者） 肉桂（去粗皮） 白茯苓 白术 附子（去皮脐）木香 牛膝（去苗，酒浸一宿，焙） 萆薢（炮，为末，炒熟）各一两 石斛（去根，酒浸）三两

【用法】上为细末，炼蜜为丸，如梧桐子大。每服二十丸至三十丸，空心、食前以温酒或醋汤送下，一日二次。

【主治】妇人冲任本虚，少腹挟寒，或因产劳损，子脏风寒，搏于血气，结生瘕聚，块硬发歇，脐腹刺痛，胁肋紧张，腰膝疼重，拘挛肿满，背项强急，手足麻痹，或月水不调，或瘀滞涩闭，或崩漏带下，少腹冷疼，寒热盗汗，四肢酸痛，面色萎黄，多生黔黯，羸乏少力，心多惊悸，不欲饮食。

【宜忌】妊娠不宜服。

皱血丸

【来源】《太平惠民和济局方》卷九（续添诸局经验秘方）。

【组成】菊花（去梗）　茴香　香附（炒，酒浸一宿，焙）　熟干地黄　当归　肉桂（去粗皮）　牛膝　延胡索（炒）　芍药　蒲黄　蓬术各三两

【用法】上为末，用乌豆一升醋煮，候干，焙为末，再入醋二碗，煮至一碗，留为糊，为丸。如梧桐子大。每服二十丸，温酒或醋汤送下；血气攻刺，炒姜酒送下；癥块绞痛，当归酒送下。

【功用】

1.《太平惠民和济局方》（续添诸局经验秘方）：暖子宫，种子。

2.《三因极一病证方论》：调补冲任，温暖血海，去风冷，益血。

【主治】

1.《太平惠民和济局方》（续添诸局经验秘方）：妇人血海虚冷，气血不调，时发寒热，或下血过多，或久闭不通，崩中不止，带下赤白，癥瘕癖块，攻刺疼痛，小腹紧满，胁肋胀痛，腰重脚弱，面黄体虚，饮食减少，渐成劳状，及经脉不调，胎气多损，产前、产后一切病患。

2.《三因极一病证方论》：胞络伤损，宿瘀干血不散，受胎不牢，而致损堕。

【宜忌】忌鸭肉、羊血。

滋血汤

【来源】《太平惠民和济局方》卷九（宝庆新增方）。

【别名】滋荣丸（《世医得效方》卷十五）

【组成】赤石脂（火煅红）　海螵蛸（去壳）　侧柏叶（去枝）各五两

【用法】上为细末。每服二钱，用热饭饮调下，一日连进三服，不拘时候。

《世医得效方》本方用法：上为末，醋糊为丸，如梧桐子大。每服三十丸，饭饮送下，空心日三服。

【主治】妇人劳伤过度，致伤脏腑，冲任气虚，不能约制其经血，或暴下，谓之崩中，或下鲜血，或下瘀血，连日不止，淋沥不断，形羸气劣，倦怠困乏。

暖宫丸

【来源】《太平惠民和济局方》卷九。

【组成】生硫黄六两　禹余粮（醋淬，手捻为度）九两　赤石脂（火煅红）　附子（炮，去皮脐）　海螵蛸（去壳）各三两

【用法】上为细末，醋糊为丸，如梧桐子大。每服十五丸至二十丸，空心、食前温酒或淡醋汤送下。

【主治】冲任虚损，下焦久冷，脐腹绞痛，月事不调，或来多不断，或过期不至，或崩中漏血，赤白带下，或月内再行，淋沥不止，带下五色，经脉将至，腰腿沉重，痛连脐腹，小便白浊，面色萎黄，肢体倦怠，饮食不进，渐至羸弱；及治子宫久寒，不成胎孕。

暖宫丸

【来源】《太平惠民和济局方》卷九。

【组成】沙参（净洗）　地榆　黄耆　桔梗　白薇　牛膝（酒浸一宿）　杜仲（去粗皮，姜汁炙）　厚朴（去粗皮，姜汁炒）　白芷各半两　干姜（炮）　细辛（去苗）　蜀椒（去目及闭目，炒出汗）各一分　附子（大者，炮，去皮脐）一个

【用法】上为细末，炼蜜为丸，如梧桐子大。每服二十至三十丸，空心温酒或枣汤吞下。

【主治】冲任虚损，下焦久冷，脐腹绞痛，月事不调，或来多不断，或过期不至，或崩中漏血，赤白带下，或月内再行，淋沥不止，带下五色，经脉将至，腰腿沉重，痛连脐腹，小便白浊，面色萎黄，肢体倦怠，饮食不进，渐至羸弱；及治子宫久寒，不成胎孕。

柏汤

【来源】《寿亲养老新书》卷三。

【组成】嫩柏叶

【用法】上以线系，垂挂一大瓮中，纸糊其口，经月视之，如未甚干，更闭之，至干则取出为末，如嫩草色。如不用瓮，只密室中亦可，但不及瓮中者青翠，若见风则黄矣。此汤可以代茶，夜话饮之，尤醒睡。如太苦，则少加山芋尤佳。

【功用】《臞仙活人心方》：轻身益气，耐寒暑，去湿止饥。

【主治】《臞仙活人心方》：吐血，衄血，痢血，崩血。

独圣散

【来源】方出《证类本草》卷七引《经验后方》，名见《妇人大全良方》卷一。

【别名】独胜散（《类编朱氏集验方》卷十）。

【组成】防风（去芦头，炙赤色）。

【用法】上为末。每服二钱，以面糊、酒调下，更以面糊酒投之。极验。

【主治】

1.《证类本草》引《经验后方》：崩中。

2.《校注妇人良方》：肝经有风，血崩。

神应黑散

【来源】方出《证类本草》卷五引《杜壬方》，名见《产育宝庆集》卷上。

【别名】乌金散（《产育宝庆集》卷上）、神应散（《产宝诸方》引《济世方》）、黑散（《产宝诸方》）、催生药（《洪氏集验方》卷五）、催生如神散、催生黑散、二神散（《妇人大全良方》卷十七）、神应黑神散、神效散、白芷散（《普济方》卷三五六）、催生黑子散（《丹溪心法附余》卷二十一）、催生如圣散（《证治准绳·女科》卷四）、黑神散（《济阴纲目》卷十）、神应丹（《温氏经验良方》）。

【组成】百草霜　白芷各等分

【用法】上为末。每服二钱，童子小便、醋各少许调匀，更以热汤化开服。不过二服即愈。

【功用】

1.《产宝诸方》：催生顺道。

2.《妇人大全良方》：固血。

【主治】逆生，横生，瘦胎，妊娠、产前、产后虚损，月候不调，崩中。

黄芩汤

【来源】《伤寒总病论》卷三。

【别名】黄芩一物汤（《仁斋直指方论》卷十六）、黄芩丸（《证治准绳·幼科》卷三）。

【组成】黄芩四两

【用法】上锉。加水三升，煮一升半，温饮一盏。

【主治】

1.《伤寒总病论》：鼻衄或吐血下血，及妇人漏下血不止。

2.《仁斋直指方论》：血淋热痛。

生地黄汤

【来源】《圣济总录》卷七十五。

【组成】生地黄半两　甘草（炙）一分　地榆三分

【用法】上锉，如麻豆大。水二盏，煎至一盏，去滓，分温二服，空心，日晚再服。

【主治】

1.《圣济总录》：热痢不止。

2.《景岳全书》：热痢便血，崩淋不止。

木贼汤

【来源】《圣济总录》卷一五一。

【组成】木贼一握（锉，炒）

【用法】上为粗末。每服三钱匕，水一盏，煎至七分，去滓温服，一日三次。

【主治】妇人月水日夜不断。

地黄丸

【来源】《圣济总录》卷一五一。

【组成】熟干地黄（焙）　柏子仁（别研）　青橘皮（去白，炒）　诃黎勒皮（炮）　杜仲（去粗皮，锉，炒）　木香（炮）　白茯苓（去黑皮）　菖蒲　赤石脂　五加皮（锉）　菟丝子（酒浸，别捣）　秦艽（去苗土）　海浮石　艾叶（烧灰存性）　当归（切，炒）　牛角灰各一两

【用法】上为末，醋煮面糊为丸，如梧桐子大。每服二十丸，米饮或温酒送下。

【主治】室女禀气怯弱，血海虚损，月水不断。

芍药汤

【来源】《圣济总录》卷一五一。

【组成】芍药　柏叶（炙）各一两

【用法】上为粗末。每服三钱匕，水、酒各半盏，煎至七分，去滓温服。

【主治】
1.《圣济总录》：妇人月水久不断。
2.《普济方》：崩中下血不止，小腹痛。

侧柏散

【来源】《圣济总录》卷一五一。
【组成】侧柏（去枝）　木贼（锉，炒微焦）各一两
【用法】上为散。每服二钱匕，温酒调下；米饮亦得。
【主治】室女月水不断。

黄耆汤

【来源】《圣济总录》卷一五一。
【组成】黄耆（锉）　白芷　龙骨　干漆（炒烟尽）　代赭（煅，醋淬）　牡丹皮各一两半　桂（去粗皮）　地榆　白术　当归（切，焙）　天雄（炮裂，去皮脐）　黄连（去须）　诃黎勒皮（炮）桑耳各一两　黄芩（去黑心）半两
【用法】上锉，如麻豆大。每服五钱匕，水一盏半，加生姜五片，煎取八分，去滓温服，不拘时候。
【主治】妇人经血不断，面黄肌瘦。

二灰散

【来源】《圣济总录》卷一五二。
【组成】蚕纸不计多少（烧灰）　箬叶（茶笼内者，烧灰）各等分
【用法】上为末。每服二钱匕，温酒调下。
【主治】经血不止。

二胜散

【来源】《圣济总录》卷一五二。
【组成】荆芥穗　乌龙尾（炒烟尽）各半两
【用法】上为散。每服二钱匕，茶清调下。
【主治】妇人经血不止。

干漆散

【来源】《圣济总录》卷一五二。
【组成】干漆（炒令烟出）　大黄（锉，炒）　细辛（去苗叶）　桂（去粗皮）各一两　甘草（炙，锉）三分
【用法】上为散。每服二钱匕，粥饮调下；温酒亦得，食前服。
【主治】漏下黑色。

马蹄丸

【来源】《圣济总录》卷一五二。
【组成】白马蹄（炙焦）　白石脂各一两一分　禹余粮（醋淬三五遍）　牡蛎粉　龙骨　乌贼鱼骨（去甲）各一两　白僵蚕四两（炒）　熟干地黄（焙）七两半　当归（切，焙）　附子（炮裂，去皮脐）各九两　甘草六两（炙）
【用法】上为末，炼蜜为丸，如梧桐子大。每服三十丸，空心、食前米饮或酒送下。
【主治】妇人血脏虚冷，经血不止，或赤或白，或五色相杂。

乌金散

【来源】《圣济总录》卷一五二。
【组成】乌贼鱼骨（去甲）　棕榈　羊角尖　蚕退新绵各一两　白矾半两　干姜一分
【用法】上药都入一瓶内，用泥固济，候干，以大火煅通赤，放冷取出，细研，加麝香一钱，再研匀。每服二钱匕，空心、食前温酒调下。
【主治】妇人血漏，日久不止；或经脉不断；或暴下血不止。

龙骨饮

【来源】《圣济总录》卷一五二。
【组成】龙骨三两　青竹茹二两　干姜（炮）一两　伏龙肝五两　槲叶十枚（炙）
【用法】上为粗末。每服五钱匕，水一盏半，煎至七分，去滓温服，不拘时候。
【主治】妇人经血暴下不止。

生干地黄散

【来源】《圣济总录》卷一五二。

【组成】生干地黄（焙）　陈橘皮（去白，炒）甘草（炙，锉）　白芷　酸石榴皮　牛角䚡灰　续断　人参　地榆（锉，炙）各一两

【用法】上为散。每服二钱匕，食前米饮调下，每日二次。以止为度。

【主治】妇人血伤不止，腰脚酸重，倦怠无力，心烦渴燥，面目虚浮。

当归汤

【来源】《圣济总录》卷一五二。

【组成】当归（切，焙）　赤芍药（锉，炒）各一两半　禹余粮（醋淬五七遍）　麒麟竭　黄柏（微炙，锉）　地榆（锉碎，炒）各一两　生干地黄（焙）二两

【用法】上为粗末。每服三钱匕，水一盏，煎七分，去滓温服，每日三次，不拘时候。

【主治】妇人经血下不止，脐下虚痛。

当归汤

【来源】《圣济总录》卷一五二。

【组成】当归（焙）半两　柏叶一两　薤白六茎（切）　禹余粮三分（煅，醋淬三遍，研末）

【用法】上先将三味咀，如麻豆大。每服五钱匕，水一盏半，煎至八分，下禹余粮末一钱匕，去滓，空心温服。

【主治】妇人下血不止，腹痛。

伏龙肝汤

【来源】《圣济总录》卷一五二。

【组成】伏龙肝　禹余粮（烧通赤，湿土内培一复时）　赤芍药　生干地黄（焙）　地榆　白茅根各一两　龙骨　当归（切，焙）各一两半　甘草（炙）　麒麟竭（细研）各半两

【用法】上为粗末。每服三钱匕，水一盏，煎至七分，去滓，空心、食前温服，一日二次。

【主治】妇人经血不止，脐腹撮痛，或时烦渴。

刘寄奴汤

【来源】《圣济总录》卷一五二。

【组成】刘寄奴二两半　赤芍药（锉，炒）二两白茯苓（去黑皮）一两　芎藭　当归（切，焙）各一两半　艾叶（炒）四两

【用法】上为粗末。每服三钱匕，水一盏，煎七分，去滓，空心、食前温服，一日二次。

【主治】妇人经血下不止。

防风散

【来源】《圣济总录》卷一五二。

【组成】防风（去叉，生用）不以多少

【用法】上为散。每服二钱匕，酒调下。

【主治】

1.《圣济总录》：妇人经血不止。

2.《医级》：肝经受风，留伏不散，以致血得风而溢泄，倒经，或发咳微甚，缠绵不已。

如圣散

【来源】《圣济总录》卷一五二。

【别名】如胜散（《类编朱氏集验方》卷十）、如神散（《仙拈集》卷三）。

【组成】棕榈一两（烧黑灰）　乌梅一两　干姜一两（并烧过，存五分性）

【用法】上为散。每服一钱匕，乌梅汤调下，食前服。久患甚者不过三服。

【功用】《医方集解》：止崩漏。

【主治】

1.《圣济总录》：经血不止。

2.《普济方》：经血不调，兼治血崩。

【方论】《医方集解》：此足厥阴药也，涩能止血，故用棕榈；酸能收敛，故用乌梅；温能守中，故用干姜；黑能止血，故并煅用。

赤石脂散

【来源】《圣济总录》卷一五二。

【组成】赤石脂（煅赤） 侧柏（微炙） 乌贼鱼骨（去甲，烧灰）各一两

【用法】上为散。每服二钱匕，温米饮调下，一日二次。

【主治】妇人漏下，淋沥不止。

沉香牡丹丸

【来源】《圣济总录》卷一五二。

【组成】沉香（锉）一两半 牡丹皮 赤芍药 当归（切，焙） 桂（去粗皮） 川芎 黄耆（锉） 人参 白茯苓（去黑皮） 山芋 白芷 吴茱萸（汤浸，焙干，炒） 巴戟天（去心） 陈橘皮（汤浸，去白，焙） 木香 牛膝（去苗，酒浸，切，焙） 枳壳（去瓤，麸炒） 肉豆蔻（去壳） 厚朴（去粗皮，生姜汁炙） 干姜（炮） 白龙骨各一两

　　方中白术，《证治准绳·女科》作白芷。

【用法】上为末，炼蜜为丸，如梧桐子大。每服二十丸，加至三十丸，空心、日午、临卧温酒送下。

【主治】

1.《圣济总录》：妇人内挟瘀血，经候淋漓不断，或多或少，四肢烦倦。

2.《普济方》：妇人血海久虚，经候不利，赤白带下，血气冲心，多发刺痛，四肢困烦。

附子丸

【来源】《圣济总录》卷一五二。

【组成】附子（炮裂，去皮脐） 硫黄（研） 干姜（炮） 赤石脂各一两

【用法】上为末，醋煮面糊为丸，如梧桐子大。每服二十丸至三十丸，空心热米饮送下。

【主治】妇人经血不止，并下五色，脐腹痛。

狗胆煎

【来源】《圣济总录》卷一五二。

【组成】狗胆一枚（用汁） 铛墨二钱（锅底尖上煤是）

【用法】上二味一处搅拌，分作两服。煎当归酒调下。

【主治】妇人经血不止。

柏叶汤

【来源】《圣济总录》卷一五二。

【组成】柏叶二两 芍药三分

【用法】上锉，如麻豆大。每服五钱匕，水一盏半，煎至八分，入酒半盏，再煎至一盏，去滓温服。

【主治】妇人下血不止，脐下绞痛。

桑耳散

【来源】《圣济总录》卷一五二。

【组成】桑耳（锉碎）二两 鹿茸（酒浸，炙，去毛）一两

【用法】上为散。每服二钱匕，温酒或米饮调下，空心、日晚各一次。

【主治】妇人漏下赤白，日久不止。

菴 饮

【来源】《圣济总录》卷一五二。

【组成】菴䕡子（微炒） 熟干地黄（焙） 蒲黄（微炒） 当归（切，焙）各二两

【用法】上为粗末。每服三钱匕，水一盏，煎至七分，去滓，空心、日午、临卧温服。

【主治】妇人卒漏下，先多后少，日久不断。

续断丸

【来源】《圣济总录》卷一五二。

【组成】续断 芎藭 阿胶（炙令燥） 赤石脂 甘草（炙令赤） 当归（微炙） 地榆根 柏叶（炙，焙令黄） 鹿茸（以酒浸酥，炙去毛） 小蓟根 丹参各一两 牛角䚡（烧灰） 龟甲（醋炙，令黄） 生干地黄（炒）各二两

【用法】上为末，炼蜜为丸，如梧桐子大。每服三十丸，食前温酒或米饮送下。

【主治】妇人经血日久不止，或五色相兼而下，面黄体瘦，腰重无力。

棕榈皮散

【来源】《圣济总录》卷一五二。

【组成】棕榈皮（烧灰）　柏叶（焙）各一两

【用法】上为散。每服二钱匕，酒调下，不拘时候。

【主治】妇人经血不止。

槐蛾散

【来源】《圣济总录》卷一五二。

【组成】槐蛾不以多少（烧灰）

【用法】上为细散。每服二钱匕，食前温酒调下。

【主治】妇人漏下，淋沥不绝。

蒲黄丸

【来源】《圣济总录》卷一五二。

【组成】蒲黄三两（微炒）　龙骨二两半　艾叶一两

【用法】上为末，炼蜜为丸，如梧桐子大。每服二十丸，煎米饮或煎艾汤送下，一日二次。

【主治】妇人月候过多，血伤漏下不止。

车前汤

【来源】《圣济总录》卷一五三。

【组成】车前子　淡竹叶　黄芩（去黑心）　阿胶（炙燥，杵碎）　生地黄各一分

【用法】上五味，将四味锉。以水二盏，煎至一盏，下胶，搅烊，顿服。

【主治】经血暴下，兼带下。

牛角腮丸

【来源】《圣济总录》卷一五三。

【组成】牛角腮灰　赤石脂各一两半　白龙骨三两　艾叶三分　桑耳（炙）　鹿茸（去毛，酥炙）　阿胶（炙燥）　干姜（炮）各一两

【用法】上为末，炼蜜为丸，如梧桐子大。每服三十丸，空心、食前煎黄耆汤或温酒送下。

【主治】妇人经血暴伤，兼带下久不止。

牛角地黄散

【来源】《圣济总录》卷一五三。

【组成】牛角腮一枚（烧灰）　熟干地黄（焙）　桑耳（锉碎）　人参　续断　赤石脂　白矾（烧）　白术　禹余粮（煅赤，醋淬五遍）　干姜（炮）　蒲黄（微炒）　防风（去叉）各一两　附子（炮裂，去皮脐）一两半　龙骨　当归（切，焙）各二两

【用法】上为散。每服二钱匕，食前温酒调下；米饮亦可。

【主治】妇人血伤不止，兼带下赤白，腰背痛，虚乏困倦。

龙骨散

【来源】《圣济总录》卷一五三。

【组成】龙骨一两　乌贼鱼骨（去甲）　鹿茸（去毛，酥炙）　续断　芍药（锉，炒）　赤石脂　肉苁蓉（酒浸，切，焙）各三分　干地黄（炒）一两半

【用法】上为散。每服二钱匕，空腹米饮调下，一日二次。

【主治】妇人经血暴下，兼赤白带下不止。

地龙散

【来源】《圣济总录》卷一五三。

【组成】地龙（炒）　郁金　棕榈（烧令存性）　柏叶　地黄汁　胎发（泥裹烧过，去泥）各等分

【用法】上为散。每服三钱匕，温地黄汁酒调下，不拘时候。

【主治】妇人冲任气虚，经血暴下，兼带下。

地榆汤

【来源】《圣济总录》卷一五三。

【组成】地榆　当归（切，焙）　阿胶（炙燥）　黄耆（锉）各一两半　艾叶三分　龙骨（碎）二两

【用法】上锉如麻豆大。每服三钱匕，水一盏，加生姜三片，煎至七分，去滓，食前温服。

【主治】 妇人经血暴下，兼带下积久不愈，面目萎黄，困倦羸瘦。

地黄益母汤

【来源】《圣济总录》卷一五三。

【组成】 生地黄汁 益母草汁各半碗

【用法】 上药各取半盏，同煎至七分，每日三五次。

【主治】 妇人血伤不止，兼赤白带下。

芍药浸酒

【来源】《圣济总录》卷一五三。

【组成】 芍药 黄耆 生地黄各三两 艾叶一两

【用法】 上锉，如麻豆大。以绢袋盛，浸酒一斗，经宿后，每食前随量温饮之。

【主治】 妇人血伤，兼赤白带下。

杉节散

【来源】《圣济总录》卷一五三。

【组成】 杉木节（烧灰存性） 楮皮纸（烧灰）各等分

【用法】 上为细末。每服二钱匕，米饮调下。

【主治】 血伤兼带下不止。

阿胶散

【来源】《圣济总录》卷一五三。

【组成】 阿胶（炙燥） 柏叶（焙干） 当归（去芦头，焙） 龙齿（别捣，细研）各半两 禹余粮（醋淬，细研）一两

【用法】 上为细散。每服二钱匕，用米饮调下，早晨，午时各一次。

【主治】 妇人血伤，兼带下不止。

泽兰散

【来源】《圣济总录》卷一五三。

【组成】 泽兰叶（炙） 人参 蜀椒（去目并闭口，炒出汗）各一两 厚朴（去粗皮，生姜汁炙） 桂（去粗皮） 细辛（去苗叶） 芜荑仁（微炒） 藁

本（去苗土） 当归（切，焙） 干姜（炮） 代赭 山茱萸 防风（去叉）各半两 柏子仁（炒） 芎藭 牡蛎粉 熟干地黄（焙） 甘草（炙，锉） 龙骨各三分

【用法】 上为散。每服二钱匕，温酒调下；米饮亦得。

【功用】

1. 《圣济总录》：补血益气。

2. 《普济方》：调中止血。

【主治】 妇人血伤不止，兼带下不断，虚羸困倦。

黄芩汤

【来源】《圣济总录》卷一五三。

【组成】 黄芩（去黑心） 当归（切，焙） 柏叶（焙） 蒲黄（微炒）各半两 艾叶（炒）一分 生干地黄（焙）二两

【用法】 上为粗末。每服三钱匕，水一盏，煎至七分，去滓温服，一日三次。

【主治】 妇人经血暴下，兼带下赤白不止。

柏叶汤

【来源】《圣济总录》卷一六一。

【组成】 柏叶（炙干）二两 当归（切，焙） 禹余粮（烧，醋淬七次）各一两半

【用法】 上为粗末。每服三钱匕，水一盏，入薤白二寸，细切，同煎至七分，去滓，食前温服，一日三次。

【主治】 产后血不止，兼漏下。

沉香紫桂丸

【来源】《圣济总录》卷一八六。

【组成】 桂（去粗皮） 乌头（炮裂，去皮脐） 赤白脂（烧）各一两 干姜（炮） 蜀椒（去目及合口者，炒出汗）各半两

【用法】 上为末，酒煮面糊为丸，如梧桐子大。每服二十丸，空心、食前以醋汤送下；丈夫以盐汤送下。

【主治】 丈夫元脏气虚损；妇人血海虚冷，月脉愆漏，五般带下，脐腹绞痛，及一切虚风冷气攻注。

小蓟汤

【来源】《全生指迷方》卷四。

【别名】小蓟根汤（《鸡峰普济方》卷十七）。

【组成】小蓟茎叶（洗、切、研，服汁）一盏　生地黄汁一盏　白术半两（细锉）

【用法】以小一盏，同煎，取一半，去滓，分二服。

【功用】《鸡峰普济方》：补阴。

【主治】

　　1.《全生指迷方》：阴虚阳搏，为热所乘，伤于冲任，血得热则流散，冲任不能收。经候过多，遂至崩漏，色鲜明如水下，得温则烦，至于昏闷，其脉数疾微小为顺，大者逆。

　　2.《明医指掌》：气血两虚，内热太甚，崩中不止。

活血汤

【来源】《中国医学大辞典》引《全生指迷方》。

【组成】红花三分　蔓荆子　细辛各五分　生地黄（夏月加之）　熟地黄各一钱　藁本　川芎各一钱五分　防风　羌活　独活　甘草（炙）　柴胡（去苗）　当归身（酒洗）　葛根各二钱　白芍药（炒）升麻各三钱

【用法】上锉。每服五钱，清水二盏，煎至一盏，去滓，食前稍热服。

【功用】补血养血，生血益阳。

【主治】发热，自汗，盗汗，头晕口干，四肢无力；妇女崩漏太多，昏冒不省。

乌金散

【来源】《产乳备要》。

【组成】棕榈皮　乌梅　干姜（烧灰存性）各等分

【用法】上为末。每服二大钱，煎乌梅汤调下，温服，不拘时候。

【主治】

　　1.《产乳备要》：产后或小产血崩漏下。

　　2.《太平惠民和济局方》（宝庆新增方）：妇人冲任之脉宿挟疾病，经水不时，暴下不止，月内再作，或月前月后，或淋沥不断，以致久无子

息，或数堕胎；子脏积冷，崩漏带下，脐下冷痛，小腹急重，及头目昏眩，心忪短气。

必效散

【来源】《产乳备要》。

【组成】棕皮（烧）　木贼（去节，烧存性）各二两　麝香一钱（研）

【用法】上为末。每服二钱，空心酒调下。

【主治】妇人月水不调，及崩漏不止。

延龄护宝丸

【来源】《产乳备要》。

【别名】延龄护宝丹（《普济方》卷三二九）。

【组成】禹余粮石二两（烧，醋淬七遍）　龙骨　人参　桂　赤石脂　紫石英（研）　熟地黄　杜仲（去粗皮，锉碎）　桑寄生　续断　香白芷　芎藭　当归（锉，炒）　远志（去心）　金钗石斛（去根，锉，炒）　白茯苓（去皮）　阿胶（炒）　牡蛎　五味子　艾叶各一两

【用法】上为末，炼蜜为丸，如梧桐子大。每服四五十丸，空心、食前温粥饮送下。

【主治】妇人血脏虚损，经候过多，每行时暴下不可禁止，因成崩中，连日不断，致五脏空虚，失色黄瘦，崩竭暂止，日少复发，不耐动摇，小劳辄极剧。

禹余粮散

【来源】《产乳备要》。

【组成】禹余粮（醋淬）　伏龙肝　赤石脂　白龙骨　牡蛎　乌鱼骨　桂（去皮）　浮石各等分

【用法】上为末。每服三钱，食前煎乌梅汤调下。

【主治】气血伤，冲任虚损，崩伤带漏，久而不止，或下如豆汁，或成片如干，或五色相杂，或赤白相兼，脐腹冷痛，面体痿黄，心忪悸动，发热多汗，四肢困倦，饮食减少。

【加减】白带多，加牡蛎、龙骨、乌鱼骨；赤带多，加赤石脂、禹粮；黄带多，加伏龙肝、桂心，随病加治。

固经丸

【来源】《产育宝庆集》卷上。

【组成】艾叶 赤石脂 补骨脂（炒） 木贼各半两 附子一枚（炮，去皮脐）

【用法】上为末，陈米饮为丸，如梧桐子大。每服二十丸，食前温酒送下；米饮亦得。

【功用】《济阴纲目》：温涩固脱，以暖下元。

【主治】妇人产卧伤耗经络，未得平复，而劳役损动，以致血暴崩下，淋漓不止；或因咸酸不节，伤蠹荣卫，气衰血弱，变为崩中，甚则肝经损坏，小腹满痛。

人参柏叶汤

【来源】《鸡峰普济方》卷十。

【组成】人参 柏叶仁 芍药 熟地黄 当归 阿胶各半两

【用法】上为粗末。每服二钱，水一盏，煎至六分，去滓温服。

【主治】宫脏虚弱，下血不止。

【加减】里急虚寒，脉凝欲绝者，宜加干姜、附子、桂等分。

附子地黄散

【来源】《鸡峰普济方》卷十。

【组成】附子 干姜 桂 黄耆 龙骨 乌鱼骨 白术 牡蛎 生干地黄各二两 白芍药一两

【用法】上为细末。每服二钱，空心米饮调下。

【主治】虚劳吐血、下血、衄血、崩血、漏血。

小蓟汤

【来源】《鸡峰普济方》卷十五。

【组成】伏龙肝一斤（先于盆中，以水二斗，令碎，澄清，取一斗二升用） 桑寄生 续断 地榆 艾叶各三两 阿胶 当归 赤石脂 厚朴各二两 生姜五两 小蓟根三两

【用法】以伏龙肝水煮，取三升，绞去滓，分三服。

【主治】妇人崩中，无问远近。

马蹄丸

【来源】《鸡峰普济方》卷十五。

【组成】白马蹄五两 白马鬐毛 蒲黄 鹿茸 禹余粮 白芷 续断 小蓟根各四两 人参 干地黄 柏子仁 黄耆 茯苓 当归 乌贼骨各十两 伏龙肝 苁蓉 艾叶各三两

【用法】上为细末，炼蜜为丸，如梧桐子大。每服二十丸，空心米饮送下，一日二次。加至四十丸。

【主治】妇人崩中带白。

牛角䚡散

【来源】《鸡峰普济方》卷十五。

【组成】牛角䚡五个 鹿茸 当归 禹余粮 阿胶 干姜 续断各一两 乌贼鱼骨半两 赤小豆一升

【用法】上为细末。每服一二钱，用酒调下，不拘时候。

【主治】外实内虚，带下，四崩（四崩：一曰热病下血；二曰寒热下血；三曰经脉未断，举重停住下血；四曰产后脏关开，经利不断）。

乌龙散

【来源】《鸡峰普济方》卷十五。

【组成】乌贼骨 棕皮 牛角䚡 菩萨退绵各四两 矾二两（枯） 干姜一两

【用法】上并入瓶中，泥固济，候干，入火煅赤，放冷研细，加麝香一钱，同研细。每服二钱，空心服。

【主治】妇人崩漏，带下赤白久不止，或经脉不断，或暴下血不止。

白茅根散

【来源】《鸡峰普济方》卷十五。

【组成】伏龙肝 禹余粮 白芍药 熟地黄 地榆 白茅根各四两 龙骨 当归各六两 甘草 麒麟竭
　　方中甘草、麒麟竭用量原缺。

【用法】上为粗末。每服三钱，水一盏，煎至七分，不拘时候服。

【主治】妇人崩中不止，绕脐撮痛，或时烦渴。

立效散

【来源】《鸡峰普济方》卷十五。

【组成】风化石灰一升

【用法】以酽醋三升，慢火煮令醋尽，更炒令干，细研。每服一钱，以棕灰末一钱，用温酒一盏同调匀，空心服之，药后复更进酒一盏以助药力。

【主治】崩漏下血不止。

当归汤

【来源】《鸡峰普济方》卷十五。

【组成】小蓟根六两　当归　阿胶　续断　青竹茹　芎䓖各二两　生地黄八两（用熟者）　地榆　釜下焦土各四两　马通一升（以水调取汁）

【用法】上为粗末。每服四钱，水八分，马通汁三分，同煎至五分，滤去滓，空心温服，用大盏频服三四剂。未愈止，服续断地榆煎。

【主治】妇人忽暴崩中，出血不断，或如鹅鸭肝者。

补真丹

【来源】《鸡峰普济方》卷十五。

【组成】禹余粮　乌金石各四两　龙骨　赤石脂　牡蛎　艾各二两（醋煮一伏时）　川乌头　防风　川芎各一两　吴茱萸　干姜各半两

【用法】上为细末，醋糊为丸，如梧桐子大。每服二三十丸，空心酒或醋送下。

【主治】血脏虚冷，崩中漏下，或月事频多，面色痿黄，四肢少力，脐腹疠刺，腰胯疼痛。

顺经丸

【来源】《鸡峰普济方》卷十五。

【组成】当归　石膏　蜀椒　甘草　蝉退　马鸣退各二两　柏子仁　白薇　藁本　干姜　白术　白芜荑　苍耳　人参　白芍药　川芎　附子各一两　食茱萸　厚朴　防风　白芷各五分　桔梗三两　泽兰九分　生犀半两

【用法】上为细末，炼蜜为丸，如弹子大。每服一丸，空心温酒或米饮化下。

【功用】补虚损，调顺经血，除脏冷；临月服之壮气养胎，正顺生理，润胎；产后常服，滋养血气，和调阴阳，密腠理，实脏腑。

【主治】冲任气虚，小腹挟寒，月水不调，腹绞痛，腰腿沉重，四肢倦怠，百节酸疼，心忪恍惚，忧恶不乐，面少光泽，饮食无味；以及带下三十六疾，崩中漏下五色，子脏久冷无子，及数堕胎；兼疗产后恶露不下，余血未尽，脐腹疼痛，憎寒发热，血逆上冲，狂言目瞑；或乘虚中风，口噤不语，身体不遂，头眩身战，虚风痫冷。

胜金元散

【来源】《鸡峰普济方》卷十五。

【组成】白薇半两　人参　藁本　蒲黄　川乌头　丹参各三分　吴茱萸　柏子仁　防风　厚朴　细辛各二分　桂心　干姜各一两一分　当归　川芎各一两三分　生干地黄八两　泽兰二两一分

上除桂心外，同杵，以马尾罗子筛为粗末，重炒褐色勿焦，候冷，再杵为细末，入桂心末拌和匀，后分为两处；候合成，后药取一半，入在此药中；却将此药一半，入在后药中，丸子如后：延胡索　五味子　白芷　白术　石菖蒲各三分　茯苓　桔梗　卷柏　川椒各一两　黄耆一两　白芜荑　甘草　白芍药各一两三分　石膏一两

【用法】上药除石膏外同杵，以马尾罗子筛为粗末，重炒令褐色，候冷，依前再杵为细末，入石膏拌匀；亦分作两处，将一半换前药相和匀，炼蜜为丸，如梧桐子大。如有病证，每服用温酒调前散三钱，下此丸三十丸；常服二钱，下此丸二十丸。

妇人室女病至垂死，服之无不见效。若服丸子，不可无散子；服散子，不可无丸子。

【功用】安胎，悦怿颜色。

【主治】风劳气冷，伤寒咳嗽呕逆，寒热不定，四肢遍身疮痒，血海不调，血脏虚愆，赤白带下，血运血崩，瘀血流入四肢，头痛恶心，血瘕积滞，漏下，过期不产。丈夫肾脏虚风。

蚕灰散

【来源】《鸡峰普济方》卷十五。

【组成】蚕纸灰　茶笼内箬叶（烧灰）各二两

【用法】上为细末。每服二钱，食前温酒下。

【主治】妇人崩中漏下。

桑耳散

【来源】《鸡峰普济方》卷十五。

【组成】麝香一钱　晚蚕沙三分　桐皮二两　桑耳半两

【用法】上为散。每服二钱，以热酒调下，不拘时候。

【主治】妇人崩中，下血不止，渐加虚困黄瘦。

续断地榆煎

【来源】《鸡峰普济方》卷十五。

【组成】续断　甘草　地榆　鹿茸　丹参　小蓟根各十三铢　干地黄一两半　龟版三两　川芎　阿胶　石脂　当归各一两半　柏子仁一两　秦牛角腮三两

【用法】上为细末，炼蜜为丸，如梧桐子大。每服十丸，日再，稍加至三十丸，空心温酒送下。

【主治】崩漏。

干姜丸

【来源】《鸡峰普济方》卷十六。

【组成】干姜　细墨各等分

【用法】上为细末，醋糊为丸，如梧桐子大。每服三十丸，空心温酒送下。

【主治】崩中漏下，青黄赤白。

大圣散

【来源】《鸡峰普济方》卷十六。

【组成】乌贼鱼骨

【用法】上为细末。每服二钱，如下殷物黑色，用胡姜酒送下；红色，煎木贼汤送下。

【主治】崩中不止。

乌鱼骨散

【来源】《鸡峰普济方》卷十六。

【组成】乌鱼骨　鹿茸　阿胶各三两　当归二两　蒲黄一两

【用法】上为细末。每服二钱，温酒调下，不拘时候。

【主治】妇人漏下不止。

牡蛎汤

【来源】《鸡峰普济方》卷十六。

【组成】乌贼鱼骨　牡蛎　桂心各一两　干姜　黄耆　白芷各三分　五色龙骨　熟干地黄各一两半

【用法】上为细末。每服二钱，食前温酒调下。

【主治】妇人漏下五色不止，淋沥连年，黄瘦萎瘁。

柏叶鹿茸丸

【来源】《鸡峰普济方》卷十六。

【组成】柏叶一两　当归　干姜各三分　阿胶半两　鹿茸一两

【用法】上为细末，酒煮面糊为丸，如梧桐子大。每服三十丸，空心米饮送下。

【主治】冲任气虚，脐腹疼痛，漏下赤白。

大附子丸

【来源】《鸡峰普济方》卷十七。

【组成】大附子　禹余粮　白马蹄　鹿茸各二两　乌贼鱼骨　龙骨各一两　当归一两半

【用法】上为细末，炼蜜为丸，如梧桐子大。每服三十丸，空心温酒送下。

【主治】血崩日夜不绝，将欲困笃。

鹿茸煎丸

【来源】《鸡峰普济方》卷十七。

【别名】鹿茸丸（《医方大成》卷九）。

【组成】鹿茸　禹余粮　赤石脂　当归各一两　艾叶　柏叶　附子各半两　续断　熟干地黄各二两

【用法】上为细末，炼蜜为丸，如梧桐子大。每服三十丸，空心温酒送下。

【主治】经候过多，其色瘀黑，甚者崩下，吸吸少气，脐腹冷极，则汗出如雨，脉微小，由冲任虚衰，为风冷客乘胞中，气不能固。

神仙四神丹

【来源】《鸡峰普济方》卷二十九。

【组成】朱砂　水银　硫黄（舶上者）　雄黄　雌黄（不夹石者）各一两

【用法】上为细末，用仙灵脾捣末二两，放在昆仑纸上，先用绢一片撮四神末，微用蜜和令成块，去绢片，轻拈药块安在前面有仙灵脾药纸中心，包裹一周匝，外用皂麻线缠之，于地坑内以新瓦末或砖末三升，铺盖与地平，上面瓦末厚四指许，四伴上簇火，十二斤好炭煅之，不得燆，火尽取出，去纸，药裹如新铁色者佳，细研，水浸蒸饼为丸，如梧桐子大。每服一二丸，空心冷水吞下。痔疾，艾叶煎汤送下一丸；血崩，艾叶煎汤入药少许送下；大风，大麻仁汤送下；阴毒伤寒，煎麻黄汤送下；肺痨咳嗽，地骨皮汤送下；水泻，陈仓米汤送下；白痢，生姜汤送下；脾胃气，京枣汤送下；妇人众疾，盐汤送下；冷劳疾，新汲水送下；虚弱，温酒送下；腰腿冷痛，草薢汤送下；气痢，青橘皮汤送下；霍乱，木瓜汤送下；赤痢，甘草汤送下；赤白痢，干姜甘草汤送下；一切风痛，醋汤送下；丈夫众疾，茅香汤送下。

【功用】久服延年，轻身耐老，乌髭鬓，润颜色，强筋骨，进饮食。

【主治】痔疾，血崩，大风，阴毒伤寒，肺痨咳嗽，水泻，脾胃气，妇人众疾，冷劳疾，虚弱，腰腿冷痛，气痢，霍乱，赤白痢，一切风痛，丈夫众疾。

【宜忌】忌葵菜、乳饼。

香附散

【来源】方出《普济本事方》卷十引徐朝奉方，名见《本事方释义》卷十。

【组成】香附子（舂去皮毛，中断之，略炒）

【用法】上为末。每服二钱，用清米饮调下。

【功用】资血调气。

【主治】

1.《普济本事方》：下血不止，或成五色崩漏；产后腹痛。

2.《丸散膏丹集成》：吐血。

黄芩汤

【来源】方出《普济本事方》卷十，名见《医方大成》卷九引《简易》。

【别名】黄芩散（《古今医统大全》卷八十四）、子芩散（《济阴纲目》卷八）。

【组成】黄芩

【用法】上为细末。每服一钱，以烧秤锤淬酒调下。

【主治】阳乘阴，天暑地热，经水沸溢，崩中下血。

【宜忌】《济阴纲目》：脾胃虚不宜用。

中丹

【来源】《扁鹊心书·神方》。

【组成】雄黄十两　赤石脂一两

【用法】上为粗末，入阳城罐，先用蜜拌，安砂在底，次以瞿麦末、草乌末、菠棱末各五钱，以鸡子清五钱拌匀，盖在砂上，以罐盖盖住，铁丝扎好，盐泥封固，阴干，掘地作坑，下埋五分，上露五分，烈火煅一日夜，寒炉取出，研极细，醋糊为丸，如芡实大。大人服十丸，小儿三五丸，空心热酒或米饮送下。

【功用】补肾气，壮筋骨，延年不老。

【主治】脾疟，黄黑疸，脾泄久痢，虚肿水肿，女人血崩白带，骨蒸劳热，小儿急慢惊风，及暴注肠滑，洞泄，中风，诸般疮毒。

龙脑丸

【来源】《续本事方》卷二。

【组成】龙脑薄荷五两　真蒲黄一两　麦门冬二两　阿胶一两　甘草一两半　人参一两　川当归一两　黄耆一两半　木通一两生　干地黄三两　柴胡半两

方中生干地黄用量原缺，据《普济方》补。

【用法】上为末，炼蜜为丸，如梧桐子大。每服二十丸。病上焦，饭后用熟水吞下，微嚼破更好；

病下焦，空心服。小儿加减与之。

【主治】胸中郁热，肺热咳嗽，口臭喉腥，脾疸口甘，丈夫吐血，妇人血崩。

蚕蜕散

【来源】《普济方》卷三五七引《海上方》。

【组成】蚕蜕纸　棕榈皮（各烧灰存性）

【用法】上为细末。每服各抄二钱，温酒调下。

【主治】崩漏下血不止。

二槲散

【来源】《产宝诸方》。

【组成】槲叶（半生，半烧存性）

【用法】上为末。温酒调二钱。

【主治】血崩。

柏叶散

【来源】《产宝诸方》。

【组成】柏叶不拘多少（瓦上焙干）

【用法】上为末。每服三钱，米饮调下。

【主治】

　　1.《产宝诸方》：血崩不止。

　　2.《杂病源流犀烛》：忧恚吐血，烦满少气，胸中疼痛者。

万灵丸

【来源】《洪氏集验方》卷五。

【组成】牡丹皮（洗）　川藁本（洗）　川当归（切开，里面赤黑色者佳，洗）　白茯苓（去皮）赤石脂（别研）　香白芷　官桂（去皮，不见火）　白薇（洗）　京芎（洗）　延胡索（去皮）　白芍药　白术（米泔浸一宿）各一两　甘草（炙）　沉香（不见火）　没药（别研）各半两

【用法】上药皆用温水洗净，杵罗为末，炼蜜为丸，如弹子大。每服一丸或半丸，空心温酒化下。凡妊娠临月，服此五六丸，产时无痛；如久无子，服二十丸，当月有子。

【主治】妇人月水湛浊不通，久无嗣息，血癖气痛，四肢浮肿，呕逆心痛，虚烦劳闷，面色萎黄，崩漏带下，寒热蒸劳，头疼齿痛，血下无度，淋沥诸疾。产前安胎，临产催生，产后胎结痛，伤寒烦渴，泻痢，血劳，血运，筋挛，痰盛头痛，败血上冲，血刺泄泻，咳嗽喘急，嗽血，血块起伏，气痞，气膈，血作腰痛，小便不禁，子死腹中，失盖汗不出，脚手痹烦，产后诸疾，积年血风，半身不遂，种种血疾。

伏龙肝散

【来源】《宣明论方》卷十一。

【组成】芎藭一两　生地黄一分　阿胶八钱（炙）当归一两　续断一分　地榆　刺蓟根一两　伏龙肝七钱　青竹茹八钱

【用法】上为末。每服三钱，水一盏半，煎至一盏，温服，一日五次，不拘时候。后服补药。

【主治】妇人血崩不止，或结作片者。

阿胶丸

【来源】《宣明论方》卷十一。

【组成】阿胶　鳖甲六分　续断五分　龙骨一两川芎六分　地胆四分　鹿茸五分　乌鱼骨八钱丹参六钱　龟甲一钱

　　　　方中阿胶用量原缺。

【用法】上为末，醋面糊为丸，如梧桐子大。每服三十丸，艾汤送下，一日三至四次。宜先服伏龙肝散，再服本方。

【主治】妇人血崩不止，或结作片者。

黄药子散

【来源】《宣明论》卷十一。

【组成】黄药子　当归　芍药　生地黄　黄芩　人参　白术　知母　石膏各一两　川芎　桔梗各一分　甘草一两　紫菀　槐花子　柴胡各一分半

【用法】上为粗末。每服三钱，水一盏，煎至七分，滤汁温服，食前但一服。

【主治】月事不止，烦渴闷乱，心腹急痛，肢体困倦，不美饮食。

乌鸡煎

【来源】《三因极一病证方论》卷十八。

【别名】乌鸡煎丸（《妇人大全良方》卷二）、小乌鸡煎丸（《世医得效方》卷十五）、小乌鸡丸（《医学入门》卷八）。

【组成】吴茱萸（醋煮）　良姜　白姜（炮）　当归　赤芍药　延胡索（炒）　破故纸（炒）　川椒（炒）　生干地黄　刘寄奴　蓬莪术　橘皮　青皮　川芎各一两　荷叶灰四两　白熟艾（用糯米饮调饼）二两

【用法】上为末，醋糊为丸，如梧桐子大。每服三五十丸。月经不通，红花、苏木酒送下；白带，牡蛎粉调酒送下；子宫久冷，白茯苓煎汤送下；赤带，建茶清送下；血崩，豆淋酒调绵灰送下；胎不安，蜜和酒送下；肠风，陈米饮调百草霜送下；心疼，菖蒲煎酒送下；漏阻下血，乌梅温酒送下；耳聋，蜡点茶汤送下；胎死不动，斑蝥二十个煎酒送下；腰脚痛，当归酒送下；胞衣不下，芸薹研水送下；头风，薄荷点茶送下；血风眼，黑豆、甘草汤送下；生疮，地黄汤送下；身体疼痛，黄耆末调酒送下；四肢浮肿，麝香汤送下；咳嗽喘痛，杏仁、桑白皮汤送下；腹痛，芍药调酒送下；产前后痢白者，白姜汤送下；赤者，甘草汤送下，杂者，二宜汤送下；常服，温酒、醋汤任下，并空心、食前服。

【主治】月经不通，赤白带下，血崩；子宫久冷，胎动不安，漏阻下血，胎死不动，胞衣不下；产前产后下痢赤白，头风，身体疼痛，心腹痛，肠风，四肢浮肿，咳嗽喘痛，血风眼，耳聋，生疮。

艾煎丸

【来源】《三因极一病证方论》卷十八。

【组成】食茱萸（汤洗）　当归各七钱半　熟地黄　白芍药各一两半　石菖蒲（炒）　川芎　人参各一两　熟艾四两（用糯米饮调作饼，焙）

【用法】上为末，酒煮糊为丸，如梧桐子大。每服五十丸，酒、饮任下。

《世医得效方》：用缩砂、香附汤送下。

【功用】常服补营卫、固经脉。

【主治】

1.《三因极一病证方论》：崩伤淋沥，小肠满痛。

2.《世医得效方》：妇人室女经候不调，脐腹冷痛，腹常胀满，至晚则增。

延龄丹

【来源】《三因极一病证方论》卷十八。

【别名】妙应丹（《太平惠民和济局方》卷九续添诸局经验秘方）。

【组成】熟地黄　川芎　防风　槟榔　芜荑（炒）　蝉蜕（洗）　柏子仁（别研）　马牙消（烧）　人参　黄耆　白蔹　川椒各半两　鲤鱼鳞（烧）　晚蚕砂（炒）　当归　木香　附子（炮，去皮脐）　石膏（煅）　泽兰各一两　藁木　厚朴（姜制，炒）　甘草（炙）　白姜（炮）各一两半　红花（炒）　吴茱萸（洗）各一分

【用法】上为末，炼蜜为丸，如弹子大。每服一丸，血瘕块痛，绵灰酒送下；催生，温酒细嚼下；血劳血虚，桔梗酒送下；血崩，棕榈灰酒送下；血气痛，炒白姜酒送下；血风，荆芥酒送下；血晕闷绝，胎死腹中，胞衣不下，并用生地黄汁、童便、酒各一盏，煎二服调下；常服，醋汤温酒化下，并空心食前服。

【主治】血瘕块痛，血劳血虚，血崩，血气痛，血风，血晕闷绝，胎死腹中，胞衣不下。

金宝神丹

【来源】《杨氏家藏方》卷五。

【组成】青礞石半斤（捣罗过，用消石二两细研于坩锅内，铺头盖底按实，用圆瓦覆口，用炭二十斤煅之，取出，入赤石脂二两同研极细）

【用法】上药滴水为丸，如小鸡头子大；候干，再入坩锅内，用少火煅红收之。每有虚冷病服一丸至二三丸，空心温水送下，以少食压之；久病泄深，加至五七丸，或十丸亦不妨。

【主治】诸积癖块，攻刺心腹，下痢赤白；及妇人崩中漏下，一切宫冷之疾；饮食过多，脏腑滑泄，久积久痢。

艾硫丸

【来源】《杨氏家藏方》卷九。

【组成】熟艾十两（用糯米一升煎成粥，浇在艾上，用手拌令匀，于日中晒干） 附子（炮，去皮脐）二两 生硫黄（别研极细）二两 干姜十两（炮）

【用法】上为细末，面糊为丸，如梧桐子大。每服三十丸或五十丸，食前温米饮送下。

【功用】去邪养正，补真益脾。

【主治】髓冷血虚，腰疼脚弱，及伤冷心腹疼痛，霍乱吐利，自汗气急，下元久虚，小便频数；妇人冲任不足，月水衍期，腹胁刺痛，崩漏带下，全不思饮食；兼治伤寒阴证，手足厥冷，脉微自汗。

青盐椒附丸

【来源】《杨氏家藏方》卷九。

【组成】青盐（研） 香附子（炒） 川椒（拣去闭口并黑仁，炒黄） 附子（炮，去皮脐） 茴香（炒） 陈橘皮（不去白） 延胡索 苍术（米泔浸一宿，锉，碎，炒）各等分

【用法】上为细末，面糊为丸，如梧桐子大。每服五十丸，空心、食前温酒或米饮送下。

【主治】元脏气虚，脐腹刺痛，饮食减少，脏气不调，倦怠嗜卧，及妇人血海久冷，带下赤白，崩漏不止。

固本丹

【来源】《杨氏家藏方》卷九。

【组成】牡蛎（白者，生为细末，用好醋和为丸，入火烧令通赤，放冷）四两 白石脂二两 硫黄一两半 阳起石一两

【用法】上为细末，熟汤为丸，如梧桐子大，阴干；入盒子内，以赤石脂封口，外用盐泥固济，候干；煅令火焰绝，埋黄土内，出火毒三时辰取出。每服十五至三十丸，空心温酒或米饮送下。

【主治】男子虚损衰弱，夜梦颠倒，遗精失溺，小便白浊；妇人血海久冷，崩中带下，久无子息。

艾煎丸

【来源】《杨氏家藏方》卷十五。

【组成】艾叶（米醋浸一宿，炒焦） 陈橘皮（去白） 高良姜（锉，炒） 干姜（炒） 赤芍药 白芍药 吴茱萸（汤洗七遍，炒） 蓬莪术（煨，切） 龙骨 牡蛎（煅）各一两

【用法】上为细末，醋煮面糊为丸，如梧桐子大。每服五十丸，空心、食前煎艾叶汤送下。

【主治】妇人血海虚冷，月候过多，崩漏带下，腹胁绞痛。

补阴丹

【来源】《杨氏家藏方》卷十五。

【别名】补阴丸（《女科百问》卷上）。

【组成】熟干地黄（洗，焙） 生干地黄各七两半 白术五两 苍术五两（米泔浸一宿） 藁本（去土） 牡丹皮 当归（洗，焙） 秦艽各十两 细辛（去叶土）七两 蚕退纸（烧灰留性）七两 肉桂（去粗皮）八两 甘草（炙）六两半 大豆黄卷（焙干称，炒烟出）六两半 枳壳（麸炒，去瓤）六两 陈橘皮（去白）六两 羌活（去芦头） 香白芷 干姜（炮）各五两 糯米三升（炒黑色，炒烟出） 白茯苓（去皮）二两

【用法】上为细末，炼蜜为丸，每一两作十丸。每服一丸，空心、食前温酒化下；醋汤亦得。

【功用】润肌体，悦颜色，调荣卫，逐风寒，进饮食。

【主治】妇人百疾，或经候不匀，或崩漏不止，腰腿沉重，脐腹作痛，潮热往来，虚烦自汗，中满气短，呕哕不时，肢体酸疼，不思饮食，日渐瘦弱。

补宫丸

【来源】《杨氏家藏方》卷十五。

【组成】鹿角霜 白术 白茯苓（去皮） 香白芷 白薇 山药 白芍药 牡蛎（火煅） 乌贼鱼骨各等分

【用法】上为细末，面糊为丸，如梧桐子大。每服三十丸，空心、食前温米饮送下。

【主治】妇人诸虚不足，久不妊娠，骨热形羸，腹痛下利，崩漏带下。

【方论】《济阴纲目》汪淇笺释：此方以鹿角霜、白芍补血，以山药、术、苓补气，以芷、薇而治崩中淋露，以牡、贼而燥湿治带，此又别是一种意见。然不用芎、归、地黄者，虑血药湿润也。变局如此，可不因事制宜？

补中芎藭汤

【来源】《杨氏家藏方》卷十五。

【组成】当归（洗，焙）　干姜（炮，洗七次）芎藭　黄耆（蜜炙）　吴茱萸（汤洗七次）　白芍药　甘草　熟干地黄（洗，焙）　杜仲（炒令丝断）　人参（去芦头）各一两

【用法】上锉。每服三钱，水一盏半，煎至一盏，去滓，空心、食前热服。

【主治】风虚冷热，劳损冲任，月水不调，崩中暴下，腰重里急，淋沥不断；及产后失血过多，虚羸腹痛或妊娠胎动不安，下血连日，小便频数，肢体烦倦，头晕目暗，不欲饮食。

固经丸

【来源】《杨氏家藏方》卷十五。

【组成】艾叶（醋炒）　鹿角霜　干姜（炮）　伏龙肝各等分

【用法】上为细末，熔鹿角胶和药，乘热为丸，如梧桐子大。每服五十丸，空心食前淡醋汤送下。

【主治】妇人冲任虚弱，月候不调，来多不断，淋漓不止。

紫金散

【来源】《杨氏家藏方》卷十五。

【组成】禹余粮（火煅，醋淬七遍）　赤石脂　龙骨各三两　白芍药　甘草（炙）　川芎各三分　附子（炮，去皮脐）　熟干地黄（洗，焙）　当归（洗，焙）各一两　干姜半两（炮）　肉桂（去粗皮）半两

【用法】上为细末。每服二钱，入麝香少许，食前米饮调下。

【主治】冲任虚损，月水崩下，淋漓不断，腰腹重痛，五种带病。

紫桂丸

【来源】《杨氏家藏方》卷十五。

【组成】禹余粮（火煅，醋淬七遍）三两　龙骨艾叶（醋炒）　牡蛎（烧）　赤石脂　地榆各二两厚朴（生姜汁制，炒）　牡丹皮　阿胶（蛤粉炒成珠子）　当归（洗，焙）　吴茱萸（汤洗七遍）　香白芷　肉桂（去粗皮）各一两　附子（炮，去皮脐）半两

【用法】上为细末，面糊为丸，如梧桐子大。每服三十丸，空心、食前浓煎艾醋汤送下。

【功用】补益血海。

【主治】冲任气虚，经脉不调，或多或少，腰疼腹痛，冷带崩漏。

大圣散

【来源】《杨氏家藏方》卷十六。

【组成】槐鹅（炒令黄色）　赤石脂各二两

【用法】上为细末。每服二钱，食前热酒调下。

【主治】妇人崩漏不止，日渐黄瘦。

芙蕖散

【来源】《杨氏家藏方》卷十六。

【组成】隔年干莲蓬不以多少（烧灰）

【用法】上为细末。每服二钱，食前用温酒或米饮调下。

【主治】血崩久不止。

芳香散

【来源】《杨氏家藏方》卷十六。

【组成】香白芷一两半　龙骨一两　荆芥叶半两

【用法】上为细末。每服二钱，食前温酒调下；米饮汤调亦得。

【主治】崩漏不止。

金不换散

【来源】《杨氏家藏方》卷十六。

【组成】当归（洗，焙） 乌龙尾（灶屋上垂尘是也） 飞罗面各半两 朱砂二钱（别研）

【用法】上为细末。每服二钱，烧秤锤通红投酒中，食前用此酒调下。

【主治】妇人冲任脉虚，血海暴崩，淋漓不断。

茱萸浴汤

【来源】《杨氏家藏方》卷十六。

【别名】吴茱浴汤（《医略六书》卷二十六）。

【组成】杜仲（炒去丝） 吴茱萸（汤洗七次） 蛇床子 丁香皮 五味子各一两 木香半两 丁香半两

【用法】上锉，如麻豆大。每用半两，以生绢袋盛之，水三大碗，煎数沸，乘热熏下部，通手淋洗，早、晚两次熏洗。

【主治】下焦虚冷，脐腹疼痛，带下五色，月水崩漏，淋沥不断。

【方论】《济阴纲目》：夫医者，意也。凡风寒由外而袭内，以至下焦生寒证者，以此方熏而散之，所谓摩之、浴之、开之、发之也。此外治法，于上热下寒，难服温补之药者宜之。

断下汤

【来源】《杨氏家藏方》卷十六。

【组成】人参（去芦头） 乌贼鱼骨（烧灰） 当归（洗，焙）各二两 熟干地黄（洗，焙）一两 艾叶（醋炒）一两 川芎七钱半 阿胶（蛤粉炒成珠子）七钱半 干姜半两（炮）

【用法】上锉。每服五钱，水一盏半，煎至七分，去滓，食前温服。

【主治】冲任气虚，崩中漏下，经脉不调，每遇月候将行，脐腹腰脚先痛，渐减饮食，四肢乏力及带下。

紫矿散

【来源】《杨氏家藏方》卷十六。

【组成】紫矿不拘多少

【用法】上为细末。每服二钱，食前沸汤调下。

【主治】血崩。

黑金散

【来源】《杨氏家藏方》卷十六。

【组成】鲤鱼皮 黄牛角䚡 棕榈皮 破故纸 乱发各一两 乌贼鱼骨 熟干地黄 干姜（炮） 当归（洗，焙） 木贼各半两

【用法】上锉，拌匀，入在藏瓶内，盐泥固济，候干，以炭火五斤，煅令通赤烟尽，土内埋令冷，取出，为细末。每服三钱，空心、食前麝香、米饮调下。

【主治】妇人血气虚损，经候不调，月水过多，崩中带下。

螵蛸散

【来源】《杨氏家藏方》卷十六。

【组成】乌贼鱼骨不拘多少（烧存性）

【用法】上为极细末。每服二钱，煎木贼汤调下，不拘时候。

【主治】妇女血崩漏下，脐腹绞痛，久而不止。

霹雳散

【来源】《杨氏家藏方》卷十六。

【组成】香附子六两（去毛） 川乌头二两（炮，去皮，尖） 石灰二两（油炒）

【用法】上为细末。食前每服二钱，烧秤锤淬酒调下。

【主治】妇人经脉妄行，血崩不止。

四味丸

【来源】《杨氏家藏方》卷二十。

【别名】四生丸（《普济方》卷一八八引《十便良方》）、止血四生汤（《外科正宗》卷四）。

【组成】荷叶 艾叶 柏叶 生地黄各等分

【用法】捣烂为丸，如鸡子大。每服一丸，水三盏，煎至一盏，去滓温服，不拘时候。

【功用】《饲鹤亭集方》：补阴凉血，散瘀理气。

【主治】

1.《杨氏家藏方》：吐血。

2.《普济方》：阳乘于阴，血热妄行，呕血、吐血、衄血。

3.《饲鹤亭集方》：便血。

【方论】

1.《古今名医方论》引柯琴：心肾不交，则五脏齐损；阴虚而阳无所附，则火炎上焦；阳盛则阳络伤，故血上溢于口鼻也。凡草木之性，生者凉，而熟之则温；熟者补，而生者泻。四味皆清寒之品，尽取其生者，而捣烂为丸，所以全其水气，不经火煮，更远于火令矣。生地多膏，清心肾而通血脉之源；柏叶西指，清肺金而调营卫之气；艾叶芳香，入脾胃而和生血之司；荷叶法震，入肝家而和藏血之室。五脏安堵，则水火不相射，阴平阳秘，而血归经矣。是方也，可暂用以遏妄行之热血，如多用则伤营，盖血得寒，则瘀血不散，而新血不生也。设但知清火凉血，而不用归脾、养营等剂以善其后，鲜有不绵连岁月而毙者。非立法之不善，妄用者之过耳。

2.《成方便读》：凡吐血一证，热伤阳络者，当清其火；劳伤阳络者，当理其虚。有热伏阴分，用寒凉直折其热，而热仍不解者，则必以辛温芳香之品，从血分以宣发其邪，使热自阴出阳。然后清之泄之，乃为得当。如艾叶、荷叶，虽所入脏腑主治各有不同，而性味气质，大都相似，芳香入血，辛苦而温，且其叶皆有解散之机，从此阴中伏热，涣散不留，而以侧柏、生地直清其血，况侧柏之凉，仍寓香燥之意，恐留不尽之邪，生地之凉，乃有安抚之功，防有虚羸之失，皆用汁者，取其新鲜力专之意。

【验案】呕血《妇人大全良方》：陈日华云：先公绍兴初游福清灵石寺，主僧留饮食，将竟，侍者赴堂，斋罢来侍立，见桌子不稳，急罄折极之，举首即呕血。盖食饱拗破肺也。明年再到寺，因问去年呕血者无恙否？其主僧答云：得四生丸服之遂愈。自得此方，屡救人有效。

催生安胎救命散

【来源】《卫生家宝产科备要》卷六。

【组成】乌药四两（别用醋炒黄色）　前胡半两（拣净）　菊花一两（去梗）　蓬莪术二两（炮，乘热锉碎）　当归半两（去芦须，洗，切，焙）

【用法】上锉，用好米醋炒干为度，同为末，用新瓷罐收，勿令失气味。如死胎在腹，每服三钱，用炒姜豆淋酒调下，连进三服，立下；死血冲心，每服二钱，用炒姜豆淋酒调下，入童子小便半盏；安胎，每服一钱，用热酒调下；血山崩，每服一钱，用热酒调下；寻常催生，每服三钱，用炒姜豆淋酒调下，只一二服，立生。

【主治】产难，死胎在腹，死血冲心，血山崩，产后一切血疾。

白薇丸

【来源】《普济方》卷三三一引《卫生家宝》。

【组成】白薇五两（净洗）　地黄二两（洗，焙）　牛膝（酒浸一宿，焙）　当归（酒浸一宿，焙）　山茱萸（焙）　肉桂（不见火）　白术　诃子皮　石斛　附子（炮熟，去皮尖）　黄连　干姜　肉豆蔻（生）　人参（焙）　荜茇（焙）　槟榔（生）　茯苓（焙）　没药（生，研）　麒麟竭（生）　大黄（焙）　肉苁蓉（去皮毛，切，焙）　木香（焙）　薯蓣（焙）各一两

【用法】上为末，炼蜜为丸，如梧桐子大。每服二十丸，空心、日午盐酒送下；盐汤亦可。

【主治】妇人血脏气弱，四肢倦怠，不思饮食，气冷微疼，赤白带下，血崩。

顺元汤

【来源】《易简》。

【组成】香附子一两（炒去皮毛）　甘草一分

【用法】上为末。清米饮点服，后服神灵丹。

【功用】常服资血。

【主治】崩中漏下，失血过多，久不能止。

鹿茸丸

【来源】《普济方》卷三二三引《十便良方》。

【组成】鹿茸一两　阳起石半两　麝香三铢　地黄三两

【用法】上为末，合阳起石、麝香拌匀，炼蜜为丸，如梧桐子大。每服三十丸，空心酒或米饮送下。

【主治】妇人子宫脏虚损，肌体羸瘦，漏下赤白，脐腹撮痛，瘀血在腹，经候不通，虚劳洒洒如疟，寒热不定。

木耳散

【来源】《产科发蒙·附录》引《是斋百一选方》。

【组成】陈棕　木耳　莲房　槐木（各煅存性）等分

【用法】上为细末。每服三钱，温酒或米汤调下。

【主治】血崩。

棕灰散

【来源】《景岳全书》卷六十一引《是斋百一选方》。

【组成】败棕不拘多少（烧灰存性）

【用法】上为细末。每服二钱，空心好酒或清米饮调服。

【主治】

1.《景岳全书》：大肠下血不止，或妇人崩漏下血。

2.《不居集》：内崩吐血。

香附子散

【来源】方出《是斋百一选方》卷六，名见《普济方》卷一九〇。

【组成】香附子（去毛）

【用法】上为细末。以米饮调下。

《济阴纲目》本方用法：清米饮调下，能止血；好酒调下，能破积；冷气，生姜汤调下；带下，艾汤入醋少许调下。

【功用】《济阴纲目》：益血调气。

【主治】

1.《是斋百一选方》：肺破咯血。

2.《济阴纲目》：血崩不止，或成五色，亦治产后腹痛，及小产血不止。

3.《杏苑生春》：乳痈初起坚疼，掣连胸背者。

神效散

【来源】方出《是斋百一选方》卷十八引钱季毅方，名见《医方类聚》卷二二四引《胎产救急方》。

【组成】缩砂仁（去膜，熨斗内略炒）

【用法】上为细末。每服二钱，温酒调下；不饮酒人，米饮调下，或盐汤亦得。

【主治】

1.《是斋百一选方》：妊孕擤或闪肭。

2.《医方类聚》引《胎产救急方》：伤损胎动，痛不可忍，漏胎下血，血尽则死，及崩暴下血者。

五灵脂散

【来源】《女科百问》卷上。

【组成】五灵脂（炒令过熟出尽烟）

【用法】上为末。每服二钱，加当归二片，酒一中盏，煎至六分，去滓热服，连三服。立效。如血室有干血，用醋一盏，煎七分，和滓空心热服。

【主治】经候不止。

阴崩固经丸

【来源】《女科百问》卷上。

【组成】艾叶（醋炒）　鹿角霜　伏龙肝各等分　干姜

方中干姜用量原缺。

【用法】上为末，溶鹿角胶和药，乘热为丸，如梧桐子大。每服五十丸，食前淡醋汤送下。

【主治】妇人冲任虚弱，月候不调，来多不断，淋漓不止；或忽然暴下，受冷而白，谓之阴崩。

赤龙丹

【来源】《女科百问》卷上。

【组成】禹余粮（煅）　乌贼骨　鹿茸（酒炙）　龙骨　干姜　当归　石燕子（煅）　阿胶（炒）各等分

【用法】上为末，酒醋糊为丸，如梧桐子大。每服五十丸。温酒送下，艾醋汤亦得。

【主治】崩漏不止，余血作痛。

金华散

【来源】《女科百问》卷上。

【组成】玄胡索　瞿麦　当归　牡丹皮　干葛各一两　石膏二两　蒲黄半两　桂心　威灵仙各三分
　　凡方中云分者，二钱五分也。

【用法】上为粗末。每服二钱，水一盏，姜三片，煎至六分，空心服。

【主治】妇人经血后热，崩漏不止，口苦，舌干，经候不通。

【验案】崩漏　《妇人大全良方》：仆常疗一妇人，崩漏暴下，诸医投姜、桂、附子等药，服之愈甚。召余诊之，六脉紧数，遂用此药兼《太平惠民和济局方》龙脑鸡苏丸，数服即安。

茸附养真汤

【来源】《女科百问》卷上。

【别名】茸附汤《证治准绳·女科》卷一。

【组成】干姜四两　肉桂　当归　附子（炮）各二两　鹿茸三两（酒炙）　牡蛎（煅）二两　防风二两　龙骨二两（生）

【用法】上锉。每服半两，水二大盏，煎至八分，去渣温服，不拘时候。

【功用】补冲任，调血气。

【主治】妇人经水，当止而不止者。

【方论】《济阳纲目》：止涩之药，不难于涩，而难于温热。本方尤妙于补血中之气，举下陷之用。

神仙聚宝丹

【来源】《女科百问》卷上。

【别名】琥珀朱砂丸（《济阴纲目》卷三）、聚宝丹（《女科秘要》卷一）。

【组成】木香（研令末）　琥珀（别研）　当归　没药（别研）各一两　滴乳一分（别研）　麝香一钱（别研）　辰砂一钱（别研）

【用法】上为细末，和滴冷熟水为丸，每两作十五丸。每服一丸，温酒磨下。胎息不顺，腹内疼痛，一切难产，温酒和童便磨下，不拘时候；产后血晕，败血奔心，口噤舌强，或恶露未尽，发渴面浮，煎乌梅汤和童便磨下；产后气力虚羸，诸药不效，和童便磨下；室女经候不调，每服半丸，温酒磨下。

【功用】常服安心神，去邪气，逐败血，养新血，令有子。

【主治】妇人血海虚寒，外乘冷风，搏结不散，积聚成块，或成坚瘕，及血气攻注，腹肋疼痛，小腹急胀，或时虚鸣，呕吐痰沫，头旋眼花，腿膝重痛，面色痿黄，肢体浮肿，经候欲行，先若重痛，或多或少，带下赤白，崩漏不止，惊悸健忘，小便频数，或下白水，时发虚热，盗汗羸瘦，胎息不顺，腹内疼痛，一切难产，产后血晕，败血奔心，口噤舌强，或恶露未尽，发渴面浮，产后气力虚羸，室女经候不调。

梅姜散

【来源】《魏氏家藏方》卷七。

【组成】棕榈　乌梅　干姜各等分（并烧存性）

【用法】上为细末。每服二钱，米饮调下，不拘时候。

【主治】脏毒泻血不止，妇人血崩漏下。

龙骨丸

【来源】《魏氏家藏方》卷十。

【组成】禹余粮石二两（火煅通红，醋淬七次，别研细，取一两净）　乌鱼骨（煅灰存性）半两　鹿茸（炙去毛，切片酥炙）　白龙骨（煅）各一两　附子（大者）一枚（炮，去皮，七八钱亦得）

【用法】上为细末，粟米粉煮糊为丸，如梧桐子大。每服三十丸，空心、日午、晚食前温酒或淡醋汤送下。

【功用】固养血脉，温下元，止崩带，暖子脏。

【主治】妇人血气虚寒，营卫不调，冲任经虚，即血脉不禁而血滑崩漏者，或坠胎下漏。

佛手散

【来源】《魏氏家藏方》卷十。

【组成】白龙骨（煅，别研）　晋矾（枯）　乌贼骨　赤石脂（煅，别研）　牡蛎（煅，别研）　地

榆 干柏叶 续断 阿胶（炒） 干姜（炮，洗）
芍药各一钱半 木香（炮） 槟榔各一钱 甘草
（炙） 干茜半钱 当归二钱（去芦，酒浸） 棕榈
灰半两

【用法】上为细末。空心、日午温酒或陈米饮调下。

【主治】妇人血下过多。

灵脂酒

【来源】《魏氏家藏方》卷十。

【别名】霹雳酒（原书同卷）、五灵脂散（《妇人
大全良方》卷一）、抽刀散（《永类钤方》卷十
五）。

【组成】五灵脂不拘多少（新者，烧存三分性，出
火毒）

【用法】上为细末。每服二钱，却以炭火烧铁秤锤
俟通红，以银盂盛，以无灰酒二三升投之。用酒
调药服之。五灵脂须用成块，则力紧易取效，渐
进一钱至二钱。

【主治】
1.《魏氏家藏方》：血崩。
2.《永类钤方》：妇人血山崩及丈夫脾积气。

【验案】崩漏 有一老媪年八十，崩漏凡数年，得
此药，服则病失去。

独芎散

【来源】《魏氏家藏方》卷十。

【组成】大川芎不拘多少（锉，新瓦慢火炒令紫
色，熟）

【用法】上为细末。每服二钱，以水一盏，入木贼
草（去根节，锉细）一撮许，同煎至七分，去滓
温服，不拘时候。

【主治】血崩久不止，百药不效者。

敛经散

【来源】《魏氏家藏方》卷十。

【组成】川白姜 棕榈皮 乌梅 棉子各等分

【用法】烧为灰。每服二大钱，煎茅花酒调下，只
三服便住。

【主治】妇人败血及经血过多。

鹿角散

【来源】《魏氏家藏方》卷十。

【组成】乌贼膏 白龙骨（煅，并别研） 牡蛎粉
各半两 龟甲一两（米醋炙焦黄） 鹿角二两
（镑，入酥少许拌炒）

【用法】上为细末。每服二钱，空心、食前煎乌
梅、甘草、生姜汤调下，温酒米饮亦得。

【主治】血海虚损。经水不止，漏下白水。

鹿茸丸

【来源】《魏氏家藏方》卷十。

【组成】禹余粮石（煅，米醋淬七次，别研） 熟
干地黄（洗，炒） 当归（去芦，炒）各二两 白
艾叶（洗，醋浸炒） 卷柏叶（醋浸炒） 麒麟竭
（别研） 没药各半两（别研） 赤石脂（煅，别
研） 附子（炮，去皮脐）各一两 续断三两（酒
煮）

本方名"鹿茸丸"，但方中无鹿茸，疑脱。

【用法】上为细末，酒煮面糊为丸，如梧桐子大。
每服三四十丸，空心、食前用温酒或淡米醋汤
送下。

【主治】经候过多，其色瘀黑，甚则崩下，吸吸少
力，脐腹如冰，冷汗如雨，冲任虚损，风冷之气
客于胞中，气不禁固。

紫灵丸

【来源】《魏氏家藏方》卷十。

【组成】阳起石（煅） 赤石脂（煅）各半两 熟
干地黄（酒浸） 当归（去芦，酒浸）各二两 牡
蛎粉七钱半

【用法】上为细末，用真降香、五倍子各二两（锉
碎），用米醋二升，浸乌梅肉半两，同浸三二日，
滤去降香、五倍子，将乌梅肉醋熬成膏，搜前药
末杵一二百下，丸如绿豆大。每服五七十丸，温
米饮或盐汤送下，不拘时候。

【主治】气虚血崩。

当归散

【来源】《儒门事亲》卷十二。

【别名】当归头散（《杏苑生春》卷八）。

【组成】当归一两　龙骨二两（炒赤）　香附子三钱（炒）　棕毛灰五钱

【用法】上为末。每服三四钱，空心米饮送下。

【主治】血崩。

【宜忌】《普济方》：忌油腻、鸡、猪、鱼、兔等物。

当归散

【来源】《儒门事亲》卷十二。

【组成】当归　白芍药　香附（炒）各等分

【用法】上为末。米饮汤调下，食前服。

【主治】

　　1.《儒门事亲》：血崩。

　　2.《普济方》引《神效方》：妇人产后虚弱。

莲壳散

【来源】《儒门事亲》卷十二。

【组成】棕皮（烧灰）　莲壳（烧灰存性）各半两　香附子三两（炒）

【用法】上为末。每服三四钱，食前米饮调下。

【主治】血崩。

乌鸡丸

【来源】《普济方》卷三十七引《经验良方》。

【组成】尘乌（火糠煤是也，又名乌龙尾。浓醋和作饼，煅）　蒲黄　干地黄　芍药　当归各五钱　甘草　川乌（炮）　肉桂各三钱半

　　本方名乌鸡丸，疑为"乌龙丸"之讹。

【用法】上为末，炼蜜为丸，如梧桐子大。每服三十丸，炒黑豆淋酒送下。

【主治】丈夫肠风，妇人崩病。

乌金散

【来源】《普济方》卷三二九引《经验良方》。

【组成】棕毛（烧灰存性）一两　真龙骨二两

【用法】上为细末。每服三钱，空心好酒调下。二服后立住。

　　《医略六书》：为散，乌梅汤下。

【主治】

　　1.《普济方》引《经验良方》：血崩不止。

　　2.《医略六书》：崩、带脉软涩者。

【方论】《医略六书》：冲任脉伤，经气不能统摄，而血窍滑脱，故大崩势减，而复带下淫溢焉。白龙骨涩经气以固脱，而带下可止；败棕灰涩经血以定崩，而崩不复来；乌梅收敛精血，以安冲带二脉也。为散汤调，务使冲带脉完，则经气统摄有权，而窍无滑脱之忧，何崩带之足患哉！

立效散

【来源】《普济方》卷三三〇引《经验良方》。

【组成】晚蚕沙（醋浸一宿，焙干称）　当归（酒浸，焙干）　女子头发（焙焦）　乌龙尾（即久尘灰，生姜自然汁浸，焙干）各一两　旧棕叶（烧存性）二两

【用法】上为细末。每服二钱，热酒调下。

【主治】血崩，及赤白带下。

应病散

【来源】《医方类聚》卷二一二引《经验良方》。

【组成】人参　白术（麦麸炒）　白茯苓（去皮）　白薇（去芦，用根）　白芷　京芍药　川芎　玄胡索（去皮）　桂（不见火）　大当归（酒浸，焙，去尾）　赤石脂（火煅红）　牡丹皮（去木骨）　藁本（去头）各半两　甘草三钱　没药（不见火）二钱　沉香三钱（不见火）

【用法】上为细末，每服二钱，入炼熟蜜大半匙，热酒调服。

【主治】妇人胎前产后百病，诸般崩漏，产后发热。

【加减】骨蒸热，入童子小便一盏煎服，不能饮酒者，不用小便，炼蜜同生姜自然汁调服。

莲蓬散

【来源】方出《妇人大全良方》卷一引《妇人经验方》，名见《丹溪心法附余》卷二十。

【组成】旧瑞莲蓬（烧作灰）
【用法】每服八字，热酒一杯调服。
【主治】经血不止。

蛎粉散

【来源】《医方类聚》卷二一〇引《经验良方》。
【组成】牡蛎（火煅成粉）
【用法】细研上药，用酽米醋搜成团，再煅过通红，候冷研细，却用酽米醋调艾叶末，熬成膏，搜和为丸，如梧桐子大。每服四五十丸，醋艾汤送下。
【主治】妇人月水不止。

瑞莲散

【来源】《本草纲目》卷三十三引《妇人经验方》。
【组成】陈莲蓬壳（烧存性）
【用法】上为末。每服二钱，热酒送下。
【主治】经血不止。

加减吴茱萸汤

【来源】《妇人大全良方》卷一引张氏方。
【组成】吴茱萸半两　麦门冬　干姜　白茯苓　牡丹皮　南木香　苦梗各三钱　甘草三钱　半当归半两　北细辛一钱半　防风　官桂各一分　半夏七钱
【用法】上锉。每服四大钱，水一盏半，加生姜五片，枣子一个，煎至七分，去滓，空心温服。
【主治】冲任衰弱，月候愆期，或前或后，或崩漏不止，赤白带下，小腹急痛。每至经脉行时头眩，饮食减少，气满心忪，肌肤不泽。

竹茹丸

【来源】《妇人大全良方》卷一引邓元老方。
【组成】当归　白术　青木香　蚕蜕（煅）　黑棕刷（煅）　川山甲（煅）各一两　地榆　竹茹　川芎　白茯苓　粉草　血余（煅）　牡蛎（煅）　绵子（煅）各半两　熟地黄四两　赤石脂（煅）三两

【用法】上七味煅药用绵子裹定，入瓶子内，用盐泥固济，用炭火半煅存性，却同前药碾为细末，炼蜜为丸，如梧桐子大。每服四十丸，空心温酒送下。
【主治】妇人崩中，赤白带下。

荆芥散

【来源】《妇人大全良方》卷一。
【组成】荆芥穗
【用法】用灯盏（多着灯芯），好麻油点灯，就上烧荆芥焦色，为细末。每服三钱，童便调下。
【主治】妇人崩中，连日不止。

神应散

【来源】《妇人大全良方》卷一。
【组成】桂心不拘多少（坩锅内煅，微存性）
【用法】上为末。每服一二钱，米饮调下。
【主治】妇人血崩不止。

益母草散

【来源】《妇人大全良方》卷一。
【组成】益母草（开花时采，阴干）
【用法】上为细末。每服二钱，空心温酒调下，一日三次。
【主治】妇人赤白恶露下不止，久不愈。

鹿茸丸

【来源】《妇人大全良方》卷一。
【别名】生料鹿茸丸（《医略六书》卷二十六）。
【组成】鹿茸（燎去毛，酥炙）　赤石脂　禹余粮（制）各一两　艾叶　柏叶　附子（炮）各半两　熟地黄（洗，焙）　当归　续断各二两
【用法】上为细末，酒糊为丸，如梧桐子大。每服三十丸，空心温酒送下。
【主治】经候过多，其色瘀黑，甚者崩下，吸吸少气，脐腹冷极则汗出如雨，尺脉微小。由冲任虚衰，为风冷客乘胞中，气不能固。
【方论】《医略六书》：附子补真火以扶阳，鹿茸补

275

督脉以壮阳，盖阳回气壮则冲任自固；而又以赤石脂涩血固下，禹余粮涩气固经，俾气血完固，则血不妄行；熟地补阴滋血脉，当归养血归经脉，续断续绝扶虚羸，艾叶温经暖子宫，侧柏灰以止血定崩下也。蜜以丸之，饮以下之，使阳气内充，则风冷外解，而经脉完固，何有崩下不止之患哉？

缩砂散

【来源】《妇人大全良方》卷一。

【别名】缩砂饮（《女科指掌》卷三）。

【组成】新缩砂仁不拘多少

【用法】于新瓦片上炒香，为细末。每服三钱，米饮调下。

《证治准绳·女科》：每服二钱，热酒调下；不饮酒者，米饮调下。

【主治】

1. 《妇人大全良方》：血崩。

2. 《赤水玄珠全集》：休息痢。

3. 《何氏济生论》：胎动不安，堕在须臾者。

升阳除湿汤

【来源】《脾胃论》卷下。

【别名】升麻除湿汤（《医方类聚》卷一四三）。

【组成】甘草 大麦芽面（如胃寒腹鸣者加） 陈皮 猪苓各三分 泽泻 益智仁 半夏 防风 羌活 神曲 柴胡 升麻各五分 苍术一钱

【用法】上锉。作一服，水三大盏，加生姜三片，大枣二枚，同煎至一盏，去滓，空心服。

【主治】湿盛血崩。

【验案】腹泻 《光明中医》（2004，2：55）：用升阳除湿治疗婴幼儿秋季腹泻72例，结果：痊愈59例，显效10例，无效3例，总有效率95.8%。

丁香胶艾汤

【来源】《兰室秘藏》卷中。

【组成】熟地黄 白芍药各三分 川芎 丁香各四分 阿胶六分 当归一钱二分 生艾叶一钱

【用法】川芎为细末，当归酒洗锉，熟地黄、丁香为细末，艾亦锉，都作一服。水五大盏，先煎五味作一盏零二分，去滓入胶，再上火煎至一大盏，带热空心服。

【主治】崩漏不止。盖心气不足，劳役及饮食不节所得，经隔少时，其脉二尺俱弦紧洪，按之无力，其证自觉脐下如冰，求厚衣被以御其寒，白带白滑之物多，间有如屋漏水下，时有鲜血，右尺脉时微洪。

升阳举经汤

【来源】《兰室秘藏》卷中。

【别名】升阳除湿汤（《普济方》卷三三二）。

【组成】肉桂（去皮，盛夏勿用，秋、冬用） 白芍药 红花各五分 细辛六分 人参（去芦） 熟地黄 川芎各一钱 独活根 黑附子（炮制，去皮脐） 炙甘草各一钱五分 羌活 藁本（去土） 防风各二钱 白术 当归 黄耆 柴胡各三钱 桃仁十个（汤浸，去皮尖，细研）

【用法】上锉。每服三钱，若病势顺当，渐加至五钱，每服水三盏，煎至一盏，空心热服。

【功用】升浮血气，补命门。

【主治】

1. 《兰室秘藏》：经水不止，如右尺脉按之空虚，是气血俱脱，大寒之证；轻手其脉数疾，举指弦紧或涩，皆阳脱之证，阴火亦亡；见热证于口鼻眼，或渴，此皆阴躁，阳欲先去也。

2. 《妇科玉尺》：饮食劳倦，暴崩不止，或下水浆，怠惰嗜卧，四肢困倦，及带下脱漏。

【方论】

1. 《医方考》：血气，人身之阴阳也。阳主升，阴主降，阳根乎阴，阴根乎阳，一动一静，互为其根，则一升一降，循经而行，无崩陷也。若阳有余，则升者胜，血从上窍而出；阳不足，则降者胜，血从下窍而出。是方也，附子、肉桂、人参、黄耆、白术、甘草，壮阳益气之品也；羌活、独活、柴胡、藁本、防风、细辛、川芎，升阳举经之品也；芍药、地黄、红花、当归、桃仁，滋阴入血之品也。壮阳则气不虚，举经则血不陷，滋阴则血不燥。诚如是，则血为气之守，气为血之卫，血营于中，气卫于外，升降上下，一循其经矣，胡然而崩也。

2. 《医林纂要探源》：东垣制此方，全以右尺空虚，觑见本原之地，然漏下不止，气未有不并消者，生气欲竭，乃至命脉空虚。本大虚寒，而外见火症，皆浮焰耳。补命火（附子）而足其气（参、耆、术、草），乃升其阳（防、藁、二活、细辛皆以升阳）；滋肾水（熟地）而养其血（归、芎、桂、芍），乃举其经（桃仁、红花合之归、芎、地、芍皆以举经），治之自本。实其虚，温其寒，本也；升其阳、举其经，乃有以致其用也。

乌药汤

【来源】《兰室秘藏》卷中。

【组成】当归 甘草 木香各五钱 乌药一两 香附子二两（炒）

【用法】上锉。每服五钱，水二大盏，去滓，食前温服。

【主治】

1.《兰室秘藏》：妇人血海疼痛。

2.《医部全录》：阳气内动，发则心下崩、数溲血。

3.《内科概要》：经前及经行腹痛，属瘀血挟逆气内阻。

立效散

【来源】《兰室秘藏》卷中。

【组成】当归 莲花心 白绵子 红花 茅花各一两

【用法】上锉如豆大，白纸裹定泥固，炭火烧灰存性，为细末。如干血气，研血竭为引，好温酒调服，加轻粉一钱；如血崩不止，加麝香为引，好温酒调服。

《医略六书》本方用法：为散煎服。

【主治】

1.《兰室秘藏》：妇人血崩不止。

2.《医略六书》：血崩不止脉涩者。

【方论】《医略六书》：久郁伤肝，不能藏血，故血不归经，崩下不止焉。棉花子散滞气，力能解郁开结；莲花心凉心气，性善涩血固经；红花生新去宿，当归养血归经，茅花轻扬止血以定崩下也。为散，水煎，务使肝郁解散，则经脉调和而经气完复，血不妄行，何崩下之不除乎。

当归芍药汤

【来源】《兰室秘藏》卷中。

【组成】柴胡二分 炙甘草 生地黄各三分 橘皮（不去白） 熟地黄各五分 黄耆一钱五分 苍术（泔浸，去皮） 当归身 白芍药 白术各二钱

【用法】上锉，如麻豆大，分作二服。水二盏半，煎至一盏，去滓，稍热空心服。

【主治】妇人经脉漏下不止，其色鲜红，时值七月处暑之间，先因劳役，脾胃虚弱，气短气逆，自汗不止，身热闷乱，恶见饮食，沉懒困倦，四肢无力，大便时泄，后再因心气不足，经脉再下不止，惟觉气下脱，其元气逆上全无，惟觉心腹中气下行，气短少，无力以言。

【验案】崩漏 《济阳纲目》：予族一妇，因劳役下血，每来两旬不止，医者拘血热之说，用四物加芩、连，累治不愈。一日血大下，昏迷不醒，急以问予，予用此药一剂，少顷顿醒，过两小时血遂止，后常用此药，其病遂不发作。

回阳丹

【来源】《兰室秘藏》卷中。

【组成】羌活 全蝎 升麻根 甘松各二分 草乌头 水蛭（炒）各三分 大椒 三奈子 荜茇 枯矾各五分 柴胡 川乌各七分 炒黄盐（为必用之药，去之则不效） 破故纸 蒜各一钱 虻虫三个（去翅足，炒）

【用法】上为细末，炼蜜为丸，如弹子大，绵裹留系在外，入丸药阴户内，一日一换。脐下觉暖为效。

【主治】

1.《兰室秘藏》：带下。

2.《证治准绳·女科》：下焦虚冷，脐腹疼痛，带下五色，月水崩漏，淋沥不绝。

柴胡调经汤

【来源】《兰室秘藏》卷中。

【别名】升阳调经汤（《医略六书》卷二十六）。

【组成】炙甘草 当归身 葛根各三分 独活 藁

本　升麻各五分　柴胡七分　羌活　苍术各一钱　红花少许

【用法】上锉如麻豆大，都作一服。水四大盏，煎至一盏，去滓，空心稍热服。取微汗立止。

【主治】经水不止，鲜红，项筋急，脑痛，脊骨强痛。

【方论】《医略六书》：羌活、藁本散太阳巅顶之邪；独活、葛根散少阳阳明之邪；升麻、柴胡升阳散郁以通肌；苍术、甘草燥湿强脾以和胃；当归、红花引入血分也。水煎服，使邪从汗解，则经气清和而血自归经，何有崩下如筛之患？

凉血地黄汤

【来源】《兰室秘藏》卷中。

【别名】生地黄汤（《杏苑生春》卷八）、地黄汤（《女科秘要》卷四）。

【组成】黄芩　荆芥穗　蔓荆子各一分　黄柏　知母　藁本　细辛　川芎各二分　黄连　羌活　柴胡　升麻　防风各三分　生地黄　当归各五分　甘草一钱　红花少许

【用法】上锉，作一服。水三大盏，煎至一盏，去滓，稍热空心服。

【主治】妇人肾水阴虚，不能镇守包络相火，而致血崩。

【方论】《济阴纲目》：血属阴，阴不自升，故诸经之血，必随诸经之气而后升；若气有所陷，则热迫血而内崩矣。故用黄柏以清下焦胞络之火；心者火之主也，故又以生地、黄连以治火之原；知母、黄芩滋水之母；归尾破瘀，红花生血，所谓去故生新也；川芎行血海之余，蔓荆凉诸经之血，而风药者，皆所以升诸经之气也，诸经之气升，则阴血不得不随之而起矣。

黄耆当归人参汤

【来源】《兰室秘藏》卷中。

【组成】黄连一分　生地黄三分　炒神曲　橘皮　桂枝各五分　草豆蔻仁六分　黄耆　人参　麻黄（不去节）各一钱　当归身一钱五分　杏仁五个（另研如泥）

【用法】上锉，作二服。水二大盏半，煎麻黄令沸，去沫，煎至二盏，入诸药同煎至一大盏，于巳、午之间，食消尽服之。一服立止。

【功用】安心定志，镇坠其惊，调和脾胃，大益元气，补其血脉，令养其神。

【主治】妇人经水暴崩不止。

【验案】经水暴崩不止　丁未仲冬，郭大方来说，其妻经水暴崩不止，先曾损身失血，自后一次缩一十日而来，今次不止，其人心窄，性急多惊，以予料之，必因心气不足，饮食不节得之。大方曰：无。到彼诊得掌中寒，脉沉细而缓，间而沉数，九窍微有不利，四肢无力，上喘气短促，口鼻气皆不调，果有心气不足，脾胃虚弱之证，胃脘当心而痛，左肋下缩急有积，当脐有动气，腹中鸣，下气，大便难，虚证极多，不能尽录，拟先治其本，余证可以皆去。安心定志，镇坠其惊，调和脾胃，大益元气，补其血脉，令养其神。以大热之剂去其冬寒凝在皮肤内；少加生地黄，去命门相火，不令四肢痿弱。与黄耆当归人参汤，一服立止。其胃脘痛，乃胃上有客寒，与大热药草豆蔻丸一十五丸，白汤送下，其痛立止。再与肝之积药除其积之根源而愈。

归脾汤

【来源】《济生方》卷四。

【组成】白术　茯苓（去木）　黄耆（去芦）　龙眼肉　酸枣仁（炒，去壳）各一两　人参　木香（不见火）各半两　甘草（炙）二钱半

【用法】上锉。每服四钱，水一盏半，加生姜五片，大枣一枚，煎至七分，去滓温服，不拘时候。

【功用】《仁术便览》：解郁，养脾阴。

【主治】

1.《济生方》：思虑过度，劳伤心脾，健忘怔忡。

2.《世医得效方》：思虑伤脾，心多健忘，为脾不能统摄血，以致妄行，或吐血下血。

3.《杂病源流犀烛》：思虑伤脾而成劳淋。

【方论】《医碥》：脾气虚寒，不能运血归经，故用参、耆、术、草以补脾，又用木香引之；气虚则易散，故用枣仁以敛肝；血不归经则心失所养而不宁，故用圆眼肉、茯神以补心。

十灰丸

【来源】《济生方》卷六。

【组成】绵灰　黄绢灰　艾叶灰　马尾灰　藕节灰　莲蓬灰　油发灰　赤松皮灰　棕榈灰　蒲黄灰各等分

【用法】上为细末，用醋煮糯米糊为丸，如梧桐子大。每服七十丸，加至一百丸，空心米饮送下。

【主治】崩中，下血不止。

加减四物汤

【来源】《济生方》卷六。

【组成】川当归（去芦，酒浸，切，焙）一两　川芎一两　熟地黄（洗净）一两　白芍药一两　香附子（炒，去毛）一两半

【用法】上锉。每服四钱，水一盏半，加生姜五片，煎至七分，去滓，食前温服。

【主治】室女二七天癸至，有当时未至而后至者；有卒然暴下，淋沥不止者；有若崩漏，失血过多，变生诸证者。

【加减】如血色鲜而不止者，去熟地黄，加生地黄。

阳起石丸

【来源】《济生方》卷六。

【组成】阳起石（火煅红，别研令极细）二两　鹿茸（去毛，醋炙）一两

【用法】上为细末，醋煎艾汁打糯米糊为丸，如梧桐子大。每服一百丸，食前、空心米饮送下。

【主治】冲任不交，虚寒之极，崩中不止，变生他证。

柏子仁汤

【来源】《济生方》卷六。

【组成】当归（去芦，酒炒）　川芎　茯神（去木）　小草　阿胶（锉，蛤粉炒成珠子）　鹿茸（燎去毛，酒蒸，焙）　柏子仁（炒）各一两　香附子（炒去毛）二两　川续断（酒浸）一两半　甘草（炙）半两

方中甘草用量原缺，据《普济方》补。

【用法】上锉。每服四钱，水一盏半，生姜五片，煎至七分，去滓，空心、食前温服。

【主治】妇人忧思过度，劳伤心经，致崩中下血。

镇宫丸

【来源】《济生方》卷十。

【组成】代赭石（火煅，醋淬七次）　紫石英（火煅，醋淬七次）　禹余粮（火煅，醋淬七次）　附子（醋炙）各二两　阳起石（煅红，细研）　川芎　鹿茸（燎去毛，醋蒸，焙）　茯神（去木）　阿胶（锉，蛤粉炒成珠子）　蒲黄（炒）　当归（去芦，酒浸）各一两　血竭（别研）半两

【用法】上为细末，用艾煎醋汁，打糯米和丸，如梧桐子大。每服七十丸，空心米饮调下。

【主治】妇人崩漏不止，或下五色，或赤白不定，或如豆汁，或状若豚肝，或下瘀血，脐腹胀痛，头晕眼花，久久不止，令人黄瘦，口干心烦不食。

黄柏汤

【来源】《医方类聚》卷二○八引《简易方》。

【组成】黄芩　黄柏各一钱　黄连三钱（去毛）

【用法】上用水四盏，煎取一盏半，去滓，加炒阿胶末五钱匕，滓再煎，空心温温分三服。

【加减】腹痛，加栀子三钱。

茧丝汤

【来源】《仁斋直指方论》卷十七。

【别名】蚕茧汤（《类编朱氏集验方》卷二）、原蚕茧汤（《医学正传》卷五）、缫丝汤（《本草纲目》卷三十九）、缲丝汤（《万病回春》卷五）、茧丝饮（《卫生鸿宝》卷一）。

【组成】茧搔丝

【用法】煎汤，任意饮之。

【主治】

1. 《仁斋直指方论》：消渴。

2. 《卫生鸿宝》：血淋，三消症及妇人血崩。

猪脏丸

【来源】《仁斋直指方论》卷二十三。

【组成】净黄连二两（锉碎）　嫩猪脏二尺（去肥）

【用法】以黄连塞满猪脏，系两头，煮十分烂，研细，添糕糊为丸，如梧桐子大。先用海螵蛸炙黄去皮，取白者为末，以木贼草煎汤调下。服之三日后，再服猪脏丸，每服三五十丸，米饮送下。

【主治】

1.《仁斋直指方论》：大人小儿大便下血日久，多食易饥，腹不痛，里不急，名曰野鸡。

2.《兰台轨范》：妇人血崩。

半夏丸

【来源】《仁斋直指方论》卷二十六。

【组成】圆白半夏（刮净，捶扁，以生姜汁调和飞白面作软饼，包半夏，慢火炙令色黄，去面，取半夏为末）

【用法】上为末，米糊为丸，如绿豆大，晒干，每服三四十丸，温热水送下。

【功用】消宿瘀。

【主治】吐血下血，崩中带下，喘急痰呕，中满虚肿。

六物汤

【来源】《仁斋直指方论·附遗》卷十五。

【别名】四物知柏汤、知柏四物汤（《症因脉治》卷二）、既济汤（《证治宝鉴》卷二）。

【组成】川芎　白芍药（酒炒）　生地黄（酒洗）当归（酒洗）　黄柏（蜜炒）　知母（酒炒）各等分

【用法】上锉。用水一钟半，煎至八分，食前温服。

【功用】滋阴血，降肾火。

【主治】

1.《仁斋直指方论·附遗》：火证。

2.《症因脉治》：阴虚喘逆。血热不得卧。肝经血热筋挛。血虚腹痛，偎偎作痛，如细筋牵引，下引少腹，上引肋梢，肢体瘦弱，面色萎黄，腹虽痛而不饱闷，痛无定处，阴虚阳旺，脉见细数者。

3.《伤寒大白》：内伤阴火，内冲头痛。

4.《医略六书》：胎动脉洪虚数者。

5.《医宗金鉴》：崩血、漏血属热多者。

6.《叶氏女科证治》：肝肾虚热成淋。

【方论】

1.《医略六书》：妊娠冲任血亏，热迫于下，故胎动不安，此胎动因于血热而胎失所养焉。生地滋阴凉血以安胎；当归养血荣经以荣胎；川芎引入血海；白芍收敛任阴；黄柏清热存阴；知母润燥益阴，水煎温服。俾热化血充，则冲任清和而得所养，胎无不安，何胎动之有乎？

2.《成方便读》：以地、芍壮水，知、柏退阳；有血证，故用当归，引诸血各归其所当归之经；川芎能行血中之气，自然气顺血调，不虚不滞矣。

止经汤

【来源】《女科万金方》。

【组成】当归　白芍药　熟地　川芎　香附各四钱阿胶　黄芩　蒲黄　白术　侧柏叶（盐酒炒）各三钱　砂仁　甘草各一钱

【用法】上为末。分四帖服。

【主治】妇人二十七八岁，身体一向虚败，经水不时淋漓不止，或有成片，或似黑水，面色青黄，头眩眼花，四肢困倦。

【加减】咳嗽，加五味、杏仁；泄泻，加肉桂、草果、粟壳各二钱；气急，加半夏、五味子各二钱；肚痛，加枳壳、玄胡索、干漆各三钱。

二妙散

【来源】《类编朱氏集验方》卷十。

【组成】平胃散　四君子汤各二贴

【用法】先合煎数服，然后吃三灰散、四神散。

【主治】妇人血崩。

三灰散

【来源】《类编朱氏集验方》卷十。

【组成】败棕　棕皮　桤木叶

【用法】上药烧灰存性。每服二钱，酒煎至七分，空心服；要为丸，酒煮糊丸，黄丹为衣。

【主治】血崩。

五倍散

【来源】《类编朱氏集验方》卷十。

【组成】五倍子（半生、半熟等分）

【用法】上为末。每服二钱，空心冷水调下。

【主治】血崩。

玉芝散

【来源】《类编朱氏集验方》卷十。

【组成】香附子半生半熟　代赭石

【用法】上为末。用酒调下。大瘕崩者煎服。

【主治】血崩。

四神散

【来源】《类编朱氏集验方》卷十。

【组成】胡椒四粒　血柏树根（嫩者）一两　甘草半两　细叶禾瓯根一两

【用法】上锉。每服二钱，酒煎三沸，通口服。

【主治】妇人血崩。

【宜忌】大忌鸡、鸭子及一切毒物。

加味平胃散

【来源】《类编朱氏集验方》卷十。

【组成】平胃散五帖

【用法】用酒煎马蓝草，去滓，空心点服平胃散。

【主治】妇人脾血不固，崩漏。

加味佛手散

【来源】《类编朱氏集验方》卷十。

【组成】佛手散加蒲黄

【主治】血崩。

经验散

【来源】《类编朱氏集验方》卷十。

【组成】香附子（半生、半炒）　代赭石

【用法】上为末。白汤调下。

【主治】血崩。

荆芥散

【来源】《类编朱氏集验方》卷十引梁国佐方。

【组成】荆芥根（瓦上焙干焦，存性）　茴香各等分

【用法】上为末。每服三钱，温酒调下。

【主治】血崩年深。

五圣丸

【来源】《御药院方》卷十一。

【组成】当归　熟干地黄　川芎　白芍药各一两　生干地黄二两

【用法】上为细末，酒煮面糊为丸，如梧桐子大。每服六七十丸，食前温酒送下。

【功用】调益荣卫，滋养气血。

【主治】冲任气虚损，月水不调，脐腹疼痛，崩中漏下，血瘕块硬，发歇疼痛，妊娠宿冷，将理失宜，胎动不安，血下不止，及产后乘虚风寒内搏，恶露不下，结生瘕聚，小腹坚痛，时作寒热。

千金散

【来源】《施圆端效方》引马君玉方（见《医方类聚》卷二一〇）。

【组成】熟地黄一两　生地黄　干刺蓟　蒲黄各半两　芍药　当归　川芎各一两

【用法】上为粗末。每服四钱，酒一盏半，煎至七分，去滓，食前温服，一日三次。

【主治】妇人血崩不止。

川芎散

【来源】《施圆端效方》引延津王子安方（见《医方类聚》卷二一〇）。

【组成】川芎　当归　生地黄　伏龙肝　龙骨　芍药　蒲黄各一两　御米壳（去蒂，蜜浴，炒焦）四两

【用法】上为细末。每服二钱，食前用温酒或米饮

调下。

【主治】妇人崩漏带下，诸方不效者。

四生丸

【来源】《医方类聚》卷二一二引《施圆端效方》。

【组成】白附子　干姜（炮）　舶上硫黄　半夏（姜制）各一两

【用法】上为细末，酒糊为丸，如小豆大。每服十丸至十五丸，空心艾汤送下，一日二次。

【主治】妇人沉瘤久冷，赤白崩漏，脐腹绞痛，窘迫后重，大便冷秘涩闷。

阿胶散

【来源】《施圆端效方》引李子良方（见《医方类聚》卷二一〇）。

【组成】阿胶（炒燥）　白龙骨　赤石脂　干姜（炮）各半两

【用法】上为细末。每服二钱，热酒调下；崩漏，艾汤下。

【主治】妇人血崩不止，赤白带下。

桂朴当归散

【来源】《医方类聚》卷八十九引《施圆端效方》。

【组成】桂　川芎　当归（焙）　芍药　桔梗　茴香　五灵脂（炒）　良姜（炒）各二两　厚朴二两半　干姜三两（二味同捣，炒）　橘皮四两　甘草（炒）　黄耆　白茯苓

　　方中甘草、黄耆、白茯苓用量原缺。

【用法】上为细末。每服二钱，食前浓煎生姜、大枣汤调下。

【主治】一切脾肾虚寒之证，腹痛泄泻，脾胃停寒，妇人血海虚冷，脐腹绞痛，月候不匀，赤白崩漏。

椒朴丸

【来源】《医方类聚》卷二一〇引《施圆端效方》。

【组成】川椒（去目，炒出汗）二两　苍术（去皮，酒浸，晒干）四两　干姜四两（切）　厚朴二

两（细切，与姜同和炒）

【用法】上为细末，酒糊为丸，如梧桐子大。每服三十丸，食前温酒送下。

【主治】妇人血海虚冷，脐腹绞痛，崩漏，赤白带下；男子肾虚，下元久弱。

麝香散

【来源】《医方类聚》卷一八四引《吴氏集验方》。

【组成】蚕退纸（烧存性）　晚蚕沙（拣去土）　茧黄（烧存性）　白僵蚕（炒去丝）各等分

【用法】上为末。每服二钱，入麝香少许，用饭饮调下，粪前者食前服；粪后者食后服；血崩涩淋等，不拘时候，每日三次。热淋只用蚕退纸烧灰存性，研末，麝香调，饭饮下。

【主治】肠脏风，小便出血，淋涩疼痛；妇人血崩。

备金散

【来源】《卫生宝鉴》卷十八。

【组成】香附四两（炒）　当归尾一两二钱（炒，用尾）　五灵脂一两（炒）

【用法】上为末。每服五钱，醋汤调，空心服。

【主治】妇人血崩不止。

醋煮香附丸

【来源】《医方大成》卷十引《澹寮方》。

【别名】醋附丸（《校注妇人良方》卷一）。

【组成】大香附子（置盆中擦去皮，以米醋浸半日，用瓦锅慢火煮令醋热，滤出切片）

【用法】上研为粉，用米醋煮糊为丸，如梧桐子大，晒干。每服五十丸，淡醋汤送下。

【主治】妇人经候不调，血气刺痛，腹胁膨胀，头晕恶心，崩漏带下，便血癥瘕。

黄耆膏子煎丸

【来源】《医垒元戎》。

【组成】人参　白术各一两半　柴胡　黄芩各一两　白芷　知母　甘草（炙）各半两　鳖甲一个（半手指大，酥炙）

【用法】上为细末，黄耆膏子（用黄耆半斤，为粗末，水二斗，熬一斗，去滓，再熬，令不住搅成膏，至半斤，入白蜜一两，饧一两，再熬令蜜、饧熟，得膏十两，放冷）为丸，如梧桐子大。每服三五十丸，空心以百沸汤送下。

【功用】除烦解劳，去肺热。

【主治】

1.《医垒元戎》：上焦热，咳衄，心热惊悸；脾胃热，口甘，吐血；肝胆热，泣出口苦；肾热，神志不定；上而酒毒，膈热消渴，下而血滞，五淋血崩。

2.《医学纲目》：气虚，呼吸少气，懒言语，无力动作，目无睛光，面色㿠白。

雷氏方

【来源】《医垒元戎》卷十二。

【别名】雷氏木贼散（《本草纲目》卷十五）。

【组成】木贼二两　香附子一两　朴消半两

【用法】上为细末。每服三钱，血色黑者，用好酒一盏，煎三五沸；红赤者，水一盏，煎至七分，空心和滓温服，一日二次。

【主治】妇人血崩，血气痛不止，远年近日不愈者。

【宜忌】忌生冷、硬物、猪鱼肉、杂物。

【加减】脐下作痛者，加乳香、没药、当归各一钱。

柏黄散

【来源】《云岐子保命集》卷下。

【组成】黄芩一两二钱半　当归　柏叶　蒲黄各一两　生姜五钱　艾叶二钱半　生地黄六两　伏龙肝二两七钱

【用法】上锉。用水二升，煎取八合，分为二服。

【主治】经血不止。

琥珀散

【来源】《云岐子保命集》卷下。

【组成】赤芍药　香附子　枯荷叶　男子发（皂荚水洗）　当归　棕榈（炒焦存性）　乌纱帽（是漆纱头巾，取阳气上冲故也）各等分

【用法】上除棕榈外，其余并切粗片，新瓦上煅成

黑炭存性三分，为细末。每服五钱，空心童便调下，如人行十里再一服，七八服即止。

【主治】崩暴下血。

【加减】产后血去多，加米醋、京墨、麝少许。

当归芍药汤

【来源】《云岐子脉诀》卷四。

【组成】当归　白芍药　熟地黄各一两　干姜半两

【用法】上锉。每服一两，水煎，食前服。

【功用】养血补虚。

【主治】崩中白带。

延年护命丹

【来源】《医方类聚》卷一〇二引《经验秘方》。

【组成】没药（另研）　乳香（另研）　轻粉各二钱　蓬莪术　京三棱（炮）各一两　芫花　鳖甲（醋蘸，炙黄色，去尖，捶碎）一两半　黑牵牛四两（取头末二两）　陈皮半两（与芫花二味，好醋同浸一宿，漉去晒干，更焙）　川大黄（一半生，一半醋浸一宿，软切作块子，先作大块，更作小块，切作片子，微晒干，更焙，勿令焦）

【用法】后七味为细末，入前三味研匀，炼蜜和为块，入白中杵三千下，每一两分作四丸。细嚼，温水送下。临卧服毕，不用枕头，仰卧至一更后，任便睡卧，来日取下积块或片子，或虫或脓血为效；如病大者，三日后再服一丸；病小者，五十日后再进一服；如遍身走注疼痛，用乳香、没药煎汤化下；鼻血不止，冷水化下；有虫者，麻子油化下；十五岁以下，五十以上，一丸分作二服；十岁以下，六十以上，一丸分作三服；六岁以下，七十以上，一丸分作四服；三岁以下，八十以上，一丸分作五服。然临卧时更宜。

【功用】不损脏腑，通和百脉。

【主治】男子妇人脾胃不和，饮食减少，心腹绞痛，反胃吐食，痰涎喘嗽，五般淋沥，伤寒结胸，大小便不通，泻血，肠风痔瘘；或伤寒后热甚发黄，久患疟疾，滑泻痢米谷不消，酒疸，食劳黄，十种水气遍身黄肿，一切蛊毒，五脏积热，衄血不止；及疰腮喉闭口疮，遍身疥癣，九种心痛，三十六般积，二十四般气，诸药不效，不问年深

日近；并妇人所患产后恶血冲心，令人欲死，口燥舌干，四肢困倦，血山崩漏不止，面色萎黄，赤白带下，血经瘀闭不通；并小儿三十六种惊风。

【宜忌】忌生冷硬物，油腻等。三日宜食白粥。

荆芥汤

【来源】《世医得效方》卷六。

【组成】荆芥　楮树皮各等分

【用法】上为散。治血崩，每服二钱，水一盏，煎至七分，去滓温服；如血痢，则为末，冷醋调，徐徐呷服；白痢，热醋调下。

【主治】白痢、血痢，或妇人血崩。

小嘉禾散

【来源】《世医得效方》卷十五。

【组成】木香　丁香　丁皮各三钱　巴戟（去心）紫苏叶　白茯苓　苍术（浸，炒）肉豆蔻（煨）附子（炮）各五钱　沉香三钱　苦梗（去芦）粉草　茴香（炒）山药　白豆蔻仁　扁豆各五钱（炒）

【用法】上锉散。每服三钱，水一盏半，加生姜三片、大枣二个，水煎，温服。

【主治】

　　1.《世医得效方》：荣卫不调，血气虚弱。面色萎黄，四肢无力，手足倦怠，盗汗并出，皮肉枯瘁，骨肉羸瘦，饮食不进，日渐卧床；妇人病后不能调理，变成崩漏。

　　2.《普济方》：腰腿沉重，痛连脐腹，小便白浊。

【加减】止泻，加黑豆（炒）；止痢，加粟壳（蜜炒）。

加味四物汤

【来源】《世医得效方》卷十五。

【组成】四物汤加人参　茱萸

【用法】加生姜、红枣，水煎服。兼用熟附丸。

【主治】妇人经断后多年，忽然再行，遂成崩漏，腹痛寒热。

秘方龙骨丸

【来源】《世医得效方》卷十五。

【组成】白牡蛎　北赤石脂　大赭石（以上并煅）白龙骨　伏龙肝　海螵蛸　五灵脂　侧柏叶各等分　棕榈不拘多少（烧灰）真蒲黄多加入

【用法】上为末，醋糊为丸，如梧桐子大。每服三十五丸，以十全大补汤三钱，加嫩鹿茸（去毛，酒炙）、阿胶（蚌粉炒）各一钱半，生姜三片，大枣二枚，乌梅二个，水煎，吞服。

【主治】半产后及下虚，数月崩漏不止。

通真丸

【来源】《世医得效方》卷十五。

【组成】当归（去尾）　苍术（切，炒）　肉桂防风　川芎　人参　白芍药　白薇（去土）熟地黄（酒炒）牡丹皮　茴香　白术　白茯苓　桔梗附子（炮）泽兰叶各等分

【用法】上为末，炼蜜为丸。每服一丸，血崩，经脉不匀，赤白带下，炒当归酒送下；血风瘾疹瘙痒，薄荷蜜汤送下；冷气块筑心腹，呕逆反胃，炒盐汤送下；肠风泻血，赤白痢，月信不止，米饮送下；血风劳倦，青蒿酒送下；头疼眼花，荆芥茶送下；月信不行，室女红脉不通，产后诸风，中风不语迷闷，每服五丸，红花苏木汤送下；胎漏下血，气刺心腹胀满，炒姜酒送下。

【主治】血崩，经脉不匀，赤白带下；血风瘾疹瘙痒；冷气块筑心腹，呕逆反胃；肠风泻血，赤白痢，月信不止；血风劳倦，头疼眼花；月信不行，室女红脉不通；产后诸风，中风不语迷闷；胎漏下血，气刺心腹。

黄叶汤

【来源】方出《世医得效方》卷十五，名见《普济方》卷三二九。

【组成】黄芩　黄柏各一钱　黄连三钱（去毛）

【用法】上药用水四盏，煎取一半，去滓，入炒阿胶末五钱，滓再煎，空心温温服，每日三次。

【主治】崩漏。

【加减】腹痛，加栀子三钱。

熟附丸

【来源】《世医得效方》卷十五。

【组成】大川芎　当归　赤石脂（煅）　白龙骨　木贼（去节）　熟附子各等分

【用法】上为末，醋糊为丸，如梧桐子大。每服五十丸，米饮送下。渐安。

【主治】崩漏。

【验案】崩漏　《奇效良方》：一妇人年五十已上，经断七年，忽然经行，遂成崩漏，发热腹痛，两月不愈，予诊其脉，虚细疾数，予曰此乃阴虚而致，宜服此药。

五灵脂丸

【来源】《玉机微义》卷四十九。

【组成】灵脂十两　神曲二两

【用法】水煎，去滓澄清，再煎成膏，入神曲为丸，如梧桐子大。每服三二十丸，温酒送下。

【主治】血山崩不止。

定血散

【来源】《医方类聚》卷二一〇引《医林方》。

【组成】贯众（去毛，微炒）不以多少

【用法】上为极细末。每服三钱，酒、醋、水各一盏同煎，去滓温服，不拘时候。

【主治】妇人崩中，败血过多。

斗门散

【来源】《医方类聚》卷二一〇引《烟霞圣效方》。

【组成】大胡桃五个（烧，烟尽为度）

【用法】上为末。每服一钱，热酒调下。

【主治】妇人血崩。

独圣散

【来源】《普济方》卷三二九引《仁存方》。

【组成】良姜

【用法】上为末。每服三钱，空心、食前浓煎艾汤调下。

【主治】妇人血崩，脐下冷痛。

【加减】老妇人，加大椒一两；脐下冷痛，加五灵脂二两，作丸子服。

乌金散

【来源】《普济方》卷三二九引《经效济世方》。

【组成】桑螵蛸（去桑枝）　黄明胶（别研）等分

【主治】妇人血下崩，累日不止。

沉香保生丸

【来源】《普济方》卷二一七引《德生堂方》。

【组成】沉香　母丁香　巴戟（去心，酒浸）　莲蕊　木香　莲心　菟丝子（酒浸）　葫芦巴（酒浸）　八角茴香（盐炒）　肉苁蓉（酒浸）　韭子（酒浸）　红花各一两　雄蚕蛾一两二钱　川椒一两（净）　仙灵脾一两（醋炒）　川山甲（炮）二两二钱半　水蛭（糯米炒）五钱　青盐五钱　细墨五钱（烧去油）　益智仁七钱半　牛膝（酒浸）一两　麝香一钱半　蛤蚧一对（别研，去虫，生用）　川楝子一两（炒，以上为末）　川楝子四两（捶碎）　知母一两二钱　破故纸一两二钱　甘草二两　五味子二钱

【用法】后五味为末，用水一斗熬成浓膏，和前药末面糊为丸，如梧桐子大。每服五十丸，空心以酒或盐汤送下，干物压之。

【功用】固精气，益精髓，驻颜色，安魂定魄，延年不老，长壮阳事，暖子宫下元。

【主治】男子精气不固，余沥常流，小便血浊，梦中频数泄出，口干耳鸣，腰膝痛，阴囊湿痒，阳事不举，小便如泔，及妇人血海久冷，胎气不盛，赤白带，漏下。

暖宫万灵丸

【来源】《普济方》卷三二二引《德生堂方》。

【组成】川芎　当归　芍药　熟地黄　生地黄各三两　白茯苓　牡丹皮　肉桂　玄胡　黄耆　泽兰卷柏　牛膝（酒浸）　香附子（炒）　白术　甘草没药（另研）　吴茱萸（炒）各二两　木香一两

薯蓣　山茱萸　桂心各一两　石斛一两半（去根）钟乳粉三分　藁本　五味子各一两

【用法】上为末，炼蜜为丸，如梧桐子大。每服三十丸，空心及晚食前以温酒送下。

【主治】冲任虚损，下元久冷，脐腹绞痛，月水不调，或前或后，或多或少，过期不来，或来时崩下，或月内再行，淋沥不止，带下五色，经脉时至，肢体倦怠，饮食不进，渐至羸瘦。及子宫久寒，不成孕。

血余散

【来源】《医学纲目》卷十四。

【组成】乱发（皂角水洗净，晒干，烧灰）

【用法】上为末。每服二钱，以茅根、车前叶煎汤送下。

【主治】血淋，内崩，吐血，舌上出血，便血。

四物加黄芩汤

【来源】《医学纲目》卷三十四引王海藏方。

【组成】四物汤四两加黄芩

【主治】经暴下。

【加减】如腹痛，加黄连一两。

柏黄散

【来源】《医学纲目》卷三十四。

【组成】黄芩一两二钱半　侧柏叶　蒲黄各一两伏龙肝一两

【用法】上锉。用水二升，煎取八合，分为二服。

【主治】经血不止。

二神散

【来源】《普济方》卷一八八。

【组成】香附子一两（烧存性）　蒲黄一两（炒）

【用法】上为末。每服三钱，取大眼桐皮，刮去青取白，浓煎汤，调下一二服。

【主治】吐血，便血，尿血，及妇人血崩不止。

香附子丸

【来源】《普济方》卷三二一。

【组成】净香附五钱（酒浸煮，炙，焙）

【用法】上为末，黄秫米糊为丸，如梧桐子大。每服五十丸，米汤送下。

【主治】妇人淋沥崩血。

断下丸

【来源】《普济方》卷三二一。

【组成】白龙骨　干姜　白茯苓　牡蛎　伏龙肝黄耆（生）　厚朴　乌梅肉　黄牛角䚡（烧灰）海螵蛸　赤石脂（炒，淬醋，研）各一两

【用法】上为末，炼蜜为丸，如梧桐子大。每服四十丸，霜梅汤送下。

【主治】妇人血气虚弱，漏下五色，淋沥不断。

木香丸

【来源】《普济方》卷三二八引危氏方。

【组成】木香半两　白茯苓　茴香（炒黄）　益智仁（醋浸三宿）　陈皮（去白）各一两　苍术三两（泔浸三夕，焙干）　香附子二两（净酒浸三夕，焙干）

【用法】上为末，酒煮面糊为丸，如梧桐子大。每服五十丸，不拘时候，米饮送下。多服收效尤速。

【主治】妇人气虚不能制血，时复淋沥，下浊，白淫，经候不调，漏下五色，形体瘦悴，饮食减少，不成胎也。

神仙济阴丹

【来源】《普济方》卷三二八。

【组成】败姜　青皮　陈皮　三棱　蓬术各一两乌头一升（以上六味先以米醋二升煮，焙干为度）熟地黄　生地黄　赤芍药　当归　白芍药　刘寄奴　姜黄　肉桂　蒲黄各半两

【用法】上为细末，醋糊为丸，如梧桐子大。每服三十丸，空心、食前姜酒送下。子宫久冷，或少腹痛，每服三四十丸，细嚼，炒姜酒送下；肠风食毒，下血不住，以槐花、刘寄奴各等分为细末，空心米汤送下。

【功用】常服升降阴阳，温暖血海。

【主治】妇人胎前产后，一切积气，血块，血癥，血瘕，血晕，血虚，血闷，血壅，血崩，血淋，血竭，赤白带下，月事不调，脐腹疼痛，腰膝沉重，干呕恶心，不思饮食，五心烦热，四肢倦怠，或寒热，呕吐酸水，头目晕眩，遍身隐痛，坐卧不安，经络凝滞，荣卫不调，气血虚弱，变成血劳热，面黄肌瘦，梦中惊悸，虚怯盗汗，或产后有失调理，至天阴雨下，浑身疼痛，或子宫久冷，或少腹痛，室女经脉不行，肠风食毒，下血不住。

一笑散

【来源】《普济方》卷三二九。

【组成】新绵一握

【用法】烧灰，研为细末。用酒调服。立止。

【主治】妇人血崩。

乌龙丸

【来源】《普济方》卷三二九。

【组成】百草霜　细糕

【用法】上为丸，麝香作衣。每服五十丸，空心盐汤送下。

【主治】妇人血崩。

四仙丸

【来源】《普济方》卷三二九。

【组成】桃仁（去皮尖）　当归　大黄（醋浸，炙）　水蛭（石灰炒）各一两

【用法】上为末，醋糊为丸，如梧桐子大。每服三十丸，空心醋汤送下。瘀血去后，与鹤顶丸。

【主治】崩中，内有瘀血，小腹急满痛者。

当归散

【来源】《普济方》卷三二九。

【组成】当归　白芍药　香附（炒）　棕毛皮各等分（一方无棕毛皮）

【用法】上为末。食前米饮汤调下。

【主治】血崩。

黑金散

【来源】《普济方》卷三二九。

【组成】香附子一两　香白芷三钱　莲蓬壳十个　糊刷二个（败棕亦可，上四味通要炒焦黑留性）

【用法】上为细末。每服二钱，用米饮调下，或霹雳酒亦得，不拘时候。

【主治】妇人血气虚损，经事不调，多因气滞不散，月水过多，崩中漏下不止。

蒲黄散

【来源】《普济方》卷三二九。

【组成】破故纸（炒黄）　蒲黄（炒）　千年石灰（炒黄）各等分

【用法】上为细末。每服三钱，空心用热酒调服。

【主治】妇人血海崩。

蜜陀僧散

【来源】《普济方》卷三二九。

【组成】阿胶（碎，炒）一两　破故纸（炒）七钱　干姜（炮）七钱　蜜陀僧一两　棕皮（烧灰）二两　诃子皮一两二钱

【用法】上为末。每服三钱至五钱，热酒调下；浓煎艾汤调下亦得。

【主治】妇人血海崩下，过多不止，黄瘦血亏成痞。

小牡丹煎丸

【来源】《普济方》卷三三〇。

【组成】良姜（切，面麸炒）二两　附子（炮，去皮脐）　当归　牡丹皮　熟地黄各三两　玄胡一两

【用法】上为细末，酒糊为丸，如梧桐子大。每服二十丸，食前温服。

【主治】妇人子宫久冷，崩漏赤白，脐腹疼痛断续，绝孕。

五倍子散

【来源】《普济方》卷三三〇。

【组成】大艾一两（醋煮） 五倍子二两（炒末） 乌梅半两（去核） 川芎半两

【用法】上为末。每服二钱，空心米饮送下。两服止。

【主治】血崩，带下。

内补丹

【来源】《普济方》卷三三〇。

【组成】黄连 山茱萸 干姜 当归 鳖甲 芫花（醋搜令湿） 香白芷 干漆（油搜令湿） 川乌头（去皮脐）各一分 巴豆（大者，和壳用） 乱发 桃仁各半两 官桂一分（锉，去粗皮） 陈皮一分（锉碎，炒） 芸苔一分（炒，取白仁） 白龙骨一分（煅令通赤，细研）

【用法】上前十二味，同入一瓶子内，用盐泥固济，顶上留一眼子，火煅烟白，急将出，候冷取药，细研；后四味，为细末，同前研药都作一处，拌合，再研令匀，以炼蜜为丸，如梧桐子大。每服十丸，临卧用温酒送下。

【功用】补中调血。

【主治】妇人久患血崩不止，累医无功者。

五灰散

【来源】《普济方》卷三三一。

【组成】艾灰 矾灰 莲蓬灰 牡蛎灰 海螵蛸（烧焦）

【用法】上为末。每服二钱，食前糯米饮调下。

【主治】崩中带下。或因月候未止，而有触伤；或产后早起，久悬厕上，为风所伤，各随五脏而为五色：白如涕，赤如血，黄如烂瓜，青如蓝汁，黑如血不血。

茅花散

【来源】《普济方》卷三三一。

【组成】茅花一握（炒） 棕树皮三寸 嫩荷叶三张 甘草节二两

【用法】上为细末。每服半匙，空心酒调下。

【主治】血崩不止，赤白带下。

棕毛散

【来源】《普济方》卷三三一。

【组成】棕毛（烧灰存性） 蒲黄（炒）各等分

【用法】上每服三钱，空心、食前好酒调下。一日二次。

【主治】赤白带下，血崩漏下，胎气久冷，脐腹疼痛。

当归汤

【来源】《普济方》卷三三四。

【别名】当归散。

【组成】当归（切，焙） 赤芍药（锉，炒）各一两半 禹余粮（淬五七次） 麒麟竭 黄柏（微炙，锉） 地榆（锉碎，炒）各一两 生姜 生地黄（焙）一两（一方用熟干地黄）

【用法】上为粗末。每于食前服一钱，粥饮调下，每日三次。

【主治】妇人经血不止，脐腹疼痛。

独圣散

【来源】《普济方》卷三四二。

【别名】小安胎饮。

【组成】枳壳 缩砂各三两

【用法】上以熨斗盛，炒，去壳，为末。如胎动，热酒调下；不饮酒，煎艾盐汤调服，米饮亦可。仍用罩胎散调服，间服安胎饮。一方去膜炒。

【功用】令子不落，护胎。

【主治】妊娠时气，身大热；或妊娠从高坠下，触动胎气，腹痛下血；兼治崩漏。

大黄散

【来源】《普济方》卷三五二。

【组成】大黄三两 芒消一两 桃仁 水蛭 虻虫各三十枚 甘草 当归各三两 蟅虫四十枚

【用法】上锉。以水三升，酒二升，合煎，取三升，去滓，分三服。

【主治】崩漏下血不止。

伏龙肝散

【来源】《普济方》卷三五二。

【组成】伏龙肝五升　人参一两　麝香二两　生姜四两

【用法】上切。以水一大斗煮土，取二升，下药，煎取一升半；更别研伏龙肝一鸡子许，并麝香纳汤中，搅令匀，分服。

【主治】崩中下血数升，气欲绝。

络石汤

【来源】《普济方》卷三五二。

【组成】络石（亦名石龙藤）

【用法】煎叶服之。亦浸酒服。

【主治】产后瘦损，不能饮食，腹中有血块，淋沥不尽，赤白带下，天行心闷。

平补固真丹

【来源】《本草纲目》卷十二引《乾坤生意》。

【组成】金州苍术（刮净）一斤（分作四分：一分川椒一两炒，一分破故纸一两炒，一分茴香、食盐各一两炒，一分川楝肉一两炒，取净术为末）白茯苓末二两　酒洗当归末二两

【用法】酒煮面糊为丸，如梧桐子大。每服五十丸，空心盐、酒送下。

【主治】元脏久虚，遗精白浊；妇人赤白带下，崩漏。

三灰散

【来源】《证治要诀类方》卷三引杨氏方。

【组成】侧柏叶（焙，为末）五钱　棕榈（烧存性，勿令白色）三钱　桐子（烧作炭）二钱

【用法】上为末。分作二服，空心米饮调服。

【主治】崩中。

异香四神散

【来源】《医方类聚》卷二一二引《仙传济阴方》。

【别名】四神汤。

【组成】香附子（去毛，炒）半斤　乌药（炒）四两　甘草（炙）一两

【用法】上锉。每服五钱，水一盏，加生姜三片，大枣一个，煎至七分，去滓，空心温服；或用葱白三寸同煎。

《东医宝鉴·杂病篇》引本方有陈皮三钱。

【功用】调血顺气安肠。

【主治】妇人室女血气不调，及胎前产后诸疾。

【加减】妇人气血不顺，心胸痞满，加紫苏叶；惊忧闷气，喜怒伤神，心满腹痛，面目虚浮，及一切气疾，加石菖蒲；血脉不调，血膈翻胃，呕吐饮食，及脾胃感冷，加老姜一块（炒令黑，切作五片）、盐少许；血积、血晕闷、血瘕、血刺痛，煎熟加好醋一呷；经血行时，被风雨或惊忧相并，经候不时，而成搐脉，腹痛紧张，腰腿疼痛，加炒茴香一撮；血气不顺，喘满气急，面目浮肿，加生姜、紫苏叶；唾血，咯红痰，喉中腥气，加黄桑叶三四皮，花桑尤佳；血涩气秘，大便结滞不通，加枳壳数片或去白青皮；经络感热，经水沸溢，血脉妄行，而成热崩，加生地黄；败血攻冲脾胃，血噎，气血嗽逆，加生姜三片，柿蒂五个；血气皆闷，心腹刺痛，加良姜、赤芍药，以水、酒各半盏同煎胎娠伤食，胸膈不快，噫气食臭，心腹紧满，加南木香或缩砂仁；子悬，加姜片、紫苏；寒疝，加炒吴茱萸；（癞）病，先用此汤，兼以樗树根（或枝梗）同葱白以花椒煎汤，熏洗子肠。

梅饮子

【来源】《奇效良方》卷六十二。

【组成】盐白梅七个（烧灰）

【用法】上为末。空心米饮调下。

【主治】妇人血崩。

无极丸

【来源】《本草纲目》卷十七引《医林集要》。

【组成】锦纹大黄一斤

【用法】上分作四分：一分用童便一碗，食盐二钱，浸一日，切晒；一分用醇酒一碗，浸一日，切晒，再以巴豆仁三十五粒同炒豆黄，去豆不用；

一分用红花四两，泡水一碗，浸一日，切晒；一分用当归四两，入淡醋一碗，同浸一日，去归切晒；为末，炼蜜为丸，如梧桐子大。每服五十丸，空心温酒送下。取下恶物为验、未下再服。

【主治】妇人经血不通，赤白带下，崩漏不止，肠风下血，五淋，产后积血，癥瘕腹痛；男子五劳七伤；小儿骨蒸潮热。

开郁四物汤

【来源】方出《医学正传》卷七，名见《东医宝鉴·内景篇》卷三。

【组成】香附米一钱（炒黑） 归身一钱 白芍药一钱（酒炒） 熟地黄一钱 川芎 黄耆 蒲黄 地榆 人参各半钱 白术一钱 升麻三分

【用法】水煎服。

【主治】崩漏。

【加减】甚者，加棕榈灰为末，酒调服。

加味补血汤

【来源】《医学集成》卷三。

【组成】黄耆一两 当归五钱 香附灰 莲蓬灰 粟壳灰 贯仲灰 藕节灰 陈棕灰 地榆灰各三钱

【主治】久崩不止。

安崩汤

【来源】《医学集成》卷三。

【组成】人参二钱 黄耆 白术各一两 三七三钱

【用法】《性病》本方用法：水煎前药，调三七根末。

【主治】

1.《医学集成》：大崩不止。

2.《性病》：五崩。一曰热病下血；二曰寒热下血；三曰经来未断房事，则血漏；四曰经来举重，伤冲任；五曰产后脏开经利，不省人事者。

抑红煎

【来源】《医学集成》卷三。

【组成】熟地 当归 炒芍 焦芥 贯众 姜灰

棕灰 侧柏灰

【主治】崩漏，久崩不止者。

十全大补汤

【来源】《万氏家抄方》卷五。

【组成】人参 白术 白芍 当归 阿胶（蛤粉炒成珠） 杜仲各一钱 干姜（炒）七分 熟地三钱 甘草三分

【用法】水煎，空心服。

【主治】血崩。

柏子仁汤

【来源】《万氏家抄方》卷五。

【组成】柏子仁 川芎 茯神 阿胶 小草 香附各一钱 当归 续断 熟地各一钱五分 龙齿 甘草 棕灰各五分。

【用法】加生姜三片，水煎，入盐少许，空心服

【主治】妇人思虑伤心，不能藏血，以致崩漏。

归耆止血汤

【来源】《陈素庵妇科补解》卷一。

【组成】当归 黄耆 蒲黄（半生半炒） 香附 桂心 熟艾 白术 地榆（炒黑） 黄芩（炒黑） 炙草 川芎

【功用】祛客寒，温经血。

【主治】妇人因感风冷，余经留滞血海，经行后已止五六日，忽然暴崩。

【方论】是方耆、术以补气，芎、归以补血，蒲、芩、地榆皆黑以止血，香附、桂、艾温经散寒，炙草和中益气，崩下自止。

柴胡抑肝散

【来源】《陈素庵妇科补解》卷一。

【组成】柴胡 青皮 香附 丹皮 焦栀 当归 川芎 白芍 生地 蒲黄（炒） 荆芥（炒） 棕榈灰

【功用】和肝气，清肝火，养肝血。

【主治】妇人因事暴怒，经行气逆而厥；怒伤肝，

肝藏血，因而崩注。

【方论】肝气不和，青皮、香附和肝气也；肝火独盛，柴胡、丹皮、栀子清肝火也；肝血暴竭，四物养肝血也；犹恐崩注之势来而不已，故用蒲黄、荆芥、棕皮俱炒黑存性以止之。

棕榈散

【来源】《陈素庵妇科补解》卷一。

【别名】棕蒲散。

【组成】棕榈皮 蒲黄（俱炒黑存性）各二钱 归身（酒炒） 白芍（炒） 川芎 生地 黄芩 丹皮 秦艽 泽兰 杜仲

方中自归身以下诸药用量原缺。

【主治】妇人经行，多则六七日，少则四五日，血海自净。若迟至半月或一月，尚淋漓不止，非冲任内虚，气不能摄血，即风冷外感，使血滞经络，故点滴不已，久则成经漏，为虚劳、血淋。若经行合房，以致血漏。

【方论】是方以棕灰、炒黑蒲黄二味为君，棕皮性涩，蒲黄炒黑，其性亦涩，黑则从水化，以治淋漓，尤为上品；秦艽、泽兰以祛风；丹皮、黄芩以清热；四物加杜仲以补血，引入厥阴血分。愈后兼进补中益气汤，气旺则能摄血，升荣上达，使不下陷而淋漓之症自除也。

黑蒲黄散

【来源】《陈素庵妇科补解》卷一。

【组成】蒲黄（炒黑） 阿胶（炒） 当归 川芎 白芍（炒） 熟地 生地（炒） 丹皮 荆芥（炒黑） 地榆（炒黑） 香附（醋炒） 棕灰 血余末

【功用】清热凉血，升阳补阴。

【主治】血崩。

【加减】实热者，脉沉数而实且滑，证属有余，本方去当归、熟地、香附，加知母（盐水拌炒）一钱，黄芩（炒）一钱，川连（姜汁拌炒）八分；虚寒者，脉沉迟而涩，两尺细，症属不足，本方去丹皮、生地、地榆，加人参、白术各一钱，炙草五分；过服凉药，致生内寒，或脾气虚寒甚者，少加桂、附以引血归经；因怒动肝火，左关弦洪，右尺数，本方去熟地、当归，加柴胡、丹皮、黑栀子，甚者，加龙胆草；因脾气郁结，血不归经，右关沉数而涩，左关浮而略滑，本方去荆芥、熟地，加柴胡、黑栀子、甘草；因惊动血者，左寸沉而涩，右尺细伏，本方去荆芥、川芎、香附，加茯神、远志、麦冬、枣仁；因悲哀太过，心系急，以致血崩者，右寸沉微而迟，左寸数滑，本方去熟地、荆芥，加桔梗、石莲肉、天冬、麦冬；因劳役过度者，右关沉而微，左关滑数，手足倦怠，少气，本方去荆芥，加参、耆、术、草；因阳虚下陷者，左右关寸微而涩，短气，不思食，兼泄泻，前阴后阴俱病，本方去地榆、荆芥、丹皮、生地，加参、术、耆、草、茯苓、广皮、半夏；有瘀血者，两尺沉而实，滑而有力，血来腹痛，本方去白芍、生熟地、阿胶，加赤芍、五灵脂（炒令烟尽）、红花、蒲黄（半生半炒）；因湿热者，脾虚湿聚，湿生热，热则引血妄行，两尺沉数而细，本方去芍药、生熟地，少加当归，配茯苓、泽泻、黄柏（酒炒黑）、知母（盐水炒）；因风热相搏，引火而致血崩者，左关浮数，本方去熟地、当归，加生地、荆芥、薄荷、防风、秦艽；因痰涎郁遏胸膈，清气不升，浊气不降，血不能归隧道致血崩者，右关滑，右寸沉涩，本方去熟地、芎、归、芍，加二陈、沉香、枳壳；因房劳太久，损伤经络致血崩者，两尺微，欲绝，本方去川芎、荆芥，加杜仲、川断；因大小新产后，气血虚惫，下床劳动太早致血崩者，两尺沉微无力，左寸微而涩，或见芤脉，本方去荆、榆、丹、附，加四君子、黄耆、山药；有七七数终五十以外，忽血崩不止者，两尺浮洪而软，饮食不进，大便或溏，不可凉药涩止，本方去荆芥、川芎，加四君子、升麻、柴胡、黄耆。

安胎饮

【来源】《陈素庵妇科补解》卷三。

【组成】艾叶 川断 杜仲 香附 牡蛎 黄芩 地榆 黄耆 川芎 当归 白芍 熟地 人参 茯神 白术

【主治】妊娠卒然下血，血来甚多，如崩如败，俗名血崩，又名血海败；血来成块，精神昏耗，咬牙噤口，其势甚，恐此系胎气上逼下坠而致。

【加减】内伤，加藿香、益智仁；外感，加葛根、防风；吐，加广皮、厚朴、藿香；湿，加茯苓、扁豆、泽泻。

【方论】 是方四物加杜、断以大补阴血，四君去草，加耆、附以大补元气，牡蛎以固脱，地榆以凉血。但血来势必迅雷不及掩耳，用药如大将登坛不假卒伍小勇。

归脾汤

【来源】《正体类要》卷下。

【组成】 白术　当归　白茯苓　黄耆（炒）　龙眼肉　远志　酸枣仁（炒）各一钱　木香五分　甘草（炙）各三分　人参一钱

《口齿类要》无姜、枣。

【用法】 加生姜、大枣，水煎服。

【功用】
1.《兰台轨范》：心脾同治，生血调经。
2.《古今医彻》：益心神，调荣血。
3.《医镜》：养血安神。

【主治】
1.《正体类要》：跌扑等症，气血损伤；或思虑伤脾，血虚火动，寤而不寐；或心脾作痛，怠惰嗜卧，怔忡惊悸，自汗，大便不调；或血上下妄行。
2.《口齿类要》：思虑伤脾，血耗唇皴；及气郁生疮，咽喉不利，发热便血，盗汗晡热。
3.《内科摘要》：思虑伤脾，健忘少食，肢体重痛，月经不调，赤白带下，疟痢。

【验案】 崩漏　《江苏中医》（1995，10：25）：用归脾汤加减：黄芪、白术、党参、当归、茯苓、甘草、蒲黄、益母草、仙鹤草、旱莲草为基本方，气虚明显者，重用黄芪、党参；血虚者，加阿胶、首乌；阴虚血热者，加生地、丹皮、黄芩；气滞血瘀者，加香附、乌药、丹参、桃仁。治疗崩漏42例。结果：痊愈27例，好转9例。

大乌金丸

【来源】《丹溪心法附余》卷二十。

【组成】 大艾叶　当归（醋炒）　破故纸（炒）　茴香（炒）　熟地黄（醋炒）　南木香（不见火）　吴茱萸　三棱　莪术各二两　川芎（醋炒）　芍药（醋炒）各三两　香附子六两　延胡索一两　紫荆皮（醋炒）四两

【用法】 上先将艾、香附子用米醋一升，浸一日一夜，冬月三昼夜，煮干炒令黑色，入后十二味，同为末，米醋煮糯米糊为丸，如梧桐子大。每服七八十丸，空心盐汤、盐酒任下，一日二次。

【主治】 妇人思虑过度，变生多疾，孕育不成，崩中带下，五心烦热，口苦咽干，饮食无味，身疼羸瘦，面目萎黄，手足酸软，经水不匀，肚腹胀痛，鬓发黄落，喜卧倦起；产后恶血上行，心腹刺痛，败血不止，及子宫一切恶疾。

【加减】 如崩中下血不止，加棕灰一两，棉灰五钱，蒲黄（炒）一两，百草霜七钱。

乌鸡丸

【来源】《丹溪心法附余》卷二十一。

【别名】 大乌鸡丸（《医学入门》卷八）。

【组成】 白毛乌骨公鸡一只（重二斤半许，闭死，去毛、肠，净洗，用艾四两、青蒿四两锉碎，纳一半在鸡腹内，用酒坛一只，纳鸡并余艾、蒿于内，童便和水灌之，令没鸡二寸许，煮绝干，取出去骨，余俱捣烂如薄饼状，焙干，研为细末）　南香附（去毛净）一斤（分作四份，米泔水、童便、醋、酒各浸一份，春秋二日、夏一日、冬四日，取出晒干）　熟地黄四两　生地黄三两（怀庆者，勿犯铁）　当归（酒浸，洗）三两　川芎三两半　白芍三两　辽人参三两　白术二两　黄耆二两　川牛膝（去芦）二两　柴胡（去芦）二两　黄连（炒）一两　牡丹皮（去心）二两　白茯苓（去皮）二两半　秦艽一两半　鳖甲三两（醋浸，炙黄色）　知母二两　贝母二两　地骨皮一两　干姜一两　延胡索一两

【用法】 上并香附，共为细末，并鸡末、酒、醋糊为丸，如梧桐子大。每服五六十丸，渐加至七八十丸，温酒或米饮送下。

【主治】 妇人瘦弱，血虚有热，经水不调，崩漏带下，骨蒸等疾，不能成胎。

【宜忌】 忌煎炒、辛辣之物及苋菜。

解毒四物汤

【来源】《丹溪心法附余》卷二十。

【别名】温清饮（《宋氏女科》）。

【组成】黄连　黄柏　黄芩　山栀子　当归　川芎　白芍　熟地黄各一钱

【用法】用水二钟，煎至一钟，去滓，食前温服。

【主治】妇人经水不住，或如豆汁，五色相杂，面色痿黄，脐腹刺痛，寒热往来，崩漏不止。

奇效四物汤

【来源】《校注妇人良方》卷一。

【组成】当归（酒拌）　熟地黄（自制）　白芍药　川芎　阿胶（炒）　艾叶（炒）　黄芩各等分

【用法】每用四钱，水煎服。

【主治】

1.《校注妇人良方》：肝经虚热，血沸腾而崩久不止。

2.《丹台玉案》：经后潮热。

防风黄芩丸

【来源】《校注妇人良方》卷十二。

【别名】防风子芩丸（《医略六书》卷二十八）、防风丸（《盘珠集》卷下）。

【组成】条芩（炒焦）　防风各等分

【用法】上为末，酒糊为丸，如梧桐子大。每服三五十丸，食远或食前米饮或温酒送下。

【主治】

1.《校注妇人良方》：肝经有风热致血崩、便血、尿血。

2.《医略六书》：漏胎，脉浮数者。

3.《叶氏女科证治》：肝经风热，妊娠吐衄。

【方论】《医略六书》：妊娠风热，干于血室，胎孕为之不安，致经血妄行，漏胎下血不止焉。子芩清热于里，防风疏风于外，二味成方，丸以粥糊，下以米饮，使风热两除，则经脉清和而经血无不固，胎孕无不安，何漏胎之不愈哉？

十灰散

【来源】《万氏女科》卷一。

【组成】藕节　莲蓬　艾叶　棕榈　大小蓟根　侧柏　干姜　油发　干漆各等分

【用法】上药各烧存性为灰，和匀。每服三钱，四物汤调服，血止为度。或用醋煮糯米粉为丸，每服百丸。

【主治】妇人血崩暴下初得者。

鹿角霜丸

【来源】《万氏女科》卷一。

【组成】川芎七钱　香附（醋制）二两　炙草五钱　川续断一两半　鹿角霜　柏子仁（去壳，炒）　归身　茯神　龙骨（煅）　阿胶（蛤粉炒成珠）各一两

【用法】上为末，山药五两研作糊为丸。每服五十丸，空心温酒送下。

【主治】中气下陷，元气不固，崩久成漏，连年不休者。

崩漏丸

【来源】《摄生秘剖》卷三。

【组成】羌活　藁本　防风各二两　肉桂（夏勿用，秋冬用）　白术（土炒）　当归　黄耆（炙）　柴胡各三两　人参　熟地　川芎各一两　细辛六钱　白芍（炒）　红花各五钱　独活　附子（炮，去皮脐）　甘草（炙）各二两半　桃仁（去皮尖）一百枚

【用法】上为末，酒糊为丸，如梧桐子大。每服三钱，空心温酒送下，或淡醋汤亦可。

【主治】崩漏。

凉血固真汤

【来源】《摄生众妙方》卷十。

【组成】当归身七分　川芎五分　白芍药七分　生熟地黄各一钱　条实黄芩（生用，细切）一钱二分　香附子（童便浸透）七分　续断五分　柴胡八分　丹参五分　白术七分　荆芥穗五分　黄柏（微炒）五分

【用法】上锉一剂。用水一钟半，煎至七分，去滓，食前温服。

【主治】血分有热，月水频并，劳倦腰疼，手足烦热，头目昏眩，渐成崩漏。

樗白皮汤

【来源】《摄生众妙方》卷十。

【别名】樗白汤（《万病回春》卷六）。

【组成】樗白皮（即臭椿）二钱 枯芩一钱五分 熟地黄一钱 当归头一钱五分 地榆一钱 川芎一钱 芍药八分 生地黄七分 伏龙肝一钱 南艾叶六分（炒）

【用法】上用水二钟，醋一匙，煎至八分，空心服。

【主治】崩漏不止，血下无度。

二神散

【来源】《古今医统大全》卷四十二。

【组成】陈槐花（炒焦黑）二两 百草霜五钱

【用法】上为细末。每服三钱，茅根煎汤调下。治血崩下血，皆空心服之效。舌上忽然肿破出血，用此掺之。

【主治】男女吐血，血崩下血，舌上忽然肿破出血。

七灰散

【来源】《古今医统大全》卷八十四。

【组成】莲蓬壳 益母草 旱莲草 罂粟壳 蟹壳 棕毛叶 藕节灰等分（烧存性）

【用法】上为末。每服三钱，空心醋点汤调下。

【主治】血崩。

龙骨散

【来源】《古今医统大全》卷八十四。

【组成】龙骨（煅） 当归 香附子（炒）各一两 棕毛灰五钱

【用法】上为细末。每服四钱，空心米汤调下。

【主治】妇人血崩不止。

【宜忌】忌油腻、鸡鱼、炙物。

阿艾丸

【来源】《古今医统大全》卷八十四。

【组成】白姜（盐、酒或米醋炒）八钱 香附子（童便浸，炒）一两 玄胡索（炒）八钱 真阿胶（炒成珠） 艾叶各一两（制成炙艾，用糯米糊作饼，瓦上炕干，勿令焦，研为细末）

【用法】上为末，酒糊为丸，如梧桐子大。每服三十丸，空心盐酒或盐汤任下。

【主治】血崩，老妇尤效。

六合散

【来源】《医便》卷四。

【组成】杏仁皮（烧存性） 香附（童便浸三日，炒黑） 旧红毡子（烧存性） 地肤子（炒） 旧棕荐（烧存性） 壮血余（烧存性） 蟹壳（烧存性） 陈莲蓬（烧存性）

【用法】上为末。每服三钱，用酸浆草汁一钟，冲上热酒一钟，空心热服。此方初服反觉多，以渐而少，由紫色而红，以至于无，即止。既止之后，用十全大补汤二十贴调补，方杜根矣。

【主治】血崩不止，诸药不效者。

二宜丸

【来源】《医学入门》卷七。

【组成】当归身 生地黄各等分

【用法】用酒蒸七次，和炼蜜为丸，如梧桐子大。每服七十丸，空心酒送下。

【功用】补肾，益阴，添髓。

【主治】
    1.《东医宝鉴·杂病篇》：阴虚。
    2.《医部全录》：血崩后调养。

乌纱帽散

【来源】《医学入门》卷八。

【组成】漆纱头巾 赤芍 香附 干荷叶 男子发 当归 棕榈各等分

【用法】于新瓦上焙存性，为末。每五钱，童便调服。如人行十里久，再进一服，即止。

【主治】血崩。

【加减】产后去血过多，加米醋，京墨、麝香少许。

白虎丸

【来源】《古今医鉴》卷六。
【别名】白虎丹（《串雅内编》卷三）。
【组成】千年古石灰不拘多少（刮去杂色、泥土，杵为末，水飞过）。
【用法】晒勿令太燥，量可丸即收为丸，如梧桐子大。每服五十丸，看轻重加减，烧酒送下。
【功用】顺气散血，化痰消滞。
【主治】青筋初觉，头疼恶心，或腹痛，或腰痛，或遍身作痛，不思饮食；又治心腹痛，及妇人崩漏、带下；或因气恼致病，或久患赤白痢疾，或打扑内损，血不能散。

二圣汤

【来源】《古今医鉴》卷十一引刘嵩皋方。
【组成】何首乌（切）五钱 甘草三钱
【用法】用黄酒一碗，煎至八分，取出，入刺刺芽汁一盏同服。
【主治】血崩。

子芩丸

【来源】《古今医鉴》卷十一。
【组成】条芩四两（醋浸，纸裹，煨七次） 当归二两（酒洗）
【用法】上为末，醋糊为丸，如梧桐子大。每服五七十丸，空心霹雳酒送下，一日三次。
【主治】崩漏。妇人四十九岁以后，天癸当住，每月却行，或过多不止。
【加减】加香附（醋制）二两尤炒。

荆芥四物汤

【来源】《古今医鉴》卷十一。
【组成】荆芥 条芩 当归 川芎 白芍 生地 香附
【用法】上锉。水煎，温服。
【主治】崩漏初起，不问虚实。
【方论】《济阳纲目》：血藏于肝，肝气不升则热迫于下，故血不能藏而崩也。荆芥升肝气，香附理

肝气，条芩除内热，四物生地、芍药养血凉血，故皆取效。
【加减】如不止，加防风、升麻、蒲黄（炒）、白术。

胶艾四物汤

【来源】《古今医鉴》卷十一。
【组成】阿胶（蛤粉炒珠） 艾叶（醋炒） 当归 川芎 白芍 熟地 蒲黄（炒） 黄连 黄芩 生地 栀子 地榆 白术 甘草
【用法】上锉。水煎，空心服。
【主治】血崩。

断源散

【来源】《古今医鉴》卷十一引胡云阁方。
【组成】棉花子（铜器炒烟尽，为末）
【用法】每服二钱，空心黄酒调下。
【主治】血崩，如泉流不止。

黑龙丸

【来源】《古今医鉴》卷十一。
【组成】黑驴粪（烧灰存性）
【用法】上为末，用面糊为丸。每服七十丸，空心黄酒送下。
【主治】妇人血崩，及经水过多不止者。

霹雳酒

【来源】《本草纲目》卷二十五。
【组成】铁锤（烧赤）。
【用法】浸酒饮之。
【主治】疝气偏坠；妇人崩中下血，胎产不下。

凫茈散

【来源】方出《本草纲目》卷三十三引李氏方，名见《女科切要》卷二。
【组成】凫茈一岁一个
【用法】烧存性，研末。酒服之。
【主治】妇人血崩。

草豆蔻散

【来源】《赤水玄珠全集》卷九。

【组成】草豆蔻　槟榔（各炒紫色）　罂粟壳（烧灰）各等分

【用法】上为末。每服二钱，饮下。

【主治】丈夫伤血，妇人血崩，渍入大肠出血。

补肝养荣汤

【来源】《赤水玄珠全集》卷十六。

【别名】补肝益荣汤（《济阳纲目》卷七十一）。

【组成】当归　川芎各二钱　芍药　熟地黄　陈皮各一钱半　甘菊花一钱　甘草五分

【用法】水煎，食前服。

【主治】

1.《赤水玄珠全集》：吐衄崩漏，肝家不能收摄荣气，使诸血失道妄行，致生血虚眩晕。

2.《杂症会心录》：亡血血虚，眩晕心烦，如坐舟车，举头欲倒。

【加减】若肾气不降者，去菊花，入前补肾汤。

香矾丸

【来源】《赤水玄珠全集》卷二十。

【组成】白矾四两　香附子二两　黄狗头骨灰四两

【用法】上为末，粥为丸，如梧桐子大。每服三十丸。

【主治】经年崩漏不止，诸药不效，脉濡微者。

黄芩汤

【来源】《赤水玄珠全集》卷二十。

【组成】黄芩五分　川归　侧柏叶　蒲黄各四分　艾叶一分　生地二钱半　伏龙肝二钱

【用法】加生姜三片，水煎服。

【主治】经血不止。

血崩神效方

【来源】《仁术便览》卷四。

【组成】地榆　甘草　川芎　茯苓　地黄　白术　当归　白芍　黄芩　阿胶　麦冬各等分

【用法】水煎，露一夜，空心服。

【主治】崩漏。

【宜忌】忌煎炒、酒、面。

神效方

【来源】《仁术便览》卷四。

【组成】当归（去尾）一钱半　生地五分　白术一钱二分　陈皮五分　熟地（姜汁炒）五分　柴胡三分　神曲（炒）八分　升麻三分　黄耆（蜜炙）一钱　苍术五分　甘草（炙）五分　白芍（炒）一钱

【用法】水一钟半煎，空心服。

【主治】妇人血崩。

牡蛎丸

【来源】《医学六要·治法汇》卷七。

【组成】牡蛎

【用法】火煅研细，和醋为丸，再煅红候冷，研细出火毒，以醋调艾末，熬成膏，为丸，如梧桐子大。每服五十丸，调醋艾汤送下。

本方原名牡蛎散，与剂型不符，据《济阴纲目》改。

【主治】月水不止，众药不应者。

香矾散

【来源】《医学六要·治法汇》卷七。

【组成】香附子　白矾末

【用法】用醋浸香附一宿，炒极黑为灰，存性，每一两入白矾末二钱。空心米饮调服。

【主治】血崩，带下。

五灰散

【来源】《万病回春》卷三。

【组成】莲蓬壳　黄绢　血余　百草霜　棕皮（各烧灰）　山栀（炒黑）　蒲黄（炒黑）　墨　血竭

【用法】上为细末，调入煎药服之。或炼蜜为丸，每服五十丸，清米汤送下。

《东医宝鉴·内景篇》：每三钱，以生藕汁、生萝卜汁调服。

【主治】

1.《万病回春》：血不止成崩。

2.《东医宝鉴·内景篇》：一切失血。

回生丹

【来源】《万病回春》卷六引孙奎亭方。

【别名】回生至宝丹（《丹台玉案》卷五）、回生丸（《女科指掌》卷五）、回生保产至宝丹（《经验各种秘方辑要》）、宁坤丸（《采艾编翼》卷二）。

【组成】大黄一斤（为末） 苏木二两（锉，用河水五碗，煎汁三碗，去滓不用，存汁） 红花三两（炒黄色，入好酒一大壶，同煮三五滚，去红花不用，存汁用） 黑豆三升（煮熟取汁三碗，去豆不用，只用豆汁。将大黄末以好米醋三四碗搅匀，以文武火熬成膏，如此二遍，次下红花酒、苏木汤、黑豆汁搅开，大黄膏入内，又熬成膏取出，如有锅粑，再焙干，入后药） 当归 川芎 熟地黄 白茯苓（去皮） 苍术（米泔浸） 香附米 乌药 玄胡索 桃仁（另研） 蒲黄 牛膝（去芦）各一两 白芍（酒炒） 甘草 陈皮 木香 三棱 五灵脂 羌活 地榆 山萸（酒浸，去核）各五钱 人参 白术（去芦） 青皮（去瓤） 木瓜各三钱 良姜四钱 乳香 没药各一钱

《类证治裁》有楂肉，无羌活。

【用法】上为细末，用大黄膏为丸，如弹子大。每服一丸，酒顿化，通口服。

【功用】

1.《万病回春》：养胎益血和子，调和阴阳，密腠理，实脏腑。

2.《北京市中药成方选集》：破血通径，化瘀止痛。

【主治】妊妇失宜，劳复胎动，或胎漏恶露时下；脏极寒，久不成胎，痿燥不长，过期不产；日月虽满，动作无力，或致损坠；产时未至，恶露先下，胞终枯燥，致令难产；或逆痫闷乱，连日不产，子死腹中，腹上冰冷，口唇青黑，出冷沫；恶露上攻，昏闷不省，喘促汗出；及血未尽，脐

腹冷痛，寒热往来；或因产劳虚损，身羸而黄，体瘦心怯，盗汗，饮食不进，渐成劳疾；妊妇胎前产后，崩漏带下；室女绝闭，月水不调。

【加减】若产后头疼，身热有汗，加桂枝末三分、生姜、葱煎汤顿化服之；若产后头疼、身热无汗，加麻黄末三分，生姜、葱煎汤，顿化服之；若产后无乳，加天花粉三分，当归尾三分、穿山甲（炙）三分，黄连三分，为末，同入酒内化开服，不拘时候，令乳母将乳头揉千余转，其乳如涌泉自出。

补气养血汤

【来源】《万病回春》卷六。

【组成】人参 黄耆（蜜炒） 当归 白术（去芦） 白芍药（酒炒） 艾叶 炙甘草 阿胶（炒） 川芎 青皮（去瓤） 香附（炒） 砂仁各等分

【用法】上锉一剂。水二盏，煎至一盏，去滓温服。

【主治】妇人小产气虚，下血不止。

益母汤

【来源】《万病回春》卷六。

【组成】当归 川芎 白芍（酒炒） 熟地（姜汁炒） 条芩 陈皮 香附（醋炒） 阿胶（蛤粉炒）各一钱 益母草 白术（去芦）各一钱半 玄参 蒲黄（炒）各八分 甘草四分

【用法】上锉一剂。水煎，空心服。

【主治】妇人血崩。

通经甘露丸

【来源】《万病回春》卷六。

【组成】大黄十六两（四两用头红花四两，入水取汁浸一日，不用红花；四两以童便入盐二钱浸一日，取出晒干，不用童便；四两用好酒浸一日，令软，切片如杏核大，晒干，入去皮巴豆三十五粒，同炒黄色，去巴豆不用；四两用当归四两入淡醋浸一日，晒干，不用当归。上四份共合一处） 南木香二两 百草霜五钱

【用法】上为细末，以当归、醋红花水煮米糊为丸，如梧桐子大。每服三四十丸，空心温酒送下。

【主治】妇人经血不通，崩漏肠风，赤白带下，血气五淋，产后积血，男女五劳七伤及小儿骨蒸劳热，夫妇阴血阳精不交。

温清散

【来源】《万病回春》卷六。

【组成】当归　白芍　熟地　川芎　黄连　黄芩　黄柏　栀子各一钱半

【用法】上锉一剂，水煎。空心服。

【主治】

1.《万病回春》：妇人经脉不住，或如豆汁，五色相杂，面色萎黄，脐腹刺痛，寒热往来，崩漏不止。

2.《女科切要》：血热暴崩。

【验案】女性痤疮（《四川中医》1998，10：41）：王氏等以温清饮为基本方，血虚者，重用熟地、当归；阴虚血热者，重用生地，酌加丹皮、紫草；若热毒内盛者，重用黄连解毒汤；湿热较重者，酌加土茯苓、苦参；疮面感染化脓者，酌加蒲公英、野菊花；痤疮呈结节、瘢痕者，酌加夏枯草、浙贝母；瘀血重者，重用赤芍、川芎，酌加桃仁、红花、三棱；大便秘结者，酌加生军。常规煎服，皮损消失即停药，治疗女性痤疮30例。此后于每月行经前服5~7剂，服2~3个周期停药，或改汤剂为水丸以巩固疗效。结果：治愈15例，显效8例，有效6例，无效1例。上述30例中最多服药30剂，最少服药10剂。

滋荣收带丸

【来源】《万病回春》卷六。

【组成】当归（酒洗）　白芍（酒炒）　苍术（米泔制）　白茯苓（去皮）　黄柏（酒炒）　椿根皮（焙）各一两　白术二两　半夏（姜制）八钱　防风　青皮（醋炒）　升麻各五钱　木香　大甘草（炮）各四钱　川芎（盐汤浸，切）七钱　香附米（盐水浸，炒）六钱

【用法】上为末，酒打糊为丸，如梧桐子大。每服一百二十丸，空心盐汤、米汤，白汤任下。

【主治】崩后气下陷，或白带，小腹胀满痛甚。

华山五子丹

【来源】《鲁府禁方》卷一。

【组成】当归　川芎　生地黄　熟地黄　川乌（煨，去皮）　白术　苍术（酒浸三日，焙干）　甘松　益智仁　五灵脂　桔梗　人参　白茯苓　白豆蔻各二两　天麻　陈皮　麻黄　滑石　川椒　甘草　白芷各一两　木香　丁香　沉香　乳香　没药　牛黄各二钱半

【用法】上为细末，炼蜜为丸，如樱桃大。每服一丸，细嚼，茶酒米汤任下。

【功用】生精补髓，安五脏，定魂魄，补下元，治虚损，壮精神，补血气，和容颜。

【主治】左瘫右痪，遍身疼痛，三十六种风，二十四般气，胎前产后，腹胀咳嗽。气急伤风，痔漏，手足顽麻，遍身疮痒疹癞，五般痢疾，并血气风血晕血崩积聚，赤白带下。

固经散

【来源】《鲁府禁方》卷三。

【组成】大蓟根不拘多少（烧灰存性）

【用法】上为末。空心以好热黄酒调下。

【主治】妇人血崩。

葙子散

【来源】《鲁府禁方》卷三。

【组成】葙子二枚

【用法】上烧糊为末。黄酒调服。

【主治】血山崩漏。

加味吴茱萸汤

【来源】《证治准绳·女科》卷一。

【组成】半夏二钱　吴茱萸　当归各一钱半　麦门冬（去心）　干姜　白茯苓　苦梗　南木香　防风　牡丹皮　甘草各一钱　官桂　北细辛各半钱

【用法】上作一服。水二钟，加生姜三片，红枣一枚，煎至一钟，食前服。

【主治】冲任虚弱，月候愆期，或前或后，或崩漏不止，赤白带下，小腹急痛，每至经脉行时，头

眩，饮食减少，气满心怯，肌肉不泽。

罗备金散

【来源】《证治准绳·女科》卷一。

【组成】香附子四两（炒） 当归尾一两二钱 五灵脂一两（炒）

【用法】上为细末。每服五钱，空心醋汤调服。

【功用】行气。

【主治】妇人血崩不止。

滋血汤

【来源】《证治准绳·女科》卷一。

【组成】马鞭草 牛膝 荆芥穗各二两 当归 肉桂 牡丹皮 赤芍药 川芎各一两

【用法】上为粗末。每服四钱，乌梅一个，水二盏，煎一盏，食前服，日进四五服。服至半月或一月，经脉自通。

【主治】劳动致脏腑冲任气虚，不能制约经血，以致崩中，或下鲜血，或下五色，连日不止，淋漓不断，形羸血劣，倦怠困乏，月水闭绝。

乌龙丹

【来源】《证治准绳·女科》卷二。

【组成】禹余粮（炒） 乌贼骨 鹿茸 龙骨 石燕（煅） 阿胶 当归 干姜各等分

【用法】上为末，酒醋糊为丸。每服五十丸，温酒送下。

【主治】崩中不止。

秘验血崩丸

【来源】《墨宝斋集验方》卷上。

【组成】真阿胶二两（炒成珠） 慎火草二两（炙焦，碾） 棕毛（烧存性） 龙骨（煅） 牡蛎（煅，醋淬） 真蒲黄（炒黑色） 乌梅肉各一两（焙焦碾末）

【用法】以酒半盏，将阿胶化开，和前末药为丸，如梧桐子大。每服六十丸，空心以酒送下。

【主治】妇人血崩不止。

川芎阿胶汤

【来源】《杏苑生春》卷八。

【组成】川芎 生地黄 小蓟各一钱五分 阿胶 竹茹 当归各一钱 续断 地榆各八分 伏龙肝一钱二分

【用法】上锉。先将胶用蛤粉炒成珠，入诸药内，水煎，温服。

【主治】崩中不止，结作血片，状如鸡肝色，碎烂者。

五灵脂散

【来源】《杏苑生春》卷八。

【组成】五灵脂（去土石，用结块者，炒香为细末）

【用法】每服二钱，煎当归酒和童便调下。

【主治】血崩不止或月水淋沥。

升阳益气汤

【来源】《杏苑生春》卷八。

【组成】黄耆 白术各一钱二分 人参一钱 橘皮 当归 神曲各八分 升麻五分 柴胡四分 黄芩二分 甘草（炙）六分

【用法】上锉，水煎熟，食远温服。

【功用】益气升阳。

【主治】经候凝结，黑血成块暴下，并水俱作，或左腹有血瘕，既久月水不调，水泻不止或谷不化，食罢烦心，饮食减少，甚至瘦弱，此为血脱。

【加减】如嗌干，加粉干葛五分；如泻，去黄芩。

当归地黄汤

【来源】《杏苑生春》卷八。

【组成】当归 白芍药 白术 苍术各一钱 黄耆七分五厘 熟地黄 橘皮各二分半 甘草（炙）一分半 柴胡一分 生地黄一分五厘

【用法】上锉。水煎熟，空心温服。

【主治】脾胃虚弱，经漏鲜血，时值秋初，困倦无力，不思饮食，身热闷乱，大便时泄。

固经丹

【来源】《杏苑生春》卷八。

【组成】香附子（醋浸，炒黑） 蒲黄（炒黑）各一两 枯矾五钱 龙骨 牡蛎各二钱五分

【用法】上为细末，炊饼糊为丸，如梧桐子大。每服五十丸，空心淡醋汤送下。

【主治】妇人崩中不止，经水淋漓。

锦灰散

【来源】《杏苑生春》卷八。

【组成】锦片 木贼 棕榈皮 柏叶 艾叶 干漆 鲫鳞 鲤鳞 血余 当归各等分

【用法】上药煅存性，为细末。入麝香少许，温酒调服。

【主治】血崩不止。

芎归汤

【来源】《宋氏女科》。

【组成】当归五钱 川芎四钱 白芍（酒炒）二钱 续断三钱 荆芥穗（炒黑）三钱（或加人参二钱）

【用法】水一钟，酒半钟，煎服。立止。

【主治】血崩，以致寒所晕倒者。

经验固崩汤

【来源】《宋氏女科》。

【组成】当归 川芎 白芍（酒炒）各一钱 熟地八钱 杜仲 川断 山药各一钱 升麻（甚者倍用） 地榆 山栀（炒黑） 荆芥（炒黑）各一钱五分 干姜（炒黑倍用）

【用法】水煎，空心服。

【主治】血崩不止，傍徨之甚。

滋阴百补丸

【来源】《宋氏女科秘书》。

【组成】香附八两（四两新汲水浸，自辰至酉，取起晒干用之，四两童便制） 破故纸（炒）一两 当归一两五钱 山药（酒浸）一两 杜仲（姜汁炒）一两 荆芥穗（炒焦）一两 续断一两 白茯苓二两（去皮）

【用法】上为末，米糊为丸。空心米汤送下。

【主治】血崩日久，血水淋沥不止；及妇人年过五十而经血过多者。

【加减】更加人参五钱尤妙。

金凤膏

【来源】《寿世保元》卷七。

【组成】白毛乌肉雄鸡一只（吊死，水泡去毛，去肠杂不用） 金樱子根

【用法】将金樱子根洗净，切片，装入鸡肚内，酒煮令熟，去药。将鸡酒任意食之。

【主治】血崩。

复元养荣汤

【来源】《寿世保元》卷七。

【组成】远志肉五分 人参一钱半 酸枣仁（炒）一钱 黄耆（蜜炒）一钱 荆芥八分 白芍（酒炒）一钱 当归头一钱 地榆一钱 白术（去芦）一钱 甘草三分

【用法】上锉一剂。加大枣一枚，水煎温服。

【主治】血崩，恶血去多，心神恍惚，战慄虚晕。

蒲黄散

【来源】《济阴纲目》卷一。

【组成】黄芩五分 当归 柏叶 蒲黄各四分 生姜二分 艾叶一分 生地黄二十四分 伏龙肝十二分

【用法】上锉。以水二升，煎取八合，分二服。

【主治】妇人血经不止。

立应散

【来源】《济阴纲目》卷二。

【组成】香附三两（一半生，一半炒） 棕皮一两（烧存性）

【用法】上为细末。每服五钱，酒与童便各半盏，煎七分，不拘时候温服。

第二章 月经病

【主治】妇人血海崩败。肠风下血。

【加减】如肠风，不用童便。

立效散

【来源】《济阴纲目》卷二。

【组成】香附（炒）三两　当归一两　赤芍药　良姜　五灵脂各半两

【用法】上为细末。每服三钱，酒一盏，童便少许，同煎服。

【主治】妇人血崩，脐腹痛。

养血平肝散

【来源】《济阴纲目》卷二。

【组成】当归（酒浸）　白芍药（炒）　香附（炒黑）各二钱　青皮（醋炒）　柴胡　川芎　生地黄各八分　甘草五分

【用法】上锉。水煎，食前服。

【主治】大怒，经血暴下。

【方论】以大怒而用是，故曰平肝。香附、青皮、柴胡、芍药、甘草、川芎缓肝疏肝，升提肝气；当归、生地养血营肝，然重在大怒，故立方如此。

白附子丸

【来源】《济阴纲目》卷三。

【组成】白附子四两　附子二两　黄狗骨头四两（烧灰）

【用法】上为细末，粥为丸，如梧桐子大。每服三十丸。与伏龙肝散兼服。

【主治】妇人经年崩漏不止，诸药不效，脉濡微。

星芎丸

【来源】《明医指掌》卷九。

【组成】南星（制）四两　苍术（泔浸）四两　川芎四两　香附（童便浸三日，炒）四两

【用法】上为细末，蒸饼糊为丸，如绿豆大。每服百丸，白汤送下。

【主治】女人脂肥痰多，占住血海，因而崩漏下多者。

玉关丸

【来源】《景岳全书》卷五十一。

【组成】白面（炒熟）四两　枯矾二两　文蛤（醋炒黑）二两　北五味一两（炒）　诃子二两（半生，半炒）

【用法】上为末，用熟汤为丸，如梧桐子大。以温补脾肾等药随证加减煎汤送下；或人参汤亦可。如血热妄行者，以凉药送下。

【主治】肠风血脱，崩漏带浊不固，诸药难效，及泻痢滑泄不能止者。

寿脾煎

【来源】《景岳全书》卷五十一。

【别名】摄营煎（原书同卷）、寿脾汤（《会约医镜》卷十一）、参姜寿脾煎（《顾氏医径》卷四）。

【组成】白术二三钱　当归二钱　山药二钱　炙甘草一钱　枣仁一钱半　远志（制）三五分　干姜（炮）一至三钱　莲肉（去心，炒）二十粒　人参随宜一二钱，急者用一两

【用法】水二钟煎服。

【主治】脾虚不能摄血等证，凡忧思郁怒积劳，及误用攻伐等药犯损脾阴，以致中气亏陷，神魂不宁，大便脱血不止，或妇人无火崩淋。

【加减】如血未止，加乌梅二个，凡畏酸者不可用，或加地榆一钱半亦可；滑脱不禁者，加醋炒文蛤一钱；下焦虚滑不禁，加鹿角霜二钱为末搅入药中服之；气虚甚者，加炙黄耆二三钱；气陷而坠者，加炒升麻五七分，或白芷亦可；兼溏泄者，加补骨脂一钱炒用；阳虚畏寒者，加制附子一至三钱；血去过多，阴虚气馁，心跳不宁者，加熟地七八钱或一二两。

补阴益气煎

【来源】《景岳全书》卷五十一。

【组成】人参一二三钱　当归二三钱　山药（酒炒）二三钱　熟地三五钱或一二两　陈皮一钱　炙甘草一钱　升麻三五分（火浮于上者，去此不必用）　柴胡一二钱（如无外邪者不必用）

【用法】水二钟，加生姜三五七片，煎八分，食远温服。

【主治】

1.《景岳全书》：劳倦伤阴，精不化气，或阴虚内乏，以致外感不解，寒热疟疾，阴虚便结不通，凡属阴气不足而虚邪外侵者。

2.《通俗伤寒论》：气不摄血，血从下脱，男子便血，妇人血崩，声微力怯，面白神馁，心悸肢软者。

3.《不知医必要》：妇人经期，热入血室，病虽渐愈，而元气素弱，血尚未止者。

保阴煎

【来源】《景岳全书》卷五十一。

【组成】生地　熟地　芍药各二钱　山药　川续断　黄芩　黄柏各一钱半　生甘草一钱

【用法】上以水二钟，煎七分，食远温服。

【主治】

1.《景岳全书》：男妇带浊遗淋，色赤带血，脉滑多热，便血不止，及血崩血淋，或经期太早，凡一切阴虚内热动血等证。

2.《妇科玉尺》：胎气热而不安，及产妇淋沥不止。

【加减】如小水多热或兼怒火动血者，加焦栀子一二钱；如夜热身热，加地骨皮一钱五分；如肺热多汗者，加麦冬、枣仁；如血热甚者，加黄连一钱五分；如血虚血滞，筋骨肿痛者，加当归二三钱；如气滞而痛，去熟地，加陈皮、青皮、丹皮、香附之属；如血脱血滑及便血久不止者，加地榆一二钱，或乌梅一二个，或百药煎一二钱，文蛤亦可；如少年或血气正盛者，不必用熟地、山药；如肢节筋骨疼痛或肿者，加秦艽、丹皮各一二钱。

【验案】抗精子抗体所致免疫性不孕症　《新中医》(2004，3：55)：用保阴煎内服治疗抗精子抗体所致免疫性不孕症94例，经净3天后连服18剂为1疗程。设对照组94例，用泼尼松10mg，每天1次，维生素C 0.2g，每天3次。1月为1个疗程，两组均共治疗3个疗程。结果：治疗组受孕58例，妊娠率为61.70%；对照组受孕30例，妊娠率为31.91%。两组妊娠率比较差异有显著性意义。

惜红煎

【来源】《景岳全书》卷五十一。

【组成】白术　山药　炙甘草　地榆　续断（炒）　芍药（炒）　北五味子十四粒　荆芥穗（炒）　乌梅二枚

方中白术、山药、炙甘草、地榆、续断、芍药、荆芥穗用量原缺。

【用法】上以水一钟半，煎至七分，食远服。

【主治】妇人经血不固，崩漏不止，及肠风下血。

【加减】如火盛者，加黄连、黄芩；如脾虚兼寒脾泄者，加破故纸、人参。

槐榆散

【来源】《景岳全书》卷六十一。

【组成】槐花　地榆各等分（俱炒焦）

【用法】上用酒煎，饮之。

【主治】血崩及肠风下血。

一赤八乌丸

【来源】《简明医彀》卷七。

【组成】血竭　京墨（火煅）　发灰　百草霜　莲蓬壳　黄绢　败棕（俱烧灰）　蒲黄　栀子（俱炒黑）

【用法】上为末，炼蜜为丸，如绿豆大。每服百丸，米汤送下；或米汤调服亦可。

【主治】血崩。

艾附女珍丸

【来源】《简明医彀》卷七。

【组成】香附五两（分四份：一童便，一米醋，一人乳，一盐酒浸）　蕲艾（醋煮）　当归各二两　川芎　白芍　熟地黄（酒蒸）　黄芩各一两半　阿胶（酒蒸）　臭椿根皮各一两

【用法】上为末，捣地黄、阿胶和匀，加醋糊为丸，如梧桐子大。每服百丸，空心米汤送下。

【主治】妇人气盛血衰，经期不准，或前或后，紫多淡少，赤白带下，崩漏淋沥，面黄肌瘦，四肢无力，倦怠嗜卧，精神短少，目暗耳鸣，头眩懒言，五心烦热，咽干口燥，夜寐不安者。

【主治】男子遗精、白浊，女人赤白带、崩漏。

固源汤

【来源】《简明医彀》卷七。
【组成】条芩钱半 臭椿根皮二钱 灶心土 当归头 熟地黄 白芍药 地榆 川芎各一钱 艾叶 荆芥（炒）各五分
【用法】加乌梅煎服。
【主治】血崩日久不止。

参耆汤

【来源】《简明医彀》卷七。
【组成】人参 黄耆 麦冬各三钱 五味子七分 杜仲 熟地黄 山茱萸各二钱 枸杞子三钱 川续断一钱 荆芥（炒）八分 阿胶二钱
【用法】用河水煎三次，一日服。
【主治】血崩虚甚者。

调经至宝汤

【来源】《简明医彀》卷七。
【组成】当归三钱 白芍药（酒炒） 熟地黄 川芎各二钱 人参 吴茱萸（炒） 丹皮 半夏（制） 阿胶各一钱 麦冬一钱五分 肉桂五分
【用法】加生姜、大枣，煎服。
【主治】赤白带下，崩漏淋沥，恶寒发热，口渴，腹痛，小腹急疼，五心烦热，久不成孕。

贴脐膏

【来源】《膏药方集》引《外科活人定本》。
【组成】大川芎 当归 白芍 地黄 人参 牡丹皮 白术 白苓 黄耆 厚桂 泽泻各二钱 大附子 知母各四钱 黄柏三钱 干姜 北细辛 胡芦巴 白芷 远志 巴戟 菟丝子 蛇床子 故纸 苁蓉 锁阳 木鳖子 蓖麻子 龙骨 石枣 山药 杏仁各四钱
【用法】水煎去滓，至大半干入油四两，桃、柳枝搅不住手，搅至水干，入密陀僧极细末一两半，成膏后入龙骨一钱五分，麝香一分，樟脑一钱五分，摊用。

障源散

【来源】方出《虺后方》，名见《何氏济生论》卷七。
【组成】棉花籽不拘多少
【用法】炒烟尽，为末。每服三钱，空心酒调下。
【主治】血崩如泉。

如神饮

【来源】《丹台玉案》卷五。
【组成】蒲黄 艾叶 升麻 黄芩 地榆各八分 归身 柴胡 血见愁 黄连 山栀各一钱 紫荆皮一钱二分
【用法】加灯心三十茎，水煎，空心服。
【主治】血崩，来如涌泉，面黄肌瘦。

胶连饮

【来源】《丹台玉案》卷五。
【组成】黄连 当归身 阿胶各二钱 赤芍 芡实 泽泻 车前子 牛膝 山药各七分 川芎 熟地各一钱
【用法】水煎，临服加入童便一小钟。
【主治】一切崩淋。

断泉神秘丸

【来源】《丹台玉案》卷五。
【组成】牡蛎 山栀 黄连各一两 陈棕（煅灰存性） 槐花各四钱 侧柏叶 人参 黄耆各八钱 苍耳草（煅灰）三钱
【用法】上为末，捣小蓟汁、藕汁，以二汁为丸。每服一钱五分，空心盐汤送下。
【主治】远年近日血崩，或妇人天癸当住，行之不止。

四神散

【来源】《易氏医案》。
【组成】香附一钱 乌药一钱 苏梗五分 甘草三

分　抚芎三分　白芷五分　当归二分　白术三分　神曲三分

【用法】水煎服。

【主治】气郁崩漏，昼夜十数次，用止血药，血愈甚，羸瘦食少，面青爪黑，气促痰喘，心脉平和，肝脉弦大，时一结，肺脉沉而大且有力，脾胃脉沉涩，两尺沉而无力者。

【方论】此方香附能行气，以之为君；乌药助香附行气，以之为臣；苏梗通十二经之关窍，白芷化腐血，生新血，用之为佐；当归引气入心，而生新血；抚芎引气入肝，舒肝之郁，而去旧纳新；神曲引气入脾，畅脾结而统心血；白术健脾胃而和中气，用之为使。以行气药为主，活血药辅之，此治血先调气之法也。

壮真五和丸

【来源】《易氏医案》。

【组成】香附（醋炒）二两　乌药一两　汉防己五钱　归身二两　白芍（酒炒）二两　熟地（煮烂）四两　续断四两　甘草五钱　秦艽一两　藿香一两　白茯苓一两　山药二两　砂仁五钱

【用法】炼蜜为丸服。

【主治】气郁崩漏，昼夜十数次，用止血药血愈甚，羸瘦食少，面青爪黑，气促痰喘，服四神散后，诸病减半，指甲变桃红色，并下紫黑血块者。

扁柏丸

【来源】《外科大成》卷二。

【组成】生侧柏叶一斤（用白矾四两，入铜锅内，水五六碗，煎干为度，晒干，炒焦枯）　青州柿饼十个（烧灰）　旧陈棕（烧存性）二两　血余炭一两　槐花四两（炒焦）

【用法】上为末，炼蜜为丸。每服三钱，空心白酒送下，每日三次。以止为度。

【主治】痔漏、肠风、脏毒等下血，及吐血、血崩等症。

参耆汤

【来源】《何氏济生论》卷七。

【组成】人参　黄耆　当归　白术（炒）　白芍药　艾叶一钱　阿胶一钱

【用法】水煎服。

【主治】妇人小产，气虚下血不止。

二灰散

【来源】《医林绳墨大全》卷九。

【组成】黑驴粪（阴阳瓦焙存性）　血余炭各一钱五分

【用法】上为末。用火酒调下。

【主治】崩漏。

乌沉汤

【来源】《医林绳墨大全》卷九。

【组成】川芎　当归　白芍各一钱　香附　乌药各八分　甘草　陈皮各五分

【用法】水煎服。

【主治】悲哀甚而致血崩者。

棉花子散

【来源】《女科证治约旨》卷二。

【组成】陈棕榈　棉花子各等分

【用法】上烧灰存性，研细末。每服一钱半，陈酒送下。

【主治】血崩不止。

升阳举经汤

【来源】《医方集解》引东垣方。

【组成】补中益气汤加白芍　黑栀子

【用法】加生姜三片，大枣三枚，煎服。

【主治】劳伤崩漏，身热自汗，短气，倦怠懒食。

【方论】

1.《医方集解》：此足太阴阳明药也。补中益气汤以益气升阳，退热收汗，加芍药以和血敛阴，黑栀子以清热止血。

2.《成方便读》：此为中气不固，经血下陷之证也。故以补中益气汤全方，取虚者补之，下者举之之义。加以白芍入血敛阴，庶有所收摄，不致如江河之日下。黑山栀亦能入血，取红见黑则止，血得寒则不妄行之意。虽治本，而兼治标耳。

妇宝丹

【来源】《医方集解》。

【别名】妇科妇宝丹（《全国中药成药处方集》沈阳方）。

【组成】艾附暖宫丸加阿胶

《医林纂要探源》本方用当归四两（酒洗）、生地黄三两（酒润），白芍药二两（炒），川芎二两，艾叶二两，香附二两（童便、盐水、酒、醋各浸三日），阿胶二两。

【用法】《全国中药成药处方集》（沈阳方）本方用法：上为细末，阿胶化烊，炼蜜为丸，二钱重。每服一丸，白开水送下。

【功用】《全国中药成药处方集》（沈阳方）：调经养血。

【主治】

1.《医方集解》：虚寒，经水不调。

2.《全国中药成药处方集》（沈阳方）：带下淋浊，腰痠腿痛，四肢倦怠，崩中漏血，气促头眩，手足冰冷，气血两亏。

平肝开郁止血汤

【来源】《傅青主女科》卷上。

【别名】平肝止血汤（《辨证录》卷十一）。

【组成】白芍一两（醋炒） 白术一两（土炒）当归一两（酒洗） 丹皮三钱 三七根三钱（研末） 生地三钱（酒炒） 甘草二钱 黑芥穗二钱柴胡一钱

【用法】水煎服。

【主治】妇人怀抱甚郁，口干舌渴，呕吐吞酸，而血下崩者。

【方论】方中妙在白芍之平肝，柴胡之开郁，白术利腰脐，则血无积住之虞；荆芥通经络，则血有归还之乐；丹皮又清骨髓之炎，生地复清脏腑之炎，当归、三七于补血之中，以行止血之法。自然郁结散而血崩止矣。

加减当归补血汤

【来源】《傅青主女科》卷上。

【组成】当归一两（酒洗） 黄耆一两（生用）三七根末三钱 桑叶十四片

【用法】水煎服。

【主治】年老血崩。

【宜忌】宜断色欲。

【方论】补血汤乃气血两补之神剂，三七根为止血之圣药，加桑叶，既可滋肾之阴，又有收敛之妙。

【加减】孀妇年老血崩，系气冲血室，加杭芍炭三钱，贯众炭三钱。老妇阴精既亏，用此方以止暂时之漏，实有奇功，而不可责其永远之绩者，以补精之味尚少也。服此四剂后，再增入白术五钱，熟地一两，山药四钱，麦冬三钱，北五味一钱，服百服，则崩漏之根可除。

安老汤

【来源】《傅青主女科》卷上。

【别名】安老丹（《辨证录》卷十一）。

【组成】人参一两 黄耆一两（生用） 大熟地一两（九蒸） 白术五钱（土炒） 当归五钱（酒洗） 山萸五钱（蒸） 阿胶一钱（蛤粉炒） 黑芥穗一钱 甘草一钱 香附五分（酒炒） 木耳炭一钱

【用法】水煎服。

【功用】大补肝脾气血。

【主治】妇人肝不藏、脾不统而血崩，年五十外或六七十岁忽然行经，或下紫血块，或如红血淋。

【验案】

1. 老年经水复行 《上海中医药杂志》（1996，4：36）：应用安老汤治疗老年经水复行25例，收到很好的疗效。本组病例年龄最大72岁，最小54岁，绝经到发病时间最长21年，最短6年。表现为大量出血7例，少量出血10例，点滴出血8例。治疗方法：安老汤组成：党参30克，黄芪30克，熟地30克，土炒白术15克，当归15克，山萸肉15克，阿胶（烊冲）10克，黑荆芥穗3克，香附10克，木耳炭10克，甘草3克。每日1剂，水煎分2次服用。期间停用其他中西止血药。治疗结果：本组25例，服药时间最短3剂，最长18剂，均获痊愈。

2. 崩漏 《安徽中医临床杂志》（2000，6：558）：用本方治疗崩漏105例，结果：服药最少4剂，最多8剂，全部病例均达临床治愈，即月经周期准，到时干净。少数病人停药数月后，病情复发，再服此药仍有效。

3. 绝经前后诸证 《实用中医药杂志》（2007，8：503）：用本方治疗绝经前后诸证100例，结果：痊愈65例，显效31例，无效4例，总有效率96%。

固本止崩汤

【来源】《傅青主女科》卷上。

【组成】大熟地一两（九蒸） 白术一两（土炒焦） 黄耆三钱（生用） 当归五钱（酒洗） 黑姜二钱 人参三钱

【用法】水煎服。一剂崩止，十剂不再发。

【主治】妇人虚火血崩，两目黑暗，昏晕在地，不省人事。

【宜忌】若血崩数日，血下数斗，六脉俱无，鼻中微微有息，不可遽服此方，恐气将脱不能受峻补也；有力者，用辽人参（去芦）三钱，煎成，冲贯众炭末一钱，服之待气息微旺，然后服此方，仍加贯众炭末一钱，无不见效。无力者；用无灰黄酒冲贯众炭末三钱，服之待其气接，神清，始可服此方，人参以党参代之，临服亦加贯众炭末一钱（冲入）。

【方论】

1. 此方妙在全不去止血，而唯补血，又不只补血，而更补气，非唯补气，而更补火。盖血崩而至于黑暗昏晕，则血已尽去，仅存一线之气，以为护持，若不急补其气以生血，而先补其血而遗气，则有形之血恐不能遽生，而无形之气必且至尽散。此所以不先补血而先补气也。然单补气则血又不易生，单补血而不补火，则血又必凝滞，而不能随气而速生。况黑姜引血归经，是补中又有收敛之妙，所以同补气补血之药并用之耳。

2. 《实用妇科方剂学》：方中重用白术，配合人参、黄芪以补气培元，健脾统血；熟地滋阴补肾，合当归以养血，当归用炭则有止血之效；黑姜温中止血，仍在健补后天之本，本固气旺，自

能固经摄血，不止血而血自止矣。且崩而致昏晕者，气血有分离之象，虚脱在即，补气固本，乃为要着，是以方名固本止崩汤耳。

【验案】崩漏 《时珍国医国药》（2001，11：682）：用固本止崩汤加味治疗崩漏98例。结果：治愈61例，好转33例，无效4例，总有效率95.9%。

上下相资汤

【来源】《石室秘录》卷六。

【组成】熟地一两 山茱萸五钱 葳蕤五钱 人参三钱 元参三钱 沙参五钱 当归五钱 麦冬一两 北五味二钱 牛膝五钱 车前子一钱

【用法】水煎服。

【主治】血崩之后，口舌燥裂，不能饮食。

闭血汤

【来源】《辨证录》卷十一。

【组成】人参 白术各一两 三七根末三钱 北五味子二钱

【用法】水煎服。一剂后减人参五钱，加熟地一两，山茱萸五钱，麦冬五钱，再服四剂。

【功用】补气生血，止血同冲。

【主治】老妇因虚，不慎房帏，以致血崩，目暗晕地，愈止愈多。

助气敛血汤

【来源】《辨证录》卷十一。

【组成】白术二两 土炒黄耆四两 醋炒三七末三钱

【用法】水煎服。

【功用】补气止血。

【主治】老妇多言伤气，不节饮食，血崩，目暗晕地。

【方论】此方补气不补血，以气能止血也，加之醋炒耆、术者，以酸能救血也；加之三七者，以其能断血也。然必多服始能愈者，以老妇血亏气衰，不大补何以止其耗散之元阳，使气旺以生血乎。

补虚宁血汤

【来源】《辨证录》卷十一。

【组成】当归五钱 熟地一两 黄耆一两 甘草一钱 炒黑荆芥三钱

【用法】水煎服。一剂即止崩，四剂全愈。

【主治】妇人一时血崩，双目黑暗，昏晕于地。

耆术调经散

【来源】《辨证录》卷十一。

【组成】人参 三七根末各三钱 白术 当归 黄耆各一两 生地五钱

【用法】水煎调服。一剂即止，四剂愈。

【主治】妇人肝不藏血，脾不统血，至五十之外，或六七十岁者，忽然行经，或如紫血之块，或如红血之淋，乃血崩之渐。

清海丸

【来源】《辨证录》卷十一。

【组成】熟地一斤 桑叶一斤 白术一斤 玄参一斤 山茱萸八两 北五味三两 麦冬十两 沙参十两 地骨皮十两 丹皮十两 白芍一斤 龙骨（醋淬）二两 山药十两 石斛八两

【用法】上药各为细末，炼蜜为丸。每日早、晚白滚水各送下五钱，服半年全愈。

【主治】

　　1.《辨证录》：子宫血海因热不固，每行人道，经水即来一如血崩。

　　2.《傅青主男女科》：妇人血海阴虚火动，而致血崩。

舒肝藏血汤

【来源】《辨证录》卷十一。

【组成】白芍一两 香附 荆芥 三七根（末）各三钱 陈皮一分 甘草一钱 当归 白术各五钱 白芥子一钱

【用法】水煎服。

【主治】血崩。

内补汤

【来源】《郑氏家传女科万金方》卷一。

【组成】当归 白芍 川芎 熟地 陈皮 甘草 白术 黄芩（一方加地榆、官桂、香附、生姜、黑枣）

【用法】水煎服。

【主治】月水淋漓不止，小腹不痛者。

补宫汤

【来源】《郑氏家传女科万金方》卷一。

【组成】当归 白芍 川芎 熟地 熟艾 陈皮 白术 甘草 阿胶 地榆（一方加人参、黄耆、黄芩）

【用法】水煎服。

【主治】月水淋漓日久，腹不痛者；兼治血淋、白浊。

【加减】气多，加香附。

胶艾汤

【来源】《郑氏家传女科万金方》卷一。

【组成】阿胶 艾绒 川芎 甘草 当归 白芍 熟地 赤石脂 地榆 菖蒲（一用蒲黄） 小蓟（一方用苏木）

【用法】水一钟，酒半钟，煎服。

【主治】妇人冲任虚损，崩伤淋沥，赤白带下。

黄连解毒汤

【来源】《郑氏家传女科万金方》卷一。

【组成】川连 黄柏 黄芩 山栀 连翘

【用法】水煎，食前服。

【主治】妇人经水崩漏不止。

琥珀丸

【来源】《郑氏家传女科万金方》卷一。

【组成】琥珀 乳香 没药 辰砂各一钱三分 麝香少许

【用法】上为细末，灯心汤为丸，如芡实大。每服一丸，如腹痛，姜汁、童便、酒冲下。

【功用】养胎，镇心，安神。

【主治】经水或前或后，或血崩及瘀血死胎。

十全大补汤

【来源】《痘疹全书》卷下。

【组成】人参　白术　甘草　柴胡　当归　川芎　白芍（酒炒）　木香　青皮　黄耆　生地　升麻　桂

【主治】女子痘疹，崩漏不止，气血已虚。

乌骨鸡丸

【来源】《张氏医通》卷十三引《制药秘旨》。

【组成】乌骨白丝毛鸡一只（男雌女雄，制法同巽顺丸）　北五味一两（碎）　熟地黄四两（如血热加生地黄二两。前二味，入鸡腹内，用陈酒酒酿、童便于砂锅中煮，如巽顺丸）　绵黄耆（去皮，蜜、酒拌炙）　于术（饭上蒸九次）各三两　白茯苓（去皮）　当归身（酒洗）　白芍药（酒炒）各二两（前五味，预为粗末，同鸡肉捣烂焙干，骨用酥炙，共为细末，入下项药）　人参三两（虚甚加至六两）　牡丹皮二两（酒洗净，勿炒）　川芎一两（童便浸，切，晒。前三味，各为细末，和前药中。）

【用法】另用干山药末六两打糊，将前药众手为丸，晒干勿令馊，瓷罐收贮。侵晨人参汤或沸汤送下三钱，卧时醇酒送下二钱。大便实者，炼白蜜为丸亦可。

【主治】妇人郁结不舒，蒸热咳嗽，月事不调，或久闭不行，或倒经血溢于上，或产后褥劳，或崩淋不止，及带下赤白、白淫；男子斫丧太早，劳嗽吐红，成虚损者。

【加减】骨蒸寒热，加九肋鳖甲三两，银柴胡、地骨皮各一两五钱；经闭，加肉桂一两；崩漏下血，倍熟地，加真阿胶二两；倒经血溢，加麦门冬二两；郁结痞闷，加童便制香附二两，沉香半两；赤白带下，加真川萆薢二两，四制香附二两，蕲艾一两；白淫，倍用参、耆、苓、术。

子芩丸

【来源】《张氏医通》卷十五。

【组成】条黄芩（酒炒）

【用法】上为末，酒为丸，如梧桐子大。每服三钱，空腹乌梅汤送下。

【主治】风热入犯肝经，崩漏下血，色稠紫者。

防风丸

【来源】《张氏医通》卷十五。

【组成】防风（勿见火）

【用法】上为末，醋糊为丸，如梧桐子大。每服二钱五分，空腹葱白汤送下。

【主治】风入胞门，崩漏下血，色清淡者。

艾附丸

【来源】《张氏医通》卷十六。

【组成】当归　熟地　白芍各二两　川芎一两　人参　石菖蒲（炒）　吴茱萸（开口者，醋炒）各一两　蕲艾四两　肉桂　熟附子各一两　香附四两

【用法】上为末，蕲艾酒煎浓汁，入糯米糊为丸，如梧桐子大。每服百丸，醇酒送下。

【主治】妇人崩伤淋沥，带下赤白，小腹绞痛。

止崩汤

【来源】《嵩崖尊生全书》卷十四。

【组成】当归　川芎　白芍　生地　荆芥（炒黑）　条芩（炒）各一钱　防风　升麻　白术　蒲黄各八分　阿胶　地榆　黄柏各六分

【用法】调发灰服。

【主治】崩下。

万金散

【来源】《良朋汇集》卷三。

【组成】香附子四两（炒）　当归尾一两二钱　五灵脂一两（炒）

【用法】上为细末。每服五钱，醋调，空心服。

【主治】妇人血崩不止。

保命胜金丹

【来源】《良朋汇集》卷四。

【组成】南香附一斤（第一次用童便浸，二次酒浸，三次盐水浸，四次醋浸。每次按春五、夏三、秋七、冬十日，取起晒干）官拣参 川当归 赤芍药 白芍药 香白芷 川芎 延胡索 远志（去心）白术各一两五钱 桂心 白茯苓 牡丹皮 川牛膝各二两五钱 大熟地四两五钱（酒洗，蒸）白薇四两（去芦）大甘草七钱五分 藁本三两

【用法】上除香附另制外，十七味俱用煮酒亦按春五、夏三、秋七、冬十日浸过，晒干为末听用。后加赤石脂、白石脂各一两，此二味用好醋浸三日，入火煅红，再淬入醋内，如此七次，焙干为末，和入药内。滴乳香、明没药各二两，真琥珀五钱，朱砂五钱（飞过），上四味用酒煮过，研成膏，和入前药内，炼蜜为丸，如弹子大，以金箔为衣，晒干，入瓷罐收贮，封固听用。凡男妇遇诸证，取药一丸，放在瓷碗内，加煮酒半碗蒸服；若女人胎前产后月子诸病，用滚水小半碗，将药用手捺碎，入碗内泡开，上用碟盖，如水冷，将碗放在锅内慢火煮热，取出碗，以银匙研细服之；如月子病，用些许醋滴在药碗内服之，若碗内药末净，再用酒涤之饮尽，令其半醉，服后稍坐片时，待身觉困倦，可卧，用衣被盖暖，使汗出通身畅快，百病退消；如女人经至而腹痛者，服此一丸，下月即不作痛；如行经前依法连服三日，任其久不生育，老必能成孕。经后第三日服药交媾，一定生男，六日行事，则生女矣。

【功用】活经益精，补虚种子。

【主治】男妇诸虚百损。女子胎前产后，血枯经闭，崩漏，赤白带下；男子遗精白浊，腰疼腿酸，精寒阳痿，咳嗽痰喘，耳鸣眼花。

【宜忌】赤白石脂、真琥珀、乳香、没药、朱砂，此六味女人可用，男人不可用。

槐子散

【来源】《良朋汇集》卷四。

【组成】槐子（炒黄）管仲（炒黄）各等分

【用法】上共为末。每服五钱，用严醋一钟，煎滚三五沸，去滓温服。

【主治】血淋，并妇人血山崩漏不止。

霹雳散

【来源】《良朋汇集》卷四。

【组成】黄芩（炒）荆芥（炒）各二钱

【用法】上为细末。每服二钱，黄酒四两同盛碗内，先将铜称锤一个，用枣木柴烧通红，淬入药碗内，酒滚，乘热服。

【主治】血出崩漏，行经不止。

黄金散

【来源】《良朋汇集》卷六。

【组成】香附子四两（炒）当归尾一两二钱 五灵脂一两（炒）

【用法】上为细末。每服五钱，空心以醋调服。

【主治】妇人血崩不止。

槐灰散

【来源】《良朋汇集》卷六。

【组成】槐枝不拘多少（烧灰）

【用法】上为末，以温酒调下方寸匕，食前服。

【主治】崩中或下赤白，不问年月远近。

槐花散

【来源】《良朋汇集》卷六。

【组成】陈槐花一两 百草霜半两

【用法】上为末。每服三四钱，温酒调下；若昏愦不省人事，则烧红秤锤淬酒送下。

【主治】血崩。

立效汤

【来源】方出《奇方类编》卷下，名见《仙拈集》卷三。

【组成】益母草一两 归身八钱 知母五钱 川芎三钱 旱三七三钱 陈棕灰三钱

【用法】用生酒二钟，煎一钟，食前服。

【主治】血崩。

乌骨鸡丸

【来源】《女科指掌》卷一。

【组成】八珍加沉香　木香　香附　砂仁　厚朴　海金沙　柏叶　僵蚕

【用法】将鸡去毛、肠、头、足、翅，入药在鸡肚内，酒煮烂，去骨炙用，其药肉捣晒重磨，余汁打糊为丸服。

【主治】漏下多时，内虚，脉来细小芤微涩者。

乌金散

【来源】《女科指掌》卷四。

【组成】香附（醋炒）　当归　五灵脂　地榆（醋炒）　荆芥穗

【用法】俱炒黑，为末，每服二钱，米汤调下。

【主治】血崩不止。

柴胡山栀散

【来源】《灵验良方汇编·胎产要诀》卷上。

【组成】丹皮　柴胡　山栀　川芎　当归　芍药　甘草　牛蒡子　白术

【主治】妇人肝火漏血。

荆芷治崩汤

【来源】《胎产心法》卷下。

【组成】川芎一钱　当归身四钱　干姜二分（炙黑）　荆芥穗六分（炒黑）　炙草四分　白芷五分

【用法】加大枣，煎服。

【主治】产后血崩，其色鲜红。

独圣丸

【来源】《医学心悟》卷五。

【组成】五灵脂（去土，炒烟尽）

【用法】上为末，醋为丸，如绿豆大。每服一二钱，淡醋水送下；清酒亦得。虚人以补药相间

而用。

【功用】《笔花医镜》：去瘀积。

【主治】瘀血凝积，瘀血不去，新血不得归经，以致暴崩下血者。

利生丸

【来源】《惠直堂方》卷一。

【组成】茅苍术　乌药（二味俱米泔浸一宿，晒干）　香附（一半童便浸，炒，一半米醋浸，炒）　藿香　纯苏叶　厚朴（姜汁炒）　陈皮　青皮（醋炒）　赤芍（酒炒）　砂仁（去壳）　小茴（微炒）　木香　草果（面裹，煨，去壳）各二两　川芎（微炒）　归身（微炒）　黄芩（微炒）　枳壳（麸炒）　白茯苓　木通　鸡心槟榔各一两　粉甘草五钱

【用法】上药日晒干为末，陈早米糊为丸，每重一钱五分，亦须晒干，每丸九分。每服一丸，心痛，灯心二分，生姜一片，煎汤送下；肚痛，生姜一片捣碎，入炒盐三分，开水冲服；胸腹膨胀，生姜皮五分，大腹皮一钱，煎汤送下；疟疾发日，用桃脑七个、生姜一片，煎汤送下；风痰喘嗽，苏叶、薄荷汤送下；赤痢，白蜜二钱，米汤调下；白痢，红糖二钱、生姜汁一匙，同米汤调下；疝气，小茴川楝汤送下；隔食呕酸，小儿痞积，生姜汤送下；血崩，恶露不净，当归一钱，煎汤送下；身面黄胖，湿痰流注，无名肿毒，俱陈酒送下。

【功用】《全国中药成药处方集》（沈阳方）：调气止痛，利湿祛痰。

【主治】心腹胀痛，风痰喘嗽，膈食呕酸，赤白痢疾，疟疾，身面黄胖，湿痰流注，无名肿毒，疝气，妇人血崩，恶露不净，小儿痞积。

【宜忌】

　　1.《惠直堂方》：上药不可烘，不可见火。

　　2.《全国中药成药处方集》（沈阳方）：忌生、冷、硬物。

益母丸

【来源】《惠直堂方》卷四。

【组成】益母草四十斤（熬成膏约三斤）　真龟胶一

斤（蛤粉炒） 白当归二斤 川芎一斤（俱蒸熟）

【用法】上药三味为末，入益母膏为丸，每丸重三钱，晒干，瓷瓶收贮。胎动不安，蕲艾汤送下；催生，砂仁三钱煎汤送下；产后血块痛，红花汤送下；血晕，山楂汤送下；虚脱及血崩，人参汤送下；产后痰多，昏乱不知人事，醋炒红花汤送下；月水先期，或一月两次，或惋惋不息，人参、条芩、杜仲汤送下；月水过期，非红非紫，桃仁、红花汤送下；赤带，用赤鸡冠花，白带，用白鸡冠花煎汤送下；血枯，红花汤送下；肉淋，黄连、人参汤送下；吐血，黄芩、侧柏汤送下；便血，地榆汤送下；虚损，熟地、白芍、陈皮汤送下；阴虚，潮热往来，沙参汤送下；骨痛，地骨皮汤送下男人白浊，三角酸煎汤送下；梦遗，茯神、杜仲、白鸡冠汤送下；脚跟肿，皮脱出水，牛膝汤送下；心痛，桃仁汤送下；血虚头痛，川芎、白芍汤送下；腰痛，杜仲汤送下；腰痛胁胀，气冲胸塞，芍药、杜仲汤送下。

【主治】胎动不安，难产，产后血气痛，血晕，血崩虚脱，产后痰多，昏乱不知人事，月经先期或过期，赤白带下，血枯，肉淋，吐血，便血，虚损，阴虚潮热，骨痛，白浊，梦遗，足跟痛，心痛，血虚头痛，腰痛胁胀，气冲胸塞。

资成汤

【来源】《不居集》卷十。

【组成】人参 白芍 扁豆 山药 茯神各一钱 丹参八分 橘红六分 甘草五分 莲肉一钱五分 檀香三分

【用法】上用雄健无病猪肚一具，酒洗磨净，取清汤煎药。或为丸亦可。

【主治】虚劳遗精盗汗，食少泄泻，血不归经，女子崩漏不止，虚劳不任耆、术、归、地者。

【方论】方用人参大补元气，以猪肚大健脾胃，茯神、丹参滋养心阴，扁豆、山药培补脾元，白芍缓肝，甘草补土，佐以莲肉合丹参交通心肾，加以檀香、陈皮芳香醒脾。合而用之，则脾胃之气上行心肺，下通肝肾，一滋心阴，一理脾元，壮子益母也。

【加减】虚热者，加丹皮、地骨皮；惊恐不寐，怔忡多汗者，加枣仁；火灼肺金，干枯多嗽者，加

百合；便血失血者，加地榆、续断；小便不利者，加车前子；痰多者，加贝母。

归芍二黄汤

【来源】《女科旨要》卷四。

【组成】黄耆一钱五分 白术 苍术 当归 白芍 陈皮各一钱 熟地五钱 生地 炙甘草各三钱 柴胡二钱

【用法】水煎服。

【主治】妇人漏下不止，其色鲜红，先由劳役，脾胃虚损，气短气逆，自汗不止，身体发热，大便泄泻，四肢无力，不思饮食。

四物加味汤

【来源】《医略六书》卷二十六。

【组成】四物汤一两 人参二钱 吴茱五分（醋泡，炒黑） 赤石脂三钱（醋炒） 炮姜五分

【用法】水煎，去滓温服。

【主治】崩漏，脉虚者。

【方论】血室虚寒，阳气不能统运，故蓄泄无权，腹痛崩漏焉。四物汤以滋培血室，吴茱、炮姜以温中逐冷，更用人参扶元补气，石脂涩脱定崩漏也。水煮温服，俾血室既充，则寒邪无不化，而冲任蓄泄有权，经行自然如度，何患腹痛不退，崩漏不除乎！

立应散

【来源】《医略六书》卷二十六。

【组成】棕灰三两 香附三两（醋炒）

【用法】上为散。每服三钱，米饮下。

【主治】血崩，脉弦涩者。

【方论】多怒多郁之人，肝气逆而不能摄血，故血不归经，崩下不止焉。香附调肝解郁，能行血中之气以调经脉；棕灰涩血固下，能止妄行之血以定血崩。为散，米饮调下，务使胃气调和，则肝郁自解，而天癸如度，血不妄行，何有崩下之患哉。

地榆散

【来源】《医略六书》卷二十六。

【组成】熟地五两　黄耆三两（蜜炙）　白术一两半（炒黑）　当归三两　白芍一两半（炒黑）　炮姜五钱　地榆三两（炒炭）　茯苓一两半　炙草五钱

【用法】上为散。每服三五钱，饮下。

【主治】崩久不止，脉软者。

【方论】气血两亏，冲任失守，而寒从中生，故腹痛频频，崩漏久不止焉。熟地补阴滋血以安冲任，黄耆补气举陷以奠生阳，白术健脾燥湿，当归养血归经，白芍敛阴止崩下，茯苓渗湿清治节，炮姜温中逐冷，地榆涩血止血，甘草以缓中益胃也。为散以散之，米饮以下之，使气血内充则中寒自化，而经脉完固，何腹痛不退，崩久不止乎。

芎藭汤

【来源】《医略六书》卷二十六。

【组成】生地十两（取汁）　芎藭一两

【用法】芎藭煎汁，冲地黄汁，分三次温服。

【主治】血崩气陷，不时举发，脉弦数者。

【方论】血室空虚，生气不振，故常觉气陷于下，而血崩不时举发焉。生地专滋血室之空虚，芎藭特举生气之下陷，二味成方，味同力锐，能使血室滋荣，生气振发，则冲任无不完固，而血自归经，何至不时举发血崩哉。

补阴益气煎

【来源】《医略六书》卷二十六。

【组成】生地五钱　人参一钱半　当归三钱（醋炒）　升麻三分（醋炒）　山药三钱（炒）　柴胡五分（醋炒）　炙草八分　陈皮一钱半

【用法】炒黑荷叶一张，水煎，去滓温服。

【主治】崩漏，气血两亏，清阳下陷，脉软弦微数者。

【方论】气血两亏，清阳下陷而血不归经，故崩而且漏，不能遽止焉。生地滋阴壮水，力能凉血止血；人参扶元补气，又能举陷升阳；山药补脾益阴；当归养血归经；升麻升阳明清气；柴胡升少阳清气；陈皮利气和中；炙草缓中和胃也；佐炒黑荷叶者，亦升阳止血之意。水煎温服，使血气内充，则脾胃受荫而血自归经。

金华散

【来源】《医略六书》卷二十六。

【组成】当归三两（醋炒）　蒲黄一两半（炒黑）　干姜六钱（炮黑）　桂心六钱（炒黑）　黄连六钱（炒黑）　石膏六钱（煅过）　灵仙六钱（炒黑）

【用法】上为散。每服三钱，米饮调下。

【主治】暴崩腹痛，脉数涩者。

【方论】冷热不调，血瘀冲任，故腹痛心烦，暴崩不止焉。姜、桂温冲任之寒，膏、连平肝胃之热；当归醋炒，养血归经；蒲黄炒黑，破瘀止血；灵仙走经络以调经也。为散，以散其瘀；饮下，以和其胃，使胃气调和，则冷热无不调，而血无瘀逆之患，何烦痛不除，暴崩不止乎。

荆芥散

【来源】《医略六书》卷二十六。

【组成】生地五钱（炒炭）　荆芥五钱（炒灰）　白芍一钱半（醋炒）　白术一钱半（炒炭）　当归三钱（醋炒）　木香一钱　茯苓一钱半　血余灰三钱　败棕灰三钱　荷叶三钱（炒黑）

【用法】水煎，去滓温服。

【主治】劳伤挟风邪而冲任不调，经血失守，崩漏腹痛，脉弦浮数者。

【方论】生地炭凉血滋血，兼去血中之湿以止血；荆芥灰和血疏风，能去经络之湿以抚血；当归身养血归经；白芍药敛阴和血；白术炭健脾燥湿；广木香调气醒脾；血余灰去瘀生新以除漏；败棕灰涩血固经以定崩；白茯苓渗湿和脾；荷叶灰升阳止血。血热加丹皮灰以凉血止血；血滞加醋炒香附炭，以调血中之气，亦兼止血；血气滑脱，加醋煅赤石脂，以涩滑脱之血，最能固下；咳嗽加桑皮以肃金气；虚加人参以扶元阴；血虚加阿胶以补任脉之阴，蒲黄灰炒以止冲脉之血；胃中寒加炮姜以缓中宫之冷，淡盐水炒以摄虚阳之动，且能坚肾以固冲任之虚脱也。

【加减】血热，加丹皮灰；血滞，加延胡灰；血中气滞，加香附炭（醋炒）；血气虚脱，加赤石脂（醋煅）；咳嗽，加桑皮；气虚，加人参；阴血虚，加阿胶珠（蒲黄灰炒），胃中寒，加炮姜炭（淡盐水炒）。

荆芥四物汤

【来源】《医略六书》卷二十六。

【组成】生地五钱　荆芥一钱半（炒黑）　白芍一钱半（炒）　当归三钱（醋炒）　条芩一钱半（炒黑）　川芎一钱　香附一钱半（童便制）　地榆二钱（炒黑）

【用法】水煎，去滓温服。

【主治】风热伤于冲任经气，洋溢不能摄血，而血不归经，故经漏不止，脉浮数者。

【方论】方中生地滋阴凉血，当归养血归经，川芎入血海以升阳，白芍敛营阴以止血，条芩清在里风热，荆芥散血中风邪，香附调气解郁，地榆凉血涩血。水煎温服，使风热外解，则经气清和而血无妄行之患，何经漏之不止哉。

清热地黄汤

【来源】《医略六书》卷二十六。

【组成】生地五钱　黄连一钱半（炒黑）　白芍一钱半（醋炒）　荆芥一钱半（炒黑）　知母一钱半（炒黑）　黄柏一钱半（炒黑）　当归三钱（醋炒）　丹皮一钱半（炒黑）　地榆三钱（炒炭）

【用法】水煎，去滓，温服。

【主治】血崩烦热，脉洪涩者。

【方论】血亏伏热，迫血妄行，故烦热不止，血崩特甚焉。生地滋阴壮水，黄连降火清心，黄柏清相火之炽，知母润血气之燥，荆芥散火之伏以理血，白芍敛血之走以存阴，丹皮灰凉血止血，醋当归养血吸血，地榆炭涩血以定血也。水煎温服，使伏火化而血气充，则烦热自退而血无妄行之患，何血崩之不止哉！

二陈摄本散

【来源】《绛囊摄要》。

【组成】陈棕榈（烧存性）　陈阿胶各等分

【用法】上为末。每服三钱，酒送下。直即止。

【主治】血崩不止。

加减补中益气汤

【来源】《叶氏女科证治》。

【组成】人参三钱　黄耆（蜜炙）　白术（蜜炙）　白芍（酒炒）　当归身（酒洗）　川芎　陈皮各一钱　柴胡　白芷　茯苓　黄柏（酒炒）　知母（酒炒）　生地黄各七分　炙甘草五分

【用法】加生姜三片，大枣二枚，水二钟，煎七分，食前服。

【主治】崩漏经乱，经用四物汤、十灰丸、地黄汤，崩漏既止，里热已除，宜补气血者。

十灰散

【来源】《叶氏女科证治》卷一。

【组成】百草霜　侧柏叶　莲蓬壳　棕榈皮（陈败者）　油头发（皂荚水洗）　黄绢（或新绵亦可）　艾叶　藕节　白茅根　蒲黄　阿胶（蛤粉炒珠，另研细末）各等分

【用法】烧灰存性，为细末，入阿胶末和匀。每服三钱，白汤下。

【主治】血崩初起。

鸡子汤

【来源】《叶氏女科证治》卷一。

【别名】鸡蛋汤（《宁坤秘籍》卷上）。

【组成】鸡子三个　葱三茎　姜一两

【用法】将葱、姜共捣如泥，鸡子去壳和匀，入麻油半两，锅内同炒，酒煮，温服。

【主治】妇女崩久不止。

荆防五积散

【来源】《叶氏女科证治》卷一。

【组成】苍术二钱（米泔浸透）　荆芥　防风　陈皮各一钱　厚朴（姜汁炒）　桔梗　枳壳（麸炒）　当归（酒洗）　干姜　白芍（酒炒）　茯苓各八分　白芷　川芎　半夏（锉）　肉桂各七分　甘草六分

【用法】加生姜三片，葱三茎，醋、水各半煎服。先服独行散，次服荆防五积散一二剂。

【主治】崩漏初起。

鹿角丸

【来源】《叶氏女科证治》卷一。

【组成】鹿角霜　当归身　茯神　龙骨（煅）　阿胶（牡蛎粉炒成珠）　柏子仁（炒）　香附（酒炒）　山药各二两　川芎　川续断各一钱　炙甘草五分

　　本方名鹿角丸，但鹿角原缺；据《竹林女科》补。

【用法】上为末，取白茅根捣汁糊为丸。每服七十丸，补中益气汤送下，空心服。

【主治】久崩成漏，远年不休，中气下陷，下元不固，虚之甚者。

消污汤

【来源】《医方一盘珠》卷六。

【组成】干荷叶一枚

【用法】煎汤一碗，空心服。

【主治】妇人血崩。

【加减】腹痛，加香附。

桂心散

【来源】《仙拈集》卷三。

【组成】桂心（烧存性）

【用法】上为末。每服三钱，空心米饮调下。

【主治】血崩不止。

龙牡菟韭丸

【来源】方出《种福堂公选良方》卷二，名见《医学实在易》卷七。

【组成】生龙骨（水飞）　生牡蛎（水飞）　生菟丝粉　生韭菜子粉各等分

【用法】不见火，研末，生干面、冷水调浆为丸。每服一钱，或至三钱，晚上陈酒下，清晨服亦可。

【主治】色欲过度，精浊白浊，小水长而不痛者，

并治妇人虚寒，淋、带、崩漏。

妇宝胶归丸

【来源】《活人方》卷七。

【组成】生地八两　香附八两　芍药六两　山萸肉六两　丹皮四两　杜仲四两　续断四两　茯苓四两　白术四两　黄芩三两　椿皮三两　黑荆芥三两

【用法】上药炼蜜为丸。早空心白滚汤吞服四五钱，临睡服二三钱。

【主治】月事先期而至，红紫不一，甚则或崩或漏，淋漓不净，日久去血过多，气亦虚陷，非淋即带，腥秽绵绵，块结脐腹，痛连腰脊，胸膈痞闷，饮食日减，头目眩晕，肢体疲倦；多产成瘵，或气虚半产，营卫虚极，形神羸弱，骨蒸烦热，四肢浮肿，昼则嗜卧，夜反无寐；先天不足，久不怀孕。

桂枝姜苓汤

【来源】《四圣心源》卷十。

【组成】甘草二钱　茯苓三钱　桂枝三钱　芍药三钱　干姜三钱　丹皮三钱　首乌三钱

【用法】水煎大半杯，温服。

【主治】经漏及经水先期。

桂枝姜苓牡蛎汤

【来源】《四圣心源》卷十。

【组成】甘草二钱　茯苓三钱　桂枝三钱　芍药三钱　干姜三钱　丹皮三钱　牡蛎三钱

【用法】水煎大半杯，温服。

【主治】血崩。

【加减】气虚，加人参。

拈痛散

【来源】《仙拈集》卷三。

【组成】蒲黄　灵脂（各炒）　官桂　雄黄　甘草各一钱

【用法】上为末。每服一钱，生姜汤下。

【主治】血崩，心腹刺痛。

潜灵散

【来源】《仙拈集》卷三。

【组成】鳖甲一个（陈醋一斤，将甲用醋淬炙，完醋为度）

【用法】上为末。每服三钱，黄酒下。

【主治】妇女经闭，并血崩，儿枕作痛。

雄猪肚丸

【来源】《方症会要》卷二。

【组成】白术四两（土炒） 莲子一斤（去心皮） 雄猪肚（不下水者）

【用法】将白术、莲子共研细末，量猪肚大小，去油净，装药入肚内，以线缝之，文武火煮极烂，捣为丸，如梧桐子大。每服二三钱，早上或中午用米汤送下。

凡遇消渴症，去白术，用黄连、天花粉各四两，如法连用酒炒制莲子半斤，仍如前法制入猪肚内为丸。常服止渴生津。

【主治】脾泄，妇人崩漏。

砂雄丸

【来源】《盘珠集》卷下。

【组成】朱砂一钱 雄黄一钱 白茯苓三两

【用法】上为末，水为丸。姜汤送下。

【主治】崩下如牛膜，昏迷倒地，乃受惊而然。

乌金散

【来源】《同寿录》卷三。

【组成】陈棕灰一钱（烧存性） 扁柏叶（同矾煮，炒黑，为末）一钱 槐花（炒，为末）一钱

【用法】空心淡酒调下。

【主治】血崩。

乌金益母丸

【来源】《同寿录》卷三。

【组成】益母草一斤（捶，晒，端午日收者佳）

当归身四两（酒洗） 川芎三两（酒炒） 白芍二两（炒黑色）

【用法】上为细末，每丸重二钱，飞过朱砂为衣。白汤调下；参汤调服更妙。

【主治】妇人思虑气恼，变生多疾，劳伤冲任，崩淋带下，手足酸软，经脉不调，子宫恶疾，产后月余淋沥不止，或脐腹绞痛，血晕，神昏虚弱。

【宜忌】孕妇勿服。

太乙保安膏

【来源】《同寿录》卷四。

【组成】羌活 僵蚕 草乌各一两五钱 独活 川乌 麻黄 桂枝 乌药 防风 当归 良姜 荆芥 小枫藤各三两 闹羊花四两

【用法】上各锉片，用麻油十斤，将药同煎，上药枯焦为度，取起候冷，滤去药滓，将油再熬滴水成珠，入飞净东丹六斤，搅匀收成膏，贮瓷瓶内，摊用。五劳七伤，遍身筋骨疼痛，腰脚软弱，贴两膏肓穴，两肾俞穴，两三里穴；痰喘气急，咳嗽，贴肺俞穴、华盖穴、膻中穴；左瘫右痪，手足麻木，贴两肩井穴，两曲池穴；男子遗精白浊，女子赤白带下，月经不调，崩漏，贴两阴交穴、关元穴；赤白痢疾，贴丹田穴；疟疾，男贴左臂，女贴右臂；腰疼，贴命门穴；小肠疝气，贴膀胱穴；偏正头风，贴风门穴；心气疼痛，贴中脘穴；走气，贴两章门穴；寒湿脚气，贴两三里穴；风气痛，贴痛处。凡一切无名肿毒，瘰疬臁疮，杨梅顽疮，跌打损伤，痞块等症，不必寻穴，贴本病患处即愈。

【主治】五劳七伤，筋骨疼痛，腰脚软弱；男子遗精白浊；女子赤白带下，月经不调，崩漏；痰喘咳嗽，痢疾疟疾，寒湿脚气，偏正头风，小肠疝气；以及无名肿毒，瘰疬臁疮，跌打损伤等。

补气固经丸

【来源】《妇科玉尺》卷一。

【组成】人参 炙草 茯苓 白术 黄耆 砂仁

【用法】《妇科大略》：共为细末，炼蜜为丸。

【主治】妇人气虚不能摄血，经水来而不止者。

姜棕散

【来源】《妇科玉尺》卷一。
【组成】棕炭一两　炮姜五钱
【用法】上为末。酒煎乌梅汤调下。
【主治】虚寒经病。

补宫汤

【来源】《女科切要》卷二。
【组成】熟地　白芍　阿胶　地榆　艾叶　川芎　归身
【用法】水煎服。
【主治】血崩，身发寒热。

补宫汤

【来源】《女科切要》卷二。
【组成】赤石脂　地榆　归身　艾叶　甘草　石菖蒲　白芍　川芎　蒲黄（炒）　熟地　小蓟
【用法】水煎，冲热酒半杯服。
【主治】冲任虚损，崩淋。

益母汤

【来源】《女科切要》卷二。
【组成】熟地　陈皮　香附　阿胶　益母草　白术　蒲黄　甘草　黄芩各一钱
【用法】水煎，空心服。
【功用】凉血补血。
【主治】血崩。

槐芩散

【来源】《女科切要》卷二。
【组成】炒槐米三两　黄芩二两
【用法】上炒，研为末。每服五钱，霹雳酒调服。
【主治】崩中不止。

胜金丹

【来源】《妇科玉尺》卷三。

【组成】人参　白芍　赤芍　川芎　丹皮各一两半　肉桂　茯苓　牛膝各二两半　当归　白薇各四两　藁本三两（以上药合一处，酒浸一日，井水淘出，焙末）　四制香附末一斤　熟地四两（打和一处）　赤石脂　白石脂各二两　乳香　没药各一两　琥珀　朱砂各五钱
【用法】上为末，炼蜜为丸，金箔为衣。酒送下。汗出愈。兼治子宫虚冷不育，服二十丸即孕。
【功用】下死胎。
【主治】虚劳妇人临产，子宫虚冷不育，积年手足麻痹，半身不遂，崩带、产后等疾。男子五劳七伤。

养荣汤

【来源】《杂病源流犀烛》卷六。
【组成】当归　小草　黄耆　枣仁　茯神　木香　人参　白芍　麦冬　炙甘草　柏子仁各一钱
【主治】
　　1.《杂病源流犀烛》：思虑多而怔忡，兼不寐，便浊。
　　2.《中国医学大辞典》：劳伤血崩。

十灰散

【来源】《医级》卷八。
【组成】藕节　败棕　男发　百草霜　蒲黄　荆芥　侧柏　姜灰　苎麻　茅草根各等分
【用法】各炒炭研匀。每服二钱，加大枣五个，煎汤下。
【主治】血病日久，微甚不休，一切吐血、咳血、咯血及溲血、便血、妇人崩淋不止者。

子芩防风散

【来源】《医级》卷九。
【组成】条芩（酒炒）　防风各等分
【用法】上为末。每服二钱，食前温酒调下。
【主治】肝经风热，以致血崩、便血及尿血、血淋。

地黄汤

【来源】《竹林女科》卷一。

【组成】白芍 生地黄 当归身 川芎各一钱 羌活 防风 柴胡 荆芥穗（炒黑）升麻（炒）甘草各七分 黄芩（酒炒）黄连（姜汁炒）黄柏（酒炒）藁本 蔓荆子各五分 红花 细辛各一分

【用法】水煎，空心服。

【功用】清热以清其源。

【主治】崩漏初止。

补中养胃汤

【来源】《竹林女科》卷一。

【组成】人参 白术（蜜炙）当归头 侧柏叶（炒）生地黄各一钱 炙甘草五分 茯苓 川芎 苏叶各八分

【用法】水二钟，煎一钟，食前服。

【主治】崩漏不止，气血皆虚。

【加减】血晕，加荆芥、泽兰叶各八分；虚汗，加黄耆（蜜炙）一钱，酸枣仁八分；崩中日久，白带不止，加龙骨、牡蛎粉各一钱；血崩日久不止，加棕榈皮（陈败者良，烧灰存性）、新丝棉（烧灰存性）各一钱；血得热则崩不止，唇干咽燥，大小便闭结，加黄连、黄芩、山栀（俱酒炒）各五分；血多而紫如泥，凝块，亦加黄连、黄芩、山栀（俱酒炒）各五分。

金狗汤

【来源】《竹林女科》卷一。

【别名】金狗散（《女科秘要》卷三）。

【组成】金毛狗脊 川续断 阿胶 地榆 川芎 当归 白芷各一钱 白芍 黄芩各八分 熟地黄二钱

【用法】水煎空心服。

【主治】经来十日半月不止，乃血热妄行也。

茱萸汤

【来源】《竹林女科》卷一。

【组成】熟地黄 当归 白芍 川芎 吴茱萸（滚水泡）人参各一钱

【用法】加生姜三片，大枣二个，水煎服。

【主治】妇人五旬以后，而月经血去过多，热随血去，冲任伤损，为漏为崩，腹痛寒热者。

养血汤

【来源】《竹林女科》卷一。

【组成】当归（酒洗）白芍 白术（蜜炙）茯苓 香附（制）青皮 柴胡各一钱 炙甘草五分

【用法】水一钟半，煎一钟，食前服。

【功用】平肝养血。

【主治】怒人大怒后，经血暴下，此暴怒伤肝，肝不藏血而血妄行所致。

养阴丸

【来源】《竹林女科》卷一。

【组成】龟版（酒炙）黄柏（酒炒）枳壳（麸炒）干姜 炙甘草

【用法】上为末，醋为丸。一日二次，温汤送下。

【主治】血崩日久则血少，复亡其阳，白滑之物下流不止。

举元益血丹

【来源】《竹林女科》卷一。

【组成】人参（去芦）三钱 白术（蜜炙）当归（酒洗）熟地黄各二钱 黄耆（蜜炙）三钱 白芍（酒炒）条芩（酒炒）炙甘草各一钱 升麻五分（炒）

【用法】水一钟半，煎七分，温服。

【主治】冲任伤损，不能约束经血而崩漏。

凉血汤

【来源】《竹林女科》卷一。

【组成】当归 生地黄各一钱 黄连（姜制）黄芩 黄柏（酒炒）知母（酒炒）防风 荆芥各八分 细辛 蔓荆子 羌活各六分 藁本四分 甘草 升麻各三分（炒）

【用法】水煎，食前服。

【主治】妇人肾虚崩漏。

润经汤

【来源】《竹林女科》卷一。

【组成】当归一钱　白芍　川芎　香附（醋制）熟地（焙）各八分　阿胶（蛤粉炒珠）　黄芩　蒲黄（炒）　侧柏叶（盐水炒）　白术（蜜炙）各六分　砂仁四分　炙甘草三分

【用法】加生姜三片，水煎服。

【主治】妇人二十七八岁，身体困倦，饮食少进，经水时下，淋漓不止，或成片，或流赤白黄水，面色青黄目眩，眼花，四肢酸痛，将成崩漏。

【加减】如咳嗽，加五味子、杏仁（去皮尖）各六分；气急，加半夏（制）、苏叶各四分；泄泻，加肉豆蔻（煨）、粟壳各四分；肚痛，加枳壳（麸炒）、玄胡索、干膝（炒令烟尽）各八分。

黄龙汤

【来源】《竹林女科》卷一。

【组成】黄耆一钱五分（蜜炙）　当归　白芍　白术（蜜炙）　苍术（米泔浸）　陈皮各一钱　生地黄　甘草（炙）各三钱　熟地黄五钱　柴胡二钱

【用法】水煎服。

【主治】妇人劳役，脾胃虚损，漏下不止，其色鲜红，气短气逆，自汗不止，身体发热，大便泄泻，四肢无力，不思饮食。

加味补中益气汤

【来源】《会约医镜》卷十四。

【组成】人参（淮山药炒黄三五钱代之亦可）　黄耆（蜜炒）二钱　白术　当归　熟地各一钱五分　白芍（酒炒）　陈皮各一钱　甘草（炙）八分　升麻（蜜炒）　柴胡（酒炒）各三分

　　方中人参用量原缺。

【用法】生姜、大枣为引。中时夜间服，早服固下丸。

【主治】元气虚损，不时漏血，历年不止者。

安荣汤

【来源】《会约医镜》卷十四。

【组成】当归（去尾）三五钱　熟地五六钱　丹参二钱　淮山药三钱　白芍（酒炒）一钱五分　丹皮一钱二分　阿胶（蛤粉炒）二钱　川续断二钱　甘草（炙）一钱

【用法】煎就，加发灰、百草霜、败棕灰、蒲黄（炒黑，俱存性）各等分（再研），每用一钱，水调服。

【主治】血有热，崩漏日久，六脉虚弱，体亏无神。

【加减】如实火盛，迫血妄行，口渴，舌黄，便燥，血热，六脉洪滑，加黄柏、黄芩、栀仁之类，或加生地、赤芍、青蒿各二三钱，不应，加黄连。

固下丸

【来源】《会约医镜》卷十四。

【组成】当归二两　鹿角霜四两　茯神　龙骨（煅）　阿胶（蛤粉炒）各一两五钱　川芎七钱　杜仲（盐水炒）二两　香附（醋炒）八钱　甘草（炙）一两　补骨脂（盐水炒）六钱

【用法】上为末，以山药五两研末，开水泡糊为丸。每服七八钱，早晨酒送下。

【主治】妇人血道虚滑，不时下漏。

九霄丸

【来源】《女科秘要》卷八。

【组成】艾叶（酒浸一宿，煮干为度）　牡蛎（盐泥包煅）　龙骨（煅）各一两　赤石脂（醋煅七次）一两五钱　吴茱萸（炮）　当归（酒蒸）各七钱

【用法】上为末，酒为丸。每服三四十丸，酒送下；或淡盐汤亦可。

【主治】妇人月经不断，崩漏带下。

加味荆芥止崩汤

【来源】《女科秘书》。

【组成】当归　甘草　陈皮　枸杞子　熟地　白术　荆芥穗（烧炭）　人参　白芍药

【用法】水煎服。

【主治】血崩日久不止。

补气退血汤

【来源】《产科发蒙·附录》。

【组成】当归（酒洗） 阿胶 人参 黄耆 白术 栀子（炒黑） 荆芥 黄芩 地榆 艾叶（酢炒）各一钱 川芎七分 芍药八分 防风八分 地黄一钱半 黄连 蒲黄各一钱半 甘草三分

【用法】水煎，或姜、枣汤煎服。

【主治】妇人血崩，气血两虚而兼热者。

五灵散

【来源】《产科发蒙》卷六。

【组成】五灵脂 蒲黄（炒） 官桂 雄黄 甘草各等分

【用法】上为细末。每服一钱，生姜汤调下。

【主治】妇人血崩，或肚腹刺痛。

一味厌红散

【来源】《古方汇精》卷三。

【组成】陈棕三钱（烧存性）

【用法】陈酒调下。

【主治】血崩不止。

止血汤

【来源】《履霜集》卷二。

【组成】当归头一钱五分 川芎八分 白术一钱（土炒） 炙草一钱 白芍一钱五分（炒） 黄芩八分（酒炒） 生地一钱（酒洗） 干姜四分（炒黑） 升麻五分 棕炭六分（存性）

【用法】水煎，空心服。

【主治】妇人虚热血崩。

地黄龙牡榴梅散

【来源】《医学从众录》卷八。

【组成】大生地一两（炒） 龙骨（煅，研末） 牡蛎（煅）各四钱 石榴皮（炒） 乌梅肉（炒） 陈棕皮 百草霜各三钱 阿胶六钱（蒲黄拌炒） 陈京墨二钱（炒）

【用法】上为极细末，用淮山药五钱研末，醋、水打糊为丸。分作七日服。内加人参三钱尤效，或用人参汤下。

本方方名，据剂型当作"地黄龙牡榴梅丸"。

【主治】血崩。

百草血余棕灰散

【来源】《医学从众录》卷八。

【组成】陈棕灰 百草霜 头发灰各一两

【用法】上为细末。每服一钱，陈酒下。

【主治】血崩。

摄阴汤

【来源】《产孕集》卷上。

【组成】黄耆五钱 阿胶三钱 归身二钱 白术二钱 甘草五分（炙） 棕榈皮一钱（炙） 乌贼骨一钱五分（炙） 荆芥一钱（炒）

【用法】水煎服。

【主治】血崩不止。

朝宗汤

【来源】《产孕集》卷下。

【组成】归身一两 川芎 干地黄各五钱 芍药三钱 人参 黄耆 肉桂 炙甘草各二钱

【用法】水煎，分二次服。

【主治】血崩，血暴下如注，急若山崩，唇青肉冷，汗出目瞑。此阳气大虚，不得收摄，直下无制，溃决不止。

摄阴汤

【来源】《产孕集》卷下。

【组成】熟地黄五钱 人参三钱 黄耆二钱 当归一钱五分 荆芥穗（炙） 棕榈皮（炙） 甘草（炙）各一钱 熟附子一钱五分

【用法】作一服。

【主治】血崩不止，唇青肉冷，汗出目瞑。

乌鸡丸

【来源】《类证治裁》卷八。

【组成】乌骨鸡一只（男用雌，女用雄，去皮去秽，留内金，洗肠留肠） 北五味一两 熟地四两 黄耆 于术各三两 茯苓 归身 白芍各二两 人参三两 丹皮二两 川芎一两 山药末六两

【用法】将北五味、熟地二味入鸡腹，用陈酒、童便于砂锅中煮，又以黄耆、于术、茯苓、归身、白芍预为末，同鸡肉捣烂焙干，骨用酥炙；研入人参、丹皮、川芎，和前药，以山药末糊丸，如梧桐子大。每服三钱，人参汤送下。

【功用】调经。

【主治】

1. 《类证治裁》：月经不调，蓐劳，带下，崩淋。

2. 《全国中药成药处方集》（广州方）：妇女久病体弱，月经不调，经前经后腹痛，产后贫血，头晕目眩。

【加减】骨蒸，加鳖甲、柴胡、地骨；经闭，加肉桂；崩漏，加阿胶；倒经，加麦冬；痞闷，加香附、沉香；带下，加萆薢、香附、蕲艾。

胶红饮

【来源】《良方集腋》卷下。

【组成】陈阿胶一两（米粉拌炒成珠） 全当归一两 西红花八钱 冬瓜子五钱

【用法】以天泉水煎服二次，然后去滓。

【主治】年迈妇人骤然血海大崩不止，亦名倒经。

【加减】身发热，即以六安茶叶三钱煎服。

【验案】崩漏 有少妇大崩不止，服大补剂不效，汤饮不下，昏晕几次，势在危笃，即此胶红饮减去红花一半，投之立效。

宁坤至宝丹

【来源】《卫生鸿宝》卷五。

【组成】嫩黄耆（蜜炙）三两 白术（陈壁土炒） 枣仁（炒香） 归身（酒炒） 香附（杵，米酒制） 川断（酒炒） 条芩（酒炒） 甘枸杞 血余（煅不见火） 阿胶（蛤粉炒） 杜仲（盐水炒）各二两 茯苓（乳制） 白芍（酒炒） 丹参

（酒炒）各一两半 北五味（焙）六钱 甘草（蜜炙） 朱砂（飞为衣）各一两 大生地（酒煨）四两

【用法】上药各为细末，和匀，炼蜜为丸，每重三钱。按症照引调服：凡久不坐孕，经脉不调，腹痛痿胀，或赤淋白带，腰痛胃痛，夜热心烦，食少，日服一丸，莲子汤送下；胎气失调，恶心呕吐，虚烦阻食，浮肿气急，腰腹痿痛，胎漏下血，或伤胎见红，每服一丸，莲子汤送下；甚者服数丸，人参汤送下；临产疼阵作时，服一丸，白汤送下，胎自顺下；如有横逆异产，每服数丸，汤和童便送下，保全母子；或难产者，冬葵子三钱，煎汤调下；产后下血过多，汤和童便送下；恶露不行，腹痛块瘀，山楂三钱，红花一钱，煎汤调下；或寒热往来，有外感者，荆芥穗一钱，煎汤调下；兼虚汗者，人参汤送下；虚烦狂躁，腹满气急，俱白汤送下；无论老少妇女，血崩尿血，或因血虚，周身筋骨疼痛者，白汤送下。

【主治】妇人经脉不调，带下，崩淋，虚劳，胎前产后百病。

观音普济丹

【来源】《卫生鸿宝》卷五引汪迈园方。

【别名】乌金丸。

【组成】陈徽墨五钱（顶烟无麝者佳，先置烘箱烘软切开，再和后药研磨） 百草霜五钱（微烘俟干透细罗） 东天麻（透明者）四钱 广木香三钱（忌火）（上三味并忌泡水） 飞面三钱（烘干罗净）

【用法】上药各为细末，罗去粗头，再入陈墨，细罗，取长流水为丸，每料分四十九粒，晒干瓷瓶收贮。每服一丸，陈老酒送下。

【功用】固气调血，催生。

【主治】难产，交骨不开，横生倒养，胎衣不下，子肠努出，胎死腹中；产后中风，血晕，血崩，鼻衄，瘀积，腹痛；妇女月经不调。

【宜忌】忌烟、酒。

四红丸

【来源】《医方易简》卷二。

【组成】蒲黄　泽泻　阿胶　当归各等分
【用法】上为末，炼蜜为丸。每服三钱，如血崩不止，用陈棕炭、莲蓬壳灰，水煎服，或棉花子灰，黄酒冲服；有黑血块者，以旧马尾罗底三个（烧灰），筱面二合，黄酒冲服。
【主治】妇人血崩，并失血、便血、衄血。

牛膝乌梅四物汤

【来源】《医门八法》卷四。
【组成】怀牛膝三钱　归身五钱（炒）　白芍三钱（醋炒）　生地三钱　熟地三钱　黑荆穗三钱（研）　乌梅五个
【功用】敛肝清热降火。
【主治】妇人崩中，阳络伤损，血上行而为吐为衄者。

固元煎

【来源】《医方简义》卷五。
【组成】熟地六钱　归身三钱　白芍（酒炒）一钱　菟丝子（炒）三钱　煅龙骨二钱　鹿角霜三钱　炙鳖甲三钱　杜仲（盐水炒）二钱　潼蒺藜三钱　益母草三钱　炙甘草五分　广木香八分
【用法】水煎服。如素有癥瘕者，当先服神功散，继服本方。
【主治】妇人经漏。

黄芪补血汤

【来源】《医方简义》卷五。
【组成】蜜炙黄芪四钱　当归三钱　仙居　白术二钱　鹿角霜二钱　茯神三钱　赤芍　制香附各一钱五分　广木香一钱　山楂炭三钱　枣仁（炒）　琥珀各一钱　神曲三钱
【主治】血崩，不拘有瘀无瘀，气虚血虚。
【加减】如腹痛有瘀者，加延胡二钱，桃仁十粒（去皮）；如气血两虚欲脱者，加麦冬（去心）三钱，远志肉八分，倍黄芪四钱；如作寒热而自汗如洗者，此血虚风盛也，不宜表散，但加荆芥穗二钱，以疏血中之风；如素有肝风，晕眩自汗，惊悸欲厥者，加煨天麻一钱，姜半夏一钱五分，

去鹿角霜；如崩后口渴，非真渴，系血虚发热而渴也，切勿饮冷，慎之，加乌梅炭五分，以化阴液，其渴自止；若进寒凉药物，则血气凝结，以成不治之症也。

补中归脾汤

【来源】《揣摩有得集》。
【组成】生芪五钱　潞参五钱　归身炭三钱（土炒黑）　白芍炭三钱（炒黑）　白术三钱（土炒黑）　姜炭五分　乌梅炭一钱半（炒透）　胶珠二钱　芥穗一钱半（炒黑）　生草八分
【用法】童便、水、黄酒煎服。
【主治】妇女一切血崩。

补气止崩汤

【来源】《揣摩有得集》。
【组成】生芪一两　归身一两（土炒黑）　白芍炭三钱（炒黑）　贯仲炭一钱半（炒透）　姜炭五分　白术五分（炒）　熟地炭五钱　山药五钱（炒）　麦冬二钱（去心）　五味子一钱（炒）　胶珠三钱　乌梅炭一钱（炒）
【用法】霜桑叶三片为引，水煎服。
【主治】妇人血崩，不论老少强弱，或因房事不慎，或因肝气太盛，皆属气血亏症。

四红丸

【来源】《饲鹤亭集方》。
【组成】当归　阿胶各四两　蒲黄　血余各二两
【用法】阿胶烊化，为丸服。
【功用】《中药成方配本》：和血，止血。
【主治】崩漏下血不止，血败带淋，面黄肌瘦，饮食不思，骨节酸痛，及诸血证。

五气朝元丹

【来源】《青囊秘传》。
【组成】雄黄三两　雌黄三两　硫黄五钱　乌玄参四钱　青铅二两
【用法】用直口香炉一个，外用细泥和铁花、头发

调匀泥炉，用铜丝扎紧，以泥不燥裂为度，约厚至半寸。先将乌玄参、青铅放勺内烊化，篾丝作圈，置于地上，将药味倾入，作饼两块，先放一块于香炉内，次将前三味放上，再盖饼一块于上，用铁打灯盏仰盖之，用盐泥封固，用文武火煅一日，盏内以水汲之，则丹飞升于盖盏底内，以刀刮下听用。男子病症药引：左瘫右痪，黄酒；中风不语，南星；半身不遂，黄酒；腿痛难行，木瓜；腰痛挫气，肉苁蓉；虚弱痨症，人参、杏仁；五淋常流，赤苓；胃气疼痛，艾醋；遗精梦泄，龙骨；脾胃两伤，陈皮；下部痿软，归尾、牛膝；肛门虫积，槟榔；各种痧症，川椒；咳嗽吐血，青韭菜、地栗汁；水肿、膨胀，芫花；胸腹胀满，木瓜；手足浮肿，苍术；噎膈反胃，靛缸水；少腹偏坠，葫芦巴；阳事不举，枸杞子。妇人病症药引：经候不调，当归；久无孕育，益母；崩漏带下，赤石脂；流白不止，白薇；口眼歪斜，天麻；经闭不通，红花、桃仁；癥瘕血块，莪术；阴寒肚痛，生姜、黄酒；夜间不寐，枣仁；下元虚冷，艾汤、百香汤；小肠疼痛，小茴香；咳嗽吐血，蒺藜；痢下赤白，粟壳；午后发热，黑栀；麻木不仁，黄酒；四肢木硬，黄酒；心神恍惚，枣仁、赤苓；心血不足，茯神；左瘫右痪，黄酒。上将药丹研末，黑枣为丸，如梧桐子大。每服五分，轻者三分，照症用引，慎勿错误。

【主治】半身不遂，腰疼腿痛，痨症，五淋，胃气疼痛，遗精梦泄，肛门虫积，胸腹胀满，手足浮肿，咳嗽吐血，各种痧症，癥瘕血块，痢下赤白，经候不调，崩漏带下。

血崩丸

【来源】《内外验方秘传》卷下。
【组成】煅龙骨一两　赤石脂一两　血余一两　蒲黄灰一两　棕灰一两　蒲节灰二两五钱　艾叶灰一两　乌梅灰二两　柏叶灰二两　莲房灰一两　明矾三两　旧黄绢灰一两　木贼灰一两　当归三两　桃仁一两　乌贼骨灰一两　白芍二两　党参三两　山药二两　新棉花灰一两　赤松皮灰一两
【用法】醋煮糯米饭，捣和药为丸服。
【主治】妇人血崩不止。

顺气调经汤

【来源】《医学探骊集》卷六。
【组成】木香三钱　延胡索三钱　香附米三钱　柴胡三钱　郁金四钱　棕榈炭三钱　黄芩四钱　万年灰三钱　枳壳三钱
【用法】水煎，温服。
【主治】气郁漏下。
【方论】此方专以破气为主。用木香、元胡、香附、枳壳、柴胡、郁金为之通行开导，以黄芩清其血之积热，以古灰、棕榈涩其血之妄行，其漏下自止矣。

清热固精汤

【来源】《医学探骊集》卷六。
【组成】人参四钱　芥穗炭三钱　地榆炭四钱　黄芩四钱　柏叶炭三钱　万年灰三钱　熟地六钱　黄柏三钱　白芍三钱
【用法】水煎，温服。凡失血太重者，可将古石灰六钱研面，煎药冲服更效。
【主治】血崩。此症于未病之先，其天癸来时必紫黑成块，乃下焦郁热所致也。积热日久，血遂妄行，忽然大来不止者。
【方论】此方以人参为君，大补元气；黄芩、黄柏为臣，清其内热；白芍、熟地为佐，养其真阴；芥穗、古灰、柏叶、榆炭为使，急为收敛，其崩可止矣。

安冲汤

【来源】《医学衷中参西录》上册。
【组成】白术六钱（炒）　生黄耆六钱　生龙骨六钱（捣细）　生牡蛎六钱（捣细）　大生地六钱　生杭芍三钱　海螵蛸四钱（捣细）　茜草三钱　川续断四钱
【主治】妇女经水行时多而且久，过期不止，或不时漏下。
【验案】

1. 经漏　友人刘某某其长子妇，经水行时，多而且久，淋漓八九日始断，数日又复如故。医治月余，初稍见轻，继又不愈。延愚诊视，观所服方，即此安冲汤去茜草、螵蛸。遂仍将二药加入，一剂即愈。又服一剂，永不反复。刘某某疑而问曰：茜草、螵蛸，治此证如此效验，前医何为去之？答曰：彼但知茜草、螵蛸能通经血，而未见《内经》用此二药雀卵为丸，鲍鱼汤送下，治伤肝之病，时时前后血也。故于经血过多之证，即不敢用。不知二药大能固涩下焦，为治崩之主药也。

2. 崩漏　一妇人，年三十余。夫妻反目，恼怒之余，经行不止，且又甚多。医者用十灰散加减，连服四剂不效。后愚诊视，其右脉弱而且濡。询其饮食多寡，言分毫不敢多食，多即泄泻。遂投以此汤去黄耆，将白术改用一两。一剂血止，而泻亦愈。又服一剂，以善其后。

3. 血崩　《光明中医》（1992，5：40）：应用本方加减：白术、黄芪、煅龙骨、煅牡蛎、生地各30g，白芍15g，海螵蛸20g，茜草15g，川断20g。水煎服，3个月为1疗程。肾阳虚减生地加附子10g，棕榈炭15g，五倍子0.5g；肝郁血热减黄芪、白术，加丹皮15g，炒黄芩15g；肝郁气滞加柴胡15g，香附、元胡各10g。治疗妇女血崩34例，其中20～30岁14例，30～40岁9例，40～50岁10例，50岁以上1例；发病时间最短15天，最长3个月。结果：症状消失，月经周期恢复正常者21例；阴道血量明显减少12例；无效者1例；总有效率为97%。

4. 功能性子宫出血　《江苏中医》（1994，3：103）：用张锡纯安冲汤加减：黄芪30克，白术15克，生龙牡各30克，生地、乌贼骨各15克，白芍、茜草各12克，川断20克。气虚甚者加党参；出血量多如注者加升麻炭、柴胡、焦地榆50克；长期少量出血者加三七粉、花蕊石、焦芥穗；面色苍白少华者加阿胶、鹿角胶；腹痛伴有血块者加炒蒲黄、炒灵脂。治疗功能性子宫出血61例。结果：全愈50例，有效9例。

固冲汤

【来源】《医学衷中参西录》上册。
【组成】白术一两（炒）　生黄耆六钱　龙骨八钱（煅，捣细）　牡蛎八钱（煅，捣细）　黄肉八钱（去净核）　生杭芍四钱　海螵蛸四钱（捣细）　茜草三钱　棕边炭二钱　五倍子五分（轧细，药汁送服）

【主治】妇女血崩。
【加减】脉象热者，加大生地一两；凉者，加乌附子三钱；大怒之后，因肝气冲激血崩者，加柴胡二钱；若服药两剂不愈，去棕边炭，加真阿胶五钱（另炖）同服；服药后觉内热者，加生地。
【验案】

1. 血崩　《医学衷中参西录》：一妇人年三十余，陡然下血，两日不止。及愚诊视，已昏愦不语，周身皆凉，其脉微弱而迟。知其气血将脱，而元阳亦脱也。遂急用此汤去白芍，加野台参八钱、乌附子三钱。一剂血止，周身皆热，精神亦复。仍将白芍加入，再服一剂，以善其后。

2. 功能性子宫出血　《北京中医学院学报》（1984，1：38）：以固冲汤为主治疗50例功能性子宫出血，每日一剂，三日为一疗程。其中劳伤型（30例）加红参、三七、鹿角霜，虚寒型（14例）加附片、炮姜、艾叶，虚热型（4例）加生地、丹皮、旱莲草，血瘀型（2例）加蒲黄、赤芍、当归。结果，服药1～2个疗程后，痊愈34例，显效13例，有效3例。

3. 消化道溃疡　《甘肃中医学院学报》（1995，3：16）：用本方：黄芪、炒白术、白芍、煅龙骨、煅牡蛎、茜草、乌贼骨、五倍子、棕榈炭为基本方，疼痛明显者加元胡、川楝子；泛酸甚者加煅瓦楞；胀满者加木香、枳壳；无便血者去茜草、棕榈炭，每日1剂，水煎服，10天为1疗程。治疗消化道溃疡30例。结果：治愈16例，显效12例，无效2例，总有效率93%。

震灵丹

【来源】《妇科大略》。
【别名】紫金丹。
【组成】乳香　五灵脂　没药（另研去砂）各二两　朱砂一两　禹余粮（醋淬，捻碎为度）
【主治】妇人气血不足，崩漏，虚损带下，子宫寒冷无子。

白凤丸

【来源】《中国医学大辞典》。
【组成】白毛乌骨雄鸡一只（须白丝毛、乌骨、高冠者，另养一处，以黄耆炒末饲之，不可近雌鸡，闭死，去毛肠，净）香附（四制）一斤 熟地黄四两 生地黄 当归 白芍药 黄耆 牛膝 柴胡 牡丹皮 知母 川贝母（去心）各二两 黄连 地骨皮 干姜 延胡索各一两 茯苓二两五钱 秦艽一两五钱 艾叶 青蒿各四两

【用法】先将艾、蒿一半入鸡腹内，余置鸡外，同入坛内，以童便和水，浸过二寸许，煮烂，取出去骨，焙干，再将各药及鸡共研为末，用鸡汁打糊为丸，如梧桐子大。每服五六十丸至七八十丸，温酒或米饮送下。

【主治】妇人羸瘦，血虚有热，经水不调，崩漏带下，不能成胎，骨蒸。

【宜忌】忌食煎炒苋菜。

人参山漆汤

【来源】《家庭治病新书》。

【组成】参山漆一钱 白芍 川柏 艾炭 荆芥炭 红花炭 炒丹皮各一钱五分 地榆炭三钱

【用法】水煎服。

【主治】崩中下血。

加味六神汤

【来源】《顾氏医径》卷四。

【组成】橘红 半夏 胆星 菖蒲 茯神 旋覆 川贝 玉金

【主治】痰郁胸中，清气不升，经脉壅遏，遂成漏下者。

伏龙肝散

【来源】《顾氏医径》卷四。

【组成】伏龙肝 赤石脂 余粮 当归 熟地 川断 附子 艾炭 侧柏叶

【主治】崩中。因气血劳伤，冲任脉虚，脐腹疼痛，遂成五色杂下之候者。

三黄调经汤

【来源】《温热经解》。

【组成】川连一钱 黄柏一钱 真阿胶二钱 炒续断二钱 酒芩一钱 炙草一钱 炒白芍二钱

【主治】血奔不止，误服人参，神志欲狂，热血上冲心者。

【验案】血奔误服人参 宁波余甘之妻患血奔不止，津医林子皋用老山人参，服后神志欲狂，延余往诊。予曰：此热血上冲心也，令其先服童便，为拟三黄调经汤，数剂始愈。

莲房饮

【来源】《温热经解》。

【组成】莲房炭二枚 阿胶三钱 棉花子炭十四粒

【主治】妇人血崩者。

清热固经汤

【来源】《简明中医妇科学》。

【组成】炙龟版八钱（研粗末，先煎）牡蛎粉五钱（包煎）清阿胶五钱（陈酒炖冲）大生地五钱 地骨皮五钱 焦山栀三钱 生黄芩三钱 地榆片五钱 陈棕炭三钱 生藕节五钱 生甘草八分

【用法】水煎，分二次，食远温服。

【主治】虚热证兼肾阴虚，崩漏量多，色殷红，每日到黄昏更多，有时颧赤，身体瘦弱，皮肤干枯，头眩耳鸣或耳聋，咽喉干燥或干痛，口舌碎痛，牙齿动摇或牙龈痛，或午后潮热，或骨热酸痛，掌心灼热，心悸心烦，夜寐不安，腰膝酸软，足跟痛，夜有梦交，或兼白淫，大便干燥，小溲黄涩，舌质红有裂绞，舌苔花剥，脉象虚数，尺脉虚大。

失血奇效丸

【来源】《北京市中药成方选集》。

【组成】生地一两二钱 茅根二两 侧柏二两 山药一两 薄荷一两 茜草一两 大小蓟一两 蒲黄一两 栀子一两 黄芩一两（以上炒炭存性）花蕊石一两 玄参（去芦）二两 古墨二两 三七二两

【用法】上为细末，过箩，用冷开水泛为小丸，每丸七厘重。每服二钱，日服二次，温开水送下。

【功用】清热凉血，除痰止嗽。

【主治】咳嗽吐血，呕血，咯血，痰中带血，崩漏下血。

白凤丸

【来源】《北京市中药成方选集》。

【组成】人参（去芦）一百二十八两　鹿角胶一百二十八两　牡蛎（煅）四十八两　白芍一百二十八两　当归一百四十四两　甘草三十二两　鹿角霜四十八两　鳖甲（炙）六十四两　丹参一百二十八两　香附（炙）一百二十八两　天冬六十四两　桑螵蛸四十八两　熟地二百五十六两　乌鸡（去毛、内脏）三十二只（以上十四味均下罐，用绍酒一千三百四十四两，蒸四昼夜）　生地二百五十六两　川芎六十四两　黄耆三十二两　银柴胡二十六两　芡实（炒）六十四两　山药一百二十八两（以上六味不下罐，共研为粗末，铺槽底，搅匀，晒干）

【用法】上为细末，过罗，炼蜜为丸，重三钱五分，蜡皮封固。每服一丸，温开水送下，一日三次。

【功用】益气养血，调经止带。

【主治】妇人身体瘦弱，经水不调，崩漏带下，腰腿酸痛。

当归内补丸

【来源】《北京市中药成方选集》。

【组成】熟地二百四十两　茯苓一百二十两　当归一百二十两　黄耆一百二十两　川芎一百二十两　肉桂（去粗皮）六十两　白芍一百二十两　苁蓉一百二十两　白术（炒）一百二十两　甘草三十两。

【用法】上为细末，过罗，炼蜜为丸，重三钱。每服一丸，温开水送下，一日二次。

【功用】补气和荣，调经养血。

【主治】血虚崩漏，月经不准，腰酸腿痛，身体瘦弱。

救坤丹

【来源】《北京市中药成方选集》。

【组成】白芍五钱　川芎五钱　生地五钱　熟地五钱　当归五钱　黄芩五钱　茯苓五钱　乌药五钱　橘红五钱　阿胶（炒珠）四钱　苏叶四钱　砂仁四钱　香附（炙）四钱　白术（炒）四钱　琥珀四钱　人参（去芦）四钱　木香一钱　沉香一钱　川牛膝二钱　甘草二钱　益母草二两

【用法】上为细末，炼蜜为丸，重二钱，蜡封固。每服二丸，一日二次，温开水送下。

【功用】益气和营，调经养血。

【主治】妇女月经不调，忽多忽少，行经腹痛，崩漏带下。

【宜忌】孕妇忌服。

鹿茸胶

【来源】《北京市中药成方选集》。

【组成】老鹿茸一六〇两

【用法】上将鹿茸切块，洗净，煎七昼夜，加黄酒三十二两，冰糖三十二两，收胶。每服二至三钱，用黄酒或白水炖化服。

【功用】壮阳补脑，生精补髓。

【主治】四肢无力，腰膝酸软，肾虚阳痿，妇女崩漏带下。

加减断下汤

【来源】《中医妇科治疗学》。

【组成】党参　熟地　艾叶各一两　乌贼骨二两　干姜五钱　阿胶七钱五分　附子三钱

【用法】上为粗末。每次五钱，水煎服。

【功用】温经补血。

【主治】气血虚寒，崩中漏下，黑多红少，脐下冷痛，饮食渐减，四肢无力，舌质淡苔薄，脉迟无力。

加味补中益气汤

【来源】《中医妇科治疗学》。

【组成】黄耆　白术各六钱　广皮　升麻　柴胡各二钱　泡参二钱　秦归二钱　乌贼骨二两　茜草根（炒炭）四钱

【用法】水煎服。

【功用】补气摄血。

【主治】崩中或漏下不止，色淡红，精神疲惫，气短自汗。

加减丹栀逍遥散

【来源】《中医妇科治疗学》。

【组成】白芍三钱　柴胡二钱　茯苓　白术各三钱　丹皮二钱　山栀三钱　甘草一钱　焦艾三钱　益母草四钱

【用法】水煎服。

【功用】行气解郁。

【主治】崩漏由于肝气郁结，暴崩下血，或淋漓不止，色紫兼有血块，少腹胀痛，兼见精神抑郁，胸胁胀满，脉弦数。

【加减】血色深红，量多如泉涌者，加泡参。乌贼骨各一两；出血有热感心烦躁者，加生地五钱。

扶脾舒肝汤

【来源】《中医妇科治疗学》。

【组成】泡参五钱　白术　茯苓各三钱　柴胡二钱　白芍（土炒）　炒蒲黄各三钱　血余炭二钱　焦艾三钱

【用法】水煎服。

【功用】培土抑木，止血。

【主治】郁怒伤肝，暴崩下血，或淋漓不止，色紫兼有血块，少腹胀痛，连及胸胁，性急易怒，时欲叹息，气短神疲，食少消化不良，舌苔黄，脉弦涩。

龟鹿补冲汤

【来源】《中医妇科治疗学》。

【组成】党参一两　黄耆六钱　龟版四钱　鹿角胶三钱　乌贼骨一两

【用法】水煎温服。

【功用】补气固冲。

【主治】劳伤冲任之崩漏，骤然下血，先红后淡，面色苍白，气短神疲，舌淡苔薄，脉大而虚。

【加减】腹痛，加广三七五分至一钱。

益气补元汤

【来源】《中医妇科治疗学》。

【组成】泡参五钱　白术　茯神　熟地各四钱　酒白芍　黄耆各三钱　肉桂五　甘草（炙）一钱

【用法】水煎服。

【功用】补气摄血。

【主治】劳伤气血，经血暴下，面色苍白，心悸气短。

【加减】口干咽燥，去肉桂，加阿胶三钱，艾叶一钱半；血久不止者，加广三七五分。

温经摄血汤

【来源】《中医妇科治疗学》。

【组成】泡参一两　党参五钱　白术六钱　炙甘草三钱　吴茱萸一钱半　姜炭三钱　焦艾五钱

【用法】水煎服。

【功用】补脾摄血温经。

【主治】妇女脾气虚弱，暴崩或漏下，血淡清稀如水，少腹胀痛而冷，喜热熨，食少便溏，舌淡苔白，脉虚迟。

【加减】血多者，加乌贼骨二两；漏下者，加延胡炭二钱。

八宝止血药墨

【来源】《全国中药成药处方集》（沈阳方）。

【别名】八宝药墨（《中药制剂手册》）。

【组成】墨面一斤二两　红花　冰片各二钱　麝香一钱　熊胆四钱　冰糖一两　阿胶一两六钱

【用法】上为极细末，万杵为坨。每服一钱四分，白开水送下。

《中药制剂手册》本方用法：外用磨汁敷患处。

【功用】

1.《全国中药成药处方集》：清热，镇静，止血。

2.《中药制剂手册》：清肺泻热，止血化瘀。

【主治】

1.《全国中药成药处方集》：吐血，衄血，大小便血，急怒暴热骤然吐血。

2.《中药制剂手册》：咳血咯血，痰中带血，妇人血崩，淋漓不止。外敷疔毒恶疮，痄腮初起。

【宜忌】忌食有刺激性食物。孕妇忌服。

止血散

【来源】《全国中药成药处方集》（大同方）。

【组成】莲蓬壳 黄绢 血余 百草霜 棕榈皮各一两

【用法】将各药烧存性，为极细末。每服三钱，白水送服。

【主治】吐血，衄血，血崩，及一切出血。

四红丹

【来源】《全国中药成药处方集》（沈阳方）。

【组成】大黄 红花 芥穗 香附 槐花 当归 阿胶各二两

【用法】诸药俱用黄酒炒黑，为极细末，炼蜜为丸，二钱重。每服二钱，白开水送下。

【功用】消瘀化滞，调经理血。

【主治】妇人经血淋漓，崩漏下血，大便下血，小便尿血。

【宜忌】忌食辛辣及有刺激性之物。

妇宝宁坤丸

【来源】《全国中药成药处方集》（杭州方）。

【组成】吉林人参二钱 大熟地五钱 制香附五钱 紫苏叶二钱五分 大生地五钱 驴皮胶二钱五分 全当归五钱 广橘红五钱 川牛膝二钱 于术五钱 沉香一钱 川芎五钱 台乌药五钱 西砂仁一钱五分 炒黄芩五钱 西琥珀二钱五分 白茯苓五钱 广木香二钱五分 炙甘草一钱五分 东白芍五钱 益母草三两

【用法】各取净粉，用柏子仁一两，煎汤去滓，和炼白蜜为丸，每重三钱，蜡壳封固。每服一丸，开水化服。

【功用】调经种子，养血安胎。

【主治】妇人气血两亏，月经不调，崩漏带下，诸虚百损，久不受孕，一切胎前产后诸病。

奉贤丸

【来源】《全国中药成药处方集》（武汉方）。

【组成】仙鹤草 荷叶炭 陈棕炭各二两 川贝母 化橘红 茅根炭 当归炭 旱三七 白及 莲蓬炭各一两 驴皮胶 生地炭各二两 侧柏炭 槐花炭 茜草炭 陈蜜 蒲黄炭 山栀炭 甘草炭各一两

【用法】取上药进行干燥，混合碾细，照净粉量加炼蜜150%～160%，和成大丸，每丸重四钱，蜡壳封固。每服半丸至一丸，一日二次。

【主治】咳嗽吐血，便血，血崩。

胜金丹

【来源】《全国中药成药处方集》（抚顺方）。

【组成】香附十二两 熟地四两 赤石脂一两 白术四两 赤芍一两半 琥珀五钱 白薇一两 甘草五钱 海沉一两 乳香一两 朱砂 玄胡各五钱 藁本二两 广边桂二两 云苓二两 白芍二两 当归一两半 川牛膝一两 没药一两 白石脂一两 红人参一两 远志一两半 川芎一两半 丹皮一两 白芷二两

【用法】上为细末，炼蜜为丸，二钱重，蜡皮封。每服一丸，白水送下。

【功用】补血调经。

【主治】血崩漏血，赤白带下，月经不调，赶前差后，虚寒腹痛，久不孕育，颜面萎黄，腰膝疼痛。

【宜忌】孕妇、干血痨及瘀血实证者均忌服之。

济坤丸

【来源】《全国中药成药处方集》（天津方）。

【组成】丹参 丹皮各一两 当归三两 生地二两 熟地四两 桔梗一两 生白芍 天冬 麦冬 延胡（醋制）各二两 木通一两 红花二两 生阿胶 炒枣仁 远志肉（甘草水制）各五钱 川楝子（酒蒸）四钱 陈皮八钱 乌药八钱 炒稻芽一两 泽兰三两 茯苓（去皮）二两 莲子（去心）四两 胆草二两 广木香八钱 蝉蜕一两 草蔻五钱 香附（醋制）四两 枳壳（麸炒）一两 生于术八钱 青皮（醋炒）一两五分 厚朴

（姜制）二两　炒益智仁一两

【用法】上为细粉，炼蜜为丸，四钱重，每斤丸药用朱砂面三钱上衣，蜡皮或蜡纸筒封固。每次服一丸，白开水送下。

【功用】调经养血，健胃安神。

【主治】经期不准，血色紫黑，崩漏带下，腰酸腹疼，心跳不眠，心膈不舒，食欲不振。

【宜忌】孕妇忌服。

神效胜金丹

【来源】《全国中药成药处方集》（吉林、哈尔滨方）。

【别名】琥珀胜金丹。

【组成】香附十六两　川芎一两半　丹皮二两半　当归一两半　玄胡一两半　牛膝二两半　远志一两半　熟地四两半　赤芍一两半　白术一两半　白薇四两　白芍一两半　炙草七钱半　白石脂一两　藁本三两　茯苓二两半　乳香一两　没药一两　赤石脂一两　白芷一两半　贡桂二两半　山参一两半　琥珀五钱　朱砂五钱　鹿茸二两

【用法】琥珀、朱砂均各另研，余药均一处研细，调匀，炼蜜为丸，大赤金为衣，每丸重二钱一分，除包装外，用瓷坛保贮。每服一丸，白水调服。

【功用】温补，收涩，益气，养血。

【主治】气血虚脱，中气微弱，自汗形消，面色苍白，爪枯肤燥；经血暴崩或点滴不断，腰酸腿软，头晕气短；积湿浸带，带脉不宣，带下赤白，腰酸腿痛；子宫寒冷，血分虚弱，经血不调，久不受孕。

【宜忌】干血痨及瘀血实症均忌用。

崩露丸

【来源】《全国中药成药处方集》（天津方）。

【组成】香附（醋制）　野党参（去芦）各六钱　焦枳壳四钱　陈皮　当归各六钱　棕板炭　生地各八钱　莲房炭　生白芍　贯众炭各六钱　茜草四钱　丹皮炭六钱　血余炭四钱　甘草三钱　焦栀子四钱　杏仁皮炭五钱　焦广木香三钱

【用法】上为细末，凉开水泛为小丸，二钱重装袋。每次服一袋，白开水送下。

【功用】和肝化郁，引血归经。

【主治】气郁不舒，肝胃不和，血崩血漏，淋漓不断，过期不止。

【宜忌】忌烦恼气怒。

崩漏止血散

【来源】《全国中药成药处方集》（呼和浩特方）。

【组成】杏仁皮炭三钱　赤石脂炭二钱半　鸡冠花炭八钱　牡蛎粉三钱　贯众炭四钱　香附炭八钱　当归炭六钱　木耳炭四钱

【用法】上为细末。每服三钱，黄酒送下。

【主治】崩漏。

白带片

【来源】《中药制剂手册》。

【组成】白术（土炒）十五两　车前子十两　泽泻十两　椿根皮十两　茯苓十两

【用法】将白术等五味用煮提法提取三次，取上清液浓缩成膏约十五两，放冷。另取淀粉六两，掺入放冷的浓缩膏内搅拌成软材，制成颗粒，加入2%～3%滑石粉约5钱，混合均匀，压片，包滑石粉糖衣，打光，每片重约0.2克。每服6至8片，温开水送下，一日二三次。

【功用】补脾燥湿。

【主治】脾虚、湿热下注引起的白浊、带下及崩漏。

养阴止血汤

【来源】《妇产科学》。

【组成】生地八钱　生白芍三钱　黄芩三钱　玄参三钱　石斛三钱　地骨皮三钱　煅牡蛎一两　花蕊石一两　棕榈炭四钱　侧柏叶五钱　藕节炭四钱

【功用】养阴止血，固摄冲任。

【主治】崩漏属于阴虚血热者。

【方论】生地、花蕊石、棕榈、侧柏叶、藕节凉血止血；白芍、黄芩、地骨皮、牡蛎平肝清热；玄参、石斛养阴生津而起到养阴止血，固摄冲任的功效。

清经止血汤

【来源】《妇产科学》。

【组成】 鲜生地一两　当归炭三钱　生白芍三钱　丹皮三钱　槐花四钱　旱莲草五钱　仙鹤草五钱　炒蒲黄四钱　熟军炭一钱半

【主治】 崩漏体实阳盛者。

滋肾固冲汤

【来源】《妇产科学》。

【组成】 生地五钱　枸杞子三钱　山萸肉三钱　煅龙骨一两　煅牡蛎一两　龟版四钱　黄柏三钱　旱莲草四钱　侧柏叶一两　血余炭三钱　藕节炭四钱

【功用】 滋肾清热，养血止血。

【主治】 功能性子宫出血，属肾阴不足者。症见出血量多，血色鲜红，两耳响鸣，舌红或光剥，脉象细数。

【方论】 方中生地、枸杞养血；山萸、龟版、黄柏滋肾清热；龙骨、牡蛎益肾固冲；旱莲、侧柏、血余炭、藕节炭止血。

【加减】 如心火亢甚者，加黑山栀三钱，黄连五分；肝阳偏亢者，加丹皮三钱，贯众炭四钱。

清肝利湿汤

【来源】《刘奉五妇科经验》。

【组成】 瞿麦四钱　萹蓄四钱　木通一钱　车前子三钱　黄芩三钱　牛膝三钱　丹皮三钱　川楝子三钱　柴胡一钱半　荆芥穗一钱半

【功用】 清肝利湿，活血止带。

【主治】 肝经湿热，侵入血分，赤白带下，月经中期出血，以及由盆腔炎所引起的子宫出血或月经淋漓不止。

竹茹浸膏片

【来源】《中药制剂汇编》。

【组成】 竹茹外皮1kg

【用法】 取竹茹加入12倍量水，以100℃温浸3小时，滤其药液另存；残渣再加10倍量水，同法提取2小时，滤取液与前液合并；浓缩至生药量2:1时，加95%乙醇1.5倍量沉淀杂质，静置4~8小时，取上清液过滤，沉淀用60%醇洗2~3次，

将可溶性成分洗出，洗液与滤液合并，回收乙醇，放冷，再过滤一次，浓缩成浓膏，测定其含量，按规定的浸膏量，加辅料适量，压制成片，每片内含总抽出物100mg，即得。每服1~3片。

【功用】 凉血除热。

【主治】 血热引起之吐血，衄血及崩中，还可用于胃热呕吐及呃逆。

痢带灵

【来源】《中药制剂汇编》。

【组成】 牛、羊角及蹄甲（炭）1000克　白及50克

【用法】 将牛、羊角及蹄甲，洗刷干净，晾干，置密闭容器内，加热闷煅6~8小时，至全部角质炭化，放冷取出，制成极细粉，白及亦制成细粉，合并混匀，水泛为丸，干燥，包红色糖衣，每500粒重75克。口服：每次20粒，一日三次。

【功用】 止痢，止带，止血。

【主治】 赤白痢疾，崩漏带下。

化瘀止血方

【来源】《中医症状鉴别诊断学》。

【组成】 丹参　三七　当归　川芎　香附　党参　益母草

【功用】 活血化瘀，兼以益气。

【主治】 血瘀崩漏。

参神枣艾汤

【来源】《古今名方》引张志兴经验方。

【组成】 人参　朱茯神　黑枣仁各30克　焦艾叶45克

【功用】 补气止血，调复冲任。

【主治】 崩漏日久，荣血虚极，冲任不固。症见月经已止，突然出血，继则大量出血，出血如注，面色如土，声音低微、舌淡、无苔、六脉沉细欲绝。

【加减】 头昏气短气急，加麦冬、五味子；如崩漏已止，气血仍虚，则宜用养阴安神、补气补血之剂以善其后。

益气止血方

【来源】《中医症状鉴别诊断学》。

【组成】 党参　白术　黄精　三七粉

【功用】 补脾益气，兼以止血。

【主治】 脾虚崩漏。

复方十灰散

【来源】 方出《蒲辅周医疗经验》，名见《千家妙方》卷下。

【组成】 党参一两　熟地一两　生杜仲三钱　川断三钱　炮姜炭一钱　鹿角霜七钱　十灰散（另包）一钱

【用法】 浓煎两次，分两次服。每次入十灰散五分，加入几滴醋同服。

【功用】 调和冲任，益气止血。

【主治】 冲任不固，崩漏下血。

【方论】《千家妙方》：重用党参、熟地益气固肾；加杜仲等调补冲任；用十灰散、炮姜止血塞流，标本同治而收效卓著。

【验案】 崩漏　杜某，女，47岁，1967年5月25日初诊。月经已来43天未净，量多，色红，夹有血块，伴有轻度浮肿，大小便正常。曾患慢性肾炎及心血管病。经检查已除外肿瘤。舌淡苔薄白腻，脉沉细涩无力。属冲任不固，治宜调和冲任，益气止血。处方：复方十灰散。5月29日复诊：经漏基本已止。色淡，睡眠欠佳，食欲较好，二便正常。舌正苔微腻，脉沉缓。病情基本稳定，继固冲任，原方去炮姜，又进三剂，而收全功。

止崩汤

【来源】《临证医案医方》。

【组成】 生地炭　熟地炭各9克　阿胶珠12克　莲房炭15克　山萸炭　当归身各9克　黑升麻3克　黑芥穗6克　仙鹤草12克　五味子3克　五倍子9克　茅根炭60克　鸡冠花炭15克

【用法】 水煎服。

【功用】 养血止血。

【主治】 崩漏（功能性子宫出血）。子宫骤然大量下血或淋漓不断，舌质淡，苔白，脉浮大无力，或沉细无力。

【方论】 本方以养血止血为主。生地、熟地、阿胶珠、当归身养血；莲房、仙鹤草、五味子、五倍子、茅根、鸡冠花止血；山萸肉补肝肾，收涩止血；莲房炭为治疗子宫出血的专药，能走子宫，又为引经药；荆芥穗能入血分，炒炭用可止血，治崩漏下黑紫血块有效；升麻有升举阳气的作用，因崩漏为下部出血，用升麻可引血上行，与当归配伍能使血循经，恢复正常血液循环，则崩漏易止。

乌茜汤

【来源】《中医杂志》（1982，6：28）。

【组成】 煅乌贼骨　茜草炭　地榆炭　榉木各15克　蒲黄炭（包）10克　槐米炭　荠菜　马齿苋各50克　生甘草5克

【用法】 每日服一剂。出血量多时，每日二剂。

【主治】 崩漏。

【方论】 乌贼骨入肝、肾经，有止血、收敛作用；茜草入肾经，炒炭有活血化瘀作用。张锡纯认为，该两药能固涩下焦，为治崩主药。佐以蒲黄、槐米、榉木、地榆、有凉血消瘀之效。据现代医学研究，马齿苋、榉木、荠菜具有加强子宫收缩作用，可增强对崩漏的止血效果。

【加减】 气虚者加党参、黄芪各12克；血热者，加生地黄炭20克；血瘀者，加煅花蕊石20克。

【验案】 崩漏　应用本方治疗子宫出血140例，均已婚，年龄25～68岁，40岁以上共110例，占78.5%。中医辨证分气虚、血热和血瘀型；西医诊断为功能性子宫出血者115例，其他25例为器质性病变，包括子宫肌瘤、子宫内膜息肉、慢性子宫内膜炎、慢性子宫肌炎和子宫内膜腺癌。应用本方治疗，显效（服1～3天，出血停止者）64例；有效（服4～6天，出血停止者）53例，无效（服7天以上仍未止血）23例，总有效率83.6%。

升阳举经汤

【来源】《湖南中医杂志》（1986，3：27）。

【组成】 黄芪30g　党参25g　白术15g　当归12g　升麻9g　柴胡9g　陈皮8g　白芍10g　炒栀子

12g　黑姜 10g　炙甘草 6g

【用法】每日 1.5 剂，每剂水煎 2 次，每次煎 30 分钟左右，每剂药液煎成 300ml，清晨、下午、夜半分服。

【主治】崩漏。

【加减】小腹痛者加艾叶，血虚者加熟地、首乌，血热者加丹皮、地骨皮，血瘀者加桃仁、红花，气滞者加香附，精神紧张者、焦虑者加合欢皮，瘀块多者加川牛膝、失笑散，肾虚腰酸痛者加桑寄生、菟丝子，出血甚者加地榆炭。

【验案】崩漏　《湖南中医杂志》（1886，3：27）：所治崩漏 47 例中，年龄 18～51 岁，病程 14～126 天，均经西医妇科检查确诊为功能性子宫出血。结果：阴道流血停止，症状消失，恢复情况良好为痊愈，共 29 例，占 61.7%；阴道出血基本停止，但偶有发作为好转，共 16 例，占 34%；服药治疗 1 周后，症状无改变，阴道出血未止为无效，共 2 例，占 4.3%；总有效率为 95.7%。

宫血灵

【来源】《河南中医》（1987，3：11）。

【组成】益母草 30g　贯众炭 15g　茜草 12g　生山楂 15g　炒红花 10g　旱莲草 30g　生地榆 30g　藕节 30g　三七粉 3g

【用法】每日 1 剂，早晚各服 1 煎，若出血多者，可日服 2 剂，分 4～6 次，每 4～6 小时 1 次，趁热温服。

【主治】崩漏。

【加减】气虚加党参、黄芪等；热象重者加黑条芩、黑栀子、黄柏炭；腹痛加元胡。

【验案】崩漏　《河南中医》（1987，3：11）：本组治疗崩漏 151 例中，年龄最大者 70 岁，最小者 13 岁，以 41～50 岁者最多。已婚者 112 例，占 74%；未婚者 39 例，占 26%。显效：服药 1～3 剂而能止血者为显效；有效：服药 3～6 付后止血者为有效；无效：服药 6 剂以上，仍不能止血者为无效。结果：服药 1～3 剂而能止血者为显效，共 46 例，占 30.4%；服药 3～6 付后止血者为有效，共 91 例，占 60.3%；服药 6 剂以上，仍不能止血者为无效，共 14 例，占 9.3%。总有效率达 90.7%。

益气摄血汤

【来源】《河北中医学院学报》（1987，4：14）。

【组成】生黄芪 60g　焦白术 30g　焦黄芩 30g　荆芥穗炭 10g　炙甘草 6g　大枣 3 枚

【用法】水煎服。

【主治】崩漏。

【验案】崩漏　《河北中医学院学报》（1987，4：14）：以本方治疗崩漏 18 例，结果：全部病人阴道出血停止，症状消失，随访 3～5 个月有经均按期而至。

止血安宫汤

【来源】《吉林中医》（1987，6：19）。

【组成】生地 20g　黄柏 20g　益母草 30g　枳实 10g　升麻 10g　贯众 25g　地榆 30g

【用法】水煎服，每日 1 剂。

【主治】经漏。

【验案】经漏　《吉林中医》（1987，6：19）：所治经漏共 113 例，年龄 13～50 岁以上。均为月经期或非月经期间阴道出血超过 7 天以上，属血热血瘀证候者。结果：流血停止，临床症状消失，半年以上未复发者为痊愈，共 59 例，占 52.21%；流血停止，临床症状部分消失或 2 个月经周期后，流血超过 1 周以上，再服本方有效者为好转，共 48 例，占 42.48%；服药超过 20 剂，流血不止或反复发作者为无效，共 6 例，占 5.31%。总有效率为 94.69%。

复方生化汤

【来源】《江西中医药》（1988，3：21）。

【组成】当归 10g　川芎 6g　炮姜 5g　炙甘草 3g　桃仁 10g　丹参 10g　益母草 12g　五灵脂 12g　蒲黄 12g　血余炭 10g　丹皮 10g

【用法】水煎服，每日 1 剂，5 剂为 1 疗程。一般只需服 1 疗程。有子宫内膜炎者辅加千喜片每日 3 次，每次 4 片，连服 7～10 天。

【主治】人流、引产及产后出血。

【验案】人流、引产及产后出血　《江西中医药》（1988，3：21）：所治人流、引产及产后出血 90

例中，人流后出血 52 例，中期妊娠引产术后出血 14 例，足月分娩晚期出血者 24 例。结果：服药后出血停止者为治愈，共 87 例；服药后出血减少或 14 天后仍有少量鲜红血液者为好转，共 2 例；服药后症状同前者为无效，共 1 例。

益气固肾汤

【来源】《陕西中医》（1990，7：306）。

【组成】黄芪 60g　旱莲草 30g　女贞子　生地　熟地　覆盆子　白芍各 15g　炒荆芥 10g　升麻 6g

【用法】每日 1 剂，文火水煎煮沸半小时，滤渣，再重复煎法，共取汁 400ml，混匀，早晚分服。

【主治】崩漏。

【加减】腰痛加炒川断 15g；出血久加乌贼骨 30g，五倍子 15g；血色污浊加马齿苋 30g；瘀甚加炒蒲黄 10g；出血量多加炒贯众 30g，三七粉 3g（冲）；头晕、心悸、眠差加合欢皮 15g 或酸枣仁 15g，何首乌 15g。

【验案】崩漏　《陕西中医》（1990，7：306）：治疗崩漏 214 例，年龄 12～52 岁。结果：治疗后血止，月经周期正常，症状消失，半年未复发为治愈，共 194 例；出血停止，月经周期接近正常，症状明显减轻，无较大反复为好转，共 20 例；总有效率为 100%。

加减生化汤

【来源】《辽宁中医杂志》（1990，8：36）。

【组成】黄芪 30g　当归 15g　川芎 5g　桃仁　炮姜各 10g　坤草 30g　山楂炭 15g　枳壳　蒲黄炭各 10g

【用法】每日 1 剂，水煎服，4 剂为 1 疗程。一般用药 1 疗程，少数病人服药 2 疗程。

【主治】阴道出血。

【加减】伴子宫内膜炎者去炮姜，加鱼腥草、鸡冠花各 30g。

【验案】阴道出血　《辽宁中医杂志》（1990，8：36）：治疗阴道出血 56 例，人流术后不规则阴道出血 38 例，中期引产后阴道出血 18 例。结果：治愈 50 例，好转 3 例，无效 3 例，总有效率为 94.6%。

两地汤

【来源】《内蒙古中医药》（1991，1：36）。

【组成】生地　元参各 15～30g　麦冬　生白芍　地骨皮各 12～15g　阿胶 10g　旱莲草 30g　女贞子 15g　乌贼骨 15～30g

【用法】水煎服。并随证加减变化。

【主治】崩漏。

【验案】崩漏　《内蒙古中医药》（1991，1：36）：治疗崩漏 20 例，经过治疗，血止，月经周期、经量正常 3 月以上为治愈，结果：治愈 17 例，占 85%。

固冲安宫汤

【来源】《湖南中医学院学报》（1991，2：23）。

【组成】山茱萸　熟地黄各 20g　黄芪 15g　全当归 12g　益母草 15g　茜草根　川续断各 10g　煅龙牡各 20g　白芍　海螵蛸各 12g　荆芥炭 5g　阿胶 10g（烊化兑服）

【用法】每日 1 剂，水煎 2 次，分次温服。

【主治】上环后经漏症。

【加减】素体阳虚宫寒者加炒艾叶、制小茴；阴虚内热者加地骨皮、女贞子。

【验案】上环后经漏症　《湖南中医学院学报》（1991，2：23）：所治上环后经漏症 62 例中，年龄 24～45 岁；病程 1～12 个月；月经持续时间 7～30 天。结果：阴道流血干净，腰膝酸痛，下腹坠胀消失为有效，共 62 例。

益母复元汤

【来源】《实用中西医结合杂志》（1991，4：226）。

【组成】益母草 20～30g　当归 12g　川芎 9g　杭白芍 12g　熟地 12g　艾叶炭 10g　仙鹤草 15g　旱莲草 15g　荆芥炭 12g　阿胶（烊化）10g　炒杜仲 12g

【用法】水煎服。

【主治】产后子宫复旧不良。

【验案】产后子宫复旧不良　《实用中西医结合杂志》（1991，4：226）：以本方治疗产后子宫复旧不良 38 例，21～25 岁 12 例，26～30 岁 11 例，31～35 岁 10 例，36 岁以上 5 例；恶露不尽在产后 35～40 天 12 例，41～45 天 6 例，50 天 8 例，60 天 7 例，70 天 1 例，3 个月以上 2 例。结果：以服药后子宫复原，恶露停止，全身症状消失为治愈。服 4～6 剂治愈者 18 例，7～10 剂治愈者 15 例，11～15 剂治愈者 5 例。其中服药最少者 4 剂，最多者 15 剂，平均服药 8 剂。

速效固崩汤

【来源】《湖北中医杂志》（1991，5：17）。

【组成】马齿苋 30g　生地榆 30g　旱莲草 30g　益母草 30g　三七粉 3g（冲）

【用法】1 日 1 剂，重者 1 日 2 剂，水煎服。

【主治】崩漏。

【加减】气虚加黄芪 30g，白术 15g；肾虚加川断 15g，阿胶 10g（烊化）。

【验案】崩漏　《湖北中医杂志》（1991，5：17）：以本方治疗崩漏 102 例中，年龄 16～50 岁；病程 0.5～9 个月。结果：出血完全停止，观察 2 个月，月经量中等，月经周期恢复正常为临床治愈，共 74 例；出血停止，观察 2 个月，月经周期未恢复正常或月经量仍多者为好转，共 24 例；出血未止反而增多，改用其他疗法者为无效，共 4 例。

苎根止崩汤

【来源】《江苏中医》（1991，6：14）。

【组成】鲜苎麻根（去红皮）30～50g　生地　墨旱莲　地榆各 20～30g　蒲黄炭　茜根炭各 10g　生甘草 5g

【用法】水煎服，每日 1 剂，早晚各服 1 次，服药期间停用其他药物，3 天为 1 疗程。

【主治】崩漏。

【加减】若漏下过多，加煅龙骨、牡蛎各 20g。

【验案】崩漏　《江苏中医》（1991，6：14）：治疗崩漏 34 例，年龄在 18～54 岁，以 20～30 岁及 45 岁以上者为多；已婚 32 例，未婚 2 例；病程 7 天至 3 月余，以 10～20 天居多。结果：服药 1～2 个疗程，崩漏完全停止，停药 1 周未再出血为治愈，共 28 例；服药 2 个疗程，崩漏明显减少，仅有点

滴出血为好转，共 4 例；服药 2 个疗程，病情无改善为无效，共 2 例；总有效率为 94.1%。其中用药天数：1～3 天者 23 例，4～6 者 10 例，7 天以上者 1 例。

益气固肾止崩汤

【来源】《山东中医杂志》（1992，3：17）。

【组成】党参 30g　黄芪 30g　乌贼骨 60～30g　煅龙骨 15g　熟地 24g　续断 15g　茜草 6g　贯众炭 15g　阿胶 15g　三七片 6～10 片

【用法】每剂水煎，取汁 300ml，早晚各服 150ml，止血后 3 天，改服其他方药。

【主治】崩漏。

【加减】肾阴虚者，加女贞子 15g，旱莲草 15g，龟版 30g；肾阳虚者，加仙茅 15g，仙灵脾 12g，制附子 6g；如血崩出现虚脱时可用参附汤。

【验案】崩漏　《山东中医杂志》（1992，3：17）：以本方治疗崩漏 94 例，青春期妇女 12 例，育龄期妇女 25 例，更年期妇女 57 例；出血时间 15 天～3 个月以上。绝大部分病人曾行 B 超或妇科检查。根据疗效标准（服药 3～6 剂后血止，临床症状消失，青春期、育龄期病人月经有规律为治愈；服药后血止，但月经周期尚不规律为显效；服药 10 剂后仍不能止血为无效）判定，结果：治愈者 64 例，显效者 21 例，无效者 4 例，总有效率达 90%。

养宫汤

【来源】《浙江中医杂志》（1992，3：128）。

【组成】丹皮　地骨皮　麦冬　鹿衔草各 10g　生地　白芍　玄参　沙参　延胡索　仙鹤草各 15g　旱莲草　阿胶（烊化另服）各 12g

【用法】每日 1 剂，水煎，分 2 次温服。

【主治】青春期崩漏。

【加减】若气虚明显者加黄芪、太子参；夹瘀者加茜草；经量偏多者加血余炭。

【验案】青春期崩漏　《浙江中医杂志》（1992，3：128）：本组治疗青春期崩漏 65 例中，年龄最小 11 岁，最大 17 岁，平均 14 岁；病程最短 10 天，最长 8 个月。全部病例除有月经周期不准外，行经时

间均超过 7 天，其中经量偏多者 51 例，偏少者 14 例。结果：52 例显效（服药 7 剂以内血止）；9 例有效（服药 10 剂以内血止）；4 例无效（服药 10 剂以上血止或血不能止）。

固本止血汤

【来源】《江苏中医》（1992，10：8）。

【组成】生地 熟地 旱莲草 白芍 女贞子 川黄柏 地骨皮 炙黄芪 炒白术 失笑散（包）地榆各 10g 川断 15g 三七粉 3g（冲服）

【用法】水煎服，每日 1 剂。

【主治】崩漏。

【验案】崩漏 《江苏中医》（1992，10：8）：所治崩漏 30 例，年龄最小 11 岁，最大 25 岁，其中 16 ~ 25 岁 15 例。阴道出血时间：6 ~ 10 天 15 例，11 ~ 14 天 8 例，15 ~ 20 天 7 例。结果：服药 3 剂止血者 12 例，4 ~ 6 剂止血者 14 例，7 ~ 9 剂止血者 2 例。服 10 剂以上血不止者为无效，计 2 例。总有效率为 93.3%。

益气养血止崩汤

【来源】《山东中医学院学报》（1993，2：29）。

【组成】黄芪 40g 党参 39g 炒白术 30g 茯苓 15g 当归 10g 川芎 6g 熟地 15g 白芍 12g 陈皮 12g 益母草 30g 阿胶 15g（烊化）甘草 9g

【用法】每日 1 剂，水煎服。连服 3 ~ 15 剂。

【主治】崩漏。

【加减】流血量不止，加三七粉或云南白药 3g（冲服）；伴腹痛甚、血块多者，加泽兰 10g，红花 9g；兼乳房胀痛者，加柴胡 9g，香附 9g；兼阴虚者，加女贞子 15g，旱莲草 20g；阳虚者，加仙灵脾 20g，菟丝子 15g；贫血明显者，加桑椹子 30g。

【验案】崩漏 《山东中医学院学报》（1993，2：29）：以本方治疗崩漏 42 例，年龄 16 ~ 51 岁，平均 43 岁；病程最短 2 个月，最长 3 年半，平均 11 个月。结果：服药 3 ~ 6 剂后，流血止，症状消失，青春期及育龄病人月经周期规律为痊愈，共 18 例，占 42.9%；服药 9 ~ 12 剂，流血明显减少症状好转，月经周期基本正常为显效，共 20 例，占 47.6%；服

药 15 剂以上，流血不止，症状无改变者为无效，共 4 例，占 9.5%；总有效率为 90.5%。

益气固冲止崩汤

【来源】《北京中医杂志》（1993，3：28）。

【组成】黄芪 15g 党参 炙龟版 白芍各 10g 地榆炭 乌贼骨 棕榈炭各 30g 黄芩炭 香附 川断 阿胶（烊冲）各 9g 甘草 6g

【用法】每日 1 剂，水煎 500ml，分 2 次服。

【主治】崩漏。

【加减】若少年病人，阴道出血，淋漓不断，色殷红，脉细数，苔薄质红，加山萸肉、熟地、枸杞子各 9g；中年病人，阴道出血不止，下腹胀满，脉弦数，加炒山栀、柴胡、当归各 9g；老年病人，阴道出血不止，量多色淡，脉弱，苔白质淡，加炒白术、山药各 9g，升麻 6g；血热者，加丹皮、地骨皮、生地各 15g；血瘀者，加五灵脂、炒蒲黄各 9g，藕节 15g。

【验案】崩漏 《北京中医杂志》（1993，3：28）：以本方治疗崩漏 248 例中，年龄最小 12 岁，最大 46 岁以上。结果：经 15 ~ 90 天治疗，显效 148 例，占 59.86%；好转 72 例，占 29.03%；无效 28 例；总有效率为 88.89%。

清肝利湿汤

【来源】《江苏中医》（1993，4：110）。

【组成】瞿麦 萹蓄各 12g 木通 3g 车前子 黄芩 牛膝 丹皮 川楝子各 10g 柴胡 荆芥各 5g

【用法】于月经周期第 10 天服用清肝利湿汤 7 剂，连服 3 个月经周期为 1 疗程。

【主治】经间期出血。

【验案】经间期出血 《江苏中医》（1993，4：110）：以本方治疗经间期出血 30 例，年龄最小 17 岁，最大 45 岁，平均为 30 岁；已婚者 24 例（其中上环者 21 例），未婚者 6 例；病程最短者 2 月，最长者 20 年。结果：服药后出血停止，伴随症状消失，停药后持续 3 个月经周期未复发者为治愈，共 21 例，占 70%；停药后出血停止，伴随症状消失，但停药后即复发者为有效，共 5 例，占 16.6%；

出血伴随症状无好转为无效，共 4 例，占 13.4%；总有效率为 86.6%。

安老汤

【来源】《陕西中医》（1993，6：270）。

【组成】炙黄芪 熟地各 30g 党参 20g 白术 山萸肉 益母草 贯众炭各 15g 杜仲炭 12g 阿胶（烊化） 茜草根各 10g 当归 5g 香附 黑芥穗 甘草各 3g

【用法】水煎服，1 日 1 剂。

【主治】更年期崩漏。

【加减】偏阴虚改党参为北沙参，加旱莲草、生地、女贞子各 15g；血瘀甚者加川牛膝 10g，炒蒲黄、三七各 9g。

【验案】更年期崩漏 《陕西中医》（1993，6：270）：共治更年期崩漏 60 例，结果：血止，月经正常，2 年内未反复者为痊愈，共 36 例；血止，月经转常，1 年内未反复者为显效，共 14 例；血止，月经转常，1 年内有反复者为有效，共 8 例；经治疗仍不能止血者为无效，共 2 例；有效率 96.7%。

贯众益母汤

【来源】《陕西中医》（1993，6：270）。

【组成】贯众 益母草 马齿苋各 30g 茜草 炒蒲黄各 10g

【用法】素体虚弱者加党参 30g。每天 1 剂，分 2 次煎服，5 剂为 1 疗程，最多 2 个疗程。

【主治】阴道出血。

【验案】阴道出血 《陕西中医》（1993，6：270）：治疗阴道流血 10 天以上者 36 例。结果：药后血止为痊愈，共 33 例；用药 2 个疗程后，阴道仍流血，甚至增多需再次清宫者为无效，共 3 例；治愈率 91.7%。

清海汤

【来源】《陕西中医》（1993，6：270）。

【组成】熟地 北沙参 女贞子各 30g 山萸肉 丹皮 麦冬 白芍 白术各 10g

【用法】于每次经前 1 周服 4~6 剂。

【主治】崩漏。

【加减】若出血量多者，加地榆炭、旱莲草各 20g，阿胶 10g。

【验案】崩漏 《陕西中医》（1993，6：270）：以本方共治崩漏 30 例，结果：治疗后 3 个月以上，月经期量色质均正常为痊愈，共 22 例；服药时月经期量色质均正常，停药后不能维持 3 个月的正常月经周期为好转，共 6 例；治疗后无效者 2 例；有效率 93%。

止血汤

【来源】《陕西中医》（1993，12：536）。

【组成】黄芪 党参各 30g 白芍 12g 当归 6g 远志 小蓟 旱莲草 棕炭 焦栀子 茜草各 10g

【用法】水煎服，1 天 1 剂，早晚分服。

【主治】崩漏。

【加减】耳鸣、口干、手足心热加生地、女贞子；腰痛加川断、炒杜仲；出血色暗夹黑块加失笑散；出血多，伴心悸、大汗出加高丽参。未出血期以治本为主，辨证选用如六味地黄汤、当归补血汤、归脾汤等，出血期以止血汤为主加速止血

【验案】崩漏 《陕西中医》（1993，12：536）：所治崩漏 31 例均为门诊 20 岁以下未婚女子，初潮年龄多为 12~16 岁，19 岁 1 例；出血时间 9~70 天。其中肾阴虚 11 例，气虚型 11 例，心脾两虚型 9 例。结果：服药后血净，月经周期、经量、经期皆正常，且持续 3 个周期正常为痊愈，共 24 例；服药后血净，周期、量正常，但不能维持 3 个周期正常为好转，共 6 例；服药后血净，然月经周期仍异常，经量仍多，尚需治疗者为无效，共 1 例；总有效率 96.7%。

断血流片

【来源】《中国药典》。

【组成】断血流

【用法】上药制成糖衣片，每片含干浸膏 0.3g。口服，一次 3~6 片，一日 3 次。

【功用】凉血止血。

【主治】功能性子宫出血，月经过多，产后出血，

子宫肌瘤出血，尿血，便血，吐血，咯血，鼻衄，单纯性紫癜，原发性血小板减少性紫癜。

归经汤

【来源】《首批国家级名老中医效验秘方精选》。

【组成】党参15克　白术10克　茯苓10克　炙甘草5克　黄耆20克　当归10克　大枣5枚　桂圆肉12克　炙远志3克　酸枣仁10克　灵脂炭10克　蒲黄炭10克　荆芥炭5克

【用法】用冷水浸泡后煎煮。文火煎煮3次，取汁150毫升，分3次服用。

【功用】益气宁神，化瘀止血。

【主治】月经过多，形成崩漏，腹痛有凝块，淋漓不断，或经期延长出现气血两虚症状。

【方论】脾主统血，脾旺则水谷精微充盈五脏、六腑，四肢百骸，即所谓，"中焦受气取汁，变化而赤，是谓血。"脾虚则运化失常，五脏受累，冲任失养，即所谓统摄无权，不能制约经血。故本方用四君（参，苓、术、草）健脾以增化源，脾旺则经行流畅；然有形之血不能自生，须赖阳气之温煦而后才能补给，故以当归补血汤（归、芪）益气生血；气耗津伤，心气受损，故以大枣、桂圆肉、远志、枣仁以养血宁心；高凝出血，最忌见血止血。刘氏以失笑散（五灵脂、蒲黄）加荆芥，三味炒炭（外焦内黄）活血以止血，亦即"通因通用"之法，其中五灵脂一味，朱丹溪最为赏识，半炒半生，每服三钱，水酒调服，名独行丸，治妇人产后"血冲心动"。荆芥一味，华佗取其炒黑为"愈风散"，治产后血晕，清吴仪洛在《本草从新》载："本品能助脾消食，通利血脉，治吐衄，肠风，崩中、血痢、产后血晕。"

【加减】凡体质素虚，因平时过劳致心脾虚损，使血失统摄，血量愈来愈多，有血崩之势者宜用本方。如出血过多，四肢厥冷，脉微欲绝者，加人参5克，黑附片3克，以防其虚脱；如郁怒伤肝，情绪易激动，宜加生地15克，白芍15克，养血柔肝；如尿频、尿急伴阴虚有热者，去远志、当归，加女贞子15克，仙鹤草15克，白茅根15克，养阴以清热；如小腹胀满，冷痛，舌质淡，苔薄白，脉缓，加炮姜3克，砂仁3克，以温中暖下，助消化。为提高和巩固疗效，月经期间忌冷饮，注意保温，情绪勿激动。

【验案】唐某，女，16岁。病人15岁月经初潮起，量多，色黑成块，淋漓不断，腰腹胀痛。每次经后面色苍白，神疲力乏，常需用止血针剂止血。平时纳食较差，睡眠尚可，二便正常，舌质淡而润，舌苔薄白，脉弦细涩。此系中气下陷，脾不统血，络虚瘀阻。治宜补气健脾统血，活血化瘀，通络止血。方用归经汤加减：党参15克，白术10克，茯苓10克，炙甘草5克，黄芪20克，当归10克，熟地炭12克，灵脂炭10克，蒲黄炭10克，荆芥炭10克，枣仁10克，大枣5枚，桂圆肉10克，砂仁3克，鸡内金3克。二诊：服上方2~3剂时，阴道排出紫黑血数块，腰腹痛即渐缓解，仍坚持服完原方7剂，已无瘀块，色转淡红，淋漓已止。嘱其依原方于每次月经期服用3~5剂，3个月后，行经正常，精神正常。

加减归脾汤

【来源】《首批国家级名老中医效验秘方精选》。

【组成】党参15克　黄芪30克　阿胶15克（可烊化，分2次服）　血余炭9克　白术9克　炒当归6克　远志9克　炒枣仁15克　棕榈炭30克　陈皮9克　甘草9克

【用法】先将药物用冷水适量浸泡1小时，浸透后煎煮。首煮武火，煎沸后文火，煎20~25分钟，二煎武火煎沸后文火煎15~20分钟。煎好后两煎混匀，总是以250~300毫升为宜，每日服1剂，每剂分2次服用。早饭前及晚饭后1小时各温服1次，连服5~10剂为1个疗程，待至下次月经来潮时，原方如法再服1个疗程。

【功用】补脾摄血。

【主治】崩漏之脾虚型。症见阴道骤然下血或漏下不止，血色鲜红或浅淡，小腹胀痛，食少便溏，心慌气短，倦怠乏力，腰部酸痛，面色浮黄，舌淡苔薄，脉细数等。

【加减】临证时若遇血色红，口干脉数者，加地榆炭30克；血色暗有块，舌有瘀丝瘀斑，脉沉弦者，加三七粉6克（分二次冲服）；腹胀痛、两胁胀痛，舌质紫暗，脉弦者，加乌梅30克；头痛者，加荆芥炭9克；气短懒言，舌质淡，脉细弱者，减党参，加人参9克（另煎入）下血量多不止者，

加醋 30 克配水煎。

【方论】方中党参、黄芪补气升阳健脾为主；白术、甘草甘温益气，助主药以资气血之源；当归、枣仁、阿胶，远志补血宁心亦当为辅臣；陈皮理气燥湿以调理脾胃气机；棕榈炭、血余炭收敛止血以塞流。

加减清海丸

【来源】《首批国家级名老中医效验秘方精选》。

【组成】熟地 24 丸少　淮山药 12 克　山萸肉 12 克　丹皮 9 克　北沙参 15 克　阿胶 12 克　麦冬 12 克　白术 9 克　桑叶 9 克　白芍 15 克　石斛 12 克　龙骨 24 克　女贞子 12 克　旱莲草 12 克

【用法】每日一剂，水煎分服。愈后每月经前服 4～5 剂，病根可除。

【功用】补养肝肾，降火止血。

【主治】室女肝肾阴虚之崩漏。症见出血量少或淋漓不断，色鲜红，头晕目眩，虚烦不寐。盗汗、耳鸣、视力减退、低热颧红、手足心热、口干、腰膝疲软，足跟痛，舌质红，少苔或无苔，脉细数无力。

【加减】服至 5～7 剂后，崩块之势得减者，去桑叶、丹皮，加龟板、鳖甲、壮蛎。

【方论】此方旨在养肝肾之阴，肾水足、肝阴充则相火安宅。且方中熟地、山萸肉、女贞子、旱莲草、丹皮、阿胶多为凉血养血之品，既可遏其泛滥之势，又可补其漏泄之亏，又用沙参、麦冬、石斛养胃阴，以冲脉隶属阳明也；用白术、山药补脾气，以脾为统血之脏也，此方既治下焦，亦兼顾中焦。

【验案】柴某，学生。因阴道出血淋漓不断，孩提年龄有一定的恐惧感，有此症状避而不谈，但经问诊可知，其血色鲜红，心烦想哭，夜间盗汗，手心脚心发烧，腰痛及足跟痛，舌质红，少苔，脉细数。于是处方：熟地 24 克，淮山药 12 克，山萸肉 12 克，丹皮 9 克，秦艽 9 克，白蔹 6 克，地骨皮 9 克，白术 9 克，石斛 12 克，麦冬 12 克，龙骨 24 克，龟板 24 克，上服三剂后，已见效果，阴虚症状明显改善，且下血量亦日趋见少。为巩固疗效计，嘱其每月经前按上方服三剂，后追访半年未见复发。

补益冲任汤

【来源】《首批国家级名老中医效验秘方精选》。

【组成】小茴香 3 克　炒当归 9 克　鹿角霜 6 克　女贞子 12 克　沙苑蒺藜 9 克　党参 15 克　淡苁蓉 9 克　补骨脂 12 克　淡竹茹 15 克　紫石英 12 克　枸杞子 9 克　旱莲草 9 克

【用法】每日煎服一剂，连服一二个月，崩漏即不再复作。

【功用】补冲任，益肝肾。

【主治】崩漏久治不愈。

【验案】曹某，45 岁，工人。不规则出血 10 个月，有时量多，有时淋漓不断，血色淡。畏冷，6 月中旬夜眠尚需棉被，没有气力，总想躺着，吃不下东西，腰酸腿痛，每晨五点左右，准有大便，为不成形便，舌体胖，苔薄白，脉沉细，尺脉尤甚。妇科检查，除子宫略大，别无阳性发现，宫内膜病理检验结果为增生期子宫内膜增殖现象。诊断：功能性子宫出血，冲任虚寒性崩漏。治当温补肝肾，调理冲任奇经。以上方为基础，加熟附片 3 克、肉桂 6 克、艾炭 10 克、炮姜炭 10 克，用药 3 周后，自觉症状完全消退，追访一年无复犯。

固气清宫汤

【来源】《首批国家级名老中医效验秘方精选》。

【组成】炙黄芪 20 克　炒黄芩 12 克　焦白术 10 克　贯众炭 15 克　潞党参 15 克　炒当归 12 克　怀山药 45 克　制黄精 15 克　地榆炭 12 克　煅花蕊石 15 克（先煎）

【用法】水煎服，日 1 剂，早晚各服 1 次。

【功用】固气清宫。

【主治】年老经水复行。

【方论】对老年经水复行之病，若恶病可疑当尽早手术，若系良性病以气虚宫热者居多。故多先从固气清宫立法，复以滋肾养肝之品收功。本方拟黄芪配黄芩，益脾肾之气，清血分之热；焦白术配贯众炭，"利腰脐间血"，清胞中之火，黄精《别录》谓能"补中益气，安五脏"。所用"三黄"（黄芪、黄芩、黄精），乃固气清宫法之主药。重用山药，调益脾肾，此味甘液浓，对老妇尤宜，以上药选既无滋腻壅滞，又无辛燥助火，固本澄源而获痊愈。

【验案】贾某，女，64岁，1985年3月1日诊。绝经15年，因操劳过度，更加之烦恼久积，忽然阴道出血，色深红赤小块已旬余。妇科理化检查排除恶性病变，诊为萎缩性子宫内膜炎。刻诊头晕心悸，时感烘热，神倦乏力，口干不欲饮，苔薄舌暗红，脉细弱小弦，责之气虚宫热，脉络失养，拟予固气清宫法，处方：炙黄芪20克，大生地15克，杞子9克，杭白芍12克，炒黄芩12克，焦白术10克，贯众炭15克，潞党参15克，怀山药45克，制黄精15克，地榆炭12克，煅花蕊石15克（先煎）。服上药3剂血止，惟仍感心悸、头晕，纳谷不振。予以上方伍以茯苓、百合、山栀出入8剂后症减神爽。后再以肉苁蓉、五味、桑椹子、怀山药从肝肾调治2月。随访2年，出血不见复发，妇检未现异常。

祛瘀止崩汤

【来源】《首批国家级名老中医效验秘方精选》。

【组成】柴胡10克　赤芍12克　当归10克　生地15克　红花10克　桔梗10克　牛膝12克　香附12克　阿胶10克　栀子12克　丹皮10克　黄芩15克　甘草8克

【用法】鲜藕节3块为引，水煎服，每日1剂，分2次早饭前、晚饭后温服。其中阿胶烊化。

【功用】活血逐瘀，凉血止崩。

【主治】血瘀、气滞、血热型之崩漏。

【加减】本方系在王清任"血府逐瘀汤"方基础上加减而成。若出血量多，加地榆炭、棕榈炭或焦栀、香附炭；出血日久量多者，加黄芪，阿胶加量；出血量多，热象明显者，加重生地、黄芩用量；出血量多，夹有瘀块，小腹痛者，加蒲黄炭、五灵脂、泽兰。

【方论】方中柴胡、香附疏肝解郁，畅顺气血，并升达清阳，以升清降浊；红花、川芎、赤芍活血化瘀，相得益彰；桔梗开宣肺气，载药上行；牛膝善降，黄芩清热，一清一降通利血脉，引血引热下行，以利祛血府瘀热；当归、生地、阿胶养血滋阴，以防理气药泄散，活血药破损而耗伤阴血；丹皮、栀子清热泻火除烦，凉血活血止血；

藕节涩平，功专收涩止血、凉血化瘀；甘草调和诸药，全方配伍，气血兼顾，疏肝行气以利祛瘀；升降同用，升清以利降浊，使瘀浊得逐，不再为患；又攻中有补，祛瘀而不伤正，可使气机升降有常，出入有序，气血流畅，瘀去血止。

【验案】马某，26岁，1982年5月13日初诊。病人月经半月一行，淋漓不净，量多有块，色鲜红，伴心慌，乏力，饮食欠佳，近6天食后胃脘疼，苔白，二脉弦细。经某大夫诊治处方：党参12克，白术12克，当归12克，茯苓20克，木香10克，地榆炭20克，棕榈炭15克，陈皮12克，白芒12克，公英20克，甘草10克。服4剂后，5月17日复诊，药后胃脘疼愈，心慌减，食欲增，但3天来血量增加，已20天血不止，观其舌红少苔脉弦滑。余辨证属血瘀崩漏。治宜活血化瘀，凉血止崩，服祛瘀止崩汤。病人服3剂后来诊，血已止，食可，仍觉乏力，舌淡，白薄苔，脉弦数。按上方加重生地、黄芩用量至各30克，以清其余热，巩固其效，继服3剂。3剂后又来诊，血未再来，但感乏力，周身酸软。嘱病人服归脾丸，益气健脾摄血以善后而痊愈。

健脾固冲汤

【来源】《首批国家级名老中医效验秘方精选》。

【组成】黄芩9克　白芍12克　白术4克　甘草3克　生地9克　阿胶12克　姜炭6克　地黄炭9克　赤石脂30~60克

【用法】冷水浸药，煎开后，再以文火煎20分钟左右，1日2剂，分2次温服。赤石脂包煎，阿胶烊化。

【功用】健脾坚阴，固涩冲任。

【主治】崩漏下血，量多色红，口干纳差，四肢乏力，舌质红而干，或淡红、苔黄，脉虚数或沉软。

【方论】脾为统血之脏，脾虚不能摄血，故血外溢。方中黄芩苦寒坚阴，白芍柔肝敛阴，阿胶、生地、地黄炭等养血滋阴、止血，姜炭、赤石脂涩血固冲任，且姜炭守中有通，更能起到引血归经，祛恶生新的作用，合之白术、甘草健脾益气而摄血。全方养血敛阴，健脾统摄血，固涩冲任。

【加减】舌苔黄厚腻，热甚者，加黄柏9克；下血量多心悸者，加棕榈炭9克，龙骨18克，牡蛎

18g 克；舌质红、脉细数或手足心热者，加女贞子15 克，旱莲草 15 克；腰痛者，加杜仲 9 克，续断 9 克；气虚者，加党参 15 克。

【验案】杨某，48 岁，售货员。不规则阴道出血 2 年，有时量多，有时淋漓不断。妇科检查：子宫大小正常，亦无其他阳性发现。治疗前曾刮宫，宫内膜病理检查为增生期子宫内膜增殖现象。因刮宫后血不止，遂来院治疗。血色素低，自述血色淡，气不够用，懒言，胃区发闷，食欲不振，舌质淡红，脉虚数。法当健脾养血，固涩冲任。处方：黄芪 18 克，白术 10 克，大生地 18 克，阿胶 10 克，白芍 10 克，生龙骨 18 克，生牡蛎 18 克，海螵蛸、鸡血藤各 12 克，棕榈炭 9 克。因方中有黄芪、白术健脾益气充养后天之本，再加之阿胶、大生地益血之源，白芍养血柔肝，龙牡平肝固涩，海螵蛸、鸡血藤则通以济涩。棕榈炭《本草纲目》谓"棕炭性涩，若失血太多，瘀滞已尽者，用之切当，所谓涩可固脱也"。综观全方止血不留瘀、清热不凉遏、温补不闭邪可谓特点矣。服药 12 剂后，已来月经 5 次为。量仍较多，但来 5 次后，复验血色素 12 克，追访 2 年已愈。

益气清宫固冲汤

【来源】《首批国家级名老中医效验秘方精选》。

【组成】太子参 15 克　炙黄芪 30 克　生地 15 克　黄芩 12 克　贯众炭 15 克　乌贼骨 15 克　重楼 30 克

【用法】先将药物用清水浸泡 1 小时，浸透后煎煮，煮煎沸后文火煎 30 分钟，二煎沸后文火煎 30 分钟，两次药液合并，分 2 次早晚空腹温服。每日 1 剂。

【功用】益气清宫，固冲止血。

【主治】适用于月经过多，经间期出血，崩漏、胎漏以及人流或产后恶露不绝等属气阴两虚，营热扰冲者，症见面色少华，头昏乏力，腰脊酸软，心烦口干，舌偏红，苔薄中剥，脉细数。

【加减】凡属气阴两虚，营热扰冲之妇科血证，使用本方均可收到明显效果。如夹瘀者，加煅花蕊石 15 克，参三七末 5 克；气虚较著者，用潞党参易太子参，加焦白术、炙升麻；阴虚较甚者，配合二至丸（女贞子、旱莲草）、阿胶；胎漏者，加

苎麻根、桑寄生、菟丝子。

【方论】妇科血证，其病机以气虚营热，虚实夹杂者居多。益气清宫固冲汤即据此而拟。方中炙黄芪补中益气、升举清阳，为益气摄血之要药；太子参甘苦微寒，既可补气，又能清热滋阴，为一味清补之品，两药合用共奏益气摄血，健脾固冲之功；生地黄功专清热凉血，滋阴降火，为营血分之要药；炒黄芩清热、安胎，两药相伍滋阴凉血，清热宁络；贯众炭为止血治崩漏之佳品；乌贼骨味咸性温，功专收敛止血，为止血之良剂，两药合伍共奏解毒固涩之功；重楼缩宫而止血，使塞流与澄源并举，诸药协奏，益气清宫固冲也。

【验案】周某，女，24 岁，1988 年 6 月 10 日初诊。产后 40 天恶露淋漓不断，西医诊断为子宫复旧不全，投宫缩剂及抗炎止血药不瘥。阴道下血，色紫红小块，量不多，小腹隐痛，精神萎顿，头昏腰酸，舌质微紫，薄白苔，脉细数。此乃气阴两亏，瘀热阻胞，拟予益气养营，化瘀止血。处方：炙黄芪 30 克，潞党参 15 克，乌贼骨 15 克，贯众炭 15 克，生熟地各 12 克，炒黄芩 12 克，重楼 30 克，煅花蕊石 15 克，三七末 5 克，炒川断 12 克，服药 6 剂，恶露得净，转拟健脾益肾，调补奇经。半月后，康复如常人。

清热止血汤

【来源】《首批国家级名老中医效验秘方精选》。

【组成】生地 30 克　黄芩 9 克　丹皮 9 克　地骨皮 15 克　地榆 30 克　棕榈炭 30 克　阿胶 15 克（烊化另入）　甘草 9 克

【用法】先将药物用冷水适量浸泡 1 小时，浸透后煎煮。首煎武火煮沸后文火煎 20～25 分钟，二煎武火煎沸后文火煎 15～20 分钟，煎好后两煎混匀，总量以 250～300 毫升为宜，每日服 1 剂，每剂分 2 次服用，早饭前及晚饭后 1 小时温服 1 次，连服 5～10 剂为 1 个疗程，待下次月经来潮时，原方如法再服 1 个疗程。

【功用】清热止血。

【主治】崩漏之血热型。症见阴道骤然下血甚多，血色鲜红，烦热口渴，睡眠欠佳，面色潮红，腰酸，心慌气短，倦怠乏力，舌红苔黄、脉象数大。

【方论】方中生地、地骨皮清热养阴，使热去而不

伤津，黄芩、地榆、丹皮清热凉血，阿胶补血止血，棕榈炭收敛止血。诸药配合，共奏清热养阴，凉血止血之功。

【加减】如证见胸胁胀痛，心烦易怒，时欲叹息，脉弦数等证，则为肝经火炽。治宜平肝清热，佐以止血，宜用丹栀逍遥散去生姜，加益母草、炒蒲黄、血余炭，以止血、活血调经。

【验案】孔某，23岁，售货员。未婚，不规则阴道出血2年。此次阴道出血1个月，开始量多，以后淋漓不止。1984年8月1日入院后，自述血色深红，伴头晕、汗出、心烦、睡不好觉、口干欲饮，舌质红、苔黄、脉滑数。诊断：血热型崩漏，治宜清热凉血止血。处方：黄芩9克，黄连6克，栀子9克，生地15克，丹皮9克，地骨皮9克，麦冬9克，元参9克，地榆20克，茜草9克，水煎服7剂，血止。29日月经来潮，行经7日，量稍多。按上方续服7剂。以后月经基本正常，崩漏亦未复发。

八珍变通汤

【来源】《首批国家级名老中医效验秘方精选·续集》。

【组成】党参 地榆炭各15克 白术 茯苓 阿胶（烊化） 炒白芍 熟地 荆芥炭各12克 川断 菟丝子各20克 当归 炒艾炭 姜炭各10克 川芎 炙甘草各6克

【用法】上药加水800毫升，泡30分钟，煎20~30分钟，取汁约200毫升，药渣再加水煎，取汁50毫升，两汁相合，兑入烊化的阿胶，早晚分2次温服，每日1剂。

【主治】中老年妇人经血突然暴下不止或日久淋漓不断。

【加减】肝郁加柴胡10克，丹皮12克，炒栀子6克；气虚甚者去川芎，加炙黄芪30克；胞宫虚寒甚者加仙灵脾12克，淡附片5克；血瘀明显加三七参（冲服）5克，五灵脂10克，蒲黄炭12克；血热去当归、姜炭、艾炭，加炒黄芩6克，栀子炭9克，黄柏炭10克。

【验案】以本方治疗中老年妇人经血突然暴下不止或日久淋漓不断116例，治愈（服药6剂，临床症状消失，出血停止，各项检查均正常）104例；好转（服药15剂，临床症状改善，出血明显减少）12例。有效率100%。

加味逍遥散

【来源】《首批国家级名老中医效验秘方精选·续集》。

【组成】当归15克 白芍25克 柴胡15克 茯苓15克 白术15克 薄荷10克 甘草10克 丹皮15克 焦栀10克 香附10克 棕炭15克 贯众炭15克 黄芩炭15克 生姜10克

【用法】每日一剂，分早晚水煎二次服。

【功用】疏肝清热理脾。

【主治】崩漏证，辨证为肝脏脾虚，血热不藏所致者，多见于青少年妇女，经血淋漓不断色鲜赤或突然下血甚多，五心烦热，舌尖赤，脉弦滑或弦数，兼见头晕胸痛，心烦易怒等证。

【方论】方用当归、白芍养血敛阴柔肝，平肝气之亢，尤以重用芍药取其酸敛益阴柔肝利脾，肝气旺则伤脾；用白术、茯苓、甘草以健脾和中，俾土旺生金，反过来以制木，此肝与脾之相互关系；柴胡、薄荷疏畅肝气以散邪，生姜温胃和中，丹皮、栀子清热凉血，此八味逍遥散原方。加香附以疏肝气之郁，棕炭性涩以止血，贯众、黄芩皆用炭，取其既清热又涩以止血，临床辨证凡属此类崩漏症，用之无不奏效。

【验案】陈姓少女，17岁，学生。月经一月二次，来潮量甚多，淋漓不断，色鲜红，来门诊求治，除月经淋漓不断外，手足热，夜间少眠，头昏，脉象弦滑，舌尖赤，服此方10剂，月经一月一次按期来潮，量亦减少，但时间仍长，10天左右始无，继服此方而愈，2年后随访据云身体健壮，月经如常。

加味调肝汤

【来源】《首批国家级名老中医效验秘方精选·续集》。

【组成】炒山药30克 阿胶11克 土炒白芍30克 炒当归9克 巴戟天9克 山茱萸12克 旱莲草30克 女贞子30克 坤草30克 甘草9克

【用法】每日一剂，水煎二遍，混匀早晚分服。崩漏症一般服药4~6剂后，经血即可止住，然后再服药7剂，如此调理1~2个月经周期，巩固其疗效。

【功用】调补肝肾，固冲摄血。

【主治】崩漏。

【加减】青春期病人若阴虚病状较明显者，加重旱莲草剂量；若阴虚及阳，阴阳双虚者，加制附子、鹿角胶；生育期病人，兼见心烦易怒，小腹坠胀，腰痛，血色暗黑有块，加血余炭、三七粉；更年期病人，兼见血色初鲜红或暗红有块，后色淡或暗，量多，质稀有块，倦怠乏力，腰膝酸软，加党参、五味子、覆盆子。

【方论】调肝汤原出自《傅青主女科》，为经后少腹痛而设。将原方加味化裁用治崩漏症。方中炒当归、土炒白芍、阿胶、炒山药补肾水抑制君相之火，平沸溢不安之血，后三味药甘平酸寒收敛而味厚，其性属阴，药量宜重；炒当归甘辛温而味薄，其性属于阳，药量宜轻。临床切忌阴阳厚薄不分，反致温燥耗血动血，助其阳热之势。山茱萸、巴戟天既可补肝肾之阴，又可温肾中之阳，以防闭藏失职，固摄无权，充分体现阴阳互为表里，形气互为生成的妙道至理。甘草补脾而摄血，旱莲草、女贞子甘酸化阴，加强本方滋水涵木，固冲任的功能，以达水足而血静的目的。益母草功专入血，行瘀血、生新血，瘀去新安而血自归经。

【验案】王某，39岁，干部，已婚。1990年1月5日初诊。近一年来，月经量多，经期延长，周期25天，经期持续7~10天。经色暗红，有血块。本次月经持续20日未净，行而不畅，色暗红，质黏稠有块，伴心烦易怒，腰酸气短，善叹息，两少腹胀痛，精神焦虑不安，周身不适难以名状，面色黄，平时善愁多虑，惊恐不安，舌黯，边尖有瘀点，脉弦细，妇科检查：外阴、阴道有暗红色血，宫颈肥大，光滑，宫体后位，如40天妊娠大小，表面光滑，质中，活动欠佳。附件：右侧增厚，触痛明显，左侧可触及索条状物，轻度压痛。B超诊断：子宫肥大，双侧附件炎。刮宫后病理诊断：子宫内膜不规则脱落。证属肝血不足，肾经亏损，冲任不固。治则：调养肝肾，化瘀补阴，固冲止崩，服用本方加血余炭、三七粉，3剂后流血停止，诸症减轻。用本方去益母草，加鹿角胶，继续调理月经2个周期，随访3个月，月经恢复正常。

补肾固摄汤

【来源】《首批国家级名老中医效验秘方精选·续集》。

【组成】熟地30克　山萸20克　山药20克　枸杞15克　茯苓10克　龙骨20克　牡蛎20克　白芍20克　海蛸20克　酒芩15克　焦栀10克　丹皮15克　棕炭20克　甘草10克

【功用】滋补肝肾，清热凉血。

【主治】肝肾阴亏，相火妄动，冲任不固而致崩漏者。临证表现多见腰骶酸痛，下肢软弱，心悸气短，手足心热，咽干口燥，月经淋漓不断或下血量多色红，脉虚数或浮大无力按之空豁。

【方论】方用熟地、山萸补肝肾之阴以涵木，白芍敛阴柔肝以和营，龙、牡、海蛸、茜草、棕炭，收敛固摄以止血，此固本之治，热不除则血难谧，故佐以丹皮清血中伏热，黄芩、栀子以清热止血标本兼顾，用于此类崩漏疗效颇著。

【验案】马姓妇女，48岁。素有经漏证，于上月突然子宫出血甚多，色鲜红。入某医院经检查诊断为功能性子宫出血，曾用苯甲酸雌二醇，出血量无明显减少，持续一个月不止，该院建议切除子宫以免大出血。病人未接受，来求中医治疗。病人面赤灼热，腰脊疼痛，心悸怔忡，五心烦热，乃血为热扰所致。投以上方加龟版20克，女贞子20克，连服6剂，经量大减，腰脊痛，下肢软诸症均有好转，又于上方加人参15克，继服10剂血止，继续调治而愈。

养血安神止崩汤

【来源】《首批国家级名老中医效验秘方精选·续集》。

【组成】黄芪　煅龙骨（先煎）　煅牡蛎（先煎）各30克　当归20克　党参　生地黄　酸枣仁　地榆炭　茜草各15克　赤芍　柏子仁各12克　阿胶（烊化）10克。

【用法】上药文武火煎30分钟，约400毫升，日服2次，早晚饭后30分钟服。

【主治】月经过多，经期延长，功血、子宫肌瘤、子宫内膜炎、放环后出血等。

【加减】心阳虚者，加肉桂、干姜；阴虚者，加麦冬、熟地黄；血虚者，加龙眼肉、枸杞；心火盛者，加黄连、黄芩炭；伴肝郁者，加香附；出血久者，加海螵蛸；出血量多者，加贯仲炭、三七粉；腹痛甚者，加延胡索；血瘀者，加丹参。

举元固冲汤

【来源】《首批国家级名老中医效验秘方精选·续集》。

【组成】人参（炖）10克　白术（蜜炙）甘草（蜜炙）　黄芩（酒炒）熟地黄　山萸肉　阿胶（烊化）各12克　黄芪（蜜炙）白芍（酒炒）各16克。

【用法】上方为1剂，加水煎取浓汁300毫升，日3服，每服100毫升。

【主治】中老年妇女各证型崩漏（功能性子宫出血、子宫肌瘤、慢性子宫颈炎等症阴道出血）。

【宜忌】禁忌：烟酒、鱼虾、辛辣等食物。

【加减】血热及肾阴虚者，方中酒制品均为生用或清炒用，并加生地黄16克；血瘀及子宫肌瘤者，加三七6克，茜草炭、生蒲黄（包煎）、水蛭粉（冲服）各8～10克，制鳖甲（先煎）、乌梅炭各10～12克，白花蛇舌草20～30克，任选2～3味；气滞者，加川楝子、佛手柑、厚朴花、制香附各8～10克；阳虚甚者，加炮干姜、艾叶炭各6～8克；食欲不振者，加藿香、砂仁各10克。

【验案】数十年来临床屡用屡效。仅1989年治疗（45～64岁）病人83例，病程均有3月以上，服药1～2周，痊愈75例，有效8例，总有效率100%。

益气固冲汤

【来源】《首批国家级名老中医效验秘方精选·续集》。

【组成】黄芪80～130克　党参　地榆炭各30克　白头翁40克　生地炭　川断各20克　陈皮　白术　枣皮各10克　升麻6克　蒲黄　炒阿胶珠15克　炙草9克

【用法】水煎服。

【主治】崩漏。

【加减】偏气虚者，红参易党参；兼血热者，加黄芩、炒山栀、丹皮炭；兼血瘀者，加炒五灵脂、三棱、莪术、益母草。

【验案】以本方治疗崩漏90例，结果：显效（服药3～9剂后，出血停止，3个月内月经周期大于24天，经期少于5天，经血量正常者）66例，占

73.3%；有效（服药10～15天后，出血停止，3个月内月经周期大于24天，经期少于7天，出血量较正常人略多者）16例，占17.8%；无效（服药超过15剂以上，收效不显，或转其他方法治疗者）8例，占8.9%。总有效率91.1%。

调经固冲汤

【来源】《首批国家级名老中医效验秘方精选·续集》。

【组成】当归15克　白芍20克　黄芩10克　生地15克　女贞子30克　旱莲草10克　白蒺藜15克　薄荷5克　地榆炭15克　栀子炭15克　荆芥炭15克　黄柏10克　乌梅炭15克　赤石脂15克　龟版10克

【用法】水煎服。

【功用】清肝补肾，固摄冲任。

【主治】功能性子宫出血，证由肾阴不足，水不涵木，肝阳偏亢，疏泻于下，所致经血淋漓不断，或断而复来。

【方论】调经固冲汤方以当归、白芍、生地养血清肝；女贞子、旱莲草、龟版为滋阴补肾；赤石脂、乌梅以固摄下元；地榆炭、芥穗炭、栀子炭、黄芩、黄柏、蒺藜祛风，清热凉血。方证契合，故能效如桴应。

【验案】翁某，女，18岁，学生。13岁月经初潮，周期尚规律。近半年来因学习苦累，精神紧张，月经紊乱。每15至25天来潮1次，持续9至11天，量多色深红，有小血块。末次月经7月25日来潮，至今经血未净。曾服用中药汤剂、云南白药、肌肉注射仙鹤草素等药无效。平时伴有心悸，易出汗，眩晕，耳鸣，腰膝酸痛，食纳减少，少寐多梦，精神萎靡不振，形体瘦弱，面色潮红，舌尖红，苔薄白，脉弦细略数。诊断为功能性子宫出血，肾虚肝旺，冲任不固，用调经固冲汤治疗，服药50天后诸症悉平。改用朝服逍遥丸，晚服六味地黄丸以巩固疗效。

安坤颗粒

【来源】《部颁标准》。

【组成】牡丹皮100g　栀子100g　当归120g　白术100g　百芍120g　茯苓100g　女贞子100g

墨旱莲 150g 益母草 150g

【用法】制成冲剂,每袋装 10g,密封。开水冲服,1 次 10g,1 日 2 次。

【功用】滋阴清热,健脾养血。

【主治】放环后引起的出血,月经提前,量多或月经紊乱,腰骶酸痛,下腹坠痛,心烦易怒,手足心热。

宫血停颗粒

【来源】《部颁标准》。

【组成】黄芪 100g 升麻 30g 党参 30g 益母草 100g 蒲黄 30g 枳壳 30g 龙骨(煅)60g 牡蛎(煅)60g 当归 30g 女贞子 40g 墨旱莲 40g

【用法】制成颗粒,每袋装 20 克,密封。开水冲

服,1 次 20 克,1 日 3 次。

【功用】补益脾肾,活瘀止血。

【主治】脾肾两虚,气虚血瘀而致的月经过多及崩漏。

震灵丸

【来源】《部颁标准》。

【组成】赤石脂(醋煅)200g 禹余粮(醋煅)200g 朱砂 50g 紫石英(醋煅)200g 赭石(醋煅)200g 乳香(制)100g 没药(制)100g 五灵脂(醋炒)100g

【用法】制成丸剂。口服,每次 9g,1 日 2~3 次,空腹温开水送服。

【功用】固涩冲任,止血定痛。

【主治】崩漏,吐血,咳血,便血,尿血。

八、倒 经

倒经,又称"逆经"、"经行吐衄",是指妇人每值经前或经期出现有规律的吐血或衄血者。经血上行由口鼻而出,必致下注冲任者少,甚或全无,故经行吐衄时,月经量减少,甚或无月经。以青春期少女多见,亦可见于育龄期妇女。

本病之因,往往由于过食辛辣,脾胃蕴热,血热妄行;或肝郁气滞,郁而化火,气逆火炎;或阴虚内热,灼伤血分;或瘀血内阻,血不循经所致。由于血分有热而冲气上逆,迫血妄行。故经前或经期,正值冲气旺盛,血海满盈之时,热则冲气上逆,迫血妄行,血随气而溢于上,则发为吐衄。

治疗应本着"热者清之"、"逆者平之"的原则,以清热降逆平冲,引血下行为主,或滋阴降火,或清泄肝胃之火,不可过用苦寒克伐之剂,以免耗伤气血。

本病相当于西医学代偿性月经。

地黄散

【来源】《普济方》卷一九〇引《经验良方》。

【别名】地黄汤(《证治准绳·女科》卷四)。

【组成】生干地黄 龙脑 薄荷各二两 甘草(生用)一两

【用法】上为末。每服一钱,食后新汲水调下。

【主治】经血妄行,及鼻衄不止。

调脾散

【来源】《急救仙方》卷六。

【组成】三棱 莪术各一两 麦芽半两 胡椒二钱 缩砂三钱 川芎二钱 茴香二钱 甘草三钱 青皮三钱 陈皮三钱

【用法】上为末。米饮调下。

【功用】顺经调气。

【主治】妇人肺经有病,热气上冲,经气行时,血反上行而吐者。

凉血散

【来源】《陈素庵妇科补解》卷一。

【组成】犀角一钱 生地二钱 知母(酒炒)一钱五分 丹皮一钱 荆芥(炒黑)一钱 黄芩(酒炒)一钱五分 秦艽一钱 赤芍一钱五分 甘草

八分　焦栀一钱五分　竹叶十片

【功用】清火。

【主治】妇人素有血虚内热，经行时风热外乘，血为热迫，错经妄行，或吐或衄。

【方论】是方犀角、生地凉血为君，黄芩、知母、栀子、丹皮、赤芍分泻三焦火为臣，荆芥、秦艽祛风热为佐，竹叶、甘草引热下行为使也。

顺经汤

【来源】《银海精微》卷下。

【组成】当归尾　川芎　枳壳　小茴香　柴胡　陈皮　玄胡索　白芍药　青皮　香附子　桃仁　红花　肉桂各等分

【用法】水煎，食后温服。

【功用】通经行血，止痛。

【主治】女子逆经，血灌瞳仁，满眼赤涩。

【加减】热甚，加黄连、黄芩。

调经散

【来源】《银海精微》卷下。

【组成】香附米　当归尾各一两　大黄五钱（蒸）黄芩二两　黄连　生地黄　赤芍药　川芎　羌活　栀子　薄荷　木贼　苏木　红花　甘草各一两

【用法】为散服。

【功用】下气破血通经。

【主治】室女或肥壮妇人血热经闭，过期不行，则血逆于上，血灌瞳仁，满眼赤涩者。

调经散

【来源】《银海精微》卷下。

【组成】乌药　香附米　陈皮　川芎　当归　茯苓　防风　荆芥　升麻　干葛　血竭　紫薇花　红花

【用法】二香不过火，煎出药后，将此二味香磨，与药同服。若经脉月流不断，或因气胀冲眼，眼珠肿痛，翳膜不退，服天麻退翳散。

【主治】室女月水停久，倒行逆上冲眼者。

【加减】血不通，加苏木；气不顺，加木香、沉香。

加味犀角地黄汤

【来源】《医便》卷三。

【组成】犀角（镑）　生地黄　芍药　牡丹皮　麦门冬　黑山栀仁（炒黑，韭菜根自然汁吃透）各等分

【用法】每服五钱，水一钟半，煎七分，温服。

【主治】火载血上，错经妄行，吐血、呕血、衄血。

加味香附丸

【来源】《证治准绳·女科》卷四。

【组成】香附一斤（四两老酒浸两宿，炒，捣碎，再焙干，磨为末；四两米醋浸同上；四两童便浸同上；四两用山栀四两煎浓汁，去渣，入香附浸同上）　泽兰（净叶）六两（酒洗）　海螵蛸六两（捣稍碎，炒）　当归四两（酒洗）　川芎三两　白芍药四两（酒炒）　怀熟地八两（捣膏，焙干）

【用法】上药各为末，用浮小麦粉酒醋水打糊为丸，如绿豆大。每日早、晚服两次。

【功用】种子。

【主治】《张氏医通》：倒经，自汗，胎漏下血。

【宜忌】忌食莱菔及牛肉、生冷。

顺经汤

【来源】《审视瑶函》卷六。

【组成】当归身　川芎　柴胡　桃仁（泡去皮尖）香附子（制）　乌药　青皮　红花　广陈皮　苏木　赤芍　玄参

【用法】上锉。白水二钟，煎至八分，去滓，加酒一杯，食远温服。

【功用】调气通血。

【主治】室女月水久停，倒行逆上冲眼，红赤生翳。

【加减】热盛，加酒炒黄连。

革　五

【来源】方出《痧胀玉衡》卷中，名见《痧症全书》卷下。

【别名】五十三号大壮方（《杂病源流犀烛》卷二十一）。

【组成】桃仁 红花 独活 细辛 山楂 香附 青皮

【用法】水煎，加童便饮之。

【主治】倒经瘀。

【验案】倒经瘀 沈弘先内人，经期发热，鼻血如注，昏迷沉重，肚腹作胀，脉伏。先放瘀，刺腿弯二针，出紫黑毒血不愈，服上药，经行调理而愈。

巽顺丸

【来源】《张氏医通》卷十三。

【别名】乌鸡丸（《类证治裁》卷八）。

【组成】乌骨白丝毛鸡一只（男雌女雄，取嫩长者，溺倒，泡，去毛，竹刀剖胁，出肫肝，去秽，留内金，并去肠垢，仍入腹内）乌贼骨（童便浸，晒干为末，微炒黄，取净）四两 茹芦（去梢，酒洗，切片）一两 鲍鱼（切薄片）四两

【用法】上三味入鸡腹内，用陈酒、童便各二碗，水数碗，砂锅中旋煮旋添，糜烂汁尽，捣烂熔干，骨用酥炙，共为细末，干山药末调糊为丸，如梧桐子大。每服五七十丸，空心百劳水送下。

【主治】妇人倒经，血溢于上，男子咳嗽吐血，左手关尺脉弦，背上畏寒，有瘀血者。

引下汤

【来源】《嵩崖尊生全书》卷十四。

【组成】当归 白芍 生地 熟地各二钱 川芎一钱 炒大黄三钱 童便一盏

【主治】逆经吐血。

三黄四物汤

【来源】《医宗金鉴》卷四十四。

【组成】当归 白芍 川芎 生地 黄连 黄芩 大黄

【用法】上锉。水煎服。

【主治】内热壅迫，经前吐衄。

红花散

【来源】《胎产新书·女科秘要》卷三。

【别名】红花汤（《叶氏女科证治》卷一）。

【组成】红花 黄芩 苏木各八分 花粉六分

【用法】水煎，空心服。先服红花散七帖，再服冬花散止嗽下气，不须五七帖即安。

【功用】推血下行。

【主治】妇人月经从口鼻出，五心发热，咳嗽气急。

栀连四物汤

【来源】《医林纂要探源》卷八。

【组成】四物汤加黄连 栀子各二钱

【主治】挟暑挟热而经阻，或因怒伤经，血少目暗，或经期伤热，及郁怒气逆，相火并作，血逆上出者。

止逆饮

【来源】方出《文堂集验方》卷三，名见《卫生鸿宝》卷五。

【组成】陈墨

【用法】水磨一杯，服之。其血即止。次用当归尾、红花各二钱，水煎服；或服韭菜汁，甚效。

【主治】逆经。月经久闭，血从口鼻出。

冬花散

【来源】《宁坤秘笈》卷上。

【组成】冬花蕊 粟壳（蜜炙）桔梗 枳壳 苏子 紫菀 知母各八分 桑皮（炒）石膏 杏仁各二钱

【用法】水煎服。

【功用】止嗽下气

【主治】经水从口鼻出，咳嗽气紧。

款冬汤

【来源】《竹林女科》卷一。

【组成】款冬花 桔梗 粟壳（蜜炙）苏子（炒）紫菀 知母各八分 石膏 桑白皮（蜜炙）杏仁（去皮尖）各一钱

【用法】水煎，温服。先服红花汤七剂，再服本方。

【功用】止嗽下气。

【主治】妇人经从口鼻出，五心烦热，咳嗽气急。

犀角地黄汤

【来源】《女科秘要》卷三。
【组成】犀角　白芍　丹皮　枳壳各一钱　生地二钱　黄芩　桔梗　百草霜各八分　甘草三分　陈皮七分
【用法】空心服。
【主治】经从口鼻出，咳嗽气急。

一味归经饮

【来源】《古方汇精》卷三。
【组成】韭汁一小杯
【用法】和童便温服。
【主治】月经逆上，出于口鼻，以及吐血、咯血昏晕。

秘旨乌骨鸡丸

【来源】《卫生鸿宝》卷五。
【组成】丝毛乌骨鸡一只（男用雌，女用雄，溺倒，泡去毛，竹刀剖胁，出胘肝内金，去肠秽，仍入腹内）　熟地四两　北五味（碎）一两（二味入鸡腹内，陈酒、童便各二碗，砂锅内水煮，旋添至磨烂汁尽）　绵耆（去皮，蜜水拌，炙）　于术（饭上蒸九次）各三两　白茯苓（去皮）　归身（酒洗）　白芍（酒炒）各二两（五味为粗末，同鸡肉捣烂焙干，骨用酥炙，为粗末，入下项药）　人参三两（无力者，党参代）　川芎一两（童便浸，晒）　丹参二两（酒浸，晒。三味研末入前药中）
【用法】用干山药末六两糊为丸，大便实者，蜜丸亦可，晒干瓶贮。清晨沸汤送下三钱，卧时醇酒送下二钱。
【主治】妇人郁结不舒，蒸热咳嗽，月事不调，或久闭，或倒经，产后蓐劳，及崩淋不止，赤白带下，白淫；男子斫丧太早，劳嗽吐血而致虚损。
【加减】骨蒸寒热，加炙七肋鳖甲三两，银柴胡、地骨皮各一两半；经闭，加肉桂一两，崩漏下血，倍熟地，加阿胶二两；倒经血溢，加麦冬二两；郁结痞闷，加童便制香附末一两，沉香五钱；赤白带下，加草薢、四制香附各二两，蕲艾一两；白淫，倍参、耆、苓、术；血热，加生地二两；虚甚，倍加人参。

调经破瘀汤

【来源】《眼科临症笔记》。
【组成】丹参八钱　当归身四钱　香附四钱　赤芍三钱　丹皮三钱　栀子三钱　桃仁四钱　红花三钱　木贼三钱　蝉蜕三钱　菊花三钱　甘草一钱
【用法】水煎服。
【主治】月经攻眼，两眼赤丝满目，白膜点点，热泪常流，不痒稍疼，月经先期，气盛血热者。
【验案】月经攻眼症　韩某，女，27岁。经时腹疼，两乳胀疼，头疼目赤，酸疼流泪，风轮上生白云点点，六脉皆数，两目赤胀。此乃肝火太盛，上冲于脑。先刺太阳、合谷、睛明等穴，以泻太阳之火；内服调经破瘀汤，四五剂而愈。

韭汁生地饮

【来源】《不知医必要》卷四。
【组成】生地二钱　当归　郁金　降香各一钱
【用法】加韭菜捣汁半酒杯，童便少许冲药服。
【主治】经逆从口鼻出。

正经汤

【来源】《医方简义》卷五。
【组成】泽兰二钱　当归三钱　焦山栀四钱　阿胶（烊化）三钱　丹皮三钱　茜草一钱五分　益母草三钱　柴胡（醋炒）一钱　琥珀八分　左牡蛎五钱
【用法】加藕一斤，煎汤代水。
【主治】倒经。鼻衄，吐血。

回澜饮

【来源】《经验各种秘方辑要》。
【组成】紫丹参三钱　净桃仁三钱　白茯苓四钱　茺蔚子三钱　原生地三钱　怀牛膝三钱（盐水炒）　飞滑石四钱　嫩白薇一钱五分（酒炒）

【主治】倒经。癸水逾期不至，忽患齿衄、鼻衄，或吐血不止。

加味麦门冬汤

【来源】《医学衷中参西录》上册。

【组成】干寸冬（带心）五钱　野台参四钱　清半夏三钱　生山药四钱（以代粳米）　生杭芍三钱　丹参三钱　甘草二钱　生桃仁二钱（带皮尖，捣）　大枣三枚（擘开）

【主治】妇女倒经。

加味犀角地黄汤

【来源】《顾氏医径》卷四。

【组成】犀角　生地　白芍　丹皮　枳壳　黄芩　桔梗　陈皮　百草霜　香附　甘草

【主治】血热伤络，乱其常度，逆行而吐，或鼻衄常出，形成倒经。

加减龙胆泻肝汤

【来源】《中医妇科治疗学》。

【组成】胆草　黄芩　栀子各二钱　白芍三钱　红

泽兰五钱　丹皮　鳖甲各三钱　牛膝二钱　茅根五钱

【用法】水煎服。

【功用】清肝泻热。

【主治】因肝热所致倒经。经期提前量少，甚或停闭不行，经前或经期常吐血，头晕耳鸣，时发潮热，心烦口燥，唇红苔黄，脉弦数。

【加减】有潮热，加青蒿三钱。

凉血止衄汤

【来源】《刘奉五妇科经验》。

【组成】龙胆草三钱　黄芩三钱　栀子三钱　丹皮三钱　生地五钱　藕节一两　白茅根一两　大黄五分　牛膝四钱

【功用】清热平肝，凉血降逆。

【主治】妇人肝热上逆、血随气上所引起的衄血、倒经。

【方论】本方取龙胆泻肝汤中的主药龙胆草、黄芩、栀子清上焦热，配合丹皮、生地清热凉血；藕节、白茅根清血热、止吐衄。独特之处在于使用大黄五分，药量不重，取其入血分行血破血，不但泻血热，而且大黄配牛膝又能引血下行，实有釜底抽薪之妙。

九、痛　经

痛经，凡在经期或经行前后，出现周期性小腹疼痛，或痛引腰骶，甚至剧痛晕厥者，称为"痛经"，亦称"经行腹痛"。

西医学把痛经分为原发性痛经和继发性痛经，前者又称功能性痛经，系指生殖器官无明显器质性病变者，后者多继发于生殖器官某些器质性病变，如盆腔子宫内膜异位症、子宫腺肌病、慢性盆腔炎等。本节讨论的痛经，包括西医学的原发性痛经和继发性痛经。功能性痛经容易痊愈，器质性病变导致的痛经病程较长，缠绵难愈。

本病的发生与冲任、胞宫的周期性生理变化密切相关。主要病机在于邪气内伏或精血素亏，更值经期前后冲任二脉气血的生理变化急骤，导致胞宫的气血运行不畅，"不通则痛"，或胞宫失

于濡养，"不荣则痛"，故使痛经发作。常见的有肾气亏损、气血虚弱、气滞血瘀、寒凝血瘀和湿热蕴结。

先天肾气不足，或房劳多产，或久病虚损，伤及肾气，肾虚则精亏血少，冲任不足，经行血泄，胞脉愈虚，失于濡养，"不荣则痛"，故使痛经。

素体虚弱，气血不足，或大病久病，耗伤气血，或脾胃虚弱，化源不足，气虚血少，经行血泄，冲任气血更虚，胞脉失于濡养，"不荣则痛"，故使痛经。

素性抑郁，或忿怒伤肝，肝郁气滞，气滞血瘀，或经期产后，余血内留，蓄而成瘀，瘀滞冲任，血行不畅，经前经时气血下注冲任，胞脉气

血更加壅滞，"不通则痛"，故使痛经。

经期产后，感受寒邪，或过食寒凉生冷，寒客冲任，与血搏结，以致气血凝滞不畅，经前经时气血下注冲任，胞脉气血更加壅滞，"不通则痛"，故使痛经。

素有湿热内蕴，或经期产后，感受湿热之邪，与血搏结，稽留于冲任、胞宫，以致气血凝滞不畅，经行之际，气血下注冲任，胞脉气血更加壅滞，"不通则痛"，故使痛经。

本病以伴随月经来潮而周期性小腹疼痛作为辨证要点，根据其疼痛发生的时间、部位、性质、喜按或拒按等不同情况，明辨其虚实寒热，在气在血。一般痛在经前、经期，多属实；痛在经后、经期，多属虚。痛胀俱甚、拒按，多属实；隐隐作痛，喜揉喜按，多属虚。得热痛减多为寒，得热痛甚多为热。痛甚于胀多为血瘀，胀甚于痛多为气滞。痛在两侧少腹病多在肝，痛连腰际病多在肾。其治疗大法以通调气血为主。

当归四逆加吴茱萸生姜汤

【来源】《伤寒论》。

【组成】当归三两　芍药三两　甘草二两（炙）通草二两　桂枝三两（去皮）　细辛三两　生姜半斤（切）　吴茱萸二升　大枣二十五枚（劈）

【用法】以水六升，清酒六升和，煮取五升，去滓，温分五服。一方酒、水各四升。

【功用】《伤寒方苑荟萃》：散寒涤饮，降逆温中，养血通脉。

【主治】

1.《伤寒论》：手足厥寒，脉细欲绝，内有久寒者。

2.《伤寒方苑荟萃》：现用于血栓闭塞性脉管炎、雷诺病、慢性荨麻疹、冻疮等；亦可用于慢性消化道疾病而疼痛呕吐较剧者，头痛，溃疡病，慢性风湿性关节炎，风湿性肌炎，痛经、闭经等。

【验案】痛经　《新医药学杂志》（1978，3：7）：万某某，女，22岁，学生。病人经来腹痛已有5年之久，曾服温经汤及调经诸药，收效甚微。自述平时身冷，恶寒，四肢酸软无力，小腹常觉不温，月经愆期，白带多而清稀，每逢经期，小腹剧痛，痛时手足冰冷，口不渴，时吐清涎，小便

量多。查其舌质淡黯，苔薄，脉沉迟细弱，证属虚寒逆经，拟用当归四逆加吴茱萸生姜汤治之。当归15克，桂枝12克，白芍（酒炒）15克，细辛6克，大枣18克，木通9克，炙草6克，官桂6克，台乌6克，艾叶（炒）6克，吴茱萸9克，生姜9克，加白酒一杯同煎。嘱在经前服本方3剂，下月经期前再服3剂。后6剂而愈。

白垩丸

【来源】《备急千金要方》卷四。

【组成】白垩　龙骨　芍药各十八铢　黄连　当归茯苓　黄芩　瞿麦　白蔹　石韦　甘草　牡蛎细辛　附子　禹余粮　白石脂　人参　乌贼骨藁本　甘皮　大黄各半两

【用法】上为末，炼蜜为丸，如梧桐子大。每服十丸，空腹饮送下，一日二次。不知加之。二十日知，一月百病除。

【主治】女人三十六疾。即十二癥、九痛、七害、五伤、三痼。十二癥：是所下之物，一曰状如膏，二曰如黑血，三曰如紫汁，四曰如赤肉，五曰如脓痂，六曰如豆汁，七曰如葵羹，八曰如凝血，九曰如清血，血似水，十曰如米泔，十一曰如月浣乍前乍却，十二曰经度不应期也。九痛：一曰阴中痛伤，二曰阴中淋沥痛，三曰小便即痛，四曰寒冷痛，五曰经来即腹中痛，六曰气满痛，七曰汁出阴中如有虫啮痛，八曰胁下分痛，九曰腰胯痛。七害：一曰窍孔痛不利，二曰中寒热痛，三曰小腹急坚痛，四曰脏不仁，五曰子门不端引背痛，六曰月浣乍多乍少，七曰害吐。五伤：一曰两胁支满痛，二曰心痛引胁，三曰气结不通，四曰邪思泄利，五曰前后痼寒。三痼：一曰赢瘦不生肌肤，二曰绝产乳，三曰经水闭塞。

【加减】若十二癥，倍牡蛎、禹余粮、乌贼骨、白石脂、龙骨；若九痛，倍黄连、白蔹、甘草、当归；若七害，倍细辛、藁本、甘皮，加椒、茱萸各一两；若五伤，倍大黄、石韦、瞿麦；若三痼，倍人参，加赤石脂、矾石、巴戟天各半两。合药时随病增减之。

桃仁散

【来源】《备急千金要方》卷四。
【别名】薏苡仁散（《圣济总录》卷一五一）。
【组成】桃仁五十枚　䗪虫二十枚　桂心五寸　茯苓一两　薏苡仁　牛膝　代赭各二两　大黄八两
【用法】上药治下筛。宿勿食，每服一钱匕，温酒调下，一日三次。
【主治】月经来，绕脐痛，上冲心胸，往来寒热，如疟疾状。
【方论】《千金方衍义》：经来绕脐冲痛，明系干血上逆；往来寒热如疟疾，乃是血室受病，血属少阳也。本方《金匮要略》下瘀血汤加桂心以破干血，代赭以镇逆气，牛膝、茯苓、薏苡以资诸药润下之力也。

严蜜汤

【来源】《千金翼方》卷八。
【组成】吴茱萸　大黄　当归　干姜　虻虫（去翅足，熬）　水蛭（熬）　干地黄　川芎各二两　栀子仁十四枚　桃仁（去皮尖）一升（熬）　芍药三两　细辛　甘草（炙）各一两　桂心一两　牛膝三两　麻仁半斤
【用法】上锉。以水九升，煮取二升半，分三服，一日三服，服相去一炊顷。
【功用】通血止痛。
【主治】月水不通，心腹绞痛欲死。

当归汤

【来源】方出《医心方》卷二十一引《广济方》，名见《圣济总录》卷一五一。
【别名】甘草饮《圣济总录》卷一五一。
【组成】当归　甘草各八两　芍药　茯苓　桂心各十二分
【用法】以水六升，煮取二升，绞去滓。分三次温服，每服相去如人行六七里。
【主治】
　　1.《医心方》引《广济方》：月水腹痛。
　　2.《圣济总录》：妇人月水不调，血气攻刺，脐下绞痛，不可忍；或室女月经不行，腹中绞痛。

【宜忌】忌生冷、海藻。

四物汤

【来源】《理伤续断方》。
【组成】白芍药　川当归　熟地黄　川芎各等分
【用法】每服三钱，水一盏半，煎至七分，空心热服。
【功用】
　　1.《太平惠民和济局方》：调益营卫，滋养气血。
　　2.《普济方》：活血。
【主治】
　　1.《理伤续断方》：伤重，肠内有瘀血者。
　　2.《太平惠民和济局方》：冲任虚损，月水不调，脐腹绞痛，崩中漏下，血瘕块硬，发歇疼痛；妊娠宿冷，将理失宜，胎动不安，血下不止；及产后乘虚，风寒内搏，恶露不下，结生瘕聚，少腹坚痛，时作寒热。
【宜忌】
　　1.《医方考》：若上下失血太多，气息几微之际，则四物禁勿与之。
　　2.《张氏医通》：肥盛多湿痰，及呕逆、少食、便溏者，禁用。
【验案】痛经　《湖北中医杂志》（1990，2：16）：应用本方加白芷、木香、香附各10g为基本方；气滞血瘀加牛膝、益母草、桃仁、红花、五灵脂；寒湿凝滞加艾叶、肉桂、吴萸、干姜、小茴香；气血虚弱加黄芪、党参、茯苓、女贞子、山药；肝郁气滞加柴胡、川楝子；子宫发育不良加紫石英、仙灵脾、巴戟、肉苁蓉；肝肾阴虚加枸杞、女贞子、山萸肉、山药；膜样痛经加血竭、苏木、土元；水煎服。共治疗痛经57例，结果：有效25例，好转25例，无效7例。

桃仁粥

【来源】方出《证类本草》卷二十三引《食医心镜》，名见《太平圣惠方》卷九十七。
【组成】桃仁三两（去皮尖）
【用法】以水一升，研取汁，和粳米二合煮粥食之。
【功用】《药粥疗法》：活血通经，祛瘀止痛。

【主治】

1.《证类本草》引《食医心镜》：上气咳嗽，胸膈痞满，气喘；传尸鬼气，疟癖注气，血气不通，日渐消瘦。

2.《太平圣惠方》：产后血瘕，疼痛，不多食。

3.《圣济总录》：冷气心腹痛、妨闷。

4.《药粥疗法》：瘀血停滞所引起的妇女血滞经闭、痛经，产后瘀阻腹痛，跌打损伤，瘀血肿痛，胸胁刺痛，以及高血压、冠心病、心绞痛。

茯苓汤

【来源】《医心方》卷二十一引《深师方》。
【组成】茯苓三两　甘草二两　芍药二两　桂二两
【用法】上切。以水七升，煮取二升半，分三服。
【主治】月经至，绞痛欲死。

干漆丸

【来源】《太平圣惠方》卷七十二。
【组成】干漆一两（捣碎，炒令烟出）　桃仁三分（汤浸，去皮尖双仁，麸炒微黄）　木香半两　槟榔半两　芫花三分（醋拌，炒令干）　赤芍药三分　硇砂半两　当归三分（锉，微炒）　桂心三分
【用法】上为末，以醋煮面糊为丸，如梧桐子大。每服七丸，以生姜酒送下，不拘时候。
【主治】妇人夙有滞血，至月水来时，脐腹疼痛。

朴消丸

【来源】《太平圣惠方》卷七十二。
【组成】川朴消　当归（锉，微炒）　薏苡仁　川大黄（锉，微炒）各二两　代赭　牛膝（去苗）　桃仁（汤浸，去皮尖双仁，麸炒微黄）各一两
【用法】上为末，炼蜜为丸，如梧桐子大。每服十丸，食前以温酒送下。
【主治】妇人夙有积血，月水来时，腹中绞痛。

芎藭散

【来源】《太平圣惠方》卷七十二。

【组成】芎藭　桂心　桃仁（汤浸，去皮尖双仁，微炒）　吴茱萸（汤浸七遍，焙干，微炒）　当归（锉，微炒）各三分　厚朴一两（去粗皮，涂生姜汁，炙令香熟）
【用法】上为散。每服三钱，以水一中盏，煎至六分，去滓，食前稍热服。
【主治】妇人月水每来，脐下朽刺，四肢烦疼。

当归丸

【来源】《太平圣惠方》卷七十二。
【组成】当归二两（锉，微炒）　琥珀一两　菴䕡子一两　益母草半两　吴茱萸一两（汤浸七遍，炒令黄）　桂心一两　秦椒一两（去目及闭口者，微炒去汗）　牛膝一两（去苗）　水蛭半两（炒微黄）　芎藭一两　延胡索一两　没药一两
【用法】上为末，炼蜜为丸，如梧桐子大。每服十五丸，食前温酒送下。
【主治】妇人月水每来，脐下绞痛，如锥刀所刺，及腰背疼痛。

朱砂丸

【来源】《太平圣惠方》卷七十二。
【组成】朱砂二两（细研，水飞过）　硇砂二两（细研）　半夏一两（汤洗七遍，去滑）　木香一两　当归一两（锉，微炒）　巴豆一分（去皮心，用纸裹，压去油）
【用法】上为末，都研令匀，先以酽醋一升，和狗胆一枚汁，煎如稀饧，为丸如绿豆大。每服二丸，食前以醋汤送下。
【主治】妇人血海风冷，月水每来，攻刺脐腹疼痛，面色萎黄，四肢无力。

芫花散

【来源】方出《太平圣惠方》卷七十二，名见《普济方》卷三三四。
【组成】芫花一分（醋拌，炒令干）　当归半两（锉，微炒）　木香半两
【用法】上为细散。每服一钱，以热酒调下，不拘时候。

【主治】妇人血海风冷，月水每来，攻刺脐腹疼痛，面色萎黄，四肢无力。

牡丹散

【来源】《太平圣惠方》卷七十二。

【组成】牡丹一两　赤茯苓三分　木香半两　赤芍药三分　当归三分（锉，微炒）　生干地黄三分　桂心三分　白术三分　石韦半两（去毛）　桃仁三分（汤浸，去皮尖双仁，麸炒微黄）　川大黄一两（锉，微炒）

【用法】上为粗散。每服三钱，以水一中盏，入生姜半分，煎至五分，去滓，每于食前稍热服之。

【主治】妇人月水不利，脐腹疼痛，不欲饮食。

没药散

【来源】《太平圣惠方》卷七十二。

【组成】没药　当归（锉，微炒）　延胡索　鬼箭羽　琥珀　菴蔄子各一两

【用法】上为细散。每服一钱，以热酒调下，不拘时候。

【主治】妇人月水不利，脐腹疼痛不可忍。及产后败血攻刺，心腹疼痛。

金漆丸

【来源】《太平圣惠方》卷七十二。

【组成】金漆一两　硫黄一两　水银半两（与硫黄结为砂子，细研）　硇砂半两（细研）　没药一两（细研）　鬼箭羽一两　当归一两（锉，微炒，捣末）　狗胆四枚（干者，捣末）　巴豆一分（去皮心，研，纸裹，压去油）

【用法】先将水银砂子及巴豆为末，以酽醋一升半熬金漆令稠，下诸药末为丸，如绿豆大。每服五丸，食前以温酒送下。

【主治】妇人风血积滞，每至月水来时，脐下绞痛。

硇砂丸

【来源】《太平圣惠方》卷七十二。

【组成】硇砂二两（以浆水一升，熬如膏）　当归

（锉，微炒）　琥珀　附子（炮裂，去皮脐）　没药　桂心　木香各一两

【用法】上为末，以枣肉并硇砂膏同和为丸，如梧桐子大。每次十五丸，食前以温酒送下。

【主治】妇人久积虚冷，四肢羸瘦，饮食微少，月水来时脐腹疼痛不可忍。

蓬莪茂散

【来源】《太平圣惠方》卷七十二。

【别名】蓬莪术散（《普济方》卷三三四）。

【组成】蓬莪茂一两　当归一两（锉，微炒）　桂心半两　芎䓖半两　川大黄一两（锉，微炒）　牡丹半两　木香半两　延胡索半两　赤芍药半两　桃仁三分（汤浸，去皮尖双仁，麸炒微黄）

《普济方》有赤石脂，无川大黄、赤芍药。

【用法】上为细散。每服一钱，食前以温酒调下。

【主治】妇人胞络夙夹风冷，每至月事来时，脐腹多痛。

熟干地黄散

【来源】《太平圣惠方》卷七十二。

【组成】熟干地黄二分　菴蔄子　延胡索　当归（锉，微炒）　木香　京三棱（微煨，锉）　蓬莪术　桂心　赤芍药各半两

【用法】上为粗散。每服二钱，以水一中盏，入生姜半分，煎至六分，次入酒二合，更煎三两沸，去滓，食前稍热服。

【主治】妇人月水每来，不得快利，脐下疼痛不可忍。

蟅虫散

【来源】《太平圣惠方》卷七十二。

【组成】蟅虫四枚（微炒）　芎䓖半两　女青一分　川大黄一分（锉，微炒）　川椒一分（去目及闭口者，微炒，去汗）　干姜一分（炮裂，锉）　桂心半两

【用法】上为细散。每服一钱，食前以温酒调下。

【主治】妇人月水每来，腰腹疼痛。

䗪虫散

【来源】《太平圣惠方》卷七十二。

【组成】䗪虫十枚（微炒） 芎藭一两 当归一两（锉，微炒） 女青一两 赤芍药一两 川大黄半两（锉，微炒） 川椒一分（去目及闭口者，微炒，去汗） 桂心半两

【用法】上为细散。每服一钱，食前以温酒调下。

【主治】妇人月水每来，脐腹乍痛，时发寒热，面色萎黄。

麒麟竭散

【来源】《太平圣惠方》卷七十二。

【组成】麒麟竭 芫花（醋拌，炒令干） 芎藭 桂心 延胡索 当归（锉，微炒） 琥珀各半两 麝香一分（研入）

【用法】上为细散。每服一钱，食前热酒调下。

【主治】妇人月信来时，脐腹痛如锥刀所刺。

金铃子散

【来源】《袖珍方》卷二引《太平圣惠方》。

【别名】金铃散（《杂病源流犀烛》卷十一）。

【组成】金铃子 玄胡各一两

【用法】上为末。每服二三钱，酒调下，温汤亦可。

【功用】行气疏肝，活血止痛。

【主治】

1.《袖珍方》引《太平圣惠方》：热厥心痛，或作或止，久不愈者。

2.《杂病源流犀烛》：二维病。

3.《中医大辞典·方剂分册》：肝气郁滞，气郁化火而致的胃脘、胸胁疼痛，疝气疼痛及妇女经行腹痛。

4.《方剂学》：肝郁有热，心腹胁肋诸痛，时发时止，口苦，舌红苔黄，脉弦数。

【宜忌】《江西中医药》：孕妇胃痛忌用，其他如胆结石及肝脉病，胃溃疡穿孔等均非本方适应证。

没药丸

【来源】《博济方》卷四。

【组成】没药 蛮姜 延胡索 干漆 当归 牛膝 牡丹皮 桂心（去皮） 干姜各等分

【用法】上为细末，醋煮面糊为丸，如梧桐子大。每服十丸至十五丸，不拘时候，煎面汤送下。

【主治】

1.《博济方》：产后心胸烦躁，恶血不快。

2.《圣济总录》：室女血气凝涩，月水欲行，先攻脐腹疼痛。

没药散

【来源】《博济方》卷四。

【组成】没药 红花（拣净） 延胡索（洗） 当归（洗去土）各等分

【用法】上为细末。每服二钱，以酒半盏，童子小便半盏，相和匀，赤烧秤锤或小铃子，淬过后调下；常服只用温酒一盏亦得。

【主治】

1.《博济方》：妇人急血气，疼痛不可忍者。

2.《普济方》：月经欲来前后腹中痛。

3.《校注妇人良方》：血气不行，心腹作痛，或行注疼痛，或月经不调，发热晡热。

黑神丸

【来源】《苏沈良方》卷四。

【组成】漆六两（半生，半用重汤煮一半日令香） 神曲四两 茴香四两 木香 椒红 丁香各半两 槟榔（除椒外，五物皆半生半炒）四个

【用法】上丸如弹子大，取茴香末十二两，铺盖阴地阴干，候外干，并茴香收器中，极干乃去茴香。凡肾气、膀胱疝癖，七疝下坠，五膈血崩，产后诸血，漏下赤白，并丸分四服；死胎一丸，皆无灰酒下；难产，炒葵子四十九枚，捣碎酒煎下一丸。诸疾不过三服，元气十服，膈气癥癖五服，血瘕三丸。

【主治】

1.《苏沈良方》：肾气、膀胱疝癖，七疝下坠，五膈血崩，产后诸血，漏下赤白，死胎，难产，血瘕。

2.《云岐子保命集》：经候前先腹痛不可忍。

【验案】血瘕 余族子妇病，腹中有大块如杯，每

发痛不可忍，时子妇已贵，京下善医者悉，常服其药莫愈，陈应之曰：此血瘕也，投黑神丸三丸，杯气尽消，终身不复作。

升麻和气饮

【来源】《太平惠民和济局方》卷八（续添诸局经验秘方）。

【别名】和气饮（《证治要诀类方》卷二）、升麻汤（《丹溪心法》卷四）。

【组成】干姜　熟枳壳各半钱　干葛　熟苍术　桔梗　升麻各一两　当归　熟半夏　茯苓　白芷各二钱　陈皮　甘草各一两半　芍药七钱半　大黄（蒸）半两

《医方类聚》引《澹寮方》有官桂、厚朴、荆芥，无葛根。

【用法】上锉散。每服四大钱，水一盏半，加生姜三片，灯心十五茎，煎至七分，去滓，食前服。

【主治】

1.《太平惠民和济局方》（续添诸局经验秘方）：疮疥发于四肢，臀髀痛痒不常，甚至憎寒发热，攻刺疼痛，浸淫浮肿；又癞风入脏，阴下湿痒，耳鸣，眼痛。

2.《景岳全书》：风癣疮疥，热结大便不通。

3.《医钞类编》：经来腹痛，不来腹亦痛，因气滞者。

三棱汤

【来源】《圣济总录》卷一五一。

【组成】京三棱（炮，锉）　川芎　天雄（炮裂，去皮脐）　桑根白皮（锉）　地榆　黄连（去须）　代赭（煅，醋淬）　当归（切，焙）　白术各一两　厚朴（去粗皮，生姜汁炙，锉）　黄芩（去黑心）　桂（去粗皮）各半两　肉豆蔻（去壳）一枚

【用法】上锉，如麻豆大。每服五钱匕，水一盏半，加生姜五片，煎取八分，去滓温服，不拘时候。

【主治】妇人月水欲来，腰腹先痛，呕逆不食。

大黄汤

【来源】《圣济总录》卷一五一。

【组成】大黄（锉碎，微炒）　朴消　当归（微炙）　芍药各一两　芎藭一两一分　桂（去粗皮）二两半　厚朴（去粗皮，生姜汁炙烟出，如此七遍）一两一分

【用法】上为粗末。每服三钱匕，水一盏，加生姜三片，煎至七分，去滓温服。血行即止服。

【主治】妇人月水来腹痛，脐下坚硬，积血不下。

牛膝散

【来源】《圣济总录》卷一五一。

【组成】牛膝（去苗，酒浸，切，焙）　牡丹皮　当归（切，焙）　丹参各一两半　生地黄（焙）二两半　朴消（别研）　桃仁（去皮尖双仁，炒）　芍药　桂（去粗皮）　木香　黄芩（去黑心）　人参各一两

【用法】上为散。每服二钱匕，温酒调下；或用水一盏，加生姜三片，煎取七分，空心、食前温服亦可。

【主治】室女月水来腹痛。

六神散

【来源】《圣济总录》卷一五一。

【组成】当归（切，炒）一两　干漆（炒烟出）半两　延胡索　乌药（锉）　乌头（炮裂，去皮脐）　青橘皮（去白，炒）各一两

【用法】上为散。每服二钱匕，空心温酒调下，日晚再服。

【主治】室女血脏虚冷，月水凝涩，欲来攻脐腹撮痛。

地黄散

【来源】《圣济总录》卷一五一。

【组成】生干地黄一两（焙）　生姜（切作片）四两　乌豆二合　当归（切）一两

【用法】上同入银石器中，慢火炒令燥，共为散。每服二钱匕，温酒少许调下，空心、日午、卧时各一次。

【主治】室女血气不利，月水来即少腹刺痛。

芍药汤

【来源】《圣济总录》卷一五一。

【组成】芍药　人参　厚朴（去粗皮，生姜汁炙烟出）各一两　肉豆蔻（去壳）半两　甘草（炙）当归（微炙）　枳壳（去瓤，麸炒）各三分

【用法】上为粗末。每服三钱匕，水一盏，煎七分，去滓温服，不拘时候。

【主治】妇人月水来腹痛，烦闷体热。

芍药散

【来源】《圣济总录》卷一五一。

【组成】芍药　当归（切，焙）　芎藭各一两　干姜（炮）半两

【用法】上为散。每服二钱匕，温酒调下，不拘时候。

【主治】室女月水来，腹绞痛。

芎藭丸

【来源】《圣济总录》卷一五一。

【组成】芎藭　白芷各一两　生干地黄（锉碎）桃仁（汤浸，去皮尖双仁，炒黄）各一两一分　干姜（炮）　甘草（炙）　蒲黄（微炒）各半两　芍药　牡丹（去心）　桂（去粗皮）　牛膝（去苗，酒浸，切，焙）　人参　当归（切，焙）各三分

【用法】上为末，炼蜜为丸，如梧桐子大。每服二十丸，空心、食前米饮或温酒送下，一日二次。

【主治】妇人月水来腰腹刺痛不可忍，或多或少，来如清水，或似豉汁，虚乏黄瘦。

当归丸

【来源】《圣济总录》卷一五一。

【组成】当归（切，焙）二两　槟榔（生锉）　赤芍药　牡丹皮　延胡索各一两

【用法】上为末，醋煮面糊为丸，如梧桐子大。每服二十丸至三十丸，空心温酒送下，日晚再服。

【主治】室女气血不和，月水欲来，先攻少腹刺痛。

当归汤

【来源】《圣济总录》卷一五一。

【组成】当归（微炙）　生干地黄（微炒）　防风（去叉）　山茱萸　黄耆（微炙，锉）　牛膝（去苗，酒浸，焙）各一两　枳壳（去瓤，麸炒黄）白术（炒）　人参　甘草（炙微赤，锉）　羚羊角屑　芍药各三分

【用法】上为粗末。每服三钱匕，水一盏，煎七分，去滓，食前温服。

【主治】妇人月水来，腹内绞痛，或脐下如盘。

吴茱萸丸

【来源】《圣济总录》卷一五一。

【组成】吴茱萸（汤浸七遍，焙干）三分　当归（微炙）　桃仁（去皮尖双仁，麸炒黄）各一两一分　大黄（锉碎，微炒）　朴消　桂（去粗皮）牛膝（去苗，酒浸，切，焙）　芎藭　黄耆（锉）人参各一两

【用法】上为末，炼蜜为丸，如梧桐子大。每服三十丸，加至四十丸，空心以酒送下，一日三次。或为散子，每服一钱匕，温酒调下。

【主治】妇人月事欲下，脐腹撮痛不可忍。

吴茱萸汤

【来源】《圣济总录》卷一五一。

【组成】吴茱萸（汤洗，焙干，炒）　大黄（锉，炒）　当归（切，炒）　甘草（炙）　干姜（炮）熟干地黄（焙）　芎藭　虻虫（去翅足，炒）　水蛭（糯米同炒米熟，去米）各一两　细辛（去苗叶）半两　栀子仁六个　桃仁（去皮尖双仁，麸炒）二两　芍药一两半

【用法】上为粗末，每服三钱匕，水一盏，煎至六分，去滓温服，有顷再服。

【功用】通血止痛。

【主治】妇人月水不通，心腹疼痛欲死。

牡丹汤

【来源】《圣济总录》卷一五一。

【组成】牡丹（去心）　芎䓖　甘草（炙，锉）黄芩（去黑心）　人参　桂（去粗皮）　干姜（炮裂）　吴茱萸（汤浸三遍，焙干微炒）各一两半桃仁八十个（汤浸去皮尖、双仁，麸炒黄色）　白茯苓（去黑皮）　当归（切，焙）　芍药各一两

【用法】上为粗末。每服三钱匕，水一盏，煎七分，去滓温服，不拘时候。

【主治】妇人月水来不利，攻脐腹痛不可忍。

牡丹散

【来源】《圣济总录》卷一五一。

【组成】牡丹皮　乌头（炮裂，去皮脐）　桂（去粗皮）各一两

【用法】上为散。每服二钱匕，温酒调下，不拘时候。

【主治】室女血脏虚冷，月水凝涩，攻少腹痛。

牡丹散

【来源】《圣济总录》卷一五一。

【组成】牡丹皮　芍药　槟榔（锉）　当归（切，焙）　白术　赤茯苓（去黑皮）　生干地黄（焙）芎䓖　莎草根（炒去毛）　桂（去粗皮）　麦蘖（炒）各半两　人参一两

【用法】上为散。每服三钱匕，水、酒共一盏，煎至七分，去滓空心温服，未愈再服。

【主治】室女月水来不利，腰腹痛。

没药丸

【来源】《圣济总录》卷一五一。

【组成】没药一两（研）　桂（去粗皮）　当归（切，炒）　芫花（醋炒半焦）　干漆（炒烟透）各半两

【用法】上为末，醋煮面糊为丸，如梧桐子大。每服二十丸，以温酒或醋汤送下，不拘时候。

【功用】行经脉。

【主治】妇人腹内血结，气攻疼痛。

没药丸

【来源】《圣济总录》卷一五一。

【组成】没药（研）　牡丹皮　京三棱（煨）连皮大腹（锉）　芍药　当归（切，焙）　桂（去粗皮）各一两　丹砂（细研）半两　木香一两　茴香子（炒）　丁香（炒）各三分。

【用法】上为末，炼蜜为丸，如鸡头子大。每服一丸，以温酒化下，淡醋汤亦得，空心、日晚各一次。

【主治】室女月候不快，欲来即攻脐腹疼痛，腰腿沉重，饮食不进。

没药散

【来源】《圣济总录》卷一五一。

【组成】没药　川芎　木香　乌头（炮裂，去皮脐）　天麻　白芷　桂（去粗皮）　茯神（去木）牡丹皮　芍药　当归（切，焙）各一两

【用法】上为散。每服一钱匕，以温酒调下，一日三次。治血风疼痛者，用茶清调下。

【主治】室女月水不利，遍身疼痛；妇人血风攻注，遍身疼痛。

羌活散

【来源】《圣济总录》卷一五一。

【组成】羌活（去芦头）　桂（去粗皮）　牡丹皮芎䓖　芍药　延胡索　枳壳（去瓤，麸炒）　当归（切，焙）　甘草（炙）　白术　蓬莪术（煨）各一两　陈橘皮（汤浸，去白，焙）一两半　木香大黄（锉，炒）各半两

【用法】上为散。每服二钱匕，温酒调下，不拘时候。

【主治】室女经络凝滞，攻腹疼痛，肢体烦热，骨节酸倦。

苦参丸

【来源】《圣济总录》卷一五一。

【组成】苦参（洗，锉碎）　牡丹（去心）　赤茯苓（去黑皮）　赤芍药　当归（微炒）　大黄（锉碎，微炒）各一两　食茱萸　延胡索　五味子荷叶（微炙）各半两　槟榔五枚（生用，锉）　桂（去粗皮）三分

【用法】上为末，炼蜜为丸，如梧桐子大。每服三十丸，加至四十丸，空心以酒送下。以愈为度。

【主治】月事欲下，腹疼痛。

姜黄散

【来源】《圣济总录》卷一五一。

【组成】生姜（切）四两 生地黄（切）八两

【用法】上为散。每服一钱，温酒调下，不拘时候。

【主治】室女经脉虚冷，月水来腹痛。

温经汤

【来源】《圣济总录》卷一五一。

【组成】白茯苓（去粗皮）半两 芍药 土瓜根 牡丹（去心）各一两半 丹砂（别研如粉） 薏苡仁各一两

【用法】上除丹砂外，为粗末，入丹砂和匀。每服三钱匕，以水七分，酒三分，共一盏，同煎至七分，去滓温服，不拘时候。

【主治】妇人月水来，腹内绞痛不可忍。

蓬莪术散

【来源】《圣济总录》卷一五一。

【组成】蓬莪术（煨）一两 当归（切） 红芍药 芎䓖 蒲黄 桂（去粗皮） 延胡索 乌药 没药（别研） 五灵脂各半两 干姜（炮）一分

【用法】上为散。每服二钱匕，食前、日午、卧时以温酒调下。

【主治】室女月水欲行，攻脐腹疼痛。

鳖甲丸

【来源】《圣济总录》卷一五一。

【组成】鳖甲（去裙襕，醋炙） 芎䓖 贝母（去心）各三分 苦参二两 赤芍药 牡丹皮 紫苏子（微炒） 熟干地黄（焙）各一两

【用法】上为末，炼蜜为丸，如梧桐子大。每服二十丸，渐加至三十丸，空心温酒送下。

【主治】妇人月水不利，脐腹绞痛，身体疼倦。

没药散

【来源】《鸡峰普济方》卷十五。

【组成】没药 延胡索 槟榔 青皮 桃仁 莪术 当归 荆三棱 木香 芎䓖 桂各一两 白芷 红花各半两

【用法】上为细末。每服三钱，水一盏，煎至七分，不拘时候服。

【主治】血风气攻刺疼痛。

调经汤

【来源】《杨氏家藏方》卷十五。

【组成】当归（洗焙） 半夏（汤洗七次） 甘草（炙） 麦门冬（去心） 五加皮 熟干地黄（洗焙） 川芎 吴茱萸（汤洗七次） 肉桂（去粗皮） 牡丹皮 赤芍药 乌药 人参（去芦头） 红花各一两 没药半两（另研）

【用法】上锉。每服五钱，水一盏半，加生姜五片，煎至一盏，去滓，食前温服，经欲行时，预前五日及经断后五日，并宜服之。

【主治】冲任脉虚，风寒客搏，气结凝滞，每经候将行，脐腹先作撮痛，或小腹急胀，攻注腰脚疼重。

聚功丸

【来源】《杨氏家藏方》卷十五。

【组成】附子（六钱者）一枚（炮，去皮脐） 当归（洗，焙） 人参（去芦头） 赤芍药 半夏（汤洗七遍） 木香 青橘皮（去白） 陈橘皮（去白） 白术 蓬莪茂（炮） 厚朴（姜汁制炒）各一两 干漆三分（炒匀，烟出为度）

【用法】上为细末，生姜汁煮面糊为丸，如梧桐子大。每服三十丸，橘皮汤或米饮送下，不拘时候。

【功用】温经止痛，破块散寒，调血气，进饮食。

没药散

【来源】《杨氏家藏方》卷十六。

【组成】血竭（别研） 肉桂（去粗皮） 当归（洗，焙） 蒲黄 红花 木香 没药（别研） 延

胡索　干漆（炒烟尽）　赤芍药各等分

【用法】上为细末。每服二钱，食前以热酒调下。

【主治】

1.《杨氏家藏方》：一切血气，脐腹撮痛，及产后恶露不快，儿枕块痛。

2.《杏苑生春》：瘀血凝结，月经不通，脐腹疼痛。

穿山甲散

【来源】《杨氏家藏方》卷十六。

【组成】当归（洗、焙）　干漆（米醋炒令烟出）　穿山甲（石灰炒如田螺）　干姜（炮）各等分

【用法】上为细末。每服二钱，食前温酒送下。

【主治】妇人血积、血块，往来刺痛，经脉欲行，腹胁绞痛，或作寒热，肌肉消瘦。

三阳丹

【来源】《普济方》卷一二○引《卫生家宝》。

【组成】大艾叶

【用法】五月五日将新瓶一只，收大艾叶一瓶，按紧不令虚，用好煮酒三升淋下瓶内，以箬叶并纸扎缚了，次又用泥封却，逐日将去日中晒。至九月重阳日取开，焙干为细末，用煮酒打面糊修为丸，如梧桐子大。每服三十丸至四十丸，空心用盐汤吞下；妇人醋汤下。

【主治】男子气弱，丹田冷痛，脏腑泄泻；妇人血海冷疼，一切冷病。

没药除痛散

【来源】《女科百问》卷上。

【组成】蓬莪术（炮）一两　当归（焙）　玄胡索　五灵脂　肉桂（去粗皮）　良姜（炒）　蒲黄（炒）各七钱半　甘草（炙）　没药各半两

【用法】上为细末。每服三钱，以温酒调下。

【功用】

1.《女科百问》：逐寒邪。

2.《医略六书》：调经。

【主治】

1.《女科百问》：腹痛。

2.《医略六书》：腹中坚痛，月经不调，脉紧涩滞者。

【方论】《医略六书》：没药散瘀血以止痛，蓬术化瘀结以消坚，蒲黄破血瘀以通经，灵脂破瘀血以降浊，延胡索活血通经，炙甘草缓中除痛，肉桂温经暖血，良姜暖胃逐冷，当归养血脉以生新，而宿血自化也。为散以散之，温酒以行之，使瘀化寒消，则腹中坚痛自退；月经之至自无不调矣。

安宫散

【来源】《魏氏家藏方》卷十。

【组成】安息香　没药各二钱半（并别研）　甘草（炙）　当归（去芦，酒浸）　香附子（去毛）各一两　乌梅肉二钱半　白芍药一两　乳香二钱（别研）

【用法】上为细末。每服三钱，水一盏半，煎至七分，入酒一大呷，食前服。

【功用】活血定痛。

当归散

【来源】《儒门事亲》卷十五。

【组成】当归（以米醋微炒）　玄胡索（生用）　没药（另研）　红花（生用）

【用法】上为末。温酒调下二钱，服之。

【主治】月经欲来前后，腹中痛。

瑞金散

【来源】《妇人大全良方》卷七。

【组成】片子姜黄四两　牡丹皮　莪茂　红花　当归　赤芍药　川芎　桂心　延胡索各一两半

【用法】上为末。每服二钱，水一盏、酒三分，煎七分，温服，一日三次。

【主治】妇人血气撮痛，月经不行，预先呕吐、疼痛，及月信不通。

黑神散

【来源】《妇人大全良方》卷二十。

【组成】熟地黄一斤　陈生姜半斤

【用法】上拌，同炒干为末。每服二钱，产前乌梅汤调下；常服酒调；经脉不通，乌梅、荆芥酒调下。

【主治】产后血块，痛经，经行后腹疼，并经脉不调。

乌药汤

【来源】《兰室秘藏》卷中。

【组成】当归　甘草　木香各五钱　乌药一两　香附子二两（炒）

【用法】上锉。每服五钱，水二大盏，去滓，食前温服。

【主治】

1.《兰室秘藏》：妇人血海疼痛。

2.《医部全录》：阳气内动，发则心下崩、数溲血。

3.《内科概要》：经前及经行腹痛，属瘀血挟逆气内阻。

柴胡丁香汤

【来源】《兰室秘藏》卷中。

【组成】生地黄二分　丁香四分　当归身　防风　羌活各一钱　柴胡一钱五分　全蝎一个

【用法】上作一服。水二盏，煎至一盏，去滓，食前稍热服。

【主治】妇人年三十岁，临经先腰脐痛，甚则腹中亦痛，经缩三两日。

【方论】《医略六书》：柴胡疏风通腠，丁香散滞温中，羌活散太阳游风，全蝎搜厥阴伏风，生地以滋暗伤之阴，当归以养荣运之血。水煎温服，使经脉濡润，则沟满渠通而风邪外解，经候自长，何致腰腹有预先痛甚之患哉！

艾煎丸

【来源】《普济方》卷三二三引《兰室秘藏》。

【别名】艾附丸（《医方大成》卷九引《澹寮方》）。

【组成】北艾叶　大当归各二两　香附子四两

【用法】上醋煮半日，焙干为末，再用醋煮糊为丸。艾醋汤送下。

【主治】

1.《普济方》引《兰室秘藏》：妇人诸虚。

2.《医方大成》引《澹寮方》：妇人经候不调，血气刺痛，腹胁胀满，头晕恶心，崩漏带下，便血癥瘕。

3.《妇科玉尺》：气滞经不行。

三神丸

【来源】《济生方》卷六。

【组成】橘红二两　延胡索（去皮，醋煮）一两　当归（去芦，酒浸，醋略炒）一两

【用法】上为细末，酒煮米糊为丸，如梧桐子大。每服七十丸，加至一百丸，空心艾汤送下，米饮亦得。

【主治】妇女血气相搏，腹中刺痛，痛引心端，经行涩少；或经事不调，以致疼痛。

【方论】《医略六书》：心肝血滞，不能输化于经隧，故经行涩少，牵引作痛。橘红调肝以化滞气，当归养血以荣心，延胡活血止痛以调经脉。酒煮为糊以丸之，艾汤以温之，米饮以下之，无不血调经荣，则心肝二气和平，可无牵引作痛之患，何有经水涩少之虞。

乌金散

【来源】《女科万金方》。

【组成】厚朴　羌活　独活各二钱　陈皮　白芷　白茯苓各一钱五分　桔梗　苍术各一钱　当归　枳壳　半夏各一钱五分　白芍药　官桂　麻黄各一钱二分　牛膝九分　甘草八分

【用法】分作三帖。每帖用生姜三片，葱三枝，空心热服。

【功用】和气血。

【主治】妇女二十岁已嫁之后，但遇经脉动则浑身痛，手足麻痹，或生寒热，头痛目眩。

【加减】咳嗽，加杏仁。

八物汤

【来源】《云岐子保命集》卷下。

【组成】四物内加玄胡　苦楝各一两　槟榔　木香

各半两

【主治】

1.《保命集》：妇人经事欲行，脐腹绞痛。

2.《中国医学大辞》：痛经及血淋。

芍药六合汤

【来源】《云岐子保命集》卷下。

【组成】四物汤内倍加芍药

【主治】妇人气充经脉，月事频并，脐下痛。

抑气丸

【来源】方出《丹溪心法》卷五，名见《赤水玄珠全集》卷二十。

【组成】四物汤加陈皮 玄胡索 牡丹 甘草

【用法】痛甚者，豆淋酒送下；痛缓者，加童便煮莎，入炒条芩，研末为丸服。

【主治】临经来时肚痛者。

七圣丸

【来源】《普济方》卷三三四。

【组成】当归一两（酒浸） 桂心（不见火，好者） 蒲黄 白芍药 川芎各七钱半 玄胡索半两 麝香少许

【用法】上为细末。每服二钱，空心盐汤调下。

【主治】月事方来，腹痛难忍。

芎藭三棱汤

【来源】《普济方》卷三三四。

【组成】芎藭 白芷各一两 荆三棱（炮，锉） 桑根白皮（锉） 白术各一两 生干地黄（锉） 牡丹皮（去心） 桂（去粗皮） 甘草 黄芩（去黑心） 当归（切，焙） 芍药各三分

【用法】上为末，炼蜜为丸，如梧桐子大。每服二十丸，空心、食前米饮送下，或温酒调下，一日三次。渐加至三十丸，即愈。

本方方名，据剂型当作"芎藭三棱丸"。

【主治】妇人月水来，腰腹疼痛不可忍，兼治呕逆不食。

牡丹汤

【来源】《普济方》卷三三四。

【组成】牡丹（去心） 芎藭 甘草（炙，锉） 黄芩（去黑心） 人参 桂（去粗皮） 干姜（炮制） 吴茱萸（汤浸七次，焙干微炒）各一两半 桃仁十八个（汤浸去皮尖双仁，麸炒黄色） 白茯苓（去黑皮） 当归（切，焙） 芍药各五分

【用法】上为粗末。每服三钱，水一盏，生姜一分（拍破），同煎至六分去滓，下消石半钱，温服，如人行三五里，再服。

【主治】妇人月水来而不利，攻脐腹痛不可忍。

伐铁散

【来源】《普济方》卷三三五。

【组成】川芎 香白芷 当归各半两 蚖青一钱（去头足） 乳香 没药各半两（令乳细）

【用法】上为细末。每服一捻，点淡茶清少许，掺药在茶上服之。其痛即止。一服进一钱。

【主治】妇人脐腹疼痛，诸药不效，名曰经痛。

坐药回阳丹

【来源】《普济方》卷三三五。

【组成】草乌头三分（锉） 水蛭三个（炒） 虻虫三个（去翅足，炒） 川乌头七分（锉） 大蒜 大椒 柴胡七分（锉） 羌活 全蝎 升麻各一分 破故纸一钱 三奈子三分 荜茇（焙）半两 甘草二分（炙） 枯矾半两（细研） 炒黄盐一钱

【用法】上为极细末，炼蜜为丸，如指尖大。用绵裹定留丝，纳阴户中，觉脐下暖为度。

【主治】妇人年三十，临经先腰痛，甚则腹中亦痛，经缩二三日。

加干散

【来源】《医方类聚》卷二一二引《仙传济阴方》。

【组成】没药 当归 北芍药各三钱 桂二钱 麝香一分 川乌 茴香各三钱

【用法】上为末。酒调下。次服立效散。

【主治】妇人肌肉如针刺，或时呕吐者，因月经伤冷血痛。

加味乌沉汤

【来源】《奇效良方》卷六十三。

【别名】加味乌药汤（《济阴纲目》卷一）。

【组成】乌药　缩砂　木香　玄胡索各一两　香附（炒去毛）二两　甘草一两半

【用法】上锉细。每服七钱，水一盏半，加生姜三片，煎至七分，不拘时温服。

【主治】妇人经水欲来，脐腹绞痛。

秘传乌药顺气散

【来源】《松崖医径》卷下。

【组成】乌药　川芎　熟地黄（酒洗）　防风　枳壳（去瓤，麦麸炒）　桔梗　白芷　僵蚕（汤洗净，姜汁炒）　羌活　当归（酒洗）　白芍药　木瓜　槟榔　南木香　秦艽各一两　川独活　甘草各五钱

【用法】上细切，以生绢袋盛药，同无灰好酒二十五斤，入不津坛内，春、冬浸一月，秋二十日，夏十日，紧封坛口，浸满日。取酒吞捉虎丹，随量饮之。如饮过一半，再添酒连绢袋煮熟饮之。

【主治】痛风。

【宜忌】忌食猪肉。妊娠妇不宜服捉虎丹。

三才大补丸

【来源】《陈素庵妇科补解》卷一。

【组成】人参　白术　杜仲　熟地黄　当归　川芎　香附　黄耆　白芍　熟艾　补骨脂　阿胶　山药

【用法】生姜汤送下。如余血未尽痛不止者，可先服艾附丸二三两。

【主治】妇人经行后腹痛。

【方论】经已行则血海空，血去多亡阴，则阳气无辅。虚则生寒，故腹痛。非气血俱补，将来虚证陡起，久则经闭。或经行时腹痛，过后仍痛，是余血未尽也。以大补药中加一二行滞药，则痛自止。是方人参、白术、黄耆、山药以补阳；归、芎、芍、地以补阴；杜仲、阿胶以固左尺，滋阴

血；熟艾、补骨脂以助右尺，暖命门、丹田；香附以行气，使上、中、下三焦诸气运行不滞，经血自如期而止，不致作痛矣。

大延胡索散

【来源】《陈素庵妇科补解》卷一。

【组成】延胡索一钱五分　肉桂一钱　木香八分　红花八分　青皮八分　枳壳八分　香附（醋炒）一钱五分　艾叶（搓热）一钱　当归二钱　川芎一钱五分　赤芍一钱　生地一钱五分　吴茱萸八分（川连二分，汁拌炒）

【功用】行气和血。

【主治】妇人经正来而腹痛。

【方论】妇人经正行而腹痛，是血滞。是方延胡索、红花、赤芍、生地行血，肉桂、吴茱萸祛寒逐滞，香附、青皮、木香、枳壳行气止痛，当归、川芎、艾叶补血温经，行周身筋骨。

艾附丸

【来源】《陈素庵妇科补解》卷一。

【组成】熟艾（揉极细作饼，焙）四两　香附（醋酒同煎，捣）六两

【用法】姜汁和神曲为丸。砂仁汤送下。

【主治】妇人气血两虚，经行后腹痛。

调气饮

【来源】《陈素庵妇科补解》卷一。

【组成】当归一钱五分　远志肉一钱五分　川芎一钱　青皮一钱　乌药一钱　香附一钱五分　红花六分　大茴香八分　肉桂五分　延胡一钱　山楂二钱　艾叶（熟）一钱　砂仁　生姜　川断
　　　　方中砂仁、生姜、川断用量原缺。

【功用】行气和血。

【主治】妇女经欲来而腹痛者。

【加减】寒者，倍肉桂；因怒者，加木香、柴胡；饮食停滞，加神曲、枳壳；血少气滞，加人参、白术、丹参；肥人多痰者，加半夏、茯苓；暑令，去肉桂。

【方论】妇人当经期欲来而腹先痛，是气滞而血亦随滞，故未来而腹先痛也。青皮、乌药、香附之

辛温以行气；红花、延胡、肉桂之辛温以行血；艾叶、茴香以暖命门，归、芎、远志、川断以补血和血；山楂兼行气血之滞，腹痛自止。

抑气散

【来源】《女科辑要》卷下引丹溪方。
【组成】四物汤加延胡索 牡丹皮 条芩
【主治】妇人气滞，经将行而痛。

加减八物汤

【来源】《万氏女科》卷一。
【组成】人参 白术 茯苓 归身 川芎 白芍 生地各一钱 炙甘草 木香各五分 青皮七分 香附（醋炒）一钱
【用法】加生姜、大枣，水煎服。
【主治】妇人经水过后，虚中有滞，腹中痛者。

桃仁四物汤

【来源】《万氏女科》卷一。
【组成】归尾 川芎 赤芍 丹皮 香附 玄胡索各一钱 生地 红花各五分 桃仁二十五粒
【用法】水煎服。
【主治】经水将行，腰胀腹痛者，此气滞血实也。
【加减】瘦人责其有火，加黄连（炒）、黄芩（炒）各一钱；肥人责其有痰，加枳壳、苍术各一钱。

郁金散

【来源】《古今医统大全》卷八十三。
【组成】片姜黄一钱 牡丹皮 莪术 红花 当归 赤芍药 川芎 桂心 延胡索各七分
【用法】上锉。水一盏半，酒半盏，煎八分，温服，每日三次。
【主治】妇人血气撮痛，月水不通，预先呕吐，痛及腰腹胀。

四味调经止痛散

【来源】《古今医鉴》卷十一。

【组成】当归 玄胡索 没药 红花各等分
【用法】上为末。每服二钱，醇酒送下。
【主治】妇人月水将来或将尽，前后数日腹痛。

顺气散瘀汤

【来源】《古今医鉴》卷十一。
【组成】当归 川芎 白芍 生地 桃仁 红花 青皮 莪术 玄胡索
【用法】水煎，温服。
【主治】经水行时着气恼，以致瘀血内阻，心腹腰胁痛不可忍，脉弦急不匀。

清热调血汤

【来源】《古今医鉴》卷十一。
【组成】当归 川芎 白芍药 生地黄 黄连 香附 桃仁 红花 玄胡索 牡丹皮 蓬莪术
【用法】上作一剂。水煎，温服。
【主治】妇人经水将来，腹中阵阵作痛，乍作乍止，气血俱实。
【加减】有热，加柴胡、黄芩。

玄归散

【来源】《济阴纲目》卷一。
【别名】元归散（《类证治裁》卷八）。
【组成】当归 玄胡索各等分
【用法】上为粗末。每服三钱，加生姜三片，水煎，稍热服。
【功用】《类证治裁》：破瘀。
【主治】月经壅滞，脐腹绞痛。

玄胡索散

【来源】《济阴纲目》卷一。
【组成】当归（酒浸） 赤芍药（炒） 玄胡索 蒲黄（隔纸炒） 桂皮 乳香（水研） 没药各一钱
【用法】上为细末。每服三钱，空心温酒调服。
【主治】经行血气攻刺疼痛，及新旧虚实腹痛；产后恶血攻刺腹痛。

加味四物汤

【来源】《济阴纲目》卷一。

【组成】当归（酒洗） 川芎各一钱半 芍药（炒） 熟地黄 玄胡索 蓬术（醋煮） 香附（醋煮）各一钱 砂仁八分 桃仁（去皮尖）七分 红花（酒炒）五分

【用法】上锉。水煎服。

【主治】经水将来，作疼不止。

【方论】《医略六书》：血亏挟滞，不能统营气于经，故脐腹疼痛，然后经行。方中熟地补血以滋冲任，白芍敛阴以益肾肝，川芎行血海以调经，当归养血脉以荣经，蓬术破气中之血，香附理血中之气，桃仁破瘀血以通经，延胡活滞血以止痛，红花活血生新，砂仁醒脾行气。水煎温服，使滞化气行，则经血调和而脐腹疼痛无不退，天癸循环无不自如。

十香丸

【来源】《景岳全书》卷五十一。

【组成】木香 沉香 泽泻 乌药 陈皮 丁香 小茴香 香附（酒炒） 荔核（煨焦）各等分 皂角（微火烧烟尽）一两

【用法】上为末，酒糊为丸，如弹子大者，磨化服；丸梧桐子大者，汤引下；疝之属，温酒下。

【功用】《北京市中药成方选集》：舒气，散寒，止痛。

【主治】

1.《景岳全书》：气滞、寒滞诸痛。

2.《北京市中药成方选集》：胃疼，腹痛，妇女行经腹痛，男子疝气，气郁不舒，两胁痛腹胀肠鸣。

决津煎

【来源】《景岳全书》卷五十一。

【别名】决阴煎（《叶氏女科证治》卷三）。

【组成】当归三五钱或一两 泽泻一钱半 牛膝二钱 肉桂一二三钱 熟地二三钱或五七钱（或不用亦可） 乌药一钱（气虚者不用亦可）

《会约医镜》无熟地，有香附。

【用法】水二钟，煎七八分，食前服。

【主治】

1.《景岳全书》：妇人血虚经滞，不能流畅而痛极。

2.《叶氏女科证治》：妇人虚弱或邪思蓄注，邪随气结而不散，或冲任滞逆，脉道壅瘀而不行，致成鬼胎；或产后败血不散，流入阴中，而作寒热。

【加减】呕恶者，加焦姜一二钱；阴滞不行者，非加附子不可；气滞而痛胀者，加香附一二钱或木香七八分；血滞血涩者，加酒炒红花一二钱；小腹不暖而痛极者，加吴茱萸七八分；大便结涩者，加肉苁蓉一二三钱，微者以山楂代之。

通瘀煎

【来源】《景岳全书》卷五十一。

【组成】归尾三五钱 山楂 香附 红花（新者，炒黄）各二钱 乌药一二钱 青皮一钱半 木香七分 泽泻一钱半

【用法】水二钟，煎取七分，加酒一二小钟，食前服。

【主治】妇人血滞血积，经脉不利，痛极拒按，及产后瘀血实痛，并男妇血逆、血厥等证。

【加减】兼寒滞者，加肉桂一钱，或吴茱萸五分；血盛内热，血燥不行者，加炒栀子一二钱；微热血虚者，加芍药二钱；血虚涩滞者，加牛膝；血瘀不行者，加桃仁三十粒（去皮尖），或加苏木、玄胡索之类；瘀极而大便结燥者，加大黄一二三钱，或加芒消、蓬术亦可。

二香饮

【来源】《丹台玉案》卷五。

【组成】广木香 当归 香附 川芎各一钱 青皮 牡丹 枳壳 生地 蓬术各一钱二分

【用法】加生姜三片，水煎，空心服。

【主治】临经时肚腹疼痛。

归芍饮

【来源】《丹台玉案》卷五。

【组成】当归　白芍　川芎各一钱　白术　人参　生地　香附　陈皮各一钱五分

【用法】加大枣二枚，水煎，食前服。

【主治】妇人临经并经后作痛。

顺经汤

【来源】《傅青主女科》卷上。

【组成】当归五钱（酒洗）　大熟地五钱（九蒸）白芍二钱（酒炒）　丹皮五钱　白茯苓三钱　沙参三钱　黑芥穗三钱

【用法】水煎服。一剂吐血止；二剂经顺；十剂不再发。

【功用】补肾调经和血。

【主治】经前腹痛吐血。

宣郁通经汤

【来源】《傅青主女科》卷上。

【别名】宣郁调经汤（《辨证录》卷十一）。

【组成】白芍五钱（酒炒）　当归五钱（酒洗）丹皮五钱　山栀子三钱（炒）　白芥子二钱（炒，研）　柴胡一钱　香附一钱（酒炒）　川郁金一钱（醋炒）　黄芩一钱（酒炒）　生甘草一钱

【用法】水煎服。

【功用】补肝血，解肝郁，利肝气，降肝火。

【主治】妇人经前腹疼数日，而后经水行，经来多紫黑块。

【验案】

1. 痛经 《山西中医》（1996，6：14）：以本方为基本方，寒凝重者去栀子、黄芩，加小茴香，并加大香附用量；肝肾虚损者加巴戟、阿胶；血瘀明显者加茜草、川芎；出血较多者加三七参、黑荆芥。每次月经前4天开始服药，治疗痛经68例。结果：痊愈60例，有效7例，无效1例，总有效率98.5%。

2. 子宫内膜异位致不孕症 《中医药研究》（2001，4：23）：用宣郁通经汤治疗子宫内膜异位致不孕症51例，结果：受孕者41例，妊娠率约为80%；无效10例，占20%。原发不孕受孕者5例，妊娠率为50%，继发不孕妊娠者36例，妊娠率为88%。

温脐化湿汤

【来源】《傅青主女科》卷上。

【组成】白术一两（土炒）　白茯苓三钱　山药五钱（炒）　巴戟肉五钱（盐水浸）　扁豆（炒，捣）三钱　白果十枚（捣碎）　建莲子三十枚（不去心）

【用法】水煎，经来前十日服之。

【主治】下焦寒湿相争，经水将来三五日前，脐下作痛，状如刀割，或寒热交作，所下如黑豆汁者。

【方论】此方君白术以利腰脐之气，用巴戟、白果以通任脉，扁豆、山药、莲子以卫冲脉。所以寒湿扫除而经水自调。

术桂草玄丹

【来源】《辨证录》卷十一。

【组成】白术二两　肉桂一钱　甘草一钱　玄胡索一钱

【用法】水煎服。

【主治】妇人下焦寒湿相争，经水将来，三、五日前脐下疼痛，状如刀刺，寒热交作，下如黑豆汁，既而经来，因之无娠。

后调汤

【来源】《辨证录》卷十一。

【组成】阿胶三钱　荆芥三钱　巴戟天一钱　山药五钱　白芍三钱　当归三钱　甘草五钱　山茱萸三钱

【用法】水煎服。

【功用】舒肝补肾。

【主治】妇人经后小腹作痛。

香草散

【来源】《辨证录》卷十一。

【组成】香附　茯神各三钱　玄胡索　甘草　神曲　天花粉各一钱　炒栀子　黄芩各二钱　白术　生地　麦冬各五钱　陈皮五分

【用法】水煎服。

【主治】妇人因郁火所致经前疼痛，数日后行经

者，其经水多是紫黑之块。

顺肝藏血丹

【来源】《辨证录》卷十一。

【组成】白芍　当归　熟地各一两　荆芥（炒黑）三钱　牛膝　人参　茯苓各二钱　柴胡五分　乌药五分　泽泻一钱

【用法】水煎服。二剂即顺行。

【主治】妇人行经之前一二日，肝气逆而不顺，忽然腹痛而吐血。

填经止痛丹

【来源】《辨证录》卷十一。

【组成】熟地二两　山茱萸五钱　山叶三钱　甘草一钱　肉桂五分

【用法】水煎服。

【主治】妇人肾气空虚，经后小腹作痛。

七气汤

【来源】《郑氏家传女科万金方》。

【组成】藿香　青皮　陈皮　蓬术　三棱　桔梗　肉桂　益智仁　甘草　香附　半夏（生姜制）

【主治】妇人气血滞涩，经水将行，小腹先作痛者。

【加减】有块，加当归尾、川芎，又名香归饮；行经，加赤芍、乌药、桃仁、大黄。

加减四物汤

【来源】《郑氏家传女科万金方》卷一。

【组成】当归　白芍　川芎　熟地　桃仁　红花　元胡　香附　白术　木香　黄芩

【用法】水调服。

【主治】妇人经行腹痛。

通滞汤

【来源】《嵩崖尊生全书》卷十四。

【组成】归（全）　香附　玄胡各二钱　川芎一钱

【用法】酒煎，热服。

【主治】经水未行疼痛。

【加减】壮人，加炒大黄。

调经酒

【来源】《奇方类编》卷下。

【组成】当归　川芎　吴萸（泡去苦味）各四两　白芍（炒）　白茯苓　陈皮　玄胡索　丹皮各三两　熟地六两　香附米（醋炒）六两　小茴香（盐炒）　砂仁各二两

【用法】火酒三十斤，南酒二十斤，同蒸。

【主治】月水不调，腹内疼痛，癥瘕成块。

小琥珀散

【来源】《女科指掌》卷一。

【组成】当归　乌药　蓬术（醋炒）

【用法】上为末。每服二钱，酒调下。

【主治】妇女炎天临月经，误伤生冷忽然停，后来欲至先疼痛。

加味五积饮

【来源】《女科指掌》卷一。

【组成】苍术　厚朴　陈皮　甘草　芍药　人参　半夏　枳壳　香附　白芷　桔梗　麻黄　当归　川芎　茯苓　肉桂　木香

【用法】加生姜、木瓜，入盐少许，水煎服。

【主治】经病疼痛。

抑气散

【来源】《女科指掌》卷一。

【组成】香附　茯苓　陈皮　甘草　延胡索

【主治】妇人气滞胞门，经不通，临经腹中疼痛，往来走注，牵引腰胁，脉沉。

趁痛饮

【来源】《女科指掌》卷一。

【组成】虎骨　防风　白芷　续断　藁本　茯苓　白芍　甘草　当归

【用法】加生姜、大枣，水煎服。

【主治】妇女经病疼痛。

行经腹痛方

【来源】《惠直堂方》卷四。

【组成】真蕲艾 红花 当归 益母草各三钱

【用法】酒煎；另用鸡蛋一个，刺数孔，入药罐内同煮熟，即以药汁同蛋吃下。

【主治】经行腹痛，兼能种子。

八物汤

【来源】《女科旨要》卷一。

【组成】白芷一钱五分 羌活（上部身体不痛不用） 砂仁 桂皮（无寒不用） 白术各二钱 香附二钱五分

【用法】分二帖。加生姜三片，葱三根，水煎，空心热服。

【主治】室女十三四岁行经，或行或痛，或发热，身体不宁，口苦面红，寒热不定，头目晕花。

【加减】如有血气攻心痛，加干膝、玄胡索各三分；嗽痰气急，加半夏、桔梗、杏仁、五味各三分。

加味乌药汤

【来源】《医宗金鉴》卷四十四。

【组成】乌药 缩砂仁 木香 延胡索 香附（制） 甘草 槟榔各等分

【用法】上挫细，每服七钱，加生姜三片，水煎，温服。

【主治】血气凝滞，经前腹胀痛，胀过于痛。

吴茱萸汤

【来源】《医宗金鉴》卷四十四。

【组成】当归 肉桂 吴茱萸 丹皮 半夏（制） 麦冬各二钱 防风 细辛 藁本 干姜 茯苓 木香 炙甘草各一钱

【用法】水煎服。

【主治】妇人胞中不虚，惟受风寒为病，经行腹痛。

羌桂四物汤

【来源】《医宗金鉴》卷四十四。

【组成】四物汤加羌活 桂枝

【功用】疏通经络。

【主治】血脉壅阻所致经行身痛而无表证者。

四物玄胡汤

【来源】《叶氏女科证治》卷一。

【组成】熟地黄 当归 白芍 川芎各七钱五分 玄胡索四两 沉香五钱

【用法】每服三钱，水煎服。

【主治】经来胁内有一块，如杯作痛，其血淡黑色。

红花当归汤

【来源】《叶氏女科证治》卷一。

【别名】红花当归散（《女科秘要》卷三）。

【组成】红花 当归 牛膝 苏木各一钱 川芎五分 枳壳六分（麸炒） 莪术 赤芍 三棱 芫花各八分

【用法】水煎，临卧服。

【功用】破瘀血。

【主治】经来未尽腹痛。经来一半，余血未尽，腹中作痛，或发热，或不发热，乃气血俱实也。

加味八物汤

【来源】《叶氏女科证治》卷一。

【组成】人参 白术（蜜炙） 茯苓 甘草（炙） 熟地黄 当归 白芍 川芎 木香 香附（童便制） 青皮

【用法】生姜、大枣为引，水煎，食前服。

【主治】经后腹痛。

通经汤

【来源】《叶氏女科证治》卷一。

【组成】熟地黄 当归 川芎 白芍 川楝子（炒） 小茴香 槟榔 玄胡索 木香各七分

【用法】水煎，食前服。

【主治】血涩不行，经水将来而脐腹绞痛。

苓桂丹参汤

【来源】《四圣心源》卷十。

【组成】丹皮三钱 甘草三钱 干姜三钱 茯苓三钱 桂枝三钱 丹参三钱

【用法】水煎大半杯，温服。

【主治】结瘀紫黑，经前腹痛。

来痛饮

【来源】《仙拈集》卷三。

【组成】当归 元胡 红花 没药各等分

【用法】上为末。每服二钱，黄酒送下。

【主治】妇人经水欲来作痛者。

经痛饮

【来源】《仙拈集》卷三。

【组成】元胡 当归 蒲黄（炒） 干姜（炒黑）各一钱

【用法】水煎服，再饮好酒二三杯。三次全愈。

【主治】行经作痛。

经痛饮

【来源】《仙拈集》卷三。

【组成】当归 元胡各等分

【用法】上为末。加生姜，水煎服。

【主治】行经腹痛。

四乌汤

【来源】《女科切要》卷一。

【组成】乌药 当归 三棱 文术 赤芍 红花 桃仁 官桂 益母 香附

【主治】妇人经水运行，气血涩滞而小腹作痛。

化气丸

【来源】《女科切要》卷八。

【组成】香附 青皮 陈皮 砂仁 木香 川芎 茴香

【用法】上为末，曲糊为丸服。

【主治】妇女经行腹痛。

和气饮

【来源】《杂病源流犀烛》卷三十。

【组成】苍术 葛根 桔梗 当归 茯苓 白芷 枳壳 甘草 陈皮 白芍

【功用】

　　1.《杂病源流犀烛》：通气。

　　2.《中国医学大辞典》：调经。

【主治】

　　1.《杂病源流犀烛》：因跌扑闪挫，顿挫气血，凝滞作痛。

　　2.《中国医学大辞典》：经前腹痛。

人参四物汤

【来源】《宁坤秘籍》卷上。

【组成】人参一钱 白芍一钱 当归二钱 川芎八分

【用法】加生姜三片，大枣三个，水煎服。

【主治】经来已尽，作痛，手足麻痹，腹中虚冷，血气衰甚者。

世秘资生丹

【来源】《宁坤秘籍》卷上。

【组成】归身（酒洗） 川芎（酒洗） 香附米（去毛，醋炒，忌铁器） 苍术（米泔水浸，炒） 玄胡（炒） 蒲黄（炒） 白茯苓（去皮） 桃仁（去皮尖） 淮熟地（酒蒸净）各一两 山茱萸（去核） 地榆（酒洗） 五灵脂（醋浸，瓦焙） 羌活 甘草（炙） 白芍（酒炒） 人参 陈皮 牛膝（去芦）各五钱 三棱（醋浸透，纸包煨）五钱 白术（土炒） 青皮 木瓜各三钱 良姜四钱 乳香（去油） 没药（去油） 木香各一钱 天台乌药一钱五分 益母草一两五钱（忌铁器） 阿胶（蛤粉炒成珠）八钱

【用法】上药各制净，为极细末，用大黄膏为丸，

如弹子大。每服一丸，临用擂为细末，好酒调服，不拘时候。

大黄膏：锦纹大黄一斤（去黑皮，为极细末），苏木三两（劈碎，河水五碗，熬取三碗），红花三两（炒黄色，入好酒一大壶，同煮五六碗去滓存汁），另黑豆三升，用河水熬汁三碗。先将大黄末入锅内，用米醋五碗搅匀，熬至滴水成珠，又下醋四五碗熬，如此三次，取膏，即入红花酒、苏木汤、黑豆汁搅开，大黄膏再熬成膏取出，瓦盆盛之。

【主治】子死腹中，胞衣不下，难产，产后血晕，口干心烦，寒热如疟，四肢浮肿，烦躁癫狂，失音不语，泻痢脓血，百节绞痛，小便尿血，崩中漏下，胸膈气呕逆不定，咳嗽，喉中似蟾鸣。或产后小便赤涩，大便滞迟不通。或经行腹痛，经闭。月经不调。

川楝汤

【来源】《竹林女科》卷一。

【组成】川楝子（炒） 大茴 小茴 猪苓 泽泻 白术各一钱（蜜炙） 乌药（炒） 槟榔 乳香（去油） 玄胡索各八分 木香五分 麻黄六分

【用法】加生姜三片，葱一根，水煎服。

【主治】经来有两条筋从阴吊至两乳，痛不可忍，身上发热。

牛膝汤

【来源】《竹林女科》卷一。

【组成】大牛膝三两 麝香一分 乳香一钱（去油）

【用法】水一盏半，煎牛膝至一盏，临服磨麝、乳二香入内，空心服。

【主治】经来小便痛如刀割。

玄胡散

【来源】《竹林女科》卷一。

【组成】玄胡索四两 头发灰四钱

【用法】上为末。酒调下。服半月可愈。

【主治】经来小腹结成块，如皂角一条横过，痛不可忍，面色青黄，不思饮食。

紫金散

【来源】《竹林女科》卷一。

【组成】厚朴（姜制） 苍术 川芎 茯苓 当归 半夏（制） 白芍 羌活 独活 牛膝各七分 陈皮 桔梗 枳壳（麸炒） 白芷各四分 麻黄三分（去节，净） 甘草五分 桂枝四分

【用法】生姜三片，葱白三茎，空心热服。

【主治】妇人出嫁后，经脉动时感冒寒邪，遍身疼痛，手足麻痹，或寒热头痛，头目昏迷。

【加减】咳嗽，加杏仁（去皮尖）、五味子各五分；泄泻，加肉豆蔻（煨）、粟壳各五分。

导滞汤

【来源】《会约医镜》卷十四。

【组成】香附（酒炒）二钱 玄胡（炒）一钱五分 归尾二三钱 木香四分 泽泻一钱半 红花（炒黄）一钱 淮牛膝（酒炒） 桃仁（去皮）各一钱五分 苏木一二钱

【用法】水煎，加酒服。

【主治】妇人经期，血因气滞而停，瘀积作痛，拒按属实者。

【宜忌】以上诸证，必实见其有滞无虚，方可用之；若或兼虚，勿行克伐，以伤脾肾；血通瘀下，停药，勿得过服。

【加减】火盛内热，血燥切痛者，加炒栀子二钱；微热者，加白芍一钱半；瘀极而大便燥结者，加大黄二三钱，不应，加芒消、蓬术；寒凝作痛，加肉桂一二钱，或吴茱萸一钱。

建中散

【来源】《女科秘要》卷三。

【组成】黄耆 肉桂 甘草各五钱 白芍一两

【用法】上为末，白酒调下。先用逼虫丸通其虫于大便而出，后用本方补之。

【主治】经来血内有白虫，形如鸡肠，满肚疼痛。

猪肚胡椒粉

【来源】《医学从众录》卷八。

【组成】猪肚一个（洗净）　胡椒八两
【用法】将胡椒装入肚内，炖烂食。
【主治】妇人经寒，往来时有痛。

血府逐瘀汤

【来源】《医林改错》卷上。
【组成】当归　生地各三钱　桃仁四钱　红花三钱　枳壳　赤芍各二钱　柴胡一钱　甘草二钱　桔梗一钱半　川芎一钱半　牛膝三钱
【用法】水煎服。
【功用】《方剂学》：活血祛瘀，行气止痛。
【主治】头痛，无表症，无里症，无气虚、痰饮等症，忽犯忽好，百方不愈者；忽然胸疼，诸方皆不应者；胸不任物；胸任重物；天亮出汗，用补气、固表、滋阴、降火，服之不效，而反加重者；血府有瘀血，将胃管挤靠于右，食入咽从胸右边咽下者；身外凉，心里热，名灯笼病者；瞀闷，即小事不能开展者；平素和平，有病急躁者；夜睡梦多；呃逆；饮水即呛，不眠，夜不能睡，用安神养血药治之不效者；小儿夜啼，心跳心忙，用归脾、安神等方不效者；夜不安，将卧则起，坐未稳又欲睡，一夜无宁刻，重者满床乱滚者；无故爱生气，俗言肝气病者；干呕，无他症者；每晚内热，兼皮肤热一时者。
【验案】原发性痛经　《浙江中医杂志》（1984，6：270）：应用本方治疗原发性痛经70例。病人年龄17～37岁，以21～30岁为最多。病程6个月至14年。已婚18例，均未孕；未婚52例。结果：痊愈（腹痛消失，伴有症状亦随之消失；未孕者已孕）34例；好转（腹痛减轻，时间缩短，伴有症状缓解）31例；无效5例。

少腹逐瘀汤

【来源】《医林改错》卷下。
【组成】小茴香七粒（炒）　干姜二分（炒）　元胡一钱　没药二钱（研）　当归三钱　川芎二钱　官桂一钱　赤芍二钱　蒲黄三钱（生）　灵脂二钱（炒）
【用法】水煎服。
【功用】
　　1.《医林改错》：去瘀，种子，安胎。

　　2.《方剂学》：活血祛瘀，温经止痛。
【主治】
　　1.《医林改错》：少腹积块疼痛，或有积块不疼痛，或疼痛而无积块，或少腹胀满，或经血见时先腰酸少腹胀，或经血一月见三五次，接连不断，断而又来，其色或紫或黑，或块或崩漏，兼少腹疼痛，或粉红兼白带。或孕妇体壮气足，饮食不减，并无伤损，三个月前后，无故小产，常有连伤数胎者。
　　2.《医林改错评注》：对妇科多种疾患，如冲任虚寒、瘀血内阻的痛经，以及慢性盆腔炎、肿瘤等，均有较好的疗效。
【宜忌】《医林改错评注》：本方用于安胎时，一般多在习惯性流产的基础上，且孕妇身体壮实，确属血瘀所致，并有瘀症可查者，方可使用。
【方论】
　　1.《医林改错评注》：本方取《金匮要略》温经汤之意，合失笑散化裁而成少腹逐瘀汤。方中小茴香、干姜、官桂温经散寒，通达下焦；元胡、没药利气散瘀，消肿定痛；蒲黄、灵脂活血祛瘀，散结止痛，其中蒲黄生用，重在活血祛瘀，灵脂用炒，重在止痛而不损胃气；当归、川芎乃阴中之阳药，血中之气药，配合赤芍用以活血行气，散滞调经。全方能温经散寒，活血祛瘀，消肿止痛。
　　2.《实用妇科方剂学》：逐少腹之瘀，尤当温经散寒为先导，所谓血得寒则凝，得热则行，茴香、官桂能入下焦以散寒；四物去熟地，佐以没药、灵脂、蒲黄以化瘀。正由于瘀阻少腹脉络丛集之处，大多疼痛明显，故王氏选择众多化瘀药时，取其止痛效果好者，如没药、元胡、灵脂是也。又考虑到瘀阻伤络，久损血溢，故在化瘀同时，止血也不得不用。然则瘀者阻塞不通也，止血固涩对此不利，化中寓止，乃是上选，故王氏组合失笑散，加入没药等，化中有止，故可治疗崩漏、月经过多等出血性疾病。
【实验】
　　1. 抗炎及对糖脂代谢的影响　《国医论坛》（1988，1：34）：本方与氢化可的松均有非常显著的抗炎作用，但本方在抗炎的同时并不引起胸腺及脾脏两个重要免疫器官的萎缩，不抑制其功能，有其独特的优越处。对血清胆固醇、血清甘油三酯及血糖皆无显著的影响，而氢化可的松则非常显著的升高血糖。

2. 镇痛 《中成药》（1997，11：35）：少腹逐瘀冲剂能拮抗缩宫素引起的大鼠在体子宫强烈收缩（类痛经反应），减少前列腺素 E_2 所致小鼠类痛经扭体反应发生率，减缓热刺激引起的小鼠痛反应；抑制二甲苯所致小鼠耳肿胀和慢性肉芽肿的形成。

3. 缓解子宫收缩 《辽宁中医药大学学报》（2006，6：161）：实验证明：少腹逐瘀汤对离、在体家兔、大鼠子宫痉挛性收缩有明显的拮抗作用，并能缓解子宫剧烈收缩引起的疼痛。小鼠热板镇痛实验表明，该方有明显镇痛作用。

【验案】

1. 不孕证 《医林改错》：道光癸未年，直隶布政司素纳公，年六十，因无子甚忧，商之于余。余曰：此易事耳。至六月，令其如君（妾）服此方，每月五付，至九月怀孕，至次年甲申六月二十二日生少君，今七岁矣。

2. 痛经 《浙江中医杂志》（1964，11：267）：用本方治疗痛经属于气滞血瘀者 54 例，症见经来少腹疼痛，腰痛，其痛可有胀痛、坠痛，痛时喜按、拒按等不同，或兼见月经不调，白带多，因痛而致恶心呕吐、不能食等。结果：服药 1～8 剂后，痊愈 46 例，显效 4 例，有效 3 例，无效 1 例。

3. 恶露不绝 《福建中医药》（1984，2：44）：王某某，女，农民。自诉产后已两个月，恶露不绝，中西药治疗均无效。此为瘀血阻滞胞宫，滞留不化。治宜活血化瘀。当归 6g，赤芍药 6g，川芎 6g，没药 9g，五灵脂 6g（炒），延胡索 6g（醋炒），生蒲黄 15g，肉桂粉 1.5g（冲），小茴香 1.5g，炮干姜 1.5g，黄芪 20g，槐花 15g（炒黑）。共服 3 剂，血止，症状消失。以归脾汤 2 剂调理善后。

4. 卵巢囊肿 《吉林中医药》（1994，2：28）：以本方去没药加香附、乌药，治疗卵巢囊肿 47 例。结果：痊愈 21 例，好转 23 例，无效 3 例，总有效率 93.61%。

5. 血栓性外痔 《湖北中医杂志》（1994，3：封底）：用本方加减：当归 12g，川芎、赤芍、蒲黄、小茴香、元胡索各 10g，炒五灵脂 15g，官桂 3g，炒姜 6g 为基本方；大便秘结，加肉苁蓉、火麻仁、郁李仁；痔核水肿明显，加木通、车前子、泽泻；气滞，加香附、陈皮；气虚，加党参、黄芪；每日 1 剂，水煎，分 2 次服。治疗血栓性外痔 80 例。结果：痊愈 75 例（症状消失，血栓吸收，水肿消退），好转（症状减轻，血栓水肿部分吸收缩小）5 例，总有效率为 100%。

6. 无排卵型功血 《内蒙古中医药》（1994，4：13）：以本方加味，治疗无排卵型功血 60 例。结果：痊愈 45 例，显效 10 例，无效 5 例，总有效率 91.6%。

7. 子宫内膜异位症 《云南中医杂志》（1994，6：7）：以本方加减，治疗子宫内膜异位症 28 例。结果：显效 13 例，有效 11 例，无效 4 例，总有效率 85.71%。

8. 肠粘连 《实用中西医结合杂志》（1994，7：437）：用本方治疗肠粘连 34 例，水煎服，7 剂为 1 疗程，一般服药 1～6 个疗程。结果：治愈 20 例，有效 13 例。

9. 慢性前列腺炎 《天津中医学院学报》（1996，3：23）：用本方治疗慢性前列腺炎 34 例。兼湿热者加滑石、车前子；兼阴虚者加知母、熟地。每日 1 剂，水煎服，连续服用 6 周。结果：治疗后临床症状、前列腺肛门指检、前列腺液常规检查等均明显好转，总治愈率 76.4%，有效率 85.2%。

10. 结肠炎 《吉林中医药》（1996，4：17）：以炒小茴香、干姜、延胡索、肉桂、炒没药、当归、蒲黄、炒五灵脂为基本方，大便带血加地榆炭、槐角炭、防风，大便 10 次以上者加山药、白术、党参，治疗溃疡性结肠炎 30 例。结果：治愈 24 例，有效 4 例，无效 2 例，总有效率 93%。

11. 慢性盆腔炎 《南京中医药大学学报》（1997，1：49）：用本方为基本方，脾虚者加黄芪、炒白术；肾阳虚者加鹿角胶、制附片；湿热者加黄柏、车前子；有包块、子宫输卵管粘连者加三棱、莪术、皂角刺、炮山甲；输卵管积水者加益母草、王不留行；腹胀甚者加荔枝核、制香附；治疗慢性盆腔炎 21 例。结果：痊愈 12 例，好转 6 例，总有效率 85.7%，疗程最短 2 个月，最长 5 个月。

12. 人工流产术后出血不净 《天津中医》

（1997，1：24）：用本方加味治疗人工流产术后出血不净109例。药用：川芎、炮姜、元胡索、五灵脂、赤芍、小茴香、炒蒲黄、当归、没药、地锦草、草河车，B超提示有残留物者加三棱、莪术。并与44例用益母草膏者进行对照。两组病人均以14天为1疗程。结果：治疗组治愈82例，有效26例，总有效率99.08%；对照组分别为14例，24例，总有效率86.36%。两组比较差异显著（P < 0.01）。

13. 精液不化 《江苏中医》（1997，7：22）：用本方治疗精液不化20例。基本方为：小茴香、干姜、玄胡索、没药、川芎、官桂、赤芍、蒲黄、五灵脂、当归、黄精，精中有脓细胞者，加萆解、石菖蒲、石苇、车前子；精液液化后活动力差者，加黄芪、仙灵脾；精子数目少者，兼服五子衍宗丸。结果：临床治愈17例，有效3例。

14. 小儿久泻 《浙江中医杂志》（1998，11：519）：用本方治疗小儿久泻77例。每日1剂，水煎，分5次服，7天为1疗程。脾胃虚弱者加党参、白术；脾肾两虚者去桂心，加黄芪、附片；大便次数多且呈水样者可加诃子、薏苡仁。结果：完全控制40例，基本控制29例。

15. 先兆流产 《吉林中医药》（2003，4：19）：用少腹逐瘀汤治疗先兆流产68例，结果：治疗结果：有效62例，无效6例。

纯阳救苦丹

【来源】《春脚集》卷三。

【组成】藿香一两　菖蒲一两　砂仁五钱（粒）苍术一两　栀子八钱（炒）　远志八钱　半夏一两（京）　木香五钱　青木香五钱　腹皮一两　紫苏五钱　神曲五钱　柴胡八钱　白矾一两　玉金五钱　茯神二两　陈皮一两　当归二两（全）　川芎五钱　木通八钱　木瓜二两　厚朴五钱　香附八钱　黄芩一两　麦冬二两　羌活五钱　独活五钱　青黛五钱　枳壳五钱　杏仁一两（去皮尖）　川连五钱　雄黄五钱　生地二两　防风一两　桔梗八钱　苦梗八钱　泽泻八钱　甘草五钱　黄柏五钱

【用法】上为极细末，炼蜜为丸，每丸重二钱，朱砂为衣。大人病重者，每服不过四丸，病轻者二丸，小儿十岁以外者一丸，十岁以内者半丸，周

岁内外者，用一丸，烧黄土水泡开，灌饮十分之三四。妇女胎前，用当归汤送下；产后，用红花汤送下，或桃仁为引亦可；催生，佛手三钱煎汤送下；妇女临产不下，用酥龟版汤送下；便血，用阿胶汤送下；胎漏，用阿胶汤送下；妇人不能生育，用当归汤送下；红白崩症，红症用白狗尾花汤送下，白症用红狗尾花汤送下；妇女行经腹痛，用艾叶汤送下；癥瘕，用红花茯菇根汤送下；妇女干血痨症，用真红花汤送下；血虚，用当归红花汤送下；幼童幼女，风续天花，痘疹等症，用姜葱汤加朱砂送下，痘疹不出，用三川柳汤送下；小儿急慢惊风，食积胃热，脾虚等症，用烧黄土浸水化服；疯癫因痰，用蜜佗僧为引；若邪魔，用肥皂子一枚，烧灰同朱砂送下；疯疾，加生麝香一二厘送下；瘟疫，用雄黄五分送下；寒嗽，用姜汁为引；喘嗽，用杏仁七个（去皮尖）煎汤送下；劳嗽，用老米汤送下；久嗽，用杏仁七个，红枣三个，为引；伤寒，用防风紫苏汤送下；内热，用竹茹为引；心口闷，用砂仁汤送下；头疼，用荷叶汤送下；腰疼，用杜仲汤送下；腿痛，用木瓜牛膝汤送下；遗尿，用覆盆子煎汤送下；尿粪结尿，用盘龙草（愈旧愈佳）煎汤送下；结粪，用麻酱搅水送下；膈症，用开元钱（醋酥）煎汤送下，此钱用荸荠切片同嚼下；吐血痢疾，姜葱汤送下；疮疾瘰疬疥癣，无名肿毒，用菊花连翘汤送下；疟疾，姜葱汤送下，或贴十一节腰骨上，愈热愈速好；劳伤黄病蛊症，用姜葱汤，加地骨皮、瞿麦送下；偏正头疼，用药为饼烤热，贴两太阳穴即愈；各种胃气疼痛，用豆蔻一枚，杵碎，烧酒浸兑，生姜汁送下；小肠疝气攻心疼痛，用川楝七个煎汤送下，若气卵，用茴香汤送下，如暴得，用川连砂仁汤送下。余症俱用烧黄土浸水送下。

【主治】妇女临产不下，便血，胎漏，不孕，红白崩症，行经腹痛，癥瘕，干血痨；小儿风续天花，痘疹，小儿急慢惊风，食积胃热，脾虚等症；疯癫因痰，邪魔，疯疾，瘟疫，咳嗽，伤寒内热，心口闷，头痛，腰疼，腿痛，遗尿，结尿，结粪，膈症，吐血，痢疾，疮疾，瘰疬，疥癣，无名肿毒，疟疾，劳伤黄病，蛊症，各种胃气疼痛，小肠疝气攻心疼痛，以及夏令受暑，山岚瘴气，自汗盗汗，翻胃呕吐，单双乳蛾喉闭，食积，水积，

聋

酒积，怔忡，中湿，肿胀，腹痛，脱肛，牙疼耳聋，暴发火眼，寸白虫，破伤风，溺河轻生，手足冷痛，疯狗咬伤。

金仙膏

【来源】《理瀹骈文》。

【别名】开郁消积膏。

【组成】苍术五两 上白术四两 羌活 川乌 姜黄 生半夏（姜制） 乌药 川芎 青皮 生大黄各三两 生香附 麸炒香附 生灵脂 麸炒灵脂 生延胡 麸炒延胡 枳实 黄连 姜制厚朴 当归 灵仙 黑丑头（半生半炒） 巴仁各二两 枯黄芩 黄柏 生蒲黄 黑山栀 川郁金 莪术 三棱 槟榔 陈皮 山楂 麦芽 神曲 南星 白丑头 苦葶苈 苏梗 藿梗 南薄荷 草乌 独活 柴胡 前胡 细辛 白芷 荆芥穗 防风 连翘 干葛 苦桔梗 知母 大贝母 甘遂 大戟 芫花 防己 瓜蒌仁 腹皮 天花粉 赤芍 白芍 枳壳 茵陈 川楝子 木通 泽泻 车前子 猪苓 宣木瓜 皂角 苦杏仁 桃仁 苏子 益智仁 良姜 草果 吴萸 红花 木鳖仁 蓖麻仁 僵蚕 全蝎 蜈蚣 蝉蜕 生山甲 生甘草各一两 发团三两 飞滑石四两 生姜 葱白 韭白 薤白 大蒜头 红凤仙 白凤仙（全） 槐枝 柳枝 桑枝各一斤（凤仙子者或用四两） 榆枝 桃枝各八两（俱连叶） 石菖蒲 莱菔子 干姜各二两 陈佛手干 小茴 艾各一两

【用法】两共用油四十斤，分熬丹收。再入净松香、生石膏各四两，陈壁土、明矾各二两，雄黄、轻粉、砂仁、白芥子、川椒、广木香、檀香、官桂、制乳香、制没药各一两，牛胶四两（酒蒸化如前下法），或加苏合油，临用加沉、麝。外感风寒暑湿，头疼发热，贴胸口，先用生姜擦后再贴；内伤饮食、胸膈饱满，贴胸口痛处并脐上，用莱菔子、枳实、麸皮、食盐炒熨，（若肺咳用清肺膏，胃咳用清胃膏，肾咳用滋阴膏，此膏勿用）；痰喘、痰哮，贴胸背；痰饮，贴心口；嘈杂、噫气、吞酸、吐酸，贴心口，或用苍术、陈皮、半夏、黄连、黄芩、吴萸、神曲煎抹；恶心、干呕，贴心口，或用芦根煎汤抹胃脘，掺黄连末贴；噎嗝、反胃，用生姜汁、韭菜汁、牛乳抹胸口，膏内掺真郁金末，凤仙子末贴，再用陈米同黄土合上平肝顺气保中方药料炒熨；翻胃，贴心口，用姜汁、竹沥先抹之；呕吐，贴心口，寒宜丁香、砂仁、藿香、陈皮、半夏、干姜掺贴；热宜黄连、葛根、白芍、黄芩、栀子、竹茹加梅煎抹；霍乱吐泻，先用生姜擦胸口，膏内掺陈佛手干、明矾末贴胸口并脐上，不吐泻者，亦用生姜擦心口，掺菖蒲、白蔻、丁香末贴心口并脐上；积聚、癥瘕、痃癖、痞气，先用生姜擦患处，膏内掺药末贴，掺药用大蒜头三两，生姜、葱白各二两，同捣烂，加白芥子、花椒、凤仙子、红蓼花子或花、大黄、芒硝、雄黄、轻粉、明矾、陈石灰各二钱，研末和匀阴干，临用以少许掺膏上贴，并可以少许加飞面、醋调敷膏外，再用酒蒸商陆、或酒蒸三棱、或醋炒吴萸、或醋炒延胡熨之；黄疸、阳黄，膏掺白术、黄芩、茵陈末贴心口、脐上，参用行水膏贴脐旁天枢穴，再加苍术、厚朴、广陈皮、茵陈、黄连、黄芩、栀子、龙胆草、葶苈、车前子、泽泻、木通、寒水石、滑石之类煎抹炒熨；阴黄，膏掺附子、干姜、茵陈末贴心口，脐上，参用散阴膏贴后对脐命门穴，再用苍术、厚朴、陈皮、茵陈、川芎、川乌、干姜、吴萸、青皮、姜黄、官桂、丁香、川椒、车前子、泽泻之类煎抹炒熨；酒疸、谷疸治同；瘟黄，用瘴疸丸（茵陈、栀子、大黄、芒消各一两，杏仁六钱，常山、鳖甲、巴霜各四钱，豆豉二两）煎抹炒熨；浮肿，阳水先肿上体，身热便闭，贴心口、脐上；阴水，先肿下体，身冷便利，贴心口、脐上；胀满，贴心口、脐上；泄泻，贴胸口、脐上，再用苍术、厚朴、陈皮、泽泻、车前子、木通、飞滑石之类炒熨或用白术五钱、车前子八钱炒熨；泻不止，用黄丹、枯矾、丁香掺膏贴，艾一叶坐在身下；痢疾，初起，膏掺川连、吴萸、木香、砂仁末贴脐上，三日后者，掺花椒、麝香贴；疟疾，贴心口、背心，先用生姜擦后贴；心胃气痛，贴痛处，热痛用柴胡、黄芩、瓜蒌、花粉、白芍、枳壳、黄连、栀子、橘红、木通、生甘草、食盐煎抹；冷痛用紫苏、香附、灵脂、延胡、姜黄、蒲黄、蓬术、当归、良姜、草果、官桂、胡椒、益智仁、吴萸、陈皮、半夏、没药、厚朴、苍术、乌药、川芎炒熨；肝气胁肋痛，贴痛处；腹痛，贴脐上；腰痛，膏掺白术、官桂末贴痛处；小肠气痛，贴脐下，并用川楝子、小茴、乌头、栀子、盐炒熨；妇人痛经，贴脐上；妇人乳核，不红不肿者，用姜葱汤洗后，膏内掺广木香贴，如红肿热痛者，用清阳膏加乌龙锭敷；妇人产后儿枕痛，贴痛处。

【功用】开胸膈，进饮食，化痰消痞；升降阴阳，流通气血。

【主治】风寒暑湿，气血痰食，六郁五积诸病，中州脾胃之病，四时外感内伤，表里不分，寒热相杂，非一偏所能治者；夏时暑湿、湿温之症偏于阴湿者；一切腹痛，妇人痛经，小儿虫痛、疟疾、痢疾。

通经膏

【来源】《理瀹骈文》。

【组成】全当归五两　酒川芎　苍术　熟地　乌药　半夏　大黄　酒芍　附子　吴萸　桂枝　红花各二两　羌活　独活　防风　党参　黄耆　白术　黄肉　白芷　细辛　荆芥穗　秦艽　制厚朴　青皮（醋炒）　陈皮　枳实　苏木　生香附　炒香附　生灵脂　炒灵脂　生延胡　炒延胡　生蒲黄　炒蒲黄　莪术（醋炒）　三棱（醋炒）　姜黄　灵仙　草果　山楂　麦芽　神曲　槟榔　南星　杏仁　桃仁　菟丝饼　蛇床子　杜仲　续断　熟牛膝　车前子　泽泻　木通　炙草　甘遂（煨）　葶苈　黑丑（炒黑）　巴仁　益智仁　大茴　川乌　五味子　良姜　远志肉（炒）　黄连　炮山甲　木鳖仁　蓖麻仁　柴胡各一两　炒蚕砂　飞滑石各四两　发团二两　皂角一两六钱　生姜二两　葱白　韭白各一两　大蒜头　桃枝各四两　槐枝　柳枝　桑枝各八两　凤仙（全株）　菖蒲　干姜　炮姜　白芥子　艾　川椒　胡椒　大枣各一两　乌梅五钱

【用法】上共用油二十四斤，分熬丹收。再入雄黄、枯矾、官桂、丁香、木香、降香、乳香、没药、砂仁、轻粉各一两，牛胶四两（酒蒸化。俟丹收后，搅至温温，以一滴试之，不爆，方下。再搅千余遍，令匀，愈多愈妙。勿炒珠，炒珠无力，且不黏也）。上贴心口，中贴脐眼，下贴脐下，兼贴对脐两腰等处。

　　导经末子：附子、肉桂、当归、元胡、灵脂、

蓬术、青皮、灵仙、川芎、酒芍、红花、乌药、香附、苍术、厚朴、郁金、半夏、丁香、木通、大黄（醋炒）、蚕砂（炒）、吴萸（黄连同炒）各一钱，巴霜五分，共研末，每以半厘，掺膏上贴。

　　又调经末子（不论前后多少，痛或不痛）：当归一两，川芎五钱，白芍、苁蓉、灵脂（炒）、延胡（炒）、白芷、苍术、白术、乌药、茴香、陈皮、半夏各三钱，柴胡二钱，黄连（同吴萸炒）各一钱。

【功用】温经通经。

【主治】血虚有寒，月经后期；或腹中积冷，临经作痛；或兼寒湿带下；或经闭，久成痞满肿胀。

【加减】先期者，加条芩、丹皮、地骨皮各二钱；后期者，加官桂、干姜、艾各二钱；干血痨，加桃仁、红花、大黄、生姜、红枣；血瘕，再加马鞭草。各为粗末。或醋，或酒炒，熨心腹脐下并缚脐，如冷再炒，每日用之，以调为度。

红花四物汤

【来源】《不知医必要》卷四。

【组成】熟地（砂仁末拌）三钱　当归（酒炒）二钱　白术（净）　丹参（酒炒）　白芍（酒炒）　香附（酒炒）各一钱五分　红花六分　川芎五分

【主治】经脉气血凝滞而痛胀者。

香附四物汤

【来源】《不知医必要》卷四。

【组成】熟地四钱　川芎　香附（酒炒）　元胡索各一钱五分　白芍（酒炒）一钱五分　当归三钱　木香一钱

【功用】补气行气。

【主治】经脉气血凝滞而痛胀者。

桃红四物汤

【来源】《医门八法》卷四。

【组成】川芎三钱　酒芍三钱　熟地三钱　桂心一钱半（研）　附片一钱半　桃仁一钱（去皮尖，研）　红花一钱　当归身七钱（炒）

【主治】经期诸痛。

桂浆粥

【来源】《药粥疗法》引《粥谱》。

【组成】肉桂2～3克　粳米50～100克　红糖适量

【用法】将肉桂煎取浓汁去滓，再用粳米煮粥，待粥煮成后，调入桂汁及红糖，同煮为粥。或用肉桂末1～2克，调入粥内同煮服食。

【功用】补阳气，暖脾胃，散寒止痛。

【主治】肾阳不足，畏寒怕冷，四肢发凉，阳痿，小便频数清长，脉搏微弱无力；脾阳不振，脘腹冷痛，饮食减少，大便稀薄，呕吐，肠鸣腹胀，消化不良，以及寒湿腰痛，风寒湿痹，妇人虚寒性痛经。

妇宝胜金丹

【来源】《饲鹤亭集方》。

【组成】人参　白术　茯苓　炙草　当归　白芍　熟地　川芎　白薇　肉桂　藁本　白芷　丹皮　没药　元胡　赤石脂各一两　香附十五两（一次稻叶，二次童便，三次米醋）

【用法】上药蜜丸。每服一丸，温酒化下。

【主治】妇人经水不调，色淡色瘀，行经腹痛，赤白带下，子宫虚冷，久不受孕，癥瘕癖痞，胎前产后一切之患，及半身不遂，中风瘫痪。

胎产金丹

【来源】《饲鹤亭集方》。

【组成】党参二两五钱　生地　香附　鳖甲各四两　白术　白薇　当归　川芎　丹皮　黄芩　玄胡　蕲艾　青蒿　乳香　赤石脂　益母草各二两　茯苓　五味　血琥珀　藁本各一两　安桂　白芍　甘草各一两五钱　沉香五钱

【用法】上为末，都拌匀，炼蜜为丸，每重二钱，辰砂为衣，蜡封口。

【主治】妇人胎前产后诸恙百病及子宫寒冷，艰于受孕，红白淋带疼痛，经停参前落后，行经腹痛，腰酸无力。

荞脂丸

【来源】《经验各种秘方辑要》。

【组成】荞麦五升（淘去灰，晒，磨，筛去粗皮，只取净面）　画边胭脂二两（此系苏木、茜草、红花、乌梅煎染绵茧而成）

【用法】宜将画边胭脂煎脓汁，捣荞麦为丸，如梧桐子大。每服五钱，早晨用开水送下。

【主治】逆经痛。凡闺女在室，行经并无疼痛，及出嫁后忽患经痛，服药罔效。此乃新婚不知禁忌，或经将来，或行经未净，遂再交媾，震动血海，损及冲任，以致瘀滞凝结，月逢行经，断难流畅，是以作痛。

【宜忌】忌食猪肝、羊血、糟醋等物。

【方论】荞麦能逐脏腑之瘀滞，兼补冲任脉络；画边胭脂，取其湿润之气，威而不猛，恐防行血逐瘀过峻，加以酸味制之。

调经益母丸

【来源】《成方便读》卷四。

【组成】熟地八两　归身三两　香附二两　川芎　延胡索各二两　蒲黄一两　炮姜五分

【主治】妇人血气虚寒，或经行前后凝滞作痛；及产后因虚恶露不行。

【方论】方中以熟地大补阴血为君；归身养血和血为臣；而佐之以川芎活血理气，使之补而不滞；香附、延胡行其气；蒲黄去其瘀；炮姜之温，以助药力，则虚者得补，而滞者可行耳。

调经愈痛汤

【来源】《女科指南》。

【组成】黄连　桃仁　乌药　香附　甘草　当归　川芎　地黄　芍药

【用法】水煎服。

【主治】经水将来，预先作痛。

【加减】临行作痛者，加红花。

调经愈痛散

【来源】《女科指南》。

【组成】四物汤加桃仁　红花　蓬术　升麻　香附　木香　黄连　黄芩　延胡索　砂仁
【用法】姜煎服。
【主治】经行作痛。

妇女紫金丹

【来源】《中国医学大辞典》。
【组成】砂仁　枳壳（炒焦）　天台乌药各一两五钱　广木香　陈皮　延胡索　红豆蔻　蓬莪术　京三棱各一两　槟榔一两三钱
【用法】上为细末，赤米汤泛为丸，如梧桐子大。每服三钱，熟汤送下。
【主治】妇女气郁血凝寒滞，经水不通，或乱经痛经，不能受孕，及肝血气块作痛。

妇宝胜金丹

【来源】《中国医学大辞典》。
【组成】人参　全当归　白芍药　赤芍药　川芎　白芷各三两　熟地黄九两　茯苓　桂心　牛膝　牡丹皮　藁本各五两　血珀　朱砂（飞）各一两　白薇八两　赤石脂　白石脂　乳香　没药各二两　粉草一两五钱　香附（制）二斤
【用法】先将赤、白石脂醋浸三日，炭火上煅七次，再淬，醋干为度，研细；次将各药用好黄酒浸，春五、夏三、秋七、冬十二日，晒干为末，与石脂和匀，炼蜜为丸，每重三钱，辰砂、金箔为衣。每服一丸。经水不调，或多或少，或前或后，或经前腹痛，或经后淋漓，一切赤白带下，血癥血瘕，妊娠呕恶冲逆，腹痛腰痠，胎气不安，饮食少进，砂仁壳汤化下；妊娠带下见红，似欲小产，人参汤化下；妊娠临月阵痛，腰痠下坠，乳香米汤化下；产后偏身发热，不省人事，陈黑鱼头煎汤化下；产后风寒发热，桔梗汤化下；产后停食发热，枳壳、蒺藜煎汤化下；产后儿枕骨痛，山楂肉（炒焦）三钱煎汤化下；产后血晕，血崩，头热心烦，有汗者，人参煎汤，加童便少许化下；产后恶露不尽，腰痛发热，红花汤化下。
【功用】《全国中药成药处方集》（沈阳方）：调经活血，止带除浊。
【主治】胎前产后一切杂证。经水不调，或经前腹

痛，或经后淋漓，或赤白带下，或血癥血瘕；妊娠呕恶冲逆，腹痛腰酸，胎气不安，饮食少进，或带下见红，似欲小产，或临月阵痛，腰痠下坠；产后偏身发热，不省人事，或风寒发热，或停食发热，或儿枕骨痛，或血晕，血崩，头热心烦，有汗，或恶露不尽，腰痛发热。
【宜忌】《全国中药成药处方集》（沈阳方）：孕妇忌服。

三棱散

【来源】《汉药神效方》。
【组成】三棱　莪术　芍药　延胡索　乙切草（即小连翘，茎叶皆用）各十钱五分　黑大豆　生姜各一两（豆、姜二物用醋五分煮之，豆煮烂时，取出炙干）　牡丹皮　肉桂　当归　干地黄　乌药　黄菊花各九钱八分
【用法】上药各为细末，混和。每次用五分，和温酒或白汤醋服之。
【主治】妇人经水时腹痛甚，数年不愈；及产后瘀血不下，气上冲，谵言狂语。

加味妇沉汤

【来源】《家庭治病新书》。
【组成】乌药一钱五分　缩砂　木香各八分　延胡索　香附各三钱　甘草一钱
【用法】大枣为引，水煎服。
【主治】经水欲来，小腹疼痛者。

制香附丸

【来源】《中药成方配本》。
【组成】制香附一斤　熟地四两　当归四两　白芍四两　川芎四两　白术三两　广皮三两　酒炒甘草一两　泽兰叶三两　酒炒黄柏一两
【用法】上将熟地捣烂，与诸药打和晒干，共研细末，冷开水泛为丸，如绿豆大，约成丸三十二两。每日二次，每次一钱五分至二钱，开水吞服。
【功用】调气和血。
【主治】
1.《中药成方配本》：血虚气滞，经行腹痛。

2.《全国中药成药处方集》（上海方）：月经不调。

【宜忌】忌食萝卜、生冷。

定坤丹

【来源】《北京市中药成方选集》。

【组成】当归十二两　人参（去芦）五两　黄毛鹿茸（去毛）三两　藏红花三两　熟地四两　於术三两　汉三七二两五钱　鸡血藤二两五钱　白芍三两　枸杞子三两　阿胶（炒）二两　益母草五钱　香附（醋炙）五钱　延胡索（醋炒）五钱　柴胡五钱　茺蔚子五钱　鹿角霜五钱　五灵脂（醋炒）五钱　甘草五钱　茯苓四钱　干姜（炮）四钱　杜仲（炒）四钱　川牛膝三钱　砂仁三钱　川芎二钱　黄芩二钱　肉桂（去粗皮）二钱　乌药三钱　细辛一钱五分

【用法】上药除汉三七、香附、甘草、茯苓、肉桂、砂仁、细辛为粗末铺槽外，其余群药用黄酒四十八两蒸透晒干，共为细末，炼蜜为丸，每丸重四钱，朱砂为衣，蜡皮封固。每服一丸，温开水送下，一日二次。

【功用】调经理血。

【主治】妇女虚弱，经期不准，行经胀痛，腰痠带下。

经期腹痛丸

【来源】《北京市中药成方选集》。

【组成】熟地八两　桑寄生六两　当归四两　阳春砂四两　党参（去芦）六两　益母草八两　白芍六两　香附（炙）四两　川芎六两　吴茱萸（炙）一两七钱　肉桂（去粗皮）一两七钱

【用法】上为细末，过罗，炼蜜为丸，重四钱，蜡皮封固。每服一丸，温开水送下。

【主治】月经不调，经期腹痛，寒热凝结，少腹绞痛。

调元养荣丸

【来源】《北京市中药成方选集》。

【组成】当归八十八两　熟地八两　白术（炒）八

两　白芍八两　川芎六两　茯苓八两　枣仁（炒）四两　甘草二两　天冬五两四钱　山萸肉（炙）四两　玄胡（炙）三两　藁本三两　青蒿三两　鸡冠花三两　香附（炙）十六两　阿胶（炒珠）十二两　黄芩五两　砂仁四两　生地八两　祁艾炭四两　牛膝四两六钱　没药（炙）四两　乳香（炙）三两　红花三两　藏红花二两　柴胡三两　苏叶三两　石脂（煅）三两　沉香一两　青毛茸（去毛）十二两　秦艽四两　鳖甲（炙）四两　杜仲炭四两　续断四两　琥珀二两　橘红四两　橘皮十二两　人参（去芦）六钱　龟版（炙）四两　泽泻四两　木香一两　红曲三十二两　川牛膝四两

【用法】共研为细粉，过罗，每十六两细粉加益母膏四两，炼蜜为丸，重三钱，蜡皮封固。每服一丸，日服二次，温开水送下。

【功用】调元补气，和血养荣。

【主治】妇女气虚血亏，行经腹痛，经期不准，腰膝无力。

【宜忌】孕妇忌服。

黑神丸

【来源】《北京市中药成方选集》。

【组成】香墨八两　没药（炙）八两　天麻十二两　红花六两　当归六两　百草霜八两

【用法】上为细末，过罗，每十六两细末用神曲面三两三钱打糊为丸，湿重一钱七分，朱砂为衣。每服二丸，砸碎，温开水送下。

【功用】化瘀生新，活血定痛。

【主治】经期腹痛，胸胁胀满，产后头痛。

【宜忌】孕妇忌服。

加味失笑散

【来源】《中医妇科治疗学》。

【组成】蒲黄　五灵脂各二钱　延胡　丹皮各三钱　桃仁二钱　香附三钱　台乌二钱

【用法】水煎，温服。

【功用】活血逐瘀。

【主治】瘀血阻滞，经来腹痛如刺，量少色紫有血块，排出则痛减，舌质红，脉沉弦有力。

【加减】疼痛引及少腹两侧痛剧者，加姜黄二钱，乳香二钱；大便燥结，加大黄二钱。

凉血二黄汤

【来源】《中医妇科治疗学》。

【组成】生地四钱　丹皮二钱　白芍三钱　桃仁　延胡　黄芩　栀子　姜黄　通草各二钱

【用法】水煎，温服。

【功用】清热凉血。

【主治】妇人痛经热甚，兼口苦心烦，脉弦数。

温经定痛汤

【来源】《中医妇科治疗学》。

【组成】当归二钱　川芎一钱半　延胡二钱　红花一钱　桂枝一钱半　莪术　台乌各二钱

【用法】水煎，温服。

【功用】温经行血理气。

【主治】妇女痛经。瘀滞兼寒，少腹冷痛，喜得热熨，经色乌黑，量不太多，腰痠背寒，舌淡苔白，脉沉紧。

温经活血汤

【来源】《中医妇科治疗学》。

【组成】香附三钱　台乌二钱　吴萸一钱　茅术一钱半　茯苓三钱　当归二钱　川芎一钱半　炮姜五分　乳香二钱

【用法】水煎，温服。

【功用】活血散寒止痛。

【主治】妇女痛经。寒湿凝结，经前或经期少腹疼痛，喜热熨，经色如黑豆汁，舌润口和，脉沉迟。

乌鸡白凤丸

【来源】《全国中药成药处方集》（天津方）。

【组成】人参（去芦）　鹿角胶　生白芍各八斤　当归九斤　生牡蛎三斤　甘草二斤　生黄耆二斤　鳖甲（醋制）四斤　丹参　香附（醋制）各八斤　天冬四斤　桑螵蛸三斤　乌鸡三十二只（去净毛、肠子、爪尖，净重不得低于四十二斤）

【用法】上药用绍兴酒八十四斤装罐内（或不生锈的桶亦可），将罐口封固，隔水蒸煮，至酒尽为度；再将以下鹿角霜三斤，熟地十六斤，生地十六斤，川芎四斤，银柴胡一斤十两，茨实（麸炒）四斤，生山药八斤，轧成粗末，再和所蒸的药料共和一起，搅匀晒干，共为细末，炼蜜为丸，三钱五分重，蜡皮或蜡纸筒封固。每服一丸，白开水送下。

【主治】妇女血虚，月经不调，经期腹痛，白带淋漓，腰腿疼痛，肢体浮肿，产后身体衰弱，出虚汗发烧。

四制益母丸

【来源】《全国中药成药处方集》（济南方）。

【组成】益母草三十二两　当归十六两　川芎八两　木香八两

【用法】上为细末，炼蜜为丸，三钱重，蜡皮封固。每服一丸，温开水送下。

【主治】行经腹痛，腹胀胁满。

妇女救苦金丹

【来源】《全国中药成药处方集》（沈阳方）。

【组成】元胡　山药　熟地　黄耆　人参　白芍甘草　茯苓　当归　鹿角各四两　川断一两六钱　阿胶四两　杜仲一两六钱　茴香八钱　故纸一两六钱　菟丝一两六钱　祁艾八钱　血余八钱　没药四两　乳香四两　红鸡冠花一两六钱　白鸡冠花一两六钱　石脂四两　黄柏四两　益母膏一斤（诸药共置一罐内，兑黄酒十斤，用火煮七天七夜，取出晒干）　川芎　丹皮　白术　白芷　黄芩各四两　红花一两六钱　陈皮六两　砂仁四两木香一两六钱

【用法】上为极细末，炼蜜为丸，每丸二钱重，蜡皮封固。每服一丸，白开水送下。

【功用】调经养血，平肝理气。

【主治】妇女气虚血弱，经水不调，赤白带下，不思饮食，行经腹痛。

【宜忌】忌食生冷。

附桂紫金膏

【来源】《全国中药成药处方集》（天津方）。

【组成】防风　生杜仲　木瓜　白芷　生灵脂　独活　当归　川芎　羌活　生附子各二两

【用法】上用香油十五斤，炸枯去滓滤净，炼至滴水成珠，再入章丹九十两搅匀成膏。每十五斤膏药油兑乳香面、没药面、广木香面、肉桂面各二两，搅匀。每大张净油一两重；小张净油五钱重。贴肚腹。

【功用】温经散寒，补气养血。

【主治】妇女经血不调，血海空虚，行经腹痛，经来黑紫，肚腹胀疼，以及体亏气弱，腰腿无力，周身酸疼。

【宜忌】孕妇勿贴。

养血调经丸

【来源】《全国中药成药处方集》（呼和浩特方）。

【组成】熟地　当归　坤草　杜仲各一斤　香附　白芍　川芎　茯苓各一斤半　人参半斤　川断十二两　牛膝十二两　丹参一斤　肉桂四两　红花四两　炙草八两

【用法】炼蜜为丸服。

【主治】经期不准，腹痛腰酸。

妇女痛经丸

【来源】《北京市中成药规范》。

【组成】延胡索 93.75 千克　蒲黄炭 93.75 千克　五灵脂 93.75 千克　丹参 93.75 千克

【用法】丹参煮提两次，时间为 2.5 小时、1.5 小时；五灵脂 31.25 千克，沸腾后立即关气，保持 80℃左右，温浸二次，时间分别为 2.5 小时、1.5 小时；合并以上药液过滤沉淀，减压浓缩至比重 1.35，温度 50℃的稠膏；延胡索、蒲黄炭、五灵脂各 62.5 千克粉碎为细粉，过一百孔罗，混匀；取原粉及稠膏按比例制丸，低温烘干，包绿色衣，每 50 千克干丸药用滑石粉 15.74 千克、白沙糖 16.6 千克、食品用色素柠檬黄 3 克、靛蓝 0.8 克为衣闯亮，每百粒包衣前干重 12 克。口服，每次五十粒，每日二次，温开水送下。

【功用】调经止痛。

【主治】气血凝滞，小腹胀疼，经期腹痛。

妇科十味片

【来源】《北京市中成药规范》。

【别名】妇科调经片（《湖南省中成药规范》）。

【组成】香附 250 千克　川芎 10 千克　当归 90 千克　玄胡索 20 千克　生白术 14.06 千克　甘草 6.5 千克　红枣 50 千克　白芍 7.5 千克　赤芍 7.5 千克　熟地黄 30 千克

【用法】将生白术、白芍、赤芍、香附打碎，甘草切碎，熟地黄、红枣破开；生白术、甘草、红枣、白芍、赤芍、熟地、香附 20 千克煮提 3 次，时间分别为 3 小时、2 小时、1 小时，合并药液，过滤沉淀，减压浓缩至比重 1.38~1.40、温度 50℃的稠膏；香附 230 千克、当归、川芎，玄胡索粉碎为细粉，过 100 目筛，混匀。每料用白沙糖 20 千克，加入适量清水制成糖浆，加入淀粉 5 千克冲浆或打浆，将碳酸钙粉 32.5 千克加上述稠膏与糖浆，置搅拌机内搅拌，加入药粉，再加入淀粉糊，搅拌均匀以后过 14 目筛制粒，用 60~70℃干燥，以 12 目筛整粒，加 2% 滑石粉，均匀压片，每片重 0.3 克。口服，每次 4 片，每日 3 次。

【功用】补气，益血，调经。

【主治】月经不调，经期腹痛。

茺蔚老姜汤

【来源】《蒲辅周医疗经验》。

【组成】茺蔚子（益母草代亦可）一两　煨老生姜一两　红糖二两

【用法】煎取三碗，分三次热服。每月行经时服之。

【功用】《古今名方》：活血调经，温经止痛。

【主治】经行腹痛。

当归红花酊

【来源】《浙江中草药制剂技术》。

【组成】当归 150g　红花 50g　60% 乙醇适量

【用法】取当归切成薄片后与红花混匀，按浸渍法浸渍 7 天，制成酊剂 1000 毫升即得。每次口服

2~5毫升，每日3次。

【功用】调经养血。

【主治】月经不调，痛经。

乌鸡白凤丸

【来源】《上海市药品标准》。

【组成】乌骨鸡一只（约2斤） 熟地 益母草 党参180克 黄耆 当归各120克 丹参 茯苓 川断 阿胶 龟版胶 鹿角胶 鹿茸 白芍 川芎 白术 枸杞子各90克 砂仁 芦子各60克 人参 延胡索 香附 黄芩 白薇各45克 甘草30克

【用法】上为末。炼蜜为丸，每丸重9克。每服一丸，化服，一日一至二次。

【功用】补气血，调经。

【主治】妇女体虚，月经不调，经行腹痛。

散瘀见喜汤

【来源】《千家妙方》。

【组成】制香附10克 五灵脂10克 延胡索10克 春砂仁6克 晨童便一盅（兑服）

【用法】水煎服，每日一剂。

【功用】行气活血，化瘀通经。

【主治】气滞血瘀，壅塞胞宫之原发性痛经，并不孕症。

理气通经汤

【来源】《中医症状鉴别诊断学》。

【组成】当归 川芎 丹参 红花 香附 青皮 益母草

【功用】开郁行气，活血调经。

【主治】肝气郁结，经行后期，经色紫红有块，小腹胀痛，胸胁或乳房作胀。

通经止痛汤

【来源】《临证医案医方》。

【组成】酒丹参30克 杭白芍30克 醋柴胡9克 当归尾9克 酒川芎6克 鸡血藤15克 玄胡12克 乌药9克 香附9克 青皮 陈皮各9克 苏梗 桔梗各6克 甘草3克

【功用】活血理气，调经止痛。

【主治】痛经属气滞血瘀型。经前或经期小腹胀痛，按之痛甚，经行量少不畅，色紫有块，舌质紫暗，脉沉弦或沉涩。

【方论】本方以丹参、白芍、柴胡为主药。丹参、当归尾、川芎、鸡血藤、玄胡活血；香附、青皮、陈皮、苏梗、桔梗、乌药理气；白芍酸敛缓急，柴胡辛散解郁，两药相伍为用，调和气血而止痛，甘草调和诸药、缓痉止痛。上药合用，活血理气，调经止痛。

妇康片

【来源】《吉林省中成药暂行标准》。

【组成】益母草250克 熟地黄125克 当归100克 川芎75克 酒白芍75克 茯苓75克 炒白术75克 延胡索50克 蜜甘草50克 人参50克 阿胶25克

【用法】将当归、川芎白术、阿胶共研细粉，过120目筛；将益母草、熟地黄、白芍、茯苓、甘草酌予碎断，煎煮三次，分次过滤，合并滤液，浓缩成膏；将人参、延胡索分别以60%、70%乙醇按渗漉法提取，提取液浓缩成膏；将上述药粉、浓缩膏混合均匀，干燥，粉碎，过100目筛，加入适量的黄糊精，混合均匀，干燥，整粒，应出颗粒510克，公差率±3%，加硬脂酸镁混合均匀，压片，每片重0.5克。口服，每次五片，每日二次。

【功用】补气，养血，调经。

【主治】气血两亏，体虚无力，月经不调，经行腹痛。

田七痛散

【来源】《新中医》（1985，1：20）。

【组成】蒲黄0.275g 醋炒五灵脂 田七末 延胡索 川芎 小茴香各0.3g 木香0.2g 冰片0.025g

【用法】每小瓶2g药粉或每1g药粉分装胶囊3粒。轻、中度：一般经前3~5天开始服用或痛经发作时服至月经来潮之前 1~2 天,散剂 1/2~1 瓶/次,或胶囊 3~6 粒/次,2~3 次/天。重度病人平时也服用,可按上述剂量服至经前 3~5 天,此后加重药量,一般 1 瓶/次或 6 粒/次,2~3 次/天。

【主治】痛经。

【验案】痛经 《新中医》(1985,1:20):治疗痛经 251 例,年龄 14~51 岁;未婚者 173 例,已婚者 78 例;病程 3 个月至 20 年。结果:治愈(疼痛消失 3 个月经周期,或痛除怀孕者)35 例,13.9%;显效(疼痛明显好转者)99 例,39.4%;好转(疼痛减轻者)90 例,35.9%;无效(治后疼痛无改变者)27 例,10.8%。

养血和血汤

【来源】《中医杂志》(1988,5:361)。

【组成】当归 10g 白芍 20g 枸杞子 15g 川芎 10g 香附 12g 甘草 6g

【用法】水煎服。

【主治】痛经。

【验案】痛经 《中医杂志》(1988,5:361):治疗痛经 62 例,年龄 20 岁以下 15 例,20 岁以上 47 例;初发年龄 14~18 岁 54 例,19~22 岁 7 例,24 岁 1 例。发病在经期或行经前后,以小腹疼痛为主,连续 3 个月经周期以上,影响工作和生活。结果:痊愈(经 2~3 个月经周期的治疗,腹痛及全身症状消失)31 例,50%;显效(腹痛及全身症状明显减轻,不服止痛药可以坚持工作)21 例,33.8%;好转(腹痛及全身症状较前改善)7 例,1.3%;无效(腹痛如故)3 例,4.9%;总有效率为 95.1%。

逐瘀温宫汤

【来源】《中西医结合杂志》(1989,8:455)。

【组成】小茴香 干姜 肉桂 吴茱萸 细辛各 6g 元胡 五灵脂 当归 蒲黄 赤芍 乌药各 12g 乳香 没药 半夏各 9g

【用法】上药水煎,经前 7 天开始服用,共 7 剂,连服 3 个月经周期为 1 疗程。

【主治】血瘀挟寒型功能性痛经。

【验案】血瘀挟寒型功能性痛经 《中西医结合杂志》(1989,8:455):治疗血瘀挟寒型功能性痛经 66 例,年龄 15~38 岁;其中 15~20 岁 38 例,21~30 岁 20 例,31~38 岁 8 例。初潮不久即开始痛者 26 例,病程短者 3 个月,长者 19 年。31 例治前盆腔血流图提示盆腔血液循环欠佳,与正常组比较有显著性差异。结果:轻型 11 例中,痊愈 7 例(疼痛及兼证消失,停药后连续 3 个月经周期未复发),好转 3 例(连续 3 次疼痛减轻);中型 36 例中,痊愈 26 例,好转 8 例;重型 19 例,痊愈 14 例,好转 2 例;总有效率 90.9%。治前盆腔血液循环欠佳组治疗 1 疗程后有明显改善,与正常组比较无显著性差异,与治前比有显著性差异。

三味痛经膏

【来源】《吉林中医》(1992,6:17)。

【组成】五灵脂 250g 郁金 250g 冰片 1g

【用法】共研细末,装瓶备用。于月经前 3~5 天,选关元、中极穴,每穴取 15g 药末,以白酒调成糊状,摊于纱布块上,贴于穴位。月经来潮后 2~3 天无腹痛可去掉药膏。

【主治】痛经。

【验案】痛经 《吉林中医》(1992,6:17):治疗痛经 33 例,年龄 14~25 岁。结果:痊愈 31 例,好转 2 例。一般均在 2~3 个月经周期治愈,尤对原发性痛经效果明显。

化瘀益肾汤

【来源】《实用中西医结合杂志》(1992,12:759)。

【组成】鸡血藤 30g 桃仁 15g 当归 10g 木香 10g 艾叶 10g 焦三仙 10g 三棱 6g 莪术 6g 车前子 15g 杜仲 18g 泽泻 6g 佛手 10g 川断 12g

【用法】月经前 3 天开始服药,每日 1 剂,水煎 2 次温服。

【主治】痛经不孕。

【验案】痛经不孕 《实用中西医结合杂志》(1992,12:759):治疗痛经不孕 33 例,婚后 2~3 年不孕。结果:治愈(痛经消失,服药 1~2 个月怀孕)29 例;显效(痛经缓解,服药 3~4 个月怀孕者）2 例；无效（痛经好转，服药 4 个月未孕者）2 例。

加减膈下逐瘀汤

【来源】《成都中医学院学报》（1993，4：24）。

【组成】当归 10g　赤芍 15g　红花 10g　枳壳 20g　玄胡索 9g　五灵脂 10g　黑胡椒 3g　丹皮 15g　香附 12g　益母草 15g

【用法】水煎服，每日 1 剂，于经期服用。

【主治】痛经。

【验案】痛经　《成都中医学院学报》（1993，4：24）：治疗痛经 486 例，年龄 15～40 岁。结果：疼痛消失，停药后连续 3 个月经周期未复发者为痊愈，共 290 例，占 59.67%；连续 3 个月经周期痛经减轻者为好转，共 162 例，占 33.33%；疼痛未见改善者为无效，共 34 例，占 7.00%。

益肾化瘀汤

【来源】《陕西中医》（1993，6：247）。

【组成】熟地黄 20g　巴戟天　仙灵脾　菟丝子　枸杞各 15g　当归　赤芍各 12g　制乳香　制没药　川牛膝　香附各 9g　甘草 3g

【用法】每日 1 剂，水煎服。一般在月经来潮前 7 天服用，每个月经周期服 7～10 剂，连服 1～3 个月经周期。

【主治】痛经。

【用法】阳衰寒盛酌加制附片、肉桂、淡吴萸；气机郁滞选加枳壳、柴胡、台乌等；痛剧或顽固性疼痛酌加延胡索、土鳖虫、蜈蚣等；气血虚弱选加党参、黄芪、白芍。经后服用六味地黄丸、乌鸡白凤丸等以添精调经。

【验案】痛经　《陕西中医》（1993，6：247）：治疗痛经 56 例，年龄 15～30 岁，临床表现均有经期或行经前后小腹疼痛，痛引腰腹，甚至剧痛难忍，恶心呕吐，肢冷汗出，重者昏厥。月经色黑成块，量少。结果：痊愈 44 例，好转 11 例，无效 1 例，总有效率 98%。其中治疗 1 个月经周期获愈者 4 例，2 个月经周期治愈者 12 例，3 个月经周期治愈者 28 例。

宣郁通经汤

【来源】《陕西中医》（1993，6：271）。

【组成】柴胡　郁金　栀子　丹皮　黄芩　元胡　杭芍各 10g　制香附 15g　白芥子　甘草各 6g

【用法】每于经前 5～7 天服药，每日 1 剂，水煎，早晚分服。见效后继续治疗 3 个月经周期。

【主治】痛经。

【用法】经量少色紫者，加桃仁、红花、五灵脂各 10g；经量多色红者，加紫草、旱莲草各 15g，三七粉 3g；伴口苦苔黄者，酌增栀子、黄芩用量；若有虚热者，加醋鳖甲 13g，地骨皮 15g；伴有头痛者，加蔓荆子 10g。

【验案】痛经　《陕西中医》（1993，6：271）：治疗 30 例病人。结果：均在服药 1 疗程见效，且经色、经量正常，有效率 100%。

六味安消散

【来源】《中国药典》。

【组成】土木香 50 克　大黄 200 克　山奈 100 克　寒水石（煅）250 克　诃子 150 克　碱花 300 克

【用法】上为细末，过筛，混匀。每次 1.5～3 克，1 日 2～3 次。

【功用】和胃健脾，导滞消积，行血止痛。

【主治】胃痛胀满，消化不良，便秘，痛经。

【宜忌】孕妇忌服。

痛经丸

【来源】《中国药典》。

【组成】当归 75 克　白芍 50 克　川芎 37.5 克　熟地黄 100 克　香附（醋制）75 克　木香 12.5 克　青皮 12.5 克　山楂（炭）75 克　延胡索 50 克　炮姜 12.5 克　肉桂 12.5 克　丹参 75 克　茺蔚子 25 克　红花 25 克　益母草 300 克　五灵脂（醋炒）50 克

【用法】上将益母草、茺蔚子、丹参及熟地 25 克，加水煎煮二次，合并滤过，浓缩至适量，其余十二味及熟地 75 克粉碎成细粉，过筛混匀，用浓缩液与适量水泛丸，剩余的浓缩液包衣，干燥，打光。每次口服 6～9 克，1 日 1～2 次，临经时服。

本方制成片剂，名"痛经片"。

【功用】活血散寒，调经止痛。

【主治】寒凝血滞，经来腹痛。

【宜忌】孕妇禁用。

妇科通经丸

【来源】《中国药典》。

【组成】巴豆（制）80g　干漆（炭）160g　香附（醋炒）200g　红花225g　大黄（醋炒）160g　沉香163g　木香225g　莪术（醋煮）163g　三棱（醋炒）163g　郁金163g　黄芩163g　艾叶（炭）75g　鳖甲（醋制）163g　硇砂（醋制）100g　穿山甲（醋制）163g　黄蜡100g　朱砂粉末7.8g（为衣）

【用法】上药制成丸剂，每10丸重1g。每早空腹，小米汤或黄酒送服，每次30丸，1日1次。

【功用】破瘀通经，解郁止痛。

【主治】痛经，闭经，胸膈痞闷，腰腹胀痛。

【宜忌】气血虚弱引起的经闭腹痛、便溏及孕妇忌服。服药期间，忌食生冷、辛辣、荞麦面等。

化膜汤

【来源】《首批国家级名老中医效验秘方精选》。

【组成】血竭末3克（另吞）　生蒲黄15克（包煎）　五灵脂10克　生山楂9克　刘寄奴12克　青皮6克　赤芍9克　熟军炭　炮姜炭各4.5克　参三七末3克（分吞）

【用法】每月经前服用，服7～10剂。一般3个月至半年左右痛经缓解，内膜呈碎片状脱落而告痊愈。

【功用】化膜行滞，散瘀止痛。

【主治】膜样痛经。

【加减】膜样痛经治当逐瘀脱膜为主，加梭罗子、路路通、丝瓜络；乳癖结块者，加炙山甲、昆布、王不留行；经期泄泻者，加焦白术、怀山药、芡实；经少欠爽者，加三棱、莪术、丹参；痛经甚者，加炙乳香、炙没药；情志抑郁、胸闷不舒者，加越鞠丸、沉香曲、四制香附丸；口干便燥者，加生地、丹皮、当归、桃仁、月季花，或用瓜蒌仁、火麻仁；腹部有冷感者，加炒小茴、制香附、

淡吴萸、艾叶；腰膂酸楚者，加金毛狗脊、川断、桑寄生。

【方论】方中以血竭散瘀化膜，消积定痛为君；蒲黄、五灵脂活血散瘀止痛为臣；生山楂、刘寄奴、赤芍善于散瘀行滞；青皮疏肝破气，又可化积；妙在方中熟军炭、炮姜两药一寒一热，熟军炭推陈致新，引血归经；炮姜炭去恶生新，温经止血，两者相伍，行中有止，攻补兼施；参三七为化瘀、止血、定痛之佳品。

【验案】刘某，女，28岁，已婚，1987年6月7日初诊。12岁月经初潮，因惊惧泣啼。遂至经来腹痛，逐年加重，每痛辄剧烈难耐，辗转床第，服一般止痛药无效，须注射哌替啶之类针剂方能止痛。经西医妇科检查，诊为子宫后倾，子宫骶韧带处触到两粒黄豆大小结节，触痛明显，诊刮与输卵管造影尚未见异常，诊为子宫内膜异位症。拒绝手术治疗。询之月经周期尚准，量一般，色紫有块，块下痛可稍减，素日腰酸背楚，胁肋苦撑，乳房作胀，手心内热，带下黏稠，舌质偏紫，脉象弦细。证属气滞血瘀，冲任为病。周期将近，拟予舒肝理气，活血行瘀之法，处方：当归15克，赤芍12克，刘寄奴12克，生蒲黄12克（包煎），五灵脂10克，柴胡6克，醋香附9克，牛膝9克，炙乳香9克，炙没药9克，血竭末3克（另吞），参三七末3克（分吞），4剂。二诊，服未尽剂，经至量多，下紫黑块，虽仍有腹痛，但已能耐受，病势得减，再予原法：适当调整其剂，处方：血竭末3克（另吞），当归、赤芍各15克，刘寄奴、丹参各18克，炙乳香、炙没药、牛膝各9克，香附、柴胡各6克，乌药9克，三七参末3克（分吞），甘草3克，3剂，水煎服。三诊，药后腹痛渐减，精神渐振，纳谷亦渐增，惟经尚未净，腰背仍感酸楚，拟养血调经法，方为：当归15克，川续断、炒杜仲各9克，赤芍、醋香附、川楝子各9克，元胡4克，五灵脂7克，柴胡、木香各6克，甘草3克。4剂。上方服后，月经已止，腰酸已除，带下淋漓，嘱日服加味逍遥丸，连服10天。外用蛇床子9克，黄柏6克，吴茱萸3克，布包泡水，坐浴薰洗，每日二次，连续10天。此后经前一周予三诊方服至经行，恪守不移，经后交替用用舒肝和营，养血调经之加味逍遥丸、坤顺丹等丸剂。调理间月，痛经未发，复经妇检，宫骶韧

带处结节消失，再两月竟已获娠。

热性痛经方

【来源】《首批国家级名老中医效验秘方精选》。

【组成】当归10克　川芎12克　赤芍12克　大生地12克　红藤30克　败酱草20克　金铃子10克　炒五灵脂12克　炙乳没各5克

【用法】先将上药用清水浸泡30分钟，再煎煮30分钟，每剂煎二次。经行腹痛开始每日一剂，早晚各服一次。症见膜样痛经，腹痛剧烈兼见呕吐者，加服辅助方：川连5克，川贝母粉10克，公丁香5克，肉桂3克，四味共研细末，分成五包，每日一包，分二次冲服，吐止即停服。平日可加服逍遥丸，每服6克、日服二次。

【功用】清热消肿，行瘀止痛。

【主治】经行腹痛，往往于经行第一天腹痛甚剧，或见血块落下则痛减，舌质红，苔薄黄，脉弦或弦数。

【验案】芦某，女，27岁。痛经久而不愈，腹痛于脐下小腹部，来潮第一天腹痛甚剧，及至发现膜样脱落前又见一阵剧痛，继而血块落下则痛减，舌质红，脉弦，确诊为热性痛经。于经行前以上方服7剂，服用两个月后，痛经减轻。服用3个月后，痛经病愈。

温经散寒汤

【来源】《首批国家级名老中医效验秘方精选》。

【组成】当归10克　川芎10克　赤芍12克　白术12克　紫石英20克　葫芦巴6克　五灵脂12克　金铃子10克　延胡索10克　制香附12克　小茴香6克　艾叶6克

【用法】经行腹痛开始每日1剂，早晚各服1次。

【功用】温经化瘀、散寒止痛。

【主治】经前或经时小腹拧痛或抽痛，凉而沉重感，按之痛甚，得热痛减，经行量少，色黯有血块，畏寒便溏，苔白腻，脉沉紧。

【加减】本方适宜于寒湿搏于冲任所致痛经。如受寒重者，可加吴茱萸、桂枝之品；血瘀重者，加桃仁、红花之类。

【验案】杨某，女，19岁，1989年9月20日初诊。

暑月经行，不避生冷瓜果，寒湿伤中，凝滞胞脉，故经行腹痛，连及脘腹，泛哕干呕；经期延后，挟有紫黑血块，淋漓七、八日始净；舌质淡、苔白滑、舌尖边有紫黯瘀黑，脉沉弦。综合脉症，乃中州寒湿，影响胞脉所致的经迟痛经，师温经散寒汤之义，治宜温中、活血、通经：高良姜、制香附各9克，吴茱萸3克，小茴香6克，当归、川芎各9克，生蒲黄（包煎）9克，五灵脂9克，陈皮、白术、法半夏各9克；服三剂后，疼痛大减，经色转红，血块消失，药已中的，守方再服三剂。服后月经净，精神好转，食欲渐馨。嘱服艾附暖宫丸善后。

变通逍遥散

【来源】《首批国家级名老中医效验秘方精选·续集》。

【组成】当归15克　杭芍10克　茯苓15克　香附10克　佛手10克　薄荷6克　柴胡10克　甘草6克　煨姜3片

【用法】每日一剂，水煎二次，早晚分服。

【功用】疏肝健脾，调和气血。

【主治】痛经。

【验案】解某，女，42岁，已婚。1992年6月13日初诊。病人发现近一月来面部起黄褐斑，月经不调和痛经，已二月余。每次月经提前两天，至时小腹胀痛，连及两胁及乳房胀痛。经前爱发脾气，饮食少。舌淡红，苔薄白，脉弦缓。证属肝郁气滞，气血不调。治宜疏肝健脾，调和气血之剂，方用加味逍遥散加乌药10克，川芎6克，益母草15克，服3剂。6月18日二诊：服上方后各种疼痛消失，面部黄褐斑未退，治宜养血疏肝、益颜退斑之剂，逍遥散加生地黄15克，白芷10克，僵蚕10克，菟丝子15克。嘱服10～20剂。

调冲痛经方

【来源】《首批国家级名老中医效验秘方精选·续集》。

【组成】制香附10～15克　丹参15～30克　大安桂6～12克　川芎5克　泽兰15克　广木香10克　延胡索10克　赤芍10克　红花10克

【用法】日服一剂，水煎二次，早晚分服。在痛经发作期服药，坚持服用 3~5 个月经周期。

【功用】调气行血，疏达冲任。

【主治】各型痛经。

【加减】小腹冷痛，经色淡褐，加炮姜 6 克，乌药 12 克；小腹两侧刺痛，经色鲜红，加丹皮 10 克，焦山栀 10 克，除大安桂；血量多，加艾叶片炭，去红花；有紫块，加莪术；经色淡，加制附片；经后隐痛，量少质淡，加炙黄芪 12 克，补骨脂 12 克；空腹腰酸，加巴戟天 10 克，菟丝子 10 克；经血淋漓不畅，加桃仁 12 克；胁痛乳胀，加川郁金 10 克，柴胡 8 克，路路通 12 克。

【验案】章某，19 岁，学生。月经将行前 3~5 日，小腹持续绞痛，血色淡褐而带秽浊，寒热交作，胸中胀痛，舌苔白厚，脉象沉涩，左关微弦。此系肝气郁滞，夹杂寒湿下阻，导致胞宫瘀滞。拟本方加炮姜 10 克，桃仁 10 克，乌药 12 克，服 1 剂，褐色血下甚多，绞痛减轻，寒热尚作；改用本方加乌药 10 克，柴胡 6 克，服 2 剂，诸症渐除。后取本方加柴胡 6 克，于每月经行前服 4 剂，按法坚持 4 个月经周期而愈。

痛经汤

【来源】《首批国家级名老中医效验秘方精选·续集》。

【组成】当归 熟地各 15 克 川芎 苍术 白芍各 8 克 香附 五灵脂各 10 克

【用法】上药煎 15~20 分钟，取汁约 200 毫升，日服 3 次，以月经来潮前 2~3 天服用为宜。

【主治】原发性痛经。

【用法】若偏气滞者，重用香附；偏血瘀者，重用五灵脂，酌用红花、桃仁；若滞而兼热者，方中熟地改生地，加丹皮；兼寒者加艾叶；若满腹疼痛，二便坠胀便溏者，加巴戟；腰痛加川断；湿热瘀阻，熟地改生地，白芍改赤芍；湿热，加瞿麦、栀子；虚证痛经，经行时加桂枝、生姜，经后用肉桂、炮姜，食差加山楂，兼寒加艾叶；肝肾亏损，去五灵脂、香附，苍术易白术或加山药，若腰骶痛甚者加杜仲、川断；夜尿频数加益智；两胁痛加川楝子、郁金；小腹两侧痛加小茴香。

【验案】治疗痛经 105 例，年龄最小 12 岁，最大 24 岁。主要症状：经行不畅，周期性腹痛，或月经不调，病发最短 2 天，最长 11 天，疗效均满意。

解郁散结方

【来源】《首批国家级名老中医效验秘方精选·续集》。

【组成】香附 9 克 合欢皮 9 克 苏噜子 9 克 路路通 9 克 广郁金 9 克 焦白术 3 克 炒乌药 3 克 陈皮 3 克 炒枳壳 3 克

【用法】每日 1 剂，水煎 2 次温服。

【功用】行气开郁，健脾和胃。

【主治】临经前 3~7 天乳房胀痛，或乳头疼痛，乳胀兼有结块，以及乳胀结块兼有灼热感等，至经来一、二天间消失，于下次月经前重复发作的各种证型乳胀。

【加减】乳胀甚者，加青橘叶、橘核；乳胀痛者，加川楝子、蒲公英；乳胀有块者，加王不留行、穿山甲；乳胀有块兼有灼热感者，加海藻、昆布；兼有肾虚者，加杜仲、续断；兼有血虚者，加当归、熟地；兼有冲任虚寒者，加鹿角霜、肉桂；兼有火旺者加，黄柏、青蒿；小腹两旁掣痛者，加活血藤、白头翁。

【方论】乳胀之症与肝经关系最密切，治疗一般以疏肝理气为主。香附能调经理气，为妇科要药，配合郁金、合欢皮二味皆能理气解郁，郁金又能活血消胀，合欢皮更可解愁，三品相配，相得益彰；再加白术、陈皮、枳壳健脾和胃，以增进食欲；苏噜子、路路通疏通经络，两药同用，服后上易嗳气，下则失气，因而乳胀、腹胀俱减，效颇显著；乌药则香窜散气，能消肿止痛。综合全方有舒肝开郁，疏通经络，调经止痛，健脾和胃之功用。

【验案】程某，女，30 岁。婚后五年未孕，经来先后不一，经前一周乳房胀痛，平时多秽带，小腹两侧时有隐痛，行经时更有吊痛感，口干内热，胸闷腰酸，脉象细数，舌苔薄黄。诊断为肝郁火旺型乳胀不孕。经前乳胀时服用处方：香附、郁金、当归、苏噜子、路路通、橘叶核、白术、活血藤、枳壳、柴胡、陈皮。平时小腹两侧隐痛，有腥臭黄带时处方：白术、花参、陈皮、椿根皮、白槿花、黄柏、活血藤、白头翁、淮山药、山萸肉、白果。经连续治疗八次，于一年半后怀孕，足月分娩。

妇康宁片

【来源】《部颁标准》。

【组成】白芍 200g　香附 30g　当归 25g　三七 20g　艾叶（炭）4g　麦冬 50g　党参 30g　益母草 150g

【用法】制成糖衣片，片心重 0.25g，密闭，防潮。口服，每次 8 片，1 日 2～3 次或经前 4 至 5 天服用。

【功用】调经养血，理气止痛。

【主治】气血两亏，经期腹痛。

【宜忌】孕妇忌服。

妇女痛经丸

【来源】《部颁标准》。

【组成】延胡索（醋制）300g　五灵脂（醋炒）300g　丹参 300g　蒲黄（炭）300g

【用法】制成糖衣浓缩丸，每 10 丸重 1.8g，密闭，防潮。口服，每次 50 丸，1 日 2 次。

【功用】治血，调经，止痛。

【主治】血凝滞，小腹胀疼，经期腹痛。

【宜忌】孕妇忌服。

妇科通经丸

【来源】《部颁标准》。

【组成】巴豆（制）80g　干漆（炭）160g　香附（醋炒）200g　红花 225g　大黄（醋炒）160g　沉香 163g　木香 225g　莪术（醋煮）163g　三棱（醋炒）163g　郁金 163g　黄芩 163g　艾叶（炭）75g　鳖甲（醋制）163g　硇砂（醋制）100g　穿山甲（醋制）163g　黄蜡 100g　朱砂粉末 7.8g（为衣）

【用法】上药制成丸剂，每 10 丸重 1g。每早空腹，小米汤或黄酒送服，每次 30 丸，1 日 1 次。

【功用】破瘀通经，解郁止痛。

【主治】痛经，闭经，胸膈痞闷，腰腹胀痛。

【宜忌】气血虚弱引起的经闭腹痛、便溏及孕妇忌服。服药期间，忌食生冷、辛辣、荞麦面等。

痛经片

【来源】《部颁标准》。

【组成】当归 75g　丹参 75g　熟地黄 100g　五灵脂（醋制）50g　山楂（炭）75g　川芎 37.5g　肉桂 12.5g　木香 12.5g　益母草 300g　青皮 12.5g　白芍 50g　干姜（制）12.5g　香附（醋制）75g　芜蔚子 25g　延胡索 50g　红花 25g

【用法】制成糖衣片，密封。口服，每次 8 片，1 日 3 次，临经时服。

　　本方制成丸剂，名"痛经丸"。

【功用】活血理气，散寒止痛。

【主治】寒凝气滞，经来腹痛。

痛经口服液

【来源】《部颁标准》。

【组成】当归　川芎　白芍　香附（制）　乌药

【用法】制成口服液，每支装 10ml，密封，置阴凉处。口服，每次 10～20ml，1 日 2～3 次。

【功用】行气活血，调经止痛。

【主治】气滞血瘀引起的痛经，经前、经期腹部胀痛或痉挛性疼痛，以及经期伴头痛。

痛经宁糖浆

【来源】《部颁标准》。

【组成】当归（炒）160g　香附（制）160g　白芍（炒）160g　延胡索（炒）144g　川芎（炒）96g　甘草（炙）64g　丹参 160g　川楝子（炒）144g　红花 80g

【用法】制成糖浆，密封，置阴凉处。口服，每次 25ml，1 日 2 次，空腹时温服，于经前 7 天开始服用，连续 10 天。

【功用】调经止痛。

【主治】月经不调，经前、行经期腹痛。

【宜忌】忌食生冷及辛酸等刺激性食物。

痛经灵颗粒

【来源】《部颁标准》。

【组成】丹参 15g　赤芍 10g　香附（醋制）10g

玫瑰花 10g　　蒲黄 6g　　元胡（醋制）10g　　五灵脂（制）6g　　桂枝 6g　　红花 6g　　乌药 12g

【用法】制成颗粒剂，每袋 25g（相当于原药材 44g），密封。开水冲服，月经来潮以前 5 天开始服药，隔日服，每次服 1～2 袋，1 日 2 次。经期开始后连服 2 日或遵医嘱。2 至 3 个经期为 1 疗程。

【功用】活血化瘀，理气止痛。

【主治】气滞血瘀所致痛经。

【宜忌】忌生冷等物。

潮安胶囊

【来源】《部颁标准》。

【组成】龙芽木干燥茎皮 2250g

【用法】制成胶囊剂，每粒装 0.25g，密封。口服，每次 3～5 粒，1 日 3 次。

【功用】活血化瘀，消炎止痛。

【主治】痛经，月经不调，盆腔炎等。

【宜忌】孕妇忌服。

十、闭　经

闭经，又称"女子不月"、"月事不来"、"经水不通"、"经闭"等，是指女子年逾 18 周岁，月经尚未来潮，或月经来潮后又中断 6 个月以上者。早在《内经·素问》就有关于闭经的相关记载："二阳之病发心脾，有不得隐曲，女子不月"，又说："月事不来者，胞脉闭也，胞脉者属心而络于胞中，今气上迫肺，心气不得下通，故月事不来也"，《金匮要略》也有"妇人经水闭不利，脏坚癖不止，中有干血"之论。宋代陈自明《校注妇人良方》对本病病因病机描述的更为具体，并提出了塞因塞用的治疗方法："妇人月水不通，或因醉饱入房，或因伤役过度，或因吐血失血，伤损肝脾，但滋其源，其经自通"。明清时期，人们对本病的已比较完善，病因上有虚有实，治疗上有补有通，如明代万全《万氏妇人科·经闭不行》："妇人女子，闭经不行，其候有三：乃脾胃损伤，饮食减少，气耗血枯而不行者，法当补其脾胃，养其血气，以待气充血生，经自行矣。一则忧愁思虑，恼怒怨恨，气郁血滞，而经不行者，法当开郁气，行滞血而经自行。一则躯肢迫寒，痰涎壅滞，而经不行者，法当行气导痰，使经得行。"

女子二八肾脉通，天癸至，月事以时下。故肾、天癸、冲任、胞宫是产生月经的主要环节，因此任何一个环节发生功能失调都可导致血海不能满溢而引起月经异常甚或闭经。但归纳起来不外虚实两端。虚者，多因肾气不足，冲任虚衰；或肝肾亏损，精血不足；或脾胃虚弱，气血乏源；或阴虚血燥，胞宫失养等；实者，多为气血阻滞，或痰湿流注下焦，使血流不通，冲任受阻，血海阻隔，精血不得下行而致闭经。

本病的治疗，补虚养血为基本，活血通经为常法，补攻兼施，方为中正。虚者补而通之，虚证者治以补肾滋肾，或补脾益气，或补血益阴，以滋养经血之源；实者泻而通之，治以行气活血，或温经通脉，或祛邪行滞，以疏通冲任经脉；虚实夹杂者当补中有通，攻中有养。要在本病虚证多实证少，切忌妄行攻破之法，犯虚虚实实之戒。如若因他病致闭经者又当先治他病然后调经。

四乌鲗骨一藘茹丸

【来源】《素问》卷十一。

【别名】乌贼鱼骨丸（《圣济总录》卷一五三）、乌鱼骨丸（《宣明论方》卷一）、枯骨丸（《普济方》卷一八九引《指南方》）、乌贼丸（《医学入门》卷八）、乌贼藘茹丸（《杏苑生春》卷八）、乌鲗骨丸（《绛雪园古方选注》卷下）、女科乌贼丸（《全国中药成药处方集》（福州方））、四乌贼一藘茹二妙丸（《全国中药成药处方集》（杭州方））。

【组成】乌则骨四份　　藘茹一份

【用法】二物并合，以雀卵为丸，如小豆大。每服五丸，饭前以鲍鱼汁送下。

【功用】

1.《类经》：通血脉，补肝。

2.《全国中药成药处方集》（福州方）：补奇经八脉。

【主治】

1.《素问》：年少时大脱血致血枯，胸胁支满，妨于食，病至则先闻腥臊臭，出清液，先唾血，四肢清，目眩，时时前后血；或醉入房中，气竭伤肝，月事衰少不来.

2.《医学入门》：男子精竭，阳事痿弱，面无精彩。

3.《全国中药成药处方集》（福州方）：妇人气血虚弱，赤白带下，肢体羸瘦，恐成痨瘵。

【宜忌】《张氏医通》：惟金水二脏，阴虚阳扰，喘嗽失血，强中滑精者，禁用；以其专主温散，而无涵养真阴之泽也。

【方论】

1.《素问》王冰注：饭后药先，谓之后饭。按古《本草经》云：乌鲗鱼骨、蔍茹等并不治血枯，然经法用之，是攻其所生所起尔。夫醉劳力以入房，则肾中精气耗竭；月事衰少不至，则中有恶血淹留；精气耗竭，则阴萎不起而无精；恶血淹留，则血痹着中而不散，故先兹四药，用入房焉。古《本草经》曰：乌鲗鱼骨味咸，冷平无毒，主治女子血闭；蔍茹味辛，寒平有小毒，主散恶血；雀卵味甘，温平无毒，主治男子阴萎不起，强之令热，多精有子；鲍鱼味辛臭，温平无毒，主治瘀血血痹在四肢不散者。寻文会意，方义如此而处治之也。

2.《类经》：乌鲗，即乌贼也。骨名海螵蛸，其气味咸温下行，故主女子赤白漏下及血闭血枯，其性涩，故亦能令人有子。蔍茹，亦名茹蔍，即茜草也。气味甘寒无毒，能止血治崩，又能益精气、活血通经脉。雀，即麻雀也，雀卵气味甘温，能补益精血，主男子阴萎不起，故可使多精有子，及女子带下，便溺不利。鲍鱼，即今之淡干鱼也。诸鱼皆可为之，惟石首、鲫鱼者为胜，其气味辛温无毒。鱼本水中之物，故其性能入水脏，通血脉，益阴气，煮汁服之，能同诸药通女子血闭也。以上四药皆通血脉，血主于肝，故凡病伤肝者，亦皆可用之。

3.《张氏医通》：《内经》之方不多见，仅仅数方，世都弃置不讲。尝考本草，乌鲗骨、蔍茹并皆走血，故《内经》以之治气竭伤肝，血枯经闭等证；丸以雀卵，饮以鲍鱼汁者，取异类有情，以暖肾调肝，则虚中留结之干血，渐化黄水而下

矣；后饭者，先药后饭，使药力下行也。又问：雀卵以时而生，急需未必可得，奈何？答曰：大匠在乎绳墨，不拘物料，皆可成器，雀卵功专暖肾，如无，雀肉煮捣可代；鸡卵及肝亦可代。鸡属巽而肝主血也。活法在人，可执一哉？

4.《绛雪园古方选注》：乌鲗骨丸，皆血肉之品。盖血枯气去，苟非有情之物，焉能留恋气血，而使之生长？乌鲗鱼骨咸温下行，性涩去脱，久服令人有子，可知其固气益精之功矣；茹蔍咸酸入肝，活血通经，疏气行伤；丸以雀卵，壮阳益血；药后即饭，复饮鲍鱼汁，压其药性下行，利肠续绝。每用五丸者，经言：脱血入房肝伤，由于中气竭，故欲其留顿中宫，仍从脾胃转输于下也。

【验案】上消化道出血 《山东中医杂志》（1995，9：397）：刘氏等用本方加味治疗上消化道出血100例。药用：乌贼骨50克，茜草40克，水煎，用阿胶20克烊化送服。气脱危象者，加人参、南沙参；气虚脉弱者，加炙黄芪、炒白术、龙骨、牡蛎；阴虚者，加当归、龟版、白及；阳虚者，加鹿角片；夹热者，加仙鹤草、炒黄芩、赤芍、蒲黄、三七；夹瘀者，加鱼腥草、失笑散；夹湿者，加薏苡仁、败酱草；胁胀者，加沉香、柴胡、香附、川楝子；虚热者，加生地黄、丹皮、鲜侧柏叶。结果：痊愈44例，有效55例，总有效率为99%。

当归四逆加吴茱萸生姜汤

【来源】《伤寒论》。

【别名】四逆汤（《备急千金要方》卷二十）、吴茱萸散（《太平圣惠方》卷四十七）、四逆茱萸汤、吴茱萸汤（《圣济总录》卷三十八）、四逆加吴茱萸生姜汤（《注解伤寒论》卷十）、四逆萸姜汤（《杏苑生春》卷七）。

【组成】当归三两 芍药三两 甘草二两（炙）通草二两 桂枝三两（去皮）细辛三两 生姜半斤（切）吴茱萸二升 大枣二十五枚（劈）

【用法】以水六升，清酒六升和，煮取五升，去滓，温分五服。一方酒、水各四升。

【功用】《伤寒方苑荟萃》：散寒涤饮，降逆温中，养血通脉。

【主治】

1.《伤寒论》：手足厥寒，脉细欲绝，内有久寒者。

2.《伤寒方苑荟萃》：现用于血栓闭塞性脉管炎、雷诺病、慢性荨麻疹、冻疮等；亦可用于慢性消化道疾病而疼痛呕吐较剧者、头痛、溃疡病、慢性风湿性关节炎、风湿性肌炎、痛经、闭经等。

桃核承气汤

【来源】《伤寒论》。

【别名】桃仁承气汤（《医方类聚》卷五十四引《伤寒括要》）。

【组成】桃仁五十个（去皮尖）　桂枝二两（去皮）　大黄四两　芒消二两　甘草二两（炙）

【用法】上以水七升，煮取二升半，去滓，纳芒硝，更上火微沸。下火，先食温服五合，一日三次，当微利。

【功用】《中医方剂学》：破血下瘀。

【主治】

1.《伤寒论》：太阳病不解，热结膀胱，其人如狂，少腹急结者。

2.《柯氏方论》：女子月事不调，先期作痛与经闭不行者。

【宜忌】

1.《外台秘要》引《古今录验》：忌海藻、菘菜。

2.《中医方剂学》：孕妇忌服。

【验案】闭经　《江苏中医》（1960，6：40）：陈某，女，20岁，未婚。自诉小腹胀痛，月经停止不行已有六个月之久，缘因正当行经时，在田间插秧，适雷雨骤至，衣服尽湿后即经停不行，小腹日渐痛。询其过去经事，皆按期正常。按其腹，指下有凝滞抵抗之状，腹壁紧急，四肢乏力，头目昏眩，大便微难，小溲如常。余断为蓄血，是因月经时受冷，冷则血凝之故。遂处以桃核承气汤二帖，服后痛胀若失，经事畅行，紫黑色血块甚多，至今月经按月畅行。

矾石丸

【来源】《金匮要略》卷下。

【别名】矾石兑丸（《三因极一病证方论》卷十八）。

【组成】矾石三分（烧）　杏仁一分

【用法】上为末，炼蜜为丸，如枣核大。纳脏中，剧者再纳之。

【主治】妇人经水闭不利，脏坚癖不止，中有干血，下白物。

【方论】

1.《金匮要略心典》：脏坚癖不止者，子脏干血，坚凝成癖而不去也；干血不去，则新血不荣，而经闭不利矣；由是蓄泄不时，胞宫生湿，湿复生热，所积之血，转为湿热所腐，而成白物，时时自下。是宜先去其脏之湿热，矾石却水除热，合杏仁破结润干血也。

2.《金匮玉函经二注》：是用矾石消坚癖，破干血；杏仁利气开闭，润脏之燥，蜜以佐之。内之户，药气可直达于子宫矣。

3.《金匮要略方义》：方中取枯矾之酸寒燥涩，以收敛燥湿，清热去腐，解毒杀虫，治妇人湿热内蕴，前阴下流白物（即今之白带）。合杏仁质润多脂之品，以防矾石过于燥涩。用蜂蜜为丸，取其质润易纳于前阴之中，且蜜得温则溶，使矾石缓缓融化，而发挥其药力。此方乃燥可去湿，涩可固脱之剂，非下瘀活血之方，只宜于妇人白带。

【验案】带下　《山东中医杂志》（1994，2：69）：用矾石丸治疗带下病208例。结果：痊愈181例，好转15例，无效12例，总有效率为94%。

苍梧道士陈元膏

【来源】《肘后备急方》卷八。

【别名】陈元膏（《外台秘要》卷三十一引《崔氏方》）。

【组成】当归　天雄　乌头各三两　细辛　川芎　朱砂各二两　干姜　附子　雄黄各二两半　桂心　白芷各一两　松脂八两　生地黄二斤（绞取汁）

【用法】上药别捣雄黄、朱砂为末，余锉，以酽苦酒三升，合地黄渍药一宿，取猪脂八斤，微火煎十五沸，白芷黄为度，绞去滓，纳雄黄、朱砂末，搅令稠和，密器贮之。腹内病，皆对火摩病上，一日两三次，从十日乃至二十日，取病出愈止；四肢肥肉、风瘴亦可酒温服如杏子大一枚。

【主治】

1.《肘后备急方》：心腹积聚，四肢痹躄，举体风残。

2.《外台秘要》引《崔氏方》：胸肋背痛、肋下积聚如杯，脐旁气如手，腹切痛，时引背痛，月经内塞，无子数年，风瘙肿起累累如大豆，脚膝冷痛，头项痛，寒热瘰疬，面目黎黑消瘦，内外诸风及腹中积聚。

大黄汤

【来源】《普济方》卷三三六引《肘后备急方》。

【组成】大黄（锉，炒）一两　桃仁（汤浸，去皮尖双仁）四十九枚　虻虫（去翅足，微炒）三十枚　水蛭（糯米内炒，候米黄，即去米）三枚

【用法】上锉，如麻豆大。每服一钱，酒一盏，煎至七分，去滓，空腹温服。

【主治】妇人月水不利，结积无子。

【宜忌】如无结积，不可服。

乌头续命丸

【来源】《外台秘要》卷七引《古今录验》。

【别名】续命丸（《圣济总录》卷九十四）。

【组成】食茱萸十分　芍药五分　细辛五分　前胡（一云柴胡）五分　干姜十分　乌头十分（炮）紫菀　黄芩　白术　白薇各三分　芎䓖　人参　干地黄各五分　蜀椒十分（汗）　桂心十分

【用法】上药治下筛，炼蜜为丸，如梧桐子大。先食服三丸，一日三次。不知，稍加至七丸。

【主治】久寒三十岁，心腹疝，瘕痕积聚，邪气往来，厥逆抢心痛，久痹羸瘦少气，妇人产乳余疾，胸胁支满，不嗜食，手足痛烦，月水不通，时时便血。

【宜忌】忌生菜、生葱、猪肉、冷水、桃、李、雀肉、芜荑等。

金城太守白薇丸

【来源】《备急千金要方》卷二注文引《古今录验》。

【别名】白薇人参丸（《圣济总录》卷一五三）。

【组成】白薇三十铢　人参　牡蛎　牡蒙各十八铢　牛膝半两　细辛三十铢　厚朴　半夏各十八铢　沙参　干姜各半两　白僵蚕十铢　秦艽半两　蜀椒一两半　当归十八铢　附子一两半　防风一两半　紫菀十八铢

方中牡蛎，《备急千金要方》作"杜衡"；又，原书注：《崔氏》有桔梗、丹参各十八铢。

【用法】上为末，炼蜜为丸，如梧桐子大。食前服三丸。不知，稍增至四五丸。此药不长将服，觉有娠则止。

【主治】月水不利，闭塞绝产。

【宜忌】《外台秘要》引《备急千金要方》：忌饧、猪、羊肉。

【方论】《千金方衍义》：方中参、附、椒、姜以温血气；白薇、沙参以化辛热；辛、防、秦艽以祛血室之风；牛膝、当归以和冲脉之血；僵蚕以涤子户风痰；加杜衡者，师甄权之破留血也；牡蒙、紫菀者，法《本经》之下逆气及胸中寒热结气也。逆气下，结气散，而血行无滞；风气去，痰气除而子脏安和，故用半夏、厚朴、僵蚕专行清理风痰湿滞。搜剔脂腻，此方为最，所以服之匝月便能有子。

干漆丸

【来源】《备急千金要方》卷四。

【组成】干漆　土瓜根　射干　芍药各一两半　牡丹　牛膝　黄芩　桂心　吴茱萸　大黄　柴胡各一两六铢　桃仁　鳖甲各二两　蟅虫　蛴螬各四十枚　水蛭　虻虫各七十枚　大麻仁四合　乱发（鸡子大）二枚　菴䕡子二合

【用法】上为末，炼蜜为丸，如梧桐子大。每服十五丸，渐加至三十丸，酒送下，一日三次。

【主治】月经不通，百疗不愈。

【方论】《千金方衍义》：方下但言月经不通，百病不愈，并未明言所见何病。详方中所用破血之味不待言矣。其用柴胡、鳖甲，必有日晡寒热也；用麻仁、土瓜根者，必是津液固结也；用射干、菴䕡者，必是上气浮肿也；用萸、桂、芩、连者，必因本寒标热也；其余牡丹、芍药、牛膝、桃仁辈，皆干漆、虻蛭之辅助也。百病不愈，渐成劳瘵，劳瘵之根，不出干血。如上等味，虽有兼治，然无一不为瘀血起见也。

干漆汤

【来源】《备急千金要方》卷四。

【组成】干漆 萎蕤 芍药 细辛 甘草 附子各一两 当归 桂心 芒消 黄芩各二两 大黄三两 吴茱萸一升

【用法】上锉。以清酒一斗浸一宿，煮取三升，去滓，纳消烊尽。分为三服，每服间隔如一炊顷。

【主治】月水不通，小腹坚痛不得近。

【方论】《千金方衍义》：干漆灰破血之猛帅，济以桂、附、消、黄交通寒热，纵久伏之血可无负隅之悍；益以归、芍、葳蕤资其润泽，无可坚干之戚；其细辛、茱萸、黄芩各随寒热之佐使耳。

干地黄当归丸

【来源】《备急千金要方》卷四。

【别名】干地黄丸（《圣济总录》卷一五一）。

【组成】干地黄三两 当归 甘草各一两半 牛膝 芍药 干姜 泽兰 人参 牡丹各一两六铢 丹参 蜀椒 白芷 黄芩 桑耳 桂心各一两 蟅虫四十枚 川芎一两十八铢 桃仁二两 水蛭 虻虫各七十枚 蒲黄二合

【用法】上为末，炼蜜为丸，如梧桐子大。每日十五丸，空心酒送下。渐加至三十丸，以知为度。

【主治】月水不通，或一月再来，或隔月不至，或多或少，或淋沥不断，或来而腰腹刺痛不可忍，四体虚弱，不欲食，心腹坚痛，有青黄黑色水下，或如清水，不欲行动，举体沉重，惟思眠卧，欲食酸物，虚乏黄瘦。

"四体虚弱"，原作"四体虚吸"，据《圣济总录》改。

生地黄丸

【来源】方出《备急千金要方》卷四，名见《千金翼方》卷五。

【别名】地黄丸（《圣济总录》卷一五三）。

【组成】生地黄三十斤（取汁） 干漆一斤（为末）

【用法】上以漆末纳地黄汁中，微火煎令可丸，如梧桐子大。每服三丸，食后酒送下。不知加之。

【主治】月经不通，脐下坚结，大如杯升，发热往来，下痢羸瘦，此为血瘕。

【宜忌】生肉瘕者不可用。

【方论】《千金方衍义》：生地黄得干漆灰则寒而不滞，干漆灰得生地黄则威而不猛，真破瘕之专药。但须审元气可任者用之。

白垩丸

【来源】《备急千金要方》卷四。

【组成】白垩 龙骨 芍药各十八铢 黄连 当归 茯苓 黄芩 瞿麦 白蔹 石韦 甘草 牡蛎 细辛 附子 禹余粮 白石脂 人参 乌贼骨 藁本 甘皮 大黄各半两

【用法】上为末，炼蜜为丸，如梧桐子大。每服十丸，空腹饮送下，一日二次。不知加之。二十日知，一月百病除。

【主治】女人三十六疾。即十二癥、九痛、七害、五伤、三痼。十二癥：是所下之物，一曰状如膏，二曰如黑血，三曰如紫汁，四曰如赤肉，五曰如脓痂，六曰如豆汁，七曰如葵羹，八曰如凝血，九曰如清血，血似水，十曰如米泔，十一曰如月浣乍前乍却，十二曰经度不应期也。九痛：一曰阴中痛伤，二曰阴中淋沥痛，三曰小便即痛，四曰寒冷痛，五曰经来即腹中痛，六曰气满痛，七曰汁出阴中如有虫啮痛，八曰胁下分痛，九曰腰胯痛。七害：一曰窍孔痛不利，二曰中寒热痛，三曰小腹急坚痛，四曰脏不仁，五曰子门不端引背痛，六曰月浣乍多乍少，七曰害吐。五伤：一曰两胁支满痛，二曰心痛引胁，三曰气结不通，四曰邪思泄利，五曰前后痼寒。三痼：一曰羸瘦不生肌肤，二曰绝产乳，三曰经水闭塞。

【方论】《千金方衍义》：方取白垩命名，取其温中益气，专主寒热癥瘕、月闭、积聚；石脂治崩中漏下；禹余粮治血闭、癥瘕；龙骨治漏下，癥瘕，结坚；牡蛎治赤白带下；五者皆本经主治。乌贼骨治气竭肝伤，月事衰少不来，此则《素问》主治。其藁、蔹、细辛专散下袭虚风；石韦、瞿麦专祛下阻血热；芩、连、大黄专除内蕴积滞；然非人参不足以助其力，非附子不足以鼓其雄；不特补泻相需，寒热互用，深得长沙妙旨。而汇取兜涩之品，以安伤残之余，庶几痛止害平，气血渐复，是归、芍、芩、甘、桔皮之属，虽庸不废，斯可藉以流布也。

【加减】若十二癥，倍牡蛎、禹余粮、乌贼骨、白石脂、龙骨；若九痛，倍黄连、白蔹、甘草、当归；若七害，倍细辛、藁本、甘皮、加椒、茱萸各一两；若五伤，倍大黄、石韦、瞿麦；若三痼，倍人参，加赤石脂、矾石、巴戟天各半两。合药时随病增减之。

芒消汤

【来源】《备急千金要方》卷四。

【组成】芒消　丹砂（末）　当归　芍药　土瓜根　水蛭各二两　大黄三两　桃仁一升

【用法】上锉，以水九升，煮取三升，去滓，纳朱砂、芒消，分为三服。

【主治】月经不通。

【方论】《千金方衍义》：芒消汤一方，药只八味，乃抵当汤、丸之三，土瓜根散之二，桃仁汤中之七，独以丹砂一味，镇摄心主，使血各归其乡，不致窜入窠囊复为瘀积，既败之血随消、黄、水蛭、桃仁引之下泄，与桃仁汤前后并驰，无分优劣。

当归丸

【来源】《备急千金要方》卷四。

【组成】当归　芎藭各四两　虻虫　乌头　丹参　干漆各一两　人参　牡蛎　土瓜根　水蛭各二两　桃仁五十个

【用法】上为末，白蜜为丸，如梧桐子大。每服三丸，以酒送下，一日三次。

【主治】妇人腰腹痛，月水不通利。

牡丹丸

【来源】《备急千金要方》卷四。

【组成】牡丹三两　芍药　玄参　桃仁　当归　桂心各二两　虻虫　水蛭各五十枚　蛴螬二十枚　瞿麦　川芎　海藻各一两

【用法】上为末，炼蜜为丸，如梧桐子大。每服十五丸，加至二十丸，以酒送下。血盛者作散，服方寸匕。腹中当转如沸，血自化成水去。

【主治】妇人女子诸病后，月经闭绝不通，及从小来不通，并新产后瘀血不消，服诸汤利血后，余疢未平者。

【方论】《千金方衍义》：此以黄芩牡丹汤小变其法。汤以急荡，故用大黄；丸以缓攻，故用桂心，总藉虻、蛭、蛴螬之力也。血盛者作散服，服后血化成水而下。小便赤少，即除桂心而用地肤清热利水，水即血之所化，无限活法，惟在详见证之缓急耳。

【加减】如小便赤少，除桂心，用地肤子一两。

牡蛎丸

【来源】《备急千金要方》卷四。

【组成】牡蛎四两　大黄一斤　柴胡五两　干姜三两　川芎　茯苓各二两半　蜀椒十两　葶苈子　芒消　杏仁各五合　水蛭　虻虫各半两　桃仁七十个

【用法】上为末，炼蜜为丸，如梧桐子大。每服七丸，一日三次。

【主治】

1. 《备急千金要方》：经闭不通，不欲饮食。
2. 《太平圣惠方》：妇人月水久不通，令人乍寒乍热，赢瘦盗汗，或加咳嗽，不欲饮食。

抵当汤

【来源】《备急千金要方》卷四。

【组成】虎掌　大黄各二两　桃仁三十枚　水蛭二十枚

【用法】以水三升，煮取一升，尽服之。当下恶血为度。

【主治】月经不利，腹中满，时自减；并男子膀胱满急。

前胡牡丹汤

【来源】《备急千金要方》卷四。

【别名】前胡汤（《圣济总录》卷一五一）。

【组成】前胡　牡丹　玄参　桃仁　黄芩　射干　旋覆花　瓜蒌根　甘草各二两　芍药　茯苓　大黄　枳实各三两

【用法】上锉。以水一斗，煮取三升，分为三服。

【主治】妇人盛实，有热在腹，月经瘀闭不通，及劳热、热病后，或因月经来得热不通。

桂心酒

【来源】《备急千金要方》卷四。

【组成】桂心 牡丹 芍药 牛膝 干漆 土瓜根 牡蒙各四两 吴茱萸一升 大黄三两 黄芩 干姜各二两 虻虫二百枚 䗪虫 蛴螬 水蛭各七十枚 乱发灰 细辛各一两 僵蚕五十枚 大麻仁 灶突墨三升 干地黄六两 虎杖根 鳖甲各五两 菴䕡子二升

【用法】上锉。以酒四斗，分两瓮浸之，七日并一瓮盛，搅令调，还分作两瓮。初服二合，每日二次，加至三四合。

【主治】月经不通，结成癥瘕。

桃仁汤

【来源】《备急千金要方》卷四。

【组成】桃仁 朴消 牡丹皮 射干 土瓜根 黄芩各三两 芍药 大黄 柴胡各四两 牛膝 桂心各二两 水蛭 虻虫各七十枚

【用法】上锉。以水九升，煮取二升半，去滓，分三服。

【主治】妇人月水不通。

【方论】《千金方衍义》：桃仁汤前后二方，咸本之于抵当汤。其间虻、蛭、消、黄、桃仁、桂心、牛膝、土瓜根等味皆同。而前方用柴胡、黄芩之意，必是干血内逆，热蒸于上，故用少阳经药，兼射干降而泄之，牡丹、芍药，不特和营，兼滋肝血，使之得润而可渐通也。其后方用当归滋燥，即前方牡丹、芍药和营之意。用麻仁润下，即前方射干降泄之意。此无蒸热，故不用少阳经药也。

桃仁汤

【来源】《备急千金要方》卷四。

【组成】桃仁一升 当归 土瓜根 大黄 水蛭 虻虫 芒消各二两 牛膝 麻子仁 桂心各三两

【用法】上锉。以水九升，煮取三升半，去滓，纳消令烊，分为三服。

【主治】月经不通。

桃仁汤

【来源】《备急千金要方》卷四。

【组成】桃仁五十枚 泽兰 甘草 川芎 人参各二两 牛膝 桂心 牡丹皮 当归各三两 芍药 生姜 半夏各四两 地黄八两 蒲黄七合

【用法】上锉。以水二斗，煮取六升半，分六服。

【主治】产后及堕身月水不调，或淋沥不断，断后复来，状如泔水，四体嘘吸不能食，腹中坚痛不可行动，月水或前或后，或经月不来，举体沉重，惟欲眠卧，多思酸物。

【方论】《千金方衍义》：此方专调土衰木败。方中芎、芍、地，专调冲脉之虚；参、甘、姜、半，专扶胃气之衰；桃、丹、蒲、泽，专疏胞宫之滞；桂心、牛膝，一破坚结，一润血枯，血润而下行无阻，坚结散而正气自调，当无前后失期之患矣。

桃仁煎

【来源】《备急千金要方》卷四。

【别名】桃仁煎丸、桃仁丸（《太平圣惠方》卷七十二）、攻积桃仁煎（《医略六书》卷三十一）、桃黄煎（《顾氏医径》卷四）。

【组成】桃仁 虻虫各一升 朴消五两 大黄六两

【用法】上四味为末，别治桃仁，以醇苦酒四升纳铜铛中，炭火煎取二升，下大黄、桃仁、虻虫等，搅勿住手，当欲可丸，下朴消，更搅勿住手，良久出之，可丸乃止。取一丸和鸡子黄投酒中，预一宿勿食服之，至晡时，下如大豆汁，或如鸡肝凝血、蛤蟆子，或如膏，此是病下也。

【主治】

1.《备急千金要方》：带下，经闭不通。

2.《医略六书》：血瘕、血积，脉涩洪大。

【方论】《医略六书》：妇人血瘀热结，渐成血积、血瘕，故经闭不行，脐腹闷痛不止焉。桃仁破瘀结以消癥积，大黄荡瘀热以化瘕聚，朴消软坚结，虻虫破积血也。醋煮以收之，酒下以行之，使热降瘀消，则冲任调和，而经闭无不通，血瘕无不化，安有脐腹闷痛之患哉！

浸 酒

【来源】《备急千金要方》卷四。

【别名】浸药酒（《太平圣惠方》卷七十二）。

【组成】大麻子三升　菴䕡子二升　桃仁一升　桂心　灶屋焙煤各四两　土瓜根　射干各六两　牛膝八两

【用法】上锉，以清酒三升，绢袋盛药，浸五宿。每服一盏，送下干漆丸；或单服之亦佳。

【主治】月经不通，百疗不愈者。

桃仁汤

【来源】《备急千金要方》卷二十五。

【别名】桃仁散（《太平圣惠方》卷六十七）。

【组成】桃仁五十枚　大黄四两　芒消三两　桂心　当归　甘草各二两　虻虫　水蛭各二十枚

【用法】上锉。以水八升，煮取三升，绞去滓，适寒温服一升，一日三次。

【主治】

1.《备急千金要方》：堕落瘀血。

2.《圣济总录》：妇人因冷血瘀不通，结积脐腹，发为气痛，经水痞涩，面黄体瘦。

【方论】《千金方衍义》：兼并桃核承气、抵当汤、丸，加当归以和血止痛，攻血之峻剂也。

严蜜汤

【来源】《千金翼方》卷八。

【组成】吴茱萸　大黄　当归　干姜　虻虫（去翅足，熬）　水蛭（熬）　干地黄　川芎各二两　栀子仁十四枚　桃仁（去皮尖）一升（熬）　芍药三两　细辛　甘草（炙）各一两　桂心一两　牛膝三两　麻仁半斤

【用法】上锉。以水九升，煮取二升半，分三服，一日三服，服相去一炊顷。

【功用】通血止痛。

【主治】月水不通，心腹绞痛欲死。

菖蒲汤

【来源】《千金翼方》卷八。

【组成】菖蒲　当归各二两　葱白（切小）一升　吴茱萸　阿胶（熬）各一两

【用法】上锉。以水九升，煮取三升，纳胶烊令尽，分为三服。

【主治】月水不通，阴中肿痛。

消石大丸

【来源】《千金翼方》卷十五。

【组成】消石十二两（熬之令干）　蜀椒一升二合（去目闭口，汗）　水蛭一百枚（熬）　虻虫二两半（去翅足，熬）　大黄一斤　茯苓六两　柴胡八两（去苗）　川芎五两　蛴螬三十枚（熬）

【用法】上为末，炼蜜为丸，如梧桐子大。每服五丸，空腹以饮送下，一日三次，五日进十丸，此皆不下，自此以后任意加之，一日可数十丸。与羊臛自补，若利当盆下之，勿于圊。

【主治】男子女人惊厥口干，心下坚，羸瘦不能食，喜卧，坠堕血瘀，久咳上气胸痛，足胫不仁而冷，少腹满而痛，身重目眩，百节疼痛，上虚下实。又主女人乳余疾带下，五脏散癖，伏热，大如碗，坚肿在心下，胸中津液内结，浮肿膝寒，蛊毒淫跃，若渴大虚。

【宜忌】慎风冷。

【加减】若女人月经闭，加桃仁三十枚（去皮尖双仁，熬）。

牡丹丸

【来源】《医心方》卷二十三引《子母秘录》。

【组成】苦参十分　牡丹五分　贝母三分

【用法】上为末，炼蜜为丸，如梧桐子大。每服七丸，一日三次，食前以粥清汁送下。

【主治】产后月水闭，乍在月前，或在月后，腰腹痛，手足烦疼，唇口干，连年月水不通，血干着脊。

胶艾汤

【来源】《理伤续断方》。

【组成】干地黄三钱　阿胶一钱　川芎　艾叶各一钱
【用法】上锉。每服二钱，水一大盏，酒半盏，煎至八分，不拘时候温服。后服鳖甲散。
【主治】妇人经脉不通。

桃仁粥

【来源】方出《证类本草》卷二十三引《食医心镜》，名见《太平圣惠方》卷九十七。
【组成】桃仁三两（去皮尖）
【用法】以水一升，研取汁，和粳米二合煮粥食之。
【功用】《药粥疗法》：活血通经，祛瘀止痛。
【主治】
　　1.《证类本草》引《食医心镜》：上气咳嗽，胸膈痞满，气喘；传尸鬼气，痃癖注气，血气不通，日渐消瘦。
　　2.《药粥疗法》：瘀血停滞所引起的妇女血滞经闭、痛经，产后瘀阻腹痛，跌打损伤，瘀血肿痛，胸胁刺痛，以及高血压、冠心病、心绞痛。

通经下取方

【来源】《医学正传》卷七引《产宝》。
【组成】海蛤粉半两　苦葶苈　牙皂各二钱半　巴豆（略去油）　天花粉　苦丁香　红娘子各一钱半　麝香少许
　　方中麝香用量原缺，据《济阴纲目》补。
【用法】上为细末，每用一钱，葱涎同捣为丸。薄绵裹，以五寸竹管纳阴户中。候热时先通黄水，次则经行。
【主治】
　　1.《医学正传》引《产宝》：月经不通。
　　2.《济阴纲目》：痰结经闭。

桃仁散

【来源】《太平圣惠方》卷七十。
【组成】桃仁半两（汤浸，去皮尖双仁，麸炒微黄）　鳖甲二两（涂醋，炙令黄，去裙襕）　琥珀一两（细研）　肉桂一两（去粗皮）　赤芍药三分　当归三分（锉碎，微炒）　白术三分　木香半两　诃黎勒皮半两　干姜半两（炮裂，锉）　人参半两

（去芦头）　延胡索三分　赤茯苓三分　陈橘皮一两（汤浸，去白瓤，焙）　牛膝三分（去苗）
【用法】上为粗散。每服四钱，以水一中盏，加生姜半分，煎至六分，去滓，食前温服。
【主治】妇人冷劳气滞，经脉不通，腹胁妨闷，四肢羸瘦，不思饮食。

当归散

【来源】《太平圣惠方》卷七十一。
【别名】玄胡当归散、延胡索散（《景岳全书》卷六十一）、玄归散（《医级》卷九）。
【组成】当归半两（锉，微炒）　赤芍药半两　刘寄奴半两　没药　枳壳各半两（麸炒微黄，去瓤）　延胡索半两
　　方中没药用量原缺，据《普济方》补。
【用法】上为细散。每服一钱，以热酒调下，不拘时候。
【主治】
　　1.《太平圣惠方》：妇人久积血气，小腹绞刺疼痛，四肢无力，不能饮食。
　　2.《景岳全书》：气逆，月经不行。
　　3.《医级》：血瘀成积，小腹块硬疼痛，或气阻腹胀，切痛之极者。

抵圣丸

【来源】《太平圣惠方》卷七十一。
【别名】桓圣丸（《普济方》卷三二四）。
【组成】硇砂半两（细研）　麒麟竭半两　没药半两　桂心半两　斑蝥半两（糯米拌，炒令黄，去翅足）　莽草半两（微炙）　狼毒半两　鬼箭羽半两　没心草半两
【用法】上为末，以醋煮面糊为丸，如梧桐子大。每日服五丸，煎红兰花酒放温，空心送下。
【主治】妇人癥瘕，恶血积聚，并月候不通。

姜黄丸

【来源】《太平圣惠方》卷七十一。
【组成】姜黄三分　牡丹半两　赤芍药半两　桂心三分　芫花一分（醋拌炒干）　当归半两（锉，微

炒） 鳖甲一两（涂醋炙令黄，去裙襕） 琥珀半两 延胡索半两 鬼箭羽半两 木香半两 硇砂半两 凌霄花半两 京三棱三分（微炮，锉） 水蛭一分（炙炒令微黄） 虻虫一分（炒令微黄，去翅足） 川大黄一分（锉碎，微炒） 干漆三分（捣碎，炒令烟出）

【用法】上为末，炼蜜为丸，如梧桐子大。每服七丸，食前以温酒送下。

【主治】妇人虚冷，血气积聚，心腹妨闷，月候久不通，少思饮食，四肢羸瘦。

桃仁丸

【来源】《太平圣惠方》卷七十一。

【组成】桃仁三两（汤浸，去皮尖双仁，麸炒微黄） 虻虫四十枚（炒微黄，去翅足） 水蛭四十枚（炒微黄） 川大黄三两（锉碎，微炒）

【用法】上为末，炼蜜为丸，如梧桐子大。每服十五丸，空心以热酒送下。

【主治】
1.《太平圣惠方》：妇人腹内有瘀血，月水不利，或断或来，心腹满急。
2.《圣济总录》：伤寒八九日至十二日，病不解，发热如狂，少腹满闷，其脉沉结，内有瘀血。

干漆丸

【来源】《太平圣惠方》卷七十二。

【组成】干漆一两（捣碎，炒令烟出） 牡丹一两 射干一两 黄芩一两 桃仁二两（汤浸，去皮尖双仁，麸炒微黄） 桂心一两 吴茱萸一两（汤浸七遍，焙干，微炒） 川大黄一两（锉，微炒） 水蛭半两（炒微黄） 柴胡一两（去苗） 菴䕡子一两 虻虫半两（炒微黄，去翅足） 乱发灰半两 蟅虫半两（微炒） 蛴螬二十枚（微炒） 大麻仁一两（别研如膏） 鳖甲二两（涂枚炙令黄，去裙襕）

【用法】上为末，以酒煎干漆为膏，和捣为丸，如梧桐子大。每服二十丸，以浸药酒送下，一日二次。

【主治】妇人脏腑宿冷，恶血凝结，月水不通，致令无子。

干漆煎丸

【来源】《太平圣惠方》卷七十二。

【组成】干漆半斤（杵末） 生地黄半斤（捣绞取汁） 生牛膝五斤（捣绞取汁）

【用法】上药入于银锅中，以慢火熬，不住手搅成煎；又用桂心、川芎末各二两和丸如梧桐子大。每于食前服二十丸，以热酒送下。

【主治】妇人月水不通，脐下积聚，结硬如杯，发热往来，食少羸瘦。

大黄散

【来源】《太平圣惠方》卷七十二。

【组成】川大黄一两（锉，微炒） 川朴消半两 牛膝三分（去苗） 当归三分（锉，微炒） 桃仁三分（汤浸，去皮尖双仁，麸炒微黄） 虻虫一分（炒令黄，去翅足） 赤芍药三分 水蛭一分（炒微黄） 土瓜根三分 干漆半两（捣碎，炒令烟出） 桂心半两

【用法】上为细散。每服一钱，食前温酒调下。

【主治】妇人月水不通，心腹妨闷，四肢烦疼。

大黄散

【来源】《太平圣惠方》卷七十二。

【组成】川大黄二两（锉，微炒） 鳖甲一两（涂醋炙令黄，去裙襕） 牛膝一两（去苗） 桃仁一两（汤浸，去皮尖双仁，麸炒微黄） 桂心三分 当归三分（锉，微炒） 白术三分 川芎三分 防葵三分

【用法】上为粗散。每服三钱，以水一中盏，加生姜半分，煎至五分，去滓，每于食前稍热服。

【主治】妇人月水不通，腹内有癥块，或时寒热，渐加羸瘦。

牛膝丸

【来源】《太平圣惠方》卷七十二。

【组成】牛膝一两（去苗） 当归一两（锉，微炒） 桃仁半两（汤浸，去皮尖双仁，麸炒微黄）

琥珀一两　莒蒻一两　川大黄三分（锉，微炒）
水蛭一分（炒令微黄）　鬼箭羽三分
【用法】上为末，炼蜜为丸，如梧桐子大。每服二
十丸，食前以温酒送下。
【主治】妇人月水不通，腹中刺痛。

牛膝散

【来源】《太平圣惠方》卷七十二。
【组成】牛膝一两（去苗）　川大黄一两（锉，微
炒）　当归半两（锉，微炒）　莒蒻　鳖甲一两
（涂醋，炙令黄，去裙襕）　川芒消二两　桂心半
两　木香半两　赤芍药半两　桃仁半两（汤浸，
去皮尖双仁，麸炒微黄）　槟榔半两　青橘皮半两
（汤浸，去白瓤，焙）
【用法】上为粗散。每服四钱，以水一中盏，加生
姜半分，煎至六分，去滓，每于食前稍热服之。
【主治】妇人月水不通，血气滞留，积聚成块，或
攻心腹疼痛，不纳饮食。

乌金散

【来源】《太平圣惠方》卷七十二。
【组成】乱发一两（须是丈夫者，剪碎）　不蛀皂
荚一挺（肥者，寸锉）　神曲半两　赤鲤鱼鳞一两
大麦蘖一两
【用法】上药入在一瓷瓶子内，实填，口上安一圆
瓦子盖瓶中，用纸筋泥固济，候干，先用慢火熁，
后着大火烧令通赤，去火，候冷取出，加麝香一
钱，同研令细。每服一钱，食前以温酒调下。
【主治】妇人月水不通，心神烦闷，腹胁气胀。

乌金散

【来源】《太平圣惠方》卷七十二。
【组成】童男发三两（烧灰）　童女发二两（烧
灰）　斑蝥三七枚（糯米拌炒令黄，去翅足）
【用法】上药加麝香一钱，同研令细。每服一钱，
食前以热生姜酒调下。
【主治】妇人月水久不通。

水银丸

【来源】《太平圣惠方》卷七十二。
【组成】水银半两（以少枣肉研令星尽）　硇砂半
两（细研）　朱砂半两（细研）　巴豆十枚（去皮
心，研，纸裹压去油）
【用法】上为末，以狗胆汁为丸，如梧桐子大。每
服三丸，空心温酒送下。
【主治】妇人月水不通，心腹滞闷，四肢疼痛。

水银丸

【来源】《太平圣惠方》卷七十二。
【组成】水银半两（用少枣肉研令星尽）　朱砂半
两（细研，水飞过）　麒麟竭半两　硇砂半两
（研）　雄黄半两　麝香一分　狗胆二枚（取汁，
以醋一大盏熬如膏）
【用法】上为末，用狗胆膏为丸，如绿豆大。五更
初服七丸，以温酒送下，如人行十里，更用热酒
一大盏投之。恶物当下；如未下，次日再服。
【主治】妇人月水不通，结成癥块，多攻心腹疼
痛，不思饮食，日渐羸瘦。

水蛭丸

【来源】方出《太平圣惠方》卷七十二，名见《普
济方》卷三三三。
【组成】水蛭十枚（炒令微黄）　川椒一分（去目
及闭口者，微炒出汗）　硇砂一分（细研）　獭胆
一枚（干者）　狗胆（干者）一分
　　方中硇砂，《普济方》作"硼砂"。
【用法】上为末，以醋煮面糊为丸，如绿豆大。每
服五丸，食前当归酒送下。
【主治】妇人月水不通，心腹滞闷，四肢疼痛。

地骨皮散

【来源】《太平圣惠方》卷七十二。
【组成】地骨皮一两　柴胡一两（去苗）　琥珀三
两（细研）　赤芍药半两　土瓜根半两　木通半两
（锉）　黄芩半两　青蒿子半两　当归三分（锉，
微炒）　川大黄一两（锉，微炒）　牡丹半两　甘

草一分（炙微赤，锉）

【用法】上为散。每服三钱，以水一中盏，加生姜半分，煎至六分，去滓，食前温服。

【主治】室女月水不通，心神烦热，四肢疼痛，不思饮食。

当归散

【来源】《太平圣惠方》卷七十二。

【组成】当归半两（锉，微炒）　延胡索半两　川大黄半两（锉，微炒）　铅霜一分（细研）　桃仁三分（汤浸，去皮尖双仁，麸炒微黄）　虻虫一分（炒令微黄，去翅足）　木通三分（锉）　水蛭一分（炒微黄）

【用法】上为细散。铅霜同研令匀。每服一钱，食前以温酒调下。

【主治】室女月水不通，时作寒热。

防葵丸

【来源】《太平圣惠方》卷七十二。

【组成】防葵一两　没药半两　干漆半两（捣碎，炒令烟出）　硇砂半两（细研）　水蛭一分（炒令微黄）　狗胆一枚（干者）　姜黄半两　芫花一分（醋拌，炒令干）

方中硇砂，《普济方》作硼砂。

【用法】上为末，用糯米饭为丸，如绿豆大。每服七丸，五更初以热酒送下，良久当下恶物如末，次日再服。

【主治】妇人月水不通，结为癥块，时攻心腹疼痛。

芫花散

【来源】《太平圣惠方》卷七十二。

【组成】芫花一两（醋拌，炒令黄）　牡丹一两半　鳖甲一两（涂醋炙令黄，去裙襕）　没药三分　干漆三分（捣碎，炒令烟出）　当归半两（锉，微炒）　木香半两　川大黄一两（锉碎，微炒）　芎藭半两　青橘皮半两（汤浸，去白瓤，焙）　干姜半两（炮裂，锉）　赤芍药半两　桂心半两

【用法】上为细散。每服一钱，食前以热酒调下。

【主治】妇人月水不通，血气积聚，脐腹妨痛，不能饮食。

芜菁丸

【来源】《太平圣惠方》卷七十二。

【组成】芜菁一分（细研，微炒）　牛膝半两（去苗）　硇砂一分　藕节半两　桂心半两　水银一分（以小枣肉研令星尽）

【用法】上为末，研入水银令匀，用醋煮面糊为丸，如绿豆大。每服五丸，空心以温酒送下。

【主治】妇人月水不通，小腹宿血积滞。

【加减】如小腹涩痛，即用滑石、栀子等分，煎汤投之。

芫花根散

【来源】《太平圣惠方》卷七十二。

【组成】芫花根一两（黄泥裹，烧令赤，将出盆，合少时，去泥）　桂心半两　黄柏半两（锉）　干漆一两（捣碎，炒令烟出）　桃仁一两（汤浸，去皮尖双仁，麸炒微黄）

【用法】上为细散。每服二钱，食前以生姜汤调下。

【主治】妇人月水不通，渐为癥块。

芫花煎丸

【来源】《太平圣惠方》卷七十二。

【组成】芫花一两（醋拌，炒干，别杵为末）　硇砂半两（细研）　牛膝半两（去苗）　当归半两（锉，微炒）　赤芍药半两　青橘皮半两（汤浸，去白瓤，焙）　虻虫一分（炒微黄，去翅足）　木香三分　水蛭一分（炒微黄）　川大黄三分（锉，微炒）　桂心半两　琥珀半两

【用法】上为末，以醋一升，熬芫花末成膏，入药末为丸，如梧桐子大。每服七丸，食前以温酒送下。

【主治】妇人月水不通，血气留滞于脐腹，或加妨闷，时有疼痛。

苏枋木煎

【来源】《太平圣惠方》卷七十二。

【组成】苏枋木二两（锉）　硇砂半两（研）　川大黄（末）一两

【用法】先以水三大盏，煎苏木至一盏半，去滓，入硇砂、大黄末，同熬成膏。每服半大匙，空心以温酒调下。

【主治】妇人月水不通，烦热疼痛。

赤芍药散

【来源】《太平圣惠方》卷七十二。

【组成】赤芍药三分　柴胡一两（去苗）　菴萹子半两　土瓜根半两　牛膝三分（去苗）　枳壳半两（麸炒微黄，去瓤）　牡丹半两　桂心半两　桃仁三分（汤浸，去皮尖双仁，麸炒微黄）　川大黄一两（锉碎，微炒）　川朴消三分

【用法】上为散。每服三钱，以水一中盏，加生姜半分，煎至六分，去滓，食前温服。

【主治】妇人月水不通，心腹胀满，腰间疼痛。

牡丹散

【来源】《太平圣惠方》卷七十二。

【组成】牡丹一两半　当归一两半（锉，微炒）　白芷一两　琥珀一两　川大黄一两半（锉碎，微炒）　赤芍药一两　桂心一两　川芎一两　虻虫半两（炒令微黄，去翅足）　水蛭半两（炒令黄）

【用法】上为细散。每服三钱，以酒一中盏，煎至六分，去滓，空心及晚食前温服。

【主治】妇人月水不通。

牡丹散

【来源】《太平圣惠方》卷七十二。

【组成】牡丹一两　蒲黄一两　柴胡一两（去苗）　鳖甲一两（涂醋炙令黄，去裙襴）　赤芍药半两　桃仁半两（汤浸，去皮尖双仁，麸炒微黄）　甘草半两（炙微赤，锉）　虎杖半两　犀角屑半两　黄芩半两　当归半两（锉，微炒）　川大黄一两（锉，微炒）　土瓜根三分　琥珀三分

【用法】上为粗散。每服三钱，以水一中盏，煎至六分，去滓温服，不拘时候。

【主治】室女月水不通，两颊多赤，口干心躁，四肢烦热疼痛，咳嗽喘促，不思饮食。

没药丸

【来源】《太平圣惠方》卷七十二。

【组成】没药半两　硇砂半两　干漆半两（捣碎，炒令烟出）　桂心一两　莞花半两（醋拌一宿，炒干）　狗胆二枚（干者）　水银三分（入少枣肉，研令星尽）

【用法】上为末，枣肉为丸，如绿豆大。每服十丸，食前以温醋汤送下。

【主治】妇人月水不通。

金花散

【来源】《太平圣惠方》卷七十二。

【组成】桂心半两（末）　斑蝥一两（去翅足）　麝香一钱（细研）

【用法】先用水和白面裹斑蝥，以慢火翻复烧令烟尽，放冷，净，去却焦面，取斑蝥灰，与桂心末及麝香同研令细。每服一钱，五更初用暖酒调下。服药后，或憎寒壮热，腹内掐撮疼痛，或小便似淋，勿怪，此是药行，须臾即通；如未通，即隔日再服。

【主治】妇人月水不通，心腹烦闷，四肢痛弱。

狗胆丸

【来源】《太平圣惠方》卷七十二。

【组成】狗胆五枚　硇砂半两　没药三分　赤芍药一两　木香半两　桃仁三分（汤浸，去皮尖双仁，别研如膏）　消石半两　当归一两（锉，微炒）

　　方中硇砂，《普济方》引作"硼砂"。

【用法】上为末，先将狗胆、硇砂、桃仁、消石，用酒一中盏同熬成膏，后入药末和丸，如绿豆大。每服十丸，食前以温酒送下。

【主治】室女成长，月事不通，脐腹积滞。

砒霜丸

【来源】《太平圣惠方》卷七十二。

【组成】砒霜半两　硇砂一分　腻粉半两　巴豆三七枚（去皮心，麸炒出油）　斑蝥二七枚（糯米拌，炒令黄，去翅足）　芫花一分（醋拌，炒令干，别杵为末）　狗胆一枚

【用法】上为末，以醋一大盏，熬芫花、狗胆为膏，为丸如黄米大。每服五丸，空心以温当归酒送下。

【主治】妇人月水不通，结为癥块，腹内绞痛，面色萎黄。

虻虫丸

【来源】《太平圣惠方》卷七十二。

【组成】虻虫半两（炒微黄，去翅足）　桃仁二两（汤浸，去皮尖双仁，麸炒微黄）　桑螵蛸半两（微炒）　蛴螬一两（微炒）　代赭一两　水蛭半两（炒令微黄）　川大黄一两（锉，微炒）

【用法】上为末，炼蜜为丸，如梧桐子大。每服十丸，食前以温酒送下。

【主治】妇人月水久不通，洒洒往来寒热。

虻虫散

【来源】《太平圣惠方》卷七十二。

【组成】虻虫半两（炒令微黄，去翅足）　水蛭半分（炒令微黄）　当归半两（锉，微炒）　人参三分（去芦头）　木香一分　红蓝花半两　童子头发三分（烧灰）　井内倒悬草三分　干姜一分（炮裂，锉）　赤芍药三分　姜黄三分　荷叶一两

【用法】上为细散。每服一钱，食前以温酒调下。

【主治】妇人月水不通，血气攻刺，腹胁疼痛，四肢干瘦，不欲饮食。

鬼箭丸

【来源】《太平圣惠方》卷七十二。

【组成】鬼箭羽一两　川芒消一两　柴胡一两（去苗）　水蛭一分（炒微黄）　虻虫一分（炒令微黄，去翅足）　川大黄三分（锉，微炒）　赤茯苓三分

干漆半两（捣碎，炒令烟出）　川椒一分（去目及闭口者，微炒去汗）　甜葶苈一两（隔纸炒令紫色）　杏仁三分（汤浸，去皮尖双仁，麸炒微黄）　桃仁三分（汤浸，去皮尖双仁，麸炒微黄）　牡丹三分

【用法】上为末，炼蜜为丸，如梧桐子大。每服二十丸，食前以温酒送下。

【主治】妇人脉不通，手足心热，腹满喘急，不欲睡卧，心神烦闷。

鬼箭散

【来源】《太平圣惠方》卷七十二。

【组成】鬼箭羽半两　赤芍药半两　川大黄半两（微炒）　桂心半两　鳖甲半两（涂醋炙令黄，去裙襴）　当归半两（锉，微炒）　牛膝半两（去苗）　琥珀一两（细研）　土瓜根半两　水蛭一分（炒微黄）　川朴消一两　虎杖三分　桃仁三分（汤浸，去皮尖双仁，麸炒微黄）　虻虫一分（炒微黄）

【用法】上为粗散。每服三钱，以水一中盏，加生姜半分，煎至五分，去滓，食前温服。

【主治】妇人月水久不通，经数年以来，羸瘦少食，诸方不效者。

穿山甲丸

【来源】《太平圣惠方》卷七十二。

【组成】穿山甲　没药　延胡索　当归（锉，微炒）　硇砂各半两　狗胆二枚（干者）

【用法】上为丸，如绿豆大。每服十丸，食前以温酒送下。

【主治】妇人月水不通，腹胁疼痛。

桂心丸

【来源】《太平圣惠方》卷七十二。

【组成】桂心三分　夜明砂三分（微炒）　砒霜一分　斑蝥一分（糯米拌，炒黄，去翅足）　硇砂三分（细研）　甘草三分（炙微赤，锉）　皂荚一分（去黑皮，涂酥，炙令黄，去子）

【用法】上为末，用软饭为丸，如梧桐子大。每服三丸，于食前以温酒送下。

【主治】妇人月水久不通，四肢状如枯木，上气咳嗽，背膊烦闷，涕唾稠粘，少食多睡。

桂心丸

【来源】《太平圣惠方》卷七十二。

【组成】桂心半两 赤芍药半两 土瓜根半两 黄芩半两 汉椒一分（去目及闭口者，微炒去汗） 干漆半两（捣碎，炒令烟出） 当归半两（锉，微炒） 川大黄一两（锉碎，微炒）

【用法】上为末，炼蜜为丸，如梧桐子大。每服二十丸，食前以温酒送下。

【主治】妇人月水不利，忧郁，心下支满，血气上攻，心腹疼痛，不得睡卧。

桃仁丸

【来源】《太平圣惠方》卷七十二。

【组成】桃仁三分（汤浸，去皮尖双仁，麸炒微黄） 牛膝一两（去苗） 当归一两（锉，微炒） 桂心半两 瞿麦半两 川大黄一两（锉，微炒）

【用法】上为末，炼蜜为丸，如梧桐子大。每服二十丸，食前以温酒送下。

【主治】妇人月水不利，脐下结痛。

桃仁散

【来源】《太平圣惠方》卷七十二。

【组成】桃仁一两（汤浸，去皮尖双仁，麸炒微黄） 茜根一两半 虻虫二七枚（微炒，去翅足） 水蛭二七枚（炒令微黄） 赤芍药一两 木通一两（锉） 川芒消一两 川大黄一两半（锉碎，微炒） 《医方类聚》引本方有琥珀一两。

【用法】上为散。每服三钱，以水一中盏，煎至六分，去滓，空腹温服，如人行十里再服。良久当利下黑血黄涎，亦如泔淀。如下不多，次日再服，使令绝其根本。

【主治】妇人月水不通，年月深远，面上䵟𪒕，黑如喋墨，每思咸酸之物，食之不已，意无足时，此由凝血在脏，热入血室，即歌咏言笑，悲泣不止。

【宜忌】一月以上不得吃面并驴、马、猪、牛等肉。

桃花丸

【来源】《太平圣惠方》卷七十二。

【组成】桃花 苏合香 安息香 木香 槟榔 川芒硝各三分 水蛭半两（炒令微黄） 虻虫半两（炒令微黄，去翅足） 鳖甲（涂醋，炙令黄，去裙襕） 麒麟竭 附子（炮裂，去皮脐） 柴胡（去苗） 卷柏 当归（锉，微炒） 辛夷 白芷 紫石英（细研，水飞过） 禹余粮（炒，醋拌七遍） 川芎 牡丹 细辛 麦门冬（去心，焙） 羌活 桂心 肉豆蔻（去壳）各一两

【用法】上为细末，炼蜜为丸，如梧桐子大。每服三十丸，空心及晚食前煎茅香汤送下。

【主治】妇人月水不通，无子，由子宫风冷，积血滞于膀胱，故致腰胯疼痛，手脚心热，背膊妨闷，经络不调，腹内多气，四肢乏力，面无血色，及多䵟𪒕。

桃根煎

【来源】《太平圣惠方》卷七十二。

【组成】桃树根一斤 牛蒡子根一斤 马鞭草根一斤 牛膝二斤（去苗） 蓬蘽根一斤

【用法】上锉散。以水三斗，煎取一斗，去滓，更于净锅中以慢火煎如饧，盛于瓷器中。每服半大匙，食前以热酒调下。

【主治】妇人数年月水不通，面色萎黄，唇口青白，腹内成块，肚上筋脉，腿胫或肿。

凌霄花丸

【来源】《太平圣惠方》卷七十二。

【组成】凌霄花半两 芫花二分（醋拌，炒令干） 京三棱半两（微煨，锉） 木香半两 姜黄半两 水蛭一分（炒令微黄） 硇砂半两 斑蝥十枚（糯米拌，炒令黄，去翅足） 雄雀粪一分（微炒）

【用法】上为末，糯米饭为丸，如梧桐子大。每服七丸，空心以温酒送下。服药后觉寒热，小腹内及连腰疼痛，当下恶物即愈；如未应，次日再服。

【主治】妇人积年血块，兼月水不通。

凌霄花丸

【来源】《太平圣惠方》卷七十二。

【组成】凌霄花三分　没药三分　桃仁半两（汤浸，去皮尖双仁，麸炒微黄）　水蛭三分（微炒）　滑石半两　硇砂半两　斑蝥一分（糯米拌，炒令黄，去翅足）　狗胆半两（干者）

【用法】上为末，软饭为丸，如梧桐子大。每服七丸，食前以温水送下。

【主治】室女月事过期不通。

通经散

【来源】方出《太平圣惠方》卷七十二，名见《普济方》卷三三三。

【组成】鼠屎一两（烧灰）

【用法】上为细末。每服一钱，空心以温酒调下。

【主治】室女月水不通。

菴萵子酒

【来源】《太平圣惠方》卷七十二。

【组成】菴萵子一斤　桃仁二两（汤浸，去皮尖双仁）　大麻仁二升

【用法】上为末，于瓷瓶内，以酒二斗浸，密封头，五日后。每服三合，温饮，渐加至五合，一日三次。

【主治】妇人夙有风冷，留血结聚，月水不通。产后脏腑风虚，恶血凝滞，致月水不通。

菴萵子散

【来源】《太平圣惠方》卷七十二。

【组成】菴萵子三分　川大黄半两（锉碎，微炒）　当归三分（锉，微炒）　桂心半两　牛膝三分（去苗）　桃仁三分（汤浸，去皮尖双仁，麸炒微黄）　川芒消三分

【用法】上为散。每服四钱，以水一中盏，煎至五分，去滓，食前温服。

【主治】妇人月水不通，脐腹疗刺疼痛。

硇砂丸

【来源】《太平圣惠方》卷七十二。

【组成】硇砂一两　斑蝥一分（糯米拌炒令黄，去翅足）　桂心半两　当归半两（锉，微炒）

【用法】上为末，用软饭为丸，如绿豆大。每于五丸，食前以温酒送下。

【主治】妇人月水久不通，心腹多痛。

【加减】服此方后如小便涩，宜用瞿麦、木通（锉）、灯心、滑石、甘草（炙微赤，锉）各一分，捣筛为散。以水一大盏，煎至六分，去滓，分为二服。以小便利为度。

硇砂丸

【来源】《太平圣惠方》卷七十二。

【组成】硇砂二两（于净生铁器内用酸浆水两碗旋旋添，以慢火熬尽浆水为度）　干漆一两（捣碎，炒令烟出）　桂心一两　没药一两　琥珀一两

【用法】上为末，入硇砂都研令匀，用糯米软饭为丸，如梧桐子大。每次二十丸，食前以温酒送下。

【主治】妇人月水不通，脐腹积聚，或时疼痛，不思饮食。

硇砂散

【来源】《太平圣惠方》卷七十二。

【组成】硇砂一两（细研）　没药一两　麒麟竭一两　虻虫半两（炒微黄，去翅足）　水蛭半两（炒微黄）　鲤鱼鳞灰二两　干漆一两（捣碎，炒令烟出）　灶突墨一两　延胡索一两　麝香（细研）

【用法】上为细散，入麝香等研令匀。每于食前以温酒调下一钱。

【主治】妇人月水不通，久成癥块，时攻心腹疼痛。

琥珀散

【来源】《太平圣惠方》卷七十二。

【组成】琥珀三分（细研）　牛膝一两（去苗）　当归一两（锉，微炒）　延胡索三分　桃仁三分（汤浸，去皮尖双仁，麸炒微黄）　川芎半两　赤芍药半两　桂心半两　川大黄三分（锉，微炒）

牡丹半两　水蛭一分（炒微黄）

【用法】上为粗散。每服三钱，以水一中盏，入生姜半分，煎至五分，去滓，食前温服。

【主治】妇人月水不通，脐下绞痛，腹胁妨闷。

琥珀散

【来源】《太平圣惠方》卷七十二。

【组成】琥珀一两　土瓜根一两　当归一两（锉，微炒）　藕根一两　姜黄一两　白术半两　桂心半两　生干地黄三分　赤芍药三分　牛膝三分（去苗）　凌霄花三分　葳蕤子三分　川大黄一两（锉，微炒）

【用法】上为散。每服三钱，以水一中盏，煎至五分，去滓，食前温服。

【主治】妇人月水不利，攻脐腹疼痛，口干不食。

琥珀散

【来源】《太平圣惠方》卷七十二。

【组成】琥珀三分　芫花一分（醋浸，炒令干）　牛膝三分（去苗）　当归三分（锉，微炒）　赤芍药三分　没药半两

【用法】上为细散。每服一钱，食前以温酒调下。

【主治】妇人月水每来心间刺痛，腹内绞结。

琥珀散

【来源】《太平圣惠方》卷七十二。

【组成】琥珀一两（细研）　芫花三分（醋拌，炒令干）　黄柏三分（微炙，锉）　当归三分（锉，微炒）　干漆一两（捣碎，炒令烟出）　桂心三分　川大黄一两（锉，微炒）

【用法】上为细散。每服一钱，食前以热酒调下。

【主治】妇人月水不通，积成癥块，四肢羸瘦。

琥珀煎丸

【来源】《太平圣惠方》卷七十二。

【组成】琥珀一两（细研，以醋三升熬如膏）　虻虫半两（去翅足，炒黄）　水蛭半两（炒黄）　肉桂三两（去皱皮）　桃仁一两（去皮尖双仁，别

研，生用）　川大黄三两（生用）

【用法】上为末，以琥珀膏为丸，如梧桐子大。每服三十丸，空心以温酒送下。

【主治】妇人月候不通。

斑蝥丸

【来源】《太平圣惠方》卷七十二。

【组成】斑蝥一两（糯米拌炒令黄，去翅足）　干漆一分（捣碎，炒令烟出）　麒麟竭一分　硇砂一分　没药一分　凌霄花一分　胎发一两（烧灰）　狗胆一枚（干者）

【用法】上为末，熬醋如饧为丸，如绿豆大。每日五丸，空心时以桃仁汤送下。

【主治】妇人月水不通，脐腹积聚疼痛。

斑蝥散

【来源】《太平圣惠方》卷七十二。

【组成】斑蝥一分（糯米中同炒令黄，去翅足）　川大黄三分（锉，微炒）　水蛭一分（炒令黄）　当归三分（锉，微炒）　虻虫一分（炒令黄，去翅足）

【用法】上为细散。每服一钱，食前以温酒调下。

【主治】妇人月水不通，时作寒热，食少体瘦。

紫葛散

【来源】《太平圣惠方》卷七十二。

【组成】紫葛二分（锉）　鳖甲一两（涂醋，炙令黄，去裙襕）　桂心半两　牛膝三分（去苗）　京三棱三分（微煨，锉）　桃仁半两（汤浸，去皮尖双仁，麸炒微黄）　虻虫一分（微炒黄，去翅足）　蒲黄半两　当归三分（锉，微炒）　赤芍药三分　木香半两　牡丹三分　川芎三分　川大黄一两（锉，微炒）

【用法】上为粗末。每服三钱，以水一中盏，加生姜半分，煎至五分，去滓，食前稍热服之。

【主治】妇人月水不通，腹内有癥块，发来攻心腹，绞刺疼痛，吃食全少，四肢羸瘦。

紫石英散

【来源】《太平圣惠方》卷七十二。

【组成】紫石英（细研，水飞过） 朱砂（细研，水飞过） 虎杖（锉） 细瓷末 滑石各半两 斑蝥十枚（糯米同炒令黄，去翅足）

【用法】上为细散。每服一钱，空心以温酒调下。至巳时，小便先涩痛，即恶物下如鸡肝。

【主治】妇人三年内月水不通。

蛴螬丸

【来源】《太平圣惠方》卷七十二。

【组成】蛴螬三分（微炒） 生干地黄一两 牡丹三分 干漆半两（捣碎，炒令烟出） 赤芍药三分 牛膝三分（去苗） 土瓜根三分 桂心半两 桃仁三分（汤浸，去皮尖双仁，麸炒微黄） 黄芩半两 琥珀半两 虻虫一分（炒微黄，去翅足） 水蛭一分（炒微黄） 甜葶苈三分（隔纸炒令紫色） 赤茯苓一两 海藻三分（洗去咸味） 桑根白皮三分（锉）

【用法】上为末，炼蜜为丸，如梧桐子大。每服二十丸，食前温酒送下。

【主治】妇人月水久不通，或成肿满，气逆咳嗽，羸瘦食少。

墨圣丸

【来源】《太平圣惠方》卷七十二。

【组成】胎发一两（烧灰） 赤鲤鱼皮三两（烧灰） 虻虫一分（炒微黄，去翅足） 香墨半两 水蛭一分（炒微黄） 黑豆一合（醋拌，炒令黑烟尽） 羚羊角屑半两 麒麟竭半两 巴豆七枚（去皮心，研，纸裹压去油）

【用法】上为末，以软饭为丸，如梧桐子大。每服十丸，以热酒送下，不拘时候。

【主治】妇人月水久不通，恶血攻刺，腹内绞痛，四肢干瘦。

熟干地黄丸

【来源】《太平圣惠方》卷七十二。

【组成】熟干地黄二两 牡丹一两 柏子仁一两（微炒） 白芍药半两 当归半两（锉，微炒） 人参三分（去芦头） 紫石英一两（细研，水飞过） 白茯苓三分 桂心半两 附子半两（炮裂，去皮脐） 泽兰三分 白薇半两 草薢半两（锉） 牛膝三分（去苗） 石斛二分（去根节） 白术半两 细辛半两 川芎半两 吴茱萸半两（汤浸七遍，焙干，微炒） 木香半两 槟榔半两

【用法】上为末，炼蜜为丸，如梧桐子大。每服三十丸，空心及晚食前以温酒送下。

【主治】妇人月水不利。四肢羸瘦，吃食减少，渐觉虚乏，无子。

獭胆丸

【来源】方见《太平圣惠方》卷七十二，名见《本草纲目》卷五十一。

【组成】水蛭十枚（炒令微黄） 川椒一分（去目及闭口者，微炒去汗） 硇砂一分（细研） 獭胆一枚（干者） 狗胆一分（干者）

【用法】上为末，以醋煮面糊为丸，如绿豆大。每服五丸，食前当归酒送下。

【主治】妇人月水不通，心腹滞闷，四肢疼痛。

菖蒲散

【来源】《太平圣惠方》卷七十三。

【组成】菖蒲一两 当归一两（锉，微炒） 秦艽二分 吴茱萸半两（汤浸七遍，焙干，微炒）

【用法】上为粗散。每服三钱，以水一中盏，加葱白五寸，煎至六分，去滓，食前温服。

【主治】妇人月水滞涩，阴中肿痛。

大黄丸

【来源】《太平圣惠方》卷七十九。

【组成】川大黄一两（锉，微炒） 桃仁一两（汤浸，去皮尖双仁，麸炒微黄） 干漆一两（捣碎，炒令烟出） 赤茯苓三分 甜葶苈三分（隔纸炒令紫色） 牛膝一两（去苗） 牡丹三分 水蛭半两（炒令黄） 川芎半两 桂心半两 柴胡三分（去苗） 牡蒿三分 人参半两（去芦头） 当归半

两（锉，微炒） 干姜一分（炮裂，锉） 虻虫半两（微炒令黄，去翅足） 川椒一两（去目及闭口者，微炒去汗） 䗪虫半两（炒令微黄） 吴茱萸一分（汤浸七遍，焙干，微炒） 生地黄一两

【用法】上为末，炼蜜为丸，如梧桐子大。每服十丸，食前以温酒送下。

【主治】产后恶血凝滞，月水不通。

牛膝散

【来源】《太平圣惠方》卷七十九。

【组成】牛膝一两（去苗） 桂心半两 当归半两（锉，微炒） 菴䕡子一两 牡丹半两 蓬莪术半两 瞿麦半两 琥珀半两 防葵半两 刘寄奴半两 桃仁半两（汤浸，去皮尖双仁，麸炒微黄） 甘草半两（炒微赤，锉）

【用法】上为散。每服三钱，以水一中盏，加生姜半分，煎至六分，去滓，每于食前稍热服。

【主治】产后气滞，月水不通，腹胁疼痛。

红蓝花散

【来源】《太平圣惠方》卷七十九。

【组成】红蓝花半两 琥珀一两 川大黄一两（锉碎，微炒） 瞿麦半两 当归一两（微炒） 桂心一两 延胡索三分 赤芍药半两 姜黄半两 牛膝半两（去苗） 桃仁三分（汤浸，去皮尖双仁，麸炒微黄） 蓬莪术半两

【用法】上为细散。每服一钱，食前以温酒调下。

【主治】产后月水不通，腹胁刺痛，面色萎黄，时发烦热，不思饮食。

赤龙皮散

【来源】《太平圣惠方》卷七十九。

【组成】赤鲤鱼皮四两（烧灰） 虻虫一分（微炒令黄，去翅足） 水蛭一分（微煨令黄） 蒲黄半两 琥珀半两 乱发灰半两 麝香一钱（细研）

【用法】上为细末。每服一钱，食前以热酒调下。

【主治】产后滞血在脏，致月水不通。

牡丹丸

【来源】《太平圣惠方》卷七十九。

【组成】牡丹一两 川大黄一两（锉碎，微炒） 赤芍药一两 木香半两 桃仁半两（汤浸，去皮尖双仁，麸炒微黄） 虻虫一分（炒令微黄去翅足） 水蛭一分（微炒令黄） 蛴螬一分（微炒） 瞿麦三分 川芎三分 当归三分（锉，微炒） 海藻一（三）分（洗去咸味） 桂心半两

【用法】上为末，炼蜜为丸，如梧桐子大。每服二十丸，食前以温酒送下。

【主治】产后月水不通，胁腹滞闷，四肢烦疼。

虎杖散

【来源】《太平圣惠方》卷七十九。

【组成】虎杖三分 牛膝三分（去苗） 苏枋半两（锉） 红蓝花半两 莲子心半两 当归三分（锉，微炒） 桂心半两 牡丹半两 干漆半两（捣碎，炒令烟出） 鬼箭羽半两 狗膝二个（干者） 硇砂半两（研入） 琥珀半两 麝香一分（研入）

【用法】上为细散，研令匀。每服一钱，食前以温酒调下。

【主治】产后多时，月水不通。

虻虫散

【来源】《太平圣惠方》卷七十九。

【组成】虻虫半两（去翅足，微炒） 川大黄二分（锉，微炒） 乱发灰半两 蒲黄半两 麒麟竭半两 延胡索三分 伏龙肝半两（细研） 当归半两（锉，微炒） 赤芍药半两 狗胆二枚（干者） 䗪虫半两（微炒） 水蛭半两（炒令黄） 麝香一分（研入） 朱砂半两（细研，水飞过）

【用法】上为细散，入研了药令匀。每服二钱，食前以温酒下。

【主治】产后日久月水不通。

鬼箭羽散

【来源】《太平圣惠方》卷七十九。

【组成】鬼箭羽一两 川大黄一两（锉碎，微炒

木香半两 桂心三分 当归三分（锉，微炒） 桃仁三分（汤浸，去皮尖双仁，麸炒微黄） 赤芍药三分 牛膝一两（去苗） 鳖甲一两（涂醋炙令黄，去裙襕） 延胡索三分 益母草半两

【用法】 上为散。每服三钱，以水一中盏，加生姜半分，煎至六分，去滓，食前温服。

【主治】 产后月水不通，脐腹时痛，四肢烦疼，不欲饮食，渐加瘦弱。

益母草子散

【来源】《太平圣惠方》卷七十九。

【组成】 益母草子一两 桂心半两 当归三分（锉，微炒） 赤芍药半两 熟干地黄半两 大麦蘖半两（微炒） 鬼箭羽半两 红蓝花半两 川大黄三分（锉，微炒） 赤鲤鱼皮灰半两 乱发灰半两 密陀僧半两（烧醋淬过） 虻虫一两（去翅足，微炒） 水蛭一两（炒令黄） 麝香一分（研入）

【用法】 上为细散，以赤马尿半中盏，酒半中盏，拌和前药令匀，直候干，研入麝香。每服二钱，食前以温酒调下。

【主治】 产后恶血稽留，经久未消，致月水不通，面色萎黄，脐腹疼痛，肌瘦无力。

硇砂丸

【来源】《太平圣惠方》卷七十九。

【组成】 硇砂半两（细研） 桂心半两 燕脂一钱（研入） 斑蝥半两（去翅足，以糯米拌炒，以米黄为度）

【用法】 上为细末，入研了药令匀，以狗胆和丸，如绿豆大。每服三丸，空心以红花酒送下。加至五丸。觉脐腹痛，即频服桃仁汤即通。

【主治】 产后月水久不通。

琥珀散

【来源】《太平圣惠方》卷七十九。

【组成】 琥珀一两 虎杖三分 牛膝一两（去苗） 木香半两 鳖甲一两（涂醋，炙令微黄，去裙襕） 赤芍药一两 柴胡一两（去苗） 赤茯苓三分 桂心半两 桃仁三分（汤浸，去皮尖双仁，麸炒微黄） 当归三分（锉，微炒） 枳壳三分（麸炒微黄，去瓤）

《普济方》引本方有川大黄一两（锉碎，微炒）。

【用法】 上为散。每服三钱，以水一中盏，入生姜半分，煎至六分，去滓，每于食前温服。

【主治】 产后月水不通，胁腹妨闷，四体烦疼，吃食减少，渐觉虚困。

【宜忌】 忌生冷、油腻、苋菜。

蛴螬丸

【来源】《太平圣惠方》卷七十九。

【组成】 蛴螬半两（微炒） 虻虫半两（去翅足，微炒） 水蛭半两（炒令黄） 桑螵蛸半两（微炒） 狗胆二枚（干者） 代赭半两 川大黄一两（锉，微炒） 桃仁一两（汤浸，去皮尖双仁，麸炒微黄）

【用法】 上为细末，炼蜜为丸，如梧桐子大。每服十丸，空心温酒送下。

【主治】 产后月水不通。

干地黄散

【来源】《太平圣惠方》卷一五一。

【组成】 生干地黄（焙）四两 当归（切，焙） 桂（去粗皮） 熟干地黄（焙）各一两

【用法】 上为散。每服三钱匕，空心、临卧温酒调下。

【主治】 室女月水不通，脐下疼痛。

舟车丸

【来源】《袖珍方》卷三引《太平圣惠方》。

【别名】 舟车神祐丸（《医学纲目》卷四引河间方）、净腑丸（《医宗金鉴》卷三十）、神祐丸（《女科切要》卷二）。

【组成】 大黄二两 甘遂（面裹，煮） 大戟（醋炒） 芫花（醋炒）各一两 青皮（去白） 槟榔 陈皮（去白） 木香各五钱 牵牛头末四两 轻粉一钱（张子和方无轻粉）

《丹溪心法》无轻粉。

【用法】上为末，水为丸，如梧桐子大。每服三五十丸，临卧温水送下。以利为度。

【主治】《袖珍方》：积聚。

【验案】虫积经闭 《浙江中医杂志》（1964，11：17）：高某某，女，23岁，已婚，1962年5月23日入院。患者月经一向正常，结婚3年未育。1960年初，曾患浮肿，继则腹胀经闭，以为妊娠；但腹胀善饥，便溏尿少，喜食盐粒，时吐涎沫，四肢沉重，周身乏力。诊时经闭已两年，面容虚胖少华，舌淡胖而大，苔白腻，脉弦滑，唇色白，内见丘疹，周身浮肿，下肢按之可容枣大之深陷，腹大而满，按之坚无压痛，脐周围可触到条状、索状结块，肝、脾均肿大，无压痛；腹泻日二三次，多为未消化之软便。诊为虫积经闭。根据病情辨证，属大实有赢状，用舟车丸峻剂逐水，以治标急之实。5月28日晨八时，空腹服下舟车丸五分，二小时后呕恶，腹绞痛，3小时后排出水及虫体一大盆，数得活蛔虫334条，腹消大半。5月29日晨八时再服舟车丸五分，又大便3次，排出蛔虫269条，腹臌消失近常人。月经于入院第18天来潮。

寻经丸

【来源】《袖珍方》卷四引《太平圣惠方》。

【别名】导经丸（《丹溪心法附余》卷二十）。

【组成】红花少许 当归 川芎 白芍药 甘草（炒） 官桂 桃仁（炒）一两 大黄三两 血竭二钱半 地胆二十个（去翅足）

　　方中当归至官桂用量原缺。

【用法】上为末，炼蜜为丸，如梧桐子大。每服三十丸，空心温酒送下。

【主治】妇人经病不通，脐腹连腰腿疼痛。

沉香鳖甲散

【来源】《博济方》卷四。

【别名】沉香鳖甲汤（《普济方》卷三三二）。

【组成】木香一两 沉香三分 鳖甲（九肋者一枚，净去裙襕，醋炙令黄香）一两半 常山一两 当归（去土并苗）一两 柴胡（去苗）一两 人参（去苗）一两 白茯苓（去黑皮）一两 官桂

（去粗皮）一两 青橘（去瓤）一两 陈橘（去瓤）一两 生地黄一两 半夏一两（以汤洗七遍去滑） 槟榔三分 甘草三分（炙）

【用法】上各制好，焙干为末。每服二钱，水一盏，加生姜三片，同煎至七分，去滓温服，空心、日午、临卧各一次。

【主治】室女荣卫不调，经候凝滞，或时头目昏闷，上膈积涎，肢体不利，五心虚烦，饮食进退，多困少力。

万应丸

【来源】《本草纲目》卷三十五引《指南方》。

【别名】万病丸（《三因极一病证方论》卷十八）、地黄煎丸（《普济方》卷三五二）。

【组成】干漆一两（打碎，炒烟尽） 牛膝末一两 生地黄汁一升

【用法】入银、石器中慢熬，俟可丸，丸如梧桐子大。每服一丸，加至三五丸，酒、饮任下。以通为度。

【主治】月经瘀闭不来，绕脐寒疝痛彻；及产后血气不调，诸疝癖病。

柏子仁丸

【来源】《普济方》卷三三三引《指南方》。

【别名】柏子丸（《外科理例·附方》）、女科柏子仁丸（《饲鹤亭集方》）。

【组成】柏子仁（锉，另研） 牛膝 卷柏各半两 泽兰叶 续断各二两 熟地黄三两

【用法】上为细末，炼蜜为丸，如梧桐子大。每服三十丸，空心米饮送下。

【功用】养血益阴。

【主治】阴虚血弱，水少火盛，经候微少，渐渐不通，手足骨肉烦疼，日渐赢瘦，渐生潮热，脉象微数。

【方论】《医方集解》：此手足少阴、厥阴药也。柏子仁安神而养心，地黄、续断、牛膝补肝肾而益冲任，卷柏、泽兰、活血脉而通经闭。

温经汤

【来源】《普济方》卷三三三引《指南方》。

【组成】人参　牛膝　甘草各一两　当归　芍药　牡丹皮　白术　官桂　川芎各二两

【用法】上为粗末。每服五钱，水二钟，加生姜三片，大枣一枚，煎一盏，去滓温服。

【主治】经道不通。

滋血汤

【来源】《太平惠民和济局方》卷九（续添诸局经验秘方）。

【组成】马鞭草　荆芥穗各四两　牡丹皮一两　枳壳（去瓤，麸炒）　赤芍药　肉桂（去粗皮）　当归（去苗，炒）　川芎各二两

【用法】上为粗末。每服四钱，乌梅一个，水二盏，煎至一盏，去滓，食前空心日四五服。服至半月或一月，经脉自通。

【功用】滋养通利。

【主治】妇人血热气虚，经候涩滞不通，致使血聚，肢体麻木，肌热生疮，浑身痛倦，将成劳瘵。

鬼箭丸

【来源】《传家秘宝》。

【组成】鬼箭羽　芍药各二分　白术三分（炒）　当归（洗过，锉，焙）　桂心　甘草各二分　牡丹皮三分　川大黄四分　干地黄三分　虻虫三分（炒）　蒲黄一分半（炒）　乌梅肉　人参三分

【用法】上为细末。每服二钱，以水二盏，加生姜，煎至六分后，再入酒三分，重煎三二沸，去生姜服之，空心服之后，更吃酒投之。

　　方中乌梅肉用量原缺。本方方名，据剂型，当作"鬼箭汤"。

【主治】妇人血脉不通，欲变成劳，寒热不调，不思饮食，肌肤消瘦，心腹刺痛，手足沉重。

木香散

【来源】《医方类聚》卷二〇四引《修真秘诀》。

【组成】生姜一斤（细切，银石器内炒干，令黄）　木香一两（炒）　沉香一两（微炒）　蓬莪术一两半（煨，捣碎）　白术二两（炒）　陈橘皮一两半（去瓤秤，炒）　甘草二两　肉桂一两（不得近火）

舶上茴香一两（炒）

【用法】上为细末。每服一钱，煨葱、酒及盐汤、饭饮、白汤调下并得。妇人产后败血攻心，炒生姜、小便调下；血气，橘皮汤下；小儿㿗气腹痛，肚胀脚肿，饭饮调下少许；室女经络不行，炒姜并地黄酒下；霍乱吐泻，木瓜汤下；老人元气发动，煨猪肾酒下。

【主治】妇人产后败血攻心，血气；小儿㿗气腹痛，肚胀脚肿；室女经络不行；霍乱吐泻；老人元气发动。

牡丹汤

【来源】《圣济总录》卷九十三。

【组成】牡丹皮一两半　桂（去粗皮）一两　木通（锉，炒）一两　芍药一两半　鳖甲（醋炙，去裙襕）二两　土瓜根一两半　桃仁（汤浸，去皮尖双仁，炒）一两

　　方中桃仁用量原缺，据《证治准绳·女科》补。

【用法】上为粗末。每服五钱匕，水一盏半，煎至一盏，去滓，分二次温服，空心、食后各一服。

【功用】《证治准绳·女科》：通经破血。

【主治】妇人骨蒸，经脉不通，渐增瘦弱。

牡丹丸

【来源】《圣济总录》卷一五〇。

【组成】牡丹皮二两　芍药一两　贝母半两　当归（切，焙）　川芎　桂（去粗皮）　苦参　大黄（锉，炒）各一两　郁李仁（汤去皮）二两

【用法】上为末，炼蜜为丸，如梧桐子大。每服二十丸，一日二次，温酒送下。

【主治】妇人血风劳气，气块攻心，日渐黄瘦，经脉不行。

干漆散

【来源】《圣济总录》卷一五一。

【组成】干漆一两（炒令烟出）　五灵脂二两半（用浆水一碗熬干，去沙石）　没药（研）　桂（去粗皮）　当归（切，炒）各半两　胡椒一分

麝香一钱（研入）

【用法】上为散。每服一钱匕，空心食前用热酒或醋汤调下。

【主治】血气滞涩，月经不行，呕逆酸水，心腹绞痛不可忍者。

大黄汤

【来源】《圣济总录》卷一五一。

【组成】大黄（锉，炒） 牛膝（去苗，酒浸，切，焙）二两 牡丹皮 紫葳（凌霄花是也） 虻虫（去翅足，炒） 甘草（炙）各一两 水蛭（炒） 代赭（别研） 干姜（炮） 细辛（去苗叶）各半两 桃仁（去皮尖双仁，麸炒）四两 麻仁一两半

方中大黄用量原缺。

【用法】上为粗末。每服三钱匕，水一盏，煎至六分，去滓，下朴消末一钱匕，再煎令沸，温服，有顷再服。

【主治】妇人经年月水不通，胞中有风冷。

【宜忌】取下恶物后避风。

牛膝汤

【来源】《圣济总录》卷一五一。

【组成】牛膝（酒浸，切，焙） 牡丹皮 芍药（炒） 当归（切，焙） 柴胡（去苗） 芎藭 鳖甲（去裙襕，醋炙） 羌活（去芦头） 桃仁（去皮尖双仁，炒黄） 陈橘皮（汤浸，去白，焙） 白蔷薇根 附子（炮裂，去皮脐）各一两 京三棱一两半 桂（去粗皮）半两

【用法】上锉如麻豆大。每服五钱匕，水一盏半，煎至七分，去滓，空心、食前温服。

【主治】妇女逾年月水不通，脐下结块。

牛膝汤

【来源】《圣济总录》卷一五一。

【组成】牛膝（酒浸，切，焙） 虻虫（去翅足，熬） 大黄（锉，炒） 黄芩（去黑心）各半两 水蛭（熬） 土瓜根各一分半 桃仁（去皮尖双仁，炒）一两 朴消三分

【用法】上为粗末。每服三钱匕，水一盏，煎七分，去滓，空心、食前温服。

【主治】月水不通，血气涩滞，结成坚块。

牛膝大黄散

【来源】《圣济总录》卷一五一。

【组成】牛膝（去苗）一两一分 大黄（锉，炒）二两半 菴䕡子 土瓜根 瞿麦穗 桃仁（汤去皮尖双仁，炒）各一两半 水蛭（糯米内炒熟，去米） 虻虫（炒，去翅足） 桂（去粗皮）各一两

【用法】上为细散。每服方寸匕，空腹煮生姜汁调服，一日二次。

【主治】妇人经水三年不通。

乌鸦散

【来源】《圣济总录》卷一五一。

【组成】乌鸦（去皮毛，炙）三分 墨（烧，醋淬）半两 当归（锉，焙）三分 延胡索半两 蒲黄（炒）半两 水蛭（糯米内炒熟，去米）半两 芫青（炒）一分

【用法】上为细散，研匀。每服一钱匕，温酒调下。

【主治】积血不散，经水不通。

丹砂丸

【来源】《圣济总录》卷一五一。

【组成】丹砂（研） 水银 硫黄各一钱（二味同结成砂子用） 硇砂（研） 腻粉各一字 斑猫二十一枚（去翅足，麸炒焦，为末） 雄黄（研）一字

《鸡峰普济方》有巴豆三个；《普济方》有硼砂，无硇砂。

【用法】上为末，以狗胆汁和，作四十九丸。每服一丸，空心、临卧炒铅丹少许，以酒半盏调匀，烧秤锤，蘸铅丹酒，微焦黑色，放温送下。

【主治】妇人月水不通，肢节烦痛，寒热往来，腹胁结块，攻刺疼痛，日渐羸瘦，欲变成劳；及产后血露不快，腹内疼痛。

水蛭丸

【来源】《圣济总录》卷一五一。

【组成】水蛭　虻虫（二味去翅足，生，为末）硇砂（研）各一两（三味以米醋一升半同煎如膏）延胡索一两半　琥珀（研）　白花蛇（酒浸，去皮骨，炙）各半两　芎䓖　白附子（炮）各一两

【用法】上药后五味捣罗为末，用前膏和丸，如梧桐子大。每服十丸，空心温酒送下。未通，加至二十丸。

【主治】室女月水不通。

水蛭饮

【来源】《圣济总录》卷一五一。

【组成】水蛭八十枚（糯米同炒，米熟去米）　桃仁（汤浸，去皮尖双仁，麸炒）一百枚　虻虫（去翅足，微炒）八十枚　大黄（锉，炒）三两

【用法】上锉细。每服三钱匕，水一盏，煎至六分，去滓温服，有顷再服。当下血；如未下，明日再服。

【主治】室女月水不通，腹满有瘀血。

生地黄饮

【来源】《圣济总录》卷一五一。

【组成】生地黄二两　羌活（去芦头）　柴胡（去苗）　桂（去粗皮）　当归（切，焙）　京三棱（煨）　川芎　地骨皮各半两　桃仁（汤浸，去皮尖双仁，麸炒）二十一枚。

【用法】上锉细。以童子小便五升，于新瓷器内慢火煮令如鱼眼沸至一升，去滓，每服半盏，五更、日午各一服，频作三五剂服之。

【主治】室女经水不通。

白芷散

【来源】《圣济总录》卷一五一。

【组成】白芷半两　当归一两（一半生，一半炒）侧柏（切，炒）二两

【用法】上为散。每服二钱匕，空心米饮调下。

【主治】妇人月事不通。

地黄散

【来源】《圣济总录》卷一五一。

【组成】生地黄八两　生姜五两

【用法】上各切，同炒干，为散。每服二钱匕，温酒调下。

【主治】室女经络寒凝，月水不通，心烦腹满，腰脚急痛；及产后血气不和，血块时攻心腹痛不可忍。

芍药散

【来源】《圣济总录》卷一五一。

【组成】赤芍药　牛膝（焙，酒制）半两　桂（去粗皮）　当归（焙）各三分　木香　牡丹皮　延胡索　人参　甘草（炙）　芎䓖各半两　桃仁（麸炒）一两

　　　方中赤芍药用量原缺。

【用法】上为散。每服二钱匕，早、晚温酒调下。

【主治】室女月水不通。

地黄煎丸

【来源】《圣济总录》卷一五一。

【组成】地黄汁　生姜汁　青蒿汁各一盏（同熬成膏）　麒麟竭（研）　没药（研）　延胡索　凌霄花　红蓝花各半两

【用法】上五味各为末，与前膏子和匀为丸，如弹子大。每服一丸，烧秤锤投酒化下。

【主治】妇人月候久不行，心忪体热，面颊色赤，不美饮食，脐下刺痛，腰胯重疼。

当归丸

【来源】《圣济总录》卷一五一。

【组成】当归（切，焙）一两　干漆（炒烟出）芎䓖各半两

【用法】上为末，炼蜜为丸，如梧桐子大。每服二十丸，温酒送下。

【主治】室女月水不通。

当归汤

【来源】《圣济总录》卷一五一。

【组成】当归（切，炒） 红蓝花 延胡索 紫葳各一两 琥珀半两（研） 牡丹皮 姜黄 牡蒙 鬼箭羽各三两 麒麟竭各一两 桃仁（去皮尖双仁，麸炒） 菴䕡子 藕节（切，焙） 没药（研） 桂（去粗皮）各一两

【用法】上为粗末。每服三钱匕，水一盏，酒半盏，同煎至七分，去滓，空心、食前温服。如无牡蒙亦得。

【主治】妇人经水不通，腰腹刺痛，拘倦少力，呕吐恶心，怠惰多睡，头旋眼涩，日渐羸瘦，饮食减少。

当归汤

【来源】《圣济总录》卷一五一。

【组成】当归（切） 芎䓖 桂（去粗皮） 牡丹皮 牛膝（酒浸，切，焙） 芍药（赤者） 延胡索 麦蘖（炒）各半两 没药 琥珀各一分

【用法】上为粗末。每服二钱匕，水一盏，煎至六分，去滓，食前温服。

【主治】妇人血涩不行，心忪肌热，腰重腹痛。

当归饮

【来源】《圣济总录》卷一五一。

【别名】当归散《普济方》（卷三三三）。

【组成】当归（切，炒） 桂（去粗皮） 干漆（捣，炒令烟出）各一两 虻虫（去翅足，炒） 水蛭（糯米同炒米熟，去米） 芍药 细辛（去苗叶） 黄芩（去黑心） 菱蕤 甘草各一两 大黄三两

【用法】上为粗末。每服三钱匕，清酒一大盏，煎至六分，去滓，下芒消二钱，烊尽，再煎令沸，食后温服。

【主治】妇人寒气内搏，月水不通，腹中气满，结块寒热。

当归散

【来源】《圣济总录》卷一五一。

【组成】当归（切，炒） 牡丹皮 芍药 延胡索 芎䓖各一两 桂（去粗皮） 黄芩（园小者） 甘草（炙） 水蛭（糯米同炒米熟，去米）各半两

【用法】上为散。每服二钱匕，空心温酒调下。

【主治】妇人血劳气滞，经脉不通，腹内疼痛。

延胡索散

【来源】《圣济总录》卷一五一。

【组成】延胡索 当归（切，焙） 蒲黄（炒） 芎䓖 生干地黄（焙） 赤芍药 泽兰 蓬莪术（煨，锉） 天麻 桂（去粗皮） 滑石各一两 地榆（醋炒，焙）半两

【用法】上为散。每服二钱匕，温酒或薄荷茶清调下。

【主治】室女月水不利，骨节酸痛，头面微浮，筋脉拘急；或生丹疹，寒热不时，饮食无味。

红蓝花汤

【来源】《圣济总录》卷一五一。

【别名】红蓝花散（《鸡峰普济方》卷十六）。

【组成】红蓝花 木通（锉） 牡丹皮各一两 当归（切，炒） 土瓜根各半两 甘草（炙）一分

【用法】上为粗末。每服三钱匕，水一盏，入葱白一寸，同煎至七分，去滓，空心、食前温服。

【主治】妇人经月不通，小便赤涩，身体疼痛。

吴茱萸汤

【来源】《圣济总录》卷一五一。

【组成】吴茱萸（汤洗，焙干，炒） 大黄（锉，炒） 当归（切，炒） 甘草（炙） 干姜（炮） 熟干地黄（焙） 川芎 虻虫（去翅足，炒） 水蛭（糯米同炒米熟，去米）各一两 细辛（去苗叶）半两 栀子仁六个 桃仁（去皮尖双仁，麸炒）二两 芍药一两半

【用法】上为粗末，每服三钱匕，水一盏，煎至六分，去滓温服，有顷再服。

【功用】通血止痛。

【主治】妇人月水不通，心腹疼痛欲死。

牡丹汤

【来源】《圣济总录》卷一五一。

【别名】牡丹散（《鸡峰普济方》卷十七）、牡丹皮散（《杨氏家藏方》卷十六）。

【组成】牡丹皮　当归（切，焙）　川芎　白芷　紫葳　延胡索　红蓝花　赤芍药　桂（去粗皮）　刘寄奴各一两

【用法】上为粗末。每服三钱匕，水一盏，入生姜一枣大（拍碎），煎至六分，入酒三分，重煎取沸，去滓空心服。

【功用】破血行经止痛。

【主治】

1.《圣济总录》：室女月水不通，虚胀如鼓，不嗜饮食。

2.《杨氏家藏方》：妇人月候久闭，心腹胀满，身体疼痛，瘦悴食少，发热自汗。

牡丹汤

【来源】《圣济总录》卷一五一。

【组成】牡丹皮　当归（切，焙）　黄芩（去黑心）　川芎　甘草（炙）　芍药　细辛（去苗叶）　桂（去粗皮）　人参各一两　生干地黄（炒）一两半　大黄（锉炒）二两　水蛭（炒）二十五个　干姜（炮）半两　桃仁（汤浸，去皮尖双仁，麸炒）二十五个　虻虫（去翅足，炒）二十五个　黄雌鸡一只（去肠肚，以水八盏，煮取四盏，澄清）

【用法】上除鸡外，为粗末。每服三钱匕，取鸡汁一盏，同煎至七分，去滓下消石末半钱匕，更煎一沸，食前温服，每日一次。

【主治】室女月水不通，或天癸过期素未通者。

沉香汤

【来源】《圣济总录》卷一五一。

【组成】沉香　槟榔（锉）　甘草（炙）各三分　鳖甲（九肋者，去裙襕，醋炙）一两半　木香　当归（切，焙）　柴胡（去苗）　人参　白茯苓（去黑皮）　桂（去粗皮）　青橘皮（汤浸，去白，焙）　陈橘皮（汤浸，去白，焙）　生地黄各一两

【用法】上锉如麻豆大。每服三钱匕，水一盏，加生姜一枣大（拍碎），同煎至七分，去滓温服，空心、日晚各一次。

【主治】室女荣卫凝涩，月水不利，或时头目昏闷，肢体拘急，五心虚烦，饮食进退，多困少力。

羌活散

【来源】《圣济总录》卷一五一。

【组成】羌活（去芦头）　桂（去粗皮）　牡丹皮　川芎　芍药　延胡索　枳壳（去瓤，麸炒）　当归（切，焙）　甘草（炙）　白术　蓬莪术（煨）各一两　陈橘皮（汤浸，去白，焙）一两半　木香　大黄（锉，炒）各半两

【用法】上为散。每服二钱匕，温酒调下，不拘时候。

【主治】室女经络凝滞，攻腹疼痛，肢体烦热，骨节酸倦。

虎杖汤

【来源】《圣济总录》卷一五一。

【组成】虎杖　木通（锉）　牛膝（酒浸，切，焙）各二两　茅根三两　桃仁（去皮尖双仁，炒）四十九枚　紫葛　大黄二两半（锉，炒）　芒消　牡丹（去心）各一两半

【用法】上为粗末。每服三钱匕，水一盏，煎七分，去滓，空心食前温服。

【主治】月水不通，腹中结块，绞刺疼痛。

虎杖汤

【来源】《圣济总录》卷一五一。

【组成】虎杖　牡丹皮　京三棱（炒）各一两一分　芎藭　当归（炒）各一两半　桂（去粗皮）　陈橘皮各三分　大腹并皮五个

【用法】上为粗末。每服三钱匕，水一盏，入生姜一枣大（拍碎），同煎至七分，去滓，下地黄汁一合，芒消一钱匕，更煎一二沸，空心、日午温服。

【主治】室女月水不通。

荡滞散

【来源】《圣济总录》卷一五一。

【组成】斑蝥（炒，去翅足）半两　大黄（锉，炒）三分　水蛭（糯米内炒熟，去米）　虻虫（炒）各一分

【用法】上为细散。每服半钱匕，狗胆酒调下。

【主治】妇人经脉不通。

鬼箭羽丸

【来源】《圣济总录》卷一五一。

【组成】鬼箭羽　水蛭（熬）　细辛（去苗叶）各三分　桃仁（去皮尖双仁，炒，别研）　当归（切，焙）　川芎各一两　大黄（锉，炒）　牛膝（酒浸，焙）各一两一分

【用法】上为末，炼蜜为丸，如梧桐子大。每服十丸，渐加至二十丸，空腹酒送下。

【主治】月水不通，腰腹疼痛。

鬼箭羽汤

【来源】《圣济总录》卷一五一。

【组成】鬼箭羽　木香　当归（切，焙）　黄芩（去黑心）　桂（去粗皮）　川芎　白术各一两　芍药一两一分　大黄（锉，炒）　桃仁（汤浸，去皮尖双仁，麸炒）四十九枚　土瓜根　刘寄奴各一两　虻虫四十九枚（去翅足，糯米同炒，米熟去米）

【用法】上为粗末。每服三钱匕，以水一盏，加生姜五片，煎至七分，去滓，下槟榔、朴消末各半钱匕，更煎一沸，温服。

【主治】室女月水不通，肌肤不泽，日觉瘦瘁，滑血。

姜黄散

【来源】《圣济总录》卷一五一。

【组成】姜黄　丁香　当归（切，焙）　芍药各半两

【用法】上为散。每服二钱匕，温酒调下，不拘时候。经脉欲来先服此药。

【功用】调顺荣气。

【主治】室女月水滞涩。

桂心䕡茹子丸

【来源】《圣济总录》卷一五一。

【别名】䕡茹子丸。

【组成】桂（去粗皮）　川芎　土瓜根　桑耳（微炒）　牛膝（酒浸，切，焙）　大黄（锉，炒）　䕡茹子各一两　赤茯苓（去黑皮）一两一分　熟干地黄（切，炒）二两　甘草（炙，锉）三分　赤芍药一两半

【用法】上为末，炼蜜为丸，如梧桐子大。每服二十丸，空腹酒送下。渐加至三十丸。

【主治】妇人经候不调，月水不通，脐下绞痛，身体黄瘦，不思饮食。

桃仁丸

【来源】《圣济总录》卷一五一。

【组成】桃仁（汤浸，去皮尖双仁，麸炒黄）　牡丹皮　当归（微炒）各三两　川芎　土瓜根（去土，锉）　芍药　桂（去粗皮）　牛膝（酒浸，切，焙）　防风（去叉）各二两　甘草（炙）一两

【用法】上为末，炼蜜为丸，如梧桐子大。每服三十丸，渐加至五十丸，空心温酒送下。

【主治】妇人月水不利，气血不和，脐下绞痛，面色萎黄，身体羸瘦，饮食不下。

桃仁汤

【来源】《圣济总录》卷一五一。

【组成】桃仁（汤浸，去皮尖双仁，麸炒黄）十枚　干姜（炮）　芍药　当归（微炒）　芒消　吴茱萸（汤浸七遍，焙干，微炒）各半两　大黄（锉，炒）一两半　甘草（炙）一分　桂（去粗皮）一两

【用法】上为粗末，每服三钱匕，水一盏，煎七分，去滓服。血快即止。

【主治】妇人月水不利，脐腹撮痛。

桃仁汤

【来源】《圣济总录》卷一五一。

【组成】桃仁（汤浸，去皮尖双仁，炒黄）十五枚 干姜（炮裂） 木香（炮） 芍药 吴茱萸（微炒） 当归（微炙）各一两 甘草（炙）半两 桂（去粗皮）一两半 大黄（锉碎，炒熟）二两

【用法】上为粗末。每服三钱匕，水一盏。煎至七分，去滓，加芒硝少许，更煎一二沸，温服。

【主治】月水不利，或将下，少腹痛。

柴胡饮

【来源】《圣济总录》卷一五一。

【组成】柴胡（去苗）一两半 半夏（汤洗七遍，焙）三分 牡丹皮二两 当归（锉，焙）一两半 白茯苓（去黑皮）一两半 桃仁（去皮尖双仁，炒）四十枚 吴茱萸（洗，焙，微炒） 大黄（饭甑中蒸三遍，炒） 白术 桑寄生 桂（去粗皮） 川芎各一两半

【用法】上为粗末。每服五钱匕，水二盏，煎至一盏，去滓，空腹温服。

【主治】妇人月经不通，腰腹冷痛，面无颜色，渐至羸瘦，腹胀气满，欲成骨蒸。

柴胡饮

【来源】《圣济总录》卷一五一。

【组成】柴胡（去苗） 牛膝（去苗） 枳壳（去瓤，麸炒）各二两 菴䕡子 大黄（锉，炒） 土瓜根各二两半 牡丹皮 桂（去粗皮）各一两半 桃仁（汤浸，去皮尖双仁，麸炒）五十枚 朴硝二两

【用法】上锉。每服三钱匕，水一盏，加生姜一枣大（拍碎），煎至六分，去滓温服，有顷再服。

【主治】室女月水不通，心腹胀满。

凌霄花汤

【来源】《圣济总录》卷一五一。

【组成】凌霄花（去萼，一名紫葳） 芫花（酽醋炒焦） 红蓝花各半两 没药一分（研）

【用法】上为粗末。每服一钱匕，水一盏，煎至六分，去滓，食前热服。

【主治】妇人血闭不行，脐下硬痛，及腰痛不可忍。

桑耳汤

【来源】《圣济总录》卷一五一。

【组成】桑耳（炙）一两 当归（切，焙） 芍药 桂（去粗皮） 大黄（锉，炒）各半两 枳壳（麸炒，去瓤） 瞿麦穗各一两

【用法】上为粗末。每服三钱匕，水一盏，煎至六分，去滓，温服，一日二次。

【主治】室女月水不通。

硇砂丸

【来源】《圣济总录》卷一五一。

【组成】硇砂（研）半两 水银一分 黑铅半分（与水银结成沙子） 当归（切，炒）半两 京三棱一两（炮） 青橘皮（去白，焙） 延胡索各半两 芫青（糯米同炒，去头足翅） 芫花（醋炒焦）各一分

【用法】上为末，和匀，炼蜜为丸，如梧桐子大。每服五丸，空心、食前红兰花汤送下。

【主治】妇人月候久不通，脐下结硬疼痛。

琥珀丸

【来源】《圣济总录》卷一五一。

【组成】琥珀（碎） 生藕节（切，焙） 没药（研） 斑蝥（去翅足，糯米同炒熟，去米）各半两 白丁香 硇砂各一分（研） 牵牛子（生）半两

【用法】上为末，用醋熬狗胆为丸，如梧桐子大。每服五丸，空心没药酒送下，未通加至十丸。

【主治】妇人月水不通。

琥珀丸

【来源】《圣济总录》卷一五一。

【组成】琥珀（别研） 木香 禹余粮（煅，醋淬） 白术 芍药 鳖甲（去裙襕，酒浸，炙令

香）桂（去粗皮） 附子（炮裂，去皮脐） 羌活（去芦头） 蓬莪术（炮，锉） 细辛（去苗叶） 牡丹（去心） 肉豆蔻（去壳） 人参 京三棱（炮，锉） 黄耆（锉）各一两 当归（微焙） 槟榔（锉） 枳壳（去瓤，麸炒）各一两半 柴胡（去苗） 川芎 桃仁（汤浸，去皮尖双仁，炒黄色）各二两 安息香半两（研）

【用法】上为末，以生地黄自然汁一碗，与药末同拌，次用酒煮面糊为丸，如梧桐子大。每服二十丸，空心温酒送下。

【主治】妇人虚冷，月水凝涩不利，腹内疼痛，四肢烦热，皮肤瘾疹，饮食减少。

紫葳散

【来源】《圣济总录》卷一五一。

【组成】紫葳（凌霄花是也） 青橘皮（汤浸，去白，焙） 当归（切，焙）各半两 大麦（炒） 大黄（锉，炒） 没药 桂（去粗皮） 川芎各一分

【用法】上为散。每服一钱匕，食前温酒调下。

【功用】通经止痛。

【主治】室女月水不通。

紫葛丸

【来源】《圣济总录》卷一五一。

【组成】紫葛（锉） 菴䕡子 牛膝（酒浸，切，焙）各一两半 桃仁（去皮尖双仁，熬）四十九枚 水蛭二十一枚（熬） 赤芍药 鳖甲（去裙襕，醋炙）各二两 牡丹皮一两一分 瞿麦穗一两 桂（去粗皮）二两

【用法】上为末，炼蜜为丸，如梧桐子大。每服二十丸，渐加至三十丸，空腹煎茅根、槟榔汤送下，一日二次。

【主治】月水不通，脐下结块，渐觉羸瘦，不能饮食。

温经丸

【来源】《圣济总录》卷一五一。

【组成】牛膝（酒浸，切，焙）一两半 大黄

（锉，炒） 桃仁（去皮尖双仁，炒，别研）一两一分 川芎 桂（去粗皮） 当归（切，焙）各一两 水蛭（熬） 细辛（去苗叶）各三分

【用法】上为末，炼蜜为丸，如梧桐子大。每服二十丸，加至三十丸，空腹酒送下。

【主治】妇人月水不通，脐下撮痛。

麒麟竭散

【来源】《圣济总录》卷一五一。

【组成】麒麟竭 鲮鲤甲（炙焦） 水蛭（炒） 虻虫（去翅足）各半两

【用法】上为散，水和成块，外用湿面裹，炮焦赤，去面取药，再研为散。每服一钱匕，空心、食前煎当归酒温调下。

【主治】妇人经候结滞不通。

鳖甲汤

【来源】《圣济总录》卷一五一。

【组成】鳖甲（去裙襕，醋炙） 白前 代赭（煅，醋淬） 京三棱（炮，锉） 附子（炮裂，去皮脐） 延胡索各一两半 大黄（锉，炒） 甘草（炙，锉） 木香 桂（去粗皮） 当归（切，焙）各一两 桃仁（去皮尖双仁，炒）二十个 熟干地黄（焙）三两 红蓝花三分 大腹皮（锉）二两半

【用法】上锉如麻豆大。每服五钱匕，水一盏半，煎取八分，去滓温服，不拘时候。

【主治】妇人经候不通，已经三两月者。

干地黄汤

【来源】《圣济总录》卷一五三。

【别名】熟地黄汤（《校注妇人良方》卷一）。

【组成】熟干地黄 泽兰叶 白茯苓（去黑皮） 人参 五味子 附子（炮裂，去皮脐） 当归（切，炒） 禹余粮（火煅，醋淬）各一两

【用法】上为粗末。每服三钱匕，水一盏，煎至七分，去滓，空心、日午、夜卧温服。

【主治】妇人先有所脱血，或醉中房劳伤肝，致使月事不来，血枯燥。

大黄丸

【来源】《圣济总录》卷一五三。

【组成】大黄（锉，炒）　消石（熬沸，研细）各二两　蜀椒（去目及闭口者，炒出汗）半两　代赭（别研）　干漆（炒烟尽）　川芎　赤茯苓（去黑皮）　干姜（炮）　虻虫（去翅足并头，炒）各一两

【用法】上为末，炼蜜为丸，如梧桐子大。每服二十丸，空心、食前酒送下；米饮亦得。渐加至三十丸。

【主治】妇人月不通，结坚瘕如石，腹胀血积不散。

木通饮

【来源】《圣济总录》卷一五三。

【组成】木通（锉）一两　桑根白皮（锉）　泽泻　防己　赤茯苓（去黑皮）　石韦（去毛）各三分　大腹（锉）四枚

【用法】上为粗末。每服五钱匕，水一盏半，煎至一盏，去滓温服，一日三次。如水通利，即疏服。

【主治】妇人水分，先病水肿，日久不消，致经水断绝。

地黄汤

【来源】《圣济总录》卷一五三。

【组成】熟干地黄　泽兰叶　白茯苓（去黑皮）　人参　五味子　附子（炮裂，去皮脐）　当归（切，炒）　禹余粮（火煅醋淬）各一两

【用法】上为粗末。每服三钱匕，水一盏，煎至七分，去滓，空心、日午、夜卧温服，一日三次。

【主治】妇人先有所脱血，或醉中房劳伤肝，致使月事不来，血枯燥干。

地黄煎丸

【来源】《圣济总录》卷一五三。

【组成】生地黄（肥者，细切，研烂绞汁）十斤　生姜（去皮，研烂绞汁）一斤半（二味汁于微火上煎令如稀饧）　干漆（炒令烟尽）　桂（去粗皮）　桃仁（汤浸，去皮尖双仁，麸炒）　当归（切，焙）　生干地黄（焙）　芍药　牡丹皮　牛膝（去苗，酒浸，炙黄，锉碎）各二两　大黄（煨，锉）一两半　水蛭（糯米炒）　虻虫（去翅足并头，炒）各一百枚

【用法】上为末，入前地黄煎中，以微火上煎，硬软得所，即丸如梧桐子大。每服七丸，空心、食前温酒送下。

【主治】妇人因月水不调，血结不通，血积小腹成块，如覆杯。

赤茯苓丸

【来源】《圣济总录》卷一五三。

【组成】赤茯苓（去黑皮）一两　猪苓（去黑皮）一两半　泽泻一两　小海蛤一两半　陈橘皮（汤浸，去白，焙）　桂（去粗皮）各三分　防己　泽漆（微炒）各一两　木通（炙，锉）一分　赤芍药一两

【用法】上为末，炼蜜为丸，如梧桐子大。每服二十丸，煎桑白皮汤送下，一日三次。

【主治】妇人水气在皮肤浮肿，经水不通。

桃仁丸

【来源】《圣济总录》卷一五三。

【组成】桃仁（汤浸，去皮尖双仁，麸炒黄）　泽泻　白茯苓（去黑皮）　芍药　瞿麦（用穗）　干姜（炮裂）　生干地黄（焙）　甜葶苈（纸上炒）　当归（切，焙）　甘草（炙）　川芎各一两　大黄（锉，炒）一两半

【用法】上为末，炼蜜为丸，如梧桐子大。每服二十丸，空心、食前温酒送下；米饮亦得。

【主治】妇人因月水不利，血结成积，气攻疼痛。

桃仁散

【来源】《圣济总录》卷一五三。

【组成】桃仁（汤浸，去皮尖双仁，炒）二两　刘寄奴（去根，锉碎）　蓬莪术（炮，细锉）　当归（炙，锉）　茴香子（微炒）　乌药（锉）　陈橘皮（汤浸，去白，焙）　桂（去粗皮）　干姜（炮，锉）　木香　附子（炮裂，去皮脐）　川芎　白术

桑黄（锉） 高良姜（锉）各一两
【用法】上为细末。每服二钱匕，温酒或醋汤调下，空心、晚食前服。
【主治】妇人因月水不通，血积不散，气攻疼痛，积聚成块。

磁石丸

【来源】《圣济总录》卷一五三。
【组成】磁石（火煅，醋淬三七遍） 白茯苓（去黑皮） 附子（炮裂，去皮脐）各一两 人参 当归（切，炒） 干地黄（焙）各一两
【用法】上为末，炼蜜为丸，如梧桐子大。每服二十丸至三十丸，温酒或米饮送下，空心、日午、夜卧各一次。
【主治】妇人阴气衰弱，血枯不荣，月事不来。

鳖甲丸

【来源】《圣济总录》卷一五三。
【组成】鳖甲（去裙襕，醋炙） 杏仁（汤浸，去皮尖双仁，炒） 苦葫芦（用瓢） 天门冬（去心，焙）各一两半 巴豆一分（去皮心膜，出油尽） 猪牙皂荚（涂酥炙） 石菖蒲（微炒） 桂（去粗皮） 葶苈（隔纸炒） 甘遂（微煨） 苦参 大黄（锉碎，醋炒） 柴胡（去苗） 当归（切，焙） 羚羊角（磅）各一两 龙骨（烧）三分
【用法】上为末，炼蜜为丸，如小豆大。每服十丸至十五丸，食前温水送下，每日三次。如一二服后小便利，即减丸数及间日服。
【功用】去水，调经血。
【主治】妇人水分，肢体肿满不消，因经水不通者。

易生汤

【来源】《圣济总录》卷一五九。
【组成】苍术（净洗，去皮）十二两 桔梗六两 枳壳（去瓢，麸炒） 麻黄（去根节） 附子（炮裂，去皮脐） 陈橘皮（汤浸，去白，焙）各三两 芍药 白芷 芎䓖 当归（切，焙） 甘草（锉） 桂（去粗皮） 半夏（汤洗七次） 赤茯苓（去黑皮）各一两半 厚朴（去粗皮，生姜汁炙） 干姜

（炮）各二两
【用法】上为粗末，除桂、枳壳二味外，其余慢火炒令色转，摊冷，次入桂、枳壳末令匀。每服三钱匕，水一盏半，醋一合，入生姜三片，煎至一中盏，去滓，稍热服，不拘时候。
【主治】妇人血气不调，心腹绞痛，或月闭不通，每有妊娠，多难产。

桃仁散

【来源】《上清紫庭追痨仙方》。
【组成】桃仁（汤泡，去皮尖，面炒令黄） 赤茯苓各一两（去皮） 芍药 人参各三分 槟榔四个 陈皮三分（去白） 犀角 安息香各一分 麝香二钱
【用法】上为细末。每服二钱，加生姜五片，水一盏，煎至六分，早、晚食前服。若取下虫头赤，便服天竺黄饮子补护心脏，未取下虫，亦须先服之护心。
【主治】妇人室女一切蓄热，腹内闷着，骨蒸，室女经脉不行，瘦劳肌热。

麝香散

【来源】《医方类聚》卷二一五引《追痨方》。
【组成】威灵仙四两（细末） 干漆一两（碎，炒令烟尽） 雄黄一分 麝香一分（二末另研）
【用法】上为末，再研。每服一大钱，水八分盏，煎至六分，空心和渣温服。当有恶秽毒物下，并是病根。此药颇难服，可以蒸饼糊为丸，如梧桐子大。每服十五丸至二十丸，茶、汤任下，次服桃仁散。
【主治】妇人室女，一切蓄热，腹内闷着，骨蒸，室女经脉不行，瘦劳肌热。

加味四物汤

【来源】《产乳备要》。
【组成】当归 地黄 芍药 川芎各一两 柴胡半两 黄芩二钱半
【用法】《御药院方》本方用法：上为粗末。每服四钱，水一盏半，入乌梅半枚，同煎至一大盏，

去滓，食后温服。

【主治】

1.《产乳备要》：妇人冲任不调，脐腹疼痛，月事入时不来，及冲任太过，致使阴阳不和，或发寒热，渐减饮食，欲成劳病。

2.《医方大成》：冲任虚损，月水不行，肌肤发热如瘵状。

土瓜根丸

【来源】《鸡峰普济方》卷十五。

【组成】蛴螬一升　熟地黄　牡丹　干漆　赤芍药　牛膝　土瓜根　桂各四两　桃仁　黄芩　牡蒙各三两　海藻　茯苓各五两　虻虫四百个　水蛭三百个　芒消二两　人参六分　茱萸二两

【用法】上为细末，炼蜜为丸，如梧桐子大。每服七丸，空心温酒送下。

【主治】月经不通六七年，或肿满气逆，腹胀瘕痛之疾。

养阴膏

【来源】《鸡峰普济方》卷十五。

【组成】生地黄一两半　当归　赤芍药　牛膝各一两　乌药半两　牡丹皮一钱　茯苓　红花（炒令黄）　水蛭各一钱

【用法】上为细末，炼蜜为丸，如弹子大。每日一丸，空心好酒化下。

【主治】室女气血相搏，经脉不行，体黄面肿，多胀减食。

【宜忌】忌醋及酸物等。

凌霄花丸

【来源】《鸡峰普济方》卷十六。

【组成】凌霄花　芫青（去翅足，微炒）　虻虫（同上法）　水蛭（微炒）各一分　桃仁　大黄　没药各半两

【用法】上为细末，以狗胆三个，法酒一盏，先将没药末同熬成膏，和前药为丸，如绿豆大。每服七丸，煎红蓝花散送下，不拘时候。

【主治】妇人室女经脉不通，五心烦热，四肢疼痛。

紫葳散

【来源】《鸡峰普济方》卷十六。

【组成】紫葳二两　当归　蓬莪术各一两

【用法】上为细末。每服二钱，空心冷酒调下。如行十里许，更用热酒调一服。

【主治】妇人、室女月候不通，脐腹绞痛，一切血疾。

地黄煎

【来源】《鸡峰普济方》卷十七。

【组成】生地黄三斤（取汁）　干漆一两　牛膝半两

【用法】上为细末，将地黄汁于银器内慢火熬成膏，和丸如梧桐子大。每服三十丸，食前酒送下。

【主治】惊恐忧思，意所不快，气郁抑而不舒，则乘于血，气滞则血结，以致经候顿然不行，绞痛，上攻心腹欲死；或因不行，积结渐渐成块，脐腹下如覆杯。

地黄通经丸

【来源】《鸡峰普济方》卷十七。

【组成】生地黄三两　虻虫　水蛭　桃仁各五十个

方中生地黄，《妇人大全良方》作"熟地黄"。

【用法】上为细末，炼蜜为丸，如梧桐子大。每服五丸，酒送下。未效，加至七丸。

【主治】

1.《鸡峰普济方》：经候顿然不行，绞痛，上攻心腹欲死，或因不行，积结渐渐成块，脐腹下如覆杯，久成肉癥。

2.《校注妇人良方》：产后恶露，脐腹作痛。

威灵仙散

【来源】《鸡峰普济方》卷十七。

【组成】威灵仙四两　干漆一两　雄黄一分　真麝香二钱

【用法】上为细末，拌匀。每服一大钱，水八分，煎至六分，空心和滓温服，至午后取下臭秽恶物，

并是病根；服五七日后，恶物少，即与好理劳药及和气汤散疗之。或用汤浸蒸饼为丸，如梧桐子大，每服二十丸，每日空心、午后用温米饮送下。如传尸伏连患，取后别服桃仁散。

【主治】一切蓄热骨蒸，室女经脉不通，劳瘦。

鬼箭丸

【来源】《鸡峰普济方》卷十七。

【组成】鬼箭羽 赤芍药 乌梅肉 牛膝 白薇 白术各三分 当归 桂心 甘草各二分 牡丹皮 干地黄 人参各三分 川大黄四分 虻虫 蒲黄各一分 朴消五分

【用法】上为细末，炼蜜为丸，如梧桐子大。初服十丸，加至二十丸，酒送下。

【主治】妇人血脉不通，欲变成劳，寒热不调，不思饮食，肤肤消瘦，心腹刺痛，手足沉重。

桂枝桃仁汤

【来源】《鸡峰普济方》卷十七。

【组成】桂枝 赤芍药各三两 熟干地黄二两 桃仁 甘草各一两

【用法】上为粗末。每服五钱，水二盏，加生姜三片，大枣一枚，煎至一盏，去滓，食前温服。

【主治】
1. 《妇人大全良方》：寒气客于血室，血凝不行，结积血为气所冲，新血与故血相搏，故经道不通，绕脐寒疝痛彻，其脉沉紧。
2. 《奇效良方》：妇人月事不通，小腹膇胀疼痛。
3. 《灵验良方汇编》：气血郁滞，经水不行，肠中作痛，渐积成块，脐下如覆钵。
4. 《医钞类编》：妇人经前先腹痛不可忍。

续断丸

【来源】《鸡峰普济方》卷十七。

【组成】杜仲 牛膝 萆薢 白术 羌活 续断 木瓜各一两 狗脊 青盐 熟地黄 川芎 薏苡仁各半两 附子二两

【用法】上为细末，将木瓜末入曲煮酒为膏为丸，

如梧桐子大。每服四十丸，空心酒送下。

【主治】下经虚冷，真气不足，经脉不行，气血凝滞，腿腰疼痛，转侧不得。

通经丸

【来源】《普济本事方》卷十。

【别名】椒姜通经丸（《医略六书》卷二十六）。

【组成】桂心（不见火） 青皮（去白） 大黄（炮） 干姜（炮） 川椒（去目并合口，微炒，地上出汗） 蓬莪术 川乌（炮，去皮尖） 干漆（炒令烟出） 当归（洗，去芦，薄切，焙干） 桃仁（去皮尖，炒）各等分

【用法】上为细末，将四分用米醋熬成膏，和余六分末为丸，如梧桐子大，阴干。每服二十丸，加至三十丸，用淡醋汤送下，温酒亦得，空心食前服。

《永类钤方》：入鸡子清同丸，畏漆入肠胃生疮也。

【功用】
1. 《本事方释义》：去故生新。
2. 《全国中药成药处方集》（沈阳方）：调理经闭。

【主治】
1. 《普济本事方》：妇人室女月候不通，疼痛，或成血瘕。
2. 《普济方》引《医学类正方》：怀妊三四个月，头晕腹痛，不能饮食，日渐羸瘦。
3. 《医方类聚》引《仙传济阴方》：吐血上行。

【方论】《医略六书》：经寒血闭，结成癥瘕，故冲脉不行，月经不通焉。当归养血活血以荣经脉，桂心暖血温经以通经闭；川椒补火散寒，干姜温中开结；桃仁破积血以通经，干漆消除垢以化积；青皮平肝破瘕，蓬术削积溃癥；川乌振发生阳之气，大黄荡涤陈积之结也。醋以丸之，酒以行之，使经寒解散，则血闭自行而癥瘕无不退、月经无不通矣。

【验案】《普济方》引《医学类正方》：经闭腹痛尝有一妇人经水不行，腹中疼痛，诸医皆进温中治寒气药剂，其痛尤甚。告之亲族曰：痛不能忍，欲求自尽。举家无主。因看《普济本事方》通经丸论说，遂合，数服顿愈。

琥珀散

【来源】《普济本事方》卷十。

【别名】三棱当归散（《普济方》卷三三四）。

【组成】荆三棱 蓬莪术 赤芍药 刘寄奴 牡丹皮 官桂 熟干地黄 菊花 真蒲黄 当归（干称）各一两（细锉）（一方不用菊花、蒲黄，用乌药、延胡索）

【用法】上前五味用乌豆一升，生姜半斤（切片），米醋四升，同煮豆烂为度，焙干，入后五味，同为末。每服二钱，空心、食前温酒调下。若是寻常血气痛，只一服；产后血冲心，二服便下。

【主治】

1.《普济本事方》：妇人月经壅滞，每发心腹脐绞痛不可忍；产后恶露不快，血上抢心，迷闷不省，气绝欲死。

2.《医碥》：臂痛。

【方论】《本事方释义》：荆三棱气味苦平，入足厥阴；蓬莪术气味辛温，入足厥阴；赤芍药气味苦平，入足厥阴，能行血中之滞；刘寄奴气味苦温，入足厥阴，能行血止疼、去癥痕；牡丹皮气味辛平，入足少阳；官桂气味辛甘温，入足厥阴；熟地黄气味甘苦微寒，入足少阴；甘菊花气味辛凉，入手太阴、足少阳、厥阴；蒲黄气味辛温，入足厥阴；当归气味辛甘微温，入手少阴、足厥阴；佐以乌豆之润而下行，生姜之辛温而通，米醋之酸而入肝，温酒送药引入经络。妇人经水壅滞及产后恶露不快，腹脐绞痛，血上抢心，迷闷欲绝者，此药治之。虽方中养血药少，行血疏滞药多，要不过欲其去故生新，遂大有功于妇人矣。

金锁正阳丹

【来源】《续本事方》卷一。

【组成】砒一两（火煅） 巴豆十两（去油） 乌头一两（炮） 木鳖六个 雄黄半两

【用法】上为末，用黄蜡、沥青（好者）各一两半，黄丹一两，朱砂一两半，细研溶热，入前项药末，乘热为丸，如鸡头子大。每服一丸，常服空心盐汤送下；小肠气痛，炒茴香酒冷，下木通，煎汤送下；滑肠脱肛，干姜、艾同煎酒温下；心

气痛，烧钱淬醋送下二丸；气块，嚼干柿子送下一丸；妇人红脉不行及产后诸疾，当归酒送下；眼多冷泪，盐椒汤送下。

【主治】小肠气痛，滑肠脱肛，心气痛，气块，妇人经脉不行，及产后诸疾，眼多冷泪。

二气丹

【来源】《宣明论方》卷十一。

【别名】二气丸（《济阴纲目》卷二）。

【组成】大黄四两（别为末，醋一升，慢火熬成膏子） 当归二两 白芍二两

【用法】上为末，以膏子为丸，如梧桐子大。每服二十丸，食前淡醋汤送下，每日三次。有燥热，以柴胡饮子相参服之。

本方方名，原作二气汤，与剂型不符，据《医方类聚》改。

【主治】

1.《宣明论方》：月水不调，继绝不产，面黄肌瘦，恒不思美食。

2.《医略六书》：经闭脉数涩，左右强弱不调者。

【方论】《医略六书》：热瘀不清，经血暗耗，故经脉闭遏，月事不行焉。当归养既耗之血，白芍敛热伤之阴，大黄净汁，熬膏入药，丸服。醋以引之入肝，饮以漱之和胃，使热化血荣，则冲任蓄泄有权，何患经闭不通乎？

【加减】如月水不通，加入干漆三钱（炒焦用），没药半两，硇砂三钱（研），官桂二钱，斑蝥三钱（去头足，炒热用，生用则吐泻）。

乌鸡煎

【来源】《三因极一病证方论》卷十八。

【别名】乌鸡煎丸（《妇人大全良方》卷二）、小乌鸡煎丸（《世医得效方》卷十五）、小乌鸡丸（《医学入门》卷八）。

【组成】吴茱萸（醋煮） 良姜 白姜（炮） 当归 赤芍药 延胡索（炒） 破故纸（炒） 川椒（炒） 生干地黄 刘寄奴 蓬莪术 橘皮 青皮 川芎各一两 荷叶灰四两 白熟艾（用糯米饮调饼）二两

【用法】上为末，醋糊为丸，如梧桐子大。每服三五十丸。月经不通，红花、苏木酒送下；白带，牡蛎粉调酒送下；子宫久冷，白茯苓煎汤送下；赤带，建茶清送下；血崩，豆淋酒调绵灰送下；胎不安，蜜和酒送下；肠风，陈米饮调百草霜送下；心疼，菖蒲煎酒送下；漏阻下血，乌梅温酒送下；耳聋，蜡点茶汤送下；胎死不动，斑蝥二十个煎酒送下；腰脚痛，当归酒送下；胞衣不下，芸薹研水送下；头风，薄荷点茶送下；血风眼，黑豆、甘草汤送下；生疮，地黄汤送下；身体疼痛，黄耆末调酒送下；四肢浮肿，麝香汤送下；咳嗽喘痛，杏仁、桑白皮汤送下；腹痛，芍药调酒送下；产前后痢白者，白姜汤送下；赤者，甘草汤送下；杂者，二宜汤送下；常服，温酒、醋汤任下，并空心、食前服。

【主治】月经不通，赤白带下，血崩；子宫久冷，胎动不安，漏阻下血，胎死不动，胞衣不下；产前产后下痢赤白，头风，身体疼痛，心腹痛，肠风，四肢浮肿，咳嗽喘痛，血风眼，耳聋，生疮。

艾附丸

【来源】《杨氏家藏方》卷十五。

【组成】白艾叶　枳壳（去瓤，取净）　肉桂（去粗皮）　附子（炮，去皮脐）　当归（洗，焙）　赤芍药　没药（别研）　木香（炮）各一两　沉香半两

【用法】上为细末，将艾叶并枳壳用米醋于砂锅内煮令枳壳烂，用艾细研为膏，搜药末为丸，如梧桐子大。每服五十丸，空心温酒或米饮送下。

【主治】妇人血海虚冷，月水不行，脐腹疼痛，筋脉拘挛，及积年坚瘕积聚，渐成劳疾。

当归丸

【来源】《杨氏家藏方》卷十五。

【组成】苍术八两（米泔浸一宿，炒黄）　陈橘皮（去白）六两　前胡四两　荆芥穗三两　高良姜三两（炒）　蓬莪术三两（锉碎，醋炒）　当归（洗，焙）三两　干熟地黄（洗，焙）三两　白芍药二两半　蒲黄二两（纸上炒）　干姜二两（炮）　甘草二两（炙）　刘寄奴二两　泽兰叶二两　木香一

两半

【用法】上为细末，醋煮面糊为丸，如梧桐子大。空心服五十丸，温酒或盐汤送下。

【主治】妇人脾虚血弱，冲任不和，腹胁刺痛，月事不通，赤白带下，腰脚痠疼，四肢无力，上攻头目，致多昏晕，时发寒热，多困少食；产前伤冷，胎气不安；产后血虚，腹胁绞痛；及一切血气之疾。

养血丸

【来源】《杨氏家藏方》卷十五。

【组成】牡丹皮　白芍药　卷柏　当归（洗，焙）　石斛　白茯苓（去皮）　巴戟（去心）　熟地黄（洗，焙）　肉苁蓉（酒浸一宿，切，焙干）　杜仲（去粗皮，炙）　山药　柏子仁（别研）　白薇　枳壳（去瓤，麸炒黄色）　蒲黄（微炒）　肉桂（去粗皮）　京三棱（煨香，切）　蓬莪术（煨香，切）　枸杞子　覆盆子各一两　附子（炮，去皮脐）半两

【用法】上为细末，炼蜜为丸，如梧桐子大。每服五十丸，空心，食前以温酒或米饮送下。

【功用】补血海，疗虚弱，调经，快三焦，进饮食，久服令人肥盛有子。

【主治】月事阻滞，腹胁作痛；或结坚块，面黄发落，时发寒热，身体羸瘦。

地髓煎丸

【来源】《杨氏家藏方》卷十六。

【组成】生地黄一斤（取汁）　牛膝（去苗，酒浸一宿，为末）

【用法】上将地黄汁银石器内熬成膏子如饧，搜和牛膝末为丸，如梧桐子大。每服三十丸，食前温酒送下。

【功用】通经脉，补虚羸，强脚膝，润泽肌肤，和畅筋脉。

红花血竭丸

【来源】《杨氏家藏方》卷十六。

【组成】没药半两（别研）　当归一两（酒浸一宿，

焙干为末） 滴乳香（别研） 血竭（别研） 琥珀（别研）各二钱半

【用法】上药并研匀，以红花二两，酒半升，熬红花色淡，滤去滓，再将红花酒熬成膏，搜和药末，丸如梧桐子大。每服十五丸，空心、食前煎枇杷叶汤送下。

【主治】妇人冲任不和，血海虚冷，经候不通，结成坚块，时作腹痛。

没药琥珀散

【来源】《杨氏家藏方》卷十六。

【组成】没药一分（别研） 凌霄花一两 红花一两 乌梅肉 苏木节 琥珀（别研） 当归（洗，焙）各半两 川芎一分 甘草一钱（生用）

【用法】上为细末。每服三钱，水一盏，加生姜三片，乌梅一枚，同煎至七分，空心、食前服。

【主治】妇人气血虚寒，脐腹胀满，月水不通。

桃仁散

【来源】《杨氏家藏方》卷十六。

【别名】杜牛膝散（《世医得效方》卷十五）、桃花散（《普济方》卷三三三）。

【组成】红花 当归（洗，焙） 杜牛膝 桃仁（焙）各等分

【用法】上为细末。每服三钱，空心、食前温酒调下。

【主治】妇人、室女血闭不通，五心烦热。

通经散

【来源】《杨氏家藏方》卷十六。

【组成】斑蝥（去翅足，炒） 虻虫（麸炒，去羽） 水蛭（麸炒）各四十枚 杜牛膝半两 当归（洗，焙）三钱 红花三钱 滑石一分

【用法】上为细末。每服一钱，加生桃仁七枚（细碎），食前用温酒调下。如血未通，再服，以通为度。

【主治】冲任不调，经脉闭塞，久而不通，渐成坚瘕，服寻常通经药不效者。

熏陆香丸

【来源】《杨氏家藏方》卷十六。

【组成】乳香（别研） 沉香 木香各一分 丁香二钱 肉豆蔻（面裹煨香） 人参（去芦头）各一分 青橘皮（去白）三分 延胡索（炒香） 当归（洗，焙）各二钱半 蓬莪茂（煨，切）一分 硇砂一钱（不夹石者，研细，用醋飞过） 甘草（微炙） 没药（别研） 血竭（别研）各二钱

【用法】上为细末，炼蜜为丸，每一两作三十丸。每服一丸，细嚼，炒生姜、盐汤送下，或用当归酒下，不拘时候。

【功用】调经止痛，安和脏气。

【主治】妇人血气凝涩，经候不行，有时作痛。

大效琥珀散

【来源】《传信适用方》卷四引王稚川方。

【组成】琥珀半两（不见火） 南木香半两（纸裹煨热） 血竭半两（不见火） 延胡索半两 川当归一两 川芎半两（不见火） 肉桂半两（不见火） 赤芍药半两 荆芥穗半两 枳壳一两（温汤浸，去瓤，麦麸炒黄色） 生地黄二两（用生姜一两切，同炒黄干）

【用法】上为细末。每服二钱，用麝香、红花酒调下，空心、日午各一服。

【功用】益血温补，调经养气，进饮食。

【主治】妇人经寒月闭，沉浊无时，血滞四肢或结痛，子宫久冷，诸虚不足。

琥珀散

【来源】《传信适用方》卷四。

【组成】琥珀半两（不见火） 南木香半两（纸裹煨热） 血竭半两（不见火） 延胡索半两 川当归一两 川芎半两（不见火） 肉桂半两（不见火） 赤芍药半两 荆芥穗半两 枳壳一两（温汤浸，去瓤，麦麸炒黄色） 生地黄二两（用生姜一两切，同炒黄干）

【用法】上为细末。每服二钱，用温麝香红酒调下，空心、日午各一服。

【功用】益血温补，调经养气，思进饮食。

【主治】妇人经寒月闭，湛浊无时，血滞四肢，时或结痛，子宫久冷，诸虚不足。

六合汤

【来源】《易简方论》。

【别名】加味四物汤（《玉机微义》卷四十九）。

【组成】《太平惠民和济局方》四物汤加莪术 官桂各等分

【用法】《济生方》本方用法：上锉。每服四钱，水一盏，煎至七分，去滓，空心温服。

【主治】

1.《易简方论》：经血凝滞，腹内血气作疼。

2.《济生方》：妇人经事不行，腹中结块疼痛，腰痛腿痛。

鹿茸丸

【来源】《普济方》卷三二三引《十便良方》。

【组成】鹿茸一两 阳起石半两 麝香三铢 地黄三两

【用法】上为末，合阳起石、麝香拌匀，炼蜜为丸，如梧桐子大。每服三十丸，空心酒或米饮送下。

【主治】妇人子宫脏虚损，肌体羸瘦，漏下赤白，脐腹撮痛，瘀血在腹，经候不通，虚劳洒洒如疟，寒热不定。

胜金丹

【来源】《是斋百一选方》卷十八。

【组成】牡丹皮 川藁本 人参 川当归 白茯苓 赤石脂（别研） 香白芷 官桂 白薇 京芎 玄胡索 白芍药 白术（米泔浸一宿）各一两 甘草（炙） 沉香（不见火） 没药（别研）各半两

【用法】上件药材皆用温水洗净，捣罗为末，炼蜜为丸，如弹子大。每服一粒，空心温酒送下。妊娠临月服五、六粒即易产；久无子息服二十粒，当月有子。

【功用】安胎催生。

【主治】妇人月水湛浊不通，久无嗣息，血癖气痛，四肢浮肿，呕逆心疼，虚烦劳闷，面色萎黄，

崩漏带下，寒热蒸劳，头疼齿痛，血下无度，淋沥诸疾；产后胎结疼痛，伤寒烦渴，泻痢血晕，血劳筋挛，痰盛头疼，败血上冲，血刺泄泻，咳嗽喘急，咯血，血块起伏，气痞气膈，血作腰痛，小便不禁，子死腹中，失盖汗不出，血风，脚手痹顽，积年血风，半身不遂，凡产后诸疾并皆治之。

六神散

【来源】《女科百问》卷上。

【组成】柴胡（去苗） 白术 青皮（去白） 当归 牛膝 牡丹皮各等分

【用法】上为粗末。每用六两，加蜜四两炒令焦，入酒并童便各一碗，煎八九沸，去滓，分作六服，空心、食前服。

【主治】妇人热劳咳嗽，月水不通。

化荣散

【来源】《魏氏家藏方》卷十。

【组成】赤茯苓（去皮） 白芍药 赤芍药各三钱 黄耆（蜜炙） 熟干地黄（酒浸） 当归（去芦，酒浸） 柏子仁（炒） 阿胶（蛤粉炒）

【用法】上为细末。每服二钱，煎乌梅汤调下，一日二次，不拘时候。

【主治】室女经脉妄行，胞络枯涩。

三和汤

【来源】《儒门事亲》卷十二。

【别名】三和散（《济阴纲目》卷二）。

【组成】四物汤合凉膈散

【用法】水煎服。先用茶调散吐之；吐讫服本方。

【主治】妇人月事不来。

当归散

【来源】《儒门事亲》卷十二。

【组成】当归 杜蒺藜各等分

【用法】上为末，食前米饮汤调服。

【功用】行经。

桃仁承气汤

【来源】《儒门事亲》卷十二。

【组成】桃仁十二个（去皮尖） 官桂 甘草 芒消各半两

【用法】上锉，如麻豆大。每服三五钱，水一大盏，煎至七分，去滓温服。

【主治】妇人月事沉滞，数月不行，肌肉不减。

当归散

【来源】《妇人大全良方》卷一。

【组成】当归 川山甲（灰炒） 蒲黄各半两（炒） 辰砂一钱 麝香少许

【用法】上为细末，研停。每服二钱，热酒调下；如不吃酒，薄荷、醋汤亦可。

【功用】《景岳全书》：通经络，行血滞。

【主治】妇人血脉不通。

瑞金散

【来源】《妇人大全良方》卷七。

【组成】片子姜黄四两 牡丹皮 莪术 红花 当归 赤芍药 川芎 桂心 延胡索各一两半

【用法】上为末。每服二钱，水一盏、酒三分，煎七分，温服，一日三次。

【主治】妇人血气撮痛，月经不行，预先呕吐、疼痛，及月信不通。

蠲痛散

【来源】《妇人大全良方》卷七。

【组成】荔枝核（烧存性）半两 香附子（去毛，炒）一两

【用法】上为细末。盐汤、米饮调下二钱。不拘时候。

【主治】

1. 《妇人大全良方》：妇人血气刺痛。
2. 《袖珍方》：室女月经不通。

阿魏通经丸

【来源】《经验良方》。

【组成】铁粉十钱 阿魏 芦荟 没药各三钱

【用法】上为末，取二厘为一丸。每服十五丸，一日数次。

【主治】子宫冲逆，因经闭者。

艾煎丸

【来源】《普济方》卷三二三引《兰室秘藏》。

【别名】艾附丸（《医方大成》卷九引《澹寮方》）。

【组成】北艾叶 大当归各二两 香附子四两

【用法】上醋煮半日，焙干为末，再用醋煮糊为丸。艾醋汤送下。

【主治】

1. 《普济方》引《兰室秘藏》：妇人诸虚。
2. 《医方大成》引《澹寮方》：妇人经候不调，血气刺痛，腹胁胀满，头晕恶心，崩漏带下，便血癥瘕。
3. 《妇科玉尺》：气滞经不行。

泽兰丸

【来源】《济生方》卷六。

【组成】当归（去芦，酒浸） 泽兰叶 琥珀（别研） 羚羊角（镑，别研） 防风（去芦） 牡丹皮（去木）各一两 麝香（别研）半钱 安息香（酒煮，去净砂石）半钱 生地黄 赤芍药各半两 铁粉半两 橘红五钱

【用法】上为细末，炼蜜为丸，如梧桐子大。每服七十丸，空心、食前温酒、米饮任下。

【主治】室女七情感而生热，肝宫埋塞，邪乘四末，卒然手足搐搦，状类痫症，经候愆期，或多或少，或闭断不通。

通经丸

【来源】《济生方》卷六。

【组成】当归（去芦，酒浸）一钱半 蓬术（炮） 桂心（不见火） 青皮（去白） 大黄（炮） 干姜（炮） 桃仁（去皮尖，炒） 干漆（炒令烟

尽）红花 川椒（去目及闭口者，微炒，放地上密盖出汗）各一钱

《杏苑生春》有川芎。

【用法】上为末，将一半用醋煮，熬成膏，一半入鸡子清同捣匀为丸，如梧桐子大。每服二十丸，空心淡醋汤送下。

【主治】

1.《济生方》：室女血瘕，月经不通，脐下坚结大如杯，发则寒热往来。

2.《杏苑生春》：瘀血停留，月水不通，腹中疼痛，属气实者。

桂苓汤

【来源】《仁斋直指方论》卷七。

【组成】辣桂 赤茯苓 当归 川芎 赤芍药 蓬莪术 京三棱 槟榔 苍术（炒）桑白皮（炒）大腹皮 瞿麦穗 青皮 陈皮 甘草（炒）各半两 葶苈 大黄（湿纸煨）各一分

【用法】上为散。每服三钱，加生姜五片，水煎服。

【主治】血分水饮，经脉不行，血化为水，四肢红肿。

烧盐酒

【来源】《仁斋直指方论》卷二十六。

【组成】白盐一合（新布数重包裹）

【用法】炭火烧存性，研细末。温酒调下。

【主治】血闭腹痛，产后瘀血腹痛。

【方论】新布即青麻也，能逐瘀血。

八物汤

【来源】《女科万金方》。

【别名】加味八珍汤（《郑氏家传女科万金方》卷二）。

【组成】人参 白茯苓 当归 白芍 小茴香 熟地各三钱 白术 川芎各四钱 甘草 柴胡 香附各一钱

【用法】分六服，每服加生姜三片，水煎服。

【功用】补气血，扶脾胃，调经水。

【主治】室女十七八岁，经脉不通，或阻百日，或

半年，颜色有异，饮食少进，寒热往来，四肢困倦，头疼目眩，腹疼恶心，烦热呕吐，腹胀，此脾胃气血虚弱，误食生冷使然。

【加减】腹痛，加枳壳、干漆、玄胡索各三钱；呕吐恶心，加良姜、砂仁各二钱；手足麻痹，恶寒，加肉桂一钱五分。

四物调经汤

【来源】《女科万金方》。

【别名】四物调经散（《郑氏家传女科万金方》卷二）。

【组成】香附 川芎 当归 白芍 熟地 柴胡 陈皮 三棱 小茴香 莪术 白芷 黄芩 青皮 砂仁 肉桂 甘草各二钱五分

【用法】分为四帖。每帖加生姜三片，葱三根，红花三分，水二钟，煎一钟，空心热服。

【主治】女子十五六岁时，误食生冷，经脉不通，日夜乍生寒热，手足麻痹，饮食少进，头痛，恶心呕吐，腹中忽结一块，冲痛。

加味香归饮

【来源】《女科万金方》。

【组成】橘红 白芍 当归 川芎 白茯 熟地 柴胡 甘草 人参 黄耆 枳壳 香附 陈皮 砂仁

【用法】加生姜三片，水煎服。

【主治】经事不通，寒热，小腹有块，胸饱。

红花当归饮

【来源】《女科万金方》。

【别名】红花当归散（《太平惠民和济局方》卷九续添诸局经验秘方）、凌霄花散（《玉机微义》卷四十九）、红花归尾散（《古今医统大全》卷八十四）、调经活血汤（《郑氏家传女科万金方》卷一）。

【组成】红花 当归 赤芍 牛膝 紫葳 官桂 甘草 白芷 苏木 寄奴

【用法】水酒各半煎，食后服。

《太平惠民和济局方》（续添诸局经验秘方）

本方用：刘寄奴草五两、当归（去芦）、牛膝（酒浸）、甘草（炙）、紫葳、红花、苏木（一本作莪术）各二两，赤芍药九两，肉桂（去粗皮）、白芷各一两半。各为细末。每服三钱，热酒调下，空心、临卧各一服。若血久不行，浓煎红花酒调下。

【功用】逐瘀血，通经。

【主治】《太平惠民和济局方》（续添诸局经验秘方）：妇人血脏虚竭，或积瘀血，经候不行；或断续不定，时作腹痛，腰胯疼重，攻刺小腹紧硬，及室女月经不通。

【宜忌】《太平惠民和济局方》（续添诸局经验秘方）：有孕不可服。

逍遥散

【来源】《女科万金方》。

【组成】麦门冬二钱五分　当归四钱　白芍四钱　柴胡四钱　黄芩　川芎　熟地各三钱　半夏二钱五分　甘草一钱五分

【用法】分四帖。每帖加生姜三片，水二钟，煎八分，空心服。

【功用】补血，扶脾胃，调经水。

【主治】室女十七八岁时脾胃虚弱，误食生冷，经脉不通，或阻百日，或半年，颜色有异，饮食少进，寒热往来，四肢困倦，头疼目眩，腹疼恶心，烦热呕吐，腹胀。

【加减】呕吐，加白术、砂仁、香附各三钱；咳嗽气急，加五味子、苏叶、桔梗各二钱。

通经饮

【来源】《女科万金方》。

【组成】红花　归尾　寄奴　牛膝　紫菀　赤芍　甘草　苏木　官桂　白芷

《郑氏家传女科万金方》有紫葳花，无紫菀。

【用法】水、酒煎服。

【主治】

1.《女科万金方》：经事不通，寒热头疼。

2.《郑氏家传女科万金方》：寒热，经事不通，呕吐，咳嗽，头痛。

紫苏七气汤

【来源】《女科万金方》卷一。

【组成】紫苏二钱　茯苓四钱　半夏（姜汁炒）五钱　厚朴（姜汁炒）三钱

【用法】加生姜、大枣，水煎服。

【主治】妇人瘦弱，月水不来，面色萎黄。

千金失笑散

【来源】《类编朱氏集验方》卷十。

【组成】当归尾　没药各等分

【用法】每用一大钱，炒。用红花酒，面北呷之。

【主治】室女经脉不通。

归芎丸

【来源】《类编朱氏集验方》卷十。

【组成】陈皮　当归各三两　元胡索一两

【用法】上为细末，糊为丸。每服五十丸。米饮送下。

【主治】妇人月候不通。

加味四物汤

【来源】《类编朱氏集验方》卷十。

【组成】四物汤加菊花

【用法】水煎服。

【主治】妇人肝血热证，经候不通，口干头晕。

红花散

【来源】《类编朱氏集验方》卷十。

【组成】好红花（细研）　苏方木（捶碎）　当归各等分

【用法】上切。每用一两，以水一升半，先煎花、木，然后入酒一盏，并当归再煎至半升，空心、食前分两次温服。二十服效。

【主治】妇人血膈，经脉不通。

蚕沙酒

【来源】《内经拾遗方论》卷一。

【别名】蚕沙饮（《验方新编》卷九）。

【组成】蚕沙四两（炒半黄色） 无灰酒一壶

【用法】上重汤煮熟，去沙。温饮一盏。即通。

【主治】

1. 《内经拾遗方论》：月经久闭。

2. 《本草纲目》：风缓顽痹，诸节不随，腹内宿痛。

调经养荣汤

【来源】《内经拾遗方论》卷一引《经验秘方》。

【组成】归身一钱半 川芎七分 白芍八分 熟地一钱 生地五分 丹参八分 玄胡六分 丹皮五分 香附一钱 陈皮七分 白术八分 砂仁二分 红蓝花三分

【用法】上以水二钟，煎八分，空心腹。

【主治】血枯经闭。

愚鲁汤

【来源】《内经拾遗方论》卷一。

【组成】银州柴胡（去须） 辽东人参（去芦）

【用法】水二钟，加生姜三片、红枣二个，煎至八分，食后服。

【主治】

1. 《内经拾遗方论》：咳嗽，血枯经闭。

2. 《普济方》引《澹寮方》：劳热。

神仙活血丹

【来源】《医方类聚》卷二一〇引《施圆端效方》。

【别名】神仙活命丹（《普济方》卷三三三）。

【组成】当归（焙） 桂 荆三棱 木香 穿山甲（炮焦） 鲤鱼鳞 蒲黄 芍药各一两 水蛭（锉，石灰炒） 虻虫（去头翅足，炒）各半钱

【用法】上为细末，糯米粥为丸，如梧桐子大，朱砂为衣。每服十丸，食前温酒送下。

【主治】妇人血气凝滞，月信不来，日渐羸瘦。

秦艽鳖甲散

【来源】《卫生宝鉴》卷五。

【别名】秦艽鳖甲饮（《医略六书》卷十九）。

【组成】柴胡 鳖甲（去裙襕，酥炙，用九肋者） 地骨皮各一两 秦艽 当归 知母各半两

【用法】上为粗末。每服五钱，水一盏，加青蒿五叶，乌梅一个，煎至七分，去滓，空心、临卧温服。

【功用】《中医大辞典》：滋阴养血，清热除蒸。

【主治】

1. 《卫生宝鉴》：骨蒸壮热，肌肉消瘦，唇红颊赤，气粗，四肢困倦，夜有盗汗。

2. 《女科指掌》：经闭。

三棱煎丸

【来源】《卫生宝鉴》卷十九。

【组成】广茂（黑角者） 三棱（二味湿纸煨香，为末）各一两 大黄（去皮）八两（为末）

【用法】将大黄银石器内以好醋渍令平，慢火熬可，以二味为丸，如麻子大，或绿豆大。每服十丸至二十丸，食后温水送下；大人丸如梧桐子大，每服四十丸。

【主治】

1. 《卫生宝鉴》：小儿饮食过多，痞闷疼痛，食不消化，久而成癖；并治妇人血积血块。

2. 《古今医鉴》：干血气郁，经闭不通。

3. 《东医宝鉴·杂病篇》：血蛊。

二连四物汤

【来源】《医垒元戎》（拔萃本）。

【别名】四物二连汤（《医垒元戎》东垣十书本）。

【组成】四物汤（内用生地黄）加黄连 胡黄连（真者）

【用法】温饮清汁。

【主治】

1. 《医垒元戎》：妇人或因伤酒，或因产亡血，或虚劳五心烦热者。

2. 《医林纂要探源》：血虚生热，伤于冲任而经闭者。

增损四物汤

【来源】《云岐子保命集》卷下。

【别名】增味四物汤（《兰室秘藏》卷中）、加减四物汤（《医学纲目》卷二十五引东垣方）、加味四物汤（《会约医镜》卷十四引《良方》）。

【组成】四物汤加广茂 京三棱 桂 干漆各一两

【用法】各依法制，如四物汤煎服。

【主治】

1. 《云岐子保命集》：妇人血积。

2. 《张氏医通》：停经血滞，少腹结痛。

宽中丸

【来源】《医方类聚》卷八十九引《王氏集验方》。

【组成】苍术（去粗皮，米泔浸三日，炒干） 乌药（去粗皮） 香附子（火燎去毛）各二两 三棱（醋煮，切，焙干） 广茂（煨） 青皮（去瓤） 陈皮（去白） 干姜（炮） 良姜（炒） 小茴香（炒） 神曲（炒） 麦芽各一两

【用法】上为细末，醋煮面糊为丸，如梧桐子大。每服五十丸，空心生姜汤送下。

【功用】宽中下气，暖胃调脾，消克饮食，补益虚损。

【主治】五劳七伤，下元虚冷，脚膝无力，腰滞腿疼，筋骨软弱，心胸胀满，呕逆恶心，恶闻食气；七癥八瘕，五积六聚，痃癖气块，胁肋疼痛，脐腹胀满，面黄肌瘦，身体倦怠，脾胃不和，不思饮食；风湿气痹，霍乱转筋，上吐下泻，气逆冲心，翻胃吐食，多年气痢，小肠疝气；妇人月事不行，脐腹疼痛，一切沉滞之气。

凌花散

【来源】《医方大成》卷九引《澹寮方》。

【别名】凌霄花散（《济阴纲目》卷二）。

【组成】当归（酒浸） 凌霄花 刘寄奴 红花（酒浸，候煎药一二沸即入） 官桂（去皮） 牡丹皮（洗） 川白芷 赤芍药 延胡索各等分

【用法】上锉。每服四钱，水一盏，酒半盏，煎八分，再入红花煎，热服。

【主治】

1. 《医方大成》引《澹寮方》：妇人月水不行，发热腹胀。

2. 《普济方》：妇人腹满，身体疼痛，瘦悴食少，发热自汗。

【方论】《医略六书》：凌霄花破血降火；刘寄奴破血通经；当归养血，统营之运；赤芍破血，泻火之亢；延胡化血滞以通经脉，红花活血脉以浚血海；官桂温经通闭；丹皮凉血化血；白芷散阳明之邪以清冲任之脉也。为散以散之，温酒以行之，使瘀血顿化，则经气自调，而经血应时以下，何经闭发热之不瘳乎?

三棱丸

【来源】《世医得效方》卷十五。

【组成】当归（去尾） 川芎 牛膝（去苗） 芫花 三棱 莪术（煨） 蒲黄 玄胡索 牡丹皮 干姜 莪菁子 白芷 地龙（去泥土，酒浸，炒）各一两 大黄二两（为末，米醋一升，文武火熬成膏）

【用法】上为末，入大黄膏和研，杵烂为丸。每服二十丸，气痛，淡醋汤送下，炒姜酒亦可；未通，红花酒送下。

【主治】经脉不通，气痛滞下；兼治血瘕，形如镰铁样。

玉烛散

【来源】《玉机微义》卷四十九引戴人方。

【组成】四物汤 调胃承气汤

《丹溪心法》加生姜三片；《医宗金鉴》有生姜，无甘草；《医学正传》引《疮疡集》诸药用各八分；《外科发挥》除甘草用五分外，余各二钱。

【用法】上锉，水煎服。

【主治】

1. 《玉机微义》：经候不通，腹胀或痛。

2. 《医学正传》引《疮疡集》：便毒。

3. 《医方考》：疥疮作痛。

4. 《仁术便览》：产后恶露不尽，脐腹疼痛，时发寒热，大便燥结。

5. 《济阴纲目》：胃热消渴，善食渐瘦。

6. 《郑氏家传万金方》：产后血枯便秘。

7. 《血证论》：跌打瘀血发渴，身痛便闭。

【方论】

1. 《医方考》：诸痛属实，实者可泻，故用朴消、大黄泻其实；生地、赤芍凉其血；川芎、当

归和其营；甘草调其卫。

2.《成方切用》：取《尔雅》四时和气，谓之玉烛之义。

3.《血证论》：取四物以补调其血，而朴消、大黄逐瘀去闭。妙在生姜一味，宣散其气，使消、黄之性不徒直下，而亦能横达，俾在外在内之瘀一并廓清。

4.《成方便读》：夫经闭有虚实之分，虚者由乎血虚，固当补养；实者皆由血瘀，瘀则热，热则血愈坚，故不得不以大黄、芒消之入血软坚者以峻下之。又恐消、黄性急，故又以甘草缓之，即调胃之意。

芥子散

【来源】《普济方》卷三三三引《仁存方》。
【组成】芥子二两
【用法】上为末。每服二三钱，食前热酒调下。
【主治】妇人经脉不行至一年者，脐腹痛，腰腿沉重，寒热往来。

活血调经汤

【来源】《普济方》卷三三三引《德生堂方》。
【组成】当归 赤芍药 生地黄 川芎 生牛膝 广术（炒） 三棱 官桂 干漆（锉研，酒炒） 桃仁（去皮尖） 红花各一两
【用法】上锉。每服四钱，水一盏半，酒一小匙，同煎至八分，去滓，空心温服。
【主治】妇人经候闭塞不通，渐成癥瘕血块者。

神方验胎散

【来源】《医学纲目》卷三十五引王海藏方。
【别名】验胎散（《女科指掌》卷二）。
【组成】真雀脑芎一两 当归（全用）七钱
【用法】上为细末，分作二服。浓煎好艾汤一盏调下，或好酒调服亦得。待二三个时辰间，觉腹脐微动，仍烦，即有胎也，动罢即愈，安稳无虞；如不是胎，即不动，所滞恶物自行，母亦安也；如服药不觉效，再煎红花汤调下。
【主治】妇人三二个月月经不行，疑是两身，却疑

血滞，心烦，寒热恍惚。

一块气丸

【来源】《普济方》卷一八二。
【组成】官桂半两 沉香四两 玄胡索半两 江子一两（去壳、油） 蓬术半两（火炮） 锡灰四两 京三棱一两（炮，去皮） 香附子一两（醋浸） 姜黄半两 南木香四两 黑牵牛（头末）半两 砂仁半两 大麦芽四两（江子炒） 使君子半两（去皮） 枳实半两 陈皮一两（去白） 槟榔半两 枳壳半两 青皮一两半 大黄半两（醋炙） 雷丸半两 萝卜子一两（江子炒） 白豆蔻半两 唐球一两半 川乌二钱半（火炒） 芫花一两（酒浸，炒） 丁香半两 皂角斤半（去皮，醋浸） 胡椒一两
【用法】上为末，酒糊为丸，如梧桐子大。每服五七丸，各随其汤送下。妇人一切血气，当归酒送下；血崩，燕子泥汤送下；小儿脱肛，艾汤送下；小儿奶癖，橘皮汤送下；小儿惊风，一岁一丸，薄荷汤送下；白痢，姜汤送下；小儿脾积，使君子、猪胆、芦荟汤送下；赤痢，甘草汤送下；一切吐逆，生姜汤送下；心膈膨胀，新水送下；下元冷，好酒送下；风热闭塞，大小便不通，井花水煎豆粉汤送下；妇人经脉不通，红花、当归酒送下；赤白带下，蔓荆子汤送下；血红，当归酒送下；产前产后，吴茱萸一两，重酒一升，煎至二沸送下；血块、气血等，生姜、橘皮入醋少许煎下；常服者，淡姜汤送下；少女经脉不通，红花、当归酒送下；男子小肠气，茴香汤送下；咳嗽，乌梅汤送下；腰痛，牵牛汤送下；伤寒，葱白汤送下。

上"血红"，《证治准绳·类方》作"血昏"。
【主治】一切气。
【宜忌】忌一切热物。孕妇不可服。

滋阴丸

【来源】《普济方》卷三二二。
【组成】南木香 沉香各半两 山药末六两（煮糊）
【用法】上为细末，好酒煮糊为丸，如梧桐子大。每服六七十丸，食前米汤或温酒下。

【主治】妇人血热气虚，经候不通，或血聚肢体麻木，肌热身重，倦怠少力，将成劳瘵。

济阴丹

【来源】《普济方》卷三二七。

【组成】三棱二两　莪术一两（切片，煨）　苍术（泔浸，去皮）　枳壳（去瓤）　大艾（去根）　刘寄奴　香附子（净）　败姜各一两半　乌头三合（上药用米醋三升，煮干取出焙干为末）　当归身一两半　蒲黄一两（隔纸炒）　生地黄（酒浸）熟地黄（酒蒸）各七钱半　橘皮（去白，细红者佳）　白芍药各一两半　玄胡索（炒）　五灵脂（酒煮）　白术（煨）各半两　牡丹皮（净，去滑）　桂（去粗皮）　赤芍药　片子姜黄　青皮（去白）各一两　川芎七钱半

【用法】上为末，糯米粉谷醋打糊为丸。沉香汤送下；苏汤、盐汤亦可。

【功用】

1.《奇效良方》：暖子宫，和血气，悦颜色，退风冷。

2.《证治准绳·女科》：理气，活血，消积。

【主治】

1.《普济方》：妇人诸疾。

2.《奇效良方》：妇人血海虚冷，久无子息；产后败血冲心，中风口噤，子死腹中，堕胎腹中攻刺痛，横生逆产，胎衣不下，血晕血癖，血崩血滞，血入四肢；一应血脏有患，诸种风气，伤风吐逆，咳嗽寒热往来，遍身生疮，头痛恶心，经脉不调，赤白带下，乳生恶气，胎脏虚冷，数曾堕胎，崩中不定，室女经脉不通。

九霄丸

【来源】《普济方》卷三三三。

【组成】茯苓（去粗皮）　甘遂（炒）　葶苈（炒）白芍药　防风　芫花（醋煮干）

【用法】上为细末，炼蜜为丸，如梧桐子大。每服三十丸，空心嚼，当归酒送下。

【主治】月经不通，遍身肿满。

三物汤

【来源】《普济方》卷三三三。

【组成】人参　茯苓各一两　白术二两

【用法】上锉。水一盏半，加枣肉一个煎，食前服。

【主治】月经不行，四肢虚肿。

血竭破经丹

【来源】《普济方》卷三三三。

【组成】锦纹大黄一两（去皮，醋浸一宿）　硼砂一钱

　　本方名"血竭破经丹"，但方中无血竭，疑脱。

【用法】上为末。醋和为丸，如梧桐子大。每服三丸，食前好酒、红花汤送下。

【主治】妇人血闭不通。

资血汤

【来源】《普济方》卷三三三。

【组成】马鞭草　荆芥穗各四两　桂心　枳壳　川芎　当归　赤芍药各三两　牡丹皮一两（一方有红花少许）

【用法】上为粗末。每服四钱，乌梅一个，水二盏，同煎至一盏，去滓，空心、食前服，一日四次。

　　有此证，服至半月或一月，经脉自通。非一二服便见特达之效而鄙之勿服。

【主治】妇人血热气虚，经候涩滞不通，肢体麻木，肌热生疮，浑身疼痛烦倦；或室女及笄，经脉未行，日渐黄瘦，将成痨疾。

琥珀丸

【来源】《普济方》卷三三三。

【组成】水蛭（石灰炒）　虻虫（去翅足，糯米炒）　琥珀半两　芫花（醋浸，焙干）　桃仁（汤浸，去皮尖）　当归（酒浸，去芦）　桂枝（不见火）　大黄各一两

【用法】上为细末，大黄醋熬成膏为丸，如梧桐子大。每服三十丸，空心苏木酒送下。

【主治】月经闭塞不通，腹中成块。

没药丸

【来源】《普济方》卷三三四。
【组成】槟榔七个（面裹衣，煨）　大戟半两　大黄一两（蒸）
　　本方名没药丸，但方中无没药，疑脱。
【用法】上为细末，醋糊为丸，如梧桐子大。每服半两重，临卧细嚼，以茴香酒送下，取下恶物。
【主治】月经不利，渐结成块，腹胀如蛊。

琥珀煎丸

【来源】《普济方》卷三三四。
【组成】当归　川芎　熟地黄　赤芍药各一两　川楝子　玄胡索　蓬术　琥珀（另研）各半两　香附子一两半
【用法】上除琥珀外，用好陈酒一大碗，煮干焙过，研为细末，入琥珀，醋糊为丸，如梧桐子大。每服五十丸，空心醋汤送下。
【主治】妇人经水不行，脐腹绞痛。

红花丸

【来源】《普济方》卷三三五。
【组成】红花子一升（为末）
【用法】以好酒一升八合拌匀，晒干，再为末，用蜜和丸，如梧桐子大。空心服四十丸，用酒送下。或为散。每服三钱，空心用温酒调下。
【主治】妇人腹中血气刺痛，月事不通。

琥珀散

【来源】《袖珍方》卷四。
【组成】乌药二两　当归　蓬莪术各一两
【用法】上为细末。每服二钱，温酒调下。服后以食压之。若产后诸疾，用炒姜、酒调下。
【主治】妇人心膈迷闷，腹脏撮痛，气急气闷，月信不通。
【宜忌】大忌生冷、油腻等物。

催经散

【来源】《医方类聚》卷二一〇引《徐氏胎产方》。
【组成】凌霄花不以多少
【用法】上为末。每服二钱，温酒调下，食前服。
【主治】妇人经脉不行。

卫生汤

【来源】《医方类聚》卷二一五引《徐氏胎产方》。
【组成】白芍药　当归各二两　黄耆三两　甘草一两　人参一两
【用法】上为粗末。每服五钱，水煎，空心服。
【主治】妇人，女子虚弱，月事不来。

土牛膝散

【来源】《奇效良方》卷六十三。
【组成】土牛膝　当归尾各一两　桃仁（去皮，麸炒，另研）　红花各半两
【用法】上为细末。每服二钱，空心用温酒调下。
【主治】妇人室女血闭不通，五心烦热。

无极丸

【来源】《本草纲目》卷十七引《医林集要》。
【组成】锦纹大黄一斤
【用法】上分作四分：一分用童便一碗，食盐二钱，浸一日，切晒；一分用醇酒一碗，浸一日，切晒，再以巴豆仁三十五粒同炒豆黄，去豆不用；一分用红花四两，泡水一碗，浸一日，切晒；一分用当归四两，入淡醋一碗，同浸一日，去归切晒；为末，炼蜜为丸，如梧桐子大。每服五十丸，空心温酒送下。取下恶物为验，未下再服。
【主治】妇人经血不通，赤白带下，崩漏不止，肠风下血，五淋，产后积血、癥瘕腹痛；男子五劳七伤；小儿骨蒸潮热。

调经散

【来源】《松崖医径》卷下。
【组成】当归一钱半　川芎　桂心　甘草各五分　熟

地黄　白芍药　香附子　莪术　苏木各一钱　木通八分　红花三分　桃仁二十个（去皮尖，研细）

【用法】上细切。用水一盏半，煎至一盏，去滓，空心温服。

【主治】月经过期不行。

桃奴散

本方原名"桃奴丸"，与剂型不符，据《医学入门》改。

【来源】《医学正传》卷三。

【组成】桃奴（十二月收用）　玄胡索□鼠粪　香附子　官桂　五灵脂　砂仁　桃仁（去皮尖）各等分

【用法】上为末。每服三钱，温酒调下。

【主治】妇人或室女月经不通，渐成胀满；及男子坠马，跌仆损伤，以致瘀血停积，成血蛊病。

【方论】《医略六书》：血瘀肝脾，不能鼓运气化，而成血臌，男女皆有之，惟经闭为女科所独焉。桃奴抑心气以生血，延胡化滞血以通经，桃仁破瘀血，灵脂降浊阴；鼠屎通幽降浊，香附解郁调经，肉桂温经以运乎经血，砂仁醒脾以鼓运乎经气也。为散以消之，酒煎以行之，使瘀结顿化，则经脉自通，而经闭无不行，胀满无不退矣。

和经汤

【来源】《医学正传》卷七。

【组成】当归一钱半　川芎半钱　熟地黄一钱　白芍药一钱　桃仁三十个（去皮尖，研）　红花三分　香附米一钱　熟桂半钱　木通八分　蓬莪术一钱　甘草五分　苏木一钱

【用法】上细切，作一服。水一盏半，煎至一盏，空心温服。

【主治】月经过期不行。

紫金活命丹

【来源】《万氏家抄方》卷五。

【组成】锦纹大黄一两　苦葶苈五钱（净）　巴豆（去壳）七十粒　红娘子六十个（全）　木香一钱

【用法】上为末，红枣煮烂，去皮核，和药为丸，如弹子大，重二钱五分，用丝绵如法包裹。塞于阴户内深处。当见头疼晕闷，作渴，浑身困倦，可食白汤粥饭，待下有黄水，或血水流滴，三日其药自然脱下，肚腹作痛三个时辰，恶物才下，有形可验。

【主治】妇人经脉不通而作疼，血瘕等疾。

大调经丸

【来源】《陈素庵妇科补解》卷一。

【组成】制香附三两　当归（姜汁炒）三两　川芎一两　白芍（酒炒）二两　生地（酒煮）四两　白术（姜汁拌炒）二两　人参一两　乌药一两　肉桂五钱　山药三两　丹参二两　川断二两

【用法】炼蜜为丸服。

【主治】妇人血虚，四十左右，经血先绝，肌热面黄，饮食减少，脉左寸两尺涩而细。

【方论】参、术、山药补气，四物、川断、丹参补血，香、乌行气开郁，桂祛内寒。

大补二天膏

【来源】《陈素庵妇科补解》卷一。

【组成】熟地　丹皮　山茱萸　黄耆　白术　枣仁　云苓　泽泻　山药　远志肉　当归　白芍　茯神　龙眼肉

【用法】内服。作煎亦可。

【功用】滋补阴血，补脾和胃。

【主治】室女天癸已至，复止不来。

【方论】先后二天俱不足，是以任脉虽通，冲脉未盛，气血不能充满，当二七之期，天癸乍至而仍断也。是方用山茱萸、熟地、丹皮、山药、茯苓、泽泻以补肾水，即六味丸遗意也。用黄耆、当归、白芍、白术、茯神、远志、枣仁、龙眼肉以补脾土，即归脾汤治也。先天不足则补肾，以益真阴；后天不足则补脾，以生阴血。气血充足，则月事自以时下矣。

升阳益胃汤

【来源】《陈素庵妇科补解》卷一。

【组成】柴胡五分　葛根一钱　石莲子八分　茯苓一钱　升麻三分　当归一钱五分　丹皮一钱五分

川芎八分　白芍一钱　生地一钱五分　秦艽一钱　麦冬一钱五分　生草三分

【功用】清心火，养脾血。

【主治】经水不通，属二阳之病。

【方论】是方以升、柴、秦、葛升其清阳之气；石莲、麦、茯引入心经；四物、丹皮培养阴血；秦、葛引入于胃；芩、草引火下行，以通心气；丹皮、生地祛血中伏火，则阳明燥金不受伤，而水谷之气自能生津液以和营卫，月事必自通矣。

乌药散

【来源】《陈素庵妇科补解》卷一。

【组成】乌药　香附　苏子　广皮　柴胡　丹皮　焦栀　木香　当归　川芎　薄荷　生甘草

【功用】调气开郁。

【主治】七情郁结，经水或先或后，或多或少，久则闭绝不行。

【方论】方中用乌、香、广、附、苏子以行气，柴、丹、栀子以清肝火、解脾郁，薄荷轻清上升，甘草甘温下降，芎、归辛温养血。

龙胆清肝散

【来源】《陈素庵妇科补解》卷一。

【组成】龙胆草　柴胡　丹皮　焦栀　黄芩　知母　川连　红花　连翘　赤芍　生地　当归　川芎　香附　青皮

【功用】清肝火，疏肝气，调性情，和营卫。

【主治】经闭。

【方论】是方龙胆苦寒，清肝火为君；柴、丹、栀、香、青皮疏肝气为臣；芩、连、知、翘清上中下三焦伏火为佐；而四物之加红花、赤芍和血行血，为肝家之正药也。

四物合二陈汤

【来源】《陈素庵妇科补解》卷一。

【组成】归须　赤芍　川芎　生地　陈皮　法夏　茯苓　甘草　海藻　红花　香附　丹皮

【功用】导痰行血。

【主治】积痰而经水不通。

【方论】四物汤养血，归用尾，芍用赤，兼行血；二陈汤导痰，兼祛湿；海藻、香附佐二陈，丹皮、红花佐四物；痰去则血行，即所以通经也。

延胡索散

【来源】《陈素庵妇科补解》卷一。

【组成】延胡　当归　川芎　赤芍　生地　丹参　红花　香附　乌药　熟艾　砂仁　生蒲黄

【主治】四十左右先期断绝，血滞者。

红花桃仁煎

【来源】《陈素庵妇科补解》卷一。

【组成】红花　当归　桃仁　香附　延胡索　赤芍　川芎　乳香　丹参　青皮　生地

【功用】行血顺气。

【主治】妇人月水不通，瘀血凝滞。日久不治，则成疬瘤，有热结下焦而经闭者，有寒袭胞门而经闭者，此症必时时作痛，或少腹板急。

【加减】热，加酒炒大黄；寒，加肉桂、熟艾。

【方论】是方红花、桃仁、青皮、延胡索、乳香皆行血；而四物养血，改生地、赤芍凉血破血；丹参去旧血生新血，必用香附佐之者，以行三焦也。

补脾饮

【来源】《陈素庵妇科补解》卷一。

【组成】白术　黄耆　茯苓　山药　广皮　当归　熟地　人参　香附　补骨脂　炙甘草

【功用】大补脾胃。

【主治】妇人脾胃虚，水谷减少，血无由生，始则经来少而色淡，后则闭绝不通，饮食日减，面色萎黄，肌肉消瘦，渐至尪羸。

【方论】是方四君加黄耆、山药、甘草以补脾，加香附、广皮以运脾，加归、地以补左尺，补骨脂以补右尺。胃旺则能纳水谷，脾旺则能运水谷，血渐充足而经自应时而至。

补阴再造丸

【来源】《陈素庵妇科补解》卷一。

【组成】败龟版（醋炙）　知母　秦艽　银柴胡　丹皮　焦栀　当归　川芎　白芍　熟地　生地　天冬　麦门冬　川贝　阿胶　黄耆　白术　人参

【功用】退虚热，止盗汗。

【主治】室女血枯经闭，若兼干嗽、夜热、盗汗等症，则已经闭成痨，药最难治，此非瘀滞经闭，经血不通，因精血虚衰，血无源至，故断而不来。

【加减】作煎服，加甘草，去熟地。

补肾地黄汤

【来源】《陈素庵妇科补解》卷一。

【组成】熟地　麦冬　知母　黄柏　泽泻　山药　远志　茯神　丹皮　枣仁　元参　桑螵蛸　山萸肉　竹叶　龟版

【主治】肾虚津竭，经水不通。

桂附丸

【来源】《陈素庵妇科补解》卷一。

【组成】肉桂一两　香附四两（泔、酒、醋、便四制）　延胡二两（醋炒）　熟艾一两（醋煮和饼，焙，捣）　当归（姜汁拌炒）三两　熟地四两（砂仁酒煮）　红花一两

【主治】外邪风冷所致妇人经水不通。

【方论】经水不行，因热结者少，由寒结者多。肉桂祛积冷，香附行滞气，故以为君；红花、延胡行瘀破积，熟艾行经络为臣；当归、熟地补阴，引诸药入血分为使。服久寒邪退，瘀血行，大小腹必无绞痛矣。

桃椒二仁丸

【来源】《陈素庵妇科补解》卷一。

【组成】椒仁　桃仁　黑丑　红花　当归　苓皮　甘遂　桑白皮　芫花　川芎　赤芍　生地　米仁　香附

【主治】经水先断，而后发肿。

【方论】是方桃、椒二味为君，一以通经，一以利水；甘遂、芫花、苓皮、桑皮、米仁皆佐椒仁以行水消肿，黑丑、红花、香附皆佐桃仁以破滞血、散结气；四物以和血调经，虚人服之亦无损也。

鳖甲导经丸

【来源】《陈素庵妇科补解》卷一。

【组成】鳖甲　煎膏四两　当归三两　川芎一两　赤芍二两　白芍四两　生地四两　琥珀屑一两　熟地六两　麦冬三两　白术四两　茯神二两　枣仁三两　丹皮三两　阿胶二两　白薇一两　玉竹二两　红花一两五钱

【用法】上为末，用龙眼肉并莲子（去心）煮烂，同上药末共捣如泥，合炼蜜为丸。每服三钱，白汤入醋少许，空心送下。

【功用】清心和肝，补脾开胃。

【主治】室女年过二十，天癸闭而不通，心、肝、脾三经虚极，肌热，五心烦热，齿垢耳黑，目陷面黄，胸膈满，妨于食，或寒热往来，或梦与鬼交，或善怒，时时干咳。

【方论】是方四物补血，合生、红、赤芍通经行血，胶、麦、玉、丹、阿胶、鳖甲滋阴退火，神、枣安心定神，琥珀则镇怯，白术补脾开胃。皆心肝脾三经要药，非干漆、大黄、水蛭、虻虫猛属伤营也。

大调经汤

【来源】《陈素庵妇科补解》卷五。

【组成】香附（六制泔浸，姜汁炒、醋炒，童便浸，焙燥，红花汁煮，细磨为末）　当归（姜汁拌炒）　川芎　白术　秦艽　川断　远志　红花　白芍（酒炒）　丹皮　丹参　熟地（酒煮）　延胡　乌药

【主治】产后一二年，血虚，月水不至，夜热肌热，面黄食减，恐成血枯经闭。

【方论】产后一二年后，子已长大不吮乳，而月水不至，非血虚而何？或阴火燥血而经枯，或脾气郁结而经阻，或外邪伤冲任二经，必调经以开郁，补阴以生血，则月水自通。是方四物、远志、川断、白术以滋阴补血，红花、玄胡、丹皮、丹参以行血祛滞，香附、乌药顺气，秦艽以祛荣经之风。经调则百病除矣。至以或前或后，或来或止，或经行腹痛，或经尽发热，即为月水不调，亦宜此方作丸久服。

【加减】有夜热肌热症者，加柴胡、泽兰，去延胡索。

千金散

【来源】《丹溪心法附余》卷二十。

【组成】萹蓄 瞿麦各四钱 槟榔 麦蘗 小茴香各三钱 大黄（锦纹者）六钱

【用法】上为细末。每服三钱，临卧温酒调下。

【主治】月经不通。

厚朴汤

【来源】方出《校注妇人良方》卷七，名见《赤水玄珠全集》卷二十。

【组成】厚朴（姜汁炒）

【用法】每服五钱，加生姜七片，水煎温服，不拘时候。间服沉香降气汤。

【主治】

1. 《校注妇人良方》：妇人心腹胀满。
2. 《赤水玄珠全集》：月水不通，气滞痞呕，结痰在上，寒热。

开郁二陈汤

【来源】《万氏女科》卷一。

【别名】开菀二陈汤（《医钞类编》卷十六）。

【组成】陈皮 白茯苓 苍术 香附 川芎各一钱 半夏 青皮 莪术 槟榔各七分 甘草 木香各五分

【用法】生姜为引。

【主治】经闭不行，因气郁血闭者。

四物凉隔散

【来源】《万氏女科》卷一。

【组成】归身 川芎 赤芍 生地 黄耆（酒炒） 黄连（酒炒） 山栀（炒黑） 连翘 桔梗各一钱 生草 薄荷叶各五分 淡竹叶十皮

【主治】经闭发热，咽燥唇干，血实形盛，脉有力者。

四制香附丸

【来源】《万氏女科》卷一。

【别名】四制乌附九（《竹林女科》卷一）。

【组成】香附（净）一斤（杵，分四制，酒、醋、盐水、童便各浸三日，焙研）乌药八两

【用法】上为末，醋糊为丸。白汤送下。

【主治】因抑郁而致经闭者。

加减补中益气汤

【来源】《万氏女科》卷一。

【组成】人参 白术各二钱 黄耆（炙） 柴胡各七分 炙草五分 归身 白芍 川芎 陈皮各一钱 神曲（炒） 麦芽（炒）各五分

【用法】生姜、大枣为引。更宜服前参术大补丸，乌鸡丸。以经行为度。

【主治】固脾胃损伤，血枯经闭不行者。

增减八物柴胡汤

【来源】《万氏女科》卷一。

【组成】人参 白茯苓各一钱 炙草五分 归身 白芍 生地 麦冬 知母 柴胡各一钱 淡竹叶十五片

【用法】水煎服。

【主治】经闭不行，骨蒸潮热，脉虚者。

【加减】有汗，加地骨皮；无汗，加牡丹皮；血虚热甚，加黑干姜一钱。

救苦回生丹

【来源】《解围元薮》卷三。

【组成】乳香 没药 当归 川芎各一两五钱 五灵脂 檀香 松香 自然铜（醋煅） 威灵仙各一两 虎骨（炙） 地龙 草乌各五钱 天麻七钱 全蝎二钱 麝香三钱 荆芥 白芷 苦参各一两二钱 番木鳖三十个（炙） 冰片三分 京墨一块 黑豆二合（炒） 闹羊花五钱 僵蚕六钱

《疡医大全》有枫香、紫荆皮，无当归、檀香。

【用法】上为末，糯米饭为丸，如龙眼大，朱砂为

衣，金箔（飞）裹。每服一丸，薄荷酒磨下。如昏迷则病愈。若妇人血晕、经闭、胎衣不下，用炒焦黑豆，淋酒服之。

【主治】历节、半肢、紫云、哑风、蛊风、干风，走注遍身，寒湿麻痹瘫痪，中风不语，口眼㖞斜；妇人产后血晕，经闭，胎衣不下。

神仙败毒散

【来源】《摄生众妙方》卷八。

【别名】神仙排脓散（《万病回春》卷八）。

【组成】大黄一两二钱（酒浸一宿，晒干，为末）白芷六钱 沉香 木香 乳香 没药 川山甲各五钱

【用法】上各为细末。每用实者不过三钱，虚者二钱半，临睡时好酒送下。服后禁饮食汤水，五更觉腹中疼痛三五度，稀温粥补之，次早大便，不动元阳，只去毒。

《万病回春》：服此药内有穿山甲，恐令人作呕，须慎之，即嚼生葱可止。

【主治】诸恶毒，风毒，疔疮，花疮，小儿恶疮，气滞腹胀，妇人月经不通。

通经丸

【来源】《古今医统大全》卷八十四。

【组成】熟地黄三两 虻虫（去头翅，炒） 水蛭（糯米炒） 桃仁（去皮尖）各五十个

【用法】上为末，炼蜜为丸，如梧桐子大。每服五丸，渐加至七丸，空心酒送下，以通为度。

【主治】经闭不通，结积成块。

女贞剪红丸

【来源】《医学入门》卷七。

【组成】冬青子肉二斤 红花三两

【用法】上为末，炼蜜为丸。食后服。

【功用】止血断根。

【主治】妇人闭经、逆经、血疾。

【加减】热重加天花粉、山栀各二两，或用二味煎汤送下。

养阴柏子丸

【来源】《医学入门》卷八。

【组成】柏子仁 牛膝 卷柏各五钱 泽兰叶 续断各二两 熟地三两

【用法】上为末，炼蜜为丸，如梧桐子大。每服三十丸，空心米饮送下。

【主治】妇人血虚，经少或闭，皮热骨疼，渐瘦脉数。

紫葳散

【来源】《医学入门》卷八。

【组成】紫葳 肉桂 赤芍药 玄胡索 白芷 牡丹皮 当归 刘寄奴各等分

【用法】酒一、水二，入红花少许煎服。

【主治】妇人月水不行，发热腹胀。

一醉饮

【来源】《古今医鉴》卷十一引刘桐川方。

【组成】托盘科根

【用法】上锉一大剂。黄酒二碗，煎至一碗，空心热服。汗出至足者，立愈。

【主治】月经不通。

二黄散

【来源】《古今医鉴》卷十一。

【组成】大黄（烧存性） 生地黄各三钱

【用法】上为末，作一服。空心好酒调下。

【主治】妇人室女经脉不通。

归术破瘕汤

【来源】《古今医鉴》卷十一。

【别名】归术破癥汤（《寿世保元》卷七）。

【组成】归尾（酒洗）一钱 赤芍一钱 白芍一钱 青皮一钱 乌药七分 香附（醋炒）一钱半 三棱一钱 莪术（醋煮）一钱 官桂五分 苏木五分 红花五分

【用法】上锉一剂。水煎，入酒一钟，空心服。

【主治】妇人经水不通，腹中积块疼痛。

神应丹

【来源】《古今医鉴》卷十一。
【组成】大黄二两（醋二碗，煮干，晒） 血竭五钱 桃仁五钱 红花五钱
【用法】上为末，和匀，酒糊为丸，如梧桐子大，辰砂为衣。每服七十丸，空心用醇酒送下。
【主治】妇人经脉不行，五心烦热，口燥咽干，颊赤心怯，潮热，胸膈不利，减食多渴，咳嗽，唾稠痰。

破血金丹

【来源】《古今医鉴》卷十一。
【组成】香附十两（醋制） 艾叶四两（焙干） 当归二两（酒浸一宿，醋煮，焙干） 红花一两（焙干） 桃仁一两（去皮尖）
【用法】上为末，醋糊为丸。每服二钱，淡醋汤送下，早、晚各服一次。经通药止。
【主治】妇女月经不通，腹痛有块者。

通经丸

【来源】《古今医鉴》卷十一。
【组成】归尾 桃仁（去皮尖） 大黄（煨） 丹皮 干漆（炒烟尽） 肉桂各一两 三棱五钱 莪术（醋炒） 牛膝各一两 麝香八分
【用法】上为末，皂角五钱，芫花二钱，水煮糊为丸，如梧桐子大。每服五十丸，米汤送下。
【主治】经闭不通及血块疼痛。

通经散

【来源】《古今医鉴》卷十一。
【组成】斑蝥（去头足） 大黄（酒浸）三钱 藿香少许
【用法】上斑蝥量疾远近轻重用之，如一年，壮者用七八个，每服七八分，弱者五六个，每服五六分；如五六个月，壮者五六个，每服五六分，弱者四五个，每服四五分。俱为末。未服之先，以热水漱口令净，即食枣三四枚，将药用温酒一钟调服，再食枣三四枚，静卧，勿令人搅扰。待腹疼二三阵，其经即行。如腹不疼，再进一服，立通。后服平胃散，以复胃气也。
【主治】经闭。
【宜忌】忌气恼、生冷、油腻。

通经秘方

【来源】《古今医鉴》卷十一。
【组成】大船上多年灰条不拘多少（用炭火烧通红，淬入好烧酒内，取出待干）
【用法】上为末。每服三钱。第一服空心好酒调下；第二服红花酒调下；第三服大黄酒调下。三次要见红。
【主治】经闭。

清热饮

【来源】《古今医鉴》卷十一。
【组成】紫苏 陈皮 桔梗 枳壳 前胡 半夏 干葛 赤苓 赤芍 丹皮 生地 栀子 黄芩 甘草
【用法】上锉一剂。加生姜，水煎服。
【主治】妇人经闭发热，咳嗽吐血，右胁痛。
【加减】血虚，加芎、归。

宝珠丹

【来源】《赤水玄珠全集》卷十。
【组成】当门子一粒 樟脑五分 紫梢花（去梗） 丁香 大力子 急性子各一钱 斑蝥一对（去翅足） 红娘子一对（去翅足）
【用法】上为细末。每服半分，无灰酒送下。不降再服催之。
【功用】催经。

反经丸

【来源】《万病回春》卷六。
【别名】取经丸（《宋氏女科》）。
【组成】乳香 没药 孩儿茶 巴豆（去壳） 葱

白各五分　斑蝥五个

【用法】上为末，共捣为丸。绵裹三层，系放筒上，将线系住，送入阴户内三四寸许。候一炷香时，经水即下。

【主治】妇人经闭不通，不论新久。

牡丹皮汤

【来源】《万病回春》卷六。

【组成】牡丹皮一钱半　当归一钱半　川芎八分　白芍　生地黄　陈皮　白术　香附各一钱　柴胡　黄芩各一钱　甘草四分

【用法】上锉一剂。水煎服。

【主治】室女经闭，咳嗽发热。

养真汤

【来源】《万病回春》卷六。

【组成】当归（酒洗）　川芎　白芍（酒炒）　益母草　香附（酒、醋、米泔、童便同浸，炒）　熟地黄（姜汁炒）　山茱萸（去核）　白茯苓（去皮）　栀子（炒）　小茴（酒炒）　陈皮各等分

【用法】上锉六剂，水煎服尽。经通后，作丸服。

【主治】妇人经闭不通，脐下有块，已经三载，颜色如故，百药无功者。

调经丸

【来源】《万病回春》卷六。

【组成】当归（酒洗）二两　川芎　熟地黄（姜汁炒）　青皮（麸炒）　陈皮　枳壳（去瓤，炒）　白术（去芦）　厚朴（姜汁炒）　小茴香（炒）　艾叶（去筋）各一两　三棱（煨醋炒）　莪术（煨醋炒）　砂仁　白芷　牛膝（去芦，酒洗）　玄胡各一两　香附（醋炒）五两　粉草　琥珀各五钱（另研入）

《寿世保元》有赤芍，无琥珀。

【用法】上为末，醋打糊为丸，如梧桐子大。每服八九十丸，米汤送下；酒下亦可。

【主治】经闭。

【加减】肚痛，加苍术，去白术。

通经丸

【来源】《万病回春》卷六。

【组成】斑蝥二十个（糯米炒）　大黄五钱　桃仁四十九个

【用法】上为末，酒糊为丸，如梧桐子大。每服五七丸，甚者十五丸，空心酒送下。

【主治】经闭并干血气属血实气滞者。

通经汤

【来源】《万病回春》卷六。

【组成】当归　川芎　白芍　生地黄　大黄　官桂　厚朴　枳壳　枳实　黄芩　苏木　红花　乌梅

【用法】上锉一剂。姜、枣煎服。

《妇科玉尺》本方用四物汤加大黄、官桂、厚朴、枳壳、枳实、黄芩、红花、苏木各七分，乌梅一，姜三，枣二。

【主治】妇女经闭。

通经甘露丸

【来源】《万病回春》卷六。

【组成】大黄十六两（四两用头红花四两，入水取汁浸一日，不用红花；四两以童便入盐二钱浸一日，取出晒干，不用童便；四两用好酒浸一日，令软，切片如杏核大，晒干，入去皮巴豆三十五粒，同炒黄色，去巴豆不用；四两用当归四两入淡醋浸一日，晒干，不用当归。上四份共合一处）南木香二两　百草霜五钱

【用法】上为细末，以当归、醋红花水煮米糊为丸，如梧桐子大。每服三四十丸，空心温酒送下。

【主治】妇人经血不通，崩漏肠风，赤白带下，血气五淋，产后积血，男女五劳七伤及小儿骨蒸劳热，夫妇阴血阳精不交。

通经调气汤

【来源】《万病回春》卷六。

【组成】当归（酒洗）　川芎　白芍（酒炒）　生地黄（酒浸）　香附（童便炒）各一两　牡丹皮八钱　柴胡六钱　黄柏（酒炒）　知母（酒、童便

炒）八钱　黄芩（酒炒）六钱　牛膝（去芦，酒洗）八钱　桃仁　红花各酌量

方中黄柏用量原缺。

【用法】上锉作十剂。水煎，空心、临卧各一服。

【主治】妇人经闭虚弱者。

万化膏

【来源】《鲁府禁方》卷三。

【组成】真香油一小酒杯　蜂蜜一小酒杯

【用法】上共合一处，瓷碗内盛之，重汤煮一炷香，空心热服即通。

【主治】日久经闭不行。

养血调经丸

【来源】《鲁府禁方》卷三。

【组成】当归（酒洗）二两　南芎一两　白芍（酒炒）二两　熟地四两　山茱萸（酒蒸，去核）二两　白茯苓（去皮）一两半　山药二两　牡丹皮一两半　泽泻一两半　栀子（炒）一两半　益母草二两　生地（酒洗）二两　香附（醋炒）二两　陈皮一两半

【用法】上为末，炼蜜为丸，如梧桐子大。每服三钱，空心淡姜汤送下。

【主治】妇人经闭，或二三年不通者，脐左下一块如碗大，间或吐血或便血，余无恙。

消积通经丸

【来源】《鲁府禁方》卷三。

【别名】调经化瘀丸（《中药制剂手册》）。

【组成】南香附（醋炒）十两　艾叶（醋炒）二两　当归（酒洗）二两　南芎一两　赤芍一两　生地二两　桃仁（去皮）一两　红花（酒洗）一两　三棱（醋炒）一两　莪术（醋炒）一两　干漆（炒）一两

【用法】上为细末，醋糊为丸，如梧桐子大。每服八十丸，临卧淡醋汤送下。

【功用】调经行血，温中化瘀。

【主治】

1. 《鲁府禁方》：经闭。

2. 《中药制剂手册》：气血不调引起的血瘀、血滞，经血不调，行经腹痛，经闭不通，以及骨蒸烦热、腰腿痠痛。

【宜忌】孕妇忌服。由于血虚引起的经闭不宜服用。

通经四物汤

【来源】《鲁府禁方》卷三。

【组成】当归（酒洗）　川芎　白芍（酒炒）　熟地黄各一钱　人参　黄耆（蜜炒）　肉苁蓉（酒洗）各七分　五味子十个　红花五分　苏木一钱

【用法】上锉。加葱白三茎，酒、水煎，空心服。

【主治】经脉不通。

一粒金丹

【来源】《鲁府禁方》卷四。

【组成】沉香　木香　血竭各一钱　牛黄　狗宝各五分　鸦片一钱五分　麝香二分

【用法】上为末，用头生小儿乳汁为丸，如黄豆大，朱砂为衣。每服一丸，舌下押之，先嚼梨汁送下。

【主治】吐血吐脓，咳嗽气喘，胸膈膨闷，噎食虫症，妇人室女经闭。

大万病丸

【来源】《证治准绳·女科》卷一。

【组成】干漆（杵碎，炒烟尽）　牛膝（去苗，酒浸一宿，焙干）各一两

【用法】上为末，以生地黄汁一升，入二味药末银器内，慢火熬，可丸即丸，如梧桐子大。每服二丸，空心米饮或温酒送下。

【主治】经事不来，绕脐痛。

牛膝丸

【来源】《杏苑生春》卷八。

【组成】牛膝六钱　大黄　细辛　桃仁各五钱　川芎　当归须各四钱　水蛭二钱

【用法】上为末，炼蜜为丸，如梧桐子大。每服二

十丸，空心温酒送下。

【主治】瘀血停留，月水不通，腹中疼痛。

加味地黄丸

【来源】《宋氏女科》。

【组成】熟地四两　山药二两　白茯苓一两五钱　丹皮一两五钱　泽泻（去毛）一两　当归一两（酒拌）　香附（童便制）一两　桃仁（去皮尖）一两　山萸肉（去核净肉）四两　土红花一两

【用法】上为末，炼蜜为丸，如梧桐子大。每服百丸，空心温酒或盐汤送下。

【主治】妇人经闭发热或咳嗽。

养胃胜金汤

【来源】《宋氏女科》。

【组成】黄耆　白术　茯苓　甘草　芍药　陈皮　麦芽　川芎　柴胡　当归

【用法】水煎，空心服。

【主治】妇人女子经闭。

【宜忌】经脉不行，多有脾胃损伤而致者，不可轻用通经破血之药，用此补养脾胃，脾旺则能生血而经自行矣。

通经丸

【来源】《宋氏女科》。

【组成】川椒（炒去目）　蓬术（煨）　干漆（炒烟尽）　干姜（炮）　大黄（酒蒸）　桂心　桃仁　川乌各七钱　当归一两　青皮一两（炒）　红花七钱　紫葳七钱　牛膝七钱　刘寄奴七钱

【用法】上为末，将一半药用米醋熬成膏，和前余药末一半为丸，如梧桐子大，阴干。每服五十丸，空心温酒醋汤送下。

【主治】室女妇人，经脉不通，脐腹疼痛，潮热，或成瘕症。

下取通经丸

【来源】《寿世保元》卷七。

【组成】乳香　没药　孩儿茶　巴豆（去壳）　血竭　葱白各五分　斑蝥五个

【用法】上为末，共捣为丸。绵裹三层，将线系住，送入阴户内三四寸许。俟一炷香，经水即下。

【主治】妇人经闭不通，不论新久。

加减四物汤

【来源】《寿世保元》卷七。

【组成】香附（炒）一钱　当归（酒洗）　川芎　枳壳（去瓤，炒）　柴胡　白芍（酒炒）各八分　黄芩　陈皮　三棱（醋炒）　莪术（醋炒）各六分　熟地黄一钱　白芷　玄胡索　小茴（酒炒）　白术（去芦，炒）　青皮（去瓤）　砂仁　肉桂　甘草各五分

【用法】上锉作一剂。水煎，空心热服。

【主治】室女十五六岁，误食生冷，经脉不通，日夜寒热，手足麻痹，饮食少进，头疼恶心呕吐，腹中忽然结一块痛者。

【加减】偏身痛，加羌活。

养血通经汤

【来源】《寿世保元》卷七。

【组成】牡丹皮　当归各一钱七分　白芍　陈皮　白术（去芦）　香附各一钱　川芎七分　柴胡七分　黄芩七分　甘草四分　生地黄一钱

【用法】上锉一剂。水煎，空心热服。

【主治】室女经闭，咳嗽发热，属虚弱者。

莪术散

【来源】《寿世保元》卷七。

【组成】香附三两　当归（酒洗）　莪术（醋煨）　玄胡索　赤芍药　枳壳（麸炒）　熟地黄　青皮（去瓤）　白术（去芦）　黄芩各一两　三棱（醋煨）　小茴香（炒）　砂仁各八钱　干漆（炒尽烟）　红花各五钱　川芎八钱　甘草一钱

【用法】上为细末。每服二钱，空心好米酒调服。

【功用】逐去瘀血。

【主治】妇人三十八九岁，经血断早，瘀血未尽，不时攻痛成疾，经水不行，腹中有块痛，头晕眼花，不思饮食。

下通，经血自当顺流而下，何月事之不来足患哉。

逍遥散

【来源】《寿世保元》卷七。

【组成】当归（酒洗）一钱五分　白芍（酒炒）一钱　柴胡一钱　黄芩一钱　川芎七分　熟地黄七分　半夏（姜炒）七分　人参五分　麦门冬（去心）五分　甘草四分

【用法】上锉散。加生姜三片，水煎，热服。

【功用】和气血，扶脾胃。

【主治】室女十七八岁，脾胃受伤，气血俱弱，误食生冷，经脉不通，或百日或半年，颜色青黄，饮食少进，寒热往来，四肢困倦，头疼目弦，肚疼结块，五心烦热，呕吐膨胀。

【加减】少睡，加酸枣仁（炒）以敛心血。

【备考】原书治上症，先用本方，次服加味八物汤，后服调经丸。

清热通经汤

【来源】《寿世保元》卷七。

【组成】当归（酒洗）一钱　川芎一钱　白芍（酒炒）一钱　生地黄一钱半　大黄七分　官桂四分　厚朴（姜炒）八分　枳壳（麸炒）一钱　苏木一钱　枳实（麸炒）一钱　黄芩一钱　红花五分　乌梅一个　桃仁（去皮尖）十个

【用法】上锉。加生姜三片，水煎，空心热服。不数剂而奏效。

【主治】妇女经闭，不论虚实寒热新久者。

加味导痰汤

【来源】《济阴纲目》卷二。

【组成】半夏　陈皮　白茯苓　甘草　枳实　黄连　川芎

【用法】加生姜，水煎服。

【主治】躯脂经闭。

【方论】《医略六书》：躯脂壅遏，阻塞胞门，气上迫肺，故心气不得下通，而月事不来焉。枳、连、芎、半导痰清火，力能入血海以化滞通经；陈、草、姜、苓和中化气，功专入气海以浃壅通闭也，水煎温服，使躯脂默运，则气不上迫而心气无不

行经红花汤

【来源】《济阴纲目》卷二。

【别名】红花汤（《叶氏女科证治》卷一）。

【组成】当归尾　赤芍药　紫葳　刘寄奴　牛膝　玄胡索　红花　苏木　桃仁（炒）各一钱　青皮　香附各八分　桂心五分

【用法】水煎，空心作一服。

【主治】妇人室女经候不行，时作胀痛。

斑蝥通经丸

【来源】《济阴纲目》卷二。

【组成】斑蝥二十个（糯米炒）　桃仁四十九个（炒）　大黄（锦纹者）五钱（一方加虻虫半钱，水蛭一钱）

【用法】上为细末，酒糊为丸，如梧桐子大。每服五丸，甚者十丸，空心酒送下；如血枯经闭者，用四物汤送下。

【主治】经候闭塞及干血气。

【方论】《医略六书》：瘀血干结，新血不生，故窍道闭塞，月经不通焉。大黄醋煮，开结滋干以攻血，桃仁生研，破血闭燥以通经，斑蝥以毒攻毒而通经脉之闭塞也。酒丸、酒下，均为行血泽枯之助。血枯干结者，必当以四物汤送下，补血通闭为宜。

通经散

【来源】《明医指掌》卷六。

【组成】陈皮一两　甘遂（煨）一两　当归尾一两五钱　川芎一两　红花一两（酒洗）桃仁一百个（去皮尖）

【用法】上锉。每服七钱，水二钟，酒一钟，煎至八分，空心服。

【功用】活血定痛。

【主治】

1.《明医指掌》：女人瘀血积滞，经闭，腹中痛。

2.《证治宝鉴》：因跌扑或吐衄后经行呕止，

血滞腹痛，日轻夜重，其痛有常处，一块不移，喜热恶冷，口干，或口中常觉血腥气，其血已结块，脉粗涩。

五物煎

【来源】《景岳全书》卷五十一。

【组成】当归三五七钱　熟地三四钱　芍药二钱（酒炒）　川芎一钱　肉桂一二三钱

【用法】水一钟半，水煎服。

【主治】妇人血虚凝滞，蓄积不行，小腹痛急，产难经滞，及痘疮血虚寒滞。

【加减】兼胃寒或呕恶者，加干姜炮用；水道不利，加泽泻或猪苓；气滞者，加香附或丁香、木香、砂仁、乌药；阴虚疝痛者，加小茴香；血瘀不行，脐下若覆杯，渐成积块者，加桃仁或酒炒红花；痘疮血虚寒胜，寒邪在表者，加细辛、麻黄、柴胡、紫苏之属。

经验桃奴丸

【来源】《简明医彀》卷三。

【组成】桃奴（冬月树上小干桃）　豭鼠粪（雄鼠也，两头尖者是）　玄胡索　香附子　肉桂　五灵脂　桃仁（去皮尖，捣如泥）　砂仁各等分

【用法】上为末，水泛为丸，如绿豆大。每服三钱，空心温酒送下。

【主治】血蛊，腹上有血丝；妇女月经不通，腹中有块胀痛；男子坠马跌仆，瘀血留积胀痛。

大黄膏子

【来源】《丹台玉案》卷五。

【组成】大黄四两（酒浸，焙干）

【用法】上为末，以醋一碗，熬成膏为丸，如芡实大。每服一丸，空心酒调下。

【主治】闺女经闭。

立行饮

【来源】《丹台玉案》卷五。

【组成】官桂三钱　干姜　广木香　玄胡索各一钱

牛膝　蓬术　归尾　山楂各一钱五分

【用法】酒煎，空心热服。

【主治】闭经，因食生冷所致。

活血行经汤

【来源】《丹台玉案》卷五。

【组成】大附子　官桂各一钱五分　厚朴　香附　桃仁　红花　山楂　当归各二钱

【用法】加生姜五片，水煎服。

【主治】因坐冷水而得寒气，以致经闭。

通经奇方

【来源】《丹台玉案》卷五。

【组成】玉簪花（并叶）　急性子　乳香　没药各等分

【用法】上为末，以烧酒为丸。每服二钱，空心热酒送下。

【主治】经闭。

琥珀散

【来源】《丹台玉案》卷五。

【组成】琥珀　乌药　蓬术　刘寄奴　白芍各五钱　肉桂二钱　丹皮　当归　生地　玄胡索各八钱

【用法】上为末。每服三钱，空心砂仁汤调下。

【主治】月水凝滞，腹胁胀满疼痛，并血逆攻心眩晕。

疏通饮

【来源】《丹台玉案》卷五。

【组成】青皮　官桂　木香各一钱　当归　香附　红花　山楂　桃仁各二钱

【用法】酒煎，空心服。

【主治】因感暴怒以至经闭者。

荡邪散

【来源】《傅青主女科》卷上。

【别名】荡邪丹（《辨证录》卷十一）。

【组成】雷丸六钱　桃仁六十粒　当归一两　丹皮一两　甘草四钱

《辨证录》有大黄。

【用法】水煎服。一剂必下恶物半桶，再服调正汤治之。

【主治】女子有在家未嫁，月经忽断，腹大如妊，面色乍赤乍白，六脉乍大乍小。人以为血结经闭，或精神恍惚而梦里求亲，或眼目昏花而对面相狎，或假托亲属而暗处食欢。

益经汤

【来源】《傅青主女科》卷上。

【组成】大熟地一两（九蒸）　白术一两（土炒）　山药五钱（炒）　当归五钱（酒洗）　白芍三钱（酒炒）　生枣仁三钱（捣碎）　丹皮二钱　沙参三钱　柴胡一钱　杜仲一钱（炒黑）　人参二钱

【用法】水煎服。

【主治】年未七七，由于心、肝、脾之气郁，经水先断。

开壅汤

【来源】《辨证录》卷三。

【组成】红花三钱　当归尾二钱　牛膝二钱　桃仁十四个　柴胡二钱　丹皮三钱　大黄一钱　香附一钱　郁金三钱　天花粉二钱　延胡索一钱

【用法】水煎服。

【功用】通经泻肝。

【主治】月经不通三月，忽然眼目红肿疼痛如刺，肝脉大而又大，或弦而滑。

泻壅丹

【来源】《辨证录》卷三。

【组成】当归一两　红花五钱　大黄二钱　生地五钱　荆芥三钱　桃仁十粒　丹皮三钱　麸炒栀子二钱

【用法】水煎服。

【主治】血壅目痛。妇人月经不通三月，忽然眼目红肿疼痛如刺。

续补汤

【来源】《辨证录》卷十一。

【组成】人参二钱　当归五钱　白芍三钱　柴胡五分　麦冬五钱　北五味十粒　白术一两　巴戟天五钱　炒枣仁五钱　红花五分　牛膝一钱　沙参三钱

【用法】水煎服。十剂必通。

【主治】气郁、血枯经闭。

溢经汤

【来源】《辨证录》卷十一。

【组成】熟地一两　白术一两　山药五钱　生枣仁三钱　白芍三钱　当归五钱　丹皮二钱　沙参三钱　柴胡一钱　杜仲一钱　人参二钱

【用法】水煎服。连服八剂而经通，服一月人健，不再经闭，兼易受孕。

【主治】妇人年未至七七之期，经水先断者，此非血枯，乃为血闭。

二生丹

【来源】《郑氏家传女科万金方》卷一。

【别名】二黄散。

【组成】大怀熟地三钱　锦纹大黄三钱

【用法】上二味，放新瓦上焙炙焦黄，为末，陈煮酒泛丸。每用六钱，虚弱者减半，于五更鸡鸣时，用热陈煮酒徐徐送下，少刻觉腹微疼，即解去恶积，经水立通。通后只用米粥熬熟韭菜，连服四五日，再服加减四物汤，或六味丸一料。

【主治】妇人经水不通，内热，干血痨症。

【宜忌】病久腹泻者，勿用此方。

化气汤

【来源】《郑氏家传女科万金方》卷一。

【组成】三棱　蓬术　青皮　陈皮　麦芽　神曲　香附　乌药　生姜　枳壳　厚朴　甘草（一方加牵牛、半夏、益智仁）

【功用】消食健脾，兼能顺气消癖。

【主治】妇女胃气不调而停经，貌本壮实、饮食减少者。

丹皮散

【来源】《郑氏家传女科万金方》卷一。
【别名】牡丹皮汤。
【组成】丹皮　川芎　白术　黄芩　当归　熟地（一用生地）　甘草
【主治】气血虚损，内则月水不行，外则发潮热，头目昏重，肢体劳倦，五心烦热，心仲面赤，口燥唇焦，腰背酸疼，盗汗。
【加减】室女经闭，咳嗽发热，加陈皮（去白）、香附、柴胡。

归附丸

【来源】《郑氏家传女科万金方》卷一。
【组成】归身　香附（醋制）　陈皮　山楂
【用法】醋和为丸服。
【主治】胃气不调而经停，貌本壮实，饮食减少者。
【宜忌】咳嗽者禁用。

四物合小柴胡汤

【来源】《郑氏家传女科万金方》卷一。
【组成】当归　白芍　熟地　川芎　柴胡　甘草　黄芩　人参　半夏
【用法】加生姜、大枣，水煎服。
【主治】妇人身热如蒸，索汤水无已，经闭不行，咳嗽。

圣和丸

【来源】《郑氏家传女科万金方》卷一。
【组成】广皮　青皮　三棱　蓬术　干姜　高良姜　香附　山楂肉　神曲
【用法】上为丸，砂仁汤送下。
【主治】胃气不调，饮食减少而经停者。

沉香附子丸

【来源】《郑氏家传女科万金方》卷一。
【组成】沉香　附子　官桂　当归　川芎　五灵脂　木香
【用法】上为细末，醋糊为丸。每服三十丸，食前以米饮送下。
【主治】妇人腰下冷气块，并月水不通。

调水愈通散

【来源】《郑氏家传女科万金方》卷一。
【组成】青皮　陈皮　三棱　蓬术　厚朴　半夏　桔梗　甘草　藿香　益智　官桂　香附
【用法】水一钟，入姜煎八分，不拘时候服。
【主治】寒热经事不通，呕吐咳嗽，中脘不时疼痛。
【加减】如小腹痛，加红花，归尾。

调经六合汤

【来源】《郑氏家传女科万金方》卷一。
【组成】白术　黄芩　香附　陈皮　半夏　白茯苓　归身　白芍　生地　川芎　甘草
【用法】水二钟，生姜三片，煎汤，食远服。
【主治】妇人气血凝滞，经闭而腹中结块，腰腿重疼者。

调经滋血汤

【来源】《郑氏家传女科万金方》卷一。
【组成】马鞭草　荆芥各二分　川芎　枳壳　桂心　当归　赤芍各一钱　乌梅六分　丹皮五分
【用法】水煎，食远服。
【主治】妇人气热气虚，经滞不通，致使血来肢体麻木，或身疼痛；或室女经未行，日渐黄瘦，将成痨疾。

通经六合汤

【来源】《郑氏家传女科万金方》卷一。
【组成】当归　白芍　官桂　蓬术　川芎　熟地（一方用生地）
【用法】水煎服。
【功用】逐瘀血，通经络。

【主治】经闭，腹中结块，腰腿重疼属气血凝滞者。

【加减】加延胡索，名延胡索散。

石膏柴胡汤

【来源】《郑氏家传女科万金方》卷二。

【组成】石膏　柴胡

【主治】室女经闭成痨。

调经丸

【来源】《郑氏家传女科万金方》卷二。

【组成】当归　陈皮　白芷　牛膝　三棱　蓬术（醋制）　玄胡索各一两　白术　川芎　枳壳　小茴香　熟地各一两五钱　香附二两　粉草五钱

【用法】醋煮粳米为丸，如梧桐子大。每服九十丸，空心米饮或酒送下。先服逍遥散，次服加味八珍汤，再服此方。

【功用】补气血，扶脾胃，调经水。

【主治】室女十七八岁，脾胃虚弱，误食生冷，经脉不通，或阻百日，或半年，颜色青黄，饮食少进，寒热往来，四肢困倦，头痛目弦，肚腹疼痛，五心烦热，呕吐膨胀。

蓬莪术散

【来源】《郑氏家传女科万金方》卷二。

【组成】香附三两　当归（酒洗）　赤芍　熟地　蓬术　元胡　白术（土炒）　枳壳　黄芩　青皮一两五钱　川芎　三棱　砂仁（炒）　干漆二两　红花　甘草一两

方中除青皮、干漆、甘草外，诸药用量原缺。

【用法】上为末。每服三钱，空心酒调下。

【功用】散血和气。

【主治】妇人经脉断绝，腹中常有块痛，头晕眼花，饮食少进。乃气禀虚弱，以致断经太早，腹中瘀血未散，不时攻痛。

消积汤

本方方名，据剂型，当作"消积丸"。

【来源】《嵩崖尊生全书》卷十四。

【组成】香附（醋炒）十两　艾叶（醋炒）二两　当归　莪术各二两　川芎　白芍　生地　桃仁　红花　三棱　赤芍　干漆各一两

【用法】上为末，醋糊为丸。每服二十丸，与调经丸间服。

【主治】血虚经闭。

三物蟅虫丸

【来源】《重订通俗伤寒论》。

【组成】蟅虫（酒炒）十个　光桃仁十粒　生川军（酒炒）一两

【用法】上为末，炼蜜为丸。每服五丸，陈酒送下，一日三次。

【主治】干血内滞，目暗腹疼，及妇人经闭作痛。

无极膏

【来源】《良朋汇集》卷四。

【组成】大黄一两（为细末）

【用法】用酽醋一斤熬成膏为丸，如鸡头子大。每服一丸，热酒化开，卧时温服。大便利一二次后，经脉自下。

【主治】妇人干血气，经脉不通。

保命胜金丹

【来源】《良朋汇集》卷四。

【组成】南香附一斤（第一次用童便浸，二次酒浸，三次盐水浸，四次醋浸。每次按春五、夏三、秋七、冬十日，取起晒干）　官拣参　川当归　赤芍药　白芍药　香白芷　川芎　延胡索　远志（去心）　白术各一两五钱　桂心　白茯苓　牡丹皮　川牛膝各二两五钱　大熟地四两五钱（酒洗，蒸）　白薇四两（去芦）　大甘草七钱五分　藁本三两

【用法】上除香附另制外，十七味俱用煮酒亦按春五、夏三、秋七、冬十日浸过，晒干为末听用。后加赤石脂、白石脂各一两，此二味用好醋浸三日，入火煅红，再淬入醋内，如此七次，焙干为末，和入药内。滴乳香、明没药各二两，真琥珀五钱，朱砂五钱（飞过），上四味用酒煮过，研成

膏，和入前药内，炼蜜为丸，如弹子大，以金箔为衣，晒干，入瓷罐收贮，封固听用。凡男妇遇诸证，取药一丸，放在瓷碗内，加煮酒半碗蒸服；若女人胎前产后月子诸病，用滚水小半碗，将药用手捻碎，入碗内泡开，上用碟盖，如水冷，将碗放在锅内慢火煮热，取出碗，以银匙研细服之；如月子病，用些许醋滴在药碗内服之，若碗内药末净，再用酒涤之饮尽，令其半醉，服后稍坐片时，待身觉困倦，可卧，用衣被盖暖，使汗出通身畅快，百病退消；如女人经至而腹痛者，服此一丸，下月即不作痛；如行经前依法连服三日，任其久不生育，老必能成孕。经后第三日服药交媾，一定生男，六日行事，则生女矣。

【功用】活经益精，补虚种子。

【主治】男妇诸虚百损。女子胎前产后，血枯经闭，崩漏，赤白带下；男子遗精白浊，腰疼腿痿，精寒阳痿，咳嗽痰喘，耳鸣眼花。

【宜忌】赤白石脂、真琥珀、乳香、没药、朱砂，此六味女人可用，男人不可用。

活血紫金丹

【来源】《良朋汇集》卷四。

【组成】归尾 巴豆（去皮油）各五钱 五灵脂 赭石（火煅，醋淬七次）各一两

【用法】上为细末。醋糊为丸，如绿豆大，每服五七丸。

【主治】妇人经脉不通，腹内成块，遍体发热，心疼。

红花当归散

【来源】《奇方类编》卷下。

【组成】红花 当归 肉桂 牛膝 赤芍各一两 紫葳 苏木各二两

【用法】上为细末。每服二钱，酒调下。

【主治】妇人月经不至，腰腿疼痛。

保真汤

【来源】《胎产秘书》卷下。

【组成】川芎一钱 当归 生地 白芍各二钱 麦冬一钱 天冬一钱五分 川贝 茯苓各五分 桔梗八分 五味十粒 骨皮一钱炙甘草四分

【用法】上加大枣二枚，水煎服。

【功用】清热止咳，润肺泻火，滋补真阴，以复其元。

【主治】产后热蒸成痨症。此由嗜欲无节，起居不时，以致真阴耗竭，虚火上炎，或蒸而热，或往来寒热，似疟非疟，或咳血咯血，自汗盗汗，或心神恍惚，梦与鬼交，或经水闭塞，身渐羸瘦。

【宜忌】患此者，必须寡欲内养，方能有效。

【加减】虚，加人参一钱，黄耆六分；胃弱，加茯苓、山药各二钱，砂仁二三粒。

加味地黄汤

【来源】《幼科直言》卷五。

【组成】熟地 山萸 山药 丹皮 泽泻 白茯苓 麦冬 沙苑蒺藜

【用法】水煎，饿时服。

【主治】小儿虚痨咳嗽，夜热咽痛，大便干结；或有女子经闭。小儿病中服药不当，以闭肾气耳聋者。

泽兰汤

【来源】《医学心悟》卷三。

【组成】泽兰二钱 柏子仁 当归 白芍 熟地 牛膝 茺蔚子各一钱五分

【用法】水煎服。

【功用】调经，通血脉。

【主治】经闭。

益母胜金丹

【来源】《医学心悟》卷三。

【别名】益母胜金丸（《医钞类编》卷十六）。

【组成】熟地 当归各四两 白芍（酒炒）三两 川芎一两五钱 牛膝二两 白术 香附（酒、醋、姜汁、盐水各炒一次） 丹参 茺蔚子各四两 益母草一斤（酒、水各半，熬膏）

【用法】炼蜜为丸。每早服三钱，开水送下，晚服二钱，用清酒送下。

【主治】女人经血不调，及室女经闭成损。

【加减】经水后期而来，小腹冷痛为寒，加肉桂五钱；经水先期妄行，自觉血热，加丹皮二两，酒炒条芩五钱；凡遇经水作痛，乃血凝气滞，加玄胡索一两。

化痞反正膏

【来源】《惠直堂方》卷四。

【组成】川乌　草乌　半夏　红芽大戟　芫花　甘草节　甘遂　细辛　姜黄　山甲　狼毒　牵牛　威灵仙　巴豆仁　三棱　蓬术　枳壳　白术　水红花子　葱白头　鳖甲　红苋菜　白芍　沙参　丹参　白及　贝母各一两　藜芦（葱管者真）一两　干蟾四只

【用法】用麻油五斤，浸七日，照常煎枯，去滓，称油一斤，用密陀僧八两，次下黄丹二两，沸止离火；或用豆腐泔水浸，揉至三次；又用井水抽拔一度，以去辣味，免发疡，复上火，不住手搅成膏，待稍温，下阿魏二两（箬上炙，研末）；或同赤石脂研亦可，不住手搅匀，瓷器收贮，用狗皮摊贴，每张重五钱。半月一换。重者不过三二帖必愈。

【主治】诸般痞块积聚，寒热腹痛，胸膈痰饮；小儿大肚疳积；妇人经水不通，血瘕；及痈疽未破，痰痹等。

【宜忌】孕妇勿用。

通经散

【来源】《女科旨要》卷四。

【组成】川牛膝　当归　刘寄奴　红花　苏木　肉桂　白芷　急性子　白芍　甘草各等分

【用法】上为末。每服四钱，酒送下。

【主治】妇人月经不通。

逍遥散

【来源】《种痘新书》卷十。

【组成】白术　茯苓　当归　白芍　生地　甘草　柴胡

【功用】养心补血，调理脾胃。

【主治】女子一向闭经，血海已涸，适逢出痘，毒气郁于冲任之间，二阳并发，热甚。

【加减】加栀仁、丹皮，名"加味逍遥散"。

归脾汤

【来源】《种痘新书》卷十二。

【组成】人参　白术　茯神　黄耆　地骨皮各一钱二分　甘草三分　木香五分　远志（去心）　枣仁各一钱

【用法】加生姜、大枣，水煎服。

【主治】女子闭经，血海干涸，适产出痘。

【加减】本方加柴胡、山栀，名"加味归脾汤"。

加味逍遥散

【来源】《医略六书》卷十八。

【组成】软柴胡五分　白芍药一钱半（酒炒）　冬白术一钱半（炒）　当归身二钱　白茯苓二钱（去木）　粉甘草五分　钩藤钩五钱　忍冬藤三钱　山栀　丹皮

方中山栀、丹皮用量原缺。

【用法】水煎，去滓温服。

【主治】女子血虚火旺，经闭潮热；男子阴虚木旺，脉弦虚数者。

逍遥散

【来源】《医略六书》卷十八。

【组成】软柴胡五分　白芍药一钱半（酒炒）　冬白术一钱半（炒）　当归身二钱　白茯苓二钱（去木）　粉甘草五分　钩藤钩五钱　忍冬藤三钱

【用法】水煎，去滓温服。

【主治】肝脾两虚，寒热食少，营气虚而瘕疝；女子经闭潮热，男子阴虚木旺，脉弦虚数。

【方论】归、芍敛阴养血，苓、术健脾生血，甘草缓中和胃，柴胡解郁升清，二藤舒筋以和络脉也，血旺筋舒，则寒热自解，而瘕疝无不痊，何食少之有哉！

【加减】阴虚血少，加生地；血虚火旺，加栀、丹。

加味调中益气汤

【来源】《医略六书》卷二十六。

【组成】人参钱半　黄耆三钱（蜜炙）　白术钱半（炒）　炙草钱半　当归三钱　生地三钱　花粉三钱

【用法】水煎，去滓温服。

【主治】劳倦伤脾，心火独旺，发热食少，经闭不行，脉软数者。

【方论】劳倦伤脾，胃气不化，心火不降，而独旺于中，乘阳则发热，食少新血不生，故月事衰少不来焉。参、耆补益中气，善退虚热；归、术调补肝脾，能助运化；生地、花粉泻热凉血以滋干；炙甘草缓中盖胃以调气也。水煎温服，使脾胃气壮，则经脉滋荣，而新血自生，何有经闭发热之患哉。

利血通经丸

【来源】《医略六书》卷二十六。

【组成】大黄一两　当归二两　肉桂一两（皮去）　白芍一两（炒）　水蛭六钱（烧黑透）　虻虫六钱　干漆六钱（烧烟尽）　木香一两　广茂一两（醋炒）　桃仁二两（去皮尖）　灵脂一两

【用法】上为末，醋为丸。每服一二钱，酒送下。

【主治】经闭结块，脉牢者。

【方论】血结坚凝，阻遏冲任而结块不消，故经气闭塞，月信不来也。大黄推荡积血以开闭结，广茂消化结块以攻坚垒，水蛭吮血于脏，虻虫啮血于经，干漆消陈久之积瘀，灵脂降浊污之阴凝，桃仁破血润燥，肉桂温经暖血，木香调气化以调经，当归养营血以荣经。白芍敛阴和冲任而生新血也。醋以丸之，酒以行之，无不瘀散结开，则坚凝顿释，结块自消，何患经闭不通，月信不来乎！

益母丸

【来源】《绛囊撮要》。

【组成】益母草八两（不犯铁器，摘、碎、风干，为末）　当归　川芎　赤芍　木香（忌火）　清陈

阿胶各一两（蛤粉炒）

【用法】上为末，炼蜜为丸，如弹子大。每服一丸，胎前腹痛，胎动下血不止，寒热往来，状如疟疾，米汤化下；胞衣不下，炒盐汤化下；产后中风，无灰酒化下；气喘恶心，两胁疼痛，温酒化下；身热，手足顽麻，百节疼痛，温米汤化下；眼黑血晕，青盐汤化下；腹有血块，童便酒化下；产后痢疾，米汤化下；泻血，枣酒化下；白带，胶艾汤化下；血崩，糯米汤化下。

【主治】妇人经闭，胎前产后诸疾。

红花当归散

【来源】《叶氏女科证治》卷一。

【组成】红花二分　当归八分　川芎　赤芍　熟地　黄芩　香附（童便制）　玄胡索　厚朴（姜制）各五分　小茴香　柴胡　陈皮　莪术　三棱　牛膝各四分　甘草三分　姜二片

【用法】水煎，空心服一剂；除去三棱、莪术，再服二三剂；次服八珍汤。

【主治】妇人廿九三十岁，连年生育，气散血虚胃热，或因劳伤，以致经脉不和，或二、三月不行，不时腹痛，结成血块，日倦夜热，饮食不思，此血虚胃热，或由劳伤而致也。

【加减】如恶心、呕吐，加砂仁、良姜各二分；泄泻，加肉豆蔻（煨）、粟壳各四分；遍身痛，加羌活、独活各四分；咳嗽气急，加杏仁（去皮尖）、五味子、桔梗、苏叶各四分。

和气丸

【来源】《叶氏女科证治》卷一。

【组成】厚朴（姜制）五钱　陈皮　藿香（如炒，少用）　白术（蜜炙）　玄胡索　枳壳（麸炒）各三钱　香附五钱（童便制）　草果　甘草　砂仁　小茴各二钱　木香三钱

【用法】上为末，蜜丸或为散。每服二钱，空心白汤下。

【主治】室女十三四岁血脉壅阻，天癸已行而忽不行，或发热，或疼痛，身体不宁，口苦面赤，寒热不定，头目晕花。

【加减】如不发寒热，去草果、藿香。

知柏四物汤

【来源】《叶氏女科证治》卷一。

【别名】知柏归地汤（《会约医镜》卷十四）。

【组成】熟地黄　当归　川芎　赤芍　知母（酒炒）　黄柏（酒砂）　木通　甘草

【用法】水煎，食前服。兼服三补丸。

【主治】

1.《叶氏女科证治》：冲任伤损，血枯经闭。或误食辛热之物，以致血枯冲任伏火。

2.《会约医镜》：月经先期，曾误服辛热暖宫之药，而血热者，冲任有伏火。

【宜忌】《会约医镜》：此凉剂，不得过服，适病而止。

柴胡汤

【来源】《叶氏女科证治》卷一。

【组成】当归一钱二分　白芍　柴胡　黄芩各一钱　熟地　甘草各三分　半夏（制）　川芎各七分　人参　麦冬（去心）各五分　生姜三片

【用法】水煎，空心热服。

【主治】妇女十七八岁，因脾胃虚弱，气血不行，而致经脉不通，或阻隔半年百日，面色青黄，饮食不思，或作寒热，头痛眩晕，腹中结块，烦闷呕吐，或作膨胀。

【加减】不睡，加枣仁（炒）；呕吐，加砂仁七分，白术六分（蜜炙），香附七分（制）；咳嗽，加杏仁六分（去皮尖），五味子五分，苏叶、桔梗各七分。

紫金丸

【来源】《叶氏女科证治》卷一。

【组成】青皮　陈皮各五钱　苍术　槟榔　砂仁　红豆各六钱　良姜　乌药　香附各八钱　三棱一两　蓬术二两　枳壳八钱（一方无苍术、蓬术、香附）

【用法】上为末，粳米糊为丸。每服百丸，食后米汤送下。

【主治】

1.《叶氏女科证治》：脾土不胜，月经或前或后，不思饮食；或过食生冷，经闭不行。

2.《竹林女科》：经来几点而止，过五六日或十日又来几点，一月之内常二三次，面色青黄。

紫菀汤

【来源】《叶氏女科证治》卷一。

【组成】紫菀　阿胶（蛤粉炒珠，另炖冲服）　川贝母（去心）　苏子各一分　五味子五分　桑白皮（蜜炙）　知母（蜜炙）　枳壳各一钱　杏仁（去皮尖）一钱半　款冬花六分　陈皮六分（一方无陈皮）

【用法】水煎。先服逍遥饮退其热，临卧次服紫菀汤止其嗽。

【功用】止嗽。

【主治】房事触伤经闭。经水来时因房事触伤，腹中结块如鸡子大左右，而致月水不行，变成五心烦热，头昏目眩，咳嗽痰喘。

瀹经汤

【来源】《叶氏女科证治》卷一。

【组成】人参　白茯苓　熟地　小茴各七分　白术（蜜炙）　川芎各一钱　甘草　黄芩　柴胡各一钱三分　枳壳一钱三分（麸炒）　当归　白芍　香附各一钱五分　生姜三片　灯芯三寸（长七茎）

【用法】水煎，空心热服。

【主治】妇女十七八岁经脉不通或阻隔半年百日，面色青黄、饮食不思，或作寒热，头痛眩晕，腹中结块，烦闷呕吐，或作膨胀。

【加减】如肚痛，加干漆（炒令烟尽）、玄胡索各七分；呕吐恶心，加良姜、砂仁各七分；手足麻痹，加肉桂四分；咳嗽，加五味子、杏仁（去皮尖）、款冬花各七分。

补脾散

【来源】《医方一盘珠》卷六。

【组成】黄耆　当归　白术各二钱　枣仁　远志肉　茯神　人参各一钱　砂仁八分　甘草八分　芡实　川芎各一钱半

【用法】上为末。每服三钱，沸水调服。

【主治】妇人血亏经闭。

桂枝丹皮桃仁汤

【来源】《四圣心源》卷十。

【组成】桂枝三钱　芍药三钱　丹皮三钱　桃仁二钱　茯苓三钱　丹参三钱

【用法】水煎大半杯，温服。

【主治】经血凝滞闭结。

【加减】上热，加黄芩；中寒，加干姜；中气不足，加人参；血块坚硬，加鳖甲、䗪虫；脾郁，加砂仁。

耳桃煎

【来源】《仙拈集》卷三。

【组成】木耳（水泡去蒂，晒干，炒为细末）　核桃仁（去皮，捣为泥）各二钱

【用法】黄酒煎服。过半炷香，浑身汗出，是其验也。

【主治】妇女经闭。

花鞭膏

【来源】《仙拈集》卷三。

【组成】水红花　马鞭草（各洗净）各一斤（熬膏）　当归　生地　白芍　玄胡　灵脂各二两　乌药　木香　红花　没药各一两

【用法】上为末，和膏内，如膏少，加米糊为丸。每服八十丸，空心酒下。

【主治】妇女月经闭结，腹胁胀痛欲死者。

灵砂散

【来源】《仙拈集》卷三。

【组成】砂仁　五灵脂（焙干）各一两

【用法】上为末。每服二钱，黄酒送下。

【主治】妇人经闭血块。

胎产金丹

【来源】《仙拈集》卷三。

【组成】当归　川芎　白芍　人参　赤石脂　白术　茯苓　桂心　藁本　白薇　白芷　丹皮　玄胡　没药　甘草各一两

《全国中药成药处方集》有党参、乳香，无人参。

【用法】除石脂、没药另研外，其余皆以醇酒浸三七日，烘干为末，称十五两；外用香附米以水浸三日，略炒为末，称十五两，和匀，重罗筛过，炼蜜为丸，如弹子大，瓷器收贮。经闭成疾，麻木疼痛，头昏脚肿，血淋白带，滚汤送下；不受孕，服至一月即受孕；胎不安者，俱用滚汤送下；受孕即服不辍，保全足月分娩无忧；临产，清米汤调服一丸，自然顺利，难产者倍用；产下，童便好酒调服一丸，自无崩晕之症；血崩，童便滚水送下；血晕，当归川芎煎汤送下；产后儿枕痛，山楂黑糖煎汤送下；胞衣不下，干姜煎汤送下；呕吐，淡姜汤送下。病轻者调服一丸；重者调服二三丸。

【功用】《全国中药成药处方集》：调经养血，助气安胎。

【主治】

1. 《仙拈集》：妇女经闭成疾，麻木疼痛，头昏脚肿，血淋白带，不受孕，胎不安，难产，产后血崩、血晕，儿枕痛，胞衣不下，呕吐。

2. 《全国中药成药处方集》：胎漏下血，胸腹胀满，腿酸腿痛，四肢浮肿，作冷作烧，不思饮食。

通经饮

【来源】《仙拈集》卷三引《汇编》。

【组成】厚朴（炙）二两　桃仁　红花各三钱

【用法】水煎一碗，空心二次服。二剂立通。

【主治】妇人月水不通。

滞痛饮

【来源】《仙拈集》卷三。

【组成】当归　赤芍　肉桂　牛膝各二两　红花　苏木各一两

【用法】上为末。每服二钱，以酒送下。

【主治】妇人月经不至，腰腿疼痛。

潜灵散

【来源】《仙拈集》卷三。

【组成】鳖甲一个（陈醋一斤，将甲用醋淬炙，完醋为度）

【用法】上为末。每服三钱，黄酒下。

【主治】妇女经闭，并血崩，儿枕作痛。

参脂四物汤

【来源】《医林纂要探源》卷八。

【组成】四物汤加人参 五灵脂（微焙，研末，酒飞过，去砂）各二钱

【功用】补心软坚，散瘀通脉，和血养阴，止心腹血气绞痛，除冲任痼冷沉寒。

【主治】冲脉虚寒，经止不行，冷气上抢心胸，心腹疼痛不止。

姜附六合汤

【来源】《医林纂要探源》卷八。

【组成】四物加干姜二钱 附子一钱

【主治】寒阻经血不行，兼见沉寒症者。

【方论】沉寒之甚，非姜、附不能除，寒甚而经绝不行，可加肉桂。此用桂、附，则须留生地以配之，而后桂、附不至上僭。

见睍丸

【来源】《盘珠集·胎产症治》卷下。

【组成】附子（制） 干姜 茴香（炒） 吴茱萸（盐水炒） 巴戟 肉桂 莪术（醋炒） 桃仁（炒） 延胡索（醋炒）

【主治】寒气客于子门，气不通而月事不下，结硬如石。

神机万灵膏

【来源】《同寿录》卷四。

【组成】真麻油四斤 槐 柳 桃 榴 椿 杏 楮树枝各二枝 两头尖 白芷 赤芍 大黄 川连 人参 穿山甲 白芍 草乌 苦参 川芎 当归各二两 杏仁 生地 川椒 胎发 槐子 黄柏（去皮）各一两 熟地一两 巴豆（去皮壳）一百二十粒 木鳖子（去皮壳）五十个 蓖麻子仁一百二十个（去皮壳）

【用法】上锉，入油锅内浸，春五日，夏三日，秋七日，冬十日浸足，然后入铜锅熬煎，以药枯焦为度，起锅候冷，生绢滤去滓净，再将药油入锅熬煎，用槐柳枝不住手搅，加入黄丹（水飞净，火焙七次，燥者）二斤，于油内慢火熬，滴水成珠为度，再加入净明黄松香十二两，研末搅匀，取起锅片时，减火性，乃下真阿魏一两（试法：将阿魏搽在铜器上，次日看铜色变白者真），沉香、丁香、麝香、广木香、血竭各一两，又乳香、没药各三两（出汗），共研极细末，入油内搅极匀，用凉水一大桶，将药投入水中，一日一换，浸七日夜，拔去火性，收入瓷瓶内。用时取少许，隔汤炖化，量大小摊贴。五劳七伤，贴肺俞、肩井并三里、曲池穴，火烘双手熨百余下；肩背腰膝两足寒湿疼痛，脚气穿心疼痛，贴患处；男子阳痿不起，阴痿瘦弱，遗精白浊，元气虚冷，女人子宫冷闭，赤白带下，贴两阴交穴、关元穴；男女赤白痢疾，贴丹田穴，膏内加入捣细木鳖一个；男女痞决，先用面作圈围痞处，圈内入皮消一两，用重纸盖，上以熨斗盛火熨之，令纸热透进，然后去消并面圈，将膏贴患处，火烘双手熨百余下，令汗出，膏内加捣细木鳖一个；左瘫右痪，加捣细木鳖一个，贴丹田穴，仍服此药三丸，好酒送下；偏正头风，头痛，贴脐内；舌胀，贴心中肺俞并心坎下三寸；酒后呕吐，酒积、转食、暗风，贴肺俞兼心坎下二寸许；风寒、风热咳嗽、痨病，贴肺俞穴；胸膈不利，气喘不息，贴肺俞穴；妇女月经不通，贴陶康二穴骨上；胎不安，先将此膏贴脐内，再用一膏加入捣细木鳖一个，贴丹田穴；春三月患伤寒，或已过日期，用此膏贴脐上心坎下，如未过日期，用此膏二两半，贴脐中，手熨令汗出；夏三月伤寒，走黄结胸，用此膏二两，贴心坎下；秋三月伤寒，兼赤白痢，用此膏二两，贴脐中；冬三月伤寒，兼赤白痢，用此膏二两半，贴脐中；打扑血凝，贴疼处，手熨热即止；犬咬及蛇、蝎伤，贴伤处，不必熨；痈疽，发背、疔疮，一切无名肿毒，初起一二日

内，贴患处，手熨出汗即消，若四五日肿硬有脓，亦以此贴之，易于出脓收口；干湿疥癣、瘙痒、风疹，贴脐中，手熨出汗即安；癞疮肿痛，膏内加捣细木鳖一个，贴脐中，手熨出汗即愈；凡疮疖，随大小贴之；小儿癖疾，以此贴患处，手熨觉腹热即止，或贴脐上亦可；此膏能治万病，皆对患处及脐中贴之，无不应验，贴后火烘双手熨百余下更妙。

【主治】五劳七伤；肩背腰膝两足寒湿疼痛，脚气穿心疼痛；男子阳痿不起，阴痿瘦弱，遗精白浊，元气虚冷，女人子宫冷闭，赤白带下；赤白痢疾；痞块；左瘫右痪，偏正头风、头痛；舌胀；酒后呕吐，酒积，转食，暗风；风寒、风热咳嗽，痨病；胸膈不利，气喘不息；妇女月经不通；胎不安；伤寒，走黄结胸，兼赤白痢；打扑血凝；犬咬及蛇蝎伤；痈疽、发背、疔疮，一切无名肿毒初起；干湿疥癣，瘙痒，风疹；癞疮肿痛；疮疖；小儿癖疾等。

丹皮散

【来源】《女科切要》卷一。
【组成】丹皮 肉桂 归尾 玄胡 牛膝 赤芍 三棱 蓬术
【用法】水煎服。
【功用】调经。
【主治】妇人经闭，气不调和，血不流转，气血虚损，外发潮热，头痛昏重，肢体倦怠，五心烦热，心忡面赤，口燥神焦，腰背痠疼，盗汗出者。

归尾丸

【来源】《妇科玉尺》卷一。
【组成】槟榔 秦艽 归尾 延胡索 姜炭 木香 桃仁 丹皮
【主治】内结经闭腹痛；月经下血块。

红花当归散

【来源】《女科切要》卷一。
【组成】当归 红花 桃仁 玄胡 川芎 小茴 郁金
【用法】水煎服。
【主治】妇人经闭，气血凝滞，腹中结块，腰腿重疼者。

苍术香附丸

【来源】《妇科玉尺》卷一。
【组成】苍术 三棱 神曲 姜厚朴 生地 莪术 当归 香附各二两 明矾半斤（麸炒黑）
【主治】经壅，身体发虚，四肢无力，潮热骨痛，内有气块。

破结丸

【来源】《妇科玉尺》卷一。
【组成】琥珀 玄胡索 降香 五灵脂 莪术 牛膝各五钱 桃仁 归尾各一两 肉桂心 血竭各三钱
【用法】《中国医学大辞典》本方用法：上为细末，滴水为丸，熟汤送下。
【主治】妇人过食生冷酸涩而经闭者。

逍遥散

【来源】《女科切要》卷一。
【别名】逍遥丸（《全国中药成药处方集》北京方）。
【组成】当归 白芍 茯苓 白术 甘草 柴胡 薄荷 丹皮 山栀
【功用】解郁调经，和气血。
【主治】
　　1.《女科切要》：妇人胃气不调，貌本壮实，饮食渐减，经水不通。
　　2.《笔花医镜》：肝经血虚木郁。
　　3.《全国中药成药处方集》（北京方）：月经不调，脐腹胀痛，午后烦热，精神疲倦。
【宜忌】《全国中药成药处方集》（北京方）：忌气恼劳碌。孕妇忌服。

凉血调经丸

【来源】《妇科玉尺》卷一。

【组成】黄芩 黄柏 白芍 鳖甲 杞子 归身 樗皮

【主治】妇人血热经病及热甚经闭。

调经汤

【来源】《妇科玉尺》卷一。

【组成】当归 玄胡索 白术各二钱 香附 白芍 生地各一钱 川芎 陈皮 丹皮各八分 甘草六分 益母草三钱

【用法】月经来日，空心服。

【主治】瘀积经闭。

调经琥珀汤

【来源】《妇科玉尺》卷一。

【组成】三棱 莪术 白芍 刘寄奴 当归 熟地 官桂 甘菊 延胡索 蒲黄

　　本方名"调经琥珀汤"，但方中无琥珀，疑脱。

【主治】闭经。

【加减】痛甚，加炮姜、红花、桃仁、牛膝、苏木、香附。

通经六合汤

【来源】《女科切要》卷一。

【组成】熟地 白芍 当归 川芎 半夏 茯苓 益母草 贝母 白术 知母 橘红

【用法】水煎服。

【主治】妇人气血凝滞，经闭，腹中结块，腰腿重痛者。

加味逍遥散

【来源】《杂病源流犀烛》卷八。

【组成】白芍 白术各一钱二分 地骨皮 知母 当归各一钱 茯苓 麦冬 生地各八分 山栀 黄柏各五分 桔梗 甘草各三分

【用法】水煎服。

【主治】血病，女子不月；妇人痛证；胁连胸腹胀痛；妇人阴缩，阴户急，痛引入小腹；阴冷而内热寒热，经候不调；妇人便毒，于两拗肿痛，腹内有块，不时上攻，小便不利。

通经丸

【来源】《杂病源流犀烛》卷二十四。

【组成】桂心 青皮 大黄 姜炭 蓬术 干漆 当归 桃仁 延胡索

【主治】妇人因经闭而火升，致喉症肿痛者。

六物汤

【来源】《医级》卷八。

【组成】当归 熟地 川芎 白芍 肉桂 黄耆（炙）

【主治】气血不足，寒滞食减；或阴虚气陷，腹痛滞下；及妇人胞宫虚冷，带浊崩堕，难产经闭；及疝瘕瘀蓄，痘疮。

【加减】胃寒呕恶，加干姜；水道不利，加茯苓、泽泻、猪苓；气滞、气逆，加香附、木香、丁香、砂仁、乌药；阴虚疝痛，加楝实、吴萸、茴香；瘀蓄胀痛，经闭不行，去黄耆，加红花、桃仁、茜草、牛膝、益母；疮痘虚寒或表寒闭滞，加麻黄、细辛、紫苏、羌、防之类。

下瘀血方

【来源】《名家方选》。

【组成】绵实 番茄 胡椒各五钱 红花 牵牛子 牛膝 釜煤墨各二钱

【用法】上为细末，面糊为丸，如梧桐子大。每服三十丸，以半夏、红花、桃仁、大黄、白芥子煎汤送下，或温酒送下。

【主治】经闭血癖。

通滞散

【来源】《名家方选并续集》。

【组成】香附（半炒半生） 阿胶（炒） 反鼻 大黄各等分

【用法】上为末。每服一钱，温酒送下，每日二次。

【主治】经闭带下，或痢后腹中生块，手足痿弱者。

延胡索汤

【来源】《名家方选》。
【组成】延胡索一钱　当归　桂枝各七分　干姜六分
【用法】水煎服，一日二次。长服益佳。
【主治】妇人经闭，时腹痛里急者。

浮石丸

【来源】《名家方选》。
【组成】莪术　三棱　桃仁　大黄　浮石各等分
【用法】上为末，糊为丸服。
【主治】经闭，及血块。

琥珀散

【来源】《名家方选》。
【组成】琥珀　鳖甲　大黄各等分
【用法】上为末。每服二钱，温酒送下，一日二次。
【功用】消瘀血。
【主治】经闭血癖，腹痛。

逍遥散

【来源】《女科秘要》卷三。
【别名】逍遥饮（《竹林女科》卷一）。
【组成】白术　川归　白芍　花粉　玄胡各八分　地骨皮　石莲子各一钱　黄芩　薄荷各四分　龙胆草五分（一方无黄芩）
　　方中玄胡，《竹林女科》作"柴胡"。
【用法】上为散服，或水煎服。
【功用】《竹林女科》：退寒热。
【主治】
　　1.《女科秘要》：妇人血虚，性急，或当行经时房事触伤，腹中结块如鸡子大，左右而动，月水不行，变作五心烦热，头昏目眩。
　　2.《竹林女科》：妇人行经时及产后过食生冷之物，血见水即滞，闭而发热，初起一二月生寒发热，五心烦躁，口苦舌干，面色青黄。

人参四物汤

【来源】《竹林女科》卷一。
【组成】生地黄　当归　川芎　白芍各一钱　知母（酒炒）　麦冬（去心）各八分　甘草五分（炙）
　　本方名人参四物汤，但方中无人参，疑脱。
【用法】生姜、大枣为引，水煎，空心服。
【主治】形瘦血热经闭。

人参柴胡汤

【来源】《竹林女科》卷一。
【组成】人参三分　茯苓　白芍　干地黄　知母（酒炒）　麦冬（去心）　柴胡各一钱　甘草五分（蜜炙）
【用法】水煎，食远服。
【主治】室女经闭，骨蒸，五心烦热而脉虚者。
【加减】如有汗，加牡丹皮、淡竹叶；如热甚，服此方不平，加干姜一钱（炒黑）。

开郁二陈汤

【来源】《竹林女科》卷一。
【组成】苍术　香附（童便制）　川芎各一钱　青皮　莪术　槟榔各七分　木香五分
【用法】生姜为引。
【功用】开郁行滞。
【主治】形瘦血郁经闭。

世秘资生丹

【来源】《宁坤秘籍》卷上。
【组成】归身（酒洗）　川芎（酒洗）　香附米（去毛，醋炒，忌铁器）　苍术（米泔水浸，炒）　玄胡（炒）　蒲黄（炒）　白茯苓（去皮）　桃仁（去皮尖）　淮熟地（酒蒸净）各一两　山茱萸（去核）　地榆（酒洗）　五灵脂（醋浸，瓦焙）　羌活　甘草（炙）　白芍（酒炒）　人参　陈皮　牛膝（去芦）各五钱　三棱（醋浸透，纸包煨）五钱　白术（土炒）　青皮　木瓜各三钱　良姜四钱　乳香（去油）　没药（去油）　木香各一钱　天台乌药一钱五分　益母草一两五钱（忌铁器）

阿胶（蛤粉炒成珠）八钱

【用法】上药各制净，为极细末，用大黄膏（大黄膏：锦纹大黄一斤（去黑皮，为极细末），苏木三两（劈碎，河水五碗，熬取三碗），红花三两（炒黄色，入好酒一大壶，同煮五六碗去滓存汁），另黑豆三升，用河水熬汁三碗。先将大黄末入锅内，用米醋五碗搅匀，熬至滴水成珠，又下醋四五碗熬，如此三次，取膏，即入红花酒、苏木汤、黑豆汁搅开，大黄膏再熬成膏取出，瓦盆盛之。）为丸，如弹子大。每服一丸，临用擂为细末，好酒调服，不拘时候。

【主治】子死腹中，胞衣不下，难产，产后血晕，口干心烦，寒热如疟，四肢浮肿，烦躁癫狂，失音不语，泻痢脓血，百节酸痛，小便尿血，崩中漏下，胸膈气呕逆不定，咳嗽，喉中似蟾鸣。或产后小便赤涩，大便滞迟不通。或经行腹痛，经闭。月经不调。

四神丸

【来源】《竹林女科》卷一。

【组成】橘红二两 玄胡索（醋制） 当归（酒炒）各一两 川郁金五钱

【用法】上为末，酒糊为丸。每服一百丸，艾醋汤送下。

【主治】室女经闭劳嗽。室女思虑过多，劳损而月经先闭，此由心病不能养脾，故不嗜食；脾虚则金亏，故咳嗽发热。

加减开郁二陈汤

【来源】《竹林女科》卷一。

【组成】苍术 香附（童便制） 川芎各一钱 青皮 枳壳（麸炒） 槟榔各七分 木香五分

【用法】生姜为引。

【主治】妇人形肥，痰滞经闭。

芩连四物汤

【来源】《竹林女科》卷一。

【组成】熟地黄 当归 赤芍 川芎各一钱 黄芩 黄连（姜制）各五分

【用法】生姜为引。

【主治】经闭，形瘦多热多郁，血少气虚。

芩连四物汤

【来源】《竹林女科》卷一。

【组成】熟地黄 当归 白芍 川芎 柴胡 黄芩（酒炒） 黄连（酒炒） 香附（童便制）各等分

【用法】水煎，空心服。

【主治】经闭不通，性急多怒而妒，气血俱热，必有郁症。

养生汤

【来源】《竹林女科》卷一。

【组成】黄耆二钱 当归 白芍 甘草各一钱

【用法】水煎，不拘时服。

【功用】补脾养血。

【主治】妇人三十二三岁，气血盛实，热结血闭，脐腹疼痛，手不可近者，先以三军丸荡其瘀秽后以本方润其营卫。

养阴汤

【来源】《竹林女科》卷一。

【组成】熟地黄 当归 川芎 白芍 人参 茯苓 陈皮 柴胡 羌活 香附（童便制） 郁金 甘草

【用法】水煎，食前服。

【功用】清神养荣。

【主治】师尼室寡经闭，每日上午神思昏愦，畏日羞明，心胸幽痛，稍涉劳动与行经时，其病更极。

养营汤

【来源】《竹林女科》卷一。

【组成】人参 白术（蜜炙） 茯苓 黄耆（蜜炙） 熟地黄 当归 陈皮各一钱 白芍二钱 肉桂 炙甘草各五分 生姜三片 大枣二枚

【用法】水煎服。

【主治】妇人三十二三岁经证，赋禀衰弱，或素有失血之证，或生育过多，血海干枯，或房室纵肆过伤阴血，或子多乳众，伤其血液，以致经闭失血过多者。

益损汤

【来源】《竹林女科》卷一。

【组成】熟地黄一钱五分　当归身一钱二分　白芍　茯苓　白术（蜜炙）　陈皮各一钱　人参　知母各八分　黄柏七分　甘草五分

【用法】加生姜三片，水煎服。

【主治】生育过多，血海干枯，经闭。

通经汤

【来源】《竹林女科》卷一。

【组成】当归　川芎　柴胡　黄芩　白芍各八分　香附一钱二分　青皮　砂仁　甘草各四分　熟地　白术（蜜炙）　陈皮　枳壳（麸炒）　小茴（炒）　三棱　莪术　红花各五分　白芷六分　肉桂三分

【用法】姜三片，葱白三根，水煎。空心服。

【主治】室女十五六岁，误食生冷，经水不通，日夜寒热，手足麻痹，头痛，恶心呕吐，腹中忽然结块冲痛。

【加减】上部痛，加羌活五分；下部痛，加独活五分；咳嗽，加半夏、玄胡索、干漆各七分；寒热疟疾，加常山、草果各七分；泄泻，加肉豆蔻（煨）、粟壳、木香各七分。

通经散

【来源】《竹林女科》卷一。

【组成】刘寄奴二钱　当归尾　穿山甲（炒）　赤芍　红花　玄胡索　莪术（醋炒）　乌药（炒）　牡丹皮（酒洗）　川牛膝（酒洗）　三棱各一两（醋炒）　官桂　辰砂（另研）各三钱

【用法】上为极细末。每服二钱，空心温酒调服，或薄荷汤调服。

【主治】室女经闭，血瘀腹痛，攻刺小腹，坚硬成块。

排经散

【来源】《竹林女科》卷一。

【组成】当归　莪术　玄胡索　熟地　枳壳（麸炒）　青皮　白术（蜜炙）　黄芩各一钱　川芎　山栀（炒黑）　小茴香　砂仁各五钱　干漆（炒令烟尽）　红花各四钱　香附（童便制）二钱　甘草（炙）二钱

【用法】上为末。每空心酒调下二钱。

【功用】散瘀血，温调血脉。

【主治】妇人三十八九岁，经水断绝，腹中有块疼痛，头晕眼花，饮食不思，气血两虚，恶血不散。

疏经汤

【来源】《竹林女科》卷一。

【组成】白芷七分　羌活　砂仁　桂枝　白术各一钱　香附一钱二分

【用法】加生姜三片，葱白三茎，空心热服。

【主治】室女十三四岁，血脉壅阻，天癸已行而忽不行，或发热，或疼痛，身体不宁，口苦面赤，寒热不定，头目晕花。

【加减】如身体不热不痛，羌活、桂枝减半，加当归、川芎各一钱；血攻心痛，加干漆（炒令烟尽），玄胡索各三分；嗽痰气急，加半夏（制）、桔梗、杏仁（去皮尖）、五味子各三分。

麦冬丸

【来源】《回生集》卷下。

【组成】杭州麦冬（去心）六斤（熬成膏）　何首乌半斤（黑豆拌，九蒸九晒，为末，人乳浸不计遍数，要晒得一斤重）　大怀熟地四两　红花五钱（酒洗）　当归四两（酒洗）　鹿茸五钱（酥炙）

【用法】上为末，和匀，入麦冬膏内，再加炼蜜少许为丸，如梧桐子大。每服三钱，渐加至五钱，黄酒、滚水任下。

【主治】女子经闭，形容枯槁。

开郁二陈汤

【来源】《会约医镜》卷十四。

【组成】陈皮　茯苓　苍术　川芎　香附（童便炒）各一钱　半夏一钱　青皮　甘草　木香各五分

【用法】生姜为引。

【主治】心思不遂，气郁血滞而经不行。

四制香附丸

【来源】《会约医镜》卷十四。

【组成】净香附片一斤（用酒、醋、童便、盐水各浸四两，三日，焙，研）　山药八两（研末）

【用法】开水泡糊为丸。白汤送下。

【主治】气结经闭，脉实体旺者。

【宜忌】非脉实体旺者禁之，以性辛燥也。

补虚四物汤

【来源】《会约医镜》卷十四。

【组成】当归三五钱　川芎八分　熟地五七钱　白芍（酒炒）一钱五分　山药二钱　枸杞二三钱　黄耆（蜜炒）二钱　杜仲（盐炒）一钱半　肉桂一钱

【用法】水煎，温服。

【主治】瘦人血虚，经水渐少，脉弱无神。

加减八物柴胡汤

【来源】《女科秘要》卷四。

【组成】人参三钱　茯苓　白芍　地黄　知母　麦冬　柴胡各一钱　炙甘草五分

《医钞类编》有归身、淡竹叶。

【用法】食远服。

【主治】

1. 《女科秘要》：经闭不行。
2. 《医钞类编》：血闭不行，骨蒸潮热，脉虚者。

【加减】如有汗，加丹皮、淡竹叶；如热甚，加炒黑干姜一钱。

地骨皮汤

【来源】《女科秘要》卷四。

【组成】地骨皮　当归　川芎　知母　麦冬各一钱　甘草五分

【用法】空心服。

【主治】妇人肥盛，肠胃多痰，壅滞经络，血闭

带下。

柏子仁丸

【来源】《女科秘要》卷四。

【组成】柏子仁（炒，另研）　牛膝　薄荷各五钱　泽兰叶　川断各二两　地黄三两

【用法】上为末，炼蜜为丸。空心米汤送下。兼服泽兰汤。

【主治】阴虚血弱，火甚水亏而经闭。

【宜忌】忌用毒药。

通经散

【来源】《产科发蒙》。

【组成】紫檀　红花　牛膝各二钱　肉桂　白矾　代赭石各一钱

【用法】上为细末。分作五帖，三日服尽。

【主治】妇人经水不来。

【加减】倘经水不来者，更加枯矾二分。

溃坚丸

【来源】《产科发蒙·附录》。

【组成】生漆　大黄　面粉各等分

【用法】上药练蜜为丸，如梧桐子大。每服二三十丸，白汤送下。

【主治】经闭血瘕腹痛者。

健捷散

【来源】《产科发蒙》卷三。

【组成】香白芷　干姜　桂枝　云母各等分

【用法】上为细末。每服二三钱，海萝汤搅和匀，顿服。

【主治】妇人难产经日，及胞衣不下；寻常经闭，儿枕痛。

忍冬饮

【来源】《产科发蒙》卷四。

【组成】当归　川芎　芍药　木通　赤茯苓　荜澄

茄　忍冬各等分

【用法】每服五钱，水煎温服。

【主治】产后恶露下少，腹胀满，大小便秘涩。妇人月经不来，二三月腹胀满，大小便秘者。

魁蛤丸

【来源】《产科发蒙》卷六。

【组成】香附（醋煮）四两　桃仁　瓦楞子（即魁蛤，煅，醋煮一昼夜）各二两　大黄（蒸）　牡丹皮　当归各一两　川芎　红花各半两

【用法】上为末，蒸饼为丸，如梧桐子大。每服三五十丸，空心温酒送下。

【主治】妇人瘀血作痛，经闭不行。

通经益母丸

【来源】《履霜集》卷二。

【组成】益母草八两（用上截）　香附米三两（七制）　桃仁三两（去皮尖双仁，晒干，麸炒）　红花三两（酒炒）　当归四两（酒洗）　白芍四两（酒炒）　白术四两（土炒）　白茯苓四两（乳拌，蒸透）　粉甘草三两（蜜水拌炒）　陈皮三两　丹皮三两（去骨）　丹参三两（酒洗）

【用法】上为末，炼蜜为丸，每丸重三钱，晒干收用。病轻者，日用一丸，研末热黄酒送下，或蜜汤送下；有痰者，姜汤送下；病甚者，朝、夕各一丸，以愈为度。或丸如绿豆大，每服三钱。

【功用】养血破积。

【主治】积块经闭者。

麝香琥珀丸

【来源】《医学从众录》卷八。

【组成】土鳖虫一两（炙存性）　血珀末五钱　麝香三钱

【用法】酒打和为丸。每服三分。

【主治】经闭。

水门串

【来源】《串雅补》卷二。

【组成】沉香　小茴　萹蓄　瞿麦各一两　大腹子四钱　生大黄四两　巴霜二钱二分

【用法】上为末。每服一钱，空腹陈酒下。

【主治】妇人小腹痛，经水不调，经闭。

郁金串

【来源】《串雅补》卷二。

【组成】郁金一钱五分　三棱（酒炒）　莪术（酒炒）各一钱五分　南星　半夏各二钱　雄黄五分　生蒲黄三钱　赤芍（酒炒）一钱五分　五灵脂三钱

【用法】上为末。每服五钱，红花、桃仁煎汤送下。

【主治】经闭久不行。

如神丸

【来源】《眼科锦囊》卷四。

【组成】钢铁二十钱　大黄五十钱　荞麦粉五十钱　没药十五钱

【用法】上药糊为丸，如梧桐子大。每服五十丸，白汤送下。

【主治】积聚留饮，水肿经闭，及青白黑之内翳初起。

通经丸

【来源】《眼科锦囊》卷四。

【组成】刚铁五十钱　大黄三十钱　没药二十五钱　冰糖适宜

【用法】上为末，糊为丸，如梧桐子大。每服五十粒，白汤送下。

【主治】妇人月经不利，男子劳瘵，或诸般内障及属于虚证之病。

通补血络汤

【来源】方出《临证指南医案》卷三，名见《证因方论集要》卷三。

【组成】人参一钱　当归二钱　茺蔚子二钱　香附（醋炒）一钱　茯苓三钱　小茴一钱　生杜仲二钱

白芍（炒） 肉桂

方中白芍、肉桂，用量原缺。

【功用】通补血络。

【主治】经水不至，腹中微痛，右胁蠕蠕而动，皆阳明脉络空虚，冲任无贮所致。

【方论】《证因方论集要》：人参、茯苓通补阳明，归身、白芍柔和厥阴，香附、小茴辛以走络，肉桂、杜仲温以暖肝，茺蔚子活血顺气。

保坤至圣丸

【来源】《集验良方》卷五。

【组成】香附子八两（童便、酒、醋、盐水各制一次） 当归身二两（酒浸，晒干，醋拌炒） 大熟地三两（酒洗蒸，醋炒） 川芎一两五钱（醋炒） 白芍一两五钱（酒拌炒） 延胡索二两（醋炒） 白茯苓二两（人乳拌蒸，晒） 牡丹皮一两（酒洗，晒干，醋拌炒） 白术二两（土拌，切片，麸炒） 绵黄耆一两五钱（蜜水拌炙） 粉甘草一两五钱（蜜水拌炙）

【用法】上为细末，醋糊为丸，如梧桐子大。每服五十丸，空心淡盐汤或淡醋汤送下，一日二次。

【主治】妇女经闭淋崩，产后诸虚百损，久无子嗣。

通经丸

【来源】年氏《集验良方》卷五。

【组成】黑牵牛 神曲各等分

【用法】上为细末，面为丸，如梧桐子大。每服二钱，空心好黄酒送下。

【主治】妇人干血经闭。

秘旨乌骨鸡丸

【来源】《卫生鸿宝》卷五。

【组成】丝毛乌骨鸡一只（男用雌，女用雄，溺倒，泡去毛，竹刀剖胁，出肫肝内金，去肠秽，仍入腹内） 熟地四两 北五味（碎）一两（二味入鸡腹内，陈酒、童便各二碗，砂锅内水煮，旋添至磨烂汁尽） 绵耆（去皮，蜜水拌，炙） 于术（饭上蒸九次）各三两 白茯苓（去皮） 归身（酒洗） 白芍（酒炒）各二两 五味为粗末，同

鸡肉捣烂焙干，骨用酥炙，为粗末，入下项药：人参三两（无力者，党参代） 川芎一两（童便浸，晒） 丹参二两（酒浸，晒） 三味研末入前药中。

【用法】用干山药末六两糊为丸，大便实者，蜜丸亦可，晒干瓶贮。清晨沸汤送下三钱，卧时醇酒送下二钱。

【主治】妇人郁结不舒，蒸热咳嗽，月事不调，或久闭，或倒经，产后蓐劳，及崩淋不止，赤白带下，白淫；男子斫丧太早，劳嗽吐血而致虚损。

【加减】骨蒸寒热，加炙七肋鳖甲三两，银柴胡、地骨皮各一两半；经闭，加肉桂一两，崩漏下血，倍熟地，加阿胶二两；倒经血溢，加麦冬二两；郁结痞闷，加童便制香附末一两，沉香五钱；赤白带下，加萆薢、四制香附各二两，蕲艾一两；白淫，倍参、耆、苓、术；血热，加生地二两；虚甚，倍加人参。

通经膏

【来源】《理瀹骈文》。

【组成】全当归五两 酒川芎 苍术 熟地 乌药 半夏 大黄 酒芍 附子 吴萸 桂枝 红花各二两 羌活 独活 防风 党参 黄耆 白术 萸肉 白芷 细辛 荆芥穗 秦艽 制厚朴 青皮（醋炒） 陈皮 枳实 苏木 生香附 炒香附 生灵脂 炒灵脂 生延胡 炒延胡 生蒲黄 炒蒲黄 莪术（醋炒） 三棱（醋炒） 姜黄 灵仙 草果 山楂 麦芽 神曲 槟榔 南星 杏仁 桃仁 菟丝饼 蛇床子 杜仲 续断 熟牛膝 车前子 泽泻 木通 炙草 甘遂（煨） 葶苈 黑丑（炒黑） 巴仁 益智仁 大茴 川乌 五味子 良姜 远志肉（炒） 黄连 炮山甲 木鳖仁 蓖麻仁 柴胡各一两 炒蚕砂 飞滑石各四两 发团二两 皂角一两六钱 生姜二两 葱白 韭白各一两 大蒜头 桃枝各四两 槐枝 柳枝 桑枝各八两 凤仙（全株） 菖蒲 干姜 炮姜 白芥子 艾 川椒 胡椒 大枣各一两 乌梅五钱

【用法】上共用油二十四斤，分熬丹收。再入雄黄、枯矾、官桂、丁香、木香、降香、乳香、没药、砂仁、轻粉各一两，牛胶四两（酒蒸化。俟丹收后，搅至温温，以一滴试之，不爆，方下。

再搅千余遍，令匀，愈多愈妙。勿炒珠，炒珠无力，且不粘也）。上贴心口，中贴脐眼，下贴脐下，兼贴对脐两腰等处。

【功用】温经通经。

【主治】血虚有寒，月经后期；或腹中积冷，临经作痛；或兼寒湿带下；或经闭，久成痞满肿胀。

【加减】先期者，加条芩、丹皮、地骨皮各二钱；后期者，加官桂、干姜、艾各二钱；干血痨，加桃仁、红花、大黄、生姜、红枣；血瘕，再加马鞭草。各为粗末。或醋，或酒炒，熨心腹脐下并缚脐，如冷再炒，每日用之，以调为度。

导经末子：附子、肉桂、当归、元胡、灵脂、蓬术、青皮、灵仙、川芎、酒芍、红花、乌药、香附、苍术、厚朴、郁金、半夏、丁香、木通、大黄（醋炒）、蚕砂（炒）、吴萸（黄连同炒）各一钱，巴霜五分，共研末，每以半厘，掺膏上贴。又调经末子（不论前后多少，痛或不痛）：当归一两，川芎五钱，白芍、苁蓉、灵脂（炒）、延胡（炒）、白芷、苍术、白术、乌药、茴香、陈皮、半夏各三钱，柴胡二钱，黄连（同吴萸炒）各一钱。

丹地乌梅四物汤

【来源】《医门八法》卷四。

【组成】白芍二钱（醋炒） 生地三钱 熟地二钱 乌梅五个 丹皮三钱 当归身五钱（生） 地骨皮三钱

【主治】血虚经乱，先后不定，或血枯经闭，喘嗽骨蒸。

通经丸

【来源】《增辑验方新编》卷九。

【组成】三棱 莪术 赤芍 川芎 当归 紫菀 刘寄奴各八分 穿山甲一片

【用法】上为末，米糊为丸。酒送下。

【主治】

1. 《增辑验方新编》：室女经闭，遍身浮肿。
2. 《丸散膏丹集成》：月经不通，或成血瘕。

女科金丹

【来源】《胎产问答》。

【组成】人参二两（去芦） 蕲艾六钱七分 枳壳一两二钱（麸炒） 黄芩一两二钱 棉耆一两二钱（蜜炙） 香附二两六钱（四制） 橘红一两六钱 茯苓六两四钱 丹参四两二钱（酒洗） 砂仁二两九钱 苁蓉一两二钱 木香八钱五分 抚芎二两四钱 白芍一两六钱（酒洗） 琥珀八钱四分 淮药四两三钱 归身一两二钱（酒拌） 川芎六钱四分（酒炒） 川贝二两二钱（去心） 甘草三两二钱 羌活八钱四分 杜仲三两六钱 于术八钱四分 潼蒺二两二钱 紫苏一两五钱 血余八钱四分 麦冬二两二钱（去心） 腹皮八钱四分（煎汁） 川朴一两五钱（去皮，姜制） 生地一两二钱（酒浸） 莲肉六钱四分（去心） 菟丝三两二钱 沉香一两六钱 楂肉八钱四分 阿胶二两六钱（酒化） 益母六两四钱（酒蒸九次）

【用法】照数配准，不能加减，研极细末，用炼热白蜜八十两，将方内阿胶酒化，共入臼中，杵匀为丸，每丸重二钱，辰砂为衣，白蜡固封。经水不通，月季花四朵煎汤送下；经水先期，粉丹皮一钱五分煎汤送下；临经腹痛，广郁金五分煎汤送下；经水前后愆期，山棱一钱煎汤送下；倒经吐血衄血，鲜藕汁一杯化和送下；盗汗虚烦，浮麦、龙骨各一钱煎汤送下；干血气痛，乌药五分煎汤送下；血崩不止，童便一杯化和送下；肝胃气痛，九空子四枚煎汤送下；孕妇胎动如物之悬宕，葱白七茎煎汤送下；漏胎，丝棉灰煎汤送下；小产不育，每日一丸，开水送下；跌扑损胎，新绛屑一钱煎汤送下；横逆难产，炒盐汤送下；临产交骨不开，炙龟版三钱煎汤送下；胞衣不下，怀牛膝二钱、檀香一钱煎汤送下；产后忽感外邪，荆芥穗五分煎汤送下；产后血块作痛，乳香、没药各三分煎汤送下；产后子宫不收，醋煅磁石三钱煎汤送下；产后无乳，炙山甲二片煎汤送下；产后魂魄不安，金器一件煎汤送下；产后虚脱，五味子一分，桂圆肉五枚煎汤送下；产后厥逆欲绝，陈酒一杯，童便少许和入送下；胎前产后，一切怪症甚多，不及细载，俱用开水送下；久不受孕，陈皮、姜半夏各五分煎汤送下，常服能孕；验胎于疑似之间，茺蔚子二钱煎汤送下数丸，微动即是；素无疾苦，忽然目闭口噤，昏迷不知，此名血厥，白薇二钱煎汤送下；妇人年过五十，经水复来，茜草、侧柏叶各一钱同炒焦煎汤送下；产后恶露不行，败血上攻，蒲黄炭、桃仁各五分煎汤送下。

【主治】经水不通，经水无期，临经腹痛，倒经吐衄，盗汗虚烦，血崩不止，肝胃气痛，胎动不安，漏胎，横逆难产，临产交骨不开，胞衣不下，产后外感，产后血块作痛，产后咳嗽，产后子宫不收，产后无乳，产后魂魄不安，产后虚脱，产后厥逆欲绝，久不受孕，验胎，血厥，妇人年过五十，经水复来，产后恶露不行，败血上攻。

回生丹

【来源】《饲鹤亭集方》。

【组成】生军 黑豆各一斤 人参 姜黄各二两 茅术 茯苓 当归 香附 川芎 桃仁各一两 地榆 广皮 白芍各五两 良姜四两 熟地 蒲黄 蓬术 红花 没药 苏木 益母膏各三两 乌药二两五钱 乳香 青皮 木瓜各三钱 玄胡二钱 黄肉 牛膝 广木香 五灵脂 三棱 甘草各五钱

【用法】上为末，炼蜜为丸。每重二钱七分，蜡封。临产，人参汤送下，桂园汤亦可；瘀露未净，益母草汤送下；寒热腹痛，砂仁汤送下；胎衣不下，人参汤送下；血晕冲逆，童便送下；月闭不通，陈酒送下；干血劳疾，枸杞子汤送下。

【主治】妇人经产诸疾。

桂枝当归桃仁汤

【来源】《医学摘粹》。

【组成】桂枝三钱 芍药三钱 当归三钱 桃仁三钱 甘草二钱 茯苓三钱 川芎三钱 红花三钱

【用法】水煎大半杯，温服。

【主治】妇人经脉闭结，经血凝滞而不行。

【加减】上热，加黄芩；中寒，加干姜；中气不足，加人参；血块坚硬，加鳖甲、䗪虫；脾郁，加砂仁。

少腹逐瘀散

【来源】《医学探骊集》卷六。

【组成】锦纹大黄一两（生） 干漆二钱（炙） 山甲一钱（炙） 蜈蚣二条 海菊花（此味若一月不见用一分，二月不见用二分，以此类推。此方无此味亦可逐瘀）

【用法】上为细末，匀二剂，滚水调服一剂，隔一日再服一剂。若艰于服面药者，用稀糊为丸，仍匀二次，滚白水送下。

【主治】天癸断绝，少腹痛而有块，脉象六至有余者。

【宜忌】此药惟海菊花，其性最猛，专于破血，非如前所云脉象形症，不可妄投。

乌金丸

【来源】《成方便读》卷二。

【组成】香附四两（童便一盏，牛膝一两五钱同炒，去牛膝） 官桂 五灵脂 延胡 当归（醋炒） 桃仁（去皮尖） 乌药各一两 莪术一两 乳香（去油） 没药（去油） 木香各五钱 黑豆一升（煮汁） 红花 苏木各二两 酒五碗

【用法】将红花、苏木煎四碗，去滓，并豆汁熬成膏，和蜜为丸，每丸重二钱，蜡壳为衣。

【主治】妇人气滞血结，癥瘕瘀痛，经闭。

【方论】夫妇人血闭之证，皆由气滞不行所致，故方中仍以香附为君，佐之以木香，通行表里上下一切诸气。而再以大队行血破瘀之药继之，自能荡涤无余，不留纤翳。然既结而成积，非汤剂可能速除，故用丸以缓之耳。

清金退热饮

【来源】《女科指南》。

【组成】当归 芍药 人参 茯苓 黄芩 川芎 知母 贝母 桔梗 陈皮 软柴胡 五味子 桑皮 甘草 地骨皮

【用法】加生姜，水煎服。

【主治】妇女虚火上炎，咳嗽发热，虚弱，月事不行，痨怯，男子亦治，更治子嗽。

【加减】加姜炒黄连尤妙。

化瘀通经散

【来源】《医学衷中参西录》下册。

【组成】炒白术　天冬　生鸡内金各等分

【用法】上为细末。每服三钱，开水送下，一日二次；山楂片三钱煎汤，冲化红蔗糖三钱，以之送药更佳。

【功用】消癥瘕，通经闭。

【主治】癥瘕坚结，及月事不通。

【方论】鸡内金消瘀通经；伍以白术者，恐脾胃虚弱，不任鸡内金之开通也；更辅以天冬者，恐阴虚有热，不受白术之温燥也。

资生汤

【来源】《医学衷中参西录》上册。

【组成】生山药一两　玄参五钱　于术三钱　生鸡内金二钱（捣碎）　牛蒡子三钱（捣碎）

【主治】劳瘵羸弱已甚，饮食减少，喘促咳嗽，身热脉虚数者；亦治女子血枯不月。

【加减】热甚者，加生地黄五六钱。

资生通脉汤

【来源】《医学衷中参西录》上册。

【组成】白术三钱（炒）　生淮山药一两　生鸡内金二钱（黄色）　龙眼肉六钱　山萸肉四钱（去净核）　枸杞果四钱　玄参三钱　生杭芍三钱　桃仁二钱　红花一钱半　甘草二钱

【用法】水煎服。

【主治】室女血枯经闭，饮食减少，灼热咳嗽。

【加减】灼热不退，加生地黄六钱；咳嗽，加川贝母三钱，米壳二钱；泄泻，去玄参，加云苓二钱，或酌加白术用量；大便干燥，加当归、阿胶各数钱；小便不利，加车前子三钱、地肤子二钱；肝郁者，加生麦芽三钱，川芎、莪术各一钱；汗多者，加生龙骨、生牡蛎各六钱。

理冲丸

【来源】《医学衷中参西录》上册。

【组成】水蛭（不用炙）一两　生黄耆一两半　生三棱五钱　生莪术五钱　当归六钱　知母六钱　生桃仁（带皮尖）六钱

【用法】上为细末，炼蜜为丸，如梧桐子大。每服二钱，早、晚开水送下。

【主治】妇女经闭不行，或产后恶露不尽，结为癥瘕；室女月闭血枯，男子劳瘵，一切脏腑癥瘕、积聚、气郁、脾弱、满闷、痞胀、不能饮食。

【验案】中枢神经性闭经　《北京中医》（1998，1：30）：以本方为基本方，肝肾亏损加紫河粉，肝气郁结加醋香附，痰湿阻滞加瓜蒌、生山楂，治疗丘脑下中枢神经性闭经98例，结果：痊愈62例，有效33例，无效3例，总有效率96.9%。

理冲汤

【来源】《医学衷中参西录》上册。

【组成】生黄耆三钱　党参二钱　于术二钱　生山药五钱　天花粉四钱　知母四钱　三棱三钱　莪术三钱　生鸡内金（黄者）三钱

【用法】用水三钟，煎至将成，加好醋少许，滚数沸服。

【主治】妇人经闭不行，或产后恶露不尽，结为癥瘕，以致阴虚作热，阳虚作冷，食少劳嗽，虚证沓来。室女月闭血枯，男子劳瘵，一切脏腑癥瘕、积聚、气郁、脾弱、满闷、痞胀、不能饮食。

【加减】服之觉闷者，减去于术；觉气弱者，减三棱、莪术各一钱；泻者，以白芍代知母，于术改用四钱；热者，加生地、天冬各数钱；凉者，知母、花粉各减半，或皆不用；凉甚者，加肉桂（捣细冲服）、乌附子各二钱；瘀血坚甚者，加生水蛭（不用炙）二钱；若其人坚壮无他病，惟用以消癥瘕积聚者，宜去山药；室女与妇人未产育者，若用此方，三棱、莪术宜斟酌少用，减知母之半，加生地黄数钱，以濡血分之枯；若其人血分虽瘀，而未见癥瘕，或月信犹未闭者，虽在已产育之妇人，亦少用三棱、莪术；若病人身体羸弱，脉象虚数者，去三棱、莪术，将鸡内金改用四钱，因此药能化瘀血，又不伤气分也，追气血渐壮，瘀血未尽消者，再用三棱、莪术未晚。若男子劳瘵，三棱、莪术亦宜少用，或从鸡内金代之亦可。

妇女紫金丹

【来源】《中国医学大辞典》。

【组成】砂仁 枳壳（炒焦） 天台乌药各一两五钱 广木香 陈皮 延胡索 红豆蔻 蓬莪术 京三棱各一两 槟榔一两三钱

【用法】上为细末，赤米汤泛为丸，如梧桐子大。每服三钱，熟汤送下。

【主治】妇女气郁血凝寒滞，经水不通，或乱经痛经，不能受孕，及肝血气块作痛。

葱白丸

【来源】《中国医学大辞典》。

【组成】阿胶 香附各二两 川芎 当归 厚朴各三两

【用法】上研为末，将胶烊化，葱白、姜汁为丸，如梧桐子大。每服三钱，熟汤送下。

【主治】妇人受寒气郁，腹痛经闭。

秋水丸

【来源】《内外科百病验方大全》。

【组成】生军十斤 煮酒一百五十斤

【用法】用锦纹大黄一味，置于缸内，煮酒一坛，泡而晒之，俟其浸透发软，切作厚片，日晒夜露，历百日百夜方可用，以黑透为度，干则加酒，时刻移缸就日，并须时刻翻动，以免上干下湿之患，恐其积酒过夜而酸。至交霉之时，须晒令极干，装入坛中，俟交伏天之后，再行取至缸内，照前加酒翻晒，伏天风燥日烈，可以日日加酒，交秋之后，得酒已多，一经夜露，即觉潮润，而加酒亦宜酌减。到九、十月间，色已黑透，然后杵和为丸，如梧桐子大，贮于瓶内。每服三四钱，开水送下。

【主治】湿热痰火积滞，一切疮疡肿毒，瘀阻停经。

五停五积丸

【来源】《红蓼山馆经验方》。

【组成】甲、先服方：使君子肉五枚 巴豆肉二枚

半 乙、接服方：老松香八斤 黄连二两 潮脑二两 朱砂（水飞）二两

【用法】甲方：共捣成丸一枚，以此作为一剂，用红糖开水空腹送下。乙方：共为末，以开水调和成丸，如绿豆大。每服五粒，用红糖开水空腹送下。服此药后约一二小时即泻下，或二三次，或六七次不等，随以酸筋草煎浓水一碗服之，以止其泻；一二日后再以猪蹄一对，炖桐子根、通花根、臭草根、木卷子根、打碗子根、百节藕、见肿消等草药，稍入盐服之。

【主治】远年近日丹停（人面青黄，肚腹胀痛，小便不利短少）、水停（面黄浮肿胀痛）、酒停、食停（心胸胀或干呕）、气停（胸前不利）、妇人瘀血停（面黄青肿，月经不调）；妇女血疱、血块，气裹食积，干病潮热，或经水不通；及男妇血积、气积、酒积、食积、虫积膨胀。

【宜忌】忌食糯米、菜油一月，并忌房事四月，病即除根。

宁坤丸

【来源】《中药成方配本》。

【组成】党参二钱 白术五钱 茯苓五钱 炙甘草一钱五分（姜汁炒） 生地五钱 白芍五钱（姜汁炒） 熟地五钱 炒当归五钱 炒川芎五钱 沉香五分 广木香二钱五分 制香附五钱 西砂仁一钱五分 乌药五钱 炒广皮五钱 川牛膝二钱 琥珀二钱五分 黄芩二钱 苏叶二钱五分 阿胶二钱五分 益母膏一两二钱

【用法】上药除阿胶、益母膏外，其余共为细末，阿胶、益母膏烊化，加白蜜四两炼熟，与诸药打和为丸，分做四十四粒，每粒约干重二钱。每服一丸，开水化服。

【功用】和气血，调月经。

【主治】血虚气滞，经闭经少。

通经甘露丸

【来源】《北京市中药成方选集》。

【组成】当归四两 桃仁（去皮）四两 大黄四两 丹皮四两 干漆（煅）四两 肉桂（去粗皮）四两 牛膝四两 三棱（炒）五钱 莪术（醋炙）

一两　红花四两

【用法】将桃仁另研成泥，其余共研为细粉，过罗，与桃仁同串，混合均匀，过罗，细粉兑麝香三分，研细和匀，用冷开水泛为小丸。每服二至三钱，温开水送下，每日二次。

【功用】化瘀通经。

【主治】妇人月经不通，少腹胀痛，午后发热。

【宜忌】孕妇忌服。

加减温经汤

【来源】《中医妇科治疗学》。

【组成】当归　川芎　桂心　芍药　莪术（醋炒）党参各三钱　牛膝二钱　甘草（炙）二钱

【用法】水煎服。

【功用】温经行血。

【主治】积冷脏寒所致的经闭，少腹冷痛拒按，喜热熨，脉沉紧者。

参术六味丸

【来源】《中医妇科治疗学》。

【组成】生地黄　萸肉各三钱　淮药四钱　丹皮泽泻各二钱　泡参四钱　白术　茯苓各三钱

【用法】水煎，温服。

【功用】和脾胃，养肝肾。

【主治】脾肾虚弱，经闭时久，颜面不润，色带淡黄或白，唇燥，两眼乏神；饮食减少；耳鸣头痛，或有潮热，手心发热，舌质淡红，苔薄黄，脉数无力。

独活通经汤

【来源】《中医妇科治疗学》。

【组成】桑寄生五钱　秦艽三钱　独活　川芎各二钱　香附三钱　姜黄二钱　焦艾三钱　防风二钱

【用法】水煎，温服。

【功用】祛风散寒行滞。

【主治】风寒搏击，月经数月不行，面青，四肢作痛，关节不利，少腹冷痛，恶风怕冷，腰酸背寒，或有头痛，或胸闷泛恶，舌淡口和，苔白而润，脉浮紧。

益气补冲汤

【来源】《中医妇科治疗学》。

【组成】泡参五钱　白术　云神各四钱　秦归三钱熟地四钱　黄耆　枸杞　菟丝　甘草（炙）各三钱

【用法】水煎，温服。

【功用】气血双补，兼滋肝肾。

【主治】气血亏甚，经闭数月，皮肤干燥不润，形体消瘦，心累气短，动则喘逆，头晕目眩，腰痰无力，食少，舌质淡，苔正常，脉缓无力。

清金引血汤

【来源】《中医妇科治疗学》。

【组成】藕节三钱　茅根五钱　侧柏三钱　降香桑叶　麦冬各二钱　旱莲草三钱　黑芥穗一钱半泽兰五钱

【用法】水煎服。

【功用】清燥润肺，引血下行。

【主治】经期提前或停闭，经前鼻衄，头晕耳鸣，口干欲饮，苔黄脉数。

滋肝养血汤

【来源】《中医妇科治疗学》。

【组成】熟地　枸杞　山萸肉　菟丝　淮药各三钱当归二钱　柏子仁三钱　红泽兰　生谷麦芽各四钱

【用法】水煎，空心服。如作丸剂，分量加重五倍研末，炼蜜为丸。每服一钱五分，每天二次。

【功用】滋阴养血柔肝。

【主治】失血伤肝，血枯经闭，头晕目眩，夜眠多梦，胸胁胀闷，不思纳食，身体消瘦，呼吸短促，舌淡苔正常，脉虚细。

解郁活血汤

【来源】《中医妇科治疗学》。

【组成】当归二钱　白芍三钱　柴胡二钱　茯苓三钱　薄荷一钱　丹皮二钱　山栀仁二钱　白术三钱　泽兰叶四钱　郁金二钱　甘草一钱

【用法】水煎服。

【功用】舒郁行气活血。

【主治】经闭气郁证。肝郁气滞，经闭不行，面色青黄，精神抑郁，烦躁性急，头晕耳鸣，胸胁作胀，食少嗳气，舌尖红，苔微黄而燥，脉弦数或弦紧。

鳖甲养阴煎

【来源】《中医妇科治疗学》。

【组成】鳖甲 龟版 干地黄 枸杞 麦冬 杭芍各三钱 首乌藤五钱 地骨皮 茯神各三钱 丹皮二钱

【用法】水煎，温服。

【功用】养阴清热，兼益肝肾。

【主治】经闭劳损，阴虚血亏，两颧红，潮热盗汗，心烦不寐，手心热，口干唇红，苔薄而黄，脉细数。

妇科回生丹

【来源】《全国中药成药处方集》（天津方）。

【组成】大黄一斤 红花 苏木各三两 黑豆 黄酒各一斤 醋三斤（先将大黄轧成小碎块，红花、黑豆、苏木三味用清水熬汁，熬透去滓滤净，用汁煮大黄，待汁浸入，次将醋倒入，用微火徐徐煮之，须用铲不停地搅动，至稠膏形，再将黄酒倒入，微煮后起入盆内）当归 川芎 熟地 茯苓（去皮）炒苍术 香附（醋制）乌药 元胡（醋制）桃仁（去皮）炒蒲黄 川牛膝各二两 生白芍 广皮 广木香 三棱（醋制）五灵脂（醋炒）地榆炭 羌活 山萸肉（酒制）各五钱 人参（去芦）青皮（醋炒）各三钱 白术（麸炒）木瓜各三钱 良姜四钱 制没药 制乳香各一钱 甘草五钱（以上轧成粗末，和煮制之大黄共和一起拌匀，晒干）

【用法】上为细粉，炼蜜为丸，三钱五分重，蜡皮或蜡纸筒封固。每服一丸，白开水送下。

【功用】通经活血，化瘀止痛。

【主治】经闭不通，肚腹疼痛，及产后恶露不净，腹胀头痛。

【宜忌】孕妇及产后下血过多者忌服。

妇科散瘀丸

【来源】《全国中药成药处方集》（沈阳方）。

【组成】炙黄耆八两 川附子 桃仁各四两 川芎二两 五灵脂四两 小茴 炮姜各三两四钱 郁金二两四钱 没药 当归各四两 沉香二两四钱 白芍二两 藏红花四两 吴萸 姜黄各三两四钱 炙甘草二两六钱

【用法】上为极细末，炼蜜为丸，二钱重。每服一丸，黄酒送下。

【功用】通经化瘀，行血止痛。

【主治】产后恶露不尽，瘀血凝滞，癥瘕胀满，赶前错后，经闭不通，干血劳。

【宜忌】孕妇忌服；血虚无瘀者禁用。

香附丸

【来源】《全国中药成药处方集》（抚顺方）。

【组成】白人参一两半 当归二两五钱 生地 川芎 酒芍各二两 贡术二两半 橘红一两 元胡一两 坤草二两半 黄芩一两 广砂仁七钱五分 阿胶一两 艾炭一两半 香附七两 茯苓 枣仁 炙草 天冬 山萸各一两 熟地二两半

【用法】上为细末，炼蜜为丸，每丸二钱重。每服一丸，空腹白水送下。

【功用】活血温经。

【主治】血寒经闭，血因寒凝，脐腹疼痛，坚硬拒按，脯热骨蒸；气滞经闭，经血不行，胸脘胀满，气促呃逆，筋骨疼痛；经行腹痛，血色不正，腰痛腿酸，肢软神疲。

【宜忌】忌食生冷；孕妇忌服。

水蓬膏

【来源】《天津市固有成方统一配本》。

【组成】水蓬花五钱 大黄五钱 当归尾五钱 芫花五钱 大戟五钱 穿山甲五钱 三棱五钱 莪术五钱 秦艽五钱 芦荟五钱 血竭五钱 肉桂五钱

【用法】将水蓬花等前九味药碎断，另取麻油二百四十两，置锅内加热，将前药倒入，炸枯，去滓，过滤，炼油下丹，去火毒，再将芦荟、肉桂、血竭轧为细粉，和匀，取膏油加热熔化，待爆音停止，水气去尽，晾温，兑入细粉搅匀，将膏油分摊于布褙上，微晾，向内对折，加盖戳记。用时温热化开，贴于患处。

【主治】胸腹积水引起的胀满疼痛，积聚痞块，四肢浮肿，腰背酸痛，及血瘀经闭。

神效乌金丸

【来源】《全国中药成药处方集》（吉林、哈尔滨方）。

【组成】天麻一两三钱 没药 归尾 赤芍各一两半 木香一两 草霜三两 京墨 益母膏各二两 川芎一两半

【用法】上除益母膏后入外，余为细末，炼蜜为丸，每丸二钱一分重，外用大赤金为衣，丸用绵纸包裹，外用蜡皮封固，贮于瓷坛中。每服一丸，黄酒或白开水送下。

【功用】平肝顺气，疏通经血，逐瘀生新，消化结聚。

【主治】肝瘀气滞，瘀血闭经，恶露不下，积聚，癥瘕。

【宜忌】忌食腥辣；孕妇忌服。

四二五合方

【来源】《刘奉五妇科经验》。

【组成】当归三钱 白芍三钱 川芎一钱 熟地四钱 覆盆子三钱 菟丝子三钱 五味子三钱 车前子三钱 牛膝四钱 枸杞子五钱 仙茅三钱 仙灵脾四钱

【功用】养血益阴，补肾生精。

【主治】血虚肾亏所引起的经闭，或席汉综合征。

【方论】本方用五子衍宗丸补肾气，其中菟丝子苦平补肾，益精髓；覆盆子甘酸辛温，固肾涩精；枸杞子甘酸化阴，能补肾阴；五味子五味俱备，入五脏大补五脏之气，因其入肾，故补肾之力更强；车前子性寒有下降利窍之功，且能泻肾浊补肾阴而生津液。配合仙茅、仙灵脾以补肾壮阳。五子与二仙合用的目的就是既补肾阳又补肾阴。补肾阳能鼓动肾气，补肾阴能增加精液。肾气充实，肾精丰满，则可使毛发生长，阴道分泌物增

多，性欲增加，月经复来。另外，与四物汤合方以加强养血益阴之效，再加牛膝能补肾通经。本方的功用不在于通而在于补。肾气充，肾精足，经水有源，则月经自复。

瓜石汤

【来源】《刘奉五妇科经验》。

【组成】瓜蒌五钱 石斛四钱 玄参三钱 麦冬三钱 生地四钱 瞿麦四钱 车前子三钱 益母草四钱 马尾连二钱 牛膝四钱

【功用】滋阴清热，宽胸和胃，活血通经。

【主治】阴虚胃热所引起的月经稀发后错或血涸经闭。

【方论】本方以瓜蒌、石斛为主药，瓜蒌甘寒润燥，宽胸利气；石斛甘淡微寒，益胃生津，滋阴除热；合用共奏宽胸润肠，利气和胃之效。另加玄参、麦冬滋阴增液；用生地滋阴生血；瞿麦、车前子活血通经；益母草偏寒，通经活血之中又能生津液；马尾连（或栀子）清胃热，热去则津液能以自生；牛膝引血下行，以期经行血至之目的。总之，全方以滋液清热，宽胸和胃之力而达到活血通经的目的。

通经甘露丸

【来源】《慈禧光绪医方选议》。

【组成】当归八两 丹皮四两 枳壳二两 陈皮二两 灵脂三两 砂仁二两 熟地四两 生地四两 玄胡四两（炙） 熟军八两 赤芍三两 青皮三两 香附一斤半（炙） 炮姜二两 桂心二两 三棱八两 莪术八两 甘草二两 藏红花二两

【用法】以醋三斤，煮苏木四两取汁，泛为小丸。

【功用】活血理气，逐瘀生新。

【主治】妇人月经不通，或癥瘕痞块，少腹胀痛，骨蒸劳热等。

补肾养血汤

【来源】《中医症状鉴别诊断学》。

【组成】仙灵脾 仙茅 紫河车 女贞子 枸杞子 菟丝子 当归 白芍 党参 香附

【功用】温补肾阳,调理冲任。

【主治】肾气亏损经闭。

柴附汤

【来源】《中医症状鉴别诊断学》。

【组成】柴胡 香附 郁金 丹参 枳实 当归 赤芍 益母草

【功用】疏肝解郁,养血通经。

【主治】流产后肝气郁结闭经,下腹作胀或胀痛,或少腹疼痛,或乳房发胀。

滋血汤

【来源】《中医症状鉴别诊断学》。

【组成】党参 当归 白芍 山茱萸 枸杞子 肉桂 红花 龙眼肉

【主治】气血虚弱而致之经闭,月经大都后期而至,量少而渐至停闭,小腹无胀痛,或面色萎黄淡白,头晕心悸;或纳少便溏,面浮肢肿,神疲乏力,舌质正常或淡,脉象细弱或细数无力。

活血汤

【来源】《临证医案医方》。

【组成】当归尾9克 桃仁9克 红花9克 泽兰9克 益母草12克 丹参30克 白芍9克 柴胡6克 香附9克 广陈皮9克 牛膝9克 甘草3克

【用法】水煎服。

【功用】活血理气。

【主治】闭经(气滞血瘀型)。月经数月不行,小腹硬痛,乳房胀痛,脉沉涩,舌质紫,苔白。

【方论】方用当归尾、桃仁、红花、泽兰、丹参、益母草活血去瘀通经;柴胡、白芍、香附、广陈皮舒肝理气;牛膝活血祛瘀,引血下行。

归芪调经汤

【来源】《中医杂志》(1984,12:915)。

【组成】当归30g 炙黄芪30g 生姜3片 大枣10枚 仙灵脾15g 菟丝子30g

【用法】水煎服,每日1剂。

【主治】闭经。

【验案】闭经 《中医杂志》(1984,12:915):治疗闭经31例中,年龄20~34岁,其中小于或等于25岁者23例,26~30岁6例,大于30岁者2例,平均24.9岁。疗效标准:显效:治疗过程中月经来潮、并出现双相基础体温(温差大于0.3℃,后期上升9天以上)、阴道细胞涂片出现周期性变化或已妊娠;有效:治疗过程中月经来潮,但基础体温单相,阴道细胞涂片好转;无效:治疗3个月以上仍无月经来潮。结果:显效19例(61.3%),有效7例(22.6%),无效5例(16.1%);总有效率83.9%。

十一味能消丸

【来源】《中国药典》。

【组成】土木香30克 小叶莲50克 野姜40克 沙棘膏38克 诃子(去核)75克 蛇肉(麝香制)25克 大黄90克 方海25克 寒水石(煅)100克 硇砂17克 碱花125克

【用法】上为细末,过筛,混匀,水泛为丸,晒干,即得。口服:每次一丸,每日二次。

【功用】化瘀行血,通经催产。

【主治】用于经闭,月经不调,难产,胎盘不下,产后瘀血腹痛。

【宜忌】孕妇忌服。

三紫调心汤

【来源】《首批国家级名老中医效验秘方精选》。

【组成】紫石英15克 紫丹参15克 紫参15克 琥珀末5克 淮小麦30克 合欢花10克 柏子仁12克 广郁金12克 生卷柏12克

【用法】先将紫石英加水入煎,沸后30分钟,除琥珀末外,将其他药加入共煎,合欢花后下,两次煎液合并,分早晚温服。琥珀末亦分二次吞服,每日一剂。

【功用】润燥宁心,活血调经。

【主治】继发性闭经,月经停闭逾3个月,且为明显的精神因素所致者。症见性情忧郁,心烦易躁,口干咽燥,大便干结,夜寐不宁,苔薄舌质黯红,脉细涩。

【方论】紫丹参功能活血通经，凉血除烦，为心、肝二经之要药；紫参又名石见穿，专司活血止痛；紫石英功能镇心定惊，且能暖宫，三紫相伍，上能定志除烦，下能养血通经；柏子仁，功专安神、润肠，为心、脾之要药，淮小麦养心安神，专疗神志不宁，两药相配，养心安神、润燥养营；广郁金有行气解郁，凉血除烦破瘀之功效，亦属疗神志之要药；生卷柏既有破血通经，又能止血，破血通经当生用；琥珀末为重镇安神之要药，且本品主降，善走血分；合欢花有解郁畅心安神之功，两药合用镇惊安神，畅气破瘀，以收通补兼治之效。

【验案】邹某，女，43岁。年前亲人多病，心怀悒郁，夜寐不宁，月经5月不行，胸闷室塞，心悸纳少，大便艰结，小溲时有短赤，舌质黯红苔黄薄，脉细涩，结合西医妇科检查诊断为继发性闭经（丘脑下部性）。以本方原药原量服15剂后，见来少量月经有小白块，心情舒畅，经净后继服上方原药原量20剂后，月经恢复正常。

理血通经汤

【来源】《首批国家级名老中医效验秘方精选》。

【组成】吴茱萸60克　赤芍60克　三棱30克　莪术30克　红花30克　苏木30克　桃仁30克　续断60克　益母草30克　党参45克　香附45克

【用法】共研细末。每次服12克，用熟地30克，麦冬15克，煎汤送服，每日二次。

【功用】行气散瘀，活血通经。

【主治】气滞血瘀所致闭经。症见月经数月不行，精神抑郁，烦躁易怒，胸胁胀满，小腹胀痛或拒按，舌质紫黯或有瘀点，脉沉弦或沉涩。

【方论】方中吴茱萸，辛、苦、热，入肝、脾、肾经，温肝行气止痛，可治肝郁气滞、胞宫寒冷所致月经后期、闭经、经行腹痛诸症；三棱、莪术能破血中之气结，逐血中瘀滞，功擅破积攻坚止痛；红花、桃仁善入血分，能散瘀血、活死血、通经脉、破癥结，为行血破血之要药；赤芍凉血散瘀，《日华子本草》谓其能"逐月水"；苏木亦入血，性主走散，能散瘀血、除败血、消癥瘕、通月水；益母草则善行心、肝之瘀血，疏脾之郁气，有化瘀生新，行瘀而不伤正，补养新血而不滞的特点，为妇科之要药；香附善走亦能守，善行气分亦入血分，能和血气，化凝血，去旧血，生新血，堪称气病之总司、妇科之主帅。而本方又以补中益气，养血生津之党参和气味俱厚，兼入血分，可行可止，有行而不破，止而不滞特点，长于补肝肾，调气血、固冲任的续断援后，可谓王道之用药。又本方为"散者散也，去急病用之"（《用药洁象》）。却用具有补血调经、滋阴补肾之熟地和养阴清心滋津液的麦冬共煎汤送服，又是匠心独运之妙招。本方适用于治疗气滞血瘀闭经，一般服两料即来月经，至多用三料。因此，使用该方中病即可，不可恋其功而失之偏颇。

【验案】姚某，32岁。自然流产4次并清宫4次，术后即发闭经8个月，并有周期性腰酸下坠感和小腹胀痛，伴有黄色黏稠带下、大便秘结，舌质淡黯，脉象沉涩有力。观此病，因病人多次伤胎损及胞脉及肾经，又加之清宫手术处因打击复伤血海，致使气逆阻隔胞脉乃症见腰酸下坠，小腹胀痛，带下黏稠，乃为血海欲泻不得，脉络不畅之症。治当活血通络、理气调经。宗本方之义，改散剂为汤剂，处方：吴茱萸6克，赤芍12克，三棱6克，莪术6克，红花10克，桃仁10克，益母草15克，泽兰10克，水蛭3克，苏木10克，酒军5克。服药两周后带下正常，腹痛下坠感逐渐减轻。在原方中去水蛭、酒军，加续断、菟丝子、蛇床子等品服至一个月，基础体温已有双相反应，但仍无经来潮，说明子宫内膜尚未恢复。加入当归、党参、制首乌、女贞子、杞子诸品后，方有经血来潮，血量由少逐渐增多，腹腰坠痛亦消。

太极一粒清坐药

【来源】《首批国家级名老中医效验秘方精选·续集》。

【组成】制乳香10克　制没药10克　铜绿6克　儿茶6克　雄黄粉12克　轻粉4克　制珍珠10克　赤石脂14克　黄柏29克　苦参20克　硼砂10克　硇砂10克　蛇床子14克　煅钟乳石16克　麝香1克　冰片2克　血竭6克　白矾（枯制）13克

【用法】上药品除雄黄、冰片外，麝香另研外，其他药品共研极细粉末过筛，用浸泡后的红枣肉或炼蜜和药粉做成卵圆形丸剂，每丸重9克，外用雄黄、冰片、麝香粉为衣，外层用黄绸布包裹，留一线绳 3 寸许，入塑料袋或磁瓶内封固备用。上药前先用温开水冲洗净阴道，擦干后，将此坐药放入阴道底部，外留线绳头。治疗各种细菌、真菌等感染引起的诸病，在临睡时放入。来经腹痛，月经不调在月经前放入。子宫发育不良，子宫内膜增生在月经干净后放入。治疗闭经，放入此药后数小时内可见月经，30 天后再放入此药，连续调理数月可愈。

【主治】 各种细菌、真菌、滴虫感染引起的带症和急慢性盆腔炎，附件炎，外阴瘙痒症，月经不调，来经腹痛及久婚不孕，子宫内膜增生症。

【加减】 闭经，加穿山甲（炒珠）10 克，生水蛭 1 克，斑蝥（去足翅微炒）3 克；腹痛，加元胡 12 克；子宫内膜增生，加当归 16 克，桃仁 14 克；子宫发育不良，加石脑 12 克，马脑 12 克，黄芪 30 克。

加味四物汤

【来源】《首批国家级名老中医效验秘方精选·续集》。

【组成】 生地 15 克　当归 15 克　川芎 6 克　炒白芍 12 克　白术 15 克　太子参 12 克　鸡血藤 15 克　茯苓 12 克　鸡内金 10 克　紫蔻 5 克　柴胡 5 克　甘草 5 克

【用法】 上药煎 30～40 分钟，取汁 400 毫升，每日早晚分 2 次服。日服 1 剂。

【主治】 多产房劳，耗伤精血，胞脉不充，久病气虚冲任血少，血海空虚。以及女子不得隐情而致肝脾郁结，脾胃运化不足，津血生化无源而血夺经闭。

【加减】 如有肝气郁结，胞脉瘀阻，加入红花 10 克，三棱 10 克，益母草 20 克，干漆 10 克，月季花 12 克。

【验案】 经临床 100 例观察，服上方 15 剂经通的有 45 例，服 15～20 剂经通的有 50 例，总有效率 95%，并在 1 年的随访中，月经按期而至。

健脾益肾消脂汤

【来源】《首批国家级名老中医效验秘方精选·续集》。

【组成】 炒当归 10 克　大生地 10 克　白芍 10 克　川芎 6 克　仙灵脾 12 克　巴戟肉 12 克　仙茅 10

克　石菖蒲 5 克　白芥子 3 克　生山楂 20 克　云茯苓 12 克　炒白术 10 克　怀牛膝 10 克

【功用】 健脾益肾，化痰消脂调经。

【主治】 痰湿闭经。其特点为闭经后形体肥胖或肥胖后形成闭经。

【验案】 吴某，女，28 岁，已婚。病人 14 岁初潮，多后期而至，量尚可。婚后足月顺产 1 胎，此后逐渐肥胖。2 年来体重增加 25 公斤，经量逐减至闭。现闭经已个月，屡服中西药未效。面目虚浮，胸闷脘胀，喉闭有痰，性欲淡漠，腰膝酸软，脉细滑，苔白腻。妇科检查：子宫偏小，基础体温测定为单相。证属脾益肾不足，脂膜壅阻，胞脉闭塞。拟健脾益肾消脂汤加减，20 余剂后，经水来潮，舌淡红，量不多，3 天净。症见好转。再服此方加指迷茯苓丸，40 天后经量增多，喉间痰爽，体重亦减，基础体温出现双相欠典型，随访半年，经期已准，顽症告愈。

阿归养血颗粒

【来源】《部颁标准》。

【组成】 当归 386g　党参 24g　白芍 24g　甘草（蜜炙）12g　茯苓 24g　黄芪 24g　熟地黄 24g　川芎 12g　阿胶 24g

【用法】 制成颗粒。口服，1 次 10g，1 日 3 次。

【功用】 补养气血。

【主治】 气血亏虚，面色萎黄，眩晕乏力，肌肉消瘦，经闭，赤白带下。

驴胶补血颗粒

【来源】《部颁标准》。

【组成】 阿胶 216g　黄芪 180g　党参 180g　熟地黄 120g　白术 90g　当归 60g

【用法】 制成冲剂。口服，1 次 20g，1 日 4 次。

【功用】 滋阴补血，健脾益气，调经养血。

【主治】 久病体虚，血亏气虚，妇女血虚、经闭、经少等症。

活血丸

【来源】《部颁标准》。

【组成】当归 100g　红花 25g　大黄 450g　猪牙皂 150g　牵牛子 275g

【用法】制成丸剂。1 次 3g，1 日 1 次，早晨空腹用黄酒或温开水送服。

【功用】活血通经。

【主治】血瘀经闭，行经腹痛。

【宜忌】血虚经闭，经后腹痛，气血虚弱，大便溏泻者及孕妇忌服。

益母草冲剂

【来源】《部颁标准》。

【组成】益母草

【用法】制成冲剂。1 次 15g，开水冲服，1 日 2 次。

【功用】活血调经。

【主治】经闭，痛经及产后瘀血腹痛。

【宜忌】孕妇忌用。

十一、经行发热

经行发热，又称"经来发热"，是指每值经期或经行前后出现以发热为主的病症。主要因为气血营卫失调，值月经期因生理改变而发。

素体阴虚，久病热病，耗损阴血，或思虑过度，营阴暗损，经期过后，阴血益虚，阴不维阳，阳气外越，营卫失调，因而发热。或素性抑郁，或情志所伤，肝气郁结，经行之前，气血下注冲任，血充气盛，气血更加郁滞，郁而化热，营卫不和，因而发热。或宿有湿热之邪内蕴，与血搏结成瘀，或经期产后、人流术后，瘀血内留，积瘀化热，经行之际，气血下注冲任，气血更加壅阻，瘀热内盛，营卫失调，因而发热。治疗总以调气血、和营卫为原则。

本病与西医学的慢性盆腔炎、生殖器结核、子宫内膜异位症及临床症状不明显的感染有关。

地黄养血汤

【来源】《陈素庵妇科补解》卷一。

【组成】熟地一钱二分　归身一钱　柴胡五分　茯苓一钱　白芍一钱　蔓荆八分　枣仁一钱　丹皮一钱　炙草五分　远志肉一钱二分　川芎一钱　黄耆一钱二分　升麻三分

【主治】血虚气陷，经行发热，兼头重目暗。

【方论】是方四物、远、枣以补肝、肾二经之血，耆、苓、炙草以补气，升、柴举下陷之阳，蔓荆子引诸药上行至头面巅顶为使也。

柳花散

【来源】《赤水玄珠全集》卷二十八。

【组成】柳花五七钱　紫草一两二钱　升麻九钱　归身七钱半

【用法】上为末。每服七钱，葡萄煎汤调下。

【主治】室女发热经行。

黄龙汤

【来源】《杏苑生春》卷八。

【组成】柴胡一钱五分　黄芩　人参　川芎各一钱　白术八分　甘草一分　橘红一钱　竹茹栗大一团

【用法】上锉。加生姜五片，大枣一枚，水煎，食远服。

【主治】经水适断，寒热如疟，头疼咳嗽，恶心欲吐，哕逆不已。

【加减】不呕，去竹茹。

加味四物六君汤

【来源】《寿世保元》卷七。

【别名】加味四物六君子汤（《郑氏家传女科万金方》）。

【组成】厚朴（姜汁炒）五分　桔梗　白术（去芦）各四分　砂仁　红花各三分　黄连三分　玄胡三分　陈皮四分　甘草二分　当归（酒洗）　香附各五分　枳实（麸炒）　白茯苓（去皮）　川芎　赤芍　苏叶　槟榔　半夏（姜汁炒）各四分

方中玄胡，《郑氏家传女科万金方》作"前胡"。

【用法】上锉散。加生姜三片，水煎，空心热服。

【主治】《郑氏家传女科万金方》：妇人二十三四岁，经后潮热，误食生冷，心腹胀满，气凑上膈，不思饮食，腹内结块如覆盆。

加减逍遥散

【来源】《丹台玉案》卷五。

【组成】当归二钱　白芍　白茯苓　丹皮各二钱

甘草　山栀各一钱

【用法】加灯心三十茎，水煎，食远服。

【主治】经前潮热。

益阴地黄丸

【来源】《女科指掌》卷一。

【组成】六味地黄丸加当归　北五味

【主治】临经发热，尺部脉弱，阴不足，阳气下陷于阴中。

十二、经行呕吐

经行呕吐，是指每逢月经来潮即发生呕吐为要点的病情。《医宗金鉴·妇科心法要诀》："经行呕吐，是胃弱也。若吐出涎饮，则是伤饮。若吐出食物，则是伤食。然伤食者多痛而吐食，伤饮者，不痛而呕饮也。"本病属虚证者居多，泻而兼脘腹胀满者属脾虚，兼腰酸肢冷者属肾虚，亦有肝强侮脾，出现虚实夹杂证候者。

平胃调中散

【来源】《陈素庵妇科补解》卷一。

【组成】厚朴　广皮　香附　白豆蔻　益智仁　白茯苓　葛根　防风　苍术　生姜　山楂　半夏

【主治】妇人经正行，忽然呕吐，属胃虚；或客寒犯胃，或食后怒动肝气，展转不已，头晕，口干，四肢发热，经水或止或来。

【方论】是方朴、广、豆仁、香附、益智以温胃和中，生姜、半夏以止吐，山楂以消食，苍术以逐寒祛积，防风以祛风，茯苓以利水理胃，葛根为使，引以入阳明也。

九仙夺命丹

【来源】《叶氏女科证治》卷一。

【组成】豆豉　木香　陈皮　山楂各一钱　草果一个　枳壳（麸炒）　白茯苓　厚朴（姜制）　苍术各三钱

【用法】上为末。姜汤调下。

【主治】经来饮食后即吐。

山栀汤

【来源】《妇科玉尺》卷一。

【组成】山栀　木通各一钱半　黄芩一钱　白术陈皮各二钱　甘草三分

【主治】妇女脾病，月行时，口渴，吃水多，心痞，喜呕，不进饮食者。

丁香散

【来源】《竹林女科》卷一。

【组成】丁香　干姜各五分　白术一钱

【用法】上为末。每晨米汤调送三匙。

【主治】经来时常呕吐，不思饮食。

乌梅丸

【来源】《验方新编》卷四。

【组成】木香　雄黄各五钱　草果一个　乳香　没药各一钱

【用法】上为末，用乌梅肉捣为丸，如弹子大。每早用一丸，含化。

【主治】经来食物即吐，痰在胸膈，饮食不能下胃。

十三、经行泄泻

经行泄泻，亦称"经来泄泻"，是指经前或经期大便泄泻，经净自止者。主要发病机理是脾肾阳气不足，运化失司，值经期血气下注冲任，脾肾愈虚而发生泄泻。常因素体脾虚，或忧思劳倦，饮食不节，脾气受损，经行之际，气血下注冲任，脾气更虚，运化失司，故水湿内停，下走大肠，遂致泄泻。或为素禀肾虚，或房劳多产，命门火衰，经行之际，气血下注冲任，命火愈衰，不能上温于脾，脾失健运而致泄泻。

运脾饮

【来源】《陈素庵妇科补解》卷一。

【组成】香附　半夏　苍术　厚朴　陈皮　甘草　茯苓　草豆蔻　山楂　泽泻　神曲

【主治】脾虚或外感风冷，内伤饮食而致脾气不实，经正行忽病泄泻者。

【方论】脾主中州，主运化水谷。脾虚火衰，则失其健运之常，加以风寒外侵，饮食内伤，而泄泻之症作矣。虽属脾虚，初泻以消，健脾为先务，泻久以虚，补脾为上策，必兼外感、内伤，百无一失。是方香、夏、朴、陈、草蔻温中运脾，苍术力猛，祛风散寒，逐湿发汗，楂、曲消食宽中，苓、泻、甘草利水止泻。

【加减】风，加防风；寒，加羌活；伤食，加莱菔子（炒）。

完带汤

【来源】《傅青主女科》卷上。

【组成】白术一两（土炒）　山药一两（炒）　人参二钱　白芍五钱（酒炒）　车前子三钱（酒炒）　苍术三钱（制）　甘草一钱　陈皮五分　黑芥穗五分　柴胡六分

【用法】水煎服。

【功用】

1.《傅青主女科》：大补脾胃之气，稍佐舒肝。
2.《中药方剂简编》：益气健脾，祛湿止带。

【主治】妇人湿盛火衰，肝郁气弱，脾土受伤，湿气下陷，致患白带终年累月下流白物，如涕如唾，不能禁止，甚则臭秽者。

【验案】经行泄泻《福建中医药》（1986，4：54）：林某某，女，40岁，1970年10月5日初诊。患病二载，经行即腹泻，一日三至四次，虽经治疗，仍时愈时患。月经量多色淡，面色萎黄虚浮，饮食不思，神疲肢软，带下淋漓，腰酸背痛，舌胖苔白，脉沉缓。属脾肾阳虚，湿濡中焦。治拟健脾温肾。调中胜湿。处方：党参12克，炒白术30克，炒山药30克，炙草3克，柴胡5克，陈皮6克，苍术10克，巴戟10克，炒苡仁15克，炒白芍10克，茯苓10克，黑荆芥5克。九剂。二诊时，纳谷渐强，带下甚少，诸症亦愈。嘱每月经前10天，服上方六剂，调治三月而愈。

术苓固脾饮

【来源】《辨证录》卷十一。

【组成】白术一两　茯苓　人参　山药　芡实各五钱　肉桂五分　肉豆蔻一枚

【用法】水煎服。经未泻前服此。

【主治】脾虚而气不摄血，湿气先乘之，行经之前先泻三日，而后行经。

健固汤

【来源】《辨证录》卷十一。

【组成】人参五钱　茯苓三钱　白术一两　巴戟五钱　薏仁三钱

【用法】水煎服。

【功用】补脾气以固脾血。

【主治】妇人脾气之虚，行经前先泻三日，而后行经。

理中汤

【来源】《叶氏女科证治》卷一。

【组成】人参 白术（蜜炙）各八分 五味子 甘草各三分 干姜五分

【用法】水煎，空心服。

【主治】肾虚经来泄泻，经来之时五更泄泻，如乳儿尿。

十四、功能性子宫出血

功能性子宫出血，简称功血，是指异常的子宫出血，经诊查后未发现有全身及生殖器官器质性病变，而是由于神经内分泌系统功能失调所致。表现为月经周期不规律、经量过多、经期延长或不规则出血。根据排卵与否，通常将功血分为无排卵型及排卵型两大类，前者最为多见，约占80%～90%，主要发生在青春期及更年期，后者多见于生育期妇女。

生脉散

【来源】《医学启源》卷下。

【组成】红参 麦冬 五味子各15克

【用法】加水煎25～30分钟，取汁约250毫升，日服2次。

【主治】气虚所致更年期功血。

【加减】气虚甚者，加黄芪、太子参、白术、炙甘草；血瘀者，加茜草炭、蒲黄炭、三七粉；肾虚，加杜仲、菟丝子；酌加阿胶。

【验案】功能性子宫出血 《首批国家级名老中医效验秘方精选·续集》：陈某，女，44岁。1986年9月8日入院。3年来阴道持续下血，每次半月以上，周期正常，近半年加重，服中西药物罔效，须经清宫后血方止，已先后清宫4次。现见崩漏已10日，量多色暗有块，伴头昏，视物昏花，心慌气短，口干，舌质淡、边齿痕瘀斑，脉细数涩，血红蛋白5.3克。诊断为更年期功能性子宫出血。辨证为气阴两虚、冲任不固、兼有血瘀。给生脉散汤剂（红参、麦冬、五味子各15克）口服，每日2次；并以举元煎加味以益气化瘀止血。药用：黄芪45克，太子参30克，白术、棕榈炭、蒲黄炭各9克，三七粉1克。次日晨阴道出血明显减少，至黄昏，出血停止。续用上方7剂，痊愈出院。随访三月，月经按期来潮，量、色、质正常。

止血方

【来源】《山东中医杂志》（1983，5：16）。

【组成】马齿苋30g 益母草30g 生蒲黄9g 茜草12g 仙鹤草18g 地榆30g 升麻9g

【用法】水煎服。

【主治】功能性子宫出血。

【加减】气虚者，加人参12g；血热者，加生地15g；肝郁者，去升麻，加柴胡6g；肾阳虚者，加补骨脂12g；血瘀者，加三七粉3g。

【验案】功能性子宫出血 《山东中医杂志》（1983，5：16）：所治功能性子宫出血47例，年龄15～52岁；病程17～13年；流血天数最长者120天，最短者8天。结果：服药6剂内止血者共占68%，服10剂内止血者共占83%。总平均止血天数为6天。

固冲汤

【来源】《北京中医学院学报》（1984，1：38）。

【组成】熟地 枣皮各30g 黄芪45g 白术30g 白芍25g 龙骨 牡蛎 乌贼骨各45g 五倍子25g 茜草各25g 仙鹤草 侧柏叶各30g

【用法】水煎服，每日1剂，3日为1疗程，1～2疗程后评定疗效。

【主治】功能性子宫出血。

【加减】若劳伤，加红参、三七、鹿角霜；虚寒，加附片、炮姜、艾叶；虚热，加生地、丹皮、旱莲草；血瘀，加蒲黄、赤芍、当归。

【验案】功能性子宫出血 《北京中医学院学报》（1984，1：38）：所治功能性子宫出血50例，年龄以30岁以上者居多，病程均在半年以上。疗效标准：出血停止，追踪观察半年，月经周期、经色及经量均恢复正常者为痊愈；出血停止，半年之内月经周期、经色及经量偶有异常者为显效；出血停止，但下次月经又出现周期、经色或经量异常者为有效。结果:痊愈 34 例,显效 13 例,有效 3 例。

止血灵

【来源】《中级医刊》(1985,4:54)。

【组成】补骨脂 赤石脂

【用法】上药以 1:0.5 之比,制成片剂,每片重 0.5g,出血不止或经量增多,每次 6 片,每日 3 次。

【主治】子宫出血。

【验案】子宫出血 《中级医刊》(1985,4:54):所治子宫出血 100 例,年龄 13～51 岁,25 岁以下为 44 例,占 44%;阴道出血 10 天以内者 33 例,出血 11～30 天者 44 例,出血 1 月以上者 23 例,最长出血者时间为半年(184 天);西医病种分类:功能性子宫出血 65 例,月经过多 21 例,子宫肌瘤月经量多 10 例,产后阴道出血 2 月以上者 2 例,不全流产刮宫术后阴道出血不净 1 例,宫内环淋漓出血 1 例;中医辨证分型:脾肾阳虚型 13 例,心脾两虚型 22 例,肝肾阴虚型 21 例,肝郁气滞型 2 例。疗效标准:显效:服药 1 疗程后,阴道出血完全干净;有效:服药 1 疗程,经血量减少 1/2 以上或基本干净;无效:服药 1 疗程,经血量未减。结果:显效 36 例,占 36%;有效 54 例,占 54%;无效 10 例,占 10%;总有效率为 90%。本药用于中医辨证分型的子宫出血 58 例,有效率为 87.9%,其中对脾肾阳虚,心脾两虚证止血有效率在 95.5% 以上,对肝肾阴虚型子宫出血止血有效率为 71.4%。

调理冲任汤

【来源】《中西医结合杂志》(1990,2:95)。

【组成】女贞子 旱莲草 桑寄生 川断 菟丝子 枸杞子 巴戟天 肉苁蓉各 15g 炒山药 30g

【用法】每日 1 剂,水煎服,10 天为 1 个疗程。

【主治】功能性子宫出血。

【验案】功能性子宫出血 《中西医结合杂志》(1990,2:95):治疗功能性子宫出血 436 例,年龄 14～21 岁者 120 例,21～42 岁者 97 例,42～56 岁者 188 例,56 岁以上 31 例;出血时间 1～3 个月 150 例,3～6 个月 175 例,6 个月以上 111 例。

出血量以用卫生纸(规格 18cm×10cm)为标准:轻度:每次约用 1.5 卷,出血量约为 80～120ml,占 126 例;中度:每次约用 2 卷,出血量约为 120～160ml,占 218 例;重度:每次用 3 卷以上,出血量约为 200ml 以上,占 92 例。不规则子宫出血者 205 例,月经过多而周期正常者 116 例,月经过频者 84 例,经后子宫出血者(经诊断而排除其他疾病)31 例。结果:服药 2 剂血止者 106 例,4 剂血止者 144 例,6 剂血止者 82 例,8 剂血止者 42 例,10 剂血止者 18 例,无效者 44 例,总有效率为 89.91%。建立正常月经周期者 317 例;复发者 119 例,继以调理冲任汤血止而建立正常月经周期者 35 例;无效者 84 例;总有效率达 80.73%。

宫血宁

【来源】《云南中医杂志》(1990,5:14)。

【组成】黄芪 15～30g 熟地 10～20g 白芍 15g 山药 15g 阿胶 10～15g(烊化) 川续断 15g 桑寄生 15g 菟丝子 15g 山萸肉 10g 地榆 15g 仙鹤草 15g

【用法】气每日 1 剂,水煎服,每日 2 次。6 天为 1 疗程。

【主治】更年期功血。

【加减】气虚明显者,加党参、太子参、白术;阴虚火旺,加枸杞、女贞子、知母、黄柏;阳虚内寒,加附子、肉桂、艾炭;瘀血重者,加当归、川芎、红花等;出血量大,加三七粉、云南白药。

【验案】更年期功血 《云南中医杂志》(1990,5:14):治疗更年期功血 56 例,年龄 42～54 岁,平均年龄 48.8 岁。妊娠 3 次以上者 48 例,生产 3 胎以上者 43 例,有流产史者 32 例,伴子宫肌瘤 2 例。结果:痊愈(阴道流血停止,经期、经量恢复正常,半年以内无复发,经治疗后绝经者再无月经出现)38 例(67.85%),有效(阴道出血停止,半年以内有复发者)14 例(25%),无效(经 2 个疗程治疗,病情无明显变化者)4 例(7.15%),总有效率 92.85%。

固经煎

【来源】《四川中医》(1993,4:314)。

【组成】生黄芪 生党参各 30g 淮山药 芡实 当归炭 大生地 藕节炭 陈棕炭 煅龙骨 煅牡蛎 炙乌贼骨各 15g 阿胶珠 10g 参三七 3g

【用法】行经期,以上药水煎 2 次,冲服参三七粉,连续服至血止;非经期服养血归脾丸。下次行经如前法服用。3 个月为 1 疗程。

【主治】功能性子宫出血。

【验案】功能性子宫出血 《四川中医》(1993,4:314):所治功能性子宫出血 56 例,年龄 18 ~ 40 岁;病程最短 3 个月以内,最长 1 年以上。结果:经 1 个疗程治疗后,治愈 45 例,占 80.4%;有效 7 例,占 12.5%;无效 4 例,占 7.1%;总有效率为 92.9%。

调经汤

【来源】《中国中西医结合杂志》(1993,7:429)。

【组成】黄芪 20g 当归 15g 柴胡 10g 白芍 15g 茯苓 15g 白术 15g 生地 25g 茜草 50g 海螵蛸 15g 枸杞子 20g 菟丝子 20g 川芎 2.5g 甘草 10g 丹皮 10g

【用法】水煎服,每日 1 剂,15 天为 1 疗程。

【主治】功能性子宫出血。

【验案】功能性子宫出血 《中国中西医结合杂志》(1993,7:429):治疗功能性子宫出血 128 例,年龄 13 ~ 55 岁;病程 10 天至 2 个月以上。结果:一般服 4 ~ 8 剂血止,少数病人服 2 剂即可血止,总有效率为 90%。

固本止崩汤

【来源】《辽宁中医杂志》(1993,9:32)。

【组成】熟地 30g 黄芪 焦术各 25g 党参 山药各 15g 海螵蛸 20g 牡蛎 30g 茜草 20g 陈皮 10g 阿胶(烊化)20g 升麻 7.5g

【用法】每剂水煎 3 次,取汁 300ml,每次 100ml,每日 2 次口服。4 剂为 1 个疗程。

【主治】功能性子宫出血。

【加减】流血量多,色鲜质稠者,加地榆炭 20g,丹皮、生地各 15g;血量时多时少,色黯挟瘀块者,去升麻,加茜草 30g,另加三七片 5 片,日 2 次口服;流血日久,面色萎黄,畏寒者,党参易

人参,加艾炭 20g,黑姜 10g;腰腿酸软者,加寄生、川断各 15g。

【验案】功能性子宫出血 《辽宁中医杂志》(1993,9:32):所治功能性子宫出血 112 例中,青春期(14~20 岁)37 例,育龄期(21~44 岁)52 例,更年期(45~52 岁)23 例。病程 1~6 个月 31 例,7~12 个月 38 例,12~24 个月 27 例,24 个月以上 16 例。以上病例除外生殖器官器质性病变及全身出血性疾病。结果:痊愈 107 例,其中服药 1 个疗程血止者 30 例,占 26.7%;服药 2 个疗程血止者 61 例,占 54.5%;服药 3 个疗程血止者 16 例,占 14.3%。服药 3 个疗程以上血未止者为无效,共 5 例,占 4.5%;总有效率为 95.5%。

加味二仙汤

【来源】《首批国家级名老中医效验秘方精选》。

【组成】仙茅 12 克 仙灵脾 15 克 当归 10 克 知母 10 克 巴戟天 12 克 黄柏 6 克 枸杞子 15 克 五味子 10 克 菟丝子 15 克 复盆子 10 克

【用法】水煎,分早晚两次服。

【功用】滋肾阴,温肾阳,调冲任。

【主治】功用性子宫出血,乳癖。辨证属冲任不调者;血小板减少。

【加减】功用性子宫出血:出血较多、血虚,加阿胶、艾叶;血热,加地榆、槐米、仙鹤草;血瘀,加田七、丹参、益母草;血脱,加红参、龙骨、山茱萸;脾气虚,加黄芪、党参、白术;冲任虚,加鹿角胶、龟版胶;肾阳虚,加鹿茸、附片;肾阴虚,去知母、黄柏、加女贞子、旱莲草。乳癖:冲任不调者,可于上方配鹿角片粉 2~4 克,分 2 次药汤送服。血小板减少:去知母、黄柏,加女贞子、旱莲草、黄芪、黄精。

【验案】付某,女,42 岁,1988 年 9 月 13 日初诊。病人近年来多次出现崩漏不止,此次月经已 2 月余,崩漏交替出现,血崩时伴有血块,不能行动,动则血量增多,大崩后则淋漓不断,面色㿠白,血红蛋白 7 克,心悸,腰膝酸痛,头眩耳鸣,舌嫩淡,脉细无力。曾用中西药物治疗,但疗效不佳。妇科诊断为功用性子宫出血,此乃肾气虚衰,冲任不固,气血两亏。治当滋肾阴,温肾阳,调冲任,益气血,用加味二仙汤治疗,处方:当归 12

克，黄芪 20 克，仙茅 15 克，仙灵脾 15 克，巴戟天 12 克，女贞子 15 克，旱莲草 15 克，仙鹤草 15 克，菟丝子 15 克，枸杞子 15 克，复盆子 12 克，五味子 10 克。服上方 3 剂，血量大减，继用上方去仙鹤草，加阿胶，艾叶，并加用定坤丹续服 3 剂，三诊时月经已完全停止，再上方 3 剂以巩固疗效。嘱病人每次月经来潮前一周服本方 3 剂，以资巩固。后随访，未再复发。

经漏验方

【来源】《首批国家级名老中医效验秘方精选·续集》。

【组成】乌贼骨 20 克　莲房炭 50 克　生地炭 40 克　当归 10 克　胡黄连 10 克　知母 15 克　升麻 10 克　白芍 20 克　木香 10 克　牡蛎 20 克　甘草 20 克　大枣 10 枚

【用法】每日一剂，先将上药用水浸泡 30 分钟，再煎煮 30 分钟，每剂煎二次。将两次煎出的药液混合，早、晚各服一次。

【功用】滋阴敛血，和胃益气。

【主治】功能性子宫出血。出血淋漓不断，色鲜红，头晕耳鸣，五心烦热，倦怠乏力，舌红少苔，脉细数无力。

【方论】方用乌贼骨末、莲房炭、生地炭清热止血；当归、胡黄连、知母滋阴清热，热去则血静；白芍、牡蛎敛阴养血，木香行气，使养血药补而不滞；用升麻、甘草、大枣升提中气，固经止血，调理脾胃以固后天之本。全方融塞流、澄源、固

本为一方，起到滋阴敛血，和胃益气之功效。

【验案】顾某，女，31 岁。1985 年 10 月上旬来诊，因经期参加运动会，月经来潮十余天仍淋漓不断，伴乏力，头晕耳鸣，五心烦热，月经量少色红，舌红少苔，脉细无力。诊为经漏，服用此方三剂即止。一个月后，月经如期而至，身无不适，七天干净。

大蓟止血片

【来源】《部颁标准》。

【组成】大蓟草 4880g　干姜 120g

【用法】制成糖衣片，密封。口服，每次 3～4 片，1 日 3 次。

【功用】凉血，止血。

【主治】妇女功能性子宫出血，子宫复旧不全等。

妇科止血灵

【来源】《部颁标准》。

【组成】熟地黄 100g　五味子 50g　杜仲（炭）50g　续断 50g　白芍 100g　山药 50g　牡蛎（煅）100g　海螵蛸 80g　地榆（炒）100g　蒲黄（炭）50g　槲寄生 50g

【用法】制成糖衣片，密封。口服，每次 5 片，1 日 3 次。

【功用】补肾敛阴，固冲止血。

【主治】妇女功能性子宫出血。

十五、经断前后诸证

经断前后诸证，亦称"经断前后诸症"，原称"更年期综合征"，是指妇女在绝经期前后，围绕月经紊乱或绝经出现烘热汗出、烦躁易怒、潮热面红、眩晕耳鸣、心悸失眠、腰背酸楚、面浮肢肿、皮肤蚁行样感、情志不宁等综合症候群。

二仙汤

【来源】《妇产科学》。

【组成】仙茅三钱　仙灵脾三钱　当归三钱　巴戟天三钱　黄柏一钱半　知母一钱半

【用法】水煎，分二次服。

【功用】《中医方剂临床手册》：温肾阳，补肾精，泻肾火，调理冲任。

【主治】

1. 《妇产科学》：更年期综合征，肾阴肾阳二虚证。

2. 《中医方剂临床手册》：高血压病，闭经，以及其他慢性疾病，见有肾阴、肾阳不足而虚火上炎者。

3. 《中医方剂手册》：肾阳不足，虚火浮越，头晕，头痛，目眩，肢冷，尿频，阳痿，早泄；妇女月经不调。

4. 《古今名方》：肾炎、肾盂肾炎、尿路感染、闭经等见有肾虚火旺证候者。

【方论】

1. 《中医方剂临床手册》：本方的配伍特点是壮阳药与滋阴药同用，以针对阴阳俱虚于下，而又有虚火上炎的证候。方中仙茅、仙灵脾、巴戟天温肾阳，补肾精；黄柏、知母泻相火而滋肾阴；当归温润，养血而调冲任。

2. 《中医方剂通释》：二仙汤乃针对肝肾阴虚、冲任不调所致的更年期高血压病而设，是临床常用有效的方剂之一。方中仙茅、仙灵脾温肾阳，补肾精，辛温助命门而调冲任共为主药。巴戟天温助肾阳而强筋骨，性柔不燥以助二仙温养之力；当归养血柔肝而充血海，以助二仙调补冲任之功，二者共为辅药。知母、黄柏滋肾阴而泻虚火，即可治疗肾阴不足所致之虚火上炎，又可缓解仙茅、仙灵脾的辛热猛烈，故以为佐使药。全方药味，寒热并用，精血兼顾，温补肾阳又不失于燥烈，滋肾柔肝而不寒凉滋腻，主次分明，配伍严谨，简而有要，共奏温补肾阳，滋阴降火，调理冲任，平其失衡的药理作用。

【实验】

1. 对去卵巢大鼠骨质疏松的作用 《第二军医大学学报》（2007，3：277）实验结果表明：二仙汤通过促进骨形成、抑制骨吸收、提高骨密度，对去卵巢大鼠骨质疏松产生保护作用。

2. 对更年期肾阳虚大鼠的影响 《光明中医》（2008，6：731）：实验显示：二仙汤能明显减轻肾阳虚症状，增加体重（$P < 0.01$）；治疗组血中雌二醇（E_2）明显高于模型组（$P < 0.05$），促黄体生成素（LH）和卵泡生成素（FSH）低于模型组（$P < 0.05$）。结果提示：二仙汤对更年期肾阳虚大鼠模型具有治疗作用。

3. 提高雌激素水平作用 《北京中医药》（2008，9：728）：对幼龄小鼠的实验结果提示：二仙汤全方及其部分拆方均有雌激素样作用。二仙汤各拆方组中，含有大剂量淫羊藿组对小鼠子宫增重的幅度和雌激素水平明显大于小剂量淫羊藿和不含淫羊藿组，据此认为二仙汤的雌激素作用很可能与为淫羊藿相关。

【验案】

1. 更年期综合征 《陕西中医》（1997，5：253）：用本方治疗更年期综合征 50 例。并与用西药地西泮、谷维素、己烯雌酚的 45 例进行对照。结果：治疗组治愈 7 例，显效 27 例，有效 14 例；对照组分别为 9 例，20 例，16 例。两组治疗 50 天有效率无显著差别，但 10 天有效率治疗组为 75%，对照组为 21.7%，差异显著（$P < 0.01$）。

2. 更年期综合征 《中国民间疗法》（2004，2：30）：应用二仙汤原方汤剂治疗更年期综合征病人 30 例，其中男性 12 例，女性 18 例，年龄平均 51 岁，10 日为 1 个疗程，一般治疗 2～3 个疗程。结果：治愈 25 例，好转 3 例，无效 2 例，总有效率 93.3%。

3. 绝经后关节炎 《现代中西医结合杂志》（2008，35：5497）：用二仙汤治疗绝经后关节炎病人 92 例，并与己烯雌酚治疗的 34 例进行了对照观察。结果：治疗组显效 27 例，有效 49 例，无效 16 例，总有效率为 83%；对照组显效 9 例，有效 13 例，无效 12 例，总有效率为 64%。2 组比较有显著性差异（$P < 0.05$）。

4. 肾虚型男性部分雄激素缺乏综合征 《新中医》（2009，2：53）：将 127 例男性肾虚型中老年部分雄激素缺乏综合征分为 2 组，对照组 52 例口服十一酸睾酮（安雄），治疗组 75 例口服二仙汤。结果：2 组治疗后症状评分均有明显改善，与治疗前比较，差异有非常显著性意义（$P < 0.01$）。2 组治疗后各症状评分比较，差异无显著性意义（$P > 0.05$）。总有效率对照组为 65.38%，二仙汤组为 62.67%，2 组比较，差异无显著性意义（$P > 0.05$）。治疗后血清游离睾酮对照组明显升高（$P < 0.01$），二仙汤组无明显改变（$P > 0.05$）。结论：二仙汤治疗肾虚型男性部分雄激素缺乏综合征有效，而且升高血游离睾酮不明显，特别适用于患前列腺疾病的男性部分雄激素缺乏综合征病人。

5. 尿路感染 《医学信息》（2009，6：1017）：将 70 例尿路感染病人，分为二仙汤治疗组和口服诺氟沙星对照组。结果：治疗组 40 例，治愈率 32%，显效率 56%，无效率 12%，总有效率 88%；对照组 30 例，治愈率 16%，显效 30.6%，无效率 53.4%，总有效率 46.6%。两组治疗效果比较具有显著差异（$P < 0.01$）。

清眩平肝汤

【来源】《刘奉五妇科经验》。

【组成】当归三钱　川芎一钱半　白芍四钱　生地四钱　桑叶三钱　菊花三钱　黄芩三钱　女贞子三钱　旱莲草三钱　红花三钱　牛膝三钱

【功用】滋肾养肝，清热平肝，活血调经。

【主治】妇女更年期综合征，经前期紧张综合征等，属于肝肾阴虚，肝阳亢盛，见有头晕、头痛（或血压升高），烦躁者。

【加减】热重者，去当归、川芎，加马尾连三钱；肝阳亢盛者，加龙齿一两。

【方论】方中当归、川芎、白芍、生地、红花、牛膝养血活血，引血下行以调经；女贞子、旱莲草滋补肝肾以培本；黄芩清肝热；桑叶、菊花清热平肝以治标。本方标本兼顾，使之补肾而不呆滞，清肝热而不伤正。在重用牛膝引血下行的同时，配合黄芩、桑叶、菊花清上引下，重点突出。

理气调血汤

【来源】《河北中医》（1984，4：13）。

【组成】醋柴胡9g　川楝子8g　香附9g　合欢花12g　沉香6g　路路通6g　熟地18g　当归身白芍各12g　甘草9g　枸杞子12g　川芎5g

【用法】水煎服。

【主治】更年期综合征。

【加减】腰痛腰膝酸软加杜仲12g；形寒肢冷，少腹冷痛加附子9g。

【验案】更年期综合征　《河北中医》（1984，4：13）：治疗更年期综合征45例中，38～42岁15例，43～47岁30例。结果：主要症状消失，能进行一般工作或恢复原来工作者为临床治愈，共30例；主要症状明显减轻，恢复一般工作为显效，共12例；症状减轻或有所改善，尚不能从事工作，仍需继续治疗为进步，共3例；总有效率为100%。

清心平肝汤

【来源】《中医杂志》（1989，1：30）。

【组成】黄连3g　麦冬9g　白芍9g　白薇9g　丹参9g　龙骨15g　枣仁9g

【用法】上药可作汤剂或片剂。汤剂每日1剂，煎服2次；片剂每日3次，每次6片吞服。连服1个月为1疗程。

【主治】更年期综合征。

【验案】更年期综合征　《中医杂志》（1989，1：30）：治疗更年期综合征248例，其中214例辨证属心肝火旺，占86.3%；未绝经者88例，占41%。临床表现，轰热汗出214例（100%），烦躁易怒190例（89%），失眠132例（62%），心悸心慌136例（64%）。将病人分3组进行观察，汤药组（服本方）72例，药片组（本方制成片剂）71例，对照组（淀粉片）105例，两组采用随机分组、双盲对照，对144例病人的疗效进行了分析统计。结果：汤药组46例，显效20例（43.5%），有效18例（39.1%），好转4例（8.7%），无效4例（8.7%），有效率为91.3%；药片组61例，显效20例（32.8%），有效19例（31.1%），好转10例（16.4%），无效12例（19.7%），有效率为80.3%；对照组37例，显效12例（32.4%），好转6例（16.2%），无效19例（51.4%），有效率为48.6%。统计学处理，治疗组（汤药和药片组）与对照组的疗效比较有显著差异（$P < 0.01$）。

更年康汤

【来源】《首批国家级名老中医效验秘方精选》。

【组成】玄参10克　丹参10克　党参10克　天冬5克　麦冬5克　生地12克　熟地12克　柏子仁10克　酸枣仁10克　远志5克　当归3克　茯苓10克　浮小麦10克　白芍10克　元胡6克　龙骨15克　牡蛎15克　五味子5克　桔梗5克

【用法】每日1剂，水煎2次，分早晚温服。16剂为1疗程。

【功用】养心、益阴、安神，镇潜。

【主治】妇女更年期综合征。症见头晕头痛，焦虑忧郁，失眠多梦，精神疲乏，心悸怔忡，健忘多汗，食欲减退，腹胁腰腿诸痛，舌红苔少，脉弦细等。

【加减】如自汗不已，可加麻黄根；面颊潮红，可加丹皮、地骨皮；带下过多，可加海螵蛸、芡实；头晕眩加天麻。

【方论】本方从天王补心丹化裁而来，选用了大队伍的养阴安神药物，其中，用生地、玄参壮水制火；丹参、当归、熟地补血养心；党参、茯苓以益心气；远志、柏子仁以养心神；天冬、麦冬以增阴液；枣仁、五味子之酸，用以敛心气的耗散；白芍、元胡、龙骨、牡蛎则用以镇摄心神，定悸；桔梗载药上行，以为之使。

【验案】郭某，女，48岁，教师。1988年6月29日初诊。病人3年来月经周期紊乱，断续无定期，形体消瘦，五心烦热，近年来更彻夜不眠，或稍瞑目则恶梦惊醒，心悸怔忡，经住院检查诊断为：心肌劳损，更年期综合征。妇检无异常。应用中西药治疗，仍反复未愈。就诊时见神疲气短，失眠心悸，两目红丝，腰酸耳鸣，舌红瘦少苔，脉沉细稍数。诊为妇人更年期综合征，中医辨证：心肾阴虚、冲任失调，治宜养心安神，益阴潜镇。投以更年康汤加龟版30克（先煎），杜仲15克，每天1剂，两煎温服。1个月后病人二诊，诸症大见好转，效不更法，仍嘱前方，合服六味地黄丸，连服3月后顽疾霍然痊愈，精神焕发，判若两人，随访至今，经期已绝。历年体检，身心健康。

益肾汤

【来源】《首批国家级名老中医效验秘方精选》。

【组成】沙参20克 熟地20克 山药20克 枸杞20克 菟丝子20克 五味子15克 女贞子15克 桑椹子15克 当归10克 茺蔚子20克 柏子仁12克 夜交藤20克

【用法】每日1剂，每剂用水800毫升，大火煮沸，慢火煎煮15分钟，煎2次，1日服三次，空腹温服。

【功用】益肾补阴，养血安神，滋水涵木，平肝潜阳。

【主治】妇女更年期综合征。常见月经异常（经期量不规则），精神倦怠，头晕耳鸣，健忘失眠，情志不舒，烦躁易怒，心悸多梦，面部浮肿，手足心热，汗多口干，尿频，便溏等。

【加减】若肾偏阴虚，去当归，加麦冬、知母各15克，龟版20克；偏阳虚，去茺蔚子、柏子仁，加

山萸肉、附子各10克，肉桂5克；心肾不交，加远志、朱砂各10克；肝肾阴虚，去当归、五味子、菟丝子，加石决明、旱莲草、夏枯草、珍珠母各15克。

【验案】范某，女，47岁，1989年4月15日来诊。病人头晕胀痛，耳鸣失聪，心烦心悸，面部潮热，性躁易怒，四肢麻木，血压210/120mmHg，经期紊乱，经少色紫夹血块，苔白腻中心黄、脉弦数。辨证属肾阴虚弱，肝阳上亢，治宜滋肾潜阳、平肝熄风，以益肾汤去当归，加山茶花、石决明各15克、水蛭、龙骨、夏枯草各25克。6剂后，血压140/80mmHg，诸恙均减轻。续以上方去水蛭、五味子，加百合30克、麦冬20克服4剂，诸症消除。

清心平肝汤

【来源】《首批国家级名老中医效验秘方精选》。

【组成】黄连3克 麦冬9克 白芍9克 白薇9克 丹参9克 龙骨15克 枣仁9克

【用法】每日1剂，煎2次，早晚温服，连续服药1个月为1疗程。

【功用】清心平肝。

【主治】妇女更年期综合征，症见轰热汗出、心烦易怒、口干、失眠心悸心慌等。

【验案】张某，57岁。绝经9年，病起8年。轰热汗出日10余次，以上半身为主，伴有心烦易怒、急躁、口苦、心悸、舌淡脉弦。曾在外院服中药2月无效，于1987年9月来我院专科门诊，治以清心平肝，处方：黄连3克，麦冬9克，白芍9克，白薇9克，丹皮9克，山栀9克，生甘草9克。服药7剂，心烦好转，轰热汗出由10余次/日减少到3次/日，原方续进14剂，轰热汗出白天已除，夜间尚有3~4次。再以原方更进7剂，轰热汗出偶见凌晨间，其余诸症悉除。

二至二仙汤

【来源】《首批国家级名老中医效验秘方精选·续集》。

【组成】女贞子 旱莲草 知母 黄柏（肾阴虚各15克，肾阳虚各5克） 仙茅 仙灵脾 巴戟天（肾阴虚各5克，肾阳虚各15克） 当归10克

【用法】每日一剂，连煎三遍，兑分 2～3 次服。夜间症重时，可晨服 1/4，午饭后 1/4，睡前 2/4。症状控制，改为蜜丸。10 克/丸，2～3 次/日，巩固 1 月。怡情易志，劳逸结合。

【主治】肾阴虚、肾阳虚两型更年期综合征和老年前期或手术等损伤卵巢而致的类似症候。

【用法】头晕、痛，面烘热等阴虚火旺、肝阳上亢，加天麻、钩藤、石决明、生龙骨、生牡蛎、蔓荆子、菊花；伴口苦、胁痛，加龙胆草、柴胡、黄芩；血压高，加益母草、夏枯草；心烦热、心悸、汗多，加银柴胡、地骨皮、合欢皮、小麦；寐差，加夜交藤、柏子仁、酸枣仁（炒）或交泰丸；口干夜甚、便秘，加元参、生地、葛根、全瓜蒌、茯苓、桃仁；乳胀痛，加荔枝核、橘核、路路通、川楝子；项肩痛，加赤芍、葛根、川芎、羌活、姜黄；腰、膝、足痛，加补骨脂、鹿衔草、牛膝、威灵仙、鸡血藤；有凉感，加桂、附。

【验案】1985～1992 年期间，治疗观察 65 例，平均治疗 2 个月，40 例症状全消，停药 1 年未复发为效佳；20 例症状控制或减轻，停药 1 年内有复发或复发复治而愈为有效；5 例诸症未减为无效。总有效率 92.3%。

加减桂枝加龙骨牡蛎汤

【来源】《首批国家级名老中医效验秘方精选·续集》。

【组成】桂枝 12 克　白芍 12 克　龙骨 15 克　牡蛎 15 克　甘草 6 克　山萸肉 9 克　枸杞子 9 克　百合 12 克

【用法】将上药共置于煎药容器中，先用清水浸泡 30 分钟，两次分煎各 15～25 分钟，取汁混合后约 300～400 毫升，分两次饭前服下。

【主治】妇女更年期综合征。

【加减】情志不舒者，加柴胡 9 克，香附 9 克；胸闷有压抑感者，加枳壳 9 克，瓜蒌皮 12 克，郁金 12 克；月经过多者，加阿胶（烊化）12 克，杜仲炭 12 克，五倍子 9 克；全身时时烘热者，加知母 9 克，黄柏 9 克，旱莲草 9 克，地骨皮 9 克；失眠多梦者，加枣仁（炒）12 克，夜交藤 9 克；动则心慌汗出者，加人参（另煎）5 克，五味子 9 克，寸冬 9 克。

【验案】治疗妇女更年期综合征 36 例，确诊后均由门诊治疗，连续服药两周后观察效果。自觉症状全部消失 19 例，症状部分消失或明显好转者 16 例，无变化者 1 例，总有效率 97.2%。

芩连四物加味汤

【来源】《首批国家级名老中医效验秘方精选·续集》。

【组成】黄芩 10 克　黄连 6 克　当归 10 克　川芎 10 克　赤芍 10 克　地黄 10 克　女贞子 10 克　旱莲草 10 克　桑叶 10 克　菊花 10 克

【用法】每日一剂，水煎二次，取汁 300 毫升，分二次温服。

【功用】补肾养血，滋阴清热，协调阴阳。

【主治】更年期综合征、神经衰弱等病之肝肾不足，阴阳失调证。

【加减】伴腰酸乏力、肢软者，加川断、桑寄生、菟丝子，补肾强腰；伴失眠多梦者，加枣仁、五味子，养血安神；伴心烦不安者，加丹皮、白薇，清热除烦；伴烘热急躁者，加生牡蛎平肝敛阴；伴月经量多，出血难止者，选加荆芥炭、艾叶炭、棕榈炭、干姜炭、茜草根、生蒲黄等固涩止血药物；伴心慌气短者，加生脉散益气养心。

【方论】此方源于《医宗金鉴》的芩连四物汤加味衍生而得名，方中以芩连四物汤养血补虚，清热除烦；女贞子、旱莲草，滋补肝肾，协调阴阳；桑叶、菊花，平肝潜阳，清除燥热。全方配伍具有补肾养血、滋阴清热、协调阴阳的功用。

【验案】张某某，女，48 岁，教师。1992 年 3 月 10 日初诊。病人睡眠不好多年，加重 1 年。来诊时诉入睡困难，睡后多梦、易醒，伴心烦不安，时有烘热汗出，月经周期不规律，经血量多，腰酸乏力，舌黯红，脉细弦。辨证为肝肾不足，阴阳失调，血虚失眠。以滋补肝肾、协调阴阳、养血安神为治则。用芩连四物加味汤为主。处方：黄芩 10 克，黄连 6 克，当归 10 克，川芎 5 克，白芍 15 克，生地 10 克，女贞子 10 克，旱莲草 10 克，桑叶 10 克，菊花 10 克，制首乌 15 克，枣仁 10 克，五味子 10 克，白薇 10 克，水煎，服 14 剂。再诊，已自感精神好转，心烦不安亦减半，仍睡眠欠实，时有烘热汗出。上方基础上加生牡蛎 30 克（先下），滋阴潜阳，安神宁心。以此方为主加减调理治疗 3 月之久，多年顽疾告愈。

益肾菟地汤

【来源】《首批国家级名老中医效验秘方精选·续集》。

【组成】菟丝子12克　生地12克　熟地12克　仙灵脾12克　炒白芍10克　炒柏12克　知柏12克　巴戟天12克　紫丹参12克

【用法】每日一剂，水煎，分二次温服。

【功用】培益肾气，燮理阴阳。

【主治】更年期综合征。

【加减】如肝肾阴虚偏于肝旺阳亢者，去仙灵脾、巴戟天，加女贞子12克，墨旱莲15克，生牡蛎30克，甘菊12克，杞子12克，嫩钩藤15克（后下），紫草30克，能滋阴潜阳，镇肝熄风；如脾肾阳虚偏于气不行水者，去知母、黄柏，加黄芪20克，党参15克，白术12克，茯苓12克，肉桂6克，泽泻12克，能益气运脾，温阳利水；如心阳偏盛，心阴日耗，心肾失于交泰，出现精神失常，悲伤欲哭不能自主者，去仙灵脾、巴戟天，加炙甘草10克，淮小麦30克，大枣10克，熟枣仁12克，麦冬12克，龙齿15克，菖蒲6克，紫草30克，能养心滋肾，镇惊润脏。

滋肾疏肝汤

【来源】《首批国家级名老中医效验秘方精选·续集》。

【组成】夜交藤30克　远志9克　石菖蒲6克　炒枣仁15克　茯苓15克　合欢皮10克　生龙齿12克　柴胡6克　陈皮9克　生地10克

【用法】水煎服。

【主治】更年期综合征，症见心悸、失眠，热气上冲，烘热汗出，忧思易怒，肩背及足跟痛，舌质淡，苔薄白，脉弦细者。

【加减】临症若眩晕、手颤，加石决明、白蒺藜、钩藤；耳聋、耳鸣，加磁朱丸；失眠甚者，加琥珀粉冲服；耳聋失常者，加玳瑁。

【验案】方某，女，50岁，经断半年，自感后背痛，心悸，失眠多梦，热气上冲，汗出，胃脘不适，忧思易怒，舌质淡红，脉弦细。经多方治疗无效，以上方加琥珀粉1克冲服，6剂全身症状明显好转；继服12剂而愈。

宁心安神胶囊

【来源】《部颁标准》。

【组成】黄连100g　琥珀50g　石菖蒲250g　远志（制）417g　茯苓417g　丹参417g　甘草250g　红枣417g　小麦833g　磁石（煅）833g　珍珠母833g

【用法】制成胶囊，每粒装0.5g，密封。口服，每次4粒，1日3次。

【功用】镇惊安神，宽胸宁心。

【主治】更年期综合征，神经衰弱症，诸症可用。

妇宁康片

【来源】《部颁标准》。

【组成】人参　枸杞子　当归　熟地黄　赤药　山茱萸　知母　黄柏　牡丹皮　石菖蒲　远志　茯苓　菟丝子　淫羊藿　巴戟天　蛇床子　狗脊　五味子

【用法】制成糖衣片，密封，防潮。口服，每次4片，1日3次。

【功用】补肾助阳，调整冲任，益气养血，安神解郁。

【主治】妇女更年期综合征及月经不调，阴道干燥，精神抑郁不安等症。

更年宁

【来源】《部颁标准》。

【组成】柴胡9g　黄芩9g　白芍12g　墨旱莲12g　人参3g　党参9g　郁金9g　香附（醋炙）12g　当归12g　薄荷3g　川芎6g　玄参12g　茯苓9g　法半夏9g　石菖蒲9g　牡丹皮12g　陈皮9g　干姜3g　白术（麸炒）9g　丹参9g　王不留行（炒）9g　女贞子（酒炙）12g

【用法】制成水蜜丸或大蜜丸，大蜜丸每丸重6g，密封。口服，水蜜丸每次4~8g，大蜜丸每次1~2丸，1日2~3次。

【功用】疏肝解郁，益气养血，健脾安神。

【主治】更年期引起的心悸气短，烦躁易怒，眩晕失眠，阵热汗出，胸乳胀痛，月经紊乱等症。

更年乐片

【来源】《部颁标准》。

【组成】淫羊藿 125g　牡蛎 125g　知母 25g　金樱子 42g　黄柏 25g　车前子 62.5g　人参 25g　桑椹 62.5g　当归 62.5g　核桃仁 62.5g　鹿茸 8g　补骨脂 62.5g　续断 62.5g　首乌藤 125g　白芍 62.5g　首乌（制）125g　牛膝 42g　甘草 25g　熟地黄 35g

【用法】制成糖衣片，密封。口服，每次 4 片，1 日 3 次。

【功用】养心养肾，调补冲任。

【主治】更年期出现的夜寐不安，心悸，耳鸣，多疑善感，烘热汗出，烦躁易怒，腰背酸痛等症。

更年舒片

【来源】《部颁标准》。

【组成】熟地黄 200g　龟甲（炒）200g　山药 333g　鹿角霜 200g　五味子 133g　牡丹皮 133g　益母草（四制）333g　艾叶（四制）133g　泽泻 133g　阿胶 67g　茯苓 230g　砂仁 230g　淫羊藿 200g　谷维素 2g　当归 200g　维生素 B₆0.7g

【用法】制成糖衣片，密封。口服，每次 5 片，1 日 3 次。

【功用】滋补肝肾，养阴补血，化瘀调经，调气温肾，营养神经，调节代谢功能。

【主治】适用于更年期障碍引起的月经不调，头昏，心悸，失眠等。

【宜忌】慢性咽喉炎及感冒发热病人不宜服用。

更年安胶囊

【来源】《部颁标准》。

【组成】地黄 35g　熟地黄 35g　泽泻 35g　麦冬 35g　玄参 35g　牡丹皮 23g　茯苓 70g　珍珠母 70g　仙茅 70g　五味子 35g　磁石 70g　首乌藤 70g　钩藤 70g　浮小麦 70g　制何首乌 35g

【用法】制成胶囊，每粒装 0.3g，密封。口服，每次 3 粒，1 日 3 次。

【功用】滋阴潜阳，除烦安神。

【主治】更年期潮热汗出，眩晕耳鸣，烦躁失眠，血压增高。

更年灵胶囊

【来源】《部颁标准》。

【组成】淫羊藿 550g　维生素 B₁10g　女贞子 800g　谷维素 15g　维生素 B₆10g

【用法】制成胶囊，每粒装 0.3g，密封。口服，每次 1～2 粒，1 日 3 次。

【功用】温肾益阴，调补阴阳。

【主治】妇女更年期综合征属阴阳两虚者。

坤宝丸

【来源】《部颁标准》。

【组成】女贞子（酒炙）30g　覆盆子 20g　菟丝子 20g　枸杞子 20g　何首乌（黑豆酒炙）20g　龟甲 15g　地骨皮 30g　南沙参 30g　麦冬 20g　酸枣仁（炒）10g　地黄 30g　白芍 60g　赤芍 30g　当归 20g　鸡血藤 60g　珍珠母 60g　石斛 30g　菊花 30g　墨旱莲 40g　桑叶 20g　白薇 30g　知母 30g　黄芩 30g

【用法】制成水蜜丸，每 100 丸重 10g，密封。口服，每次 50 丸，1 日 2 次，连续服用 2 个月或遵医嘱。

【功用】滋补肝肾，镇静安神，养血通络。

【主治】妇女更年期综合征，肝肾阴虚引起的月经紊乱，潮热多汗，失眠健忘，心烦易怒，头晕耳鸣，咽干口渴，四肢酸楚，关节疼痛等症。

嫦娥加丽丸

【来源】《部颁标准》。

【组成】人参　当归　川芎　丹参　赤芍　淫羊藿　韭菜子　蛇床子　薏苡仁　蟾酥

【用法】制成胶囊，每粒装 0.34g（素丸）或 0.60g（包衣丸），密封。口服，每次 4 粒，1 日 3 次，2～3 个月为 1 疗程。

【功用】补肾益气，养血活血，调经赞育。

【主治】肾阳虚损，更年期综合征，月经紊乱，痛经，功能性不孕症，性欲减退等症。

【宜忌】孕妇及肾阴虚者忌服。服药期间若患感冒应暂停服，痊愈后继续服用；若出现口干舌燥、便秘等不适现象，可酌减用量或多饮水，症状消失后仍可服用。

第三章

带 下 病

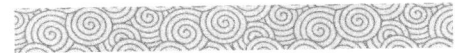

一、带 下

带下一词，有广义和狭义之分。广义泛指经、带、胎、产、杂等多种妇科疾病，因其多发生在带脉以下，故古人有称妇科医生为带下医。如《史记·扁鹊仓公列传》记载："扁鹊名闻天下，过邯郸，闻（赵）贵妇人，即为带下医。"所谓带下医，即女科医生。《金匮要略心典》说："带下者，带脉之下，古人列经脉为病，凡三十六种，皆谓之带下病，非今人所谓赤白带下也。"

狭义带下又有生理和病理之分。生理性带下，又称白带，属于妇女体内一种阴液，为润泽于阴户的色白或透明，无特殊气味的黏液，其量适中，是在肾气盛，二七而天癸至，任脉通，太冲脉盛，月事以时下的同时开始明显分泌的，由脾运化、肾闭藏、任脉所司、带脉约束，布露于阴窍。《素问·逆调论》曰："肾者水脏，主津液"，《灵枢·五癃津液别》云："五谷之津液，和合而为膏者，内渗入于骨空，补益脑髓而下流于阴股。"《景岳全书·妇人规》："盖白带，精之余也"，《血证论·崩带》云："胞中之水清和……乃种子之的候，无病之月信也"，又如《沈氏女科辑要》引王孟英说"带下，女子生而即有，津津常润，本非

病也"。历代医家这些论述，说明前人已观察出生理带下与生殖有关和有"月信"的周期性月节律现象，是正常生理表现。

带下的量明显增多，或色、质、气味发生异常，或伴全身和局部症状者，称为"带下病"，或称"下白物"、"流秽物"。如果仅色白量多，是谓白带，白带来势如注，又称为"白崩"。

带下过多主要病因是湿邪，如《傅青主女科》说："夫带下俱是湿症。"湿有内外之别。在外如经期涉水淋雨，感受寒湿，或产后胞脉空虚，摄生不洁，湿毒邪气乘虚内侵胞宫，以致任脉损伤，带脉失约，引起带下病。在内则由脾虚运化失职，水湿内停，下注任带；或肾阳不足，气化失常，水湿内停，又关门不固，精液下滑；或素体阴虚，感受湿热之邪，伤及任带。《妇人大全良方》中指出："人有带脉，横于腰间，如束带之状，病生于此，故名为带。"《女科证治约旨》说："若外感六淫，内伤七情，酝酿成病，致带脉纵弛，不能约束诸脉经，于是阴中有物，淋漓下降，绵绵不断，即所谓带下也。"总之，带下病系湿邪为患，而脾肾功能失常又是发病的内在条件；病位主要在前

阴、胞宫；任脉损伤，带脉失约是带下病的核心机理。

带下过少是为阴液不足，不足则不能润泽阴户，责之肝肾亏损、血枯瘀阻，必要时当治以补肝肾之阴精，佐以养血、化瘀等。带下过多治以除湿为主，一般治脾宜运、宜升、宜燥；治肾宜补、宜固、宜涩；湿热和热毒宜清、宜利。

带下过多属西医的各类阴道炎、宫颈炎、盆腔炎、内分泌功能失调（尤其是雌激素水平偏高）等，必要时应进行妇科检查及排癌检查，避免贻误病情。带下过少与西医学的卵巢功能早衰、绝经后卵巢功能下降、手术后切除卵巢、盆腔放疗后、严重卵巢炎及席汉综合征、长期服用某些药物抑制卵巢功能等导致雌激素水平低落而引起的阴道分泌物减少相类似。

甘草干姜茯苓白术汤

【来源】《金匮要略》卷中。

【组成】甘草　白术各二两　干姜　茯苓各四两

【用法】以水五升，煮取三升，分温三服。腰中即温。

【功用】

1.《医宗金鉴》：补土制水，散寒渗湿。

2.《血证论》：和脾利水。

3.《谦斋医学讲稿》：温脾化湿。

【主治】

1.《金匮要略》：肾着之病，其人身体重，腰中冷，如坐水中，形如水状，反不渴，小便自利，饮食如故。病属下焦，身劳汗出，衣里冷湿，久久得之。腰以下冷痛，腰重如带五千钱。

2.《圣济总录》：胞痹，小便不利，鼻出清涕者。

3.《金匮要略讲义》：呕吐腹泻，妊娠下肢浮肿，或老年人小便失禁，男女遗尿，妇女年久腰冷带下等，属脾阳不足而有寒湿者。

【宜忌】《外台秘要》：忌海藻、菘菜、桃李、雀肉、酢物。

【验案】带下　《浙江中医杂志》（1985，4：175）：丁某，女，44岁。带下年余，近半月来加重，色白清稀，绵绵不绝，少腹隐痛，头晕乏力，面色苍白，形寒肢冷，腰酸，舌胖苔白，脉小略滑。

乃寒湿阻滞胞宫。药用茯苓、白术各30克，干姜、甘草各10克，苍术20克，煎服。四剂后，带下明显减少，腰痛、头晕明显好转。

土瓜根散

【来源】《金匮要略》卷下。

【组成】土瓜根　芍药　桂枝　蟅虫各三两

【用法】上为散。酒服方寸匕，每日三次。

【主治】带下，经水不利，少腹满痛，经一月再见者；亦主阴（癩）肿。

【方论】

1.《金匮玉函经二注》：土瓜根者，能通月水，消瘀血，生津液，津生则化血也；芍药主邪气腹痛，除血痹，开阴寒；桂枝通血脉，引阳气；蟅虫破血积，以消行之，非独血积冲任者有是证，肝藏血，主化生之气，与冲任同病，而脉循阴器，任、督脉亦结阴下，故皆用是汤治之。

2.《张氏医通》：土瓜根，黄瓜根也，往往以栝楼根代用，考之《本经》，栝楼根性味虽同苦寒，而无散瘀血，通月闭之功，此治虽专，惜乎其力绵缓，故以桂、蟅弼之，芍药监之，与旋覆花汤之用新绛不殊。

3.《金匮要略浅注》：土瓜，即王瓜也，主驱热行瘀；佐以蟅虫之蠕动逐血，桂、芍之调和阴阳，为有制之师。

4.《金匮要略方义》：本方所治之证，乃是瘀血内停之月经不调。文中所言"带下"，是指妇科病而言。其症见经水不利，小腹满，是为瘀血之证；经一月造见，是因下之未尽，瘀血内阻而血溢于脉外，皆属经候不匀。治当活血祛瘀，瘀去而经自调。方中以土瓜根消瘀血，通月水；蟅虫攻积秽，逐血结；配合桂枝通经脉，散血凝；芍药除血痹；加酒调服，以助通血之力。诸药配合，活血祛瘀，调理月事，适用于瘀血所致之月经不调。

温经汤

【来源】《金匮要略》卷下。

【别名】调经散（《仁斋直指方论·附遗》卷二十六）、大温经汤（《丹溪心法附余》卷二十）、小温经汤（《血证论》卷八）。

【组成】吴茱萸三两　当归　芎䓖　芍药　人参　桂枝　阿胶　生姜　牡丹皮（去心）　甘草各二两　半夏半斤　麦冬一升（去心）

【用法】上以水一斗，煮取三升，分温三服。

【主治】妇人年五十所，病下利数十日不止，暮即发热，少腹里急，腹满，手掌烦热，唇口干燥。此病属带下，瘀血在少腹不去。

大黄丸

【来源】《备急千金要方》卷二。

【组成】大黄（破如米豆，熬令黑）　柴胡　朴消各一升　芎䓖五两　干姜一升　蜀椒二两　茯苓（如鸡子大）一枚

【用法】上为末，炼蜜为丸，如梧桐子大。先食服七丸，米饮送下。加至十丸，以知为度，五日微下。服十日下血，二十日下长虫及清黄汁，三十日病除，五十日肥白。

【主治】带下、百病、无子。

【方论】《千金方衍义》：此治妇人滞下、百病、无子，故用大黄、朴消以散积血；即用干姜、蜀椒以温子脏；柴胡升发生气；芎䓖理荣血；茯苓引领消、黄专行渗道，与后养胎令易产方蒸大黄丸用法相仿。

白薇丸

【来源】《备急千金要方》卷二。

【组成】白薇　细辛　防风　人参　秦椒　白敛（一云白芷）　桂心　牛膝　秦艽　芜荑　沙参　芍药　五味子　白僵蚕　牡丹　蛴螬各一两　干漆　柏子仁　干姜　卷柏　附子　芎䓖各二十铢　紫石英　桃仁各一两　半钟乳　干地黄　白石英各二两　鼠妇半两　水蛭　虻虫各十五枚　吴茱萸十八铢　麻布叩复头一尺（烧）

【用法】上为末，炼蜜为丸，如梧桐子大。每服十五丸，酒送下，一日二次，稍加至三十丸。当有所去，小觉有异即停服。

【功用】令妇人有子。

【主治】《太平圣惠方》：妇人子脏风虚积冷，经候不调，面无血色，肌肉消瘦，不能饮食；带下，久无子。

龙骨散

【来源】《备急千金要方》卷四。

【别名】温中龙骨散（《证治准绳·女科》卷一）。

【组成】龙骨三两　黄柏　半夏　灶中黄土　桂心　干姜各二两　石韦　滑石各一两　乌贼骨　代赭各四两　白僵蚕五枚

【用法】上药治下筛。每服方寸匕，酒送下，一日三次。服药三月，有子即住药。

【主治】腹下十二病绝产：一曰白带，二曰赤带，三曰经水不利，四曰阴胎，五曰子脏坚，六曰脏癖，七曰阴阳患痛，八曰内强，九曰腹寒，十曰脏闭，十一曰五脏酸痛，十二曰梦与鬼交。

【宜忌】寡妇、童女不可妄服。

【加减】白多者，加乌贼骨、僵蚕各二两；赤多者，加代赭五两；小腹冷，加黄柏二两；子脏坚，加干姜、桂心各二两。

【方论】《千金方衍义》：此龙骨散专清子脏。方中龙骨、代赭、灶中黄土，各司癥瘕坚结，赤沃漏下，胎漏下血之任；桂心、干姜、半夏，各司通经散结，温中涤秽，下气运痰之任；滑石、石韦、黄柏，各司湿热留着，癃闭不通，阴伤蚀疮之任；乌贼、僵蚕，各司散血行经，祛风化痰之任。

白敛散

【来源】方出《备急千金要方》卷四，名见《圣济总录》卷一五二。

【组成】鹿茸一两　白敛十八铢　狗脊半两

【用法】上药治下筛。每服方寸匕，空心米饮下，一日三次。

【主治】漏下色白。

白马毛散

【来源】《备急千金要方》卷四。

【组成】白马毛二两　龟甲四两　鳖甲十八铢　牡蛎一两十八铢

【用法】上药治下筛。每服方寸匕，一日三次。加至一匕半。下白者，取白马毛；下赤者，取赤马

毛，随色取之。

【主治】带下。

【方论】

1.《医方考》：气陷于下焦则白带；血陷于下焦则赤带。以涩药止之，则未尽之带留而不出；以利药下之，则既损其中，又伤其下，皆非治也。白马得乾之刚，毛得血之余，血余可以固血，乾刚可以利气，固血则赤止，利气则白愈，此用马毛之意也。龟、鳖、牡蛎，外刚而内柔，离之象也，去其柔而用其刚，故可以化癥，可以固气。化癥，则赤白之成带者，无复中留；固气，则营卫之行不复陷下，营不陷则无赤，卫不陷则无白矣。

2.《千金方衍义》：此方与后白马蹄丸功用相仿，而白马毛与白马蹄功用亦相仿，龟、鳖二甲相为辅佐亦相仿。惟牡蛎咸寒入肾，有软坚止漏之能，可抵禹余粮、磁石之功，其主赤白带下，亦《本经》之旨。

芎藭汤

【来源】《备急千金要方》卷四。

【别名】芎藭温中汤（《奇效良方》卷六十三）、温中芎藭汤（《普济方》）。

【组成】芎藭　干地黄　黄耆　芍药　吴茱萸　甘草各二两　当归　干姜各三两

【用法】上锉，以水一斗，煮取三升，分三服。

【主治】

1.《备急千金要方》：带下、漏血不止。

2.《普济方》：风虚冷热，劳损冲任，月水不调，崩中暴下，腰重里急，淋沥不断；及产后失血过多，虚羸腹痛；或妊娠胎动不安，下血连日，小便频数，肢体烦倦，头晕目暗，不欲饮食。

【加减】若月经后因有赤白不止者，除地黄、吴茱萸，加杜仲、人参各二两

【方论】

1.《千金方衍义》：芎、归、地、芍虽专调血，不得甘、耆不能助卫和营。尤妙在姜、萸之辛温，使血无阻积，得以归经。而经后赤白不止，非但不可用茱萸之浊燥，即地黄之腻滞亦宜斟酌，故退二位而进杜、参以益气，精气充而血液固矣。

2.《医略六书》：寒湿袭虚，经气不摄，故腹痛不止，崩且传漏焉。熟地补阴滋血，黄耆补气摄血，芎藭行血中之气以除腹痛，白芍敛失位之血以止崩漏，吴萸温中止痛，炮姜温中止血，当归行血归经，炙草暖中和胃。水煮微温服，使寒湿外散，则经气内充，而冲脉完固，何有腹痛不止，崩且传漏之患哉！

麻子酒

【来源】《备急千金要方》卷八。

【组成】麻子一石　法曲一斗

【用法】上先捣麻子为末，以水两石著釜中，蒸麻子极熟，炊一石米，须出滓，随汁多少，如家酿酒法，候熟，取清酒随性饮之。

【功用】令人肥健。

【主治】虚劳百病，伤寒风湿，及妇人带下，月水往来不调，手足疼痹着床。

【方论】《千金方衍义》：麻仁性润滋血，人但目之为脾约专药，不知《本经》有补中益气、久服令人肥健之功，《备急千金要方》每每取治恶风，乃从麻勃条下悟入，安有花治二十种恶风而仁独无预于风之理？花既成实，辛香之气虽乏，辛温之性犹存，大料和曲酿酒日饮，以治虚劳百病无不宜之，去取滋血之性以疗风痹，所谓血行风自灭也。

柏叶散

【来源】《太平圣惠方》卷七十三。

【组成】柏叶一两半（微炙）　续断一两半　芎藭一两半　禹余粮二两半（烧，醋淬七遍）　艾叶一两（微炒）　阿胶一两（捣碎，炒令黄燥）　赤石脂一两　牡蛎一两（烧为粉）　地榆一两（锉）　生干地黄一两（锉）　当归一两半（锉，微炒）　鹿茸一两（去毛，涂酥炙微黄）　龟甲一两半（涂酥炙令黄）　鳖甲一两半（涂酥炙令黄）

【用法】上为细散。每服二钱，食前以粥饮调下。

【主治】

1.《太平圣惠方》：妇人崩中漏下，不问年月远近。

2.《普济方》：妇人崩中漏下，渐加黄瘦，四肢无力，腹内疼痛，不思饮食。

3.《景岳全书》：元气虚弱，崩中漏血，年久不愈，亦治白带。

艾叶煎丸

【来源】《太平圣惠方》卷二十八。

【组成】艾叶四两（微炒） 白头翁一两

【用法】上为末，用米醋三升，先熬药末一半成膏，后入余药末相和为丸，如梧桐子大。每服三十丸，食前以粥饮送下。

【主治】冷劳，脐腹疼痛，或时泄痢；兼治妇人劳后带下。

白薇丸

【来源】《太平圣惠方》卷七十。

【别名】小白薇丸（《太平惠民和济局方》卷九）。

【组成】白薇一两 车前子半两 当归半两（锉碎，微炒） 芎藭半两 蛇床子半两 藁本三分 卷柏三分 白芷三分 覆盆子三分 桃仁三分（汤浸，去皮尖双仁，麸炒微黄） 麦门冬二两半（去心，焙） 人参三分（去芦头） 桂心三分 菖蒲三分 细辛半两 干姜半两（炮裂，锉） 熟干地黄一两 川椒一两（去目及闭口者，微炒出汗） 白茯苓三分 远志二分（去心） 白龙骨一两

【用法】上为末，炼蜜为丸，如梧桐子大。每服三十丸，空心及晚食前以温酒送下。

【功用】

1.《太平惠民和济局方》：壮筋骨，益血气，暖下脏，防风冷，令人有子。

2.《济阴纲目》：补气行血。

【主治】

1.《太平圣惠方》：妇人无子或断绪，上热下冷。

2.《太平惠民和济局方》：妇人冲任虚损，子脏受寒，多无子息，断续不产，或月水崩下，带漏五色，腰腹疼重，面黄肌瘦，月水不匀，饮食减少，夜多盗汗，面生䵟𪒟，齿摇发落，脚膝疼重，举动少力。

补虚损大泽兰丸

【来源】《太平圣惠方》卷七十。

【组成】泽兰二两 紫石英（细研，水飞过） 白石脂（细研） 赤石脂（细研） 石膏（细研，水飞过） 龙骨 牛膝（去苗）各一两半 桂心 白薇 当归（锉，微炒） 人参（去芦头） 白茯苓 续断 白芜荑 黄耆（锉） 防风（去芦头） 五味子 远志（去心） 薯蓣 白术 柏子仁 蛇床子 甘草（炙微赤，锉） 蒲黄 牡丹 桃仁（汤浸去皮尖双仁，麸炒微黄） 细辛 芎藭各一两 熟干地黄各一两

《医方类聚》有白石英。

【用法】上为末，入研了药，都研令匀，炼蜜为丸，如梧桐子大。每服三十丸，空心及晚食前以温酒送下。

【主治】妇人诸虚损不足，羸瘦萎黄，月候淋漓，或时带下，头晕心烦，肢节少力。

龙骨散

【来源】《太平圣惠方》卷七十三。

【组成】白龙骨一两 乌贼鱼骨一两半（烧灰） 白芍药三分 当归一两（锉，微炒） 禹余粮二两（烧，醋淬七遍） 桂心一两 熟干地黄一两半 吴茱萸半两（酒或汤浸七遍，焙干，微炒） 干姜半两（炮裂，锉）

【用法】上为细散。每服一钱，食前以热酒调下。

【主治】妇人久冷白带下，脐腹痛。

白蔹丸

【来源】方出《太平圣惠方》卷七十三，名见《济生方》卷六。

【组成】鹿茸一两（去毛，涂酥，炙令黄） 白蔹三分 狗脊半两（去毛）

【用法】上为末，以醋煮面糊为丸，如梧桐子大。每服二十丸，食前以温酒送下。

《济生方》：用艾煎醋汁，打糯米糊为丸，如梧桐子大。每服五十丸，空温酒送下。

【主治】

1.《太平圣惠方》：妇人漏下白色不绝。

2.《济生方》：室女冲任虚寒，带下纯白。

【方论】《医略六书》：鹿茸扶阳御寒，以壮督脉；狗脊补肾填精，以益肾元；白蔹专祛久遏之湿热，

以清经脉也；醋煮艾汁丸之，温酒下，使湿热顿化，则寒郁自解，而督肾内充，带脉无不完复，何白带之淫溢不已哉！

肉豆蔻丸

【来源】《太平圣惠方》卷七十三。
【组成】肉豆蔻一两（去壳）　附子二两（炮裂，去皮脐）　白石脂二两
【用法】上为末，炼蜜为丸，如梧桐子大。每于食前，以热酒下三十丸。
【主治】妇人白带下，腹内冷痛。

龟甲散

【来源】《太平圣惠方》卷七十三。
【组成】龟甲一两（涂醋，炙令微黄）　当归一两（锉，微炒）　桑耳三分（微炒）　人参三分（去芦头）　狗脊半两（去毛）　禹余粮一两（烧，醋淬七遍）　白石脂二两　柏叶一两（微炙）　吴茱萸半两（汤浸七遍，焙干，微炒）　白芍药半两　桑寄生半两　桂心半两　厚朴一两（去粗皮，涂生姜汁，炙令香熟）
【用法】上为细散。每服二钱，食前以粥饮调下。
【主治】妇人白带下，腰膝疼痛。

桑耳散

【来源】《太平圣惠方》卷七十三。
【别名】桑黄散（《鸡峰普济方》卷十五）。
【组成】桑黄一两（微黄）　鮀甲一两（炙微炒黄）　当归三分（锉，微炒）　乌贼鱼骨一两（烧灰）　白芍药一两　禹余粮二两（烧，醋淬七遍）　干姜三分（炮裂，锉）　吴萸三分（汤浸七遍，焙干，微炒）　白石脂一两
【用法】上为细散。每服二钱，食前以粥饮调下。
【主治】妇人风冷伤于冲任之脉，经络虚损，致成白带。

硇砂丸

【来源】《太平圣惠方》卷七十三。
【组成】硇砂一两（细研）　白矾灰半两　干姜半两（炮裂、锉）　川乌头一两（生，去皮脐）
【用法】上为末，醋煎为膏，丸如绿豆大。每次十丸，食前以温酒送下。
【主治】妇人白带下，脐痛冷痛，面色萎黄，日渐虚损。

鹿角胶散

【来源】《太平圣惠方》卷七十三。
【组成】鹿角胶一两（捣碎，炒令黄燥）　白龙骨一两　桂心一两　当归一两（微炒）　附子二两（炮裂，去皮脐）　白术一两
【用法】上为细散。每服二钱，食前以粥饮调下。
【主治】妇人白带下不止，面色萎黄，绕脐冷痛。

神仙服蒺藜子延年方

【来源】《太平圣惠方》卷九十四。
【组成】蒺藜子三斗
【用法】上不限州土，不问黑白，但取坚实者，舂去刺，净簸采拣，蒸一炊久，晒干，捣为细散。每服三钱，食后以酒或清水调下，服后以三五匙饭压之，每日二次。
【主治】一切风气，野鸡痔恶疮癣，男子阴汗疝气，妇人发乳带下。
【加减】如觉冷，取附子五两（炮裂，去皮脐），捣为散，与蒺藜末相和令匀服之。

青娥丸

【来源】《太平惠民和济局方》卷五（宝庆新增方）。
【别名】青蛾丸（《普济方》卷一五四引《如宜方》）、青娥不老丸（《明医指掌》卷九）、青娥不老丹（《嵩崖尊生全书》卷十三）。
【组成】胡桃（去皮、膜）二十个　蒜（熬膏）四两　破故纸（酒浸，炒）八两　杜仲（去皮，姜汁浸，炒）十六两
【用法】上为细末，蒜膏为丸。每服三十丸，空心温酒送下，妇人淡醋汤送下。
【功用】
　1.《太平惠民和济局方》（宝庆新增方）：壮

筋骨，活血脉，乌髭须，益颜色。

2.《景岳全书》：益精助阳，壮脚力。

3.《鳞爪集》：滋补下元，益肾固本，养血滋阴，齿落再生，反老还童。

4.《中药制剂手册》：温肾暖腰。

【主治】

1.《太平惠民和济局方》（宝庆新增方）：肾气虚弱，风冷乘之，或血气相搏，腰疼如折，起坐艰难。俯仰不利，转侧不能，或因劳役过度，伤于肾经，或处卑湿地气伤腰，或堕坠伤损，或风寒客搏，或气滞不散，皆令腰痛，或腰间似有物重坠，起坐艰辛者。

2.《全国中药成药处方集》（上海方）：腰腿痠软，头晕耳鸣，溺有余沥。

3.《中药制剂手册》：妇女白带。

蒲黄散

【来源】《圣济总录》卷七十。

【组成】蒲黄　柏子仁（研）　当归（切，焙）　阿胶（炙燥）　棕榈（烧存性，研）　乱发灰（研）各一钱

【用法】上为散。每服二钱匕，生藕节自然汁调下；如肺损吐血，地黄自然汁调下；肠风下血，用樗根皮煎汤调下；妇人带下，艾汤调下。

【主治】鼻衄，肺损吐血，肠风下血，妇人带下。

黄连散

【来源】《圣济总录》卷七十五。

【组成】黄连（去须）　灶突中黑尘各一两

【用法】上为细末。每服二钱匕，空心以温酒调下，一日二次。

【主治】挟热痢，多下赤脓；及妇人带下挟热，多下赤脓。

漏芦丸

【来源】《圣济总录》卷八十七。

【组成】漏芦（去芦头）一两　艾叶（去梗，炒）四两

【用法】上为末，用米醋三升，入药末一半，先熬

成膏，后入余药为丸，如梧桐子大。每服三十丸，食前用温米饮送下。

【主治】冷劳泄痢，及妇人产后带下诸疾。

艾叶煎丸

【来源】《圣济总录》卷九十。

【组成】艾叶（炒）四两　当归（切，焙）　干姜（炮）各一两

【用法】右为末，用米醋三升，入药末一半，熬成煎，后入余药末相和为丸，如梧桐子大。每服三十丸，空心、食前温粥饮送下。

【主治】冷劳，心腹疼痛，或时泄痢；兼治妇人下经冷，带下。

白头翁丸

【来源】《圣济总录》卷九十一。

【组成】白头翁（去芦头）半两　艾叶二两（微炒）

【用法】上为末，用米醋一升，入药一半，先熬成煎，入余药末为丸，如梧桐子大。每服三十丸，空心、食前米饮送下。

【主治】冷劳泄痢，及妇人产后带下。

石榴皮汤

【来源】《圣济总录》卷九十六。

【组成】酸石榴皮（微炒）　干姜（炮）各一两黄柏（去粗皮，炙，无黄柏，用黄连亦得）　阿胶（炙令燥）各三分

【用法】上为粗末。每服四钱匕，用水一盏，煎至四分，去滓，空心温服。

【主治】

1.《圣济总录》：虚寒客于下焦，肠滑洞泄，困极欲死。

2.《医方类聚》引《御医撮要》：冷痢泄及白带下。

【宜忌】《医方类聚》引《御医撮要》：忌生冷、猪肉、油腻。

487

茯神汤

【来源】《圣济总录》卷一五〇。

【组成】茯神（去木） 蔓荆实（去白皮） 赤茯苓（去黑皮） 枳壳（去瓤，麸炒）各二两 麻黄（去根节）一两半 防风（去叉） 黄芩（去黑心） 芎䓖 石膏（碎） 羌活（去芦头） 独活（去芦头） 甘草（炙）各一两

【用法】上为粗末。每服三钱匕，水一盏，加生姜五片，薄荷五叶，同煎至七分，去滓热服。

【主治】妇人血风，头目昏眩，身体疼痛，心忪烦躁，手足心热，伤寒。

龙骨散

【来源】《圣济总录》卷一五二。

【组成】龙骨 干姜（炮）各一两 当归（烧） 禹余粮（煅，醋淬五七遍） 阿胶（炙燥） 续断各二两 牛角䚡（炙焦）三两

【用法】上为散。每服三钱匕，食前温酒调下，一日三次。

【主治】妇人带下。

白薇丸

【来源】《圣济总录》卷一五二。

【组成】白薇（拣）一两 赤芍药 乌贼鱼骨（去甲）各半两

【用法】上为末，炼醋一盏熬成膏，为丸如梧桐子大。每服二十丸，食前以熟水送下，一日二次。

【主治】妇人白带不止。

白马蹄散

【来源】《圣济总录》卷一五二。

【组成】白马蹄（炙黄）一两半 龟甲（醋炙） 鳖甲（醋炙，去裙襕）各二两 牡蛎（煅）三分

【用法】上为散。每服二钱匕，食前温酒调下，一日三次。

【主治】带下久不愈。

当归散

【来源】《圣济总录》卷一五二。

【组成】当归（锉，炒） 桂（去粗皮） 白龙骨 白术 鹿角胶（炙燥）各一两 附子（炮裂，去皮脐）二两

【用法】上为散。每服二钱匕，食前粥饮调下。

【主治】妇人白带不止，面黄体瘦，绕脐冷痛。

补骨脂煎

【来源】《圣济总录》卷一五二。

【组成】补骨脂（炒） 安息香（研）各一两 胡桃仁二两

【用法】上为极细末，炼蜜调如稀饧。每服半匙，空心温酒调下。

【主治】妇人带下并脚弱。

柏叶散

【来源】《圣济总录》卷一五二。

【组成】柏叶（炙黄）二两 芎䓖 芍药 白芷 干姜（炮） 牡丹（去心）各一两 当归（焙）半两

【用法】上为散。每服二钱匕，食前温酒调下。

【主治】妇人带下，腹痛。

茱萸散

【来源】《圣济总录》卷一五二。

【组成】吴茱萸（汤洗，焙，炒）半两 乌贼鱼骨（去甲，炙） 芍药（锉，炒） 桑寄生（炙黄） 柏叶（炙）各一两 禹余粮（煅，醋淬七遍） 桑耳（炙）各一两半 生干地黄二两

【用法】上为散。每服二钱匕，空心清米饮调下。

【主治】妇人白带下。

桂心饮

【来源】《圣济总录》卷一五二。

【组成】桂（去粗皮） 芍药各一两 虻虫（去翅足，炒） 水蛭（微炒） 消石 土瓜根 面尘（微炒） 大豆 续断 牡丹（去心） 当归（炙）

各半两　野狐肝（焙干）一分　桃仁（去皮尖双仁，炒）一百粒

【用法】上为粗末。每服三钱匕，水一盏，煎至七分，去滓，食前温服，一日三次。

【主治】月经不调，变为带下。

桑寄生汤

【来源】《圣济总录》卷一五二。

【组成】桑寄生（炙）　芎䓖　艾叶（炙）各一两　当归（焙）二两　白胶（炙燥）一两半

【用法】上为粗末。每服三钱匕，水、酒各半盏，同煎至七分，去滓，食前温服，一日三次。

【主治】妇人带下。

【加减】服此汤口渴者，加茅根（切）二合，生地黄一两、麦门冬（去心）一两。

黄连散

【来源】《圣济总录》卷一五二。

【组成】黄连（去须）三分　黄芩（去黑心）　生干地黄（焙）　蟅虫（炙，焙）各一分　桂（去粗皮）　大黄（锉，炒）各半两

【用法】上为散，每服二钱匕，以温酒或米饮调下，一日三二次。

【主治】妇人漏下黄色。

续断散

【来源】《圣济总录》卷一五二。

【组成】续断　柏叶　芎䓖　禹余粮（煅，醋淬三五遍）　熟艾（炒）　阿胶（炙令燥）　赤石脂　牡蛎（烧，研）　生干地黄（切，焙）　当归（切，焙）　丹参　鹿茸（去毛酥炙）　鳖甲（醋炙）各一两半　鮀甲（醋炙）　地榆（锉）各二两

【用法】上为散。每服二钱匕，米饮或温酒调下，不拘时候。

【主治】妇人带下白色。

车前汤

【来源】《圣济总录》卷一五三。

【组成】车前子　淡竹叶　黄芩（去黑心）　阿胶（炙燥，杵碎）　生地黄各一分

【用法】上五味，将四味锉。以水二盏，煎至一盏，下胶，搅烊，顿服。

【主治】经血暴下，兼带下。

牛角腮丸

【来源】《圣济总录》卷一五三。

【组成】牛角腮灰　赤石脂各一两半　白龙骨三两　艾叶三分　桑耳（炙）　鹿茸（去毛，酥炙）　阿胶（炙燥）　干姜（炮）各一两

【用法】上为末，炼蜜为丸，如梧桐子大。每服三十丸，空心、食前煎黄耆汤或温酒送下。

【主治】妇人经血暴伤，兼带下久不止。

地黄汤

【来源】《圣济总录》卷一五三。

【组成】地黄（锉，炒）　当归（切，焙）　黄耆（锉）　阿胶（炙令燥）各一两　艾叶（炒，焙）三分

【用法】上为粗末。每服三钱匕，水一盏，加生姜三片，煎至七分，去滓温服，一日三次。

【主治】妇人血伤带下。

阳起石汤

【来源】《圣济总录》卷一五三。

【组成】阳起石二两（别捣）　白茯苓（去黑皮）　人参　甘草（炙，锉）　赤石脂　龙骨各三两　伏龙肝五两　生地黄（细切，焙）一升　附子（炮裂，去皮脐）一两　续断三两

【用法】上锉。每服三钱匕，水一盏，煎至七分，去滓温服，早晨、日午、晚后各一次。

【主治】妇人血海冷败，脱血带下，诸虚冷疾。

杉节散

【来源】《圣济总录》卷一五三。

【组成】杉木节（烧灰存性）　楮皮纸（烧灰）各等分

489

【用法】上为细末。每服二钱匕，米饮调下。

【主治】血伤兼带下不止。

牡蛎散

【来源】《圣济总录》卷一五三。

【组成】牡蛎　龙骨　肉苁蓉（酒浸，切，焙）赤石脂　石斛（去根）　乌贼鱼骨（去甲）　黄耆（锉）各一两半　芍药（炒）　阿胶（炒燥）　熟干地黄（焙）　牛角䚡灰各二两　干姜（炮裂）当归（切，焙）　白术　人参　桑耳（炙）各一两一分　桂（去粗皮）　艾叶（炒）　芎䓖　附子（炮裂，去皮脐）各一两

【用法】上为散。每服三钱匕，一日二次，米饮调服。

【主治】带下兼经水过多，或暴下片血，不限年月远近。

阿胶散

【来源】《圣济总录》卷一五三。

【组成】阿胶（炙燥）　柏叶（焙干）　当归（去芦头，焙）　龙齿（别捣，细研）各半两　禹余粮（醋淬，细研）一两

【用法】上为细散。每服二钱匕，用米饮调下，早晨，午时各一次。

【主治】妇人血伤，兼带下不止。

茯神丸

【来源】《圣济总录》卷一五三。

【组成】茯神（去木）　当归（切，焙）　白芷桑耳（炙）　芎䓖　赤石脂　卷柏（去土）　干姜（炮）各一两　牡蛎粉　白龙骨　地榆各一两半

【用法】上为末，炼蜜为丸，如梧桐子大。每服三十丸，温酒或米饮送下，空心、日午临卧各一次。

【主治】妇人血伤兼带下，日久不止，头旋目眩，心烦身热，腰脚酸重，肢体瘦瘁。

黄耆丸

【来源】《圣济总录》卷一五三。

【组成】黄耆（锉）　芍药各三两　赤石脂四两当归（切，焙）　附子（炮裂，去皮脐）　熟干地黄（焙）各二两　（一方有干姜，无地黄）

【用法】上为末，炼蜜为丸，如梧桐子大。每服三十丸，温酒送下。

【主治】妇人血伤兼带下不止。

黄耆丸

【来源】《圣济总录》卷一五三。

【组成】黄耆（锉）　熟干地黄（焙）　当归（切，焙）　鹿茸（去毛，酥炙）　地榆　卷柏（去土）茯神（去木）各一两半　木香　代赭　白石脂艾叶　芎䓖　桑寄生　赤石脂　沙参　白龙骨诃黎勒皮各一两

【用法】上为末，炼蜜为丸，如梧桐子大。每服三十丸，米饮送下，空心、日午、临卧时各一服。

【主治】妇人血伤兼带下，脐腹冷痛，腰脚酸疼，肢体倦怠，心烦渴躁。

鹿茸丸

【来源】《圣济总录》卷一五三。

【组成】鹿茸（去毛，酥炙）　白薇（去苗）　覆盆子　细辛（去苗叶）　菴䕡子　熟干地黄（焙）山芋　蛇床子（炒）　白茯苓（去黑皮）各三分干姜（炮）　远志（去心）　当归（切，焙）　芎䓖　桂（去粗皮）　续断　牡丹皮　人参　卷柏龙骨　蒲黄各半两

【用法】上为末，炼蜜为丸，如梧桐子大。每服三十丸，空腹温酒送下；米饮亦得。

【主治】妇人血伤带下，渐成劳疾。

寄生汤

【来源】《圣济总录》卷一五三。

【组成】桑寄生　鸡苏　淡竹茹各一两　芍药　地榆各一两半　白龙骨二两　（一方用附子三分，无淡竹叶）

【用法】上锉，如麻豆大。每服三钱匕，水一盏，煎至七分，去滓，食前温服。

【主治】妇人经血暴伤及带下经久不止。

禹余粮散

【来源】《产乳备要》。

【组成】禹余粮（醋淬）伏龙肝 赤石脂 白龙骨 牡蛎 乌鱼骨 桂（去皮）浮石各等分

【用法】上为末。每服三钱，食前煎乌梅汤调下。

【主治】气血伤，冲任虚损，崩伤带漏，久而不止，或下如豆汁，或成片如干，或五色相杂，或赤白相兼，脐腹冷痛，面体痿黄，心忪悸动，发热多汗，四肢困倦，饮食减少。

【加减】白带多，加牡蛎、龙骨、乌鱼骨；赤带多，加赤石脂、禹粮；黄带多，加伏龙肝、桂心，随病加治。

柔脾汤

【来源】《妇人大全良方》卷七引《养生必用》。

【组成】甘草 白芍药 黄耆各一两 熟地黄三两《鸡峰普济方》有桂一两。

【用法】上为末。每服四钱，水、酒各一盏，煎至七分，去滓，取六分清汁，食前温服。

【主治】妇人虚劳吐血、衄血、下白，汗出。

坚中丹

【来源】《鸡峰普济方》卷十六。

【别名】坚中丸《普济方》卷三三一引《十便良方》。

【组成】半夏 猪苓各一两（去皮，别为末）

【用法】上同炒半夏黄色，却将猪苓末盖半夏，地上以盏合定经宿，去苓只取半夏末之，以水糊为丸，如梧桐子大。每服十丸，米饮送下，不拘时候。

【主治】室女白沃。

玉粉丹

【来源】《小儿卫生总微论方》卷十六。

【组成】牡蛎粉四两（研）干姜末二两（炮）

【用法】上为末，面糊为丸，如麻子大。每服一二十丸，米饮送下，不拘时候。

【主治】寒淋，膏淋，下痢；妇人带下。

保安散

【来源】《产宝诸方》。

【组成】附子一个 地黄 棕榈灰 木香 肉桂各等分

【用法】上为末。每服二钱，羊胫炭烧红浸酒调下。

【主治】妇人妊娠不调，血海久病，带下诸虚。

当归龙骨丸

【来源】《宣明论方》卷十一。

【组成】当归 芍药 黄连 梁槐子 艾叶（炒）各半两 龙骨 黄柏各一两 茯苓半两 木香一分

【用法】上为末，滴水为丸，如小豆大。每服三四十丸，食前温水饮送下，一日三四次。

【主治】月事失常，经水过多；及带下淋沥，无问久新赤白诸症；并产后恶物不止，或孕妇恶露，胎动不安，及大小儿痢泻。

神应丹

【来源】《宣明论方》卷九。

【组成】薄荷叶四钱 甘草四钱 巴豆（灯烧存性）盆消各二钱 轻粉二钱 豆豉一两（慢火炒）五灵脂二两

方中薄荷叶用量原缺，据《普济方》补。

【用法】上为末，炼蜜为丸，如梧桐子大。每服一丸，温齑汁送下。续后空咽津三五次，禁饮食少时，觉咽喉微暖效。心腹急痛，温酒下二丸，未效再服，得利尤良；带下，以温酒下二丸，或大便流利再服。

【主治】涎嗽喘满，上攻心腹卒痛，及利下血，兼妇人带下病，一切肋胁痛满。

镇心丹

【来源】《三因极一病证方论》卷九。

【组成】光明辰砂（研）白矾（煅汁尽）各等分

【用法】上为末，水泛为丸，如芡实大。每服一丸，煎人参汤食后送服。

【主治】心气不足，惊悸自汗，烦闷短气，喜怒悲忧，悉不自知，亡魂失魄，状若神灵所扰；及男子遗泄，女子带下。

破故纸散

【来源】《普济方》卷三十三引《三因极一病证方论》。

【组成】破故纸　青盐（同炒香）各等分

【用法】上为末。每服二钱，用米饮调下。

【主治】丈夫元气虚怯，精气不固，余沥常流，小便白浊，梦寐频泄，及妇人血海久冷，白带、白浊、白淫，下部常湿，小便如米泔，或无子息。

玉霜丹

【来源】《杨氏家藏方》卷十四。

【组成】砒一两　焰消半两（以上二味同研细，以浓墨汁涂纸，候干，裹作十裹，先用熟炭火三斤烧一新坩锅子令红。先下一裹药，候烟尽，再下一裹，如此下十裹，药尽，看坩锅子内其信砒炼如汁，即倾出碟子内，候冷，研细）　寒水石一两（火煅过，候冷，研细）　白石脂一两（研细）

【用法】上为末。水和为丸，如鸡头子大，日中晒令极干，再入坩锅子内，上用园瓦子盖口，以熟炭五斤煅通红为度，倾出碟内如玉色，候冷，瓷盒收之。每服一丸或二丸，虚冷、吐泻、腹痛、下痢赤白，用米饮送下；妇人宫脏久冷、赤白带下，腹胁撮疼，用冷醋汤送下，空心服。

【主治】男子虚冷，妇人带下，及一切泻痢之疾。

补宫丸

【来源】《杨氏家藏方》卷十五。

【组成】鹿角霜　白术　白茯苓（去皮）　香白芷　白薇　山药　白芍药　牡蛎（火煅）　乌贼鱼骨各等分

【用法】上为细末，面糊为丸，如梧桐子大。每服三十丸，空心、食前温米饮送下。

【主治】妇人诸虚不足，久不妊娠，骨热形羸，腹痛下利，崩漏带下。

【方论】《济阴纲目》汪淇笺释：此方以鹿角霜、白芍补血，以山药、术、苓补气，以芷、薇而治

崩中淋露，以牡、贼而燥湿治带，此又别是一种意见。然不用芎、归、地黄者，虑血药湿润也。变局如此，可不因事制宜？

金银丸

【来源】《杨氏家藏方》卷十五。

【组成】牡蛎八两（煅粉）　硫黄二两（生，研）

【用法】上为细末，面糊为丸，如梧桐子大。每服三十丸，食前米饮送下。

【主治】妇人冲任不足，子脏久寒，肢体烦疼，带下冷痛。

卷柏丸

【来源】《杨氏家藏方》卷十五。

【组成】卷柏（去根）二两　当归（洗，焙）二两　熟干地黄（洗，焙）　川芎　柏子仁（微炒，别研）各一两半　香白芷　肉苁蓉（酒浸一宿，焙干）　牡丹皮各一两　川椒（去目及闭口者，微炒）三分　艾叶（炒）三钱

方中香白芷，《普济方》作"香附子"。

【用法】上为细末，炼蜜为丸，如梧桐子大。每服五十丸，空心、食前温酒米饮任下。

【功用】常服调和经脉，补暖元脏，润泽肌肤，长发去皯，除头风，令人有子。

【主治】冲任本虚，血海不足，不能流通经络，致月事不调，妇女带下。

紫金散

【来源】《杨氏家藏方》卷十五。

【组成】禹余粮（火煅，醋淬七遍）　赤石脂　龙骨各三两　白芍药　甘草（炙）　川芎各三分　附子（炮，去皮脐）　熟干地黄（洗，焙）　当归（洗，焙）各一两　干姜半两（炮）　肉桂（去粗皮）半两

【用法】上为细末。每服二钱，入麝香少许，食前米饮调下。

【主治】冲任虚损，月水崩下，淋漓不断，腰腹重痛，五种带病。

暖宫丸

【来源】《杨氏家藏方》卷十五。

【组成】当归（洗，焙）二两　续断　藁本（去土）　吴茱萸（汤洗七遍，焙干）　五味子　人参（去芦头）　白茯苓（去皮）　白术　绵黄耆（蜜炙）　川芎　香白芷　缩砂仁　干姜（炮）　草薢（酒浸一宿）各一两　石斛三两（去根）　牡蛎（煅通红，研碎）　香附子（炒）　熟干地黄（洗，焙）　山药　菟丝子（好酒煮软，焙七分干，砂盆内研碎，焙干）　羌活（去芦头）　白龙骨（别研）各二两　茴香一两半（炒）　山茱萸（去核）半两　延胡索半两　川椒半两（炒出汗）

【用法】上为细末，炼蜜为丸，如梧桐子大。每服五十丸，空心食前，温酒或醋汤送下。

【功用】大益气血。

【主治】冲任脉弱，经候不调，因成带下；妊娠不牢，久无子息，日渐羸瘦，手足烦热，欲变骨蒸。

内金鹿茸丸

【来源】《杨氏家藏方》卷十六。

【组成】鸡内金　鹿茸（去毛，醋炒）　黄耆（蜜炙）　牡蛎（火煅）　五味子　附子（炮，去皮脐）　肉苁蓉（酒浸）　龙骨　远志　桑螵蛸各等分

【用法】上为细末，炼蜜为丸，如梧桐子大。每服五十丸，空心、食前温酒或米饮送下。

《医略六书》：本方用内金皮一两半（炒炭），煎汁为丸，收入砂仁灰三分，煎汤化下三钱。

【主治】因产后劳伤血气，胞络受寒，小便白浊，昼夜无度，脐腹疼痛，腰膝少力。

【方论】

1.《济阴纲目》：鹿茸、苁蓉、黄耆、附子有益精益气温肾之功，内金、牡蛎、螵蛸、龙骨有固涩禁便之用，五味、远志生津液而入肾以补正气。其为补下无疑，男女俱可服。

2.《医略六书》：阳气虚损，湿滞胞门，而带脉不能收引，故脐间隐痛，带下无度焉。鹿角补阳以壮督脉，附子补火以壮真阳，苁蓉温暖精血，远志交通心肾，黄耆补气举陷，五味子敛液生津，龙骨固涩精气，牡蛎收摄虚脱，桑螵蛸涩带脉以止带下也，内金皮汁丸，以化其滞，砂仁灰汤化

下，以行其气。俾气阳内充，则滞气自化，而胞门清肃，带脉融和，何虑脐间隐痛不退，带下无度不愈乎。

玄胡苦楝汤

【来源】《普济方》卷三二八引《卫生家宝》。

【别名】延胡苦楝汤（《兰室秘藏》卷中）、玄胡索苦楝汤（《医学纲目》卷十四）、玄胡索汤（《产科发蒙》）、延胡苦楝丸（《妇科大略》）

【组成】肉桂三分　附子三分　熟地黄一钱　炙甘草五分　玄胡二分　黄柏三分（为引用）苦楝子二分

【用法】上锉，都作一服，水四盏，煎至一盏，去滓，空心、食前稍热服。

【主治】

1.《普济方》引《卫生家宝》：妇人脐下冷撮痛，阴冷大寒。

2.《兰室秘藏》：白带下。

神圣复气汤

【来源】《兰室秘藏》卷上。

【组成】干姜（炮）　黑附子（炮）各三分　防风　人参　郁李仁（另研）各五分　当归身六分（酒洗）　半夏（汤洗）　升麻各七分　藁本　甘草各八分　柴胡　羌活各一钱　白葵花五朵（去心，剪碎）

【用法】上作一服。水五大盏，煎至二盏，入黄耆一钱、橘红五分、草豆蔻仁（面裹煨熟，去皮）一钱，同煎至一盏，再入下项药：黄柏三分（酒浸）、黄连三分（酒浸）、枳壳三分、生地黄三分（酒洗），此四味预一日另用新水浸；又以华细辛二分、川芎细末三分、蔓荆子三分，作一处，浸此三味并黄柏等；煎正药作一大盏，不去滓，入此所浸之药，再上火同煎至一大盏，去滓，空心热服，于月生月满时食，隔三五日一服，如病急，不拘时候。

【主治】复气乘冬足太阳寒水、足少阴肾水之旺，子能令母实，手太阴肺实反来克土，火木受邪，腰背胸膈闭塞疼痛，善嚏，口中涎，目中涩，鼻中流浊涕不止，或如息肉，不闻香臭，咳嗽痰沫，

上热如火，下热如冰，头作阵痛，目中溜火，视物眈眈，耳聋耳鸣，头并口鼻大恶风寒，喜日晴暖，夜卧不安，常觉痰塞，咽膈不通，口不知味，两胁缩急而痛，牙齿动摇不能嚼物，脐腹之间及尻臀足膝不时寒冷，前阴冷而多汗，行步欹侧，起居艰难，麻木风痹，小便数，气短喘喝，少气不足以息，遗失无度；及妇人白带，阴户中大痛牵心，面色黧黑；男子控睾，痛引心腹，或面色如赭，食少，大小便不调，烦心霍乱，逆气里急，腹不能努。或肠鸣，脐下筋急，肩髀大痛，此皆寒水来复火土

【宜忌】宜食肉，不助经络中火邪也，忌肉汤。

助阳汤

【来源】《兰室秘藏》卷中。

【别名】升阳燥湿汤（原书同卷）、补真润肠汤（《医学纲目》卷三十四）。

【组成】生黄芩　橘皮各五分　防风　高良姜　干姜　郁李仁　甘草各一钱　柴胡一钱三分　白葵花七朵

【用法】上锉，如麻豆大，分作二服。每服水二大盏，煎至一盏，去滓，食前稍热服。

【主治】白带下，阴户中痛，控心而急痛，身黄皮缓，身重如山，阴中如冰。

【方论】《济阴纲目》汪淇笺释：此治重在阴中如冰，痛控于心。故用良姜为君，干姜为佐，不用参、术者，痛无补也。柴、防足以胜湿升阳，葵、李可以润枯湿燥，甘、陈和中，生芩凉气分之热。

坐药龙盐膏

【来源】《兰室秘藏》卷中。

【组成】茴香三分　枯矾五分　良姜　当归梢　酒防己　木通各一钱　丁香　木香　川乌（炮）各一钱五分　龙骨　炒盐　红豆　肉桂各二钱　厚朴三钱　延胡五钱　全蝎五个

【用法】上为细末，炼蜜为丸，如弹子大。绵裹留系在外，纳丸药阴户内，每日易之。

【主治】半产误用寒凉，阴户中寒，脐下冷痛，白带下。

补经固真汤

【来源】《兰室秘藏》卷中。

【别名】补阳固真汤（《医学六要·治法汇》卷七）、补真固经汤（《济阴纲目》卷三）、补真利经汤（《医略六书》卷二十六）。

【组成】白葵花（去萼，研烂）四分　甘草（炙）郁李仁（去皮尖，研泥）　柴胡各一钱　干姜（细末）　人参各二钱　生黄芩（细研）一钱　陈皮（留皮）五分

【用法】上件除黄芩外，以水三大盏，煎至一盏七分，再入黄芩，同煎至一盏，去滓，空心热服，少时以早饭压之。

【主治】

1.《兰室秘藏》：妇人白带常漏，下流不止，诸药不效，心包尺脉微，其病在带脉。

2.《玉机微义》：白带下流不止，始病崩中，日久血少，复亡其阳，故白滑之物不去也。

【方论】

1.《济阴纲目》汪淇笺释：此方以用参、姜益阳，李仁、葵花润燥；柴胡升清气于下，陈皮和胃气于中，生芩后煎，妙其清凉不滞也。

2.《医略六书》：热伤元气，不能输化湿热而下注阴中，故为白带浸淫不已焉。人参扶元气之虚，黄芩泻湿热之溢，干姜温气化以从治，葵花泄湿热以清经，橘皮利气和中，李仁润燥解郁，柴胡升清以上行，炙草缓中州以益胃。水煎温服，使胃气调和，则元气来复而湿热顿化，经脉清和，何白带淫溢不已哉。

固真丸

【来源】《兰室秘藏》卷中。

【组成】黄柏（酒洗）　白芍药各五分　柴胡　白石脂（火烧赤，水飞，细研，晒干）各一钱　白龙骨（酒煮，晒干，水飞，为末）　当归（酒洗）各二钱　干姜四钱（炮）

【用法】上除龙骨、白石脂水飞研外，同为细末，水煮面糊为丸，如鸡头仁大，晒干。空心白沸汤送下。无令胃中停滞，待少时以早饭压之，是不令热药犯胃也。

【主治】白带久下不止，脐腹冷痛，阴中亦然，目

中溜火，视物眽眽然无所见，齿皆恶热饮，痛须得黄连细末擦之乃止，唯喜干食，大恶汤饮。

【宜忌】忌生冷、硬物、酒、湿面。

【方论】此病皆寒湿乘其胞内，故喜干而恶湿；肝经阴火上溢，走于标，故上壅而目中溜火；肾水侵肝而上溢，致目眽眽而无所见；齿恶热饮者，是阳明经中伏火也。治法当大泻寒湿，以丸药治之。故曰：寒在下焦，治宜缓，大忌汤散。以酒制白石脂、白龙骨以枯其湿；炮干姜大热辛泻寒水；以黄柏之大寒为因用，又为乡导，治法云，古者虽有重罪，不绝人之后，又为之伏其所主，先其所因之意，又泻齿中恶热饮也；以柴胡为本经之使，以芍药五分导之，恐辛热之药太甚，损其肝经，故微泻之；以当归身之辛温大和其血脉，此用药之法备矣。

胜阴丹

【来源】《兰室秘藏》卷中。

【组成】柴胡 羌活 枯白矾 甘松 升麻各二分 川乌头 大椒 三奈子各五分 蒜七分 破故纸八分（与蒜同煮，焙干称） 全蝎三个 麝香少许

【用法】上为细末，加入坐药龙盐膏三钱内，炼蜜为丸，如弹子大。绵裹留系在外，纳丸药阴户内，日易之。

【主治】冬后一月，微有地泥冰泮，其白带再来，阴户中寒。

桂附汤

【来源】《兰室秘藏》卷中。

【组成】黄柏（为引用） 知母各五分 肉桂一钱 附子三钱

【用法】上锉，都作一服。水二盏，煎至一盏，去滓，食远热服。

方中黄柏，《卫生家宝》作"黄芩"。

【主治】

1.《兰室秘藏》：白带腥臭，多悲不乐。

2.《竹林女科》：阳气虚极，大寒之证，带久不止，下流白滑如涕，腥气难闻，多悲不乐。

【加减】如少食多饱，有时似腹胀夯闷，加白芍药五分；如不思饮食，加五味子二十个；如烦恼，

面上如虫行，乃胃中元气极虚，加黄耆一钱五分，人参七分，炙甘草、升麻各五分。

【方论】《玉机微义》：此补阳气极虚，用黄柏等为引用，又升降阴阳药也。

调经补真汤

【来源】《兰室秘藏》卷中。

【别名】调经固真汤（《东垣试效方》卷四）。

【组成】独活 干姜（炮） 藁本 防风 苍术各二分 麻黄（不去节） 炙甘草 人参（去芦） 当归身 白术 生黄芩 升麻各五分 黄耆七分 良姜 泽泻 羌活各一钱 柴胡四钱 杏仁二个 桂枝少许 白葵花七朵（去萼）

【用法】上锉，除麻黄、黄芩各另外，都作一服。先以水三大盏半，煎麻黄一味令沸，掠去沫，入余药同煎至一盏零七分，再入生黄芩煎至一盏，空心服之。候一时许，可食早饭。

【主治】冬后一月，白带再来，阴户中寒。

白垩丸

【来源】《济生方》卷六。

【组成】白垩（火煅） 禹余粮（煅，醋淬七次） 鳖甲（醋炙） 乌贼骨（醋炙） 当归（去芦，酒浸） 鹊巢灰 干姜（炮） 紫石英（火煅，醋炙七次） 附子（炮，去皮脐） 金毛狗脊（燎去毛） 川芎各一两 艾叶灰半两 鹿茸（燎去毛，切片，醋炙）一两

《普济方》引本方有香附子（醋煮）二两。

【用法】上为细末，醋煮米糊为丸，如梧桐子大。每服七十丸，空心温酒、米饮任下。

【主治】妇人白带，久而不止，面色黧黯，绕脐疼痛，腰膝冷痛，日渐虚困。产后白带，

鹿茸丸

【来源】《本草纲目》卷十二引《济生方》。

【组成】金毛狗脊（燎去毛） 白蔹各一两 鹿茸（酒蒸，焙）二两

【用法】上为末，用艾煎醋汁打糯米糊为丸，如梧桐子大。每服五十丸，空心温酒送下。

【主治】冲任虚寒，室女白带。

法制香附

【来源】《仁斋直指方论》卷二十六。

【组成】大香附（杵去毛皮，以童子小便浸一夜，晒干，截碎，又用米醋蘸过焙干）

【用法】上为末，每二钱，米汤调下；治冷带，用艾叶煎汤调下。

【主治】下血；冷带。

乌金丸

【来源】《女科万金方》。

【组成】阿胶四两（炒）　熟艾　谷麦芽（日晒干）各二两　龙衣（即蛇退之壳，要全者，又要蛇头下山者妙）一条　败笔（即苏木）二两

【用法】五月五日取角黍煎炼，同捣前药，均匀为丸，如梧桐子大。

【功用】催生护产。

【主治】

1.《寿世保元》：临产艰难，横生逆产，胎死不下，及产后诸病。

2.《女科指掌》：妇人带如鱼脑者。

参归丸

【来源】《女科万金方》。

【组成】人参　熟艾　石蒲三两　白术一两四钱　扁豆　白芍　川芎　山药　吴茱萸各二两

　　方中人参、熟艾用量原缺。

【用法】糯米为丸。米汤送下。

【主治】一切淋沥，白带日夕无度，腹冷腰疼，小腹膨胀，内热头眩，或成五色者。

猪肚丸

【来源】《御药院方》卷六。

【别名】经验猪肚丸（《古今医统大全》卷七十）、积肥丸（《摄生众妙方》卷五）、参术丸（《仙拈集》卷二）。

【组成】白术四两　牡蛎（烧）四两　苦参三两

【用法】上为细末，以猪肚一个煮熟，锉研成膏，

为丸如梧桐子大。每服三四十丸，米饮送下，一日三次。瘦者服即肥。

【功用】

1.《古今医统大全》：进饮食，健肢体。

2.《仙拈集》：固精养血。

【主治】

1.《御药院方》：男子肌瘦气弱，咳嗽，渐成劳瘵。

2.《饲鹤亭集方》：膏粱湿热，酿于脾胃，留伏阴中，男子便数梦遗，妇女淋带秽浊。

【宜忌】《集验良方拔萃》：忌食猪肝、羊血、番茄。

麝香丸

【来源】《御药院方》卷六。

【组成】零陵香　藿香各二钱　蛇床子半两　吴茱萸　枯白矾　木香各三钱　麝香二钱半　丁香　韶脑各一钱半　不灰木　白芷各二钱半　龙骨五钱

【用法】上为细末，炼蜜为丸，每两作四十丸。每用一丸，绵裹内阴中。

【主治】妇人阴中久冷，或成白带，淋漓不断，久无子息。

秘金丹

【来源】《医方类聚》卷二一〇引《吴氏集验方》。

【组成】生地黄半斤（洗净，薄切，日晒干，入新砂盆内，慢火炒黄黑色）　官桂半两（去皮）　蒲黄三钱（以纸衬砂盆内，炒赤黄色）　白芍药半两　川芎三钱（炒）　鸡头粉半两　莲花蕊二钱（焙）　白龙骨三钱　熟地黄一两　肉苁蓉三钱（酒浸一宿，焙干）　北五味三钱　菟丝子三钱　远志三钱（去心）　鹿茸半两（酥炙）　川当归半两（去芦）　木香三钱　丁香三钱　天雄一对（去皮，炮，切）

【用法】上为极细末，炼蜜为丸，如梧桐子大。每服六十丸，空心以酒醋汤送下。

【功用】暖子宫，滋气血。

【主治】带下。

煮附丸

【来源】《玉机微义》卷四十九引《澹寮方》。

【组成】香附子（擦去皮，不以多少，米醋浸一日，用瓦铫煮令醋尽）

【用法】上为末，醋糊为丸，如梧桐子大，晒干。每服五十丸，淡醋汤送下。

【主治】妇女经候不调，血气刺痛，腹胁膨胀，头晕恶心，崩漏带下。

当归芍药汤

【来源】《云岐子脉诀》卷四。

【组成】当归　白芍药　熟地黄各一两　干姜半两

【用法】上锉。每服一两，水煎，食前服。

【功用】养血补虚。

【主治】崩中白带。

摩腰膏

【来源】《丹溪心法》卷四。

【别名】摩腰丹（《医学纲目》）、摩腰紫金膏（《卫生鸿宝》）。

【组成】附子尖　乌头尖　南星各二钱半　雄黄一钱　樟脑　丁香　干姜　吴茱萸各一钱半　朱砂一钱　麝香五粒（大者）

方中朱砂，《卫生鸿宝》作"蜀椒"。

【用法】上为末，炼蜜为丸，如龙眼大。每用一丸，姜汁化开如粥厚，火上顿热，置掌中，摩腰上，候药尽粘腰上，烘棉衣包敷定，随即觉热如火，日易一次。

【主治】
1. 《丹溪心法》：老人虚人腰痛，并妇人白带。
2. 《万氏家抄方》：寒湿腰痛。

苍柏辛芎散

【来源】方出《丹溪心法》卷五，名见《医学入门》卷八。

【组成】南星　滑石　半夏　苍术　柏皮（炒）川芎　辛夷　牡蛎粉（炒）酒芩

【用法】上锉。水煎，去滓，食前服。

【主治】妇人上有头风鼻涕，下有白带。

固肠丸

【来源】《丹溪心法》卷五。

【组成】椿根白皮（炒）

【用法】上为末，酒糊为丸服。

《保命歌括》：米糊为丸，如梧桐子大。每服三五十丸，陈米饮送下。

【功用】燥湿，祛脾胃陈积。

【主治】湿气下利，大便下血，白带。

固肠丸

【来源】《丹溪心法》卷五。

【组成】椿根皮四两　滑石二两

【用法】上为末，粥为丸，如梧桐子大。每服一百丸，空心白汤送下。

【功用】燥湿，去脾胃陈积。

【主治】湿气下利，大便下血，白带。

椿树根丸

【来源】《金匮钩玄》卷一。

【组成】青黛　海石　黄柏

本方名椿树根丸，但方中无椿树根，疑脱。

【主治】梦遗；带下。

四白头

【来源】《普济方》卷三十三引《仁存方》。

【别名】玉华白丹。

【组成】焰硝二两（研细）　白矾三两（研细）石膏四两（研细）　砒霜一两（研细）

【用法】用一火鼎子，先以火炙，用生姜自然汁涂内外数遍，炙干，先下砒末半两，次以砒末半两，和焰硝末一两按实；又以焰硝末一两，和矾末按实；又以白矾末一两半，和石膏二两按实，却以石膏末二两紧按在上，用圆瓦片盖合口上，围簇炭五斤，发顶火煅烟尽为度，去火候冷，取药刮净，研如细粉，再加好白石脂（煅）一两，研细，和前药滴水为丸，如鸡头子大，候干；再入新锅内，用瓦盖定置砖上，簇炭一斤，一煅通红为度，用钤钤出，倾丹在厚瓷盆内，乘热搅动，候丹冷，出火毒。每服三粒，用冷水吞下，以干物压之。

【功用】壮胃，清上实下。

【主治】虚寒，饮食作痰喘嗽；妇人白带，男子白浊遗精。

【宜忌】忌热物。

禹余粮丸

【来源】《普济方》卷三二二引《医学集成》。

【组成】桑寄生　柏叶（微炒）　当归（去芦，微炒）　厚朴（去粗皮，姜汁炒）　干姜　白术　鳖甲（醋浸，去裙襕，炒黄）　附子（炮，去皮脐）各一两　禹余粮（烧，醋淬七次，细研）　扁豆各五钱（炒）

【用法】上锉散。每服三钱，以水一盏半，加生姜三片、红枣二枚煎，温服。

【主治】妇人带下久虚，胞络伤败，月水不调，渐成崩漏，气血虚弱，面黄肌瘦，脐腹里急，腰膝疼重，肢体烦痛，心忪头眩，手足寒热，不思饮食。

【加减】止泻，加黑豆；止痢，加粟壳（蜜炒）。

鹤顶丸

【来源】《普济方》卷三二九。

【组成】艾叶一两（醋半盏，煮干，为末）　牡蛎一两三钱（盐泥煅）　赤石脂一两半（醋淬七次）　吴茱萸一两半（汤泡，去涎）　干姜一两半（炮制）　龙骨一两（盐泥煅）　当归七钱半（酒浸）　附子半两（泡，去皮）

　　方中吴茱萸用量原缺，据《奇效良方》补。

【用法】上为细末，醋糊为丸，如梧桐子大，以赤石脂为衣。每服五十丸，空心用艾叶盐汤乌梅煎送下。

【主治】带下之证有三：未嫁之女，月经初不止，或浴之以冷水，或热而扇，或当风，此室女病带下之由；有家之妇，阴阳过多，即伤胞络，风邪乘虚而入，胞络触冷，遂使秽液与血水相连带之；产后带下，由亡失血气，伤动胞络，门开而外风袭，肌体虚冷风入，冷风与热气相连，故成液而下，冷则多白，而热则多赤，冷热相交，赤白俱下；月经不断。

五倍子散

【来源】《普济方》卷三三〇。

【组成】大艾一两（醋煮）　五倍子二两（炒末）　乌梅半两（去核）　川芎半两

【用法】上为末。每服二钱，空心米饮送下。两服止。

【主治】血崩，带下。

地黄散

【来源】《普济方》卷三三〇。

【组成】地黄（锉，炒）　当归（切，焙）　黄耆（锉）　阿胶（炙令燥）各一两　艾叶（炒，焙）三分

【用法】上为粗末。每服三钱，水一盏，加生姜三片，煎至七分，去滓温服，每日三次。

　　本方方名，据剂型，当作“禹余粮散”。

【主治】妇人血伤带下。

香附丸

【来源】《普济方》卷三三一。

【组成】香附子二两（醋煮）　吴茱萸　白薇各一两

【用法】上为细末，酒糊为丸，如梧桐子大。每服五十丸，空心米汤送下。

【主治】妇人白带，下元虚冷。

大效拱辰丸

【来源】《袖珍方》卷四。

【组成】琥珀二钱　当归（酒浸）　沉香　木香官桂（各不见火）　人参　苁蓉（酒浸）　黄耆各一两　川乌一只（炮，去皮脐）　鹿茸（酥炙）乳香　没药各一两　酸枣仁　鹿角霜　干姜　延胡索　柏子仁各半两

【用法】上为细末，炼蜜为丸，如龙眼大。每服一丸，空心温酒化下。

【功用】久服延年，精神充实，多子嗣。

【主治】妇人血海虚冷，白带时下，脐腹刺痛。

实脾丸

【来源】《疮疡经验全书》卷五。

【组成】干山药一斤（炒黄色）

【用法】上为末。炒粳米二升，一半为糊丸，米汤送下。

【主治】妇人白带。

秘传补阴汤

【来源】《松崖医径》卷下。

【组成】黄柏　知母　当归　熟地黄　人参　白术　白芍药　山栀仁　黄耆　莲肉　陈皮　白茯苓

【用法】上切细。用水二盏，加生姜一片，大枣二枚，煎一盏，去滓服；若作丸剂，加樗根白皮为细末，炼蜜为丸，如梧桐子大。每服五七十丸，空心淡盐汤送下。

【主治】便浊遗精及女人白带。

三妙丸

【来源】《医学正传》卷五。

【组成】黄柏四两（切片，酒拌，略炒）　苍术六两（米泔浸一二宿，细切，焙干）　川牛膝（去芦）二两

【用法】上为细末，面糊为丸，如梧桐子大。每服五七十丸，空心姜、盐汤任下。

【功用】《中医方剂临床手册》：清热，燥湿。

【主治】

1.《医学正传》：湿热下流，两脚麻木，或如火烙之热。

2.《顾松园医镜》：湿热腰痛，或作或止。

3.《中医方剂临床手册》：湿热下注引起的脚气病，腰膝关节酸痛，湿疮，以及带下、淋浊。

【宜忌】

1.《医学正传》：忌鱼腥、荞麦、热面、煎炒等物。

2.《中国药典》：孕妇慎用。

【方论】《成方便读》：邪之所凑，其气必虚，若肝肾不虚，湿热决不流入筋骨。牛膝补肝肾，强筋骨，领苍术、黄柏入下焦而祛湿热也。

解湿汤

【来源】《医学集成》卷三。

【组成】白芍二两　茯苓一两　鸡冠花干五钱　炒栀三钱

【主治】青带。

登仙膏

【来源】《万氏家抄方》卷四。

【组成】麻油一斤四两　甘草二两　芝麻四两　天门冬（酒浸，去心）　麦门冬（酒浸，去心）　远志（酒浸，去心）　生地（酒洗）　熟地（酒蒸）　牛膝（去芦，酒浸）　蛇床子（酒洗）　虎骨（酥炙）　菟丝子（酒浸）　鹿茸（酥炙）　肉苁蓉（酒洗，去甲膜）　川续断　紫稍花　木鳖子（去壳）　杏仁（去皮尖）　谷精草　官桂（去皮）各三钱　松香八两　倭硫黄　雄黄　龙骨　赤石脂各（末）二钱　乳香　没药　木香　母丁香各（末）三钱　蟾酥　麝香　阳起石各二钱　黄占一两

【用法】麻油熬，下诸药：第一下芝麻；第二下甘草；第三下天门冬、麦冬、远志、生地、熟地、牛膝、蛇床子、虎骨、菟丝子、鹿茸、肉苁蓉、川续断、紫稍花、木鳖子、杏仁、谷精草、官桂；第四下松香，槐柳枝不住手搅，滴水不散；第五下倭硫黄、雄黄、龙骨、赤石脂（再上火熬一时）；第六下乳香、没药、木香、母丁香（再熬，提锅离火放温）；第七下蟾酥、麝香、阳起石（滴水不散）；第八下黄占。用瓷罐盛之，以蜡封口，入井中浸三日，去火毒，用红绢摊。贴脐上。

【主治】腰痛、下元虚损，五劳七伤，半身不遂，膀胱疝气，下焦冷气，小肠偏坠；二三十年脚腿疼麻，阳事不举，妇人白带、血淋、阴痛，血崩。

固真汤

【来源】《万氏家抄方》卷五。

【组成】人参五分　黄柏（炒）　黄芩（炒）　白葵花各一钱　干姜　甘草（炙）各三分　郁李仁八分　柴胡七分　陈皮五分

【用法】水一钟半，煎七分，空心服。

【主治】妇人气滞白带，临行时脐下痛甚。

加味调经散

【来源】《活人心统》卷三。

【组成】肉桂　白芷　川芎　川归　芍药　玄胡索　牡丹皮　蒲黄各五钱　细辛　麝香各一两

【用法】上为末。每服二钱，食前白汤调下。

【主治】妇人经候不调；带下。

加味六君子汤

【来源】《万氏女科》卷一。

【组成】陈皮　半夏　苍术（米汁水浸）　人参各一钱　白术一钱五分　白茯苓一钱二分　炙草七分　升麻　柴胡各五分

【用法】生姜为引，水煎服。

【主治】

1.《万氏女科》：白带，年久不止者。

2.《会约医镜》：白带属湿痰而兼虚者。

原书治上证，兼服苍莎导痰丸。

苍莎导痰丸

【来源】《万氏女科》卷一。

【组成】苍术　香附各二两　陈皮　白茯苓各一两五钱　枳壳　半夏　南星　炙草各一两

【用法】生姜自然汁浸饼为丸。淡姜汤送下。

【主治】

1.《万氏女科》：多痰兼气血虚弱，数月而经一行者。

2.《会约医镜》：湿痰白带。

补宫丸

【来源】《万氏女科》卷一。

【组成】鹿角霜　白茯　白术　白芍　白芷　牡蛎（煅，童便炒）　山药　龙骨（煅）　赤石脂各等分　干姜（炒）减半

【用法】醋糊为丸。空心米饮送下。

【功用】固下元之脱。

【主治】带下久不止。

固精益肾暖脐膏

【来源】《摄生秘剖》卷四。

【组成】韭菜子一两　蛇床子一两　大附子一两　肉桂一两　川椒三两　真麻油二斤　抚丹（飞净者）十二两　倭硫黄一两（研）　母丁香一钱（研）　麝香三钱（研）　独蒜一枚（捣烂）

【用法】将上药前五味用香油浸半月，入锅内熬至枯黑，滤去滓，入丹再熬，滴水成珠，捻软硬得中即成膏矣。每用大红缎摊如酒杯口大，将倭硫、丁、麝末以蒜捣烂为丸，如豌豆大，安于膏药内贴之。

【主治】男子精寒，阳事痿弱，举而不坚，坚而不久，白浊遗精；妇人禀受气弱，胎脏虚损，子宫冷惫，血寒痼冷，难成子息，带下崩漏等症。

加味养荣丸

【来源】《摄生众妙方》卷十一。

【组成】当归（酒浸）二两　芍药（煨）一两五钱　熟地黄（酒浸）二两　白术二两　川芎一两五钱　茯苓一两　人参一两　甘草（炙）五钱　黄芩（炒）一两五钱　香附（炒）一两五钱　麦门冬（去心）一两　阿胶（炒）七钱　贝母一两　陈皮（去白）一两　黑豆（大者，炒，去皮）四十九粒

【用法】上为细末，炼蜜为丸，如梧桐子大。每服七八十丸，食前空心盐汤、温酒任下。

【主治】

1.《摄生众妙方》：女人不孕。

2.《医学入门》：经脉参前，外潮内烦，咳嗽，饮食减少，头晕目眩，带下，血风血气，久无嗣息，一切痰火不受峻补，又治胎前胎动胎漏。

【宜忌】忌食诸血。

腽肭补天丸

【来源】《医学入门》卷七。

【组成】腽肭脐　人参　白茯苓（姜汁煮）　当归　川芎　枸杞　小茴香各一两半　白术二两半　粉

草（蜜炙） 木香 茯神各一两 白芍 黄耆 熟地黄 杜仲 牛膝 故纸 川楝 远志各二两 胡桃肉三两 沉香五钱

【用法】上为末，用制腽肭酒煮面糊为丸，如梧桐子大。每服六十丸，空心盐酒送下。

【主治】男妇亡阳失阴，诸虚百损，阴痿遗精，健忘白带，子宫虚冷。

【加减】男，加知、柏；女，加附子。

芩术芍葵丸

【来源】《医学入门》卷八。

【组成】白术二两 黄芩五钱 红白葵花二钱半 白芍七钱半

【用法】上为末，蒸饼为丸。煎四物汤送下。

【主治】结痰白带。

芩术樗皮丸

【来源】《医学入门》卷八。

【组成】黄芩 白术各三钱 樗皮 白芍 山茱萸各二钱半 白芷 黄连各二钱 黄柏一钱半

【用法】上为末，酒糊为丸。温酒送下。

【主治】孕妇白带。

芩柏樗皮丸

【来源】《医学入门》卷八。

【组成】黄芩 黄柏 樗皮 滑石 川芎 海石 青黛 当归 芍药各等分

【用法】醋糊为丸服。

【主治】瘦人带下多热。

苍柏樗皮丸

【来源】《医学入门》卷八。

【组成】黄柏 樗皮 海石 半夏 南星 川芎 香附 苍术 干姜各等分

【用法】上为末，醋糊为丸，如梧桐子大。每服五六十丸，白汤送下。

【主治】肥人湿痰所致白带。

【加减】如暑月，去干姜，加滑石。

附桂汤

【来源】《医学入门》卷八。

【组成】附子三钱 肉桂一钱 黄柏 知母 升麻 甘草各五分 黄耆一钱半 人参七分

【用法】水煎服。

【主治】虚寒带下，白带腥臭，多悲不乐，大寒；兼治浊淫。

侧柏樗皮丸

【来源】《医学入门》卷八。

【组成】樗皮二两 侧柏叶（酒蒸） 黄柏 黄连各五钱 香附 白术 白芍各一两 白芷（烧存性）三钱

【用法】上为末，粥为丸。米饮送下。

【主治】白带，因七情所伤而脉数者。

【方论】《济阴纲目》：椿根皮性凉而燥，湿热盛者宜之；以脉数而用黄连、侧柏；不用苍术，为其燥性多也；烧白芷入阳明而有涩止之能；白术补中气而有培土之妙。其它不言喻矣。

二益丹

【来源】《古今医鉴》卷十一引毛惟中方。

【组成】木香 丁香 沉香 麝香 砂仁 肉果 草果 吴朱萸 官桂 桂心 肉桂 潮脑 当归 南星 附子 川椒 血竭 川乌 草乌 硫黄 甘松 三奈各等分

【用法】上为末，炼蜜为丸，金箔为丸，如棉花子大。每次一丸，送至阴内；行房后用之种子，一月见效。

【功用】暖子宫，种玉。

【主治】妇人带下，不孕。

八妙丸

【来源】《古今医鉴》卷十一。

【组成】香附（便制） 丹皮 川芎（酒炒） 延胡索（炒）各二两 归身（酒洗） 生地（姜汁炒） 白茯苓各二两 赤芍药（酒炒）一两半

【用法】上为细末，酒糊为丸，如绿豆大。每五十丸，空心滚水送下；腹痛，酒送下七十丸。

【主治】经脉不调，湿气白带，腹痛胃弱。

四神丸

【来源】《古今医鉴》卷十一。

【组成】香附米八两（酒、醋、童便各浸二两，浸三日，炒）　砂仁二两（炒）　苍术二两（米泔水浸，牡蛎粉炒）　椿根白皮二两（蜜水炒）

【用法】上为末，黄米煮饭为丸，如梧桐子大。每服五六十丸，空心黄酒送下。

【主治】白带。

【方论】《医略六书》：湿袭冲任，经气滞涩，故带脉不能收引，带下淫溢焉。苍术燥湿强肝，香附调气解郁，砂仁醒脾化气，椿皮涩脱以固带下也。饭以丸之，酒以下之。务使肝胃调和，则湿化气行，而冲任完复，带脉收引，何带下淫溢不已哉！

清白散

【来源】《古今医鉴》卷十一。

【组成】当归　川芎　白芍（炒）　生地（酒洗过，姜汁炒）　黄柏（盐水炒）　贝母　椿根白皮（酒炒）各等分　干姜（炒黑）　甘草各减半

【用法】上锉一剂。加生姜，水煎服。

【主治】

1. 《古今医鉴》：白带。
2. 《会约医镜》：白带兼有湿热多火者。

【加减】肥人多湿痰，加白术、半夏；赤带，加酒芩、荆芥；久下，加熟地、牡蛎；气虚，加人参、黄耆；腰腿痛，加鹿角胶。

解带散

【来源】《古今医鉴》卷十一。

【组成】归身一钱半　川芎八分　白芍（酒炒）白术（炒）各一钱二分　苍术（米泔浸，炒）香附（醋炒）　丹皮（酒洗）　茯苓（去皮）各一钱陈皮（去白）一钱　玄胡（炒）八分　甘草（炙）四分

【用法】上锉一剂。生姜煎，空心服。

【主治】妇人血气不调，湿热白带，四肢倦怠，五心烦热，痰郁嘈杂。

椿白皮丸

【来源】《仁术便览》卷四。

【组成】椿根白皮　山茱萸（去核）　苦参　香附各五钱　龟版　栀子各二两　黄柏一两　干姜贝母各二钱　白术　白芍各七钱半　白葵花五钱

【用法】上为末，酒糊为丸。每服七八十丸，空心温水送下。

【主治】白带。

香矾散

【来源】《医学六要·治法汇》卷七。

【组成】香附子　白矾末

【用法】用醋浸香附一宿，炒极黑为灰，存性，每一两入白矾末二钱。空心米饮调服。

【主治】血崩，带下。

双白丸

【来源】《万病回春》卷六。

【组成】石灰一两　白茯苓二两

【用法】上为末，水为丸。每服三十丸，空心白水送下。

【功用】《济阴纲目》汪淇笺注：燥湿渗湿。

【主治】白带。

四仙散

【来源】《万病回春》卷六。

【组成】苍术一两（酒浸，去黑皮，炒干）　白芷川芎　大附子（面包煨，去皮脐）各五钱

【用法】上为末。每服五分，空心好酒调下。

【主治】

1. 《万病回春》：妇人白带。
2. 《郑氏家传女科万金方》：经水过期而白带者。

加减六合汤

【来源】《万病回春》卷六。

【别名】加味六合汤（《宋氏女科》）。

【组成】当归（酒洗）一钱　白芍（酒炒）八分　川芎（盐水浸）八分　熟地黄（酒洗，焙）一钱　橘红（盐水洗，去白）八分　白茯苓（去皮）七分　甘草（炙）四分　半夏（姜制）七分　贝母（去心，糯米拌炒）七分　白术（去芦）二钱　黄柏（酒浸）七分　知母（酒浸）七分　椿根皮（酒炒）一钱

【用法】上锉一剂。加生姜三片，水煎，空心热服。

【主治】妇人上有痰火，下有白带，腹痛。

【加减】若痰火盛，加枯芩七分，临卧服。

固经丸

【来源】《万病回春》卷六。

【组成】黄柏（酒浸，炒）　香附（炒）各一两　山栀（炒黑）二两　苦参五钱　白术（去芦）　白芍（酒炒）各七钱半　山茱萸（酒蒸，去核）　椿根皮（酒炒）各五钱　贝母（去心）　干姜（炒）各二钱　败龟版（酒炙）二两

【用法】上为末，酒糊为丸，如梧桐子大。每服八十丸，空心白滚水送下。

【主治】湿热带下。

香术丸

【来源】《万病回春》卷六。

【组成】香附（醋浸煮干）八两　苍术（米泔浸）四两　陈皮　当归（酒洗）　川芎　白芍（酒炒）　熟地黄（姜汁、酒浸，焙）各二两

【用法】上为末，酒糊为丸，如梧桐子大。每服三十丸，空心温酒送下。

【主治】妇人白带，脐腹胀痛。

滋荣收带丸

【来源】《万病回春》卷六。

【组成】当归（酒洗）　白芍（酒炒）　苍术（米泔制）　白茯苓（去皮）　黄柏（酒炒）　椿根皮（焙）各一两　白术二两　半夏（姜制）八钱　防风　青皮（醋炒）　升麻各五钱　木香　大甘草（炮）各四钱　川芎（盐汤浸，切）七钱　香附米（盐水浸，炒）六钱

【用法】上为末，酒打糊为丸，如梧桐子大。每服一百二十丸，空心盐汤、米汤，白汤任下。

【主治】崩后气下陷，或白带，小腹胀满痛甚。

二白丸

【来源】《鲁府禁方》卷三。

【组成】石灰一两　茯苓二两

【用法】上为末，水为丸。每服三十丸，空心白水送下。

《女科切要》本方用法：为细末，用荞麦面、鸡子清调糊为丸。

【主治】

1. 《鲁府禁方》：白带。
2. 《女科切要》：淋带。

紫霞杯

【来源】《鲁府禁方》卷三。

【组成】硫黄一斤（烧酒煮，每一两加雄砂一钱）　丁香一钱　木香一钱

【用法】上为细末，将硫化开，入药搅匀，倾于模内即成杯矣。如有下元虚寒，酌酒服之甚妙；妇人白带淋漓，空心酌酒饮三杯。胜服丹药良剂。

【功用】暖宫种子，破胸中积滞。

【主治】男子下元久冷，妇人白带淋漓。

白带丹

【来源】《证治准绳·女科》卷一。

【组成】苍术三钱　黄肉（去核）　白芍药各二钱半　黄芩（炒）　白芷各二钱　樗根皮（炒）　黄连（炒）　黄柏（炒）各一钱半

【用法】上为末，面糊为丸。每服五十丸，空心温酒送下。

【主治】妊娠白带。

白芷螵蛸丸

【来源】《宋氏女科》。

【组成】白芷（炒黑）一两　海螵蛸三个（煅）胎发一团（煅）

【用法】上为末。每服三钱，空心酒送下。

本方方名，据剂型，当作"白芷螵蛸散"

【主治】白带。

加味威喜丸

【来源】《宋氏女科》。

【组成】白茯苓（去皮）四两（切碎，同猪苓二两煮半日，去猪苓）　牡蛎二两　黄蜡二两

【用法】上将黄蜡熔化，炼蜜为丸，如梧桐子大。每服八十丸，空心清汤送下。

【主治】带下，白浊。

十六味保元汤

【来源】《寿世保元》卷七。

【组成】黄耆一钱　石斛七分　巴戟肉二钱　白茯苓一钱　升麻七分　圆眼肉三钱　贯仲（去根土）三钱　人参二钱　山药一钱　川独活一钱　当归身二钱　连蕊一钱　黄柏（酒炒）八分　生甘草三分　杜仲（小茴、盐、醋汤浸，炒）一钱五分　骨碎补（先以稻草火上烙去毛，以粗布拭净）二钱

【用法】上锉一剂。水煎，空心温服。

【功用】生血固真，补心益肾。

【主治】带下。

【加减】潮热，加柴胡八分，黄芩（酒炒）一钱；带甚者，月经必少，其有聚而反来，适来适断，而淋沥不净者，加荆芥一钱，黄连（酒炒）七分，地榆八分；若五心烦躁而口舌干者，加知母一钱，麦门冬一钱，地骨皮八分。

乌鸡丸

【来源】《寿世保元》卷七。

【组成】海金沙　侧柏叶（盐水炒，焙干）各四两　香附（炒）一两　厚朴（姜炒）三两　当归（酒洗）三两　白术（去芦）　川芎各二两　白芍（酒炒）二两　熟地二两　羌活一两半　防风一两半　人参一两　砂仁一两　粉草三钱

【用法】上锉；用白毛乌肉膳鸡一只，不问三五年俱好，宰后去肠屎、毛，将药末装入鸡肚中，放铜锅内，好酒五壶，水二瓶，文武火煮至干，取鸡去骨，取肉切细，同药晒干，为末，用粳米粉、酒、水煮糊为丸，如梧桐子大。每服百丸，空心米汤吞下，酒亦可。

【主治】妇人血海虚冷，经水不调，或前或后，或多或少，或时小腹疼痛，或下白带如鱼脑髓，或似米泔，不分信期，每日淋沥不止，头晕眼花，目眩耳鸣，面色萎黄，四肢无力，五心烦热，胸膈闷，不思饮食，肌肤减削。

鲁府遇仙传种子药酒

【来源】《寿世保元》卷七。

【组成】白茯苓（去皮净）一斤　大红枣（煮去皮核，取肉）半斤　胡桃肉（去壳，泡，去粗皮）六两　白蜂蜜六斤（入锅熬滚，入前三味调匀，再用微火熬膏，倾入瓷坛内，又加南烧酒二十斤，糯米白酒十斤，共入蜜坛内）　绵黄耆（蜜炙）　人参　白术（去芦）　当归　川芎　白芍（炒）　生地黄　熟地黄　小茴　覆盆子　陈皮　沉香　木香　甘枸杞子　官桂　砂仁　甘草　乳香　没药　北五味子

方中绵黄耆至北五味子诸药用量原缺。

【用法】上为细末，共入密坛内和匀，笋叶封口，面外固，入锅内。大柴火煮二炷香取出，埋于土中三日，去火毒。每日早、午、晚三时，男女各饮数杯，勿令太醉。

【功用】安魂定魄，改易容颜，添髓驻精，补虚益气，滋阴降火，保元调经，壮筋骨，润肌肤，发白再黑，齿落更生，目视有光，心力无倦，行步如飞，穷暑不侵，能除百病，交媾而后生子也。

【主治】妇人子宫虚冷，带下白淫，面色萎黄，四肢酸痛，倦怠无力，饮食减少，经脉不调，面无颜色，肚腹时痛，久无子息。

苍曲樗皮丸

【来源】《济阴纲目》卷三。

【组成】椿根皮二两　芍药一两半　苍术　神曲（炒）　麦皮曲（炒）　黄柏（炒）各一两　滑石枳壳各半两

【用法】上为末，粥为丸，如梧桐子大。每服五十丸，空心米饮送下。

【主治】带下。

渗湿消痰饮

【来源】《济阴纲目》卷三。

【组成】白术　苍术（炒）　半夏（姜汤泡七次）橘红　白茯苓　白芷　香附各一钱　甘草（炙）五分

【用法】上锉。水煎服。

【主治】湿热痰积，渗入膀胱，白带不止。

【加减】有热，加黄芩；血虚，加芎、归；气虚，加参、耆；久不愈，加升麻、柴胡。

二黄三白丸

【来源】《明医指掌》卷九。

【组成】扁柏（酒蒸）五钱　黄柏（炒）五钱香附（醋炒）一两　白芍药（炒）一两　白术（炒）一钱　黄连（炒）五钱　椿皮（炒）二两白芷（煅存性）二两

【用法】上为末，粥为丸，如梧桐子大。每服七十丸，米汤送下。

【主治】白带因七情所伤，脉数者。

固阴煎

【来源】《景岳全书》卷五十一。

【组成】人参适量　熟地三五钱　山药（炒）二钱山茱萸一钱半　远志七分（炒）　炙甘草一二钱五味十四粒　菟丝子（炒香）二三钱

【用法】水二钟，煎至七分，食远温服。

【主治】

　　1.《景岳全书》：阴虚滑泄，带浊淋遗，及经水因虚不固，肝肾并亏等证。

　　2.《竹林女科》：肝肾血虚，胎动不安；产后冲任损伤，恶露不止。

　　3.《会约医镜》：妇人阴挺，属阴虚滑脱，以致下坠者。

【加减】如虚滑遗甚者，加金樱子肉二三钱，或醋炒文蛤二钱，或乌梅肉二个；阴虚微热，而经血不固者，加川续断二钱；下焦阳气不足，而兼腹痛溏泄者，加补骨脂、吴茱萸适量；肝肾血虚，小腹疼痛而血不归经者，加当归二三钱；脾虚多湿，或兼呕恶者，加白术一二钱；气陷不固者，加炒升麻一钱；兼心虚不眠，或多汗者，加枣仁二钱（炒用）。

【方论】《证因方论集要》：人参、熟地两补气血，山萸涩精固气，山药理脾固肾，远志交通心肾，炙甘草补卫和阴，菟丝强阴益精，五味酸敛肾气，阴虚精脱者，补以固阴也。

敛带丸

【来源】《简明医彀》卷七。

【组成】当归　川芎　茯苓　白术　香附（醋炒）山药　臭椿根皮　杜仲（姜汁、酒炒）　牡蛎（火煅，醋淬）　鹿角霜（另研）　破故纸（酒炒）　白芍（酒炒）　人参各等分

【用法】上为末，乌梅肉蒸捣和入，加醋糊丸，如梧桐子大。每服一百丸，空心米汤送下。

【主治】带久，气血两虚，面黄肌瘦，无力身热，饮食无味，四肢倦怠。

【加减】虚，加黄耆、地黄；热，加地骨皮、青黛；痰，加陈皮、半夏、南星；小便涩，加车前子；瘦人，加黄柏；胸满，去人参，加砂仁；腹痛，去参，加延胡索、小茴香；冬，加炮姜；久，加升麻、柴胡。

摩腰膏

【来源】《医宗必读》卷八。

【组成】附子尖　乌头尖　南星各三钱半　干姜麝香五分半

　　　　方中干姜用量原缺。

【用法】上为细末，炼蜜为丸，如龙眼大。每用一丸，生姜汁化开如厚粥，火上烘热，于掌上摩腰中，候药尽即烘棉衣裹紧，腰热如火，间二日用二丸。

【主治】老人腰痛，妇人白带。

清气固真汤

【来源】《何氏济生论》卷七。
【组成】白茯苓　生地　白芍　陈皮　川断　当归　香附　白术　扁豆　椿根皮（醋炒）　甘草　川芎
【用法】水煎服。
【主治】带下。

滋阴益气汤

【来源】《何氏济生论》卷七。
【组成】熟地黄一钱五分　山药八分（炒）　丹皮六分　泽泻三分　茯苓六分　山萸一钱　黄耆（蜜炙）一钱　人参一钱　白术一钱　甘草（炙）五分　当归一钱　陈皮八分　升麻
　　　方中升麻用量原缺。
【用法】生姜、大枣为引，水煎服。
【主治】妇人带下。

秘验带下丸

【来源】《医林绳墨大全》卷九。
【组成】芡实粉二两　白茯苓　赤石脂（煅）　牡蛎（煅，酒淬）　禹余粮（煅）各一两　石灰（风化）八钱（好醋一盏，拌和前末，干，再捣筛过）
【用法】上药用糯米煮粥，和捣为丸，如梧桐子大。每服五十丸，加至六七十丸，空心以米汤送下。
【主治】
　　1.《医林绳墨大全》：带下。
　　2.《集验良方》：妇人带下虚脱症。

硫麦丸

【来源】《医林绳墨大全》卷九。
【组成】硫黄一两（炒）　荞麦面一两（炒）　牡蛎七钱
【用法】上为丸。空心以酒送下。
【主治】妇人白带。

加味固阴煎

【来源】《女科证治约旨》卷二。

【组成】生地炭　白芍　阿胶　生龙骨　生牡蛎　茯神　淮山药　秋石　知母　黄柏
【主治】黑带。因命火太旺，肾水受煎，下焦所郁之湿热，欲济肾水而不得，反得肾气而化黑，形如豆汁，气则腥臭，直流阴部。

龟鹿桂枝汤

【来源】《女科证治约旨》卷二引曹仁伯方。
【组成】龟腹版　鹿角霜　紫石英　当归身　杜仲　莲须　桂枝　白芍　甘草　生姜　大枣
【主治】带下虚寒。

妇宝丹

【来源】《医方集解》。
【别名】妇科妇宝丹（《全国中药成药处方集》沈阳方）。
【组成】艾附暖宫丸加阿胶
　　《医林纂要探源》本方用当归四两（酒洗）、生地黄三两（酒润）、白芍药二两（炒）、川芎二两、艾叶二两、香附二两（童便、盐水、酒、醋各浸三日）、阿胶二两。
【用法】《全国中药成药处方集》（沈阳方）：上为细末，阿胶化烊，炼蜜为丸，二钱重。每服一丸，白开水送下。
【功用】《全国中药成药处方集》（沈阳方）：调经养血。
【主治】
　　1.《医方集解》：虚寒，经水不调。
　　2.《全国中药成药处方集》（沈阳方）：带下淋浊，腰痠腿痛，四肢倦怠，崩中漏血，气促头眩，手足冰冷，气血两亏。

加减逍遥散

【来源】《傅青主女科》卷上。
【组成】茯苓五钱　白芍（酒炒）五钱　甘草（生用）五钱　柴胡一钱　茵陈三钱　陈皮一钱　栀子三钱（炒）
【用法】水煎服。
【主治】妇人青带。带下色青，甚则如绿豆汁，稠粘不断，其气腥臭。

利火汤

【来源】《傅青主女科》卷上。

【组成】大黄三钱　白术五钱（土炒）　茯苓三钱　车前子三钱（酒炒）　王不留行三钱　黄连三钱　栀子三钱（炒）　知母二钱　石膏五钱（煅）　刘寄奴三钱

【用法】水煎服。一剂小便疼止而通利，二剂黑带变为白，三剂白亦少减，再三剂全愈矣。

【功用】泄火退热除湿。

【主治】妇人胃火太旺，与命门、膀胱、三焦之火合而熬煎，带下色黑，甚则如黑豆汁，其气亦腥，腹中疼痛，小便时如刀刺，阴门发肿，面色发红，日久黄瘦，饮食兼人，口中热渴，饮以凉水，少觉宽快。

【宜忌】病愈后当节饮食，戒辛热之物，调养脾土。若恃有此方，病发即服，必伤元气矣，慎之！

【方论】或谓此方过于迅利，殊不知火盛之时，用不得依违之法，譬如救火之焚，而少为迁缓，则火势延燃，不尽不止。今用黄连、石膏、栀子、知母一派寒凉之品，入于大黄之中，则迅速扫除；而又得王不留行与刘寄奴之利湿甚急，则湿与热俱无停住之机；佐白术以辅土、茯苓以渗湿、车前以利水，则火退水进，便成既济之卦矣。

完带汤

【来源】《傅青主女科》卷上。

【组成】白术一两（土炒）　山药一两（炒）　人参二钱　白芍五钱（酒炒）　车前子三钱（酒炒）　苍术三钱（制）　甘草一钱　陈皮五分　黑芥穗五分　柴胡六分

　　《辨证录》有半夏一钱。

【用法】水煎服。

【功用】

　　1.《傅青主女科》：大补脾胃之气，稍佐舒肝。

　　2.《中药方剂简编》：益气健脾，祛湿止带。

【主治】妇人湿盛火衰，肝郁气弱，脾土受伤，湿气下陷，致患白带终年累月下流白物，如涕如唾，不能禁止，甚则臭秽者。

【方论】

　　1.《傅青主女科》：夫白带乃湿盛而火衰，肝郁而气弱，则脾土受伤，湿土之气下陷，是以脾精不守，不能化荣血以为经水，反复成白滑之物，由阴门直下，欲自禁而不可得也。治法宜大补脾胃之气，稍佐以疏肝之品，使风木不闭塞于地中，则地气自升腾于天上，脾气健而湿气消，自无白带之患矣。此方脾、胃、肝三经同治之法，寓补于散之中，寄消于升之内，开提肝木之气，则肝血不燥，何至下克脾土？补益脾土之元，则脾气不湿，何难分消水气？至于补脾而兼补胃者，由里及表也。脾非胃气之强，则脾之弱不能旺，是补胃正所以补脾耳。

　　2.《岳美中医话集》：此方用大量白术、山药为君药，双补脾胃阴阳；用中量人参、苍术为臣药，补中气，燥脾土；芍药、甘草合用，为甲已化土，车前子利湿，均为正佐之药。方中最妙者，柴胡、陈皮、黑芥穗俱用不及钱之小量，柴胡用以升提肝木之气，陈皮应以疏导脾经之滞，黑芥穗用以收涩止带，并有引血归经作用。方中山药、白术用量可谓大矣，陈皮、柴胡、黑芥穗用量可谓小矣。大者补养，小者消散，寓补于散，寄消于升，用量奇而可法，不失古人君臣佐使制方之义。

　　3.《历代名医良方注释》：方中党参、山药、苍术、白术四药合用，健脾燥湿，脾旺则湿无由生；柴胡、白芍舒肝解郁，疏泄正常，则不克脾土；陈皮、车前子、黑芥穗行气、利湿、止带；甘草调和诸药，共成健脾舒肝，燥湿束带之剂。

　　4.《新编中医方剂学》：脾虚，则颜面萎黄，食欲不振，体乏无力；湿滞，则带下色白，脉滑而弱。肝主带脉，肝郁亦能带下。此方重用白术、山药健脾燥湿以治其本而为主；党参、苍术亦具健脾燥湿之功，与主药相伍，其效益确而为辅；柴胡舒肝，白芍柔肝，陈皮理气，车前子利水，荆芥穗收敛止带，诸药从不同角度促进除湿止带之功而为兼治；甘草调和诸药，是为引和。

　　5.《方剂学》：本方所治之白带乃脾虚肝郁，湿浊下注所致。肝郁伤脾，脾虚生湿，湿浊下注，带脉不固，故见带下色白或淡黄，清稀无臭；至于倦怠便溏，舌淡苔白，脉缓或濡弱等症，皆脾虚湿盛之象。治宜补中健脾，兼以疏肝解郁，化湿止带。方用土炒白术、山药、人参为主，以补中健脾，白术兼以燥湿；辅以苍术、陈皮燥湿运脾理气。车前子利水渗湿，合主药以补中健脾，化湿止带；佐以柴胡、白芍舒肝解郁，黑芥穗收湿以止带；使以甘草调药和中。此肝脾同治之法，寓补于散之中，寄消于升之内，为脾虚带下之常用方。

6.《上海中医药杂志》（1981，9：24）：方中白术、山药、人参重用，意在大补脾胃之气，并配甘草以增强健脾之力；苍术、陈皮健脾燥湿；白芍疏肝滋生肝血，佐以柴胡升散除湿；车前子利水除湿；荆芥升阳散湿。全方之配伍，体现了脾、胃、肝三经同治之法，寓补于散之中，寄消于升之内，升提肝木之气，则肝血不燥，何至下克脾土；补益脾土之元，则脾气不湿，何难分消水气。至于补脾而兼以补胃者，由里以及表也。

【验案】

1. 经行泄泻 《福建中医药》（1986，4：54）：林某某，女，40岁，1970年10月5日初诊。患病2载，经行即腹泻，1日3至4次，虽经治疗，仍时愈时患。月经量多色淡，面色萎黄虚浮，饮食不思，神疲肢软，带下淋漓，腰酸背痛，舌胖苔白，脉沉缓。属脾肾阳虚，湿濡中焦。治拟健脾温肾。调中胜湿。处方：党参12g，炒白术30g，炒山药30g，炙草3g，柴胡5g，陈皮6g，苍术10g，巴戟10g，炒苡仁15g，炒白芍10g，茯苓10g，黑荆芥5g。9剂。2诊时，纳谷渐强，带下甚少，诸症亦愈。嘱每月经前10天，服上方6剂，调治3月而愈。

2. 白带过多 《江苏中医杂志》（1987，5：17）：应用白术、苍术、党参、甘草、车前子各10g，柴胡、陈皮各5g，茯苓、山药、大枣各30g；水煎服，每日1剂，病情好转后改为隔日1剂；治疗白带过多47例。结果：本组病例服药最少15剂，最多46剂，大多为20~30剂。症状消失，妇科检查正常，3年内未复发为临床痊愈，共25例；症状基本消失，妇科检查好转，1年内未复发为好转，共18例；无效4例；总有效率为91.5%。

3. 脾虚湿盛眩晕 《陕西中医》（1988，3：125）：应用白术、党参、车前子（包）各10g，炒山药、苍术各30g，陈皮12g，柴胡、炒芥穗各3g，白芍15g，生姜6g，大枣6枚为引；治疗脾虚湿盛眩晕64例。结果：痊愈（眩晕消失，伴随症状消失，舌、脉、恢复正常，半年内未复发者）51例；好转（眩晕及伴随症状减轻或痊愈，半年内复发者）13例。

4. 慢性胃炎 《实用中西医结合杂志》（1990，3：149）：应用苍术10g，白术10g，陈皮9g，党参15g，白芍15g，柴胡6g，车前子10g，黑荆芥3g，山药15g，甘草6g；水煎服，每日1剂，分3次服；治疗慢性胃炎30例，慢性浅表性胃炎27例，萎缩性胃炎2例，肥厚性胃炎1例；病程6个月至3年。结果：治愈21例，好转9例，总有效率100%，平均疗程53天。

5. 脾虚闭经 《陕西中医》（1992，12：550）：应用白术、白芍、当归各15g，怀山药30g，党参、苍术、陈皮、牛膝各12g，柴胡10g，甘草3g；畏寒加肉桂10g，气短加黄芪25g，心慌加龙眼肉12g；每日1剂，水煎分2次服；治疗脾虚闭经39例。结果：痊愈（服药6~9剂月经已潮，停药3个月月经正常并伴随症状消失者）21例；显效（服药9~12剂，月经已潮，停药3个月月经周期正常者）5例。

6. 宫颈糜烂冷冻术后水样白带 《四川中医》（1994，11：42）：以完带汤全方，小腹胀痛，加金铃子、元胡；腰酸，加川断、桑寄生；抗感染，加蒲公英、连翘；有出血者，加仙鹤草、紫珠草；治疗宫颈糜烂冷冻术后病人56例。结果：Ⅱ度者36例，水样白带持续时间6~8天，全部痊愈；Ⅲ度者20例，水样白带持续时间10~12天，痊愈18例，好转2例；皆未见副作用。

7. 慢性结肠炎 《湖北中医杂志》（1995，2：18）：用完带汤全方为主，大便有脓血者，加川连、地榆、槐花；里急后重者，加木香；腹胀者，加厚朴、枳壳；食少者，加神曲、内金；久泻者，加肉豆蔻、石榴皮；肾阳亏损者，加肉桂；治疗慢性结肠炎49例。结果：痊愈（腹泻腹痛消失，大便次数及常规检查正常，精神食欲正常，1年内未发者）10例；显效（腹泻腹痛消失，大例次数及化验基本正常，精神食欲增加，半年内无反复）21例；好转（腹泻次数减少，自觉症状有改善，大便化验有少许红、白细胞）14例；无效（症状及大便常规无变化）4例。总有效率为91.8%。

8. 肠易激综合征 《浙江中医杂志》（1995，

10：445）：用本方加减：炒白术、山药、西党参、酒炒白芍、柴胡、炒防风、炙鸡内金、石菖蒲、陈皮、黄连、干姜、甘草为基本方；湿热明显者加苍术、蒲公英，减干姜用量或去干姜；虚寒甚者加吴茱萸、肉豆蔻；腹胀甚者加木香、全瓜蒌；腹泻频繁者加炒升麻、白芷；便秘者去干姜，加大黄；便后不爽者加木香、槟榔；久病及肾者加益智仁、补骨脂；治疗肠易激综合征 24 例。结果：痊愈 17 例，好转 5 例，总有效率为 92%。

9. 阴道炎 《新中医》（1997，11：31）：以本方加味，外阴瘙痒加地肤子、白鲜皮；灼痛加木通、栀子、知母；尿频尿痛加瞿麦、滑石；黄带加黄柏、鱼腥草；腰痛加续断、杜仲；病久加补骨脂、五味子、肉豆蔻、吴茱萸；治疗急慢性白色念珠菌性阴道炎 31 例，结果：痊愈 28 例，显效 2 例，无效 1 例。

10. 非炎性带下病 《河北中医》（2006，8：599）：用完带汤加减：炒白术、车前子各 12g，党参、生山药、柴胡、川续断、桑寄生、海螵蛸各 15g，炒荆芥穗、鹿角霜、狗脊各 10g，治疗非炎性带下病 60 例。结果：治愈（治疗 1 个疗程，带下量、色、质正常，伴随症状消失）38 例，显效（治疗 1 个疗程以上，带下量、色、质基本正常，伴随症状减轻者）18 例，无效（治疗 2 个疗程以上，仍有带下异常者）4 例，总有效率 93%。

束带汤

【来源】《石室秘录》卷四。

【组成】黑豆三合 白果十个 红枣二十个 薏仁四钱 熟地一两 山茱萸四钱 茯苓三钱 泽泻二钱 丹皮二钱 山药四钱

【用法】先用黑豆煎汤二碗，用一碗，入诸药，加水二碗，水煎服。一剂止，二剂能除白带。

【主治】产前白带，妇人之诸带。

束带汤

【来源】《辨证录》卷十一。

【组成】鸡冠花一两（鲜鸡冠花三两） 白术一两

【用法】水煎服。二剂即愈。

【主治】白带，妇人终年累月下流白物，如涕如

唾，不能禁止，甚则臭秽。

利肝解湿汤

【来源】《辨证录》卷十一。

【组成】白芍二两 茯苓一两 干鸡冠花五钱 炒栀子三钱

【用法】水煎服。

【功用】解肝中之火，利膀胱之水。

【主治】妇人肝经湿热，带下色青，甚则色绿，如绿豆汁，稠粘不断，其气亦腥。

清带汤

【来源】《辨证录》卷十一。

【组成】炒栀子三钱 黄柏三钱 甘草一钱 白芍一两 车前子二钱 王不留行二钱 麦冬一两 玄参二两

【用法】水煎服。四剂愈。

【主治】妇人火热之极，带下色黑，甚则下如墨汁，其气最腥，腹痛，小便时必如刀触，阴门红肿，久则黄瘦，饮食兼人，口必大渴，饮水少觉宽快。

秘传乌鸡丸

【来源】《郑氏家传女科万金方》卷二。

【组成】熟地 白术 川芎 白芍 厚朴 香附 甘草各三两 人参 砂仁各二两 海金砂四两

【用法】上药合一处和匀，用乌骨公鸡一只约二三斤，不落水，去净毛，并去肚杂及头翅足，将前药取一分置于鸡腹内，及外余药一并置入铜罐内，用好酒五碗，水二钟，文武火煮至干，取出去骨，用净肉同药晒干，为末，酒糊粳米为丸，如梧桐子大。每服八九十丸，每晨以米饮或酒送下。

【主治】妇人二十五六岁，血海虚冷，气血俱虚，经脉不调，或时腹痛，或下白带如脑髓流，或如米泔，不分信期，每来淋沥不止，面色痿黄，四肢无力，头晕目眩眼花。

人参黄耆散

【来源】《冯氏锦囊秘录》卷十六。

【组成】川归身　茯苓各一钱　芍药（炒）　真地骨皮　白术各八分　川芎　人参各八分　车前子五分　黄耆一钱　炙甘草五分　熟地一钱五分鹿角胶（如气虚者入五茶匙）

【用法】水一钟，加大枣二枚，水煎服。

【主治】久患白带，瘦弱无力，腰腹腿痛，饮食无味，面黄浮肿，小水淋沥，气虚血少。

补阴益气汤

【来源】《嵩崖尊生全书》卷十四。

【组成】熟地一钱半　山萸　黄耆　人参　白术当归各一钱　山药　陈皮各八分　丹皮六分　茯苓六分　炙草五分　升麻　泽泻各三分

【主治】带下，素气血虚弱者。

解带汤

【来源】《嵩崖尊生全书》卷十四。

【组成】椿根皮（炒）二钱　醋香附　白芍　白术各一钱　侧柏　黄连　黄柏（俱酒炒）各五分白芷三分

【主治】带下由肝经湿热、怒气所致而腹不痛者。

【加减】腰腿痛，加四物四钱，羌活、防风各一钱；肥人，加苍术、半夏、南星；腹痛者，是湿热郁结，加黑姜四分，吴萸一分，木香二分，玄胡五分。

瓮头春酒

【来源】《奇方类编》卷下。

【组成】头红花一斤　羊藿一斤（去毛边）　白芍二两（酒炒）　羯羊油一斤（炒羊藿极黑）　杜仲一两（童便浸一宿，炒）　苍术（炒）四两　天冬一两　肉苁蓉一两（去鳞甲）　牛膝四两　五加皮四两　白茯苓四两　砂仁五钱（炒）　故纸一两（炒）　人参一两　大附子五钱（制）　白蔻仁（炒）五钱　归身二两五钱　川椒五钱（焙去汗，去目）　丁香五钱　木香五钱　沉香五钱　枸杞三两　白术（炒）四两　甘草五钱　地骨皮一两（蜜水炒）　熟地三两　干菊一两　生地二两

【用法】上为末，好糯米四斗，淘净，再浸一日夜，去浆澄清，如蒸酒法，糯米为糜，取出候冷，用原淘米浆二十斤，入锅温之，加葱白一斤，滚数沸，去葱白候冷，和入糜内，然后拌上细曲末四斤，粗曲末二斤。又将前药和入糜内拌匀，又将羊藿、红花二味各入绢袋，先置瓮底，方将此糜入瓮，按置实，落上面，用火酒十斤盖了。春、秋三日，夏一日，冬五日。后又加火酒八十斤，仍将瓮口封固，至二七日开缸，木扒打过三四百下，再加圆眼肉二斤，红枣五升，又煮糯米饭三升，候冷，投入瓮内，又从瓮底打起二百下，再过二七日，榨出清酒，入坛封口，煮三炷香，埋三日。秋冬不必煮。第二次又用糯米二斗煮饭，拌曲末二斤，火酒五十斤，入在糟内封固。过五日打扒，又封。过五日打扒，再过五日上榨。人年四十以后用之。

【功用】壮阳种子，填精补髓。

【主治】女子宫冷、白带。

三黄三白丸

【来源】《女科指掌》卷一。

【组成】黄连（炒）　黄芩　黄柏（炒）各五钱白术　白芍各一两　白芷二两（炒黑）　香附一两（醋炒）　扁柏五钱（酒炒）　樗根皮二两（酒炒）

【用法】上为末，粥为丸。每服汤送下七十丸。

【主治】带下，阳盛阴虚，形衰肤燥，口苦咽干，耳鸣。

大温经丸

【来源】《女科指掌》卷一。

【组成】吴茱萸一两　当归　川芎　白芍各五钱熟地二两　牡丹皮五钱　石菖蒲一两　阿胶五钱人参五钱　茯苓一两　肉桂五钱　艾叶一两（醋炒）　琥珀三钱（另研）　附子七钱（炮）　朱砂二钱（另研）

【用法】炼蜜为丸。每服四十丸，饮送下。

【主治】带下恶寒腹痛，饮食少进，或时时利，吞酸水，足冷腰痛，面色不荣，脉沉迟。

锁精丸

【来源】《女科指掌》卷一。

【组成】补骨脂　白茯苓　五味子　青盐各等分
【用法】上为末，酒糊为丸。每服五十丸，空心服。
【主治】妇人带下。

樗皮丸

【来源】《女科指掌》卷一。
【组成】樗根白皮（向东南者，米泔水洗，去黑皮，晒干，酒炒）　陈皮　茯苓　半夏　香附　川芎　苍术　黄柏　炮姜　地榆　牡蛎
【用法】醋糊为丸，每服六十丸，以饮送下。
【主治】湿痰下注，带下如倾，头眩呕哕，麻木，脉滑，肌肥者。

升阳胜湿汤

【来源】《胎产要诀》卷上。
【组成】柴胡　羌活　苍术　黄耆　防风　升麻　独活　当归　藁本　甘草
【主治】妇人脾胃亏损，阳气下陷或湿痰下注所致之带下。

加味二陈汤

【来源】《胎产要诀》卷上。
【组成】二陈加苍术三钱　白芷　黄芩各二钱　黄连　黄柏各一钱半　白芍　椿根皮（炒）　萸肉各二钱半
【主治】带下属湿痰者。

加味五积散

【来源】《胎产要诀》卷上。
【组成】五积散加香附　小茴香　萸肉
【主治】带下属虚寒者。

固精丸

【来源】《胎产要诀》卷上。
【组成】白术　白芍（酒炒）各七钱半　败龟版二两（酒炙）　黄柏一两（酒炒）　萸肉五钱（酒蒸）

【用法】米糊丸，如梧桐子大。每服七八十丸，空心清汤送下。
【主治】带下属虚热者。
【加减】湿重者，加椿根皮（酒炒）、苦参各五钱，贝母、干姜（炒）各二钱。

固阳丸

【来源】《绛雪园古方选注》卷下。
【组成】黄耆（酒炒）三两　当归（酒净）三两　干姜一两六钱　赤石脂一两二钱（泥罐中煅赤，研，水飞）　舶茴香八钱　白龙骨（煅，捶碎，绢袋盛，大豆同蒸干，豆熟取出，焙干，研，水飞）一两二钱　阳起石（用干锅于大火中煅令通红，取出酒淬，置阴地令干，研，水飞）一两二钱　肉桂八钱　韭菜子（酒浸，晒干，微炒）一两三钱　茯苓三两　黄盐（炒）三钱
【用法】上为末，酒糊为丸。每服五十丸，温酒送下。
【主治】妇女带下，由久旷失志，心阳内耗而命门失守，或内劳无度，液脱阳离而命门不禁引起者。
【方论】黄耆、茯苓通阳明之气道，引领阳起石升发诸阳；干姜、赤石脂堵截阳明之津液，不使其顺流于前阴；当归、肉桂、茴香升少阳之气，以约在下之津液；韭菜子去淫欲之火，白龙骨固心肾之气；约以黄盐，使热药归下，成固摄之功。

封脐丹

【来源】《惠直堂方》卷一。
【组成】丁香七个　肉果一个　牙皂二两（去筋）　大倍子一个（炒）　麝香五厘
【用法】上为末，醋调为丸，如绿豆大。入脐，外贴膏药。
【主治】痢疾水泻，并妇人白带。

白带丸

【来源】《惠直堂方》卷四。
【组成】藕节八两　芡实二两　白茯苓一两　白茯神一两　山药三两　莲须一两五钱　莲子二两　金樱膏十八两

【用法】上为末，金樱膏为丸服。

【主治】白带。

加味四物汤

【来源】《女科旨要》卷一。

【组成】当归 鹿茸 白芍 香附各三钱 川芎 熟地各二钱五分 黄耆 白术 茯苓 黄芩 陈皮（去白） 砂仁 人参 阿胶 小茴 山萸各二钱 沉香 粉草各一钱 延胡二钱

【用法】分四帖。加生姜三片煎，空心服。

【主治】妇人二十五六，气血两虚，血海虚冷，经脉不调，或时腹下疼痛，或白带，或如鱼脑髓，或如米汁，信期不定，每日淋漓不止，面色青黄，四肢无力，头晕眼花。

【加减】如咳嗽潮热，加五味子、杏仁各五分，竹沥少许。

千金散

【来源】《女科旨要》卷四。

【组成】杞子一两 生地五两 酒一升

【用法】煎至三合服。

【主治】妇人带下，脉数，虚而兼热。

解带散

【来源】《医略六书》卷二十六。

【组成】当归二两 苍术一两（炒） 白芍一两半（炒） 香附二两（醋炒） 茯苓一两 丹皮一两 白术二两（炒） 川芎一两 甘草五钱

【用法】上为散。每服三钱，空心米饮调下。

【主治】湿热白带。冲任为湿热所伤，而带脉不能收引，故带下色白淫溢不已，脉缓涩者。

【方论】苍术燥湿强脾，白术健脾燥湿，当归养血荣经脉，白芍敛阴和血脉，茯苓渗湿以清经气，丹皮凉血以清伏热，香附调气解郁，川芎活血调经，甘草缓中以和胃气也。为散以散之，米饮以和之，使脾胃调和，则湿热自化而带脉完固，何带下之淫溢不已哉？

万安丸

【来源】《医宗金鉴》卷四十五。

【组成】牵牛（头末） 胡椒 木香 小茴香（焙）各等分

【用法】上为末，水泛为丸。量虚实服。

【主治】带下。

加味四物汤

【来源】《医宗金鉴》卷四十五。

【组成】四物汤加川附子 炮姜 官桂

【主治】寒湿带下，胞中冷痛。

【加减】日久滑脱者，加升麻、柴胡举之，龙骨、牡蛎、赤石脂涩之。

苍附导痰丸

【来源】《叶氏女科证治》卷一。

【组成】苍术 香附 枳壳各二两 陈皮 茯苓各一两五钱 胆星 甘草各一两

【用法】上为末，姜汁和神曲为丸。淡姜汤送下。数月行经宜服苍附六君汤，兼服本方；肥人白带，多痰，宜兼服柴术六君汤，兼服本方。

【主治】形盛多痰，气虚，至数月而经始行；形肥痰盛经闭；肥人气虚生痰，多下白带。

补经汤

【来源】《叶氏女科证治》卷一。

【组成】当归 鹿茸（酥炙） 香附（童便制）各七分 白芍 川芎 熟地各六分 黄耆（蜜炙） 白术（蜜炙） 白茯苓 黄芩（酒炒） 陈皮（去白） 砂仁 人参 阿胶（炒） 小茴 山茱萸各五分 沉香 粉甘草各二分 玄胡索五分

【用法】加生姜三片，水煎，空心服。

【主治】妇人二十五六岁，血海虚冷，经脉不调，腰腹疼痛，或下白带，或如鱼脑，或如米泔，信期不定，每月淋漓不止，面色青黄，四肢无力，头昏眼花。

【加减】咳嗽潮热，加五味子、杏仁（去皮尖）各五分，竹沥少许。

带下汤

【来源】《脉症正宗》卷一。

【组成】黄耆一钱　白术一钱　当归八分　升麻三分　柴胡四分　苍术一钱　半夏一钱　熟地一钱

【主治】带下。

柴术六君汤

【来源】《叶氏女科证治》卷一。

【组成】人参　白术（蜜炙）　茯苓各二钱　甘草（蜜炙）二钱　陈皮　半夏（制）　苍术各二钱五分　柴胡二钱　升麻（炒）五分　生姜三片

【用法】水煎，空心服。

【主治】肥人气虚生痰，多下白带。

兜涩固精丸

【来源】《活人方》卷四。

【组成】白术四两　人参二两五钱　茯苓二两五钱　半夏二两　远志肉一两　肉果（面煨）一两　补骨脂（盐水炒）一两　赤石脂（醋煅）一两　五味子（焙）五钱　益智仁（盐炒）五钱

【用法】上为末，炒莲肉粉糊为丸，如梧桐子大。每服三钱，早晨空心米汤送下。

【主治】脾肺肾元气虚寒，素有湿痰积饮，留滞肠胃，上则呕吐冷涎，恶心痞满，下则滑泄不禁，昼夜无度，久则胃弱而食减，脾虚而不运，男兼滑精，女兼淋带。

老年白带方

【来源】《妇科玉尺》卷五。

【组成】黄柏　五味　杜仲各四钱　莴肉五钱　补骨脂　牡蛎（煅）各三钱　醋香附八钱　砂仁　川椒　川芎　茯苓　车前子各二钱　醋炒艾叶一钱　醋化阿胶五钱　白芍六钱

【用法】鹿角胶为丸。盐汤送下。

【主治】年老人久带。

补骨脂丸

【来源】《妇科玉尺》卷五。

【组成】补骨脂　杜仲　醋牡蛎　五味子各三两　车前子二两　艾叶一两

【主治】年老人久带。

补天丸

【来源】《医级》卷八。

【组成】紫河车（初胎者一具，米泔洗净，入砂锅内，用水一碗煮沸，候冷取起，放小竹篮中，用纸密糊烘干）　黄柏（蜜炒）　知母（乳炒）　龟版（酥炙）三两　熟地五两（煮）　牛膝（酒洗）　苁蓉（酒洗）　麦冬　山药　虎胫骨（酥炙）　茯神各一两半　杜仲　首乌　人参　白芍　生地　天冬　当归五味各三两　枸杞二两

【用法】上为末，猪脊髓三条，蒸熟，炼蜜为丸。每服七八十丸，空心淡盐汤送下。

【主治】男妇虚损劳伤，形体羸乏，腰背疼痛，遗精带浊。

【加减】冬，加干姜。

白芷散

【来源】《医级》卷九。

【组成】白芷　乌贼骨　白术　米仁　赤苓　芡实各一两

【用法】上为末。每服五钱，米饮下。

【主治】带下日久，清腥如水。

固真秘元煎

【来源】《医级》卷九。

【组成】人参一钱　菟丝三钱　龙齿一钱　五味五分　茯苓一钱半　芡实　金樱子二钱　桑螵蛸　车前各一钱五分

　　　方中芡实用量原缺。

【主治】久带、久淋、梦与鬼交，并治男子梦遗精滑。

鱼鳔丸

【来源】《医级》卷九。

【组成】白鱼鳔一条（取大白鱼重七八斤者，取其白）乌贼骨四两 茜草二两 当归四两 白芍川芎各二两 生地 川断 阿胶 黄耆各三两鸽蛋二十个（如有麻雀蛋更妙）

【用法】上为末，炼蜜为丸。每服三四钱，米饮送下，一日二次。

【主治】带下日久，经脉渐少，形气脉气不足，饮食不甘，渐将枯闭。

葵花散

【来源】《医级》卷九。

【组成】赤白葵花各十朵

【用法】上烧灰为末。用苍术、黄柏汤调服。

【主治】带下臭秽如脓。

松寄生散

【来源】《名家方选》。

【组成】松寄生 益智 黄柏 芍药 生地黄 茴香 甘草 续断 山药 莲肉各等分

【用法】水煎，顿服。

【主治】白带。

茅根汤

【来源】《名家方选》。

【组成】茅根四钱 丁子 肉桂各一钱

【用法】水煎，频熏前阴。

【主治】带下，诸药不效者。

理经四物汤

【来源】《竹林女科》卷一。

【组成】川芎 当归 白芍 生地黄 白术（蜜炙）柴胡 香附（童便制）玄胡索各一钱 黄芩 三棱各八分

【用法】水煎，临卧服。先用本方，次用内补当归丸。

【主治】妇人血虚有热，经来如屋漏水，头昏目眩，小腹作痛，更兼白带，咽中臭如鱼腥，恶心吐逆。

银杏汤

【来源】《竹林女科》卷二。

【组成】熟地黄一两 山萸肉 薏苡仁 怀山药各四钱 茯苓三钱 泽泻 丹皮各二钱 黑豆三合

【用法】上先将黑豆汤煎汁二碗，先取一碗，入银杏（即白果）十个，大红枣二十个，煎好，再入诸药，加水二碗，煎八分服。仍有豆汁，候覆滓用。

【主治】妊娠白带。

九霄丸

【来源】《竹林妇科证治》卷一。

【组成】蕲艾（酒浸一宿，煮干）牡蛎粉 龙骨（煅）当归（酒炒）各一两 干姜（炮）二两吴茱萸（滚汤泡，炒）白芍（酒炒）各七钱 山药（姜汁炒）一两半 白石脂（醋煅，淬七次，研）一两

【用法】上为末，酒为丸。每服三十丸，白汤送下。

【主治】白带日久不止，脐腹冷痛。

闭白丸

【来源】《经验女科方》。

【组成】龙骨（煅）螵蛸 牡蛎（煅）赤石脂（煅）

【用法】上为末，米糊为丸。每服一百丸，以酒送下。

【主治】妇女胎前白带。

加减十全大补汤

【来源】《会约医镜》卷十四。

【组成】人参（少者，以山药炒黄四钱代之）白术二钱 茯苓一钱五分 当归一钱八分 炙草一钱 川芎一钱 白芍（酒炒）一钱二分 陈皮一

钱　半夏一钱五分　干姜（炒）八分
　　方中人参用量原缺。
【用法】生姜、大枣为引。
【主治】虚弱之人，带久不止。

地骨皮汤

【来源】《女科秘要》卷四。
【组成】地骨皮　当归　川芎　知母　麦冬各一钱　甘草五分
【用法】空心服。
【主治】妇人肥盛，肠胃多痰，壅滞经络，血闭带下。

芩连芷柏丸

【来源】《女科秘要》卷四。
【组成】苍术　条芩各一两　黄连　黄柏各五钱　白芍　白芷　椿白皮　山茱萸各四钱
【用法】上为末，酒为丸。开水送下。
【主治】孕妇白带。

木香顺气汤

【来源】《产科发蒙》（附录）。
【组成】良姜　干姜（炮）　茴香　陈皮　缩砂　厚朴（姜汁炙）　桔梗　苍术　甘草　丁香皮　肉桂各等分
【用法】上锉。每服二钱，水一盏，加生姜三片，大枣二枚，煎八分服。
【主治】七情内伤，下白带。

白物神散

【来源】《产科发蒙·附录》。
【组成】土茯苓（炒）十五钱　当归　川芎　薏苡仁　牡丹皮各五钱（炒）　人参　甘草各二钱
【用法】上为细末。每服一钱，白汤送下。
【主治】妇人带下，因气滞、欲郁、血郁者。

芡实茯苓牛角散

【来源】《医学从众录》卷八。

【组成】芡实粉二两　白茯苓二两　赤石脂一两（煅）　牡蛎一两（醋煅）　禹余粮一两（煅）　牛角腮一两（炙黄）
【用法】上为末，好米醋一杯拌前药，晒干，再研末，打糊为丸。每服三钱。
　　本方方名，据剂型，当作"芡实茯苓牛角丸"。
【主治】女子带下虚脱证。

水门顶

【来源】《串雅补》卷一。
【组成】黄柏一两（盐水炒）　知母一两（盐水炒）　川楝子二两　乌煤（即煤炭，一名乌金石。如无，陈芦柴根烧炭代之）二两
【用法】上为细末。每服一两，冷水送下。
【主治】淋，带。

乌鸡丸

【来源】《类证治裁》卷八。
【组成】乌骨鸡一只（男用雌，女用雄，去皮去秽，留内金，洗肠留肠）　北五味一两　熟地四两　黄耆　于术各三两　茯苓　归身　白芍各二两　人参三两　丹皮二两　川芎一两　山药末六两
【用法】将北五味、熟地二味入鸡腹，用陈酒、童便于砂锅中煮，又以黄耆、于术、茯苓、归身、白芍预为末，同鸡肉捣烂焙干，骨用酥炙；研入人参、丹皮、川芎，和前药，以山药末糊丸，如梧桐子大。每服三钱，人参汤送下。
【功用】调经。
【主治】
　　1.《类证治裁》：月经不调，蓐劳，带下，崩淋。
　　2.《全国中药成药处方集》（广州方）：妇女久病体弱，月经不调，经前经后腹痛，产后贫血，头晕目眩。
【加减】骨蒸，加鳖甲、柴胡、地骨；经闭，加肉桂；崩漏，加阿胶；倒经，加麦冬；痞闷，加香附、沉香；带下，加萆薢、香附、蕲艾。

宁坤至宝丹

【来源】《卫生鸿宝》卷五。

【组成】嫩黄耆（蜜炙）三两　白术（陈壁土炒）　枣仁（炒香）　归身（酒炒）　香附（杵，米酒制）　川断（酒炒）　条芩（酒炒）　甘枸杞　血余（煅不见火）　阿胶（蛤粉炒）　杜仲（盐水炒）各二两　茯苓（乳制）　白芍（酒炒）　丹参（酒炒）各一两半　北五味（焙）六钱　甘草（蜜炙）　朱砂（飞为衣）各一两　大生地（酒煨）四两

【用法】上药各为细末，和匀，炼蜜为丸，每重三钱。按症照引调服：凡久不坐孕，经脉不调，腹痛痠胀，或赤淋白带，腰痛胃痛，夜热心烦，食少，日服一丸，莲子汤送下；胎气失调，恶心呕吐，虚烦阻食，浮肿气急，腰腹痠痛，胎漏下血，或伤胎见红，每服一丸，莲子汤送下；甚者服数丸，人参汤送下；临产疼阵作时，服一丸，白汤送下，胎自顺下；如有横逆异产，每服数丸，汤和童便送下，保全母子；或难产者，冬葵子三钱，煎汤调下；产后下血过多，汤和童便送下；恶露不行，腹痛块瘀，山楂三钱，红花一钱，煎汤调下；或寒热往来，有外感者，荆芥穗一钱，煎汤调下；兼虚汗者，人参汤送下；虚烦狂躁，腹满气急，俱白汤送下；无论老少妇女，血崩尿血，或因血虚，周身筋骨疼痛者，白汤送下。

【主治】妇人经脉不调，带下，崩淋，虚劳，胎前产后百病。

加味异功散

【来源】《不知医必要》卷四。

【组成】党参（去芦，米炒）一钱五分　陈皮一钱　扁豆（炒，件）一钱五分　生薏米三钱　白术（净）　山药（炒）各二钱　泽泻（盐水炒）一钱　白茯苓一钱五分　炙草一钱

【主治】脾虚有湿所致带下病。

【加减】如有热，加莲子心五分，黄柏一钱；色白清冷，腹痛多寒者，加干姜一钱，或再加制附子一钱。

加减归脾汤

【来源】《医方简义》卷五。

【组成】炙绵黄耆三钱　白术一钱五分　炙甘草五分　枣仁（炒）一钱　远志肉（炒）　广木香各八分　归身　茯神　党参各三钱　煅龙骨二钱　乌贼骨一钱

【用法】水煎服。

【主治】白淫、白淋、白带。

调经除带汤

【来源】《揣摩有得集》。

【组成】潞党参三钱　白术五钱（土炒）　炒山药五钱　茯苓三钱　巴戟天六钱（去心，盐水炒）　桑螵蛸三钱（盐水炒）　胡芦巴二钱（盐水炒）　白果仁一钱（去皮炒）　茵陈五分

【用法】水煎服。

【主治】妇人白带，属肾经虚甚，寒湿火衰者。

布膏药

【来源】《青囊秘传》。

【组成】生地　当归　首乌　川芎　川断　红花加皮　川草乌　茅术　良姜　官桂　香附　乌药枳壳　陈皮　柴胡　白芷　羌活　独活　灵仙麻黄　莪术　三棱　寄奴　荆芥　防风　赤芍青皮　桃红　川军　牙皂　藁本　连翘　南星山柰　姜半夏　海风藤　甘松各三钱（后下细料方）　麝香一钱　附子二钱　冰片五分　洋樟三钱木香三钱　肉桂一钱　乳没药　细辛　阿魏　八角茴香各三钱（共研末）

【用法】麻油四斤，入药煎枯，下净血余三两，溶化，再下飞广丹三十两，熬膏。再下后细料药，搅匀用之。筋骨疼痛，腰腿痠软，四肢无力，贴两膏肓及肾俞；男子艰嗣，梦遗精滑，贴命门；妇女漏下半产，白带，贴子宫穴；左瘫右痪，手足麻木，贴肩井、曲池、环跳；跌打损伤，贴痛处；鹤膝风，贴膝眼；赤白痢疾，贴丹田；漏肩风，贴肩井；胁肋气痛，贴期门、章门；大、小疝疾，贴肺俞；心腹痛、呕吐，贴中脘；癥瘕痞癖，贴痛处、气海；哮喘、咳嗽，贴肺俞，中脘；木肾疝气，贴丹田、肾俞；瘀血作痛，贴丹田、气海；腰背疼痛、偏正头风，贴太阳、风门。

【主治】男子艰嗣，梦遗精滑，妇人半产漏下，白带及跌打损伤，遍身筋骨疼痛，腰脚痠痛，足膝

无力，左瘫右痪，水泻痢疾，手足麻痹，腰胁气痛，哮喘咳嗽，癥瘕痞癖，心腹肚痛，呕吐，木肾疝气，偏正头风，漏肩鹤膝，疟疾，瘀血作痛。

夺天造化丸

【来源】《饲鹤亭集方》。

【组成】针砂（煅） 大麦粉各三两 红花 木香 泽泻 当归 赤芍 生地 牛膝 苏子 麦冬 川贝 陈皮 枳壳 香附 山楂 神曲 青皮 丹皮 地骨皮 五加皮 秦艽 川芎 乌药 玄胡 木通各一两

【用法】上为末，泛丸。每服三钱，开水送下。

【功用】《中药成药配本》：调理气血。

【主治】五劳七伤，九种心痛，诸般饱胀，胸膈肚痛，虚浮肿胀，内伤脱力，跌打损伤，行走气喘，遍身疼痛，精滑阳痿，肠红痞塞，面黄腰痛，妇女砂淋，白浊淫带，经水不调，产后恶露不尽，小儿疳膨食积。

杜煎鹿角胶

【来源】《饲鹤亭集方》。

【组成】鹿角五十两 黄精 熟地各八两 杞子 樱子 天冬各四两 麦冬 牛膝 楮实 菟丝子 桂圆肉各二两

【用法】煎胶。

【主治】四肢酸痛，头晕眼花，崩带遗精，一切元阳虚损劳伤。

调经止带丸

【来源】《饲鹤亭集方》。

【组成】元参（生晒） 白芍（土炒） 杜仲（盐炒） 茯神（辰砂拌） 十大功劳 阿胶（蛤粉炒） 牡蛎各二两 生地（晒干） 制首乌 乌贼骨（漂煅） 白螺壳各四两 归身炭（酒炒） 广橘白（盐炒） 茜根炭（水炒） 淡芩（水炒） 川柏皮炭（水炒）各一两 冬术（土炒） 白薇（水炒） 川贝 柏子仁（水炒） 制香附 知母（盐炒） 天虫（炒） 枣仁（炒）各一两五钱 川芎（酒炒）七钱 鸡内金（炙脆）八钱 木香（煨） 川

连（酒炒）各二钱 甘草梢（生晒） 砂仁各四钱 芡实 莲肉各四两

【用法】上为细末，用藕节炭四两，竹茹二两煎汤，拌蜜四两泛丸，如绿豆大。每服二钱，空心将丸烘热吞服，淡盐汤送下。

【主治】妇人带下，乃由七情内伤，气血乖乱，以致带脉失司，伤及冲任，或经水不调，病成崩淋之累，或湿热郁蒸，色有赤白之分，轻则孕育之难，重则劳怯之渐，专治十二带症。

止带妙应丸

【来源】《经验各种秘方辑要》。

【组成】极陈石灰二两 茯苓一两 莲须一两（炒黑） 山药一两

【用法】用山药打糊为丸，如梧桐子大。每日早、晚以莲子汤或米饮汤送下。

【主治】妇女白带时多。

震灵丹

【来源】《妇科大略》。

【别名】紫金丹。

【组成】乳香 五灵脂 没药（另研去砂）各二两 朱砂一两 禹余粮（醋淬，捻碎为度）

【主治】妇人气血不足，崩漏，虚损带下，子宫寒冷无子。

八味带下方

【来源】《汉药神效方》。

【组成】奇良（即土茯苓） 当归 川芎 茯苓 橘皮 金银花 通草 大黄

【用法】水煎，温服。兼用坐药。

【主治】妇人头疮，起因于带下者。

乾坤夺命丹

【来源】《经验奇效良方》。

【组成】生白信石一两（研极细面） 生硫黄二两（研极细面） 白蜡三两

【用法】将蜡熔化，即下二味合匀，出锅作丸，每丸四分。白水送下。

【主治】一切气寒、食寒、阴寒，及男子肾寒，妇人白带，白痢疾，下泻，一切下部寒凉之症。

加味震灵丹

【来源】《顾氏医径》卷四。

【组成】煅禹余粮　煅赤石脂　煅紫石英　煅代储石　明乳香　没药　朱砂　五灵脂　熟地炭　甘枸子　龟版胶　坎炁

【主治】操劳过度，血气耗损，冲任不固，白带频下。

加减胜湿丸

【来源】《顾氏医径》卷四。

【组成】苍术　白芍　滑石　椿根皮　枳壳　甘草　茯苓　陈皮　党参　葛花　莲须

【主治】带下。因嗜酒好茶，湿热素盛，气虚脾弱，白带时下者。

加味渗湿消痰饮

【来源】《顾氏医径》卷四。

【组成】白术　苍术　半夏　橘红　白茯苓　白芷　香附　甘草　干姜　附子

【主治】过食生冷，痰湿内瘀，少腹寒痛，带下者。

当归黑豆汤

【来源】《顾氏医径》卷四。

【组成】当归　黑豆　生地　麦冬　黄柏　知母　山栀　条芩　白薇　竹叶　炙草

【主治】虚热带下。

参苓愈带汤

【来源】《顾氏医径》卷四。

【组成】人参　云苓　白术　山药　白芍　车前　柴胡　苍术　甘草　陈皮　黑荆芥

【主治】白带。

首乌枸杞汤

【来源】《简明中医妇科学》。

【组成】首乌　枸杞　菟丝子　桑螵蛸　赤石脂　狗脊　杜仲各四钱　熟地八钱　藿香　砂仁各二钱

【用法】水煎服。

【主治】白带，属肾气虚弱者。

千金止带丸

【来源】《北京市中药成方选集》。

【组成】香附（炙）一百六十两　椿根皮（麸炒）一百六十两　红鸡冠花一百六十两　补骨脂（盐水炒）四十两　木香四十两　白芍四十两　杜仲（炒）四十两　白术（炒）四十两　砂仁四十两　续断四十两　青黛（上衣用）四十两　玄胡索（醋炒）四十两　小茴香（盐水炒）四十两　牡蛎（煅）四十两　人参（去芦）二十两　川芎八十两　当归八十两

【用法】上为细末，过罗，用冷开水泛为小丸，用方内青黛四十两，外加滑石一百七十两为衣。每服二钱，温开水送下，一日二次。

【功用】补虚止带。

【主治】妇女带下，腹痛腰酸，四肢倦怠，精神不振。

白带丸

【来源】《北京市中药成方选集》。

【组成】当归八两　白术（炒）八两　木香一两　茯苓八两　川芎二两　甘草四两　生地八两　白芍八两　白鸡冠花四两　杞子四两　莲肉八两　益智仁二两　枣仁（炒）四两　鳖甲胶四两　龟版胶四两　白木耳四两　檀香四两　鹿角胶四两　玫瑰花二两　巴戟肉（炙）四两　吴萸（炙）四两　茜草四两　没石子二两　白矾二两　乌梅肉四两

【用法】上为细末，过罗，炼蜜为丸，重三钱，蜡皮封固。每服一丸，温开水送下，一日二次。

【功用】温经散寒，利湿止带。

【主治】妇女湿寒白带，淋沥不止，经期腹痛，身体倦息。

带下。

固本膏

【来源】《北京市中药成方选集》。

【组成】羊腰子一对　附子一两二钱　海马三个　鹿角（镑）一两二钱　芙蓉叶二两　石脂一两　雄黄面一两　阳起石五钱　小茴香二两五钱　苁蓉二两五钱　官桂二两五钱　补骨脂二两五钱　大茴香二两五钱　生地二两五钱　熟地二两五钱　天麻二两五钱　紫梢花二两五钱　牛膝二两五钱　续断二两五钱　甘草二两五钱　蛇床子二两五钱　菟丝子二两五钱　冬虫草五钱　杜仲二两五钱

【用法】上药碎断，用香油二百四十两炸枯，过滤去滓，炼至滴水成珠，入黄丹九十两，搅匀成膏，取出入水中出火毒后，加热溶化，再兑鹿茸粉一两三钱，搅匀摊贴，每张油重五钱，布光。外贴肾俞、肚脐。

【功用】滋补散寒，固精止痛。

【主治】男子气虚，梦遗滑精，腰痠腿痛；妇女血寒，腹痛白带。

【宜忌】孕妇忌贴。

定坤丹

【来源】《北京市中药成方选集》。

【组成】当归十二两　人参（去芦）五两　黄毛鹿茸（去毛）三两　藏红花三两　熟地四两　於术三两　汉三七二两五钱　鸡血藤二两五钱　白芍三两　枸杞子三两　阿胶（炒）二两　益母草五钱　香附（醋炙）五钱　延胡索（醋炒）五钱　柴胡五钱　茺蔚子五钱　鹿角霜五钱　五灵脂（醋炒）五钱　甘草五钱　茯苓四钱　干姜（炮）四钱　杜仲（炒）四钱　川牛膝三钱　砂仁三钱　川芎二钱　黄芩二钱　肉桂（去粗皮）二钱　乌药三钱　细辛一钱五分

【用法】上药除汉三七、香附、甘草、茯苓、肉桂、砂仁、细辛为粗末铺槽外，其余群药用黄酒四十八两蒸透晒干，共为细末，炼蜜为丸，每丸重四钱，朱砂为衣，蜡皮封固。每服一丸，温开水送下，一日二次。

【功用】调经理血。

【主治】妇女虚弱，经期不准，行经胀痛，腰痠

保坤丸

【来源】《北京市中药成方选集》。

【组成】当归四两　白芍三两　白术（炒）二两　茯苓四两　橘皮二两　党参（去芦）二两　丹皮二两　川芎二两　肉桂（去粗皮）二两　玄胡（炙）二两　香附（炙）四两　黄耆一两　熟地二两　藁本五钱　白芷五钱　木香一两　砂仁一两　甘草一两　艾炭一两　知母一两　黄柏二两

【用法】上为细末，用冷开水泛为小丸，以滑石十两、朱砂五钱为衣，闯亮，每粒重五厘，每付四十粒，每袋装四付。每日早、晚各服一付，温开水送下。

【功用】调经养血，舒郁化滞。

【主治】妇女血寒白带，月经不调，经期腹痛，气郁心跳。

养血调经膏

【来源】《北京市中药成方选集》。

【组成】当归十两　川附片十两　小茴香十两　良姜十两　川芎十两　木香十两

【用法】上药切碎，用香油二百四十两炸枯，过滤去滓，炼至滴水成珠，入黄丹一百两，搅匀成膏，取出放入冷水中出火毒后，加热溶化。另兑细料：青毛鹿茸（去毛）八两，肉桂（去粗皮）十两，沉香八两（以上三味为细末）。每十六两油膏，兑药粉二钱，搅匀，摊贴脐上。

【功用】养血，散寒，止痛。

【主治】妇女子宫寒冷，经血不调，腹痛，带下。

【宜忌】孕妇忌贴。

益寿固元膏

【来源】《北京市中药成方选集》。

【组成】熟地九两　杜仲三两　枣仁一两八钱　五味子三两　虎骨六两　远志一两八钱　吴萸三两　首乌三两　麦冬三两　茜草一两八钱　地骨皮三两　淫羊霍三两　艾叶二两四钱　黄耆三两　补骨脂三两　枸杞子三两　巴戟三两　附子三两六

钱　肉苁蓉三两　当归九两　牛膝一两八钱　覆盆子三两　龟版六两　狗脊三两

【用法】上药酌予碎断，用香油四百两炸枯，过滤去滓，炼至滴水成珠，入黄丹一百七十六两，搅匀成膏，取出放入冷水中去火毒后加热溶化。摊时每十六两膏药加入细粉面二钱，每张油重五钱。微火化开，男子贴肾俞穴，女子贴脐部。

摊时细料面：赤石脂二钱，硫黄一钱，狗肾二钱，乳香二钱，没药二钱，公丁香一钱，阳起石二钱，共为细粉。贴时加入细料：肉桂四两，冰片二钱，麝香一钱，丁香五钱，共为细粉。

【功用】补肾散寒，固精止痛。

【主治】男子气虚，梦遗滑精，偏坠疝气。妇女血寒腹痛，白带，腰腿疼痛。

【宜忌】孕妇忌贴。

救坤丹

【来源】《北京市中药成方选集》。

【组成】白芍五钱　川芎五钱　生地五钱　熟地五钱　当归五钱　黄芩五钱　茯苓五钱　乌药五钱　橘红五钱　阿胶（炒珠）四钱　苏叶四钱　砂仁四钱　香附（炙）四钱　白术（炒）四钱　琥珀四钱　人参（去芦）四钱　木香一钱　沉香一钱　川牛膝二钱　甘草二钱　益母草二两

【用法】上为细末，炼蜜为丸，重二钱，蜡封固。每服二丸，一日二次，温开水送下。

【功用】益气和营，调经养血。

【主治】妇女月经不调，忽多忽少，行经腹痛，崩漏带下。

【宜忌】孕妇忌服。

鹿茸胶

【来源】《北京市中药成方选集》。

【组成】老鹿茸一六〇两

【用法】上将鹿茸切块，洗净，煎七昼夜，加黄酒三十二两，冰糖三十二两，收胶。每服二至三钱，用黄酒或白水炖化服。

【功用】壮阳补脑，生精补髓。

【主治】四肢无力，腰膝酸软，肾虚阳痿，妇女崩漏带下。

归地参术汤

【来源】《中医妇科治疗学》。

【组成】当归二钱　熟地三钱　阿胶珠二钱　桑寄生五钱　泡参四钱　白术三钱　茯神四钱　炙甘草一钱

【用法】水煎服。

【功用】补血扶气。

【主治】白带偏于血虚，面色苍白，皮肤干燥，形容枯瘦，心悸寐少，腰疲乏力，带下白色，脉虚细。

加味二妙散

【来源】《中医妇科治疗学》。

【组成】黄柏二钱　苍术三钱　藿香二钱　茯苓四钱　车前子三钱　冬瓜皮四钱　莲须三钱　白芷一钱半

【用法】水煎服。

【功用】导湿化浊，兼以清热。

【主治】湿热带下，湿邪偏重，白带量多而稠粘，头胀胸闷，面目及四肢略显浮肿，脉濡，苔垢腻。

加味四七汤

【来源】《中医妇科治疗学》。

【组成】紫苏叶二钱　厚朴三钱　茯苓四钱　半夏三钱　白芷　木香各二钱　建菖蒲七分

【用法】水煎，温服。

【功用】疏郁化痰。

【主治】气郁痰阻，白带稠粘，时多时少，中脘痞闷，平日痰多，或有气喘，呕逆恶心。

加减寿脾煎

【来源】《中医妇科治疗学》。

【组成】党参四钱　白术三钱　当归　山药　干姜（炮）　莲肉　苍术　白芷各二钱　焦艾三钱

【用法】水煎服。

【功用】健脾升阳，温化寒湿。

【主治】脾阳不运，寒湿下注，带下色黑质薄，月经后期，色淡质清，所下经带有清冷感，面色萎黄无华，或四肢浮肿，气短神疲，手足不温，纳少便溏，舌淡苔白腻，脉沉迟。

加减完带汤

【来源】《中医妇科治疗学》。
【组成】泡参四钱　白芍　苍术各二钱　茵陈三钱　甘草　荆芥各一钱　柴胡八分　椒子　黄柏各二钱　黄连一钱
【用法】水煎，温服。
【功用】清热渗湿。
【主治】带下色青，质粘稠，且有臭气，面色苍黄，头胀眩重，精神疲惫，胸闷胁痛，不思饮食，舌淡红，苔黄腻，脉象弦数。
【加减】阴道痒者，加蛇床子、银花各二钱。

导痰调经汤

【来源】《中医妇科治疗学》。
【组成】秦归　丹参各三钱　橘红一钱半　建菖蒲一钱　竹茹三钱　泽兰四钱
【用法】水煎，温服。
【功用】养血祛痰。
【主治】妇人月经错后，色淡量少而稠粘，白带甚多，身体肥胖，胸闷脘胀，痰多，胃纳减少，面色苍白或淡黄，头晕心悸，舌质淡红，脉细滑。

参莲艾附汤

【来源】《中医妇科治疗学》。
【组成】党参五钱　莲米　芡实各三钱　茯神四钱　艾叶（炒焦）三钱　附片四钱　层故纸二钱　银杏三钱
【用法】水煎，温服。
【功用】养心补气。
【主治】气虚白带，久下不止，面色苍白，四肢清冷，心悸气短，小便频数，舌苔花白，脉沉微。

桂附止带汤

【来源】《中医妇科治疗学》。

【组成】附片三钱　肉桂五分　续断　焦艾　茯苓　芡实各三钱　盐小茴一钱　乌骨五钱　金樱子三钱
【用法】水煎，温服。
【功用】温肾固摄。
【主治】肾虚证。带下黑色，稀薄量多，绵绵不止，月经紊乱，甚或停闭，色多晦黯，小腹不痛，但有冷感，腰痠软，面色苍白，喜暖恶寒，大便时溏，小便清长，舌淡苔白，脉沉缓无力。
【加减】腰痛甚，加鹿角霜二钱；下腹坠胀，阴中如有物坠出者，加升麻一钱半。

鹿角菟丝丸

【来源】《中医妇科治疗学》。
【组成】鹿角霜二两　菟丝子　牡蛎　白术　杜仲各五钱　莲须三钱　银杏五钱　芡实三钱
【用法】上为细末，酒煮米糊为丸，如梧桐子大。每服二钱，一日二次，空腹时盐汤送下。
【功用】补肾温阳。
【主治】妇人白带清稀，久下不止，面色苍白，精神疲乏，形寒肢冷，头晕眩，心悸气短，腰痛如折，小便频数，五更泄泻，带不甚多者。
【加减】寒甚者，加肉桂一钱，附片三钱。

滋血舒肝汤

【来源】《中医妇科治疗学》。
【组成】当归二钱　白芍三钱　熟地二钱　山萸肉二钱　青皮一钱半　生麦芽五钱　郁李仁四钱
【用法】水煎，温服。
【功用】滋补肝肾。
【主治】带下色青，日久不愈，肝肾两虚，月经一般多退后，量少质薄，头晕，目眩耳鸣，时有盗汗，咽喉燥痛，腰膝痠软，大便干燥，苔薄质红，脉虚数。

宁坤锭

【来源】《吉林省中药成药集》。
【组成】雄黄五两　冰片五两　青盐五两　五倍子五两
【用法】冰片、雄黄单包，先将雄黄、冰片各为细末，青盐、五倍子共轧为细末，另取大枣十两，煮烂，去核取肉，与上药末搓揉为丸。用白绸一寸五分方块、做成袋，将药装袋内，以白线扎紧。每次一丸，同时将药袋纳入阴道内，留线在外，三日一换。

【功用】去湿止痒。

【主治】湿热下注引起的妇人阴痒、带下。

【宜忌】外用药品，切勿内服。

千金止带散

【来源】《全国中药成药处方集》（重庆集）。

【组成】熟地二两　光条二两　茯苓一两　杜仲一两　白果一两　乌贼骨一两　于术二两　广皮三两　苍术一两　酒芍一两五钱　煅牡蛎一两五钱　远志肉五钱　枣仁一两

【用法】上为细末。每日二次，每次重者五钱，轻者二至三钱。

【主治】妇女白带。

乌鸡白凤丸

【来源】《全国中药成药处方集》（天津方）。

【组成】人参（去芦）　鹿角胶　生白芍各八斤　当归九斤　生牡蛎三斤　甘草二斤　生黄耆二斤　鳖甲（醋制）四斤　丹参　香附（醋制）各八斤　天冬四斤　桑螵蛸三斤　乌鸡三十二只（去净毛、肠子、爪尖，净重不得低于四十二斤）

【用法】上药用绍兴酒八十四斤装罐内（或不生锈的桶亦可），将罐口封固，隔水蒸煮，至酒尽为度；再将以下鹿角霜三斤，熟地十六斤，生地十六斤，川芎四斤，银柴胡一斤十两，芡实（麸炒）四斤，生山药八斤，轧成粗末，再和所蒸的药料共和一起，搅匀晒干，共为细末，炼蜜为丸，三钱五分重，蜡皮或蜡纸筒封固。每服一丸，白开水送下。

【主治】妇女血虚，月经不调，经期腹痛，白带淋漓，腰腿疼痛，肢体浮肿，产后身体衰弱，出虚汗发烧。

玉液金丹

【来源】《全国中药成药处方集》（北京方）。

【组成】杜仲二两四钱　生地　黄芩各一两一钱　沙苑子二两　蕲艾八钱（炭）　建莲子五两八钱　当归八钱　肉苁蓉二两一钱　远志二两四钱　山药五两六钱　砂仁二两　山楂八钱　益母草六两　甘草二两八钱　白芍一两四钱　羌活八钱　麦冬二两二钱　贝母二两　紫丹参三两八钱　血余八钱（炭）　菟丝子二两八钱　续断八钱　枳壳二两八钱　紫豆蔻仁一两一钱　香附二两二钱（炙）　川芎二两二钱　半夏曲一两　茯苓八钱　款冬花二两　旋覆花二两　荜茇二两　党参二两　川楝子二两　栀子二两　黄连二两　黄耆二两　于术二两　藏红花一两　厚朴一两　琥珀一两　沉香六钱　人参一两（去芦）　红枣十六两（去核）　阿胶八两　山茱萸二两　鹿角胶二两　覆盆子一两　桑螵蛸一两　五倍子一两　巴戟天一两　鸡血藤四两　仙鹤草二两　龟版胶二两　海螵蛸二两　旱莲草二两　红月季花一百朵

【用法】上为细末，炼蜜为丸，重二钱，蜡皮封固。每服一丸，一日二次，温开水送下。

【功用】益气，舒郁，调经。

【主治】妇女暴怒郁结，胸肋窜痛，经期不准，白带过多。

【宜忌】孕妇忌服。

白带丸

【来源】《全国中药成药处方集》（天津方）。

【组成】当归四两　生白芍三两　野党参（去芦）二两　焦白术三两　茯苓（去皮）四两　椿皮（醋炒）二两　鹿角霜三两　故纸（盐炒）二两　芡实（麸炒）四两　海螵蛸　香附（醋制）各三两　肉桂（去粗皮）一两　陈皮　杜仲炭（盐炒）　续断　甘草各二两　木通一两五钱　吴萸（甘草水制）二两

【用法】上为细末，凉开水为小丸，每斤丸药用桃胶二钱化水，滑石三两上衣，二钱重装袋。每服一袋，白开水送下。

【功用】温经散寒，利湿止带。

【主治】湿寒白带，淋漓不止，经期腹痛，血寒经闭，不思饮食，四肢倦怠，精神不振。

白带散

【来源】《全国中药成药处方集》（昆明方）。

【组成】于术十六两　淮药十六两　苍术六两　茯苓十两　猪苓六两　党参六两　杜仲八两　故纸六两　天雄八两　干姜六两　黄耆十两　柴胡十两　广皮四两　益智六两　薏米六两　甘草三两　白果三两

【用法】上为末。每服二钱半，开水送下，早晚各一次。

【主治】湿盛带下，腰痠肢软。

【宜忌】烦热无白带者忌服。

妇女香身丹

【来源】《全国中药成药处方集》（沈阳方）。

【组成】沉香　大黄　藿香　红花　檀香　青木香　甘松各二钱　细辛一钱　槟榔三钱　香附五钱　甘草　白芷　当归各一两　麝香五分　芎藭八钱　豆蔻五钱　藁本八钱　防风五钱　龙脑三分　公丁香四钱

【用法】上为极细末，炼蜜为丸，一钱重。每服一丸，每日服三次，饭后两小时，白开水送下。

【主治】腋臭狐臊，口臭气秽，白带白浊，恶气熏人。

【宜忌】孕妇勿服。

妇宝宁坤丸

【来源】《全国中药成药处方集》（杭州方）。

【组成】吉林人参二钱　大熟地五钱　制香附五钱　紫苏叶二钱五分　大生地五钱　驴皮胶二钱五分　全当归五钱　广橘红五钱　川牛膝二钱　于术五钱　沉香一钱　川芎五钱　台乌药五钱　西砂仁一钱五分　炒黄芩五钱　西琥珀二钱五分　白茯苓五钱　广木香二钱五分　炙甘草一钱五分　东白芍五钱　益母草三两

【用法】各取净粉，用柏子仁一两，煎汤去滓，和炼白蜜为丸，每重三钱，蜡壳封固。每服一丸，开水化服。

【功用】调经种子，养血安胎。

【主治】妇人气血两亏，月经不调，崩漏带下，诸虚百损，久不受孕，一切胎前产后诸病。

坤顺丸

【来源】《全国中药成药处方集》（南京方）。

【别名】参茸济阴坤顺丸。

【组成】鹿茸四两　五灵脂四两　石柱参二两　紫丹参三两　龟版胶三两　延胡索三两　鹿角胶三两　淡黄芩三两　阿胶四两（炒珠）　川断三两　潞党参五两　川芎四两　炙黄耆五两　醋制香附三两　西当归六两　炙甘草三两　大熟地十两　广郁金二两　川贝母六两　春砂仁二两　菟丝子六两　白芍三两　枸杞子五两　大黄炭三两　白茯苓五两　陈皮四两　白术五两　上肉桂一两五钱

【用法】将熟地煮烂，和蜜为大丸，每粒三钱，蜡壳封固。每服一丸，开水和下。

【功用】益气，调经。

【主治】妇女血气不足，腹冷腹痛，形寒，头晕，带下，腰痠，经水不调。

固本膏

【来源】《全国中药成药处方集》（天津方）。

【组成】生杜仲　甘草　紫梢花　生茴香　熟地各二两二钱　生附子一两一钱　怀牛膝　大茴香各二两二钱　冬虫草九钱　菟丝子　生地　生故纸各二两二钱　海马一钱　续断　天麻　蛇床子苁蓉各二两二钱　羊腰子一对

【用法】上药用香油十五斤，炸枯去滓，滤净，炼至滴水成珠，再入漳丹九十两搅匀成膏；每十五斤膏药油兑：雄黄面、乳香面各四钱，母丁香面一两，肉桂面二两二钱，广木香面五钱，生龙骨面六钱，没药面四钱，阳起石面二钱，生赤石脂面四钱，搅匀；所制膏药，每大张净油一两，小张净油半两。外贴，男子贴肾俞穴，妇女贴脐上。

【功用】滋补散寒，固精止痛。

【主治】身体虚弱，梦遗滑精，偏坠疝气，腰痠腿软，妇女经痛带下，腹疼腹胀。

【宜忌】孕妇忌贴。

金不换膏

【来源】《全国中药成药处方集》（沈阳方）。

【组成】栀子 防风 良姜 海风藤 灵仙 牛膝 熟地 桃仁 柴胡 白鲜皮 全虫 枳壳 白芷 甘草 黄连 细辛 白芍 玄参 猪苓 前胡 麻黄 桔梗 僵蚕 升麻 地丁 大黄 木通 橘皮 川乌 生地 香附 双花 知母 薄荷 当归 杜仲 白术 泽泻 青皮 黄柏 杏仁 黄芩 穿山甲 蒺藜 天麻 苦参 乌药 羌活 半夏 茵陈 浙贝 加皮 续断 山药 桑皮 白及 苍术 独活 荆芥 芫花 藁本 连翘 远志 草乌 坤草 五倍子 天南星 何首乌 大风子各一两

【用法】香油十斤熬枯去滓，滴水成珠时再入黄丹五斤，乳香、没药、血竭、轻粉、樟脑、龙骨、海螵蛸、赤石脂各一两，梅片五钱，麝香五钱，为细末，另兑搅匀。随证按穴摊贴之。

【功用】舒筋通络，驱风散寒，调经止痛。

【主治】腰痛瘫痪，关节疼痛，麻痹不仁，心腹诸痛，男子遗精，女子带下，虚冷泄泻，月经崩漏，疟疾，疝气，偏正头痛，寒湿脚气。

保孕丹

【来源】《全国中药成药处方集》（抚顺方）。

【组成】当归 香附炭 白人参 熟地 茯苓 广砂 川断各一两 白术四两 杜仲炭 艾炭 贡胶 陈皮 益母草各八钱

【用法】上为细末，炼蜜为丸，每丸二钱重。每服一丸，早、晚二次，大枣水送下。

【功用】补血安胎。

【主治】流产，妊娠漏血，腹痛腰酸，跌闪伤胎，妊妇腰痛白带。

鹿茸丸

【来源】《全国中药成药处方集》（昆明方）。

【组成】洋参一两 鹿茸一两 熟地二两 大云一两五钱 当归二两 黄耆二两 枣仁八钱 淮药一两 于术三两 枸杞三两 巴戟二两 菟丝一两五钱 枣皮八钱 天雄二两 杜仲二两 茯苓一两 远志八钱 淮膝五钱 五味一两 菖蒲五钱 车前四钱 大枣一两 川姜六钱 泽泻四钱 朱砂二两 甘草一两

【用法】上为末，炼蜜为丸，外装蜡壳封固。每服一丸，幼童减半，早、晚用开水各服一次。

【主治】病后体虚，心脏衰弱，怔忡惊悸，遗精，妇人带下。

【宜忌】感冒及一切热症忌服；忌酸冷食物。

鹿茸膏

【来源】《全国中药成药处方集》（沈阳方）。

【组成】麻油一斤四两 甘草二两 芝麻四两 紫草二钱 天门冬 寸冬 远志 生地 熟地 牛膝 蛇床子 虎骨 菟丝子 鹿茸 苁蓉 川断 紫梢花 木鳖子 杏仁 谷精子 官桂各三钱 黄丹五两 松香八两 硫黄 雄黄 龙骨 赤石脂（各为末）各二钱 乳香 没药 木香 母丁香（各为末）各五钱 蟾酥 麝香 阳起石各二钱 黄片一两

【用法】将甘草入麻油内，熬至六分，下诸药：第一下芝麻；第二下紫草；第三下天门冬、寸冬、官桂等十七味，文武火熬至枯黑色，去滓，下黄丹；第四下松香，使槐柳枝不停搅，滴水不散；第五下硫黄、雄黄、赤石脂，再上火熬半小时；第六下乳、没、木香、丁香再熬，离火放温；第七下蟾酥、麝香、阳起石，滴水不散；第八下黄片。用瓷罐盛之，以烛封口，入水浸三日，去火毒，用红绢摊贴之。每日一帖，贴脐上。

【功用】滋补强壮，生精补肾。

【主治】五劳七伤，半身不遂，腹痛疝气，阳痿早泄，妇女白带，腰痛崩漏，虚冷腹痛。

锁阳丸

【来源】《全国中药成药处方集》（抚顺方）。

【组成】芡实 桑螵蛸 牡蛎 锁阳 云苓 莲须 龙骨 丹皮 鹿角霜 山药 山萸 泽泻各四两 柏子仁一两

【用法】上为细末，炼蜜为丸，二钱重。每服一丸，白水送下，一日三次。

【功用】涩精补肾。

【主治】心肾两虚，肾气不固，精自滑脱，心动自流，精冷精薄；妇女白带，腰痠体软，头晕目眩，耳鸣心跳；老人小儿遗尿。

【宜忌】忌辛辣物。

暖宫丸

【来源】《全国中药成药处方集》（哈尔滨方）。

【组成】香附六两　艾炭　当归　黄耆各三两　吴萸三钱　白芍　川芎各二两　川断一两半　熟地一两　贡桂五钱

【用法】上为细末，炼蜜为丸，每丸重二钱。每服一丸，经血寒者，红糖水为引，其它均白水送下，日服二、三次。

【主治】子宫寒冷，经血衍期，腹痛结块，腰腿疼痛，久不生育；肝郁气滞，气结胸脘，胸脘胀痛，纳少嗳气；积湿浸滞，带脉不宣，湿浊下注，带下白滑，腰酸腹痛，面苍体软；痛经气滞，白带。

白带片

【来源】《中药制剂手册》。

【组成】白术（土炒）十五两　车前子十两　泽泻十两　椿根皮十两　茯苓十两

【用法】将白术等五味用煮提法提取三次，取上清液浓缩成膏约十五两，放冷。另取淀粉六两，掺入放冷的浓缩膏内搅拌成软材，制成颗粒，加入2%～3%滑石粉约5钱，混合均匀，压片，包滑石粉糖衣，打光，每片重约0.2克。每服6至8片，温开水送下，一日二三次。

【功用】补脾燥湿。

【主治】脾虚、湿热下注引起的白浊、带下及崩漏。

治带片

【来源】《妇产科学》。

【组成】金樱子　墓头回　知母　苍术　苦参

【用法】制成片剂。每服5片，一日三次。

【主治】湿毒带下。

止带汤

【来源】《中医症状鉴别诊断学》。

【组成】龙胆草　黄柏　生地　当归　赤芍　椒目　甘草

【功用】清热除湿。

【主治】湿热白带。带下色乳白，呈凝乳块状（或豆腐渣状），气味腥秽，外阴异常瘙痒，或兼阴道刺痛，苔薄白或黄腻，脉象濡数。

补肾止带汤

【来源】《中医症状鉴别诊断学》。

【组成】鹿角霜　紫石英　菟丝子　续断　白术　茯苓　当归　白芍　女贞子　乌贼骨

【功用】温肾健脾，固涩止带。

【主治】肾虚白带。

补脾止带汤

【来源】《中医症状鉴别诊断学》。

【组成】白术　泽泻　女贞子　乌贼骨

【主治】脾虚白带。带下绵绵，质粘，劳累后更甚，每兼有浮肿或腹胀。

金樱子粥

【来源】《药粥疗法》引《饮食辨录》。

【组成】金樱子10～15克　粳米（或糯米）1～2两

【用法】先煎金樱子，取浓汁，去滓，用粳米或糯米煮粥。每天分二次温服，以2～3天为一疗程。

【功用】收涩、固精、止泻。

【主治】滑精遗精，遗尿，小便频数；脾虚久泻，妇女带下病，子宫脱垂等。

【宜忌】感冒期间以及发热的病人不宜食用。

【方论】金樱子味酸涩，性平无毒，入肾、膀胱、大肠经。《蜀本草》说能治脾泄，下痢，止小便利，涩精气。《滇南本草》：治日久下痢，血崩带下，涩精遗泄。中医认为，脾气虚则久泻不止，膀胱虚寒则小便不禁，肾气虚则精滑自遗，金樱子入三经而收敛虚脱之气，所以治疗上述病证有很好的效果。

止带汤

【来源】《临证医案医方》。

【组成】桑螵蛸　海螵蛸　生龙骨各9克　生牡蛎24克　莲须6克　白果10克　菟丝子12克　沙苑子9克　桑寄生30克　薏苡仁18克　茯苓　川续断各12克

【功用】固肾，利湿，收涩。

【主治】虚寒带下，白带清稀量多、久不止，腰酸腿软，舌苔白腻，脉濡。

【方论】方中菟丝子、沙苑子、桑寄生、川续断固肾；桑螵蛸、海螵蛸、生龙骨、生牡蛎、莲须、白果收涩止带；茯苓、薏苡仁利湿。

消炎止痛汤

【来源】《临证医案医方》。

【组成】杭白芍18克　醋柴胡6克　当归身6克　元胡9克　盐橘核6克　盐荔枝核6克　川楝子9克　香附9克　青皮9克　陈皮9克　小茴香3克　艾叶6克

【功用】消炎理气，养血活血，温暖下元。

【主治】慢性附件炎，盆腔炎。少腹痛，腰痠，带下增多。

妇炎净胶囊

【来源】《中国药典》。

【组成】苦参　地胆草　当归　鸡血藤　两面针

【用法】上药制成胶囊，每粒装0.4g。口服，1次3粒，每日3次。

【功用】清热祛湿，行气止痛。

【主治】湿热带下，月经不调，痛经；附件炎，盆腔炎，子宫内膜炎。

【宜忌】孕妇慎用。

止带固本汤

【来源】《首批国家级名老中医效验秘方精选》。

【组成】山药15克　白芍20克　人参15克　炙黄芪20克　鹿角30克　龟版15克　龙骨30克　牡蛎30克　五倍子15克　升麻3克

【用法】每剂煎二次，早晚各服一次。

【功用】调理冲任，止带固本。

【主治】妇女白带，久而不愈，渐致虚怯。

【加减】如月经先期者，加当归、黄芩、黄连；月经后期者加香附、丹参；有瘀血者，加桃仁、红花。

【验案】李某，34岁。月经素患不调，近尤白带绵绵不断、肤色皑白，精神疲倦，四肢清冷，腰部疼痛而有冷感，大便溏薄，小便清长，苔薄白，脉沉微细。此乃脾肾两虚，寒湿并重，冲任不固，带失约束，脉证如此，虚弱至极，师本方之义，法当健脾去湿，温肾升阳，以固冲任而止带下。处方：炙黄芪、炙党参各15克，当归、大熟地、川杜仲各10克，苍、白术各12克，芡实米24克，乌贼骨、淮山药各10克，煅龙、牡各30克，木槿花10克，鹿角霜4.5克，补骨脂10克，云茯苓12克。二诊：上方连服八剂，脉象较前略明，血气初得补养，虚象尚存，仍宜补益气血，温暖脾肾。处方：炙党参、当归、杭芍各15克，川芎6克，熟地12克，白术、杜仲、补骨脂、乌贼骨、茜草各10克。三诊：带下已止，经期亦随之正常，但经至头昏，色淡量少，脉犹虚缓，仍拟培养气血以调补之。处方：当归、杭芍、炙黄芪、炙党参、茯神各12克，阿胶（烊）6克，炒枣仁4.5克，陈皮、炙草各6克，蕲艾10克，砂仁4.5克，益母草10克，大枣3枚，三剂。

健脾止带方

【来源】《首批国家级名老中医效验秘方精选》。

【组成】白术50克　泽泻10克　女贞子20克　乌贼骨25克

【用法】药物用水浸泡后，文火煎二次，取汁300毫升，分两次服。

【功用】健脾利湿，养阴止带。

【主治】脾气虚弱（体虚）引起的白带症。

【加减】若带下量多，清稀如水者，可加鹿角霜10克；兼浮肿者，加益母草30克；兼食欲不振者，加陈皮10克；兼血虚者，加当归10克，白芍10克。

【宜忌】本方只适用于身体虚弱所引起的白带症，至于生殖器炎症或肿瘤引起的白带多则不宜用之。

【验案】张某，女，43岁。苦于白带朝夕不止，已10余日，且面色皑白，身体倦怠，头晕腰痛，小便清长，诊其脉沉缓，舌苔薄白。此乃脾肾阴虚，气血下陷也。法宜温肾健脾，升阳固脱，处方：白术 50 克，党参 20 克，泽泻 10 克，柴胡 6 克，升麻 3 克，乌贼骨 20 克，川断 10 克，鹿角霜 10 克，龙骨 15 克，牡蛎 15 克。服六剂后，带下基本已止，诸症悉减，再续服十剂，巩固疗效，后随访未见复发。

子宫锭

【来源】《部颁标准》。

【组成】乳香（制）9.9g 儿茶 10.8g 钟乳石 13.2g 硼砂 1.2g 硇砂 1.05g 蛇床子 4.2g 没药（制）9g 雄黄 13.2g 血竭 7.5g 红丹 46.5g 冰片 1.2g 麝香 1.2g 白矾 585g

【用法】制成锭剂，每锭重 1.2g 或 1.5g，密闭，置阴凉干燥处。外用，纳入阴道内或遵医嘱。

【功用】活血化瘀，化腐生肌，消肿止痛，燥湿收敛，解毒杀虫。

【主治】妇女带下，阴痒及不孕症。

【宜忌】外用药，切勿入口，未婚者忌用。

白带片

【来源】《部颁标准》。

【组成】白术（麸炒）182g 泽泻 121g 茯苓 121g 车前子 121g 椿皮 121g

【用法】制成糖衣片，密封。口服，1 次 6 片，每日 2 次。

【功用】健脾燥湿。

【主治】白浊带下，大便溏泻。

妇良片

【来源】《部颁标准》。

【组成】当归 75g 熟地黄 75g 续断 75g 白芍 75g 山药 75g 白术 75g 地榆（炒）75g 白芷 75g 牡蛎（煅）75g 海螵蛸 75g 阿胶（海蛤粉炒珠）75g 血余炭 50g

【用法】制成糖衣片，密封。口服，1 次 4～6 片，每日 3 次。

【功用】补血健脾，固经止带。

【主治】血虚脾弱，带下质清，崩漏色淡，经后少腹隐痛，头昏目眩，面色无华。

【宜忌】带下腥臭、色红暴崩、紫色成块及经前、经期腹痛病人慎服。

妇炎康片

【来源】《部颁标准》。

【组成】赤芍 60g 土茯苓 100g 三棱（醋炙）60g 川楝子（炒）60g 莪术（醋炙）60g 延胡索（醋炙）60g 芡实（炒）100g 当归 100g 苦参 60g 香附（醋炙）40g 黄柏 60g 丹参 100g 山药 120g

【用法】制成糖衣片，密封。口服，1 次 6 片，每日 3 次。

【功用】活血化瘀，软坚散结，清热解毒，消炎止痛。

【主治】慢性附件炎、盆腔炎、阴道炎、膀胱炎、慢性阑尾炎、尿路感染。

妇科白带片

【来源】《部颁标准》。

【组成】白术（炒）191g 苍术 50g 陈皮 96g 荆芥 96g 党参 41g 甘草 19g 柴胡 11g 山药 382g 车前子（炒）57g 白芍（炒）96g

【用法】制成糖衣片，密封。口服，1 次 4～5 片，每日 2 次。

本方制成膏剂，名"妇科白带膏"。

【功用】健脾舒肝，祛湿止带。

【主治】脾虚湿盛，白带连绵，腰腿酸痛。

花红片

【来源】《部颁标准》。

【组成】一点红 白花蛇舌草 地桃花 白背桐 桃金娘根 菥蓂子 鸡血藤

【用法】制成糖衣片，密封。口服，1 次 4～5 片，每日 3 次，7 天为 1 疗程，必要时可连服 2～3 疗程，每疗程之间休息 3 天。

本方制成颗粒剂，名"花红颗粒"。

【功用】清热利湿，祛瘀止痛。

【主治】湿热型的妇女带下，月经不调，痛经等症，以及子宫内膜炎，附件炎，盆腔炎等妇科炎症。

复方白带丸

【来源】《部颁标准》。

【组成】白术（麸炒）60g　柴胡15g　莲须18g　墓头回30g　牡蛎18g　龙骨18g　人参30g　甘草（炙）30g　鸡冠花30g　陈皮15g　山药60g　茯苓36g　当归（酒制）30g　补骨脂（盐炒）30g　芡实（炒）30g

【用法】制成大蜜丸，每丸重6g，密闭，防潮。口服，1次1丸，每日2~3次。

【功用】健脾益气，固肾止带。

【主治】脾肾两虚，带下。

盆炎净颗粒

【来源】《部颁标准》。

【组成】忍冬藤50g　鸡血藤50g　狗脊50g　蒲公英20g　益母草20g　车前草20g　赤芍12g　川芎12g

【用法】制成冲剂，每袋装12g（相当于原药材23.4g），密封。开水冲服，1次12g，每日3次。

【功用】清热利湿，和血通络，调经止带。

【主治】湿热下注，白带过多，盆腔炎见以上证候者。

除湿白带丸

【来源】《部颁标准》。

【组成】党参80g　白术（麸炒）100g　山药100g　白芍50g　芡实50g　车前子（炒）50g　白果仁50g　苍术30g　陈皮30g　当归30g　荆芥（炭）15g　柴胡12g　黄柏（炭）12g　茜草12g　海螵蛸40g　牡蛎（煅）40g

【用法】水泛为丸，每20丸重1g，密封。口服，1次6~9g，每日2次。

【功用】除湿健脾。

【主治】脾虚，湿盛白带。

调经白带丸

【来源】《部颁标准》。

【组成】党参52g　鱼鳔（制）21g　艾叶（醋制）26g　龙骨26g　牡丹皮21g　玉竹26g　仙茅26g　白芍31g　淫羊藿16g　女贞子26g　芡实21g　补骨脂16g　泽泻26g　制何首乌33g　锁阳（蒸）16g　桑寄生（盐制）31g　木瓜26g　石斛10g　菟丝子（盐水制）31g　阿胶26g　牛膝26g　龟甲（醋制）52g　牡蛎（煅）26g　当归52g　金樱子21g　茯苓39g　山药31g　续断26g　磁石（煅）31g　木香21g　陈皮21g　覆盆子26g　五味子16g　北沙参20g

【用法】制成大蜜丸，密封。口服，1次9~5g，每日2次。

【功用】调经补血，滋肾养阴。

【主治】月经不调，白带多，腰膝酸痛等。

温经白带丸

【来源】《部颁标准》。

【组成】鹿角霜（醋炒）150g　牡蛎（煅）143.8g　莲须62.5g　陈皮（制）62.5g　龙骨（煅）62.5g　黄柏（盐炒）50g　白术（土炒）87.5g　厚朴（姜制）50g　核桃仁14.1g　茯苓87.5g　赤芍50g　车前子（炒）62.5g　柴胡37.5g　苍术（麸炒）62.5g

【用法】制成水蜜丸或大蜜丸，大蜜丸每丸重9g，密封。口服，水蜜丸1次6~9g，大蜜丸1次1丸，每日2次。

【功用】温经散寒，祛湿，固涩止带。

【主治】湿注带下，月经不调，头晕眼花，腰酸胸闷。

【宜忌】忌生冷食物。

二、白　崩

白崩，亦称"阴崩"，是指带下如米泔水或如胶粘，日夜津流量大，状如崩冲的病情，为五崩之一。《脉经》五崩曰："白崩者形如涕"，宋·齐仲甫《女科百问》又言："受冷而白者，谓之阴崩"，实为质稀如水的白带。《诸病源候论·白崩候》："白崩者，是劳伤胞络，而气极所为。肺主气，气极则肺虚冷也。肺脏之色白，虚冷劳极，其色与胞络之间秽液相挟，崩而下，为白崩也。"后人多纳入白带门中论治。

马蹄丸

【来源】《备急千金要方》卷四。

【组成】白马蹄 禹余粮各四两 龙骨三两 乌贼骨 白僵蚕 赤石脂各二两

【用法】上为末，炼蜜为丸，如梧桐子大。每服十丸，酒送下。不知，加至三十丸。

【主治】白漏不绝。

【方论】《济阴纲目》：马蹄得乾金在下之健体而入肝；僵蚕得燥金之刚气而制木；余粮、赤石脂以固血之脱；龙骨、乌贼以固气之脱。盖肝主疏泄而藏血，疏泄者气脱，气脱则血不藏。以金平之，而健其升；以血涩之，而固其气，宜其为治漏之要药也。

马蹄屑汤

【来源】《备急千金要方》卷四。

【别名】白马蹄散（《太平圣惠方》卷七十三）、马蹄汤、马蹄屑散（《圣济总录》卷一五二）。

【组成】白马蹄 赤石脂各五两 禹余粮 乌贼骨 龙骨 牡蛎各四两 附子 干地黄 当归各三两 甘草二两 白僵蚕一两

【用法】上锉。以水二斗，煮取九升，分六服，一日三次。

【主治】
1. 《备急千金要方》：白漏不绝。
2. 《圣济总录》：妇人经血不定。

白术散

【来源】《太平圣惠方》卷七十三。

【组成】白术一两 艾叶一两（微炒） 附子一两（炮裂，去皮脐） 芎䓖三分 阿胶一两（捣碎，炒令黄燥） 桂心一两 白石脂一两 白矾灰一两 乌贼鱼骨二两（烧灰） 熟干地黄一两 吴茱萸半

两（汤浸七遍，焙干，微炒） 伏龙肝一两 当归三两（锉，微炒）

【用法】上为细散。每服二钱，食前以热酒调下。

【主治】妇人白崩，脐腹冷痛，四肢不和，面无颜色。

当归散

【来源】《太平圣惠方》卷七十三。

【组成】当归二两（锉，微炒） 木香一两 桂心一两 川芎一两 鹿角胶一两（捣碎，炒令黄燥） 干姜一两（炮裂，锉） 龙骨一两 续断一两 附子一两（炮裂，去皮脐）

【用法】上为细散。每服二钱，食前以热酒调下。

【主治】妇人白崩，脾下疼痛不止。

牡蛎散

【来源】《太平圣惠方》卷七十三。

【组成】牡蛎一两（烧为粉） 熟干地黄一两 龙骨一两 蒲黄一两 阿胶一两（捣碎，炒令黄燥） 干姜一两（炮裂，锉）

【用法】上为细散。每服二钱，食前以艾叶汤调下。

【主治】妇人白崩不止，面色黄瘦，脐下冷痛。

禹余粮散

【来源】《太平圣惠方》卷七十三。

【组成】禹余粮一两（烧，醋淬七遍） 桂心三两 芎䓖一两 当归一两（锉，微炒） 乌贼鱼骨一两（烧灰） 附子（炮裂，去皮脐） 白矾二两（烧令汁尽）

【用法】上为细散。每服二钱，食前以热酒调下。

【主治】妇人白崩久不止。

鹿角胶散

【来源】《太平圣惠方》卷七十三。

【组成】鹿角胶一两（捣碎，炒令黄燥） 鹿茸一两（去毛，涂酥炙微黄） 乌贼鱼骨一两（烧灰） 当归一两（锉，微炒） 龙骨一两 白术一两

【用法】上为细散。每服二钱，食前以热酒调下。

【主治】妇人白崩不止。

槐耳丸

【来源】《鸡峰普济方》卷十五。

【别名】槐耳白蔹丸（原书卷十七）。

【组成】槐耳　白蔹　艾叶　蒲黄　白芷各一两　黄耆　人参　续断　禹余粮　当归　橘皮　茯苓　猬皮　干地黄各三两　牛角䚡　马白蹄各四两　猪后悬蹄二十一个

【用法】上为细末，酒煮面糊为丸，如梧桐子大。每服二十丸，空心酒送下，一日二服。

【主治】女人白崩，及痔病连血脏，服诸药不愈者，及崩漏。

豆花散

【来源】《世医得效方》卷十五。

【组成】白扁豆花（焙干，紫者不用）

【用法】上为末。炒米煮饮，入烧盐少许，空心数服。

【主治】妇女白崩不止。

既济丹

【来源】《孙氏医案》卷一。

【组成】鹿角霜　当归　白茯苓各二两　石菖蒲　远志各一两五钱　龙骨　白石脂各一两　益智仁五钱

【用法】上为末，干山药打糊为丸，如梧桐子大。每服七八十丸，空心白汤送下。

【主治】妇女久患白带，变为白崩。

白附丸

【来源】《医略六书》卷二十六。

【组成】白附子二两（盐水炒黑）　黑附子二两（盐水炒）　黄狗头骨四两（炙灰）

【用法】上为末，炼蜜为丸，每服一二钱，米饮送下。

【主治】白崩经久，脉微者。

【方论】寒湿袭虚，带脉不固，而白带淫溢特甚，故曰白崩焉。黑附子补火燥湿，白附子燥湿升阳，黄狗头骨壮阳涩脱，以固白崩也。蜜以丸之，饮以下之，使阳气内充，则寒湿外散，而冲任清和，带脉无不完固，何有白带溢甚，谓白崩之患乎！

断下丸

【来源】《妇科不谢方》。

【组成】头二蚕沙（炒）三两　黄荆子（炒）二两　海螵蛸（研，去甲）一两　樗根白皮一两

【用法】上为末，面糊为丸。午后服。

【功用】燥中宫之湿。

【主治】湿热白崩。

三、五色带下

五色带下，又名带五色俱下，是指带下病之带色杂陈之状。《诸病源候论·妇人杂病诸候》中还有五色带下的记载，有青、赤、黄、白、黑五色名候，指出五脏俱虚损者，为五色带俱下："带下病者，由劳伤血气，损伤冲脉任脉，致令其血与秽液兼带而下也。冲任之脉，为经脉之海。经血之行，内荣五脏，五脏之色，随脏不同。而五脏俱虚损者，其五色随秽液而下，为带五色俱下。"而《医宗金鉴·妇科心法要诀》指出若胞宫内溃则所下之物杂见五色者是危证也。《血证论》：

"妇人面色青黄，肢体消瘦，心战腰酸，时下浊物，其物黄赤青白黯黑并下，是带脉之血，伤损而成，故名曰带证。古法又分白浊一条，谓带下是带脉为病，其色污杂，白浊则是心脾肾三经为病，其色纯白，而所用之方，仍相仿佛，其实同一病也，皆是带脉为病，吾为指明曰，白浊五带，所下似血非血，乃胞中之水也，此水清则为天癸，以济经血，前论详矣。此水浊则为白浊，为五带，水浊而血因以浊矣，盖带脉下系胞宫，中束人身，居身之中央，属于脾经，脾经土气冲和，则带脉

宁洁，而胞中之水清和，是以行经三日后，即有胞水，黄明如金，是肾中天癸之水，得带脉脾土之制，而见黄润之色，乃种子之的候，无病之月信也，若脾土失其冲和，不能制水，带脉受伤，注于胞中，因发带证，白浊污杂，五色带下，多因湿热蕴结下焦，积瘀成毒，损伤冲任带脉所致。"临床上以白带、黄带、赤白带为常见。

大枣汤

【来源】《医心方》卷二十一引《小品方》。

【组成】大枣一百枚　黄耆三两　胶八两　甘草一尺

【用法】以水一斗，煮取三升半，纳胶令烊，分三服。

【主治】妇人五崩，下赤、白、青、黄、黑。

当归丸

【来源】《太平圣惠方》卷七十三。

【组成】当归一两（锉，微炒）　鳖甲一两（涂醋，炙微黄，去裙襕）　川大黄一两（锉碎，微炒）白术三分　胡椒半两　诃黎勒皮三分　槟榔三分枳壳三分（麸炒微黄，去瓤）　荜茇半两

【用法】上为末，炼蜜为丸，如梧桐子大。每服三十丸，食前温酒送下。

【主治】妇人带下五色，腹痛，羸瘦食少。

阿胶散

【来源】《太平圣惠方》卷七十三。

【别名】禹余粮散（《圣济总录》卷一五二）。

【组成】阿胶一两（捣碎，炒令黄燥）　鹿茸二两（去毛，涂酥炙令微黄）　禹余粮二两（烧醋淬七遍）　牡蛎二两（微锉）　当归一两（锉，微炒）白芍药三分　蒲黄一两　乌贼鱼骨一两半（烧灰）赤石脂一两

【用法】上为细散。每服二钱，食前以温酒调下。

【主治】妇人带下五色，久不止。

柏叶散

【来源】《太平圣惠方》卷七十三。

【组成】柏叶一两（微炙）　牛角䚡二两（烧灰）芎䓖半两　禹余粮一两（烧，醋淬七遍）　黄耆一两（锉）　白芍药三分　龙骨一两　白术三分　丹参三两　枳壳一两（麸炒微黄，去瓤）

【用法】上为细散。每服二钱，食前用温酒调下。

【主治】妇人带下五色，四肢黄瘦，心烦食少。

禹余粮丸

【来源】《太平圣惠方》卷七十三。

【组成】禹余粮二两（烧，醋淬七遍）　白芍药一两　桑螵蛸一两半（微炙）　黄连一两（去须）　艾叶（微炒）一两　芎䓖三分　当归二两（锉，微炒）　川大黄二两（锉碎，微炒）　生干地黄二两白龙骨二两　阿胶一两（捣碎，炒令黄燥）

【用法】上为末，炼蜜为丸，如梧桐子大。每服三十丸，以温酒送下。不拘时候。

【主治】妇人带下五色，脐腹绞痛，渐加黄瘦，不能饮食，四肢少力。

禹余粮丸

【来源】《太平圣惠方》卷七十三。

【别名】白石脂丸（《杨氏家藏方》卷九）。

【组成】禹余粮一两（烧，醋淬七遍）　白石脂一两　龙骨一两　芎䓖三分　当归三分（锉，微炒）桂心一两　附子三分（炮裂，去皮脐）　黄耆一两（锉）　白芷半两　熟干地黄一两

【用法】上为末，炼蜜为丸，如梧桐子大。每服三十丸，食前以粥饮送下。

【主治】

1.《太平圣惠方》：妇人崩中，下五色不止，令人黄瘦，心烦不食。

2.《杨氏家藏方》：带下久虚，胞中绝伤，月水不断，积日成崩，气血虚竭，肢体黄瘦，脐腹急胀，心忪头晕，不欲饮食。

鹿茸丸

【来源】《太平圣惠方》卷七十三。

【组成】鹿茸一两（去毛，涂酥炙令黄）　白芍药三分　桑螵蛸一两（微炙）　黄连一两（去须）　艾

叶一两（微炒） 芎藭一两 当归一两（锉，微炒） 阿胶一两（捣碎，炒令黄燥） 禹余粮一两（烧，醋淬七遍）

【用法】上为末，炼蜜为丸，如梧桐子大。每服三十丸，食前以温酒送下。

【主治】妇人带下五色，久不愈，渐加黄瘦。

续断丸

【来源】《太平圣惠方》卷七十三。

【组成】续断三分 丹参三分 当归二分（锉，微炒） 白芷半两 艾叶三分（微炒） 阿胶三分（捣碎，炒令黄燥） 桑寄生三分 马兰花半两

【用法】上为末，以醋浸蒸饼为丸，如梧桐子大。每服三十丸，食前温酒送下。

【主治】妇人带下五色，久不止，脐腹绞痛。

三良散

【来源】《圣济总录》卷一五二。

【组成】吴茱萸（黑豆同炒） 寒食面 干姜（炮）各一两

【用法】上为散。每服二钱匕，食前温酒调下，一日三次。

【主治】妇人五色带下不止。

马护干散

【来源】《圣济总录》卷一五二。

【组成】马护干（烧存性）

【用法】上为细末。每服一钱匕，食前温酒调下，一日三次。

【主治】妇人带下五色。

茱萸浴汤

【来源】《杨氏家藏方》卷十六。

【别名】吴茱浴汤（《医略六书》卷二十六）。

【组成】杜仲（炒去丝） 吴茱萸（汤洗七次） 蛇床子 丁香皮 五味子各一两 木香半两 丁香半两

【用法】上锉，如麻豆大。每用半两，以生绢袋盛

之，水三大碗，煎数沸，乘热熏下部，通手淋洗，早、晚两次熏洗。

【主治】下焦虚冷，脐腹疼痛，带下五色，月水崩漏，淋沥不断。

【方论】《济阴纲目》：夫医者，意也。凡风寒由外而袭内，以至下焦生寒证者，以此方熏而散之，所谓摩之、浴之、开之、发之也。此外治法，于上热下寒，难服温补之药者宜之。

回阳丹

【来源】《兰室秘藏》卷中。

【组成】羌活 全蝎 升麻根 甘松各二分 草乌头 水蛭（炒）各三分 大椒 三奈子 荜茇 枯矾各五分 柴胡 川乌各七分 炒黄盐（为必用之药，去之则不效） 破故纸 蒜各一钱 虻虫三个（去翅足，炒）

【用法】上为细末，炼蜜为丸，如弹子大，绵裹留系在外，入丸药阴户内，一日一换。脐下觉暖为效。

【主治】

1. 《兰室秘藏》：带下。
2. 《证治准绳·女科》：下焦虚冷，脐腹疼痛，带下五色，月水崩漏，淋沥不绝。

暖宫万灵丸

【来源】《普济方》卷三二二引《德生堂方》。

【组成】川芎 当归 芍药 熟地黄 生地黄各三两 白茯苓 牡丹皮 肉桂 玄胡 黄耆 泽兰 卷柏 牛膝（酒浸） 香附子（炒） 白术 甘草 没药（另研） 吴茱萸（炒）各二两 木香一两 薯蓣 山茱萸 桂心各一两 石斛一两半（去根） 钟乳粉三分 藁本 五味子各一两

【用法】上为末，炼蜜为丸，如梧桐子大。每服三十丸，空心及晚食前以温酒送下。

【主治】冲任虚损，下元久冷，脐腹绞痛，月水不调，或前或后，或多或少，过期不来，或来时崩下，或月内再行，淋沥不止，带下五色，经脉时至，肢体倦怠，饮食不进，渐至羸瘦。及子宫久寒，不成孕。

神效三良散

【来源】《普济方》卷三三一。

【组成】吴茱萸（墨豆同炒） 寒食面 干姜（炮）各一两

【用法】上为散。每服二钱，食前温酒调下，每日三次。

【主治】妇人五色带下不止。

四、赤　带

赤带，是指在非行经期，阴道内流出赤色者。《傅青主女科》："妇人有带下而色红者，似血非血，淋沥不断，所谓赤带也。夫赤带亦湿病，湿是土之气，宜见黄白之色，今不见黄白而见赤者，火热故也。火色赤，故带下亦赤耳。"

阿胶散

【来源】《太平圣惠方》卷七十三。

【组成】阿胶半两（捣碎，炒令黄燥） 当归半两（锉，微炒） 赤芍药半两 熟干地黄半两 牡蛎半两（烧为粉）

【用法】上为细散。每服一钱，以粥饮调下，不拘时候。

【主治】妇人赤带下，腹内绞痛，四肢烦疼，不欲饮食，日渐羸瘦。

玳瑁丸

【来源】《太平圣惠方》卷七十三。

【组成】玳瑁一两 麒麟竭半两 乳香半两 没药半两 须灰（故锦）三分 续断一两 安息香半两

【用法】上为末，以蜜及安息香熬炼，和诸药末为丸，如绿豆大。每服二十丸，食前以温酒送下。

【主治】妇人赤带，下不止。

生干地黄散

【来源】《太平圣惠方》卷七十五。

【组成】生干地黄一两 茜根一两（锉） 黄芩一两 当归一两（锉，微炒） 地榆一两（锉） 甘草半两（炙微赤，锉）

【用法】上为粗散。每服四钱，以水一中盏，加竹茹一分，煎至六分，去滓，每于食前温服。

【主治】妇人赤带下不止，体瘦心烦。

白芷暖宫丸

【来源】《妇人大全良方》卷一。

【组成】禹余粮（制）一两 白姜（炮） 芍药 白芷 川椒（制） 阿胶（粉炒） 艾叶（制） 川芎各三分

【用法】上为末，炼蜜为丸，如梧桐子大。每服四十丸，米饮送下；或温酒、醋汤亦得。

【功用】暖血海，实冲任；常服温补胞室，和养血气，光泽颜色，消散风冷，退除百病，自成孕育。

【主治】子宫虚弱，风寒客滞，因而断绪不成孕育。及数尝堕胎，或带下赤色，漏下五色，头目虚晕，吸吸少气，胸腹苦满，心下烦悸，脐腹刺痛，连引腰背，下血过多，两胁牵急，呕吐不食，面色青黄，肌肤瘦瘁，寝常自汗。

牛车散

【来源】《医学集成》卷三。

【组成】白芍 牛膝各一两 前仁三钱 黄柏二钱

【主治】赤带。

清肝止淋汤

【来源】《傅青主女科》卷上。

【组成】白芍一两（醋炒） 当归一两（酒洗） 生地五钱（酒炒） 阿胶三钱（白面炒） 粉丹皮三钱 黄柏二钱 牛膝二钱 香附一钱（酒炒） 红枣十个 小黑豆一两

【用法】水煎服。

【主治】赤带。带下色红，似血非血，淋沥不断。

【方论】此方但主补肝之血，全不利脾之湿者，以赤带久为病，火重而湿轻。夫火之所以旺者，由于血之衰，补血即足以制火，且水与血合而成赤带之病，竟不能辨其是湿非湿，则湿亦尽化而为血矣。所以治血则湿亦除，又何必利湿之多事哉。此方之妙，妙在纯于治血，少加清火之味，故奏功独奇。倘一利其湿，反引火下行，转难遽效矣。方中芍以平肝，则肝气得舒，肝气舒自不克土，脾不受克，脾土自旺，是平肝正所以扶脾，又何必加人参、白术之品以致累事哉。

黄白牛车散

【来源】《辨证录》卷十一。

【组成】牛膝一两　车前子三钱　黄柏二钱　白芍一两

【用法】水煎服。

【主治】妇人忧思伤脾，又加郁怒伤肝，于是肝火内炽，下克脾土，而脾土不能运化，湿热之气，蕴结于带脉之间，肝火焚烧，肝血不藏，亦渗于带脉之内，带脉因脾气之伤，约束无力，湿热之气随气下陷，同血具下，致患赤带，似血非血。

清热四物汤

【来源】《叶氏女科证治》卷一。

【组成】熟地黄　当归（酒洗）各三钱　白芍二钱　川芎一钱　黄柏（酒炒）　牡丹皮各七分　黄连（姜汁炒）　升麻（炒）各五分

【用法】水煎服。

【主治】瘦人血虚生热，多下赤带。

秘授万灵一粒九转还丹

【来源】《疡医大全》卷七。

【别名】万灵一粒九转还丹（《中国医学大辞典》）。

【组成】真鸦片三两（冬研夏炖）　犀牛黄　真麝香各一钱二分（去毛）　百草霜九钱

【用法】上为细末，然后将白米饭二两四钱，研如糊，再下前四味，再研匀和丸，每丸重三厘，朱砂为衣，入大封筒内封固，放在翻转脚炉盖内，将包扎好草纸盖好，微微炭火烘三炷香，每炷香摇动炉盖三次，三三见九，名曰九转还丹，香完移过炉盖，待冷拆封，入瓷瓶内听用。大人每服一丸，小儿八九岁一丸作二次服，四五六七岁一丸作三次服，三岁未周一丸作四次服。

无论大人小儿，倘误多服，以浓茶饮之即解。

【主治】伤寒头痛发热，阴症身冷自汗，中风口眼歪斜，小儿急慢惊风，产后瘀血作痛，妇女经水不调，赤带，霍乱吐泻，痰结头痛，痢疾，蛊胀，久嗽，各种疼痛，痄疝，疔疮。

【宜忌】孕妇忌服。

侧柏丸

【来源】《经验女科》。

【组成】侧柏叶四两　黄芩四两

【用法】上为末，蜜为丸。每服一百丸，白汤送下。

【主治】胎前赤带如猪肝水。

芩连四物汤

【来源】《会约医镜》卷十四。

【组成】当归　白芍　生地各一钱半　川芎八分　黄芩二钱　黄连一钱　升麻五七分　丹皮一钱半

【用法】水煎，加童便服。

【主治】赤带，脉洪数而实者。

加减清心莲子汤

【来源】《顾氏医径》卷四。

【组成】石莲肉　西洋参　麦冬　地骨皮　黄芩　焦山栀　生甘草　车前子

【主治】带下。因心火不静，热传于脾，脾中湿热，蒸郁化火而为赤带者。

加味龙胆泻肝汤

【来源】《中医妇科治疗学》。

【组成】龙胆草　当归各二钱　生地三钱　泽泻二钱　木通　苡仁各三钱　柴胡一钱　黄芩栀子各三钱　莲须　赤芍各二钱　甘草一钱

【用法】水煎服。

【功用】平肝清热解郁。

【主治】带下浅红色，似血非血，胁胀或痛，口苦尿黄，舌红苔黄，脉弦数。

【加减】阴道有热感，去当归、柴胡，加贯仲三钱，阴道红肿，小便困难，去当归、柴胡、莲须，加黄连一钱、琥珀一钱；湿甚，舌苔厚腻，去生地。

五、黄　带

黄带，妇人带下色黄者。《傅青主女科》："夫湿者，土之气，实水之侵；热者，火之气，实木之生。水色本黑，火色本红，今湿与热合，欲化红而不能，欲返黑而不得，煎熬成汁，因变为黄色矣。此乃不从水火之化，而从湿化也。所以世之人有以黄带为脾之湿热，单去治脾而不得痊者，是不知真水、真火合成丹邪、元邪，绕于任脉、胞胎之间，而化此色也。单治脾何能痊乎！治宜补任脉之虚，而清肾火之炎，则庶几矣。"

易黄汤

【来源】《傅青主女科》卷上。

【组成】山药一两（炒）　芡实一两（炒）　黄柏二钱（盐水炒）　车前子一钱（酒炒）　白果十枚（碎）

【用法】水煎，连服四剂。

【功用】补任脉之虚，清肾火之炎。

【主治】黄带。带下色黄，宛如黄茶浓汁，其气腥秽。

【方论】

1.《傅青主女科》：盖山药、芡实专补任脉之虚，又能利水，加白果引入任脉之中，更为便捷，所以奏功之速也。至于用黄柏，清肾中之火也，肾与任脉相通以相济，解肾中之火，即解任脉之热矣。

2.《实用妇科方剂学》：脾虚水湿内生，郁而化热，下注前阴，发为湿热黄浓带下。方用黄柏清泄下焦湿热，车前子性专降利，二药相合，黄柏以清热，车前以利湿，热清湿去，带下自减；山药、芡实、白果健脾以固任带，脾运则湿无以滋生，任带固则湿热难以下注，故带下不作矣。全方健脾固带，清热利湿，是治疗湿热带下证的常用方。

【验案】

1. 带下病　《陕西中医》（1997，5：245）：用本方加味；芡实、白果仁、车前子、萆薢、白术、焦三仙、柴胡、黄柏、生山药、鸡冠花、生苡仁，每日1剂，水煎服；治疗带下病200例。结果：痊愈172例，好转15例，总有效率93.5%。

2. 排卵期出血　《时珍国医国药》（2006，8：1531）：用加味易黄汤治疗排卵期出血30例，并与30例口服裸花紫珠片进行对照，结果：治疗组总有效率93.3%，明显高于对照组70%。

退黄汤

【来源】《辨证录》卷十一。

【组成】山药一两　芡实一两　黄柏二钱　车前子一钱　白果一枚

【用法】水煎服。连用四剂，无不全愈。

【主治】任脉湿热，带下色黄，宛如黄茶浓汁，其气带腥。

【方论】盖山药、芡实专补任脉之虚，又能利水，加之白果引入任脉之中，更为便捷，所以奏功甚速。至所用黄柏清肾中之火，肾与任脉相通，同群共济，解肾中之火，即解任脉之热矣。

解带利湿汤

【来源】《辨证录》卷十一。

【组成】白果　茯苓各一两　泽泻　车前子　炒栀子各二钱

【用法】水煎服。

【主治】妇人任脉湿热，带下色黄，宛如黄茶浓汁，其气带腥。

益气升阳除湿汤

【来源】《中医妇科治疗学》。

【组成】沙参五钱　白术三钱　炙甘草一钱　陈皮二钱　升麻七分　柴胡一钱　云苓二钱　茅苍术二钱　焦柏一钱

【用法】水煎，温服。

【功用】升阳除湿。

【主治】带下淋漓不止，色黄质薄，气短神疲，面色㿠白，舌淡苔白，脉虚弦。

杏香兔耳风片

【来源】《部颁标准》。

【组成】杏香兔耳风

【用法】制成糖衣片，密封。口服，1次4～6片，每日3次，30天为1疗程。

【功用】清热解毒，祛瘀生新。

【主治】湿热下注之带下病，表现为白带过多，色黄稠粘；慢性宫颈炎见以上证候者。

妇炎康复片

【来源】《新药转正标准》。

【组成】败酱草　薏苡仁　川楝子　柴胡　陈皮　黄芩等

【用法】制成片剂。口服，1次5片，每日3次。

【功用】清热利湿，化瘀止痛

【主治】湿热瘀阻所致妇女带下，色黄质粘稠或如豆渣状，气臭，少腹、腰骶疼痛，舌暗苔黄腻等症，及慢性盆腔炎见上述证候者。

【宜忌】明显脾胃虚弱者慎用。

洁尔阴洗液

【来源】《新药转正标准》。

【组成】蛇床子　艾叶　独活　石菖蒲　苍术　薄荷　黄柏　黄芩　苦参　地肤子　茵陈　土荆皮　栀子　金银花

【用法】外阴、阴道炎：用10%浓度洗液（即取本品10ml加温开水至100ml混匀），擦洗外阴，用冲洗器将10%的洁尔阴洗液送至阴道深部冲洗阴道，每日1次，7天为1疗程。

【功用】清热燥湿，杀虫止痒。

【主治】妇女湿热带下。症见阴部瘙痒红肿，带下量多，色黄或如豆渣状，口苦口干，尿黄便结，舌红苔黄，脉弦数。适用于霉菌性、滴虫性及非特异性阴道炎。

【宜忌】本品系外用药，不可内服。

六、赤白带

赤白带，亦名赤白沥、赤白漏下、妇人下赤白沃等。指妇女带下，其色赤白相杂、常有味臭者。《普济方》："冷则多白，而热则多赤，冷热相交，赤白俱下。"《妇科玉尺》："赤者属血属热，热入小肠而成。若实热郁结，则为赤白兼下。"

四乌鲗骨一藘茹丸

【来源】《黄帝内经·素问》卷十一。

【组成】乌鲗骨四份　藘茹一份

【用法】二物并合，以雀卵为丸，如小豆大。每服五丸，饭前以鲍鱼汁送下。

【功用】

1.《类经》：通血脉，补肝。

2.《全国中药成药处方集》（福州方）：补奇经八脉。

【主治】

1.《黄帝内经·素问》：年少时大脱血致血枯，胸胁支满，妨于食，病至则先闻腥臊臭，出清液，先唾血，四肢清，目眩，时时前后血；或醉入房中，气竭伤肝，月事衰少不来。

2.《医学入门》：男子精竭，阳事痿弱，面无精彩。

3.《全国中药成药处方集》（福州方）：妇人气血虚弱，赤白带下，肢体羸瘦，恐成痨瘵。

【宜忌】《张氏医通》：惟金水二脏，阴虚阳扰，喘嗽失血，强中滑精者，禁用；以其专主温散，而无涵养真阴之泽也。

白马蹄丸

【来源】《备急千金要方》卷四。

【组成】白马蹄 鳖甲 鲤鱼甲 龟甲 蜀椒各一两 磁石 甘草 杜仲 萆薢 当归 续断 川芎 禹余粮 桑耳 附子各二两

【用法】上为末，炼蜜为丸，如梧桐子大。每服十丸，酒送下，加至三十丸，一日三次。

【主治】女人下焦寒冷成带下赤白。

【方论】《千金方衍义》：赤白带下积久不愈，必有瘀血留着于内，非辛温无以疗之。然血气久伤，草根木实不足以固其脱，故取异类有情之物，方得同气相感之力。白马蹄、龟、鳖、鲤鱼甲，皆厥阴、任、冲之响导，以其襄填塞罅漏之功；禹余粮、磁石专行固脱；蜀椒、川附专行温散；萆薢、桑耳，一取入肝搜风，一主漏下赤白，有散敛相须之妙。盖白马蹄专主白崩，赤马蹄专主赤崩。《本经》取治惊邪、癥瘕、乳难；《别录》取治蛔血、内崩，总取清理血室之用。桑耳凉润，善祛子脏风热，不但主漏下，并可以治寒热积聚，积聚去则不难成孕矣。其用芎、归、续断、杜仲、甘草，不过调和血气之辅助耳。

鹿茸丸

【来源】方出《备急千金要方》卷四，名见《普济方》卷三三○。

【组成】白马蹄五两 蒲黄 鹿茸 禹余粮 白马鬐毛 小蓟根 白芷 续断各四两 人参 干地黄 柏子仁 乌贼骨 黄耆 茯苓 当归各三两 艾叶 苁蓉 伏龙肝各二两

【用法】上为末，炼蜜为丸，如梧桐子大。每服二十丸，加至四十丸，空心饮送服，一日二次。

【主治】

1.《备急千金要方》：女人崩中去赤白。

2.《普济方》：妇人血伤不止，兼赤白带下不绝，面黄体瘦，渐成劳疾。

【方论】《千金方衍义》：此方温中散瘀，兼得其奥，允为调适久崩之合剂。

猪肚丸

【来源】《备急千金要方》卷二十一。

【别名】黄连猪肚丸（《三因极一病证方论》卷十）、猪肚黄连丸（《太平圣惠方》卷五十三）、猪肚儿丸（《普济方》卷一七六引《如宜方》）。

【组成】猪肚一枚（治如食法） 黄连 粱米各五两 栝楼根 茯神各四两 知母三两 麦门冬二两 《太平圣惠方》有柴胡。

【用法】上为末，纳猪肚中缝塞，安甑中蒸之极烂，接热及药，木臼中捣为丸；若强，与蜜和之为丸，如梧桐子大。随渴即饮服三十丸，加至五十丸，每日二次。

【主治】

1.《备急千金要方》：消渴。

2.《中国医学大辞典》：下元虚弱，湿热郁结，强中消渴，小便频数，甚至梦遗白浊，赤白带淋。

和经汤

【来源】《元和纪用经》。

【组成】白芍药二两 赤芍药一两 干姜半两 当归七钱半

【用法】上为末，若豆米粒。每服三方寸匕，水二升，以文火煎至半，取清汁，温服，每日四次。

【功用】温血和经。

【主治】妇人赤白带下。

黄连汤

【来源】《元和纪用经》。

【组成】黄连 白芍药 吴萸（炒）各一两

【用法】上锉。分八服，每服以水一升半，煮一升许，投阿胶一分，再煮胶消，去滓，分三次温服。一方加甘草末，艾汤调亦大验。

【主治】老小泄泻，赤白带下。

川椒丸

【来源】《太平圣惠方》卷七十三。

537

【组成】川椒一两（去目及闭口者，微炒去汗）艾叶二两（微炒）　干姜一两（炮裂，锉）　白石脂一两　川芎一分　阿胶一两（捣碎，炒令黄燥）伏龙肝一两（研入）　熟干地黄二两

【用法】上为末，炼蜜为丸，如梧桐子大。每服二十丸，食前以热酒送下。

【主治】妇人久赤白带下，胁腹冷痛。

川大黄散

【来源】《太平圣惠方》卷七十三。

【组成】川大黄一两（锉碎，微炒）　川朴消一两当归一两（锉，微炒）　桂心半两　虻虫一两（微炒，去翅足）　桃仁一两（汤浸，去皮尖双仁，麸炒微黄）

【用法】上为细散。每服二钱，临睡以温酒调下。

【主治】妇人久赤白带下，胸中有积滞。

马毛散

【来源】《太平圣惠方》卷七十三。

【别名】马尾散（《普济方》卷三三〇）。

【组成】马毛一两（烧为粉）　赤茯苓二两　牡蛎一两（烧为粉）　鳖甲一两半（涂醋，炙令黄，去裙襕）

【用法】上为细散。每服二钱，食前以温酒调下。

【主治】妇人漏下赤白久不止，成黑。

牛角䚡散

【来源】《太平圣惠方》卷七十三。

【组成】牛角䚡三两（烧灰）　桂心半两　当归半两（锉，微炒）　牛膝半两（去苗）

【用法】上为细散。每服二钱，食前以温酒调下。

【主治】妇人血气不和，赤白带下。

牛角䚡散

【来源】《太平圣惠方》卷七十三。

【组成】牛角䚡二两（烧灰）　龙骨一两　当归三分（锉，微炒）　干姜半两（炮裂，锉）　禹余粮二两（烧，醋淬七遍）　熟干地黄一两半　阿胶二两（捣碎，炒令黄燥）　续断一两　甘草半两（炙微赤，锉）

【用法】上为细散。每服二钱，以温酒调下，不拘时候。

【主治】

　　1.《太平圣惠方》：妇人崩中下五色，或赤白不止，四肢虚困，腹中时痛。

　　2.《普济方》：带下赤白，腰背痛。

艾叶散

【来源】《太平圣惠方》卷七十三。

【组成】艾叶一两（微炒）　阿胶一两（捣碎，炒令黄燥）　龙骨一两　附子三分（炮裂，去皮脐）川芎三分　当归三分（锉，微炒）　熟干地黄一两半　赤石脂一两　吴茱萸半两（汤浸七遍，焙干，微炒）　硫黄三分（细研）　缩砂半两（去皮）

【用法】上为细散。每服二钱，食前以粥饮调下。

【主治】

　　1.《太平圣惠方》：妇人赤白带下，日夜不止，身体黄瘦，不思饮食。

　　2.《圣济总录》：妇人漏下，淋漓不断。

龙骨丸

【来源】《太平圣惠方》卷七十三。

【组成】龙骨一两　乌贼鱼骨三分（烧灰）　白芍药半两　侧柏二两（微炒）　鹿茸一两（去毛，涂酥炙微黄）　熟干地黄一两半　干姜半两（炮裂，锉）

【用法】上为末，炼蜜为丸，如梧桐子大。每服三十丸，食前以粥饮送下。

【主治】

　　1.《太平圣惠方》：妇人崩中下五色，久不止者。

　　2.《普济方》：赤白带下。

白矾丸

【来源】方出《太平圣惠方》卷七十三，名见《普济方》卷三三一。

【组成】白矾灰一两　附子二两（炮裂，去皮脐）狗头骨灰二两

【用法】上为末，以软饭为丸，如梧桐子大。每服

三十丸，食前以粥饮送下。

【功用】《普济方》：补虚退冷，暖血海。

【主治】

　　1.《太平圣惠方》：妇人白带下，脐腹冷痛，面色萎黄，日渐虚损。

　　2.《普济方》：妇人血脏久冷，赤白带下。

　　3.《医学六要·治法汇》：久崩不止。

【宜忌】《普济方》：忌生冷、毒物。

白芍药散

【来源】方出《太平圣惠方》卷七十三，名见《卫生宝鉴》卷十八。

【组成】白芍药二两　干姜半两

【用法】上锉细，炒令黄色，为细散。每服一钱，食前以粥饮下。

【主治】

　　1.《太平圣惠方》：妇人带下赤白，年月深久不愈。

　　2.《卫生宝鉴》：腹脐疼痛。

龟甲散

【来源】《太平圣惠方》卷七十三。

【别名】桑寄生散（《圣济总录》卷一五二）。

【组成】龟甲一两半（涂醋，炙令黄）　桑耳一两（微炙）　当归一两（锉，微炒）　白芍药三分　乌贼鱼骨一两（烧灰）　禹余粮二两（烧，醋淬七遍）　吴茱萸半两（汤浸七遍，焙干，微炒）　柏叶一两（微炒）　桑寄生一两　芎藭三分

【用法】上为细散。每服二钱，食前以温酒调下。

【主治】妇人久赤白带下，腰腿疼痛，面色萎黄，四肢少力。

阿胶丸

【来源】《太平圣惠方》卷七十三。

【组成】阿胶一两（捣碎，炒令黄燥）　绿矾一两（烧赤）　白石脂二两　釜底墨一两　乌贼鱼骨一两（烧灰）

【用法】上为末，软饭为丸，如梧桐子大。每服三十丸，食前热酒送下。

【主治】妇人久赤白带下。

附子散

【来源】《太平圣惠方》卷七十三。

【组成】附子一两（炮裂，去皮脐）　当归一两（锉，微炒）　桂心一两　硫黄一两（研细）　硇砂一两（研细）　白矾灰一两　禹余粮一两（烧，醋淬七遍）　鹿角（尖屑）一两（炒黄）

【用法】上为细散。每服一钱，食前以温酒调下。

【主治】妇人久赤白带下，脐腹冷痛，腰膝麻疼。

禹余粮丸

【来源】《太平圣惠方》卷七十三。

【别名】吴茱萸丸（《杨氏家藏方》卷十五）。

【组成】禹余粮一两（烧，醋淬七遍）　白石脂一两　鳖甲一两（涂醋，炙微黄，去裙襕）　当归一两（锉，微炒）　狗脊一两（去毛）　白芍药一分　白术一两　附子一两（炮裂，去皮脐）　桑寄生一两　柏叶一两（微炒）　干姜一两（炮裂，锉）　厚朴一两（去粗皮，涂生姜汁，炙令香熟）　吴茱萸半两（汤浸七遍，焙干，微炒）

【用法】上为末，炼蜜为丸，如梧桐子大。每服三十丸，食前以热酒送下。

【主治】

　　1.《太平圣惠方》：妇人久赤白带下，脐腹冷连腰痛，面色黄瘦，不思饮食。

　　2.《太平惠民和济局方》：妇人带下久虚，胞络伤败，月水不调，渐成崩漏，气血虚竭，面黄体瘦，脐腹里急，腰膝疼重，肢体烦痛，心忪头眩，手足寒热。

栝楼散

【来源】《太平圣惠方》卷七十三。

【组成】栝楼一两（并皮细锉）　白矾一两（研碎）　消石一两　硫黄一两（研碎）（以上栝楼、白矾二味，于铫子内炒令黑色，然后入消石、硫黄，又同炒，令相入为度）　禹余粮五两（烧，醋淬七遍）　狗脊半分（去毛，末）　麝香一钱（细研）

【用法】上为细散。每服二钱，食前以温酒下。

【主治】妇人赤白带下，久不愈，羸困。

桑耳散

【来源】《太平圣惠方》卷七十三。

【别名】桑耳续断散（《圣济总录》卷一五二）。

【组成】桑耳一两（微炒）　丹参一两　续断三分　川芎三分　柏叶三分（炙微黄）　熟艾三分（焙微黄）　鹿茸一两（去毛，涂酥炙微黄）　牡蛎一两（烧为粉）　地榆三分（锉）　阿胶一两（炙令黄燥）　刺蓟根三分　龟甲一两（涂醋炙令黄）　赤石脂一两　当归三分（锉，微炒）　槲叶一两　熟干地黄一两　牛角䚡一两（炙令微黄）

　　　方中龟甲，《圣济总录》作"鳖甲"。

【用法】上为细散。每服二钱，食前以温酒调下。

【主治】妇人赤白带下，无问远近。

桑耳散

【来源】《太平圣惠方》卷七十三。

【组成】桑耳一两（微炒）　白芍药二分　黄耆二两（锉）　肉豆蔻一两（去壳）　阿胶一两（捣碎，炒令黄燥）　熟干地黄一两　当归一两（锉，微炒）　蒲黄半两　桔梗一两（去芦头）

【用法】上为细散。每服二钱，食前以粥饮调下。

【主治】妇人赤白带下。

黄耆丸

【来源】《太平圣惠方》卷七十三。

【组成】黄耆一两半（锉）　龙骨一两　当归一两（锉，微炒）　桑寄生一两　鹿茸一两（去毛，涂酥，炙令黄）　地榆一两（锉）　干姜三分（炮裂，锉）　木香一两　代赭一两　白石脂一两　赤石脂一两　人参一两（去芦头）　艾叶一两（微炒）　芎藭一两　卷柏一两半（微炙）　诃黎勒皮一两　熟干地黄一两半

【用法】上为末，炼蜜为丸，如梧桐子大。每服三十丸，食前以暖酒送下。

【主治】妇人腑脏冷热相攻，心腹绞痛，腰间时疼，赤白带下，面色萎黄，四肢羸乏。

鹿茸丸

【来源】《太平圣惠方》卷七十三。

【别名】鹿角胶丸（《圣济总录》卷一五二）。

【组成】鹿茸一两半（去毛，涂酥炙令黄）　桑耳一两半（微炒黄）　鹿角胶一两半（捣碎，炒令黄燥）　干姜一两半（炮裂，锉）　牛角䚡一两半（炙令黄）　赤石脂一两　艾叶半两（微炒）　白龙骨一两　附子一两（炮裂，去皮脐）

【用法】上为末，炼蜜为丸，如梧桐子大。每服三十丸，食前以黄耆汤送下。

【主治】妇人赤白带下不止。

绿矾丸

【来源】《太平圣惠方》卷七十三。

【组成】绿矾一两（烧赤）　釜底墨一两　乌贼鱼骨一两（炙黄）

【用法】上为细末，以粟米饭为丸，如梧桐子大。每服十五丸，食前暖酒送下。

【主治】妇人赤白带下，连年不愈。

熟干地黄散

【来源】《太平圣惠方》卷七十三。

【别名】芍药散（《圣济总录》卷一五二）。

【组成】熟干地黄一两半　白芍药一两　牡蛎一两（烧为粉）　白芷三分　干姜三分（炮裂，锉）　附子一两（炮裂，去皮脐）　桂心一两　黄耆一两（锉）　龙骨一两　龟甲二两（涂酥，炙令黄）　川芎一两

【用法】上为细散。每服三钱，食前以温酒调下。

【主治】妇人赤白带下，经年不愈，渐渐黄瘦。

太阳流珠丹

【来源】《太平圣惠方》卷九十五。

【组成】硫黄一斤　马牙消四两　盐花四两（炒令转色）　硼砂二两（伏火者）

【用法】上为细末，入瓷瓶内按实，上更以炒盐盖之，出阴气。如法固济：将入一鼎中，鼎下先熔铅半斤，坛药瓶子以铁索括定，又销铅注入鼎，

令浸瓶子，固济后入灰炉中，以火养铅，常似热为候，如此一百日满出鼎，别以小火养三日，日满，大火煅令似赤，即止，放冷取出如琥珀。以寒泉出火毒，细研为末，以枣瓢为丸，如绿豆大。每服三丸，空心以茶送下。

【主治】一切夙冷风气，癥癖结块，女人血气，赤白带下，肠风下血，多年气痢疝癖，常吐清水，及反胃吐逆。

伏龙肝散

【来源】《普济方》卷三三一引《太平圣惠方》。

【别名】伏龙散（《博济方》卷四）。

【组成】棕榈不以多少（烧灰，火燃急以盆盖，阴令火住） 伏龙肝（于锅灶直下去取赤土，炒令烟尽） 屋梁上尘（悬长者，如无，以灶头虚空中者，炒令烟尽，于净地出大毒）各等分

【用法】上为末，碾和令停，入龙脑、麝香各少许。每服二钱，温酒调下；淡醋汤亦可。患十年者，半月可安。

【主治】妇人赤白带下，久患不愈，肌瘦黄瘁，多困乏力。

【方论】《济阴纲目》：火土之性而生燥，燥则足以培土；梁上尘得土气之飞扬而上升，升则土气不陷而湿不生；棕榈为止涩之用；脑、麝少入，取其能散。然于久病尪悴之人，恐非补剂不可。

【验案】崩漏 一亲戚，妇人，年四十五，经年病崩漏不止，面黄肌瘦，发黄枯槁，语言无力，服诸药不效。延仆诊之，六脉微和。问服何药，当归、川芎涩血诸品、丹药，服之皆不效。仆遂合博济方伏龙肝散，兼白矾丸服之，愈。

如圣丹

【来源】《袖珍方》卷四引《太平圣惠方》。

【别名】火龙丹（《普济方》卷三三一引《神效方》）

【组成】枯矾四两 蛇床子二两

【用法】上为末，醋糊为丸，如弹子大，用干胭脂为衣。绵裹放阴中，如热极再换。

【主治】妇人经脉不调，赤白带下。

如神散

【来源】《袖珍方》卷四引《太平圣惠方》。

【组成】香附子 赤芍药各等分

【用法】上为末。盐一捻，水二盏，煎至一盏，去滓，食前温服。

【主治】妇人血崩不止，赤白带下。

橘皮煎丸

【来源】《博济方》卷一。

【组成】陈橘皮一斤（去白） 官桂（去皮） 干姜（炮） 川当归（炙，以上四味另研细） 荆三棱（炮） 附子（炮，去皮脐） 萆薢（以上三味另杵罗） 神曲各六两 乌头（炮，水煮三五沸） 木香各一两 川椒（去子，炒出汗）一两 大麦蘖四两 厚朴（去皮，姜汁炙，以上六味另杵罗，留出半两蘖末）

方中厚朴用量原缺。

【用法】上用无灰好酒四升，先煎上四味，如人行十里；更下次三味，又如人行十里，次下六味，又添酒两碗，煎成膏，取出，以留出者麦蘖末相和匀，再捣一千下，为丸如梧桐子大。此药煎，若用银石砂锅极妙，如无，即取好熟使铛，净刷，洗无油腻，先于铛抹真酥，次下酒，及下药，用慢火煎，不住以银匙搅，直候如膏，取出，于净盘中匀摊，候硬软得所，捣好，众手为丸，晒干。每日服二十丸至三十丸，空心以茶、酒任下，午时再服。

【功用】补气，壮真元，驻颜色，进饮食，通利五脏，明目，出一切风冷。

【主治】冷劳瘦疾，目暗，手足挛急，形容枯瘁，食不消化，腹胀不能纳食，食物无味，面黄力弱，积年肠风，痔疾，疝癖气，一切劳病；女人血癥气块，赤白带下，子宫冷甚，宿水露血；五种膈气，冷膈，热膈，气膈，思忧膈，四肢无力，饶睡。

二十六味牡丹煎丸

【来源】《博济方》卷四。

【组成】牡丹皮一两 黑附子一两（炮） 牛膝

（酒浸一宿）一两　龙骨二两（细研，水飞过）
五味子一两（生）　官桂（去皮）一两　人参一两
槟榔二两　白术一两　白茯苓一两　当归一两
续断（细者）一两　木香一两　泽泻一两　延胡
索半两　羌活二两　藁本（去土，用细梢）一两
干熟地黄二两　赤芍药一两　干姜半两　山茱萸
半两　干薯蓣一两　缩砂仁半两　石斛三两　萆
薢一两　白芷一两

【用法】上二十六味，并各州土新好者，洗净焙
干，杵为细末，炼蜜为丸，如梧桐子大。每服十
丸至二十丸，温酒送下，醋汤亦可，空心、临卧
各一服，不嚼。

【主治】妇人血刺，血疝上抢，血块走注，心胸疼
痛，血海虚冷，脐下膨胀，小腹满闷，腿膝无力，
背膊闷倦，手足麻痹，身体振掉，腰脊伛偻，月
经不调，或清或浊，赤白带下，血山崩漏，面色
萎黄，身生瘾疹，腹内虚鸣，面生黡黯，手足热
疼，并筋挛骨疼，两胁攀急，起坐托壁，腰背牵
掣，舒内不得。

【加减】血热及夜多烦躁，不用附子、山茱萸、萆
薢、干姜，加柴胡（去苗）一两，甘草一两，黄
连、牵牛子各半两。

干柿煎丸

【来源】《博济方》卷四。

【组成】好干柿十个（去盖，细切）　沉香一两
（杵为末，用好酒三升，浸沉香、柿子两伏时，入
银器中，文武火熬成膏，乳钵内研如糊，次入下
诸药）　禹余粮四两（紫色者，烧通赤，入头醋内
淬十度，杵为末，研令细，入诸药内）　白术一两
吴茱萸一两（汤浸一宿，去浮者，慢火炒）　川乌
头一两（汤浸一宿，炮裂，去皮脐）　干姜半两
（炮）　地龙二两（捶碎，去土，于新瓦上，慢火
炒令黄色）　陈橘皮（去白）一两

【用法】上为末，入前药膏，和令得所，入白内，
杵一二千下，取出为丸，如梧桐子大。每服十丸
至十五丸，温酒送下；醋汤送下亦可。如患多倦
少力，全不思食，粥饮送下，空心、食前服。

【主治】

1.《博济方》：妇人冲任久虚，下漏不时，连
年未止，变生多病，夜有盗汗，咳嗽痰涎，头顶

多痛，百节酸痛，血海虚冷，面生黡黯，脐腹刺
疼，不吃饮食，日渐瘦弱，怀妊不牢，或无妊孕。

2.《圣济总录》：赤白带下。

太一金华散

【来源】《普济方》卷二五六引《博济方》。

【别名】太乙金华散（《幼幼新书》卷三十九引
《张氏家传》）。

【组成】木香　官桂（去皮）　白干姜　陈皮（去
瓤）　白芜荑　当归　白术　吴茱萸各一分　大黄
一分半　槟榔二枚（一生一熟）　附子（大者）一
枚（小者二枚）　黄连半两（去毛头）　皂荚二挺
（不蛀者，浸去黑。一挺焙用，一挺用酥炙，无酥
蜜代之）　巴豆半两（用新汲水浸三日，逐日换
水，去心膜，别研如面用）　肉豆蔻一枚

【用法】上为末，次入巴豆，同研，然后将药倾入
铫子里面，后用盏合定，以铫子塘灰火上面一二
时辰久，又取开盏子拭汗，令药性干燥为度，以
匙抄动药令匀。修合后七日，方可得服之，依方
引用。宣转，用冷茶调下，热茶投之；霍乱，煎
干菖蒲汤下；阴毒伤寒发汗，麻黄汤下；如血气，
煎当归酒下；一切风，汉防己煎汤下；产胎横，
煎益母汤下；胎衣不下，暖酒下；腰脚疼，煎姜、
葱酒下；胎产后血痢，煎当归酒下；小儿痫气，
葱、姜汤下；咳嗽，桑白皮汤下；杏仁汤亦得；
食癥，神曲汤下；吐逆，姜汤下；泻痢，黄连汤
下；积气，茶下；心痛，芜荑煎酒下。打扑损伤，
暖酒下；小儿蛔咬，冷水调下，妊娠气冲心，安
胎，酒下；小儿肠头出，用甑带烧灰，水调下；
大小便不通，茶下，以粥引；赤白带下，白赤蜀
葵汤下；腰痛履地不得，酒下；败血不散，米饮
下；血刺，煎茶汤下，厚朴汤下亦得；血痢，地
榆汤下；血汗，烧竹箪灰下，必须是久曾卧者；
因酒得疾，酒下；因肉得疾，肉汁下；因热得病，
白汤下；室女血脉不通，冲心，耳鼻青，是中恶，
酒下，可三服瘥；脚气，冷茶下；五劳七伤，猪
胆汁下，柴胡汤亦得；痃癖气，唯上法用之；口
疮，干枣汤下；小儿五疳，乳汁下；肺气咳嗽，
杏仁汤下；胃气不和，陈皮汤下；一切疮肿，白
蜀葵汤下；眼目昏黑，茶汤下；头风发落，大黄
汤下；邪气中心，头灰汤下；产后血冲心，酒下；

怀胎体痛，艾汤下；胎动不得，芎藭汤下；怀胎心痛，芜荑酒下。以上大人小儿，每服一字，斟量与服。

【主治】伤寒咳嗽，霍乱吐逆，食癥积气，心痛；女子赤白带下，产后血痢；跌打损伤，败血不散，一切疮肿。

【宜忌】忌热面。

海蛤丸

【来源】《普济方》卷三三一引《博济方》。

【组成】舶上茴香 半夏 芫花（醋炒令干） 红娘子（去翅头足，略炒） 玄胡索 川苦楝 硇砂（去砂石取霜用） 海蛤 芫青（去头足，微炒）各等分

【用法】上为末，醋煮面糊为丸，如梧桐子大，用朱砂为衣。每服十丸，盐汤送下；妇人醋汤送下；五淋，生姜汤送下；心气痛，生姜醋汤送下。

【主治】小肠积败，妇人赤白带下并五淋。

四神丹

【来源】《太平惠民和济局方》卷五（吴直阁增诸家名方）。

【组成】雄黄 雌黄 硫黄 朱砂各五两

【用法】上为细末，入瓷盒内，将马鞭草为末，盐泥固济，慢火四围烧煅，一日一夜取出，再研细末，以糯米粽研为糊，丸如豆大。每服一粒，绝早空心新汲水吞下。

【功用】活血实髓，安魂定魄，悦泽颜色，轻身保寿。治百病，补五脏，远疫疠，却岚瘴，除尸疰蛊毒，辟鬼魅邪气。

【主治】男子妇人真元虚损，精髓耗伤，形羸气乏，中满下虚，致水火不交，及阴阳失序，精神困倦，面色枯槁，亡血盗汗，遗沥失精，大便自利，小便滑数，梦寐惊恐，阳事不举，腰腿沉重，筋脉拘挛；及一切沉寒痼冷，痃癖疝瘕，脐腹绞痛，久泻久痢，伤寒阴证，脉候沉微，身凉自汗，四肢厥冷；妇人百病，胎脏久冷，绝孕无子，赤白带下，月候不调，服诸药久不瘥。

【宜忌】妊妇不可服。忌羊血、葵菜。

皱血丸

【来源】《太平惠民和济局方》卷九（续添诸局经验秘方）。

【组成】菊花（去梗） 茴香 香附（炒，酒浸一宿，焙） 熟干地黄 当归 肉桂（去粗皮） 牛膝 延胡索（炒） 芍药 蒲黄 蓬术各三两

【用法】上为末，用乌豆一升醋煮，候干，焙为末，再入醋二碗，煮至一碗，留为糊，为丸。如梧桐子大。每服二十丸，温酒或醋汤送下；血气攻刺，炒姜酒送下；癥块绞痛，当归酒送下。

【功用】

1.《太平惠民和济局方》（续添诸局经验秘方）：暖子宫，种子。

2.《三因极一病证方论》：调补冲任，温暖血海，去风冷，益血。

【主治】

1.《太平惠民和济局方》（续添诸局经验秘方）：妇人血海虚冷，气血不调，时发寒热，或下血过多，或久闭不通，崩中不止，带下赤白，癥瘕癖块，攻刺疼痛，小腹紧满，胁肋胀痛，腰重脚弱，面黄体虚，饮食减少，渐成劳状，及经脉不调，胎气多损，产前、产后一切病患。

2.《三因极一病证方论》：胞络伤损，宿瘀干血不散，受胎不牢，而致损堕。

【宜忌】忌鸭肉、羊血。

暖宫丸

【来源】《太平惠民和济局方》卷九。

【组成】沙参（净洗） 地榆 黄耆 桔梗 白薇 牛膝（酒浸一宿） 杜仲（去粗皮，姜汁炙） 厚朴（去粗皮，姜汁炒） 白芷各半两 干姜（炮） 细辛（去苗） 蜀椒（去目及闭口，炒出汗）各一分 附子（大者，炮，去皮脐）一个

【用法】上为细末，炼蜜为丸，如梧桐子大。每服二十至三十丸，空心温酒或枣汤吞下。

【主治】冲任虚损，下焦久冷，脐腹绞痛，月事不调，或来多不断，或过期不至，或崩中漏血，赤白带下，或月内再行，淋沥不止，带下五色，经脉将至，腰腿沉重，痛连脐腹，小便白浊，面色萎黄，肢体倦怠，饮食不进，渐至羸弱；及治子

宫久寒，不成胎孕。

八味丸

【来源】《寿亲养老新书》卷四。

【组成】川巴戟一两半（酒浸，去心，用荔枝肉一两，同炒赤色，去荔枝肉不要） 高良姜一两（锉碎，用麦门冬一两半，去心，同炒赤色为度，去门冬） 川楝子二两（去核，用降真香一两，锉碎同炒，油出为度，去降真香） 吴茱萸一两半（去梗，用青盐一两，同炒后，茱萸炮，同用） 胡芦巴一两（用全蝎十四个，同炒后，胡芦巴炮，去全蝎不用） 山药一两半（用熟地黄同炒焦色，去地黄不用） 茯苓一两（用川椒一两，同炒赤色，去椒不用） 香附子一两半（去毛，用牡丹皮一两，同炒焦色，去牡丹皮不用）

【用法】上为细末，盐煮，面糊为丸，如梧桐子大。每服四五十丸，空心、食前盐汤送下；温酒亦得。

【功用】老人常服延寿延年，温平补肝肾，清上实下，分清浊二气，补暖丹田。

【主治】积年冷病，累岁沉疴，遗精白浊，赤白带下。

紫霞杯

【来源】《本草纲目》卷十一引《水云录》。

【组成】硫黄（袋盛，悬罐内，以紫背浮萍同水煮之数十沸，取出候干，研末）十两 珍珠 琥珀 乳香 雄黄 朱砂 羊起石 赤石脂 片脑 紫粉 白芷 甘松 三奈 木香 血竭 没药 韶脑 安息香各一钱 麝香七分 金箔二十片

【用法】上为末，入铜勺中慢火熔化，以好样酒杯一个，周围以粉纸包裹，中开一孔，倾硫入内，旋转令匀，投冷水中，取出。每旦盛酒饮二三杯。

【功用】延年却老，脱胎换骨，大能清上实下，升降阴阳，通九窍，杀九虫，除梦泄，悦容颜，解头风，开胸膈，化痰涎，明耳目，润肌肤，添精髓，蠲疝坠。

【主治】妇人血海枯寒，赤白带下。

【验案】《本草纲目》：昔中书刘景辉因遭劳瘵，于太白山中遇一老仙，亲授是方，服之果愈。

鼠尾草散

【来源】《圣济总录》卷五十四。

【组成】鼠尾草五两 槐花（炒）三两 犀角（镑） 黄连（去须） 栀子仁各二两 黄芩（去黑心） 白芍药 地榆（锉） 甘草（生锉）各一两

【用法】上为散。每服二钱匕，稍增至三钱，早、晚食前用温酒调下。以知为度。

【主治】中焦结热，下赤白沃。

当归汤

【来源】《圣济总录》卷五十七。

【组成】当归（切，焙） 人参 干姜（炮） 白茯苓（去黑皮） 厚朴（去粗皮，生姜汁涂，炙） 木香 桂（去粗皮） 桔梗（炒） 芍药 甘草（炙，锉）各一两

【用法】上为粗末。每服三钱匕，水一盏，煎至七分，去滓温服，每日三次。

【主治】暴冷心腹痛，头面冷汗出，霍乱吐下，脉沉细；及伤寒冷毒，下清水；及赤白带下。

坚固丸

【来源】《圣济总录》卷九十二。

【组成】乌头（炮裂，去皮脐） 茴香子（炒）各等分

【用法】上为末，姜汁煮糊为丸，如梧桐子大。每服十五丸，空心温酒送下；妇人赤白带下，醋汤送下。加至三十丸。

【主治】虚劳极冷，阳气衰弱，小便数滑遗沥，及妇人赤白带下。

茯苓散

【来源】《圣济总录》卷一五一。

【组成】白茯苓（去黑皮） 木香 杜仲（切，炒） 菖蒲 熟干地黄（焙） 柏子仁（研） 秦艽（去苗土） 菟丝子（酒浸，别捣，焙干） 青橘皮（汤浸，去白，焙） 诃黎勒皮（炮） 赤石脂 当归（切，焙） 五加皮（锉） 牛角䚡（烧灰）

乌贼鱼骨（去甲）　艾叶灰（烧存性）各一两
【用法】上为散。每服二钱匕，糯米饮调下，温酒亦得，空心、食前服，一日三次。
【主治】
　　1.《圣济总录》：妇人血海不调，因虚冷成积，月水不绝，及赤白带下，面色萎黄。
　　2.《妇人大全良方》引《博济方》：腰脚沉重，胎气多损。

白术散

【来源】《圣济总录》卷一五二。
【组成】白术（锉，炒）　黄柏（去粗皮，炙）各一两半　白薇半两
【用法】上为散。每服二钱匕，温酒或米饮调下。
【主治】妇人漏下赤白。

白石脂丸

【来源】《圣济总录》卷一五二。
【组成】白石脂　芎䓖　大蓟　伏龙肝各六两　熟干地黄十二两（焙）　阿胶（炒令燥）三两
【用法】上为末，炼蜜为丸，如梧桐子大。每服三十丸，米饮送下，空心、晚食前各一次。
【主治】妇人经血五色杂下，或独赤独白，日久不止。

沉香牡丹丸

【来源】《圣济总录》卷一五二。
【组成】沉香（锉）一两半　牡丹皮　赤芍药　当归（切，焙）　桂（去粗皮）　川芎　黄耆（锉）　人参　白茯苓（去黑皮）　山芋　白芷　吴茱萸（汤浸，焙干，炒）　巴戟天（去心）　陈橘皮（汤浸，去白，焙）　木香　牛膝（去苗，酒浸，切，焙）　枳壳（去瓤，麸炒）　肉豆蔻（去壳）　厚朴（去粗皮，生姜汁炙）　干姜（炮）　白龙骨各一两
　　方中白术，《证治准绳·女科》作白芷。
【用法】上为末，炼蜜为丸，如梧桐子大。每服二十丸，加至三十丸，空心、日午、临卧温酒送下。
【主治】
　　1.《圣济总录》：妇人内挟瘀血，经候淋漓不

断，或多或少，四肢烦倦。
　　2.《普济方》：妇人血海久虚，经候不利，赤白带下，血气冲心，多发刺痛，四肢困烦。

桑耳汤

【来源】《圣济总录》卷一五二。
【组成】桑耳（微炒）三分　芍药　黄耆　干熟地黄（焙）　阿胶（炙燥）各一两　蛇黄（煅，醋淬五遍，烧末）　蒲黄（微炒）　白垩（煅赤）各一两半
【用法】上为粗末。每服三钱匕，水一盏半，入豉半合，煎至八分，去滓，食前温服，一日三次。
【主治】妇人虚损，或房室无忌，带下赤白。

黄耆汤

【来源】《圣济总录》卷一五二。
【组成】黄耆（锉）一两半　阿胶（炙燥）二两　甘草（炙，锉）一两　大枣（去核）五十颗
【用法】上为粗末。每服三钱匕，水一盏，煎至七分，去滓，空心、食前温服。
【主治】妇人漏下赤白，淋漓不断。

人参散

【来源】《圣济总录》卷一五三。
【组成】人参　五味子　地榆　艾叶（烧灰）　牡蛎（煅）　续断　川芎　甘草（炙，锉）各一两
【用法】上为散。每服二钱匕，温酒调下；水一盏，煎至七分，温服亦得，空心，日午、卧时各一。
【主治】妇人血伤兼赤白带下，日久不止，羸困。

牛角䚡散

【来源】《圣济总录》卷一五三。
【组成】黄牛角䚡（酒炙）　侧柏叶　艾叶（炒）　当归（切，焙）　续断（炒）　地榆（炒）　赤石脂（研）　伏龙肝各一两
【用法】上为散。每服三钱匕，食前米饮或温酒调下。

【主治】妇人血伤，兼赤白带下。

牛角地黄散

【来源】《圣济总录》卷一五三。

【组成】牛角腮一枚（烧灰） 熟干地黄（焙） 桑耳（锉碎） 人参 续断 赤石脂 白矾（烧） 白术 禹余粮（煅赤，醋淬五遍） 干姜（炮） 蒲黄（微炒） 防风（去叉）各一两 附子（炮裂，去皮脐）一两半 龙骨 当归（切，焙）各二两

【用法】上为散。每服二钱匕，食前温酒调下；米饮亦可。

【主治】妇人血伤不止，兼带下赤白，腰背痛，虚乏困倦。

龙骨散

【来源】《圣济总录》卷一五三。

【组成】龙骨一两 乌贼鱼骨（去甲） 鹿茸（去毛，酥炙） 续断 芍药（锉，炒） 赤石脂 肉苁蓉（酒浸，切，焙）各三分 干地黄（炒）一两半

【用法】上为散。每服二钱匕，空腹米饮调下，一日二次。

【主治】妇人经血暴下，兼赤白带下不止。

地黄益母汤

【来源】《圣济总录》卷一五三。

【组成】生地黄汁 益母草汁各半碗

【用法】上药各取半盏，同煎至七分，每日三五次。

【主治】妇人血伤不止，兼赤白带下。

芍药浸酒

【来源】《圣济总录》卷一五三。

【组成】芍药 黄耆 生地黄各三两 艾叶一两

【用法】上锉，如麻豆大。以绢袋盛，浸酒一斗，经宿后，每食前随量温饮之。

【主治】妇人血伤，兼赤白带下。

芦荟丸

【来源】《圣济总录》卷一五三。

【组成】芦荟半两 赤石脂 樗皮（生姜汁炙） 地榆（锉）各一两 牛角腮（炙）三分 禹余粮（醋淬） 阿胶（炙燥）各一两半 侧柏一两一分

【用法】上为末，研匀，炼蜜为丸，如梧桐子大。每服二十丸，陈米饮送下。

【主治】伤中，赤白带下。

柏叶散

【来源】《圣济总录》卷一五三。

【组成】侧柏叶 芍药 艾各三分 熟干地黄（焙） 禹余粮（醋淬） 麒麟竭各一两 当归（锉，焙） 牛角腮（炙）各三分

【用法】上为细末，研匀。每服二钱匕，生姜米饮调下。

【主治】妇人伤中血下兼带，或白或赤，脐下绞痛。

菟丝丸

【来源】《圣济总录》卷一五三。

【别名】菟丝子丸（《普济方》卷三三〇）。

【组成】菟丝子（酒浸一宿，别捣） 龙骨 牡蛎（炒） 艾叶（炒） 赤石脂 乌贼鱼骨（烧） 茴香子（微炒） 附子（炮裂，去皮脐）各一两

【用法】上为末，醋煮面糊为丸，如梧桐子大。每服二十丸至三十丸，空心、食前醋汤送下。

【主治】妇人血伤，兼赤白带下。

黄芩汤

【来源】《圣济总录》卷一五三。

【组成】黄芩（去黑心） 当归（切，焙） 柏叶（焙） 蒲黄（微炒）各半两 艾叶（炒）一分 生干地黄（焙）二两

【用法】上为粗末。每服三钱匕，水一盏，煎至七分，去滓温服，一日三次。

【主治】妇人经血暴下，兼带下赤白不止。

蒲黄丸

【来源】《圣济总录》卷一五三。

【组成】蒲黄　龙骨各三两

【用法】上为末，炼蜜为丸，如梧桐子大。每服三十丸，食前黄耆汤送下。

【主治】妇人血伤，兼赤白带下不止。

韭子丸

【来源】《圣济总录》卷一八五。

【组成】韭子七升（净拣）

【用法】上以醋汤煮千百沸，取出焙干，旋炒令作油麻香，为末，炼蜜为丸，如梧桐子大。每服二十丸，加至三十丸，空心温酒送下。

【主治】肾脏虚冷，腰胯酸疼，腿膝冷痹，夜多小便，梦寐遗泄，日渐羸瘦，面无颜色；女人恶露，赤白带下。

木瓜煎丸

【来源】《圣济总录》卷一八六。

【组成】木瓜三枚（大者，切开顶，去瓤作瓮子，入硇砂末，用新罐子盛，蒸如稀饧，烂研）　硇砂半两（水煎成霜）　羌活（去芦头）　菊花（蒸）　地骨皮　骨碎补　牛膝（酒浸、切、焙）　吴茱萸（汤浸，焙炒）各二两　胡椒　荜澄茄　诃黎勒（煨，去核）　桂（去粗皮）　葫芦巴　补骨脂（炒）　巴戟天（去心）　人参各一两　干姜（炮）　甘草（炙）各半两

【用法】上药杵十六味为末，以木瓜、硇砂膏和匀，入熟蜜少许为丸，如梧桐子大。每服二十丸，空心、夜卧温酒送下。每二日加一粒，至四十丸止。

【功用】壮筋骨。

【主治】肾肝虚损，腰膝无力疼痛，及妇人虚冷，赤白带下。

附子丸

【来源】《圣济总录》卷一八六。

【组成】附子一两（炮裂，去皮脐）　硇砂一钱（水煎，炼成霜）

【用法】上为末，酒煮面糊为丸，如梧桐子大。每服三十丸，男子盐汤、妇人醋汤送下，空心服。

【主治】男子元气虚冷，妇人赤白带下，血海诸冷。

牡蛎丸

【来源】《圣济总录》卷一八七。

【组成】牡蛎（煅，醋淬七遍）四两　白术（锉，炒）　干姜（炮）　附子（炮裂，去皮脐）　乌头（炮裂，去皮脐）各一两

【用法】上为末，酒煮面糊为丸，如梧桐子大。每服二十丸至三十丸，空心、食前，丈夫盐汤送下，妇人炒姜酒送下。

【功用】补益。

【主治】丈夫元脏衰惫，小便白浊，妇人血脏虚冷，赤白带下。

软痎丹

【来源】《鸡峰普济方》卷十四。

【组成】硫黄　白矾（枯）　硇砂（精白者，各别研细）　干蝎　茴香　桂　木香　川楝子（麸炒，去皮）　葫芦巴　胡椒　破故纸各半两　黑附子一两

【用法】上为细末，炼蜜为丸，如弹子大，以朱砂为衣。每服一粒，空心时烧绵灰酒化下，温服入口愈。如急者，不拘时候。

【主治】痎癖攻冲心腹，及小肠气、膀胱气痛不可忍，内如刀刺，九种心痛，并妇人血痎、血癖、血冷、血崩、赤白带下。

【宜忌】新产妇人不得服。

小龟甲散

【来源】《鸡峰普济方》卷十五。

【组成】龟甲一两半　桑耳　桑寄生　乌贼鱼骨　当归　柏叶各一两　白芍药三分　禹余粮一两　吴茱萸半两　芎藭三分

【用法】上为细末。每服二钱，食前以温酒调下。

【主治】妇人久虚，赤白带下，腰腿疼痛，面色萎黄，四肢少力。

乌龙散

【来源】《鸡峰普济方》卷十五。

【组成】乌贼骨　棕皮　牛角腮　菩萨退绵各四两　矾二两（枯）　干姜一两

【用法】上并入瓶中，泥固济，候干，入火煅赤，放冷研细，加麝香一钱，同研细。每服二钱，空心服。

【主治】妇人崩漏，带下赤白久不止，或经脉不断，或暴下血不止。

胜金元散

【来源】《鸡峰普济方》卷十五。

【组成】白薇半两　人参　藁本　蒲黄　川乌头　丹参各三分　吴茱萸　柏子仁　防风　厚朴　细辛各二分　桂心　干姜各一两一分　当归　芎藭各一两三分　生干地黄八两　泽兰二两一分（除桂心外，同杵，以马尾罗子筛为粗末，重炒褐色勿焦，候冷，再杵为细末，入桂心末拌和匀，后分为两处；候合成，后药取一半，入在此药中；却将此药一半，入在后药中，丸子如后）　延胡索　五味子　白芷　白术　石菖蒲各三分　茯苓　桔梗　卷柏　川椒各一两　黄耆一两　白芜荑　甘草　白芍药各一两三分　石膏一两

【用法】上药除石膏外同杵，以马尾罗子筛为粗末，重炒令褐色，候冷，依前再杵为细末，入石膏拌匀；亦分作两处，将一半换前药相和匀，炼蜜为丸，如梧桐子大。如有病证，每服用温酒调前散三钱，下此丸三十丸；常服二钱，下此丸二十丸。

　　妇人室女病至垂死，服之无不见效。若服丸子，不可无散子；服散子，不可无丸子。

【功用】安胎，悦怿颜色。

【主治】风劳气冷，伤寒咳嗽呕逆，寒热不定，四肢遍身疮痒，血海不调，血脏虚惫，赤白带下，血运血崩，瘀血流入四肢，头痛恶心，血癥积滞，漏下，过期不产。丈夫肾脏虚风。

艾煎丸

【来源】《鸡峰普济方》卷十六。

【组成】艾青五两　干姜二两　附子一两

【用法】上为细末，醋煮面糊为丸，如梧桐子大。每服二十丸，空心醋汤送下。

【功用】常服补血脏，解劳倦，止疼痛，消胀满，厚肌肉。

【主治】冲任久虚，血海冷惫，脐腹疼痛，月候不匀，四肢怠堕，百节酸疼，饮食进退，下脏虚鸣，及妊娠不牢，赤白带下，面色萎黄，口淡无味，胸膈满闷。

柏叶散

【来源】《鸡峰普济方》卷十七。

【组成】柏叶三分　阿胶　当归　熟地黄　赤芍　牡蛎各半两

【用法】上为细末。每服二钱，米饮调下，不拘时候。

【主治】妇人赤白带下，腹内绞痛，四肢烦疼，不欲饮食，日渐羸瘦。

补宫丸

【来源】《扁鹊心书·神方》。

【组成】当归（酒炒）　熟地（姜汁炒）　肉苁蓉（酒洗，去膜）　菟丝子（酒洗，去膜）　牛膝（酒洗）各二两　肉桂　沉香　荜茇（去蒂，炒）　吴茱萸（去梗）　肉果各一两　真血竭　艾叶各五钱

【用法】上为末，醋糊为丸，如梧桐子大。每服五十丸，酒或白汤任下。

【功用】久服多子。

【主治】女人子宫久冷，经事不调，致小腹连腰痛，面黄肌瘦，四肢无力，减食发热，夜多盗汗，赤白带下。

千金散

【来源】《产宝诸方》。

【组成】百草霜一两　龙骨一钱　白石脂二钱

【用法】上为末。每服二钱，空心温酒调下。

【主治】妇人赤白带下。

软金丸

【来源】《宣明论方》卷四。

【别名】四生丸（原书目录卷四）、润肠丸（《儒门事亲》卷十二）。

【组成】大黄 牵牛 皂角各三两 朴消半两

【用法】上为末，滴水为丸，如梧桐子大。每服自十丸服至三十丸，食后白汤送下。

《儒门事亲》本方用各等分，为末，水丸，如梧桐子大，每服七八十丸，食后温水送下。

【主治】

1.《宣明论方》：一切热疾。

2.《儒门事亲》：诸气愤郁，肠胃干涸，皮肤皱揭，胁痛，寒疟，喘咳，腹中鸣，注泄鹜溏，胁肋暴痛，不可反侧，嗌干面尘，肉脱色恶，及丈夫癥疝，妇人少腹痛，带下赤白，疮疡痤疖，喘咳潮热，大便涩燥，及马刀挟瘿之疮，肝木为病；老人久病，大便涩滞不通者。

海蛤丸

【来源】《宣明论方》卷十一。

【组成】海蛤 半夏 芫花（醋炒） 红娘子（去翅足） 诃子（炒） 玄胡索 川楝子（面裹煨，去皮） 茴香（炒）各一两 乳香三钱 硇砂半两 朱砂（半入药，半为衣） 没药各一两（研） 当归一两半

【用法】上为末，醋煮面糊为丸，如小豆大。每服五丸至十丸，醋汤送下。

【主治】妇人小便浊败，赤白带下，五淋脐腹疼痛，寒热，口干，舌涩，不思饮食。

乌鸡煎

【来源】《三因极一病证方论》卷十八。

【别名】乌鸡煎丸（《妇人大全良方》卷二）、小乌鸡煎丸（《世医得效方》卷十五）、小乌鸡丸（《医学入门》卷八）。

【组成】吴茱萸（醋煮） 良姜 白姜（炮） 当归 赤芍药 延胡索（炒） 破故纸（炒） 川椒（炒） 生干地黄 刘寄奴 蓬莪术 橘皮 青皮 川芎各一两 荷叶灰四两 白熟艾（用糯米饮调

饼）二两

【用法】上为末，醋糊为丸，如梧桐子大。每服三五十丸。月经不通，红花、苏木酒送下；白带，牡蛎粉调酒送下；子宫久冷，白茯苓煎汤送下；赤带，建茶清送下；血崩，豆淋酒调绵灰送下；胎不安，蜜和酒送下；肠风，陈米饮调百草霜送下；心疼，菖蒲煎酒送下；漏阻下血，乌梅温酒送下；耳聋，蜡点茶汤送下；胎死不动，斑蝥二十个煎酒送下；腰脚痛，当归酒送下；胞衣不下，芸薹研水送下；头风，薄荷点茶送下；血风眼，黑豆、甘草汤送下；生疮，地黄汤送下；身体疼痛，黄耆末调酒送下；四肢浮肿，麝香汤送下；咳嗽喘痛，杏仁、桑白皮汤送下；腹痛，芍药调酒送下；产前后痢白者，白姜汤送下；赤者，甘草汤送下，杂者，二宜汤送下；常服，温酒、醋汤任下，并空心、食前服。

【主治】月经不通，赤白带下，血崩；子宫久冷，胎动不安，漏阻下血，胎死不动，胞衣不下；产前产后下痢赤白，头风，身体疼痛，心腹痛，肠风，四肢浮肿，咳嗽喘痛，血风眼，耳聋，生疮。

青盐椒附丸

【来源】《杨氏家藏方》卷九。

【组成】青盐（研） 香附子（炒） 川椒（拣去闭口并黑仁，炒黄） 附子（炮，去皮脐） 茴香（炒） 陈橘皮（不去白） 延胡索 苍术（米泔浸一宿，锉、碎，炒）各等分

【用法】上为细末，面糊为丸，如梧桐子大。每服五十丸，空心、食前温酒或米饮送下。

【主治】元脏气虚，脐腹刺痛，饮食减少，脏气不调，倦怠嗜卧，及妇人血海久冷，带下赤白，崩漏不止。

小灵丹

【来源】《杨氏家藏方》卷十四。

【组成】代赭石 赤石脂 紫石英 禹余粮石各四两

【用法】上药各用火煅赤，入米醋中淬，各七遍，同碾为细末，入一砂盒子内合了，外用盐泥固济，日中晒干，用炭二十斤，顶火煅，以炭火尽为度，

取出药盒，于润地上掘坑，埋一伏时取出，研三日令极细，次入乳香（别研）、没药（别研）、五灵脂（研细）各二两。同前四味，一处研令极匀，水煮糯米饼子和得所，入铁臼中捣为丸，如鸡头子大，阴干。每服一丸，空心温酒或新溪水送下。

【功用】助养真气，补暖丹田，活血驻颜，健骨轻身。

【主治】真元虚损，精髓耗惫，本气不足，面黑耳焦，腰膝沉重，膀胱疝癖，手足麻痹，筋骨拘挛，心腹疗痛，冷积泻利，肠风痔漏，八风五痹，头目昏眩，饮食不进，精神恍惚，疲倦多睡，渐成劳疾，妇人胎脏久冷，绝孕无子，赤白带下，月经不调，风冷血气。

【宜忌】孕妇不可服。

天仙丸

【来源】《杨氏家藏方》卷十五。

【组成】附子一枚（及七钱者，炮，去皮脐） 川乌头（炮，去皮脐尖） 海带（去土） 海藻（去土） 茴香（微炒） 胡芦巴（炒） 天仙子（汤浸，微炒） 硫黄（别研） 干姜（炮）各一两

【用法】上为细末，用獖猪肚一枚，去脂净洗，入药在内，用酒、醋、水共一斗，慢火煮猪肚软烂，取出，细切，入铁臼内捣为丸，如梧桐子大。每服五十丸，空心温醋汤送下。

【主治】妇人一切虚冷，赤白带下，小便膏淋，变成虚损。

【宜忌】忌甘草。

醋煎丸

【来源】《杨氏家藏方》卷十五。

【组成】高良姜（锉碎，入油炒黄）二两 干姜（炮）二两 附子四枚（重六钱者，去皮脐尖） 金毛狗脊（去毛）一两

【用法】上为细末，别用艾叶末二两，酽醋三升，煎至一升半，次入面一两，再熬成膏，和前药末为丸，如梧桐子大。每服三十丸，空心、食前淡醋汤送下。

【主治】血海久冷，赤白带下，月候不调，脐腹刺痛。

神仙养气丹

【来源】《传信适用方》卷二引沈德器方。

【组成】代赭石一斤（火煅赤，醋淬十数遍） 紫石英 禹余粮各半斤（火煅赤，米醋淬数遍） 赤石脂半斤（不须醋淬）（上为细末，水飞极细，入坩锅内封口，盐泥固济候干，用炭三十斤煅，火尽为度，再研细如粉） 天雄（炮裂，去皮脐） 附子（炮，去皮脐） 肉豆蔻（湿面裹，炮香，去面） 丁香 沉香 胡椒 破故纸（炒香） 乳香（别研） 没药（别研） 钟乳粉（别研）各一两（一方去丁香、胡椒、入当归、血竭各一两）

【用法】上为细末，用粽子入少汤研开为丸，如鸡头子大，或差小亦可。每服三四丸，甚虚者，每服一二十丸，空心温酒或温汤送下。

【功用】补虚养五脏，接气助真阳。

【主治】男子五劳七伤，肾气冷惫，精耗髓竭，耳鸣目眩，腰膝冷痛，小便频数，怔忡健忘，神思不乐；妇人血海虚冷，脐腹疼痛，经候愆期，赤白带下，久无子孕，虽孕不成；及脾胃虚弱，浮肿气满，全不思食，肠鸣切痛，大便滑泄，新病瘥后，气短力微，真气不复，形容憔悴等证属虚寒者。

露华汤

【来源】《传信适用方》卷四。

【组成】干莲房（隔年者良）

【用法】上为细末。每服二钱，空心食前，以麝香米饮送下。每日三次。不数日见效。去麝即不效，切勿减去。

【主治】妇人赤白带下。

鹿茸丸

【来源】《普济方》卷三二三引《十便良方》。

【组成】鹿茸一两 阳起石半两 麝香三铢 地黄三两

【用法】上为末，合阳起石、麝香拌匀，炼蜜为丸，如梧桐子大。每服三十丸，空心酒或米饮送下。

【主治】妇人子宫脏虚损，肌体羸瘦，漏下赤白，

脐腹撮痛，瘀血在腹，经候不通，虚劳洒洒如疟，寒热不定。

白薇丸

【来源】《普济方》卷三三一引《卫生家宝》。

【组成】白薇五两（净洗） 地黄二两（洗，焙） 牛膝（酒浸一宿，焙） 当归（酒浸一宿，焙） 山茱萸（焙） 肉桂（不见火） 白术 诃子皮 石斛 附子（炮熟，去皮尖） 黄连 干姜 肉豆蔻（生） 人参（焙） 荜茇（焙） 槟榔（生） 茯苓（焙） 没药（生，研） 麒麟竭（生） 大黄（焙） 肉苁蓉（去皮毛，切，焙） 木香（焙） 薯蓣（焙）各一两

【用法】上为末，炼蜜为丸，如梧桐子大。每服二十丸，空心、日午盐酒送下；盐汤亦可。

【主治】妇人血脏气弱，四肢倦怠，不思饮食，气冷微疼，赤白带下，血崩。

妙应丹

【来源】《普济方》卷三三一引《卫生家宝》。

【组成】吴茱萸 当归 艾叶 苍术 禹余粮（火煅碎，为末，另火）各等分。

【用法】上药用米醋煮数沸，焙干，醋糊为丸，如梧桐子大。每服五十丸，醋汤送下。

【主治】妇人一切冷气，赤白带下。

水金丹

【来源】《是斋百一选方》卷一引钱观文方。

【组成】透明硫黄一斤 轻粉一两

【用法】上先将硫黄研令极细，于一斤之内取研细硫黄一两，与轻粉一两合和同研一时辰许，别顿一处；先用真蚌粉十斤，于一片新瓦上，实填瓦口令平，次用银盂子一枚可盛硫黄末一斤以上者，顿瓦中心，四边用蚌粉紧拥作池子，极要实；然后轻手脱去盂子，将十五两研细硫黄末用一大匙抄入池子内，次入合和轻粉硫黄末二两铺盖顶上，以匙捺，令小实；用熟火五斤，就瓦四边煅之，候硫黄成汁，透底造化，硫黄、轻粉二气融和，用细蚌粉一大盂猛罨药汁之上；其残火留经宿，

直至寒炉；取之已成一片，刷去蚌粉尽，净研令极细，用面糊为丸，如梧桐子大。每服七丸或十丸，空心人参汤送下。

【功用】补暖丹田，壮元阳。

【主治】男子妇人一切虚危痼冷，肠滑不禁，腹内缠疼，泻注不已，手足厥逆，饮食生冷吐泻不止；兼治妇人室女赤白带下，面黄萎瘦。

艾煎丸

【来源】《是斋百一选方》卷十八。

【组成】伏道艾（揉去尘土，择净枝梗，取叶）五两（先用大肥淮枣十二两，砂瓶内水煮烂，去核，同艾叶一处捣烂如泥，捻成薄饼子，猛火焙干，乘热急碾为末） 大汉椒（去目、枝梗并合口者，取净）五两（以阿胶二两，米醋三升，同椒于砂瓶内煮极干，取出焙燥，碾为细末） 当归（去芦及须，酒洗） 白芍药（真白者） 熟干地黄（净洗，漉去浮者，晒干，酒浸蒸晒，再入酒浸蒸五七次，如糖，煎香美方可用） 川芎 白薇 附子（大者，炮，去皮脐） 卷柏（取青叶） 泽兰（去枝梗，取叶，上八味各焙干）各一两

【用法】上八味同为细末，与前艾叶、椒末拌匀，米醋面糊为丸，如梧桐子大。每服五七十丸至百丸、二百丸，空心、食前艾醋汤送下。

【主治】妇人一切虚寒，胎前产后赤白带下，或成血瘕。

神仙聚宝丹

【来源】《女科百问》卷上。

【别名】琥珀朱砂丸（《济阴纲目》卷三）、聚宝丹（《女科秘要》卷一）。

【组成】木香（研令末） 琥珀（别研） 当归 没药（别研）各一两 滴乳一分（别研） 麝香一钱（别研） 辰砂一钱（别研）

【用法】上为细末，和滴冷熟水为丸，每两作十五丸。每服一丸，温酒磨下。胎息不顺，腹内疼痛，一切难产，温酒和童便磨下，不拘时候；产后血晕，败血奔心，口噤舌强，或恶露未尽，发渴面浮，煎乌梅汤和童便磨下；产后气力虚羸，诸药不效，和童便磨下；室女经候不调，每服半丸，

温酒磨下。

【功用】常服安心神，去邪气，逐败血，养新血，令有子。

【主治】妇人血海虚寒，外乘冷风，搏结不散，积聚成块，或成坚瘕，及血气攻注，腹肋疼痛，小腹急胀，或时虚鸣，呕吐痰沫，头旋眼花，腿膝重痛，面色痿黄，肢体浮肿，经候欲行，先若重痛，或多或少，带下赤白，崩漏不止，惊悸健忘，小便频数，或下白水，时发虚热，盗汗羸瘦，胎息不顺，腹内疼痛，一切难产，产后血晕，败血奔心，口噤舌强，或恶露未尽，发渴面浮，产后气力虚羸，室女经候不调。

太素神丹

【来源】《魏氏家藏方》卷七引刘德容方。

【组成】牡蛎（雪白，左顾极大者）一斤　硫黄一两　腻粉半两

【用法】上药先用炭三斤，烧牡蛎令通红，放冷，碾成粉，分为两处，各半斤。用大坩锅子一个，盐泥固济，只留口，以牡蛎四两实在锅子底，次将硫黄、腻粉同碾细，用无底小竹筒置牡蛎之上，锅子中心四边再以牡蛎实之，却取竹筒，要得不近锅子四边也，然后再以四两余牡蛎，实捺硫黄之上，去锅子口留三二寸，周匝用熟火三斤簇，待锅子中焰出，以匙抄余牡蛎掺之，焰出又掺，以焰绝为度。放冷取出，再碾如粉。然后取大新砖一片，凿成一池子，深约半砖以上，将未经余煅牡蛎平分一半，实铺在池子底，次将已煅过硫黄、牡蛎在上，更将余一半牡蛎覆之，实捺平后，用新白瓦一口盖定，以木炭一秤周匝烧之，候火尽为度。却取出，于土内埋半日，令出火毒，研细，滴水为丸，如梧桐子大。每服三五十丸，温米饮送下，食前服。

【主治】久患痼冷，脏腑虚滑，痢下脓血；妇人血海虚冷，赤白带下，经候不时，久无子息；男子下部积冷，腰膝无力，寒疝，膀胱一切冷病。

三龙散

【来源】《魏氏家藏方》卷十。

【组成】乌龙尾（屋上悬尘）　赤龙须（棕榈皮烧

灰存性）　黄龙肝（大灶下中心土）各等分

【用法】上为细末。温酒调下。

【主治】妇人赤白带下。

安经丸

【来源】《魏氏家藏方》卷十。

【组成】香附子（去毛，生）　牡蛎（煅）各二两　木香（生，不见火）　木通（生）各半两　石燕子五对（火煅，用醋焠白为度）　丁香一钱（不见火）

【用法】上为细末，汤浸蒸饼为丸，如梧桐子大。每服二十丸，以温酒盐汤送下。

【主治】妇人赤白带下。

白芷散

【来源】《妇人大全良方》卷一。

【组成】白芷一两　海螵蛸二个（烧）　胎发一团（煅）

【用法】上为细末。每服二钱，空心温酒调下。

【主治】

1.《妇人大全良方》：妇人赤白带下。

2.《景岳全书》：下元虚弱，赤白带下，或经行不止。

【方论】《成方便读》：如带下无虚寒等证，即可于此方求之。白芷独入阳明，芳香辛苦，其温燥之性，为祛风逐湿之专药，以阳明为五脏六腑之海，水谷之所藏，湿浊之所聚，故以为君；女子以肝用事，海螵蛸入肝经血分，其性燥而兼涩，可固可宣，为带下崩中之要药，故以为臣；胎发得血之余气，益阴之中，又有去瘀之力，使瘀者去而新者生，以复妇人之常道。不特赤白带下可瘥，而一切瘀浊，亦可愈耳。

竹茹丸

【来源】《妇人大全良方》卷一引邓元老方。

【组成】当归　白术　青木香　蚕蜕（煅）　黑棕刷（煅）　川山甲（煅）各一两　地榆　竹茹　川芎　白茯苓　粉草　血余（煅）　牡蛎（煅）　绵子（煅）各半两　熟地黄四两　赤石脂（煅）

三两

【用法】上七味煅药用绵子裹定，入瓶子内，用盐泥固济，用炭火半煅存性，却同前药碾为细末，炼蜜为丸，如梧桐子大。每服四十丸，空心温酒送下。

【主治】妇人崩中，赤白带下。

乳香散

【来源】《妇人大全良方》卷一。

【组成】草果一个（去皮） 乳香一小块（用面饼裹，火炮焦黄留性，取出和面用之）

【用法】上为细末。每服二钱，重者三钱，陈米饮调下。

【主治】赤白带下。

破故纸散

【来源】《妇人大全良方》卷一。

【组成】破故纸 石菖蒲各等分（并锉，炒）

【用法】上为末。每服二钱，用菖蒲浸酒调，温服，更入斑蝥五分（去翅、头、足，糯米同炒黄，去米）。

【主治】赤白带下。

胜金丸

【来源】《妇人大全良方》卷二。

【别名】不换金丸（原书同卷页）、女金丹（《韩氏医通》卷下）、不换金丹（《景岳全书》卷六十一引《大典》）。

【组成】白芍药 藁本 石脂 川芎（不见火） 牡丹皮 当归 白茯苓 人参 白薇 白芷 桂心 延胡索 白术 没药 甘草（炙）各等分

【用法】上为细末，炼蜜为丸，如弹子大。每服一丸，空心、食前温酒化下，初产了并用热醋汤化下。

【功用】安胎催生。

【主治】妇人久虚无子，产前产后一切病患；男子下虚无力，积年血风，脚手麻痹，半身不遂；赤白带下，血如山崩；产后腹中结痛，吐逆心痛；子死腹中，绕脐痛；气满烦闷，失盖汗不出；月

水不通，四肢浮肿无力；血劳虚劳，小便不禁；中风不语，口噤；产后痢疾，消渴，眼前见鬼，迷运，败血上冲，寒热头痛，面色萎黄，淋涩诸疾，血下无度，血痢不止，欲食无味；产后伤寒，虚烦劳闷；产后血癖，羸瘦。

【加减】本方加沉香，名胜金丹（《景岳全书》卷六十一引《大典》）。

独圣汤

【来源】《妇人大全良方》卷二十引京师祝景助教方。

【组成】贯众（状如刺猬者）一个（全用，不锉断，只揉去毛花萼）

【用法】用好醋蘸湿，慢火炙令香熟，候冷，为细末。每服二钱，空心、食前米饮调下。

【主治】产后亡血过多，心腹彻痛，然后血下，久而不止，及赤白带下，年深诸药不能疗者。

龙骨散

【来源】《普济方》卷三三一引《妇人大全良方》。

【组成】龙骨（烧灰）

【用法】上为细末。每服二钱，空心煎艾叶汤调下。

【主治】妇人赤白带下，或因经候不断者。

乌金散

【来源】《普济方》卷二九六引《经验良方》。

【组成】胡桃壳（烧存性）

【用法】上为末。每服二钱，秤锤烧红，淬酒调药。

【主治】痔疮，肠风，赤白带。

艾煎丸

【来源】《普济方》卷三二八引《经验良方》。

【组成】香附子 艾叶各四两 蔓荆子 神曲 枳壳（去瓤） 当归各二两 茱萸 蓬莪术各一两

【用法】上用醋一大碗，慢火煮香附、艾叶，以醋尽为度，拣去艾叶，加糯米糊捻作饼子，晒干，

同前药为末，醋煮面糊为丸，如梧桐子大。每服二十丸，食前米饮、醋汤任下。

【主治】妇人诸疾，腹痛，赤白带下。

立效散

【来源】《普济方》卷三三〇引《经验良方》。

【组成】晚蚕沙（醋浸一宿，焙干称）　当归（酒浸，焙干）　女子头发（焙焦）　乌龙尾（即久尘灰，生姜自然汁浸，焙干）各一两　旧棕叶（烧存性）二两

【用法】上为细末。每服二钱，热酒调下。

【主治】血崩，及赤白带下。

四圣散

【来源】《兰室秘藏》卷上。

【组成】川乌（炮制）　生白矾各一钱　红娘子三个　斑蝥十个

【用法】炼蜜为丸，如皂子大。绵裹坐之。

【主治】妇人赤白带下。

当归附子汤

【来源】《兰室秘藏》卷中。

【组成】当归二分　炒盐三分　蝎梢　升麻各五分　甘草六分　柴胡七分　黄柏少许（为引用）　附子一钱　干姜　良姜各一钱

【用法】上为粗末，每服五钱，水五盏，煎至一盏，去滓，稍热服；或为细末，酒、面糊为丸，亦可。

【主治】妇人脐下冷痛，赤白带下。

当归煎

【来源】《济生方》卷六。

【别名】当归煎丸（《玉机微义》卷四十九）。

【组成】当归（去芦，酒浸）　赤芍药　牡蛎（火煅，取粉）　熟地黄（酒蒸，焙）　阿胶（锉，蛤粉炒成珠子）　白芍药　续断（酒浸）各一两　地榆半两

【用法】上为细末，醋糊为丸，如梧桐子大。每服五十丸，空心米饮送下。

【主治】妇人室女，赤白不止，腹内疼痛，四肢烦疼，不欲饮食，日渐羸瘦。

【方论】《医略六书》：血亏挟滞，冲任不调，故腹痛而赤白带下，淫溢不已焉。熟地补血，以滋任脉；当归养血，以荣冲脉；赤芍活血化滞，地榆凉血涩血，续断续筋脉，牡蛎涩带下也。醋丸以收之，饮下以和之，使血气调和、则腹痛自退，而赤白带下无不自除矣。

卷柏丸

【来源】《济生方》卷六。

【组成】黄耆（去芦，蜜水炙）　熟地黄（洗）各一两半　卷柏（醋炙）　赤石脂（煅，醋淬七次）　鹿茸（醋炙）　白石脂　芎䓖　代赭石（煅，醋淬七次）　艾叶（醋炒）　桑寄生　鳖甲（醋炙）　当归（去芦，酒洗，微炒）　地榆各一两　木香（不见火）　龙骨各半两　干姜（炮）三分

【用法】上为末，醋煮糯米糊为丸，如梧桐子大。每服七十丸，空心食前米饮汤送下。

【主治】妇人室女，腹脏冷热相攻，心腹绞痛，腰痛腿痛，赤白带下，面色痿黄，四肢羸乏。

小阴丹

【来源】《类编朱氏集验方》卷十。

【组成】当归　白芍药各四两　白术　茯苓　藁本　白芷　延胡索各一两　熟地黄（酒蒸）　牡蛎（草鞋包，煅）各半两　人参　没药各二钱　甘草（炙）　南木香各一两　赤石脂（煅）七钱　大附子一两（炮，去皮脐）　蚕退纸（烧）以多为贵

【用法】上为细末，炼蜜为丸，如弹子大。每服一丸，空心酒送下。

【主治】妇人赤白带下，月经不调，诸虚不足。

梓建脾散

【来源】《施圆端效方》引范天福方（见《医方类聚》卷八十九）。

【组成】甘草（炒）　桂　橘皮（去白）　茴香（炒）　良姜（细锉，炒）　干姜（炮）　厚朴（去

粗皮，与干姜同捣炒）各一两

【用法】上为细末。每服二钱，食前煎生姜枣汤调下，每日二次；脐下痛，用盐汤调下。

【主治】脾胃虚冷，心腹痛疼，痞满气逆，呕吐泄痢，妇人瘤冷，赤白崩带，腰腹疼重。

夺命丹

【来源】《医方类聚》卷二一〇引《施圆端效方》。

【组成】白矾　滑石各等分

【用法】同瓶器内烧，丸如半枣大。纴坐子宫。

【主治】赤白带下。

没药散

【来源】《医方类聚》卷二一〇引《施圆端效方》。

【组成】香附子（炒）四两　干姜一两半（炮）白芍药　五灵脂各二两（炒）

【用法】上为细末。每服二钱，食前以热酒调下；心疼，以醋调下，一日二次。

【主治】妇人血气不调，赤白带下，腰腹疼冷；男子膀胱小肠气痛，疝气沉坠痛闷；心疼。

阿胶散

【来源】《施圆端效方》引李子良方（见《医方类聚》卷二一〇）。

【组成】阿胶（炒燥）　白龙骨　赤石脂　干姜（炮）各半两

【用法】上为细末。每服二钱，热酒调下；崩漏，艾汤下。

【主治】妇人血崩不止，赤白带下。

椒朴丸

【来源】《医方类聚》卷二一〇引《施圆端效方》。

【组成】川椒（去目，炒出汗）二两　苍术（去皮，酒浸，晒干）四两　干姜四两（切）　厚朴二两（细切，与姜同和炒）

【用法】上为细末，酒糊为丸，如梧桐子大。每服三十丸，食前温酒送下。

【主治】妇人血海虚冷，脐腹绞痛，崩漏，赤白带

下；男子肾虚，下元久弱。

温内玉抱肚

【来源】《医方类聚》卷二一〇引《施圆端效方》。

【别名】玉阔肚（《卫生宝鉴》卷十五）。

【组成】川乌　细辛　良姜　天仙子　肉桂　牡蛎粉　胡椒　干姜

【用法】上为细末。醋糊调涂脐下，绵衣覆之。

【主治】

1. 《医方类聚》引《施圆端效方》：妇人虚，带下赤白，绝孕。

2. 《卫生宝鉴》：阴毒伤寒。

火龙丹

【来源】《卫生宝鉴》卷十八。

【组成】白矾（枯）四两　蛇床子（炒）三两

【用法】上为末，醋糊为丸，如鸡头子大，干胭脂为衣。绵裹，纳阴中。

【主治】妇人二气不和，赤白带下。

附子六合汤

【来源】《医垒元戎》。

【别名】桂枝六合汤（《伤寒全生集》卷三）、桂附六合汤（《伤寒广要》卷七）、六合汤（《玉机微义》卷四十九）、四物汤（《济阴纲目》卷三）。

【组成】四物汤四两　附子（炮，去皮脐）　肉桂各半两。

【用法】《玉机微义》：上锉。每服五钱，水煎，食前服。

【主治】

1. 《医垒元戎》：妊娠伤寒，四肢拘急，身凉微汗，腹中痛，脉沉而迟。

2. 《玉机微义》：妇人赤白带下，脉沉微，腹痛或阴中痛。

3. 《伤寒全生集》：阴证下血，紫黑如豚肝。

【方论】《成方切用》：桂、附虽辛热动胎之药，然寒证用之，适所以安胎。

香桂六合汤

【来源】《医垒元戎》。

【别名】香附六合汤（《赤水玄珠全集》卷二十）。

【组成】四物汤四两 桂心 香附子各半两

【主治】妇人赤白带下。

搐鼻香

【来源】《医垒元戎》。

【组成】牡蛎（煅） 紫梢花 韶脑 母丁香 黄狗头骨（煅） 蛇床子 破故纸 桂心各等分

【用法】上为细末，炼蜜为丸，如鸡头子大。每用一丸。

【主治】子宫久冷，赤白带下。

苦楝丸

【来源】《云岐子保命集》卷下。

【组成】苦楝（碎，酒浸） 茴香（炒） 当归各等分

【用法】上为细末，酒糊为丸，如梧桐子大。每服三五十丸，空心酒送下。

【主治】妇人赤白带下。

【加减】如腰腿疼痛，加四物四两，羌活、防风各一两

【方论】《医略六书》：寒湿伤于带脉，而收引无权，不能约束一身，故带下淫溢不已。苦楝子泻湿热以清带脉；小茴香温经气以祛寒湿；当归养血活血以荣经脉也。酒以丸之，酒以下之，使寒湿顿化，则经脉清和，而带脉完固，带下无不止矣。

秋霜丹

【来源】《世医得效方》卷十五。

【组成】真秋石

【用法】上为末，北枣去皮，煮烂为丸，如梧桐子大。每服五十丸，空心醋汤送下。

【主治】赤白带下。

通真丸

【来源】《世医得效方》卷十五。

【组成】当归（去尾） 苍术（切，炒） 肉桂 防风 川芎 人参 白芍药 白薇（去土） 熟地黄（酒炒） 牡丹皮 茴香 白术 白茯苓 桔梗 附子（炮） 泽兰叶各等分

【用法】上为末，炼蜜为丸。每服一丸，血崩，经脉不匀，赤白带下，炒当归酒送下；血风瘾疹瘙痒，薄荷蜜汤送下；冷气块筑心腹，呕逆反胃，炒盐汤送下；肠风泻血，赤白痢，月信不止，米饮送下；血风劳倦，青蒿酒送下；头疼眼花，荆芥茶送下；月信不行，室女红脉不通，产后诸风，中风不语迷闷，每服五丸，红花苏木汤送下；胎漏下血，气刺心腹胀满，炒姜酒送下。

【主治】血崩，经脉不匀，赤白带下；血风瘾疹瘙痒；冷气块筑心腹，呕逆反胃；肠风泻血，赤白痢，月信不止；血风劳倦，头疼眼花；月信不行，室女红脉不通；产后诸风，中风不语迷闷；胎漏下血，气刺心腹。

愈浊丸

【来源】方出《丹溪心法》卷五，名见《仙拈集》卷二。

【组成】良姜 芍药 黄柏各二钱（炒成灰） 椿树根皮一两半

　　　方中良姜，《仙拈集》作"干姜"。

【用法】上为末，粥为丸。每服四五十丸，空心服。

【主治】带下赤白浊。

阿胶散

【来源】《医方类聚》卷二一零引《金匮钩玄》。

【组成】阿胶 芎藭 芍药 干姜 牡丹 艾叶 甘草 生地黄各一两

【用法】上为散。每服二钱，以温酒下。

【主治】赤白带下，年深不愈。

当归散

【来源】《医方类聚》卷二一〇引《医林方》。

【组成】夏枯草 当归 白芍药 干姜各等分

【用法】上为细末。每服三钱，食前、空心米汤调下。

【主治】妇人赤白带下。

剪红丸

【来源】《普济方》卷一六九引《医学切问方》。

【组成】槟榔六钱 白牵牛十二两（取头末） 芜荑六两 雷丸五两 巴豆一两（取霜） 土朱砂

【用法】上为细末，滴水为丸，朱砂为衣，如梧桐子大。每服一丸，蜜水送下。取下病疾为验，白粥补之。

【功用】追虫取积。

【主治】远年近日诸般虫，稍食不消；妇人赤白带下；痢疾。

沉香保生丸

【来源】《普济方》卷二一七引《德生堂方》。

【组成】沉香 母丁香 巴戟（去心，酒浸） 莲蕊 木香 莲心 菟丝子（酒浸） 葫芦巴（酒浸） 八角茴香（盐炒） 肉苁蓉（酒浸） 韭子（酒浸） 红花各一两 雄蚕蛾一两二钱 川椒一两（净） 仙灵脾一两（醋炒） 川山甲（炮）二两二钱半 水蛭（糯米炒）五钱 青盐五钱 细墨五钱（烧去油） 益智仁七钱半 牛膝（酒浸）一两 麝香一钱半 蛤蚧一对（别研，去虫，生用） 川楝子一两（炒，以上为末） 川楝子四两（捶碎） 知母一两二钱 破故纸一两二钱 甘草二两 五味子二钱

【用法】后五味为末，用水一斗熬成浓膏，和前药末面糊为丸，如梧桐子大。每服五十丸，空心以酒或盐汤送下，干物压之。

【功用】固精气，益精髓，驻颜色，安魂定魄，延年不老，长壮阳事，暖子宫下元。

【主治】男子精气不固，余涩常流，小便血浊，梦中频数泄出，口干耳鸣，腰膝痛，阴囊湿痒，阳事不举，小便如泔，及妇人血海久冷，胎气不盛，赤白带，漏下。

樗皮丸

【来源】《医学纲目》卷三十四。

【别名】樗树根丸（《摄生众妙方》卷七）、固下丸（《李氏医鉴》卷八）、椿根皮丸（《饲鹤亭集方》）。

【组成】芍药五钱 良姜三钱（烧灰） 黄柏二钱（炒成炭） 椿根皮一两半

【用法】上为末，以粥和丸。每服三五十丸，空腹米饮吞下。

【主治】赤白带有湿热者。

猪膏煎

【来源】《普济方》卷二一一。

【组成】清酒五合 煎成猪膏三合

【用法】上以缓火煎汁沸。适寒温，顿服。

【主治】赤白带下。

神仙固真丹

【来源】《普济方》卷二一九。

【组成】苍术一斤（切片，米泔水浸） 川乌一两（炮，去皮尖，切片） 青盐一两 川楝子（去核） 当归 枸杞子一两 茴香（炒） 破故纸（同术炒黄） 菟丝子（酒浸） 地黄各一两（切细，焙干） 方中川楝子、当归用量原缺。

【用法】上为末，同术一斤细末，酒和为丸，如梧桐子大。每服三十丸，男子以酒送下，女子醋汤送下。

【主治】男子元阳气虚，妇人七伤，日渐瘦弱，饮食无味，小肠膀胱清精寒湿，小便并多，妇人胎前产后诸般冷疾，赤白带下血崩，子宫久冷，面色痿黄，四肢倦怠。

木瓜煎丸

【来源】《普济方》卷二二一。

【组成】木瓜三枚（开顶去瓤作瓮子，入硇砂末，用新罐子盛蒸烂研） 菊花（蒸） 地骨皮 骨碎补 牛膝（酒浸，切焙） 吴茱萸（汤浸焙炒）各三两 胡椒 荜澄茄各一两

【用法】上为细末，炼蜜为丸，如梧桐子大，每日三钱，空心以温酒送下。

【功用】壮筋骨。

【主治】肾肝虚损，腰膝无力疼痛，及妇人虚冷，赤白带下。

五龙软金丹

【来源】《普济方》卷二二八。

【组成】沉香二钱　檀香一钱　八角茴香一钱半　乳香一钱　安息香一钱半　麝香　莲子心　犀角　丁香　朱砂　川山甲　仙灵脾（酥炙）各一钱　益智仁一钱半

【用法】上为末，炼蜜为丸，如梧桐子大。每服十丸，空心温酒送下，干物压之。

【功用】添精补髓，活血驻颜。

【主治】男女诸虚百损，五劳七伤，下元久冷，腰腿膝疼痛，妇人赤白带下。

如圣丸

【来源】《普济方》卷二四七。

【组成】地胆三十二个（去头足）　斑蝥五十个（去头翅足）　盐豉七十个　轻粉半钱（为衣）

【用法】上药用枣肉为丸，如绿豆大。每服五十丸，先饮好酒三五盏，后用温酒送下，如重车行五里，小腹微觉痛，取下胞中病如雀脑相似，是病根；妇人产后，脐腹痛，恶物末尽，服七丸，童子小便送下；男子妇人疝气并小腹脐痛，每服一丸，温酒送下，妇人用童子小便下。

【主治】男子五种疝气；妇人产前经血不来，赤白带下，经血不止；产后恶物不行，脐腹撮痛。

【宜忌】忌食杂鱼、湿面及鸡、猪、马、牛等肉。

楮实子丸

【来源】《普济方》卷三二一。

【组成】川牛膝二两（酒浸，焙干）　川草薢一两　楮实子三两（焙）　山药　白姜（炮）　川芎各一两（一方加附子、鹿角霜各一两）

【用法】上为末，用大北枣蒸去皮取肉，研为膏同丸，如梧桐子大。每服四十丸，空心米饮送下。

蜜丸亦可。

【功用】平脏益气血。

【主治】妇人忧思伤脾，不能化水，所以湛浊，或下赤白，淋沥不干。

干姜丸

【来源】《普济方》卷三三一。

【组成】干姜　阿胶　伏龙肝（细研）各一两　白石脂　熟干地黄各二两

【用法】上为末，炼蜜为丸，如梧桐子大。每服三十丸，食前以热酒送下。

【主治】妇人久赤白带下，脐腹冷痛。

万灵丸

【来源】《普济方》卷三三一。

【组成】当归（焙）　川芎　熟地黄（焙）　茯苓　干姜（炮）　桂　白术　芍药　甘草　附子各等分

【用法】上为细末，炼蜜为丸，如弹子大，每服一丸，热酒化下；或作小丸，如梧桐子大，空心、食前温米饮送下，每日二次。

【主治】妇人诸虚痼冷，腰腹困疼，赤白带下，一切虚冷。

火龙丹

【来源】《普济方》卷三三一。

【组成】蛇床子二两（微炒）　枯白矾二两　韶粉三钱

【用法】上为末，醋糊为丸，如弹子大，干胭脂为衣。绵裹纳于玉户内，坐不多时，觉下微疼，勿疑其病，却取绵子上如烂粉，每日一丸。

【功用】暖肚，止冷疼。

【主治】妇人赤白带下，腹肚疼痛及冷痛。

艾茱丸

【来源】《普济方》卷三三一。

【组成】艾叶一斤　苍术　香附子　吴茱萸　橘皮各四两

【用法】上用米醋五升，慢火煮至醋干为度，晒干为细末，醋糊为丸，如梧桐子大。每服七十丸，空心、食前淡醋汤送下。

【主治】妇人子宫久冷，赤白带下。

茅花散

【来源】《普济方》卷三三一。

【组成】茅花一握（炒）　棕树皮三寸　嫩荷叶三张　甘草节二两

【用法】上为细末。每服半匙，空心酒调下。

【主治】血崩不止，赤白带下。

金不换丸

【来源】《普济方》卷三三一。

【组成】当归半两　熟地黄一两　川白芷半两　五倍子一两　白石脂（煅）六两　禹余粮半两（煅七次，用醋浸）　赤石脂（煅）一钱　龙骨（煅）六两　熟艾一两　附子七钱

【用法】上为细末，醋糊为丸。每服二十丸，用艾叶煎酒送下，米饮亦得。

【主治】妇人子宫虚惫；或服冷药过多，致令赤白带下，淋沥不止；或产后用力过多，阴门突出不收，一应不正之疾。

【加减】虚，加附子一个。

香附子散

【来源】《普济方》卷三三一。

【组成】百草霜一两　当归　香附子　紫金皮　乌药各八钱　伏龙肝一两

【用法】上为末，以水牛膏同茴香炒，用酒调三大钱，通口服，不拘时候。

【主治】赤白带下。

【宜忌】忌食鱼腥、母猪等肉。

神功丹

【来源】《普济方》卷三三一。

【组成】枯白矾五钱一分　乌头一个（炒黄）

【用法】上为细末，炼蜜为丸，如弹子大。用时以绵包之，临卧纳阴门内。

【主治】妇人赤白带下。

棕毛散

【来源】《普济方》卷三三一。

【组成】棕毛（烧灰存性）　蒲黄（炒）各等分

【用法】上每服三钱，空心、食前好酒调下。一日二次。

【主治】赤白带下，血崩漏下，胎气久冷，脐腹疼痛。

煮附子丸

【来源】《普济方》卷三三一。

【组成】香附子（去毛）一斤　当归二两（酒浸）　艾叶一两　人参一两　木香一两

【用法】上用银石瓷罐一个，可容五升者，入艾叶、香附子于内，将好醋用慢火煮至一伏时，候微干，捣饼，研为细末，煮药米醋糊为丸，如梧桐子大。每服五十至八十丸，空心、食前用淡醋汤送下。

【主治】妇人子宫久冷，赤白带下。

络石汤

【来源】《普济方》卷三五二。

【组成】络石（亦名石龙藤）

【用法】煎叶服之。亦浸酒服。

【主治】产后瘦损，不能饮食，腹中有血块，淋沥不尽，赤白带下，天行心闷。

平补固真丹

【来源】《本草纲目》卷十二引《乾坤生意》。

【组成】金州苍术（刮净）一斤（分作四分：一分川椒一两炒，一分破故纸一两炒，一分茴香、食盐各一两炒，一分川楝肉一两炒，取净术为末）　白茯苓末二两　酒洗当归末二两

【用法】酒煮面糊为丸，如梧桐子大。每服五十丸，空心盐、酒送下。

【主治】元脏久虚，遗精白浊；妇人赤白带下，崩漏。

乌鸡煎丸

【来源】《袖珍方》卷四。

【组成】当归 黄耆各六两 生地黄 香附子各四两 茯苓三两 人参 官桂 地骨皮各二两

【用法】上用乌骨白鸡一只，男用雌，女用雄，笼住，将黄耆末和炒面为丸，如鸡头子大，喂鸡，眼生眵，吊死，去肠肚洗净，捋毛椎碎骨，入前药鸡腹内，用酒、醋各一瓶，煮一宿，取骨焙枯研，共为细末，用汁打糊为丸，如梧桐子大。每服五十丸，盐汤送下。

【主治】妇人百病，虚劳血气，赤白带下。

暖宫妙应丸

【来源】《袖珍方》卷四。

【组成】艾叶 龙骨 当归 川芎 牡蛎 白芍药 牡丹皮 茯苓 赤石脂 熟地各等分

【用法】上为末，面糊为丸，如梧桐子大。每服五十丸，空心艾醋汤送下。

【主治】妇人赤白带下，及子宫虚冷，无子者。

玉龙软金丹

【来源】《奇效良方》卷二十二。

【组成】沉香二钱 檀香 安息香 八角茴香 益智仁各一钱半 麝香 莲子心 仙灵脾（酥炙）朱砂 穿山甲 犀角 乳香 丁香各一钱

【用法】上为细末，炼蜜为丸，如梧桐子大。每服十丸，空心以温酒送下，以干物压之。

【功用】添精补髓，活血驻颜。

【主治】男子诸虚百损，五劳七伤，下元久冷，腰腿膝痛；妇人赤白带下。

无极丸

【来源】《本草纲目》卷十七引《医林集要》。

【组成】锦纹大黄一斤

【用法】上分作四分：一分用童便一碗，食盐二钱，浸一日，切晒；一分用醇酒一碗，浸一日，切晒，再以巴豆仁三十五粒同炒豆黄，去豆不用；一分用红花四两，泡水一碗，浸一日，切晒；一分用当归四两，入淡醋一碗，同浸一日，去归切晒；为末，炼蜜为丸，如梧桐子大。每服五十丸，空心温酒送下。取下恶物为验、未下再服。

【主治】妇人经血不通，赤白带下，崩漏不止，肠风下血，五淋，产后积血、癥瘕腹痛；男子五劳七伤；小儿骨蒸潮热。

八君子汤

【来源】《陈素庵妇科补解》卷一。

【组成】人参 白茯苓 白术各一钱 炙草五分 半夏一钱 广皮八分 苍术八分 当归二钱五分

【功用】补脾祛湿。

【主治】脾虚兼湿痰，经行见赤白带下，或随血而下，或时时带自下。

【方论】方中四君子补脾虚，二陈祛湿痰，加苍术燥湿运脾，当归和营养血。

蒸脐方

【来源】《扶寿精方》。

【组成】荞麦（以水和为一圈，径寸余，脐大者，径二寸）乳香 没药 虾鼠粪（即一头尖）青盐 两头尖 川续断各二钱 麝香一分

【用法】上各为末，入荞麦圈内，置脐上，上覆槐皮（去粗，半分厚），加豆大艾炷，灸至腹内微作声为度，不可令内痛，痛则反损真气，槐皮觉焦即更新者，每年中秋日蒸一次。若患风气有郁热在膝理者，加女子月信拌药则易汗，汗出而疾随愈。

【功用】却疾延年。

【主治】上部火或腹心宿疾，妇人月信不调，赤白带下，男子遗精白浊，或风热郁于膝理。

济阴丹

【来源】《活人心统》卷三。

【组成】川芎 川归 川萆薢 生地各八钱 赤芍香附各一两半 陈二艾 小茴香五钱 南木香三钱 刘寄奴五钱 蓬术七钱半

【用法】上为末，米糊为丸，如梧桐子大。每服六

十丸，空心白汤送下。

【主治】月水不调，赤白带下，不受孕，肚腹刺痛。

蠲带丸

【来源】《活人心统》卷三。

【组成】当归 地黄 茯苓 石脂 香附 地榆 白芷 芍药 川芎 牡蛎 秦艽各一两 龙骨 扁豆衣 干姜各五钱 人参 青木香各三钱

【用法】上为末，醋为丸，如梧桐子大。每服五十丸，空心白汤送下，每日二次。

【主治】妇人久远赤白带下。

带下丸

【来源】《摄生秘剖》卷三。

【组成】马毛二两（伏火一宿，白马毛治白带，赤马毛治赤带） 龟甲四两（醋炙） 鳖甲二两（醋炙） 牡蛎二两（火炙）

【用法】上为末，醋水为丸，如梧桐子大。每服三钱，温酒送下，一日三次。

【主治】妇人赤白带下。

【方论】气陷于下焦则白带，血陷于下焦则赤带。以涩药止之，则未尽之，带留而不出；以利药下之，则既损其中，又伤其下，皆非治也。马得干之刚，毛得血之余，血余可以固血，干刚可以利气，固血则赤止，利气则白愈，此用马毛之意也。龟、鳖、牡蛎，外刚而内柔，离之象也。去其柔而用其刚，故可以化癥，可以固气，化癥则赤白之成带者，无复中留，固气则营卫之行不复陷下。营不陷则无赤，卫不陷则无白矣。

当归泽兰丸

【来源】《摄生众妙方》卷十。

【组成】香附子（去衣，分作四处，童便四两、酒四两、醋四两，米泔四两各浸一宿）一斤 当归（去须，酒浸）二两 白芍药（炒）二两 熟地黄（酒制）二两 生地黄二两 泽兰叶 艾叶 白术各一两五钱 黄芩一两 川芎二两

　　方中香附子用量原缺，据《济阴纲目》补。

【用法】上为末，醋糊为丸，如赤豆大。每服六十

丸，空心白汤或酒送下。

【主治】妇人经脉不调，赤白带下，久无子者。

【方论】《医略六书》：血亏气滞，天癸愆期，而带脉不能收引，故赤白带下，经久不能生子焉。熟地补阴滋血，生地凉血滋阴，当归养血脉以荣经，白芍敛营阴以和血，川芎行血中之气，艾叶暖子宫之血，泽兰去宿生新，白术健脾燥湿，黄芩清肺气以肃生水之源，香附解郁结以调冲任之气。醋以丸之，汤以下之，使经脉有资，则血气调和，而天癸无不如度，带脉约束有权，何赤白带下之不除哉？自此带愈经调，天下应无不孕之妇矣。

魏元君济生丹

【来源】《摄生众妙方》卷十。

【组成】荞麦面不拘多少

【用法】用鸡子清为丸。每服三五十丸，白汤送下。

【主治】妇人赤白带下。

全鹿丸

【来源】《古今医统大全》卷四十八。

【别名】百补全鹿丸（《饲鹤亭集方》）、大补全鹿丸（《全国中药成药处方集》杭州方）。

【组成】中鹿一只（不拘牝牡，缚死，去毛，肚杂洗净；鹿肉煮熟，横切片，焙干为末；取皮同杂入原汤煮膏，和药末为丸；骨用酥炙，为末，和肉末、药末一处，和膏捣；不成丸，加炼蜜） 人参 黄耆 白术 茯苓 当归 川芎 生地黄 熟地黄 天门冬 麦门冬 陈皮 炙甘草 破故纸 川续断 杜仲 川牛膝 枸杞子 巴戟天 胡芦巴 干山药 芡实子 菟丝子 五味子 覆盆子 楮实子 锁阳 肉苁蓉 秋石各一斤 川椒 小茴香 青盐 沉香各半斤

【用法】上各精制为末，称分两和匀一处，候鹿制膏成，就和为丸，梧桐子大，焙干；用生黄绢作小袋五十条，每条约盛一斤，悬置透风处。用尽一袋，又取一袋。霉伏天须要火烘一二次为妙。每服八九十丸，空心临卧时，姜汤、盐汤、沸汤任下，冬月温酒送下。

【功用】

　　1.《鲁府禁方》：还精填髓，补益元阳，滋生

血脉，壮健脾胃，安五脏，和六脉，添智慧，驻容颜。

2.《中国医学大辞典》：通脉和血，利节健步，壮阳种子，延年益寿。

【主治】

1.《古今医统大全》：诸虚百损，五劳七伤。

2.《中国医学大辞典》：头眩耳聋，脊背瘘软，痃癖腹痛，精寒阳痿，肌肤甲错，筋挛骨痿，步履艰难，妇女虚羸痨瘵，骨蒸发热，阴寒腹痛，崩漏经阻，赤白带下，大肠脱肛。

【宜忌】

1.《时方歌括》：肥厚痰多之人，内蕴湿热者，若服此丸，即犯膏粱无厌，发痈疽之戒也。

2.《全国中药成药处方集》：体实而发炎者忌服。风寒感冒忌服。忌生冷食物。

加减人参黄耆汤

【来源】方出《古今医统大全》卷八十三，名见《医部全录》卷三九八。

【组成】人参黄耆汤加芍药（醋炒） 牡蛎粉 禹余粮

【主治】

1.《古今医统大全》：妇女赤白带下。

2.《医部全录》：带下虚滑之证。

克应丸

【来源】《古今医统大全》卷八十四。

【组成】熟地黄 赤芍药各二两 当归二两半 赤石脂（煅） 龙骨 牡蛎（煅，以酒淬） 茯苓 牡丹皮 川芎 艾叶（制，研）各一两

【用法】上为末，醋糊为丸，如梧桐子大。每服五十丸，空心白汤送下。

【主治】妇人赤白带下。

金樱莲子散

【来源】《古今医统大全》卷八十四。

【组成】金樱子（冬采，干擦去毛）三两（净，炒，切破，去子净用） 莲子（去心） 头面各二两（炒） 白扁豆二两（炒） 牡荆实（即黄荆子） 糯米一合（炒）

【用法】上为细末。每用四钱，入熟蜜三匙，滚汤调服。

【主治】脾胃虚弱，赤白带下。

温脐兜肚方

【来源】《医学入门》卷一。

【组成】白檀香 羚羊角各一两 零陵香 沉香 白芷 马兜铃 木鳖子 甘松 升麻 血竭各五钱 丁香皮七钱 麝香九分

【用法】上为末，分作三份。每用一份，以熟艾絮绵装白绫兜肚内，初服者每三日后一解，至第五日又服，一月后常服之。

【主治】男子痞积，遗精白浊；妇人赤白带下，经脉不调，久不受孕。

龟柏姜栀丸

【来源】《医学入门》卷八。

【组成】龟版三两 黄柏一两 干姜（炒）一钱 栀子二钱半

【用法】上为末，酒糊为丸。白汤送下。

【主治】赤白带下，或时腹痛。

散滞茴香汤

【来源】《古今医鉴》卷八。

【组成】小茴香一钱 当归一钱 乌药一钱 荆芥穗一钱 黄连一钱 木通一钱 萹竹一钱 砂仁八分 薄荷八分 香附子五分

【用法】上锉一剂。加淡竹叶十片，水煎，空心温服。

【主治】诸淋，并妇人赤白带下。

二气丹

【来源】《古今医鉴》卷十一引丁平溪方。

【组成】舶上硫黄一两（熔化，倾入水中，如此七次） 朱砂一两 官桂一两 干姜（炮）一两 大附子（面包煨，去皮）五钱 鹿茸二两（酥炙） 麝香一钱

【用法】上为末，醋糊为丸，如梧桐子大。每服三十丸，空心盐汤送下。如虚劳发热，先以四物汤四钱，小柴胡六钱，合和煎服，后用十全大补汤。

【主治】赤白带下。

乌鸡丸

【来源】《古今医鉴》卷十一。

【组成】乌鸡一只（不刀血，去毛，用醋五大碗煮熟，火煅存性，成灰为末） 香附米十两（酒浸旬日，用醋煮，焙干） 乌药二两 净艾二两（醋浸，炒白米饭少许，入杵臼内捣成饼，火上炙令干） 当归三两（醋洗） 川芎 白芍 熟地各一两 小茴三两（醋炒） 山药 牡蛎各二两 破故纸（醋炒）五钱 良姜五钱 白姜一两半 丁香一两（不见火）

【用法】上为末，饭为丸，如梧桐子大。每服五十丸，空心醋汤送下。

【主治】下焦虚寒，赤白带下，脐腹冷痛。

【加减】赤白带下不止，加龙骨一两、五倍子一两半。

玉仙散

【来源】《古今医鉴》卷十一。

【组成】干姜（炒）一两 香附（炒）一两 白芍（炒）一两 甘草（生）五钱

【用法】上为末。每服三钱，空心黄酒送下。

【主治】赤白带下，属寒者。

朝元散

【来源】《古今医鉴》卷十一。

【组成】白芷 陈皮 厚朴 枳壳 桔梗 川芎 白芍 当归 茯苓 苍术 半夏 干姜 官桂 香附 吴茱萸 小茴香 甘草

【用法】上锉一剂。加生姜三片，大枣一枚，水煎，空心服。一方加乳香、没药各二钱半，乌药一两，酒煎，入米糖一斤，早晚随量饮酒。

【主治】赤白带下，腹脐冷痛，子宫虚寒。

螽斯丸

【来源】《古今医鉴》卷十一。

【组成】生地（酒洗）四两 熟地（酒蒸）四两 陈皮一两 白茯苓二两 川芎二两 赤芍二两 香附一斤（童便浸，春三、夏二、秋四、冬五日） 当归（酒洗）四两 枳壳（麸炒）二两 黄芩（酒炒）二两 玄胡索（酒炒）二两 青皮二两 苏木一两 红花一两 五灵脂一两 干姜（炒）五钱 粉草二钱

【用法】上为末，用艾煎汤，入醋一盏，打糊为丸，如梧桐子大。每服四五十丸，酒或白汤空心送下。

【主治】妇人赤白带下，经候不调，或前或后，或行时小腹作痛，腿膝麻痹，腰腹痛，子宫不能摄养。

硫黄杯

【来源】《本草纲目》卷十一。

【组成】石硫黄（无砂） 明矾少许

【用法】用瓷碗一只，以胡桃擦过，入石硫黄生溶成汁，加入明矾少许，以杖掠去绵，滤过，再入碗溶化，倾入杯内，荡成杯，取出埋土中一夜，木贼打光用之，欲红入朱砂；欲青则入葡萄，研匀同煮成。每用热酒二杯，清早空心温服。

【功用】清上实下，升降阴阳，通九窍，杀三虫，除梦遗，悦容颜，解头风，开胸膈，化痰涎，明耳目，润肌肤，添精髓，蠲疝坠。

【主治】妇人血海枯寒，赤白带下。

五灵散

【来源】《赤水玄珠全集》卷二十。

【组成】五灵脂（半生半炒）

【用法】上为末。酒调服。

《眼科阐微》本方用五灵脂三钱，研末，热黄酒调服，服后药力到，病者呆痴少许，即愈。

【主治】

1. 《赤水玄珠全集》：赤白带下。
2. 《眼科阐微》：血惯，眼白珠俱黑者。

地榆膏

【来源】《赤水玄珠全集》卷二十。

【组成】地榆一斤

【用法】用水三升，煎至一半，去滓再煎如稠饧，空心服三合，一日二次。

【功用】涩血。

【主治】赤白带下骨立者。

【方论】《简明中医妇科学》：地榆凉血涩血，血自归经，安有赤白注溢之患哉。

白带丸

【来源】《仁术便览》卷四。

【组成】蕲艾　当归　熟地各二两　香附三两（醋煮，焙）　川芎　人参各一两二钱　白芍（酒炒）　白术　苍术　阿胶　黄柏（酒炒）　樗根皮各一两　地榆七钱　白茯八钱　白石脂（火煅）六钱

【用法】上为极细末，醋糊为丸，如梧桐子大。每服六七十丸，空心温水送下。

【主治】赤白带下。

一粒仙丹

【来源】《万病回春》卷六。

【组成】巴豆一百二十个（去壳，用新砖一块，将豆纸包放砖上，捶去油，令净如面白，方好用）　斑蝥六十个（去翅足，为末）　穿山甲五钱（油煎过，为末）　皂角一两（刮去粗皮，火炮，为末）　苦葶苈（末）一两　大黄（末）一两

【用法】上合一处，以枣煮，去皮、核，丸药如弹子大。用绵茧张开裹药在内，穿入三寸竹筒上，头尾仍留绵二三寸余，挽一转，不令药气出外。用时先以温水洗阴内令洁净，拭干，却以葱汁浸湿药头，送入子宫极深处，整一日一夜，出药不用。此药用后，不间有冷气下行，发寒发热如伤寒之状，不怕，饮食任意食用无妨，半日即通，或鲜血、或死血。一切恶物悉下。自此，子宫和暖而交媾则有孕矣。

【主治】妇人干血痨，并赤白带下，不孕。

【宜忌】忌生冷、发物。

止带丸

【来源】《万病回春》卷六。

【组成】当归（酒洗）　川芎　白术（去芦）　人参（去芦）　山药　杜仲（姜汁、酒炒去丝）　香附（醋炒）　青黛（减半）　牡蛎（火煅）　破故纸（酒炒）　续断　椿根皮（酒炒）各等分

【用法】上为细末，炼蜜为丸，如梧桐子大。每服五十丸，空心清米汤吞下。

【功用】《济阴纲目》：补气调血，强腰益肾。

【主治】妇人赤白带下，腰酸，头晕眼花，小腹胀痛，四肢无力，困倦而虚。

【加减】腹痛，加玄胡索、茴香，去人参；饱闷，加砂仁，去人参；夏月，加黄柏；冬月，加煨干姜少许；肥人，加姜汁、半夏；瘦人，加酒炒黄柏。

艾附暖宫丸

【来源】《万病回春》卷六。

【组成】南香附米一斤（四两醋浸，四两汤浸，四两童便浸，四两酒浸，各浸一宿，焙干）　北艾叶（焙干，捣烂，去灰，醋浸，炒）四两　当归　川芎　白芍（酒炒）　熟地黄（姜汁炒）各一两　玄胡索子（炒）二两　甘草（生用）八钱

【用法】上为细末，醋糊为丸，如梧桐子大。每服七八十丸，空心米汤送下；酒亦可。

【主治】妇人子宫虚寒，经水不调，小腹时痛，赤白带下。

加减八物汤

【来源】《万病回春》卷六。

【别名】加味八珍汤（《济阴纲目》卷三）、加味八物汤（《胎产要诀》卷上）。

【组成】当归　川芎　白芍（酒炒）　生地黄　人参（去芦）　白术（去芦）　茯苓（去皮）　山药　杜仲（酒炒）　香附（炒）各等分　甘草减半　乌梅一个

【用法】上锉一剂。加生姜、大枣，水煎，食前温服。

【主治】妇人赤白带下。

【加减】肥人，加半夏；瘦人，加黄柏；饱闷，去人参，加砂仁；腹痛，加小茴、玄胡，去人参；冬，加煨干姜少许。

收带六合丸

【来源】《万病回春》卷六。

【别名】益气固肠丸（原书同卷）、收带丸（《简明医彀》卷七）。

【组成】白术（米泔浸，焙）　苍术（米泔浸，焙）　白茯苓（去皮）　陈皮（盐水洗，去白）　当归（酒洗）　白芍（酒炒）各二两　熟地黄（酒洗）　半夏（姜制）各一两半　椿根白皮（洗，炒）　牡丹皮　黄柏（酒炒）各一两二钱　防风九钱　甘草（炙）一两　升麻八钱（一方加香附、枳壳）

【用法】上为末，酒糊丸，如梧桐子大。每服百丸，空心米汤下；盐汤亦可。

【功用】和脾胃，燥中宫之湿，提下陷之气，化痰清火。

【主治】赤白带下，肚腹疼痛。

调经八物丸

【来源】《万病回春》卷六。

【组成】当归（酒洗）二两　南芎（盐汤浸，切）一两　白芍（酒炒）一两五钱　熟地黄（酒浸）二两　白茯苓（去皮）一两　白术（米泔浸，焙）二两　橘皮（盐汤洗，晒）一两　条芩（酒炒）一两　牡丹皮一两　玄胡索（酒炒）一两

【用法】上为末，炼蜜为丸，如梧桐子大。每服八、九十丸，空心淡盐汤送下，寒月酒下。

【功用】养血调经，除赤白带，久服令孕。

通经甘露丸

【来源】《万病回春》卷六。

【组成】大黄十六两（四两用头红花四两，入水取汁浸一日，不用红花；四两以童便入盐二钱浸一日，取出晒干，不用童便；四两用好酒浸一日，令软，切片如杏核大，晒干，入去皮巴豆三十五粒，同炒黄色，去巴豆不用；四两用当归四两入淡醋浸一日，晒干，不用当归。上四份共合一处）南木香二两　百草霜五钱

【用法】上为细末，以当归、醋红花水煮米糊为丸，如梧桐子大。每服三四十丸，空心温酒送下。

【主治】妇人经血不通，崩漏肠风，赤白带下，血气五淋，产后积血，男女五劳七伤及小儿骨蒸劳热，夫妇阴血阳精不交。

螽斯胜宝丸

【来源】《万病回春》卷六。

【组成】黄耆（蜜炙）　人参（去芦）　白术（去芦）　白茯苓（去皮）　当归（酒洗）　川芎　白芍（酒炒）　肉桂　大附子（面裹，火煨，去皮）　干姜（炒）　胡椒　小茴香（盐、酒炒）　破故纸（酒炒）　艾叶（醋炒）　乌药（炒）各二两　吴茱萸三两（盐水炒）　香附六两（醋炒）　苍术四两（米泔浸，炒）　甘草（炙）一两

【用法】上锉作片，用白毛乌骨鸡一只，重一斤半或二斤者，吊死，水泡，去毛、肠屎并头、脚、翼尖不用；将鸡放砂锅里，将前药盖上，入好酒煮烂为度；取去骨，同药在锅焙干，为末，将煮鸡酒汁打稀米糊为丸，如梧桐子大。每服五十丸，空心好酒吞下。

【主治】妇人经水不调，脐腹冷痛，赤白带下，一切虚寒之疾，久无子嗣。

蒸脐秘妙方

【来源】《遵生八笺》卷十八。

【组成】麝香五钱　丁香三钱　青盐四钱　乳香三钱　木香三钱　雄黄三钱　五灵脂五钱　小茴香五钱　没药　虎骨　蛇骨　龙骨　朱砂各五钱　人参　大附子　胡椒各七钱　白附子五钱　夜明砂五钱

【用法】上为末，听用。每用看人脐孔深浅先将麝香填一二厘入脐中，次将药填实，上用荞麦面和匀作箍，照脐眼大小圈转按实在脐四围，再将药填其中令铺着实，次用银簪脚插脐中药上数孔，次盖槐皮一片如大钱，皮上以蕲艾壮灸烧至一百二十壮，如汗不出，再灸，灸后保养月余。一年蒸脐四次。

【功用】除百病。

【主治】久嗽久喘，吐血寒劳，遗精白浊，阳事不起，下元冷弱，久无子嗣，以及妇人赤白带下，并治痰火等疾。

【宜忌】灸后不见风寒、油腻、生冷一月。

【加减】妇人不用麝香。

万补丸

【来源】《鲁府禁方》卷一。

【组成】苍术八两　厚朴（去皮）　陈皮各五两　甘草　小茴（略炒）各三两

【用法】上为末，听用；用牙猪肚一个，莲肉末半斤，将猪肚擦洗极净，入莲肉末于中，线扎住，用猪腰二个同煮，用童便煮极烂为度，取出捣如泥，和前药再捣极匀为丸，如梧桐子大。每服七八十丸，姜汤送下；白水亦可。

【主治】脾胃不和，溏泄晨泄，一切脾气不足；男子遗精，女人赤白带下。

刘刺史丸

【来源】《鲁府禁方》卷三。

【组成】肉苁蓉（酒洗）一两三钱　覆盆子（去蒂）一两二钱　蛇床子一两二钱　菟丝子（酒制）一两二钱　乌贼骨八钱　五味子六钱　当归（酒洗）一两二钱　川芎一两一钱　白芍一两　防风六钱　黄芩五钱　艾叶三钱　牡蛎八钱（盐泥固济煨透，去泥，研）

【用法】上为末，炼蜜为丸。每服三十或四十丸，早、晚青盐汤送下。

【主治】赤白带下。

神秘万灵丹

【来源】《鲁府禁方》卷三。

【组成】何首乌（去皮，用黑豆九蒸九晒，忌铁器）　川当归（酒浸）　两头尖各五钱　川乌（去尖，用火炮）　草乌（去尖，用火炮）　大茴香　川芎　人参（去芦）　防风（去芦尾）　白芷　荆芥穗　桔梗（米泔浸）　麻黄（水煮四沸，去节）　炙甘草　天麻各二两　白术（米泔浸）　木香（不见火）　辽细辛　血竭（另研）各五钱　苍术半斤（米泔洗过，入酒浸一宿，晒干，为末）

【用法】上为细末，炼蜜为丸，如弹子大。每服一丸，细嚼黄酒送下；产后伤寒中风，体如板者，用麻黄汤送下。

【主治】妇人一切胎前产后诸般病症，三十六种冷血风，八十二种风疝病，乳中风，淋血，胎孕不安，死胎不下，胎衣不下，产后腹内搅痛，脐下如刀刺者；胎前产后，赤白带下，呕逆填塞，心气烦满；经脉不通，或来频并，饮食无味，面赤唇焦，手足顽麻，遍身生黑点血癌者；及产后伤寒中风，体如板者。

清带四物汤

【来源】《鲁府禁方》卷三。

【组成】当归（酒洗）　川芎　熟地黄　枳壳（麸炒）　香附（炒）各一钱　白附子　防风各五分　橘红一钱　良姜五分　荆芥七分　甘草三分

【用法】上锉。加大枣三枚，酒二钟，煎七分，入白面一撮，入净肉汁，再煎二三沸，空心服。

【主治】血淋、赤白带下。

【加减】白带多，加均姜（炮）、吴茱萸（炒）。

益母散

【来源】《证治准绳·女科》卷一。

【组成】益母草（开花时采）

【用法】上为细末。每服二钱，空心温酒下，一日三次。

【主治】带下赤白，恶露下不止。

滋阴百补固精治病膏

【来源】《墨宝斋集验方》卷上。

【组成】香油一斤四两　苍耳草一两　谷精草五钱　天门冬　麦门冬　蛇床子　远志（去心）　菟丝子　生地黄　熟地黄　牛膝（去芦）　肉豆蔻　虎骨　续断　鹿茸　紫稍花各一两　木鳖子（去壳）　肉苁蓉　官桂　大附子各六钱　黄丹八两　柏油二两　硫黄　赤石脂（煅）　龙骨（煅）　木香各二钱　阳起石四钱　乳香　没药　丁香　沉香各四

钱　麝香一钱　黄蜡六钱

【用法】先将苍耳草入香油中熬数滚，再下谷精草以后之十四味药，熬得药黑色，又下木鳖子等四味药，少熬，待药俱焦黑枯，滤去药，将油又熬滚，方下黄丹、柏油二味，用槐条不住手搅，滴水成珠，方将硫黄以后十味药为细末投入，搅匀，又下黄蜡，倾在罐内，封固好，井水中浸七日，每个膏药用红缎一方，药三钱，贴在脐上，再用两个贴在两腰眼，只用一钱一个。男子贴在丹田脐下，妇人贴在脐上下。

【主治】男子精冷寒，阳不举，梦泄遗精，小肠疝气；女人血崩，赤白带下，经水不调，脏寒。

加味艾附丸

【来源】《宋氏女科》。

【组成】艾叶四两（醋焙干）　当归（酒洗）　川芎　白芍（酒炒）　熟地二两（姜汁炒）　玄胡索二两　生甘草八钱

【用法】上为末，水糊为丸，如梧桐子大。每服七八十丸，空心米汤送下。

【主治】妇人子宫虚寒，经水不调，小腹时痛，赤白带下。

百子建中丸

【来源】《宋氏女科》。

【组成】香附一斤（分作四份：一份童便浸七日，一份酒浸七日，一份泔浸七日，一份盐水浸七日，各炒香）　大艾叶四两（米泔浸七日，将米泔慢火煮半日，焙干为末）　砂仁五钱　淮熟地（酒浸）三两　白芍药三两　玄胡索一两五钱　五味子五钱　杜仲（酒炒）一两　阿胶（炒）一两五钱　白术一两（麸炒）

【用法】上为末，用壬子日好米泔打粳米面糊为丸，如梧桐子大。每服八十丸，空心用淡醋汤送下。服至半月必有孕矣。

【功用】温中暖脐，调经，开郁开胃。

【主治】妇人久冷，赤白带下，肚腹疼痛，经水不调，四肢无力，久鲜子息。

【加减】如妇人肥胖者，加陈皮、半夏各一两。

当归煎

【来源】《宋氏女科》。

【组成】当归（酒洗，浸）　牡蛎（火煅）　阿胶（炒）　白芍药（酒炒）　续断（酒浸）各一两　地榆五钱　白茯苓　荆芥（炒黑）各一两

【用法】上水煎服；或为末，醋糊为丸，每服五十丸，米汤送下。

【主治】赤白带不止，腹内疼痛，四肢烦疼，不用饮食，日渐羸瘦。

千金封脐膏

【来源】《寿世保元》卷四。

【组成】天门冬　生地黄　熟地黄　木鳖子　大附子　蛇床子　麦门冬　紫梢花　杏仁　远志　牛膝　肉苁蓉　官桂　肉豆蔻　菟丝子　虎骨　鹿茸各二钱

【用法】上为末，入油一斤四两，文武火熬黑色，去滓，澄清，入黄丹半斤，水飞过松香四两熬，用槐柳条搅，滴水不散为度。再下硫黄、雄黄、朱砂、赤石脂、龙骨各三钱，为末入内。除此不用见火，将药微冷定，再下腽肭脐一副、阿芙蓉、蟾酥各三钱，麝香一钱，不见火，阳起石、沉木香各三钱，俱不见火。上为细末，入内，待药冷，下黄蜡六钱，贮瓷器盛之，封口，放水中，浸三日，去火毒，取出摊缎子上，或红绢上亦可。贴之六十日，方无力，再换。

【功用】存精固漏，活血通脉，壮阳助气，返老还童。

【主治】男子下元虚冷，小肠疝气，痞疾，单腹胀满，并一切腰腿骨节疼痛，半身不遂，妇人子宫久冷，赤白带下，久不坐胎。

六龙固本丸

【来源】《寿世保元》卷七。

【组成】怀山药四两　巴戟肉四两　山茱萸肉四两　川楝子肉二两　黄耆一两　补骨脂二两（青盐三钱煎汤，拌半日，搓去皮，黄柏五钱酒煎，拌骨脂，炒）　小茴香一两（盐二钱煎汤，拌楝肉，同炒干）　人参二两　莲肉二两　木瓜二两　当归身

二两　生地黄二两　白芍一两　川芎一两

【用法】用水三碗，童便二钟，拌浸一日，烘，又浸又烘干，上为细末，用斑龙胶一料为丸，如梧桐子大。每服一百丸，空心淡盐汤送下。

【功用】生血固真，补心益肾。

【主治】妇人赤白带下，不孕，及小产、血崩、五劳七情等致虚者。

归附地黄丸

【来源】《寿世保元》卷七。

【组成】当归（酒洗）三两　川芎一两　白芍（酒炒）二两　熟地黄（酒蒸）一两　香附子（童便浸，炒）二两　陈皮一两半　黄柏（去皮，童便浸三日，晒干）一两半　知母（去毛）一两半（酒浸，晒干）　五味子一两半　苍术（米泔浸，炒）二两　牡蛎（煅）五钱　椿根皮（酒炒）二两半（一方有白葵花；一方有山茱萸，酒蒸，去核，无五味）

【用法】上为细末，酒糊为丸，如梧桐子大。每服五十丸，空心淡盐汤下，后用干物压之。

【主治】妇女赤白带下。

【宜忌】忌葱白、萝卜、胡椒、煎炒、发热之物。

【加减】人虚，加人参、白术。

白凤丹

【来源】《寿世保元》卷七。

【组成】嫩黄耆（蜜水炒）　人参（去芦）　川芎　白茯苓（去皮）　当归（酒洗）　干姜（炒）　大附子（面裹炒，去皮脐）　小茴香（盐酒炒）　白芍（酒炒）　肉桂　白术（去芦，微炒）　胡椒　艾叶（醋炒）　破故纸（盐酒炒）　乌药各二两　甘草（炙）一两　香附米（醋炒）六两　苍术（米泔浸，炒）四两　吴茱萸（炒）一两

【用法】上锉；用白毛乌肉鸡一只重二斤，吊死，水泡，去毛屎并头足不用，入铁锅内，将药片盖上，入好酒，煮烂为度，取去骨，同药在锅焙干，为末，将鸡酒汁打稀米糊为丸，如梧桐子大。每服五十丸，空心好酒送下。治后症先宜服五积散加香附、吴茱萸、小茴，减麻黄，入米糖一块煎服；后服此丸药。

【主治】妇人经水不调，肚腹冷痛，赤白带下，子宫虚冷，久无子息。

清玉散

【来源】《寿世保元》卷七。

【组成】当归（酒洗）　川芎　生地黄　牡丹皮　陈皮　黄连　升麻　甘草　半夏（姜制）　白茯苓　赤芍　苍术（米泔浸）　香附　黄芩　柴胡（去芦）

【用法】上锉一剂。加生姜，水煎服。

【主治】妇人赤白带下，上热下寒，口出恶气，或咽干，或牙痛，或耳鸣，或遍身流注疼痛，发热憎寒，或口吐酸水，或心腹气痛，或下五色腥臭。

溯源丹

【来源】《寿世保元》卷七。

【组成】当归（酒洗）　熟地黄（酒蒸）　蕲艾（醋炒）各二两　香附（醋浸，炒）三两　川芎（米泔制）　人参各一两二钱　白芍（酒炒）　阿胶（蛤粉炒）　白术（去芦）　茅根各六钱　椿根皮（酒炒）　黄柏（酒炒）各一两　地榆七钱　白茯苓（去皮）八钱　白石脂七钱

【用法】上为细末，米醋糊为丸，如梧桐子大。每服五六十丸，空心米汤送下。

【主治】妇人赤白带下。上热下寒，口出恶气，或咽干，或牙痛，或耳鸣，或遍身流注疼痛，发热憎寒，或口吐酸水，或心腹气痛，或下五色腥臭。

乾坤一气膏

【来源】《外科正宗》卷四。

【别名】一气膏（《全国中药成药处方集》（吉林方））。

【组成】当归　白附子　赤芍　白芍　白芷　生地　熟地　川山甲　木鳖肉　巴豆仁　蓖麻仁　三棱　蓬术　五灵脂　续断　肉桂　玄参各一两　乳香　没药各一两二钱　麝香三钱　真阿魏二两（切薄片听用）

【用法】上锉。用香油五斤，存下四味，余皆入油浸，春三、夏五、秋七、冬十，期毕，桑柴火熬

至药枯，细绢滤清；每净油一斤，入飞丹十二两，将油入锅内，下丹，槐枝搅搂，其膏候成，端下锅来，用木盆坐稳，渐下阿魏片，泛化已尽，方下乳、没、麝香，再搅匀，乘热倾入瓷罐内，分三处盛之，临用汤中顿化。痞病红缎摊贴，余病绫绢俱可摊之，有肿者对患贴之。男子遗精、妇人白带，俱贴丹田；诸风瘫痪，贴肾俞穴并效。

【功用】《全国中药成药处方集》（吉林方）：活血杀菌，驱风散寒，渗湿除痰，暖宫调经。

【主治】痞疾，诸风瘫痪，湿痰流注，各种恶疮，百般怪症。男子夜梦遗精，妇人赤白带下。男女精寒血冷，久无嗣息者。

万灵膏

【来源】《医部全录》卷三九八引《医贯》。

【组成】香油四斤 白芷 赤芍 大黄 黄连 白芍 两头尖 草乌 玄参 川芎 生地 川椒 胎发（头生男者） 穿山甲 熟地 杏仁 槐角 黄柏各一两 归尾二两 木鳖子五十个（去壳） 黄香十二两（化开，倾米泔水九次） 蓖麻子（去壳） 巴豆各一百二十粒（去壳）

【用法】上锉，入油内浸，春五日、夏三日、秋七日、冬十日，取倾锅内，熬枯黑色，滤去滓，将净油入锅，文武火熬，滴水成珠，方细退火；黄丹二斤，飞过焙干，徐徐下，以槐、柳、桃、杏、楮各二枝，不住手搅；再下黄香，去火少冷，又下阿魏、丁香、沉香各一两，麝香二两、血竭、孩儿茶、乳香、没药各三两，珍珠（制）五钱、琥珀三钱（各为极细末），入煎膏内搅匀，将好瓶贮之，放水内浸七日，出火气。用时放滚水内，顿化摊开，贴丹田，熨一百二十手。

【主治】元气虚弱，女人赤白带下，子宫虚冷，血山崩。

造化争雄膏

【来源】《疡科选粹》卷八。

【别名】五养保真膏。

【组成】炼松香（用小竹甑一个，用粗麻布一层，用明肥松香放其上，安水锅上蒸之，俟松香溶化，淋下清净者，初倾入冷水中，又以别水煮二三滚，

又倾入水中，如此数次后，复用酒如前煮之，俟其不苦不涩为度；二次炼，不用铁锅尤妙） 飞黄丹（用好酒，入水中淘去底下砂石，取净，候干，炒之） 真麻油三斤 粉甘草四两（先熬数沸，后下药） 官桂（去粗皮） 远志（油浸一宿，去心，焙干，为末）六钱 菟丝子（淘去沙，酒煮极烂，捣成饼，为末）六钱 川牛膝（去芦，酒浸一宿，晒干，为末） 鹿茸（去毛，酥炙黄） 虎骨（酥炙黄） 蛇床子（拣净，酒浸一宿，焙干） 锁阳（酥炙） 厚朴（去皮） 淮生地（酒浸一宿，焙干） 淮熟地（酒浸一宿，焙干） 玄参（去芦头） 天门冬（去心） 麦门冬（去心） 防风（去芦） 茅香（拣净） 赤芍药（酒浸洗） 白赤芍（酒浸洗） 当归（酒洗） 白芷 北五味子 谷精草 杜仲（去皮，锉，盐酒炒去丝） 荜茇 南木香 车前子 紫梢花 川续断 良姜各六钱 黄蜂 穿山甲（锉，以灶灰炒，为末）二钱 地龙（去土，炙）四钱 骨碎补二钱 蓖麻子 杏仁（去皮尖）四钱 大附子二个（重二两，面裹火煨，去皮脐） 木鳖子（去壳）四十个（研，纸裹压去油） 肉苁蓉（红色者，酒浸，去甲，焙）七钱 桑、槐、桃、李嫩枝各七寸 （一方有红蜻蜓十只）

【用法】上药各依法制度完备，锉，入油内，用铜锅桑柴火慢煎候枯黑，取起，滤以生绢，去滓，锅亦拭净，其药油亦须滴水成珠为度，每药油一斤，用飞过黄丹八两，徐徐加入，慢火煎熬，用桑、槐、柳枝不住手搅，勿使沉底，候青烟起，膏已成，看老嫩得中住火，入炼过松香半斤，黄蜡六两，此亦以一斤油为率，搅匀放冷，膏凝结后，连锅覆泥土三日，取起，用别锅烧滚水，顿药锅在上，隔汤泡融，以桑、槐、柳枝不住手搅三五百遍，去火毒，入后药：麝香、蟾酥、霞片（疑鸦片）、阳起石（云头者）、白占各六钱，丁香、乳香、广木香、雄黄、龙骨、沉香、晚蚕蛾、倭硫黄、赤石脂、桑螵蛸、血竭、没药各四钱，黄耆（去皮头，蜜炙；为末）三钱。上件须选真正道地者，各制度过，为极细末，起手先熬药油，以上药渐投入药面中搅极匀和，即投膏入冷水中，捏成五钱一饼。如遇用时，入热水泡软，以手掌大红纱系一方，摊药在上，不用火烘。贴之。

【功用】养精神，益气血，存真固精，龟健不困，肾海常盈，返老还童。

【主治】咳嗽吐痰，色欲过度，腰胯疼痛，两腿酸辛，行步艰难，下元不固，胞冷精寒，小便频数，遗精白浊，吐血鼻衄；妇人下寒，赤白带下，子宫冷痛，久不胎孕；恶毒痈疽顽疮，一切无名疔肿。

消息向导丸

【来源】《疡科选粹》卷八。

【组成】肉桂 蛇床子 川乌 马蔺花 良姜各五钱 丁香 韶脑 木鳖子（去壳）各二钱五分

【用法】上为极细末、炼蜜为丸，如弹子大，黄丹为衣。每用一丸，以生姜汁化开，先将腰眼温水洗净后，将此药涂腰眼上，令人以手搓磨往来千遍，药尽方止，然后贴造化争雄膏。即用兜肚护住，初贴时忌七日，不得行房事，如入房，再用三钱贴脐上，又服中和丸一丸，然后行房，纵泄亦不多；如种子者，候女人经后一、三、五日将腰肾上膏药俱揭去，早上用车前子为末一钱，温汤调服，至晚交合，方得全泄成孕。

【主治】腰胯疼痛，两足痿辛，下元不固，胞冷精寒，小便频数，遗精白浊，及妇人下寒，赤白带下，子宫冷痛，久不孕。

万安散

【来源】《济阴纲目》卷三。

【组成】小茴香（炒香） 木香各二钱半 黑牵牛一两（另取头末）

【用法】上为细末。以生姜自然汁调二钱，临卧服。取尽恶物为效。未尽，间日再服二钱，后以白粥补之。

【主治】女人赤白带下，或出白物如脂，或有臭浊污水。

【宜忌】忌热毒物。

苁蓉菟丝丸

【来源】《济阴纲目》卷三。

【别名】苁蓉菟丝子丸（《妙一斋医学正印种子篇》卷下）。

【组成】肉苁蓉（酒浸） 菟丝子（酒蒸） 覆盆子 蛇床子各一两二钱 当归（酒洗） 白芍药（炒） 川芎各一两 牡蛎（火煅） 乌贼骨各八钱 五味子 防风各六钱 黄芩五钱 艾叶三钱

【用法】上为末，炼蜜为丸，如梧桐子大。每服三四十丸，盐汤送下，早、晚各进一服。

【功用】助阴生子。

【主治】赤白带下。

侧柏地榆汤

【来源】《济阴纲目》卷三。

【组成】黄耆 侧柏叶 地榆 乌贼骨 白僵蚕 牡蛎（用盐泥固济，火煨透，去泥研）各一钱 白芷 肉苁蓉（酒浸） 蛇床子各一钱二分

【用法】上锉。加生姜三片，水煎，半饥时服。

【主治】赤白带下，以致不能成孕。

【方论】主闭藏者肾，若滑脱者，肾气不固也。牡蛎咸寒而益肾；蛇床子辛温而壮气；其清而燥涩者，侧柏叶、地榆、乌贼；其温而补气者，则黄耆、苁蓉；若白芷行阳明于血海，僵蚕散结气以消痰。

胜湿丸

【来源】《济阴纲目》卷三。

【组成】苍术（盐炒） 白芍药 滑石（炒）各一两 椿根皮（炒）一两 干姜（煨）二钱 地榆五钱 枳壳（炒） 甘草各三钱

【用法】上为末，粥为丸，如梧桐子大。空心米饮送下一百丸。

【主治】因湿热胜而下赤白带。

【方论】

1. 《济阴纲目》汪淇笺释：此方加苍术以燥中宫，地榆以温下部，枳壳宽气于上，滑石利湿于下，干姜从而燥湿也。

2. 《医略六书》：湿热内滞，血气俱伤，故赤白带下，淫溢不止焉。苍术燥湿强脾，以清带脉；白芍敛阴和血，以安冲任；枳壳灰破滞化气；滑石末清热渗湿；地榆涩血，以止赤带；椿皮涩脱，以固带脉；炮姜温胃守中；甘草缓中和胃也。粥以丸之，饮以下之，使滞气调而湿热化，则清气和而血气各有所归，何赤白带之淫溢不止乎？

家宝丹

【来源】《先醒斋医学广笔记》卷二。

【组成】何首乌二两（取鲜者，竹刀切片，晒干）
川乌四两（先用湿纸包煨，去皮）草乌四两（温
水浸半日，洗去黑毛，刮去皮，与川乌同切厚片，
将无灰酒和匀，入砂器中，炭火慢煮，渐渐添酒，
煮一日夜，以入口不麻为度）苍术四两（米泔浸
一宿，去皮，切片，酒炒）大当归二两（酒洗）
白附子二两（去皮）麻黄（去头节，滚汤泡去
沫）桔梗（炒）粉草（炙）防风白芷川芎
人参天麻大茴香（炒）荆芥（炒）白术
（面炒）各四两木香血竭细辛各一两

【用法】上为极细末，炼蜜为丸，如弹子大，每丸
重二钱。酒化开，和童便送下；如不能饮者，酒
化开，白汤送下；产后腹痛者，酒化开，益母汤
送下；室女经脉不通者，用桃仁、苏木、红花、
当归煎汤送下。

【主治】妇人产难，胎衣不下，血晕，胎死腹中，
及产后小腹痛如刀刺；兼治诸气中风，乳肿，血
淋，胎孕不安，赤白带下，呕吐恶心，心气烦闷，
经脉不调或不通，反胃，饮食无味，面唇焦黑，
手足顽麻，一切风痰。

【宜忌】劳热有虚火者，不宜服。

白术丸

【来源】《明医指掌》卷九。

【组成】白术二两（炒）黄芩五钱白芍药七钱
红白葵花二钱半

【用法】上为极细末，蒸饼糊为丸。每服五十丸，
空心煎四物汤送下。先以小胃丹开导，后用此
补之。

【主治】赤白带。

艾附女珍丸

【来源】《简明医彀》卷七。

【组成】香附五两（分四份：一童便，一米醋，一
人乳，一盐酒浸）蕲艾（醋煮）当归各二两
川芎白芍熟地黄（酒蒸）黄芩各一两半阿

胶（酒蒸）臭椿根皮各一两

【用法】上为末，捣地黄、阿胶和匀，加醋糊为
丸，如梧桐子大。每服百丸，空心米汤送下。

【主治】妇人气盛血衰，经期不准，或前或后，紫
多淡少，赤白带下，崩漏淋沥，面黄肌瘦，四肢
无力，倦怠嗜卧，精神短少，目暗耳鸣，头眩懒
言，五心烦热，咽干口燥，夜寐不安者。

调经至宝汤

【来源】《简明医彀》卷七。

【组成】当归三钱白芍药（酒炒）熟地黄川
芎各二钱人参吴茱萸（炒）丹皮半夏（制）
阿胶各一钱麦冬一钱五分肉桂五分

【用法】加生姜、大枣，煎服。

【主治】赤白带下，崩漏淋沥，恶寒发热，口渴，
腹痛，小腹急疼，五心烦热，久不成孕。

贴脐膏

【来源】《膏药方集》引《外科活人定本》。

【组成】大川芎当归白芍地黄人参牡丹
皮白术白芩黄耆厚桂泽泻各二钱大
附子知母各四钱黄柏三钱干姜北细辛
胡芦巴白芷远志巴戟菟丝子蛇床子
故纸苁蓉锁阳木鳖子蓖麻子龙骨石
枣山药杏仁各四钱

【用法】水煎去滓，至大半干入油四两，桃、柳枝
搅不住手，搅至水干，入密陀僧极细末一两半，
成膏后入龙骨一钱五分，麝香一分，樟脑一钱五
分，摊用。

【主治】男子遗精、白浊，女人赤白带、崩漏。

大灵丹

【来源】《丹台玉案》卷五。

【组成】当归身人参各四两阿胶三两川芎
牡蛎天麻各一两八钱生地丹皮续断何
首乌（九蒸九晒）山栀（炒黑）各二两甘草
八钱

【用法】上为末，炼蜜为丸。每服三钱，空心白滚
汤送下。

【主治】妇人一切赤白带下，因此久不孕育，及诸虚百损。

补元汤

【来源】《丹台玉案》卷五。
【组成】人参　白术　当归　白茯苓　川芎各一钱　白芍　生地　泽泻　黄柏各八分　伏龙肝一钱　甘草三分
【用法】加大枣二枚，水煎，空心服。
【主治】妇人久因经水不调，气血虚弱，赤白带下，神思倦怠。

保元汤

【来源】《丹台玉案》卷五。
【组成】石斛　巴戟天　人参　白茯苓各一钱　黄柏　柴胡　甘草　地骨皮各七分　黄连一钱二分　荆芥　知母　升麻各六分
【用法】加大枣二枚，水煎，空心服。
【主治】赤白带下，久久不愈，气血亏损。

清气养荣汤

【来源】《丹台玉案》卷五。
【组成】当归　生地　香附　地榆各一钱五分　白茯苓　泽泻　丹皮　黄连　山茱萸肉各八分
【用法】上加灯心三十茎，水煎，空心服。
【主治】妇女气血不调，赤白带下，四肢倦怠，五心烦热。

家传西圣膏

【来源】《外科大成》卷一。
【组成】当归　川芎　赤芍　生地　熟地　白术　苍术　甘草节　陈皮　半夏　青皮　香附　枳壳　乌药　何首乌　白芷　知母　杏仁　桑皮　金银花　黄连　黄芩　黄柏　大黄　白蒺藜　栀子　柴胡　连翘　薄荷　威灵仙　木通　桃仁　玄参　桔梗　白鲜皮　猪苓　泽泻　前胡　升麻　五加皮　麻黄　牛膝　杜仲　山药　益母草　远志　续断　良姜　藁本　青风藤　茵陈　地榆　防风　荆芥　两头尖　羌活　独活　苦参　天麻　南星　川乌　草乌　文蛤　巴豆仁　芫花各五钱　细辛　贝母　僵蚕　大枫子　川山甲各一两　蜈蚣二十一条　苍耳头二十一个　虾蟆七个　白花蛇　地龙　全蝎　海桐皮　白及　白蔹各五钱　木鳖子八两　桃　柳　榆　槐　桑　楝或杏　楮或椿七枝各三七寸　血余四两
【用法】上药用真麻油十三斤浸之，春五、夏三、秋七、冬半月，日数毕，入大锅内，慢火煎至药枯，浮起为度，住火片时，用布袋滤净药渣，将油称准，将锅展净，复用细绢滤油入锅内，投血余，慢火熬至血余浮起，以柳棒挑看，似膏溶化之象，熬熟，每净油一斤，用飞过黄丹六两五钱，徐徐投入，火加大些，夏秋亢热，每油一斤，加丹五钱，不住手搅，俟锅内先发青烟，后至白烟，叠叠旋起，气味香馥者，其膏已成，即便住火，将膏滴入水中，试软硬得中，如老加熟油，若稀加炒丹少许，渐渐加火，务要冬夏老嫩得所为佳，掇下锅来，搅挨烟尽，下细药搅匀，倾水内，以柳棍搂，成块再换，冷水浸半时，乘温每膏半斤，拔扯百转，成块又换冷水投浸。用时，取一块铜杓内熔化摊用。细药开后：乳香、没药、血竭各一两，轻粉八钱，潮脑二两，龙骨二两，赤石脂二两，海螵蛸五钱，冰片、麝香各三钱，雄黄二两，上药共为末，加入前膏内。五劳七伤，遍身筋骨疼痛，腰脚痠软无力，贴膏肓穴、肾俞穴、三里穴；痰喘气急咳嗽，贴肺俞穴、华盖穴、膻中穴；左瘫右痪，手足麻木，贴肩井穴、曲池穴、三里穴；遗精白浊，赤白带下，经脉不调，血出崩漏，贴阴交穴、关元穴；痢疾水泻，贴丹田穴；疟疾，男贴左臂，女贴右臂；腰痛，贴命门穴；疝气，贴膀胱穴；头风，贴风门穴；心气痛，贴中脘穴；走气痛，贴章门穴；寒湿脚气，贴三里穴；胸腹胀闷，贴中脘穴；噎食转食，贴中脘穴；痞疾，先用面作圈，围痞块上，入皮消两许，纸盖，熨斗熨热去消，贴膏再熨，出汗至腹内觉热方止；跌打损伤及诸毒诸疮，俱贴患处。凡内外诸症，贴之必用热布熨之，疥癣疹癞等症，贴脐熨之，汗出为度；血瘕痞块，加阿魏、马齿苋膏各二两贴之。
【主治】男妇小儿，远年近日，五劳七伤，左瘫右痪，手足麻木，遍身筋骨疼痛，咳嗽痰喘，疟疾痢疾，痞疾走气，遗精白浊，偏坠疝气，寒湿脚气；及妇人经脉不调，赤白带下，血崩经漏；并跌打损伤，一切肿毒瘰疬，顽疮结毒，臭烂，筋骨疼痛不能动履者。

柏棉饮

【来源】方出《医林绳墨大全》卷九，名见《卫生鸿宝》卷五。

【组成】棉花子半斤（烧存性，净一两） 柏子仁一两（烧存性，净三钱）

【用法】上为末。每服三钱，空心淡酒调服。

【主治】赤白带下。

莲子清心饮

【来源】《郑氏家传女科万金方》卷一。

【组成】石莲肉 麦冬 黄芩 地骨皮 人参 车前子 甘草 赤芍 黄耆

【主治】白浊。并治带下赤白，五心烦热。

【加减】如发热，加柴胡、薄荷；上盛下虚，加酒炒黄柏、知母。

艾附丸

【来源】《张氏医通》卷十六。

【组成】当归 熟地 白芍各二两 川芎一两 人参 石菖蒲（炒） 吴茱萸（开口者，醋炒）各一两 蕲艾四两 肉桂 熟附子各一两 香附四两

【用法】上为末，蕲艾酒煎浓汁，入糯米糊为丸，如梧桐子大。每服百丸，醇酒送下。

【主治】妇人崩伤淋沥，带下赤白，小腹绞痛。

类从散

【来源】《嵩崖尊生全书》卷十四。

【组成】白马毛一钱（和椒火烧） 龟甲四钱（醋炙） 鳖甲五钱（醋炙） 牡蛎一两半（火炙）

【用法】上为末。每服一钱，酒调下，一日三次。

【主治】赤白带。

保命胜金丹

【来源】《良朋汇集》卷四。

【组成】南香附一斤（第一次用童便浸，二次酒浸，三次盐水浸，四次醋浸。每次按春五、夏三、秋七、冬十日，取起晒干） 官拣参 川当归 赤芍药 白芍药 香白芷 川芎 延胡索 远志（去心） 白术各一两五钱 桂心 白茯苓 牡丹皮 川牛膝各二两五钱 大熟地四两五钱（酒洗，蒸） 白薇四两（去芦） 大甘草七钱五分 藁本三两

【用法】上除香附另制外，十七味俱用煮酒亦按春五、夏三、秋七、冬十日浸过，晒干为末听用。后加赤石脂、白石脂各一两，此二味用好醋浸三日，入火煅红，再淬入醋内，如此七次，焙干为末，和入药内。滴乳香、明没药各二两，真琥珀五钱，朱砂五钱（飞过），上四味用酒煮过，研成膏，和入前药内，炼蜜为丸，如弹子大，以金箔为衣，晒干，入瓷罐收贮，封固听用。凡男妇遇诸证，取药一丸，放在瓷碗内，加煮酒半碗蒸服；若女人胎前产后月子诸病，用滚水小半碗，将药用手捺碎，入碗内泡开，上用碟盖，如水冷，将碗放在锅内慢火煮热，取出碗，以银匙研细服之；如月子病，用些许醋滴在药碗内服之，若碗内药末净，再用酒涤之饮尽，令其半醉，服后稍坐片时，待身觉困倦，可卧，用衣被盖暖，使汗出通身畅快，百病退消；如女人经至而腹痛者，服此一丸，下月即不作痛；如行经前依法连服三日，任其久不生育，老必能成孕。经后第三日服药交媾，一定生男，六日行事，则生女矣。

【功用】活经益精，补虚种子。

【主治】男妇诸虚百损。女子胎前产后，血枯经闭，崩漏，赤白带下；男子遗精白浊，腰疼腿酸，精寒阳痿，咳嗽痰喘，耳鸣眼花。

【宜忌】赤白石脂、真琥珀、乳香、没药、朱砂，此六味女人可用，男人不可用。

暖宫丸

【来源】《良朋汇集》卷四。

【组成】蛇床子四钱 肉桂 杏仁 母丁香 菟丝子 白及 细辛 吴茱萸 薏苡仁 砂仁 牡蛎

川椒各一钱

【用法】 上为细末，炼蜜为丸，如樱桃大。每用一丸，入阴户内，多时即化，每日一丸。

【主治】 赤白带下，又兼种子。

老鸡丸

【来源】《灵验良方汇编》卷下。

【组成】 胡黄连 银柴胡 人参 黄耆 熟地 川芎 远志 肉苁蓉 秦艽 甘草当归各一两 山药 白术 五味各五钱 天冬 麦冬各一两二钱

【用法】 上为末，用老鸡一只，去油蒸烂，同药捣千余下，细极无骨渣，炼蜜为丸，如梧桐子大。每服八九十丸，空心米饮送下。

【主治】 妇人下元气虚，五心烦热，食少，子宫冷，赤白带下，经水不调。

胜金丹

【来源】《惠直堂方》卷一。

【组成】 香附一斤（四制：童便、酒、盐、醋浸，春七、夏三、秋八、冬十日，炒） 人参一两五钱 白薇四两（去芦） 赤芍一两五钱 白芍一两五钱 当归一两五钱 白芷一两五钱 川芎一两五钱 熟地四两五钱 藁本三两 白茯苓 丹皮 牛膝 杜仲各二两五钱 甘草七钱五分

【用法】 上药俱用好酒浸，春五、夏三、秋七、冬十日，淘洗净，晒干为末；再用白石脂一两，赤石脂一两，醋浸三日，煅红、醋淬七次，烘干，研末，入前药末和匀；再用乳香、没药各一两，朱砂、琥珀各五钱，将四味用好酒研成膏，和前药炼蜜为丸，如弹子大，金箔为衣。每服一丸，酒送下。如妇人行经腹痛，于经前五日服之，不过三日即愈；如素未受孕，服药数月即孕。

【功用】 和经益精，补诸虚，种子。

【主治】 胎前产后，月经不调，淋浊，赤白带下，血枯不孕，小产难产，血晕血瘀，停胞死胎。

益母丸

【来源】《惠直堂方》卷四。

【组成】 益母草四十斤（熬成膏约三斤） 真龟胶一

斤（蛤粉炒） 白当归二斤 川芎一斤（俱蒸熟）

【用法】 上药三味为末，入益母膏为丸，每丸重三钱，晒干，瓷瓶收贮。胎动不安，蕲艾汤送下；催生，砂仁三钱煎汤送下；产后血块痛，红花汤送下；血晕，山楂汤送下；虚脱及血崩，人参汤送下；产后痰多，昏乱不知人事，醋炒红花汤送下；月水先期，或一月两次，或恹恹不息，人参、条芩、杜仲汤送下；月水过期，非红非紫，桃仁、红花汤送下；赤带，用赤鸡冠花，白带，用白鸡冠花煎汤送下；血枯，红花汤送下；肉淋，黄连、人参汤送下；吐血，黄芩、侧柏汤送下；便血，地榆汤送下；虚损，熟地、白芍、陈皮汤送下；阴虚，潮热往来，沙参汤送下；骨痛，地骨皮汤送下；男人白浊，三角酸煎汤送下；梦遗，茯神、杜仲、白鸡冠汤送下；脚跟肿，皮脱出水，牛膝汤送下；心痛，桃仁汤送下；血虚头痛，川芎、白芍汤送下；腰痛，杜仲汤送下；腰痛胁胀，气冲胸塞，芍药、杜仲汤送下。

【主治】 胎动不安，难产，产后血气痛，血晕，血崩虚脱，产后痰多，昏乱不知人事，月经先期或过期，赤白带下，血枯，肉淋，吐血，便血，虚损，阴虚潮热，骨痛，白浊，梦遗，足跟痛，心痛，血虚头痛，腰痛胁胀，气冲胸塞。

琥珀滋生丸

【来源】《惠直堂方》卷四。

【组成】 琥珀一两（醋炒，灯草同研） 阿胶一两（炒成珠） 五味子五钱 附子（制）一两（夏五钱） 肉桂（去粗皮）五钱 沉香五钱（不见火）川芎五钱 桑寄生 当归 肉苁蓉 人参 续断 熟地 没药（炙） 木香（不见火） 延胡索 乳香（炙）各一两 牛黄三钱 朱砂一两（为衣）

【用法】 上为细末。先将益母草八两揉碎，加水十碗，熬成一半，去滓，慢火熬成膏，和药末，少加老蜜，捣千余下，分为百份，每丸重一钱四分，朱砂为衣，阴干，再晒极干，黄蜡为壳。每服一丸。脑胁疼痛，绕脐腹痛，及呕逆上气，筑心痰喘，不进饮食，用姜汁少许，和酒化服；诸色痢疾，及赤白带下，血冷血崩，漏胎下血，用生姜、艾叶（炒令黑色）酒煎数沸，调服；泄泻不止，陈米饮调服；尿涩诸淋，通草、灯心汤送下；血

晕不知人事，童便调灌半丸，醒后当归汤服一二丸；上热下冷，人参汤服；遍身虚肿水气，赤小豆汤调服；产内二毒伤寒及中风角弓反张，麻黄汤调服，被盖出汗；月经不通，或间杂五色，频频而下，断续不止，饮食无味，肌瘦面赤，唇焦，乍寒乍热，四肢频痛，五心烦热，黑黯血斑，赤肿走注，血风劳伤，并用童便入姜汁少许服；临产，服一丸，用酒送下，易产；常服，以童便加酒一半，免恶心；怀胎临月，一日一服，至产下，不觉疼痛，或服至十日，饮食倍增。

【主治】妇人胎前产后百病。脑胁疼痛，绕脐腹痛，呕逆上气，筑心痰喘，不进饮食；诸色痢疾，及赤白带下，血冷血崩，漏胎下血；泄泻不止；尿涩诸淋；血晕不知人事；上热下冷；遍身虚肿水气；产内二毒伤寒及中风角弓反张；月经不通，或间杂五色，频频而下，断续不止，饮食无味，肌瘦面赤，唇焦，乍寒乍热，四肢频痛，五心烦热，黑黯血斑，赤肿走注，血风劳伤。

八物温经汤

【来源】《女科旨要》卷一。

【组成】当归 香附 鹿茸（醋炙，如热少用）川芎 熟地 白术 山萸 小茴各二钱 甘草一钱

【用法】分四帖。加生姜三片，水煎，空心服。

【主治】妇人二十一二，经脉不调，赤白带下，或如梅汁，或片，或二三月不行，潮热，咳嗽，饮食不思，四肢困倦。

【加减】盗汗，加枣仁、黄耆各二钱；嗽，加杏仁、五味子各二钱；潮热，加黄芩、柴胡各二钱。

珠粉丸

【来源】《医家四要》卷三引《医宗金鉴》。

【组成】椿根皮 黑姜 蛤粉 黄柏 滑石 神曲 青黛

【主治】湿热所致的赤白浊带下。

敛带固真丸

【来源】《活人方》卷七。

【组成】制香附八两 醋艾四两 白术三两 茯苓

三两 当归三两 川芎三两 芍药三两 赤石脂二两 鹿角霜二两 牡蛎粉二两 椿皮二两 黄柏二两 龙骨一两

【用法】金樱膏熬热为丸。每服三四钱，早空心米汤送下。

【功用】调补而兼收涩。

【主治】郁怒伤于肝，劳倦伤于脾气，带下或赤或白，或赤白不分，或成黄色，淋漓不净，腥秽败浊，旦夕不止，久则头目虚眩，乍寒乍热，骨蒸烦嗽，肢体倦怠，肌黄形瘦，腰膝痿痹，步履艰难。

雄鸡酒

【来源】《仙拈集》卷二。

【组成】雄鸡一只（白毛黑骨）

【用法】将鸡用绳吊死，退去毛、屎，切作四块，入生姜四两，胶枣半斤，陈酒六斤，装入大坛内，泥封口，重汤煮一日，凉水拔去火毒，空心连姜、枣食之。

【主治】五劳七伤，并妇人赤白带下。

西台金丹

【来源】《仙拈集》卷三。

【组成】熟地三两 川芎 白芍 条芩 藁本 玄胡 茯苓 赤石脂 没药 丹皮 白薇 人参 香附各一两 桂心 甘草各一两五钱

【用法】上为末，每药一斤，用益母膏四两，同炼蜜为丸，如弹子大，约重二钱五六分，朱砂为衣，日色略照片时，瓷器收贮，清晨服一丸，调经者，白汤送下；安胎者，砂仁汤送下；产后血滞者，荆芥穗汤送下。

【主治】月水不调，赤白带下。

赤白饮

【来源】《仙拈集》卷三。

【组成】香附（醋炒）四两 臭椿根皮（盐水炒）砂仁各二两 朱砂二钱 棉花仁五钱

【用法】上为末，炼蜜为丸。每服三钱，豆腐浆送下。

【主治】红淋白带。

赤白煎

【来源】方出《仙拈集》卷三引《碎金》,名见《经验广集》卷三。
【组成】白术五钱　茯苓二钱　车前子一钱　鸡冠花二钱(赤用赤,白用白)
【用法】水煎服。
【主治】赤白带下。

药鸡蛋

【来源】《仙拈集》卷三。
【组成】鸡蛋一枚　硫黄末五六分
【用法】将鸡蛋头打一小孔,放硫黄末,用纸封好,外用湿纸重重包裹,火内煨熟,空心烧酒送下。三枚即愈。
【主治】赤白带下,虚寒诸症。

药鸡蛋

【来源】《仙拈集》卷三。
【组成】鸡蛋一个　白矾末一钱五分　辰砂末五分
【用法】将蛋戳一孔,入白矾末、辰砂末,用纸重重包裹,醋湿浸,火内煨透,略带微烟存性,去纸,将蛋并壳为末,分作二服。每早热黄酒送下,重者两蛋即愈。
【主治】赤白带下,虚寒诸症。

药鸡蛋

【来源】《仙拈集》卷三。
【组成】破故纸(炒,为末)八分　鸡子一枚
【用法】将鸡子开一孔,入药末八分,搅匀,用纸封固,饭上蒸熟,空心酒下。重者不过五六次愈。
【主治】赤白带下,虚寒诸症。

姜芍散

【来源】《仙拈集》卷三。
【组成】干姜(炒黑)五钱　白芍(酒炒)二两

【用法】上为末。每服二钱,空心米饮调下。
【主治】赤白带下,不论新久。

暖宫丸

【来源】《仙拈集》卷三。
【组成】香附六两(醋煮)　艾叶(酒煮)　当归　黄耆各三两　白芍　吴萸　川芎各二两　生地一两　官桂五钱
【用法】上为末,醋糊为丸,如梧桐子大。每服五十丸,空心白汤送下。
【主治】赤白带下,虚寒诸证。

愈带丸

【来源】《仙拈集》卷三。
【组成】寒水石　荞面各等分
【用法】上研细末,用水为丸,如弹子大,阴干。临服时用一丸,烧灰存性为末,黄酒调服。出汗即愈;病重者炒热,艾熏脐。
【主治】赤白带下。

煨脐种子方

【来源】《经验广集》卷三。
【组成】韭菜子　蛇床子　附子　肉桂各一两　川椒三两
【用法】上以麻油二斤,飞丹十三两,将药熬枯去滓,熬至滴水成珠,摊如酒杯大,贴之。又用硫黄一两,丁香一钱,麝香三分研末,捣独蒜为丸,如豌豆大,每用一丸,安于脐内,用膏盖之。
【主治】男子精寒痿弱,白浊遗精;女人子宫虚冷,赤白带下。

延龄广嗣酒

【来源】《同寿录》卷一。
【组成】头红花半斤(入袋候用)　淫羊藿(去边茎,净洗)一斤(用羯羊油拌,入袋候用)　羯羊油(臊而肥者,用腰眼油一斤,切碎入锅内熬化候冷,拌淫羊藿)　厚杜仲二两(童便浸一日,用麸炒去丝)　天冬(去心)一两(酒浸软,晒干)

肉苁蓉一两（河水洗净，浸去鳞甲，晒干） 人参一两 砂仁五钱（姜汁拌炒） 破故纸一两（酒浸一宿，微火焙干） 川牛膝（去芦）一两（酒浸，晒干） 白豆蔻（去皮）五钱 真川附子一两（童便浸透，蜜水煮三炷香，晒干） 真川椒（有小卵者真，去子，焙干） 甘枸杞子四两 甘草（去皮）五钱（蜜炙） 地骨皮一两（蜜水浸一宿，晒干） 生地二两（乳浸，焙干） 熟地三两（九蒸九晒，焙干） 当归二两（酒洗，晒干） 白茯苓二两（牛乳浸透，晒干） 甘菊花一两（童便浸，晒干） 五加皮四两 白术四两（米泔水浸，土炒） 苍术四两（米泔水浸，晒干） 母丁香五钱（不见火） 广木香五钱（不见火） 沉香五钱（不见火） 白芍一两（酒炒） 麦冬（去心）一两（炒）

【用法】 上药各为细末。入上好面曲内，拌匀，用元占米四斗，淘净，再浸一宿，如造酒法蒸透，取出候冷；用淘米第三次之极清米泔水二十斤，入锅内，加葱白一斤，切寸许长，入浆内滚三沸，去葱白，只用净浆，候冷和入蒸熟之米饭内，然后拌上好细曲米四斤，粗曲米二斤，并药末一总和匀；将羊油所拌淫羊藿，同头红花二味，各入绢袋内，先置缸底，方将曲药拌匀米饭，拍实，上用干烧酒十斤盖之，春发三日、夏一日、秋二日、冬四日后，再加烧酒八十斤，将缸口封固，过二七日开看，木扒打转三四百下；如喜用甜者，加红枣三斤，同糯米三斤，煮成粥倾入，又从底打起，二三百下；再过二七日，即成功矣。将酒榨清，入坛内封固，重汤煮三炷香，埋土内三日。每日随量饮之。如做二酒，再用米二斗，面曲六斤，蒸法如前，下缸再入烧酒四十斤，封三七日榨出。如三次酒，只入烧酒四十斤，不用米曲矣。头酒系上好者，二酒三酒，可串和匀，入瓶封固，日常慢慢饮之，亦妙。

【功用】 补气血，壮筋骨，和脾胃，宽胸膈，进饮食，去痰涎，行滞气，消宿食，避寒邪风湿，壮阳种子，延年益寿。

【主治】 一切腰腿酸痛，半身不遂，肾精虚滑，小便急数，阳痿艰嗣，女人子宫寒冷，赤白带下，胎前产后诸疾。

太乙保安膏

【来源】《同寿录》卷四。

【组成】 羌活 僵蚕 草乌各一两五钱 独活 川乌 麻黄 桂枝 乌药 防风 当归 良姜 荆芥 小枫藤各三两 闹羊花四两

【用法】 上各锉片，用麻油十斤，将药同煎，上药枯焦为度，取起候冷，滤去药滓，将油再熬滴水成珠，入飞净东丹六斤，搅匀收成膏，贮瓷瓶内，摊用。五劳七伤，遍身筋骨疼痛，腰脚软弱，贴两膏肓穴，两肾俞穴，两三里穴；痰喘气急，咳嗽，贴肺俞穴、华盖穴、膻中穴；左瘫右痪，手足麻木，贴两肩井穴，两曲池穴；男子遗精白浊，女子赤白带下，月经不调，崩漏，贴两阴交穴、关元穴；赤白痢疾，贴丹田穴；疟疾，男贴左臂，女贴右臂；腰疼，贴命门穴；小肠疝气，贴膀胱穴；偏正头风，贴风门穴；心气疼痛，贴中脘穴；走气，贴两章门穴；寒湿脚气，贴两三里穴；风气痛，贴痛处。凡一切无名肿毒，瘰疬臁疮，杨梅顽疮，跌打损伤，痞块等症，不必寻穴，贴本病患处即愈。

【主治】 五劳七伤，筋骨疼痛，腰脚软弱；男子遗精白浊；女子赤白带下，月经不调，崩漏；痰喘咳嗽，痢疾疟疾，寒湿脚气，偏正头风，小肠疝气；以及无名肿毒，瘰疬臁疮，跌打损伤等。

五效丸

【来源】《本草纲目拾遗》卷八引《慈航活人书》。

【组成】 豆腐锅巴一两 川连一钱

【用法】 同捣为丸，如梧桐子大。每服五钱。赤带，蜜糖滚水吞下；白带，砂糖汤下；热淋尿血，白汤下；肠风下血，陈酒下。

【主治】 赤白带下，热淋尿血，肠风下血。

艾附暖宫丸

【来源】《女科切要》卷二。

【组成】 艾叶 香附（四制） 玄胡 熟地 甘草

【用法】 上为末，醋糊为丸，如梧桐子大。每服八十丸，米汤送下。

【主治】 血癖。子宫虚寒，经水不调，小腹时痛，赤白带下。

金凤衔珠丸

【来源】《妇科玉尺》卷一。

【组成】蛇床子四钱　母丁香　肉桂　杏仁　白及　吴萸　菟丝子　北细辛　薏苡仁　砂仁　牡蛎　川椒各三钱　麝香少许

【用法】生蜜为丸，如樱桃大。每用一丸，入炉柔存，多待先动其情，待药性行方交。一月后即有孕矣。

【主治】月经不调，赤白带下，经病脐腹痛，小便白浊，阳事不举，遗精。

乌艾丸

【来源】《妇科玉尺》卷五。

【组成】乌药二两半　艾叶六两　香附四两

【用法】将艾浸醋中十数日，再将香附后一日晒干，共为末，醋糊为丸。酒送下。

【主治】赤白带下。

二黄三白汤

【来源】《妇科玉尺》卷五。

【组成】酒扁柏　川连　黄柏各五钱　醋香附　白石脂　白术　白芍各一两　椿白皮二两

【主治】阴虚烦热，赤白带下；或七情所伤，脉数带下，属热者。

乌金丸

【来源】《妇科玉尺》卷五。

【组成】乌头　乌附　莪术　艾叶

【用法】共用醋煮烂，捣如泥。再以熟地、当归各四两，白芍、川芎各二两为末，和前药泥为丸。淡醋汤送下。

【主治】赤白带下。

腰滞二妙汤

【来源】《名家方选》。

【组成】毛茛根　前胡　桑白　薜菜（细锉）各等分　肉桂少许

【用法】上二钱半为一剂，以水三合，煮取二合，滓再以水二合煮取一合。

【主治】妇女赤白带下，或产后腰弱不能步者。

扶经汤

【来源】《竹林女科》卷一。

【组成】当归　香附（四制）　鹿茸（酥炙，热则不用）　熟地　白术（蜜炙）　山茱萸（去核）　小茴各五分　生甘草三分　生姜三片

【用法】水煎，空心服。

【主治】妇人经脉不调，赤白带下，或如梅汁，或成片块，或二三月不行，潮热咳嗽，饮食不思，四肢困倦，若日久不治，则成骨蒸痨瘵。

【加减】如盗汗，加枣仁、黄耆（蜜炙）各五分；咳嗽，加杏仁（去皮尖）、五味子各五分；潮热，加黄芩（酒炒）、柴胡各七分。

八仙饮

【来源】《产科发蒙·附录》。

【组成】土茯苓　陈皮　茯苓　木通　当归　金银花　大黄　川芎各等分

【用法】上药每服四钱，水二盏，煎一盏，温服。

【主治】赤白带下不止，阴门瘙痒。

束带饮

【来源】《产科发蒙·附录》。

【组成】续断　炙艾　红花　地榆　川芎　地黄　芍药　当归

【用法】每服四钱，以水一盏半，煎取八分服。

【主治】赤白带下，及产后恶露尽后，清血不止者。

八珍养血丸

【来源】《古今汇精》卷三。

【组成】上炙耆　大生地　白术　丹参各三两　当归　陈阿胶　茯神　云茯苓　白芍各一两五钱

远志八钱　川芎一两　炙草五钱

【用法】上药各为末，杜仲十两熬膏，和炼蜜为丸。每服四钱，淡酒送下。如症势重者，早三钱，姜汤送下，晚二钱，淡酒送下。

【主治】月候不调，赤白带下，皮寒骨热，肢体倦怠；一切崩淋、干血。

松硫丸

【来源】《女科辑要》卷上

【组成】松香　硫黄

【用法】铁铫内溶化，将醋频频洒上，俟药如饴，移铫置冷处，用冷水濡手，丸如豆大，必须人众方可，否则凝硬难丸。每服一钱。

【主治】赤白浊、赤白带日久不愈，无热症者。

【宜忌】《女科辑要》王士雄按：此方究宜慎用。

【方论】《沈氏女科辑要笺疏》：此必下焦无火，而虚不能固之浊带，方是对病。然此证极少，如其有之，则硫能温养肾火，而性滑利，非蛮钝封锁之比。

秘旨乌骨鸡丸

【来源】《卫生鸿宝》卷五。

【组成】丝毛乌骨鸡一只（男用雌，女用雄，溺倒，泡去毛，竹刀剖胁，出胙肝内金，去肠秽，仍入腹内）熟地四两　北五味（碎）一两（二味入鸡腹内，陈酒、童便各二碗，砂锅内水煮，旋添至磨烂汁尽）绵耆（去皮，蜜水拌，炙）于术（饭上蒸九次）各三两　白茯苓（去皮）归身（酒洗）白芍（酒炒）各二两（五味为粗末，同鸡肉捣烂焙干，骨用酥炙，为粗末，入下项药）人参三两（无力者，党参代）川芎一两（童便浸，晒）丹参二两（酒浸，晒。三味研末入前药中）

【用法】用干山药末六两糊为丸，大便实者，蜜丸亦可，晒干瓶贮。清晨沸汤送下三钱，卧时醇酒送下二钱。

【主治】妇人郁结不舒，蒸热咳嗽，月事不调，或久闭，或倒经，产后蓐劳，及崩淋不止，赤白带下，白淫；男子斫丧太早，劳嗽吐血而致虚损。

【加减】骨蒸寒热，加炙七肋鳖甲三两，银柴胡、地骨皮各一两半；经闭，加肉桂一两；崩漏下血，

倍熟地，加阿胶二两；倒经血溢，加麦冬二两；郁结痞闷，加童便制香附末一两，沉香五钱；赤白带下，加草薢、四制香附各二两，蕲艾一两；白淫，倍参、耆、苓、术；血热，加生地二两；虚甚，倍加人参。

延寿丹

【来源】《验方新编》卷十一。

【组成】白术（土炒）青皮　生地　厚朴（姜汁炒）杜仲（姜汁炒）故纸（微炒）广皮（去净白）川椒　青盐　黑豆二升　巴戟肉（去心）白茯苓　小茴香　肉苁蓉（竹刀剖净鳞，黄酒洗，晒干）各一两

【用法】制好，入铜锅，或砂锅亦可，用水二十小碗，桑柴文武火，煎至十小碗，将水盛出；复煎药滓，用水十小碗，煎至五小碗，去滓不用，惟用二次药水十五碗，将黑豆放锅内，用火缓缓煎至水干，盛起候冷，入瓷罐装贮。每早空心服三钱，开水送下，不可间断。

【功用】添精补髓，健脾养胃，乌须延寿，轻身健体，返老还童，中阳复兴，少阳复起，调妇人经水，暖下安胎。

【主治】痔漏疮毒，赤白带下。

【宜忌】妇人受胎之后，不可再服，恐受双胎。忌食牛、马肉。

独神散

【来源】《医方易简》卷二。

【组成】白及一两（用甜酒酿浸）

【用法】放屋上露一夜，晒一日，焙干为末。每用五钱，装入黑猪蹄壳内，水煮，临服冲酒少许，不用盐。

【主治】赤白带浊。

红缎膏

【来源】《理瀹骈文》。

【组成】川椒三两　韭子　蛇床子　附子　肉桂各一两　独蒜一斤

【用法】真香油二斤浸药熬，黄丹收膏。再用倭硫

黄六钱、母丁香五钱、麝香一钱、独蒜丸如豆大，朱砂为衣；或用硫黄、丁香、胡椒、杏仁、麝，枣肉为丸；或用胡椒、硫黄、黄蜡为丸，每用一丸纳脐眼上，外贴本膏。

【主治】男子精寒，萎弱，白浊，遗精；女子子宫虚冷，赤白带下。亦治寒泻。

固精保元膏

【来源】《理瀹骈文》。

【组成】党参　黄耆　当归各五钱　甘草　五味子　远志　苍术　白芷　白及　红花　紫梢花各三钱　肉桂二钱　附子一钱

【用法】上以麻油二斤，熬黄丹收，鹿角胶一两，乳香、丁香各二钱，麝香一钱，加芙蓉膏二钱搅匀。贴脐上及丹田。

【功用】固精保元，暖肾补腰膝，去寒湿，久贴暖子宫。

【主治】一切腹痛，痞疾，梦遗，五淋，滑淋，白浊，妇人赤白带下，经水不调；又治色欲过度之阳痿。

【加减】阳痿，加阳起石二钱。

硫黄补火丸

【来源】《理瀹骈文》。

【组成】硫黄六钱　母丁香五钱　麝一钱

【用法】上研末，独头蒜为丸，如豆大，朱砂为衣。每次一丸，纳脐眼中，上贴红缎膏。

【主治】男子精寒痿弱，白浊遗精；女子宫寒虚冷，赤白带下；寒泄。

断下丸

【来源】《医方简义》卷五。

【组成】杞子　覆盆子　车前子（炒）　煅龙骨　煅牡蛎　党参　茯苓　淮山药　杜仲（酒炒）　柴胡　赤石脂　生地黄各一两　棉花子仁二两

【用法】上为细末，炼蜜为丸，如梧桐子大。每服二三钱，白术泡汤送下。

【主治】赤白带下。

当归养血丸

【来源】《饲鹤亭集方》。

【组成】当归　白芍　茯苓　黄耆　香附　阿胶各三两　生地八两　白术　杜仲各四两　丹皮二两

【用法】炼蜜为丸服。

【主治】妇人经水不调，赤白带下，子宫寒冷，久不受孕。

妇宝胜金丹

【来源】《饲鹤亭集方》。

【组成】人参　白术　茯苓　炙草　当归　白芍　熟地　川芎　白薇　肉桂　藁本　白芷　丹皮　没药　元胡　赤石脂各一两　香附十五两（一次稻叶，二次童便，三次米醋）

【用法】上药蜜丸。每服一丸，温酒化下。

【主治】妇人经水不调，色淡色瘀，行经腹痛，赤白带下，子宫虚冷，久不受孕，癥瘕癖痞，胎前产后一切之患，及半身不遂，中风瘫痪。

秘制白带丸

【来源】《饲鹤亭集方》。

【组成】海淡菜　豆腐滞　红枣　糯米　白米各等分

【用法】将红枣煮，合为末，水为丸。

【功用】养血调经，敛带保神。

【主治】妇女月水不调，赤白带下，诸虚百损，面黄肌瘦。

愈带丸

【来源】《饲鹤亭集方》。

【组成】熟地四两　白芍五两　当归三两　川柏　良姜各二两　川芎一两　椿根皮十五两

【用法】米饮糊丸服。

【主治】妇人冲任不固，带脉失司，赤白带下，经浊淋漓。

白带丸

【来源】《内外验方秘传》。

【组成】乌梅炭二两　棕灰二两　椿根皮二两　五味炭一两　熟地炭三两　杜仲二两　山药二两　白芍二两　生耆三两　党参三两　当归二两　菟丝子二两　煅龙骨二两　桑螵蛸二两　五倍子二两（去毛）　煅明矾三两　牡蛎粉二两　金樱子二两（去毛）　川断一两　料豆三两　乌贼骨二两　莲须二两　赤石脂八钱　禹余粮二两（煅）

【用法】上为末，以芡实粉四两打糊为丸。每服三钱，淡盐汤送下。

【主治】妇人赤白带。

清带汤

【来源】《医学衷中参西录》

【组成】生山药一两　生龙骨六钱（捣细）　生牡蛎六钱（捣细）　海螵蛸四钱（去净甲，捣）　茜草三钱

【主治】妇女赤白带下。

【加减】单赤带，加白芍、苦参各二钱；单白带，加鹿角霜、白术各三钱。

【方论】此方用龙骨、牡蛎以固脱；用茜草、海螵蛸以化滞；更用生山药以滋真阴固元气。愚拟此方，则又别有会心也。尝考《神农本草经》龙骨善开癥瘕，牡蛎善消鼠瘘，是二药为收涩之品，而兼具开通之力也；乌鲗骨即海螵蛸，茹芦即茜草，是二药为开通之品，而实具收涩之力也。四药汇集成方，其能开通者，兼能收涩；能收涩者，兼能开通，相助为理，相得益彰。

【验案】

1. 白带　一妇人，年二十余，患白带甚剧，医治年余不愈。后愚诊视，脉甚微弱。自言下焦凉甚，遂用此方，加干姜六钱，鹿角霜三钱，连服十剂全愈。

2. 赤白带　一媪年六旬，患赤白带下，而赤带多于白带，亦医治年余不愈。诊其脉甚洪滑，自言心热头昏，时觉眩晕，已半载未起床矣。遂用此方，加白芍六钱，数剂白带不见，而赤带如故，心热，头眩晕亦如故，又加苦参、龙胆草、白头翁各数钱。连服七八剂，赤带亦愈，而诸疾亦遂全愈。

禹粮丸

【来源】《秘传大麻风方》。

【组成】余粮石二斤半　好醋八斤

【用法】同煮醋干为度。

【主治】五劳七伤，气胀胞满；黄病，四肢无力；女子赤白带；干血劳证；久疟痞块。

水陆二仙丸

【来源】《中国医学大辞典》。

【组成】巴戟天　肉桂　没药　葫芦巴　琥珀　茴香　川杜仲　川草薢　黑丑　补骨脂各一两

【用法】上为细末，酒糊为丸。每服三钱，温酒送下。

【主治】肾水不足，相火内动，男子遗精白浊，妇人赤白带下。

白带丸

【来源】《中国医学大辞典》。

【组成】白芍（酒炒）　黄柏（盐水炒）　茅术（米泔浸）各四两　高良姜一两　豆腐锅巴八两

【用法】上为细末，薏苡仁煎汤泛丸，如梧桐子大。每服三四钱，盐汤送下。

【主治】赤白带下，经水不调，或先或后，头晕眼花，四肢无力，腰酸胸闷，骨蒸内热，饮食减少。

妇宝胜金丹

【来源】《中国医学大辞典》。

【组成】人参　全当归　白芍药　赤芍药　川芎　白芷各三两　熟地黄九两　茯苓　桂心　牛膝　牡丹皮　藁本各五两　血珀　朱砂（飞）各一两　白薇八两　赤石脂　白石脂　乳香　没药各二两　粉草一两五钱　香附（制）二斤

【用法】先将赤、白石脂醋浸三日，炭火上煅七次，再淬，醋干为度，研细；次将各药用好黄酒浸，春五、夏三、秋七、冬十二日，晒干为末，与石脂和匀，炼蜜为丸，每重三钱，辰砂、金箔为衣。每服一丸。经水不调，或多或少，或前或后，或经前腹痛，或经后淋漓，一切赤白带下，

血瘕血痕，妊娠呕恶冲逆，腹痛腰瘮，胎气不安，饮食少进，砂仁壳汤化下；妊娠带下见红，似欲小产，人参汤化下；妊娠临月阵痛，腰瘮下坠，乳香米汤化下；产后偏身发热，不省人事，陈黑鱼头煎汤化下；产后风寒发热，桔梗汤化下；产后停食发热，枳壳、蒺藜煎汤化下；产后儿枕骨痛，山楂肉（炒焦）三钱煎汤化下；产后血晕，血崩，头热心烦，有汗者，人参煎汤，加童便少许化下；产后恶露不尽，腰痛发热，红花汤化下。

【功用】《全国中药成药处方集》（沈阳方）：调经活血，止带除浊。

【主治】胎前产后一切杂证。经水不调，或经前腹痛，或经后淋漓，或赤白带下，或血瘕血痕；妊娠呕恶冲逆，腹痛腰酸，胎气不安，饮食少进，或带下见红，似欲小产，或临月阵痛，腰瘮下坠；产后偏身发热，不省人事，或风寒发热，或停食发热，或儿枕骨痛，或血晕，血崩，头热心烦，有汗，或恶露不尽，腰痛发热。

【宜忌】《全国中药成药处方集》（沈阳方）：孕妇忌服。

加味秘元煎

【来源】《顾氏医径》卷四。

【组成】西党参　白术　茯苓　炙甘草　山药　枣仁　远志　五味子　芡实　金樱子　莲须　阿胶　丹皮

【主治】房事过度，津液亏耗，水不济火，关窍不固，赤白带下。

加味樗皮丸

【来源】《顾氏医径》卷四。

【组成】芍药　良姜　黄柏炭　樗皮炭　归身　川芎　肉桂

【用法】面糊为丸服。

【主治】行经之时，风入胞中，寒凝浊瘀，赤白带下。

种子兜肚丸

【来源】《内外科百病验方大全》。

【组成】附子一个（重二两，切片，烧酒煎过，晒干）　大茴（炒）　小茴（炒）　丁香　五味子各一两　升麻　木香　甘草　甘遂各四钱　沉香一钱

【用法】上为末，用新蕲艾四两，搓融晒干，将前药放在艾中间，用线密缝兜肚，置丹田上，外用手帕包固，昼夜缚定，不可换动，一二月后则去之。或加麝香二三分更妙。

【功用】调经种子。

【主治】赤白带下，腰腿酸痛，子宫寒；男子肚腹畏寒、遗精、白浊、偏坠、疝气，一切下部虚寒。

止带丸

【来源】《中药成方配本》。

【组成】鹿角霜一两五钱　牡蛎二两　醋炙海螵蛸三两　酒炒当归二两　酒炒白芍一两五钱　熟地四两　盐水炒杜仲二两　川断二两　盐水炒潼蒺藜二两　茯苓二两　莲心四两　盐水炒黄柏一两　醋炒椿根皮三两

【用法】将熟地火乌烂，与诸药打和晒干，研为细末，用白蜜六两炼熟，化水为丸，如绿豆大，约成丸二十八两。每服二钱，每日二次，食前开水吞服。

【功用】固本止带。

【主治】赤白带下，日久不愈。

胎产金丹

【来源】《中药成方配本》。

【组成】党参六两　炙黄耆五两　炒于术六两　茯苓六两　炙甘草四两　熟地二十两　炒白芍四两　炒当归八两　炒川芎二两　炒川断三两　炒杜仲三两　炒淮山药二两　炒黄肉三两　盐水炒菟丝子三两　紫河车五两　蛤粉炒阿胶四两　杞子二两　炒丹皮二两　盐水炒黄柏二两　炒椿根皮三两　炙乌贼骨三两　沉香一两　肉桂一两　炮姜炭一两　炒荆芥二两五钱　炒艾叶三两　制没药二两　制香附五两　桑寄生四两　藁本二两　白薇三两　赤石脂十两　益母草五两

【用法】先将熟地捣烂，与诸药打和，晒干为末，用白蜜七十二两炼熟，打和为丸，分做八百丸，每丸约干重二钱。每用一丸，开水化服。

【功用】补气养血，安胎保产。

【主治】妇女月经不调，赤白带下，胎前产后诸症。

妇科金丹

【来源】《北京市中药成方选集》。

【组成】当归四十两 杭芍四十两 白术（炒）四十两 柴胡四十两 阿胶（炒珠）二十四两 蛇床子二十四两 吴萸（炙）二十两 椿根皮（炒）十六两 海螵蛸十六两 艾炭十六两 黄芩十二两 益母草十六两 灵仙十六两 藁本二十两 秦艽二十二两 茯苓十六两 牡蛎（煅）八两 木瓜十六两 益智仁十六两 香附（炙）三十二两 远志（炙）十二两 黄耆十六两 甘草八两 补骨脂（炒）十六两 青皮（炒）十二两 黑郁金十六两 法半夏十二两 使君子十六两 白芷八两 羌活八两 九菖蒲二十四两 川牛膝八两 川芎十六两 杜仲炭二十四两 苍术（炒）十二两 川续断十六两 首乌（炙）十六两 桂枝四两 玄胡（炙）十六两 党参（去芦）四十八两 枣仁（炒）十六两 丹皮八两 胡连八两 独活八两 黄连八两 绿七爪八两 白矾十六两 赤石脂（煅）十两 豆蔻仁一两六钱 砂仁一两六钱 莲子肉一百六十两

【用法】上为极细末。炼蜜为丸，重三钱三分，油纸包裹。每日晚临睡时服一丸，温开水送下。

【功用】调经养血，舒郁止痛，健脾养胃。

【主治】经血不调，经期不准，行经腹痛，两胁胀满，赤白带下。

龟龄集

【来源】《北京市中药成方选集》。

【组成】黄毛鹿茸（去毛）二两 补骨脂（黄酒制）三钱 石燕（鲜姜炙）四钱 急性子（水煮）二钱五分 细辛（醋炙）一钱五分 生地八钱 杜仲炭二钱 青盐四钱 丁香（用生川椒二分炒，去川椒）二钱五分 蚕蛾（去足翅）二钱 蜻蜓（去足翅）四钱 熟地六钱 苁蓉（酒制）九钱 地骨皮（蜜炙）四钱 附子（炙）五钱 天冬（用黄酒一钱炙）三钱 山参（去芦）一两 甘草（炙）一钱 山甲（炒珠）八钱 枸杞子三钱（一

钱蜜炙） 淫羊藿（羊油制）二钱 锁阳三钱 牛膝（用黄酒三钱制）四钱 砂仁四钱 麻雀脑三钱 菟丝子（用黄酒二钱制）三钱 对海马（用苏合油三钱制）九钱 硫黄三分 镜面砂二钱五分

【用法】将麻雀脑、硫黄二味装入猪大肠内，用清水煮之，煮至麻雀脑和硫黄溶合一起时倒出，去猪大肠，晒干，再合以上药为粗末，装入银桶内蒸之。蒸至三尽夜，将药倒出，凉干装瓶，每瓶装一钱。每服一钱，温开水送下。

【功用】滋阴补肾，助阳添精。

【主治】

1.《北京市中药成方选集》：肾亏气虚，精神衰弱，阳痿不兴，阴寒腹痛。

2.《全国中药成药处方集》（天津方）：阳虚气弱，盗汗遗精，筋骨无力，行步艰难，头昏眼花，神经衰弱，妇女气虚血寒，赤白带下。

【宜忌】忌生冷。

【验案】白崩 《新中医》（1983，10：33）：师某某，女，47岁。白带终日不止，已一载余，近半月，白带如崩，站立即觉滑脱而下，脐腹冷痛，头脑空痛，腰酸痛如折。医予抗菌素，更甚，投桂枝茯苓丸、完带汤乏效。余望其舌淡苔白，闻其语声低微，带下清稀，脉沉微涩，尺部尤甚，知其白物下多已久，脾肾阳虚，气血日衰，任脉不固，带脉失约故也，遂用龟龄集，日服一瓶，分两次以淡盐水送服。连服两日，白带大减，脐腹冷痛若失，腰可俯仰。继日服两次，每服二分，未八日，带止而病愈。

二益丹

【来源】《全国中药成药处方集》（兰州方）。

【组成】草果二斤 砂仁二斤 紫蔻一斤 广木香二斤 丁香一斤 母丁香一斤 肉桂三斤 附片二斤 蛇床子二斤 炙草二斤 煅龙骨二斤 炒吴萸二斤 云苓皮二斤 北细辛二斤 花椒二斤 檀香二斤 枯矾二斤 当归六斤 白芷十斤 山奈二斤 海蛸二斤

【用法】上为细末，炼蜜为丸，每丸一钱二分重。每付十丸，粘金一张，作丸时加酥油少许。每日服二次，每次一丸，早、晚用黄酒送下；开水

亦可。

【功用】调经，止带，暖宫。

【主治】经血不调，赤白带下，行经腹痛，心口痛疼。

【宜忌】忌生冷、油腻等食物。

五宝丹

【来源】《全国中药成药处方集》。

【组成】枯矾四两　铜绿三钱四分　五味子三钱四分　雄黄一钱四分　蛇床子六钱七分　桃仁六钱七分

【用法】上为细末，炼蜜为丸，每丸重七分，用蜡纸包之。此药一丸，用细绢布包好，送入阴户内，三天一换。

【功用】调经，止带，镇痛。

【主治】妇女子宫寒冷，赤白带下，经血不调，少腹疼痛，瘀结成块。

【宜忌】忌食生冷，并忌房事，孕妇忌用。

五淋白浊丸

【来源】《全国中药成药处方集》（吉林方）。

【组成】公英　地丁　瞿麦　萹蓄　木通　泽泻　金砂　灯心　竹叶　甘草　猪苓　土苓各六钱七分　萝茶　滑石　赤苓各一两三钱四分　赤芍　蝉退各三钱四分　车前　凤眼草　石韦　通草各一两　山栀　贡桂各二钱

【用法】上为细末，水泛为小丸，滑石为衣。每服二钱，白水送下，一日二次，早、晚用之。

【功用】搜毒，止淋，消浊，利下，祛炎，镇痛。

【主治】五淋白浊，女子赤白带下，横痃，下疳，膀胱发热，梦遗滑精，便溺不清，尿管混血，花柳诸症。

【宜忌】服后忌饮茶水，孕妇忌用。

内补养荣丸

【来源】《全国中药成药处方集》（沈阳方）。

【组成】当归　川芎　白芍各三两　熟地　醋香附各八两　炒白术　姜　草各五两　茯苓三两　黄耆　阿胶　陈皮各四两　杜仲　炙甘草（炒）　艾

叶　砂仁各二两

【用法】上为极细末，炼蜜为丸，二钱重。每服一丸，白开水送下。

【功用】补血安胎，消炎止带。

【主治】妇人气血虚弱，头目眩晕，面色萎黄，经血不调，赤白带下，腰痛耳鸣，四肢无力，子宫虚寒，久不孕育，胎动不安。

【宜忌】忌生冷食物。

白带丸

【来源】《全国中药成药处方集》（重庆方）。

【组成】乌贼骨一两　山药二两　芡实二两　炒黄柏五钱　醋柴胡四两　白芍一两　续断五钱　香附四钱　白果仁一两　车前子五钱　牡蛎一两　赤石脂五钱

【用法】上为细末，炼蜜加酽醋一两为丸。每服三钱至四钱。

【主治】赤白带下，经水不调或先或后，头晕眼花，四肢无力，腰酸胸闷，骨蒸内热，饮食减少。

【宜忌】忌食生冷。

白带丸

【来源】《全国中药成药处方集》（济南方）。

【组成】人参八两　白术（土炒）　茯苓　艾炭　川芎　当归　白芍（炒）　煅龙骨　煅牡蛎　阿胶（炒）　山药（炒）　巴戟（炒）　熟地　杜仲炭　肉桂　黄耆　川断　香附　赤石脂各四两　半夏　苍术　黄柏各二两　破故纸六两

【用法】上为细末，水泛小丸，青黛三两为衣。每服一钱五分，临睡时白水送下。

【主治】赤白带下，淋漓不止，凝滞腹疼，腰酸腿疼，四肢倦怠，多睡少食。

【宜忌】忌生冷食物。

再造膏

【来源】《全国中药成药处方集》（天津方）。

【组成】细辛一两五钱　生黄耆二两三钱　生杜仲一两五钱　羌活八钱　茯苓　怀牛膝　防风各一两五钱　甘草一两二钱　生白芍一两五钱　川芎

一两五钱　人参（去芦）一两五钱

【用法】以上药料用香油十五斤，炸枯去滓滤净，炼至滴水成珠，再入章丹九十两搅匀成膏。每膏药油十五斤兑肉桂面一两二钱、麝香一钱五分，搅匀。每大张净油八钱，每小张净油五钱。男子贴气海穴（即肚腹），女子贴关元穴（即脐下），腰腿疼痛贴患处。

【功用】补气固精，养血散寒。

【主治】男子遗精，妇女血寒，赤白带下，腰酸腿疼，身体瘦弱。

【宜忌】孕妇忌用。

妇女调经膏

【来源】《全国中药成药处方集》（济南方）。

【组成】益母草一两　延胡索一两　穿山甲一两　香附二两　南红花一两　巴豆一两五钱　川芎一两　丹皮五钱　柴胡二两　生地三两　干姜一两　苍术一两　吴茱萸一两　透骨草一两　木香五钱　荆芥二两　小茴香二两　蕲艾一两　边桂五钱　薄荷一两　防风二两

【用法】用香油十斤，将药浸在油内，冬七日，夏三日，熬至药焦，去滓再熬，至滴水成珠；入炒章丹四斤，搅熬成膏。将膏摊于布上，微火化开，贴于丹田穴，大小酌用，临时用姜片擦净。

【主治】经血不调，阴寒肚疼，赤白带下。

妇科白带丸

【来源】《全国中药成药处方集》（福州方）。

【组成】太子参二两　牡蛎四两　鳖甲四两　瞿麦四两　莲子四两　芡实四两　龙骨二两　豆腐巴五两

【用法】上为细末，和鸡蛋清十只糊为丸。

【主治】妇人赤白带下，经水不调，四肢无力，腰痠，胸闷，头晕眼花，骨蒸内热，饮食减少。

妇女救苦金丹

【来源】《全国中药成药处方集》（沈阳方）。

【组成】元胡　山药　熟地　黄耆　人参　白芍　甘草　茯苓　当归　鹿角各四两　川断一两六钱

阿胶四两　杜仲一两六钱　茴香八钱　故纸一两六钱　菟丝一两六钱　祁艾八钱　血余八钱　没药四两　乳香四两　红鸡冠花一两六钱　白鸡冠花一两六钱　石脂四两　黄柏四两　益母膏一斤（诸药共置一罐内，兑黄酒十斤，用火煮七天七夜，取出晒干）　川芎　丹皮　白术　白芷　黄芩各四两　红花一两六钱　陈皮六两　砂仁四两　木香一两六钱

【用法】上为极细末，炼蜜为丸，每丸二钱重，蜡皮封固。每服一丸，白开水送下。

【功用】调经养血，平肝理气。

【主治】妇女气虚血弱，经水不调，赤白带下，不思饮食，行经腹痛。

【宜忌】忌食生冷。

金衣八宝坤顺丹

【来源】《全国中药成药处方集》（青岛方）。

【组成】益母草九斤六两　川芎一斤九两　白术十二两五钱　当归一斤九两　熟地一斤九两　紫苏叶十二两五钱　生地一斤九两　茯苓一斤九两　木香十二两五钱　香附一斤九两（醋炒）　黄芩一斤九两　阿胶十二两五钱　橘红一斤九两　怀牛膝一斤九两　甘草十二两五钱　沉香一斤九两　白芍一斤九两　琥珀十二两五钱　乌药一斤九两　人参十两　砂仁十二两五钱

【用法】上为细末，炼蜜为丸，重二钱五，赤金为衣。

【主治】经血不调，腰酸腹痛，赤白带下，产后血瘀。

治带固下丸

【来源】《全国中药成药处方集》（武汉方）。

【组成】生白芍五钱　良姜三钱（炒炭）　黄柏二钱（炒炭）　椿根皮一两半（醋炒）

【用法】上为细末，米糊为丸。每服三至四钱，以米饮汤或开水送下。

【功用】清理湿热，固涩止带。

【主治】妇人阴虚体弱，湿热下注，赤白带下，不能受孕。

经带金丹

【来源】《全国中药成药处方集》（沈阳方）。

【组成】乳香二两　玄胡索三两　丹皮二两　白薇二两　甘草二两　白术一两　藁本二两　白芷二两　香附十两　没药一两　肉桂一两　赤石脂四分

【用法】上为极细末，炼蜜为丸，二钱重。每服一丸，白开水送下。

【功用】调经止带，和血镇痛。

【主治】赤白带下，红白淋浊，经水不调，脐腹作痛，腰酸无力，子宫寒冷，难于受孕。

【宜忌】孕妇忌服。

胜金丹

【来源】《全国中药成药处方集》（抚顺方）。

【组成】香附十二两　熟地四两　赤石脂一两　白术四两　赤芍一两半　琥珀五钱　白薇一两　甘草五钱　海沉一两　乳香一两　朱砂　玄胡各五钱　藁本二两　广边桂二两　云苓二两　白芍二两　当归一两半　川牛膝一两　没药一两　白石脂一两　红人参一两　远志一两半　川芎一两半　丹皮一两　白芷二两

【用法】上为细末，炼蜜为丸，二钱重，蜡皮封。每服一丸，白水送下。

【功用】补血调经。

【主治】血崩漏血，赤白带下，月经不调，赶前差后，虚寒腹痛，久不孕育，颜面萎黄，腰膝疼痛。

【宜忌】孕妇、干血痨及瘀血实证者均忌服之。

神效胜金丹

【来源】《全国中药成药处方集》（吉林、哈尔滨方）。

【别名】琥珀胜金丹。

【组成】香附十六两　川芎一两半　丹皮二两半　当归一两半　玄胡一两半　牛膝二两半　远志一两半　熟地四两半　赤芍一两半　白术一两半　白薇四两　白芍一两半　炙草七钱半　白石脂一两　藁本三两　茯苓二两半　乳香一两　没药一两　赤石脂一两　白芷一两半　贡桂二两半　山参一两半　琥珀五钱　朱砂五钱　鹿茸二两

【用法】琥珀、朱砂均各另研，余药均一处研细，

调匀，炼蜜为丸，大赤金为衣，每丸重二钱一分，除包装外，用瓷坛保贮。每服一丸，白水调服。

【功用】温补，收涩，益气，养血。

【主治】气血虚脱，中气微弱，自汗形消，面色苍白，爪枯肤燥；经血暴崩或点滴不断，腰酸腿软，头晕气短；积湿浸带，带脉不宜，带下赤白，腰酸腿痛；子宫寒冷，血分虚弱，经血不调，久不受孕。

【宜忌】干血痨及瘀血实症均忌用。

培坤丸

【来源】《全国中药成药处方集》（西安方）。

【组成】炙黄耆三斤　白术三斤　炙草八两　广陈皮二斤　当归五斤　川芎一斤　杭芍一斤　拣砂仁九两　北沙参一斤　云茯苓二斤　枣仁二斤　寸冬二斤　杜仲（炒）二斤　核桃仁一斤四两　芦巴子二斤八两　醋炒艾叶一斤　元肉二斤　山药二斤　远志肉四两　熟地黄四斤　五味子八两　酥油四两

【用法】上药各为细末，以酥油溶拌微炒，炼蜜为丸，如梧桐子大。每次三钱，黄酒或白开水送下。

【主治】妇人月经不调，赤白带下，子宫炎，身困肢懒，腹痛肢冷各症。

【宜忌】中热肝郁者不宜服用。

培坤丹

【来源】《全国中药成药处方集》（兰州方）。

【组成】炙黄耆三斤　白术三斤　炙草八两　广陈皮二斤　当归五斤　川芎一斤　杭芍一斤　砂仁九两　北沙参一斤　云茯苓二斤　枣仁二斤　寸冬二斤　杜仲二斤　核桃仁一斤四两　胡芦巴二斤八两　艾叶一斤　元肉二斤　山萸二斤　远志肉四两　熟地四斤　五味子八两　酥油四两

【用法】上药各为细末，以酥油熔拌微炒，炼蜜为小丸。每服三钱，黄酒或白开水送下，一日二次。

【功用】调经养血健胃。

【主治】妇女贫血，消化不良，月经不调，赤白带下，小腹冷痛，精神不振，倦怠嗜卧，体温低降，不耐寒冷。

【宜忌】抑郁气滞，内有蕴热者忌服。

乾坤丹

【来源】《全国中药成药处方集》（吉林方）。

【别名】乾坤种子丹。

【组成】当归二两七钱 山萸 鹿胶各二两 枸杞 远志 蛇床 酒芍 茯苓各一两三钱四分 母丁香 川附子各六钱七分 香附一两七钱 龙骨一两 陈皮一两七钱 牡蛎一两 木瓜 杜仲 泽泻 淮牛膝各一两

【用法】上为细末，炼蜜为丸。每服二钱，用黄酒送下。

【功用】补肾壮阳，调经种子。

【主治】男子肾亏，阳萎遗精，梦遗白浊；女子月经不调，赤白带下，子宫寒冷。

救急膏

【来源】《全国中药成药处方集》（沈阳方）。

【组成】大黄二两 花粉七钱 牙皂八钱 蓖麻子二两 全蝎七钱 枳壳八钱 生地黄一两 桃仁七钱 白芷八钱 草乌一两 五倍子七钱 莪术一两 羌活 麻黄 肉桂 红大戟各八钱 香附 厚朴 穿山甲各七钱 蛇蜕五钱 当归一两五钱 甘遂 木鳖子各二两 川乌一两 三棱一两 巴豆 黄柏各八钱 芫花 杏仁 防风 独活 槟榔 细辛 玄参各七钱 黄连五钱 蜈蚣十条

【用法】上用麻油五十两，入上药浸数日，用慢火熬之，待滴水成珠后，将药除去，兑入黄丹二十四两，密陀僧四两，成膏待用，贴患处。

【功用】解毒，散风，活血。

【主治】风寒湿痹，腰腿作痛，筋骨麻木，四肢不仁，半身不遂，口眼㖞斜，癥瘕积聚，肚腹疼痛；女子经血不调，赤白带下，膨闷胀闷；水臌，痈疽，发背，对口，无名肿毒。

白带丸

【来源】《妇产科学》。

【组成】白术 茯苓 白芍 龙骨 山药 白芷 牡蛎 干姜炭 鹿角霜 榆白皮 赤石脂 陈棕炭

【用法】每服一钱，一日三次。

【主治】肾虚带下稀薄，量多。

清肝利湿汤

【来源】《刘奉五妇科经验》。

【组成】瞿麦四钱 萹蓄四钱 木通一钱 车前子三钱 黄芩三钱 牛膝三钱 丹皮三钱 川楝子三钱 柴胡一钱半 荆芥穗一钱半

【功用】清肝利湿，活血止带。

【主治】肝经湿热，侵入血分，赤白带下，月经中期出血，以及由盆腔炎所引起的子宫出血或月经淋漓不止。

加味三补丸

【来源】《中医症状鉴别诊断学》。

【组成】黄连 黄芩 黄柏 紫地丁 椿根皮

【用法】水煎服。

【主治】湿热赤白带。带下赤白相杂，质粘气秽，量多，绵绵不断，外阴湿痒，甚或肿痛，少腹坠胀而痛，小便赤涩，或频数而痛，胸闷心烦，口干口苦，舌苔滑腻而黄，脉滑数。

五鱼散

【来源】《湖北中医杂志》（1987，4：56）。

【组成】五倍子150g 黄柏154g 二花154g 鱼腥草154g 野菊花154g 海螵蛸64g 枯矾196g 冰片18g

【用法】将五倍子、黄柏、鱼腥草、野菊花、二花烘干研碎，过120目筛。再将枯矾（用明矾煅至质松脆）、冰片研细过筛后，与药混合拌匀，装瓶备用。用窥阴器暴露宫颈，擦净宫颈分泌物，千分之一的新洁尔灭棉球消毒宫颈及阴道，再用已消毒尾部带线的大棉球蘸上备用的"五鱼散"于糜烂面上，线头留在外阴部，取出窥阴器。嘱病人24小时后自行取出大棉球。于月经干净后5~7天开始上药，每隔1日换药1次，6次为1个疗程。患有滴虫性、霉菌性阴道炎病人应先治愈。经期、孕期、产褥期的产妇及疑宫颈癌的病人禁用此药，治疗期间及治愈后2个月内，禁止性交、盆浴。

【主治】子宫颈糜烂。

【验案】子宫颈糜烂 《湖北中医杂志》（1987，4：56）：治疗子宫颈糜烂 103 例，年龄 25 ~ 50 岁，均为已婚；宫颈糜烂Ⅰ°者 74 例，Ⅱ°者 20 例，Ⅲ°者 9 例。结果：糜烂面消失，表面光滑为痊愈，共 84 例；糜烂面大部分光滑，缩小为显效，共 12 例；糜烂面较原来缩小为好转，共 5 例；无效 2 例。

白带丸

【来源】《中国药典》。

【组成】黄柏（酒炒）150 克　椿皮 300 克　白芍 100 克　当归 100 克　香附（醋制）50 克

【用法】以上五味，除椿皮外，其余黄柏等四味，粉碎为细末，过筛，混匀。椿皮加水蒸煮二次，合并蒸液，滤过，滤液浓缩至适量（酌留部分包衣），与适量的水泛丸，用浓缩液包衣，干燥，打光即得。每服 6 克，一日二次。

【功用】清湿热，止带下。

【主治】湿热下注，赤白带下。

益气导水汤

【来源】《首批国家级名老中医效验秘方精选》。

【组成】潞党参 30 克　焦白术 10 克　云茯苓 12 克　川桂枝 10 克　莪术 10 克　桃仁 10 克　瞿麦 12 克　温六散 12 克（包煎）

【用法】每日 1 剂，水煎，分早晚 2 次服。

【功用】益气固带，逐瘀导水。

【主治】赤白带下。

【验案】赵某，女，42 岁，1985 年 12 月 8 日诊。素禀体弱，带下绵注赤白相夹，时下红色黏块已 4 年，在某院诊为"附件炎"，经抗生素等治疗未见明显好转而来诊治。病人月经期量尚属正常，小便不利，近二年经常出现面浮肢肿，劳累后为甚，尿常规及生化未见异常，平常口干喜热饮，大便干结，面色㿠白，周身乏力，苔薄舌胖淡边有瘀斑，脉细，妇科检查无异常。责之脾亏水血不调，带脉失约。拟予益气固带，逐瘀导水。处方：潞党参 30 克，焦白术 10 克，云茯苓 12 克，鸡冠花 12 克，川桂枝 10 克，莪术 10 克，泽兰 12 克，益母草 30 克，温六散 12 克（包煎），瞿麦 12 克。服药 5 剂，带下面浮明显好转，惟仍感乏力，口干喜饮。上方加生黄芪、川芎、冬葵子出入调治一年，诸证悉平。一年后随防未见复发，"B 超"未见输卵管有积水像。

白带净丸

【来源】《部颁标准》。

【组成】茯苓 120g　山药（炒）90g　龙骨（煅）60g　牡蛎（煅）60g　芡实 90g　椿皮 60g　杜仲（盐炒）90g　葛根 60g　青黛 30g　薏苡仁 108g　续断（酒炒）90g　天花粉 90g　粉萆薢 90g　赤石脂（煅）60g　肉豆蔻 60g

【用法】水泛为丸，密封。口服，1 次 6g，每日 2 次。

【功用】健脾利湿，清热止带。

【主治】湿热下注，赤白带下。

妇康栓

【来源】《部颁标准》。

【组成】核桃馏油 300g　甘油明胶适量

【用法】制成栓剂，每粒重 0.3g，密闭，置阴凉干燥处。阴道给药，1 次 1 粒，每日 1 次，7 日为 1 疗程。

【功用】清热解毒，收敛固涩。

【主治】赤白带下，少腹坠痛，子宫颈糜烂。

调经止带丸

【来源】《部颁标准》。

【组成】熟地黄 120g　香附（制）120g　远志（甘草制）60g　川芎（酒炒）60g　海螵蛸 60g　赤石脂（煅）90g　当归 60g　白芍（酒炒）60g　椿皮 60g　牡蛎（煅）90g　黄柏（盐炒）60g

【用法】制成水蜜丸，密闭，防潮。口服，1 次 9 ~ 12g，每日 1 ~ 2 次。

【功用】补血调经，清热利湿。

【主治】血虚气滞，月经不调，湿热下注，赤白带下。

【宜忌】忌食生冷、辛辣，感冒发热者忌服。

第四章

妊娠病

一、妊娠恶阻

妊娠恶阻，又称"妊娠呕吐"、"子病"、"病儿"、"阻病"等，是指妊娠早期，出现严重的恶心呕吐，头晕厌食，甚则食入即吐者。隋·巢元方《诸病源候论·妇人妊娠病诸候》有"心中愦闷，头眩，四肢烦疼，懈惰不欲执作，恶闻食气，欲啖咸酸果实，多睡少起"的病状记载，《备急千金要方》："妊娠阻病，心中愦闷，空烦吐逆，恶闻食气，头眩重，四肢百节疼烦沉重，多卧少起，恶寒汗出，疲极黄瘦"，更是指出，妊娠恶阻病情发展会致"疲极黄瘦"。

《诸病源候论》并明确指出"此由妇人元本虚羸，血气不足，肾气又弱，兼当风饮冷太过，心下有痰水，挟之而有娠也。经血既闭，水渍于脏，脏气不宣通，故心烦愦闷；气逆而呕吐也；血脉不通，经络否涩，则四肢沉重；挟风则头目眩"的病因病机。《卫生家宝产科备要》也指出："凡女人妊娠，若素来虚羸，血气不足，体中有风气，心下多痰水者，欲有胎喜病阻，其状颜色如常，脉理和顺，但觉肢体沉重，头目昏眩，不思饮食，恶闻食气，多啖咸酸，心中愤懑，不知患之所在，以至三、四月以后，则大剧吐逆，不能胜举。"

《胎产心法》云："恶阻者，谓有胎气，恶心阻其饮食也"。诸家所言，都在指出妊娠恶阻主要是孕妇素体虚弱，水湿停聚，脏腑之气宣降失常所致。孕后经血停闭，血聚冲任养胎，冲脉气盛，冲脉隶于阳明，若胃气素虚，胃失和降，冲气挟胃气上逆；平素性躁多怒，肝郁化热，孕后血聚养胎，肝血更虚，肝火愈旺，且冲脉气盛，冲脉附于肝，肝脉挟胃贯膈，冲气挟肝火上逆犯胃，胃失和降；脾阳素虚，痰饮内停，孕后经血壅闭，冲脉气盛，冲气挟痰饮上逆，均可致妊娠恶心呕吐。

本病治疗，应当着重了解呕吐物的性状（色、质、气味），结合全身证候、舌脉进行综合分析，以明寒、热、虚、实。治疗总以调气和中、降逆止呕为主，并应注意饮食和情志的调节，用药宜忌升散之品。

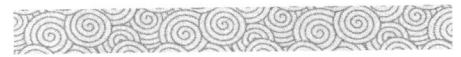

生姜泻心汤

【来源】《伤寒论》。

【组成】生姜四两（切）　甘草三两（炙）　人参三两　干姜一两　黄芩三两　半夏半升（洗）　黄

连一两　大枣十二枚（擘）

【用法】以水一斗，煮取六升，去滓，再煎取三升，温服一升，每日三次。

【功用】《伤寒论讲义》：和胃降逆，散水消痞。

【主治】

1.《伤寒论》：伤寒汗出，解之后，胃中不和，心下痞硬，干噫食臭，胁下有水气，腹中雷鸣下利者。

2.《产科发蒙》：妊娠恶阻，呕而腹中雷鸣下利者。

3.《伤寒论类方汇参》：噤口痢。

桂枝加芍药生姜各一两人参三两新加汤

【来源】《伤寒论》。

【组成】桂枝三两（去皮）　芍药四两　甘草二两（炙）　人参三两　大枣十二枚（擘）　生姜四两

【用法】以水一斗二升，煮取三升，去滓，温服一升。

【功用】

1.《伤寒贯珠集》：益不足之血，散未尽之邪。

2.《医宗金鉴》：温补其营卫。

【主治】

1.《伤寒论》：发汗后，身疼痛，脉沉迟者。

2.《方机》：发汗后，疼痛甚，脉沉迟，或痹，或四肢拘挛、心下痞塞者。

【验案】妊娠恶阻　《浙江中医杂志》（1965，8：26）：刘某某，24岁。月经3个月未行，四肢痿软无力，恶心呕吐，渴不欲饮，口淡无味，不思纳食，眩晕，嗜眠，形寒发热，脉滑而细，舌苔薄白，即予桂枝汤一剂。复诊：诸证较前有所减轻，脉滑而弱，舌质淡红，续予桂枝新加汤二剂，症状消失。于次年分娩，产后健康。

干姜人参半夏丸

【来源】《金匮要略》卷下。

【组成】干姜一两　人参一两　半夏二两

【用法】上为末，以生姜汁糊为丸，如梧桐子大。饮服十丸，一日三次。

本方改为汤剂，名"干姜人参半夏汤"（《产科发蒙》卷一）。

【主治】妊娠呕吐不止。

【方论】

1.《金匮玉函经二注》：妊娠二月之后，胚化成胎，浊气上冲，中焦不胜其逆，痰饮遂涌，呕吐不已，中寒乃起，故用干姜止寒，人参补虚，生姜、半夏治痰散逆也。

2.《金匮要略浅注》：此为妊娠之呕吐不止而出其方也。半夏得人参，不惟不碍胎，且能固胎。

3.《医宗金鉴》：恶阻者，谓胃中素有寒饮，恶阻其胎而妨饮食也。主之以干姜去寒，半夏止呕；恶阻之人，日日呕吐，必伤胃气，故又佐人参也。

4.《金匮要略心典》：妊娠呕吐不止，干姜人参半夏丸主之。此益虚温胃之法，为妊娠中虚而有饮食者设也。有寒则逆，有热亦逆，逆则饮必从之。而妊娠之体，精凝血聚，每多蕴而成热矣。按《外台秘要》方：青竹茹、橘皮、半夏各五两，生姜、茯苓各四两，麦冬、人参各三两，为治胃热气逆呕吐之法，可补仲景之未备也。

5.《金匮要略方义》：妊娠呕吐，是谓恶阻，皆由胎阻气机，胃失和降所致。治法不外理气和胃，降逆止呕。但妊娠恶阻呕吐，又有寒热虚实之分，故具体治法，亦各有异。本方所治，当属胃虚寒饮上逆所致。方中以干姜温中祛寒，人参补益脾胃，半夏降逆止呕，更以生姜汁为丸，以增强和胃止呕之功。四者合用，共奏温中益胃，降逆止呕之效，确为虚寒恶阻的至善之法。但胎前易热，妊娠恶阻属热者居多，虚寒者较少，本方药性偏温，热阻呕吐者忌用。虚寒呕吐亦应中病即止，以防温热太过，有损胎元。后世将半夏、干姜列为妊娠忌服之品，此方用之，亦即所谓"有故无殒，亦无殒也"。陈修园认为半夏得人参，不惟不碍胎，且能固胎。可作参考。

【验案】

1. 妊娠呕吐　《钱伯煊妇科医案》：郭某，女。妊娠一个半月，泛恶呕吐黄水，不能饮水进食，头晕，大便干燥，心中烦热，口干且苦，但喜热饮，胃脘作痛，少腹胀坠，舌苔淡黄腻，根微垢，脉左细弦数，右滑数。病因痰湿中阻，胃浊不克下降。治以益气温中，化痰降浊。党参3g，干姜6g，清半夏3g，研末。早晚各服1.5g，加生姜汁4滴，调和徐服。

2. 产后呕吐 《金匮要略今释》引《橘窗书影》：一妇人年二十许，产后胃中不和，时时吐饮食，羸瘦极，遂发大呕吐，药食不能入口，脉微细，四肢微冷，口干燥，欲冷水。余诊之，作半夏干姜人参丸料，煎为冷液，令时时饮少许；又三日，啜稀粥，胃气渐复。

3. 吐水 《金匮要略今释》引《橘窗书影》：某女，年四十余。尝有吐水之癖，经炎暑，其病益甚，食气绝粒，身体骨立，心中疼热，好冷水。余与半夏干姜人参丸料，兼服乌梅丸，呕吐顿止，心中疼热日减，方得进饮食。

白术散

【来源】《金匮要略》卷下。

【组成】白术 芎藭 蜀椒三分（去汗） 牡蛎
方中白术、芎藭、牡蛎用量原缺。《外台秘要》引《古今录验》本方用白术、芎藭各四分，蜀椒三分，牡蛎二分。

【用法】上为散。每服一钱匕，酒下，日三次，夜一次。若呕，以醋浆水服之；复不解者，小麦汁服之；已后渴者，大麦粥服之。病虽愈，服之勿置。

【功用】
1.《金匮要略》：养胎。
2.《太平惠民和济局方》：调补冲任，扶养胎气，壮气益血，保护胎脏。

【主治】
1.《太平惠民和济局方》：妊娠宿有风冷，胎萎不长；或失于将理，动伤胎气，多致损堕。
2.《三因极一病证方论》：室女带下诸疾。
3.《金匮要略讲义》：妊娠脾虚寒湿中阻，每见脘腹时痛，呕吐清涎，不思饮食，白带下，甚至胎动不安。

【宜忌】《外台秘要》引《古今录验》：忌桃、李、雀肉等。

茯苓丸

【来源】《备急千金要方》卷二引《肘后备急方》。

【组成】茯苓 人参 桂心（熬） 甘草 枳实各二两

【用法】上为末，炼蜜为丸，如梧桐子大。每服二十丸，渐加至三十丸，一日三次。先服半夏茯苓汤二剂，后可将服此方。

【主治】妊娠阻病，患心中烦闷，头眩重，憎闻饮食气，便呕逆吐闷颠倒，四肢垂弱，不自胜持。

茯苓丸

【来源】《医心方》卷二十二引《小品方》。

【别名】茯苓煎（《鸡峰普济方》卷十五）。

【组成】茯苓一两 人参二两 桂肉二两 干姜二两 半夏二两 橘皮一两 白术二两 枳实二两 葛根屑一两 甘草二两

【用法】上为末，炼蜜为丸，如梧桐子大。每服二十丸，渐加至三十丸，一日三次。先服半夏茯苓汤二剂，后服本方。

【功用】《太平惠民和济局方》：消痰水，令能食，强力养胎。

【主治】妊身阻病，患心中烦闷，头重眩目，憎闻饭气，便呕逆吐闷颠倒，四肢委热，不能胜持。

【宜忌】《妇人大全良方》：忌海藻、菘菜、羊肉、饧糖、桃、李、雀肉、酢。

【方论】《千金方衍义》：此方合理中、六君、枳术、桂苓等汤，统以健脾运痰为务，妙用尤在葛根一味，鼓舞胃中清阳之气，生津止呕，不致潴积汪洋，七味白术散之发源本此，又须先服半夏茯苓汤者，攸赖细辛以搜邪散结，地黄、芎、芍以保护胎息也。

阿胶汤

【来源】《备急千金要方》卷二引《徐之才逐月养胎方》。

【别名】旋覆花汤（《外台秘要》卷三十三）。

【组成】阿胶四两 旋覆花二合 麦门冬一升 人参一两 吴茱萸七合 生姜六两 当归 芍药 甘草 黄芩各二两

【用法】上锉。以水九升煮药，减半，纳清酒三升并胶，微火煎取三升半。分四次食前服，日三夜一，不愈再服。一方用乌雌鸡一只，割取咽血纳酒中，以水煮鸡，以煎药，减半，纳酒并胶煎，取三升半，分四次服。

591

【主治】妊娠五月，有热，苦头眩，心乱呕吐；有寒，苦腹满痛，小便数，卒有恐怖，四肢疼痛；寒热，胎动无常处，腹痛闷顿欲仆，卒有所下。

【宜忌】《外台秘要》：忌海藻、菘菜。

【方论】《千金方衍义》：妊娠五月虽属足太阴养胎，然胎息始受火精而能运动，务宜养气以定五脏。设有触动而卒有所下，则宜大固气血以安之。方中诸药皆平调气血之剂，惟旋覆花一味不可不讲，《本经》治结气，《别录》消胸上痰结，甄权开胃止呕逆，仲景治心下痞坚，噫气不除，同葱白、新绛治妇人半产漏下，合诸治推之，则覆花之用可了然矣。大抵妇人经漏胎息之病，元气虽虚，未有不挟风气痰湿瘀积者，观柏子仁丸、五石泽兰丸等方自明。

竹茹汤

【来源】方出《外台秘要》卷三十三引《集验方》，名见《医心方》卷二十二引《产经》。

【别名】青竹茹汤（《摄生众妙方》卷十一）。

【组成】青竹茹三两　生姜四两　半夏五两　茯苓四两　橘皮三两

《景岳全书》有粳米。

【用法】上切。以水六升，煮取二升半，分三服。

【功用】《摄生众妙方》：清痰止呕。

【主治】

1.《医心方》引《集验方》：妊娠二三月，恶阻呕吐不下食。

2.《产科发蒙》引《产经》：痰热恶阻。

【宜忌】

1.《摄生众妙方》：忌羊肉、饧、鲊等物。

2.《古今医统大全》：忌鸡、鱼、面食。

人参丸

【来源】方出《医心方》卷二十二引《深师方》，名见原书同卷引《产经》。

【别名】半夏丸（《太平圣惠方》卷七十五）、人参半夏丸（《济生方》卷七）。

【组成】人参　干姜　半夏各等分

【用法】上为末，以地黄汁为丸，如梧桐子大。每服三丸，一日三次。

【主治】妇人妊娠恶阻，醋心，胸中冷，腹痛不能饮食，辄吐黄汁。

李氏家传快气汤

【来源】《普济方》卷三三七引《产经》。

【组成】枳壳五两　缩砂　香附子　甘草各二两

【用法】上各净称，同炒，为末，汤调服。

【功用】宽中快气，抑阳辅阴，入月滑胎易产。

【主治】妊娠恶阻。

人参汤

【来源】《外台秘要》卷三十三引《古今录验》。

【组成】人参四两　厚朴（炙）　生姜　枳实（炙）　甘草（炙）各二两

【用法】上切。以水六升，煮取三升，分三服。

【主治】妇人妊娠恶食。

【宜忌】忌海藻、菘菜。

柴胡汤

【来源】《外台秘要》卷三十三引《古今录验》。

【组成】甘草（炙）　柴胡各二两　麻黄二两（去节，煎去沫）　大枣十二枚（擘）　食茱萸一升

【用法】上切。以水六升，煮取三升，适寒温服一升，每日三次。

【功用】除热下气。

【主治】妊娠不欲食，或吐，或食噫醋。

【宜忌】忌海藻、菘菜。

【加减】食噫醋，春秋冬夏，去茱萸，加枸杞一斤；六月，加小麦一斤，石膏三两；秋，去石膏，加甘草一两；九月，去麻黄，加干姜一两；十月，加苇蔁三分。

半夏茯苓汤

【来源】《备急千金要方》卷二。

【别名】半夏散（《太平圣惠方》卷七十五）、半夏汤（《圣济总录》卷一五四）、茯苓半夏汤（《玉机微义》卷四十九）。

【组成】半夏三十株　茯苓　干地黄各十八株　橘

皮　细辛　人参　芍药　旋覆花　川芎　桔梗
甘草各十二株　生姜三十株

　　方中桔梗，《医心方》卷二十二引《产经》作
"泽泻"。《圣济总录》有大枣。

【用法】上锉。以水一斗，煮取三升，分三服。

【主治】妊娠阻病，心中愦闷，空烦吐逆，恶闻食气，头眩重，四肢百节疼烦沉重，多卧少起，恶寒汗出，疲极黄瘦。

【宜忌】忌生冷醋滑油腻、菘菜、海藻。

【加减】若病阻，积月日不得治，及服药冷热失候，病变客热烦渴，口生疮者，去橘皮、细辛，加前胡、知母各十二株；若变冷下痢者，去干地黄，入桂心十二株；若食少胃中虚，生热，大便闭塞，小便赤少者，宜加大黄十八铢，去地黄，加黄芩六铢。

【方论】

　　1.《医方考》：是方半夏、生姜能开胃而醒脾；地黄、芍药、川芎能养阴而益血；人参、茯苓、甘草能和中而益气；及橘皮、桔梗、旋覆、细辛皆辛甘调气之品，可以平恶逆之气而进饮食者也。或问半夏为妊娠所忌，奈何用之？余曰：昔人恐久用而燥阴液，故云忌尔；若有恶阻之证，则在所必用也，故孙真人方之圣者也，其养胎之剂，用半夏者盖五方焉。

　　2.《千金方衍义》：方用人参鼓舞二陈之制，以运痰止呕，兼旋覆、桔梗以升散结气，芎、芍、地黄以保护荣血，用细辛者协济芎、地以升血分经脉窍隧之邪也。倘服后烦热下痢或二便闭塞，是必兼理客气，其加桂心，加大黄，当效前大黄丸及后方茯苓丸之制，庞安常言桂不伤胎，且熬令黑，则专散气而无壮火食气之患，大黄熬黑，但能泄热，而无苦寒伤中之虑，世俗每谓半夏辛散，胎未形成时，为之切禁。若妊娠肥盛多痰者，不去其痰，则胎不安。癥瘕多火者，不清其火，则胎不稳。时师咸谓黄芩、白术为安胎专药，孰知半夏、大黄、桂心有安胎妙用乎！历观《备急千金要方》诸方，每以大黄同姜、桂任补益之用，入参协消、黄佐克敌之功，不由《备急千金要方》之门，何以求应变之策耶？

菊花汤

【来源】《备急千金要方》卷二。

【别名】麻黄雌鸡散（《太平圣惠方》卷七十六）、麻黄雌鸡汤（《普济方》卷三三七）。

【组成】菊花如鸡子大一枚　麦门冬一升　麻黄　阿胶各三两　人参一两半　甘草　当归各二两　生姜五两　半夏四两　大枣十二个

【用法】上锉，以水八升，煮减半，纳清酒三升并阿胶，煎取三升，分三服。温卧当汗，以粉粉之，护风寒四五日。一方用乌雌鸡一只，煮水煎药。

【主治】妊娠四月，有寒，心下愠愠欲呕，胸膈满不欲食；有热，小便难，数数如淋状，脐下苦急。卒风寒颈项强痛寒热，或惊动身躯，腰背腹痛，往来有时，胎上迫胸，心烦不得安，卒有所下。

【方论】《千金方衍义》：胎息四月始受水精以成，血脉养胎，属手少阳，火气用事最易损坠，若寒郁火邪，恶阻弥甚，热蒸子脏，溲数异常，然胎已成形，未必便下，必卒受风寒或有所惊动，势难叵测，不得不于安胎剂中兼麻黄一味以开泄之，虽与前艾叶汤并用麻黄，其间轻重迥殊，余味大都相类，彼以胎未具体，固宜艾叶、丹参之温以助之；此以相火养胎，又需麦冬、菊花之清以润之，其用半夏者，专涤胞门垢腻，无虑辛散伤胎也。

橘皮汤

【来源】《备急千金要方》卷二。

【组成】橘皮　竹茹　人参　白术各十八铢　生姜一两　厚朴十二铢

【用法】上锉。以水七升，煮取二升半，分三次服。不愈，重作。

【主治】妊娠呕吐，不下食。

【方论】《济阴纲目》：此方竹茹能平少火，厚朴能下逆气，橘皮、生姜所以开胃，人参、白术所以益脾。开胃益脾，欲其安谷云尔。

人参饮子

【来源】《太平圣惠方》卷七十四。

【组成】人参半两（去芦头）　生姜半两（炒，切）　陈橘皮一两（汤浸，去白瓤，焙）

【用法】以水一大盏，煎取八分，去滓，不拘时候，分三次暖服。

【主治】妊娠痰逆，不思饮食。

麦门冬散

【来源】《太平圣惠方》卷七十四。

【组成】麦门冬一两（去心）　柴胡（去苗）　人参（去芦头）　赤芍药　陈橘皮（汤浸，去白瓤，焙）　桑寄生　桔梗（去芦头）　甘草（炙微赤，锉）　旋覆花各半两　赤茯苓一两　子芩一两　生干地黄二两

　　《证治准绳·女科》有茯神，无柴胡。

【用法】上为散。每服四钱，以水一中盏，加生姜半分，煎至六分，去滓温服，不拘时候。

【主治】妊娠心烦，愦闷虚躁，吐逆，恶闻食气，头眩，四肢沉重，百节疼痛，多卧。

人参散

【来源】《太平圣惠方》卷七十五。

【组成】人参三分（去芦头）　陈橘皮一两（汤浸，去白瓤，焙）　枳壳三分（麸炒微黄，去瓤）　知母三分　甘草半两（炙微赤，锉）　麦门冬半两（去心）　黄芩半两　大腹皮半两（锉）

【用法】上为散。每服三钱，以水一中盏，加生姜半分，煎至六分，去滓，不拘时候温服。

【主治】妊娠一两月，恶闻食气，手足烦闷。

人参散

【来源】《太平圣惠方》卷七十五。

【别名】人参汤（《圣济总录》卷一五六）。

【组成】人参三分（去芦头）　前胡一两（去芦头）　白术三分　甘草半两（炙微赤，锉）　麦门冬一两（去心）　陈橘皮一两（汤浸，去白瓤，焙）　白茯苓二两　葛根半两（锉）　半夏二分（汤洗七遍去滑）

【用法】上为散。每服三钱，以水一中盏，加生姜半分，大枣二枚，煎至六分，去滓，不拘时候温服。

【主治】妊娠呕逆，不下饮食，四肢少力，头疼憎寒。

人参散

【来源】《太平圣惠方》卷七十五。

【组成】人参一两（去芦头）　前胡一两（去芦头）　细辛一两　赤茯苓一两　厚朴一两（去粗皮，涂生姜汁，炙令香熟）　芎藭一两　甘草半两（炙微赤，锉）　半夏三分（汤洗三遍去滑）

【主治】妊娠呕逆，头痛，不纳饮食，寒热，心膈壅闷。

白术散

【来源】《太平圣惠方》卷七十五。

【组成】白术一两　厚朴一两（去粗皮，涂生姜汁炙令香熟）　白茯苓一两半　葛根一两　麦门冬二两（去心）　人参一两（去芦头）　甘草半两（炙微赤，锉）　陈橘皮一两（汤浸，去白瓤，焙）

【用法】上为散。每服四钱，以水一中盏，加生姜半分，煎至六分，去滓温服，不拘时候。

【主治】妊娠阻病，心中愦愦，头闷目眩，四肢沉重，恶闻食气，好吃酸咸果实，多卧少起，三月四月皆多呕逆，百节痠疼，不得自举。

白豆蔻散

【来源】《太平圣惠方》卷七十五。

【组成】白豆蔻一两（去皮）　陈橘皮三分（汤浸，去白瓤，焙）　人参三分（去芦头）　白术三分　厚朴三分（去粗皮，涂生姜汁炙令香熟）　芎藭三分　半夏一分（汤洗七遍去滑）　甘草一分（炙微赤，锉）

【用法】上为散。每服三钱，以水一中盏，加生姜半分，大枣三个，煎至六分，去滓温服，不拘时候。

【主治】妊娠胃气虚冷，呕逆不下食，腹胁胀满，四肢不和。

麦门冬丸

【来源】《太平圣惠方》卷七十五。

【组成】麦门冬一两半（去心，焙）　柴胡一两（去苗）　枳壳一两（麸炒微黄，去瓤）　刺蓟一两

桑寄生一两 甘草半两（炙微赤，锉）

【用法】上为末，炼蜜为丸，如梧桐子大。每服二十丸，煎淡竹茹汤送下，不拘时候。

【主治】妊娠阻病，头重，不思饮食，四肢痿弱，多卧少起。

麦门冬散

【来源】《太平圣惠方》卷七十五。

【组成】麦门冬一两（去心） 人参三分（去芦头） 陈橘皮一两（汤浸，去白瓤，焙） 赤茯苓三分 甘草半两（炙微赤，锉） 阿胶三分（捣碎，炒令黄燥）

【用法】上为散。每服四钱，以水一中盏，加生姜半分，大枣三枚，煎至六分，去滓温服，不拘时候。

【主治】妊娠阻病，胎不安，寒热呕逆，气满不思饮食。

芦根散

【来源】《太平圣惠方》卷七十五。

【组成】芦根一两半（锉） 甘草半两（炙微赤，锉） 人参一两（去芦头） 麦门冬一两半（去心） 陈橘皮一两（汤浸，去白瓤，焙）

【用法】上为散。每服三钱，以水一中盏，加生姜半分，淡竹叶二七片，小麦一百粒，煎至六分，去滓温服，不拘时候。

【主治】妊娠呕逆，烦闷不下食。

赤茯苓散

【来源】《太平圣惠方》卷七十五。

【组成】赤茯苓一两半 前胡一两（去芦头） 半夏一两（汤洗七遍去滑） 白术一两 麦门冬一两半（去心） 大腹皮一两（锉） 槟榔一两 紫苏茎叶一两

【用法】上为散。每服三钱，以水一中盏，加生姜半分，煎至六分，去滓温服，不拘时候。

【主治】妊娠腹胁胀满，心胸痰逆，见食即吐，渐加羸瘦。

陈橘皮丸

【来源】《太平圣惠方》卷七十五。

【组成】陈橘皮一两（汤浸，去白瓤，焙） 赤芍药半两 当归一两（锉，微炒） 吴茱萸一分（汤浸七遍，焙干，微炒） 芎䓖三分 甘草一分（炙微赤，锉） 干姜半两（炮裂，锉） 艾叶半两（炒微黄）

【用法】上为末，炼蜜为丸，如梧桐子大。每服二十丸，以粥饮送下，不拘时候。

【主治】妊娠阻病，心胸气满，腹胁疗痛，腰重。

陈橘皮散

【来源】《太平圣惠方》卷七十五。

【组成】陈橘皮一两（汤浸，去白瓤，焙） 白茯苓一两 半夏一两（汤洗七遍去滑） 麦门冬一两（去心） 甘草半两（炙微赤，锉） 人参三分（去芦头）

【用法】上为散。每服三钱，以水一中盏，加生姜半分，淡竹茹一分，煎至六分，去滓温服，不拘时候。

【主治】妊娠二三月恶阻病，呕吐不能食。

陈橘皮散

【来源】《太平圣惠方》卷七十五。

【组成】陈橘皮二两（汤浸，去白瓤，焙） 人参一两（去芦头） 白术半两 麦门冬一两（去心） 厚朴二两（去粗皮，涂生姜汁炙令香熟）

《普济方》有白茯苓一两。

【用法】上为散。每服四钱，以水一中盏，加生姜半分，淡竹叶二七片，煎至六分，去滓温服，不拘时候。

【主治】妊娠呕逆，不下食。

枇杷叶散

【来源】《太平圣惠方》卷七十五。

【组成】枇杷叶半两（拭去毛，炙微黄） 藿香一两 陈橘皮三分（汤浸，去白瓤，焙） 半夏半两（汤洗七遍去滑） 麦门冬半两（去心） 诃梨勒一两（煨，

用皮） 枳实三分（麸炒微黄） 赤茯苓三分 甘草半两（炙微赤，锉） 人参半两（去芦头）

【用法】上为散。每服三钱，以水一中盏，加生姜半分，大枣三个，煎至六分，去滓温服，不拘时候。

【主治】妊娠心膈气滞，呕逆不下饮食，心神虚烦，四肢少力。

茅根散

【来源】《太平圣惠方》卷七十五。

【组成】茅根三分（锉） 人参一两（去芦头）半夏半两（汤洗七遍去滑） 葛根半两（锉） 陈橘皮三分（汤浸，去白瓤，焙） 赤茯苓一两 藿香半两 甘草半两（炙微赤，锉）

【用法】上为散。每服三钱，以水一中盏，加生姜半分，大枣二个，煎至六分，去滓温服，不拘时候。

【主治】妊娠呕逆不食，心烦微渴。

枳壳丸

【来源】《太平圣惠方》卷七十五。

【组成】枳壳一两（麸炒微黄，去瓤） 人参一两（去芦头） 肉桂一两（去皱皮） 白术一两 干姜半两（炮裂，锉） 麦门冬一两半（去心，焙）半夏一两（汤洗七遍去滑） 陈橘皮一两（汤浸，去白瓤，焙） 葛根一两（锉） 白茯苓一两 甘草半两（炙微赤，锉）。

【用法】上为末，炼蜜为丸，如梧桐子大。每服三十丸，以生姜粥饮送下，不拘时候。

【主治】妊娠恶阻，心中烦闷，头眩，闻食气即呕逆，四肢无力，不自胜举。

厚朴丸

【来源】《太平圣惠方》卷七十五。

【组成】厚朴一两（去粗皮，涂生姜汁，炙令香熟） 白术一两 麦门冬三分（去心） 陈橘皮一两（汤浸，去白瓤，焙） 赤茯苓一两半 半夏三分（汤洗七遍去滑） 人参三分（去芦头） 前胡一两（去芦头）

【用法】上为末，炼蜜为丸，如梧桐子大。每服二十丸，以生姜粥饮送下，不拘时候。

【主治】妊娠阻病，头疼，肩背烦闷，往往气胀，不思饮食。

前胡散

【来源】《太平圣惠方》卷七十五。

【组成】前胡一两（去芦头） 麦门冬一两（去心） 人参一两（去芦头） 赤芍药半两 陈橘皮一两（汤浸，去白瓤，焙） 半夏半两（汤洗七遍去滑） 枳壳半两（麸炒微黄，去瓤） 甘草半两（炙微赤，锉）

【用法】上为散。每服三钱，以水一中盏，入生姜半分，淡竹叶二七片，大枣三枚，煎至六分，去滓温服，不拘时候。

【主治】妊娠胸中满闷，呕逆不下食，四肢疼痛。

柴胡散

【来源】《太平圣惠方》卷七十五。

【组成】柴胡一两半（去苗） 赤芍药一两 麦门冬一两（去心） 人参一两（去芦头） 黄耆一两（锉） 甘草半两（炙微赤，锉）

【用法】上为散。每服四钱，以水一中盏，加生姜半分，煎至六分，去滓温服，不拘时候。

【主治】妊娠阻病，头疼，四肢少力，不思饮食，多睡少起。

藿香散

【来源】《太平圣惠方》卷七十五。

【组成】藿香一两 芎藭半两 半夏半两（汤洗七遍，去滑） 当归三分（锉，微炒） 茅香一握麦门冬三分（去心）

【用法】上为散。每服三钱，以水一中盏，入生姜半分，同煎至六分，去滓温服，不拘时候。

【主治】妊娠呕逆，食物不住。

麦门冬散

【来源】《太平圣惠方》卷七十六。

【组成】麦门冬一两（去心）　知母三分　枳壳三分（麸炒微黄，去瓤）　人参三分（去芦头）　黄芩三分　大腹皮一两（锉）

【用法】上为散。每服四钱，以水一大盏，加葱茎一两，煎至五分，去滓，食前温服。

【主治】妊娠一二个月，恶食，手足烦闷。

旋覆花汤

【来源】《太平圣惠方》卷七十六。

【组成】旋覆花一两　当归一两（锉，微炒）　赤芍药一两　甘草半两（炙微赤，锉）　黄芩一两　人参一两（去芦头）　麦门冬一两（去心）　生姜一两　阿胶二两（捣碎，炒令黄燥）　吴茱萸一两（汤浸七遍，焙干，微炒）

【用法】上锉细。先取肥乌雌鸡一只，理如食法，以水一斗，煮鸡取汁五升，去鸡纳药，煎取三升，入酒二升，又煎取四升。每服一小盏，食前温服。

【主治】妊娠五月，有热，头眩心烦，欲吐；有寒，腹满，小便数，卒恐悸，四肢疼痛；寒热，胎动无常，腹痛顿仆，有所下。

羊肉臛

【来源】《太平圣惠方》卷九十七。

【组成】羊肉四两（切，炒作臛）　面半两

【用法】上件索饼，于生姜、豉汁中煮，和臛食之。

【主治】初欲有妊，心中愦闷，呕吐不下食，恶闻食气，头重眼肿，四肢烦疼，多卧少起，恶寒，汗出疲乏。

鲤鱼汤

【来源】《太平圣惠方》卷九十七。

【组成】鲤鱼一头（长一尺者，治如食法）　生姜一两（切）　豆豉一合　葱白一握（去须，切）

【用法】以水五升，煮鱼等令熟，空腹和汁食之。

【主治】妊娠，胎脏壅热，不能下食，心神躁闷。

竹茹汤

【来源】《东医宝鉴·杂病篇》卷十引《太平圣惠方》。

【别名】竹茹麦冬汤（《盘珠集》卷下）。

【组成】青竹茹　麦冬各三钱　前胡二钱　橘皮一钱　芦根半握

【用法】上锉。水煎服。

【主治】

1.《东医宝鉴·杂病篇》引《太平圣惠方》：恶阻。

2.《盘珠集》：妊娠肝火冲胃，心中烦愦热闷，呕逆不止。

藿香散

【来源】《博济方》卷三。

【组成】藿香　人参　茯苓　白芷　威灵仙　甘草　桔梗各等分

【用法】上为末。每服二钱，水一盏，加生姜三片，同煎六分，温服。

【功用】和气安胎，利胸膈。

【主治】妇人妊娠，噎塞阻食。

醒脾饮子

【来源】《妇人大全良方》卷十二引《博济方》。

【组成】草豆蔻（以湿纸裹，灰火中煨，令纸干，取出，去皮用）　厚朴（制）各半两　干姜三分　甘草一两一分

【用法】上为细末。每服二大钱，水一大盏，加大枣二个，生姜三片，煎至八分，去滓呷服。病轻者只一二服便能食。

【主治】妊娠阻病，呕逆不食，甚者中满，口中无味，或作寒热。

红丸子

【来源】《太平惠民和剂局方》卷三（绍兴续添方）。

【组成】荆三棱（浸软，切片）　蓬莪术　青橘皮　陈皮（去白）各五斤　干姜（炮）　胡椒各三斤

【用法】上为细末，用醋面糊为丸，如梧桐子大，矾红为衣。每服三十丸，食后生姜汤送下。小儿临时加减与服。

《仁斋直指方论》：治食疟、食积，以二陈汤

或四兽汤送下；治谷疸、酒疸，以二陈汤加缩砂仁煎汤送下。《世医得效方》治经水不调，以乌梅浓煎汤，入盐少许服之。

【功用】

1.《医方大成》：壮脾胃，消宿食，治冷疟，去膨胀。

2.《赤水玄珠全集》：温脾胃，消寒冷食积。

【主治】

1.《太平惠民和济局方》：脾积气滞，胸膈满闷，面黄腹胀，四肢无力，酒积不食，干呕不止，背胛连心胸及两乳痛；妇女脾血积气，诸般血癥气块；小儿食积，骨瘦面黄，肚胀气急，不嗜饮食，渐成脾劳。

2.《仁斋直指方论》：食疟，食积，气滞腹胀；谷疸，腹满眩晕，怫郁忪忪；酒疸。

3.《世医得效方》：妇女妊娠恶阻；经水不调，腹中癖聚成块，流走作痛，肌肤消瘦，胀满不敢食。

4.《医方考》：伤寒冷之物，腹痛成积。

【加减】《医方类聚》引《王氏集验方》有良姜，名"胡椒红丸子"；去胡椒，加良姜、阿魏，名"阿魏红丸子"。

【方论】《医方考》：三棱、莪术，攻坚药也，故可以去积；干姜、胡椒，辛热物也，故可以去寒；青皮、陈皮，快气药也，故可以去痛。而必以醋糊为丸者，经曰：酸胜甘，故用之以疗肥甘之滞；必以矾红为衣者，取其咸能软坚，枯能着癖也。

二陈汤

【来源】《太平惠民和济局方》卷四（绍兴续添方）。

【组成】半夏（汤洗七次）　橘红各五两　白茯苓三两　甘草（炙）一两半

【用法】上锉。每服四钱，用水一盏，生姜七片，乌梅一个，同煎至六分，去滓热服，不拘时候。

本方改为丸剂，名"二陈丸"（《饲鹤亭集方》）。

【功用】

1.《玉机微义》：去痰和中。

2.《外科发挥》：和中理气，健脾胃，消痰，进饮食。

3.《证治汇补》：健脾燥湿，顺气和中化痰，安胃气，降逆气。

【主治】

1.《太平惠民和济局方》：痰饮为患，或呕吐恶心，或头眩心悸，或中脘不快，或发为寒热，或因食生冷，脾胃不和。

2.《女科百问》：妊娠恶阻，产后饮食不进。

【宜忌】

1.《医学入门》：酒痰、燥痰不宜。

2.《济阳纲目》：劳疾吐血诸血证皆不可用，以其能燥血气，干津液也。天道暑热之时亦当禁用。丹溪云，阴虚、血虚、火盛干咳嗽者勿用。

3.《医林纂要探源》：阴虚火炎，至有火痰及肺伤干咳烦渴者，自非所宜。

4.《会约医镜》：肺经燥痰，肾经虚痰不用。

安胎饮

【来源】《太平惠民和济局方》卷九（宝庆新增方）。

【组成】地榆　甘草（微炙赤）　茯苓（去皮）熟干地黄（洗，酒蒸，焙）　当归（去芦洗，酒浸）　川芎　白术　半夏（汤洗七次）　阿胶（捣碎，麸炒）　黄耆（去苗）　白芍药各等分（一方无半夏、地榆，有人参、桑寄生；一方无白术、黄耆、半夏、地榆，有艾叶，并各等分）

【用法】上为粗散。每服三钱，水一盏半，煎至八分，去滓温服，不拘时候。

【主治】妊娠三月、四月至九个月恶阻病者，心中愦闷，头重目眩，四肢沉重，懈怠不欲执作，恶闻食气，欲啖咸酸，多睡少起，呕逆不食，或胎动不安，非时转动，腰腹疼痛，或时下血，及妊娠一切疾病。

【宜忌】如或恶食，但以所思之物任意与之必愈。按妊娠禁忌，勿食鸡鸭子、鲤鱼脍、兔、犬、驴、骡、山羊、肉、鱼子、鳖卵、雉雀、桑椹。

橘皮竹茹汤

【来源】《类证活人书》卷十六。

【组成】橘皮二两　竹茹一升　甘草二两（炙）人参半两　半夏一两（汤洗）

【用法】上锉如麻豆大。每服五钱，加生姜六片，大枣一枚，以水二大盏，煎至一盏，去滓温服，一日三次。

【主治】

1. 《类证活人书》：哕逆。
2. 《笔花医镜》：气郁火冲呃逆。
3. 《女科指掌》：妊娠恶阻。

人参汤

【来源】《圣济总录》卷一五四。

【组成】人参 知母（焙） 枳壳（去瓤，麸炒令黄） 黄芩（去黑心）各一两 大腹（并皮子用，锉碎）一枚

【用法】上为粗末。每服三钱匕，以水一盏，加生姜半分（切），煎至七分，去滓，食后温服，一日二次。

【主治】妊娠一两月，恶食，手足烦热。

人参饮

【来源】《圣济总录》卷一五四。

【组成】人参二两 白茯苓（去黑皮） 厚朴（去粗皮，涂生姜汁，炙七遍） 白术各一两半 陈橘皮（汤浸，去白，焙） 葛根（锉）各一两

【用法】上为粗末。每服三钱匕，以水一盏，加生姜五片，同煎至六分，去滓温服，一日二次。

【主治】妊娠阻病，心中愦闷，头目眩，四肢沉重懈息，恶闻食气，好吃酸咸果实，多卧少起，三月、四月皆多呕逆，百节不能自举者。

人参饮

【来源】《圣济总录》卷一五四。

【组成】人参 麦门冬（去心） 白茯苓（去黑皮） 生姜各三分 陈橘皮（汤浸，去白，焙） 甘草（炙）各半两 大枣五枚

【用法】上锉，如麻豆大，分为二剂。每剂以水五盏，煎取二盏，去滓，食前分为三服，如人行三五里再服。

【主治】妊娠阻病，心中烦闷，呕哕吐逆，恶闻食气，头眩重，四肢百节疼酸，嗜卧汗出，疲极黄瘦。

【宜忌】《妇人大全良方》：忌菘菜、醋等。

白术丸

【来源】《圣济总录》卷一五四。

【组成】白术 厚朴（去粗皮，涂生姜汁炙烟出七遍） 当归（微炒） 陈橘皮（汤浸，去白，焙）各一两 白茯苓（去黑皮） 熟干地黄（微炒）各一两半

【用法】上为末，炼蜜搜和，涂酥为剂，捣令匀熟，为丸如梧桐子大。每服二十丸，空心米饮送下，早晨、日晚各一次。

【主治】妊娠阻病，头疼，肩背烦闷，气胀，不思饮食。

半夏饮

【来源】《圣济总录》卷一五四。

【组成】半夏（汤洗去滑，生姜汁制过） 白茯苓（去黑皮）各三分 细辛（去苗叶） 旋覆花 桔梗 赤芍药 陈橘皮（去白，焙） 甘草（炙）各半两 熟干地黄（焙）一两一分

【用法】上为粗末。每服三钱匕，水一盏，加生姜五片，同煎至七分，去滓，空心、食前温服。

【主治】妊娠恶阻，心中愦闷，闻食气即吐逆，肢节酸疼，多汗黄瘦。

麦门冬汤

【来源】《圣济总录》卷一五四。

【组成】麦门冬（去心，焙） 人参各三分 白茯苓（去黑皮） 陈橘皮（汤浸去白，焙）各半两 甘草（炙，锉）一分

【用法】上为粗末。每服三钱匕，以水一盏，加生姜一分（拍破），大枣二枚（擘），同煎至六分，去滓，食前温服。

【主治】妊娠恶阻病。心中愦闷，见食呕吐，恶闻食气，肢节烦疼，身体沉重，多卧黄瘦。

麦门冬饮

【来源】《圣济总录》卷一五四。

【组成】麦门冬（去心，焙） 人参 白茯苓（去

黑皮）　阿胶（炙令燥）各一两　甘草（炙，锉）三分

【用法】上为粗末。每服三钱匕，以水一盏，加生姜一分（拍破），大枣二枚（擘），同煎至六分，去滓，食后温服，一日二次。

【主治】妊娠阻病，胎不安，寒热呕逆气满，不思饮食。

陈橘皮丸

【来源】《圣济总录》卷一五四。

【组成】陈橘皮（汤浸，去白，炒干）　白茯苓（去黑皮）各一两　白术　甘草（炙）　干姜（炮）　半夏（温水洗去滑七遍）　枳实（去瓤，麸炒）各二两

【用法】上为末，炼蜜涂酥为丸，如梧桐子大。每服二十丸，生姜汤送下，食前服。先服半夏汤两剂后，再服此方。

【主治】妊娠阻病，心中烦闷，头眩，恶闻食气，闻便呕吐，闷乱颠倒，四肢怠堕，不自胜举。

茯苓汤

【来源】《圣济总录》卷一五四。

【组成】白茯苓（去黑皮）　旋覆花　生干地黄（微炒）各二两　陈橘皮（汤浸，去白，焙）　细辛（去苗叶）　芎藭　人参　芍药　桔梗（去芦头，炒）　甘草（炙令赤色）各一两半

【用法】上为粗末。每服三钱匕，以水一盏，加生姜一片（拍碎），同煎至六分，去滓温服，一日二次。

【功用】安胎，调匀血脉。

【主治】妊娠恶阻，呕逆恶心，四肢疼，头痛，恶闻食气，心忪烦闷，多损坠。

茯苓饮

【来源】《圣济总录》卷一五四。

【组成】白茯苓（去黑皮）　防风（去叉）　人参　白术　枳壳（去瓤，麸炒）　生姜各半两　甘草一分（炙）

【用法】上锉，如麻豆大。分为二剂。每剂以水四

盏，煎取一盏半，去滓，分二次食前温服，如人行三五里再服。

【主治】妊娠阻病，心中烦闷，头眩重，憎闻食气，闻便呕逆，四肢重不自持。

前胡饮

【来源】《圣济总录》卷一五四。

【组成】前胡（去芦头）　细辛（去苗叶）　白茯苓（去黑皮）　甘草（炙）　厚朴（去粗皮，涂生姜汁炙烟出七遍）各半两

【用法】上为粗末。每服二钱匕，水一盏，加生姜一分（切），同煎至六分，去滓温服，不拘时候，一日二次。

【主治】妊娠恶阻，食即吐逆，头痛颠倒，寒热。

姜橘汤

【来源】《圣济总录》卷一五四。

【组成】生姜母一两一分　陈橘皮（去白，焙）　青竹茹各半两　前胡（去苗）三分　槟榔（锉）二枚

【用法】上锉，如麻豆大。每服三钱匕，水一盏，煎至七分，去滓温服，不拘时候。

【主治】妊娠恶阻，呕吐涎痰，不能食。

桔梗汤

【来源】《圣济总录》卷一五四。

【组成】桔梗（锉，炒）　半夏（汤洗七遍，去滑）　白茯苓（去黑皮）　细辛（去苗叶）　芎藭　人参　甘草（炙，锉）各二两　芍药一两　熟干地黄（微炒）三两

【用法】上为粗末。每服五钱匕，水一盏半，加生姜五片，同煎至六分，去滓，食后温服，一日二次。

【主治】妊娠阻病。心中愦闷，虚烦吐逆，恶闻食气，头眩体重，四肢疼痛，烦热，多卧少起，恶寒汗出，羸瘦。

柴胡饮

【来源】《圣济总录》卷一五四。

【组成】柴胡（去苗） 赤芍药 麦门冬（去心，焙） 人参 黄耆（微炒，锉） 甘草（炙）各半两 生地黄一两半（研，绞取汁）

【用法】上七味，六味为粗末。每服三钱匕，以水一盏，入地黄汁一分，同煎至六分，去滓温服，一日二次。

【主治】妊娠阻病，头疼，四肢羸弱，不思食饮，唯思眠睡。

桑寄生饮

【来源】《圣济总录》卷一五四。

【组成】桑寄生 阿胶（炒燥） 柴胡（去苗） 麦门冬（去心，焙） 人参 大蓟各一两 郁李仁（去皮，炒）半两

【用法】上为粗末。每服三钱匕，水一盏，煎至七分，去滓，温服，不拘时候。

【主治】妊娠恶阻。头旋呕吐，腰腹疗痛，胎动不安。

吴茱萸汤

【来源】《圣济总录》卷一五五。

【组成】吴茱萸（汤浸，焙干炒）半两 人参 厚朴（去粗皮，生姜汁炙） 茯苓（去黑皮） 桔梗（炒） 当归（切，焙） 芎藭 芍药各一两

【用法】上为粗末。每服三钱匕，水一盏，煎至七分，去滓温服，一日三次。

【主治】妊娠胃冷，心腹刺痛，气逆呕哕。

茯神汤

【来源】《圣济总录》卷一五五。

【组成】茯神（去木） 黄耆（炙，锉） 人参 白术各半两 藿香叶 甘草（炙）各二钱

【用法】上为粗末。每服二钱匕，水一盏，加生姜三片，同煎至六分，去滓，食前温服。

【功用】升降阴阳，和调胃气。

【主治】妊娠呕逆不下食。

厚朴汤

【来源】《圣济总录》卷一五五。

【组成】厚朴（去粗皮，锉，生姜汁浸一宿，炒熟） 白术各四两 白芷二两 干姜（炮）一两 甘草（炙） 益智（炒，去皮） 陈橘皮（去白，切，炒） 缩砂（炒，去皮）各二两

【用法】上为粗末。每服二钱匕，水一盏，煎七分，去滓温服，不拘时候。

【主治】妊娠心脾痛，呕逆不下食。

七物饮

【来源】《圣济总录》卷一五六。

【组成】淡竹茹一两 人参二两 桔梗（炒） 前胡（去芦头） 半夏（汤洗七遍，姜汁浸，炒，焙干） 白茯苓（去黑皮）各一两 茅根三分

【用法】上药锉如麻豆大，拌匀。每服五钱匕，水一盏半，加生姜三片，大枣二枚（擘破），煎至八分，去滓温服。

【主治】妊娠呕吐，恶食。

人参汤

【来源】《圣济总录》卷一五六。

【组成】人参 山芋 白茯苓（去黑皮） 陈粳米各一两 半夏半两（汤洗七遍，姜汁炒）

【用法】上为粗末。每服三钱匕，水一盏，加生姜五片，大枣三枚（擘破），同煎至六分，去滓，不拘时候温服。

【功用】和胃气，利胸膈。

【主治】妊娠呕逆，不下食。

天南星丸

【来源】《圣济总录》卷一五六。

【组成】天南星 半夏（二味并去脐，用生姜自然汁浸三宿，细切，焙干用） 人参 白茯苓（去黑皮）各一两 白矾一两半（研细）

【用法】上药捣罗四味为末，入白矾和药，再研令匀，用生姜汁煮面糊，软硬得所为丸，如梧桐子大。每服十五丸，熟水送下，空心、日午、晚食前各一。

【主治】妊娠痰饮，膈脘痞闷，呕逆恶心。

生姜散

【来源】《圣济总录》卷一五六。

【组成】干生姜一分　姜黄　陈橘皮（去白，焙）白芷　白术　甘草（炙）各半两

【用法】上为散。每服二钱匕，用粥饮调下，不拘时候。

【功用】和胃顺气。

【主治】妊娠呕逆，不下食。

白术散

【来源】《圣济总录》卷一五六。

【组成】白术一两（锉，炒）　木香　青橘皮（去白，焙）各半两　丁香　麦蘖（炒）　人参　赤茯苓（去黑皮）各一两　甘草（炙）　槟榔各半两干姜一分（炮裂）

【用法】上为散。每服二钱匕，入盐少许，沸汤点下，不拘时候。

【主治】妊娠呕逆，不下饮食，胸膈痞闷。

豆蔻丸

【来源】《圣济总录》卷一五六。

【组成】草豆蔻（去皮）　白术各一两　人参一两半　陈橘皮（去白，焙）一两　半夏半两（入生姜半两，捣烂，焙）

【用法】上为末，用枣肉为丸，如梧桐子大。每服二十丸，生姜汤送下，不拘时候。

【功用】和调胃气。

【主治】妊娠呕逆，不下食。

赤茯苓汤

【来源】《圣济总录》卷一五六。

【组成】赤茯苓（去黑皮）　前胡（去芦头）白术　紫苏各一两　半夏（汤洗七遍）大腹皮（锉）　人参　麦门冬（去心，焙）各半两

【用法】上为粗散。每服四钱匕，水一盏半，加生姜半分，煎取八分，去滓温服，不拘时候。

【主治】妊娠痰饮不除，胸胁支满，呕逆不思饮食。

利膈丸

【来源】《圣济总录》卷一五六。

【组成】半夏三两（汤洗七遍去滑，为细末，生姜汁和作饼子，焙干用）　前胡（去芦头）一两　赤茯苓（去黑皮）　槟榔（锉碎）　百合　陈橘皮（汤浸，去白，焙干）　诃黎勒（煨，去核）　桔梗（炒）　枳壳（去瓤，麸炒微黄）　人参半两

【用法】上为细末，水煮面糊为丸，如梧桐子大。每服十五丸至二十丸，食后温生姜汤送下。

【主治】妊娠痰饮，呕逆恶心。

枇杷叶汤

【来源】《圣济总录》卷一五六。

【组成】枇杷叶（拭去毛，炙黄）　半夏（汤洗十遍，姜汁炒）　陈橘皮（汤浸，去白，焙）高良姜　丁香　甘草（炙）　槟榔（锉）各一两

【用法】上为粗末。每服三钱匕，水一盏，加生姜五片，煎至六分，去滓稍热服。

【主治】妊娠呕逆，不下食，心腹满闷，胁肋疼痛。

枳壳丸

【来源】《圣济总录》卷一五六。

【组成】枳壳（去瓤，麸炒黄）四两　干姜（炮裂）二两　白术（锉，炒）三两　半夏二两（汤洗去滑，焙干）

【用法】上为末，生姜汁煮面糊为丸，如梧桐子大。每服十五丸，渐加至二十丸，食前温米饮送下。

【主治】妊娠痰盛，呕逆恶心，头目旋晕。

茯苓汤

【来源】《圣济总录》卷一五六。

【组成】赤茯苓（去黑皮）　防风（去叉）　人参白术（锉，炒）　枳壳（去瓤，麸炒）　甘草（炙）各一两

【用法】上为粗末。每服三钱匕，水一盏，加生姜三片，煎至七分，去滓温服，不拘时候。

【主治】妊娠虚烦懊热，心中闷乱，头运重，呕

逆，四肢倦怠。

厚朴汤

【来源】《圣济总录》卷一五六。

【组成】厚朴（去粗皮，生姜汁炙） 人参 白茯苓（去黑皮） 陈橘皮（汤浸，去白，焙） 白术（炒） 竹茹 半夏（为末，生姜汁制作饼，晒干）各一两

【用法】上为粗末。每服三钱匕，水一盏，生姜三片，煎至七分，去滓，食前温服。

【主治】妊娠呕逆不下食。

保生汤

【来源】《圣济总录》卷一五六。

【组成】陈橘皮二两（汤浸，去白瓤，焙） 人参一两（去芦头） 白术半两 麦门冬一两（去心）厚朴一两（去粗皮，涂生姜汁炙令香熟） 白茯苓一两

【用法】上为末。每服四钱匕，以水一中盏，加生姜三片，淡竹叶二十片，煎至六分，去滓温服，不拘时候。

【主治】妊娠呕逆，不下食饮。

前胡汤

【来源】《圣济总录》卷一五六。

【组成】前胡（去芦头，锉）一两 半夏二两（以生姜自然汁一升半，浆水一升，同于银器内慢火煮，令水与姜汁尽，薄切，焙干） 人参 木香各一两（锉） 厚朴（涂生姜汁炙令香熟，细锉） 枳壳（去瓤，麸炒） 旋覆花 陈橘皮（汤浸，去白，焙干）桔梗（炒）各半两 赤茯苓（去黑皮，锉） 白术各一两 甘草三分（炙微令黄，锉）

【用法】上为粗末。每服三钱匕，水一盏，入生姜五片，同煎至七分，去滓温服，不拘时候。

【主治】妊娠痰饮留滞，不思饮食。

山芋面

【来源】《圣济总录》卷一九〇。

【组成】生山芋一尺（于沙盆内研令尽，以葛布绞滤过） 苎麻根一握（去皮，烂研）

【用法】上为末，加大麦面三两和搜，细切如棋子法，于葱、薤羹汁内煮熟，旋食之。

【主治】妊娠恶阻，呕逆，及头痛，食物不下。

半夏拨刀

【来源】《圣济总录》卷一九〇。

【组成】半夏（以汤洗七遍后以生姜汁半盏煮半夏，令汁尽再炒干）一两 人参半两

【用法】上为末，加小麦面六两，以水搜作团，切如拨刀，以新生鸡子二枚（去壳），汤内煮，旋以箸别破，加葱、薤白各三五茎，劈破，以盐酱调和，候汤沸，下拨刀煮令熟，任意分三次热食之。

【主治】初妊娠恶阻，择食痰逆，服诸汤药并皆无效。

麦门冬粥

【来源】《圣济总录》卷一九〇。

【别名】门冬粥（《遵生八笺》卷十一）。

【组成】生麦门冬（去心，净洗，切碎，研烂，绞取汁）一合 白粳米（净淘）二合 薏苡仁（拣净，去土）一合 生地黄（肥者）四两（净洗，切碎，研烂，绞汁）三合 生姜汁一合

【用法】以水三盏，先煮煎粳米、薏苡仁二味，令百沸，次下地黄、麦门冬、生姜三汁相和，煎成稀粥，空心温服。如呕逆未定，晚后更煮食之。

【主治】妊娠胃反，呕逆不下食。

人参白术散

【来源】《全生指迷方》卷四。

【组成】白术一两 人参半两 丁香 甘草（炙）各一分

【用法】上为末。每服三钱，水一盏，加生姜三片，同煎至七分，去滓，食前温服。

【主治】妊娠恶阻，恶闻食臭，但嗜一物，或大吐，时吐清水。

人参散

【来源】《产乳备要》。

【组成】人参一两　枳壳三分（面炒，去隔）　厚朴（姜汁涂炙）　甘草（炙）各半两

【用法】上为粗末。每服四钱，水一盏半，加生姜弹子大一块（拍破），同煎至七分，去滓温服，不拘时候。

【主治】初妊娠，恶食呕逆。

小地黄丸

【来源】《普济方》卷三三七引《产育宝庆》。

【别名】地黄丸（《卫生家宝产科备要》卷三）。

【组成】人参　干姜（炮）各等分

【用法】上为末，用生地黄汁为丸，如梧桐子大。每服五十丸，食前米汤送下。

【主治】

　　1.《普济方》引《产育宝庆》：妊娠酸心，吐清水，腹痛不能食。

　　2.《证治准绳·女科》：妊娠恶心，呕吐清水。

半夏丸

【来源】《鸡峰普济方》卷十六。

【组成】藿香叶　白薇　白术　人参各一两　半夏一两　干姜　甘草各一分　丁香一钱

【用法】上为细末，水煮面糊为丸，如梧桐子大。每服二十丸，以沸汤煮三五沸，用人参汤送下，不拘时候。

【主治】妇人阻病，心中愦闷，恶闻食臭，食则呕逆，怠堕少力，头眩嗜卧。

前胡细辛散

【来源】《鸡峰普济方》卷十六。

【组成】前胡　细辛　茯苓　厚朴　芎藭　人参　半夏　甘草各二两

【用法】上为粗末。每服二钱，水一盏，入生姜三片，煎至七分，去滓，食后服。

【主治】妊娠阻病，心中愦闷，嘈烦吐逆，恶闻食气，头目眩重，四肢百节疼烦，多卧少起，恶寒汗出，疲极体瘦。

柴胡散

【来源】《鸡峰普济方》卷十七。

【组成】柴胡　半夏　人参　茯苓各六分　白术　枳壳各五分　黄橘皮四分

【用法】上为粗末。每服三钱，水一盏，加生姜三片，大枣一枚，煎至六分，去滓温服。

【主治】妊娠呕逆。

龙虎救生丹

【来源】《小儿卫生总微论方》卷十。

【组成】水银半两　硫黄一两（二味同研细，至无星为度）　丁香半两　半夏曲一两　人参（去芦）一分　天南星半两（炮）　白附子一分（炮裂）

【用法】上为末，生姜汁煮糊为丸，如萝卜子大。每服一二十丸，煎藿香汤送下；伏热吐者，煎莲子心汤送下。

【主治】一切吐逆不下食，及妊娠恶阻。

灵液丹

【来源】《三因极一病证方论》卷十一。

【组成】硫黄（打碎）　附子（去皮脐，切如绿豆大）各一两　绿豆四两（用水一碗煮干，焙）

【用法】上为末，生姜自然汁煮面糊为丸，如梧桐子大。每服五十丸，食前米汤送下。

【主治】胃中虚寒，聚积痰饮，食饮不化，噫醋停酸，大便反坚，心胸胀满，恶闻食气。及妇人妊娠恶阻，呕吐不纳食者。

茯苓汤

【来源】《三因极一病证方论》卷十一。

【组成】半夏三两（汤洗十次）　茯苓　熟地黄各一两八钱　橘皮　细辛　人参　芍药　川芎　旋覆花　桔梗　甘草（炙）各一两二钱

【用法】上锉散。每服四大钱，水二盏，加生姜七片，煎七分，去滓空腹服。

【主治】忧怒兼并，气攻血溢，停留胃管，嗳闻血腥，呕吐食饮，及妊娠恶阻，中脘宿冷，冷血侵脾，恶闻食气。

【加减】客热烦渴口疮者，去橘皮、细辛，加前胡、知母；肠冷下利者，去地黄，入桂心（炒）；胃中虚热，大便秘，小便涩，去地黄，加大黄一两八钱，黄芩六钱。

胃气丸

【来源】《三因极一病证方论》卷十一。

【组成】硫黄（猪脏内缚两头，以米泔、酒、童便各一碗，煮干一半，取出洗断秽气，控干）十两 半夏（汤洗去滑）五两 白茯苓 人参各一两 石膏一分（煅，一法同硫黄煮）

【用法】上为末，生姜自然汁释饮饼糊为丸，如梧桐子大。每服五十丸至百丸，空腹米汤入少许生姜汁送下。

【主治】忧思过度，脾肺气闭，聚结涎饮，留滞肠胃，气郁于阴，凝寒于阳，阴阳反戾，吐利交作，四肢厥冷，头目眩晕，或复发热。及老人胃寒，大便反秘，妊娠恶阻，全不纳食。

竹茹汤

【来源】《三因极一病证方论》卷十七。

【别名】人参橘皮汤（《妇人大全良方》卷十二）、参橘散（《医方类聚》卷二二四引《济生方》）、八味竹茹汤（《普济方》卷三三七）、参补饮（《广嗣纪要》卷八）、人参橘皮散（《仁术便览》卷四）、参橘汤（《叶氏女科证治》卷二）。

【组成】人参 橘皮 白术 麦门冬（去心）各一两 甘草（炙）一分 白茯苓 厚朴（姜制）各半两

【用法】上锉散。每服四大盏，水一盏半，加生姜、竹茹一块如指大，同煎至七分，去滓，空心服。

【功用】《仁术便览》：安胃和中化痰，止呕吐。

【主治】妊娠择食，呕吐，头疼，颠倒痰逆，四肢不和，烦闷。

人参调中散

【来源】《杨氏家藏方》卷十六。

【别名】人参调中汤（《普济方》卷三三七）。

【组成】人参（去芦头） 甘草（炙）各半两 枳壳（麸炒，去瓤） 厚朴（姜汁制） 白术 白茯苓（去皮）各一两 柴胡（去苗） 细辛（去叶土） 藿香叶（去土） 陈橘皮（去白）各三分

【用法】上锉。每服三钱，水一盏，加生姜三片，同煎至七分，食前去滓温服。

【功用】调脾肺气。

【主治】胸胁满闷，四肢烦热；及妊娠阻病，心胸注闷，呕逆，不思饮食。

赤茯苓散

【来源】《杨氏家藏方》卷十六。

【组成】赤茯苓（去皮） 半夏（汤洗七遍） 陈橘皮（去白） 桔梗（去芦头） 熟干地黄（洗，焙）各一两 白术 川芎 人参（去芦头） 赤芍药各三分 旋覆花 甘草（炙）各半两

【用法】上锉。每服三钱，水一盏半，加生姜三片，煎至一盏，去滓温服，不拘时候。

【主治】妊娠恶阻，心胸烦闷，头晕恶心，四肢昏倦，呕吐痰水，恶闻食气。

红丸子

【来源】《易简方论》。

【别名】红丸（《兰台轨范》卷六）。

【组成】蓬莪术五斤 荆三棱五斤（水浸软，切片） 橘皮五斤（拣净） 青皮五斤 胡椒三斤 干姜三斤（炮） 阿魏三斤 矾红

【用法】上为细末，醋糊为丸，如梧桐子大，矾红为衣。每服六十丸，生姜汤送下。脾寒疟疾，生姜、橘皮汤送下；心腹肠满，紫苏、橘皮汤送下；脾疼作楚，菖蒲汤送下；酒疸，谷疸，大麦煎饮送下；两胁引乳作痛，沉香汤送下；酒积，食积，煨姜汤送下；妇人脾血积气诸疾，醋汤送下；产后状如癫痫，热醋汤送下；妊娠恶阻，二陈汤送下。

【功用】《兰台轨范》：破癥消痕。

【主治】脾积气滞，胃膈满闷，面黄腹胀，四肢无力，酒积不食，或大病之后，谷食难化，及中脘停酸，脾寒疟疾，脾疼作楚，酒疸、谷疸，遍身皆黄，两胁引乳作痛，酒积、食积，时或干呕；妇人脾血积气，诸般血癥气瘕，经血不调，或过时不来，寒热往来；产后败血上攻，迷乱心神，状如癫痫；妊娠恶阻，呕吐，全不纳食；小儿食积，骨瘦面黄、渐成脾劳。

白术散

【来源】《普济方》卷三三七引《十便良方》。

【别名】白术汤（《校注妇人良方》卷十二）、四味白术汤（《景岳全书》卷六十一）。

【组成】白术一两　人参半两　丁香二钱半　甘草一钱

【用法】上为末。每服二钱，水一盏，加生姜五片，煎至七分，温服。

【主治】

1.《普济方》引《十便良方》：妊娠恶阻，吐清水，甚则十余日粥浆不入者。

2.《医略六书》：恶阻，脉虚弦者。

【方论】《医略六书》：妊娠胃气暴虚，寒伏中脘，故呕吐清涎。是恶阻，因于胃虚挟寒焉。人参扶元以补胃之虚，白术健脾以壮胃之弱，丁香温中散寒滞，甘草缓中和胃气，稍佐生姜以止呕也。为末姜煎，使虚回寒散，则胃气调和而恶阻无不退矣。

人参丁香散

【来源】《妇人大全良方》卷十二。

【组成】人参半两　丁香　藿香叶各一分

【用法】上为散。每服三钱，水一盏，煎至七分，去滓温服，不拘时候。

【主治】妊娠恶阻，胃寒呕逆，翻胃吐食及心腹刺痛。

人参丁香散

【来源】《妇人大全良方》卷十二。

【组成】人参　丁香　柿蒂各二两　甘草　良姜各

半两

【用法】上为细末。每服二钱，热汤点下，不拘时候。

【主治】妊娠恶阻，胃寒呕逆，翻胃吐食及心腹刺痛。

半夏茯苓汤

【来源】《妇人大全良方》卷十二引张氏方。

【别名】茯苓半夏汤（《赤水玄珠全集》卷二十一）。

【组成】半夏（泡洗七次，炒黄）　陈皮各二两半　白茯苓二两　缩砂仁一两　甘草四两

【用法】上锉。每服四钱，水二盏，加生姜十片，大枣一个，乌梅半个，煎至七分，食前温服。

【主治】

1.《妇人大全良方》：妊娠痰逆不思食。

2.《永类钤方》：妊娠恶阻，恶闻食气，胸膈痰逆，呕吐恶心。

保生汤

【来源】《妇人大全良方》卷十二引温隐居方。

【组成】人参一分　甘草一分　白术　香附子　乌药　橘红各半两

方中乌药，《校注妇人良方》作"乌梅"。《丹台玉案》有艾叶。

【用法】上锉。每服三大钱，以水一盏半，加生姜五片，煎至七分，去滓温服，不拘时候。或作末调服。

【主治】

1.《妇人大全良方》引温隐居方：妊娠恶阻，经候不行，身无病而似病，脉滑大而六部俱匀，精神如故，恶闻食臭，或但嗜一物，或大吐；或时吐清水。

2.《校注妇人良方》：少食呕吐，或兼吐泻作渴。

【加减】如觉恶心呕吐，加丁香、生姜，煎服。

一味竹茹汤

【来源】《续易简》卷六。

【组成】人参　白术　麦门冬　橘红各一两　厚朴

（去皮，姜汁制）　赤茯苓各半两　炙甘草一分
淡竹茹一团如弹子大

【用法】上锉散。每服四匕，水一盏半，加生姜五片，同煎至八分，去滓温服，不时频进。

【主治】妇人初妊，择食，呕逆，头痛，寒热间作，四肢不和，烦闷。

旋覆半夏汤

【来源】《济生方》卷七。

【组成】旋覆花（去枝萼）　芎䓖　细辛（洗去土）　人参　甘草（炙）各半两　半夏（汤泡七次）　赤茯苓（去皮）　干生姜　陈皮（去白）各一两　当归（去芦，酒浸）一两

【用法】上锉。每服四钱，水一盏半，加生姜五片，煎至七分，去滓温服，不拘时候。

【主治】妊娠恶阻，心下愦闷，吐逆不食，恶闻食气，头晕，四肢骨节烦痛，多卧少起。

缩砂散

【来源】《济生方》卷七。

【组成】缩砂仁不拘多少

【用法】上为细末。每服二钱，入生姜自然汁少许，沸汤点下，不拘时候。

【主治】妊娠胃虚气逆，呕吐不食。

平安散

【来源】《医方类聚》卷二二四引《济生方》。

【别名】平胃散（《普济方》卷三三八）。

【组成】厚朴（去皮，姜汁制）　生姜各二两　干姜（炮）　陈皮（去白）各一钱　川芎半钱　木香二分　干地黄（洗）一钱半　甘草（炙）四钱

【用法】上锉。每服四钱，水一盏半，入烧盐一捻，煎至一盏，去滓，通口服，不拘时候。

【主治】妊娠五脏不利，气血虚羸，因食生冷，或发憎寒，唇青面白，筋脉拘挛，骨节酸痛，皮毛干涩，上气喘急，两胁刺痛胀满，大便不通，呕吐频频。

保生汤

【来源】《女科万金方》。

【组成】人参　白术　白茯　甘草　香附　陈皮　厚朴　门冬　丁香　生姜五片
　　方中除生姜外诸药用量原缺。

【用法】水煎服。

【主治】妊娠恶阻，经候不行，二三月之间，无病似病，脉浮大，而六部俱匀，精神如困，恶闻食臭，或呕吐痰水者。

罩胎散

【来源】《女科万金方》。

【别名】罩胎饮（《郑氏家传女科万金方》卷二）、罩胎煎（《叶氏女科证治》卷二）。

【组成】当归　白芍药各三钱　枳壳四钱　砂仁　川芎各二钱　甘草六分

【用法】上锉散，分作二大服。每服以水一钟半，煎至七分，空心热服；滓再煎，分六服。

【主治】孕妇禀气薄，或病后受胎，怀胎一月，头晕恶心，不思饮食，六脉浮紧。

【宜忌】忌食生冷等物。

归原散

【来源】《云岐子保命集》卷下。

【别名】复元汤（《古今医鉴》卷十二）。

【组成】人参　甘草　川芎　当归　芍药　丁香各半两　白茯苓　白术　陈皮各一两半　桔梗（炒）　枳壳（炒）各二钱半　半夏（洗七次，炒黄）一两

【用法】上锉。每服三钱，加生姜五片，大枣一枚，水煎服。

【主治】妊娠恶阻，呕吐不止，头痛，全不入食，服诸药无效者。

枳壳汤

【来源】《云岐子保命集》卷下。

【别名】枳芩散（《郑氏家传女科万金方》卷三）。

【组成】枳壳半两　黄芩半两　白术一两
【用法】上为粗末。每服五七钱，水一盏，煎至七分，食前空心服。
【功用】《景岳全书》：进食和中。
【主治】
　　1.《云岐子保命集》：妇人胎漏，及因事下血。
　　2.《景岳全书》：恶阻。

芩连半夏汤

【来源】《东医宝鉴·杂病篇》卷十引《永类钤方》。
【组成】黄芩一钱二分半　白术　半夏各一钱　赤茯苓七分半　黄连　陈皮　当归　栀子　枳壳　香附　人参　苍术　缩砂　甘草各五分
【用法】上锉。加生姜七片，水煎服。
【主治】恶阻，病胸背满痛。

茯苓汤

【来源】《世医得效方》卷四。
【组成】半夏一两（汤洗七次）　茯苓　熟地黄各二两　橘皮　细辛　人参　芍药　川芎各一两二钱
【用法】上锉散。每服四大钱，水二盏，加生姜七分，煎七分，去滓空腹服。
【主治】忧怒并气攻，血溢停留胃管，嗳闻血腥，呕吐饮食及妊娠恶阻，中脘宿冷，冷血侵脾，恶闻食气。

加味二陈汤

【来源】《世医得效方》卷十四。
【组成】陈皮　白茯苓各一两半　半夏一两　白术七钱半　粉草三钱
【用法】上锉散。每服四钱，加生姜三片，乌梅一个，水煎，食前服。未效，加生姜汁。
【主治】妇人中脘宿有痰饮，受胎一月或两月，因经停气滞，呕吐择食，为恶阻者。

抑青丸

【来源】《丹溪心法》卷四。
【组成】黄连半斤

【用法】上为末，蒸饼糊为丸服。
　　《医方类聚》引《新效方》本方用黄连（锉碎，姜汁拌炒），为末，粥为丸，如梧桐子大。每服二三十丸，温水送下。
【功用】
　　1.《丹溪心法》：泻肝火。
　　2.《医学纲目》：伐心经之火。
【主治】
　　1.《丹溪心法》：胁痛，属肝火者。
　　2.《宋氏女科》：怀妊三月，恶阻不止，饮食不进。

竹茹汤

【来源】《普济方》卷三四一。
【组成】生芦根一两　青竹茹　橘皮　前胡各四钱　生姜五片　大腹皮　槟榔各二两
【用法】每服四钱，水一盏，煎至六分，空心温服。
【主治】妊娠孕三四月，呕吐不食。

枇杷叶散

【来源】《普济方》卷三四一。
【组成】枇杷叶　半夏　麦门冬　人参　甘草各半两　诃子目　藿香各一两　枳壳　陈皮各三分（一方无大枣、诃子）
【用法】上锉。每服三钱，水一盏，加生姜三片，大枣一个，煎至七分，去滓温服。
【主治】妊娠心膈气滞，呕吐，不下饮食，神虚烦，四肢少力。

白术散

【来源】《陈素庵妇科补解》卷三。
【组成】白术　砂仁　陈皮　人参　甘草　草蔻　茯苓　藿香　乌药　香附　竹茹　前胡　川芎　白芍　当归　姜　枣
【功用】豁痰导水，理气养血。
【主治】妊娠恶阻。妇人素禀怯弱，或受风寒，或当风取凉，或中脘有宿痰，受妊之后，经血既闭，饮食相搏，气不宣通，遂使肢体沉重，头目昏眩，好食酸咸，多卧少起，甚或憎寒壮热，心中愦闷呕吐，恍惚不能支持。

【方论】是方四君以补气；芎、归、芍以养血，砂、陈、藿、蔻、香附以温中和胃；竹茹、前胡以豁痰；乌药以理气；姜、枣和营卫，生津液。

薷苓清暑汤

【来源】《陈素庵妇科补解》卷三。

【组成】藿香 香薷 云苓 广皮 厚朴 麦冬 人参 白术 扁豆 泽泻 甘草 草蔻 竹茹 砂仁 生姜 乌梅

【功用】温解安胎。

【主治】妊娠当盛夏时，身居闺阁，贪凉衣单，恣食生冷瓜果，体薄为阴寒所逼，暑邪袭之，忽然烦闷，身热多汗，或恶心呕吐。

【方论】妊娠得此，先宜辛温之剂，散暑和中，使阴邪与暑邪两解。再加养血益气，利水解暑则胎自安。是方香薷辛温散暑；朴、陈、砂、藿、草蔻温中散寒；四君益元，暑伤气故也；扁、泽利水除湿，暑必兼湿故也；麦、茹清心，暑邪先入心，故令多汗，以安神清心为亟也；生姜、乌梅恐其呕逆。病退二三，再加归、芍、杜、续。

旋覆花汤

【来源】《广嗣纪要》卷八。

【组成】旋覆花 川芎 细辛（减半） 人参各一钱 白茯苓 半夏（姜制） 归身 陈皮各二钱 干姜（炮）五分 炙甘草一钱

【用法】分作二服。加生姜五片，水煎服。

【主治】肥人恶阻。

和胎饮

【来源】《广嗣纪要》卷九。

【组成】白术 白茯苓 条芩各一钱 厚朴（制） 麦冬 枳壳（炒）各五分 甘草二分

【用法】水煎，食远服。

【主治】妊娠五六月，因饮食劳倦，损伤脾胃，以致气逆，令人腹胀，烦闷不安。

理中汤

【来源】《广嗣纪要》卷十二。

【组成】人参 白术各一钱 炙草三分 干姜五分 藿香叶五分

【用法】水一盏半，加姜汁一匙服。

【主治】妊娠吐清水，同食物出者。

乌附汤

【来源】《古今医统大全》卷八十五。

【组成】乌药 香附子（制） 白术（土炒） 陈皮各一钱 人参 炙甘草各八分

【用法】用水钟半，加生姜三片，煎七分服。

【功用】养胃，调和元气。

【主治】孕妇恶心阻食。

【加减】吐甚者，加丁香、砂仁各七粒。

四圣散

【来源】《古今医统大全》卷八十五。

【组成】黄芩 白术 白芍药各一两 砂仁五钱

【用法】水一钟半，煎七分服，不时用一帖。

【主治】妊娠不能饮食，冲心欲死，遍身疼痛。

顺气散

【来源】《古今医统大全》卷八十五。

【组成】陈皮一钱 枳壳 槟榔 大腹皮各十分 紫苏茎叶八分 白术一钱 赤茯苓一钱 甘草三分 桑白皮八分（一方有诃黎勒）

【用法】上用水一钟半，煎服。

【主治】妊娠胸膈满，气壅喘嗽，饮食不下。

加味六君子汤

【来源】《医便》卷四。

【组成】半夏（汤泡七次，晒干切片，再以生姜自然汁拌） 白茯苓（去皮）各一钱五分 陈皮一钱 人参八分 白术（炒） 砂仁（炒）各六分 甘草二分

【用法】加生姜三片，水煎，食远温服。

【主治】妊娠二三月，时作呕吐恶心。

保胎饮

【来源】《医学入门》卷八。

【组成】当归　川芎　芍药　熟地　半夏　茯苓　甘草　白术　黄耆　阿胶　艾叶　地榆各七分

【用法】加生姜，水煎服。

【主治】妊娠胎动不安，腹肠疼痛，或时下血，及恶阻一切等症。

苦柚饮

【来源】方出《证治准绳·女科》卷四，名见《卫生鸿宝》卷五。

【组成】苦柚皮

【用法】浓煎汤，饮数盏而愈。

【主治】妊妇恶阻，呕吐不食，头晕不敢行步。

【加减】呕甚者，加姜汁。

安胃汤

【来源】《宋氏女科》。

【别名】安胃饮（《简明医彀》卷七）。

【组成】当归　白芍药（煨）　陈皮　香附（炒）　白术　半夏（姜汤泡，香油炒）　茯苓　藿香　神曲　砂仁各等分　甘草减半

【用法】加生姜三片，大枣一枚，水煎，温服。

【主治】妊娠恶阻。

养胃汤

【来源】《寿世保元》卷七。

【组成】当归（酒洗）　白芍（酒炒）　白术（去芦，炒）　白茯苓（去皮）　陈皮　藿香　砂仁　神曲（炒）　半夏（汤泡透，切片，用杏仁炒过，不伤胎气）　香附（炒）各等分　甘草减半

【用法】上锉。加生姜三片，大枣二枚，水煎服。

【主治】恶阻。

人参竹茹汤

【来源】《穷乡便方》。

【组成】陈皮　川芎　桔梗　半夏（香油炒）　白茯苓　白芍药各八分　人参　竹茹　砂仁各五分（炒）　甘草二分

【用法】加生姜三片，水煎，空心服。

【主治】初受孕，多有呕逆，饮食不下，为之恶阻，火甚者。

芦根汤

【来源】《济阴纲目》卷八。

【组成】生芦根七分　橘红四分　生姜六分　槟榔二分　枇杷叶三分

【用法】上切。以水二盏，煎七分，空心热服。

【主治】妊娠呕吐不食，兼吐痰水。

陈皮半夏汤

【来源】《济阴纲目》卷八。

【别名】陈皮大半夏汤（《大生要旨》卷二）。

【组成】陈皮（去白，盐水炒）　茯苓各一钱　半夏（制）一钱半　子芩（淡姜汁炒）　枳壳（麸炒）　紫苏各八分　甘草（炙）五分

【用法】上切作一剂。水一钟，加生姜三片煎七分，食远温服。

【主治】怀妊气血不足，胎气始盛，逆动胃气，恶阻呕吐，不进饮食。

缩砂二陈汤

【来源】《济阴纲目》卷八。

【组成】半夏　陈皮（去白）　砂仁（炒）各一钱　白茯苓二钱　甘草（炙）五分

【用法】加生姜三片，大枣一枚，乌梅肉少许，水煎服一二剂。后服茯苓丸。

【主治】妊娠脾胃虚弱，饮食不化，呕吐不止。

茯苓丸

【来源】《景岳全书》卷六十一。

【组成】赤茯苓　人参　桂心　干姜（炮）　半夏（泡，洗，炒黄）　橘红各一两　白术（炒）　甘草（炒）　枳壳（麸炒）各二两

【用法】上为末，炼蜜为丸，如梧桐子大。每服五十丸，米饮送下，一日三次。

【主治】妊娠烦闷，头晕，闻食吐逆，或胸腹痞闷。

苏梗饮

【来源】《简明医彀》卷七。

【组成】苏梗五钱　山楂　芍药各二钱　茯苓一钱二分　黄连（盐酒炒）　木瓜各一钱半　橘红一钱

【用法】水煎，徐徐热服。

【主治】妊娠血热气逆，呕哕异常，汤药难进。

【加减】未止，去苏梗、山楂、芍药、茯苓、黄连，加麦冬、人参、竹茹各一钱，枇杷叶三片，真藿香五分，即安。

参橘散

【来源】《简明医彀》卷七。

【组成】人参　橘皮　白术　茯苓　麦芽各一钱　炙草五分　生姜二钱　竹茹一团　粳米一撮

【用法】水煎服。

【功用】益胃和中。

【主治】妊娠胃虚，恶阻呕吐，饮食少进。

【加减】未止，加制半夏。

安胎饮

【来源】《旭后方》。

【组成】茯苓　当归　川芎　芍药　地黄　甘草　白术　阿胶　地骨皮　黄芩

【用法】水煎服。

【功用】保全胎产及其期。

【主治】三月妊娠恶阻，常憎饮食，胎动不安，时下血，心神倦怠，欲扶持。

护胎散

【来源】《丹台玉案》卷五。

【组成】白术　人参　黄芩各二钱　阿胶　艾叶　砂仁各一钱五分

【用法】加生姜三片，黑枣二个，食前水煎服。

【主治】妊娠二三个月，胎气不安，呕吐不止，腰胯酸疼，或有红来。

参橘饮

【来源】《丹台玉案》卷五。

【组成】人参　陈皮　厚朴　藿香　白术各一钱五分　淡竹茹五分

【用法】加生姜五片，不拘时候服。

【主治】妊娠恶阻，呕吐，喜酸，恶食。

麦冬散

【来源】《何氏济生论》卷七。

【组成】麦冬　子芩　赤苓各一两　茯神　赤芍　陈皮　人参　苦梗　桑寄　甘草　旋覆花各五钱　生地七钱五分

【用法】每服四钱，加生姜一片，水煎，温服。

【主治】妊娠心烦，愦闷虚躁，吐逆，恶闻食气，四肢沉重，百节疼痛，头眩多卧。

加减生化汤

【来源】《傅青主女科产后编》卷下。

【组成】川芎一钱　当归三钱　黑姜　砂仁　藿香各五分　淡竹叶七片

【用法】水煎，和姜汁二匙服。

【主治】产妇呕逆不食。

顺肝益气汤

【来源】《傅青主女科》卷下。

【别名】顺气益肝汤（《女科证治约旨》卷三）。

【组成】人参一两　当归一两（酒洗）　苏子一两（炒，研）　白术三钱（土炒）　茯苓二钱　熟地五钱（九蒸）　白芍三钱（酒炒）　麦冬三钱（去心）　陈皮三分　砂仁一粒（炒，研）　神曲一钱（炒）

【用法】水煎服。一剂轻，二剂平，三剂全愈。

【主治】妇人怀娠之后，肝血太燥，肝气横逆，恶心呕吐，思酸解渴，见食憎恶，困倦欲卧。

土金双培汤

【来源】《辨证录》卷十一。

【组成】人参　苏子　茯苓　谷芽　巴戟天　菟丝子　白芍各三钱　白术　薏仁各五钱　山药五钱　神曲二钱　砂仁一粒　甘草二分　柴胡五分

【用法】水煎服。

【主治】妊娠恶阻。

润肝安娠汤

【来源】《辨证录》卷十一。

【组成】人参　茯苓　扁豆　山药各三钱　半夏　熟地　白术各五钱　川芎　麦冬　丹皮　苏子　神曲各二钱　白豆蔻一粒　陈皮三分

【用法】水煎服。

【主治】妇人肝血太躁，怀妊之后，恶心呕吐，思酸解渴，见食则憎，困倦欲卧。

金沸草汤

【来源】《郑氏家传女科万金方》卷二。

【组成】金沸草　橘红　官桂　人参　桔梗　白芍　半夏（少用）　细辛　赤茯苓

【用法】水煎服。

【主治】胎前有痰，呕逆不定。

和胃汤

【来源】《嵩崖尊生全书》卷十四。

【组成】白术　陈皮　半夏（油炒黄）　茯苓　藿香各一钱　当归　白芍各八分　砂仁　竹茹　甘草各四分　紫苏八分

【用法】加生姜，水煎服。

【主治】妊娠恶呕。

【加减】弱人，加人参六分。

加味参橘饮

【来源】《胎产秘书》卷上。

【组成】人参一钱　白术二钱　砂仁三分　厚朴一钱　橘红四分　当归一钱　香附五分　甘草三分

生姜三片　竹茹一丸（一方加夏曲八分）

【功用】顺气理血，豁痰导水。

【主治】妊妇一二月，恶阻呕逆，烦闷嗜卧。

【加减】若无力服参，去之亦可。

安胎凉膈饮

【来源】《胎产秘书》卷上。

【组成】知母　麦冬　人参　芦根　葛根　黑栀　竹茹　葱白

【用法】水煎服。

【主治】孕妇热呕。

半夏茯苓丸

【来源】《女科指掌》卷三。

【组成】茯苓　半夏　橘皮　枳壳　人参　甘草　干姜

【用法】炼蜜为丸。每服二十丸。

【主治】妊娠恶阻，甚者寒热呕吐，胸膈烦满。

芦根汤

【来源】《女科指掌》卷三。

【组成】生芦根　橘皮　生姜　大腹皮　枇杷叶

【用法】水煎服。

【主治】妊娠恶阻，气血成胎二月间，胃实中焦壅塞，移浊攻于胃，水谷不下。

参橘饮

【来源】《胎产要诀》卷上。

【组成】人参　橘红　白术　半夏　当归　藿香各五分　甘草　砂仁各四分　藿香一分

【用法】水煎服。

【主治】妇人成孕两三月，恶阻呕逆，恶食，头眩倦怠。

【加减】肥人，加竹沥四五匙，姜汁二匙。

止呕安胎饮

【来源】《胎产心法》卷上。

【组成】 人参 青皮（麸炒）各五分 广皮 半夏（制） 白茯苓各八分 吴茱萸（汤泡去黄水，微炒） 炙草各三分

【用法】 加煨姜三片，水煎，徐徐温服。

【主治】 孕妇呕吐。

加味参橘饮

【来源】《胎产心法》卷上。

【组成】 人参一钱 归身（酒洗） 白术（土炒）各二钱 半夏八分（制） 橘红 藿香 炙草各四分 砂仁三分（碎） 竹茹一团

【用法】 加生姜一片，水煎服。

【主治】 孕成两三月后，恶阻呕逆恶食，或头眩晕倦怠者。

【加减】 肥人，加竹沥一盏，姜汁一匙。

芦根汤

【来源】《医略六书》卷二十八。

【组成】 芦根汁一杯 槟榔一钱 橘红一钱 生姜二片 水梨汁一杯 枇杷叶二钱（刷净毛）

【用法】 先煎四味，去滓，冲二汁顿服。

【主治】 妊娠恶阻，气逆，脉滞沉数者。

【方论】 胎热气逆，胃火上冲，故呕吐涎水，是恶阻因于气逆火亢焉。芦根汁清胃火之升，尖槟榔降胃气之逆，橘红利痰气，生姜散涎水，枇杷叶清肺以平肝安胃，水梨汁清火以滋阴降逆也，水煎冲服，务使火降气平，则胃汁下润，而胎得所荫，何呕吐涎水之不已哉？

加味六君汤

【来源】《医宗金鉴》卷四十六。

【组成】 人参 白术（土炒） 茯苓 陈皮 半夏（制）各一钱五分 甘草（炙）五分 藿香叶 枇杷叶（炙）各一钱 缩砂仁 枳壳（炒）各八分

【用法】 上挫。加生姜，水煎服。

【主治】 妊娠平素胃虚，中停痰饮，而为恶阻，吐多痰水，心烦头目眩晕。

【加减】 胃热便秘，加黄芩、大黄以利之；胃寒喜热，加肉桂、干姜以温之。

加味温胆汤

【来源】《医宗金鉴》卷四十六。

【组成】 陈皮 半夏（制） 茯苓各一钱 甘草（炙）五分 枳实 竹茹 黄芩各一钱 黄连八分 麦冬二钱 芦根一钱

【用法】 上锉。加生姜、大枣，水煎服。

【主治】

1.《医宗金鉴》：妊娠恶阻因于胃热者，呕吐，心中热烦愦闷，喜饮凉浆。

2.《叶氏女科证治》：体瘦恶阻多火者。

保生汤

【来源】《医宗金鉴》卷四十六。

【组成】 砂仁 白术 香附 乌药 陈皮 甘草

【用法】 生姜为引。

【主治】 妊娠恶阻，呕吐而无其他兼证者。

【加减】 若气弱者，量加人参；气实者，量加枳壳。

半夏汤

【来源】《叶氏女科证治》。

【组成】 陈皮（去白，盐水炒） 半夏（姜制，炒黄） 茯苓各一钱 子芩（酒炒） 枳壳（麸炒） 紫苏各八分 甘草（炙）五分

【用法】 加生姜一片，水一钟，煎七分，食远服。

【主治】 妊娠二月，气血不足，胎气始盛，逆动胃气，恶心呕吐，饮食少进。

恶阻汤

【来源】《方氏脉症正宗》卷一。

【组成】 当归一钱 白术一钱 贝母一钱 陈皮八分 砂仁五分 栀子八分 香附一钱 藿香八分

【用法】 水煎服。

【主治】 妊娠恶阻。

中和汤

【来源】《叶氏女科证治》卷二。

【组成】人参六分　当归身一钱五分　砂仁（炒）香附（制）各一钱　白芍（酒炒）　茯苓　藿香　陈皮（去白）各八分　炙甘草五分

【用法】水一钟半，煎七分，空心服。

【功用】养血安胎，理气健脾。

【主治】妊娠恶心呕吐，不思饮食。

半夏茯苓汤

【来源】《叶氏女科证治》卷二。

【组成】白术（蜜炙）　半夏（汤泡，炒黄）　陈皮　砂仁各一钱（炒）　茯苓二钱五分　炙甘草五分　生姜三片　大枣二个　乌梅一个

【用法】水煎服。

【主治】妊娠恶阻，痰涎壅滞。

加味六君汤

【来源】《叶氏女科证治》卷二。

【组成】人参　白术（蜜炙）各一钱半　茯苓　陈皮（去白）　半夏（制，炒黄）　苏叶　枳壳（麸炒）各八分　炙甘草五分　生姜三片　大枣二枚

【用法】水煎服。

【主治】妊娠饮食不甘，呕吐不止，或体肥痰盛恶阻。

和中饮

【来源】《叶氏女科证治》卷二。

【组成】茯苓　陈皮　半夏（汤泡，炒黄）　厚朴（姜制）各一钱半　山楂肉　白扁豆（炒）各一钱　甘草五分　砂仁七分

【用法】加生姜三片，水煎服。

【主治】妊娠恶阻，饮食停滞，胸膈胀闷。

【加减】如火郁于上，加山栀仁（炒）一钱。

和胃饮

【来源】《叶氏女科证治》卷二。

【组成】陈皮　桔梗　厚朴（盐制）　小茴香　益智仁　藿香各八分　砂仁五分　苍术（米泔浸）四分　甘草三分

【用法】水煎服。

【主治】妊娠恶阻，腹中疼痛。

豆蔻苓砂汤

【来源】《四圣心源》卷十。

【组成】白蔻一钱（生研）　杏仁二钱　甘草一钱　砂仁一钱（炒，研）　芍药二钱　丹皮三钱　茯苓三钱　橘皮一钱

【用法】煎大半杯，温服。

【功用】开郁降浊，清胆火，行肝血。

【主治】中气郁阻，胃土不降。胎孕初结，恶心呕吐，昏晕燥渴。

【加减】内热，加清凉之味；内寒，加温暖之品，酌其脏腑阴阳而调之。

抑青丸

【来源】《盘珠集》卷下。

【组成】柴胡　当归　炙甘草　钩藤　白术（炒）

【主治】妊娠后大怒，气郁伤肝，肝气挟胎气上逆，致生恶阻，胸满眩晕而吐逆。

参橘饮

【来源】《盘珠集》卷下。

【组成】人参　白术（炒）　甘草（炙）　橘皮　当归　白芍　藿香　香附（制）　茯苓

【功用】调血散郁。

【主治】妊娠恶阻，气血不足，转致内郁，郁气上冲于胃则呕逆，血虚而心失所养则烦闷。

竹茹汤

【来源】《大生要旨》。

【组成】熟半夏（用姜汁炒透）　陈皮　苏梗　广藿香　子芩（焙）　枳壳（麸炒）　白芍（酒炒）各一钱　茯苓一钱五分　竹茹五分（重姜汁炒）

【用法】河水煎服。宜服此味五六剂。

【主治】恶阻。怀孕五十日，四肢软倦，恶寒，眩晕恶心，呕吐痰涎，思食酸食。

【加减】如火旺吐甚者，加酒炒川连五分、黑山栀

一钱，麦冬二钱（去心）；胃虚者，加白术一钱（土炒），金石斛二钱；气滞者，加香附一钱（酒炒）。

茯苓半夏汤

【来源】《同寿录》卷三。
【组成】半夏一钱五分　白术　白茯苓各一钱　甘草五分　陈皮六分　缩砂仁八分
【用法】研，水煎服。
【主治】恶阻，呕吐不止者。

虎翼饮

【来源】《产论》卷一。
【组成】半夏八钱　茯苓四钱　青皮一钱　生姜一钱半
【用法】上以伏龙肝汁二合半，煮取一合半，内服。
【主治】妊娠心下逼而呕吐者。

丁术汤

【来源】《妇科玉尺》卷二。
【组成】丁香　白术　人参　甘草
【主治】妊娠体困肢懒，或眩晕嗜卧，恶心呕吐，浆粥不入，甚至恶寒发热者。

人参木瓜汤

【来源】《妇科玉尺》卷二。
【组成】人参　木瓜　橘红　枇杷叶　麦冬　藿香　竹茹
【主治】妊娠恶阻，心虚烦闷。

芦根汤

【来源】《妇科玉尺》卷二。
【组成】麦冬　竹茹各三两　前胡二两　橘红（去白）　芦根各一两
【用法】水煎，分二次服。
【主治】妊娠恶食，心中烦愦，热闷呕吐。
【加减】身热，四肢烦热，加地骨皮一两。

安胎和气饮

【来源】《女科切要》卷三。
【组成】白芍　木香　益智仁　砂仁　香附　紫苏　甘草
【用法】加葱，水煎服。
【主治】妊娠头晕恶心，不喜饮食，六脉浮紧。

保胎和气饮

【来源】《女科切要》卷三。
【组成】藿香　厚朴　广皮　枳壳　砂仁　黄芩　桔梗　苍术　小茴　紫苏
【用法】水煎服。
【主治】妊娠二月，负重触伤胎气，头晕目眩，恶心呕吐，不思饮食。

安胃定胎散

【来源】《产科心法》卷上。
【组成】白术一钱　陈皮七分　砂仁五分　茯苓一钱　当归身八分　藿香三分
【用法】加老姜一片，炒米二钱，水煎服。
【功用】养血安胎。
【主治】妇人见食不喜食，或恶心而吐，或体倦欲卧，虽体质平常，孕脉不现，此是人病脉不病，服本方数剂，孕脉自现矣。
【加减】如恶心而吐痰者，加制半夏五分。

木瓜汤

【来源】《竹林女科》卷二。
【组成】人参一钱　木瓜　橘红　枇杷叶（去毛，蜜炙）　麦冬（去心）　藿香各八分　竹茹（弹子大）一丸　姜三片
【用法】水煎，温服。
【主治】妊娠心虚烦闷，恶进饮食。

茯苓汤

【来源】《竹林女科》卷二。
【组成】赤茯苓　熟地黄各一铢　半夏（制，炒

黄）一钱半　旋覆花　人参　白芍（炒）　川芎
桔梗　甘草（炙）　橘红各七分

【用法】加生姜七片，水煎服。

【主治】妊娠禀受怯弱，受胎一月，便有阻病，颜色如故，脉息和顺，但觉肢体沉重，头目昏眩，择食，或作寒热，呕吐痰水，恍惚不能支持。

加味茯苓半夏汤

【来源】《会约医镜》卷十四。

【组成】陈皮（去白）一钱　半夏二钱（姜炒，则不动胎，为健脾化痰主药）　茯苓三钱　甘草（炙）一钱　砂仁（炒研）八分　白术钱半

【用法】生姜、大枣为引。

【主治】妊妇恶阻。

【加减】若瘦人兼热，加麦冬、竹茹；或脉滑数之甚，加黄芩。

和中理脾汤

【来源】《会约医镜》卷十四。

【组成】当归　熟地（姜汁炒）各二钱　白芍（酒炒）一钱半　川芎一钱　陈皮　甘草　黄芩各一钱　半夏（姜炒）一钱半　白术　杜仲（盐炒）各二钱　茯苓一钱半

【用法】加生姜三分，大枣三个，水煎，空心服。

【功用】和中理脾，防胎下堕。

【主治】妊娠恶阻兼腰痛者。

参橘饮

【来源】《会约医镜》卷十四。

【组成】人参一钱　白术二钱　炙草一钱　橘红　紫苏　麦冬　黄芩　竹茹　生姜各一钱　广香五分　茯苓一钱半

【用法】加大枣为引。

【功用】补气清热保胎。

【主治】妊妇恶阻，呕逆不能食，六脉虚者。

【加减】或加半夏二钱（姜炒）。

回春方

【来源】《女科秘要》卷一。

【组成】茯苓　半夏　厚朴　苍术各一钱　陈皮　砂仁各五分　炙甘草　干姜各三分　藿香八分　乌梅一个　姜三片

【用法】水煎服。

【主治】恶阻。

归芩参附汤

【来源】《女科秘旨》卷二。

【组成】当归三钱五分　川芎一钱七分　茯苓　人参　生地　香附子各二钱　白术一钱五分　黄芩七分　麦冬一钱五分

【用法】生姜，大枣为引，水煎服。

【主治】妊娠恶阻渐退。

和气散

【来源】《女科秘要》卷二。

【组成】陈皮　桔梗　厚朴　小茴　益智　藿香各八分　砂仁五分　苍术四分　甘草三分　丁香三分　木香五分

【用法】原书用本方治上症，去丁香、木香。一帖可愈。

【主治】胎前胎气不和，恶阻吐逆，不思饮食，腹中作痛。

芦橘姜槟汤

【来源】《产科发蒙》卷一。

【组成】生芦根一两　橘红七钱　生姜一两　槟榔子三钱

【用法】上作三次，水煎服。或加半夏。

【主治】妊娠呕吐痰水，不食。

清化汤

【来源】《产科发蒙》卷一。

【组成】半夏　茯苓　陈皮　神曲　山楂子　麦芽

黄连（姜汁炒） 青皮 香附子 山栀子

【用法】上以水一盏半，煎至一盏，温服。

【主治】妊娠饮食停滞，胸腹饱闷，呕吐恶心。

清膈饮

【来源】《产科发蒙》卷一。

【组成】枇杷叶 竹茹各一钱 生半夏 茯苓各一钱半

【用法】上加生姜七片，水煎，温服。

【主治】妊娠呕吐，全不纳药食者。

保生汤

【来源】《胎产护生篇》。

【组成】白茯苓一钱 甘草五分 白术一钱 橘红一钱五分 厚朴 香附各一钱

【用法】上药用水一钟半，加生姜五片，煎七分，温服。

【功用】养卫调气。

【主治】妊妇恶心阻食。

【加减】呕吐，加砂仁一钱。

半夏汤

【来源】《古今医彻》卷四。

【组成】半夏一钱 茯苓一钱 厚朴五分 炙甘草三分 广皮一钱

【用法】加竹茹一团，生姜三片，熟砂仁末七分，水煎服。

【主治】妊娠阻恶不食。

【加减】内热，加条芩一钱；胃寒，加薷香一钱；虚，加人参一钱。

清竹茹汤

【来源】《医抄类编》卷十七。

【组成】竹茹 橘皮 法半夏 白苓 生姜

【用法】水煎服。

【主治】妊娠恶阻，呕吐不食。

苏叶黄连汤

【来源】方出《温热经纬》卷四，名见《中医妇科学》。

【组成】川连三四分 苏叶二三分

【用法】水煎服，呷下即止。

【主治】

1.《温热经纬》：湿热证，肺胃不和，胃热移肺，肺不受邪，呕恶不止，昼夜不愈，欲死者。

2.《中医妇科学》：妊娠恶阻。

【方论】《温热经纬》：肺胃不和，最易致呕，盖胃热移肺，肺不受邪，还归于胃，必用川连以清湿热，苏叶以通肺胃。投之立愈者，以肺胃之气非苏叶不能通也。分数轻者，以轻剂恰治上焦病耳。

安胃饮

【来源】《医学衷中参西录》上册。

【组成】清半夏一两（温水淘洗两次，毫无矾味然后入煎） 净青黛三钱 赤石脂一两

【用法】用作饭小锅，煎取清汁一大碗，调入蜂蜜二两，徐徐温饮下，一次只饮一口，半日服尽。

【主治】妊娠恶阻。

【加减】若服后吐仍未止或其大便燥结者，去石脂加生赭石（轧细）一两；若嫌青黛微有药味者，亦可但用半夏、赭石。

妇宝胜金丹

【来源】《中国医学大辞典》。

【组成】人参 全当归 白芍药 赤芍药 川芎白芷各三两 熟地黄九两 茯苓 桂心 牛膝牡丹皮 藁本各五两 血珀 朱砂（飞）各一两白薇八两 赤石脂 白石脂 乳香 没药各二两粉草一两五钱 香附（制）二斤

【用法】先将赤、白石脂醋浸三日，炭火上煅七次，再淬，醋干为度，研细；次将各药用好黄酒浸，春五、夏三、秋七、冬十二日，晒干为末，与石脂和匀，炼蜜为丸，每重三钱，辰砂、金箔为衣。每服一丸。经水不调，或多或少，或前或后，或经前腹痛，或经后淋漓，一切赤白带下，血瘕血痕，妊娠呕恶冲逆，腹痛腰痠，胎气不安，

饮食少进，砂仁壳汤化下；妊娠带下见红，似欲小产，人参汤化下；妊娠临月阵痛，腰疲下坠，乳香米汤化下；产后偏身发热，不省人事，陈黑鱼头煎汤化下；产后风寒发热，桔梗汤化下；产后停食发热，枳壳、蒺藜煎汤化下；产后儿枕骨痛，山楂肉（炒焦）三钱煎汤化下；产后血晕，血崩，头热心烦，有汗者，人参煎汤，加童便少许化下；产后恶露不尽，腰痛发热，红花汤化下。

【功用】《全国中药成药处方集》（沈阳方）：调经活血，止带除浊。

【主治】胎前产后一切杂证。经水不调，或经前腹痛，或经后淋漓，或赤白带下，或血瘕血瘕；妊娠呕恶冲逆，腹痛腰疲，胎气不安，饮食少进，或带下见红，似欲小产，或临月阵痛，腰疲下坠；产后偏身发热，不省人事，或风寒发热，或停食发热，或儿枕骨痛，或血晕，血崩，头热心烦，有汗，或恶露不尽，腰痛发热。

【宜忌】《全国中药成药处方集》（沈阳方）：孕妇忌服。

加味二陈汤

【来源】《中医妇科治疗学》。

【组成】陈皮二钱　法夏一钱半　茯苓三钱　甘草五分　茅术一钱　枳壳二钱　生姜一片

【用法】水煎服。

【功用】燥湿化痰，兼能止呕。

【主治】妊娠恶阻属于痰湿者。症见胸脘胀闷，不欲食，食则呕吐涎沫，恶油腻，舌质淡，脉濡而滑。

【加减】气虚及曾经有过流产的，去枳壳，加续断三钱，泡参三钱，蕲艾三钱，砂仁一钱。

加减半夏茯苓汤

【来源】《中医妇科治疗学》。

【组成】法夏二钱　云苓三钱　广皮二钱　砂仁五分　朴花二钱　木香一钱半　炒艾二钱

【用法】水煎，温服。

【功用】顺气降逆。

【主治】妊娠胎气上逆，遂致恶阻，呕吐清水或酸水，头胀眩晕，心胸愦闷，起坐不安，时嗳气，饮食不进，怠惰蹲卧，口淡，舌苔白腻，脉濡或缓。

芩连半夏竹茹汤

【来源】《中医妇科治疗学》。

【组成】黄芩二钱　黄连一钱　法夏二钱　竹茹三钱　胆草一钱　枳壳二钱　旋覆花一钱半

【用法】水煎，温服。

【主治】恶阻，痰滞偏热，口干而苦，烦热愦闷，夜寐不安，大便干燥，小溲黄赤，舌苔黄腻，脉象滑数。

【加减】气滞胸胀，时欲嗳气，加木香二钱。

温肾降逆汤

【来源】《中医妇科治疗学》。

【组成】杜仲四钱　续断　菟丝子各三钱　桑寄生五钱　炒蕲艾三钱　广皮二钱　砂仁一钱　法夏二钱

【用法】水煎服。

【功用】温肾纳气，降逆和胃。

【主治】妇女肾虚，妊娠中期，腰胀无力，精神疲乏，饮食减少，食后即呕，小便频数量多，舌淡口和，苔薄白，脉寸滑尺缓。

健脾资生丸

【来源】《全国中药成药处方集》（杭州方）。

【组成】潞党参三两　炒白扁豆一两五钱　豆蔻仁八钱　川黄连（姜汁炒）四钱　炒冬术三两　莲子肉　六神曲　白茯苓　广橘红各二两　山楂肉（蒸）　炙甘草　芡实各一两五钱　广藿香一两　炒麦芽　怀山药各二两　春砂仁一两五钱　桔梗一两　炒薏仁米一两五钱

【用法】上为细末，炼蜜为丸，或水为丸。每服二至三钱，米饮汤或开水送下；妇人淡姜汤送下。

【功用】健脾开胃，消食止泻，调和脏腑，滋养营卫。

【主治】胃脾虚弱，食不运化，胸脘饱满，面黄肌瘦，大便溏泄，以及妇人妊娠呕吐，小儿疳积，神疲便溏。

止吐汤

【来源】《沈绍九医话》。

【组成】胡椒菜一两

【用法】加水和米劳糟煎服。

【主治】孕妇恶阻呕吐。

【方论】胡椒菜，成都郊外普产，嫩者可作菜吃，有胡椒香气，本品性微温，治妊娠头晕呕吐。成都草药医生经常使用。

安胃饮

【来源】《刘奉五妇科经验》。

【组成】藿香三钱　苏梗二钱　川厚朴二钱　砂仁二钱　竹茹三钱　半夏三钱　陈皮三钱　茯苓三钱　生姜汁二十滴（兑服）

【功用】和胃降逆止呕。

【主治】胃虚气失和降所引起的妊娠恶阻。

抑肝和胃饮

【来源】《南京中医学院学报》（1987，2：21）。

【组成】苏叶　黄连　竹茹　半夏　陈皮

【用法】1日1剂，浓煎，小量频服。

【主治】重症恶阻。

【验案】重症恶阻《南京中医学院学报》（1987，2：21）：治疗重症恶阻41例，21～24岁2例，25～30岁34例，31～36岁3例，36岁以上者2例，均为尿醋酮试验阳性病人。结果：41例均获满意疗效，多数病人服3剂后，呕吐减轻，进食渐增而尿醋酮试验随之转为阴性，连续2次尿试验阴性，呕吐消失而痊愈出院。

健脾和胃饮

【来源】《首批国家级名老中医效验秘方精选》。

【组成】党参12克　白术9克　淡竹茹9克　炙枇杷叶9克　砂仁3克　苏便2.4克　陈皮3克　法半夏9克　茯苓9克　煅石决明30克

【用法】水煎服。

【功用】健脾和胃，清金平肝。

【主治】妊娠恶阻。

【验案】汪某，26岁。妊娠50余天，呕吐少食脘部作胀，神倦便溏，脉细滑，苔薄白、舌质淡红，边有齿印。服健脾和胃饮三剂及配内关埋针一天，腹部舒适、呕减思食。再宗前方，续服两剂，呕吐止、纳谷香。

嗣育保胎丸

【来源】《部颁标准》。

【组成】黄芪40g　党参40g　茯苓40g　白术（麸炒）40g　甘草5g　当归40g　川芎30g　白芍40g　熟地黄40g　阿胶20g　桑寄生30g　菟丝子40g　艾叶（炭）40g　荆芥穗10g　厚朴（姜炙）10g　枳壳（去瓤麸炒）30g　川贝母20g　羌活5g　鹿茸粉3g

【用法】制成大蜜丸，每丸重6g，密封。口服，每次2丸，1日2～3次。

【功用】补气养血，安胎保产。

【主治】孕妇气血不足，恶心呕吐，腰酸腹痛，足膝浮肿，胎动不安，屡经流产。

二、妊娠腰痛

妊娠腰痛，是指妊娠期间出现以腰部疼痛为主要病情者。《诸病源候论》："肾主腰脚，因劳损伤动，其经虚则风冷乘之，故腰痛"，《医略六书》："妊娠血虚不能滋荣其胎。盖胎系于肾，而腰为肾府，故腰痛不止焉"。孕育胎儿，肾为关键，而又必须耐以血气之充盈，肾虚血少，均可能出现孕妇腰痛。至于因虚而为外邪所侵，也为病情之一端，诚如《杨氏家藏方》所言"冲任脉虚，血海虚弱，寒湿邪气客搏胞络，妊娠腰痛"。《女科经纶》对妊娠腰痛论述更为明晰："腰者肾之府，足少阴之所留注。妊娠腰痛，多属劳力。盖胞系于肾，劳力任重，致伤胞系，则腰必痛，甚则胞系欲脱，多致小产。宜安胎为主，胎安而痛自愈。若素享安逸而腰痛，必房事不节，致伤胞系也。若脉缓，遇天阴，或久坐而痛者，湿热也。腰重如带物而冷者，寒湿也。脉大而痛不已者，肾虚也。脉涩而日轻夜重者，气血凝滞也。脉浮者，为风邪所乘。脉实者，闪挫也。若临月腰痛，胞欲脱肾，将产之候也。"除腰痛主症外，还当关注兼症，如果腰痛兼有下血者，是谓胎漏，须谨防堕胎。又有一种妊娠腰痛，主要表现是右腰及右下腹部疼痛，并向右大腿放射，同时伴有尿频、尿急等尿路感染症状，和尿路结石症状相似，实际是卵巢静脉综合征，病情危急，应及早去医院诊治，切忌自己擅自服用消炎或止痛药，以免贻误病情。虽然引起妊娠腰痛成因多种，但妊娠腰痛也为一般妊娠晚期所常见，如果仅见腰部微微酸痛而无别样见证者，可不预用药。有研究资料提示，女性妊娠晚期，在站立姿势下，孕妇的背部肌肉承受着相当于未妊娠女性体重 2～4 倍的负担。肌肉超强的强直收缩常使孕妇感到腰痛，特别是那些平时缺少锻炼，肌肉薄弱的女性。

芎归阿胶汤

【来源】 方出《外台秘要》卷三十三引《集验方》，名见《胎产救急方》引《养生必用》（见《医方类聚》卷二二四）。

【组成】 芎藭　阿胶（炙）　当归　青竹茹各三两

【用法】 上切。以水一斗半，煮银二斤，取六升，去银，纳药煎，取二升半，分三服，日二次夜一次。不愈，更作一剂。

【主治】 妊娠动胎去血，腰腹痛。

五加皮散

【来源】《太平圣惠方》卷七十五。

【组成】 五加皮二两　杜仲四两（去粗皮，炙微黄，锉）　萆薢二两（锉）　狗脊二两（去毛）　阿胶二两（捣碎，炒令黄燥）　防风二两（去芦头）　芎藭三两　细辛一两　杏仁二两（汤浸，去皮尖双仁，麸炒微黄）

【用法】 上为散。每服四钱，以水一中盏，加生姜半分，煎至六分，去滓，不拘时候温服。

【主治】 妊娠腰疼痛，或连月不已。

当归散

【来源】《太平圣惠方》卷七十五。

【别名】 当归饮子（原书卷七十六）。

【组成】 当归一两（锉，微炒）　阿胶一两（捣碎，炒令黄燥）　甘草一两（炙微赤，锉）

【用法】 上为散。每服四钱，以水一中盏，加葱白七寸，煎至六分，去滓温服，不拘时候。

【主治】 妊娠腰痛。

续断丸

【来源】《太平圣惠方》卷七十五。

【别名】 五加皮丸（《云岐子保命集》卷下）。

【组成】 续断一两　杜仲一两（去粗皮，炙微黄，锉）　芎藭半两　独活半两　狗脊三分　五加皮三分　萆薢三分（锉）　赤芍药二分　薯蓣三分　诃黎勒皮三分

【用法】 上为末，炼蜜为丸，如梧桐子大。每服三十丸，以温酒送下，不拘时候。

【主治】 妊娠二三个月，腰痛不可忍。

肾着汤

【来源】《三因极一病证方论》卷十七。

【组成】 茯苓　白术各四两　干姜（炮）　甘草各二两（炙）　杏仁（去皮尖，炒）三两

【用法】 上锉散。每服四钱，水一盏半，煎至七分，去滓，食前温服。

【主治】 妊娠腰脚肿痛。

杜仲丸

【来源】《杨氏家藏方》卷十六。

【组成】 五加皮　萆薢　山茱萸各三两　杜仲四两（炒去丝）　阿胶（蛤粉炒成珠子）　金毛狗脊（炙去毛）　防风（去芦头）　川芎　细辛　鹿角屑各二两　当归（洗，焙）　生干地黄各一两

【用法】 上为细末，蜜糊为丸，如梧桐子大。每服三十丸，空心、食前温酒送下，或煎艾汤送下。

【主治】 冲任脉虚，血海虚弱，寒湿邪气客搏胞络，妊娠腰痛，小腹牵连，行步力弱，难于俯仰，

小便白浊，昼夜频行。

当归散

【来源】《妇人大全良方》卷十二。
【组成】当归三两　阿胶　甘草各二两　葱白一升
【用法】上细锉。以水七升，煮取三升，去滓，分五次温服。
【主治】妊娠气壅攻腰，痛不可忍，兼治腹痛。

通气散

【来源】《妇人大全良方》卷十二。
【组成】破故纸不拘多少（瓦上炒令香熟）
【用法】上为末。空心先嚼胡桃肉半个，再服药二钱，温酒调下。
【主治】
　　1.《妇人大全良方》：妊娠腰痛，状不可忍。
　　2.《景岳全书》：妇人肾虚腰痛。

保胎丸

【来源】《医学集成》卷三。
【组成】杜仲八两　熟地　山药各六两　续断（盐炒）四两　当归（酒炒）二两
【主治】妊娠腰痛。

加味青娥丸

【来源】《陈素庵妇科补解》卷三。
【组成】杜仲　破故纸　胡桃肉　川断　当归　白芍　山药　远志肉　益智仁　莲子
【主治】妊娠腰痛，肝肾亏虚者。
【方论】是方补骨、桃肉木火相生，此郑相国所进青娥丸方也，引以杜、远则入肾，而当归之苦温以补血，白芍之酸收以敛阴，续断可以联经络，益智可以缩水，再加莲子、山药之平涩以入心交肾，则痛止而胎安。

加减通气散

【来源】《古今医鉴》卷十二。

【组成】当归身　葱白　阿胶　茴香　破故纸　杜仲　甘草　陈皮　川续断　山药　川芎　萆薢　独活　香附　橘核　白芍
【用法】上锉。水煎，空心服。
【主治】妊娠腰腹皆痛者。
【加减】如小腹痛，加艾、木香、乌药、紫苏，去橘核、山药、茴香、续断、萆薢、独活、破故纸。

五加皮丸

【来源】《证治准绳·女科》卷四。
【组成】续断（炒）　杜仲各二两半　芎藭　独活各三两　五加皮　狗脊　萆薢　芍药　诃子肉各四两
【用法】上为细末，炼蜜为丸，如梧桐子大。每服四十丸，空心酒送下，一日三次。
【主治】妊娠腰痛不可忍，或连胯痛。

茯苓汤

【来源】《妙一斋医学正印种子篇》。
【组成】茯苓　阿胶　吴茱萸　麦冬　人参　芍药　白术各一钱　甘草五分　生姜三片
【用法】上锉。每用水二钟，煎一钟，入胶再煎二沸，看胶烊，放温，空心服，滓再煎，饥时服。
【主治】妊娠卒惊与举重腰痛，腹满与胞急，卒有所下。

济生饮

【来源】《丹台玉案》卷五。
【组成】牛膝　枳壳　香附　粉草　川芎各一钱　当归三钱　大腹皮　紫苏各一钱五分
【用法】水煎，即刻热服。
【主治】将产试月，弄胎试水腰痛。

青娥丸

【来源】《傅青主女科》卷下。
【组成】胡桃十二个　破故纸八两（酒浸，炒）杜仲一斤（姜汁炒，去丝）
【用法】上为细末，炼蜜为丸。每服六十丸，淡醋汤送下。

【主治】

    1.《傅青主女科》：产后腰痛。

    2.《竹林女科》：妊娠腰痛。

紫　酒

【来源】《达生篇》卷中。

【别名】腰痛饮（《仙拈集》卷三）。

【组成】黑料豆二合（炒焦熟）　白酒一大碗

【用法】上药合煎至七分，空心服。

【主治】孕娠腰痛如折。

千斤保命丸

【来源】《灵验良方汇编》卷三。

【组成】杜仲四两（同糯米炒断丝，米不用）　川续断（酒浸）二两

【用法】上为末，山药糊为丸，如梧桐子大。每服八九十丸，空心米饮送下。

【主治】孕妇腰背痛，堕胎。

【宜忌】忌酒、醋、恼怒。

葱白定痛汤

【来源】《医略六书》卷二十八。

【组成】当归三钱　阿胶三钱（酒化）　炙草五分葱白三枚

【用法】水煎，去滓，温服。

【主治】孕妇腰痛，脉浮者。

【方论】妊娠血虚不能滋荣其胎。盖胎系于肾，而腰为肾府，故腰痛不止焉。当归养血以荣经脉，阿胶补阴以益肾府，炙草缓中州和胃，葱白通阳气，安胎也。水煎，温服，俾血荣经润，则腰自得强而胎亦受其荫，何腰痛之不已者，胎孕无不自安矣。

加味胶艾四物汤

【来源】《医宗金鉴》卷四十六。

【组成】当归　熟地　阿胶　白芍各二钱　杜仲一钱五分　川芎　蕲艾各八分

【用法】加葱白三寸，大豆淋酒煎服。

【主治】妊娠腰腹痛。

固真饮

【来源】《叶氏女科证治》卷二。

【组成】白术（蜜炙）　条芩　续断（盐水炒）白莲须　芡实　广陈皮　杜仲（盐水炒断丝）　山药各一钱半　麦冬（去心）二钱　白建莲（不去心，杵）五粒

【用法】天泉水或井华水煎服。

【主治】妊娠四月，内热体倦，腰腿酸痛，白带淋漓，小便频数，不思饮食。

猪肾丸

【来源】《叶氏女科证治》卷二。

【组成】猪腰子一对（劈开两片，去油膜，纳姜制杜仲于内，合住，线扎，隔水蒸熟，焙干）　青盐二钱

【用法】上为末，炼蜜为丸。空心淡盐汤送下。

    《女科秘要》：空心酒服三四十丸。

【主治】

    1.《叶氏女科证治》：妊娠血虚，肾亏腰痛。

    2.《竹林女科》：胎动腰痛。

加味安胎饮

【来源】《仙拈集》卷三。

【组成】人参　白术　当归　香附　条芩　紫苏各一钱　陈皮　砂仁　川芎　白芍各七分　甘草五分

【用法】水煎，空心服。

【主治】妊娠五六个月，胎气不安，腰腹疼痛。

加减六味丸

【来源】《会约医镜》卷十四。

【组成】熟地三五钱　山药二钱　茯苓一钱　枣皮一钱半　杜仲（盐水炒）二钱　枸杞二钱　五味三分

【用法】空心服。

【主治】妊妇肾虚腰痛，或入房不节，致伤胞系而

痛，脉大而空，两尺更甚。

杜仲散

【来源】《产科发蒙》卷二。
【组成】杜仲四钱 阿胶（炙） 防风 狗脊 川芎 芍药 细辛 五加皮 萆薢各三钱 杏仁（炒）一钱
【用法】每服五钱，以水二合，煎取一合，去滓温服。
【主治】妊娠腰疼，痛不可忍，或连胯痛。

艾附四神丸

【来源】《中医妇科治疗学》。
【组成】破故纸二钱 五味子一钱半 肉豆蔻（面炮）一钱 吴茱萸七分炒 陈艾 厚附片各二钱
【用法】水煎，食远服。
【功用】温中暖脏。
【主治】妊娠虚寒，腰腹疼痛，精神不振，憎寒喜热，少腹冷，小便清长，食少，舌淡苔白，脉沉迟。
【加减】如胸脘不舒，去五味，加广皮。

三、妊娠腹痛

妊娠腹痛，亦称妊娠腹中痛、胞阻、子痛，是指妊娠期间，出现以小腹疼痛为主的病情。《金匮要略》："妇人有漏下者，有半产后因续下血都不绝者，有妊娠下血者，假令妊娠腹中痛，为胞阻"，文中腹中痛为病症，胞阻实为病机，但先见下血者，又当为后世所说胎漏。如《金匮要略心典》："胞阻者，胞脉阻滞，血少而气不行故也"，即明确指出胞阻为胞脉阻滞。而《医宗金鉴·妇科心法要诀》："孕妇腹痛，名为胞阻"则明确妊娠腹痛即名为胞阻。

本病成因多为阳虚寒凝，血虚胞脉失养，气郁胞脉，气血运行失畅所致。阳虚寒凝者，小腹冷痛，得热痛减，或有畏寒肢冷者，治宜温经散寒；血虚者，兼见头晕目眩，小腹绵绵作痛，喜按，治宜养血止痛安胎；气郁者，兼见脘腹胀满，烦躁易怒，治宜舒肝解郁。

附子汤

【来源】《伤寒论》。
【组成】附子二枚（炮，去皮，破八片） 茯苓三两 人参二两 白术四两 芍药三两
【用法】上以水八升，煮取三升，去滓，温服一升，一日三次。服药前先灸之。
【功用】
　1.《注解伤寒论》：温经散寒。

　2.《方剂学》：温肾助阳，祛寒化湿。
【主治】
　1.《伤寒论》：少阴病，得之一二日，口中和，其背恶寒者；少阴病，身体痛，手足寒，骨节痛，脉沉者。
　2.《金匮要略》：妇人怀娠六七月，脉弦发热，其胎愈胀，腹痛恶寒者，少腹如扇，所以然者，子脏开故也。

当归芍药散

【来源】《金匮要略》卷下。
【别名】当归芍药汤（《济生方》卷九）、当归茯苓散（《普济方》卷三三九）。
【组成】当归三两 芍药一斤 茯苓四两 白术四两 泽泻半斤 芎䓖半斤（一作三两）
【用法】上为散。每服方寸匕，酒和服，一日三次。
　本方改为丸剂，名"六气经纬丸"（《元和纪用经》）；改为片剂，名"当归芍药片"（《重庆市中药成方制剂标准》）
【功用】《金匮要略方论》：养血调肝，健脾利湿。
【主治】
　1.《金匮要略》：妇人怀妊，腹中绞痛；妇人腹中诸疾痛。
　2.《三因极一病证方论》：产后血晕，内虚气乏，崩中，久痢。

623

3.《金匮要略今释》引汤本氏：眩冒心悸，或心下悸，肉𣊓筋惕。

【方论】

1.《金匮玉函经二注》：此与胞阻痛不同，因脾土为木邪所克，谷气不举，浊淫下流，以塞搏阴血而痛也。用芍药多他药数倍以泻肝木、利阴塞，以与芎、归补血止痛，又佐茯苓渗湿以降于小便也。白术益脾燥湿，茯、泽行其所积，从小便出。盖内伤六淫，皆能伤胎成痛，不但湿而已也。

2.《金匮要略论注》：疞痛者，绵绵而痛，不若寒疝之绞痛，血气之刺痛也。正气乃不足，使阴得乘阳，而水气胜土，脾郁不伸，郁而求伸，土气不调，则痛绵绵矣。故以归、芍养血，苓、术扶脾，泽泻泻其余之蓄水，芎䓖畅其欲遂之血气。不用黄芩，疞痛因虚，则稍挟寒也。然不用热药，原非大寒，正气充则微寒自去耳。

3.《金匮要略方论本义》：妇人妊娠，腹中疞痛，血气虚阻，如上条所言而证初见者也，主以当归芍药散。归、芍以生血，芎䓖以行血，茯苓、泽泻渗湿利便，白术固中补气。方与胶艾汤同义。以酒和代干姜，无非温经补气，使行阻滞之血。血流通而痛不作，胎斯安矣。

4.《金匮要略心典》：按《说文》疞音绞，腹中急也，乃血不足而水反侵之也。血不足而水侵，则胎失其所养，而反得其所害矣，腹中能无疞痛乎？芎、归、芍药益血之虚，苓、术、泽泻除水之气。

5.《金匮方歌括》：妇人腹中诸疾痛者，不外气郁血滞带下等症。用当归芍药散者，以肝为血海，遂其性而畅达之也。方中归、䓖入肝解郁以伸木，芍、泽散瘀而行水，苓术培土养木。妙在作散以散之，酒服以调之，协诸药通气血、调荣卫，以顺其曲直之性，使气血和，郁滞散，何患乎诸疾痛不除？

6.《岳美中医案集》：此方之证，腹中挛急而痛，或上迫心下及胸，或小便有不利，痛时或不能俯仰。腹诊：脐旁拘挛疼痛，有的推右则移于左，推左则移于右，腹中如有物而非块，属血与水停滞。方中芎、归、芍药和血舒肝，益血之虚；苓、术、泽泻运脾胜湿，除水之气。方中多用芍药，芍药专主拘挛，取其缓解腹中急痛。合用之，

既疏瘀滞之血，又散郁蓄之水。服后小便或如血色，大便或有下水者，系药中病，是佳兆，应坚持多服之。

7.《金匮要略方义》：本方所治之妊娠腹痛，亦属胞阻之类，但与胶艾汤之血虚失血不尽相同。本方证乃妊娠后脾气虚弱，肝气不调，肝脾不和所致。肝虚血滞，气机不调，故腹中拘急，绵绵作痛。脾虚湿盛，健运失常，故多见小便不利，足跗浮肿，治宜养血调肝，健脾利湿。方中重用芍药以调肝缓急止痛，配伍当归、川芎以养血调肝，并能疏利气机。白术健脾化湿，配合茯苓、泽泻，又能渗湿泄浊。对于肝脾不和之证，白芍与白术相配，可以两调肝脾。如此配合，则肝血得补，脾气健运，湿浊下渗，气血调和，腹痛可愈。本方利水之功较著，故见症当有下肢浮肿，小便不利等。临床亦可用于子肿，以及肝脾不和、血虚湿胜诸证，故《妇人杂病篇》曰：妇人腹中诸疾痛，当归芍药散主之。

【实验】

1.对小鼠的镇痛、镇静、补血作用和对大鼠离体子宫的影响 《中成药研究》（1991，12：28）：研究表明：本方对小鼠有镇痛、镇静、补血作用；能缩短大鼠凝血酶原时间。以最大浓度，最大体积灌胃测不出LD50，提示该方有相当高的安全性。

2.对内分泌系统的作用 《中成药研究》（1993，11：30）：实验以大鼠为观察对象，采用灌胃法给药，分别观察了该方对排卵及中枢的作用以及对老年性痴呆的中枢性作用。结果表明：应用本方诱发排卵的有效率达61.5%，其作用机制主要在下丘脑，促进黄体生成素释放激素的分泌释放，显著改善抗胆碱药物所致的大鼠空间辨别障碍，同时能促使与空间辨别记忆有关的大脑皮层海马内胆碱能与肾上腺素能神经功能的低下恢复至正常水平，其作用与已知的脑功能改善剂二苯美仑非常类似。

3.对摘除卵巢小鼠的免疫功能及神经传递物质的作用 《日本东洋医学杂志》（1994，5：155）：小鼠实验结果表明，本方对摘除卵巢后神经系统、体液免疫系统异常的恢复有效。

4.对谷氨酸盐诱导的培养小鼠颗粒细胞神经损害的保护作用 《和汉医药学杂志》（1995，2：

93）：在体和离体实验的临床前研究表明，该方可改善学习和记忆功能，并对谷氨酸盐（Glu）引起的神经死亡有保护作用。然而该方对中枢神经功能障碍的保护作用还不清楚。因此，探讨该药的作用机制对中药治疗神经系统疾病有重要意义。

5. 药效 《中成药》（1996，10：42）：周氏等对当归芍药散的组方从组成、剂量、功能、主治方面进行了研究分析。药理药效研究结果表明：该方有安胎、改进血液流变学、改善微循环的作用；并能影响大脑系统、内分泌系统、免疫系统的功能。

6、抗老年痴呆作用 《中国药科大学学报》（2005，4：346）：研究发现，本方对含药脑脊液中受 β－淀粉样蛋白（Aβ25－35）诱导的 PC12 细胞损伤具有保护作用，这种作用可能是通过提高细胞内过氧化氢酶（CAT）活性来实现的，可能是本方防治老年痴呆的作用机制之一。《中华中医药学刊》（2008，10：2199）：采用脑缺血再灌注的方法复制血管性痴呆小鼠模型，术后灌饲当归芍药散混悬液，结果发现给药动物脑海马 SOD 活性明显升高，MDA 含量明显降，（$P < 0.01$），并优于对照药物（$P < 0.05$），说明本方通过调节脑海马自由基代谢，可改善血管性痴呆小鼠学习与记忆能力。

7. 调血脂作用 《成都中医药大学学报》（2008，2：24）：采用摘除雌性大鼠双侧卵巢的方法复制血脂异常模型，用当归芍药散汤剂给药，观察其血脂含量变化。结果发现，本方能明显降低血清总胆固醇、低密度脂蛋白胆固醇、载脂蛋白含量（$P < 0.01$），显著升高高密度脂蛋白胆固醇、载脂蛋白含量（$P < 0.01$，$P < 0.05$），能使血清超氧化物歧化酶活力明显升高（$P < 0.01$），丙二醛含量显著降低（$P < 0.01$），肝脏 TC、甘油三酯（TG）明显降低（$P < 0.01$）。

【验案】
1. 纠正胎位 《新医药通讯》（1972，5：49）：用当归芍药散纠正妊娠七个月以上胎位不正者 100 例，复查 87 例，胎位转正者 78 例，未转正者 9 例。对 63 例（其余尚未分娩）追踪观察结果，分娩时头位 56 例，足位 3 例，臀位 2 例，横位 2 例。说明对妊娠七个月以上胎位异常者，本方能促进胎位转为正常。但在分娩时，发现少数产妇又转为异常胎位，提示胎位还会反复变动。

2. 经后腹痛 《新医学杂志》（1979，3：45）：郑某，女，30 岁。患经后腹痛已半年，近月加剧，前来诊治。体矮小、羸弱，年幼多疾，初潮后月经不调，经期尚准，经后下腹拘急胀痛，时痛时止，时喜按，时按之反剧。舌苔薄腻，脉小弦。此肝肾不足，气滞湿阻之腹痛。治以当归芍药散合枳实芍药散加味。组成：茯苓、全当归各 12g，白芍、白术、川芎各 9g，枳实 6g，菟丝子、丹参各 18g，川断、桑寄生各 15g。服 5 剂后，腹痛已除，腰酸已愈，精神亦振，并嘱下次月经后再服此方。隔 2 个月后随访，经后下腹已无痛感。

3. 对内因性巨噬细胞集落刺激因子的影响 《日本东洋医学杂志》（1993，5：46）：以门诊黄体机能不全的病人为对象，投与本方提取剂 7.5g/d，共服用 1 个月。于投与前、投与后以三抗体 ELISA 法测定血中巨噬细胞集落刺激因子（M－CSF）。结果投与前后的 M－CSF 血中浓度有显著差异（$P < 0.01$）。并且 E_2 与 P_4 上升，基础体温的高温相延长，体温升高。故认为本方可以增加细胞因子之一的 M－CSF，而黄体机能改善与 M－CSF 有关。

4. 高催乳素血症 《日本东洋医学杂志》（1993，5：62）：以 127 例高催乳素血症性、376 例正常催乳素血症性卵巢机能不全不孕症病人为观察对象，对高催乳素组投与本方 7.5g/d，1 个月后，催乳素明显降低（降低率为 24.6%），而正常值组用药后无明显变化。投与后随着催乳素的降低，雌二醇、黄体酮明显增加，卵巢机能得到改善。投与加味逍遥散后，高催乳素组的催乳素虽有降低倾向（降低率为 21.7%），但不明显。相反，投与桂枝茯苓丸后，高催乳素组未见明显变化，但正常值组的催乳素明显增加。结果表明，本方对高催乳素血症性卵巢机能不全症有改善作用；高催乳素血症分为虚寒证与实热证，其治疗各异，对于后者的治疗不能降低催乳素。

5. 经前期综合征 《日本东洋医学杂志》（1994，5：110）：对 15 例经前期综合征病人进行基础体温测定，对其中 5 例在高体温期给予柴胡加龙骨牡蛎汤作为对照组，其余 10 例，经病人本人同意，在低体温期给予本方，高体温期给予柴胡加龙骨牡蛎汤（并用组）。共进行了 3 个疗程的治疗，比较研究了两组病人临床症状的改善情况，以及卵巢激素值的变化。结果：对照组 1 例症状消失，3 例改善；并用组 7 例症状消失，3 例改善。卵巢激素值并用组与对照组用药前后都没有明显的变化。结果表明，根据基础体温的变化，应用本方和柴胡加龙骨牡蛎汤治疗经前期综合征可取得良好的效果。

6. 缺铁性贫血 《日本东洋医学杂志》（1995，5：184）：对当归芍药散治疗贫血的有效性进行了流行病学研究。研究对象为因缺铁性贫血而使用当归芍药散的女性病人 118 例。对服药时间、并用药，以及红细胞数、血红蛋白值、红细胞压积值、效果出现所需的时间和副作用等疗效评价指标进行回顾性调查。结果：除 6 例并用铁剂外，对 112 例病人（年龄 18～68 岁，平均 37.9 岁）进行效果判定，经血液检查，101 例（90.2%）为有效，有效的服药时间为 7～68 天（平均 39.3 天）。用当归芍药散治疗期间，未并用其他药物者最多，为 61 例（54.5%），并用消化系统药物者 24 例（21.4%），并用安眠药者 16 例（14.3%），并用外用药者 7 例（6.2%），并用其他药物者 4 例（3.6%）。治疗期间没有出现副作用。此次流行病学研究结果提示，当归芍药散对贫血有效。缺铁性贫血病人服用该方 39 天时，有效率达 90%。

7. 不孕症 《日本东洋医学杂志》（1995，5：175）：以因要求生育而就诊，并除外 II 度闭经、卵巢性闭经、无精子症的 57 例病人为对象，经不孕检查后，首选当归芍药散（6.0g/d）治疗，观察有无妊娠及转归。原则上以 3 个月经周期为一疗程，如仍未妊娠则考虑其他疗法。必要者进行人工授精。同时，以 68 例将枸橼酸氯底酚胺作为首选药者为对照组。结果：给予当归芍药散的 57 例病人中，28 例（49.1%）妊娠。从服药至确定妊娠的时间为 1～4 个月，平均为 1.7 个月，对 2 例施行了人工授精。给予枸橼酸氯底酚胺的 68 例病人中，26 例（38.2%）妊娠，从服药至确定妊娠的时间为 1～6 个月，平均为 2.7 个月。当归芍药散组中 2 例（7.1%）流产，而对照组中 5 例（19.2%）流产、1 例宫外孕。对单独给予当归芍药散而未妊娠的 19 例病人施行当归芍药散与枸橼酸氯底酚胺并用疗法，其中 6 例（31.6%）妊娠。由此认为，当归芍药散可以提高妊娠率，降低流产率，作为不孕症治疗的首选药有效。

8. 心绞痛 《浙江中医杂志》（1995，12：542）：用本方加味治疗心绞痛 95 例。药用当归、赤芍、茯苓、白术、泽泻、川芎、太子参、丹参、水蛭，气虚甚者加人参；痰浊重者加白芥子、胆星、瓜蒌；血瘀重者加重川芎、水蛭用量。结果：显效 27 例，有效 52 例，好转 11 例。总有效率为 94.74%。

9. 慢性盆腔炎 《山东中医药大学学报》（1996，2：118）：用本方加味治疗慢性盆腔炎 160 例，药用：当归、川芎、茯苓、白术、白芍、泽泻、白花蛇舌草、红藤、薏苡仁。湿热瘀结者加生地、丹皮；气滞血瘀者加桃仁、丹参、三棱、莪术；寒凝胞宫者加小茴香、肉桂。每日 1 剂，水煎服。结果：治愈 99 例，显效 42 例，有效 15 例，总有效率 97.50%。

10. 泌尿系结石 《中国中西医结合杂志》（1997，7：407）：用本方加味治疗泌尿系结石 52 例。药用：金钱草、鸡内金、穿破石、白芍、当归、琥珀、泽泻、白术、茯苓、滑石、木通，疼痛明显加田七；气虚加黄芪、党参；湿热甚加金银花、山栀；排尿困难加路路通、石苇。另设对照组 25 例，药用石淋通片。结果：治疗组治愈 30 例，有效 7 例，总有效率 71.2%。对照组治愈 5 例，有效 5 例，总有效率 40.0%。并发现治疗组止痛效果也明显优于对照组。

11. 脑血管性痴呆 《陕西中医》（1998，1：15）：用本方加味治疗脑血管性痴呆 35 例。肝肾阴虚者配杞菊地黄汤；脾肾阳虚者配真武汤；痰浊阻窍者配半夏白术天麻汤；气滞血瘀者配通窍活血汤；心肝火盛者配龙胆泻肝汤。结果：痊愈 5 例，显效 5 例，有效 12 例。

12. 慢性单纯性鼻炎 《实用中西医结合杂志》（1998，2：136）：用本方加黄芩、薄荷、辛夷、蝉蜕治疗慢性单纯性鼻炎 100 例。鼻黏膜肿胀甚者加乌梅、五味子；鼻腔干燥刺痛加芦根、天花粉、石斛、杭菊花、天冬、知母。5 天为 1 疗程，共用 1～3 个疗程。结果：临床治愈 82 例，好转 16 例，总有效率 98%。

13. 眩晕 《内蒙古中医药》（1998，2：13）：以本方为基本方，瘀象明显者重用川芎，另加丹参、桃仁，痰湿者加陈皮、天麻、石菖蒲，治疗眩晕证 32 例。结果：痊愈 21 例，好转 11 例，其中有 2 例复发。

14. 艾滋病肝功能损害 《中医研究》（2007，8：55）：用本方加郁金、白花蛇舌草煎服，治疗艾滋病 HAART 疗法肝功能损害 48 例，3 个月为 1 疗程，结果：显效 22 例，有效 19 例，无效 7 例，总有效率占 85.42%。治疗后 B 超检查门脉内径和脾脏厚度均有不同程度的缩小，说明当归芍药散加味具有软缩肝脾、改善肝脾形态学的作用。

15. 痛经 《中国民族民间医药》（2008，5：41）：用当归芍药散配合灸法治疗膜样痛经 45 例，治疗三个月经周期，随访半年。结果：痊愈 21 例，显效 15 例，有效 6 例，无效 3 例，总有效率 93.3%。

阿胶汤

【来源】《备急千金要方》卷二引《徐之才逐月养胎方》。

【别名】旋覆花汤（《外台秘要》卷三十三）。

【组成】阿胶四两　旋覆花二合　麦门冬一升　人参一两　吴茱萸七合　生姜六两　当归　芍药　甘草　黄芩各二两

【用法】上锉。以水九升煮药，减半，纳清酒三升并胶，微火煎取三升半。分四次食前服，日三夜一，不愈再服。一方用乌雌鸡一只，割取咽血纳酒中，以水煮鸡，以煎药，减半，纳酒并胶煎，取三升半，分四次服。

【主治】妊娠五月，有热，苦头眩，心乱呕吐；有寒，苦腹满痛，小便数，卒有恐怖，四肢疼痛；寒热，胎动无常处，腹痛闷顿欲仆，卒有所下。

【宜忌】《外台秘要》：忌海藻、菘菜。

【方论】《千金方衍义》：妊娠五月虽属足太阴养胎，然胎息始受火精而能运动，务宜养气以定五脏。设有触动而卒有所下，则宜大固气血以安之。方中诸药皆平调气血之剂，惟旋覆花一味不可不讲，《本经》治结气，《别录》消胸上痰结，甄权开胃止呕逆，仲景治心下痞坚，噫气不除，同葱白、新绛治妇人半产漏下，合诸治推之，则覆花之用可了然矣。大抵妇人经漏胎息之病，元气虽虚，未有不挟风气痰湿瘀积者，观柏子仁丸、五石泽兰丸等方自明。

石榴皮汤

【来源】《医心方》卷二十二引《产经》。

【组成】安石榴皮二两　当归三两　阿胶二两（炙）　熟艾（如鸡子大）二枚

【用法】以水九升，煮取二升，分三次服。

【主治】妊娠暴下不止，腹痛。

安胎当归丸

【来源】《医心方》卷二十二引《产经》。

【组成】干姜一分　当归二分　芎藭二分　胶四分

【用法】上药治下筛，炼蜜为丸，如小豆大。每服五丸，一日三次。

【主治】妊娠腹痛，心胸胀满不调。

吴茱萸酒

【来源】《医心方》卷二十二引《产经》。

【别名】吴茱萸汤（《备急千金要方》卷三）。

【组成】吴茱萸五合

【用法】以酒三升，煮三沸，分三次服。

【主治】

1.《医心方》引《产经》：妊娠恶心，腹暴痛，遂动胎，少腹急。

2.《备急千金要方》：产后虚羸，盗汗，涩涩恶寒，及产后腹中疾痛。

【方论】《千金方衍义》：产后虚羸盗汗，由血气虚冷，浊阴扰乱于中，生阳不能自固，故取专走厥阴温中之吴茱萸；借清酒渍煮，外充腠理，以散在表之阴邪，内温脏腑以固在里之津液。

茯苓汤

【来源】《医心方》卷二十二引《产经》。

【组成】茯苓一两　当归三两　甘草二两（炙）　黄芩一两　术三两　石膏如鸡子一枚　杏仁三十枚　芍药二两　芒消一两

【用法】上切。以水八升，煮取三升，纳芒消，上火令烊之，服一升，当下水或吐，便解。

【主治】妊身卒心腹拘急痛，胀满，气从小腹起上冲，心烦起欲死，是水、饮、食、冷气所为。

葱白当归汤

【来源】《外台秘要》卷三十三引《古今录验》。

【组成】葱白一虎口　当归三两

【用法】上切。以水、酒共五升，煮取二升，分二次服，亦将小便服，相去一炊顷。

【主治】妊娠腹痛，或是冷痛，或是胎动。

芩术芍药汤

【来源】方出《备急千金要方》卷二，名见《张氏医通》卷十五。

【别名】芩术汤（《产孕集》卷上）。

【组成】白术六两　芍药四两　黄芩三两

【用法】上锉。以水六升，煮取三升，分三服，半日令药尽。微下水，令易生，月饮一剂为善。

【主治】妊娠，腹中满痛入心，不得饮食。

卫生汤

【来源】《元和纪用经》。

【组成】当归　余容（白者）各四两　黄耆（陕西者）八两　甘草（炙）一两

【用法】上为末，如米豆大。每服三匕，甘澜泉二升，石器中煮，七上七下，取清汁，分温二服，不拘时候。年老，水、酒各一升煮之。

【功用】祛风补劳，强五脏，益气除烦，养真阳，退邪热，通顺血脉，宣壅破积，止痛缓中，安和神志，润泽容色，止腰痛，散寒邪时疫；常服血脉通畅，不生痈痔，消痰养胃，明目益精；平凉而补火运之岁，以调荣卫。

【主治】

1.《元和纪用经》：孕妇腹中疠痛。冷气心下急满，产后血晕，内虚气乏，崩中久痢。

2.《玉机微义》：带下不止，脉微弱。

阿胶散

【来源】《太平圣惠方》卷七十五。

【别名】七味阿胶散（《景岳全书》卷六十一）。

【组成】阿胶三分（捣碎，炒令黄燥）　白茯苓三分　白术三分　当归一两（锉，微炒）　陈橘皮一两（汤浸去白瓤，焙）　芎䓖三分　甘草一分（炙微赤，锉）

【用法】上为散。每服三钱，以水一中盏，加生姜半分，大枣三枚，煎至六分，去滓稍热服，不拘时候。

【主治】妊娠胎动，腹中疠痛，不思饮食。

知母丸

【来源】《太平圣惠方》卷七十五。

【组成】知母二两

【用法】上为末，炼蜜为丸，如梧桐子大。每服二十丸，以粥饮下，不拘时候。

【主治】

1.《太平圣惠方》：妊娠月未足，似欲产，腹中痛。

2.《女科指掌》：妊娠顿仆。

草豆蔻散

【来源】《太平圣惠方》卷七十五。

【组成】草豆蔻一两（去皮）　当归半两（锉，微炒）　陈橘皮一两（汤浸，去白瓤，焙）　桂心半两　干姜半两（炮裂，锉）　白术一两　熟干地黄一两　木香半两　芎䓖三分

【用法】上为散。每服四钱，以水一中盏，加大枣三个，煎至六分，去滓，稍热服，不拘时候。

【主治】妊娠心腹多痛，吃食减少，四肢不和。

鹿角胶散

【来源】《太平圣惠方》卷七十五。

【组成】鹿角胶半两（捣碎，炒令黄燥）　人参半两（去芦头）　芎䓖一两　当归三分（锉，微炒）　甘草半两（炙微赤，锉）

【用法】上为散。每服四钱，以水一中盏，入葱白七寸，煎至六分，去滓温服，不拘时候。

【主治】妊娠胎动，腹痛闷纵。

槐子丸

【来源】《太平圣惠方》卷七十五。

【组成】槐子一两　蒲黄一分

【用法】上为末，炼蜜为丸，如梧桐子大，每服二十丸，以温酒送下，不拘时候。以痛止为度。

【主治】妊娠月数未至，而似欲产，腹痛者。

赤茯苓散

【来源】《太平圣惠方》卷七十六。

【组成】赤茯苓一两　桑寄生一两　人参半两（去芦头）　蔓荆子一两　防风三分（去芦头）　刺蓟三分

【用法】上为散。每服四钱，以水一中盏，煎至六分，去滓，食前温服。

【主治】妊娠四五月，头重耳鸣，时时腹痛。

败蒲散

【来源】《太平圣惠方》卷七十六。

【组成】败蒲一两　白术一两　诃黎勒一两（煨，用皮）　阿胶二两（捣碎，炒令黄燥）　白芷半两　赤芍药半两　枳壳一两（麸炒微黄，去瓤）　当归一两（锉，微炒）　艾叶半两（微炒）　厚朴一两（去粗皮，涂生姜汁，炙令香熟）

【用法】上为散。每服四钱，以水一大盏，入生姜半分，煎至五分，去滓温服，不拘时候。

【主治】妊娠五六日，忽患腹内疠刺痛，兼有恶血下，日夜不止。

桑寄生饮子

【来源】《太平圣惠方》卷七十六。

【组成】桑寄生三分　木通三分　生干地黄三分　白术三分　诃黎勒皮二分　赤茯苓三分　当归三分（锉微炒）　芎䓖三分

【用法】上细锉，和匀。每服半两，以水一大盏，入葱白七寸，豉五十粒，煎至五分，去滓，温服，不拘时候。

【主治】妊娠五六月，心腹胀满，口干，腹中疠刺疼痛不止。

熟干地黄散

【来源】《太平圣惠方》卷七十七。

【别名】熟地黄散（《普济方》卷三四二）。

【组成】熟干地黄　阿胶（捣碎，炒令黄燥）　艾叶（微炒）　芎䓖　杜仲（去皱皮，炙微黄，锉）　当归（锉，微炒）各一两

【用法】上为粗散。每服四钱，以水一中盏，加大枣三枚，煎至六分，去滓温服。不拘时候。

【主治】妊娠数月以来，举重惊胎，小腹疠痛不可忍。

犀角煮散

【来源】《医方类聚》卷二二七引《川玉集》。

【组成】犀角　豆蔻　干姜各一分　甘草　附子（炮）各一两　木香　橘皮　肉桂各二分　人参　茯苓各三分　诃子五个

【用法】上为散。每服三钱，水二盏，煎至一盏，去滓，入牛黄一字，同服之。

【主治】妊娠小肠风冷气。

胶艾汤

【来源】《普济方》卷三三七引《指南方》。

【别名】胶艾芎归汤（《医学入门》卷八）、胶艾当归散（《妙一斋医学正印种子篇》卷下）。

【组成】阿胶　川芎　甘草（炙）各二两　艾叶　当归各三两

【用法】上为粗末。每服五钱，水二盏，煎至一盏，去滓，温服。

【主治】

1.《普济方》引《指南方》：妊娠胞阻。

2.《东医宝鉴·杂病篇》：胎动下血在八、九月内，及半产后因续下血不绝。

【加减】冷痛，加干姜二两。

当归地黄汤

【来源】《医学正传》卷七引《良方》。

【组成】当归一钱　熟地黄二钱

【用法】上细切。水一盏半，煎至一盏，温服。

【主治】胎痛。

人参养血丸

【来源】《太平惠民和济局方》卷九（续添诸局经验秘方）。

【组成】乌梅肉三两　熟干地黄五两　当归（去苗）二两　人参　川芎　赤芍药　菖蒲（微炒）各一两

【用法】上为细末，炼蜜为丸，如梧桐子大。每服五十丸至百丸，食前用温酒或米汤送下。

【功用】

1.《太平惠民和济局方》（续添诸局经验方）：补冲任，调血脉。

2.《永类钤方》：补冲任，调经候，暖下元，生血气。

【主治】女人禀受怯弱，血气虚损；或妇人怀身，腹中绞痛，口干不食，崩伤眩晕；及产出月，羸瘦不复常者。

【方论】《济阴纲目》汪淇笺注：禀弱者，先天之气弱也。血生于气，气生于下，故用熟地为君，人参佐之，以生下焦之气，使阴气旺而生血也；臣以乌梅，以生液而敛血入肝。夫既生矣，敛矣，而不为流行之，则血凝而不通，故以归、芎为使；其或瘀也，以赤芍破之；其或溃也，以炒蒲黄涩之，庶乎生而不壅，止而不塞，降中有升，温之不热。

加减四物汤

【来源】《类证活人书》卷十九。

【别名】增损四物汤（《类编朱氏集验方》卷十）。

【组成】当归（切，焙）　川芎　熟干地黄　白芍药各一两

【用法】上为粗末。每服四钱，水一盏半，煎至八分，取六分清汁，带热服，每日二三次，以知为度；疾势甚大，散药不知，以四味各半两，细锉，以水四盏，煎至二盏半，去滓，分为四服，热吃，食前服，一日之中令尽，以和为度。平常产乳服至三腊止，如虚弱血脏不调，至一月止。

【主治】妊妇产前腹痛，及月事或多或少，或前或后，胎气不安，产后血块不散，或亡血过多，或恶露不下。

【加减】若妊妇下血，即入艾五七叶，阿胶末一钱匕；同煎，服如前法，如因虚致热，热与血搏，口舌干渴，欲饮水，加栝楼一两，麦门冬三分；腹中刺痛，恶物不下，加当归、芍药各一分；血崩，加地黄、蒲黄各一两；因热生风，加川芎一分，柴胡半两；身热脉躁，头昏项强。加柴胡、黄芩各半两；秘涩，加大黄半两，桃仁一分（炒）；滑泻，加桂、附各一分；发寒热，加干姜、牡丹皮、芍药各一分；呕，加白术、人参各半两；腹胀，加厚朴、枳实各一分；虚烦不得眠，加竹叶、人参各一分；躁，大渴，加知母、石膏各半两；水停心下，微吐逆，加猪苓、茯苓、防己各一分；虚寒状类伤寒，加人参、柴胡、防风各三分。

阿胶散

【来源】《圣济总录》一五四。

【组成】阿胶（炙燥）　桑上寄生各二两　续断一两半　熟干地黄（焙）　芎藭　白芷　人参各一两

【用法】上为散。每服三钱匕，煎青竹茹糯米汤调下，不拘时候。

【主治】妊娠损动胎气，腹内结痛，血下不止，运闷。

丁香散

【来源】《圣济总录》卷一五五。

【组成】丁香三分　当归（切，焙）　蓬莪术（煨）　益智（去皮）　甘草（炙）　芎藭　木香各一分　青橘皮（汤浸，去白，焙）半两

【用法】上为细末。每服二钱匕，食前以沸汤调下。

【主治】妊娠腹中冷痛。

人参汤

【来源】《圣济总录》卷一五五。

【组成】人参四两　大腹三枚　槟榔三枚　枳壳（去瓤，麸炒）　芍药各四两　柴胡（去苗）三分　附子（炮裂，去皮脐）三分

【用法】上锉，如麻豆大。每服三钱匕，水一盏半，加生姜三片，煎至八分，去滓，空心、食前温服。

【主治】妊娠腹内绞痛，如刀所刺。

大腹皮汤

【来源】《圣济总录》卷一五五。

【组成】大腹皮（锉）三分 人参 赤茯苓（去黑皮）各一两 当归（切，焙） 枳壳（去瓤，麸炒） 柴胡（去苗） 白术各一两半

【用法】上为粗末。每服三钱匕，水一盏，加生姜三片，大枣一枚（擘），煎至七分，去滓温服，一日三次。

【主治】妇人妊娠，心腹疼痛，及两胁肋内妨闷，呕逆恶心不止，饮食不下，体倦，四肢少力；或时发气胀，喘息粗大，胎不安稳。

木香散

【来源】《圣济总录》卷一五五。

【组成】木香 枳壳（去瓤，麸炒） 白芷 蓬莪术（煨，锉） 白术（炒） 益智（去皮，炒） 甘草（炙）各二两 桂（去粗皮）半两 青橘皮（汤浸，去白，焙） 人参 京三棱（煨，锉）各一两

【用法】上为散。每服二钱匕，不拘时候，沸汤调下。

【主治】妊娠心腹疼痛。

白豆蔻丸

【来源】《圣济总录》卷一五五。

【组成】白豆蔻（去皮）二两 枳壳（用浆水煮令软，去瓤，焙干）半斤 陈橘皮二两（醋浆水煮令软，去白，细锉，炒令黄色） 诃黎勒（去核）二两（一两煨，一两生用） 木香二两 当归（切，焙）二两

【用法】上为末，将大枣用浆水煮，去皮核，烂研和药，丸如梧桐子大。每服二十丸至三十丸，切生姜入盐炒焦黑色煎汤送下，不拘时候。

【功用】宽中匀气，健脾和胃。

【主治】妊娠腹满，饮食迟化。

芎藭散

【来源】《圣济总录》卷一五五。

【组成】芎藭 当归（切，焙） 陈橘皮（汤浸，去白，焙）各一两 干姜（炮）半两

【用法】上为散。每服二钱匕，用糯米饮调下，不拘时候。

【主治】妊娠腹痛胀闷。

安胎白术汤

【来源】《圣济总录》卷一五五。

【组成】白术（锉，麸炒）四两 桂（去粗皮）二两 陈橘皮（汤浸，去白，焙）二两半 厚朴（去粗皮，生姜汁炙）二两 甘草（炙，锉） 芍药 芎藭各一两

【用法】上为粗末。每服二钱匕，水一盏，加生姜三片，大枣一枚（擘破），煎至六分，去滓，食前热服。

【主治】妊娠腹痛疠刺。

沉香散

【来源】《圣济总录》卷一五五。

【组成】沉香（锉）半两 蜀椒（去闭口及目，炒出汗）一分 甘草（炙） 乌药（锉） 当归（切，焙） 芎藭各一两

【用法】上为末。每服二钱匕，以温酒调下，热汤亦得，不拘时候。

【主治】妊娠内积冷气，腹中切痛。

妙姜丸

【来源】《圣济总录》卷一五五。

【组成】干姜（炮） 桂（去粗皮） 木香 沉香 当归（切，焙） 甘草（炙） 白豆蔻（去皮） 白茯苓（去黑皮） 青橘皮（汤浸去白，焙）各半两 芍药（锉）一两 干木瓜 姜黄各半两

【用法】上为末，汤浸蒸饼为丸，如小弹子大。每服一丸，细嚼，食前温酒送下。

【主治】妊娠两胁胀闷，腹中疼痛，呕逆不思食。

鸡苏饮

【来源】《圣济总录》卷一五五。

【组成】鸡苏　人参　赤茯苓（去黑皮）　大腹皮　芎藭各半两　苎麻根一两

【用法】上锉，如麻豆大。每服三钱匕，水一盏，加生姜三片，煎至七分，去滓温服。

【主治】妊娠心腹气胀，疠刺疼痛，胎不安。

泽兰丸

【来源】《圣济总录》卷一五五。

【组成】泽兰　当归（切，焙）　桂（去粗皮）各二两　干姜（炮）一两半　芎藭　阿胶（炙令沸燥）　芜荑　藁本（去苗土）　石膏（研）　白芷　柏子仁（炒）　人参　白术　细辛（去苗叶）　甘草（炙，锉）各一两

【用法】上为末，炼蜜为丸，如梧桐子大。每服十五丸，以温酒送下，一日二次。

【功用】安胎。

【主治】妊娠羸瘦，腰冷腹痛，不欲食。

参术汤

【来源】《圣济总录》卷一五五。

【组成】人参　白术　枳壳（去瓤，麸炒）　赤茯苓（去黑皮）各二两　槟榔（煨，锉）三分　肉豆蔻（去壳）四枚　柴胡（去苗）一两

【用法】上为粗末。每服三钱匕，水一盏，加生姜三片，大枣一个（擘破），煎至七分，去滓。食前温服。

【主治】妊娠心腹痛，胁肋胀满，烦躁。

枳壳丸

【来源】《圣济总录》卷一五五。

【组成】枳壳二两（浆水浸一日，去瓤，煮令烂，研作糊）　木香（炒）一两。

【用法】上将木香为末，和入枳壳糊内为丸，如梧桐子大。每服二十丸，温酒送下，不拘时候。

【主治】妊娠腹痛，一切气疾。

保生汤

【来源】《圣济总录》卷一五五。

【组成】紫菀（去苗土）　柴胡（去苗）　龙骨　赤石脂各一两半　艾叶（炒）　白术各三分　黄连（去须）　厚朴（去粗皮，生姜汁炙）　阿胶（炙令燥）　枳壳（去瓤，麸炒）各一两　地榆一两一分　肉豆蔻（去壳）一枚　益智（去皮）　干姜（炮）　旋覆花（炒）　黄芩（去黑心）各半两

【用法】上为粗末。每服五钱匕，以水一盏半，煎至八分，去滓温服。

【功用】祛散寒湿，安和胎气。

【主治】妊娠心腹痛。

姜茂汤

【来源】《圣济总录》卷一五五。

【组成】姜黄　蓬莪茂（煨）　藿香叶各一两　甘草（炙）半两

【用法】上为粗末。每服二钱匕，水一盏，煎至六分，去滓温服，不拘时候。

【功用】和气思食。

【主治】妊娠腹痛，中满。

桔梗丸

【来源】《圣济总录》卷一五五。

【组成】桔梗一两　诃黎勒（煨，去核）　木香各半两　白术　厚朴（去粗皮，生姜汁炙）各二两　细辛（去苗叶）半两

【用法】上为末，炼蜜为丸，如梧桐子大。每服三十丸，食前温米饮送下。

【主治】妊娠心腹疼痛，不思进饮食。

真白汤

【来源】《圣济总录》卷一五五。

【组成】木香　沉香　丁香各一分　芎藭　蓬莪术（煨）　当归（切，焙）　芍药（锉）　楝实（炒，去核）　茴香子（炒）各半两　甘草（炙）一两

益智（去皮） 陈橘皮（汤浸，去白，焙）各半两
【用法】上为粗末。每服二钱匕，水一盏，加枣一枚，擘破，煎至六分，去滓，食前温服。
【主治】妊娠腹痛，不思饮食。

黑神散

【来源】《圣济总录》卷一五五。
【组成】杉木节半斤（烧留性） 干姜一两（烧留性）
【用法】上为散。每服一大钱匕，温酒调下，不拘时候。
【功用】安和胎气。
【主治】妊娠内挟寒冷，腹中疠痛。

艾叶丸

【来源】《圣济总录》卷一五七。
【组成】艾叶（炙） 干姜（生）各一两 厚朴（去粗皮，生姜汁炙） 益智（去皮）各半两
【用法】上为末，炼蜜为丸，如梧桐子大。每服三十丸，米饮送下，以饭压之。
【主治】妊娠小便利，少腹急痛。

鹿茸丸

【来源】《圣济总录》卷一五七。
【组成】鹿茸（去毛，酥炙）一两 白龙骨（烧过）三分 桑螵蛸（炒）半两 牡蛎粉二两
【用法】上为末，酒煮面糊为丸，如梧桐子大。每服二十丸，空心、食前温汤送下。
【主治】妊娠下焦冷气，少腹疼痛，小便利多。

陈橘皮粥

【来源】《圣济总录》卷一九〇。
【组成】陈橘皮（汤浸，去白，焙）一两 苎麻根（刮去土，晒干）一两 高良姜（末）三钱 白粳米（择净）半合
【用法】上除粳米外为散。每服五钱匕，先以水五盏，煎至三盏，去滓，加粳米半合，盐一钱，煮作常式粥食之，空心一服，至晚更一服。
【主治】妊娠冷热气痛，连腹不可忍。

白术散

【来源】《鸡峰普济方》卷十七。
【组成】人参 白术 吴茱萸 阿胶 熟艾 桑寄生 茯苓 当归各等分
【用法】上为粗末。每服五钱，水一盏，加大枣三个，煎至八分，去滓，空心、食前稍热服，一日二次。
【主治】妊娠胎频动，微微腹痛。

人参枳壳散

【来源】《产宝诸方》引潘适道方。
【组成】人参一两 枳壳一两半（去瓤，麸炒） 白茯苓一两 甘草半两（炙） 糯米二合半（炒） 干姜一分（炮）
【用法】上为末。每服二钱，水一盏，煎至七分，去滓服。
【主治】妊娠胸膈气烦闷，时或腹痛。
【加减】如腹痛，加吴萸（滴醋炒，为末），每服入半匙许，同煎。

保生散

【来源】《产宝诸方》。
【组成】神曲（炒） 大麦蘖（炒） 陈皮（去瓤） 人参 诃子（煨，去核） 白术各等分
【用法】每服二钱，用水一盏，煎至七分，空心热服。临产每日一服，才觉痛，速进三服，减十分辛苦。
【功用】临产令子母气顺。
【主治】临产腹痛。

阿胶丸

【来源】《杨氏家藏方》卷十六。
【组成】香附子（去毛） 天仙子（炒令黑） 当归（洗，焙）各二两 五味子 吴茱萸（汤洗七遍）各一两半 阿胶（蚌粉炒） 川芎 干姜（炮）各一两 苍术三两（米泔水浸一宿，焙干）
【用法】上为细末，醋煮面糊为丸，如梧桐子大。

每服三十丸，空心食前煎艾汤送下；或木香醋汤送下。

【主治】妊娠胎脏受寒，腰腹疼痛，或因损动，恶露顿下，腹痛阵作。

阿胶散

【来源】《类编朱氏集验方》卷十引《究原方》。

【组成】桑寄生七钱半　阿胶半两（炒）　艾叶二钱半

【用法】上锉。每服四钱，水一盏半，水煎热服，不拘时候。

【功用】安胎孕。

【主治】妊娠腹痛或下血水。

安胎和气散

【来源】《女科百问》卷下。

【别名】安胎和气饮（《奇效良方》卷六十三）、安胎利气饮（《宋氏女科》）、安和饮（《医钞类编》卷十七）。

【组成】诃子（煨）　白术各一两　陈皮　高姜（炒）　木香（煨）　白芍药　陈米（炒）　甘草（炙）各半两

【用法】上锉。每服四钱，水一盏半，加生姜五片，煎七分，去滓温服，不拘时候。

【主治】胎冷，腹胀虚痛，两胁虚鸣，脐下冷疼欲泄，小便频数，大便虚滑。

【宜忌】忌生冷。

香术散

【来源】《妇人大全良方》卷十二。

【别名】香莪散（《济阴纲目》卷八）。

【组成】广中莪术一两（煨）　丁香半两　粉草一分

【用法】上为细末。空心盐汤点服一大钱，觉胸中如物按下之状。

【主治】妊娠五个月以后，因喜怒忧虑过度，饮食失节，以致胸腹间气刺满痛，或肠鸣，呕逆减食。

【验案】

1. 妊娠心腹痛　《妇人大全良方》：蔡元度宠人有子，夫人怒欲逐之，遂病。医官王师处此方，三服而愈，后用累验。

2. 妊娠恶阻　《普济方》：一妇患妊娠呕吐不止，粥药不下，众医袖手，吉安医官，用以此药，一服见效。后以治心脾疼痛呕逆之证，不问男女服之，良验。

当归散

【来源】《妇人大全良方》卷十五。

【组成】当归一两　赤茯苓　枳壳　白芍药　川芎各二两　川白姜（炮）　木香（煨）　粉草各半两

【用法】上锉。每服三大钱，水一盏半，加生姜三片，煎至八分，去滓温服，不拘时候。

【主治】胎前诸疾，或因怒，中气充子脏，或充腑脉，腹急肚胀，腰腹时疼，不思饮食，四肢浮肿，气急时喘，大便忽难，小便忽涩，产门忽肿。

【加减】如禀受气弱及南人，枳壳减半；如气实及北人，于内加分量服之；或连日大便秘涩，加蜜同煎。

紫苏饮

【来源】《永类钤方》卷十八。

【组成】当归　人参各一两半　阿胶一两　甘草二两　葱白一握

【用法】水煎服。

【主治】妊娠心腹胀满疼痛。

如圣散

【来源】《普济方》卷三四二引《医学类证》。

【组成】鲤鱼皮　阿胶（麸炒）　芎藭　当归（去头尾）　青竹茹　生姜　干地黄各二钱（一方有干姜）

【用法】上锉。用水二盏，煎至一盏，去滓温服。

【主治】胎动腹痛。或缘饮食冷热，动风毒物，或因房室过度，摇动骨节，伤犯胞胎，其候多呕，气不调和。或服热药太过，气血相搏变成漏胎。

草果饮

【来源】《医学纲目》卷二十三。

【组成】厚朴（姜制）二两 肉豆蔻一个（面裹煨）

本方名草果饮，但方中无草果，疑脱。

【用法】上锉。每服三钱，加姜三片，水煎服。

【主治】妊娠脏气本虚，肝胃少弱，脏腑虚滑，腹脐疼痛，日夜无度。

人参汤

【来源】《普济方》卷三三八。

【组成】人参（去芦） 茯苓（去粗皮） 赤芍药 桔梗（去芦）各半两 制厚朴一两 甘草二钱半

【用法】上锉。每服三钱，水一盏，煎至七分，去滓，热服之。

【主治】妊娠心腹疼痛。

白术汤

【来源】《普济方》卷三三八

【组成】白术（锉，麸炒）四两 桂（去粗皮）二两 陈橘皮（汤浸，去白，焙）二两半 甘草（炙，锉）一两 厚朴（去粗皮，生姜汁炙）二两 芍药 芎䓖各一两

【用法】上为粗末。每服二钱，水一盏，加生姜三片，大枣一个，煎至六分，去滓，食前热服。

【功用】安胎。

【主治】妊娠腹痛疙刺。

炒姜丸

【来源】《普济方》卷三三八。

【组成】干姜（炮） 桂（去粗皮） 木香 沉香 当归（切，焙） 甘草（炙） 白豆蔻（去皮） 白茯苓（去黑皮） 青橘皮（汤浸去白，焙）各半两 芍药（锉）一两 干木瓜 姜黄各半两

【用法】上为末，汤浸蒸饼为丸，如小弹子大。每服一丸，细嚼，食前温酒送下。

【主治】妊娠两胁胀闷，腹中疼痛，呕逆，不思饮食。

芎归汤

【来源】《医方类聚》卷二二七引《徐氏胎产方》。

【组成】川芎 当归各等分

【用法】上锉。每服三五钱，加紫苏数叶，酒、水合煎服。死者即下，未死者即安。

【主治】

1.《医方类聚》引《徐氏胎产方》：妊娠胎动子死，或不死。

2.《郑氏家传女科万金方》：妊娠血攻心腹痛。

归艾饮

【来源】《陈素庵妇科补解》卷三。

【组成】当归 川芎 艾叶 茯苓 白术 白芍 杜仲 陈皮 香附 木香 砂仁 乌药 防风 紫苏 甘草

【主治】胞络宿有风冷，受娠之后血不通，冷与血相搏，少腹痛，甚则胎动不安。

【方论】是方芎、归、艾、术、杜、芍固胎，乌、木、砂、陈以能蠲冷气，防、苏祛风。

当归芍药汤

【来源】《广嗣纪要》卷十一。

【组成】白芍药四两 当归三两 白茯苓一两 泽泻一两 川芎二两 炙草二两

【用法】上为细末。每服三钱，食前温酒调下；蜜丸亦可。

【主治】妊娠腹中绞痛，心下急痛者。

加减安胎饮

【来源】《古今医鉴》卷十二。

【组成】知母 杜仲 木香 续断 香附 陈皮 乌药 紫苏 白芍 川芎 当归 白术 酒芩

【主治】妊娠日月未足，因劳役怒气，调养不节，或房室所伤，或负重闪肭，或因宿有冷气，而痛如欲产者。

【加减】见血，加地榆、牡蛎、艾叶。

砂仁葱白汤

【来源】《医方考》卷六。

【别名】砂仁葱汤（《大生要旨》卷二）。

【组成】砂仁一钱（捶碎） 葱白十枚

【用法】水煎服。

【主治】妊娠腹痛。

【方论】痛者，气血滞涩不通使然。故用砂仁顺气于下，葱白顺气于中，气行血利，而痛自止。

加味四物汤

【来源】《济阴纲目》卷八。

【组成】当归 川芎 白芍药 熟地黄 香附子各等分

【用法】上为末。每服二钱，紫苏汤调下。

【主治】妇人血少胎痛。

散滞汤

【来源】《济阴纲目》卷九。

【组成】青皮三钱 黄芩 芍药各二钱 归尾一钱半 川芎一钱 木香五分 甘草（炙）少许

【用法】上分二帖，水三盏，先煮苎根两大片至二盏，去苎根，入前药同煎至一盏，热服。

本方改为丸剂，名"散滞丸"（《医略六书》卷二十八）。

【主治】

1.《济阴纲目》：孕妇触冒恶气伤胎，肚痛，手不可近，不思饮食。

2.《医略六书》：孕妇不思饮食，脉数者。

【方论】《医略六书》：妊娠性躁多怒，触动肝气而热壅脾胃，故大腹膨满，不思饮食焉。当归养血以荣肝木，白芍敛阴以和血室，川芎活血行气，条芩清热安胎，青皮破泄平肝，木香醒脾开胃，甘草泻火缓中以和胃气也。蜜丸以缓肝之急，苎根以散气之滞，使肝气和平，则脾胃无相乘之患，而热壅自化，大腹可无膨胀之虞，何致不思饮食而胎孕难成者乎？

砂香饮

【来源】《医林绳墨大全》卷九。

【组成】砂仁 木香 桑寄生各二钱 香附 白芍 当归 槟榔各八分

【用法】水煎服。

【主治】妊娠七八个月，心腹疼痛异常者。

加味安胎饮

【来源】《胎产秘书》卷上。

【组成】白术 熟地 当归各二钱 陈皮 苏梗 川芎 甘草各四分 砂仁五分

【用法】水煎服。

【主治】妊娠气虚下陷，间有兼寒，致腹痛时作，小腹重坠者。

【加减】兼寒者，加吴萸五分，干姜五分。或去干姜，加醋炒良姜七分，生绵耆一钱五分，母丁香四分。

加减安胎饮

【来源】《胎产心法》卷上。

【组成】人参一钱五分 熟地 白术（土炒） 当归身（酒洗）各二钱 川芎八分 紫苏 陈皮 炙草各四分

【用法】加生姜一片，水煎服。

【主治】孕妇血虚气陷，腹中作痛，小腹重坠者。

【加减】寒，加吴茱萸一钱，砂仁、干姜各五分。

顺气安胎散

【来源】《胎产心法》卷上。

【组成】人参 白术（土炒） 当归（酒洗）各二钱 川芎 条芩各八分 陈皮 紫苏 炙草各四分 砂仁四分

【用法】加生姜为引，水煎服。

【主治】孕妇胎气上攻，心腹胀满作痛。

芍药汤

【来源】《医略六书》卷二十八。

【组成】白芍一钱半（酒炒） 紫朴一钱（盐水炒黑） 白术一钱半（炒） 条芩一钱半（酒炒） 当归三钱 知母一钱半（酒炒） 人参一钱（生） 木香一钱 砂仁一钱（炒） 薤白三枚

【用法】水煎，去滓温服。

【功用】清补调中。
【主治】妊娠八月，胎热气壅，气壅不能统运其胎，而腹满疼痛，脉洪滑疾，按久软涩者。
【方论】生人参补气之虚，黑厚朴散气之壅，白术健脾生血，条芩清热安胎，当归养血荣经脉，白芍敛阴和血脉，知母清胎热以润燥，木香调中气以醒脾，砂仁醒脾开胃，薤白散滞宽中。水煎温服，务使热化虚回，则胎顺气调，而疼痛无不退，胎息无不宁矣。

回令丸

【来源】《医略六书》卷二十八。
【组成】川楝子五两（酒炒） 小茴三两（盐水炒）
【用法】上为末，炼蜜为丸。每服三钱，淡盐水送下。
【主治】孕妇小腹疼痛，脉弦紧数。
【方论】妊娠湿热内蕴，寒邪外束，故小腹疼痛，胎因不安焉。川楝子泻内蕴之湿热，小茴香温外束之寒邪，炼蜜以丸之，盐水以下之，使寒邪外散，则湿热自化而经气清和，小腹疼痛无不退，胎孕有不安者乎？

香薷饮

【来源】《医略六书》卷二十八。
【组成】香薷一钱半（盐水煮干） 厚朴一钱半（盐水炒灰） 扁豆五钱 茯苓一钱半 木香一钱半（切） 藿香一钱半 甘草五分
【用法】水煎去滓，微温服。
【主治】孕妇腹中卒痛，脉虚者。
【方论】妊娠暑伤脾胃，气滞不化而痞塞于中，故腹卒满疼痛，胎因之不安。香薷散皮肤之暑，煮熟不耗胎孕之气；厚朴除腹里之满，炒灰不伤胎元之气；扁豆健脾却暑；茯苓渗湿和脾；木香醒脾开胃；藿香快胃祛暑；甘草缓中以和胃气。水煎微温服，使脾胃气调，则暑邪自散，腹满除而腹痛止，胎孕得安。

胶艾芎归汤

【来源】《医略六书》卷二十八。

【组成】当归三钱 人参一钱半 艾叶一钱（醋炒） 茯苓一钱半 阿胶三钱（糯米炒） 川芎一钱 大枣三枚
【用法】水煎，去滓。温服。
【主治】孕妇小腹痛，脉弦细者。
【方论】妊娠劳伤冲任，阴血耗伤而经脉不足，络虚召寒，故小腹疼痛，胎因不安焉。人参扶元补气以充血脉，当归养血荣经以养经脉，阿胶补冲任之阴而络脉受荫，川芎行血中之气而经脉调和，茯苓清治节以通调，艾叶理血气以逐冷，大枣缓中益脾元。水煎温服，使血气内充，则经气布护而寒邪自散，何小腹疼痛之不已哉，胎孕有不安者乎？

调中汤

【来源】《医略六书》卷二十八。
【组成】白术一钱半（炒） 当归三钱 白芍一钱半（酒炒） 茯苓一钱半 木香一钱 香附二钱（酒炒） 苏梗三钱 续断三钱（酒炒） 杜仲三钱（酒炒） 砂仁一钱（炒）
【用法】水煎，去滓，温服。
【主治】孕妇腹痛脉弦。
【方论】妊娠血气不调，不能荣养其胎，故腹中疼痛，胎孕不安。白术健脾生血以安胎；当归养血荣经以养胎；木香开胃醒脾，力能调气和中；白芍敛阴和血，性善除痛固胎；茯苓渗湿和脾气；香附调气解郁结；苏梗顺气安胎；砂仁醒脾开胃；续断续经脉；杜仲补腰肾。水煎温服，使血气调和，则胎得所养而胎无不安，何腹痛之不止哉。

理中汤

【来源】《医略六书》卷二十八。
【组成】白术三钱 炮姜一钱半 炙草一钱半
【用法】水煎，去滓温服。
【主治】孕妇心气疼痛，脉迟者。
【方论】胎寒气逆，上犯心包，故心气冷疼，食卒不下焉。白术健脾土以安胎，炮姜暖中气以逐冷，炙草缓中益胃以除痛也。水煎，温服，使土暖气温，则冷气自化而胎得所安，何有心气冷痛、食卒不下之患哉。

加味平胃散

【来源】《医宗金鉴》卷四十六。

【组成】陈皮　厚朴　苍术　甘草　草果　枳壳　神曲

【主治】孕妇胞阻，伤食停滞，心胃作痛者。

【加减】若大便秘结日久，则加芒消、大黄以攻之，然必倍甘草以缓其峻性，庶不伤胎。

加味圣愈汤

【来源】《医宗金鉴》卷四十六。

【组成】圣愈汤加杜仲　续断　砂仁

【主治】妊娠胎伤，腹痛不下血者。

加味芎归饮

【来源】《医宗金鉴》卷四十六。

【组成】川芎二钱　当归五钱　人参一钱　吴茱萸五分　阿胶二钱　蕲艾八分　甘草（炙）五分

【用法】上挫。水煎服。

四君归芍汤

【来源】《叶氏女科证治》卷二。

【组成】人参　白术（蜜炙）　茯苓　炙甘草　当归　白芍（炒）各一钱

【用法】加生姜三片，大枣二枚，水煎服。

【主治】妊娠血少，不能养胎，腹痛喜按，脉无力。

芩芍汤

【来源】《叶氏女科证治》卷二。

【组成】黄芩　白芍　白术（蜜炙）各一钱　肉桂五分

【用法】水煎，食前温服。

【主治】

　　1.《叶氏女科证治》：妊娠腹痛，热痛脉数。

　　2.《妇科玉尺》：胎动因热者。

保生汤

【来源】《仙拈集》卷三。

【组成】熟地三钱　人参　牛膝各二钱　当归　川芎各一钱半分

【用法】上水煎，临产服之，最妙。

【功用】和气血，保母子并无产后诸证。

木香散

【来源】《沈氏女科辑要》卷下引王师复方。

【组成】莪术　木香　丁香　甘草

【用法】盐汤下。

【主治】妊娠四五月后，忿怒忧思，饮食失节至胸腹间气刺满痛，或肠鸣呕逆减食。

栀芩汤

【来源】《妇科玉尺》卷二。

【组成】山栀　黄芩　当归　元参　枳壳　苏梗　广皮　白芍　杜仲

【用法】水煎服。

【主治】痛胎。妊娠时常腹痛。

桑皮汤

【来源】《妇科玉尺》卷二。

【组成】桑皮　茯苓　橘红　白术　木瓜　秦艽

【用法】水煎服。

【主治】妊娠腹胀痛。

化气汤

【来源】《女科切要》卷三。

【组成】砂仁　香附　广皮　苏梗　川芎　枳壳

【主治】妊娠腹痛，胎气不安。

乌金丸

【来源】《女科切要》卷三。

【组成】阿胶四两　艾叶二两　谷芽　麦芽各二两　蛇壳一条　五味一两

【用法】上为末，醋糊为丸，如弹子大。每服一丸，先用鲤鱼一尾，醋一杯，同保胎如圣散煎汤吞服。

【主治】妊娠九月，或误食热物，忽然腹痛者。

柏蒜丸

【来源】《产科发蒙》卷二。

【组成】黄柏（蜜煮令焦） 大蒜（煨令熟烂，去皮）

【用法】以黄柏为末，研蒜作膏为丸，如梧桐子大。每服三十丸，空心粥饮送下，一日三服。

【主治】妊娠脐下刺痛，大便白，昼夜三五十行。

茯苓厚朴汤

【来源】《产科发蒙》卷二。

【组成】当归 川芎 茯苓 厚朴（制）各等分

【用法】每服五钱，以水三合，煮取一合，以延胡索末一钱，和调顿服。

【主治】妊娠卒心痛，气欲绝。

芎归加桂汤

【来源】《产科发蒙》卷三。

【组成】当归 川芎 桂枝各等分

【用法】上锉。每服四钱，水、酒各一盏半，煮取一半，温服。

【主治】将产腹痛者。

【加减】若呕者，加半夏、生姜。

香归止疼散

【来源】《履霜集》卷二。

【组成】当归身二钱（酒洗） 炙草一钱 元胡（炒）一钱 乳香一钱

【用法】水煎服。

【主治】妊妇心腹作痛。

顺胎散

【来源】《易简方便》卷六。

【组成】草果一个 元胡八分 五灵脂一钱 滑石八分

【用法】酒煎，半饥服。

【主治】胎气不顺，心痛不可忍。

加减龙胆泻肝汤

【来源】《中医妇科治疗学》。

【组成】龙胆草二钱 黄芩 栀子各一钱半 泽泻一钱 木通二钱 车前仁一钱半 当归一钱

【用法】水煎，食前服。

【功用】清肝泻热渗湿。

【主治】肝郁气滞兼有湿热，以致妊娠腹痛，头目昏眩，胁痛耳聋（或耳鸣），口苦咽干，心烦易怒，少腹作痛有热感，小便短黄，阴道流浊带，并感疼痛者。

柴芩七物汤

【来源】《中医妇科治疗学》。

【组成】柴胡一钱 黄芩 法夏 厚朴各一钱半 茯苓二钱 紫苏一钱

【用法】水煎，食前服。

【功用】调气行滞。

【主治】妊娠气滞腹痛证。妊娠数月，胸腹及两胁胀痛，性情暴躁易怒，口苦，头晕，兼有咳嗽，苔白腻或薄黄，脉弦而滑。

【加减】胃脘胀痛，呕吐吞酸，加左金丸一钱。

温肾调气汤

【来源】《中医妇科治疗学》。

【组成】杜仲四钱 续断三钱 桑寄生五钱 台乌药二钱 破故纸二钱 菟丝子 焦艾各三钱 炒狗脊二钱

【用法】水煎，温服。

【功用】温肾安胎。

【主治】妇女肾虚，妊娠数月，腰痠作胀，少腹疼痛有下坠感，小便多，白带较重，舌正常，苔白，脉沉缓。

先天补胎丸

【来源】《全国中药成药处方集》（天津方）。

【组成】人参（去芦）　生黄耆各三钱　当归二两　白芍七钱　川芎四钱　熟地一两　砂仁四钱　焦白术一两　黄芩七钱　杜仲炭（盐炒）七钱　续断七钱　生山药八钱　艾炭三钱　丹皮七钱　菟丝子五钱　甘草三钱　广皮五钱　香附（醋制）一两　枣肉一两　丝绵炭一钱

【用法】上为细末，炼蜜为丸，二钱重，蜡皮或蜡纸筒封固。每服一丸，白开水送下。

【功用】补气，养血，安胎。

【主治】妊娠腹痛，脾胃虚弱，四肢浮肿，腰腿痠痛，胸胁胀满。

寿胎丸

【来源】《首批国家级名老中医效验秘方精选·续集》。

【组成】菟丝子 15 克　川断 15 克　桑寄生 10 克　阿胶（烊化）10 克　太子参 15 克　焦白术 9 克　山药 10 克　炙甘草 3 克　白芍 15 克

【用法】每日一剂，水煎，早晚服。

【功用】补肾安胎，调气活血。

【主治】先兆流产。

【加减】气虚者，方中益气药加量重用；血虚者，加首乌、枸杞子；阴虚者，加生地、麦冬、黄芩、女贞子、旱莲草；阳虚者，加杜仲、巴戟天，重用菟丝子 30 克；情志不调者，加合欢皮、珍珠母；阴道流血多者，加仙鹤草、侧柏炭等。

【验案】段某，女，26 岁，护士。1982 年 5 月 5 日入院，住院号 16007。入院前 3 天，腰腹胀痛伴阴道流血（量少，色鲜红），口干喜饮，脉滑数，舌淡、苔薄黄，乳凝妊娠试验阳性，多普勒超声波检查阳性，胎心音 160 次/分。临床诊断为先兆流产，治以寿胎丸加味。处方：川断 9 克，桑寄生 9 克，党参 12 克，菟丝子 15 克，竹茹 9 克，白术 9 克，黄芩 9 克，生地 9 克，甘草 6 克，每日一剂，水煎服。服药 3 剂后，阴道流血止，口干苦喜饮，加麦冬 12 克，党参改为太子参 15 克。共服中药 11 剂，乳凝妊娠试验仍阳性。出院后随访，已足月分娩一女孩。

四、妊娠心腹痛

妊娠心腹痛，是指妊娠期间，出现以心腹部疼痛为主的病情。《诸病源候论》："妊娠心腹痛者，或由腹内宿有冷疹，或新触风寒，皆因藏虚而致发动，邪正相击，而并于气，随气下上，上冲于心则心痛，下攻于腹则腹痛，故令心腹痛也。"

2.《外台秘要》引《备急千金要方》：瘕气。

3.《普济方》引《备急千金要方》：妊娠心痛，因落床或倒地，胎有所伤。

4.《普济方》引《太平圣惠方》：妊娠烦躁，或胎不安，或口干。

5.《圣济总录》：妇人月水不断。

竹皮汤

【来源】方出《肘后备急方》卷二，名见《外台秘要》卷二。

【别名】竹茹汤（《外台秘要》卷四）。

【组成】青竹茹二升

【用法】以水三升，煮令五六沸，然后绞去滓，温服之。

【功用】《济阴纲目》：清心凉肝。

【主治】

1.《肘后备急方》：时气病交接劳复，阴卵肿，或缩入腹，腹中绞痛或便绝。

术　汤

【来源】《外台秘要》卷三十三引《古今录验》。

【别名】白术汤（《圣济总录》卷一五五）、白术散（《医学纲目》卷十六）、三味白术汤（《景岳全书》卷六十一引《良方》）。

【组成】白术六两　黄芩三两　芍药四两

【用法】上切。以水六升，煮取二升半，分三次服，半日令尽。微下水，令易生。

【主治】

1.《外台秘要》引《古今录验》：妊娠卒得心痛，欲死。

2.《校注妇人良方》：妊娠内热心痛。

【宜忌】忌桃、李、雀肉。

生鸡子酒

【来源】方出《备急千金要方》卷二，名见《普济方》卷三三八。

【组成】破生鸡子一枚

【用法】和酒服之。

【主治】妊娠心痛。

定痛汤

【来源】《经效产宝》卷上。

【组成】芎藭 当归 茯苓各三两 厚朴三两（炙）

【用法】上以水六升，煎取二升，分为两服。

本方改为丸剂，名"定痛丸"（《医略六书》卷二十八）。

【主治】妊娠卒心痛，气欲绝。

【宜忌】忌食猪肉、菘菜、醋等物。

半夏散

【来源】《太平圣惠方》卷七十五。

【组成】半夏半两（汤洗七遍去滑） 川芎三分 人参半两（去芦头） 草豆蔻半两（去皮） 阿胶一两（捣碎，炒令黄燥） 白术半两 高良姜半两（锉） 艾叶半两（微炒） 厚朴一两（去粗皮，涂生姜汁炙令香熟） 陈橘皮一两（汤浸，去白瓤，焙） 甘草一分（炙微赤，锉）

【用法】上为散，每服三钱，以水一中盏，加生姜半分，大枣三个，煎至六分，去滓稍热服，不拘时候。

【主治】妊娠伤冷，心腹痛，或痰逆，不纳饮食。

地黄汤

【来源】方出《太平圣惠方》卷七十五，名见《圣济总录》卷一五五。

【组成】淡竹茹一两半 生地黄一两半（切） 桂心半两（锉）

【用法】以水一大盏半，煎至一盏，去滓，不拘时

候，稍热分为三服。

【主治】妊娠心痛，烦闷不食。

芎藭散

【来源】《太平圣惠方》卷七十五。

【别名】芎归汤（《云岐子保命集》卷下）。

【组成】芎藭一两 人参一两（去芦头） 白茯苓一两 桔梗一两（去芦头） 厚朴一两（去粗皮，涂生姜汁，炙令香熟） 吴茱萸半两（汤浸七遍，姜汁炙令香，焙） 当归一两（锉，微炒） 白芍药二分

【用法】上为散。每服三钱，以水一中盏，煎至六分，去滓稍热服，不拘时候。

【主治】妊娠先患冷气，忽冲心腹刺痛。

诃黎勒散

【来源】《太平圣惠方》卷七十五。

【别名】诃黎散（《普济方》卷三四一）。

【组成】诃黎勒一两（煨，用皮） 陈橘皮一两（汤浸，去白瓤，焙） 白术三分 芎藭三分 厚朴一两（去粗皮，涂生姜汁，炙令香熟） 人参三分（去芦头） 白茯苓一两 当归半两（锉，微炒）

【用法】上为散。每服三钱，以水一中盏，加生姜半分、大枣三枚，同煎至六分，去滓温服，不拘时候。

【主治】妊娠气攻心腹疼痛，呕逆不下食，四肢不和。

阿胶散

【来源】《太平圣惠方》卷七十五。

【别名】阿胶汤（《圣济总录》卷一五五）。

【组成】阿胶一两（捣碎，炒令黄燥） 芎藭一两 桑寄生半两 艾叶半两（微炒） 枳实半两（麸炒令黄） 当归三分（锉，微炒） 高良姜三分（锉） 甘草一分（炙微赤，锉） 陈橘皮一两（汤浸去白瓤，焙）

【用法】上为散。每服三钱，以水一中盏，加大枣三枚，煎至六分，去滓稍热服，不拘时候。

【主治】妊娠心腹痛，胎不安稳，四肢皆不和。

鸡苏散

【来源】《太平圣惠方》卷七十五。

【组成】鸡苏茎叶一两 人参三分（去芦头） 陈橘皮三分（汤浸，去白瓤，焙） 赤茯苓三分 大腹皮三分（锉） 芎䓖三分 苎麻根半两（锉） 当归一两（锉，微炒）

【用法】上为散。每服四钱，以水一中盏，加生姜半分，煎至六分，去滓稍热服，不拘时候。

【主治】妊娠，心腹疙刺痛，气胀，胎不安稳。

厚朴散

【来源】《太平圣惠方》卷七十五。

【组成】厚朴二两（去粗皮，涂生姜汁，炙令香熟） 陈橘皮一两（汤浸，去白瓤，焙） 草豆蔻一两（去皮） 人参三分（去芦头） 芎䓖三分 白术三分 阿胶三分（捣碎，炒令黄燥） 当归三分（锉，微炒） 干姜半两（炮裂，锉） 诃黎勒一两（煨，用皮） 吴茱萸一分（汤浸七遍，晒干，微炒） 甘草一分（炙微赤，锉）

【用法】上为散。每服三钱，以水一中盏，加大枣三个，煎至六分，去滓，稍热服，不拘时候。

【主治】妊娠冷气攻心腹痛，或不纳饮食。

槟榔散

【来源】《太平圣惠方》卷七十五。

【别名】枳实汤（《圣济总录》卷一五五）。

【组成】槟榔三分 枳实半两（麸炒微黄） 人参半两（去芦头） 柴胡半两（去苗） 赤茯苓半两 草豆蔻一两（去皮） 白术三分 木香半两 桂心半两

【用法】上为散。每服三钱，以水一中盏，加生姜半分，煎至六分，去滓稍热服，不拘时候。

【主治】妊娠心痛，或两胁胀满，不下饮食。

沉香汤

【来源】《圣济总录》卷四十五。

【组成】沉香（锉）一两 白豆蔻（去皮） 草豆蔻（去皮，炒） 人参 甘草（炙，锉） 白茯苓（去黑皮） 半夏（汤洗，薄切，生姜汁拌，炒黄色） 木香各半两 厚朴（去粗皮，生姜汁炙）一两 陈橘皮（汤浸，去白，炒）三分 白术（锉，炒）一两 干姜（炮）一分

【用法】上为粗末。每服三钱匕，水一盏，加生姜三片，大枣二枚（擘破），同煎至七分，去滓温服，空心、日午各一次。

【功用】快气消食。

【主治】谷劳体重，食已便卧；及妊娠心痛，痰逆，不思饮食。

七宝汤

【来源】《圣济总录》卷一五五。

【组成】半夏半两（生姜汁浸透，切炒） 大腹皮（锉） 甘草（炙） 草豆蔻（去皮） 诃黎勒（炮，去核） 白术各一两 郁李仁（去皮）一分 木香半两 干蝎（去土，炒）半两 人参 白茯苓（去黑皮） 芎䓖各一两

【用法】上为粗末。每服二钱匕，水一盏，加生姜三片，大枣一枚（擘），同煎至七分，去滓温服。

【主治】妊娠心痛，胸脘不利，呕吐冷痰。

人参饮

【来源】《圣济总录》卷一五五。

【组成】人参 桑寄生 阿胶（炒燥） 陈橘皮（去白，焙） 白茯苓（去黑皮）各一两 白术 甘草（炙，锉） 厚朴（去粗皮，生姜汁炙，锉）各三分

【用法】上为粗末。每服四钱匕，水一盏半，煎至七分，去滓温服，不拘时候。

【主治】妊娠心痛，腹胁胀满，不思饮食，呕逆不止。

木香和脾饮

【来源】《圣济总录》卷一五五。

【组成】木香 丁香 白术 甘草（炙） 芎䓖 人参 草豆蔻（去皮） 沉香 大腹皮（锉） 诃

黎勒（煨，去核）各半两

【用法】上为粗末。每服二钱匕，水一盏，加生姜五片，同煎至七分，去滓，空心、食前温服。

【主治】妊娠心腹冷痛，霍乱吐泻。

地黄饮

【来源】《圣济总录》卷一五五。

【组成】生干地黄（焙） 人参 当归（切，焙）桑寄生 芍药 赤茯苓（去黑皮） 桔梗（锉，炒）各一两 桂（去粗皮） 钩藤（锉） 甘草（炙，锉）各半两

【用法】上为粗末。每服三钱匕，水一盏，加生姜三片，大枣一枚（擘），煎至七分，去滓温服，一日三次。

【主治】妊娠心腹痛，面青汗出，闷喘无力。

芍药散

【来源】《圣济总录》卷一五五。

【组成】芍药二两 白术一两半 黄芩（去黑心）一两 陈橘皮（汤浸去白，焙）一两 木香三分丁香半两

【用法】上为细散。每服二钱匕，空心炒生姜汤调下。

【主治】妊娠心腹痛。

芎䓖汤

【来源】《圣济总录》卷一五五。

【组成】芎䓖 甘草（炒） 芍药 草豆蔻（去皮） 槟榔（锉）各二两

【用法】上为粗末。每服二钱匕，水一盏，加大枣一个（擘），生姜三片，煎至七分，去滓温服，不拘时候。

【主治】妊娠心痛，呕逆不思饮食。

当归汤

【来源】《圣济总录》卷一五五。

【组成】当归（切，焙） 桂（去粗皮） 干姜（炮） 木香各半两 草豆蔻（去皮） 陈橘皮（汤

浸，去白，焙） 白术 熟干地黄（焙）各一两芎䓖三分

【用法】上为粗末。每服三钱匕，以水一盏，加大枣二个（去核），煎至七分，去滓，稍热服，不拘时候。

【主治】妊娠心腹引痛。

当归汤

【来源】《圣济总录》卷一五五。

【组成】当归（切，焙） 麦门冬（去心，焙）芎䓖 赤茯苓（去黑皮） 甘草（炙）各一两 大蓟（去根） 柴胡（去苗）各三分

【用法】上为粗末。每服三钱匕，水一盏，加生姜五片，大枣三个，煎至八分，去滓，稍热服，不拘时候。

【主治】妊娠心腹气攻疼痛。

当归汤

【来源】《圣济总录》卷一五五。

【组成】当归（切，焙） 甘草（炙，锉）各一两干姜（炮）半两

【用法】上为粗末。每服三钱匕，水一盏，加大枣二个（擘），煎至七分，去滓温服。

【主治】妊娠心腹疠痛。

如圣散

【来源】《圣济总录》卷一五五。

【组成】人参 白术各一两 干姜（炮） 丁香（炒）各半两 缩砂仁（炒） 檀香（锉） 桔梗（炒）各一两 胡椒（炒）一分 甘草（炙）一两

【用法】上为散。每服二钱匕，盐汤点服。

【主治】妊娠心痛，胸膈不利，不思饮食。

沉香汤

【来源】《圣济总录》卷一五五。

【组成】沉香（锉） 厚朴（去粗皮，生姜汁炙）各一两 附子（炮裂，去皮脐尖） 陈橘皮（汤

浸，去白，焙） 甘草（炙）各半两 白术 芎䓖
各二两

【用法】上锉，如麻豆大。每服二钱匕，水一盏，
加生姜三片，大枣一枚（擘），同煎至六分，去滓
温服。

【主治】妊娠心痛，不可禁忍。

金粟汤

【来源】《圣济总录》卷一五五。

【组成】粟米 半夏（生姜汁浸五宿，切，焙）各
二两 甘草（炙）一两 人参半两 白术 桂
（去粗皮）各一两 槟榔（锉）四枚

【用法】上为粗末。每服二钱匕，水一盏，生姜三
片，煎六分，去滓温服。

【功用】温中调气。

【主治】妊娠心痛。

橘皮汤

【来源】《圣济总录》卷一五五。

【组成】陈橘皮（汤浸，去白，焙）四两 甘草
（锉，炒）二两 厚朴（去粗皮，生姜汁炙，锉）
白术各四两 草豆蔻（去皮）二两

【用法】将葱一握细切，拌药罨一宿，炒令黄色，
捣为粗末。每服二钱匕，水一盏，煎七分，去滓
温服。

【主治】妊娠心痛，不思饮食。

芎䓖汤

【来源】《圣济总录》卷一五七。

【组成】芎䓖 芍药 白术 阿胶（炒令燥） 甘
草（炙）各一两

【用法】上为粗末。每服三钱匕，水一盏，加艾
叶、糯米、生姜，同煎至六分，去滓，食前服。

【主治】妊娠数堕胎，心腹疼痛。

三物汤

【来源】《鸡峰普济方》卷十七。

【组成】桂 白术各二分 枳实半分

【用法】上为粗末。每服二钱，水一盏，加生姜三
片，同煎至六分，去滓温服，不拘时候。

【主治】妊娠心痛，及心中痞，诸逆悬痛。

烧枣散

【来源】《杨氏家藏方》卷十六。

【组成】大肥枣（去核，烧留性）

【用法】上为细末。每服二钱，温酒调服，不拘时候。

【主治】妊娠冷气攻注，心脾刺痛。

火龙散

【来源】《卫生宝鉴》卷十八。

【别名】火龙汤（《女科切要》卷三）。

【组成】艾叶末（盐炒一半） 川楝子（炒） 茴
香（炒）各半两

【用法】上为粗末。每服二钱，水一盏，煎至七
分，去滓温服，不拘时候。

【主治】妊娠心气痛。

延胡索散

【来源】《普济方》卷三三八引《仁存方》。

【组成】延胡索二两（肥者）

【用法】上为末。每服三钱，食前以温酒调下。又
加地黄末一两，急服五钱。

【主治】双身心腹痛不可忍者，及腰腿痛。

菩萨汤

【来源】《普济方》卷三三五。

【组成】木香（不见火）半两 桂枝（不见火）
七钱半 当归三钱（酒浸，去芦） 赤芍药半两
甘草二钱半

【用法】上锉。每服三钱，水、酒各半盏，煎七
分，热服，不拘时候。

【主治】产后胎前心腹痛。

豆蔻汤

【来源】《普济方》卷三三八。

【组成】肉豆蔻仁（煨） 附子（去皮脐，切，盐汤浸，焙干燥） 缩砂仁（炒，去皮）各半两 木香一分 白术 芎藭各一两

【用法】上锉，如麻豆大。每服二钱，水一盏，加生姜三片，煎至七分，去滓温服，不拘时候。

【主治】妊娠心痛，时多痰逆，食饮无味，腹胁胀满。

白术散

【来源】《陈素庵妇科补解》卷三。

【组成】川芎 当归 白芍 茯苓 白术 甘草 木香 广皮 香附 乌药 前胡 紫苏 竹茹 延胡索

【主治】妊娠心痛，乃风寒痰饮客于心之经络，邪气与正气相搏而作也。若真心痛，旦发夕死，夕发旦死，指甲唇口俱青。乍安乍甚者，乃伤心之别络而痛也。或暴怒气上，或食积停滞，痛而不已，损伤于脏则胎动不安，久而不愈，必致堕胎。

【方论】是方芎、归、芍、苓、甘、术以补气血，而固胎元；附、香、陈、乌以行滞气，更可消食；前、茹以消痰饮；延胡以行血中滞气、气中滞血；紫苏散外邪，宽胸祛胀。凡因风寒、痰饮、食积、滞气、瘀血致心痛而胎不安者，并能治之。但乌药太燥，延胡太峻，恐伤胎气，酌而用之。雷公云：心痛欲死，急觅玄胡。如血虚心痛，以手按之而痛稍止者，不可服前方。

心红散

【来源】《古今医鉴》卷十。

【组成】银朱壳 鸡粪（炒焦干，为末）各等分

【用法】上药和一处。每服一钱，熟黄酒调下。即出冷汗，立止。

【主治】心痛，气痛，及孕妇心疼。

产宝丸

【来源】《济阴纲目》卷八。

【组成】川芎 当归 茯苓 厚朴（制）各一钱

【用法】用水六升，煎取二升，分二服。

本方方名，据剂型当作"产宝汤"。

【主治】妊娠卒心痛，气欲绝。

玄胡散

【来源】《蒿崖尊生》卷十四。

【组成】玄胡三钱 归身一钱 乳香五分 甘草一钱

【用法】加盐卤一滴服。少顷愈。

【主治】妊娠心痛。

束胎丸

【来源】《医略六书》卷二十八。

【组成】生地六两 枳壳一两（炒） 木香一两

【用法】上为末，炼蜜为丸。每服二三钱，米饮送下。

【主治】孕妇心痛闷绝，脉沉微数者。

【方论】胎气内壅，营阴受伤，而上犯心包，故心痛闷绝，昏不知人焉。生地滋阴壮水，以上荣心包；木香开胃醒脾，以下安胎气；更佐枳壳，泻滞化气，以除闷绝也；炼蜜丸、米饮下，使营阴内充，则胎得所养，而气不上逆，焉有心痛闷绝，昏不知人之患。

清中汤

【来源】《医略六书》卷二十八。

【组成】黄连一钱半 青黛三钱 花粉三钱 池菊三钱（去蒂） 新会白一钱半 甘草一钱半 元参一钱半 薄荷一钱半（泡） 钩藤五钱（迟入）

【用法】水煎，去渣温服。

【主治】孕妇心膈热痛，脉数者。

【方论】胎热气逆，肝火炽盛，故上侵心胞，而疼痛至急，谓之子痛。黄连清心包伏火，青黛清肝胆郁火，花粉清胃火以润燥，元参清肾火以益阴；池菊清郁热兼益金水之源，薄荷散郁火兼舒结伏之热，新会白和中启胃，生甘草泻火暖中，纯钩藤平上逆之邪以舒经脉也。水煎，温服，使热化气平，则心包宁静，而胎得所养，何心痛急暴之不瘳乎。

黑丑散

【来源】《医略六书》卷二十八。

【组成】黑丑一两　半夏一两（制）　白芥子二两（炒）　木香一两　茯苓一两半　橘红一两　甘草五钱

【用法】上为散。每服一二钱，水煎，去滓温服。

【主治】孕妇心痛，脉沉弦紧者。

【方论】妊娠水停心下，胃气不化，故心下当膈脘疼痛，漉漉如水声，乃谓之饮停心痛。黑丑泻水涤饮，半夏燥湿消饮，白芥子散膈胁痰饮，广橘红利膈痰饮，木香醒脾开胃，茯苓渗湿和脾，甘草缓中和胃也。为散水煎，使饮化气行，则脾胃健运，而清阳敷布，何有心痛之患，胎气无不自安矣。

红枣膏

【来源】《叶氏女科证治》卷二。

【组成】大红枣二个　乌梅一个　杏仁（去皮、尖）七粒

【用法】上药同捣为膏服。

【主治】妊娠心痛。

增损二陈汤

【来源】《叶氏女科证治》卷二。

【组成】白术（蜜炙）　陈皮　茯苓各二钱　黄芩一钱五分　炙甘草一钱

【用法】上加生姜二片、大枣三枚，水煎服。

【主治】妊娠客热犯胃而心痛者。

川芎散

【来源】《医部全录》卷一八三。

【组成】川芎　当归　茯苓　厚朴各等分

【用法】水六升，煎二升，分二服。

【主治】妊娠卒心痛，气欲绝。

壮气四物汤

【来源】《妇科玉尺》卷二。

【组成】四物汤加木香　青皮　陈皮　枳壳　甘草

【主治】妊娠临期腹胁胀满，心胸刺痛。

五、子　烦

子烦，亦名妊娠心烦，是指妊娠期间，抑郁不乐，烦闷不安，或烦躁易怒者。早在唐代的《经效产宝》即有"妊娠常苦烦闷，此是子烦"的记载，后世如《妇人大全良方》所论："妊娠苦烦闷者，以四月受少阴君火气以养精；六月受少阳相火气以养气。若母心惊胆寒，多有烦闷，名曰子烦也"，更是对妊娠期间妊妇的生理变化有所涉及，清《医宗金鉴》："孕妇时烦名子烦，胎热乘心知母痊"，又进一步指出子烦之证治用药。

心烦，是心神被扰，以致心神不宁而烦躁。妊娠期间，由于要供给胎儿营养，必致孕妇的生理发生相应变化。《产宝》云："夫妊娠而子烦者，是肺脏虚而热乘于心，则令心烦也"，《沈氏女科辑要笺正》则概括地指出："子烦病因，曰痰，曰火，曰阴虚"。停痰积饮在心胸之间，或冲于心，亦令烦也。若热而烦者，但热而已；若有痰饮而烦者，呕吐涎沫，恶闻食气，烦躁不安也。大抵妊娠之人，既停痰积饮，又虚热相搏，气郁不舒；或烦躁，或呕吐涎沫，剧则胎动不安，均谓之子烦也。

本病之治，总以清热除烦为基本。但凡助火生火、伤阴耗液之品皆当忌用。妊娠心烦虽属有热，但不宜苦寒直折其火，应酌情选用清热除烦、宁心安神之品。

竹沥汤

【来源】《证类本草》卷十三引《梅师方》。

【组成】茯苓三两　竹沥一升

【用法】用水四升，合竹沥煎取二升，分三服，不愈重作，亦时时服竹沥。

【主治】子烦，妊娠恒若烦闷。

竹沥汤

【来源】《备急千金要方》卷二。

【组成】竹沥一升 防风 黄芩 麦门冬各三两 茯苓四两

【用法】上锉。以水四升，合竹沥，煮取二升，分三服，不愈再作。

【主治】子烦，妊娠常苦烦闷。

【宜忌】《外台秘要》：忌酢物。

竹沥粥

【来源】《医方类聚》卷二二七引《食医心鉴》。

【组成】粟米三合。

【用法】上煮粥，临熟下淡竹沥三合，搅令匀，空心食之。

【功用】《长寿药粥谱》：清热、化痰、开窍。

【主治】

1.《医方类聚》引《食医心鉴》：子烦，妊娠恒苦烦闷。

2.《长寿药粥谱》：中风昏迷，喉间痰鸣，高热烦渴，肺热咳嗽，气喘胸闷。

人参散

【来源】《太平圣惠方》卷七十四。

【组成】人参（去芦头） 麦门冬（去心） 赤茯苓 地骨皮 葛根（锉） 黄芩 犀角屑各三分 甘草半柄两（炙微赤，锉）

【用法】上为散。每服四钱，以水一中盏，煎至六分，去滓，不拘时候温服。

【主治】

1.《太平圣惠方》：妊娠烦躁壅热，口干多渴。

2.《妇人大全良方》：妊娠热气乘于心脾，津液枯少，烦躁壅热，口舌干渴。

人参黄耆散

【来源】方出《太平圣惠方》卷七十四，名见《妇人大全良方》卷十三。

【组成】人参（去芦头） 葛根（锉） 黄耆（锉）

秦艽（去苗） 麦门冬（去心） 赤茯苓各一两 知母三分 甘草半两（炙微赤，锉）

【用法】上为散。每服四钱，以水一中盏，加生姜半分，淡竹叶二七片，煎至六分，去滓，不拘时候温服。

【主治】妊娠体热，烦躁口干，吃食减少。

升麻散

【来源】《太平圣惠方》卷七十四。

【组成】川升麻一两 柴胡一两（去苗） 知母三分 栀子仁 黄耆（去苗） 甘草（炙微赤，锉） 黄芩 麦门冬（去心） 枳壳（麸炒微黄，去瓤）各半两

【用法】上为散。每服三钱，以水一中盏，加竹茹一分，煎至六分，去滓，不拘时候温服。

【主治】妊娠烦渴，躁热口干，四肢疼痛，吃食减少。

地骨散

【来源】《太平圣惠方》卷七十四。

【组成】地骨皮 黄芩 人参（去芦头） 黄耆（锉） 葳蕤 麦门冬（去心） 甘草（炙微赤，锉） 赤芍药各半两 柴胡一两（去苗）

【用法】上为散。每服四钱，以水一中盏，加生姜半分，淡竹叶二七片，煎至六分，去滓温服，不拘时候。

【主治】妊娠烦躁，体热疼痛，口干食少。

麦门冬散

【来源】《太平圣惠方》卷七十四。

【组成】麦门冬一两半（去心） 赤茯苓一两 知母一两 黄耆一两（锉） 白茅根一两（锉） 人参一两（去芦头） 甘草半两（炙微赤，锉） 百合一两

【用法】上为散。每服四钱，以水一中盏，加葱白五寸，煎至六分，去滓温服，不拘时候。

【主治】妊娠烦渴，咳嗽口苦。

麦门冬散

【来源】《太平圣惠方》卷七十四。

【别名】升麻汤、麦门冬汤（《普济方》卷三三八）

【组成】麦门冬（去心）　川升麻　黄芩　人参（去芦头）　栀子仁　柴胡（去苗）　犀角屑　茯神各半两　栝楼根半两　知母　甘草（炙微赤，锉）各一两

【用法】上为散。每服四钱，以水一中盏，煎至六分，去滓温服，不拘时候。

【主治】妊娠壅热，心神烦躁，口干渴逆。

赤茯苓散

【来源】《太平圣惠方》卷七十四。

【组成】赤茯苓　桑寄生　知母　百合　麦门冬（去心）　川升麻　人参（去芦头）（去苗）各一两　甘草半两（炙微赤，锉）

【用法】上为散。每服四钱，以水一中盏，加甜竹茹一分，生姜半分，薤白七寸，煎至六分，去滓温服，不拘时候。

【主治】妊娠心烦，头项疼痛，不思饮食，手足多热。

赤茯苓散

【来源】《太平圣惠方》卷七十四。

【组成】赤茯苓一两　紫苏叶半两　黄芪二两（锉）　人参半两（去芦头）　陈橘皮半两（汤浸，去白瓤，焙）　柴胡一两（去苗）　大腹皮半两（锉）　前胡三分（去芦头）　甘草半两（炙微赤，锉）

【用法】上为散。每服四钱，以水一中盏，煎至六分，去滓温服，不拘时候。

【主治】妊娠心膈气壅滞，烦躁，口干食少。

知母散

【来源】《太平圣惠方》卷七十四。

【组成】知母半两　赤茯苓三分　黄芪三分（锉）　麦门冬半两（去心）　子芩三分　甘草半两（炙微赤，锉）

【用法】上为散。每服四钱，以水一中盏，煎至五分，去滓，入竹沥一合，更煎一二沸，不拘时候温服。

【主治】妊娠恒苦烦躁闷乱，口干，及胎脏热。

栝楼子散

【来源】《太平圣惠方》卷七十四。

【别名】瓜蒌子散（《普济方》卷三四〇）。

【组成】栝楼子二升（干者）　黄芪一两（锉）　枳壳一两（麸炒微黄，去瓤）　人参半两（去芦头）　甘草半两（炙微赤，锉）　石膏一两

【用法】上为散。每服三钱，以水一中盏，加竹叶二七片，同煎至六分，去滓温服，不拘时候。

【主治】妊娠心烦躁热，口干，头目不利。

柴胡散

【来源】《太平圣惠方》卷七十四。

【组成】柴胡一两半（去苗）　赤茯苓一两　麦门冬一两（去心）　人参半两（去芦头）　枇杷叶半两（拭去毛，炙微黄）　陈橘皮半两（汤浸，去白瓤，焙）　甘草半两（炙微赤，锉）

【用法】上为散。每服四钱，以水一中盏，加生姜半分，煎至六分，去滓温服。

【主治】妊娠心烦，头昏躁闷，不思饮食，或时呕吐。

黄连散

【来源】《太平圣惠方》卷七十四。

【组成】黄连一两（去须）　栝蒌根（锉）　地骨皮　葳蕤　犀角屑　黄芩　川升麻　甘草（炙微赤，锉）各一两

【用法】上为散。每服三钱，以水一中盏，煎至六分，去滓温服，不拘时候。

【主治】妊娠心热烦躁，口干舌涩，多渴。

羚羊角散

【来源】《太平圣惠方》卷七十四。

【组成】羚羊角屑　黄芩　麦门冬（去心）　人参（去芦头）　赤芍药　木通（锉）各三分　柴胡一两

（去苗）　黄耆半两（锉）　甘草半两（炙微赤，锉）

【用法】上为散。每服四钱，以水一中盏，煎至六分，去滓温服，不拘时候。

【主治】妊娠烦躁，体热口干，肢节疼痛，少思饮食。

葛根散

【来源】《太平圣惠方》卷七十四。

【组成】葛根　黄芩　人参（去芦头）　麦门冬（去心）　葳蕤　黄耆（锉）　甘草（炙微赤，锉）各半两

【用法】上为散。每服四钱，以水一中盏，入竹茹一分，煎至六分，去滓温服，不拘时候。

【主治】妊娠烦躁口干，四肢热，食少。

犀角散

【来源】《太平圣惠方》卷七十四。

【组成】犀角屑　地骨皮　黄芩　麦门冬（去心）赤芍药各一两　甘草半两（炙微赤，锉）

【用法】上为散。每服四钱，以水一中盏，煎至六分，去滓，入竹沥一合，更煎一两沸，不拘时候温服。

【主治】妊娠心烦热闷。

诃黎勒丸

【来源】《太平圣惠方》卷七十五。

【组成】诃黎勒皮一两　人参半两（去芦头）　赤茯苓半两　白术一两　半夏半两（汤洗七遍去滑）葛根半两（锉）　甘草半两（炙微赤，锉）　枳壳三分（麸炒微黄，去瓤）

【用法】上为末，炼蜜为丸，如梧桐子大。每服二十丸，以生姜粥饮送下，不拘时候。

【主治】妊娠心烦，头目眩闷，闻食气即呕逆。

葱白一物汤

【来源】方出《太平圣惠方》卷七十七，名见《类证活人书》卷十九。

【别名】葱白汤（《圣济总录》卷九十八）、葱白饮（《普济方》卷三四二）。

【组成】葱白不限多少

【用法】上浓煮汁饮之。

【功用】《女科指掌》：安生胎，落死胎。

【主治】

1. 《太平圣惠方》：胎上逼心烦闷。
2. 《类证活人书》：妊娠热病，胎已死。
3. 《圣济总录》：热淋，小便涩痛。
4. 《普济方》：胎动腰痛抢心，或下血。
5. 《普济方》：妊娠六七月以后，胎动困笃。

竹沥汤

【来源】《圣济总录》卷一五六。

【组成】防风（去叉）　麦门冬（去心，焙）　黄芩（去黑心）　升麻　石膏（碎）　栀子仁各一两

【用法】上为粗末。每服三钱匕，水一盏，竹沥半合，煎至七分，去滓，食后温服，一日二次。

【主治】妊娠心下烦懊热躁。

知母汤

【来源】《圣济总录》卷一五六。

【组成】知母（切，焙）　防风（去叉）　黄芩（去黑心）　甘草（炙）　麦门冬（去心，焙）　赤茯苓（去黑皮，锉）　升麻各一两

【用法】上为粗末。每服三钱匕，水一盏，生姜三片，同煎至七分，入竹沥少许，搅匀，去滓温服，不拘时候。

【主治】妊娠虚烦懊热。

柴胡饮

【来源】《圣济总录》卷一五六。

【组成】柴胡（去苗）　桑上寄生　知母（切，焙）　百合（洗）　麦门冬（去心，焙）　升麻各一两　甜竹茹（新竹刮用）三两

【用法】上为粗末。每服五钱匕，水一盏半，加生姜三片，同煎至一盏，去滓，食后温服。

【主治】妊娠虚烦懊热，胎气不宁，手足烦倦。

酸枣仁汤

【来源】《圣济总录》卷一五六。

【组成】酸枣仁（炒）二两　芍药　防风（去叉）　柴胡（去苗）　赤茯苓（去黑皮）　犀角（镑）　五味子　甘草（炙）　人参　槟榔（锉）各一两

【用法】上为粗末。每服五钱，水一盏半，煎至一盏，去滓温服，不拘时候。

【主治】妊娠烦懑虚闷，四肢疼痛，不睡。

益母丸

【来源】《妇人大全良方》卷十三引《产乳》。

【别名】一母丸（《医方类聚》卷二二四引《管见良方》）、知母丸（《校注妇人良方》卷十二）。

【组成】知母一两（洗，焙）

【用法】上为粗末，以枣肉为丸，如弹子大。每服一丸，细嚼，煎人参汤送下。

【主治】子烦。妊娠因服药致胎气不安，有似虚烦不得卧者。

竹叶汤

【来源】《三因极一病证方论》卷十七。

【别名】麦门冬汤（《明医指掌》卷九）、竹叶麦冬汤（《顾氏医径》卷四）。

【组成】防风（去叉）　黄芩　麦门冬（去心）各三两　白茯苓四两

【用法】上锉散。每服四大钱，水一盏半，加竹叶十数片煎，去滓温服。

【主治】子烦。妊娠心惊胆寒，多好烦闷。

升麻散

【来源】《妇人大全良方》卷十三。

【组成】升麻　黄芩　人参　麦门冬　栀子仁　柴胡　茯神　瓜蒌根　犀角屑各一两　知母　甘草各半两

【用法】上锉。每服四钱，水一盏，煎至六分，去滓温服。

【主治】妊娠壅热，心神烦躁，口干渴逆。

归凉接命散

【来源】《袖珍方》卷四引《济生方》。

【别名】归凉节命散（《郑氏家传女科万金方》卷二）、归凉节命饮（《胎产秘书》）。

【组成】川芎　苎根　白芍药　麦门冬（去心）　当归（去芦，酒浸）　白术各一两　糯米半合　甘草（炙）半两

【用法】上锉。每服四钱，水一盏半，煎至一盏，去滓温服，不拘时候。

【主治】妊娠面赤，口苦，心烦，腹胀。

麦门冬汤

【来源】《济生方》卷七。

【别名】竹叶汤（《普济方》卷三三八）、麦门冬散（《丹溪心法附余》卷二十一）、麦冬汤（《丹台玉案》卷五）。

【组成】麦冬（去心）　防风　茯苓（去皮）各一两　人参半两

【用法】上锉。每服四钱，水一盏半，加生姜五片，淡竹叶十片，煎至八分，去滓温服，不拘时候。

【主治】子烦。

知母饮

【来源】《医方大成》卷九引《简易方》。

【别名】知母散（《普济方》卷三四〇）、知母汤（《医略六书》卷二十八）。

【组成】赤茯苓　黄芩　黄耆各三两　知母　麦冬（去心）　甘草各二两

【用法】上锉。每服四钱，水一盏，入桑白皮煎熟，再入竹沥同服。

【主治】

1.《医方大成》引《简易方》：妊娠心脾壅热，咽膈渴苦，烦闷多惊。

2.《医略六书》：子烦，脉软数者。

圣济汤

【来源】《女科万金方》。

【组成】茯苓三钱 防风 麦冬 黄芩各二钱
【用法】加竹叶，水煎服。
【主治】子烦。

补心汤

【来源】《医垒元戎》卷十一。
【组成】四物汤合参苏饮
【主治】妊娠虚热。

地骨皮散

【来源】《普济方》卷三四〇。
【组成】地骨皮 黄芩 人参 黄耆 葳蕤 麦门冬 甘草 赤芍药各半两 柴胡一两
【用法】上为散。每服四钱，水一盏，加生姜半分，淡竹叶二七片，煎至六分，去滓温服，不拘时候。
【主治】妊娠烦躁，体热疼痛，口干食少。

竹叶汤

【来源】《医学集成》卷三。
【组成】茯神四钱 麦冬 黄芩 知母各二钱 竹叶十四片
【主治】子烦。妊娠烦躁闷乱。

清心汤

【来源】《医学集成》卷三。
【组成】黄芩 麦冬 炒栀各二钱 知母 花粉各一钱 犀角三分 甘草五分 生姜 大枣
【主治】妊娠子烦，烦躁闷乱。

全生止逆汤

【来源】《陈素庵妇科补解》卷三。
【组成】麦冬 焦栀 茯神 枣仁 黄芩 百合 茯苓 石菖蒲 香附 广皮 白芍 生地 天冬 辰砂 竹叶
【功用】安神养血。
【主治】妊娠忽遇死丧大故，悲哀太盛，以致胎气逆上，内热口干，梦寐不宁，烦躁不卧。

【方论】是方二神、苓、二冬、枣仁，安神定志；芩、芍、地、栀，清热凉血；附、广、和气止逆；竹叶清肺金；百合润肺燥；辰砂镇怯；菖蒲开窍。立方之意深矣。

麦冬散

【来源】《陈素庵妇科补解》卷三。
【组成】麦冬 淡竹叶 黄芩 柴胡 知母 芎 白芍 川断 茯苓 术 参 甘草 陈皮 黄连 防风 大枣
【功用】除烦安胎。
【主治】妊娠子烦。
【方论】芩、连、知、芍、竹叶，皆以清热除烦；参、苓、术、草以保护元气；川断、大枣以固肾安胎。微嫌方中柴胡、黄芩清客热足矣，防风、川芎恐引火邪上行横溢，不可用也。

温胆安神散

【来源】《陈素庵妇科补解》卷三。
【组成】茯神 远志 人参 麦冬 甘草 枣仁 白术 石菖蒲 茯苓 白芍 生地 当归 元参 黄芩 竹叶 辰砂
【主治】妊娠胆虚，连夜不寐。
【方论】是方参、神、麦、枣、远志以安神养血，通肾气以交心神；归、芍、地、芩、术、草、元参以清热补血，固肾气以安胎；而菖蒲、竹叶、辰砂凉以清心，重以镇怯，皆其佐使也。

竹叶汤

【来源】《女科撮要》卷下。
【组成】白茯苓 麦门冬 黄芩各三两
【用法】每服四钱，加竹叶五片，水煎服。
【主治】子烦。妊娠心惊胆怯，烦闷不安。
【加减】若因血虚烦热，宜兼用四物；若因中气虚弱，宜兼四君。

人参麦冬散

【来源】《万氏女科》卷二。

【组成】参 茯 芩 麦 知母 炙草 生地各等分 竹茹一大团

【用法】水煎，食前服。

【主治】孕妇心惊胆怯，终日烦闷不安者。谓之子烦。

加味竹沥汤

【来源】《广嗣纪要》卷九。

【组成】淡竹沥一合 黄芩 麦冬 知母各一钱 白茯苓一钱半

【用法】上锉。水二盏，加炒黄柏三分，煎一盏，入竹沥再煎一二沸服。

【主治】子烦。妊娠三四月，因心包、三焦二经气逆，致烦闷不安，口干舌燥者。

竹叶汤

【来源】《广嗣纪要》卷九。

【组成】白茯苓 防风 麦门冬 条芩 知母各一钱 淡竹叶十片

【用法】水煎服。

【主治】子烦，气实体壮者。

芩术枳壳汤

【来源】《广嗣纪要》卷九。

【组成】条芩一钱半 白术 枳壳（炒）各一钱 生甘草五分 淡竹叶十二片

【用法】水煎，空心服。

【主治】妊娠九月，胎肥作热，烦闷不安。

柴胡汤

【来源】《广嗣纪要》卷九。

【组成】柴胡一钱半 赤茯苓 麦冬 条芩各一钱 人参 橘皮 甘草（炙）各五分

【用法】水一盏半，加生姜三片，煎八分，温服。

【主治】妊娠子烦，烦闷不安，呕吐恶阻。

竹叶汤

【来源】《古今医统大全》卷八十五。

【组成】竹叶二十个（揉） 防风 黄芩 栀子仁各八分 白茯苓 当归各一钱 麦门冬（去心）一钱半

【用法】水煎服。

【主治】子烦，孕妇烦闷不安。

麦门冬饮

【来源】《古今医统大全》卷八十五。

【组成】麦门冬二钱 人参一钱 生地黄一钱 茯神一钱 黄芩一钱 甘草四分 犀角屑一钱

【用法】用水一钟半，加莲子五个，煎七分，不拘时候服。

【主治】妊娠子烦。

麦门冬汤

【来源】《慈幼新书》卷首。

【组成】麦冬 黄芩 茯苓 淡竹叶

【主治】妊娠子烦，心常惊悸。

养胎饮子

【来源】《宋氏女科秘书》。

【组成】归身二钱 川芎八分 芍药一钱 白术一钱五分 条芩八分 枳壳八分 泽泻一钱
《叶氏女科证治》有甘草四分。

【用法】水煎服。五日一服。

【主治】怀妊五月，觉胎胀腹重，睡卧不安者。

竹叶汤

【来源】《医方集解》。

【组成】麦冬一钱半 茯苓 黄芩一钱 人参五分 淡竹叶十片
方中茯苓用量原缺。

【功用】《医方论》：清心解烦，养正补虚。

【主治】子烦。妊娠心惊胆怯，终日烦闷。

【方论】此手太阴、少阴药也。竹叶清烦，黄芩消热，麦冬凉肺，茯苓宁心，人参补虚，妊娠心烦，固多虚也。

竹叶安胎饮

【来源】《胎产指南》卷一。
【组成】当归二钱　白术二钱　人参一钱　川芎七分　甘草四分　陈皮三分　黄芩八分　枣仁一钱　远志八分　麦冬一钱　竹叶十片　怀生地一钱五分
【用法】生姜、大枣为引。
【主治】
　　1.《胎产指南》：子悬，孕妇心惊胆怯，烦闷不安。
　　2.《胎产秘书》：子烦。
【加减】若其人烦渴，加竹茹一丸；有痰，加竹沥七分酒杯，姜汁一杯；如虚人，加人参二三钱；如脾胃常泻，减生地、枣仁。

参知散

【来源】《胎产指南》卷一。
【组成】人参一钱　知母一钱　麦冬一钱　栀子仁一钱（炒）　甘草五分　条芩五分　蒌仁五分　犀角八分
【用法】大枣为引。
【主治】孕妇壅热，心神烦躁，口干渴。
【加减】夏，加竹沥、姜汁。

茯苓补心汤

【来源】《郑氏家传女科万金方》卷三。
【组成】茯苓　紫苏　当归　熟地　川芎　白芍
【用法】水煎服。
【主治】孕妇虚热。

加味竹叶汤

【来源】《张氏医通》卷十五。
【组成】白茯苓一钱半　麦门冬（去心）二钱半　黄芩一钱　人参一钱　竹叶五片　粳米一撮
【用法】水煎，空腹热服。
【主治】妊娠心烦不解。
【加减】肥人，加半夏、生姜。

加味安胎饮

【来源】方出《嵩崖尊生全书》卷十四，名见《胎产心法》卷上。
【组成】安胎饮加麦冬　干葛　知母　炒栀　花粉　犀角　竹沥各八分
【主治】妊娠口干。
【加减】《胎产心法》：如嫌药味过多，临证酌而减之可耳。

清心润肺汤

【来源】《胎产秘书》卷上。
【组成】黄芩　栀子　麦冬各二钱　知母　花粉　人参各一钱　甘草五分　犀角三分
【用法】姜枣为引，水煎服。
【主治】妊娠大热壅极，心烦口渴。

竹叶茯苓汤

【来源】《灵验良方汇编》卷上。
【组成】茯苓　条芩　麦冬　防风　人参　竹叶
【主治】心肺虚热，心惊胆怯之子烦。

一味黄连散

【来源】《胎产心法》卷上。
【组成】黄连一钱
【用法】上为末。粥饮汤调下。
【主治】孕妇口干不卧。

加减参麦汤

【来源】《胎产心法》卷上。
【组成】人参　知母　麦冬（去心）　栀子（炒）各一钱　瓜蒌根　犀角（磨）各八分　条芩　炙草各五分　大枣一枚
【用法】水煎服。
【主治】孕妇心神烦躁，壅热口干。
【加减】夏，加竹沥八分，姜汁少许。

淡竹叶汤

【来源】《医学心悟》卷五。

【组成】淡竹叶七片 黄芩 知母 麦冬各一钱 茯苓二钱

【用法】水煎服。

【主治】子烦。孕妇火盛内热而烦者。

当归散

【来源】《医略六书》卷二十八。

【组成】当归三钱 川芎八分 桑寄生三钱（酒炒） 淡豉一钱半 阿胶三钱（粳粉炒） 葱白头三枚

【用法】水煎，去滓温服。

【主治】子烦，脉浮涩者。

【方论】妊娠血亏，邪伏遏抑心气而心血不荣，亦令心烦，是亦为子烦。当归养血荣心，阿胶补阴益血，川芎行血海以通心气，寄生补腰膝以壮肾气，淡豆豉解散伏邪，葱白头宣通阳气也。水煎温服，使阳气通而伏邪解，则心血荣而心气通，其心烦无不自退，何子烦心足虑哉？

加味安胎饮

【来源】《叶氏女科证治》卷二。

【组成】人参一钱 川芎 条芩各八分 白术（蜜炙） 当归 熟地黄 紫苏 陈皮 甘草各四分 砂仁三分 麦冬（去心） 甘葛各七分

【用法】生姜、大枣为引，水煎服。

【主治】妊娠燥渴，口干不得卧。

竹叶汤

【来源】《叶氏女科证治》卷二。

【组成】白茯苓二钱 麦门冬（去心） 黄芩各一钱五分 淡竹叶七片 灯心十茎

【用法】水煎服，每日二次。

【主治】子烦，责之心虚有火。平素火盛，或值天时炎热，内外之火相亢而心惊胆怯，烦躁不安者。

竹叶黄耆汤

【来源】《叶氏女科证治》卷二。

【组成】淡竹叶二钱 人参 黄耆 生地黄 当归 麦冬（去心） 白芍 甘草 石膏（煅） 黄芩（炒）各一钱

【用法】水煎服。

【主治】

1. 《叶氏女科证治》：妊娠胃经虚热燥渴。

2. 《文堂集验方》：诸疮溃后，烦热作渴，饮食如常，胃火也。

知母饮

【来源】《叶氏女科证治》卷二。

【组成】知母 麦冬（去心） 黄耆（生用） 甘草各一钱

【用法】去滓，入竹沥一杯，温服。

【主治】子烦，心虚有火者。

【加减】气虚，加人参一钱；口渴，加石膏一钱；热甚，加犀角（锉）五分。

柏子养心汤

【来源】《叶氏女科证治》卷二。

【组成】生黄耆 麦冬 枣仁 人参 柏子仁各一钱 茯神 川芎 远志（制）各八分 当归二钱 五味子十粒 炙甘草五分

【用法】加生姜三片，水煎服。

【主治】妊娠子烦，左寸脉微弱者。

竹叶汤

【来源】《医林纂要探源》卷八。

【组成】麦门冬一钱五分 茯苓 黄连各一钱 人参五分 淡竹叶十片

【主治】子烦。妊娠心虚而心惊胆怯，终日烦闷。

【加减】相火重，加知母；有痰，加竹沥。

【方论】麦门冬甘淡微苦，以补心泻火，且以清金保肺；茯苓宁心安神，且去胸膈积湿；黄连降泄心火，兼能泻肝胆火。妊娠之火，虚火也，火必伤肺，伤肺则气不足，人参、麦冬以补之。淡竹叶升肝胆之阳于膈上而舒散之。故能治惊怯，解心烦。

竹叶安胎饮

【来源】《盘珠集》卷下。
【组成】生地　当归　黄芩　麦冬（去心）　枣仁（炒）　甘草（炙）　人参　陈皮　竹叶　竹茹
【用法】生姜、大枣为引，有痰，竹沥冲服。
【主治】子烦。妇人受胎后血气壅郁，热气上冲心肺，而烦闷不安，心胆俱怯。

麦冬汤

【来源】《盘珠集》卷下。
【组成】麦冬（去心）　人参　茯神　生地　黄芩　犀角　炙甘草　莲子
【主治】子烦。妊娠停痰积饮，气郁不舒，以致呕吐涎沫，剧则胎动。

竹叶汤

【来源】《女科切要》卷五。
【组成】淡竹叶　麦冬肉　黄芩　人参　茯苓　防风　知母
【用法】水煎服。
【主治】子烦。

人参犀角汤

【来源】《竹林女科》卷二。
【组成】人参　麦冬（去心）　知母（炒）　山栀仁（炒）各一钱　瓜蒌根　犀角（磨入）各八分　条芩　甘草各五分
【用法】水煎，温服。
【主治】妊娠脏腑气虚，荣卫不调，阴阳隔绝，热乘心脾，津液枯少，烦躁而舌干口渴者。
【加减】夏加竹沥，入姜汁少许，冲服。

安胎散

【来源】《经验女科方》。

【组成】苏叶　桔梗　枳实　大腹皮　贝母　知母　川归　五味子　甘草　石膏　桑白皮
【用法】水煎服。
【主治】胎前气紧不得卧。

知母汤

【来源】《古今医彻》卷四。
【组成】知母一钱　麦门冬一钱　竹茹一团　广皮七分　炙甘草三分　茯苓一钱
【用法】灯心二十根，加生姜一片，水煎服。
【主治】子烦。

加减地黄汤

【来源】《类证治裁》卷八。
【组成】生地　山药　丹皮　萸肉　茯苓　杜仲　续断　五味　阿胶
【用法】水煎服。
【主治】妊娠肾亏火燥而为子烦者。

乌梅四物汤

【来源】《医门八法》卷二。
【组成】大乌梅五个（去骨）　归身五钱（炒）　白芍三钱（醋炒）　生地三钱　熟地三钱
【功用】养阴血，生津液。
【主治】痢后阴虚，或潮热，或自汗者；噎证服独梅汤，噎减而怒亦减，阴血津液不足者；头痛阴亏血虚，烦热内热，遇热痛甚者；妊娠子烦、子悬、子痫、子嗽、子淋阴血不足，肝气不调者。

竹叶汤

【来源】《不知医必要》卷四。
【组成】当归一钱　川芎五分　黄芩　熟地　麦冬（去心）　白芍（酒炒）　茯苓各一钱　竹叶五片
【主治】子烦。妊娠心惊胆怯，烦闷不安。
【加减】如胃寒，去黄芩。

六、妊娠心悸

妊娠心悸，是指妊娠期出现心悸怔忡的病情。《陈素庵妇科补解》："妊娠无外感症，血虚内热乘心，忽然心悸如怔忡状，醒则烦闷，睡则多惊，或卧中言语恍惚，及膨胀腹满，连脐急痛，坐卧不宁，气逆迫胎。"

大圣散

【来源】《普济方》卷三四二引《产经》。

【组成】白茯苓（去皮）　川芎　麦冬（去心）　黄耆（去芦，蜜水炙）　当归（去芦，酒浸）各一两　木香（不见火）　人参　甘草（炙）各半两

【用法】上锉。每服四钱，水一盏半，加生姜五片，煎七分，去滓，不拘时候温服。常服至分娩，亦无恙。

【功用】安养胎气。

【主治】妊娠心神怔悸，睡里多惊，两胁膨胀，腹满透脐，急痛，坐卧不宁，气急迫逼，胎惊。

【宜忌】忌生冷。

人参散

【来源】《产宝诸方》。

【组成】罂粟一两（炒）　白扁豆一两　藿香一分　甘草半两（炙）　人参一分

【用法】上为细末。每服一钱，麦门冬熟水调下，日午、夜卧服。

【功用】调正脾胃，进食补胎，流利关膈。

【主治】妊娠心气不足。

大圣茯苓散

【来源】《世医得效方》卷十四。

【组成】白茯苓（去皮）　川芎各一两　麦门冬（去心）一两　黄耆（去芦，蜜炙）一两　当归（去芦，酒浸）一两　木香（不见火）　条参　甘草各一两

【用法】上锉散。每服四钱，水一盏半，加生姜五片，水煎，温服，不拘时候。常服至分娩亦无恙。

【功用】安养胎气。

【主治】妊娠气闷，或为喧呼，心怔悸乱，睡里多惊，两胁膨胀，腹满连脐急痛，坐卧不安，气急逼迫胎惊者。

大圣茯苓散

【来源】《陈素庵妇科补解》卷三。

【组成】茯苓　麦冬　香附　陈皮　厚朴　黄耆　紫苏　茯神　黄芩　黄连　川芎　当归　白芍　地黄　人参　白术　木香　甘草

【功用】安心神，保胎定痛。

【主治】妊娠无外感症，血虚内热乘心，忽然心悸如怔忡状，醒则烦闷，睡则多惊，或卧中言语恍惚，加以膨胀腹满，连脐急痛，坐卧不宁，气逆迫胎。

【方论】妊娠患此，由受孕则血聚养胎，血已虚而又有邪热乘之，血虚则生内热。是方麦、神安神清心；四君、黄耆补气生血；芩、连清上、中二焦之热；四物养血益荣；陈、朴消胀除满；木、附通利三焦之气。本病则心悸，标病则胀满迫痛。此方标本两治而胎自安矣。

家传定志方

【来源】《陈素庵妇科补解》卷三。

【组成】石菖蒲　麦冬　枣仁　茯苓　茯神各二两　木香五钱　熟地五钱　白芍三两　黄芩三两　砂仁　人参　白术各二两

【用法】上为蜜丸。每服七十丸，龙眼、竹叶汤送下，一日二次。

【主治】妊娠无外感症，忽然心悸，醒则烦闷，睡则多惊，或卧中言语恍惚，及膨胀腹满，连脐急痛，坐卧不宁，气逆迫胎，皆血虚内热乘心故也。

大如圣汤

【来源】《杏苑生春》卷八。

【组成】白茯苓　黄耆各一钱五分　川芎　当归　人参　麦门冬各一钱　木香　甘草各五分

【用法】上锉。加生姜五片，水煎，食远、临卧服。

【主治】妊娠忡悸，睡里多惊。

茯归煎

【来源】《丹台玉案》卷五。

【组成】茯苓　当归　麦门冬　黄芩各二钱　淡竹叶二十片

【用法】加灯心三十茎。水煎，不拘时候服。

【主治】妊娠心惊胆怯，终日烦闷。

竹叶汤

【来源】《嵩崖尊生全书》卷十四。

【组成】人参一钱　白术　当归各二钱　川芎七分　甘草四分　陈皮三分　黄芩八分　枣仁　麦冬各一钱　远志八分　生地五分　竹叶十个

【主治】妊娠心惊胆怯，烦闷不安。

【加减】渴，加竹茹七分。

定志丸

【来源】《叶氏女科证治》卷二。

【组成】人参　远志肉（制）各一两　蒲黄二两　茯苓三两

【用法】上为末，炼蜜为丸。白汤送下。

【主治】妊娠怔忡，心虚而神不安者。

七、子　眩

子眩，亦称妊娠眩晕，儿晕、子晕，是指妊娠中晚期，头晕目眩，或伴面浮肢肿，甚者昏眩欲厥者。玉峰《郑氏女科万金方》："妊娠头眩躁闷，不能举动，心震不安，名曰子眩。"多由阴虚阳亢，上扰清窍，亦可因气郁痰滞，清阳不升，或气血虚弱，清窍失养而引起。类似于西医学的妊娠高血压综合征，临床较为常见，属产科重症之一，及时、正确的治疗，预后大多良好，否则病情加重，可发展为子痫。

白术散

【来源】《太平圣惠方》卷七十四。

【组成】白术一两　人参一两（去芦头）葛根一两　赤茯苓一两　陈橘皮一两（汤浸，去白瓤，焙）　枇杷叶（拭去毛，炙微黄）　枳壳（麸炒微黄，去瓤）　黄耆（锉）　柴胡（去苗）　麦门冬（去心）　甘草（炙微赤）　半夏（汤洗七遍去滑）各半两

【用法】上为散。每服三钱，以水一中盏，加生姜半两，煎至六分，去滓温服，不拘时候。

【主治】妊娠心胸痰逆，烦闷，头重目眩，憎寒，恶闻食气，四肢无力。

半夏散

【来源】《太平圣惠方》卷七十四。

【别名】半夏汤（《圣济总录》卷一五六）。

【组成】半夏三分（汤浸七遍去滑）　陈橘皮一两（汤浸，去白瓤，焙）　人参三分（去芦头）　川芎三分　赤茯苓一分　赤芍药三分　甘草半两（炙微赤，锉）　桑根白皮三分（锉）生干地黄三分

【用法】上为散，每服四钱，以水一中盏，加生姜半分，煎至六分，去滓温服，不拘时候。

【主治】妊娠心中烦闷，恶闻食气，头眩重，四肢骨节疼痛，多卧少起，胸中痰逆，不欲饮食。

清肌汤

【来源】《女科百问》卷下。

【组成】甘草（炙）半两　草果仁五钱　当归（微炒）　白术各一两　白茯苓　芍药　柴胡各一两　川芎半两

【用法】上锉。每服三钱，以水一盏半，加煨姜一块（切碎），薄荷少许，煎七分，去滓热服，不拘时候。

【主治】妊娠头目昏重不悦，颊赤口燥咽干，发热盗汗，饮食减少。

犀角散

【来源】《卫生宝鉴》卷十八。

【组成】拣参 犀角 川羌活 山栀 黄连 青黛 川芎 甘草（炙） 吴白芷 茯苓（去皮）各等分

【用法】上为粗末。每服五钱，水一盏，加生姜三片，竹叶五七片，煎至八分，去滓，食远温服。

【主治】妇人妊娠产前诸风热，困倦，时发昏眩。

消风散

【来源】《普济方》卷三四一。

【组成】石膏 山茵陈 菊花 防风 荆芥 螺粉各二钱 白芷 川芎 阿胶 甘草各二钱 木香 白术各半钱

【用法】上锉作六服。水一盏，入好茶半钱，煎八分，通口服，头微汗得愈。

【主治】妊娠头旋目晕，视物不明，腮项肿核。因胎气有伤肝脏，毒气上攻，太阳穴痛，呕逆，背项拘急，致令眼晕生花，若加涎壅，危在旦夕。

祛风四物汤

【来源】《陈素庵妇科补解》卷三。

【组成】荆芥 防风 川芎 羌活 柴胡 白芷 甘草 蔓荆子 当归 白芍 天冬 甘菊 香附 黄耆 陈皮 苍耳子 黄连 茶叶

【主治】妊娠肝脏壅热，风充入脑，头旋目晕，忽然视物不明，腮颈颐项发肿结核。

【宜忌】病愈后一切炙煿、酒、面、辛热及毒物、鲜味、烦劳皆忌。如不守禁，两目必至失明。

【方论】是方荆芥、防、羌、芷、芎、蔓、苍、柴以分各经之风热，而蔓、荆、苍耳上达巅顶以止头旋，荆芥、白芷散行两颊以清风肿核，归、芍、冬、草以清热养血，菊、连明目祛障，附、陈利膈顺气兼散肝郁，耆、防则引诸药通行十二经以疏风而固表，茶叶苦寒为使，通心降火头旋目眩自止，急则治标，缓则治本矣。

保胎和气饮

【来源】《济阴纲目》卷八。

【组成】枳壳四钱 厚朴 香附子各三钱 砂仁 苍术 橘红各二钱 苏叶一钱 甘草九分 小茴香一钱半

【用法】上锉，分作三服。每服用水一钟半，煎七分服。

【主治】

1.《济阴纲目》：胎前四五个月，身体困倦，气急发热，饮食无味，贪睡头晕等症。

2.《医略六书》：妊娠胀满发热，脉弦滞者。

消风散

【来源】《胎产秘书》卷上。

【组成】雨茶 甘菊 羌活 石膏 当归 川芎 羚羊角 白芷 荆芥 防风各等分 甘草八分

【用法】加生姜，水煎，食后服。

【主治】妊娠头旋目昏，腮项硬肿，此因胎气有伤，热毒上攻太阳，沉痛欲呕，背项拘急，致令眼晕生花。

钩藤散

【来源】《医略六书》卷二十八。

【组成】生地五两 川贝二两（去心） 池菊三两（去蒂） 薄荷一两半 茯神一两半（去木） 羚羊角一两半 甘草一两半 金斛三两 钩藤五两

【用法】上为散。水煎五钱，去滓温服。

【主治】妊娠血亏木旺，肝热生风，眩晕卒仆，胎孕不安，脉数急。

【方论】生地滋阴壮水以护胎；羚羊角解热清肝以定眩；池菊解郁热，兼益金水；石斛退虚热，兼荣肾肝；薄荷散热清头；甘草缓中泻火；川贝清心解热；茯神渗湿安神；钩藤抑肝舒筋，以熄肝风也。为散水煎，使肾热退而肾水得滋，则水润木荣，而眩晕自退，胎无不安，何卒仆之不省哉。

葛根四物汤

【来源】《叶氏女科证治》卷二。

【组成】熟地黄 当归 川芎 白芍各一钱 葛根 秦艽 防风各八分 牡丹皮六分 细辛三分

【用法】水煎，入竹沥一杯，和匀，温服。

【主治】子晕。妊娠七八月，由血虚阴火炎上，鼓动其痰而眩晕者。

玉液金丹

【来源】《良方集腋》卷下。

【组成】人参二两（老山者佳） 归身一两二钱（酒炒） 白术八钱四分（制） 川芎二两四钱 茯苓六两四钱 阿胶二两六钱（酒化） 甘草三两二钱 蕲艾六钱七分 生地一两二钱 黄耆一两二钱（蜜炙） 白芍一两六钱（酒炒） 苁蓉一两二钱（漂淡） 麦冬二两五钱（去心） 香附二两六钱（四制） 川贝二两二钱（去心） 广皮一两六钱（盐水炒） 川断六钱四分（酒炒） 枳壳一两二钱 杜仲二两六钱（姜汁炒） 楂肉八钱四分 血余八钱四分（煅净） 厚朴一两五钱（姜汁制） 山药四两三钱 苏叶二两五钱 建莲六两四钱（去心） 羌活八钱四分 木香八钱五分 沉香一两六钱 砂仁二两九钱 西珀八钱四分 丹参四两二钱 黄芩一两二钱 菟丝子三两二钱 益母草六两四钱 大腹皮八钱四分 潼蒺藜二两二钱

【用法】先选择药料，日中晒燥，各磨细末，照方称准，用炼蜜五斤，并酒化阿胶和匀，于石臼中杵六千碰为丸，每丸二钱，再晒极干，用朱砂为衣，白蜡为壳，藏贮燥处。初孕疑似之间，腹胀呕吐，用蔻仁三分煎汤下；头晕，用防风八分，煎汤下；头眩，用炒金银花一钱五分，煎汤下；胎动不安，用艾绒五分，子芩一钱，煎汤下；子呛，用桑白皮五分，煎汤下；子烦，用淡竹叶七片，煎汤下；子悬，胎动不安，如物之悬于虚中，宕而难住，神昏身狂，用赤茯苓八分，葱白一个，煎汤下；子冒，危于子悬，血热心火太盛，胎气上冲于心，胞冒于心上，面红，牙关紧闭，气绝欲死，用麦冬一钱，羚羊角五分，煎汤下；子肿，用五加皮一钱，赤苓皮一钱，煎汤下；子淋，用车前子一钱，煎汤下；漏胎，用原生地二钱，煎汤下；尿血，用粳米煎汤下；小便不通，用冬葵子八分，煎汤下；潮热，用知母一钱五分，煎汤下；咳嗽，用杏仁一钱二分，桑白皮五分，煎汤下；感冒、疟疾，用苏梗四分，荆芥五分，煎汤下；

跌扑损胎，用白术五分，当归一钱，煎汤下；半产，用益母草二钱，煎汤下；临产交骨不开，用龟板三钱，煎汤下；横逆难产，数日不下，及胎死腹中，用川芎一钱，当归二钱，煎汤下；胞衣不下，用牛膝二钱，檀香一钱，煎汤下；恶露不行，用五灵脂五分，桃仁五分，生蒲黄五分，煎汤下；产后喘，或藕汁半杯或姜汁三匙，当审症用之；虚脱，用人参五分，煎汤下；胎前产后痢，用米仁三钱，煎汤下；产后肿胀，用茯苓皮一钱五分，当归一钱，煎汤下；褥劳，用官燕三钱，煎汤下；倒经吐血，用藕汁下；崩漏，用淡白鲞三钱，煎汤下；经期或前或后不准，以致艰于受孕，每逢天癸时服三丸，即能调经受孕，开水送下；胎前产后患症不一，不及遍载，俱用开水送下。

【主治】

1.《良方集腋》：胎前、临产、产后以及室女停经不至、潮热等症。

2.《全国中药成药处方集》：月经不调。

桑丹杞菊汤

【来源】《顾氏医径》卷四。

【组成】桑叶 丹皮 滁菊花 炒杞子 煨天麻 焦山栀 生地 钩藤 橘红

【用法】水煎服。

【主治】妊娠眩晕，名曰子眩，因肝火上升，内风扰动，致昏眩欲厥者。

孕妇金花丸

【来源】《北京市中药成方选集》。

【组成】栀子（炒）十六两 银花十六两 川芎十六两 黄柏十六两 黄芩十六两 当归十六两 白芍十六两 生地十六两 黄连八两

【用法】上为细末，过罗，用冷开水泛为小丸。每服二钱，日服二次，温开水送下。

【功用】清热去火，安胎。

【主治】孕妇胎热上攻，头痛眩晕，两目红赤，口干鼻塞。

八、子 痫

子痫，又称妊娠痫证、子冒，是指妊娠晚期，或临产时及新产后，眩晕头痛，突然昏不知人，两目上视，牙关紧闭，四肢抽搐，腰背反张，少顷可醒，醒后复发，甚或昏迷不醒者。多为阴虚阳亢痰火所致，素体阴虚，孕后阴血下聚养胎，阴虚尤甚，阴虚热盛，灼其津液，炼液成痰，痰热互结，或肝阳偏亢，气郁痰滞，蕴而化火，痰火交炽，或孕妇脾虚湿盛，聚液成痰，郁久化热，以致痰火上蒙清窍，神志昏冒，发为子痫。但也有因外邪中人者，如《济生方》："妊娠中风，头项强直，筋脉挛急，言语謇涩，痰涎不消，或发搐搦，不省人事，名曰子痫。"治疗常以清肝熄风、安神定痉为先。

葛根汤

【来源】《外台秘要》卷三十三引《小品方》。

【别名】汉防己汤（《普济方》卷三三九）。

【组成】贝母 葛根 丹皮（去心） 木防己 防风 当归 芎藭 桂肉（切，熬） 茯苓 泽泻 甘草（炙）各二两 独活 石膏（碎） 人参各三两

【用法】上切。以水九升，煮取三升，分二次服。

【主治】

1. 《外台秘要》引《小品方》：子痫，妊娠临月，因发风痉，忽闷惯不识人，吐逆眩倒，小醒复发。

2. 《杏苑生春》：酒疸，心下懊痛，足胫满，发赤斑。

【宜忌】忌海藻、菘菜、酢。

【加减】贝母令人易产，若未临月者，以升麻代之。

钩藤散

【来源】方出《经效产宝》卷上，名见《太平圣惠方》卷七十七。

【别名】钩藤汤（《圣济总录》卷一五五）。

【组成】钩藤二两 茯神 人参各二两 当归二两 桔梗三两 寄生一两

【用法】上以水五升，煎取二升，分三次服。

【主治】

1. 《经效产宝》：妊娠经八九个月，胎动不安，或因用力劳乏，心腹痛，面目清，冷汗出，气息欲绝。

2. 《胎产心法》：孕妇手少阴，足厥阴血虚风热，发为子痫。

3. 《妇科玉尺》：产后发痉，口噤背强。

【宜忌】忌猪肉、菘菜。

【加减】若烦热，加石膏二两半；临产月，加桂心一两。

【方论】《医方集解》：此足厥阴药也。钩藤之甘寒以除心热而散肝风；柴胡、桔梗之辛凉，黄芩、栀子之苦寒，以平少阳，厥阴之风热，风热去则瘛疭止矣；人参、茯神以益气而宁神；当归、寄生以养血而安胎也。

荆沥饮子

【来源】《太平圣惠方》卷七十四。

【组成】荆沥三合 竹沥三合 梨汁三合

【用法】上药相合令匀，令温，分两次灌之。

【主治】妊娠中风痉，口噤。

羚羊角散

【来源】《太平圣惠方》卷七十四。

【组成】羚羊角屑一两 独活二两 薏苡仁三分 防风三两（去芦头） 酸枣仁一两 五加皮三分 当归三分（锉，微炒） 芎藭三分 蔓荆子半两 草薢三两 海桐皮三分 甘草半两（炙微赤，锉）

【用法】上为散。每服四钱，以水一中盏，加生姜半分，煎至六分，去滓温服，不拘时候。

【主治】妊娠中风，头项强直，筋脉挛急，手足不随，言语謇涩。

单兵散

【来源】方出《证类本草》卷十三引《简要济众方》，名见《产科发蒙》卷二。

【组成】白槟榔一个（鸡心大者）

【用法】上为末。用童便、生姜汁、温酒共半盏，调作一服。不拘时候。

【主治】

1. 《证类本草》引《简要济众方》：脚气冲心。

2. 《产科发蒙》：子痫。

祛风散

【来源】《永乐大典》卷九八一引《医方妙选》。

【组成】胡黄连半两（取末） 全蝎一分（取细末） 犀角一分（屑，取末） 天竺黄一分（别研） 麻黄一分（去节，为末）

【用法】上为细末。每服半钱，研入麝香一字，乳汁调下。

【主治】胎痫，多啼叫。

羚羊角散

【来源】《济生方》卷七。

【别名】羚羊角汤（《东医宝鉴·杂病篇》卷十）、羚羊散（《寿世保元》卷七）。

【组成】羚羊角（镑） 川独活（去芦） 酸枣仁（炒，去壳） 五加皮（去木）各半钱 薏苡仁（炒） 防风（去芦） 当归（去芦，酒浸） 川芎 茯神 杏仁（去皮尖）各四分 木香（不见火） 甘草（炙）各二分半

【用法】上锉。每服四钱，以水一盏，加生姜五片，煎至七分，去滓温服，不拘时候。

【主治】

1. 《济生方》：妊娠中风，头项强直，筋脉挛急，言语謇涩，痰涎不消，或发搐搦，不省人事，名曰子痫。

2. 《医方集解》：妊娠中风，涎潮忽仆，目吊口噤，角弓反张，名子痫。

【方论】

1. 《医方集解》：此足厥阴药也。羚羊之辛凉以平肝火，防风、独活之辛温以散肝邪，茯神、

酸枣以宁神，当归、川芎以活血，杏仁、木香以利气，薏仁、甘草以调脾也。

2. 《医林纂要探源》：子痫作于猝然，旧有风湿，溢于冲任，因孕而动，肝血养胎。血热风生，时或动其经血，而风涎猝作，非中风也。羚羊角苦咸寒，补心宁神，宣布血脉，搜刷经络，无坚不软，无瘀不行，兼平君相之火，降已亢之阳，除妄作之热，故可以治痫而安胎也。独活、防风以去风湿，当归、川芎以滋血补肝，茯神、酸枣仁以收散宁心，杏仁降逆气，破坚结，润心肺，薏苡仁甘淡清肺和脾，缓肝舒筋，能除血脉经络中风湿，木香行肝气之滞，甘草缓肝急，加姜煎，姜亦能补肝行瘀。总之，当归、川芎以补肝血而行之，茯神、枣仁以安心神而敛之，防风、独活以达其风，杏仁、木香以顺其气，君以羚羊角以穷极隐之风湿无不搜而逐之，且清宫除道以安心主也，加用薏苡、甘草以和其脾，则以培木之本也。

【验案】子痫 《赤水玄珠全集》：一妊妇因怒，急仆地，良久而苏，吐痰发搐，口噤项强，用本方渐愈。

防风葛根汤

【来源】《医学纲目》卷十一。

【组成】葛根四两 麻黄三两 芍药 防风各二两 桂枝一两

【用法】上锉细。每用一两，先煮麻黄，去上沫，入后药，同煎数沸，温服。

【主治】胎前痉，由风寒湿邪乘虚而感，口噤，角弓反张，太阳无汗者。

葛根汤

【来源】《陈素庵妇科补解》卷三。

【组成】葛根 防风 归 芎藭 甘草 独活 茯神 杏仁 白术 人参 陈皮 黄芩 竹沥 防己 麻黄 天虫 升麻 白芍

【功用】祛风导痰，养血安胎。

【主治】妊娠风痉，因体虚受邪，已伤太阳经络，复遇风寒，新旧相搏，其发则口噤背僵，昏闷忽不识人，须臾复醒，良久又作，甚则有口吐涎沫

角弓反张，其症尤重，多致损胎。

四物驱风汤

【来源】《陈素庵妇科补解》卷四。

【组成】当归一两　川芎五钱　白芍二钱　熟地一两　肉桂一钱　秦艽二钱　枳壳一钱半　红花一钱半　冬葵子一钱半　车前子一钱半　生芝麻三钱

【主治】孕妇平日不善调养，肝脾二经受伤，肝脾虚而风邪乘之，临产忽然口噤目翻者。

【方论】口噤、目翻，虚风之症现矣。若胎不下，而反上逼则危在须臾。然过于补虚，又恐留而不产，反为害事。是方四物补血，秦艽祛风，肉桂、红花行血，冬葵、车前滑窍，枳壳宽肠。胎下则气不上壅，血不逆行，虚风之症，可以渐退矣。

清神汤

【来源】《万氏妇人科》卷二。

【组成】人参　白术　茯苓　炙耆　炙草　麦冬　归身各等分

《胎产心法》有白芍。

【用法】生姜、大枣为引，水煎，食远服。兼服寿星丸。

【主治】

1.《万氏妇人科》：子痫，气虚挟痰挟火。

2.《胎产心法》：孕妇忽然眩晕卒倒，口噤不能言，状如中风，须臾即醒，醒而复发。

竹沥饮

【来源】《古今医统大全》卷八十五。

【别名】防己汤。

【组成】防己　防风　桑寄生　人参　当归　川芎　独活　竹沥　茯苓　甘草

【用法】水煎服。

【主治】妊娠子痫。

芎活散

【来源】《医学入门》卷八。

【别名】芎活汤（《济阴纲目》卷九）。

【组成】川芎　羌活各等分

【用法】水煎，入酒少许温服。

【功用】胎前安胎，产后逐恶血、下胞衣。

【主治】

1.《济阴纲目》：子痫。

2.《医略六书》：孕妇风痉，脉浮细涩者。

【方论】《医略六书》：妊娠中风伤筋脉，而发为风痉，故角弓反张，奄忽不知人焉。芎藭入血海以升阳，羌活通经络以散风。为散，水煎入酒下，使风邪外解，则经气清和，而筋脉得养，何角弓反张，奄忽不知人之有，而胎无不安矣。

四物汤加芩连姜夏方

【来源】《医方考》卷六。

【别名】四物加芩连姜夏汤（《大生要旨》）、芩连四物汤（《救急选方》卷上）。

【组成】当归　川芎　芍药　熟地黄　黄芩　黄连　半夏　生姜

《大生要旨》本方用当归二钱、川芎五分、熟地三钱、白芍一钱半（酒炒）、黄芩一钱（酒炒）、黄连五分（酒炒）、半夏（姜汁炒）一钱、生姜一片。

【主治】妊娠子痫，属阴虚火亢，痰气厥逆者。

【方论】四物可以养血，芩、连可以降火，姜、夏可以破逆。

三合汤

【来源】《寿世保元》卷七。

【别名】二合汤（《救急选方》卷上）。

【组成】当归（酒洗）　川芎　白芍（酒炒）　生地黄　陈皮　白茯苓（去皮）　远志（甘草水泡，去心）　麦门冬（去心）　竹茹　石菖蒲　甘草　半夏（姜泡，香油炒）

【用法】上锉。生姜水煎服。

【主治】妊娠忽然口噤吐沫，不省人事，言语错乱。

泻肝饮

【来源】《简明医彀》卷七。

【组成】贝母三钱　白芍药　茯苓各一钱半　黄连

天麻　橘红　龙胆草　栀子各一钱　青皮八分
【用法】上水煎成，调青黛五分服。
【主治】妊娠，人事不省，目直上视，谵语骂詈，狂叫，关脉洪数。

羚羊角汤

【来源】《丹台玉案》卷五。
【组成】羚羊角三钱　杏仁　五加皮　独活各一钱　防风　当归　川芎　羌活各八分
【用法】上加生姜五片，煎服，不拘时候。
【主治】妊娠子痫。头项强直，筋脉挛急，语言謇涩，痰涎壅盛，昏不识人，时醒时作者。
【加减】如痰涎多，加贝母、陈皮。

补血安胎理风汤

【来源】《胎产指南》卷二。
【组成】川芎二钱　天麻二钱　黄芩二钱　羌活五分　防风五分　荆芥五分　白芍三分　当归三分　人参三分　紫苏四分　甘草四分
【用法】孕至四五月，患吐血衄血及损伤血，蓦然口噤项强，手足难动履，背如角弓，症类中风。

羚角钩藤汤

【来源】《重订通俗伤寒论》。
【组成】羚角片一钱半（先煎）　霜桑叶二钱　京川贝四钱（去心）　鲜生地五钱　双钩藤三钱（后入）　滁菊花三钱　茯神木三钱　生白芍三钱　生甘草八分　淡竹茹五钱（鲜刮，与羚羊角先煎代水）
【用法】水煎服。
【功用】凉肝熄风。
【主治】肝风上翔，头晕胀痛，耳鸣心悸，手足躁扰，甚则瘛疭，狂乱痉厥；及孕妇子痫、产后惊风。

加味地黄汤

【来源】《胎产秘书》卷上。
【组成】大熟地（姜汁、砂仁拌炒）八钱　净萸肉四钱　怀山药四钱　茯苓三钱　丹皮三钱　泽泻

二钱　陈胆星二钱　吴茱萸五分（川连五分煮汁，泡七次，炒）
【用法】水煎，加荆沥一钱冲服。
【主治】子痫，口噤项强，手足挛搐，言语謇涩，痰涎壅盛，不省人事。

加减安胎饮

【来源】《胎产秘书》卷上。
【组成】人参　白术　麦冬　当归　熟地　天麻各二钱　防风　荆芥各一钱　陈皮　甘草各五分　生姜三片
【用法】水煎服。
【主治】凡妊娠因吐血、衄血，或被伤失血，蓦患口噤，项背强直，类中风症。
【加减】或加川贝一钱，天竺黄一钱。

加味羚羊角散

【来源】《胎产秘书》卷上。
【组成】羚羊角　当归　防风　独活　茯苓　枣仁　五加皮各一钱　米仁五分　杏仁八分　甘草　木香各三分　葱白五寸　生姜五片
【用法】水煎服。
【主治】妊娠子痫。口噤项强，手足挛搐、言语謇涩，痰涎壅盛，不省人事。
【加减】虚，加人参；痰，加竹沥、姜汁；脾虚，加炒白术；风痰涌甚，加天竹黄一钱，川贝一钱。

葛根汤

【来源】《女科指掌》卷三。
【组成】葛根　茯苓　人参　泽泻　甘草　防己　防风　当归　川芎　独活
【用法】水煎。临服加竹沥半杯、生姜汁二匙。
【主治】妇人妊娠，风伤太阳之经，复遇寒湿相搏，发为子痫，口噤背强，昏冒不识人，须臾则醒，醒后复发。

羚羊角散

【来源】《医学心悟》卷五。

【组成】羚羊角（镑）　独活　当归各一钱　川芎　茯神　防风　甘草（炙）各七分　钩藤三钱　人参八分　桑寄生二钱

【用法】上加生姜五分，大枣二枚，水煎服。

【主治】

1.《医学心悟》：妊娠中血虚受风，以致口噤，腰背反张，名曰子痫。

2.《产科心法》：孕妇血虚，风邪入肝，忽然昏冒不知，须臾则醒，过时复发，久则变痉，痉即口噤抽搦，背腰反张，如儿童发惊之状。

羚羊角散

【来源】《医略六书》卷二十八。

【组成】生地五两　羌活一两半　羚羊角八钱　防风一两半　池菊三两（去蒂）　白术一两半（炒）　川贝二两（去心）　茯神二两（去木）　钩藤五两

【用法】上为散。每服五钱，水煎，去滓温服。

【主治】孕妇中风，脉浮数者。

【方论】妊娠中风，遏热侵犯厥阴，木火内煽，而神明失指，故昏仆不知人，胎亦因之难安焉。生地滋阴壮水以护胎息，羌活升阳开泄以散风邪，羚羊角清厥阴之火，白池菊清伏匿之热，防风行气于元腑，白术健脾以生血，川贝清心化热痰，钩藤抑肝舒筋络，茯神渗湿以安神明也。为散煎服，使风邪外解，则遏热顿清，而肝胃无相乘之患，神明有主宰之权，何虑昏仆不知，胎孕不安乎？

葛根汤

【来源】《医略六书》卷二十八。

【组成】葛根一钱半　当归三钱　川芎一钱　川贝二钱（去心）　石膏三钱　防己二钱　茯苓一钱半　独活一钱半　人参一钱半　防风一钱半

【用法】上为末。每服五钱，水煎，去滓服。

【主治】孕妇弥月发痉，脉浮数大。

【方论】妊娠弥月中风，遏热经腑，而营气暗伤，筋脉失养，故发痉昏不知人焉。独活疏少阳之风，葛根疏阳明之风，防风疏风于表，石膏清热于里，人参扶元补气以通血脉，当归养血荣经以荣筋脉，川芎活血行气，川贝解郁清心，防己泻血分湿热

以清血室，茯苓泻气分湿热以清经气也。为末水煎，使风邪外解，则遏热顿清，而营血完复，筋脉得养，何发痉之有？其弥月之孕，无不及时分娩矣。

清痰四物汤

【来源】《叶氏女科证治》卷二。

【组成】熟地黄三钱　白芍（酒炒）　黄芩（酒炒）各二钱半　当归二钱　半夏（制，炒黄）　陈皮　白术（蜜炙）各一钱　姜三片

【用法】水煎，温服。

【主治】子痫。

养血祛风汤

【来源】《会约医镜》卷十四。

【组成】当归　山药　生地　沙参　钩藤钩　麦冬各二钱　熟地三五钱　枸杞一钱半　玄参　青蒿　阿胶（蛤粉炒）各一钱

【用法】水煎，加竹沥半杯，姜汁四五匙，合服。

【主治】妊娠血虚生热，热生风，以致拘挛昏迷。

【加减】如痰盛，加胆星二钱，海石二钱，陈皮（去白）一钱半；如火盛而痰不降，加童便。

养血清热汤

【来源】《会约医镜》卷十四。

【组成】当归二钱　川芎一钱　白芍（酒炒）一钱半　熟地二三钱　陈皮（去白）　半夏（姜炒）　炙草各一钱半　黄芩（酒炒）一钱半

【用法】加竹沥、姜汁，水煎服。

【主治】风热子痫，因风木为热，痰涎壅盛。

双神丸

【来源】《产科发蒙》卷二。

【组成】牛胆南星八钱　鸡冠雄黄四钱

【用法】上为极细末，炼蜜为丸，如梧桐子大。每服五十丸，白汤送下。

【主治】子痫。

妙功救命散

【来源】《产科发蒙》卷二。

【组成】鹿角灰四钱　牛胆二钱　麝香三分

【用法】上研鹿角为极细末，以牛胆水化开，灌前末搅和，日晒干，入麝香再研细，贮锡器听用。

【主治】妊娠子痫，痰涎壅盛，咽喉锯声，角弓反张。

柴胡铁锈汤

【来源】《产科发蒙》卷二。

【组成】柴胡　铁锈　人参　茯苓　桂枝　蔚金　牡蛎　大黄　甘草

【用法】水煎，温服。

【主治】妊娠痫症。

竹茹阿胶汤

【来源】《产孕集》卷上。

【组成】青竹茹二钱（姜汁浸）　阿胶二钱（蛤粉炒）　炒当归三钱　黑山栀八分　大生地四钱　白芍药二钱　川芎一钱　明天麻一钱（煨）　石决明三钱（煅）　陈皮八分　焦术二钱

【功用】滋木清热以息风。

【主治】子痫。冬月妊娠已七八月之间，外感风寒，壅于肺络，内风煽炽，痰气升逆，昏迷不醒，手足筋脉拘挛，右手脉闭，左手脉数而涩，服钩藤生地竹沥饮后，拘挛发搐减轻，痰去人稍明白者。

钩藤生地竹沥饮

【来源】《产孕集》卷上。

【组成】钩藤三钱（后入）　大生地三钱（酒炙）　炒当归三钱　炒白芍二钱　明天麻一钱（煨）　川芎一钱五分　川贝母一钱（去心）　制半夏一钱五分　苏梗一钱　陈皮八分　川朴七分（姜汁炒）　桔梗二钱

【用法】加竹沥三茶匙，冲服。一剂不效，再服一剂。

【主治】妊娠七八月，因冬月外感风寒，壅于肺络，内风煽炽，痰气升逆，昏迷不醒，手足筋脉拘挛，右手脉闭，左手脉数而涩，症属于痫。

安胎主膏

【来源】《理瀹骈文》。

【组成】党参　酒当归各二两　熟地三两　酒条芩　淮药　白术各两半　酒川芎　酒芍　陈皮　苏梗　香附　杜仲　续断　贝母各五钱（一方加黄耆生地各一两）

【用法】麻油熬，黄丹收，贴肾俞处。

【功用】安胎，止呕定痛。

【主治】下血，子肿，子喘，子痫，肝脾血热，小便带血，胎动不安。

【加减】下血者，加桑寄生、阿胶各五钱；子肿，加姜皮、茯苓皮、大腹皮、陈皮、栀子末调；子喘，加马兜铃、桔梗、贝母；子痫，加防风、独活、羚羊屑；止呕定痛，加砂仁少许；肝脾血热，小便带血，加柴胡、黑山栀；胎动不安，一月用乌雌鸡，十月用猪腰入药。

乌梅四物汤

【来源】《医门八法》卷二。

【组成】大乌梅五个（去骨）　归身五钱（炒）　白芍三钱（醋炒）　生地三钱　熟地三钱

【功用】养阴血，生津液。

【主治】痢后阴虚，或潮热，或自汗者；噎证服独梅汤，噎减而怒亦减，阴血津液不足者；头痛阴亏血虚，烦热内热，遇热痛甚者；妊娠子烦、子悬、子痫、子嗽、子淋阴血不足，肝气不调者。

羚羊角散

【来源】《医方简义》卷五。

【组成】羚羊角（镑）一钱五分　独活一钱五分　归身三钱　川芎一钱　茯神三钱　羌活一钱　苡仁三钱　防风一钱　炙甘草　东洋参各七分　钩藤二钱　桑寄生二钱

【用法】上加生姜三片，水煎服。

【主治】妊妇血虚受风，口噤，角弓反张，不省人事，痰涎上潮，名曰子痫。

【加减】如因嗔怒而致者，加白芍、桑叶、条芩（炒）各一钱；挟虚风者，加煨天麻、枣仁各一钱。

当归独活汤

【来源】《女科指南》。
【组成】贝母 干葛 丹皮 防风 防己 川芎 甘草 泽泻 官桂 当归 人参 茯苓 独活 石膏
【用法】加生姜五片煎，入竹沥更妙。
【主治】孕妇子痫。

加味羚羊角散

【来源】《顾氏医径》卷四。
【组成】羚羊角 独活 归身 川芎 茯神 枣仁 米仁 防风 炙甘草 钩藤 桑寄生 人参
【主治】妊娠血虚受风，痰涎上潮，致卒倒无知，目吊口噤，角弓反张，昏厥而为子痫者。
【加减】或加淡竹沥、生姜汁、川贝母、白姜蚕。

青铅饮

【来源】《顾氏医径》卷四。
【组成】青铅一斤（化烊，即须倾水盆中，捞起，再烊再倾三五次。而即以此水煎药方） 生地 羚羊一钱 天冬三钱 石斛三钱 菖蒲 甘草各一钱
【主治】子痫之甚者。

龙胆羚羊角汤

【来源】《中医妇科治疗学》。
【组成】龙胆草三钱 黄芩二钱 干地黄三钱 羚羊角（磨汁冲服）一钱 茯神三钱 丹参一钱 前仁二钱
【用法】水煎，微温服。
【功用】清热平肝，养血息风。
【主治】子痫偏于风热者，未发之前，头痛甚剧，面色发红，头昏眼花，脘腹疼痛，大便秘结，或有呕吐；病发后抽搐神昏，舌质红，脉弦滑而数。
【加减】痰涎壅盛，加竹沥三十滴，亦可加天竺黄二钱。

加味五苓散

【来源】《中医妇科治疗学》。
【组成】白术 茯苓皮各三钱 猪苓二钱 泽泻一钱半 肉桂 生姜皮各一钱 五加皮二钱 炒远志一钱半
【用法】水煎，温服。
【功用】温化行水。
【主治】妊娠子痫。怀孕数月，因阳虚湿泛，致面浮肢肿，气促尿短，心累神倦，发病时骤然昏昧，不知人事，牙关紧闭，有时抽搐，舌淡苔白，或微有紫色，脉滑重按无力。

加味黄连解毒汤

【来源】《中医妇科治疗学》。
【组成】黄连一钱 黄柏二钱 栀子三钱 黄芩二钱 犀角一钱（磨汁冲服）
【用法】水煎服。
【功用】泻热清心。
【主治】内热子痫，兼有口苦溺赤，烦躁或谵语。
【加减】抽搐甚者，加石决明、草决明各五钱。

祛风导痰汤

【来源】《中医妇科治疗学》。
【组成】法半夏三钱 陈皮 胆星各二钱 钩藤 茯苓各三钱 桂枝 葛根各二钱 甘草一钱 荆竹沥二十滴
【用法】水煎，温服。
【功用】祛风化痰。
【主治】子痫。风寒夹痰，妊娠数月，肢体常痛，有时面浮肢肿，憎恶风寒，头痛胸闷，忽然呕恶，昏闷不识人，喉间痰鸣，舌淡，苔白而润，脉浮滑而紧。

扁鹊三豆饮

【来源】《妇产科学》。
【组成】赤豆一两 黑大豆一两 绿豆五钱 金银花五钱 生甘草一钱

【主治】先兆子痫。

当归　川芎　葛根　木香　钩藤　白术　泽泻

【功用】健脾利湿，平肝潜阳。

【主治】脾虚肝旺而见子痫先兆者。

【加减】若病情未及时控制，发生抽搐，昏迷而为子痫者，去葛根、川芎，另加苏合香丸，每日二次，每次一丸，鼻饲。

加减羚羊角散

【来源】《中医症状鉴别诊断学》。

【组成】羚羊角　酸枣仁　茯神　薏苡仁　五加皮

九、子　嗽

子嗽，又名妊娠咳嗽，子呛、胎嗽，是指妊娠期间出现以咳嗽为主要症状者。《女科百问》："妊娠而嗽者，谓之子嗽。"病人多因平素津血阴虚、体质瘦弱，怀孕后又因胎儿日益长大，需要母体津血滋养，致使孕妇肺失濡养，胎火上逆，而见症为咳嗽频频。

马兜铃散

【来源】《太平圣惠方》卷七十四。

【组成】马兜铃半两　紫苏叶一两　桔梗半两（去芦头）　人参半两（去芦头）　桑根白皮二两（锉）　甘草半两（炙微赤，锉）　大腹皮一两（锉）　贝母半两（煨微黄）　陈橘皮一两（汤浸，去白瓤，焙）　五味子二分

【用法】上为散。每服四钱，以水一中盏，加生姜半分，煎至六分，去滓温服，不拘时候。

【主治】妊娠胎气壅滞，咳嗽喘急。

贝母散

【来源】《太平圣惠方》卷七十四。

【组成】贝母（煨微黄）　鹿角胶（捣碎，炒令黄燥）　生干地黄　麦门冬（去心）　人参（去芦头）　黄耆（锉）　五味子各一两　甘草半两（炙微赤，锉）

【用法】上为细散。每服二钱，以糯米粥饮调下，不拘时候。

【主治】妊娠，肺损咳嗽，喘促不思食。

百合散

【来源】《太平圣惠方》卷七十四。

【组成】百合半两　桑根白皮一两（锉）　栝楼根一两（锉）　甜葶苈半两（隔纸炒令微黄）　甘草半两（炙微赤，锉）

【用法】上为散。每服三钱，以水一中盏，入葱白五寸，煎至六分，去滓温服，不拘时候。

【主治】妊娠心胸气壅，喘促咳嗽。

百合散

【来源】《太平圣惠方》卷七十四。

【组成】百合　紫菀（去苗土）　麦门冬（去心）　桔梗（去芦头）　桑根白皮（锉）各一两　甘草半两（炙微赤，锉）

【用法】上为散。每服四钱，以水一中盏，入竹茹一分，煎至六分，去滓，入蜜半匙，更煎三二沸，不拘时候温服。

【主治】妊娠咳嗽，心胸不利，烦闷，不欲饮食。

麦门冬散

【来源】《太平圣惠方》卷七十四。

【组成】麦门冬一两半（去心）　赤茯苓一两　知母一两　黄耆一两（锉）　白茅根一两（锉）　人参一两（去芦头）　甘草半两（炙微赤，锉）　百合一两

【用法】上为散。每服四钱，以水一中盏，加葱白五寸，煎至六分，去滓温服，不拘时候。

【主治】妊娠烦渴，咳嗽口苦。

阿胶散

【来源】《太平圣惠方》卷七十四。

【组成】阿胶（捣碎，炒令黄燥）　麦门冬（去心）　款冬花　贝母（煨微黄）　秦艽（去苗）各一两　甘草半两（炙微赤，锉）

【用法】上为散。每服三钱，以水一中盏，煎至六分，去滓温服，不拘时候。

【主治】妊娠心胸妨闷，两胁微疼，烦渴咳嗽。

桔梗散

【来源】《太平圣惠方》卷七十四。

【组成】桔梗（去芦头）　桑根白皮（锉）　贝母（煨微黄）　紫苏茎叶　人参（去芦头）　甘草（炙微赤，锉）各半两　天门冬一两（去心）　赤茯苓一两　麻黄二分（去根节）

　　《广嗣纪要》有杏仁，无贝母。

【用法】上为散。每服四钱，以水一中盏，入生姜半分，煎至六分，去滓温服，不拘时候。

【主治】

　　1.《太平圣惠方》：妊娠肺壅咳嗽，喘急不食。

　　2.《妇人大全良方》：妇人风寒咳嗽。

【宜忌】《医方类聚》引《胎产方》：忌食鲤鱼。

鹿角胶散

【来源】《太平圣惠方》卷七十四。

【组成】鹿角胶一两（捣碎，炒令黄燥）　前胡一两（去芦头）　麦门冬三分（去心）　陈橘皮一两（汤浸，去白瓤，焙）　贝母一分（煨令微黄）　细辛二分　甘草半两（炙微赤，锉）　赤茯苓一两　芎藭半两

【用法】上为散。每服四钱，以水一中盏，煎至六分，去滓稍热服，不拘时候。

【主治】妊娠，心胸妨闷，两胁微疼，烦渴咳嗽。

麻黄散

【来源】《太平圣惠方》卷七十四。

【组成】麻黄（去根节）　陈橘皮（汤浸，去白瓤，焙）　前胡（去芦头）各一两　半夏（汤浸七遍，去滑）　人参（去芦头）　白术　枳壳（麸炒微黄，去瓤）　贝母（煨微黄）　甘草（炙微赤，锉）各半两

【用法】上为散。每服四钱，以水一中盏，加葱白五寸，生姜半分，大枣三枚，煎至六分，去滓温服，不拘时候。

【主治】妊娠外伤风冷，痰逆咳嗽，不思饮食。

款冬花散

【来源】《太平圣惠方》卷七十四。

【组成】款冬花　麻黄（去根节）　贝母（煨微黄）　前胡（去芦头）　桑根白皮（锉）　紫菀（去苗土）各半两　旋覆花一两　石膏一两　白前一分　甘草一分（炙微赤，锉）

　　《普济方》有白术，无白前。

【用法】上为散。每服四钱，以水一中盏，入生姜半分，煎至六分，去滓温服，不拘时候。

【主治】妊娠心膈痰毒壅滞，肺气不顺，咳嗽，头疼。

紫苏散

【来源】《太平圣惠方》卷七十四。

【组成】紫苏叶　赤茯苓　陈橘皮（汤浸，去白瓤，焙）　前胡（去芦头）　贝母（煨微黄）各一两　甘草半两（炙微赤，锉）

【用法】上为细散。每服二钱，以糯米粥饮调下。

【主治】妊娠气壅咳嗽，胸膈不利，吃食减少。

紫菀散

【来源】《太平圣惠方》卷七十四。

【组成】紫菀（去苗土）　桑根白皮（锉）　贝母（煨令黄）　陈橘皮（汤浸，去白瓤，焙）各一两　灯心三分　甘草半两（炙微赤，锉）

【用法】上为散。每服四钱，以水一中盏，加生姜半分，大枣三枚，煎至六分，去滓温服，不拘时候。

【主治】妊娠咳嗽气急，心烦不食。

鳖甲丸

【来源】《太平圣惠方》卷七十四。

【组成】鳖甲（涂醋，炙令黄，去裙襕）　贝母

（煨微黄） 人参（去芦头） 木香 柴胡（去苗）
桔梗（去芦头） 五味子各一两 甘草半两（炙微
赤，锉）

【用法】上为末，炼蜜为丸，如梧桐子大。每服三
十丸，以糯米粥饮送下，不拘时候。

【主治】妊娠咳嗽，羸瘦，不能下食。

紫菀饮

【来源】《太平圣惠方》卷七十六。

【组成】紫菀半两（洗去苗土） 桑根白皮半两
干枣七枚 灯心一束 生姜一分 陈橘皮一两
（汤浸，去白瓤，焙）

【用法】上锉细，和匀。以水三大盏，煎至一盏
半，去滓，食后分为四服，日三服，夜一服。

【主治】妊娠六七月，伤寒咳嗽，气急。

天门冬饮

【来源】《医学正传》卷七引《太平惠民和济局方》。

【组成】天门冬 紫菀茸 知母（去毛，酒洗）
桑白皮（蜜炙）各一钱 五味子 桔梗（去芦）
各五分

【用法】上药细切，作一服。水一盏半，煎至一盏。

【主治】子嗽。妊娠外感风寒，久嗽不已。

【加减】嗽血者，加阿胶五分；大便涩者，加苦葶
苈子五分。

丁香半夏汤

【来源】《圣济总录》卷一五六。

【组成】丁香（炒） 木香（炮） 半夏（生姜汁
拌炒）各半两 人参 白术（锉） 桔梗（炒）
白豆蔻（去皮） 陈橘皮（汤浸，去白，焙） 甘
草（炙） 槟榔（锉） 前胡（去苗，锉，炒）
赤茯苓（去黑皮）各二两

【用法】上为粗末。每服三钱匕，水一盏，加生姜
三片，煎至六分，去滓温服，不拘时候。

【功用】消痰逆，和胃气。

【主治】妊娠咳嗽不止。

人参散

【来源】《圣济总录》卷一五六。

【组成】人参 陈橘皮（汤浸去白，焙） 甘草
（炙）各三两 生姜五两（洗，切作片子，焙）

【用法】上为散。每服二钱匕，沸汤调下。

【主治】妊娠咳嗽。

木香丸

【来源】《圣济总录》卷一五六。

【组成】木香 甘草 白术 陈橘皮（汤洗，去白
焙）各一两 天南星 半夏（生姜汁浸一宿，炒）
白芷各半两 干姜一分（炮）

【用法】上为末，同粟米饭为丸，如梧桐子大。每
服二十丸，食后煎生姜、枣汤送下。

【主治】妊娠痰饮，咳嗽呕逆，不思饮食。

白术汤

【来源】《圣济总录》卷一五六。

【组成】白术二两 半夏一两（生姜汁浸一宿，焙）

【用法】上为粗末。每服三钱匕，水一盏，加生姜
三片，同煎至半盏，去滓，食后温服，一日三次。

【主治】妊娠咳嗽，痰盛呕逆。

白术散

【来源】《圣济总录》卷一五六。

【组成】白术一两 人参二两 白茯苓（去黑皮）
三分 黄耆（微炙，锉） 姜制半夏各一两 山芋
桔梗（炒） 桑根白皮（微炙，锉） 白芷 五味
子各半两 甘草一分（微炙）

【用法】上为散。每服二钱匕，食后、临卧沸汤
点下。

【功用】止嗽宽膈，和气进食。

【主治】妊娠痰盛。

防己汤

【来源】《圣济总录》卷一五六。

【组成】防己 白药子各一两

【用法】上为粗末。每服三钱匕，水一盏，煎七分，去滓温服。未效再服。

【主治】妊娠咳嗽，喘满短气。

麦门冬汤

【来源】《圣济总录》卷一五六。

【组成】麦门冬（去心，焙）　半夏（生姜自然汁浸一宿，切炒）　贝母（炮）各半两　青橘皮（去白，焙）　干姜（炮）　甘草（炙）各一分

【用法】上为粗末。每服三钱匕，加生姜三片，水一盏，慢火煎至七分，去滓，空心、食前通口服。

【功用】止烦渴，定咳嗽。

【主治】妊娠痰逆，不思饮食。

麦门冬饮

【来源】《圣济总录》卷一五六。

【组成】麦门冬（去心，焙）一两　紫菀（去土）　杏仁（去皮尖双仁，炒）　桑根白皮（锉）各半两　桔梗（炒）三分　甘草（炙）一分

【用法】上为粗末。每服三钱匕，加竹茹如鸡子大，水一盏半，煎减半，加蜜少许，打转去滓，温服，一日三次。

【主治】妊娠咳嗽不止。

荆芥饮

【来源】《圣济总录》卷一五六。

【组成】荆芥穗　旋覆花　前胡（去苗）各三两　芍药　半夏（生姜汁制，去毒）　甘草各一两（炙）　麻黄（去节，煎，掠去沫，焙）一两半

【用法】上为粗末。每服三钱匕，水一盏，加生姜三片，煎至六分，去滓温服，不拘时候。

【主治】妊娠感风冷，咳嗽痰壅，头目昏痛。

柴胡汤

【来源】《圣济总录》卷一五六。

【组成】柴胡（去苗）一两　桃仁（去皮尖双仁，炒）半两　天门冬（去心）三分　麦门冬（去心，焙）　甘草（炙）　白茯苓（去黑皮）　山芋　黄耆

（锉）　阿胶（炙令燥）　人参各一两

【用法】上为粗末。每服三钱匕，水一盏，煎至六分，去滓温服，不拘时候。

【主治】妊娠咳嗽，胸满气急，减食。

桑白皮丸

【来源】《圣济总录》卷一五六。

【组成】桑根白皮二两（锉）　半夏（生姜汁浸一宿，焙）　阿胶（炒令燥）　人参各一两　丹砂（研）一分　甘草（炙）半两

【用法】上为末，糯米粥为丸，如鸡头子大。每服一丸，食后、临卧含化咽津。

【主治】妊娠咳嗽，痰盛喘逆。

槐豆散

【来源】《圣济总录》卷一五六。

【组成】槐豆（炒）　当归（酒浸，切，焙）　贝母（去心）　芎䓖　人参各一两

【用法】上为散。每服二钱匕，温酒调下，一日三次。

【功用】安胎气。

【主治】妊娠咳嗽。

紫菀汤

【来源】《妇人大全良方》卷十三。

【组成】甘草　杏仁各一分　紫菀一两　桑白皮一分　苦梗三分　天门冬一两

【用法】上锉。每服三钱，水一盏，竹茹一块，煎至七分，去滓，入蜜半匙，再煎二沸，温服。

【功用】《医方论》：清润肺气。

【主治】妊娠咳嗽不止，胎不安。

【宜忌】《良朋汇集》：忌食鲤鱼。

【方论】

1.《医方集解》：此手太阴药也。子嗽由于火邪，当以清火润肺为务，桔梗、桑皮之凉以泻之，天冬、竹茹之寒以清之，紫菀、炙草之温，杏仁、白蜜之泽以润之也。

2.《医林纂要探源》：肺气不足则生燥，胎热有余则烁金，故子嗽。肺燥润之，紫菀、天冬、

杏仁、白蜜；肺热泄之，天冬、桑皮、桔梗、杏仁；炙草温之，竹茹散之，嗽可止矣。

百合散

【来源】《济生方》卷七。

【组成】百合（蒸） 紫菀茸（洗） 贝母（去心） 白芍药 前胡 赤茯苓（去皮） 桔梗（去芦，炒）各一两 甘草（炙）半两

【用法】上锉。每服四钱，水一盏半，加生姜五片，煎至八分，去滓温服，不拘时候。

【主治】妊娠风热相交，咳嗽痰多，心胸满闷。

人参清肺汤

【来源】《女科万金方》。

【组成】白芍 赤芍 知母 桔梗 白术 人参 当归 柴胡 川芎 黄耆 连翘 薄荷 滑石 地骨皮 山栀仁

【主治】胎前咳嗽。

清金退热饮

【来源】《女科万金方》。

【组成】柴胡 人参 黄耆 熟地 茯苓 川芎 桔梗 知母 五味 甘草 贝母 门冬

【用法】水煎，食后服。

【主治】受胎身热有汗，咳嗽腹痛，有痰。

车脂方

【来源】《普济方》卷三四一。

【组成】车辖

【用法】烧赤，投酒中，候冷饮之。

【主治】妊娠咳嗽，热病；腹痛。

伏龙汤

【来源】《医方类聚》卷二一六引《仙传济阴方》。

【组成】杏仁七个 诃子五个 陈皮 枳壳各三钱 阿胶七片 麻黄二钱 青黛一钱

【用法】上为末，紫苏汤调服。食后再用调经散。

【功用】安胎，调胃气。

【主治】妇人妊娠，肺脏受风寒，咳嗽痰涎，喘不安；及寒嗽传脾，吐痰涎，治疗之迟，成血块血劳，经血不通，失音。

麻黄散

【来源】《奇效良方》卷六十三。

【组成】麻黄 杏仁 桑白皮 甘草各八分 紫菀 天门冬各二钱半 桔梗一钱七分 竹茹弹子大

【用法】上作一服，以水二钟，煎至一钟，去滓，入蜜半匙，再煎二沸，不拘时候服之。

【主治】妊娠咳嗽不止，胎动不安。

家传安胎保肺膏

【来源】《陈素庵妇科补解》卷二。

【组成】当归 白芍 生地 熟地 天冬 麦冬 百合 贝母 茯苓 山药 白术 黄芩 杜仲 川断 阿胶 龟胶 款冬花 梨汁

【用法】早、晚调服。

【主治】妊娠体虚感邪，失于表散，邪客肺分，干嗽声嘶，气急不能伏枕，精神困敝。

紫菀汤

【来源】《陈素庵妇科补解》卷三。

【组成】贝母 前胡 桑皮 紫菀 白术 甘草 黄芩 五味子 桔梗 麻黄 紫苏 杏仁 知母 当归 陈皮 赤苓

【主治】子嗽。妊娠咳嗽，因感冒寒邪，伤于肺经，以致咳嗽而不已。腠理不密则寒邪乘虚入肺，或昼甚夜安，昼安夜甚，或有痰，或无痰。

【方论】《经》云：形寒饮冷则伤肺，治肺用苦寒之品，非本治也。然寒久不去，积而为热。肺，金脏也。热伤肺，久嗽必致成痿，痿者，肺叶焦而不舒。又失久不治变成痈，痈者，咯出脓血，不可治也。况妇人怀孕，周身气血皆聚养胎，久嗽胎气必伤，卧不安枕，昼则或吐水饮，必用凉补之剂，清肺而滋肾水，十可一生。知、贝、归、味滋水益肝；麻黄、紫苏祛肺之邪；杏、前、桑、菀清肺退热，豁痰定喘；桔梗、甘草利咽快膈而

嗽自止；白术、黄芩安胎凉血而固本。

【加减】喘甚，加马兜铃、款冬花。

人参阿胶散

【来源】《万氏女科》卷二。

【组成】人参　白术　茯苓　甘草（炙）　苏叶　阿胶　桔梗各等分

【用法】水煎，食后服。

【主治】妊妇久嗽不已，谓之子嗽，引动其气，恐其堕胎。

加减参紫饮

【来源】《万氏女科》卷二。

【组成】人参　紫苏　陈皮　白茯　甘草　枳壳　桔梗　前胡　黄芩各一钱

【用法】生姜为引，薄荷叶少许，水煎，食后服。得微汗而解。

【主治】妊娠咳嗽，初得之恶风寒，发热鼻寒，或流清涕者。

知母饮

【来源】《广嗣纪要》卷九。

【组成】白茯苓　黄芩各二钱半　知母　麦冬　炙草各一钱六分　桑白皮　地骨皮各一钱

【用法】分二帖，水二盏，煎至一盏，入竹沥一合，再煎一沸服。

【主治】妊娠七月八月，因形寒饮冷所伤，以致气逆，令人喘咳，烦闷不安者。

枳梗二陈汤

【来源】《医学入门》卷八。

【别名】枳桔二陈汤（《医宗金鉴》卷四十六）。

【组成】二陈汤加枳壳　桔梗

【功用】宽胸膈，化痰气。

【主治】

　　1.《医学入门》：痞满。

　　2.《医宗金鉴》：痰饮子嗽；小儿停痰呃乳，胸膈膨满，呕吐痰涎；小儿湿痰懒食，倦怠嗜卧，

面色多黄，痰多者。

加减紫菀汤

【来源】《古今医鉴》卷十二。

【组成】贝母　前胡　紫菀　白术　桑皮　甘草　黄芩　紫苏　陈皮　五味子　知母　杏仁　赤苓　当归　麻黄

【功用】止嗽安胎。

【主治】妊娠咳嗽，因感风寒伤肺而成，谓之子嗽。

天门冬汤

【来源】《赤水玄珠全集》卷七。

【组成】天冬（去心）一两　贝母　人参　甘草　桑皮　桔梗　紫苏各五钱　赤茯苓二两　麻黄（去节）七钱半

【用法】每服六钱，加生姜四片，水煎服。

【主治】妊娠气逆咳嗽。

加味参苏饮

【来源】《赤水玄珠全集》卷二十一。

【组成】参苏饮加五味子　杏仁

【主治】妊娠咳嗽，项背强急，鼻塞头眩，时发寒热。

苦梗散

【来源】《证治准绳·女科》卷四。

【组成】桔梗　紫苏　人参　桑白皮　贝母　甘草各半两　天门冬（去心）　赤茯苓各一两　麻黄七钱半

【用法】每服四钱，水二钟，生姜三片，煎至一钟，不拘时候服。

【主治】妊娠肺壅，咳嗽喘急。

定肺止嗽饮

【来源】《胎产指南》卷一。

【组成】天冬二钱　桔梗四分　紫苏四分　知母一

钱　甘草四分

【主治】孕妇咳嗽，属风属寒者。

【加减】热嗽，加黄芩八分；虚嗽，加紫菀一钱，冬花六分；发喘，夜多嗽，加麻黄八分；虚损咳嗽，加瓜蒌一钱，竹沥、姜汁；心胸不舒，加贝母一钱，百合一钱。

参苏饮

【来源】《郑氏家传女科万金方》卷一。

【组成】人参　紫苏　桑皮　桔梗　贝母　甘草　天冬　麻黄　赤苓

【主治】妇女虚热，孕妇咳嗽喘息急者。

人参保肺汤

【来源】《郑氏家传女科万金方》卷二。

【组成】人参　桑皮　五味子　青皮　橘红　知母　天冬　地骨皮　甘草

【用法】加生姜，水煎服。

【主治】胎前咳嗽。

【宜忌】如肺中有寒热郁者，人参酌用之。

旋覆花汤

【来源】《郑氏家传女科万金方》卷二。

【组成】旋覆花　五味　赤苓　前胡　人参　甘草　杏仁　赤白芍　半夏　官桂　荆芥　桔梗　橘红（或加细辛）

【用法】加生姜，水煎服。

【主治】胎前痰嗽。

紫菀汤

【来源】《郑氏家传女科万金方》卷三。

【组成】紫菀一两　防风五钱　竹茹一团　白蜜半匙

【主治】孕妇咳嗽不止。

平肺散

【来源】《郑氏家传女科万金方》卷五。

【组成】天冬　麦冬　五味　知母　生地　桑皮

白茯苓　甘草　橘红

【主治】妇人久嗽不止。

生地饮

【来源】《胎产秘书》卷上。

【组成】生地三钱　犀角三分　白芍　知母　天冬　麦冬各二钱　黄芩八分　桔梗八分　当归二钱　紫菀钱半　甘草四分

【主治】妊娠子嗽，咳嗽吐血不止。

【加减】喘，加瓜蒌一钱。

加减二陈汤

【来源】《胎产秘书》卷上。

【组成】枯芩二钱　川连　橘红　川贝　茯苓　桑皮各一钱　前胡七分　枳壳八分　甘草五分　瓜蒌一钱

【主治】妊娠子嗽痰喘，因火乘肺金者。

加减参苏饮

【来源】《胎产秘书》卷上。

【组成】苏叶　杏仁　橘红各一钱　枳壳（炒）七分　前胡八分　木香三分　桔梗　干葛各七分　桑皮七分　甘草四分

【用法】水煎服。

【主治】妊娠子嗽，因外感风寒者。

【加减】喘，加蒌仁二钱。

百合散

【来源】《胎产秘书》卷上。

【组成】百合二钱　桑皮七分　前胡八分　桔梗七分　芍药一钱　赤苓八分　贝母一钱　橘红一钱　甘草五分（或加紫菀、款冬）

【用法】生姜为引，水煎服。

【主治】子嗽。风壅相攻，胸满久嗽。

宁肺止嗽散

【来源】《胎产心法》卷上。

【别名】宁肺止嗽饮（《胎产新书》卷四）。

【组成】麦冬二钱（去心）　知母一钱　桔梗　紫苏各五分　杏仁十粒（去皮尖）　桑白皮六分　甘草四分

方中麦冬，《胎产新书》作"天冬"。

【用法】水煎服。

【主治】孕妇风寒咳嗽。

【加减】有痰，加橘红四分、竹沥、姜汁；火嗽，加黄芩八分；虚嗽，加紫菀一钱、款冬花六分；寒甚，加麻黄；虚损，加瓜蒌一钱、竹沥、姜汁；嗽而心胸不舒，加去心贝母、百合各一钱、紫菀八分。

苏桔汤

【来源】《胎产心法》卷上。

【组成】天冬六分（去心）　桔梗一钱五分　紫苏　黄芩　贝母（去心）各八分　杏仁十粒（去皮尖）　陈皮　知母　甘草各四分

【用法】水煎服。

【主治】孕妇风寒咳嗽

【加减】火动作喘，桔梗宜减。

桔梗汤

【来源】《医宗金鉴》卷四十六。

【组成】紫苏叶　桔梗　麻黄　桑白皮　杏仁　赤茯苓　天冬　百合　川贝母　前胡

【主治】风寒子嗽。

兜铃散

【来源】《叶氏女科证治》卷二。

【组成】马兜铃　桔梗　人参　川贝母（去心，杵）甘草（炙）各五分　桑白皮　陈皮　大腹皮（豆汁浸洗）　苏叶各一钱　五味子四分（一方有枳壳，无人参、川贝母）

【用法】水煎服。

【主治】子嗽。火盛乘金，胎气壅塞者。

紫苏安胎饮

【来源】《叶氏女科证治》卷二。

【别名】紫苏安胎散（《胎产新书》卷二）。

【组成】紫苏　枳实（麸炒）　大腹皮　桔梗　贝母（去心）　知母　桑白皮　当归各八分　甘草　五味子　石膏（煅）各三分

【用法】水煎服。

【主治】妊娠过食生冷，兼有风寒，客于胃肺，因而痰喘气紧，夜卧不安。

润肺汤

【来源】《脉症正宗》卷一。

【组成】天冬二钱　麦冬八分　阿胶一钱　苡仁一钱　当归八分　白及一钱　百合八分　桔梗六分

【功用】润肺。

宜胎饮

【来源】《叶氏女科证治》卷二。

【组成】干地黄三钱（酒洗）　当归身（酒洗）　麦冬（去心）各一钱半　白芍（酒炒）二钱　阿胶（蛤粉炒珠）　杜仲（盐水炒断丝）　川续断（盐水炒）　条芩　枳壳（麸炒）各一钱　砂仁（炒，去壳）三分（研）

【用法】河水煎服。

【主治】妊娠四五月，咳嗽，五心烦热，胎动不安，名曰子嗽。

安胎饮

【来源】《沈氏经验方》。

【组成】生地三钱　归身　麦冬（去心）各一钱五分　白芍二钱（酒炒）　真阿胶　杜仲（盐水炒）　续断（盐水炒）　条芩（焙）　枳壳各一钱（炒）　炒砂仁末三分

【用法】河水煎服。

【主治】子嗽。怀孕四五月，因火旺上冲肺经而咳嗽，五心烦热，胎动不安，或痰血，或鼻衄。

五虎饮

【来源】《盘珠集》卷下。

【组成】杏仁（去皮）　苏梗　木贼　陈皮　知母

（炒）　北五味　桔梗　甘草（炙）　石膏（不可多用）　蒌仁（喘者重用）

【主治】子嗽。食生冷及椒、姜，致伤胎气，胃火冲肺，咳嗽不止。

清肺饮

【来源】《盘珠集》卷下。

【组成】栀子　黄芩　知母　麦冬（去心）　桑皮　乌梅

【主治】子嗽，嗽血不止。

加减参苏饮

【来源】《会约医镜》卷十四。

【组成】人参　紫苏　陈皮　茯苓　甘草　枳壳　桔梗　前胡　黄芩各一钱　生姜六分　薄荷叶三分

【用法】水煎，热服。得微汗而解。

【主治】妊妇外冒风寒，咳嗽，发热恶寒，鼻塞流涕。

五虎汤

【来源】《女科秘要》卷二。

【组成】苏子　陈皮　知母　桔梗各八分　杏仁　石膏　枳实各一钱　麻黄四分　五味子　甘草各三分

【用法】水煎服。

【主治】胎前因食生冷，又食椒、姜冲损胎气，胃火胜而致咳嗽。

百合汤

【来源】《产孕集》卷上。

【组成】百合三钱　紫菀一钱　贝母一钱　白芍一钱　当归一钱五分　前胡五分　茯苓二钱　桔梗

一钱五分　苏叶三分

【用法】水煎服。

【主治】外感风寒所致子嗽，甚则胎动。

清肺安胎饮

【来源】《妇科胎前产后良方注评》。

【组成】知母一钱　贝母（去心）一钱　茯苓八分　黄芩一钱　枳壳（炒）八分　苏子（炒）八分　麦冬六分　元参六分　甘草三分　灯心三十寸

【用法】水煎服。

【主治】妊娠咳嗽。

乌梅四物汤

【来源】《医门八法》卷二。

【组成】大乌梅五个（去骨）　归身五钱（炒）　白芍三钱（醋炒）　生地三钱　熟地三钱

【功用】养阴血，生津液。

【主治】痢后阴虚，或潮热，或自汗者；噎证服独梅汤，噎减而怒亦减，阴血津液不足者；头痛阴亏血虚，烦热内热，遇热痛甚者；妊娠子烦、子悬、子痫、子嗽、子淋，阴血不足，肝气不调者。

清金退热饮

【来源】《女科指南》。

【组成】当归　芍药　人参　茯苓　黄芩　川芎　知母　贝母　桔梗　陈皮　软柴胡　五味子　桑皮　甘草　地骨皮

【用法】加生姜，水煎服。

【主治】妇女虚火上炎，咳嗽发热，虚弱，月事不行，痨怯，男子亦治，更治子嗽。

【加减】加姜炒黄连尤妙。

十、子 啼

子啼，亦名子鸣、儿啼、腹啼、鸣胎、胎哭、腹哭钟鸣、钟鸣等，是指孕妇因气虚或胎热不安，以致腹中有声如钟鸣者。《产宝百问》云：“妊娠腹内钟鸣或儿在腹哭，或鸣叫，名曰子鸣”，《医宗金鉴》：“孕妇腹内有钟声或婴儿在腹内啼哭者，名曰子啼。”成因以气虚为多见，故《傅青主女科》指出：“妊娠怀胎至七八个月，忽然儿啼腹中，腰间隐隐作痛，人以为胎热之过也，谁知是气虚之故。治宜大补其气。"

补胎饮

【来源】《陈素庵妇科补解》卷三。

【组成】当归 川芎 黄连 白芍 熟地 人参 黄耆 白术 黄芩 香附 陈皮 甘草

【主治】子鸣。妊娠腹内时似钟鸣，或儿腹中啼哭，母体气衰弱，无血养胎。

【方论】是方四物养血安胎，参、耆、术、草大补元气，佐附、陈行胸滞膈闷，少加芩、连以清上、中二焦虚热，气血足，胎自安。

黄连汤

【来源】《广嗣纪要》卷十三。

【组成】黄连三钱 甘草一钱

【用法】二味浓煎，令母呷之。

【主治】妊妇儿在腹中哭。

扶气止啼汤

【来源】《傅青主女科》卷下。

【组成】人参一两 黄耆一两（生用） 麦冬一两（去心） 当归五钱（酒洗） 橘红五分 甘草一钱 花粉一钱

【用法】水煎服。一剂而啼即止，二剂不再啼。

【功用】补气。

【主治】妊娠气虚子鸣，怀胎至七八个月，忽然儿啼腹中，腰间隐隐作痛。

【方论】此方用人参、黄耆、麦冬以补肺气，使肺气旺，则胞胎之气亦旺；胞胎之气旺，则胞中之子气有不随母之气以为呼吸者，未之有也。

止啼汤

【来源】《辨证录》卷十二。

【组成】人参一两 黄耆一两 当归五钱 麦冬一两 橘红五分 甘草一钱 天花粉一钱

【用法】水煎服。

【功用】大补肺气。

【主治】妇人气虚，怀妊至七八月，忽然儿啼腹

中，腹亦隐隐作痛。

【方论】此方用参、耆、归、冬以补肺气，以肺主气也。肺气旺而胞胎之气不弱，胞中之子自安矣。所以一二剂而奏功耳。

接气饮

【来源】《辨证录》卷十二。

【组成】人参 白术 黄耆 麦冬各五钱 茯苓三钱 当归三钱 贝母 神曲各一钱 炮姜五分

【用法】水煎服。

【主治】妇人气虚，有怀妊至七、八月，忽然儿啼腹中，腹亦隐隐作痛者。

止啼汤

【来源】《惠直堂方》卷四。

【组成】黄连二钱 甘草一钱

【用法】水煎服。

【主治】妊娠儿在腹中啼。

黄连煎

【来源】《医宗金鉴》卷四十七。

【组成】黄连

【用法】上一味煎汤，调空房中鼠穴内土服。

【主治】孕妇腹内有钟声，或婴儿在内啼哭。

益母止啼汤

【来源】《顾氏医径》卷四。

【组成】人参 黄耆 当归 麦冬 橘红 甘草

【主治】子鸣。妊娠七八月，忽然儿啼腹中者。

子鸣散

【来源】《妇科秘旨》卷四。

【组成】空房鼠窟产后土 麝香一二厘
　　　　方中鼠窟前后土用量原缺。

【用法】鼠窟前后土研为细末，麝香研入内。每服二钱，酒下。

【主治】子鸣。

十一、子 瘖

子瘖，又称妊娠音哑、妊娠失音，是指妊娠后期，不因外感而出现声音嘶哑甚或不能出声者。子瘖之病，与肺、肾密切相关。因音出于喉，发于舌本，肾脉循喉咙，系舌本。喉者，肺之门户，肺主声音，若素体阴虚，复因妊娠胎体渐长，阴血养胎，阴津益虚，肾精不能上承，遂致声瘖。《素问·奇病论》云："人有重身，九月而瘖，此为何也？胞之络脉绝也。何以言之？胞络者系于肾，少阴之脉，贯肾系舌本，故不能言。治之奈何？无治也，当十月复。"

广嗣丸

【来源】《增补内经拾遗》卷四。

【组成】沉香 丁香 茱萸 官桂 白及各一钱 蛇床子 木鳖子 杏仁 砂仁 细辛各二钱

【用法】炼蜜为丸，如绿豆大。

【主治】妊娠胞络阻绝，九月而瘖。

桔梗独活汤

【来源】《医方简义》卷五。

【组成】桔梗 独活 苏梗 条芩各一钱五分 真化橘红八分

【用法】加生姜三片，青果一枚，水煎服。

【主治】子瘖。

十二、子 悬

子悬，亦名胎动逼心、胎气上逆、子朝、胎气上逼，是指妇女妊娠四至五个月后胎动不安，心胸胀满，痞闷不舒的病症。多因平素肾阴不足，肝失所养，孕后阴亏于下，气浮于上，冲逆心胸所致。《普济本事方》："子悬者，浊气举胎上凑也"，《妇人大全良方》："紫苏饮治妊娠胎气不和，怀胎迫上胀满疼痛，谓之子悬"，《胎产证治录》："孕妇胎气上攻，心腹胀满作痛，名曰子朝，宜服顺气安胎饮。"

桑寄生散

【来源】《太平圣惠方》卷七十七。

【组成】桑寄生 当归（锉，微炒） 芎藭 人参（去芦头） 甘草（炙微赤，锉）各一两

【用法】上为散，每服四钱，以水一中盏，入葱白七寸，煎至六分，去滓，温服，不拘时候。

【功用】安胎止痛。

【主治】胎动逼心，烦闷欲绝。

香苏散

【来源】《太平惠民和济局方》卷二（绍兴续添方）。

【别名】神授香苏散（《保命歌括》卷六）。

【组成】香附子（炒香，去毛） 紫苏叶各四两 甘草（炙）一两 陈皮二两（不去白）

【用法】上为粗末。每服三钱，水一盏，煎七分，去滓热服，不拘时候，一日三次；若作细末，只服二钱，入盐点服。

【主治】

1.《太平惠民和济局方》（绍兴续添方）：四时瘟疫、伤寒。

2.《医方集解》：四时感冒，头痛发热，或兼内伤，胸膈满闷，嗳气恶食。

3.《叶氏女科证治》：妊娠霍乱。

4.《杂病广要》：鱼蟹积。

5.《医方简义》：子悬。

桑寄生散

【来源】《鸡峰普济方》卷十七。

【组成】真桑寄生　白茯苓　大川芎　干地黄各半两　吴白术十八铢　黄耆　甘草各六铢

【用法】上为末。每服一钱匕，以枣汤调下，不拘时候。

【功用】安胎清气。

【主治】妊娠胎气上攻，肩项拘急，头目不清，或间有呵欠。

紫苏饮

【来源】《普济本事方》卷十。

【别名】七宝紫苏饮（《医方类聚》卷二二四引《管见良方》）、紫苏和气饮（《古今医鉴》卷十二）、紫苏散（《证治准绳·伤寒》卷七）、紫苏饮子（《医方类聚》卷二二四引《简易》）、紫苏汤（《胎产要诀》卷上）。

【组成】大腹皮　人参（去芦）　川芎（洗）　陈橘皮（去白）　白芍药各半两　当归（洗，去芦，薄切）三钱　紫苏茎叶一两　甘草一钱（炙）

方中白芍，《郑氏家传女科万金方》作赤芍；《胎产秘书》作白术。《女科指掌》有砂仁；《灵验良方汇编》有香附，无人参。

【用法】上各锉细，分作三服。每服用水一盏半，加生姜四片，葱白七寸，煎至七分。去滓，空心服。

【功用】

1.《证治准绳·伤寒》：能安活胎，亦下死胎。

2.《医学心悟》：催生顺产。

【主治】

1.《普济本事方》：妊娠胎气不和，怀胎近上，胀满疼痛，谓之子悬；兼临产惊恐，气结连日不产。

2.《证治准绳·伤寒》：伤寒头痛发热，遍身疼痛。

3.《郑氏家传女科万金方》：妇人瘦弱而月水不至，或面色萎黄，好吃茶；妊娠喘急，两胁刺痛胀满；孕妇背板痛。

4.《医略六书》：孕妇浮肿，胎动脉浮者。

【方论】

1.《医略六书》：胎气内壅，风邪外束，血气不足以养胎，故胎动浮肿焉。紫苏理血气以散肿，大腹理滞气以安胎；当归养血荣胎，白芍敛阴和血；川芎行血海善调血中之气，人参补脾肺长养胎息之元；陈皮利气和中，炙草缓中益胃；生姜散表邪，葱白通阳气。水煮，温服，使风邪外解，则血气清和而胎气自顺，胎得所养，胎动无不安，浮肿无不退矣。

2.《本事方释义》：紫苏茎叶气味辛温，入足太阳；大腹皮气味辛温，入足太阴、太阳；人参气味甘温，入足阳明；川芎气味辛温，入足少阳、厥阴；陈橘皮气味苦辛微温，入手足太阴；白芍药气味酸微寒，入足厥阴；当归气味辛甘微温，入手少阴、足厥阴；甘草气味甘平，入足太阴，通行十经络，能缓诸药之性；佐以生姜、葱白之辛通温散。此因胎气不和，腹中疼痛，上逆胀满，非调气养血，扶正疏滞不能效也。

3.《医方集解》：此手足太阴、厥阴药也。陈来章曰：芎、归、芍药以和其血，苏、橘、大腹以顺其气，气顺血和则胎安矣；既利其气，复以人参、甘草养其气者，顺则顺其邪逆之气，养则养其冲和之气也。

4.《医方考》：胎气不和，凑上心腹，腹满闷闷，谓之子悬。乃下焦气实，大气举胎而上也。故用紫苏、腹皮、陈皮、川芎流其气，当归、芍药利其血，气流血利，而胎自下矣。然必用夫人参、甘草者，邪之所凑，其气必虚也，流气之药推其陈，补气之药致其新尔！

5.《历代名医良方注释》："子悬"有两种解释，一为唐·时贤《产经》认为是临产不产，胎气不和，凑上心腹，胀满疼痛。一为宋·陈自明《妇人大全良方》认为是胎气上逼，冲逆心胸，症现胸膈胀满，烦躁不安，均用"紫苏饮"治疗。仅有胎气上逼，烦躁不安症状者，应为"子烦"，临产不产，拖延时日，烦躁不安者方为"子悬"，二者应以《产经》为准。处方以人参、当归、川芎等养血活血，扶正固本，用紫苏治心腹胀满，行气宽中，主药为大腹皮，借其破气之功，促胎儿早下，并能消心腹胀满疼痛，全方以攻为主，以补为辅，攻补兼施，若为子烦则只能行气活血，缓缓消胀，不能攻之太过也。

【验案】

1. 难产　《普济本事方》：曾有妇人累日产不下，服遍催生药不验。予曰：此必坐草太早，心下怀惧，气结而然，非不顺也。《素问》云：恐则气下。盖恐则精却，却则上焦闭，闭则气还，还则下焦胀，气乃不行矣。得此药一服便产。

2. 子悬 《妇人大全良方》：丁未六月间，罗新恩孺人黄氏有孕七个月，远出而归，忽然胎上冲心而痛，卧坐不安，两医治之无效，遂说胎已死矣，便将蓖麻子去皮研烂，加麝香调贴脐中以下之，命在垂危。召仆诊视，两尺脉沉绝，他脉平和。仆问二医者曰：契兄作何证治之？答曰：死胎也。何以知之？答曰：两尺脉绝，以此知之。仆问之曰：此说出在何经？二医无答。遂问仆曰：门下作何证治之？仆答曰：此子悬也。若是死胎，却有辨处。夫面赤舌青者，子死母活；面青舌青吐沫者，母死子活，唇口俱青者，母子俱死，是其验也。今面色不赤，舌色不青，其子未死；其证不安，冲心而痛，是胎上逼心，谓之子悬。宜紫苏饮子治。药十服，而胎近下矣。

大紫苏饮

【来源】《魏氏家藏方》卷二。

【组成】大腹子 诃子（炮、去核） 桑白皮 厚朴（去粗皮，姜制，炒） 人参（去芦）各三分 陈皮（去白） 紫苏叶各一两 草果（炮） 五味子（去枝） 茯苓（白者，去皮） 甘草（炙） 桔梗（炒）各半两

【用法】上为粗末。每服四钱，水一盏半，加生姜三片，盐一字，煎至八分，去滓温服，不拘时候。

【功用】通利胸膈。

【验案】子悬 《赤水玄珠·医案》：费少垣乃眷，妊已九月，痰多喘嗽，胎气上逆，眼撑不起，两太阳微疼。予曰：此子悬症兼痰火也。以大紫苏饮为主。才服一贴，逆即不逆，胸膈顿宽，唯咳嗽不止，与七制化痰丸而安。

知母补胎饮

【来源】《女科万金方》。

【别名】知母转胎饮（《郑氏家传女科万金方》卷二）、知母安胎饮（《女科切要》卷三）。

【组成】知母 苏叶各二分 枳壳四钱 益母草 黄芩 滑石各五分 白芍药二钱 甘草 香附各五分

【用法】上用水一钟半，煎七分，空心温服；滓再煎。

【主治】子悬症。妊娠七八月，胎重如石，行步艰难，脾胃虚弱，时有气急冲心，胸前胀满，咳嗽，误食热毒，胎气不安者。

紫苏饮

【来源】《普济方》卷三四二引《便产须知》。

【组成】紫苏叶一两 大腹皮（炙） 川芎 当归各三钱（去芦） 粉草一钱 人参

方中人参用量原缺。

【用法】分三服。水一盏半，加生姜四片，葱七寸，煎七分，去滓，空心服。

【主治】子悬。妊娠六七月，怀胎逼上腹痛。

异香四神散

【来源】《医方类聚》卷二一二引《仙传济阴方》。

【别名】四神汤。

【组成】香附子（去毛，炒）半斤 乌药（炒）四两 甘草（炙）一两

【用法】上锉。每服五钱，水一盏，加生姜三片，大枣一个，煎至七分，去滓，空心温服；或用葱白三寸同煎。

《东医宝鉴·杂病篇》引本方有陈皮三钱。

【功用】调血顺气安肠。

【主治】妇人室女血气不调，及胎前产后诸疾。

【加减】妇人气血不顺，心胸痞满，加紫苏叶；惊忧闷气，喜怒伤神，心满腹痛，面目虚浮，及一切气疾，加石菖蒲；血脉不调，血膈翻胃，呕吐饮食，及脾胃感冷，加老姜一块（炒令黑，切作五片）、盐少许；血积、血晕闷、血癥、血刺痛，煎熟加好醋一呷；经血行时，被风雨或惊忧相并，经候不时，而成搐脉，腹痛紧张，腰腿疼痛，加炒茴香一撮；血气不顺，喘满气急，面目浮肿，加生姜、紫苏叶；唾血，略红痰，喉中腥气，加黄桑叶三四皮，花桑尤佳；血涩气秘，大便结滞不通，加枳壳数片或去白青皮；经络感热，经水沸溢，血脉妄行，而成热崩，加生地黄；败血攻冲脾胃，血噎，气血嗽逆，加生姜三片，柿蒂五个；血气皆闷，心腹刺痛，加良姜、赤芍药，以水、酒各半盏同煎胎娠伤食，胸膈不快，噎气食

臭，心腹紧满，加南木香或缩砂仁；子悬，加姜片、紫苏；寒疝，加炒吴茱萸；癫病，先用此汤，兼以樗树根（或枝梗）同葱白以花椒煎汤，熏洗子肠。

紫苏饮

【来源】《陈素庵妇科补解》卷三。

【组成】紫苏　白芍　陈皮　川芎　当归　甘草　黄耆　大腹皮　白术　乌药　木香　香附　厚朴　黄芩　葱白　艾

【主治】子悬。妊娠胎上逼心，胀痛闷绝。

【方论】妊娠胎气上冲，动而复安，此其常也。至于胎逼神明，甚或胀急痛闷则危甚矣。是方专为胀痛而胎不安，故用术、陈、乌、厚、附、腹、紫苏以消胀定痛，而芎、归、艾、耆、术则所以安胎而兼补气血也。甘草以和之，配白芍而止痛；葱白以开之，合紫苏而胀除，一剂之后，胀除痛定，仍用四物、四君、杜、断、益、芩为中正不易之法。

解郁汤

【来源】《傅青主女科》卷下。

【组成】人参一钱　白术五钱（土炒）　白茯苓三钱　当归一两（酒洗）　白芍一两（酒炒）　枳壳五分（炒）　砂仁三粒（炒，研）　山栀子三钱（炒）　薄荷二钱

【用法】水煎服。一剂而闷痛除，二剂而子悬定，至三剂而全安。去栀子，再多服数剂不复发。

【功用】开肝气之郁结，补肝血之燥干。

【主治】妊娠怀抱忧郁，肝气不通，以致子悬，胎动不安；两胁闷而疼痛，如弓上弦。

【加减】加薏仁三四钱尤妙。

竹叶安胎饮

【来源】《胎产指南》卷一。

【组成】当归二钱　白术二钱　人参一钱　川芎七分　甘草四分　陈皮三分　黄芩八分　枣仁一钱　远志八分　麦冬一钱　竹叶十片　怀生地一钱五分

【用法】生姜、大枣为引。

【主治】
　　1.《胎产指南》：子悬，孕妇心惊胆怯，烦闷不安。
　　2.《胎产秘书》：子烦。

【加减】若其人烦渴，加竹茹一丸；有痰，加竹沥七分酒杯、姜汁一杯；如虚人，加人参二三钱；如脾胃常泻，减生地、枣仁。

通肝散

【来源】《辨证录》卷十二。

【组成】白芍一两　归身　川芎　茯苓各三钱　郁金　薄荷各一钱　香附　神曲各二钱　陈皮三分　苏叶五分　白术五钱

【用法】水煎服。

【主治】妇人怀抱忧郁，肝气不通，子无血荫，以致胎动不安，两胁闷痛，如子上悬。

解悬汤

【来源】《辨证录》卷十二。

【组成】白芍一两　当归一两　炒栀子三钱　枳壳五分　砂仁三粒　白术五钱　人参一钱　茯苓三钱　薄荷三钱

【用法】水煎服。一剂闷痛除，二剂子悬定，三剂全安。去栀子多服数剂，尤妙。

【主治】妇人怀抱忧郁，肝气不通，以致胎动不安，两胁闷痛，如子上悬。

安胎扶元饮

【来源】《郑氏家传女科万金方》卷三。

【组成】枳壳（麸炒）　制香附　川续断　白术各一钱　丹参　前胡　黄芩各八分　阿胶一钱半（蛤粉炒）　苏梗一钱　广皮五分　砂仁末六分

【功用】安胎扶元。

【主治】子悬。

安胎易产紫苏饮

【来源】《郑氏家传女科万金方》卷三。

【组成】苏梗八分　人参　广皮　甘草各五分　当

归一钱二分　川芎七分　白芍　条芩　白术　枳壳各一钱　大腹皮三钱（盐水炒）　砂仁六分（炒，去衣，研）（一方有制香附、姜汁炒厚朴各一钱，葱头五个）

【用法】加黄杨脑七个，河水煎，怀胎八九月服。

【功用】束胎。

【主治】子悬。

【加减】体虚，加人参。

紫苏饮

【来源】《郑氏家传女科万金方》卷三。

【组成】苏梗　白芍　大腹皮　归身　茯苓　香附　川芎　甘草　陈皮　乌药　人参　生姜　枳壳　滑石　砂仁

【用法】加带须葱白头，水煎服。

【功用】理气护胎，达生安胎。

【主治】子悬。

安胎顺气饮

【来源】《胎产秘书》卷上。

【组成】紫苏　陈皮　白术　当归　川芎各等分　人参　甘草各减半　生姜五片　葱白七寸　砂仁三粒　木香三分

【用法】磨汁，加生姜，水煎服。

【主治】火盛胎热，气逆凑心所致子悬。

散气消闷散

【来源】《胎产秘书》卷上。

【组成】人参一钱　白术二钱　川芎三分　木香（磨汁）三分　苏叶　条芩　甘草各三分　姜三片

【用法】水煎服。

【主治】妊娠因多怒气，胸膈满闷，或服顺气耗气药太过，以致满闷益增者。

下气汤

【来源】《女科指掌》卷三。

【组成】苏叶　陈皮　桑皮　茯苓　青皮　白芍　大腹皮　甘草

【主治】子悬。

子悬汤

【来源】《脉症正宗》卷一。

【组成】生地二钱　当归一钱　白芍八分　丹皮八分　黄芩八分　栀子八分　木通六分　杜仲八分

【用法】水煎服。

【主治】子悬。

子悬汤

【来源】《叶氏女科证治》卷二。

【组成】人参一钱　当归身　白芍各二钱　黄芩　丹参　苏叶　陈皮　砂仁　香附（制）各八分

【用法】加生姜三片，葱白三茎，水煎服。

【主治】子悬。妊娠四五月，君相二火以养胎，平素火盛，以致胎气不和逆上，心胸胀满疼痛。

四君芎归汤

【来源】《叶氏女科证治》卷二。

【组成】人参　白术（蜜炙）　茯苓　当归　川芎　砂仁　炙甘草各一钱

【用法】加生姜三片，葱白三茎，水煎服。

【主治】妊娠四五月，胎气不和，逆上心胸，胀满疼痛，名子悬，脾虚而不安者。

加味归脾汤

【来源】《叶氏女科证治》卷二。

【组成】人参　黄耆　白术（蜜炙）　茯苓　枣仁各二钱　远志（制）　当归各一钱　柴胡　山栀仁　枳壳（麸炒）各八分　木香（不见火）　炙甘草各五分

【用法】加龙眼肉七枚，水二钟，煎七分，空腹服。

【主治】子悬。妊娠四五月，因脾郁而致胎气不和，逆上心胸，胀满疼痛不安者。

加味四君汤

【来源】《叶氏女科证治》卷二。

【组成】人参　白术（蜜炙）　茯苓　枳壳（麸炒）　柴胡　黄芩　山栀仁（炒）各一钱　甘草五分

【用法】加生姜三片，葱白三茎，水煎服。

【主治】子悬。妊娠四五月，胃热而致胎气不和，逆上心胸，胀满疼痛不安者。

芩术汤

【来源】《叶氏女科证治》卷二。

【组成】子芩三钱　白术（蜜炙）一钱五分　阿胶（炒珠）一钱

【用法】水煎服。

【主治】胎气上逼。

【加减】风邪，加干姜、豆豉各一钱；寒，加葱白三茎；热，加天花粉一钱；寒热，加柴胡一钱；项强，加葱白三茎；温热腹痛，加白芍一钱；腹胀，加厚朴（姜制）一钱；下血，加熟艾、地榆各一钱；腰痛，加杜仲（盐水炒）；惊悸，加黄连一钱；烦渴，加麦冬（去心）一钱，乌梅一个；思虑太过，加茯神一钱；痰呕，加旋覆花、川贝母（去心）各一钱，或酌用半夏曲一钱；劳役，加黄耆一钱；气喘，去白术，加香附（制）一钱；便燥，加麻仁一钱；素惯难产，加枳壳（麸炒）、苏叶各一钱；素惯堕胎，加杜仲（盐水炒）一钱；若素血虚，加当归、川芎各二钱。

调中和气散

【来源】《盘珠集》卷下。

【组成】苏梗　砂仁壳　石膏（不可多）　知母（炒）　川柏（炒）　前胡　百草霜

【主治】子悬。胎热气逆，胎上攻心，不知人事。

第一和剂汤

【来源】《产论》。

【组成】附子　白术　黄耆　芍药各一钱　当归　干姜　芎藭　茯苓各五分　桂枝　甘草各一分

【用法】上以水二合半，煮取一合半服。

【主治】妊孕苦心下迫者。

黄芩汤

【来源】《古今医彻》卷四。

【组成】黄芩　香附（便制）各等分

【用法】上为末。每服二钱，以水调下。

【主治】子悬。

玉液金丹

【来源】《良方集腋》卷下。

【组成】人参二两（老山者佳）　归身一两二钱（酒炒）　白术八钱四分（制）　川芎二两四钱　茯苓六两四钱　阿胶二两六钱（酒化）　甘草三两二钱　蕲艾六钱七分　生地一两二钱　黄耆一两二钱（蜜炙）　白芍一两六钱（酒炒）　苁蓉一两二钱（漂淡）　麦冬二两五钱（去心）　香附二两六钱（四制）　川贝二两二钱（去心）　广皮一两六钱（盐水炒）　川断六钱四分（酒炒）　枳壳一两二钱　杜仲二两六钱（姜汁炒）　楂肉八钱四分　血余八钱四分（煅净）　厚朴一两五钱（姜汁制）　山药四两三钱　苏叶二两五钱　建莲六两四钱（去心）　羌活八钱四分　木香八钱五分　沉香一两六钱　砂仁二两九钱　西珀八钱四分　丹参四两二钱　黄芩一两二钱　菟丝子三两二钱　益母草六两四钱　大腹皮八钱四分　潼蒺藜二两二钱

【用法】先选择药料，日中晒燥，各磨细末，照方称准，用炼蜜五斤，并酒化阿胶和匀，于石臼中杵六千碓为丸，每丸二钱，再晒极干，用朱砂为衣，白蜡为壳，藏贮燥处。初孕疑似之间，腹胀呕吐，用蔻仁三分煎汤下；头晕，用防风八分，煎汤下；头眩，用炒金银花一钱五分，煎汤下；胎动不安，用艾绒五分，子芩一钱，煎汤下；子呛，用桑白皮五分，煎汤下；子烦，用淡竹叶七片，煎汤下；子悬，胎动不安，如物之悬于虚中，宕而难住，神昏身狂，用赤茯苓八分，葱白一个，煎汤下；子冒，危于子悬，血热心火太盛，胎气上冲于心，胞冒于心上，面红，牙关紧闭，气绝欲死，用麦冬一钱，羚羊角五分，煎汤下；子肿，用五加皮一钱，赤苓皮一钱，煎汤下；子淋，用车前子一钱，煎汤下；漏胎，用原生地二钱，煎汤下；尿血，用粳米煎汤下；小便不通，用冬葵子八分，煎汤下；潮热，用知母一钱五分，煎汤下；咳嗽，用杏仁一钱二分，桑白皮五分，煎汤下；感冒、疟疾，用苏梗四分，荆芥五分，煎汤下；跌扑损胎，用白术五分，当归一钱，煎汤下；半产，用益母草二钱，煎汤下；临产交骨不开，用龟版三钱，煎汤下；横逆难产，数日不下，及胎死腹中，用川芎一钱，当归二钱，煎汤下；胞衣不下，用牛膝二钱，檀香一钱，煎汤下；恶露不行，用五灵脂五分，桃仁五分，生蒲黄五分，煎汤下；产后喘，或藕汁半杯或姜汁三匙，当审症用之；虚脱，用人参五分，煎汤下；胎前产后痢，用米仁三钱，煎汤下；产后肿胀，用茯苓皮一钱五分，当归一钱，煎汤下；褥劳，用官燕三钱，煎汤下；倒经吐血，用藕汁下；崩漏，用淡白鲞三钱，煎汤下；经期或前或后不准，以致艰于受孕，每逢天癸时服三丸，即能调经受孕，开水送下；胎前产后患症不一，不及遍载，俱用开水送下。

【主治】

1.《良方集腋》：胎前、临产、产后以及室女停经不至、潮热等症。

2.《全国中药成药处方集》：月经不调。

十三、妊娠肿胀

妊娠肿胀，亦称"子肿"，是指妊娠中晚期，肢体面目发生肿胀者。《医宗金鉴》根据肿胀部位及程度之不同，分别有子气、子肿、皱脚、脆脚等名称。

本病的发生，多由脾气素虚，或孕后过食生冷，内伤脾阳，脾虚运化失职，水湿停滞，泛滥肌肤；或素体肾虚，孕后阴血聚于下，有碍肾阳敷布，不能化气行水，且肾为胃之关，肾阳不布，则关门不利，聚水而从其类；或素多忧郁，气机不畅，孕后胎体渐长，更碍气机升降，两因相感，不能通调水道，气滞湿郁，泛溢肌肤。治疗以利水化湿为主。但又当遵循"治病与安胎并举"的原则，随证加入养血安胎之品，慎用温燥、寒凉、滑利之药，以免伤胎。妊娠肿胀是孕妇多发病，做好产前检查，加强营养，适当休息，对减轻本病的发展程度有重要意义。若不伴有高血压、蛋白尿者，预后良好。严重者可致子晕、子痫。

桂姜饮

【来源】《卫生鸿宝》卷五。

【组成】 乌梅肉十枚　生姜三片

　　本方名桂姜饮，但方中无桂，疑为"梅姜饮"之讹。

【用法】 煎汤灌下。用童便灌下亦佳。

【主治】 临月胎上逼下，呕哕欲死。

乌梅四物汤

【来源】《医门八法》卷二。

【组成】 大乌梅五个（去骨）　归身五钱（炒）白芍三钱（醋炒）　生地三钱　熟地三钱

【功用】 养阴血，生津液。

【主治】 痢后阴虚，或潮热，或自汗者；噎证服独梅汤，噎减而怒亦减，阴血津液不足者；头痛阴亏血虚，烦热内热，遇热痛甚者；妊娠子烦、子悬、子痫、子嗽、子淋阴血不足，肝气不调者。

葵子茯苓散

【来源】《金匮要略》卷下。

【别名】 茯苓散（《圣济总录》卷一五七）、茯苓汤（《鸡峰普济方》卷十六）、葵子散（《宣明论方》卷十五）、葵苓散（《女科指掌》卷三）、葵茯汤（《产科心法》上集）。

【组成】 葵子一斤　茯苓三两

【用法】 上为散。每服方寸匕，饮调下，一日三次。小便利则愈。

【功用】《金匮要略今释》：通窍利水。

【主治】 妊娠有水气，身重，小便不利，洒淅恶寒，起则头眩。

【方论】

1.《金匮要略心典》：葵子、茯苓滑窍行水，水气既行，不淫肌肤，身体不重矣；不侵卫阳，不恶寒矣；不犯清道，不头眩矣。

2.《金匮方论衍义》：论曰：膀胱者，内为胞室，主藏津液，气化出溺，外利经脉上行至头，为诸阳之表。今膀胱气不化，困于水，溺不得出，故外不利经脉，所以身重，洒淅恶寒，起即头眩。但利小便，其水去则经气行，而表病自愈，于是用葵子直入膀胱，以利癃闭；佐以茯苓，茯苓亦本脏利水药也。

苓术汤

【来源】方出《备急千金要方》卷二，名见《女科指掌》卷三。

【组成】茯苓 白术各四两 黄芩三两 旋覆花二两 杏仁三两

【用法】上锉。以水六升，煮取二升半，分三服。

【主治】妊娠体肿有水气，心腹急满。

【方论】《千金方衍义》：此方专主肺气不降而喘胀逆满，故用杏仁、旋覆专利膈上之痰气，茯苓、白术专利腹中之水气，黄芩一味专清胎息之热气也。

鲤鱼汤

【来源】《备急千金要方》卷二。

【别名】生鱼汤（《外台秘要》卷三十三），千金鲤鱼汤（《校注妇人良方》卷十五）。

【组成】鲤鱼一头（重二斤） 白术五两 生姜三两 芍药 当归各三两 茯苓四两

《三因极一病证方论》有陈皮少许。

【用法】上锉，以水一斗二升，先煮鱼熟，澄清，取八升，纳药煎，取三升，分五服。

【主治】

1.《备急千金要方》：妊娠腹大，胎间有水气。

2.《普济方》：妊娠小便不利，身重恶寒，起则眩晕及水肿。

【宜忌】《普济方》：忌桃、李、雀肉、酢物。

【方论】《医略六书》：妊娠肝脾两虚，不能输化，以制其湿，故遍身浮肿，小便涩少焉。鲤鱼下气利水，橘红化气利肺，当归养肝血以营经，白芍敛肝阴以安胎，白术健脾制湿，茯苓清肺和脾。煮鱼汁入药，务使肝脾气化则湿运，气调而小水自快，何患浮肿不退，胎孕不安乎。

葶苈散

【来源】方出《经效产宝》卷上，名见《云岐子保命集》卷下。

【别名】葶苈子散（《证治准绳·女科》卷四）。

【组成】葶苈子十分 白术二十分 茯苓二两 桑白皮二两 郁李仁八分

【用法】上为粗末。以水六升，煮取二升，分二次服。小便利即愈。

【主治】妊娠遍身洪肿。

木通散

【来源】《太平圣惠方》卷七十五。

【别名】木通汤（《圣济总录》卷一五七）。

【组成】木通一两（锉） 木香三分 诃黎勒皮三分 香薷一两 枳壳半两（麸炒微黄，去瓤） 槟榔半两 桑根白皮一两（锉） 子芩三分 鸡苏茎叶一两

【用法】上为粗散。每服四钱，以水一中盏，加生姜半分，煎至六分，去滓，每于食前温服。

【主治】妊娠身体浮肿，心腹胀满，小便不通。

【方论】《医方考》：妊娠气血朝胎，营卫之行涩，故令身体浮肿，四肢胀急，而小便不利也。是方也，紫苏流气于表，桑皮、枳壳、木通、木香、槟榔流气于里，香薷流气中之湿，条芩流气中之热，诃子流气中之液。服药之后，营卫流行，气血健运，则浮肿诸疾可得而皆愈矣。

汉防己散

【来源】《太平圣惠方》卷七十五。

【别名】防己汤（《圣济总录》卷一五七）。

【组成】汉防己三分 桑根白皮一两（锉） 木香一分 大腹皮三分（锉） 紫苏茎叶一两 赤茯苓一两

【用法】上为粗散。每服四钱，以水一中盏，加生姜半分，煎至六分，去滓，食前温服。

【主治】妊娠通身浮肿，喘促，小便涩。

赤茯苓散

【来源】《太平圣惠方》卷七十五。

【别名】赤茯苓汤（《圣济总录》卷一五七）。

【组成】赤茯苓一两　白术半两　黄芩三分　旋覆花半两　杏仁三分（汤浸，去皮尖双仁，麸炒微黄）　木通三分（锉）

【用法】上为粗散。每服四钱，以水一中盏，加生姜半分，煎至六分，去滓，食前温服。

【主治】妊娠身体浮肿，心腹急满，小便涩滞。

泽泻散

【来源】《太平圣惠方》卷七十五。

【别名】泽泻汤（《圣济总录》卷一五七）。

【组成】泽泻一两　桑根白皮一两（锉）　木通一两（锉）　枳壳一两（麸炒微黄，去瓤）　赤茯苓一两　槟榔一两

【用法】上为粗散。每服四钱，以水一中盏，加生姜半分，煎至六分，去滓，食前温服。以稍利为效。

【主治】妊娠气壅，身体腹胁浮肿，喘息促，大便难，小便涩。

桑白皮散

【来源】《太平圣惠方》卷七十五。

【别名】桑白皮汤（《圣济总录》卷一五七）。

【组成】桑根白皮一两（锉）　枳壳半两（麸炒微黄，去瓤）　商陆半两　泽泻三分　冬葵根一两　赤茯苓一两　木通一两（锉）

【用法】上为粗散。每服四钱，以水一中盏，入生姜半分，煎至六分，去滓。食前温服，以利为效。

【主治】妊娠四肢肿满，小便不利，时时喘促。

猪苓散

【来源】《太平圣惠方》卷七十五。

【组成】猪苓二两（去黑皮）　紫苏茎叶一两　木通一两（锉）

【用法】上为细散。每服二钱，食前以温水调下。

【主治】妊娠身体浮肿，腹胀，小便不利，微渴引饮，气急。

商陆汤

【来源】方出《太平圣惠方》卷七十五，名见《圣济总录》卷一五七。

【组成】商陆半两　桑根白皮一两（锉）　羌活半两

【用法】上为粗散。每服四钱，以水一中盏，入赤小豆一百粒，煎至六分，去滓，食前温服。

【主治】妊娠四肢浮肿，皮肉拘急，小便不利。

葵子散

【来源】《太平圣惠方》卷七十五。

【组成】葵子二两　赤茯苓二两　汉防己二两

【用法】上为细散。每服一钱，食前以粥饮调下。

【主治】妊娠身体浮肿，小便不利，洒淅恶寒。

五皮散

【来源】《太平惠民和济局方》卷三（新添诸局经验秘方）。

【组成】五加皮　地骨皮　生姜皮　大腹皮　茯苓皮各等分

【用法】上为粗末。每服三钱，水一盏半，煎至八分，去滓，稍热服，不拘时候。

【主治】

1.《太平惠民和济局方》（新添诸局经验秘方）：男子、妇人脾气停滞，风湿客搏，脾经受湿，气不流行，致头面虚浮，四肢肿满，心腹膨胀，上气促急，腹胁如鼓，绕脐胀闷，有妨饮食，上攻下注，来去不定，举动喘乏。

2.《永类钤方》：皮水、胎水。

【宜忌】忌生冷、油腻、坚硬等物。

【方论】《医方集解》：此足太阳、太阴药也。五加祛风胜湿，地骨退热补虚，生姜辛散助阳，大腹下气行水，茯苓渗湿健脾，于散泻之中犹寓调补之意。皆用皮者，水溢皮肤，以皮行皮也。

黄 鸡

【来源】《寿亲养老新书》卷四。

【组成】黄雄鸡一只（去头足及皮毛肠胃等，净洗去血脉，于沸汤中掠过，去腥水） 良姜一两 桑白皮（刮净，锉）一两半 黄耆（拣，锉）一两

【用法】上四味，锉后三味，与鸡同煮，候鸡熟去药，取鸡留汁，将鸡细擘去骨，将汁入五味调和，入鸡肉再煮，令滋味相入了。随性食之，不拘早晚，不妨别服药饵。

【主治】妊娠四肢虚肿，喘急，兼呕逆不下。

猪苓散

【来源】方出《证类本草》卷十三引《杨氏产乳》，名见《圣济总录》卷一五七。

【组成】猪苓五两。

【用法】上为末。煎水三合，每服方寸匕，调服。加至二匕。

【主治】

　　1.《证类本草》引《杨氏产乳》：妊娠通体遍身肿，小便不利。

　　2.《圣济总录》：子淋。

茯苓饮

【来源】《圣济总录》卷一五七。

【组成】赤茯苓（去黑皮） 白术各二两 杏仁（去皮尖双仁，炒黄） 旋覆花各一两 黄芩（去黑心）一两半

【用法】上为粗末。每服五钱匕，水一盏半，煎七分，去滓，空心、食前温服，一日二次。

【主治】妊娠胎间水气，子满体肿。

桑白皮饮

【来源】《圣济总录》卷一五七。

【组成】桑根白皮（锉，炒）一两 商陆根一两半 赤小豆三合 羌活（去芦头）半两

【用法】上锉，如小豆大，拌匀。用水五盏，入生姜七片，同煮候豆熟，滤去滓，渴即饮汁，并食豆。

【主治】妊娠四肢肿，皮肉拘急。

寄生饮

【来源】《圣济总录》卷一五七。

【组成】桑寄生一两 桑根白皮（锉，炒）三分 木香半两 紫苏茎叶一两 大腹二分半

【用法】上锉细，如麻豆大，拌匀。每服三钱匕，水一盏，煎至七分，去滓温服。

【主治】妊娠遍身虚肿。

鸡 臛

【来源】《圣济总录》卷一九○。

【组成】黄雌鸡一只（去头足及皮毛肠胃等，洗净去血，于沸汤中掠过，去腥水） 高良姜一两 桑根白皮（刮净，锉）一两半 黄耆（锉，拣）一两

【用法】上四味，锉后三味，与鸡同煮，候鸡熟，去药取鸡留汁，将鸡细擘去骨，将汁入五味调和，入鸡肉再煮，令滋味相入了。随性食之，不计早、晚食。不妨别服药饵。

【主治】妊娠四肢虚肿喘急，兼呕逆不下食。

鹿头肉粥

【来源】《圣济总录》卷一九○。

【组成】鹿头肉半斤 蔓荆实（去土）一两 高良姜 茴香子（炒令香）各半两

【用法】除鹿肉外，捣罗为末。每次四钱匕，先以水五盏，煮鹿肉，候水至三盏，去肉，下白米一合及药末，候米熟，下少五味调和得所。分作三次，一日食尽。

【主治】妊娠四肢虚肿，喘急胀满。

白术散

【来源】《全生指迷方》卷四。

【别名】白术汤（《普济方》卷一九二）、全生白术散（《女科撮要》卷下）。

【组成】橘皮（洗） 大腹皮 茯苓 生姜各半两 白术一两

【用法】上为末。每服方寸匕，食前饮调下。

【主治】

　　1.《全生指迷方》：妊娠面目肿如水状。

2.《普济方》：久下痢之后，脾肺虚，不能渐运诸气，肌肉空疏，气无所归，卒然身体足胫面目浮肿，小便反快，脉虚。

【方论】《医方集解》：此足太阳、太阴药也。水病常令上下分清，姜皮、橘皮辛而能散，使水从毛窍出；腹皮、茯苓皮淡而能泄，使水从溺窍出；水盛由于土衰，故用白术之甘温以扶脾土而提防之，不致泛溢也。

五皮散

【来源】《中藏经·附录》。

【别名】五皮饮（《三因极一病证方论》卷十四）。

【组成】生姜皮　桑白皮　陈橘皮　大腹皮　茯苓皮各等分

【用法】上为粗末。每服三钱，水一盏半，煎至八分，去滓，不拘时候温服。

【功用】疏理脾气，消退虚肿。

【主治】

1.《中藏经》：男子妇人脾胃停滞，头面四肢悉肿，心腹胀满，上气促急，胸膈烦闷，痰涎上壅，饮食不下，行步气奔，状如水病。

2.《妇人大全良方》引《指迷方》：胎水。

【宜忌】忌生冷、油腻、硬物。

【验案】妊娠水肿　《赤脚医生杂志》（1978，5：3）：以本方加玉米须治疗妊娠水肿43例，效果满意。基本方为桑白皮15克，茯苓皮9克，大腹皮12克，陈皮9克，生姜皮6克，玉米须（干）30克或鲜品60克。

白术散

【来源】《广嗣纪要》卷九引《全生》。

【组成】白术一钱　生姜皮　大腹皮　白茯苓皮　陈皮　桑白皮各五钱

【用法】上锉。浓磨木香汁半盏，同煎八分，去滓温服。

《医略六书》：为散，米饮下。

【主治】

1.《广嗣纪要》：妊娠面目虚浮，四肢肿如水气。

2.《医略六书》：子肿，脉浮濡数者。

【方论】《医略六书》：妊娠脾亏气滞，肺不通调，致湿流四肢，渍于皮肤，溢于头面，故肢腹上下浮肿，谓之子肿。白术健脾以运动其气；桑皮肃金以通其湿；茯苓渗湿气，清治节；陈皮利中气，除痰涎；大腹皮泻滞宽胀；生姜皮散湿退肿也。为散，米饮下，使脾气健运，则肺气通调而湿流气化，浮肿无不退，胎气无不安矣。

白术茯苓散

【来源】《鸡峰普济方》卷十六。

【组成】白术　白茯苓各一两

【用法】上为细末。每服一二钱，煎陈皮汤调下，不拘时候。

【主治】妊娠大小腿肿，及有黄水，小便或涩。

紫苏饮

【来源】《普济本事方》卷十。

【别名】七宝紫苏饮（《医方类聚》卷二二四引《管见良方》）、紫苏饮子（《医方类聚》卷二二四引《简易》）、紫苏和气饮（《古今医鉴》卷十二）、紫苏散（《证治准绳·伤寒》卷七）、紫苏汤（《胎产要诀》卷上）。

【组成】大腹皮　人参（去芦）　川芎（洗）　陈橘皮（去白）　白芍药各半两　当归（洗，去芦，薄切）三钱　紫苏茎叶一两　甘草一钱（炙）

方中"白芍"，《郑氏家传女科万金方》作"赤芍"、《胎产秘书》作"白术"；《女科指掌》有砂仁，《灵验良方汇编》有香附，无人参。

【用法】上各锉细，分作三服。每服用水一盏半，加生姜四片，葱白七寸，煎至七分。去滓，空心服。

【功用】

1.《证治准绳·伤寒》：能安活胎，亦下死胎。

2.《医学心悟》：催生顺产。

【主治】

1.《普济本事方》：妊娠胎气不和，怀胎近上，胀满疼痛，谓之子悬；兼临产惊恐，气结连日不产。

2.《医略六书》：孕妇浮肿，胎动脉浮者。

商陆赤小豆汤

【来源】《三因极一病证方论》卷十七。

【别名】赤小豆汤（《世医得效方》卷十四）。

【组成】赤小豆　商陆干各等分

【用法】上锉散。每服一两，水一碗，煎至七分盏，取清汁服。

【主治】妊娠手脚肿满挛急。

冬葵子散

【来源】《女科百问》卷下。

【别名】冬葵子汤（《明医指掌》卷九）。

【组成】冬葵三钱　赤茯苓二钱

【用法】上为细末。每服三钱，米饮调下，不拘时候。若利则歇。如不通，恐是转胎，加发灰少许。

【主治】妊娠，小便不利，身重恶寒，起则眩晕；水肿。

鲤鱼汤

【来源】《女科百问》卷下。

【组成】当归　白芍药（去皮）各四钱　白术半两

【用法】上锉。每服四钱，用鲤鱼一尾，不拘大小，破，洗去鳞肠，白水煮熟，去鱼，每服鱼汁一盏半，加姜五片，橘皮少许，煎一盏，空心服。如胎水去未尽绝，再服。

【主治】胎死腹中，两脚浮肿；亦有胎水遍身肿满，心胸急胀，胸肚不分。

天仙藤散

【来源】《妇人大全良方》卷十五引陈景初方。

【别名】香附散（原书同卷）、水肿饮（《仙拈集》卷三）、天仙藤饮（《灵验良方汇编》卷三）。

【组成】天仙藤（洗，略炒）　香附子（炒）　陈皮　甘草　乌药（不须要天台者，但得软白、香而辣者良）各等分

【用法】上为细末。每服三钱，水一大盏，加生姜三片，木瓜三片，紫苏三叶，同煎至七分，放温澄清，空心、食前服，每日三次。小便利，气脉通，体轻，肿渐消，更不须多服。

【主治】子气。妊娠自三月成胎之后，两足自脚面渐肿腿膝以来，行步艰辛，以至喘闷，饮食不美，似水气状，至于脚趾间有黄水出者。

防己汤

【来源】《妇人大全良方》卷十五。

【别名】防己饮（《校注妇人良方》卷十五）、防己散（《医学入门》卷八）。

【组成】防己三分　桑白皮　紫苏茎叶　赤茯苓各一两　木香一分

【用法】上为粗末。每服四钱，水一盏，加生姜四片，煎至七分，去滓，食前温服。

【主治】妊娠脾虚，通身浮肿，心腹胀满，喘促，小便不利。

香附散

【来源】《妇人大全良方》卷十五引陈景初方。

【别名】天仙藤散。

【组成】天仙藤（洗，略炒）　香附子（炒）　陈皮　甘草　乌药（不须要天台者，但得软白，香而辣者良）各等分

【用法】上为细末。每服三钱，水一大盏，加生姜三片，木瓜三片，紫苏三叶，同煎至七分，放温澄清，空心、食前服，一日三次。小便利，气脉通，体轻，肿渐消，更不须多服。

【主治】妊娠自三月成胎之后，两足自脚面渐肿腿膝以来，行步艰辛，以至喘闷，饮食不美，似水气状。

赤茯苓散

【来源】《卫生宝鉴》卷十八。

【组成】赤茯苓（去皮）　葵子各等分

【用法】上为末。每服二钱，新汲水调下，不拘时候。

【主治】妊娠小便不利，及水肿，洒洒恶寒，动转筋痛。

四物苍术各半汤

【来源】《医垒元戎》。

【组成】四物汤一份　苍术一份
【用法】上为粗末。水煎服。
【主治】妊娠四肢肿痛，不能举重。

枳壳散

【来源】《证治要诀类方》卷三。
【组成】防风　川芎　细辛　枳壳　桔梗　干葛　甘草
【用法】加生姜，水煎服。
【主治】孕妇脚肿。

香苏散

【来源】《证治要诀类方》卷三。
【组成】紫苏　香附　陈皮　甘草　槟榔　木瓜（加木香一钱）
【用法】加生姜、葱白，水煎服。
【主治】将产脚赤肿，俗名皱脚。

分气饮

【来源】《医方类聚》卷二二七引《仙传济阴方》。
【组成】陈皮　甘草　赤茯苓各三钱　苍术　木瓜　白术各五钱
【用法】加生姜、大枣，水煎服。
【主治】妇孕七八月，脚肿。

仙藤散

【来源】《万氏家抄方》卷五。
【组成】青木香藤　陈皮　香附　甘草　乌药　木香　苏叶
【用法】加生姜三片，水煎服。
【主治】妊娠三月后，脚肿渐至膝，喘急，症若水肿，甚至足指间有黄水出者，名曰子气。

天仙藤散

【来源】《陈素庵妇科补解》卷三。
【组成】天仙藤　香附　陈皮　甘草　乌药　茯苓　白术　大腹皮　人参　紫苏　当归　杏仁　厚朴　白芍
【主治】子气（亦名胎肿）。妊娠三月，两足自脚面渐肿至腿膝，行步艰辛，以致胸膈喘闷，饮食减少，似水气状，脚趾间有黄水出者。此系素有风气，或冲任二经有血风所致。
【方论】是方四君补正气，归、芍养胎血；附、陈、乌、腹利气消胀；杏、朴快膈温中，天仙佐之；紫苏主治妇人血风之气。肿消之后，当用四物、四君、杜仲、远志、山药、木香之属，峻补气血。

升阳化湿汤

【来源】《陈素庵妇科补解》卷三。
【组成】苍术　白术　黄柏　茯苓　赤苓　黄芩　防风　防己　杜仲　泽泻　广皮　香附　远志　车前
【主治】妊娠受湿，足附肿，腰重，遍体骨节疼痛下坠；或湿久生热，变成黄疸；或眼胞肿而腰重不能屈伸，如坐水中，甚则腹胀胎腐。
【方论】是方二苓、二术去湿健脾；芩柏清热泻火；防风祛身半以上之邪；防己除身半以下之湿；泽、前利水则湿下流；广、附行气，气行则湿不壅；杜、远入肾，引芩、术以安胎。未有湿热去、脾胃强而胎不安者也。

肾着汤

【来源】《陈素庵妇科补解》卷三。
【组成】香附　陈皮　甘草　川芎　木香　茯苓　白术　黄芩　苏叶　归　白芍　腹皮　羌活　苍术
【主治】妊娠胎水肿满。
【方论】是症虽由脾虚土衰不能制水，亦平日停饮聚湿，清浊不分，以致此也。是方二术、香、苓燥湿利水，温胃健脾以壮土；芎、归、芍、芩养血和荣以安胎；附、陈、紫苏以利气；腹皮行水除满，羌活风能胜湿，使周身关节疏通，水无停蓄之所。盖治病至不得已之时，虽羌、苍、腹皮雄悍泄气，亦不得不用耳。

五皮散

【来源】《校注妇人良方》卷十五。

【组成】大腹皮 桑白皮（炒） 生姜皮 茯苓皮 橘皮各一钱 木香二分

【用法】水煎服。

【主治】胎水肿满。

加味五皮汤

【来源】《万氏女科》卷二。

【组成】大腹皮 生姜皮 桑白皮 白茯苓皮 白术 紫苏（茎叶等分）各一钱

【用法】大枣为引，水煎，木香磨浓汁三匙，入内同服。

【主治】孕妇面目四肢浮肿者，谓之子肿。

茯苓汤

【来源】《万氏女科》卷二。

【组成】白茯苓 白术 陈皮 香附 乌药各一钱 炙草五分 紫苏茎叶五分 木瓜三片

【用法】生姜为引，水煎，空心服。

【主治】子气。孕妇自六七个月以来，两足肿大，行步艰难，脚指间有黄水出。

白术茯苓散

【来源】《广嗣纪要》卷九。

【组成】白术 白茯苓各二两 防己 木瓜各三两

【用法】上为细末。每服一钱，食前沸汤调下，一日三次。肿消止药。

【主治】妊娠七八月后，两脚肿甚者。

木通散

【来源】《古今医统大全》卷八十五。

【组成】木通 条芩各八分 木香（磨汁） 槟榔 紫苏 枳壳 白术 白茯苓各七分

【用法】上用水钟半，加生姜二片，煎七分，温服。

【主治】妊娠四肢浮肿，或遍身面目俱肿。

茯苓汤

【来源】《古今医鉴》卷十二。

【组成】当归 川芎 白芍药（炒） 熟地黄 白术（土炒） 茯苓 泽泻 黄芩 栀子（酒炒） 甘草（炙） 厚朴（姜汁炒） 麦门冬（去心）

【用法】上锉一剂。水煎服。

【主治】妊娠七八个月前后，面目四肢浮肿。

紫苏和气饮

【来源】《寿世保元》卷七。

【组成】当归（酒洗） 川芎 白芍（酒炒） 人参 紫苏 陈皮 大腹皮 甘草

【用法】上锉。加生姜五片，葱白五寸，水煎，温服。

【主治】子肿。妊娠七八月前后，面目虚浮，肢体肿满。

【加减】腹痛，加香附、木香；咳嗽，加枳壳、桑白皮；热，加黄芩；呕吐，加砂仁；泄泻，加白术（去芦，炒）、白茯苓（去皮）；感冒，加羌活、麻黄；伤食，加山楂、香附；气恼，加香附、乌药。

千金饮

【来源】《丹台玉案》卷五。

【组成】广木香 防己 五加皮 地骨皮各一钱二分 桑白皮 紫苏 木瓜各一钱

【用法】加灯心三十茎，水煎，食远服。

【主治】一切子气。

加减补中益气汤

【来源】《傅青主女科》卷下。

【组成】人参五钱 黄耆三钱（生用） 柴胡一钱 甘草一分 当归三钱（酒洗） 白术五钱（土炒） 茯苓一两 升麻三分 陈皮三分

【用法】水煎服。

【主治】妊娠五月，脾肺气虚，肢体倦怠，饮食无味，先两足肿，渐至头面遍身俱肿。

【方论】补中益气汤原为升提脾肺之气，血非气不生，补气即所以生血。今湿气乘脾肺之虚而相犯，未便大补其血，恐阴太盛而招阴也。只补气而助以利湿之品，则气升而水尤易散，血亦随之而生矣。重用茯苓一两为君，于补气之中，虽曰渗湿，而仍是健脾清肺之意。且凡利水之品，多是耗气之药，而茯苓与参术合用，实补多于利，所以重用之以分湿邪，即以补气血耳。

顺气固胎饮

【来源】《郑氏家传女科万金方》卷三。

【组成】大腹皮　陈皮　甘草　茯苓　芍药　槟榔　木香　紫苏　川芎　砂仁　厚朴　生姜

【用法】水煎服。

【主治】妇人有胎，腹胀脐突，面浮足肿。

李氏天仙藤散

【来源】《冯氏锦囊·杂症》卷十七。

【组成】天仙藤（洗，略炒）　香附子（炒）　陈皮　甘草　乌药各等分

【用法】上为末。每服三钱，加生姜三片，紫苏三叶，木瓜三片，同煎，空心、食前服，一日三次。肿消止药。

【主治】子气。妊娠三月之后，两足渐肿，行步艰难，饮食不美，状似水气。

加味天地散

【来源】《嵩崖尊生全书》卷十四。

【组成】青木香藤（略炒）　香附　紫苏各六分　陈皮四分　乌药五分　人参八分　当归一钱　白术一钱　甘草四分　木香二分

【用法】或兼服补中益气汤。

【主治】妊娠腰脚肿。

双全散

【来源】《产科发蒙》卷二引《证治大还》。

【组成】当归　白术　苍术　防风　木通　茯苓　猪苓　桂枝　甘草

【用法】水煎服。

【功用】护胎调养。

【主治】孕妇四肢肿。

加味天仙藤散

【来源】《胎产秘书》卷上。

【组成】天仙藤（洗，略炒）六分　木瓜一钱　香附六分　紫苏　陈皮各四分　乌药七分　甘草三分

【用法】水煎服。

【主治】妊娠子满，腿漆浮肿，脚面足趾水出，气促胸闷者。

【加减】虚甚，加人参一钱，当归、白术各二钱。

全生白术散

【来源】《胎产秘书》卷上。

【组成】人参一钱　白术二钱　茯苓皮八分　甘草三分　当归二钱　川芎六分　紫苏　陈皮各四分　生姜三片

【用法】水煎服。

【主治】妊娠脾胃虚弱所致子肿，面目虚浮，四肢有水气。

【加减】或加蒲种壳二钱，或干浮萍一钱，生姜用皮，并加冬瓜子三钱。

白术散

【来源】《女科指掌》卷三。

【组成】白术　茯苓　泽泻　陈皮　姜皮　大腹皮　木香

【用法】上为末。砂仁汤下。

【主治】胎水。妊娠五六月腹大异常，胸腹胀满，手足面目浮肿，气逆不安者。

健脾利水汤

【来源】《胎产心法》卷上。

【组成】人参　茯苓各一钱（一方用皮）　白术（土炒）　当归（酒洗）各二钱　川芎　大腹皮（黑豆水制，净）　紫苏　陈皮各八分　炙草三分

【用法】加生姜皮一片，水煎服。

【主治】孕妇脾胃气虚或久泻所致面目虚浮。

人参养胃汤

【来源】《医略六书》卷二十八。

【组成】人参钱半　白术二钱（生）　草果一钱（炒）　条芩钱半　炙草五分　茯苓三钱　陈皮钱半　茵陈三钱

【用法】水煎，去滓温服。

【主治】妊娠黄肿，脉细数者。

【方论】妊娠胃虚，湿热窒塞于中，不能纳化饮食，故湿热郁蒸于内，而浮肿面黄于外焉。人参扶元补胃虚，白术壮胃健脾气，条芩清热安胎，草果消滞进食，陈皮理气和中，炙草缓中益胃，茯苓渗湿气以退肿，茵陈泻湿热以除黄也。水煎温服，使湿热化而胃气充，则脾气健而运化如常，何致饮食不进，面黄浮肿不退乎？

退肿束胎方

【来源】《医略六书》卷二十八。

【组成】白术二钱（生）　枳壳二钱（炒）　泽泻一钱半　葶苈二钱　茯苓三钱

【用法】水煎，去滓，温服。

【主治】怀孕肿胀喘急，脉沉滑者。

【方论】妊娠脾土不健，湿热上干，肺气不能通调水道，故肿胀喘急，小水不快焉。白术健脾土以化湿热，枳壳束胎元以泻滞气，葶苈子清利肺气，建泽泻通利水道，白茯苓渗湿气以清子室也。水煎温服，俾脾气健运，则肺气通调而湿热自化，喘急无不退，肿胀无不除，其胎孕有不安者乎？

茯苓导水汤

【来源】《医宗金鉴》卷四十六。

【组成】茯苓　槟榔　猪苓　缩砂　木香　陈皮　泽泻　白术　木瓜　大腹皮　桑白皮　苏梗各等分

【用法】加生姜，水煎服。

【主治】妊娠肿满与子气，喘而难卧，胀满难堪；产后浮肿，喘嗽，小便不利者。

【加减】胀，加枳壳；喘，加苦葶苈子；腿脚肿，加防己。

【验案】

1. 子满　《新中医》（1979，3∶30）：李某某，女，29岁。26岁结婚，婚后6个多月早产一次。现第二胎怀孕七个多月。从第四个月起，周身出现肿胀，腹部尤甚，先后延医数人，内服四十余剂中药，未见好转。现腹胀异常，四肢均有浮肿，自觉气短心悸，饮食少进，腰痛腿沉，白带甚多，行走困难来诊。处方：茯苓15克，白术15克，猪苓15克，泽泻5克，槟片5克，砂仁7.5克，木香3.5克，陈皮10克，腹皮15克，苏梗10克，当归10克，白芍7.5克。服药后胸脘略适，饮食稍增，尿量略多，守原方稍加减继服，十余剂后诸症基本痊愈，肿消痛减，惟体质较弱，改用当归散以善其后。

2. 肺心病心力衰竭　《山西中医》（2002，5∶12）：用茯苓导水汤加减，治疗肺心病心力衰竭40例。结果：治愈6例，显效24例，有效8例，无效2例，总有效率为95.0%。

3. 肝硬化腹水　《中西医结合肝病杂志》（2006，3∶181）：以茯苓导水汤为基本方，治疗肝硬化腹水30例，结果：显效19例，有效9例，无效2例，总有效率93.33%。

子肿子气汤

【来源】《脉症正宗》卷一。

【组成】白术一钱　香附一钱　当归一钱　川芎八分　茯苓八分　苍术八分　腹毛八分　苏梗八分

【用法】水煎服。

【主治】子肿、子气。

安胎和气散

【来源】《叶氏女科证治》卷二。

【别名】安胎和气饮（《大生要旨》卷二）。

【组成】白术（蜜炙）一钱五分　广陈皮（去白，盐制）　白芍（炒）　黄芩（酒炒）各一钱　当归身一钱六分　茯苓八分　香附（盐水制）二钱　川芎　炙甘草各五分

【用法】水煎服。

【主治】妊娠四月，倦卧不安，或口苦头痛，脚弱及肿急。

【加减】如热多，加山栀仁（炒黑）一钱。

栀子散

【来源】《叶氏女科证治》卷二。

【组成】山栀仁（炒） 萝卜子（炒）各等分

【用法】上为末。每服一钱，米饮调下。

【主治】妊娠子肿，属湿热肿满者。

子肿子气汤

【来源】《脉症正宗》卷一。

【组成】白术一钱 香附一钱 当归一钱 川芎八分 茯苓八分 苍术八分 腹毛八分 苏梗八分

【用法】水煎服。

【主治】子肿、子气。

加味归脾汤

【来源】《盘珠集》卷上。

【组成】人参 白术（炒） 茯神（去皮木） 当归（去尾） 枣仁（去壳，炒） 莲肉（去心）黄耆（蜜炙） 远志 木香

【用法】远志辛散而上升，不宜多用，四五分足矣。

【主治】子肿，血少气滞者。

龙翔饮

【来源】《产论》卷一。

【组成】麻黄一钱 大枣一钱 苍术一钱 石膏三钱半 甘草一分 生姜一钱

【用法】以水二合半，煮取一合半服。

【主治】妊娠烦躁口渴，浮肿有热而大便秘，或麻痹者。

赤苓汤

【来源】《竹林女科》卷二。

【组成】厚朴（姜制） 陈皮（去白）各八分 苍术（米泔浸，炒）一钱 炙甘草五分 赤茯苓 桑白皮各一钱半

【用法】加生姜三片，水煎服。

【主治】子气。妊娠三月之后，两足浮肿，甚则自脚面肿至腿膝，饮食不甘，小便流利者，属湿气为病。

大腹皮汤

【来源】《经验女科》。

【组成】大腹皮 五加皮 青皮 陈皮 姜皮

【用法】水煎服。

【主治】胎前浮肿。

木通散

【来源】《产科发蒙》卷二。

【组成】木通 香附子 陈皮 乌药 木瓜 紫苏各等分 甘草减半

【用法】上每服五钱，加生姜三片，水煎温服。

【主治】妊娠有水气，两腿手足水肿。

大腹皮汤

【来源】《古今医彻》卷五。

【组成】大腹皮一钱五分 桑白皮（蜜炒）一钱 生姜皮五分 茯苓皮一钱五分 广陈皮一钱 白术（土炒）一钱 条芩七分 车前子二钱（焙，研） 木瓜七分 大枣二枚

【用法】水煎服。

【主治】子肿。

和气饮

【来源】《鸡鸣录》。

【组成】白术（土炒）一钱五分 盐橘红一钱 盐香附二钱（研） 茯苓八分 麸炒白芍 酒芩各一钱 川芎 炙草各五分 酒归身一钱六分

【用法】水煎服。

【主治】妊娠四月，倦卧不安，或口舌头痛，脚弱及肿者。

【加减】热多，加栀炭一钱。

安胎主膏

【来源】《理瀹骈文》。

【组成】党参　酒当归各二两　熟地三两　酒条芩　淮药　白术各两半　酒川芎　酒芍　陈皮　苏梗　香附　杜仲　续断　贝母各五钱（一方加黄耆、生地各一两）

【用法】麻油熬，黄丹收，贴肾俞处。

【功用】安胎，止呕定痛。

【主治】下血，子肿，子喘，子痫，肝脾血热，小便带血，胎动不安。

【加减】下血者，加桑寄生、阿胶各五钱；子肿，加姜皮、茯苓皮、大腹皮、陈皮、栀子末调；子喘、加马兜铃、桔梗、贝母；子痫，加防风、独活、羚羊屑；止呕定痛，加砂仁少许；肝脾血热，小便带血，加柴胡、黑山栀；胎动不安，一月用乌雌鸡，十月用猪腰入药。

葶苈散

【来源】《一见知医》卷一。

【组成】葶苈子　白术　茯苓　桑白皮　杏仁　泽泻

【功用】补脾泻肺，利大肠。

【主治】妊娠遍身洪肿。

扶正驱邪散

【来源】《外科医镜》。

【组成】白术二钱　当归二钱　人参一钱　香附（炒）一钱　乌药一钱　木瓜一钱　茯苓一钱　陈皮五分　紫苏五分　甘草五分（炙）　生姜三片

【用法】水煎服。

【主治】孕妇足肿。

安胎利水汤

【来源】《镐京直指医方》。

【组成】东洋参一钱半　生于术一钱半　大腹皮三钱　阳春砂六分（冲）　茯苓皮三钱　家苏梗二钱　天仙藤三钱　冬葵子三钱

【功用】扶正利水，防胎不足而临产。

【主治】妊怀八九月，浑身肿胀，小便不利，不任行动。

天仙藤散

【来源】《镐京直指医方》卷二。

【组成】天仙藤三钱　江西术三钱　炒条芩一钱五分　阳春砂八分（冲）　大腹皮二钱　炒枳壳八分　制香附三钱　白茯苓三钱　冬瓜子三钱

【功用】安胎顺气。

【主治】娠妇身肿，由脾弱湿留，气虚下陷，名曰子肿。

加减五皮饮

【来源】《中医妇科治疗学》。

【组成】茯苓皮三钱　腹皮　五加皮各二钱　桑枝五钱　防己二钱　苍术一钱半　建菖蒲五分　茵陈二钱

【用法】水煎，温服。

【功用】行水利湿。

【主治】妊娠水湿停积，胸满心悸，肢体浮肿，腰酸腿软，苔白腻，脉沉滑。

加减五苓散

【来源】《中医妇科治疗学》。

【组成】桂木　白术　茅术各二钱　砂壳一钱半　云苓皮四钱　泽泻二钱　扁豆壳八钱　猪苓二钱

【用法】水煎，温服。

【功用】温运脾阳，渗湿利水。

【主治】妊娠子肿，湿滞而兼脾虚，肢体面目浮肿，胸闷不食，腰酸腿软，小便时少，苔白而腻，脉寸滑关儒。

加减胃苓汤

【来源】《中医妇科治疗学》。

【组成】茅术二钱　砂仁一钱　扁豆壳四钱　防己　腹皮　生姜皮各二钱

【用法】水煎服。

【功用】温胃燥湿利水。

【主治】妇人子肿，湿滞兼胃寒，肢体肿胀，大便溏泻，小便不利，胸闷不欲食，时呕清水，口淡无味，苔白腻，脉沉。

加减参苓白术散

【来源】《中医妇科治疗学》。

【组成】泡参三钱　扁豆四钱　焦术　茯苓各三钱　茅苍术一钱半　砂仁　炙升麻各一钱　广皮二钱

【用法】水煎服。

【功用】补气升阳。

【主治】妊娠数月，因脾虚气弱，消化不良，食少腹胀，大便不实，下肢肿胀，气短神疲，面色萎黄，舌淡口和，苔白滑，脉濡而虚者。

桂附苓术饮

【来源】《中医妇科治疗学》。

【组成】厚附片三钱　肉桂一钱　茯苓四钱　茅术　炒远志　生姜皮各二钱　制台乌一钱半

【用法】水煎服。

【功用】温肾行水。

【主治】肾虚证。妊娠数月，面浮肢肿，面色灰黯，心悸气短，下肢畏寒，腰胀腹满，舌淡苔薄白而润，脉迟。

理气渗湿汤

【来源】《中医妇科治疗学》。

【组成】生香附三钱　木香二钱　砂壳一钱半　朴花　茅术须各二钱　五加皮　云苓皮各三钱　桑枝五钱

【用法】水煎服。

【功用】理气行水。

【主治】妊娠三月之后，先是脚浮肿，渐至腿膝，步行艰难，甚至脚趾间出黄水，胸胁作胀，晨轻晚重，食少苔腻，脉沉弦。

【加减】腹胀自觉矢气稍舒的，加老萝卜头三钱，青陈皮各一钱半。

减味肾气汤

【来源】《中医妇科治疗学》。

【组成】砂拌熟地二钱（作丸八两）　黄肉二钱（四两）　泽泻三钱（三两）　茯苓三钱（三两）　淮药三钱（四两）　肉桂五分（一两）　附片（先煎半小时）三钱（一两）

【用法】水煎温服。（作丸，以七味为细末，炼蜜为丸，如梧桐子大。以酒送下五丸，可加至二十五丸，每日二次。）

【功用】温补肾阳，行水利湿。

【主治】妊娠小便短数，续则不通，小腹胀满而痛，不得卧，面色白，四肢面目浮肿，身体疲乏，头眩怕冷，腰腿痠软，舌质淡，苔薄白，脉沉滑。

黄耆赤昆汤

【来源】《中医症状鉴别诊断学》。

【组成】黄耆　昆布　赤小豆

【功用】健脾利湿。

【主治】脾虚胎水之轻者。症见腹部增大之快与妊月不符，胸闷气喘，四肢浮肿，四肢无力，不思饮食，面色淡黄。

子气退肿方

【来源】《首批国家级名老中医效验秘方精选·续集》。

【组成】当归12克　鸡血藤6克　香附6克　天仙藤15克　木瓜12克　泽泻12克　甘草4.5克

【用法】每日一剂，水煎二次，取汁约300毫升，早晚分服。

【功用】理气和血，利湿消肿。

【主治】妊娠肿胀。症见妊娠三四月后，先由脚肿，渐及于腿，或皮色不变，随按随起，或皮白光亮，按之凹陷不起，甚至脚趾出黄水，小便自利，食少，苔黄腻，脉沉弦而滑。

【验案】田某，女性，24岁。病人已怀孕六月余，妊娠四月后即两脚肿胀，此后渐及于膝，初起不甚，亦认为系妊娠应有之现象，未予治疗。后因肿势日甚，故几处求医诊治。方药不外乎天仙藤散之类，断续治疗一月有余，未能奏效。延至今日，脚胫肿甚，波及大腿、前阴，趾间出水，不能穿鞋，舌淡紫、苔白腻，脉沉而弦滑。予行气滞、和血脉、利水湿为治。处方：全当归12克，天仙藤15克，鸡血藤9克，香附米6克，川泽泻12克，宣木瓜12克，带皮茯苓12克，汉防己9克，甘草4克。上方服二剂后，小便量增多，脚胫肿稍减。再服三剂，小便清长，肿势顿消，已能穿鞋，胫部因肿消而现青筋弯曲怒张，舌苔薄白，脉已不沉不弦，而滑数流利，又服二剂而痊愈。至足月分娩，再未肿胀。

十四、妊娠小便淋痛

妊娠小便淋痛，亦称"子淋"，是指妊娠期间，尿频、尿急、淋漓涩痛为主要病情者。本病成因，常因膀胱郁热，气化失司所致。或素体阴虚，孕后阴血愈亏，阴虚火旺，下移膀胱，灼伤津液，或素体阳盛，孕后嗜食辛辣，热蕴于内，引动心火，心火偏亢，移热小肠，传入膀胱，灼伤津液，则见小便淋漓涩痛；或是孕期摄生不慎，感受湿热之邪，湿热蕴结，灼伤膀胱津液，发为小便淋漓涩痛。治疗大法以清润为主，不宜过于通利，以免损伤胎元。必予通利者，应佐以固肾安胎之品。

本病相当于西医学的妊娠合并尿道炎、膀胱炎、肾盂肾炎等泌尿系统感染的疾病。

当归贝母苦参丸

【来源】《金匮要略》卷下。

【别名】苦参丸（《三因极一病证方论》卷十七）、归母苦参丸（《医方类聚》卷二二一）。

【组成】当归 贝母 苦参各四两

【用法】上为末，炼蜜为丸，如小豆大。每服三丸，加至十丸。

【主治】

1.《金匮要略》：妊娠小便难，饮食如故。

2.《金匮要略方论》：妇人妊娠，小便淋沥不爽，或溲时涩痛，尿色黄赤，心胸烦闷。亦治孕妇大便干燥，以及痔疮便秘，属大肠燥热者。

【加减】男子加滑石。

【方论】

1.《金匮玉函经二注》：小便难者，膀胱热郁，气结成燥，病在下焦，不在中焦，所以饮食如故。用当归和血润燥。《本草》贝母治热淋，乃治肺金燥郁之剂，肺是肾水之母，水之燥郁，由母气不化也。贝母非治热，郁解则热散，非淡渗利水也，其结通则水行。苦参长于治热，利窍逐水，佐贝母入行膀胱以除热结也。

2.《金匮要略心典》：小便难而饮食如故，则病不由中焦出，而又无腹满身重等证，则更非水气不行，知其血虚热郁，而津液涩少也。《本草》当归补女子诸不足，苦参入阴利窍除伏热，贝母能疗郁结，兼清水液之源也。

3.《金匮要略简释》：小便难而饮食照常的用当归、贝母、苦参来治，很难理解，古今注家多望文生训，理论脱离实际。金华沈介业中医师指正"小便难"，当作"大便难"，经他祖父五十年的经验和他自己试用，效验非凡。孕妇患习惯性便闭，有时因便闭而呈轻微燥咳，用当归四份，贝母、苦参各三份，研粉，白蜜为丸，服后大便润下，且能保持一天一次的正常性，其燥咳亦止。

4.《金匮要略方义》：本方原为孕妇小便难而设，此证当属肺失肃降，下焦湿热不化所致。妇人妊娠，营血养胎，故胎前诸病，常以养血为要。《金匮要略》亦有孕妇宜常服当归散之语，本方用当归补血润燥，即合此意。胎阻气机，肺气愤郁，致使水道失于通调，大肠传导受阻，用贝母以清肃肺金，开郁散结，《本经》亦谓贝母有主淋漓之功。湿热蓄于下焦，中焦无病，因而小便有余沥。三药合用，共奏养血清热化湿之效，使热退湿化，则小便自调。至于孕妇大便难，若属于肺失肃降，大肠燥热者，亦可用本方以润燥清热。

【验案】热淋 《治验回忆录》：樊氏，青年农妇。1944年夏伤于湿热，饮食如常而小便不利，有涩痛感。某医先以湿热服五苓散去桂加滑石不应，继服八正散亦不应。迁延半月，饮食减退，肢倦无力，不能再事劳作。余切其脉象细滑，观其面色惨淡，气促不续，口干微咳，少腹胀痛，大便黄燥，小便不利而痛。此下焦湿热郁滞与上焦肺气不宣，上下失调，故尿道不通，如仅着重下焦湿热，徒利无益。因师古人上通下利之旨，用宣肺开窍诸品，佐渗利清热药为引导，当可收桴鼓之效。拟用当归贝母苦参丸（改汤）加桔梗、白蔻、鸡苏散等。果二剂而小便通利，不咳，尿黄而多，此湿热下降之征兆。更以猪苓汤加海金砂、瞿麦滋阴利水，清除积热，数剂小便清，饮食进，略为清补即安。

清热存阴以润燥；甘草泻火缓中以除痛；更以升麻升举清阳，而浊阴自降。水煎温服，使热降清升，则气得施化，而小便清长，何淋沥涩痛之有？胎孕无不安矣。

地肤饮

【来源】《外台秘要》卷三十三（注文）引《小品方》。

【别名】地肤汤（《圣济总录》卷一五七）、地肤草汤（《医方考》卷六）。

【组成】地肤草三两

【用法】以水四升，煮取二升半，分三服，日三次，夜一次。

【主治】妊娠患子淋，小便数，出少，或热痛瘼疼，及足肿。

【方论】《医方考》：子淋之原，本于湿热，地肤草能利膀胱，能疏风热，以之而治子淋，亦单剂之良方也。

地肤大黄汤

【来源】《外台秘要》卷三十三引《小品方》。

【别名】大黄散（《太平圣惠方》卷七十四）。

【组成】地肤草 大黄各三两 知母 黄芩 茯苓（一作猪苓） 芍药 枳实（炙） 升麻 通草 甘草（炙）各二两

【用法】上切。以水八升，煮取三升，分三次服。得下后，淋不愈，还饮地肤葵根汁。

【主治】

1.《外台秘要》引《小品方》：子淋。

2.《太平圣惠方》：妊娠小便淋涩，脐腹妨闷。

3.《济阴纲目》汪淇笺释：实热而淋者。

【宜忌】忌海藻、菘菜、酢物。

【方论】

1.《济阴纲目》：此治实热而淋者，大便通则小便自利。

2.《医略六书》：妊娠胎肥火盛，热壅胃肠，而膀胱之气亦不能化，故小便涩痛，淋沥不已。大黄泻热通幽，水道亦得以快；枳壳泻滞化气，火热亦从下泄；地肤子利水道以通淋；猪苓利溺道以通闭；条芩清热安胎；白芍敛阴护胎；知母

冬葵子散

【来源】《太平圣惠方》卷七十四。

【别名】冬葵子汤（《医方考》卷六）。

【组成】冬葵子（炒） 柴胡（去苗） 桑根白皮（锉） 赤茯苓各一两 赤芍药三分 当归三分（锉，微炒）

【用法】上为散。每服四钱，以水一中盏，加生姜半分，葱白七寸，煎至六分，去滓，不拘时候温服。

【主治】妊娠胎不安，小便淋涩，小腹疼痛。

【方论】《医方考》：滑可以去着，故用冬葵子；清升则浊自降，故用柴胡；气化则能出，故用桑皮；辛利则能润窍，故用当归。而赤苓、赤芍者，取其入血而利丙丁也。

葵子散

【来源】方出《太平圣惠方》卷七十四，名见《普济方》卷三三八。

【别名】葵子汤（《产科心法》上集）。

【组成】冬葵子 滑石 木通（锉）各一两 《普济方》有榆白皮。

【用法】上为散。每服四钱，以水一中盏，入葱白七寸，煎至六分，去滓温服，不拘时候。

【主治】妊娠患子淋，小便涩痛。

滑石散

【来源】方出《太平圣惠方》卷七十四，名见《圣济总录》卷九十六。

【组成】滑石 木通（锉） 冬葵子（微炒）

【用法】上为散。每服四钱，以水一中盏，加葱白七寸，煎至六分，去滓温服，不拘时候。

【主治】

1.《太平圣惠方》：妊娠子淋，小便涩痛；热淋，小肠不利，茎中急痛。

2. 《圣济总录》：小便不利，赤涩疼痛。

瞿麦散

【来源】《太平圣惠方》卷七十四。
【组成】瞿麦 赤茯苓 桑根白皮（锉） 木通（锉） 冬葵子各一两 黄芩 赤芍药 枳壳（麸炒微黄，去瓤） 车前子各半两
【用法】上为散。每服四钱，以水一中盏，煎至六分，去滓温服。不拘时候。
【主治】妊娠数月，小便淋涩疼痛，心烦闷乱。

猪苓散

【来源】方出《证类本草》卷十三引《杨氏产乳》，名见《圣济总录》卷一五七。
【组成】猪苓五两
【用法】上为末。煎水三合，每服方寸匕，调服。加至二匕。
【主治】
  1. 《证类本草》引《杨氏产乳》：妊娠通体遍身肿，小便不利。
  2. 《圣济总录》：子淋。

木通汤

【来源】《圣济总录》卷一五六。
【组成】木通（锉） 石韦（去毛）各一两 陈橘皮（汤浸，去白，炒） 赤茯苓（去黑皮） 芍药 桑根白皮（锉） 人参各三分
【用法】上为粗末。每服三钱匕，水一盏半，加生姜一枣大（拍碎），煎至八分，去滓温服。
【主治】妊娠子淋涩痛。

石蟹散

【来源】《圣济总录》卷一五六。
【组成】石蟹（碎）一枚 乳香一分 滑石一两半
【用法】上为细散。每服一钱匕，煎灯心汤调下。
【主治】妊娠子淋，日夜频数涩痛。

白芷散

【来源】《圣济总录》卷一五六。
【组成】白芷三分 郁金 阿胶（炙燥） 滑石各一两
【用法】上为散。每服二钱匕，煎葱白汤调下。
【主治】妊娠子淋，小便频涩痛。

当归汤

【来源】《圣济总录》卷一五六。
【组成】当归（切，焙） 芍药 赤茯苓（去黑皮） 甘草（炙，锉） 栀子仁各半两
【用法】上为粗末。每服三钱匕，水一盏，煎至八分，去滓温服。
【主治】妊娠子淋，涩痛烦闷。

赤芍药汤

【来源】《圣济总录》卷一五六。
【组成】赤芍药一两 槟榔一枚（面裹煨熟，去面）
【用法】上为粗散。每服三钱匕，水一盏，煎至七分，去滓，空心温服。
【主治】妊娠子淋，小便涩少，疼痛烦闷。

海蛤汤

【来源】《圣济总录》卷一五六。
【组成】海蛤 木通（锉） 猪苓（去黑皮）各半两 滑石（碎） 冬葵子（微炒）各一分
【用法】上为粗末。每服三钱匕，水一盏，加灯心十茎，同煎至六分，去滓，食前温服。
【主治】妊娠子淋。

滑石汤

【来源】《圣济总录》卷一五六。
【组成】滑石二两（研） 赤柳根（锉，焙）半两
【用法】上为粗末。每服五钱匕，水一盏半，煎至八分，去滓，食前温服。
【主治】妊娠子淋。

大黄汤

【来源】《圣济总录》卷一五七。

【组成】大黄（锉，炒） 地肤草 猪苓（去黑皮） 知母（微炒） 芍药 枳实（去瓤，炒） 升麻 木通（锉） 甘草（炙）各一两 黄芩（去黑心）半两

【用法】上为粗末。每服三钱匕，以水一盏，煎至七分，去滓温服，一日二次。

【主治】妊娠子淋，小便不通。

车前子汤

【来源】《圣济总录》卷一五七。

【别名】车前子散（《鸡峰普济方》卷十六）。

【组成】车前子二合 冬葵根（洗、锉）二两半

【用法】上为粗末。每服五钱匕，以水一盏半，煎至八分，去滓，空心温服。

【主治】

1.《圣济总录》：妊娠小便涩。

2.《普济方》引《十便良方》：热淋，小便不利，茎中急痛。

冬葵子汤

【来源】《圣济总录》卷一五七。

【组成】冬葵子三合 黄芩（去黑心）半两 赤茯苓（去黑皮） 芍药 车前子各一两

【用法】上为粗末，每服五钱匕，水一盏半，煎取八分，去滓，空心温服。

【主治】妊娠子淋，小便涩不通，小腹急，水道热痛。

冬葵根汤

【来源】《圣济总录》卷一五七。

【组成】葵根一握（锉。用子一合研亦得）

【用法】以水三盏，煎取一盏半，去滓，分温二服。

【主治】妊娠患子淋，及小便不通。

滑石敷方

【来源】《圣济总录》卷一五七。

【组成】滑石二两

【用法】上为细末。每次用半两，以新汲水调，稀稠得所，涂于脐下二寸，小便即利，未利更涂之。

【主治】妊娠小便涩。

榆白皮汤

【来源】《圣济总录》卷一五七。

【组成】榆白皮（锉） 冬葵子各一两

【用法】上为粗末。每服三钱匕，以水一盏，煎至七分，去滓，空心食前温服，一日三次。

【主治】妊娠小便不通利。

蔓荆实散

【来源】《圣济总录》卷一五七。

【组成】蔓荆实二两

【用法】上为散。每服二钱匕，温水调服，空心、午前各一服。

【主治】妊娠小便涩，不通利。

鲤鱼汁

【来源】《圣济总录》卷一九〇。

【组成】鲤鱼一头重半斤（煮治如食法） 葵菜六茎（去根） 葱白二茎（细切）

【用法】以水五盏，煮令熟，入少许盐，取却鱼菜等，将汁饮之。

【主治】妊娠小便淋。

忘忧散

【来源】《杨氏家藏方》卷四。

【别名】琥珀散（《普济方》卷二一六）。

【组成】琥珀不以多少

【用法】上为细末。每服半钱，食前浓煎萱草根汤调下。

【主治】

1.《杨氏家藏方》：心经蓄热，小便赤涩不通，淋沥作痛。

2.《济阴纲目》：妊娠小便赤涩。

地肤汤

【来源】《女科百问》卷下。

【组成】地肤草 车前子各三两 知母 黄芩 赤茯苓 赤芍 枳实（炙） 升麻 通草 甘草（炙）各二两

【用法】上锉。每服四钱，水一盏半，煎八分，去滓，空心温服。

【主治】妊娠患子淋。

葵子饮

【来源】《普济方》卷三三八引《妇人大全良方》。

【组成】葵子一升 （一方无葵子，用葵根）

【用法】上水五升，煮取二升，分二服。

【主治】妊娠患子淋，亦治小便不通。

安荣散

【来源】《医方类聚》卷二二四引《济生方》。

【别名】安荣汤（《宋氏女科》）。

【组成】麦门冬（去心） 通草 滑石各一钱 当归（去芦，酒浸） 灯心 甘草（炙）各半两 人参 细辛（洗）各一钱

【用法】上为细末。每服三钱，煎麦门冬汤调服，不拘时候。

本方改为丸剂，名"安荣丸"（《中国医学大辞典》）。

【功用】通利小便。

【主治】妊娠子淋。本因调摄失宜，子脏气虚，盖缘酒色过度，伤其血气，致水脏闭涩，遂成淋沥。

【方论】《医方集解》：此手太阴足太阳少阴药也。陈来章曰：虚热宜补，故用人参、甘草之甘；淋闷宜通，故用木通、灯草之渗，滑石之滑；肺燥则天气不降，而麦冬能清之；肾燥则地气不升，而细辛能润之；血燥则沟渎不濡，而当归能滋之也。

地肤子汤

【来源】《医学正传》卷七引《录验》。

【组成】地肤草 车前子各一钱 知母（去毛，

炒） 黄芩 赤茯苓 白芍药 枳壳（麸炒黄色）各七分 升麻 通草 甘草各三分

【用法】上切细，作一服。水一盏半，煎至一盏，温服。

【主治】妊娠子淋，小便涩数。

安荣散

【来源】《陈素庵妇科补解》卷三。

【组成】麦冬 滑石 当归 灯心 人参 赤苓 白芍 甘草梢 黄芩 知母 香附 木通 黄柏 川芎

【主治】妊娠子淋，便后点滴，淋沥不止，欲便则涩而不利，似数非数，已便则时时淋沥，以致胎动不安。

【方论】是方参、归、芎、芍、麦、知、柏、芩凉血安荣以滋天一之源，滑、通、苓、草、灯心利水清膀胱之热。养血滋阴则肾不虚，利水清热膀胱不为虚热所阻，加以香附行气，则小便清利而淋自止矣。

加味火府汤

【来源】《万氏女科》卷二。

【组成】木通 生地 条芩 甘草梢 麦冬 人参 赤芍各一钱 淡竹叶十五片

【用法】加灯心，水煎，空心服。

【主治】孕妇小便少，又涩痛者，谓之子淋；亦治溺血。

加味木通汤

【来源】《广嗣纪要》卷十二。

【组成】木通 生地黄 赤芍药 条芩甘草梢各等分

【用法】上锉。加淡竹叶十二片，水煎服。

【主治】妊妇奉养大厚，喜食炙煿酒面辛热之物，以致内热，小便赤涩作痛者。

车前散

【来源】《古今医统大全》卷八十五。

【组成】车前子一钱（微炒，研） 赤茯苓 赤芍药 木通各五分 石韦（炙，去毛） 陈皮 槟榔 川芎各四分 滑石 当归 栀子 枳壳各八分 甘草节四分

【用法】水一钟半，加灯心同煎，空心温服。

【主治】妊妇小便频涩作痛，下焦有热。

子淋散

【来源】《古今医鉴》卷十二。

【组成】麦门冬 赤茯苓 大腹皮（洗去沙土，姜汁拌炒） 木通 甘草 淡竹叶

【用法】上锉。水煎服。

【主治】子淋。妊娠小便涩痛频数。

清利饮

【来源】《丹台玉案》卷五。

【组成】木通 白茯苓 麦门冬 车前子 大腹皮各一钱五分 淡竹叶十五片

【用法】上加灯心三十茎，水煎，食前服。

【主治】子淋。湿热不行，肚腹作痛。

安胎和气饮

【来源】《郑氏家传女科万金方》卷三。

【别名】达生散（《女科切要》卷三）。

【组成】白术 陈皮 白芍 木香

【用法】加生姜三片，陈米一撮，水煎服。

【主治】肾间虚热而致子淋，甚者心烦闷乱。

加味安胎饮

【来源】《胎产要诀》卷上。

【组成】人参 白术 陈皮 甘草 川芎 当归 柴胡 升麻 半夏 生地

【主治】孕妇脾胃气虚，而胎压水胞，或脐腹作痛，小便淋沥。

加味导赤汤

【来源】《胎产心法》卷上。

【组成】人参 生地 条芩 木通 甘草梢 麦冬（去心） 赤芍各一钱 淡竹叶十五片

【用法】加灯心四十九寸，水煎，空心服。

【主治】子淋。孕妇小便少；溺血。

加减安荣散

【来源】《胎产心法》卷上。

【组成】人参 当归（酒洗）各二钱 麦冬二钱或三钱（去心） 白术一钱（土炒） 通草 茯苓皮各八分 生草五分

【用法】加灯心五分，水煎服。

【主治】孕妇小便短涩，或成淋漓。

【加减】如有痰，或怒动肝火，加酒炒枯黄芩七分，以清肺金。

【方论】此方人参补气，当归调血，麦冬清肺以滋肾源，通草、灯心利便通郁滞。

子淋散

【来源】《医略六书》卷二十八。

【组成】麦冬三两（去心） 赤苓二两 大腹绒半两 车前子三两 淡竹叶三两

【用法】上为散。每服三钱，水煎，去滓温服。

【主治】孕妇淋痛溺涩，脉微数者。

【方论】妊娠胎燥，气壅不能施化津液，而决渎无权，水府不快，故小便涩痛淋漓不已焉。麦冬清心润肺以滋水之上源；赤苓利荣化气以洁水之下流；大腹绒泻滞气专利三焦之用；淡竹叶清膈热更雄渎之权；车前子清肝热以利小水也。为散水煎，使气化调和，则胎燥自润而小水通行无不畅快，何涩痛淋沥之不止哉！

车前饮

【来源】《医略六书》卷二十八。

【组成】车前子三钱 生地五钱 条芩钱半 草梢八分

【用法】水煎，去滓温服。

【主治】孕妇小便淋沥涩痛，脉数。

【方论】妊娠湿热伤阴，水源不能清利，故小便淋沥涩痛，胎孕因之不安焉。生地滋阴壮水以安胎，

车前利水通淋以化热，条芩清热安胎，草梢泻火缓痛也。水煎温服，使湿热并解，则真水内充而气得施化，小便无不清利，何涩痛淋沥之有？胎孕无不安矣。

冬葵子汤

【来源】《医略六书》卷二十八。

【组成】冬葵子三钱　条芩钱半　草梢钱半　车前子三钱　山栀钱半　赤苓钱半

【用法】水煎，去滓温服。

【主治】孕妇淋沥涩痛，脉沉数者。

【方论】妊娠胎热内壅，不得施化，故溺窍闭塞，小便涩痛，而淋沥不已。冬葵子滑溺窍以通淋，条黄芩清内热以安胎，赤苓利营渗水，山栀清热降火，车前子清肝以利小便，生草梢泻火以除涩痛也。水煎温服，使内热施化，则溺窍自通，而小便清利，何有涩痛淋沥之患，胎孕无不自安矣。

生津饮

【来源】《医略六书》卷二十八。

【组成】人参一钱半　麦冬三钱（去心）　知母一钱半（去毛）　天冬三钱（去心）　草梢一钱半　车前子三钱

【用法】水煎，去滓温服。

【主治】孕妇淋沥涩痛，脉软数。

【方论】妊娠气亏，湿热伤津液，而不能上敷下达，故口燥心烦，小便涩痛淋沥不已焉。人参扶元气以通津液，天冬润肺以资水源，麦冬生津润燥，知母清热除烦，草梢泻火以缓涩痛，车前子清肝以利小便也。水煎温服，使元气内充，则湿热自化，而津液四溢，无不上输心肺，而烦躁宁，下达膀胱肾而涩痛解，何小便淋沥之不痊者，胎孕无不自安矣。

安营散

【来源】《医略六书》卷二十八。

【组成】生地五两　通草一两半　人参一两半　紫菀二两　灯心一两半　当归三两　车前子三两　麦冬三两（去心）

【用法】上为散。水煎三钱，去滓温服。

【主治】子淋涩痛，脉微数者。

【方论】妊娠湿热伤阴，气不施化，故小便涩痛，淋沥不已焉。生地滋阴壮水；木通利水通淋；麦冬清心润肺，以资水之上源；人参扶元补气，以助脾之气化；当归养血荣经脉；紫菀润肺达州都；车前子清肺火，善利水道；白灯心降心火，兼利小便；为散水煮，俾湿热并解，则气化有权，而小便清利，何涩痛淋沥之不已，胎孕无不安矣。

通淋散

【来源】《医略六书》卷二十八。

【组成】瞿麦穗三两　赤茯苓一两半　条黄芩一两半　白芍药一两半　麦门冬三两（去心）　生甘草一两半　桑白皮一两半　车前子三两　冬葵子三两

【用法】上为散。每服三钱，水煎去滓，温服。

【主治】子淋，脉滑数者。

【方论】妊娠湿热，渍于胞门，脬气不得施化而溺窍闭塞，故小便涩痛，淋沥不已，谓之子淋，胎孕何以能安？瞿麦降心热，以通淋闭；条芩清肺热，以安胎元；白芍敛阴护胎，最滋阴血；麦冬润肺清心，得振水源；赤苓利营渗水道；生草泻火，缓涩痛；桑白皮肃清肺金；冬葵子滑利溺窍；车前子清降以利小水也。为散水煎，使湿热并解，则气化有权，而胞门清肃，小便快利，何淋沥涩痛之不已者？胎孕无不安矣。

解郁散

【来源】《医略六书》卷二十八。

【组成】槟榔八两　车前子八两

【用法】上为散。每服三钱，米饮调下。

【主治】孕妇气淋，溺有余沥，脉沉者。

【方论】妊娠气滞，三焦水府不得施化，故淋沥涩滞，溺出不止，此为气淋。槟榔疏化气滞，分理三焦，则决渎自可有权；车前清利蕴热，宣通淋闭，则水府无不施化也。二味成方为散，米饮调下，使滞气调适，则膀胱之气亦化而小便无不清长快利，何淋沥涩滞之有？胎孕无不自安矣。

加味五淋散

【来源】《医宗金鉴》卷四十六。

【组成】黑栀 赤茯苓 当归 白芍 黄芩 甘草 生地 泽泻 车前子 滑石 木通

【功用】清热利水。

【主治】子淋。孕妇小便频数窘涩，点滴疼痛。

冬葵子汤

【来源】《大生要旨》卷二。

【组成】冬葵子二钱（略炒） 柴胡五分（炒） 桑白皮（炒） 白茯神 归身各一钱五分 白芍一钱（酒炒）

【用法】水煎服。

【主治】怀妊而小便淋沥，此本於湿热，名曰子淋。

安乐散

【来源】《大生要旨》卷二。

【组成】人参四分（党参用一钱五分） 麦冬一钱五分 归身一钱五分 甘草三分 通草八分 滑石一钱 细辛三分 灯心五分

【用法】水煎服。

【主治】妇人子淋，属肾虚热不能司化者。

肾气丸

【来源】《竹林女科》卷二。

【组成】熟地黄 菟丝子各八两 当归身三两五钱 肉苁蓉五两（酥炙） 山萸肉二两五钱 黄柏（酒炒） 知母（酒炒）各一钱 破故纸（酒炒）五两

【用法】上为末，酒糊为丸。每服五七十丸，空心淡盐汤送下。

【主治】子淋。因房劳内伤而致热积膀胱，小便淋涩，心烦闷乱。

安荣散

【来源】《会约医镜》卷十四。

【组成】当归 白芍 人参 麦冬 石斛 通草各一钱 山栀七分

【用法】空心服。

【功用】滋肾清热。

【主治】子淋因于膀胱、小肠虚热。

苿苢汤

【来源】《产科发蒙》卷二。

【组成】车前子 麦门冬 当归 川芎 木通 滑石各五分 细辛 甘草各三分

【用法】用灯心一弹，水煎服。

【主治】子淋，小便短涩。

葵子蜀黍汤

【来源】《产科发蒙》卷二。

【组成】冬葵子 蜀黍 木通 滑石各等分

【用法】每服四钱，以水一盏半，煎至一盏，温服。

【主治】子淋，小便涩痛。

乌梅四物汤

【来源】《医门八法》卷二。

【组成】大乌梅五个（去骨） 归身五钱（炒） 白芍三钱（醋炒） 生地三钱 熟地三钱

【功用】养阴血，生津液。

【主治】痢后阴虚，或潮热，或自汗者；噎证服独梅汤，噎减而怒亦减，阴血津液不足者；头痛阴亏血虚，烦热内热，遇热痛甚者；妊娠子烦、子悬、子痫、子嗽、子淋阴血不足，肝气不调者。

知柏六味汤

【来源】《顾氏医径》卷四。

【组成】生地 淮山药 丹皮 黄连 泽泻 茯苓 知母 黄柏

【主治】子淋，心火炽盛，移热小肠，下焦郁热，溲溺涓滴。

加减局方五苓散

【来源】《中医妇科治疗学》。

【组成】赤苓三钱　赤芍二钱　子芩一钱　甘草梢一钱半　琥珀（刮末冲）五分　灯心三十茎

【用法】水煎服。

【功用】泻热行滞通淋。

【主治】妊娠热郁血滞，而为子淋，小便黄赤，艰涩不利，解时疼痛，频数而短，面色微红，口苦而干，烦躁不安，大便燥结，带下色黄，舌红，苔厚黄而燥，脉滑数有力者。

知柏地黄饮

【来源】《中医妇科治疗学》。

【组成】黄柏　黄芩各二钱　知母三钱　生地五钱　元参三钱　甘草梢　山栀仁各二钱

【用法】水煎，温服。

【功用】泻热养阴。

【主治】子淋。怀孕数月，小便频数涩少，有时尿道作痛，尿黄，体瘦面红，头重眩晕，有时两颧发红，或午后潮热，咽燥口渴，心烦夜寐不安，舌质红，苔黄燥或光剥无苔，脉虚数。

益气止淋汤

【来源】《中医妇科治疗学》。

【组成】泡参　杜仲　续断各三钱　制益智　茯苓各二钱　炒前仁　甘草梢各一钱半　升麻八分

【用法】水煎服。

【功用】补气升提。

【主治】妊娠数月，小便频数而痛，尿量不减，色白有时呈淡黄色，欲解不能，腰部作胀，舌淡苔正常，脉缓无力。

清热通淋汤

【来源】《中医妇科治疗学》。

【组成】黄连二钱　黄柏三钱　胆草二钱　焦栀三钱　甘草梢二钱　车前草三钱

【用法】水煎服。

【功用】清热泻肝。

【主治】妊娠肝经郁热，小便黄赤，艰涩不利，解时疼痛，频数而短，头昏耳鸣，咽燥口苦，烦躁者。

十五、妊娠遗尿

妊娠遗尿，亦名孕妇尿出。多因孕后阴血亏虚，阴虚火旺，热移膀胱；或肺脾气虚，摄纳无力；或肝肾阴虚，热扰膀胱所致。《外台秘要》引《小品方》之芍药散，原为产后遗尿而设，后世医家多引作治疗妊娠遗尿的常用方剂。由于增大子宫压迫膀胱，妊娠期间又常见尿频。

芍药散

【来源】方出《外台秘要》卷三十四引《小品方》，名见《医心方》卷十二引《令李方》。

【别名】白薇散（《圣济总录》卷一五七）、白薇芍药散（《三因极一病证方论》卷十七）。

【组成】白薇　芍药各等分

【用法】上为散。每服方寸匕，酒送下，一日三次。

【主治】

　　1.《外台秘要》引《小品方》：产后遗尿不知出。

　　2.《圣济总录》：妊娠小便无度。

　　3.《类编朱氏集验方》：血淋、热淋。

桑螵蛸汤

【来源】《千金翼方》卷七。

【组成】桑螵蛸三十枚（炙）　鹿茸（炙）　黄耆各三两　生姜四两　人参　牡蛎（熬）甘草（炙）各二两

【用法】上锉。以水六升，煮取二升半，分三次服。

【主治】

　　1.《千金翼方》：产后小便数。

　　2.《圣济总录》：妊娠小便滑数。

补下丸

【来源】《圣济总录》卷一五七。

【组成】葫芦巴（酒浸，焙） 龙骨（研） 菖蒲各半两 远志（去心）一两半 补骨脂（炒） 益智（去皮） 肉苁蓉（酒浸一宿，切，焙）各一两

【用法】上为细末，炼蜜为丸，如梧桐子大。每服三十丸，空心温酒送下。

【功用】温气除寒。

【主治】妊娠小便利多。

鸡肶胵散

【来源】《圣济总录》卷一五七。

【组成】鸡肶胵十具（炙干） 熟干地黄（焙） 当归（焙）各半两 牡蛎粉 黄耆（锉）各一两 厚朴（去粗皮，生姜汁炙）三分

【用法】上为散。每服二钱匕，食前温酒调下，一日三次。

【主治】妊娠遗尿。

秦椒丸

【来源】《圣济总录》卷一五七。

【组成】秦椒（去目及闭口，炒出汗）六两 茴香子（炒）一两 黄蜡四两（熬化，入地黄汁少许搅匀）

【用法】上为末，熔蜡为丸，如梧桐子大。每服二十丸，空心温酒送下。

【主治】妊娠小便利。

菟丝子丸

【来源】《圣济总录》卷一五七。

【组成】菟丝子（酒浸，焙干，别捣）二两 菖蒲 肉苁蓉（酒浸，切，焙）各一两 蛇床子（酒浸三日，河水淘，焙干） 五味子（洗，焙）各半两 防风（去叉） 远志（去心）各一分

【用法】上为末，炼蜜为丸，如梧桐子大。每服十丸，空心温酒送下。

【主治】妊娠小便利，日夜无度。

椒菊丸

【来源】《圣济总录》卷一五七。

【组成】蜀椒（去目及合口，炒，取红）二两 甘菊花 肉苁蓉（酒浸一宿，切，焙） 菖蒲各一两 巴戟天（去心） 远志（去心） 黄耆（锉） 附子（炮裂，去皮脐）各半两

【用法】上为细末，酒煮面糊为丸，如梧桐子大。每服二十丸，空心、食前温酒送下。

【主治】妊娠小便日夜频数。

熟干地黄丸

【来源】《圣济总录》卷一五七。

【组成】熟干地黄（焙） 巴戟天（去心） 肉苁蓉（酒浸一宿，切，焙） 五味子 山茱萸（醋浸一宿，炒） 蒺藜子（炒去角） 萆薢 山芋 蜀椒（去目及合口者，炒取红） 续断各一两 菟丝子（酒浸，别捣） 杜仲（去粗皮，蜜炙）各半两 沉香一分

【用法】上为细末，炼蜜为丸，如梧桐子大。每服十五丸，食前温酒送下。

【主治】妊娠小便不禁，脐腹疼痛。

温气除寒补下丸

【来源】《普济方》卷三四一。

【组成】葫芦巴（酒浸，焙） 龙骨（研） 菖蒲各半两 远志（去心）一两半 补骨脂（炒） 益智仁（去皮） 肉苁蓉（酒浸一宿，切，焙）各一两

【用法】上为细末，炼蜜和丸，如梧桐子大。每服三十丸，空心温酒送下。

【主治】妊娠小便利。

白薇散

【来源】《陈素庵妇科补解》卷三。

【组成】白薇 白芍 牡蛎 当归 益智 陈皮 熟地 甘草 香附 黄耆 人参 川芎 白矾 桑螵蛸

【主治】妊娠遗尿。

【方论】是方，参、耆以培元气；四物以养胎血；桑螵、牡蛎、益智固肾益精，涩以止脱之义；白矾酸涩，佐螵蛸而引阴气入内；附、陈、甘草辛

甘，以佐参、耆而引阳气上升；白薇入心、肾二经，取水火相交之意也。

温胎饮

【来源】《丹台玉案》卷五。

十六、妊娠小便不通

妊娠小便不通，亦名转胞、转脬、胞转，是指妊娠期间以小便不通为主要病情者。《金匮要略》在肾气丸证治时指出："虚劳腰痛，少腹拘急，小便不利，或短气有微饮，或男子消渴，小便反多，以饮一斗，小便一斗，及妇人病饮食如故，烦热不得卧，而反倚息者，此名转胞，以胞系了戾，故致此病。"《太平圣惠方》认为："妇人忍小便，不得时起，致令脬转"，《妇人大全良方》："妊娠小便不通，为小肠有热，传于胞而不通耳，若兼心肺气滞，则致喘急"。本病多因孕妇素体虚弱，中气不足，不能上举胞胎，胎位下移，挤压膀胱；或肾气不足，不能温化膀胱之水，以致溺不得出；或因湿热内蕴膀胱，气化失司，水道不通所致。本病与妊娠小便淋痛在证候上有类同点，也有不同之处。如《证治要诀》说："子淋与转胞相类，但小便频数，点滴而痛，为子淋；频数出少而不痛，为转胞，间有微痛，终是与淋不同"，说明疼痛与否，是二者的主要区别。

肾气丸

【来源】《金匮要略》卷下。

【组成】干地黄八两 薯蓣四两 山茱萸四两 泽泻三两 茯苓三两 牡丹皮三两 桂枝 附子（炮）各一两

【用法】上为末，炼蜜为丸，如梧桐子大。每服十五丸，加至二十五丸，酒送下，每日二次。

【功用】

1.《太平圣惠方》：暖肾脏，补虚损，益颜色，壮筋骨。

2.《养老奉亲书》：补老人元脏虚弱，腑气不顺，壮筋骨，益颜容，固精髓。

【组成】北五味 蕲艾 大茴香各二钱 牡蛎 川芎各一钱二分

【用法】上加生姜三片，水煎，食远服。

【主治】妊娠遗尿不禁。

3.《太平惠民和剂局方》：久服壮元阳，益精髓，活血驻颜，强志轻身。

4.《摄生众妙方》：阴阳双补。

5.《医宗金鉴》：引火归源。

【主治】虚劳腰痛，少腹拘急，小便不利，或短气有微饮，或男子消渴，小便反多，以饮一斗，小便一斗，及妇人病饮食如故，烦热不得卧，而反倚息者，此名转胞，以胞系了戾，故致此病。

【宜忌】

1.《外台秘要》引《崔氏方》：忌猪肉、冷水、生葱、醋物、芜荑。

2.《中成药研究》（1981，2：46）：有咽干口燥，舌红少苔等肾阴不足，肾火上炎表现者，不宜使用本方。

乱发散

【来源】《外台秘要》卷二十七引《古今录验》。

【组成】乱发三斤（洗去垢，烧） 滑石半斤 鲤鱼齿一两

【用法】上为散。以饮服方寸匕，每日三次。

【主治】

1.《外台秘要》引《古今录验》：胞转，小便不通。

2.《太平圣惠方》：妇人忍小便，不得时起，致令脬转，经过五日，困笃欲死。

葵榆汤

【来源】方出《备急千金要方》卷十五，名见《济阴纲目》卷九。

【组成】葵子一升 榆皮（切）一升

【用法】上以水五升，煮取二升，分三服。

【主治】

1.《备急千金要方》：大小便不通。

2.《济阴纲目》：妊娠小便不通，脐下妨闷，心神烦乱。

鲍鱼汤

【来源】《千金翼方》卷六。

【组成】鲍鱼一斤半　麻子仁　细辛　茯苓　生姜（切）　五味子各一两　地黄五两

【用法】上锉。以水一斗，煮鲍鱼如食法，取汁七升，纳药煎取三升，分为三服。

【主治】产后腹中虚极，水道闭绝逆胀，咽喉短气。

鬼箭散

【来源】《太平圣惠方》卷五十八。

【组成】鬼箭羽三两　瞿麦一两　葵子一两　石韦一两（去毛）　滑石三两　木通一两（锉）　榆白皮二两（锉）

【用法】上为散。每服四钱，以水一中盏，煎至六分，去滓温服，不拘时候。

【主治】脬转，不得小便。

乱发散

【来源】方出《太平圣惠方》卷七十二，名见《普济方》卷四十二。

【组成】滑石二两　乱发灰一两

【用法】上为细散。取桃白皮一斤，熟捣，以水三大盏，绞取汁，温半盏，调下二钱，不拘时候。

【主治】妇人忍小便，不得时起，致令脬转，经过五日，困顿欲死。

滑石散

【来源】《太平圣惠方》卷七十二。

【别名】滑石汤《圣济总录》卷五十三。

【组成】滑石二两　寒水石二两　葵子一合

【用法】上为末。以水三中盏，煎至一盏半，去滓，食前分温二服。

【主治】妇人脬转，小便数日不通。

车前草饮

【来源】《圣济总录》卷五十三。

【组成】车前草一握（去根、洗、锉）

【用法】以水三盏，煎至二盏，去滓，分三服，连并服，不拘时候。

【主治】胞转不得小便。

石韦汤

【来源】《圣济总录》卷五十三。

【组成】石韦（去毛）一两　榆白皮（锉）一升　鬼箭羽三两　滑石（碎）四两　葵子　木通（锉）　甘草（炙、锉）各三两

【用法】上为粗末。每服五钱匕。水一盏半，煎至一盏，去滓温服。

【主治】胞转小便不通。

芍药汤

【来源】《圣济总录》卷五十三。

【组成】赤芍药　车前子叶　木通各一两

【用法】上锉细。每服五钱匕，水一盏半，煎至一盏，去滓温服。

【主治】胞转，小便不利。

秦艽汤

【来源】《圣济总录》卷五十三。

【组成】秦艽不拘多少（去苗土）

【用法】上为粗末，每服五钱匕，水一盏半，煎至一盏，去滓温服。并服以愈为度。

【主治】

1.《圣济总录》：胞转不得小便。

2.《赤水玄珠全集》：肠胃湿热及有风而脱肛不止。

3.《痘疹仁端录》：痘六七日热不退。

琥珀汤

【来源】《圣济总录》卷五十三。

【组成】琥珀（研）一两　阿胶（炙燥）半两（别捣）　葱白（切）二七茎　车前草（锉）三两

【用法】上先用水五盏，煎葱并车前草至三盏许，滤去滓，次下胶末候消，次又下琥珀末微煎过，分作三次温服，不拘时候。

【主治】胞转。脐下急满，或因霍乱而得。

琥珀汤

【来源】《圣济总录》卷五十三。

【组成】琥珀　大黄（锉，炒）　滑石（碎）　车前子　车前叶各一两

【用法】上为粗末。每服二钱匕，水一盏，葱白半分（拍碎），煎至七分，去滓温服，不拘时候。

【主治】转胞。小便不利，烦闷。

滑石汤

【来源】《圣济总录》卷五十三。

【组成】滑石（碎）一两　乱发（烧灰）　鲤鱼齿　雀粪各一分　琥珀半两　芒消一分

【用法】上为粗末。每服三钱匕，水一盏，煎至七分，去滓温服，不拘时候。

【主治】胞转，小便不通。

蒲黄散

【来源】《圣济总录》卷五十三。

【组成】蒲黄　滑石各一两

【用法】上为散。每服二钱匕，鸡子清调下。

【功用】《医略六书》：通经利窍。

【主治】

　　1.《圣济总录》：胞转不得小便。

　　2.《医略六书》：男子跌扑，女子经停，致血结经络，经气不能施化，内连脏腑而腹痛浮肿，脉沉涩微数。

【方论】《医略六书》：蒲黄通经破瘀，滑石通闭利窍。使血化气调，则经府清和，而腹痛自退，安有浮肿之患。

木通丸

【来源】《圣济总录》卷一五七。

【组成】木通（锉）　黄芩（去黑心）　冬葵子（微炒）　生干地黄（焙）各一两

【用法】上为末，用面糊为丸，如梧桐子大。每服二十丸，食前灯心汤送下。

【主治】妊娠小便不通，及胞转脐下胀痛。

四味葵根汤

【来源】《圣济总录》卷一五七。

【组成】冬葵根一握（洗去土，冬即用子）　车前子　木通（细锉）各三两　阿胶（炙令燥）二两

【用法】上为粗末。每服七钱匕，水一盏半，煎至八分，去滓，食前温服。

【主治】妊娠小便不通，脐下满痛。

冬葵子散

【来源】《圣济总录》卷一五七。

【组成】冬葵子（微炒）　榆白皮（细锉）　滑石（研）　阿胶（炙令燥）各一两

【用法】上为散。每服二钱匕，温水调服，不拘时。

【主治】妊娠小便不通，小腹胀痛。

猪苓汤

【来源】《圣济总录》卷一五七。

【组成】猪苓（去黑皮）　木通（锉）　桑根白皮（锉）各一两

【用法】上为粗末。每服三钱匕，加水一盏，入灯心同煎至七分，去滓，食前温服。

【主治】妊娠小便不通，脐下硬痛。

榆白皮散

【来源】《圣济总录》卷一五七。

【组成】榆白皮（锉）　王不留行　滑石各一两

【用法】上为细散。每服二钱匕，煎灯心汤调下。

【主治】妊娠小便不通，心神闷乱，少腹急痛。

大腹皮散

【来源】《济生方》引《校正时贤胎前十八论治》（见《医方类聚》卷二二四）。

【别名】大腹皮汤（《证治准绳·女科》卷四）、大腹皮饮（《郑氏家传女科万金方》）卷二。

【组成】枳壳（去瓤，麸炒）　大腹皮　甘草（炙）各一钱　赤茯苓（去皮）三钱

【用法】上为细末。每服二钱，浓煎葱白汤调下，不拘时候。

【主治】

1.《济生方》引《校正时贤胎前十八论治》：妊娠大小便赤涩。

2.《济阴纲目》：妊妇八九月，胎形肥硕，胎气逼塞，膀胱之气不行，小便短少，小腹胀，身重恶寒，起则晕眩欲倒。

滑石散

【来源】《医方类聚》卷一三六引《施圆端效方》。

【组成】葵子半两　滑石　石膏各一两半

【用法】上为粗末。每服四钱，水一盏半，煎至七分，去滓，食前温服。

【主治】胞转，小便不通。

独圣散

【来源】《卫生宝鉴》卷十八。

【组成】蔓荆子不拘多少

【用法】上为末。每服二钱，食前浓煎葱白汤调下，一日三次。

【主治】妊娠小便不通。

沉香汤

【来源】《医垒元戎》卷十。

【组成】沉香　木香各一钱

【用法】上为细末。煎陈皮、茯苓汤，空心、食前调服。

【主治】因强力房事，或过小便，胞转，小便不通。

滑石散

【来源】《世医得效方》卷六。

【组成】寒水石二两　白滑石一两　葵子一合　乱发灰　车前子　木通（去皮节）各一两

【用法】上为散。水一斗，煮取五升，时时服一升，即利。

【主治】转胞。胞为热所迫，或忍小便，俱令水气迫于胞，屈辟不得充张，外水应入不得入，内溲应出不得出，小腹急痛，不得小便，小腹胀。

参术饮

【来源】《丹溪心法》卷五。

【别名】参术散（《广嗣纪要》卷十三）。

【组成】四物汤加人参　白术　半夏（制）　陈皮　甘草

【用法】上锉，加生姜，煎，空心服。

【功用】《医方论》：调养荣卫，化痰理气，清升浊降。

【主治】妊娠转胞。

【验案】转胞　《丹溪治法心要》：一妇人怀胎，患转胞病，两脉似涩，重则弦，左稍和，此得之忧患，涩为血少气多，弦为饮。血少则胎弱，而不能自举，气多有饮，中焦不清而隘，则胎知所避而就下，故喜坠。以四物汤加参、术、半夏、陈皮、生甘草、生姜，水煎，空心饮，随以指探喉中出药汁，候少顷，气定又与一帖，次早亦然，至八帖安。

白术汤

【来源】《普济方》卷十五。

【组成】白术　木通（细锉，炒）各二两　栀子仁　黄芩（去黑心）　赤茯苓（去黑皮）各一两　榆白皮（炙，锉）一两半

【用法】上为粗末。每服五钱，水一盏半，煎至一盏，去滓，分温服，空心一服，食后一服。

【主治】筋虚，胞转急满。

通草汤

【来源】《普济方》卷四十二。

【组成】雀粪半合　车前子　滑石各四两　通草　芍药各二两

【用法】上切。以水七升，煮取三升，食前每服五合，一日三次。

【主治】胞转不得小便。

茯苓汤

【来源】《普济方》卷三四一。

【组成】赤茯苓　白术　郁李仁　杏仁　旋覆花各一两　槟榔五枚（锉）

【用法】上为粗末。每服二钱匕，水一盏，煎至七分，去滓空心服。

【主治】妊娠小便不通。

秘传木通汤

【来源】《松崖医径》卷下。

【组成】冬葵子半两　山栀仁半两（炒，研）　木通三钱　滑石半两（研）

【用法】上切细，作一服。用水一盏半，煎八分温服。外以冬葵子、滑石、栀子为末，田螺肉和捣成膏，或用生葱汁，调贴脐中。

【主治】孕妇转胞，及男子小便不通。

葵子散

【来源】《古今医统大全》卷八十三。

【组成】葵子　车前子　乱发（烧灰）各等分

【用法】上为细末。每服二钱，茶汤调下。

【主治】孕妇转脬，小便数日不通。

二石散

【来源】《医学入门》卷七。

【组成】寒水石　滑石　冬葵子各一盏

【用法】用水十盏，煎至五盏，分作二服。

【主治】脬转，八九日不得小便者。

加味石膏汤

【来源】《医学入门》卷八。

【组成】石膏八钱　山栀　人参　茯苓　知母各三钱　生地黄　淡竹叶各一两

【用法】每服一两，水煎去滓，下蜜半合，煮二沸，食前服。

【主治】膀胱实热，脬转不得小便，苦烦满，难于俯仰。

【加减】欲利，加芒消三钱。

冬葵子散

【来源】《古今医鉴》卷十二。

【别名】冬葵散（《寿世保元》卷十六）。

【组成】木通　栀子　冬葵子　滑石各五钱

【用法】上锉一剂。水一钟半，煎至一钟，空心温服。

【主治】孕妇转胞，小便不通。

【宜忌】此药滑胎，临月可用，六七个月以前不可用。

冬葵子散

【来源】《古今医鉴》卷十二。

【组成】冬葵子　滑石　栀子

【用法】上为末，田螺肉捣膏，或生葱汁调膏。贴脐中，立通。

【主治】孕妇转胞，小便不通。

三合汤

【来源】《医方考》卷六。

【组成】人参　白术　茯苓　甘草　当归　川芎　芍药　地黄　半夏　陈皮

【用法】水煎服，探吐。

【主治】妊娠转胞，不得小便者。

【方论】胞，非转也，由孕妇中气怯弱，不能举胎，胎压其胞，胞系了戾，而小便不通耳。故用二陈、四物、四君子三合煎汤而探吐之，所以升提其气，上窍通而下窍自利也。

全生茯苓散

【来源】《仁术便览》卷四。

【组成】车前子 赤茯苓 葵子（研） 条芩各等分 发灰少许

【用法】水煎，空心服。

【主治】妊娠小便不通或赤涩。

举气汤

【来源】《杏苑生春》卷八。

【组成】当归 川芎 橘皮 人参 白术各一钱 甘草四分 熟地黄 半夏各八分 白芍药七分

【用法】上锉。水煎，空心服。服后指探喉中，吐出药水，少顷再饮再吐。

【主治】妊娠转胞，小便不通者。

五苓散

【来源】《宋氏女科》。

【组成】白术 赤茯苓 猪苓 泽泻 阿胶（炒）各等分 肉桂减半

【用法】水煎服。

【主治】妊娠转胞，小便不通者。

通便饮

【来源】《丹台玉案》卷五。

【组成】赤茯苓 人参各一钱 车前子 龙胆草 木通各二钱 甘草梢 川芎各六分

【用法】灯心三十茎，空心煎服。

【主治】妊娠胎压膀胱，以致小便不通。

通利运转汤

【来源】《丹台玉案》卷五。

【组成】寒水石 车前子 木通 滑石各二钱 麝香三分 淡竹叶二十片

【用法】水煎，空心服。

【主治】胞转内热。

葵发散

【来源】《丹台玉案》卷五。

【组成】头发（煅灰存性） 冬葵子（炒）各等分

【用法】上为末。每服一钱，灯心调下。

【主治】妇人胞转。

安胎饮

【来源】《胎产指南》卷一。

【组成】白术一钱五分 陈皮四分（去白） 甘草四分 人参一钱 川芎八分 当归二钱 生地一钱五分 柴胡四分 半夏六分（姜制） 升麻四分

【用法】加生姜为引，空心屡服。盐汤探吐，则气升尿下行。

【主治】孕妇脾胃气虚，胎压尿胞而脐腹作胀，或小便淋闭。

二陈升提饮

【来源】《嵩崖尊生全书》卷十四。

【组成】当归二钱 白术 生地各一钱五分 川芎八分 人参一钱 甘草 陈皮各四分 半夏（油炒）六分 柴胡 升麻各四分

【用法】《胎产心法》：姜一片，水煎服。

【主治】妊娠转胞。气虚胎压尿胞，淋闭不痛，或微痛。

沉香琥珀丸

【来源】《女科指掌》卷一。

【组成】沉香 牙皂 琥珀各等分

【用法】上为末，饭为丸，益元散为衣。每服二钱，以温酒送下。需配合外用小麦秆煎汤熏洗。

【主治】妇人胞转，脐下急痛，烦闷汗出，气逆奔迫，内外壅塞，胀满不通者。

茯苓升麻汤

【来源】《医学心悟》卷三。

【组成】茯苓（赤、白）各五钱 升麻一钱五分 当归二钱 川芎一钱 苎根三钱

【用法】急流水煎服；或调琥珀末二钱服，更佳。

【主治】孕妇转胞，小便不通。

【方论】用升麻以举其胎气，用茯苓以利小便，用归、芎以活其胎，用苎根理胞系之缭乱。此以升剂为通之法也。

冬葵子散

【来源】《医略六书》卷二十八。

【组成】冬葵子三两　山栀二两　赤苓两半　车前子三两

【用法】上为散。荷叶梗汤下三钱。

【主治】孕妇小便不通，脉数者。

【方论】胎热内遏，溺窍闭塞，故小便不通，胎因不安焉。冬葵子滑利溺窍，红山栀清利小便，赤茯苓利营以渗膀胱，车前子清肝以利小水也。为散，荷梗汤下，使热化气行，则溺道自通，而溺窍无闭塞之患，胎孕无不安矣。

肾沥汤

【来源】《医略六书》卷二十八。

【组成】桔梗八分　桑皮一钱半　甘草五分　条芩一钱半　赤苓一钱半　山栀一钱半　麦冬三钱（去心）　紫菀二钱

【用法】水煎，去滓温服。

【主治】孕妇转胞，脉沉数者。

【方论】妊娠胎热熏肺，不能通调水道而胞系了戾，故小便不利，谓之转胞。桔梗开提肺气，桑皮清肃肺金，条芩清肺热以安胎，山栀清肺热以降火，麦冬清润肺气，紫菀温润肺金，赤苓利营以渗水道，生草泻火以正胞系也。水煎温服，使热化气行，则胞系自正而水道清长，胎孕无不自安，何转胞之足患哉！

阿胶五苓散

【来源】《医宗金鉴》卷四十六

【组成】五苓散加阿胶

【用法】《中医妇科治疗学》：水煎，温服。

【功用】《中医妇科治疗学》：扶气养血，温脬利尿。

【主治】

1.《医宗金鉴》：转胞。

2.《中医妇科治疗学》：妊娠后期，小便不通，神疲懒言，头目昏晕，舌淡苔薄，脉滑无力。

举胎四物汤

【来源】《医宗金鉴》卷四十六。

【组成】当归　白芍　熟地　川芎　人参　白术各二钱　陈皮　升麻各一钱

【用法】上锉。水煎服。

【主治】转胞。饮食如常，心烦不卧，不得小便。

参术二陈汤

【来源】《叶氏女科证治》卷二。

【组成】人参　白术（蜜炙）　当归　白芍　陈皮　半夏（姜汁制，炒黄）　炙甘草各一钱

【用法】水煎服。

【主治】妊娠，饱食后气伤胎系，系弱不能自举，而下压膀胱，尿闭腹肿者。

苏香丸

【来源】《盘珠集》卷下。

【组成】当归　炒白芍　砂仁　炙甘草　黄芩（炒）　苏梗　木香

【主治】忍尿饱食，房劳气逆而水不能化，以致转胞。

玄英汤

【来源】《产论》卷一。

【组成】干地黄一钱　薯蓣五分　茯苓一钱　山茱萸三分　牡丹皮三分　泽泻一钱　牛膝八分　车前子五分　桂枝一钱　附子八分

【用法】以水二合半，煮取一合半服。

　　本方改为丸剂，名玄英丸。

【主治】妊娠转胞。

人参升麻汤

【来源】《妇科玉尺》卷二。

【组成】人参 升麻各二钱
【主治】妊娠转胎。

参术汤

【来源】《杂病源流犀烛》卷七。
【组成】人参 白术 当归 白芍 半夏 陈皮 甘草
【用法】服后探吐。
【功用】兼补气血。
【主治】孕妇转脬症。

八味汤

【来源】《产科心法》卷上。
【组成】熟地三钱 萸肉一钱 山药一钱五分 茯苓一钱 泽泻八分 麦冬一钱 肉桂三分 制附子三分（此二味胎中慎用）
【用法】水煎，凉服。
【主治】下焦虚寒，胎气阴冷，致患转脬，小便不通。

车前八珍散

【来源】《宁坤秘籍》卷上。
【组成】白茯苓 白术（土炒） 当归 川芎各二钱 人参 白芍各一钱五分 车前 熟地各一钱 炙甘草八分
【用法】水煎，温服。
【主治】胎前小便不通。

开脬煎

【来源】《产科发蒙》卷二引周定方。
【组成】石韦（去毛） 茯苓 车前子 冬葵子各等分
【用法】每服五钱，水二盏，煎至一盏服。
【主治】妊娠小便不通。

泽泻汤

【来源】《产科发蒙》卷二引周新定方。

【组成】泽泻 木通 茯苓 枳壳 桑白皮 槟榔 葵子 瞿麦各等分
【用法】加生姜三两，水煎服。
【主治】妇人妊娠小便不利。

五苓散

【来源】《履霜集》。
【组成】猪苓一钱 泽泻一钱 白术一钱 茯苓八分 阿胶八分
【主治】妊娠转胞，小便频数，出少不疼。

苓麻饮

【来源】《卫生鸿宝》卷五。
【组成】茯苓（赤白）各二钱 升麻一钱五分 当归二钱 川芎一钱 苎根三钱
【用法】流水煎服。或调琥珀末二钱服，更妙。
【主治】妊娠转胞，小便不通。

葵子散

【来源】《一见知医》卷一。
【组成】葵子 滑石 山栀 葱汁 螺肉
【用法】上为细末。贴脐内。
【主治】孕妇转胞。

四物加黄芩泽泻汤

【来源】《不知医必要》卷四。
【组成】当归 泽泻（盐水炒） 熟地各一钱五分 川芎五分 白芍（酒炒） 黄芩各一钱
【主治】妊娠小肠有热，小便不通。

升麻黄耆汤

【来源】《医学衷中参西录》上册。
【组成】生黄耆五钱 当归四钱 升麻二钱 柴胡二钱
【主治】转胞，小便滴沥不通。
【验案】产后小便不利 一妇人，产后小便不利，遣人询方。俾用生化汤加白芍，治之不效，复来询方。言有时恶心呕吐，小便可通少许。愚恍悟曰：此必因产时努力太过，或撑挤太甚，以致胞系了戾，是以小便不通。恶心呕吐，则气机上逆，胞系有提转之势，故小便可以稍通也。遂为拟此汤，一剂而愈。

参术举胎饮

【来源】《顾氏医径》卷四。

【组成】当归 地黄 川芎 芍药 炙草 人参 白术 陈皮 茯苓 生姜

【主治】妊娠常欲小便，溺滴不出。

分清饮

【来源】《中医妇科治疗学》。

【组成】茯苓 泽泻 木通 猪苓 栀子各二钱 枳壳一钱 茵陈三钱

【用法】水煎服。

【功用】清热利湿。

【主治】转胞热盛。妊娠数月，小便短黄，继则不通，小腹胀痛，面色微黄，心烦不安，舌质微红，苔腻而黄，脉滑数。

加味五苓散

【来源】《中医妇科治疗学》。

【组成】赤苓 猪苓 泽泻各二钱 茅术一钱半 桂枝木（黄连水炒）一钱 青木香一钱半 滑石三钱 甘草一钱 车前仁二钱

【用法】水煎，温服。

【功用】燥湿行水。

【主治】转胞，妊娠小便不通，胸中痞闷，头重而痛，苔白腻，脉濡，两尺微滑，属湿热而偏湿盛者。

益气导溺汤

【来源】《中医妇科治疗学》。

【组成】泡参五钱 白术二钱 扁豆 云苓各三钱 桂枝一钱 炙升麻一钱 甜桔梗一钱半 通草二钱 台乌一钱半

【用法】水煎，温服。

【功用】补气升提。

【主治】妊娠气虚下陷，小便不通，脐腹胀痛，面色苍白带青，心悸气短，神倦食少，舌淡苔白，脉沉滑无力。

十七、妊娠二便不通

妊娠二便不通，指妊娠期间大小便不畅甚或闭塞不通，其成因证情如常人大致相仿，只是其治用药当虑及胎孕，不可妄用有损胎儿之品。

木通饮

【来源】《圣济总录》卷一五七。

【组成】木通（细锉）二两 车前子一两半 黄芩（去黑心）一两 郁李仁（汤浸，去皮，晒干）一两半 大黄（锉，炒）一两

【用法】上为粗末。每服五钱匕，水一盏，煎至八分，去滓，空心温服。

【主治】妊娠大小便不通。

车前子汤

【来源】《圣济总录》卷一五七。

【组成】车前子五两（生用） 木通（锉碎）四两 黄芩（去黑心）三两（锉） 郁李仁（汤浸，去皮）二两半 大黄（锉、炒）二两

【用法】上为粗末。每服四钱匕，水一盏半，煎至八分，去滓，食前温服。

【主治】妊娠大小便俱不通。

冬葵子汤

【来源】《圣济总录》卷一五七。

【组成】冬葵子二两（微炒） 大黄一两（锉，炒）

【用法】上为粗末。每服三钱匕，水一盏，煎至七分，去滓，食前温服。

【主治】妊娠大小便不通。

冬葵根汤

【来源】《圣济总录》卷一五七。

【组成】冬葵根（干者）一握（洗。冬即用子）车前草一两（干者，切）　木通（细锉）三两　大黄（锉炒）半两

【用法】上为粗末。每服五钱匕，水一盏半，煎至八分，去滓，食前温服。

【主治】妊娠大小便不通，七八日以上，腹胀督闷。

茅根汤

【来源】《圣济总录》卷一五七。

【组成】茅根（锉碎）　滑石　车前子（微炒）大黄（锉碎，微炒）各一两半

【用法】上为粗末。每服四钱匕，水一盏半，煎至八分，去滓，食前温服。

【主治】妊娠大小便不通，结闷气急，胀满欲死。

枳壳散

【来源】《圣济总录》卷一五七。

【组成】枳壳（去瓤，麸炒）三分　槟榔（锉）木通（锉）各一两　大黄（锉，微炒）半两　诃黎勒四个（二个煨，二个生，各取皮用）　大腹皮三个（锉）

【用法】上为散。每服二钱匕，用童便一盏，加葱白二寸，煎取七分，去滓调下，不拘时候。

【主治】妊娠大小便不通，心腹胀闷。

栀子汤

【来源】《圣济总录》卷一五七。

【别名】栀子仁汤（《普济方》卷三五四）。

【组成】栀子仁一两半　石膏四两　黄芩（去黑心）一两半　泽泻二两　柴胡（去苗）一两半　赤芍药二两　萎蕤一两半　车前草（切）半两

【用法】上为粗末。每服四钱匕，水一盏半，加淡竹叶十片，同煎至八分，去滓，食前服。

【主治】妊娠大小便不通，脐腹胀痛。

柴胡通塞汤

【来源】《圣济总录》卷一五七。

【组成】柴胡（去苗）　黄芩（去黑心）　陈橘皮（汤浸去白，微炒）　泽泻　羚羊角（镑）各三分　栀子仁一两　石膏一两　大黄（锉，炒）一两

【用法】上为粗末。每服四钱匕，水一盏，入生地黄一分（拍破），豉半分（微炒），同煎至七分，去滓，食前服。

【主治】妊娠大小便不通，下焦热结。

黄连猪苓汤

【来源】《陈素庵妇科补解》卷三。

【组成】黄连　甘草　枳壳　木通　猪苓　杏仁　百合　紫苏　香附　葱根　芎藭　白芍　归　熟地　滑石

【主治】妊娠二便不通。

【方论】方以黄连、甘草清热泻火，为君；四物养血，为臣；以枳、通、猪、滑、杏、合利二便，为佐；葱根通窍，为引。

猪苓汤

【来源】《陈素庵妇科补解》卷三。

【组成】猪苓　茯苓　木通　甘草　滑石　当归　川芎　白芍　熟地　百合　黄连　广皮　紫苏　香附　葱（连根白）

【功用】清火滋水以助肾。

【主治】妊娠热结下焦，二便不通。

【方论】二苓、木通、滑石、甘草、黄连、百合皆清热利水之药；合以四物养血；佐以陈、附行气，膀胱津液所藏，气化则能出矣；引以葱根通窍。

通幽汤

【来源】《医略六书》卷二十八。

【组成】大黄三钱　条芩一钱半　车前子三钱

【用法】水煎，去滓温服。

【主治】孕妇二便不通，脉数者。

【方论】胎热内壅，气化不利，故二便不通，大腹膨胀，胎孕因之不安。大黄通秘宽胀，条芩清热安胎，车前子清热以利小便也。水煎温服，使胎热内化，则二便自通而臌胀无不退、胎孕无不安矣。

十八、妊娠鼻衄

妊娠鼻衄，是妇人怀孕期间，出现以鼻出血为主要临床表现的病情。病名见于《疑难急症简方·鼻红》："妊娠鼻衄，孕妇已九个月，鼻血流出几碗成块。"本病成因多为孕妇素嗜辛辣，积热不散，孕后仍嗜食不辍，积热更炽，上蒸于肺，灼伤肺络，血热上冲而发。治宜养阴清热，止血安胎。

必胜散

【来源】《普济方》卷三四四。

【组成】马勃

【用法】以生布擦为末。浓米饮调下。

【主治】妊娠吐血、衄血。亦治吐血不止。

加味归脾汤

【来源】《保婴撮要》卷三。

【组成】人参　黄耆　茯神（去木）　甘草　白术（炒）各一钱　木香五分　远志（去心）　酸枣仁　龙眼肉　当归　牡丹皮　山栀（炒）各一钱

【用法】水煎服。婴儿为病人，令子母俱服之。

【主治】

1.《保婴撮要》：因乳母郁怒积热，婴儿腹痛发搐者。

2.《叶氏女科证治》：妊娠忧思郁结伤脾，而致吐衄。

生地制散

【来源】《医略六书》卷二十八。

【组成】生地三两　熟地三两　黄耆三两（蜜炙）麦冬三两（去心）　白芍二两（炒）　条芩两半地骨皮二两　甘草五钱　枸杞三两

【用法】上为散。水煎六钱，去滓温服。

【主治】孕妇吐血、衄血，脉软数者。

【方论】妊娠血气两亏，挟热而络脉暗伤，营行失度，故吐血、衄血不止焉。生地滋阴壮水以凉血，黄耆补气生血以摄血，熟地补阴滋血，麦冬润肺清心，条芩清热安胎，白芍敛阴止血，地骨皮清肌退浮热，枸杞子补肾填精血，甘草缓中以泻火热也。水煎温服，使血气内充，则虚火自退，而经府肃清，何有吐血、衄血之患，胎孕无不自安矣。

加味柴胡汤

【来源】《叶氏女科证治》卷二。

【组成】柴胡　人参各二钱　黄芩　山栀仁（炒）生地黄　半夏（姜制）各一钱　甘草五分

【用法】加生姜三片，大枣二枚，水煎服。

【主治】妊娠肝经怒火而致吐血、衄血者。

芎归百草饮

【来源】《产科发蒙》卷一。

【组成】当归　川芎　人参　甘草　干姜（炒）百草霜

【用法】水煎，温服。

【主治】妊娠鼻血不止。

十九、妊娠吐血

妊娠吐血，是妇人怀孕期间，出现以口吐鲜血，或夹有血块，或挟有食物残渣，大便色黑为主要临床表现的疾病。见于《诸病源候论·妇人妊娠诸候上》："妊娠吐血候：吐血，皆由腑脏伤所为。忧思惊怒，皆伤脏腑，气逆，故吐血。吐血而心闷胸满，未欲止，心闷甚者死。妊娠病之，多堕胎也。"本病成因多为孕妇胃中积热，或肝郁化火，热伤胃络，气逆于上，血随气溢而发。治宜清胃热、凉血止血。

必胜散

【来源】《普济方》卷三四四。

【组成】马勃

【用法】以生布擦为末。浓米饮调下。

【主治】妊娠吐血、衄血。亦治吐血不止。

六味地黄丸

【来源】《证治准绳·女科》卷四。

【别名】加味地黄丸（《济阴纲目》卷六）。

【组成】熟地黄四两　山茱萸肉　山药各二两　牡丹皮　白茯苓各一两五钱　泽泻　香附米（童便浸三次，炒）各一两　蕲艾叶（去筋，醋煮）五钱

【用法】上为末，炼蜜为丸，如梧桐子大。每服七十丸，白沸汤送下。

【主治】

1.《证治准绳·女科》：妇人经事不调，即非受孕光景；纵使受之，亦不全美。

2.《竹林女科》：肾经虚火致妊娠吐衄。

上清丸

【来源】《郑氏家传女科万金方》卷三。

【组成】乌梅肉二两　薄荷四两

【用法】上为末，用黑砂糖炒熟为丸，再以白砂糖掺上。

【主治】妇人胎前嗽血。

生地制散

【来源】《医略六书》卷二十八。

【组成】生地三两　熟地三两　黄耆三两（蜜炙）麦冬三两（去心）　白芍二两（炒）　条芩两半地骨皮二两　甘草五钱　枸杞三两

【用法】上为散。水煎六钱，去滓温服。

【主治】孕妇吐血、衄血，脉软数者。

【方论】妊娠血气两亏，挟热而络脉暗伤，营行失度，故吐血、衄血不止焉。生地滋阴壮水以凉血，黄耆补气生血以摄血，熟地补阴滋血，麦冬润肺清心，条芩清热安胎，白芍敛阴止血，地骨皮清肌退浮热，枸杞子补肾填精血，甘草缓中以泻火热也。水煎温服，使血气内充，则虚火自退，而经府肃清，何有吐血、衄血之患，胎孕无不自安矣。

加减定血黑逍遥散

【来源】《医略六书》卷二十八。

【组成】生地八两（捣汁）　柴胡五两（鳖血炒）白芍一两半（炒）　当归三两　白术一两半　山栀二两（炒）　茯神一两半（去木）　丹皮一两半麦冬三两（去心）

【用法】上为散。水煎五钱，去滓，冲地黄汁服。

【主治】孕妇吐血唾血，脉弦虚数者。

【方论】妊娠郁怒伤肝，肝血虚而肝火旺，以致虚阳上逆，营血妄行，故吐血呕血，潮热不止。生地滋阴壮水，以凉血室，捣汁力能散血生血；柴胡解郁升阳以疏肝胆，鳖血炒以引入血分；白芍敛阴收血溢；当归养血归经脉；白术健脾生血；茯神定志安神；山栀清三焦之火以定血；丹皮平相火之逆以止血；麦冬清心润肺以滋水之上源也。为散水煎，使肝血内充，则肝火自降，而郁解怒伸，血无妄行之患。

补心汤

【来源】《医略六书》卷二十八。

【组成】枣仁三钱　生地五钱　黄连一钱半　丹参一钱半　白芍一钱半　元参一钱半

【用法】水煎，冲藕汁一杯温服。

【主治】妊娠心虚挟热，伤犯心包，心神烦热而咯出血星，脉虚微洪者。

【方论】生地壮肾水之不足；黄连降心火之有余；白芍敛阴收血以止血；枣仁养心宁神以安神，生新去宿；元参退热存阴。水煎以滋肾水，藕汁以清血络，使水升火降，则心肾交而坎离济。

加味柴胡汤

【来源】《叶氏女科证治》卷二。

【组成】柴胡 人参各二钱 黄芩 山栀仁（炒）生地黄 半夏（姜制）各一钱 甘草五分

【用法】加生姜三片，大枣二枚，水煎服。

【主治】妊娠肝经怒火而致吐血、衄血者。

黄芩清肺饮

【来源】《叶氏女科证治》卷二。

【别名】黄芩清肺汤（《竹林女科》卷二）。

【组成】人参 天冬（去心） 黄芩 地骨皮 陈皮 茯苓各八分 知母（酒炒） 山栀仁（炒）各一钱 五味子二十粒 甘草（炙）五分 桑白皮（炒） 当归身各一钱半

【用法】加姜三片，水煎服。

【主治】妊娠吐衄。

龙腾饮

【来源】《产论》卷一。

【组成】芎藭 黄芩 黄连各一钱 大黄五分

【用法】上以麻沸汤一合渍之，须臾绞去滓，顿服。

【主治】妊娠盛怒而气暴逆，吐血衄血，或突然胸痛者。

养中饮

【来源】《产科发蒙》。

【组成】人参 白术 干姜 甘草 白扁豆 当归 阿胶 艾叶

【用法】上以水二合，煮取一合，去滓温服。

【主治】妊娠吐血。若因内伤气上逆者，其始胸背疼痛，或咳嗽连声不止。

三圣散

【来源】《产科发蒙》卷一。

【组成】蒲黄（醋炙） 棕榈（烧存性） 乱发（烧存性）各等分

【用法】上为细末。每服一钱，童便和下；急则淡醋汤下亦得。

【功用】止血。

【主治】妊娠吐血。

二十、妊娠尿血

妊娠尿血，是指孕妇小便中伴有出血为主要临床表现的疾病。《诸病源候论》："妊娠尿血候：尿血，由劳伤经络而有热，热乘于血，血得热流溢，渗入于胞，故尿血也。"本病成因多为女子平素阴虚，孕后聚血养胎，阴液愈亏，阴虚火旺，膀胱为热邪所乘；或女子平素阳盛，孕后聚血养胎，不能上承，心火偏亢，将热于小肠，热随水液流入膀胱，热伤胞络致尿中带血。平素阴虚者，兼见小便频数，血色淡红，腰酸膝软，头晕乏力，治宜补肾固摄；心热下移者，兼见小便热赤，血色鲜红，心烦口渴，口舌生疮，治宜清热泻火。

加减五苓散

【来源】《济阴纲目》卷九。

【组成】猪苓 泽泻 白术 茯苓 阿胶（炒）

【用法】上为粗末。每服四钱，用车前子、白茅根浓煎，温服。

【主治】妊娠尿血。

蒲龙散

【来源】《妙一斋医学正印种子篇》卷下。

【组成】龙骨一两 蒲黄五钱

【用法】上为末。每服二钱，酒调下，每日三次，可暂服。

【主治】妊娠无故尿血，遇小解辄血下。

灵效散

【来源】《丹台玉案》卷五。

【组成】当归　生地各一两　赤芍　川芎　山栀各六钱　血余（煅存性）　升麻　龙骨各三钱（煅，黄芩水浸）　艾叶五钱

【用法】上为末。每服二钱，空心童便送下。

【主治】妊娠尿血，比崩漏更甚。

火府丹

【来源】《郑氏家传女科万金方》卷二。

【组成】木通　黄芩各一两　生地二两　山栀两半

【用法】上为末，炼蜜为丸，如梧桐子大。每服五十丸，临卧木通汤送下。

【主治】胎前内热，小便尿血。

加味逍遥散

【来源】《胎产秘书》卷上。

【组成】当归　白术各二钱　柴胡　白芍各一钱　丹皮　茯苓　栀子各七分　生甘草八分　灯心七茎

【主治】妊娠小便中带血。

生地黄饮子

【来源】《医略六书》卷二十八。

【组成】生地五钱　阿胶三钱（蒲黄灰炒）　白芍一钱半（炒）　麦冬三钱（去心）　地榆三钱（炒黑）　茯神二钱（去木）　小蓟根三钱

【用法】水煎，去滓温服。

【主治】孕妇尿血，脉虚数者。

【方论】胎热伤阴，经血暗渗，故尿血不止，胎孕不安焉。生地滋阴凉血以资血室，阿胶补阴益血以护胎元，麦冬清心润肺，白芍敛阴止血，茯神安神定志，地榆凉血涩血，小蓟散瘀凉血以止溺血也。水煎，温服，使阴血内充，则胎热自化而经气完复，经血无妄行之患，何溺血之有不止者？胎孕无不自安矣。

补阴丸

【来源】《医略六书》卷二十八。

【组成】熟地八两　阿胶八两（蒲黄灰炒）

【用法】上为散，炼蜜为丸。每服五钱，米饮送下。

【主治】孕妇溺血，脉虚数者。

【方论】妊娠冲任两虚，不能吸血归经而偏渗膀胱，故溺血不止，胎因不安焉。熟地补阴资血，以滋冲任，阿胶补血益阴，以止尿血，蜜丸以润其经气，饮下以和其胃气，使经血内充则经脉完固，而血不妄行。

阿胶四苓散

【来源】《医略六书》卷二十八。

【组成】阿胶三两（蒲黄灰炒）　茯苓一两半　白术一两半（炒）　猪苓一两半　泽泻一两半

【用法】制为散。每服三钱，生地汁调下。

【主治】妊娠脾亏血热，扶湿热而血不归经，尿血不止，胎孕不安，脉弦涩者。

【方论】方中白术健脾生血，以统妄行之血；茯苓渗湿和脾，以清湿热之气；猪苓利三焦之湿；泽泻泻膀胱之湿；阿胶补阴益血以止血也。生地汁调散，使湿热并化，则经气清和，而经血自归，无妄行之患。

固下丸

【来源】《医略六书》卷二十八。

【组成】龙骨八两（煅）　蒲黄八两（炒黑）

【用法】上为末，炼蜜为丸。每服三钱，生地汁送下。

【主治】孕妇溺血，久不能止，脉虚涩者。

【方论】妊娠胯气虚滑，血液暗渗，故溲溺出血，久不能止焉。白龙骨涩胯气之滑脱，以固经气之下泄；蒲黄灰止溺血之渗漏，以禁经血之妄行。白蜜以丸之，生地以下之，使溺道勿滑，则经气完固，而血无妄渗之患，何溺血之久不止者？胎孕无不自安矣。

续断散

【来源】《医略六书》卷二十八。

【组成】生地五两　续断三两（炒炭）　白芍一两半（炒）　当归三两

【用法】上为散。每服五钱，荆芥灰汤送下。

【主治】孕妇尿血，脉虚数者。

【方论】妊娠血虚，邪伏血不归经，故尿血不止，谓之溺血。生地黄滋阴壮水以凉血；续断灰补经续绝以定血；当归养血脉以归经；白芍敛阴血以止血；为散，荆芥灰汤下，使经血内充，则邪得外解，而血无妄行之患，何溺血不止者，胎孕无不安焉。

胶地丸

【来源】《产科心法》卷上。

【组成】阿胶二两（蛤粉炒，为末）　大生地二两（酒蒸熟，杵膏）

【用法】上为丸，如梧桐子大。每服七十丸，空心以米饮送下；如急时，每样二钱，水煎服。

【功用】补血。

【主治】孕妇血尿。

二十一、妊娠便血

妊娠便血，是指妊娠期间，孕妇大便伴有出血，颜色或红或黑为主要临床表现的疾病。病名见于《医学穷源集·土运年》："程氏，卅四，妊娠便血，脉浮缓。"

治肠风下血；甘草泻下焦火；赤石脂固下焦肾气，性甘温，重收湿止血，能催生下胎，恐非胎前所宜用。

立圣散

【来源】《卫生宝鉴》卷十八。

【别名】立胜散（《疑难急症简方》卷二）。

【组成】鸡肝二个

【用法】用酒一升，煮熟食之。

【主治】妊娠下血不止。

安荣散

【来源】《陈素庵妇科补解》卷三。

【组成】白芍　当归　生地　熟地　黄芩　槐角　地榆　皂角仁　秦艽　防风　黄柏　甘草　赤石脂

【功用】祛风清燥，除热凉血。

【主治】妊娠五六月后，胎气已成，风淫伤胃，忽患肠风，大便出血，血色鲜红。

【方论】白芍平肝风，敛阴血；当归滋养阴血；生地凉心血，清燥金；熟地补血；黄芩苦寒，泻大肠风热；槐角苦寒入肝，疏风泻热，清大肠，治肠风血痔；地榆苦寒，除血热、治肠风；皂角仁搜风泻热，性燥，胎前宜审；秦艽祛阳明经湿热风邪；防风祛十二经风邪，兼入大肠；黄柏祛热，

防风黄芩二物汤

【来源】《陈素庵妇科补解》卷三。

【组成】防风一两　黄芩三两

【用法】上药煎至一碗，入阿胶五钱，热服。

【主治】妊娠肠风下血。

干桃散

【来源】《丹台玉案》卷五。

【组成】干桃（乃树上干不落桃子，烧灰存性）　地榆各等分

【用法】上为末。每服二钱，空心白滚汤调下。

【主治】妊娠下血不止。

乌梅丸

【来源】《郑氏家传女科万金方》卷二。

【组成】黄柏（炒）　细辛　肉桂　人参　川椒　当归　干姜

【用法】上为末，乌梅和蜜为丸。每服五十丸，盐汤送下。

【主治】胎前脏毒肠风。

二十二、妊娠伤食

妊娠伤食，是指妊娠期间，孕妇摄生失慎，伤于饮食，损及脾胃，以致食水停滞，以脘腹胀满，或嗳腐食臭，或呕吐泄泻等为主要临床表现的疾病。见于《胤产全书·伤食类》："若妊娠饮食不节，生冷毒物，恣性食啖，致伤脾胃，故妊娠伤食最难得药"。本病因饮食停滞而嗳腐胀满者，治宜消食导滞；因伤食腹泻者，治宜消食健脾止泻。

木香丸

【来源】《普济本事方》卷十。

【组成】 木香二钱匕　京三棱（京三棱能落胎，不可用，用前胡五钱）　人参（去芦）　白茯苓（去皮）各三钱匕

【用法】 上为细末，面糊为丸，如绿豆大。每服三十丸，熟水送下。

【主治】

1. 《普济本事方》：妇人有孕伤饮食。

2. 《济阴纲目》：妊娠脾胃虚弱，饮食不消，肚腹膨胀，或呕吐泄泻。

【方论】《本事方释义》：木香气味辛温，入足太阴，京三棱气味苦平，入足厥阴，白茯苓气味甘平，淡渗入足阳明，人参气味甘温，入足阳明，面糊和丸，欲药性之缓行也。以辛温疏其滞，苦平消其积，唯恐伤及胎气，以参、苓扶其正，则食滞去而胎仍无碍也。

白术散

【来源】《普济本事方》卷十。

【别名】 白术舒脾散（《医略六书》卷二十八）。

【组成】 白术（炒）　干紫苏各一两　白芷（微炒）三分　人参三分（去芦）　川芎（洗）　诃子皮　青皮（去白）各半两　甘草一分（炙）

【用法】 上为细末。每服二钱，水一盏，加生姜三片，煎七分，不拘时候温服。

《医略六书》：每服三钱，熟砂仁汤下。

【主治】

1. 《普济本事方》妊娠气不和调，饮食少。

2. 《医略六书》：孕妇脾虚难化，脉浮缓者。

【方论】

1. 《本事方释义》：白术气味甘温。微苦，入足太阳；干苏叶气味辛温，入足太阳；白芷气味辛温，入足太阳；人参气味甘温，入足阳明；川芎气味辛温，入足少阳、厥阴；诃子气味温涩，入手阳明、足太阳；青皮气味辛酸微温，入足少阳、厥阴；甘草气味甘平，入足太阴，通行十二经络，能缓诸药之性；生姜辛温入卫，凡妇人妊娠气不调和，饮食不节，以致脾胃不和，必鼓动脾阳，使其健运，亦必以扶持胎气为要耳。经云：饮食自倍，脾胃乃伤。又云：阴之所生，本在五味；阴之五宫，伤在五味。若妊子饮食不节，生冷毒物，恣性食啖，必致脾胃之疾，故妊娠伤食，难得妥药，唯此方最稳捷。

2. 《医略六书》：妊娠脾胃虚弱，饮食不能遽化，故胸腹满闷，胎孕因之不安。白术健脾土以化食，人参扶元气以安胎，紫苏理血气以散满，白芷升清阳以开胃，青皮平肝气，甘草和胃气，诃子涩玄府以防散药之疏泄也。为散，砂仁汤下，使滞散气行，则脾胃内强而饮食自化，满闷自除，何胎孕之有不安哉。

白术散

【来源】《陈素庵妇科补解》卷三。

【组成】 白术　茯苓　苏叶　人参　苍术　川芎　诃子仁　甘草　腹皮　陈皮　青皮　木香　厚朴　当归　白芍　砂仁

【主治】 妊娠伤食症。由饮食不节，恣食生冷致伤脾胃，轻则胸腹胀满嗳气，重则脾虚不能运化，寒则完谷不变，热则粪黄臭不可当，日久不愈变为滞下，胎气受伤。

【方论】 是方四君子壮土健脾；芎、归养血安胎；胸膈臆胀，则以青、陈、腹、朴运之消之；脾虚脏寒，以苍、砂、木香和之温之；伤食必腹痛，

芍、甘缓之止之；紫苏气芳香而性轻浮，用于醒脾，升发胃中元气，培复谷气；诃子之涩，或以完谷泄痢而暂用之，不可过也。

加味六君子汤

【来源】《万氏女科》卷二。

【组成】六君加枳实（炒）　神曲（炒）　砂仁（炒）各五分

【用法】生姜为引，水煎，食后服。

【主治】孕妇伤食，腹满吞酸，恶心不喜食者。

加味二陈汤

【来源】《郑氏家传女科万金方》卷二。

【组成】陈皮　半夏　甘草　茯苓　山楂　香附　川芎　苍术　砂仁

【用法】水煎服。

【主治】妊娠气不调和，饮食伤而气实者。

木香丸

【来源】《医略六书》卷二十八。

【组成】木香一两　人参一两　白术二两（炒）　三棱一两（醋炒）

【用法】上为末，曲糊为丸，每服三钱，熟砂仁汤送下。

【主治】孕妇饮食不消，脉软涩者。

【方论】妊娠脾胃虚弱，饮食不能消化，故胁腹坚硬成癖，胎孕因之不安。人参扶元气以安胎；白术健脾气以化食；木香醒脾开胃，调和中气；三棱破坚削硬，更能消化癖积；曲糊为丸，砂仁汤下，务使滞化气行，则脾胃调和而健运有常，饮食无不消，癖坚无不化，胎孕岂有不安者乎？然三棱犯胎不可轻用。

丁香散

【来源】《叶氏女科证治》卷二。

【组成】丁香　砂仁　白术（蜜炙）各等分

【用法】上为末。每服二钱，白汤调下。

【主治】妊娠伤食，胸满胁痛，右关紧甚者。

【加减】若呕，加干姜。

第三和剂汤

【来源】《产论》。

【组成】白术　黄耆各一钱　干姜五分　芍药一钱　桂枝一钱　半夏一钱　甘草一分　茯苓五分

【用法】上以水二合半，煮取一合半，去滓温服。

【主治】妊娠饮食停滞，或吐或下。

二十三、妊娠泄泻

妊娠泄泻，是指以妊娠期间出现以大便次数增多，便质变稀为主要临床表现的病情。《妇人大全良方》："凡妊娠泄泻，冷热不同。水泻青白或黄白，或水谷不化，腹痛肠鸣，其脉弱而紧，此内伤冷也，谓之洞泄寒中。若泄注如水，深黄色及有完谷，小便赤，腹胁胀满，烦躁喜饮，时时呕逆；或下利清水，或小便不利，得热则极，脉虚大而数。由乘虚热入于胃，凑渗下焦，津液不分，并于大肠，谓之协热痢。"本病成因，多为孕妇脾肾素虚，或外感风寒暑湿之邪，内伤饮食生冷；或肾阳不足，不能温煦脾土，脾失健运；或木横侮土，肝气乘脾而致腹痛泄泻。伤于风寒者，临床伴见泄泻如水样，兼肠鸣腹痛，治宜散寒化浊；伤暑湿者，临床伴见腹痛泻下粘滞不爽，烦渴不喜饮，小便赤涩，治宜清热利湿；停食不化者，临床伴见泻下秽臭，腹痛肠鸣，吞酸胀饱，治宜消食导滞，佐以健脾助运；脾肾阳虚者，临床伴见饮食少思，五更作泻，畏寒肢凉，治宜温补脾肾之阳；肝气乘脾者，临床伴见胸胁痞闷，纳谷不馨，治宜抑肝扶脾。

三物胶艾汤

【来源】方出《备急千金要方》卷二，名见《张氏医通》卷十四。

【组成】阿胶　艾叶　酸石榴皮各二两

【用法】上锉。以水七升，煮取二升，去滓，内胶令烊，分三服。

【主治】

1. 《备急千金要方》：妊娠注下不止。
2. 《张氏医通》：妊娠血痢。

【方论】《医略六书》：胎热内迫，阴血暗伤，故腹痛胎动，下利不止焉。阿胶益三阴之血以安胎，艾灰理下元之气以止血，石榴涩肠止痢，而胎自安也。

诃术散

【来源】方出《医学正传》卷七引《产宝》，名见《医部全录》卷三八七。

【组成】诃子皮（煨）　白术各一钱　陈皮　良姜（炒）　木香　白芍药（酒炒）　炙甘草各半钱　肉豆蔻（面裹，煨）半钱

【用法】上细切。加生姜五片，水一盏半，煎至一盏，温服。

【主治】妊娠泄泻，两胁虚鸣，脐下冷痛，食瓜果生冷等物及当风取凉所致。

回生散

【来源】《是斋百一选方》卷六。

【组成】陈皮（去白）　藿香叶（去土）各等分

【用法】每服五钱，水一盏半，煎至七分，温服，不拘时候。

【主治】

1. 《是斋百一选方》：霍乱吐泻，但存一点胃气。
2. 《医略六书》：孕妇呕泻脉虚者。

【方论】《医略六书》：妊娠脾气不调，感冒暑邪，而胃气不化，故呕噁泄泻，胎孕不安焉。藿香快胃气以祛暑，陈皮调脾气以和中，为散水煎，使暑邪解散，则气化调和，而呕噁无不止，泄泻无不除，何胎孕之不安哉？

草果散

【来源】《妇人大全良方》卷十五。

【别名】草果饮（《保命集》卷下）。

【组成】厚朴（去粗皮，姜汁浸，炒黄）二两　肉豆蔻一个（面煨）　草豆蔻一个（煨）

【用法】上锉。每服三钱，水一盏，加生姜三片，煎至七分，去滓热服。

【主治】妊娠脏气本虚，宿夹风冷，脾胃久弱，脏腑虚滑，脐腹疞痛，日夜无度。

厚朴丸

【来源】《妇人大全良方》卷十五。

【组成】干姜　厚朴（去粗皮，细锉）各等分

【用法】上药先杵令烂，水拌，同炒令干，再为末，水煮面糊为丸，如梧桐子大。每服五十丸，食前米饮送下。

【主治】妊娠洞泄寒中。

人参白术散

【来源】《陈素庵妇科补解》卷三。

【组成】人参　白术　茯苓　猪苓　泽泻　苍术　陈皮　甘草　砂仁　当归　木香　香薷　厚朴

【主治】妊娠泄泻者，由胃有宿冷，饮食不节；或下焦虚寒，命门火衰；或冷食停饮留滞肠胃；或脾土虚弱，不能运化，加以寒、风、暑、湿乘之，使水道不通，米谷不运，清气在下，浊气在上，肠鸣腹痛，泄泻不止。久则面黄，肌肉消瘦，食少，胎气不安。

【加减】或加肉果，佐木香以理气而温三焦。

【方论】是方四君补土以固本；陈、朴、香、砂行气温中；二术渗湿壮土；猪、泽、香薷行水止泻；少加当归之润以养血，不致太燥耳。土为万物之母，脏病则腑亦病，未有泻而胃仍旺者。况妊娠之胎，全赖血养。血者，水谷之精也。脾土受伤，不能生血养胎，必有腰酸腹痛，胎气急坠之患。初起一二剂，朴、陈、砂、藿或可为温中消食之助，至于猪、泽、香薷行水太过，则肾气走泄，胎元受伤矣。当用参、术大剂，助脾扶胃，则胎自安。

安胎神应丸

【来源】《陈素庵妇科补解》卷三。

【别名】加味神应丸。

【组成】补骨脂（盐水炒）二两　肉果（面裹，煨）七钱　山茱萸三两（去核）　扁豆（炒，去壳）二两　大熟地（砂仁酒煮）四两　当归（酒洗）三两　白术（土炒）四两　木香五钱　山药（炒）三两　杜仲（盐水炒）三两　生姜四两（切片）　大枣八十枚（去皮核，同姜片煮一昼夜，去姜）　神曲（炒）四两

【用法】神曲磨筛极细，同蜜炼，入前药，并枣肉为丸。每服七十丸，白天二次，夜间一次，米饮或酒送下。

【功用】益火之源，以消阴翳，大补脾胃。

【主治】妊娠每日五更之时必起泄一、二次者，命门火衰不能运化水谷所致。

【方论】是方骨脂、肉果补命门之火为君；归、地、甘苦温以养血，术、药苦温平涩以健脾为臣；茱、仲酸盐以固肾，木香辛温以运气，扁豆甘淡以利水，姜、枣一辛一甘以和荣卫佐戊已以成功；神曲糊丸消谷运脾以为使。则火旺而土强，饮食进而血长胎安而泄止矣。

人参白术散

【来源】《万氏女科》卷二。

【组成】人参　白术　白茯　炙草各一钱　藿香五分　木香　干姜二钱五分

【用法】作大剂，水煎，频频与之，以代汤水。

【主治】妊娠久泻大渴。

三物桃花丸

【来源】《广嗣纪要》卷十二。

【组成】赤石脂　白龙骨各等分　干姜（炒焦）减半

【用法】上为末，粥为丸，如梧桐子。每服三十丸或五十丸，米饮送下。

【主治】妊娠泻久不止。

【方论】本方为妊娠伤于瓜果生冷，或贪凉受寒而泻，用安胎和气饮和加减八珍汤后之兼服方。

加减八珍汤

【来源】《广嗣纪要》卷十二。

【组成】人参　白术　白茯苓　炙草　当归　生地　白芍　阿胶各等分

【用法】水二钟，煎一钟，入阿胶，煎八分，食前服。如不止，兼服三物桃花九。

【主治】妊娠泻久不止。

肉果饮

【来源】《赤水玄珠全集》卷八。

【组成】厚朴（姜制）二两　肉豆蔻一枚（面裹煨）

【用法】上锉。每服五钱，加生姜三片，水煎服。

【主治】妊娠脏气本虚，脾胃衰弱，脏腑虚滑，脐腹疼痛，日夜无度。

加味理中汤

【来源】《证治准绳·女科》卷四。

【组成】人参　白术　白芍药　白茯苓　干姜　黄连　藿香叶　木香　诃子肉　肉果　甘草各一钱

【用法】水二钟，加生姜三片，大枣二枚，煎一钟，饥时服。

【主治】妊娠泄泻。

苓术饮

【来源】《丹台玉案》卷五。

【组成】白术　白茯苓　香附各六分　黄连（酒炒）　泽泻　陈皮各一钱　五味子　砂仁（炒）　人参　山药各八分

【用法】加黑枣二个，水煎，空心服。

【主治】妊娠泄泻不止，久则伤胎。

术苓散

【来源】《郑氏家传女科万金方》卷二。

【组成】木香　厚朴　甘草　川连　苍术　陈皮

【主治】胎前产后泄泻。

白术调中汤

【来源】《良朋汇集》卷四。

【组成】白术　人参　黄连　厚朴各八分　白芍

山药　陈皮　泽泻　山楂　茯苓各一钱　甘草三分　砂仁六分

【用法】水二钟，煎八分，温服。

【主治】

1. 《良朋汇集》：妇人胎前血泻。

2. 《妇科胎前产后良方注评》：妊娠期大便稀溏，腹痛肠鸣，或兼烦渴，少食，胸脘痞闷。

升阳除湿汤

【来源】《医略六书》卷二十八。

【组成】羌活一钱半　葛根一钱半　防风一钱半　藁本一钱半　柴胡一钱半　白芷一钱半　苍术一钱半（炒黑）　甘草一钱半　葱白三枚

【用法】水煎，去滓温服。

【主治】孕妇泄泻，脉浮缓者。

【方论】妊娠风干胃府，湿渍脾元，而大肠失传送之职，故肠鸣泄泻，胎孕因之不安焉。羌活散太阳之邪，而膀胱得操蓄泄之权；葛根散阳明之邪，而脾胃自雄健运之职；防风疏风于表，生用更能胜湿；苍术燥湿于里，炒黑不损脾元；藁本外透颠顶以疏风，白芷内达阳明以散湿；柴胡升少阳清气，则腠理可密；甘草缓阳明胃气，则中气自调；葱白通一身之阳以安胎气于泄泻之余也。水煎温服，使风邪外散，则湿气在内亦解，而肠鸣泄泻无不止，胎孕不安无不宁矣。

调胃升阳汤

【来源】《医略六书》卷二十八。

【组成】大熟地五钱（炒松）　粉葛根一两半　白芍药一两半　紫厚朴一钱半　冬白术一钱半（炒焦）　广木香一钱　白云苓三钱　广藿香三钱

【用法】水煎去滓，温服。

【主治】孕妇吐泻垂脱，脉未脱者。

【方论】妊娠暑伏三焦，伤寒邪而吐泻并作，手足厥冷，势已垂危，胎孕难安矣。熟地补血以滋冲任，炒松兼去阴中之湿；白术健脾以护胎元，炒焦兼去肠胃之湿；葛根升阳以解阳明之邪；白芍敛阴以和厥阴之血；木香调气醒脾胃；厚朴散满通阳气，茯苓渗湿和脾；藿香快胃祛暑。水煎温服，俾寒暑并解，则脾胃调和而阳气通行，肢体无不温，吐泻无不止，何胎孕有不安之患哉。

加味三白散

【来源】《叶氏女科证治》卷二。

【组成】白术（蜜炙）　茯苓各三钱　白芍二钱　厚朴（姜制）　苍术（米泔浸，炒）　砂仁（炒去壳）各一钱　甘草五分

【用法】加生姜三片，水煎服。

【主治】妊娠泄泻不渴，小便清白者。

加味黄芩汤

【来源】《叶氏女科证治》卷二。

【组成】黄芩二钱　白芍一钱　甘草五分　白术（蜜炙）三钱　茯苓一钱二分　通草八分

【用法】水煎服。

【主治】妊娠泄泻，内热烦渴，小便赤涩者。

【加减】如腹痛，加砂仁、黄连（姜汁炒）各一钱。

平安散

【来源】《盘珠集》卷下。

【组成】熟地　甘草（炙）　陈皮　砂仁　木香　川芎　生姜　煨盐

【主治】妊娠泄泻。气急筋挛骨节痛。

青阳丸

【来源】《产论》。

【组成】黄柏六两（熬二两，烧二两，生二两）

【用法】面糊为丸。每服一钱匕，一昼夜数服。以大便利黑为度。

【主治】妊娠大便下利。

第三和剂汤

【来源】《产论》。

【组成】白术　黄耆各一钱　干姜五分　芍药一钱　桂枝一钱　半夏一钱　甘草一分　茯苓五分

【用法】上以水二合半，煮取一合半，去滓温服。

【主治】妊娠饮食停滞，或吐或下。

第四和剂汤

【来源】《产论》。

【组成】附子 白术 黄耆 芍药各一钱 桂枝 干姜 茯苓 半夏各五分 甘草一分

【用法】上以水二合半，煮取一合半服。

【主治】妊妇大便下利。

甘连汤

【来源】《宁坤秘籍》卷上。

【组成】甘草五钱 川连一钱（炒） 干姜一钱

【用法】水煎，温服。

【主治】胎前泻痢。

烧枣丸

【来源】《回生集》卷上。

【组成】沉香 木香 公丁香 胡椒 官桂 干姜 砂仁 赤小豆各等分

【用法】上为末，煮红枣肉为丸，仍以枣肉包之，再以面裹煨熟，米汤送下。

【主治】泄泻不止，虽至面黑气息奄奄者。

加味四君子汤

【来源】《会约医镜》卷十四。

【组成】人参（少者，用山药四钱炒黄代之） 白术二钱 茯苓钱半 炙草一钱 白芍一钱

【主治】妊妇泄泻。

【加减】如脉实而热者，必烦躁、舌黄，加黄芩一钱；如脉虚尿清，或腹痛喜按，谷食不甚化者，加炒干姜五七分，乌梅一个，或加肉豆蔻一钱；如小便短少，口渴，属湿热者，加萆薢四钱、煨广香三分，至于扁豆、藿香、诃子之类，俱可加用。

如神丸

【来源】《产科发蒙》卷二。

【组成】阿片一钱 黄柏 黄连 木香 面粉各五分 沉香 乳香各三分

【用法】上为细末，打米糊为丸，每丸重一分，辰砂为衣。

【主治】妊娠赤白痢疾及泄泻不止。

加味六君子汤

【来源】《增订胎产心法》卷二。

【组成】人参随宜 白术一钱或一钱五分（土炒） 茯苓一钱 陈皮八分 制半夏一钱 炙草五分

【用法】生姜为引，水煎服。

【主治】妊娠脾虚内伤泄泻。

【加减】米食所伤，加谷芽；面食所伤，加麦芽；肉食所伤，加山楂；如肝木侮土，兼食热作呕，加柴胡、生姜；若兼呕吐腹痛，手足逆冷，乃寒水侮土，加姜、桂；若泄泻黄色，加木香、煨肉果；若作呕不食，腹痛恶寒，乃脾土虚寒，加术、香、姜、桂；命门火衰，加益智仁。

二十四、妊娠便秘

妊娠便秘，亦称妊娠大便秘结不通，是指妊娠期间出现大便秘结不通为主要临床表现的病情。《诸病源候论》："妊娠大便不通候：三焦五脏不调和，冷热痞结，津液竭燥，肠胃痞涩，蕴积结于肠间，则大便不通。"本病成因多为妇女孕后聚血养胎，阴血不足，津干液燥，不能润下，以致便秘。治宜养血润下。

羌活丸

【来源】《圣济总录》卷一五七。

【组成】羌活（去芦头）二两半 大麻仁（别研）三两 槟榔五枚（锉） 防风（去叉） 枳壳（去瓤，麸炒）各一两 大黄（锉，炒）一两半 木香一两

【用法】上为末，与麻仁同研匀，炼蜜为丸，如梧桐子大。每服二十丸，食前温水送下，一日三次。

以微利为度。

【主治】妊娠热在脏腑，大便秘涩。

枳壳丸

【来源】《圣济总录》卷一五七。

【组成】枳壳（去瓤，麸炒）一两半 大黄（微炒）二两半

【用法】上为末，炼蜜为丸，如梧桐子大。每服二十丸，空心米饮送下。未通再服，以通为度。

【主治】妊娠大便结塞不通，脐腹硬胀，不能安卧，气上喘逆。

润肠丸

【来源】《圣济总录》卷一五七。

【组成】枳壳（去瓤，麸炒，为末） 大麻仁（别研）各一两

【用法】上研匀，炼蜜和丸，如梧桐子大。每服三十丸，食前温水或生姜汤送下。

【主治】妊娠大便不通，腹胁坚胀。

葱胶汤

【来源】《圣济总录》卷一五七。

【组成】葱白一茎（切） 牛皮胶二片（大者，捶碎）

【用法】上用水一盏半，煎令胶烊尽，去滓顿服。

【主治】妊娠大便不通；产后大小便不通。

疏气黄耆丸

【来源】《圣济总录》卷一五七。

【组成】黄耆（锉） 枳壳（去瓤，麸炒）各一两 威灵仙二两

【用法】上为末，用面糊为丸，如小豆大。每服三十丸，温水送下，不拘时候。未通稍加之。

【主治】妊娠大便不通。

大黄六合汤

【来源】《医垒元戎》。

【别名】四物汤（《玉机微义》卷十三）

【组成】四物汤四两 大黄半两 桃仁十个（去皮尖，麸炒）

【用法】《玉机微义》：上锉。水煎，或为丸服亦可。

【主治】

1. 《医垒元戎》：妊娠伤寒，大便硬，小便赤，气满而脉沉数，阳明、太阳本病也。

2. 《玉机微义》：脏结秘涩者。

枳壳散

【来源】《陈素庵妇科补解》卷三。

【组成】枳壳 紫苏 百合 香附 葱根 黄连 甘草 杏仁 瓜蒌仁 川芎 白芍 当归 熟地

【主治】妊娠大便不通。

润肠丸

【来源】《广嗣纪要》。

【组成】火麻子（去壳，取净仁，研细）二两 桃仁（去皮尖，另研，生用）一两

【用法】上研极细末，和匀炼蜜为丸，如梧桐子大。每服三十丸，空心枳壳汤送下。

【主治】妊娠血虚蓄热，而致便难者。

阿胶丸

【来源】《惠直堂方》卷四。

【组成】枳壳（麸炒） 阿胶（炒）各等分

【用法】上为末，炼蜜为丸，如梧桐子大，六一散为衣。每服二十丸，清汤送下。未通，可加至五十丸。

【主治】娠妇大便闭。

益阴通闭丸

【来源】《医略六书》卷二十八。

【组成】阿胶八两 粉炒枳壳一两半

【用法】上为末，炼蜜为丸。每服三钱，米饮送下。

【主治】孕妇大便不通，脉涩数。

【方论】妊娠血亏气滞，津液无以下润肠胃，故大便不通，胎因不安焉。阿胶补阴益血，力能护养胎元，兼滋肠燥；枳壳破滞化气，性专通泄大便，燥结自行。蜜丸以润之，饮下以和之，使阴血内

充，则滞气自化，而津液四布，大便自通，胎得所安，何虚秘之足患哉。

一枳汤

【来源】《叶氏女科证治》卷二。

【组成】枳实（麸炒）三钱

【用法】水煎，不拘时候温服。

【功用】理脾胃，通大肠。

【主治】妊娠脾燥，大肠经涩，大肠虚急。

朱明丸

【来源】《产论》卷一。

【组成】乔麦一两　大黄三两

【用法】上为末，面糊为丸。每服一钱。

【主治】妊娠大便燥结而腹满者。

麻子润肠汤

【来源】《女科切要》卷三。

【组成】麻子　当归　桃仁　羌活　大黄

【主治】妊娠风结血结，大便秘结不通。

六味去丹皮加黄柏知母汤

【来源】《医方简义》卷五。

【组成】生地八钱　泽泻三钱　茯苓三钱　淮山药二钱　山萸肉八分　川柏一钱五分　炒知母一钱五分

【用法】水煎服。

【主治】妊妇因血燥火旺致大便不通者。

大黄汤

【来源】《经验女科》。

【组成】大黄　枳壳

【用法】水煎服。

【主治】胎前大便不通。

二十五、妊娠腹胀

妊娠腹胀，又名妊娠心腹胀满，是指妊娠期间出现以心腹胀满，脘闷不思食为主要临床表现的病情。《太平圣惠方》："夫妊娠心腹胀满者，由腹内夙有寒气，致令停歇，妊娠重因触冷饮发动，与气相干。"本病成因多为孕妇脾胃素虚，孕后感受寒邪，或内伤饮食，以致胃气壅滞，浊邪内阻，升降失调。因感受寒邪者，兼见食后胀甚，喜热喜按，治宜温中散寒；因伤食者，兼见食后胀痛，嗳腐吞酸，治宜消食化滞。

赤茯苓散

【来源】《太平圣惠方》卷七十四。

【组成】赤茯苓一两　前胡一两（去芦头）　半夏半两（汤浸七遍去滑）　白术一两　冬半两（去心）　紫苏叶一两　大腹皮半两（锉）　人参十两（去芦头）

【用法】上为散。每服四钱，以水一中盏，加生姜半分，煎至六分，去滓温服，不拘时候。

【主治】妊娠心胸支满，痰逆，不思饮食。

人参散

【来源】《太平圣惠方》卷七十五。

【别名】人参汤（《圣济总录》卷一五五）。

【组成】人参一两（去芦头）　厚朴一两（去粗皮，涂生姜汁，炙令香熟）　诃黎勒一两（煨，用皮）　阿胶一两（捣碎，炒令黄燥）　陈橘皮三分（汤浸，去白瓤，焙）　赤茯苓一两　白术三分　甘草半两（炙微赤，锉）

【用法】上为散。每服三钱，以水一中盏，加生姜半分，大枣三枚，煎至六分，去滓，不拘时候温服。

【主治】妊娠心腹胀痛，两肋妨闷，不思饮食。

砂仁汤下，使气化调和，则脾气健而肺气分布，何致邪不解散，逆气喘满有不止者乎？

白术散

【来源】《太平圣惠方》卷七十五。

【组成】白术一两 黄芩一两 陈橘皮一两（汤浸，去白瓤，焙）

【用法】上为散。每服四钱，以水一中盏，加生姜半分，大枣三个，煎至六分，去滓温服，不拘时候。

【主治】妊娠心腹胀满，不欲饮食。

白豆蔻散

【来源】《太平圣惠方》卷七十五。

【组成】白豆蔻半两（去皮） 人参三分（去芦头） 前胡一两（去芦头） 赤茯苓一两 陈橘皮一两（汤浸，去白瓤，焙） 诃黎勒一两（煨，用皮） 甘草半两（炙微赤，锉） 白术三分 枳壳半两（麸炒微黄，去瓤） 大腹皮三分（锉）

【用法】上为散。每服四钱，以水一中盏，加生姜半分，大枣三个，煎至六分，去滓温服，不拘时候。

【主治】妊娠心腹胀满，气攻胸膈，咽喉不利，饮食减少。

诃黎勒散

【来源】《太平圣惠方》卷七十五。

【别名】诃黎勒饮（《圣济总录》卷一五五）。

【组成】诃黎勒皮二两 陈橘皮三分（汤浸，去白瓤，焙） 赤茯苓一两 桑根白皮三分（锉） 前胡一两（去芦头） 芎䓖半两 白术半两 枳壳半两（麸炒微黄，去瓤） 大腹皮三分（锉）

【用法】上为散。每服四钱，以水一中盏，加生姜半分、大枣三枚，煎至六分，去滓温服，不拘时候。

【主治】妊娠心腹胀满，气冲胸膈，烦闷，四肢少力，不思饮食。

【方论】《医略六书》：诃子收涩肺气，前胡散逆降痰；白术健脾运化以安胎，枳壳泻滞利气以除满；茯苓渗湿，腹绒化滞；陈皮利胃气除痰，桑皮清肺气定喘；川芎行血海，生姜散外邪也。为散，

草豆蔻散

【来源】《太平圣惠方》卷七十五。

【组成】草豆蔻一两（去皮） 人参一两（去芦头） 柴胡一两（去苗） 白术一两 陈橘皮一两半（汤浸，去白瓤，焙） 甘草半两（炙微赤，锉）

【用法】上为散。每服四钱，以水一中盏，加生姜半分，大枣三个，煎至六分，去滓，稍热服，不拘时候。

【主治】妊娠心腹胀满，脾胃气虚，不下食饮。

槟榔散

【来源】《太平圣惠方》卷七十五。

【组成】槟榔一两 人参半两（去芦头） 陈橘皮三分（汤浸，去白瓤，焙） 白术半两 前胡一两（去芦头） 枳壳三分（麸炒微黄，去瓤） 赤茯苓一两 芎䓖半两 甘草一分（炙微赤，锉）

【用法】上为散。每服四钱，以水一中盏，加生姜半分，大枣三枚，煎至六分，去滓温服，不拘时候。

【主治】妊娠心腹胀满，两胁妨闷，不下饮食，四肢少力。

半夏饮子

【来源】《太平圣惠方》卷七十六。

【组成】半夏一两（汤洗七遍去滑） 黄耆一两 人参一两（去芦头） 黄芩半两 麦门冬一两（去心） 甘草半两（炙微赤，锉）

【用法】上锉细。每服半两，以水一大盏，加生姜半分，葱白一寸，煎至五分，去滓温服，不拘时候。

【主治】妊娠七八月，或因惊恐，或是伤寒烦热，腹肚满胀，气促腰重。

丁香散

【来源】《圣济总录》卷一五五。

【组成】丁香一分　白术　苍术各一两　前胡（去芦头）　胡椒　高良姜　干姜（炮）　葛根　厚朴（去粗皮，生姜汁炙）各半两　藿香　诃黎勒（去核）　旋覆花各一分　甘草（炙）二两

【用法】上为散。每服二钱匕，沸汤点服，不拘时候。

【主治】妊娠腹满胀急，不进饮食，干呕。

木香丸

【来源】《圣济总录》卷一五五。

【组成】木香　莎草根（炒去毛）　蓬莪术（炮制）　青橘皮（汤浸，去白，焙）　甘松各一两　甘草（炙）半两

【用法】上为末，水浸炊饼为丸，如弹子大。每服一丸，湿纸裹煨生姜一块，如皂子大，与药同嚼，食前温汤送下。

【主治】妊娠腹满，不思饮食，呕逆不止。

白术汤

【来源】《圣济总录》卷一五五。

【组成】白术三两　陈橘皮（汤浸，去白，焙）一两　木香半两　甘草（炙）一两半　厚朴（去粗皮，生姜汁炙）二两　丁香　干姜（炮）二两　半夏一两（生姜汁浸一宿，切，焙干）

【用法】上为粗末。每服三钱匕，水二盏，加生姜五片，同煎至一盏，去滓温服，不拘时候。

【主治】妊娠腹满，少食多胀。

沉香散

【来源】《圣济总录》卷一五五。

【组成】沉香（锉）　陈橘皮（汤浸，去白，焙）　人参各半两　木香　茯苓（去黑皮）　甘草（炙）各一两　白术二两

【用法】上为细散。每服二钱匕，加盐少许，食前以沸汤点服。

【功用】匀气利膈。

【主治】妊娠腹满，不思饮食。

阿魏丸

【来源】《圣济总录》卷一五五。

【组成】阿魏（面裹煨熟，细研）　丁香　木香　茴香子（微炒）　白芷　陈橘皮（汤洗去白，焙）　槟榔（锉）　香附子（炒）各一分　甘草（炙，锉）　生姜（去皮，薄切，晒干）各半两

【用法】上为末，炼蜜为丸，如樱桃大。每服一丸，烂嚼，煎萝卜汤送下；温酒或盐汤、生姜汤下亦得。

【功用】大能下气。

【主治】妊娠腹满，喘逆胀闷，心腹虚胀。

厚朴煮散

【来源】《圣济总录》卷一五五。

【组成】厚朴（去粗皮，生姜汁炙）一两半　白术　芎䓖　干姜（炮）　当归（切，焙）　诃黎勒（煨，去核）　陈橘皮（汤浸，去白，焙）各一两　人参　芍药各半两　甘草（炙）一分

【用法】上为粗末。每服三钱匕，以水一盏，加大枣二个（擘），煎取七分，去滓，稍热服，不拘时候。

【主治】妊娠腹胀，不欲饮食。

藿香丸

【来源】《圣济总录》卷一五五。

【组成】藿香叶　木香各一两　肉豆蔻（去壳）　丁香各半两　半夏二两（生姜汁浸三宿透，切，焙干）

【用法】上为末。生姜汁煮面糊为丸，如梧桐子大。每服二十丸，食前生姜汤送下。

【功用】温胃气，化冷痰，利胸膈，思饮食。

【主治】妊娠腹满。

丹砂沉香丸

【来源】《圣济总录》卷一五六。

【组成】丹砂（别研如粉）　沉香（锉细）　肉豆蔻（去壳）　半夏（汤洗七遍，去滑，切作片子，焙）各一两　人参三分　丁香（微炒）三分　白

茯苓（去黑皮，锉）　陈橘皮（汤浸去白，焙）
甘草（炙）　槟榔（锉）各半两
【用法】上药除丹砂外，捣罗为末，入丹砂研拌令匀，炼蜜为丸，如梧桐子大。每服十五丸，食前生姜汤送下。
【主治】妊娠痰盛，膈脘满痞，不思饮食。

仓公下气汤

【来源】《妇人大全良方》卷十二。
【别名】下气散（《女科万金方》）、下气汤（《校注妇人良方》卷十二）、仓公下气散（《郑氏家传女科万金方》卷三）。
【组成】羌活　赤芍药　甘草　槟榔　青皮　大腹皮　陈皮　赤茯苓　半夏　桑白皮　桂心各半两　紫苏茎二两
【用法】上锉。每服三钱重，水一盏，加生姜五片，大枣二个，煎至七分，去滓温服，不拘时候。
【主治】妊娠心腹胀满，两胁肋闷，不下饮食，四肢无力。

枳壳汤

【来源】《云岐子保命集》卷下。
【组成】枳壳三两（炒）　黄芩一两
【用法】上为粗末。每服半两，水一盏半，煎一盏，去滓温服。
【主治】妇人怀胎腹胀。

白术枳壳丸

【来源】《医方类聚》卷二二七引《医林方》。
【组成】白术　枳壳各等分
【用法】上为细末，烧饭为丸，如梧桐子大。每服三十丸至五十丸，温水送下。服药后，怀孕妇人其胎瘦小易生也，生下之后三两月，其子即长大。
【主治】妇人胎前，胎在，胸腹痞闷。

仓公下气汤

【来源】《陈素庵妇科补解》卷三。
【组成】归身　川芎　白芍　茯苓　白术　甘草

陈皮　厚朴　木香　香附　乌药　杜仲　腹皮　紫苏　前胡
【主治】妊娠腹中宿有风寒逆气，致令停饮，复重触冷发动，与气相干，致心腹胀满者。
【方论】是方腹、陈、木、朴、乌、香宽胸除胀，芎、归、术、芍安胎益气，甘草、茯苓利水祛胀，苏、前除六腑之结气也。

理气汤

【来源】《陈素庵妇科补解》卷三。
【组成】人参　茯苓　白术　甘草　川芎　当归　白芍　枳实　枳壳　木香　乌药　香附　陈皮　砂仁　桔梗
【功用】温中和胃，除满去胀，养血安胎。
【主治】妊娠胸痞，心下胀满，胃脘作痛，饮食不进。
【方论】胸膈痞满，由妇人素有冷气，兼以客寒犯胃，宿冷与新邪相搏。受娠之后，经血闭而养胎，体质更弱，饮食失节，痰饮停积胸中，是以痞满而足痛也。治宜先祛寒邪，以辛温、辛散、辛凉之剂温中除满，再加甘温、苦温之药固本安胎，痞满自除。是方参、苓、术、草以益元气，芎、归、白芍以补阴血，木、砂、陈、附运气散寒，桔梗祛胸膈之满，乌药顺中下二焦之气，枳壳、枳实上下分消其滞。不独无形者立散，即有形者渐除。

木香丸

【来源】《校注妇人良方》卷十五。
【组成】木香二钱　白术（炒）　人参　白茯苓各等分
【用法】上为末，面糊为丸，如绿豆大。每服三四十丸，熟水送下。
【主治】妊娠脾胃虚弱，饮食不消，肚腹膨胀，或呕吐泄泻。

和气饮

【来源】《广嗣纪要》卷九引李东垣方。
【别名】束胎和气饮（原书同卷）、束胎饮（《万氏女科》卷二）。

【组成】白术 黄芩各一钱半 大腹皮 枳壳（炒）各一钱 苏叶茎 砂仁（炒）各五分 炙草三分

【用法】水煎服。

【主治】子满。妊娠七八月，其妇奉养本厚，安居太过，胎元肥壮，温热内盛，腹大如鼓，腹满下坠，逼迫子户，坐卧不安。

【验案】子满 徐太和之妻，娠八月，得子满病，腹满，胎坠下迫，玉门大张，胞形外露，但伸卧不能坐，势危，脉两手俱大坚搏手。密斋诊之曰：乃双胎也。胎肥气弱，不能束约，故下坠耳。用本方加人参一钱、升麻（炒）三分，服三剂，胎复上而安。后生一男一女。

加减仓公下气汤

【来源】《古今医鉴》卷十二。

【组成】白芍 陈皮 茯苓 大腹皮 川芎 当归 香附 紫苏梗 前胡 厚朴 乌药 木香

【用法】上锉一剂。水煎，空心服。

【主治】妊娠心腹胀满者。

乌鳢鱼汤

【来源】《先醒斋医学广笔记》卷二。

【组成】白茯苓二钱 白术（炒）二钱五分 广橘红 木瓜 桑白皮（如法蜜炙）各二钱 紫苏叶一钱 秦艽（酒洗）三钱 生姜皮一钱五分

【用法】用大鳢鱼一枚，河水五碗，煎至三大碗，去鱼骨，滤清，始入前药，煎至一碗，服之。以愈为度。

【主治】妊娠腹胀满。

朴实六合汤

【来源】《医方集解》。

【组成】四物四两加厚朴 枳实（麸炒）各五钱

【主治】妊娠伤寒后，虚痞胀满，阳明本虚者。

和气饮

【来源】《嵩崖尊生全书》卷十四。

【组成】当归 川芎 白芍 人参 苏梗 陈皮 腹皮各六分 甘草三分 木香二分

【用法】《胎产心法》：水煎服。

【主治】妊娠心胃胀满。

防己汤

【来源】《女科指掌》卷三。

【组成】桑白皮 防己 茯苓 紫苏 木香 砂仁 姜皮

【用法】水煎服。

【主治】妊娠子满。

和气安胎饮

【来源】《胎产心法》卷上。

【组成】人参 白术（土炒） 当归（酒洗）各二钱 川芎 条芩各八分 陈皮 紫苏 炙草各四分 木香二分（磨汁冲服）

【用法】生姜为引，水煎服。

【主治】孕妇多怒，胸中胀满，用乌药、香附、砂仁顺气等药反加满闷者。

加味安胎饮

【来源】《叶氏女科证治》卷二。

【组成】白术（蜜炙）二钱 人参 当归 熟地黄 川芎 白芍 陈皮 苏叶 黄芩（蜜炙） 炙甘草各一钱 升麻五分（一方有砂仁）

【用法】加生姜三片，大枣二个，水一钟半，煎七分服。

【主治】妊娠六月，脾胃气虚不能承载，致胎作胀，或胀作痛。

达气和中汤

【来源】《胎产护生篇》。

【组成】姜皮一钱 大腹皮一钱（炒） 苏叶一钱 黄芩一钱 白术（土炒）一钱 砂仁八分 陈皮二钱 人参一钱

【用法】河水煎，空腹服，不拘时候。

【主治】妊妇腹胀满。

二十六、妊娠伤风

妊娠伤风，亦称妊娠感冒，是指妊娠期间感受外风出现表症的病情。《重订通俗伤寒论》："妊娠伤风，风邪乘虚袭入经中，身热自汗，倦怠恶风，胎孕不安。"《胎产心法》："妊娠伤风，皆由于天气寒暄不一，或暴寒暴热，人失防范，起居不慎，即鼻塞流涕，微嗽恶风，常作喷嚏，与伤寒之轻者相似。但伤寒恶寒，此则恶风有间耳。"治宜疏风解表，但须注意不可妄用寒凉辛散走窜之味。

芦根汤

【来源】方出《备急千金要方》卷二，名见《类证活人书》卷十九。

【组成】生芦根一升 知母四两 青竹茹三两 粳米五合

【用法】上锉。以水五升，煮取二升半，稍稍饮之。尽更作，愈止。

【主治】妊娠头痛壮热，心烦呕吐，不下食。

黄耆解肌汤

【来源】《袖珍方》卷四引《太平圣惠方》。

【别名】黄耆解肌散（《普济方》卷三三九）。

【组成】人参 黄耆 当归 川芎 甘草各五钱 芍药六钱

【用法】上锉。每服八钱，水二盏，煎至八分，去滓温服，不拘时候。

【主治】妊娠伤风自汗。

【加减】加苍术、生地黄亦可。

荆芥饮

【来源】《圣济总录》卷一五六。

【组成】荆芥穗 旋覆花 前胡（去苗）各三两 芍药 半夏（生姜汁制，去毒） 甘草各一两（炙） 麻黄（去节，煎，掠去沫，焙）一两半

【用法】上为粗末。每服三钱匕，水一盏，加生姜三片，煎至六分，去滓温服，不拘时候。

【主治】妊娠感风冷，咳嗽痰壅，头目昏痛。

白术汤

【来源】《宣明论方》卷十一。

【组成】白术三两 寒水石 当归 黄芩 芍药 人参 石膏 干葛 防风 缩砂 藿香 甘草 茯苓各一两 木香二两

【用法】上为细末。每服三钱，水一盏，加生姜三片，同煎至六分，去滓温服，一日三次。

【功用】养液润燥，开通结滞，令血昌盛。

【主治】妊娠血液虚衰瘦弱，难以运动，气滞痹麻，营卫不能宣通。

人参羌活汤

【来源】《女科百问》。

【组成】白茯苓 羌活 独活 前胡 芎穷 枳壳（炒） 桔梗 人参各一两 甘草（炙）半两 干葛 陈皮各一两

【用法】上为细末。每服三钱，水一盏，加生姜五片，大枣一枚，煎七分，去滓温服。

【主治】妊娠感冒，发热头疼，身体痛。

芎苏散

【来源】《济生方》卷七。

【组成】紫苏叶 川芎 白芍药 白术 麦门冬（去心） 陈皮（去白） 干葛各一两 甘草（炙）半两

方中干葛，《审视瑶函》作干姜。

【用法】上锉。每服四钱，水一盏半，加生姜五片，葱白二寸，煎至八分，去滓温服，不拘时候。

【功用】发散表邪。

【主治】妊娠外感风寒，浑身壮热，眼晕头旋者。

柴胡散

【来源】《医方类聚》卷二一二引《仙传济阴方》。

【组成】北柴胡三钱　地骨皮一钱　黄芩三钱　桂二钱　甘草三钱　京芥二钱

【用法】上锉。水煎服，仍服小柴胡汤三五帖。

【主治】妇人受胎杂病，阴阳相胜，寒热往来。

升膏散

【来源】《胎产指南》卷一。

【组成】葛根　石膏　升麻　柴胡　青黛

【主治】孕妇骨节疼痛。

【加减】痰多，加竹沥一盏、姜汁一匙。

参苏饮

【来源】《郑氏家传女科万金方》卷三。

【组成】人参　紫苏　枳壳　桔梗　干葛　前胡　桑皮　贝母　茯苓　甘草　橘红　生姜

【主治】妊娠感冒发热，头疼骨痛，半身不遂，呕吐痰涎。

【加减】咳嗽，加五味。

桂枝芍药汤

【来源】《重订通俗伤寒论》。

【组成】桂枝　芍药各一钱半　当归三钱　生姜二片　葱头三枚

【主治】妊娠营血不足，寒袭经中，身疼无汗，发热恶寒，脉浮弱者。

加味芎苏散

【来源】《胎产秘书》卷上。

【组成】紫苏　羌活　陈皮　麦冬各一钱　川芎　白芍各八分　干姜　生甘草各五分

【用法】加生姜二片，水煎服。

【主治】妊娠外感风寒，格于肌表，侵入脾胃，伤损荣卫，致憎寒发热，头疼眼痛，甚至心腹烦闷。

加味香苏散

【来源】《医略六书》卷二十八。

【组成】香附一两半　苏叶一两半　藿香三两　陈皮半两　甘草六钱　砂仁一两（炒）

【用法】上为散。每服三钱，水煎，去滓温服。

【主治】孕妇感冒，吐泻，脉浮者。

【加减】转筋，加木瓜；胎动，加白术；挟热，加黄连、白术；挟寒，加白术、炮姜。

【方论】妊娠先伤于暑，复感于风，风暑合邪，肝胃受病，故吐泻不已，胎因不安焉。香附调气解郁，苏叶理血疏风，藿香快胃祛暑，陈皮利气和中，砂仁醒脾安胎气，甘草缓中和胃气也。为散水煎，使风暑并解，则肝胃调和而吐泻无不止，胎孕无不安矣。

加减黑膏汤

【来源】《医略六书》卷二十八。

【组成】生地五钱　淡豉一钱半　连翘三钱　荆芥一钱半　甘草五分　葱白三枚

【用法】水煎，去滓温服。取微汗。

【主治】怀妊感冒发热，脉浮数者。

通闭汤

【来源】《医略六书》卷二十八。

【组成】枳壳一钱半（炒）　防风一钱半　甘草八分

【用法】水煎去滓，温服。

【主治】孕妇感冒，大便秘结，脉浮。

【方论】妊娠感冒，风邪直入大肠，而大便秘结，谓之风秘，胎孕因之不安。防风祛外邪以通风秘，枳壳泻滞气以疏肠结，甘草缓中和胃也。水煎温服，使风邪外解则滞气通行，而津液四布，胎得所安，岂有大便秘结之患乎？

散寒救胎汤

【来源】《叶氏女科证治》卷二。

【组成】人参一两　白术（蜜炙黄）二两　肉桂　干姜（炒）　炙甘草各一钱

【用法】水二钟，煎至七分服。

【主治】妊娠中寒。妊娠临月忽感少阴风邪恶寒，蹲卧，手足厥冷。

葱苏散

【来源】《医级》卷七。
【组成】苏叶　葱白　生姜　川芎
【主治】胎前产后感邪，表症悉具者。

和胎败毒散

【来源】《会约医镜》卷十四。
【组成】人参　羌活　前胡　柴胡　白苓　甘草　川芎　枳壳　桔梗　黄芩　白术　苏叶　葛根　葱白各一钱
【用法】生姜为引，水煎，热服。得汗而解。
【主治】妊娠伤寒，天行时气，传染初起，并一切感冒。

东邻饮

【来源】《产科发蒙》卷二。
【组成】人参　白术　陈皮　贝母　茯苓　桔梗　紫苏　黄芩　前胡　粉草　桑白皮各等分
【用法】水煎，温服。
【主治】妊娠伤风咳嗽，腹中吊痛，痰壅喉音不清，头晕目眩。

紫苏饮

【来源】《妇科胎前产后良方注评》。
【组成】紫苏八分　枳壳六分　黄芩（炒）七分　柴胡六分　川芎八分　陈皮四分　茯苓五分　防风六分　当归六分　甘草四分　生姜三片
【用法】水煎服。
【功用】发散风邪。
【主治】胎前伤风而见恶寒发热头痛者。

【方论】本条所用紫苏饮，系《太平惠民和济局方》香苏散加味。方中香苏散为治四时温疫伤寒主方，柴胡、黄芩、防风疏风解表，当归、川芎、枳壳、香附、陈皮、生姜理气和中，养血安胎，茯苓、甘草健脾益气，合用之可使风寒得解而胎元自固，药虽平淡而方法合拍，可用于妊娠伤风而见恶寒发热头痛诸症者。

和胎饮

【来源】《理瀹骈文》。
【组成】紫苏　黄芩　白术　甘草
【用法】水煎，外抹胸背。
【主治】妊娠感受风寒。
【加减】太阳经，加羌、防、芎、藁、葱、姜；自汗者，去葱，加白芍。

加味葱豉汤

【来源】《中医妇科治疗学》。
【组成】炒荆芥　香豉各二钱　艾叶三钱　桑枝五钱　广皮二钱　葱白一根
【用法】水煎，温服。
【功用】疏解表邪。
【主治】感受风寒，妊娠腹痛，头身俱痛，恶寒无汗，胸闷不舒，舌淡苔白，脉浮。

和营汤

【来源】《中医妇科治疗学》。
【组成】归身二钱　白芍三钱　桂枝一钱　艾叶三钱　甘草一钱
【用法】水煎，温服。
【功用】养血散寒。
【主治】妊娠素体血虚，感受风寒，面色淡黄，少腹时痛，头痛，间有恶寒，苔白，脉浮少力。

二十七、妊娠伤寒

妊娠伤寒，是指妊娠期间伤于风寒而出现以恶寒、发热、鼻塞、头痛、身痛等为主要临床表现的病情。《诸病源候论》："妊娠伤寒候：冬时严寒，人体虚而为寒所伤，即成病为伤寒也。轻者啬啬恶寒，吸吸发热，微咳鼻塞，数日乃止；重者头痛体疼，憎寒壮热。久不歇，亦伤胎也。"本病成因多为孕妇平素体弱，孕后聚血养胎，经络、脏腑失荣，又适逢严寒，为寒邪侵入而致。治宜发散外寒。

石膏大青汤

【来源】方出《备急千金要方》卷二，名见《张氏医通》卷十五。

【组成】石膏八两 前胡 栀子仁 知母各四两 大青 黄芩各三两 葱白（切）一升

【用法】上锉。以水七升，煮取二升半，去滓，分五次服。别相去如人行七八里再服。不利。

【功用】《张氏医通》：散邪安胎。

【主治】妊娠伤寒，头痛壮热，肢节烦疼。

苏木汤

【来源】《妇人大全良方》卷十四引《广济方》。

【组成】赤芍药 橘红 黄芩 黄连 甘草 苏木等分

【用法】上锉。每服五钱，水一盏，煎至六分，去滓温服。汗出愈。

【主治】妊娠伤寒，或中时行，洒淅作寒，振慄而悸，或加哕者。

【加减】若胎不安，兼服阿胶汤。

栀子五物汤

【来源】《类证活人书》卷十九引《广济方》。

【别名】栀子五物散（《普济方》卷三三九）。

【组成】栀子 前胡 知母各二两 黄芩一两 白石膏四两

【用法】上锉，如麻豆大。每服抄五钱匕，用水一小盏半，煎至一盏，去滓服。

【主治】妊娠伤寒，头痛壮热。

前胡七物汤

【来源】方出《外台秘要》卷三十三引《广济方》，名见《类证活人书》卷十九。

【别名】前胡汤（《妇人大全良方》卷十四）。

【组成】前胡 知母各三两 石膏五两 大青 黄芩 栀子各一两 葱白（切）一升

《妇人大全良方》有甜竹茹三分。

【用法】上切。以水七升，煮取一升三合，绞去滓，分三服。服后相去如人行七八里久，再服。

【主治】妊娠伤寒，头痛壮热，肢节烦疼。

【宜忌】忌热面、羊肉。

人参散

【来源】《太平圣惠方》卷七十四。

【别名】麦门冬汤（《类证活人书》卷十九）。

【组成】人参一两（去芦头） 石膏一两 前胡二分（去芦头） 子芩三分 麦门冬半两（去心）葛根半两（锉）

【用法】上为散。每服二钱，以水一中盏，加生姜半分，大枣三枚，淡竹茹一合，煎至六分，去滓，不拘时候温服。

【主治】妊娠三两月，伤寒壮热，呕逆头疼，不思饮食，胎气不安。

大腹皮散

【来源】《太平圣惠方》卷七十四。

【组成】大腹皮三分（锉） 前胡三分（去芦头）厚朴一两（去粗皮，涂生姜汁，炙令香熟） 鸡苏茎叶三分 木香半两 枳实三分（麸炒微黄） 白术三分 桑根白皮三分（锉） 赤芍药半两 续断半两 茯神三分 甘草半两（炙微赤，锉）

【用法】上为散。每服三钱，以水一中盏，加生姜半分，煎至六分，去滓稍热服，不拘时候。

【主治】妊娠四月伤寒，胃中有冷，心中欲呕，胸膈烦闷，不思饮食，时有虚热；或小便淋，脐下急满；或头项强痛，有时胎上迫心，心中烦闷。

升麻散

【来源】《太平圣惠方》卷七十四。

【组成】川升麻一两 苍术一两（锉，微炒） 黄芩半两 麦门冬一两（去心） 大青半两 石膏二两 麻黄一两（去根节）

【用法】上为散，每服四钱，以水一中盏，加生姜半分，淡竹叶二七片，煎至六分，去滓，不拘时候温服。

【主治】妊娠伤寒，头痛身体壮热，及四肢不利。

升麻散

【来源】《太平圣惠方》卷七十四。

【组成】川升麻一两 柴胡一两（去芦头） 葛根半两（锉） 知母半两 石膏三两 大青二分 栀子仁二分 甘草一分（炙微赤，锉）

【用法】上为散。每服四钱，以水一中盏，加葱白五寸，煎至六分，去滓，不拘时候温服。

【主治】妊娠伤寒，百节疼痛，壮热心躁。

丹参散

【来源】《太平圣惠方》卷七十四。

【组成】丹参 当归（微炒，锉） 人参（去芦头） 麻黄（去根节） 艾叶（微炒） 阿胶（捣碎，炒令黄燥） 甘草（炙微赤，锉）各半两

【用法】上为散。每服三钱，以水一中盏，加生姜半分，大枣二个，煎至六分，去滓温服，不拘时候。

【主治】妊娠三两月，伤寒头痛，壮热呕逆。

石膏散

【来源】《太平圣惠方》卷七十四。

【组成】石膏一两 人参一两（去芦头） 麦门冬一两（去心） 细辛半两 杏仁一两（汤浸，去皮尖双仁，麸炒微黄） 柴胡一两（去苗） 赤芍药一两 甘草半两（炙微赤，锉） 葵子二分

【用法】上为散。每服四钱，以水一中盏，加生姜半分，煎至六分，去滓，不拘时候温服。

【主治】妊娠十月伤寒，头痛壮热，咳嗽烦闷。

白术散

【来源】《太平圣惠方》卷七十四。

【别名】白术汤（《校注妇人良方》卷十四）。

【组成】白术一两 陈橘皮一两（汤浸，去白瓤，焙） 麦门冬一两（去心） 芎䓖一两 甘草半两（炙微赤，锉） 人参一两（去芦头） 半夏半两（汤浸七遍去滑） 前胡一两（去芦头） 赤茯苓一两

方中赤茯苓，《普济方》作"赤芍药"。

【用法】上为散。每服四钱，以水一中盏，加生姜半分，淡竹茹一分，煎至六分，去滓温服，不拘时候。

【主治】妊娠伤寒，烦热头痛，胎气不安，或时吐逆，不下食。

半夏散

【来源】《太平圣惠方》卷七十四。

【组成】半夏三分（汤浸七遍去滑） 旋覆花半两 当归三分（锉，微炒） 黄耆三分（锉） 人参三分（去芦头） 麻黄三分（去根节） 麦门冬三分（去心） 甘草一分（炙微赤，锉） 阿胶一两（捣碎，炒令黄燥）

【用法】上为散。每服三钱，以水一中盏，加生姜半分，煎至六分，去滓温服，不拘时候。

【主治】妊娠四五月伤寒，壮热头痛，心胸烦闷，呕吐痰涎，不思食。

芎䓖散

【来源】《太平圣惠方》卷七十四。

【组成】芎䓖三两 吴茱萸一分（汤浸十遍，焙干，微炒） 白术一两 当归三分（锉，微炒） 赤芍药二分 阿胶半两（捣碎，炒令黄燥） 半夏半两（汤洗七遍去滑） 前胡一两（去芦头） 枳实半两（麸炒微黄） 甘草一两（炙微赤，锉）

【用法】上为散。每服二钱，以水一中盏，加生姜半分，大枣三个，煎至六分，去滓温服，不拘时候。

【主治】妊娠九月，伤寒头痛壮热，心中烦闷，小腹冷疼。

百合散

【来源】《太平圣惠方》卷七十四。

【组成】百合 桔梗（去芦头） 贝母（煨微黄）

赤芍药　紫菀（洗去苗土）　桑根白皮（锉）　前胡（去芦头）　赤茯苓各一两　甘草半分（炙微赤，锉）

【用法】上为散。每服三钱，以水一中盏，加生姜半分，煎至六分，去滓服，不拘时候。

【主治】

1.《太平圣惠方》：妊娠七八月伤寒，烦热喘嗽，不欲食。

2.《医方类聚》引《王岳产书》：妊娠一月至十月份，伤寒烦热，咳嗽不欲食，胸前满闷。

麦门冬散

【来源】《太平圣惠方》卷七十四。

【组成】麦门冬一两（去心）　半夏三分（汤浸七遍去滑）　甘菊花一两　麻黄二两（去根节）　阿胶二分（捣碎，炒令黄燥）　人参二分（去芦头）　当归半两（锉，微炒）　甘草半两（炙微赤，锉）

【用法】上为散。每服三钱，以水一中盏，加生姜半分，煎至六分，去滓温服，不拘时候。

【主治】妊娠三四月，伤寒头痛，壮热吐逆，不思食。

芦根散

【来源】《太平圣惠方》卷七十四。

【组成】芦根一两（锉）　前胡一两（去芦头）　陈橘皮一两（汤浸，去白瓤，焙）　甘草半两（炙微赤，锉）　赤茯苓一两　半夏二两（汤浸七遍去滑）

【用法】上为散。每服三钱，以水一中盏，加生姜半分，大枣三个，煎至六分，去滓温服，不拘时候。

【主治】妊娠七八月，伤寒烦热，心胸妨闷，咳嗽呕逆，不下饮食。

赤芍药散

【来源】《太平圣惠方》卷七十四。

【组成】赤芍药一两　当归半两（锉，微炒）　白术一两　前胡一两（去芦头）　赤茯苓一两　枳壳一两（麸炒微黄，去瓤）　人参三分（去芦头）　厚朴半两（去粗皮，涂生姜汁炙令香熟）　甘草半

两（炙微赤，锉）

【用法】上为散。每服四钱，以水一中盏，加生姜半分，葱白五寸，煎至六分，去滓温服，不拘时候。

【主治】妊娠八月伤寒，头痛壮热，小便赤黄，心腹气胀，不思饮食。

赤茯苓散

【来源】《太平圣惠方》卷七十四。

【组成】赤茯苓　白术　麦门冬（去心）　人参（去芦头）　黄耆（锉）各一两　半夏半两（汤浸七遍去滑）

【用法】上为散。每服三钱，以水一中盏，加生姜半分，大枣三个，煎至六分，去滓温服，不拘时候。

【主治】妊娠十月，伤寒烦热，吐逆，不欲饮食。

杏仁散

【来源】《太平圣惠方》卷七十四。

【组成】杏仁二分（汤浸，去皮尖双仁，麸炒微黄）　甘草半两（炙微赤，锉）　干姜半两（炮裂，锉）　麦门冬一两（去心，焙）　五味子二分　紫菀半两（洗去苗土）　钟乳粉半分

【用法】上为粗散。每服三钱，以水一中盏，加大枣三个，煎至六分，去滓温服，不拘时候。

【主治】妊娠六月，伤寒，头痛壮热，咳嗽气急。

护胎救生散

【来源】《太平圣惠方》卷七十四。

【组成】浮萍草一两　川朴消一两　蛤粉一两　川大黄一分（锉碎，微炒）　蓝根一两（锉）

【用法】上为细散。水调封脐上。

【功用】安胎，解烦热。

【主治】妊娠伤寒热病。

金花散

【来源】《太平圣惠方》卷七十四。

【组成】川大黄一两（锉碎，微炒）　郁金一两

青橘皮一两（汤浸去白瓤，焙）　牵牛子二两（微炒）　甘草三分（炙微赤，锉）

【用法】上为细散。每服二钱，以生姜汤调下，不拘时候。以利便愈。

【主治】妊娠伤寒，加腹胀，大便不通，喘急。

细辛散

【来源】《太平圣惠方》卷七十四。

【组成】细辛三分　前胡一两（去芦头）　白术三两　诃黎勒皮三两　甘草半两（炙微赤，锉）　乌角一两（微炒）

【用法】上为散。每服三钱，水一中盏，煎至六分，去滓温服，不拘时候。

【主治】妊娠伤寒，心胸不利，壮热头痛。

枳实散

【来源】《太平圣惠方》卷七十四。

【组成】枳实一两（麸炒微黄）　麦门冬半两（去心）　陈橘皮五分（汤浸，去白瓤，焙）

【用法】上为散。每服三钱，以水一中盏，加生姜半分，葱白七寸，煎至六分，去滓温服，不拘时候。

【主治】妊娠伤寒，四日至六日以来，加心腹胀，上气，渴不止，食饮不多，腰疼体重。

厚朴散

【来源】《太平圣惠方》卷七十四。

【组成】厚朴一两（去粗皮，涂生姜汁，炙令香熟）　皂荚一两（去皮，涂酥炙令焦黄，去子）　甘草半两（炙微赤，锉）

【用法】上为细散。每服一钱，点好茶调下，不拘时候。

【主治】妊娠伤寒，头痛，身体烦热。

前胡散

【来源】《太平圣惠方》卷七十四。

【别名】旋覆花汤（《类证活人书》卷十九）。

【组成】前胡一两（去芦头）　旋覆花半两　白术三分　人参三分（去芦头）　麻黄三分（去根节）

黄芩二分　赤芍药半两　石膏一两　甘草半两（炙微赤，锉）

【用法】上为散。每服四钱，以水一中盏，入生姜半两，煎至六分，去滓温服，不拘时候。

【主治】妊娠伤寒，头目旋疼，壮热心躁。

前胡散

【来源】《太平圣惠方》卷七十四。

【组成】前胡一两（去芦头）　赤茯苓一两半　阿胶一两（捣碎，炒令黄燥）　芎䓖二两　当归三两（锉，微炒）　麦门冬一两（去心）　白术一两半　甘草三两（炙微赤，锉）　人参一两（去芦头）

【用法】上为散。每服三钱，以水一中盏，入生姜半分，大枣三枚，煎至六分，去滓温服，不拘时候。

【主治】妊娠三两月，伤寒头痛，烦热呕哕，胎气不安。

前胡散

【来源】《太平圣惠方》卷七十四。

【组成】前胡一两（去芦头）　子芩一两　贝母一两（煨令微黄）　麦门冬一两（去心）　半夏半两（汤浸七遍去滑）　人参一两（去芦头）　赤茯苓一两　木香半两　陈橘皮一两（汤浸，去白瓤，焙）　甘草半两（炙微赤，锉）

【用法】上为散。每服三钱，以水一中盏，入生姜半分，煎至六分，去滓温服，不拘时候。

【主治】妊娠伤寒头痛，身体烦热，胸胁气滞，呕逆不止。

柴胡散

【来源】《太平圣惠方》卷七十四。

【组成】柴胡一两（去苗）　黄芩半两　人参半两（去芦头）　赤芍药半两　甘草半两（炙微赤，锉）　犀角屑半两　半夏半两（汤洗七遍去滑）　麦门冬半两（去心）

【用法】上为散。每服四钱，以水一中盏，加生姜半两，大枣三枚，煎至六分，去滓温服，不拘时候。

【主治】妊娠伤寒，外证未去，身体重，发热恶寒，肢节烦疼，微呕，心下支满。

柴胡散

【来源】《太平圣惠方》卷七十四。
【组成】柴胡一两（去苗） 续断一两 芎藭三分 当归半两（锉，微炒） 白术一两 赤芍药一两 厚朴一两（去粗皮，涂生姜汁炙令香熟） 枳壳三两（麸炒微黄，去瓤） 甘草半两（炙微赤，锉）
【用法】上为散。每服三钱，以水一中盏，加生姜半分，煎至六分，去滓温服，不拘时候。
【主治】妊娠七八月伤寒，头痛壮热，心腹虚胀，四肢少力。

柴胡散

【来源】《太平圣惠方》卷七十四。
【组成】柴胡二两（去芦头） 黄芩一两 石膏一两 阿胶二两（捣碎，炒令黄燥） 麦门冬三两（去心） 甘草半两（炙微赤，锉）
【用法】上为散。每服四钱，以水一中盏，加生姜半分，大枣三枚，煎至六分，去滓温服，不拘时候。
【主治】妊娠伤寒，壮热，心烦头痛。

通表散

【来源】《太平圣惠方》卷七十四。
【组成】麻黄一两半（去根节） 赤芍药二两 甘草半两（炙微赤，锉）
【用法】上为散。每服四钱，以水一中盏，入生姜半两，枣三枚，煎至六分，去滓温服，不拘时候。
【主治】妊娠五月、六月或七月，卒患伤寒，烦热，四体疼痛，不得安卧。

麻黄散

【来源】《太平圣惠方》卷七十四。
【组成】麻黄一两（去根节） 桂心一两 甘草半两（炙微赤，锉） 赤芍药一两 石膏二两 柴胡一两（去苗）

【用法】上为散。每服三钱，以水一中盏，加生姜半分，煎至六分，去滓温服，不拘时候。
【主治】妊娠五月六月，伤寒头疼，壮热，四肢烦疼。

麻黄散

【来源】《太平圣惠方》卷七十四。
【组成】麻黄一两（去根节） 前胡一两（去芦头） 人参一两（去芦头） 赤芍药一两 知母一两 石膏二两 黄芩一两 桔梗一两（去芦头）
【用法】上为散。每服四钱，以水一中盏，加葱白五寸，生姜半分，大枣三枚，煎至六分，去滓温服，不拘时候。
【主治】妊娠伤寒，头痛壮热，肢节烦疼。

犀角散

【来源】《太平圣惠方》卷七十四。
【组成】犀角屑半两 柴胡一两（去苗） 栀子仁半两 茅苨一两 石膏三两 甘草半两（炙微赤，锉）
【用法】上为散。每服四钱，以水一中盏，加淡竹茹一分，煎至六分，去滓温服，不拘时候。
【主治】妊娠伤寒，壮热头疼躁闷。

豉 汤

【来源】《太平圣惠方》卷九十七。
【组成】豉一合 葱白一握（去须，切） 生姜一两（切）
【用法】上药以水一大盏，煮至六分，去滓，分二次温服。
【主治】妊娠伤寒头痛。

风湿六合汤

【来源】《袖珍方》卷四引《太平圣惠方》。
【组成】四物汤四两 防风 苍术（制）各七钱
【主治】妊娠伤寒，中风湿之气，肢节烦疼，脉浮而热，头痛，太阳标病者。

琥珀六合汤

【来源】《医学纲目》卷三十三引《太平圣惠方》。

【组成】四物汤四两 琥珀 茯苓各五钱

【用法】《医钞类编》：每次五钱，水煎服。

【主治】妊娠伤寒，太阳本病，小便赤如血状。

安胎枳实散

【来源】《医方类聚》卷二二七引《川玉集》。

【组成】枳实二分（炒） 艾叶 阿胶（炙） 前胡 芍药 石韦（去皮）各一分

【用法】上为散。每服一钱，加糯米一撮，葱白两茎（拍破），水一盏半，煎至一盏，去滓温服。

【主治】妇人妊娠伤寒，至五六日未愈，心腹上气，焦渴不止，食饮不下，腰疼体重。

阿胶散

【来源】《博济方》卷四。

【别名】阿胶汤（《圣济总录》卷一五六）。

【组成】大独头蒜一个（以秋瓜蔓裹，外用黄泥固济，以炭火二斤烧令通红，放冷打开，取出细研，如未有瓜蔓，但只以瓜根半两代之） 羌活 独活 苍术（米泔浸一宿，去粗皮，焙） 紫菀 白术 人参 附子（炮，去皮脐） 阿胶各一分 甘草半两（炙）

【用法】上为细末。每服一大钱，水一盏，加连须葱白一寸，同煎至七分，温服，如人行十里许，服第二次。第三次服尽，便以冷水漱口一二十遍，漱罢，以衣温盖，汗出大妙。

【功用】安胎出汗。

【主治】妊娠伤寒。

白术散

【来源】《苏沈良方》卷十。

【别名】白术汤（《圣济总录》卷一五六）、保安白术散（《卫生宝鉴》卷十八）。

【组成】白术 黄芩各等分（新瓦上同炒香）

【用法】上为散。每服三钱，水一中盏，加生姜三片，大枣一个（擘破），同煎至七分。但觉头痛发热，便可二三服，即愈。

【功用】安胎，益母子。

【主治】妇人妊娠伤寒，头痛发热。

【宜忌】四肢厥冷阴证者未可服。

护胎白药子散

【来源】方出《证类本草》卷九引《经验后方》，名见《普济方》卷三三九。

【组成】白药子不拘多少

【用法】上为末。用鸡子清调摊于纸花上，可碗口大，贴在脐下胎存生处，干即以温水润之。

【功用】护胎。

【主治】妊娠伤寒。

阿胶散

【来源】《伤寒总病论》卷六。

【组成】阿胶末一钱

【用法】竹沥调下。无竹沥，用小麦、竹叶煎汤调下。

【主治】妊娠伤寒，大热甚，胎不安者。

牵牛散

【来源】《伤寒总病论》卷六。

【组成】大黄 郁金 青橘皮各一两 甘草三分 牵牛子（取末）二两

【用法】上为细末。每服二钱，生姜汤调下，不拘时候。利为度。

【主治】妊娠伤寒，腹胀，大便不通，喘急。

黄耆人参汤

【来源】《伤寒总病论》卷六。

【组成】黄耆 人参 半夏 陈橘皮 麦门冬 当归 赤茯苓各半两

【用法】上为粗末。每服四钱，水二盏，加生姜三片，煎七分，去滓，下阿胶末一小匕。温与之，每日三四次。

【功用】安胎。

【主治】妊娠伤寒，服汗下诸药，热已退，觉气虚不和者。

橘皮枳实汤

【来源】《伤寒总病论》卷六。

【组成】枳实　麦门冬各三分　陈橘皮一两

【用法】上为粗末。每服五钱，水一盏半，加生姜四片，煎八分，去滓温服。

【主治】妊娠伤寒，四五日以上，心腹胀，渴不止，腰痛重。

升麻六物汤

【来源】《类证活人书》卷十九。

【组成】升麻　栀子仁各二两　大青　杏仁（去皮尖）　黄芩各一两半

　　《医学正传》有甘草。

【用法】上锉，如麻豆大。每服五钱，水一盏半，加葱白三茎，煎至一盏，去滓温服。

【主治】

　　1.《类证活人书》：妊娠七月伤寒，壮热，赤斑变黑、溺血。

　　2.《普济方》：口疮赤烂。

葱豉汤

【来源】《圣济总录》卷二十二。

【组成】葱白二茎（细切）　豉一合　蜀椒四十九粒（去目并闭口，炒出汗）

【用法】上为粗末。以水三盏，煎至二盏，去滓，顿热服。汗出愈，未愈更煎服。

【主治】

　　1.《圣济总录》：疫疠病始得之，头疼壮热。

　　2.《普济方》：妊娠七月，伤寒壮热，赤斑变为黑斑，溺血。

白术汤

【来源】《圣济总录》卷一五六。

【组成】白术一两　麻黄（去节，先煎，掠去沫，焙）三两　石膏　葛根（锉）　何首乌　甘草（炙）各一两

【用法】上为粗末。每服三钱匕，水一盏，加葱白一寸，煎取七分，去滓温服，不拘时候。

【主治】妊娠伤寒，壮热憎寒，头疼体痛。

白散子

【来源】《圣济总录》卷一五六。

【组成】白药子不拘多少（为末）

【用法】用鸡子清调涂在纸花上，纸可碗口大，贴在脐下胎存处，干即以温水润之。

【功用】护胎。

【主治】妊娠伤寒。

异功汤

【来源】《圣济总录》卷一五六。

【组成】麻黄（去根节，先煎，掠去沫，焙）四两　苍术（米泔浸一宿，锉，焙）　白术各二两（米泔浸一宿，锉，焙）　芎藭　甘草（炙黄）各一两半

【用法】上为粗末。每服三钱匕，水一盏，入葱白二寸，煎至七分，去滓，通口服，每日三次。

【功用】安胎和气。

【主治】妊娠伤寒，头痛体疼。

前胡汤

【来源】《圣济总录》卷一五六。

【组成】前胡（去芦头）　细辛（去苗叶）　芎藭　麻黄（去根节，先煎，掠去沫，焙）　杏仁（去皮尖双仁，炒黄色）　枳壳（去瓤，麸炒）　防风（去叉）　泽泻　芍药各三两　茯神（去木）四两　白术　旋覆花各二两　甘草（擘破，炙）　干姜（炮裂）各二两半　半夏三两（水煮三五十沸，薄切放干，入生姜汁拌，炒黄色）

【用法】上为粗末。每服三钱匕，水一盏，入葱白一寸，同煎至六分，去滓，稍热服，不拘时候。

【主治】妊娠伤寒，头痛恶寒，浑身壮热。

前胡汤

【来源】《圣济总录》卷一五六。

【组成】前胡（去芦头）　升麻　麻黄（先煮，掠

去沫，焙） 人参 羚羊角（镑） 白术各一两 陈橘皮（去白，炒）三分 甘草（炙）一分

【用法】上为粗末。每服三钱匕，水一盏，入葱白一寸，生姜三片，煎至七分，去滓，稍热服，不拘时候。

【主治】妊娠伤寒，憎寒发热，头痛身疼。

前胡汤

【来源】《圣济总录》卷一五六。

【组成】前胡（去芦头） 白术 人参 石膏（碎） 黄芩（去黑心）各二两

【用法】上为粗末。每服三钱匕，水一盏，入葱白一寸，同煎至六分，去滓，空心、食前温服。

【主治】妊娠伤寒，头疼壮热。

前胡汤

【来源】《圣济总录》卷一五六。

【组成】前胡（去芦头） 黄芩（去黑心） 石膏（碎） 阿胶（炙燥）各一两

【用法】上为粗末。每服三钱匕，水一盏，煎六分，去滓温服，不拘时候。

【主治】妊娠伤寒，头痛壮热。

柴胡汤

【来源】《圣济总录》卷一五六。

【组成】柴胡（去苗） 白术各一两（米泔浸半日，炒） 芎䓖 当归（焙干） 芍药 防风（去叉） 赤茯苓（去黑皮）各一分 黄耆（细锉） 生干地黄（焙）各半两

【用法】上为粗末。每服三钱匕，水一盏，加大枣二枚（擘破），生姜三片，煎六分，去滓温服，不拘时候。

【主治】妊娠伤寒，憎寒壮热，头痛体疼。

麻黄汤

【来源】《圣济总录》卷一五六。

【组成】麻黄（去节，先煎，掠去沫，焙） 苍术各三两 白术一两 陈橘皮（去白，炒）二两

甘草（炙）一两

【用法】上为粗末。每服三钱匕，以水一盏，加葱白一寸，盐豉七枚，煎至七分，去滓温服，不拘时候。

【主治】妊娠伤寒，发热恶寒，身体疼痛。

当归汤

【来源】《圣济总录》卷一五九。

【别名】桂枝加芍药当归汤（《云岐子保命集》卷下）、当归散（《普济方》卷三五七）、桂枝芍药当归汤（《证治准绳·伤寒》卷七）。

【组成】当归（切，焙） 芍药（锉） 桂（去粗皮）各一两

【用法】上为粗末。每服三钱匕，水一盏，煎至七分，去滓温服，不拘时候。

【主治】

　　1.《圣济总录》：产后胞衣不下。
　　2.《云岐子保命集》：妇人有孕伤寒，脉浮头重、自利，腹中切痛。

葱豉汤

【来源】《圣济总录》卷一九〇。

【组成】豉一合 葱白一握（去须，切） 生姜一两（切）

【用法】上以水一大盏，煮至六分，去滓，分二服。

【主治】妊娠伤寒头痛。

大胜金丸

【来源】《鸡峰普济方》卷十五。

【组成】牡丹 藁本 人参 白术 白芷 白薇 白茯苓 当归 赤石脂 白芍药 甘草 川芎 没药 延胡索各一两 桂二两

【用法】上为细末，炼蜜为丸，如弹子大。每服一丸，空心温酒送下。

【功用】保养冲任，顺政子道，温中益气，进美饮食。

【主治】妊娠风冷，气血劳伤，头旋体瞤，怔忪惊悸，寒热往来，心腹胁痛，肢节烦倦，赤白带下，胎气不宁，难产疼痛，及产后一切病。

乌药丸

【来源】《鸡峰普济方》卷十六。

【组成】乌药一两（别为细末） 白垩三两 乳香半两

【用法】上同研匀。每服二钱，不拘时以糖水调下。

本方方名，据剂型当作"乌药散"。

【主治】妊娠伤寒，内热烦躁，胎动不安，致喘躁不能卧，及有所下。

逼毒散

【来源】《宣明论方》卷十。

【组成】甘草一两 苍术二两

【用法】同为粗末。每服四钱，水一盏，加葱白五寸，豉五十粒，同煎至六分，去滓热服。并二三服，取微汗。

【主治】孕妇伤寒当汗者。

罩胎散

【来源】《三因极一病证方论》卷十七。

【组成】卷荷叶（嫩者，焙干）一两 蚌粉花半两

【用法】上为末。每服二钱，入蜜少许，食前以新汲水调下。

《永类钤方》：多合涂腹上尤妙。

【主治】妊娠伤寒，大热，闷乱燥渴，恐伤胎脏。

人参六合汤

【来源】《医垒元戎》。

【组成】四物汤四两 人参 五味子各五钱

【主治】妊娠伤寒，汗下后，咳嗽不止者。

【方论】《济阴纲目》：以咳嗽而用人参、五味，人皆难之，此重在汗下后三字。

升麻六合汤

【来源】《医垒元戎》。

【别名】升翘六合汤（《医级》卷九）。

【组成】四物汤四两加升麻 连翘各七钱

【主治】

1.《医垒元戎》：妊娠伤寒，下后过经不愈，温毒发斑如锦纹。

2.《医级》：妊娠时感，经热郁而不解，咽疼耳聋，咳逆热渴，见疹见斑，及热欲传而表仍在者。

石膏六合汤

【来源】《医垒元戎》。

【组成】四物汤四两 石膏 知母各五钱

【主治】妊娠伤寒，身热大渴，蒸蒸而烦，脉长而大者。

四物大黄汤

【来源】《医垒元戎》。

【组成】当归 川芎 熟地黄 芍药 生地黄 酒浸大黄

【用法】上为粗末，水煎服。

【主治】妊娠伤寒蓄血。

附子六合汤

【来源】《医垒元戎》。

【别名】桂枝六合汤（《伤寒全生集》卷三）、桂附六合汤（《伤寒广要》卷七）、六合汤（《玉机微义》卷四十九）、四物汤（《济阴纲目》卷三）。

【组成】四物汤四两，加附子（炮，去皮脐）、肉桂各半两。

【用法】《玉机微义》：上锉。每服五钱，水煎，食前服。

【主治】

1.《医垒元戎》：妊娠伤寒，四肢拘急，身凉微汗，腹中痛，脉沉而迟。

2.《玉机微义》：妇人赤白带下，脉沉微，腹痛或阴中痛。

3.《伤寒全生集》：阴证下血，紫黑如豚肝。

【方论】《成方切用》：桂、附虽辛热动胎之药，然寒证用之，适所以安胎。

表实六合汤

【来源】《医垒元戎》。

【组成】四物汤四两　麻黄　细辛各五钱

【主治】妊娠伤寒，头痛，身热无汗，脉浮紧，太阳经病。

【方论】《医方集解》：此足太阳药也。凡妇人伤寒，六经治例皆同，有怀妊者，则以安胎为主，药中有犯胎者，则不可用也。海藏皆以四物为君，养血安胎，余同伤寒例分证而治，麻黄、细辛发汗解表，故加用之，治表实无汗者。

表虚六合汤

【来源】《医垒元戎》。

【组成】四物汤四两　桂枝　地骨皮各七钱

【主治】妊娠伤寒，中风表虚，自汗，头痛项强，身热恶寒，脉浮而弱大者。

栀子六合汤

【来源】《医垒元戎》。

【组成】四物汤四两　栀子　黄芩各半两

【用法】上为粗末。水煎服。

【主治】妊娠伤寒，汗下后，不得眠者。

茯苓六合汤

【来源】《医垒元戎》。

【组成】四物汤四两　茯苓　泽泻各五分

【主治】妊娠伤寒，小便不利。

柴胡六合汤

【来源】《医垒元戎》。

【别名】柴胡四物汤（《医宗金鉴》卷七十四）。

【组成】四物汤四两　柴胡　黄芩各七钱

【主治】

1. 《医垒元戎》：妊娠伤寒，胸胁满痛而脉弦，少阳也；产妇头昏项强。

2. 《丹溪心法》：妇人经行身热，脉数头昏。

3. 《伤科汇纂》：烦躁胁痛，蓄血呕血。

芍药汤

【来源】《云岐子保命集》卷下。

【别名】本方方名，《医方类聚》引作"芍药散"。

【组成】芍药　白术各一两　甘草　茯苓各五钱　黄耆二两

【用法】上锉细。每服一两，水煎服。

【主治】妇人妊娠伤寒，邪入太阴，自利腹中痛，食欲不下，脉沉者。

柴胡散

【来源】《云岐子保命集》卷下。

【组成】柴胡　前胡　川芎　当归　人参　芍药　粉草　生地黄各等分

　　《医方类聚》引《徐氏胎产方》有葱白三根。

【用法】上为细末。每服三钱，加生姜三片，大枣三枚，水煎服。

【主治】

1. 《云岐子保命集》：孕妇伤寒。

2. 《医方类聚》引《徐氏胎产方》：妊娠伤寒，头痛项强，身热口干，胸胁疼。

【加减】要出汗，加葱。

防风汤

【来源】《普济方》卷三三八。

【组成】防风（去芦，炒）　藁本（去芦）　独活（去芦）　细辛（去叶）　甘草　阿胶（炒令沸燥）各等分

【用法】上锉。每服三钱，水一盏煎，热服之。

【主治】妊娠身痛。

黄龙汤

【来源】《云岐子保命集》卷下。

【组成】小柴胡汤减半夏

【主治】产前寒热。

郑氏大安散

【来源】《永类钤方》卷十八。

【组成】麻黄（去节） 干姜（炮） 山茵陈 甘草（炙）各一钱 石膏（炒）二钱 干葛 川芎 白术各三钱 人参二分半

【用法】上锉，作三服。加葱白三寸，水煎服。

【主治】妊娠伤寒，浑身壮热，眼晕头旋。

沉香万应丸

【来源】《普济方》卷三二八。

【组成】沉香（另研） 没药（细研） 茯苓（去粗皮） 川芎 当归（去芦） 官桂（去皮） 白术 白芷 白薇 玄胡索 牡丹皮 赤石脂 藁本（去芦头） 赤芍药

【用法】上为细末，炼蜜为丸，每钱十丸。每服十丸，嚼，空心以温酒送下。妇人妊娠伤寒，身浮肿大者，以麻黄汤送下；妊娠打扑损伤，或宿积冷物，动胎不安，腹痛不止，月水不调，或前或后，或多或少，产前一切诸虚百损，用酒送下；或难产，或血逆血运，以当归汤送下；死胎在腹，或胎衣不下，以温酒送下；恶物过多，以当归汤送下；恶物不行，以红花汤送下；自幼年无孕，每日一次，至一个月，便有神验。

【主治】妊娠伤寒，诸虚百损，或气滞不匀，饮食不化，遍身走疼。

前胡汤

【来源】《奇效良方》卷六十三。

【组成】前胡 白术各一钱半 黄芩二钱（炒） 栀子仁 知母 木香各二钱

【用法】上作一服。水二钟，加竹茹一块，葱白三寸，煎一钟，不拘时候服。

【主治】妊娠伤寒，头疼壮热，肢节烦疼。

柴胡散

【来源】《陈素庵妇科补解》卷三。

【组成】柴胡 黄芩 升麻 知母 陈皮 前胡 白术 云苓 麦冬 贝母 甘草 苍术 川芎 当归 紫苏 葱白

【主治】冬时严寒之气，身体虚弱为寒所伤，即发于冬而致妊娠正伤寒，轻则寒热微咳，鼻塞声重，重则头疼体痛，后或转为壮热，腰疼四肢沉重，甚则堕胎。

【方论】柴胡、葱、升、苍、芎皆解肌表之邪，从汗而散；芎、归、芩、术养血安胎；陈、贝、知、麦顺气清热，乃标本兼治意也。

柴芩退热汤

【来源】《陈素庵妇科补解》卷三。

【组成】柴胡 黄芩 紫苏 陈皮 川芎 当归 杜仲 茯苓 川断 甘草 前胡 荆芥 生姜 大枣

【主治】妇人妊娠寒热如疟。

【加减】热盛，加竹茹、麦冬；寒盛战栗，手足厥，加草果、白术、黄耆、黑姜。

芎归桂朴汤

【来源】《陈素庵妇科补解》卷四。

【组成】当归五钱 川芎三钱 肉桂一钱半 厚朴一钱半 枳壳二钱 红花一钱 葵子二钱 生脂麻三钱

【主治】妇人临产，由气血之虚，或初产畏惧，或脱衣受风，或冬月感寒，忽然寒战，即时发热。

【方论】临产寒战发热，纵有风寒，非坐草时可一旦去也。故只宜肉桂以温经散寒，厚朴温中降气，而主以佛手散，辅以冬葵子、红花、枳壳、脂麻以行血滑胎。

四味紫苏和胎饮

【来源】《万氏女科》卷二。

【组成】苏叶 条芩 白术各一钱半 甘草一钱

【用法】生姜为引，水煎，热服。汗出而解。

【主治】妊娠伤寒，恶寒、头痛、发热者。

【加减】恶寒、头痛、项强、腰脊痛，此病在太阳经，加羌活、藁本、川芎、防风各一钱，连须葱三根。

加味化斑汤

【来源】《万氏女科》卷二。

【组成】人参 知母各一钱 石膏二钱 甘草 黄芩 栀仁 生地各一钱 淡竹叶三片 豆豉半合

【用法】水煎，食远服。

【主治】妊娠伤寒，热病不解，遍身发斑，赤如锦文者。

三黄解毒汤

【来源】《广嗣纪要》卷十。

【组成】黄柏 黄芩 黄连 山栀 大黄各等分

【用法】水煎服。

【主治】妊娠伤寒五六日后，表邪悉罢，并无头疼恶寒之症，只烦躁发热大渴，小便赤，大便秘，或利下赤水，六脉沉实。

【加减】随五脏脉症加减。如烦满消渴，溲便难，尺寸脉沉弦有力，是肝经本脏受病，加当归一钱半，甘草五分，倍山栀；如腹胀满，谵妄，脉沉缓有力，是脾经本脏受病，加枳实（炒），厚朴（姜汁炒）各一钱半，倍大黄；如烦躁心痛，掌中热而哕，尺寸脉沉数有力，是心经本脏受病，加麦冬一钱，竹茹一团，倍黄连；如喘咳胸满，尺寸脉沉涩有力，是肺经本脏受病，加葶苈（炒）一钱，桔梗五分，倍黄芩；如下重，足胫寒而逆，尺寸脉沉而石，是肾经本脏受病，加干姜五分，熟地黄一钱半，倍黄柏。

加味竹叶汤

【来源】《广嗣纪要》卷十。

【组成】人参 麦冬 炙甘草 阿胶 生地黄各一钱 水竹叶十二片

【用法】粳米一合为引，水煎服。

【主治】

1.《广嗣纪要》：妊妇伤寒汗下后，热不除，属虚者。

2.《医略六书》：孕妇伤寒汗下后，虚烦，脉濡数者。

【方论】《医略六书》：妊妇伤寒汗下解后，津液暴亡，故虚烦不眠，胎孕因之不安焉。竹叶疗膈热以除烦，人参扶元气以生血，生地滋阴壮水，麦冬润燥清心，阿胶补阴益血，炙草缓中和胃也。水煎温服，使气阴内充，则虚热自化，而虚烦无

不退，胎孕无不安，何不眠之足患哉！

加味黄芩汤

【来源】《广嗣纪要》卷十。

【组成】黄芩二钱 白芍 白术 白茯苓 炙甘草 阿胶各一钱

【用法】用水一盏半，煎至一盏，后入阿胶，再煎至八分服。

【主治】

1.《广嗣纪要》：妊娠伤寒下后，协热而利不止，胎气损者。

2.《重订通俗伤寒论》：妊娠伤寒表解后，腹中不和，协热下利，胎不安，脉数者。

【方论】《医略六书》：方中黄芩清热安胎，白术健脾止利，白芍敛阴以固冲任，阿胶补阴以资血室，茯苓渗湿和脾，炙草缓中和胃。水煎温服，俾协热既化则脾气顿和而清阳无不敷布，脾运无不有权，何患下利不瘥，胎孕不安乎？

芎苏散

【来源】《医学入门》卷四。

【组成】川芎 陈皮 芍药 白术各八分 苏叶六分 干葛五分 黄芩 前胡 麦门冬各一钱 甘草三分

【用法】加生姜、葱白，水煎服。

【主治】孕妇伤寒，寒热头疼，身痛项背强。

柴胡枳壳汤

【来源】《医学入门》卷四。

【组成】柴胡一钱半 枳壳 黄芩 山栀 知母 麦门冬 干葛各一钱 大青 生地 石膏各二钱 升麻八分 甘草四分

【用法】水煎，温服。

【主治】孕妇伤寒，邪传于里，口渴烦热，腹满便闭，谵语，或发斑，昼夜不安。

【加减】大便闭甚，加大黄。

加减柴胡汤

【来源】《古今医鉴》卷十二。

【组成】 柴胡　黄芩　川芎　干葛　当归　紫苏
葱白　陈皮

【主治】 妊娠伤寒，头痛壮热，腰痛体重，甚至
坠胎。

坤元是保丹

【来源】《肯堂医论》卷下。

【组成】 飞青黛五钱　伏龙肝二两

【用法】 上为末。用井底泥调匀，涂脐上当孕处二
寸许，干则再涂。

【主治】 孕妇伤寒将欲堕胎。

【宜忌】 此丹只可施于伤寒，极热之症不可概施也。

加减当归六黄汤

【来源】《济阴纲目》卷九。

【组成】 当归身　黄耆（炙）　生地黄　黄芩　白
芷　阿胶珠　炙甘草各等分

【用法】 上用浮小麦一撮，煎汤去麦，下药五钱，
煎至七分，温服。

【主治】 妊娠伤寒发汗后，汗漏不止，胎气受损者。

黄龙四物汤

【来源】《济阴纲目》卷九。

【组成】 柴胡二钱　黄芩一钱半　人参　甘草　当
归　川芎　芍药　地黄各一钱

【用法】 上锉。水煎服。

【主治】

1.《济阴纲目》：妊娠伤寒愈后发热者。

2.《医略六书》：孕妇伤寒后，潮热，脉数濡
弦者。

【加减】 因于食者，加枳实。

【方论】《医略六书》：生地滋阴壮水，以济心火，
人参补气扶元以生肾水，柴胡解热疏邪，黄芩安
胎清热，当归养血荣经脉，白芍敛阴和营血，川
芎活血调营，甘草缓中和胃也。水煎温服，使血
气内充，则余热顿解，而潮热无不退，胎孕无不
安矣。

栀子金花汤

【来源】《张氏医通》卷十六。

【别名】 金花汤（《胎产心法》卷上）。

【组成】 黄连　黄芩　黄柏　栀子各一钱

【用法】 上以麻沸汤二升渍渍，须臾绞去滓，分二
次温服。

　　方中诸药用法原缺，据《胎产心法》补。

【主治】

1.《张氏医通》：热毒内蕴。

2.《胎产心法》：妊娠伤寒，发热大渴者。

加味竹叶汤

【来源】《重订通俗伤寒论》。

【组成】 淡竹叶三钱　北沙参三钱　鲜生地五钱
麦冬　炒阿胶各三钱　炙甘草五分

【主治】 妊娠伤寒汗下后，津液暴亡，虚烦不眠，
胎孕不安，脉濡数者。

羌活散

【来源】《重订通俗伤寒论》。

【组成】 羌活　生白术　防风　炒白芍　黄芩各一
两五钱　当归三两　白芷　川芎各一两　甘草六钱

【用法】 上为散。每服五钱，水煎，去滓温服。

【主治】 妊娠伤寒，侵表伤营，头痛发热，恶寒身
痛，胎孕不安，脉浮紧涩者。

【方论】《医略六书》：羌活散太阳之邪，白芷散阳
明之邪，白术健脾生血以安胎，当归养血荣经以
养胎，防风通肌解表，白芍敛营和血，黄芩清热
安胎，川芎活血行气，甘草缓中以和药也。为散
水煎，使寒邪外解，则营气调和，而身疼头痛无
不退，发热恶寒无不除，胎孕有不安者乎。

青黛石膏汤

【来源】《重订通俗伤寒论》。

【组成】 青黛一钱半　鲜生地二两　生石膏八钱
升麻六分　黄芩二钱　焦栀子三钱　葱头三枚

【用法】 水煎，去滓，温服。

【主治】 妊娠伤寒，热郁阳明，热极而发紫黑斑，

脉洪数者。

【方论】《医略六书》：妊娠伤寒，热郁阳明，热极而斑发紫黑，若不即治，胎殒在即，而命亦倾危。生地滋九地之阴以护胎，黄芩清九天之热以安胎，青黛清解郁热，石膏直清阳明，栀子清利三焦，升麻升散火热，葱白以通阳气而泄亢热也。水煎，温服，使极热顿解，则营阴暗滋，而斑黑自化，何胎孕之有不完哉。

香苏葱豉汤

【来源】《重订通俗伤寒论》。

【组成】制香附一钱半至二钱　新会皮一钱半至二钱　鲜葱白二三枚　紫苏一钱半至三钱　清炙草六分至八分　淡香豉三钱至四钱

【用法】水煎服。

【功用】理气发汗。

【主治】妊娠伤寒。

【方论】女子善怀，每多抑郁，故表无汗，以香苏饮为主方，盖香附为气中血药，善疏气郁；紫苏为血中气药，善解血郁；况又臣以葱、豉，轻扬发表；佐以陈皮理气，炙草和药，又气血调和，则表郁解而津津汗出矣。此为妊妇伤寒之主方，既能疏郁达表，又能调气安胎，血虚者可略加归、芍。

柴胡四物汤

【来源】《重订通俗伤寒论》卷二。

【组成】柴胡八分　仙半夏一钱　归身一钱　生白芍二钱　条芩八分　清炙草六分　生地一钱半　川芎七分

【功用】疏气和血。

【主治】妊妇邪陷入于足厥阴之肝络，寒热如疟，胸胁串痛，至夜尤甚者。

【方论】此方君以柴胡入经和气，即臣以川芎入络和血，妙在佐以归、地、白芍之养血敛阴，即使以半夏、甘草之辛甘化阳。庶几阴阳和，俾阴液外溢则汗出，而寒热胁痛自止矣。

香苏饮

【来源】《女科指掌》卷三。

【组成】香附　苏叶　陈皮　甘草　砂仁

【用法】加生姜，水煎服。

【主治】妊娠伤寒。

【加减】如太阳经，加羌活、防风；阳明经，加葛根、知母；少阳经，加柴胡。

加减当归六黄汤

【来源】《医略六书》卷二十八。

【组成】生地五两　黄耆三钱（蜜炙）　白芍半钱（炒）　白芒三钱（盐水炒黑）　炙草一钱半（黑）　当归三钱　阿胶三钱（麸炒）　黄芩一钱半　浮麦三钱

【用法】水煎，去滓温服。

【主治】孕妇伤寒发汗后，汗漏脉浮数者。

【方论】妊娠伤寒发汗后，余热内陷，卫气无所止息，以热主疏泄，故漏汗不止，胎孕不安焉。生地滋阴壮水以安胎，黄耆补气实卫以固表，当归养血以荣心，白芍敛阴以收汗，阿胶补阴以滋冲任，黄芩清热以安胎元，白芷行气于元府，炒黑亦能法湿除汗，甘草调气于脾胃，炙灰亦令燥湿缓中，更以浮麦凉心以止漏汗也。水煎温服，使气阴内充，则余热退藏，而营卫调和，汗漏自上，胎孕无不自安矣。

当归桂枝汤

【来源】《医略六书》卷二十八。

【组成】当归三钱　桂枝八分　白芍一钱半（酒炒）　甘草六分　煨姜二片　大枣三枚

【用法】水煎，去滓温服。

【主治】孕妇寒多热少，脉弦浮涩者。

【方论】妊娠营气大虚，寒邪得以逗留经中，故寒多热少，不烦不渴焉。当归益营气之虚，白芍敛营中之血，桂枝温经散寒，炙草缓中益胃，煨姜温胃以散寒邪，大枣缓中以益脾元也。水煎温服，使营气内充，则寒邪不复留恋，而寒热之往来顿解，胎孕无不自安矣。

全生救难汤

【来源】《叶氏女科证治》卷二。

【组成】人参　白术（蜜炙黄）各一两　附子（炮）一钱　炙甘草五分

【用法】水二钟，煎七分，待微冷服。

【主治】妊娠临月，感少阴风邪，恶寒踡卧，手足厥冷。

【加减】不应，加肉桂、干姜（炮）各一钱。

加味竹叶汤

【来源】《盘珠集》卷上。

【组成】生地　白芍　地骨皮　竹叶　茯苓　人参　浮小麦

【主治】妊娠伤寒汗下后，热不止。

白药子膏

【来源】《盘珠集》卷下。

【组成】白药子末

【用法】鸡子清调，摊纸上如碗大。贴于脐上，干则温水润之。

【主治】妊娠伤寒，恐毒气损胞。

辰砂安神丸

【来源】《盘珠集》卷下。

【组成】生地　当归　柏子仁（炒去油）　枣仁（去壳，炒）　茯神（去皮木）　竹茹　砂仁

【主治】胎前伤寒，心惊发热。

补心汤

【来源】《盘珠集》卷下。

【组成】人参　茯苓　炙甘草　熟地　当归　白芍（酒炒）　枣仁　麦冬　小麦

【主治】妊娠伤寒，心气虚不能主血。

回阳救产汤

【来源】《竹林女科》卷二。

【组成】人参　当归（酒洗）各一两　肉桂　干姜（炒）　炙甘草各一钱　白术（蜜炙黄）五钱

【用法】水二钟，煎七分服。

【主治】妊娠中寒。

和胎败毒散

【来源】《会约医镜》卷十四。

【组成】人参　羌活　前胡　柴胡　白苓　甘草　川芎　枳壳　桔梗　黄芩　白术　苏叶　葛根　葱白各一钱

【用法】生姜为引，水煎，热服。得汗而解。

【主治】妊娠伤寒，天行时气，传染初起，并一切感冒。

紫苏和胎饮

【来源】《会约医镜》卷十四。

【组成】紫苏　条芩　白术各一钱半　甘草一钱

【主治】妊娠伤寒，勿拘日数，但见恶寒，发热，头痛，病在表。

【加减】如恶寒，头痛，项强，腰脊痛，此病在足太阳膀胱经也，本方加羌活、藁本、川芎、防风各一钱，连须葱三根，姜引，热服得汗而解；如恶寒，却不发热，只头痛，鼻干，或项强，此病在阳明胃经也，本方加葛根、白芷、防风各一钱，葱白三根，淡豆豉一钱半，热服；如寒热往来，头眩，或呕，或心烦胁满，此病在足少阳胆经也，本方加柴胡、人参；呕，加半夏；胸胁满，加枳壳、桔梗各一钱；头眩，加川芎八分，姜枣引；如发热，恶寒，咳嗽甚者，此病在手太阴肺经也，本方加麻黄（去节）、杏仁（去皮）各一钱，葱白三根，姜引，以汗而解；如恶寒，无热，腹中痛，吐泻不解，手足厥冷者，此病在足太阴脾经也，本方加干姜（炒）一钱半，白芍（酒炒）一钱，姜枣引，热服；如恶寒，倦卧，发热，手足冷者，此病在足少阴肾经也，本方加独活、熟地各一钱半，北细辛，姜枣引；如恶寒，手足厥冷，唇口青，遍身头项痛，此病在足厥阴肝经也，本方加归身、吴茱萸（炒）、羌活各一钱，北细辛五分，连须葱白三根，姜引，热服。

二十八、妊娠热病

妊娠热病，是指妊娠期间，出现发热，热势较高，口渴便秘，舌红，脉数等为主要临床表现的病情。《诸病源候论》："妊娠热病候：冬时严寒，触冒伤之，藏于肌骨，夏至乃发，壮热，又为暑病。暑病，即热病也。此寒气蕴积，发即有毒。妊娠遇之，多致堕胎也。"治宜泻热安胎。

葛根一物饮

【来源】方出《备急千金要方》卷二，名见《类证活人书》卷十九。

【别名】葛根汤（《圣济总录》卷一三九）、葛根饮（《圣济总录》卷一四〇）、葛根汁（《小儿卫生总微论方》卷七）、葛根饮子（《小儿卫生总微论方》卷十五）、葛根汁饮（《产孕集》卷上）。

【组成】葛根汁二升

【用法】分三服，如人行五里进一服。

《类证活人书》：如无生葛，用干葛锉，煎浓汁服。

【主治】

1.《备急千金要方》：妊娠热病，大热烦闷。

2.《圣济总录》：金疮中风，水痉欲死；及一切金刃箭镞疮；及饮酒过度不醒。

3.《小儿卫生总微论方》：小儿伤寒衄血不止；热气，痞满腹胀；热渴久不止。

人参饮子

【来源】《太平圣惠方》卷七十四。

【组成】人参一两（去芦头） 竹茹一两 葛根一两（锉） 茅（芦）根一两（锉） 麦门冬一两半（去心） 知母三分

【用法】上锉细。每服一分，以水一中盏，加葱白三茎，煎至六分，去滓，不拘时候温服。

【主治】妊娠热病，壮热头痛，呕吐不下食，心烦闷。

大黄饮子

【来源】《太平圣惠方》卷七十四。

【别名】大黄饮（《校注妇人良方》卷十四）。

【组成】川大黄一两（锉碎，微炒） 知母三分 石膏一两（捣碎） 栀子仁半两 前胡一分（去芦头） 黄芩一两 赤茯苓三分 甘草半两（炙微赤，锉）

【用法】上锉细，拌令匀。每服半两，以水一大盏，加生地黄一分，煎至六分，去滓温服，不拘时候。

【主治】妊娠热病六七日，热入腹，大小便秘涩，烦热。

栀子仁饮

【来源】《太平圣惠方》卷七十四。

【别名】栀子石膏汤（《胎产秘书》卷上）

【组成】栀子仁一两 川升麻三两 黄芩一两 生地黄二两 大青二两 石膏三两（捣碎）

【用法】上为细末。每服半两，用水一中盏，入葱白七寸，豉四十九粒，煎至五分，去滓温服，不拘时候。

【主治】妊娠热病，斑出黑色，小便如血，气急胎欲落。

柴胡散

【来源】《太平圣惠方》卷七十四。

【组成】柴胡半两（去芦头） 大青三分 葛根半两（锉） 石膏一两 知母半两 栀子仁半两 川升麻三分 黄芩三分 甘草半两（炙微赤，锉）

《袖珍方》有茯苓，无黄芩。

【用法】上为散。每服四钱，以水一中盏，加葱白七茎，煎至六分，去滓，温服，不拘时候。

【主治】妊娠热病，发即背痠疼，头痛壮热。若不急疗，热势不止，多致损落。

凉膈散

【来源】《万氏女科》卷二引东垣方。

【组成】黄芩　黄连　栀仁（各酒炒）　连翘　桔梗　甘草各等分　薄荷叶半钱

【用法】上为散。水煎服。

【功用】清热。

【主治】

1.《万氏女科》引东垣方：妇人妊娠热病。

2.《保命歌括》引东垣方：瘟疫火热不解，伤寒余热不退，及六经火。

加减栀子五物汤

【来源】《古今医鉴》卷十二。

【组成】葛根　柴胡　香薷　石膏　栀子　前胡　黄芩　葱白　麦冬　陈皮　知母　甘草

【功用】安胎清热。

【主治】妊娠热病损胎者。

安妊进食汤

【来源】《简明医毂》卷七。

【组成】黄芩（条实者）　白芍药　白术各一两　砂仁五钱

【用法】分四剂。水煎服。

【主治】妊妇不食，胎气冲心，遍身疼痛欲死。

葛根汤

【来源】《胎产指南》卷一。

【组成】芦根一钱五分　葛根一钱五分　人参一钱

麦冬一钱　知母一钱　竹茹一丸　栀子一钱（炒）　葱白三寸

【用法】水煎服。

【主治】孕妇热病，呕吐不食，胸中烦躁。

柴葛安胎饮

【来源】《胎产心法》卷上。

【组成】柴胡　葛根　青黛各八分　石膏一钱五分　升麻五分　栀子一钱　知母七分　葱白三根

【用法】水煎服。

【主治】孕妇热病，骨节疼痛。

【加减】有痰，加竹沥一小杯，姜汁二匙。

葛根汤

【来源】《女科秘旨》卷四。

【组成】葛根　石膏各二钱　升麻三分　前胡八分　青黛八分

【主治】孕妇热病，骨节疼痛。

【加减】如有痰，加竹沥、姜汁。

栀子葱豉汤

【来源】《卫生鸿宝》卷五。

【组成】栀子（炒）　黄芩　升麻各二钱　生地二钱　青黛八分　豆豉四十九粒　杏仁（去皮尖）十二粒　石膏（煅）一钱半　葱白七寸

【用法】水煎服。

【主治】孕妇热病，斑出赤黑色，小便如血，气急欲绝。

二十九、妊娠天行

妊娠天行，是指妊娠期间感受天行疫病，治同常人天行热病，并注意清热安胎。

麦门冬散

【来源】《太平圣惠方》卷七十四。

【组成】麦门冬一两（去心）　石膏二两　知母一两　茅根一两（锉）　葛根（锉）　玄参　川升麻　甘草（炙微赤，锉）　赤芍药　麻黄（去根节）　川大黄（锉碎，微炒）　子芩　人参（去芦头）　赤茯苓　远志（去心）各半两

【用法】上为粗散。每服四钱，以水一中盏，加淡

竹茹一分，生姜半分，煎至六分，去滓温服，不拘时候。

【主治】妊娠五月至十月足，患时气，五六日不得汗，口干多吃冷水，热气上冲，喘急闷乱。

远志散

【来源】《太平圣惠方》卷七十四。

【组成】远志半两（去心） 麦门冬一两（去心） 薯蓣一两 葛根一两（锉） 甘草半两（炙微赤，锉） 石膏二两 麻黄半两（去根节） 川升麻一两

【用法】上为散。每服四钱，以水一中盏，加生姜半分，煎至六分，去滓温服。不拘时候。

【主治】妊娠时气，五六日未得汗，口干狂语，如见鬼神，吃食不得。

麻黄散

【来源】《太平圣惠方》卷七十四。

【组成】麻黄一两（去根节） 赤芍药一两 甘草一两（炙微赤，锉） 葛根一两（锉） 柴胡半两（去苗） 黄芩一两 石膏二两 麦门冬一两（去心）

【用法】上为散。每服四钱，以水一中盏，加生姜半分，煎至六分，去滓温服，不拘时候。

【主治】妊娠五月或七八月，卒患时气，烦热口干，心躁头痛，四肢烦疼，不得安卧。

葛根饮子

【来源】《太平圣惠方》卷七十四。

【别名】葛根引子（《何氏济生论》卷七）。

【组成】葛根半两（锉） 石膏二两 栀子仁二七枚 白米半合 麻黄半两（去根节） 豉一合 葱白一茎（并须）

【用法】上细锉。以水二大盏，煎至一盏三分，去滓，分三次温服，不拘时候。以汗出为效。

【主治】妊娠时气烦热，口干头痛。

芍药散

【来源】《医方类聚》卷二二四引《王岳产书》。

【组成】赤芍药一分 麻黄二分 甘草三铢（炮）

葛根一分 麦门冬（去心）一分 石膏二分 黄芩一分 柴胡（去头）一分

【用法】上锉，熬，为散。每服四钱，以水一盏，加生姜二片，煎取六分，去滓温服，每日五次，不拘时候。

【主治】妊娠五月或七八月内，急患时气，烦热口干，心躁头痛，四肢烦疼，不得安卧。

伏龙肝散

【来源】《伤寒总病论》卷六。

【组成】伏龙肝

【用法】上为末。水调涂脐下，干时易之，疾愈乃止。

【主治】妊娠时气，令子不落。

救生散

【来源】《圣济总录》卷一五九。

【组成】桂（去粗皮，不见火，捣为末）半两 水银一分

【用法】上为末，分三服。每服用温酒七分调下，连进。须臾未下，即服粉霜散。

【主治】妊娠因天行热病，蒸损胞胎，致子死腹中不出。

羌活散

【来源】《卫生家宝产科备要》卷五。

【组成】羌活（去苗，锉碎） 荆芥穗（不见火，熬） 赤茯苓（去皮，锉碎） 川芎（洗，锉，焙） 宣州干葛（锉，焙） 陈皮（去瓤，锉） 甘草（炙，锉） 川升麻（锉）各一两

【用法】上为细末。每服三钱，水一盏半，加生姜五片，薄荷十叶，同煎至一盏，不拘时候，稍热服。

【主治】妊娠患时疾。

黄金散

【来源】《卫生家宝产科备要》卷五。

【组成】黄芩（尖如锥者） 郁金（锉）各一两

【用法】上为末。每服一钱，板蓝根、地黄水调下。汗出效，未得汗再服即愈。又用鸡卵坠井至泥，隔宿取出吞之，必无虞矣。

【主治】妊娠患时疾。

十全方

【来源】《普济方》卷三十四。

【组成】黄芩　郁金各一两　白术一分

【用法】上为末。每服一大钱，加蓝根少许，水一中盏，煎至七分服。汗出效。未得汗，再服即愈。一方，地黄水下。

【主治】妊娠患时气。

麻黄散

【来源】《普济方》卷三四〇。

【组成】麻黄一钱　赤芍药　柴胡各半钱　甘草三分半

【用法】上锉作二服。以水一盏，加生姜三片，煎至八分，温服。

【主治】妊娠六七月，感时气烦热，口干烦躁，头痛。

独圣散

【来源】《普济方》卷三四二。

【别名】小安胎饮。

【组成】枳壳　缩砂各三两

【用法】上以熨斗盛，炒，去壳，为末。如胎动，热酒调下；不饮酒，煎艾盐汤调服，米饮亦可。仍用罩胎散调服，间服安胎饮。一方去膜炒。

【功用】令子不落，护胎。

【主治】妊娠时气，身大热；或妊娠从高坠下，触动胎气，腹痛下血；兼治崩漏。

疏风散郁汤

【来源】《陈素庵妇科补解》卷三。

【组成】藁本　羌活　白芷　荆芥　川芎　防风　柴胡　知母　青黛　芦根　竹叶　木通　泽泻　甘草　前胡　黄芩

【主治】妊娠血虚，或素有积，外感天行时疫，忽然头面赤，肿胀大，满头尽发疙瘩，成块连片，或痛或痒。

【方论】是方荆、防、羌、藁、紫、芷逐头脑之风，知、黛、芦、竹、黄芩清脏腑火邪，泽、通、甘草引热下行，前胡去痰热。风散于上，火降于下，胎气犹可少安。

芦根汤

【来源】《医学入门》卷四。

【组成】芦根二钱　麦门冬一钱半　人参　干葛　知母各一钱　竹茹一弹丸

【用法】葱白煎服。

【主治】孕妇时病，五六日不得汗，口渴，狂言，呕逆。

三十、妊娠出痘

妊娠出痘，是指妊娠期间，出现痘疮。可按痘疮辨证治疗，并注意清热安胎。

罩胎散

【来源】《普济方》卷三四一。

【组成】赤茯苓（去皮）　白术　当归（中截）　白芍药　赤芍药　柴胡　干葛　人参（去芦）　桔梗（去芦）　黄芩　防风　陈皮（去白）　荆芥　枳壳　紫草　阿胶（炒）　糯米（炒）　川白芷　甘草（炙）　川芎　缩砂仁（炒）

【用法】上锉。每服三钱，入银器内（如无，则用瓦器），以水一盏半，加干柿蒂七枚、野苎根七寸、甜瓜蒂七枚，上用小荷叶盖定，煎，去滓，盏盛，研入金箔、银箔适量，仍用荷叶盖覆，空心服。

【功用】解热毒。

【主治】孕妇痘疮已发。

【加减】大热，加郁金。

安胎饮

【来源】《古今医统大全》卷九十一。

【组成】人参 当归 黄芩 大腹皮 川芎 芍药各八分 香附子 紫苏各一两 砂仁 陈皮 甘草各五分

　　《种痘新书》有茯苓，无砂仁。

【用法】水二盏，煎一盏，温服。

　　《种痘新书》：加灯心、糯米煎服。

【主治】妊娠出痘。

【加减】腹痛者，加阿胶。

罩胎散

【来源】《古今医统大全》卷九十一。

【组成】人参 白术 茯苓 甘草 当归 川芎 芍药 柴胡 干葛 桔梗 黄芩 陈皮 枳壳 紫草 砂仁各等分

【用法】上每服五钱，水二盏，煎至一盏，温服，不拘时候。

【主治】孕妇痘疮。

安胎散

【来源】《痘疹金镜录》卷四。

【别名】安胎饮（《医方考》卷六）。

【组成】八珍汤去地黄，加黄芩 砂仁 香附 紫苏 陈皮 大腹皮

【用法】加大枣三枚，水煎服。

【主治】

　　1.《痘疹金镜录》：孕妇出痘动胎。

　　2.《医方易简》：妊娠痘出稠密者。

【方论】《医方考》：人参、白术、茯苓、甘草，所以补气；当归、川芎、芍药，所以养血；黄芩所以清热；砂仁、香附、紫苏、陈皮、大腹皮，所以行滞。

安胎独圣散

【来源】《痘疹金镜录》卷四。

【组成】砂仁（炒）

【用法】上为末。每服五分，酒调下。

【主治】孕妇出痘动胎。

【方论】《医方考》：缩砂辛温，利而不滞，故可以利气，可以安胎。

罩胎散

【来源】《医方考》卷六。

【组成】当归 川芎 人参 白术 茯苓 甘草 黄芩 砂仁 柴胡 干葛 桔梗 紫草 阿胶 防风 荆芥 白芷 白芍药

　　《痘疹仁端录》有粘米，无桔梗。

【功用】益气养血，解毒疏邪。

【主治】孕妇出痘。

【方论】以孕妇而痘，则血气大虚矣。故用当归、川芎、芍药、阿胶以养血，又用人参、白术、茯苓、甘草以补气；乃黄芩、砂仁、紫草、桔梗所以安胎解毒；柴胡、干葛、防风、荆芥、白芷所以利表疏邪。养血补气，则安其内；解毒疏邪，则利其外。安内利外，治道毕矣。

大补汤

【来源】《痘疹全书》卷下。

【组成】人参 当归 黄耆 熟地 川芎 桂心 炙甘草

【用法】水煎服。

【主治】孕妇正产时出痘。

【加减】虚甚者，加熟附子；腹中不和，有滞气者，加青皮、木香。

安胎如圣饮

【来源】《痘疹全书》卷下。

【组成】条芩（实者） 白术 归身 砂仁（连壳炒，研） 枳壳 甘草 大腹皮（黑豆水煮三五次） 陈皮 桑树上羊儿藤

【用法】水煎服。

【主治】孕妇痘热不安。

黑神散

【来源】《痘疹全书》卷下。

【组成】当归 熟地 川芎 干姜（炒） 桂心 青皮 香附（童便制） 木香 黑豆（炒）

【用法】水、酒各半煎服。

【主治】孕妇出痘，正当甚时，有正产者。

疏风安胎汤

【来源】《痘疹仁端录》卷八。

【组成】荆芥 防风 连翘 黄芩 前胡 甘草 马兰 花粉（酒炒）

【用法】水煎服。

【主治】孕妇痘出三日。

【加减】血亏，加川芎、当归；腰痛，加杜仲、续断；热甚，加犀角、山栀、黄连。

锢蒂散

【来源】《痘疹仁端录》卷八。

【组成】人参 柴胡 香附 陈皮 黄耆 生地 芍药 荆芥 木通 川椒（炒黑）

【用法】上药加莲房壳（带蒂）一片，葡萄（著根者）七粒，水煎服。

【主治】孕妇出痘疹。

安胎独圣丹

【来源】《痘疹仁端录》卷十一。

【组成】砂仁（炒，研，酒调下五分） 人参 黄耆 川芎 当归 白芍 甘草 防风 白芷 桔梗 官桂 木香

【主治】出痘胎动。

【加减】痘色红紫，去桂、香，加紫草、蝉蜕；痘色淡白，去防风、白芷，加糯米；胃虚不食，加人参。

革 六

【来源】方出《痧胀玉衡》卷中，名见《痧症全书》卷下。

【别名】五十四号撝象方（《杂病源流犀烛》卷二十一）。

【组成】桑寄生 红花 香附 益母草 荆芥 细辛 卜子 神曲

【用法】水煎，冲砂仁末，微冷服。

【主治】胎前痧。

【验案】胎前痧 逍方亭内室，怀娠六月，寒热交作，烦闷不安，左手脉伏，面目微黑，刺腿弯青筋六针，出毒血少愈，服上药而安。后用小柴胡汤退热，又用参、苓、归、地健脾养血乃痊。

三十一、妊娠头痛

妊娠头痛，是指妊娠期间出现以头痛为主症的病情。《竹林女科证治》："妊娠头痛，此风邪入脑，阳气衰也。"《彤园医书》详细叙述了症情辨证要点："妊娠头痛，因风而痛，为头风，必兼晕眩。因热而痛晕，必兼烦渴。因气郁而痛晕，必志意不伸。因痰而痛晕，必呕吐痰涎。因湿而痛晕，必头项强，身躯重，足膝冷。因虚而痛晕，必动则更痛更晕。因伤食而痛晕，必嗳气吐酸，腹胀不食。此辨症之大略。"《胎产心法》所论甚为简要，并用给出常用方药："妊娠头痛，多因血虚有火，用四物汤加减。若宿有偏正头风，宜川芎茶调散。若外感头痛，加味芎归汤。"

茯神散

【来源】《太平圣惠方》卷七十六。

【组成】茯神一两 黄芩一两 麦门冬一两（去心） 栀子仁半两 石膏一两 甘草半两（炙微赤，锉） 秦艽半两（去苗）

【用法】上为散。每服四钱，以水一中盏，煎至六分，去滓，入竹沥半合，更煎三两沸，温服，不拘时候。

【主治】妊娠六七月，忽觉四肢烦疼，心闷口干，头痛。

黄龙汤

【来源】《类证活人书》卷十九。

【别名】小柴胡汤（《普济方》卷三三九）。

【组成】柴胡一两　黄芩　人参　甘草（炙）各一分半

【用法】上锉，如麻豆大。每服五钱，水一盏半，煎一盏，去滓温服。

【主治】妊妇寒热头痛，嘿嘿不欲饮食，胁下痛，呕逆痰气；及产后伤风，热入胞宫，寒热如疟；并经水适来适断，病后劳复，余热不解。

消风散

【来源】《济生方》卷七。

【组成】石膏（煅）　甘菊花（去枝梗）　防风（去芦）　荆芥穗　川羌活（去芦）　羚羊角（镑）　川芎　大豆黄卷（炒）　当归（去芦，酒洗）　白芷各一两　甘草（炙）半两

【用法】上锉。每服四钱，水一盏半，入好茶半钱，煎至八分，去滓，食后通口服。

【主治】妊娠胎气有伤肝脏，毒热上攻，太阳穴痛，呕逆，背项拘急，头旋目晕，视物不见，腮项肿核。

【宜忌】《重订严氏济生方》：大忌酒面，煎炙、烧煿，鸡、羊、鹅、鸭、豆腐、辛辣，一切毒食，并房劳及稍温药。

【验案】两眼失明　《重订严氏济生方》：有一妊妇，将临月，两眼忽然失明，灯火不见，头痛目晕，项腮肿满，不能转颈，诸医治疗不瘥，转加危困，偶得此方，对证合之服，病减七八，获安分娩。其眼带吊起，人物不辨，服四物汤加荆芥、防风，更服天门冬饮子，以此二般药间服，目渐稍明。

加味芎归汤

【来源】《万氏女科》卷二。

【组成】川芎　当归各一钱半　黄芩（酒炒）　白术各一钱

【用法】细茶二钱为引，食后服。

【主治】妊娠外感头痛者。

芎芷汤

【来源】《竹林女科》卷二。

【组成】川芎　白芷　白菊花　甘草　白芍　茯苓　藁本　石膏

【用法】加生姜三片，水煎服。

【主治】妊娠头痛，此风邪入脑，阳气衰也。

【加减】如不效，加细辛。

三十二、妊娠中风

妊娠中风，是指妊娠期间，出现肌肤不仁，手足麻木，口眼歪斜，甚则半身不遂，或卒然昏倒，痰涎壅盛，不省人事为主要临床表现的病情。《诸病源候论》："妊娠中风候：虚风，贼于人，人体虚者则中之。"《太平圣惠方》："妊娠中风，若不早治，则令堕胎也。"本病成因，多为孕妇平素体弱，孕后聚血养胎，经络、脏腑失荣，为风邪所袭而致。治宜补虚安胎为主，佐以祛风止痉。

甘草汤

【来源】《备急千金要方》卷三。

【组成】甘草　干地黄　麦门冬　麻黄各二两　芎藭　黄芩　栝楼根各三两　杏仁五十枚　葛根半斤　《千金翼方》有前胡三两。

【用法】上锉。以水一斗五升，酒五升，合煮葛根，取八升，去滓；纳诸药，煮取三升，去滓，分二服。一剂不愈，更合良。

【主治】在蓐中风，背强不得转动，名曰风痉。

天麻散

【来源】《太平圣惠方》卷七十四。

【组成】天麻一两　独活一两　白僵蚕三分（微

炒）　白附子三分（炮裂）　麻黄一两（去根节）　羚羊角屑三分　半夏半两（汤浸洗七遍，去滑，以生姜半两去皮，同捣，炒令干）　防风三分（去芦头）　犀角屑半两　阿胶三分（捣碎，炒令黄燥）　甘草半两（炙微赤，锉）　铅霜一分（研入）　龙脑半两（研入）

【用法】上为细散，入研了药令匀。每服一钱，以竹沥调下，不拘时候。

【主治】妊娠中风，牙关紧急，身体强直，言语不得，痰涎壅滞，心胸闷乱。

天麻散

【来源】《太平圣惠方》卷七十四。

【组成】天麻一两　天南星半两（炮裂）　犀角屑三分　独活半两　防风半两（去芦头）　阿胶五分（捣碎，炒令黄燥）　芎䓖半两　酸枣仁半两（微炒）　麻黄三分（去根节）　白附子半两（炮裂）　羚羊角屑半两　龙脑一分（研入）

【用法】上为细散，入研了药令匀。每服一钱，以竹沥调下，不拘时候。

【主治】妊娠中风痉，身体强直，或时反张，口噤失音。

木防己散

【来源】《太平圣惠方》卷七十四。

【组成】木防己一两　羌活一两　防风一两（去芦头）　羚羊角屑一两　桂心半两　荆芥穗半两　薏苡仁一（半）两　麻黄一两（去根节）　桑寄生半两　黄松木节一两　甘草半两（炙微赤，锉）

【用法】上为散。每服三钱，水一中盏，加生姜半分，煎至六分，去滓，不拘时候温服。

【主治】妊娠中风，口眼不正，手足顽痹。

乌金煎

【来源】《太平圣惠方》卷七十四。

【组成】黑豆一斤（淘洗令净）　独活一两　羚羊角屑二两　防风一两（去芦头）　茯神一两　牡荆子一两　生干地黄一两半　牛蒡根一两　桑椹一两　桑寄生一两　薄荷一两　荆芥一两

【用法】上为末，以水一斗五升，煎至五升，去滓；加白蜜三两，竹沥半升，更熬令如稠饧，瓷器中盛。每服一大匙，金银温汤调下，不拘时候。

【主治】妊娠中风，语涩头疼，心神烦闷，胎动不安。

乌犀丸

【来源】《太平圣惠方》卷七十四。

【组成】乌犀角屑一两　赤箭一两　麻黄一两（去根节）　天南星半两（炮裂）　秦艽三分（去苗）　汉防己半两　独活三分　羚羊角屑三分　防风一分（去芦头）　白附子三分（炮裂）　白僵蚕一分（微炒）　芎䓖三分　当归二分（锉，微炒）　酸枣仁二两（微炒）　桑寄生二分　龙脑一分（研入）　阿胶一两（捣碎，炒令黄燥）

【用法】上为末，入研了药令匀，炼蜜为丸，如梧桐子大。每服二十丸，以薄荷酒送下，不拘时候。

【主治】妊娠中风，口面㖞僻，言语謇涩，身体强直，或时反张。

乌犀角丸

【来源】《太平圣惠方》卷七十四。

【组成】乌犀角屑一两　防风一两（去芦头）　天蓼木一两　羌活一两　麻黄一两半（去根节）　独活一两　赤箭一两　羚羊角屑一两　芎䓖一两　秦艽三分（去苗）　天门冬一两（去心，焙）　桑寄生三分　阿胶一两（捣碎，炒令黄燥）　大麻仁一两

【用法】上为细末，炼蜜为丸，如梧桐子大。每服三十丸，食前以薄荷汤送下。

【主治】妊娠中风，口面㖞僻，言语謇涩，身体拘急。

生地黄煎

【来源】《太平圣惠方》卷七十四。

【组成】生地黄五斤（捣，绞取汁）　黑豆一升（以水四升，取一升半，去豆）　大甜石榴五颗（捣，绞取汁）　荆芥半升　枸杞根二升（细锉，入水一中盏，捣，绞取汁）　竹沥半升　桑根白皮

一升（细锉，入水一中盏，捣，绞取汁）　白蜜五两　羚羊角屑　天门冬（去心，焙）　天麻　酸枣仁（微炒）　当归（锉，微炒）　羌活　薏苡仁　蚕沙（微炒）各一两

【用法】先将前八味药汁相和于银石锅中，慢火熬如稀饧；余药捣细罗为末，研令细，入前煎中，搅令匀，瓷器中盛。每服以温酒下一大匙头，不拘时候。

【主治】妊娠中风，筋脉挛急，口眼㖞斜，皮肤顽麻，言语常涩。

生犀角散

【来源】《太平圣惠方》卷七十四。

【组成】生犀角屑一两　防风三分（去芦头）　赤箭三分　羌活三两　麻黄一两（去根节）　当归三分（锉，微炒）　人参五分（去芦头）　葛根三分　赤芍药三两　秦艽半两（去苗）　甘草半两（炙微赤，锉）　石膏一两

【用法】上为散，每服二钱，水一中盏，煎至六分，去滓，入竹沥半合，不拘时候温服。

【主治】妊娠卒中风，不语，四肢强直，心神昏昧。

白术酒

【来源】《太平圣惠方》卷七十四。

【组成】白术一两半　独活一两　黑豆一合（炒令熟）

【用法】上锉细。以酒三升，煎取一升半，去滓，分温四服，拗口灌之。得汗即愈。

【主治】妊娠中风，口噤，言语不得。

【方论】《医略六书》：妊娠风中少阴，经气闭塞，口噤不开，不得言语，胎独难安焉。黑豆滋补少阴之脏以培本，独活疏通少阴之经以逐邪，合之白术健脾气以开发神机，酒煎活血脉以行其经络也。务使经气健旺，则邪自利散而脏气调和，口噤无不自开。

白术酒

【来源】《太平圣惠方》卷七十四。

【组成】白术　独活各一两

【用法】上为粗散。以酒二大盏，煎至一大盏，去滓，分温二服，幼开口灌之。

【主治】妊娠中风痉，通身强直，口噤不开。

白僵蚕散

【来源】《太平圣惠方》卷七十四。

【组成】白僵蚕一两（微炒）　天麻一两　独活一两　麻黄一两半（去根节）　乌犀角屑二分　白附子半两（炮裂）　藿香半两　天南星半两（炮裂）　半夏半两（汤浸七遍，去滑，以生姜半两去皮，同捣令烂，焙干）　龙脑一钱（研入）

【用法】上为细散，入研了药令匀。每服一钱，以生姜、薄荷汤调下，不拘时候。

【主治】妊娠中风口噤，心膈痰涎壅滞，言语不得，四肢强直。

芎䓖散

【来源】《太平圣惠方》卷七十四。

【组成】芎䓖一两　防风一两（去芦头）　犀角屑半两　生干地黄三分　葛根半两　麻黄三分（去根节）　独活半两　汉防己半两　杏仁三分（汤浸，去皮尖双仁，麸炒微黄）　赤箭半两　羚羊角半两　甘草半两（炙微赤，锉）

【用法】上为散。每服四钱，以水一中盏，加生姜半分，煎至六分，去滓，入竹沥半合，不拘时候温服。

【主治】妊娠中风，四肢腰背强直，言语謇涩，心神烦闷。

竹沥饮子

【来源】《太平圣惠方》卷七十四。

【别名】竹沥汤（《圣济总录》卷七）。

【组成】竹沥五合　人乳二合　陈酱油半两

【用法】上药相和，分二次温服，拗开口灌之。

【主治】

1.《太平圣惠方》：妊娠中风痉，口噤烦闷。

2.《圣济总录》：中风，舌强不得语，心神烦闷。

防风散

【来源】《太平圣惠方》卷七十四。

【组成】防风一两（去芦头） 葛根一两 细辛半两 当归半两（锉，微炒） 甘菊花半两 汉防己半两 羚羊角屑半两 桂心半两 秦艽半两（去芦头） 茯神半两 桑寄生二两 甘草半两（炙微赤，锉）

【用法】上为散。每服四钱，以水一中盏，加生姜半分，煎至六分，去滓，加竹沥半合，不拘时候温服。

【主治】妊娠中风卒倒，心神闷乱，口噤不能言，四肢急强。

赤箭丸

【来源】《太平圣惠方》卷七十四。

【组成】赤箭一两 萆薢一两 防风三分（去芦头） 芎䓖三分 麻黄一两（去根节） 独活一两 当归三分（锉，微炒） 薏苡仁三分 阿胶三分（捣碎，炒令黄燥） 五加皮三分 羚羊角屑一两 鼠粘子一两 秦艽三分（去苗） 汉防己三分 柏子仁三分 酸枣仁三分（微炒） 丹参三分 熟干地黄一两

【用法】上为细散，炼蜜为丸，如梧桐子大。每服二十丸，食前以豆淋酒送下。

【主治】妊娠中风，手足不遂，筋脉缓急，言语謇涩，皮肤不仁。

羌活散

【来源】《太平圣惠方》卷七十四。

【组成】羌活三分 防风三分（去芦头） 芎䓖三分 葛根三分（锉） 秦艽三分（去苗） 麻黄二两（去根节） 犀角屑半两 甘草半两（炙微赤，锉） 杏仁一两半（汤浸，去皮尖双仁，麸炒微黄）

【用法】上为粗散。每服四钱，水一中盏，加生姜半分，煎至六分，去滓温服，不拘时候。

【主治】妊娠中风痉，口噤，愦闷不能言，身体强直，或时反张。

阿胶饮子

【来源】《太平圣惠方》卷七十四。

【组成】阿胶半两（捣碎，炒令黄燥） 竹沥五合 荆沥二合

【用法】上和匀。每服温饮一中盏。

【主治】妊娠中风，语涩心烦，项强，背拘急，眼涩头疼，昏昏多睡。

茯神散

【来源】《太平圣惠方》卷七十四。

【组成】茯神一两 麦门冬一两（去心） 人参三分（去芦头） 独活半两 防风三两（去芦头） 龙齿一两 生干地黄三两 桑寄生七分 犀角屑半两 钩藤半两 白鲜皮半两 远志半两（去心） 石膏一两 甘草半两（炙微赤，锉）

【用法】上为散。每服四钱，以金银水一中盏，煎至六分，去滓温服，不拘时候。

【主治】妊娠中风，心神恍惚，惊悸，胎动不安，言语失次，四肢抽掣。

独活散

【来源】《太平圣惠方》卷七十四。

【组成】独活一两 赤箭一两 麻黄一两（去根节） 乌犀角屑三分 羌活三分 防风三两（去芦头） 天蓼木三两 白附子三分 汉防己半两 桂心半两 芎䓖半两 白僵蚕半两 阿胶一两（捣碎，炒令黄燥） 龙齿一两（研入）

【用法】上为细散，入研了药令匀。每服三钱，薄荷汤调下，不拘时候。

【主治】妊娠因洗头中风，身体强硬，牙关紧急，失音不语。

独活散

【来源】《太平圣惠方》卷七十四。

【组成】独活一两 防风一两（去芦头） 葛根半两（锉） 羚羊角屑三分 赤箭一两 当归三分 酸枣仁三分（微炒） 芎䓖半两 秦艽半两（去苗） 麻黄一两（去根，锉） 五加皮半两 甘草

半两（炙微赤，锉）

【用法】上为散。每服四钱，以水一中盏，加生姜半分，煎至六分，去滓温服，不拘时候。

【主治】妊娠中风，腰背强直，或时反张，名为风痉。

独活饮子

【来源】《太平圣惠方》卷七十四。

【组成】独活一两（锉）　竹沥二合　生地黄汁二合

【用法】以水一大盏，煎独活至六分，去滓，下竹沥、地黄汁，搅匀，更煎一二沸，分二次温服。

【主治】妊娠中风，口面㖞斜，语涩舌不转。

铁精丸

【来源】《太平圣惠方》卷七十四。

【组成】铁精一两（细研）　龙齿一两（细研）　犀角屑一两　茯神一两　天竹黄三分　人参三分（去芦头）　远志三分　防风三分（去芦头）　麦门冬一两半（去心，焙）　蒲三分　白鲜皮三分　龙脑半两（研入）　生干地黄一两　金箔二十一片（研入）　银箔二十一片（研入）

【用法】上为细散，入研了药令匀，炼蜜为丸，如梧桐子大。每服二十丸，以竹叶汤放冷送下，不拘时候。

【主治】妊娠中风，心神恍惚，狂言妄语，惊悸烦乱，不得睡卧。

桑枝煎丸

【来源】《太平圣惠方》卷七十四。

【组成】桑枝　槐枝　柳枝各一斤（细锉）　黑豆一升（淘洗过）　天蓼木（研）半两（上药以水二斗，煎至五升，滤去滓，入酒一升，更熬令如稀饧）　天麻二两　海桐皮一两　萆薢一两　芎藭一两　防风一两（去芦头）　五加皮一两　酸枣仁一两（微炒）　薏苡仁一两　桂心一两　生干地黄一两半

【用法】上为细末，入前煎中拌搜，入炼蜜为丸，如梧桐子大。每服二十丸，食前以温酒送下。

【主治】妊娠中风。手足缓弱，口眼㖞斜，言语謇涩，肢节疼痛。

梨汁饮子

【来源】《太平圣惠方》卷七十四。

【组成】梨汁二合　竹沥二合　生地黄汁二合　牛乳二合　白蜜半合

【用法】上相和令匀。温饮一小盏。

【主治】妊娠中风，失音不语，心神冒闷。

麻黄散

【来源】《太平圣惠方》卷七十四。

【别名】防风独活汤（《普济方》卷三三九）。

【组成】麻黄一两（去根节）　独活一两　防风一两（去芦头）　桂心半两　芎藭三分　当归二两（锉，微炒）　羚羊角屑半两　酸枣仁一两　川升麻半两　秦艽半两（去苗）　杏仁三分（汤浸，去皮尖双仁，麸炒微黄）　甘草半两（炙微赤，锉）

【用法】上为散。每服四钱，以水一中盏，加生姜半分，煎至六分，去滓，入竹沥半合，温服，不拘时候。

【主治】妊娠中风，身如角弓反张，口噤语涩。

酸石榴煎

【来源】《太平圣惠方》卷七十四。

【组成】酸石榴七枚（并皮细切，研，后更入水一中盏再研，绞取汁，去滓）　鹅梨十颗（捣，绞取汁）　荆芥五两（细锉，入水一中盏，研，绞取汁）　薄荷五两（细锉，入水一中盏，研，绞取汁）　牛蒡根半斤（净洗，切，研，绞取汁）　竹沥一中盏　生姜（地黄）汁一中盏　白蜜三两（以上诸药汁相和，于银石锅中慢火熬如饧，入后药末）　赤箭二两　独活一两　羚羊角屑一两　防风一两（去芦头）　桑寄生一两　阿胶一两（捣碎，炒令黄燥）

【用法】后六味为细末，研令细，入前煎中搅令匀，瓷器中盛。每服一大匙头，以温酒调下，不拘时候。

【主治】妊娠中风，口眼不正，言语謇涩，手足不遂。

防己散

【来源】方出《妇人大全良方》卷十四，名见《证治准绳·女科》卷四。

【组成】防风 羌活 防己各一两 麻黄（去节）半两 黄松木节一两 桂心 荆芥穗 羚羊角屑 桑寄生 甘草 薏苡仁各半两

【用法】上锉。每服三钱，水一盏，加生姜半分，煎至六分，去滓温服。

【主治】妊娠中风，口眼不正，手足顽痹。

防风葛根汤

【来源】《云岐子保命集》卷下。

【组成】防风 葛根 川芎 生地黄各二两 杏仁（制） 麻黄（去节）各一两半 桂心 独活 甘草 防己各一两

【用法】上锉。每次四钱，水煎服。

【主治】妊娠中风，腰背强直，时复反张。

独活防风汤

【来源】《云岐子保命集》卷十三。

【组成】麻黄（去节） 防风 独活各一两 桂心 羚羊角屑 升麻 甘草 酸枣仁 秦艽各半两 川芎 当归 杏仁（制）各七分

【用法】上锉。每服四钱，加生姜四片，竹沥一合，水煎服。

【主治】妊娠中风，角弓反张，口噤语涩，谓之风痉，亦名子痫。

防风汤

【来源】《永类钤方》卷十八引时贤方。

【别名】羌活酒（《普济方》卷三三九）。

【组成】防风五钱 羌活一钱半

本方原名"防己汤"，但方中无防己，据《普济方》改。

【用法】上为细末，以黑豆一合炒焦，大烟出，投无灰酒，候沸定。以酒调药灌下，稍苏再灌。

【主治】妊娠中风，口噤，四肢强直反张。

防风散

【来源】《陈素庵妇科补解》卷三。

【组成】防风 防己 葛根 秦艽 当归 川芎 乌药 甘草 羌活 独活 白术 杏仁 黄芩 白芍 前胡 川断 菊花 天虫

【主治】妊娠中风。

【方论】中风一症，男妇老少皆有之，重者中脏，轻者中腑，又次中经络。治妇人独难，以妊娠耳。二防、二活、秦、芎、根皆治风药也；风必生热，故用黄芩、白芍、甘菊以凉之；风必多痰，故用前胡、杏仁、天虫以豁之；风盛则气必喘急，故用乌药以顺之，甘草以缓之；而当归、白术、川断配以川芎，佐以黄芩、白芍，皆可以安胎也。但此方风药太多，风能胜湿，且有防己、独活直达下焦，恐伤胎气，用者审之。

增损八物汤

【来源】《万氏女科》卷二。

【组成】人参 白术 茯苓 归身 白芍 川芎各一钱 炙草五分 熟地一钱 黄芩 黄耆（炙） 羌活 防风 秦艽各二钱

【用法】上加生姜、大枣，水煎多服，以平为度。

【主治】妊娠中风。

搜风安胎饮

【来源】《胎产心法》卷上。

【组成】归身 黄耆（蜜炙） 羌活 黄芩 秦艽 防风 炙草各一钱

【用法】上加生姜、大枣，水煎服。

【主治】妊娠中风，卒倒昏闷，口眼㖞斜，手足瘈疭，口噤不语。

生犀散

【来源】《医略六书》卷二十八。

【组成】生犀角一两 麻黄一两 石膏三两 羌活一两 当归二两 人参一两 甘草五钱 葛根一两 赤芍一两

【用法】上为散。每服五钱，水煎去滓，入姜汁一匙，温服。

【主治】孕妇卒中风不语，脉浮数者。

【方论】妊娠风热，闭遏经气不通，故卒然仆倒，不能言语，胎孕其何以能安？生犀角清心胃之火；石膏清阳明之火；麻黄开发肌表以散邪；羌活疏通经络以逐邪；人参扶元补气，善通血脉；当归养血益营，能荣经脉，葛根升阳散热；赤芍泻火利营；甘草缓中以泻火也。为散，水煎入姜汁，以散豁痰涎，务使风火两除，则经气清和而神机开发，痰涎自化，胎孕必得所养，何忧卒中风之不能言语哉！

防己散

【来源】《医略六书》卷二十八。

【组成】防己一两　羌活一两　当归二两　防风一两　白芍一两（酒炒）　川芎一两　米仁四两（炒）　甘草六钱　羚羊角一两

【用法】上为散。每服五钱，水煎去滓，加竹沥一杯，姜汁一匙，温服。

【主治】孕妇中风，口眼歪斜，脉浮者。

【方论】妊娠血虚风中，遏热于经，而络脉受病，故口眼歪斜，胎孕为之不安焉。防己泻血分湿热以清血室，羌活散太阳风邪以宁经腑，当归养血荣经脉，白芍敛阴和血脉，川芎入血海以活血行气，米仁健脾气以泻湿舒筋，防风为风药之使，羚羊清厥阴之火，甘草缓中以和胃也。为散水煎，更入竹沥、姜汁散痰养液，务使血内充，则风热外解，而经脉融和，胎得所养，何口眼歪斜之不即端正哉！

僵蚕散

【来源】《医略六书》卷二十八。

【组成】白附子一两　僵蚕一两（炒）　半夏一两（制）　南星一两（制）　天麻一两（煨）　蝉衣一两

【用法】上为散。每服五钱，水煎，去滓，加生姜汁一匙，温服。

【主治】孕妇中风，痰涌口噤，脉滑者。

【方论】白附子祛风开痹气，明天麻胜湿祛风邪；僵蚕疏风化痰，专行经络，蝉衣善脱衣肤，宣通元府；南星散风痰以快胸膈，半夏燥湿痰以醒脾胃也。为散水煎，加生姜汁以散豁痰涎，务使风邪外解，则痰涌自消，而经气清和，壅塞顿解，胸宇无不廓然，何有口噤痰逆之患，胎孕无不自安矣。

黄蜡膏

【来源】《经验女科方》。

【组成】枯矾　麻油　黄蜡

【用法】共熔化。调搽牙上。

【主治】胎前中风，牙关紧闭，痰气壅满，不知人事。

加减顺气散

【来源】《胎产良方》。

【组成】天麻一钱　僵蚕一钱　前胡一钱　川芎八分　苏子（炒）八分　桔梗七分　乌药六分　秦艽六分　枳壳五分　黄连六分　陈皮四分　甘草五分

【用法】生姜、竹沥为引，水煎服。

【主治】妊娠中风，手足麻木，口眼㖞斜，半身不遂，或突然昏倒，痰涎壅盛，不省人事。

三十三、妊娠中恶

妊娠中恶，是指妊娠期间，突然出现脘腹疼痛如刺，烦躁欲死为主的病情。《诸病源候论》："人有忽然心腹刺痛，闷乱欲死，谓之中恶。"《太平圣惠方》："夫妊娠人，忽然心腹刺痛，闷绝欲死者，谓之中恶。言恶邪之气，中胎伤于人也，所以然者，血气自养，而为精神之主。若血气不和，则精神衰弱，故厉毒之气得中之。妊娠之病，亦致损胎也。"治宜扶正祛邪安胎。

当归葱白汤

【来源】《医心方》卷二十二引《产经》。

【组成】当归四两　人参二两　厚朴二两　葱白一虎口　胶二两　芎藭二两

【用法】以水七升，煮取二升半，分三服。

【主治】妊娠中恶，心腹暴痛，逐动胎，少腹急。

当归散

【来源】《太平圣惠方》卷七十七。

【组成】当归三分（锉，微炒）　芎藭三分　青橘皮半两（汤浸，去白瓤，焙）　鸡舌香三分　吴茱萸半两（汤浸三遍，炒令微黑色）

【用法】上为细散。每服一钱，以温酒调下，不拘时候。

【主治】妊娠中恶，心腹疞痛。

良姜汤

【来源】方出《太平圣惠方》卷七十七，名见《类编朱氏集验方》卷十。

【组成】高良姜一两　蓬莪术一两

【用法】上为细散。每服一钱，以温酒调下，不拘时候。

【主治】妊娠中恶，忽然心腹刺痛，闷绝欲死。

苦梗散

【来源】方出《太平圣惠方》卷七十七，名见《女科秘旨》卷三。

【组成】桔梗一两

【用法】上锉细。以水一中盏，加生姜半分，煎至六分，去滓温服，不拘时候。

【主治】妊娠中恶，心腹疞痛。

犀角散

【来源】《太平圣惠方》卷七十七。

【组成】犀角屑一两　川升麻三分　木香三分

【用法】上为散。每服三钱，以水一中盏，煎至六分，去滓温服，不拘时候。

【主治】妊娠中恶，腹痛心闷。

当归散

【来源】《陈素庵妇科补解》卷三。

【组成】归身　川芎　白药　陈皮　木香　香附　乌药　吴茱萸　砂仁　白术　甘草　前胡　紫苏　葱白　生姜

【主治】妊娠中恶，忽然心腹刺痛，闷绝欲死。

【方论】是方芎、归、术、芍以安胎固本；前、苏、葱、姜以解表驱邪；附、乌、陈、砂、木香以顺气理中；甘草和中解毒。但茱萸大辛，且能泄厥阴经之气，不可轻用，或冬月中寒，酌用可也。

加减当归散

【来源】《古今医鉴》卷十二。

【组成】川芎　当归　陈皮　吴茱萸　木香　香附　乌药　甘草　前胡　葱白　砂仁　紫苏

【用法】上锉一剂。加生姜五片，水煎服。

【主治】妊娠中恶，忽然心腹刺痛，闷绝欲死。

煮艾方

【来源】《胎产心法》卷上。

【组成】熟艾如拳大

【用法】煮汁。频服。

【主治】妊娠中恶，心腹绞急切痛，如鬼击之状，不可按摩，或吐衄血者。

三十四、妊娠痢疾

妊娠痢疾，是指妊娠期间罹患痢疾。《普济方》："夫妊娠之人，胞血既闭，脏气不理，脾胃易伤。或恣食腥肥生冷，脾胃停滞，不能克化，冷热相搏，以致心腹搅刺疼痛，脓血赤白杂下，古书所谓滞下是也。原疾之由，皆因冷热不调，大肠虚，冷热客于肠间，热气乘之则赤，冷气乘之，则白，冷热相交，则赤白相杂而连滞不止，名为滞痢也。其状白脓如涕，而有血杂，亦有血少者，如白脓涕而有赤脉如鱼脑，此名鱼脑痢。又有血痢者，热乘血渗入于大肠为血痢也，血之随气外行经络，内通脏腑，常无滞积，若触冒劳动生热，热乘血散渗入大肠，肠虚相化，故成血痢也。凡有此证，药之苟缓，恐致伤胎，不可不慎。"

阿胶酒

【来源】方出《证类本草》卷十六引《梅师方》，名见《普济方》卷三四四引《太平圣惠方》。

【别名】阿胶汤（《赤水玄珠全集》卷八）。

【组成】阿胶三两（炙）

【用法】上为末。以酒一升半，煎令消，一服。

【主治】

　　1.《证类本草》引《梅师方》：妊娠无故卒下血不止。

　　2.《证类本草》引《杨氏产乳》：孕妇血痢。

三物胶艾汤

【来源】方出《备急千金要方》卷二，名见《张氏医通》卷十四。

【组成】阿胶　艾叶　酸石榴皮各二两

【用法】上锉。以水七升，煮取二升，去滓，内胶令烊，分三服。

【主治】

　　1.《备急千金要方》：妊娠注下不止。

　　2.《张氏医通》：妊娠血痢。

【方论】《医略六书》：胎热内迫，阴血暗伤，故腹痛胎动，下利不止焉。阿胶益三阴之血以安胎，艾灰理下元之气以止血，石榴涩肠止痢，而胎自安也。

半夏汤

【来源】《备急千金要方》卷二。

【组成】半夏　麦门冬各五两　吴茱萸当归　阿胶

各三两　干姜一两　大枣十二个

【用法】上锉，以水九升，煮取三升，去滓，加白蜜八合，微火上温，分四服，痢即止。一方用乌雌鸡一只，煮汁以煎药。

【主治】妊娠九月，卒得下痢，腹满悬急，胎上冲心，腰背痛不可转侧，短气。

【方论】《千金方衍义》：今以孕母卒得下痢，腹满悬急，故用半夏以辟肠垢；姜、萸以散腹满；归、胶以护荣血；冬、枣以行津液，此皆恒用之品，其理易明。独是白蜜奥旨崇古未讲，盖蜜能通肠，而利反用之，必四服，痢止肠垢去而正气复，胎自安矣。

胶艾榴皮汤

【来源】方出《备急千金要方》卷二，名见《张氏医通》卷十五。

【组成】阿胶　艾叶　酸石榴皮各二两

【用法】上锉。以水七升，煮取二升，去滓，纳胶令烊，分三服。

【主治】妊娠注下不止。

【方论】《千金方衍义》：艾叶温血，阿胶佐之；榴皮固脱，艾叶辅之。允为安胎断痢之专药，不在药味之繁多也。

薤白饮

【来源】方出《备急千金要方》卷二，名见《产孕集》卷上。

【组成】薤白（切）一升　酸石榴皮二两　阿胶二两　黄柏三两　地榆四两

　　方中黄柏，《经效产宝》作黄连。

【用法】上锉。水七升，煎取二升半，分三服。不愈更服。

【主治】妊娠患脓血赤滞，鱼脑白滞，脐腹绞痛不可忍者。

【宜忌】忌生冷肥腻。

芎术香连丸

【来源】《医学正传》卷七引《产宝》。

【组成】阿胶珠　白术各五钱　乳香　木香各二钱

半　枳壳（麸炒）　干姜（炮）各二钱　黄连一两（茱萸同炒）　砂仁（炒）　川芎各五钱

【用法】上为细末，醋糊为丸，如梧桐子大。每服三十丸，白汤送下。

【主治】妊娠下痢赤白，腹中疠痛。

厚朴散

【来源】方出《经效产宝》卷上，名见《妇人大全良方》卷十五。

【组成】厚朴三两（炙）　黄连二两　豆蔻五枚（连皮）

【用法】水二升，煮取一升，顿服。

【主治】妊娠痢，黄水不绝。

【宜忌】忌生冷肥腻。

木香散

【来源】《太平圣惠方》卷七十四。

【组成】木香半两　干姜二分（炮裂，锉）　白术三分　地榆半两　黄连半两（去须）　艾叶一两（炒微黄）　阿胶一两（捣碎，炒令黄燥）　当归一两（锉，微炒）　芎䓖三分

【用法】上为散。每服四钱，以水一中盏，煎至六分，去滓，不拘时候稍热服。

【主治】妊娠下痢赤白，腰腹痛，胎不安。

石榴皮散

【来源】《太平圣惠方》卷七十四。

【组成】酸石榴皮三两（微炒）　阿胶一两（捣碎，炒令黄燥）　地骨皮一两　黄柏一两（微炙，锉）　当归一两（锉，微炒）　芎䓖三分

【用法】上为细散。每服一二钱，以薤白粥饮调下，不拘时候。

【主治】妊娠下痢赤白，绞刺腹痛不可忍。

白术散

【来源】《太平圣惠方》卷七十四。

【组成】白术一两　黄芩一两　赤石脂二两　干姜半两（炮裂，锉）　芎䓖三分　艾叶一两（炒令微

黄）　人参一两（去芦头）　阿胶一两（捣碎，炒令黄燥）　当归一两（锉，微炒）

【用法】上为细散。每服二钱，以粥饮调下，不拘时候。

【主治】妊娠下痢赤白，腹痛日夜不止。

赤石脂散

【来源】《太平圣惠方》卷七十四。

【组成】赤石脂一两　干姜半两（炮裂，锉）　阿胶一两（捣碎，炒令黄燥）　白术一两　艾叶一两（炒令微黄）　龙骨半两　陈橘皮一两（汤浸，去白瓤，焙）　诃梨勒一两（煨，用皮）　甘草一分（炙微赤，锉）

【用法】上为细散。每服二钱，以粥饮调下，不拘时候。

【主治】妊娠腹痛，下痢赤白，日夜不止。

阿胶散

【来源】《太平圣惠方》卷七十四。

【组成】阿胶一两半（捣碎，炒令黄燥）　当归一两（锉，微炒）　白术三分　艾叶半两（炒令燥黄）　酸石榴皮半两（微炒）

【用法】上为散。每服四钱，以水一中盏，煎至六分，去滓稍热服，不拘时候。

　　《圣济总录》：加生姜三片同煎。

【主治】妊娠下痢赤白，腹痛不止。

厚朴散

【来源】《太平圣惠方》卷七十四。

【组成】厚朴一两（去粗皮，涂生姜汁，炙令香熟）　白茯苓一两　黄连半两（去须）　干姜半两（炮裂，锉）　木香半两　诃梨勒一两（煨，用皮）

【用法】上为散。每服四钱，以水一中盏，加大枣三枚，煎至六分，去滓，稍热服，不拘时候。

【主治】妊娠水谷痢。

黄柏散

【来源】《太平圣惠方》卷七十四。

【组成】黄柏（微炙，锉）　桑寄生　当归（锉，微炒）　赤芍药　阿胶（捣碎，炒令黄燥）　艾叶（炒令微黄）　芎䓖各一两　干姜三分（炮裂，锉）　甘草一分（炙微赤，锉）

【用法】上为散。每服四钱，以水一中盏，煎至六分，去滓，稍热服，不拘时候。

【主治】妊娠下痢赤白，腹里疞痛，腰疼，或如欲产。

薤白饮子

【来源】《太平圣惠方》卷七十四。

【组成】薤白（切）一合　甘草半两（炙微赤，锉）　当归一两（锉，微炒）　地榆一两（锉）　糯米三合

【用法】以水三大盏半，煎取二盏，去滓，分温五服，不拘时候。

【主治】妊娠下痢赤白，腹痛。

当归芍药汤

【来源】《医学正传》卷七引《太平惠民和济局方》。

【组成】白芍药一钱　当归　白茯苓　泽泻　白术　条芩各半钱　甘草　黄连　木香　槟榔各三分

【用法】上切细，作一服。水一盏半，煎至一盏，温服。

【主治】妊娠下痢赤白，腹中疞痛。

【加减】如白痢腹痛甚，有寒者，去芩、连，加干姜三分。

干姜散

【来源】《圣济总录》卷一五六。

【组成】干姜（炮）　细辛（去苗叶）　桂（去粗皮）　附子（为裂，去皮脐）各一两　椒目　猪苓各半两　小麦曲（炒）二两

【用法】上为散。每服方寸匕，温酒调下。

【主治】妊娠下痢。

艾叶汤

【来源】《圣济总录》卷一五六。

【组成】艾叶（去梗，炙）一分　白芷　阿胶（炙

令燥）　白术（锉，炒）　厚朴（去粗皮，生姜汁炙）　黄连（去须）各一两　茯神（去木）　地榆皮　赤石脂（研）各一两半　黄芩（去黑心）半两　肉豆蔻（去壳）一枚

【用法】上为粗末。每服五钱匕，以水一盏半，加生姜五片，煎至八分，去滓温服。

【主治】妊娠下痢。

肉豆蔻散

【来源】《圣济总录》卷一五六。

【组成】肉豆蔻十枚（大者，去壳，用白面作面饼子裹，文武火煨令黄色，去面）　草豆蔻十枚（去皮，白面裹，文武火煨令黄色，去面用）　木香一两　诃黎勒二十枚（十枚炮过，熟为度，十枚生，俱去核）　甘草一分（蜜炙）

【用法】上为散。每服二钱匕，食前米饮调下。

【主治】妊娠下痢，不可疗者，及丈夫脾虚泄泻。

诃黎勒汤

【来源】《圣济总录》卷一五六。

【组成】诃黎勒（炮，去核）　苍术（去皮）　肉豆蔻（去壳）　赤石脂各一两　干姜半两（炮裂，锉）　阿胶一两（捣碎，炒令黄燥）　艾叶一两（炒令微黄）　白术一两　龙骨半两　陈橘皮一两（汤浸，去白瓤，焙）　甘草一两（炙微赤，锉）

【用法】上为细末。每服二钱匕，以粥饮调下，不拘时候。

【主治】妊娠下痢，冷热相攻，赤白相杂，日夜不止。

阿胶丸

【来源】《圣济总录》卷一五六。

【组成】阿胶（炒令燥）　酸石榴皮各半两　黄连（去须，炒）一两　当归（切，焙）　肉豆蔻（去壳）各三分

【用法】上为末，炼蜜为丸，如赤小豆大。每服十五丸，食前米饮送下。

【功用】安胎气，止腹痛。

【主治】妊娠下痢，日夜频并。

阿胶丸

【来源】《圣济总录》卷一五六。

【组成】阿胶（炒令燥）三两　白术五两　黄连（去须）　肉豆蔻仁各一两

【用法】上为末，炼蜜为丸，如梧桐子大。每服三十丸，食前温米饮送下。

【主治】妊娠下痢脓血不止，腹中疗痛。

狐灰散

【来源】《圣济总录》卷一五六。

【组成】野狐肠连心肺（须腊月收于罐子内，以文武火烧取黑灰，不得令过火候，有毒烟出便塞却窍子，勿令透气，候冷取）

【用法】上为细散。每服二钱匕，米饮调下。极甚者，一日三服，三日内顿安。如是寻常痢或疼痛，立愈。

【主治】妊娠下痢。极甚者，不过三五服见效。

建脾汤

【来源】《圣济总录》卷一五六。

【组成】厚朴（去粗皮，锉）　苍术（水浸，去皮，锉）各四两　大枣一升（煮熟，剥去皮核，研取枣汁约五升以来，同煮厚朴、苍术，候水尽为度，滤出焙干）　陈橘皮（去白，面炒）三两　白茯苓（去黑皮）二两半　人参二两　甘草（炒）三两

【用法】上为粗末。每服三钱匕，水一盏，入生姜三片，大枣一个（擘破），同煎至六分，去滓温服。

【功用】益胃气，思饮食。

【主治】妊娠下痢，脐腹撮痛。

厚朴散

【来源】《圣济总录》卷一五六。

【组成】厚朴（去粗皮，生姜汁炙熟）三两　吴茱萸（水浸半日，炒）三分　茴香子（微炒）　干姜（锉，炒）　甘草（炙）　陈橘皮（去白，焙）各一两

【用法】上为散。每服二钱匕，食前煎紫苏、木瓜汤调下。

【主治】妊娠下痢，日夜频并，脐腹撮痛。

神捷散

【来源】《圣济总录》卷一五六。

【组成】菖蒲（切作片子，于面内炒）　赤石脂各一两（大火内煅通赤）　干生姜半两

【用法】上为散。每服二钱匕，空心米饮调下，一日三次。

【主治】妊娠下痢，及水泻不止，米谷不消化者。

石脂散

【来源】《产乳备要》。

【组成】赤石脂六钱　干姜四钱　糯米一合（炒黄）

【用法】上为末，分为二服。水二盏，煎至一盏，食前温服。

【主治】妊娠泻痢。

鸡黄散

【来源】《东医宝鉴·杂病篇》卷十引《普济本事方》。

【组成】乌鸡卵一个（倾出清留黄）　黄丹一钱（入鸡子壳内搅匀，厚纸糊口，盐泥固济，火煅，研为末）

【用法】每服二钱。米饮调下。

【主治】

　　1.《东医宝鉴·杂病篇》引《普济本事方》：子痫。

　　2.《三因极一病证方论》：怀身下利赤白，绞刺疼痛。

香连丸

【来源】《女科百问》卷下。

【组成】木香　黄连　吴茱黄　白芍各等分

【用法】上为细末，面糊为丸，如梧桐子大。每服二十丸，空心浓煎米饮汤送下，一日三次。

【主治】妊娠泄痢不止。

白术汤

【来源】《儒门事亲》卷十二。

【别名】三物汤（《济阴纲目》卷九）、痢下白术汤（《医略六书》卷二十八）。

【组成】白术 黄芩 当归各等分

【用法】上为末。每服二三钱，水煎，食前服。

【主治】

1. 《儒门事亲》：孕妇痢呕吐血。
2. 《医略六书》：孕妇下痢，脉虚数者。

【方论】《医略六书》：妊娠胎热内炽，脾弱不能健运，血得偏渗肠间，故下痢赤白，胎孕因之不安。黄芩清热安胎，白术健脾止痢，当归养血以引血归经。使脾气健旺，则胎热自化，而胃气清和，血无不归，何有下痢赤白，胎孕不安乎！

当归补血汤

【来源】方出《妇人大全良方》卷十五，名见《玉机微义》卷五。

【别名】当归黄耆饮（《古今医统大全》卷三十六）、当归黄耆汤（《景岳全书》卷五十三）。

【组成】糯米一合 当归（炒） 黄耆各一两

【用法】上细切，和停。以水二盏，煮取一盏二分，去滓，分四次温服。

【主治】妊娠下痢腹痛，小便涩。

蒙姜黄连丸

【来源】《济生方》卷四。

【别名】家姜黄连丸（《冯氏锦囊·女科》卷十七）。

【组成】干姜（炮） 黄连（去须） 缩砂仁（炒） 芎䓖 阿胶（锉，蛤粉炒） 白术各一两 乳香三钱（另研） 枳壳半两（去瓤炒）

【用法】上为细末，同盐梅三个（取肉），入少醋杵为丸，如梧桐子大。每服四十丸，白痢，干姜汤送下；赤痢，甘草汤送下；赤白痢，干姜甘草汤送下，并不拘时服。

【主治】妊娠冷物伤脾，辛酸损胃，冷热不调，胎气不安，气血凝滞，下痢赤白，时有时无，肠鸣后重，谷道疼痛者。

和气平胃散

【来源】《女科万金方》。

【组成】厚朴 黄连 猪苓 泽泻 地榆各五钱 苍术三钱 升麻 豆蔻各一钱五分 白芍药三钱 陈皮四钱 柴胡一钱五分 甘草一钱

《女科旨要》有白术。

【用法】分三服。每服用水一钟半，煎七分，空心温服。

【功用】安胎和气。

【主治】妇人胎前八九个月，胎儿长发以致胎母脾胃虚弱而不调和，湿热相攻，五脏六腑不和，或变痢疾、杂患之病。

罂粟汤

【来源】《类编朱氏集验方》卷十。

【组成】罂粟壳 甘草 乌梅各等分

【用法】上锉。白水煎服。

【主治】妇人妊娠痢疾，里急后重，百药不效者。

大宁散

【来源】《卫生宝鉴》卷十八。

【组成】黑豆二十粒 甘草二寸半（生用） 粟壳二个（去须蒂，半生半炒）

【用法】上为粗末，作一服。水一盏半，加生姜三片，煎至七分，去滓，食前温服。

【主治】妊娠下痢赤白，及泄泻，疼痛垂死者。

蒲黄散

【来源】《世医得效方》卷六。

【组成】生姜自然汁（年少者）十两（年老者）二十两 鸭子一个（打碎，入姜汁内搅匀） 蒲黄三钱

【用法】上煎至八分，入蒲黄煎五七沸，空心温服。

【主治】妇人胎前产后赤白痢。

罂粟散

【来源】《普济方》卷三二一。

【组成】罂粟壳十枚（去白瓤） 陈木香一块（如

小钱大） 橘皮一枚（去瓤）

【用法】上为粗末。用水一碗半，煎至一碗，温服。

【主治】产前产后痢，不问赤白。

干姜黄连丸

【来源】《普济方》卷三四〇。

【组成】干姜 黄连 缩砂仁 芎䓖 阿胶 白术各一两 乳香三钱 枳壳半两（一方有诃子一两，龙骨半两，无砂仁、阿胶、枳壳）

【用法】上为细末，用盐梅三个取肉，入少醋糊为丸，如梧桐子大。每服四十丸，白痢，干姜汤送下；赤痢，甘草汤送下；赤白痢，干姜甘草汤送下。并不拘时候。

【主治】妊娠因冷物伤脾，辛酸损胃，冷热不调，胎气不安，气血凝滞，下利频频，时有时无，或赤或白，肠鸣后重，谷道疼痛。

玉粉丹

【来源】《普济方》卷三四〇。

【组成】石燕 真轻粉 延胡索

【用法】上为细末，以鸡子为丸，如梧桐子大。每服三丸，米饮送下。其产后并年高气血虚极老人，皆可服。如小儿，只一丸。

【主治】妊娠下痢赤白，里急后重，努责脱肛，肠澼脓血鱼脑，或因伤寒后余毒渗入肠间，撮痛绞痛。

厚朴散

【来源】《普济方》卷三四〇。

【组成】厚朴三两 吴茱萸三两 甘草 茴香子 干姜 陈橘皮各一两

【用法】上为细散。每服二钱匕，食前煎紫木瓜汤调下。

【主治】妊娠下痢，日夜频并，脐腹撮痛。

神健散

【来源】《普济方》卷三四〇。

【组成】菖蒲 赤石脂各一两 干姜半两

【用法】上为散。每服二钱匕，空心米饮调下，一

日三次。

【主治】妊娠下痢，及水泻不止，米谷不消化者。

缩胎散

【来源】《普济方》卷三四〇。

【组成】枳壳二两 香附子二两 甘草一两半

【用法】上为末。孕妇未产前，日常服，如茶点之。能缩胎生产绝易，须百沸汤点下。

【主治】妊娠下痢赤白，心腹疗痛，小便涩。

阿胶散

【来源】《阿素阉妇科补解》卷三。

【组成】人参 白术 阿胶 当归 川芎 黄耆 白芍 甘草 黄芩 砂仁 广皮 黄连 苍术 香薷 枳壳 葛根 肉蔻 诃子

【功用】补气凉血，止痛安胎。

【主治】妊娠滞下赤白及黄水，或下脓血，心腹刺痛。

【加减】血痢，去肉果、诃子、加地榆，倍阿胶、白芍、黄芩；白痢，去黄连，加艾叶、木香，倍白术、砂仁、广皮；黄水，以行水渗湿运脾和中为主，去枳壳、诃子，肉果，加茯苓，少加泽泻五分。

【方论】是方参、耆、术以补元气；砂、陈行滞气；芎、归养血；胶、芍凉血；黄芩清大肠之热，佐白术以安胎；甘草佐白芍而止腹痛；黄连合黄芩大清湿热；枳壳宽肠祛积；苍术燥湿健脾；久则大肠津液枯涸，故用干葛以生津；痢久则魄门必致虚脱，故用诃子、肉蔻以止泄。

当归黄芩芍药汤

【来源】《万氏女科》卷二。

【组成】当归 黄芩（炒） 芍药（炒） 黄连（炒） 白术（土炒） 枳壳（麸炒） 茯苓 陈皮 生地 生草各一钱 木香五分 乌梅一个

【用法】水煎，空心服。

【功用】清热和胎，行气养血，预防损胎。

【主治】妊娠痢疾，虚坐努力者。

黄连阿胶汤

【来源】《万氏女科》卷二。

【组成】黄连（炒） 阿胶（炒）各一钱 木香七分 干姜（炒）五分 人参 白术 茯苓各一钱 炙草五分 乌梅三个

【用法】加生姜、大枣，水煎，食前服。

【功用】《会约医镜》：清热和胎。

【主治】妊娠痢久不止。

黄连阿胶丸

【来源】《广嗣纪要》卷十二。

【组成】黄连 阿胶（炒） 砂仁 当归 白术各一两 干姜（炒）一钱五分 枳壳（炒）五钱 炙甘草三钱

【用法】上为末，加盐梅肉三两，入少醋，同杵为丸。以陈米汤送下。

【主治】妊娠下利赤白，肠鸣后重，谷道疼痛。

黄耆当归汤

【来源】《赤水玄珠全集》卷八。

【组成】当归 黄耆各一两 糯米一合

【用法】上为末。水煎，分四服。

【主治】妊娠下痢，腹痛，小便涩。

二黄散

【来源】《济阴纲目》卷九。

【组成】鸡子一枚（乌鸡者佳，倾出清，留黄用） 黄丹一钱（入鸡子壳内，同黄搅匀，以厚纸糊牢，盐泥固济，火上煨干）

【用法】上为细末。每服二钱，米饮调下。

【主治】妊娠下痢赤白，绞刺疼痛。

归耆汤

【来源】《济阴纲目》卷九。

【组成】黄耆 当归（焙）各一两 糯米一合

【用法】上切细。分四服，水煎服。

【主治】妊娠下痢腹痛，小便涩滞。

连香饮

【来源】《丹台玉案》卷五。

【组成】广木香 黄连 白术 白茯苓各一钱 白芍 甘草 陈皮各六分

【用法】加灯心三十茎，水煎服，不拘时候。

【主治】妊娠痢疾，恐其坠胎者。

桂附理中汤

【来源】《证治宝鉴》卷五。

【组成】理中汤加桂附

【用法】《产科发蒙》：每服七钱以水四合，煮取二合，去滓温服。

【主治】

   1.《证治宝鉴》：肾虚呃逆。

   2.《产科发蒙》：妊娠痢疾。

归芍汤

【来源】《胎产秘书》卷上。

【组成】当归三钱 白芍（半生半炒）二钱 莱菔子（炒，研）二钱 广木香八分 槟榔七分 枳壳八分 甘草五分 净车前一钱五分 山楂（砂糖炒）一钱五分

【用法】白痢加生姜，红痢加白糖，水煎服。

【主治】妊娠下痢赤白，腹中疼痛，心上急满者。

当归芍药汤

【来源】《胎产秘书》卷上。

【组成】当归 白芍 枳壳（面炒） 山楂各一钱 厚朴八分 陈皮六分 木香三分 甘草四分 黄芩二钱

【用法】水煎服。

【主治】妊娠下痢赤白，腹中疼痛，心下结满。

【宜忌】忌生冷。

一味阿胶饮

【来源】《胎产心法》卷上。

【组成】阿胶（上好真者）不拘多少。

【用法】酒化服，每日数次，随意饮之。

【主治】孕妇痢疾。

加味香连汤

【来源】《胎产心法》卷上。

【组成】白芍 黄芩各二钱 黄连 陈皮各一钱 茯苓六分 木香五分 黄柏八分 乳香 没药各一分半

【用法】酒煎服。

【主治】孕妇痢疾。

阿胶黄连饮

【来源】《胎产心法》卷上。

【别名】黄连阿胶汤

【组成】阿胶 黄连 芍药 甘草 枳壳（麸炒）

【用法】水煎服。一剂痛痢俱减，去枳壳再服。

【主治】孕妇痢疾，若安胎则痢愈重，治痢则胎难全，宜服此饮。

【方论】阿胶能止脓血之痢，且止腰痛固胎，以之为君；黄连、芍药、甘草皆以为佐；枳壳少加二三分，以宽其后重。

厚朴去干姜汤

【来源】《胎产心法》卷上。

【组成】厚朴（去皮，姜汁炒） 陈皮（泡，去浮白） 茯苓 炙草各等分

【用法】水煎服。

【主治】妊娠能食，腹痛后重，积秽稠粘之白痢。

二神散

【来源】《惠直堂方》卷四。

【组成】鸡子一枚（破顶，去白留黄，入黄丹一钱，搅匀封口，盐泥固，火上煨焙，泥干取出）

【用法】上为末。米饮汤下。

【主治】娠妇痢疾。

干姜黄连丸

【来源】《医略六书》卷二十八。

【组成】干姜一两 黄连一两 白术二两（炒） 阿胶二两（粉炒） 川芎一两 木香一两

【用法】上为末，乌梅肉三两，醋煮为丸。每服三钱，白痢，砂仁汤送下；赤痢，砂糖汤送下。

【主治】孕妇赤白痢，脉紧数者。

【方论】妊娠冷热不调，肠胃敷化之权顿失，无以传送糟粕，故下痢赤白，胎孕不安焉。黄连清心脾之火以燥湿，干姜暖肠胃之冷以止痢，白术健脾生血，阿胶益血补阴，川芎行血海以升阳，木香调中气以醒脾胃也。为末，乌梅肉捣丸，白痢，熟砂仁汤下，赤痢，炒砂糖汤下，使血气各有所归，则肠胃之冷热无不化，而下痢之赤白无不除，何胎孕有不安者乎？

鸡蛋汤

【来源】《医略六书》卷二十八。

【组成】生姜八两（捣自然汁） 鸡子二枚（去壳）

【用法】鸡子同姜汁搅匀，入红花末三分，煎沸温服。

【主治】妊娠胃虚寒滞，敷化无权，故赤白痢下，胎孕因之不安，脉弦者。

【方论】鸡子补养心肺，又能滋润肠枯；姜汁温暖胃气，更能散豁浊阴；稍入红花以活肠胃之血。煎沸温服，使胃暖肠润，则浊阴自化而清气得升，何有赤白下痢之患，胎孕无不自安矣。

香芩四物汤

【来源】《医略六书》卷二十八。

【组成】生地五钱 当归三钱 白芍一钱半（炒） 川芎一钱 条芩一钱半 木香八分 茯苓二钱 甘草八分

【用法】水煎，去滓温服。

【主治】妊娠血虚，不能配气，而阳热过旺，肠胃受伤，下痢脓血，胎孕不安，脉虚数者。

【方论】方中生地滋阴凉血以配阳，条芩清热安胎以治痢，当归养血润燥，川芎活血行气，白芍敛阴止血，甘草泻热缓中，茯苓渗湿以清治节，木

香调气以醒脾胃。水煎温服，使阴血内充，则阴得维阳，而阳热自化，肠胃清和。

调中养荣汤

【来源】《医略六书》卷二十八。
【组成】生地四钱　人参一钱半　山药（炒）三钱　茯苓二钱　白芍（炒）一钱半　葛根一钱半　当归三钱　藿香一钱半　木香八分　炙甘草五分
【用法】水煎去滓，温服。
【主治】孕妇赤白痢，脉虚浮数者。
【方论】妊娠气血两亏，冒暑热而肠胃有伤，不能敷化精微，传送糟粕，故下痢赤白，胎孕不安。生地滋阴凉血，以退暑热；人参补气扶元，以固胎息；当归养血荣经，白芍敛阴止血，茯苓渗湿和脾，山药补脾益阴，葛根升阳气以散热，藿香快胃气以祛暑，木香调气醒脾胃，炙草益胃缓中气也。水煎温服，使血气内充，则暑热外解而胃气调和，肠府完复，何赤白下痢不瘳者？胎孕无不安矣。

芩连红曲汤

【来源】《叶氏女科证治》卷二。
【组成】黄芩　黄连（姜汁炒）　白芍　甘草（炙）　橘红　红曲　枳壳（麸炒）　建莲（去皮心）各一钱　升麻（炒）二分
【用法】水煎服。
【主治】子痢。

赤痢煎

【来源】《仙拈集》卷三。
【组成】白芍三钱　条芩一钱半　地榆　白术各八分　甘草三钱
【用法】水煎服。三帖立愈。
【主治】妊娠赤痢。

黄连红曲汤

【来源】《竹林女科》卷二。
【组成】黄芩　黄连（姜汁炒）　白芍　甘草

（炙）　橘红　红曲　枳壳（麸炒）　建莲（去皮心）各一钱　升麻（炒）二分
【用法】水煎服。
【主治】子痢。

归芍汤

【来源】《会约医镜》卷十四。
【组成】当归二钱　白芍钱半　黄芩　黄连　陈皮各一钱　广香三分
【用法】水煎，空心服。
【主治】妊娠腹痛下痢，里急后重，脉洪有力，证属热者。
【加减】如痛甚则下，加大黄一钱半。

七味荡滞饮

【来源】《产科发蒙》卷二。
【组成】枳实七分　木香五分　当归　厚朴各六分　芍药一钱　槟榔七分　甘草三分
【用法】上以水二合，煮取一合，温服。
【主治】妊娠痢疾初发二三日，不问赤白，无表证，腹痛后重者。

八味荡滞饮

【来源】《产科发蒙》卷二。
【组成】七味荡滞饮加大黄六分
【主治】妊娠下痢脓血，里急后重，腹痛，日夜无度。

如神丸

【来源】《产科发蒙》卷二。
【组成】阿片一钱　黄柏　黄连　木香　面粉各五分　沉香　乳香各三分
【用法】上为细末，打米糊为丸，每丸重一分，辰砂为衣。
【主治】妊娠赤白痢疾及泄泻不止。

黄连厚朴汤

【来源】《产科发蒙》卷二。

【组成】黄连八分　厚朴（制）　阿胶　当归各六分　艾叶　黄柏各四分　干姜五分

【用法】上为细末。每服方寸匙，空心以米饮调下，每日三次；或水煎服。

【主治】妊娠腹痛，下痢脓血不止。

补血保胎清痢汤

【来源】《慈航集》卷下。

【组成】当归身八钱　白芍八钱　川芎一钱　炒枳壳二钱　莱菔子三钱（炒，研）　甘草五分　车前子三钱　黄芩一钱五分（酒炒）　砂仁三钱（研）　甜白术三钱（生）

【用法】煨广木香一钱五分为引，煎服。

【主治】孕妇痢疾。

【加减】如夏秋恶心，加广藿香三钱；冬月恶心，加灶心土三钱；如红多热重，加酒炒黄连四五分；如腰痛，加川续断三钱；如痢甚遍数多，不得不加制大黄三五钱；看人虚实用之，而且不可迟，迟则反受其累。

祛邪化滞煎

【来源】《古方汇精》。

【组成】川芎　黄芩各八分　当归　炒白术各一钱五分　建曲　夏曲各二钱　藿梗　云苓各一钱　赤芍一钱二分　煨木香四分　炙草三分

【用法】加姜皮半分，砂仁壳二分，冬瓜皮五分为引，水煎服。

【主治】妊娠痢疾。

安胎饮

【来源】《医方简义》卷五。

【组成】绵耆三四钱（炙）　生地炭三钱　归身炭二钱　茯苓三钱　泽泻二钱　升麻（炒）五分　银花三钱　条芩（酒炒）一钱五分　川连（酒炒）八分　广木香五分　范制曲二钱

【用法】加荷叶一角，水煎服。

【功用】淡渗利湿，清热安胎。

【主治】妊妇患痢，名子痢。腰痛气滞，里急后重，少腹绞痛。

【宜忌】口渴者，切忌生冷水果。

【加减】如噤口，水汤不进而呕吐频频，加石莲子三钱，石菖蒲三分，生姜三片，去生地炭；口渴者，加青果一枚，乌梅一枚；如赤痢加地榆炭三钱；白痢，加白槿花一钱；如腹痛甚者，加川椒二十粒，去升麻，更加白芍一钱；如赤白兼者，加天仙藤二钱、驴胶一钱，去广木香；或外加扁豆叶二片，以醒胃气。

治痢安胎饮

【来源】《医方简义》卷五。

【组成】绵耆三四钱（炙）　生地炭三钱　归身炭二钱　茯苓三钱　泽泻二钱　升麻（炒）五分　银花三钱　条芩（酒炒）一钱五分　川连（酒炒）八分　广木香五分　范志曲二钱

【用法】加荷叶一角，水煎服。或外加扁豆叶二十片以醒胃气。

【主治】妊娠下痢，腰痛气滞，里急后重，少腹疼痛。

【加减】噤口者，水汤不能进而呕吐频频，加石莲子三钱，石菖蒲三钱，生姜三片，去生地炭一味；口渴，加青果一枚，乌梅一枚；赤痢，加地榆炭三钱；白痢，加白槿花一钱；腹痛甚，加川椒二十粒，去升麻一味，更加白芍一钱；赤白兼者，加天仙藤二钱、驴胶一钱，去广木香。

三十五、妊娠霍乱

妊娠霍乱，又名"胎前霍乱"，是指妊娠期间突发腹中疼痛如刀绞，呕吐，泄泻的病情。《叶氏女科证治证治》："妊娠霍乱，或邪在上胃脘，则当心痛而吐多；邪在下胃脘，则当脐痛而利多；邪在中胃脘，则腹中痛而吐利俱多。吐多伤气，利多伤血，邪击胎元，母命易殒，气血伤而无以养胎，子命易倾，此急证也。"治宜养血安胎，驱邪辟晦，清暑祛湿。

甘草汤

【来源】《医心方》卷二十二引《产经》。

【组成】甘草二两（炙）　厚朴三两　干姜二两　当归二两

【用法】上切。以水七升，煮取二升半，分三服，一日三次。

【主治】妊娠霍乱。

厚朴汤

【来源】《医心方》卷二十二引《极要方》。

【组成】当归四两　人参三两　厚朴三两　芎䓖二两　干姜二两

【用法】以水九升，煮取二升半，分三次服，羸人分四次服。

【主治】妊娠饮食不消，成霍乱，心腹痛，大吐，胸心淡。

丁香散

【来源】《太平圣惠方》卷七十四。

【组成】丁香半两　人参半两（去芦头）　陈橘皮三分（汤浸，去白瓤，焙）

【用法】上为粗散。以水二大盏，加生姜半分，大枣五个，煎至一盏二分，去滓，丁香散分温三服。

【主治】妊娠霍乱吐泻，烦闷。

人参散

【来源】《太平圣惠方》卷七十四。

【组成】人参一两（去芦头）　陈橘皮一两（汤浸，去白瓤，焙）　当归半两（锉，微炒）　干姜半两（炮裂，锉）　厚朴一两（去粗皮，涂生姜汁，炙令香熟）　甘草半两（炙微赤，锉）

【用法】上为散。每服四钱，以水一中盏，加大枣三枚，煎至六分，去滓，不拘时候温服。

【主治】

　　1.《太平圣惠方》：妊娠霍乱吐泻，心烦腹痛。

　　2.《校注妇人良方》：脾胃虚寒，霍乱吐泻，心烦腹痛，饮食不入。

白术散

【来源】《太平圣惠方》卷七十四。

【组成】白术三分　草豆蔻半两（去皮）　益智子半两（去皮）　枳壳三分（麸炒微黄，去瓤）　高良姜半两　陈橘皮三分（汤浸，去白瓤，焙）

【用法】上为散。每服三钱，以水一中盏，加生姜半分，煎至六分，去滓稍热服，不拘时候。

【主治】妊娠霍乱，吐逆不止，腹痛。

【宜忌】《济阴纲目》：此真虚寒腹痛吐利方也，勿妄用。

白术散

【来源】《太平圣惠方》卷七十四。

【组成】白术一两　白茯苓一两　芎䓖三分　人参半两（去芦头）　干姜半两（炮裂，锉）　草豆蔻一两（去皮）　厚朴三两（去粗皮，涂生姜汁，炙令香熟）陈橘皮一两（汤浸，去白瓤，焙）　当归三分（锉，微炒）

【用法】上为散。每服四钱，以水一中盏，加大枣三个，煎至六分，去滓稍热服，不拘时候。

【主治】妊娠霍乱，吐泻过多，伤冷，胎脏不安。

芦根饮子

【来源】《太平圣惠方》卷七十四。

【组成】芦根三两　人参二两（去芦头）　藿香三分　枇杷叶十片（拭去毛，炙微黄）　甘草半两（炙微赤，锉）

【用法】上锉细，和匀。每服一分，以水一中盏，加薤白七寸，生姜半分，煎至六分，去滓，稍热服，不拘时候。

【主治】妊娠霍乱吐泻，心烦。

白术散

【来源】《陈素庵妇科补解》卷三。

【组成】人参　白术　陈皮　甘草　香薷　厚朴　藿香　乌药　茯苓　猪苓　泽泻　苍术　木瓜　干葛　竹茹

【主治】妊娠霍乱，阴阳不和，清浊相干；或胃气素虚，饮食过度，触冒风寒，填塞上中二焦，以致挥霍撩乱。或吐或泻，或吐泻交作，胎气上逼心胸，甚则反目上视，手足厥，冷汗。

【方论】是方四君以固中，猪、泽以利水，藿、陈、厚朴以和胃，苍术、乌药燥湿理气，木瓜恐有转筋，葛根引入阳明，竹茹清胃火、止烦逆，香薷亦佐行水，非清暑也。

加减白术散

【来源】《古今医鉴》卷十二。

【组成】香薷　陈皮　厚朴　苍术　乌药　砂仁　藿香　干葛　竹茹　木瓜　人参　白术　茯苓　甘草　猪苓　泽泻

【主治】妊娠霍乱，阴阳清浊相干，甚则伤胎。

【加减】如心胸烦闷，加炒黄连、升麻。

香苏散

【来源】《胎产心法》卷上。

【组成】香附（炒）　紫苏各二钱　陈皮一钱　藿香叶　缩砂　炙草各五分

【用法】水煎服。

【主治】妊娠霍乱。

【加减】如转筋，加木瓜一钱；胎动不安，加土炒白术一钱五分；如夏月得之，加黄芩一钱五分，炒黄连一钱，香薷二钱；如冬月得之，加人参、土炒白术各一钱，炮姜五分。

加味紫苏和胎饮

【来源】《会约医镜》卷十四。

【组成】紫苏叶（红者真）　条芩　甘草各一钱　白术钱半　陈皮　藿香（须梗连叶者真）各八分　砂仁五分

【用法】水煎，热服。

【主治】妊娠霍乱，寒热之盛，邪正交争，心腹绞痛，或吐或利，气血俱伤，子母不安者。

白术和中汤

【来源】《顾氏医径》卷四。

【组成】白术　陈皮　焦六曲　佛手花　茯苓　砂仁　木瓜　陈仓米　干姜　竹沥　制半夏

【主治】妇人妊娠，暑秽从口鼻吸入，直至中焦，致霍乱吐泻，自汗肢冷，脉伏者。

【加减】治上证，须加当归、白芍。

三十六、妊娠疟疾

妊娠疟疾，又名"子疟"、"胎疟"，是指妊娠期间患疟疾的病情。《诸病源候论》："妊娠疟候：夫疟者，由夏伤于暑，客于皮肤，至秋因劳动血气，腠理虚而风邪乘之，动前暑热，正邪相击，阴阳交争。阳盛则热，阴盛则寒，阴阳更虚更盛，故发寒热；阴阳相离，寒热俱歇。若邪动气至，交争则复发，故疟休作有时。"治宜和解驱邪，健脾安胎。

人参散

【来源】《太平圣惠方》卷七十四。

【组成】人参（去芦头）　知母　麦门冬（去心）　柴胡（去苗）　桑寄生　白茯苓　厚朴（去粗皮，涂生姜汁，炙令香熟）各一两　甘草半两（炙微赤，锉）

【用法】上为散。每服四钱，以水一中盏，煎至六分，去滓，不拘时候温服。

【主治】妊娠疟疾，头痛，憎寒壮热，面黄，不思饮食。

乌梅散

【来源】《太平圣惠方》卷七十四。

【组成】乌梅肉（微炒）　黄连（去须）　桑寄生　人参（去芦头）　甘草（炙微赤，锉）各一两

【用法】上为散。每服四钱，以水一中盏，煎至六分，去滓温服，不拘时候。

【主治】妊娠疟疾，寒热体痛，烦渴。

当归散

【来源】《太平圣惠方》卷七十四。

【组成】当归（锉，微炒）　白芍药　茯神　枳壳（麸炒微黄，去瓤）　白术　鳖甲一两半（涂醋炙令黄，去裙襕）　甘草（炙微赤，锉）各一两

【用法】上为散。每服四钱，以水一中盏，煎至六分，去滓温服，不拘时候。

【主治】妊娠患疟，憎寒体颤。

阿胶散

【来源】《太平圣惠方》卷七十四。

【组成】阿胶一两半（捣碎，炒令黄燥）　赤芍药一两　当归一两（锉，微炒）　柴胡一两（去苗）　麦门冬一两半（去心）　黄芩一两　白茯苓一两　白术一两　甘草半两（炙微赤，锉）

【用法】上为散。每服一钱，以水一中盏，加薤白二茎，煎至六分，去滓温服，不拘时候。

【主治】妊娠疟疾，憎寒，头痛壮热，腹痛及胎不安稳，腰脐下重。

松萝散

【来源】《太平圣惠方》卷七十四。

【组成】松萝半两　鳖甲半两（涂醋，炙令黄，去裙襕）　恒山半两　乌梅肉七枚（微炒）　朱砂一分（细研）　汉防己一两　泽泻半两　麦门冬一两（去心，焙）　知母半两　连翘半两　黄丹一两　石韦一两（去毛）　虎杖一分　生干地黄一两

　　　方中生干地黄，《普济方》作"生干姜"。

【用法】上为细散。每服二钱，以温酒调下，不拘时候。

【主治】妊娠患疟，发时憎寒壮热，口干多吃冷水，腹内疠刺疼痛不止。

知母散

【来源】《太平圣惠方》卷七十四。

【组成】知母一两　白茯苓一两　乌梅肉三分（微炒）　大青半两　麦门冬一两（去心）　柴胡一两（去苗）　甘草半两（炙微赤，锉）

【用法】上为散。每服四钱，以水一中盏，煎至六分，去滓温服，不拘时候。

【主治】妊娠疟疾，憎寒壮热，口干烦闷。

恒山散

【来源】《太平圣惠方》卷七十四。

【别名】常山汤（《中藏经》卷八）。

【组成】恒山一两　甘草半两（炙微赤）　黄芩半两　乌梅十四枚（微炒）　石膏一两（捣碎）

【用法】上锉细。以酒一大盏，水一大盏相和，浸一宿，平旦煎至一盏，去滓，分为二服。

【主治】妊娠疟疾。

鳖甲散

【来源】《太平圣惠方》卷七十四。

【组成】鳖甲一两（涂醋，炙令黄，去裙襕）　干姜半两（炮裂）　当归一两（锉，微炒）　桃仁三两（汤浸，去皮尖双仁，麸炒微黄）

【用法】上为细散。每服一钱，发时用煎水调下。

【主治】妊娠疟疾，寒热腹痛。

竹茹汤

【来源】《产宝诸方》。

【组成】陈皮一两（不去白）　竹茹半两

【用法】上为粗末，分四服。每服水一盏半，煎八分，去滓，不拘时候服。

【功用】凉胎，退寒热。

【主治】妊娠疟疾。

大安散

【来源】《女科百问》卷下。

【组成】草豆蔻七个（和皮细切）　厚朴半两　乌梅十个（去核仁）　甘草　人参各一分　大枣十枚　肥姜一分（连皮）　陈皮七个（全者，洗净，切）　良姜一分

【用法】上为末，分作六裹，先以盐水蘸纸湿，裹

煨香熟。第一服一裹，水一碗，煎一碗，温服；第二服用二裹，并煎滓，以水二碗，煎一碗，温服；第三服用三裹，并煎滓，以水三碗，煎一碗，作二服，并空心食前温服。

【主治】妊娠脾寒如疟，发热无时。

清脾汤

【来源】《济生方》卷一。

【别名】清脾饮子（《保婴撮要》卷七）、清脾饮（《济阴纲目》卷九）、九味清脾汤（《泻疫新论》卷下）

【组成】青皮（去白）　厚朴（姜制，炒）　白术　草果仁　柴胡（去芦）　茯苓（去皮）　半夏（汤泡七次）　黄芩　甘草（炙）各等分

【用法】上锉，每服四钱，以水一盏半，加生姜五片，煎至七分，去滓温服，不拘时候。

【主治】

　　1.《济生方》：瘅疟，脉来弦数，但热不寒，或热多寒少，膈满能食，口苦舌干，心烦渴水，小便黄赤，大便不利。

　　2.《济阴纲目》：妊娠疟疾。

驱邪散

【来源】《济生方》卷七。

【别名】驱邪汤（《东医宝鉴》卷十）。

【组成】高良姜（锉，炒）　白术　草果仁　橘红　藿香叶　缩砂仁　白茯苓（去皮）各一两　甘草（炙）半两

【用法】上锉。每服四钱，水一盏半，加生姜五片，大枣一个，煎至八分，去滓温服，不拘时候。

【主治】

　　1.《济生方》：妊娠营卫虚弱，脾胃不足，或感风寒，或伤生冷，传为疟疾。

　　2.《万氏家传广嗣纪要》：食疟。

清脾汤

【来源】《世医得效方》卷十四。

【组成】青皮　厚朴（去粗皮，姜汁炒）　白术　草果仁　柴胡（去芦）　茯苓　半夏（汤洗）　黄

芩　甘草　人参各等分　常山一半

【用法】上为散。每服四钱，加生姜五片，地骨皮少许，水煎，温服，不拘时候。或加麦门冬（去心）二十粒。未效，服胜金丸。

【主治】妊娠作疟，热多者。

驱邪散

【来源】《普济方》卷三四一。

【组成】良姜一两半

【用法】上药以猪胆汁浸一宿，用东壁炒焦，去土，洗切焙之，以北枣一个，先焙令干，碾同前药为末。每服二钱，水一盏，煎至五分，候疟发时服。一方为丸，紫苏汤下二十丸。

【主治】妊娠伤寒，营卫虚弱，脾脏受湿，变成疟疾。

柴胡散

【来源】《医方类聚》卷二二七引《徐氏胎产方》。

【组成】柴胡二钱　生大黄二钱　黄芩一钱半　甘草一钱

【用法】上锉，作一服。水煎，临发日，五更温服。必取利为愈。

【主治】

　　1.《医方类聚》引《徐氏胎产方》：妊娠疟疾。

　　2.《医略六书》：孕妇疟疾，脉洪数者。

【宜忌】忌油、面、辛热等物。

【方论】《医略六书》：柴胡升解抑遏之阳邪，黄芩清降内壅之邪热，甘草缓中泻火，大黄泻热退胀也。为散水煎，使热壅下泄，则清阳上敷，而寒热无不退，胎孕无不安矣！

驱邪散

【来源】《陈素庵妇科补解》卷三。

【组成】香薷　青皮　白术　陈皮　茯苓　甘草　砂仁　前胡　柴胡　黄芩　人参　乌梅　麦冬　苍术　藿香　川芎　白芍　草果　大枣（一方加当归）

【功用】养正驱邪。

【主治】妊娠疟疾，气血虚弱，往来寒热，发止

无时。

【方论】是方补正之药多，而方名驱邪者，以养正可以驱邪故也。参、苓、术、草、陈乃异功散也；参、苓、柴、甘，小柴胡汤也；加青皮以平肝；白芍以和肝；砂、藿、苍、果以壮脾温胃；薷、麦清暑宁心；前胡消痰；乌梅生津；归、芍养血。气血得补，则正气自复，寒热自平，胎自安矣。

七圣散

【来源】《万氏女科》卷二。

【组成】柴胡 黄芩 炙草 知母 常山（酒炒）草果仁一钱半 乌梅三个（去核）

【用法】水、酒各半煎，宜露，临发五更服之。

【主治】妊娠疟久不退，转甚者。

【宜忌】忌生冷、鸡、鱼。

柴胡知母汤

【来源】《万氏女科》卷二。

【组成】柴胡一钱五分 人参 黄芩 知母 白术各一钱 甘草五分 归身一钱

【用法】加生姜、大枣为引，水煎，多服，以平为期。

【主治】孕妇病疟。

加减异功散

【来源】《广嗣纪要》卷十一。

【组成】人参 白术 白茯苓 炙甘草 陈皮 当归 黄芩 柴胡各等分

【用法】上为末。每服一钱，米饮送下，日三服。得汗而解。或加九肋鳖甲作丸，服之尤妙。

【主治】妊娠痎疟日久者。

异功散

【来源】《广嗣纪要》卷十一。

【组成】人参 白术 白茯 炙甘草 陈皮 当归 黄芩 柴胡各等分

【用法】上为末。每服一钱，米饮调下，每日三次。

【功用】补脾和胎。

【主治】妊娠疟久。

常山饮

【来源】《广嗣纪要》卷十一。

【组成】知母 川常山各二钱 炙甘草一钱 乌梅二钱 桃枝七寸

【用法】酒、水各盅半煎，露一宿，发日五更温服。如吐勿忌，将吐即愈。

【主治】妊娠痎疟初起。

驱邪散

【来源】《古今医鉴》卷十二。

【组成】香薷 青皮 柴胡 黄芩 川芎 前胡 砂仁 藿香 白术 乌梅 红枣 人参

【主治】妊娠疟疾，热极则损胎。

半贝姜茶饮

【来源】《重订通俗伤寒论》。

【组成】姜半夏 川贝 生姜 细芽茶各三分

【用法】用阴阳水两茶钟，煎成一钟服。

【主治】胎疟，寒热平均者。

首乌鳖甲汤

【来源】《重订通俗伤寒论》。

【组成】生首乌 炙鳖甲各一钱 乌梅肉二分 冰糖八分

【用法】上用雪水、滚水两钟，煎成一钟，去滓温服。

【功用】清滋阴血，截疟。

【主治】胎疟，病在阴分，血虚者，夜热神烦。

露姜饮

【来源】《重订通俗伤寒论》。

【组成】别直参三分 生姜二分

【用法】用阴阳水二钟，煎成一钟，露一宿服。

【主治】

　　1.《重订通俗伤寒论》：胎疟。昼发而病在阳分气虚者，肢厥汗多。

2.《温病条辨》：太阴脾疟，脉濡、寒热，疟来日迟，腹微满，四肢不暖。

【方论】《成方便读》：此亦脾阳不足，疟邪留恋，邪少虚多之证。人参大补脾中之气，生姜辛温以散余邪，补而不滞，散而不泄。合成甘温方法。煎成露一宿服者，亦如常山饮水煎露宿之义。

驱邪散

【来源】《胎产秘书》卷上。

【组成】藿香　白术　茯苓　甘草　草果少许　知母　橘红　砂仁（一方加柴胡八分）

【用法】生姜、大枣为引。

【主治】妊娠营卫虚弱，脾胃不足，或感风寒，或伤生冷，传为疟疾。

【加减】如有表邪者，加苏叶八分　葱白五寸。

清脾饮

【来源】《胎产秘书》卷上。

【组成】白术　茯苓　知母各一钱　青皮四分　厚朴八分　黄芩二钱　甘草五分

【用法】上以生姜为引，水煎服。

【主治】妊娠疟症，热多寒少。

加减六君汤

【来源】《叶氏女科证治》卷二。

【组成】人参　白术（蜜炙）各八分　陈皮　苍术（制）　藿香叶各一钱　茯苓　桔梗　炙甘草各五分

【用法】加生姜三片，水煎服。

【主治】子疟。妊娠患疟，寒热往来。

醒脾饮

【来源】《叶氏女科证治》卷二。

【组成】青皮　厚朴（姜汁炒）　白术（蜜炙）　草果　柴胡　黄芩　茯苓　炙甘草各五分

【用法】水煎服。

【主治】子疟。妊娠患疟，寒热往来，或热多寒

少，及但热不寒，口苦舌干，大便闭涩，脉弦而数。

草果散

【来源】《宁坤秘籍》卷上。

【别名】草果饮（《经验女科方》）。

【组成】草果二钱　青皮　柴胡　黄芩各八分　甘草三分

【用法】水煎。空心服。

【主治】胎前疟疾，小腹作痛，口燥咽干。

芎归首乌饮

【来源】《慈航集》卷下。

【组成】川芎三钱　当归一两　鲜首乌五钱（打碎）　青皮一钱五分　草蔻仁一钱（研）　柴胡六分　炒枳壳一钱五分　甘草八分

【用法】酒一钟，河、井水煎。一服疟轻，二服寒热除，三服全愈。

【主治】孕妇疟疾，寒热不止。

【加减】如胎火热重，加酒炒黄芩一钱五分，青蒿三钱；如寒多，加煨姜三钱、大枣三个；如恶心呕吐，加乌梅二个，灶心土三钱；如腰痛，加白术三钱，制杜仲三钱；如胎气下坠，加炙黄耆五钱；如子气上逆，加砂仁三钱，葡萄干二钱；如腹作泻，加鹿角霜三钱，痛加煨广木香一钱五分。

正气饮

【来源】《古方汇精》卷三。

【组成】荆芥（炒）　川芎各八分　当归　建曲　夏曲　赤芍各一钱五分　苍术（炒）　白术各二钱　橘红一钱　赤首乌三钱　枳壳六分（炒）　藿香叶五分　桂枝木四分（尖）

【用法】引加姜皮二分，葱白三寸，水煎，疟前服。

【主治】妊娠疟。

【加减】二剂后，疟发渐早渐轻，去葱白、桂枝、荆芥、枳壳、建曲、夏曲，加党参、大生地、法制半夏各三钱，柴胡六分，炙甘草八分，引去姜皮，换姜一钱五分。

香薷保安汤

【来源】《产孕集》卷上。

【组成】香薷八分　柴胡　羌活各五分　陈皮六分　白术二钱　黄芩一钱　炙甘草四分　当归一钱五分　生姜一片　枣二枚

【主治】子疟。发当夏秋，寒热往来，一日一作，或间日一作，若有定期。

治疟安胎饮

【来源】《医方简义》卷五。

【组成】生地五钱　天冬　南沙参各三钱　知母（炒）　条芩（炒）　防风（炒）　白术各一钱五分　橘红八分　苏梗一钱

【用法】加生姜一片，水煎服。

【主治】妊娠患疟。

【加减】受风，加独活一钱；受寒，加牛蒡子（炒）二钱；受暑，加竹叶三十片、生石膏二钱；受湿，加茯苓四钱、仙半夏一钱，以苍术易白术；欲呕，加川连（姜汁炒）八分；已成坏症而欲发斑疹，去白术，加牛蒡子二钱、薄荷一钱、马勃五分、活水芦根（即苇茎）一两。

三十七、胎萎不长

胎萎不长，亦称"胎不长"、"妊娠胎萎燥"、"胎弱症"，是指妊娠腹形小于相应妊娠月份，胎儿存活而生长迟缓者。《诸病源候论·妊娠胎萎燥候》："胎之在胞，血气资养。若血气虚损，胞脏冷者，胎则翳燥，萎伏不长。其状，儿在胎都不转动，日月虽满，亦不能生，是其候也。而胎在内萎燥，其胎多死。"《圣济总录》卷百五十五："凡胎处胞中，或有萎燥者，盖由妊妇所禀怯弱，不足自周，阴阳血气偏系，非冷即热，胞胎失去滋利，所以萎燥而不长也。"

胎萎不长之成因，多为父母禀赋虚弱，或孕后将养失宜，以致胞脏虚损，胎养不足，而生长迟缓；或素禀肾虚，或孕后房事不节，损伤肾气，胎气内系于肾，肾精不足，胎失所养而生长迟缓；或素体气血不足，或孕后恶阻较重，气血化源不足，或胎漏下血日久，耗伤气血，冲任气血不足，胎失所养；孕妇素体阴虚，或久病失血伤阴，或孕后过服辛辣食物及辛热暖宫药物，以致邪热灼伤阴血，胎为邪热所伤，又失阴血的濡养，因而发生胎萎不长。

本病之治疗，重在补脾胃，滋化源，养精血，益胎元。同时在治疗过程中，若发现畸胎、死胎情况时，则应下胎益母。

白术散

【来源】《金匮要略》卷下。

【别名】芎藭散（《圣济总录》卷一五五）、芎椒白术散（《鸡峰普济方》卷十六）、安胎白术散（《卫生宝鉴》卷十八）。

【组成】白术　芎藭　蜀椒三分（去汗）　牡蛎

【用法】上为散。每服一钱匕，酒下，日三次，夜一次。若呕，以醋浆水服之；复不解者，小麦汁服之；已后渴者，大麦粥服之。病虽愈，服之勿置。

方中白术、芎藭、牡蛎用量原缺。《外台秘要》引《古今录验》本方用白术、芎藭各四分，蜀椒三分，牡蛎二分。

【功用】

1.《金匮要略》：养胎。

2.《太平惠民和济局方》：调补冲任，扶养胎气，壮气益血，保护胎脏。

【主治】

1.《太平惠民和济局方》：妊娠宿有风冷：胎萎不长；或失于将理，动伤胎气，多致损堕。

2.《三因极一病证方论》：室女带下诸疾。

3.《金匮要略讲义》：妊娠脾虚寒湿中阻，每见脘腹时痛，呕吐清涎，不思饮食，白带下，甚至胎动不安。

【宜忌】《外台秘要》引《古今录验》：忌桃、李、雀肉等。

【加减】但苦痛，加芍药。心下毒痛，倍加芎藭；心烦、吐、痛，不能食饮，加细辛一两，半夏（大者）二十枚，服之后，更以醋浆水服之。

蟹爪散

【来源】方出《外台秘要》卷三十三引《小品方》，名见《普济方》卷三四三。

【组成】甘草（炙）　干姜　人参　芎藭　生姜桂心　蟹爪　黄芩各一两

【用法】上切。以水七升，煮取二升，分三服。

【主治】嬴人欲去胎者。

【宜忌】忌海藻、菘菜、生葱。

丹参丸

【来源】《备急千金要方》卷二。

【组成】丹参　续断　芍药　白胶　白术　柏子仁各二两　人参　芎藭　干姜各三十铢　当归　橘皮　吴茱萸各一两十八铢　白芷　冠缨（烧灰）各一两　芫䒷十八铢　干地黄一两半　甘草二两犬卵一具（干）　东门上雄鸡头一枚

【用法】上为末，炼蜜为丸，如梧桐子大。每服十丸，酒送下，一日二次。稍加至二十丸。

【功用】养胎，并转女为男。

【方论】《千金方衍义》：方中理中、四物培养血气，芷、芫、丹、续祛风和荣，白胶有散瘀止血之功，柏仁有除风润燥之力，用犬卵者，取其资壮元阳，鸡头者专取东方生气，冠缨沾日月光华，为男子章身之具，用以入药，以类感也，然必末满三月，混沌未分，服之庶克有济。

丹参膏

【来源】《备急千金要方》卷二。

【别名】滑胎丹参膏（《普济方》卷三三七）。

【组成】丹参半斤　芎藭　当归各三两　蜀椒五合（有热者，以大麻仁五合代）

【用法】上锉，以清酒溲湿，停一宿以成，煎猪膏四升，微火煎，膏色赤如血，膏成，新布绞去滓。每日取如枣许，纳酒中服之。

【功用】养胎，令滑易产。

【宜忌】不可逆服，至临月，乃可服。

【方论】《千金方衍义》：丹参破宿生新；统芎、归，佛手（即佛手散）为滑胎易产之专药。而方中便具活法，寒用川椒，热用麻仁，各随母气之偏胜耳。服后猪膏、醇酒取其滑泽滋益也。苟孕妇中气不实，不特猪膏宜远，麻仁亦难轻试，然观热易麻仁一语，活法尽情吐露矣。

干地黄丸

【来源】《太平圣惠方》卷七十五。

【组成】熟干地黄一两　芎藭三分　白茯苓三分人参三分（去芦头）　当归三分　柴胡半两（去苗）　刺蓟半两　桑寄生半两　厚朴一两（去粗皮，涂生姜汁，炙令香熟）　龙骨三分　阿胶三分（捣碎，炒令黄燥）　白石脂三分　黄耆半两（锉）甘草一分（炙微赤，锉）

【用法】上为末，炼蜜为丸，如梧桐子大。每服三十丸，以清粥饮送下。不拘时候。

【功用】和气，安养胎脏。

【主治】妊娠气血虚弱，胎不长。

养胎人参丸

【来源】《太平圣惠方》卷七十五。

【组成】人参一两（去芦头）　白茯苓一两　当归一两　柴胡一两（去苗）　厚朴一两（去粗皮，涂生姜汁炙令香熟）　枳壳三分（麸炒微黄，去瓤）桑寄生一两　刺蓟一两　阿胶一两（捣碎，炒令黄燥）　甘草半两（炙微赤，锉）

【用法】上为末，炼蜜为丸，如梧桐子大。每服二十丸，食前以温水送下。

【主治】妊娠胎不长。

黄耆散

【来源】《太平圣惠方》卷七十五。

【别名】黄耆汤（《圣济总录》卷一五五）。

【组成】黄耆三分（锉）　白术三分　人参三分（去芦头）　麦门冬三分（去心）　陈橘皮三分（汤浸，去白瓤，焙）　芎藭半两　白茯苓三分　前胡

三分（去芦头） 甘草半两（炙微赤，锉）

【用法】上为散。每服三钱，以水一中盏，加生姜半分，大枣三枚，煎至六分，去滓，食前温服。

【功用】安胎和气，思食，利四肢。

【主治】妊娠胎不长。

【方论】《济阴纲目》：此方悉以补气为主，而前胡散结气，川芎行结血，皆所助其生长也。

鲤鱼臛

【来源】《太平圣惠方》卷七十五。

【组成】鲤鱼二斤 糯米一升

【用法】上如法作臛，入葱、豉，少著盐、醋食之。一月中，三五次作食之。

【主治】妊娠不长，兼数伤胎。

干地黄汤

【来源】《圣济总录》卷一五五。

【组成】熟干地黄（焙） 阿胶（米炒沸） 芎䓖 当归（切，米炒）各二两 赤芍药 甘草（炙，锉） 人参各半两

【用法】上为粗末。每服三钱匕，水一盏，加粳米少许，同煎七分，去滓温服，一日三次。

【主治】妊娠气血不足，胎瘦不长。

艾叶汤

【来源】《圣济总录》卷一五五。

【组成】艾叶（炒） 芎䓖 当归（炙，锉）干姜（炮） 白术各一两

【用法】上为粗末。每服三钱匕，以水一盏，煎至七分，去滓温服，一日三次。

【主治】妊娠胞中虚冷，致胎萎燥不长。

白术汤

【来源】《圣济总录》卷一五五。

【组成】白术（锉，炒）二两 厚朴（去粗皮，生姜汁炙） 芎䓖 芍药 当归（切，焙） 人参 甘草（炙，锉） 诃黎勒（炮，去核）各半两

【用法】上为粗末。每服三钱匕，水一盏，加生姜

一分，煎至七分，去滓温服，一日三次。

【主治】妊娠胎萎燥，渐觉羸劣，面色黄黑，腹脏虚冷。

白术散

【来源】《圣济总录》卷一五五。

【组成】白术二两 芎䓖 芍药 人参 阿胶（炙令燥）各一两 甘草（炙，锉）半两

【用法】上为散。每服三钱匕，以葱粥饮调下，一日三次。

【主治】妊娠胎不长养。

白术当归汤

【来源】《圣济总录》卷一五五。

【组成】白术 当归（切，焙） 芎䓖 人参 阿胶（炙燥）各二两 艾叶（焙干）一两

【用法】上为粗末。每用五钱匕，以水一盏，酒半盏，加大枣三枚（拍碎），同煎至一盏，去滓，分二次温服，空心一服，午食前一服。

【主治】妊娠胎萎燥，胎漏，腹痛不可忍。

地黄丸

【来源】《圣济总录》卷一五五。

【组成】熟干地黄不拘多少（切，焙）

【用法】上为末，炼蜜为丸，如弹子大。每服一丸，空心煎当归酒嚼下；温酒亦得。

【主治】妇人血衰不足，经候艰涩，致子宫不荣，妊娠多病，胎不长成。

地黄芎䓖丸

【来源】《圣济总录》卷一五五。

【组成】熟干地黄（焙）一两 芎䓖三分 白茯苓（去黑皮）半两 人参 当归（切，焙）各三分 柴胡（去苗） 刺蓟 桑寄生（焙干）各半两 厚朴（去粗皮，涂生姜汁炙）一两 龙骨 阿胶（炒沸） 白石脂各三分 黄耆（锉）半两 甘草（炙，锉）一分

【用法】上为末，炼蜜为丸，如梧桐子大。每服三

十丸，粥饮送下，一日三次，不拘时候。

【功用】和气养胎。

【主治】妊娠气血虚弱，令胎不长。

芎䓖汤

【来源】《圣济总录》卷一五五。

【组成】芎䓖　艾叶（去梗，炒）　当归（切，焙）　白术各一两　甘草（炙，锉）半两

【用法】上为粗末。每服三钱匕，以水一盏，煎至七分，去滓温服，一日三次。

【功用】养胎荣血。

【主治】妊娠胎萎燥。

当归汤

【来源】《圣济总录》卷一五五。

【组成】当归（切，焙）　甘草（炙，锉）　干姜（炮）　芎䓖各一两　白术二两

【用法】上为粗末。每服三钱匕，以水一盏，入大枣三个（擘破），同煎至七分，去滓，空心温服。

【主治】妊娠胞中虚，胎不荣长，致令萎燥。

当归饮

【来源】《圣济总录》卷一五五。

【组成】当归（切，焙）一两　芎䓖　阿胶（炙炮）各三分　白术二两

【用法】上为粗末。每服三钱匕，以水一盏，煎至七分，去滓温服，每日三次。

【主治】妊娠胎萎燥。

阿胶汤

【来源】《圣济总录》卷一五五。

【组成】阿胶（炙燥）一两半　当归（切，焙）一两　甘草（炙，锉）三分　白术二两

【用法】上为粗末。每服三钱匕，以水一盏，煎至七分，去滓温服，一日三次。

【主治】妊娠胎萎燥，全不转动。

桑寄生汤

【来源】《圣济总录》卷一五五。

【组成】桑寄生（锉）　白茯苓（去黑皮）　人参　葳蕤各一两　白术二两

【用法】上为粗末。每服三钱匕，以水一盏，入粳米半合，生姜一分（切），同煎至七分，去滓，温服，一日三次。

【主治】妊娠胎萎燥，不能转动，心中急痛。

熟干地黄汤

【来源】《圣济总录》卷一五五。

【组成】熟干地黄（焙）　白术　甘草（炙，锉）　白茯苓（去黑皮）各三分　阿胶（炙燥）　木香各一两　细辛（去苗叶）　人参　防风（去叉）　白芷各半两

【用法】上为粗末。每服三钱匕，以水一盏，煎至七分，去滓温服，一日三次。

【主治】妊娠胎萎燥，羸瘦不长。

熟干地黄汤

【来源】《圣济总录》卷一五五。

【组成】熟干地黄（炒）　当归（切，焙）　熟艾（炒干）　芎䓖各一两　阿胶（炙燥）　甘草（炙，锉）各半两

【用法】上为粗末。每服三钱匕，以水一盏，煎至七分，去滓温服，一日三次。

【功用】滋气血，益胞脏。

【主治】妊娠胎萎燥，过时未产。

橘皮汤

【来源】《圣济总录》卷一五五。

【组成】陈橘皮（汤浸，去白，焙）　厚朴（去粗皮，生姜汁炙）各三分　当归（切，焙）　人参　阿胶（炙燥）各一两　白术二两

【用法】上为粗末。每服三钱匕，以水一盏，加生姜一分（切），大枣三枚（擘破），同煎至七分，去滓温服，一日三次。

【主治】妊娠虚冷，胎萎燥不长。

白术丸

【来源】《妇人大全良方》卷十三。

【别名】长胎白术丸（《医学入门》卷八）。

【组成】白术 川芎 阿胶（炒） 地黄（炒令六分焦） 当归（去尾，炒）各一两 牡蛎（煅为粉）二分 川椒三分（如常制）

【用法】上为末，炼蜜为丸，如梧桐子大。每服三四十丸，空心米饮送下；酒、醋汤亦可。

【功用】调补冲任，扶养胎气，常服益血，保护胎脏。

【主治】妊娠宿有风冷，胎萎不长，或失于将理，伤动胎气，多致损堕妊孕。

安胎白术散

【来源】《奇效良方》卷六十三。

【组成】白术 川芎各一两 吴茱萸（汤泡）半两 甘草（炙）一两半

【用法】上为细末。每服二钱，食前温酒调下。

【功用】补荣卫，养胎气。

【主治】妊娠宿有冷，胎瘘不长，或失于将理，伤胎多堕。

【宜忌】忌生冷果实之物。

【方论】《济阴纲目》汪淇笺注：天地以大气春生夏长，人身以心肝应之，若有宿冷者，春气不温也，以吴茱萸温之；胎瘘不长者，夏气不大也，以川芎大之；白术、甘草乃培土以补其母也。

三才固本膏

【来源】《陈素庵妇科补解》卷三。

【组成】天冬六两 麦冬四两 熟地一两 当归八两 白术六两 人参一两 黄芩四两 杜仲四两

【用法】上熬成，人乳、牛、羊乳各一盏，白蜜八两，和匀再熬，滴水成珠为度，白汤送下。

【主治】妊娠胎瘦不长。

【方论】是方大补气血，以三才之中分主佐，更有深义。其人乳、牛乳、羊乳者，以血补血，同气相求之义也。

大补脾丸

【来源】《陈素庵妇科补解》卷三。

【组成】人参 白术 当归 熟地 白芍 甘草 茯苓 杜仲 黄芩 广皮 木香 砂仁

【功用】大补脾胃，开郁。

【主治】妊娠忧郁不解，以致阴血衰耗，胎燥而萎。

【方论】是方四君以补气，归、芍、熟地以养血，芩、术清热凉血，佐以木香、香附、砂仁行气开郁，而总以补脾土为主，故曰大补脾丸。

麦门冬汤

【来源】《医略六书》卷二十八。

【组成】麦冬三钱（去心） 人参一钱半 生地五钱 阿胶三钱（糯粉炒） 条芩一钱半（酒炒） 白芍一钱半（酒炒） 地骨皮三钱 甘草八分 大枣三枚

【用法】水一斗，煮药取三升，纳清酒一升，并胶烊尽，煎取一升，温服。

【主治】怀妊六月，脉大滑疾者。

【方论】阴阳凝结，胎渐长成，宜清热补阴以培养其母气，麦门冬清心肺以滋津液，人参扶元气以固胎元，生地滋阴壮水以资冲任，阿胶补阴益血以宁胎息，条芩清热安胎，白芍敛阴和血，地骨清肌退热，生草泻火缓中，大枣以益脾元也。肝虚亦用鸡汁煮药，并佐以清酒，而母气无伤，胎元无不日安日长矣。

【加减】脾虚，加白术。

加味四君汤

【来源】《叶氏女科证治》卷二。

【组成】人参 白术（蜜炙） 茯苓各一钱五分 炙甘草 香附（制）各一钱 砂仁五分（炒）

【用法】加生姜三片，大枣二枚，水煎服。

【主治】妊娠五月，禀赋虚弱，胎萎不长，由于气虚者。

加味四物汤

【来源】《叶氏女科证治》卷二。

【组成】熟地黄　当归各一钱五分　川芎　白芍
香附（制）各一钱　砂仁五分（炒）

【用法】生姜三片，大枣二枚，水煎服。

【主治】妊娠五月，禀赋虚弱，血虚胎萎不长。

参术养胎饮

【来源】《产孕集》卷上。

【组成】人参一钱　白术三钱　茯苓二钱　炙甘草
八分　归身　白芍各一钱五分　阿胶二钱　陈皮

八分

【主治】孕三月，体虚者。

滋生汤

【来源】《产孕集》卷上。

【组成】熟地黄三钱　白芍　甘草　芎藭　当归
阿胶各一钱　黄芩六分　砂仁一钱　糯米百粒

【主治】凡孕三月，体虚者。

三十八、胎　漏

胎漏，亦称"胞漏"、"漏胞"、"漏胎"等，是指妊娠期阴道少量出血，时下时止，或淋漓不断，而无腰酸腹痛者。《诸病源候论》曰："漏胞者，谓妊娠数月而水时下。此由冲脉、任脉虚，不能约制太阳、少阴之经血故也。冲任之脉，为经脉之海，皆起于胞内。手太阳，小肠脉也；手少阴，心脉也，是二经为表里，上为乳汁，下为月水。有娠之人，经水所以断者，壅之以养胎，而蓄之为乳汁。冲任气虚，则胞内泄漏，不能制其经血，故月水时下，亦名胞阻。漏血尽，则人毙也。"《胎产心法》："凡妊娠，经水壅之以养胎，蓄之以为乳。其冲任气虚不能约制，故月水时下，名曰胞漏。"

先天肾气不足，或房事不节，损伤肾气，肾虚则冲任不固，不能制约经血；或素体虚弱，或饮食劳倦伤脾，或久病伤气，气虚则冲任不固，血失统摄；或素体阳盛，或七情郁结化热，或外感邪热，或阴虚生内热，热扰冲任，迫血妄行，均可致胎漏。

治疗当以止血安胎为主，兼之补肾、益气、清热等法。用药组方不宜过用滋腻、温燥、苦寒之品，以免影响气血的生化与运行，有碍胎儿发育。

本病发类似于西医学的先兆流产。经过治疗出血迅速停止，兼症消失，多能继续妊娠。反之，若阴道流血逐渐增多，兼症加重，结合有关检查，确属胎堕难留者，切不可再行安胎，宜以去胎益母为要。

芎归胶艾汤

【来源】《金匮要略》卷下。

【别名】胶艾汤（《金匮要略》卷下）、当归散（《普济方》卷三四二）、胶艾四物汤（《医学入门》卷八）、阿胶蕲艾汤（《明医指掌》卷九）、艾叶地黄汤（《产孕集》卷上）。

【组成】芎藭　阿胶　甘草各二两　艾叶　当归各三两　芍药四两　干地黄四两

方中干地黄用量原缺，据《备急千金要方》补。

【用法】以水五升，清酒三升，合煮取三升，去滓，纳胶令消尽，温服一升，一日三次。不愈更作。

【功用】

1. 《普济方》：保血安胎。

2. 《中医方剂学》：补血调经，安胎止痛。

【主治】

1. 妇人有漏下者，有半产后因续下血都不绝者，有妊娠下血者，假令妊娠腹中痛，为胞阻。

2. 《备急千金要方》：妊娠二三月至七八月，其人顿仆失踞，胎动不安，伤损，腰腹痛欲死，若有所见，及胎奔上抢心，短气。

3. 《太平惠民和济局方》：劳伤血气，冲任虚损，月水过多，淋沥漏下，连日不断，脐腹疼痛；及妊娠将摄失宜，胎动不安，腹痛下堕；或劳伤胞络，胞阻漏血，腰痛闷乱；或因损动，胎上抢心，奔动短气；及因产乳，冲任气虚，不能约制，经血淋沥不断，延引日月，渐成羸瘦。

【方论】

1.《金匮方论衍义》：其芎藭、当归，味辛温，宣通其阳血；芍药味酸寒，宣通其阴血；阿胶之甘平，而牛皮乃土畜之属金者，《内经》曰："肺外合皮毛"，皮毛生肾水。东垣谓其入手太阴、足少阴、厥阴，良有以也。又尝思之：坤土在身，化气成行，于金石草木之药，终不仅胶是血肉之质，与其同类者以养之，故此方用以安胎补血，塞其漏泄宜矣；甘草佐以和阴阳，通血脉，缓中解急；艾叶，其气内入，开利阴血之结而通于阳；地黄犹是补肾血之君药也。此方调经止崩，安胎养血，妙理固无出于此，然加减又必从宜，若脉迟缓，阴胜于阳，则当如注之加干姜、官桂亦可。设见数大之脉，则当用黄芩。

2.《金匮要略论注》：无端漏下者，此平日血虚而加客邪，半产后续下血不绝者，此因失血血虚而正气难复。若妊娠下血，如前之因症者固有之，而兼腹中痛，则是因胞阻，阻者阻其欲行之血，而气不相顺，非症痼害也，故同以胶艾汤主之。盖芎，归，芍，地，此四物汤也，养阴补血，莫出其右。血妄行必挟风而为痰浊，胶以驴皮为主，能去风，以济水煎成能澄浊；艾性温而善行，能导血归经；甘草以和之，使四物不偏于阴，三味之力也，而运用之巧，实在胶艾。

3.《医方集解》：此足太阴、厥阴药，四物以养其血，阿胶以益其阴。艾叶以补其阳，和以甘草，行以酒势，使血能循经养胎，则无漏下之患矣。

4.《金匮要略心典》：妇人经水淋漓，及胎产前后下血不止者，皆冲任脉虚，而阴气不能守也。是惟胶艾汤为能补而固之。中有芎、归，能于血中行气；艾叶利阴气，止痛安胎，故亦治妊娠胞阻。胞阻者，胞脉阻滞，血少而气不行也。

5.《金匮要略方义》：本方为治妇人下血之常用方剂，不分胎前产后，经期漏下，均可用之。盖妇人下血，多属冲任不足，阴血不能内守所致。方中以干地黄为君药，补肝肾，益冲任，主女子伤中胞漏下血；臣以白芍和肝养血，敛阴津而益营血；当归养血和血，补女子诸不足，疗漏血崩中；佐以阿胶，养血止血，兼固冲任二脉；艾叶（炒炭用）止血安胎元；使以川芎活血和血，以期补而不滞；又以甘草和药益脾，且可缓急止痛。诸药合用，共奏补益冲任，养血止血之效。故经水淋滴不断者可用之，产后恶露不绝者亦可用之，妊娠下血者服之，尤可止血安胎。

【验案】

1. 胎漏（《中医医案医话集锦》）：杨某某，女，31岁，工人，1976年8月5日初诊。自述妊娠四月，无故下血，量不多，腹不痛，脉滑无力，此因劳累伤脾，致使肝不藏血，脾不统血而胎漏。治宜清热安胎，养血止血，方用加味阿胶四物汤：阿胶9克（烊化），艾叶9克，生地15克，杭白芍9克，当归9克，川芎3克，续断9克，焦杜仲9克，人参9克，黄芩6克，甘草6克。8月9日二诊：服药三剂后下血减少，仍以原方续服五剂，血止病愈。

2. 功能性子宫出血 《中华妇产科杂志》（1959，5：413）：应用本方：阿胶15g，归身9g，干地黄18g，炙甘草3g，艾叶3g，白芍3g，川芎3g，水煎服，每日1剂，治疗功能性子宫出血25例。结果：良好（至多服药4剂而血止，下1次月经基本正常）占60%，进步（服药4剂仅能减少出血，继续治疗8～10天后出血方止，或虽服药4剂即止血，而与下次月经距离不足3周者，或下次出血仍持续较长而出血量多者）占28%，无效（服药4剂出血毫不减少改用其他方法治疗者）占12%。

3. 滑胎 《中医函授通讯》（1987，3：35）：应用本方：当归、白芍、熟地、桑寄生、阿胶、川芎、砂仁、艾叶、炮姜。煎至400ml，每日服2次，每次100ml，治疗滑胎36例，均为流产3次或3次以上，此次发病在妊娠2～6个月期间。结果：服药10剂症状明显减轻，6周后不适症状逐渐消失，36例中有32例足月分娩，4例效果不显。

4. 经期延长 《江西中医药》（1997，3：60）：以本方加减，治疗经期延长45例。结果：痊愈36例，好转7例，无效2例，总有效率95.6%。

桂枝茯苓丸

【来源】《金匮要略》卷下。

【别名】夺命丸（《妇人大全良方》卷十二）、牡丹丸、夺命丹（《普济方》卷三五七）、仙传保命丹、安襄丸（《胎产心法》卷中）、桂心茯苓丸（《张氏医通》卷十五）。

【组成】桂枝　茯苓　牡丹（去心）　桃仁（去皮尖，熬）　芍药各等分

【用法】上为末，炼蜜为丸，如兔屎大。每日一丸，食前服。不知，加至三丸。

【功用】

1.《医宗金鉴》：下其癥。

2.《金匮要略方义》：化瘀生新，调和气血。

【主治】

1.《金匮要略》：妇人宿有癥病，经断未及三月，而得漏下不止，胎动在脐上者，为癥痼害。

2.《妇人大全良方》：妇人小产，下血至多，子死腹中，其人憎寒，手指、唇口、爪甲青白、面色黄黑，或胎上抢心，则闷绝欲死，冷汗自出，喘满不食，或食毒物，或误服草药，伤胎动气，下血不止。

马通汤

【来源】《普济方》卷三四四引《肘后备急方》。

【组成】马通汁一升　干地黄　阿胶各四两　当归　艾叶各三两

【用法】上锉。以水五升，煮取二升半，去滓，纳马通汁及胶令烊，分三服。不愈重作。

【主治】

1.《备急千金要方》：妊娠卒惊奔走，或从高坠下，暴出血数升。

2.《产孕集》：腰痛损伤，下血不止。

地黄酒

【来源】《普济方》卷三一二引《肘后备急方》。

【别名】地黄饮（《产孕集》卷上）。

【组成】生地黄（洗、切、研）八两　酒三升

【用法】上共煎数沸，去滓。每次温服一盏，不拘时候。

《备急千金要方》注文云：姚大夫加黄雌鸡一头，治如食法；崔氏取鸡血和药中服。

【主治】

1.《普济方》引《肘后备急方》：倒仆筋蹶，不得舒展，及瘀血不散。马坠。

2.《备急千金要方》：妊娠下血不止。及落身后血。

3.《普济方》：妊娠腰痛、腹中痛。

小豆散

【来源】《外台秘要》卷三十三引《小品方》。

【组成】赤小豆五升（湿地种之，令生芽干之）

【用法】上药治下筛。怀身数月日，经水尚来，每服方寸匕，以温酒送下，一日三次。得效便停。

【主治】漏胞，伤胎。

安胎寄生汤

【来源】《外台秘要》卷三十三注文引《小品方》。

【组成】桑上寄生五分　白术五分　茯苓四分　甘草十分（炙）

【用法】上切。以水五升，煮取二升半，分三服。

【主治】

1.《外台秘要》引《张文仲方》：妊娠流下。

2.《景岳全书》：妊娠下血，或胎不安，或腰腹作痛。

【宜忌】忌海藻、菘菜、酢物、桃、李、雀肉。

【加减】若人壮者，可加芍药八分；若胎动不安，腹痛端然有所见，加干姜四分。

胶艾汤

【来源】《外台秘要》卷三十三引《小品方》。

【组成】阿胶二两（炙）　艾叶二两

【用法】以水五升，煮取二升半，分三服。

【功用】《医林纂要探源》：安胎。

【主治】

1.《外台秘要》引《小品方》：损动母，去血腹痛。

2.《妇人大全良方》：妇人妊娠忽然下血，腰痛不可忍。

3.《普济方》：妊娠漏胎下血过多；漏胎不安。

【方论】《医林纂要探源》：阿胶澄清下部秽浊而大

滋血气，不独能养阴而已；艾叶大暖下部而补虚去寒，且能和血。

丹参膏

【来源】《医心方》卷二十二引《深师方》。

【组成】丹参四两 人参二分 当归四分 芎䓖二两 蜀椒二两 白术二两 猪膏一斤

【用法】上切，以真苦酒渍之，夏天二三日，于微火上煎，当着底搅之，手不得离，三上三下，药成绞去滓。每服如枣核大，以温酒调下，一日三次，稍增可知；若有伤动见血，服如鸡子黄者，昼夜六七服。

【功用】养胎易生。

【主治】妊娠七月，或有伤动见血；及生后余腹痛。

阿胶酒

【来源】方出《证类本草》卷十六引《梅师方》，名见《普济方》卷三四四引《太平圣惠方》。

【别名】阿胶汤（《赤水玄珠全集》卷八）。

【组成】阿胶三两（炙）

【用法】上为末。以酒一升半，煎令消，一服。

【主治】

1.《证类本草》引《梅师方》：妊娠无故卒下血不止。

2.《证类本草》引《杨氏产乳》：孕妇血痢。

豆酱散

【来源】《外台秘要》卷三十三引《古今录验》。

【组成】豆酱二升

【用法】上药漉去汁，熬令燥为末。每服方寸匕，酒调下，一日五六次。

【主治】妊娠下血。

乌雌鸡汤

【来源】《备急千金要方》卷二。

【别名】乌鸡汤（《太平圣惠方》卷七十六）。

【组成】乌雌鸡一只（治如食法） 茯苓二两 吴茱萸一升 芍药 白术各二两 麦门冬五合 人

参三两 阿胶二两 甘草一两 生姜一两

《妇人大全良方》将本方中乌雌鸡改用"乌雄鸡"，取名"乌雄鸡汤"。

【用法】上锉。以水一斗二升，煮鸡取汁六升，去鸡下药，煎取三升，纳酒三升，并胶烊尽，取三升放温，每服一升，一日三次。

【主治】妊娠一月，阴阳相合为胎，寒多为痛，热多卒惊，举重腰痛，腹满胞急卒有所下。

艾叶汤

【来源】《备急千金要方》卷二。

【别名】艾汤（《外台秘要》卷三十三）。

【组成】艾叶 丹参 当归 麻黄各二两 人参 阿胶各三两 甘草一两 生姜六两 大枣十二枚

【用法】上锉。以酒三升，水一斗，煮减半，去滓纳胶，煎取三升，分三次服。

【主治】妊娠二月，中风寒，有所动摇，心满，脐下悬急，腰背强痛，卒有所下，乍寒乍热。

【宜忌】《外台秘要》：忌海藻、菘菜。

地黄散

【来源】方出《备急千金要方》卷二，名见《产孕集》卷上。

【组成】干地黄（捣末）

【用法】以三指撮，酒送下，不过三服。

【主治】漏胞，妊娠血下不止。

地黄散

【来源】方出《备急千金要方》卷二，名见《圣济总录》卷一五四。

【别名】干姜地黄散（《张氏医通》卷十五）。

【组成】干地黄四两 干姜二两

【用法】上药治下筛。每服方寸匕，酒送下，一日二三次。

【主治】

1.《备急千金要方》：妊娠血下不止。

2.《圣济总录》：胎漏腹痛。

3.《鸡峰普济方》：妇人血少气寒，面色青白。

芎归人参散

【来源】方出《外台秘要》卷三十三引《广济方》，名见《医方类聚》卷二二四引《胎产救急方》。

【组成】川芎　川当归　人参　阿胶（炒）各等分　大枣十二个（擘）

【用法】上切。以水三升，酒四升，合煮取二升米，分三服。五日一剂，频服三四剂。

【功用】安胎。

【主治】胎漏腹痛。

丹鸡索饼

【来源】《医方类聚》卷二二七引《食医心鉴》。

【别名】丹雄鸡肉索饼（《太平圣惠方》卷九十七）、鸡肉索饼（《寿亲养老新书》卷四）。

【组成】丹雄鸡一只（治如食，作臛）　面一斤

【用法】上搜面作饼。熟煮和臛食之。

【功用】养胎脏。

【主治】胎漏下血，心烦口干。

续断汤

【来源】方出《太平圣惠方》卷七十四，名见《普济方》卷三四四。

【组成】当归　生地黄各一两　续断半两　赤芍药一钱

【用法】上为末。每服二钱，空心葱白煎汤调下。

【主治】妊娠下血及尿血。

艾叶散

【来源】《太平圣惠方》卷七十五。

【组成】艾叶一两（微炒）　赤石脂一两半　白茯苓一两

【用法】上为散。每服三钱，以水一中盏，加生姜半分，大枣三枚，煎至六分，去滓，不拘时候温服。

【主治】妊娠胎动下血，心烦闷乱。

当归散

【来源】《太平圣惠方》卷七十五。

【别名】地榆当归散（《鸡峰普济方》卷十五）。

【组成】当归三分（锉，微炒）　白龙骨半两　熟干地黄一两　地榆三分（锉）　阿胶三分（捣碎，炒令黄燥）　白芍药半两　干姜半两（炮裂，锉）　蒲黄半两　熟艾半两（微炒）　牛角䚡一两半（炙令黄）

【用法】上为细散。每服二钱，以粥饮调下，不拘时候。

【主治】妊娠因损动，下血，腹痛不止。

当归散

【来源】《太平圣惠方》卷七十五。

【组成】当归一两（锉，微炒）　阿胶二两（捣碎，炒令黄燥）　艾叶一两（微炒）　芎藭一两

【用法】上为散。每服四钱，以水一中盏，煎至六分，次加生姜汁一匙，地黄汁半合，马通汁半合，更煎三四沸，去滓温服，不拘时候。

【主治】妊娠卒惊奔走，或从高坠下，腹痛，下血不止。

阿胶散

【来源】《太平圣惠方》卷七十五。

【别名】阿胶芎藭散（《鸡峰普济方》卷十六）。

【组成】阿胶半两（捣碎，炒令黄燥）　艾叶半两（微炒）　芎藭半两　当归半两（锉，微炒）　熟干地黄半两

【用法】上为细散。每服二钱，以温酒调下，不拘时候。

【主治】妊娠伤动，腹痛下血。

卷柏散

【来源】《太平圣惠方》卷七十五。

【组成】卷柏半两　阿胶半两（捣碎，炒令黄燥）　龙骨半两　当归半两（锉，微炒）　熟艾半两（微炒）　熟干地黄半两

【用法】上为细散。每服二钱，煎黑豆汤调下，不

拘时候。

【主治】妊娠伤动，腹痛下血，心烦。

姜黄散

【来源】《太平圣惠方》卷七十五。

【别名】姜黄汤（《圣济总录》卷一五四）。

【组成】姜黄一两　当归一两（锉，微炒）　熟干地黄一两　艾叶一两（微炒）　鹿角胶一两（捣碎，炒令黄燥）

【用法】上为散。每服四钱，以水一中盏，入生姜半分，大枣三枚，煎至六分，去滓，每于食前温服。

【主治】妊娠胎漏，下血不止，腹痛。

桑寄生散

【来源】《太平圣惠方》卷七十五。

【组成】桑寄生一两　当归一两（锉，微炒）　阿胶一两（捣碎，炒令黄燥）　续断一两　艾叶半两（微炒）　芎䓖一两

【用法】上为散。每服五钱，先以水一大盏半，入银三两，煎至一盏，次入药并竹茹一分，糯米一百粒，煎至六分，去滓，食前温服。

【主治】妊娠损动，腹内结痛，血下晕闷。

桑寄生散

【来源】《太平圣惠方》卷七十五。

【组成】桑寄生一两　阿胶一两（捣碎，炒令黄燥）　艾叶一两（微炒）　白芍药一两　白术一两

【用法】上为散，每服四钱，以水一中盏，入淡竹茹一分，煎至六分，去滓，食前温服。

【主治】妊娠漏胎，心腹绞痛。

黄耆散

【来源】《太平圣惠方》卷七十五。

【别名】黄耆汤（《圣济总录》卷一五四）。

【组成】黄耆一两半（锉）　桑寄生一两　地榆一两（锉）　艾叶三分（微炒）　龙骨三分　熟干地黄一两

【用法】上为散。每服四钱，以水一中盏，加生姜

半分，大枣三枚，煎至六分，去滓，食前温服。

【主治】妊娠五月六月，下血不止，名曰漏胎。

熟干地黄散

【来源】《太平圣惠方》卷七十五。

【组成】熟干地黄二两　人参二两（去芦头）　芎䓖二两　龙骨一两　阿胶三两（捣碎，炒令黄燥）　当归三分（锉，微炒）　麦门冬三分（去心）

【用法】上为散。每服四钱，以水一中盏，加大枣三枚，煎至六分，去滓，食前温服。

【主治】妊娠胎漏，腹痛不止，心神虚烦。

白胶散

【来源】《太平圣惠方》卷七十七。

【组成】白胶二两（捣碎，炒令黄燥）　人参（去芦头）　半夏（汤洗七遍去滑）　秦艽（去苗）　紫葳　甘草（炙微赤，锉）各一两

方中紫葳，《普济方》作"紫菀"。

【用法】上为粗散。每服三钱，以水一中盏，加葱白二茎，煎至六分，去滓温服，不拘时候。

【主治】妊娠三两月后，或时伤损，下血不止，绕脐疼痛，吐逆闷绝。

阿胶散

【来源】《太平圣惠方》卷七十七。

【组成】阿胶（捣碎，炒令黄燥）　芎䓖　当归（锉，微炒）　熟干地黄各一两　银一斤（以水一斗，煎至五升）

【用法】上为散。每服四钱，以银汁一中盏，煎至六分，去滓温服，不拘时候。

【主治】妊娠胎上逼心，下血不止。

地黄粥

【来源】《太平圣惠方》卷九十七。

【别名】生地黄粥（《圣济总录》卷一九）、生地粥（《病机沙篆》）。

【组成】生地黄汁三合　糯米三合

【用法】上煮糯米作粥，临熟下地黄汁，搅调令

匀，空腹食之。

【主治】

1.《太平圣惠方》：妊娠漏胎，胞干胎死。

2.《饮膳正要》：虚劳瘦弱，骨蒸，寒热往来，咳嗽唾血。

胶艾汤

【来源】《普济方》卷三三七引《指南方》。

【别名】胶艾芎归汤（《医学入门》卷八）、胶艾当归散（《妙一斋医学正印种子篇》卷下）。

【组成】阿胶　川芎　甘草（炙）各二两　艾叶当归各三两

【用法】上为粗末。每服五钱，水二盏，煎至一盏，去滓，温服。

【主治】

1.《普济方》引《指南方》：妊娠胞阻。

2.《东医宝鉴·杂病篇》：胎动下血在八、九月内，及半产后因续下血不绝。

【加减】冷痛，加干姜二两。

鸡子酒

【来源】《寿亲养老新书》卷四。

【组成】鸡子五枚（取黄）

【用法】上取好酒一盏，同煎如稀饧。顿服之；未愈，更作服之，以愈为度。

【主治】妊娠血下不止。

当归阿胶散

【来源】《圣济总录》一五四。

【组成】当归（切，焙）　阿胶（炙燥）各半两龙骨二分半　地榆　蒲黄（炒）各三分　熟干地黄（焙）　黄牛角䚡（炙焦）各一两　熟艾半分

【用法】上为散。每服方寸匕，空腹米饮调下，一日三次。

【主治】漏胎，下血不止。

艾叶汤

【来源】《圣济总录》卷一五四。

【组成】艾叶（炒）　黄芩（去黑心）各半两　黄连（去须）　茯神（去木）　桑耳　代赭　厚朴（去粗皮，生姜汁炙，锉）　白茅根（切）　白芷阿胶（炒燥）各一两　白术三分

【用法】上为粗末。每服五钱匕，水一盏半，加生姜五片，同煎至八分，去滓温服，不拘时候。

【主治】妊娠胎漏下血。

艾叶饮

【来源】《圣济总录》卷一五四。

【组成】艾叶（陈者）半两　干姜（炮）　当归（炙，锉）各三分　芎䓖一两

【用法】上为粗末。每服三钱匕，以水一盏，加生姜一枣大（拍碎），同煎至七分，去滓热服，空心、日午、晚各一次。

【主治】妊娠漏胎，淋沥不止。

地黄散

【来源】《圣济总录》卷一五四。

【组成】熟干地黄（焙）　干姜（炮）　赤石脂各二两

【用法】上为散。每服方寸匕，酒送下，一日二三次。

【主治】妊娠胎漏，下血不止。

芎䓖饮

【来源】《圣济总录》卷一五四。

【组成】芎䓖　当归（切，焙）　竹茹各一两　阿胶（炙燥）三分

【用法】上为粗末。每服三钱匕，水一盏，煎至七分，去滓温服，早晨、午时、至晚各一次。

【功用】止血安胎。

【主治】妊娠漏胎，下血过多，腹中刺痛。

当归散

【来源】《圣济总录》卷一五四。

【组成】当归（切，焙）　桑根白皮（锉）　续断芍药　芎䓖各一两　干姜（炮）半两

【用法】上为散。每服二钱匕，酒调下，不拘时候。
【主治】妊娠胎动，下血不止。

竹茹寄生汤

【来源】《圣济总录》卷一五四。
【组成】竹茹　桑寄生　阿胶（炙燥）　艾叶　芍药　白术各等分
【用法】上锉，如麻豆大，拌匀。每服三钱匕，水一盏，煎至七分，去滓温服。
【主治】妊娠漏胎，心腹绞痛，或时下血。

阿胶汤

【来源】《圣济总录》卷一五四。
【组成】阿胶（炒燥）　刘寄奴　赤石脂　黄连（去须）　白龙骨各一两半　乌梅五枚（碎，焙）　桑寄生　甘菊花　当归（切，焙）　旋覆花（炒）　地榆　白术各一两　枳壳（去瓤，麸炒）一两一分　艾叶（炒）半两　石膏（碎）二两
【用法】上为粗末。每服五钱匕，水一盏半，加生姜五片，同煎至八分，去滓温服，不拘时候。
【主治】妊娠胎漏，下血不止。

桑寄生汤

【来源】《圣济总录》卷一五四。
【别名】芎䓖散（《类编朱氏集验方》卷十）。
【组成】桑上寄生（炙令黄，锉碎）半两　当归（炙，锉）一两半　芎䓖（锉）一两
【用法】上为粗末。每服三钱匕，以水、酒各半盏，同煎取六分，去滓，温服，早晨、午时、晚间各一次。
【主治】妊娠胎漏，淋沥下血，脐腹疼痛。

黄耆饮

【来源】《圣济总录》卷一五四。
【组成】黄耆（锉）　地榆　桑寄生各一两半　艾叶半两　白龙骨（研）二两　生地黄二两　生姜半两
【用法】上锉如麻豆大。每服五钱匕，水一盏半，

煎取八分，去滓，食前温服，如人行三五里再服。
【主治】妊娠胞漏，月水时下。由冲任脉虚，不能制约太阳少阴之经，故令血下。

续断丸

【来源】《圣济总录》卷一五四。
【组成】续断　附子（炮裂，去皮脐）　蒲黄　干姜（炮）　芍药　芎䓖　山茱萸各一两半　白术　肉苁蓉（酒浸，切，焙）　菟丝子（酒浸，别捣）　黄耆（炙，锉）　山芋　熟干地黄（焙）各二两
【用法】上为末，炼蜜为丸，如梧桐子大。每服二十丸，空心、日晚温酒送下。
【主治】妊娠漏胎，下血不止，腹中疼痛。

续断饮

【来源】《圣济总录》卷一五四。
【组成】续断（锉）二两　艾叶（去梗，焙干）　熟干地黄（焙）　当归（切，焙）各一两　竹茹（新者）　阿胶（炙燥）　鸡苏（去根茎）各半两
【用法】上为粗末。每服三钱匕，用水一盏，煎至七分，去滓，空心温服，早、晚各一次。
【主治】妊娠胎漏，下血不止，脐腹疼痛。

蜡　酒

【来源】《圣济总录》一五四。
【组成】蜡一钱
【用法】上以清酒二盏，煎三五沸，投蜡令销，顿服。
【主治】妊娠胎动，腹痛下血。

艾叶汤

【来源】《圣济总录》卷一五五。
【组成】生艾叶（捣，绞取汁）一盏　阿胶（炙令燥）半两　蜜一合
【用法】煎取一盏，去滓，分为二服，温温服之。
【主治】妊娠卒下血不止，胎上逼心，手足逆冷欲死。

半夏汤

【来源】《圣济总录》卷一五五。

【组成】半夏（汤洗七遍）二两　麦门冬（去心，焙）二两　甘草（炙，锉）　当归（微炙）　黄耆（锉）各一两半　阿胶（炙令燥）二两　人参一两　黄芩（去黑心）一两　旋覆花一两

【用法】上为粗末。每服三钱匕，水一盏，加葱白二寸，生姜半分（切），同煎至七分，去滓，空心温眼。

【主治】妊娠卒下血不止，腹痛，手足寒热，腰背酸疼。

地黄艾叶汤

【来源】《圣济总录》卷一五五。

【别名】艾叶汤（《普济方》卷三四四）。

【组成】熟干地黄（焙）　艾叶（炒）各二两　人参　地榆　干姜（炮裂）　阿胶（炒燥）　当归（切，焙）各一两

【用法】上为粗末。每服五钱匕，水一盏半，煎至八分，去滓温服，不拘时候。

【主治】妊娠卒下血不止，腰腹疼痛。

当归散

【来源】《圣济总录》卷一五五。

【组成】当归（切，焙）　桑寄生　续断各半两　赤芍药一分

【用法】上为散。每服三钱匕，空心、食前温酒调下。

【主治】妊娠卒下血，腰腹疼痛。

【加减】有冷，加干姜一两；腹痛，加䓖藭一两。

小豆饮

【来源】《圣济总录》卷一九〇。

【组成】赤小豆半斤　蜀椒（去目并闭口，炒出汗）十四枚　乌雌鸡一只（理如食法）

【用法】以水二升，煮鸡、豆、椒令熟，取汁，时时饮之。未愈，更作服之。

【主治】妊娠漏胎，血尽即子死。

加味佛手散

【来源】《类编朱氏集验方》卷十引梁国佐方。

【组成】佛手散加积壳

【主治】妇人妊孕三月，忽然心腹胀痛，下血两小块。

姜黄丸

【来源】《鸡峰普济方》卷十六。

【组成】干姜黄四两　干姜二两

【用法】上为末。每服方寸匕，空心食前酒调下，一日二次。

【主治】妊娠漏胞。

榆白皮散

【来源】《鸡峰普济方》卷十六。

【组成】榆白皮三两　当归二两　熟地黄四两

【用法】上为粗末。每服五钱，水一盏，加生姜三片，煎至六分，去滓温服，不拘时候。

【主治】妊娠忽暴下血，及胎燥不动摇。

熟干地黄丹

【来源】《鸡峰普济方》卷十七。

【别名】熟干地黄丸（《普济方》卷三四二引《十便良方》）。

【组成】熟干地黄　白芍药　川芎　当归　艾叶　阿胶　干姜　白术各一两　甘草半两

【用法】上为细末，炼蜜为丸，如梧桐子大，晒干。每服三十丸，空心米饮送下。

【功用】安养胎气。

【主治】妇人血脏虚冷，妊娠时复漏下。

苎根汤

【来源】《三因极一病证方论》卷十七。

【别名】苎麻汤（《普济方》卷三四二）。

【组成】野苎根二两（锉，炒）　金　银各一两方中金、银，《普济方》作"金银花"。

【用法】水、酒各一盏，煎至一盏，去滓，分二

服，不拘时候。

【主治】胎无故下血，腹痛不可忍，或下黄汁如漆、如小豆汁者。

芎耆丸

【来源】《杨氏家藏方》卷十六。

【组成】干姜（炮）　附子（炮，去皮脐）　山茱萸　续断　川芎　白芍药　蒲黄各一两　生干地黄三分　白术　菟丝子（酒浸令软，别捣）　肉苁蓉（酒浸一宿，切，焙）　黄耆各二两

【用法】上为细末，蜜糊为丸，如梧桐子大。每服三十丸，空心、食前煎木香、热米饮送下。

【功用】安胎，补冲任，止胎漏，调血脉。

【主治】子脏风冷，腰腹疼痛，或久无子息，或妊娠损堕。

止漏散

【来源】《女科百问》卷下。

【组成】熟地四两　干姜二两

【用法】上为细末。每服二钱，空心米饮调下。

【主治】妊娠漏胞。

六物汤

【来源】《妇人大全良方》卷二引陈氏方。

【别名】胶艾六合汤（《医垒元戎》）、加味四物汤（《玉机微义》卷四十九）。

【组成】四物汤加阿胶　艾叶

　　《医垒元戎》本方用四物汤四两，阿胶、艾叶各五钱。

【主治】

　　1.《妇人大全良方》引陈氏方：痢疾，腹痛难忍。

　　2.《妇人大全良方》：血痢不止。

　　3.《医垒元戎》：妊娠伤寒汗下后，血漏不止，胎气损者。

续断汤

【来源】《妇人大全良方》卷十五。

【组成】当归　生地黄各一两　续断半两　赤芍药一分

【用法】上为末。每服二钱，空心，葱白煎汤调下。

【主治】妊娠下血及尿血。

野苎汤

【来源】《续易简》卷二。

【组成】野苎根二两（锉，炒）　金、银各一两许

【用法】水、酒各一大盏，煎耗半，去滓，分两服温进，不拘时候。

【主治】产前无故下血，腹痛不可忍，或下黄汁如漆，如小豆汁者。

克效散

【来源】《类编朱氏集验方》卷十。

【组成】五倍子

【用法】上为末。酒调下。

【主治】胎漏。

养胎饮

【来源】《医方类聚》卷二二七引《吴氏集验方》。

【组成】熟地黄

【用法】上为末。每服二钱，食后温酒调下。

【主治】胎漏。

二黄散

【来源】《云岐子保命集》卷下。

【别名】二黄汤（《医方类聚》卷二二七引《医林方》）。

【组成】生地黄　熟地黄各等分

【用法】上为细末。加白术、枳壳汤调下一两，每日二次。

【主治】

　　1.《云岐子保命集》：怀孕胎漏。

　　2.《校注妇人良方》：胎漏下血，或内热晡热，或头痛头晕，或烦燥作渴，或胁肋胀痛。

枳壳汤

【来源】《云岐子保命集》卷下。

【别名】枳芩散（《郑氏家传女科万金方》卷三）。

【组成】枳壳半两　黄芩半两　白术一两

【用法】上为粗末。每服五七钱，水一盏，煎至七分，食前空心服。

【功用】《景岳全书》：进食和中。

【主治】

1. 《云岐子保命集》：妇人胎漏，及因事下血。
2. 《景岳全书》：恶阻。

芎归寄生散

【来源】《胎产救急方》引《生生新书》（见《医方类聚》卷二二四）。

【组成】川芎　川当归各三两　桑寄生一两

【用法】上锉。每服五钱，水煎服。

【主治】漏胎腹痛。

郑氏人参散

【来源】《永类钤方》卷十八。

【别名】郑氏人参汤（《普济方》卷三四二）、人参散（《医钞类编》卷十七）。

【组成】人参　黄耆（炙）　阿胶（炒）　竹茹　木香　甘草（炙）　附子（炮）各五分　川芎一分　净陈皮一分　生姜三钱（炮黑）　苎根一钱

【用法】上锉。每服四钱，加糯米三七粒，水煎，热服。

【主治】漏胎，败血凑心，日渐胎干，子母危困。

【宜忌】忌生冷、鸡、鸭、鱼、面。

姜蜜汤

【来源】《世医得效方》卷七。

【别名】姜蜜煎（《医略六书》卷二十八）。

【组成】生姜七片　蜜半盏　白茅根一握

【用法】用水同煎服。

【主治】

1. 《世医得效方》：小便出血不止。
2. 《医略六书》：妊娠尿血。

【方论】《医略六书》：妊娠冲脉内虚，挟寒邪而憎寒、口燥，经气漏泄，故尿血不止，谓之溺血。白蜜以润经燥，生姜以散经寒，茅根凉血以止血也；姜、茅煎汁，入蜜炼噙，使经寒外散，则经气完复，而血自归经，何有憎寒口燥，溺血不止之患？胎孕无不自安矣。

胶艾饮

【来源】方出《世医得效方》卷十四，名见《普济方》卷三四四。

【组成】生艾汁（无生艾，浓煎熟艾）二盏　阿胶　白蜜各二两　（一方有竹茹一大块）

【用法】煎一盏半，稍热服之。

【主治】漏胎下血，胎上冲，手足逆冷欲死。

桑寄生散

【来源】《世医得效方》卷十四。

【组成】桑寄生　当归（去芦，酒浸）　川续断（酒浸）　川芎　香附（去毛，炒）　茯神（去木）　阿胶（蚌粉炒成珠子）　白术各一两　人参　甘草（炙）各半两　陈艾叶一两　乌梅（去核）半两

【用法】上锉散，每服四钱，水一盏半，生姜五片煎服，不拘时候。

【主治】妊娠因房室惊触，或劳力过度，伤动胞胎，或食毒物，致子宫虚滑，经血淋沥，日渐胎干。若不急治，败血凑心，母子难保。

阿胶粥

【来源】《普济方》卷二五九。

【组成】阿胶半两（炙黄为末）　龙骨末一分　艾叶末一分

【用法】上用糯米二合，入药以水煮作粥，空腹食之。

【主治】妊娠下血。

二气丸

【来源】《普济方》卷三二九。

【组成】艾叶一两（醋浸一宿，煮干为度）　阿胶

半两（锉，炒）

【用法】上为细末，醋糊为丸，如梧桐子大。每服五十丸，空心粟米汤送下。

【主治】胎漏。

鸡翎酒

【来源】《普济方》卷三四一。

【组成】鸡翎（烧灰末）

【用法】每服方寸匕，温酒调下。

【主治】妊娠胎漏，尿不知出时；妊娠下血，疼痛不止。

安胎饮

【来源】《医方类聚》卷二二七引《仙传济阴方》。

【组成】香附子一两（去毛，炒）

【用法】上为末。以白汤送下。

　　《卫生易简方》本方用法：每服三钱。

【主治】漏胎腹痛。

缩住汤

【来源】《医方类聚》卷二二七引《仙传济阴方》。

【组成】缩砂仁一两　益智仁半两

【用法】上为末。每服三钱，空心白汤下。

【主治】胎漏。

固胎散

【来源】《松崖医径》卷下。

【组成】条芩五钱　白术一两　砂仁（炒）　阿胶珠三钱

　　方中砂仁用量原缺。

【用法】上为细末。每服二钱，煎艾汤调下。

【主治】胎漏下血。

十二味安胎饮

【来源】《陈素庵妇科补解》卷三。

【组成】当归　熟地　白芍　黄耆　人参　茯神　白术　牡蛎　阿胶　枣仁　麦冬　甘草

【功用】补益气血

【主治】妊娠漏胎，久则面黄肌瘦，胎渐瘦不长。

秦艽汤

【来源】《陈素庵妇科补解》卷三。

【组成】秦艽　杜仲　川断　艾叶　地榆　香附　陈皮　前胡　阿胶　防风　黄耆　白术　黄芩　川芎　白芍　葱白

【功用】止血安胎。

【主治】妊娠每下血似月信至者，或孕妇血盛气衰，或营分受风则经血妄动。

【宜忌】血盛者，不宜服此汤；艽、防、芎、前不可过用。

【加减】血盛者，加生地、麦冬，倍黄芩、白芍。

【方论】卫主气，营主血，营行脉中，卫行脉外。血属阴，风属阳，风伤营血则肝火动而魂不藏，风热相搏，阴血消烁则血下行而胎不安。是方秦艽、防风、川芎皆风药也，秦艽益肝胆二经血而能祛风；川芎能引诸血药入厥阴血分，上至髓海，下入丹田；防风通行十二经。加以地榆（炒黑）、黄芩（酒炒凉血）、杜、断、艾、芍安胎养血，耆、术益气，附、陈行气，清以前胡，引以葱白，立方之旨尽矣。

安胎散

【来源】《校注妇人良方》卷十二。

【别名】安胎饮（《妇科玉尺》卷二）。

【组成】熟地黄（自制）　艾叶　白芍药　川芎　黄耆（炒）　阿胶　当归　甘草（炒）　地榆各五分

【用法】加生姜、大枣，水煎服。

【主治】妊娠卒然腰痛下血。

【加减】或加杜仲、续断。

防风散

【来源】《校注妇人良方》卷十二。

【别名】一味防风散（《景岳全书》卷六十一）。

【组成】防风

【用法】上为末。每服一钱，白汤调下。

【主治】肝经有风，以致血得风而流散不归经，妊娠卒然下血者。

止漏绝神丹

【来源】《万氏女科》末卷。

【组成】白术五钱　熟地一两　三七根末三钱

【用法】水煎服。

【功用】《胎产心法》：安胎。

【主治】胎漏。

【方论】此方妙在三七根，乃止血神品，故奏效如响。

当归寄生汤

【来源】《广嗣纪要》卷七。

【组成】当归　川芎　艾叶　白术各一钱　人参　续断　桑寄生　熟地黄各二钱

　　《妙一斋医学正印种子篇》有黄芩。

【用法】水二钟，煎一钟，空心服。

【主治】妊娠漏胎，非时下血，气虚血虚，有热，脉弦细者。

加味养荣丸

【来源】《摄生众妙方》卷十一。

【组成】当归（酒浸）二两　芍药（煨）一两五钱　熟地黄（酒浸）二两　白术二两　川芎一两五钱　茯苓一两　人参一两　甘草（炙）五钱　黄芩（炒）一两五钱　香附（炒）一两五钱　麦门冬（去心）一两　阿胶（炒）七钱　贝母一两　陈皮（去白）一两　黑豆（大者，炒，去皮）四十九粒

【用法】上为细末，炼蜜为丸，如梧桐子大。每服七八十丸，食前空心盐汤、温酒任下。

【主治】

　　1.《摄生众妙方》：女人不孕。

　　2.《医学入门》：经脉参前，外潮内烦，咳嗽，饮食减少，头晕目眩，带下，血风血气，久无嗣息，一切痰火不受峻补，又治胎前胎动胎漏。

【宜忌】忌食诸血。

四圣散

【来源】《古今医统大全》卷八十五。

【别名】四圣汤（《叶氏女科证治》卷二）。

【组成】条芩　白术　砂仁　阿胶各等分

【用法】上为细末。每服二钱，艾汤调下。

【主治】

　　1.《古今医统大全》：漏胎下血。

　　2.《竹林女科》：胎动属脾虚而血热者。

八物胶艾汤

【来源】方出《医学入门》卷六，名见《产孕集》卷上。

【组成】八物汤加胶　艾叶

　　《产孕集》本方用人参、白术、茯苓各二钱，芎藭一钱五分，当归一钱五分，白芍二钱，干地黄二钱，阿胶二钱，艾叶八分。

【主治】胎漏，犯房下血者。

胶艾漏胎方

【来源】《仁术便览》卷四。

【组成】熟地　艾叶（炒）　白芍　川芎　黄耆　阿胶（炒）　归头　甘草　续断　白术

【用法】水煎，空心服。

【主治】胎漏。

【加减】有热，加条芩。

芎归汤

【来源】《万病回春》卷六。

【别名】川芎汤（《宋氏女科》）。

【组成】当归尾　川芎各五钱

【用法】上锉一剂。好酒煎，入童便一盏，同煎服。

【主治】胎漏下血不止，或心腹胀。

胶艾四物汤

【来源】《万病回春》卷六。

【别名】安胎饮。

【组成】当归　川芎　白芍（酒炒）　熟地　阿胶

（炒） 条芩 白术（去芦） 砂仁 香附（炒） 艾叶（少许）

【用法】上锉。加糯米一撮，水煎，空心服。

【主治】胎漏下血，腹痛。

加味香附丸

【来源】《证治准绳·女科》卷四。

【组成】香附一斤（四两老酒浸两宿，炒，捣碎，再焙干，磨为末；四两米醋浸同上；四两童便浸同上；四两用山栀四两煎浓汁，去渣，入香附浸同上） 泽兰（净叶）六两（酒洗） 海螵蛸六两（捣稍碎，炒） 当归四两（酒洗） 川芎三两 白芍药四两（酒炒） 怀熟地八两（捣膏，焙干）

【用法】上药各为末，用浮小麦粉酒醋水打糊为丸，如绿豆大。每日早、晚服两次。

【功用】种子

【主治】《张氏医通》：倒经，自汗，胎漏下血。

【宜忌】忌食莱菔及牛肉、生冷。

加减固胎饮子

【来源】《宋氏女科》。

【组成】白艾 熟地 川芎 条芩 白芍 阿胶各一钱 白当归 白术各一钱五分 甘草三分

【主治】怀孕血漏者。

【加减】如果气虚，不能固守者，加人参一钱；如觉有痰下坠者，加升麻三分，制半夏八分；如觉有风者，加荆芥穗一钱；如觉心手热甚者，加黄芩八分，生地一钱。

棕榈子散

【来源】《宋氏女科秘书》。

【组成】棕榈子（炒过）不拘多少

【用法】上为末。于经行后，每服二三钱，空心白滚汤送下，一日一次，四日止。

【功用】疏胎。

加减胶艾汤

【来源】《济阴纲目》卷八。

【组成】阿胶（炒成珠） 当归 川芎 白芍药（炒） 地榆各一钱 艾叶（炒） 甘草各五分

【用法】上锉一剂。水煎，饥服。

【主治】胎动漏血。

【加减】胎漏血多，起于气恼血逆火动之故，可加炒黄芩、炒香附、炒砂仁，研细同煎；或有受胎至四五个月即堕，或至六七个月漏血要堕者，去艾叶、地榆，加白术、黄芩、茯苓、熟地黄、续断；气盛者，亦加香附、砂仁；气虚，加人参、黄耆之类；如伤堕多次，受孕后便宜服千金紫苏饮，及前加减法、汤丸相间，庶免再堕。

阿胶散

【来源】《济阴纲目》卷八。

【组成】阿胶（蛤粉炒成珠）二两（为末） 生地黄半斤（捣取汁）

【用法】上以清酒三升，搅匀，温热，分三服。

【主治】妊娠无故卒然下血。

奇圣散

【来源】《丹台玉案》卷五。

【组成】雄鸡肝三个 地榆二钱

【用法】酒一碗，煮熟食之。

【主治】妊娠下血不止。

和胎饮

【来源】《丹台玉案》卷五。

【组成】阿胶 鹿角屑 熟地 蕲艾各一钱五分 白术 黄芩 甘草 砂仁各一钱

【用法】加大黑枣二枚，水煎，空心服。

【主治】妊娠下血。

助气补漏汤

【来源】《傅青主女科》卷下。

【组成】人参一两 白芍五钱（酒炒） 黄芩三钱（酒炒黑） 生地三钱（酒炒黑） 益母草一钱 续断二钱 甘草一钱

【用法】水煎服。

【功用】补气泄火。

【主治】气虚不能摄血，妊娠胎漏。

【方论】此方用人参以补阳气，用黄芩以泄阴火，火泄则血不热而无欲动之机，气旺则血有依而无可漏之窍，气血俱旺而和协，自然归经而各安其所矣，又安有漏泄之患哉！

补中安胎饮

【来源】《胎产指南》卷一。

【组成】白术二钱　当归二钱　人参一钱　甘草三分　熟地一钱　黄芩四分　紫苏四分　白芍四分

【主治】胎漏受胎下血不止，或按月来血点滴。

摄血丹

【来源】《辨证录》卷十二。

【组成】黄耆　白术各五钱　人参二钱　甘草　荆芥　破故纸各一钱　续断二钱　肉果一枚

【用法】水煎服。

【主治】妇人有胎虽不动，腹亦不疼，然时常有血流出。

术砂散

【来源】《郑氏家传女科万金方》卷三。

【组成】白术　砂仁（炒）　阿胶（蛤粉炒成珠）各三两

【用法】加条芩五钱，蒲黄斟酌加。每服二钱，艾汤调下。

【主治】胎漏下血。

逐湿汤

【来源】《洞天奥旨》卷九。

【组成】牵牛一钱　大黄一钱　木通一钱　黄柏一钱　芍药五钱　牛蒡子一钱　茯苓三钱　茵陈一钱

【用法】水煎服。二剂渐愈，再用土茯苓散擦之即痊。

【主治】胞漏。因肝经湿热，而致囊中起寨子作痒，乃搔抓破损而水遂外滴。

滋任益阴煎

【来源】《重订通俗伤寒论》。

【组成】炙龟版四钱（杵）　春砂仁三分（拌捣大熟地四钱）　猪脊髓一条（洗切）　生川柏六分（蜜炙）　白知母二钱（盐水炒）　炙甘草六分　白果十粒（盐炒）

【功用】清肝滋任。

【主治】肝阳下逼任脉，男子遗精，妇女带多，以及胎漏小产等症。

【方论】任阴不固，冲阳不潜，故以龟版滋潜肝阳，熟地滋养任阴为君；臣以知、柏，直清肝肾，治冲任之源以封髓；佐以脊髓、炙草填髓和中；使以白果敛精止带。此为清肝滋任，封固精髓之良方。

阿胶济阴汤

【来源】《胎产秘书》卷上。

【组成】阿胶　白术各一钱　地黄　白芍　当归　川芎各一钱　砂仁（带壳）五分　条芩　蕲艾各一钱半　香附八分　炙甘草五分

【用法】加粘米一撮，水二汤碗，煎至一碗，温服。

【主治】妊娠胎漏，经血妄行。此是胎息未实，或因劳役过度，伤动胞胎，或因房室惊触，致令子宫虚滑，经血淋漓。

【加减】如下血块，加地榆；腰痛，加杜仲；触患胞胎，加金银花，须一日一夜三服，以防败血攻心；如血不止，加川断二钱（炒黑），荆芥一钱五分，黑大豆四十九粒；如因伤瘀而痛，怕按者，加桂心三四分。

参归饮

【来源】《胎产秘书》卷上。

【组成】人参　当归　寄生　淮生　淮熟　条芩　香附　茯苓　阿胶各一钱　川芎五分　生甘草五分　白芍二分　黄耆一钱半　黄杨叶三片　生姜二片

【用法】水煎服。甚者日进一剂。

【主治】妊娠胎漏，经血妄行。

参苏饮

【来源】《胎产秘书》卷上。

【组成】人参 蕲艾 川芎各三分 当归一钱 条芩 生术各二钱 陈皮 紫苏 生甘草各四分 阿胶一钱

【主治】妊娠跌打动胎，下血不止。

【加减】有外感者，加葱白四寸；腹痛，减蕲艾，加砂仁四分。

寄生散

【来源】《胎产秘书》卷上。

【组成】寄生 川断 阿胶 黑人参 白术 川芎各等分

《梅氏验方新编》有香附。

【用法】加生姜五片，水煎服。

【主治】妊娠胎漏，经血妄行。

加味补中安胎饮

【来源】《胎产心法》卷一。

【组成】人参一钱 白术（土炒） 当归（酒洗）各二钱 川芎 黄芩各八分 紫苏 陈皮 砂仁（碎） 炙草各四分

【用法】加生姜一片，水煎服。滓再煎。

【主治】孕妇虚赢，下血不止，或按月去血点滴，名曰胎漏。

增损八物汤

【来源】《胎产心法》卷上。

【组成】人参 白术（土炒） 归身（酒洗） 白芍 熟地 艾叶 条芩 黄柏 知母 阿胶（蒲黄炒成珠，去蒲黄不用） 甘草各等分

【用法】加生姜、大枣，水煎，食远服。兼服杜仲丸。

【主治】妊娠漏胎，气血两虚，胎中有热，下元不固者。

琥珀滋生丸

【来源】《惠直堂方》卷四。

【组成】琥珀一两（醋炒，灯草同研） 阿胶一两（炒成珠） 五味子五钱 附子（制）一两（夏五钱） 肉桂（去粗皮）五钱 沉香五钱（不见火） 川芎五钱 桑寄生 当归 肉苁蓉 人参 续断 熟地 没药（炙） 木香（不见火） 延胡索 乳香（炙）各一两 牛黄三钱 朱砂一两（为衣）

【用法】上为细末。先将益母草八两揉碎，加水十碗，熬成一半，去滓，慢火熬成膏，和药末，少加老蜜，捣千余下，分为百份，每丸重一钱四分，朱砂为衣，阴干，再晒极干，黄蜡为壳。每服一丸。脑胁疼痛，绕脐腹痛，及呕逆上气，筑心痰喘，不进饮食，用姜汁少许，和酒化服；诸色痢疾，及赤白带下，血冷血崩，漏胎下血，用生姜、艾叶（炒令黑色）酒煎数沸，调服；泄泻不止，陈米饮调服；尿涩诸淋，通草、灯心汤送下；血晕不知人事，童便调灌半丸，醒后当归汤服一二丸；上热下冷，人参汤服；遍身虚肿水气，赤小豆汤调服；产内二毒伤寒及中风角弓反张，麻黄汤调服，被盖出汗；月经不通，或间杂五色，频频而下，断续不止，饮食无味，肌瘦面赤，唇焦，午寒午热，四肢频痛，五心烦热，黑黚血斑，赤肿走注，血风劳伤，并用童便入姜汁少许服；临产，服一丸，用酒送下，易产；常服，以童便加酒一半，免恶心；怀胎临月，一日一服，至产下，不觉疼痛，或服至十日，饮食倍增。

【主治】妇人胎前产后百病。脑胁疼痛，绕脐腹痛，呕逆上气，筑心痰喘，不进饮食；诸色痢疾，及赤白带下，血冷血崩，漏胎下血；泄泻不止；尿涩诸淋；血晕不知人事；上热下冷；遍身虚肿水气；产内二毒伤寒及中风角弓反张；月经不通，或间杂五色，频频而下，断续不止，饮食无味，肌瘦面赤，唇焦，午寒午热，四肢频痛，五心烦热，黑黚血斑，赤肿走注，血风劳伤。

榆白皮散

【来源】《医略六书》卷二十八。

【组成】榆白皮三两 当归三两 熟地五两 冬葵子三两 秦艽一两半

【用法】上制为散。每服三钱，米饮送下。

【主治】妊娠漏血胎燥，脉虚涩者。

【方论】方中熟地补阴滋血以养胎，当归养血荣经以润胎，秦艽活血通经脉，榆皮润燥利窍道，冬葵子滑窍利水以分清浊也。为散米饮下，使溺道通利，则源清流洁而血道自闭，无不胎润经荣，何患久漏不除乎。

漏胎安胎饮

【来源】《医略六书》卷二十八。

【组成】熟地五钱　黄耆三钱（蜜炙）　当归三钱（醋炒）　川芎一钱　白芍一钱半（醋炒）　艾叶八分（醋炒黑）　阿胶三钱（血余灰炒）　地榆三钱（炒炭）　甘草五分　荷叶

　　方中荷叶用量原缺。

【用法】水煎，去滓温服。

【主治】漏胎脉软数者。

【方论】妊娠气血两亏，冲任无操蓄之权，而血得漏泄于外，故漏胎下血不已。熟地补血以滋养其胎，黄耆补气以固摄其血；当归养血荣冲任，白芍敛阴止漏血；川芎行血海以升阳，阿胶补阴血以安胎；艾叶振冲任之阳，阳密则漏血自止；荷叶举阳明之阳，阳举则陷下可回；甘草缓中和胃；地榆涩血止漏。水煎，温服，俾气血内充，则冲任完固而胎得所养，何漏胎之足患哉？

二妙散

【来源】《叶氏女科证治》卷二。

【组成】熟地黄（炒）　干姜（炮）各二钱

【用法】上为末。米饮调服。

【主治】妊娠胎漏，漏血如月经，以致胞干，母子俱损。

四妙散

【来源】《叶氏女科证治》卷二。

【组成】当归二钱　川芎　白术（蜜炙）　黄芩各一钱

【用法】水煎，食远服。

【功用】和血凉血，健脾安胎。

【主治】胎漏。母气壮盛，身无所苦，而月经如常漏下者。

【加减】如未效，加阿胶（炒珠）一钱。

加味三补丸

【来源】《叶氏女科证治》卷二。

【组成】黄芩（酒炒）　黄连（酒炒）　黄柏（酒炒）　制香附　白芍（酒炒）各一钱

【用法】水煎，温服。

【主治】胎漏血黑成片者。

加味枳壳汤

【来源】《叶氏女科证治》卷二。

【组成】白术（蜜炙）　熟地黄各一钱　生地黄　枳壳（麸炒）　黄芩（炒）各五分

【用法】水煎服。

【主治】胎漏，劳役下虚者。

【加减】未效，加当归一钱。

香砂四物汤

【来源】《叶氏女科证治》卷二。

【组成】熟地黄　当归　白芍　川芎　阿胶（炒珠）　条芩各一钱　砂仁　香附（炒黑）　艾叶各五分

【用法】上加糯米一撮，水煎服。

【主治】妊娠胎漏，血虚有热者。

漏胎汤

【来源】《脉症正宗》卷一。

【组成】黄耆一钱　白术一钱　熟地二钱　当归一钱　阿胶一钱　杜仲一钱　麦冬八分　续断八分

【用法】水煎服。

【主治】漏胎。

桂枝茯苓汤

【来源】《四圣心源》卷十。

【组成】桂枝三钱　茯苓三钱　甘草二钱　丹皮三

钱 芍药三钱 桃仁三钱

【用法】煎大半杯，温服。

【功用】疏木达郁而润其风燥。

【主治】妊娠下血癥块连胎者。

桂枝地黄阿胶汤

【来源】《四圣心源》卷十。

【组成】甘草二钱 地黄三钱 阿胶三钱 当归三钱 桂枝三钱 芍药三钱 茯苓三钱 丹皮三钱

【用法】水煎大半杯，温服。

【主治】妊娠血下腹痛者。

糯米粥

【来源】《仙拈集》卷三。

【组成】糯米二合（砂锅内煮粥） 生地黄（预浸，捣汁）一合

【用法】粥熟放入生地汁，调匀，空心服。

【主治】胎漏不安。

【宜忌】忌铁器。

升阳除湿汤

【来源】《盘珠集》卷下。

【组成】柴胡 升麻 猪苓 泽泻（炒） 陈皮 炙甘草 炒苍术 炒白术 防风 姜 枣

【主治】肝脾湿热所致漏胎，下黄汁如胶，或如豆汁。

小乌金丸

【来源】《宁神秘籍》卷上。

【别名】乌金丸（《经验女科》）。

【组成】海金沙三钱（煅） 僵蚕 侧柏叶 小茴香 百草霜 川芎各五钱 防风 当归各八钱 厚朴六钱 苍术四钱

【用法】用早米糊为丸。每服一百丸，白滚汤送下。

【主治】胎前血漏，有孕红来如行经，应期一至。

益母四物汤

【来源】《竹林女科》卷二。

【组成】熟地黄 当归 白芍（酒炒） 川芎 益母草 黄芩（酒炒） 黄连（姜汁炒） 白术（蜜炙）各一钱

【用法】水煎，食前服。

【主治】胎漏，内热作渴者。

安荣养胎汤

【来源】《会约医镜》卷十四。

【组成】人参（少者，以山药四钱炒黄代之） 白术 归身 熟地 杜仲（姜炒） 阿胶（蛤粉炒）各一钱半 艾叶八分 条芩（酒炒） 黄柏（炒） 白芍各一钱 炙草七分（或加三七根二钱）

【用法】生姜、大枣为引，水煎服。

【主治】孕妇气血两虚，六脉微弱，不时下血者。

【加减】如血热甚者，加生地、青蒿、丹皮之属；如骨蒸多汗者，加地骨皮一钱半；如热甚而渴者，加石膏二、三钱；如五心热，加玄参一钱半；如下热便涩者，加栀子一钱。

护胎饮

【来源】《古方汇精》卷三。

【组成】川芎六分 归身 炒白芍 云苓各一钱 上党参（蜜炙） 大生地（炙）各三钱 焦白术 制杜仲 川续断各一钱五分 炙草五分 丹皮八分 淮药二钱 姜皮一分 南枣二枚

【功用】固气安胎。

【主治】经虚胎漏，怀孕二三月，忽然腹痛下血，欲小产者，及已小产者。

八珍汤

【来源】《古今医彻》卷四。

【组成】人参一钱 白术一钱（土炒） 条芩一钱 阿胶二钱（蛤粉炒） 广皮一钱 当归一钱 杜仲一钱（盐水炒） 白芍药一钱（酒炒） 茯苓一钱 炙甘草三分 抚芎三分 香附一钱（酒炒）

【用法】加砂仁末五分，生姜一片，水煎服。妊娠六七八月用之。

【功用】养胎。

熟蚕豆散

【来源】《医学从众录》卷八。

【组成】炒熟蚕豆壳

【用法】上为末。每服三四钱，加砂糖少许调下。

【主治】胎漏。

防风当归丸

【来源】《医钞类编》卷十七。

【组成】防风　当归（去尾）各等分

【用法】上药为丸。每服一钱，白汤送下。

【主治】肝经有风，血得风而流散不归经，以致妊娠下血。

安胎补火汤

【来源】《寿世新编》。

【组成】大熟地五钱（净西砂仁末一钱二分同捣烂）　北枸杞三钱　菟丝饼二钱　正关鹿膏三钱（牡蛎粉拌炒）　破故脂三钱（盐水炒）　川续断二钱（酒炒）　白归身三钱（酒炒，大便溏者用土炒）　正川芎一钱二分　酒杭芍二钱　淮山药四钱　抱茯神三钱　台乌药二钱（后炒）

【用法】桂圆肉七枚为引，初漏之时，急以水浓煎服。久之如口觉干，再加米炒结西洋参二三钱，另炖汁对冲。

【主治】下焦虚冷，命门火衰，不能载胎，而致四五月胎常下坠，腹常胀满，始则漏胎，甚则血大下，腹大痛而堕。

【加减】脾虚火衰，常患腹痛泄泻者，加陈土炒于术二钱。

甘草汤

【来源】《温氏经验良方》。

【组成】甘草一钱　当归二钱　焦白术二钱　薤白三分

【用法】用鸡汤去净油煎药。服三剂。

【主治】曾伤八月胎者。

益气补漏汤

【来源】《顾氏医经》卷四。

【组成】人参　白芍　黄芩　生地　益母　川断　甘草

【主治】气虚胎漏。

加味二黄散

【来源】《中医妇科治疗学》。

【组成】生地黄　熟地黄　旱莲草　女贞子各三钱　白术二钱

【用法】水煎，温服。

【功用】养血滋阴。

【主治】妊娠血虚，胎漏下血，量少色淡，头晕目眩，手心热，心烦、腹微痛，舌质红，苔薄黄，脉虚数而滑。

加减阿胶汤

【来源】《中医妇科治疗学》。

【组成】炒栀子二钱　黄芩　侧柏叶各三钱　阿胶二钱　生地三钱　白芍一钱半

【用法】水煎，温服。

【功用】清热止血。

【主治】血热，胎漏下血，面红唇赤，手心发烧，咽干口燥，小便短黄，舌红苔黄而干，脉数而滑。

【加减】烦躁发热，漏血过久，加旱莲草三钱，黄连一钱。

加减补肾安胎饮

【来源】《中医妇科治疗学》。

【组成】泡参四钱　白术二钱　茯神三钱　杜仲　续断　菟丝子各三钱　阿胶二钱　蕲艾三钱　乌贼骨　桑寄生各五钱

【用法】水煎，温服。

【功用】补肾，止血，安胎。

【主治】体质较弱，胎气不固，复因房室触动，遂致胎漏下血，腰酸腿软，神疲乏力，尺脉沉滑无力。

扶气止血汤

【来源】《中医妇科治疗学》。

【组成】泡参四钱　白术二钱　熟地　续断　焦艾各三钱　桑寄生五钱　黄耆三钱

【用法】水煎，温服。

【功用】补气固胎。

【主治】妊娠气虚胎漏，时而下血，其量较多，精神疲倦，心累气短，饮食无味，腰胀腹不痛，舌淡红苔薄，脉滑而缓。

补气安胎饮

【来源】《中医妇科治疗学》。

【组成】党参三钱　白术二钱　茯神　杜仲　续断各三钱　桑寄生五钱　蕲艾三钱　阿胶二钱　乌贼骨五钱

【用法】水煎，温服。

【功用】固气安胎。

【主治】平素气虚，妊娠三月左右，因起居不慎，引起腰腹胀痛或有阴道出血，脉滑数有力。

保孕安胎丸

【来源】《全国中药成药处方集》（沈阳方）。

【组成】生白术八两　人参四两　寄生　茯苓各三两　杜仲炭四两　大枣三两

【用法】上为极细末，炼蜜为丸，每丸二钱重，蜡皮封固。每服一丸，空心生姜汤送下。

【功用】滋补强壮，养血安胎。

【主治】妊娠期内腰腿酸痛，胎漏下血，食欲不振，习惯流产，倦怠衰弱。

清热安胎饮

【来源】《刘奉五妇科经验》。

【组成】山药五钱　石莲三钱　黄芩三钱　川连一钱（或马尾连三钱）　椿根白皮三钱　侧柏炭三钱　阿胶块五钱（烊化）

【功用】健脾补肾，清热安胎，止血定痛。

【主治】妊娠初期，胎漏下血，腰酸腹痛，属于胎热者。

【方论】山药味甘性平，健脾补肾，补而不热；石莲性味微苦寒，能健脾补肾，滋养阴液；黄芩、黄连清热安胎，椿根白皮味苦涩寒，收涩止血；侧柏叶苦涩微寒，凉血止血，炒炭后又能收敛止血；阿胶甘平，甘而微寒，有清热凉血、益阴安胎之功，又由于阿胶性粘腻，能凝固血络，善于止血，对妊娠病人既可安胎又可定痛。总之本方健脾补肾，补而不热，清热而不伤正，收涩止血而安胎。

加味寿胎丸

【来源】《中医症状鉴别诊断学》。

【组成】菟丝子　桑寄生　续断　黄耆　白术　阿胶　莲房炭

【功用】补肾安胎。

【主治】肾虚胎漏。先天不足，肾气虚怯，或房事不节，损伤肾气，冲任不固，胎漏下血，腰脊酸痛腿软，头晕耳鸣，尺脉细弱。

固冲安胎饮

【来源】《山东中医学院学报》（1993，5：33）。

【组成】菟丝子15g　川断30g　桑寄生15g　党参30g　阿胶11g（烊化）　白术9g　杜仲12～15g　香附9g

【用法】水煎服，每日1剂，症状消失1周后，隔日1剂，以巩固疗效。

【主治】胎漏。

【用法】气虚者加黄芪；血热者加黄芩、生地；阴道流血者加苎麻根、旱莲草、生地；小腹坠痛者加陈皮、杭芍、升麻；口干、手足心热者加麦冬、生地、女贞子；恶心呕吐者加姜半夏、砂仁；失眠多梦者加珍珠母、煅龙骨。服药剂数12～95剂。

【验案】胎漏　《山东中医学院学报》（1993，5：33）：治疗胎漏65例，年龄23～38岁；住院天数12～125天。结果：治疗后症状消失，B超可见胎囊及原始心管搏动，孕3个月以上者多普勒能听到有节律的胎心，妇科检查子宫大小与停经月份相符，即为治愈，共59例；保胎不成功出现流产或死胎者为无效，共6例，总有效率为90.8%。

三十九、胎动不安

胎动不安，又称"胎气不安"，是指妊娠期出现腰酸腹痛，胎动下坠，或阴道少量流血者。其与胎漏名不同而实质相仿，常以有无腹痛为鉴。妊娠下血，无腹痛者为胎漏，兼腹痛者为胎动不安。多由肾气不足，或孕后房事不节，损伤肾气，肾虚冲任不固，胎失所系；或孕妇素体虚弱，或饮食过度，损伤脾气，或大病损伤正气，气虚冲任不固，胎失所载；或素体阴血不足，或久病耗血伤阴，或孕后脾胃虚弱，恶阻较重，化源不足而血虚，血虚则冲任血少，胎失所养；或孕妇素体阳盛，或肝郁化热，或过食辛燥助阳之品，或外感邪热，遂致阳盛血热，热扰冲任，损伤胎气；或孕后不慎，跌仆闪挫，或登高持重，或劳力过度，使气血紊乱，冲任失调，不能载胎养胎；或孕妇宿有癥瘕之疾，瘀阻胞脉，孕后冲任气血失调，血不归经，胎失摄养，均可致胎动不安。

本病以腰酸、腹痛为主，或伴阴道少量流血，故辨证中应注意腰腹疼痛的性质、程度，阴道流血的量、色、质等征象，以及出现的兼症、舌脉，进行综合分析。对有外伤史、他病史、服药史者，应在诊察胎儿状况的基础上确定安胎还是去胎的原则。安胎大法以补肾固冲为主，并根据不同情况辅以益气、养血、清热等法。若经治疗后腰酸、腹痛加重，阴道流血增多，以致胎堕难留者，又当去胎益母。

白术散

【来源】《金匮要略》卷下。
【别名】芎藭散（《圣济总录》卷一五五）、芎椒白术散（《鸡峰普济方》卷十六）、安胎白术散（《卫生宝鉴》卷十八）。
【组成】白术　芎藭　蜀椒三分（去汗）　牡蛎
【用法】上为散。每服一钱匕，酒下，日三次，夜一次。若呕，以醋浆水服之；复不解者，小麦汁服之；已后渴者，大麦粥服之。病虽愈，服之勿置。

方中白术、芎藭、牡蛎用量原缺。《外台秘要》引《古今录验》本方用白术、芎藭各四分，蜀椒三分，牡蛎二分。

【功用】
1.《金匮要略》：养胎。
2.《太平惠民和济局方》：调补冲任，扶养胎气，壮气益血，保护胎脏。
【主治】
1.《太平惠民和济局方》：妊娠宿有风冷：胎萎不长；或失于将理，动伤胎气，多致损堕。
2.《三因极一病证方论》：室女带下诸疾。
3.《金匮要略讲义》：妊娠脾虚寒湿中阻，每见脘腹时痛，呕吐清涎，不思饮食，白带下，甚至胎动不安。
【宜忌】《外台秘要》引《古今录验》：忌桃、李、雀肉等。
【加减】但苦痛，加芍药。心下毒痛，倍加芎藭；心烦、吐、痛，不能食饮，加细辛一两，半夏（大者）二十枚，服之后，更以醋浆水服之。
【方论】
1.《金匮要略直解》：白术主安胎为君，川芎主养胎为臣，蜀椒主温胎为佐，牡蛎主固胎为使。按瘦而多火者，宜用当归散；肥而有寒者，宜用白术散，不可混施也。芍药能缓中，故若痛者加之。川芎能温中，故毒痛者倍之。痰饮在胸膈，故令心烦吐痛，不能食饮，加细辛破痰下水，半夏消痰去水，更服浆水以调中。若呕者，复用浆水服药以止呕。呕不止，再易小麦汁以和胃。呕止而胃无津液作渴者，食大麦粥以生津液。病愈服之勿置者，以大麦粥能调中补脾，故可常服，非指上药可常服也。
2.《金匮要略心典》：妊娠伤胎，有因湿热者，亦有因湿寒者，随人脏气之阴阳而各异也。当归散正治湿热之剂；白术散白术、牡蛎燥湿，川芎温血，蜀椒去寒，则正治寒湿之剂也。仲景并列此，其所以诏示后人者深矣。
3.《金匮要略论注》：胎之为物，土以载之，血以养之，故以白术培土，芎藭利肝；胎恶阴气上逆，故取椒性纯阳以阴为归者，使其摄上焦气分之热而下达，亦除腹中偶感之寒而使平。然入阴不能养阴，故以牡蛎气化纯雄性阴之物，使散阴分凝结之热气而和其阴阳。

4.《金匮要略方论本义》：方中白术补中燥土，益胃进食，芎䓖气血兼行，蜀椒温中散寒，牡蛎除湿利水，无非为血分计，即无非为胎计也。益胃而后食进，胃血得生，血行而后流通于周身，疾病乃愈。寒散中温，而血方可行，不致有阻于胞。湿去便利，而血方无停蓄生热，开漏下堕胎之渐，洗四物养胎之神功也。

5.《金匮要略方义》：本方为妊娠脾虚而有寒湿者设，与当归散之血虚而有湿热者迥别。方中白术燥湿，补脾以养胎；芎䓖调血理气，二者合用，健脾祛湿，理气调血而达安胎之功；少佐蜀椒温中散寒，配合白术，以祛寒湿之邪；然蜀椒性猛，恐损胎元，故又佐以牡蛎益阴固胎，与蜀椒配伍，一者温阳，一者护阴，可以阴阳相济。诸药合用，使寒湿去，阴阳和，血气调，脾气旺，则胎无所害，而生气勃然矣。但本方药性偏于温燥，无寒湿或阴虚有热者忌用。若腹痛较重，而无下血者，为肝郁乘脾，加白芍以柔肝缓止痛。若心下痛剧，而不得饮者，为肝气郁滞，故倍用川芎以调达肝气。心烦吐痛，不能饮者，为寒气挟痰饮上逆，故加细辛、半夏散寒化饮，和胃降逆。醋浆水，即米浆水发酵而成，有和胃平逆之效，呕吐者可用之。小麦汁能和肝益胃，大麦粥养胃和中，宜于呕吐而伤胃耗津者。此外，从当归散和白术散的组方意义分析，说明前人对于妊娠养胎，最重视肝脾两脏。因肝主藏血，血充则足以养胎；脾主运化水谷，化生精微，脾旺则气血之源充裕，自无胎动不安之患，从而达到安胎之效。

当归散

【来源】《金匮要略》卷下。
【别名】芍药汤（《永类钤方》卷十八）。
【组成】当归 黄芩 芍药 芎䓖各一斤 白术半斤
【用法】上为散，每服方寸匕，酒饮调下，一日二次。
《鸡峰普济方》本方用法：用温童便或酒调下

二钱。
本方改为丸剂，名"安胎丸"（《万病回春》卷六）、"五味安胎丸"（《东医宝鉴·杂病篇》卷十）。
【功用】
1.《鸡峰普济方》：快利恶露。
2.《万病回春》：养血清热。
3.《成方便读》：安胎清热。
【主治】
1.《金匮要略》：妇人妊娠常服，即易产，胎无苦疾；及产后百病。
2.《鸡峰普济方》：产后气血俱虚。
3.《永类钤方》：妊娠伤寒，五个月以前者。
4.《普济方》：腹痛。
5.《万病回春》：瘦人血少有热，胎动不安，素惯半产者。
6.《叶氏女科证治》：天癸已过，经行不匀，三四月不行，或一月再至而腰腹疼痛者。
【方论】
1.《医方集解》：此足太阴，厥阴，冲任药也。冲任血盛，则能养胎而胎安。芎、归、芍药能养血而益冲任；又怀妊宜清热凉血，血不妄行则胎安；黄芩养阴退阳，能除胃热，白术补脾燥湿，亦除胃热；脾胃健则能运化精微，取汁为血以养胎，自无恶阻呕逆之患矣。
2.《金匮要略心典》：妊娠之后，最虑湿热伤动胎气，故于芎、归、芍药养血之中，用白术除湿，黄芩除热。丹溪称黄芩、白术为安胎之圣药。夫芩、术非能安胎者，去其湿热而胎自安耳。
3.《金匮要略方论》：本方用药，具安胎之常法。方中以当归、白芍养血益阴；配以川芎，又可调肝和血，使肝血充盈，肝气条达；复以黄芩清热，白术去湿，使湿去热清，血气调和，则胎元自安，母体无恙；且胎系于脾，白术更有健脾益胃之功，既实脾气以固胎，又助后天以培本，俾胎得其养，孕妇体壮，非但胎前安然，即产后亦少生诸疾。
4.《成方便读》：治妊娠之后，宜常服之。凡妇人怀妊以来，固皆赖血为之养，而所虑者火，所重者又在于脾，以土厚则自能载物，火清则胎无妄动之虞。故先哲皆以黄芩、白术为安胎之圣药，亦以白术补脾，黄芩清火之意。今以二物之中，加入归、芎之养血行气，芍药之益阴敛营，安脾御木，宜乎妇人妊娠可常服者也。

5.《金匮要略发微》：妊娠之妇，血凝而气聚，血凝则易生热，气聚则易生湿，湿热相搏则腹痛，当归散所以为常服之品也。归、芍、川芎以和，血黄芩以清热，白术以燥湿，但令湿热清而血脉和，其胎既安。后世医家有安胎前宜凉之说，由此方中用黄芩始也。

【验案】堕胎 《古今医案按》：一妇年三十余，或经住，或成形未具，其胎必堕。察其性急多怒，色黑气实，此相火太盛，不能生气化胎，反食气伤精故也。因令住经第二月，用黄芩、白术、当归、甘草，服至三月尽，止药，后生一子。

杜仲丸

【来源】《普济方》卷三四二引《肘后方》。

【组成】杜仲不计多少

【用法】去粗皮，细锉，瓦上焙干，捣罗为末，煮枣肉为丸，如弹子大。每服一丸，烂嚼，以糯米汤送下。

【主治】妇人胞胎不安，并产后诸疾。

【方论】《济阴纲目》：胎系于肾，故用杜仲补肾。

安胎止痛汤

【来源】《外台秘要》卷三十三引《小品方》。

【别名】止痛汤（《证治准绳·女科》卷四）。

【组成】当归 阿胶（炙） 干地黄 黄连 芍药各一两 鸡子一枚 秫米一升

【用法】上切。以水七升，搅鸡子令相得，煮秫米令如蟹目沸，去滓，纳诸药，煮取三升，分四服。

【主治】妊娠重下，痛引腰背。

【宜忌】忌芜荑。

安胎当归汤

【来源】《外台秘要》卷三十三引《小品方》。

【组成】当归 阿胶（炙） 芎藭 人参各一两 大枣十二枚（擘） 艾一虎口

【用法】上切。以酒水各三升合煮，取三升，去滓，内胶令烊，分三服。

【主治】妊娠五月日，举动惊愕，胎动不安，下在小腹，痛引腰胳，小便疼，下血。

苎根汤

【来源】《外台秘要》卷三十三引《小品方》。

【组成】苎根 干地黄各二两 当归 芍药 阿胶（炙） 甘草（炙）各一两

【用法】上切。以水六升，煮取二升，去滓，入胶烊，分三服。

【主治】劳损动胎，腹痛去血，胎动向下。

【宜忌】忌海藻、菘菜、芜荑。

束胎丸

【来源】《医方类聚》卷二二七引《新效方》。

【别名】缩胎丸（《证治准绳·女科》卷四）。

【组成】黄芩 白术各一两 枳壳 滑石各七钱半

【用法】上为末，粥为丸，如梧桐子大。每服五七十丸，温水送下。

【功用】妊娠九月束胎。

【宜忌】孕妇宜热药，不宜凉药，元气亏损者勿服。

【加减】禀气怯弱之人，黄芩减半；若临月十日前，小水多时，减去滑石。

补胎汤

【来源】《备急千金要方》卷二引《徐之才逐月养胎方》。

【组成】细辛一两 干地黄 白术各三两 生姜四两 大麦 吴茱萸各五合 乌梅一升 防风二两（一方有人参一两）

【用法】上锉。以水七升，煮取二升半，分三次食前服。

【主治】妇人曾伤一月胎者，预服此。

【宜忌】《妇人大全良方》：忌生菜、芜荑、桃、李、雀肉等物。

【加减】寒多者，倍细辛、茱萸；若热多渴者，去细辛、茱萸，加栝楼根二两；若有所思，去大麦，加柏子仁三合。

鸡艾汤

【来源】方出《备急千金要方》卷二引《徐之才逐月养胎方》，名见《太平圣惠方》卷七十六。

【组成】艾叶 丹参 当归 麻黄各二两 人参 阿胶各三两 甘草一两 生姜六两 大枣十二个

【用法】上锉。用乌雌鸡一只，宿肥者，治如食法，割头取血，纳三升酒中相和，鸡以水一斗二升先煮，取汁，去鸡纳药煎，取三升，纳血、酒并胶煎，取三升，分三次温服。

【主治】妊娠二月，始阴阳踞经，有寒多坏不成，有热即萎悴，中风寒有所动摇，心满脐下悬急，腰背强痛，卒有所下，乍寒乍热。

葱白汤

【来源】《外台秘要》卷三十三引《集验方》。

【别名】续断葱白汤（《医方类聚》卷二二四引《胎产救急方》）。

【组成】葱白（切）一升 阿胶（炙） 当归 续断 芎藭各三两 银随多少

【用法】上切。以水一斗，先煮银，取七升，去银，纳余药，煎取二升半，纳胶令烊。分三服，不愈更作。

【主治】妊娠胎动不安，腹痛。

当归汤

【来源】《医心方》卷二十二引《产经》。

【组成】当归三两 芍药二两 干地黄三两 生艾一把 甘草一两 胶四两（炙） 生姜一两 橘皮二分

【用法】上切。以水一升，煮得三升，去滓，纳胶令烊，分四服。

【主治】妊娠七八月，腰腹痛，胎不安，汗出逆冷，饮食不下，气上烦满，四肢痹僵。

生鲤鱼汤

【来源】《医心方》卷二十二引《古今录验》。

【组成】生鲤鱼一头（重五斤） 干姜二两 吴茱萸一两

【用法】上切。以水一斗，先煮鲤鱼五沸，出鱼纳药，煎取三升，服一升，一日三次。

【主治】胎不安。

艾叶汤

【来源】方出《备急千金要方》卷二，名见《产孕集》卷上。

【组成】艾叶 阿胶 芎藭 当归各三两 甘草一两

【用法】上锉。以水八升，煮取三升，去滓，纳胶令消，分三服，一日三次。

【主治】妊娠二三月至八九月，胎动不安，腰痛，已有所下。

芍药汤

【来源】《备急千金要方》卷二引《逐月养胎法》。

【别名】芍药饮（《圣济总录》卷一五六）。

【组成】芍药 生姜各四两 厚朴二两 甘草 当归 白术 人参各三两 薤白（切）一升

【用法】上锉。以水五升，清酒四升，合煮取三升，分三服，日三夜一。

【功用】《济阴纲目》汪淇笺释：补土生金，散寒除痛。

【主治】妊娠八月中风寒，有所犯触，身体尽痛，乍寒乍热，胎动不安，常苦头眩痛，绕脐下寒，时时小便白如米汁，或青或黄，或时寒栗，腰背苦冷而痛，目眴眴者。

【方论】《千金方衍义》：方中取专走阳明之薤白一味，以开泄经气；即用善护子气之芍药助之；以参、术、当归、生姜、甘草，外佐薤白，内助芍药。一服而转危就安，且无风药动摇胎息之患。世医咸谓葱白安胎，不知薤白之功更胜；用厚朴者，以其时时小便有所下，借《内经》洁净府之一法也。

麦门冬汤

【来源】《备急千金要方》卷二。

【别名】麦冬汤（《外台秘要》卷三十三）。

【组成】麦门冬一升 人参 甘草 黄芩各二两 干地黄三两 阿胶四两 生姜六两 大枣十五枚。

【用法】上锉。以水七升煮,减半,纳清酒二升、并胶煎,取三升。分三服,中间进糜粥。

本方用乌雌鸡煎药,名"人参雌鸡汤"(《太平圣惠方》卷七十六)。

【主治】妊娠六月,卒有所动不安,寒热往来,腹内胀满,身体肿,惊怖,忽有所下,腹痛如欲产,手足烦疼。

【宜忌】《外台秘要》:忌海藻、菘菜、芜荑。

杏仁汤

【来源】《备急千金要方》卷二。

【组成】杏仁 甘草各二两 麦门冬 吴茱萸各一升 钟乳 干姜各二两 五味子五合 紫菀一两 粳米五合

【用法】上锉。以水八升,煮取三升半,分四服,日三次,夜一次,中间进食,七日服一剂。一方用白鸡一只,煮汁煎药。

【主治】曾伤七月胎者。

【宜忌】《外台秘要》:忌海藻、菘菜。

茯神汤

【来源】《备急千金要方》卷二。

【别名】茯神饮子(《太平圣惠方》卷七十六)。

【组成】茯神 丹参 龙骨各一两 阿胶当归 甘草 人参各二两 赤小豆二十一粒 大枣二十一个

【用法】上锉。以酢浆一斗,煮取三升,分四服,先食服。七日后服一剂。

【主治】曾伤三月胎者。

【宜忌】《外台秘要》:忌海藻、菘菜。

【加减】腰痛者,加桑寄生二两。

猪肾汤

【来源】《备急千金要方》卷二。

【组成】猪肾一具 白术四两 茯苓 桑寄生 干姜 干地黄 芎藭各三两 麦门冬一升 附子(中者)一枚 大豆三合

【用法】上锉。以水一斗,煮肾令熟,去肾,纳诸药,煎取三升半,分四服,日三夜一,十日更一剂。

【功用】《产孕集》:预服养孕。

【主治】妇女曾伤九月胎者。

【宜忌】《外台秘要》:忌猪肉、冷水、芜荑、桃、李、雀肉、酢物等。

【方论】《千金方衍义》:孕至九月,可无伤损之虞矣。以前曾有所坠,必是肾气虚寒,不能司成实之令。故用猪肾引领术、附,大温肾气。然须十日更与一剂,不可多服,恐热遗子脏,反婴胎毒耳。

旋覆花汤

【来源】《备急千金要方》卷二。

【组成】旋覆花一两 厚朴 白术 黄芩 茯苓 枳实各三两 半夏 芍药 生姜各二两

【用法】上锉。以水一斗煮取二升半,分五服。日三夜二,先食服。

【主治】妊娠六七月,胎不安。

【宜忌】《外台秘要》:忌羊肉、饧、醋、桃、李、雀肉等。

【方论】《千金方衍义》:此方专主妊娠气滞多痰,六七月来胎息渐长,壅遏中气。故用旋覆开发痰气于上,枳、术健运脾气于中,苓、夏、姜、朴疏利滞气于下,黄芩、白芍专护胎气也。若妊娠体瘰血热,中无痰湿阻碍胎气,即与此方无预也。

葱白汤

【来源】《备急千金要方》卷二。

【别名】葱白雌鸡汤(《太平圣惠方》卷七十六)。

【组成】葱白(长三四寸)十四茎 半夏一升 生姜八两 甘草 当归 黄耆各三两 麦门冬一升 阿胶四两 人参一两半 黄芩一两 旋覆花一合

【用法】上锉。以水八升,煮减半,纳清酒三升及胶,煎取四升。每服一升,日三夜一。温卧,当汗出。一方以黄雌鸡一只,割咽取血,纳酒中煮鸡,取汁以煎药。

本方改为丸剂,名"葱白丸"(《中国医学大辞典》)。

【主治】妊娠七月,忽惊恐摇动,腹痛,卒有所下,手足厥冷,脉若伤寒,烦热腹满短气,常苦颈项及腰背强。

【宜忌】《外台秘要》：忌羊肉饧、海藻、菘菜等。

【加减】汗不出者，加麻黄二两。

葵子汤

【来源】《备急千金要方》卷二。

【组成】葵子二升　生姜六两　甘草二两　芍药四两　白术　柴胡各三两　大枣二十枚　厚朴二两

【用法】上锉。以水九升，煮取三升，分三服，一日三次。十日一剂。一方用乌雌鸡一只，煮水以煎药。

【主治】曾伤八月胎者，预服之。

【宜忌】《外台秘要》：忌海藻、菘菜、桃、李、雀肉等。

雄鸡汤

【来源】《备急千金要方》卷二。

【别名】保胎雄鸡汤（《温氏经验良方》）。

【组成】雄鸡一只（治如食法）　甘草　人参　茯苓　阿胶各二两　黄芩　白术各一两　麦门冬五合　芍药四两　大枣十二枚（擘）　生姜一两（一方用当归、芎各二两，不用黄芩、生姜）

【用法】上锉。以水一斗五升，煮鸡减半，出鸡纳药，煮取半，纳清酒三升，并胶煎，取三升，分三服，一日尽之。当温卧。

【主治】妊娠三月，有寒，大便青，有热，小便难，不赤即黄，卒惊恐忧愁，嗔怒喜顿仆，动于经脉，腹满绕脐苦痛，或腰背痛，卒有所下。

【宜忌】《外台秘要》：忌海藻、菘菜、酢物、桃、李、雀肉等。

蟹爪汤

【来源】《备急千金要方》卷二。

【别名】蟹爪散（《女科指掌》卷三）。

【组成】蟹爪一升　甘草　桂心各二尺　阿胶二两

【用法】上锉。以东流水一斗，煮取三升，去滓，纳胶烊尽。能为一服佳，不能者食倾再服之；若口急不能饮者，格口灌之，药下便活，与母俱生；若胎已死，独母活也；若不僵仆，平安妊娠无有所见；下血、服此汤即止；其当产者立生。

【主治】妊娠僵仆失据，胎动转上抢心，甚者血从口出，逆不得息，或注下血一斗五升，胎不出，子死则寒，熨人腹中，急如产状，虚乏少气，困顿欲死，烦闷反复。

【方论】《千金方衍义》：蟹爪、桂心温散积滞，阿胶、甘草和血安中，迟则难于为力矣。若胎息未损，仍得子母双全。设胎气已伤，而不急下，并母亦不得而救也。蟹性横行破血，故妊娠忌食，而伤胎下血，子死腹中，下胞衣方多用之，以其触之即脱，格物致知之道也。

神验胎动方

【来源】《张文仲方》引《徐王效方》（见《外台秘要》卷三十三）。

【别名】芎䕕散（《圣济总录》卷一五五）、当归汤（《圣济总录》卷一五九）、佛手散（《普济本事方》卷十）、琥珀散（《卫生家宝产科备要》卷三）、圣功川芎汤（《卫生家宝产科备要》卷七）、催生神妙佛手散（《妇人大全良方》卷十二）、芎䕕汤（《普济方》卷三二八）、神妙佛手散（《校注妇人良方》卷十二）、芎归汤（《摄生众妙方》卷十一）、芎归散（《张氏医通》卷十六）、归芎汤（《医学心悟》卷五）、芎归饮（《本草纲目拾遗》卷三）。

【组成】当归六分　芎䕕四分

【用法】上切。以水四升，酒三升半，煮取三升，分三服。若胎死即出。血上心腹满者，如汤沃雪。

《圣济总录》本方用法：上为散，每服二钱匕，温酒调下，不拘时候；《普济本事方》：口噤灌之，如人行五里再服，不过三二服便生。妊孕五七月，因事筑磕著胎，用此药探之，若不损则痛止，子母俱安；若胎损立便逐下。

【功用】

1.《圣济总录》：安胎止痛。

2.《卫生家宝产科备要》：缩胎催生。化恶血，生好血。

3.《普济方》：调益营卫，滋养血气。

4.《摄生众妙方》：补血活血，生新逐败。

5.《本草纲目拾遗》：引血归经。

【主治】

1.《张文仲方》引《徐王效方》：胎动。

2.《圣济总录》：妊娠腹痛不可忍；及子死腹中血气不清。

3.《普济本事方》：妊孕五七月，因事筑磕著胎，或子死腹中，恶露下，疼痛不止，口噤欲绝。

4.《卫生家宝产科备要》：产后血虚迷闷，眩晕耳鸣，不省人事，胸膈不快，恶心呕逆，血崩口噤，头痛发热，如伤寒证者。

5.《妇人大全良方》：伤胎、崩中、金疮、拔牙去血过多，昏晕欲倒者。

6.《普济方》：诸疾气血虚羸，短气，腹中疼痛，面体少色，心忪惊悸，虚烦汗出，时发寒热，倦久无力。

7.《医学心悟》：产后瘀血停积，阻碍新血，不得归经，恶露不绝，腹痛

【方论】《实用妇科方剂学》：归芎二物，乃四物汤中阳动之品，有阳无阴，有走无守，归则气、味皆浓，芎则疏泄力迅，惟气血交滞，不利行者，可暂用之，以助运动；又考归、芎二药，用气而不用味，血中气药，善于调血中之气，故为调经、复产虚之良药耳。本方亦有认为来自《普济本事方》，方名甚多，又名芎归散或称芎归汤、催生佛手散、神妙佛手散、君臣散、一奇散等。之所以命名君臣散者，以当归 90～100g 为君，川芎 60g 为臣，君臣二味故为君臣散。之所以命名为佛手散者，佛家五戒，手不杀生，言善活人之意也。因本方味少力专，临床疗效较好，故有济世活人而无大的副作用之美称也。芎归两药，合组成方，在妇科领域中，变方颇多，不予一一例述。但就其作用而言，我们认为有三种不同含义之方。第一，佛手散，一般用量较大，如君臣散之意，主用于催生下死胎方面；第二，芎归散，或可作芎归汤，用量一般，主用于调经，或治产后头痛病证；第三，芎归试胎散，一般用量宜轻，主用于妊娠后胎儿是否发育正常的观察，服药后腹痛胎动，胎儿发育正常，反之，胎儿发育不良，这是古代限于历史条件下的观察方法，今不足取耳。

龙骨散

【来源】方出《外台秘要》卷三十三引《广济方》，名见《妇人大全良方》卷十三。

【组成】当归 白龙骨 干地黄各八分 地榆 阿

胶 芍药 干姜各六分 熟艾四分 牛角䚡（炙令黄）十分 蒲黄五分

【用法】上为散。每服方寸匕，空腹以饮送下，一日二次。渐加至二匕，愈止。不吐利。

【主治】妇人因损娠，下血不止。

【宜忌】忌生冷、油腻、猪、鱼、蒜、芜荑。

二珍散

【来源】《简易方》引《养生方》（见《医方类聚》卷二二四）。

【别名】川芎散（《胎产救急方》引《养生方》，见《医方类聚》卷二二四）。

【组成】木贼（去节） 川芎各等分

【用法】上为末。每三钱，用水一盏，入金、银各少许，同煎七分，去滓，空心服。

【主治】胎不稳，坐卧不安。

葱豉安胎汤

【来源】《外台秘要》卷三十三引《删繁方》。

【别名】葱豉散（《普济方》卷三四二引《太平圣惠方》）、葱豉汤（《医方类聚》卷二二四引《胎产救急方》）。

【组成】香豉一升（熬） 葱白（切）一升 阿胶二两（炙）

【用法】上切。以水三升，煮二物，取一升，去滓，下阿胶更煎，胶烊服，一日一夕可服三四剂。

【主治】妇人怀妊，胎动不安。

四物汤

【来源】《理伤续断方》。

【别名】地髓汤（《圣济总录》卷一六四）、大川芎汤（《鸡峰普济方》卷十六）。

【组成】白芍药 川当归 熟地黄 川芎各等分

【用法】每服三钱，水一盏半，煎至七分，空心热服。

【功用】

1.《太平惠民和济局方》：调益营卫，滋养气血。

2.《普济方》：活血。

【主治】

1.《理伤续断方》：伤重，肠内有瘀血者。

2.《太平惠民和济局方》：冲任虚损，月水不调，脐腹绞痛，崩中漏下，血瘕块硬，发歇疼痛；妊娠宿冷，将理失宜，胎动不安，血下不止；及产后乘虚，风寒内搏，恶露不下，结生瘕聚，少腹坚痛，时作寒热。

【宜忌】

1.《医方考》：若上下失血太多，气息几微之际，则四物禁勿与之。

2.《张氏医通》：肥盛多湿痰，及呕逆、少食、便溏者，禁用。

【验案】胎位不正 《山东中医杂志》（1988，1：24）：应用本方去熟地，加白术、茯苓各15g，每晚服1剂，3剂为1疗程。服药1疗程后，每周复查胎位1次，连查2周，治疗胎位不正80例，转正后再服1疗程，以巩固疗效。结果：80例中横位8例，斜位2例，均转正位；臀位70例，转正65例；总矫正胎位率为93.8%。

川芎黄耆汤

【来源】《普济方》卷三四二引《产宝》。

【组成】川芎 黄耆各等分

【用法】上锉。每服五钱，秫米（炒）一合，水煎服。

【主治】伤胎腹痛，下黄汁。

鲤鱼汤

【来源】《医方类聚》卷二二七引《食医心鉴》。

【组成】鲤鱼一头（治如食） 葱白一握（切）

【用法】以水三升，煮鱼及葱令熟，空心食之。

【主治】妊娠胎动，玄府壅热，呕吐不下食，心烦躁闷。

川芎葱白汤

【来源】方出《经效产宝》卷上，名见《普济方》卷三四二。

【组成】川芎二两 葱白（切）一升

【用法】水七升，煮取二升半，分温三服。

【主治】胎动不安。

芎藭汤

【来源】方出《经效产宝》卷上，名见《圣济总录》卷一五四。

【别名】芎归葱白汤（《医方类聚》卷二二四引《胎产救急方》）。

【组成】甘草（炙） 当归 芎藭 人参 阿胶各二两 葱白（切）一升

【用法】上以水七升，煎取二升，分为三服。

【功用】安胎止痛。

【主治】

1.《经效产宝》：胎动冲心，烦闷欲死。

2.《圣济总录》：妊娠外有惊动，令胎不稳。

3.《医方类聚》引《胎产救急方》：兼治横生倒产，上冲下筑，唇口青黑，手足厥冷，证候急者。

芎藭汤

【来源】方出《经效产宝》卷上，名见《圣济总录》卷一五五。

【组成】芎藭 当归各四两 艾叶二两 甘草一两 阿胶二两（炙）

【用法】以水五升，煮取二升，分温三服。

【主治】妊娠三二月及七八月，胎动不安，或腰肚痛，有血下。

当归汤

【来源】方出《经效产宝》卷上，名见《济阴纲目》卷八。

【组成】甘草（炙） 当归 芎藭 人参 阿胶各二两 葱白（切）一升

【用法】以水七升，煎取二升，分为三服。

《济阴纲目》：上锉细，以水二升，煎四味至升半，去滓，下葱再煎，减三合，入阿胶温服，一剂分为二三服。

【功用】安胎止痛。

【主治】胎动冲心，烦闷欲死。

桑寄生散

【来源】方出《经效产宝》卷上，名见《太平圣惠方》卷七十五。

【别名】寄生葱豉汤（《医方类聚》卷二二四引《胎产救急方》）、当归散（《普济方》卷三四二）。

【组成】当归四分　芎藭三分　阿胶二分（炙，临时入）　葱白十四茎　豉八合　桑寄生四分

【用法】上用水二升，煎取八合，下阿胶，分两次空腹服。

《太平圣惠方》：桑寄生一两，当归一两（锉，微炒），芎藭三分，阿胶二分（捣碎，炒令黄燥）。上为散，每服四钱，以水一中盏，入豉五十粒，葱白七寸，煎至六分，去滓，稍热服，不拘时候。

【主治】

1. 《经效产宝》：妊娠胎动不安，烦闷。
2. 《太平圣惠方》妊娠胎动，腹痛闷乱。

保生丸

【来源】《周颐济急方论》。

【组成】金钗石斛　贝母（去心）　黄芩　明净石膏（细研如粉）　桂心　乌头卷　秦椒（去目，炒）　蜀椒（去目，炒）　甘草（炙）　糯米（炒）各二两

【用法】上为散，炼蜜为丸，如弹子大。或有妊娠诸疾，吃食减少及气喘疾痛，面目萎黄，身体羸瘦，四肢无力，手脚浮肿，胎脏不安，并以大枣汤研送一丸；气痛，酒研送一丸，空心服之。

【主治】妊娠十个月内诸疾，食欲不振及气喘疾痛，面目萎黄，身体羸瘦，四肢无力，手脚浮肿，胎脏不安，及气痛等证。

【宜忌】忌腥腻、果子、粘食、杂物、冷肉。

当归饮子

【来源】《太平圣惠方》卷七十四。

【组成】当归（锉，微炒）　芎藭　阿胶（捣碎，炒令黄燥）　豉　桑寄生各半两　葱白半茎

【用法】上锉细，和匀。以水二大盏，煎至一盏二分，去滓，分三次温服，不拘时候。

【主治】妊娠胎动，心烦热闷。

阿胶散

【来源】《太平圣惠方》卷七十四。

【组成】阿胶半两（捣碎，炒令黄燥）　陈橘皮半两（汤浸去白瓤，焙）　半夏（汤浸七遍，去滑）芎藭半两　白术　当归半两（锉，微炒）　赤芍药三分　麦门冬三分（去心）

【用法】上为散。每服三钱，以水一中盏，加生姜半分，大枣三枚，煎至六分，去滓温服，不拘时候。

【主治】妊娠九月，伤寒烦热，或觉胎不稳，腹满悬急，腰疼不可转侧。

前胡散

【来源】《太平圣惠方》卷七十四。

【组成】前胡一两（去芦头）　赤茯苓一两半　阿胶一两（捣碎，炒令黄燥）　芎藭二两　当归三两（锉，微炒）　麦门冬一两（去心）　白术一两半甘草三两（炙微赤，锉）　人参一两（去芦头）

【用法】上为散。每服三钱，以水一中盏，入生姜半分，大枣三枚，煎至六分，去滓温服，不拘时候。

【主治】妊娠三两月，伤寒头痛，烦热呕哕，胎气不安。

犀角散

【来源】方出《太平圣惠方》卷七十四，名见《普济方》三三七。

【组成】麦门冬二两（去心）　苎麻根二两（锉）黄芩一两　茯神一两　甘草一分（炙微赤，锉）犀角屑半两

【用法】上为散。每服四钱，以水一中盏，加生地黄一分，淡竹叶二七片，煎至六分，去滓温服，不拘时候。

【主治】

1. 《太平圣惠方》：妊娠胎动，心烦热闷。
2. 《普济方》：妊娠心烦愦闷，虚躁，吐逆，恶闻食气，头眩，四肢沉重，百节疼痛，多卧少起。

人参散

【来源】《太平圣惠方》卷七十五。

【组成】人参一两（去芦头） 当归一两（锉，微炒） 阿胶一两（捣碎，炒令黄燥） 川芎一两 艾叶半两（微炒）

【用法】上为散。每服四钱，以水一中盏，加大枣三枚，煎至六分，去滓，每于食前温服。

【主治】妊娠胎不安，漏下腹痛。

干地黄散

【来源】《太平圣惠方》卷七十五。

【组成】熟干地黄一两半 干姜半两（炮裂，锉） 当归一两（锉，微炒） 人参三分（去芦头） 阿胶三分（捣碎，炒令黄燥） 甘草一分（炙微赤，锉）

【用法】上为散。每服三钱，以水一中盏，加大枣三枚，煎至六分，去滓，不拘时候，稍热服。

【主治】妊娠胎动，心神烦闷，腹痛不止。

干地黄散

【来源】《太平圣惠方》卷七十五。

【组成】生干地黄一两 益母草一两 当归半两（锉，微炒） 黄耆半两（锉） 川芎半两

【用法】上为散。每服四钱，以水一中盏，加生姜半分，煎至六分，去滓温服，不拘时候。

【主治】妊娠从高坠下，腹痛下血，烦闷。

艾叶散

【来源】《太平圣惠方》卷七十五。

【组成】艾叶三分（微炒） 阿胶一两（捣碎，炒令黄燥） 芎藭三分 干姜三分（炮裂，锉） 当归一两（锉，微炒） 甘草半两（炙微赤，锉） 桑寄生三分

【用法】上为散。每服三钱，以水一中盏，加生姜半分，大枣三枚，煎至六分，去滓，不拘时候稍热服。

【主治】妊娠胎动不安，腹内绞痛。

生苎根散

【来源】《太平圣惠方》卷七十五。

【组成】生苎根一两半（锉） 阿胶一两半（捣碎，炒令黄燥） 黄芩三分 赤芍药三分 当归一两（锉，微炒）

【用法】上为散。每服四钱，以水一中盏，加大枣三枚，同煎至六分，去滓，不拘时候稍热服。

【主治】妊娠胎动，腹内疼痛，心神烦热，饮食少。

白术散

【来源】《太平圣惠方》卷七十五。

【组成】白术三分 草豆蔻一两（去皮） 当归一两（锉，微炒） 甘草半两（炙微赤，锉） 干姜半两（炮裂，锉） 芎藭半两 厚朴一两（去粗皮，涂生姜汁炙令香熟）

【用法】上为散。每服三钱，以水一中盏，加大枣三个，煎至六分，去滓，每于食前温服。

【主治】妊娠腹中冷，胎动不安。

白术散

【来源】《太平圣惠方》卷七十五。

【组成】白术三分 熟干地黄一两 白茯苓三分 甘草半两（炙微赤，锉） 阿胶一两（捣碎，炒令黄燥） 当归一两（锉，微炒）

【用法】上为散。每服三钱，以水一中盏，加生姜半分，大枣三个，煎至六分，去滓稍热服，不拘时候。

【主治】妊娠胎动，腹痛，及腰疼不止。

芎藭散

【来源】《太平圣惠方》卷七十五。

【组成】芎藭一两 当归一两半（锉，微炒） 鹿角胶一两半（捣碎，炒令黄燥） 桑寄生一两 熟干地黄一两

【用法】上为散。每服四钱，以水一中盏，加生姜半分，大枣二个，煎至六分，去滓稍热服，不拘

时候。

【主治】妊娠忽胎动，下恶血，腹痛不可忍，心神烦闷。

芎藭散

【来源】《太平圣惠方》卷七十五。

【组成】芎藭三分　阿胶一两（捣碎，炒令黄燥）当归一两（锉，微炒）　艾叶半两（微炒）　熟干地黄一两　桑寄生三分　赤石脂二分

【用法】上为细散。每服二钱，以温酒调下，不拘时候。

【主治】妊娠五六个月，从高坠下，胎腹内不安，兼脐下绞刺，疼痛不住，下血。

芎藭饮子

【来源】《太平圣惠方》卷七十五。

【组成】芎藭三分　艾叶半两（微炒）　阿胶三分（捣碎，炒令黄燥）　糯米半合　熟干地黄一两大枣五个　青淡竹茹半两　生姜半两

【用法】上锉细，和匀。以水二大盏，煎至一盏三分，去滓，分温三服，不拘时候。

【主治】胎动不安，心神虚烦。

当归散

【来源】《太平圣惠方》卷七十五。

【组成】当归一两（锉，微炒）　芎藭一两　黄芩半两　熟干地黄一两半　伏龙肝一两

【用法】上为散。每服四钱，以水一中盏，加淡竹茹一分，煎至六分，去滓温服，不拘时候。

【主治】妊娠劳热，胎动不安，下血，腹痛不止，心中烦闷。

当归散

【来源】《太平圣惠方》卷七十五。

【组成】当归三两（锉，微炒）　阿胶一两（捣碎，炒令黄燥）　熟干地黄半两　艾叶二两（微炒）甘草半两（炙微赤，锉）　白芍药一两　芎藭一两干姜半两（炮裂，锉）

【用法】上为散。每服三钱，水一中盏，加大枣三枚，煎至六分，去滓稍热服，不拘时候。

【主治】妊娠胎动不安，腹内疼痛。

当归散

【来源】《太平圣惠方》卷七十五。

【组成】当归一两（锉，微炒）　续断一两　芎藭一两　陈橘皮一两（汤浸，去白瓤，焙）

【用法】上为散。每服四钱，以水一中盏，加生姜半分，大枣三个，煎至六分，去滓稍热服，不拘时候。

【主治】妊娠胎动不安，腹痛不止。

竹茹散

【来源】《太平圣惠方》卷七十五。

【组成】甜竹茹一两　当归一两（锉，微炒）　芎藭一两　黄芩一两　甘草半两（炙微赤，锉）

【用法】上锉细和匀。以水一大盏，煎至七分，去滓，分二次食前温服。

【主治】妊娠胎动不安，手足烦疼。

伏龙肝散

【来源】《太平圣惠方》卷七十五。

【组成】伏龙肝一两　当归一两（锉，微炒）　龙骨三分　阿胶一两（捣碎，炒令黄燥）　蒲黄三分艾叶半两（微炒）　熟干地黄一两　牛角䚡半两（炙黄焦）　芎藭半两

【用法】上为细散。每服二钱，以粥饮调下，不拘时候。

【主治】妊娠胎动，腹痛，下血不止。

麦门冬散

【来源】《太平圣惠方》卷七十五。

【组成】麦门冬一两（去心）　芎藭一两　陈橘皮一两（汤浸，去白瓤，焙）　白茯苓一两　当归一两（锉，微炒）

【用法】上为散。每服四钱，以水一中盏，加生姜半分，大枣三枚，煎至六分，去滓稍热服，不拘

时候。

【主治】妊娠胎动，腹中绞痛，坐卧烦闷。

杜仲散

【来源】《太平圣惠方》卷七十五。

【组成】杜仲一两（去粗皮，炙微黄，锉） 五加皮一两 当归一两（锉，微炒） 赤芍药一两 芎䓖一两 人参一两（去芦头） 草薢一两（锉）

【用法】上为粗散。每服四钱，以水一中盏，煎至六分，去滓温服，不拘时候。

【主治】妊娠或有所触，胎动不安，以致腰痛，及脐腹内痛。

苎根饮

【来源】方出《太平圣惠方》卷七十五，名见《圣济总录》卷一五四。

【别名】银苎酒（《妇人大全良方》卷十二）。

【组成】苎根二两（锉） 银五两

【用法】以清酒一中盏，水一大盏，煎至一大盏，去滓，分温二服，不拘时候。

【主治】妊娠胎动欲堕，腹痛不可忍。

阿胶散

【来源】《太平圣惠方》卷七十五。

【组成】阿胶一两（捣碎，炒令黄燥） 白茯苓三分 麦门冬三分（去心） 柴胡三分（去苗） 甘草半两（炙微赤，锉） 黄芩半两 当归半两（锉，微炒） 芎䓖一两

【用法】上为散。每服四钱，以水一中盏，加生姜半分，大枣三枚，煎至六分，去滓稍热服，不拘时候。

【主治】妊娠胎动不安，心神虚烦，腹内疼痛。

阿胶散

【来源】《太平圣惠方》卷七十五。

【别名】阿胶汤 桑寄生汤（《圣济总录》卷一五四）。

【组成】阿胶一两（捣碎，炒令黄燥） 熟干地黄一两半 当归一两（锉，微炒） 桑寄生一两半

龙骨三分 甘草一两（炙微赤，锉） 白术一两 白茯苓三分 芎䓖三分 干姜半两（炮裂，锉）

【用法】上为散。每服四钱，以水一中盏，加大枣三枚，煎至六分，去滓稍热服，不拘时候。

【主治】

1. 《太平圣惠方》：妊娠胎动不安，及漏胎，腹中痛。

2. 《圣济总录》：妊娠胎动，血下不止。

阿胶散

【来源】《太平圣惠方》卷七十五。

【组成】阿胶三分（捣碎，炒令黄燥） 艾叶半两（微炒） 当归三分（锉，微炒） 赤石脂半两 龙骨半两 芎䓖三分 黄耆一两（锉） 熟干地黄一两 干姜一分（炮裂，锉） 甘草半两（炙微赤，锉）

【用法】上为散。每服四钱，用水一中盏，加生姜半分，大枣三枚，煎至六分，去滓稍热服，不拘时候。

【主治】妊娠胎动，时有所下，腹胁疼痛。

阿胶散

【来源】《太平圣惠方》卷七十五。

【别名】阿胶芎䓖散（《鸡峰普济方》卷十六）。

【组成】阿胶半两（捣碎，炒令黄燥） 艾叶半两（微炒） 芎䓖半两 当归半两（锉，微炒） 熟干地黄半两

【用法】上为细散。每服二钱，以温酒调下，不拘时候。

【主治】妊娠伤动，腹痛下血。

阿胶散

【来源】《太平圣惠方》卷七十五。

【组成】阿胶一两（捣碎，炒令黄燥） 木香半两 芎䓖半两 熟干地黄半两 干姜一分（炮裂，锉） 当归半两（锉，微炒） 桑寄生半两 桂心半两

【用法】上为散。每服四钱，以水一中盏，煎至六分，去滓温服，不拘时候。

【主治】妊娠从高坠下，腹痛下血，面色青黄。

厚朴散

【来源】《太平圣惠方》卷七十五。

【组成】厚朴一两（去粗皮，涂生姜汁，炙令香熟） 白术一两 芎藭一两 白芍药一两 干姜半两（炮裂，锉） 当归一两（锉，微炒） 人参半两（去芦头） 甘草一分（炙微赤，锉） 熟干地黄一两 诃黎勒三分（煨，用皮）

【用法】上为散。每服四钱，以水一中盏，加大枣三个，煎至六分，去滓，稍热服，不拘时候。

【主治】妊娠胎动，时时腹痛，频频下利，渐觉羸瘦，面色萎黄，不欲饮食。

陟厘丸

【来源】《太平圣惠方》卷七十五。

【别名】定神丸（《圣济总录》卷一五四）。

【组成】陟厘三分 熟干地黄一两 人参三分（去芦头） 当归三分（锉，微炒） 白龙骨三分 赤石脂三分 禹余粮三分（烧，醋淬七遍） 厚朴一两（去粗皮，涂生姜汁，炙令香熟） 赤芍药半两 吴茱萸半两（汤浸七遍，微炒）

【用法】上为末，炼蜜为丸，如梧桐子大。每服三十丸，粥饮送下，不拘时候。

【功用】保胎，安定神思。

【主治】

1.《太平圣惠方》：妊娠胎动，腹痛下血。

2.《圣济总录》：妊娠惊胎。

秦艽散

【来源】《太平圣惠方》卷七十五。

【组成】秦艽半两（去苗） 甘草半两（炙微赤，锉） 鹿角胶半两（捣碎，炒令黄燥）

【用法】上为散。每服三钱，以水一大盏，入糯米五十粒，煮米熟为度，去滓温服，不拘时候。

【主治】妊娠胎动，烦热不安。

桑寄生散

【来源】《太平圣惠方》卷七十五。

【组成】桑寄生一两 阿胶一两（捣碎，炒令黄燥） 麦门冬一两（去心） 刺蓟一两 人参一两（去芦头） 郁李仁半两（汤浸，去皮尖，微炒）

【用法】上为散。每服四钱，以水一中盏，入生姜半分，煎至六分，去滓，温服，不拘时候。

【主治】妊娠阻病，气攻肩背，两胁肋及腰脐下痛，胎动不安。

鲤鱼臛

【来源】《太平圣惠方》卷七十五。

【组成】鲤鱼一斤（修事净，切） 阿胶一两（捣碎，炒令黄燥） 糯米二合

【用法】上药以水二升，入鱼、胶、米，煮令熟；入葱白、生姜、橘皮、盐各少许，更煮五七沸。食前吃。如有所伤，且吃五七日效。

【主治】妊娠胎动不安，心腹刺痛。

人参散

【来源】《太平圣惠方》卷七十六。

【组成】人参一两（去芦头） 当归两（锉，微炒） 阿胶二两（捣碎，炒令黄燥） 川芎一两 甘草半两（炙微赤，锉） 黄芩一两 艾叶一两（微炒） 桑寄生一两 熟干地黄一两 吴茱萸半两（汤浸七遍，焙干，微炒）

【用法】上为散。每服三钱，以水一中盏，煎至五分，去滓，食前温服。

【主治】妊娠四五月，胎不安，或有所下。

当归散

【来源】《太平圣惠方》卷七十六。

【组成】当归一两（锉，微炒） 芎藭一两 桑寄生一两 艾叶一两（微炒） 阿胶一两（捣碎，炒令黄燥）

【用法】上为散。每服四钱，以水一大盏，煎至五分，去滓，加酒一合，更煎三二沸，放温服之，不拘时候。

【主治】妊娠八九月，因误损胎，或胎不安，腹内绞痛，下血不止，胎死活未知，但妊娠腹内疼痛，或漏胎。

竹茹散

【来源】《太平圣惠方》卷七十六。

【组成】竹茹一两　麦门冬一两（去心）　白茯苓一两　栀子仁一两　黄芩一两　甘草半两（炙微赤，锉）　石膏二两

【用法】上为散。每服四钱，以水一中盏，煎至六分，去滓，食前温服。

【主治】妊娠三四月，胎动不安，手足烦热，面色萎黄。

安胎桑寄生散

【来源】《太平圣惠方》卷七十六。

【组成】桑寄生一两　熟干地黄二两　木通一两（锉）　赤茯苓一两　甘草半两（炙微赤，锉）　当归一两（锉，微炒）　白芷半两　知母一两　远志半两（去心）　陈橘皮半两（汤浸，去白瓤，焙）

【用法】上为散。每服四钱，以水一大盏，煎至五分，去滓温服，不拘时候。

【主治】妊娠五个月，胎不安，腹内刺痛，日夜不止，不欲言语，四肢昏沉。

苎根饮子

【来源】《太平圣惠方》卷七十六。

【组成】生苎根二两　甘草一两（炙微赤，锉）　黄芩一两　白芍药一两　阿胶二两（捣碎，炒令黄燥）　当归一两（锉，微炒）

【用法】上锉细，和匀。每服半两，以水一大盏，加大枣三个，煎至五分，去滓，食前温服。

【主治】妊娠二三月胎动。

赤石脂散

【来源】《太平圣惠方》卷七十六。

【组成】赤石脂半两　白术半两　当归半两（锉，微炒）　地龙一分（微炒）　干姜半两（炮裂，锉）　钟乳粉一两　芦根半两（锉）　艾叶二两（微炒）　芎藭一两　桑寄生半两　鹿茸一两（去毛，涂酥炙微黄）　熟干地黄一两　厚朴一两（去粗皮，涂

生姜汁，炙令香熟）

【用法】上为散。每服三钱，以水、酒各半中盏，煎至六分，去滓温服，不拘时候。

【主治】妊娠八九月，胎动，时有所下，腹内绞刺疼痛，头面壮热，口干，手足逆冷，急气上冲，妨闷。

杏仁雌鸡汤

【来源】《太平圣惠方》卷七十六。

【组成】杏仁一两（汤浸，去皮尖双仁，麸炒微黄）　钟乳粉一两　甘草一两（炙微赤，锉）　吴茱萸一两（汤浸七遍，焙干微炒）　干姜一两（炮裂，锉）　麦门冬一两（去心）　五味子一两　粳米一合　紫菀一两（洗去苗土）

【用法】上为细末，先取黄雌鸡一只，理如食法，以水一斗，煮鸡取汁五升，去鸡纳药，煎取三升，次入酒二升，煎至四升。每服一小盏，食前温服。

【主治】妊娠曾伤七月胎。

牛膝汤

【来源】《太平圣惠方》卷七十七。

【组成】牛膝半两（锉，去苗）　水银二两　朱砂二两半

【用法】上药以水五大盏煮牛膝，可余一半，去滓，即以少蜜和朱砂及水银研如膏。每服以牛膝汁一小盏，调下半匙，频服。

【主治】胎动安不得，尚在腹，母欲死。

龙骨散

【来源】《太平圣惠方》卷七十七。

【组成】龙骨二分　当归三分（锉，微炒）　地榆三分（锉）　艾叶半两（微炒）　阿胶三分（捣碎，炒令黄燥）　熟干地黄一两　蒲黄半两　犀角屑三分

【用法】上为细散。每服二钱，食前以粥饮调下。

【主治】因损娠，下恶血不止。

地榆散

【来源】《太平圣惠方》卷七十七。

【别名】阿胶散（《普济方》卷三四二）。

【组成】地榆三分（锉） 干姜一分（炮裂，锉） 当归三分（锉，微炒） 龙骨三分 芎䓖三分 艾叶半两（微炒） 阿胶三分（捣碎，炒令黄燥） 熟干地黄一两 蒲黄半两 黄牛腮一两（烧灰） 白术半两 乌贼鱼骨三分（烧灰）

【用法】上为细散。每服二钱，以粥饮调下，不拘时候。

【主治】妊娠损胎，下血不止，腹内疼痛。

当归散

【来源】《太平圣惠方》卷七十七。

【组成】当归（锉，微炒） 芎䓖 阿胶（捣碎，炒令黄燥） 人参（去芦头） 白茯苓各一两 艾叶半两（微炒）

【用法】上为散。每服四钱，以水一中盏，煎至六分，去滓温服，不拘时候。

《妙一斋医学正印种子篇》用生姜三片、大枣二枚，煎服。

【主治】

1. 《太平圣惠方》：妊娠被惊，胎动不安，小腹连腰痛。

2. 《妙一斋医学正印种子篇》：妊娠下血。

当归散

【来源】《太平圣惠方》卷七十七。

【别名】保安散（《产乳备要》）、当归汤（《妇人大全良方》卷十二）、保全散（《女科指掌》卷三）。

【组成】当归一两（锉，微炒） 甘草一两（炙微赤，锉） 阿胶一两（捣碎，炒令黄燥） 人参一两（去芦头）

【用法】上为散。每服四钱，以水一中盏，入葱白七寸，煎至六分，去滓温服，不拘时候。

【功用】《卫生家宝产科备要》：安胎。

【主治】

1. 《太平圣惠方》：胎上逼心，烦闷委顿。

2. 《卫生家宝产科备要》：妊娠胎气不安，心腹疼痛，胎动。

3. 《妇人大全良方》：妊娠胎动，荡心闷绝，

烦躁口干，横生倒产，上冲下筑，迷闷，唇口青黑，手足厥冷。

当归散

【来源】《太平圣惠方》卷七十七。

【组成】当归三分（锉，微炒） 龙骨三分 地榆半两（锉） 艾叶半两 阿胶三分（捣碎，炒令黄燥） 牛角腮一两（烧灰） 熟干地黄三分 芎䓖三分 白芍药半两 干姜半两（炮裂，锉） 黄耆半两（锉） 柏叶三分（微炒）

【用法】上为细散。每服二钱，以粥饮调下，不拘时候。

【主治】妊娠损胎后，下血不止。

当归散

【来源】《太平圣惠方》卷七十七。

【组成】当归三分（锉，微炒） 熟干地黄一两 鹿茸三分（去毛，涂酥炙） 白胶一两（捣碎，炒令黄燥） 艾叶二两（微炒） 甜葶苈根三分 附子半两（炮裂，去皮脐） 黄芩半两

【用法】上为散。每服三钱，食前以粥饮调下。

【主治】妊娠损胎后，下血不止。

安胎桑寄生散

【来源】《太平圣惠方》卷七十七。

【组成】桑寄生 芎䓖 白术 当归（锉，微炒）各一两 白茯苓三分 甘草半两（炙微赤，锉）

【用法】上为粗散。每服三钱，以水一中盏，加生姜半分，大枣三枚，煎至六分，去滓温服，不拘时候。

【主治】妊娠惊胎，流下不安，若跳动，心中痛。

沉香汤

【来源】《太平圣惠方》卷七十七。

【组成】沉香一两 水马一两 飞生鸟毛一分 零陵香一分 粗（詹）唐香一分 龙骨（脑）一两 瞿麦二两 苏合香一分 苜蓿香一分

【用法】上药以水一斗五升，煎取一斗，去滓，待

至临欲平安时，用汤如人体，即从心上洗三五遍，其汤冷，即平安。

【功用】令产安稳。

【主治】妊娠百疾。

茯苓散

【来源】《太平圣惠方》卷七十七。

【组成】白茯苓　桔梗（去芦头）　生干地黄　人参（去芦头）　桂心　当归（锉，微炒）　钩藤　独活　桑寄生　赤芍药（炙微赤，锉）　石膏各一两

【用法】上为散。每服四钱，以水一中盏，煎至六分，去滓温服，不拘时候。

【主治】惊胎。妊娠因用力执作，觉胎动，心腹急痛，面青，汗水，头仰，气喘欲绝。

桂心散

【来源】《太平圣惠方》卷七十七。

【组成】桂心一两　栝楼二两　牛膝二两（去苗）　瞿麦一两　当归一两

【用法】上为散。每服四钱，以水一中盏，煎至六分，去滓，食前温服。

【主治】妊娠，母因疾病，胎不能安。

蟹爪散

【来源】《太平圣惠方》卷七十七。

【别名】下胎蟹爪散（《本草纲目》卷四十五）。

【组成】瞿麦二两　桂心一两　蟹爪二合　牛膝二两（去苗）

【用法】上为细散。每服二钱，以温酒送下，不拘时候。

【功用】去胎。

【主治】妊娠羸瘦，腹不能安。

蟹爪散

【来源】《太平圣惠方》卷七十七。

【组成】蟹爪　干姜（炮裂，锉）　人参（去芦头）　芎䓖　牛膝（去苗）　桂心　甘草（炙微赤）

黄耆各一两

【用法】上为粗散。每服四钱，以水一中盏，入生姜半分，煎至六分，去滓，温服效。

【功用】去胎。

【主治】妊娠羸瘦，腹不能安。

乌雌鸡肉粥

【来源】《太平圣惠方》卷九十七。

【组成】乌雌鸡一只（取肉）　糯米三合

【用法】鸡肉切，于豉汁中和米煮粥，入盐、椒、葱白，空腹食之；或作羹及馄饨索饼食之，亦得。

【功用】安胎。

【主治】妊娠胎动不安；风寒湿痹腰脚痛。

安胎鲤鱼粥

【来源】《太平圣惠方》卷九十七。

【组成】鲤鱼一头（重一斤，去鳞鬣肠胃，细切）　苎根一两（干者，净洗，锉）　糯米五合

【用法】以水三碗，先煎苎根，取汁二碗，去滓，下米并鱼煮粥；入五味，空腹食之。

【主治】妊娠因伤动，腹里绞痛。

糯米阿胶粥

【来源】《太平圣惠方》卷九十七。

【组成】糯米三合　阿胶一两（捣碎，炒令黄燥，捣为末）

【用法】先煎糯米作粥，临熟下阿胶末，搅匀食之。

【主治】妊娠，胎动不安。

生银汤

【来源】《普济方》卷三四二引《太平圣惠方》。

【组成】生银五两　葱白三寸（切）　阿胶半两

【用法】以水一盏，同煎至七分，去银并滓，温服。若要作粥服，入糯米二合，煮为粥，服之甚佳。

【主治】妊娠惊胎不安，心神烦闷。

秦艽散

【来源】方出《本草纲目》卷十三引《太平圣惠方》，名见《全生指迷方》卷四。

【别名】秦艽汤本（《妇人大全良方》卷十二）。

【组成】秦艽 阿胶（炒） 艾叶各等分

【用法】上为末。每服三钱，水一大盏，糯米五十粒，煎服。

【主治】

1. 《本草纲目》引《太平圣惠方》：胎动不安。
2. 《鸡峰普济方》：妇人脏腑不调。

五积散

【来源】《博济方》卷二。

【组成】苍术二十两 桔梗十两 陈皮六两（去白） 吴白芷三两 厚朴二两（去皮） 枳壳四两（麸炒） 官桂（去皮）春夏用三两，秋冬用四两 芍药一两 白茯苓一两（去皮） 当归二两 人参二两 川芎一两半 甘草三两 半夏一两（洗七遍） 干姜春夏用一两半，秋冬用三两

【用法】上各洗净，焙干。除官桂、桂壳另杵外，诸药同为粗末，分作六分，于大铁锅内以文武火炒令微赤黄熟为度，不可令焦，取出以净纸衬，安板床下，候冷，却入前枳壳、官桂末和匀，密器内收贮。以末二钱，水一盏，煎至七分服。

【主治】一切气。阴气伤寒，或脾胃不和，内伤冷食，浑身疼痛，头昏无力，或痰逆，或胸膈不利、气壅，或多噎塞，饮食不下，及元气攻刺，两胁疼痛；女人血海久冷，月候不匀，走疰腹痛及不行，或产前胎不安，伤胎腹痛，或难产、胎死腹中者。

【加减】若阴气伤寒，手足逆冷，或睡里虚惊，及虚汗不止，脉气沉细，面青，或手足冷，心多呕逆，宜入顺元散一钱，同煎热服；如妇人生产痛阵疏及艰难，经两三日不生，胎死腹中，或产母顿无力，产户干，宜入顺元散同煎，以水七分，酒煎数十沸，相次吃两服；遍身烦热头痛，每服更入葱白一茎，豉七粒，同煎服之。

阿胶丸

【来源】《博济方》卷四。

【组成】真阿胶四斤（火炙令热） 蛇蜕皮一条（烧灰） 熟艾半两（烧灰） 败笔一管（用头烧灰） 大麦花少许（炙干，如无此花，以麦蘖上牙子代之亦可，为细末）

【用法】上为细末，以软粳米饭为丸，如鸡豆大，如丸时粘手，以少许面为丸。妇人有身，十个月满足者，有诸般疾病，用井花水磨下一丸；产后有病，用通灵散一字，醋汤磨下一丸；如筑打着，及死胎在腹中，用醋汤送下一丸；产后咳噎，用千金散子一字，热水调下一丸；产前产后被血冲心，用黄散子半钱，醋汤调下一丸；产后遗沥不止，用烧盐半钱，无灰酒送下一丸；难产者，三日至五日，服此立下，用通灵散子，醋汤送下一丸；如妇产时，衣先下，未见儿，足踏衣生，用通灵散子一字，调下一丸；如儿先下，衣未见，须臾，用醋汤送下一丸；如刺前后心，用通灵散子一字，调下一丸；如浆破后，经三五日不生，用黄散子一钱，酒调下一丸；产前产后痢，醋汤送下一丸；血气，用艾枝煎汤送下一丸。

罂粟炒令黄，为末，是千金散；真阿胶炙令黄，为末，是黄散子；蛇蜕皮烧灰，为末，是通灵散子。

【功用】大安胎脏。

【主治】产前产后诸疾。

安胎饮

【来源】《三因极一病证方论》卷十七。

【别名】安胎散（《医学正传》卷七引《良方》）。

【组成】川芎 枳壳（切，麸炒去瓤）各一两半 熟地黄三两 糯米二合

【用法】上锉散。每服四大钱，水一盏半，加生姜五片，大枣一枚，金银少许，同煎至七分。食前服。

【主治】妊娠，胎寒腹痛，或胎热多惊，举重腰痛，腹满，胞急，卒有所下，或顿仆，闪肭，饮食毒物，或感时疾，寒热往来，致伤胎脏。

芎归汤

【来源】《普济方》卷三四五引《通真子秘方》。

【别名】立效散。

【组成】 川芎　当归各二斤（一方加缩砂）

【用法】 上将芎、归各半斤锉，于瓦器内用水浓煎，不拘时候多少温服。余芎、归各一斤半，锉作大块，用香炉慢火逐旋烧烟，安在病人面桌子下，要烟气直上不绝，令病人低头伏桌子上，将口鼻及病乳常吸烟气，直候用此一料药尽，看病证如何，或未全安，或略缩减，再用一料，如前法煎服及烧烟熏吸必安。如此二料已尽，虽两乳略缩上而不能复旧者，用冷水磨蓖麻子一粒，于头顶心上涂，片时即洗去，则全安矣。

【主治】 乳悬，妇人产后忽两乳伸长，细小如肠，垂坠直过小肚下，痛不可忍，危在须臾。兼治产后恶露不下，腹痛；或下血太多，眩晕不能支吾；妊娠胎动，腹痛下血。

【加减】 腹中刺痛，加芍药；口干烦渴，加乌梅、麦门冬；寒加干姜、白芍药；水停心下，微有呕逆，加茯苓、生姜；虚烦不得眠，加人参、竹叶；大便秘涩，加熟地黄、橘皮、杏仁；小便不利，加车前子；腹胁膨胀，加厚朴；血崩不止，加香附子；咳嗽痰多，加紫菀、半夏、生姜；腰痛脚痛，加牛膝；心下疼痛，加延胡索；恶血不下，腰腹重痛，加牡丹皮煎。

阿胶散

【来源】 《类证活人书》卷十九。

【别名】 阿胶糯米白术汤（《鸡峰普济方》卷十六）、阿胶汤（《妇人大全良方》卷十四）、安胎阿胶散（《卫生宝鉴》卷十八）。

【组成】 阿胶（炒）　桑寄生　吴白术　人参　白茯苓各等分

【用法】 上为细末。每服二钱匕，煎糯米饮调下，一日二次。

【功用】 安胎。

【主治】

1. 《类证活人书》：妊妇伤寒。
2. 《鸡峰普济方》：妊娠劳役过度，喜怒不常，服饮失时，冒触风冷，遂至胎动不安，腰腹俱痛，胞漏下血，疲极眩晕。

【方论】 《医略六书》：妊娠伤寒，邪热已解，里气虚馁，故胎孕因之不安而潮热焉。人参扶元补气以承载其胎，阿胶补阴益血以滋养其胎；白术健脾生血以安胎，寄生补肾强腰以护胎；茯苓清治节以安子室也。为散米饮下，使气阴内充，则冲任融和，而胎得所养，胎无不安，何潮热胎动之不已哉。

胶艾汤

【来源】 《胎产救急方》引《杨氏产乳方》（见《医方类聚》卷二二四）。

【别名】 地黄汤（《圣济总录》卷一五八）、胶艾芎归汤（《济阴纲目》卷八）。

【组成】 川当归　熟地黄　艾叶各二两　阿胶（炒）　川芎各三两 （一方无地黄有甘草；一方加人参、白茯苓）

【用法】 上锉。每服五钱，水煎服。

【主治】 妇人妊娠顿仆伤胎，腰腹疼痛，或胎上抢心，或下血不止，或短气欲死。

【加减】 一方腹痛甚者，加杜仲、地骨皮。

人参汤

【来源】 《圣济总录》卷一五四。

【组成】 人参　柴胡（去苗）　桑上寄生　青橘皮（汤浸，去白，焙）　甘竹茹　续断　芎藭各一两　艾叶（焙干）半两

【用法】 上为粗末。每服三钱匕，以水一盏，加大枣三枚（擘破），同煎至七分，去滓，空心温服。

【主治】 妊娠因惊，胎内转动。

人参饮

【来源】 《圣济总录》卷一五四。

【组成】 人参　芎藭　当归（切，焙）　阿胶（炙，焙）　杜仲（去粗皮，炙）各二两　艾叶一握　熟干地黄（焙）　甘草（炙，锉）各一两

【用法】 上为粗末。每服五钱匕，水一盏半，加大枣一枚（擘），煎至一盏，去滓温服，不拘时候。

【主治】 妊娠胎动不安，腰腹痛，血下不止。

大安散

【来源】 《圣济总录》卷一五四。

【组成】茴香子三两（炒） 白茯苓（去黑皮）一两 阿胶（炒令燥）半两 芎藭 当归（切，焙） 桑寄生（锉） 甘草（炙） 陈橘皮（汤浸去白焙）各三分

【用法】上为散。每服二钱匕，温酒调下，食前服。

【主治】妊娠胎动腹痛。

大腹汤

【来源】《圣济总录》卷一五四。

【组成】连皮大腹（锉，微炒）二两 草豆蔻（去皮，煨） 陈橘皮（浸，去白，炙）各一两

【用法】上为粗末。每服三钱匕，水一盏，煎至七分，去滓温服，不拘时候。

【主治】胎动不安，腰腹疼痛。

小艾叶汤

【来源】《圣济总录》卷一五四。

【组成】艾叶（炒）一两 当归（切，焙） 阿胶（炒燥）各一两半 芎藭 甘草（炙，锉）各三分

【用法】上为粗末。每服五钱匕，水一盏半，煎至八分，去滓，空心、食前温服。

【主治】妊娠胎动不安，腰腹隐痛。

乌贼鱼骨散

【来源】《圣济总录》卷一五四。

【组成】乌贼鱼骨（去甲）一两 白芍药 芎藭 龙骨 赤石脂各半两

【用法】上为散。每服二钱匕，食前用米饮或温酒调下。

【主治】妊娠胎动不安，下血不止，脐腹绞痛。

艾叶汤

【来源】《圣济总录》卷一五四。

【组成】艾叶（炙干）三分 桑上寄生（锉，炒）一两半 人参二两 茯神（去木）三分 阿胶（炙令燥）三分

【用法】上为粗末。每服三钱匕，以水一盏，加糯米半合，葱白三寸（并须切），同煎至七分，去滓、食前温服。

【主治】妊娠外因惊动，胎内不安，转移不宁。

艾胶汤

【来源】《圣济总录》卷一五四。

【组成】熟艾（炒） 阿胶（炙燥） 葱各一两

【用法】上锉，分作三服。每服以水三盏，煎至一盏，去滓温服。

【主治】胎动不安。

芍药散

【来源】《圣济总录》卷一五四。

【组成】白芍药一两 牡蛎（煅）半两 熟干地黄（焙）半两 木贼（锉，炒）一两 乌贼鱼骨（去甲） 干姜（炮）各半两

【用法】上为散。每服三钱匕，食前米饮或温酒调下。

【主治】妊娠胎动，下血不止，脐腹绞痛，迷闷昏塞。

当归汤

【来源】《圣济总录》卷一五四。

【组成】当归（炙香，锉） 生干地黄（焙） 艾叶（炒） 甘草（炙，锉）各一两 芎藭 芍药（锉，炒） 阿胶（炙令燥）各三分 人参二两

【用法】上为粗末。每服三钱匕，水一盏，煎至七分，去滓，食前温服。

【主治】妊娠因惊，胎动不安。

当归汤

【来源】《圣济总录》卷一五四。

【别名】当归芎藭汤（《鸡峰普济方》卷十七）。

【组成】当归（锉，炒） 芎藭 侧柏（焙） 阿胶（炒令燥） 桑上寄生（锉碎） 艾叶（炒） 淡竹茹 续断各一两

【用法】上为粗末。每服三钱匕，水一盏，加生姜三片，枣二个（擘），同煎至七分，去滓温服，一日三次。

【主治】妊娠胎动，内结疼痛，血下运闷。

当归汤

【来源】《圣济总录》卷一五四。

【组成】当归（切，焙） 芎䓖各半两 艾叶（炒）一分 苎麻根 鹿角胶（炒燥）各三分

【用法】上为粗末。每服四钱匕，水一盏半，入葱白三寸（切），同煎八分，去滓，空心、食前温服。

【功用】安胎。

【主治】妊娠胎动，腰痛下血。

当归饮

【来源】《圣济总录》卷一五四。

【组成】当归（切，焙） 人参 生姜（切）各七钱 厚朴（去粗皮，生姜汁炙） 陈橘皮（汤浸，去白，焙）各半两 大枣（擘破）五个

【用法】上锉，如麻豆大，分为二剂。每剂以水四盏，煎取一盏半，去滓，食前分二次温服，如人行三五里再服。

【主治】妊娠腹中冷，胎不安。

当归饮

【来源】《圣济总录》卷一五四。

【组成】当归（切，焙）一两 葱白（细切）一握

【用法】上拌匀。每服五钱匕，酒一盏半，煎至八分，去滓温服。

【主治】妊娠胎动，腹痛下血。

当归散

【来源】《圣济总录》卷一五四。

【组成】当归（切，焙） 阿胶 蒲黄 熟干地黄（焙）各三分 龙骨 芎䓖 牛角䚡（烧灰）各半两

【用法】上为散。每服二钱匕，煎艾汤调下，米饮亦得。

【主治】妊娠胎不安，卒下血不止。

伏龙肝汤

【来源】《圣济总录》卷一五四。

【组成】伏龙肝 桑寄生 续断 芎䓖各一两 龙骨三分 当归（切，焙） 阿胶（炙燥）各一两 干姜（炮） 甘草（炙）各一两

【用法】上为粗末。每服五钱匕，水一盏半，加生姜三片，大枣二枚（擘破）。同煎至八分，去滓，空心、食前温服。

【主治】妊娠胎动不安，腹内疼痛，下血不止。

安胎汤

【来源】《圣济总录》卷一五四。

【组成】槐花（炒香熟） 贝母（去心，焙） 当归（锉，焙） 芎䓖各等分

【用法】上为粗末。每服三钱匕，酒、水各半盏，童便二合，同煎至七分，去滓，温服。

【主治】妇人胞胎不安。

安胎饮

【来源】《圣济总录》卷一五四。

【组成】当归半两（锉） 葱白一分（细切）

【用法】先以水三盏，煎至二盏，入好酒一盏，更煎数沸，去滓，分作三服。

【主治】妊娠胎动不安，腰腹疼痛。

安胎饮

【来源】《圣济总录》卷一五四。

【组成】芎䓖 阿胶（炙燥） 艾叶 当归（切，焙） 人参 甘草（炙，锉） 白茯苓（去黑皮） 黄耆（锉） 麦门冬（去心，焙）各一两

【用法】上为粗末。每服五钱匕，水一盏半，煎至八分，去滓，空心温服，不拘时候。

【主治】妊娠胎气不安，腹痛烦闷。

安胎当归饮

【来源】《圣济总录》卷一五四。

【组成】当归（切，焙）　桑寄生各半两　芎藭一分半　阿胶（炒燥）三分

【用法】上为粗末。每服五钱匕，水一盏半，入葱白三寸（切），豉三十粒，同煎至八分，去滓，食前温服。

【主治】妊娠胎动，烦热满闷。

麦门冬饮

【来源】《圣济总录》卷一五四。

【组成】麦门冬（去心，焙）　人参　甘草（炙，锉）　阿胶（炙燥）　黄芩（去黑心）　熟干地黄（焙）　乌梅（去核，炒）各一两

【用法】上为粗末。每服五钱匕，水一盏半，加生姜三片，大枣二枚（擘），煎至八分，去滓温服，不拘时候。

【主治】妊娠五六月，胎动不安，寒热往来，身体惊战，卒有所下，腹痛如欲产。

苎麻散

【来源】《圣济总录》卷一五四。

【组成】苎麻根一握（锉）　诃黎勒（煨，去核）　山芋　茯神（去木）各一两　人参二两

【用法】上为散。每服二钱匕，以米饮调下，不拘时候。

【主治】妊娠惊胎。

阿胶汤

【来源】《圣济总录》卷一五四。

【组成】阿胶（炒令燥）　桑上寄生（锉，焙）　大腹皮（锉）　麦门冬（去心，焙）　黄耆（锉）　防风（去叉）　丹参　羚羊角（屑）　柏子仁（微炒）　缩砂仁各半两　人参　白术各一两

【用法】上为粗末。每服三钱匕，水一盏，煎至七分，去滓，空心温服。

【主治】妊娠惊胎，转动不定。

阿胶汤

【来源】《圣济总录》卷一五四。

【组成】阿胶（炒令燥）半两　当归（锉碎）半两　桑上寄生（锉碎）半两

【用法】上为粗末。每服三钱匕，以水一盏，煎至六分，去滓，空心热服。

【功用】止痛安胎。

【主治】妊娠胎动不安，腰腹疼痛。

阿胶汤

【来源】《圣济总录》卷一五四。

【别名】芎胶散（《产宝诸方》）。

【组成】阿胶一两（炒令燥）　芎藭一两半　当归（切，焙）二两　甘草一两（炙）

【用法】上为粗末。每服三钱匕，水一盏，煎至六分，去滓，空心、日午、临卧服。

【主治】妊娠胎动不安，腹痛。

阿胶汤

【来源】《圣济总录》卷一五四。

【组成】阿胶（炙燥）一两　生姜（切，炒干）三分　芎藭　续断各半两　侧柏　当归（切，焙）　桑寄生　艾叶各三分　竹茹鸡子大一团

【用法】上为粗末。每服三钱匕，水一盏，加大枣二枚（擘），煎至七分，去滓温服。

【主治】妊娠胎动腹痛，下血晕闷。

阿胶饮

【来源】《圣济总录》卷一五四。

【组成】阿胶（炙燥）　熟干地黄（焙）各二两

【用法】上为粗末。每服三钱匕，水、酒共一盏，煎至七分，去滓温服。以效为度。

【主治】妊娠卒胎动，下血不止。

侧柏丸

【来源】《圣济总录》卷一五四。

【组成】侧柏　芍药各一两　代赭（研）　黄耆（锉）　木贼（锉，炒）　芎藭　禹余粮（煅）各半两

【用法】上为末，酒煮面糊为丸，如梧桐子大。每

服二十丸，食前浓煎木贼酒送下。

【主治】妊娠胎动，脐腹绞痛，下血不止。

茯神散

【来源】《圣济总录》卷一五四。

【组成】茯神（去木）　芍药（锉，炒）　桑根白皮（锉，炒）　当归（切，焙）　芎䓖各一两　人参二两

【用法】上为散。每服三钱匕，以米饮调下，不拘时候。

【功用】镇心安胎。

【主治】妊娠胎不稳。

厚朴橘皮丸

【来源】《圣济总录》卷一五四。

【组成】厚朴（去粗皮，生姜汁炙）一两　陈橘皮（汤浸，去白，焙）一两　木香一两　白术一两半　阿胶（炙燥）半两　当归（锉，焙）半两　干姜（炮）半两　诃黎勒皮半两　吴茱萸（洗，焙干，炒）一分

【用法】上为末，炼蜜为丸，如梧桐子大。每服二十丸，食前米饮送下。

【主治】胎动不安，心腹痛。

禹余粮丸

【来源】《圣济总录》卷一五四。

【组成】禹余粮（煅，醋淬七遍）二两　木贼（锉，炒）半两　干姜（炮）　龙骨　附子（炮裂，去皮脐）各一两　白芷　当归（切，焙）　芎䓖各半两

【用法】上为末，煮面糊为丸，如梧桐子大。每服三十丸，食前温酒送下。

【主治】妊娠胎动腹痛，下血不止。

秦艽汤

【来源】《圣济总录》卷一五四。

【组成】秦艽（去苗土）　鹿角胶（炙燥）　地榆（锉）　甘草（炙，锉）　白芷　人参　芎䓖各半两

【用法】上为粗末。每服五钱匕，水一盏半，加糯米五十粒，煎至一盏，去滓温服，不拘时候。

【主治】妊娠胎动下血，身体烦热倦怠。

桑寄生汤

【来源】《圣济总录》卷一五四。

【组成】桑上寄生（锉）　当归（切，焙）　赤茯苓（去黑皮）　木通（锉）　生干地黄（焙）　诃黎勒（炮，取皮）　陈橘皮（去白，炒）各一两　白术　芎䓖各一两半　莎草根（去毛，炒）半两　木香一分

【用法】上为粗末。每服三钱匕，水一盏，入生姜二片，同煎至六分，去滓，温服，一日三次。

【主治】妊娠胎动不安。

黄芩汤

【来源】《圣济总录》卷一五四。

【组成】黄芩（去黑心）　白术（锉，炒）　白芍药（锉，炒）各半两　黄耆（锉）　人参　山芋各一两

【用法】上为粗末。每服五钱匕，水一盏，加糯米半合，葱白三寸（细切），煎至八分，去滓，食前温服。

【主治】妊娠惊胎，胎动不安，时时转易。

鹿角胶汤

【来源】《圣济总录》卷一五四。

【组成】鹿角胶（炙燥）一两　人参　白茯苓（去黑皮）各半两

【用法】上为粗末。每服三钱匕，水一盏，煎至七分，去滓温服。

【主治】妊娠胎动，漏血不止。

续断汤

【来源】《圣济总录》卷一五四。

【组成】续断　当归（切，焙）　芎䓖　桑上寄生（锉）　糯米各一两　阿胶（炒令燥）　艾叶（炒）　竹茹各半两

【用法】上为粗散。每服三钱匕，水一盏，煎至七分，去滓温服，不拘时候。

【主治】妊娠胎动，腹痛腰痛。

棕灰散

【来源】《圣济总录》卷一五四。

【组成】棕榈皮（烧灰）　原蚕砂（炒）各一两　阿胶（炙燥）三分

【用法】上为散。每服二钱匕，温酒调下，不拘时候。

【主治】妊娠胎动，下血不止，脐腹疼痛。

人参汤

【来源】《圣济总录》卷一五五。

【组成】人参　当归（切，微炒）　阿胶（炙令燥）各二两　甘草（炙令赤）　芎䓖　黄芩（去黑心）　艾叶各一两　吴茱萸（汤洗，焙）　生干地黄（微炒）各二两

【用法】上为粗末。每服三钱匕，水一盏，加生姜一枣大（切），同煎至七分，去滓，空心温服，一日三次。

【主治】妊娠卒下血，致胎动不安，少腹疼痛。

人参汤

【来源】《圣济总录》卷一五五。

【组成】人参　阿胶（炙令燥）　芎䓖各一两　当归（微炙，切）　杜仲（去粗皮，锉，炒）各二两

【用法】上为粗末。每服三钱匕，以水、酒各一盏，煎至七分，去滓，食前温服。

【主治】妊娠卒下血，胎动不安，少腹痛连腰。

大腹汤

【来源】《圣济总录》卷一五五。

【组成】大腹皮（锉）　芎䓖　赤茯苓（去黑皮）　陈橘皮（汤浸，去白，焙）　人参各三分　当归（切，焙）　苎麻根（锉）　紫苏茎叶各一两

【用法】上为粗末。每服五钱匕，水一盏半，煎取一盏，去滓温服，不拘时候。

【主治】妊娠心痛胀满，胎不安。

甘草汤

【来源】《圣济总录》卷一五五。

【组成】甘草（炙令赤）　阿胶（炙令燥）各一两　生干地黄（焙）半两

【用法】上为粗末。每服三钱匕，水一盏，煎至七分，去滓温服。

【主治】妊娠卒下血，胎动不安，或连腰酸痛。

杜仲汤

【来源】《圣济总录》卷一五五。

【组成】杜仲（去粗皮，锉，炒）二两　人参一两　阿胶（炙令燥）一两　芎䓖一两　当归（微炙）二两　艾叶一杷（焙）

【用法】上为粗末。每服三钱匕，酒一盏，加大枣三枚（擘），同煎至七分，去滓温服，相次三服，腹中当暖即血止。

【主治】妊娠卒然下血不定，令胎不安，小腹疼痛。

茯神汤

【来源】《圣济总录》卷一五五。

【组成】茯神（去木）一两　熟干地黄（焙）一两　甘草（炙）半两　钩藤一两　桔梗（炒）　人参　当归（切，焙）　芍药（锉，炒）各一两半

【用法】上为粗散。每服三钱匕，以水一盏，煎至七分，去滓温服。

【主治】妊娠八九月或临月，因用力劳乏，便即动胎，忽然下血，心腹急痛，面目青黑，冷汗出，气息欲绝。

桔梗汤

【来源】《圣济总录》卷一五五。

【组成】桔梗一两（炒）　茯神（去木）一两　人参半两　当归（炙，锉）半两　钩藤皮一分　桂（去粗皮）半两　独活（去芦头）半两　芍药（锉，炒）半两　生干地黄（焙）一两　桑上寄生

（微炒，锉）半两　石膏一两　甘草（炙黄）半两

【用法】上为粗末。每服三钱匕，水一盏，煎至七分，去滓，空心温服，一日三次。

【主治】妊娠惊胎。劳伤，心腹急痛，卒下血，胎动不安。

蒲黄散

【来源】《圣济总录》卷一五五。

【别名】当归散（《普济方》卷三四四）。

【组成】蒲黄（微炒）　当归（焙令香，锉）　龙骨　阿胶（炙令燥）　生干地黄（焙）各半两　牛角䚡（黄牛角上者，炙令焦）一两　芎䓖半两

【用法】上为散，研均细。每服二钱匕，食前用煎艾煮米饮调下。

【主治】妊娠卒下血，令胎不安，脐腹撮痛。

补益调中饮

【来源】《圣济总录》卷一五七。

【别名】补益调中散（《普济方》卷三四三）。

【组成】芍药（锉，炒）　当归（切，焙）　厚朴（去粗皮，生姜汁炙）　续断　芎䓖（锉）　白术（锉，炒）　柴胡（去苗）　李根白皮（生，锉，焙干）　乌梅（去核）　枳壳（去瓤，麸炒）各一两

【用法】上为粗末。每服五钱匕，以水一盏半，煎取八分，去滓，温服。

【主治】治妇人曾伤三月四月胎。

桑寄生汤

【来源】《圣济总录》卷一五七。

【组成】桑寄生　当归（切，焙）　芎䓖　人参甘草（炙）各等分

【用法】上为粗末。每服四钱匕，水一盏，入葱白七寸，同煎至六分，去滓，温服。

【功用】安胎止痛。

【主治】妊娠胎动，数损堕者。

安神散

【来源】《圣济总录》卷一七一。

【组成】蝎梢（炒）一钱半　蜈蚣（赤脚全者）一条　轻粉一字　乌头尖（生用）七个　天南星（用生姜同捣作饼子，焙干称）半钱　麝香　龙脑（研）各一字

【用法】上为散。每服一字匕，金银薄荷汤调下。

【主治】小儿惊痫，手足瘛疭，头项强硬，状如角弓。

苎麻粥

【来源】《圣济总录》卷一九〇。

【组成】生苎麻根一两（净洗，煮取汁二合）　白糯米二合　大麦面一合　陈橘皮（浸，去白，炒）半两（末）

【用法】以水煮似常式粥，稀稠得所，熟后方入盐花少许，平分作二服。空腹热食之。

【主治】妊娠胎不安，腹中疼痛。

【宜忌】宜常食。

阿胶粥

【来源】《圣济总录》卷一九〇。

【组成】阿胶一两（捣碎，炒令黄燥，捣为末）糯米半斤

【用法】上二味，先取糯米煮作粥，令熟，即下胶搅匀，温食之。

【功用】止血补虚，厚肠胃。

【主治】妊娠胎动不安。

鸡子羹

【来源】《圣济总录》卷一九〇。

【组成】鸡子一枚　阿胶（炒令燥）一两

【用法】上以清酒一升，微火煎胶令消后，入鸡子一枚，盐一钱和之。分作三服。

【主治】妊娠胎不安。

葱粥

【来源】《圣济总录》卷一九〇。

【组成】葱三茎　糯米三合

【用法】上以葱煮糯米粥食之。

【主治】

1.《圣济总录》：妊娠数月未满损动，及产后血运。

2.《医学入门》：伤风。

鲤鱼粥

【来源】《圣济总录》卷一九〇。

【组成】 鲤鱼一头（治如食法） 糯米一合 葱二七茎（细切） 豉半合

【用法】 以水三升，煮鱼至一半，去鱼，入糯米、葱、豉煮粥食之。

【功用】 妊娠安胎。

【主治】 妊娠胎动不安。

鲤鱼羹

【来源】《圣济总录》卷一九〇。

【组成】 鲜鲤鱼一头（理如食法） 黄耆（锉，炒） 当归（切、焙） 人参 生地黄各半两 蜀椒（拣十粒，炒） 生姜一分 陈橘皮（汤浸，去白）一分 糯米一合

【用法】 上九味，锉八味令匀细，纳鱼腹中，用绵裹合，以水三升，煮鱼熟，将出，去骨，取肉及取鱼腹中药同为羹，下少盐、醋，热啜汁吃。

【主治】 妊娠伤动胎气不安。

铁罩散

【来源】《中藏经·附录》。

【组成】 香附子（炒，去毛令净）

【用法】 上为细末。每服一钱，浓煎紫苏汤调下。

【功用】 安胎。

千金丸

【来源】《产乳备要》。

【别名】 神妙千金丸（《卫生家宝产科备要》卷三）。

【组成】 金钗石斛（别捣为细末） 秦艽 川椒（去子，微炒） 细辛 防风 贝母（面炒微黄） 熟干地黄（切，焙） 糯米 甘草（炙）各一分 当归（切，焙） 大麻仁 黄芩 干姜（炮） 大豆蘖（以

黑豆生芽，长二寸，焙干用）各三分 石膏半分

【用法】 上精择为末，以蜜炼成剂，入白中，杵一千下，分为七十二丸。每服一丸，温酒服下；产后、产前赤白带下，温酒嚼下；产前、产后血气，薄荷汤嚼下；月信不通，当归酒送下；临产艰难，或三五日难产，及胎衣不下，子死腹中，横生倒产，死绝不语，但心头有热气，用药一丸，京枣汤研化灌之，下喉立愈；产后恶血不尽，脐腹疼痛，呕吐壮热，憎寒烦闷，月候不调或少，肢体虚怠，皮腹浮肿，产血不止，虚劳中风，口噤不语，半身不遂，产前后赤白痢，大小便秘涩，血晕狂语，头痛，面色萎黄，渐成劳瘦，饮食无味，并温酒研下一丸；产前临月，每旦一丸，至临产，用当归酒送下一二丸，催生，五脏不痛，易生。

【功用】 催生，补匀血气。

【主治】 产前后一切风冷血气等候。产前胎气不安，腰腹多疼，四肢昏倦，产后恶血不尽，及胎衣不下，憎寒壮热，吐逆烦闷，皮肤虚肿，或血晕狂迷，眼见神鬼。

鸡清散

【来源】《幼幼新书》卷三十引《朱氏家传》。

【组成】 郁金半两（用皂荚浆水一盏，或酸菜汁亦得，煮干为度） 滑石半两（生） 雄黄半两（醋煮半干用）

【用法】 上为细末。每服一字，常服，薄荷汤调下；止嗽，螺粉水下；嗽血，鸡子清调下。

【主治】 咳嗽出血下涎。

阿胶白术散

【来源】《鸡峰普济方》卷十五。

【组成】 白术一两半 白茯苓 白芍药 当归 熟地黄 人参 白芷 阿胶 芎藭各一两 甘草三分

【用法】 上为细末。每服三钱，水一盏，煎至七分，去滓温服，不拘时候。

【功用】 滋养胎气，调顺荣卫。

寄生散

【来源】《鸡峰普济方》卷十五。

【组成】桑寄生 续断 芎䓖各一两 龙骨三分 当归 伏龙肝 阿胶各一两 干姜 甘草各一分

【用法】上为细末。每服三钱，水一盏，加生姜三片、大枣一个，煎至六分，去滓，空心、食前温服。

【主治】妊娠胎动不安，腹内疼痛，下血不止。

白术散

【来源】《鸡峰普济方》卷十六。

【组成】白术 人参 旋覆花 熟地黄 当归 阿胶各一两

【用法】上为粗末。每服二钱，水二盏，酒三分，同于银器中熬至一盏，去滓，空心温服，一日一次，至六个月觉胎气荣安即罢服。若觉腰中痛，即是药养胎气，未胜邪气，每服加吴茱萸四七粒同煎。

【功用】和养胎气。

白芍药丸

【来源】《鸡峰普济方》卷十七。

【组成】白芍药 川芎 白术 阿胶 当归各一两 干姜 人参各三分

【用法】上为细末，炼蜜为丸，如梧桐子大。每服三十丸，空心米饮送下。

【主治】妇人气血虚弱，冲任久虚，风冷客滞于内，以致怀孕不牢；或妊娠久不能产，饮食进退，肢体倦怠，头眩项强。

内补丸

【来源】《普济本事方》卷十。

【别名】内补当归丸（《女科百问》卷下）。

【组成】熟干地黄（酒洒，九蒸九曝，焙）二两 当归（去芦，洗、切，焙干，微炒）一两

【用法】上为细末，炼蜜为丸，如梧桐子大。每服三四十丸，温酒送下。

本方改为汤剂，名"地黄当归汤"（《保命集》卷下）。

【功用】补血安胎。

【主治】

1.《普济本事方》：妊娠，冲任脉虚。

2.《盘珠集》：胎气自痛。

【方论】《本事方释义》：熟地黄气味甘苦微寒，入足少阴；当归气味辛甘微温，入手少阴、足厥阴。妇人怀妊，皆冲任脉用事，冲任脉虚，不能受胎，即使有娠，亦不能安固。故妇人补血安胎，在所必用。

护胎方

【来源】《普济本事方》卷十。

【组成】伏龙肝

【用法】上为末。水调涂脐下二寸，干则易。愈即止。又取井中泥涂心下，干则易。

【功用】护胎，令子不落。

【主治】妊娠感时气，身大热。

【方论】《普济本事方释义》：伏龙肝气味辛咸微温，入足厥阴。水调涂脐下二寸，以土和水性乃凉也。妊娠患伤寒，身大热，胎不安，以之护胎，则血静而安矣。

七星散

【来源】《产宝诸方》。

【组成】生苎根二合（切片） 糯米一合 阿胶五片 人参一分 紫苏二十叶 姜汁一合 枣子十枚

【用法】上用水二大碗，煎至一碗，分两三服。寻常合半料，用水一碗，煎至一盏，去滓服之。

【功用】安胎。

人参饮子

【来源】《产宝诸方》。

【组成】大腹连皮（锉碎） 人参各半两 甘草半两（炙） 陈橘皮两个（和瓤）

【用法】上为粗末。每服三大钱，水一盏，银石器内煎至八分，温服，不拘时候。

【功用】安胎宽气，止腹痛。

木贼饮子

【来源】《产宝诸方》。

【组成】木贼草（去节） 川芎（锉）各等分

【用法】上为细末。每用末一钱，水一盏，入金、银同煎六分，去滓，空心服，一日二三次。

【主治】胎动不安，坐卧不得。

甘芎散

【来源】《产宝诸方》。

【组成】甘草（炙）　白芍药　白术（焙）　川芎　阿胶（糯米炒，却去米）各等分

【用法】上为末。每服二钱，水一盏，加生姜二片，大枣一个，同煎七分，通口服，不拘时候。安胎，入胶、艾煎；嗽，用五味子；如腹痛下痢，入干姜；白痢常服，入姜、枣。

【功用】安胎，清膈，进食。

百顺散

【来源】《产宝诸方》。

【组成】桑寄生一两　干苏梗三分　白茯苓半两　陈皮一分　人参半两　大腹皮（炙）三分

【用法】上为末。每服一钱，水一盏，煎六分服。

【功用】安胎和气，尤理伤寒。

紫苏散

【来源】《产宝诸方》。

【组成】紫苏一两　人参一两　陈橘皮（去白）一两　木香一分

【用法】上为末。每服半钱，糯米饮调下，不拘时候。

【功用】安胎护子顺气。

当归龙骨丸

【来源】《宣明论方》卷十一。

【组成】当归　芍药　黄连　梁槐子　艾叶（炒）各半两　龙骨　黄柏各一两　茯苓半两　木香一分

【用法】上为末，滴水为丸，如小豆大。每服三四十丸，食前温水饮送下，一日三四次。

【主治】月事失常，经水过多；及带下淋沥，无问久新赤白诸症；并产后恶物不止，或孕妇恶露，胎痛动不安，及大小儿痢泻。

黄芩汤

【来源】《宣明论方》卷十一。

【组成】白术　黄芩各等分

【用法】上为末。每服三钱，加水二盏，当归一根，同煎至一盏，稍温服。

【主治】妇人孕胎不安。

胶艾汤

【来源】《三因极一病证方论》卷十七。

【组成】熟地黄一两　艾叶（炒）　当归　甘草（炙）　芍药　川芎　阿胶（炙）各一两　黄耆一两

【用法】上锉散。每服四钱，水一盏半，煎七分，去滓，食前温服。

【功用】安胎。

【主治】

1.《三因极一病证方论》：妊娠顿仆，胎动不安，腰腹痛，或有所下，或胎奔上刺心，短气。

2.《大生要旨》：怀孕而阴虚不足以济火，气虚不足以固血，点滴下血。

【加减】胸中逆冷，加生姜五片，大枣三枚。

【方论】《医方考》：阿胶、熟地、当归、川芎，益血药也；黄耆、甘草、艾叶，固气药也。血以养之，气以固之，止漏安胎之道毕矣。

乌鸡煎

【来源】《三因极一病证方论》卷十八。

【别名】乌鸡煎丸（《妇人大全良方》卷二）、小乌鸡煎丸（《世医得效方》卷十五）、小乌鸡丸（《医学入门》卷八）。

【组成】吴茱萸（醋煮）　良姜　白姜（炮）　当归　赤芍药　延胡索（炒）　破故纸（炒）　川椒（炒）　生干地黄　刘寄奴　蓬莪术　橘皮　青皮　川芎各一两　荷叶灰四两　白熟艾（用糯米饮调饼）二两

【用法】上为末，醋糊为丸，如梧桐子大。每服三五十丸。月经不通，红花、苏木酒送下；白带，牡蛎粉调酒送下；子宫久冷，白茯苓煎汤送下；

赤带，建茶清送下；血崩，豆淋酒调绵灰送下；胎不安，蜜和酒送下；肠风，陈米饮调百草霜送下；心疼，菖蒲煎酒送下；漏阻下血，乌梅温酒送下；耳聋，蜡点茶汤送下；胎死不动，斑蝥二十个煎酒送下；腰脚痛，当归酒送下；胞衣不下，芸薹研水送下；头风，薄荷点茶送下；血风眼，黑豆、甘草汤送下；生疮，地黄汤送下；身体疼痛，黄耆末调酒送下；四肢浮肿，麝香汤送下；咳嗽喘痛，杏仁、桑白皮汤送下；腹痛，芍药调酒送下；产前后痢白者，白姜汤送下；赤者，甘草汤送下，杂者，二宜汤送下；常服，温酒、醋汤任下，并空心、食前服。

【主治】月经不通，赤白带下，血崩；子宫久冷，胎动不安，漏阻下血，胎死不动，胞衣不下；产前产后下痢赤白，头风，身体疼痛，心腹痛，肠风，四肢浮肿，咳嗽喘痛，血风眼，耳聋，生疮。

胜金散

【来源】《永类钤方》卷十八引《全婴方》。
【组成】吴茱萸（酒浸）　净陈皮　川芎　干姜（炮）　生姜（切，焙）各一钱半　甘草（炙）　厚朴（姜制，炒）各三钱
【用法】上为细末。每服三钱，陈米饮送下；入盐煎服妙。
【主治】妊妇因食伤胎，传于脾胃，气虚冷逼，小腹胀痛，或腰重，大便秘。

安胎散

【来源】《杨氏家藏方》卷十六。
【别名】安胎饮（《女科百问》卷下）、缩砂汤（《妇人大全良方》卷十二）、小安胎饮（《世医得效方》卷十四）、独圣散（《景岳全书》卷六十一）、独圣安胎散（《种痘新书》卷十二）、独圣汤（《叶氏女科证治》卷二）。
【组成】缩砂不以多少（熨斗内盛，慢火炒令热透，后去皮、取仁用）
【用法】上为细末。每服二钱，热酒调下；不饮酒者，煎盐艾叶汤调下，食空服。服此药后觉胎动处极热，即胎已安。

【主治】
1.《杨氏家藏方》：妊娠偶因所触，或从高坠下，致胎动不安，腹中疼痛。
2.《古今医鉴》：胎动下血，胃虚气逆呕吐，心腹诸痛。
3.《痘疹金镜录》：孕妇出痘动胎。
【宜忌】《古今医鉴》：此药非八九个月内，不宜多用。

六物汤

【来源】《杨氏家藏方》卷十六。
【组成】阿胶（蛤粉炒成珠子）　糯米（炒）　黄耆（蜜炙）　川芎　当归（洗，焙）　熟干地黄（洗，焙）各等分
【用法】上锉。每服三钱，水一盏，加生姜三片，葱白一寸，同煎至七分，空心、食前去滓温服。
【功用】安胎和气。
【主治】胎动不安，腰腿疼重，恶露频下。

大安胎饮子

【来源】《卫生家宝产科备要》卷四。
【组成】当归（洗去芦须，切片焙干）　干地黄（锉，洗浪干，再焙用）　川芎（洗锉）　赤芍药（锉）　地榆（锉）各一两　阿胶（锉碎，蛤粉炒，泡起去粉用）　熟艾各半两　黄芩一分（锉）
【用法】上为粗末，分作十五服。每服水二盏，煎至六分，去滓，通口温，不拘时候。
【主治】妊娠胎气不安，腹胁刺痛，经脉适来，气急上喘等疾。

小琥珀散

【来源】《卫生家宝产科备要》卷七。
【组成】川芎六两（拣颗颗如核桃肉者，生锉）　川当归（去尖梢芦头净，好酒浸一宿，慢火久令黄色，不得焦，候冷切细）四两　桑寄生二两
【用法】上为末。每服二钱，水八分盏，煎至六分，却入好酒二分，更煎三二沸，温服。孕妇临月空心一服，至卧蓐时，胎滑易生，恶物亦少，新血便生，脏腑自然不痛。
【功用】安胎气，调血脉。

【主治】产前产后，血气诸疾。

吴白术散

【来源】《卫生家宝产科备要》卷四。

【组成】白术（去芦，切片子，焙）　人参（去芦，切片子，焙）　白茯苓（去黑皮，锉，焙）　甘草（炙，锉）　阿胶（锉碎，蛤粉炒泡起，去粉用）各等分。

【用法】上锉。每服三钱，水一盏半，煎至七分，去滓温服，不拘时候。

【功用】安胎养气，常服，十月中胎气安定，无诸疾苦。

阿胶散

【来源】《卫生家宝产科备要》卷三。

【组成】熟干地黄二两（洗，细切，酒浸，焙）　艾叶（切，炒黄）　当归（洗，切，焙，去芦须）　甘草（炙，锉）　芍药（洗，锉）　阿胶（锉碎，以蚌粉拌和，铫内炒，泡起候冷，筛去蚌粉用）　芎䓖（洗，锉）各一两

【用法】上为粗散。每服四钱，水一盏半，煎至八分，去滓温服。

【功用】安胎。

【主治】妊娠不问月数深浅，因顿仆，胎动不安，腰腹痛，或有所下，或胎奔上刺心短气。

【加减】若虚羸，加黄耆（蜜炙）一两；若胸中冷，逆气，加生姜五片，大枣五枚。

阿胶散

【来源】《普济方》卷三四二引《卫生家宝》。

【组成】阿胶（捣碎，炒令燥）　甘草（炙）各半两　当归三钱（洗，切，焙）　芎䓖一两

【用法】上为细末。每服三钱，水一大盏，煎七分，去滓，空心、食前温服。

【主治】胎动不安。

神效散

【来源】方出《是斋百一选方》卷十八引钱季毅方，

名见《医方类聚》卷二二四引《胎产救急方》。

【组成】缩砂仁（去膜，熨斗内略炒）

【用法】上为细末。每服二钱，温酒调下；不饮酒人，米饮调下，或盐汤亦得。

【主治】

1.《是斋百一选方》：妊孕擦或闪肭。

2.《医方类聚》引《胎产救急方》：伤损胎动，痛不可忍，漏胎下血，血尽则死，及崩暴下血者。

黄芩汤

【来源】《女科百问》卷下。

【组成】黄芩　人参　阿胶各一两（炒碎）　当归半两（炒干）　吴茱萸一分（洗七次，焙干，微炒）

【用法】上锉。每服三钱，水一盏半，加生姜三片，煎八分，去滓，食前服。

【功用】养胎。

【加减】如觉大段不安，加乌梅一两。

葵子汤

【来源】《女科百问》卷下。

【组成】厚朴二两　甘草　当归　白术各三两　人参　白芍各一两　柴胡三两　葵子

　　　方中葵子用量原缺。

【用法】上锉。每服四钱，水一盏半，加生姜五片，大枣一枚，煎至八分，空心温服。

【主治】妊娠曾于八个月伤堕胎者。

二香散

【来源】《妇人大全良方》卷十二。

【组成】香附子一两　藿香叶　甘草各二钱

【用法】上为细末。每服二钱，入盐少许，百沸汤点下。

【主治】妊娠胎气不安，气不升降，饮食不美，呕吐酸水，起坐觉重。

竹茹酒

【来源】《妇人大全良方》卷十二。

【组成】青竹茹二合　好酒一升
【用法】煮三五沸，分作三服即安。
【主治】妊娠误有失坠，损筑胎损疼痛。

安胎铁罩散

【来源】《妇人大全良方》卷十二。
【别名】安胎织罩散（《证治准绳·女科》卷四）。
【组成】白药子一两　白芷半两
【用法】上为细末。每服二钱，煎紫苏汤调下；或胎热，心烦闷，入砂糖少许煎。
【主治】胎动不安。

顺气饮子

【来源】《妇人大全良方》卷十二。
【组成】紫苏叶　木香（炮）　人参　草豆蔻　茯苓各一两　甘草半两　大腹子一两
【用法】上锉。每服三钱，以水一盏，加苎根三寸，糯米少许，煎至七分，去滓温服。
【功用】安胎。
【加减】气弱者，去大腹子。

益母散

【来源】方出《妇人大全良方》卷十二，名见《医方类聚》卷二二四引《胎产救急方》。
【别名】干地黄散（《普济方》卷三四四）。
【组成】生地黄　益母草各一两　当归　黄耆各半两
【用法】上锉。每服四钱，水一盏，加生姜四片，煎至六分，去滓，不拘时候服。
【主治】妊娠从高坠下，腹痛下血，烦闷。

黄耆汤

【来源】《妇人大全良方》卷十二。
【组成】糯米一合　黄耆　川芎各一两
【用法】上细锉。水二大盏，煎至一盏三分，温服。
【功用】《景岳全书》：安胎。
【主治】胎动不安，腹痛下黄汁。

黄耆糯米汤

【来源】方出《妇人大全良方》卷十二，名见《女科指掌》卷三。
【别名】黄耆汤（《竹林女科》卷二）。
【组成】糯米五升　黄耆六两
【用法】以水七升，煎取二升，分四服。
【主治】妊娠忽然下黄汁如胶，或如豆汁，胎动腹痛。

寄生汤

【来源】《妇人大全良方》卷十二。
【组成】桑寄生（洗，锉）　秦艽　阿胶各半两　糯米半两（作粉）
【用法】上以新汲水三升，先下寄生、秦艽二味，煮至二升，去滓；次入阿胶、糯米再煮，约有一升止。分作三服，空心、食前、日午服之。娠妇胎气至五月以后常不安者，服之必效；顷见娠妇好饮酒，食咸酸五辛，胎必动，不可不知之。
【主治】胎气常不安。

白术丸

【来源】《妇人大全良方》卷十三。
【别名】长胎白术丸（《医学入门》卷八）。
【组成】白术　川芎　阿胶（炒）　地黄（炒令六分焦）　当归（去尾，炒）各一两　牡蛎（煅为粉）二分　川椒三分（如常制）
【用法】上为末，炼蜜为丸，如梧桐子大。每服三四十丸，空心米饮送下；酒、醋汤亦可。
【功用】调补冲任，扶养胎气，常服益血，保护胎脏。
【主治】妊娠宿有风冷，胎萎不长，或失于将理，伤动胎气，多致损堕妊孕。

保气散

【来源】《妇人大全良方》卷十六。
【别名】保气饮（《证治准绳·女科》卷四）。
【组成】香附子四两　山药二两　缩砂仁一两　木香四钱　粉草一两一分　益智仁　紫苏叶各半两

【用法】上为细末。每服二钱，白汤点服。

本方改为丸剂，名"保气丸"（《胎产心法》卷中）。

【功用】安胎，宽气进食，瘦胎易产。

【主治】居处失宜，偶然顿仆，胎动胎痛，漏胎下血。

桑寄生散

【来源】《医方类聚》卷二二四引《济生方》。

【别名】寄生散（《古今医统大全》卷八十五）、桑寄生汤（《杏苑生春》卷八）。

【组成】桑寄生　当归（去芦，酒浸）　川续断（酒浸）　芎䓖　香附子（炒，去毛）　阿胶（锉，蛤粉炒如珠子大）　茯神（去木）　白术各一两　人参半两　甘草（炙）半两

【用法】上锉。每服四钱，水一盏半，姜五片，煎七分，去滓，温服，不拘时候。

【主治】妊娠胎动不安，下血不止。

如圣汤

【来源】《济生方》卷七。

【别名】如圣散（《广嗣纪要》卷八）。

【组成】鲤鱼皮　当归（去芦，酒浸）　熟地黄（酒蒸）　阿胶（锉，蛤粉炒成珠）　白芍药　川芎　川续断（酒浸）　甘草（炙）各等分

【用法】上锉。每服四钱，水一盏半，入芎根少许，生姜五片，煎至七分，去滓，空心食前温服。

本方原名"如圣丸"，与剂型不符，据《普济方》改。

【功用】顺气安胎。

【主治】妊娠饮食冷热，动风毒物，或因再交，摇动骨节，伤犯胞胎，或服热药太过，血气相搏，致胎动腹痛，多呕•，气不调和，或为漏胎。

杜仲丸

【来源】《济生方》卷七。

【别名】千金保孕丸（《古今医统大全》卷八十五）、杜续丸（《医学入门》卷八）、保孕丸（《医钞类编》卷十七）、续杜丸（《产孕集》卷上）。

【组成】杜仲（去皮，锉，姜汁浸，炒去丝）　川续断（酒浸）各一两

【用法】上为细末，枣肉煮烂为丸，如梧桐子大。每服七十丸，空心米饮送下，一日二次。

【功用】养胎。

【主治】

1.《济生方》：妊娠三两月，胎动不安。

2.《校注妇人良方》：妊娠腰背痛。

川芎散

【来源】《袖珍方》卷四引《简易方》。

【组成】川芎

【用法】上为末。每服二钱，温酒调下。

【主治】妊妇从高坠下，胎气不和，转动不能，脐腹疼痛。

六物汤

【来源】《仁斋直指方论·附遗》卷十五。

【别名】四物知柏汤、知柏四物汤（《症因脉治》卷二）、既济汤（《证治宝鉴》卷二）。

【组成】川芎　白芍药（酒炒）　生地黄（酒洗）　当归（酒洗）　黄柏（蜜炒）　知母（酒炒）各等分

【用法】上锉。用水一钟半，煎至八分，食前温服。

【功用】滋阴血，降肾火。

【主治】

1.《仁斋直指方论·附遗》：火证。

2.《症因脉治》：阴虚喘逆。血热不得卧。肝经血热筋挛。血虚腹痛，㑊㑊作痛，如细筋牵引，下引少腹，上引肋梢，肢体瘦弱，面色萎黄，腹虽痛而不饱闷，痛无定处，阴虚阳旺，脉见细数者。

3.《伤寒大白》：内伤阴火，内冲头痛。

4.《医略六书》：胎动脉洪虚数者。

5.《医宗金鉴》：崩血、漏血属热多者。

6.《叶氏女科证治》：肝肾虚热成淋。

【方论】

1.《医略六书》：妊娠冲任血亏，热迫于下，故胎动不安，此胎动因于血热而胎失所养焉。生地滋阴凉血以安胎；当归养血荣经以荣胎；川芎

引入血海；白芍收敛任阴；黄柏清热存阴；知母润燥益阴，水煎温服。俾热化血充，则冲任清和而得所养，胎无不安，何胎动之有乎？

2.《成方便读》：以地、芍壮水，知、柏退阳；有血证，故用当归，引诸血各归其所当归之经；川芎能行血中之气，自然气顺血调，不虚不滞矣。

缩砂汤

【来源】《仁斋直指方论》卷二十六。

【组成】缩砂 桑寄生各半两 当归 川芎 艾叶（炒） 阿胶（酥炒）各三钱 南木香 甘草（炙）各二钱

【用法】上为散。每服三钱，加生姜五片，大枣二枚，水煎服。下血水者，更以真料理中汤加缩砂佐之。

【主治】胎动，腹胁腰痛，或忍痛失气，胎又不动，血水间下。

安胎饮

【来源】《女科万金方》。

【组成】四物汤加砂仁 陈皮 白茯 阿胶

【用法】加葱五茎，水煎，食前服。

【主治】受胎不安，非时转动，无故下血，腰腹痛，肢倦力乏。

安胎散

【来源】《女科万金方》。

【组成】川芎 当归 白芍 茯苓 甘草 黄耆 白术 阿胶 地榆 艾

【用法】加生姜三片，水二钟，煎服。

【主治】胎动不安，或见血水，或纯鲜血，腰腹痛。

安胎和气饮

【来源】《女科万金方》。

【别名】安胎和气散（《胎产新书》）。

【组成】桔梗 藿香 陈皮 苍术 砂仁 黄芩 益智仁各二钱 旧枳壳三钱 厚朴 甘草 苏叶各一钱 小茴香（炒）一钱五分

【用法】分三服。每服用白水一钟半，煎七分，空心热服，滓再煎。凡有惯堕胎者，一月间须进两服。保过五个月则不用也。

【功用】《郑氏家传女科万金方》：安胎和气。

【主治】胎前二三个月，因挑砖、换石、移床、铺席伤触胎气，以致不安，头晕眼花，恶心呕吐，不思饮食。

安胎和气饮

【来源】《女科万金方》。

【组成】陈皮 苍术 厚朴 甘草 桔梗 枳壳 香附 木香 当归 熟地 白术 黄芩

【用法】加生姜三片，砂仁五粒，水煎服。

【主治】胎感寒气，饮食少进，乏力寒热。

益元散

【来源】《女科万金方》。

【组成】当归 川芎 黄芩 陈皮 香附 白芷 甘草

【用法】坐蓐之月服之。

【功用】安胎。

【加减】如虚，加人参。

瘦胎散

【来源】《女科万金方》。

【组成】当归二钱 白芍药 益母草各四钱 枳壳四钱 砂仁 香附子各三钱 甘草一钱 茯苓五钱 小茴香二钱五分

【用法】分三服。每服用水一钟半，煎七分，空心服。

【主治】妊娠五六月，困弱腹重贪睡，饮食不知气味，肚中膨胀，胎动。

育胎饮子

【来源】《类编朱氏集验方》卷十。

【组成】覆盆子 阿胶（蛤粉炒）各三钱 桑寄生

艾叶（炒）　白芍药　当归　人参各二钱

【用法】上锉。每服四钱，水一盏半，糯米一百粒，煎至八分，去滓，食前服。

【主治】妊娠胎动不安，或腰腹疼痛。

铁罩散

【来源】《类编朱氏集验方》卷十。

【组成】缩砂一斤（和壳炒六七分焦，去壳用仁）香附子二两（炒）

【用法】上为细末。食后以白汤点服；如胎动出血，用阿胶艾叶汤调服。

【功用】安胎孕。

【主治】胎动出血。

五圣丸

【来源】《御药院方》卷十一。

【组成】当归　熟干地黄　川芎　白芍药各一两生干地黄二两

【用法】上为细末，酒煮面糊为丸，如梧桐子大。每服六七十丸，食前温酒送下。

【功用】调益荣卫，滋养气血。

【主治】冲任气虚损，月水不调，脐腹疼痛，崩中漏下，血瘕块硬，发歇疼痛，妊娠宿冷，将理失宜，胎动不安，血下不止，及产后乘虚风寒内搏，恶露不下，结生瘕聚，小腹坚痛，时作寒热。

一母丸

【来源】《医方类聚》卷二二四引《管见良方》。

【别名】万应丸（《卫生宝鉴》卷十八）、知母丸（《普济方》卷三四二）。

【组成】知母（洗，焙）一两

【用法】上为细末，炼蜜为丸，如鸡头子大。温酒嚼下。

【主治】

1.《医方类聚》引《管见良方》：妊娠日月未足而痛，如欲产者；难产及子烦。

2.《卫生宝鉴》：妊娠胎动不安，及产后小户痛不可忍。

保安散

【来源】《卫生宝鉴》卷十八。

【组成】连皮缩砂不拘多少

【用法】上炒黑去皮，为末。每服二钱，温酒一盏调下。若觉腹中热，胎已安矣。

【主治】妊娠因有所伤，胎动疼痛不止，不可忍，及血崩不止。

八珍汤

【来源】《医垒元戎》。

【组成】四物汤与缩砂四君子汤各半

【功用】保胎气，令人有子。

芎归胶艾汤

【来源】《胎产救急方》引孙真人方（见《医方类聚》卷二二四）。

【组成】川芎　川当归　阿胶各三两（炒）　粉草一两

【用法】上锉。每服五钱，加陈艾十叶，水煎服。

【主治】胎动下血。

阿胶散

【来源】《普济方》卷三四二引《保婴方》。

【组成】熟地黄（洗，焙干）　白芍药　川芎　黄耆（去皮）　阿胶（锉，炒成珠）　香附子（炒）当归（去芦，酒洗，焙干）　艾叶（炒）　甘草（炙）各半两

【用法】上锉。每服九钱，以水二大盏，加生姜九片，大枣三枚，同煎一大盏，去滓，空心、食前热服。

【主治】妊娠不问月数浅深，或因倒仆所损，致令胎动不安，或胎气奔上，心腹疼痛，或胎下坠，腰脐疼痛，或时下血。

加减安胎饮

【来源】《世医得效方》卷十四。

【组成】条参（去芦）　嫩黄耆（去芦）　扬芍药

大川芎　熟地黄（酒洗，切，炒）　川续断（去芦）　侧柏叶（炒）　阿胶（麸炒）　粉草　当归（去尾）各等分

【用法】上锉散。每服四钱，用水一盏半，加生姜三片，金、银器各一件煎之，去滓服。

【主治】妇人昼眠不起，倦于梳饰，恶心择食，怕闻饭气，但喜咸酸，止经候，气血弱者；兼治胎动不安，腹痛漏下，或胎奔上刺心，短气。

【加减】漏下不止，加熟艾一握；如胎动，口噤唇青，下利不止，亦用熟艾一两，酒三盏煮至二盏，去滓灌之。

保气散

【来源】《世医得效方》卷十四。

【组成】大腹皮　紫苏　枳壳（去瓤）　桔梗（去芦）　粉草　缩砂　香附子各等分

【用法】上锉散。每服三钱，以水一盏半煎，食前服。兼服芎归汤、枳壳散。

【功用】安胎，宽气进食，瘦胎易产。

【主治】居处失宜，偶然顿仆，胎动胎痛，漏胎下血。

黄芩汤

【来源】《世医得效方》卷十四。

【组成】黄芩　白术　缩砂　当归各等分

【用法】上锉散。每服三钱，加水一盏半煎，温服。

【主治】胎孕不安。

芩术汤

【来源】方出《丹溪心法》卷五，名见《医学入门》卷八。

【别名】安胎饮（《大生要旨》卷二）。

【组成】条芩一二两

【用法】上为末。每服一钱或半钱，白术五七钱浓煎汤调下。

《医学入门》：子芩一两，白术五钱，水煎服。

【功用】

1. 《丹溪心法》：安胎。

2. 《医学入门》：清热安胎。

【主治】《医学入门》：妊娠四五月，常堕不安，为热甚故。

束胎丸

【来源】《丹溪心法》卷五。

【别名】八月束胎丸（《女科指掌》卷四）、缩胎丸（《证治准绳·女科》卷四引）。

【组成】炒黄芩夏一两，春、秋七钱半，冬半两　白术一两（不见火）　茯苓七钱半（不见火）　陈皮三两（忌火）

【用法】上为末，粥为丸服。

《玉机微义》：上为末，粥为丸，如梧桐子大。每服三四十丸，空心、白汤送下。

【功用】

1. 《丹溪心法》：妊娠八月束胎。

2. 《摄生众妙方》：扶助母气，紧束儿胎。

【主治】《摄生众妙方》：妊娠七八个月，恐胎气展大难产。

【方论】《医方考》：凡患产难者，多由内热灼其胞液，以致临产之际，干涩而难；或脾气怯弱，不能运化精微，而令胞液不足，亦产难之道也。故用白术、茯苓益其脾土而培万物之母；用黄芩清其胎热，泻火而存胞液；用陈皮者，取其辛利，能流动中气，化其肥甘，使胎气不滞，儿身勿肥耳。此束胎之义也。

固胎饮

【来源】方出《丹溪心法》卷五，名见《医学正传》卷七。

【别名】固胎散（《产孕集·补遗》）。

【组成】地黄半钱　归身　人参　白芍各二钱　白术一钱半　川芎五分　陈皮一钱　黄芩半钱　甘草三分　黄连少许　黄柏少许　桑上羊儿藤七叶（圆者）（一本无黄芩）

【用法】上锉。每二钱入糯米二十四粒，水煎服。

【功用】固胎。

【加减】血虚不安者，加阿胶；痛者，加砂仁止痛安胎行气。

截诃散

【来源】《普济方》卷三四二引《医学类证》。

【别名】人参散。

【组成】人参（去芦） 黄耆（蜜炙） 阿胶（炒） 甘草（炙） 苎根 木香（不见火） 青竹茹 芎藭 陈皮（去白） 附子（炮） 生姜 糯米各等分

【用法】上为末。每服二钱，水一盏，煎至八分，通口服。

【主治】胎未实，或房室惊触，劳力过度，伤动胞胎；或食毒物，致子宫虚滑，经血沥淋，若不急治，败血凑心，子母难保，日渐胎干危亡者。

【宜忌】忌生冷、鸡鸭、鱼面。

鹿胶汤

【来源】《普济方》卷三四四引《仁存方》。

【组成】当归 芎藭 苎根各一两 鹿角胶 艾叶各二两

【用法】上锉。每服四钱，以水一盏，加葱白二个，银半两，煎至一盏，去滓，空心、食前热服。

【主治】妊娠胎动不安，腰痛下血。

万安丸

【来源】《普济方》卷三三八。

【组成】知母一两（洗，焙）

【用法】上为细末，以枣肉为丸，如弹子大。每服一丸，细嚼，秦艽、糯米汤化下。

【主治】妊娠因服药致胎动不安，有似虚损，不得卧者。

独圣散

【来源】《普济方》卷三四二。

【别名】小安胎饮。

【组成】枳壳 缩砂各三两

【用法】上以熨斗盛，炒，去壳，为末。如胎动，热酒调下；不饮酒，煎艾盐汤调服，米饮亦可。仍用罩胎散调服，间服安胎饮。一方去膜炒。

【功用】令子不落，护胎。

【主治】妊娠时气，身大热；或妊娠从高坠下，触动胎气，腹痛下血；兼治崩漏。

保生丸

【来源】《医方类聚》卷二一二引《仙传济阴方》。

【组成】黑豆一升（炒熟，去皮） 香附子末四两半 干姜（炮） 生干地黄各一两

【用法】上为末，炼蜜为丸，如弹子大。每服一丸，细嚼，以苎根糯米煎饮送下；或以秦艽、糯米煎饮亦好；胎漏下血，以温酒咽下。

【主治】妇人初受胎时，胎气不安，多卧少起，不进饮食；或胎漏下血不止，或下黄赤汁，腰腹痛重。

芎归汤

【来源】《医方类聚》卷二二七引《徐氏胎产方》。

【组成】川芎 当归各等分

【用法】上锉。每服三五钱，加紫苏数叶，酒、水合煎服。死者即下，未死者即安。

【主治】

1. 《医方类聚》引《徐氏胎产方》：妊娠胎动子死，或不死。

2. 《郑氏家传女科万金方》：妊娠血攻心腹痛。

养胎散

【来源】《松崖医经》卷下。

【组成】当归 川芎 黄芩 陈皮 白术 香附各一钱 白芷五分 甘草二分

【用法】上切。用水二盏，煎去滓，调六一散一钱服。临月用。

【功用】养胎元。

【加减】虚者，加人参七分。

安胎饮

【来源】《陈素庵妇科补解》卷三。

【组成】四君合四物加陈皮 紫苏 葛根 前胡 大腹皮 砂仁 竹茹 生姜 大枣

【功用】清痰，温胃，安胎。

【主治】妊娠胃气不调，风冷乘虚，水饮停结积聚，妨食呕逆，甚则伤胎，自受妊三月至九月皆患而不愈者。

【宜忌】腹皮宽膨之胀，其性太厉，惟气盛痰多，体肥发喘者酌用之。

【方论】是方四君以壮脾土，四物养血安胎，陈、砂顺气除逆，竹茹、苏、前化痰，枣、姜生津和胃，葛根为使引入阳明。

【验案】胎动不安 《陕西中医学院学报》（1999，6：27）：司氏用本方：党参、白术、山药、生熟地、陈皮、桑寄生、杜仲、菟丝子、山茱萸、白芍、炙甘草，并随证加减，治疗胎动不安58例。结果：痊愈54例，无效4例（其中3例治疗前曾自然流产2次，1例自然流产3次）。

保生四物汤

【来源】《陈素庵妇科补解》卷三。

【组成】当归 川芎 白芍 熟地 黄芩 白术 人参 茯神 黄耆 甘草 紫菀 五味 桔梗 木通 香附 陈皮

【功用】养血安胎。

【主治】妊娠不语非病者。

【方论】是方以四物、芩、术养血凉血，清热安胎；四君、菀、桔、五味补气益肺；附、陈通利三焦；木通开益心气，而胎元无事，其声产后自复；若妄投汤药，反有伤胎之患。

安胎饮

【来源】《丹溪治法心要》卷七。

【组成】白术一钱 人参半钱 当归一钱 白芍药一钱 熟地黄一钱 川芎五分 陈皮五分 甘草三分 缩砂二分 紫苏三分 条芩五分

　　《妇科玉尺》有香附，无熟地黄。《幼幼集成》有红枣三枚，无条芩。

【用法】上作一帖，加生姜一片，水煎，食前服。

【主治】

　　1.《丹溪治法心要》：孕成之后，胎气不安，或腹微痛，或腰间作疼，或饮食不甘美。

　　2.《幼幼集成》：孕妇痘已出现。

【加减】孕七八个月服此药，或加大腹皮、黄杨头七枚。

加味枳壳汤

【来源】《广嗣纪要》。

【组成】枳壳半两 黄芩一两 白术一两（一加黄连、黄柏各二钱（炒），生甘草，青竹茹）

【用法】水煎服，三钱一剂。

【主治】胎动不安。因恣食酒面、炙博厚味，及误服辛燥毒药，以致邪火熏蒸者。

安胎散

【来源】《广嗣纪要》。

【组成】缩砂不拘多少（和皮略炒，勿令焦黑，去皮取仁为末） 当归 川芎各等分

【用法】水煎当归、川芎作汤，调砂仁末服。如觉胎中热，其胎即安矣。

【功用】安胎易产。

【主治】因自高坠下，或为重物所压触动胎气，腹痛下血。

黑白安胎散

【来源】《万氏女科》卷一。

【组成】白术一两 熟地一两

【用法】水煎服。

【主治】胎动。

【方论】此方妙在用白术以利腰脐，用熟地以固根本，药品少而功同专，此以取效神也。

安胎和气饮

【来源】《万氏女科》卷二。

【组成】归身 白芍各一钱 白术 黄芩 苏叶各一钱半 炙草 砂仁各五分

【用法】加生姜、大枣为引，水煎，食前服。

【主治】跌扑触动，胎动不安。

胡连丸

【来源】《万氏女科》卷二。

【组成】条芩四两（沉水者） 白术（无油者）二两 莲肉（去心）二两 砂仁（微炒）一两 炙草一两

【用法】上为末，用山药五两作糊为丸。米饮送下。

【功用】安胎。

【主治】胎动不安。

十圣散

【来源】《广嗣纪要》卷八。

【组成】人参 黄耆 白术 地黄 砂仁（炒）各五分 炙甘草 归身 川芎 白芍（炒）各一钱 川续断八分

【用法】上锉。水煎服。

【主治】

1. 《广嗣纪要》：胎动不安。
2. 《济阴纲目》：因母疾病，气血衰少。不能护养其胎，以致不安者。

【宜忌】《胎产秘书》：忌恼怒、生冷、一切辛热等物。

【加减】腹痛下血者，加阿胶、艾叶。

【方论】《医略六书》：妊娠气血亏，不能滋荣胎息，故胎动不安。方中以人参扶元补气，黄耆补气固中，熟地补血以滋冲任，白术健脾以生血气，当归养血荣经脉，白芍敛阴安胎息，川芎调血海，续断续经筋脉，炙甘草缓中益胃，砂仁开胃醒脾。为散水煎，使脾胃调和，则气血内充而胎得所养，胎无不宁，何胎动之足虑哉。

加减四物天香汤

【来源】《广嗣纪要》卷八。

【组成】当归 川芎 香附 陈皮 苏叶

【主治】因喜怒忧思，恐惧失节，触动胎气不安。

【加减】因于怒者，加黄芩、甘草、人参；因于忧者，加枳壳，大腹皮；因于喜者，加黄芩、黄连、麦门冬；因于恐者，加茯神、益智。

至宝得生丹

【来源】《急救良方》。

【组成】秦归（酒炒）四两 益母草一斤 木香一

两 柴胡（醋炒）一两 川芎五钱 白芍（炒）四两

【用法】上为细末，白蜜为丸，赤金箔为衣，大者一百张。胎动不安及临产时，用黄酒服一丸；胎死腹中，用炒盐汤、童便、黄酒服；产后中风，不省人事，用薄荷汤服，面目浮肿，木瓜汤服；伤寒发热，葱头汤服；血昏，不省人事，荆芥穗汤服；气短，不思饮食，枣汤服；妇人无子，每日用黄酒服一丸。

【主治】妊娠胎动不安，子死腹中，产后中风、伤寒，产后血晕。

保胎丸

【来源】《摄生秘剖》卷三。

【组成】人参五钱 白术（去炒） 白茯苓各一两 甘草七钱（炙） 当归身（酒洗）一两 川芎（微炒）八钱 白芍药一两（炒） 怀地黄二两（酒煮成膏） 艾叶一两（蒸，焙） 香附（四制） 陈皮各一两 砂仁五钱 条黄芩（酒炒） 炒阿胶各一两 益母膏四两 红枣肉四两 川蜜八两

【用法】上为末，红枣肉、益母膏炼蜜为丸，如梧桐子大。每服三钱，空心白滚汤送下。

【主治】妇人怀孕，气血虚弱，不能荣养，面青呕吐，精神倦怠，四肢无力，或寒热往来，头晕眼花，胸膈不宽，不思饮食，恐动其胎。

安胎如圣丹

【来源】《摄生众妙方》卷十。

【组成】鲤鱼一个

【用法】煮，并汤食之。

【主治】胎气动。

金银煎

【来源】《古今医统大全》卷八十五。

【组成】金 银各一两

【用法】煎汤，调砂仁末一钱服之。

【主治】胎无故而动，作痛欲下者。

独圣散

【来源】《古今医统大全》卷八十五。

【组成】砂仁不拘多少（带皮同炒，勿令焦黑，去皮取仁）

【用法】上为末。熟酒调服；不饮酒者，米汤调下。

【功用】《简明医彀》：安胎易产。

【主治】妊娠有所伤触，激动胎元，腹痛下血。

艾叶汤

【来源】《陈素庵妇科补解》卷二。

【组成】艾 参 苓 术 草 芎 归 白芍 熟地 黄耆 阿胶 陈皮 香附 前胡 杜仲 乌梅 生姜

【功用】益精。

【主治】妊娠二月，胎动不安。

地黄汤

【来源】《陈素庵妇科补解》卷二。

【组成】芎 归 白芍 熟地 参 苓 术 草 苍术 陈皮 香附 黄耆 麦冬 杜仲 黄芩 大枣

【功用】养胃。

【主治】妊娠六月，胎动不安。

芍药汤

【来源】《陈素庵妇科补解》卷二。

【组成】芎 归 白芍 熟地 参 术 草 陈皮 香附 前胡 柴胡 紫苏 黄耆 杜仲 大枣

【主治】妊娠八月，胎动不安者。

芎藭汤

【来源】《陈素庵妇科补解》卷二。

【组成】芎归 白芍 熟地 参苓 术草 杜仲 川断 黄耆 阿胶 香附 陈皮 木香 艾叶 五味子

【主治】临月未满，胎不安者。

当归汤

【来源】《陈素庵妇科补解》卷二。

【组成】川芎 当归 白芍 熟地 人参 茯苓 白术 甘草 麦冬 黄耆 川断 黄芩 陈皮 香附 砂仁

【功用】养气益脾。

【主治】妊娠五月胎不安。

补胎汤

【来源】《陈素庵妇科补解》卷二。

【组成】参 苓 术 草 归 白芍 芎 熟地 香附 陈皮 阿胶 杜仲 川断 乌梅 黄耆

【功用】补胎，益肝气。

【主治】妊娠一月，胎动不安。

【方论】此方四君配黄耆以益气，四物以养血，杜、断以固肾，陈皮、香附和中宽膈开胃，乌梅为引，皆所以补胎也。

茯苓饮子

【来源】《陈素庵妇科补解》卷二。

【组成】艾叶 参 苓 术 草 芎 归 陈皮 香附 黄芩 杜仲 大枣

【功用】清心。

【主治】妊娠三月，胎动不安。

调中汤

【来源】《陈素庵妇科补解》卷二。

【组成】白术 川芎 当归 熟地 人参 黄耆 苍术 甘草 陈皮 川断 香附 砂仁 柴胡 乌梅 大枣

【功用】理顺三焦，养血安胎。

【主治】妊娠四月，胎动不安。

猪肾汤

【来源】《陈素庵妇科补解》卷二。

【组成】芎藭 归 白芍 熟地 参 苓 术 草 耆 陈皮 香附 杜仲 川断 黄芩 麦冬 生

姜　猪肾一对

【用法】上将猪肾煮汤，入药煎服。

【功用】益肾。

【主治】妇女妊娠九月，胎动不安。

葱白汤

【来源】《陈素庵妇科补解》卷二。

【组成】川芎　当归　白芍　熟地　人参　白术　甘草　陈皮　香附　五味子　麦冬　川断　黄芩　紫苏　紫菀　葱白　黄耆

【功用】养肺。

【主治】妊娠七月，胎动不安。

大安散

【来源】《陈素庵妇科补解》卷三。

【组成】人参　茯苓　黄耆　白术　黄芩　当归　白芍　熟地　川芎　陈皮　香附　知母　柴胡　牡蛎　前胡

【功用】和营卫，调血气。

【主治】妊娠气血两虚，风寒外袭。寒热如疟，或寒多热少，热多寒少，早晏无常。始则头痛脊强，憎寒发热，状类伤寒。日久体瘦，口苦咽干，胎气不安。

【方论】寒热往来，虽由风寒而作，究因妊娠气血两亏，阳微生外寒，阴虚发内热。治宜气血两补，固其根本。阴阳和，寒热止，胎自安矣。四君补气实卫；四物补血和荣；寒热则气逆，陈、附以利气；久发必多汗，耆、蛎以敛汗固表；知母佐黄芩以清阳明独胜之热；柴胡得参、耆升清气，以除太阴独胜之寒；略加前胡以清六腑之痰热，无痰不成疟故也。

当归芍药散

【来源】《陈素庵妇科补解》卷三。

【组成】当归　白芍　川芎　茯苓　泽泻　陈皮　砂仁　白术　甘草　香附　木香　乌药　紫苏　葱白

【主治】妊娠因宿冷在于上、中二焦，或脏气虚，新触风寒，邪正相搏，心腹俱痛，痛伤胞络，必

致胎动不安。

【方论】是方陈、术、砂、附、乌药祛心腹上下之宿冷客寒，葱、苏、芎、苓兼能解达寒邪，归、芍、白术自能保护胎气，微嫌泽泻一味为不可解也。

和中安蛔散

【来源】《陈素庵妇科补解》卷三。

【组成】厚朴　广皮　白术　黄芩　黄连　木香　香附　乌梅　椒目十五粒　白豆蔻五分　白芍　当归　甘草　生姜

　　方中厚朴、广皮、白术、黄芩、黄连、木香、香附、乌梅、白芍、当归、甘草、生姜用量原缺。

【主治】妊娠饮食不节，饮冷所伤，寒热不调，致胃虚吐蛔；或因恶心阻食，甚则憎寒壮热，致胎动不安。

【加减】呕吐不止，用炒米汤吞仲景乌梅丸三钱。

【方论】厚朴止吐逆除满；广皮利膈；白术苦温补土，兼泻胃热；黄芩泻上焦之火，佐白术清热安胎；黄连苦寒下虫，泻上中下心肝脾三经之火；木香辛苦温，行上中下三焦之气；香附行血中滞气；乌梅酸伏；椒目苦辛杀虫；白豆蔻仁温脾暖上中二焦；白芍敛阴血，泻肝火；当归补血分安胎；甘草止痛，缓中泻火，虫得甘则升，引之使上就诸药；生姜辛以散之。

知母散

【来源】《陈素庵妇科补解》卷三。

【组成】人参　麦冬　黑栀子　柴胡　花粉　茯神　知母　葛根　川芎　白术　淡竹叶　甘草　白芍　黄耆　川连（酒炒）

【主治】妊娠由郁热结于足太阴脾、手少阴心经，内则烦躁，外则面赤口干，而致胎动不安。

【方论】是方人参、甘、耆退虚热之上品也；柴胡、葛根解表热；栀子、花粉、黄连、竹叶解里热；麦冬、知母、白芍补阴养血；白术、茯神佐以参、耆以固元气，安心神。则内外血气俱有清热除烦之功矣。

保命安胎汤

【来源】《陈素庵妇科补解》卷三。

【组成】砂仁　香附　陈皮　紫苏　秦艽　川芎　当归　白芍　黄耆　白术　杜仲　艾叶　酒芩　童便

【主治】妊娠腹中有孕已四五月，因惊跌仆，胎动不安，已下血者。

【方论】惊则气逆，惊则心虚，神不守舍。惊则肝风愈炽，砂、附、陈、苏皆所以顺气也；耆、术、归、芍引以杜仲，佐以童便，皆可安心神，定心气，而固肾安胎也；艽、芎以平肝风；芩、童便凉血宁心；杜仲得艾叶则益血补肾。惊退神安，血不妄行而胎可保矣。

保生大佛手汤

【来源】《陈素庵妇科补解》卷三。

【组成】当归一两五钱　川芎一两　杜仲一两　甘草五钱　香附五钱　阿胶五钱（溶化入）　熟艾五钱

【用法】水煎成入胶，分二次服。

【功用】大补气血，行气止痛。

【主治】妇人怀孕，或从高坠下，致伤胎气，腹痛见血；或举重用力，如育蚕采桑，负梯携诵，揽谷舂米，汲水浣衣，偶不小心，便有筑磕伤胎之患，以致胎动下血不止，或胎死腹中。

【加减】如胎不死，痛不止，血仍下者，乃伤胎之外络或腰胁间血也，稍加乳香五分，没药五分，发灰一钱。

胶艾安胎饮

【来源】《陈素庵妇科补解》卷三。

【组成】阿胶　艾叶　黄耆　杜仲　川断　香附　人参　茯苓　熟地　川芎　当归　白芍　葱白

【主治】妊娠胎动而致妇人冲任二经血虚，胎门子户受胎不实；或饮酒过度，房事太多；或登高上厕，风入阴户，冲伤子室；或因击触；或暴怒伤肝；或用力过度伤筋胎动。

【加减】孕妇好饮酒，湿热伤胎，加黄芩、葛根；风伤胞门，加秦艽、防风；用力伤筋，倍加川断、杜仲。

【方论】四物佐以杜、续则补血固肾；参、苓佐以黄耆，则补气以健中；然必加胶、艾者，胶用井水煎炼而成，滋阴凉血，艾能调和经络。

通气散

【来源】《陈素庵妇科补解》卷三。

【组成】川芎　当归　白芍　杜仲　阿胶　茴香　川断　补骨脂　山药　橘核　防风　独活　香附　甘草　葱白　草薢

【主治】妇人妊娠，劳伤损动，风邪寒气乘之，腰腹痛上连肩背，痛而不止则伤胎易堕。

五苓散

【来源】《陈素庵妇科补解》卷三。

【组成】当归　川芎　白芍　生地　熟地　阿胶　泽泻　猪苓　白术　茯苓　黄连　黄柏　甘草

【主治】妊娠劳伤经络，生内热，热乘血分而尿血，或痛或不痛，或发寒热，致胎不安。

姜桂二合汤

【来源】《陈素庵妇科补解》卷四。

【组成】平胃散（苍、朴、陈、甘）合佛手散（芎、归）加乌药　枳壳　红花　桂心　炮姜

【功用】临产催生。

【主治】孕妇双胎，一生一死。

【方论】下死胎，可用朴消与平胃散，此就一胎而言也。若同时坐草，而胎有一死一生，用朴消则伤生胎，去朴消则死胎不下，治法当以佛手散合平胃散，加肉桂、黑姜、乌药、红花、枳壳则无伤于生胎，而死胎可以随而出矣，不至有胀满难产之患也。

安胎饮

【来源】《医便》卷四。

【组成】白术一钱　条芩一钱　陈皮（去白）八分　真阿胶（炒珠）一钱　桑寄生（真者）一钱　甘草四分　蕲艾五分　当归头六分　陈枳壳五分

砂仁（炒）六分　川独活五分　白芍药（酒炒）一钱二分

【用法】加生姜一片，大枣一枚，糯米百余粒，水煎，空心服。

【主治】胎动不安，胎漏。

白葱散

【来源】《医学入门》卷八。

【组成】川芎　当归　生地　白芍　枳壳　厚朴　莪术　三棱　茯苓　官桂　干姜　人参　川楝肉　神曲　麦芽　青皮　茴香　木香各等分

【用法】加葱白、食盐，水煎服。

【主治】一切冷气入膀胱，疝痛；胎前产后腹痛，胎动不安，或血刺痛，兼血脏宿冷，百节倦痛，肌体怯弱，劳伤带癖。

【加减】如大便利，用诃子；大便闭，去盐，加大黄。

保胎饮

【来源】《医学入门》卷八。

【组成】当归　川芎　芍药　熟地　半夏　茯苓　甘草　白术　黄耆　阿胶　艾叶　地榆各七分

【用法】加生姜，水煎服。

【主治】妊娠胎动不安，腹肠疼痛，或时下血，及恶阻一切等症。

白术散

【来源】《古今医鉴》卷十二。

【组成】川芎一钱　归身八分　白术（土炒）五分　白芍（酒炒）八分　竹茹五分　紫苏一钱　前胡八分　木香五分　乌药八分　香附（便制）一钱　陈皮八分甘草四分

【用法】上锉。水煎，食远服。

【功用】定痛安胎。

【加减】如兼腹痛，加砂仁、泽泻。

佛手散

【来源】《古今医鉴》卷十二。

【组成】当归二钱　川芎四钱　益母草五钱

【用法】上锉一剂。水一盏，入酒一盏，再煎一沸，温服；如人行五里，再进一服。

【主治】妊娠六七个月，因事筑磕着胎，或子死腹中，恶露下，痛不已，口噤欲绝。用此探之，若不损则痛止，子母俱安，若胎损，即便逐下。

束胎丸

【来源】《云岐子保命集》卷下。

【组成】白术　枳壳（去瓤，炒）各等分

【功用】胎瘦易生。

安胎饮

【来源】《赤水玄珠全集》卷二十八。

【组成】大腹皮（酒洗）　人参　陈皮　白茯　白芍　紫苏　砂仁　香附　甘草

【用法】加糯米，水煎服。

【功用】安胎。

【加减】胎漏，加阿胶、百草霜。

至宝丸

【来源】《慈幼新书》卷首。

【组成】真金华香附一斤四两（择大而毛净者，童便浸三日，捣碎，晒干，为末，用马料黑豆数升，煮浓汁拌晒三次，复以人乳拌晒一次，磨为末，用十二两）　熟地黄三两　当归　杜仲（盐水炒）各二两　川芎　人参　白茯苓　牡丹皮　延胡索　滴乳香　没药（二味瓦上焙去油，研）　赤石脂（细腻粘唇者，火煅醋淬）各一两　白术　白芍各一两五钱　鹿角胶（牡蛎粉炒成珠，去粉）四两

【用法】上药为末，炼蜜为丸，如弹子大。每早空心服一丸，白汤送下。

【功用】调经止带，安胎补虚。

【主治】胎前一切症。

安胎饮

【来源】《慈幼新书》卷首。

【组成】白术　当归　紫苏　条芩各一钱　川芎八

分 白芍七分 砂仁（炒） 香附（炒）各六分
人参 陈皮各五分 炙甘草三分 苎根二钱

【功用】 安胎。

安胎四物汤

【来源】《鲁府禁方》卷三。

【组成】 当归（酒洗） 川芎 白芍（酒炒） 熟地黄各一钱 地榆 续断 木香 前胡 丹参 紫苏 阿胶（炒） 砂仁 艾叶（醋炒）各五分

【用法】 上锉。加葱白二根，水煎，空心服。

【主治】 胎气不安，腹疼重坠。

神秘万灵丹

【来源】《鲁府禁方》卷三。

【组成】 何首乌（去皮，用黑豆九蒸九晒，忌铁器） 川当归（酒浸） 两头尖各五钱 川乌（去尖，用火炮） 草乌（去尖，用火炮） 大茴香 川芎 人参（去芦） 防风（去芦尾） 白芷 荆芥穗 桔梗（米泔浸） 麻黄（水煮四沸，去节） 炙甘草 天麻各二两 白术（米泔浸） 木香（不见火） 辽细辛 血竭（另研）各五钱 苍术半斤（米泔洗过，入酒浸一宿，晒干，为末）

【用法】 上为细末，炼蜜为丸，如弹子大。每服一丸，细嚼黄酒送下；产后伤寒中风，体如板者，用麻黄汤送下。

【主治】 妇人一切胎前产后诸般病症，三十六种冷血风，八十二种风疝病，乳中风，淋血，胎孕不安，死胎不下，胎衣不下，产后腹内绞痛，脐下如刀刺者；胎前产后，赤白带下，呕逆填塞，心气烦满；经脉不通，或来频并，饮食无味，面赤唇焦，手足顽麻，遍身生黑点血癍者；及产后伤寒中风，体如板者。

无忧散

【来源】《增补内经拾遗》卷四。

【别名】 保产无忧散、保产神效方（《傅青主女科》补编）、保产无虞散（《郑氏家传女科万金方》卷三）、千金不换方（《胎产心法》卷中）、保生无忧散（《医林纂要探源》卷八）、保安煎（《古方汇

精》）、保产无忧汤（《笔花医镜》卷四）、便产神方（《良方集腋》卷下）、仙传保产无忧散（《卫生鸿宝》卷五）。

【组成】 菟丝饼一钱五分 当归（酒洗）一钱五分 川芎一钱三分 白芍一钱二分（冬月只用一钱） 甘草五分 荆芥穗八分 炙黄耆八分 厚朴（姜汁炒）七分 枳壳六分 艾叶五分 真贝母一钱五分（去心） 羌活五分

【用法】 上药依方修合。另将真川贝为细末，候药煎好，冲入同服。服八剂，或间日一服。

【功用】 令产时不疼即下。

【主治】

1.《傅青主女科》：孕妇偶伤胎气，腰疼腹痛，甚至见红不止，势欲小产；或临产时交骨不开，横生逆下，或子死腹中，命在垂危。

2.《郑氏家传女科万金方》：血晕阴脱。

【验案】

1. 腰痛 《福建中医药》（1994，4：2）：以本方制成丸剂，治疗肾虚、气血不足、风寒湿型腰背疼痛84例，结果：腰痛消失，功能恢复正常者为痊愈，共49例；腰痛明显减轻，功能基本恢复正常为有效，共34例；无效1例。

2. 胎位不正 《陕西中医》（1993，6：270）：应用本方加减：当归、川芎各4.5g，生黄芪、荆芥穗各2.4g，白芍3.6g，厚朴2.1g，羌活1.5g，菟丝子、川贝母各3g，枳壳1.8g，艾叶2.1g，甘草1.5g，生姜3片。虚甚加人参。水煎服，每天1剂，3~10剂为1疗程，治疗胎位不正33例，均为臀位妊娠。经治后，结果：服1剂胎位正常者2例，服2剂胎位正常者11例，服3~5剂正常者16例，服8剂正常者2例，2例无效，有效率为93.4%。

3. 妊娠特发性黄疸 《中医杂志》（1996，3：172）：运用保产无忧散为主方，随症加减，治疗妊娠特发性黄疸27例。结果：痊愈（临床症状消失，血清胆红素、谷丙转氨酶等均恢复正常，肝肿大回缩正常，停药后无复发）21例，有效（症状明显改善，胆红素、谷丙转氨酶等虽有下降，但仍有轻度异常，肝大无明显改善）5例，无效（症状及肝功能均无改变）1例，总有效率为96.2%。

固胎丸

【来源】《肯堂医论》卷下。

【组成】条芩二两　于术一两

【用法】上研细末。每服三钱，砂仁汤下。
本方方名，据剂型当作"固胎散"。

【功用】安胎。

【加减】胎热重者，条芩加一两，于术用米泔水浸。

永固孕汤

【来源】《证治准绳·女科》卷四。

【组成】地黄　川芎　黄芩各五分　归身尾　人参
白芍药　陈皮各一钱　白术一钱半　甘草三钱
黄柏少许　桑上羊食藤（圆者）七叶　糯米十
四粒

【用法】上锉。水煎服。

【主治】胎动不安。

阿胶散

【来源】《证治准绳·女科》卷四。

【组成】甘草二钱半　白茯苓　白术　川芎　阿胶
各七钱半（炒）　当归（炒）　陈皮各一两

【用法】上锉。每服三钱，水一盏，加生姜三片，
大枣一枚，煎至七分服。

【主治】妊娠胎动，腹中绞痛，不思饮食。

芎归益母丸

【来源】《墨宝斋集验方》卷上。

【组成】益母草四两　当归一两　川芎五钱

【用法】上为细末，炼蜜为丸，如梧桐子大。妊娠
七八个月用，每服五六十丸。胎前加砂仁一钱，
空心温酒或滚白汤送下；产后不用砂仁，用童便
送下。

【主治】胎动不安。

【宜忌】忌铁器。

安胎饮

【来源】《杏苑生春》卷八。

【组成】当归　黄芩　白芍药　川芎各二钱　白术
一钱

【用法】上为细末。每服方寸匕，以酒送下，一日
二次。

【主治】胎动不安，或疼，或见恶露，或不疼，或
不见恶露。

安胎白术散

【来源】《杏苑生春》卷八。

【组成】白术　橘红　人参各一钱　前胡　川芎
麦冬　赤茯各七分　甘草　半夏各五分

【用法】上锉。加生姜五片，竹茹一团，水煎，食
前服。

【主治】妊娠烦热头疼，烦闷，胎气不安，吐逆
不食。

大安汤饮子

【来源】《宋氏女科》。

【组成】白术　茯苓　条芩　砂仁　桑寄生　当归
甘草

【用法】上剂作二贴，水煎温服，六日一服。

【主治】怀妊六月，觉胎气不安，或胀满，或微
动，或胎动不安。

安胎饮

【来源】《宋氏女科》。

【组成】加减固胎饮子加茯苓　桑寄生

【主治】胎动不安，奔上冲心。

安胎养血益母丸

【来源】《宋氏女科》。

【组成】益母草一斤（阴干，取净末八两）　当归
身二两　川芎一两五钱　生地　白芍各一两五钱
壳砂一两五钱　白术（炒）一两　条芩一两五钱
（酒炒）　人参（去芦）八钱　阿胶（炒珠）一两

【用法】上为末，炼蜜为丸，如梧桐子大。每服八
十丸，空心白汤送下。怀孕二三个月即便可服，
至十个月，俱可服。

【功用】保养血气。

【加减】如腹痛，加川断肉（酒浸）一两；如有白带，加椿皮（炒）一两；如漏胎，月月来，见红者，加荆芥（炒焦）一两，地榆（炒）一两。

顺胎和气饮

【来源】《宋氏女科》。

【组成】当归　白术　条芩　滑石　苏梗　芍药　大腹皮

【用法】水煎服。一剂服二次，八九日服一帖。

【功用】妊娠养胎。

清胎万金饮子

【来源】《宋氏女科秘书》。

【组成】白术　川续断（酒炒）　荆芥穗（炒焦）　茯苓　炙甘草

【用法】日服二次。

【主治】妊娠七月，觉胎气不安，或损伤漏血，或腹大重坠。

当归胶艾汤

【来源】《穷乡便方》。

【组成】川芎　当归　白茯苓　白术　人参　杜仲　阿胶　北艾　熟大黄　伏龙肝各八分　甘草三分

【主治】劳损冲任，胎被触动，腰腹痛，经渗漏。

银苎散

【来源】《穷乡便方》。

【组成】白茯苓　白芍药各一钱　白术五分　苎根三根

【用法】加生姜三片，银一大块煎，半饥服。

【主治】胎被惊触，或热气冲动不安。

三物解毒汤

【来源】《济阴纲目》卷八。

【别名】解毒汤（《医略六书》卷二十八）。

【组成】甘草　黑豆　淡竹叶各等分

【用法】水煎浓汤服。

【主治】误服毒药动胎。

【方论】《医略六书》：中毒损胎，致胎动不安，胸中微烦。黑豆补肾养胎以解毒，甘草缓中除烦以解毒，淡竹叶清膈热以利小便，使余毒尽从小便下泄。以水煎服，俾毒气解散，则血气无伤，而胎得所养，何胎动不宁哉！

小胶艾汤

【来源】《济阴纲目》卷八。

【组成】阿胶（炒成珠）一两　艾叶二两

【用法】上锉。水煎服。

【主治】伤损动胎，下血腹痛。

安胎散

【来源】《济阴纲目》卷八。

【组成】白术　当归各一钱　黄芩一钱五分　甘草（炙）三分

【用法】上锉。水煎服。

【功用】安胎。

【主治】《医略六书》：妊娠胎动，脉微数者。

【加减】如腹胀，加神曲、麦芽各二分半；气虚泄泻，加人参三分，陈皮二分；潮热，加柴胡一钱；气上逆，加枳壳三分。

【方论】《医略六书》：白术健脾生血，当归养血荣胎，甘草泻火缓急，条芩清热安胎。为散水煮，俾热化血荣，则冲任完固，而胎得所养，胎无不安，何胎动之有？

安胎饮

【来源】《明医指掌》卷九。

【组成】紫苏一钱　当归身一钱　白术（炒）一钱　条黄芩（略炒）一钱　川芎八分　陈皮五分　香附六分　白芍药七分（微炒）　甘草五分　大腹皮六分　砂仁（炒）六分

【用法】水煎，温服。

【主治】妇人胎不安，气不利。

香壳汤

【来源】《明医指掌》卷九。

【别名】香壳散（《类证治裁》卷八）。

【组成】香附五钱（炒）　枳壳四钱（炒）

【用法】上为末。每服二钱，白汤送下。

【主治】

1.《明医指掌》：妊娠实证，气不清爽，心腹胀满或痛。

2.《妇科玉尺》：胎动因实。

五福饮

【来源】《景岳全书》卷五十一。

【组成】人参　熟地　当归各二三钱　白术（炒）一钱半　炙甘草一钱

【用法】水二钟，煎七分，食远温服。或加生姜三五片。

【主治】

1.《景岳全书》：五脏气血亏损。

2.《妇科玉尺》：胎动不安。

3.《痘麻绀珠》：邪气已退，正气未复，脾胃虚弱，痘收靥时而痂不落，昏昏欲睡。

4.《古方汇精》：五脏气血亏损，日晡潮热，阴虚盗汗，脾胃不香，疟痢反复，经久不愈，怔忡心悸，遗精滑脱等。

【加减】宜温者，加姜、附；宜散者，加升麻、柴、葛。

固阴煎

【来源】《景岳全书》卷五十一。

【组成】人参适量　熟地三五钱　山药（炒）二钱　山茱萸一钱半　远志七分（炒）　炙甘草一二钱　五味十四粒　菟丝子（炒香）二三钱

【用法】水二钟，煎至七分，食远温服。

【主治】

1.《景岳全书》：阴虚滑泄，带浊淋遗，及经水因虚不固，肝肾并亏等证。

2.《竹林女科》：肝肾血虚，胎动不安；产后冲任损伤，恶露不止。

3.《会约医镜》：妇人阴挺，属阴虚滑脱，以致下坠者。

保阴煎

【来源】《景岳全书》卷五十一。

【组成】生地　熟地　芍药各二钱　山药　川续断　黄芩　黄柏各一钱半　生甘草一钱

【用法】上以水二钟，煎七分，食远温服。

【主治】

1.《景岳全书》：男妇带浊遗淋，色赤带血，脉滑多热，便血不止，及血崩血淋，或经期太早，凡一切阴虚内热动血等证。

2.《妇科玉尺》：胎气热而不安，及产妇淋沥不止。

胎元饮

【来源】《景岳全书》卷五十一。

【组成】人参随宜　当归　杜仲　芍药各二钱　熟地二三钱　白术一钱半　炙甘草一钱　陈皮七分（无滞者不必用）

【用法】水二钟，煎七分，食远服。或间日，或二三日，常服一二剂。

【主治】

1.《景岳全书》：妇人冲任失守，胎元不安不固。

2.《会约医镜》：气血两虚而胎不安者，六脉微弱，神昏气倦，一切不足之证。

【加减】如下元不固而多遗浊者，加山药、补骨脂、五味之类；如气分虚甚者，倍白术，加黄耆，但耆、术气浮，能滞胃口，倘胸膈有饱闷不快者，须慎用之；如虚而兼寒多呕者，加炮姜七八分或一二钱；如虚而兼热者，加黄芩一钱五分，或加生地二钱，去杜仲；如阴虚小腹作痛，加枸杞二钱；如多怒气逆者，加香附无妨，或砂仁亦妙；如有所触而动血者，加川续断、阿胶各一二钱；如呕吐不止，加半夏一二钱，生姜三五片。

凉胎饮

【来源】《景岳全书》卷五十一。

【组成】生地　芍药各二钱　黄芩　当归各一二钱

甘草（生）七分　枳壳　石斛各一钱　茯苓一钱半

【用法】水一钟半，煎七分，食远温服。

【主治】胎气内热不安。

【加减】热甚，加黄柏一二钱。

温胃饮

【来源】《景岳全书》卷五十一。

【组成】人参一二三钱或一两　白术（炒）一二钱或一两　扁豆（炒）二钱　陈皮一钱或不用　干姜（炒焦）一二三钱　炙甘草一钱　当归一二钱（滑泄者勿用）

【用法】水二钟，煎七分，食远温服。

【主治】中寒，呕吐吞酸，泄泻，不思饮食；及妇人脏寒呕吐，胎气不安。

解肝煎

【来源】《景岳全书》卷五十一。

【别名】解恨煎（《笔花医镜》卷四）。

【组成】陈皮　半夏　厚朴　茯苓各一钱半　苏叶　芍药各一钱　砂仁七分

【用法】水一钟半，加生姜三五片、煎服。

【主治】

　　1.《景岳全书》：暴怒伤肝，气逆胀满阴滞。

　　2.《叶氏女科证治》：肝气滞逆胀满之胎动不安。

　　3.《医门八法》：气泻。肝木克土，脾气受伤，遇怒则泻。

益母地黄汤

【来源】《景岳全书》卷六十一。

【别名】生地黄汤（《医级》卷九）。

【组成】生地　益母草各二钱　当归　黄耆（炒）各一钱

【用法】加生姜，水煎服。

【主治】妊娠跌坠，腹痛下血。

缩地汤

【来源】《简明医毂》卷七。

【组成】砂仁一两（研细）　怀地黄二两（酒炒）

【用法】水、酒各二碗，煎取一碗，分两次服。

【主治】胎动必欲下者。

芩术散

【来源】《胤产方》。

【组成】小条黄芩（酒浸，炒）一两　白术（去芦。陈壁土炒，去土）一两　砂仁（炒）三钱

【用法】上为细末。每服二三匙，米汤调下，一日二次。

【功用】安胎。

安胎饮

【来源】《妙一斋医学正印种子篇》卷下。

【组成】当归一钱　川芎六分　益母草一钱　砂仁八分　续断一钱　寄生一钱　陈皮八分　条芩一钱　白术一钱　甘草三分

【用法】加生姜一片，水煎服。

【功用】自初孕至达月服之百病皆除，安胎。

束胎饮

【来源】《妙一斋医学正印种子篇》卷下。

【组成】香附　白术　白芍药　当归　人参各一钱　陈皮　苏叶　甘草各五分

【用法】水煎服。

【功用】妊娠八九个月养胎，扶正气，散滞气。

固胎芩术散

【来源】《妙一斋医学正印种子篇》卷下。

【组成】黄芩（条实者，酒浸，炒）一两　白术（壁土炒，去土）一两　砂仁（炒）三两

【用法】上为末。每服三五匙，清米汤送下。

【功用】安胎。

参归固胎丸

【来源】《妙一斋医学正印种子篇》卷下。

【组成】当归身　川芎　条芩　白术各四两　杜仲

（盐水炒断丝） 续断 人参各二两 砂仁（炒）一两

【用法】上为细末，陈米糊为丸，如梧桐子大。每服五十丸，白汤送下。

【主治】妇人虚弱，不问几月，胎气不安，腰腹微痛，饮食不美。

济阴丹

【来源】《妙一斋医学正印种子篇》卷下。

【组成】益母草四两（酒洗，蒸） 白芍药一两（酒炒） 川芎一两 当归（酒洗）三两 香附一两半（酒炒） 砂仁一两 熟地一两半（酒洗，晒干摘断，姜汁拌渗） 条芩八钱（酒洗，炒） 白术一两（土炒）

【用法】上为末，炼蜜为丸，如梧桐子大。每服七八十丸，白汤送下。

【功用】济阴安胎。

【主治】胎动不安。

黄芩汤

【来源】《妙一斋医学正印种子篇》卷下。

【组成】黄芩 白术 麦门冬 芍药 甘草 人参 茯苓 阿胶各二钱 生姜三片 大枣二枚（一方有当归、川芎二钱，无黄芩、生姜）

【用法】上锉。水煎服。

【主治】妇人妊娠三月，卒惊恐忧愁嗔怒喜，顿仆，动于经脉，腹满，脐苦痛；或腰背痛，卒有所下。

安胎饮

【来源】《丹台玉案》卷五。

【组成】陈皮 白术 当归 生地 砂仁 香附各一钱 白芍 黄芩 川芎各一钱二分

【用法】加黑枣二枚，水煎，空心服。

【主治】妊娠胎气不安及胎痛。

固胎饮

【来源】《衡要》卷六。

【组成】人参二钱 白术二钱 甘草五分 橘红七分 黄芩八分 砂仁六分 归身一钱半 熟地一钱 白芍 川芎各七分

【用法】水二钟，煎一钟服。

【功用】调理气血。

【主治】妊妇气血不充，胎元不安。

【加减】血虚胎动，加阿胶。

【方论】人参、白术、甘草、橘红调气，归身、熟地、芎、芍养血，黄芩清热，砂仁疏郁。

安胎饮

【来源】《何氏济生论》卷七。

【组成】四物汤加熟艾一钱 阿胶一钱五分 茯苓一钱

【主治】胎动不安。

钩藤汤

【来源】《何氏济生论》卷七。

【组成】钩藤钩 当归 茯神 人参各一钱 苦梗一钱五分 桑寄生一钱

【用法】水煎服。

【主治】妊娠胎动，面青冷汗，气欲绝者。

【加减】烦热，加石膏。

安胎万全神应散

【来源】《医林绳墨大全》卷九。

【别名】安胎万全汤（《仙拈集》卷三）、安胎万全神应汤（《产科心法》下集）。

【组成】当归（酒浸）一钱 川芎六分 白芍（炒）七分 熟地（姜汁浸）八分 白术一钱 黄芩一钱 黄耆（蜜炒）七分 杜仲七分 砂仁五分 阿胶六七粒 茯苓七分 甘草三分

【用法】酒、水各一钟，煎八分，空肚服。如痛急，将铜锅煎一钟即服。

【主治】孕妇三月前后，或经恼怒，或行走失跌，损伤胎气，腹痛腰胀。

【加减】胸前作胀，加紫苏、陈皮各六分；白带或红，多加阿胶，地榆一钱、艾叶七分；见红，加川续断一钱，糯米一百粒。见血一二日，未离宫者，加一剂自安。倘先三四五月内已经半产者，将及前月分略觉腰骨酸胀，忙服一剂安之，过此必安；不可加减，百发百中。

固胎饮

【来源】《医林绳墨大全》卷九。

【组成】白术 当归 白芍 熟地各二钱 人参 川芎 条芩 陈皮各五分 甘草 砂仁 紫苏各二分

【用法】加生姜二片，水煎服。

【主治】胎气不安，或腹微痛，或腰作痛，或饮食不喜。

安奠二天汤

【来源】《傅青主女科》卷下。

【组成】人参一两（去芦） 熟地一两（九蒸）白术一两（土炒） 山药五钱（炒） 炙草一钱 山萸五钱（蒸，去核） 杜仲三钱（炒黑） 枸杞二钱 扁豆五钱（炒，去皮）

【用法】水煎服。

【功用】补脾肾，固胞胎。

【主治】妊娠脾肾亏损，带脉无力，小腹作疼，胎动不安，如有下堕之状。

【验案】先兆流产 《湖北中医杂志》（1987，1：13）：以本方加减治疗先兆流产 50 例。基本方：党参、白术各 24 克，熟地 15 克，山药 20 克，炒杜仲、续断、扁豆各 10 克，菟丝子 15 克，旱莲草 30 克，炙甘草 6 克。腹痛较甚者，加白芍 30 克；血热者，加黄芩 10 克；出血较多者，加地榆炭 15～30 克，阿胶 10 克（烊）；大便干结者，加熟大黄 6 克；纳差腹胀者，去熟地，加砂仁 6 克；恶心呕吐者，加法半夏 10 克，陈皮 6 克。少数病例适当配合西药治疗。结果：治愈 45 例，无效 5 例。

救损安胎汤

【来源】《傅青主女科》卷下。

【组成】当归一两（酒洗） 白芍三钱（酒炒）生地一两（酒炒） 白术五钱（土炒） 炙草一钱 人参一钱 苏木三钱（捣碎） 乳香一钱（去油）

没药一钱（去油）

【用法】水煎服。

【主治】妊娠跌损，致伤胎元，腹中疼痛，势如将堕者。

息焚安胎汤

【来源】《傅青主女科》卷下。

【组成】生地一两（酒炒） 青蒿五钱 白术五钱（土炒） 茯苓三钱 人参三钱 知母二钱 花粉二钱

【用法】水煎服。

【主治】妇人怀妊，胃火炎炽，熬煎胞胎之水，以致胞胎之水涸，胎失所养，而见口渴汗出，大饮冷水，烦躁发狂，腰腹疼痛，胎欲堕者。

消恶安胎汤

【来源】《傅青主男女科》卷下。

【组成】当归一两（酒洗） 白芍一两（酒炒）白术五钱（土炒） 茯苓五钱 人参三钱 甘草一钱 陈皮五分 花粉三钱 苏叶一钱 沉香一钱（研末）

《辨证录》有乳香末一钱。

【主治】妇人怀子在身，痰多吐涎，忽然腹中疼痛，胎向上顶。

援土固胎汤

【来源】《傅青主男女科》卷下。

【组成】人参一两 白术二两（土炒） 肉桂二钱（去粗皮） 山药一两（炒） 制附子五分 炙甘草一钱 杜仲三钱（炒黑） 续断三钱 枸杞子三钱 山茱萸一两（蒸，去核） 菟丝子三钱（酒炒）砂仁三粒（炒，研）

【用法】水煎服。

【主治】妊娠脾胃虚极，上吐下泻，胎动欲坠，腹痛难忍，急不可缓。

先天大造丸

【来源】《胎产指南》卷一。

【组成】紫河车一具（壮盛头胎者佳。如新鲜者，挑去血筋，和酒浆煮烂，入药搅匀） 山药一两 人参一两五钱 归身二两五钱 麦冬一两 五味子五钱 黄柏八分（久患泻人不可用） 天冬一两 怀生地二两

【用法】先将地黄、麦冬蒸捣如泥，次下诸药末，又捣千余下为丸，如绿豆大。每服一百丸，空心清汤送下。

【功用】安胎，补母，寿子。

【宜忌】忌食萝卜。

【加减】脾胃虚弱常泻人，减地黄，用白术一两。

补母寿子方

【来源】《胎产指南》卷一。

【组成】人参一钱（如弱人用二钱） 当归二钱 白术二钱 川芎八分 怀生地（自蒸）二钱 条芩二钱 紫苏四分 陈皮四分 甘草四分

【用法】水煎服。每月服十五贴，弱甚者，每日一帖。

【功用】益胎而分娩易，生子精神有寿。

【主治】屡产生子无气，或育而不寿，气血虚弱，孕成不安，或得孕数堕。

【加减】虚弱人，陈皮去白，再加黄连五分，大枣三枚；脾胃弱，常泄泻，加莲子十枚，带壳砂仁三分，减地黄；多怒而泻，加木香二分；口常燥渴，加麦冬一钱；怔忡惊悸，加枣仁一钱，益智一钱，天员十个。

补阴大造丸

【来源】《胎产指南》卷一。

【组成】紫河车一具 人参二两 当归二两 天冬一两三钱 北五味五钱 杜仲七钱（姜炒） 山药八钱 牛膝一两（酒炒） 黄柏七钱（盐炒） 怀生地二两（自蒸）

【用法】先将地黄蒸捣如泥，次下诸药末为丸，如绿豆大。每服一百丸，空心清汤送下。

【主治】血虚气弱人，不能摄充精元成胎，或屡堕胎及生子不寿者，或孕后虚热盗汗，食少带多。

补母固胎饮

【来源】《胎产指南》卷二。

【组成】白术二钱 当归二钱 熟地二钱 陈皮三分 紫苏三分 砂仁三分 甘草三分 人参一钱 条芩八分 智草五分 大枣二枚

【主治】衰弱人有妊，及曾堕胎者。

【宜忌】忌食小鲤鱼、苋菜。

止焚安胎饮

【来源】《辨证录》卷十二。

【组成】白菊三钱 青蒿五钱 茯苓三钱 生地一两 知母二钱 白术五钱 人参三钱 天花粉二钱

【用法】水煎服。

【主治】妇人妊娠，胃火炽炎，熬干胞胎之水，口渴出汗，大饮凉水，烦躁发狂，腹痛腰疼，以致胎动欲坠者。

息怒养妊汤

【来源】《辨证录》卷十二。

【组成】白芍二两 茯苓五钱 人参三钱 陈皮五分 甘草一钱 熟地一两 生地五钱 白术五钱 神曲一钱

【用法】水煎服。

【主治】妇人怀妊之后，未至成形，或已成形，其胎必堕，而性又甚急，时多怒气，肝火之盛，常动而不静。

润燥安胎汤

【来源】《辨证录》卷十二。

【组成】熟地一两 山茱萸五钱 益母草二钱 黄芩一钱 麦冬五钱 生地三钱 阿胶二钱 五味子二分

【用法】水煎服。

【功用】补肾添精，兼补肺清热。

【主治】妊妇怀妊至三四月，水虚，自觉口干舌燥，咽喉微痛，无津以润，以致胎动不安，甚则血流如经水。

娱亲汤

【来源】《辨证录》卷十二。

【组成】熟地一两　白术一两　甘草一钱　人参五钱　杜仲五钱　山药五钱

【用法】水煎服。

【主治】妇人脾肾两亏，小腹作痛，胎动不安，如下坠之状。

救伤散

【来源】《辨证录》卷十二。

【组成】归身　熟地各一两　白术　白芍　生地　杜仲各五钱　甘草一钱　丹皮二钱

【用法】水煎服。

【主治】跌闪失足，以致伤损胎元，因而疼痛。

救损汤

【来源】《辨证录》卷十二。

【组成】归身五钱　白芍三钱　白术五钱　人参一钱　生地一两　甘草一钱　苏木三钱　乳香末一钱　没药末一钱

【用法】水、酒煎服。

【功用】补血补气，去瘀安胎。

【主治】妇人跌闪失足，以致伤损胎元，因而疼痛。

散恶护胎丹

【来源】《辨证录》卷十二。

【组成】人参三钱　茯苓五钱　白术五钱　半夏一钱　贝母一钱　甘草一钱　白薇一钱　管仲三钱

【用法】水煎服。

【功用】补气生血消痰。

【主治】妇人怀子在身，痰多吐涎，偶遇鬼祟，忽然腹痛，胎向上顶，因中恶而胎不宁者。

遏炎散

【来源】《辨证录》卷十二。

【组成】熟地一两　玄参　地骨皮　麦冬各五钱　北五味子　甘草各一钱　贝母五分　炒枣仁五钱

【用法】水煎服。

【主治】妇人肾水亏虚，怀孕至三四月，自觉口干舌燥，咽喉微痛，无津以润，以致胎动不安，甚则血流如经水。

脾胃两安汤

【来源】《辨证录》卷十二。

【组成】白术五钱　白茯苓　人参各三钱　陈皮五分　砂仁一粒　山药一两　薏仁五钱

【用法】水煎服。

【功用】安胎。

滋胎饮

【来源】《辨证录》卷十二。

【组成】麦冬二两　黄芩三钱　生地　归身各一两　天花粉二钱　甘草一钱

【用法】水煎服。二剂狂定，四剂愈。

【功用】泻火济水。

【主治】妇人口渴出汗，大饮凉水，烦躁发狂，腹痛腰疼，以致胎动欲堕，此乃胃火炽炎，熬干胞胎之水故耳。

安胎饮

【来源】《郑氏家传女科万金方》卷二。

【组成】当归　熟地　茯苓　半夏　黄芩　川芎　白芍　阿胶各一钱　甘草三分（炙）

【主治】怀胎七月，胎母不能胜其动静。

安胎饮

【来源】《郑氏家传女科万金方》卷二。

【组成】当归　白芍　川芎　熟地　地榆　艾叶　黄芩　阿胶　白术　黄耆（一方加白茯苓）

【用法】加砂仁、苏梗、生姜，水煎服。

【主治】胎前内伤，凝血作痛。

安胎达生散

【来源】《郑氏家传女科万金方》卷二。

【组成】紫苏　陈皮　川芎　人参　白芍　甘草　当归　大腹皮　生姜　葱白

【用法】水煎服。

【主治】怀孕八九月，胎动不安，或跌伤辘上，心腹腰痛。

术芩汤

【来源】《郑氏家传女科万金方》卷三。

【组成】白术　黄芩　当归

【用法】水煎服。

【主治】胎孕不安。

安胎饮

【来源】《郑氏家传女科万金方》卷三。

【组成】白术　茯苓　地榆　甘草　熟地　当归　川芎　白芍　艾叶　黄耆　阿胶

【用法】加生姜三片，水煎服。

　　《胎产辑萃》本方用法：各等分，每服三钱，加生姜四片，水煎温服，不拘时候。

【主治】

　　1.《郑氏家传女科万金方》：胎前下血。

　　2.《胎产辑萃》：怀胎三四月至九个月，呕吐痰水，心中惯闷，头重目眩，恶闻食气，或胎动不安，腰腹疼痛，或时下血，及妊娠一切疾病。

保胎神效丸

【来源】《冯氏锦囊·杂症》卷十七。

【别名】保胎丸（《本草纲目拾遗》卷三引《良方集要》）、保胎神佑丸（《女科辑要》卷下）。

【组成】白茯苓二两（要色白坚重者）　真于术一两（米泔水浸一宿，去皮芦净，切片晒干，同黄土炒）　条芩（酒拌炒，须拣实心细条）　香附子（童便浸二日，炒熟）　元胡索（陈米醋拌炒）　红花（隔纸烘燥）　益母草（净叶）各一两　真没药三钱（新瓦上隔火焙去油）

【用法】上药各为末，炼蜜为丸，如梧桐子大。每日七丸，空心吞服，不可因其丸小加至七丸之外。孕妇胎不安者，一日可服四五次，安则照常。如遇腹痛重坠，或作胀坠，宜即服之。如受胎三五月常坠者，须先一月制服，能保足月。若见红将坠，急服此丸。

【功用】保胎。

【主治】孕妇胎不安，腹痛腰酸，或作胀坠，或三五月常坠，或见红将坠。

【宜忌】

　　1.《冯氏锦囊·杂症》：谨戒恼怒、房事及辛辣生冷之品。

　　2.《胎产心法》：忌食煎炒、辣椒、发气、闭气、糟味、冷水、冷物。

安胎散

【来源】《重订通俗伤寒论》。

【组成】生白术　黄芩　炒白芍各等分

【用法】上为散。每服三钱，以生姜二片，大枣三枚，煎浓汁调服。

【主治】妊娠伤寒已外解，脾气虚馁，热乘虚陷，胎动不安。

大造丸

【来源】《胎产秘书》卷上。

【组成】紫河车一具（泔水洗净，炙酥）　杞子一两　人参一两五钱　当归二两　麦冬一两三钱　天冬一两　益智仁一两　茯苓二两　五味五钱　熟地（姜炒）二两　川膝五钱　山药八钱　菟丝子（盐水炒）四两　川柏（盐水炒）一两

【用法】上为末，炼蜜为丸，如梧桐子大。每服五十丸，白汤送下。

【主治】妊娠二三月，子宫久虚，气血两弱，不能摄养胎元，胎动不安，先经堕过者。

【加减】气虚中寒，舌白便精者，宜去天冬、麦冬、川柏。

加味安胎饮

【来源】《胎产秘书》卷上。

【组成】砂仁　炒麦冬　条芩各一钱　人参　当归　熟地各二钱　陈皮　紫苏各四分　生白术一钱五分　甘草三分　大枣二个　生姜三片

【用法】水煎服。必一日两服，方可平安。

【主治】妊娠元气不足，精神倦怠，胎动不安，腹痛，或身上微热者。

【加减】如腹痛者，去麦冬，加蕲艾（醋炒黑）七分，或再加四制香附一钱；如咽燥多痰兼失血者，加川贝一钱五分，黑荆芥一钱。

安胎饮

【来源】《胎产秘书》卷上。

【组成】人参一钱（虚者倍用） 当归二钱 熟地三钱 条芩一钱 川芎七分 白术二钱 陈皮四分 紫苏四分 甘草四分 元枣二枚

【用法】《梅氏验方新编》：水煎服。

【主治】妊娠三月，胎动不安，盖因子宫久虚，气血两弱，不能摄元养胎致令不安欲堕。

【加减】如虚肥人，陈皮去白，加川连五分；脾胃溏泻，加莲子十粒、砂仁五分、川连（炒）五分，去熟地、黄芩；怒而多泻，加木香三分；渴，加麦冬二钱；怔忡、惊悸，加枣仁二钱、益智仁一钱、龙眼肉十个。

安胎饮

【来源】《女科指掌》卷三。

【组成】陈皮 茯苓 藿香 砂仁 当归 紫苏 甘草 白术 黄芩 大腹皮

【用法】加生姜三片，水煎服。

【主治】胎前诸症。

【加减】恶阻，倍藿香、陈皮，加半夏；胸膈不宽，加枳壳、去白术；恶寒，倍苏叶、生姜，去黄芩；虚烦，加麦冬、知母，去白术；子肿，加山栀、木通，倍腹皮；咳嗽，加桑皮、麦冬，去白术；子淋，加木通、淡竹叶、茯苓；头痛，加川芎、羌活、防风；腰痛，加杜仲、续断、补骨脂；痢疾，加黄连、木香、木通；胸腹痛，加香附、白芍、延胡；泄泻，加泽泻、白术、茯苓；伤寒无汗，加羌活，去芩、术；寒热往来，加柴胡、苏、姜；伤食，加枳壳、砂仁，去芩、术；误服毒药，加知母、白扁豆；胎动不安，倍当归、砂仁；胎不长，加参、耆、归、术；下血，加阿胶、艾叶、川芎、当归；胎太盛，加黄杨脑、陈皮；胎气上逼，加砂仁、苏梗；不眠，加茯神、

枣仁、竹叶；胎气下堕，加川芎、续断；血虚，加白芍、熟地；疟疾，加柴胡、知母；胎欲堕，加续断、杜仲、芎、归；临产，加川芎、当归。

胶艾汤

【来源】《灵验良方汇编》卷上。

【组成】当归五钱 芍药（炒） 地榆（炒）各一钱 熟地八钱 川芎二钱 阿胶（炒）三钱 艾叶五分 甘草四分

【主治】孕妇胎动不安兼漏血。

益母丸

【来源】《灵验良方汇编》卷上。

【组成】益母草四两 白术一两 条芩八钱

【用法】炼蜜为丸，如弹子大。清汤送下；虚人，安胎饮送下。可以常服。

【主治】孕妇诸证。

【加减】有气，加木香；胸膈不舒，加紫苏、陈皮。

加味安胎饮

【来源】《胎产心法》卷上。

【组成】人参 当归身（酒洗） 熟地各二钱 麦冬一钱（去心，如烦渴加用） 条芩八分 白术一钱五分（土炒） 陈皮 紫苏 炙草各四分

【用法】水煎服。

【主治】孕妇元气不足，或胎动不安，或身热食减。

芩术安胎饮

【来源】《胎产心法》卷上。

【组成】白术（米泔水浸一宿，去芦，切片，晒干，黄土炒香。如脾脉虚弱细软，缓大无力，外证饮食少进，恶心、呕吐、泄泻，用一钱五分或二钱，若气体强壮，或气郁壅滞，胸腹膨闷胀满作痛，或素有奔豚积聚上攻者，忌用） 条芩（如脉洪盛有力，素多内热，用一钱五分或二钱，如气体虚寒，脾肺脉弱，呕哕泄泻者，忌用） 当归身（酒洗）一钱五分或二钱（如嗽，有痰喘呕哕泄泻者，忌用；如只有泄泻而无别证，以黄土炒

用）带壳砂仁（微炒）五分或七分（内热者，三四分）生知母一钱（素多内热者，或用一钱五分或二钱；如气体虚寒，呕哕泄泻者，忌用）炙甘草三分或四分

【用法】水煎，食远服。

【功用】安胎。

【主治】胎动不安。

【加减】如脉弱虚细，或缓大无力，饮食减少，口不知味，溏薄泄泻者，加人参一钱或一钱五分，炒白术一钱或一钱二分，或二钱，白茯苓一钱，广皮七八分，炒条芩一钱，去知母；如血虚内热，肝肾脉洪数无力，腰疼，腿膝酸软无力者，加熟地三五钱或七八钱，生地二三钱，酒洗芍药一钱或一钱五分，炒杜仲，酒洗当归一钱或一钱五分，炒续断一钱；如肝肾脉虚细濡弱，腰疼，腿膝麻木冷痛，加熟地三五钱或七八钱，川芎八分，制续断肉一钱，盐水炒杜仲一钱五分，酒洗归身一钱五分或二钱，去知母；如胸腹胀闷，加麸炒枳壳七分，制大腹皮八分，醋制香附米七分；如素多郁怒，加苏梗八分或一钱，醋制香附米八分或一钱，小柴胡七八分，酒洗抚芎七分；如呕哕，加藿香八分或一钱，竹茹六七分，制透半夏八分，陈皮八分，带壳砂仁四五分，煨姜三片，去知母；胃寒呕哕，去条芩、知母、竹茹，加制去黄水吴茱萸三分；如虚烦，加去心麦冬一钱，竹茹七分；咳嗽，加去心麦冬一钱，蜜炙桑白皮八分或一钱，去皮尖杏仁八分，前胡一钱，麸炒枳壳八分；如小便淋沥不通，加车前子一钱，赤苓一钱，木通七分，甚者，加滑石一钱五分或二钱；如胎动下血，倍加生知母，纹银一小锭，忌铁器。

荆防安胎散

【来源】《胎产心法》卷上。

【组成】人参 当归（酒洗）白术（土炒）各三钱 生地 天麻各二钱 麦冬一钱（去心）条芩八分 荆芥 防风各三分 陈皮 甘草各四分

【用法】水煎服。

【主治】孕妇破伤失血，或吐衄血，忽患口噤、项强、背直之类中风证者。

胎产金丹

【来源】《胎产心法》卷中。

【组成】当归（酒洗）丹皮（水洗，晒干，勿见火）蕲艾（醋煮）延胡索（酒拌，炒干）川芎 益母草（取上半截，童便浸，晒干）青蒿（人多内热者更宜，不用亦可）白薇（洗净，人乳拌）人参 赤石脂（火煅，水飞亦可）白茯苓 川藁本（洗净）白术（土炒）各二两 生地（酒洗，煮不犯铁器）鳖甲（醋炙）各四两 香附四两（醋、酒、盐、童便各浸一两）桂心 没药（去油）粉草（酒炒）各一两二钱 北五味一两（去梗，焙）沉香六钱

【用法】上为细末；再用新鲜头次男胎紫河车一具，长流水浸半日，洗净；黑铅打成大铅罐一个，将河车放在铅罐内，再将黄柏四两放在河车下，加白酒酿二斤，清水二碗，灌满铅罐，仍以铅化封口；再以铁锅盛水，将铅罐悬在锅内，煮两日夜为度，取出捣烂，和入药内，拌匀，晒干，再研为末，炼蜜为丸，如弹子大，每丸重三钱五分，水飞朱砂为衣，再以黄蜡为皮，如蜡丸式收贮。妇人临产，米汤化服一丸，助精神气力，分娩顺利；产下，童便好酒服一丸，神清体健，再无崩晕之患；产后，每日服一丸，服过五日，气血完固，自无他病；行经后，川芎当归汤服一丸，服之三日，必然有孕；苦于小产者，胎动欲产，白滚汤服一丸，睡半日，其胎自安，每月常服二三丸，保全足月分娩无忧；产后血崩，童便好酒服一丸，即止；产后血晕者，当归川芎汤服一丸，即醒；产后惊风，防风汤服一丸，即解；儿枕痛者，山楂黑沙糖汤服一丸，即止；胞衣不下，干姜炒黑煎汤服一丸，即下；产后虚怯者，川芎当归汤每日服一丸，十丸痊愈；凡产后诸证，俱加好酒童便服。

【功用】

1.《胎产心法》：种子安胎。

2.《北京市中药成方选集》：补气养血。

3.《全国中药成药处方集》：散寒，助精壮气。

4.《中药制剂手册》：调经。

【主治】

1.《胎产心法》：妇人经水不调，诸虚百损，及胎前产后诸证，苦于小产，胎动欲产，产后血

崩、血晕，惊风，儿枕痛，胞衣不下，产后虚怯。

2.《全国中药成药处方集》：临经腹痛，腰酸带多，面黄肢倦，子宫虚寒，难于受孕。脾胃虚弱，胎前漏血，腰腿酸痛，四肢浮肿，气血双亏，作冷作烧，不思饮食，自汗盗汗，骨蒸潮热。肚腹疼痛。

【宜忌】《全国中药成药处方集》：忌食生冷；忌生气。

安胎饮

【来源】《医学心悟》卷五。

【组成】当归　川芎　白芍药（酒炒）　大熟地（九制）　茯苓　阿胶各一钱　甘草（炙）　艾叶各三分　白术二钱

【用法】水煎服。

【主治】

1.《医学心悟》：妊娠因起居不慎，或饮食触犯禁忌，或风寒搏其冲任之脉，或跌仆伤损，或怒动肝火，或脾气虚弱而致胎动不安。

2.《产科心法》：孕妇胎动不安，腰痛发热，不食不眠。

【加减】若起居不慎，加人参、黄耆、杜仲、续断；若饮食触犯，加人参，倍加白术；若风寒相搏，当按经络以祛风寒；若跌仆伤损，另用佛手散，加青木香、益母草；若怒动肝火，加柴胡、山栀；若脾气虚弱，去熟地，加人参、扁豆、陈皮。

真人安胎散

【来源】《惠直堂方》卷四。

【组成】旧葵扇（烧灰）三钱　二蚕沙二钱

【用法】上为末。用凤凰衣十四张，煎汤送下。

【功用】安胎。

毓麟丸

【来源】《惠直堂方》卷四。

【组成】人参一两五钱　条芩（盐水炒）二两　归身　杜仲各三两　白术（炒）四两　川断（酒浸）一两五钱　陈皮一两　熟地一两五钱　阿胶（炒）

二两　香附（童便浸，晒干）四两　（一方加蜜炙黄耆一两五钱）

【用法】上共为末，米糊为丸，如绿豆大。每服七八十丸，空心清汤送下。服至七个月平安，可以止药。

【功用】保胎。

生熟地黄丸

【来源】《医略六书》卷二十八。

【组成】生地五两　熟地五两　天冬三两（去心）麦冬三两（去心）　当归三两　白芍一两半（炒）茯神一两半（去木）　白术一两半（炒）　知母一两半（炒）　牡蛎三两（生）

【用法】上为末，炼蜜为丸。每服五钱，米饮送下。

【主治】胎动，脉虚数者。

【方论】妊娠肝肾两虚，阴血不足，冲任为虚热内迫，而胎失所养，故胎动不安。是胎动因于血虚有热焉。生地滋阴壮水，熟地补血滋阴，天冬清心润肺以益肾水，麦冬润肺清心以生津液，当归养血荣冲脉，白芍敛阴固冲脉，茯神渗湿安神，白术健脾生血，知母清热润燥以安胎，牡蛎潜热益阴以固胎也。炼蜜以丸之，米饮以下之，俾阴血内充，则虚热潜藏，而冲任完固，何胎动之有哉。

安胎饮

【来源】《医略六书》卷二十八。

【组成】生地五钱　苏梗三钱　白术一钱半（炒）条芩一钱半（酒炒）　当归二钱　山栀一钱半　木香一钱　香附一钱半（酒炒）　茯苓一钱半　杜仲一钱半（酒炒）

【用法】水煎，去滓温服。

【主治】怀孕九月，脉洪滑疾，两关弦涩者。

【方论】阴阳久踞，胎壅，脾弱挟热而血气不调，故腰腹疼痛而胀满不已焉，宜健中清热以养之。生地凉血热以养胎，苏梗顺胎气以安胎，白术健脾壮气，当归养血和血，山栀降火凉血，条芩清热安胎，香附调气解郁以除痛，木香开胃醒脾以除满，茯苓清肺气以行治节，杜仲壮肾气以强腰府。水煎温服，使脾土健而血气和，胎热降而胎气顺，其疼痛胀满无有不退者乎。

阿胶汤

【来源】《医略六书》卷二十八。

【组成】阿胶三钱（糯粉炒） 人参一钱半 当归三钱 条芩一钱半（酒炒） 白芍一钱半（酒炒） 白术一钱半（炒） 麦冬三钱（去心） 生地五钱 炙草五分 苏梗三钱

【用法】水六升，煮药减半，去滓，加清酒一升，并胶烊尽，煎取一升温服。肝虚，用鸡汁煮药。

【主治】怀妊五月，胎动无常处，脉滑疾按之不散者。

【方论】阴阳盘踞，男女已定，动无常处，宜此清热培阴以养其胎。生地滋阴壮水以资血室，人参扶元补气以固胎元，当归养血荣经，阿胶补阴益血，条芩清热安胎，白术健脾生血，白芍敛阴和血以固冲任，麦冬润燥清心以生津液，炙草缓中益胃气，苏梗顺气以安胎形也。肝虚者亦用鸡汁煮药，无不胎安而日长矣。

菊花汤

【来源】《医略六书》卷二十八。

【组成】菊花三钱（去蒂） 苏叶一钱半 白芍一钱半（酒炒） 当归二钱 阿胶三钱（糯粉炒） 人参一钱半 麦冬三钱（去心） 炙草五分 苏梗三钱 大枣三个

【用法】水六升，煮药取二升，入清酒一升，并胶，煎取一升，温服。肝虚，宜乌雌鸡煮汁煎药。

【主治】怀妊四月，脉滑疾者。

【加减】热甚加条芩、山栀。

【方论】阴阳踞定，胎已成形，血气俱护其胎，宜疏热补虚以养胎息。苏叶疏血气以通血脉，人参扶元气以长胎元；菊花清郁热，阿胶补阴血；白芍敛阴和血；麦冬润燥清心；当归养血荣经脉；炙草缓中益胃气；生姜温胃通神明；大枣益脾壮元气；肝虚亦用鸡汁煮药，和酒；胎热者加条芩、山栀泄热安胎，无不热解经荣而胎元日长矣。

清热安胎饮

【来源】《医略六书》卷二十八。

【组成】黄连一钱半 白芍一钱半 条芩一钱半 当归三钱 山药三钱（炒） 藿梗一钱半 茯苓一钱半 炙草五分

【用法】水煎，去渣，温服。

【主治】孕妇胎热伤阴，肝脾受病，不能统摄营气，而血不归经，偏渗于肠，红痢不止，胎孕不安，脉弦数者。

【方论】方中黄连清心脾之火以燥湿，条芩清肠之火以安胎，当归养血荣经脉，白芍敛阴和阴血，山药补脾阴以摄血，藿梗和胃气以调中，茯苓渗湿和脾，炙草缓中益胃也。水煎温服，使脾胃调和，则胎热自化，而阴血完复，何患红痢不瘳，胎孕不安乎。

葱白汤

【来源】《医略六书》卷二十八。

【组成】葱白六枚 人参一钱半 黄耆三钱（蜜炙） 白术一钱半（炒） 条芩一钱半（酒炒） 阿胶三钱（糯粉炒） 白芍一钱半（炒） 甘草八分 知母一钱半（酒炒）

【用法】上以米一斗，煮药取二升，纳胶烊尽，煎取一升，温服。中虚血少，用黄雌鸡汁煮药。

【主治】怀妊七月，脉洪滑疾者。

【方论】阴阳凝聚，胎热内炽，气虚不能举护其胎，宜扶元清热以养之，人参扶元以举胎息，黄耆补气以固中州，白术健脾生血，条芩清热安胎，阿胶补阴益血以安冲任，白芍敛阴和血以固胎元，葱白通阳，生草泻火，知母清胎热以润燥安胎也。黄雌鸡兼入巽坤，煮汁煎药，自然热化气充，胎孕无不日安而日固矣。

紫苏汤

【来源】《医略六书》卷二十八。

【组成】苏叶一钱半 白芍一钱半（酒炒） 当归三钱 阿胶三钱（糯粉炒） 人参一钱半 丹参一钱半 甘草五分（炙） 苏梗三钱 大枣三枚

【用法】水煎，去滓服。

【功用】滋养胎膏。

【主治】怀妊二月，脉微滑者。

【加减】无火者，加醋艾灰八分；肝虚者，用鸡汁煎药。

【方论】阴阳初踞，胎气始膏，宜培养血气以养胎气。人参扶元以完经气，当归养血以荣经脉；苏叶疏血气以举阳和之气，白芍敛阴血以固冲任之经；阿胶补阴益血，丹参养血和血；炙草缓中益胃气，苏梗顺气快胸膈，大枣滋养脾元也。醋艾灰暖子室，煎鸡汁补肝虚，洵为滋养胎膏之剂，为怀妊二月之专方。

安胎散

【来源】《种痘新书》卷十二。

【组成】川芎 当归 白芍 人参 白术 茯苓 甘草 黄芩 陈皮 紫苏 砂仁 阿胶 香附 艾叶 紫草各等分

【用法】加益母、生姜、大枣，水煎服。

【功用】安胎。

扁豆散

【来源】《叶氏女科证治》卷二。

【组成】白扁豆一两（生用）

【用法】上为细末。每服二三钱，新汲水调下；口噤者，撬开灌之。

【功用】解毒行血。

【主治】毒药伤胎，败血冲心，闷乱喘汗而死者。

胎动汤

【来源】《脉症正宗》卷一。

【组成】生地二钱 当归一钱 白芍八分 黄芩八分 白术一钱 木通八分 杜仲八分 续断八分

【用法】水煎服。

【主治】胎动。

安胎如胜饮

【来源】《叶氏女科证治》卷二。

【组成】当归二钱 白术（蜜炙）一钱五分 黄芩

（酒炒） 白芍（酒炒） 砂仁（炒，去衣） 茯苓 川断（酒蒸）各一钱 炙甘草五分

【用法】水一钟半，煎七分服；六日进一服。

【主治】妊娠六月胎气不和，卒有所动不安，或腹痛，或胀闷。

和气散

【来源】《叶氏女科证治》卷二。

【组成】藿香 陈皮 白术（蜜炙） 砂仁（炒） 黄芩 桔梗 益智仁各一钱 厚朴（姜制） 枳壳（麸炒）各一钱半 甘草（炙） 苏叶各八分 小茴七分

【用法】加灯心十茎，水煎，空心服。若惯堕胎者，宜每月服两剂，保过五月而止。

【主治】妊娠二月，妊妇劳力，触伤胎气，致胎不安。

和胎调气饮

【来源】《叶氏女科证治》卷二。

【组成】陈皮（去白，炒）二钱 黄芩（酒炒）一钱五分 茯苓（炒） 白术（蜜炙）各一钱 枳壳（麸炒） 苏梗各八分 炙甘草五分

【用法】水煎服。七日进一服。

【主治】妊娠八月，胎气不安，气逆气喘，不问有无外感。

胜红丸

【来源】《叶氏女科证治》卷二

【组成】红花子（研，去油）十粒 百草霜一钱

【用法】上为末，粳米糊为丸。葱汤送下。

【功用】调中和气。

【主治】胎气攻心。妊娠过食辛热毒物，热积胎中，以致胎儿不安，手足乱动，上攻心胞，母多痛苦。

胶芩四君汤

本方原名胶艾四君汤，与组成不符，据《竹林女科》改。

【来源】《叶氏女科证治》卷二。

【组成】人参　白术（蜜炙）　茯苓　甘草（炙）阿胶（炒珠）　黄芩（酒炒）各一钱　生姜三片大枣二枚

【用法】水煎服。

【主治】妇人胎动。

调中和气饮

【来源】《叶氏女科证治》卷二。

【别名】调中和气散（《女科秘要》卷二）。

【组成】大黄　石膏各一钱　槟榔　枳壳（麸炒）黄芩　知母各八分　黄连六分　黄柏五分　柴胡三分

【用法】水煎，空心服。

【主治】胎气攻心。妊娠过食辛热，毒物热积胎中，以致胎儿不安，手足乱动，上攻心胞，母多痛苦。

救急散

【来源】《叶氏女科证治》卷二。

【组成】川芎（研末）一两

【用法】每服二钱，酒调下，一日二三次。

【功用】生胎即安，死胎即下。

【主治】从高坠下，胎动下血，腹痛不可忍。

安胎饮

【来源】《叶氏女科证治》卷三。

【组成】黄耆（蜜炙）　杜仲（姜汁炒）　茯苓各一钱　黄芩一钱五分　白术（蜜炙黄）五分　阿胶（炒珠）二钱　续断八分　甘草三分　糯米一百粒

【用法】水煎，入酒一杯，和服。

【主治】妊娠七八月后，或母有火，或起居不时致试痛，胎不安而痛不止，一阵慢一阵，或乍紧乍慢。

【加减】若胸中胀满，加紫苏、陈皮各八分；下血，加蕲艾、地榆各一钱，阿胶加倍。

加减安肾丸

【来源】《医方一盘珠》卷六。

【组成】枣仁二钱　山药二钱　熟地（瓦炙干）四钱　杜仲（盐水炒）二钱　续断二钱　当归二钱石斛一钱　白术　阿胶各二钱　故纸（盐水炒）白芍（酒炒）各一钱

【功用】滋阴安胎。

【主治】妊娠胎动不安，服养血安胎药皆不不应者。

安胎和气饮

【来源】《医方一盘珠》卷六。

【组成】黄芩　熟地　当归　川芎　白芍　人参甘草　砂仁　陈皮　苏叶　煨姜各等分

【用法】同煎。怀胎五六个月可服数剂。

【功用】和胎气。

姜桂苓参汤

【来源】《四圣心源》卷十。

【组成】甘草二钱　人参三钱　茯苓三钱　干姜三钱　桂枝三钱　丹皮三钱

【用法】煎大半杯，温服。

【功用】木郁土困，胎妊失养而欲堕。

【加减】腹痛，加砂仁、芍药。

安胎饮

【来源】《仙拈集》卷三引《要览》。

【组成】当归　白芍　茯苓　橘红　香附　条芩腹皮各一钱

【用法】水煎，空心服。

【功用】和血消胀，安胎。

朱鸡蛋

【来源】《仙拈集》卷三。

【组成】朱砂一钱　鸡蛋清三个

【用法】搅匀。生服。死胎即出，未死立安。

【主治】胎动不安。

安胎散

【来源】《仙拈集》卷三。
【组成】白术 黄芩各二两 续断 白芍 当归各一两 砂仁五钱 甘草三钱
【用法】上为末。童便调下。
【主治】胎动不安。

束胎散

【来源】《仙拈集》卷三。
【组成】益母草 当归各二钱 川芎 茯苓各一钱五分 枳壳 陈皮各五分
【用法】妊娠八九个月，间日一服，交十个月加秋葵子四十九粒，生芝麻半合，水、酒煎服。
【功用】束胎。

保产万全汤

【来源】《仙拈集》卷三。
【组成】归身 川芎 菟丝各一钱半 白芍 贝母各一钱 黄耆 荆芥穗各八分 蕲艾 厚朴各七分 羌活 生甘草各五分
【用法】加生姜三片，水三钟，未产者空心煎一钱预服，临产者随时服。
【功用】未产者能安，临产者能催。
【主治】胎前不拘月数，偶伤胎气，腰疼腹痛或血下势欲小产；交骨不开，横生逆下，或婴儿死于腹中，命在垂危。
【宜忌】怀孕七八个月服一二剂，临产再服一二剂，保全母子平安。

黄耆芩术汤

【来源】《医林纂要探源》卷八。
【组成】黄芩一钱五分 白术（生用） 黄耆（蜜炙） 茯苓 阿胶（蛤粉炒成珠） 杜仲各一钱（姜汁炒） 甘草三分 续断八分 糯米一百粒
【用法】酒二杯，水二杯，急火煎服。
【主治】胎气虚热，不能举胎，下部虚寒，胎系不固，致不安者。
【加减】胸中胀满，加陈皮八分，紫苏八分；如下血，则加艾叶一钱，地榆一钱以涩之，加重阿胶。

补血汤

【来源】《盘珠集》卷上。
【组成】黄耆（炙） 当归 川芎
【主治】血少不能荣养其胎，胎不动不坠，腹冷如冰者。

七宝丹

【来源】《盘珠集》卷下。
【组成】人参 炙甘草 当归 白芍（炒） 川芎 紫苏 生姜 大腹皮（醋炒）二三分 葱白
【主治】妊娠伤胎，腹中急痛，血从口出。

安胎调气饮

【来源】《盘珠集》卷下。
【组成】人参 白术（炒） 炙甘草 熟地 当归 白芍（酒炒） 川断 杜仲 陈皮 砂仁
【主治】妊娠元气不足，怠倦不能承载，胎动不安。

大安胎饮

【来源】《大生要旨》。
【组成】当归二钱 人参五分 炙甘草五分 阿胶二钱 砂仁（炒，不去壳） 桑寄生 白术（炒） 白芍（酒炒） 条芩（炒） 续断（盐水炒）各一钱 杜仲（盐水炒） 熟地各二钱（酒洗）
【用法】水煎服。
【主治】怀孕一月，胎动不安。
【加减】如气不顺而喘，加苏梗一钱，去参。

大安胎如胜饮

【来源】《大生要旨》卷二。
【组成】当归二钱 白术一钱半 茯苓一钱 子芩一钱 白芍（酒炒） 砂仁（炒，去衣） 桑寄生

各一钱　甘草一钱半

【用法】水煎服。

【主治】怀妊六月，或腹痛，或胀闷，或胎动不安。

清胎万全饮

【来源】《大生要旨》卷二。

【组成】当归一钱五分　白术（炒）　续断（酒洗）各一钱五分　子芩（酒炒）　白芍（酒炒）　熟地　桑寄生　真阿胶（蛤粉炒成珠）各一钱　茯苓八分　杜仲二钱（盐水炒）　甘草五分

【用法】水煎服。

【主治】怀孕七月，觉胎气不安，或损伤漏血，或腹大重坠。

【加减】虚者，加人参一钱。

束胎散

【来源】《文堂集验方》卷三。

【组成】归身　菟丝子（酒炒）各一钱半　川芎　白芍（酒炒）　川贝母（去心）各一钱　炙黄耆　荆芥穗各八分　厚朴（姜汁炒）　蕲艾（醋炒）各七分　羌活　甘草（炙）各六分　枳壳（麸拌炒）六分

【用法】加生姜三片，水煎服，一月两剂。此方体肥安逸者常服之，安胎易产，产后可保无病。

【主治】受孕五六月后，一切胎气不安者。

【宜忌】若瘦弱淡薄者不宜多服。

折冲饮

【来源】《产论》卷一。

【组成】芍药　桃仁　桂枝各一钱　红花半钱　当归　芎藭　牛膝各八分　牡丹皮　延胡索各五分　甘草一分

【用法】以水二合半。煮取一合半服。

【主治】妊娠二三月伤胎下血块。

牡蛎汤

【来源】《产论》。

【组成】桂枝　泽泻　龙骨　牡蛎各三钱　甘草

一分

【用法】上锉。以水二合半，煮取一合半服。

【主治】子宫受寒，孕而遗精。

七情汤

【来源】《女科切要》卷三。

【组成】肉桂　陈皮　人参　甘草

【用法】水煎服。

【主治】妊娠内伤七情，胎动不安者。

千金保孕方

【来源】《妇科玉尺》卷二。

【组成】糯米一升（煮粥）　杜仲八两（捣去丝，拌粥晒干，再拌再晒，粥完为度，炒，研）　川断六两

【用法】将山药四两，打糊为丸。空心米汤送下。

【功用】固胎。

【主治】胎动不安。

安胎四物饮

【来源】《妇科玉尺》卷二。

【组成】四物汤加肉桂　厚朴　枳壳　槟榔

【主治】妊娠诸痛。

受娠中和汤

【来源】《妇科玉尺》卷二。

【组成】砂仁　香附　白芍　茯苓　人参　当归身　藿香　陈皮

【功用】养血安胎，健脾理气。

【主治】初受娠。

四金匮丸

【来源】《产科心法》下集附方。

【组成】香附六两（用黄柏、山栀各三两同浸，炒）　川芎四两　续断四两　白术四两　茯苓四两　当归四两　山药四两　白芍四两（俱酒洗，炒）　青皮四两（炒）　砂仁四两（炒）　白薇四两（酒

洗） 条芩四两（酒炒） 生地四两（酒洗）

【用法】上为末，山药淡醋汤糊为丸。醋汤送下。

【功用】安胎；调经种子。

伏龙肝散

【来源】《竹林女科》卷二。

【组成】伏龙肝

【用法】上为末。和井底泥调，敷脐上。

【功用】保胎。

青黛豆豉汤

【来源】《竹林女科》卷二。

【组成】青黛五分 山栀仁（炒） 黄芩 升麻各七分 生地黄一钱 豆豉二十四粒 石膏八分 杏仁五粒（去皮尖，杵） 葱白三茎（一方无石膏、豆豉、地黄）

【用法】水煎服。

【主治】妊娠病热，熏灼其胎，烦躁不安，发斑变黑，小便如血，胎动不安。

资生汤

【来源】《竹林女科证治》卷二。

【组成】紫厚朴（姜汁炒） 蕲艾（醋炒）各七分 当归（酒洗） 川芎各一钱五分 川贝母（去心，另研） 菟丝子各一钱 川羌活 甘草各五分 荆芥穗 生黄耆各八分 枳壳（麸炒）六分 白芍（酒炒）一钱二分 姜三片

【用法】上用水二钟，煎八分，入川贝母末和匀，空心温服。临月服三五剂，永无难产之患。若七个月起服，七月服一剂，八月服二剂，九月服三剂，十月服三五剂，临产再服一剂，甚效。

【主治】向有难产，或惯滑胎，或偶动胎气。

平补固胎汤

【来源】《会约医镜》卷十四。

【组成】淮山药（炒） 当归（去尾，酒洗） 杜仲（糯米泔炒） 白芍（酒沙）各二钱 白术一钱半 熟地三钱 益母子一钱（炒） 甘草（炙）一

钱 川续断二钱 升麻（盐水炒）三分 黄耆（蜜炒）一钱半

【用法】用大枣三枚，白莲子（去心，微炒，捶碎）七粒为引。

【功用】种玉之后，平补气血，以固胎元，免其堕胎。

【加减】虚寒作呕逆者，加生姜一钱；体虚兼热，口渴便燥等证，加黄芩一钱五分，或加生地二钱；气逆多滞者，加去白陈皮八分，或加童便炒香附七分，即砂仁亦可；有所触动而动血者，加阿胶二钱。

归地阿胶汤

【来源】《会约医镜》卷十四。

【组成】归身 熟地 阿胶（蛤粉炒）各一钱半 炙草 砂仁各七分 竹茹三钱

【用法】水煎服。

【主治】入房触动胎气不安者。

【宜忌】切禁房事。

气血双补汤

【来源】《会约医镜》卷十五。

【组成】黄耆一二两（蜜炒） 白术七钱 当归五钱 白芍（醋炒）二钱 五味三分 杜仲（盐炒）二钱 川续断一钱半 升麻（蜜炒）四五分

【功用】补气血。

【主治】盘肠生后，又怀孕者。

【加减】或加附子五分；如血分有热，加生地（酒拌）钱半。

安胎散

【来源】《胎产新书》卷一。

【组成】当归 川芎 白芍 熟地各二钱 白术 茯苓 黄耆（炙） 甘草 阿胶（蛤粉炒） 地榆各一钱半 半夏一钱 艾叶三分 姜三片

【用法】上为末。以米汤调送。

【功用】安胎。

【宜忌】半夏碍胎，宜少用为妥。

甘豆竹叶汤

【来源】《女科秘旨》卷二。

【组成】甘草　黑豆　淡竹叶各等分

【用法】煎浓汁服。

【主治】误服毒药，伤胎欲堕。

安胎散

【来源】《胎产新书》卷二。

【组成】阿胶　人参　茯苓　川归　生地各一钱　川芎　甘草各五分　小茴　八角茴各八分

【用法】水煎，空心服。先急用胶艾汤以止其血，再服本方以护其胎。

【主治】胎前动红。此因失跌动伤，恶血破来，如水流不止。

芎归苏苓汤

【来源】《女科秘旨》卷四。

【组成】当归二钱　川芎　枳壳　茯苓　砂仁各一钱　苏叶五分

【主治】胎不转动。

安胎散

【来源】《胎产新书》卷五。

【组成】人参　川芎各五分　黄芩　当归头各七分　白芍　黄耆各六分　白术　熟地　蛤粉炒阿胶各一钱　炙甘草三分

【用法】水煎，食远服。

【功用】安胎气。

【加减】如腹痛，加杜仲（去粗皮，炒断丝），砂仁各五分；有忧怒郁结，加紫苏、香附各五分。

大阿胶汤

【来源】《产科发蒙》卷二。

【组成】当归一钱半　芍药一钱半　地黄一钱　阿胶三钱　艾叶三钱　干姜炭一钱半　川芎一钱半　甘草五分

【用法】水煎服。

【主治】胎动不安，腰腹痛。

和荣汤

【来源】《产科发蒙》卷二。

【组成】当归　芍药　桂枝　阿胶　莲房（炙黑）　甘草　大枣

【用法】水煎服。

【主治】胎动不安。

和气安胎汤

【来源】《胎产护生篇》。

【组成】砂仁二钱（炒）　黄芩一钱　紫苏梗一钱　当归身（酒炒）一钱　香附米一钱（童便炒）　糯米十四粒

【用法】河水煎，空心服。

【功用】和气安胎。

固元饮

【来源】《古方汇精》卷三。

【组成】大生地四钱　川芎六分　归身　川续断　云苓各二钱　麸炒白芍　制杜仲　丹参各一钱五分　焦白术一钱三分　炙草四分

【用法】水煎，加淡酒半小杯和服。

【功用】安胎。

【主治】妊娠三月后，胎动下血，或因倾跌欲坠胎者。

【加减】如胎死腹中，去川断，加败龟版三钱（炙），血余炭五分，芒消六分，投一剂，自然收缩而下。

安胎和气饮

【来源】《伤科补要》卷三。

【组成】当归　白芍　生地　川芎　条芩　白术　砂仁

【用法】河水煎服。

【主治】孕妇受伤。

束胎丸

【来源】《古今医彻》卷四。

【组成】白术 条芩 广皮各等分

【用法】上为末，水为丸。虚者人参汤送下，多怒者砂仁汤送下。

【主治】妊娠四五月，饮食渐入，母气日衰，母气既衰，则不能约束于胎而胎气寝大。

【方论】白术健母之气，条芩益子之阴，加以陈皮利其气，而胎始得安。

保胎益母丸

【来源】《履霜集》卷二。

【组成】益母草（上截）三两 香附米二两（童便制） 熟地黄三两 归身三两 白芍三两（酒炒）川芎二两（酒洗） 苏梗二两（忌鲤鱼） 陈皮三两 炙草二两 白茯苓二两 白术二两 条芩二两（酒炒） 莲肉二两（去皮心）

【用法】上为末，炼蜜为丸，每丸重三钱，晒干收用。每日用一丸，研末，或热黄酒送下，或蜜汤送下；有痰者，生姜汤送下；病甚者，朝夕各一丸，以愈为度；或丸如绿豆大，每服三钱，亦可。

【主治】饮食劳倦所伤，或因外感风寒，或负重闪挫跌仆，或房事相犯，或郁怒伤肝脾，以致胎动者。

安脉汤

【来源】《产孕集》卷上。

【组成】人参 白术各二钱 当归一钱五分 阿胶三钱 炙甘草 陈皮各五分 芎藭一钱 菟丝子黄耆各一钱五分 杜仲二钱

【主治】劳役伤胎，胎动不安。

七星散

【来源】《产孕集·补遗》。

【组成】川乌三钱 草乌三钱 桂枝 当归 甘松紫荆皮各五钱 细辛二钱

【用法】上为细末，加飞面一两五钱，用高粱烧酒调和，隔水炖热，敷伤处。

【功用】止痛消肿。

【主治】妊娠跌仆伤痛，红肿不能行动。

生熟地汤

【来源】《产孕集·补遗》。

【组成】生地（酒炒） 大熟地各三钱 人参 当归 白芍各二钱（炒） 阿胶（蒲黄炒） 枣仁各三钱（炒） 艾八分 川断一钱五分 桑寄生五钱（酒炒） 棕榈皮一钱（炙） 杜仲三钱（姜汁炒断丝）

【用法】黄酒一杯，和服。

【主治】妊娠，因劳碌胎动血崩者。

桑寄生汤

【来源】《产孕集·补遗》。

【组成】桑寄生三钱（酒炒） 川断二钱 熟地三钱 人参二钱 白术二钱 艾一钱 川芎一钱当归三钱

【用法】上作一服。

【主治】妊娠气血两虚，下血不止，胎动欲下。

固胎丸

【来源】《医钞类编》卷十七。

【组成】厚杜仲（炒）八两 西砂仁（淡盐汤炒）二两四钱 白术（漂炒）六两 条芩（沉水者，酒炒）四两 归身（酒炒）三两

【用法】淮山药随用，煮糊为丸。空心米饮送下。

【主治】胎动不安。

保胎方

【来源】《医钞类编》卷十九引聂氏方。

【别名】保胎散（《验方新编》卷十）。

【组成】归身 川芎 茯苓 玉竹 续断 杜仲（炒） 黄芩（酒炒） 白术（土炒） 甘草

【用法】水煎服。

【功用】清热安胎。

【主治】孕妇出痘腰痛。

玉液金丹

【来源】《良方集腋》卷下。

【组成】人参二两（老山者佳） 归身一两二钱（酒炒） 白术八钱四分（制） 川芎二两四钱 茯苓六两四钱 阿胶二两六钱（酒化） 甘草三两二钱 蕲艾六钱七分 生地一两二钱 黄耆一两二钱（蜜炙） 白芍一两六钱（酒炒） 苁蓉一两二钱（漂淡） 麦冬二两五钱（去心） 香附二两六钱（四制） 川贝二两二钱（去心） 广皮一两六钱（盐水炒） 川断六钱四分（酒炒） 枳壳一两二钱 杜仲二两六钱（姜汁炒） 楂肉八钱四分 血余八钱四分（煅净） 厚朴一两五钱（姜汁制） 山药四两三钱 苏叶二两五钱 建莲六两四钱（去心） 羌活八钱四分 木香八钱五分 沉香一两六钱 砂仁二两九钱 西珀八钱四分 丹参四两二钱 黄芩一两二钱 菟丝子三两二钱 益母草六两四钱 大腹皮八钱四分 潼蒺藜二两二钱

【用法】先选择药料，日中晒燥，各磨细末，照方称准，用炼蜜五斤，并酒化阿胶和匀，于石臼中杵六千碓为丸，每丸二钱，再晒极干，用朱砂为衣，白蜡为壳，藏贮燥处。初孕疑似之间，腹胀呕吐，用蔻仁三分煎汤下；头晕，用防风八分，煎汤下；头眩，用炒金银花一钱五分，煎汤下；胎动不安，用艾绒五分，子芩一钱，煎汤下；子呛，用桑白皮五分，煎汤下；子烦，用淡竹叶七片，煎汤下；子悬，胎动不安，如物之悬于虚中，宕而难住，神昏身狂，用赤茯苓八分，葱白一个，煎汤下；子冒，危于子悬，血热心火太盛，胎气上冲于心，胞冒于心上，面红，牙关紧闭，气绝欲死，用麦冬一钱，羚羊角五分，煎汤下；子肿，用五加皮一钱，赤苓皮一钱，煎汤下；子淋，用车前子一钱，煎汤下；漏胎，用原生地二钱，煎汤下；尿血，用粳米煎汤下；小便不通，用冬葵子八分，煎汤下；潮热，用知母一钱五分，煎汤下；咳嗽，用杏仁一钱二分，桑白皮五分，煎汤下；感冒、疟疾，用苏梗四分，荆芥五分，煎汤下；跌扑损胎，用白术五分，当归一钱，煎汤下；半产，用益母草二钱，煎汤下；临产交骨不开，用龟版三钱，煎汤下；横逆难产，数日不下，及胎死腹中，用川芎一钱，当归二钱，煎汤下；胞衣不下，用牛膝二钱，檀香一钱，煎汤下；恶露不行，用五灵脂五分，桃仁五分，生蒲黄五分，煎汤下；产后喘，或藕汁半杯或姜汁三匙，当审症用之；虚脱，用人参五分，煎汤下；胎前产后痢，用米仁三钱，煎汤下；产后肿胀，用茯苓皮一钱五分，当归一钱，煎汤下；褥劳，用官燕三钱，煎汤下；倒经吐血，用藕汁下；崩漏，用淡白鲞三钱，煎汤下；经期或前或后不准，以致艰于受孕，每逢天癸时服三丸，即能调经受孕，开水送下；胎前产后患症不一，不及遍载，俱用开水送下。

【主治】

1.《良方集腋》：胎前、临产、产后以及室女停经不至、潮热等症。

2.《全国中药成药处方集》：月经不调。

安胎膏

【来源】《理瀹骈文》。

【组成】老母鸡一只（缢死，勿经水，拔尽毛，竹刀破去肠杂，入粳米、糯米半碗，银针穿线缝好，麻油四斤熬听用） 生地四两 川芎（酒洗） 当归（酒洗） 杜仲（炒） 续断（炒） 白术 黄芩 制香附 淮山药各二两 党参 黄耆 熟地 酒白芍 麦冬 知母 苍术 陈皮 枳壳 半夏（姜汁炒透则不碍胎） 羌活 防风 白芷 柴胡（炒） 苏子（或梗） 藿香 黑山栀 泽泻 甘草（生炙各半） 砂仁各一两 南薄荷 北细辛各五钱 葱白一二斤 益母草（干者）四两 生姜 竹茹 忍冬藤 地骨皮 桑叶 菊花 柏叶 艾各一两

【用法】麻油八斤熬药，并前油炒丹收，入牛胶四两（酒蒸化，如清阳膏下法）、黄蜡二两（搅），加槐、柳、桑枝各四两，元参、黄连、黄柏、贝母、花粉、乌药、醋延胡、醋灵脂、丹皮、黑地榆各一两黑蚕砂二两，木香、紫石英、赤石脂各五钱。上贴心口，中贴脐眼，下贴丹田，或背心两腰；如治外感等贴胸背，杂病等贴当脐，胎漏等贴脐下，腰痛白带等贴两腰，护胎贴丹田。

本方保胎为主，治症次之，治以上诸症，宜辨证配合内服药物。

【功用】保胎。

【主治】妇人胎前诸症。凡感受风寒暑湿，或妊娠

之初，头目昏晕，肢体沉重，憎闻食气，好食酸咸，恶心呕吐，或心烦躁闷，或咳嗽，或痢，或泻，或寒热往来；或胎中有水，面目身体脚膝肿胀，足指出水；或痰迷发搐；或胎气不和，逆上痛胀；或胎气壅塞，小便淋痛；或肾虚腰痛，或带下腰酸；或胎漏，或胎动下血；热病护胎；孕妇转胞；或小便不通，大便不通，一切闪挫。

安胎主膏

【来源】《理瀹骈文》。

【组成】党参　酒当归各二两　熟地三两　酒条芩　淮药　白术各两半　酒川芎　酒芍　陈皮　苏梗　香附　杜仲　续断　贝母各五钱（一方加黄耆生地各一两）

【用法】麻油熬，黄丹收，贴肾俞处。

【功用】安胎，止呕定痛。

【主治】下血，子肿，子喘，子痫，肝脾血热，小便带血，胎动不安。

【加减】下血者，加桑寄生、阿胶各五钱；子肿，加姜皮、茯苓皮、大腹皮、陈皮、栀子末调；子喘，加马兜铃、桔梗、贝母；子痫，加防风、独活、羚羊屑；止呕定痛，加砂仁少许；肝脾血热，小便带血，加柴胡、黑山栀；胎动不安，一月用乌雌鸡，十月用猪腰入药。

胶艾安胎散

【来源】《梅氏验方新编》卷四。

【组成】人参　条芩　阿胶（蛤粉炒成珠）各一钱　土炒白术一钱半　酒洗当归　熟地各二钱　川芎　艾叶各八分　陈皮　紫苏　炙草各四分

【用法】生姜、大枣为引，水煎服。

【主治】孕妇顿扑跌挫，胎动下血不止。

养胎饮

【来源】《不知医必要》卷四。

【组成】当归三钱　白芍（酒炒）一钱五分　白术（饭蒸）　杜仲（盐水炒）各三钱　熟地四钱

【用法】水煎服。

【主治】血不养胎，胎动不安。

【加减】腹时痛，多寒者，加川椒五分，煨姜一片；有火者，加黄芩一钱。

养元汤

【来源】《医方简义》卷五。

【组成】生地五钱　归身二钱　白术二钱　条芩（炒）一钱　黄耆二至四五钱（蜜炙）

【用法】妊娠每月加减而服四剂，俟其气化有序而顺产。

【功用】养胎元。

【加减】始受之胎，一月足厥阴养之，加桑寄生三钱；二月，加川贝母二钱，减黄耆一半，加条芩一倍炒；三月，加川连六分，减黄耆一半；四月，去黄耆，加阿胶（冲入），地骨皮三钱；五月，加茯苓、山药各三钱；一钱；六月，加川连五分，大枣三枚；七月，加知母（炒）一钱，天冬三钱，百合三钱，炙橘红八分；八月，去白术，加川连（酒炒）五分，党参三钱；九月，加党参三钱，杞子三钱，川芎八分，白芍（炒）一钱；十月，去白术，加川芎一钱，炒白芍一钱五分，党参三钱，枸杞子三钱，炙龟版三钱。

安胎饮

【来源】《揣摩有得集》。

【组成】泽兰叶五钱　黄芩三钱（炒）　辽沙参六钱　白芍二钱（炒）　砂仁一钱（炒）　骨皮一钱半　麦冬一钱半（去心）　生草一钱

【用法】竹叶、灯心为引，水煎服。

【主治】妇人血热，怀胎数月后，动而不安，或向上顶。

安肾丸

【来源】《马培之医案》。

【组成】鹿角霜三钱　焦白术一钱半　肉桂三分　当归二钱　川续断一钱半　独活八分　怀牛膝五钱　大生地三钱　菟丝子五钱　巴戟肉一钱半　红枣三个　桑枝三钱

【主治】肾虚脊驼，足痿疼痛。

神效益母丸

【来源】《饲鹤亭集方》。

【组成】益母草十两　生地四两　阿胶三两　白术　香附　当归　白芍　川芎　荆芥　陈皮　郁金　蕲艾　地榆炭各二两　木香一两

【用法】蜜为丸。

【主治】妇人胎前产后十八般大病。一应经水不调，久不生育；胎动不安，临产艰难，胎衣不下，血晕不醒，恶露不尽，死胎不下，种种危险之症；及室女月事不调，将成骨蒸劳者。

安胎饮

【来源】《胎产要诀》卷上。

【组成】人参二钱　当归　白术　熟地（同）　川芎八分　甘草四分　紫苏　陈皮（同）　条芩一钱

【用法】加大枣，水煎服。

【主治】孕妇胎气不安，或腹痛、腰痛，或饮食不美；及孕妇屡产，生子无气，或生而不寿，或妊而数堕者。

【加减】如泄泻，减熟地，加莲肉十粒、壳砂数分；如渴，加麦冬一钱；如惊悸，加枣仁、益智仁各一钱；如怒气，磨木香三分。

子震落红丸

【来源】《喉科种福》。

【组成】生地四钱　蒲黄一钱半（醋炒）　真阿胶三钱（蒲黄末炒珠）　桔梗一钱半　芍药三钱（炒黑）　秦当归一钱半　甘草一钱　艾叶一钱

【用法】水煎服。

　　本方方名，据剂型，当为"子震落红汤"。

【功用】止血安胎。

【主治】孕妇喉痛，胎动来血，而见发热，恶寒，头痛项强者。

【加减】有表邪者，以葱白、豆豉为引，否则不须用。

杏仁汤

【来源】《温氏经验良方》。

【组成】杏仁一钱（去皮尖）　甘草一钱　紫菀五

分　寸冬一钱　糯米半杯

【用法】用白鸡煮汤，下米、药，煮为粥，可常食。约服十日，可保无虞。

【主治】妊娠曾伤七月胎者。

阿胶汤

【来源】《温氏经验良方》。

【组成】阿胶　当归　寸冬各一钱　党参一钱半　白芍二钱　甘草三分

【用法】每日一次，共服四日。

【功用】妊娠五月养胎。

猪肾汤

【来源】《温氏经验良方》。

【组成】猪肾一具　茯苓一钱半　桑寄生一钱　川芎五分　干地黄一钱　焦白术二钱　寸冬一钱

【用法】水煎服。二日一剂，月内共服七剂。

【功用】养胎。

【主治】妊娠九月胎动。

葱白汤

【来源】《温氏经验良方》。

【组成】葱白三寸　寸冬　酒芩　阿胶各一钱　党参二钱　甘草三分　当归一钱半　黄耆一钱半

【用法】上药煎三杯，每四点钟服一次，服至胎安为止。

【主治】七月妊娠，忽惊恐动摇，腹痛，或下粉红。

安胎饮

【来源】《顾氏医径》卷四。

【组成】熟地　当归　茯苓　甘草　川芎　白术　半夏　阿胶　地榆　白芍

【主治】孕妇临产之月，胞水未破，而血先下者。

芩连四物汤

【来源】《顾氏医径》卷四。

【组成】 黄芩　黄连　生地　白芍　归身　川芎　生甘草

【主治】 受孕后每至三月而半产者，由于心液不足以养胎，致君火燔炽，相火交煽，火盛气逆，胎动不安。

调气活血汤

【来源】《顾氏医径》卷四。

【组成】 人参　阿胶　当归　白芍　川芎　苏梗　砂仁　广皮　茯神　旋覆花　炙甘草　桑寄生

【主治】 孕妇因跌仆挫闪而致半产。

安胎丸

【来源】《集成良方三百种》。

【组成】 川续断　杜仲（炒黑）　山药（炒）　当归　真阿胶（炒）　白芍　熟地　砂仁　黄芩（酒炒）　甘草各四两　川芎　艾叶各二两　白术五两（炒）

【用法】 上为细末，糯米糊为丸，如梧桐子大。每服三钱。

【主治】 胎动不安，腹中作痛，下血胎漏，势将堕胎，或闪跌误伤，天癸复来，或惯好小产，不能到期。

达生丹

【来源】《北京市中药成方选集》。

【组成】 当归三钱　青皮子三钱　阿胶（炒珠）三钱　沉香三钱　山药三钱　川芎三钱　菟丝子三钱　熟地三钱　黄芩二钱　於术二钱　川贝母二钱　艾炭二钱　杜仲炭二钱　续断二钱　麦冬二钱　橘皮二钱　芥穗二钱　厚朴（炙）二钱　枳壳（炒）二钱　羌活一钱五分　生黄耆一钱五分　砂仁一钱五分　甘草一钱五分　木香一钱五分　人参（去芦）六钱　茯苓四钱　杭芍四钱　鹿茸（去毛）一两　龙涎香一钱　苏叶一钱

【用法】 上为细末，炼蜜为丸，重二钱，蜡皮封固。每服二丸，温开水送下，一日二次。

【功用】 调经益气，养血安胎。

【主治】 妇人气虚血亏，胎动不安，经期不准，胸满腹胀，腰疼腿痠。

保胎丸

【来源】《北京市中药成方选集》。

【组成】 熟地二两五钱　砂仁二两五钱　生黄耆四两　白术（炒）四两　白芍四两　当归四两　艾炭四两　菟丝子四两　桑寄生三两　川芎三两　枳壳（炒）三两　厚朴（炙）一两　川贝母二两　芥穗一两　羌活五钱　甘草五钱　黄芩二两

【用法】 上为细末，炼蜜为丸，每丸重二钱。每服二丸，每日二次，温开水送下。

【功用】 补气养血，保产安胎。

【主治】 妊娠气虚，腰酸腹痛，胎动不安，屡经小产。

养血安胎丸

【来源】《北京市中药成方选集》。

【组成】 当归一两　川芎一两　续断一两　橘皮一两　黄芩一两　茯苓一两　苏梗一两　杜仲炭一两　麦冬一两　补骨脂（盐炒）一两　壳砂一两　白术（炒）二两　益母草三两　香附（炙）三两　甘草五钱

【用法】 上为细末，炼蜜为丸，重三钱。每服一丸，一日二次，温开水送下。

【功用】 调养营卫，益气安胎。

【主治】 妊娠气虚，营卫不足，腰酸肢痛，胎动不安。

加味异功散

【来源】《中医妇科治疗学》。

【组成】 党参三钱　白术四钱　茯苓二钱　甘草一钱　广皮二钱　蕲艾三钱　乌则骨八钱　续断三钱

【用法】 水煎，温服。

【功用】 补气健脾。

【主治】 因脾虚气弱，妊娠四五月，胎动不安，腰酸腹痛，有时下血，气短神倦，面色浮黄，大便下利，舌淡苔白滑，脉沉滑。

加减逍遥散

【来源】《中医妇科治疗学》。

【组成】柴胡一钱半　白芍　茯苓各三钱　白术二钱　甘草一钱　山栀仁　蕲艾各三钱

【用法】水煎，温服。

【功用】平肝解郁以安胎。

【主治】妊娠胎动不安，或腹痛下血，兼精神抑郁，心烦善怒，胁肋胀痛，时有潮热，嗳气食少，或呕苦吐酸，脉弦而滑。

【加减】心烦躁甚者，加黄芩二钱；出血多者，加乌贼骨八钱，生地炭三钱。

加减补中益气汤

【来源】《中医妇科治疗学》。

【组成】黄耆　党参各三钱　白术　陈皮各二钱　升麻　柴胡各一钱　阿胶（冲化）　焦艾各二钱　甘草一钱

【用法】水煎服。

【功用】补气安胎。

【主治】平素体质不强，妊娠四五月，忽然腰酸腹胀，或下坠感，精神疲乏，胎动不安，阴道有少许出血，脉滑无力，属气虚下陷者。

【加减】大便溏薄，胃纳不佳，加砂仁二钱，扁豆四钱。

补肾安胎饮

【来源】《中医妇科治疗学》。

【组成】泡参四钱　白术二钱　杜仲　续断各四钱　狗脊　制益智　阿胶珠各二钱　蕲艾　菟丝各三钱　故纸二钱

【用法】水煎，温服。

【功用】固肾安胎。

【主治】肾虚胎动不安。时或阴道出血，腹胀腰酸特甚，两腿软弱，头眩耳鸣，小便频数失禁，尺脉微弱而滑，或仅虚大。

阿胶养血汤

【来源】《中医妇科治疗学》。

【组成】阿胶珠二钱　泡参　干地黄各三钱　麦冬　女贞　旱莲草（炒）各二钱　桑寄生五钱

【用法】水煎，温服。

【功用】养血润燥。

【主治】阴虚血燥，妊娠三四月，有时头晕目眩，心悸烦躁，腰酸腹胀，大便干燥，舌质红，苔光滑或黄燥，脉细数而滑。

胶艾安胎饮

【来源】《中医妇科治疗学》。

【组成】秦归二钱　阿胶　蕲艾叶　干地黄各三钱　杭芍一钱　桑寄生五钱　甘草一钱

【用法】水煎，温服。

【功用】补血安胎。

【主治】妇人血虚失养之妊娠腰腹痠胀，头晕心悸，自觉胎动不安或阴道出血，脉细滑。

内补养荣丸

【来源】《全国中药成药处方集》（沈阳方）。

【组成】当归　川芎　白芍各三两　熟地　醋香附各八两　炒白术　姜　草各五两　茯苓三两　黄耆　阿胶　陈皮各四两　杜仲　炙甘草（炒）　艾叶　砂仁各二两

【用法】上为极细末，炼蜜为丸，二钱重。每服一丸，白开水送下。

【功用】补血安胎，消炎止带。

【主治】妇人气血虚弱，头目眩晕，面色萎黄，经血不调，赤白带下，腰痛耳鸣，四肢无力，子宫虚寒，久不孕育，胎动不安。

【宜忌】忌生冷食物。

四制益母丸

【来源】《全国中药成药处方集》（福州方）。

【组成】炙甘草一两半　川抚芎一两半　漂白术三两　九蒸地黄八两　酒白芍三两　广木香一两　益母草四两　艾叶四两　炒阿胶一两　茯苓三两　香附四两　当归四两　缩砂仁二两　京丹参二两　陈皮二两

【用法】上为细末，炼蜜为丸，每粒重一钱五分，黄蜡封固。

【功用】未孕调经，即孕安胎，调和经脉，祛散风邪。

【主治】妇人胎前产后诸般病症。

安胎丸

【来源】《全国中药成药处方集》（北京方）。

【组成】人参五钱（去芦）　白术一两　甘草三钱　橘皮二钱五分　川芎三钱　当归一两　白芍八钱　紫苏叶一钱五分　黄芩一两　香附八钱（制）　杜仲一两　续断六钱　砂仁一钱五分

【用法】上为极细末，炼蜜为小丸。每服三钱，以温开水或姜汤送下，每日二次。

【功用】益气安胎。

【主治】妊娠气弱，腰酸腹痛，胎动失常。

保胎丸

【来源】《全国中药成药处方集》（天津方）。

【组成】当归　生白芍　川贝各五两　枳壳（麸炒）　白术（麸炒）　生地　川芎各四两　荆芥穗　生黄耆　甘草各三两　艾炭　砂仁各二两五钱　菟丝子四两　羌活一两五钱　黄芩三两　厚朴（姜制）二两五钱

【用法】上为细末，炼蜜为丸，每丸二钱重，每斤药丸用朱砂面三钱为衣，蜡皮或蜡纸筒封固。每次服一丸，白开水送下。

【功用】助气养血，安胎和胃。

【主治】孕妇气血两亏，屡经小产，胎动不安，腰酸腹痛，四肢酸懒，心跳气短，咳嗽头昏，呕吐恶心，不思饮食。

保胎丸

【来源】《全国中药成药处方集》（济南方）。

【组成】茯苓　熟地　黄耆　艾炭　白术　白芍　当归　菟丝子各四两　桑寄生　川芎　枳壳各二两　川贝母　厚朴　荆芥穗　人参各一两　羌活　甘草各五钱

【用法】上为细末，炼蜜为丸，每丸重二钱，蜡皮封固。每服一丸，白开水送下。

【主治】妊娠腰酸腹痛，胎动不安。

保胎金丹

【来源】《全国中药成药处方集》（大同方）。

【组成】生地　鳖甲　香附各四两　当归　茯苓　元胡　白薇　藁本　益母　川芎　炒艾　煅赤石脂　丹皮　白术　青蒿各二两　肉桂五钱　没药一两五钱　五味　炙草各一两　沉香六钱　人参二两　黄柏四两

【用法】白酒二斤，入锅内封口煮一小时，同前药共轧细面，炼蜜为丸重三钱，朱砂为衣，蜡皮。每次服一粒，一日二次。多服可除流产。

【主治】胎前产后诸虚症，胎漏，流产，滑胎，产后虚弱，倦怠无力，骨蒸潮热。

养血安胎丸

【来源】《全国中药成药处方集》（青岛方）。

【组成】当归五斤　白术　条芩各二十斤　砂仁　香附各五斤

【用法】上为末，炼蜜为丸，重二钱五分，蜡皮。

【主治】孕妇腰腹疼痛，胎动不安。

养血固胎丸

【来源】《全国中药成药处方集》（沈阳方）。

【组成】生黄耆　当归各二两　川芎八钱　黄芩三两　广砂仁一两五钱　菟丝饼二两　炙甘草八钱　川贝母一两五钱　炙鱼鳔一两　益母草四两　白芍　熟地　贡白术各二两　川续断一两　艾炭一两五钱　西洋参九钱　川杜仲一两五钱

【用法】上为极细末，炼蜜为丸，二钱重。每服一丸，白开水送下。

【功用】养血安胎。

【主治】气亏血弱，腰部疼痛，经患流产，胎动不安，孕期腹痛。

益气安胎饮

【来源】《中医症状鉴别诊断学》。

【组成】黄耆　党参　糯米　白术　菟丝子　续断

白芍　甘草　苎麻根　莲房炭

【功用】益气养血安胎。

【主治】气血两虚，胎动不安。

安胎和伤汤

【来源】《林如高骨伤验方歌诀方解》。

【组成】生地9克　白芍9克　白术9克　当归9克　枳壳6克　朱砂6克　茯神9克　续断9克　木香3克　甘草3克

【用法】水煎服。

【功用】镇静安胎，和伤止痛。

【主治】孕妇受伤。

【方论】本方用茯神、朱砂镇静安神；当归、生地、白芍补血和血；白术、甘草补脾益气，以生气血；续断补肝肾，且可增强安胎之效；木香、枳壳理气止痛。故本方有镇静安胎、和伤止痛之作用。

安胎饮

【来源】《湖北中医杂志》（1991，2：21）。

【组成】党参15g　黄芪15g　山药15g　杜仲15g　枸杞15g　续断15g　阿胶（烊化）15g　苏梗15g　黄芩15g　白芍15g　白术20g　砂仁3g　甘草9g

【用法】每日1剂，水煮汁450ml，每次服150ml，1日3次饭前服，阴道出血者加醋炒荆芥15g；有滑胎史，腰酸腹痛明显者加高丽参10g（另煎炖服）。

【主治】胎漏，胎动不安，滑胎。

【用法】阴道出血者加醋炒荆芥15g；有滑胎史，腰酸腹痛明显者加高丽参10g（另煎炖服）。

【验案】胎动不安　《湖北中医杂志》（1991，2：21）：治疗胎漏、胎动不安、滑胎93例，年龄22~40岁，均有停经史，或有不同程度的早孕反应，HCG（+），超声波检查为活胎，而见阴道少量出血，或有腰酸，下腹堕痛感。结果：阴道出血停止，腰酸腹痛明显消除，超声波检查，胎儿存活，有胎心及胎动反射，妊娠足月分娩为有效，共89例；经治疗症状不能控制而流产者为无效，共4例；总有效率为95.7%。

保胎饮

【来源】《陕西中医》（1991，5：206）。

【组成】驴外肾3g（冲）　阿胶（烊化）　煨杜仲故纸各10g　白术　菟丝子　熟地　白芍各12g　当归6g　川芎5g　黄芪15g

【用法】每剂煎煮3次约400ml药汁兑匀，早晚空腹各服200ml。连续服药至症状消失，停药观察10~15天，仍无症状者不再服药。

【主治】滑胎。

【用法】血热加条芩18g，熟地易生地12g；腰酸痛加续断10g；出血加焦艾10g，苎麻根12g；纳呆腹胀加陈皮8g，砂仁10g；恶心呕吐加竹茹6g。每剂煎煮3次约400ml药汁兑匀，早晚空腹各服200ml。连续服药至症状消失，停药观察10~15天，仍无症状者不再服药。

【验案】滑胎　《陕西中医》（1991，5：206）：本组治疗滑胎148例，年龄22~34岁，均于妊娠后就诊。疗效标准：临床症状消失，足月生产为治愈；难免再流产为无效。结果：治愈147例，无效1例，总有效率99.32%。

参茸保胎丸

【来源】《中国药典》。

【组成】党参66g　龙眼肉20g　菟丝子（盐水制）33g　香附（醋制）41g　茯苓58g　山药50g　艾叶（醋制）41g　白术（炒）50g　黄芩66g　熟地黄41g　白芍41g　阿胶41g　甘草（炙）28g　当归50g　桑寄生41g　川芎（酒制）41g　羌活20g　续断41g　鹿茸20g　杜仲58g　川贝母20g　砂仁33g　化橘红41g

【用法】上药制成丸剂。口服，每次15g，1日2次。

【功用】滋养肝肾，补血安胎。

【主治】肝肾不足，营血亏虚，身体虚弱，腰膝酸痛，少腹坠胀，妊娠下血，胎动不安。

千金保孕丸

【来源】《部颁标准》。

【组成】杜仲100g　白术（炒焦）100g　菟丝子

100g 熟地黄 70g 当归 50g 续断 50g 黄芩（酒制）50g 厚朴 50g 黄芪（制）25g 川芎 25g 陈皮 25g 阿胶 25g 艾叶（炭）25g 白芍（酒炒）20g 枳壳 15g 砂仁 15g 川贝母 15g 甘草（制）15g

【用法】制成大蜜丸，每丸重 10g，密封。口服，每次 1 丸，1 日 2 次。

【功用】养血安胎。

【主治】胎动漏血，妊娠腰痛，预防流产。

安胎丸

【来源】《部颁标准》。

【组成】当归 200g 川芎（制）200g 黄芩 200g 白芍（炒）200g 白术 100g

【用法】制成大蜜丸，每丸重 6g，密闭，防潮。空腹开水送服，每次 1 丸，1 日 2 次。

【功用】养血安胎。

【主治】妊娠血虚，胎动不安，面色淡黄，不思饮食，神疲乏力。

【宜忌】感冒发热者忌服。

妇康宝口服液

【来源】《部颁标准》。

【组成】熟地黄 173g 川芎 69g 白芍 139g 艾叶 69g 当归 104g 甘草 69g 阿胶 104g

【用法】制成口服液，每支 10ml，密封，置阴凉处。口服，每次 10ml，1 日 2 次，胎动胎漏者加倍或遵医嘱。

【功用】补血调经，止血安胎。

【主治】失血过多，面色萎黄，月经不调，小腹冷痛，胎漏胎动，痔漏下血。

【宜忌】舌淡肢冷或舌红烦渴者忌用。

健身安胎丸

【来源】《部颁标准》。

【组成】香附（四制）476g 白术 120g 陈皮（蒸）120g 当归（酒制）298g 枳壳 90g 党参 298g 荆芥 90g 白芍（酒制）238g 厚朴（姜制）90g 菟丝子（盐制）238g 黄芪（蜜制）180g 羌活 60g 艾叶（四制）150g 甘草 120g 川贝母 60g 川芎（制）180g 砂仁 60g

【用法】制成大蜜丸，每丸重 6g，密封。口服，每次 2～4 丸，1 日 3 次。

【功用】健脾补肾，理气安胎。

【主治】妇女妊娠胎动不安，亦可用于虚寒性胃痛，腰腿痛。

【宜忌】感冒发热者忌服。

喜字阿胶

【来源】《部颁标准》。

【组成】驴皮 1000g 当归 4g 川芎 2g 陈皮 2g 白芍 3g 红花 1g 香附 1g 肉桂 1g 白芷 1g 地黄 6g

【用法】制成胶剂，每 8 块重 250g，密闭，防潮。烊化兑服或打碎，以煎好的药汁熔化后服，每次 3～9g，1 日 2 次。

【功用】滋阴润燥，补血养血，止血安胎。

【主治】久病虚衰，阴血亏虚，胎动不安，产后血虚，崩漏，咯血，衄血，尿血，便血。

四十、滑　胎

滑胎，亦称"数堕胎"，是指连续发生堕胎、小产 3 次以上者。一般妊娠 3 个月以内，胎儿尚未成形而堕者为堕胎；妊娠 3 个月以后，胎儿已成形而堕者为小产。古代医家对本病论述颇多，《经效产宝》，谓其是"应期而堕"，《医宗金鉴》又曰："怀胎三、五、七月，无故而自坠，至下次受孕亦复是，数数坠胎，则谓之滑胎"。

冲任损伤，胎元不固，或胚胎缺陷，不能成形，故而屡孕屡堕。先天禀赋不足，肾气未充，或因孕后房事不节，纵欲所伤，以致肾气亏虚，冲任不固，胎失所系；或素体虚弱，气血不足，或饮食、劳倦伤脾，气血化源不足，或大病久病，耗气伤血，都可导致气血两虚，冲任不足，不能载胎养胎，故使屡孕屡堕而为滑胎。除母体因素外，需排除男方肾气不盛、精弱、血弱等先天因素，以及梅毒等感染性因素。

"虚则补之"是滑胎病证的主要施治原则，并应掌握"预防为主、防治结合"，在未孕前宜以补肾健脾、益气养血、调固冲任为主。妊娠之后或怀疑有孕之后，即应保胎治疗，服药期限应超过以往滑胎月份之后，且无胎漏、胎动不安征象时，方可停药观察之。

滑胎的另一含义是指临产催生的一种治法，《妇人大全良方·坐月门》的"滑胎例"，《景岳全书·妇人规》的产育类"滑胎"，均是指孕妇临产"易而且速"的催生方法。

当归散

【来源】《金匮要略》卷下。

【别名】芍药汤（《永类钤方》卷十八）。

【组成】当归　黄芩　芍药　芎䓖各一斤　白术半斤

【用法】上为散，每服方寸匕，酒饮调下，一日二次。

《鸡峰普济方》：用温童便或酒调下二钱。

本方改为丸剂，名"安胎丸"（《万病回春》卷六）、"五味安胎丸"（《东医宝鉴·杂病篇》卷十）。

【功用】

1.《鸡峰普济方》：快利恶露。

2.《万病回春》：养血清热。

3.《成方便读》：安胎清热。

【主治】

1.《金匮要略》：妇人妊娠常服，即易产，胎无苦疾；及产后百病。

2.《万病回春》：瘦人血少有热，胎动不安，素惯半产者。

【验案】堕胎　《古今医案按》：一妇年三十余，或经住，或成形未具，其胎必堕。察其性急多怒，色黑气实，此相火太盛，不能生气化胎，反食气伤精故也。因令住经第二月，用黄芩、白术、当归、甘草，服至三月尽，止药，后生一子。

补胎汤

【来源】《备急千金要方》卷二引《徐之才逐月养胎方》。

【组成】细辛一两　干地黄　白术各三两　生姜四两　大麦　吴茱萸各五合　乌梅一升　防风二两（一方有人参一两）

【用法】上锉。以水七升，煮取二升半，分三次食前服。

【主治】妇人曾伤一月胎者，预服此。

【宜忌】《妇人大全良方》：忌生菜、芜荑、桃、李、雀肉等物。

【加减】寒多者，倍细辛、茱萸；若热多渴者，去细辛、茱萸，加栝楼根二两；若有所思，去大麦，加柏子仁三合。

紫石门冬丸

【来源】《外台秘要》卷三十三引《经心录》。

【别名】紫石英天门冬丸（《备急千金要方》卷四）、紫石英丸（《太平圣惠方》卷七十七）。

【组成】远志（去心）　泽泻　肉苁蓉　桂心各二两　紫石英　天门冬（去心）　五味子各三两　禹余粮　蜀椒（汗）　乌头（炮）　卷柏　乌贼骨　寄生　石南　当归各一两　杜仲　甘草（炙）　石斛　柏子仁　辛夷　人参各二两　云母一两（烧）

方中紫石英、天门冬用量原缺，据《备急千金要方》补

【用法】上为末，炼蜜为丸，如梧桐子大。每服二十丸，酒送下，一日三次，稍加至三十、四十丸。

【功用】令人肥悦、有子。

【主治】风冷在子宫，有子常落；或始为妇，便患心痛，乃成心疾，月水未曾来者。

【宜忌】忌海藻、菘菜、猪肉、冷水、生葱、鲤鱼。

安中汤

【来源】《备急千金要方》卷二。

【组成】黄芩一两　当归　芎䓖　人参　干地黄各二两　甘草　芍药各三两　生姜六两　麦门冬一升　五味子五合　大枣三十五枚　大麻仁五合

【用法】上锉。以水七升，清酒五升，煮取三升

半，分四服，每日白天三次夜间一次，七日复服一剂。

【主治】妇人曾伤五月胎者。

【宜忌】《外台秘要》：忌菘菜、海藻、芜荑。

【方论】《千金方衍义》：前调中汤预调曾伤四月之胎，此安中汤预安曾伤五月之胎。夫调之与安，大费斟酌，调则有平治之权，安则无克削之理。彼以脾有蕴积，故宜枳实、厚朴以清之，此以素亏津液，又须生脉四物以濡之；用麻仁者，必妊娠素有脾约之故，然麻仁在此方与麻仁丸中不同，设非脾约，似可勿用。若中有宿滞，虽当五月，调中何妨，倘素禀亏弱，纵在四月，安中竟与勿疑，规矩不出方圆之外也。

柴胡汤

【来源】《备急千金要方》卷二。

【组成】柴胡四两　白术　芍药（一方作紫葳）甘草各二两　苁蓉一两　芎䓖二两　麦门冬二两　干地黄五两　大枣三十枚　生姜六两

【用法】上锉。以水一斗，煮取三升，分四服，日三夜一。中间进糜粥，七日更服一剂。

【主治】曾伤六月胎者。

【宜忌】勿食生冷及坚硬之物。

【方论】《千金方衍义》：前胎伤在六月，法当预培胃气，而反不用参、苓，必是妊娠大便艰燥，更衣时微有寒热，故用苁蓉、柴胡佐麦冬、地黄以滋血气。不费努挣，胎自安矣。设本妇大便不实，则退苁蓉而进参、苓，可预拟也。

调中汤

【来源】《备急千金要方》卷二。

【组成】白芍药四两　续断　芎䓖　甘草各一两　白术　柴胡各三两　当归一两半　乌梅一升　生姜四两　厚朴　枳实　生李根白皮各三两

【用法】上锉。以水一斗，煮取三升，分四服，日三夜一，八日后复服一剂。

【主治】曾伤四月胎者，当预服。

【宜忌】海藻、菘菜、桃李、雀肉等。

【方论】《千金方衍义》：调中者，调土中之墩阜坎陷也。土为万物之母，一息不调，便生疾苦，况

曾伤四月之孕，至此能无坎陷乎？固之之法，阜则削之，陷则培之。方中枳实、厚朴削平敦阜之剂也；白术、甘草运平坎陷之剂也；芎、归、芍、续疏通泉脉之剂也；柴胡、李根，一升清阳，一降逆气；生姜、乌梅，一宣上壅，一固下脱。务令中州之气无过不及，以平为期，则胎息之运动绰有余地，孰谓立方之名无深意存焉。

黄连汤

【来源】《备急千金要方》卷二。

【组成】黄连　人参各一两　吴茱萸五合　生姜三两　生地黄五两　（一方用阿胶，一方用当归半两）

【用法】上锉。以酢浆七升，煮取三升，分四服，日三次，夜一次。

【主治】曾伤二月胎者，预服此。

【宜忌】猪肉、冷水、芜荑。

【加减】若颇觉不安，加乌梅一升，加乌梅者，不用浆，直用水。

【方论】《济阴纲目》：生地为君，黄连为臣，似太寒矣，而又佐以姜、茱，岂非中和之剂乎。至于酢浆煮法并昼夜服法，俱佳。

辛茸丸

【来源】《普济方》卷三三六引《孟诜方》。

【组成】嫩鹿茸（炮，去毛，酥涂炙）一两半　北细辛　黄耆（蜜炙）　当归各二两　藁本头　京芍药　川白芷　牡丹皮　川芎　干姜（炮）　肉桂（去皮）　小黑豆（炒）　没药（另研）　防风　川椒（盐炒出汗，去盐）各一两

【用法】上为末，炼蜜为丸，如梧桐子大。每服四五十丸，空心、食前用温酒或淡醋汤送下。

【功用】去子宫风。

【主治】妇人子宫宿受风冷，致胎气不固，常有损堕。

黄耆散

【来源】《外台秘要》卷三十三引《删繁方》。

【别名】熟干地黄散（《太平圣惠方》卷七十七）、

干地黄散（《普济方》卷三四三）。

【组成】黄耆 吴茱萸 干姜 人参 甘草（炙）
芎䓖 白术 当归 干地黄各二两

　　方中干地黄，《太平圣惠方》作熟干地黄。

【用法】上为散。每服一匕半，清酒送下，日再
服，加至两匕为剂。

【主治】妇人怀胎，数落而不结实。

【宜忌】忌海藻、菘菜、芜荑、桃、李、雀肉等。

安荣汤

【来源】《医学正传》卷七引《产宝》。

【组成】四物汤加阿胶珠 香附子 白术 条芩
砂仁 糯米 桑寄生

【用法】水煎服。

【功用】固胎元，预防小产。

【主治】胎气不固，时常小产。

干地黄散

【来源】《太平圣惠方》卷七十六。

【组成】熟干地黄一两 甘草一两（炙微赤，锉）
麦门冬一两（去心） 黄芩一两 五味子一两 桑
寄生一两

【用法】上为散。每服四钱，以水一大盏，加生姜
八分，大枣三枚，煎至五分，去滓，每于食前
温服。

【功用】预防小产。

【主治】妊娠曾伤五月胎。

茯苓猪肾汤

【来源】《太平圣惠方》卷七十六。

【组成】白茯苓一两 桑寄生一两 干姜半两（炮
裂） 熟干地黄一两 白术一两 芎䓖一两 人参
一两（去芦头） 麦门冬一两（去心）

【用法】上锉细，和匀。每服用獖猪肾一对（切，
去脂膜），先以水一大盏半，加黑豆半合，煎至一
盏，去肾及豆，入药一两，煎至七分，去滓，分
二次，食前温服。

【主治】妊娠曾伤九月胎。

柴胡散

【来源】《太平圣惠方》卷七十六。

【组成】柴胡一两（去苗） 人参一两（去芦头）
甘草半两（炙微赤，锉） 紫苏茎叶半两 木通三
分（锉） 大腹皮半两（锉） 陈橘皮半两（汤浸，
去白瓤，微炒）

【用法】上为散。每服四钱，以水一大盏，煎至五
分，去滓，食前温服。

【主治】妊娠三四月，气壅恶食，呕哕，肢节烦
疼，或脚膝虚肿。

柴胡散

【来源】《太平圣惠方》卷七十六。

【组成】柴胡二两（去苗） 紫葳一两 白术一两
甘草半两（炙微赤，锉） 麦门冬一两（去心）
熟干地黄一两 芎䓖一两 肉苁蓉一两（汤浸一
宿，刮去皱皮，炙令干）

【用法】上为散。每服四钱，以水一大盏，加大枣
三枚，煎至五分，去滓，食前温服。

【主治】曾伤六月胎。

黄芩散

【来源】《太平圣惠方》卷七十六。

【组成】黄芩一两 人参一两（去芦头） 阿胶一
两（捣碎，炒令黄燥） 当归半两（锉，微炒）
吴茱萸一分（汤浸七遍，焙干，微炒）

【用法】上为散。每服四钱，以水一大盏，加生姜
半分，煎至五分，去滓，食前温服。

【主治】曾伤二月胎。

【加减】大段不安，加乌梅一两。

卷柏丸

【来源】《太平圣惠方》卷七十七。

【组成】卷柏 钟乳粉 鹿角胶（捣碎，炒令黄
燥） 紫石英（研细，水飞过） 阳起石（研细，
水飞过） 桑螵蛸（微炒） 熟干地黄 禹余粮
（烧醋淬七遍）各一两 杜仲（去粗皮，炙微黄，
锉） 芎䓖 当归（锉，微炒） 桂心 桑寄生

牛膝（去苗）　五味子　蛇床仁　牡丹各三分

【用法】上为末，都研令匀。炼蜜为丸，如梧桐子大。每服三十丸，空心及晚食前以温酒送下。

【主治】妊娠数堕胎，因气血虚损，子脏风冷，致令胎不坚固，频有所伤者。

诜诜丸

【来源】《太平惠民和济局方》卷九（淳祐新添方）。

【别名】调生丸（《济阴纲目》卷六）。

【组成】泽兰叶　白术各一两半　肉桂（去粗皮）干姜（炮）各半两　熟地黄（洗，焙）　当归（洗，焙）各二两　川芎　石斛（酒浸，锉，炒）白芍药　牡丹皮（去心）　延胡索各一两

【用法】上为细末，醋煮面糊为丸，如梧桐子大。每服五十丸，空心温酒送下。

【主治】妇人冲任虚寒，胎孕不成，或多损坠。

【方论】《济阴纲目》汪淇笺：冲为血海，任主胞胎。此方以四物养荣，以白术、石斛养气，泽兰、丹皮、玄胡荡胞中之秽，干姜、肉桂暖子宫之寒。去旧生新，温中益胃，亦温和之正方也。

白薇丸

【来源】《圣济总录》卷一五七。

【组成】白薇（去芦头）　牡丹皮（锉）　熟干地黄（焙）　木香　当归（切，焙）　肉豆蔻仁　远志（去心）　附子（炮裂，去皮脐）　禹余粮（火煅，醋淬五七遍，别研）　肉苁蓉（酒浸，去皱皮，切，焙）各二两　芎䓖　白茯苓（去黑皮）细辛（去苗叶）　石膏（别研）　独活（去芦头）吴茱萸（汤洗七遍去滑，焙）各一两　蜀椒（去目并闭口，麸炒出汗）半两　黄耆（锉）　五味子（微炒）　桂（去粗皮）各三分

【用法】上二十味，除别研外，捣罗为末，入研药拌匀，炼蜜为丸，如梧桐子大。每服二十丸，空心食前以温酒送下。

【主治】妇人血海冷惫，不能养胎，妊娠数堕。

地黄丸

【来源】《圣济总录》卷一五七。

【组成】熟干地黄（新润者，焙）一两　泽兰（嫩者）　肉苁蓉（酒浸，切，焙）　山芋　石斛（沉水者）　厚朴（去粗皮，生姜汁炙令透）　蛇床子（炒）　柏叶　艾（嫩者）　续断　卷柏（汤浸，洗）　五味子各半两

【用法】上为末，炼蜜为丸，如梧桐子大。每服十五丸，空心、晚间生姜、艾汤送下。

【主治】妇人血气衰弱，子脏风冷，妊娠数堕。

地黄汤

【来源】《圣济总录》卷一五七。

【组成】熟干地黄四两　当归（切，焙）　艾叶各二两　芎䓖　阿胶（炒令燥）　杜仲（去粗皮，锉，炒）　五加皮各三两

【用法】上锉，如麻豆大。每服五钱匕，水一盏半，煎至一盏，去滓，空心、食前温服。

【主治】妊娠气血衰微，胞脏挟冷，数堕胎。

杜仲丸

【来源】《圣济总录》卷一五七。

【组成】杜仲（去粗皮，炙，锉）　防风（去叉）附子（炮裂，去皮脐）　石菖蒲　桔梗（炒）　秦艽（去苗土）　细辛（去苗叶）　厚朴（去粗皮，生姜汁炙）　桂（去粗皮）　半夏（汤洗二七遍，焙）各三分　熟干地黄（焙）　沙参　蜀椒（去目并闭口者，炒出汗）　干姜（炮）各半两

【用法】上为末，炼蜜为丸，如梧桐子大。每服十五丸，渐加至二十丸，空心温酒送下。

【主治】子宫久冷，妊娠数堕胎。

吴茱萸丸

【来源】《圣济总录》卷一五七。

【组成】吴茱萸（汤洗十遍，焙）　蜀椒（去目及闭口者，炒出汗）各三两　高良姜　附子（炮裂，去皮脐）各一两　青橘皮（汤浸，去白，麸炒黄）一两半　白术二两

【用法】上为末，用干柿二十个，以好酒浸令软，研膏为丸，如梧桐子大。每服十丸，至十五丸，空心、临卧温熟水送下。

【主治】妇人子宫久冷，妊娠数堕胎。

阿胶汤

【来源】《圣济总录》卷一五七。

【组成】阿胶（炙令燥）　熟干地黄（焙）　艾叶（微炒）　芎藭　当归（切，焙）　杜仲（去皱皮，炙，锉）　白术各一两

【用法】上为粗末。每服四钱匕，水一盏半，加大枣三枚（擘破）同煎至八分，去滓，食前温服。

【主治】妊娠数堕胎，小腹绞痛不可忍。

紫石英丸

【来源】《圣济总录》卷一五七。

【组成】紫石英（捶作小块，以葵菜叶煮半日，碾细，水飞）　鹿茸（切片，酒浸一宿，去毛，炙）禹余粮（火煨，醋淬七遍，水飞）　当归（切，焙）　枳壳（去瓤，麸炒）　芎藭各一两　侧柏（微炙）　艾（细锉，醋拌，炒黄）　阿胶（蛤粉炒黄，去粉）　赤芍药　桂（去粗皮）　白芷各三分乌贼鱼骨（去甲，微炙）　木香各半两

【用法】上为末，炼蜜为丸，如梧桐子大。每服三十丸，空心、晚食前温酒送下。

【主治】血气不足，子脏夹寒，妊娠数堕。

吴茱萸汤

【来源】《卫生宝鉴》卷十八。

【组成】黄耆　川芎各一两　甘草（炙）一两半吴茱萸半两（汤泡）

【用法】上为末。每服二钱，空心，食前温酒调下。

【主治】妊娠伤胎，数落而不结实，或冷或热。

【宜忌】忌生冷果实。

小紫苏饮

【来源】《世医得效方》卷十四。

【组成】紫苏　厚朴　白茯苓各五钱　半夏　甘草各三钱

【用法】上锉。每服三钱，水一盏，加生姜五片，大枣二个煎，温服。

【功用】护胎。

【加减】客热烦渴，口生疮者，加知母、前胡；胞冷下利，加桂心（炒）；胃中虚热，大小便秘，加黄芩；头痛，加细辛、川芎。

安胎丸

【来源】方出《丹溪心法》卷五，名见《丹溪治法心要》卷七。

【组成】白术　黄芩　炒曲
　　《医学入门》：黄芩、白术各等分。

【用法】上为末，粥为丸服。
　　《医学入门》：为末，粥为丸，如梧桐子大。每服五十丸，白汤送下。

【功用】安胎。

【主治】《明医指掌》：妊娠四五月，内热甚而致常堕不安。

通灵散

【来源】《普济方》卷三四二引《医学类证》。

【组成】人参　附子（炮）　熟地黄　木香（煨）白术　干姜　牡丹皮　白芍药　陈皮（去白）　薯蓣　黄耆（蜜炙）　甘草（炙）　芎藭各等分（一方无人参）

【用法】上为细末。每服二钱，水一盏，糯米四十九粒，煎八分，去米，温服，一日二次。妊娠初期预服之。

【功用】养胎。

【主治】曾因子宫久冷，血海虚羸，致令妊娠三两月，胎动不安，下血腹痛而胎堕者。

【宜忌】忌一切毒物。

加味四物汤

【来源】《产科发蒙》卷二引《胎产须知》。

【组成】四物汤加炒阿胶　炒黑香附　白术　黄芩砂仁　糯米

【主治】胎气不固，常小产者。

吴茱萸汤

【来源】《普济方》卷三四三引《便产须知》。

【别名】实胎散。

【组成】甘草（炙） 黄耆 人参 川芎 白术 熟地黄（洗，蒸） 吴茱萸各等分

【用法】上为末。每服二钱，空心温酒调下。

【主治】妊娠怀胎，数落而不结实。

【宜忌】忌菘菜、桃、李、雀肉、醋物。

杜仲丸

【来源】《普济方》卷三四三。

【组成】杜仲（去粗皮，炙，锉） 防风（去叉） 附子（炮裂，去皮脐） 石菖蒲 桔梗（炒） 秦艽（去苗土） 细辛 肉桂（去粗皮） 厚朴（去粗皮，生姜汁炒） 半夏（汤浸二七次，焙）各三钱 沙参 熟地黄（焙） 蜀椒（去目并闭口者，炒出汗） 干姜（炮）各半两

【用法】上为末，炼蜜为丸，如梧桐子大。每服十五丸，渐加至二十丸，空心温酒送下。一月见效。

【主治】子宫久冷，妊娠数堕胎。

芎归补中汤

【来源】《万氏家抄方》卷五。

【别名】芎归寄生汤（《妙一斋医学正印种子篇》卷下）。

【组成】当归 川芎各一钱五分 茯苓八分 黄耆（炙）一钱 黄芩二钱 甘草陈皮 阿胶（蛤粉炒）各五分 白术（土炒）一钱半 续断（酒洗）二钱 桑寄生七分 香附（炒）一钱 砂仁三分（按月加至一钱）

【用法】加生姜三片，水煎，空心服。如未孕，每服十五帖；如前次三月内小产，下次不如期而来，必先于两月半内，每日服一帖，保过三月半后方稳。

【主治】妇人性急，常惯小产。

神效墨附丸

【来源】《万氏家抄方》卷五。

【别名】墨附丸（《医学入门》卷八）。

【组成】香附子一斤（去毛，作四份，一份好酒浸，一份米泔浸，一份童便浸，一份醋浸，各浸一日夜） 艾绵四两（用醋二大碗，同香附一处煮干，石臼内杵以烂为度，捻作钱样厚大饼，以新瓦炭火焙干，捣为末） 白茯苓（去皮，净） 当归（去芦，净，酒浸一宿） 人参（去芦） 川芎（大实者，去土，净） 熟地（用淮生地酒浸，九蒸九晒） 上等徽墨（火煅，醋淬）各一两 木香五钱

【用法】上为末，醋糊为丸，如梧桐子大。每服五十丸，空心好酒送下。

【主治】妇人久无子，经事不调，及数堕胎者。

安胎饮

【来源】《万氏女科》卷二。

【别名】安胎万全饮（《胎产心法》卷上）。

【组成】条芩 白术 人参 归身 生地 陈皮白芍各一钱 炙草 砂仁（连壳炒，捶碎）各五分

【用法】加生姜、大枣，水煎，食前服。

【主治】脾胃素弱，胎失滋养而常堕者。

安胎丸

【来源】《广嗣纪要》卷七。

【别名】湖莲丸。

【组成】莲肉（去心）二两 白术二两 条芩二两砂仁（炒）半两 山药五两

【用法】上为末，山药作糊为丸，如梧桐子大。每服五十丸，以米饮送下。

【功用】预防堕胎。

保胎丸

【来源】《摄生众妙方》卷十。

【组成】人参一两五钱 白术四两 黄芩二两 杜仲一两五钱（盐酒炒，另研） 当归二两 续断一两五钱（酒浸） 熟地黄一两（酒浸蒸） 陈皮一两 香附子一两（童便浸）

《胎产护生篇》有山药，无人参。

【用法】上药各为细末，糯米饭为丸，如绿豆大。每服七十丸，空心白汤送下。

妊娠过七个月后，不必再服。

【功用】《全国中药成药处方集》（沈阳方）：补气养血安胎。

【主治】

1.《摄生众妙方》：屡经堕胎，久而不育者。

2.《全国中药成药处方集》（沈阳方）：习惯性流产，虚弱贫血，生殖机能减退，腰膝无力，小腹疼痛，寒凝气滞，心烦头晕，四肢倦怠，面黄肌瘦，食欲不振。

太山磐石散

【来源】《古今医统大全》卷八十五。

【别名】泰山磐石散（《景岳全书》卷六十一）、安胎散（《文堂集验方》卷三）。

【组成】人参 黄耆各一钱 白术 炙甘草五分 当归一钱 川芎 白芍药 熟地黄各八分 续断一钱 糯米一撮 黄芩一钱 砂仁五分

【用法】水一钟半，煎八分，食远服。但觉有孕，三五日常用一服，四月之后方无虑也。

本方改为丸剂，名"太山盘石丸"（《女科指掌》卷三）。

【功用】兼养气血脾胃。

【主治】妇人气血两虚，身体素弱，或肥而不实，或瘦而血热，或脾胃少食倦怠，素有堕胎之患。

【宜忌】戒欲事恼怒，远酒醋辛热之物。

【加减】脾胃有热者，倍加黄芩，少用砂仁；胃弱者，多用砂仁，少加黄芩。

【方论】

1.《景岳全书》：妇人凡怀胎三四个月，惯要堕落，名曰小产。此由体弱气血两虚，脏腑火多，血分受热以致然也。医家又谓安胎多用艾、附、砂仁热补，尤增祸患而速其堕矣。殊不知气血清和，无火煎烁，则胎自安而固。气虚则提不住，血热则溢妄行，欲其不堕乎？香附虽云快气开郁，多用则损正气；砂仁快脾气，多用亦耗真气；况香燥之性，气血两伤，求以安胎，适又损胎而反堕。今惟泰山磐石散、千金保孕丸二方，能夺化工之妙，百发百效，万无失。

2.《实用妇科方剂学》：本方用人参、黄芪、

白术、炙甘草益气健脾以固胎气，当归、川芎、熟地、白芍补血调血以寿胎元，川断补益肝肾，砂仁调气和胃，佐以川断有固肾之作用，糯米补益脾阴，黄芩、白术同为安胎要药。诸药合用，使气调和，冲任得固，胎孕得安。

【验案】

1. 胎漏 《浙江中医学院学报》（1996，1：25）：用本方加减：炙黄芪、党参、炒当归、炒续断、炒熟地黄、炒白芍、炒黄芩、焦白术、砂仁、炙甘草、菟丝子、炒阿胶、陈皮、糯米，并随证略作加减，治疗胎漏 36 例。结果：痊愈 35 例，其中服药 5 剂漏止者 20 例，10 剂内止者 15 例，1 例无效。

2. 习惯性流产 《江苏中医》（1997，10：17）：用本方加味：炒党参、炙黄芪、菟丝子、炒白术、桑寄生、川断肉、砂仁、陈皮、炙甘草、车前子、南瓜蒂，治疗习惯性流产 27 例。结果：药后足月产 25 例，失败 2 例。成功率达 92.5%。

固胎饮

【来源】《古今医统大全》卷八十五。

【组成】人参 黄耆 白术 条芩各二钱 当归一钱 川芎 芍药各七分 熟地黄 陈皮各五分 黄连 升麻 柴胡 糯米八十一粒

方中黄连、升麻、柴胡用量原缺。

【用法】上为细末，晚米粥为丸，如梧桐子大。每服五十丸，清米饮送下。

本方方名，据剂型，当作"固胎丸"。

【主治】妊娠气血俱虚，三个月内惯要坠胎。

加减安胎饮

【来源】《古今医鉴》卷十二。

【组成】黄耆 甘草 人参 白术 艾叶 当归 川芎 熟地 续断 茯苓 白芍 香附 陈皮 杜仲

【用法】上锉，水煎，空心服。

【主治】妊娠气血不足，数坠胎者。

保生无忧散

【来源】《古今医鉴》卷十二。

【组成】当归　川芎　白芍　人参　白术　甘草　陈皮　神曲　麦芽　紫苏　诃子　枳壳

【功用】安胎益气，令子紧小无病。

【主治】滑胎。

千金保孕汤

【来源】《赤水玄珠全集》卷二十一。

【组成】人参　黄耆　白术　当归　甘草　黄芩　杜仲　桑寄生　川续断　白芍药　砂仁

【用法】加糯米五十粒，水煎，食远服。

【主治】妇人妊娠，气血不足，每至三、四月而堕。

【加减】若气痞闷不舒，加厚朴、苏梗；若腹疼，加熟艾叶、香附；见血下，加升麻、地榆、椿根白皮、阿胶。

千金保胎丸

【来源】《万病回春》卷六。

【别名】保胎丸（《制拈集》卷三）。

【组成】当归（酒洗）二两　川芎一两　熟地（姜汁炒）四两　阿胶（蛤粉炒）二两　艾叶（醋制）一两　砂仁（炒）五钱　条芩（炒）二两　益母草二两　杜仲（去根皮，姜汁、酒炒）四两　白术（土炒）四两　陈皮一两　续断（酒洗）一两　香附米二两（醋酒、盐水、童便各浸二日，炒）

【用法】上为细末。煮枣肉为丸，如梧桐子大。每服一百丸，空心粉汤送下。

【主治】女人受胎，气血不足，中冲脉有伤，经二月而胎堕者。

【宜忌】节饮食，绝欲，戒怒。

安胎加味八物汤

【来源】《宋氏女科》。

【组成】人参　条芩　阿胶　桑寄生　茯苓　芍药　续断　白术　当归　熟艾

【用法】水煎服。

【功用】补益固养气血。

【主治】气血虚损，不足荣卫，怀孕自坠者。

千金保孕丹

【来源】《寿世保元》卷七。

【别名】千金保孕丸（《仙拈集》卷三）。

【组成】当归（酒洗）一两　熟地黄（酒蒸）一两　人参一两半　白术（去芦，炒）四两　条芩一两　陈皮一两　香附子（童便浸）一两　续断（酒浸）一两半　杜仲（盐，酒炒）一两半

【用法】上为细末，糯米饭为丸，如梧桐子大。每服七十丸，白汤送下。

【主治】妇人常惯小产，久而不育者。

加味八珍汤

【来源】《寿世保元》卷七。

【组成】黄耆二钱　白术（去芦）一钱　甘草（炙）三分　防风七分　熟地黄（酒洗）一钱　川芎七分　白芍（酒炒）一钱　人参二钱　知母一钱　当归（酒洗）一钱　山药一钱　益智仁（研）八分　升麻四分　黄柏（酒浸炒）一钱

【用法】上锉一剂。水煎，温服。

【主治】妇人曾经小产，今有孕，预先培补为妙。大凡妇人堕胎，只是奇经废弛，冲任带脉受亏而然，宜服此汤大有益。

保胎资生丸

【来源】《先醒斋医学广笔记》卷二。

【别名】资生丸（原书同卷）、人参资生丸（《医宗金鉴》卷四十）。

【组成】人参（人乳浸，饭上蒸，烘干）三两　白术三两　白茯苓（细末，水澄蒸，晒干，加人乳再蒸，晒干）一两半　广陈皮（去白，略蒸）二两　山楂肉（蒸）二两　甘草（去皮，蜜炙）五钱　怀山药（切片，炒）一两五钱　川黄连（如法炒七次）三钱　薏苡仁（炒三次）一两半　白扁豆（炒）一两半　白豆蔻仁（不可见火）三钱五分　藿香叶（不见火）五钱　莲肉（去心，炒）一两五钱　泽泻（切片，炒）三钱半　桔梗（米泔浸，去芦，蒸）五钱　芡实粉（炒黄）一两五钱　麦芽（炒，研磨取净面）一两

【用法】上为细末，炼蜜为丸，如弹子大，每丸重

二钱。用白汤或清米汤、橘皮汤、炒砂仁汤嚼化下。

【功用】

1.《不居集》：妇人男子，调中养胃，饥能使饱，饱不使饥。

2.《霍乱论》：调和脾胃，运化饮食，滋养荣卫，消除百病，可杜霍乱等患。

【主治】

1.《先醒斋医学广笔记》：妊娠三月胎堕。

2.《成方便读》：脾胃气虚，湿热蕴结，以及小儿疳积腹胀，面黄肌瘦，久泄久痢等一切脾胃不足之症。

【宜忌】忌桃、李、雀、蛤、生冷。

【方论】

1.《不居集》：此方以参、术、苓、草、莲、芡、山药、扁豆、苡仁之甘平，以补脾元；陈皮、曲、麦、豆蔻、藿、桔之辛香，以调胃气；其有湿热，以黄连清之燥之。既无参苓白术散之滞，又无香砂六君之燥，能补能运，臻于至和，名之资生，诚信不诬。

2.《成方便读》：欲资生者，必先助其脾胃，故以四君子补益脾胃，合之山药、莲肉、扁豆、芡实之属以协助之。但脾者喜燥而恶湿，善运而不停，故以陈皮、白蔻香燥以舒之，苓、泽、苡米淡渗以利之，楂、曲、麦芽助其消导，藿香、厚朴借以温中，桔梗以引清气上行，黄连能使湿热下降。如是则脾复其常，可以资助生气矣。

固胎煎

【来源】《景岳全书》卷五十一。

【组成】黄芩二钱 白术一二钱 当归 芍药 阿胶各钱半 陈皮一钱 砂仁五分

【用法】水一钟半，煎服。

【主治】肝脾多火多滞，而屡堕胎者。

保胎丸

【来源】《简明医彀》卷七。

【组成】香附子（四制） 当归身 条芩（无热减半） 白术 熟地各四两 川芎 白芍药 艾叶（醋煮） 阿胶（酒蒸） 川续断 益母草 陈皮

砂仁各一两（有热减半）

【用法】上为末，煮枣肉为丸，如梧桐子大。每服二钱，米汤送下。

【主治】三月胎堕，气血不足，冲脉损伤。

【宜忌】宜戒怒少劳，节饮食。

固胎饮

【来源】《丹台玉案》卷五。

【组成】当归 白芍 川芎 熟地 阿胶各一钱 香附 白术 黄芩 砂仁各八分 糯米百粒

【用法】水二钟煎，不拘时服。

【主治】胎气不固，常欲小产。

安荣散

【来源】《何氏济生论》卷七。

【组成】丹参七分 龙骨一分 大枣三枚 小蒜三个 茯苓七分 当归三钱 人参一钱 火麻子一钱 阿胶一钱 赤豆三十随用

【主治】滑胎。

金匮丸

【来源】《何氏济生论》卷七。

【组成】香附子六两（黄柏浸炒三两，山栀浸炒三两） 川芎 续断 白术 山药 白芍各四两 青皮 砂仁 白薇各二两 生地 茯苓 条芩各四两

【用法】醋煮山药为丸，如梧桐子大。每服六七十丸，醋汤送下。

【主治】堕胎。

秘授济阴丹

【来源】《何氏济生论》卷七。

【组成】香附子二两五钱 艾叶（酒醋煮）一斤 熟地八两（和艾捣切片，晒研） 苍术 当归八两 方中苍术用量原缺。

【用法】醋糊为丸。每服百丸，以淡醋汤送下。

【主治】妇人怀孕常至三月即堕者，带下无子，胸满倦怠。

托胎丸

【来源】《李氏医鉴》卷八。

【组成】杜仲八两（糯米汤煎，浸透，炒断丝）续断二两（酒拌，焙）山药六两

【用法】上为末，面糊为丸；或枣肉为丸。米饮送下。

【功用】补肾气，托胎元。

【主治】受孕一二月，惯堕胎者。

安胎饮

【来源】《嵩崖尊生全书》卷十四。

【组成】当归身一钱 川芎五分 白芍 熟地 生地各一钱 白术二钱 砂仁一钱 陈皮五分 苏梗五分 杜仲二钱 续断八分 阿胶一钱 条芩一钱半

【用法】原书用法：预防五月、七月，为丸；亦可枣肉为丸。

【主治】血虚有火，曾三个月堕胎。

【加减】见血，加地榆、炒蒲黄各一钱；腹痛或下坠，砂仁、白芍倍加，熟地亦倍加。

保胎丸

【来源】《达生编》卷下。

【组成】淮山药四两（炒）杜仲三两（盐水炒）续断二两（酒炒）

【用法】上为末，糯米糊为丸。每服三钱，米汤送下。

【主治】胎欲堕落，惯小产者。

加味大造丸

【来源】《胎产要诀》卷上。

【组成】紫河车 人参 山药 当归 熟地 天冬 麦冬 五味子 杜仲 牛膝（酒浸一宿，炒）黄柏（盐水炒，泄泻不用）

【用法】炼蜜为丸服。

【主治】妇人血弱，不能摄元，或成胎屡堕，或孕后虚热，盗汗，少食，带多等。

凤衣散

【来源】《胎产心法》卷一。

【组成】头生鸡子抱出小鸡之蛋壳

【用法】阴阳瓦焙黄，为末。如前次小产在何月份，至时预先以无灰酒冲服。

【主治】防治三、五、七月小产。

八珍养胎饮

【来源】《叶氏女科证治》卷二。

【组成】人参 白术（蜜炙）茯苓 熟地黄 当归 白芍 川芎 香附（制）各一钱 砂仁（炒，去壳）五分 炙甘草五分

【用法】加生姜三片，大枣二枚，水煎服。

【功用】养胎。

大安胎饮

【来源】《叶氏女科证治》卷二。

【组成】当归二钱 熟地黄 白术（蜜炙）川芎（煨）白芍（酒炒）续断（盐水炒）条芩（酒炒）砂仁（炒，不去壳）桑寄生各一钱 人参 炙甘草 荆芥穗各五分

【用法】水一钟半，煎七分服。

【主治】妊娠一月，素体弱及惯堕胎者。

【加减】如气不顺而喘，加苏梗一钱。

加味异功散

【来源】《叶氏女科证治》卷二。

【组成】人参 白术（蜜炙）当归 川芎 陈皮（去白）茯苓 阿胶（蛤粉炒珠）麦冬（去心）炙甘草各等分

【用法】加生姜三片，大枣二个，水煎服。

【功用】预防妊娠五月以前堕胎。

加味益气汤

【来源】《叶氏女科证治》卷二。

【组成】人参 黄耆（蜜炙）白术（蜜炙）甘草（炙）各一钱五分 当归二钱 川芎 砂仁

陈皮　酸枣仁（炒）各八分　升麻（炒）　柴胡各三分

【用法】加生姜三片，大枣二枚，水煎，空心服。

【功用】养气血，固胎元，预防堕胎。

【主治】妇人先经半产，后次有胎，妊娠七月以前。

安胎丸

【来源】《叶氏女科证治》卷二。

【组成】生地黄四两（砂仁末一两拌酒蒸晒九次）当归身（酒炒）　白芍（酒炒）　白术各三两（切片，饭上蒸晒五次，蜜炙）　陈皮（去白）　条芩（酒炒）　川续断（盐水炒）　杜仲（盐水炒断丝）麦冬（去心）各二两

【用法】上为末，炼蜜为丸，如梧桐子大。每早砂仁汤送下四钱。

《大生要旨》：怀孕三月，恶心懒倦已退，脏燥已润，于四、五、六、七、八月逐月服此丸料。

【功用】

1.《叶氏女科证治》：妊娠七月，以防堕胎。

2.《沈氏经验方》：和中保胎，养血调气，健脾进食。

【加减】脾虚泄泻，加淮山药、菟丝饼各三两；气虚，加人参二两；血虚，加阿胶（蛤粉炒珠）二两。

固胎丸

【来源】《叶氏女科证治》卷二。

【组成】人参　黄耆（蜜炙）　茯苓　白术（蜜炙）　杜仲（盐水炒）　川续断　山萸肉　白芍丹参　川芎　山药　当归　生地黄　香附（制）砂仁　薄荷

【用法】水煎服。

《中国医学大辞典》：研为细末，水泛为丸。热汤送下。

【主治】气血不充之滑胎，妊娠三四月而堕，或六七月而堕，或屡孕屡堕。

保胎无忧丸

【来源】《叶氏女科证治》卷二。

【组成】党参（饭上蒸三次）　白术（蜜炙黄勿焦）　当归（酒炒）各四两　大熟地（酒蒸）六两茯苓（乳蒸三次）　山药（乳蒸三次）　杜仲（姜汁炒断丝）　白芍（酒炒）各三两　川芎（炒黑）二两　续断（酒洗晒干）五两　子芩（酒炒）　砂仁（炒，另研细末）　甘草（蜜炙）各一两　糯米（炒）五两

【用法】上为末，炼蜜为丸。每服三钱，白汤送下，早晚各一次。

【功用】安胎。

【主治】七月堕胎。

当归散

【来源】《医方一盘珠》卷六。

【组成】当归身（酒洗）五钱　大川芎二钱半　白芍（酒洗）二钱半　白术（土炒）三钱　故纸（盐水炒）　小茴香（盐水炒）各钱半　炙甘草砂仁（炒）各五分

【用法】煨姜、黑枣为引，水煎服。

【功用】安胎（妊娠二三月安胎主方）。

【加减】气虚加蜜炒黄耆一钱，人参一钱；火呕加黄芩（酒炒）五分；腰痛加杜仲一钱半（盐水炒），续断一钱半（酒炒）。

三合保胎丸

【来源】《幼幼集成》卷一。

【组成】大怀地十二两（用砂仁三两，老姜三两，将地黄入砂锅内，先以净水煮两昼夜，俟地黄将烂，始入好酒煮之，总以地黄糜烂为度，将酒煮干取起，拣去砂仁，姜滓不用，将地黄捣膏听用）大当归（去头尾，取身切片）十二两（以好酒洗过，晒干听用）　漂白术（取净干片）十二两（以黄土研碎拌炒，极黄取出，筛去土）　实条芩（枯飘者不用，取小实者切片）六两（酒炒三次）　棉杜仲（切片）十二两（盐水拌炒，以丝断为度）川续断（切片）十二两（酒炒）

【用法】上将后五味和为一处，火焙干燥，石磨磨细末，筛过，以前地黄膏和匀，少加炼蜜入石臼内，捣千余杵为丸，如绿豆大。每早盐汤送下三钱，晚临卧酒送下三钱，每日如此，不可间断。

孕妇素怯者，须两料方可。自一月服起，过七个月方保无虞。

【主治】素惯堕胎者。

【加减】孕妇肥白气虚者，再加白术二两；黑瘦者，再加条芩一两，性躁者二两；至怯者，加人参。

【方论】以古之内补丸、杜仲丸、白术散三方合凑，名三合保胎丸。以条芩清肝火而凉血，白术扶中气以健脾，当归养血宁心，熟地滋阴补肾，续断填损伤而坚胞系，杜仲益腰膝而暖子宫。药虽平易，功胜神丹，诚所谓针芥相投，捷如影响。

安胎丸

【来源】《仙拈集》卷三。

【组成】茯苓四两 条芩 白术 香附 益母草各二两 元胡 红花 没药各五钱

【用法】上为末，炼蜜为丸，如梧桐子大。每服七丸为限，不宜多服，空心以白汤送下。惯于小产者，可预服之。如胎不安，一日间可服四五次，不宜连吃，安则仍一日一服。

【主治】妊娠腹痛，腰痠作胀；惯于小产者；甚至见红将坠者，亦能保足月。

香附胶艾丸

【来源】《同寿录》卷三。

【组成】香附米（陈醋煮，炒干，净末）十二两 元胡索二两 川芎二两 当归身（酒浸洗，烘干，净末）二两 白芍药（净末）二两 蕲艾叶（去梗，醋煮，焙干，净末）二两 生地三两（酒蒸熟，细研为膏，勿犯铁器） 阿胶（蛤粉炒成珠，净末）二两

【用法】上药各为末，醋糊为丸，如梧桐子大。每服八十丸，空心米汤送下。

【功用】安胎。

【主治】常半产者。

莲砂散

【来源】《同寿录》卷三。

【组成】湖莲肉（去心）四两 缩砂仁（连壳炒，去壳，研）二两

【用法】上为细末。每早服三四匙，用米饮调下。

【功用】保胎。

神效膏

【来源】《文堂集验方》卷三。

【组成】当归一两 生地八钱 白术 川断各六钱子黄芩（酒炒） 益母草各一两 白芍（酒炒）黄耆 党参各五钱 生甘草三钱

【用法】用麻油二斤，浸七日，熬成膏，加（原缺）三四沸，入飞过黄丹七钱，（原缺）炒研搅匀，滴水成珠，入井中浸十日取出，红布上摊碗口大。贴丹田上，十四日一换，贴过八个月为妙。

【主治】久惯小产者。

柳青丸

【来源】《妇科玉尺》卷二。

【组成】川黄连（姜汁炒三次）三两

【用法】上为末，米糊为丸，如绿豆大。每服三五分至七八分，以陈皮、半夏汤送下。须于未交三月前十日服起。

【主治】妊娠三月，心经火甚而堕胎。

鱼肚丸

【来源】《医级》卷九。

【组成】熟地四两 山药二两 杜仲 归身 川断白芍 阿胶 菟丝子 白术各一两五钱 黄芩香附一两 鱼肚四两

【用法】上为末，炼蜜为丸。每服三钱，白滚汤送下。

【主治】胎元不固，每致半产，或见漏红腹胀。

保孕丸

【来源】《医级》卷九。

【组成】熟地 当归 川断 白术各四两 阿胶香附各二两 陈皮 艾叶 益母草 川芎 黄芩各一两 砂仁五钱

【用法】上以枣肉为丸。每服三四钱，米饮送下。

【主治】妇人受孕，气血不足，经三月而堕胎者。

【宜忌】宜节饮食，戒恼怒，绝嗜欲，静养。

调元固系丸

【来源】《医级》卷九。

【组成】熟地六两（蒸晒） 当归 白芍 川断（俱酒炒） 阿胶各三两 人参（片焙）一两 白术（土炒） 茯苓（人乳拌蒸） 甘草（蜜炙） 杜仲（盐水炒） 山药（米泔制） 菟丝（酒制） 香附（酒醋分制） 麦冬 血余（真者片研） 燕窝（煮捣） 藕节各二两（切片） 二蚕绵四两（剪炒另研）

【用法】先将地黄、燕窝捣烂，后入炒制诸药，以糯米粥饮浓汁打糊作丸，如梧桐子大。每服三四钱，早晚龙眼汤送下，白汤米饮亦可。

【主治】妊娠气血不足，冲任虚而胎系不固，屡孕屡堕。

【宜忌】忌食发气、助火、生痰、生冷等物。

保胎丸

【来源】《产科心法》卷上。

【组成】杜仲八两（用糯米粥汤拌蒸，晒干，炒） 山药六两（炒，另磨，留粉二两，打糊法丸） 川断四两（盐水炒） 当归二两（酒炒）

【用法】用山药粉打糊为丸，亦可用枣肉打为丸。开水送下，不拘时候。

有孕即合服之，服过七个月可止。

【功用】防止小产，使产后多乳。

益母丸

【来源】《宁坤秘籍》卷上。

【组成】益母草四两 当归四两

【用法】上为末，炼蜜为丸。空心白滚汤送下。

【功用】预防小产。

加味四君子汤

【来源】《会约医镜》卷十四。

【组成】人参随便 白术二钱半 茯苓一钱半 甘草（炙）一钱 山药（炒） 当归 扁豆（炒）各二钱 芡实（炒，研末，调药服）三钱

【用法】生姜、大枣为引。或以此方加倍，研细末，加白糖，每日中夜用米饮调服三钱，即睡一刻，更妙。

【功用】补脾固胎。

【主治】妇人脾虚气弱，易于堕胎。

【加减】或加杜仲、续断各钱半。

养血舒肝汤

【来源】《会约医镜》卷十四。

【组成】当归身二三钱 熟地三五钱 白芍（酒炒）一钱半 甘草（炙）一钱 阿胶（蛤粉炒） 白术 杜仲（盐水炒）各一钱半 枸杞 淮山药（炒）二钱

【用法】加大枣为引，水煎服。

【功用】生血养肝，固胎。

【主治】受胎一月，系属肝经，前此或堕，后孕至期亦堕者。

山药丸

【来源】《产科发蒙》卷二。

【组成】杜仲八两（糯米煎汤浸透，炒，为末） 续断二两（酒浸，焙干，为末） 山药五两（为末）

【用法】以山药末打糊为丸。空心米汤送下。

【主治】频惯堕胎，三四月即堕者。

应效丹

【来源】《产科发蒙》卷二。

【组成】干漆 牡丹皮 大黄各一两 莪术五钱

【用法】上为细末，醋糊为丸，如梧桐子大。每服二三十丸，温酒吞下。

【主治】妊娠数堕胎，因宿有血块在小腹而致者。

补天手饮

【来源】《产科发蒙》卷二。

【组成】酸枣仁 远志 茯神各一钱 白术二钱 甘草五分 当归 枸杞子 芍药各一钱五分 生

地黄八分　艾絮六分　龙眼肉五枚

【用法】以水四合，煮取二合，去滓温服。

【主治】怀孕不能养胎，数月而堕胎。

千金保胎孕丸

【来源】《胎产护生篇》。

【组成】川续断四两　杜仲四两（盐水炒）　白术二两（土炒）　黄芩三两（酒炒）　当归三两（酒炒）

【用法】山药糊为丸。每服三钱，空心用砂仁一二分点汤下。

【主治】怀胎妇人，素患腰疼，元气不足，犹恐胎堕者。

通补奇经丸

【来源】《温病条辨》卷五。

【组成】鹿茸八两（力不能者以嫩毛角代之）　紫石英（生研极细）二两　龟版（炙）四两　枸杞子四两　当归（炒黑）四两　肉苁蓉六两　小茴香（炒黑）四两　鹿角胶六两　沙苑蒺藜二两　补骨脂四两　人参二两（力绵者，以九制洋参四两代之）　杜仲二两

【用法】上为极细末，炼蜜为丸，如小梧桐子大。每服二钱，渐加至三钱。

【功用】《吴鞠通医案》：通补八脉。

【主治】

　　1.《温病条辨》：妇人肝虚而热，每殒胎必三月者。

　　2.《吴鞠通医案》：疟疾，带下，月经不调。

【宜忌】《吴鞠通医案》：暂戒猪肉，永戒生冷。

【加减】大便溏者，加莲子、芡实、牡蛎各四两，以蒺藜、洋参熬膏为丸；淋带者，加桑螵蛸、菟丝子各四两；瘕痕久聚少腹痛者，去补骨脂、蒺藜、杜仲，加肉桂、丁香各二两。

【验案】1. 疟疾　《吴鞠通医案》：孙，四十岁，少阴三疟，二年不愈，寒多热少，脉弦细，阳微损及八脉，与通补奇经丸四两，服完全愈。

　　2. 恶露不尽　《吴鞠通医案》：乙酉八月十九日，余氏，二十三岁，产后漏经半年，经止后一年有余，忽来如崩，又疑半产。以温经法后至九月初一日经通，舌白滑，五日前面肿腹痛，带下特甚，其为带脉之寒湿下注无疑。以温经散寒利湿等法后至十一月十四日，带症已少，不时举发，经不调，六脉阳微之极。此症病起产后，漏经半年，胞宫之损可知，体厚湿重易肿，纳食不旺，阳明之虚又可知矣，当兼治之。每日空心服奇经丸三钱，以补胞宫；午间、晚间各服温经行湿汤药一碗，以理阳明为主。

万应无忧散

【来源】《古方汇精》卷三。

【组成】当归身三钱　焦术　炒黄芩各一钱五分　广皮五分　益母草　大熟地各二钱　大川芎　茯苓块各一钱　炙草四分　大腹皮八皮（黑豆汁洗净）

【用法】胎前临产之月，间一日服一剂。

【功用】保胎，助产。

【加减】临产时，照方加好人参七分或加上炙黄耆二钱。

固元饮

【来源】《古方汇精》卷三。

【组成】大生地四钱　川芎六分　归身　川续断　云苓各二钱　麸炒白芍　制杜仲　丹参各一钱五分　焦白术一钱三分　炙草四分

【用法】水煎，加淡酒半小杯和服。

【功用】安胎。

【主治】妊娠三月后，胎动下血，或因倾跌欲坠胎者。

【加减】如胎死腹中，去川断，加败龟版三钱（炙），血余炭五分，芒消六分，投一剂，自然收缩而下。

保胎散

【来源】《平易方》卷三。

【组成】熟地八钱　山药五钱　杜仲（盐水炒）　白芍（酒炒）　黄耆（酒炙）各三钱　白术（土炒）　补骨脂（酒炒）　川断各二钱

【用法】清水煎服。

【主治】孕妇伤胎动气，下血，或常易小产者，服

之可保足月分娩。

保胎散

【来源】《平易方》卷三。

【组成】头二蚕茧黄不拘多少

【用法】以阴阳瓦煅，不可过性，为细末。每服三钱，桂元汤送下。

【功用】妊娠每饮一服，可防堕胎之患。

玉环丸

【来源】《重庆堂随笔》卷上。

【组成】生地（切碎同姜炒，去姜） 丹参（去头尾，酒洗，炒）各四两 全当归三两四制 大香附 赤芍（酒炒）各二两 川芎（童便炒） 陈艾绒（鸡子二枚同煮水干，炒黑）各一两

【用法】上为末，以黑驴皮胶三两，酒化烊，和捣为丸，如梧桐子大。每服二十丸。凡屡屡堕胎，堕后服荡胞丸，服至七朝，第八朝接服此丸，至十四朝而止。

【主治】妊娠胎堕者。

保胎磐石丸

【来源】《女科辑要》卷下。

【组成】怀山药四两（微炒） 杜仲三两（去粗皮，净，盐水炒断丝） 川续断二两（酒炒）

【用法】上为末，糯米糊为丸，如绿豆大。每服三钱，米汤送下。凡胎欲堕者，一服即保住；惯小产者，宜常服之；或每月服数次，至惯半产之月即服之，无不保全。

【功用】保胎。

【主治】堕胎小产。

菊花汤

【来源】《产孕集》卷上。

【组成】菊花如鸡子大一把 麦冬三合 大枣十二个 人参五钱 当归 甘草各六钱 阿胶一两 生姜一两六钱

【用法】以水三斗，煮半，纳清酒一升，并胶，煎

取一升，分二服。

【主治】曾孕四月而堕者。

【加减】受寒者，加麻黄。

葆元异验膏

【来源】《集验良方》卷二。

【组成】全当归一两 大生地八钱 川续断六钱 白芍药五钱（酒炒） 黄耆五钱 肉苁蓉五钱（炒） 条芩一两（酒炒） 甘草三钱 益母草一两

【用法】上用香麻油二斤，浸七日，熬成膏，加白占一两，再熬三四沸，量加飞过东丹收成膏，再入飞过龙骨一两，搅匀，退火十余日，用大红缎摊碗口大，贴丹田穴，半月一换。过八个月，臻于太和。

【主治】妇人久惯小产，受孕三四月，或五月，届期胎坠，此元虚子宫滑脱使然。

滑胎饮

【来源】《鸡鸣录》。

【组成】茯苓 归身各一钱五分 焦白术 煨川芎 制香附 广皮各二钱 苏梗八分 酒芩五分 炙草五分

【用法】水煎，临月服，三日进一剂，娩而止。

【主治】素患堕胎，及难产者。

【加减】气虚，加人参一钱；胎肥，加麸炒枳壳一钱五分。

四物鹿胶汤

【来源】《不知医必要》卷四。

【组成】当归 鹿胶各一钱五分 杜仲（盐水炒）一钱 补骨脂（盐水炒） 白芍（酒炒） 川芎丝饼 川续断各一钱 熟地二钱

【功用】温补。

【主治】屡患堕胎。

桑寄生丸

【来源】《不知医必要》卷四。

【组成】川杜仲（糯米水泡，即以糯米拌炒，勿令

焦）一两六钱　炙耆三两二钱　真桑寄生　高丽参（去芦，米炒）　北五味各八钱　白术（净，炒）一两二钱

【用法】上加大枣（去核）一两二钱，水熬成膏，将所炒之糯米研末，共和为丸，如绿豆大。每服四钱，米汤送下，一日二次。

【主治】妊娠应期堕胎，不受热药者。

钉胎丸

【来源】《青囊秘传》。

【组成】杜仲（糯米汁浸炒）八两　续断（酒浸炒）二两　山药六两

【用法】上为末作丸，每服五六十丸。孕后二月即服之。

【主治】频惯堕胎，三四月即坠者。

清胎方

【来源】《千金珍秘方选》。

【组成】川断　杜仲各等分

【用法】上为末，用雄猪胆一个，填药塞满，用酒煨熟，打为丸，如绿豆大。每服三钱，一日二次，一月服一料。

【功用】保胎。

寿胎丸

【来源】《医学衷中参西录》上册。

【组成】菟丝子四两（炒熟）　桑寄生二两　川续断二两　真阿胶二两

【用法】上药将前三味轧细，水化阿胶和为丸，每丸一分重（干足）。每服二十丸，开水送下，一日二次。

【主治】滑胎。

【加减】气虚者，加人参二两；大气陷者，加生黄耆三两；食少者，加炒白术二两；凉者，加炒补骨脂二两；热者，加生地二两。

【方论】胎在母腹，若果善吸其母之气化，自无下坠之虞。且男女生育，皆赖肾脏作强。菟丝大能补肾，肾旺自能荫胎也；寄生能养血，强筋骨，大能使胎气强壮，故《本经》载其能安胎；续断

亦补肾之药；阿胶系驴皮所熬，最善伏藏血脉，滋阴补肾，故《本经》亦载其安胎也。

【验案】崩漏　《陕西中医》（1993，12：555）：应用本方加味：桑寄生、川断、菟丝子、阿胶（烊化）、当归各10g，益母草、炒贯众、薏苡仁各30g。水煎，日服1剂。兼热象加丹皮、黄芩各10g，生地30g；气虚加党参、黄芪各30g；血瘀加五灵脂、炒蒲黄、香附各10g；湿热加黄柏、白芷各10g；凡出血量多，日久不愈均可加三七5g（冲），仙鹤草30g，服药时间5～15天。治疗崩漏33例。结果：痊愈（症状、体征消失，出血停止，月经正常，2～3个月内不复发者）23例，好转（症状体征均减轻，出血明显减少或止后有少量出血者）9例，无效1例；总有效率97%。

万应保胎丸

【来源】《中国医学大辞典》。

【组成】于术三两　延胡索　黄芩　香附　益母　红花各一两　茯苓二两　没药三钱

【用法】上为细末，炼蜜为丸，如梧桐子大。每服三钱，熟汤送下。

【主治】妊娠气血虚弱，不能滋养胎元，致腹痛经漏，或至小产。

保胎丸

【来源】《中国医学大辞典》。

【组成】杜仲一斤（切片，盐水浸七日，其水每日一换，铜锅缓火炒断丝，研细末）　黑枣一斤（以陈黄酒二斤煮极化，去皮核）

【用法】上为丸，如梧桐子大。每服三钱，清晨淡盐汤送下。如向在三月内小产者，服至六七月可止；如在五七月小产者，服至八九月可止。

【功用】保胎。

【主治】小产。

茯神汤

【来源】《温氏经验良方》。

【组成】茯神一钱半　丹参一钱　龙骨一钱（煅）　阿胶一钱　当归二钱　甘草一钱　党参一钱半

大枣三个　赤小豆一钱

【用法】上为细末。每服一钱，早、晚用黄芩五分，艾叶三分，煎水冲泡，去滓服。

【主治】曾伤三月胎者。

加减人参丸

【来源】《顾氏医径》卷四。

【组成】人参　白术　茯苓　甘草　当归　阿胶　苏梗　桑寄生

【主治】受孕后，因色欲过甚，精血暗损。荫胎不足，胎系不固，胎不长成，而每致半产者。

松黄通幽汤

【来源】《顾氏医径》卷四。

【组成】松子仁　柏子仁　瓜蒌仁　生地　归身　枳壳

【主治】受孕后，脾阴不足以养胎，致脾阳亢盛，腑气化燥，大便秘塞，胎因不安，每至五月而半产者。

调气清肺汤

【来源】《顾氏医径》卷四。

【组成】苏子　杏仁　橘红　砂仁　白茯苓　桑白皮　马兜铃

【主治】孕妇肺阴不足以养胎，致肺气不肃，咳嗽气促，震动胞络，胎因不安，每致七月而半产者。

安胎丸

【来源】《集成良方三百种》。

【组成】川续断　杜仲（炒黑）　山药（炒）　当归　真阿胶（炒）　白芍　熟地　砂仁　黄芩（酒炒）　甘草各四两　川芎　艾叶各二两　白术五两（炒）

【用法】上为细末，糯米糊为丸，如梧桐子大。每服三钱。

【主治】胎动不安，腹中作痛，下血胎漏，势将堕胎，或闪跌误伤，天癸复来，或惯好小产，不能到期。

保胎牛鼻丸

【来源】《中药成方配本》（苏州方）。

【组成】黄牛鼻一具　党参二两　蜜炙黄耆二两　白术一两　归身一两五钱　白芍一两五钱　熟地四两　阿胶一两　怀山药三两　川断三两　杜仲四两　黄芩七钱　炙甘草五钱　春砂仁七钱　卷心荷叶一两　蚕茧壳一两

【用法】先将黄牛鼻、荷叶、蚕茧壳等三味炙灰存性，为末候用；次将熟地捣烂，与诸药打和（阿胶除外），为细末，与前药末和匀；再将阿胶用开水烊化泛丸，如绿豆大，约成丸二十一两。每次一钱五分至二钱，开水吞服，一日二次。

【功用】补气血，安胎元。

【主治】惯易流产。

千金保胎膏

【来源】《北京市中药成方选集》。

【组成】当归十两　白芍五两　生地八两　甘草三两　续断六两　黄耆五两　白术（炒）六两　苁蓉（炙）五两　木香一两　黄芩十两　益母草十两

【用法】上药酌予切碎，每锅用料子四十八两，香油二百四十两入锅内，煎熬至枯黑，用铁纱罗过滤去滓，再熬炼至滴水成珠。兑入章丹一百两，取出放入冷水中，出火毒后，加热溶化，再兑龙骨面三两，搅匀摊贴，每张油重五钱，布光。贴脐上。

【功用】补气补血，保育胎元。

【主治】妇人气虚血亏，胎元不固，屡经小产。

保孕丹

【来源】《全国中药成药处方集》（抚顺方）。

【组成】当归　香附炭　白人参　熟地　茯苓　广砂　川断各一两　白术四两　杜仲炭　艾炭　贡胶　陈皮　益母草各八钱

【用法】上为细末，炼蜜为丸，每丸二钱重。每服一丸，早、晚二次，大枣水送下。

【功用】补血安胎。

【主治】流产，妊娠漏血，腹痛腰酸，跌闪伤胎，妊妇腰痛白带。

保胎膏

【来源】《全国中药成药处方集》（青岛方）。

【组成】当归十两　生地八两　白术　川断各六两　条芩十两　白芍五两　木香一两　苁蓉　黄耆各五两　益母草十两　甘草三两　龙骨十两　香油十五两

【用法】上合一处，熬膏服。

【功用】保胎。

保胎金丹

【来源】《全国中药成药处方集》（大同方）。

【组成】生地　鳖甲　香附各四两　当归　茯苓　元胡　白薇　藁本　益母　川芎　炒艾　煅赤石脂　丹皮　白术　青蒿各二两　肉桂五钱　没药一两五钱　五味　炙草各一两　沉香六钱　人参二两　黄柏四两

【用法】白酒二斤，入锅内封口煮一小时，同前药共轧细面，炼蜜为丸重三钱，朱砂为衣，蜡皮。每次服一粒，一日二次。多服可除流产。

【主治】胎前产后诸虚症，胎漏，流产，滑胎，产后虚弱，倦怠无力，骨蒸潮热。

保孕安胎丸

【来源】《全国中药成药处方集》（沈阳方）。

【组成】生白术八两　人参四两　寄生　茯苓各三两　杜仲炭四两　大枣三两

【用法】上为极细末，炼蜜为丸，每丸二钱重，蜡皮封固。每服一丸，空心生姜汤送下。

【功用】滋补强壮，养血安胎。

【主治】妊娠期内腰腿痠痛，胎漏下血，食欲不振，习惯流产，倦怠衰弱。

胎产金丹

【来源】《全国中药成药处方集》（济南方）。

【组成】当归　茯苓　人参　白术　白薇炒杜仲

蕲艾　藁本　赤石脂　川芎各二两　川断三两　生地四两　阿胶　香附各四两　条芩一两五钱　沉香六钱　甘草一两　五味子一两　炒杭芍二两　没药一两二钱　菟丝子四两

【用法】鲜河车一具，用竹签挑去筋膜，洗净，用无灰酒煮烂，黄柏二两放在锅底，将前药共捣如泥，晒干，共为细粉，炼蜜为丸，重二钱，朱砂为衣，蜡皮封固。每服一至二丸，白开水送下。

【主治】妇女红白淋带，月经不调，腰腹作痛，习惯性流产，胎前产后诸症。

养血安胎丸

【来源】《全国中药成药处方集》（济南方）。

【组成】当归身　大熟地各四两　生杭芍　川芎　白术　制香附各三两　黄耆　阿胶　炒杜仲　川续断各二两　砂仁　广陈皮　炙甘草各一两

【用法】上为细末，炼蜜为丸，重三钱。每服一丸，空腹时白开水送下。

【主治】孕妇脾胃虚弱，血不充足，腰痠腹胀，时常见血，四肢无力，腿足浮肿，习惯小产等。

健母固脱丸

【来源】《全国中药成药处方集》（抚顺方）。

【组成】当归一两　杭芍　寸冬　玄参各五钱　五味　甘草各二钱　仲炭　寄生　川断　蔻仁　山药　胶珠　枳壳　广皮　元芩　远志　京母　川贝　均青　柴胡　艾炭　焦术各三钱

【用法】炼蜜为大丸，每丸三钱重。每日早、晚各服一丸。

【主治】妇人流产。

补肾固胎散

【来源】《刘奉五妇科经验》。

【组成】桑寄生一两半　川续断一两半　阿胶块一两半　菟丝子一两半　椿根白皮五钱

【用法】上为细末。每服三钱，每月逢 1、2、3 日，11、12、13 日，21、2、23 日各服一次。

【功用】补肾安胎。

【主治】习惯性流产属于肾虚者。

补肾固冲丸

【来源】《古今名方》引罗元恺方。

【组成】菟丝子250克　川续断　白术　鹿角霜　巴戟天　枸杞子各90克　熟地　砂仁各150克　党参　阿胶　杜仲各120克　当归头60克　大枣50个

【用法】上为细末，炼蜜为丸。每服6～9克，一日三次，连服三个月为一疗程。

【功用】补肾固冲，补气健脾，养血安胎。

【主治】先兆流产和习惯性流产有先兆症状者。

菟丝子粥

【来源】《药粥疗法》。

【组成】菟丝子30～60克（新鲜者可用60～120克）粳米二两　白糖适量

【用法】先将菟丝子洗净后捣碎，或用新鲜菟丝子捣烂，加水煎取汁，去清后，入米煮粥，粥将成时加入白糖，稍煮即可。分早、晚二次服食。七至十天为一疗程。

【功用】补肾益精，养肝明目。

【主治】肝肾不足所致的腰膝酸痛，腿脚软弱无力，阳痿，遗精，早泄，小便频数，尿有余沥，头晕眼花，视物不清，耳鸣耳聋；妇人带下病，习惯性流产。

补肾固胎汤

【来源】《中国医药学报》（1989，4：36）。

【组成】菟丝子15g　覆盆子15g　杜仲15g　川续断15g　桑寄生15g　熟地15g　白芍15g　阿胶12g（烊化）　党参15g　陈皮12g　甘草6g

【用法】偏于阳虚，小腹发凉者加艾叶12g，鹿角霜20g；偏于阴虚，五心烦热，尿黄者加黄芩10～12g，麦冬15g；大便干者加制首乌15g，肉苁蓉12g；腹痛或小腹下坠，阴道出血者加升麻炭6g，陈棕炭15g；呕吐较重者加半夏10g，竹茹15g；纳差者加砂仁6g（后下）；心烦急躁，眠差梦多者加龙骨25g，炒枣仁15g。此方于流产危险期开始服。水煎，每日1剂。

【主治】习惯性流产。

【验案】习惯性流产　《中国医药学报》（1989，4：36）：治疗习惯性流产55例，年龄在25～30岁者38例，31～34岁者15例，＞35岁者2例；流产或小产3次者32例，4次者15例，5次者3例，6次者2例，7次者2例，8次者1例。结果：治愈（已分娩者）50例，有效（妊娠8个月以上，经B超检查胎儿发育正常者）3例，无效（再次流产或小产者）2例，其中流产1例，小产1例。

固胎汤

【来源】《首批国家级名老中医效验秘方精选》。

【组成】党参30克　炒白术30克　炒扁豆9克　山药15克　熟地30克　山茱萸9克　炒杜仲9克　续断9克　桑寄生15克　炒白芍18克　炙甘草3克　枸杞子9克

【用法】用水浓煎2次，分2～3次温服，每日1剂，连须服用，须超过以往流产天数半月。

【功用】脾肾双补，止痛安胎。

【主治】滑胎（习惯性流产，腰痛，小腹累坠累痛，脉沉弱无力，舌质淡，或有齿痕，苔薄）。

【方论】凡滑胎病人，大部因脾肾双亏而致病。本方以党参、白术、扁豆、山药、甘草健脾益气补后天；熟地、山茱萸、杜仲、枸杞养血益精补先天；续断、桑寄生补肾安胎治腹痛；白芍敛阴养血、缓挛急、止腹痛。本方主药量重是其特点，如重用白术、熟地，乃求其力专也。

【加减】若小腹下坠加升麻9克，柴胡9克以升阳举陷；小腹掣痛或阵发性加剧者，白芍用至30克，甘草15克以缓急止痛；小腹胀痛加枳实9克以理气止痛；胎动下血加阿胶12克，旱莲草15克，棕榈炭9克以固冲止血；口干咽燥，舌红苔黄，去党参加太子参15克，或选用黄芩9克，麦冬12克，石斛12克，玄参12克以养阴清热安胎；胸闷纳差加砂仁9克，陈皮9克以芳香和胃；呕恶选加竹茹9克，陈皮9克，生姜9克以和胃止呕；畏寒肢冷，少腹发凉加肉桂6克，制附片9克以温阳暖胞。

【验案】毛某，女，24岁，1986年7月6日初诊。已妊娠3个月，头晕，睡眠不佳，有时呕吐，阴道流血已六七天，腰酸腿软，经注射止血药物仙鹤草素等未效，某医院妇科诊为"先兆流产"，舌苔薄白，左脉大，右脉虚数。此脾肾两虚，治宜双补。方用党参 30 克，炒白术 30 克，云苓 10 克，甘草 6 克，熟地 30 克，山茱萸 9 克，黄芩炭 10

克，补骨脂 15 克，每日煎服 1 剂。于 1988 年 6 月因产后便血亦来诊曰：上次腹坠流血等症状服五剂即愈。于 1987 年 1 月顺产一女婴很好。

四十一、小 产

小产，亦名半生、半产、失胎、伤娠、草产、损娠等，是指妇人怀孕三个月以上，由于气血虚弱，肾虚，血热及外伤等原因损及冲任，导致冲任不固，不能摄血养胎；或毒药伤胎，以致未足月而产。《金匮要略》云："虚寒相搏，此名为革。妇人则半产漏下，男子则亡血失精"，《永类钤方》亦云："血气虚弱，不能卫养，数月而堕，名曰半产"。

十月怀胎，一朝分娩，犹如"瓜熟蒂落"，这是正常生理现象。而半产则不然，如《史载之方》所论："不知半产之候，其将养当过如正产十倍。正产止血藏空虚，半产即肌骨腐烂，常切譬之。正产有如果中之栗，夫栗之为物，俟其自熟，阴阳气足，则其壳自开，而栗子自堕，方是之时，子之与壳，两无所损，如妇人怀孕，十月已满，阴阳气足，则其子宫自开，而儿子生下；若月未满足，因误服药饵，忽寒邪热毒所伤，忽扶轻举重，忽倒地打伤，其胎脏伤损，胞系腐烂，然后其胎坠下，即有如世人采折新栗，碎其皮壳，就壳中断其根蒂，然后取得栗子，此其半产之喻也，以其胎脏伤损，胞系断去，而后胎坠下，则其半产之人，将养调治，得不过如正产十倍者哉！"

鹿角屑豉汤

【来源】《千金翼方》卷六。

【组成】鹿角屑一两 香豉一升半

【用法】以水三升，先煮豉一二沸，去滓，纳鹿角屑，搅令调，频服，须臾血下。

【主治】妇人堕身，血不尽去，苦烦闷。

蒲黄散

【来源】《太平圣惠方》卷七十七。

【组成】蒲黄三分 桂心一两 赤芍药一两 牛膝二两（去苗）

【用法】上为粗散。每服四钱，以水、酒各半盏，煎至六分，去滓温服。

【主治】堕胎，胞衣不出，腹中疼痛，牵引腰脊。

皱血丸

【来源】《太平惠民和济局方》卷九（续添诸局经验秘方）。

【组成】菊花（去梗） 茴香 香附（炒，酒浸一宿，焙） 熟干地黄 当归 肉桂（去粗皮） 牛膝 延胡索（炒） 芍药 蒲黄 蓬术各三两

【用法】上为末，用乌豆一升醋煮，候干，焙为末，再入醋二碗，煮至一碗，留为糊，为丸。如梧桐子大。每服二十丸，温酒或醋汤送下；血气攻刺，炒姜酒送下；癥块绞痛，当归酒送下。

【功用】

1. 《太平惠民和济局方》（续添诸局经验秘方）：暖子宫，种子。

2. 《三因极一病证方论》：调补冲任，温暖血海，去风冷，益血。

【主治】

1. 《太平惠民和济局方》（续添诸局经验秘方）：妇人血海虚冷，气血不调，时发寒热，或下血过多，或久闭不通，崩中不止，带下赤白，癥瘕癖块，攻刺疼痛，小腹紧满，胁肋胀痛，腰重脚弱，面黄体虚，饮食减少，渐成劳状，及经脉不调，胎气多损，产前、产后一切病患。

2. 《三因极一病证方论》：胞络伤损，宿瘀干血不散，受胎不牢，而致损堕。

【宜忌】忌鸭肉、羊血。

神效达生散

【来源】《经验百方》卷上。

【组成】苏梗一钱五分　当归一钱（酒洗）　白芍二钱（酒炒）　甘草三分　川芎一钱（酒炒）　大腹皮一钱（黑豆汁洗）　枳壳一钱（麸炒）　白术一钱（土炒）　陈皮八分　川贝二钱（去心）　葱头二个

【用法】水煎服。孕至三月后常服之。

【主治】久惯小产。

【加减】临产前一月加秋葵子六分（炒），临盆时加秋葵子一钱，催生如神。

大黄桃仁丸

【来源】《伤寒总病论》卷六。

【组成】朴消　大黄各等分

【用法】上为末。每服一钱或二钱，用桃仁（去双仁皮尖，碎之）浓煎汤调下，一日三次。以通为度。

【主治】伤寒小产，恶露不行，腹胀烦闷欲死。

地黄饮子

【来源】《伤寒总病论》卷六。

【组成】地黄汁　藕汁各一碗　生姜汁一盏

【用法】令和暖，分三四次温服。微有寒，煎二十沸服之。

【主治】小产后，其恶露被热蒸断不行；亦治死胎不下。

人参汤

【来源】《圣济总录》卷一五七。

【组成】人参　麦门冬（去心，焙）　生干地黄（焙）　当归（切，炒）　芍药　黄耆（锉）　白茯苓（去黑皮）　甘草（炙）各一两

【用法】上为粗末。每服三钱匕，水一盏，煎至七分，去滓，食前温服。

【主治】半产后，血下过多，心惊体颤，头目运转，或寒或热，脐腹虚胀疼痛。

延胡索汤

【来源】《圣济总录》卷一五七。

【组成】延胡索　当归（切，炒）　芍药　芎藭　桂（去粗皮）　甘草（炙）各一两

【用法】上为粗末。每服三钱匕，水一盏，煎至七分，去滓温服，不拘时候。

【主治】半产后气血不快，恶露断续。

茯苓散

【来源】《圣济总录》卷一五七。

【组成】白茯苓（去黑皮）　人参　黄耆（薄切）　酸石榴皮（切，炒）　陈橘皮（去白，炒）　甘草（炙）各一两

【用法】上为细散。每服二钱匕，热酒调，温服，米饮亦得，不拘时候。

【主治】妊娠胎月未足，气血未充，辄堕胎者，其血伤动，下而不止，虚烦困倦。

蒲黄汤

【来源】《圣济总录》卷一五七。

【组成】蒲黄一两　芒消半两　芎藭一两　桂（去粗皮）三分　桃仁半两（去皮尖双仁，炒）　生干地黄（焙）二两　人参一两

【用法】上为粗末。每服三钱匕，水一盏半，煎至八分，去滓温服，不拘时候。

【主治】半产后，胸中气短，腹胁疞痛，余血不尽，烦满闷乱。

大黄饮

【来源】《圣济总录》卷一五八。

【组成】大黄（锉，炒）　芍药　黄芩（去黑心）　当归（微炙）　桃仁（汤浸，去皮尖双仁，麸炒黄色）各一两　生干地黄（焙）一两半　桂（去粗皮）　甘草（炙赤）各三分

【用法】上为粗末。每服三钱匕，水一盏，煎至七分，去滓温服，食顷再服。

【主治】妊娠堕胎后，血不出，腹中疞痛不可忍。

小蓟饮

【来源】《圣济总录》卷一五八。

【组成】小蓟根叶（锉碎） 益母草（去根茎，切碎）各五两

【用法】上切细。以水三大碗，煮二味烂熟，去滓，至一大碗，将药于铜器中煎至一盏，分作二服，日内服尽。

【主治】妊娠堕胎后血出不止。

牛膝汤

【来源】《圣济总录》卷一五八。

【别名】牛膝葵子汤（《医学从众录》卷八）。

【组成】牛膝（酒浸，切，焙） 冬葵子（炒）各半两

【用法】上为粗末。每服五钱匕，水一盏半，煎至八分，去滓温服，未下更服。

【主治】妊娠堕胎，胞衣不下。

艾叶汤

【来源】《圣济总录》卷一五八。

【组成】艾叶（捣成末）一两 阿胶（炙令燥）半两

【用法】上为粗末。每服三钱匕，水一盏，煎至五分，去滓，空腹服之。未效更服。

【主治】妊娠堕胎后，血出不止，腹痛。

龙骨散

【来源】《圣济总录》卷一五八。

【组成】龙骨半两 生干地黄（焙） 地榆（去苗，细锉）各一两半 当归（切，焙） 芍药各一两 干姜（炮裂） 蒲黄（微炒） 阿胶（炒令燥） 牛角䚡（取黄牛角内者，炙令匀焦，锉取末）各半两 艾叶末一分

【用法】上为散。每服二钱匕，煎生地黄酒调下。

【主治】妊娠坠胎后，血出不止。

白蜜汤

【来源】《圣济总录》卷一五八。

【别名】白蜜酒（《济阴纲目》卷九）。

【组成】白蜜二两 生地黄汁一盏 酒半盏

【用法】上三味，将地黄汁与酒于铜器中煎五七沸，入蜜搅匀。分作两服，放温，相次再服。服三剂，百病可愈。

【功用】《济阴纲目》：缓肝行血。

【主治】妊娠堕胎后恶血不出。

地黄酒

【来源】《圣济总录》卷一五八。

【别名】地黄汤（《证治准绳·女科》卷四）。

【组成】生地黄（以铜竹刀切，炒）半两 蒲黄（炒） 生姜（切，炒）各一分

【用法】上以无灰酒三盏，于银器内同煎至二盏，去滓，分三次温服，未下更服。

【主治】妊娠堕胎，胞衣不出。

地榆汤

【来源】《圣济总录》卷一五八。

【组成】地榆（去苗，刮净，锉细）一两 当归（炙，焙，切碎）二两 生姜（去皮，切碎，阴干者） 艾叶（捣为末）各半两 赤石脂一两

【用法】上为粗末。每服三钱匕，水一盏，加新竹叶十片，同煎至七分，去滓，食前温服。

【主治】妊娠堕胎后，血出不止，形体虚羸。

地榆散

【来源】《圣济总录》卷一五八。

【别名】龙骨散（《普济方》卷三四三）。

【组成】地榆（去苗，锉碎）一两 当归（切，焙） 龙骨 艾叶（捣成末） 蒲黄（微炒）各半两 牛角䚡（炙令焦匀，锉取末） 阿胶（炒令燥） 生干地黄（焙）各一两

【用法】上为散，研匀。每服二钱匕，食前以温米饮调下。

【主治】妊娠堕胎后，血出不止。

当归汤

【来源】《圣济总录》卷一五八。

【组成】当归（切，炒） 牛膝（酒浸，切，焙）各一两半 木通（锉） 滑石（研）各二两 冬葵子（炒）二合 瞿麦穗一两

【用法】上为粗末。每服三钱匕，水一盏半，煎至八分，去滓温服。未下再服，以下为度。

【主治】妊娠堕胎，胞衣不出。

当归酒

【来源】《圣济总录》卷一五八。

【组成】当归（炙令香，锉） 芍药（锉，炒）各二两

【用法】上为粗散。每服三钱匕，以无灰酒一盏，加生地黄汁一合，于银器内，慢火煎至七分，去滓温服。以恶血下为度。

【主治】妊娠堕胎后，血不出。

红蓝花散

【来源】《圣济总录》卷一五八。

【组成】红蓝花（微熬过） 男子发（烧灰） 墨（烧通红） 麒麟竭（研） 蒲黄（隔纸炒）各一分

【用法】上为散。每服二钱匕，以童便三四分调服之。

【主治】妊娠堕胎后，血不出，奔心闷绝，不识人。

牡丹丸

【来源】《圣济总录》卷一五八。

【组成】牡丹（去心） 当归（炙令香，锉） 芍药 白术 鬼箭羽 桂（去粗皮）各一两 大黄（锉，炒）三分

【用法】上为末，炼蜜为丸，如梧桐子大。每服二十丸，温酒送下，时时一服。渐加至三十丸。

【主治】妊娠堕胎后，血不出，寒热腹痛。

阿胶汤

【来源】《圣济总录》卷一五八。

【组成】阿胶（炙令燥） 冬葵子（炒） 牛膝（酒浸，切，焙） 当归（切，焙）各三分

【用法】上为粗末。每服三钱匕，水一盏半，煎至八分，去滓温服。以下为度。

【主治】妊娠堕胎，胞衣不出。

泽兰汤

【来源】《圣济总录》卷一五八。

【组成】泽兰叶（切碎） 滑石（末）各半两 生麻油少许

【用法】上药以水三盏，先煎泽兰，至一盏半，去滓，入滑石末并油，更煎三沸，顿服之。未下更服。

【主治】妊娠堕胎，胞衣不出。

桑根煎丸

【来源】《圣济总录》卷一五八。

【组成】桑根白皮（锉）二两 麻子仁（淘净，研）五合 清酒五盏（煮前二味药至三盏，绞汁去滓） 枣三十枚（大者，取肉） 饴糖二两 阿胶（炙令燥）一两 蜜五大合（取枣糖胶，同煎一大盏，如膏） 干姜（炮裂） 厚朴（去粗皮，生姜汁炙七遍，锉碎）各半两 蜀椒（去目并合口者，炒出汗） 桂（去粗皮） 甘草（炙令赤） 黄柏（锉碎） 生干地黄（焙） 玄参 五味子各一分 芍药半两

【用法】上药前七味共煎成稀膏，后十味为末，与前膏同和为剂涂酥为丸，如弹子大。每服一丸，食前温酒化服。

【主治】妊娠堕胎后，血出不止，胸胁心腹满痛，时复寒热甚者。

猪膏饮

【来源】《圣济总录》卷一五八。

【组成】猪膏七合 白蜜三合 生地黄（切）二两

【用法】上先将猪膏、地黄相和，煎令赤色，去却地黄，纳蜜三合，搅匀，分两次温服，相次再服。

【主治】妊娠堕胎后，血不出，上抢心痛烦愦。

榆白皮煮散

【来源】《圣济总录》卷一五八。

【组成】榆白皮（刮净，锉碎） 当归（切，焙）各半两

【用法】上为粗末。每服三钱匕，水一盏，入生姜三片，同煎至七分，去滓，空心服。

【主治】妊娠堕胎后，下血出不止。

蒲黄酒

【来源】《圣济总录》卷一五八。

【组成】蒲黄（炒）一合 槐子十四枚（为末）

【用法】以酒三盏，煎至二盏，去滓，分二次温服，未下更服。

【主治】妊娠堕胎，胞衣不出。

附子汤

【来源】《圣济总录》卷一五九。

【组成】附子（端正紧实大者）一枚（生，去皮脐，切作十片）

【用法】上不得捣碎，用水二盏，加生姜五片，同煎取一盏，去滓不用，将药汁滤清，分温二服。如经时不下，更服桂心汤。

【功用】破寒堕胎。

【主治】

　　1.《圣济总录》：子死腹中，产宫气寒，胎血凝涩，死子难下。

　　2.《鸡峰普济方》：中风涎盛，少气不语。

芎者丸

【来源】《杨氏家藏方》卷十六。

【组成】干姜（炮） 附子（炮，去皮脐） 山茱萸 续断 川芎 白芍药 蒲黄各一两 生干地黄三分 白术 菟丝子（酒浸令软，别捣） 肉苁蓉（酒浸一宿，切，焙） 黄者各二两

【用法】上为细末，蜜糊为丸，如梧桐子大。每服三十丸，空心、食前煎木香、热米饮送下。

【功用】安胎，补冲任，止胎漏，调血脉。

【主治】子脏风冷，腰腹疼痛，或久无子息，或妊娠损堕。

龙骨丸

【来源】《魏氏家藏方》卷十。

【组成】禹余粮石二两（火煅通红，醋淬七次，别研细，取一两净） 乌鱼骨（煅灰存性）半两 鹿茸（炙去毛，切片酥炙） 白龙骨（煅）各一两 附子（大者）一枚（炮，去皮，七八钱亦得）

【用法】上为细末，粟米粉煮糊为丸，如梧桐子大。每服三十丸，空心、日午、晚食前温酒或淡醋汤送下。

【功用】固养血脉，温下元，止崩带，暖子脏。

【主治】妇人血气虚寒，营卫不调，冲任经虚，即血脉不禁而血滑崩漏者，或坠胎下漏。

诜诜丸

【来源】《儒门事亲》卷十五。

【组成】当归 熟地黄各二两 玄胡索 泽兰各一两半 川芎 赤芍 白薇 人参 石斛 牡丹皮各一两

【用法】上为末，醋糊为丸，如梧桐子大。每服五十丸，空心酒送下。

【功用】《御药院方》：调和冲任，滋益气血。

【主治】

　　1.《儒门事亲》：妇人无子。

　　2.《御药院方》：冲任不和，子脏怯弱或经堕胎后气不复。

延龄散

【来源】《普济方》卷三四三引《妇人大全良方》。

【组成】桑寄生 当归 石斛 川芎 干地黄 续断 牛膝各半两 人参 泽兰 独活 防风 木香 五味子 细辛 官桂（不见火）各一两

【用法】上为细末。每服三钱，空心入盐煎服；或炼蜜为丸，如梧桐子大。空心盐汤任下五十丸。

【功用】补虚，生肌肉，平复正气。

【主治】妇人半产后。

全生活血汤

【来源】《兰室秘藏》卷中。

【组成】红花三分 蔓荆子 细辛各五分 生地黄（夏月多加之） 熟地黄各一钱 藁本 川芎各一钱五分 防风 羌活 独活 炙甘草 柴胡（去苗） 当归身（酒洗） 葛根各二钱 白芍药 升麻各三钱

【用法】上锉。每服五钱，水二盏，煎至一盏，去滓，食前稍热服。

【功用】补血养血，生血益阳。

【主治】

1.《兰室秘藏》：妇人分娩及半产漏下，昏冒不省，瞑目无所知觉。

2.《校注妇人良方》：妇人产后发热，自汗盗汗，目眊眊，四肢无力，口干头晕，行步欹侧。

【方论】《济阴纲目》汪淇笺释：东垣主此汤者，益阳焉。《素问》曰：阴者，从阳而起亟也。阴不从阳，则阳外散，故多汗也。而升麻、葛根升阳明之气；柴胡、防风升厥阴之气；羌活、藁本升太阳之气于背；细辛、独活升少阴之气于前；蔓荆子凉诸经之血；甘草和诸阳之气；四物养血于诸阴之经；红花活血于诸阳之络。然则升而不敛，非所以藏阴，故用白芍为君；升而太过，非所以益气，故用甘草为佐。以此方和之，则外者得入，内者得出，使经络通，邪气散，阴阳和，筋骨用矣。

芎藭补中汤

【来源】《济生方》引《校正时贤胎前十八论治》（见《医方类聚》卷二二四）。

【别名】芎归补中汤（《万病回春》卷六）、芎归补血汤（《叶氏女科证治》）。

【组成】干姜（炮） 阿胶（锉，蛤粉炒） 芎藭 五味子各一两 黄耆（去芦，蜜水炙） 当归（去芦，酒浸） 白术 赤芍药各一两 木香（不见火） 人参 杜仲（去皮，锉，炒） 甘草（炙）各半两

【用法】上锉。每服四钱，水一盏半，煎至一盏，去滓，不拘时候通口服。

【功用】产后用之，养新血，去瘀血，补虚扶危。

【主治】

1.《奇效良方》：怀孕血气虚弱，不能卫养，以致数月而堕，名曰半产。

2.《叶氏女科证治》：劳役感寒，以致气虚下坠者。

聚珍丸

【来源】《类编朱氏集验方》卷十。

【组成】艾煎丸 卷柏丸 茴香丸 乌鸡煎丸 巴戟丸

【用法】上五药合作一药。盐汤、温酒任下，兼服沉香荆芥散。

【主治】妇人小产后虚羸，百节疼痛，不进饮食，百药不效。

安宫散

【来源】《永类钤方》卷十八引郑氏方。

【组成】附子（炮） 阿胶（炒） 五味子 黄耆（炙） 山药 当归 熟地黄 赤芍 木香 甘草（炙）各二钱 生姜半两（炒黑） 糯米一勺（炒焦）

【用法】上锉散。每服半两，苎根三寸，水煎，通口服。

【功用】《普济方》：安胎。

【主治】半产，妊娠血气虚弱，不能卫养，数月而堕。

【宜忌】《普济方》：忌生冷。

郑氏安营散

【来源】《永类钤方》卷十八。

【组成】附子（炮） 阿胶（炒） 五味子 黄耆（炙） 山药 当归 熟地黄 赤芍 木香 甘草（炙）各二钱 生姜半两（炒黑） 糯米一勺（炒焦）

【用法】上为细末。每服半两，苎根三寸，水煎，通口服。

【主治】妊娠血气虚弱，不能卫养，数月而堕，名曰半产。

补中汤

【来源】《世医得效方》卷十四。

【组成】干姜（炮） 阿胶（锉，蛤粉炒） 芎藭 五味子各一两 白术 黄耆（去芦，蜜水炙） 当归（去芦，酒浸） 赤芍药各一两半 人参 木香（不见火） 杜仲（去皮，锉，炒） 甘草（炙）各半两

【用法】上为散。每服四钱，水一盏半煎，通口服，不拘时候。

【功用】养新血，去瘀血，补虚扶危。

【主治】妇人半产未满月。

琥珀煮散

【来源】《普济方》卷三四三。

【组成】琥珀（研）一钱 没药（研） 蒲黄（去苗，切，焙） 赤芍药（炒） 姜黄 红蓝花 土瓜根 牛李子 延胡索 牡丹皮各半两

【用法】上为散。每服三钱，以童便、酒各半盏，同煎至七分，温服，心腹胀痛，每服二钱，温酒调下。

【主治】妊娠堕胎后，恶血不出，小腹疞痛。

人参黄耆汤

【来源】《校注妇人良方》卷十三。

【组成】人参 黄耆（炒） 当归 白术（炒） 白芍药（炒） 艾叶各一钱 阿胶（炒）二钱

【用法】上作一剂。水煎服。

【主治】小产气虚，血下不止。

芎归补中汤

【来源】《校注妇人良方》卷十三。

【组成】艾叶（代姜） 阿胶（炒） 川芎 五味子（杵，炒） 黄耆（炙） 当归 白术（炒） 芍药（炒） 人参 杜仲（炒）各一钱 甘草（炙）五分

【用法】每服五钱，水煎服。

【主治】

1.《校注妇人良方》：妊娠未足月，气血虚而欲产。

2.《慈幼新书》：小产血崩，腹痛晕厥。

当归川芎汤

【来源】《校注妇人良方》卷十三。

【组成】当归 川芎 熟地黄 白芍药（炒） 元胡索（炒） 红花 香附 青皮（炒） 泽兰 牡丹皮 桃仁

【用法】上水煎，加童便、酒各小半盏服。

【主治】小产后瘀血，心腹疼痛，或发热恶寒。

姜附四君子汤

【来源】《症因脉治》卷四。

【别名】姜附四君汤（《竹林女科》卷二）。

【组成】干姜 附子 人参 白术 茯苓 炙甘草。

《竹林女科》：人参、白术（蜜炙）、茯苓、炙甘草各一钱，干姜（炮）、附子（制熟）各五分。

【用法】水煎服。

【主治】

1.《症因脉治》：寒气霍乱。

2.《竹林女科》：半产，身热面赤，脉沉而细。

理气散瘀汤

【来源】《傅青主女科》。

【别名】理气止瘀汤（《辨证录》卷十二）。

【组成】人参一两 黄耆一两（生用） 当归五钱（酒洗） 茯苓三钱 红花一钱 丹皮三钱 姜炭五钱

【用法】水煎服。服一剂而流血止，二剂而昏晕除，三剂而全安矣。

【主治】妊妇有跌扑闪挫，遂致小产，血流紫块，昏晕欲绝者。

【加减】胎未堕，宜加杜仲（炒炭）一钱，续断（炒黑）一钱；若胎已堕，服原方；血崩不止，加贯众炭三钱；若血闭心晕，加玄胡炭一钱。

【方论】此方用人参、黄耆以补气，气旺则血可摄也；用当归、丹皮以生血，血生则瘀难留也；用红花、黑姜以活血，血活则晕可除也；用茯苓以

利水，水利则血易归经也。

固气汤

【来源】《傅青主女科》卷上。

【组成】人参一两　白术五钱（土炒）　大熟地五钱（九蒸）　当归三钱（酒洗）　白茯苓二钱　甘草一钱　杜仲三钱（炒黑）　山萸肉二钱（蒸）　远志一钱（去心）　五味子十粒（炒）

【用法】水煎服。一剂血止，十剂痊愈。

【主治】少妇甫娠三月，行房不慎，致伤元气，血崩胎堕。

引气归血汤

【来源】《傅青主女科》卷下。

【组成】白芍五钱（酒炒）　当归五钱（酒洗）　白术三钱（土炒）　甘草一钱　黑芥穗三钱　丹皮三钱　姜炭五分　香附五分（酒炒）　麦冬三钱（去心）　郁金一钱（醋炒）

【用法】水煎服。

【主治】妊妇大怒之后，忽然腹痛吐血，因而堕胎；及堕胎之后，腹痛仍未止者。

加减四物汤

【来源】《傅青主女科》卷下。

【组成】熟地五钱（九蒸）　白芍三钱（生用）　当归一两（酒洗）　川芎一钱　山栀子一钱（炒）　山萸二钱（蒸，去核）　山药三钱（炒）　丹皮三钱（炒）

【用法】水煎服。

【功用】清胞中之人，补肾中之精。

【主治】妊妇口渴烦躁，舌上生疮，两唇肿裂，大便干结，数日不通，以致血热烁胎，腹疼小产者。

【宜忌】丹皮性极凉血，产后用之，最防阴凝之害，慎之。

利气泄火汤

【来源】《傅青主女科》卷下。

【组成】人参三钱　白术一两（土炒）　甘草一钱

熟地五钱（九蒸）　当归三钱（酒洗）　白芍五钱（酒炒）　芡实三钱（炒）　黄芩二钱（酒炒）

【用法】水煎服。服六十剂而胎不坠矣。

【功用】平其肝中之火，利其腰脐之气，使气生夫血而血清其火。

【主治】妊娠多怒堕胎。

【方论】此方名虽利气而实补气也。然补气而不加以泄火之品，则气旺而火不能平，必反害其气也。故加黄芩于补气之中以泄火，又有熟地、归、芍以滋肝而壮水之主，则血不燥而气得和，怒气息而火自平，不必利气而气无不利，即无往而不利矣。

固气填精汤

【来源】《傅青主女科》卷下。

【组成】人参一两　黄耆一两（生用）　白术五钱（土炒）　大熟地一两（九蒸）　当归五钱（酒洗）　三七三钱（研末，冲）　芥穗二钱（炒黑）

【用法】水煎服。服一剂而血止，二剂而身安，四剂则全愈。

【功用】急固其气，大补其精。

【主治】妊妇因行房气脱，水亏火盛，以致小产，血崩不止。

【宜忌】若年逾四十，参、耆宜倍用，熟地宜减半用，以其气虚火衰也。否则，每令气脱不救。

【方论】此方之妙，妙在不去清火，而惟补气补精，其奏功独神者，以诸药温润能除大热也。盖热是虚，故补气自能摄血，补精自能止血，意在本也。

黄耆补气汤

【来源】《傅青主女科》卷下。

【别名】黄耆补血汤（《辨证录》卷十二）。

【组成】黄耆二两（生用）　当归一两（酒洗）　肉桂五分（去粗皮，研）

【用法】水煎服。五剂愈。

【主治】妊妇有畏寒腹疼因而堕胎者。

加味参术汤

【来源】《辨证录》卷十二。

【组成】人参一两　白术五钱　甘草一钱　肉桂一钱　白扁豆二钱

【用法】水煎服。

【主治】娠妇气虚而又犯寒，畏寒腹痛，将欲堕胎者。

全带汤

【来源】《石室秘录》卷四。

【组成】人参五钱　白术五钱　茯苓三钱　熟地九钱　当归五钱　杜仲二钱　炮姜五分

【用法】水煎服。

【功用】补气补血。

【主治】小产。

归经佛手散

【来源】《辨证录》卷十二。

【组成】当归一两　川芎　白术各五钱　荆芥三钱　炒黑干姜一钱　甘草一钱　人参三钱　熟地一两

【用法】水煎服。

【主治】妊妇大怒之后，血不归经，忽然腹痛，因而堕胎；及胎堕之后仍然腹痛者。

加味补血汤

【来源】《辨证录》卷十二。

【组成】黄耆二两　当归　人参各一两　丹皮二钱　荆芥三钱　益母草三钱

【用法】水煎服。

【主治】妇人因跌扑闪损，遂至小产，血流紫块，昏晕欲绝。

固气止脱汤

【来源】《辨证录》卷十二。

【组成】人参　熟地　山茱萸各一两　白术　麦冬各五钱　甘草一钱　丹皮三钱

【用法】水煎服。

【功用】补气摄血，补精止血。

【主治】妇人因行房癫狂，气脱精泄火炽，遂至小产，血崩不止。

保胎无忧散

【来源】《达生编》卷下。

【组成】大熟地五钱　山萸肉二钱五分　益母草一钱　条黄芩五分　麦冬二钱五分　生地一钱五分　阿胶一钱　北五味一分

【用法】从受胎两个月服起，每日一剂，服五十剂止。

【主治】小产诸症。

芎藭补血汤

【来源】《胎产秘书》卷上。

【组成】川芎　白术　阿胶　白芍　杜仲　人参　黄耆　木香　五味各一钱　甘草八分　生姜一片　大枣二个

【主治】妊娠月未足，由气血虚弱，脏腑皆虚，加以病患相感，情欲相扰，以致精血攻冲，侵损荣卫而胎无所养，而半产胎未堕，血行腰痛者。

复燃丹

【来源】《痘科金镜赋》卷六。

【组成】人参二两　川芎五钱　归身一两　红花五钱　山楂一两　丹皮五钱　没药二钱　元参二钱

【用法】引用元米三钱，以水三碗，煎取一碗半，去滓，再煎服。

【主治】孕妇痘疮，堕胎后血不止者。

【加减】痘疮发胖，加笋兜五钱，减人参一两；浆灌，加黄耆（炙）二两，白术一两，附子一钱。

千斤保命丸

【来源】《灵验良方汇编》卷三。

【组成】杜仲四两（同糯米炒断丝，米不用）　川续断（酒浸）二两

【用法】上为末，山药糊为丸，如梧桐子大。每服八九十丸，空心米饮送下。

【主治】孕妇腰背痛，堕胎。

【宜忌】忌酒、醋、恼怒。

河车大造育麟丸

【来源】《胎产心法》卷上。

【组成】熟地四两（九蒸九晒） 紫河车一具（头胎肥大者，洗净蒸烂） 山药（炒） 白术（土炒）各一两五钱 茯神 茯苓 人参 枣仁（去壳，炒，研） 麦冬（去心） 阿胶（蛤粉炒成珠） 续断肉（酒蒸） 杜仲（盐水炒断丝） 沙参 黄耆（蜜炙） 神曲（炒） 建莲肉（炒） 条芩（酒炒） 白芍药（酒炒） 丹皮各一两 当归身一两五钱（酒洗） 五味三钱（炒，研）

【用法】炼蜜为丸，如梧桐子大。每服二三钱，早、晚秋石或桂元汤任下。

【主治】妇人血气不足，苦于小产，或生而难育，或产下草迷而死。皆气血虚而胎不旺也。

【加减】如血不热，去条芩、丹皮，加肉桂三五钱亦可。

安胎饮子

【来源】《绛雪园古方选注》卷下。

【别名】安胎饮（《验方新编》卷九）。

【组成】建莲子（去心）三钱 台州青苎三钱（洗去胶） 白糯米三钱

【用法】上用水一钟，煎五分，每日清晨服。自怀妊两月服起，至六个月。

【主治】妊娠房劳，伤损足三阴所致小产。

【方论】建莲子清君相之火，而能固涩真气；台州青苎利小便而通子户，清淫欲之瘀热；糯米补益脾阴，能实阳明空窍，使肝气不妄动，而胎气自安。以五谷果实为方，诚为王道之剂。

当归泽兰汤

【来源】《医学心悟》卷五。

【组成】当归 泽兰 白芍（酒炒） 川芎 大熟地（九制）各一钱五分 延胡索（酒炒） 红花 香附 丹皮各五分 桃仁（去皮尖及双仁者，炒，研）七粒

【用法】水煎，入童便、热酒各半盏，热服。

【功用】祛瘀生新。

【主治】半产后因瘀血而腹痛拒按者。

大补地黄丸

【来源】《叶氏女科证治》卷二。

【组成】人参 白术（蜜炙） 当归各五钱 茯苓三钱 熟地黄一两 杜仲（盐水炒）二钱 炮姜五分

【功用】大补元血。

【主治】小产。

生地酒

【来源】《仙拈集》卷三。

【组成】生地（酒炒）二两 砂仁五钱

【用法】水、酒各一碗，煎至一碗，入童便一盏，和匀，分二次服。

【主治】妊娠胎将坠欲死。

加味补中益气汤

【来源】《会约医镜》卷十四。

【组成】人参（随便） 黄耆（蜜炒）二钱 白术 当归各钱半 炙草 陈皮各八分 柴胡（酒炒） 升麻（蜜炒）各三分 杜仲 续断 淮山药（炒）各钱半 百合二钱 五味子十五粒

【用法】生姜、大枣为引。

胎至七月，肺经养之，前此或堕，肺经受伤，后孕宜预于六月调补之，必须大剂，不可间断，保过七月，则无虞也。

【主治】堕胎。

【加减】如肺虚有热，或口渴溺赤，或咳嗽喉燥，加麦冬一二钱；如脾寒泄泻，加炮干姜一钱；如气滞而胀，加腹皮八分，或加枳壳七分。

桂枝茯苓当归汤

【来源】《产科发蒙》卷二。

【组成】桂枝 茯苓 牡丹 桃仁 芍药 当归各等分

【用法】以水一盏半，煎一盏，温服。

【主治】半产后恶寒战栗如灌水，虽蒙重被尚鼓颔不止，须臾反烦热如灼，虽寒天欲得凉风，或腰

腹疼痛，乍来乍止，其来如刺如割、如绞如啮，而流汗如雨、呻吟不已，或又渴好热汤，而阴门下瘀液臭汁。

救生汤

【来源】《产科发蒙》卷二。

【组成】当归 川芎 牛膝 桂枝 炒干姜 人参

【用法】上用水、酒各一盏，煎一盏，温服。或水煎，另与温酒半盏许亦可。

【主治】半产，恶寒战栗如灌水，虽蒙重被，尚鼓颔不止，须臾反烦热如灼，虽寒天欲得凉风；或腰腹疼痛，乍来乍止，其来也，如刺如割，如绞如啮，而流汗如雨，呻吟不已；或又渴，好热汤，而阴门下瘀液臭汁。

阳和生化汤

【来源】《古方汇精》卷三。

【组成】当归五钱 炙草五分 炮姜四分 川芎二钱 丹参一钱五分 桃仁九粒（去皮尖）

【用法】煎好，加花酒、童便各半小杯冲服，一产下即服之，留滓再煎再服。

【主治】产后恶露不行，儿枕作痛，一切血晕，及小产。

猪肚丸

【来源】《医述》卷十三。

【组成】人参 苦参 丹参 玄参 沙参 扁豆 石斛 白芍 芡实 莲肉 山药 茯苓 甘草 锅焦

【用法】上用雄猪肚一具洗净，将药装入。蒸熟捣烂，焙干为末，炼蜜为丸。每早滚汤服五钱。

【主治】堕胎半产。

所以载丸

【来源】《女科要旨》卷二。

【组成】白术一斤（去皮芦，置糯米上蒸半炷香久，勿泄气，晒，研为末） 桑寄生六两（以自收者为真，不见铜铁，为末） 川杜仲八两（炒去丝，为末） 人参八两（焙，为末） 云茯苓六两（生，研为末）

【用法】以大枣一斤擘开，以长流水熬汁为丸，如梧桐子大，晒干退火气，蜜贮勿令泄气。每早、晚各服三钱，以米汤送下。

【功用】《中药制剂手册》：益气安胎。

【主治】

1.《女科要旨》：胎气不安不长，妇人半产，或三月，或五月，按期不移者，必终身不能大产，惟此丸可以治之。

2.《中药制剂手册》：由于肝肾不足，妊娠体虚引起的腰腹酸重，胎元不固，屡患小产。

【方论】白术为补土之正药，土为万物之母，而载万物，故本方取之为君；茯苓感苍松之气而生，苗不出土，独得土气之全而暗长；寄生感桑精之气而生，根不入土，自具土性之足而敷荣。一者伏于土中，俨若子居母腹，一者寄于枝上，居然胎系母胞，二物夺天地造化之神功，故能滋养气血于无形之处，而取效倍于他药也；杜仲补先天之水火，而其多丝，尤能系维而不坠；人参具三才之位育，而其多液，尤能涵养以成功。

【验案】先兆流产 《四川中医》（1996，4：45）：应用所以载丸全方，以党参20克易人参，气虚，加黄芪；血虚，加阿胶；血热，加生地、黄芩；腹痛，加白芍；阴道出血，加苎麻根、仙鹤草；腰痛，加熟地、川断、菟丝子；恶心呕吐，加竹茹、砂仁。每日1剂，每剂煎2次，早晚各服1次。待症状消失后，停药观察7～10天，仍无症状者为痊愈，治疗先兆流产40例，取得较满意疗效。结果：有效（阴道出血停止，症状消失。妇科检查或超声波检查符合妊娠月份者）39例，无效（阴道出血不停，腰痛、腹痛加剧，尿妊娠试验连续2～3次阴性，难免流产不可避免者）1例。随访结果39例有效者均足月分娩。总有效率达97.5%。

加味理中汤

【来源】《华氏医方汇编》卷五。

【组成】西党参三钱 野于术二钱 炙草二分 干姜（炒黑）六分 归身一钱半 大枣三枚

【用法】水煎，温服。

【主治】 小产下血不止。

灵枢保产黑神丹

【来源】《经验各种秘方辑要》。

【组成】 陈墨一锭（须觅顶上选烟历百十年胶性全脱者，俟天雨时用新净瓷器当空接取洗砚，男子手磨成浓汁，倾入净细大瓷盘中，晒干刮下。每料约用净墨粉四钱） 百草霜二钱（陈者佳） 天麻二钱（透明者，切时勿用水泡，研细待用） 淮

小麦面粉二钱（一半入药，一半为糊丸） 大金箔五十页（四十页入药，余为衣）

【用法】 上为极细末，合和研匀，淮麦面粉打糊为丸，金箔为衣，晒极干，如芡实大，丸重一分，外蜡封固。证轻者一丸，重者二三丸，童便或白汤送下。

【主治】 小产后诸症。

【宜忌】 此丹宜择吉日，净室中修合，一切药用具洁净。

四十二、难　产

　　难产，古称"产难"，是指妊娠足月临产时，胎儿不能顺利娩出者。见于《肘后备急方》。

　　难产成因多端，《医宗金鉴》指出："妊娠难产之由，非只一端。或胎前喜安逸不耐劳碌，或过贪眠睡，皆令气滞难产；或临产惊恐气怯，或用力太早，则产母困乏难产；或胞伤血出，血壅产路，或胞浆破早，浆血干枯，皆足以致难产。临证之工不可不审也"，《胎产心法》认为："孕妇有素常虚弱，用力太早，及儿欲出，母已无力，令儿停住，产户干涩，产亦艰难"；《褥产要旨》归纳说："难产之故有八"。但主要在于孕妇先天不足，早婚多产，或房事不节，损伤肾气，冲任不足，胞宫无力运；或是孕妇素体虚弱，气血不足，产时用力汗出，或用力过早，耗气伤津，气血大伤，冲任不足，胞宫无力运胎；或为孕妇素多忧郁，或安逸过度，气血运行不畅，或临产忧虑紧张，气结血滞，或产时感寒，寒凝血滞，气机不利，皆使冲任失畅，胞宫瘀滞，不能运胎；或孕后胎体渐大，阻碍气机升降，以致气滞湿郁，湿停冲任，壅塞胞宫，不能运胎，均可致难产。

　　本病治疗，可重虚实二端。虚者阵痛微弱，坠胀不甚；实者阵痛剧烈，腹痛不已。虚者补而调之，实者行而调之。但补虚不可过用滋腻之药，以防滞产；化瘀不可过用破血耗气之品，以免耗气伤血，反致难产加重。

莨菪酒

【来源】 方出《史记》卷一〇五，名见《医方考》卷六。

【组成】 莨菪一撮

【用法】 上以酒饮之。

【主治】 怀子而不乳。

【方论】《医方考》：乳、产也，怀子而不乳者，气血凝涩，宜产而不产也。莨菪能行痹气，酒性能行滞血，故主之而旋乳。

【验案】 难产　临川王美人，怀子而不乳，来召臣意，臣意往，饮以莨菪药一撮，以酒饮之，旋乳。臣意复诊其脉，而脉躁，躁者有余病，即饮以消石一剂，出血，血如豆比五六枚。

当归散

【来源】《金匮要略》卷下。

【别名】 芍药汤（《永类钤方》卷十八）。

【组成】 当归　黄芩　芍药　芎䓖各一斤　白术半斤

【用法】 上为散，每服方寸匕，酒饮调下，一日二次。

　　《鸡峰普济方》：用温童便或酒调下二钱。

　　本方改为丸剂，名"安胎丸"（《万病回春》卷六）、"五味安胎丸"（《东医宝鉴·杂病篇》卷十）。

【功用】

　　1.《鸡峰普济方》：快利恶露。

2.《万病回春》：养血清热。

3.《成方便读》：安胎清热。

【主治】

1.《金匮要略》：妇人妊娠常服，即易产，胎无苦疾；及产后百病。

2.《鸡峰普济方》：产后气血俱虚。

3.《永类钤方》：妊娠伤寒，五个月以前者。

4.《普济方》：腹痛。

5.《万病回春》：瘦人血少有热，胎动不安，素惯半产者。

6.《叶氏女科证治》：天癸已过，经行不匀，三四月不行，或一月再至而腰腹疼痛者。

飞生丸

【来源】《外台秘要》卷三十四引《小品方》。

【组成】飞生一枚　槐子　故弩箭羽各十四枚

【用法】上为末，炼蜜为丸，如梧桐子大。每服二丸，以酒送下。即易产。

【主治】难产。

甘草散

【来源】《外台秘要》卷三十四引《小品方》。

【别名】预服散。

【组成】甘草八分（炙）　黄芩　大豆黄卷　梗米　麻子仁　干姜　桂心各二分　吴茱萸二分

【用法】上为散。每服方寸匕，酒调下，一日三次。

【功用】令易生。母无疾病，未生一月，日前预服，过三十日，行步动作如故，儿生坠地，皆不自觉。

【加减】本方去梗米，加大麦蘖，名"大豆卷散"（《圣济总录》卷一五七）。

葵子汤

【来源】方出《证类本草》卷二十七引《备急千金要方》，名见《普济方》卷三四〇。

【别名】葵子散（《杏苑生春》卷八）。

【组成】葵子

【用法】上为末。每服方寸匕，酒调下。

【功用】

1.《证类本草》引《备急千金要方》：小儿死腹中。

2.《普济方》：妊娠得病六七日以上，身热入脏，大小便不利。

3.《杏苑生春》：难产。

千金丸

【来源】《备急千金要方》卷二。

【别名】保生丸。

【组成】甘草　贝母　秦椒　干姜　桂心　黄芩　石斛　石膏　梗米（一作糯米）　大豆黄卷各六铢　当归十三铢　麻子三合（一方用蒲黄一两）

【用法】上为末，炼蜜为丸，如弹子大。每服一丸，用枣汤送下，一日三次；产难颠倒，胞不出，服一丸；伤毁不下，产余病汗不出，烦满不止，气逆满，以酒服一丸。

【功用】养胎。

【主治】产难，胞衣不下。

【方论】《千金方衍义》：此即前甘草散之变法，甘草散方中用桂、姜、甘、麻、豆等味，为滑胎而设。此治产难胞衣不下，亦不出此，但加石斛、石膏、贝母、梗米，以清胃之上逆；秦椒以下恶气，与茱萸同为止逆下气之味。但彼用散，以利运动之机；此用丸，以祛毁伤之滞，取甘草散之变法，而为产难之变治也。

丹参膏

【来源】《备急千金要方》卷二。

【别名】滑胎丹参膏（《普济方》卷三三七）。

【组成】丹参半斤　芎藭　当归各三两　蜀椒五合（有热者，以大麻仁五合代）

【用法】上锉，以清酒溲湿，停一宿以成，煎猪膏四升，微火煎，膏色赤如血，膏成，新布绞去滓。每日取如枣许，纳酒中服之。

【功用】养胎，令滑易产。

【宜忌】不可逆服，至临月，乃可服。

【方论】《千金方衍义》：丹参破宿生新；统芎、归，佛手（即佛手散）为滑胎易产之专药。而方中便具活法，寒用川椒，热用麻仁，各随母气之偏胜耳。服后猪膏、醇酒取其滑泽滋益也。苟孕妇中气不实，不特猪膏宜远，麻仁亦难轻试，然观热易麻仁一语，活法尽情吐露矣。

单行羧羊角散

【来源】方出《备急千金要方》卷二，名见《千金翼方》卷六。

【组成】仓羊角（烧作灰）

【用法】上为散。每服方寸匕，以温酒送下；若不愈，须臾更服，取愈止。

【主治】产后心闷，亦治难产。

蒸大黄丸

【来源】《备急千金要方》卷二。

【组成】大黄三十铢（蒸） 枳实 芎藭 白术 杏仁各十八铢 芍药 干姜 厚朴各十二铢 吴茱萸一两

【用法】上为末，炼蜜为丸，如梧桐子大。每服二丸，空腹酒送下，一日三次，不知稍加之。

【功用】养胎，令易产。

【方论】《千金方衍义》：养胎而用小承气，用法奇矣。小承气而兼温养血气之味，变化尤奇。大黄得姜、术则热可宣通，姜、萸得枳、厚则辛能开泄，加以芎、芍和荣，杏仁利气，不特产时儿无阻逆之患，并杜产后母无瘀积之虞，然惟质实气固者宜之。若资禀凉薄及虚阳上盛之妇谅不处是方也。

蟹爪饮

【来源】方出《备急千金要方》卷二，名见《圣济总录》卷一五九。

【别名】千金神造汤（《本草纲目》卷四十五）。

【组成】蟹爪一升 甘草二尺 阿胶三两

【用法】以东流水一斗，先煮二物得三升，去滓，纳胶冷烊，顿服之；不能，分再服，若人困，捻口纳药，药入即活。煎药作东向灶，用苇薪煮之。

【主治】动胎及产难；子死腹中；并妊两儿，一死一生，令死者出，生者安。

【方论】

1.《千金方衍义》：此即前下血方中蟹爪汤于中除去桂心，加用甘草、阿胶也。夫桂心温散之

品，子死腹中正宜加用，而反去之，必本妇去血过多，恐复走血，而不便用，非此证之不当用桂也。此用阿胶专补荣血，甘草专培胃气。

2.《重庆堂医学随笔》：蟹爪尖专下死胎，甘草奠安中气，不使尸气上乘，阿胶滑利前阴。若双胎一死一生者，蟹爪又安生胎，阿胶专于育神，甘草培植生气，服之令死者出，生者安。

芎藭汤

【来源】方出《备急千金要方》卷四，名见《太平惠民和济局方》卷九。

【别名】当归汤（《圣济总录》卷一五九）、立效散（《云岐子保命集》卷下）、芎归汤、君臣散（《易简方论》）、一奇散（《妇人大全良方》卷二十二）、佛手散（《医方类聚》卷二二九引《胎产救急方》）、芎藭散（《普济方》卷三〇三）、川芎汤（《普济方》卷三四八）、二奇散（《普济方》卷三五一）、川芎当归汤（《金匮翼》卷五）。

【组成】当归 川芎各三两

【用法】以水四升，煮取二升，去滓，分二服即定。展转次合诸汤治之。

【功用】《医略六书》：养荣活血。

【主治】

1.《备急千金要方》：妇人产乳去血多、伤胎去血多、崩中去血多、金疮去血多、拔牙齿去血多未止，心中悬虚，心闷眩冒，头重目暗，耳聋满、举头便闷欲倒。

2.《圣济总录》：难产，疑胎毙腹中。

榆皮通滑泄热煎

【来源】《备急千金要方》卷二十。

【别名】榆皮散（《太平圣惠方》卷五十八）、榆皮汤（《普济方》卷二一五）。

【组成】榆白皮 葵子各一升 车前子五升 赤蜜一升 滑石 通草各三两

【用法】上锉。以水三斗，煮取七升，去滓下蜜，更煎取三升，分三服。妇人难产亦同此方。

【主治】

1.《备急千金要方》：肾热，应胞囊涩热，小便黄赤，苦不通；及妇人难产。

2.《太平圣惠方》：肾热胕囊涩，小便色赤如血。

【方论】《千金方衍义》：方中皆属利水伤津之味，惟赤蜜虽能导火，兼可通津。以其专利窍，故产难亦得用之。

脂蜜酒

【来源】方出《外台秘要》卷三十三引《张文仲方》，名见《产孕集》卷下。

【组成】猪膏一升（煎） 白蜜一升 淳酒二升

【用法】上药合煎，取二升，分再服，不能随所能服之。

【主治】半生胎不下，或子死腹中，或半著脊；及在草不产，血气上烫心，母面无颜色，气欲绝。

苏 膏

【来源】《医心方》卷二十三引《子母秘录》。

【组成】好苏一斤 秋葵子一升 滑石 瞿麦各一两 好蜜半升 大豆黄卷皮二两

【用法】先用清酒一升，细研葵子，纳苏中相和，微火煎，可取强半升为度。初服半匙，渐加至一匙，令多恐呕逆。

【主治】难产，或经三日五日，不得平安，或横或竖，或一手出，或一脚出，百计千方，终不平安。

【宜忌】忌生冷。

易产神效八味散

【来源】《元和纪用经》。

【组成】甘草（炙）二两 黄芩 大豆黄卷各四两 干姜 吴茱萸 麻子仁 大麦（炒）各一两 桂心七钱半（一方以粳米代大麦）

【用法】上为末。每服方寸匕，空心、食前酒送下；暖水服亦得。

【功用】易产。

【宜忌】须入月方得服，过三十日，动作宜谨。

顺生散

【来源】《元和纪用经》。

【组成】蛇皮

【用法】烧灰。每服方寸匕，酒送下。

【主治】临月催生。

神效八味散

【来源】《元和纪用经》。

【别名】如意散（《洪氏集验方》卷五）。

【组成】甘草（炙）二两 黄芩 大豆黄卷各四两 干姜 吴茱萸 麻子仁 大麦（炒，一方以粳米代之）各四两 桂心七钱半

【用法】上为末。每服方寸匕，空心、食前酒或暖水送下。

【功用】易产。

【宜忌】须入月方得服，过三十日动作宜谨，勿上厕，恐不觉堕地。

萆麻膏

【来源】方出《本草图经》引《海上集验方》（见《证类本草》卷十一），名见《魏氏家藏方》卷十。

【组成】萆麻子七枚

【用法】研如膏，涂脚心底于及衣，才下便即洗去，如生肠出不收，用药涂顶心，其肠即收。

《仙拈集》本方用法：捣涂，痛止便出。

【主治】

1.《本草图经》引《海上集验方》：难产及胞衣不下。

2.《仙拈集》：竹木入肉。

芎藭汤

【来源】方出《经效产宝》卷上，名见《圣济总录》卷一五四。

【别名】芎归葱白汤（《医方类聚》卷二二四引《胎产救急方》）。

【组成】甘草（炙） 当归 芎藭 人参 阿胶各二两 葱白（切）一升

【用法】上以水七升，煎取二升，分为三服。

【功用】安胎止痛。

【主治】

1.《经效产宝》：胎动冲心，烦闷欲死。

2.《圣济总录》：妊娠外有惊动，令胎不稳。

3.《医方类聚》引《胎产救急方》：兼治横生倒产，上冲下筑，唇口青黑，手足厥冷，证候急者。

诃子丸

【来源】《经效产宝》卷上。

【组成】槟榔八分　芎䓖二分　吴茱萸三分　诃子皮三分（蒸）

【用法】上为细末，炼蜜为丸，如绿豆大。每服十九丸、二十丸，空心以酒送下，自七八个月服至分解。

【功用】润胎益气，令子易生。

催生柞木饮

【来源】《本草纲目》卷三十六引《产宝》。

【别名】催生柞木叶饮（《圣济总录》卷一五九）、催生柞木饮子（《妇人大全良方》卷十七）、柞木饮（《万病回春》卷六）、催生神柞散（《寿世保元》卷七）、柞木饮子（《济阴纲目》卷十）、催生神柞饮（《大生要旨》卷三）。

【组成】大柞木枝一大握（长一尺，洗净）　大甘草五寸（并寸折）

　　方中柞木枝，《圣济总录》用柞术叶一把（并细枝，锉）。

【用法】以新汲水三升半，同入新沙瓶内，以纸三重紧封，文武火煎至一升半。待腰腹重痛，欲坐草时，温饮一小盏，便觉心下开豁；如渴，又饮一盏，至三四盏，觉下重便生。

【主治】

1.《本草纲目》引《产宝》：妇人难产。

2.《圣济总录》：妇人横产倒生，死胎在腹，胀烂不出。

【宜忌】切不可坐草太早，及坐婆乱为也。

御风膏

【来源】方出《太平圣惠方》卷十九，名见《普济方》卷九十二。

【别名】萆麻膏。

【组成】东西枝上蓖麻子七粒

【用法】去壳研碎，涂在手心中，以一盂子，置在手心蓖麻子上，用熟水置盂中，正则急取盂子，左瘫涂右手心，右瘫涂左手心，口眼才正，急洗去药，只随病处左右贴亦可。又治产难者，烂研涂两脚心，生下便洗去。

【主治】口眼㖞斜，由中风传入阳明经也。又治产难。

车前子散

【来源】《太平圣惠方》卷七十六。

【组成】车前子一两　滑石一两　阿胶一两（捣碎，炒令黄燥）

【用法】上为细末。每服二钱，食前以蜜汤调下。

【功用】

1.《太平圣惠方》：滑胎，令易产。

2.《普济方》：利九窍。

【主治】《圣济总录》：难产。

【宜忌】《普济方》：至生月乃服药，不可先服。

甘草散

【来源】《太平圣惠方》卷七十六。

【别名】甘草汤（《普济方》卷三三七）。

【组成】甘草一两（炙微赤，锉）　黑豆一两（炒熟）　干姜半两（炮裂，锉）　糯米一两　大麻子一两　白茯苓半两　吴茱萸半两（汤浸七遍，焙干微炒）

【用法】上为细散。每服二钱，食前以暖酒调下。若未入月，不得辄服。

【功用】妊娠十月满足，入月预服易生。

益气滑胎丸

【来源】《太平圣惠方》卷七十六。

【别名】滑胎丸（《普济方》卷三四三）。

【组成】赤茯苓一两　赤芍药一两　槟榔一两　川芎半两　诃黎勒皮三分　枳实半两（麸炒微黄）　川大黄一两（锉，微炒）　麦门冬一两半（去心，焙）　厚朴一两（去粗皮，涂生姜汁，炙令香熟）

【用法】上为末，炼蜜为丸，如梧桐子大。每服二十丸，食前以温酒送下。

【功用】妊娠令易产。

酥 膏

【来源】《太平圣惠方》卷七十六。

【组成】真牛酥一斤　秋葵子一升　白蜜半斤　滑石（捣末）一两　瞿麦一两　大豆黄卷二两

【用法】上为粗散，先以清酒一升，细研葵子，纳酥蜜中，微火消，即下诸药；缓火煎，常令如鱼眼，满约煎去半，即成膏，以绵滤，贮于瓷器中。入月便服，初服半匙，渐加至一匙（若太多，恐呕逆，以意节量），食前服用。

【功用】令儿易产。

【主治】难产，或生不以理，百方千计终不平安者。

滑胎催生散

【来源】《太平圣惠方》卷七十六。

【组成】葵子一两　滑石　蒲黄半两　木通半两（锉）

　　　　方中滑石用量原缺。

【用法】上为散。每服一钱，食前以温水调下。

【功用】令儿易生。

贝母丸

【来源】《太平圣惠方》卷七十七。

【别名】千金丸（《普济方》卷三五七）。

【组成】贝母（煨微黄）　甘草（炙微赤，锉）秦椒（去目及闭口者，微炒去汗）　干姜（炮裂，锉）　桂心　粳米　石膏（细研）　黄芩　大豆黄卷　石斛（去根，锉）各一分　当归半两（锉，微炒）　大麻仁三分

【用法】上为末，用枣肉为丸，如弹子大。每服一丸，以温酒研下，不拘时候。

【主治】妇女横产，或颠倒，胞衣不出，伤毁不下，产后余病，汗出，烦满不止，少气逆满。

走马散

【来源】《太平圣惠方》卷七十七。

【组成】嫩马齿苋　嫩人苋各半两（并五月五日采；晒干）

【用法】上为细末。每服一钱，以井花水调下。

【主治】难产觉甚，不觉平安。

抵圣散

【来源】《太平圣惠方》卷七十七。

【组成】红兰花（六月六日取）　蜀葵花（五月五日采）　桃花（三月三日采）　凌霄花（七月七日采）　大麦（七月十日采）各一分

【用法】上为细散。每服一钱，以热酒调下。

【功用】催生。

【主治】难产。

葵子散

【来源】《太平圣惠方》卷七十七。

【别名】甘草汤（《圣济总录》卷一五九）。

【组成】葵子一合　桂心一两半　甘草半两（炙微赤，锉）　滑石三分　榆白皮一两（锉）

【用法】上为粗散。每服四钱，以水一中盏，煎至六分，去滓温服。

【主治】难产，胎不转动者。

葵子散

【来源】《太平圣惠方》卷七十七。

【组成】冬葵子一合　滑石一两　瞿麦半两　丹参半两

【用法】上为粗散。每服二钱，以水一中盏，入酥一茶匙，煎至六分，去滓温服。

【主治】妊娠十一月不产，自由体性。

滑胎散

【来源】《太平圣惠方》卷七十七。

【组成】榆白皮（切）一升　瞿麦三分　木通三分（锉）　牛膝（去苗）一两　大麻仁一两

【用法】上为散。每服四钱，以水一中盏，煎至六分，去滓温服。频服效。

【主治】痛楚难产。

滑胎散

【来源】《太平圣惠方》卷七十七。

【组成】榆白皮一两（锉）　冬葵子一合　甘草半两（炙微赤，锉）　桂心一分　黄芩半两

【用法】上为散。每服三钱，以水一中盏，煎至六分，去滓温服，不拘时候。

【主治】难产。

榆白皮散

【来源】《太平圣惠方》卷七十七。

【别名】榆白皮汤（《女科百问》卷下）。

【组成】榆白皮一两　葵根一两（锉）　牛膝三分（去苗）　瞿麦一两　大麻仁三分　木通半两（锉）

　　方中葵根，《太平惠民和济局方》作"冬葵子"。

【用法】上为粗散。每服四钱，以水一中盏，煎至六分，去滓温服，不拘时候。

【功用】《太平惠民和济局方》：滑胎易产。

【主治】

　　1.《太平圣惠方》：难产。

　　2.《太平惠民和济局方》：妊娠曾因漏胎去血，或临产惊动太早，产时未至，秽露先下，致使胎胞干燥，临产艰难。

催生丹

【来源】《太平圣惠方》卷七十七。

【组成】金箔三十片　银箔三十片　麝香一钱　朱砂半两（细研）

【用法】上为细粉，以腊月兔脑髓和丸，如梧桐子大。每服五丸，难产至七丸，临产时以茅香汤送下。

　　《普济方》：用木香汤送下。

【主治】难产。

催生散

【来源】《太平圣惠方》卷七十七。

【组成】牵牛子一两（微炒）　禹余粮一分（烧，

醋淬三遍）

【用法】上为细散。每服二钱，煎榆白皮汤调下，宜频服。

【主治】难产。

催生防葵散

【来源】《太平圣惠方》卷七十七。

【组成】防葵一两　滑石三分　朱砂一分（细研）　冬葵子三分　木通三分（锉）　瞿麦三分　榆白皮三分（锉）　飞生毛一分（烧灰）

【用法】上为粗散。每服四钱，以水一中盏，煎至六分，去滓温服。

【主治】难产。三二日产不得，喘息不调，腹内绞痛。

瞿麦散

【来源】《太平圣惠方》卷七十七。

【组成】瞿麦二两　榆白皮三两（锉）　甘草一两（炙微赤）　桂心一两　木通二两（锉）　牛膝一两（去苗）　泽泻一两

【用法】上为粗散。每服四钱，以水一中盏，加生姜半分，煎至六分，去滓温服，不拘时候。

【主治】妇人难产，烦闷不止。

滑胎散

【来源】《袖珍方》卷四引《太平圣惠方》。

【组成】益元散一两　蛇退一条（烧灰存性，须要墙头上及篱上者）　蝉退五个（全者）　男子乱发（入香油一两熬化）　穿山甲一片（烧存性）

【用法】上为末。用齑水一碗，入药一处煎一沸，入油头发拌匀，冷定服。

【功用】催生。

催生散

【来源】《袖珍方》卷四引《太平圣惠方》。

【组成】朴消不以多少

【用法】日晒夜露，七七日取为末。如产难中少调二三钱服。立下。

【功用】催生及止痛。

如神开骨膏

【来源】《妇人大全良方》卷十七引《经验方》。

【组成】乳香不以多少。

【用法】上为极细末。滴水为丸，如鸡头子大。每服一丸，无灰酒吞下。

本方方名，据剂型当作"如神开骨丸"。

【功用】催生。

滑胎散

【来源】《博济方》卷四。

【组成】牵牛子一两　赤土少许

【用法】上为极细末。每服一钱，母觉阵频时，煎榆白皮汤调下。

【功用】催生。

催生滑胎散

【来源】《博济方》卷四。

【组成】槐子（炒）　麦蘖（炒）　贝母（炒）　滑石　当归（炒）

【用法】上为细末。每服二钱，于未产月十日前，每日空心用温酒送下。

【功用】催生滑胎。

催生散

【来源】《本草纲目》卷五十一引《博济方》。

【组成】腊月兔脑髓一个（摊纸上令匀，阴干）

【用法】候母痛极时，用钗股夹定，灯上烧灰，煎丁香汤调下。

【功用】催生。

黑神丸

【来源】《苏沈良方》卷四。

【组成】漆六两（半生，半用重汤煮一半日令香）神曲四两　茴香四两　木香　椒红　丁香各半两　槟榔（除椒外，五物皆半生半炒）四个

【用法】上丸如弹子大，取茴香末十二两，铺盖阴地阴干，候外干，并茴香收器中，极干乃去茴香。凡肾气、膀胱疝癖，七疝下坠，五膈血崩，产后诸血，漏下赤白，并丸分四服；死胎一丸，皆无灰酒下；难产，炒葵子四十九枚，捣碎酒煎下一丸。诸疾不过三服，元气十服，膈气癥癖五服，血瘕三丸。

【主治】

1.《苏沈良方》：肾气、膀胱疝癖，七疝下坠，五膈血崩，产后诸血，漏下赤白，死胎，难产，血瘕。

2.《云岐子保命集》：经候前先腹痛不可忍。

至宝丹

【来源】《灵苑方》引郑感方（见《苏沈良方》卷五）。

【别名】至宝膏（《幼幼新书》卷八）。

【组成】生乌犀　生玳瑁　琥珀　朱砂　雄黄各一两　牛黄一分　龙脑一分　麝香一分　安息香一两半（酒浸，重汤煮令化，滤去滓，约取一两净）金银箔各五十片

【用法】上为丸，如皂角子大。每服一丸，人参汤送下，小儿量减；血病，生姜、小便化下。

《太平惠民和济局方》本方用法：将生犀、玳瑁为细末，入余药研匀，将安息香膏重汤煮凝成后，入诸药中和搜成剂，盛不津器中，并旋丸如梧桐子大。每用三丸至五丸，疗小儿诸痫急惊心热，每二岁儿服二丸，均用人参汤化下。

【功用】《方剂学》：清热开窍，化浊解毒。

【主治】

1.《灵苑方》引郑感方：心热血凝，心胆虚弱，喜惊多涎，眠中惊魇，小儿惊热，女子忧劳，血滞血厥，产后心虚怔忪。

2.《太平惠民和济局方》：卒中急风不语，中恶气绝，中诸物毒暗风，中热疫毒，阴阳二毒，山岚瘴气毒，蛊毒水毒，产后血晕，口鼻血出，恶血攻心，烦躁气喘，吐逆，难产闷乱，死胎不下。又疗心肺积热，伏热呕吐，邪气攻心，大肠风秘，神魂恍惚，头目昏眩，睡眠不安，唇口干燥，伤寒狂语。又疗小儿诸痫，急惊心热，卒中客忤，不得眠睡，烦躁风涎搐搦。

黑散子

【来源】《卫生家宝产科备要》卷六。

【别名】琥珀黑神散（原书卷七）、琥珀黑散（《太平惠民和济局方》卷九吴直阁增诸家名方）、琥珀卫生散（《魏氏家藏方》卷十）、黑琥珀散（《普济方》卷三五五）。

【组成】琥珀（别研细） 朱砂（别研） 京墨（煅通赤，放冷用） 血苗灰（即鲤鱼鳞灰也） 新罗白附子（炮裂） 百草霜（乃锅底上黑煤也） 黑衣（即灶额上煤也，倒挂者亦得，又谓之乌龙尾，蚕茧灰亦得）各半两 麝（别研，极细） 白僵蚕（锉，炒去丝嘴） 川当归（洗，去芦须，切，焙）各一分

【用法】上为末。每服二钱，炒姜温酒调下。

【功用】《太平惠民和济局方》（吴直阁增诸家名方）：安神顺胎，散诸病。

【主治】

1.《卫生家宝产科备要》：产后诸证。

2.《太平惠民和济局方》（吴直阁增诸家名方）：产妇一切疾病。产前胎死，产难，横生，逆生；产后胞衣不下，衣带先断，遍身疼痛，口干心闷，非时不语，血晕眼花，乍寒乍热，四肢浮肿，言语颠狂，乍见鬼神，腹胁胀满，呕逆不定，大便秘涩，小便出血；恶露未尽，经候未还，起居饮食，便不戒忌，血气之疾，聚即成块，散即上冲，气急心疼，咳嗽多唾，四肢虚热，睡惊盗汗，崩中败证，绕脐刺痛，或即面赤，即变骨蒸；产后鼻衄，口鼻黑色气起，喉中喘急，中风口噤。

滑胎枳壳散

【来源】《太平惠民和济局方》（人卫本）卷九（吴直阁增诸家名方）。

【别名】枳壳滑胎散《太平惠民和济局方》（校经山房本）、瘦胎枳壳散（《医方大成》卷九引《简易方》）、宽肠枳壳散（《婴童百问》卷七）、瘦胎枳甘散（《医学入门》卷八）、枳壳宽肠散（《赤水玄珠全集》卷二十六）、枳壳散（《证治准绳·类方》卷三）。

【组成】枳壳（去瓤，炒）二十四两 甘草（爁）

六两

【用法】上为细末。每服一钱，空心沸汤点下，一日三次。

【功用】

1.《太平惠民和济局方》（吴直阁增诸家名方）：令胎滑易产；常服养胎益气，安和子脏。

2.《婴童百问》：顺气止痢。

【主治】妇人胎气不足，及胎中一切恶疾。

催生如圣散

【来源】《医方类聚》卷二二八引《太平惠民和济局方》。

【别名】催生独圣散（《丹溪心法》卷五）、催生为全散（《宋氏女科》）。

【组成】黄蜀葵花不拘多少（焙干）

【用法】上为末，熟汤调下。或有漏血，胎脏干涩，难产痛剧者，并进三服，良久腹中气宽，胎滑即产下。如无花时，只用葵子烂研小半合，以酒调，滤去滓，温过，频服尤妙。胎死不下，煎红花、温酒调下。

【主治】胎脏干涩，难产痛剧，或胎死不下。

催生丹

【来源】《太平惠民和济局方》卷九。

【别名】神效催生丹（《卫生家宝产科备要》卷六）、顺生丹（《校注妇人良方》卷十七）、兔脑丸（《医学六要》卷七）、催生丸（《良朋汇集》卷四）、兔脑催生丹（《女科指掌》卷四）、催生兔脑丸（《灵验良方汇编》卷上）、手握丹（《胎产心法》卷四）、速产兔脑丸（《饲鹤亭集方》）。

【组成】麝香（别研）一字 乳香（别研极细）一分 母丁香（取末）一钱 兔脑髓（腊月者，去皮、膜，研）

【用法】上拌匀，以兔脑和丸，如鸡头瓤大，阴干，用油纸密封贴。每服一丸，温水送下。

【主治】产妇生理不顺，产育艰难，或横或逆。

走马散子

【来源】《医方类聚》卷二二八引《王岳产书》。

【组成】马齿苋（嫩者） 常食者苋各等分

【用法】上以重午日采，晒干，为散。候腹痛作阵来，服二钱匕，以井花水一盏调下，新汲水亦得，立产。

【功用】催产。

胶 酒

【来源】《医方类聚》卷二二九引《王岳产书》。

【组成】好胶二两（炙令得所） 酒一升半 白盐一钱匕

【用法】上以微火同酒炼胶令化，后打鸡子一枚相和，服一盏；未产再服。

【主治】妇人难产，经六七日，母困甚。

榆白皮汤

【来源】《医方类聚》卷二二九引《王岳产书》。

【组成】榆白皮一两 葵子二合 甘草八铢（炮）桂心一分

【用法】上锉作煮散，分为两剂。每剂以水一升，煎取一大盏，无时顿服。须臾即生。

【主治】难产，及胎不转动。

神授乌金散

【来源】《医方类聚》卷二三四引《王岳产书》。

【组成】鲤鱼皮 猪肝衣 头发（三件煅过） 白僵蚕 桂心 白附子 当归 香墨 灶突土膜灶门膜各等分

【用法】前三件（煅过，出火毒）为细末，后七味为散，却同前三味混和。每服二钱，难产，榆皮汤送下，木通草亦得；儿枕，小便送下；恶露不下，酒送下；血运，小便送下；血风抽掣，人参汤送下；伤寒，热水送下；产后乍见鬼神，桃仁汤送下；血风不识人，米囊花煎汤送下；产后四肢浮肿，马粪汁送下；一切疾并用酒送下。

【主治】产后一切诸疾。难产、儿枕痛，恶露不下，血晕，血风抽掣，伤寒，产后乍见鬼神，血风不识人，产后四肢浮肿。

神应黑散

【来源】方出《证类本草》卷五引《杜壬方》，名见《产育宝庆集》卷上。

【别名】乌金散（《产育宝庆集》卷上）、神应散（《产宝诸方》引《济世方》）、黑散（《产宝诸方》）、催生药（《洪氏集验方》卷五）、催生如神散、催生黑散、二神散（《妇人大全良方》卷十七）、神应黑神散、神效散、白芷散（《普济方》卷三五六）、催生黑子散（《丹溪心法附余》卷二十一）、催生如圣散（《证治准绳·女科》卷四）、黑神散（《济阴纲目》卷十）、神应丹（《温氏经验良方》）。

【组成】百草霜 白芷各等分

【用法】上为末。每服二钱，童子小便、醋各少许调匀，更以热汤化开服。不过二服即愈。

【功用】

1. 《产宝诸方》：催生顺道。
2. 《妇人大全良方》：固血。

【主治】逆生，横生，瘦胎，妊娠、产前、产后虚损，月候不调，崩中。

圣妙寸全做

【来源】《证类本草》卷十六引《胜金方》。

【别名】胜妙寸金散（《圣济总录》卷一五九）、寸金散（《妇人大全良方》卷十六）。

【组成】败笔头一枚（烧灰，为末）

【用法】以生藕汁一盏调下。若产母虚弱及素有冷疾者，恐藕冷动气，即于银器内重汤暖过后服。

【功用】催产。

【主治】难产。

酸浆丸

【来源】《圣济总录》卷五十四。

【别名】酸浆实丸（《普济方》卷四十三）。

【组成】酸浆实五两 芡实三两 马蔺子（炒焦）大盐（别研） 榆白皮（锉）各二两 柴胡（去苗） 黄芩（去黑心） 栝楼根（锉） 蔄茹各一两

【用法】上为末，炼蜜为丸，如梧桐子大。每服二十九至三十丸，用木香汤送下，不拘时候。以知为度。

【主治】下焦肠胃伏热，妇人胎热产难。

立生酥葵膏

【来源】《圣济总录》卷一五七。

【组成】酥一斤 秋葵子一升 白蜜半斤 滑石一两半 瞿麦一两 大豆黄卷二两

【用法】以清酒一升，细研葵子，入酥、蜜中，微火熬令熔，即下诸药，慢火煎，常令沸如鱼目，约半升，即以新绵滤，贮瓷器中。每服半匙，加至一匙，多恐呕逆。

【主治】妊娠数日不产，或生不顺理，百方不得安。

如圣散

【来源】《圣济总录》卷一五七。

【组成】生过蚕纸（烧灰）

【用法】上为细散。每服二钱匕，温酒调下，不拘时候。

【主治】妊娠数日不产。

麦门冬丸

【来源】《圣济总录》卷一五七。

【组成】麦门冬（去心，焙） 芎藭 厚朴（去粗皮，生姜汁炙透，锉） 枳壳（去瓤，麸炒） 芍药 赤茯苓（去黑皮，锉）各二两 大黄（锉，炒）半两 槟榔（煨，锉）三枚 诃黎勒（煨，取皮）五枚

【用法】上为末，炼蜜和涂酥为剂，捣熟为丸，如绿豆大。每服二十丸，空心酒送下。

【功用】益气滑胎。

【主治】妊娠数日不产。

葵子汤

【来源】《圣济总录》卷一五七。

【组成】冬葵子（炒）一合 滑石（碎） 瞿麦（去根，锉）各一两 丹参（锉）一两半

【用法】上为粗末。每服四钱匕，水一盏半，煎至八分，去滓，下牛酥、白蜜各半合，再煎至六分，

食前温服，入月预服。

【主治】妊娠数日不产。

滑胎当归散

【来源】《圣济总录》卷一五七。

【组成】当归（切，焙）一两 麻子仁一合 吴茱萸（汤洗，去涎，焙干，再与大豆同炒香） 干姜（炮） 知母（锉） 桂（去粗皮） 黄芩（去黑心） 甘草（炙）各半两 大豆（炒，去皮） 糯米各一合

【用法】上为细散。每服二钱匕，空腹温酒调下，渐加至三钱。若欲作丸，即炼蜜为丸，如梧桐子大，每服二十丸，温酒送下。

【主治】妊娠数日不产。

瞿麦汤

【来源】《圣济总录》卷一五七。

【组成】瞿麦（去根，锉） 榆白皮（锉） 木通（锉）各二两 冬葵子（拣净，微炒）一合 滑石一两

【用法】上为粗末。每服四钱匕，水一盏半，煎至七分，去滓，空心温服。

【功用】滑胎易产。

【主治】妊娠，数日不产。

二圣丹

【来源】《圣济总录》卷一五九。

【组成】丹砂 乳香各一两

【用法】上为末，用倒流水为丸，如鸡头子大，慢火焙干。产妇腹痛时，用秤锤一枚洗净，浓研丹砂，以炭火烧令通赤，取出投于酒内，将酒下药一丸，立产。如是取死胎，用水银一皂子大，葱白一茎，研如泥，及当归末一钱匕，同以热酒半盏，作一服，送下药一丸，并酒饮尽；不饮酒，用酒少许，和醋汤送下。

【功用】催生。

【主治】难产。

七圣煎

【来源】《圣济总录》卷一五九。

【组成】瞿麦 滑石各一两 牛乳 黑豆 黄酥各二两 冬葵子一合 白蜜二合

【用法】上为细末，以乳、酥、蜜调药令匀，慢火熬成稀膏。每服一匙，热酒调下。

【主治】产难，多时不下，垂困。

小麦饮

【来源】《圣济总录》卷一五九。

【组成】小麦 小豆（各拣净，炒）各等分

【用法】上为粗末。每服三钱匕，水一盏，煎至七分，去滓温服。

【主治】逆产不正。

马齿苋酒

【来源】《圣济总录》卷一五九。

【组成】马齿苋

【用法】以马齿苋捣，绞取自然汁三分，入酒二分，微暖服之。

【功用】催产。

马齿苋散

【来源】《圣济总录》卷一五九。

【组成】马齿苋 常苋（重午日采，各晒干）各三两

【用法】上为散。每服二钱匕，新汲水调下，宜频服之。

【主治】难产痛甚。

车前子散

【来源】《圣济总录》卷一五九。

【组成】车前子（微炒）半两 榆白皮（刮净、锉碎）一两 滑石半两 当归（切、焙）半两 瞿麦穗一两

【用法】上为散。每服二钱匕，用酒调下；温汤亦得。如血水未下，用大黄二钱，煎汤一盏，分作

三服，调前药下。

【主治】难产不下经日。

车前子煎

【来源】《圣济总录》卷一五九。

【组成】车前子一升（以布裹，于水中熟挼，漉出，晒干，又以新布裹，熟揉之，令光滑，不用捣） 生地黄汁一升 白蜜一升 好酥五合

【用法】上四味相和，微火煎，常令如鱼眼沸起，即泻于瓷器中。每服半匙，以沸汤调，通口服之。

【主治】难产。

贝母散

【来源】《圣济总录》卷一五九。

【组成】贝母（去心）一两半 槐子（十月上巳日采之佳）一两半

【用法】上为散。每服三钱匕，以熟水调下，未生更服。

【主治】难产。

牛酥饮

【来源】《圣济总录》卷一五九。

【别名】牛酥散（《普济方》卷三五六）。

【组成】牛酥半两 冬葵子（净淘，微炒）一合 滑石三分

【用法】上三味，以二味为末，和牛酥置生绢袋内盛之，用酒一升，煎至七合，去药袋子，令温。每服半盏。一二服如未下，更服之。

【主治】数日不产，胎上冲心欲死。

牛酥煎

【来源】《圣济总录》卷一五九。

【组成】真牛酥三两 秋葵子一合 白蜜二两 滑石 瞿麦穗 大豆黄卷一两

【用法】上六味，先以清酒一升，研细葵子纳酥蜜中，微火令销后，即下诸药，慢火煎，常如鱼眼沸，约强半如膏，即将瓷器中以绵滤之。用温酒调，初服半匙，渐加至一匙。

【主治】难产，经日未生。

乌金散

【来源】《圣济总录》卷一五九。

【组成】当归（酒浸，切，焙）　没药（别研）　生干地黄（焙）　蒲黄（生用）　芍药（炒）　红蓝花（炒）各一两　鲤鱼鳞（腊月者佳）　桂（去粗皮）各二两　血余（小儿胎发真者）二枚

【用法】上九味，将血余、鲤鱼鳞二味，用销银锅子，先以炭火烧为灰；没药别研，余药为末，和匀。每服二钱匕，温酒调下，不拘时候。

【主治】横生倒产，子死腹中，胎衣不下。

石燕酒

【来源】《圣济总录》卷一五九。

【组成】石燕子

【用法】以童便三分，磨取自然汁，微暖送下赤小豆七粒。

【功用】催产。

【主治】难产。

生地黄饮

【来源】《圣济总录》卷一五九。

【组成】生地黄汁一盏　生姜汁二分盏

【用法】上药同煎至一盏，分四服，每以汤或酒和服。

【主治】难产。

圣功散

【来源】《圣济总录》卷一五九。

【组成】蜀葵子（陈者）不拘多少

【用法】上为散。每服三钱匕，温酒调下。如口噤，斡开灌之。

【主治】难产，横生倒产，困顿不省人事。

圣散子

【来源】《圣济总录》卷一五九。

【别名】催生圣散子（《普济方》卷三五六）。

【组成】黄蜀葵子二七个　赤小豆七个（生用）

【用法】上为细末，以童便上分调，顿服。

【功用】催产。

芍药散

【来源】《圣济总录》卷一五九。

【组成】赤芍药二两　沤麻头一握（拣择净，锉碎）　芎藭　当归（切，炒）　茯神（去木）　甘草（微炙）　陈橘皮（汤浸去白，焙）各二两　乱发灰一分

【用法】上为散。每服二钱匕，临卧时温酒调下，频服之。

【功用】催生。

【主治】难产。

如意膏

【来源】《圣济总录》卷一五九。

【组成】蓖麻子三七粒（去壳，研如膏）　丹砂半钱（研细）

【用法】上为末。用油单一片，方圆如盏口大，将药摊之，当脐下少腹间贴之，外以带帛系令固，候产罢，并胞衣下毕速去之，稍缓即脱人气血，此药觉腹痛便宜用之。

【功用】催生。

【主治】产难。

苎麻根饮

【来源】《圣济总录》卷一五九。

【组成】干苎麻根（新者，刮削净，锉碎）　陈橘皮（汤浸，去白，焙）　甘草（炙）　生干地黄（焙）　乌梅（去核，取肉）　人参各二两

【用法】上为粗末。每服二钱匕，以水一盏，加生姜二片，同煎至七分，去滓温服，日、夜各一次。入月宜常服。

【主治】难产。

龟甲汤

【来源】《圣济总录》卷一五九。

【组成】龟甲（醋炙）　当归（切，炒）各半两　乱发一块（鸡子大，取产多者妇人发，于瓦上烧灰）

【用法】上先细研发灰，次入当归末，以水一大盏半，煎取八分，然后下龟甲末，煎五七沸，分为三服；服后如人行四五里，更服。

【主治】产难，或子死腹中不下。

鸡子酒

【来源】《圣济总录》卷一五九。

【组成】鸡子一枚（去清）

【用法】上以苦酒半盏，投鸡子于酒中，饮之立产。

【主治】妇人难产，二三日不下。

泽泻汤

【来源】《圣济总录》卷一五九。

【别名】圣麦散（《普济方》卷三五六）。

【组成】泽泻一两　瞿麦（去根，锉碎）二两半　榆白皮（刮净，锉碎）二两　甘草（炙令赤）一两半　桂（去粗皮）　木通（锉碎）　牛膝（酒浸半日，切，焙）一两

【用法】上为粗末。每服四钱匕，以水一盏半，加生姜三片，同煎至一盏，去滓温服；一服未产，更服。

【主治】难产。

香墨丸

【来源】《圣济总录》卷一五九。

【组成】香墨　麝香各一钱（同研细）

【用法】以腊月兔脑为丸，如梧桐子大。每服三丸，以温酒送下，不拘时候，以下为度。

【主治】产难，胞衣不下，心腹痛。

神圣散

【来源】《圣济总录》卷一五九。

【组成】干猪胎　鲤鱼皮　女人乱发各一两（入瓶子内，烧令焦）　铛墨　伏龙肝（细研）各半两　墨（煅，醋淬三度）　当归（切，焙）　桂（去粗皮）　芍药　白僵蚕（炒）　白芷　白附子（炮）

芎䓖各一两

【用法】上为细散。每服三钱匕，临产腹痛时以热酒调下，便子母俱无恙；治月内诸血疾，则于产后每日空心一服。

【主治】妇人难产及横逆生，并治产后月内诸血疾。

蚕蜕散

【来源】《圣济总录》卷一五九。

【组成】蚕蜕纸一大张（烧作灰，研）

【用法】上以酸浆草烂捣，绞取自然汁三分许，酒三分许，同微暖，调下。

【功用】催产。

【主治】产难。

桂膏贴足方

【来源】《圣济总录》卷一五九。

【组成】桂（去粗皮，为末）　雄黄末一钱匕

【用法】以蓖麻子三七枚，去皮烂研，入上二味同研如膏。纸上摊，于两足心贴之。才产讫，急去药。

【功用】催产。

烧弓弦散

【来源】《圣济总录》卷一五九。

【组成】弓弦五寸（锉碎）　箭竿五寸（锉碎）

【用法】上同烧作灰，研为细散，作一服。以温酒调下，其子即出，未效再服。

【主治】难产。

蛇蜕皮丸

【来源】《圣济总录》卷一五九。

【组成】蛇蜕皮一条（烧灰）　腊月兔脑髓一枚　车脂枣许大（晒干）

【用法】上为末，以兔髓搜和为丸，如梧桐子大。每服二十丸，温酒送下。

【主治】难产数日不下。

黑神散

【来源】《圣济总录》卷一五九。

【组成】锴墨（研）一两　白芷（为末）二两

【用法】上为极细末。每服三钱匕，童便、酒、醋共一盏调下，未产再服。

【主治】产难气欲绝，及横生者。

滑胎散

【来源】《圣济总录》卷一五九。

【组成】槐子（炒）　麦蘖（炒）　当归（切，焙）滑石各等分

【用法】上为散。每服二钱匕，温酒调下，不拘时候。

【主治】妇人诸般恶产。

滑胎煎

【来源】《圣济总录》卷一五九。

【组成】瞿麦一两（取穗）　酥五两　滑石　葵子各二两　黑豆皮一合　白蜜四两　牛膝一两（去苗）

【用法】上除酥、蜜外为末。将酥、蜜炼熟，入诸药末，及牛奶汁五两，煎成煎，以瓷器盛。每服半匙，温酒或汤化下，不拘时候。

【主治】难产经三四日，或横倒不出，垂死。

蒺藜子散

【来源】《圣济总录》卷一五九。

【别名】贝母散（《普济方》卷三五六）。

【组成】蒺藜子（炒，去角）　贝母（去心）各二两

【用法】上为散。每服二钱匕，温酒调下；熟水调下亦得。未下再服，以下为度。

【主治】产困乏，腹痛，目有所见，儿及衣俱不下。

蒲黄散

【来源】《圣济总录》卷一五九。

【组成】蒲黄一合（研）　槐子（微炒）半两

【用法】上为细散。每服二钱匕，温酒调下，须臾即生。

【主治】腹痛虽甚，二三日不产。

催生汤

【来源】《圣济总录》卷一五九。

【组成】王不留行　京三棱（煨，锉）　牵牛子（炒）　百合　当归（切，焙）　威灵仙各一两半雷丸　大黄（锉，炒）　天雄（炮裂，去皮脐）各一两　桂（去粗皮）　甘草（炙）各三分　大腹二两（锉）

【用法】上锉，如麻豆大。每服五钱匕，水一盏半，煎至八分，去滓温服。

【主治】妇人临产，胞伤风冷，腹痛频并，不能分娩。

酸浆饮

【来源】《圣济总录》卷一五九。

【组成】五叶酸浆草不拘多少

【用法】取自然汁半盏，酒半盏，染胭脂半钱匕，和匀，温饮之。未效再服。

【功用】安胎。

【主治】横产倒生。

酸浆酒

【来源】《圣济总录》卷一五九。

【组成】酸浆（挼自然汁）

【用法】每服半盏，暖酒半盏调之，顿服。

【主治】难产。

瞿麦汤

【来源】《圣济总录》卷一五九。

【组成】瞿麦穗　消石　黄连（去须）　滑石　甘草（炙）各一两　王不留行　延胡索　当归（切，焙）　大黄（锉，炒）各一两一分　生干地黄（焙）　连皮大腹（锉）　鬼箭羽　射干　威灵仙（去土）　雷丸　槟榔（锉）　京三棱（煨，锉）郁李仁（炒）各一两半　吴茱萸（汤洗，焙，炒）

半两　牵牛子（炒）二两

【用法】上为粗末。每服五钱匕，水一盏半，加生姜五片，同煎至八分，去滓温服，不拘时候。

【主治】难产，及已产胞衣不下，或坠胎后血不下。

兔血散

【来源】《全生指迷方》卷四。

【别名】催生兔血散（《妇人大全良方》卷十七）。

【组成】腊兔血

【用法】上用蒸饼，切片子蘸血，阴干为末。每服二钱，煎乳香汤调下。

【主治】难产。

顺生丹

【来源】方出《中藏经·附方》，名见《医钞类编》卷十七。

【组成】朱砂半两　乳香一两

【用法】上为末，端午日以猪心血为丸，如梧桐子大。每服一粒，乳香汤送下。

《医钞类编》：每服用当归三钱，川芎二钱，煎汤送下。

【功用】催生。

【主治】

1.《中藏经·附方》：难产危急及小儿斑痘不出。

2.《医钞类编》：产妇临盆，腰腹脐痛。

胜金散

【来源】《产育宝庆集》。

【别名】麝香散（《类编朱氏集验方》卷十）。

【组成】麝香一钱　盐豉一两（用旧青布裹了烧，令通红，急以乳槌研碎为末）

【用法】上为末。取秤锤烧红，以酒淬之，调下药一钱。

【功用】

1.《产育宝庆集》：逐败血。

2.《赤水玄珠全集》：催生。

【主治】难产，横生，逆生。

通灵散

【来源】《产乳备要》。

【别名】催生通灵散（《卫生家宝产科备要》卷三)。

【组成】蛇蜕皮一条（全者）

【用法】上紧卷，以蚯蚓泥裹烧黑，为细末。每服一钱，温酒调下。

【功用】催生。

催生丹

【来源】《产育宝庆集》卷上。

【别名】催生汤（《三因极一病证方论》卷十七）。

【组成】苍术（米泔浸）二两　桔梗一两　陈皮六钱　白芷　桂心　甘草（炙）各三钱　当归　川乌头（炮，去皮尖）　干姜（炮）　厚朴（制）南星（炮）　附子（炮，去皮脐）　半夏（汤洗七次）　茯苓　芍药各二两　杏仁（炒，去皮尖）阿胶（面炒）各二钱五分　川芎一钱半　枳壳（面炒）四钱　南木香一钱

【用法】上为末。每服一大钱，温酒送下；觉热闷，用新汲水调白蜜服。

【主治】

1.《产育宝庆集》：胎死腹中，或产母气乏萎顿，产道干涩。

2.《三因极一病证方论》：产妇阵疏难产，经二三日不生。

平安丹

【来源】《鸡峰普济方》卷十六。

【组成】金箔　银箔各三片　朱砂　乳香各半两麝香一钱　腊月兔脑

【用法】上为细末，研匀，兔脑为丸，如豌豆大。遇难产之人，每用一粒，以乳香送下，则无诸般苦痛，便得分娩。

【功用】催产

【主治】难产。

神验膏

【来源】《鸡峰普济方》卷十六。

【组成】腊月猪脂半斤　葱白二七茎（锉碎）

【用法】上相和煎成膏。每服一匙，热酒调下，不拘时候。

【主治】难产。

滑石散

【来源】《鸡峰普济方》卷十六。

【组成】瞿麦　滑石各一两　黑豆黄　牛乳　酥各二两　冬葵子一合　蜜二合

【用法】上为末。与酥、乳等煎成膏，热酒调下一匙，不拘时候。

【主治】难产多时不下，垂困。

滑胎丹

【来源】《鸡峰普济方》卷二十八。

【组成】朱砂一两（成颗者）

【用法】上从端午日晒至一百日，不可着雨，如满一百日，取研如粉，用腊月兔脑髓为丸，如绿豆大。欲觉动静，以粥饮送下一丸。良久便生。

【主治】难产。

滑胎枳壳散

【来源】《普济本事方》卷十引孙真人方。

【别名】枳壳散（《三因极一病证方论》卷十七）、枳壳汤（《卫生家宝·产科备要》卷六）、瘦胎饮（《杏苑生春》卷八）。

【组成】甘草一两（炙）　商州枳壳二两（去瓤，麸炒黄）

【用法】上为细末。每服二钱，空心、食前百沸汤点下，一日三次。凡怀孕六七个月以上即服。

【功用】

　　1.《普济本事方》引孙真人方：令儿易生。

　　2.《三因极一病证方论》瘦胎易产。

【方论】《本事方释义》：枳壳气味苦寒，入足太阴，甘草气味甘平，入足太阴，通行十二经络，缓诸药之性，凡妇人肥胖者，怀孕六月以后，常宜服之，庶不致于难产也。

如神开骨膏

【来源】《妇人大全良方》卷十七引《海上方》。

【组成】乳香　朱砂各等分

【用法】上为末。麝香酒调下。

　　本方方名，据剂型当作"如神开骨散"。

【功用】催生。

黄葵子散

【来源】方出《海上方》，名见《妇科玉尺》卷三。

【组成】黄葵子（炒）七十粒

【用法】烂研。酒服。

【主治】妇人产难。

葵子如圣散

【来源】方出《孙真人海上方》，名见《医灯续焰》卷十五。

【组成】黄葵子（炒）七十粒

【用法】烂研。酒调服。

　　《医灯续焰》：焙干为末。每服二钱，热酒调下，若胎漏血干难产，痛极者，并进三服，良久腹中气宽，胎滑即产；如打扑死胎，红花酒调下。

【功用】催生。

【主治】妇人产难。

【宜忌】须见正产候，方可服之。

子母散

【来源】《产宝诸方》。

【组成】蒺藜子　贝母各四两

【用法】上为末。每服一匙，米饮下，如人行五里，再服。

【主治】难产胞衣不出，子死腹中。

甘豆散

【来源】《产宝诸方》。

【组成】黑豆三升　生姜三两（炒）　甘草一寸

【用法】上用水五升，煎豆熟为度。取汁缓缓服。才觉产便服之。

【功用】易产，治风。

【主治】难产三日，子母不相见。

必应散

【来源】《产宝诸方》。

【组成】枳壳四两（去瓤，麸炒） 甘草二两（炙） 阿胶二两（炙） 黄耆一分（细锉，蜜炙） 川芎半两（不见火）

【用法】上为末。每服一大钱，空心茶点下，有孕五个月外，一日三次。能除产后诸痛。

【功用】安胎养气，和血辟邪。

【主治】难产。

观音散

【来源】《产宝诸方》。

【组成】辰砂（成块者） 乳香 人参 滑石（研）

【用法】上为末。临产每服四钱，鸡子清一个，生姜汁半合，无灰酒一盏，同调热下。

【主治】难产。

极验黄龙散

【来源】《产宝诸方》。

【组成】地龙（钱子者，洗去土，新瓦上焙令微黄） 陈皮 蒲黄各等分

【用法】上各为末。如经日不产，各揪一钱，新井水调下便产；若两三日艰难者，只一服即分娩，母子全安。

【功用】催生。

黄金散

【来源】《产主诸方》。

【组成】黄蜀葵子七十七粒

【用法】烂捣细研，酒煎服。

【功用】催生。

【主治】难产。

催生葶豆膏

【来源】《产宝诸方》。

【组成】葶麻四粒（去皮） 巴豆二粒（去皮）

【用法】上烂研，贴脐中。才产后便去之，以蛤粉扑脐中。

【主治】难产，救不可者。

催生槐豆散

【来源】《产宝诸方》。

【组成】槐豆（炒令香黄） 当归（酒浸，焙） 贝母（炒） 川芎（生）各等分

【用法】上为细末。产前一二日，每服二钱，空心以温酒调下。产后服，逐败血，炒生姜豆淋酒下。

【功用】催生。

铅丹

【来源】《三因极一病证方论》卷十七。

【别名】催生铅丹（《济生方》）。

【组成】水银二钱 黑铅一钱（铫内熔，投水银结成砂子）

【用法】用熟绢巾纽出水银，细研，以汗衫角纽做丸，如绿豆大。每服一二丸，临坐草时以香水吞下。

【功用】催生。

【主治】难产横逆。

榆白皮散

【来源】《三因极一病证方论》卷十七。

【组成】榆白皮 槐枝 瞿麦 木通 大麻仁各等分

【用法】上为锉散。每服五大钱，水二盏，煎七分，去滓，一日二服。临产预服。

【主治】滑胎。

乳香丸

【来源】《杨氏家藏方》卷十六。

【组成】乳香一两（别研）

【用法】上用猪心血和作十丸。每服一丸，煎乳香汤化下。

【主治】难产。

顺生散

【来源】《杨氏家藏方》卷十六。

【组成】山茵陈叶　仙灵脾叶各等分

【用法】上为细末。每服二钱，以童便并酒共半盏，温调下。

【主治】生产不正及难产者。

滑胎散

【来源】《杨氏家藏方》卷十六。

【组成】冬葵子　肉桂（去粗皮）　泽泻　榆白皮各等分

【用法】上锉。每服三钱，水一盏，加生姜三片，煎至七分，去滓，食前稍热服。

【功用】催生滑胎。

地榆降血饮子

【来源】《卫生家宝产科备要》卷四。

【组成】苏子降气汤一帖　加地榆一钱半（洗净）麦门冬十粒（去心）

【用法】只作一服。用水一盏半，加生姜二片，煎七分，去滓，入乳香少许（透明者），溶开温服。不能自饮者，扶起灌之。

【主治】妊娠足月临产之时，血出三日而子未下，手足不收，昏瞀如醉，不省人事。

救生散

【来源】《卫生家宝产科备要》卷五。

【组成】人参（去芦，切片）　诃子（湿纸裹，煨熟，去核）　白术（锉，炒黄）　陈皮（去白，炒）大麦蘖（炒黄）　神曲（细锉，炒黄色）各半两

【用法】上为细末。每服二钱，水一盏，煎六分，去滓温服。入月加一倍，用水二盏，煎一盏，温温空心服之。

【功用】安胎益气，易产。

陈逍遥水酒散

【来源】《卫生家宝产科备要》卷七。

【组成】当归（洗去芦须，切片子，焙）　槐角（择净，炒香）　枳壳（去瓤，麸炒）　川芎（洗，锉）　贝母（去心，姜汁制一宿，焙干）各等分

【用法】上为细末。每服二钱，水、酒各半盏，同煎至七分盏，空心服，临月每日进两三服。自妊娠五六个月以后常服。

【功用】安养胎气，并减临产之痛。

黑神散

【来源】《卫生家宝产科备要》卷七。

【组成】百草霜

【用法】上为细末。每服二钱，用米醋、童便各少许调成稀膏，沸汤浸至六分盏温服，服之即顺。

【功用】催生。

【主治】横逆生。

榆皮滑胎散

【来源】《卫生家宝产科备要》卷七。

【组成】榆白皮二两（切，焙）

【用法】上为细末。每服二钱，煎糯米饮调下，空心食前服。

【主治】妊娠入月，多往往坐蓐，不觉胎下。

【宜忌】如未入月不可先服。

催生桂散

【来源】《卫生家宝产科备要》卷七。

【组成】官桂（去皮，晒干，不得见火）

【用法】上为细末。每服二钱，沸汤或童子小便调下。

【主治】三五日不能产者。

催生如圣丸

【来源】《卫生家宝产科备要》卷六。

【组成】乳香（好明净者，研如粉）

【用法】上以生猪心血和丸，如梧桐子大。每服三十丸，觉腹痛时浓煎茅香汤送下，嚼破服。端午合。

【主治】难产，横生倒产。

催生安胎救命散

【来源】《卫生家宝产科备要》卷六。

【组成】乌药四两（别用醋炒黄色）　前胡半两（拣净）　菊花一两（去梗）　蓬莪术二两（炮，乘热锉碎）　当归半两（去芦须，洗，切，焙）

【用法】上锉，用好米醋炒干为度，同为末，用新瓷罐收，勿令失气味。如死胎在腹，每服三钱，用炒姜豆淋酒调下，连进三服，立下；死血冲心，每服二钱，用炒姜豆淋酒调下，入童子小便半盏；安胎，每服一钱，用热酒调下；血山崩，每服一钱，用热酒调下；寻常催生，每服三钱，用炒姜豆淋酒调下，只一二服，立生。

【主治】产难，死胎在腹，死血冲心，血山崩，产后一切血疾。

催生神效圣功散

【来源】《卫生家宝产科备要》卷六。

【组成】榆白皮（取深大根，剖去赤皮，取粉红色者，去心，薄切，焙干）　滑石各一两　没药半钱（研）　当归一分（去芦，洗，切）　朱砂半钱（别研）

【用法】上为细末，次入朱砂，再研和匀。每服二大钱，水七分盏，煎三二沸，及九个月以来，方可服。如临产觉阵痛，亦依前法服。

【功用】催生，滑胎易生。

【宜忌】自服此药，忌登高厕。

二妙散

【来源】方出《是斋百一选方》卷十八引柳正之方，名见《医方类聚》卷二二九引《澹寮》。

【组成】蛇退一条（全者，烧存性）　蚕纸一片（方五寸以上，烧存性，约与蛇退相等）

【用法】上药合和，只作一服。以麝香温酒调下。

【功用】催生。

【主治】难产。

立圣鹤顶丹

【来源】《是斋百一选方》卷十八引朱炳方。

【别名】立圣丹（《普济方》卷三五六）。

【组成】寒水石不拘多少（江南人谓之软石膏者，分作二处，一半生，一半炭火煅令通红）

【用法】上为极细末，入朱砂再合研，色与桃花色相似即止。每用二大钱，以新汲水调下。

【主治】
1. 《是斋百一选方》：难产。
2. 《济阴纲目》：难产横逆恶疾，死胎不下。

遇仙丹

【来源】方出《是斋百一选方》卷十八引孔世贤方，名见《妇人大全良方》卷十七。

【组成】朱砂　雄黄各一钱半　蓖麻十四个（去皮）　蛇蜕一尺

【用法】上为细末，浆水饭为丸，如弹子大。临产时，先用椒汤淋渫脐下，次安药于脐内，用蜡纸数重敷药上，以邦帛系之。须臾即生，急取下药。一丸可用三遍。

【功用】催生。

【主治】《东医宝鉴·杂病篇》：横逆产恶候，及死胎不下。

催生万金不传遇仙丹

【来源】方出《是斋百一选方》卷十八，名见《妇人大全良方》卷十七。

【别名】雄黄丸（《医方类聚》卷二二九引《经验良方》）、催生遇仙丹（《古今医鉴》卷十二）。

【组成】蓖麻子十四粒（去壳）　朱砂（研）　雄黄（研）各一钱半　蛇蜕一尺（烧存性）

【用法】上为末，浆水饭和丸，如弹子大。临产时先用椒汤淋渫脐下，次安药一丸于脐中，用蜡纸数重覆上，以阔帛束之。须臾即生，急取下药，一丸可用三次。

【功用】催生。

寤生丸

【来源】《女科百问》卷下。

【组成】枳实六两　桑白皮（干）六两

【用法】上药入大铛内，以河水煮半日许，候枳实透软，去桑白皮不用，取枳实（去瓤）薄切作小片子，焙干，再入木香半两，甘草（炙）半两，共为细末，炼蜜为丸，如梧桐子大，晒干。每服三十丸，加至五七十丸，空心、日午、临卧用温米饮送下，一日三次。

【主治】难产。

观音救生散

【来源】《医方类聚》卷二二九引《琐碎录》。

【组成】桂心不拘多少（不见火）

【用法】上为细末。每服一大钱，痛阵密时，暖童便调下。

【主治】

1.《医方类聚》引《琐碎录》：妇人生产不利，或横生倒生，至三四日不生者。

2.《本草纲目》：死胎不下。

催生乳香丸

【来源】《医方类聚》卷二二九引《琐碎录》。

【别名】乳朱丸（《医方类聚》卷二二九引《胎产救急方》）。

【组成】乳香（以蛤粉略炒，不得焦，但软为候，俟冷去粉，就乳钵内，面东顺手归怀研细）

【用法】上取猪心血滴为丸，面西出手研搜丸，如鸡子头大，朱砂为衣，以红纱袋盛，挂于房门上，每觉作痛时，冷酒磨下一丸。如急时磨下，吞下亦得。

【主治】产难，亦治倒产。

寤生丸

【来源】《妇人大全良方》卷十五。

【组成】乳香一分　枳壳一两

【用法】上为细末，酒糊为丸，如梧桐子大。怀孕九月以后，每服三十丸，空心温酒送下。

【主治】瘦胎、滑利、易产。

易产滑胎方

【来源】《妇人大全良方》卷十六。

【别名】苤苢散（《医方类聚》卷二二八引《胎产救急方》）。

【组成】车前子

【用法】上为末。每服方寸匕，酒调下；不能饮者，水调服。

【功用】利小便，滑胎。

神寝丸

【来源】《妇人大全良方》卷十六引施少卿方。

【组成】通明乳香半两（别研）　枳壳一两

【用法】上为细末，炼蜜为丸，如梧桐子大。每服三十丸，空心时温酒吞下，一日一次。怀孕九个月以后，临入月时方可服。

【功用】瘦胎，滑利易产。

【主治】产难。

榆白皮散

【来源】《妇人大全良方》卷十六。

【组成】榆白皮　甘草各二两　葵子一两

【用法】上为粗末。每服二钱，水一盏，煎至七分，去滓温服。

【主治】《医略六书》：产难窍道干涩，脉涩者。

【方论】《医略六书》：方中榆白皮滑以去着，生甘草甘以泻热，冬葵子滑胎利窍以催生也。为散水煎，使窍道滑利则产门无干涩之患，而胎孕无留着之虞，何而生产艰难不顺哉！

催生如意散

【来源】《妇人大全良方》卷十七。

【别名】如意散（《证治准绳·女科》卷四）。

【组成】人参（为末）　乳香各一钱　辰砂半钱

【用法】上为细末。临产时，急用鸡子清一个调药末，再用生姜自然汁调开，冷服。如横生倒生，即时端顺，子母平善。

【主治】

1.《妇人大全良方》：横生倒生。

2.《医略六书》：产妇气虚血滞，胎虽弥月，临蓐未能转正，以用力太猛，故致横生倒产，心烦不宁，脉软涩者。

【宜忌】临产腰疼方可服之。

【方论】《医略六书》：人参扶元补气以通血脉；乳香散瘀活血以逐胎元；辰砂镇坠心气，安神定志，以除烦也。为散，更以蛋清调下，俾元气内充，则血脉运动，而心烦得宁，儿身转正，胎产无不顺，何致横生倒逆产哉。

催生神妙乳珠丹

【来源】《妇人大全良方》卷十七。

【别名】神妙乳砂丹（《校注妇人良方》卷十七）、催生乳香膏、乳朱丹（《玉机微义》卷四十九）、开骨膏（《本草纲目》卷五十）。

【组成】乳香（细研）

【用法】上以猪心血为丸，如梧桐子大，朱砂为衣，晒干。每服一粒，如催生，冷酒化下。良久未下，再服一粒；如大段难产时，以莲叶心蒂七个，水二盏，煎至一盏，放温化下一粒，良久未下，亦可再服；如胞浆先破，恶水来多，胎干不得卧时，须先与四物汤及通真丸补养其血气，次更浓煎葱汤，放冷如体，令坐婆洗产户，须是款曲洗，令气上下通畅，仍更用酥调滑石末涂产户里，次服此药；如胎死不下者，用黑豆三合，好醋半升，煮令豆烂，取汁一盏放温，化下药一粒，须臾便下矣，万一未下，亦可再服；若胎横逆不顺，即先服如神散，再服此药，复以此药催之。

【功用】催生。

【主治】难产。胞浆先破，恶水来多，或胎横逆不顺，及胎死不下，或胎下胞衣未下。

催生神效七圣散

【来源】《妇人大全良方》卷十七。

【别名】七圣散（《普济方》卷三五六）、七宝散（《济阴纲目》卷十）。

【组成】延胡索 没药 白矾 白芷 姜黄 当归 桂心各等分

【用法】上为细末。临产阵痛时，烧铧刀铁（即垄头）令通赤，淬酒，调药三钱，服一二杯。立产。

【功用】催生。

【宜忌】临产腰痛，方可服之。

金液丸

【来源】《济生方》卷七。

【组成】飞生毛（火烧，如腋下毛尤佳）半钱 血余（无病女人发，烧灰）公母羊粪（烧灰）各半钱 灶中心土一钱 黑铅三钱（用小铫子火上溶，投水银半钱，急搅成砂子，倾出，细研）朱砂半钱（别研）

【用法】上为细末，用粽子角为丸，如绿豆大。遇难产急难，以倒流水吞下五丸，儿身自顺正产，子母活矣。

【功用】瘦胎。

【主治】将产，忽见横倒者，盖不能忌口，恣情多食，五脏气滞，六腑不和，胎气既肥，则用力太早，胎受惊触。

无忧散

【来源】《医方类聚》卷二二九引《济生方》。

【别名】保产无忧散（《普济方》卷十六）、保生无忧散（《女科·撮要》卷下）。

【组成】当归（去芦，酒浸）川芎 白芍药各三钱 木香（不见火）甘草（炙）各一钱半 枳壳（去瓤，麸炒）乳香（别研）各三钱 血余（发灰，以獖猪心血和之）一钱半

【用法】上为细末。每服二钱，水一盏，煎至八分，一日二次，不拘时候。

【主治】妊娠身居富贵，口厌甘肥，聚药不常，食物无度，既饱便卧，至令胞胎肥厚，根蒂坚牢，行动气急，临产难生者。

加减八正散

【来源】《医方类聚》卷二二四引《简易方》。

【组成】《和剂》八正散加茴香一撮

【用法】上每服三钱，水一中盏，煎至七分，热服。

【主治】妊娠心气壅，胎气八个月散坠，手足浮

肿，急痛不安，难产。

无忧散

【来源】《女科万金方》。

【组成】秋葵子

【用法】上为末。每服二钱，酒下。

【主治】产时尚未落，胞水先放尽。

乌金丸

【来源】《女科万金方》。

【组成】阿胶四两（炒）　熟艾　谷麦芽（日晒干）各二两　龙衣（即蛇退之壳，要全者，又要蛇头下山者妙）一条　败笔（即苏木）二两

【用法】五月五日取角黍煎炼，同捣前药，均匀为丸，如梧桐子大。

【功用】催生护产。

【主治】

1.《寿世保元》：临产艰难，横生逆产，胎死不下，及产后诸病。

2.《女科指掌》：妇人带如鱼脑者。

来苏饮

【来源】《女科万金方》。

【组成】木香　神曲　陈皮　白芍　阿胶　黄耆煨姜

【用法】加糯米一撮，水煎服，连进妙。

【主治】妊娠欲产未产，由气逆也。

保生如圣散

【来源】《女科万金方》。

【组成】益母草二两　砂仁二钱　陈皮一钱　益智仁三钱（去皮）　当归四钱（弱者多用）　大枳壳一两　甘草六分　白芍药四钱

《女科旨要》有柴胡二钱、苏叶五钱。

【用法】上分三服。每服以水二碗，煎取一碗，温服，不拘时候。

【主治】胎前误食热毒之物，伤胎不顺，妇人九个月胎，欲产期忽然肚痛，先行其水，儿不降生者。

活水无忧散

【来源】《女科万金方》。

【别名】活水推生无忧散（《郑氏家传女科万金方》卷二）、活命无忧散（《女科旨要》卷二）。

【组成】益母草二两　急性子（即金凤子）　当归各四钱　陈枳壳一两　生地黄　白芍药　苏叶各二钱　甘草八分　肉桂　川芎　陈艾各一钱　生鲤鱼一个

《郑氏家传女科万金方》有秦艽、陈皮。

【用法】上为散，分作二服。每服用水三碗，煎至二碗，临服之时加入好醋一匙，每一碗和调乌金丸一丸服。如其死胎不落，急取无根水煎药滓，连服二服，救其性命。

【主治】怀胎十月已满，或因恣情内伤，或因患潮热之疾，又兼胎前多食热毒之物，瘀血相搏，七情怒气所伤，临产横逆，怆忙不谨，辄使稳婆取时，触死胎儿在腹，不能医治者。

催生神圣散

【来源】《女科万金方》。

【组成】车前子一两　冬葵子三钱　白芷三钱　枳壳三钱

【用法】水煎，不拘时温服。

【功用】催生。

【加减】连日未产者，加牛膝二钱；痛而紧坠，则入大腹皮八钱；欲产不产而无痛阵者，血虚，则加白芍、川芎、川归尾、红花各一钱。

增损四物汤

【来源】《女科万金方》。

【组成】川芎　赤芍　陈皮　香附　苏木

【主治】临产因为忤动所伤者。

二仙膏

【来源】《类编朱氏集验方》卷十。

【别名】糖油饮（《普济方》卷三五七）、和汤（《仙拈集》卷三）。

【组成】真麻油 好白蜜各半盏

【用法】上药煎沸，急取起，候温作一服。

【主治】妇人产难，横生倒产，一切危险不能及死胎不下者。

小黑神散

【来源】《类编朱氏集验方》卷十。

【别名】胜金散。

【组成】香白芷（炮）半两 百草霜（细研）二钱半（一方等分，白芷生用）

【用法】上为散。每服二钱，醋汤热服。如横逆，用童便、好醋各一茶脚，百沸汤四五分服。

【功用】治血定痛，消逐利积。

【主治】产前产后，亦治横逆。

朱砂丸

【来源】《类编朱氏集验方》卷十。

【组成】朱砂半两（研） 乳香一两（研）

【用法】上为末，须用端午日取猪心血为丸，如梧桐子大。每服一丸，乳香汤送下。

【功用】催生，救危急。

催生神效散

【来源】《类编朱氏集验方》卷十引《胡氏经效方》。

【别名】千里马（《济阴纲目》卷十）、如神散（《女科指掌》卷四）。

【组成】旧草马（即路上破草鞋）一只

【用法】产妇坐草时取路旁旧草马一只，用鼻络小耳绳烧灰，温酒调服。

《济阴纲目》：童便和酒调下三钱。

【功用】催生。

【方论】《沈氏女科辑要》：千里马得人最下之气，佐以童便之趋下，酒性之行血，故用之灵验。此药不寒不热，最是稳剂。

瘦胎饮子

【来源】《类编朱氏集验方》卷十。

【别名】福胎饮（《本草纲目》卷十四）。

【组成】香附子（炒）四两 缩砂（炒）三两 甘草（炙）一两

【用法】上为细末。每服二钱，米饮调下。

【功用】

1. 《类编朱氏集验方》：妊娠自九月十月服，永无惊恐。

2. 《本草纲目》：顺胎。

二圣散

【来源】《医方类聚》卷二二九引《施圆端效方》。

【组成】铛墨一两 吴白芷二两

【用法】上为细末。每服二钱，童便、温酒各半盏调下。

【主治】难产血昏，呕逆不省人事，恶血不行，小便秘涩。

独胜散

【来源】《卫生宝鉴》卷十八。

【别名】独圣散《袖珍方》。

【组成】黄葵子四十粒

【用法】或墨或朱砂为衣。无灰酒送下。

【主治】难产。

龙蜕散

【来源】《世医得效方》卷十四。

【别名】催生龙蜕散（《明医指掌》卷九）。

【组成】蝉退一两（烧存性）大蛇蜕（火烧存性）一条 滑石半两 葵子一两（微炒）

【用法】上为末。每服一钱，顺流水微温暖调下。不可使热汤。

【功用】催生。

加味芎归汤

【来源】《世医得效方》卷十四。

【别名】龟壳散（《医学入门》卷八）、活命芎归汤（《寿世保元》卷七）、开骨丹（《妙一斋医学正印种子篇》卷下）、开骨千金不易汤（《胎产秘书》卷中）、开骨散（《医宗金鉴》卷四十）、开骨芎归汤（《仙拈集》卷三）、加味归芎汤（《笔花医镜》卷四）、加味当归汤（《医原》卷下）、佛手开骨散（《北京市中药成方选集》）。

【组成】川芎 当归各一两 自死干龟壳一个（如无，用钻龟废壳亦可，酥炙） 生男女者妇人头发一握（烧存性）

【用法】上为散。每服三钱，水一盏半，煎服。屡效。约人行五里，生胎、死胎俱下。

《胎产心法》：交骨不开者，古法用加味芎归汤，每见服此药者，恶血凝滞，反成不救。

【功用】

1.《女科证治约旨》：催生兼能下死胎。

2.《北京市中药成方选集》：补气养血，扩张交骨。

【主治】

1.《世医得效方》：妇人难产五七日不下，垂死者；及矮石女子交骨不开者。

2.《胎产心法》：死胎不下。

【方论】

1.《沈氏经验方》：用龟版滋阴以益肾，发灰补血而消瘀，更加芎、归以调和营卫，行而不窜，补而不壅，能令气血充足而无阻滞之患。保产第一方也。

2.《成方便读》：当归、川芎二味，古方谓之佛手散，统治胎前产后一切诸证，以及安生胎，落死胎；其功甚大。盖以二物于养血之中，寓理气之力，其辛香之气，可散可宣，温润之功，能和能补，胎产一证，皆赖此气血，气血一理，故即能逆者顺而病者愈矣。败龟板取其得至阴之气，而有解脱之功。血余则行水消瘀，且能补益阴血，还原神化耳。

【验案】产门不开 《校注妇人良方》：地官李孟卿，取三十五岁女为继室，妊娠虑其难产，索加味芎归汤四剂备用，果产门不开，只服一剂，顿然分娩。上舍怀德之室，产门不开，两日未生，服前药一剂，即时而产。怀德传服此方，用者无有不验。一妇人分娩最易，至四十妊娠，下血甚多，产门不开，与前汤一剂，又以无忧散斤许，煎熟，时时饮之，以助其血而产。

胜金散

【来源】《世医得效方》卷十四。

【组成】王不留行 酸浆（死胎倍用） 茺蔚子 白蒺藜（去刺） 五灵脂（行血宜生用）各等分

【用法】上为散。每服三钱。水一盏半，入白花刘寄奴子一撮同煎，温服。

【功用】逐败血。

【主治】难产，横逆，子死腹中。

蛇蜕散

【来源】《世医得效方》卷十四。

【组成】乌蛇蜕一条 蝉蜕二七个 血余一握

【用法】上烧为灰。分二服，温酒调下，并进二服；仰卧霎时。或用小绢针于儿脚心刺三七刺，用盐少许擦刺处，即时顺生，母子俱活。

【主治】妊娠欲产时，不肯伸舒行动，多是曲腰眠卧忍痛，儿在腰中，不能得转，故脚先出，谓之逆生，须臾不救，母子俱亡。

催生汤

【来源】《世医得效方》卷十四。

【组成】苍术二两（米泔浸洗，切，焙黄色） 小原枳壳（麸炒，去瓤） 白桔梗 薄陈皮（去白） 杨芍药 川白芷 大川芎各一两 大当归（去尾）一两 交趾桂（去粗皮，不见火） 半夏（汤洗） 粉草 麻黄（去节） 军姜（去皮） 厚朴（去粗皮，姜汁炒） 南木香（不见火） 杏仁（去皮尖，别研） 白茯苓各五钱

【用法】上为末。每服二钱，顺流水温暖调下；若觉热闷，白蜜汤送下，或锉散，入真米醋一合煎服。才觉痛密，破水后便可服。

【主治】妊娠欲产，痛阵尚疏，难产经三二日不生，胎死腹中，或产母气乏萎顿，产道干涩。

【方论】方内用杨芍药、肉桂能开通子宫，其余药皆助气之盛，关窍自通；麻黄内通阳气，阳气盛则血行，血行则产矣，外却寒邪，去积聚，皆得其宜，寒月用之，甚为的当。

天麻丸

【来源】《丹溪心法》卷五。

【组成】天麻（即益母草，六月间连根采，阴干）

不拘多少。

【用法】上为末，炼蜜为丸，如龙眼大。临产时服一丸，温酒或白汤化下。

【功用】易产。

【主治】难产，并除产后百病。

达生散

【来源】《丹溪心法》卷五。

【别名】束胎散（原书同卷）、束胎饮（《丹溪治法心要》卷七）、缩胎饮（《同寿录》卷三）、紫苏饮（《女科切要》卷五）。

【组成】大腹皮三钱　人参　陈皮各半钱　白术芍药各一钱　紫苏（茎叶）半钱　甘草（炙）二钱　归身尾一钱

【用法】上作一服。加青葱五叶，黄杨树叶梢七个，或加枳壳、砂仁以水煎，食后服。于妊娠八九个月，服十数帖。

【功用】

1. 《丹溪心法》：固胎。

2. 《古今医统大全》：宣扶正气，散滞气。

3. 《女科切要》：补中行滞，下死胎。

【主治】

1. 《万氏女科》：胎气怯，欲防难产者。

2. 《增补内经拾遗》：妊妇九个月及气虚者。

3. 《产孕集》：将产体实而旺者。

【加减】夏月，加黄芩（冬不必加）；春，加川芎；气虚，加参、术；气实，倍香附、陈皮；血虚，倍当归，加地黄；形实，倍紫苏；性急，加黄连；有热，加黄芩；湿痰，加滑石、半夏；食积，加山楂；食后易饥，倍黄杨树叶梢；有痰，加半夏；腹痛，加木香、桂。

【方论】1. 《医方考》：《诗》云：诞弥厥月，先生如达。朱子曰：先生，首生也。达，小羊也。羊子易生而无留难，故昔医以此方名之。然产难之故，多是气血虚弱，营卫涩滞使然。是方也，人参、白术、甘草养其气；当归、芍药养其血；紫苏、腹皮、陈皮流其滞。气血不虚不滞，则其产也犹之达也。

2. 《医方集解》：此足太阴、厥阴药也。当归、芍药以益其血；人参、白术以益其气；腹皮、陈皮、紫苏、葱叶以疏其壅。气血不虚不滞，则临产自无留难之患矣。

3. 《绛雪园古方选注》：昔湖阳公主体肥难产，方士进瘦胎饮有验，后人因之变方甚多。然于药品中和，肥瘦之体皆可服者，莫若丹溪制此方。人参、白术、炙甘草补正气，陈皮、腹皮疏气中滞，当归、白芍调营血，紫苏、青葱通血中之壅，补泻合宜，气血条畅，自无难产之患。加黄杨嫩头，其树闰年不长，取其知止，催其产也。

催生散

【来源】《丹溪心法》卷五。

【别名】催生神应黑散（《宋氏女科》）。

【组成】白芷（灰）　百草霜　滑石

【用法】上为末。用芎归煎汤调下，或姜汁服亦可。

《灵验良方汇编》本方用各等分，为末。每服二钱，煎芎归汤送下。

【主治】

1. 《丹溪心法》：难产。

2. 《宋氏女科》：难产因坐草太早，努力过多，或已破水血干者，及月水不调，崩漏。

【宜忌】《灵验良方汇编》：候儿顺产门，方煎服。若未正先服，反催偏生。

油蜜煎

【来源】《普济方》卷三四二引《便产须知》。

【别名】油蜜饮（《胎产心法》卷中）。

【组成】清油半两　好蜜一两

【用法】同煎数十沸，温服。滑胎即下。

【主治】胎气因漏血，干涩难产者。

六一散

【来源】《普济方》卷三四三。

【组成】枳壳六两　甘草一两

【用法】上为细末。每服二钱，沸汤调，未产前一月服，一日三次。

【功用】瘦胎易产，抑阳降气。

枳壳散

【来源】《普济方》卷三四三。

【组成】枳壳（小厚实者，麸炒，去瓤，又方用糯米浸，控干，炒赤色尤佳）二两

【用法】上为细末。每服二钱，空心沸汤调下，一日三次。

【功用】养胎益气，安和子脏；瘦胎易产，抑阳降气。

【主治】难产及胎中一切恶疾。

【宜忌】忌登高厕。

【加减】若大便秘涩，加防风；体弱，加大当归（去尾），木香各等分；如胎肥壅溢，动止艰难，临产难生，加乳香、发灰。

【方论】枳壳能逐水，消胀满逆气，临月多服，则当产之时，无胀满逆气，产道顺而易生。

千锤草散

【来源】《普济方》卷三五六。

【组成】凿柄（入孔里者，烧）

【用法】上为末。酒服之。一方烧灰淋汁服。

【主治】难产。

飞生丸

【来源】《普济方》卷三五六。

【组成】蛇蜕皮　飞生皮　马衔

【用法】取蛇蜕皮着衣带中，鉴鼻击衣带，临欲产时，左手持马衔，右手持飞生皮，令易产。

【主治】产难。

如圣膏

【来源】《普济方》卷三五六。

【别名】如圣散。

【组成】蓖麻子七粒（去壳）

【用法】上细研成膏。涂脚心。

【功用】速下胞衣。

【主治】难产，胞衣不下，及死胎。

走马催生丹

【来源】《普济方》卷三五六。

【组成】光明辰砂一两（研）　麝香（研）一钱

桃柳嫩苗各七茎（如无取皮，须是向东方妙，取向东方者）　雄蛇蜕一条（首尾全者，树上蜕者，是雄，不然只取中间五寸，烧烟欲尽，急速取出，用瓷器盆盖于地上，周围用湿土围之，良久取出，为末）

【用法】辰砂、麝香研极细，以桃柳嫩苗与上二味同研细，却入蛇蜕灰，又研匀，糯米饭为丸，如胡荽大，朱砂为衣，晒干。难产者，每服一丸，淡醋汤送下。不久产下，便于儿手内取丸药，男左女右，手中把出。

【主治】难产危急，横生逆产，子死腹中，胎衣不下。

金笔丸

【来源】《普济方》卷三五六。

【组成】金箔三片　兔毫笔头三个（烧为灰）

【用法】上和停，用蜡为丸，如梧桐子大，作一服。温酒送下。

【主治】难产。

枳壳散

【来源】《普济方》卷三五六。

【组成】枳壳　甘草　糯米各等分

【用法】上同炒为末。米饮白汤调下，一日三五服，不拘时候。

【功用】妊娠易产。

【主治】难产。

茱萸汤

【来源】《普济方》卷三五六。

【组成】椒叶　橙叶　茱萸叶

【用法】浓煎汤，可下手，则和脐腹人门处皆淋洗。即刻气温，血行遂产。

【主治】妇人数日不产，下体已冷，无药甚窘。

保安散

【来源】《普济方》卷三五六。

【组成】蝉退不拘多少　真麝香少许

【用法】用蝉退灯上烧存性，研入麝香。每服半钱，临时以淡醋汤调下。

【主治】因漏胎胞干，难产横逆不顺。

黄金散

【来源】《普济方》卷三五六。

【组成】油菜子五十粒

【用法】上研细。酒调服。

【主治】难产。

救生散

【来源】《普济方》卷三五六。

【组成】乌蛇蜕一条　蝉蜕二七个　血余一个（即胎发）

【用法】上烧灰。每服二钱，温酒调下，并进二服，仰卧霎时。

【主治】孕妇逆生。

救命抵圣丹

【来源】《普济方》卷三五六。

【组成】辰砂（有镜面者）半两（研细）　滴乳香半两（别研）　草麻子　麝香　当门子（真者，研）半两　真角屑一钱（干，细研）　黄葵子一合（慢火炒）　磁石半两（引得针者）　千里及（洗净，焙，烧灰存性，别研。千里及，向东方死草中寻旧草鞋一双，须左右脚全）

【用法】上为极细末，至匀，溶真蜡入药，和匀得所，入白杵五百数，就香烟上为丸，如梧桐子大。每遇妇人就产，发觉肚痛时，取顺流水半盏，入无灰酒吞下一丸。

【主治】产难危急。

催生夺命丹

【来源】《普济方》卷三五六。

【组成】牡丹皮（秋少用）　白茯苓（春少用）　桂（夏少用）　赤芍药（冬少用）　桃仁（去皮，另研）　泽泻各一两

【用法】上为末，炼蜜为丸，如弹子大。细嚼，淡醋汤送下。此药于五月五日至心修合。

【主治】妇人临月坐草而难产者。

催生夺命丹

【来源】《普济方》卷三五六。

【别名】催生夺命如神丹（《医学正传》卷七）。

【组成】牡丹皮　枳壳　赤芍药各一钱　蝉蜕二钱　青皮　阿胶（炒）　甘草（炙）　五加皮　芸台子　贯众　蚕退纸（火炙焦）各半钱　花蕊石半钱　乳香一字

【用法】上为细末，炼蜜为丸，如弹子大。临坐草嚼下，枣汤送下。

【功用】催生。

千里马散

【来源】《普济方》卷三五七。

【别名】神验集。

【组成】路上草鞋一只

【用法】烧灰，淋汁，用碗覆之。饮其水。

【功用】催生。

石竹花汤

【来源】《普济方》卷三五七。

【组成】石竹花三钱　木通　滑石　葵子　榆白皮各五钱　枳壳五钱　百草霜一钱

【用法】上为末。清油少许，沸汤调服。久而未生，再服即下。

【功用】催生。

龙蛇散

【来源】《普济方》卷三五七。

【组成】蛇蜕皮

【用法】上药入罐子内，盐泥固济，烧存性，为细末，每服二钱，榆白皮煎汤调下。凡产不顺，手足先见者，温酒送服一钱，仍用敷儿手足即顺。

【主治】横生逆产，吹乳。

朱雄丸

【来源】《普济方》卷三五七。

【别名】万金不传遇仙方、遇仙雄黄丹、金弹丸。

【组成】雄黄　朱砂各一钱　蓖麻子十四粒（去皮）　蛇蜕一尺

【用法】上为细末，浆水饭为丸，如弹子大。临产时，先以椒汤淋洗脐下，次以药安于脐中，用油纸数重敷药上，以帛系之。须臾即生，急取下。一方用蜡纸亦可。

【主治】难产，横生倒生，或胎死不出。

如圣散

【来源】《普济方》卷三五七。

【组成】黄蜀花三钱（焙干，无花用子，烂研少半）　好当归二钱（焙干）

【用法】上为末。每服二钱，热酒调下；如不饮酒，用汤服。

【功用】催生。

乳朱丸

【来源】《普济方》卷三五七。

【组成】乳香　灯心（蚌粉炒，去粉）各等分

【用法】上为细末，以猪心血为丸，如鸡头子大，朱砂为衣。每服一丸，冷酒磨下服之。

【功用】催生。

滑石散

【来源】《普济方》三五七。

【组成】葵子二合　滑石末各一两

【用法】上为末。每服五钱至一两，煎蚕退灰汤调下。

【主治】横生、逆生危急者。

催生丹

【来源】《普济方》卷三五七。

【组成】兔脑二个　通明乳香二两（碎）

【用法】上腊月内取头中髓，涂于纸上，令吹干，通明乳香入前干兔头髓，同研，须腊月修合，以猪肉和丸，如鸡头子大，用纸袋盛贮，透风悬。每服一丸，醋汤送下，良久未产，更用冷酒下一丸，即产。

【功用】催生。

【主治】难产。

催生大圣丹

【来源】《普济方》卷三五七。

【组成】片脑　麝香　母丁香　腊月兔脑子

【用法】上用兔脑子捣和为丸。如无鲜脑，用米饮捣和，金箔为衣，丸如梧桐子大。临产时用酒或羹汤、米饮咽下。

【功用】催生。

托珠丹

【来源】《医方类聚》卷二二九引《仙传济阴方》。

【组成】车前子四两（淘洗，略炒，为末）　菟丝子（淘洗，酒蒸，焙，为末）四两

【用法】上用鸦酸（俗名婆酸草）捣自然汁少许，添酸醋，抄少面糊为丸，如鸡头子大，用辰砂为衣，阴干。每服半丸或一丸，用老鸦酸叶捣自然汁磨化，添入百沸醋汤调下。但要进得一二丸，产理自然顺快。

【功用】催生。

【主治】正产时，腰腹坠痛，不可胜任。

产难如圣散

【来源】《医方类聚》卷二二九引《徐氏胎产方》。

【组成】紫苏叶　当归各等分

【用法】每服三五钱，长流水煎服。如无流水，以水顺搅动，煎服。

【主治】难产诸疾。

如神丹

【来源】《医学正传》卷七。

【组成】巴豆三枚　蓖麻子七枚

【用法】上药各去壳，研，入麝香少许，捏作饼

子，贴脐。

【功用】《东医宝鉴·杂病篇》：催生。

【主治】难产。

保肺丸

【来源】《陈素庵妇科补解》卷三。

【组成】木香五钱（麸皮汁浸三日） 当归二两 川芎二两 益母草三两 枳壳一两 冬葵子一两 广皮一两 甘草五钱

【用法】日服三钱。

【主治】妊娠口厌肥甘，忧乐不常，饮食不节，饱则即卧，贪闲久坐，血多饮溢，气壅痰生，胞胎肥厚，或偏或侧，任其横仰，腹皮宽胀，行动艰难者。

催生如意散

【来源】《陈素庵妇科补解》卷三。

【组成】官桂 甘草 川芎 白芷 陈皮 赤芍 当归 木香 厚朴 南星 车前 葵子 百草霜 枳壳 麻黄 益母草

【功用】催生保产。

【主治】妊娠身居富贵，口厌肥甘，忧乐不常，饮食不节，饱则即卧，贪闲久坐，血多饮溢，气壅痰生，致令胞胎肥厚，或偏，或侧，任其横仰，腹皮宽胀，行动艰难，临期难产，致有不测。

【宜忌】九月以后，儿已转身，可服。劳苦之家，胎瘦形瘰者勿服。

【方论】方中官桂行血；甘草补中瘦胎散中，用此为佐；川芎配归补血，但随众药则行；白芷芳香通窍；陈皮利膈，赤芍破气血瘀；当归同芎、桂补中有行；木香通利三焦；厚朴利气开结；南星痰盛可用；车前利水滑胎；葵子滑胎；百草霜辛温行血；枳壳瘦胎。又补按：此方芎、归、益母草、甘草以养胎；陈、芍、香、朴以顺气，使开结疏通；南星、白芷祛痰利窍；车前、冬葵以滑胎；枳壳宽肠；官桂、百草霜辛温行血；麻黄开膝泻肺，因宜酌用。

乌金丸

【来源】《陈素庵妇科补解》卷四。

【组成】陈皮一两 枳壳三两 川芎一两 冬葵子二两 益母草六两（煎汁） 生地三两 车前二两 急性子二两 鹿角屑三两 麻黄 生姜 脂麻 黄杨头 砂仁（为衣）

方中麻黄以下五味用量原缺。

【主治】难产。

【方论】此方鹿角甘温行血为君；陈皮行气、枳壳宽肠为臣；冬葵急性，性滑善下为佐；益母、川芎等药为使，专以行气滑胎，各有定见。独麻黄一味，殊不易晓，或取其能开膝。

加料佛手散

【来源】《陈素庵妇科补解》卷四。

【组成】当归二两 川芎一两 蟹爪三钱 龟版（酥炙，研，新鲜者佳）一枚 肉桂一钱半 生芝麻三钱

【主治】妇人平日失于调养，或胎前多病，致气血两虚，临产交骨不开。

【方论】方中蟹爪取其峻厉；龟为至阴，版亦其类也，龟版分而开，以形相感之义；但以芎、归为主，大料顿服，血自充足，而交骨开矣。

兔脑催生丹

【来源】《陈素庵妇科补解》卷四。

【组成】麝香（每丸用）三厘 丁香五钱 肉桂一两 百草霜（筛净）三两 急性子二两 枳壳二两 腊月兔脑二个 红花二两 苏木三两（煎汁一两） 冬葵子二两

【用法】将红花、苏木汁和兔脑同前药作丸，每丸计重一钱二分，砂仁为衣。加生姜三片煎，汤化服。胞破见红方服。

【功用】催生。

催生如意散

【来源】《陈素庵妇科补解》卷四。

【组成】当归 川芎（二味量人酌用） 冬葵子一钱 车前子一钱 肉桂（夏月不用，冬月八分，春秋六分） 丁香五分 滑石二钱 红花一钱 乌药一钱 生芝麻二钱 黄杨头七个 枳壳一钱半

（虚人减半）

【功用】行气滑胎催生。

【主治】妊妇本质强壮，奉养太过，起居安逸，绝无忧劳者。

【宜忌】九月以后，十月之内，可预服数剂。

【方论】是方用桂、丁辛热以行血破血；乌药，红花以行血顺气，通其壅滞；枳壳以宽肠；冬葵、滑石、芝麻以滑胎；车前利气，芎、归乃佛手散也，虚人难产则倍加大剂，以助行血气。

催生顺气饮

【来源】《陈素庵妇科补解》卷四。

【组成】当归　川芎　肉桂　木香　乌药　广皮　枳壳　冬葵子　红花　车前子　生芝麻

【功用】顺气催生。

【主治】妇人临产，忽然胎反上冲心者，由气不顺，或胞浆先干，子道干涩，儿难转身，是以上逼也。

【方论】妇人气血虚者，坐草努力太过，忽然胎反上逼，必有昏晕，不省人事之变。盖胎上冲，必有热血随之，惟顺气和血则胎自下。是方芎、归、红花行血和血，香、桂、乌、广、枳壳顺气行气，冬葵、车前、芝麻滑胎束胎。气顺、血和、胎滑三法具而催生之诀尽矣。

二合济生汤

【来源】《广嗣要语》。

【组成】枳壳二钱（麸炒）　香附一钱半　粉草七分　川芎三钱　大腹皮（姜汁洗）一钱半　当归三钱　苏叶八分

【用法】水二钟，煎八分，待腰腹痛甚，服之即产。

【主治】临产艰难，虽一二日不下者。

二退散

【来源】《丹溪心法附余》卷二十一。

【别名】二脱散（《胎产秘书》卷中）。

【组成】蛇退一条（全者）　蚕退纸一两

【用法】上各烧存性，为细末。酒调服。

【主治】难产。

催生散

【来源】《丹溪心法附余》卷二十一。

【别名】三退散（《医学入门》卷八）、三脱散（《胎产秘书》卷上）。

【组成】蛇蜕一条　蝉蜕二七个　人退（即男子头发）一团（如鸡蛋大）

【用法】上俱烧为末。分作三服，酒调下。

【主治】怀孕不曾行动，舒伸忍痛，曲身而卧，故子在腹中不能转动，致有横逆难产，甚则子死腹中。

达生散

【来源】《女科撮要》卷下。

【组成】大腹皮（用黑豆汁洗，晒）三钱　人参　甘草（炙）　紫苏梗叶　陈皮各五分

【用法】加黄杨叶七茎，葱五叶，水煎服。妊娠八九月，服数剂。

【功用】安胎利产。

【加减】春，加川芎，夏，加黄芩。

加味四物汤

【来源】《万氏女科》卷二。

【组成】归尾　川芎　赤芍　生地　肉桂　玄胡索　枳壳　香附　槟榔各一钱

【用法】水煎，调益元散三钱内服。以子生为度。

【主治】产妇胞浆干涩，难产，过二三日不生，但人事强实，饮食能进。

加减五苓散

【来源】《万氏女科》卷二。

【组成】猪苓　泽泻　白术　茯苓　肉桂　车前子　木通　枳壳　槟榔　甘草各一钱　滑石一钱　灯心十九茎

【用法】长流水顺取煎服，连进。以生为度。

【主治】初产，生二日艰难者。

加味四君子汤

【来源】《万氏女科》卷二。

【组成】人参　白术　茯苓　炙草　归尾　川芎　枳壳　香附　肉桂各一钱

【用法】水煎服，用槟榔、木香磨浓汁各五七匙入内同服。

【主治】难产过二三日，中气不足，不能运动其胎，人事困顿，饮食少者。

瘦胎丸

【来源】《万氏女科》卷二。

【组成】枳壳（麸炒）四两　白术　当归　甘草各一两

【用法】炼蜜为丸，辰砂为衣。每服五十丸，食前白汤送下。

【功用】防其难产。

【主治】孕妇八九月，形盛胎肥腹大，坐卧不安。

枳壳散

【来源】《广嗣纪要》卷十三。

【别名】枳壳瘦胎散（《妇科玉尺》卷二）。

【组成】商州枳壳（炒）五两　炙粉草一两　香附（炒黑）一两（一方有炒糯米半两）

【用法】上为末。每服二钱，空心白汤调服。

【功用】令儿易产。

【主治】妊妇胎肥，至八月以后胎气壅盛者。

【加减】若妊妇稍弱者，单服恐胎寒腹痛，胎弱多惊，可加当归一两，木香半两（不见火）。如此则阳不致强，阴不致弱，二气调和，有益胎嗣。

达生散

【来源】《摄生秘剖》卷三。

【组成】人参五钱　白术（土炒）　甘草（炙）　当归　白芍药　紫苏　陈皮各一两　大腹皮三两（黑豆汁洗净，晒干用）

《郑氏家传女科万金方》有生姜三片，大枣一枚。

【用法】上为散。每服一两，水煎服。

【功用】临月服之令人易生。

【方论】产难之故，多是气血虚弱，营卫涩滞使然。是散用参、术、甘草益其气，当归、芍药益其血，苏、陈、腹皮流其滞，气血不虚不滞，则其产也，犹之达矣。

追生仙方

【来源】《摄生众妙方》卷十。

【组成】赤蓖麻子仁十枚　屋内倒挂龙三钱

【用法】上为末，和丸如黄豆大。每服七丸，空心温酒送下。

【功用】临产催生。

三合济生汤

【来源】《摄生众妙方》卷十一。

【别名】济生汤（《古今医鉴》卷十二）。

【组成】枳壳二钱（麸炒）　香附一钱半（炒）　粉草七分　川芎二钱　当归三钱　苏叶八分　大腹皮（姜汁洗）一钱半

《古今医鉴》有白芷。

【用法】水二钟，煎至一钟，待腰痛甚，服之即产。

【主治】临产艰难，或一二日不下者。

伏龙肝散

【来源】《古今医统大全》卷八十五。

【组成】伏龙肝（即灶心红土）　百草霜（即锅底灰）　白芷各等分

【用法】上为细末。每服二钱，酒、童便各半调服。不下再服。

【主治】产妇横逆，子死腹中。

经验滑石散

【来源】《古今医统大全》卷八十五。

【组成】滑石（飞过）一两　白蜜　香油各半盏

【用法】上将油、蜜慢火熬熟三四沸，掠去沫，调滑石末顿服。外以油调，于产妇脐腹上下摩之。立效。

【主治】产难。凡水下胎干，胎滞不生者。

济阴返魂丹

【来源】《古今医统大全》卷八十五。

【组成】益母草八两（端午日或小暑日收采，连根置透风处阴干，用时以手摘去根，不犯铁器，石臼捣烂，磨罗为细末听用） 川当归七钱 赤芍药六钱 南木香五钱

【用法】上为末，炼蜜为丸，如弹子大。每服一丸，好酒、童便各半化下；或丸如梧桐子大，酒、便各半吞三十丸。凡产仓卒未合，只生用益母草捣烂，绞汁入蜜少许服之。

【主治】横生逆产，胎前产后一切诸证。

猪肝蜜酒

【来源】《古今医统大全》卷八十五。

【组成】猪肝 白蜜 醇酒各一升

【用法】共煮作二升，分三次服。若难吃，随多少，细细吃之。

【主治】产妇胎水下早，干滞难产。

难产散

【来源】《慎斋遗书》卷十。

【组成】人参 炮姜 肉桂

【用法】水煎服。

【主治】难产。

难产散

【来源】《慎斋遗书》卷十。

【组成】兔骨髓一个 麝香三分 母丁香一粒 乳香三分

【用法】共为末，和丸，阴干。临产酒服一丸。

【主治】难产。

难产散

【来源】《慎斋遗书》卷十。

【组成】鱼胶五钱（炒成珠） 穿山甲二钱（用背脊者，炒成珠）

【用法】上为末，滚酒送下。

【主治】难产。

加味益母丸

【来源】《医学入门》卷七。

【组成】益母草半斤 当归 赤芍 木香各二两

【用法】上为末，炼蜜为丸，如梧桐子大。每服五十丸，白汤送下；催生，用童便送下；胎前脐腹刺痛，胎动不安，下血不止，米饮或秦艽、当归煎汤送下；胎前产后，脐腹作痛作声，或寒热往来，状如疟疾者，米汤送下；临产并产后，先各用一丸，童便入酒送下；产后胎衣不下，落在胞中及临产一切产难，横生不顺，死胎经日不下，腹中胀满，心闷心痛，炒盐汤送下；产后中风，牙关紧急，半身不遂，失音不语，童便入酒送下；产后气喘咳嗽，胸膈不利，恶心口吐酸水，面目浮肿，两胁疼痛，举动失力者，温酒送下；产后太阳穴痛，呵欠心怔气短，肌体羸瘦，不思饮食，血风身热，手足顽麻，百节疼痛，温米饮送下；产后眼前黑暗，血晕血热，口渴烦闷，如见鬼神，不省人事，薄荷自然汁或薄荷煎汤下，或童便、酒各半送下；产后面垢颜赤，五心烦热，或结血块，脐腹奔痛，时发寒热，有冷汗者，童便入酒或薄荷汤送下；产后恶露结滞，脐腹刺痛，恶物上冲，心胸满闷及产后未经满月，血气不通，咳嗽四肢无力，临睡自汗不止，月水不调，久不治而为骨蒸，或鼻衄口干舌黑，俱童便入酒送下；产后二便不通，烦躁口苦，薄荷汤送下；产后痢疾，米汤送下；产后漏血，枣汤送下；产后赤白带，胶艾汤送下；血崩漏下，糯米汤送下；勒乳痛，或成痈，为末，水调涂乳上，或生捣敷亦好；妇人久无子，温酒送下。

【功用】定魂魄，调血气，破血痛，养脉息，调经络。

【主治】妇人月水不调，不孕，胎前、难产、产后诸疾。

兔脑丸

【来源】《医学入门》卷八。

【组成】腊月兔脑髓一枚 鼠内肾一具 母丁香

益母草各一钱　乳香一分　麝香一字

【用法】上为末。兔髓或兔血和丸，如芡实大，朱砂为衣，油纸封固，阴干。每服一丸，破水后醋汤或赤小豆煎汤送下。即产。

【主治】产难日久，水干。

琥珀朱砂丸

【来源】《医学入门》卷八。

【别名】琥珀丸（《郑氏家传女科万金方》卷一）。

【组成】琥珀　木香　当归　没药各四钱　乳香一钱　麝香　朱砂各二分半

【用法】上为末，水为丸，如龙眼核大。每用一丸，温酒磨服。

《郑氏家传女科万金方》：上为末，用人乳拌乳香，饭锅上煮化，下前药为丸，如芡实大，朱砂为衣。临服童便，姜汁、酒送下。

【主治】

1.《医学入门》：室女带下。

2.《郑氏家传女科万金方》：妇人月水不准及难产，产后血奔，或因气与风寒暑湿所搏，以致月经不调，或瘀血刺痛。

自生饮

【来源】《古今医鉴》卷十二。

【组成】当归三钱　川芎二钱　枳壳（炒）二钱　益母草一钱　白芷六分　火麻仁（炒，去壳）一钱

【用法】上锉一剂。水煎，温服。

【主治】临产生育艰难。

降生散

【来源】《古今医鉴》卷十二。

【组成】苍术（制）二钱　枳壳　桔梗　陈皮　杨芎　白芷　川芎　当归各一钱　肉桂　干姜　厚朴　半夏　茯苓　木香　杏仁　麻黄　甘草各五分

【用法】上为末。每服二钱，顺流水温暖送下。若觉热闷，蜜汤调；或锉散，姜枣顺流水煎服。冬月用之，甚为的当。隆暑之时，恐难轻服，但以五苓散，用葵子、灯心煎汤调下。

【主治】临产生育艰难，痛阵尚疏，三两日不生，

或产母气乏萎顿，产道干涩，致令难产。

【宜忌】才觉腹痛，但破水后，便可服此药，即生矣，如死胎亦下。未经破水，不宜服之。

黄金散

【来源】《古今医鉴》卷十二。

【组成】真金箔（大者五片，小者七片）

【用法】以小瓷盅，将水少许，去纸，入金在内，用指研匀，后再添水至半盅。一面先令扶产妇虚坐，又令一妇人用两手将大指按定产母两肩上肩井穴，前药温服，其胎自下。

【主治】生产一两日，难分娩者。产月未足，又能安之。

黑神散

【来源】《古今医鉴》卷十二。

【组成】当归　熟地　白芍（酒炒）　肉桂（去皮）各一两　甘草（炙黄）一两　沉香　棕灰（烧存性）　蒲黄（炒黑色）　没药各一钱　乳香三钱　赤芍一钱　血竭五分

《奇方类编》有炮姜，无白芍。

【用法】上为细末。每服二钱，空心无灰好酒调下。

【主治】产后败血致诸疾。将产血多，儿食不尽，余血裹胎难产；临产用力太早，儿不及转，横生倒出；子死腹中，母必肢体冷痛，口角出沫，指甲青黑；产后胎衣不下，血晕眼花，起坐不得；血迷心窍，不能言语；败血乘虚散流，四肢浮肿；败血为害，口渴舌燥，乍寒乍热似疟；月中饮冷，败血凝聚，腹痛难忍，或致泻痢；败血入心，烦躁发狂，言语错乱，或见鬼神如癫；败血停留肢节间，遍身疼痛；败血流入小肠，小便出血；败血结聚，小便闭涩，大便艰难；恶露未尽，失而不治，又过酸咸收敛之物而崩漏；肺败鼻中气黑，败血冲心，喉中气急发喘；败血滞脾胃，心腹胀满，呕吐似翻胃。

催生立应散

【来源】《古今医鉴》卷十二。

【组成】车前子一两　当归一两　冬葵子三钱　牛膝二钱　白芷三钱　大腹皮二钱　枳壳二钱　川芎二钱　白芍一钱

【用法】上锉。水煎熟，入酒少许服之。

【主治】

1.《古今医鉴》：难产及横生逆产。

2.《医略六书》：临产胞浆先破，产门干涩，致窍闭难产，脉弦涩。

【方论】《医略六书》：方内车前子清降通闭，冬葵子滑胎利产，香白芷开泄阳明，大腹皮疏利逆气，当归养血脉润胎，枳壳破滞逆泻气，川芎行血中之气，白芍敛阴中之血，牛膝逐胎下行以易产。为散，入酒煎，使血液内充，则滞气亦化，而沟满渠通窍道润泽，何有难产之患，乃致横生逆下哉。

如意丹

【来源】《本草纲目》卷三十四引《颐真堂经验方》。

【组成】母丁香三十六粒　滴乳香三钱六分

【用法】上为末，同活兔胆和杵千下，丸作三十六丸。每服一丸，好酒化下。

【主治】妇人产难。

回生丹

【来源】《万病回春》卷六引孙奎亭方。

【别名】回生至宝丹（《丹台玉案》卷五）、回生丸（《女科指掌》卷五）、回生保产至宝丹（《经验各种秘方辑要》）、宁坤丸（《采艾编翼》卷二）。

【组成】大黄一斤（为末）　苏木二两（锉，用河水五碗，煎汁三碗，去滓不用，存汁）　红花三两（炒黄色，入好酒一大壶，同煮三五滚，去红花不用，存汁用）　黑豆三升（煮熟取汁三碗，去豆不用，只用豆汁。先将大黄末以好米醋三四碗搅匀，以文武火熬成膏，如此二遍，次下红花酒、苏木汤、黑豆汁搅开，大黄膏入内，又熬成膏取出，如有锅粑，再焙干，入后药）　当归　川芎　熟地黄　白茯苓（去皮）　苍术（米泔浸）　香附米　乌药　玄胡索　桃仁（另研）　蒲黄　牛膝（去芦）各一两　白芍（酒炒）　甘草　陈皮　木香　三棱　五灵脂　羌活　地榆　山萸（酒浸，去核）

各五钱　人参　白术（去芦）　青皮（去瓤）　木瓜各三钱　良姜四钱　乳香　没药各一钱

《类证治裁》有楂肉，无羌活。

【用法】上为细末，用大黄膏为丸，如弹子大。每服一丸，酒顿化，通口服。

【功用】

1.《万病回春》：养胎益血和子，调和阴阳，密腠理，实脏腑。

2.《北京市中药成方选集》：破血通径，化瘀止痛。

【主治】妊妇失宜，劳复胎动，或胎漏恶露时下；脏极寒，久不成胎，痿燥不长，过期不产；日月虽满，动作无力，或致损坠；产时未至，恶露先下，胞终枯燥，致令难产；或逆痫闷乱，连日不产，子死腹中，腹上冰冷，口唇青黑，出冷沫；恶露上攻，昏闷不省，喘促汗出；及血未尽，脐腹冷痛，寒热往来；或因产劳虚损，身羸而黄，体瘦心怯，盗汗，饮食不进，渐成劳疾；妊妇胎前产后，崩漏带下；室女绝闭，月水不调。

【加减】若产后头疼，身热有汗，加桂枝末三分，生姜、葱煎汤顿化服之；若产后头疼、身热无汗，加麻黄末三分，生姜、葱煎汤，顿化服之；若产后无乳，加天花粉三分，当归尾三分、穿山甲（炙）三分，黄连三分，为末，同入酒内化开服，不拘时候，令乳母将乳头揉千余转，其乳如涌泉自出。

催生汤

【来源】《万病回春》卷六。

【组成】桃仁（炒，去皮）　赤芍　牡丹皮（净）　白茯苓（去皮）　官桂各一钱

【用法】上锉一剂。水煎，热服。候产母腹痛、腰痛，见胞浆水下者方可服。

【主治】

1.《万病回春》：难产。

2.《医略六书》：血实产难，脉紧涩滞者。

【方论】《医略六书》：方内桃仁破瘀通经以运胎，官桂温经散寒以缓胎，赤芍破瘀活血以逐胎，赤苓渗湿利营以下胎，丹皮凉血泻热以防上借也。水煎热服，俾经寒外散，则血瘀顿化而胎孕灵活，产门自开，何致生产艰难，不得顺下哉！

催生饮

【来源】《万病回春》卷六。

【组成】当归　川芎　大腹皮（洗）　枳壳（麸炒）　白芷各等分

【用法】上锉一剂。水煎，温服。

【主治】

1. 《万病回春》：燥涩紧敛，生产难者。

2. 《医略六书》：临产血亏气滞，不能荣润其胎，故生产艰难，脉涩滞者。

【方论】《医略六书》：方中当归养血，以荣胎气；川芎活血，以行血气；白芷通经散滞；枳壳泻滞化气；大腹皮泻滞气，以推送胎元。水煎温服，使血活气行，则胎元运动而无阻遏之患，何致生产艰难不顺哉！

催生散

【来源】《万病回春》卷六。

【组成】白芷　伏龙肝　百草霜　滑石各等分　甘草减半

【用法】上为细末。用芎、归汤入酒、童便各少许，调前末服之。二次立效。

【主治】难产并胞衣不下。

四神散

【来源】《慈幼新书》卷二。

【组成】铜绿　明矾　海螵蛸（煎过用）各一钱　硼砂二钱

【用法】灯龙果浆为丸，如芡实大。每用时水浸化，蒸熟，取清水洗拭。

【主治】难产转侧差迟，血压儿首，灌注入眼，生下不见瞳仁，外胞赤肿，上下弦烂。

无忧散

【来源】《增补内经拾遗》卷四。

【别名】保产无忧散、保产神效方（《傅青主女科》补编）、保产无虞散（《郑氏家传女科万金方》卷三）、千金不换方（《胎产心法》卷中）、保生无忧散（《医林纂要探源》卷八）、保安煎（《古方汇精》）、保产无忧汤（《笔花医镜》卷四）、便产神方（《良方集腋》卷下）、仙传保产无忧散（《卫生鸿宝》卷五）。

【组成】菟丝饼一钱五分　当归（酒洗）一钱五分　川芎一钱三分　白芍一钱二分（冬月只用一钱）　甘草五分　荆芥穗八分　炙黄耆八分　厚朴（姜汁炒）七分　枳壳六分　艾叶五分　真贝母一钱五分（去心）　羌活五分

【用法】上药依方修合。另将真川贝为细末，候药煎好，冲入同服。服八剂，或间日一服。

【功用】令产时不疼即下。

【主治】

1. 《傅青主女科》：孕妇偶伤胎气，腰疼腹痛，甚至见红不止，势欲小产；或临产时交骨不开，横生逆下，或子死腹中，命在垂危。

2. 《郑氏家传女科万金方》：血晕阴脱。

【验案】

1. 胎位不正　《陕西中医》（1993，6：270）：应用本方加减：当归、川芎各4.5g，生黄芪、荆芥穗各2.4g，白芍3.6g，厚朴2.1g，羌活1.5g，菟丝子、川贝母各3g，枳壳1.8g，艾叶2.1g，甘草1.5g，生姜3片。虚甚加人参。每天1剂，水煎服，3～10剂为1疗程，治疗胎位不正33例，均为臀位妊娠。结果：服1剂胎位正常者2例，服2剂胎位正常者11例，服3～5剂正常者16例，服8剂正常者2例，2例无效，有效率为93.4%。

2. 腰痛　《福建中医药》（1994，4：2）：以本方制成丸剂，治疗肾虚、气血不足、风寒湿型腰背疼痛84例。结果：痊愈（腰痛消失，功能恢复正常者）49例，有效（腰痛明显减轻，功能基本恢复正常）34例，无效1例。

催生散

【来源】《增补内经拾遗》卷四。

【组成】车前子五钱　当归三钱　白芷二钱　红花一钱五分（体弱者减半）

【功用】催生。

保安丸

【来源】《肯堂医论》卷下。

【组成】益母草

【用法】五月五日取，去根晒干为末，炼蜜为丸，如弹子大。怀孕八九月，每晨服一丸，砂仁汤送下。服二三十朝，必无倒产之逆。

【功用】预防难产。

催生丹

【来源】《肯堂医论》卷下。

【组成】益母草四两　焦白芷（炒）　滑石　百草霜各二两

【用法】上为末。每服四钱，临产时芎归汤送下。

【功用】催生。

开骨膏

【来源】《证治准绳·女科》卷四。

【组成】乳香（研细）

【用法】滴水为丸，如芡实大。每服一粒，无灰酒吞下。

【主治】难产。

如圣散

【来源】《证治准绳·女科》卷四。

【组成】紫苏叶　当归各等分

【用法】上锉。每服三五钱，用长流水煎服；如无流水，以水顺搅动煎服。

【主治】孕妇难产。

【方论】《医略六书》：临产血虚气涩，不能润泽胎孕，而兼感风燥，故产育艰难，身疼口燥不安焉。紫苏散血气以疏通关窍，当归养经络以利产滑胎，为散水煎，使血盛气行，则窍道润泽，而产育无不顺，何有身疼口燥之患哉？

胜金丹

【来源】《证治准绳·女科》卷四。

【组成】败兔毫笔头一枚

【用法】上烧灰，研细。捣生藕汁一盏送下。若产母虚弱及素有冷疾者，恐藕冷动气，即于重汤内暖过服。立产。

【主治】难产。

葵子散

【来源】《证治准绳·女科》卷四。

【组成】甘草二两　葵子一两

【用法】水煎服。

【功用】令妊娠滑胎易生。

黑神丸

【来源】《证治准绳·女科》卷四。

【别名】催生丸、益母丸。

【组成】益母草（研末）

【用法】上以粥为丸。妇人临月一日三次服之；催生，缩砂饮送下；生新血，去旧血，以白汤送下；虚者，煎白术、人参、陈皮汤送下。

【功用】催生易产，生新血，去旧血。

催生开骨丹

【来源】《墨宝斋集验方》卷上。

【组成】五月五日午时择透明朱砂　透明滴乳各等分

【用法】先将朱砂飞过，为粗末，次将乳香入铜铫内溶化，与朱砂末和匀，乘热为丸，如芡实大。每服一丸，临产痛至不可忍时，用井花水面东吞下。

【功用】临产催生。

催生滑胎汤

【来源】《墨宝斋集验方》卷上。

【组成】当归一钱　川芎六分　甘草三分　白茯苓七分　枳壳六分　紫苏六分　滑石六分　益母草三钱　木通五分　大腹皮八分

【用法】水一钟，煎八分，不拘时服，将产时用。

【功用】令孕妇易生。

大达生散

【来源】《杏苑生春》卷八。

【组成】紫苏 人参 陈皮 当归 大腹皮 白芍药 川芎各一钱 甘草（炙）五分

【用法】上锉。加生姜五片，葱白二茎，水煎，食前服。

【主治】难产气弱者；及分娩之际，惊恐连日不下。

贝母绝经汤

【来源】《杏苑生春》卷八。

【组成】贝母 当归须 红花 猪牙皂角 黑豆 虎杖各等分

【用法】上锉。水煎熟，产后服。

【主治】难产，不欲育孕者。

加味升麻葛根汤

【来源】《宋氏女科》。

【组成】升麻 葛根 芍药 甘草各一两 瞿麦 土牛膝 瓜蒌根 豆豉（炒）各一钱

【用法】上为散，分作八服。空心服，于经行后便服，一日二服，滓合煎。每服加云苔子为妙。

【主治】产育艰难，或一岁一产，可以此药小间之。

催生如圣汤

【来源】《宋氏女科》。

【组成】苍术 枳壳 桔梗 陈皮 芍药 白芷 川芎 当归 肉桂 半夏 甘草 干姜 厚朴 木香 杏仁 茯神

【用法】上加生姜三片，大枣三枚，顺流水煎服。才觉腹痛，但破水后，即可服此药。

【主治】妊妇欲产，痛阵尚疏，经三二日不生，或产母气乏萎顿，产道干涩，致令难产；及胎死不下者。

【宜忌】未经破水者，不可服。

瘦胎散

【来源】《寿世保元》卷七。

【组成】枳壳五钱 香附子三钱 甘草一钱半

【用法】上为末。每服二钱，百沸汤调下，临月服之。

【功用】缩胎易产。

【主治】胎肥壅隘，动止艰辛。

油蜜煎

【来源】《济阴纲目》卷十。

【组成】香油 蜂蜜 小便各一碗

【用法】上和匀，铜锅内慢火煎一二滚，掠去沫，调白滑石末一两，或益母草末搅匀。顿服。外以油、蜂蜜于母腹脐上下摩之。或油煎一盏服之亦可。

【主治】难产。

【方论】《医略六书》：临蓐胞破浆干，产门干涩，儿身不能转动，故难产，经日不下焉。香油以滑之，蜂蜜以润之，童便以降之，滑石以开之，益母以遂之，使胎即离胞，转身即下，更以油、蜜涂产母脐腹，向下摩按，则经府润泽而胎不久霭，何有产难经日不下之患？

神效乳砂丹

【来源】《济阴纲目》卷十。

【组成】明乳香（为末）

【用法】以猪心血为丸，如梧桐子大，朱砂为衣，日干。每服一丸，嚼碎冷酒下，良久未生，再服；或以莲叶蒂七个，水煎，化服二丸，良久未生，再服；如胞浆先干，胎不得下，急服大料四物汤，滋其血气，并浓煎葱汤熏洗产户，更用油烛涂产户内，却服前药；如产死不下，用朴消五钱，滚汤调下，或平胃散一服送下；如胞衣未下，酒、水服一丸，即下；产门不开，用加味芎归汤送服二丸。

【主治】难产。

家宝丹

【来源】《先醒斋医学广笔记》卷二。

【组成】何首乌二两（取鲜者，竹刀切片，晒干）川乌四两（先用湿纸包煨，去皮） 草乌四两（温水浸半日，洗去黑毛，刮去皮，与川乌同切厚片，将无灰酒和匀，入砂器中，炭火慢煮，渐渐添酒，煮一日夜，以入口不麻为度）　苍术四两（米泔浸一宿，去皮，切片，酒炒）　大当归二两（酒洗）　白附子二两（去皮）　麻黄（去头节，滚汤泡去沫）　桔梗（炒）　粉草（炙）　防风　白芷　川芎　人参　天麻　大茴香（炒）　荆芥（炒）　白术（面炒）各四两　木香　血竭　细辛各一两

【用法】上为极细末，炼蜜为丸，如弹子大，每丸重二钱。酒化开，和童便送下；如不能饮者，酒化开，白汤送下；产后腹痛者，酒化开，益母汤送下；室女经脉不通者，用桃仁、苏木、红花、当归煎汤送下。

【主治】妇人产难，胎衣不下，血晕，胎死腹中，及产后小腹痛如刀刺；兼治诸气中风，乳肿，血淋，胎孕不安，赤白带下，呕吐恶心，心气烦闷，经脉不调或不通，反胃，饮食无味，面唇焦黑，手足顽麻，一切风痰。

【宜忌】劳热有虚火者，不宜服。

琥珀丸

【来源】《先醒斋医学广笔记》卷二。

【组成】延胡索六钱　怀熟地八钱　当归身　川续断（酒洗，炒）　川芎各六钱　川牛膝　人参　沉香　乳香　没药（去油）各五钱　真阿胶（蛤粉炒）八钱　辰砂（水飞）　大附子　五味子各五钱　金钗石斛六钱　肉苁蓉八钱（酒洗）　琥珀　珍珠（上上者）各五钱

【用法】上为极细末，炼蜜为丸，如桂圆大，以好辰砂飞过为衣，蜡服丸。

【功用】下胎衣。

【主治】妇人生产艰难，血晕。

滑胎散

【来源】《明医指掌》卷九。

【组成】滑石六钱（水飞）　冬葵子五钱　甘草一钱

【用法】上为末。每二钱，白汤调下或酒下。

【主治】坐草太早，努力太多，以致难产。

五物煎

【来源】《景岳全书》卷五十一。

【组成】当归三五七钱　熟地三四钱　芍药二钱（酒炒）　川芎一钱　肉桂一二三钱

【用法】水一钟半，水煎服。

【主治】妇人血虚凝滞，蓄积不行，小腹痛急，产难经滞，及痘疮血虚寒滞。

【加减】兼胃寒或呕恶者，加干姜炮用；水道不利，加泽泻或猪苓；气滞者，加香附或丁香、木香、砂仁、乌药；阴虚疝痛者，加小茴香；血瘀不行，脐下若覆杯，渐成积块者，加桃仁或酒炒红花；痘疮血虚寒胜，寒邪在表者，加细辛、麻黄、柴胡、紫苏之属。

脱花煎

【来源】《景岳全书》卷五十一。

【组成】当归七八钱或一两　肉桂一二钱或三钱　川芎　牛膝各二钱　车前子一钱半　红花一钱（催生者不用此味亦可）

【用法】用水二钟，煎八分，热服；或服后饮酒数杯。

【功用】催生。

【主治】凡临盆将产者，宜先服此方。并治产难经日，或死胎不下。

【加减】若胎死腹中，或坚滞不下者，加朴消三五钱，即下；或气虚困剧者，加人参随宜；若阴虚者，必加熟地三五钱。

【方论】《成方便读》：当归、川芎、红花活血行气；再以肉桂之辛热，从血分可以散其积寒，可以助其流动；牛膝、车前引之以下行。能饮酒者，服药后饮酒数杯，以助药势。方后另有加减法，如因气虚者，仍加人参；血虚者，仍加熟地，活法在乎运化耳。

滑胎煎

【来源】《景岳全书》卷五十一。

【别名】滑胎散《傅青主女科·产后编》卷上。

【组成】当归三五钱　川芎七分　杜仲二钱　熟地三钱　枳壳七分　山药二钱

【用法】水二钟，煎八九分，食前温服。临月宜常服数剂，以便易生。

【主治】胎气

【加减】如气体虚弱者，加人参、白术；如便实多滞者，加牛膝一二钱。

束胎散

【来源】《简明医彀》卷七。

【组成】香附二两　枳壳三两　甘草（炙）一两半

【用法】上为末。每服二钱，空心白汤送下。

【功用】顺气，滑胎易产。

替拿散

【来源】《妙一斋医学正印种子篇》卷下。

【组成】当归五钱（酒洗）　川芎五钱　大腹皮五钱　黑豆（洗净，晒干）　枳壳五钱（麸炒）　柞枝五钱（其枝多刺，其叶如杏，叶可以饲蚕者）白芷五钱

【用法】上锉一剂。候产母腹痛时，用水三碗，煎一碗半，炖热，待胞浆水一破，即服一半，少顷，儿或未下，再服一半，自然生下。如胞衣不下，将滓煎服，立下。

【功用】催生。

【主治】难产。

【加减】如人或虚弱，血少力怯，不能传送，用前剂加人参一钱至一两煎服。

鼠圣一粒丹

【来源】《妙一斋医学正印种子篇》卷下。

【组成】大雄鼠一个（活捉者，猫咬及药死者不用，割取外肾子一双，又取其腰子一双，余骨肉不用）　上好乳香不拘多少（炙出汗，研为细末）

【用法】上将鼠腰肾子四枚，去膜研烂，入乳香末又研匀，以可丸为度，丸如梧桐子大，外用好辰砂末为衣，阴干。每遇难产，只用一丸，另用乳香煎汤，待温服之，即时产下。

【主治】妇人难产，一二日不下者。

车前四物汤

【来源】《丹台玉案》卷五。

【组成】当归一两　车前子四两　生地　川芎　赤芍各五钱

【用法】水煎，临服时加酒酿一钟，同服。

【主治】胞水漏干，儿不能下。

达生散

【来源】《丹台玉案》卷五。

【组成】白芍　黄芩　紫苏　枳壳各八分　陈皮甘草　当归　川芎各七分　人参　大腹皮各一钱

【用法】加黑枣二枚，水煎服，不拘时候。妊妇九个月，日日宜服，并临产服之。

【功用】利产催生。

至宝散

【来源】《丹台玉案》卷五。

【组成】乳香五钱　麝香六分　官桂一钱

【用法】上为末，作一服。酒送下。

【主治】妊娠临产，儿凑心不下者。

全生饮

【来源】《丹台玉案》卷五。

【组成】麝香八分　蛇蜕　血余　蝉蜕（各煅灰存性）各二钱

【用法】上为末。每服二钱，滚酒调下。

【主治】横生。

滑胎散

【来源】《丹台玉案》卷五。

【组成】枳壳二两　滑石　粉草各一两

【用法】上为末。每服二钱，空心白滚汤调下。

【功用】瘦胎易生。

【主治】妊娠临月。

磁石汤

【来源】《丹台玉案》卷五。

【组成】磁石四两

【用法】煎汤，先以磨刀水拭润其肠，再服磁石汤即上。服药时以萆麻子四十九粒，捣烂，涂产妇头顶。

【主治】盘肠生。

千金秘方

【来源】《何氏济生论》卷八。

【组成】川蜜　真麻油　无灰酒各半钟

【用法】和匀，煎滚温服。

【主治】妇人临产，浆胞先破，胎涩难下，及子死腹中。

催生鼠肾丸

【来源】《何氏济生论》卷八。

【组成】朱砂二钱　明雄黄二钱　真琥珀六分　麝香三分半　雄鼠腰子补肾各一付（去油）

【用法】上前四味，研如飞尘，入鼠肾再研，成丸，分作四服，蜡封。临产时取一丸，用甘草、柞树枝二味，各七寸，煎汤调服。

【功用】催生。

【主治】横生逆产。

圣佛催生散

【来源】《医林绳墨大全》卷九。

【组成】川芎二钱　当归三钱　益母草三钱　制香附二钱　陈皮二钱　冬葵子七十粒（炒研细，以酒调泥，俟药熟冲入）

【用法】水煎去滓，冲冬葵子泥，温服。

【主治】妇人浆尽胎干，产难急痛者。

难产夺命丹

【来源】《医林绳墨大全》卷九。

【组成】好鱼鳔不拘多少（用香油灯火上众手捻烧，令焦色存性，碾成细末，取一钱）　麝香三厘

（研入末内）

【用法】上药拌匀。再以蜡调服，自然易产；如再迟阻，少顷刻一服，即效。

【主治】难产坠下，服药犹迟者。

舒气散

【来源】《傅青主男女科》。

【别名】舒气饮（《辨证录》卷十二）。

【组成】人参一两　紫苏梗三钱　川芎五钱　当归一两（酒洗）　陈皮一钱　白芍五钱（酒炒）　牛膝二钱　柴胡八分

【用法】加葱白七寸，水煎服。一剂逆转，儿即下矣。

【主治】妇人生产，数日而胎不下。

转天汤

【来源】《傅青主女科》卷下。

【别名】转胎汤（《中医症状鉴别诊断学》）。

【组成】人参二两　当归二两（酒洗）　川芎一两　川牛膝三钱　升麻四分　附子一分（制）

【用法】水煎服。一剂而儿转身，再二剂自然顺生。

【主治】脚手先下难产。

【方论】此方之妙，用人参以补气之亏，用芎、归以补血之亏，人人皆知其义。若用升麻又用牛膝、附子，恐人未识其妙也。盖儿已身斜，非用提挈则头不易转，然转其身非用下行则身不易降。升麻、牛膝并用，而又用附子者，欲其无经不达，使气血迅速以催生也。

降子汤

【来源】《傅青主女科》卷下。

【别名】降子散（《辨证录》卷十二）。

【组成】当归一两　人参五钱　川芎五钱　红花一钱　川牛膝三钱　柞木枝一两

【用法】水煎服。

【主治】交骨不开难产。

【方论】此方用人参以补气，芎、归以补血，红花以活血，牛膝以降下，柞木枝以开关解骨，君、

臣、佐、使，同心协力，所以取效如神，在用开于补之中也。

送子丹

【来源】《傅青主女科》卷下。

【组成】生黄耆一两　当归一两（酒洗）　麦冬一两（去心）　熟地五钱（九蒸）　川芎三钱

【用法】水煎服。

【主治】血虚难产。

救母丹

【来源】《傅青主女科》卷下。

【组成】人参一两　当归二两（酒洗）　川芎一两　益母草一两　赤石脂一钱　芥穗三钱（炒黑）

【用法】水煎服。

【主治】妇人生产三四日，儿已到产门，交骨不开，儿不得下，子死而母未亡者。

【方论】此方用芎、归以补血，人参以补气，气旺血旺，则上能升而下能降，气能推而血能送；况益母草又善下死胎，石脂能下瘀血，自然一涌而出，无少阻滞矣。

滋荣易产汤

【来源】《胎产指南》卷一。

【组成】人参一钱　川芎一钱　当归三钱　茯苓八分　炙甘草四分　陈皮五分　大腹皮八分　白术八分　黄芩八分　益母草三钱　怀生地二钱

【用法】水煎服。

【主治】凡孕妇至九个月者服之有益。

夺门丹

【来源】《石室秘录》卷四。

【别名】加味神柞饮（《梅氏验方新编》）。

【组成】柞木枝一两　当归二两　川芎一两　人参一两

【用法】水煎服。

【主治】产妇交骨不开。

转头丹

【来源】《石室秘录》卷四。

【组成】人参一两　当归三两　川芎二两　红花三钱

【用法】水煎，速灌之。

【主治】妊妇气血亏虚，以致胎气不顺，子亦无力，不能转头，手足先出，而为难产者。

归术降胞汤

【来源】《辨证录》卷十二。

【组成】当归二两　白术二两　柴胡一钱　牛膝三钱　丹皮三钱　红花五钱　荆芥三钱　益母草五钱

【用法】水煎服。

【主治】妇人气结不行，产数日而胎不下，服催生药皆不效者。

麦冬升麻汤

【来源】《辨证录》卷十二。

【组成】麦冬四两　升麻二钱

【用法】水煎服。

【主治】难产。血虚胶滞，胎中无血，儿不易转身。

转气催生汤

【来源】《辨证录》卷十二。

【组成】人参二两　川芎五钱　当归　黄耆　龟膏各一两　升麻　旋覆花各一钱

【用法】水煎服。一剂儿即转身而生矣。

【主治】妊妇气血甚衰，以致胎气不顺而为难产，胎儿脚手先下。

突门散

【来源】《辨证录》卷十二。

【组成】黄耆二两　败龟版一个（捣碎）　牛膝　川芎各五钱　附子三分

【用法】水煎服。

【主治】难产。

【加减】加当归亦可，加人参更神。

瘦胎饮

【来源】《郑氏家传女科万金方》卷二。

【别名】瘦胎散《女科指掌》卷三。

【组成】益母草 白芍 香附 枳壳 砂仁 甘草各一钱 当归 益智仁各一钱五分

【用法】水煎服。

【主治】五六月胎气不和，肚腹膨胀，腰腹疼痛，不思饮食，劳倦殊甚。

催生如圣散

【来源】《郑氏家传妇科万金方》卷三。

【组成】当归 川芎 大腹皮 枳壳 白芷

【用法】水煎，温服。

【主治】难产。

保产远生散

【来源】《郑氏家传女科万金方》卷二。

【组成】黄芩 人参 白茯苓 滑石 枳壳 甘草 大腹皮 陈皮 香附 白芍 黄杨头七个
　　方中诸药用量原缺。

【功用】妊娠九个月，预服易产。

【加减】春月，加川芎；体气实，加香附、陈皮、紫苏；形气虚，加人参一钱、白术；夏月，加当归、川芎、黄芩、陈皮、香附各一钱，益元散一钱半，白芷五分；冬月，不用黄芩；虚，加当归、熟地；性急，加川连；食积，加山楂；湿痰，加滑石、半夏；有热，加黄芩；食后易饥，加黄杨头；腹痛，加木香、官桂。

逍生散

【来源】《郑氏家传女科万金方》卷二。

【组成】苏梗 枳壳 广皮 砂仁 人参 白术 当归 白芍 甘草 滑石 香附各一钱 葱白五个 黄杨脑七个

【功用】孕妇八、九月服之易产。

瘦胎调气散

【来源】《郑氏家传女科万金方》卷二。

【组成】黄芩 白术 当归各二钱 猪苓 泽泻 枳壳各一钱 白芍七分 陈皮五分 甘草三分

【用法】加生姜，水煎服。

【主治】怀孕八月，烦闷不安，饮食不下，脾胃不和，似利非利，胎常升降。

达生散

【来源】《郑氏家传女科万金方》卷三。

【组成】大苏梗一钱二分 归身（酒洗） 白术（土炒）各一钱五分（或用白芍一钱） 川芎（炒） 白芷 广皮 大腹皮（黑豆汁洗净，晒干） 枳壳（去瓤，麸炒）各一钱 川贝母（去心）临产用三钱，平日用一钱 炙甘草五分

【用法】每帖用河水二钟，加葱头二个，或加砂仁、生姜、黑枣亦可，煎八分，平时饥时服，产时温服。如不及早服，临产时加入秋葵子末一钱。

【功用】安胎利产。

达生散

【来源】《郑氏家传女科万金方》卷三。

【组成】大苏梗 当归（酒洗） 白芍（酒洗） 广皮各一钱 川芎七分 炙甘草五分 大腹皮八分（黑豆汁洗净，晒干）（一方加车前子、黄芩）

【用法】水一钟，加生姜三片，煎至八分，食远服。妊妇每月服三帖，至五个月服五贴，六个月服六贴，逐月递加，至十月不必服。胎前平日，如未服过此药，临产服一贴。

【功用】安胎利产。

【加减】虚者，加人参八分；小便闭结，头目眩晕，恶心呕吐，加黄连一钱（姜汁炒），山栀一钱（姜汁炒黑）；有痰，加天花粉八分；胸膈痞闷，加焦神曲一钱；八九月后，可加白芷一钱半，川贝母一钱（去心），麸炒枳壳八分。

达生散

【来源】《郑氏家传女科万金方》卷三。

【组成】车前子一两　秋葵子（炒，研）　白芷各三钱　枳壳二钱

【主治】难产。

【加减】连日未产，加牛膝二钱；痛而急坠者，加大腹皮八分；血虚无阵痛，加归尾、白芍、红花各三钱。

如圣膏

【来源】《郑氏家传女科万金方》卷三。

【别名】如圣散（《胎产秘书》卷下）。

【组成】蓖麻子二两（去壳）　雄黄二钱

【用法】将二味研成膏，涂产母右足底下，才下即洗去。

【主治】难产及死胎不下，或胎衣不下。

家传滑胎饮

【来源】《郑氏家传女科万金方》卷三。

【组成】大腹皮　人参　当归　白芍　川芎　广皮

【用法】上药或加炒黄车前子水煎。临服入童便一盏。

【主治】妇人难产。

催生神验方

【来源】《郑氏家传女科万金方》卷三。

【组成】茉莉花七朵（花开时摘下，夹书本中，勿令泄气，临时用鲜者更佳）　芝麻一撮

【用法】先将茉莉花盛洁碗中，次将芝麻入铜勺内炒香，用水一茶碗，倾入芝麻中，煮一二沸，连芝麻倾入茉莉花碗中，少盖片时，泡出花味，与产妇服之。气壮者，连汤带药食下；气弱者，只吃汤，立时有效。

【主治】坐草三日不生，人事昏愦。

【宜忌】未足月者，切勿服。

四圣散

【来源】《李氏医鉴》卷八。

【组成】白芷二钱　枳壳二钱　冬葵子　木通各二钱

【用法】水煎服。

【功用】催生。

救生散

【来源】《冯氏锦囊·杂症》卷十七。

【组成】桂心一钱

【用法】上为末。童便、酒调服。

【主治】横生逆产。

新定催生保产万全方

【来源】《冯氏锦囊·杂症》卷十七。

【别名】催生万全汤（《胎产心法》卷中）。

【组成】人参　当归　川芎　桃仁　干姜　甘草　红花　肉桂

【用法】加大枣一枚，水煎，温服。

【功用】催生。

保产万全汤

【来源】《冯氏锦囊·杂症》卷十八。

【别名】保产万金汤（《集验良方》卷二）。

【组成】人参三钱至五钱　当归（去芦）三钱　川芎一钱　桃仁十三粒（不去皮尖，捣碎）　干姜（炒焦黄）二钱　甘草（炙）六分　牛膝梢二钱　红花（酒炒）三分　肉桂（临煎方去皮，切碎）六分（冬天用八分）

【用法】上加胶枣一枚，水煎，食前温服。如产妇壮实，及无力服人参者，去参用之。

【功用】催生。

【方论】方用人参、当归为君，培补气血，壮其主也；少加桃仁、川芎、黑姜、炙草、酒红花，温中而散其瘀滞也；牛膝梢、桂心温行导下，使无上逆冲心之患。不惟催生神效，产后更无瘀血凝滞百病。补而兼温则不滞，温而兼补则不崩；升少降多则气得提而易下，降而兼升则瘀自去而新自归；补多泻少，邪去而元气无伤；苦少甘多，瘀逐而中和仍在。

瘦胎饮

【来源】《张氏医通》卷十五。

【别名】枳壳散。

【组成】黄芩一两（酒炒） 白术一两 枳壳（炒）七钱半

【用法】上为散。每服二钱，饥时砂仁汤送下，在九个月时服。不可多服，恐伤正气。

【主治】妊娠体肥，胎气不运。

【宜忌】瘦弱者勿服。

加味佛手散

【来源】《张氏医通》卷十六。

【组成】当归三钱 川芎一钱 人参三五钱（去血过多加至一两）

【用法】临服入童便半盏，续续进之。

【主治】产妇交骨不开。

【加减】质壮气实者，但加童便，人参不用可也。

润胞汤

【来源】《嵩崖尊生全书》卷十四。

【组成】蜜 香油 酒各半盏

【用法】煎滚，温服。

【主治】临产浆破，胎涩产难。

救生汤

【来源】《嵩崖尊生全书》卷十四。

【组成】归全一两 川芎二钱 龟版一片（炙脆，打碎） 头发一握（烧灰存性）

【用法】水酒煎服。如人行四五里即下，不下即宜再服。

【功用】催生。

【加减】虚人或产多力衰者，加人参二三钱。

异授金兔丹

【来源】《救产全书》。

【组成】兔皮（连毛，烧存性）

【用法】上为极细末，米糊为丸，如芡实大，金箔为衣。每服一丸，以无灰黄酒送下。如再不下，再服一丸。

【主治】妇人难产，及胞衣不下者。

催生如意丹

【来源】《救产全书》。

【组成】明乳香末一钱 鸡蛋清一个（二味置碗内）

【用法】上以好人参二钱，切片，煎滚汁汤冲入碗内，用筷急搅均匀，乘热服之。

【主治】将产胞衣水破后，腰腹并痛，阵阵紧急者。

催生夺命丹

【来源】《良朋汇集》卷四。

【组成】母丁香末二钱 乳香 没药各一钱 麝香二分半

【用法】上为细末，用腊月初八日兔脑合丸，如鸡头子大，朱砂为衣。每服一丸，冬天热酒送服，夏天滚水送服。

【主治】临产胎不顺者，或横或倒，或几日不下。

达生汤

【来源】《奇方类编》卷下。

【组成】当归二钱五分（酒洗） 川芎六分 益母草一钱（忌铁器） 车前子五分（炒，研末） 甘草三分（炙） 冬葵子一钱（炒，研末） 白术一钱（米泔水浸，炒） 大腹皮（滚水洗数次）四分 牛膝六分（酒浸一宿） 枳壳五分（麸炒） 木香三分（另磨） 生姜一片

【用法】水煎，食远服。怀孕至八、九月之后，连服数贴。

【功用】滑胎易产。

【加减】腹痛，加白芷五分，沉香五分。

产宝丸

【来源】《奇方类编》卷下。

【组成】大黄一斤（晒干，为末） 苏木三两（劈细，河水五碗，煎汁三碗，去渣存汁） 红花三两（略炒黄色，用好短水白酒五碗，煎汁三碗，去渣存汁） 黑豆三升（煮熟取汁三碗，并取豆皮晒干存用。将大黄末入醋五宫碗，搅匀，文武火熬成

膏，次下豆汁、苏木汁、红花汁，渐渐加下，时时搅动，勿令生焦，候成膏取起听用）当归（酒洗，蒸，晒干）川芎（蒸，晒）香附（醋炒）熟地（晒干）玄胡（生用）苍术（米泔水浸，炒）蒲黄（微炒）赤茯苓（蒸，晒）白茯苓（蒸，晒）桃仁（去皮尖油，晒干）各一两 三棱（醋炒）牛膝（酒浸，蒸，晒干）地榆（去梢，蒸，晒干）甘草（生用）五灵脂（醋炒）羌活（蒸，晒干）陈皮（生用）广木香 赤芍（炒）山茱萸（去核，炒）人参（炒）各五钱 木瓜（酒浸，晒干）青皮（生用）白术（土炒）各三钱 乳香（炙）没药（炙）各二钱 良姜（生用）四钱 乌药二钱五分（蒸，晒干）饭锅粑九两（焦黄者佳，取锅底下手掌大一块）

【用法】上药同黑豆皮俱为末，投入大黄膏内捣千余下，为丸，如龙眼大，带湿重二钱四分；如干难为丸，加酒少许，再捣，以成丸为度；晒干，如阴天以火烘干，新瓷器收贮，忌铁器。每服一丸，照症用引。临产艰难，服之易产，调和经络，诸症不生，产后恶露不尽，再服一丸，以上俱温酒送下，如不善酒，以滚水对酒加童便少许尤妙；或变生异症，或胎死腹中单所不载者，俱以童便、黄酒各半，连服二丸，立效；产后胞衣不下，及逆生难产，甚至经日不下，腹中胀满，心胸闷痛者，炒盐汤送下；临产前后，脐腹作痛，寒热往来如疟状痢疾者，温米汤送下。产后大小便不通，烦躁口苦者，浓煎薄荷汤送下；产后泻血，大枣汤送下；产后崩疾，糯米汤送下；产后赤白带下，煎阿胶、艾叶汤送下；产后咳嗽不止，五味子五粒、苏叶三片，煎酒送下。产后头疼身热、有汗为伤风，桂枝三分，姜、葱煎汤送下；产后头疼、身热、无汗为伤寒，麻黄二分，姜、葱煎汤送下；如症轻者，每丸作二服。

【主治】逆生难产，胎死腹中，产后诸疾。

【宜忌】忌铁器、生冷、面食。

无忧散

【来源】《胎产秘书》卷上。

【组成】当归 枳实各二钱 白芍一钱二分 乳香 麦冬 神曲各一钱 陈皮八分 木香三分 诃肉一枚 血余一团 甘草八分

【用法】为散服。

【主治】妊娠临产艰难，由于体肥禀厚者。

易产汤

【来源】《胎产秘书》卷上。

【组成】当归 川芎 生地 甘草 腹皮 广皮 白术 益母草各等分

【主治】孕妇体肥禀厚，临产艰难者。

三蜕散

【来源】《胎产秘书》卷中。

【组成】人蜕（男子蜕下头发，如鸡子大）一丸 蝉蜕十四枚 蛇蜕一条

【用法】俱烧灰，为末。分三服，酒调下。

【功用】催生。

【主治】横逆难产，子死腹中。

三蜕六一散

【来源】《胎产秘书》卷中。

【组成】蛇蜕 蚕蜕 蝉蜕（各煅）滑石一钱 甘草一钱

蛇蜕、蚕蜕、蝉蜕用量原缺。《梅氏验方新编》滑石用六钱，其余各为一钱。

【用法】上为末。酒送下。

【功用】催生。

经验催生秘方

【来源】《胎产秘书》卷中。

【组成】鱼胶一两

【用法】用红棉布一尺，卷鱼胶以罐盛贮封固，火煅存性为末。每服一钱，用香油、蜜、酒各半盏调服。

【主治】孕妇胞浆破，沥干不下者。

桂香散

【来源】《胎产秘书》卷中。

【组成】桂心一两 乳香（去油）一两

【用法】共为末。作三次服，芎归汤下。

【功用】催生。

乌金散

【来源】《胎产秘书》卷下。

【组成】乌金子（即黑豆）　紫葳（即凌霄花）　大蓟根　小蓟根　当归　肉桂（去皮）　血余（无病者，烧存性）　蒲黄　木香　青皮　赤芍　皂荚（不蛀者，烧存性）　蚕蜕纸（烧存性）　棕毛（煅）各五钱　红花一两　川乌一枚（生用）五钱　辰砂少许　血竭少许

【用法】上除烧灰者另研外，共为细末，入烧灰药研匀。每服一钱，姜汤或酒调下，甚至一日三剂。

【主治】产后十八症：一、难产；二、胞衣不下；三、死胎不下；四、眼目昏花；五、口干心闷；六、寒热如疟；七、咳嗽寒热不定；八、败血如肝；九、败血入四肢浮肿；十、失音不语；十一、血邪癫狂言语；十二、心腹痛；十三、百节酸疼；十四、舌干津枯，鼻中出血，绕项生疮；十五、腰疼如角弓；十六、小便短缩；十七、喉苦蝉声；十八、胸膈气满，喘逆不食。

济坤丹

【来源】《胎产秘书》卷下。

【别名】回生至宝丹。

【组成】川芎　当归　牛膝　蒲黄（酒拌，隔纸炒）　茯苓　桃仁　熟地各一两（九蒸九晒）　三棱　芍药　羌活　橘红　黄肉　灵脂各五钱　木瓜　青皮各七钱　良姜四钱　香附　延胡　苍术　益母各一两　乳香　没药（去油）各三钱　甘草　黄葵子各五钱　乌药（去皮）一两五钱　麝香三钱

【用法】上除木香、乳、没、麝另研入外，余共为细末听用；又以大黄一斤（净）为末，苏木三两，河水五碗，煎三碗，去滓存汁，乌豆三升，水六碗，煎豆汁三碗，去豆；红花三两（炒黄）入好酒四碗，煮四五沸，去花存酒；先将大黄末好醋七碗煮干，再下醋五碗煮干，又下醋三碗，入豆苏、红花酒汁共煎为糊样，取起，其镀焦亦铲起为末，入煎药和匀，同糊捣为丸，重五钱五分，

阴干。每服一丸，酒送下。重者二丸。

【主治】产后十八症。难产；胎衣不下；死胎不下；眼目昏花；口干心闷；寒热如疟；咳嗽，寒热不定；败血如肝；四肢浮肿；失音不语；血邪癫狂妄语；心腹痛；百节酸疼；舌干津枯，鼻中出血，绕顶生疮；腰痛如角攻；小便短缩；喉中蝉声；胸膈气满，喘逆不食。

九月束胎丸

【来源】《女科指掌》卷四。

【组成】白术　枳壳　黄芩　甘草

【用法】粥为丸。每服三十丸，饮送下。

【功用】束胎。

琥珀黑散

【来源】《女科指掌》卷四。

【组成】琥珀　朱砂　松烟墨（各另研末）　人参　附子（炮）　百草霜各五钱　姜蚕一钱（炒）　乳香一钱一分　当归三钱　黑衣（即灶突上尘）五钱

【用法】上为末。每服二钱，姜酒、童便送下。

【主治】横生、逆生及胎死、胞衣不下。

大助气血汤

【来源】《灵验良方汇编》卷上。

【组成】当归四两　川芎　人参　熟地　益母草各一两　甘草一钱　滑石二钱　茯苓五钱

【主治】胞水来而产门不开，停胎不下者。

益母佛手散

【来源】《胎产要诀》卷二。

【组成】川芎一钱　益母草（忌铁器）二钱　当归身（酒洗，去芦）七钱

【用法】临月之时可常服。

【功用】胎前调理。

【加减】虚，加人参。

参便佛手散

【来源】《胎产心法》卷中。

【组成】当归三钱 川芎一钱 人参三五钱（去血过多，加至一两）

【用法】水煎，临服加童便半盏，续续进之。

【主治】临产交骨不开。

【加减】质壮气实者，但加童便，其参不用可也。

神应丹

【来源】《胎产心法》卷中。

【别名】万全膏。

【组成】蓖麻子七粒（去壳）

【用法】将蓖麻研如泥，入麝一分，再研成膏。涂产母足心，胎下即洗去，迟则恐子肠出也。如子肠出，即移涂产妇顶心，肠即收上，速去之。

【功用】催生。

【主治】难产，并交骨不开。

【宜忌】此方催生下胎虽速，但药性猛峻，用者慎之。

神柞饮

【来源】《胎产心法》卷中。

【组成】生柞树刺枝如小指大一握（水洗净，切碎） 甘草五钱 新汲水一碗半

【用法】用新瓦罐入水与药于内，以纸三层密封，文武火煎八分，温服。不煎滓。凡觉腹疼腰重欲坐草时，即将此药温服一盏，便觉心下开豁；如渴，又饮一盏，觉下重便产，更无横生倒逆之患。若遇横生倒逆，不过三服即正。子死腹中，不过三服即下。能保母子两全。

【功用】催生。

【主治】横逆倒产，死胎在腹。

【验案】横产 一妇横产，儿手先出，致胕肿胀。欲截其手，不保其生，屡用催生药不效。以此药浓煎一碗与服，顷刻苏醒。再与一碗，困睡少时，忽云骨节都拆开了，扶起即血水涌下，拔出死胎，全不费力。

救逆汤

【来源】《胎产心法》卷中。

【组成】人参一两 当归三两 川芎二两 红花三钱

【用法】水煎，速服。久之不顺，再煎再服。

【主治】产母气血素亏，子无力转头，手足先出者。

葱白益母汤

【来源】《胎产心法》卷中。

【组成】益母草五钱 葱头三钱

【用法】上用纹银一锭，重四两，水二碗，煎一碗。服之即生。

【主治】难产。

滑胎散

【来源】《胎产心法》卷中。

【组成】人参八分（如壮实者不用） 陈皮七分 川芎 制香附 黄芩 紫苏 大腹皮各八分（黑豆水洗净） 白芍（炒） 白术（土炒） 当归（酒洗）各一钱 砂仁五分 炙草三分

【用法】加生姜三片，葱头一个，水二钟，煎八分，温服。

【功用】预防难产。

【加减】如冬月，加麸炒枳壳一钱。

加味八珍汤

【来源】《医学心悟》卷五。

【组成】人参八分（虚者一钱二分） 白术（陈土炒）一钱 茯苓八分 当归五钱 炙甘草三分 川芎一钱五分 白芍（酒炒）二钱 大熟地一钱五分 明乳香五分 丹参（酒炒）三钱 益母草二钱

【用法】水煎服。虚甚者速服二三剂。

【功用】补养气血，保产顺生。

【主治】临产误自惊惶，用力太早，致浆水去多，干涩难生者。

【加减】岁月天寒，加黑姜五分；服药而呕，加生姜二片，砂仁五分。

神验保生无忧散

【来源】《医学心悟》卷五。

【别名】神验保产无忧散（《医方简义》）、神效保产无忧方（《寿世新编》）。

【组成】当归（酒洗）一钱五分　川贝母一钱　黄耆八分　白芍（酒炒）一钱二分（冬月用一钱）菟丝子一钱四分　厚朴（姜汁炒）七分　艾叶七分　荆芥穗八分　枳实（面炒）六分　川芎一钱三分　羌活五分　甘草五分

【用法】水二钟，加生姜三片，煎至八分，空腹温服。妇人临产，先服一二剂；或遇横生倒产，甚至连日不生，速服一二剂，应手取效。

　　《寿世新编》云本方专治一切产症，有胎即能安胎，临产即能催生。不拘月份，凡胎动不安，腰酸腹痛，一服即安，再服全愈；临盆艰危者，一服即生；横生逆产，六七日不下及胎死腹中，命在须臾者，亦二服即下；怀孕者七个月，即宜预服，七个月服一剂，八个月服二剂，九个月服三剂，十个月亦服三剂，临产时服一剂，断无难产之患。惟已产之后，此药一滴不可入口，切勿误服。预服者空心服，临产及胎动不安并势欲小产者，皆临时热服，如人虚弱，再加党参一二钱或加高丽参更妙。

【功用】令儿易生，救孕妇产难，保子母安全。

【宜忌】本方终为保产起见，而非安胎正品，盖仍能安胎者，或由体虚偶因风寒油滞，以致胎气不安，得此微微发散消导诸味，入调补气血药中，故亦获效，如专恃为安胎药，则不可矣。

【方论】新孕妇人，胎气完固，腹皮紧窄，气血裹其胞胎，最难转动，此方用撑法焉。当归、川芎、白芍养血活血者也；厚朴去瘀血者也，用之撑开血脉，俾恶露不致填塞；羌活、荆芥疏通太阳，将背后一撑，太阳经脉最长，太阳治而诸经皆治；枳壳疏理结气，将面前一撑，俾胎气敛抑而无阻滞之虞；艾叶温暖子宫，撑动子宫，则胞胎灵动；川贝、菟丝最能运胎顺产，将胎气全体一撑，大具天然活泼之趣矣；加黄耆者，所以撑扶元气，元气旺则转运有力也；生姜通神明去秽恶，散寒止呕，所以撑扶正气而安胃气；甘草协和诸药，俾其左宜右有，而全其撑法之神者也。

鼠肾丸

【来源】《惠直堂方》。

【组成】鼠肾子一对（用烧酒浸三日，去皮膜）轻粉　雄精各一钱　檀香三分　麝一分

【用法】上研为丸，分十二粒，阴干，瓷瓶收贮。俟交骨开，清汤下一丸。

【主治】难产。

通产散

【来源】《惠直堂方》卷四。

【组成】败龟版（一个，炙）四两　女人发一握（洗去油，煅存性）　当归（全用）四两　川芎二两　乳香四钱　益母草（研头末）四两

【用法】上为末。每服六钱，圆眼煎汤调下。

【主治】妇人临产交骨不开，五七日不生；及矮小女子交骨不开，危在须臾者。

【加减】有力者，加人参一钱，煎汤送下，催产更速。

冬葵子汤

【来源】《医略六书》卷二十八。

【组成】冬葵子三钱（炒）　杜仲三钱（盐水炒）当归三钱　白芍钱半（酒炒）　陈皮钱半　茯苓钱半　麦冬三钱（去心）　续断三钱　砂仁一钱（炒）

【用法】水煎服。

【主治】怀妊十月，脉滑疾按之微濡者。

【方论】胎息满足，气壅血亏，宜调补以通顺其胎，即可顺流分娩。当归养血荣经以润胎元，白芍敛阴和血以顺胎气，杜仲壮肾强腰，续断续筋通脉，茯苓清治节以利渗道，麦冬生津液以润胎息，陈皮利气和中，砂仁醒脾开胃，冬葵子滑胎利窍，无不应时而产矣。

来苏散

【来源】《医略六书》卷二十九。

【组成】黄耆三两（酒炒）　阿胶三两（粉炒）白芍一两半（酒炒）　神曲二两（炒炭）　炙草一

两　麦芽二两（炒炭）　木香一两　糯米一合　生姜三片

【用法】上为散。每服四钱，水煎，去滓温服

【主治】临产胃虚挟滞，困乏，脉软涩者。

【方论】临产坐草过劳，胃虚元气困乏，挟食滞而胸腹疼痛，无力送胎以分娩焉，黄耆补胃气之困乏，阿胶补阴血之虚衰，白芍敛阴和血脉，木香调气醒脾胃，神曲以消其食，麦芽以化其滞，糯米养脾益胃，炙草益胃缓中，稍佐生姜以温胃气也。为散水煎，使食滞消化，则胃气完复，而胸腹融和，安有疼痛之患？气力自然涌出，临产应无不顺之虞矣。

利窍催生散

【来源】《医略六书》卷二十九。

【组成】白芷一两　滑石二两　伏龙肝一两　甘草一两　百草霜一两

【用法】上为散。每服三钱，芎归汤入酒、童便煎，去滓温服。

【主治】产难胞阻，脉浮数者。

【方论】临产血气稽留，不能濡润其胎，宣通其窍，故生产艰难，胞衣阻塞不下焉。白芷开泄阳明以通经隧，滑石开泄水府以通产门，伏龙肝雄火土以推送胎元，百草霜摄血液顺流分娩，甘草缓中和胃以缓诸药也。为散，芎归汤入酒、童便煎，使血气通行则胎元润泽而无闭遏之虞，何有生产艰难、胞阻不下之患哉？

润胎饮

【来源】《医略六书》卷二十九。

【组成】当归身一两　冬葵子三钱

【用法】水煎，去滓，入白蜜一匙，温服。

【主治】产难，脉濡涩者。

【方论】产母血亏经燥，无以润泽胞门，故产户干涩难产，不能遄下焉。当归身养血荣经，最能泽枯润燥；冬葵子滑胎利窍，足以易产催生。水煎入蜜，使血充经润，则产门滑利，而胎无枯涩之虞，何难产之足患哉。

益阴利产方

【来源】《医略六书》卷二十九。

【组成】阿胶八两　赤小豆一升

【用法】上为末，炼蜜为丸。每服三四钱，温酒送下。

【主治】难产累日，脉微数。

【方论】产妇阴血不足，无以荣养其胎，故欲产之时，累日不能遄下。阿胶补阴血之不足，小豆降心气之有余，蜜以丸之，酒以行之，使心肾交通，则水火既济而沟满渠通，安有产难累日不下之忧哉。

滑胎饮

【来源】《医略六书》卷二十九。

【组成】猪油一斤　白蜜一斤　醇酒三升

【用法】水煎至一升，去滓，分二次温服。

【主治】胞死、胞干，脉涩甚者。

【方论】产妇子死腹中，胞干胎粘，故腹中胀闷，小腹重坠不安焉。猪油滋九地之阴以滑胎，白蜜润九天之液以滑胎。酒以行之，使天泰地交，则产门润泽，而死胎无不速下，胀闷无不自除，何小腹重坠之不痊哉。

补寝丸

【来源】《胎产辑萃》卷一。

【组成】通明乳香（别研）半两　枳壳一两

【用法】上为细末，炼蜜为丸，如梧桐子大。每服三十丸，空心温酒送下。怀孕九月以后方可服。

【功用】瘦胎，滑利易产。

加味佛手散

【来源】《胎产辑萃》卷三。

【组成】川芎　当归　益母草　陈皮　葵子　香附

【用法】水煎服。

【功用】催生。

福胎饮

【来源】《叶氏女科证治》卷二。

【组成】当归一两（酒洗） 枳壳（麸炒） 川芎各三钱 益母草二钱 黄耆五钱

【用法】水煎服。临盆将产，服此最妙。

【功用】催生。

【主治】难产。

瘦胎饮

【来源】《叶氏女科证治》卷二。

【组成】泽泻 白芍 枳壳（麸炒） 益母草 茯苓各一钱二分 砂仁 益智仁 香附（制）各四钱 当归身 白术（蜜炙）各七分 柴胡 甘草各五分

【用法】水煎，空心服。

【主治】胎临五月，妊娠困弱，但觉腹重贪睡，饮食无味，腹中膨胀。

大顺汤

【来源】《叶氏女科证治》卷三。

【组成】人参二钱 砂仁一钱 麻油一两（熬）

【用法】水煎服。

【主治】难产。

归耆汤

【来源】《叶氏女科证治》卷三。

【组成】当归一两 黄耆五钱 川芎三钱 益母草二钱 枳壳（麸炒）一钱

【用法】水一钟半，煎七分服。

【功用】《竹林女科》：保产。

【主治】难产。

加味八珍汤

【来源】《叶氏女科证治》卷三。

【别名】加味八物汤（《会约医镜》卷十五）。

【组成】人参 白术（蜜炙） 茯苓 炙甘草 熟地黄 当归 川芎 白芍 诃子（煨） 瞿麦 粟壳（蜜炙）

【用法】水煎服。

【主治】宿有盘肠产，复孕临月再服。

阿胶汤

【来源】《叶氏女科证治》卷三。

【组成】阿胶二两（炒珠） 赤小豆一钟

【用法】水二碗，煮豆令熟，去豆入胶化服，每服半钟。不过三服即出。

【主治】难产。

神应散

【来源】《叶氏女科证治》卷三。

【组成】生蜂蜜 甜酒酿各一杯 麻油一杯

【用法】上共煎数沸，入童便一杯服。

【功用】《妇科玉尺》：润肠易产。

【主治】难产。破胞已久，胞浆涩尽，产门风进，产路干涩而难产者。

神柞饮

【来源】《叶氏女科证治》卷三。

【组成】生柞枝（洗，锉） 益母草各一两 川芎五钱 当归五钱 人参三分

【用法】水二钟，煎一钟，温服。

【主治】少妇初产，交骨不开，或因临盆太早，用力摧逼，儿横腹内，诸药无效者。

【方论】《沈氏经验方》：用柞枝取其滑泽，益母动血活血，芎、归养血调气，人参接养母力，自必脱然而生矣。服药后产妇须仰卧片时，待药力通过，交骨自开，儿身顺正，然后扶起临盆，则产母全不费力也。

保产黑神丹

【来源】《叶氏女科证治》卷四。

【组成】陈墨一锭（须觅顶上选烟历百十年胶性全脱者，俟天雨时用新净瓷器当空接取，是为无根水，洗净砚，男子手磨成浓汁，倾入净细大瓷盘中，晒燥刮下，研细待用。每料约用净墨粉四钱。墨汁易坏，用水勿太多，遇久雨及夏令更宜斟酌，霉雨、异雨无用） 百草霜二钱（得陈者佳，须取近山沿海人家烧各种野草者，取烟时，先扫净火

门上积烟，逐日扫下，筛净研细待用。烧牛粪者最良，凡烧独种柴草者勿用，并勿误用锅煤） 天麻二钱（要透明，切时勿用水泡，研细待用） 淮小麦（面粉）二钱（逾淮安城西三十里外麦，方日间开花可用，筛净，半入药中，余半糊丸） 足赤大金箔五十页（以四十页研入药中，余俟丸成为衣）

【用法】上药先各为极细末，称准足分，再合和研匀，即将淮面粉打糊为丸，金箔为衣，晒令极干，如芡实大（每丸约重一分），外用蜡壳封护。以后所开药引，如急证猝不及购，俱用童便或白汤研送。证轻者用药一丸，重者两三丸。凡治小产后诸证，与正产同。横生倒产及一切难产，俱用黄酒或童便研送。母脏热极熏蒸，致胎死腹中，坠于脐下，其证指甲青黑，面赤舌青，四肢厥冷，口角出沫，急用童便一杯或黄酒研送，若续用冬葵子一两、怀牛膝三钱，煎汤服更妙；若一服不下，并可再服或三服。胎衣不下，用黄酒或童便研送一丸；如再不下，用凉开水调百草霜数分再送一丸，即下。产后忽然四肢发痉，口噤头摇（俗名产后惊风），用钩藤（后煎）、荆芥炭各五分，丹皮一钱，首乌藤二钱，煎汤冲入童便研送两丸（忌鱼腥）。产后七日内猝然厥冷，不省人事，并狂笑歌哭，急用童便研化，先服两丸，再用真琥珀五分（研末）先煎，生蒲黄、五灵脂、广郁金各八分，煎汤冲入童便一杯，送一丸。凡产后恶血上冲之证，并宜急用米醋一大盆，置产妇头边，淬入炭火，使醋气冲入口鼻，虽有外感亦可用。产后胸胀胁痛，咳逆气喘，汗出如油，此败血逆冲心肺，急用通草五分，桑白皮一钱，煎汤冲入米醋三匙研送（或加旋复花一钱五分，夏布包煎）。产后喉肿气喘，急如猫声，或寒战咬牙，亦败血冲入心肺，急用桑白皮一钱煎汤研送（恐桑白皮力薄，更加桃仁、杏仁各一钱作引）。产后血晕，眼目昏黑，或寒战咬牙，由败血流入五脏，积于肝中，急用红花八分煎汤，冲入童便一杯研送。产后鼻黑鼻衄，气血散乱，诸经虚热，急用桑白皮一钱煎汤研送（或加地骨皮、茅草根各二钱）。产后言语不出，手足不遂，由毛孔开张，风寒袭入所致，或由败血冲心者，用豆淋酒研送（豆淋酒用黑大豆一合，即乌毛豆炒熟，滚酒浸半刻，去豆用酒）。产后遍身生瘰，因三四日

内强力下床，致伤产穴，或怒气冲伤五脏，初起眼涩口噤者，用豆淋酒研送。产后三四日起卧不得，眼花口干，心乱不省人事者，用薄荷少许，煎汤冲入童便研送；或血气未定，过食热物，致心闷口干，发热烦满者，用红花二三分煎汤研送。产后腰痛，四肢作痛，因百脉开张，败血随气流行，散于四肢，初得时肚热腰寒者，用铁秤铊炭火烧红，淬热酒研药和入，乘热送服。产后中风口开（一作口闭），气急，半身不遂，并头痛寒热，均用童便研送。产后血崩头痛，口干，心神慌乱者，用醋炒海螵蛸一钱，紫葳花五分，煎汤研送；或恶露成块多瘀者，改用真红花五分，煎汤研送；如血崩已缓，而头痛、口干、心乱不愈者，改用生鸡子黄一个，煎清汤研送。产后腹痛难忍，按之得缓者，用酒水各半，煎酒炒白芍一钱研送；若按之痛反甚者，改用元胡索一钱，以酒水各半，煎汤研送（不饮者，酒宜减；素有肝气者，用水煎）；如痛而有块者，照后两条。产后腹中生块，不时作痛，常聚不散，因房事太早，食硬、卧冷所致者，用当归一钱，酒煎研送，并宜接服妇科回生至宝丹；若痛时有块，痛止即散者，属气分，改用青皮五分，川楝子一钱，水煎研送（不用酒煎当归）。产后因过食冷物心痛者，用茴香、真红花各五分，煎汤研送。产后数日内腹中血块攻痛，由于恶露不通，或通而甚少者，用山楂炭一钱，炒枯黑沙糖四钱，煎汤冲入童便半杯研送。产后黄肿头痛，四肢沉重，因食物触动败血，传入脾胃变化作肿，病人口枯体倦，用荆芥、槐角、棘针、真红花各三分，酒煎研送（忌鱼腥）。

【主治】小产、正产、横生倒产及一切难产、产后诸证。

加味芎归汤

【来源】《幼幼集成》卷一。

【组成】当归身一两　大川芎五钱　上青桂二钱

【用法】水煎，酒对服。立下。

【功用】催生。

【加减】预防血晕，以本方加酒炒荆芥二钱，先将此药煎好，候胞衣已下，随即服之。断无血晕之患。

五和汤

【来源】《仙拈集》卷三引《碎金》。

【组成】好酒 麻油 白蜜 鸡蛋白 童便各半杯

【用法】入碗和匀，隔汤滚数沸，温服即产。

【主治】一切难产。

四和汤

【来源】《仙拈集》卷三引危未功方。

【组成】当归五钱

【用法】水一碗，煎半碗，倒出，加麻油、好酒、白蜜各一杯，和匀，吃下即生。

【主治】妇人水浆已破，过时不产。

立催芎归汤

【来源】《仙拈集》卷三。

【组成】当归一两 川芎五钱 益母草六钱 朴消三钱

【用法】水二碗，煎一碗，候温一气饮下。少顷即产。

【主治】临盆难产，或子死腹中。

达生散

【来源】《仙拈集》卷三。

【组成】当归一钱半 白芍 腹皮各一钱 陈皮甘草各五分 紫苏八分 黄杨树梢七个 葱三寸

【用法】水煎，入童便半盏和匀服。

【功用】调和血气，保产。

【加减】春，加川芎；夏，加黄芩；秋，加砂仁，枳壳。

保产万全汤

【来源】《仙拈集》卷三。

【组成】归身 川芎 菟丝各一钱半 白芍 贝母各一钱 黄耆 荆芥穗各八分 薪艾 厚朴各七分 羌活 生甘草各五分

【用法】加生姜三片，水三钟，未产者空心煎一钱

预服，临产者随时服。

怀孕七八个月服一二剂，临产再服一二剂，保全母子平安。

【功用】未产者能安，临产者能催。

【主治】胎前不拘月数，偶伤胎气，腰疼腹痛或血下势欲小产；交骨不开，横生逆下，或婴儿死于腹中，命在垂危。

保产芎归汤

【来源】《仙拈集》卷三。

【组成】当归一两 川芎五钱 车前子（焙黄，研末）三钱

【用法】前二味水煎，入车前子末调和，随时服下。

【功用】保全孕妇易产。

【加减】冬月，加肉桂。

独胜膏

【来源】《仙拈集》卷三。

【组成】草麻仁十四粒（去壳）

【用法】捣如泥，涂两足心，立刻即下，急洗去；不去，子肠即出。如出，仍以此膏涂顶心，肠即缩回，急去之。

【功用】催生。

【主治】难产胎死，胞衣不下。

滑胎丸

【来源】《仙拈集》卷三。

【组成】乳香五钱 枳壳一两

【用法】上为末，炼蜜为丸。每服三十丸，白汤送下。

【功用】易产。

催生丹

【来源】《仙拈集》卷三。

【组成】益母草一斤 当归八两 乳香六两 甘草四两 麝香三钱

【用法】上为末，炼蜜为丸，如龙眼大。临产用乳

香五分煎汤送下。

【功用】催生。

【宜忌】凡催生之药，不宜早用，恐是转换，犹迟数日，须胞破时服之。

鼠肾丸

【来源】《仙拈集》卷三。

【组成】雄黄一钱　朱砂八分　麝香一分

【用法】上为末，密收；捕雄老鼠，将头藏入竹筒内，以快刀割开皮，取肾一对，去红筋，用硬肉，共前药捣匀为丸，如绿豆大，阴干，蜜收。临产难生，每用一丸，当归煎汤送下，少顷即生。

【主治】难产。

芎归加黑豆汤

【来源】《医林纂要探源》卷八。

【组成】当归五钱　川芎三钱　黑小豆一合（炒焦，乘热淬水中，煎）

【用法】水七分，酒三分，同煎至七分，加童便冲服。

【主治】横生倒产，死胎不下，血上冲心，并治产后血瘀腹痛，发热头痛。

【方论】临产催生，芎归汤可矣。其有伤胎伤血，及胎死不下，则用此方，产后亦可通用。以芎、归滋血行血，而黑豆补腰肾，童便滋阴去瘀。

催生丹

【来源】《沈氏经验方》。

【组成】净归身二钱（酒洗）　白芍二钱（酒炒）　川芎一钱（酒洗）　黄芩一钱半（酒炒）　绵黄耆二钱（蜜炙）　陈皮八分　大腹皮一钱（去毛）

【用法】水煎，加酒半杯冲服。产前二三月，可时服一剂。常服更妙。

【功用】催生。

束胎饮

【来源】《大生要旨》

【组成】白术（炒）二两　茯神七钱半　陈皮一两

黄芩一两

【用法】水煎服。妊娠七八月服此。

【功用】敛束胎气，易产。

【主治】因肥甘凝滞，以致胎儿肥大；或因胎中有火，热盛而胎液干涩，而致难产者。

顺胎和气饮

【来源】《大生要旨》。

【组成】当归二钱　白术一钱五分（炒）　大腹皮八分（豆汁浸，水洗四次，净）

【用法】水煎服。

【功用】顺气和中，扶脾安胃。妊娠九月预防难产。

保产无忧丸

【来源】《同寿录》卷三。

【组成】当归（酒洗）一两五钱　真川芎一两三钱　川羌活五钱　真蕲艾七钱　荆芥穗八分　黄耆八钱　白芍药一两三钱（炒，如冬月只用一两）　川贝母一两　紫厚朴七钱（姜汁拌炒）　枳壳六钱（麸炒）　菟丝子一两四钱（水洗净）　益母草一两五钱（忌见铁）　甘草五钱

【用法】上为末，炼蜜为丸，如梧桐子大。每服三钱，白汤送下。

【主治】难产或数日不下，或临月腰疼，步履不安，不能足月，或横生倒生，或血晕血迷或儿枕作痛，乳汁不通，或血崩漏胎。

催生神柞饮

【来源】《大生要旨》卷三。

【组成】生柞枝（洗，锉）　益母草各一两　川芎五钱　当归五钱　人参三分

【用法】水二钟，煎一钟，温服。

【主治】少妇初产，交骨不开，或因临盆太早，用力催逼，儿横腹内者。

回急保生丹

【来源】《沈氏女科辑要笺疏》卷下。

【组成】大红凤仙子九十粒　白凤仙子四十九粒
自死龟版一两（麻油涂，炙）　怀牛膝三钱　桃仁
一钱五分　川芎五钱　白归身五钱

【用法】凤仙子研末包好，临产时，将余药称明分
两，为末配入。每服二钱，临盆时米饮调下。迟
则再服一钱，交骨不开者即开，难产者，不过三
服。临盆一月内，本方去凤仙子，入益母膏二两，
每日早米饮调下二钱，则临盆迅速。

【功用】催生。

【主治】临产交骨不开。

【宜忌】胎元不足者勿服。

【加减】产后瘀血不净变生病者，或儿枕痛，于本
方内加炒红曲三钱、酒炒马料豆二合，共为末，
用童便半杯、陈酒半杯，调服二三钱即愈。惟凤
仙子临盆时用。

催生丹

【来源】《文堂集验方》卷三。

【组成】车前子二钱

【用法】上为末。酒调服即下；不饮酒者，水调服。

【主治】难产及横生倒产。

顺胎饮

【来源】《妇科玉尺》卷二。

【组成】当归二钱　焦术一钱半　酒黄芩　滑石末
酒苏梗　酒白芍　酒洗大腹皮各八分

【用法】水煎二服，八日进一服。

【功用】顺气和中安胃，预防难产。

催生四物汤

【来源】《妇科玉尺》卷三。

【组成】四物汤加枳壳　蜀葵子

【主治】横生逆产。

神仙聚宝丹

【来源】《女科切要》卷五。

【组成】熟地　川芎　乳香　五灵脂　琥珀　当归
硫黄　花蕊石　良姜　黑龙　百草霜

【用法】童便磨下。

【主治】难产。

锡圭丸

【来源】《产论翼》。

【组成】大戟　甘遂　荞麦各一钱　大黄八分　巴
豆七分

【用法】上五味为末，粳米糊为丸，如粟子大。每
服五六十丸，白汤送下。

【主治】难产妇小便闭而危急者。

六物汤

【来源】《医级》卷八。

【组成】当归　熟地　川芎　白芍　肉桂　黄耆
（炙）

【主治】气血不足，寒滞食减；或阴虚气陷，腹痛
滞下；及妇人胞宫虚冷，带浊崩堕，难产经闭；
及疝瘕瘀蓄，痘疮。

【加减】胃寒呕恶，加干姜；水道不利，加茯苓、
泽泻、猪苓；气滞、气逆，加香附、木香、丁香、
砂仁、乌药；阴虚疝痛，加楝实、吴萸、茴香；
瘀蓄胀痛，经闭不行，去黄耆，加红花、桃仁、
茜草、牛膝、益母；疮痘虚寒或表寒闭滞，加麻
黄、细辛、紫苏、羌、防之类。

炒糯丸

【来源】《医级》卷九。

【组成】糯米一合　斑蝥二十一个（去翅足）

【用法】先用七个同米炒改色去蝥，再用七个同炒
令米色黄再去蝥，又用七个同炒令起烟复去之。
复用鸡胞肠一个将炒过蝥同煮烂去蝥，同米研捣
作丸。分三服，用牛膝、红花酒送下。服后腹痛
胎落即止。服后若未下，三日尽三服，无不下者。

【功用】下胎。

资生汤

【来源】《竹林女科证治》卷二。

【组成】紫厚朴（姜汁炒）　蕲艾（醋炒）各七分

当归（酒洗）　川芎各一钱五分　川贝母（去心，另研）　菟丝子各一钱　川羌活　甘草各五分　荆芥穗　生黄耆各八分　枳壳（麸炒）六分　白芍（酒炒）一钱二分　姜三片

【用法】上用水二钟，煎八分，入川贝母末和匀，空心温服。临月服三五剂，永无难产之患。若七个月起服，七月服一剂，八月服二剂，九月服三剂，十月服三五剂，临产再服一剂，甚效。

【主治】向有难产，或惯滑胎，或偶动胎气。

益母散

【来源】《宁坤秘籍》卷上。

【组成】白芷　当归　滑石各一钱　益母草三分　肉桂八分　麝香一分

【用法】水煎，温服。

【主治】胎前不降生，临产水干，孩子不下。

加味莲湖丸

【来源】《竹林女科》卷三。

【组成】条芩四两　砂仁（微炒）　炙甘草各一两　白术（蜜炙）　莲子（去皮心）各二两　人参一两

【用法】上为末，山药四两煮糊为丸。白汤送下。有孕时多服。

凡患盘肠产者，恐防再犯，宜于此后未孕之时，多服加味地黄丸，以固下元关键。及有孕时，多服加味莲湖丸以补气，更服三补丸以凉血，直待临月再服加味八珍汤十余剂，庶可免矣。

【主治】盘肠产。

舒郁汤

【来源】《竹林女科》卷三。

【组成】紫苏一钱　当归三钱

【用法】水煎服。

【主治】少妇向来难产，临期恐惧，以致气结不行，儿不能下者。

加减八珍汤

【来源】《会约医镜》卷十五。

【组成】人参　白术三钱　茯苓一钱半　炙草一钱　当归三钱　白芍一钱半（酒炒）　熟地三钱　黄耆（蜜炒）五七钱　肉桂一钱　干姜（炒黄）八分　牛膝二钱　红花三分　益母草一两

【用法】加生姜、大枣为引，水煎服。次煎浓葱汤，令稳婆洗产户，使气上下通畅。更用菜油、滑石涂产户。

【主治】临产浆水来多，胎干不得下，肢体倦怠。

滑胎煎

【来源】《会约医镜》卷十五。

【组成】当归三五钱　川芎七分　杜仲二钱（盐水炒）　熟地三钱　枳壳七分　川药二钱　白术　益母草各一钱半

【用法】或加连根葱白为引。临月宜常服数剂，以便易生。

【主治】胎气。

催生益母丸

【来源】《胎产新书》卷五。

【组成】益母草（五月五日采茎，阴干，不令见日，忌铁器，研末）半斤　车前子一两（研）　冬葵子　枳壳　牛膝各五钱

【用法】上为末，蜜为丸，如弹子大。每服一丸，临产以酒和童便化送，米汤亦可。

【功用】将产催生。

【加减】如体气不顺，腰痛阵痛，血先行太多，欲产未产，加川芎、当归、生地各二钱，煎汤磨木香二钱入药；如虚晕，加人参五分；夏月热产，加滑石一钱五分，甘草三分，煎汤送下；冬月冷产，加官桂三分，煎汤送下。

回生丹

【来源】《羊毛瘟症论》。

【组成】生黄耆二两　白术五钱　青皮三钱（醋炒）　木瓜三钱　全当归一两五钱（酒洗）　川芎八钱　香附（醋炒）八钱　地榆（炒）五钱　蒲黄五钱　赤茯苓八钱　桃仁（炒，研）八钱　大熟地一两五钱　怀牛膝五钱（盐汤炒）　山萸肉五

钱　京三棱（酒炒）三钱　五灵脂（醋炒）五钱　甘草五钱　荆芥穗五钱　新会橘皮五钱　白芍五钱　乌药一两　乳香（煅）一钱　没药（煅）一钱　广木香一钱　白僵蚕一两　蝉蜕五钱　广姜黄三钱　红曲八钱

【用法】上为细末，用大黄膏为丸，如弹子大，金箔为衣。大黄膏法：用苏木三两，河水五碗，煎至三碗，去滓；红花三两，炒黄色，用无灰酒二斤，煮十数滚，去滓；小黑豆一升，煮留汁三碗，黑豆晒干研末，俱听用；生大黄一斤，为末。用米醋八碗，熬成膏，次下苏木汤，红花酒、黑豆汁搅匀，又熬成膏，贮于盆。将锅焦焙干为末，同黑豆末、前药末合丸。治羊毛温邪，新产后，用秋石四分，泡汤和丸温服；治产后伏毒，面青忽红，唇干舌赤，鼻中流血，烦热头痛，遍身影点成斑，用丹三粒，加黄蜜一匙，黄酒一钟，童便一钟，调匀温服；治妊妇因患温症，子死腹中，务须审脉辨证，察舌有无青黑，方用川芎一钱，当归二钱，煎汤去滓，加童便一杯，黄酒三钱，黄蜜三钱，玄明粉一钱，化丹三粒，服之即下；治产后败血停滞，并毒火扰乱，如见鬼神，语言颠倒，用灯草一团，黄连三分，水煎去滓，加秋石三分，化丹两粒温服；治产后温毒扰乱，败血腹痛，周身浮肿，或四肢浮肿，食方气喘，皮肤俱见赤色，用桑皮一钱，水煎去滓，加童便一钟，黄蜜三钱，化丹三粒温服；催生遇难产之际，用丹一粒，研碎贮碗，加葱白三枚，黄酒一茶钟，重汤蒸热，去葱服之，立刻就生；产时横逆难生，并胞衣不下，用丹一粒，开水和，加黄蜜一匙，童便一杯，黄酒一杯温服；产后儿枕痛，恶露不尽，用丹一粒，开水和，加沙糖一匙温服；产后头痛、身热、有汗，用开水化丹一粒服之；产后眼昏腰痛，身似角弓，用川芎五分，全当归一钱，白薇一钱，生黄耆一钱，荆芥八分，水煎，去滓，化丹二粒服之；产后血晕，头旋眼黑，语言错乱，用白芍一钱，菊花五分，水煎，去滓，化丹一粒，加童便一杯服之；产后胸闷，口干烦渴不宁，因停滞饮食，用炒山楂一钱煎汤，化丹一粒服之；产后寒热如疟，用开水化丹一粒，加黄酒一杯温服；产后忽寒忽热，咳喘，心烦惊悸、口渴，用生黄耆、全当归各一钱，荆芥、川芎各三分，水煎，去滓，化丹一粒服之；产后二便不通，用枳

壳五分煎汤，化丹一粒，加黄蜜一大匙服之；产后失音，用甘菊五分、桔梗八分、诃子四分煎汤，化丹一粒服之；产后无乳，用丹一粒，加天花粉、归身、炒三甲各三分，研细末，入黄酒开水化服；妇人经水不调，用葱白二枚，泡汤化丹二粒服之。

【主治】妇人产后诸疾，污秽未净，及实邪胀痛，瘀血冲逆，及羊毛温毒症。

益母饮

【来源】《产科发蒙》卷二。

【组成】益母草　人参　白术　炒姜　黄耆　炙甘草　当归

【用法】以水一盏半，煎一盏，温服。

【主治】行堕胎药不能产，恶寒战慄如灌水，虽蒙重被，尚鼓颔不止，须臾反烦热如灼，虽寒天欲得凉风，或腰腹疼痛，乍来乍止，其来也，如刺如割，如绞如啮，而流汗如雨，呻吟不已，或又渴好热汤，而阴门下瘀液臭汁。

见龙散

【来源】《产科发蒙》卷三。

【组成】云母　百草霜　白芷　乌龙尾　麝香

【用法】上为细末。每服一二钱，温酒送下；海萝汤亦可。

【主治】难产及胞衣不下。

健捷散

【来源】《产科发蒙》卷三。

【组成】香白芷　干姜　桂枝　云母各等分

【用法】上为细末。每服二三钱，海萝汤搅和匀，顿服。

【主治】妇人难产经日，及胞衣不下；寻常经闭，儿枕痛。

坐　药

【来源】《产科发蒙》（附录）。

【组成】硫黄　桂皮　川芎　丁香各等分

【用法】上为细末。以绢袋盛，大如指，束纳阴

中。坐卧任意，勿走行，小便时取出，更安新者。

【主治】妇人久不产，阴中隐隐如虫啮，冷冷如风吹，或转胞不通，或妊子不成，惯堕者。

单鹿茸汤

【来源】《济众新编》卷六。

【组成】鹿茸一两或五钱

【用法】浓煎连服。

【主治】气血虚而难产。

仙传通津救命至灵丹

【来源】《古方汇精》。

【别名】仙传通津救命至灵汤（《集验良方》卷二）。

【组成】桂圆肉六两（去核） 生牛膝梢一两（用酒一杯，浸，捣烂）

【用法】将桂圆肉煎浓汁，冲入牛膝酒内服之，停半日即产。

【主治】裂胞生，及难产数日，血水已干，产户枯涩，命在垂危者。

万应无忧散

【来源】《古方汇精》卷三。

【组成】当归身三钱 焦术 炒黄芩各一钱五分 广皮五分 益母草 大熟地各二钱 大川芎 茯苓块各一钱 炙草四分 大腹皮八皮（黑豆汁洗净）

【用法】胎前临产之月，间一日服一剂。

【功用】保胎，助产。

【加减】临产时，照方加好人参七分或加上炙黄耆二钱。

紫菀丹

【来源】《古方汇精》卷三。

【组成】全当归一两 川芎 柞树皮各五钱 红花二钱 炙黄耆三钱 败龟版一个（炙）

【用法】照分两每料蜜成三丸。每服一丸，丹参二钱煎汤送下。

【主治】横生、逆产、难产。

【加减】若膏粱体弱甚者，加人参二钱。

立效散

【来源】《履霜集》卷二。

【组成】真芝麻油 蜂蜜 童便各半茶盏 滑石二钱（为末）

【用法】共入一瓷壶内，顿二三滚，入碗内，入生鸡蛋清一个，遂搅即服，立产。若横生逆产，加葱汁半茶盏，搅匀服之，即正产矣。

【主治】难产，胎衣不下。

救产益母丸

【来源】《履霜集》卷二。

【别名】救产丸。

【组成】益母草八两 香附四两（盐、醋、酒、童便制） 苍术四两（米泔浸，炒） 泽兰叶四两桃仁四两（去皮尖，麸炒，双仁勿用） 延胡四两（酒炒） 当归二两 川芎二两 牛膝二两（俱酒炒） 炙草二两

【用法】上为末，大黄膏为丸，每丸晒干重二钱，收用。每服一丸，用黄酒送下。若子死腹中，产母腹冷胀疼，上则口角呕沫，下则小便流血，手足冰冷，指甲青黑，急以车前子一钱（去壳，炒香）研末，同丸热酒服之。

【主治】产难，横生倒产，胎衣不下，并产后血晕眼花，言语错乱，心闷口干，寒热似疟，四肢浮肿，癫狂不语，泻痢腹疼，大小便闭结，下血如涌，胸膈气满，呕吐不安，咳嗽喉中似蝉声，面黄舌干，鼻中流血，遍身生黑点血斑。

三请诸葛

【来源】《串雅补》卷二。

【组成】铅粉二钱 蚂蟥干一钱（火炙干，为末）急性三钱（生研，净末） 干漆二钱（炒透） 雌雄蟹壳一月一对（炙黄，研为细末）

【用法】用苏木八两，煎汁熬膏为丸。每日空腹送下三钱。

【功用】下胎。

【主治】难产。

仙鸾催生方

【来源】年氏《集验良方》卷五。

【组成】全当归八钱　川芎五钱　白芷二钱五分　枳壳四钱

【用法】水一大碗，煎六分，温服。

【功用】催生。

仙传四急保生丹

【来源】《卫生鸿宝》卷五。

【组成】凤仙子（大红）九十粒（白）四十九粒（另研包好，临时将药秤明分两配入）　龟版一两（麻油涂炙）　通梢牛膝三钱　桃仁钱半　川芎归身各五钱

【用法】上为末。临盆米饮调服二钱，迟则再服二钱。

【主治】临产交骨不开，难产。

【加减】临产一月内，本方去凤仙子，入益母膏二两，每早米饮调服二钱，则临产迅速；产后瘀血变症，或儿枕痛，加炒红曲三钱、酒炒马料豆二合，共为末，童便、陈酒各半杯，调服二三钱。

观音普济丹

【来源】《卫生鸿宝》卷五引汪迈园方。

【别名】乌金丸。

【组成】陈徽墨五钱（顶烟无麝者佳，先置烘箱烘软切开，再和后药研磨）　百草霜五钱（微烘俟干透细罗）　东天麻（透明者）四钱　广木香三钱（忌火）（上三味并忌泡水）　飞面三钱（烘干罗净）

【用法】上药各为细末，罗去粗头，再入陈墨，细罗，取长流水为丸，每料分四十九粒，晒干瓷瓶收贮。每服一丸，陈老酒送下。

【功用】固气调血，催生。

【主治】难产，交骨不开，横生倒养，胎衣不下，子肠努出，胎死腹中；产后中风，血晕，血崩，鼻衄，瘀积，腹痛；妇女月经不调。

【宜忌】忌烟、酒。

通津救命至灵丹

【来源】《卫生鸿宝》卷五。

【组成】桂元肉（去核）六两　生牛膝梢一两（黄酒一杯浸，捣烂）

【用法】将桂元煎浓汁冲入牛膝酒内。半日即产。

【主治】难产，浆干数日不下。

纯阳救苦丹

【来源】《春脚集》卷三。

【组成】藿香一两　菖蒲一两　砂仁五钱（粒）苍术一两　栀子八钱（炒）　远志八钱　半夏一两（京）　木香五钱　青木香五钱　腹皮一两　紫苏五钱　神曲五钱　柴胡八钱　白矾一两　玉金五钱　茯神二两　陈皮一两　当归二两（全）　川芎五钱　木通八钱　木瓜二两　厚朴五钱　香附八钱　黄芩一两　麦冬二两　羌活五钱　独活五钱青黛五钱　枳壳五钱　杏仁一两（去皮尖）　川连五钱　雄黄五钱　生地二两　防风一两　桔梗八钱　苦梗八钱　泽泻八钱　甘草五钱　黄柏五钱

【用法】上为极细末，炼蜜为丸，每丸重二钱，朱砂为衣。大人病重者，每服不过四丸，病轻者二丸，小儿十岁以外者一丸，十岁以内者半丸，周岁内外者，用一丸，烧黄土水泡开，灌饮十分之三四。妇女胎前，用当归汤送下；产后，用红花汤送下，或桃仁为引亦可；催生，佛手三钱煎汤送下；妇女临产不下，用酥龟板汤送下；便血，用阿胶汤送下；胎漏，用阿胶汤送下；妇人不能生育，用当归汤送下；红白崩症，红症用白狗尾花汤送下，白症用红狗尾花汤送下；妇女行经腹痛，用艾叶汤送下；癥瘕，用红花茨菇根汤送下；妇女干血痨症，用真红花汤送下；血虚，用当归红花汤送下；幼童幼女，风续天花，痘疹等症，用姜葱汤，加朱砂送下，痘疹不出，用三川柳汤送下；小儿急慢惊风，食积胃热，脾虚等症，用烧黄土浸水化服；疯癫因痰，用蜜佗僧为引；若邪魔，用肥皂子一枚，烧灰同朱砂送下；疯疾，加生麝香一二厘送下；瘟疫，用雄黄五分送下；寒嗽，用姜汁为引；喘嗽，用杏仁七个（去皮尖）煎汤送下；劳嗽，用老米汤送下；久嗽，用杏仁七个，红枣三个，为引；伤寒，用防风紫苏汤送

下；内热，用竹茹为引；心口闷，用砂仁汤送下；头疼，用荷叶汤送下；腰疼，用杜仲汤送下；腿痛，用木瓜牛膝汤送下；遗尿，用覆盆子煎汤送下；尿粪结尿，用盘龙草（愈旧愈佳）煎汤送下；结粪，用麻酱搅水送下；膈症，用开元钱（醋酥）煎汤送下，此钱用荸荠切片同嚼下；吐血痢疾，姜葱汤送下；疮疾瘰疬疥癣，无名肿毒，用菊花连翘汤送下；疟疾，姜葱汤送下，或贴十一节腰骨上，愈热愈速好；劳伤黄病蛊症，用姜葱汤，加地骨皮、瞿麦送下；偏正头疼，用药为饼烤热，贴两太阳穴即愈；各种胃气疼痛，用豆蔻一枚，杵碎，烧酒浸兑，生姜汁送下；小肠疝气攻心疼痛，用川楝七个煎汤送下，若气卵，用茴香汤送下，如暴得，用川连砂仁汤送下。余症俱用烧黄土浸水送下。

【主治】妇女临产不下，便血，胎漏，不孕，红白崩症，行经腹痛，癥瘕，干血痨；小儿风续天花，痘疹，小儿急慢惊风，食积胃热，脾虚等症；疯癫因痰，邪魔，疯疾，瘟疫，咳嗽，伤寒内热，心口闷，头痛，腰疼，腿痛，遗尿，结尿，结粪，膈症，吐血，痢疾，疮疾，瘰疬，疥癣，无名肿毒，疟疾，劳伤黄病，蛊症，各种胃气疼痛，小肠疝气攻心疼痛，以及夏令受暑，山岚瘴气，自汗盗汗，翻胃呕吐，单双乳蛾喉闭，食积，水积，酒积，怔忡，中湿，肿胀，腹痛，脱肛，牙疼耳聋，暴发火眼，寸白虫，破伤风，溺河轻生，手足冷痛，疯狗咬伤。

滑胎饮

【来源】《鸡鸣录》。

【组成】茯苓 归身各一钱五分 焦白术 煨川芎 制香附 广皮各二钱 苏梗八分 酒芩五分 炙草五分

【用法】水煎，临月服，三日进一剂，娩而止。

【主治】素患堕胎，及难产者。

【加减】气虚，加人参一钱；胎肥，加麸炒枳壳一钱五分。

顺气滑胎饮

【来源】《妇科胎前产后良方注评》。

【组成】车前子五分 川芎一钱 当归一钱 茯苓六分 芍药六分 枳壳五分 滑石五分 花粉四分 香附五分 乌药五分 大腹皮（炒）五分 陈皮五分 甘草四分 黄杨木梳一个

【用法】葱须为引，黄酒煎服。

【主治】难产。

催生如圣散

【来源】《胎产良方》。

【组成】车前六分 当归一钱 秦艽一钱 川牛膝八分 白芷六分 大腹皮六分 枳壳（炒）六分 川芎六分 芍药（炒）六分

【用法】黄酒为引，水煎服。

【主治】难产。

催生膏

【来源】《理瀹骈文》。

【组成】大龟一个（要板黑者为佳，黄色者不佳，约二三斤，愈大愈妙。用小磨麻油浸数日，熬枯去滓，再将油炼老，下炒黄丹收，加炒铅粉四两，搅匀）

【用法】临用以黏三钱摊皮纸上，令产妇平身安睡，贴膏脐上，外加敷药：车前子二两，川芎、全当归各一两，冬葵子七钱，枳壳、白芷、半夏、白蔹各四钱，共研末，入榆面三两，益元散二两，和匀。每用一两，以姜葱汁、陈酒、醋调敷；胞干，用炼猪油调；夏天天热，用麻油、白蜜、鸡清调敷。如下死胎，加附子、官桂。睡醒自生。

【功用】安神息力以催生。如生产尚早，亦能安胎。

【主治】难产，数日不安，及交骨不开者。

滑血饮

【来源】《梅氏验方新编》。

【组成】归身六钱 川芎 益母各三钱 冬葵子一合 阿胶一两（炒） 滑石三钱

【用法】每服六钱，水煎服。连进二三帖。一方，更加酥油一两。

【功用】催生。

【主治】胞浆已破而胎还不下。

鱼胶散

【来源】《梅氏验方新编》卷四。

【组成】鱼胶五钱

【用法】用面炒成珠，去面，将胶研细末。用热酒冲服。少顷即产。

【主治】难产。

经验易产丸

【来源】《梅氏验方新编》卷四。

【组成】酒炒续断一两　土炒怀山药一两　制川芎五钱　酒炒全当归二两　川杜仲一两（用糯米粥拌匀，晒干，炒去丝）

【用法】上为细末。用桂元五十枚煎浓汁，和蜜为丸，分作三十丸。凡怀孕甫交九个月，每服一丸，早晨米汤送下。服完临产易产，可免腹痛，生下小儿亦可强健。

【主治】难产。

胶葵散

【来源】《梅氏验方新编》卷四。

【组成】阿胶一两（蛤粉炒成珠）　黄蜀葵子一两

【用法】每服四钱，水煎服。

【主治】横逆难产。

华佗顺生丹

【来源】《医方简义》卷五。

【组成】朱砂五钱（水飞）　制乳香一两

【用法】上为末，以端午午时，用猪心血为丸，如芡实大。每服一丸，以当归三钱，川芎二钱，煎汤送下。

【主治】难产。

黄杨头汤

【来源】《详要胎产问答》。

【组成】黄杨头七个　白糖一撮　阳春砂仁一粒（研末）

【用法】冲和，临月朝晨服，不拘次数。

【功用】宽胸瘦胎易生。

宫中十二味

【来源】《成方便读》卷四。

【组成】炙黄耆　川芎　当归身　白芍药　菟丝子　荆芥　厚朴（姜汁炒）　羌活　川贝母　炒枳壳　广艾　甘草　生姜

【用法】水煎服。胎至七八九月，每月服二三剂，产时再服三四剂，即易于分娩。

【功用】催生。

【方论】夫妇人怀妊之后，固当血足气固，以为充养，然七八九月，尤宜气血流利，表里无滞，上下宣通，无一毫之壅闭，方可临盆易产。方中黄耆、甘草补中气以达于卫；归、芎、白芍养阴血以和其营；菟丝、广艾益肝肾以温其下，以血气者喜温而恶寒，得温则流行而无滞也；荆芥、羌活以宣表气；厚朴、枳壳以疏里气；贝母快胸膈之气，以化其痰；生姜去秽恶之气，以通于神明耳。

大顺汤

【来源】《医学衷中参西录》上册。

【组成】野党参一两　当归一两　生赭石（轧细）二两

【用法】用卫足花子炒爆一钱为引，或丈菊花瓣一钱作引皆可，无二物为引亦可。不可早服，必胎衣破后，小儿头至产门者，然后服之。

【主治】产难。

【方论】赭石性至和平，虽重坠下行，而不伤气血，况有党参补气，当归生血，参、归之微温，济赭石之微凉，温凉调和，愈觉稳妥也。矧产难者，非气血虚弱，即气血壅滞，不能下行。人参、当归虽能补助气血，而性皆微兼升浮，得赭石之重坠，则力能下行，自能与赭石相助为理，以成催生开交骨之功也。至于当归之滑润，原为利产良药，与赭石同用，其滑润之力亦愈增也。

加味五苓散

【来源】《顾氏医径》卷四。

【组成】白术 茯苓 猪苓 泽泻 肉桂 木通 枳壳 槟榔 甘草 滑石 川芎 当归尾 香附

【主治】难产，因腹有积水，渗入胞中，致临产而去水不止，恶露不下者。

加味济生汤

【来源】《顾氏医径》卷四。

【组成】当归 川芎 枳壳 香附 大腹皮 乌药 车前 牛膝 冬葵子

【主治】难产，因胎前安逸，再坐贪睡，致临产而气滞血涩者。

定心壮气汤

【来源】《顾氏医径》卷四。

【组成】人参 黄耆 当归 川芎 辰砂 茯神 乳香 枳壳

【主治】产难，因年少单弱，致临产而惊恐气怯者。

参归转天汤

【来源】《顾氏医径》卷四。

【组成】人参 当归 川芎 牛膝 升麻 附子

【功用】大补气血。

【主治】妇人气血两虚，临产之际，横生倒产，手足先出，其儿身不下者。

参归降子汤

【来源】《顾氏医径》卷四。

【组成】当归 人参 川芎 牛膝 红花 柞木枝

【功用】调气活血，开交骨。

【主治】临产交骨不开，儿到产门，竟不能下者。

参苏顺产汤

【来源】《顾氏医径》卷四。

【组成】人参 当归 川芎 紫苏 白芍 牛膝 陈皮 柴胡 葱白

【功用】镇怯利气。

【主治】临产用力于前，恐怯于后，正气虚而胎气转逆，难产者。

密传达生饮

【来源】《增订胎产心法》卷三。

【组成】大腹皮三钱（黑豆水洗净） 人参 紫苏（连茎叶） 陈皮 炙草 砂仁各五分 白术（土炒） 白芍（酒炒） 当归（酒洗）各一钱 枳壳七分（麸炒） 青葱五根

【用法】水煎，食前服。至十余剂甚得力。

【功用】孕至八九个月，服之易产。

催生散

【来源】《青囊秘传》。

【组成】半夏（姜制） 白及（生，晒干，研）

【用法】上为细末。难产，一二日不下，每服三分，陈酒送下；三四日不下或横倒产，每服六分；五六日不下，产母危在顷刻，或儿已死腹中，或儿被稳婆手伤，骨肉断于腹中，每服九分，皆用陈酒调冲服。

【主治】难产。

转胎方

【来源】《新中医》（1981，7：26）。

【组成】当归10克 川芎6克 白芍10克 熟地10克 党参10克 白术10克 黄耆10克 炙甘草6克 川续断10克 枳壳6克

【用法】每日一剂，水煎服，早、晚各一次，连服三日为一疗程。结束后复查胎位，纠正者追踪至分娩，未转正者，继续服。复发者可重新治疗。

【主治】胎位不正。

【验案】胎位不正 《新中医》（1981，7：26）：应用本方矫正胎位不正138例。结果：成功126例，成功率为91.3%；失败12例，失败率为8.7%。

助产汤

【来源】《陕西中医》（1991，12：534）。

【组成】太子参30g 炙甘草 熟地 菟丝子 川牛膝各15g 当归 川芎 红花 白术 枸杞子

枳壳　车前子（包）各10g

【用法】每日1剂，水煎，分2次服。

【主治】过期妊娠。

【加减】畏寒肢冷，尿清者，加肉桂、吴茱萸；情志抑郁，胸闷不舒，加制香附、郁金；心烦易怒，面赤畏热，加栀子、白芍；形体肥胖，痰湿壅盛，舌质淡，苔白腻者，加茯苓、陈皮、制半夏。

【验案】过期妊娠　《陕西中医》（1991，12：534）：治疗过期妊娠126例，年龄21～33岁，均是初产妇，治疗前均经妇科检查或B超探查，产科各项指标无明显异常。结果：126例于服完助产剂后的1～3天内全部正常娩出胎儿，产后出血量少，无新生儿死亡，无并发症。并对其中72例随访，幼儿智力均正常。

补血催生丸

【来源】《部颁标准》。

【组成】当归80g　熟地黄80g　泽泻20g　川芎30g　黄芪（制）80g　白芍30g　茯苓30g　山药20g　党参（制）80g　白术30g　冬葵子30g　甘草（蜜炙）20g　龟甲（炒制）20g　车前子30g

【用法】制成大蜜丸，每丸重4.5g，密封。口服，1次1～2丸，每日2次。

【功用】补气养血。

【主治】血亏气虚，临产无力。

四十三、过期不产

过期不产，是指平时月经周期规律，每28～30天来潮一次的妇女，妊娠逾期2周以上尚未临产者，相当于西医学的过期妊娠。早在《诸病源候论》指出："过年不产，由挟寒冷宿血在胞而有胎，则冷血相搏，令胎不长，产不以时。若其胎在胞，日月虽多，其胎翳小，转动劳羸，是挟于病，必过时乃产。"至于《济阴纲目》所言："妇人怀胎，有七月八月而产者，有至九月十月而产者，有经一年二年，乃至四年而后产者"，其孕期经年以上者又当以鬼胎论了。本病治疗，当以补血行滞为基本。

回生丹

【来源】《万病回春》卷六引孙奎亭方。

【别名】回生至宝丹（《丹台玉案》卷五）、回生丸（《女科指掌》卷五）、回生保产至宝丹（《经验各种秘方辑要》）、宁坤丸（《采艾编翼》卷二）。

【组成】大黄一斤（为末）　苏木二两（锉，用河水五碗，煎汁三碗，去滓不用，存汁）　红花三两（炒黄色，入好酒一大壶，同煮三五滚，去红花不用，存汁用）　黑豆三升（煮熟取汁三碗，去豆不用，只用豆汁。先将大黄末以好米醋三四碗搅匀，以文武火熬成膏，如此二遍，次下红花酒、苏木汤、黑豆汁搅开，大黄膏入内，又熬成膏取出，如有锅粑，再焙干，入后药）　当归　川芎　熟地黄　白茯苓（去皮）　苍术（米泔浸）　香附米　乌药　玄胡索　桃仁（另研）　蒲黄　牛膝（去芦）各一两　白芍（酒炒）　甘草　陈皮　木香　三棱　五灵脂　羌活　地榆　山萸（酒浸，去核）各五钱　人参　白术（去芦）　青皮（去瓤）　木瓜各三钱　良姜四钱　乳香　没药各一钱

《类证治裁》有楂肉，无羌活。

【用法】上为细末，用大黄膏为丸，如弹子大。每服一丸，酒顿化，通口服。

【功用】

1.《万病回春》：养胎益血和子，调和阴阳，密腠理，实脏腑。

2.《北京市中药成方选集》：破血通径，化瘀止痛。

【主治】妊妇失宜，劳复胎动，或胎漏恶露时下；脏极寒，久不成胎，痿燥不长，过期不产；日月虽满，动作无力，或致损坠；产时未至，恶露先下，胞终枯燥，致令难产；或逆痫闷乱，连日不产，子死腹中，腹上冰冷，口唇青黑，出冷沫；恶露上攻，昏闷不省，喘促汗出；及血未尽，脐腹冷痛，寒热往来；或因产劳虚损，身羸而黄，体瘦心怯，盗汗，饮食不进，渐成劳疾；妊妇胎

前产后，崩漏带下；室女绝闭，月水不调。

【加减】若产后头疼，身热有汗，加桂枝末三分，生姜、葱煎汤顿化服之；若产后头疼、身热无汗，加麻黄末三分，生姜、葱煎汤，顿化服之；若产后无乳，加天花粉三分，当归尾三分，穿山甲（炙）三分，黄连三分，为末，同入酒内化开服，不拘时候，令乳母将乳头揉千余转，其乳如涌泉自出。

八物汤

【来源】《产孕集》上篇引《万病回春》。

【组成】人参三钱　白术三钱　茯苓三钱　甘草一钱　陈皮一钱　川芎一钱五分　当归三钱　熟地黄三钱　白芍一钱五分

【用法】上作一服。以水一升，煮四合，日一服。

【主治】曾孕十月而不产。

加味四物汤

【来源】《济阴纲目》卷九。

【组成】四物汤加香附　桃仁　枳壳　缩砂　紫苏

【用法】水煎服。

【功用】补血行滞。

当归补中汤

【来源】《女科指掌》卷四。

【组成】当归　川芎　阿胶　艾叶　甘草　人参　黄耆　杜仲　白术　白芍　北味

【用法】水煎服。

【主治】过期不产者。

补血行滞汤

【来源】《女科指掌》卷四。

【组成】当归　川芎　生地　白芍　香附　砂仁　枳壳　苏梗

【用法】水煎服。

【主治】妊娠过期不产。

补血行滞汤

【来源】《胎产心法》卷二。

【别名】催生汤。

【组成】当归（酒浸）　川芎　白芍（炒）　熟地　香附（制）各一钱　桃仁（去皮尖）　枳壳（麸炒）　砂仁（碎）　紫苏各七分

【用法】加生姜一片，大枣二枚，水煎服。

【功用】催生。

【主治】过月不产。

四十四、鬼　胎

鬼胎，是指妊娠数月，腹部异常增大，隐隐作痛，阴道反复流血或下水泡如虾蟆子者。《诸病源候论·妊娠鬼胎候》认为："荣卫虚损，则精神衰弱，妖魅鬼精得入于藏，状如怀娠，故曰鬼胎也"，《傅青主女科》："妇人有腹似怀妊，终年不生，甚至二三年不生者，此鬼胎也。其人必面色黄瘦，肌肤消削，腹大如斗。"《妇人大全良方》："夫人脏腑调和，则血气充实，风邪鬼魅不能干之。若荣卫虚损，则精神衰弱，妖魅鬼精得于入脏，状如怀娠，故曰鬼胎也。"

妇人素体虚弱，气血不足，孕后忧思不解，血随气结而不散，冲任滞逆，胞中壅瘀，腹部胀大，胎失所养则胎死；或素性抑郁，孕后情志不遂，肝郁气滞，血与气结，冲任不畅，瘀血结聚胞中；或久居湿地，或贪凉饮冷，寒湿客于冲任，气血凝滞胞宫，寒湿生浊伤胎，瘀伤胞脉；或素体肥胖，或恣食厚味，或脾虚不运，湿聚成痰，痰浊内停，冲任不畅，痰浊气血结聚胞中，凝滞伤胎，均可发为鬼胎。治疗则以下胎祛瘀为主，佐以调补气血，以善其后。

牡丹散

【来源】《太平圣惠方》卷七十七。

【组成】牡丹半两　干姜半两（炮裂，锉）　桂心半两　紫葛半两（锉）　赤药药半两　当归半两（锉，微炒）　赤箭半两　延胡索一分　虻虫一分（炒令微黄）　水蛭一分（炒令微黄）　买子木一分　枳壳一分（麸炒微黄，去瓤）　白僵蚕一分（微炒）　地龙一分（微炒）

【用法】上为散。每服四钱，以水一中盏，煎至六分，去滓，每于食前温服。

【主治】妇人鬼胎，腹内绞刺，日夜不止。

穿山甲散

【来源】《太平圣惠方》卷七十七。

【组成】穿山甲二分（炒令黄色）　牡丹半两　肉桂半两（去皱皮）　鬼臼一两（去毛）　驴护干一两　蒲黄一两　当归一两　莲子一两　川大黄半两（锉碎，微炒）　桃胶三分　槟榔一分

【用法】上为散。每服三钱，以水、酒各半中盏，煎至六分，去滓，每于食前温服。

【主治】妇人经脉不通，一月至三个月，腹内有气块，发来从胁下起冲心，此是鬼胎。

雄黄丸

【来源】《太平圣惠方》卷七十七。

【组成】雄黄（细研）　鬼臼（去毛）　莽草　丹砂（细研）　巴豆（去皮心研，纸裹压去油）　獭肝（炙令黄）各半两　蜈蚣一枚（炙微黄）　蛴螬一枚（炙黄）

【用法】上为细末，炼蜜为丸，如梧桐子大。每服二丸，空腹以温酒送下，日再服。后当下利；如不利，加至三丸。初下清水，后下虫如马尾状无数，病极者下蛇虫，或如假卵鸡子，或如白膏，或如豆汁，其病悉愈。

【主治】妊娠是鬼胎，致腹中黑血数下，腹痛。

万病解毒丸

【来源】《医学正传》卷六引《太平惠民和济局方》。

【组成】射干　文蛤（即五倍子）　杏仁　石膏　续随子（去壳，去油）　蚤休（即金线重楼）　土朱　大戟　山豆根　山慈姑　白药子　大黄（酒蒸）各二两　麝香二钱　青黛一两　威灵仙一两　白芷一两　黄连　风化消各五钱

【用法】上为末，糯米糊为丸，如弹子大，青黛、滑石细研为衣，阴干。此药解一切毒，蛊毒，及鼠莽、河豚鱼毒，菌毒，疫死牛马肉毒，喉痹、骨鲠竹木刺毒，并用急流水磨下；痈疽发背，疔肿疮疡，毒蛇犬咬，蜈蚣蜂蝎蚕毒，刀斧、汤火伤，并用井花水磨下，并涂伤处；妇人鬼胎恶气，积块虫积，心胸痞满，肚腹膨胀，并用好酒磨下。

【主治】蛊毒，鼠莽、河豚鱼毒，菌毒，疫死牛马肉毒，竹木刺毒，喉痹骨鲠，痈疽发背，疔肿疮疡，毒蛇犬咬，蜈蚣蜂蝎蚕毒，刀斧、汤火伤，妇人鬼胎恶气，积块虫积，心胸痞满，肚腹膨胀。

雄黄散

【来源】《陈素庵妇科补解》卷三。

【组成】雄黄　鬼臼　川芎　秦艽　柴胡　天虫　芫花根　巴戟　厚朴　牛膝　斑蝥　甘草　吴茱萸　延胡索

【用法】本方作丸，名雄臼丸，每丸如弹子大，每服三丸，清水空心吞下。服后下虫如马尾、如小蛇、如卵、如白膏豆汁，此邪精鬼胎已消矣，即服调养气血之药。

【主治】妊娠鬼胎。妇人营卫虚损，精神衰耗，以致妖魅精气感入脏腑，状如怀妊，腹大如抱一瓮，按之无凹凸，不动者，是鬼胎也，间下黑血或浊水等物，疼痛甚者。

斩鬼丹

【来源】《丹溪心法附余》卷二十一。

【组成】吴茱萸　川乌　秦艽　柴胡　白僵蚕

【用法】上为末。炼蜜为丸，如梧桐子大。每服七丸，蜜酒送下。取出恶物愈。

【主治】妇人鬼胎，如抱一瓮。

斩鬼丹

【来源】《广嗣纪要》卷八。

【别名】抱瓮丸（《医学入门》卷八）、斩邪丹（《赤水玄珠全集》卷二十二）。

【组成】吴茱萸　川乌头　白僵蚕（炒）　秦艽　柴胡　巴戟（去心）　巴豆（不去油）　芫花各一两

【用法】上为末，蜜为丸，如梧桐子大。每服七丸，蜜酒送下，取去恶物即愈。

【主治】妇人鬼胎，如抱一瓮。

斑玄丸

【来源】《医学入门》卷八。

【组成】斑蝥　玄胡索各等分

【用法】上为末，面糊为丸，酒送下。以胎坠为度。

【主治】鬼胎，惑于妖魅，状似癥瘕，及一切气血痛。

壮神益志保孕汤

【来源】《赤水玄珠全集》卷二十一。

【组成】茯神　当归　酸枣仁　人参　远志　山药　黄耆　鹿角胶各一钱　白术二钱　砂仁三分　甘草四分　龙眼肉五枚　大枣二枚

【用法】水煎服。

【主治】畸形胎。

【验案】畸胎　昔在西吴，有张氏妇年二十三，孕适三月，迎予诊之，其脉两尺皆涩，左手短弱，右关不充。据脉涩不当有妊，而其夫云：向已受胎者二，俱弥月而产，体皆不完，始无舌，次无水火门尺，产下随死而无生气。今第三孕矣，心忧之。以翁治法多奇思，幸投剂而保全之也。予以脉参之，多为神志不足。因处一方，曰壮神益志保孕汤。即语之曰：是方每月可服十帖，过八月则不必服矣。彼欣然从而服之，足月产一女，形全而气壮。及再有妊，未服药，虽生一女，完矣而头面为白膜遮蔽，隐隐仅见耳目口鼻，而亦随死也。后又孕，适予归省，其妇心忧失措，夫谕之曰：无恐，前保孕方在，向以未服，乃致乖舛，今可急服也。照方服如前，至期生一子而无

恙。举方以此方为神，录而置之香火堂中尸祝之。此亦愚见之偶中者，人以旋服旋效而遂神之也。

决津煎

【来源】《景岳全书》卷五十一。

【别名】决阴煎（《叶氏女科证治》卷三）。

【组成】当归三五钱或一两　泽泻一钱半　牛膝二钱　肉桂一二三钱　熟地二三钱或五七钱（或不用亦可）　乌药一钱（气虚者不用亦可）

《会约医镜》无熟地，有香附。

【用法】水二钟，煎七八分，食前服。

【主治】

1. 《景岳全书》：妇人血虚经滞，不能流畅而痛极。

2. 《叶氏女科证治》：妇人虚弱或邪思蓄注，邪随气结而不散，或冲任滞逆，脉道壅瘀而不行，致成鬼胎；或产后败血不散，流入阴中，而作寒热。

【加减】呕恶者，加焦姜一二钱；阴滞不行者，非加附子不可；气滞而痛胀者，加香附一二钱或木香七八分；血滞血涩者，加酒炒红花一二钱；小腹不暖而痛极者，加吴茱萸七八分；大便结涩者，加肉苁蓉一二三钱，微者以山楂代之。

调正汤

【来源】《傅青主男女科·女科》卷上。

【组成】白术五钱　苍术五钱　茯苓三钱　陈皮一钱　贝母一钱　薏米五钱

【用法】水煎服。连服四剂。

经攻下恶物后用本方。

【主治】室女鬼胎。月经忽断，腹大如妊，面色乍赤乍白，六脉乍大乍小。

杀鬼破胎汤

【来源】《辨证录》卷十一。

【组成】水蛭（炒黑，研为细末）三钱　丹皮五钱　当归尾五钱　大黄三钱　厚朴二钱　红花五钱　牛膝三钱　生地五钱　桃仁（去尖，研碎）

【用法】水与酒同煎一碗，空腹服。

【主治】经枯血闭。在室未嫁，月经不来，腹大如娠，面色乍赤乍白，脉乍大乍小。

追崇丹

【来源】《辨证录》卷十二。

【组成】大黄五钱　枳实三钱　丹皮一两　红花半斤　附子二钱　当归尾一两　人参五钱　牛膝五钱　麝香一钱　龟甲一两　半夏三钱　南星三钱　桃仁十四粒

【用法】水煎服。一剂而胎破矣，不须二剂，泻出恶物之后，单用当归三两，红花一两，水煎服。连用四剂，自庆安然。

【功用】去败血，生新血。

【主治】妇人怀妊终年不产，面色黄瘦，腹如斗大，肌肤消削，常至二三年未生者，此名鬼胎。

雄黄丸

【来源】《医学心悟》卷五。

【组成】明雄黄　鬼臼（去毛）　丹砂（研末，水飞）各五钱　元胡索七钱　川芎七钱　半夏一两（姜汁炒）　麝香一钱

【用法】上为末，炼蜜为丸，如梧桐子大。每服三十丸，空心温酒送下。

【主治】鬼胎。

斑延丸

【来源】《医略六书》卷二十八。

【组成】斑蝥一两　玄胡索二两

【用法】上为末，蜜捣作挺，绵裹。纳阴中，留头外出，药深尺许。以恶物下为度。

【主治】鬼胎，脉无常候者。

【方论】妇人身感妖魅，腹怀异胎，疼痛攻绞，亦为鬼胎。斑蝥大毒之品，力能以毒攻邪；延胡破血之剂，性专活血通经。蜜捣、绵裹，深纳阴中，务使恶物尽去，则经腑廓清而血气无不调，何诸般怪疾之足患哉！

雄豆丸

【来源】《医略六书》卷二十八。

【组成】雄黄二两　巴豆一两　鬼臼一两　莽草一两　丹砂一两　獭肝三两　蜥蜴一两（炙）　蜈蚣一两（炙）

【用法】上为末。蜜捣作挺，绵裹纳阴中，留头外出，药深尺许。以恶物下为度。

【主治】鬼胎，脉实者。

【方论】妇人身感异气，腹怀鬼胎，故腹如抱瓮。雄黄解毒杀虫；巴豆荡邪涤秽；鬼臼辟恶逐邪；莽草以毒攻毒；丹砂镇坠，足以定心宁神；獭肝补益，力能壮胆；雄肝、蜥蜴走经隧；蜈蚣窜经络。蜜捣绵裹，深纳阴中，务使恶物尽去，则经府肃清而血气调和，何异胎之足患哉。

芫花散

【来源】《妇科玉尺》卷二。

【组成】芫花（醋炒）　吴萸　秦艽　白僵蚕　柴胡　川乌　巴戟

【用法】上为末。酒送下。

【主治】妊娠非娠，是得鬼胎，形如抱瓮者。

四十五、胎死不下

胎死不下，亦称胎死不能出，是指胎死胞中，历时过久，不能自行产出者。病发或为孕妇素体虚弱，气血不足，冲任空虚，胎失气载血养，遂致胎死胞中，气虚失运，血虚不润，故死胎难以产出；或孕期跌仆外伤，或寒凝血滞，瘀阻冲任，损及胎元，致胎死胞中，瘀血内阻，产道不利，碍胎排出，故而胎死不下。治疗以行气活血，逐下死下胎为主。

桂枝甘草汤

【来源】《伤寒论》。

【别名】桂心汤（《圣济总录》卷五十五）。

【组成】桂枝四两（去皮） 甘草二两（炙）

【用法】以水三升，煮取一升，去滓顿服。

【功用】

1.《伤寒贯珠集》：补助心阳，生阳化气。

2.《伤寒论类方》：扶阳补中。

【主治】

1.《伤寒论》：发汗过多，其人叉手自冒心，心下悸，欲得按者。

2.《伤寒论今释》引《证治大还》：妇人生产不快，或死腹中。

桂枝茯苓丸

【来源】《金匮要略》卷下。

【别名】夺命丸（《妇人大全良方》卷十二）、牡丹丸、夺命丹（《普济方》卷三五七）、仙传保命丹、安孃丸（《胎产心法》卷中）。

【组成】桂枝 茯苓 牡丹（去心） 桃仁（去皮尖，熬） 芍药各等分

【用法】上为末，炼蜜为丸，如兔屎大。每日一丸，食前服。不知，加至三丸。

【功用】

1.《医宗金鉴》：下其癥。

2.《金匮要略方义》：化瘀生新，调和气血。

【主治】

1.《金匮要略》：妇人宿有癥病，经断未及三月，而得漏下不止，胎动在脐上者，为癥痼害。

2.《妇人大全良方》：妇人小产，下血至多，子死腹中，其人憎寒，手指、唇口、爪甲青白、面色黄黑，或胎上抢心，则闷绝欲死，冷汗自出，喘满不食，或食毒物，或误服草药，伤胎动气，下血不止。

芎藭散

【来源】《普济方》卷三四二引《肘后备急方》。

【组成】川芎

【用法】上为细末。每服方寸匕，以热酒调下，一日三四次。一方用热水调服。

【主治】妊娠因坠倒仆，胎不转动，腹内疼痛，腰重，及子死腹中不出。

扶羸方

【来源】方出《外台秘要》卷三十三引《小品方》。名见《古今医统大全》卷八十五。

【组成】甘草（炙） 干姜 人参 芎藭 生姜 桂心 蟹爪 黄芩各一两

《古今医统大全》有桃仁，无生姜。

【用法】上切。以水七升，煮取二升，分三服。

【功用】下胎。

【主治】虚弱人欲去胎。

下胞葵子汤

【来源】方出《备急千金要方》卷二，名见《医略六书》卷三十。

【组成】牛膝三两 葵子一升

【用法】以水七升，煮取三升，分三服。

【主治】

1.《备急千金要方》：胎死腹中，若母病欲下之。

2.《医略六书》：产后瘀阻，胞干，脉涩者。

【方论】《医略六书》：产后瘀血内结，新血不行，故胞衣干涩不下，遂成危迫之证。冬葵子滑胞利窍道，杜牛膝破瘀下胞衣，水煎入蜜以润之，务使瘀血化而新血行，则胞门润泽，而胞衣无不自下，何危迫之有哉。

真珠汤

【来源】《备急千金要方》卷二。

【组成】熟真珠一两 榆白皮（切）一升

【用法】以苦酒三升，煮取一升，顿服。

【主治】胎死腹中。

葵子汤

【来源】方出《备急千金要方》卷二，名见《圣济总录》卷一五九。

【组成】葵子一升 阿胶五两

【用法】上以水五升，煮取二升，顿服之；未出再煮服。

《圣济总录》：上为粗末。每服三钱匕，水一盏，煎至七分，去滓温服，连三二服，未下再服。

【功用】《圣济总录》：滑胞胎，顺气血。

【主治】胎死腹中，干燥著背。

榆皮汤

【来源】方出《备急千金要方》卷二，名见《胎产心法》卷中。

【组成】榆白皮

方中榆白皮用量，《胎产心法》作"一握"。

【用法】细切。煮汁三升，服之。即下。

【主治】胎死腹中；或母有疾，欲下胎，或难生者。

蟹爪饮

【来源】方出《备急千金要方》卷二，名见《圣济总录》卷一五九。

【别名】千金神造汤（《本草纲目》卷四十五）。

【组成】蟹爪一升　甘草二尺　阿胶三两

【用法】以东流水一斗，先煮二物得三升，去滓，纳胶冷烊，顿服之；不能，分再服，若人困，拗口纳药，药入即活。煎药作东向灶，用苇薪煮之。

【主治】动胎及产难；子死腹中；并妊两儿，一死一生，令死者出，生者安。

【方论】

1.《千金方衍义》：此即前下血方中蟹爪汤于中除去桂心，加用甘草、阿胶也。夫桂心温散之品，子死腹中正宜加用，而反去之，必本妇去血过多，恐复走血，而不便用，非此证之不当用桂也。此用阿胶专补荣血，甘草专培胃气。

2.《重庆堂医学随笔》：蟹爪尖专下死胎，甘草奠安中气，不使尸气上乘，阿胶滑利前阴。若双胎一死一生者，蟹爪又安生胎，阿胶专于育神，甘草培植生气，服之令死者出，生者安。

葵子汤

【来源】方出《证类本草》卷二十七引《备急千金要方》，名见《普济方》卷三四〇。

【别名】葵子散（《杏苑生春》卷八）。

【组成】葵子

【用法】上为末。每服方寸匕，酒调下。

【功用】《普济方》：安胎除热。

【主治】

1.《证类本草》引《备急千金要方》：小儿死腹中。

2.《普济方》：妊娠得病六七日以上，身热入脏，大小便不利。

3.《杏苑生春》：难产。

神验胎动方

【来源】《张文仲方》引《徐王效方》（见《外台秘要》卷三十三）。

【别名】芎䕡散（《圣济总录》卷一五五）、当归汤（《圣济总录》卷一五九）、佛手散（《普济本事方》卷十）、琥珀散（《卫生家宝产科备要》卷三）、圣功川芎汤（《卫生家宝产科备要》卷七）、催生神妙佛手散（《妇人大全良方》卷十二）、芎䕡汤（《普济方》卷三二八）、神妙佛手散（《校注妇人良方》卷十二）、芎归汤（《摄生众妙方》卷十一）、芎归散（《张氏医通》卷十六）、归芎汤（《医学心悟》卷五）、芎归饮（《本草纲目拾遗》卷三）。

【组成】当归六分　芎䕡四分

【用法】上切。以水四升，酒三升半，煮取三升，分三服。若胎死即出。血上心腹满者，如汤沃雪。

【功用】

1.《圣济总录》：安胎止痛。

2.《卫生家宝产科备要》：缩胎催生。化恶血，生好血。

3.《普济方》：调益营卫，滋养血气。

4.《摄生众妙方》：补血活血，生新逐败。

【主治】

1.《张文仲方》引《徐王效方》：胎动。

2.《圣济总录》：妊娠腹痛不可忍；及子死腹中血气不清。

3.《普济本事方》：妊孕五七月，因事筑磕著胎，或子死腹中，恶露下，疼痛不止，口噤欲绝，

脂蜜酒

【来源】方出《外台秘要》卷三十三引《张文仲

方》，名见《产孕集》卷下。

【组成】猪膏一升（煎）　白蜜一升　淳酒二升

【用法】上药合煎，取二升，分再服，不能随所能服之。

【主治】半生胎不下，或子死腹中，或半著脊；及在草不产，血气上烫心，母面无颜色，气欲绝。

下胎方

【来源】《古今医统大全》卷八十五引《广济方》。

【组成】天花粉四两　肉桂　牛膝　豆豉各三两

【用法】上锉。水七碗，煎至二碗半，分三服，每服后一时远，又进一服。

【功用】下胎，并下死胎。

艾叶汤

【来源】方出《证类本草》卷九引《子母秘录》，名见《圣济总录》卷一五九。

【组成】艾叶半斤

【用法】以酒四升，煮取二升，分温服。

【主治】倒产及子死腹中。

红蓝花酒

【来源】方出《外台秘要》卷三十四引《近效方》，名见《妇人大全良方》卷十八。

【组成】红蓝花三两（新者佳）

【用法】以无灰清酒半升，童子小便半大升，煮取一大盏，去滓，候稍冷服之。留滓再以新汲水一大升煮之良久服。

【主治】

　　1.《外台秘要》引《近效方》：产后血晕绝，不识人，烦闷。

　　2.《妇人大全良方》：产后血晕，言语错乱，恶血不尽，腹中绞痛，或胎死腹中。

黑神散

【来源】《经效产宝续编》。

【别名】黑桂散（《圣济总录》卷一六〇）、蒲黄黑神散（《卫生家宝产科备要》卷四）。

【组成】雄黑豆（小者是，炒，去黑皮）二两　当归　芍药　甘草（炙）　干姜　蒲黄（用安石器内，炒赤色）　肉桂　熟地黄（温水洗）各等分

【用法】焙干为末。每服二钱，空心温酒调下。

【主治】

　　1.《经效产宝续编》：热病胎死腹中。

　　2.《圣济总录》：产后血气运闷，或身体肿满，发狂，泻痢，寒热。

　　3.《普济方》：产后虚羸，脐腹冷痛，淋露不止，或恶物不下。

【方论】

　　1.《医方考》：方中蒲黄能逐败血，熟地、芍药、当归能养新血，干姜、肉桂能引新血而逐败血，甘草、黑豆能调正气而逐败气。

　　2.《医方集解》：此足太阴、厥阴药也。熟地、归、芍之润以濡血，蒲黄、黑豆之滑以行血，桂心、干姜之热以破血，用甘草者缓其正气，用童便者散其瘀逆，加酒者，引入血分以助药力也。

【加减】若三十岁以上生产少者，不用桂、姜，却以炒生姜、红花各二两。

鹿角散

【来源】方出《太平圣惠方》卷七十四，名见《妇人大全良方》卷十四。

【组成】鹿角屑一两

【用法】以水一大盏，入葱白五茎，豉半合，煎至六分，去滓温服。

【主治】妊娠热病，胎夭腹中。

牛膝散

【来源】《太平圣惠方》卷七十七。

【组成】牛膝一两（去苗）　蒲黄半两　当归三分（锉，微炒）　雄鼠粪半两（炒）　芎藭三分　生干地黄三分

【用法】上为粗散。每服三钱，以水、酒各半盏，煎至五分，去滓，不拘时候温服。

【主治】妊娠经五六个月，胎横死在腹中不出。

水银丸

【来源】《太平圣惠方》卷七十七。

【组成】水银半两 硫黄一分（与水银结为砂子） 白矾半两（灰） 硇砂半两

【用法】上为细末，煮枣肉为丸，如绿豆大。每服五丸，煎榆白皮酒送下。腹痛即胎下。

【主治】妊娠，胎死腹中不出。

牡丹散

【来源】《太平圣惠方》卷七十七。

【组成】牡丹 赤芍药 青橘皮（汤浸，去白瓤，焙） 荷叶 当归（锉，微炒） 蒲黄 姜黄 川大黄（锉碎，微炒）各一两

【用法】上为细散。每服二钱，以温酒调下，不拘时候。

【主治】死胎下后，有败血冲心闷绝，上气不停。

瞿麦散

【来源】《太平圣惠方》卷七十七。

【组成】瞿麦半两 滑石三分 当归一两（锉，微炒） 赤芍药三两 榆皮三两 大腹子三两 葵子半两（微炒） 甘草半两（炙微赤，锉） 子芩半两 赤茯苓半两

【用法】上为粗散。每服四钱，以水一中盏，煎至六分，去滓温服，不拘时候。

【主治】妊娠，经三五个月，胎死在腹内不出。

万生丸子

【来源】《医方类聚》卷二二七引《川玉集》。

【组成】沉香 藿香 丁香 青橘 牵牛子（炒）各二分 白檀 海蛤 瞿麦 豆蔻各一分 大戟三分（炙）

【用法】上为末，每一两药末，用巴豆五个，于生铁铫子内麸炒令黄，研如泥，更入腻粉一钱相和，炼蜜为丸，如麻子大，每服五丸至七丸，粥饮送下。大肠取下。患未愈，隔日更再服之。依前下大小肠恶物后，服补虚散治之愈。

【主治】妇人妊娠，下死胎后，头面两眼并肿，脚胫细瘦，胸背疼闷，肚肿，脐下绞痛，且晨惺惺，午后四肢无力，昏沉如醉，食饮不多，大便不通，小便赤涩，身体枯悴。

【宜忌】忌生冷、面、盐、毒物五十日。

补虚散

【来源】《医方类聚》卷二二七引《川玉集》。

【组成】牡丹 蒲黄 川大黄（醋炒） 红芍药 当归 姜黄 青橘各一两 荷叶二个（炙）

【用法】上为散。每服一钱，温酒调下。三二服愈。

【主治】妇人妊娠伤寒，胎损，下死胎后，败血冲心闷绝，上气不停。

二十四味万灵丸

【来源】《博济方》卷四。

【组成】人参半两 茯苓三分（去皮） 当归 官桂（去皮） 吴白芷 细辛 木香 牛膝 左山寒水石 藁本 麻黄（去节） 甘草（炙） 兰香菜（如无菜，只用子亦得） 防风 桔梗 赤参 川芎 黑附子（炮） 蝉蜕各半两（去土） 芍药 牡丹皮各三分 马鸣退一两（炙） 沉香一分 石茱萸一分

【用法】上为细末，炼蜜为丸，如弹子大。每日空心用酒化服一丸。若死在腹中，不过三丸，生下死胎；生衣不出，一丸便出；产后腹内绞痛，绕脐下如刀刺者，一丸便止；产前产后赤白痢，并带下及呕逆，心气烦满，服一丸立愈；如怀胎入产月，但一日一服，至生产时，不觉痛；产前伤寒中风，体如板者，用热煎麻黄汤送下一丸，立止。

【主治】妇人产前产后诸疾，并三十六种冷血风气等病。

大圣散

【来源】《博济方》卷四。

【别名】泽兰散（《苏沈良方》卷十）、大圣泽兰散（《永类钤方》卷十九）。

【组成】兰九分（使嫩者，不用根） 白术三分

（米泔浸，切作片子，以麸炒令黄）　白芷三分
（湿纸裹，煨过）　人参三分　川椒一两（只取三
分红皮用）　厚朴一两（去皮，姜汁炙）　藁本二
分　桔梗一两　白芜荑七分（拣择，只用仁子）
阿胶半两（研，炒令虚，别杵）　细辛一两　丹参
三分　肉桂五分（去皮，不见火）　生干地黄一两
半　吴茱萸四分（洗，炒）　黄耆三分　川乌头
三分（炮，去皮脐）　卷柏四分（不用根）　白茯
苓一两　甘草七分（炙）　石膏二两（研细，水飞
过）　五味子三分　柏子仁一两（生用）　防风一
两　当归七分　芍药七分　川芎七分（微炒）　干
姜三分（炮）　白薇二分（去土）

【用法】上为末。每日服一钱，空心以热酒调下。

【功用】《太平惠民和济局方》：常服暖子宫，和血
气，悦颜色，退风冷，消除万病。

【主治】妇人子脏虚冷，频频堕胎；或子死腹中，
绞刺疼痛；产后血晕、血癖、血滞、血崩、胎衣
不下；伤寒呕吐，遍身生疮，经候不调，赤白带
下，咳嗽寒热，丈夫五劳七伤。

肉桂散

【来源】《苏沈良方》卷十引《灵苑方》。

【别名】乌金散（《产乳备要》）、黑神散、八味黑
神散（《卫生家宝产科备要》卷七）。

【组成】黑豆二两（炒熟，去皮）　肉桂　当归
（酒浸）　芍药　干姜（炮）　干地黄　甘草　蒲黄
（纸包，炒）各一两

【用法】上为末。每服二钱，温酒调下，一日三
次。疾甚者三次，无疾二次，七日止。

【功用】《医方集解》：行血下胎。

【主治】

　　1.《苏沈良方》引《灵苑方》：产后众疾，气
血崩运，肿满发狂，泻痢寒热。唯吐而泻者难愈。

　　2.《经效产宝续编》：热病胎死腹中。

　　3.《局方·绍兴续添方》：妇人产后恶露不
尽，胞衣不下，攻冲心胸，痞满或脐腹坚胀撮痛，
及血晕神昏，眼黑口噤，产后瘀血。

催生如圣散

【来源】《医方类聚》卷二二八引《太平惠民和济

局方》。

【别名】催生独圣散（《丹溪心法》卷五）、催生
为全散（《宋氏女科》）。

【组成】黄蜀葵花不拘多少（焙干）

【用法】上为末，熟汤调下。或有漏血，胎脏干
涩，难产痛剧者，并进三服，良久腹中气宽，胎
滑即产下。如无花时，只用葵子烂研小半合，以
酒调，滤去滓，温过，频服尤妙。胎死不下，煎
红花、温酒调下。

【主治】胎脏干涩，难产痛剧，或胎死不下。

益母草饮子

【来源】《伤寒总病论》卷六。

【组成】益母草绞汁

【用法】每服半升。

【主治】妊娠热病，胎死腹中。

鹿角屑汤

【来源】《伤寒总病论》卷六。

【别名】鹿屑汤（《普济本事方》卷十）、鹿角汤
（《妇人大全良方》卷十四）、鹿角散（《普济方》
卷三四〇）。

【组成】鹿角屑一两

【用法】用水一碗，葱白五茎，豉半合，煎六分，
去滓，温作二服。

【主治】妊娠热病，胎死腹中。

牛膝汤

【来源】《圣济总录》卷一五九。

【组成】牛膝（去苗，酒浸，切，焙）　朴消（别
研）各三分　生干地黄（焙）一两半　桂（去粗
皮）　芎藭　大黄（锉碎，微炒）　蒲黄各半两

【用法】上为粗末。每服三钱匕，水一盏，煎七
分，去滓温服，连三五服，未下再服。

【主治】子死腹中，气血凝结，致子难下。

牛膝汤

【来源】《圣济总录》卷一五九。

【组成】牛膝（去苗，切，焙）一两 生地黄汁一盏 当归（切，焙） 桂（去粗皮）各三分 芎䓖 蒲黄各半两 瞿麦（去根） 消石（别研）各二两

【用法】上八味，除地黄汁外，捣为粗末。每服五钱匕，水一盏半，煎至一盏，去滓再煎，入地黄汁三分盏打转，煎沸，稍热服三两次。

【功用】逐秽恶瘀血，滑气血，破胞胎。

【主治】子死腹中，或死子已久坏烂，母欲闷绝者。

牛膝汤

【来源】《圣济总录》卷一五九。

【组成】牛膝（去苗，酒浸，切，焙） 葵子（炒） 榆白皮（锉）各三两 生地黄汁三合

【用法】上四味，除地黄汁外，为粗末。每服三钱匕，水一大盏，入地黄汁一合，同煎至七分，去滓温服，不拘时候。

【主治】胞衣半出半不出，或子死腹中，著脊不下，数日不产，血气上冲。

牛膝饮

【来源】《圣济总录》卷一五九。

【组成】牛膝（去苗，酒浸，切，焙） 葵子各三两 榆白皮（锉） 瞿麦穗各二两

【用法】上为粗末。每服三钱匕，水一盏，生地黄一分（拍碎），同煎至七分，去滓温服，不拘时候。以下为度。

【主治】胞衣半出半不出，或子死腹中，著脊不下，数日不产，血气上冲。

乌金散

【来源】《圣济总录》卷一五九。

【组成】当归（酒浸，切，焙） 没药（别研） 生干地黄（焙） 蒲黄（生用） 芍药（炒） 红蓝花（炒）各一两 鲤鱼鳞（腊月者佳） 桂（去粗皮）各二两 血余（小儿胎发真者）二枚

【用法】上九味，将血余、鲤鱼鳞二味，用销银锅子，先以炭火烧为灰；没药别研，余药为末，和匀。每服二钱匕，温酒调下，不拘时候。

【主治】横生倒产，子死腹中，胎衣不下。

丹砂散

【来源】《圣济总录》卷一五九。

【组成】丹砂一两

【用法】上为极细末。每服一钱匕，水、酒各三分煎，稍热调下，连三二服，未下再服。

【主治】妊娠因伤寒、热病、疟疾，邪毒攻胎，致令子死不出。

甘草汤

【来源】《圣济总录》卷一五九。

【组成】甘草（炙，锉） 桂（去粗皮）各一两

【用法】上为粗末。每服三钱匕，水一盏，煎至七分，去滓温服。连三五服，未下再服。

【主治】妊娠颠扑内损，致子死腹中。

甘草汤

【来源】《圣济总录》卷一五九。

【组成】甘草（锉）一两 桂（去粗皮）半两 香豉（炒）二两

【用法】上为粗末。每服五钱匕，水一盏半，煎至一盏。去滓，用鸡子一枚，取清打转入药内，再同煎七分，稍热服，须臾未下，再作服。

【主治】子死腹中未下。

半夏散

【来源】《圣济总录》卷一五九。

【别名】半白散、二奇散（《产宝诸方》）。

【组成】半夏（为末，用生姜汁制作饼，晒干）半两 白蔹一两

【用法】上为散。每服二钱匕，温酒调下，产难一服，横产二服，倒生三服，胎毙衣不出四服。此方加瞿麦一两煎服尤佳。

【主治】横产及倒生，胎毙腹中，及衣不出，母欲绝。

地黄汤

【来源】《圣济总录》卷一五九。

【组成】生干地黄（切，焙）一两　牛膝（去苗，锉）　芎䓖　桂（去粗皮）　朴消（别研）各三分　当归（锉，炒）　蒲黄（别研）各半两

【用法】上为粗末。每服三钱匕，水、酒各半盏，同煎七分，去滓稍热服，连服三五次。

【主治】

1.《圣济总录》：妊娠五六月，子死腹中不出。

2.《普济方》：产后五六日，胎衣不出。

芎䓖汤

【来源】《圣济总录》卷一五九。

【组成】芎䓖　当归各一两（生，切）　瞿麦（去根）三分

【用法】上为粗末。每服三钱匕，水一盏，醋少许，同煎至七分，去滓，连三二服必下。

【主治】子死腹中不下。

龟甲汤

【来源】《圣济总录》卷一五九。

【组成】龟甲（醋炙）　当归（切，炒）各半两　乱发一块（鸡子大，取产多者妇人发，于瓦上烧灰）

【用法】上先细研发灰，次入当归末，以水一大盏半，煎取八分，然后下龟甲末，煎五七沸，分为三服；服后如人行四五里，更服。

【主治】产难，或子死腹中不下。

姜汁酒

【来源】《圣济总录》卷一五九。

【组成】生姜汁六分盏（作三服）　鸡子黄三枚（作三服）

【用法】先用酒三分盏，醋二分盏，同煎沸，入姜汁二分盏，又煎，令沸倾出，用鸡子黄一枚，乘热打转，稍热服之。须臾未下，尽此三服。

【主治】子死腹中，气血凝冷难下。

桂心汤

【来源】《圣济总录》卷一五九。

【别名】五行散（《普济方》卷三五六）。

【组成】桂（去粗皮）一两半　瞿麦（取穗）　木通（锉碎）　牛膝（酒浸半日，切，焙）　榆白皮（刮净，锉碎）各二两

【用法】上为粗末。每服四钱匕，以水一盏半，煎至八分，去滓温服。如未生，更服。

【主治】

1.《圣济总录》：难产数日不出，或子死腹中，母气欲绝。

2.《普济方》：胞衣不下。

【加减】子死腹中，加附子半两。

桂心汤

【来源】《圣济总录》卷一五九。

【组成】桂（去粗皮，不得见火）　乌头（大者，炮，去皮脐）各一两

【用法】上锉，如麻豆大，每服三钱匕，水一盏，煎至七分，去滓温服，须臾连三服。

【功用】破寒堕胎。

【主治】产宫气寒，胎血凝洇，子死腹中。

粉霜散

【来源】《圣济总录》卷一五九。

【组成】粉霜　消石各半两　蛇蜕灰二两

【用法】上为细末。每服二钱匕，温酒调下；醋汤亦得。渐渐连并三两服，如更未下，即服丹砂散。

【主治】子死腹中，或渐胀满。

救生散

【来源】《圣济总录》卷一五九。

【组成】桂（去粗皮，不见火，捣为末）半两　水银一分

【用法】上为末，分三服。每服用温酒七分调下，连进。须臾未下，即服粉霜散。

【主治】妊娠因天行热病，蒸损胞胎，致子死腹中不出。

猪脂酒

【来源】《圣济总录》卷一五九。

【组成】猪脂一两（切）　白蜜半盏　酒一盏半

【用法】上三味相和，同煎沸热，分作三服，未下，再依前法制服。

【主治】子死腹中，气血凝滞不下。

黑豆汤

【来源】《圣济总录》卷一五九。

【组成】黑豆（捣碎）半升　生姜（细切）四两

【用法】上药以童便三碗同煎，取二碗，每服一盏，去滓温服，连三二盏。未下再服。

【功用】温气滑血。

【主治】妇人妊娠，子死腹中。

蒲黄散

【来源】《圣济总录》卷一五九。

【组成】蒲黄（微炒）　甘草（炙）　桂（去粗皮）陈橘皮（汤浸去白，焙）各三分　牛膝（去苗，酒浸，切，焙）一两

【用法】上为散。每服二钱匕，温酒调下，不拘时候，以下为度。

【主治】胎死腹中，若子已出，胞衣不下，腰背痛。

瞿麦汤

【来源】《圣济总录》卷一五九。

【组成】瞿麦（用穗子）二两

【用法】上为粗末。每服五钱匕，水一盏半，煎至七分，去滓温服。连三二服，未下再服。

【主治】妊娠子死腹中未久者。

瞿麦汤

【来源】《圣济总录》卷一五九。

【组成】瞿麦（去梗）一两半　牛膝（去苗，切，焙）　榆白皮各一两（切细）　桂（去粗皮）　木通（锉）各三分

【用法】上为粗末。每服五钱匕，水一盏半，煎至七分，去滓温服。连三五服，未下再服。

【主治】子死腹中，三二日不出，母气欲绝。

半夏散

【来源】《全生指迷方》卷四。

【组成】半夏（汤洗七遍，薄切片，姜汁浸三日，炒干）

【用法】上为末。每服一钱，温酒调下。不能饮酒者用汤。

【主治】胎死腹中，其母面赤舌青者，亦治横生逆产。

黑神散

【来源】《产育宝庆集》卷上。

【别名】下胎乌金散（《医略六书》卷二十九）。

【组成】桂心　当归　芍药　甘草（炙）　干姜（炮）　生地各一两　黑豆（炒，去皮）二两　附子（炮，去皮脐）半两

　　《医略六书》有百草霜。

【用法】上为末。每服二钱，空心温酒调下。须臾，胎气温暖即自出。

【主治】

　　1.《产育宝庆集》：热疾胎死腹中，产妇舌色青者。

　　2.《普济方》：败血不散，乍寒乍热。

　　3.《医学心悟》：热病胎损，隆冬寒月体气虚寒者。

【宜忌】《医学心悟》：药性燥烈，不宜于热病。

【方论】《医略六书》：产妇跌扑触损，胎死腹中，故脐腹冰冷，而腹内绞痛，面赤舌青，乃为的确之候，较难产更危。熟地补肾滋血，疗损伤之冲任；肉桂温经暖血，消胎死之阴翳；赤芍破瘀降浊以下胎；蒲黄破瘀通经以逐胎；当归养血荣经，专润胎燥；草霜温经摄血，力送死胎；黑豆补肾解毒，勿伤产母；炮姜温中逐冷，立挽回阳；甘草调和胃气以缓中州也。为散，温酒调下，俾阴翳消散，则腹中无不温暖，而阳和焕发，死胎其能羁留于腹中乎？

催生丹

【来源】《产育宝庆集》卷上。

【别名】催生汤（《三因极一病证方论》卷十七）。

【组成】苍术（米泔浸）二两 桔梗一两 陈皮六钱 白芷 桂心 甘草（炙）各三钱 当归 川乌头（炮，去皮尖） 干姜（炮） 厚朴（制） 南星（炮） 附子（炮，去皮脐） 半夏（汤洗七次） 茯苓 芍药各二两 杏仁（炒，去皮尖） 阿胶（面炒）各二钱五分 川芎一钱半 枳壳（面炒）四钱 南木香一钱

【用法】上为末。每服一大钱，温酒送下；觉热闷，用新汲水调白蜜服。

【主治】

1.《产育宝庆集》：胎死腹中，或产母气乏萎顿，产道干涩。

2.《三因极一病证方论》：产妇阵疏难产，经二三日不生。

香桂散

【来源】《医方类聚》卷二二九引《济生方》。

【别名】单桂饮（《类编朱氏集验方》卷十）、桂心散（《医方类聚》卷二二九引《王氏集验方》）、桂香散（《医方类聚》卷二二九引《胎产救急方》）、夺命散（《医方类聚》卷二二九引《徐氏胎产方》）。

【组成】麝香半钱（别研） 官桂三钱（为末）

【用法】上为末，只作一服。温酒调服。须臾，如手推下。

【功用】下死胎。

锡粉丸

【来源】《鸡峰普济方》卷十六。

【组成】锡粉 水银各一钱

【用法】上同研，不见水银为度，枣肉和丸，如豌豆大。每服五十丸，瞿麦汤送下。

【主治】妊娠胎死腹中，其母面色赤，舌青者。

犀角丸

【来源】《鸡峰普济方》卷十七。

【组成】马鸣退 甘草 石膏 当归 川椒 蝉退各二两 人参 干姜 附子 芎䓖 藁本 白芜

黄 柏子仁 白薇 白术 苍耳 白芍药各一两 桔梗三两 白芷五分 泽兰九分 食茱萸 厚朴 防风各五分 生犀半两

【用法】上为细末，炼蜜为丸，如弹子大。每服一丸，空心温酒送下。如子死在腹，兼胎不安，一丸便安；如衣不下，一丸可下；如有妊娠，临月日服一丸，至产不知痛；寒热及腹中绞痛，绕脐撮痛，呕逆气冲，心中烦闷，一丸便止；如中风兼伤寒，汗不出，以麻黄三分（去节，为末），酒煎送下一丸，汗出愈，如汗不止，只用酒下一丸，便止；肠痛积聚，朝暮进一丸；若金疮败蛆，恶疮生头不合，阴中痛，月经来往不止，乍多乍少，或在月前，或在月后，不过三五丸即愈；又绝产无子，朝暮服之。

【主治】八风十二痹，寒气乳风血瘀万疾。如月经来往不止，乍多乍少，或在月前，或在月后，胎动不安，胎衣不下，子死在腹，产后恶露不尽，绝产无子；寒热，腹中绞痛，绕脐撮痛，呕逆，气冲心中烦闷；中风兼伤寒，汗不出；肠痛积聚，金疮败蛆，头生恶疮不合，阴中痛；泄痢，呕逆不能食，及赤白痢。

保安丸

【来源】《普济方》卷三二八引《海上方》。

【组成】白豆蔻 赤茯苓 牡丹皮 红芍药 沉香 诃子皮 槟榔 朱砂 石茱萸各三两 马鸣退（炒） 生地黄各一两 人参 当归 官桂 牛膝（酒浸） 白芷 木香 藁本 麻黄（去节） 黑附子（炮） 川芎 细辛（去叶） 兰香叶 甘草 桔梗（去芦） 寒水石（烧粉） 防风（去芦） 蝉壳 乳香 没药 白术各五钱 龙脑一钱 麝香少许

【用法】上为细末，炼蜜为丸，如弹子大。每服一丸，空心细嚼，温酒送下。

【功用】催生。

【主治】产前产后诸证。血淋，胎衣不下，产前产后腹痛，子死腹中，脐下如刀刺，遍身生黑斑，经脉不通，产前产后伤寒。

返魂散

【来源】《产宝诸方》。

【组成】多年陈豆酱二合（晒干，于新瓦上炒令烟白，取摊于地上，少时为末用之） 黑鲤鱼（并皮作片，起取肉，烧灰存性）

【用法】每服鱼末三钱、酱末一钱，二味和匀，用陈米饮调下，轻者一服，重者二服。

【主治】胎死腹中，经五七日，母腹胀，脐下冷者；或夏月腹中子死胖胀，母气未绝，心头略温者。

乌金散

【来源】《洪氏集验方》卷五。

【组成】血余半两 鲤鱼皮一两（二味各用一藏瓶去底入药，盛讫，却用瓦子盖，用好纸筋盐泥固济，用木炭火五斤烧通赤，取藏瓶放冷，打开出药） 没药半两 红花一分（生用） 伏龙肝一分（灶下取烧赤者土是） 凌霄花半两（色鲜者，焙）好香墨半两（生用） 干柏木一分（细研入，香好者可使） 当归半两（去梢土，微炒令香用之）

【用法】上为细末。以酒一盏，煎取八分，调药两钱，空心频服之。用无灰酒大妙。

【主治】母热疾后胎死在腹，难产，生衣不下，产后血晕，起坐不得，如见异花，口干心闷，午寒乍热，四肢浮肿，言语颠狂，见神见鬼，不语，泻痢，腰膝疼痛，小肠尿血涩痛，崩中，呕逆不安，咳嗽涕唾，喉中如猫作声，面色遍身黑，赤点子生，眼涩腰瘴，身发筋急等一切产后诸疾。

硇砂散

【来源】《玉机微义》卷四十九引《宣明论方》。

【组成】硇砂（研细） 当归各一两

【用法】上为极细末。只分作二服，温酒调下；如重车行五里，不下，再服。

【主治】胎死腹中不下。

延龄丹

【来源】《三因极一病证方论》卷十八。

【别名】妙应丹（《太平惠民和济局方》卷九续添诸局经验秘方）。

【组成】熟地黄 川芎 防风 槟榔 芜荑（炒）蝉蜕（洗） 柏子仁（别研） 马牙消（烧） 人

参 黄耆 白蘝 川椒各半两 鲤鱼鳞（烧） 晚蚕砂（炒） 当归 木香 附子（炮，去皮脐）石膏（煅） 泽兰各一两 藁本 厚朴（姜制，炒） 甘草（炙） 白姜（炮）各一两半 红花（炒） 吴茱萸（洗）各一分

【用法】上为末，炼蜜为丸，如弹子大。每服一丸，血瘕块痛，绵灰酒送下；催生，温酒细嚼下；血劳血虚，桔梗酒送下；血崩，棕榈灰酒送下；血气痛，炒白姜酒送下；血风，荆芥酒送下；血晕闷绝，胎死腹中，胞衣不下，并用生地黄汁、童便、酒各一盏，煎二服调下；常服，醋汤温酒化下，并空心食前服。

【主治】血瘕块痛，血劳血虚，血崩，血气痛，血风，血晕闷绝，胎死腹中，胞衣不下。

通宣丸

【来源】《卫生家宝产科备要》卷七。

【组成】巴豆十五粒（去心膜）

【用法】上以生绢袋盛，于酽灰汁中煮十沸，取出用纸厚裹，压于重物下出油，研成霜，却取黑散（即原书琥珀黑神散）三钱匕，以无灰酒调成稀膏，入瓷器中，于铛内重汤煮令稠，入巴豆霜和合可丸，如绿豆大。每服五丸，熟水送下。先服琥珀黑神散，次服本方。

【主治】产后崩中，状似鸡肝，寒热闭闷；或产后四肢浮肿及寒热；子烂腹中不下。

【验案】死胎 有村妇用毒药落胎不能下，子烂于腹中，脐穿时出小骨，病极，朱子东遂用此丸下枯骨一具而愈。

催生安胎救命散

【来源】《卫生家宝产科备要》卷六。

【组成】乌药四两（别用醋炒黄色） 前胡半两（拣净） 菊花一两（去梗） 蓬莪术二两（炮，乘热锉碎） 当归半两（去芦须，洗，切，焙）

【用法】上锉，用好米醋炒干为度，同为末，用新瓷罐收，勿令失气味。如死胎在腹，每服三钱，用炒姜豆淋酒调下，连进三服，立下；死血冲心，每服二钱，用炒姜豆淋酒调下，入童子小便半盏；安胎，每服一钱，用热酒调下；血山崩，每服一

钱，用热酒调下；寻常催生，每服三钱，用炒姜豆淋酒调下，只一二服，立生。

【主治】产难，死胎在腹，死血冲心，血山崩，产后一切血疾。

蒲黄黑神散

【来源】《续易简方论后集》卷二。

【组成】生熟干地黄一两半（熟者须是自蒸九遍，或二十余遍，如黑角色，不可经冷水，增秤一两，生者干秤半两） 当归（酒浸半日，焙）一两一分 肉桂（去粗皮）一两一分（不见火） 干姜（炮）一两一分 白芍药一两 甘草（炙）一两 真蒲黄（白纸衬炒）一两 附子（炮）二钱 黑豆一两半（炒，去皮）

【用法】上为细末。每服三钱匕，产后血少，小便调下；胎死腹中，温酒调服，须臾胎暖自下。

【主治】妇人产后血少，或胎死腹中，四肢冷，吐沫，爪甲青黑，或胎衣不下，血晕，口干痞闷，乍寒乍热，四肢浮肿。

【加减】产后月内不语，加独活末半钱，温酒调下；水泻不止，加干姜末半钱，清米饮调下；恶痢不止，浓煎罂粟壳汤调下；若遍身疼痛，加黄耆末半钱，温酒调下；血崩不止，加炙艾一块，如鸡子大，煎浓汤调下；呕逆恶心，浓煎人参橘皮汤调下；中风牵搐，加荆芥末半钱，仍煎荆芥汤调下；恶露，儿枕血块刺痛，加玄胡索、京三棱各半钱，酒调下；血渴不止，加蒲黄，煎葛根汤调下；心腹刺痛，加玄胡索末半钱，温酒调下；咳嗽微微汗出，加人参、白术末各半钱，生姜汤调下；小便出血及不出，加琥珀末半钱，煎木通汤调下；鼻衄，煎茅花根汤调下。

鲤鱼汤

【来源】《女科百问》卷下。

【组成】当归 白芍药（去皮）各四钱 白术半两

【用法】上锉。每服四钱，用鲤鱼一尾，不拘大小，破，洗去鳞肠，白水煮熟，去鱼，每服鱼汁一盏半，加姜五片，橘皮少许，煎一盏，空心服。如胎水去未尽绝，再服。

【主治】胎死腹中，两脚浮肿；亦有胎水遍身肿

满，心胸急胀，胸肚不分。

观音救生散

【来源】《医方类聚》卷二二九引《琐碎录》。

【组成】桂心不拘多少（不见火）

【用法】上为细末。每服一大钱，痛阵密时，暖童便调下。

【主治】

1.《医方类聚》引《琐碎录》：妇人生产不利，或横生倒生，至三四日不生者。

2.《本草纲目》：死胎不下。

产宝散

【来源】方出《儒门事亲》卷十五，名见《回生集》卷下。

【组成】赤伏龙肝

【用法】上为细末，每服三五钱，酒调下，泻出恶物立止。

【主治】

1.《儒门事亲》：妇人产后恶物不出，上攻心痛。

2.《回生集》：子死腹中，母亦将绝。

胜金丸

【来源】《妇人大全良方》卷二。

【别名】不换金丸（原书同卷页）、女金丹（《韩氏医通》卷下）、不换金丹（《景岳全书》卷六十一引《大典》）。

【组成】白芍药 藁本 石脂 川芎（不见火）牡丹皮 当归 白茯苓 人参 白薇 白芷 桂心 延胡索 白术 没药 甘草（炙）各等分

【用法】上为细末，炼蜜为丸，如弹子大。每服一丸，空心、食前温酒化下，初产了并用热醋汤化下。

【功用】安胎催生。

【主治】妇人久虚无子，产前产后一切病患；男子下虚无力，积年血风，脚手麻痹，半身不遂；赤白带下，血如山崩；产后腹中结痛，吐逆心痛；子死腹中，绕脐痛；气满烦闷，失盖汗不出；月

水不通，四肢浮肿无力；血劳虚劳，小便不禁；中风不语，口噤；产后痢疾，消渴，眼前见鬼，迷运，败血上冲，寒热头痛，面色萎黄，淋涩诸疾，血下无度，血痢不止，欲食无味；产后伤寒，虚烦劳闷；产后血癖，赢瘦。

【加减】加沉香，名胜金丹（《景岳全书》卷六十一引《大典》）。

一字神散

【来源】《妇人大全良方》卷十七。

【组成】鬼臼（黄色者，去毛）不拘多少

【用法】上为末，以手指捻之如粉，极细为度。每服二钱，用无灰酒一盏，同煎至八分，通口服。

【主治】子死胎不下，胞破不生。

霹雳夺命丹

【来源】《济生方》卷九。

【别名】霹雳丹（《医学入门》卷八）、夺命丹（《万氏女科》卷二）。

【组成】蛇退一条（入瓦磁罐内煅） 千里马（路上左脚旧草鞋一只，净洗、烧灰）一钱 金银箔各七片 发灰一钱 马鸣退（蚕退、烧灰）一钱 乳香半钱（别研） 黑铅二钱半（用小铫子火上熔，投水银七分半，急搅，结成砂子，倾出，细研）

【用法】上为细末，以獖猪心血为丸，如梧桐子大。倒流水灌下二丸，如灌不行，化开灌之。

【主治】妇人坐草，蓦然气痿，目翻口噤。盖因恣意喜怒，遂致卫竭荣枯，胎转难动。坐草时，用性过多，腹痛又不能执忍，目翻口噤，面黑唇青，沫出口中，子母俱殒，若两脸微红，子死母活。

【宜忌】症少缓者，切不可用之。

【方论】《医略六书》：产妇伤寒坏病，胎死腹中。故舌青面赤，惟期存活母命而已。黑铅性重坠，水银体轻滑，熔结成砂，以逐死胎之速降；蚕蜕蜕皮肤，蛇蜕窜经络，浅深并济，以逐死胎而不羁；乳香散瘀活血，血余去瘀生新，千里马疾行无羁，不使死胎稽留于腹中。猪心血为丸，金银箔为衣，急流水温调，务使死胎速下，则伤寒坏病亦解，而经府肃清，何虑面赤舌青之危哉。

乌金丸

【来源】《女科万金方》。

【组成】阿胶四两（炒） 熟艾 谷麦芽（日晒干）各二两 龙衣（即蛇退之壳，要全者，又要蛇头下山者妙）一条 败笔（即苏木）二两

【用法】五月五日取角黍煎炼，同捣前药，均匀为丸，如梧桐子大。

【功用】催生护产。

【主治】

1. 《寿世保元》：临产艰难，横生逆产，胎死不下，及产后诸病。

2. 《女科指掌》：妇人带如鱼脑者。

活水无忧散

【来源】《女科万金方》。

【别名】活水推生无忧散（《郑氏家传女科万金方》卷二）、活命无忧散（《女科旨要》卷二）。

【组成】益母草二两 急性子（即金凤子） 当归各四钱 陈枳壳一两 生地黄 白芍药 苏叶各二钱 甘草八分 肉桂 川芎 陈艾各一钱 生鲤鱼一个

《郑氏家传女科万金方》有秦艽、陈皮。

【用法】上为散，分作二服。每服用水三碗，煎至二碗，临服之时加入好醋一匙，每一碗和调乌金丸一丸服。如其死胎不落，急取无根水煎药滓，连服二服，救其性命。

【主治】怀胎十月已满，或因恣情内伤，或因患潮热之疾，又兼胎前多食热毒之物，瘀血相搏，七情怒气所伤，临产横逆，怆忙不谨，辄使稳婆取时，触死胎儿在腹，不能医治者。

二仙膏

【来源】《类编朱氏集验方》卷十。

【别名】糖油饮（《普济方》卷三五七）、和汤（《仙拈集》卷三）。

【组成】真麻油 好白蜜各半盏

【用法】上药煎沸，急取起，候温作一服。

【主治】妇人产难，横生倒产，一切危险不能及死胎不下者。

于母气也。此方甚平，而下死胎甚效。

牛膝汤

【来源】《世医得效方》卷十四。

【别名】难产夺命方（《绿竹堂方》卷一）、牛膝归尾汤（《妇科玉尺》卷三）。

【组成】牛膝（酒浸）　瞿麦各一两　滑石二两　赤小豆二合半　当归（酒浸）　木通各一两半　葵子一两二钱半

【用法】上锉散。每服三钱，水二盏煎，不拘时服。

【主治】产儿已出，胞衣不下，脐腹坚胀，急痛甚，及子死腹中不得出者。

乌金散

【来源】《世医得效方》卷十四。

【组成】熟地黄（洗，切，焙干，酒炒）　真蒲黄　大当归　交趾桂　杨芍药　军姜（去皮）　粉草各一两　小黑豆四两　百草霜五钱

【用法】上为末。每用二钱，米醋半合许，沸汤六七分浸起，温服。

【主治】难产热病，胎死腹中。或因顿仆，或从高坠下，或房室惊搐，或临产惊动太早，触犯禁忌，产时未到，经血先下，恶露已尽，致胎干子死身冷，不能自出，但视产妇面赤舌青，是其候也。

平胃加消汤

【来源】方出《世医得效方》卷十四，名见《医林纂要探源》卷八。

【组成】平胃散一帖

【用法】作两服。每服酒、水各一盏，同煎至一盏，却投朴消半两（研细），再煎三五沸，倾出，候微温服尽。其胎即化血水而下。

【主治】死胎不下。其证指甲青、舌青，胀闷甚者，口中极臭。

【方论】《医林纂要探源》：苍术燥湿，补肝，辛烈善行，去恶气，辟不祥，故可下死胎；厚朴降逆气，破宿血，攻坚消滞，本妊娠所忌，此下死胎，宜用之；陈皮，气行不滞，而后死胎可下；甘草，方多峻急，赖此补中而缓之；朴消咸以软坚，能化死胎，而补心滋阴，且在术、朴队中，自无伤

加味芎归汤

【来源】《世医得效方》卷十四。

【别名】龟壳散（《医学入门》卷八）、活命芎归汤（《寿世保元》卷七）、开骨丹（《妙一斋医学正印种子篇》卷下）、开骨干金不易汤（《胎产秘书》卷中）、开骨散（《医宗金鉴》卷四十）、开骨芎归汤（《仙拈集》卷三）、加味归芎汤（《笔花医镜》卷四）、加味当归汤（《医原》卷下）、佛手开骨散（《北京市中药成方选集》）。

【组成】川芎　当归各一两　自死干龟壳一个（如无，用钻龟废壳亦可，酥炙）　生男女者妇人头发一握（烧存性）

【用法】上为散。每服三钱，水一盏半，煎服。屡效。约人行五里，生胎、死胎俱下。

《胎产心法》：交骨不开者，古法用加味芎归汤，每见服此药者，恶血凝滞，反成不救。

【功用】

1.《女科证治约旨》：催生兼能下死胎。

2.《北京市中药成方选集》：补气养血，扩张交骨。

【主治】

1.《世医得效方》：妇人难产五七日不下，垂死者；及矮石女子交骨不开者。

2.《胎产心法》：死胎不下。

救苦膏

【来源】《普济方》卷三一五。

【组成】川牛膝　白芷　黄丹　乳香各五钱　当归　没药各一两　白蔹　贝母　茯苓　槐角各二两　川乌　杏仁（去皮尖）各二两

【用法】上为细末，加沥青八两，松香三两，同入木匣内，用香油四两，随模搏杵一气千余下，方成膏。外贴。

【主治】一切风湿疼痛，无名肿毒，死胎不下。

如圣膏

【来源】《普济方》卷三五六。

【别名】如圣散。

【组成】蓖麻子七粒（去壳）

【用法】上细研成膏。涂脚心。

【功用】速下胞衣。

【主治】难产，胞衣不下，及死胎。

走马催生丹

【来源】《普济方》卷三五六。

【组成】光明辰砂一两（研）　麝香（研）一钱　桃柳嫩苗各七茎（如无取皮，须是向东方妙，取向东方者）　雄蛇蜕一条（首尾全者，树上蜕者，是雄，不然只取中间五寸，烧烟欲尽，急速取出，用瓷器盆盖于地上，周围用湿土围之，良久取出，为末）

【用法】辰砂、麝香研极细，以桃柳嫩苗与上二味同研细，却入蛇蜕灰，又研匀，糯米饭为丸，如胡荽大，朱砂为衣，晒干。难产者，每服一丸，淡醋汤送下。不久产下，便于儿手内取丸药，男左女右，手中把出。

【主治】难产危急，横生逆产，子死腹中，胎衣不下。

川芎蒲黄黑神散

【来源】《普济方》卷三五七。

【组成】地黄（蒸晒九次或二十一次如黑角色，不可经冷水，称一两生者，煮取半两）　当归（酒浸，火焙，称）一两一分　肉桂（去粗皮，不见火）一两一分　干姜一两一分　白芍药一两　甘草（炙）半两　真蒲黄（白纸上焙）一两　附子（炮）二钱　黑豆一两半（炒，去皮）　川芎一两

【用法】上为细末，每服三钱半，并用童便调下。若胎已死腹中，四肢冷，口出沫，爪青黑，温酒调服，须臾胎暖自下。及衣带断者，但服此药，逐去恶血即下。若血晕，医者不识，呼为暗风，服此即愈。若乍寒乍热，或误呼为疟疾，当服此药。

【主治】胎死腹中，及衣带断者。

【加减】若血崩不止，取艾一团，如鸡子大，浓煎汤调下；若呕逆恶心，人参、陈皮汤调下；若中风牵搐，加荆芥末半钱，仍煎荆芥汤调下；若血漏不止，加蒲黄煎葛根汤调下；若心腹刺痛，加玄胡索末，温酒调下。

牛膝丸

【来源】《普济方》卷三五七。

【组成】杜牛膝五升　紫金藤十钱　厚肉桂二钱　上当归四钱　葵根一两　麝香半钱

【用法】上为末，米饮为丸，如梧桐子大，朱砂为衣。每服五十丸，乳香汤送下。

【功用】《医学正传》：下死胎。

【主治】产数日，子死不出，母气欲绝。

龙肝散

【来源】《普济方》卷三五七。

【组成】伏龙肝

【用法】上为末。熟水调下；童便调尤妙。

【主治】子死腹中，母气欲绝。

朴消散

【来源】《普济方》卷三五七。

【组成】朴消

【用法】上为末。每服二钱，温童便调下。

【功用】《明医指掌》：下死胎，取胞衣。

【主治】

　　1.《普济方》：死胎不出。

　　2.《明医指掌》：产后败血。

夺命散

【来源】《普济方》卷三五七。

【组成】白扁豆（生，去皮）

【用法】上为末。每服一钱，米饮调下；未下，煎数服亦可。

【主治】胎死腹中危甚。

伏龙肝散

【来源】《普济方》卷三五七。

【组成】伏龙肝　石燕各等分

【用法】上为细末，研令极细。每服二钱，煎当归汤调下。加鸡子清一个尤妙。

【功用】催生，下死胎。

附子汤

【来源】《普济方》卷三五七。

【组成】桂（去粗皮，不得见火） 乌头（大者，炮，去皮脐）各一两

【用法】上锉。每服二钱，水一盏，煎七分，去滓温服，须臾连三服。

【主治】子死腹中。

鳖甲汤

【来源】《普济方》卷三五七。

【组成】鳖二两（先取半两，火烧过，淬醋过，如此二度；余一两半只生用，为末） 斧头三个（铁秤锤亦得，烧红，投酒中令声绝，去斧头）

【用法】每服用药末三钱，加葱芽三个（细切），以酒一盏，放温调下。难产者无不便下。觉心头迷闷，更以柳枝煎汤洗产母心头，或衣不下者，服乌金散即下。

【功用】下死胎。

芎归汤

【来源】方出《摄生众妙方》卷十，名见《松崖医径》卷下。

【组成】当归三钱 川芎三钱 陈皮一钱五分

【用法】用水一钟，煎至七分，温服。

【功用】临产催生。

【主治】《松崖医径》：胎前因事跌仆，子死腹中，恶露妄下，疼痛不已，口噤欲绝；及胞衣不下。

加味佛手散

【来源】《陈素庵妇科补解》卷三。

【组成】川芎 当归 赤芍 生地 红花白蓝 陈皮 益母草 干姜 官桂 甘草 麝香 蒲黄 童便 鹿角屑

【主治】胎死腹中，孕妇神气清爽，能食，腹不胀满，上焦气不喘急。

【方论】方中鹿角、姜、桂加以红花使引辛热以下胎，加麝香以开窍，佐以白芷、蒲黄、赤芍、陈皮排脓行血，而芎、归、母、地更入童便，所以救母命于无危也。

黑神散

【来源】《陈素庵妇科补解》卷三。

【组成】赤芍 桂心 归尾 干姜 蒲黄 白芷 香附 益母草 黑豆 生地 陈皮 红花 朴消 鹿角屑 童便

【主治】妊娠热病胎死腹中。母患热病至六七日以后，病热势不解，脏腑积热熏蒸致胎难保，儿死胎冷，浆水里胀不能自出。

【方论】此方干姜、鹿角屑皆行血之品，辛热故也；赤芍、生蒲黄、归尾、红花、香附、陈皮皆破血行气之药；白芷能排痛；朴消能烂胎，咸寒涩能坠，使胎下行，且能行胞中之水而易出也。

朴消急救饮

【来源】《陈素庵妇科补解》卷四。

【组成】苍术三钱 陈皮一钱半 厚朴二钱 甘草五分 肉桂三钱 朴消五钱（俟上药煎好，投入一二沸即可）

【功用】下死胎。

【主治】妇人临产，忽子死腹中，或胎前患热病，以致胎痿，或生理不顺，坐草太迟，阻塞气血，或稳婆不谨伤胎。

【方论】平胃散中苍术燥烈，能祛胞中浊浆；厚朴、陈皮下气；朴消可以烂胎，且味涩性收，能束之使下；肉桂辛热，能行瘀血，逐死胎。

如圣膏

【来源】《医学入门》卷八。

【组成】巴豆十六个 蓖麻子四十九个 麝香二钱

【用法】共捣如泥，摊绢帛上。如胎死腹中，贴脐上一时，产下即时揭去；如胞衣不下，贴脚心，胞衣下即洗去。若稍迟肠便出，即以此膏涂顶上即入。

【主治】胎死腹中，胞衣不下。

【功用】打死胎。

加减牛膝汤

【来源】《古今医鉴》卷十二。

【组成】桂心　瓜篓　牛膝　瞿麦　川芎　归梢　枳壳　甘草　童便　麦糵

【用法】上锉。水煎，空心服。

【主治】妊娠羸瘦或挟病，气血枯竭，既不能养胎，必不能安者，可用此下之。

加减黑神散

【来源】《古今医鉴》卷十二。

【组成】生地　赤芍　桂心　归梢　蒲黄　鹿角屑　红花　白芷　朴消　黑豆　附米　益母草

【主治】妊娠热病六七日后，脏腑极热熏蒸其胎，致胎死腹中，胎冷不能自出者。

佛手散

【来源】《古今医鉴》卷十二。

【组成】当归二钱　川芎四钱　益母草五钱

【用法】上锉一剂。水一盏，入酒一盏，再煎一沸，温服；如人行五里，再进一服。

【主治】妊娠六七个月，因事筑磕着胎，或子死腹中，恶露下，痛不已，口噤欲绝。用此探之，若不损则痛止，子母俱安，若胎损，即便逐下。

香桂散

【来源】《古今医鉴》卷十二。

【组成】香白芷三钱　肉桂三钱　麝香三分

【用法】上为末。童便酒调下，即产。

【主治】坐产涩滞，心腹大痛，死胎不能下者。

黑神丸

【来源】《仁术便览》卷四。

【组成】百草霜一两　巴豆五钱

【用法】上为末，面糊为丸，如绿豆大。每服九丸，煎红花汤下。

神秘万灵丹

【来源】《鲁府禁方》卷三。

【组成】何首乌（去皮，用黑豆九蒸九晒，忌铁器）　川当归（酒浸）　两头尖各五钱　川乌（去尖，用火炮）　草乌（去尖，用火炮）　大茴香　川芎　人参（去芦）　防风（去芦尾）　白芷　荆芥穗　桔梗（米泔浸）　麻黄（水煮四沸，去节）　炙甘草　天麻各二两　白术（米泔浸）　木香（不见火）　辽细辛　血竭（另研）各五钱　苍术半斤（米泔洗过，入酒浸一宿，晒干，为末）

【用法】上为细末，炼蜜为丸，如弹子大。每服一丸，细嚼黄酒送下；产后伤寒中风，体如板者，用麻黄汤送下。

【主治】妇人一切胎前产后诸般病症，三十六种冷血风，八十二种风疝病，乳中风，淋血，胎孕不安，死胎不下，胎衣不下，产后腹内搅痛，脐下如刀刺者；胎前产后，赤白带下，呕逆填塞，心气烦满；经脉不通，或来频并，饮食无味，面赤唇焦，手足顽麻，遍身生黑点血癥者；及产后伤寒中风，体如板者。

催生四物汤

【来源】《鲁府禁方》卷三。

【组成】当归（酒洗）二钱　南芎二钱　桂枝　鬼箭　白芷　苏木　红花　干姜　牛膝（去芦）　牡丹皮　玄胡索各五分　麝香（另研）三分（临卧入汤药内搅匀服之）

【用法】上锉一剂。水、酒煎服。即下。

【主治】胎连日不下，死于腹中。

八物汤

【来源】《宋氏女科》。

【组成】人参　甘草　白芍　白术　当归　干姜　川芎　茯苓　熟地

【用法】水煎服。

【功用】死胎下后，用此调理。

脱花煎

【来源】《景岳全书》卷五十一。

【组成】当归七八钱或一两 肉桂一二钱或三钱 川芎 牛膝各二钱 车前子一钱半 红花一钱（催生者不用此味亦可）

【用法】用水二钟，煎八分，热服；或服后饮酒数杯。

【功用】催生。

【主治】凡临盆将产者，宜先服此方。并治产难经日，或死胎不下。

【加减】若胎死腹中，或坚滞不下者，加朴消三五钱，即下；或气虚困剧者，加人参随宜；若阴虚者，必加熟地三五钱。

夺命丹

【来源】《丹台玉案》卷五。

【组成】丹皮 官桂 赤芍 桃仁 芒消各等分

【用法】上为末。每服四钱，滚酒送下。

【主治】子死腹中。

千金秘方

【来源】《何氏济生论》卷八。

【组成】川蜜 真麻油 无灰酒各半钟

【用法】和匀，煎滚温服。

【主治】妇人临产，浆胞先破，胎涩难下，及子死腹中。

夺命丹

【来源】《傅青主女科·产后编》卷上。

【别名】辟厉夺命丹（《易简方便》卷六）。

【组成】蛇退 蚕故子（烧灰不存性） 发灰一钱 乳香五分

【用法】上为细末。酒调下。

【主治】临产未产时，目翻口噤，面黑唇青，口中吐沫，命在须臾。

疗儿散

【来源】《傅青主女科》卷下。

【组成】人参一两 当归二两（酒洗） 川牛膝五钱 鬼臼三钱（研，水飞） 乳香二钱（去油） 《辨证录》有川芎。

【用法】水煎服。

【功用】大补气血。

【主治】妇人生产六七日，胞衣已破，而子不见下，此乃子死腹中。

牛膝益母汤

【来源】《辨证录》卷十二。

【组成】牛膝三两 益母草一两

【用法】水煎服。后用人参、当归各一两，川芎五钱，肉桂一钱，服之无变生也。

【主治】子死胞门，交骨不开。

参耆救母汤

【来源】《辨证录》卷十二。

【组成】人参 黄耆各一两 当归二两 升麻五分 龟版一个 母丁香三枚

【用法】水煎服。

【主治】妇人生产六七日，胞水已破，子不见下，其子已死于腹中。

如圣膏

【来源】《郑氏家传女科万金方》卷三。

【别名】如圣散（《胎产秘书》卷下）。

【组成】蓖麻子二两（去壳） 雄黄二钱

【用法】将二味研成膏，涂产母右足底下，才下即洗去。

【主治】难产及死胎不下，或胎衣不下。

产宝丸

【来源】《奇方类编》卷下。

【组成】大黄一斤（晒干，为末） 苏木三两（劈细，河水五碗，煎汁三碗，去滓存汁） 红花三两（略炒黄色，用好短水白酒五碗，煎汁三碗，去滓存汁） 黑豆三升（煮熟取汁三碗，并取豆皮晒干存用。将大黄末入醋五宫碗，搅匀，文武火熬成膏，次下豆汁、苏木汁、红花汁，渐渐加下，时时搅动，勿令生焦，候成膏取起听用）当归（酒洗，蒸，晒干）川芎（蒸，晒）香附（醋炒）熟地（晒干）玄胡（生用）苍术（米泔水浸，炒）蒲黄（微炒）赤茯苓（蒸，晒）白茯苓（蒸，晒）桃仁（去皮尖油，晒干）各一两　三棱（醋炒）牛膝（酒浸，蒸，晒干）地榆（去梢，蒸，晒干）甘草（生用）五灵脂（醋炒）羌活（蒸，晒干）陈皮（生用）广木香　赤芍（炒）山茱萸（去核，炒）人参（炒）各五钱木瓜（酒浸，晒干）青皮（生用）白术（土炒）各三钱　乳香（炙）没药（炙）各二钱　良姜（生用）四钱　乌药二钱五分（蒸，晒干）饭锅粑九两（焦黄者佳，取锅底下手掌大一块）

【用法】上药同黑豆皮俱为末，投入大黄膏内捣千余下，为丸，如龙眼大，带湿重二钱四分；如干难为丸，加酒少许，再捣，以成丸为度；晒干，如阴天以火烘干，新瓷器收贮，忌铁器。每服一丸，照症用引。临产艰难，服之易产，调和经络，诸症不生，产后恶露不尽，再服一丸，以上俱温酒送下，如不善酒，以滚水对酒加童便少许尤妙；或变生异症，或胎死腹中单所不载者，俱以童便、黄酒各半，连服二丸，立效；产后胞衣不下，及逆生难产，甚至经日不下，腹中胀满，心胸闷痛者，炒盐汤送下；临产前后，脐腹作痛，寒热往来如疟状痢疾者，温米汤送下。产后大小便不通，烦躁口苦者，浓煎薄荷汤送下；产后泻血，大枣汤送下；产后崩疾，糯米汤送下；产后赤白带下，煎阿胶、艾叶汤送下；产后咳嗽不止，五味子五粒、苏叶三片，煎酒送下。产后头疼身热、有汗为伤风，桂枝三分，姜、葱煎汤送下；产后头疼、身热、无汗为伤寒，麻黄二分，姜、葱煎汤送下；如症轻者，每丸作二服。

【主治】逆生难产，胎死腹中，产后诸疾。

【宜忌】忌铁器、生冷、面食。

立竿见影方

【来源】《胎产秘书》卷中。

【组成】黄葵花三钱　牡丹花三分　真芫黄三分寸香一分　桑牛半个　巴豆半粒（去油）蓖麻半粒（去油）

【用法】上为末，醋糊为丸，如弹子大，大黄为衣。临用研碎一丸，热酒和香油少许送下。用葱汁打糊为丸更妙。

【功用】活水瘦胎，软骨。

【主治】死胎不下，横生逆产。

济坤丹

【来源】《胎产秘书》卷下。

【别名】回生至宝丹。

【组成】川芎　当归　牛膝　蒲黄（酒拌，隔纸炒）茯苓　桃仁　熟地各一两（九蒸九晒）三棱　芍药　羌活　橘红　茰肉　灵脂各五钱　木瓜　青皮各七钱　良姜四钱　香附　延胡　苍术　益母各一两　乳香　没药（去油）各三钱　甘草　黄葵子各五钱　乌药（去皮）一两五钱　麝香三钱

【用法】上除木香、乳、没、麝另研入外，余共为细末听用；又以大黄一斤（净）为末，苏木三两，河水五碗，煎三碗，去滓存汁，乌豆三升，水六碗，煎豆汁三碗，去豆；红花三两（炒黄）入好酒四碗，煮四五沸，去花存酒；先将大黄末好醋七碗煮干，再下醋五碗煮干，又下醋三碗，入豆苏、红花酒汁共煎为糊样，取起，其镀焦亦铲起为末，入煎药和匀，同糊捣为丸，重五钱五分，阴干。每服一丸，酒送下。重者二丸。

【主治】产后十八症。难产；胎衣不下；死胎不下；眼目昏花；口干心闷；寒热如疟；咳嗽，寒热不定；败血如肝；四肢浮肿；失音不语；血邪癫狂妄语；心腹痛；百节酸疼；舌干津枯，鼻中出血，绕顶生疮；腰痛如角攻；小便短缩；喉中蝉声；胸膈气满，喘逆不食。

琥珀黑散

【来源】《女科指掌》卷四。

【组成】琥珀　朱砂　松烟墨（各另研末）人参附子（炮）百草霜各五钱　姜蚕一钱（炒）乳香一钱一分　当归三钱　黑衣（即灶突上尘）五钱

【用法】上为末。每服二钱，姜酒、童便送下。

【主治】横生、逆生及胎死、胞衣不下。

立候下胎散

【来源】《胎产心法》卷中。

【组成】皮消一钱（少壮者一钱五分） 大附子三五分（煨，去皮。体弱者用，壮者不用）

【用法】用黄酒半钟，煎一二沸，温服。立下。

【主治】临产或横逆，或血海干涸，或胎死不下，死在顷刻。

【加减】如寒天，壮者亦加附子三五分。

官桂散

【来源】《胎产心法》卷中。

【组成】官桂五钱（去皮） 丹皮 川芎 葵子各一钱五分

【用法】上为末。每服三钱，葱白煎汤调下。

【功用】下死胎。

【主治】产妇面赤舌青，子死母活者。

紫金牛膝丸

【来源】《医略六书》卷二十八。

【组成】紫金藤一两 杜牛膝三两 当归二两 肉桂五钱（去皮） 麝香三钱 蜀葵根二两

【用法】上为末，粥为丸，朱砂为衣。每服三钱，乳香汤送下。以死胎下为度。

【主治】胎死腹中，脉滞者。

【方论】杜牛膝破瘀血以下死胎，紫金藤降瘀血以逐秽，当归养血荣经脉，肉桂温经通闭结，葵根滑胎利产，麝香通窍辟秽。米粥为丸，朱砂为衣，乳香汤下，使瘀滞消化，则死胎自下不羁，而腹内重痛无不退，腹内如冰无不暖矣。

下胎散

【来源】《医略六书》卷二十九。

【组成】大黄三两 桃仁三两 肉桂一两半 甘草一两半 冬葵子三两

【用法】上为散。每服三钱，葱白汤调下。

【主治】子死胞干，脉大者。

【方论】产妇胎死腹中，胀满疼痛，致二便不通，气迫欲绝焉。大黄荡涤壅闭以逐死胎，肉桂开通产门以宣壅闭，桃仁破瘀开结以下胎，甘草和胃缓中以调气，冬葵子利窍门以滑死胎也。为散，葱白汤下，使二便通利，则瘀化气行，而死胎不致久羁腹中，何患胀满不退，气迫不顺乎？

利胎散

【来源】《医略六书》卷二十九。

【组成】大腹子一两半 冬葵子三两 赤苓一两半 赤芍药一两半 榆白皮三两 黄芩一两半 飞滑石三两 瞿麦三两 当归三两 粉草一两半

【用法】上为散。每服四钱，水煎，去滓温服。

【主治】胎死未足月，脐腹疼痛，小腹重坠，脉数涩者。

【方论】孕子三五七月，触损其胎，故脐腹疼痛，小腹重坠，乃为胎死腹中确候，不下必不得安。大腹子破滞下气以逐胎，赤芍药破瘀泻火以下胎，滑石通窍逐胎以开产户，瞿麦通闭逐胎以利湿热，冬葵子滑胎利窍，榆白皮滑窍下胎，赤苓利营渗水能清水府，甘草和胃缓中兼调气化，黄芩清里热以降下，当归养血脉以滑胎也。为散水煮，使瘀化气调则死胎不得霤留而乘药势速下，何脐腹疼痛之不痊哉？

涤胎散

【来源】《医略六书》卷二十九。

【组成】官桂一两半 丹皮一两半 川芎八钱 冬葵子三两

【用法】上为散。每服三钱，加葱白三枚，煎汤调下。

【主治】胎死腹中，疼痛不止，小腹重坠，脉紧细者。

【方论】产妇触损胎元，子遂死于腹中，故疼痛不止，小腹重坠焉。官桂温经暖血，丹皮散瘀下胎，川芎行血海以调血气，葵子滑产门以逐死胎也。为散，葱白汤下，使阳气通行，则血气调和，而冷热并化，死胎岂能久羁腹中？而乘药势速下，其腹中疼痛有不霍然者乎。

脱胎散

【来源】《医略六书》卷二十九。

【组成】蛇蜕全条（香油灯炙） 麝香一钱 葱白七枚

【用法】上为末，炼蜜为丸。每服一钱许，童便和酒煎，去滓服。

【主治】产逆胎死，脉沉者。

【方论】蛇蜕善蜕，堕胎；麝香通窍逐胎；葱白通阳气以下胎也；蜜丸以润之，且和药性以解毒；童便以降之，更散瘀血，以逐胎热；酒以行其经络。务使瘀化气行，则产门无闭塞之患，而死胎无久羁之虞，必随药势速下，何危迫之有哉。

回生丹

【来源】《医宗金鉴》卷四十八。

【别名】仙传保产回生丹（《卫生鸿宝》卷五）、人参回生丹（《饲鹤亭集方》）、妇科黑豆丸、保育回生丸（《全国中药成药处方集》武汉方）。

【组成】锦纹大黄（为末）一斤 苏木（打碎，用河水五碗，煎汁三碗，听用）三两 大黑豆（水浸，取壳，用绢袋盛壳，同豆煮熟，去豆不用，将壳晒干，其汁留用）三升 红花（炒黄色，入好酒四碗，煎三五滚，去滓，取汁听用）三两 米醋（陈者佳）九斤（将大黄末一斤入净锅，下米醋三斤，文火熬之，以长木筋不住手搅之成膏，再加醋三斤熬之，又加醋三斤，次第加毕，然后下黑豆汁三碗，再熬，次下苏木汁，次下红花汁，熬成大黄膏，取入瓦盆盛之，大黄锅粑亦铲下，入后药同磨） 人参 当归（酒洗） 川芎（酒洗） 香附（醋炒） 延胡索（酒炒） 苍术（米泔浸，炒） 蒲黄（隔纸炒） 茯苓 桃仁（去皮尖油）各一两 川牛膝（酒洗）五钱 甘草（炙） 地榆（酒洗） 川羌活 广橘红 白芍（酒炒）各五钱 木瓜 青皮（去瓤，炒）各三钱 乳香 没药各二钱 益母草三两 木香四钱 白术（米泔浸，炒）三钱 乌药（去皮）二两五钱 良姜四钱 马鞭草五钱 秋葵子三钱 熟地（酒浸，九次蒸晒，如法制就）一两 三棱（醋浸透，纸裹煨）五钱 五灵脂（醋煮化，焙干，研细）五钱 山萸肉（酒浸，蒸捣）五钱

【用法】上药并黑豆壳共晒，为末，入石臼内，下大黄膏拌匀，再下炼熟蜜一斤为丸。每丸重二钱七八分，静室阴干，须二十余日，不可日晒，不

可火烘，干后只重二钱有零。铄蜡护之，即蜡丸也。用时去蜡壳调服。

【功用】
1. 《兰台轨范》：催生。
2. 《中药成方配本》：活血化瘀。

【主治】
1. 《医宗金鉴》：产后诸疾。
2. 《饲鹤亭集方》：妇人素体虚弱，经产诸疾，污秽末净，及一切寒热疼痛，死胎不下，瘀血冲逆。

三妙膏

【来源】《仙拈集》卷三。

【组成】蓖麻仁十九粒 巴豆八粒 麝香半分

【用法】共捣如泥。摊贴脐下丹田穴。须臾即下，急急洗去。

【主治】横生逆产，胎死腹中，胞衣不下。

安胎煎

【来源】《仙拈集》卷三。

【组成】当归 益母草各五钱 川芎三钱

【用法】水煎，入陈酒、童便各一小杯，和匀服，妊娠七八个月，每日服一剂。

【功用】安胎，催生。

【主治】闪跌小产，死胎不下及产后诸症。

【加减】腹痛，加炒砂仁一钱。

芎归加黑豆汤

【来源】《医林纂要探源》卷八。

【组成】当归五钱 川芎三钱 黑小豆一合（炒焦，乘热淬水中，煎）

【用法】水七分，酒三分，同煎至七分，加童便冲服。

【主治】横生倒产，死胎不下，血上冲心，并治产后血瘀腹痛，发热头痛。

【方论】临产催生，芎归汤可矣。其有伤胎伤血，及胎死不下，则用此方，产后亦可通用。以芎、归滋血行血，而黑豆补腰肾，童便滋阴去瘀。

官桂丸

【来源】《妇科玉尺》卷三。
【组成】当归 官桂 甘草 白芍 炮姜 生地各一两 黑豆三两
【用法】上为末。酒送下。
【主治】死胎不下，指甲青，舌青，胀闷，口中作屎臭。

麦曲散

【来源】《医级》卷九。
【组成】大麦曲五升 清酒一斗
【用法】煮一炷香，去滓，将此酒分作五服，调桂心散一服，隔宿弗食，日服之。
【功用】下胎。

世秘资生丹

【来源】《宁坤秘籍》卷上。
【组成】归身（酒洗） 川芎（酒洗） 香附米（去毛，醋炒，忌铁器） 苍术（米泔水浸，炒） 玄胡（炒） 蒲黄（炒） 白茯苓（去皮） 桃仁（去皮尖） 淮熟地（酒蒸净）各一两 山茱萸（去核） 地榆（酒洗） 五灵脂（醋浸，瓦焙） 羌活 甘草（炙） 白芍（酒炒） 人参 陈皮 牛膝（去芦）各五钱 三棱（醋浸透，纸包煨）五钱 白术（土炒） 青皮 木瓜各三钱 良姜四钱 乳香（去油） 没药（去油） 木香各一钱 天台乌药一钱五分 益母草一两五钱（忌铁器） 阿胶（蛤粉炒成珠）八钱
【用法】上药各制净，为极细末，用大黄膏为丸，如弹子大。每服一丸，临用擂为细末，好酒调服，不拘时候。
大黄膏：锦纹大黄一斤（去黑皮，为极末），苏木三两（劈碎，河水五碗，熬取三碗），红花三两（炒黄色，入好酒一大壶，同煮五六碗去滓存汁），另黑豆三升，用河水熬汁三碗。先将大黄末入锅内，用米醋五碗搅匀，熬至滴水成珠，又下醋四五碗熬，如此三次，取膏，即入红花酒、苏木汤、黑豆汁搅开，大黄膏再熬成膏取出，瓦盆盛之。

【主治】子死腹中，胞衣不下，难产，产后血晕，口干心烦，寒热如疟，四肢浮肿，烦躁癫狂，失音不语，泻痢脓血，百节酸痛，小便尿血，崩中漏下，胸膈气呕逆不定，咳嗽，喉中似蟾鸣。或产后小便赤涩，大便滞迟不通。或经行腹痛，经闭。月经不调。

一丸散

【来源】《串雅补》卷二。
【组成】鸦片三分 麝香五厘 樟脑一钱
【用法】上为末，炼蜜为一丸。绢包，塞入阴户内，仰卧一二时，其胎即下。如落后，用甘草汤解之。
【功用】下胎。

加味脱花煎

【来源】《不知医必要》卷四。
【组成】当归七钱 牛膝（盐水炒） 川芎各二钱 肉桂（去皮，另炖） 红花各一钱 车前一钱五分 朴消三钱
【用法】水煎好，加入朴消，再煎三四沸服。
【功用】下死胎。
【主治】胎死腹中，非产期而觉腹中阴冷重坠，或为呕恶，或秽气上冲，舌见青黑者。

神效益母丸

【来源】《饲鹤亭集方》。
【组成】益母草十两 生地四两 阿胶三两 白术 香附 当归 白芍 川芎 荆芥 陈皮 郁金 蕲艾 地榆炭各二两 木香一两
【用法】蜜为丸。
【主治】妇人胎前产后十八般大病。一应经水不调，久不生育；胎动不安，临产艰难，胎衣不下，血晕不醒，恶露不尽，死胎不下，种种危险之症；及室女月事不调，将成骨蒸劳者。

斩烂散

【来源】《经验女科》。

【组成】肉桂一钱　白芷二钱　滑石三钱　斑蝥五个

【用法】煎服。

【主治】胎死腹中，面青口舌黑，指甲青者。

【宜忌】面不青黑，指甲如色，不可用。

参归保母汤

【来源】《顾氏医径》卷四。

【组成】人参　当归　牛膝　乳香

【功用】扶养母元，以下死胎。

【主治】临产六七日，胞衣已破，而子不见下，子死腹中者。

胜金丹

【来源】《全国中药成药处方集》（沈阳方）。

【组成】香附十六两　当归一两半　赤芍一两半　白芷一两半　川芎一两半　人参一两　延胡索一两半　远志一两半　白术一两半　桂心二两半　丹皮二两半　茯苓二两半　川牛膝二两半　熟地黄四两半　白薇四两　甘草七钱五分　藁本二两　盔沉香一两　乳香　没药　赤石脂　白石脂各一两　琥珀五钱　朱砂五钱

【用法】上为细末　炼蜜为丸，二钱重。每服一丸，白开水送下。

【功用】养血调经，开郁祛寒。

【主治】妇人经血不调，经行障碍，经血紫黑，崩中带下，子宫寒冷不受孕，死胎不下，产后血亏，经前腹痛，经后腰疼，中气不足，头晕心烦，四肢倦怠，咳嗽发热，膨闷胀满，一切血虚、气滞、经带疾患。

四十六、验　胎

验胎，是指通过服用中药，观察药后反应，判断服药者是否已经有孕。

作用。

验胎法

【来源】《医学纲目》卷三十五引《灵苑》。

【别名】探胞汤（《三因极一病证方论》卷十七）、川芎散（《卫生家宝产科备要》卷六）、探胎汤（《医方类聚》卷二二七引《仙传济阴方》）、探胎饮（《古今医统大全》卷八十五）。

【组成】真川芎

【用法】上为细末。每服一匕，浓煎艾汤调下。腹内渐动，是有胎也。

《普济方》：如药后胎不转动，腰重如石，可用酒调下。

【功用】验胎。

【主治】妇人经脉不行已经三月。

【方论】《串雅内编选注》：川芎常用于月经困难、经闭腹痛、难产、胞衣不下等症，具有活血行气的功能。故凡妊娠之可使胎动，再佐以具有安胎作用的艾叶煎汤，即可达到验胎，而又安胎的

艾醋汤

【来源】《古今医鉴》卷十二。

【组成】好醋　艾

【用法】好醋炒艾。服半盏后，腹中翻，大痛，是有孕；不为痛，定无。

【功用】验胎。

【主治】过月或月数未足，难明是否有孕者。

探胎散

【来源】《证治准绳·女科》卷四。

【组成】皂角（去皮）　甘草（炙）各一钱　黄连半钱

【用法】上为细末，作一服。温酒调服。

【功用】妇人胎气有无疑惑之间，以此探之，有胎即吐，无则不吐。

四十七、宫外孕

宫外孕，又称异位妊娠，是指受精卵种植在子宫腔以外部位的妊娠，包括输卵管妊娠、卵巢妊娠、宫腔以外的子宫有关部位妊娠、腹腔妊娠、阔韧带妊娠、腹腔外妊娠、子宫切除术后的异位妊娠。90%以上病人主诉腹痛，其程度和性质与内出血量及出血速度有关。当未发生流产或破裂前表现为下腹一侧隐痛或酸胀痛。当发生破裂时，病人突然感觉到下腹一侧撕裂样痛，呈持续性或间歇性，常伴恶心、呕吐。当血液局限于病变区时，主要表现为下腹部疼痛，当血液积聚在直肠子宫陷凹处时，可有肛门坠胀。当腹腔大量积血时，出现全腹疼痛，血液刺激膈肌可引起肩胛部放射性疼痛。腹痛可先于阴道流血或与阴道出血同时出现，亦可发生在阴道流血之后。由于腹腔内急性出血和剧烈疼痛，病人可出现晕厥、休克。

桂枝茯苓丸

【来源】《金匮要略》卷下。

【组成】桂枝 茯苓 牡丹（去心） 桃仁（去皮尖，熬） 芍药各等分

【用法】上为末，炼蜜为丸，如兔屎大。每日一丸，食前服。不知，加至三丸。

【功用】

1.《医宗金鉴》：下其癥。

2.《金匮要略方义》：化瘀生新，调和气血。

【主治】妇人宿有癥病，经断未及三月，而得漏下不止，胎动在脐上者，为癥痼害。

【验案】宫外孕 《山东医刊》（1966，3：15）：宓某某，女，25岁。结婚八年未生育，四年前流产一次。这次月经两个月未来，前两天小腹突然疼痛剧烈，下坠，阴道点滴下血，血色紫黑，面黄瘦，语音低微，精神不振，急性病容，少腹疼痛拒按，舌苔白，脉沉滑。西医妇科检查：宫体增大如鸡卵，后穹隆饱满、触痛，似囊样感，宫体后与右侧附件有拳头大包块，压痛明显。西医诊断：子宫外孕。中医诊断：癥积瘀血。病人拒绝手术，故以中药桂枝茯苓丸，服三次后，第二天腹疼减轻，阴道下血成淡红色血水，其量增多，饮食增加，精神好转；又继续服至三天时，流出一块扁圆形血块，淡红色，似烂肉状，并继续下黑紫色血，其量减少，腹痛消失，但仍有压痛，脉搏沉缓；又续服三天，下血停止，腹部压痛消失。后穹隆稍有饱满，无压痛，中位子宫，附件双（－）。又继续服药两天后，所下血色变为鲜红，量多；改服加减胶艾汤两剂，下血停止，一切症状消除。继续观察一月，病人身体健康，月经来潮一次，持续四天。

桃仁承气饮子

【来源】《赤水玄珠全集》卷十八。

【别名】桃仁承气汤（《寿世保元》卷二）。

【组成】桃仁 桂枝 芒消 大黄 芍药 柴胡 青皮 当归 甘草 枳实

【用法】以水二钟，加生姜三片煎，临服入苏木煎汁三匙服。

【功用】《江西中医药》：疏肝行气，通瘀生新。

【主治】蓄血证。热邪传里，热蓄膀胱，其人如狂，小水自利，大便黑，小腹满痛，身目黄，谵语，烦渴，脉沉有力。

【验案】宫外孕 《江西中医药》（1984，3：9）：陈某，女，40岁。1976年10月5日初诊。主诉：停经50余天，阴道不规则流血二十余天。现病史：左下腹阵发性胀痛拒按，有欲便坠胀感，行走弯腰不便，阴道流血淋漓不尽，时有小血块，遂入院治疗。妇科检查：子宫位置大小触及不满意，后穹隆较饱满，宫颈抬举明显疼痛，阴道内有少量血性分泌物，左下腹可摸到似鸡蛋大的包块，穹隆穿刺可见不凝固的血性液体，确诊为宫外孕。血压104/68mmHg，面色萎黄，形体消瘦，精神倦怠，痛苦呻吟不已，伴有胸闷，食纳欠佳，不发热，二便如常，舌黯淡，苔薄白，脉弦细滑。辨证为气机阻滞，血瘀少腹。法以疏肝行气，通下祛瘀。处方：桃仁6克，大黄6克（后下），芒消6克（冲），甘草5克，桂枝5克，青皮10克，枳

实 10 克，当归 12 克，白芍 10 克，苏木 10 克，柴胡 5 克。上方服三剂，大便转泄，腹痛见减，阴道流血增多，伴有黑色瘀块，腹部包块缩小。效不更方，继进三剂，腹痛流血均止，少腹包块明显缩小，精神转佳，纳谷始觉有味。仍守上方，去芒消，大黄减量，继服七剂，腹部柔软，包块消失。继以八珍汤加益母草调理而安。

生化汤

【来源】《景岳全书》卷六十一引钱氏方。

【组成】当归五钱　川芎二钱　甘草（炙）五分　焦姜三分　桃仁十粒（去皮尖双仁）　熟地三钱（一方无熟地）

【用法】上锉。水二钟，加大枣二枚，煎八分，温服。

【功用】《回生集》：逐瘀生新。

【主治】妇人胎前产后皆宜此药；胎衣不下，或血冷气闭，血枯气弱者。

【验案】宫外孕　《新中医》（1984，11：33）：基于宫外孕的病机属于少腹瘀实又兼虚证，治疗虽当活血化瘀，但又不可攻逐太过的特点，因此选用祛瘀生新的生化汤加减（当归、川芎、桃仁、桂枝、云茯苓、赤芍、丹皮）为主，治疗 21 例宫外孕，另有 10 例休克型和 2 例不稳定型宫外孕即行手术治疗。结果，生化汤加减治疗的 21 例宫外孕，全部治愈，住院天数最短 7 天，最长 75 天，平均 48 天。

活络效灵丹

【来源】《医学衷中参西录》上册。

【组成】当归五钱　丹参五钱　生明乳香五钱　生明没药五钱

【用法】水煎服。若作散，一剂分作四次服，温酒送下。

【功用】《方剂学》：活血祛瘀，通络止痛。

【主治】气血凝滞，疼痹癥瘕，心腹疼痛，腿疼臂疼，内外疮疡，脏腑积聚，经络湮瘀。现常用于冠心病、宫外孕、脑血栓形成、急性阑尾炎、坐骨神经痛、脑震荡后遗症等有血瘀气滞者。

【加减】腿疼，加牛膝；臂疼，加连翘；妇女瘀血腹疼，加生桃仁（带皮尖，作散服炒用）、生五灵脂；疮红肿属阳者，加金银花、知母、连翘；疮白硬属阴者，加肉桂、鹿角胶；疮破后生肌不速者，加生黄耆、知母、甘草；脏腑内痛，加三七（研细冲服）、牛蒡子。

【验案】宫外孕　《黑龙江中医药》（1986，3：24）：赵某某，女，24 岁。病人停经二个月，一周来阴道不规律出血，伴下腹疼痛，妇科检查为宫外孕而收住院。查：阴道出血量多，挟有血块，下腹痛甚拒按，脉弦滑。治以活血化瘀，用活络效灵丹加味：当归 20 克，丹参 20 克，乳香 15 克，没药 15 克，杜仲炭 10 克，蒲黄炭 15 克，五灵脂 15 克，水煎服。三剂后血止，腹痛大减。九剂后腹痛消失，能下床活动。出院后随访情况良好。

宫外孕 I 号方

【来源】《中医妇科学》。

【组成】赤芍　丹参各 15 克　桃仁 9 克

【功用】活血祛瘀。

【主治】宫外孕已破损型。突发下腹剧痛，拒按，面色苍白，四肢厥逆，冷汗淋漓，恶心呕吐，血压下降或不稳定，有时烦躁不安或表情淡漠，脉微欲绝或细数无力。

宫外孕 II 号方

【来源】《中医妇科学》。

【组成】赤芍　丹参各 15 克　桃仁 9 克　三棱 3 ~ 6 克　莪术 3 ~ 6 克

【功用】活血化瘀，消癥消胚。

【主治】宫外孕未破损型及包块型。

宫外孕汤

【来源】《山东中医杂志》（1992，2：35）。

【组成】桃仁 9 ~ 15g　丹皮　赤芍　川楝子各 12g　大黄 9 ~ 15g　穿山甲 9 ~ 12g　丹参 15 ~ 30g

【用法】水煎服，每日 1 剂，早晚分服。

【主治】宫外孕。

【加减】阴道持续流血不止者，加益母草 30g。

【验案】宫外孕　《山东中医杂志》（1992，2：35）

治疗宫外孕 34 例，26 ~ 30 岁 6 例，31 ~ 40 岁 26 例，41 岁以上 2 例，发病部位都在输卵管。疗效标准：症状、体征全部消失，B 超囊肿（或血肿）完全吸收，月经复潮者为治愈。结果均治愈，疗程 8 ~ 68 天。

四十八、先兆流产

先兆流产，是指妊娠 28 周前，出现少量阴道流血和（或）下腹疼痛，宫口未开，胎膜未破，妊娠物尚未排出，子宫大小与停经周数相符者。主要是因为孕妇体质虚弱，或劳累、外伤（包括不当的阴道内诊、性交）所致，相当于中医学的"胎漏"。先兆流产可能导致流产，也有可能经过适当治疗后继续妊娠。

安胎合剂

【来源】《湖北中医杂志》（1986，2：25）。

【组成】党参 15g　白术 10g　淮山药 15g　制首乌 15g　炒杜仲 10g　菟丝子 12g　桑寄生 15g　续断 10g

【用法】每日 1 剂，水煎服。

【主治】先兆流产。

【用法】血热者，加黄芩 10g，陈苎麻根 15g；阴道出血者，加阿胶 10g，藕节 20g。

【验案】先兆流产　《湖北中医杂志》（1986，2：25）：治疗先兆流产 131 例，年龄 20 ~ 31 岁，流产发生在妊娠 2 个月以内者 65 例，2 ~ 3 个月流产者 52 例，3 ~ 5 个月流产者 14 例。结果：腹胀腹痛消失，阴道流血停止，腰酸腰痛消失，尿妊娠试验阳性，胚胎仍存活者为有效，共 124 例；无效 7 例；总有效率为 94.6%。

益肾固胎汤

【来源】《江西中医药》（1990，5：20）。

【组成】菟丝子　杜仲　续断　桑寄生　党参　白术　黄芩　阿胶　何首乌　陈皮

【用法】水煎服。

【主治】先兆流产。

【用法】下血鲜红者，加旱莲草、生地炭；色黑有块者，加炒荆芥、艾叶炭；出血量大或反复下血者，加红参；腹痛明显者，加白芍；腰痛甚者，重用杜仲、续断。

【验案】先兆流产　《江西中医药》（1990，5：20）：治疗先兆流产 30 例，年龄 23 ~ 31 岁。病程 34 ~ 52 天。结果：痊愈（下血停止，腰痛等症状消失者）27 例，占 90%；好转（血量减少，症状减轻）2 例，占 6.7%；无效（下血不止或血量增多，症状如故者）1 例，占 3.3%。

安胎止血汤

【来源】《云南中医杂志》（1993，1：43）。

【组成】熟地　白芍　党参　淮山药　菟丝子　桑寄生　杜仲各 15g　归身　山萸肉　阿胶（烊冲）各 10g　旱莲草　苎麻根各 30g　生甘草 6g

【用法】每日 1 剂，水煎服。

【主治】先兆流产。

【用法】阴道出血量多，有热者，加黄芩炭 10g，贯众炭 12g，莲房炭 6g；恶心呕吐，加苏梗 10g，砂仁 3g，陈皮 6g；神疲气少，小腹下坠者，加黄芪 15g，炒白术 10g，升麻 10g；心悸寐差者，加酸枣仁、合欢皮各 10g，青龙齿 15g；便秘者，加苁蓉、杏仁泥各 10g，桑麻丸 10g。

【验案】先兆流产　《云南中医杂志》（1993，1：43）：治疗先兆流产 50 例，年龄 21 ~ 35 岁 48 例，35 岁以上 2 例。流产 1 胎 21 例，流产 2 胎 18 例，流产 3 胎以上 5 例。结果：痊愈 32 例，好转 16 例，无效 2 例。

益肾安胎饮

【来源】《广西中医药》（1993，6：19）。

【组成】川断 15g　党参 15g　菟丝子 20g　山药 15g　女贞子 15g　白术 10g　白芍 12g　甘草 6g　阿胶（烊化）10g

【用法】每日 1 剂，水煎，早晚分服，7 剂为 1 疗程。症状消失后继续服药 1~3 个疗程巩固。

【主治】先兆流产。

【验案】先兆流产 《广西中医药》（1993，6：19）：治疗先兆流产 97 例，年龄 27~36 岁，流产 1 次 30 例，2 次 18 例，3 次和 4 次各 1 例，习惯性流产 3 例，无流产史 39 例。结果：有效（用药后阴道流血停止，症状消失或减轻，尿妊娠试验阳性，B 超检查为活胎）90 例，占 92.8%；无效 7 例，占 7.2%。

孕康口服液

【来源】《新药转正标准》。

【组成】山药　续断　黄芪　当归　狗脊（去毛）菟丝子　桑寄生　杜仲（炒）　补骨脂　党参　茯苓　白术（焦）　阿胶　地黄　山茱萸　枸杞子　乌梅　白芍　砂仁　益智　苎麻根　黄芩　艾叶

【用法】制成口服液。早、中、晚空腹口服，1 次 20ml，每日 3 次。

【功用】健脾固肾，养心安胎。

【主治】肾虚型和气虚型先兆流产和习惯性流产。

【宜忌】服药期间，忌食辛辣刺激性食物；避免剧烈运动以及重体力劳动；凡难免流产、异位妊娠、葡萄胎等非本品适用范围。

四十九、习惯性流产

习惯性流产，是指自然流产连续发生 3 次以上者，临床表现与一般流产相同，亦可经历先兆流产、难免流产、不全或完全流产几个阶段。早期仅可表现为阴道少许出血，或有轻微下腹隐疼，出血时间可持续数天或数周，血量较少。一旦阴道出血增多，腹疼加重，检查宫颈口已有扩张，甚至可见胎囊堵塞颈口时，流产已不可避免。如妊娠物全部排出，称为完全流产；仅部分妊娠物排出，尚有部分残留在子宫腔内时，称为不全流产，需立即清宫处理。

根据习惯性流产发生的时间可将流产分为早期习惯性流产及晚期流产。早期习惯性流产系指流产发生在妊娠 12 周以前，一般多与遗传因素、母内分泌失调及免疫学因素等有关；晚期习惯性流产多指流产发生在妊娠 12 周以后，多与子宫畸形、宫颈发育不良、血型不合及母患疾病等因素有关。本病相当于中医滑胎。

毓麟膏

【来源】《惠直堂方》卷四。

【组成】人参一两　桑寄生一两　蚕沙一两五钱　生地　杜仲　续断　阿胶各一两　地榆五钱　当归二两　熟地二两　砂仁一两

【用法】上药用麻油一斤半，按季浸，桑柴熬药枯去滓，下飞过红丹十二两，黄占二两成膏，离火，下紫石英（火煅，醋淬）七钱，赤石脂（煅）七钱，龙骨（煅）三钱，为末，入膏内搅匀，收贮。摊贴，如惯于三月堕者，先一个月预贴腰眼，七日一换，保过三月之期，以后半月一换，至十月满而止，万无一失；遗精淋带经闭，贴肾俞穴、下丹田；其余俱贴患处。

【功用】能保胎十月无虞。

【主治】妇人久惯小产；肾虚腰痛，遗精白浊；女人淋带，血枯经闭；诸疮久烂。

培育汤

【来源】《中医杂志》（1988，1：44）。

【组成】桑寄生 12g　菟丝子 12g　川断 10g　炒杜仲 10g　太子参 10g　山药 15g　山萸肉 10g　石莲肉 10g　芡实 12g　升麻 6g　大熟地 10g　苎麻根 10g　椿根皮 10g

【用法】水煎服。

【主治】先兆流产，习惯性流产。

【验案】先兆流产，习惯性流产 《中医杂志》（1988，1：44）：治疗先兆流产，习惯性流产 76 例。结果：痊愈 60 例，占 79%。

益气固胎汤

【来源】《实用中西医结合杂志》（1990，5：281）。

【组成】白术15g　党参39g　炙黄芪15g　茯苓6g　炒杜仲15g　淮山药15g　桑寄生12g　柏子仁15g　大红枣6g

【用法】每日1剂，水煎服，以12～36剂为1疗程。

【主治】习惯性流产。

【验案】习惯性流产　《实用中西医结合杂志》（1990，5：281）：治疗习惯性流产30例，年龄21～32岁初婚妇女，妊娠试验阳性；3次流产15例，4～5次流产7例，多次流产8例，均在孕妊4～10周内发生。结果：28例足月分娩，2例分别提前4或5天分娩。

安胎防漏汤

【来源】《首批国家级名老中医效验秘方精选》。

【组成】菟丝子20克　覆盆子10克　川杜仲10克　杭白芍6克　熟地黄15克　潞党参15克　炒白术10克　棉花根10克　炙甘草6克

【用法】未孕之前，预先水煎服此方3～6个月；已孕之后，可以此方随证加减。

【功用】温养气血，补肾固胎。

【主治】习惯性流产。

【加减】如腰脊及小腹胀坠疼痛，加桑寄生12克，川续断10克，砂仁壳3克，紫苏梗5克；阴道出血，量少色红，脉细数者，加荷叶蒂12克，苎麻根15克，黄芩10克，阿胶10克；如出血多色红，宜减去当归之辛温，再加鸡血藤20克，旱莲草20克，大叶紫珠10克；出血日久，淋漓暗淡，腹部不痛者，加桑螵蛸10克，鹿角霜20克，花生衣30克，党参加至30克；

【验案】刘某，36岁。以往曾孕5次，均流产。此次孕第6次，妊娠试验阳性，脉见微滑，两尺沉弱，舌淡，苔白。自述腰酸腿软，无阴道出血。因怕再度流产，精神极度紧张，据辨证确定为肾气虚损，遂投以上方。连服至孕3个月，后足月须产一女婴。婴孩无畸形，唯头发稀少，色黄。

固胎汤

【来源】《首批国家级名老中医效验秘方精选·续集》。

【组成】当归　黄芩　白术　杜仲　枸杞果　补骨脂各15克　续断　紫石英　党参各20　黄芪30克　怀山药35克

【用法】每日一剂，早晚水煎服。本方以怀孕之月份起，每月服6剂，连服至妊娠7个月。

【主治】习惯性流产。

【加减】胎漏下血者，加艾炭10克，血余炭10克，阿胶（烊化分冲服）35克，生地炭30克；气虚小腹重坠者，加黄芪35克，升麻10克，柴胡7.5克；血虚腹痛者，加当归20克，黄芪35克，白术25克；肾阳虚腰冷痛者，加杜仲、续断、杞果、补骨脂、菟丝子、紫石英，枸杞子加量20～25克；白带增多者，加入芡实米30克，海螵蛸20克；恶阻者，加陈皮10克，竹茹10克。

【验案】本方治疗29例，足月正常分娩26例，中断治疗3例，治愈率89.65%。

育肾健脾安胎汤

【来源】《首批国家级名老中医效验秘方精选·续集》。

【组成】菟丝子12克　炒杜仲12克　炒川断12克　桑寄生12克　炒党参12克　炒白术10克　云茯苓12克　大生地10克　苏梗10克　苎麻根10克

【用法】每日一剂，水煎二次，分服。

【功用】补肾健脾安胎。

【主治】习惯性流产。

【方论】本方是由《医学衷中参西录》寿胎丸合四君子汤发展而来。方中菟丝子为君，补肾益精固胎，川断为补肾安胎之要药，配杜仲乃宗千金保孕丸法，则相得益彰；桑寄生除补肾外，兼有养血安胎的功效；党参、白术、茯苓，四君子汤以补后天，助气血生化之源，脾气旺盛，肾精充足，冲任脉盛，则胎元自固；生地滋阴养血，又能渗泄胎热；苏梗顺气和中安胎。全方功专补肾健脾，温而不燥，滋而不腻，气血和畅，而能寿胎保产。

【验案】范某，女，38岁。1993年1月3日初诊。结婚8年，曾流产5次，每次均孕2月许而坠。平素腰酸较甚，便溏纳差，神疲乏力，面色少华。染色体检查正常。病人脾肾较虚，胎前应培补脾肾。拟孕Ⅰ、孕Ⅱ方调治3月，腰酸略减，大便转实。1993年5月基础体温呈典型双相，经水逾期未行，尿妊娠试验阳性，微泛恶，腰酸腹胀，脉弦滑数，显然脾肾不足，胎元欠固，拟益肾脾安胎汤加减，治疗至孕4月许，诸症均除。于1994年2月顺产1女婴。

保胎秘方

【来源】《首批国家级名老中医效验秘方精选·续集》。

【组成】人参（分煎）10克　白术（糯米蒸）15克　桑寄生15克　茯苓15克　菟丝子15克　川断（炒）15克　杜仲（炒）15克　阿胶（烊化）15克　艾叶3克　黄芩10克

【用法】先将白术与糯米加水拌蒸20分钟，去糯米凉干，加红枣10枚水煎服，日一剂。预防流产：可于怀孕后在易流产月份前1个月开始服本方，每日一剂，连服2～3个月。亦可将本方加五倍量，枣泥为丸，每丸重9克，一日三次。

【主治】习惯性流产。

【加减】血热加生地，气虚加黄芪、升麻，消化不良加砂仁。

【验案】本方壮肾固胎，治疗习惯性流产有奇效。除难免流产外，服药后两小时可止血，腰酸腰痛缓解。在临床应用本方逾34载，治愈习惯性流产三百余人次。均母子康健，足月正产。

保胎灵

【来源】《部颁标准》。

【组成】熟地黄250g　牡蛎（煅）250g　五味子200g　阿胶100g　槲寄生200g　巴戟天（去心）150g　白术（炒）200g　山药200g　白芍250g　龙骨（煅）250g　续断200g　枸杞子200g　杜仲（炭）200g　菟丝子（饼）200g

【用法】制成糖衣片，密封。口服，每次5片，1日3次。

【功用】补肾固冲，安胎。

【主治】先兆流产，习惯性流产及因流产引起的不孕症。

第五章

产 后 病

一、产后血崩

产后血崩，亦称"崩中"，是指产妇分娩后，突然阴道大量出血者。《妇人大全良方》："产卧伤耗经脉，未得平复而劳役损动，致血暴崩，淋沥不止；或因酸咸不节，伤蠹荣卫，气血衰弱，亦变崩中。"《女科经纶》指出："血崩不是轻病，况产后有此，是谓重伤。"

本病成因，多由产妇素体虚弱，或因产程过长，疲劳过度，损伤元气，气虚冲任不固，血失统摄；或产时血室正开，寒邪乘虚而入，余血浊液为寒邪凝滞，瘀阻冲任，新血不得归经；或产时助产不当，或产力过强，产程进展过快，或胎儿过大，以致产道损伤，脉络破损，遂使流血不止；或是产后不知慎于房帏。《家传女科经验摘奇》认为："产后血大来，审血色之红紫，视形气之虚实。如血多紫色有块，乃当取之，败血也，止涩反作痛，不可论崩。如鲜血红大来，乃是惊伤心不能主，怒伤肝不能藏，劳伤脾不能统血归经耳，当以崩治。"治宜止血益气，回阳救逆。

本病基本相当于西医学的产后出血，它与产后宫缩乏力、软产道损伤、胎盘胎膜部分残留、凝血功能障碍有关，若救治不及时，可引起虚脱，甚至危及产妇的生命，故为产后危急重症之一。如系胎盘、胎膜部分残留宫内，或软产道损伤所引起的产后阴道大量出血时，应及时手术止血。

桂心散

【来源】方出《备急千金要方》卷三，名见《普济方》卷三五二。

【组成】桂心 蛴螬各二两 栝楼根 牡丹各三两 豉一升

【用法】上锉。以水八升，煮取三升，去滓，分三服。

【主治】产后漏血不止。

【方论】《千金方衍义》：此仿佛《金匮要略》土瓜根散之制。彼用土瓜根，此用栝楼根；彼用蟅虫，此用蛴螬；彼用芍药，此用牡丹；彼用桂枝，此用桂心，香豉者，专散秽恶之气也。

菖蒲酒

【来源】方出《备急千金要方》卷三，名见《太平圣惠方》卷七十九。

【组成】干菖蒲三两。

【用法】以清酒五升，渍煮，取三升，分二次服。

【主治】产后崩中，下血不止。

大黄苦酒

【来源】《千金翼方》卷六。

【组成】大黄八铢（切）

【用法】以苦酒二升合煮，取一升，适寒温服之。即血下，甚良。

【主治】产后子血不尽。

甘草芍药汤

【来源】《千金翼方》卷八。

【组成】甘草（炙） 芍药 当归 人参 白术各一两 橘皮一把 大黄半两

【用法】上锉。以水四升，煮取二升，分再服，相去一炊顷。

【主治】妇人产后崩中去血，逆气荡心胸，生疮，烦热。

草乌头丸

【来源】《千金翼方》卷十五。

【组成】乌头十五分（炮，去皮） 大黄 干姜 厚朴（炙） 吴茱萸 芍药 前胡 川芎 当归 细辛 桂心各五分 蜀椒三分（去目闭口者，汗） 白薇半两 黄芩 白术 人参 紫菀 甘草（炙）各一两

【用法】上为末，炼蜜为丸，如梧桐子大。每服十丸，酒送下，每日三次。渐渐加之。

【功用】破积聚。

【主治】积结冷聚，阳道弱，大便有血，妇人产后出血不止。

续命汤

【来源】《经效产宝》卷中。

【组成】白蜜一匙头 生姜一片

【用法】同煎，候蜜色赤，投童子小便一升，去

姜，更煎两沸，顿服之。

【主治】产后骤血不止。

白芍药散

【来源】《太平圣惠方》卷七十九。

【组成】白芍药一两 牡蛎一两（烧为粉） 熟干地黄一两 桂心一两 干姜一两（炮裂，锉） 鹿角胶一两（捣碎，炒令黄燥） 乌贼鱼骨一两 黄耆一两（锉） 龙骨一两

【用法】上为细散。每服一钱，食前以温酒调下。

【主治】产后崩中，下血不止，淋沥不绝，黄瘦虚损。

地黄酒

【来源】《太平圣惠方》卷七十九。

【组成】生地黄汁半小盏 益母草汁半小盏

【用法】加酒一小盏相和，煎三五沸，分为三服，频频服之。

【主治】产后崩中，下血不止，心神烦乱。

赤龙皮散

【来源】《太平圣惠方》卷七十九。

【组成】赤鲤鱼皮一两 乱发一两 棕榈皮一两（锉）

【用法】上药同于铫子内，用麻秸火匀炒，令烟尽候冷，入麝香半分，都研匀细。每食前服一钱，以醋一合，水二合，煎一二沸，调下。

【主治】产后崩中，有恶物或渴者。

龟甲散

【来源】《太平圣惠方》卷七十九。

【组成】龟甲二两（醋浸，炙令微黄） 黑桑耳二两 鹿茸一两（去毛，涂酥，炙令黄） 禹余粮一两（烧，醋淬三遍） 当归一两（锉，微炒） 柏子仁一两 吴茱萸半两（汤浸七遍，炒令微黄） 川芎一两 白石脂一两

【用法】上为细散。每服一钱，食前以温酒调下。

【主治】产后崩中，下血过多不止。

阿胶丸

【来源】《太平圣惠方》卷七十九。

【组成】阿胶一两半（捣碎，炒令黄燥） 鳖甲一两（涂醋炙微黄，去裙襕） 续断一两 龙骨二两 川芎一两 赤石脂一两半 甘草一两（炙微赤，锉） 当归一两（锉，微炒） 鹿茸二两（去毛，涂酥炙微黄） 乌贼鱼骨二两 丹参一两 龟甲二两（涂醋炙微黄）

【用法】上为散，炼蜜为丸，如梧桐子大。每服三十丸，食前温酒送下。

【主治】产后崩中，下血不止，虚羸无力。

【方论】《济阴纲目》汪淇笺释：一派固血，不用补气，尤妙在鹿茸，谓其能引血上升也。

阿胶散

【来源】《太平圣惠方》卷七十九。

【组成】阿胶一两（捣碎，炒令黄燥） 当归一两（锉，微炒） 续断一两 地榆一两（锉） 熟干地黄一两 牛膝一两（去苗） 红花子一两

【用法】上为散。每服三钱，以伏龙肝一两，浸取水一中盏，煎至六分，去滓食前温服。

【主治】产后崩中，下血不止，结作血片，如鸡肝色，碎烂者。

侧柏丸

【来源】《太平圣惠方》卷七十九。

【组成】侧柏一两（炙微黄） 白芍药一两 黄耆一两（锉） 熟干地黄一两 续断一分 代赭一两半 牛角䚡灰一两 当归一两（锉，微炒） 龟甲二两（涂醋，炙令微黄） 桑耳一两 禹余粮一两（烧，醋淬七遍） 艾叶一两（微炒）

【用法】上为末，炼蜜为丸，如小豆大。每服三十丸，空心以黄耆汤送下。

【主治】产后崩中，久下血不止，或赤或黑，脐下疼痛。

香墨散

【来源】《太平圣惠方》卷七十九。

【组成】香墨半两 露蜂房半两（微炒） 龙骨半两

【用法】上为细散。每服二钱，食前用水煎干地黄汤调下。

【主治】产后崩中，下血不止。

熟地黄散

【来源】方出《太平圣惠方》卷七十九，名见《普济方》卷三五二。

【组成】赤石脂一两 当归半两（锉，微炒） 牡蛎半两（烧为粉） 鹿茸半两（去毛，涂酥，炙令微黄） 熟干地黄一两

【用法】上为细散。每服二钱，食前以粥饮下。

【主治】产后崩中，下血不止，淋沥不绝，黄瘦虚损。

熟干地黄散

【来源】《太平圣惠方》卷七十九。

【别名】干熟地黄散（《济阴纲目》卷十一）。

【组成】熟干地黄一两 伏龙肝一两 黄耆一两（锉） 赤石脂一两 阿胶半两（捣碎，炒令黄燥） 甘草半两（炙微赤，锉） 白术半两 当归三分（锉，微炒） 人参半两（去芦头） 川芎半两 艾叶半两（微炒）

【用法】上为散。每服三钱，以水一中盏，加生姜半分，煎至六分，去滓温服，不拘时候。

【主治】产后崩中。头目旋晕，神志昏迷，四肢烦乱，不知人事。

瑞莲散

【来源】《袖珍方》卷四引《太平圣惠方》。

【组成】瑞莲一百枚（烧存性） 棕榈（烧存性） 当归 官桂各一两 槟榔二枚 鲤鱼鳞（烧） 川芎七钱半

【用法】上为细末。每服三钱，煨生姜酒调服，如未止，更进一服；或非时血崩者，但进三服，即止。

【主治】产后恶血崩漏，状如泉水；及非时血崩者。

桂丸

【来源】《苏沈良方》卷四。

【组成】硇砂（研） 肉桂 甘遂 巴豆（去心皮，匀去油） 丁香 木香 芫花（醋炒焦）各等分

【用法】上为末，面糊为丸，如小绿豆大。每服二三丸，温水送下。

【功用】养血，去积滞。

【主治】

1. 《苏沈良方》：产后痢。

2. 《鸡峰普济方》：年久冷积，诸药不效者。

3. 《普济方》：产后崩中漏下。

地榆饮

【来源】《圣济总录》卷一六一。

【组成】地榆一两 当归（切，焙） 艾叶 人参各二两 生干地黄（焙）三两 桂（去粗皮）一两

【用法】上为粗末。每服三钱匕，以水一盏，加生姜三片，同煎至七分，去滓，空心温服。

【主治】产后恶露下多，心烦气短，食少多倦。

芍药丸

【来源】《圣济总录》卷一六一。

【组成】芍药 阿胶（炙令燥）各一两半 乌贼鱼骨（去皮甲）一两 当归（切，焙）三分

【用法】上为末，炼蜜为丸，如梧桐子大。每服三十丸，空心葱汤送下，一日三次。

【主治】产后血下不止。

桑耳饮

【来源】《圣济总录》卷一六一。

【组成】桑耳（微炙） 芍药 地榆 茜根 牛角䚡（烧灰） 阿胶（炙令燥）各一两 艾叶 鸡苏各三分 白龙骨二两

【用法】上为粗末。每服二钱匕，水一盏，煎至七分，去滓，温服，早晨、日午、夜卧各一次。

【主治】产后下血不止。

干地黄汤

【来源】《圣济总录》卷一六三。

【组成】生干地黄（焙）三分 芍药 芎䓖各一两 桔梗（炒）三分 丹参一两 当归（切，微炒）三分 干姜（炮裂）半两 白茯苓（去黑皮）一两半 知母（焙）半两 人参一两 葛根（锉碎）三分 甘草（炙）半两

【用法】上为粗散。每服三钱匕，水一盏，煎至七分，去滓温服，不拘时候。

【主治】产后下血过多，虚热烦渴。

乌金散

【来源】《产乳备要》。

【组成】棕榈皮 乌梅 干姜（烧灰存性）各等分

【用法】上为末。每服二大钱，煎乌梅汤调下，温服，不拘时候。

【主治】

1. 《产乳备要》：产后或小产血崩漏下。

2. 《太平惠民和济局方》（宝庆新增方）：妇人冲任之脉宿挟疾病，经水不时，暴下不止，月内再作，或月前月后，或淋沥不断，以致久无子息，或数堕胎；子脏积冷，崩漏带下，脐下冷痛，小腹急重，及头目昏眩，心忪短气。

当归续断丸

【来源】《产宝诸方》。

【组成】当归（去芦） 川芎 续断 干姜（炮） 阿胶（炒焦，碎） 甘草（炙）各四两 白术 吴茱萸（汤洗七遍） 附子（炮裂去皮） 白芷各三两 桂心（不见火） 白芍药各二两 熟干地黄十两

【用法】上为末，炼蜜为丸，如梧桐子大。每服三十丸，空心淡醋汤送下。

【主治】产后虚乏少气，腹痛引腰背，多血不止，昼夜不得眠，崩中漏下，唇口干，面无色。

芎䓖当归加芍药汤

【来源】《三因极一病证方论》卷十七。

【别名】芎䕅汤加芍药方（《妇人大全良方》卷二十二）、芎归加芍药汤（《医学纲目》卷三十五）、芎归汤（《万氏家抄方》卷一）、芎䕅汤（《校注妇人良方》卷二十二）、芎䕅加芍药汤（《中国医学大辞典》）。

【组成】川芎　当归　芍药各等分

【用法】《妇人大全良方》：上锉，每服四钱，水一盏半，煮取七分，出滓热服，不拘时候。

【主治】

1．《三因极一病证方论》：产后忧惊恚怒，脏气不平，或服断血药早，致恶血不消，郁满作坚，而成崩中。

2．《医学纲目》：产后血崩眩晕。

通宣丸

【来源】《卫生家宝产科备要》卷七。

【组成】巴豆十五粒（去心膜）

【用法】上以生绢袋盛，于酽灰汁中煮十沸，取出用纸厚裹，压于重物下出油，研成霜，却取黑散（即原书琥珀黑神散）三钱匕，以无灰酒调成稀膏，入瓷器中，于锅内重汤煮令稠，入巴豆霜和合可丸，如绿豆大。每服五丸，熟水送下。

先服琥珀黑神散，次服本方。

【主治】产后崩中，状似鸡肝，寒热闭闷；或产后四肢浮肿及寒热；子烂腹中不下。

六合散

【来源】《是斋百一选方》卷十八。

【组成】当归　白芍药　地黄各一两　甘草二两　人参　白术各一两

【用法】上锉。每服三钱，水一盏，煎八分服。先进固经丸，次服此药。

【主治】妇人产后下血。

推陈散

【来源】《魏氏家藏方》卷十。

【组成】四物汤加延胡索　没药　香白芷各等分

【用法】上为细末。每服二钱，淡醋汤或童便调下。

【主治】产后或失血后，惊滞气种种，节滞败血，一疼内恶物下；及败血作病，或胀或痛，胸膈胀闷，发寒发热，四肢疼痛。

百草霜散

【来源】《类编朱氏集验方》卷十。

【组成】细面（微炒）　百草霜

【用法】每服二钱，用无灰好酒调下。

【主治】产后下血不止。

加味芎劳汤

【来源】《普济方》卷三五二引《医学类证》。

【组成】川芎　当归　芍药各等分

【用法】上锉。每服四钱，水一盏半，煮取七分，去滓热服，不拘时候。

【主治】产后崩中漏下。

龙骨散

【来源】《普济方》卷三五二。

【组成】龙骨（研）　赤石脂（研）各六分　乌贼鱼骨　牡蛎粉　肉苁蓉各五两　龟甲　芍药
方中龟甲、芍药用量原缺。

【用法】上为散。每服方寸匕，饮送下，一日三次。渐加之。

【主治】产后崩中下血。

【加减】加干地黄十分佳。

大济阴汤

【来源】《陈素庵妇科补解》卷五。

【组成】当归一钱五分　白芍一钱五分　川芎八钱　生地二钱　熟地二钱　丹参一钱五分　丹皮一钱五分　麦冬一钱五分　黄耆一钱　人参八分　防风五分　五味子五分　蔓荆子八分　小麦一撮

【功用】补阴敛阳。

【主治】产后去血多，阴虚而孤阳上越，身无汗，但头有汗，至颈而还。

【方论】是方四物加丹皮、丹参、麦冬峻补其阴，人参、五味、麦冬以敛心火，缘汗乃心之液也；防风、黄耆、小麦以敛汗，头汗虽喜其抑阳以济阴，然既为孤阳，亦不可过汗，致阳虚也。

更生散

【来源】《古今医鉴》卷十二。

【组成】人参一两　当归一两　川芎五钱　荆芥穗三钱　干姜（炒黑）三钱　熟地（姜汁炒）一两

【用法】上锉。水煎，空心服。如血大下不止，用龙骨（火煅），赤石脂（火煅）各等分为末，每服二钱，用前药调服，外以五倍子末津调，纳脐中即止。

【主治】产后去血过多，或不止，或眩晕眼暗，口噤，发热憎寒。

补血养真汤

【来源】《宋氏女科》。

【组成】人参　黄耆（蜜炙）　当归　白术　白芍（酒炒）　甘草　阿胶（炒）　川芎　青皮　香附（炒）　砂仁各等分

【用法】水煎服。

【主治】小产气虚，下血不止。

加味四物汤

【来源】《济阴纲目》卷十一。

【组成】川芎　当归　芍药　生地　蒲黄　阿胶　蓟根　内茋

【用法】水煎服。

【主治】产后血崩如豆汁，紫黑过多者。

和血理气散

【来源】《丹台玉案》卷五。

【组成】当归　白鸡冠花子　白芍各一两　木香三钱　熟地　香附　人参　阿胶各五钱　侧柏叶（炒黑）　蒲黄（炒黑）各六钱

【用法】上为末。每服二钱，空心米饮调下。

【主治】产后忽然下血成片，相似崩漏。

四制香附丸

【来源】《审视瑶函》卷四。

【组成】香附子（杵，去皮毛，净子）八两（分作四份，酒、醋、童便、盐水煮，晒，炒）　黄柏（酒炒）　熟地黄各一两（酒水煮烂捣膏）　泽兰叶（净叶）　川芎（酒洗，炒）　白芍药（酒洗，炒）　当归（炒）各一两半　益母草四两（勿犯铁器）

【用法】除地黄膏另入，余共为细末，铺地一宿，去其火性，炼蜜为丸，如梧桐子大。每服二三钱，空心滚白汤送下；或食远亦可。

【主治】妇人产后崩漏，亡血过多，致睛珠疼痛，经水不调。

救败求生汤

【来源】《傅青主女科》卷下。

【组成】人参二两　当归二两（酒洗）　白术二两（土炒）　九蒸熟地一两　山萸五钱（蒸）　山药五钱（炒）　枣仁五钱（生用）　附子一分或一钱（自制）

【用法】水煎服。

【功用】补气以回元阳，摄血以归神，生精而续命。

【主治】少妇产后半月，不慎房帏，血崩昏晕，目见鬼神。

升举大补汤

【来源】《傅青主女科·产后编》上卷。

【组成】黄耆　白术　陈皮各四分　人参二钱　炙草　升麻各四分　当归　熟地各二钱　麦冬一钱　川芎一钱　白芷四分　黄连三分（炒）　荆芥穗四分（炒黑）

【用法】加大枣，水煎温服。

【功用】滋荣益气。

【主治】产后半月外血崩；年老虚人患崩。

【宜忌】大便不通，禁用大黄；身热，不可加连、柏；伤食怒气，均不可专用耗散无补药。

【加减】汗多，加麻黄根一钱，浮麦（炒）一小撮；大便不通，加肉苁蓉一钱；气滞，磨木香三分；痰，加贝母六分，竹沥姜汁少许；寒嗽，加杏仁十粒，桔梗五分，知母一钱；惊，加枣仁、柏子仁各一钱；伤饭，加神曲、麦芽各一钱；伤肉食，加山植、砂仁各八分。

生血止崩汤

【来源】《傅青主女科·产后编》卷上。

【组成】川芎一钱 当归四钱 黑姜四分 炙草五分 桃仁十粒 荆芥五分（炒黑） 乌梅五分（煅灰） 薄黄五分（炒）

【用法】加大枣，水煎服。

【主治】产后血崩。

【宜忌】忌姜、椒、热物、生冷。

定痛救产汤

【来源】《石室秘录》卷六。

【组成】人参一两 当归一两 黄耆一两 白术一两 三七根末三钱

【用法】水煎服。

【主治】产后血崩不止。

四物补经汤

【来源】《郑氏家传女科万金方》卷四。

【组成】当归 白鸡冠花各五钱 侧柏叶 白芍 香附各四钱 熟地 白术 人参 白茯苓 川芎 枣仁 陈皮（去白）各二钱 蒲黄（炒） 甘草各一钱

【用法】分六帖，加生姜三片，水煎服。

【主治】气血大亏，脾胃亦弱，营卫俱衰，致产后忽然下血成片似崩。

牡蛎散

【来源】《郑氏家传女科万金方》卷四。

【组成】牡蛎 川芎 茯苓 龙骨 续断 甘草 当归 艾叶 人参 地榆 五味

【用法】加生姜、大枣，水煎服。

【主治】产后月余，经水不止者。

积气养荣汤

【来源】《嵩崖尊生全书》卷十四。

【组成】川芎二钱 当归四钱 炙草四分 人参二钱 炮姜四分 黄耆 白术各一钱 陈皮四分

【主治】产后血崩，血亡气脱，言语不接续，似喘非喘，无血块者。

【加减】手足冷，加熟附五分，麦冬一钱，五味子十粒；伤食，加神曲、麦芽；伤肉，加山楂、砂仁各五分。

升举大补汤

【来源】《胎产秘书》卷下。

【组成】人参 白术各三钱 川芎一钱 当归一钱五分 熟地二钱 黄耆一钱 白芷四分 荆芥 陈皮 黄连 黄柏（炒，泻者勿用） 羌活 防风各四分 升麻 甘草各五分

【主治】产后日久血崩不止，或如鸡卵大块，或去血如片，并治老少血崩等症。

【加减】渴，加麦冬、五味；泻，加泽泻、莲子；痰，加半夏；兼白带者，加苍术、半夏各一钱。

加味芎归汤

【来源】《女科指掌》卷四。

【组成】当归 川芎 炮姜炭 炒黑荆芥 地榆（醋炒黑）

【用法】水煎，顿服。

【主治】产后气血耗伤，经脉未得平复，或惊忧恚怒，劳役损动，或咸酸不节，伤于荣卫，气衰血弱致血崩不止。

正经四物汤

【来源】《女科旨要》卷三。

【组成】当归 白鸡冠花各五钱 白芍 白术 香附（炒）各四钱 熟地 川芎 人参 阿胶（炒） 茯苓 侧柏叶（炒） 枣仁 陈皮（去白） 炒蒲黄各二钱 炙甘草一钱

【用法】分六帖。加生姜三片，水煎服。

【主治】产后气血大虚，脾胃又弱，以致荣卫衰败，突然下血成片，相似血崩者。

升阳四物汤

【来源】《医略六书》卷三十。

【组成】熟地五钱　当归三钱（醋炒）　白芍一钱半（炒）　川芎一钱　白芷一钱半（炒黑）　升麻五分（炒黑）　血余三钱（炒炭）

【用法】水煎，去滓温服。

【主治】产后漏血不止，脉虚弦者。

【方论】产后冲任两亏，清阳下陷，不能摄血，而血漏不止，谓之漏血。熟地补血以滋冲任，当归养血以归经脉；川芎入血海以升阳，白芍敛阴血以止漏；升麻升少阳清气，白芷升阳明清气，二药炒黑，均能止血定漏；血余炭去宿生新，力能止血以定漏血也。水煎温服，使经血内充，则清阳敷布，而冲任脉定，血无妄渗之虞，何漏血之不止哉！

四物加地榆汤

【来源】《医略六书》卷三十。

【组成】生地炭五钱　小川芎一钱　白芍一钱半（醋炒）　当归身三钱（醋炒）　地榆炭三钱

【用法】水煎，去滓温服。

【主治】产后血崩，脉涩数者。

【加减】脾虚，加焦术；气虚，加人参。

【方论】产后血室空虚，冲任失守，不能操蓄泄之权，而经血妄行，故血崩不止焉。生地凉血止血，地榆涩血定崩，小川芎行血海以升阳，白芍药敛阴血以固下，当归身养血以引血归经也。水煎温服，使经血内充，则冲任融和，而蓄泄有权，血无妄行之患，安有血崩之不止乎！脾虚加白术，气虚加人参，是因病制方，无不各有绳墨。

阿胶丸

【来源】《医略六书》卷三十。

【组成】阿胶三两（蒲黄炒灰）　丹参一两半（炒黑）　川芎一两　鹿茸三两（炙灰）　续断三两（炒灰）　赤石脂三两（醋煅）　龙骨三两（煅灰）　当归三两　乌贼骨三两（煅）

【用法】上为末，炼蜜为丸。每服五钱，米饮煎，去滓温服。

【主治】产后崩漏不止，不能乳子，脉软者。

【方论】产后任阳亏损，冲血妄行，故崩漏不止，不能乳子焉。阿胶补阴益血以除崩漏，丹参去宿生新以和血脉，川芎行血海以升阳，当归养血脉以归经，赤石脂涩血定崩漏，鹿茸灰壮阳止血崩，白龙骨涩虚脱，乌贼骨止漏经，续断灰续经脉以止崩漏也。蜜丸以润之，饮下以和之，使经血内充，则冲任完复，而经气固密，血不妄行。

固经丸

【来源】《医略六书》卷三十。

【组成】附子一两半（盐水炒黑）　艾叶一两半（醋炒黑）　当归三两（醋炒）　血余三两（炙炭）　赤石脂三两（醋煅）

【用法】上为末，炼蜜为丸。每服二三钱，乌梅煎汤送下。

【主治】产后阳虚崩脱，脉细者。

【方论】产后阳气虚陷，不能吸血归脏，故暴崩势脱，危迫莫甚。附子补火回阳，石脂涩血固脱，艾炭止血燥湿，当归引血归经，血余炭止血以定暴崩也。蜜丸以缓之，乌梅以收之，务使火暖阳回，则经气秘密，而血不复下，何有暴崩势脱危迫若斯哉！

定崩四物汤

【来源】《医略六书》卷三十。

【组成】生地五钱（炒松）　白芷一钱半（炒黑）　白芍一钱半（醋炒）　川芎一钱　当归三钱（醋炒）　蒲黄三钱（炒炭）　阿胶三钱（血余炭炒）　小蓟根三钱

【用法】水煎，去滓温服。

【主治】产后风湿袭于冲任，不能去宿生新，血崩如豆汁，腹胁阵痛，脉浮涩微数者。

【方论】方中生地凉血止血，炒松能去阴中之湿；白芷祛风散湿，炒黑亦止崩漏之血；白芍敛阴血以固经；川芎入血海以升阳；当归引血归经；蒲黄散瘀止血；小蓟凉血散瘀；阿胶补阴益血，血余炭炒，以止血定崩也。水煎温服，俾风湿外解，则宿去新生而冲任完复，经色如常。

加味十全大补汤

【来源】《医宗金鉴》卷四十八。

【组成】十全大补汤加阿胶 升麻 续断 枣仁 山萸 炮姜炭

【功用】升补脱陷。

【主治】产后血崩，血脱气陷。

四物止经汤

【来源】《女科切要》卷八。

【组成】熟地 白芍 当归 川芎 柏叶 茯苓 香附 阿胶 蒲黄 白术 枣仁 陈皮 人参 甘草

【功用】和血理气。

【主治】产后气血大虚，脾胃又弱，营卫衰弱，忽然下血成片，如崩状。

瑞莲散

【来源】《产科心法》卷下。

【组成】湖莲子一百粒 棕榈炭 当归各一两 川芎五钱 鲤鱼鳞（烧灰）七钱 炮姜炭五钱

【用法】上共为末。酒调二钱服。二服自止。

【功用】止崩。

【主治】荣气空虚，不能摄血归经，以致产后血崩。

补养心脾汤

【来源】《会约医镜》卷十五。

【组成】人参 黄耆（蜜炒） 白术 茯神 当归 枣仁（炒）各一钱半 柏子仁（去油）八分 白芍（酒炒） 阿胶（炒） 山药（炒） 炙草各一钱

【用法】加发灰、棕灰、百草霜、蒲黄（炒黑）各等分研匀，前药煎就，每调一钱半服。

【主治】产后血崩，属劳役惊恐，致伤心脾，而不能统血者。

独黔散

【来源】《产科发蒙》卷三。

【组成】莲房不拘多少（烧存性）

【用法】上为细末。每服一二钱，白汤送下。

【主治】产后崩漏，经血不止及诸血。

倍参生化汤

【来源】《梅氏验方新编》卷四。

【组成】川芎三钱 当归四钱 荆芥四分 桃仁十粒 人参三钱 肉桂五分（二帖后去之） 炙甘草五分 枣二枚

【用法】水煎，热服。

【主治】产后血崩，形脱汗多，气促。

【加减】汗多，加黄耆、人参各三钱；渴，加麦冬、五味；泻，加茯苓、莲子。

加减补中益气汤

【来源】《医门八法》卷四。

【组成】党参五钱 炙耆五钱 炙甘草一钱 归身五钱（炒） 升麻一钱（蜜炙） 乌梅五个（去核）

【功用】补气，敛肝。

【主治】产后血崩，新血暴注，血脱气陷者。

加减十全大补汤

【来源】《中医妇科治疗学》。

【组成】泡参一两 白术二钱 白茯苓四钱 黄耆六钱 当归二钱 熟地三钱 肉桂一钱 炙草一钱 龙骨五钱 乌贼一两

【用法】水煎，不拘时频服。

【功用】气血双补。

【主治】产后数日，忽然血崩，大量出血，色红，间有乌红色小块，腹无痛苦，面色淡，舌质淡嫩，脉浮虚无力，属气虚而兼血虚者。

扶脾调肝汤

【来源】《中医妇科治疗学》。

【组成】泡参五钱 白术 炒白芍各三钱 阿胶珠二钱 茯神三钱 软柴胡二钱 甘草一钱

【用法】水煎，食远温服。

【功用】扶气养血舒郁。

【主治】产后血崩，头晕目眩，精神抑郁，嗳气太息，心烦善怒，胸闷，两胁胀痛，血色淡红，食欲减退，大便不调或溏薄不畅，舌苔薄白，脉弦，重按无力。

【加减】血量过多，甚至兼有血块者，加乌贼骨一两，茜草根、蒲黄炭各二钱。

摄血固冲汤

【来源】《中医妇科治疗学》。

【组成】党参六钱　黄耆四钱　白术三钱　龙骨五钱　乌贼骨一两　阿胶珠　茜草根　龟版各三钱　广三七一钱　血余炭三钱

【用法】水煎，温服。

【主治】产后劳倦过度，阴道突然大出血，或动手术后出血不止，色红无块，腰微胀而腹不痛，舌苔正常，脉数无力。

还元丹

【来源】《全国中药成药处方集》（沈阳方）。

【组成】益母草八两　泽兰二两　茯苓四两　香附六两　当归　熟地各四两　白芍　川芎各三两

【用法】上为极细末，炼蜜为丸，二钱重。每服一丸，黄酒或姜汤送下。

【功用】补血行瘀。

【主治】产后亡血过多，头目眩晕，自汗心跳，或恶露不净，腹疼发烧，四肢倦怠。

宋氏益母丸

【来源】《全国中药成药处方集》（大同方）。

【组成】益母膏四两　全当归二两　杭白芍二两　川芎二两五钱　银柴胡五钱　广木香五钱

【用法】上为细末，炼蜜为丸，每重三钱。每日空心服一丸。

【功用】调和气血。

【主治】产后瘀血。

益气救脱汤

【来源】《中医症状鉴别诊断学》。

【组成】人参　三七粉

【功用】峻补元气，止血固脱。

【主治】产后气虚血崩之轻证。

二、产后血晕

产后血晕，又称"产后血运"，是指产妇分娩后突然头晕眼花，不能起坐，或心胸满闷，恶心呕吐，或痰涌气急，甚则神昏口噤，不省人事者。《胎产秘书》："凡分娩之后，眼花头眩，不知人事，谓之血晕。"

产后血晕多由产时失血过多，以致营阴下夺，气随血脱所致；亦可由于产时感寒，血为寒凝，瘀滞不行，以致血瘀气逆，并走于上，扰乱心神，而致血晕。《经效产宝》："产后血晕者，其状心烦、气欲绝是也。亦有用心过多而晕，亦有下血极少亦晕。"《胎产秘书》谓之："其因有三：一因劳倦甚而气竭神昏；二因去血多而元气欲绝；三因痰火乘虚泛上而愦不清。患此三者，魂不随神往来而几运几息也。"治宜补气养血，益阴回阳。

本病相当于西医学产后出血引起的虚脱、休克，妊娠合并心脏病产后心力衰竭，或羊水栓塞等病症，是产后危急重症之一，若救治不及时，往往危及产妇生命，或因气血虚衰而变生他疾。

当归芍药散

【来源】《金匮要略》卷下。

【别名】当归芍药汤（《济生方》卷九）、当归茯苓散（《普济方》卷三三九）。

【组成】当归三两　芍药一斤　茯苓四两　白术四两　泽泻半斤　芎䓖半斤（一作三两）

【用法】上为散。每服方寸匕，酒和服，一日三次。

【功用】《金匮要略方论》：养血调肝，健脾利湿。

【主治】

1. 《金匮要略》：妇人怀妊，腹中㽲痛；妇人腹中诸疾痛。

2. 《三因极一病证方论》：产后血晕，内虚气乏，崩中，久痢。

花蕊石散

【来源】《普济方》卷三四八引《产经》。

【别名】花蕊石丹（《救伤秘旨》）。

【组成】花蕊一斤　土赤硫黄四两

【用法】上相拌匀，先用纸和胶泥，固瓦罐子一个内，可容药，候泥干入药在内，泥密封口，纳焙笼内，焙令透热，便安在四方砖上，书八卦五行，用炭一秤，笼迭周匝，自巳、午时从下生火，令渐渐上彻，有坠下火，放火上，直至经宿，火冷定，取出研细，以绢罗至细，瓷盒内盛，依法用。人可时时收蓄蓄，以防急难。妇人产后胎衣不下至死者，但心头热，急以童子小便一盏，取下恶物如猪肝，终身无血风、无气痰。膈上有血，化为黄水，即吐出，或小便中出也。凡金疮体出血者，急以掺之，其血化为黄水；入脏腑，热煎童便入酒服，产后败血诸证，并用童便调下。

【主治】

1.《普济方》引《产经》：产后风欲绝，败血不尽，血迷血晕，恶血奔心，胎死于腹中，胎衣不下，至死者，但心头热。金疮。

2.《太平惠民和济局方》：一切金刃箭镞伤中及打扑伤损，猫狗咬伤，或至死者，或内损血入脏腑。

3.《成方便读》：阳虚血凝，瘀积壅聚，胸膈作痛。

【方论】《成方便读》：花蕊石散为破血之峻剂，功专化血为水。花蕊石化其既瘀之血，硫黄补下焦之火，以祛阴邪，童便有降下之功，且以制二石之悍性耳。

【验案】胎衣不下　有一妇人，产后胞衣不下，血胀迷闷欲死，伊亲以赵大观真花蕊石散，用一帖，用童便调灌药下即醒，衣与恶物即下，无恙。

羚羊角散

【来源】《备急千金要方》卷二。

【别名】单行羚羊角散（《千金翼方》卷六）。

【组成】羚羊角一枚

【用法】上烧作灰，为末。以东流水服方寸匕；若

未愈，须臾再服，取阔愈乃止。

【主治】

1.《备急千金要方》：产后心闷，血气上冲心。

2.《外台秘要》：产后血晕。

生地黄汤

【来源】《外台秘要》卷三十四引《广济方》。

【别名】丹参汤（《圣济总录》卷一六○）、地黄汤（《普济方》卷三四六）。

【组成】生地黄汁一升　芍药　甘草各二两（炙）丹参四两　蜜一合　生姜汁半合

【用法】上切。以水三升，煮取一升，去滓，纳地黄汁、蜜、姜汁，微火煎一两沸，一服三合，日二夜三。利一两行，中间进食，与药更进服。

【主治】

1.《外台秘要》引《广济方》：产后三日，患腰疼，腹中余血未尽，并手脚疼，不下食。

2.《普济方》：血晕。

荷叶散

【来源】方出《外台秘要》卷三十四引《广济方》，名见《太平圣惠方》卷八十。

【别名】地黄汤（《普济方》卷三四八）。

【组成】荷叶二枚（炙）　蒲黄一两　甘草二两（炙）　白蜜一匙　地黄汁半升

【用法】上切。以水三升，煮取一升，绞去滓，下蒲黄、蜜、地黄汁，暖服。

【主治】产后血晕，心闷不识人，或神言鬼语，气欲绝者。

红蓝花酒

【来源】方出《外台秘要》卷三十四引《近效方》，名见《妇人大全良方》卷十八。

【组成】红蓝花三两（新者佳）

【用法】以无灰清酒半升，童子小便半大升，煮取一大盏，去滓，候稍冷服之。留滓再以新汲水一大升煮之良久服。

【主治】

1.《外台秘要》引《近效方》：产后血晕绝，

不识人，烦闷。

2.《妇人大全良方》：产后血晕，言语错乱，恶血不尽，腹中绞痛，或胎死腹中。

卫生汤

【来源】《元和纪用经》。

【组成】当归　余容（白者）各四两　黄耆（陕西者）八两　甘草（炙）一两

【用法】上为末，如米豆大。每服三匕，甘澜泉二升，石器中煮，七上七下，取清汁，分温二服，不拘时候。年老，水、酒各一升煮之。

【功用】祛风补劳，强五脏，益气除烦，养真阳，退邪热，通顺血脉，宣壅破积，止痛缓中，安和神志，润泽容色，止腰痛，散寒邪时疫；常服血脉通畅，不生痈疡，消痰养胃，明目益精；平凉而补火运之岁，以调荣卫。

【主治】

1.《元和纪用经》：孕妇腹中疠痛。冷气心下急满，产后血晕，内虚气乏，崩中久痢。

2.《玉机微义》：带下不止，脉微弱。

救生汤

【来源】《元和纪用经》。

【组成】续断皮一握（锉之）

【用法】上用水三升，煎取一升，分温三服，如人行二里再服，又二里，准三服。

【功用】大补不足，助血调气。

【主治】产后血运及气欲绝，心闷，手足烦，憎寒热，心下痞硬，及产前后黄虚肿。

生化夺命汤

【来源】《经效产宝并续集》。

【组成】川芎三钱　当归四钱　干姜（炙黑）五分　甘草（炙）三分　桃仁（去皮尖，研）十一粒　肉桂三分（服二剂，去此味）

【用法】上药加黑枣一个，用水一盏半，煎七分，稍热服。

【主治】形脱气促或有汗晕厥，牙关紧闭，昏乱将绝。

黑散子

【来源】《经效产宝》卷下。

【组成】鲤鱼皮三两（烧灰）　芍药　蒲黄各二两　当归　没药　桂心　好墨　卷柏　青木香　麝香各一两　金生墨半两　丈夫发灰半两

【用法】上为散，以新瓷器盛，密封，勿令失气。每服一钱匕，产后以好酒下。如血晕冲心，下血不尽，脐搅刺疼痛不可忍，血块癥疾甚，日加两服，不拘时候。

【主治】血晕冲心，下血不尽，脐搅刺疼痛不可忍。块血癥疾。

【宜忌】忌冷物果子粘食。

胜金丸

【来源】《周颐传授济急方论》。

【组成】泽兰四两　当归　芍药　芜荑　甘草　川芎各六分　干姜　桂心各三分半　石膏　桔梗　细辛　茱萸　柏子仁　防风　厚朴　乌头　白薇　枳壳　南椒　金钗石斛　石额　蒲黄　茯苓各三分　白术　白芷　人参　藁本　青木香各一分

方中石额，《普济方》作"石燕"。

【用法】上为末，炼蜜为丸，如弹子大。每有所患，热酒研一丸。若死胎不下，胎衣在腹，以炒盐酒研服，未退再服。

【主治】产后血晕，血气及滞血不散，便成癥瘕兼泻，面色黄肿，呕逆恶心，头痛目眩，口吐清水，四肢萎弱，五脏虚怯，常日睡多，吃食减少，渐觉羸瘦，年久变为痨疾。

【宜忌】忌腥腻、热面、豉汁、生葱、冷水、果子等。

人参散

【来源】《太平圣惠方》卷七十八。

【别名】人参煮散（《圣济总录》卷一六二）。

【组成】人参三分（去芦头）　前胡一两（去芦头）　白术半两　葛根三分（锉）　枳壳半两（麸炒微黄，去瓤）　酸枣仁三分（微炒）　川芎三分　石膏二两　甘草半两（炙微赤，锉）　桂心半两

【用法】上为粗散。每服四钱，以水一中盏，加生

姜半分，煎至六分，去滓，不拘时候温服。

【主治】

1.《太平圣惠方》：产后因伤风冷，头痛壮热，胸膈满闷，不得睡卧。

2.《圣济总录》：产后风虚，头痛运旋，干呕不能饮食。

牛膝散

【来源】《太平圣惠方》卷八十。

【组成】牛膝一两（去苗） 当归三分（锉，微炒） 延胡索半两 芎䓖三分 鬼箭羽半两 益母草半两

【用法】上为粗散。每服三钱，以酒一中盏，加生地黄一分，煎至六分，去滓，不拘时候温服。

【主治】产后血晕，烦闷，腹胁痛。

牛膝散

【来源】《太平圣惠方》卷八十。

【组成】牛膝一两（去苗） 刘寄奴三分 当归二两（锉，微炒） 芎䓖一两 赤芍药半两 桂心半两 红蓝花半两 琥珀半两（研入）

【用法】上为粗散。每服三钱，以水一中盏，加生姜半分，煎至五分，次入酒一合，更煎三两沸，去滓，不拘时候温服。

【主治】产后血晕，心腹绞痛，闷绝，恶血涩滞。

乌金散

【来源】《太平圣惠方》卷八十。

【组成】当归一两（锉，微炒） 红蓝花一两 延胡索三分 麝香一分（细研） 赤芍药一两 桂心半两 羚羊角屑三两（以上都捣细罗为散） 香墨一两 乱发三两 水蛭一两 猪胎衣二两 鲤鱼鳞四两 皂荚二两 黑豆蘖一两 虻虫一两 大麦蘖一两（以上都入一瓶子内，以泥固济，烧令烟尽，去火候冷，取出细研）

【用法】上为细散。每服一钱，不拘时候，以童便调下；热酒调下亦得。

【主治】产后血晕，下恶血不止，疼痛。

乌金散

【来源】《太平圣惠方》卷八十。

【组成】腊月乌一只 乱发二两 猪胎（小者）一枚 灶突墨一两 赤鲤鱼皮一两（以上五味纳瓷瓶子中，密固济，候干，以炭火烧令通赤，待冷取出，细研） 延胡索 没药 当归（锉，微炒） 小麦蘖（微炒） 桂心 琥珀 蒲黄 香墨各三分 麝香半两（细研）

【用法】上药先以延胡索以下诸药为细散，入前烧了药，同研令匀。每服二钱，不拘时候，以豆淋酒调下。

【功用】逐血止痛。

【主治】产后血晕。

乌金散

【来源】《太平圣惠方》卷八十。

【组成】赤鲤鱼鳞（腊月取之）一斤半 油头发一斤半 败蒲半斤（以上三味，纳瓷瓶子中，密固济，候干，用炭火烧令通赤，待冷取出细研） 水蛭一两半（炒令黄） 虻虫一两半（去翅足，微炒） 桂心一两 琥珀一两 当归一两（锉，微炒） 麝香半两（细研）

【用法】上药先以水蛭以下诸药为细散，入前烧了药，同研令匀细。每服二钱，不拘时候，以温酒调下。

【功用】逐恶血。

【主治】产后血晕。

生地黄饮子

【来源】《太平圣惠方》卷八十。

【组成】生地黄汁二合 生益母草汁二合 生藕汁二合 鸡子白二枚 童便一合

【用法】上药相和，微煎三两沸，下鸡子白，搅令散，分温三服。

【主治】产后血运，心烦闷乱，恍惚如见鬼神。

白瓷药散

【来源】《太平圣惠方》卷八十。

【组成】白瓷药（烧令通赤）

【用法】上乘热捣研为细末。每服一钱，以温酒调下，不拘时候。

【主治】产后血运至急。

地黄酒

【来源】《太平圣惠方》卷八十。

【组成】生地黄汁一升　生姜汁一合　清酒二升

【用法】先煎地黄汁三五沸，次入生姜汁并酒，更煎三两沸。每温服一中盏，一日三次。先服紫汤，后服本方。

【功用】逐血调中。

【主治】产后血晕。

百草霜散

【来源】《太平圣惠方》卷八十。

【组成】百草霜一两　生姜二两（去皮，炒令干）姜黄半两

【用法】上为细散。每服二钱，以生地黄酒调下。

【主治】产后血晕闷绝，如见鬼神，须臾欲绝。

延胡索散

【来源】《太平圣惠方》卷八十。

【组成】延胡索一两　刘寄奴一两　当归一两（锉，微炒）　红兰花子三分

【用法】上为细散。每服二钱，以童便半盏，酒半盏相和，暖过调下，不拘时候。

【主治】产后血运，闷绝不识人。

刘寄奴散

【来源】《太平圣惠方》卷八十。

【组成】刘寄奴一两　当归二两（锉，微炒）　赤芍药一两　吴茱萸一分（汤浸七遍，焙干，微炒）姜黄半两

【用法】上为散。每服三钱，以酒一中盏，煎至六分，去滓温服，不拘时候。

【主治】产后血运，闷绝不识人，颊赤，手足烦疼，腹胀喘息。

刘寄奴散

【来源】《太平圣惠方》卷八十。

【组成】刘寄奴一两　红蓝花半两　益母草子半两

【用法】上为散。每服三钱，以童便半盏，酒半盏相和，暖过调下，不拘时候。

【主治】产后血运闷绝。

红蓝花散

【来源】《太平圣惠方》卷八十。

【组成】红蓝花一两　当归一两（锉，微炒）　蒲黄一两　桂心一两　赤鲤鱼鳞一两（烧灰）　没药一两

【用法】上为细散。每服一钱，不拘时候，以温酒调下。

【主治】产后血晕，心闷，恶血不下。

红蓝花散

【来源】《太平圣惠方》卷八十。

【组成】红蓝花一两　当归半两（锉，微炒）　紫葛三分（锉）　赤芍药三分　蒲黄半两　桂心半两

【用法】上为粗散。每服四钱，以水一中盏，煎至五分，去滓，次入童便、生地黄汁各一合，更煎一二沸，不拘时候温服。

【主治】产后血晕，心闷，烦乱不识人。

红蓝花散

【来源】方出《太平圣惠方》卷八十，名见《普济方》卷三四八。

【组成】红蓝花三合　荷叶三合

【用法】上为细散。每服一钱，不拘时候，以生姜汁调下。

【主治】产后血晕，烦闷，气喘急，不识人。

赤马通散

【来源】《太平圣惠方》卷八十。

【别名】返魂散。

【组成】赤马通四两（五月五日收瓷瓶中，烧令通

赤） 麒麟竭一两 没药一两 延胡索二两 当归一两（锉，微炒）

【用法】上为散。每服三钱，以童便半中盏，水、酒各半中盏，煎三五沸，和滓，分二次温服，不拘时候。

【主治】产后血晕，才觉恶心，头旋多涕唾，身如在船车上。

赤马通散

【来源】《太平圣惠方》卷八十。

【组成】赤马通五枚（焙干） 生地黄二两（切，炒干）

【用法】上为细散。每服三钱，以童便暖过，调下，闷绝者灌之，不拘时候。

【主治】产后血晕，迷闷不醒，面色青黑，腹内胀满，气息欲绝。

赤龙鳞散

【来源】《太平圣惠方》卷八十。

【组成】赤鲤鱼鳞四两（烧灰） 虻虫半两（去翅足，微炒） 水蛭半两（微炒令黄色） 蒲黄半两 乱发四两（烧灰）

【用法】上为末。每服半钱，以温酒调下，若口急，入干狗胆少许，研入，酒与药相和服之，一日三五次。以愈为度。

【主治】产后血运，心闷，下恶血。

赤龙鳞散

【来源】《太平圣惠方》卷八十。

【组成】赤鲤鱼鳞二两（烧灰） 虻虫半两（炒微黄，去翅足） 狗胆半两（干者） 蒲黄半两 乱发二两（烧灰） 麝香二钱（细研）

【用法】上为细散。每服一钱，煎生姜童便、调下，不拘时候。

【主治】产后恶血冲心。

赤马通饮子

【来源】《太平圣惠方》卷八十。

【组成】赤马通三枚 酒一小盏 童便一中盏

【用法】上药都和，绞取汁，煎一二沸，分三次温服。

【主治】产后血晕，上攻，心腹胀满。

赤马通饮子

【来源】《太平圣惠方》卷八十。

【组成】赤马通三枚 童便一中盏 生地黄汁一小盏 红雪一两

【用法】以小便、地黄汁浸马通，绞取汁，下红雪搅令消，煎一二沸，分二次温服。

【主治】产后血运，烦闷不识人，狂乱。

牡丹散

【来源】《太平圣惠方》卷八十。

【别名】牡丹皮散（《产育宝庆集》卷上）、牡丹饮子（《卫生家宝产科备要》卷三）。

【组成】牡丹一两 川大黄一两（锉碎，微炒） 川芒消一两 冬瓜子一合 桃仁半两（汤浸，去皮尖双仁，麸炒微黄）

【用法】上为粗散。每服五钱，以水一中盏，加生姜半分，煎至五分，去滓温服，不拘时候。

【主治】产后血晕，腹满欲狼狈。

没药丸

【来源】《太平圣惠方》卷八十。

【组成】没药 麒麟竭 当归（锉，微炒） 芫花（烧灰） 姜黄 金罗藤 凌霄花各半两 麝香一钱（细研） 狗胆二枚（干者）

【用法】上为细散，入研了药令匀，醋煮面糊为丸，如梧桐子大。每服十丸，以温酒送下，不拘时候。

【主治】产后恶血冲心，闷绝，及血气疼痛不可忍。

没药散

【来源】方出《太平圣惠方》卷八十，名见《普济方》卷三四八。

【别名】没药酒（《圣济总录》卷一六〇）。

【组成】没药一两

【用法】上为极细末。每服一钱，以温酒调下，不拘时候。

【主治】血晕及脐腹攻刺疼痛。

忽鹿麻散

【来源】《太平圣惠方》卷八十。

【别名】忽麻散（《普济方》卷三四七）。

【组成】忽麻子　芸苔子半两　诃黎勒皮半两　木香半两　益母草一两

【用法】上为细散。每服二钱，以童子小便一中盏，煎至五分，去滓温服，不拘时候。

【主治】产后血晕。

玳瑁散

【来源】《太平圣惠方》卷八十。

【组成】玳瑁屑　延胡索　当归（锉，微炒）　赤鲤鱼鳞（烧灰）　麝香（细研）各三分　琥珀　水蛭（炒令黄）　牡丹　蒲黄　益母草子　香墨各半两

【用法】上为散，入研了药令匀。每服一钱，以温酒调下，不拘时候。

【主治】产后败血冲心，运绝（晕厥）。

鬼箭羽散

【来源】《太平圣惠方》卷八十。

【组成】鬼箭羽一两半　当归一两（锉，微炒）益母草一两

【用法】上为细散。以童便半盏、酒半盏相和，暖过，调下二钱，不拘时候。

【主治】产后血运，闷绝欲死。

神效未沤麻散

【来源】《太平圣惠方》卷八十。

【别名】未沤麻散（《普济方》卷三四八）。

【组成】未沤麻一握（去土，一尺以上取收，及时阴干）　赤芍药三分　川芎三分　当归三分（锉，微炒）　甘草三分（炙微赤，锉）　茯神三分　乱发一

两半（烧灰）　陈橘皮一两（汤浸，去白瓤，焙）

【用法】上为粗散。每服四钱，以水一中盏，加生姜半分，煎至五分；次入酒二合，更煎三五沸，去滓温服。

【功用】产后预防百病。

【主治】产后血晕。

益母草饮子

【来源】《太平圣惠方》卷八十。

【组成】益母草汁二合　地黄汁二合　淡竹沥一合　童便一合　红蓝花半两　紫葛半两（锉）

【用法】先以水一大盏，煎后二味至五分，去滓，入诸药汁，更煎三二沸，分温四服，不拘时候。

【主治】产后血运，烦闷，气欲绝。

蒲黄散

【来源】《太平圣惠方》卷八十。

【组成】蒲黄二两　荷叶三片（干者）　牡丹三分　延胡索三分　甘草三分（炙微赤，锉）

《太平惠民和济局方》有生干地黄，煎药时不加地黄汁。

【用法】上为散。每服四钱，以水一中盏，煎至五分，次入蜜一匙，生地黄汁一小盏，再煎五七沸，去滓，分温二服，不拘时候。

【主治】产后血晕，烦闷不识人，或狂言妄语，气喘欲绝。

郁金散

【来源】方出《袖珍方》卷四引《经验方》，名见《仁术便览》卷四。

【别名】郁金灰散（《杏苑生春》卷八）。

【组成】郁金（烧灰存性）

【用法】上为末。每服二钱，米醋汤一呷调灌之。

【功用】下胎。

【主治】产后血上心已死。

大圣散

【来源】《博济方》卷四。

【别名】泽兰散（《苏沈良方》卷十）、大圣泽兰散（《永类钤方》卷十九）。

【组成】兰九分（使嫩者，不用根） 白术三分（米泔浸，切作片子，以麸炒令黄） 白芷三分（湿纸裹，煨过） 人参三分 川椒一两（只取三分红皮用） 厚朴一两（去皮，姜汁炙） 藁本二分 桔梗一两 白芜荑七分（拣择，只用仁子） 阿胶半两（研，炒令虚，别杵） 细辛一两 丹参三分 肉桂五分（去皮，不见火） 生干地黄一两半 吴茱萸四分（洗，炒） 黄耆三分 川乌头三分（炮，去皮脐） 卷柏四分（不用根） 白茯苓一两 甘草七分（炙） 石膏二两（研细，水飞过） 五味子三分 柏子仁一两（生用） 防风一两 当归七分 芍药七分 川芎七分（微炒） 干姜三分（炮） 白薇二分（去土）

【用法】上为末。每日服一钱，空心以热酒调下。

【功用】《太平惠民和济局方》：常服暖子宫，和血气，悦颜色，退风冷，消除万病。

【主治】妇人子脏虚冷，频频堕胎；或子死腹中，绞刺疼痛；产后血晕、血癖、血滞、血崩，胎衣不下；伤寒呕吐，遍身生疮，经候不调，赤白带下，咳嗽寒热，丈夫五劳七伤。

返魂神白散

【来源】《博济方》卷五。

【别名】返魂散（《鸡峰普济方》卷二十二）。

【组成】花蕊石五斤（捶碎、如皂子大） 硫黄六两（捶碎，如皂子大）

方中硫黄用量原缺，据《鸡峰普济方》补。

【用法】上用瓷盆子一个，先入蕊石一层，次入硫黄一层，重重辅尽，上用鸭舌草盖之，赤石脂和涂盒子口缝，又用盐泥固济，勿令有小缝纹，用新砖一块，上安盒子，用炭火二斤煅之，耗及三分，渐渐去之，取出盒子，地坑内埋一宿，细研为末。刀伤损甚者，于伤处掺药，其血化为黄水，更掺药，其人便活，更不疼痛；如妇人产后血晕欲死者，若心头暖，即以童便调下一钱，取下恶血如猪肝片，终身不患血风等症；若膈上有血，化为黄水吐出，及随小便出便愈；若牛抵人，肠出未损者，急纳入，以桑白皮缝合，于缝上掺药立活，封裹不可有缝；如内痛血入脏腑，热煎童便并入酒少许，调服一钱。

【主治】打扑伤损及伤中；妇人产后血晕。

至宝丹

【来源】《灵苑方》引郑感方（见《苏沈良方》卷五）。

【别名】至宝膏（《幼幼新书》卷八）。

【组成】生乌犀 生玳瑁 琥珀 朱砂 雄黄各一两 牛黄一分 龙脑一分 麝香一分 安息香一两半（酒浸，重汤煮令化，滤去滓，约取一两净） 金银箔各五十片

【用法】上为丸，如皂角子大。每服一丸，人参汤送下，小儿量减；血病，生姜、小便化下。

【功用】《方剂学》：清热开窍，化浊解毒。

【主治】

1.《灵苑方》引郑感方：心热血凝，心胆虚弱，喜惊多涎，眠中惊魇，小儿惊热，女子忧劳，血滞血厥，产后心虚怔忪。

2.《太平惠民和济局方》：卒中急风不语，中恶气绝，中诸物毒暗风，中热疫毒，阴阳二毒，山岚瘴气毒，蛊毒水毒，产后血晕，口鼻血出，恶血攻心，烦躁气喘，吐逆，难产闷乱，死胎不下。又疗心肺积热，伏热呕吐，邪气攻心，大肠风秘，神魂恍惚，头目昏眩，睡眠不安，唇口干燥，伤寒狂语。又疗小儿诸痫，急惊心热，卒中客忤，不得眠睡，烦躁风涎搐搦。

大黄散

【来源】《苏沈良方》卷十引《灵苑方》。

【别名】托骨大黄散（《伤寒汇纂》卷八）。

【组成】羊胫炭（烧赤，酒淬十过）五两 大黄（小便浸七日，日一易，以湿纸裹煨，切，焙） 巴豆肉（浆水煮黄色，焙）各三两半 古铜钱（用半两烧赤，米醋淬，为粉，新水飞过，去粗取细者）二两

【用法】上和研一日。每服半钱，当归一分，小便煎浓，稍温调下。产后血晕百疾，且当逐血者，至甚乃服；口噤者，挖开灌下，候识人，更一服。累经生产，有血积癥癖块，及败血风劳，寒热诸疾，当下如烂猪肝片，永无他疾。坠击内损，当归酒送下一字。

【主治】产后血晕及伤折内损，妇人血瘕血癥。

乌金散

【来源】《太平惠民和济局方》卷九（续添诸局经验秘方）。

【别名】乌金丸（《奇方类编》卷下）。

【组成】麒麟竭　百草霜　乱发（男子者，烧灰）松墨（煅，醋淬）　鲤鱼鳞（烧，为末）　延胡索　当归（去芦）　肉桂（去粗皮）　赤芍药各等分

【用法】上为末。每服二钱，温酒调下。

【主治】产后血迷、血晕，败血不止，淋沥不断，脐腹疼痛，头目昏眩，无力多汗；及崩中下血，过多不止。

【方论】《济阴纲目》：诸症皆以败血不止来。此方之妙，不在止而在行，行则归经而止矣。治崩者，要得此旨。

金花散

【来源】《传家秘宝》卷下。

【组成】姜黄　熟地黄各二两　官桂　牛膝　刘寄奴　虎杖　川芎　赤芍药　蒲黄　干葛各一两

【用法】上为细散。每服二钱，如小可患，酒、水各半盏，入生姜，煎至七分，和滓温服，病急晕，豆淋酒调服。

【主治】妇人一切腹肋疼痛，不问老少。及产后血晕。

琥珀散

【来源】方出《证类本草》卷十二引《海药本草》，名见《本草纲目》卷三十七。

【组成】琥珀一两　鳖甲一两　京三棱一两　延胡索半两　没药半两　大黄六铢

【用法】熬捣为散。每服三钱匕，空心酒调服，日再服。

【功用】止血生肌，镇心明目，破癥瘕气块。

【主治】产后血晕闷绝，儿枕痛等。

【加减】产后减大黄。

红花散

【来源】《伤寒总病论》卷六。

【组成】红花　荷叶　姜黄各等分

【用法】上为末。加炒生姜，小便调下二钱。

【主治】伤寒产后，血晕欲绝。

花光散

【来源】《圣济总录》卷一四六。

【组成】玳瑁屑二两半　蓝实（炒）一两半　安息香（别研）　丹砂（别研）　琥珀各一两　牛黄（别研）　人参　麝香（别研）　贯众各半两

【用法】上药除别研外，为细末，拌匀。每服一钱匕，早、晚食后温酒调下。小儿半钱匕，一日二次。

【主治】服药过剂，反伤正气，致入邪干心，或三虫变蛊，或乘虚中恶，或变为五淋，或致子为惊痫，或筋挛脉结，或产妇血运，或胸停客热。

天麻汤

【来源】《圣济总录》卷一六〇。

【别名】天麻散（《普济方》卷三四八）。

【组成】天麻　诃黎勒（炮过，用皮）　木香各一两　芸薹子半两（微炒）

【用法】上为粗末。每服二钱匕，水一盏，煎至七分，去滓温服，相次再服。

【主治】产后血晕。

地黄饮

【来源】《圣济总录》卷一六〇。

【组成】生地黄汁　童便各半盏

【用法】上药相和，煎七分温服，相次更煎服之。

【主治】产后血晕烦闷。

地黄饮

【来源】《圣济总录》卷一六〇。

【组成】生地黄（肥嫩者）半斤

【用法】上捣取自然汁。每服半盏，煎令沸服之。

未效再服。

【主治】

1.《圣济总录》：产后血晕，心闷气绝。

2.《赤水玄珠全集》：衄血，吐血，经闭。

地黄散

【来源】《圣济总录》卷一六〇。

【组成】生干地黄（切，焙）白芷 延胡索 白胶（炙燥）赤芍药 桂（去粗皮）白术 刘寄奴 龟甲（醋炙）丹参 当归（切，焙）各一两 荷叶二片

【用法】上为散。每服三钱匕，温酒调下，不拘时候。

【主治】产后下血过多，气虚血晕，冲心闷乱，不知人事。

芍药汤

【来源】《圣济总录》卷一六〇。

【组成】芍药一分 生干地黄（焙）甘草（炙令赤）各一两 丹参半两

【用法】上为粗末。每服三钱匕，水一盏，加生姜一分（切碎），同煎至七分，去滓，加白蜜少许，再煎令沸，温服，相次更服。

【主治】产后血晕，心闷不识人，言语错乱少气者。

芍药散

【来源】《圣济总录》卷一六〇。

【组成】芍药半两（捣末）乱发一分（烧灰）

【用法】上为末。每服二钱匕，以热酒调，温服之，须臾再服。

【主治】产后血晕，绝不识人

当归汤

【来源】《圣济总录》卷一六〇。

【组成】当归（洗，切，微炒）芎䓖 桃仁（去皮尖双仁，炒）大黄（略炮，锉）桂（去粗皮）芍药 牡丹皮各半两

【用法】上为粗末，分作三剂。每剂用水五盏，生姜五片，大枣五个（擘），同煎取三盏，去滓放温，时服一盏。

【主治】产后恶血下少，气逆，头目眩晕，眼花心闷，头重不举。

当归汤

【来源】《圣济总录》卷一六〇。

【组成】当归（切，炒）半两 芎䓖 芍药 桂（去粗皮）生干地黄（微炒）各一分 牛膝（去苗，酒浸，切，焙）独活（去芦头）刘寄奴各半两

【用法】上为粗末。每服三钱匕，水一盏，加生姜五片，煎至七分，去滓温服，不拘时候。

【主治】产后败血不尽，冲心迷闷，旋晕不语。

当归饮

【来源】《圣济总录》卷一六〇。

【组成】当归（微炙）一两 鬼箭羽二两

【用法】上为粗末。每服三钱匕，酒一盏，煎至六分，去滓温服，相次再服。

【主治】产后血晕欲绝。

延胡索汤

【来源】《圣济总录》卷一六〇。

【组成】延胡索 芎䓖各一两 牛膝（去苗）当归（切，焙）人参各一两半 生干地黄二两

【用法】上为粗末。每服三钱匕，水一盏，煎至七分，去滓，入白蜜一匙，更煎令沸，温服；相次再服。

【主治】产后血运。

刘寄奴汤

【来源】《圣济总录》卷一六〇。

【别名】刘寄奴饮子（《产宝诸方》）。

【组成】刘寄奴 甘草各等分

【用法】上锉，如麻豆大。每服五钱匕，先以水二盏，入药煎至一盏，再入酒一盏，再煎至一盏，去滓温服。

【主治】产后百病，血运。

红雪汤

【来源】《圣济总录》卷一六〇。

【组成】红雪三分　赤马通三块　童子小便五合　生地黄汁一合

【用法】先以小便、地黄汁浸马通，绞取汁，再下红雪煎令消，分温二服。

【主治】产后血晕，烦闷，不识人，狂乱。

红蓝花汤

【来源】《圣济总录》卷一六〇。

【组成】红蓝花　苏木各半两（锉）

【用法】上为粗末。每服三钱匕，水一盏，煎取七分，去滓温服，相次再服。

【主治】产后血下少，运闷呕逆。

红蓝花汤

【来源】《圣济总录》卷一六〇。

【组成】红蓝花　生干地黄（焙）各一两　诃黎勒皮（煨黄色）五枚

【用法】上为粗末。每服二钱匕，以水酒共一盏，煎至七分，去滓温服，如人行三二里，再服。

【主治】产后血晕，气乘虚上冲，心闷绝。

红蓝花汤

【来源】《圣济总录》卷一六〇。

【组成】红蓝花二两　紫葛一两　芍药一两

【用法】上为粗末。每服五钱匕，水一盏半，煎至八分，去滓，再入生地黄汁半合，更煎六七沸，温服，不拘时候。

【主治】产后血晕，心烦闷。

红蓝花散

【来源】《圣济总录》卷一六〇。

【组成】红蓝花　荷叶蒂各等分

【用法】上为散。每服二钱匕，生藕汁调下。

【主治】产后恶血不下，血晕不识人。

苏枋饮

【来源】《圣济总录》卷一六〇。

【组成】苏枋木（末）二两　荷叶（炙）一枚　芍药一两半　桂（去粗皮）一两　鳖甲（去裙襕，醋炙）一两半

【用法】上锉，如麻豆大。以水五盏，藕汁一合，同煎取二盏，去滓，入红雪一两，分两次粥食前温服，如人行三五里再服。

【主治】产后血运腹痛，气喘急欲死。

陈橘皮汤

【来源】《圣济总录》卷一六〇。

【组成】陈橘皮（去白，炒）　白术（切，炒）　人参　甘草　黄耆　酸石榴皮（洗，切）　熟干地黄各半两

【用法】上为粗末，分作三剂。每剂用水五盏，加生姜五片，大枣五枚（擘），同煎至三盏，去滓稍热服，时服一盏。

【功用】调气益血。

【主治】产后恶血下多，气虚头目眩晕，沉沉默默，不省人事。

败酱汤

【来源】《圣济总录》卷一六〇。

【别名】败酱饮。

【组成】败酱　羌活（去芦头）　当归（微炙，切）　芍药　芎䓖　瞿麦（用穗子）各一两　枳壳（去瓤，麸炒黄）　桂（去粗皮）各三分　桃仁（汤浸，去皮尖双仁，麸炒黄色）三十枚

【用法】上为粗末。每服三钱匕，水一盏，煎至六分，去滓，下马牙消末半钱匕，更煎数沸，空心温服，相次再服。利三二行，恶血下为效。

【主治】产后恶血结聚，血气冲心，晕闷垂死。

桂心散

【来源】《圣济总录》卷一六〇。

【组成】桂（去粗皮）　姜黄各一两

【用法】上为散。每服二钱，以炒生姜酒调下，不拘时候。

【主治】产后血块攻筑，头目昏晕。

莲叶饮

【来源】《圣济总录》卷一六○。

【组成】莲叶三个（炙焦揉碎）　甘草（炙）二两（锉如麻豆大）　生蜜一匙　生地黄汁三合　蒲黄二两（汤成下）

【用法】上五味，以前二味用水五盏，煎取二盏，去滓，下蜜并地黄汁再煎三五沸，入蒲黄搅匀，分五次温服。

【主治】产后血晕不识人，狂言乱语。

荷叶汤

【来源】《圣济总录》卷一六○。

【别名】荷叶蒂汤（《普济方》卷三四八）。

【组成】荷叶蒂七枚　苏枋木（锉碎）三分　牛膝（切、焙，去苗）　芍药　延胡索各半两

【用法】上为粗末。每服三钱匕，水、酒共一盏，煎至六分，去滓温服。如晕甚不省，宜先用生鸡子清一枚打匀，灌入口即定却服本汤。

【主治】产后血晕闷绝，唇口青色，不省觉者。

益母草汤

【来源】《圣济总录》卷一六○。

【别名】益母草散（《普济方》卷三四八）。

【组成】益母草（干者）一两　藕节（干者）　人参各半两

【用法】上为粗末。每服二钱匕，水一盏，加生姜三片，煎至七分，去滓温服。

【主治】产后血运烦闷。

羚羊角散

【来源】《圣济总录》卷一六○。

【组成】羚羊角（烧灰）　枳实（去瓤，炒黄色）各一两　芍药一两半

【用法】上为散。煎酒温调一钱匕，空心、日晚各一次；童子小便及汤调下亦得。

【主治】产后血运，心中烦闷，兼腹痛。

续断汤

【来源】《圣济总录》卷一六○。

【组成】续断三两

【用法】上为粗散。每服二钱匕，以水一盏，煎至七分，去滓温服。

【主治】产后血运，心腹硬，乍寒乍热。

黑神散

【来源】《圣济总录》卷一六○。

【组成】赤龙鳞（炒）　乱发（烧灰）　乌贼鱼骨（烧灰）各三分　桂（去粗皮）　干姜（炮）　延胡索　牡丹皮　芍药　诃梨勒皮　川芎各半两　当归（切，焙）　生干地黄（焙）各一两　水蛭（炒）一分

【用法】上为散。每服二钱匕，炒生姜酒调下；或炒生姜、黑豆，小便调亦得。

【主治】产后血运眼花，黑暗不见物。

醋鸡子

【来源】《圣济总录》卷一六○。

【组成】酽醋　生鸡子

【用法】先以酽醋半盏，煎数沸，打破鸡子一枚，投于醋中，熟搅令匀，顿服之。

【主治】产后血运迷闷，不省人事，面唇青冷。

生益母草饮

【来源】《圣济总录》卷一六六。

【组成】生益母草汁半盏（如无，以土瓜根代）　生地黄汁半盏　生藕汁半盏　鸡子白三枚　童子小便半盏

【用法】上五味，先将汁四味相和，煎令沸，次下鸡子白搅匀，分作三服。

【主治】产后血运，心烦闷乱，恍惚如见鬼神。

葱粥

【来源】《圣济总录》卷一九〇。

【组成】葱三茎　糯米三合

【用法】上以葱煮糯米粥食之。

【主治】

1.《圣济总录》：妊娠数月未满损动，及产后血运。

2.《医学入门》：伤风。

七宝散

【来源】《产乳备要》。

【组成】朱砂（研如粉）　桂心　干姜（炮）　当归（切，焙）　川芎　人参　羚羊角灰　茯苓各等分

【用法】上药各为细末，若产妇平和，三腊以前直至满月，每日各取一字匕，以羌活、豆麻酒调下，空心服，日二夜一服；不饮酒者，以童便温调下。

【功用】匀血和气，补虚，压惊悸。

【主治】

1.《产乳备要》：初产后惊悸。

2.《女科百问》：初产后虚晕。

【加减】若觉心胸烦热，即减姜、桂，冷即加之；腹痛，加当归；心闷，加羚羊角；心中虚气，加桂；不下食或恶心，加人参；虚战，加茯苓。

【方论】《济阴纲目》汪淇笺释：此方以芎、归、姜、桂为主，似太热矣。为之温血行血则可，若谓其能调和血气，安神镇惊，则未可也。临证者，悉再详之。

半夏茯苓汤

【来源】《产育保庆集》卷上。

【组成】半夏（汤洗）三两　茯苓　熟地各一两　陈皮　细辛　苏叶　川芎　人参　芍药　桔梗　甘草各六钱

【用法】上锉。每服四大钱，水二盏，加生姜七片，煎七分，去滓，空心服。

【主治】产后眩晕，胸中宿有痰饮，阻病不除，产后多致眩晕，又血盛气弱，气不使血，逆而上攻。

【加减】有客热烦渴，口生疮者，去陈皮、细辛，加前胡、知母；腹冷下利者，去地黄，入桂心（炒）；胃中虚热，大便秘，小便涩，加大黄一两八钱，去地黄，加黄芩六钱。

济危上丹

【来源】《产育宝庆集》卷上。

【组成】乳香（研）　五灵脂（研）　硫黄（研）　太阴玄精石（研）　陈皮（去白）　桑寄生　真阿胶（炙，捣）　卷柏（生）各等分

【用法】将后四味同研匀，石器内微火上炒，勿令焦，再研极细，后入余药末，用地黄汁糊为丸，如梧桐子大。产后温酒送下二十丸，当归酒亦得。

【主治】产后所下过多，虚极生风，唇青肉冷，汗出目眩，神昏或痰鸣气喘，命在须臾。

【方论】《医略六书》：产后真阳上浮，不能通运营血而虚极生风，故痰鸣气喘，势在危笃焉。硫黄补火润燥以壮阳，玄精补血坠热以填阴，乳香活血脉，灵脂破瘀血，阿胶补阴益血以化虚痰上逆，寄生补肾强腰以摄气喘之不归，卷柏入血分以调营血也。为末，生地汁为丸，务使阴阳相等，则水火既济而营血调和，呼吸如度，何患痰鸣不退，气喘不除。

清魂散

【来源】《产育宝庆集》卷上。

【别名】清魄散（《三因极一病证方论》卷十七）、芎藭汤（《普济方》卷三四八引《仁存方》）。

【组成】泽兰叶　人参各一分　荆芥穗一两　川芎半两

【用法】上为末。每服一钱，温酒、热汤各半盏调匀，急灌之。

【主治】

1.《产育宝庆集》：产后血气暴脱，未得安静，血随气上攻，迷乱心神，眼前生花，极甚者，令人闷绝，不知人事，口噤神昏气冷。

2.《医方集解》：产后恶露已尽，忽然昏晕不知人。

【方论】

1.《医方集解》：此足厥阴药也。气血虚弱，故以芎藭、泽兰养其血，人参、甘草补其气；外

感风邪，故以荆芥疏其风。风邪去，气血生，则神清矣。肝藏魂，故曰清魂。

2.《成方便读》：荆芥芳香辛苦，独走肝经血分，搜散风邪，故以为君。病既因虚而来，故仍以人参、甘草之补正。虽虚而得之产后，不免血气或有留滞，故以泽兰之祛瘀行水，川芎之活血理气。调以温酒者，助其解散之功耳。

黑神散

【来源】《产乳备要》。

【组成】驴护干不拘多少（以桑柴火烧，以刀刮取黑煤，更刮令尽）

【用法】上为细末，入真麝香少许。如才产了及觉血上冲心晕闷，取一钱以热酒和童便调下。

【功用】防晕备急。

人参散

【来源】《鸡峰普济方》卷十五。

【组成】人参 麦门冬各三分 沉香 桔梗 鳖甲 当归 白术 生干地黄 川芎各半两 赤茯苓 阿胶 甘草各一分 青木香 陈橘皮 黄耆 菊花各一两

【用法】上为细末。每服二钱，水一盏，煎至七分，去滓，食前温服。老少可服。

【功用】生肌肉，活血脉，除百病，进饮食。

【主治】妇人产前产后虚风上攻，头旋目晕，四肢少力，手足颤掉，肌肉瘦瘁，胸膈痞满，脏腑不调，状如虚劳，春秋发歇，寒热作时，口苦舌干，心忪短气，咳嗽上喘，多惊爱睡，昏沉困倦，呕逆痰涎，不思饮食，腹胁胀满，皆可治之。

龙鳞散

【来源】《鸡峰普济方》卷十五。

【组成】鲤鱼皮 血余各八分 黄虫 水蛭 川山甲各四分 墨二分 猪牙皂角二分（已上入瓶于内，泥固济，烧通赤，放冷，细研如粉） 蒲黄四分 胅鳞竭 没药各二两 麝香一分 琥珀二分

【用法】上为细末。每服一钱，以童便送下，不拘时候。产后才觉恶心头旋，多涕唾，身如在船车中者，速服之。

【主治】产后血晕，烦闷不知人事，或狂言乱语，气喘欲绝者。

大龙丹

【来源】《鸡峰普济方》卷十六引常器之方。

【组成】百草霜不拘多少（罗过，更研极细）

【用法】上为细末，用头醋作面糊为丸，如弹子大，朱砂为衣。每服一丸，火烧焰出，入醋内蘸过，再烧再蘸，用半盏，候醋尽，细研；以酒半盏，童便半盏调下。初一服，减腹内疼痛；二服，败血自下，神体和畅；三服，永破诸疾。

【主治】产后血刺、血晕、血迷，败血上冲，不省人事，儿枕痛，小腹硬痛，一切疼痛不可忍者。

夺命散

【来源】《鸡峰普济方》卷十六。

【组成】芫花不以多少（用好酒浸一宿，慢火炒令黑色）

【用法】上为细末。每服二钱，食前热酒调下。

【主治】产后血迷、血晕，胎衣不下，恶血停凝，血块枕痛，脐腹绞痛；及赤白崩带，月候不定。

苏木饮子

【来源】《鸡峰普济方》卷十六。

【组成】苏木（锉） 当归 赤芍药 桂 陈皮各一两 香附子 甘草各一分

【用法】上为粗末。每服二钱，水、小便各半盏，煎至六分，去滓温服，不拘时候。

【主治】产后血运迷闷，面色青黑，或恶物冲心，痛不可忍，时发寒热，呕逆，不思饮食。

乌金散

【来源】《洪氏集验方》卷五。

【组成】血余半两 鲤鱼皮一两（二味各用一藏瓶去底入药，盛讫，却用瓦子盖，用好纸筋盐泥固济，用木炭火五斤烧通赤，取藏瓶放冷，打开出药） 没药半两 红花一分（生用） 伏龙肝一分

（灶下取烧赤者土是）　凌霄花半两（色鲜者，焙）
好香墨半两（生用）　干柏木一分（细研入，香好
者可使）　当归半两（去梢土，微炒令香用之）

【用法】上为细末。以酒一盏，煎取八分，调药两
钱，空心频服之。用无灰酒大妙。

【主治】母热疾后胎死在腹，难产，生衣不下，产
后血晕，起坐不得，如见异花，口干心闷，乍寒
乍热，四肢浮肿，言语颠狂，见神见鬼，不语，
泻痢，腰膝疼痛，小肠尿血涩痛，崩中，呕逆不
安，咳嗽涕唾，喉中如猫作声，面色遍身黑，赤
点子生，眼涩腰疸，身发筋急等一切产后诸疾。

败毒散

【来源】《宣明论方》卷十五。

【组成】大黄　黄药子　紫河车　赤芍药　甘草各
等分

【用法】上为末。每服一钱，如发热，冷水送下；
如发寒，煎生姜、瓜蒌汤同调下。

【主治】男子往来寒热，妇人产后骨蒸血晕。

乌金丸

【来源】《杨氏家藏方》卷十六。

【组成】斑蝥四十九枚　血竭一分（如无，更加没
药半两代之）　没药半两（别研）　五灵脂半两
硇砂三钱

【用法】上为细末，用酒、醋各一升半，慢火熬成
膏子为丸，如梧桐子大。每服十丸至十五丸，麝
香熟酒送下，不拘时候。

【主治】产后血晕及恶露未尽，腰腹刺痛；或胞衣
不下，腹胀喘满。

苦杖散

【来源】《杨氏家藏方》卷十六。

【别名】虎杖散（《普济方》卷三四八）。

【组成】牡丹皮　当归（洗，焙）　白芍药　延胡
索　干漆（炒令烟尽）　羌活（去芦头）　独活
香附子（炒）　红花　苦杖（一名虎杖）　干姜
（炒）　蒲黄　肉桂（去粗皮）　川芎　甘草（炙）
鬼箭各等分

【用法】上为细末。每服二钱，水、酒各半盏，煎
至七分，食前温服。

【主治】产后血运，及儿枕疼痛，恶露不行，脐腹
绞痛。

金花散

【来源】《杨氏家藏方》卷十六。

【组成】香白芷　赤芍药　当归（洗，焙）　蒲黄
各一两　红花　苏枋木　姜黄各半两

【用法】上为细末。每服二钱，水八分，酒三分，
入乌梅一枚，煎至七分，温服，不拘时候。或新
产血运，恶露不快，上冲闷乱，用童子小便半盏，
水半盏，入乌梅一枚同煎，温服。

【主治】气虚血实，喘满烦热，脐腹疼痛，及产后
血运，恶露不快，上冲闷乱。

当归散

【来源】《卫生家宝产科备要》卷六。

【组成】肉桂（去粗皮，不见火）　当归（去芦须，
酒洗，焙）　芍药（白者，锉）　干姜（炮裂，锉）
干地黄（汤洗，锉，焙干）　蒲黄（隔纸上炒）
甘草（炙，锉）各一两　黑豆二两（炒熟，去皮）

【用法】上为细末。每服二钱，温酒调下，一日三
次，不拘时候。常服一日二次或一次。

【主治】妇人产后血气血刺，血晕，血崩，恶露不
止，或虚或肿，或见神鬼，或如中风，或泻或痢，
或如疟疾者。兼治产后一十八病。

火龙丹

【来源】《十便良方》引常器之方（见《普济方》
卷三四八）。

【组成】百草霜不拘多少（罗过，再研极细）

【用法】上用头醋作面糊为丸，如弹子大，朱砂为
衣。每服一丸，火烧焰出，醋内蘸过，再烧再蘸，
尽醋半盏为度。细研，以酒半盏，童便半盏，调
下。初一服，减腹内痛；两服败血自下，神体和
畅；三服调理诸疾。

【主治】产后血刺晕迷，败血上冲，不省人事；及
儿枕痛，小腹腰痛，一切疼痛不可忍者。

乌金散

【来源】《儒门事亲》卷十二。

【别名】大乌金散（《医方类聚》卷二三八引《施圆端效方》）。

【组成】当归一两　自然铜（金色者，煅为末，醋熬）一两　乌金石三两（铁炭是也）　大黄一两（童子小便浸用）

【用法】上为末。每服二钱，食前红花酒半盏、童便半盏同调下，一日二次。

【功用】壮筋骨。

【主治】

1. 《儒门事亲》：膝胻跛行。

2. 《医方类聚》引《施圆端效方》：妇人产血，昏迷不省人事，血块疼痛，恶血不通。

3. 《普济方》：打仆伤损。

琥珀散

【来源】《妇人大全良方》卷十八。

【组成】琥珀　朱砂　麝香　香墨（醋炙）　白姜蚕　当归各一分　鲤鱼鳞（炒焦）　桂心　百草霜　白附子　梁上尘（炒令烟出，筛过）各半两

【用法】上为细末。每服二钱，炒生姜、热酒调下。

【主治】产后一切危困之疾。

来苏散

【来源】《医方类聚》卷二二九引《济生方》。

【组成】木香（不见火）　神曲（锉，炒）　陈皮（去白）　麦蘖（炒）　黄耆（去芦）　生姜（切，炒黑）　阿胶（锉，蛤粉炒）　白芍药各一钱　糯米一合半　苎根（洗净）三钱　甘草（炙）三钱

【用法】上锉。每服四钱，水一盏，煎至八分，去滓，斡开口灌，连接煎，再灌，知人事。

【主治】妇人欲产忽然气血晕闷，不省人事，因用力太过，脉理衰微，精神困倦，心胸痞闷，眼晕口噤，面青发直。

加味四物汤

【来源】《女科万金方》。

【组成】熟地　当归　川芎　白芍各一两　枳壳五两

　　方中枳壳用量，《郑氏家传女科万金方》作"二两"。

【用法】水二钟，煎一钟半，水中沉冷服。

【主治】新产血虚血晕，败血冲心，昏迷不省。

清魂散

【来源】《女科万金方》。

【组成】川芎　当归各五钱　白芍　泽兰叶　甘草　人参　荆芥穗各四钱

【用法】上为末。汤、酒下俱可，不拘时候。

【主治】产后血晕。

【备考】

1. 方中白芍、泽兰叶、甘草、人参用量原缺。

2. 《万氏女科》：入童便同服。

卷荷散

【来源】《云岐子保命集》卷下。

【组成】初出卷荷　红花　当归各一两　蒲黄（隔纸炒）　牡丹皮各半两

【用法】上为细末。每服三钱，空心温酒调下；腊内用童便调下。

【主治】产后血上冲心，血刺血晕，腹痛恶露不快。

【验案】产后恶露不下　《名医类案》：一妇产后，血上冲心，闭闷欲绝。先以干漆烧烟熏鼻，次以卷荷散三服，服之苏醒，恶露渐下。

独行散

【来源】《云岐子保命集》卷下。

【别名】独行丸（《丹溪心法》卷五）、独得散（《良方汇选》卷上）。

【组成】五灵脂（半生半炒）二两

【用法】上为细末。每服二钱，温酒调下；口噤者，拗开口灌之。

【主治】

1.《云岐子保命集》：产后血晕，昏迷不省，冲心闷绝。

2.《丹溪心法》：妇人产后血冲心动，及男子血气心腹痛。

【宜忌】《丹溪心法》：有孕者忌服。

四物汤倍芎归汤

【来源】方出《云岐子保命集》卷下，名见《保命歌括》卷三十。

【组成】四物汤四两（倍当归、川芎）加鬼箭　红花　玄胡索各一两（同为末）

【用法】水煎，调没药散服之。

【主治】产后血运、血结，血聚于胸中，或偏于小腹，或连于肋胁。

荆芥散

【来源】《云岐子保命集》卷下。

【组成】荆芥穗一两三钱　桃仁五钱（去皮尖，炒）

【用法】上为细末。每服三钱，温水调服。

【主治】产后风虚血眩，精神昏昧。

【加减】微喘，加杏仁（去皮尖，炒）、甘草（炒）各三钱。

神仙索金散

【来源】《医方大成》卷九引徐同知方。

【别名】神仙索金丹（《普济方》卷三五五）。

【组成】金藤　川牛膝　当归　川芎　麻黄　玄胡索（炒）　官桂　神曲　荆芥　粉草　赤芍药　熟地黄　雄墨豆各二两

【用法】上为末。温酒或当归、童子小便任下。

【功用】逐恶血，生新血，止肚痛。

【主治】妇人产后，血晕血虚，血积不散，寒热往来，膈不快，气喘，不进饮食，骨节疼痛，生血肌疮。

铁刷汤

【来源】《瑞竹堂经验方》卷二。

【组成】紫梢花（成块带蒂者佳）　肉桂　大丁香　蛇床子　吴茱萸各一两　山茱萸（去核）　天仙子　萝卜子　川椒　细辛　狗脊　地豆（大者，白眉者佳）　川芎　甘松各半两　天雄一个　白檀　槐角子　白芷　沉香　芸苔子　葶苈子　香附子　芫花　巴戟　肉苁蓉　木香各二钱

【用法】上为粗末。用酸浆水一大碗，药末五钱、盐少许，同煎三五沸，倾在盆内熏之，渐通手洗浴如火热，妇人每日熏浴之。使败精秽血如黑汁下。

【主治】男子、妇人一切阴寒失精色败，腰胯疼痛，阴汗不止，肠风下血，痔漏；及妇人赤白带下，产后血晕气虚。

半夏茯苓汤

【来源】《世医得效方》卷十四。

【组成】半夏（汤洗）　白茯苓（去皮）　陈皮（去白）　白术各一两　丁香　缩砂各五钱　粉草三钱

【用法】上锉散。每服四钱，加生姜三片，乌梅一个，水煎，食前温服。

【主治】产前胸中宿有痰饮，产后多致眩晕。

芸苔散

【来源】《世医得效方》卷十四。

【组成】芸苔子　生地黄各等分

【用法】上为末。加生姜七片，酒、水各半盏，童便少许，煎五分服。

【主治】产后血气冲心，不记人事。

乌金散

【来源】《医方类聚》卷二三八引《医林方》。

【组成】黑牛角胎（用醋烧蘸三遍）

【用法】上为细末，加龙脑少许。每服三钱，童便调下。

【主治】妇人产后血晕。

没药散

【来源】《普济方》卷三四八引《仁存方》。

【组成】没药 当归各半两 穿山甲一两

【用法】上为末。每服三钱，加狗胆汁少许煎，酒调下，童便尤佳。

【主治】产后血晕，及血风冲心腹痛。

益母草散

【来源】《普济方》卷三四八引《仁存方》。

【组成】生益母草汁三合（根亦可） 生地黄汁三合 童便一合 鸡子清一个

【用法】上煎药汁令热，入鸡子清搅匀，作一服。

【主治】产后血晕心闷乱，恍惚如见鬼。

加味乌药顺气散

【来源】《普济方》卷一一六。

【组成】白芷 桔梗 陈皮 天台乌药 枳壳 茴香 缩砂 天南星 川芎 当归 半夏 南木香 牛膝 木瓜 槟榔 香附子 甘草 草薢各等分

【用法】上为粗末。每服二三钱，水一大盏，加生姜三片，大枣二枚，煎至七分，去滓，看病上下服。如妇人患，用好当归服。

【主治】男子、妇人三十六种风，七十二般气，左瘫右痪，半身不遂，口眼歪斜，腰脚疼痛，及治妇人胎前产后血虚血晕，血气不调，四肢麻痹，忽然手脚不能动之瘫痪，一切血气风，又治男子寒疝，风湿脚气下痛等疾。

玄胡索散

【来源】《普济方》卷三三五。

【组成】玄胡索三两 当归二两

【用法】上为末。每服三钱，用好红花酒半碗，热调下。未服药前，以硬炭半段烧红，好醋五升，作醋炭熏患人，方服药。

【主治】妇人血晕，冲心欲死者。

人参养血丸

【来源】《普济方》卷三四二引孟诜方。

【组成】人参 白茯苓 白术 川芎 白薇 藁本

头 粉草 厚朴 川白芷 牡丹皮 炮姜 玄胡索 没药（别研） 北石脂（醋淬七次） 木香（不见火） 南芍药各一两 当归一两半（酒浸） 大艾四钱（烧灰）

【用法】上为末。炼蜜为丸，一两作四丸，如弹子大。每服四丸，温酒嚼下；妇人不受孕，浓煎北枣汤送下；妇人常服，有孕能保产气；入月每日服二丸，临产小腹无痛；催生，黄蜀葵子煎汤送下；产后血晕，生地黄汤送下。

【功用】养血安胎，顺气催生，去子宫风冷。

【主治】妇人诸虚不足及不孕，产后血晕。

八宝丸

【来源】《普济方》卷三四八。

【组成】琥珀（别研） 没药各半两（研） 赤芍药 当归（酒浸，去芦） 细辛（去叶） 硇砂各半两 龙骨 麝香少许

【用法】上为细末，醋为丸，如梧桐子大。每服三十丸，空心醋汤送下。

【主治】血晕。

牡丹散

【来源】《普济方》卷三四八。

【组成】牡丹皮 红芍药各一两半 白芷五分 干姜（炮制）一两 当归（去苗） 苦杖 红花 延胡索 官桂 没药 橘皮（去白）各二两 川芎二两二分

【用法】上为末。每服二钱，酒水共一盏，生姜二片，同煎至七分，食前稍热服。治产后恶物不尽，一月内日进二服，两月内日进一服。

【主治】产后血晕，气逆胸膈不利，并月水不调，凝滞撮痛，或因产后经脉不和，恶物不尽。

血竭破棺丹

【来源】《袖珍方》卷四。

【组成】乳香 血竭 箭头砂各一钱

【用法】上为末。巴豆仁研泥为膏，瓷器盛之。如用，丸如鸡头子大，妇人，狗胆冷酒送下，男子冷酒送下。

【主治】妇人产后血闭，血迷、血晕、血劳、嗽血；男子伤力，劳嗽吐血。

清魂散

【来源】《丹溪治法心要》卷七。
【组成】苏木半两　人参一两　童便
【用法】上以水、酒共煎一服。
【主治】产后血晕。

牡丹皮散

【来源】《校注妇人良方》卷十八。
【组成】牡丹皮　芒消　大黄（蒸）各一两　冬瓜仁三七粒（去皮尖）
【用法】上每用五钱，水煎服。
【主治】产后恶露闷绝。

加味参麦散

【来源】《万氏女科》卷三。
【组成】人参　麦冬　归身　生地　炙草　石菖蒲各一钱　五味子十二粒
【用法】猪心一个，劈开，水二盏，煮至一盏半，去心，入药煎七分，食后服。
【主治】产后去血太多，心血虚弱，舌萎缩卷短，语言不清，含糊謇涩，及怔忡。

救苦回生丹

【来源】《解围元薮》卷三。
【组成】乳香　没药　当归　川芎各一两五钱　五灵脂　檀香　松香　自然铜（醋煅）　威灵仙各一两　虎骨（炙）　地龙　草乌各五钱　天麻七钱　全蝎二钱　麝香三钱　荆芥　白芷　苦参各一两二钱　番木鳖三十个（炙）　冰片三分　京墨一块　黑豆二合（炒）　闹羊花五钱　僵蚕六钱
　　《疡医大全》有枫香、紫荆皮，无当归、檀香。
【用法】上为末，糯米饭为丸，如龙眼大，朱砂为衣，金箔（飞）裹。每服一丸，薄荷酒磨下。如昏迷则病愈。若妇人血晕、经闭、胎衣不下，用炒焦黑豆，淋酒服之。
【主治】历节、半肢、紫云、哑风、蛊风、干风，走注遍身，寒湿麻痹瘫痪，中风不语，口眼㖞斜；妇人产后血晕，经闭，胎衣不下。

还魂汤

【来源】《古今医统大全》卷三十九。
【组成】当归（酒洗）　川芎　肉桂　干姜（炮）　赤芍药　甘草　黑豆（炒，去壳）　紫苏各等分
【用法】用水一盏半，煎服。或为细末，每服二钱，酒调灌下。
【主治】血逆卒厥，并产后血厥昏晕，目闭口噤。

滑涩汤

【来源】《古今医统大全》卷八十五。
【组成】红花一两（胚子者）
【用法】酒二钟，煎至一钟，乌梅汤二匙并服。口噤，灌之。
【主治】产后血积未绝，闷乱气闭欲绝。

清魂散

【来源】《古今医鉴》卷十二。
【组成】泽兰叶　荆芥各一钱　川芎八分　人参五分　甘草三分　陈皮七分　香附（醋炒）七分　白芷五分　益母草一钱　当归八分　生地八分　丹皮五分　红花三分　蒲黄（炒黑）七分
【用法】上锉一剂。以水一钟半，煎至七分，去滓，入童便半钟，温服。
【主治】产后血晕。由败血流入肺经，头旋目眩，昏闷不省者。

大金丹

【来源】《慈幼新书》卷首。
【组成】当归（酒洗净，晒干，切片）　白茯苓（乳拌晒）　白术（黄土裹，饭上煮七次，去土，切片）　延胡索（酒煮透，晒干）　蕲艾（去梗，淘净灰尘，醋煮）　川芎　川藁本（去土，洗净，晒干）　丹皮（水洗净，晒）　赤石脂（煅）　茵陈

（童便煮） 鳖甲（醋炙酥） 黄芩（酒炒） 白芷各二两 人参（切片，饭上蒸） 大地黄（酒煮烂） 益母草（取上半截，熬膏） 香附（醋、乳、酒、童便、盐水、泔水六制）各四两 桂心 大粉草（酒洗，炒） 没药（透明者，去油）各一两二钱 五味子（去梗，净炒）一两 沉香六钱 阿胶（蛤粉炒成珠）三两 紫河车一具

【用法】先将紫河车一具，盛竹篮内，放长流水中，浸半日，去其秽恶；用黄柏四两，入煨罐内，将河车放入黄柏上，酒浸，炭火煨烂，取起，合各药同捣晒干，磨极细如飞面，复合益母草膏、地黄、阿胶和匀，捣二十杵，如干渐加炼蜜，为丸如弹子大，每重三钱五分。

【主治】产后血晕、血崩、风痉，气血不调，小产胎坠，诸虚百损。

川芎汤

【来源】《宋氏女科》。

【组成】川芎五钱 当归五钱 荆芥穗五钱（炒黑）

【用法】作一服，水煎，入酒、童便服之。

【主治】产后去血过多，血晕不省。

鹿角散

【来源】《济阴纲目》卷十一。

【组成】鹿角（烧灰，出火毒）

【用法】上为极细末。用好酒、童便调灌下。

【主治】产后虚火载血，以致血晕。

加味佛手散

【来源】《寿世保元》卷七。

【组成】当归 川芎 荆芥各等分

【用法】上锉一剂，水煎，入童便，温服。

【主治】产后晕倒，不省人事，眼黑耳鸣等；并治中风不省人事，口吐涎沫，手足瘛疭。

返元汤

【来源】《简明医彀》卷七。

【组成】当归五钱 川芎三钱 五灵脂 桃仁各钱半 大黄二钱 芍药一钱 肉桂六分 人参五分

【用法】水煎，加童便、沙糖、酒送服。

【主治】产后恶露上逆，神昏不省，二便不通，脉洪。

还元水

【来源】《医方集解》。

【组成】童便

【用法】取十一二岁无病童子，不茹荤辛，清彻如水者，去头尾。热饮，冬则用汤温之，或加藕汁、阿胶和服。

【主治】咳血、吐血，及产后血运，阴虚久嗽，火蒸如燎。

【方论】此手太阴、足少阴药也。童便咸寒，降火滋阴，润肺散瘀，故治血证、火嗽、血运如神。

【加减】有痰，加姜汁。

加味生化汤

【来源】《傅青主女科·产后编》卷上。

【组成】川芎三钱 当归六钱 黑姜四分 桃仁十粒 炙草五分 荆芥四分（炒黑）

【用法】加大枣，水煎，速灌两服。

【主治】产后劳倦甚而晕，及血崩气脱而晕。

【加减】如形色脱，或汗出而脱，皆急服一帖，即加入参三四钱（一加肉桂四分），决不可疑参为补而缓服；痰火乘虚泛上而晕，加橘红四分；虚甚加人参二钱；肥人多痰，再加竹沥七分，姜汁少许，其血块痛甚，兼送益母丸，或鹿角灰、或玄胡散、或独胜散、上消血块方，服一服即效，不必易方，从权救急。

加参生化汤

【来源】《傅青主女科》卷下。

【组成】人参三钱（有倍加至五钱者） 川芎二钱 当归五钱 炙草四分 桃仁十粒 炮姜四分

【用法】加大枣，水煎服。

【主治】产后一二日，血块痛虽未止，产妇气血虚脱，或晕或厥，或汗多，或形脱，口气渐凉，烦渴不止，或气喘急者。

【宜忌】产后发厥，块痛不止，不可加耆、术。

【加减】血块痛甚，加肉桂七分；渴，加麦冬一钱，五味十粒；汗多，加麻黄根一钱；如血块不痛，加炙黄耆一钱；伤饭食、面食，加炒神曲一钱，麦芽五分（炒）；伤肉食，加山楂五个，砂仁四钱（炒）。

补气解晕汤

【来源】《傅青主女科》卷下。

【组成】人参一两　生黄耆一两　当归一两（不酒洗）　黑芥穗三钱　姜炭一钱

【用法】水煎服。一剂而晕止，二剂而心定，三剂而血生，四剂而血旺，再不晕矣。

【主治】妇人产后气虚血晕。

【方论】本方用参、耆以补气，使气壮而生血也；用当归以补血，使血旺而养气也。气血两旺，而心自定矣。用荆芥炭引血归经，用姜炭以行瘀引阳，瘀血去而正血归，不必解晕而晕自解矣。

救晕至圣丹

【来源】《石室秘录》卷六。

【组成】人参一两　当归二两　川芎一两　白术一两　熟地一两（炒）　黑干姜一两

【用法】水煎服。

【主治】产后血晕，不省人事。

【方论】人参以救脱，归、芎以逐瘀生新，熟地、白术利腰脐而补脾肾，黑姜引血归经以止晕。

参归荆芥汤

【来源】《辨证录》卷十二。

【组成】人参一两　荆芥三钱　当归一两

【用法】水煎服。

【主治】妇人甫产后，忽眼目昏晕，恶心欲吐，额上鼻尖有微汗，鼻出冷气，神魂外越，证属气虚欲脱而血晕。

救死丹

【来源】《辨证录》卷十二。

【组成】黄耆二两　巴戟天一两　附子一钱　白术一两　菟丝子一两　北五味一钱

【用法】水煎服。

【主治】产后半月，不慎房帏，血崩昏晕，目见鬼神。

解晕汤

【来源】《辨证录》卷十二。

【组成】荆芥三钱　人参一两　当归一两　炮姜一钱　黄耆一两

【用法】水煎服。一剂晕止，二剂心定，三剂气旺，四剂血生，不再晕也。

【功用】大补气血。

【主治】妇人甫产后，气虚欲脱，致成血晕，忽然眼目昏晕，恶心欲吐，额上鼻尖有微汗，鼻出冷气，神魂外越。

【加减】或人参力不能用，减去大半，或少用一二钱，余如分两多服数剂，无不奏功也。

黑龙散

【来源】《郑氏家传女科万金方》卷四。

【组成】归尾　赤芍　肉桂　干姜　黑豆　蒲黄　甘草　生地

【用法】加童便、酒各半盏煎。或加红花、苏木、香附。

【主治】新产胞衣不下，及血晕不省人事，腹中刺痛，败血攻心，痞满神昏，或眼闭口噤，或语言狂妄、困顿垂死者。

加味生化汤

【来源】《胎产秘书》卷下。

【组成】川芎一钱　当归三钱　姜炭五分　桃仁十粒　人参三钱　茯苓一钱（汗多勿用）　炙甘草五分

【主治】产后血脱，劳伤过甚，气无倚仗，呼吸上息，各违其常，气出短促而喘，言语不相接续。

【加减】汗多，加黄耆；口渴，加麦冬、五味。

加参生化汤

【来源】《胎产秘书》卷下。

【组成】川芎三钱 当归四钱 荆芥四分 桃仁十粒 人参三钱 肉桂五分（二帖后去之） 炙草五分 大枣二枚

【用法】水煎，热服。

【主治】产后血崩形脱，汗多气促。

【加减】汗多，加黄耆、人参各三钱；渴，加麦冬、五味；泻，加茯苓、莲子；痰，加竹沥、姜汁一酒杯；咳嗽，加杏仁、知母、桔梗各一钱；惊悸，加枣仁、柏仁各二钱；鲜血来多不止，加升麻、白芷各五分。

清魂膏

【来源】《女科指掌》卷四。

【组成】藕汁 生地汁 童便 酒

【用法】冲和温服。

【主治】产后血晕。

琥珀散

【来源】《女科指掌》卷五。

【组成】琥珀 花蕊石 郁金 朱砂

【用法】上为极细末。每服一钱，以童便、酒调下。

【主治】产后目闭，因瘀血壅滞经络，关窍不通者。

清神返魂汤

【来源】《灵验良方汇编》卷下。

【组成】川芎二钱 当归四钱 桃仁十粒 姜炭四分 荆芥四分 人参一钱 肉桂三分

【主治】产后血晕。

【加减】汗多，加黄耆；两手脉伏，加麦冬、五味；灌药得苏而块痛未除，减参、耆，仍服生化汤；块痛除，加参、耆，减桃仁、肉桂。

清神返魂汤

【来源】《灵验良方汇编》卷下。

【组成】当归四钱 川芎二钱 人参一钱 桃仁十

粒 炙甘草 荆芥 焦姜各四分 肉桂三分（两服即去）

【用法】上加大枣二枚，速煎，灌之。如气欲绝，灌药不下，急将鹅毛插喉，渐渐灌之，不拘帖数可活。

【主治】产妇血崩，昏乱将绝，或晕厥，牙关紧。

【加减】两手脉伏，或右手脉绝，加麦冬、五味子。

延胡索散

【来源】《胎产心法》卷下。

【组成】肉桂 延胡各等分

【用法】上为细末，听用。每服以生化汤加入延胡索散，再加入熟地二钱。

【主治】

1. 《胎产心法》：产后小腹痛，可按而止者。
2. 《产宝》：产后血晕，血块痛。

四神散

【来源】《医略六书》卷三十。

【组成】当归三两 血竭三两 没药三两 延胡一两半（酒炒）

【用法】上为散。每服三钱，童便煎，去滓温服。

【主治】产后血晕，脉濡涩滞者。

【方论】产后血亏，瘀滞上犯心包，故昏晕不醒，不知人事焉。当归养血以荣经，延胡活血以调经，没药散瘀降血，血竭去瘀生新。为散，童便煎，使瘀血去，而新血生，则心包清肃，神明有主，安有昏晕之患乎！

白茯神散

【来源】《医略六书》卷三十。

【组成】熟地五两 人参两半 黄耆三两（酒炙）枣仁三两 当归三两 白芍两半（酒炒） 远志两半 麦冬三两（去心） 肉桂五钱（去皮） 辰砂一两 茯神二两（去木） 炙草五钱

【用法】上为散。每服三钱，水煎，去滓温服。

【主治】产后惊病，脉软数者。

【方论】产后血气大虚，心包失养，无以振发神明，而触事易惊焉。人参扶元补气以充血脉，黄耆补气固中以壮胃阳，当归养血营经脉，枣仁养心安神志，白芍敛阴和血脉，麦冬润肺清心火，远志通肾交心，肉桂平肝暖血，茯神安神定志，辰砂镇心定惊，炙草缓中和胃也。为散水煎，使胃气一壮，则心胆俱雄而心包得养，神志自强，安有触事易惊之患乎。

独圣散

【来源】《医宗金鉴》卷三十。
【组成】南山楂肉（炒）一两
【用法】水煎，用童便沙糖和服。
【主治】产后心腹绞痛欲死，或血迷心窍，不省人事。
【方论】山楂不惟消食健脾，功能破瘀止儿枕痛；更益以沙糖之甘，逐恶而不伤脾；童便之咸，入胞而不凉下。相得相须，功力甚伟。

立应汤

【来源】《叶氏女科证治》卷三。
【别名】立应四物汤（《妇科玉尺》卷四）。
【组成】熟地黄 当归各三钱 白芍二钱 五灵脂（半生半炒） 川芎各一钱
【用法】水煎服。
【主治】产后血晕。产后气血暴虚，血随气上，迷乱心神，眼前生花，甚者闷绝口噤，神昏气冷。

加味益母散

【来源】《医方一盘珠》卷七。
【组成】益母草 荆芥（炒黑）各三钱 归尾 红花 丹皮各一钱半 桃仁七粒 山楂（炒黑）三钱 蒲黄 菖蒲 甘草各三分
【主治】产后血晕，恶露不行。

清魂散

【来源】《医方一盘珠》卷七。
【组成】泽兰 荆芥穗（炒黑） 川芎各二钱 石菖蒲 生蒲黄 黑姜（灰） 生甘草各三分

【用法】童便为引。
【主治】血晕，不省人事。

黑神散

【来源】《幼幼集成》卷一。
【组成】上青桂 全当归 杭白芍 黑炮姜 怀熟地 大黑豆（炒）各五钱
【用法】水煎，酒兑服。
【主治】产后血晕，胸腹胀痛，气粗，牙关紧闭，两手握拳，血逆之证。

血晕饮

【来源】《仙拈集》卷三。
【组成】归尾 川芎 山楂 益母 五灵脂各等分
【用法】水煎，加童便一杯服；或红花一撮，酒煎，入童便服。
【主治】产后血晕。

参附回生汤

【来源】《杂症会心录》卷下。
【组成】人参三钱 熟地三钱 当归二钱 炮姜一钱 附子一钱 白术二钱（土炒）
【用法】陈米炒熟，水煎服。
【主治】产后气血暴去过多。

清魂散

【来源】《大生要旨》卷四。
【组成】当归二钱 川芎五分 人参一钱（冲） 甘草三分（炙） 荆芥八分（炒黑）
【用法】上为末。酒调温服，煎汤亦可。
【主治】产后气血虚弱，又感风邪，昏晕不省。

清魂散

【来源】《女科切要》卷六。
【组成】泽兰一两 人参一两 荆芥四两 炙甘草八分
【用法】上为末。每服二钱，热汤、温酒各半盏调服。

【主治】产后血迷血晕，昏迷不省。

兔脑散

【来源】《名家方选》。

【组成】兔脑（霜）

【用法】上为末，白汤饮下。

【主治】产后血晕。

世秘资生丹

【来源】《宁坤秘籍》卷上。

【组成】归身（酒洗）　川芎（酒洗）　香附米（去毛，醋炒，忌铁器）　苍术（米泔水浸，炒）　玄胡（炒）　蒲黄（炒）　白茯苓（去皮）　桃仁（去皮尖）　准熟地（酒蒸净）各一两　山茱萸（去核）　地榆（酒洗）　五灵脂（醋浸，瓦焙）　羌活　甘草（炙）　白芍（酒炒）　人参　陈皮　牛膝（去芦）各五钱　三棱（醋浸透，纸包煨）五钱　白术（土炒）　青皮　木瓜各三钱　良姜四钱　乳香（去油）　没药（去油）　木香各一钱　天台乌药一钱五分　益母草一两五钱（忌铁器）　阿胶（蛤粉炒成珠）八钱

【用法】上药各制净，为极细末，用大黄膏（锦纹大黄一斤（去黑皮，为极细末），苏木三两（劈碎，河水五碗，熬取三碗），红花三两（炒黄色，入好酒一大壶，同煮五六碗去滓存汁），另黑豆三升，用河水熬汁三碗。先将大黄末入锅内，用米醋五碗搅匀，熬至滴水成珠，又下醋四五碗熬，如此三次，取膏，即入红花酒、苏木汤、黑豆汁搅开，大黄膏再熬成膏取出，瓦盆盛之）为丸，如弹子大。每服一丸，临用擂为细末，好酒调服，不拘时候。

【主治】子死腹中，胞衣不下，难产，产后血晕，口干心烦，寒热如疟，四肢浮肿，烦躁癫狂，失音不语，泻痢脓血，百节痠痛，小便尿血，崩中漏下，胸膈气呕逆不定，咳嗽，喉中似蟾鸣。或产后小便赤涩，大便滞迟不通。或经行腹痛，经闭。月经不调。

回元汤

【来源】《会约医镜》卷十五。

【组成】黄耆（蜜炒）一两　当归二钱半　益母草三钱　黑干姜五七分

【用法】水煎就，冲热童便服。即用补虚生荣汤亦可。

【功用】回元气。

【主治】产后血晕。

桃花散

【来源】《产科发蒙》。

【组成】乌贼鱼骨十钱　朱砂二钱

【用法】上为末。每服一二钱，白汤送下。

【主治】产后血晕。

救急饮

【来源】《产科发蒙》。

【组成】炮姜　炮黑豆　当归身　川芎　益母草各一钱　玄胡索　牛膝各二钱

【用法】上用水二大碗，煎七分，和新鲜童便一盏服。

【主治】妇人临产血晕，闷绝欲死，或呵欠，或呕逆，或狂躁，或谵语失笑，及一切危症。

【加减】如血崩不止，加炒荆芥、人参各二钱。

行瘀煎

【来源】《产科发蒙》卷三。

【组成】接骨木　红花　当归　芍药　桂枝　山楂子　栀仁　川芎　苏木　甘草

【用法】水煎，温服。

【主治】产后血晕，恶露不下，及儿枕痛。

安荣汤

【来源】《产科发蒙》卷三。

【组成】萍蓬根（酒炒）五钱　人参　白术　当归　川芎　黄芩　黄连　桂枝　木香各一钱　甘草三分

【用法】上锉细。每服三钱，麻沸汤浸，绞取

汁服。

【主治】产后血晕。

扶阳饮

【来源】《产科发蒙》卷三。

【组成】当归　川芎　桂枝　干姜（炒黑）　附子（熟）　人参各一钱半

【用法】以水二合，煎取一合，温服。

【主治】产后血晕，恶露下多而晕，病人低头，昏闷烦乱，而心下不硬满。

妙功散

【来源】《产科发蒙》卷三。

【组成】茯苓二钱　黄耆　远志各一钱　人参　桔梗各五钱　辰砂一钱　山药　木香各五分　甘草一分

【用法】上为细末。每服一钱，白汤送下。

【功用】安神镇心。

【主治】产后血晕，头目昏眩。

参熊丸

【来源】《产科发蒙》卷三。

【组成】熊胆　人参各二钱

【用法】上为细末，打米糊为丸，如梧桐子大。每服六七丸，白汤送下。

【主治】产后血晕。

清心汤

【来源】《产科发蒙》卷三。

【组成】萍蓬根十五钱　大黄八钱　当归　川芎　芍药　干地黄　黄芩　黄连　沉香各六钱　人参　槟榔子　木香　细辛　桂枝　丁子　炙甘草各四钱

【用法】上药除丁子、沉香、肉桂、木香不炒外，余药合为一剂，用好酒一杯，将药润湿入锅内，炒至黄色为度，取起，摊地上候冷，入前四味。每服三四钱，以麻沸汤浸须臾，绞去滓服。再用滓以水一杯半，煮取一杯，温服。

【主治】妇人血晕，诸般杂病；胎前产后诸疾；及

金疮，打扑损伤。

黑神散

【来源】《产科发蒙》卷三。

【组成】火麻（五月五日取苗洗净，无灰好酒浸一时许，土器中烧存性，为末）

【用法】产讫服一钱，则无血晕之患。

【主治】产后血晕，眼花头旋，坐起不得，或痔血不尽，上逆耳鸣，或恶寒战拌，呻吟昏愦者。

顺血散

【来源】《救急选方》卷下。

【组成】当归　川芎　芍药　蒲黄　泽泻　枳壳　人参　大黄　沉香　茯苓各一钱　甘草三分　接骨木五钱

【用法】上锉细。每服二钱，盛入麻布袋，用沸汤冲服。

【主治】一切金疮扑损及产后血晕。

紫霞丹

【来源】《古方汇精》卷三。

【组成】熟地　川芎各四钱　当归八钱　黑芥一钱（炒）　炮姜五分　丹参一钱五分　桃仁五粒（去皮，研）　益母草一钱

【用法】煎成，加童便一杯和服。

【主治】产后血晕惊风，一切危症。

定气饮

【来源】《产孕集》卷下。

【组成】人参　白术　阿胶各三钱　炮姜　熟附子各一钱　大枣五个　麸炒粳米一撮

【用法】浓煎，分二服，温进。

【主治】产后血晕，昏闷烦乱，卒然晕倒，口张手撒，遗尿鼾声，四肢厥冷，寸口脉微细散乱，或伏匿不至，正气大虚，微阳欲脱，阴离阳决，危在俄顷。

回生保命黑龙丹

【来源】《良方集腋》卷下。

【组成】五灵脂二两（净） 川芎二两 大生地二两 良姜二两 全当归二两（上五味入砂罐内纸筋盐泥封固，煅红候冷，取出研细，再入后药） 百草霜三钱 生硫黄二钱 真血珀二钱 乳香二钱 花蕊石二钱

【用法】后五味为细末，同前药和匀，米醋煮面为丸，如弹子大。每临服用炭火煅药通红，投生姜自然汁内浸碎，以无灰酒童便调下。不过二服神效。

【主治】

1. 《良方集腋》：产后瘀血沉入心脾间，命在垂危。

2. 《寿世新编》：产患及胞衣不下，血迷血晕，不省人事，危急恶候垂死者。

观音普济丹

【来源】《卫生鸿宝》卷五引汪迈园方。

【别名】乌金丸。

【组成】陈徽墨五钱（顶烟无麝者佳，先置烘箱烘软切开，再和后药研磨） 百草霜五钱（微烘俟干透细罗） 东天麻（透明者）四钱 广木香三钱（忌火）（上三味并忌泡水） 飞面三钱（烘干罗净）

【用法】上药各为细末，罗去粗头，再入陈墨，细罗，取长流水为丸，每料分四十九粒，晒干瓷瓶收贮。每服一丸，陈老酒送下。

【功用】固气调血，催生。

【主治】难产，交骨不开，横生倒养，胎衣不下，子肠努出，胎死腹中；产后中风，血晕，血崩，鼻衄，瘀积，腹痛；妇女月经不调。

【宜忌】忌烟、酒。

清魂汤

【来源】《喉科心法》卷下。

【组成】真人参一钱（另炖冲） 黑荆芥一钱五分 泽兰叶三钱 炙甘草八分 抚川芎三钱

【用法】用河水两茶碗，煎至八分一碗，冲入参汤同服；或加乌梅肉六分亦可。

【主治】产后恶露未尽，血虚肝旺，内风暴举，发为眩晕，不省人事者。

来苏散

【来源】《一见知医》卷一。

【组成】白芍 白术 阿胶 陈皮 苎麻根 糯米 黄耆 甘草 姜 枣仁

【用法】水煎服。

【主治】产后气衰，用力过猛，眩晕口噤，不知人。

加味当归补血汤

【来源】《不知医必要》卷四。

【组成】炙耆一两 党参（去芦，米炒）四钱 当归三钱 干姜（炒）二钱 附子（制）三钱

【主治】胞衣下后，血脱而晕，眼闭口开，手足厥冷者。

还神汤

【来源】《揣摩有得集》。

【组成】生耆五钱 潞参五钱 熟地炭五分 姜炭五分 茯神一钱半 归身五钱

【用法】童便、水、黄酒煎服。

【主治】妇女一切生产血晕，不省人事，乃气血虚极。

加味芎归汤

【来源】《顾氏医径》卷四。

【组成】当归 川芎 人参 泽兰 童便

【主治】妇人新产去血过多，致神昏烦乱，眼花头晕者。

开郁逐瘀汤

【来源】《中医妇科治疗学》。

【组成】香附 郁金 延胡各三钱 归尾 川芎 青皮 枳壳各二钱

【用法】水煎服。

【功用】开郁散结。

【主治】产后血晕偏于气郁者，面色苍黯，胸脘及两肋满闷，腹膨胀而痛，时有昏迷，恶露不下或下甚少，舌淡苔薄，脉沉弦。

加味红花散

【来源】《中医妇科治疗学》。

【组成】生地五钱　秦归二钱　赤芍三钱　干荷叶　牡丹皮各二钱　红花一钱　蒲黄（生炒各半）三钱

【用法】水煎，温服。

【功用】清热活血。

【主治】产后血晕之血瘀证，偏于热邪者，面带红色，神昏口噤，甚至不省人事，胸满心烦，少腹硬痛拒按，恶露不下，大便秘结，舌质红，苔薄黄，脉数。

加味荆芥散

【来源】《中医妇科治疗学》。

【组成】炒荆芥　桃仁　五灵脂　荠菜各三钱

【用法】水煎，温服，不拘时候。

【功用】化瘀祛风。

【主治】产后血晕，血瘀又感风邪，头晕且痛，时或昏闷，微有寒热，无汗，腹痛拒按，少腹硬痛，心下满急，神昏口噤，舌略带青，苔薄白，脉浮缓而涩。

产后理血丹

【来源】《全国中药成药处方集》（沈阳方）。

【组成】附子半两　丹皮　干漆各一两

【用法】上为极细末，好醋五两，大黄末一两，同熬成膏，和药为小丸。每服五分至一钱，温酒冲服。

【功用】逐瘀血，生新血，消积止痛。

【主治】妇女产后恶露不行，胞衣不下，少腹胀痛，恶血上冲，晕迷不醒等症。

【宜忌】孕妇忌服，血虚无瘀者禁用。

产后救生丸

【来源】《全国中药成药处方集》（沈阳方）。

【组成】百草霜四两　川芎五钱　丹参一两　炮姜二两　明天麻一两　飞罗面　茯神各二两　柴胡五钱　熟地一两　当归二两　阿胶珠　麦冬　广木香　凤眼草各一两　京墨五钱　远志二两　红花饼五钱

【用法】上为极细末，炼蜜为丸，二钱重，蜡皮封固。每服一丸，空心姜汤送下。

【功用】化滞生新，行瘀止痛。

【主治】产后恶露不尽，败血上冲，神昏谵语，不省人事，暴脱下血，脐腹疼痛。

【宜忌】孕妇忌服。

妇科花蕊石散

【来源】《全国中药成药处方集》（福州方）。

【组成】花蕊石一斤　土色硫黄四两

【用法】上为末，和匀，用瓦罐一个，入二药，以纸泥封口，晒干，用炭火煅二柱香，次日取出研细。每服一钱，童便和热酒调下。

【主治】产后败血不尽，血迷血晕，胎衣不下，不省人事。

【加减】甚者用二三钱。

救产丸

【来源】《全国中药成药处方集》（沈阳方）。

【组成】香附四两七钱　苍术四两　益母草八两　泽兰叶四两　川芎　桃仁各三两　川牛膝　当归　延胡索　粉甘草各二两　大黄一斤　红花　苏木各八两　黑豆一斤

【用法】上药前十味研末，后四味熬膏，合并为丸，二钱重。每服一丸，黄酒或白开水送下。

【功用】活血化瘀，止痛镇痉。

【主治】产后血晕，失血过多，精神恍惚，恶露不净，腰腿疼痛，小腹块痛。

【宜忌】忌生冷刺激物。

清经散

【来源】《全国中药成药处方集》。

【组成】泽兰叶　人参各三钱　荆芥穗一两　川芎半两　炙甘草三钱

【用法】上为极细末。每服一钱，热汤或温酒一小盏，调匀灌下。

【功用】补虚理血。

【主治】产后血晕，不省人事，四肢厥冷。手足痉挛，血虚神昏。

产后康膏

【来源】《部颁标准》。

【组成】黄芪 10g　党参（炒）12g　当归（炒）12g　丹参 12g　益母草 30g　神曲（焦）12g　陈皮 6g　香附（制）10g　乌药 6g　木香 6g　生地黄 10g　熟地黄 10g　砂仁 3g　杜仲（炒）10g　泽泻 12g　甘草（炙）3g　白芍（炒）10g　山楂（焦）10g　谷芽（炒）10g　麦芽（炒）10g

【用法】制成半流体，密封，置阴凉干燥处。口服，1 次 30g，每日 2 次，早晚用开水冲服。

【功用】益气养血，滋肾柔肝，安神敛汗，健脾和胃。

【主治】产后、流产后贫血，恶露不净，头晕目眩，心悸汗多，失眠神疲、食欲不振。

【宜忌】发烧期间暂停服用。

胎产金丸

【来源】《部颁标准》。

【组成】紫河车 375g　五味子（醋炙）250g　人参 500g　茯苓 500g　甘草 250g　当归 500g　鳖甲（沙烫醋淬）1000g　香附（醋炙）1000g　延胡索（醋炙）500g　没药（醋炙）300g　赤石脂（煅）500g　黄柏 75g　白薇 500g　艾叶炭 500g　白术（麸炒）500g　藁本 500g　沉香 150g　肉桂 300g　川芎 500g　牡丹皮 500g　益母草 500g　地黄 1000g　青蒿 500g

【用法】制成大蜜丸或小蜜丸，大蜜丸每丸重 9g，小蜜丸每 100 丸重 30g，密封。温黄酒或温开水送服，大蜜丸 1 次 1 丸，小蜜丸 1 次 30 丸，每日 2 次。

【功用】补气养血，调经。

【主治】产后失血过多引起的恶露不净，腰酸腹痛，足膝浮肿，倦怠无力。

三、产后郁冒

产后郁冒，是指产妇分娩后因失血过多出现郁闷昏冒的病情。《金匮要略》："问曰：新产妇人有三病：一者病痉，二者病郁冒，三者大便难，何谓也？师曰：新产血虚，多汗出，喜中风，故令病痉。亡血复汗，寒多，故令郁冒；亡津液，胃燥，故大便难。"《妇人大全良方》："妇人产后，亡血汗多，故令郁冒。其脉微弱，不能食，大便反坚，但头汗出。所以然者，血虚而厥，厥而必冒，冒家欲解必大汗出。以血虚下厥，孤阳上出，故但头汗出。所以为产妇无汗出者，亡阴血，阳气独盛，故当汗出，阴阳乃复。所以便坚者，呕不能食也。"《金匮要略广注》："产后亡血复汗，阴阳两虚，腠理不密，表邪易入，故为寒多，令郁冒，此精不能养神也。"本病的发生，是为产妇血出气随，汗出腠理不密，寒邪乘虚而入，正虚不能驱邪外达，反逆上冲，而出现头眩目瞀，昏蒙而神不清，郁闷不舒等症。治宜调和阴阳，扶正祛邪。

小柴胡汤

【来源】《伤寒论》。

【组成】柴胡半斤　黄芩三两　人参三两　半夏半升（洗）　甘草（炙）　生姜各三两（切）　大枣二十个（擘）

【用法】以水一半二升，煮取六升，去滓，再煎取三升，温服一升，一日三次。

【功用】《伤寒明理论》：和解表里。

【主治】

1.《伤寒论》：伤寒五六日，中风，往来寒热，胸胁苦满，默默不欲饮食，心烦喜呕，或胸中烦而不呕，或渴，或腹中痛，或胁下痞硬，或心下悸、小便不利，或不渴、身有微热，或咳；伤寒四五日，身热恶风，颈项强，胁下满，手足温而渴；妇人中风七八日，续得寒热，发作有时，经水适断者，此为热入血室，其血必结；伤寒中风，有柴胡证，但见一证便是，不必悉具；呕而发热。

2.《金匮要略》：诸黄，腹痛而呕；产妇郁冒，其脉微弱，呕不能食，大便反坚，但头汗出。

奔豚汤

【来源】《外台秘要》卷十二引《小品方》。

【组成】甘草四两（炙） 李根白皮一斤（切） 葛根一斤 黄芩三两 桂心二两 栝楼二两 人参二两 芎䓖一两

【用法】上切。以水一斗五升，煮取五升，去滓，温服一升，日三次，夜二次。

【主治】奔豚，手足逆冷，胸满气促，从脐左右起，郁冒者。

【宜忌】忌海藻、菘菜、生葱。

白薇汤

【来源】《全生指迷方》卷三。

【组成】白薇 当归各一两 人参半两 甘草（炙）一分

【用法】上为散。每服五钱，水二盏，煎至一盏，去滓温服。

【主治】

1.《全生指迷方》：郁冒血厥，居常无苦，忽然如死，身不动，默默不知人，目闭不能开，口噤不能语，又或似有知而恶闻人声，或但如眩冒，移时乃寤。

2.《医学入门》：产后胃弱不食，脉微多汗。

【方论】《本事方释义》：白薇气味苦咸微寒，入足阳明；当归气味辛甘微温，入手少阴、足厥阴；人参气味甘温，入足阳明；甘草气味甘平，入足太阴，通行十二经络。以咸苦微寒及辛甘微温之药和其阴阳，以甘温甘平之药扶其正气，则病自然愈也。

麻子苏子粥

【来源】《普济本事方》卷十。

【别名】紫苏麻仁粥（《济生方》）、苏麻粥（《寿亲养老新书》卷四）、苏子麻仁粥（《古今医统大全》卷六十九）、麻苏粥（《济阴纲目》卷十四）、麻仁苏子粥（《医方集解》）。

【组成】紫苏子 大麻子各半合

【用法】上药净洗，为极细末。用水再研取汁一盏，分二次煮粥啜之。

本方改为丸剂，名“苏麻丸”（《中国医学大辞典》）。

【功用】《济生方》：顺气，滑大便。

【主治】妇人产后郁冒多汗，大便秘，及老人、诸虚人风秘。

【方论】《本事方释义》：紫苏子气味辛温，入手太阴、足厥阴，能降逆下气。大麻子气味辛甘平而润，入手足阳明、足太阴，能润肠胃。

白薇汤

【来源】《普济方》卷二三八引《指南方》。

【组成】白薇 紫苏各三两 当归二两

【用法】上为粗末。每服五钱，水二盏，煎一盏，去滓服。

【主治】郁冒。

二子饮

【来源】《寿世保元》卷七。

【组成】苏子 火麻子（去壳）各半合

【用法】拣净洗，研极细，用水再研，取汁一杯，分三次煮粥食之。

【主治】产后郁冒汗多，大便闭；老人、诸虚人风闭。

加味八珍汤

【来源】《医宗金鉴》卷四十七。

【组成】八珍汤加钩藤 菖蒲 远志

【主治】产后不语，属气血两虚而郁冒神昏者。

桂枝茯苓人参汤

【来源】《四圣心源》卷十。

【组成】人参三钱 甘草二钱 茯苓三钱 桂枝三钱 生姜三钱 大枣三枚

【用法】水煎大半杯，温服。

【主治】产后阳虚郁冒。

全生活血汤

【来源】《盘珠集》卷下。

【组成】黄耆（炙）熟地 生地 川柏（炒炭）升麻

【功用】补血。

【主治】产后血亡火炽，致昏冒瞑目。

【加减】不应，加人参。

清中饮

【来源】《名家方选》。

【组成】截菜 草三棱各一钱

【用法】上水煎，日服二剂或三剂。四五十日而知，百日痊。妇人加蒲黄七分同煎。

【主治】不问男女癖块，时时妨逼心下，郁冒心闷，为狂态者。

赤井龙王汤

【来源】《产科发蒙》卷六。

【组成】当归 川芎 芍药 黄耆 良姜 萍蓬根 木香 黄芩 黄连 人参 大黄 肉桂 桂心 甘草

【用法】上锉，土器中炒。每服二钱，沸汤渍绞用，滓再煎服。

【主治】产前后诸疾，及打扑折伤、金疮，腹痛食伤，淋疾癫狂，黄胖病，痈疗，诸恶疮，类中风，痘疮后诸症；酒毒，郁冒。

【加减】有热，加柴胡；金疮筋断，加槟榔、丁子；打扑，倍萍蓬根。

安神饮

【来源】《产孕集》卷下。

【组成】人参 柏子仁（去油）各三钱 黄耆 阿胶 当归 茯神各一钱 肉桂 炙甘草各一钱

【用法】共作一服。

【主治】产妇素体虚弱，下血过多而致郁冒，昏迷不省，瞑目无所知；甚则循衣撮空，错语失神。

柴胡生化汤

【来源】《医方简义》卷六。

【组成】柴胡（酒炒）一钱 川芎二钱 当归五钱 桃仁十三粒 炙甘草五分 炮姜五分 荆芥一钱 酒炒黄芩一钱

【用法】水煎，加酒半盏冲服。

【主治】产后郁冒寒多，复汗，身热。

生脉保元汤

【来源】《中国医学大辞典·补遗》。

【组成】生脉散加黄耆 甘草

【用法】清水煎服。

【功用】夏月服之，令人气力充足。

【验案】产妇郁冒 《上海中医药杂志》（1983，10：25）：以生脉散和保元汤加减：太子参15克，麦冬10克，五味子10克，黄耆15克，甘草10克，肉桂2克，炒白芍15克，治新产妇（包括人流或引产者）产后郁冒90例，症见阵热，热冒于上，头晕，自汗，盗汗，汗出不解等。如下红逾半日不尽者，加茜根炭15克；失眠者，加柏仁、枣仁各10克；心惊，筋脉拘挛者，加煅龙骨15克；便闭者，加全瓜蒌15克；食差，苔白腻者，加炒白术10克；病程较长，贫血重者，加黄精15克，当归10克。结果：痊愈62例，有效24例，无效4例，总有效率95.6%。

四、瘀血冲心

瘀血冲心，又名产后败血冲心、恶血攻心、瘀血冲厥等，是指分娩后恶露不下或下而不畅，以致恶血随气上冲，扰乱心神，以致神志错乱，癫狂者。《张氏医通》："败血上冲有三：或歌舞谈笑，或怒骂坐卧，甚者逾墙上屋，口咬拳打，山腔野调，号佛名神，此败血冲心。"治宜宁心安神。

甘草汤

【来源】《备急千金要方》卷三。

【组成】甘草　芍药　桂心　阿胶各三两　大黄四两

【用法】上锉。以东流水一斗，煮取三升，去滓，纳阿胶令烊，分三服。一服入腹中，面即有颜色，一日一夜，尽此三升，即下腹中恶血一二升，立愈。当养之如新产者。

【主治】产乳余血不尽，逆抢心胸，手足逆冷，唇干，腹胀短气。

【方论】《千金方衍义》：四味温中药中，特进大黄一味，以破逆上之血。大黄虽苦寒，得桂心之辛散，功用自不寻常，一服入腹，面即有色，岂非宿有验乎？

桂心散

【来源】《太平圣惠方》卷七十八。

【组成】桂心　陈橘皮（汤浸，去白瓤，焙）　人参（去芦头）　当归（锉，微炒）各一两　紫苏子半两（微炒）　五味子半两

【用法】上为细散。每服一钱，以粥饮调下，不拘时候。

【主治】产后血气上攻于肺，虚喘。

琥珀膏

【来源】《太平圣惠方》卷七十八。

【别名】琥珀煎（《圣济总录》卷一六〇）。

【组成】琥珀一两（细研）　生地黄汁一中盏　生姜汁半合

【用法】上以慢火熬成膏。每服半大匙，以温酒调下，不拘时候。

【主治】产后血气上攻，呕逆烦闷。

牛膝散

【来源】《太平圣惠方》卷七十九。

【组成】牛膝一两（去苗）　芎䓖半两　当归半两（锉，微炒）　赤芍药三分　川大黄一两（锉碎，微炒）　羚羊角屑半两　桂心三分　桃仁半两（汤浸，去皮尖双仁，麸炒微黄）　刘寄奴半两

【用法】上为散，每服四钱，以水一中盏，煎至五分，次入酒二合，更煎三二沸，去滓，每于食前温服。

【主治】产后败血不散，攻刺腰间疼痛，日夜不止。

红蓝花饮子

【来源】《太平圣惠方》卷七十九。

【组成】红蓝花半两　紫葛半两（锉）　赤芍药半两（锉）　生地黄汁三合（后下）　童子小便二合（后下）　蒲黄半两

【用法】以水一大盏，酒半盏，煎至八分，去滓，下地黄汁并小便，更煎三两沸，分温三服，不拘时候。

【主治】产后血气攻心，烦闷，气欲绝，不识人。

芫花丸

【来源】《太平圣惠方》卷七十九。

【组成】芫花一两半（醋拌，炒令干，为末）　巴豆一分（去皮心，研，纸裹压去油）　硇砂三分（细研）

【用法】上为末，以醋煮面糊为丸，如绿豆大。每服二丸，以醋汤送下；治败血冲心，每服五丸，煎童便送下。

【主治】产后积聚癥块，腹胁疼痛，兼治败血冲心。

牛李子散

【来源】《太平圣惠方》卷八十。

【组成】牛李子一两　桂心一两　红兰花半两　蒲黄半两　当归半两（锉，微炒）　棕榈皮二两（烧灰）

【用法】上为细散。每服二钱，以热酒调下，不拘时候。

【主治】产后恶血攻心腹，绞痛不可忍。

乌金散

【来源】《太平圣惠方》卷八十。

【组成】赤鲤鱼鳞二两（烧灰）　棕榈三两（烧灰）　乱发三两（烧灰）　灶尾墨一两　釜底墨一两（以上五味，入瓷瓶子内，密固济，候干，以炭火烧令通赤，候冷取出，研令细）　虻虫三分（去翅足，微炒）　水蛭三分（微炒）　麒麟竭一两　麝香一分（细研）　当归三分（锉，微炒）　桂心半两

【用法】上为细散。每服一钱，不拘时候，以温生姜酒调下；生姜、童便调下亦得。

【主治】产后恶血不尽，冲心痛，气促烦乱。

乌金散

【来源】《太平圣惠方》卷八十。

【组成】赤鲤鱼皮二两　室女头发二两　伏龙肝一两　腊月猪脂　水蛭一两　香墨一两（以上六味，入固济了瓷瓶子内，密封泥，候干，用炭火煅令通赤，候冷取出，细研）　桂心一两　当归一两（锉，微炒）　麝香一分（细研）

【用法】上药先以桂心以下诸药为细散，入前烧了药，同研令匀细。每服一钱，以豆淋酒调下。

【主治】产后败血冲心疼痛，面青足冷。

乌金散

【来源】《太平圣惠方》卷八十。

【组成】赤鲤鱼鳞二两　兔头二两　乱发一两　棕榈皮一两　干漆一两　虻虫半两（去翅足）　水蛭半两　狗胆三枚　香墨一两

【用法】上药都入一瓷瓶子内，密固济，候干，用炭火烧令通赤，待冷取出，捣为细散，研入麝香一分。每服一钱，不拘时候，以生姜温酒调下。

【主治】产后恶血攻心腹绞痛。

丹砂丸

【来源】《太平圣惠方》卷八十。

【组成】光明朱砂二两　白矾二两　金箔五十片

【用法】上药捣光明砂并矾，纳瓷瓶子中，封闭了，于甑上每日两度蒸，半月取出，和前金箔细研，以粟米软饭为丸，如绿豆大。每服七丸，以麦门冬汤送下，不拘时候。

【主治】产后血邪攻心，迷闷，气不足，脏腑虚弱，令人如癫邪。恒惊怕，或啼或笑，或惊或恐，言无准凭，状如鬼魅。

生地黄饮子

【来源】《太平圣惠方》卷八十。

【组成】生地黄汁三合　藕汁二合　童便三合

【用法】上药相和，煎三两沸，分温三服。

【主治】产后恶血冲心，闷乱口干。

刘寄奴散

【来源】《太平圣惠方》卷八十。

【组成】刘寄奴一两　麝香一分（细研）　当归（锉，微炒）　芎䓖　桂心　牛膝（去苗）　益母草　羌活　生干地黄　延胡索各三分

【用法】上为散，研入麝香令匀。每服二钱，以温生姜汤、童便调下，不拘时候。

【主治】产后恶血冲心，闷绝不语。

芫花丸

【来源】《太平圣惠方》卷八十。

【组成】芫花　香墨　釜下墨　当归（锉，微炒）　姜黄　威灵仙各一两　砒黄半两

【用法】上为末，生姜汁一盏，醋一盏，同熬药末为膏，入神曲末半两为丸，如绿豆大。每服十丸，煎当归酒送下，不拘时候。

【主治】产后恶血冲心，眼前黑暗，或生寒热，或时狂语，或腹内疼痛不可忍。

金乌散

【来源】《太平圣惠方》卷八十。

【组成】乌鸦一两（烧灰）　麝香半两　虎粪一两（烧灰）

【用法】上为细末。每服一钱，以童子小便调下，

不拘时候。

【主治】产后血邪冲心，言语不得，心神迷闷。

柏子仁散

【来源】《太平圣惠方》卷八十。

【组成】柏子仁　远志（去心）　人参（去芦头）　桑寄生　防风（去芦头）　琥珀（细研）　当归（锉，微炒）　熟干地黄　甘草（炙微赤，锉）各半两

【用法】上为散。每服以水一大盏，入白羊心一个（切），先煎至七分，去滓，下药五钱，更煎至四分，去滓温服，不拘时候。

【主治】

　　1.《太平圣惠方》：产后妄言乱语，皆由内虚，是血邪气攻心。

　　2.《济阴纲目》：产后元气虚弱，瘀血停滞，妄言乱语，乍见鬼神。

荷叶散

【来源】《太平圣惠方》卷八十。

【组成】荷叶三分　延胡索三分

【用法】上为散。水一大盏，煎至六分，去滓，入地黄汁二合，更煎三二沸，分二次温服，不拘时候。

【主治】

　　1.《太平圣惠方》：产后七日内，恶血不散，时时冲心，闷绝不识人。

　　2.《医略六书》：产后烦心，脉涩数者。

【宜忌】《济阴纲目》：忌肉食一日。

【方论】《医略六书》：产后血滞夹热，心包阳气不舒，故不能滋养心主而发烦不安焉。延胡化血滞以通心；生地滋心血以退热，荷叶升阳散瘀以和中也。为散，米饮煎，使血滞化而热自解，则心包之阳气发舒而心气清和，心神得养，何发烦之不瘥哉。

铁粉丸

【来源】《太平圣惠方》卷八十。

【组成】铁粉一两　天竺黄半两　真珠末半两　蛇黄半两　牛黄一分　朱砂一分　麝香一分　琥珀半两　金箔三十片　银箔三十片

【用法】上为末，粟米饭为丸，如梧桐子大。每服五丸，以竹叶汤送下，不拘时候。

【主治】产后体虚，血邪攻心，狂语，或见鬼神。

益母草散

【来源】《太平圣惠方》卷八十。

【别名】益母散（《普济方》卷三四九）。

【组成】益母草　干藕节　红花子各一两

【用法】上为散。每服三钱，以水一中盏，加生姜半分，煎至六分，去滓温服，不拘时候。

【主治】产后恶血冲心，烦闷多渴。

通神散

【来源】《太平圣惠方》卷八十。

【组成】蒲黄一两　肉桂一两（去皱皮）　当归半两（锉，微炒）　延胡索半两　硇砂一分　琥珀半两

【用法】上为细散。每服二钱，以温酒调下，不拘时候。

【主治】产后败血冲心。

琥珀散

【来源】《太平圣惠方》卷八十。

【组成】琥珀一两（细研）　人参三分（去芦头）　远志三分（去心）　茯神三分　生干地黄三分　阿胶三分（捣碎，炒令黄燥）　铁粉一两　朱砂半两（细研）　甘草一分（炙微赤，锉）　麝香一分（细研）

【用法】上为细散。每服一钱，以金银汤调下，不拘时候。

【主治】产后血邪攻心，迷闷，言语错乱。

鲤鱼散

【来源】《太平圣惠方》卷八十。

【别名】鳢鱼散（《普济方》卷三五一）。

【组成】鲤鱼二两　乱发一两　皂荚一挺（长七八

寸者）　硇砂一两　穿山甲一两　香墨半两

　　方中鲤鱼，《普济方》引作"鳝鱼"。

【用法】上件药，同入于固济了瓷瓶内，密封泥，候干，用炭火烧令通赤，待冷取出，入麝香一分，同研令极细。每服一钱，红兰花酒调下，不拘时候。

【主治】产后恶血不散，冲心痛闷。

麒麟竭散

【来源】《太平圣惠方》卷八十。

【组成】麒麟竭二两　没药一两　木香一两　代赭半两　麝香半两（细研）

【用法】上为细散。每服二钱，煎当归酒调下，如人行五七里再服。

【功用】下恶血。

【主治】产后恶血冲心痛，气欲绝。

麒麟竭散

【来源】《太平圣惠方》卷八十。

【组成】麒麟竭一分　蒲黄三分

【用法】上为细末。每服二钱，以温酒调下，不拘时候。

【主治】产后血邪攻心，恍惚如狂。

麝香散

【来源】《太平圣惠方》卷八十。

【组成】麝香一分（细研）　朱砂一两（细研，水飞过）　乌鸦毛二两（烧灰）　香墨半挺　苏枋木一两半　猪胎衣一枚（烧灰）　鲤鱼鳞四两（烧灰）　乱发二两（烧灰）

【用法】上为细散。研入朱砂、麝香令匀。每服二钱，以温酒调下，不拘时候。

【主治】产后恶血冲心，气痛欲绝。

麝香散

【来源】《太平圣惠方》卷八十。

【组成】麝香一分　牛黄一分　雄黄一分　朱砂三分　龙脑三分　麒麟竭半两

【用法】上为细散。每服一钱，以豆淋酒调下，不拘时候。

【主治】产后血邪攻心，言语无度，烦闷不安。

麝香散

【来源】《太平圣惠方》卷八十。

【组成】麝香一钱（细研）　乌驴蹄护干一两（烧灰）　乱发二两（烧灰）　干漆一两（捣碎，炒令烟出）

【用法】上为细散，研入麝香令匀。每服一钱，以温酒调下，不拘时候。

【主治】产后血邪气攻心，如见鬼神，状候似风，乱语不定，腹中刺痛胀满。

吴茱萸散

【来源】《太平圣惠方》卷八十一。

【组成】吴茱萸半两（汤浸七遍，焙干，微炒）　丁香半两　熟干地黄一两　当归半两（锉，微炒）

【用法】上为细散。每服二钱，以热酒调下，不拘时候。

【主治】产后血气冲心，闷绝疼痛。

桃仁散

【来源】《太平圣惠方》卷八十一。

【组成】桃仁半两（汤浸，去皮尖双仁，麸炒微黄）　蓬莪术三分　桂心半两　当归一两（锉，微炒）

【用法】上为细散。每服一钱，以热酒调下，不拘时候。

【主治】产后败血不散，上冲心腹，痛不可忍。

二母散

【来源】《袖珍方》卷四引《太平圣惠方》。

【别名】知母散（《校注妇人良方》卷二十二）、二母汤（《万氏女科》卷三）、知母饮（《证治准绳·女科》卷五）。

【组成】知母　贝母　白茯苓　人参各五分　桃仁　杏仁（并生用，去皮尖）各一分

【用法】上锉。每服八钱，水一盏半，煎至八分，去滓，食后温服。

【主治】产后恶露上攻，留入于肺经，咳嗽，如伤风痰嗽，用寻常伤风药不效者。

金黄散

【来源】《博济方》卷三。

【组成】蒲黄半两　延胡索一两　桂心一分

【用法】上为细末。每服一钱，用乌梅汤放冷调下。

【主治】产后恶血攻心，时发躁。

【方论】《济阳纲目》：蒲黄生用，性凉逐瘀；桂心去皮，性热行血；乌梅酸收涤污。此方以凉行血，集方者，泾渭自分，用方者毋得朱紫不辨。

黄散子

【来源】《博济方》卷四。

【组成】真阿胶（炙令黄）

【用法】上为末。每服半钱，用醋汤调下阿胶丸一丸。

【主治】产前、产后被血冲心。

木香散

【来源】《医方类聚》卷二〇四引《修真秘诀》。

【组成】生姜一斤（细切，银石器内炒干，令黄）木香一两（炒）　沉香一两（微炒）　蓬莪术一两半（煨，捶碎）　白术二两（炒）　陈橘皮一两半（去瓤秤，炒）　甘草二两　肉桂一两（不得近火）舶上茴香一两（炒）

【用法】上为细末。每服一钱，煨葱、酒及盐汤、饭饮、白汤调下并得。妇人产后败血攻心，炒生姜、小便调下；血气，橘皮汤下；小儿疳气腹痛，肚胀脚肿，饭饮调下少许；室女经络不行，炒姜并地黄酒下；霍乱吐泻，木瓜汤下；老人元气发动，煨猪肾酒下。

【主治】妇人产后败血攻心，血气；小儿疳气腹痛，肚胀脚肿；室女经络不行；霍乱吐泻；老人元气发动。

牛膝汤

【来源】《圣济总录》卷一五九。

【组成】牛膝（去苗，酒浸，切，焙）　葵子（炒）榆白皮（锉）各三两　生地黄汁三合

【用法】上四味，除地黄汁外，为粗末。每服三钱匕，水一大盏，入地黄汁一合，同煎至七分，去滓温服，不拘时候。

【主治】胞衣半出半不出，或子死腹中，著脊不下，数日不产，血气上冲。

生姜饮

【来源】《圣济总录》卷一六〇。

【组成】生姜汁　生地黄汁

【用法】上药各取汁半盏，相和一处，煎取七分，后下酒少许相和，温服之。

【主治】产后恶血上掩心，如见神鬼欲死。

玳瑁散

【来源】《圣济总录》卷一六〇。

【组成】玳瑁（镑）三分　蒲黄　琥珀（别研如粉）　好墨　牡丹（去心）各半两　赤龙鳞（即鲤鱼皮，烧灰）　川芎　延胡索　当归（微炙）各三分

【用法】上为散。每服二钱匕，用暖生姜酒调下，淡醋汤亦得，不拘时候。

【主治】产后败血不下，上冲心闷，腹痛。

黑金散

【来源】《圣济总录》卷一六三。

【组成】赤龙鳞（烧灰，研）　乱发（烧灰，研）当归（切，焙）　人参　白茯苓（去黑皮）各二分砒砂（去砂石，研）一分　麝香（别研）一钱犀角（镑）　芍药　枳壳（去瓤，麸炒）　大黄（锉，炒）各一分

【用法】上药除发灰、麝香外，为细散，合研匀。每服一钱匕，温热水调下，空心、日午、临卧服。

【主治】孕妇产后血气冲心，烦闷，腹痛胀满。

七珍散

【来源】《产育宝庆集》卷上。

【别名】七宝散（《普济方》卷三五五）。

【组成】人参　石菖蒲　川芎　熟干地黄各一两
细辛一两　防风半两　朱砂（研）半两

【用法】上为末。每服一钱，薄荷汤调下，不以时。

【主治】

1.《产育宝庆集》：产后血气虚弱，停积败
血，闭于心窍，神志不能明了，舌强不语。

2.《普济方》：产后乍见鬼神。

血竭散

【来源】《卫生家宝产科备要》卷五。

【别名】没药散（《类编朱氏集验方》卷十引《梁
氏总要方》）、夺命散（《云岐子保命集》卷下）、
夺命丹（《校注妇人良方》卷十八）、血没散
（《赤水玄珠全集》卷七）。

【组成】血竭　没药（剪碎）各等分

【用法】上为细末。每服二钱，用小便合和细酒大
半盏，煎一二沸，温调下。才产下一服，上床良
久再服。其恶血自循下行，更不冲上。

【主治】

1.《卫生家宝产科备要》：产后百疾。

2.《云岐子保命集》：产后血晕入心经，语言
颠倒，健忘失志。

3.《证治准绳·类方》：产后败血冲心，胸满
上喘。

4.《医林改错》：胎衣不下。

比圣散

【来源】《鸡峰普济方》卷十五。

【组成】硇砂　血竭　没药各一两　海马一对　桂
木香　朱砂各一分　干漆二两　虻虫二十一个
龙脑一钱　水蛭十四个　当归一两　硼砂一钱
阿魏一分

【用法】上为细末，一处和匀。每服一钱，冷水调
下；如产后血上冲，口鼻血出，用童便调服。

【主治】妇人血气，产后渴燥，一切血邪乱语，眼
如血袋，败血上冲，口鼻出血。

二圣散

【来源】《鸡峰普济方》卷十六。

【组成】当归　五灵脂各等分

【用法】上为细末。每服一二钱，以酒、童便各半
盏调服，不拘时候。

【主治】妇人产后血上攻，迷闷不醒人事。

乌金散

【来源】《鸡峰普济方》卷十六。

【组成】雄黑豆半升　生姜四两（和皮切）　黄连
一两　棕榈皮六两

【用法】上药先将黑豆于铫内炒熟，次便入生姜、
黄连同炒烟出，却将棕榈点火入铫烧之，烟欲绝
和铫覆地上，用盆合之，出火毒一宿，来日取出
为末，更入当归、蓬莪术末各一两，白面一两，
同研匀，坩器内密封。产后诸疾，热酒调下。如
是产后两日以前，用煎过童便调下，痛甚者频服。

【主治】

1.《鸡峰普济方》：产后一切病。

2.《卫生家宝产科备要》：产后胞衣不下或恶
露不快，败血冲心，血晕狂语，不省人事，心烦
躁渴，脐腹疼痛，呕吐，发热憎寒，肿满；或攻
皮肤刺痛。

半夏散

【来源】《普济本事方》卷十。

【别名】破棺散（《世医得效方》卷十）、散生散
（《医部全录》卷三二八）。

【组成】半夏

【用法】上为末，每用如豆大许，以竹管吹入鼻
中，立醒。

【主治】

1.《普济本事方》：妇人血晕血迷，败血冲
心，昏闷不省人事。

2.《三因极一病证方论》：魇寐卒死，及为墙
壁、竹木所压，水溺、金疮，卒致闷绝，产妇恶
血冲心，诸暴绝证。

【方论】《本事方释义》：半夏气味辛温，入足阳

明。妇人产后瘀浊内闭，致神识如绝，吹入鼻中而醒，以其辛能开窍也。

当术散

【来源】《产宝诸方》

【组成】苍术不拘多少（炒黑色，为末） 当归少许

【用法】每服二钱，酒一盏，煎至七分服。

【主治】妇人产后，败血冲心。

黑虎散

【来源】《杨氏家藏方》卷十六。

【组成】肥枣三枚（每枚入巴豆三枚） 赤鲤鱼鳞（干者）一两 雄狗胆三枚 血竭一两（别研）

【用法】上药入瓷盒内盛，盐泥固济，勿令透烟，炭火烧令赤，取出放冷，研细，入没药一两，百草霜三两，再研令匀。每服一钱，煎当归酒调下；或烦躁作渴，新汲水调下，不拘时候。

【主治】妇人产后败血，恶露不尽，上冲喘满昏晕，脐腹胀痛，或烦躁狂妄，神识昏闷。

刘寄奴饮

【来源】《卫生家宝产科备要》卷七。

【组成】刘寄奴二两（择去梗草） 当归一两（去芦头，切，焙） 甘草二钱（炙，锉）

【用法】上为粗末。每服二钱，水一盏半，加生姜七片，煎至七分盏，去滓热服。凡治血晕，药须乘闲煎下，以备急用。

【主治】产后恶露不快，败血上攻，心胸烦躁，大渴闷乱，眼黑旋运，或见鬼神，脐腹疼痛，呕哕恶心，不进饮食。

胜金汤

【来源】《卫生家宝产科备要》卷六。

【组成】地黄汁二分（生） 生姜汁一分（生）

【用法】上用童子小便一分，同煎十余沸。温服。才产了便服。

【功用】去恶血，止血晕。

【主治】产后恶血攻心，令人眼生黑花，心闷欲绝，恶心头旋头昏，多涕唾，身如在舟车中。

【宜忌】地黄、生姜须是净洁砂盆内研取自然汁，切不可犯生水。

麒麟竭散

【来源】《卫生家宝产科备要》卷六。

【组成】麒麟竭一两（为末） 生姜半两（切碎）

【用法】上用酒一盏，同煎至八分，去滓，分两服，带热通口服。

【主治】产后恶血攻心，渐次晕闷。

火龙丹

【来源】《十便良方》引常器之方（见《普济方》卷三四八）。

【组成】百草霜不拘多少（罗过，再研极细）

【用法】上用头醋作面糊为丸，如弹子大，朱砂为衣。每服一丸，火烧焰出，醋内蘸过，再烧再蘸，尽醋半盏为度。细研，以酒半盏，童便半盏，调下。初一服，减腹内痛；两服败血自下，神体和畅；三服调理诸疾。

【主治】产后血刺晕迷，败血上冲，不省人事；及儿枕痛，小腹腰痛，一切疼痛不可忍者。

血竭膏

【来源】方出《儒门事亲》卷十五，名见《卫生宝鉴》卷十八。

【别名】血极膏（《医学纲目》卷三十四）、大黄膏（《医学入门》卷八）、将军丸（《济阴纲目》卷二）、醋大黄丸（《胎产心法》卷中）。

【组成】川大黄

【用法】上为末，醋熬成膏。就成如鸡头子大，作饼子，酒磨化之。

【主治】

1. 《儒门事亲》：妇人血枯。

2. 《胎产心法》：胞衣不下，恶血冲心，并腹中血块冲逆作痛；及女人干血有热，脉弦数者；亦治经闭。

桃仁汤

【来源】《产孕集》卷下引《妇人大全良方》。

【组成】桃仁二钱（炒） 杏仁二钱（炒） 当归 贝母各二钱 茯苓二钱 干姜 人参各五分

【用法】若咳逆不止欲死者，以肉桂五钱，姜汁三合同熬，稍服半合许，以手摩肺俞令热，以余汁涂之，时摩时涂，汁尽即愈。

【主治】产后血下少，瘀血入肺，窒碍气道所致的气喘。

五香散

【来源】《妇人大全良方》卷八。

【组成】乌药 白芷（炒） 枳壳 白术（炒） 良姜（炒） 甘草 莪术（有孕者减半）各等分

【用法】上为细末。每服二钱，食鱼伤，泄泻不止，气刺奔冲，及妇人产前、产后腹痛，血气，用温酒调下；产后败血冲心，用败蒲煎汤调下；安胎，以糯米饮调下；孕妇脾泄泻痢，煎陈米饮调下，食前服。

【功用】安胎。

【主治】食鱼伤，泄泻不止，气刺奔冲，及妇人产前、产后腹痛，产后败血冲心，孕妇脾泄泻痢。

生地黄汤

【来源】方出《妇人大全良方》卷二十，名见《普济方》卷三四九。

【组成】川芎 生干地黄 枳壳 芍药各等分

【用法】上为末。酒服方寸匕，一日二次。

【主治】产后余血不尽奔冲心，烦闷腹痛。

八珍散

【来源】《医方类聚》卷二三五引《济生方》。

【别名】八珍汤（《寿世保元》卷七）。

【组成】人参 石菖蒲 生地黄（酒蒸，焙） 川芎各一两 朱砂（别研） 防风（去芦）各半两 细辛（洗净）一钱 甘草（炙）半两

【用法】上为细末。每服一钱，薄荷汤调下，不拘时候。脾胃不快者，以当归代地黄。

【主治】
1.《济生方》：产后败血停蓄，上干于心，心气闭塞，舌强不语。
2.《普济方》：产后痰迷心窍，言语不正，状如癫狂。

血竭散

【来源】《类编朱氏集验方》卷十。

【组成】真血竭（研）

【用法】上为细末。每服三钱，温酒调服。病势危笃者，尽二两可活一人。宜久蓄之，以备急用。

【主治】产后败血冲心，胸满气喘，命在须臾。

夺命丹

【来源】方出《云岐子保命集》卷下，名见《证治准绳·女科》卷五。

【组成】干荷叶 生地黄 牡丹皮各等分

【用法】上浓煎汤，调蒲黄末二钱匕。一服即定。

【主治】产后败血冲心，发热，狂言奔走，脉虚大者。

延年护命丹

【来源】《医方类聚》卷一○二引《经验秘方》。

【组成】没药（另研） 乳香（另研） 轻粉各二钱 蓬莪术 京三棱（炮）各一两 芫花 鳖甲（醋蘸，炙黄色，去尖，捶碎）一两半 黑牵牛四两（取头末二两） 陈皮半两（与芫花二味，好醋同浸一宿，漉去晒干，更焙） 川大黄（一半生，一半醋浸一宿，软切作块子，先作大块，更作小块，切作片子，微晒干，更焙，勿令焦）

【用法】后七味为细末，入前三味研匀，炼蜜和为块，入臼中杵三千下，每一两分作四丸。细嚼，温水送下。临卧服毕，不用枕头，仰卧至一更后，任便睡卧，来日取下积块或片子，或虫或脓血为效；如病大者，三日后再服一丸；病小者，五十日后再进一服；如遍身走注疼痛，用乳香、没药煎汤化下；鼻血不止，冷水化下；有虫者，麻子油化下；十五岁以下，五十以上，一丸分作二服；十岁以下，六十以上，一丸分作三服；六岁以下，

七十以上，一丸分作四服；三岁以下，八十以上，一丸分作五服。然临卧时更宜。

【功用】不损脏腑，通和百脉。

【主治】男子妇人脾胃不和，饮食减少，心腹绞痛，反胃吐食，痰涎喘嗽，五般淋沥，伤寒结胸，大小便不通，泻血，肠风痔瘘；或伤寒后热甚发黄，久患疟疾，滑泻痢米谷不消，酒疸，食劳黄，十种水气遍身黄肿，一切蛊毒，五脏积热，衄血不止；及痄腮喉闭口疮，遍身疥癣，九种心痛，三十六般积，二十四般气，诸药不效，不问年深日近；并妇人所患产后恶血冲心，令人欲死，口燥舌干，四肢困倦，血山崩漏不止，面色萎黄，赤白带下，血经瘀闭不通；并小儿三十六种惊风。

【宜忌】忌生冷硬物，油腻等。三日宜食白粥。

紫金丹

【来源】《医方类聚》卷二三八引《医林方》。

【组成】代赭石一两（烧红醋蘸七遍，研细） 桃仁（去皮尖，炒）三钱 大黄五钱

【用法】上为细末，薄荷水打面糊为丸。每服三十丸，加至五十丸。脐腹痛，煎四物汤送下；血癥，酒煎四物汤加玄胡索。

【主治】产后败血冲心，胁肋痛。

芎归定喘汤

【来源】《陈素庵妇科补解》卷五。

【组成】天冬 川芎 当归 熟地 黄耆 人参 陈皮 甘草 香附 防风 腹皮 五味子 桔梗 杏仁 桑皮 马兜铃

【主治】新产去血过多，荣血暴竭，卫气无主，独聚喘促，此为孤阳绝阴，脉伏而厥，面黑。

【方论】产后七日内发喘，为败血冲肺；七日外发喘，因新产去血过多。败血冲肺发喘与血虚阳无所附发喘，虽有虚实之分，其为产后一也。产后血虚，败血乘虚上行，入肺致喘，当祛瘀为主，而兼补生新血。若产后血虚，孤阳无主，而停肺发喘，以益气为主，而兼止肺喘。是方归、芎、地黄，补血药也；参、耆、甘草，补气药也；天冬、五味，润肺敛肺药也；杏仁、桑皮、兜铃，清肺气、定喘药也；陈皮、香附，行滞气消喘药

也；桔梗为使。而防风祛风，反泄卫气；腹皮祛胀，能利大便，恐于此症不宜用。产后去血太多，营气竭而阳气独盛，血下多则阴竭，而阳独盛则为孤阳，是以气逆于胸而令肺喘也。治宜补气以生血，而此孤阳绝阴，则又宜补阴以辅阳，阴阳和则肺气平，气平而不逆，则喘急自消矣。余每遇此，用补血之药十之七，补气之药十之三，盖气不可大补，而可敛之，使归气海，纳气归元即定喘之秘诀，新血渐生则阳不致独盛矣。

安胃汤

【来源】《陈素庵妇科补解》卷五。

【组成】苏木（酒洗）二钱 红花一钱 丁香五分 延胡索一钱二分 川郁金（酒洗）八分 桂心五分 沉香五分 大黄（酒制）二钱

【主治】产后败血上冲入胃而发哕，或一刻二三声，或连发不已。

【加减】或加桔梗八分。外用韭菜生捣炒热，按胸下；或炒食盐升许塌之。

【方论】是方苏木、红花以行瘀血；丁香、桂心、广皮之辛热，佐使速行；大黄荡涤猛迅，制以酒则上行入胃；沉香之苦温，佐使速降。延胡、郁金逐上焦恶血，瘀祛则胃安。

金黄散

【来源】《陈素庵妇科补解》卷五。

【组成】延胡 蒲黄（半生半炒） 生地 川芎 乌药 五灵脂 赤芍 枳壳 丹皮 香附 甘草 陈皮

【功用】祛瘀活血。

【主治】产后心烦，由余血奔心，故烦闷不安兼腹痛也。分娩后不饮童便，或平枕便卧，或饮食失宜，致余血奔停心下，大小腹俱痛。

【方论】方中延胡祛瘀血、止心痛，生地、川芎补血兼行血，乌药行腰腹以下之气，五灵脂行恶血止腹痛，赤芍凉血破血，枳壳祛滞，丹皮凉血行血，香附通利三焦结气，甘草和中缓急，陈皮行气快膈。

芎当泻心汤

【来源】《万氏女科》卷三。

【别名】芎归泻心汤（《胎产心法》卷下）。

【组成】归尾 川芎 延胡索 蒲黄 牡丹皮各一钱 桂心七分

【用法】水煎，另研五灵脂末一钱，食后调服。

【主治】产后败血停积，上干于心，心下胀闷，烦躁昏乱，狂言妄语，如见鬼神者。

黑神散

【来源】《古今医鉴》卷十二。

【组成】当归 熟地 白芍（酒炒） 肉桂（去皮）各一两 甘草（炙黄）一两 沉香 棕灰（烧存性） 蒲黄（炒黑色） 没药各一钱 乳香三钱 赤芍一钱 血竭五分

《奇方类编》有炮姜，无白芍。

【用法】上为细末。每服二钱，空心无灰好酒调下。

【主治】产后败血致诸疾。将产血多，儿食不尽，余血裹胎难产；临产用力太早，儿不及转，横生倒出；子死腹中，母必肢体冷痛，口角出沫，指甲青黑；产后胎衣不下，血晕眼花，起坐不得；血迷心窍，不能言语；败血乘虚散流，四肢浮肿；败血为害，口渴舌燥，乍寒乍热似疟；月中饮冷，败血凝聚，腹痛难忍，或致泻痢；败血入心，烦躁发狂，言语错乱，或见鬼神如癫；败血停留肢节间，遍身疼痛；败血流入小肠，小便出血；败血结聚，小便闭涩，大便艰难；恶露未尽，失而不治，又过酸咸收敛之物而崩漏；肺败鼻中气黑；败血冲心，喉中气急发喘；败血滞脾胃，心腹胀满，呕吐似翻胃。

香砂养胃汤

【来源】《济阴纲目》卷十三。

【组成】半夏一钱 白术 陈皮 茯苓 厚朴 香附子各八分 人参 藿香 砂仁 槟榔 草果各五分 甘草四分

【用法】上锉。加生姜三片，乌梅一个，水煎服。

【主治】产后败血攻于脾胃之间，呕吐，饮食不下，腹胀。

七珍散

【来源】《丹台玉案》卷五。

【组成】防风 人参 五灵脂各五钱 细辛 生地 石菖蒲各一两

本方名七珍散但用药仅有六味，疑脱。

【用法】上为末。每服二钱，白滚汤调下。

【主治】产后血闭心窍，疼痛闷绝，不省人事。

芎归饮

【来源】《丹台玉案》卷五。

【组成】当归二两 川芎一两

【用法】水煎，临服加童便一杯。

【主治】产后恶血冲心，发狂跳跃。

滋荣益气复神汤

【来源】《傅青主女科·产后编》卷上。

【组成】人参三钱 黄耆一钱（蜜炙） 白术一钱（土炒） 当归三钱 炙草四分 陈皮四分 五味十粒 川芎一钱 熟地一钱 麦芽一钱

《灵验良方汇编》有麦冬、苡仁，无麦芽。

【用法】大枣一枚，水煎服。

【主治】产后发厥，块痛已除者。

【加减】手足冷，加附子五分；汗多，加麻黄根一钱，熟枣仁一钱；妄言妄见，加益智、柏子仁、龙眼肉；大便实，加肉苁蓉二钱。

乌金丸

【来源】《良朋汇集》卷四。

【组成】乳香 没药 归尾各一钱 百草霜二钱 巴豆（去油）三钱

【用法】上为细末，炼蜜为丸，如大黄豆大，朱砂为衣。每服一丸，用煮东酒四两、生姜一片，煎二三沸，将药研化服之。后吃红枣三五枚；如不吃枣则吐，吃过枣，吐亦无妨。

【主治】产后血迷，瘀血上攻，两胁胀满，胃脘疼痛，大小便不通，发热作喘，大渴饮冷，眼见鬼神。

滋荣益气汤

【来源】《胎产心法》卷下。

【组成】人参 当归各三钱 川芎 白术（土炒）黄耆（蜜炙）各一钱五分或一钱 熟地二钱 麦冬八分或一钱（去心） 炙草四分 五味子十粒 川附子五六分或一钱（制）

【用法】水煎服。

【主治】血块痛止而厥。

【加减】汗多，加麻黄根、炒枣仁各一钱；大便难，加酒洗肉苁蓉一钱五分。

泽兰汤

【来源】《医学心悟》卷五。

【组成】泽兰 生地（酒洗） 当归 赤芍各一钱五分 甘草（炙）五分 生姜一钱 大枣四枚 桂心三分

【用法】水煎服。

【主治】产后恶露不行，败血上冲，癫狂及狂言谵语，乍见鬼神，胸腹胀痛。

狗胆丸

【来源】《医略六书》卷三十。

【组成】桂心三两

【用法】上为末，狗胆汁和醇酒，入红花末一两，糊为丸。每服一钱，温酒化下。

【主治】产后恶血上冲，心痛，脉细涩者。

【方论】产后恶血上冲，心气不降，故心膈室塞，心痛不休。桂心温经通闭，狗胆破瘀下行，醇酒以行血，红花以活血。糊丸以缓之，温酒以下之，使瘀化气行，则心无室碍，而络脉融合。

琥珀安神散

【来源】《医略六书》卷三十。

【组成】琥珀三两 荆芥一两半（烧灰） 泽兰三两 当归三两 赤芍一两半（醋炒） 肉桂一两半（去皮） 砂糖三两（炒灰）

【用法】上为散。每服三钱，加益母三钱，点浓汁

煎化，温服。

【主治】产后冲心昏晕，脉洪涩者。

【方论】初产瘀血冲心，神明失指，故身热昏晕，势甚危迫。琥珀散瘀安神以定志；荆芥散热和血，清理神明；泽兰清热，降瘀血，通经；肉桂温经，暖血脉，通闭；当归养血以荣经脉；赤芍破瘀以泻恶血；砂糖和血去瘀，以暖中州也。为散，益母汤下，去瘀血，生新血，使瘀血顿降，则心气清和而神明得旨，昏晕无不苏，身热无不解，何危迫之有哉？

红花散

【来源】《仙拈集》卷三。

【组成】红花一撮

【用法】酒一钟，煎数沸，人童便二盏，乘热灌下。

【主治】产后恶血上冲。

【加减】如去血过多，发晕者，加当归一两，川芎五钱煎服。

济火养心汤

【来源】《会约医镜》卷十五。

【组成】熟地五至七钱 当归身二至三钱 泽兰叶四至五钱 怀牛膝（酒煮） 茯神 枣仁（炒，研）各一钱三分 远志七分

【用法】煎就加童便一杯合服。或加柏子（去油）一钱。如因恶露末下，败血攻心，加苏木浓煎汁合服。

【主治】产后阴虚火炎，似狂非狂，乃血虚假狂，不得认为实证。

【加减】产后恶露未下，败血攻心，加桃仁（去皮），红花（酒炒）各五六分；如血虚内热，脉滑，舌黄便燥，少加清火之品，如生地、白芍、丹皮、麦冬、淡竹叶之类。

乌金丸

【来源】《良方集腋》卷下。

【组成】明天麻一钱六分 陈京墨一钱 真没药三钱（须要道地） 百草霜三钱 寒食面（寒食日用酒和面为饼，中间包飞罗面蒸熟，去包皮，将内

白面收贮听用）三钱

【用法】上将京墨用水细磨浓，和药成丸，一料分作四十九粒。每服一二丸，温酒或开水送下。

【主治】产后恶血上攻，败血不止，心腹刺痛。

去恶平胃散

【来源】《医醇剩义》卷四。

【组成】当归一钱 川芎一钱 桃仁一钱 炮姜五分 楂炭三钱 广皮一钱 茅术一钱（炒） 厚朴一钱 木香五分 砂仁一钱 苏木三分 降香五分

【主治】新产之后，恶露未行，不耐久坐，平卧太早，瘀血冲胃，胸脘痞满，时时作哕。

去恶清心汤

【来源】《医醇剩义》卷四。

【组成】当归二钱 川芎一钱 桃仁一钱五分 炮姜六分 楂炭三钱 延胡一钱 琥珀一钱 生熟蒲黄各六分 丹参三钱 牛膝二钱 灯心三尺 苏木三分 降香五分

【主治】新产之后，恶露未行，不耐久坐，平卧太早，瘀血冲心，头眩神昏，不能语言，万分危险。

去恶清肺汤

【来源】《医醇剩义》卷四。

【组成】当归二钱 川芎一钱 桃仁一钱 炮姜五分 楂炭三钱 延胡一钱 苏子二钱 桑皮三钱 橘红一钱 贝母二钱 苏木三分 降香五分 童便一杯（冲服）

【主治】新产之后，恶露未行，不耐久坐，平卧太早，瘀血冲肺，气喘鼻掀，头汗微出。

人参苏木汤

【来源】《医方简义》卷六。

【组成】人参二钱 苏木一钱五分

【用法】水煎，加陈酒二匙冲入。

【主治】产后败血冲肺，面赤呕逆，喘急欲死。

平胃生化汤

【来源】《医方简义》卷六。

【组成】醋炒大黄三钱 厚朴一钱 川芎二钱 当归四钱 桃仁十粒 黑料豆一合 炮姜四分 炙甘草四分 麦芽三钱（炒）

【用法】加苏木五分，降香三分，水煎，加酒五匙冲服。

【主治】产后败血冲胃。

救肺生化汤

【来源】《医方简义》卷六。

【组成】白蛤壳五钱 桃仁十三粒 川芎二钱 当归三钱 炙甘草五分 炮姜五分 琥珀一钱 黑料豆一合 川贝二钱（炒） 真化橘红一钱 苏木五分 降香四分

【用法】水煎，加酒半盏、童便一盏冲服。

【主治】败血冲肺。

五、恶露不行

恶露不行，又名产后恶露不下，是以产后恶露停蓄胞内未能排出，或下亦甚少为主要表现的疾病。《太平圣惠方》："夫恶露不下者，由产后脏腑劳伤，气血虚损，或胞络挟于宿冷，或产后当风取凉，风冷乘虚。治产后恶露不下，脐腹气滞，时攻胁肋疼痛，桃仁散方。"本病多因产后虚弱，寒邪乘虚而从肌表侵入，或内伤生冷，寒性凝滞，瘀阻胞脉，恶露不下；或因产妇平素虚弱，产后气血益虚，无血可下。寒阻胞脉者，恶露不下或量少，兼有小腹胀满、刺痛无时，治宜散寒活血化瘀；气血虚弱者，恶露下而量少，兼见小腹乍痛乍止，或绵绵作痛，治宜补益气血。

大黄汤

【来源】《千金翼方》卷六。

【组成】大黄　黄芩　甘草（炙）各一两　蒲黄半两　大枣三十枚（擘）

【用法】上锉。以水三升，煮取一升，清朝服。至日中当利。若下不止，进冷粥半升即止；若不下，与少热饮自下。人羸者半之。

【主治】产后余疾，有积血不去，腹大短气，不得饮食，上冲心胸，时时烦愦逆满，手足烦疼，胃中结热。

大黄汤

【来源】《千金翼方》卷六。

【组成】大黄　黄芩　当归　芍药　芒硝　甘草（炙）各一两　桃仁　杏仁各三十枚（去皮尖）

【用法】上锉。以水一斗，煮取三升，去滓；纳芒消令烊，分为四服。法当下利。利若不止，作白粥饮一杯暖服；去一炊久，乃再服。

【主治】产后恶露不行。

当归汤

【来源】《千金翼方》卷六。

【组成】当归　桂心　甘草（炙）各二两　芎䓖　芍药各三两　干地黄四两

【用法】上锉。以水一斗，煮取五升，分为五服。

【主治】产后血留下焦不去。

麻子酒

【来源】《千金翼方》卷六。

【组成】麻子五升

【用法】上为末，以酒一斗，渍一宿，明旦去滓，食前服。不愈，复服一升，不吐下。

【主治】产后血不去。

【宜忌】一月不得与男子交通，将养如初产法。

地黄汤

【来源】方出《外台秘要》卷三十四引《广济方》，名见《产宝诸方》。

【组成】生地黄汁一升　当归一两（末）　生姜汁三合　酒五合　童便二升

【用法】上和煎三四沸，去滓分服，一日令尽，间食服。

【主治】

1. 《外台秘要》卷三十四引《广济方》：产后心胸中烦闷，血气涩，肋下妨不能食。

2. 《产宝诸方》：恶露不快。

失笑散

【来源】《证类本草》卷二十二引《近效方》。

【组成】五灵脂　蒲黄各二钱

【用法】上药先用酽醋一合，熬药成膏，以水一小盏，煎至七分，热呷。

《会约医镜》：此方用以止痛，蒲黄宜减半；若用以止血，则宜等分，蒲黄炒黑，或五灵脂减半亦可。

【功用】

1. 《医学心悟》：散血消胀，下衣。

2. 《方剂学》：活血行瘀，散结止痛。

【主治】

1. 《苏沈良方》：妇人血气。

2. 《妇人大全良方》：产后恶露不快，腰痛，小腹如刺，时作寒热，头痛，不思饮食；亦治久有瘀血，月水不调，黄瘦不思饮食，并能治之；亦可疗心痛。

【验案】药流后子宫出血过多　《浙江中医学院学报》（1998，5：23）：用本方合生化汤防治药流后子宫出血过多80例。药用：蒲黄、五灵脂、当归、川芎、桃仁、益母草、炮姜、甘草。每日1剂，于服米索前列醇24小时后加服，连服5天。对照组60例不加服其他药物。结果：治疗组出血量大于月经量的只有6.25%，而对照组占27%；出血持续天数治疗组15天内干净者占97.5%，而对照组只有65%。

牡丹散

【来源】《太平圣惠方》卷七十二。

【组成】牡丹　土瓜根　牛膝（去苗）　虎杖　桃仁（汤浸，去皮尖双仁，麸炒微黄）　赤芍药　当归（锉，微炒）　川大黄（细锉，醋拌炒干）　槟榔　荷叶　红蓝花　延胡索　蒲黄　虻虫（炒微

黄，去翅足） 水蛭（微炒）各半两

【用法】上为细散。每服二钱，以当归酒调下，不拘时候。

【主治】妇人月水不调，及产后恶露不下，狂语闷乱，口干，寒热往来，腹中疼痛。

硇砂散

【来源】《太平圣惠方》卷七十九。

【组成】硇砂一两（细研） 芫花半两（醋拌炒干） 虻虫半两（去翅足，微炒） 水蛭半两（微炒） 琥珀三分 干漆半两（捣碎，炒令烟出） 没药三分 桂心半两 麝香一分（研入）

【用法】上为细散，入研了药令匀。每服一钱食前以温酒调下。

【主治】产后恶血不散，结成瘕块，脐腹疼痛。

琥珀散

【来源】《太平圣惠方》卷七十九。

【组成】琥珀一两 蒲黄一两 刘寄奴一两 赤芍药一两 莲子心半两 鬼箭羽半两

【用法】上为细散。每服二钱，以豆淋酒调下，不拘时候。

【主治】产后恶血不下，心膈烦闷。

牛膝散

【来源】《太平圣惠方》卷八十。

【组成】牛膝一两（去苗） 琥珀三分 桃仁一两（汤浸，去皮尖双仁，麸炒微黄） 羚羊角屑三分 当归三分（锉，微炒） 桂心半两 川大黄一两（锉，微炒） 姜黄三分 蒲黄半两

【用法】上为细散。每服一钱，以酒一小盏，加地黄汁一合，煎三两沸，不拘时候调下。

【主治】产后恶露不下，致心腹疼痛，烦闷。

当归散

【来源】《太平圣惠方》卷八十。

【组成】当归三分（锉，微炒） 赤芍药三分 桂心三分 川大黄三两 桃仁一百三十个（汤浸，

去皮尖双仁，麸炒微黄）

【用法】上为粗散。每服四钱，以水一中盏，煎至六分，去滓稍热服，不拘时候。

【主治】产后恶露不下。

刘寄奴散

【来源】《太平圣惠方》卷八十。

【组成】刘寄奴三分 当归三分（锉，微炒） 延胡索半两 蒲黄半两 肉桂三分（去粗皮） 红蓝花半两 木香一分 生干地黄半两 桑寄生半两 赤芍药半两 川大黄一两（锉，微炒） 苏枋木三分（锉）

【用法】上为散。每服以水一中盏，加生姜半分，煎至六分，去滓稍热服，不拘时候。

【主治】产后恶露不下，腹内刺疼痛，日夜不止。

芫花散

【来源】《太平圣惠方》卷八十。

【组成】芫花一两（醋拌，炒令干） 当归一两半（锉，微炒） 姜黄一两 肉桂三分（去皱皮） 蓬莪术一两 凌霄花半两（醋拌，微炒）

【用法】上为细散。每服一钱，以热酒调下，不拘时候。

【主治】产后恶露不下，或时心腹疼痛不可忍。

赤龙鳞散

【来源】《太平圣惠方》卷八十。

【组成】赤鲤鳞三两（烧为灰） 乱发三两（烧灰） 水蛭半两（微炒） 虻虫半两（微炒，去翅足） 桂心三分 川大黄一两（锉，微炒）

【用法】上为细散。每服一钱，以温酒调下，不拘时候。

【主治】产后恶露不下，腹内坚痛不可忍。

补益阿胶丸

【来源】《太平圣惠方》卷八十。

【组成】阿胶一两（捣碎，炒令黄燥） 熟干地黄一两 牛膝一两半（去苗，烧灰） 黄耆半两 人

参半两（去芦头）　白术半两　柏子仁一两　芎䓖
三分　赤石脂二两　艾叶三分（微炒）　当归三分
（锉，微炒）　续断三分

【用法】上为末，炼蜜为丸，如梧桐子大。每服三
十丸，食前以粥饮送下。

【主治】产后恶露不下，四肢虚羸乏力，不能饮食。

穿山甲散

【来源】《太平圣惠方》卷八十。

【组成】穿山甲一两　儿孩子头发一两（十岁以下
者佳）　干漆一两　红兰花子一两　赤鲤鱼鳞二两
灶突墨二两

【用法】上药都入于瓷瓶子内，以瓦子盖瓶口，用
盐泥固济，于盖上开一窍，以大火烧令烟白色，
住火候冷取出，细研为散。每服一钱，以热酒调
下，不拘时候。

【主治】产后恶血在腹中，绞痛不可忍。

桃仁散

【来源】《太平圣惠方》卷八十。

【别名】牡丹皮汤（《圣济总录》卷一六○）。

【组成】桃仁一两（汤浸，去皮尖双仁，麸炒微
黄）　生干地黄一两　蓬莪术一两　槟榔一两　牛
膝三分（去苗）　桂心三分　牡丹三分　当归一两
（锉，微炒）

【用法】上为粗散。每服三钱，以水一中盏，加生
姜半分，煎至六分，去滓，稍热服，不拘时候。

【主治】产后恶露不下，脐腹气滞，时攻胁肋
疼痛。

荷叶散

【来源】《太平圣惠方》卷八十。

【组成】干荷叶二两　鬼箭羽一两　桃仁半两（汤
浸，去皮尖双仁，麸炒微黄）　蒲黄一两　刘寄奴
一两

　　《医略六书》无生地黄，有大黄三分。

【用法】上为散。每服三钱，以童子小便一中盏、
生姜半分、生地黄一分，拍碎，同煎至六分，去
滓稍热服，不拘时候。

【主治】产后恶露不下，腹中疼痛，心神烦闷。

【方论】《医略六书》：产后瘀血凝结挟热，而心神
烦闷，恶露不行，故胁腹阵痛不已。荷叶升阳散
瘀以除胁痛，鬼羽破血辟邪以止腹疼；刘寄奴通
经破血，生蒲黄破瘀通经，桃仁泥破血润燥以开
瘀结也。为散，大黄以涤之，生姜以温之；童便
以降之，使瘀热消化，则结闷自开，而恶露无不
下，何胁腹烦痛之不止哉。

益母草散

【来源】《太平圣惠方》卷八十。

【组成】益母草一两　赤芍药　桂心　当归（锉，
微炒）　川大黄（锉，微炒）　桃仁（汤浸，去皮
尖双仁，麸炒微黄）各三分　牛膝（去苗）　蒲黄
苏枋木（锉）各半两

【用法】上为散。每服三钱，以水一中盏，加生姜
半分，煎至六分，去滓稍热服，不拘时候。

【主治】产后恶露不下，在于腹中不散，身体烦
闷，及腹内绞刺疼痛不可忍。

硇砂煎丸

【来源】《太平圣惠方》卷八十。

【组成】硇砂一两（细研）　狗胆二枚　芫花一两
（微炒，以上三味用头醋二升熬如稠膏）　虻虫半
两（微炒，去翅足）　水蛭半两（炒令黄）　麒麟
竭半两　当归半两（锉，微炒）　琥珀半两

【用法】上为细散，入前膏中拌和为丸，如梧桐子
大。每服以红花酒送下三丸，不拘时候。

【主治】产后恶露不下，心腹胀，疼痛。

琥珀散

【来源】《太平圣惠方》卷八十。

【组成】琥珀半两　芫花一两（醋拌，炒令干）
虻虫半两（微炒，去翅足）　水蛭半两（微炒）
麒麟竭半两　没药一两　干姜半两（炮裂，锉）

【用法】上为细散。每服二钱，以酒一小盏，醋半
盏相和，煎一二沸调下，不拘时候。

【主治】产后恶血不下，疼痛。

蒲黄散

【来源】《太平圣惠方》卷八十。
【组成】蒲黄一两　牛膝一两（去苗）　蓳蕳子半两　桂心三分　鬼箭羽半两　川大黄半两（锉，微炒）
　　《普济方》有桃仁、当归。
【用法】上为散。每服三钱，以水一中盏，加生姜半分，煎至六分，去滓稍热服，不拘时候。
【主治】产后恶露不下，心腹疼痛。

没药丸

【来源】《博济方》卷四。
【组成】没药　蛮姜　延胡索　干漆　当归　牛膝　牡丹皮　桂心（去皮）　干姜各等分
【用法】上为细末，醋煮面糊为丸，如梧桐子大。每服十丸至十五丸，不拘时候，煎面汤送下。
【主治】
　　1.《博济方》：产后心胸烦躁，恶血不快。
　　2.《圣济总录》：室女血气凝涩，月水欲行，先攻脐腹疼痛。

金花散

【来源】《博济方》卷四。
【组成】桂心（去皮）　威灵仙　白芷　当归　牡丹皮各等分
【用法】上为末。每服二钱，煎面汤调下。
【功用】逐恶物，止腹痛。
【主治】《圣济总录》：妇人血水不利，体热烦闷，少腹腰脚沉重疼痛；及产后恶露不快，大便秘涩。

芎归汤

【来源】《普济方》卷三四五引《通真子秘方》。
【别名】立效散。
【组成】川芎　当归各二斤（一方加缩砂）
【用法】上将芎、归各半斤锉，于瓦器内用水浓煎，不拘时候多少温服。余芎、归各一斤半，锉作大块，用香炉慢火逐旋烧烟，安在病人面桌子下，要烟气直上不绝，令病人低头伏桌子上，将口鼻及病乳常吸烟气，直候用此一料药尽，看病证如何，或未全安，或略缩减，再用一料，如前法煎服及烧烟熏吸必安。如此二料已尽，虽两乳略缩上而不能复旧者，用冷水磨蓖麻子一粒，于头顶心上涂，片时即洗去，则全安矣。
【主治】乳悬，妇人产后忽两乳伸长，细小如肠，垂坠直过小肚下，痛不可忍，危在须臾。兼治产后恶露不下，腹痛；或下血太多，眩晕不能支吾；妊娠胎动，腹痛下血。
【加减】腹中刺痛，加芍药；口干烦渴，加乌梅、麦门冬；寒加干姜、白芍药；水停心下，微有呕逆，加茯苓、生姜；虚烦不得眠，加人参、竹叶；大便秘涩，加熟地黄、橘皮、杏仁；小便不利，加车前子；腹胁膨胀，加厚朴；血崩不止，加香附子；咳嗽痰多，加紫菀、半夏、生姜；腰痛脚痛，加牛膝；心下疼痛，加延胡索；恶血不下，腰腹重痛，加牡丹皮煎。

加减四物汤

【来源】《类证活人书》卷十九。
【别名】增损四物汤（《类编朱氏集验方》卷十）。
【组成】当归（切，焙）　川芎　熟干地黄　白芍药各一两
【用法】上为粗末。每服四钱，水一盏半，煎至八分，取六分清汁，带热服，每日二三次，以知为度；疾势甚大，散药不知，以四味各半两，细锉，以水四盏，煎至二盏半，去滓，分为四服，热吃，食前服，一日之中令尽，以和为度。平常产乳服至三腊止，如虚弱血脏不调，至一月止。
【主治】妊妇产前腹痛，及月事或多或少，或前或后，胎气不安，产后血块不散，或亡血过多，或恶露不下。
【加减】若妊妇下血，即入艾五七叶，阿胶末一钱匕；同煎，服如前法，如因虚致热，热与血搏，口舌干渴，欲饮水，加栝楼一两，麦门冬三分；腹中刺痛，恶物不下，加当归、芍药各一分；血崩，加地黄、蒲黄各一两；因热生风，加川芎一分，柴胡半两；身热脉躁，头昏项强。加柴胡、黄芩各半两；秘涩，加大黄半两，桃仁一分（炒）；滑泻，加桂、附各一分；发寒热，加干姜、牡丹皮、芍药各一分；呕，加白术、人参各半两；

腹胀，加厚朴、枳实各一分；虚烦不得眠，加竹叶、人参各一分；躁，大渴，加知母、石膏各半两；水停心下，微吐逆，加猪苓、茯苓、防己各一分；虚寒状类伤寒，加人参、柴胡、防风各三分。

乌金散

【来源】《圣济总录》卷一五八。

【组成】墨二两（打折二寸挺子，烧通赤，用好醋一升蘸七遍，又再烧通赤，放冷，别研为末）　没药（研）　麒麟竭各一分　麝香一钱

【用法】上为散。每服一钱匕，温酒调下；如血迷心，用童便和酒调下二钱匕。

【主治】

1. 《圣济总录》：妊娠堕胎后，恶血不出，四肢无力，体热，心胸满闷。

2. 《普济方》：诸疾血病。

鉴鼻汤

【来源】《圣济总录》卷一五八。

【组成】铜鉴鼻（别捣为细末）　大黄（锉，微炒）　芍药　生干地黄（微炒）各一两　甘草（炙，锉）　芎䓖　干漆（炒去烟）各一分　枣七枚（去核，焙）　乱发鸡子大（烧灰）

【用法】上为粗末。每服三钱，水一盏，煎至七分，去滓，投芒消少许，再煎一二沸，温服，相次更服。

【主治】妊娠堕胎后血露不出，心腹疼痛。

人参汤

【来源】《圣济总录》卷一六〇。

【组成】人参半两　大黄（锉，炒）一两　当归（切，焙）一两　甘草（炙）一两　芍药一两　牡丹皮（去心）一两　吴茱萸（微炒过）半两

【用法】上为粗末。每服三钱匕，水一盏，加生姜三片，煎至七分，去滓温服，一日四五次。

【主治】产后恶露不下。

干漆丸

【来源】《圣济总录》卷一六〇。

【组成】干漆（捣碎，炒烟出）　五灵脂　没药（研）　牡丹皮（去心）　陈曲（炒）各半两　蓳蒿子　延胡索　桂（去粗皮）　当归（切，焙）各一两

【用法】上为末，醋煮面糊为丸，如梧桐子大。每服二十丸，煎生姜醋汤送下，温酒亦可，不拘时候。

【主治】产后恶露不下，攻刺心腹疼痛。

冬瓜子汤

【来源】《圣济总录》卷一六〇。

【组成】冬瓜子（微炒，别研）二两　桃仁（汤浸，去皮尖，麸炒令赤色）五十粒　牡丹（去心）二两　芒消半两　大黄（锉碎，炒令熟）三两

【用法】上为粗散。每服三钱匕，水一盏，煎至六分，去滓温服，早晨、日晚各一；如口噤拗开灌之。

【主治】产后血上冲心，运闷，腹胁绞痛不可忍，恶血不下，或成块者。

当归饮

【来源】《圣济总录》卷一六〇。

【别名】当归散（《普济方》卷三四五）。

【组成】当归（切，焙）　牛膝（酒浸，切，焙）　苏枋木（锉）　桂（去粗皮）　牡丹皮（锉）　芍药　芎䓖　艾叶（微炒）　生干地黄（锉）　延胡索　桃仁（汤浸，去皮尖双仁，麸炒黄）各半两

【用法】上为粗末。每服三钱匕，加生姜一枣大（拍破），水半盏，酒半盏，同煎至七分，去滓温服，不拘时候。

【主治】产后月内恶露不下。

羊肉饮

【来源】《圣济总录》卷一六〇。

【组成】羊肉一斤（去脂，切碎，水三升，煮肉汁一升半，澄令清）　白茯苓（去黑皮）三分　黄耆（锉）三分　当归（切，焙）半两　桂（去粗皮）

半两 麦门冬（去心，微炒）三分 甘草（炙）
半两 大黄（锉，炒）半两

【用法】上除肉外，为粗末。每服三钱匕，以肉汁
一盏半，煎至七分，去滓温服。

【功用】补虚。

【主治】产后大肠秘，恶露不下。

麦门冬饮

【来源】《圣济总录》卷一六〇。

【组成】生麦门冬汁二合 生藕汁三合 生姜汁半
合 生地黄汁三合 益母草汁三合 白蜜半盏

【用法】上药相和，煎沸放温。每服半盏，如觉性
寒，即入清酒三合，温暖服之。

【主治】产后三日外，恶露不多，心烦闷。

琥珀汤

【来源】《圣济总录》卷一六〇。

【组成】琥珀 姜黄 牛膝（酒浸，切，焙） 虎
杖 牡丹皮各半两 当归（切，焙） 生干地黄
（焙） 桂（去粗皮） 桃仁（汤浸，去皮尖双仁，
麸炒）各三分 大黄（锉，焙）一两 虻虫（去
翅足，炒黄）一分 芒消一两

【用法】上为粗末。每服二钱匕，水一盏，煎取七
分，去滓温服。

【主治】产后恶露不下，气攻心腹，烦闷刺痛。

藕汁饮

【来源】《圣济总录》卷一六〇。

【组成】藕汁半盏 生地黄汁一盏 生姜三分 酒
一盏

【用法】上先煎地黄汁令沸，次下藕汁、生姜汁与
酒，更煎三五沸，放温。时时饮之。

【主治】产后恶露不下，或下未尽，有热。

白茯苓汤

【来源】《圣济总录》卷一六三。

【组成】白茯苓（去黑皮） 赤芍药 芎䓖各一两
半 桂（去粗皮） 大腹皮（锉） 枳壳（去瓤，

麸炒） 熟干地黄（焙）各一两

【用法】上为粗末。每服三钱匕，水一盏，加生姜
三片，煎至七分，去滓温服，一日三次。

【主治】产后气血虚，心膈烦满，身体壮热，恶露
不行。

五香汤

【来源】《全生指迷方》卷四。

【组成】木香 丁香 沉香 乳香 麝香 升麻
独活 连翘 桑寄生 木通各二两 大黄一两

【用法】上为散。每服五钱，水二盏，煎至一盏，
去滓，食后温服。

【主治】妇人恶露顿绝或渐少，腰重痛，下注两
股，刺痛如锥刀刺，此留血于经络，不即通之，
痛处必作痈肿。

没药丸

【来源】《全生指迷方》卷四。

【别名】桃桂当归丸（《东医宝鉴杂病篇》卷十）。

【组成】当归（焙）一两 桂心 芍药各半两 没
药一分 桃仁（去皮尖，炒）一分 虻虫（去头
足翅，炒） 水蛭（炒）各三十枚

【用法】上为细末，醋糊为丸，如梧桐子大。每服
三丸，以醋汤送下。

【功用】《景岳全书》：逐滞血。

【主治】

1. 《全生指迷方》：恶露方行忽然断绝，骤作
寒热，脐腹大痛，胸中如以针刺，此大有蓄血留
于经络。

2. 《外科理例》：由冷热不调，或思虑动作，
气乃壅遏，血蓄经络而恶血未尽，脐腹刺痛，或
流注四肢，或注股内，痛如锥刺，或两股肿痛。

【方论】《医略六书》：没药散瘀血，当归养新血，
赤芍破血泻血滞，桃仁破瘀开血结，水蛭攻血之
坚凝，虻虫攻血之疼胀。醋丸以搜之，酒煎以行
之，使瘀结即化，则坚胀自消，而胞门清肃，恶
露复行，何坚胀疼痛之不除哉。

桃仁汤

【来源】《全生指迷方》卷四。

【别名】桃仁散（《医略六书》卷三十）。

【组成】苏木　地黄　桃仁（去皮尖，炒）各半两　虻虫（去头足翅，炒）　水蛭（炒）各三十枚

【用法】上为散。每服五钱，水二盏，煎至一盏，去滓温服。恶露行即住服。

【功用】《景岳全书》：逐瘀血。

【主治】恶露顿绝，或渐少，腰重痛，下注两股，刺痛如锥刀刺，留血于经络，不即通之，大有痛处，必作痈肿。

【方论】《医略六书》：产后瘀血不化，遏热于经，而经脉不利，故腰痛不止焉。桃仁破瘀润燥，生地凉血退热，苏木疏经气以破血，虻虫破瘀血以通经，水蛭攻瘀积以流走经络也。水煎温服，使瘀血消化，则遏热自解，而经脉清和，何腰痛之不止哉！

当归血竭丸

【来源】《产育宝庆》卷下。

【组成】当归（炒，锉）　血竭　蓬莪术（炮）芍药各二两　五灵脂四两

【用法】上为细末，醋面糊为丸，如梧桐子大。每服四十丸，温酒送下，或温粥饮送下，空心食前服。

【主治】妇人产后，恶物不下，结聚成块，心胸痞闷，脐下坚痛。

大黄没药煎

【来源】《鸡峰普济方》卷十六。

【组成】没药（别研）　大黄各一两　当归二两

【用法】上为细末，用米醋二升，入前药末调匀，于银器中慢火熬成稠饧相似，摊冷，刮入瓷盒盛。每服一弹子许，童子小便一盏化开，同煎至七分，入醋半杓子，重煎五七沸，温服；未止，半日后再进。

【主治】妇人产后，恶物不快，时发寒热，躁烦闷乱狂语，发渴面赤。

乌金散

【来源】《鸡峰普济方》卷十六。

【组成】雄黑豆半升　生姜四两（和皮切）　黄连一两　棕榈皮六两

【用法】上药先将黑豆于铛内炒熟，次便入生姜、黄连同炒烟出，却将棕榈点火入铛烧之，烟欲绝和铛覆地上，用盆合之，出火毒一宿，来日取出为末，更入当归、蓬莪术末各一两，白面一两，同研匀，珀器内密封。产后诸疾，热酒调下。如是产后两日以前，用煎过童便调下，痛甚者频服。

【主治】

1. 《鸡峰普济方》：产后一切病。

2. 《卫生家宝产科备要》：产后胞衣不下或恶露不快，败血冲心，血晕狂语，不省人事，心烦躁渴，脐腹疼痛，呕吐，发热憎寒，肿满；或攻皮肤刺痛。

琥珀散

【来源】《普济本事方》卷十。

【别名】三棱当归散（《普济方》卷三三四）。

【组成】荆三棱　蓬莪术　赤芍药　刘寄奴　牡丹皮　官桂　熟干地黄　菊花　真蒲黄　当归（干称）各一两（细锉）（一方不用菊花、蒲黄，用乌药、延胡索）

【用法】上前五味用乌豆一升，生姜半斤（切片），米醋四升，同煮豆烂为度，焙干，入后五味，同为末。每服二钱，空心、食前温酒调下。若是寻常血气痛，只一服；产后血冲心，二服便下。

【主治】

1. 《普济本事方》：妇人月经壅滞，每发心腹脐绞痛不可忍；产后恶露不快，血上抢心，迷闷不省，气绝欲死。

2. 《医碥》：臂痛。

【方论】《本事方释义》：荆三棱气味苦平，入足厥阴；蓬莪术气味辛温，入足厥阴；赤芍药气味苦平，入足厥阴，能行血中之滞；刘寄奴气味苦温，入足厥阴，能行血止疼、去癥瘕；牡丹皮气味辛平，入足少阳；官桂气味辛甘温，入足厥阴；熟地黄气味甘苦微寒，入足少阴；甘菊花气味辛凉，入手太阴、足少阳、厥阴；蒲黄气味辛温，入足

厥阴；当归气味辛甘微温，入手少阴、足厥阴；佐以乌豆之润而下行，生姜之辛温而通，米醋之酸而入肝，温酒送药引入经络。妇人经水壅滞及产后恶露不快，腹脐绞痛，血上抢心，迷闷欲绝者，此药治之。虽方中养血药少，行血疏滞药多，要不过欲其去故生新，遂大有功于妇人矣。

没药丹

【来源】《宣明论方》卷十一。

【组成】没药一钱 当归 大黄一两 牵牛二两 轻粉一钱 官桂一分（上同研末） 硇砂一钱（同研）

【用法】上为末，醋糊为丸，如小豆大。每服五丸至十丸，温服下，以快利取积，病下为度；虽利后病未痊者，后再加取利；止心腹急痛，煎乳香汤送下，取大便利。

【主治】产后恶血不下，月候不行，血刺腰腹急痛；或一切肠垢沉积，坚满癖痛，作发往来；或燥热烦渴，喘急闷乱，肢体痛倦。大小人心腹暴痛。

【宜忌】孕妇自利，恶物过多，不宜服；燥热极甚，血液衰竭，不可强行，宜调气养血。

没药散

【来源】《杨氏家藏方》卷十六。

【组成】血竭（别研） 肉桂（去粗皮） 当归（洗，焙） 蒲黄 红花 木香 没药（别研） 延胡索 干漆（炒烟尽） 赤芍药各等分

【用法】上为细末。每服二钱，食前以热酒调下。

【主治】

1.《杨氏家藏方》：一切血气，脐腹撮痛，及产后恶露不快，儿枕块痛。

2.《杏苑生春》：瘀血凝结，月经不通，脐腹疼痛。

千金散

【来源】《卫生家宝产科备要》卷六。

【组成】桂心（去皮，不见火，锉） 威灵仙（铁脚者，去根，锉） 白芷（去芦，锉） 当归（去芦须，洗，切，焙） 牡丹皮（锉）各一两

【用法】上为细末。每服二钱，煎神曲汤调下。

【主治】产后恶物不下，或不尽，腹痛。

蒲黄黑神散

【来源】《续易简方论后集》卷二。

【组成】生熟干地黄一两半（熟者须是自蒸九遍，或二十余遍，如黑角色，不可经冷水，增秤一两，生者干秤半两） 当归（酒浸半日，焙）一两一分 肉桂（去粗皮）一两一分（不见火） 干姜（炮）一两一分 白芍药一两 甘草（炙）一两 真蒲黄（白纸衬炒）一两 附子（炮）二钱 黑豆一两半（炒，去皮）

【用法】上为细末。每服三钱匕，产后血少，小便调下；胎死腹中，温酒调服，须臾胎暖自下。

【主治】妇人产后血少，或胎死腹中，四肢冷，吐沫，爪甲青黑，或胎衣不下，血晕，口干痞闷，乍寒乍热，四肢浮肿。

【加减】产后月内不语，加独活末半钱，温酒调下；水泻不止，加干姜末半钱，清米饮调下；恶痢不止，浓煎罂粟壳汤调下；若遍身疼痛，加黄耆末半钱，温酒调下；血崩不止，加炙艾一块，如鸡子大，煎浓汤调下；呕逆恶心，浓煎人参橘皮汤调下；中风牵搐，加荆芥末半钱，仍煎荆芥汤调下；恶露儿枕，血块刺痛，加玄胡索、京三棱各半钱，酒调下；血渴不止，加蒲黄，煎葛根汤调下；心腹刺痛，加玄胡索末半钱，温酒调下；咳嗽微微汗出，加人参、白术末各半钱，生姜汤调下；小便出血及不出，加琥珀末半钱，煎木通汤调下；鼻衄，煎茅花根汤调下。

芸苔散

【来源】《妇人大全良方》卷二十引《杨氏产乳》。

【组成】芸苔子（隔纸炒） 当归 桂心 赤芍药各等分

【用法】上为细末。每服二平钱，温酒调下。赶下恶物，产后三日不可无此。

【主治】

1.《妇人大全良方》：产后恶露不下，血结不散，冲心刺痛，并产后心腹诸疾。

2.《普济方》：妇人产后血晕及九窍内出血，

烦渴不止，欲死者。

当归散

【来源】方出《云岐子保命集》卷下，名见《活法机要》。

【组成】当归　芫花（炒）

【用法】上为细末。每服三钱，酒调下。

【主治】妇人产后恶物不下。

醋煮散

【来源】《女科万金方》。

【别名】醋煎散（《张氏医通》卷十五）。

【组成】三棱　莪术　宫桂　赤芍　香附　甘草　乌药

【用法】临服加醋一匙。

《张氏医通》本方用法，通用醋炒，为散，每服三钱，空心砂糖汤调服。

【主治】

1. 《女科万金方》：产后胎衣不下，血闷冲心。
2. 《张氏医通》：经行少腹结痛。产后恶露不行。

【加减】血盛，加红花、当归、青皮。

大乌金丸

【来源】《类编朱氏集验方》卷十。

【别名】大乌金散丸（《普济方》卷三三五）。

【组成】当归　熟地黄　白芍药　川芎　附子　肉桂　沉香各一两　延胡索　粉草　香附子　乳香　缩砂仁　败姜　白芷　蒲黄　姜黄　槟榔各半两　白茯苓　丁香　白术各二两　没药　人参各二两

【用法】上为细末，酒糊为丸，为弹子大，百草霜为衣。每服一丸，当归酒送下，或嚼姜下。或作梧桐子大，则加丸散。

【主治】妇人心腹刺痛，身体疼痛，产前恶心，产后恶露不下，疼痛不已。

【加减】如经行盛，则去白芷、延胡索。

蒲黄散

【来源】《云岐子保命集》。

【组成】芍药二两五钱　知母二两　生姜　当归　蒲黄各二两　红花五钱　荷叶中心蒂七个　生地黄汁一盏

【用法】上锉。以水二升，煎至一升，去滓，下蒲黄煎四沸，空心分作三服。

【主治】产后三四日，恶露不下，呕逆壮热。

五圣丸

【来源】《御药院方》卷十一。

【组成】当归　熟干地黄　川芎　白芍药各一两　生干地黄二两

【用法】上为细末，酒煮面糊为丸，如梧桐子大。每服六七十丸，食前温酒送下。

【功用】调益荣卫，滋养气血。

【主治】冲任气虚损，月水不调，脐腹疼痛，崩中漏下，血瘕块硬，发歇疼痛，妊娠宿冷，将理失宜，胎动不安，血下不止，及产后乘虚风寒内搏，恶露不下，结生瘕聚，小腹坚痛，时作寒热。

当归散

【来源】《普济方》卷三四五。

【组成】当归三分（锉，炒微黄）　牡丹半两　牛膝半两（去苗）　姜黄半两　川大黄一两（锉，微炒）　虻虫一两（微炒黄，去翅足）　生地黄三分　琥珀半两　川芒消一两　桃仁三分（汤浸，去皮尖双仁，麸炒黄）　肉桂三分（去粗皮）　蒲黄三分　虎杖半两

【用法】上为粗散。每服三钱，以水、酒各半中盏，加生姜半分，煎至五分，去滓，稍热服，不拘时候。

【主治】产后恶露不下，气攻心腹，烦闷，胁肋刺痛。

青金散

【来源】《普济方》卷三四六。

【组成】当归一两（焙）　甘草半两（炒）　没药　自然铜三两（醋淬）

方中没药用量原缺。

【用法】上为末。每服一钱，食前热醋调下。

【主治】妇人产后恶露不快，腰腹疼痛。

遇仙汤

【来源】《普济方》卷三四六。
【组成】当归 桂心各半两 白芷 甘草各三分
【用法】上锉。水煎，食前热服。
【主治】恶露不快，肠痛满胀；或血室有冷滞不快者。

坠气丸

【来源】《普济方》卷三五五。
【组成】巴豆四十九枚（去皮，生研） 寒食面三钱（蒲一钱半炒） 黄丹三钱（蒲半钱炒）
【用法】上为末，滴水为丸，如豆大。每服三四丸，水二盏，入秤捶谷七个，同煮放冷，送下。量虚实加减，取微利。
【主治】妇人产后血块积滞，腹痛，恶秽不下，一切气滞诸疾，泻痢。

血竭破棺丹

【来源】《袖珍方》卷四。
【组成】乳香 血竭 箭头砂各一钱
【用法】上为末。巴豆仁研泥为膏，瓷器盛之。如用，丸如鸡头子大，妇人，狗胆冷酒送下，男子冷酒送下。
【主治】妇人产后血闭，血迷、血晕、血劳、嗽血；男子伤力，劳嗽吐血。

地黄散

【来源】《陈素庵妇科补解》卷五。
【组成】桃仁 红花 牛膝 桂心 生地 白芷 蒲黄 赤芍 归尾 川芎 香附 甘草 丹皮 陈皮 干荷叶蒂
【主治】产后气血虚损，或胞络挟于风冷，或当风取凉，风冷乘虚与血相搏，血冷壅滞，恶露应下不下者。
【加减】七日外，去归尾、赤芍、桂心，加当归、瓜蒌根。

【方论】新产三日以外，七日之内，当以祛瘀为先，用药宜生新去旧，补中有行。是方，肉桂辛热，行恶血为君；桃仁、红花、蒲黄、归尾、赤芍、生地、川芎、丹皮、荷蒂行血祛瘀为臣；牛膝直引瘀血下行，性最迅速；陈皮、香附行气，气行则血不滞，补中有行，行中有补；四物汤入血分，得桂心、甘草甘温能生新血也。

桃姜煎

【来源】《陈素庵妇科补解》卷五。
【组成】桃仁（去皮尖，研）二十粒 干姜（缓则炮）一钱 当归五钱 川芎一钱 黑荆芥五钱 红花二钱 泽兰一钱二分 炒黑豆百粒 童便一杯
【功用】逐瘀血，生新血。
【主治】产后不慎，风冷袭于胞门，恶露不下，而上逆冲心则发晕，额出冷汗，口噤牙紧。
【方论】心藏神主血。产后气血两亏，心神已恍惚不定，梦寐惊恐，乃瘀血乘虚冲逆，神为之散，失其主宰，遂至昏晕，不省人事，非辛热之药安能以逐瘀。桃仁、干姜、红花、泽兰，味虽辛热，而性不猛；佐以黑荆，则入血分；配以黑豆，风热尽去；加以童便，清心安神；而芎、归二味，所以生新。

琥珀保生锭子

【来源】《陈素庵妇科补解》卷五。
【组成】琥珀（研极细）三两 肉桂二两 五灵脂（醋炒）三两 生蒲黄三两 丁香一两 延胡索四两 红花二两 香附（醋炒）四两 大黄（酒蒸五次，须黑色为度，再入饭甑上蒸三次）四两
【用法】血晕、虚，用佛手散，热，用荆芥一味散煎汤磨服。
【功用】逐瘀血，生新血。
【主治】产后风冷袭于胞门，恶露不下，上逆冲心，发晕，额出冷汗，口噤牙紧，甚至不测。
【方论】琥珀色赤，入手少阴、足厥阴血分，能消瘀血，破癥结，定魂魄；肉桂大热，行血消瘀；五灵脂甘温，散血通闭；蒲黄生用，通经消瘀；丁香辛温，开郁祛胀，治胃家呃逆；红花色赤辛温，少则补，多则行；香附辛温，行气开郁，理

三焦诸气；大黄破瘀血，推积祛滞，有斩关夺臠之功，酒煮则性上行，凡败血之冲心、冲肺、冲胃及停蓄上中焦者，皆可散之。又以饭甑上蒸，则得谷气，一切猛厉之性皆缓而有功，不伤脾胃。是方以保生命名，诚夺命回生之剂也。而血虚极者，煎佛手散，调化服之。虚火引热血冲上而逆者，煎一味荆芥散，调化服之。

加味五苓散

【来源】《万氏女科》卷三。

【组成】猪苓　泽泻　白术　茯苓　桂各一钱　桃仁（去皮尖）　红花各二钱

【用法】水煎服。

【主治】妇人产后恶露不来，败血停滞，闭塞水渎，小便不通，其症小腹胀满刺痛，乍寒乍热，烦闷不安。

加减八珍汤

【来源】《万氏女科》卷三。

【组成】人参　白术　白茯　炙草　归身　川芎　赤芍　熟地　玄胡索　香附

【用法】加生姜、大枣为引，水煎，食前服。

【主治】脾胃素弱，中气本虚，产后气乏血阻，败血虽少，但恶露不能尽下，腹痛乍痛乍止，痛亦不甚者。

通瘀饮

【来源】《古今医鉴》卷十二。

【组成】当归尾　大黄各三钱　白术（蜜炙）　木通各一钱　红花五分

【用法】上以水一碗，黄酒一小盏，煎二滚；加桃仁三十个（捣烂），再煎二滚，去滓温服。

【主治】产后恶露不通，心慌昏沉，寒热交攻。

保命集散

【来源】方出《云岐子保命集》卷下，名见《医略六书》卷三十。

【组成】当归（炒）　芫花（炒）

【用法】上为末。每服三钱，酒调下。

《医略六书》：红花酒煎三钱，去滓温服。

【主治】

1. 《云岐子保命集》：妇人恶物不下。
2. 《医略六书》：恶露纯水，脉紧涩者。

【方论】《医略六书》：产后饮积胞门，恶血亦化为水，而恶露所下纯水，故小腹疼痛，牵连脐腹焉。当归酒炒以养其经，芫花醋炒以搜涤其水，红花酒煎以行其瘀、化其血，使积饮顿消，则水亦化血而恶露不行，何所下纯水之有不愈者，其疼痛牵引无不霍然矣。

伏龙肝散

【来源】《济阴纲目》卷十一。

【组成】赤伏龙肝

【用法】上为细末。每服三五钱，温酒调下。泻出恶物立止。

【主治】产后恶物不出，上攻心痛。

苏葛汤

【来源】《济阴纲目》卷十一。

【组成】苏木　紫葛各十二分　芍药　当归各八分　桂心　蒲黄各六分　生地黄汁三合

【用法】上锉。以水二升，煎七合，下蒲黄，分两服。

【主治】产后恶露不下，血气壅痞，胁胀痛，不下食。

蒲醋饮子

【来源】《济阴纲目》卷十一。

【组成】真蒲黄不拘多少

【用法】熬米醋令稠，和药成膏。每服一弹子大，食前醋汤化开服，月内每日一二服。

本方方名，据剂型，当作"蒲醋膏"。

【功用】逐败滋新。

【主治】新产，及一切恶露与血积。

生化汤

【来源】《景岳全书》卷六十一引钱氏方。

【组成】当归五钱　川芎二钱　甘草（炙）五分

焦姜三分　桃仁十粒（去皮尖双仁）　熟地三钱（一方无熟地）

【用法】上锉。水二钟，加大枣二枚，煎八分，温服。

《傅青主女科·产后篇》无熟地、大枣，以黄酒、童便各半煎服。

【功用】《回生集》：逐瘀生新。

【主治】

1.《景岳全书》引钱氏方：妇人胎前产后皆宜此药；胎衣不下，或血冷气闭，血枯气弱者。

2.《外科大成》：产后患痈。

3.《傅青主女科》：胎前素弱妇人，见危症热症堕胎；产后血块；分娩之后，眼见黑花，头眩昏黑，不省人事；新产后，荣卫俱虚，易发寒热，身痛腹痛。

4.《幼幼集成》：孕妇出痘，适逢正产，产后腹痛，恶露未尽。

5.《医林纂要探源》：恶露不行及儿枕作痛。

6.《外科真诠》：产后恶血未尽，脐腹刺痛，或注于股内肿痛如锥，此由冷热不调，血瘀经络而然。

7.《增订胎产心法》：胎漏小产，腹痛成块有形，属血虚气逆者。

【宜忌】

1.《医原》：生化汤活血化瘀，儿枕作痛尚宜。其有肝虚血燥体质，平时常有肝阳上冒见证，生化汤辛温走窜，又不宜服。尝有服此成痓厥者，不可不知。

2.《福建中医药》（1982，6：40）：脾胃虚弱所致的大便溏滑，心火素亢所致的心悸怔忡，肝阳横逆所致的眩晕胁痛，阴虚内热所致的口燥咽干，冲任固摄无权所致的时下血块，以及产妇感受一切温暑时邪、表里邪热未解的，都是本方的禁忌证。

【加减】凡血晕虚晕，加荆芥穗六七分；凡产妇气虚气脱，倦怠无力，加人参、黄耆；凡阳虚厥逆，加附子、肉桂。脉虚烦渴，加麦冬、五味；气壅有痰，加陈皮、竹沥；血虚血燥便结，加麻仁、杏仁、苁蓉；多汗不眠，加茯神、枣仁、黄耆；上体多汗，加麻黄根，下体多汗，加汉防己；烦热，加丹皮、地骨皮；口噤如风，反张瘛疭者，加荆芥、防风各三四分；恶露未尽，身发寒热，头痛胁胀，其小腹必然胀痛，加红花、丹皮、肉桂各三四分，玄胡一钱；内伤饮食，加山楂、陈皮、砂仁，或神曲、麦芽；外伤寒湿，加苍术、白术；血积食积，胃有燥粪，脐腹胀痛，加大黄二钱；产后下血不止，或如屋漏水，沉黑不红，或断或来，或如水，或有块，淋沥不休，此气血大虚之候，不可误

【方论】

1.《医林纂要探源》：妇人产子，血既大破矣，而用力已劳，气亦耗泄，故产后多属虚寒。其有恶露不行，儿枕作痛诸病，皆气不足以行之故，故治此宜用温以行之。当归以滋养其新血，川芎以行血中之气，干姜以温之，炙草温中补气，而微用桃仁以行之。治余血作痛之方，宜莫良于此矣。

2.《成方便读》：夫产后血气大虚，固当培补，然有败血不去，则新血亦无由而生，故见腹中疼痛等证，又不可不以去瘀为首务也。方中当归养血，甘草补中，川芎理血中之气，桃仁行血中之瘀；炮姜色黑入营，助归、草以生新，佐芎、桃而化旧，生化之妙，神乎其神；用童便者，可以益阴除热，引败血下行故道也。

3.《医学举要》：产后忌用酸寒，故于四物汤中去白芍，炮姜去血中之寒，凡外受新邪，及内伤积冷咸宜。桃仁去皮尖生用则能和血，留皮尖炒用则能破血。且地黄生熟异功，亦可随证施用。大便难者，加肉苁蓉；若虚甚则加人参，又当从补气生血之例矣。

4.《世补斋医书》：天曰大生亦曰大化，生化汤所由名也。生化汤之用，莫神于傅征君青主。凡胎前产后，彻始彻终总以佛手散芎、归二物为女科要药，生化汤亦佛手加味耳。方中炮姜只用三分，不过借以为行气之用，助芎，归，桃仁以逐瘀生新，而甘草补之，寒固可消，热亦可去。丹溪谓产后宜大补气血，虽有他证，以末治之，非置他证于不问，只是调和气血为本，而他证从其末耳。不善会丹溪大补两字，又不免以大补害人，而不知生化汤即是大补。征君加减各有至理，后人见方中有炮姜炭，遂援其例，而干姜、生姜、桂、附、丁、萸一概羼入，以为产后宜温，又将丹溪所言认作黄芪、肉桂之十全大补而用之，且将川芎、桃仁疑前人之不通而去之，于是而生

化汤遂多变相，直谓生化汤不可用，不知所说之不可用者，即此变相之生化汤，非此但用四分炮姜之生化汤，亦非以芎、归、桃仁为治之生化汤也。灵胎言姜、桂、芍药不可用，亦是已变之生化汤，不可不辨。

5.《血证论》：既产之后，身痛腰痛，恶血不尽，阻滞其气，故作痛也。盖离经之血，必须下行不留，斯气无阻塞，自不作痛，又能生长新血。若瘀血不去，则新血不生，且多痛楚，宜归芎失笑散及生化汤治之。

6.《实用妇科方剂学》：本方所治之产后恶露不行、小腹冷痛，是因瘀血内阻夹寒所致，治以活血祛瘀为主，使瘀祛新生，故一般方书，均以此解释生化汤之方名由来。实则生化汤含有深意，如其是瘀去新生，应命名为化生汤。对此，我们将在生化汤临床运用一文中详加阐述。方中重用当归补血活血，祛瘀生新，为主药；川芎活血行气，桃仁活血祛瘀，均为辅药；炮姜温经止痛，黄酒温散以助药力，共为佐药；炙甘草调和诸药，为使药。合用以奏活血化瘀、温经止痛的功效。以产后受寒夹瘀的病证为宜，可广泛应用于产后诸病证。但生化汤者，其含义应为抚正之生化。生者，生新也；化者，虽有化瘀除陈之意，实则乃是化生精血之谓也。陆久芝说得对，天曰大生，亦曰大化，生化汤命名的真实含意在此。《产后编》得其真谛，故在首篇总论中指出：凡病起于血气之衰、脾胃之虚，而产后尤甚，故青皮，枳壳，一应耗气破血之剂，汗吐宣下之法，当宜用于胎产，但确广泛应用生化汤，目的不言而喻。近年来，在临床实践中发现，生化汤从血分促进脾胃升降，旺其生化之源。后天脾胃之所以能生化，主要依赖于升降作用。饮食入胃，胃主受纳，经过胃的蠕动磨化，其津液精微，所谓清的部分，依赖脾气之上升，输于心肺，转化为营卫气血，注入于血脉，营养全身；其水液糟粕，所谓浊的部分，依赖胃之下降，输之于大小肠，转化为大小便排出体外。脾胃之升降功能虽于气有关，但气于血紧密相连，血有所滞，必及乎气，气之不畅，势必影响脾胃之升降。故生化汤以川芎之升以助升清，当归、桃仁之降以助降浊，炮姜、炙甘草之甘温以益脾胃。生化者，实助脾胃后天之生化也，此乃生化汤之真正目的。但是必须说明，

阴血大耗，阴虚火旺，湿热蕴蒸所致者，非本方所宜。

【实验】对子宫肌瘤与子宫肥大症的机理　《山西医药杂志》（1980，3：7）：为了探讨临床运用加味生化汤（生化汤加益母草、炒荆芥穗）对治疗子宫肌瘤与子宫肥大症的机理，以乙烯雌酚造成小白鼠子宫肥大模型，观察口服加味生化汤对正常与去卵巢之小鼠子宫重量与组织形态的影响。结果显示，加味生化汤在正常育龄小白鼠，可对抗雌激素使子宫充血水肿、增生肥厚的作用，而致子宫重量减轻，初步证实了临床治疗子宫肥大症的疗效。另外，对少数子宫作了组织化学的染色观察，发现用药组糖原与脱氧核糖核酸含量都有减少。去卵巢小白鼠排除了卵巢激素之影响，便于观察加味生化汤对外源性雌激素在子宫之作用。但是实验结果与原设想相反，不仅没有像正常小鼠之作用，反而促进子宫增重。组织切片所见，本方用于去卵巢小鼠可使雌激素所致的炎症反应明显消退。这可能就是机体不同功能状态下中药所发挥的双向调整作用，即在子宫异常增大时，加味生化汤可使其固缩与减重；当卵巢功能低下时，加味生化汤又能代偿部分卵巢功能，以防止子宫萎缩。

【验案】

1. 产后调理　《江西中医药》（1960，6：25）：给60名产妇服用生化汤原方，每天1剂，于产后即连服3剂，并与对照组（未服生化汤）进行对比观察。结果：服药组在产褥期发生的不利于产后恢复或不舒服的情况比对照组减少16.6%，其中对照组的病变率为28.33%，服药组为10%。认为生化汤的产后调理作用，主要表现在预防产褥感染（服药组与对照组之比为1：3）与促进泌乳机能方面（服药组与对照组乳汁分泌不足之比为1：4）。此外，服药组产后宫缩痛增加，说明生化汤有加强子宫的收缩作用，这对防止产褥期的病变也是有利的。

2. 小产后胎盘残留　《广东中医》（1962，9：17）：用生化汤去甘草，加益母草、熟地、丹皮、红花、艾叶，治疗小产后胎盘残留22例，其中有3例曾住院做过刮宫手术二次以上，但未见效果。少者服药2剂，多者服药6剂，即排下残留胎盘，出血及腹痛消除，22例全部治愈，且追踪半年无

临床症状。

3. 人工流产后出血不止 《广西卫生》（1975，2：50）：对3例人流后阴道流血不止病人，经用各种止血药与子宫收缩药无效，后改用生化汤去炙草加丹参、益母草、牛膝，水煎服，每日1剂，服药1~3剂，阴道流血即停止。3例均治愈。

4. 产后子宫复旧不良与产后子宫收缩痛 《新中医》（1977，2：38）：选择产后子宫复旧不良59例，产后子宫收缩痛41例，给予煎服生化汤加红花治疗，并同时期用麦角新碱治疗产后子宫复旧不良50例进行比较。结果：甲．产后子宫复旧不良：中药治疗组治疗前24小时宫底平均下降0.59cm，服药后24小时宫底平均下降3.28cm，治疗后比治疗前要快5倍多。西药治疗组用药后24小时宫底平均下降1.40cm。中药组较西药组宫底下降速度快1倍多。乙．产后子宫收缩痛：服生化汤加红花治疗的41例中，疗效显著者35例，效果不明显者3例，记录不详者3例。丙．服生化汤加红花的两组病人共100例，其中47例服药后阴道有血块排出，部分病人服药后有子宫收缩感。认为生化汤加红花的作用可使子宫收缩呈节律性加强，进而促进产后子宫的复旧及产后子宫收缩痛的消失。

5. 子宫肌瘤及子宫肥大症 《山西医药杂志》（1980，6：21）：以加味生化汤（生化汤加益母草、炒荆芥穗）为主方，水煎服，1日1剂，30剂为1疗程，治疗子宫肌瘤与子宫肥大症共70例。其中子宫肌瘤24例，治愈8例，有效13例，无效3例；子宫肥大症46例，治愈25例，有效18例，无效3例。最少服药10剂，最多84剂，以30至60剂为多，占75%。

6. 宫外孕 《新中医》（1984，11：33）：基于宫外孕的病机属于少腹瘀实又兼虚证，治疗虽当活血化瘀，但又不可攻逐太过的特点，因此选用祛瘀生新的生化汤加减（当归、川芎、桃仁、桂枝、云茯苓、赤芍、丹皮）为主治疗21例宫外孕，另有10例休克型和2例不稳定型宫外孕即行手术治疗。结果，生化汤加减治疗的21例宫外孕，全部治愈，住院天数最短7天，最长75天，平均48天。

7. 中期妊娠引产 《湖南中医杂志》（1987，6：58）：以西药雷佛奴尔合本方用于中期妊娠引产，设汤剂组及对照组各42例。汤剂组在羊膜腔内注射雷佛奴尔后第1天开始服复方生化汤（本方加丹参、五灵脂、丹皮、蒲黄、益母草），日1剂，共服5~8天。对照组注射雷佛奴尔后未服本方。结果：汤剂组引产时间平均37小时，胎盘残留15例，仅2例进行了清宫，出血量为70ml。对照组引产时间平均43小时，胎盘残留68例，36例进行了清宫，出血量为85ml。汤剂组16周以下11例自动排出10例胎儿，附属物亦均能自动排出；对照组则均为钳刮娩出。5例产前未服本方而致产后有胎盘胎膜残留者，服本方3~4日后，残留组织自然排出，10天血止。两组对照说明：仅采用雷佛奴尔进行中期引产胎盘残留率占85.7%；而加用本方对促进胎盘胎膜排出有明显效果，并可避免引产后清宫，减少痛苦。

8. 产后尿潴留 《浙江中医杂志》（1988，3：112）：用加味生化汤（当归、桑白皮各10~15g，川芎、炮姜各6~10g，桃仁、紫菀、马兜铃各10~12g，炙甘草4~6g，白通草3~5g）治疗30例，服药2天痊愈11例，服药3~5天痊愈16例，服药7天痊愈3例，治愈率达100%。

9. 难产后诸症 《内蒙古中医药》（1990，1：13）：以本方加味（当归25g，川芎3g，桃仁10g，炮姜10g，炙甘草10g，丹皮15g，坤草40g，红花20g，银花14g，黄芪10g）为基本方，气虚者加党参10g，每日1剂，水煎服2次，根据病情可用到3~6剂，治疗难产后出现全身衰弱，子宫因过度伸长肌纤维水肿、断裂，致子宫收缩不良，出血多，血性恶露及腹痛持续时间长，又因手术操作机会多常发生感染及植物神经功能紊乱，致肠道、膀胱功能失调，引起消化不良，肠胀气，便秘，排尿困难等症。共观察510例难产病人，随机分为2组，入院情况基本相似，诊断标准一致。中药组257例，西药组253例。全部难产妇经过相应处理分娩后，中药组立即服生化汤加味。西药组因部分产妇宫缩乏力故在1日产程后常用10%葡萄糖液加催产素静脉点滴，浓度据宫缩强度和频率决定，胎儿娩出后继续用催产素肌肉注射，每日2次，每次10个单位，连续3天，产后宫缩不佳、出血多者再静脉给药。两组观察项目、护理措施一致。结果：经过51天随访观察，中药组宫缩如期恢复，血性恶露明显减轻，少腹寒疼，便秘、排尿困难，自汗等症状消失。而西药组均晚于中药组，并发症也多。

10. 崩漏 《成都中医药大学学报》（1994，3：30）：用本方加减治疗崩漏 20 例。气虚加党参、黄芪、白术；气滞加香附、川楝炭；血虚加阿胶、枸杞子、龟板；虚热加生地、丹皮、白芍；湿热加黄柏、炒荆芥穗；血寒加炒艾叶、炒续断。结果：显效 11 例，有效 8 例，无效 1 例，总有效率 95%。

11. 药物流产后阴道出血 《浙江中医学院学报》（1998，4：15）：以本方加味（当归、川芎、炮姜、桃仁、益母草、琥珀、甘草）制成浓缩丸，每次 6g，每日 3 次口服，防治药物流产后阴道出血。共观察了 56 例孕妇自孕囊排出后至阴道出血停止的时间及出血量，并与服用氟哌酸者 32 例对照。结果：治疗组的出血时间为 8.96±2.43 天，对照组为 13.60±6.49 天，治疗组的出血量也小于对照组，经统计分析两者均有显著性差异。

乌玄汤

【来源】《简明医彀》卷七。
【组成】何首乌二两　玄胡索一两　荆芥五钱
【用法】上煎汁二碗，重滚热，用橘红一两置碗中，热汁泡入，盖少时，去橘红，取汁服。
【功用】行血止痛。
【主治】恶露不下，腹痛，乍寒乍热，不时作晕。

安平饮

【来源】《丹台玉案》卷五。
【组成】桃仁　红花　山楂　归尾　益母草各二钱
【用法】酒、水各半煎服。
【主治】产后一二日，肚腹绞痛，瘀血凝滞。

桃仁红花汤

【来源】《症因脉治》卷二。
【组成】桃仁　红花　苍术　生玄胡　生蒲黄　泽兰　芍药　楂肉　枳壳
【主治】产后恶露不行。

加味补中益气汤

【来源】《傅青主女科·产后编》卷下。
【组成】人参一钱　白术二钱　当归三钱　黄芪一钱（炙）　白芍一钱　广陈四分　甘草四分
【用法】加生姜、大枣，水煎，送下三消丸。
【主治】产后伤冷，恶露凝块，日久不散，虚证百出；或身热骨蒸，食少羸瘦；或五心烦热，月水不行，其块在两胁，动则雷鸣，嘈杂晕眩，发热似疟，时作时止。

儿枕散

【来源】《郑氏家传女科万金方》卷四。
【组成】乌药　香附（盐水炒）　红花　丹皮　赤芍　官桂　干姜（炒黑）　陈皮　姜黄　元胡　桃仁（或加山楂、归尾、川芎、甘草、熟地）
【主治】产后恶露不行，儿枕痛。

加味生化汤

【来源】《冯氏锦囊·杂症》卷二十。
【组成】当归（去芦）三钱　川芎一钱　桃仁十三粒（下去皮尖，捣）　干姜一钱（炒）　牛膝二钱　炙甘草六分　红花二分（酒洗）　肉桂（去皮）六分
【用法】加枣一枚，水煎服。
【功用】催生，去恶露。
【主治】产后腹痛甚而恶露不行者。
【加减】产前催生，虚人加人参三钱；产后去恶露，减人参。

蒲醋丸

【来源】《女科指掌》卷四。
【组成】真蒲黄（炒）
【用法】上为末，熬米醋为丸。每服五十丸，米饮送下。
【主治】
1.《女科指掌》：产后恶露不绝。
2.《医略六书》：产后污血未尽，新血又虚，致血露不净，腹痛尪羸，日当一日。

【方论】《医略六书》：蒲黄一味，性能破瘀行血，炒黑醋丸，又能涩血止血，以定污血之漏血。米饮调下，使污血去尽，则新血自生，而经脉完复，其血露无不净，腹痛无不除，何尪羸日当之有哉。

资生汤

【来源】《女科指掌》卷五。

【组成】全当归三钱　真川芎二钱　炮姜炭一钱　炙甘草五分　牡丹皮一钱　山楂肉二钱　鲜红花八分　白茯苓一钱　黑豆三十粒（炒令热透，以酒少许沃之）

【用法】水煎服。

【功用】祛瘀生新，产后调护。

【加减】胞衣不下，加木通、牛膝；血晕，加花蕊石、泽兰、童便；中风，加独活、荆芥、黑豆；恶露不下，加苏木、桃仁、桂；不语，加石菖蒲、北细辛；腹痛，加五灵脂、延胡、肉桂；心痛，加蒲黄、五灵、延胡；血不止，加荆芥、白芷（俱炒黑）；头痛，加荆芥、细辛、葱白；胁痛，加青皮、赤芍、木香；腰痛，加杜仲、续断、补骨脂；乍寒乍热，加肉桂、柴胡；脚膝痛，加牛膝、威灵仙；口干，加麦冬、生地；虚肿，加陈皮、防己；泄泻，加木香、车前子；呕吐，加藿香、生姜；遍身痛，加羌活、秦艽；虚汗，加黄芪、浮麦；惊悸，加远志、朱砂；虚脱，加人参、附子。

【方论】妇人以血为本，故多用四物。熟地黄泥膈、白芍酸寒，故产后只用芎归二味为君；炮姜、茯苓除产后虚热为臣；红花代桃仁破血力缓，丹皮消瘀除热为佐；山楂消肉积、除血瘕、止儿枕痛，且能消食，甘草和中补土为使。全方祛瘀生新，为产后调护之主方。

生化汤

【来源】《医学心悟》卷五。

【组成】当归三钱　黑姜五分　川芎一钱五分　益母草一钱　桃仁（去皮尖及双仁者，炒，研）七粒

【用法】水煎服。入童便少许尤佳。

【功用】产后服一二剂，祛瘀生新。

塌肿汤

【来源】《惠直堂方》卷三。

【组成】黄耆　白芍　川芎　当归　陈皮　甘草　麻黄（去节）各二两　人参　乳香（炙）　没药（炙）各五钱　罂粟壳（去顶蒂及筋，蜜炙）二两

【用法】上锉为片。每服一两五钱或二两，水煎温服。凡疮科能专守此方，未有不获全功者。能使恶疮未成即消，已成即溃，不假砭蚀，恶毒自下。

【主治】一切恶疮、发背、痈疽、疔疮痛不可忍者；或疮毒入内，神思昏倦呕吐者；又治跌打损伤，筋骨疼痛，妇人产后肚痛，恶露不快，赤白带下。

干荷叶散

【来源】《医略六书》卷三十。

【组成】干荷叶三两（炒）　刘寄奴三两　桃仁泥三两　生蒲黄三两

【用法】上为散。每服三钱，童便煎，去滓温服。

【主治】恶露不下，脉滞者。

【方论】产后血瘀，冲任不能营运于经，故腹痛不止，恶露不下焉。干荷叶升阳散瘀，桃仁泥破血开结，生蒲黄破瘀下血，刘寄奴破血通经，为散，童便煎，使瘀化气调，则清阳上升而浊阴下降，何患腹痛不退，恶露不通乎？

起枕汤

【来源】《医略六书》卷三十。

【组成】当归三钱　赤芍一钱半　官桂一钱半　蒲黄一钱半　五灵脂三钱　白芷一钱半　丹皮一钱半　炙草一钱半

【用法】水煎，去滓，入童便一杯，温服。

【主治】产后冲任受风，波及阳明，而瘀血凝结，故恶露不下，脐腹作痛，脉浮滞涩者。

【方论】当归养血活血脉，赤芍破血泻血滞，生蒲黄破瘀通经脉，五灵脂破瘀降浊阴，官桂温经通闭，白芷升阳散风，丹皮凉血散瘀，炙草缓中益胃也。水煎入童便温服，使风邪外解，则瘀结内消，而恶露无不下，何脐腹作痛之不止哉。

蒲黄通瘀煎

【来源】《医略六书》卷三十。

【组成】当归三钱　赤芍一钱半　肉桂一钱半（去皮）　泽兰三钱　荆芥一钱半（炒灰）　蒲黄三钱　五灵脂三钱　枳壳一钱半（炒）　炮姜一钱半　益母草三钱

【用法】水煎，去滓温服。

【主治】产后经寒气滞血瘀而恶露不通，身热胀满，腹痛势甚，脉涩大者。

【方论】当归养血和血以荣经，赤芍破血活血以降瘀，蒲黄破瘀通恶露，灵脂破瘀降浊阴，肉桂温经通血闭，泽兰泻热通经闭，荆芥散热和血，枳壳破滞化气，炮姜温中逐寒，益母去瘀生新。水煎温服，使经寒散而中气暖，则瘀血化而恶露自通，身热胀满无不退，腹中痛疼无有不除者。

人参泽兰叶汤

【来源】《医宗金鉴》卷四十八。

【组成】人参五钱　泽兰叶　丹皮　牛膝各二钱　生地三钱　熟地五钱

【用法】加藕节五枚，水煎，冲童便服。

【主治】产后胃绝肺败，恶露不下，虚火载血上行，变黑色见于口鼻。

神仙回脓散

【来源】《盘珠集》卷下。

【组成】大黄（炒）　白芷　木香　沉香　没药　蛤粉　穿山甲（炙）

【用法】每服一丸，重一钱五分，参汤送下。

　　本方方名，据用法，当作"神仙回脓丸"。

【主治】产后恶露不下，流注四肢腰背等处，久必肿起作痛；或儿枕痛久不已，腹胀大，或转侧作水声，或脓从脐出与大便出者。

除痛散

【来源】《医级》卷九。

【组成】当归　川芎　黄耆　肉桂　独活　牛膝

没药　灵脂　甘草　（一方有白术）

【主治】产后骨节烦疼，发热头重，胸闷气微，腹胀，恶露不行，四肢不举。

化瘀方

【来源】《会约医镜》卷十五。

【组成】枳壳（面炒）钱半　荆芥穗（略炒）二钱半

【用法】水煎服。

【主治】产后恶露不下，以致败血渗入大肠而利鲜血者；及腹中刺痛，但里不急、后不重者。

行瘀煎

【来源】《产科发蒙》卷三。

【组成】接骨木　红花　当归　芍药　桂枝　山楂子　栀仁　川芎　苏木　甘草

【用法】水煎，温服。

【主治】产后血晕，恶露不下，及儿枕痛。

桂枝调血饮

【来源】《产科发蒙》卷三。

【组成】桂枝　当归　川芎　芍药　白术　茯苓　陈皮　香附　丹皮　干姜（炒）　益母草各等分　甘草减半

【用法】每服四钱，水煎，温服。

【主治】妇人产后气血虚损，脾胃怯弱，恶露不行，致心腹疼痛，发热恶寒，自汗口干，头晕眼花。

忍冬饮

【来源】《产科发蒙》卷四。

【组成】当归　川芎　芍药　木通　赤茯苓　荜澄茄　忍冬各等分

【用法】每服五钱，水煎温服。

【主治】产后恶露下少，腹胀满，大小便秘涩。妇人月经不来，二三月腹胀满，大小便秘者。

一味通瘀饮

【来源】《古方汇精》卷三。

【组成】丹参六钱（酒浸一宿，炒）

【用法】每服二钱，煎减一小盏，和入童便、淡酒各半小杯，更加姜汁一滴，每早服一次，三次为度。

【主治】小产后恶露不行，小腹胀痛。

加味六君子汤

【来源】《古今医彻》卷四。

【组成】人参一钱 白术一钱（土炒） 肉桂一钱 牛膝一钱半 茯苓一钱 炙甘草三分 半夏一钱 广皮一钱 益母草二钱

【用法】加砂仁末七分，生姜一片，水煎服。

【主治】产后中气大虚，恶露不下。

永安汤

【来源】《产孕集》卷下。

【组成】人参一钱 熟地三钱 当归三钱 芎藭二钱 阿胶一钱五分 白术二钱 续断一钱五分 桃仁 乌贼骨各一钱 吴茱萸四分

【用法】上作一服。食前温进，一日一次。

【主治】产后有宿疾者。

生化汤

【来源】《良方合璧》卷下。

【组成】川芎五分 泽兰一钱五分 楂肉炭一两 炙草五分 黑荆芥一钱 黑姜片八分（遇暑天减轻些） 全当归二钱 生香附二钱（捣碎） 延胡索一钱五分 红花一钱

【用法】用水两碗，煎至一碗；将药滤出，仍入水两碗，再煎至一碗；将两碗药煎至一碗，早、晚温服。

【主治】产后恶露不通。

卫产膏

【来源】《理瀹骈文》。

【组成】醋蒸红花四两 酒川芎 酒当归 醋大黄各三两 台乌药 吴萸 苏木 香附（生、炒各半） 蒲黄（生、炒各半） 灵脂（生、炒各半） 延胡（生、炒各半） 桂枝各二两 党参 熟地 白术 黄耆 茴肉 川乌 草乌 苍术 羌活 独活 防风 细辛 赤芍（炒） 白芍（炒） 丹皮（炒） 南星 半夏 制厚朴 陈皮 醋青皮 醋三棱 醋莪术 木瓜 苏梗 香白芷 山楂（炒） 神曲（炒） 麦芽（炒） 杜仲 川续断 熟牛膝 秦艽 荆穗 肉苁蓉 枳壳（炒） 桔梗 槟榔 鳖血（炒） 柴胡 杏仁 桃仁 大茴 良姜 炙甘草 菟丝子 蛇床子 黑远志 柏子仁 熟枣仁 五味子 灵仙 草果仁 益智仁 白附子 马鞭草 辰砂拌麦冬 车前子 泽泻 木通 木鳖仁各一两 山甲一两 生姜 大蒜头各二两 葱白（全用） 韭（全用）各八两 黑小豆 艾 干荷叶各四两 凤仙（鲜者一斤，干者二两） 胡椒 川椒 干姜 炮姜炭各一两 大枣七个 乌梅三个 槐枝 桑枝 桃枝 柳枝各四十九寸 发团一两六钱

【用法】共用油二十斤，分熬丹收，再加广木香、丁香、檀香、制乳香、制没药、砂仁末、官桂、百草霜各一两，牛胶四两（酒蒸化，如清阳膏下法）。贴心口、脐上、背心及患处。

【主治】妇人产后诸症，凡中风感寒及一切血虚发热，或食积瘀滞，疟疾、泻痢、肿胀、疼痛之症；又恶露不行，变生怪病。

乌金膏

【来源】《理瀹骈文》。

【组成】红花二两 熟地 赤芍 莪术（煨） 全当归 蒲黄（炒） 陈黑豆 干姜 官桂各一两

【用法】麻油熬，黄丹收膏。

【主治】产后败血为患。

乌金膏

【来源】《理瀹骈文》。

【组成】当归二两 川芎一两 桃仁 姜炭 甘草 红花 延胡 官桂 灵脂 香附各五钱

【用法】麻油熬，黄丹收膏。

【功用】消积行瘀。

【主治】产后诸病。

圣愈汤

【来源】《一见知医》卷四。

【组成】人参　黄芪

【主治】恶露不下，面色黄白，不胀疼。

调经益母丸

【来源】《成方便读》卷四。

【组成】熟地八两　归身三两　香附二两　川芎延胡索各二两　蒲黄一两　炮姜五分

【主治】妇人血气虚寒，或经行前后凝滞作痛；及产后因虚恶露不行。

【方论】方中以熟地大补阴血为君；归身养血和血为臣；而佐之以川芎活血理气，使之补而不滞；香附、延胡行其气；蒲黄去其瘀；炮姜之温，以助药力，则虚者得补，而滞者可行耳。

产灵丹

【来源】《北京市中药成方选集》。

【组成】当归五钱　首乌（炙）五钱　竹节　香附五钱　白术（炒）五钱　木香五钱　细辛五钱川乌（炙）三两　草乌（炙）三两　大茴香三两川芎三两　防风三两　白芷三两　芥穗三两　桔梗三两　麻黄三两　苍术（炒）八两　甘草（炙）二两

【用法】上为细末，过罗，每四十两细粉兑血竭粉五钱，人参粉三两，混合均匀，炼蜜为丸，重二钱，朱砂为衣，蜡皮封固。每服一丸，一日二次，温黄酒送下；白开水亦可。

【功用】化瘀生新，散寒止痛。

【主治】妇人产后恶露不下，胸腹胀满，两胁刺痛。

加减黑神散

【来源】《中医妇科治疗学》。

【组成】归尾　赤芍各二钱　蒲黄　桂心　炮姜甘草各一钱　炒黑豆五钱　川芎二钱

【用法】水煎服。

【功用】祛寒行瘀。

【主治】产后恶露不下，腹痛呕吐，四肢微冷，时恶寒而不发热，唇淡口和，苔白底淡，脉沉迟无力。

清热通瘀汤

【来源】《中医妇科治疗学》。

【组成】生地四钱　赤芍　归尾　丹皮　桃仁各二钱　郁李仁三钱

【用法】水煎服。

【功用】行血祛瘀，佐以清热。

【主治】产后恶露甚少，或点滴俱无，腹痛拒按，兼见面赤唇红，口干舌燥，便秘，脉弦数。

神效产灵丹

【来源】《全国中药成药处方集》（西安方）。

【组成】当归　首乌　两头尖　白术　广木香　细辛　血竭各五钱　人参　川乌　草乌　大茴　川芎各二钱　肉桂一两半　沉香六钱　琥珀一两防风　白芷　芥穗　桔梗　麻黄　炙草各二两苍术半斤

【用法】上为细末，炼蜜为丸，二钱重，朱砂为衣。每次一丸，陈黄酒送下。服后覆卧。

【主治】妇人产后，代谢机能衰弱，血循环发生障碍，恶露不下，或下之不尽，胸腹胀闷，两胁刺痛，头目眩晕；及产后虚怯，感冒风寒，恶寒发热，头身疼痛。

【宜忌】无瘀血而内燥热者不宜服。

新生化冲剂

【来源】《部颁标准》。

【组成】当归 240g　川芎 90g　桃仁 24g　甘草（炙）15g　干姜（炭）15g　益母草 300g　红花 15g

【用法】制成冲剂，每袋装 6g，相当于原药材 9g，密封。热水冲服，1 次 2 袋，每日 2～3 次。

【功用】活血，祛瘀，止痛。

【主治】产后恶露不行，少腹疼痛，也可试用于上节育环后引起的阴道流血，月经过多。

六、恶露不绝

恶露不绝，又称"恶露不尽"、"恶露不止"，是指产后恶露持续 3 周以上，仍淋漓不尽者。《妇人大全良方》："夫产后恶露不绝者，由产后伤于经血，虚损不足。或分解之时，恶血不尽，在于腹中，而脏腑挟于宿冷，致气血不调，故令恶露淋沥不绝也。"本病成因多为素体虚弱，产时气随血耗，其气益虚，或产后操劳过早，损伤脾气，中气虚陷，冲任失固，血失统摄，以致恶露日久不止；或素体阴虚，因产而又亡血伤津，营阴更亏，阴虚则内热，或产后过食辛辣温燥之品，或肝气郁滞，久而化热，热伤冲任，迫血妄行，而致恶露不绝；或产后胞宫、胞脉空虚，寒邪乘虚而入，血为寒凝，结而成瘀，或七情内伤，气滞而血瘀，瘀阻冲任，新血难安，以致恶露淋漓不绝。本病治疗应遵虚者补之、瘀者攻之、热者清之原则分予施治，且不可轻用固涩之剂，以致助邪，变生他病。

桂枝茯苓丸

【来源】《金匮要略》卷下。

【别名】夺命丸（《妇人大全良方》卷十二）、牡丹丸、夺命丹（《普济方》卷三五七）、仙传保命丹、安穰丸（《胎产心法》卷中）。

【组成】桂枝 茯苓 牡丹（去心） 桃仁（去皮尖，熬） 芍药各等分

【用法】上为末，炼蜜为丸，如兔屎大。每日一丸，食前服。不知，加至三丸。

【功用】

1.《医宗金鉴》：下其癥。

2.《金匮要略方义》：化瘀生新，调和气血。

【主治】妇人宿有癥病，经断未及三月，而得漏下不止，胎动在脐上者，为癥痼害。

【验案】产后恶露不净 《蒲辅周医案》：陈某某，女，成年，已婚。1963 年 5 月 7 日初诊：自本年 3 月底足月初产后，至今四旬，恶露未净，量不多，色淡红，有时有紫色小血块，并从产后起腰酸痛，周身按之痛，下半身尤甚，有时左少腹痛，左腰至大腿上三分之一处有静脉曲张，食欲欠佳，大便溏，小便黄，睡眠尚可，面色不泽，脉上盛下不足，右关弦迟，左关弦大，寸尺俱沉涩，舌质淡红无苔。由产后调理失宜，以致营卫不和，气血紊乱，恶露不化。治宜调营卫，和血消瘀。处方：桂枝一钱五分，白芍二钱，茯苓三钱，炒丹皮一钱，桃仁一钱（去皮），炮姜八分，大枣四枚，服五剂。16 日复诊：服药后恶露已尽，少腹及腰腿痛均消失，食欲好转，二便正常，脉沉弦微数，舌淡无苔。瘀滞已消，宜气血双补，十全大补丸四十丸，每日早晚各服一丸，服后已恢复正常。

小豆汤

【来源】《普济方》卷三四六引《肘后备急方》。

【组成】小豆五升

【用法】以水一斗，煮熟，饮汁数升，即愈。

【主治】产后秽污不尽，腹满。

泽兰汤

【来源】《外台秘要》卷三十四引《陶隐居效方》。

【别名】隐居泽兰汤（《济阴纲目》卷十一）。

【组成】泽兰八分 当归三分 生地黄三分 芍药十分 甘草六分（炙） 生姜十分 大枣十四枚

【用法】上切。以水九升，煮取三升，分为三服。欲死，涂身。

【功用】《千金方衍义》：去宿生新。

【主治】

1.《外台秘要》引《陶隐居效方》：产后恶露不尽，腹痛往来，兼满，少气。

2.《备急千金要方》：堕身欲死者。

【方论】《千金方衍义》：泽兰为产后去宿生新要药，与丹参功用不殊，济以地黄、归、芍调血之品，和以甘草、姜、枣辛散之味。不独恶露可通，即小产去血过多亦能疗之，总藉去宿生新之力。

吴茱萸散

【来源】《医心方》卷二十三引《古今录验》。

【组成】吴茱萸一两　薯蓣二两

【用法】上为末。每服方寸匕，一日三次，酒送下。

【主治】产后余血不尽，多结成症。

香豉汤

【来源】《备急千金要方》卷二。

【组成】香豉一升半

【用法】以水三升，煮三沸，漉去滓，纳鹿角末一方寸匕，顷服之，须臾血自下。鹿角烧亦得。

【主治】半产下血不尽，苦来去烦满欲死。

【方论】《千金方衍义》：若半产血脱而烦，则用鹿角温散积血于下，香豉清解虚烦于上，而腹满自除，无藉除血而瘀自不能留矣。

干地黄汤

【来源】《备急千金要方》卷三。

【组成】干地黄三两　川芎　桂心　黄耆　当归各二两　人参　防风　茯苓　细辛　芍药　甘草各一两

【用法】上锉。以水一斗，煮取三升，去滓，分三服，日再夜一。

【功用】除诸疾，补不足。

【主治】产后恶露不尽。

【方论】《千金方衍义》：此方以保元，四物兼补气血，佐细辛、防风以行保元之力，桂心、茯苓以行四物之滞。滞通而恶露自行，本虚挟血之良法也。

大黄汤

【来源】《备急千金要方》卷三。

【组成】大黄　当归　甘草　生姜　牡丹　芍药各三两　吴茱萸一升

【用法】上锉。以水一斗，煮取四升，去滓，分四服，一日令尽。

【主治】

　　1.《备急千金要方》：产后恶露不尽。

　　2.《圣济总录》：妊娠堕胎后，血不出。

【加减】加人参二两，名"人参大黄汤"。

小铜镜鼻汤

【来源】《备急千金要方》卷三。

【组成】铜镜鼻十铢（烧末）　大黄　甘草　黄芩　芒消　干地黄各二两　桃仁五十枚

【用法】上锉。以酒六升，煮取三升，去滓，纳镜鼻末三分服。

【主治】产后余疾，恶露不除，积聚作病，血气结搏，心腹疼痛。亦治遁尸心腹痛，及三十六尸疾。

【方论】《千金方衍义》：产后恶露不除，日久而成积聚，虽有大黄、芒消、干漆、地黄之属，不能消磨坚积，故取铜镜之鼻以磨砺之，深契《本经》主治女子血闭癥瘕之旨。方中药味其势稍缓，或元气委顿，难胜干漆峻攻，故但用桃仁、黄芩、甘草，酒煮以行药力。方后言亦治遁尸心腹痛者，取铜镜鼻镇邪不能遁形之义。

升麻汤

【来源】《备急千金要方》卷三。

【组成】升麻三两

【用法】以清酒五升，煮取二升，去滓，分二次服。当吐下恶物，勿怪，良。

【主治】产后恶物不尽，或经一月、半岁、一岁者。

【方论】《千金方衍义》：升麻升清阳，降浊气，渍之以酒而升腾胃气，胃气有权，浊恶自不能留矣。所患虽久而元气未漓，无患升动逆气也。

龙骨丸

【来源】《备急千金要方》卷三。

【组成】龙骨四两　干姜　甘草　桂心各二两（一方用人参、地黄各三两）

【用法】上为末，蜜为丸，如梧桐子大。每服二十丸，暖酒送下，一日三次。

【主治】产后虚冷下血，及谷下昼夜无数；兼治产后恶露不断。

【方论】《千金方衍义》：《本经》言：龙骨治泄利

脓血，女子漏下，而兼干姜、桂心温散寒结，甘草专和胃气，为冷痢之专药；姜、桂辛散，不须复用向导也。

桃仁汤

【来源】《备急千金要方》卷三。

【组成】桃仁五两　吴茱萸二升　黄耆　当归　芍药各三两　生姜　醍醐（百炼酥）　柴胡各八两

【用法】上锉。以酒一斗，水二升，合煮取三升，去滓，适寒温，先食服一升，一日三次。

【主治】

　　1.《备急千金要方》：产后往来寒热，恶露不尽。

　　2.《圣济总录》：妊娠堕胎后，血不出腹痛。

【方论】《千金方衍义》：此因恶露不通而见往来寒热，故用桃仁、芍药散血，即兼黄耆、当归补血。柴胡、吴茱萸、生姜专为寒热而设，吴茱萸散内痹之血，柴胡、生姜开外郁之气。用醍醐者，专通血结，产母痹约之故，若大便不固，殊非所宜，观后柴胡汤可知。

柴胡汤

【来源】《备急千金要方》卷三。

【组成】柴胡八两　桃仁五十枚　当归　黄耆　芍药各三两　生姜八两　吴茱萸二升

【用法】上锉。以水一斗三升，煮取三升，去滓，先食服一升，每日三次。

　　《千金翼方》以清酒一斗煮。

【主治】产后往来寒热，恶露不尽。

铜镜鼻汤

【来源】《备急千金要方》卷三。

【组成】铜镜鼻十八铢（烧，末）　大黄二两半　干地黄　芍药　芎䓖　干漆　芒消各二两　乱发如鸡子大（烧）　大枣三十枚

【用法】上锉。以水七升，煮取二升二合，去滓，纳发灰、镜鼻末，分三服。

【主治】产后余疾，恶露不除，积聚作病，血气结搏，心腹疼痛。

【方论】《千金方衍义》：产后恶露不除，日久而成积聚，虽有大黄、芒消、干漆、地黄之属，不能消磨坚积，故取铜镜之鼻以磨砺之，深契《本经》"主治女子血闭癥瘕"之旨；芍药、芎䓖、发灰、大枣，乃干漆之佐使耳。

牡蛎散

【来源】方出《备急千金要方》卷四，名见《太平圣惠方》卷八十。

【组成】龟甲　牡蛎各三两

【用法】上为末。每服方寸匕，一日三次，酒调下。

【主治】

　　1.《备急千金要方》：崩中漏下赤白不止，气虚竭。

　　2.《太平圣惠方》：产后恶露不绝。

厚朴汤

【来源】《千金翼方》卷六。

【组成】厚朴（炙）　干姜（炮）　桂心各四两　黄芩　芍药　干地黄　茯苓　大黄各三两　桃仁（去尖皮）　虻虫（熬，去翅足）　甘草（炙）各二两　芒消一两　枳实（炙）　白术各五两（一方有栀子十四枚）

【用法】上锉。以水一斗，清酒三升，合煮取三升，绞去滓，下芒消令烊，适寒温服一升，一日三次。

【主治】产后腹中满痛，恶露不尽。

五石乌头丸

【来源】《千金翼方》卷二十二。

【组成】钟乳（研，炼）　紫石英（研，炼）　白石英（研，炼）　石硫黄（研）各二两半　黄芩　白薇　白术各三分　矾石二两（烧）　干地黄七分　芍药　附子（炮，去皮）各一两　乌头十五枚（炮，去皮）　吴茱萸二两半　蜀椒（去目、闭口者，汗）　人参　细辛　白石脂　赤石脂　山茱萸　天雄（炮，去皮）　芎䓖　麦门冬（去心）　前胡　半夏（洗）　龙骨　桂心各五分　远志十五枚（去心）　茯苓　黄连　当归　紫菀　禹粮　云母粉

甘草（炙）各一两半

【用法】上为末，炼蜜为丸，如梧桐子大。每服十丸，酒送下，一日三次。不知，可增至二十丸，以心热为知力也。

【主治】男子五劳七伤，诸积冷，十二风痹，骨节沉重，四肢不举，食饮减少，羸瘦骨立，面目焦黑，时时或腹内雷鸣，膀胱常满，或下青黄，经时不止；妇人产后恶血不尽，腹内坚强，诸劳少气，百病间发，或时阴肿，或即脱肛及下出疼痛者。

神验胎动方

【来源】《张文仲方》引《徐王效方》（见《外台秘要》卷三十三）。

【组成】当归六分　芎藭四分

【用法】上切。以水四升，酒三升半，煮取三升，分三服。若胎死即出。血上心腹满者，如汤沃雪。

【功用】《卫生家宝产科备要》：缩胎催生。化恶血，生好血。

【主治】

1.《普济本事方》：妊孕五七月，因事筑磕著胎，或子死腹中，恶露下，疼痛不止，口噤欲绝。

2.《医学心悟》：产后瘀血停积，阻碍新血，不得归经，恶露不绝，腹痛拒按。

代赭丸

【来源】方出《外台秘要》卷三十四引《广济方》，名见《鸡峰普济方》卷十六。

【组成】乱发（烧灰）　阿胶（炙）各二两　代赭干姜各三两　马蹄一枚（烧）　干地黄四两　牛角腮五两（炙）

上为细末，炼蜜为丸，如梧桐子大。每次空心服二十丸，一日二次，加至四十丸，用醋汤下。

【主治】妇人产后血露不绝，崩血不可禁止，腹中绞痛，气息急；蓐病三十六疾。

龙骨丸

【来源】《外台秘要》卷三十四引《深师方》。

【组成】干姜　甘草（炙）　桂心各二两　龙骨四两

【用法】上为末，炼蜜为丸，如梧桐子大。每服二十丸，酒送下，一日三次。

【主治】产后虚冷下血，及水谷下痢，昼夜无数，兼疗恶露不绝。

艾叶散

【来源】《太平圣惠方》卷七十七。

【组成】艾叶三分（微炒）　地榆一两（锉）　干姜三分（炮裂，锉）　当归一两（微炒）　赤石脂三分

【用法】上为细散。每服二钱，食前以淡竹沥调下。

【主治】堕胎后，恶物下，四体虚，困闷不能自胜。

水蛭散

【来源】《太平圣惠方》卷七十九。

【组成】水蛭八十枚（炒令黄）　虻虫八十枚（去翅足，微炒）　牛膝一两（去苗）　牡丹半两　桃仁一分（汤浸，去皮尖双仁，麸炒微黄）　桂心半两　菴䕡子一两　当归一两（锉，微炒）　鳖甲一两（涂酥，炙令黄，去裙襕）　干漆一两（捣碎，炒令烟出）　鬼箭羽三分　琥珀三分　吴茱萸半两（汤浸九遍，焙干，微炒）　芫花半两（醋拌，炒令黄）　麝香一分（研入）

【用法】上为细散，入研了药令匀。每服一钱，食前以温酒下。

【主治】产后恶血不尽，经脉日久不通，渐成癥块，脐腹胀硬，时时疼痛。

鳖甲丸

【来源】《太平圣惠方》卷七十九。

【组成】鳖甲一两（涂醋，炙令黄，去裙襕）　当归半两（锉，微炒）　木香半两　牡丹三分　赤芍药半两　鬼箭羽半两　牛膝三分（去苗）　白术三分　桂心三分　川大黄一两（锉，微炒）　虻虫一分（去翅足，微炒）　水蛭一分（炒令黄）

【用法】上为末，炼蜜为丸，如梧桐子大。每服三十丸，食前以桃仁汤送下。

【主治】产后恶血不尽，结成血瘕。乍寒乍热，心

腹胀痛，不欲饮食，四肢羸瘦，或时口干。

干漆散

【来源】《太平圣惠方》卷八十。

【组成】干漆一两（捣碎，炒令烟出） 没药一两

【用法】上为细散。每服一钱，食前以热酒调下。

【主治】产后恶露不尽，腹内痛。

牛膝散

【来源】《太平圣惠方》卷八十。

【组成】牛膝一两（去苗） 琥珀三分 赤芍药三分 延胡索三分 川大黄三分（锉，微炒） 牡丹半两 姜黄半两 桂心半两 虻虫二分（微炒，去翅足） 当归三分（锉，微炒） 桃仁一两（汤浸，去皮尖双仁，麸炒微黄） 枳实一两（麸炒微黄）

【用法】上为粗散。每服三钱，以水一中盏，煎至六分，去滓，不拘时候稍热服。

【主治】产后恶露不尽，心腹及胁肋疼痛。

乌金散

【来源】《太平圣惠方》卷八十。

【组成】乱发二两（烧灰） 赤鲤鱼鳞二两（烧灰） 香墨一枚 灶突墨三分 麝香一分（细研） 延胡索三分 肉桂三分（去皱皮） 麒麟竭三分 赤芍药三分

【用法】上为细散。每服二钱，以温酒调下，不拘时候；生姜、童便调服亦得。

【主治】产后恶露不尽，腹内绞痛，头重，吃粥呕逆，及血晕。

艾叶丸

【来源】《太平圣惠方》卷八十。

【组成】艾叶一两（微炒） 熟干地黄二两 代赭石一两半（细研） 干姜一两（炮裂，锉） 川芎一两 阿胶一两（捣碎，炒令黄燥） 牛角䚡二两（烧） 牡蛎一两（烧为粉）

【用法】上为末，炼蜜为丸，如梧桐子大。每服三十丸，食前以温酒送下。

【主治】产后恶露不绝，腹中绞痛，气息乏力。

艾叶散

【来源】《太平圣惠方》卷八十。

【组成】艾叶二分（微炒） 当归三分（锉，微炒） 白芍药一两 川芎半两 熟干地黄一两半 续断一两 牛膝半两（去苗） 桑耳半两 败酱三分

【用法】上为细散。每服二钱，食前以生姜粥饮调下。

【主治】产后恶露不绝，脐腹时痛。

玄胡散

【来源】方出《太平圣惠方》卷八十，名见《医方类聚》卷一九二引《施圆端效方》。

【别名】玄胡酒（《医方考》卷五）。

【组成】玄胡索末

【用法】以温酒调下一钱

【主治】

1. 《太平圣惠方》：产后恶露不尽，腹内痛。

2. 《医方类聚》引《施圆端效方》：疮肿无头，闷痛。

3. 《医方考》：妇人攻刺疼痛，连于胁膈者。

【方论】《医方考》：玄胡索，味苦辛，苦能降气，辛能散血，淬之以酒，则能达手经脉矣。

延胡索散

【来源】《太平圣惠方》卷八十。

【组成】延胡索 干漆（捣碎，炒令烟出） 旱莲子 桂心 当归（锉，微炒）各一两

【用法】上为细散。每服二钱，以温酒调下，不拘时候。

【主治】产后恶露不尽，腹中疼痛不可忍。

苏枋木散

【来源】《太平圣惠方》卷八十。

【组成】苏枋木一两 当归三分（锉，微炒） 桂心三分 赤芍药半两 鬼箭羽半两 羚羊角屑一

两 蒲黄三分 牛膝一两（去苗） 刘寄奴三分

【用法】上为粗散。每服三钱，以水一中盏，加生姜半分，煎至六分，去滓温服，不拘时候。

【主治】产后恶露不尽，腹内绞痛，心神烦闷，不思饮食。

赤龙鳞散

【来源】《太平圣惠方》卷八十。

【别名】姜黄散（《普济方》卷二三九）。

【组成】赤鲤鱼鳞一两（烧灰） 乱发二两（烧灰） 棕榈皮二两（烧灰） 当归二两（末） 麝香一钱 赤芍药一两（末）

【用法】上为散，令匀。每服二钱，于食前以热酒调下。

【主治】产后恶露不尽，腹痛不可忍。

牡蛎散

【来源】《太平圣惠方》卷八十。

【别名】牡蛎汤（《圣济总录》卷一五一）。

【组成】牡蛎（烧为粉） 川芎 熟干地黄 白茯苓 龙骨各一两 续断 当归（锉，微炒） 艾叶（微炒） 人参（去芦头） 五味子 地榆各半两 甘草一分（炙微赤，锉）

【用法】上为粗散。每服四钱，以水一中盏，入生姜半分，大枣二个，煎至六分，去滓，每于食前温服。

【主治】

1.《太平圣惠方》：产后恶露不绝，心闷短气，四肢乏力，不能饮食，头目昏重。

2.《圣济总录》：室女月水日久不绝，心闷短气，四肢乏弱，不思饮食，头目昏重，五心烦热，面黄体瘦。

龟甲散

【来源】《太平圣惠方》卷八十。

【组成】龟甲一两（涂醋，炙令黄） 当归三分（锉，微炒） 干姜一分（炮裂，锉） 阿胶半两（捣碎，炒令黄燥） 诃黎勒一两（煨，用皮） 龙骨一分 赤石脂半两 艾叶一两（微炒） 甘草一

分（炙微赤，锉）

【用法】上为细散。每服二钱，不拘时候，以热酒调下。

【主治】产后恶露不绝，腹内绞刺疼痛，背膊烦闷，不欲饮食。

没药散

【来源】《太平圣惠方》卷八十。

【组成】没药 木香 琥珀 桂心各半两 当归（锉，微炒） 赤芍药 川芎 麒麟竭 牛膝（去苗）各一两

【用法】上为细散。每服二钱，以热酒调下，不拘时候。

【主治】产后恶露不尽，脐腹疼痛。

阿胶散

【来源】《太平圣惠方》卷八十。

【组成】阿胶一两（炙令黄燥） 川芎一两 艾叶半两（微炒） 当归一两（锉，微炒） 桂心一两 地榆一两（锉） 甘草半两（炙微赤，锉） 厚朴三分（去粗皮，涂生姜汁炙令香熟）

【用法】上为散。每服二钱，以水一中盏，加大枣二枚，煎至六分，去滓温服，不拘时候。

【主治】产后恶露不绝，心腹疼痛，不思饮食。

败酱散

【来源】《太平圣惠方》卷八十。

【组成】败酱三分 琥珀三分 枳壳三分（麸炒微黄，去瓤） 当归三分（锉，微炒） 桂心三分 赤芍药三分 赤鲤鱼鳞二两（烧灰） 乱发二两（烧灰） 釜底墨二两 麝香二两（细研）

【用法】上为细散。每服二钱，炒生姜酒调下，不拘时候。

【主治】产后恶露不尽，血气冲心，闷绝。

泽兰散

【来源】《太平圣惠方》卷八十。

【组成】泽兰二两 当归二两（锉，微炒） 刘寄

奴一两　赤芍药一两　红蓝花一两　干荷叶半两

【用法】上为粗散。每服四钱，以水一中盏，加生姜半分，煎至六分，去滓温服，不拘时候。

【主治】产后恶露下不尽，腹内疼痛，虚烦不食。

虻虫散

【来源】《太平圣惠方》卷八十。

【组成】虻虫一百枚　水蛭一百枚　延胡索一两　棕榈皮一两　赤鲤鱼鳞二两　干荷叶三片　干藕节一两

【用法】上为末，一同入瓷瓶子内固济，候干，烧令赤色，冷了细研为散。每服一钱，温酒调下，不拘时候。

【主治】产后恶露不下，腹中疼痛不止。

姜黄散

【来源】《太平圣惠方》卷八十。

【组成】姜黄三分　牡丹三分　当归三分（锉，微炒）　虻虫一分（炒微黄，去翅足）　没药一分　水蛭一分（炒令黄）　刘寄奴三分　桂心三分　牛膝一两（去心）

【用法】上为细散。每服一钱，食前以温酒调下。

【主治】产后恶血不尽，攻心腹疼痛。

桃仁散

【来源】《太平圣惠方》卷八十。

【组成】桃仁一两（汤浸，去皮尖双仁，麸炒微黄）　赤芍药　川芎　当归（锉，微炒）　菴䕡子　桂心　琥珀　鬼箭羽各三分　甘草半两（炙微赤，锉）

【用法】上为粗散。每服三钱，以水一中盏，加生姜半分，煎至六分，去滓，稍热服，不拘时候。

【主治】产后恶露不尽，腹胁疼痛。

桃仁散

【来源】《太平圣惠方》卷八十。

【组成】桃仁三分（汤浸，去皮尖双仁，麸炒微黄）　当归半两（锉，微炒）　木香半两　川芎半两　干姜一分（炮裂，锉）

【用法】上为细散。每服一钱，以热酒调下，不拘时候。

【主治】产后恶露不尽，腹胁疼痛。

鹿茸散

【来源】《太平圣惠方》卷八十。

【组成】鹿茸一两（去毛，涂酥炙令黄）　卷柏半两　桑寄生半两　续断半两　当归半两（锉，微炒）　附子半两（炮裂，去皮脐）　龟甲一两（涂醋炙令黄）　白芍药半两　阿胶半两（捣碎，炒令黄燥）　熟干地黄半两　地榆半两（锉）

【用法】上为细散。每服一钱，食前以生姜、温酒调下。

【主治】产后脏虚冷，致恶露淋沥不绝，腹中时痛，面色萎黄，羸瘦无力。

续断丸

【来源】《太平圣惠方》卷八十。

【组成】续断一两　桂心三分　熟干地黄一两半　赤石脂三分　艾叶三分（微炒）　白术三分　卷柏　当归（锉，微炒）　附子（炮裂，去皮脐）　阿胶（捣碎，炒令黄燥）　芎䓖　干姜（炮裂，锉）各半两

【用法】上为末，炼蜜为丸，如梧桐子大。每服三十丸，食前温酒送下。

【主治】产后恶露不绝，虚极少气，腹中绞痛，面无血色。

琥珀散

【来源】《太平圣惠方》卷八十。

【组成】琥珀三分　虎杖一两　赤芍药一两　桂心半两　土瓜根一两　川大黄一两　当归半两（锉，微炒）　红蓝花三分

【用法】上为粗散。每服三钱，以水一中盏，入生姜半分，煎至六分，去滓温服，不拘时候。

【主治】产后恶露不尽，心神烦热，四肢疼痛。

熟干地黄丸

【来源】《太平圣惠方》卷八十。

【组成】熟干地黄二两　乱发一两（烧灰）　代赭一两（细研）　干姜半两（炮裂，锉）　马蹄半两（烧令烟绝）　牛角䚡二两半（烧灰）　阿胶一两（捣碎，炒令黄燥）

【用法】上为末，炼蜜为丸，如梧桐子大。每服二十丸，食前以粥饮送下。

【主治】产后恶露不绝，或崩血不可禁止，腹中绞痛，喘息气急。

琥珀散

【来源】《太平圣惠方》卷八十一。

【组成】琥珀半两　当归三分（锉，微炒）　没药半两　青橘皮半两（汤浸，去白瓤，焙）　赤芍药半两　木香半两　桂心半两　香附子一两

【用法】上为细散。每服一钱，以豆淋酒调下，不拘时候。

【主治】产后恶血不尽，结聚，小腹疼痛。

补阴丹

【来源】《博济方》卷二。

【别名】补阴丸（《普济方》卷二一八）。

【组成】朱砂（去石）　硇砂（去石）　延胡索　木香　半夏（汤浸七遍）　芫花（醋浸，炒黄色）　斑猫（去翅足，酒浸后炒令焦黑止）各半两　川苦楝子（醋浸，炒黄）　荆三棱　海蛤　蓬莪术　大附子（炮，去皮脐）　舶上茴香　青皮各一两　肉豆蔻三枚　槟榔三枚

【用法】上为细末，酒煮面糊为丸，如梧桐子大。每服五七丸，女用醋汤，男用温酒或盐汤送下，空心、临卧各一服。

【功用】大健脾元。

【主治】

1.《博济方》：小肠气，膀胱气刺疼痛；妇人产后恶物不尽，变作血瘕者。

2.《鸡峰普济方》：妇人血脏诸疾及诸淋病，经脉不行。

肉桂散

【来源】《苏沈良方》卷十引《灵苑方》。

【别名】乌金散（《产乳备要》）、黑神散、八味黑神散（《卫生家宝产科备要》卷七）。

【组成】黑豆二两（炒熟，去皮）　肉桂　当归（酒浸）　芍药　干姜（炮）　干地黄　甘草　蒲黄（纸包，炒）各一两

【用法】上为末。每服二钱，温酒调下，一日三次。疾甚者三次，无疾二次，七日止。

《局方·绍兴续添方》：上为细末，每服二钱，酒半盏，童便半盏，同煎调下；急患不拘时候，连进二服。

【功用】《医方集解》：行血下胎。

【主治】

1.《苏沈良方》引《灵苑方》：产后众疾，气血崩运，肿满发狂，泻痢寒热。唯吐而泻者难愈。

2.《经效产宝续编》：热病胎死腹中。

3.《局方·绍兴续添方》：妇人产后恶露不尽，胞衣不下，攻冲心胸，痞满或脐腹坚胀撮痛，及血晕神昏，眼黑口噤，产后瘀血。

【方论】此足太阴厥药也。前证皆因血瘀不行，熟地，归，芍之润以濡血，蒲黄，黑豆之滑以行血，桂心，干姜之热以破血；用甘草者，缓其正气；用童便者，散其瘀逆；加酒者，引入血分以助药力也。

乌金散

【来源】《太平惠民和济局方》卷九（续添诸局经验秘方）。

【别名】乌金丸（《奇方类编》卷下）。

【组成】麒麟竭　百草霜　乱发（男子者，烧灰）　松墨（煅，醋淬）　鲤鱼鳞（烧，为末）　延胡索　当归（去芦）　肉桂（去粗皮）　赤芍药各等分

【用法】上为末。每服二钱，温酒调下。

【主治】产后血迷、血晕，败血不止，淋沥不断，脐腹疼痛，头目昏眩，无力多汗；及崩中下血，过多不止。

【方论】《济阴纲目》：诸症皆以败血不止来。此方之妙，不在止而在行，行则归经而止矣。治崩者，要得此旨。

神授乌金散

【来源】《医方类聚》卷二三四引《王岳产书》。

【组成】鲤鱼皮 猪肝衣 头发（三件煅过） 白僵蚕 桂心 白附子 当归 香墨 灶突土膜 灶门膜各等分

【用法】前三件（煅过，出火毒）为细末，后七味为散，却同前三味混和。每服二钱，难产，榆皮汤送下，木通草亦得；儿枕，小便送下；恶露不下，酒送下；血运，小便送下；血风抽掣，人参汤送下；伤寒，热水送下；产后乍见鬼神，桃仁汤送下；血风不识人，米囊花煎汤送下；产后四肢浮肿，马粪汁送下；一切疾并用酒送下。

【主治】产后一切诸疾。难产、儿枕痛，恶露不下，血晕，血风抽掣，伤寒，产后乍见鬼神，血风不识人，产后四肢浮肿。

芒消散

【来源】《圣济总录》（人卫本）卷一五七。

【别名】芒消饮（原书文瑞楼本）。

【组成】芒消 蒲黄 芎藭 桂（去粗皮） 鬼箭羽各半两 生干地黄（焙）一两 桃仁（去皮尖双仁，炒）半两

【用法】上为粗末。每服三钱匕，水一盏，煎至七分，去滓温服，不拘时候。

【主治】半产后恶露不尽，气攻疼痛，血下成块，结筑脐腹。

艾叶饮

【来源】《圣济总录》卷一五七。

【组成】艾叶 当归（切，焙） 人参 生干地黄（焙） 地榆 干姜（炮） 阿胶（炙令燥）各等分

【用法】上为粗末。每服三钱匕，水一盏，煎至七分，去滓温服，不拘时候。

【主治】半产后，恶露不断，心闷气短。

生地黄饮

【来源】《圣济总录》卷一六〇。

【别名】地黄饮（《普济方》卷三四六）。

【组成】生地黄汁半大盏 桂（去粗皮）半两 黄耆（锉）三分 麦门冬（去心，微炒）三分 当

归（切，焙）半两 甘草（炙）半两

【用法】上药除地黄外，粗捣筛。每服三钱匕，水一盏，煎至六分，去滓，入地黄汁一合，更煎数沸，温服。

【功用】补虚调气。

【主治】产后有热，恶露未尽。

芍药汤

【来源】《圣济总录》卷一六〇。

【组成】赤芍药三分 白茅根半两 瞿麦穗一分 桃仁七枚（汤浸，去皮尖双仁，炒） 知母（焙）半两 桂（去粗皮）半两 朴消 当归（锉，焙）各一分

【用法】上为粗末。每服五钱匕，水一盏半，煎至八分，去滓，再加生地黄汁半合，复煎至一盏，温服，一日三次。

【主治】产后半月余，恶血不尽，腹痛寒热，呕吐不能食。

芍药汤

【来源】《圣济总录》卷一六〇。

【组成】芍药三两 知母（焙）二两 当归（锉，焙）一两 红蓝花二两 荷叶蒂二枚（炙）

【用法】上为粗末。每服五钱匕，水一盏半，加生姜五片，煎至八分，去滓，再加蒲黄一钱匕，生地黄汁半合，煎六七沸，去滓，空腹温服，相次再服之。

【主治】产后三四日，恶露未尽，呕吐不食，身体壮热。

当归汤

【来源】《圣济总录》卷一六〇。

【组成】当归（切，焙）三两 桂（去粗皮）二两 荷叶蒂三七个

【用法】上为粗末。每服三钱匕，水半盏，酒一盏，加生姜三片，同煎至七分，去滓温服，早晨、日晚各一服。

【主治】产后恶露不尽。

刘寄奴汤

【来源】《圣济总录》卷一六○。

【组成】刘寄奴二两　桔梗（炒）三两　当归（锉，焙）二两　生姜（切，焙）一两　桂（去粗皮）二两　陈橘皮（汤去白，焙）一两半　芍药三两　赤茯苓（去黑皮）三两

【用法】上为粗末。每服三钱匕，水一盏半，煎至八分，去滓，入延胡索末半钱匕，搅匀温服，一日三次。

【主治】产后恶露不尽，七八日腹痛，两胁妨满，兼儿枕痛。

刘寄奴汤

【来源】《圣济总录》卷一六○。

【组成】刘寄奴　知母（焙）各一两　当归（切，焙）　鬼箭羽各二两　桃仁（去皮尖双仁，炒）一两半

【用法】上为粗末。每服四钱匕，水一盏半，煎至八分，去滓，空心、食前温服。

【主治】产后恶露不尽，脐腹绞痛，壮热憎寒，咽干烦渴。

羊肉汤

【来源】《圣济总录》卷一六○。

【组成】羊肉一斤（去脂，切碎，水八盏，煮取肉汁四五盏，澄令清）　桂（去粗皮）三分　当归（切，焙）三分　吴茱萸（微炒黄）三分　黄耆（锉）半两　芎䓖半两

【用法】上除肉外，为粗末。每服三钱匕，肉汁一盏，生姜三片，同煎至七分，去滓温服。

【功用】补虚羸。

【主治】产后恶露未尽，有冷气腹痛。

泽兰汤

【来源】《圣济总录》卷一六○。

【组成】泽兰一两　当归（切，焙）二两　生地黄（切，焙）二两　甘草（炙，锉）一两　芍药二两

【用法】上为粗末。每服五钱匕，水二盏，加大枣三枚（擘破），煎至一盏，去滓温服。

【主治】产后恶露不尽，脐腹绞痛。

豉　饮

【来源】《圣济总录》卷一六○。

【别名】豉饮汤（《普济方》卷三四六）。

【组成】豉（炒干）半两　羊肉一斤（去脂，水八盏，煮取肉汁五盏，澄清）　当归（切，焙）半两　桂（去粗皮）半两　黄芩（去黑心）三分　麦门冬（去心，微炒）三分　莎草根（炒）半两　生干地黄（焙）一两半

【用法】上除肉外，为粗末。每服三钱匕，加生姜三片，葱白一茎（切），肉汁一盏半，同煎至七分，去滓温服。

【主治】产后恶露未尽，气血攻心腹绞痛，心胸有热。

黄芩汤

【来源】《圣济总录》卷一六○。

【组成】黄芩（去黑心）　芍药　赤茯苓（去黑皮）　大黄（锉，炒）　熟干地黄（焙）各一两　厚朴（去粗皮，生姜汁炙）　干姜（炮裂）　桂（去粗皮）各一两一分　虻虫（去翅足，微炒）　甘草（炙）　桃仁（汤浸，去皮尖双仁，炒令黄色）各半两　枳实（去瓤，麸炒）　术各一两半　芒消一两

【用法】上为粗末。每服三钱匕，水、酒共一盏，煎至七分，去滓温服。

【主治】产后腹中满痛，血露不尽。

黄耆汤

【来源】《圣济总录》卷一六○。

【组成】黄耆（锉）半两　熟干地黄（锉）一两　芎䓖半两　桂（去粗皮）半两　人参三分　防风（去叉）一分　当归（切，焙）半两　白茯苓（去黑皮）　细辛（去苗叶）　芍药　甘草（炙）各一分

【用法】上为粗末。每服三钱匕，水一盏，煎至六分，去滓温服，不拘时候。

【功用】除诸痛，补不足。

【主治】产后恶露不尽。

蒲黄饮

【来源】《圣济总录》卷一六〇。

【组成】蒲黄（微炒）一两半 芒消（研）三分 川芎半两 桂（去粗皮）半两 鬼箭半两 生干地黄（焙）二两 桃仁（汤浸，去皮尖双仁，麸炒黄色）二十枚

【用法】上为粗末。每服三钱匕，加大枣二枚（擘），水一盏，同煎至七分，去滓温服。

【主治】产后恶血不尽，攻心乏力，腹痛胀满，头痛。

蒲黄当归散

【来源】《圣济总录》卷一六〇。

【组成】蒲黄 当归 芍药 泽兰叶 延胡索 白芜荑（炒） 桂（去粗皮）各等分

【用法】上为细散。每服二钱匕，四日外热酒调下，四日内用童子小便调下。

【主治】产后三日或七日内败血不散。

蜀椒饮

【来源】《圣济总录》卷一六〇。

【组成】蜀椒（去目及闭口者，炒出汗）一分 羊肉一斤（去脂，切碎，以水三升煮，取肉汁一升半，澄令清） 当归（切，焙）半两 桂（去粗皮）半两 生干地黄（锉）一两 豉（微炒）半两

【用法】上除肉外，为粗末。每服三钱匕，加生姜三片、葱白一茎（切），取肉汁一盏半，煎至七分，去滓温服。

【主治】产后恶露未尽，血气绞痛，四肢蒸热。

人参饮

【来源】《圣济总录》卷一六一。

【组成】人参半两 当归（切，焙）一两半 生干地黄（焙）二两 地榆一两

【用法】上为粗末。每服三钱匕，加生姜三片，水一盏，同煎至七分，去滓温服。

【主治】产后恶露不多，短气乏力。

生地黄饮

【来源】《圣济总录》卷一六一。

【组成】生地黄汁半盏 童子小便半盏 生姜一分（取汁）

【用法】上药同煎三四沸，分作两服。温分服，须臾再服。恶血下，滞气通，立愈；未效，再作服。

【主治】产后虚冷，恶血结块不散。

地黄丸

【来源】《圣济总录》卷一六一。

【组成】生干地黄（焙） 当归（切，焙） 阿胶（炙令燥） 黄耆（锉）各一两 艾叶（炙）三分 生姜一分（切，炒）

【用法】上为末，醋煮面糊为丸，如梧桐子大。每服三十丸，温酒或米饮送下，不拘时候。

【主治】产后血露不断。

牡丹散

【来源】《圣济总录》卷一六一。

【组成】牡丹（去心） 芍药 当归（切，炒） 桂（去粗皮） 漏芦（去芦头） 白芷 五灵脂（炒） 陈橘皮（汤浸，去白，微炒） 川芎 红蓝花 干漆（炒烟透）各半两

【用法】上为散。每服二钱匕，生姜、温酒调下。

【主治】产后血气血块，恶露不尽，攻筑刺痛。

阿胶丸

【来源】《圣济总录》卷一六一。

【组成】阿胶（炙令燥） 乱发灰（别研）各半两 代赭（别研） 干姜（炮）一两 马蹄半个（烧令烟尽） 生干地黄（焙）一两一分 牛角腮（炙焦）二两

【用法】上为末，炼蜜为丸，如梧桐子大。每服二十丸，空心粥饮送下，日午、夜卧再服，加至四十丸。

【主治】产后恶露不绝，腹中绞痛气急，及产蓐三十六疾。

阿胶散

【来源】《圣济总录》卷一六一。

【组成】阿胶（炙令燥）　牛角䚡（烧灰）　龙骨（煅）各一两

【用法】上为散。每服二钱匕，薄粥饮调下。

【主治】产后恶露不绝。

虎掌饮

【来源】《圣济总录》卷一六一。

【组成】虎掌　当归（切，焙）　艾叶（微炒）各一两　人参半两　地榆三分　生干地黄（焙）一两一分

【用法】上为粗末。每服三钱匕，加生姜三片，水一盏，煎至七分，去滓温服。

【主治】产后恶露过多，心闷气短无力，不能食。

败酱饮

【来源】《圣济总录》卷一六一。

【组成】败酱　当归（切，焙）　芍药　芎藭各半两　竹茹一两　生干地黄（焙干）一两

【用法】上为粗末。每服三钱匕，水一盏，煎至七分，去滓温服，一日三次。

【主治】产后恶露下不绝。

秦艽汤

【来源】《圣济总录》卷一六一。

【组成】秦艽（去苗土）　玄参　芍药各一两　艾叶（炙）　白芷　续断　当归（切，焙）各一两半

【用法】上为粗末。每服二钱匕，水一盏，加生姜三片，煎七分，去滓温服，不拘时候。

【主治】产后恶露不断。

寄生丸

【来源】《圣济总录》卷一六一。

【组成】桑寄生（锉，炒）　附子（炮裂，去皮脐）　芍药各一两　地榆（锉，炒）　白龙骨各一两半　鸡苏三分

【用法】上为末，炼蜜为丸，如梧桐子大。每服三十丸，温酒或米饮送下，不拘时候。

【主治】产后血露不断。

蓬莪茂散

【来源】《圣济总录》卷一六一。

【别名】蓬莪术散（《普济方》卷三五二）。

【组成】蓬莪茂（炮，锉）　紫葳（微炒）　木香（炮）　羌活（去芦头）　细辛（去苗叶）　当归（切，炒）　川芎各一两

【用法】上为散。每服三钱匕，用温酒调下，一日二次。

【主治】产后血块恶露不尽，攻筑疼痛。

生藕汁饮

【来源】《圣济总录》卷一九〇。

【组成】生藕汁半盏　地黄汁半盏　蜜一匙　淡竹叶一握（切，以水一盏半，煎取汁半盏）

【用法】同煮沸熟，温分三服，日二夜一。

【主治】产后恶血不利，壮热虚烦。

二圣散

【来源】《产乳备要》。

【组成】羌活　川芎各等分

【用法】上为细末。每服二大钱，酒少许，水七分，煎七沸，调服。

【功用】产前安胎。

【主治】产后恶血不尽，及胎衣不下。

犀角丸

【来源】《鸡峰普济方》卷十七。

【组成】马鸣退　甘草　石膏　当归　川椒　蝉退各二两　人参　干姜　附子　川芎　藁本　白芫荑　柏子仁　白薇　白术　苍耳　白芍药各一两　桔梗三两　白芷五分　泽兰九分　食茱萸　厚朴

防风各五分　生犀半两

【用法】上为细末，炼蜜为丸，如弹子大。每服一丸，空心温酒送下。如子死在腹，兼胎不安，一丸便安；如衣不下，一丸可下；如有妊娠，临月日服一丸，至产不知痛；寒热及腹中绞痛，绕脐撮痛，呕逆气冲，心中烦闷，一丸便止；如中风兼伤寒，汗不出，以麻黄三分（去节，为末），酒煎送下一丸，汗出愈，如汗不止，只用酒下一丸，便止；肠痛积聚，朝暮进一丸；若金疮败衄，恶疮生头不合，阴中痛，月经来往不止，乍多乍少，或在月前，或在月后，不过三五丸即愈；又绝产无子，朝暮服之。

【主治】八风十二痹，寒气乳风血瘀万疾。如月经来往不止，乍多乍少，或在月前，或在月后，胎动不安，胎衣不下，子死在腹，产后恶露不尽，绝产无子；寒热，腹中绞痛，绕脐撮痛，呕逆气冲心中烦闷；中风兼伤寒，汗不出；肠痛积聚，金疮败衄，头生恶疮不合，阴中痛；泄痢，呕逆不能食，及赤白痢。

大进黑神散

【来源】《产宝诸方》。

【别名】黑神散（《妇人大全良方》卷十八）。

【组成】熟干地黄　蒲黄（炒）　当归　干姜（炮）桂心　芍药　甘草各四两　黑豆（炒，去皮）半斤

【用法】上为细末。每服二钱，酒半盏，童便半盏，同煎调服。

【主治】妇人产后恶露不尽，胞衣不下，攻冲心胸痞满；或脐腹坚胀撮痛，及血晕神昏眼黑口噤，产后瘀血诸疾。

【宜忌】忌生水、菜果、油腻、毒鱼、湿面、咸酸淹藏、米食等。

归魂散

【来源】《产宝诸方》。

【组成】石菖蒲一两（米泔浸洗，切，焙）　当归一两（酒浸一宿，火炙）

【用法】上为末。每服二钱，热酒调下。

【主治】妇人血气垂死，并败血不尽。

芎桂散

【来源】《产宝诸方》。

【组成】生地黄四两（竹刀切）　生姜四两　川芎肉桂　芍药各半两

【用法】上为末。每服一钱，温酒调下，每日三次。

【主治】妇人月娠恶露不止。

阿胶散

【来源】《产宝诸方》。

【组成】干艾　赤石脂　桂各半两　白芷　阿胶各一钱

【用法】上为末。每用三钱，水一盏，加生姜半钱，煎至七分服。

【主治】产后三四日犹有恶物，或一二日一度来。

乌金丸

【来源】《杨氏家藏方》卷十六。

【组成】斑蝥四十九枚　血竭一分（如无，更加没药半两代之）　没药半两（别研）　五灵脂半两硇砂三钱

【用法】上为细末，用酒、醋各一升半，慢火熬成膏子为丸，如梧桐子大。每服十丸至十五丸，麝香熟酒送下，不拘时候。

【主治】产后血晕及恶露未尽，腰腹刺痛；或胞衣不下，腹胀喘满。

白薇丸

【来源】《杨氏家藏方》卷十六。

【组成】人参（去芦头）　当归（洗，焙）　香白芷　赤石脂　牡丹皮　藁本（去土）　白茯苓（去皮）　肉桂（去粗皮）　白薇（去土）　川芎　附子（炮，去皮脐）　延胡索　白术　白芍药各一两甘草（炙）半两　没药半两（别研）

【用法】上为细末，炼蜜为丸，每一两作十丸。每服一丸，食前温酒或淡醋汤化下。临月服之即滑胎易产。

【功用】安胎，滑胎易产。

【主治】产后诸疾，四肢浮肿，呕逆心痛；或子死腹中，恶露不下，胸胁气满，小便不禁，气刺不定，虚烦冒闷；及产后中风口噤，寒热头痛。

紫桂散

【来源】《杨氏家藏方》卷十六。

【组成】牡丹皮 赤芍药各一两半 川芎 当归（洗，焙） 牛膝（酒浸一宿）各半两 肉桂（去粗皮） 防风（去芦头） 木通 蓬莪术（煨香，切） 香白芷 大黄（湿纸裹煨） 陈橘皮（去白） 桔梗（去芦头） 前胡 京三棱（煨香，切）各一两

【用法】上为细末。每服三钱，水一盏，加生姜三片，煎至七分。空心、食前微热服。

【功用】除瘀血，养新血。

【主治】产后恶露未尽，寒热无时，脐腹刺痛。

当归散

【来源】《卫生家宝产科备要》卷六。

【组成】肉桂（去粗皮，不见火） 当归（去芦须，酒洗，焙） 芍药（白者，锉） 干姜（炮裂，锉） 干地黄（汤洗，锉，焙干） 蒲黄（隔纸上炒） 甘草（炙，锉）各一两 黑豆二两（炒熟，去皮）

【用法】上为细末。每服二钱，温酒调下，一日三次，不拘时候。常服一日二次或一次。

【主治】妇人产后血气血刺，血晕，血崩，恶露不止，或虚或肿，或见神鬼，或如中风，或泻或痢，或如疟疾者。兼治产后一十八病。

地榆散

【来源】《普济方》卷三二五引《家藏经验方》。

【组成】何首乌 肉桂 地榆 香白芷各等分

【用法】上为粗末。每服二钱，米泔一盏半，沙糖一小块，煎至八分，去滓，空心、食前温服。

【主治】妇人败血。

五香连翘汤

【来源】《妇人大全良方》卷二十。

【组成】木香 沉香 丁香 乳香 麝香 升麻 独活 桑寄生 连翘 木通各二两（一方有大黄一两）

【用法】上为粗散。每服五钱，水二盏，入竹沥少许，搅停，去滓温服。

【主治】

1. 《妇人大全良方》：产后血滞于经络，恶露方行，忽然渐少，断绝不来，腰中重痛，下注两股，痛如锥刀刺痛，恐作痈者。

2. 《普济方》：产后伤于经血，虚损不足，或分解之时，恶血不尽，在于腹中，而脏腑挟于宿冷，致气血不调，令恶露淋漓不绝。

凌霄花散

【来源】《妇人大全良方》卷二十。

【组成】凌霄花一分 牡丹皮 山栀子仁 赤芍药 紫河车 血竭 没药 硇砂 地骨皮 五加皮 甘草各二两 红娘子十一个 桃仁 红花 桂心 延胡索 当归各一两

【用法】上为细末。每服一钱，温酒调下。

【主治】妇人血瘕、血块及产后秽露不尽，儿枕急痛，积聚疼痛，渐成劳瘦。

团参散

【来源】《类编朱氏集验方》卷十引黄常卿方。

【组成】干姜七钱（炒） 苍术（炒） 天仙藤 甘草 川乌 北白芍药 北细辛各一两 麻黄（去节）

本方名团参散，但方中无团参，疑脱。方中麻黄用量原缺。

【用法】上锉。每服三钱，加生姜五片，大枣一个，荆芥七穗，水煎七分，通口服。病者只吃白粥及猪肝，此药临产断手却服三日，赶恶血尽毕，亦可以暖药补之，即用后青枣散养新。

【主治】产后恶血未尽，浑身憎寒发热，小腹绞刺痛，心气膨胀，不纳饮食，面目虚肿，脚手浮肿，耳聋眼晕，腰痛。

黑附散

【来源】《类编朱氏集验方》卷十。

【组成】 干姜　乌梅各一两　棕榈二两（烧存性）

【用法】 上为细末。每服三钱，陈米饮调下；煎乌梅汤下亦得。如血过多，加阿胶、艾，水一盏，煎至七分，空心服。

【主治】 妇人产内用力过度，或产内使性气，或食生冷，血海虚损，淋沥不断，心腹疼痛。

香芎汤

【来源】《云岐子脉诀》。

【组成】 香附子一两半　白芍药　当归各一两　芎䓖半两

【用法】 上为粗末。水煎一两，食前服。

【主治】 败血不止，面色无光，脉微。

玉烛散

【来源】《玉机微义》卷四十九引戴人方。

【组成】 四物汤　调胃承气汤

【用法】 上锉，水煎服。

《丹溪心法》加生姜三片；《医宗金鉴》有生姜，无甘草；《医学正传》引《疮疡集》诸药用各八分；《外科发挥》除甘草用五分外，余各二钱。

【主治】

1.《玉机微义》：经候不通，腹胀或痛。

2.《医学正传》引《疮疡集》：便毒。

3.《医方考》：疥疮作痛。

4.《仁术便览》：产后恶露不尽，脐腹疼痛，时发寒热，大便燥结。

桃仁散

【来源】《普济方》卷三五一。

【组成】 桃仁六十枚　厚朴一两　芍药一两　当归一两

【用法】 以水三升，煎二升，分二服。

【主治】 妇人产后血下不尽，腹痛不可忍。

【加减】 未愈，加锦纹大黄一两。

独圣散

【来源】《陈素庵妇科补解》卷五。

【组成】 醉芩　生地　川断　白芍　川芎　艾　牡蛎　伏龙肝　当归　黄耆　地榆　甘草　陈皮　熟地

【主治】 产后劳伤，经血虚损，或分娩时血去不尽，在于腹中脏腑挟于宿冷，冷则血欲行而或阻，恶露淋沥不绝者。

【方论】 是方芎、归、芍、生地、熟地、艾、断以补血，黄耆、陈皮、甘草以补气，伏龙肝之温，牡蛎之涩，地榆、醉芩之凉，以止淋沥。产后经血虚损而致者，服之有效。若脏腑挟宿冷者，榆、芩二味恐不宜入。

返魂丹

【来源】《丹溪心法附余》卷二十一。

【别名】 益母丸、济阴丹（《女科指掌》卷四）。

【组成】 野天麻（一名益母草，方梗，四五月节间开紫花时，采花叶子，阴干）半斤　木香五钱　赤芍药六钱　当归七钱

【用法】 上为细末，炼蜜为丸，如弹子大。每服一丸，子死腹中，冷痛，小便流出，腹胀四肢冷，爪甲青，用童便、酒和匀，煎沸化下；产后恶血不尽，脐腹刺痛，童便和酒化下；产时面垢颜赤，胎衣不下，败血自下如带，或横生不顺，心闷欲死，童便、薄荷自然汁和匀化下，盐酒亦可；产后三四日，起卧不得，眼暗生花，口干烦躁，心乱见鬼，不省人事，童便、酒、薄荷汁送下；产后烦渴，呵欠，不思饮食，手足麻疼，温米饮送下；产后浮肿，气喘，小便涩，咳嗽，恶心，口吐酸水，胁痛无力，酒送下；产后寒热如疟，脐腹作痛，米汤送下，桂枝汤亦可；产后中风，牙关紧急，半身不遂，失音不语，童便和酒送下；产后大便秘，心烦口渴，童便、酒化下，薄荷自然汁亦可；产后痢疾，未满月食冷物，与血相击，或有积，枣汤化下；产后身体百节疼痛，温米饮送下；产后崩中漏下，或伤酸物，状如鸡肝，脊背闷倦，糯米秦艽汤送下，桂枝汤下亦可；产后食热面，壅结成块，四肢无力，睡后汗出不止，月水不调，久成骨蒸劳，童便和酒送下；产后呕逆虚胀，酒送下；产后鼻衄，口干舌黑，童便、酒送下；产后赤白带下，秦艽同糯米煎汤送下。

【功用】 产前清热养血，产后推陈致新。

【主治】子死腹中，冷痛，小便流出，腹胀，四肢冷，爪甲青；产后恶血不尽，脐腹刺痛；产时面垢颜赤，胎衣不下，败血自下如带，或横生不顺，心闷欲死；产后三四日起卧不得，眼暗生花，口干烦躁，心乱见鬼，不省人事；产后烦渴呵欠，不思饮食，手足麻疼；产后浮肿气喘，小便涩，咳嗽，恶心，口吐酸水，胁痛无力；产后寒热如疟，脐腹作痛；产后中风，牙关紧急，半身不遂，失音不语；产后大便秘，心烦口渴；产后痢疾，未满月食冷物，与血相击，或有积者；产后身体百节疼痛；产后崩中漏下，或伤酸物，状如鸡肝，脊背闷倦；产后食热面，壅结成块，四肢无力，睡后汗出不止，月水不调，久成骨蒸劳；产后呕逆虚胀；产后鼻衄，口干舌黑；产后赤白带下。

当归须散

【来源】《医学入门》卷八。

【组成】归尾一钱半　红花八分　桃仁七分　甘草五分　赤芍　乌药　香附　苏木各一钱　官桂六分

【用法】水、酒各半煎，空心腹。

【主治】

1. 《医学入门》：打扑，以致气凝血结，胸腹胁痛，或寒热。

2. 《杏苑生春》：月经适来，被气凝聚，或产后恶露不尽，腹痛。

【加减】如挫闪气血不顺，腰胁痛者，加青皮、木香；胁痛，加柴胡、川芎。

益母汤

【来源】《古今医鉴》卷十二。

【组成】益母草（锉）一大剂　川芎　当归各二钱

【用法】水煎，去滓，入黄酒、童便各一盏服。

【功用】大有补益，去旧生新。

【主治】产后恶露不尽，攻冲心腹，或作眩晕，或寒热交攻。

参姜四物汤

【来源】《杏苑生春》卷八。

【组成】川芎　人参各一钱五分　干姜八分　白芍

药一钱　当归一钱五分　甘草五分

【用法】上锉。用生姜五片，水煎，空心服。

【主治】形弱妇人产后，乍寒乍热，或有恶露不尽，停滞胞络，亦能令人寒热，但小腹急痛者。

活血散瘀汤

【来源】《外科正宗》卷八。

【组成】川芎　归尾　赤芍　苏木　牡丹皮　枳壳　瓜蒌仁（去壳）　桃仁（去皮尖）各一钱　槟榔六分　大黄（酒炒）二钱

【用法】水二茶钟，煎八分，空心服，滓再煎服。

【功用】活血散瘀，破气消积，润肠通便。

【主治】

1. 《外科正宗》：肠痈；产后恶露不尽，或经后瘀血作痛；或暴急奔走，或男子杖后，瘀血流注肠胃作痛，渐成内疽，腹痛，大便燥者。

2. 《医宗金鉴》：委中毒，木硬肿痛微红，屈曲艰难。

加味四物汤

【来源】《济阴纲目》卷十一。

【组成】当归　川芎　白芍　熟地　白芷升麻各一钱　血余炭（另入）

【用法】上锉。水煎服。

【主治】产后月余，经血淋沥不止。

【验案】产后下血　汪淇笺：族弟妇产后半月，离薄过劳，下血倾盆，急以求救，余用此药，一服立止，其效如神。

加味四物汤

【来源】《济阴纲目》卷十一。

【组成】当归　川芎　芍药　熟地各一钱　香附（炒）　五灵脂（炒，二味另为末）各一钱（临服调入）

【用法】上锉一剂。水煎服。

【主治】产后恶露不尽，腹痛。

【加减】痛甚者，加桃仁泥四分。

川芎散

【来源】《济阴纲目》卷十三。

【组成】川芎　生干地黄　白芍　枳壳各等分

【用法】上为末。每服方寸匕，酒调下，一日二次。

【主治】产后余血不尽，奔上冲心，烦闷腹痛。

斩龙散

【来源】《丹台玉案》卷五。

【组成】蒲黄（炒黑）　棕皮（煅灰）各五钱　鹿角　乌梅各一两　当归　赤芍　川芎　生地　地榆各一两五钱

【用法】上为末。每服二钱，空心滚水加童便调下。

【主治】产后下血不止。

三消丸

【来源】《傅青主女科·产后编》卷下。

【组成】黄连一两（一半用吴萸煎汁去渣浸炒，一半用益智仁炒，去益仁不用）　川芎五钱　莱菔子一两五钱（炒）　桃仁十粒　山栀　青皮　三棱　莪术各五钱（俱用醋炒）　山楂一两　香附一两（童便浸，炒）

【用法】上为末，蒸饼为丸。食远服，用补中益气汤送下五六十丸；或用白术三钱、陈皮五钱，水一钟，煎五分送下亦可。

【主治】妇人产后死血、食积、痰饮凝滞不散，而致恶露不尽者。

参归生化汤

【来源】《傅青主女科·产后编》卷下。

【组成】川芎一钱半　当归二钱　炙草五分　人参二钱　黄耆一钱半　肉桂五分　马蹄香二钱

【用法】内服。

【主治】产后恶露流于腰臂足关节之处，或漫肿，或结块，久则肿起作痛，肢体倦怠。

加味四君子汤

【来源】《郑氏家传女科万金方》卷四。

【组成】四君子汤加蜜炙黄耆　归身　熟地　砂仁　制首乌

【主治】恶露净后，用本方调理。

蒲索四物汤

【来源】《胎产心法》卷下。

【组成】当归一钱五分　川芎八分　熟地黄二钱　白芍（酒炒）　延胡索（醋炒）各一钱　蒲黄七分（炒）　干姜五分（炒黑）

【主治】产后恶露不止。

【备考】产后忌芍药，而此方用之，审恶露不止四字，则产日已久矣，故不忌也。

化瘀四物汤

【来源】《女科指要》卷五。

【组成】熟地四钱　当归二钱　白芍一钱半（酒炒）　川芎一钱　香附二钱（醋炒）　五灵脂二钱（炒黑）

【用法】水煎，去滓温服。

【主治】产妇血虚气滞，瘀血留结，腹痛不止，恶露不能遽净焉。

【方论】熟地补血以滋冲任，当归养血以雄经脉，白芍敛阴和血，香附调气解郁，川芎行血海以调血脉，灵脂去瘀血以除腹痛，而定血露不绝也。水煎温服，使瘀化气调，则经血自充，而冲任融和，瘀血自化，焉有腹痛不退，恶露不净乎？

牡蛎散

【来源】《医略六书》卷三十。

【组成】牡蛎三两（煅）　人参一两半　当归三两　五味一两半　熟地五两　川芎一两　艾叶一两（炒炭）　地榆三两（炒炭）　龙骨三两（煅）　续断三两（炒炭）

【用法】上为散。每服三钱，米饮煎，去滓温服。

【主治】恶露淋漓不断，脉软涩者。

【方论】产后经血已虚，经气失守，不能统摄其血，故恶露淋漓不断焉。熟地补阴滋血以资经脉；人参补气扶元以固漏下，当归养血归经，艾灰温经止血，川芎行血海以升阳，续断续经脉以止血，五味收耗散之气，牡蛎涩经气之脱，白龙骨涩虚滑，地榆灰止漏血。为散米饮煎，使血气内充，则经脉完固，而血无妄行之患，何致恶露淋漓经久不断乎？

导聚散

【来源】《医略六书》卷三十。

【组成】当归三两　赤芍一两半（醋炒）　桂心一两半　青皮一两半　香附三两（醋炒）　木香一两半

【用法】上为散。每服三钱，水煎，去滓温服。

【主治】妇人产后肝脾气滞，结聚不散，而致恶露不尽，小腹疼痛不止，脉沉弦涩滞者。

【方论】当归养血脉以荣经，赤芍破血滞以调血，桂心温经通闭，青皮破气平肝，香附调气解郁结，木香调气醒脾胃，为散水煎，务使气化血调，则结聚无不散，而恶露无不尽，何虑小腹疼痛之不痊哉。

败酱草散

【来源】《医略六书》卷三十。

【组成】败酱草三两（炒黑）　麸炒生地五两　当归身三两（醋炒）　小川芎一两　白芍药二两（炒）　川续断三两（炒灰）　甜竹茹一两

【用法】上为散。每服五钱，水煎，去滓温服。

【主治】产后冲任脉虚，蓄泄无权，血露日久不止，脉虚数。

【方论】生地滋血凉血，炒松能止暗渗之血；当归养血荣经，醋炒能归经络之血；小川芎入血海以升阳，白芍药敛阴血以止漏；败酱草泻热凉血，炒黑亦能止血；川续断补经续绝，炒黑亦能止漏；甜竹茹清肝胆以解阳明之郁热也。为散水煎，使经血内充，则冲任完固而血无妄行之患，安有血露之日久不止乎！

枳壳理中汤

【来源】《医略六书》卷三十。

【组成】炮姜一钱半　白术一钱半（炒）　枳壳一钱半（炒）　赤芍一钱半　肉桂一钱半（去皮）

砂仁三钱（炒灰）

【用法】水煎浓汁，去滓温服。

【主治】产后恶露冲脾，胀满，脉沉滞者。

【方论】产后脾虚气滞，血瘀不消，故冲逆于中，而胀满不止，不治必成血臌。白术健脾运化以退胀，枳壳泻滞宽中以除满，赤芍破血降瘀，肉桂暖血温经，炮姜温中以逐冷滞，砂仁和胃以祛瘀血。水煎温服，使脾健气强，则瘀血顿化，胀满自已，何血臌之足忧哉！

姜黄散

【来源】《医略六书》卷三十。

【组成】姜黄八两（醋浸，炒黑）

【用法】上为散。每服三钱，米饮调下。

【主治】产后恶露不尽，脉沉涩者。

【方论】《医略六书》：产后污血不尽，新血又虚，故腹痛，胸闷，恶露经久不尽焉。姜黄一味，性能行散血气，醋浸炒黑又能祛血中之湿，以止多郁人污血之漏血也。为散，米饮调下，使污血去尽，则郁结顿开，而新血自生，经脉完复，何患恶露不净，腹痛胸闷不除乎。

桃仁煎

【来源】《医略六书》卷三十。

【组成】桃仁三钱　当归三钱　赤芍钱半　桂心钱半　砂糖三钱（炒黑）

【用法】水煎，去滓温服。

【主治】产后恶露不尽，脉弦滞涩。

【方论】产后恶露不尽，瘀血留结，故腹中坚痛，不可忍焉。桃仁泥破瘀开结，当归身养血荣筋，赤芍药破血泻血滞，甜桂心通闭温经脉，砂糖炒黑以去瘀和血。水煎温服，务使恶露去尽，则血无瘀结之患，而经脉融和，何虑腹中坚痛不减哉！

黑金散

【来源】《医略六书》卷三十。

【组成】血竭三两　松墨三两　血余三两（炒灰）百草霜三两　当归三两（醋炒）　肉桂一两半（去皮，炒黑）　赤芍一两半（醋炒黑）　延胡二两

（醋浸，炒黑） 鲤鱼鳞一两半（炒黑）

【用法】上为散。每服三钱，乌梅汤煎下，去滓。

【主治】孕妇产后败血淋沥，脉涩滞者。

加减四物汤

【来源】《叶氏女科证治》卷三。

【别名】加味四物汤。

【组成】熟地黄 当归各三钱 川芎一钱 白芍二钱 山栀仁（炒） 柴胡 牡丹皮各一钱

【用法】水煎服。

【主治】产后恶露不止，怒火伤肝而血不藏者；或产后血虚火燥之大便闭结。

乌金益母丸

【来源】《同寿录》卷三。

【组成】益母草一斤（捶，晒，端午日收者佳） 当归身四两（酒洗） 川芎三两（酒炒） 白芍二两（炒黑色）

【用法】上为细末，每丸重二钱，飞过朱砂为衣。白汤调下；参汤调服更妙。

【主治】妇人思虑气恼，变生多疾，劳伤冲任，崩淋带下，手足酸软，经脉不调，子宫恶疾，产后月余淋沥不止，或脐腹绞痛，血晕，神昏虚弱。

【宜忌】孕妇勿服。

牛角腮丸

【来源】《妇科玉尺》卷四。

【组成】发灰一两 阿胶二两 代赭石 干姜三两 生地四两 马蹄壳（烧）一个 牛角腮（酥炙）五两

【用法】炼蜜为丸服。

【主治】恶血不绝，崩血不可禁，腹中绞痛，气息急。

五灵脂汤

【来源】《妇科玉尺》卷四。

【组成】归尾 陈皮 白术各一钱 川芎 白芍 茯苓 人参各八分 炙草三分 五灵脂五分

【用法】加砂仁，清水煎服。

【主治】产后闪伤，腹痛血崩。

乌金散

【来源】《妇科玉尺》卷四。

【组成】当归五钱 百草霜 干面各一两 天麻 木香各二钱半 金墨（煅）二钱

【功用】《全国中药成药处方集》（吉林方）：祛瘀生新，清热止血。

【主治】

1.《妇科玉尺》：产后败血不止，淋沥不断。

2.《全国中药成药处方集》（吉林方）：产后胎衣不下，晕眩欲绝，恶露不尽，肚腹疼痛，血迷心窍；或产后伤血过多，淋沥不断，势将虚脱，眩晕不醒；并治血热妄行，溢出常络，吐血衄血，或崩或漏。

【宜忌】《全国中药成药处方集》（吉林方）：忌辛辣等物。

磨块四物汤

【来源】《妇科玉尺》卷四。

【组成】四物汤加延胡索 桃仁 肉桂 熟大黄

【主治】产后恶露不止，小便急痛。

增益四物汤

【来源】《竹林女科》卷三。

【组成】熟地黄 当归各三钱 白芍二钱 川芎 升麻 白芷各一钱 血余炭五分（另入）

【用法】水煎服。

【主治】产后月余，恶露淋漓不止，已为陷下者。

紫葳苏木汤

【来源】《产科发蒙》卷四。

【组成】紫葳（即凌霄花叶）一大合半 冬瓜子一大合 苏木 当归 川芎 茯苓 牡丹皮各一中合 甘草一小合

【用法】以水一盏半，煮取一盏，去滓温服。

【主治】恶露不尽，产后浮肿者。

益母草汤

【来源】《古今医彻》卷四。

【组成】益母草一钱五分　当归一钱　杜仲一钱（盐水炒）　牛膝一钱　川芎五分　丹皮一钱　香附一钱（醋炒）　茯苓一钱　山楂一钱半　广皮一钱　炒熟砂仁末一钱

【用法】加生姜一片，水煎服。

【主治】产后恶露未尽，腹疼痛者。

【加减】甚者，加桃仁、玄胡、红花。

折冲饮

【来源】《观聚方要补》卷九。

【组成】牛膝一两　桂心　芍药　桃仁　延胡索　当归　牡丹皮　川芎各三分　地黄　红花　蒲黄

　　　方中地黄、红花、蒲黄用量原缺。

【用法】水煎服。

【主治】产后恶血诸疾。

少腹逐瘀汤

【来源】《医林改错》卷下。

【组成】小茴香七粒（炒）　干姜二分（炒）　元胡一钱　没药二钱（研）　当归三钱　川芎二钱　官桂一钱　赤芍二钱　蒲黄三钱（生）　灵脂二钱（炒）

【用法】水煎服。

【功用】

1.《医林改错》：去瘀，种子，安胎。

2.《方剂学》：活血祛瘀，温经止痛。

【主治】

1.《医林改错》：少腹积块疼痛，或有积块不疼痛，或疼痛而无积块，或少腹胀满，或经血见时先腰酸少腹胀，或经血一月见三五次，接连不断，断而又来，其色或紫或黑，或块或崩漏，兼少腹疼痛，或粉红兼白带。或孕妇体壮气足，饮食不减，并无伤损，三个月前后，无故小产，常有连伤数胎者。

2.《医林改错评注》：对妇科多种疾患，如冲任虚寒、瘀血内阻的痛经，以及慢性盆腔炎、肿瘤等，均有较好的疗效。

【方论】《医林改错评注》：本方取《金匮要略》温经汤之意，合失笑散化裁而成少腹逐瘀汤。方中小茴香、干姜、官桂温经散寒，通达下焦；元胡、没药利气散瘀，消肿定痛；蒲黄、灵脂活血祛瘀，散结止痛，其中蒲黄生用，重在活血祛瘀，灵脂用炒，重在止痛而不损胃气；当归、川芎乃阴中之阳药，血中之气药，配合赤芍用以活血行气，散滞调经。全方能温经散寒、活血祛瘀、消肿止痛。

【验案】

1. 恶露不绝《福建中医药》（1984，2：44）：王某某，女，农民。自诉产后已二个月，恶露不绝，中西药治疗均无效。病人面容愁苦，面色㿠白，气短，恶露淋漓不断，出血量少，微有血块，小腹疼痛及下坠感，伴腰酸痛，舌质淡红，舌边有瘀点，苔薄白，脉沉涩。此为瘀血阻滞胞宫，滞留不化。治宜活血化瘀。当归6克，赤芍药6克，川芎6克，没药9克，五灵脂6克（炒），延胡索6克（醋炒），生蒲黄15克，肉桂粉1.5克（冲），小茴香1.5克，炮干姜1.5克，黄耆20克，槐花15克（炒黑）。共服三剂，血止，症状消失。以归脾汤二剂调理善后。

2. 人工流产术后出血不净　《天津中医》（1997，1：24）：张氏等用本方加味治疗人工流产术后出血不净109例。药用：川芎、炮姜、元胡索、五灵脂、赤芍、小茴香、炒蒲黄、当归、没药、地锦草、草河车，B超提示有残留物者加三棱、莪术。并与44例用益母草膏者进行对照。两组病人均以14天为1疗程。结果：治疗组治愈82例，有效26例，总有效率99.08%；对照组分别为14例，24例，总有效率86.36%。两组比较差异显著（P<0.01）。

益荣汤

【来源】《胎产良方》。

【组成】当归一钱　川芎一钱　生地五分　香附八分　荆芥六分　焦杜仲八分　续断七分　山萸肉八分　茯苓八分　陈皮三分　甘草五分

【用法】水煎服。

【主治】产后恶露不断。

惜红煎

【来源】《医门八法》卷四。

【组成】白术一钱（炒） 黄芩一钱半 生地二钱 地榆二钱 川断二钱 荆穗二钱 扁豆三钱（炒，研） 莲肉三钱 砂仁一钱（研） 文蛤一钱（即五倍子） 金樱子二钱（去核） 乌梅肉二钱

【用法】上合一处，炒黑，水煎服。

【主治】产后恶露不止。

夺天造化丸

【来源】《饲鹤亭集方》。

【组成】针砂（煅） 大麦粉各三两 红花 木香 泽泻 当归 赤芍 生地 牛膝 苏子 麦冬 川贝 陈皮 枳壳 香附 山楂 神曲 青皮 丹皮 地骨皮 五加皮 秦艽 川芎 乌药 玄胡 木通各一两

【用法】上为末，泛丸。每服三钱，开水送下。

【功用】《中药成药配本》：调理气血。

【主治】五劳七伤，九种心痛，诸般饱胀，胸膈肚痛，虚浮肿胀，内伤脱力，跌打损伤，行走气喘，遍身疼痛，精滑阳痿，肠红痞塞，面黄腰痛，妇女砂淋，白浊淫带，经水不调，产后恶露不尽，小儿疳膨食积。

回生丹

【来源】《饲鹤亭集方》。

【组成】生军 黑豆各一斤 人参 姜黄各二两 茅术 茯苓 当归 香附 川芎 桃仁各一两 地榆 广皮 白芍各五两 良姜四两 熟地 蒲黄 蓬术 红花 没药 苏木 益母膏各三两 乌药二两五钱 乳香 青皮 木瓜各三钱 玄胡二钱 黄肉 牛膝 广木香 五灵脂 三棱 甘草各五钱

【用法】上为末，炼蜜为丸。每重二钱七分，蜡封。临产，人参汤送下，桂圆汤亦可；瘀露未净，益母草汤送下；寒热腹痛，砂仁汤送下；胎衣不下，人参汤送下；血晕冲逆，童便送下；月闭不通，陈酒送下；干血劳疾，枸杞子汤送下。

【主治】妇人经产诸疾。

神效益母丸

【来源】《饲鹤亭集方》。

【组成】益母草十两 生地四两 阿胶三两 白术 香附 当归 白芍 川芎 荆芥 陈皮 郁金 蕲艾 地榆炭各二两 木香一两

【用法】蜜为丸服。

【主治】妇人胎前产后十八般大病。一应经水不调，久不生育；胎动不安，临产艰难，胎衣不下，血晕不醒，恶露不尽，死胎不下，种种危险之症；及室女月事不调，将成骨蒸劳者。

涤滞消瘀汤

【来源】《医学探骊集》卷六。

【组成】木香三钱 香附米三钱 黑姜三钱 延胡索三钱 当归身四钱 吴茱萸三钱 蜈蚣二条 血余三钱 人参二钱 山甲一钱 川芎三钱 陈皮四钱

【用法】水煎，温服。

【主治】产后腹痛。因其腹中素有陈寒结气，及至产后血行多滞，以致恶露不尽，凝聚作痛。

香归饮

【来源】《女科指南》。

【组成】藿香 青皮 陈皮各一钱 莪术 三棱 益智仁各一钱半 赤芍一钱 桔梗六钱 官桂七分 甘草三分 香附二钱 半夏 乌药各一钱 归尾一钱

【用法】加生姜五片，水煎服。

【主治】产后恶露上攻，败血冲胃，饱闷，恶心呕吐。

理冲丸

【来源】《医学衷中参西录》上册。

【组成】水蛭（不用炙）一两 生黄耆一两半 生三棱五钱 生莪术五钱 当归六钱 知母六钱 生桃仁（带皮尖）六钱

【用法】上为细末，炼蜜为丸，如梧桐子大。每服

二钱，早、晚开水送下。

【主治】妇女经闭不行，或产后恶露不尽，结为癥瘕；室女月闭血枯，男子劳瘵，一切脏腑癥瘕、积聚、气郁、脾弱、满闷、痞胀、不能饮食。

理冲汤

【来源】《医学衷中参西录》上册。

【组成】生黄耆三钱　党参二钱　于术二钱　生山药五钱　天花粉四钱　知母四钱　三棱三钱　莪术三钱　生鸡内金（黄者）三钱

【用法】用水三钟，煎至将成，加好醋少许，滚数沸服。

【主治】妇人经闭不行，或产后恶露不尽，结为癥瘕，以致阴虚作热，阳虚作冷，食少劳嗽，虚证沓来。室女月闭血枯，男子劳瘵，一切脏腑癥瘕、积聚、气郁、脾弱、满闷、痞胀，不能饮食。

升陷固血汤

【来源】《增补胎产心法》卷下。

【组成】当归　川芎　熟地　白芷　升麻　血余炭各一钱

【用法】水煎服。

【主治】产后月余，经血不止。

丹参泽兰饮

【来源】《中医妇科治疗学》。

【组成】丹参四钱　香附三钱　延胡二钱　焦艾泽兰各三钱　赤芍　楂炭各二钱　炒黑豆四钱

【用法】水煎，食前温服。

【功用】理气行滞，活血祛瘀。

【主治】血瘀兼气滞。产后数日，恶露忽然增多，并有血块，面色黯滞，胸腹胀满加剧，少腹疼痛，压之似有硬块，大便秘结，小便微难，舌质淡苔润，脉象沉弦。

安露饮

【来源】《中医妇科治疗学》。

【组成】生地　丹参　益母草各三钱　乌贼骨六钱

茜草根（炒）一钱半　旱莲草　炒蕲艾各三钱

【用法】水煎服。

【功用】养阴止血。

【主治】产后恶露不绝，量较多，色红且有腥臭，腹部偶而作胀，口干心烦，舌淡红苔黄，脉数，属血热者。

香艾芎归饮

【来源】《中医妇科治疗学》。

【组成】香附　焦艾　延胡各三钱　当归　川芎各二钱

【用法】水煎，温服。

【功用】理气行滞。

【主治】产后恶露不下或所下甚少，腹胀而痛，但不拒按，腰部亦痛，舌淡苔薄白，脉弦。

【加减】气滞而兼瘀，腹痛拒按，加蒲黄三钱，五灵脂二钱；面赤唇红，兼有心烦者，去川芎、当归，加桃仁、丹皮各三钱。

桃红消瘀汤

【来源】《中医妇科治疗学》。

【组成】丹参三钱　土牛膝　归尾各二钱　桃仁　红花各一钱　乳香二钱　蕺菜三钱

【用法】水煎服。

【功用】活血化瘀。

【主治】产后发热，恶露断续而下，并有浊带样分泌物，忽然少腹作痛，痛时不能重压，尿频便结，舌淡，苔细薄，脉弦实。

产后丸

【来源】《全国中药成药处方集》（南京方）。

【别名】人参回生丹。

【组成】人参三钱　蒲黄一两　甘草五钱　白术三钱　赤茯苓一两　川羌活五钱　青皮三钱　桃仁一两　陈皮五钱　木瓜三钱　熟地一两　白芍五钱　当归一两　怀牛膝五钱　良姜四钱　川芎一两　京三棱五钱　乌药二两五钱　元胡索一两　山萸肉五钱　广木香一钱　焦苍术一两　五灵脂五钱　制乳香一钱　制香附一两　地榆五钱　制

没药一钱

【用法】上为细末，用大黄膏擦丸，每粒潮重二钱，蜡壳封护。每服一粒，开水化服。

大黄膏制法：西绵纹大黄一斤（用米醋三斤熬成稠汁），苏木（水煎汁），红花（黄酒煮汁炒）各三两，黑大豆四斤（水浸，取皮约五两，豆煮汁）。将苏木汁、红花酒、黑豆汁加入大黄汁内，共熬成膏。（如黑豆不易购买，可用稆豆衣四斤代替）。

【主治】妇人产后恶露未净，小腹胀痛，癥瘕。

妇科回生丹

【来源】《全国中药成药处方集》（天津方）。

【组成】大黄一斤 红花 苏木各三两 黑豆 黄酒各一斤 醋三斤（先将大黄轧成小碎块，红花、黑豆、苏木三味用清水熬汁，熬透去滓滤净，用汁煮大黄，待汁浸入，次将醋倒入，用微火徐徐煮之，须用铲不停地搅动，至稠膏形，再将黄酒倒入，微煮后起入盆内） 当归 川芎 熟地 茯苓（去皮） 炒苍术 香附（醋制） 乌药 元胡（醋制） 桃仁（去皮） 炒蒲黄 川牛膝各二两 生白芍 广皮 广木香 三棱（醋制） 五灵脂（醋炒） 地榆炭 羌活 山萸肉（酒制）各五钱 人参（去芦） 青皮（醋炒）各三钱 白术（麸炒） 木瓜各三钱 良姜四钱 制没药 制乳香各一钱 甘草五钱（以上轧成粗末，和煮制之大黄共和一起拌匀，晒干）

【用法】上为细粉，炼蜜为丸，三钱五分重，蜡皮或蜡纸筒封固。每服一丸，白开水送下。

【功用】通经活血，化瘀止痛。

【主治】经闭不通，肚腹疼痛，及产后恶露不净，腹胀头痛。

【宜忌】孕妇及产后下血过多者忌服。

妇科散瘀丸

【来源】《全国中药成药处方集》（沈阳方）。

【组成】炙黄耆八两 川附子 桃仁各四两 川芎二两 五灵脂四两 小茴 炮姜各三两四钱 郁金二两四钱 没药 当归各四两 沉香二两四钱 白芍二两 藏红花四两 吴萸 姜黄各三两四钱 炙甘草二两六钱

【用法】上为极细末，炼蜜为丸，二钱重。每服一丸，黄酒送下。

【功用】通经化瘀，行血止痛。

【主治】产后恶露不尽，瘀血凝滞，癥瘕胀满，赶前错后，经闭不通，干血劳。

【宜忌】孕妇忌服；血虚无瘀者禁用。

益母草膏

【来源】《全国中药成药处方集》（吉林方）。

【别名】坤膏、坤草膏。

【组成】益母草若干

【用法】于端午日采紫花方茎之益母草，连根洗净，于石臼内捣烂，以布滤取浓汁，入砂锅中，文武火熬成膏，如沙糖色为度。用遮光瓶装或瓷缸存贮。每服一匙，用红糖水冲下；或用黄酒冲下。

【功用】去瘀生新。

【主治】经血不调，恶露不尽。

【宜忌】孕妇忌服。

缩宫逐瘀汤

【来源】《中医症状鉴别诊断学》。

【组成】当归 川芎 蒲黄 五灵脂 党参 枳壳 益母草

【用法】水煎服。

【功用】活血祛瘀。

【主治】血瘀恶露不断。

缩宫逐瘀汤

【来源】《中医杂志》（1990，11：675）。

【组成】川芎 当归 刘寄奴 桃仁各12g 蚤休 枳壳各20 益母草 焦山楂各30g 炮姜6g 甘草3g

【用法】水煎服。

【主治】恶露不尽。

缩宫逐瘀汤

【来源】《首批国家级名老中医效验秘方精选》。

【组成】当归10克 川芎10克 生蒲黄10克 生五灵脂10克 党参20克 枳壳10克 益母草15克

【用法】冷水浸泡后，文火煎煮二次，取汁300毫升，分2次服用。

【功用】缩宫逐瘀。

【主治】产后恶露不绝，不全流产及痛经等病。

【加减】如血虚明显者，党参改用50克；出血量多者，党参改用100克；腹痛甚者，五灵脂改用15克；下瘀血块多者，加三七粉3克（分冲）；出血日久者，加桑叶20克；血气臭者，加黄柏10克；浮肿者，加生芪50克；食欲不振者，加生山楂15克。

【宜忌】本方为缩宫逐瘀之剂，故凡产后胎盘残留，不全流产引起的子宫收缩不良，出血不止者，皆可用之。此外膜样痛经用之亦宜。

加味生化汤

【来源】《首批国家级名老中医效验秘方精选·续集》。

【组成】当归10克 川芎10克 桃仁6克 红花4克 丹参15克 续断10克 杜仲10克 炮姜3克 茺蔚子15克 炙甘草6克

【用法】上药水煎15～20分钟取汁，约200毫升，分2次服，于人流术后连服3剂。

【主治】人流术后减少子宫出血，剔除残余绒毛，加快子宫康复。

【用法】若舌苔黄者，去炮姜；若人流术后宫内胚胎组织未尽，可加大桃仁、红花用量，并酌情加其他活血之品。

【验案】用本方治疗人流术后阴道不规则流血病人360例。结果：其中显效（用药3剂，流血停止）210例，占58.3%；有效（用药3剂，流血时间不超过6天）150例，占41.7%。

益宫饮

【来源】《首批国家级名老中医效验秘方精选·续集》。

【组成】党参（炒） 女贞子 墨旱莲各15克 茜草 蒲黄炭各12克

【用法】每日1剂，将上药用冷水400毫升浸泡15分钟后，煎药取药液150～200毫升，分2次服。

【主治】人工流产术后淋漓不尽。

【用法】症见阴道流血量多、色淡红，属气虚者，加黄芪15克；阴道流血量多、色深红，属血热者，加黄芩、黄柏各10克，生地20克；阴道流血量少、色暗红、质稠、腹痛，属血瘀者，加大黄炭12克；症见阴道流血时多时少，色淡红而稀，腰疼耳鸣，属肾虚者，加续断15克，菟丝子18克。

【验案】治疗人工流产术后阴道流血、淋漓不尽60例。结果：痊愈48例（服药6剂以下）；显效8例（服药7～10剂）；好转3例（服药11～15剂）；无效1例（服药16剂以上，阴道流血不止）；总有效率达98.3%。疗程最短为4天，最长为16天，平均7天。对其中49例随访2个月，月经周期及月经均正常，病无复发。

加味生化颗粒

【来源】《部颁标准》。

【组成】当归200g 桃仁200g 益母草200g 赤芍150g 艾叶150g 川芎150g 炙甘草150g 炮姜150g 荆芥150g 阿胶25g

【用法】制成颗粒，每袋（块）重15g，密闭，防潮。开水冲服，1次30g，每日3次。

【功用】活血化瘀，温经止痛。

【主治】产后恶露不尽，小腹疼痛，胎盘残留及功能性子宫出血。

产后益母丸

【来源】《部颁标准》。

【组成】益母草480g 当归120g 川芎120g 赤芍（炒）120g 香附（醋炙）120g 延胡索（醋炙）120g 熟地黄120g 红花150g 桃仁（炒）150g

【用法】制成大蜜丸，每丸重6g，密封。黄酒送服，1次1～2丸，每日2次。

【功用】活血化瘀，理气止痛。

【主治】产后恶露不尽，瘀血腹痛，亦可用于瘀血痛经。

产后逐瘀片

【来源】《部颁标准》。

【组成】 益母草 1248g　　当归 156g　　川芎 178g
炮姜 78g

【用法】 制成薄膜衣片，密封，防潮。口服，1 次
3 片，每日 3 次。

【功用】 活血调经，去瘀止痛。

【主治】 产后瘀血不净，少妇腹痛。

妇康丸

【来源】《部颁标准》。

【组成】 白术（土炒）12g　　党参 12g　　茯苓 12g
苍术（米泔水炙）12g　　川芎（酒炙）12g　　熟地
黄 12g　　川牛膝 12g　　蒲黄 12g　　香附 12g　　乳香
（麸炒）12g　　木瓜 12g　　延胡索（醋炙）12g
高良姜 12g　　没药（麸炒）12g　　青皮（醋炙）
12g　　地榆（炭）28g　　当归（酒炙）28g　　乌药
（醋炙）12g　　白芍（酒炙）28g　　桃仁（去皮尖，
炒）12g　　益母草 28g　　羌活 28g　　山茱萸（蒸）
28g　　三棱（醋炙）28g　　木香 28g　　陈皮 28g
五灵脂（醋炙）28g　　甘草 28g　　大黄（制）
1500g

【用法】 制成大蜜丸或水蜜丸，大蜜丸每丸重 9g，
水蜜丸每袋装 9g，密闭，防潮。口服，1 次 9g，
每日 2 次。首次服通气丸 1 袋，以后 5 次，每次服
妇康丸蜜丸 2 丸，或水蜜丸 1 袋，温开水或黄酒
送服。

【功用】 益气养血，行气化瘀。

【主治】 产后气血不足，虚中夹瘀，寒热错杂的胁
腹胀痛，腹痛，头身疼痛，恶露不绝，血晕昏迷，
大便秘结，无乳等症。

【宜忌】 忌食鲜物、生冷、腥荤。

妇月康胶囊

【来源】《部颁标准》。

【组成】 当归 240g　　川芎 90g　　甘草（炙）15g
桃仁 24g　　干姜（炭）15g　　益母草 300g　　红花
15g　　徐长卿 50g

【用法】 制成胶囊剂，每粒装 0.6g，相当于原药材
4.5g，密封，置阴凉干燥处。口服，1 次 4 粒，每
日 2~3 次。

【功用】 活血、祛瘀、止痛。

【主治】 产后恶露不行，少腹疼痛，也可试用于上
节育环后引起的阴道流血，月经过多。

益母草片

【来源】《部颁标准》。

【组成】 益母草

【用法】 制成片剂。口服，1 次 3~4 片，1 日 2~
3 次。

【功用】 子宫收缩药。

【主治】 调经及产后子宫出血、子宫复原不全等。

【宜忌】 孕妇忌服。

七、产后小便不通

　　产后小便不通，亦称转胞，是以产后小便点
滴而下，甚或闭塞不通，小腹胀急疼痛等为主要
表现的疾病。《诸病源候论》："因产动气，气冲于
胞，胞转屈辟，不得小便故也。亦有小肠本挟于
热，因产水血俱下，津液竭燥，胞内热结，则小
便不通也。然胞转则小腹胀满，气急绞痛；若虚
热津液竭燥者，则不甚胀急，但不通。津液生，
气和，则小便也。"

　　本病多由素体虚弱，产时劳力伤气，或失血
过多，气随血耗，以致脾肺气虚，不能通调水道，
膀胱气化不利，而致小便不通；或禀赋薄弱，元

气不足，复因分娩损伤肾气，以致肾阳不振，气
化失司，膀胱气化不利，致令小便不通；或产后
情志不遂，肝气郁结，气机阻滞，清浊升降失常，
膀胱气化不利，而致小便不通；或因滞产，膀胱
受压过久，气血运行不畅，膀胱气化不利，而致
小便不通。其治常以虚、实相分，虚者宜补气温
阳以化之，实者宜疏利决渎以通之。

大黄甘遂汤

【来源】《金匮要略》卷下。

【组成】大黄四两　甘遂二两　阿胶二两

【用法】以水三升，煮取一升，顿服之。其血当下。

【主治】

1.《金匮要略》：妇人少腹满如敦状，小便微难而不渴，生后者，此为水与血俱结在血室也。

2.《金匮要略今释》引《类聚方广义》：经水不调，男女癃闭，小腹满痛者；淋毒沉滞，梅淋小腹满痛不可忍，尿脓血者。

3.《金匮要略方论》：膨胀，瘀血内阻，水气内停，腹大坚满，脉络怒张，胁腹攻痛，大便难，小便涩，口不渴，舌暗苔白者。

【验案】产后尿潴留　《河南中医》（1983，4：30）：李某，女，26岁，1970年11月就诊，第一胎是足月横位难产。产后三日，腹胀日重，疼痛加剧，少腹与脐周隆起，如孕六七月状，按之硬，小便不利，滴滴可下，尚不甚急迫，脉沉涩，舌质红暗苔滑，乃投《金匮要略》大黄甘遂汤而愈。

木通汤

【来源】《圣济总录》卷一六五。

【组成】木通（细锉）　黄芩（去黑心）　石韦（去毛）各一两　榆白皮（细切）　冬葵子（炒）各二两　甘草（炙）三分　白术一两半（锉）

【用法】上为粗末。每服三钱匕，水一盏，煎至七分，去滓，食前温服，一日二次。

【主治】产后小便不通。

车前子汤

【来源】《圣济总录》卷一六五。

【组成】车前子（洗、焙）　瞿麦（取穗）　当归（切、焙）各一两　黄芩（去黑心、洗）　郁金各半两（锉）

【用法】上为粗末。每服三钱匕，水一盏，煎七分，去滓温服，一日二次，不拘时候。

【主治】产后小便不通。

发灰汤

【来源】《圣济总录》卷一六五。

【组成】乱发（烧灰）　车前子　大黄（锉，炒）

桂（去粗皮）　当归（切，焙）　滑石各一两　冬瓜子五合　木通（锉）一两半

【用法】上为粗末。每服三钱匕，水一盏，煎七分，去滓温服，日二夜一。

【主治】产后小便不通。

当归汤

【来源】《圣济总录》卷一六五。

【组成】当归（切，焙）一两　白芷（锉，微炒）紫葛　芎藭各半两　白茅根　胡荽各三分

【用法】上锉细。每服五钱匕，水一盏半，加葱白五寸，同煎至八分，去滓，食后夜卧温服。

【主治】产后小便秘涩，小腹疼痛。

泽泻散

【来源】《圣济总录》卷一六五。

【组成】泽泻（锉）二两　井泉石半两（研）　车前子（洗，焙干）　赤茯苓（去黑皮，锉）　当归（切，炒）各一两半　葶苈子（纸上炒）　甘遂（生）各半两

【用法】上为散。每服一钱匕，食前以蜜汤温调下，一日二次。

【主治】产后小便不通。

黄芩汤

【来源】《圣济总录》卷一六五。

【组成】黄芩（去黑心）　瞿麦（取穗）　当归（切，焙）　冬葵子（炒）　木通（锉）各一两

【用法】上为粗末。每服三钱匕，水一盏，煎七分，去滓温服，一日三次。

【主治】产后小便不通。

葵子汤

【来源】《圣济总录》卷一六五。

【组成】葵子（炒）　石膏（生，碎）　滑石各一两　贝齿四枚　阿胶（炒令燥）半两

【用法】上为粗末。每服三钱匕，水一盏，煎至七分，去滓温服，一日三次。

【主治】产后小便不通。

葵根汤

【来源】《圣济总录》卷一六五。
【组成】葵根二两（洗，锉）　乱发灰半两　大黄　桂（去粗皮）　滑石　木通（锉）　当归（锉，炒）各一两
【用法】上为粗末。每服三钱匕，水一盏，煎至七分，食前去滓温服，一日二次。
【主治】产后小便不通。

滑石汤

【来源】《圣济总录》卷一六五。
【组成】滑石　当归（切，焙）　木通（锉）各一两　冬葵子（炒）　黄芩（去黑心）　麦门冬（去心，焙）各三分
【用法】上为粗末。每服三钱匕，水一盏，煎七分，去滓，空心、食前温服。
【主治】产后小便不通，烦闷。

榆白皮散

【来源】《圣济总录》卷一六五。
【组成】榆白皮（锉）　木通（锉，炒）　黄芩（去黑心）　葵子（炒）各半两　川芎　芍药（炒）　滑石（捣，研）　蒲黄各三分
【用法】上为散。每服二钱匕，浓煎木通汤调下。
【主治】产后小便秘涩，小腹疼痛。

葱饼子

【来源】《普济方》卷三五四引《余居士选奇方》。
【组成】盐　葱白（剥去粗皮）十余根
【用法】用盐于产妇脐中，填与脐平，却用葱白作一缚，切作一指厚片，安在盐上，用大艾炷满葱饼子大小，以火灸之，觉热气直入腹中，即时通便。
【主治】妇人未产之前，内积冷气，遂至产时尿胞运动不顺，产后小便不通，腹胀如鼓，闷乱不醒。

木通散

【来源】《陈素庵妇科补解》卷五。
【组成】木通　滑石　甘草　赤芍　生地　陈皮　人参　黄耆　川芎　山栀　归尾　葱白　冬葵子　车前子
【主治】产后小便不通。
【方论】产后小便不通，寻常时属膀胱热结，产后津液内亡所致。于大补气血药中加通利，则小便自通；若专于利水，则津液已竭而重亡其阴，虚虚之祸不可言矣。方中四物补血凉血；参、耆、陈、甘性味甘温益气，能除内热；车前、滑石、山栀利水清热；冬葵、葱白滑窍通结。气充血长，津液自生，小便自利矣。

加味四君子汤

【来源】《万氏女科》卷三。
【组成】人参　白术　白茯　炙草　麦冬　车前子各一钱　桂心五分
【用法】加生姜三片，水煎，食前服。
【主治】产后气虚，不能运化流通津液，致使小便不通，或虽通而亦短少。

归苓散

【来源】《杏苑生春》卷八。
【组成】当归　茯苓　芍药　生甘草梢　木通　陈皮　白术　灯心各等分
【用法】上锉。水煎熟，食前温服。
【主治】产后小便不通。

利便饮

【来源】《丹台玉案》卷五。
【组成】木通　当归　车前子　生地各一钱　白芍　川芎　白术　泽泻各八分　甘草三分　灯心三十茎
【用法】水煎，空心服。
【主治】产后小便不通。

生津饮

【来源】《嵩崖尊生全书》卷十四。

【组成】黄耆一钱半　人参　生地　麦冬各二钱　五味十粒　当归三钱　茯苓八分　炙草　升麻各四分　葛根一钱

【主治】产后口渴，小便不利。

生津利水饮

【来源】《灵验良方汇编》卷下。

【组成】人参　麦冬　黄耆　怀生　五味　当归　葛根　升麻　甘草　茯苓

【功用】助脾益肺，升举气血。

【主治】产后咽干口渴，小便不利。

杜牛膝丸

【来源】《医略六书》卷三十。

【组成】杜牛膝三两　甜肉桂一两半　瞿麦穗三两　当归尾三两　白通草一两半　冬葵子三两　飞滑石三两

【用法】上为末，蜜为丸。每服三钱，童便煎，去滓温服。

【主治】产后胞阻溺闭，脉沉者。

【方论】产后胞满气壅，阻塞膀胱窍道，故不能化气，而小便不通，胀急，危迫莫甚，牛膝去瘀血以利便，桂心暖瘀血以通闭，瞿麦穗降气通小便，当归尾破血下瘀结，通草利小便，滑石通利膀胱，冬葵子滑利窍道以下出胞衣也，蜜丸以润之，童便以降之，使气化溺通则胞门无阻而胞衣自出，何患胀急不退，危迫不安乎。

茅根汤

【来源】《盘珠集》卷下。

【组成】白茅根　瞿麦　车前子　通草　滑石　煨甘草　鲤鱼　石首鱼石（研末）

【用法】水煎服。

【主治】产后小便不通，热气客于脬中。

二仙丹

【来源】《会约医镜》卷十五。

【组成】瞿麦四钱　蒲黄二钱

【用法】水煎服。

【主治】产妇败血闭塞水沟，小便不通。

益卫运化汤

【来源】《会约医镜》卷十五。

【组成】人参（少者，或用沙参）　蜜耆二钱　桂心七分　麦冬　车前子各一钱　小茴（盐炒）五分　升麻（盐炒）四分　茯苓一钱半　怀牛膝八分

【用法】水煎，顿服。服后用手指探喉取呕。

【主治】产后气虚，膀胱不能运化，小便闭塞。

鸡茎散

【来源】《良方集腋》卷下。

【组成】雄鸡茎五枚（焙干为末）

【用法】分作二三次服。空心用旨酒下。

【主治】产妇小便不通。

通脬汤

【来源】《江苏中医杂志》（1985，2：25）。

【组成】肉桂3g　黄芪15g　白术10g　茯苓15g　黄柏　知母各10g　生军5g　泽泻　荆芥各10g　车前子12g　沉香3g　木香10g

【用法】每日1剂，水煎，分2次服。第2煎后的药渣加生姜、葱、醋各适量同入锅内炒热，布包外敷小腹，每日1~2次。

【主治】产后尿潴留。

【验案】产后尿潴留　《江苏中医杂志》（1985，2：2）：治疗产后尿潴留33例，均为初产妇；年龄最小24岁，最大32岁；伴大便秘结者29例。结果：用本方治疗全部自行排尿，拔除了导尿管，均未重复出现尿潴留。有15例在服药后不满24小时即自行排尿，7例服药1天后排尿，7例服药2~3天排尿。服药最长的为8天排尿，服药最少的2小时即自行排尿。

益气燮溲汤

【来源】《国医论坛》（1990，1：27）。

【组成】党参15g 黄芪20g 当归9g 金樱子15g 扁蓄6g 白术10g 茯苓10g 山萸肉10g 淮山药10g 桂枝3g

【用法】每日1剂，水煎服。

【主治】产后排尿异常。

【加减】小便不通加桔梗3g，木通5g，车前子10g；尿意频数加益智仁、覆盆子各10g；小便滴沥或遗尿加补骨脂、桑螵蛸各15g；伴恶寒发热、小便频数，血、尿常规检查证实有尿路感染者加白花蛇舌草15g，栀子10g，猪苓10g。

【验案】产后排尿异常 《国医论坛》（1990，1：27）：治疗产后排尿异常60例，年龄17～43岁。结果：10例小便不通者服2～6剂痊愈；50例尿意频数或小便滴沥失禁者痊愈45例，好转1例，无效4例。

益气利尿汤

【来源】《湖北中医杂志》（1991，3：11）。

【组成】黄芪20g 党参15g 升麻5g 甘草5g 桔梗5g 白术5g 车前子12g 猪苓12g 泽泻12g 乌药6g

【用法】每日1剂，浓煎，分3次服。

【主治】产后小便不通。

【加减】有热者加白茅根、冬葵子；挟瘀者加益母草、丹参；纳差者加鸡内金；大便干结者加火麻仁；阴虚者加麦冬、沙参；阳虚者加附片；挟湿者加白蔻仁；有感染者去乌药，加金银花、蒲公英。

【验案】产后小便不通 《湖北中医杂志》（1991，3：11）：治疗产后小便不通30例，年龄21～36岁，病程3～8天。结果：以排尿通利者为有效，共29例；无效1例。其中疗程最短2天，最长4天。

通脬汤

【来源】《浙江中医杂志》（1991，3：112）。

【组成】生黄芪 白术 桂枝 桔梗 沉香 乌药

琥珀 泽泻 王不留行 益母草 车前子 通草

【用法】每日1剂，水煎服。

【主治】产后癃闭。

【验案】产后癃闭 《浙江中医杂志》（1991，3：112）：治疗产后癃闭100例，年龄25～30岁84例，31～35岁16例；剖腹产38例，会阴破裂或侧切48例，上产钳4例，顺产10例；初产妇88例，经产妇12例；病程2～3天54例，3～5天34例，5～18天11例，30天以上1例。结果：97例治愈，3例无效。治愈病例中，服1剂愈者24例，服2剂愈者50例，服3剂愈者14例，服4剂愈者9例。

通脬汤

【来源】《成都中医学院学报》（1992，2：28）。

【组成】黄芪30g 桂枝10g 桔梗6g 沉香（后下）7g 乌药10g 琥珀（吞服）3g 泽泻15g 王不留行12g 益母草15g 车前子10g 通草10g 白术12g

【用法】每日1剂，水煎服。

【主治】产后癃闭。

【加减】发热加柴胡、黄芩；阴道或尿路感染加野菊花、连翘；乳汁不通加瓜蒌壳、穿山甲；大便秘坚加生白术、木香、麻仁；腹痛、恶露少加生蒲黄、制香附；出血量多加去王不留行。

【验案】产后癃闭 《成都中医学院学报》（1992，2：28）：治疗产后癃闭100例，年龄25～35岁，病程2～8天者99例，30天以上者1例；均无尿路及其他系统严重感染征象。结果：治愈（小便通畅，腹胀消失者）97例，无效（服药5剂症状无改善者）3例，总有效率为97%。

黄芪茯苓汤

【来源】《湖北中医杂志》（1992，5：21）。

【组成】生黄芪60g 茯苓12g 车前子（包）12g 知母12g 黄柏10g 泽泻10g

【用法】每日1剂，水煎服。

【主治】产后小便不通。

【用法】腰膝酸软、小腹胀满者，加山萸肉10g，熟地10g；精神抑郁、胁肋胀痛者，加枳壳10g，佛手10g；外阴红肿、欲尿不敢者，加龙葵10g，木通10g；大便秘结难解者，加番泻叶3g，白芍10g。

【验案】产后小便不通 《湖北中医杂志》（1992，5：21）：治疗产后小便不通42例，年龄19～46岁，病程1天～1个月。结果：痊愈（小便通畅，无尿频，尿急、尿痛感及小腹胀堕痛者）30例，好转（小便能自解，唯有轻微尿急，尿痛及小腹不适者）11例，无效（连服4剂，症情无变化者）1例，总有效率达97.6%。服药最少者1剂，最多者6剂。

益气活血通癃汤

【来源】《陕西中医》（1992，12：534）。

八、产后尿频

产后尿频，是指产后小便频数，甚则遗溺失禁的病情。《诸病源候论》："胞内宿有冷，因产气虚，而冷发动，冷气入胞，虚弱不能制其小便，故令数。"本病成因为妇人素体阳虚，复因产后气虚耗伤，虚寒内动，肾失封藏，膀胱开合无度所致。治宜补气益肾，缩尿止遗。

芍药散

【来源】方出《外台秘要》卷三十四引《小品方》，名见《医心方》卷十二引《令李方》。

【别名】白薇散（《圣济总录》卷一五七）、白薇芍药散（《三因极一病证方论》卷十七）。

【组成】白薇 芍药各等分

【用法】上为散。每服方寸匕，酒送下，一日三次。

【主治】

1. 《外台秘要》引《小品方》：产后遗尿不知出。
2. 《圣济总录》：妊娠小便无度。
3. 《类编朱氏集验方》：血淋、热淋。

栝楼汤

【来源】《外台秘要》卷三十四引《集验方》。

【组成】黄芪 党参各30g 当归 赤白芍 桔梗 台乌药 桃仁 牛膝梢 车前子各10g 川芎6g 枳壳15g 路路通12g 肉桂2g

【用法】每日1剂，水煎服。

【主治】产后尿潴留。

【加减】阴虚者加生地、元参各10g；脾气虚弱者加白术、茯苓各10g；腹胀甚者加香附、元胡各10g；湿热重者加泽泻12g，通草6g；大便秘结加熟大黄、火麻仁各10g；恶露不下者加益母草30g，生山楂10g；下焦虚热者加知母、黄柏各10g。

【验案】产后尿潴留 《陕西中医》（1992，12：534）：治疗产后尿潴留56例，年龄24～32岁，病程2～10天。结果：全部治愈，治愈率为100%。

【组成】桑螵蛸（炙） 甘草（炙） 黄连 生姜各二两 栝楼 人参各三两 干枣五十枚
《备急千金要方》有麦门冬。

【用法】上切。以水七升，煮取二升半，分三服。

【主治】产后小便数兼渴。

【宜忌】《普济方》：忌猪肉、冷水。

【方论】《千金方衍义》：肺胃虚热，用人参、麦冬、栝楼、甘草、大枣生津止渴；黄连、桑螵蛸主足太阳不能涩津而成淋；黄连苦寒，故取生姜之辛散。

鸡肶胵汤

【来源】《备急千金要方》卷三。

【组成】鸡肶胵二十具 鸡肠三具（洗） 干地黄 当归 甘草各二两 麻黄四两 厚朴 人参各三两 生姜五两 大枣二十枚
方中麻黄，《千金方衍义》作"蒲黄"。

【用法】上锉，以水一斗，煮肶胵及鸡肠、大枣，取七升，去滓，纳诸药，煎取三升半，分三次服。

【主治】产后小便数。

【方论】《千金方衍义》：热在小肠，不能司膀胱气化而小便频数，小肠尽处傍通膀胱，膀胱渗泗，是必小肠有瑕，故取鸡之肶胵及肠专利小肠；厚朴、姜、枣专泄滞气；人参，甘草、地黄、当归兼滋气血；蒲黄匡佐肶胵，专清膀胱血热也。世本作麻黄，热既犯肠，断无复用麻黄之理。

桑螵蛸汤

【来源】《千金翼方》卷七。

【组成】桑螵蛸三十枚（炙） 鹿茸（炙） 黄耆各三两 生姜四两 人参 牡蛎（熬） 甘草（炙）各二两

【用法】上锉。以水六升，煮取二升半，分三次服。

【主治】
　　1.《千金翼方》：产后小便数。
　　2.《圣济总录》：妊娠小便滑数。

桑螵蛸散

【来源】《妇人大全良方》卷二十三引《千金翼方》。

【别名】人参螵蛸散（《胎产心法》卷下）。

【组成】桑螵蛸三十个（炒） 鹿茸（酥炙） 黄耆各三两 牡蛎（煅） 人参 厚朴 赤石脂各二两

【用法】上为末。每服二钱，空心粥饮调下。

【主治】产后小便数，及遗尿。

龙骨散

【来源】《太平圣惠方》卷七十九。

【组成】龙骨一两 牡蛎一两（烧为粉） 桂心半两 菝葜一两（锉） 乌药一两 桑螵蛸半两（微炒） 熟干地黄一两半

【用法】上为散。每服三钱，以水一中盏，加生姜半分，大枣三枚，煎至六分，去滓，食前温服。

【主治】产后小便数多。

麦门冬散

【来源】《太平圣惠方》卷七十九。

【组成】麦门冬三分（去心） 龙骨三分 当归三分（锉，微炒） 黄耆三分（锉） 甘草一分（炙微赤，锉）

【用法】上为散。每服三钱，以水一中盏，加生姜半分，大枣三枚，煎至五分，去滓，食前温服。

【主治】产后小便数，兼烦渴。

鹿茸散

【来源】《太平圣惠方》卷七十九。

【组成】鹿茸一两（去毛，涂酥炙令黄） 黄耆一两半（锉） 牡蛎一两半（烧，为粉） 人参一两（去芦头） 熟干地黄二两 当归一两（锉，微炒） 五味子一两 甘草半两（炙微赤，锉） 鸡肶胵一两半（微炙）

【用法】上为细散。每服二钱，食前以粥饮调下。

【主治】产后脏虚，小便数多。

黄耆芍药汤

【来源】《东医宝鉴·杂病篇》卷十引《三因极一病证方论》。

【组成】黄耆 当归尾 白芍药各一钱半 白术一钱 人参 陈皮各五分 甘草（炙）三分

【用法】上锉，作一贴。水煎，空心服。

【主治】产后遗尿不禁。

固脬散

【来源】《杨氏家藏方》卷十六。

【别名】固脬饮（《医部全录》卷三九三）、补脬饮（《沈氏经验方》）。

【组成】黄丝绢三尺（以炭灰汁煮极化烂，用清水洗去灰，令净） 黄蜡半两 蜜一两 白茅根末二钱 马勃末二钱

　　黄绢须是真黄丝织成者，若是染者，不中用。

【用法】上用水一升，煮至一盏，空心顿服。如服时饮气服之，不得作声，如作声即无效。

【主治】产妇临产时伤手胞破，小便不禁。

【方论】《济阴纲目》：黄绢煮烂固脬，黄腊护膜生肌，茅根破血止血，马勃塞虚漏之隙。

桑螵蛸散

【来源】《医学纲目》卷十四。

【别名】桑螵蛸龙骨散（《类证治裁》卷八）。

【组成】桑螵蛸半两（炒） 龙骨一两

【用法】上为细末。每服二钱，空心米饮调下。

【功用】《类证治裁》：缩溺。

【主治】产后小便数及遗尿。

螵蛸散

【来源】《普济方》卷三五四引《便产须知》。

【组成】海螵蛸 枯矾 五倍子各等分

【用法】上为末，研桃仁拌匀。敷之。

【主治】产后房劳、举重，能令发作清水续续，小便淋露不止。

补脬饮

【来源】《校注妇人良方》卷二十三。

【别名】千金补脬饮（《会约医镜》卷十五）。

【组成】生绢（黄色者）一尺 白牡丹（用根并皮） 白及各一钱

【用法】水一碗，煎至绢烂，温服。

【主治】胞破，小便淋沥。

【宜忌】服药后忌言语。

升阳调元汤

【来源】《万氏女科》卷三。

【组成】人参 黄耆（炙） 甘草（炙） 升麻 益智子（去壳，炒）各一钱五分

【用法】生姜、大枣为引。水煎，调桑螵蛸散三钱服。

【主治】产后小便频数，及遗尿不禁。

补气完胞汤

【来源】《杏苑生春》卷七。

【组成】人参 白术各一钱五分 川芎 当归各一钱 桃仁 橘皮各五分 黄耆一钱 茯苓六分

【用法】上锉。以猪、羊胞中煎汤，极饥时服。

【主治】妇人分娩，因收生者不慎，以致误损尿胞，遂得淋沥。

黄耆当归汤

【来源】《济阴纲目》卷十四。

【别名】黄耆当归散（《医宗金鉴》卷四十八）。

【组成】黄耆 归身尾 芍药各一钱半 白术一钱 人参 陈皮各五分 甘草（炙）少许

【用法】水煎，热服。

【主治】妇人产后尿不禁，面微浮，略发热于午后，此膀胱为坐婆所伤。

桑螵蛸散

【来源】《傅青主女科·产后编》卷下。

【组成】桑螵蛸三十个 人参 黄耆 鹿茸 牡蛎 赤石脂各三钱

【用法】上为末。每服二钱，空心米饮送下。

【主治】小便数。

补胞散

【来源】《辨证录》卷十二。

【组成】人参二两 黄耆一两 麦冬一两 白术四两 穿山甲三片（陈土炒松，研细末） 象皮三钱（人身怀之，研细末） 龙骨（醋粹，煅，研末） 方中龙骨用量原缺。

【用法】水煎药汁一碗，空腹将三味调服。即熟睡之，愈久愈效。

【主治】尿胞损伤，淋漓不止。

白及散

【来源】《胎产秘书》卷下。

【组成】白及 凤凰衣 桑螵蛸各等分

【用法】入猪脬内，煮烂食之。

【主治】产后伤脬，小便淋数不止。

桑螵蛸散

【来源】《胎产秘书》卷下。

【组成】螵蛸二十枚 人参三两 黄耆三两 鹿茸 牡蛎 赤石脂各二两

【用法】上为末。空心米饮送下。

【主治】产后体虚，腹中宿有冷气，小便数者。

鸡肶胵汤

【来源】《女科指掌》卷五。
【组成】鸡肶胵 鸡肠各三具（去垢净） 人参 当归 生地 甘草 枣
【用法】以水一斗，煮鸡肠、肶胵、大枣，取五升，入药再煎服。
【主治】产后小便不禁。

益心汤

【来源】《胎产心法》卷下。
【组成】益智仁二十七粒
【用法】上为细末。每服二钱，米饮调下。
【主治】产后小便频数及遗尿。

肾沥汤

【来源】《医略六书》卷三十。
【组成】附子一钱（炮黑） 肉桂一钱（去皮） 萆薢一钱半 覆盆子三钱（炒） 山药三钱（炒） 炙草一钱
【用法】水煎，去滓温服。
【主治】溺沥，脉虚迟者。
【方论】产妇真火虚衰，膀胱不能化气而蓄泄不灵，故小腹疼痛，小水淋漓不断，谓之溺沥。附子补火以壮真阳，炮黑兼能燥湿，肉桂温经以暖水府，生用化气更灵，萆薢利水以分清浊，覆盆子涩窍以止遗溺，山药补脾益阴，炙草缓中益胃也。水煎温服，使真火壮旺则真气亦强，而水府蓄泄有权，小便疼痛无不退，小水淋沥无不自痊矣。

栝楼根散

【来源】《医略六书》卷三十。
【组成】栝楼根三两 生人参一两半 生牡蛎三两 桑螵蛸三两（炙） 川黄连六钱 白芍药一两半（炒） 炙甘草一两半
【用法】上为散。每服三钱，水煎，去滓温服。

【主治】产后遗尿，脉濡数者。
【方论】产后气虚热炽，迫动水府，而溺不能藏，故烦热口渴，小便遗失不知焉。栝楼根清热止渴专除燥火，生人参扶元补气可固下元，川连清心脾之火，牡蛎涩热伤之阴，白芍药敛阴中之不足，桑螵蛸涩膀胱之溺窍，炙草缓中以益胃气也。为散水煎，使气充热化，则膀胱得操蓄泄之权，而水府自无遗漏之患，津液四汔，无不上敷下达，何有烦渴不解，遗尿溺不止哉。

沈氏固胞汤

【来源】《杂病源流犀烛》卷七。
【别名】固脬汤（《类证治裁》卷七）。
【组成】酒炒桑螵蛸二钱 酒黄耆五钱 沙苑子 萸肉各三钱 酒炒全当归 茯神 茺蔚子各二钱 生白芍一钱半 升麻二钱
【用法】羊小肚子一个洗净，煎汤代水煎药。
【主治】产后脬损，小便不禁。

大补阴阳汤

【来源】《会约医镜》卷十五。
【组成】黄耆三钱（蜜炙） 白术 益智仁 山药（炒）各一钱半 当归（去尾） 熟地 益母草各二钱 牡蛎（煅，研粉）三钱 甘草（炙） 白芍（酒炒）各一钱 干姜（炒）六分
【用法】生姜、大枣为引。速进二三剂。或加附子七分，以助药力。
【主治】产后气血两虚，遗尿莫禁。

补肾益键汤

【来源】《会约医镜》卷十五。
【组成】熟地四钱 山药 枣皮 益智仁 补骨脂（盐炒）各二钱 杜仲（盐炒） 肉桂 附子（制）各一钱半
【用法】早晨服本方，大补阴阳汤中午服，每日同进为妙。
【主治】产后肾阳不足，不能关键，小便失常。

鹿蛎饮

【来源】《产科发蒙》卷四。
【组成】芍药　黄耆　牡蛎　益智　鹿茸　人参各等分　大枣减半
【用法】水煎，温服。
【主治】产后遗尿不知出，小便频数。

补胞饮

【来源】《产孕集·补遗》。
【组成】天然黄丝二两　白及三钱　人参三钱
【用法】水煎至丝烂如饧服。
【主治】产妇尿胞损破，致作淋沥。
【宜忌】服勿作声，作声则泄气无效。

鹿角霜饮

【来源】《产孕集》卷下。
【组成】鹿角霜五钱　熟地黄八钱　党参　黄耆各三钱　韭子一钱　肉桂一钱　菟丝子二钱
【主治】产后下焦虚寒，或产理不顺，妄用谬法，损伤府络，以致淋沥遗尿。

益智桑螵蛸散

【来源】《顾氏医径》卷四。
【组成】益智仁　桑螵蛸　人参　黄耆　鹿茸　牡蛎　赤石脂
【用法】上为末。空心米饮下。
【主治】脬内素有冷气，因产后气虚无阳以输化，小便清长而数者。

九、产后便秘

《卫生家宝产科备要》："产后大便秘涩者何？答曰：产卧水血俱下，肠胃虚竭，津液不足，是以大便秘涩不通也。若过五六日腹中闷胀者，此有燥粪在脏腑，以其干涩未能出耳，宜服麻仁丸以津润之。若误以为有热而投之以寒药，则阳消阴长变动百出，性命危矣。"治宜养血滋阴，润燥通便。

养正通幽汤

【来源】《经效产宝并续集》。
【组成】川芎二钱　当归六钱　甘草（炙）五分　人参一钱　黄耆（生）二钱　陈皮一钱　桃仁（去皮尖，研）十一粒　黑脂麻（炒，研）二钱　肉苁蓉（酒洗）一钱
【用法】用水二盏，煎七分，稍热服。
【主治】产后潮热自汗，谵语便秘，口燥舌干咽痛。
【加减】汗多，加麻黄根五分；口燥，加麦冬一钱；腹满咽干，便结，加枳壳六分；汗多谵语便实，加茯神二钱，炒酸枣仁一钱，柏子仁一钱，生白术二钱。

十圣丸

【来源】《圣济总录》卷一六五。
【组成】槟榔（锉）　木香　川芎　羌活（去芦头）　桂（去粗皮）各一两　大黄（锉，蒸）　郁李仁（去皮尖，别研如膏）　当归（切，焙）　熟干地黄（焙）　人参各二两
【用法】上药除郁李仁外，捣罗为末，入郁李仁和匀，炼蜜为丸，如梧桐子大。每服二十丸，米饮送下，不拘时候。以利为度。
【主治】产后大便秘涩不通，脐腹坚痛。

人参丸

【来源】《圣济总录》卷一六五。
【组成】人参　槟榔（锉）各一两半　当归（切，焙）一两　厚朴（去粗皮，生姜汁炙透）三分　郁李仁（去双仁皮尖，研如膏）半两
【用法】上为末，入郁李仁膏同研令匀，炼蜜为丸，如梧桐子大。每服二十丸，温水送下，不拘时候。加至三十丸。

【主治】产后大便不通。

三脘汤

【来源】《圣济总录》卷一六五。

【组成】大腹皮（锉）　紫苏茎叶　羌活（去芦头）　甘草（炙）　木瓜（切，焙）　川芎　陈橘皮（去白，切，炒）　槟榔（锉）　沉香　白术　木香各一两

【用法】上为粗末。每服二钱匕，水一盏，煎七分，去滓温服，不拘时候。

【主治】产后大便不通。

大黄丸

【来源】《圣济总录》卷一六五。

【组成】大黄（锉，炒）　赤芍药　当归（切，焙）　厚朴（去粗皮，生姜汁炙透）各一两　枳实（去瓤，麸炒）　火麻仁（别研如膏）　生干地黄（焙）各三分

【用法】上七味，捣罗六味为末，与麻仁膏同研令匀，炼蜜为丸，如梧桐子大。每服二十丸，米饮送下，不拘时候。

【主治】产后大便秘涩不通。

大黄丸

【来源】《圣济总录》卷一六五。

【组成】大黄（锉，炒）　大麻仁（研如膏）　当归（切，焙）各三两　生干地黄（焙）四两

【用法】上四味，捣罗三味为末，与麻仁膏研令匀，炼蜜为丸，如梧桐子大。每服二十丸，米饮送下。以利为度。

【主治】产后风热，大便秘涩。

大腹皮汤

【来源】《圣济总录》卷一六五。

【组成】大腹皮五枚（细锉）　枳壳（去瓤，麸炒）　赤芍药（锉）各一两　秦艽（去苗土）　羌活（去芦头）各半两　天门冬（去心，焙干）三分　生干地黄（焙）一两　甘草（炙）三分　郁

李仁（去皮）半两（炒）

【用法】上为粗末。每服三钱匕，水一盏，煎至七分，去滓温服。得利为度。

【主治】产后热毒气结燥，大便不通，壅滞气闷疼痛，腰重胁胀。

中和散

【来源】《圣济总录》卷一六五。

【组成】附子一两（一半生，一半炒）　大黄一两（一半生，一半炒）

【用法】上为散。每服二钱匕，临卧温米饮调下。

【主治】产后大便不通。

升麻汤

【来源】《圣济总录》卷一六五。

【组成】升麻　大黄（锉）各一两　当归（切，焙）二两　生干地黄（焙）三两　前胡（去芦头）二两半　山栀子仁（微炒）二两

【用法】上为粗末。每服五钱匕，水一盏半，煎至八分，去滓，食前温服。

【主治】产后大便秘涩。

升麻汤

【来源】《圣济总录》卷一六五。

【组成】升麻　枳实（去瓤，麸炒）　黄芩（去黑心）各三分　大黄（锉挫）　栀子仁　杏仁（去双仁皮尖，麸炒）　当归（切，焙）　人参　甘草（炙）　生甘地黄（焙）各一两

【用法】上为粗末。每服二钱匕，水一盏，煎至七分，去滓，食前服。

【主治】产后热燥，大便秘涩。

皂荚纳药

【来源】《圣济总录》卷一六五。

【组成】猪牙皂荚（生）　杏仁（汤泡，退去皮尖，生）　蛇蜕皮（微炙）　干姜（炮）各一分　蜜半两

【用法】上前四味为细末，于铫子内，熬蜜三两沸

后，下药末，不住手搅，候可丸即丸，如枣核大。每用一丸，以绵子裹药，用麻油润药上，纳下部中，仰卧便通，未通再纳。

【主治】产后大便不通。

诃黎勒丸

【来源】《圣济总录》卷一六五。

【组成】诃黎勒（煨，去核）　大黄（锉，炒）当归（切，焙）　熟干地黄（焙）　大麻仁（别研如膏）　人参各一两半

【用法】前五味为末，与大麻仁同研令匀，炼蜜为丸，如梧桐子大。每服三十丸，米饮送下，不拘时候。

【主治】产后大便秘涩不通。

郁李仁饮

【来源】《圣济总录》卷一六五。

【组成】郁李仁（去双仁皮尖，研如膏）　朴消（研）各一两　当归（切，焙）　生干地黄（焙）各二两

【用法】上二味为粗末，与别研者二味和匀。每服三钱匕，水一盏，煎至七分，去滓温服，未通更服。

【主治】产后肠胃燥热，大便秘涩。

调胃散

【来源】《圣济总录》卷一六五。

【组成】大黄（锉，炒）　当归（切，焙）　麦门冬（去心焙）　桃仁（去皮尖双仁，麸炒）　生干地黄（焙）　菖蒲（锉）　鳖甲（醋炙，去裙襕）柴胡（去苗）各一两　厚朴（去粗皮，生姜汁炙透）　秦艽（去苗土）　黄连（去须）各三分　桂（去粗皮）半两　吴茱萸（汤洗去涎，焙干炒）半两

【用法】上为散。每服二钱匕，空心、食前以温水调下。

【主治】产后大便秘涩不通。

温中丸

【来源】《圣济总录》卷一六五。

【组成】硫黄（用柳木细研，飞过，生用）

【用法】上用水浸炊饼和丸，如梧桐子大。每服二十或三十丸，用木香少许煎汤吞下。

【主治】产后大便不通，七八月以上者。

麻仁丸

【来源】《产育宝庆集》卷上。

【组成】麻仁（研）　枳壳（炙）　人参　大黄各半两

【用法】上为末，炼蜜为丸，如梧桐子大。每服二十丸，空心温汤送下。未通，加丸数。

【主治】产后血水俱下，肠胃虚竭，津液不足，大便秘涩，腹中闷胀者。

【方论】

1.《产育保庆集》陈言评曰：产后不得利，利者百无一生，去血过多，脏燥大便秘涩，则固当滑之，大黄似难轻用，惟葱涎调蜡茶为丸，复以葱茶下之，必通。

2.《济阴纲目》：产后固不可轻用大黄，然大肠秘结不通或恶露点滴不出，不得大黄以宣利之，势必不通，但利后即当以参、耆、白术、甘草及芎、归等药大剂调补之。不然，元气下脱，后将不可救矣。

麻子苏子粥

【来源】《普济本事方》卷十。

【别名】紫苏麻仁粥（《济生方》）、苏麻粥（《寿亲养老新书》卷四）、苏子麻仁粥（《古今医统大全》卷六十九）、麻苏粥（《济阴纲目》卷十四）、麻仁苏子粥（《医方集解》）、苏麻丸（《中国医学大辞典》）。

【组成】紫苏子　大麻子各半合

【用法】上药净洗，为极细末。用水再研取汁一盏，分二次煮粥啜之。

【功用】《济生方》：顺气，滑大便。

【主治】妇人产后郁冒多汗，大便秘，及老人、诸虚人风秘。

【方论】《本事方释义》：紫苏子气味辛温，入手太阴、足厥阴，能降逆下气。大麻子气味辛甘平而润，入手足阳明、足太阴，能润肠胃。

阿胶枳壳丸

【来源】《三因极一病证方论》卷十七。

【组成】阿胶　枳壳（麸炒，去瓤）各等分

【用法】上为末，炼蜜为丸，如梧桐子大，别研滑石为衣。每服二十丸，温水送下，半日来未通再服。

【主治】

1.《三因极一病证方论》：产后虚羸，大便秘涩。

2.《世医得效方》：产卧虚羸，水血俱下，肠胃虚竭，津液不足，大便秘涩。

参诃散

【来源】《魏氏家藏方》卷七。

【组成】生诃子皮　人参（去芦）各等分

【用法】上为细末。粳米泔水调下，不拘时候。

【主治】体弱或产后大便不通者。

麦蘖散

【来源】《妇人大全良方》卷二十三。

【组成】大麦芽不拘多少（炒黄）

【用法】上为末。每服三钱，沸汤调下，与粥间服。

【主治】

1.《妇人大全良方》产后五七日不大便。

2.《丹溪心法》：产后发热，乳汁不通及膨，无子当消者。

润肠丸

【来源】《医学集成》卷三。

【组成】熟地　油归　苁蓉各一两　人参五钱

【主治】产后便结。

麻仁润肠汤

【来源】《陈素庵妇科补解》卷五。

【组成】麻仁　苏子　枳壳　人参　黄芩　川芎归尾　生地　陈皮　杏仁　甘草　黄耆　赤芍桔梗　葱白

【功用】滋养心血，调和胃气。

【主治】产后去血过多，津液干涸，肠胃燥结，以致大便闭结者。

润燥汤

【来源】《万氏女科》卷三。

【组成】人参　甘草各五分　归身梢　生地　枳壳各一钱　火麻子（去壳，捶碎）二钱　桃仁泥二钱　槟榔五分（取汁）

【用法】先将上六味煎，后入桃仁泥及槟榔汁调服。

【主治】产后气血俱虚，大便闭涩不通。

润肠汤

【来源】《丹台玉案》卷五。

【组成】当归　桃仁　枣仁　生地　杏仁各一钱二分　青皮

方中青皮，用量原缺。

【用法】水煎，临服加生蜜五钱调服。

【主治】产后大肠枯燥，大便不通。

养正通幽汤

【来源】《产后编》卷上。

【组成】川芎二钱半　当归六钱　炙草五分　桃仁十五粒　麻仁二钱（炒）　肉苁蓉（酒洗，去甲）一钱

【主治】产后大便秘结，类伤寒三阴症。

【加减】汗多便实，加黄耆一钱，麻黄根一钱，人参二钱；口燥渴，加人参、麦冬各一钱；腹满溢，便实，加麦冬一钱，枳壳六分，人参二钱，苁蓉一钱；汗出谵语便实，乃气血虚竭，精神失守，宜养营安神，加茯神、远志、苁蓉各一钱，人参、白术各二钱，黄耆、白芷各一钱，柏子仁一钱。

养荣生化汤

【来源】《傅青主女科·产后编》卷下。

【组成】当归四钱　白芍一钱　白茯苓一钱　人参一钱　白术二钱　陈皮五分　大腹皮五分　香附五分　苁蓉一钱　桃仁十粒（制）（一本无桃仁）

【主治】产后，大便不通，误服下药成胀，及腹中作痛者。

润肠丸

【来源】《郑氏家传女科万金方》卷四。

【别名】润肠汤（《女科指南》）。

【组成】四物汤一倍　加青皮三倍

【主治】产后血枯便秘。

顺肠粥

【来源】《嵩崖尊生全书》卷十四。

【组成】芝麻一升　米二合

【用法】煮粥食。

【主治】妇人产后大便日久不通。

养正通幽汤

【来源】《胎产秘书》卷下。

【别名】助血润肠汤。

【组成】川芎二钱五分　炙甘草五分　桃仁五粒　苁蓉五钱　陈皮四分　麻仁三钱

【用法】水煎，温服。

【主治】产后潮热有汗，大便不通，口燥咽干。

【宜忌】慎勿误用下药。

【加减】汗出谵语便实，乃气血两亏，神衰，心主失守，急宜养营安神，加茯苓、枣仁、柏仁、参、耆、白术各一钱，水煎服；如大便至十日以上，燥结不通，肛门必有燥屎，用蜜煎入皂角末或猪胆汁，及枯盐导之。

养正通幽汤

【来源】《胎产心法》卷下。

【组成】川芎一钱或一钱五分或二钱　当归四钱或六钱　桃仁十粒（去皮尖）　炙草五分　陈皮四分　麻仁一钱或一钱五分（炒）　肉苁蓉一钱或二钱（酒洗，去泥甲）（一方无苁蓉）

【用法】水煎服。

【主治】产后大便秘结。

【加减】如有血块痛，加肉桂、炒延胡索各五分，不用苁蓉；如气虚多汗，加蜜炙黄耆一钱，人参一二钱（一方再加麻黄根一钱）；燥渴，加去心麦冬一钱五分，人参一二钱（一方再加五味子七粒）；腹满便实，加去心麦冬一钱，麸炒枳壳六分；汗出谵语便实，乃气血并竭神衰，心主失守，宜养气安神，加茯神、炒枣仁、制远志肉、炙黄耆、柏仁、苁蓉各一钱，人参、土炒白术各二钱。

木香槟榔丸

【来源】《医略六书》卷三十。

【组成】槟榔一两半　木香一两半　枳壳一两半　青皮一两半　陈皮一两半　白蔻一两（去壳，炒）　沉香一两　苏梗三两

【用法】上为末，粥为丸。每服三钱，米饮送下。

【主治】产妇气闭，脉沉滞者。

【方论】产妇气闭。素多忧怒，气滞于中，而肠胃不能传送糟粕，故大便不通。槟榔导滞气以疏利三焦，木香醒脾胃以调和中气，白蔻宽胸快膈，枳壳泻滞通肠，青皮破气以平肝，陈皮利气以和胃，苏梗顺气宽胸，沉香顺气降逆也；粥丸米饮下，使肝胃调和，则脾能健运，而诸气皆顺。

润肠五仁丸

【来源】《医略六书》卷三十。

【组成】桃仁三两　杏仁二两（去皮）　松子仁三两　郁李仁三两　柏子仁三两

【用法】上为末，蜜为丸。每服三钱，米饮送下。

【主治】产后血瘀便秘，脉沉涩滞者。

【方论】产后血瘀，气逆不能施化津液而肠胃枯涩，大便燥结不通。桃仁破瘀血以润燥，杏仁降逆气以润肠，松子仁润胃燥以解郁，柏子仁养心神以泽枯，郁李仁润肠散结以宣通也。蜜丸以润之，饮下以和之，使瘀化气平，则津液施化而胃肠无枯涩之虞，何秘结之足患乎？

调营通导散

【来源】《医略六书》卷三十。

【组成】当归三两　枳壳一两半（炒）　川芎八钱
防风一两半　甘草五钱

【用法】上为散。每服三钱，水煎去滓，温服。

【主治】产后便秘，脉浮涩者。

【方论】产后气滞，胃气不能转输糟粕，故传送失
职，大便不通焉。枳壳导气滞以宽肠；防风疏风
邪而通闭；当归养血荣经；善润泽肠胃；川芎活
血行气，能通闭结；甘草缓中以和胃也。为散水
煎，使气行血活，则风邪自散，而肠胃润泽，安
有大便不通之患乎？

加减四物汤

【来源】《叶氏女科证治》卷三。

【别名】加味四物汤。

【组成】熟地黄　当归各三钱　川芎一钱　白芍二
钱　山栀仁（炒）　柴胡　牡丹皮各一钱

【用法】水煎服。

【主治】产后恶露不止，怒火伤肝而血不藏者；或
产后血虚火燥之大便闭结。

加味生化汤

【来源】《盘珠集》卷中。

【组成】人参　黄耆（炙）　当归　川芎　麻黄根
天麻　荆芥　炙甘草　防风　枣仁（炒）

【功用】调和营卫。

【主治】产后气血两虚，阴阳不和，致潮热有汗，
大便不通，头痛恶寒，胁痛等类外感者。

【加减】有痰，加姜汁、竹沥；大便闭，加麻仁。

润肠粥

【来源】《女科秘旨》卷六。

【组成】苏子一合（去壳）　新米二合

【用法】煮粥食。

【主治】产后大便不通。

助血调肠汤

【来源】《女科秘要》卷七。

【组成】川芎八钱　当归四钱　桃仁十粒　炙甘草
五分　陈皮四分　麻仁（炒，研）一钱五分

【用法】水煎，食前稍热服。如大便燥结，十日以
上者，肛门必有燥粪，用蜜枣纳入肛门，其粪自
化；或用麻油，竹管吹入肛门；或用猪胆汁亦可。

【主治】产后血少肠燥，大便不通。

【加减】如血块痛，加肉桂、玄胡索各五分；气虚
汗，加人参、黄耆各一钱；汗多而渴，加人参、
麦冬各一钱五分、五味子八粒。

四物加大黄汤

【来源】《产科发蒙》卷四。

【组成】四物汤加大黄

【主治】产后不大便数日，而小腹疼痛者。

承气生化汤

【来源】《医方简义》卷六。

【组成】制军三钱　川芎三钱　全当归六钱　桃仁
泥二钱　炮姜五分　炙甘草五分

【用法】水煎，加酒三匙冲服。

【主治】产后胃燥，亡津液，大便结闭。

十、产后二便秘涩

产后二便秘涩，是指妇人生产后大小便均不
通畅的病情。《太平圣惠方》："夫大小肠宿有热
者，因产则血水俱下，津液暴竭，本挟于热，大
小肠未得调和，致令大小便秘涩也。"病发多因宿
有内热，产后气血津液俱损所致。治宜行气和血，
养阴润燥。

桃花散

【来源】《本草纲目》卷二十九引《集验方》。

【组成】桃花 葵子 滑石 槟榔各等分

【用法】上为末。每服二钱，空心葱白汤调下。即利。

【主治】产后秘塞，大小便不通。

木通散

【来源】《太平圣惠方》卷七十九。

【组成】木通一分（锉） 大麻仁一两 葵子一两 滑石一两 槟榔一两 枳实半两（麸炒微黄）

【用法】上为散。每服三钱，以水一中盏，煎至六分，去滓，不拘时候温服。

【主治】产后大小便秘涩。

当归散

【来源】方出《太平圣惠方》卷七十九。名见《普济方》卷三五四。

【组成】当归一两（锉，微炒） 黄芩一两 紫葛一两（锉） 白茅根三分（锉） 川朴消二两 甘草半两（炙微赤，锉）

【用法】上为散。每服三钱，以水一中盏，加生姜半分，煎至六分，去滓温服，不拘时候。

【主治】产后大小便秘涩，小腹疼痛。

芫花丸

【来源】《太平圣惠方》卷七十九。

【组成】芫花半两（醋拌，令干） 滑石一两 川大黄一两（锉，微炒）

【用法】上为末，炼蜜为丸，如梧桐子大。每服二十丸，以葱汤送下，如人行五七里再服。

【主治】产后大小便秘涩，坐卧不安。

牵牛子丸

【来源】《太平圣惠方》卷七十九。

【组成】牵牛子一两（捣碎，微炒） 大麻仁一分 当归一两（锉，微炒） 川大黄一两（锉碎，微炒） 木通一两（锉） 桃仁一两（汤浸，去皮尖双仁，麸炒微黄）

【用法】上为末，炼蜜为丸，如梧桐子大。每服三十丸，粥饮送下，不拘时候。以利为度。

【主治】产后大小便秘涩，腹胀疼痛。

桃仁散

【来源】《太平圣惠方》卷七十九。

【组成】桃仁一两（汤浸，去皮尖双仁，麸炒微黄） 葵子一两 川大黄一两（锉碎，微炒） 甜瓜子一两 青橘皮一两（汤浸，去白瓤，焙） 槟榔一两 当归一两（锉，微炒） 甘草半两（炙微赤，锉）

【用法】上为散。每服三钱，以水一中盏，煎至六分，去滓温服，不拘时候。

【主治】产后大小便秘涩，心腹胀满，时时抽撮疼痛。

榆白皮散

【来源】《太平圣惠方》卷七十九。

【组成】榆白皮三分（锉） 木通一两（锉） 黄芩半两 当归三分（锉，微炒） 葵子半两 赤芍药半两 滑石一两 蒲黄半两 川大黄一两（锉碎，微炒）

【用法】上为散。每服三钱，以水一中盏，入生姜半分，煎至六分，去滓温服，不拘时候。

【主治】产后大小便秘涩，小腹疼痛。

槟榔散

【来源】《太平圣惠方》卷七十九。

【组成】槟榔一两 车前子三分 冬瓜仁二分 川大黄一两（锉碎，微炒） 木通一两（锉） 桂心半两 甘草半两（炙微赤，锉） 当归半两（锉，微炒） 滑石一两 川朴消一两

【用法】上为散。每服三钱，以水一中盏，煎至六分，去滓温服，不拘时候。

【主治】产后大小便秘，心腹胀满，气促。

葱胶汤

【来源】《圣济总录》卷一五七。

【组成】葱白一茎（切） 牛皮胶二片（大者，捶碎）

【用法】上用水一盏半，煎令胶烊尽，去滓顿服。

【主治】妊娠大便不通；产后大小便不通。

大黄丸

【来源】《圣济总录》卷一六六。

【组成】大黄二两（锉，炒） 芒消一两（别研） 黄芩（去黑心） 赤芍药 杏仁（去双仁皮尖，麸炒） 赤茯苓（去黑皮） 生干地黄（焙）各一两半

【用法】上为末，炼蜜为丸，如梧桐子大。每服二十丸，食前煎粟米饮送下。以利为度。

【主治】产后关格闭塞，大小便不通。

木香丸

【来源】《圣济总录》卷一六六。

【组成】木香一两（炮） 牵牛子二两（微炒，别捣罗为末，入） 防己 陈橘皮（去白，炒）各一两半 槟榔（锉） 诃黎勒（炮，去核） 羚羊角（镑）各一两

【用法】上为末，炼蜜为丸，如梧桐子大。每服二十丸，煎生姜、橘皮汤送下。以利为度。

【主治】产后因肿满，小腹急胀，大小便不通。

木通饮

【来源】《圣济总录》卷一六六。

【组成】木通（锉，炒） 冬葵根（锉）各三分 陈橘皮（汤浸，去白，焙） 黄芩（去黑心） 甘草（炙，锉） 当归（切，焙） 蒲黄（微炒） 瞿麦穗各半两

【用法】上为粗末。每服五钱匕，水一盏半，煎至八分，去滓温服，一日二次。

【主治】产后大小便秘涩。

木香煮散

【来源】《圣济总录》卷一六六。

【组成】木香（炮，为末） 青黛（研）各一两

【用法】上药再研令匀。每服二钱匕，水半盏，加麻油少许，同煎十余沸，和滓温服。少顷即通，未通再服。

【主治】产后冷热不调，大小便不通。

石韦汤

【来源】《圣济总录》卷一六六。

【组成】石韦（去毛） 赤芍药各一两 当归二两（锉，炒） 赤茯苓（去黑皮） 瞿麦（取穗）各一两半 冬葵子二分（炒） 大黄半两（生，锉）

【用法】上为粗末。每服三钱匕，水一盏，煎至七分，去滓温服。以利为度。

【主治】产后大小便不通，脐下妨闷兼痛。

芍药汤

【来源】《圣济总录》卷一六六。

【组成】赤芍药 芒消（别研） 杏仁（去皮尖双仁，麸炒）各一两 大麻仁三分（研如膏） 大黄（锉，炒） 当归（切，炒）各二两

【用法】上拣四味为粗末。入大麻仁同研令匀。每服三钱匕，水一盏半，煎至八分，去滓，加芒消末半钱匕，温服。以利为度。

【主治】产后大小便不通，腹胀气急。

赤芍药丸

【来源】《圣济总录》卷一六六。

【组成】赤芍药一两一分 桂（去粗皮）一两 瞿麦（取穗）三分 大黄（锉，炒）一两半 槟榔（锉） 当归（切，炒） 羌活（去芦头）各二两

【用法】上为末，炼蜜为丸，如梧桐子大。每服二十丸，米饮送下，以利为度。

【主治】产后风气壅结，大小便不通。

柴胡汤

【来源】《圣济总录》卷一六六。

【组成】柴胡（去苗） 黄芩（去黑心） 陈橘皮（汤浸，去白，切，炒） 泽泻 羚羊角（镑）各

三分　栀子仁　赤茯苓（去黑皮）各一两　石膏（捶碎）　芒硝（别研）各一两半

【用法】除芒消外为粗末。每服三钱匕，水一盏半，煎至八分，去滓，下芒消末半钱匕，更煎一沸，温服。

【主治】产后内热，大小便不通。

榆白皮汤

【来源】《圣济总录》卷一六六。

【组成】榆白皮（锉碎）四两　桂（去粗皮）　当归（切，炒）　甘草（炙，锉）　滑石各一两

【用法】上为粗末。每服三钱匕，水一盏，煎至七分，去滓，食前温服。以利为度。

【主治】产后大小便不通。

槟榔散

【来源】《圣济总录》卷一六六。

【组成】槟榔（锉）半两　桂（去粗皮）　芎藭　独活（去芦头）　木香各半两　大黄（锉，炒）　郁李仁（去皮尖双仁，别研）　赤茯苓（去黑皮）各一两

【用法】上为散。每服二钱匕，食前温水调下，以利为度。

【主治】产后大小便不通，脐下疼痛，兼腹满急胀。

蒲黄散

【来源】《世医得效方》卷十四。

【组成】车前子　黄芩　蒲黄　生地黄　牡蛎　芍药各一分

【用法】上为末。每服方寸匕，空心米饮调下。

【主治】妇人产后大小便不利，下血。

【宜忌】忌食面、蒜。

通幽散

【来源】《陈素庵妇科补解》卷五。

【组成】升麻　木通　滑石　葵子　麻仁　苏子　陈皮　枳壳　甘草　川芎　赤芍　生地　当归　黄芩　葱白　淡竹叶　大黄　槟榔（二味酌用。大小便三日不通，方可用大黄以荡涤）

【功用】补阴血，滋肾水，抑阳清热。

【主治】产后血去亡阴，津液内竭，肠胃枯燥，阳气独盛，热结大肠、膀胱、小肠，以致二便不通。

【方论】是方木通、滑石、葵子、竹叶、甘草以通小肠之火，麻仁、苏子、枳壳以通大肠之火，而大黄、槟榔性猛，必宜酌用，恐不宜于产后，芎、归、芍、地四物养血滋阴，升麻引火上泄，黄芩引火下达，葱白滑窍，陈皮行气，皆可以通之也。

金钥匙散

【来源】《济阴纲目》卷十四。

【组成】滑石　蒲黄各等分

【用法】上为细末。每服二钱，酒调下。

【主治】产后大小便不通，腹胀。

十一、产后腹痛

　　产后腹痛，又名"儿枕痛"。《金匮要略》："产后腹痛，烦满不得卧，枳实芍药散主之。"临床以产妇分娩后，小腹疼痛为主症。本病成因多为素体虚弱，气血不足，复因产后失血过多，冲任血虚，胞脉失养，又气随血耗，气虚运血无力，血行迟滞；或产后脏腑虚弱，血室正开，起居不慎，当风感寒，风寒乘虚而入，血为寒凝；或因情志不遂，肝气郁结，血随气结而为瘀，瘀阻冲任，胞脉失畅；或产后胞宫胞脉空虚，邪毒内侵，入里化热，损伤冲任经脉，热与血结，阻痹胞脉，败血浊液不得下行，故使腹痛。本病有虚实之分。血虚者，小腹隐痛，喜按，恶露量少，色淡；血瘀者，小腹疼痛拒按，恶露量少，色暗有块；热结者，小腹灼痛，按之剧痛，恶露初则量多，继则量少，甚如败脓。治宜活血养血，温经止痛。

当归生姜羊肉汤

【来源】《金匮要略》卷上。

【别名】小羊肉汤（《备急千金要方》卷三（注文）引《胡洽方》）、当归汤（《圣济总录》卷九十四）、羊肉汤（《东医宝鉴·外形篇》卷四）。

【组成】当归三两　生姜五两　羊肉一斤

【用法】以水八升，煮取三升，温服七合，日三服。如加生姜等者，亦加水五升，煮取三升二合服之。

【功用】《医方发挥》：温中补血，祛寒止痛。

【主治】寒疝腹中痛及胁痛里急者；产后腹中绞痛，腹中寒疝，虚劳不足。

【加减】若寒多者，加生姜成一斤；痛多而呕者，加橘皮二两，白术一两。

【方论】

1.《金匮要略论注》：寒疝至腹痛胁亦痛，是腹胁皆寒气所主，无复界限，更加里急，是内之荣血不足，致阴气不能相荣，而敛急不舒，故以当归、羊肉兼补兼温，而以生姜宣散其寒。然不用参而用羊肉，所谓"精不足者，补之以味"也。

2.《金匮要略心典》：此治寒多而血虚者之法，血虚则脉不荣，寒多则脉细急，故腹胁痛而里急也。当归、生姜温血散寒，羊肉补虚益血也。

3.《绛雪园古方选注》：寒疝为沉寒在下，由阴虚得之，阴虚则不得用辛热燥烈之药重劫其阴，故仲景另立一法，以当归、羊肉辛甘重浊，温暖下元而不伤阴，佐以生姜五两，羊肉加至一斤，随血肉有情之品引入下焦，温散冱寒。若痛多而呕，加陈皮、白术奠安中气，以御寒逆。本方三味，非但治疝气逆冲，亦治产后下焦虚寒，亦称神剂。

4.《医林纂要探源》：羊肉甘辛，大补命门之火，以生肝木，又血气之类，以补血气也；生姜辛温，补肝以益生生之气，且合当归用之，则气为血倡，有以萃肝血也；当归甘辛温，滋润生血，而归之肝，以布之脏腑百脉。此三味《金匮要略》本方，暖补之血，而虚寒之齐自除。内寒即除，则外之虚热亦自止。

5.《医略六书·杂病证治》：血室亏泛，不能荣肝锐脾，寒邪得以袭入经中，故腹中绞痛不止焉。羊肉多脂，乃血肉中味厚之品，大能补养形

躯之不足，用以煮取净汁，入生姜之辛温，当归之甘养，以奏润燥温营之绩，使血润经营，则虚邪外解，而脏腑融和，腹中绞痛有不痊者乎！此营养温润之剂，洵为血亏腹中绞痛之专方。

6.《金匮方歌括》：方中当归行血分之滞而定痛，生姜宣气分之滞而定痛，亦人所共晓也。妙在羊肉之多，羊肉为气血有情之物，气味腥膻浓厚，入咽之后即与浊阴混为一家，旋而得当归之活血，而血中之滞通，生姜之利气，而气中之滞通，而寒无有潜藏之地，所谓先诱之而后攻之者也。

【验案】

1. 寒疝　《本草衍义》：一妇人产当寒月，寒气入于产门，脐下胀满，手不敢犯，此寒疝也。医将治之以抵当汤，谓其瘀血。予教之曰：非其治也，可服张仲景羊肉汤，二服而愈。

2. 产后腹痛　《得心集医案》：冬月产后，少腹绞痛，诸医谓为儿枕之患，去瘀之药，屡投愈重，乃至手不可触，痛甚则呕，二便紧急，欲解不畅，且更牵引腰胁俱痛，势颇迫切。急延二医相商，咸议当用峻攻，庶几通则不痛。余曰：形羸气馁，何胜攻击，乃临产胎下，寒入阴中，攻触作痛，故亦拒按，与中寒腹痛无异。然表里俱虚，脉象浮大，法当托里散邪。但气短不续，表药既不可用，而腹痛拒按，补剂亦难遽投。仿仲景寒疝例，与当归生姜羊肉汤，因兼呕吐，略加陈皮、葱白，一服微汗而愈。

3. 女性顽固性室性早搏　《山东中医杂志》（1997，7：299）：韩氏用本方加大枣治疗女性顽固性室性早搏30例，另设男性对照组12例，治疗方法同女性。结果：女性组显效27例；男性组有效5例。

下瘀血汤

【来源】《金匮要略》卷下。

【别名】瘀血汤（《普济方》卷三五一）、大黄䗪虫丸（《绛雪园古方选注》卷中）。

【组成】大黄二两　桃仁二十枚　䗪虫二十枚（熬，去足）

【用法】上为末，炼蜜和为四丸。以酒一升，煎一丸，取八合，顿服之。新血下如豚肝。

【主治】产妇腹痛，腹中有干血着脐下，经水不利。

【方论】

1.《金匮玉函经二注》：血之干燥凝着者，非润燥荡涤不能去也。芍药、枳实不能治，须用大黄荡逐之。桃仁润燥，缓中破结；蟅虫下血；用蜜补不足，止血，和药，缓大黄之急，尤为润也。

2.《金匮要略心典》：大黄、桃仁、蟅虫下血之力颇猛，用蜜丸者，缓其性不使骤发，恐伤上二焦也。酒煎顿服者，补下治下制以急，且去疾惟恐不尽也。

3.《金匮方歌括》：方中大黄、桃仁能推陈下瘀，蟅虫之善攻干血，人尽知之。妙在桃仁一味，平平中大有功力，郁血已败而成瘀，非得生气不能流通。桃得三月春和之气，而花最鲜明似血，而其生气皆在于桃仁，其味苦又能开泄，故直入血中而和之散之，逐其旧而不伤其新也。

4.《金匮要略方义》：本方所治之产后腹痛，较之枳实芍药散证为重。产妇由于恶露未尽，瘀阻气滞，常见腹痛，治宜行气活血以止痛，故曰"产妇腹痛，法当以枳实芍药散"。如用枳实芍药散而其病不愈，说明病情较重，由于瘀血阻滞于脐下，不通则痛。此时进一步诊察，当有少腹疼痛，有块拒按，按之则疼痛更剧，身热烦闷，呼吸气促，两目黯黑，脉沉结或沉涩等，治当破血逐瘀，宜用本方治疗。方中大黄下瘀血血闭，破癥瘕积聚，推陈致新；加入桃仁活血润燥，通润大便；蟅虫破血逐瘀。用蜜为丸，调和诸药。以酒煎药，引入血分。诸药相伍，其攻逐瘀血之力较强，故方后有"血下如豚肝"之说。本方虽不及抵挡汤、丸之猛峻，但亦为逐瘀之峻剂，非体壮证实者，慎勿妄投。

【实验】保肝作用 《中医杂志》(2006，3：215)：实验观察下瘀血汤对进展期四氯化碳大鼠肝纤维化的干预作用。结果显示：下瘀血汤组丙氨酸氨基转移酶（ALT）、天冬氨酸氨基转移酶（AST）、碱性磷酸酶（ALP）、谷氨酰转肽酶（GGT）、总胆红素（TBIL）、羟脯氨酸（Hyp）显著降低（$P < 0.05$ 或 $P < 0.01$）。结论：下瘀血汤能显著抑制造模因素持续刺激条件下进展期肝纤维化的发展，疗效优于小柴胡汤。

【验案】腹痛 《汉方新解》引《腹证奇览》；余旧在东都时，一男子三十四五岁，大腹痛、脐下痛者三年，百药无效。余诊之，暗然觉冷气，腹皮强急，如有头足。乃与大建中汤，一月许，渐渐告愈。忽又觉脐下疼痛难忍，乃与下瘀血汤，数日全愈。

枳实芍药散

【来源】《金匮要略》卷下。

【组成】枳实（烧黑，勿大过） 芍药各等分

【用法】上为散。每服方寸匕，一日三次，以麦粥送下。

【主治】产后腹痛，烦满不得卧；痈脓。

【方论】

1.《金匮要略本义》：产妇血流不快，积于腹中作痛，心烦胁满不得卧，此为实邪。法应开散而行其瘀滞，则诸病可已。枳实烧黑者，入血中行积也；加以芍药走血分，而血瘀可散矣；以麦粥下之者，即大麦粥取其滑润宜血，且有益胃气也。

2.《金匮方论衍义》：仲景凡治腹痛，多用芍药，何哉？以其能治血气积聚，宣利脏腑，通则痛止也；以其阴气之散乱成痛，用此收之也；以其能除血痹之痛也；以其能缓中而止其急痛也。本草亦误用主邪气腹痛，故仲景多用之。虽然芍药所治之博固如此，宁无一言之要欤？夫五气之邪，莫如厥阴肝木之性急暴，一有不平，则曲直作痛。盖肝为藏血之海，若血有痹结瘀积，则海不清，而肝木之气塞矣。东方震木，出于纯阴者，则能兴启发生，若出于散乱之阴，则肝木之气狂矣。木强直，若值邪气，则肝木与之搏击矣。由此三者而言，将是芍药之所治，皆治其肝木也。虽曰治之，而亦补之，木之味酸，芍药亦酸，故必补之也，义见首篇，此方治产后绞痛概可知矣。用芍药为主，佐之枳实炒黑，入血破积聚，收阴缓中，逐陈致新；麦粥补虚下气，壮血脉也。

3.《金匮要略编注》：此气滞腹痛也。产后中气必虚，虚则气滞而食亦滞，故腹痛。烦满不得卧，勿疑产后，定属瘀血而痛也。故以枳实破气行滞，芍药收阴而和脾养血。因产后血虚，所以用之。此剂行气和血，故主痈脓。以麦粥下之，乃和肝气而养心脾也。产后腹痛原因甚多，但首

先应分辨虚实。今腹痛至于烦满不得卧，表明属于里实，故《医宗金鉴》曰："产后腹痛，不烦不满，里虚也，烦满不得卧，里实也"。由于产后恶露不尽，瘀血内停，以致气机阻滞，而且气滞重于血瘀，故上逆而为烦满不得卧之证。治宜行气活血，使气血宣通，则腹痛与烦满均可得解。方中枳实烧黑存性，能入血以行血中之气，配伍芍药和血止痛。两味等分为散，每服"方寸匕"，说明药少量轻，病情不重，意在缓治。用大麦粥调服，以和胃气。

【实验】对大鼠肠道高敏性的影响 《中国实验方剂学杂志》（2007，6：49）：研究表明：枳实芍药散能提高肠道最小容量阈值，减少收缩反射次数；减少回盲及结肠组织内肥大细胞（MC）数量，以结肠显著；降低 P 物质（SP）免疫反应水平，结肠 SP 阳性面积较回盲部显著。结论：枳实芍药散可降低肠道的敏感性，其机制可能在于调节肥大细胞及其 P 物质的分泌。

延胡索散

【来源】《普济方》卷三四五引《产经》。

【别名】元胡索散（《济阴纲目》卷十一）。

【组成】当归（酒浸） 延胡索 赤芍药 蒲黄（隔纸炒） 桂（不见火，去皮） 乳香（水研）没药各五钱

【用法】上为细末。每服三钱，空心酒调下。

【主治】

1.《普济方》引《产经》：产后血气攻刺，腹痛不止，及新旧虚实痛不止。

2.《医略六书》：月经不调，脉弦滞涩者。

【方论】《医略六书》：当归养血脉以荣经，蒲黄破瘀血以通经，赤芍化滞血，延胡调经脉，乳香和血于经，没药散血于络，桂皮温散以行经络也。为散酒煮，使血滞既化则经寒亦散，而经行如度，何有攻刺疼痛之患乎！

理中当归汤

【来源】《医心方》卷二十三引《产经》。

【组成】甘草三两 当归二两 人参一两 白术一两 干姜半两

【用法】水七升，煮取二升半，分三次服。

【主治】产后腹中虚冷，心腹痛，不思饮食，呕吐厥逆。

大黄干漆汤

【来源】《备急千金要方》卷三。

【组成】大黄 干漆 干地黄 桂心 干姜各二两

【用法】上锉。以水三升，清酒五升，煮取三升，去滓，温服一升。血当下。若不愈，明旦服一升。满三服，病无不愈。

【主治】新产后有血，腹中切痛者。

生牛膝酒

【来源】《备急千金要方》卷三。

【别名】单行生牛膝酒（《千金翼方》卷六）。

【组成】生牛膝五两

【用法】酒五升，煮取二升，去滓，分二服。若用干牛膝根，以酒渍之一宿，然后可煮。

【主治】产后腹中苦痛。

生地黄汤

【来源】《备急千金要方》卷三。

【组成】生地黄五两 生姜三两 大黄 芍药 茯苓 细辛 桂心 当归 甘草 黄芩各一两半大枣二十枚

【用法】上锉。以水八升，煮取二升半，去滓，分三服，一日三次。

【主治】

1.《备急千金要方》：产后三日至七日，腹中余血未尽，绞痛强满，气息不通。

2.《圣济总录》：妊娠胎气损动，气血不调，或颠扑闪坠，因致胎堕，谓之半产；及产后气血不和，恶滞不尽，腹中绞痛。

【方论】《千金方衍义》：此方为前大黄汤之变方。大黄、芍药、当归、甘草、生姜等味俱出大黄汤。其用桂心、细辛，即大黄汤中吴茱萸之意；黄芩、茯苓即大黄汤中牡丹之意。大枣佐黄芩以和寒热也，方下虽不言寒热，而用黄芩、姜、枣之意可推。

可无痈成之患矣。

芎䓖汤

【来源】《备急千金要方》卷三。

【组成】芎䓖 甘草各二两 蒲黄 女萎各一两半 芍药 大黄各三十铢 当归十八铢 桂心 桃仁 黄耆 前胡各一两 生地黄一升

方中黄耆，《千金翼方》作"黄芩"。

【用法】上锉。以水一斗，酒三升，合煮取二升，去滓，分四服，日三次，夜一次。

【主治】产后腹痛。

羊肉生地黄汤

【来源】《备急千金要方》卷三。

【别名】羊肉地黄汤（《太平圣惠方》卷八十一）。

【组成】羊肉三斤 生地黄（切）二升 桂心 当归 甘草 芎䓖 人参各二两 芍药三两

【用法】上锉。以水二斗，煮肉取一斗，去肉纳药，煎取三升，分四服，日三夜一。

【功用】

1.《备急千金要方》：补中益脏，强气力，消血。

2.《太平圣惠方》：产妇七日后补虚羸，强力气，消滞血。

【主治】产后三日腹痛。

【方论】《千金方衍义》：羊肉生地黄汤以治新产腹痛，乃兼取当归生姜羊肉汤、内补当归建中汤二方，除去姜、枣、胶饴，加入人参、芎、地平调血气，桂心行芍、地之寒滞，人参助羊肉之滋益也。

败酱汤

【来源】《备急千金要方》卷三。

【组成】败酱三两 桂心 芎䓖各一两半 当归一两

【用法】上锉，以清酒二升，水四升，微火煮取二升，去滓，食前适寒温服七合，一日三次。

【主治】产后疹痛引腰，腹中如锥刀所刺。

【方论】《千金方衍义》：产后疹块引痛如锥，须防瘀结成痈，故借《金匮要略》薏苡败酱附子散之法，于中除去附子之焕发，进以芎、归之柔和，

独活汤

【来源】《备急千金要方》卷三。

【组成】独活 当归 桂心 芍药 生姜各三两 甘草二两 大枣二十枚

【用法】上锉。以水八升，煮取三升，去滓，分三次服，服后相去如人行十里久再进之。

【主治】产后腹痛，引腰背拘急痛。

桃仁芍药汤

【来源】《备急千金要方》卷三。

【别名】桃仁散（《太平圣惠方》卷八十一）、桃仁煎（《医略六书》卷三十）。

【组成】桃仁半升 芍药 芎䓖 当归 干漆 桂心 甘草各二两

《太平圣惠方》有干姜。

【用法】上锉。以水八升，煮取三升，分三服。

【主治】

1.《备急千金要方》：产后腹痛。

2.《太平圣惠方》：产后恶血未尽，攻心腹痛。

【方论】《医略六书》：产后冲任不调，不能操蓄泄之权，而瘀血内结，故腹痛环脐牵引不宁焉。桃仁破瘀血以开结，当归养冲任以荣经，赤芍破瘀泻血滞，桂心通闭温经脉，川芎行血中之气，漆灰化瘀结之血，甘草缓中州以和胃气也。水煎温服，使瘀化结开，则经脉清和，而腹痛无不止，安有牵引环脐之害乎。

蒲黄散

【来源】《备急千金要方》卷三。

【别名】单行蒲黄散（《千金翼方》卷六）、蒲黄散子（《杂病源流犀烛》卷十七）。

【组成】蒲黄

【用法】每服方寸匕，以东流水调下。

《普济本事方》本方用法：每服二钱，饮调下；渴燥甚者，新汲水调下。

【主治】

1.《备急千金要方》：产后烦闷。

2.《普济本事方》：产后出血太多，虚烦发渴。

3.《普济方》引《便产须知方》：产后血瘕儿枕疼痛，由产后气羸，恶露未尽，新血与故血相搏而致。症见腹中有块，上下时动，痛不可忍。

4.《杂病源流犀烛》：痔漏出血属瘀血者。

芎䗪汤

【来源】《备急千金要方》卷四。

【别名】芎䗪温中汤（《奇效良方》卷六十三）。

【组成】芎䗪 干地黄 黄耆 芍药 吴茱萸 甘草各二两 当归 干姜各三两

【用法】上锉，以水一斗，煮取三升，分三服。

【主治】

1.《备急千金要方》：带下、漏血不止。

2.《普济方》：风虚冷热，劳损冲任，月水不调，崩中暴下，腰重里急，淋沥不断；及产后失血过多，虚羸腹痛；或妊娠胎动不安，下血连日，小便频数，肢体烦倦，头晕目暗，不欲饮食。

芍药汤

【来源】《千金翼方》卷六。

【组成】芍药四两 茯苓三两 人参 干地黄 甘草各二两

【用法】上锉。以清酒兼水各六升，煮取三升，分服，每日三次。

【主治】产后腹痛。

败酱汤

【来源】《千金翼方》卷六。

【组成】败酱三两

【用法】上切。以水四升，酒二升，微水煎取二升，食前适寒温服七合，一日三次。

【主治】产后疹痛引腰腹，如锥刀所刺。

单行茱萸酒

【来源】《千金翼方》卷六。

【别名】茱萸酒（《普济方》卷三五一）。

【组成】吴茱萸一升

【用法】以酒三升，渍一宿，煎取半升，顿服或再服。

【主治】产后腹内疾痛。

厚朴汤

【来源】《千金翼方》卷六。

【组成】厚朴（炙） 枳实（炙） 生姜各三两 芍药 五味子 茯苓 前胡各一两 人参半两 大枣二十枚（擘）

【用法】上锉。以水六升，煮取二升五合，分为三服，适寒温服。

【主治】产后四日之中血气，口干嘘吸。

【宜忌】禁冷物。

猪肾汤

【来源】《千金翼方》卷六。

【组成】猪肾一枚 茱萸一升 黄耆 当归 芎䗪 人参 茯苓 干地黄各二两 生姜（切） 厚朴（炙） 甘草（炙）各三两 桂心四两 半夏五两（洗去滑）

【用法】上锉。以水二斗，煮猪肾令熟，取一斗，吹去肥腻；又以清酒二升，煮取三升，分四次服，日三夜一。

【主治】妇女产后腹痛。

缓中葱白汤

【来源】《千金翼方》卷六。

【组成】葱白 当归 人参 半夏（洗去滑） 细辛各二两 天门冬（去心） 芍药 干姜 甘草（炙）各六两 生地黄（取汁） 吴茱萸各一升

【用法】上锉。以水七升，煮取二升，每服一升，日夜服之令尽。

【主治】产后腹痛少气。

羊肉汤

【来源】《外台秘要》卷三十四引《广济方》。

【组成】肥羊肉一斤 当归 甘草（炙） 芍药各

一分

【用法】上切。以水一斗煮羊肉，取七升煮药，取二升分服。

【主治】产后内虚，寒入腹，腹中绞痛下赤，烦毒谵语见鬼。

羊肉当归汤

【来源】《外台秘要》卷三十四引《许仁则方》。

【别名】当归羊肉汤（《妇人大全良方》卷二十一）。

【组成】肥羊肉一斤（去脂膜）　当归五两　生姜六两　黄耆四两

【用法】上切。以水一斗，缓火煮羊肉，取八升，澄清，纳药煮，取二升半，去滓温分服。

【功用】补气力。

【主治】产后虚弱，兼腹痛。

【加减】若恶露下不尽，加桂心三两；恶露下多，有风，加芎䓖三两；有气，加细辛二两；有冷，加吴茱萸一两；有热，加生地黄汁二合。

地黄粥

【来源】《医方类聚》卷二三八引《食医心鉴》。

【组成】生地黄汁三合　生姜一两（取汁）　粳米三合

【用法】粳米煮粥，临熟下地黄、生姜汁，搅令匀，空心服。

【主治】初产腹中瘀血，及瘕血结痛，虚损无力。

秤锤酒

【来源】《医方类聚》卷二三八引《食医心鉴》。

【组成】铁秤锤一枚（斧头铁杵亦得）　酒一升

【用法】烧秤锤令赤，投酒中，良久去锤，量力服。

【主治】产后血瘕，儿枕痛。

白术散

【来源】《太平圣惠方》卷七十八。

【组成】白术　麦门冬（去心，焙）　厚朴（去粗皮，涂生姜汁炙令香熟）　人参（去芦头）　陈橘皮（汤浸，去白瓤，焙）　当归（锉，微炒）　桂

心各一两

【用法】上为粗散。每服四钱，以水一中盏，加生姜半分，煎至六分，去滓温服，不拘时候。

【主治】产后腹中痛，呕逆，饮食不下。

琥珀散

【来源】《太平圣惠方》卷七十一。

【组成】琥珀一两（细研）　没药一两　当归一两（锉，微炒）　赤芍药一两　牡丹一两　延胡索一两　蒲黄一两　蓬莪术一两　桂心一两

【用法】上为细散。每服一钱，以温酒调下。不拘时候。

【主治】

1.《太平圣惠方》：妇人血气攻心腹，烦躁闷乱，疼痛不止。

2.《普济方》：产后恶露不行，儿枕块痛。

白术散

【来源】《太平圣惠方》卷七十八。

【组成】白术　龙骨　当归（锉，微炒）各三分　生干地黄　黄耆（锉）　牡蛎粉各一两

【用法】上为粗散。每服四钱，以水一中盏，加生姜半分，大枣三个，煎至六分，去滓温服，不拘时候。

【主治】产后体虚汗出，四肢乏力，腹内疼痛，不思饮食。

红蓝花散

【来源】《太平圣惠方》卷七十八。

【组成】红蓝花一两　甘菊花　当归（锉，微炒）　川芎　蓬莪术　赤芍药　鬼箭羽　桂心各半两　牛膝（去苗）　刘寄奴　赤茯苓　桃仁（汤浸，去皮尖双仁，麸炒微黄）　羚羊角屑各三分

【用法】上为粗散。每服四钱，以水一中盏，加生姜半分，煎至六分，去滓，不拘时候温服。

【主治】产后寒热头痛，手足烦疼，恶露不快，心腹刺痛。

蓬莪茂散

【来源】《太平圣惠方》卷七十八。

【别名】蓬莪术散《普济方》（卷三五四）。

【组成】蓬莪茂一两　当归一两（锉，微炒）　蒲黄三分　桂心三分　川大黄一两（锉碎，微炒）　桃仁一两（汤浸，去皮尖双仁，麸炒微黄）

【用法】上为细散。每服二钱，以暖酒调下，不拘时候。

【主治】产后恶血滞留，憎寒壮热，心腹疼痛。

木香丸

【来源】《太平圣惠方》卷七十九。

【组成】木香半两　京三棱一两（微煨，锉）　槟榔一两　桂心半两　附子一两（炮裂，去皮脐）　没药半两　阿魏半两（面裹煨，面熟为度）　桃仁一两（汤浸，去皮尖双仁，麸炒微黄）　鳖甲一两（涂醋，炙令黄，去裙襕）　芎䓖半两　虻虫一分（去翅足，微炒）　水蛭一分（微炒令黄）　当归半两（锉，微炒）　牡丹半两　赤芍药半两　硇砂半两（细研）　川大黄一两半（锉碎，微炒）　干漆一两（捣碎，炒令烟出）

【用法】上为末，炼蜜为丸，如梧桐子大。每服二十丸，以温酒送下，一日三四次。

【主治】产后恶血不散。积聚成块，在脐腹下，坚硬疼痛。

木香丸

【来源】《太平圣惠方》卷七十九。

【组成】木香半两　诃黎勒一两（煨，用皮）　龙骨一两　附子一两（炮裂，去皮脐）　黄连一两（去须，微炒）　干姜一两（炮裂，锉）　当归一两（锉，微炒）　吴茱萸半两（汤浸七遍，焙干，微炒）

【用法】上为末，炼蜜为丸，如梧桐子大。每服三十丸，以粥饮送下，一日三四次。

【主治】产后心腹气痛，泄痢不止。

当归散

【来源】《太平圣惠方》卷七十九。

【组成】当归一两（锉，微炒）　赤芍药一两　水蛭一两（炒熟）　虻虫一两（去翅足，微炒）　小儿胎发一两（烧灰）　瓷药一两（细研，水飞过）　芫花一两（醋拌，炒令干）　延胡索一两

【用法】上为细散。每服一钱，空心以温酒调下。

【主治】产后腹内血瘕疼痛。

芫花丸

【来源】《太平圣惠方》卷七十九。

【组成】芫花一两（醋拌，炒干）　川乌头一两（炮裂，去皮脐）　干姜一两（炮裂，锉）　木香一两　蓬莪术一两　刘寄奴半两　桂心一两　当归一两（锉，微炒）　没药一两

【用法】上为末，先以米醋五升，于银锅中煎如稀饧，后下药末，为丸如绿豆大。每服十丸，空心以温酒送下。

【主治】产后腹中有块，疼痛不可忍。

牡丹散

【来源】《太平圣惠方》卷七十九。

【组成】牡丹三分　木香半两　肉桂半两（去皱皮）　当归三分（锉，微炒）　赤芍药三分　延胡索三分　蓬莪术半两　虎杖三分　甘草半两（炙微赤，锉）　生干地黄一两　鳖甲一两（涂醋炙微黄，去裙襕）　芎䓖半两　琥珀三分

【用法】上为散。每服三钱，以水一中盏，加生姜半分，煎至五分，去滓，每于食前稍热服。

【主治】产后经络不调，脐腹疼痛。

砒黄丸

【来源】《太平圣惠方》卷七十九。

【组成】砒黄半两　芫花一两（醋拌，炒令黄）　硇砂半两（细研）　香墨一两　釜煤半两　当归半两（锉，微炒）　干漆半两（捣碎，炒令烟出）

【用法】上为末，以醋煮黑豆一两，取汁煮面糊为丸，如梧桐子大。每服七丸，空心醋汤送下。有恶血下，愈即住服。

【主治】产后血瘕，结块攻刺，心腹疼痛。

桑耳散

【来源】《太平圣惠方》卷七十九。

【组成】桑耳三分　菴蔄子一两　牛膝一两（去苗）　赤芍药三分　赤茯苓一两　延胡索一两　桂心三分　芎藭一两　泽兰三分　生干地黄一两

【用法】上为细散。每服二钱，食前以温酒调下。

【主治】产后经络不调，脐下疼痛。

大黄散

【来源】《太平圣惠方》卷八十。

【组成】川大黄一两（锉，微炒）　干漆一两（捣碎，炒令烟出）　桂心一两　生干地黄一两　干姜半两（炮裂，锉）　当归三分（锉，微炒）

【用法】上为粗散。每服三钱，以酒一中盏，煎至六分，去滓稍热服，不拘时候。

【主治】产后恶血内攻，腹内绞痛不可忍。

乌鸦散

【来源】《太平圣惠方》卷八十。

【组成】腊月乌鸦一只（去嘴爪）　赤鲤鱼鳞一两　桑木耳一两　童子头发一两　香墨半两　硇砂一两

【用法】上药都入一瓷瓶子内，以六一泥固济，晒干；先用文火烧烟出，后以武火煅，移时待冷取出，为细散，研入麝香一分。每服二钱，以热酒调下，不拘时候。

【主治】产后恶血，腹中绞痛。

石炭散

【来源】《太平圣惠方》卷八十。

【组成】石炭二两（打研）　赤鲤鱼鳞五两　干藕节四两　乱发一两　败蒲二两　棕榈皮二两　红蓝花一两　芫花一两

【用法】上药都入一瓷瓶子内，使盐泥固济，候干，以砖坯子盖头，用炭火半秤断之，如人行一二里以来，其初青烟出，后白烟出，渐去火，经一宿，冷取出，捣细罗为散，更入麝香一分，同研令细。每服一钱，以温酒调下，如人行三五里再服。其恶血自下。

【主治】产后恶血，攻刺心腹疼痛。

当归散

【来源】《太平圣惠方》卷八十。

【组成】当归三分（锉，微炒）　赤芍药一两　刘寄奴半两　芎藭三分　红兰花三分　桂心半两　延胡索半两　没药半两

【用法】上为细散，每服二钱，以热酒调下，不拘时候。

【主治】产后恶血不散，攻击心腹疼痛。

当归散

【来源】《太平圣惠方》卷八十。

【组成】当归三分（锉，微炒）　牡丹半两　牛膝半两（去苗）　姜黄半两　川大黄一两（锉，微炒）　虻虫三分（炒微黄，去翅足）　生干地黄三分　琥珀半两　虎杖半两　桃仁三分（汤浸，去皮尖双仁，麸炒微黄）　川芒消一两　肉桂三分（去皱皮）　水蛭一分（炒微黄）　蒲黄三分

【用法】上为粗散。每服三钱，以水、酒各半中盏，加生姜半分，煎至五分，去滓稍热服，不拘时候。

【主治】产后恶露不下，气攻心腹，烦闷，胁肋刺痛。

红蓝花煎

【来源】《太平圣惠方》卷八十。

【别名】红蓝花汤（《普济方》卷二四八）。

【组成】红蓝花半两　麒麟竭半两　硇砂一两（细研）　当归一两（锉，微炒）　赤鲤鱼鳞一两（烧灰）　青蛙一枚（去肠肚，炙令焦）　桂心一两

【用法】上为末。先以醋五升，于石锅中煎令沸，入诸药末，同熬如膏，取出，于瓷合内盛。每服一茶匙，不拘时候，以温酒送下。

【主治】产后腹脏有恶血结滞，绞刺疼痛。

芫花丸

【来源】《太平圣惠方》卷八十。

【组成】芫花二两（锉，捣末） 当归一两（锉，微炒） 硇砂一两（细研） 蓬莪术三分 桂心半两 川大黄一两（锉，微炒）

【用法】上为末，以醋一升，熬芫花成膏，入诸药末为丸，如梧桐子大。每服七丸，以醋汤送下，不拘时候。

【主治】产后心腹有积冷，恶血凝滞，致攻心腹，绞刺痛不可忍。

没药丸

【来源】《太平圣惠方》卷八十。

【组成】没药一两 肉桂三分（去皱皮） 当归（锉，微炒） 芫花（醋拌，炒令干） 地龙（炒令黄） 五灵脂 干漆（捣碎，炒令烟出） 蒲黄各半两

【用法】上为末，醋煮面糊为丸，如梧桐子大。每服十丸，以温酒送下，不拘时候。

【功用】利经脉，止疼痛。

【主治】产后恶血攻刺，腹内撮撮疼痛。

败酱散

【来源】《太平圣惠方》卷八十。

【组成】败酱三分 牡丹半两 桂心三分 刘寄奴三分 木香半两 芎藭半两

【用法】上为粗散。每服四钱，以水一中盏，煎至六分，次入酒一小盏，更煎三五沸，去滓，分二次稍热服，不拘时候。

【主治】产后恶血攻心腹，绞痛。

益母草子散

【来源】《太平圣惠方》卷八十。

【组成】益母草子半两 刘寄奴半两 芸薹子二分（微炒） 肉桂三分（去粗皮） 没药半分 当归半两（锉，微炒）

【用法】上为细散。每服二钱，以水酒各半中盏，煎至五分，和滓热服，不拘时候。

【主治】产后恶血，腹内绞痛，口干心烦。

菴䕡子散

【来源】《太平圣惠方》卷八十。

【组成】菴䕡子三分 赤芍药半两 桃仁三分（汤浸，去皮尖双仁，麸炒微黄） 桂心半两 刘寄奴半两 当归一两（锉，微炒） 蒲黄二分 芎藭半两

【用法】上为粗散。每服三钱，以水一中盏，加生地黄一分，煎至六分，去滓稍热服，不拘时候。

【主治】产后恶血绞刺，腹内疼痛不止。

硇砂丸

【来源】《太平圣惠方》卷八十。

【组成】硇砂（细研） 当归（锉，微炒） 干姜（炮裂，锉） 没药 芫花（醋拌微炒） 蓬莪术各一两

【用法】上为末，研入硇砂令匀，纳在狗胆中，以线子系悬在灶后令干，取出更研，以醋煮面糊和丸，如绿豆大。每服五丸，不拘时候以热当归酒送下。

【主治】产后恶血凝结不散，攻刺腹胁绞痛。

硇砂丸

【来源】《太平圣惠方》卷八十。

【组成】硇砂半两（细研） 没药一分 木香一两 桂心半两 当归半两（锉，微炒） 干漆一两（捣碎，炒令烟出）

【用法】上为末，研入硇砂令匀，以醋煮面糊为丸，如梧桐子大。不拘时候以温生姜酒送下十丸。

【主治】产后恶血气，腹中绞刺疼痛。

琥珀散

【来源】《太平圣惠方》卷八十。

【组成】琥珀 没药 当归（锉，微炒） 红蓝花 牛李子 蒲黄 姜黄 赤芍药 芫花（醋拌，炒令干） 桂心各半两 益母草三分 延胡索三分

【用法】上为细散。每服一钱，以热酒调下，不拘时候。

【主治】产后恶血不散，绞刺腹胁疼痛，心膈烦躁，虚气上冲，眼见黑花。

黑圣散

【来源】《太平圣惠方》卷八十。

【别名】黑神散（《普济方》卷三四八）。

【组成】生干地黄　乌巢子　槲叶各半斤　棕榈皮一斤　好墨一挺　童子头发四两

【用法】上药都入罐子中，以泥封裹，令干了，以炭火烧令通赤，慢慢去火，候冷取去，为细散。每服二钱，以热酒调下，不拘时候。

【主治】产后一切恶血气绞刺，腹内疼痛，及发渴烦热。

麒麟竭丸

【来源】《太平圣惠方》卷八十。

【别名】没药丸（《普济方》卷三四五）。

【组成】麒麟竭一两　干漆一两（捣碎，炒令烟出）　刘寄奴三分　乌药半两　延胡索三分　没药三分　当归三分（锉，微炒）　赤芍药半两　桂心半两　川大黄一两（锉碎，微炒）　桃仁一分（汤浸，去皮尖双仁，麸炒微黄）

【用法】上为末，炼蜜为丸，如小豆大。每服二十丸，温酒送下，不拘时候。

【主治】产后恶血攻刺，心腹绞痛，脐下坚硬。

麒麟竭散

【来源】《太平圣惠方》卷八十。

【组成】麒麟竭　肉桂（去皱皮）　当归（锉，微炒）　蒲黄　红蓝花　木香　没药　延胡索　干漆（捣碎，炒令烟出）　赤芍药各半两

【用法】上为细散。每服二钱，以热酒调下，不拘时候。

【功用】行血止痛。

【主治】产后恶血，腹内绞痛。

木香散

【来源】《太平圣惠方》卷八十一。

【组成】木香一分　当归一两（锉，微炒）　赤芍药半两　芎䓖三分　桂心半两

【用法】上为粗散。每服三钱，以水、酒各半中盏，加生姜半分，煎至六分，去滓温服，一日三四次。

【主治】产后心腹不利，儿枕痛。

木香散

【来源】《太平圣惠方》卷八十一。

【组成】木香三分　当归一两半（锉，微炒）　甘草半两（炙微赤，锉）　芎䓖三分　赤芍药三分　白术三分　高良姜半两（锉）　青橘皮三分（汤浸，去白瓤，焙）　厚朴一两（去粗皮，涂生姜汁，炙令香熟）

【用法】上为粗散。每服三钱，以水一中盏，煎至六分，去滓，不拘时候，稍热温服。

【主治】产后内伤冷气，腹中及心下切痛，不能饮食，四肢无力。

白术散

【来源】《太平圣惠方》卷八十一。

【组成】白术一分　附子三分（炮裂，去皮脐）　当归三分（锉，微炒）　桂心半两　陈橘皮三分（汤浸，去白瓤，焙）　人参三分（去芦头）　木香半两　槟榔半两　干姜半两（炮裂，锉）　赤芍药半两　芎䓖三分　甘草一分（炙微赤，锉）　吴茱萸一分（汤浸七遍，焙干，微炒）　厚朴三分（去粗皮，涂生姜汁炙令香熟）

【用法】上为粗散。每服三钱，以水一中盏，加大枣三个，煎至六分，去滓稍热服，不拘时候。

【主治】产后冷气攻心腹疼痛，四肢不和，少思饮食。

当归散

【来源】《太平圣惠方》卷八十一。

【别名】当归汤（《三因极一病证方论》卷十八）。

【组成】当归一两（锉，微炒）　鬼箭羽一两　红兰花一两

【用法】上为散。每服三钱，以酒一中盏，煎至六分，去滓温服，不拘时候。

【主治】

1.《太平圣惠方》：产后败血不散，结聚成块，俗呼儿枕，疼痛发歇不可忍。

2.《三因极一病证方论》：新产风寒乘虚内搏，恶露不快，脐腹坚胀。

延胡索散

【来源】《太平圣惠方》卷八十一。

【别名】延胡散（《普济方》卷三四九）。

【组成】延胡索一两　当归一两（锉，微炒）　桂心一两

【用法】上为粗散。每服三钱，以童便、酒各半盏，入生姜半分，煎至六分，去滓温服，不拘时候。

【主治】产后儿枕攻上下，心腹疼痛。

红蓝花散

【来源】《太平圣惠方》卷八十一。

【组成】红蓝花一分　当归半两（锉，微炒）　琥珀一分　没药半两　桂心三分　蒲黄一分

【用法】上为细散，每服一钱，不拘时候，以热酒调下。

【主治】产后血不散，小腹疼痛。

牡丹散

【来源】《太平圣惠方》卷八十一。

【组成】牡丹半两　玄参半两　黄芩半两　芎䓖半两　射干半两　赤芍药三分　川大黄三分（锉碎，微炒）　瞿麦半两　海藻半两（洗去咸味）　水蛭一分（麸炒令微黄）　虻虫一分（炒令微黄，去翅足头）　蛴螬二十个（微炒）　桃仁半两（汤浸，去皮尖、双仁，麸炒微黄）

【用法】上为粗散。每服三钱，以水一中盏，加生姜半分，薄荷三七叶，煎至六分，去滓温服，每日三四次。

【主治】新产儿枕上下刺痛，壮热口干，烦渴头痛，汗出，或大小便不利，未得便下者。

没药散

【来源】《太平圣惠方》卷八十一。

【组成】没药一两　赤芍药一两　桂心一两半　当归一两（锉，微炒）　白芷一两　芎䓖一两　牡丹一两　川大黄一两半（锉碎，微炒）

【用法】上为细散。每服二钱，以热酒调下，不拘时候。

【主治】产后恶血不尽，小腹搊撮疼痛。

桂心散

【来源】《太平圣惠方》卷八十一。

【组成】桂心三分　赤芍药一两　琥珀半两（细研）　白芷半两　当归三分（锉，微炒）

【用法】上为散。每服三钱，以水一中盏，加生姜半分、大枣二枚，煎至六分，去滓温服，不拘时候。

【主治】产后儿枕攻刺，腹肚疼痛不止。

桂心散

【来源】《太平圣惠方》卷八十一。

【组成】桂心一两　水蛭半两（微炒）　牡丹半两　延胡索半两　硫黄半两（细研）

【用法】上为细散。每服一钱，以温酒调下，不拘时候。

【主治】产后恶血未尽，心腹绞痛。

菴䕡子丸

【来源】方出《太平圣惠方》卷八十一，名见《普济方》卷三五一。

【组成】菴䕡子半两　桃仁半两（汤浸，去皮尖双仁，麸炒微黄）

【用法】上为末，炼蜜为丸，如梧桐子大。每服二十丸，以热酒送下，不拘时候。

【主治】产后恶血攻刺，小腹疼痛。

硇砂丸

【来源】《太平圣惠方》卷八十一。

【组成】硇砂一两（细研）　芫花一两（醋拌炒令干）　当归半两（锉，微炒）　赤芍药半两　木香半两　没药半两　狗脊一分（去毛）　白芷一分

蓬莪术半两

【用法】上为末，用酽醋一升，同熬成膏，候可丸即丸，如梧桐子（豌豆）大。不拘时候以当归酒送下五丸。

【主治】产后腹中有余血不散，致心腹绞痛。

雄黄散

【来源】《太平圣惠方》卷八十一。

【组成】雄黄一两　硇砂半两（细研）　麝香一分　熊胆一分　石炭二两（末）　水蛭一两（微炒）

【用法】上为细散。每服半钱，以热酒调下，不拘时候。

【主治】产后余血不散，致小腹疼痛不可忍。

紫桂丸

【来源】《太平圣惠方》卷八十一。

【组成】紫桂一分半（去皱皮）　当归三分（锉，微炒）　人参三分（去芦头）　白术三分　木香半两　羌活半两　酸枣仁三分（微炒）　熟干地黄一两　柏子仁一两　干姜半两（炮裂，锉）　牡丹一两　白芍药半两　羚羊角屑半两　白薇半两　细辛一两

【用法】上为末，炼蜜为丸，如梧桐子大。每服三十丸，以温酒送下，不拘时候。

【主治】产后风虚劳损，气攻脐腹疼痛。

麒麟竭散

【来源】《太平圣惠方》卷八十一。

【组成】麒麟竭半两　当归半两（锉，微炒）　桂心半两　荷叶半两　川大黄半两（锉碎，微炒）

【用法】上为细散。每服一钱，以红蓝花汤调下，不拘时候。

【主治】儿枕。产后腹中有凝血不散，绞刺疼痛。

麒麟竭散

【来源】《太平圣惠方》卷八十一。

【组成】麒麟竭半两　芫花半两（醋拌，炒令干）延胡索半两　当归半两（锉，微炒）　消石半两

【用法】上为细散。每服一钱，以热酒调下，不拘时候。

【主治】产后恶血攻刺，小腹疼痛。

干地黄散

【来源】《太平圣惠方》卷一六一。

【组成】生干地黄（焙）　芎䓖各等分

【用法】上为粗散。每服三钱匕，以酒、水各半盏，煎至八分，去滓，食前温服，一日三次。

【主治】产后余血不尽，结块上冲，心烦腹痛。

二十四味万灵丸

【来源】《博济方》卷四。

【组成】人参半两　茯苓三分（去皮）　当归　官桂（去皮）　吴白芷　细辛　木香　牛膝　左山寒水石　藁本　麻黄（去节）　甘草（炙）　兰香菜（如无菜，只用子亦得）　防风　桔梗　赤参　芎䓖　黑附子（炮）　蝉蜕各半两（去土）　芍药　牡丹皮各三分　马鸣退一两（炙）　沉香一分　石茱萸一分

【用法】上为细末，炼蜜为丸，如弹子大。每日空心用酒化服一丸。若死在腹中，不过三丸，生下死胎；生衣不出，一丸便出；产后腹内绞痛，绕脐下如刀刺者，一丸便止；产前产后赤白痢，并带下及呕逆，心气烦满，服一丸立愈；如怀胎入产月，但一日一服，至生产时，不觉痛；产前伤寒中风，体如板者，用热煎麻黄汤送下一丸，立止。

【主治】妇人产前产后诸疾，并三十六种冷血风气等病。

没药散

【来源】《博济方》卷四。

【组成】没药　红花（拣净）　延胡索（洗）　当归（洗去土）　各等分。

【用法】上为细末。每服二钱，以酒半盏，童子小便半盏，相和匀，赤烧秤锤或小铃子，淬过后调下；常服只用温酒一盏亦得。

【主治】

1.《博济方》：妇人急血气，疼痛不可忍者。

2.《普济方》：月经欲来前后腹中痛。

3.《校注妇人良方》：血气不行，心腹作痛，或行注疼痛，或月经不调，发热晡热。

香桂散

【来源】《博济方》卷四。

【别名】桂香饮（《易简方论》）、桂香散（《普济方》卷三二八）。

【组成】当归　川芎各一分　官桂（去皮）半两

【用法】上为细末，分作三服。每服酒一盏，煎三五沸，更入童便少许，同煎至七分温服，甚者不过二服必愈。

【主治】

1.《博济方》：产后脐下疼痛不止。

2.《医宗金鉴》：胞寒腹痛。

蓬莪术散

【来源】《博济方》卷四。

【别名】蓬莪茂散（《妇人大全良方》卷二十）。

【组成】蓬莪术　当归（炒）　大黄（纸裹煨，慢火煨，候纸黄色住）　桃仁（去尖，麸炒黄色）各一两　桂心　芎藭　牡丹皮　延胡索（炒）　木香　赤芍药各半两

【用法】上为细末。每服一钱，温酒调下，午前、临卧各一服。

【主治】产后血海气虚，腹脏疼痛，心胸痓闷，每遇经脉行，或多或少，及有块积者。

拒胜汤

【来源】《医学正传》卷七引《太平惠民和剂局方》。

【别名】抵圣汤（《产育保庆集》），巨胜汤（《卫生家宝产科备要》卷四）、抵圣散（《张氏医通》卷十五）。

【组成】赤芍药　半夏（炮七次）　泽兰叶　人参（去芦）　陈皮（去白）各一钱　甘草（炙）一分

【用法】上细切，作一服。加生姜三片，水一盏半，煎至一盏，温服。

【主治】

1.《医学正传》引《太平惠民和剂局方》：产

后败血入于脾胃，而脾不能运化，胃不能纳谷，以致腹胀满闷，呕吐不定。

2.《医略六书》：产后胁痛，呕涎，脉弦软涩滞者。

【方论】《医略六书》：产后气亏血滞，痰饮不化而阻塞于胸臆间，有碍少阳清净之化，故胁痛呕涎不止焉。人参扶元以通血脉，赤芍破血以行滞血，半夏化痰燥湿，泽兰利血通经，陈皮和中利气，甘草和胃缓中，生姜豁痰涎以除呕也；水煎，温服，务使气行血化，则痰无不消，而脾胃清和，何胁痛呕涎之不已哉。

神授乌金散

【来源】《医方类聚》卷二三四引《王岳产书》。

【组成】鲤鱼皮　猪肝衣　头发（三件煅过）　白僵蚕　桂心　白附子　当归　香墨　灶突土膜　灶门膜各等分

【用法】前三件（煅过，出火毒）为细末，后七味为散，却同前三味混和。每服二钱，难产，榆皮汤送下，木通草亦得；儿枕，小便送下；恶露不下，酒送下；血运，小便送下；血风抽掣，人参汤送下；伤寒，热水送下；产后乍见鬼神，桃仁汤送下；血风不识人，米囊花煎汤送下；产后四肢浮肿，马粪汁送下；一切疾并用酒送下。

【主治】产后一切诸疾。难产、儿枕痛，恶露不下，血晕，血风抽掣，伤寒，产后乍见鬼神，血风不识人，产后四肢浮肿。

比金丸

【来源】《圣济总录》卷七十二。

【组成】没药（研）一钱　五灵脂（研）半两　皂荚（不蛀者，去皮子，酥炙，捣末）三钱　白丁香（雄者，研）　硇砂（研）　乳香（研）各一钱半　巴豆一百粒（去皮心膜，不出油，烂研）

【用法】上为细末，用大枣十个（去核），刮巴豆膏入枣内，线缠了，慢火炙熟，去线捣烂，与前项药末合匀，和捣成剂，丸如绿豆大。大人脐实者五丸，虚者三丸；小儿芥子大，一岁三丸，五七岁以上七丸，十岁以上十丸。取积，用烧皂子浓煎汤放冷送下；利胸膈，用枣一个，烂嚼裹药

干咽，不得嚼药，并临卧服，急患不拘时候。

【功用】利胸膈，除积滞。

【主治】久积伏滞成块。妇人血癖血块，及产后败血不行，儿枕刺痛，小儿奶癖。

丹砂丸

【来源】《圣济总录》卷一五一。

【组成】丹砂（研）　水银　硫黄各一钱（二味同结成砂子用）　硇砂（研）　腻粉各一字　斑猫二十一枚（去翅足，麸炒焦，为末）　雄黄（研）一字

《鸡峰普济方》有巴豆三个；《普济方》有硼砂，无硇砂。

【用法】上为末，以狗胆汁和，作四十九丸。每服一丸，空心、临卧炒铅丹少许，以酒半盏调匀，烧秤锤，蘸铅丹酒，微焦黑色，放温送下。

【主治】妇人月水不通，肢节烦痛，寒热往来，腹胁结块，攻刺疼痛，日渐羸瘦，欲变成劳；及产后血露不快，腹内疼痛。

狗胆丸

【来源】《圣济总录》卷一五三。

【组成】狗胆一枚（入巴豆七粒，灶后挂三七日，干后用）　木香　丁香　硇砂　槐花各半两

【用法】上为细末，炼蜜为丸，如绿豆大。每服二丸，血风虚肿气急，煎薄荷酒送下；儿枕不散，疼痛不可忍，煎醋汤送下；产后通身走注痛疼，莲荷汤送下；吐血不止，刺蓟根煎汤入小便送下；血块，桂心酒送下；血游，蓖麻汤送下；热疾，地黄酒送下；败血冲心，蒲黄汤送下。

【主治】妇人血气。

地黄汤

【来源】《圣济总录》卷一六〇。

【组成】芍药　甘草（炙）各一两　丹参一两半

【用法】上为粗末。每服三钱匕，水一盏，煎至七分，去滓，加地黄汁一合，蜜半合，生姜汁一合，更煎数沸，空腹温服。

【主治】产后脐腹疼，余血未尽，不进饮食。

当归汤

【来源】《圣济总录》卷一六〇。

【组成】当归（切，焙）一两半　芍药一两半　桂（去粗皮）一两　桃仁（汤浸，去皮尖双仁，炒黄）四十九个

【用法】上为粗末。每服三钱匕，水一盏，煎至七分，去滓温服，不拘时候。

【主治】产后恶血不尽，腹内坚痛，不可忍。

刘寄奴汤

【来源】《圣济总录》卷一六〇。

【组成】刘寄奴二两　桔梗（炒）三两　当归（锉，焙）二两　生姜（切，焙）一两　桂（去粗皮）二两　陈橘皮（汤去白，焙）一两半　芍药三两　赤茯苓（去黑皮）三两

【用法】上为粗末。每服三钱匕，水一盏半，煎至八分，去滓，入延胡索末半钱匕，搅匀温服，一日三次。

【主治】产后恶露不尽，七八日腹痛，两胁妨满，兼儿枕痛。

干地黄汤

【来源】《圣济总录》卷一六一。

【组成】生干地黄（焙）二两　生姜（去皮，切碎，炒干）　甘草（炙）　当归（切，炒）　桂（去粗皮）各一两

【用法】上为粗末。每服三钱匕，水一盏，煎取七分，去滓温服，不拘时候。

【主治】产后血气不利，或感风冷，心腹绞痛，肢体虚冷，胸膈不快。

乌鸡饮

【来源】《圣济总录》卷一六一。

【组成】雌乌鸡一只（去毛羽爪肚）　鳖甲一两（涂醋，炙令黄，去裙襕）　桃仁一两（汤浸，去皮尖双仁，麸炒微黄）　川大黄三分（锉碎，醋拌，炒干）　吴茱萸一分（汤浸七遍，焙干，微炒）　桂心一两　鬼箭一两　牛膝一两（去苗）

当归一两（锉，微炒） 菴䕡子一两 甘草（微炙） 芒消各半两

【用法】上药除鸡外，为粗末和匀，以水四升，将鸡全煮，取汁，以瓷器澄令清。每服二钱匕，鸡清汁一盏，煎至七分，去滓，不拘时温服。

【主治】产后余血不尽，结聚成块，坚硬疼痛，腹肋胀满。

白术汤

【来源】《圣济总录》卷一六一。

【组成】白术（切，炒） 当归（锉，炒） 桑根白皮（锉）各一两半 大黄（锉，炒令香） 细辛（去苗叶） 桂（去粗皮）各一两

【用法】上为粗末。每服三钱匕，水一盏，加生姜三片，煎七分，去滓温服，不拘时候。

【主治】产后血气壅滞，攻心腹疼痛，或拘急胀满。

地黄芍药汤

【来源】《圣济总录》卷一六一。

【组成】生干地黄（焙） 芍药 当归（锉，炒） 独活（去芦头） 细辛（去苗叶）各二两 桂（去粗皮） 吴茱萸（水浸经宿，炒令香） 干姜（炮裂） 甘草（炙）各一两

【用法】上为粗末。每服三钱匕，水一盏，煎七分，去滓温服，不拘时候。

【主治】产后血气虚冷，攻心腹痛。

芍药汤

【来源】《圣济总录》卷一六一。

【组成】芍药二两 黄耆（锉） 白芷 人参 芎藭 当归（切，炒） 生干地黄（焙） 甘草（炙）各一两 白茯苓（去黑皮）一两半

【用法】上为粗末。每服三钱匕，水一盏，煎取七分，去滓，加酒少许温服，不拘时候。

【主治】产后因血不快利，气攻心腹疼痛。

芍药汤

【来源】《圣济总录》卷一六一。

【组成】芍药二两 桂（去粗皮） 甘草（炙，锉）各一两

【用法】上为粗末。每服三钱匕，水一盏，煎七分，去滓温服，不拘时候。

【主治】产后血气攻心腹痛。

吴茱萸丸

【来源】《圣济总录》卷一六一。

【组成】吴茱萸（微炒） 木香 当归（微炙）各一两 桃仁（去皮尖双仁，麸炒，研）半两 硇砂（研）一分

【用法】上为末，入硇砂、桃仁和匀，炼蜜为丸，如梧桐子大。每服二十丸，槟榔汤送下。

【主治】产后血气绞痛，血块作梗。

吴茱萸饮

【来源】《圣济总录》卷一六一。

【组成】吴茱萸（汤洗，焙干，炒）四两

【用法】每服半两，水一盏半，煎至一盏，去滓温服，不拘时候。

【主治】产后中风腹痛。

败酱汤

【来源】《圣济总录》卷一六一。

【组成】败酱 桂（去粗皮） 刘寄奴各三分 牡丹皮 木香 芎藭各半两

【用法】上为粗末。每服三钱匕，以水一盏，入生地黄一分（切），煎取七分，去滓温服，不拘时候。

【主治】产后恶血不除，与气相搏，腹内绞痛。

鬼箭羽汤

【来源】《圣济总录》卷一六一。

【组成】鬼箭羽 当归（切，炒） 白术（锉，炒） 桂（去粗皮）各二两 细辛（去苗叶）一两半 生干地黄（焙）一两

【用法】上为粗末。每服三钱匕，以水、酒各半盏，煎七分，去滓温服，不拘时候。

【主治】产后血气不散，攻心腹刺痛，胀满气喘。

姜黄散

【来源】《圣济总录》卷一六一。

【组成】姜黄 当归（切，炒） 蒲黄 桂（去粗皮） 生干地黄（焙）各一两

【用法】上为散。每服二钱匕，空心温酒调下，一日二次。

【主治】产后血气块，绞刺痛。

姜黄散

【来源】《圣济总录》卷一六一。

【组成】姜黄 牡丹皮 牛膝（去苗，酒浸，切，焙） 乌药（锉） 生干地黄（焙）各一两

【用法】上为散。每服三钱匕。温酒调下。

【主治】产后血气血块，攻筑疼痛。

姜黄散

【来源】《圣济总录》卷一六一。

【组成】姜黄（切碎，炒干） 蒲黄（微炒） 桂（去粗皮）各一两

【用法】上为散。每服二钱匕，生地黄自然汁调下，日三夜一服。

【主治】产后血块攻冲，心腹痛。

桔梗汤

【来源】《圣济总录》卷一六一。

【组成】桔梗（炒） 当归（切，炒） 刘寄奴（去根，锉碎）各一两半 桂（去粗皮） 延胡索 陈橘皮（汤浸，去白，炒）各一两 芍药 白茯苓（去黑皮）各二两

【用法】上为粗末。每服三钱匕，水一盏，煎至七分，去滓温服，不拘时候。

【主治】产后血气攻冲，心腹冷痛，烦满不食。

琥珀散

【来源】《圣济总录》卷一六一。

【组成】琥珀（细研如粉） 鲤鱼皮（烧灰） 赤芍药 姜黄 蒲黄 牡丹（去心） 当归（微炙） 大黄（锉碎，微炒） 桂（去粗皮） 蓬莪术（煨熟） 牛膝（去苗，酒浸，切，焙）各半两

【用法】上为散。每服一钱匕，空心、夜卧温酒调下。

【主治】产后血块攻刺，脐胁疼痛，或冲心烦闷。

紫葳汤

【来源】《圣济总录》卷一六一。

【组成】紫葳 当归（炒，切） 木香（炮）各半两 没药一分 牛膝三分（去苗，酒浸，切，焙）

【用法】上为粗末。每服二钱匕，水、酒共一盏，同煎七分，去滓温服，未愈再服。

【主治】产后血气、血块攻脐腹痛。

蓬莪茂散

【来源】《圣济总录》卷一六一。

【别名】蓬莪术散（《普济方》卷三五二）。

【组成】蓬莪茂（煨熟） 桂（去粗皮） 干漆（捣碎，炒烟出）各半两 吴茱萸（汤洗，微炒）一分

【用法】上为散。每服二钱匕，温酒调服。

【主治】产后血块攻筑疼痛。

鳖甲当归散

【来源】《圣济总录》卷一六一。

【组成】鳖甲（醋炙，去裙襕）三两 当归（切，焙） 桃仁（去皮尖双仁，炒） 芍药 京三棱（炮，锉） 桂（去粗皮）各一两

【用法】上为散。每服五钱匕，空心温酒调下，每日二次。

【主治】产后少腹结块，痛不可忍。

人参丸

【来源】《圣济总录》卷一六三。

【组成】人参一两半 延胡索 桂（去粗皮） 芎䓖 木香 当归（切，焙） 白茯苓（去黑皮）

厚朴（去粗皮，生姜汁炙） 蒲黄 白芷各一两
熟干地黄（焙）二两

【用法】上为末，炼蜜为丸，如梧桐子大。每服三十丸，温酒送下，一日三次。

【主治】产后气血滞，或腰腹疼痛，烦闷少力。

当归汤

【来源】《圣济总录》卷一六三。

【组成】当归（切，焙） 芍药 木通（锉）各一两

【用法】上为粗末。每服四钱匕，水一盏半，入生地黄二寸许（切碎），同煎至八分，去滓温服，不拘时候。

【主治】产后虚烦腹痛。

牡丹汤

【来源】《圣济总录》卷一六三。

【组成】牡丹皮 柴胡（去苗） 犀角（镑） 杜仲（去粗皮锉炒） 当归（切，焙） 桂（去粗皮） 枳壳（去瓤，麸炒） 槟榔（煨，锉） 丹参 桔梗（锉，炒） 郁李仁（汤去皮尖）各一两

【用法】上为粗末。每服三钱匕，水一盏，煎至七分，去滓温服，不拘时候。

【主治】产后腰痛沉重，举动艰难。

蒲黄散

【来源】《圣济总录》卷一六三。

【组成】蒲黄一两 干姜（炮）半两 姜黄（切） 当归（切，焙） 桂（去粗皮） 人参各一两

【用法】上为散。每服一钱匕，空心、日午、临卧煎人参调下。

【主治】产后血气痛，烦闷渴燥。

定痛散

【来源】《产乳备要》。

【组成】当归（切，焙） 芍药各二两 桂心一两

【用法】上为末。每服二钱，水、酒共一盏，加生姜一块，如弹子大（拍破），同煎至六分，去滓温服。

【主治】产后恶血不止，腹内热痛不可忍，及儿枕未定。

夺命散

【来源】《鸡峰普济方》卷十六。

【组成】莞花不以多少（用好酒浸一宿，慢火炒令黑色）

【用法】上为细末。每服二钱，食前热酒调下。

【主治】产后血迷、血晕，胎衣不下，恶血停凝，血块枕痛，脐腹绞痛；及赤白崩带，月候不定。

羊肉汤

【来源】《鸡峰普济方》卷十六。

【组成】羊肉四两 当归 川芎 生姜各半两

【用法】以水十盏，煎至三盏，掠上沫，去滓，空心，分四次热服，一日尽，来日再将前药滓合为一日煎之，当一剂服，入酒煎尤佳。

【主治】

1. 《鸡峰普济方》：虚人及产妇腹中痛，虚眩不支，两胁当脐疼痛，气上冲，前后相引痛。

2. 《妇人大全良方》：虚损羸乏，腹中疼痛，往来寒热，呼吸少气，不能支持，头眩自汗，腹内拘急。

3. 《万氏女科》：虚羸及上腹痛，小腹痛，儿枕痛。

4. 《济阴纲目》：产妇脾虚，寒邪所乘，以至腹痛；及寒月生产，寒气入于产门，脐下胀满，手不可犯。

没药丸

【来源】《鸡峰普济方》卷十六。

【组成】当归一两 没药 延胡索各一分 五灵脂二两 姜黄 桂 蓬莪术各半两

【用法】上为细末，醋煮面糊为丸，如梧桐子大。每服二十丸至三十丸，食前以温醋汤送下。

【主治】冷热不调，或思虑动作，气所壅遏，蓄血经络，而致产后恶露行或断绝，骤作寒热，脐腹百脉皆痛；及儿枕痛，兼呕逆，状如锥刺。

桃仁散

【来源】《鸡峰普济方》卷十六。

【组成】桃仁 当归 干姜 白芷 芎䓖各一两

【用法】上为细末。每服二钱，水七分，酒三分，煎至六分，去滓温服，不拘时候。

【主治】血气不调，脐腹撮痛，及产后小腹痛。

地黄通经丸

【来源】《鸡峰普济方》卷十七。

【组成】生地黄三两 虻虫 水蛭 桃仁各五十个

　　方中生地黄，《妇人大全良方》作"熟地黄"。

【用法】上为细末，炼蜜为丸，如梧桐子大。每服五丸，酒送下。未效，加至七丸。

【主治】

　　1.《鸡峰普济方》：经候顿然不行，绞痛，上攻心腹欲死，或因不行，积结渐渐成块，脐腹下如覆杯，久成肉癥。

　　2.《校注妇人良方》：产后恶露，脐腹作痛。

赤芍药散

【来源】《鸡峰普济方》卷十七。

【组成】赤芍药二两 蓬莪 当归 芎䓖 黄橘皮各一两 干姜半两

【用法】上为细末。每服二钱，温酒调下。或不饮酒，以水一盏，同煎至七分，温服，不拘时候。

【主治】儿枕痛。

六甲神丹

【来源】《鸡峰普济方》卷二十八。

【组成】雄黄九两（水磨为上，或研亦可。须选光莹者）

【用法】上药入在一砂盒子内，平实为度；入蜜六两，浸盖雄黄于其上，用防风六截子，长短满盒子，面用盖子合定。胶土六斤，青盐四两，水化和泥，入纸筋（看多少入），候泥熟软，搓作索子，交加缠固，上用泥碗子裹合，阴七日，通风处用筛子盛，候十分干透；于地上作炉，深一尺

五寸，阔一尺二寸，内坐丹盒子，上用细桑柴灰（如无，用松柴灰）一斗，盖之令平，上用硬炭二十斤，作五遍烧，勘养一伏时（须渐渐添炭，使火气匀为佳，炭少更添不妨，不得太过），取出破盒，如青色为上，紫色、红色为次，用油单裹悬于井中，离水一尺，悬一伏时，取出，研极细，酒糊为丸，如梧桐子大。早晨服一丸，温酒送下（另丸些小小者，备小儿服）。

【主治】妇人产前产后。

来复丹

【来源】《扁鹊心书·神方》。

【组成】陈皮（去白） 青皮 大川附（制） 五灵脂各六两 消石 硫黄各三两

【用法】上为末，蒸饼为丸，如梧桐子大。每服五十丸，白汤送下。

【主治】饮食伤脾，心腹作痛，胸膈饱闷，四肢厥冷，又治伤寒阴证，女人血气刺痛，或攻心腹，或儿枕作痛，及诸郁结之气。

走马散

【来源】《普济方》卷三四六引《海上方》。

【组成】当归一两 红花二钱半 苏木二钱半 没药二钱半 官桂（去皮）二钱半

【用法】上为末。每服三钱，好酒一大盏，煎三五沸，食前和滓温服。

【主治】产后恶露不散，脐下疼，若刀搅几死者。

万灵散

【来源】《产宝诸方》。

【组成】牡丹皮 芍药 当归 蓬术 川乌 青橘皮 官桂 牛膝各等分

【用法】上为末。每服二钱，温酒送下。

【主治】妇人产后血气。

大延胡索散

【来源】《宣明论方》卷七。

【组成】延胡索 当归 芍药 京三棱（煨） 川

苦楝　蓬莪术　官桂（去粗皮）　厚朴（姜制）
木香　川芎各一分　桔梗　黄芩　大黄各半两
甘草一两　槟榔二钱

【用法】 上为粗末。每服三钱，水一盏，煎至六
分，去滓，食前热服。

【主治】 妇人经痛，并产后腹痛，或腹满喘闷，或
癥瘕癖块，及一切心腹暴痛。

【加减】 如恶物过多，去大黄、官桂、加黄药子、
染槐子、龙骨各半两。

辰砂大红丸

【来源】《宣明论方》卷十一。

【组成】 朱砂一两（一半入药，一半为衣）　附子
（炮）　没药半两　海马半钱　乳香　苁蓉　肉桂
玄胡　姜黄　硇砂半两　斑蝥一分　生地黄一两

　　方中附子、乳香、苁蓉、肉桂、玄胡、姜黄
用量原缺。

【用法】 上为末，酒煮面糊为丸，如酸枣大。每服
一丸，煎当归酒放温送下；经水不行，煎红花酒
送下。

【主治】 产后寒热运闷，血气块硬疼痛不止。

软金丸

【来源】《宣明论方》卷七。

【组成】 当归半两　干漆二钱　红花一钱半（用河
水煎）　轻粉　硇砂　粉霜各一钱　三棱二钱

【用法】 上为末，枣肉为膏和丸，如绿豆大。每服
一丸，新水送下。病甚者加，得利后减。

【主治】 心胸腰腹急痛，或淋闭，生产后经病，血
刺痛。

羊肉汤

【来源】《三因极一病证方论》卷十八。

【组成】 当归三钱　生姜一两一分　精羊肉四两
橘皮半两

【用法】 上锉散。水三碗，酒少许，煎至一碗，去
滓，分二服，或少加葱盐亦佳。

【主治】

　　1.《三因极一病证方论》：产后腹中疼痛，虚
劳不足，里急胁痛及寒疝。

　　2.《普济方》：寒月中产，寒入产门，脐下胀
闷，手不可犯，此寒疝也。

黑龙丹

【来源】《三因极一病证方论》卷十八。

【别名】 琥珀黑龙丹（《太平惠民和济局方》卷九
吴直阁增诸家名方）、黑龙丸（《医学纲目》卷三
十五）、神应黑龙丸（《同寿录》卷三）。

【组成】 当归　五灵脂　川芎　高良姜　干地黄
（生者）各一两（上锉细，入一橡头沙盒内，赤石
脂泥缝纸筋，盐泥固济，封合，炭火十斤煅通红，
去火候冷，开取盒子，看成黑糟，乃取出细研，
入后药）　百草霜（别研）五两　硫黄　乳香各一
钱半　花乳石　琥珀各一钱

【用法】 上为细末，米醋煮糊为丸，如弹子大。每
服一丸，炭火烧通红，生姜自然汁与无灰酒各一
合，小便半盏，研开，顿服。

【主治】

　　1.《三因极一病证方论》：产后一切血疾垂
死者。

　　2.《太平惠民和济局方》（吴直阁增诸家名
方）：产后一切血疾，淋露不快，儿枕不散，积瘕
坚聚，按之攫手，疼痛攻心，困顿垂死者。

　　3.《普济方》：产后难生，或胎衣不下；产后
血晕，不省人事，状如中风；血崩恶露不止，腹
中血刺疼痛，血滞浮肿，血入心经，语言颠倒，
如见鬼神，身热头痛，或类疟状，胎前、产后一
切危急垂死。

【验案】 产后头痛　《妇人大全良方》：仲氏嫂金华
君，在秦产七日而不食，始言头痛，头痛而心痛
作，既而目睛痛如割，如是者更作更止，相去才
瞬息间。每头痛甚欲取大石压，食久渐定；心痛
作则以十指抓壁，血流掌；痛定，目复痛，又以
两手自剜取之，如是者十日不已。国医二三辈、
郡官中有善医者亦数人，相顾无以为计。余度疾
势危矣，非神丹不可愈。黄昏进黑龙丹半粒，疾
少间；中夜再服药下，瞑目寝如平昔；平旦一行
三升许，如蝗虫子，三疾减半，已刻又行如前，
则顿愈矣。遣荆钗辈视之，奄殆无气，午后体方
凉、气方属，乃微言索饮，自此遂平复。

山蕲散

【来源】《杨氏家藏方》卷十六。

【组成】当归（洗过，少炙）　没药（别研）　乱发（用男子发，入小藏瓶烧灰）　凌霄花各半两　红花子　伏龙肝　干柏木　松烟墨（烧）各一分　鲤鱼鳞一两（烧）

【用法】上为细末。每服二钱，食前热酒调下。

【功用】散坚块，逐恶血。

【主治】产后诸疾，血气作痛。

没药散

【来源】《杨氏家藏方》卷十六。

【组成】血竭（别研）　肉桂（去粗皮）　当归（洗，焙）　蒲黄　红花　木香　没药（别研）　延胡索　干漆（炒烟尽）　赤芍药各等分

【用法】上为细末。每服二钱，食前以热酒调下。

【主治】

　　1.《杨氏家藏方》：一切血气，脐腹撮痛，及产后恶露不快，儿枕块痛。

　　2.《杏苑生春》：瘀血凝结，月经不通，脐腹疼痛。

苦杖散

【来源】《杨氏家藏方》卷十六。

【别名】虎杖散（《普济方》卷三四八）。

【组成】牡丹皮　当归（洗，焙）　白芍药　延胡索　干漆（炒令烟尽）　羌活（去芦头）　独活　香附子（炒）　红花　苦杖（一名虎杖）　干姜（炒）　蒲黄　肉桂（去粗皮）　川芎　甘草（炙）　鬼箭各等分

【用法】上为细末。每服二钱，水、酒各半盏，煎至七分，食前温服。

【主治】产后血运，及儿枕疼痛，恶露不行，脐腹绞痛。

醋煎散

【来源】《杨氏家藏方》卷十六。

【组成】高良姜一两　当归（洗，焙）　肉桂（去粗皮）　白芍药　陈橘皮　乌药各十两

【用法】上为细末。每服三钱，水半盏，醋半盏，同煎至七分。通口服之，不拘时候。

【主治】妇人血气，腹胁刺痛不可忍者；及产后败血，儿枕刺痛。

地黄散

【来源】《卫生家宝产科备要》卷五。

【组成】熟干地黄（洗，酒浸，焙）　橘皮（去白，锉，焙）各等分

【用法】上为末。每服一钱，粥饮调下。

【主治】产后血痛如刀刺。

姜粉散

【来源】《卫生家宝产科备要》卷五。

【组成】当归（洗，去芦须，切，焙）　官桂（去皮，不见火）　人参（去芦，切片）　茯苓（白者，去黑皮）　甘草（炙）　芍药（洗净）　知母（润者，切，炒）　川芎（洗）　大黄（略炒）　黄耆（蜜炙）　木香（不见火）　草豆蔻（去壳）　白术（锉，焙）　诃子（煨熟，去核）　高良姜（锉，炒）　青橘皮（去瓤）各等分　熟干地黄（洗，酒浸，焙）

【用法】上药锉，焙干；次用附子一个结实半两者，炮裂，去皮脐，切；生姜一斤，研取自然汁，于碗器中停留一食久，倾去清汁，取下面粉脚，摊在箬叶中，入焙笼焙干，同众药捣罗为末。才产后，用药末三钱，水一盏，加生姜三片，枣子一个（劈开）同煎至七分，乘热吃。如吃药之后，自然产母睡着，半日以来，睡觉再服，全除却腹痛。一日只可三服，至九服不可服，恐肚中冷。

【功用】荡尽儿枕，除百病源。

艾煎丸

【来源】《普济方》卷三四五引《卫生家宝》。

【组成】艾叶（去梗）一斤　干姜半斤　当归四两（洗）　白芍药半斤　熟干地黄四两（洗）　附子二个（炮，去皮尖，切）

【用法】上药各切细，用米醋五升煮干，取出焙干为末，醋糊为丸，如梧桐子大。每服三五十丸，食前酒送下。

【主治】妇人产后，血海虚弱，面无颜色，腹痛，身体倦怠。

【宜忌】忌生冷物。

火龙丹

【来源】《十便良方》引常器之方（见《普济方》卷三四八）。

【组成】百草霜不拘多少（罗过，再研极细）

【用法】上用头醋作面糊为丸，如弹子大，朱砂为衣。每服一丸，火烧焰出，醋内蘸过，再烧再蘸，尽醋半盏为度。细研，以酒半盏，童便半盏，调下。初一服，减腹内痛；两服败血自下，神体和畅；三服调理诸疾。

【主治】产后血刺晕迷，败血上冲，不省人事；及儿枕痛，小腹腰痛，一切疼痛不可忍者。

艾煎丸

【来源】《是斋百一选方》卷十八。

【组成】伏道艾（揉去尘土，择净枝梗，取叶）五两（先用大肥淮枣十二两，砂瓶内水煮烂，去核，同艾叶一处捣烂如泥，捻成薄饼子，猛火焙干，乘热急碾为末）大汉椒（去目、枝梗并合口者，取净）五两（以阿胶二两，米醋三升，同椒于砂瓶内煮极干，取出焙燥，碾为细末）当归（去芦及须，酒洗）白芍药（真白者）熟干地黄（净洗，漉去浮者，晒干，酒浸蒸晒，再入酒浸蒸五七次，如糖，煎香美方可用）川芎白薇附子（大者，炮，去皮脐）卷柏（取青叶）泽兰（去枝梗，取叶，上八味各焙干）各一两

【用法】上八味同为细末，与前艾叶、椒末拌匀，米醋面糊为丸，如梧桐子大。每服五七十丸至百丸、二百丸，空心、食前艾醋汤送下。

【主治】妇人一切虚寒，胎前产后赤白带下，或成血瘕。

【验案】产后腹痛 一妇人因产后虚寒，呕恶不食，腹痛如割，时作寒热，复出盗汗，瘦瘁骨立，脐腹之左结成硬块，其大如掌，冰冷，虽盛暑此处独无汗，每块微动则痛不可忍，百药不效。梦中人告以此方，服之数服，恶心、寒热、盗汗辄止，尽一料遂平复，独血块如故。服至五六料，其块自融化如鱼冻而出。

暖宫丸

【来源】《是斋百一选方》卷十八。

【组成】当归 川芎 禹余粮（醋淬七遍）各一两 川姜 附子（炮，去皮脐） 桂心各三两

【用法】上为细末，酒糊为丸，如梧桐子大。每服三十丸，空心食前酒送下，日进二三服，增至五七十丸。

【功效】调补产后。

禹功散

【来源】《儒门事亲》卷十二。

【组成】黑牵牛（头末）四两 茴香一两（炒）（或加木香一两）

【用法】上为细末。以生姜自然汁调一二钱，临卧服。

【功用】《景岳全书》引子和：泻水。

《世医得效方》用生姜自然汁调药少许灌之鼻中。

【主治】

1.《儒门事亲》：妇人大产后，败血恶物所致脐腹腰痛，赤白带下或出白物如脂。

2.《世医得效方》：卒暴昏愦，不知人事，牙关紧硬，药不下咽。

3.《丹溪心法》：阳水肿，若病可下而气实者。

4.《普济方》：痃癖。

5.《古今医鉴》：寒湿外袭，使内过劳，寒疝囊冷，结硬如石，阴茎不举，或控引睾丸而痛。

6.《张氏医通》：阳水便秘，脉实，初起元气未伤者。

7.《医方集解》：寒湿水疝，阴囊肿胀，大小便不利。

【宜忌】《医方论》：此方峻猛，不可轻用。

【方论】：

1.《医方集解》：此足少阴、太阳药也。牵牛

辛烈，能达右肾命门，走经隧，行水泄湿，兼通大肠风秘、气秘；茴香辛热温散，能暖丹田，祛小肠冷气，同入下焦以泄阴邪也。

2.《绛雪园古方选注》：禹功者，脾湿肿胀肉坚，攻之如神禹决水。牵牛苦热，入脾泻湿，欲其下走大肠，当从舶茴辛香引之，从戊入丙至壬，开通阳道，走泄湿邪，决之使下，一泻无余，而水土得平。

天仙藤散

【来源】《妇人大全良方》卷二十引《经验妇人方》。

【组成】天仙藤五两（炒焦）

【用法】上为细末。每服二钱，产后腹痛，用炒生姜、小便和细酒调下；常患血气，用温酒调服。

【主治】产后腹痛不止，及一切血气腹痛。

延胡索散

【来源】《妇人大全良方》卷二十引《经验妇人方》。

【别名】延胡散（《济阴纲目》卷十一）。

【组成】延胡索 当归各一两 真琥珀 蒲黄（炒）各一分 赤芍药半两 桂心三分 红蓝花二钱

【用法】上为细末。每服三钱，以童便合温温调下，食前服。

【主治】

1.《妇人大全良方》引《经验妇人方》：产后儿枕腹痛。

2.《医中一得》：产后房劳。

芸苔散

【来源】《医方类聚》卷二一八引《经验良方》。

【组成】芸苔子 红花 五灵脂 延胡索各半两 三棱 莪术各一两

【用法】上为末。每服二钱，热酒调下。

【主治】妇人血气疼痛不可忍。

五香散

【来源】《妇人大全良方》卷八。

【组成】乌药 白芷（炒） 枳壳 白术（炒） 良姜（炒） 甘草 莪术（有孕者减半）各等分

【用法】上为细末。每服二钱，食鱼伤，泄泻不止，气刺奔冲，及妇人产前、产后腹痛，血气，用温酒调下；产后败血冲心，用败蒲煎汤调下；安胎，以糯米饮调下；孕妇脾泄泻痢，煎陈米饮调下，食前服。

【功用】安胎。

【主治】食鱼伤，泄泻不止，气刺奔冲，及妇人产前、产后腹痛，产后败血冲心，孕妇脾泄泻痢。

立效散

【来源】方出《妇人大全良方》卷二十，名见《医学纲目》卷二十二。

【组成】五灵脂（慢火熬）

【用法】上为细末。每服二钱，温酒调下。

【主治】产后儿枕痛不可忍。

当归散

【来源】《妇人大全良方》卷二十。

【组成】当归 干姜各等分

【用法】上为末。每服三钱，水一盏，煎八分、入盐、醋少许，食前热服。

【主治】产后腹痛，腹胁胀满。

独圣汤

【来源】《妇人大全良方》卷二十引京师祝景助教方。

【组成】贯众（状如刺猬者）一个（全用，不锉断，只揉去毛花萼）

【用法】用好醋蘸湿，慢火炙令香熟，候冷，为细末。每服二钱，空心、食前米饮调下。

【主治】产后亡血过多，心腹彻痛，然后血下，久而不止，及赤白带下，年深诸药不能疗者。

独圣散

【来源】《妇人大全良方》卷二十。

【别名】独圣汤（《医学纲目》卷二十二）。

【组成】当归

【用法】上为末。每服二钱，水一盏，煎至七分，温服。

【主治】

1.《妇人大全良方》：产后腹痛。

2.《济阴纲目》：产后血虚腹痛。

姜黄散

【来源】《妇人大全良方》卷二十。

【组成】没药一分　川姜黄末三分

【用法】以水、童子小便各一盏，入药煎至一盏半，分作三服，通口服；约行五七里，再进一服即止。

【主治】产后腹疼。

凌霄花散

【来源】《妇人大全良方》卷二十。

【组成】凌霄花一分　牡丹皮　山栀子仁　赤芍药　紫河车　血竭　没药　硇砂　地骨皮　五加皮　甘草各二两　红娘子十一个　桃仁　红花　桂心　延胡索　当归各一两

【用法】上为细末。每服一钱，温酒调下。

【主治】妇人血瘕、血块及产后秽露不尽，儿枕急痛，积聚疼痛，渐成劳瘦。

黑神散

【来源】《妇人大全良方》卷二十。

【组成】当归　刘寄奴　苦梗各十二分　延胡索（别为末）　桂心　陈皮各四分　茯苓　芍药各八分

【用法】上锉。以水一升，煮取八分，调延胡索末，空心服。

【主治】新产后腹痛，恶血不尽行；新产后七八日腹痛，两胁痛。

烧盐酒

【来源】《仁斋直指方论》卷二十六。

【组成】白盐一合（新布数重包裹）

【用法】炭火烧存性，研细末。温酒调下。

【主治】血闭腹痛，产后瘀血腹痛。

【方论】新布即青麻也，能逐瘀血。

川白姜散

【来源】《普济方》卷三六一引《仁斋直指方论》。

【组成】木香　陈皮　槟榔　官桂　川白姜　甘草（炙）各等分

【用法】上锉。每取一捻，水一合煎，以绵蘸与之。

【主治】产妇取冷太过，胎中受寒，令儿腹痛，不饮乳。

【加减】呕，加木瓜、丁香。

四物汤

【来源】《女科万金方》。

【组成】当归　赤芍　丹皮　玄胡索　官桂（又方用山楂）

【用法】煎浓汤服。

【主治】产后余血不尽，小腹痛。

交加散

【来源】《女科万金方》。

【组成】青皮　陈皮　川芎　白芍　枳壳　当归　干姜　官桂　茯苓　苍术　半夏　厚朴　人参　羌活　独活　柴胡　甘草　薄荷

【用法】加生姜三片，酒少许，水二钟，煎服，不拘时候。

【主治】生产一个月，败血入经络，小腹痛，两腿痠痛，亦有满身紫块，乃瘀血流经。

香棱散

【来源】《女科万金方》。

【组成】三棱　赤芍　莪术　甘草　官桂　乌药　桃仁　红花

《郑氏家传女科万金方》有香附。

【用法】水煎服。

【主治】产后儿枕痛。

乌药散

【来源】《类编朱氏集验方》卷十。

【组成】天台乌药　杜当归

【用法】上为末。豆淋酒调下。

【主治】产后腹痛。

缚手散

【来源】《医方类聚》卷二三八引《吴氏集验方》。

【组成】大萝卜一寸

【用法】将萝卜于新瓦上煅黄存性，酒和童便各半盏，煎六分，温服。

【主治】产后肚痒。

七伤汤

【来源】《医方类聚》卷八十九引《施圆端效方》。

【组成】益智一两　陈皮　甘草（盐炒）　桔梗各二两　木香　姜屑　甘松各半两　京三棱（炮，切）　广茂（炮）各三两　青皮一两半　麦蘖（炒黄）五两　姜黄三钱

【用法】上为细末。每服二钱，食前盐汤点下，日进三服。

【功用】和脾胃，消宿饮。

【主治】诸气刺痛，及产后血气不顺疼痛。

琥珀散

【来源】《医方类聚》卷二三八引《施圆端效方》。

【组成】当归（焙）　川芎　广茂（煨）各一两　赤芍药二两　陈皮半两　干姜（炮）

【用法】上为细末。每服二钱，酒、水各半盏，同煎至六分，和滓食前服，一日二次。

【主治】产后血气不和，脐腹块硬疼痛。

地黄散

【来源】《云岐子保命集》卷下。

【别名】地黄饮（《普济方》卷三四六）。

【组成】生干地黄　当归（并略炒）各一两　生姜半两（细切如绳头大，新瓦炒令焦黑）

【用法】上为细末。每服二钱，姜酒调下。

【主治】产后恶物不尽，腹内绞痛。

黑白散

【来源】《云岐子保命集》卷下。

【组成】乌金石（烧红，醋淬七遍，另为细末）　寒水石（烧存性，为末）各等分

【用法】另顿放，临服各炒末一钱半，粥饮汤下。痛止便不可服；未止再服，大效。

【主治】妇人产后儿枕大痛。

一捻金散

【来源】《普济方》卷三二八引《仁存方》。

【组成】马蔺草（醋炒）　麒麟竭　没药　乳香各半两　川当归（去芦）一两

【用法】上为细末。每服二至五钱，热酒调下。

【主治】妇人产前、产后百病，疼痛不可忍。

乌金散

【来源】《普济方》卷三四九。

【组成】川姜七钱半（烧黑，瓶中存性）　黑附子半枚（炮，去皮脐）

　　　　方中川姜，《济阴纲目》作"川芎"。

【用法】为细末。挑三钱，童便浸酒调下。痛止血净方住服。

【主治】恶露败血，刺心腹，儿枕痛，坐卧不得动，余血不快。

【方论】《济阴纲目》：用烧川芎、黑附者，温血海之里也。

膏蜜汤

【来源】《普济方》卷三四九。

【组成】猪膏二分　白蜜　生地黄（切）各一升

【用法】用猪膏煎地黄赤色，出之，纳蜜和之令调。分五服，一日三次。

【主治】产后余血冲心，痛急欲死。

芎藭汤

【来源】《普济方》卷三五一。

【组成】芎藭 桂心 当归 吴茱萸 茯苓 芍药 甘草各六分 桃仁十分

【用法】上锉。以水七升，煮取二升，去滓，分温服。

【主治】先患冷气，因产后腹痛。

当归丸

【来源】《普济方》卷三五一。

【组成】当归（锉，微炒） 芎藭 赤芍药 苦楝子 硇砂（细研）各一两 蒲黄半两

【用法】上为末，以醋熬硇砂如饧为丸，如梧桐子大。每服十丸，温酒送下，不拘时候。

【主治】产后腹痛。

当归黄耆汤

【来源】《普济方》卷三五一。

【组成】当归 黄耆 芍药各六分 干地黄 白术各八分 桂心 甘草各四分 枣十四个

【用法】上锉。以水二升，煮取八合，去滓，空心作两次服。

【主治】产后余疾，腹中绞痛，不下食，瘦乏。

【宜忌】忌生葱。

延胡索散

【来源】《普济方》卷三五一。

【组成】釜底墨（醋炒令干透） 延胡索 刘寄奴 桂心 菴䕡子各等分

【用法】上为末。每服二钱，以热酒调下。

【主治】产后脐下痛。

没药散

【来源】《普济方》卷三五一。

【组成】没药 干漆（捣碎，炒令烟出） 五灵脂 琥珀各一分 芫花（醋拌，炒令干）

方中芫花用量原缺。

【用法】上为细散。每服二钱，不拘时候，以热酒调下。

【主治】产后腹痛。

茯苓散

【来源】《普济方》卷三五一。

【组成】茯苓 人参 当归 甘草各六分 生姜 陈皮各四分 厚朴八分

【用法】上锉。以水二升，煎取八合，去滓温服。

【主治】产后腹痛气胀，胁下闷，不食兼微利。

鲤鱼皮散

【来源】《普济方》卷三五一。

【组成】鲤鱼皮灰 乱发灰 益智子（去皮）各半两 虻虫（微炒） 水蛭（微炒）各一分 当归（锉，微炒）三分

【用法】上为散。每服一钱，以热酒调下，不拘时候。

【主治】产后恶血未尽，结聚腹痛。

鲤鱼鳞散

【来源】《普济方》卷三五一。

【组成】鲤鱼鳞二两 乱发 故绯帛各一两

【用法】上同入瓶子内，以瓦子盖，盐泥缝，渐次着火烧令通赤为度，候冷取出，细研为散，入曲末一两，更同研令匀。以热酒调下二钱，不拘时候。

【主治】产后腹痛。

五通散

【来源】《普济方》卷三五五。

【组成】五灵脂 干姜 良姜 青皮 陈皮各一两

【用法】上为末。每服三钱，水一盏半，煎七分，去滓，食前温服，一日二次。

【主治】妇人产后诸虚，血气不调，脐腹疼痛，痞满块滞，泻痢。

乳香汤

【来源】《医方类聚》卷二二九引《仙传济阴方》。

【组成】通明滴乳不拘多少

【用法】上为末。每服一钱匕或半盏，沸汤点服；能酒人，以酒调服。

【功用】去滞定痛止疼。

【主治】产妇腰腹痛急。

地黄丸

【来源】《医方类聚》卷二三五引《周颐传授济急方论》。

【组成】生地黄（研取汁，留滓）　生姜（研取汁，留滓）各二斤　蒲黄　当归各四两

【用法】上于银器内，用慢火取地黄汁炒生姜滓，以生姜汁炒地黄滓，各令干，四味同焙干，为细末，醋煮面糊为丸，如弹子大。每服一丸，食前用当归酒化下。

【主治】产后腹痛，眼见黑花，或发狂如见鬼状，或胎衣不下，失音不语，心胸胀满，水谷不化，口干烦渴，寒热往来，口内生疮，咽喉肿痛，心中忪悸，夜不得睡，产后中风，角弓反张，面赤，牙关紧急，或崩中如豚肝，脐腹绞痛，烦躁悸惚，四肢肿满，及受胎不稳，唇口指甲青黑。

无极丸

【来源】《本草纲目》卷十七引《医林集要》。

【组成】锦纹大黄一斤

【用法】上分作四分：一分用童便一碗，食盐二钱，浸一日，切晒；一分用醇酒一碗，浸一日，切晒，再以巴豆仁三十五粒同炒豆黄，去豆不用；一分用红花四两，泡水一碗，浸一日，切晒；一分用当归四两，入淡醋一碗，同浸一日，去归切晒；为末，炼蜜为丸，如梧桐子大。每服五十丸，空心温酒送下。取下恶物为验，未下再服。

【主治】妇人经血不通，赤白带下，崩漏不止，肠风下血，五淋，产后积血、癥瘕腹痛；男子五劳七伤；小儿骨蒸潮热。

四物一黄散

【来源】《医学正传》卷七引《良方》。

【组成】当归（炒）　川芎（炒）　熟地黄　白芍

药（炒）各半两　蒲黄（炒）二钱半

【用法】上为细末。每服二钱，空心酒温调下。

【主治】产后腹中血块作痛。

乌药泽兰汤

【来源】《陈素庵妇科补解》卷一。

【组成】乌药　泽兰　生地　元胡　木香　当归　赤芍　甘草　桃仁　五灵脂　生蒲黄　香附　川芎　红花　陈皮　丹皮

【主治】产后腹痛。

产后腹痛，其症不一，有临产寒气入胞门，有产后余血未尽，有伤食，有新感客寒，有血虚，当审所因治之，或就本方加减。

大元胡散

【来源】《陈素庵妇科补解》卷五。

【组成】乌药　灵脂　当归　熟地　白芍　川芎　三棱　香附　甘草　元胡　陈皮　官桂　厚朴　防风

【主治】儿枕痛。

【方论】产时其血块与儿俱下，则产后无患。若产妇脏腑风冷，使血瘀小腹不下，结聚疼痛，各曰儿枕痛。七日后血块仍不下，此积寒夙冷结血而成块，难以速消。痛久则血愈虚，产妇俞惫也，故用熟地、白芍、川芎、当归以补血，用三棱以削坚祛积，防风以祛风冷，厚朴以温中。总以辛温去血块为第一。

正气趋痛散

【来源】《陈素庵妇科补解》卷五。

【组成】肉桂　干姜　蓬术　归尾　川芎　白芷　乌药　元胡索　防风　独活　半夏　红花　白术　青皮

【主治】产后血块筑痛。

黑神散

【来源】《陈素庵妇科补解》卷五。

【组成】红花　蒲黄　归尾　桂心　乌药　白芷

生地　刘寄奴　灵脂　陈皮　甘草　川芎　香附
玄胡　干姜　琥珀

【主治】产后儿枕痛，久痛不治，变为癥瘕诸症，以致绝产者。

【方论】是方红花、蒲黄、延胡、寄奴、琥珀破血祛滞，干姜、桂心、灵脂温经散寒，乌药、陈皮、附米行气止痛，四物以去旧生新，则风冷除，血块消，而痛自解矣。

当归玄胡索汤

【来源】《万氏女科》卷三。

【组成】归身尾　玄胡索各一钱半　五灵脂　蒲黄各一钱　赤芍　桂心各七分　红花五分

【用法】水酒各一盏，煎一盏，入童便一盏同服。

【主治】产前聚血，产后气虚，恶露未尽，新血与故血相搏，腹中有块，上下时动，痛不可忍，俗谓之儿枕痛，亦血瘕之类。

卷荷散

【来源】《万氏女科》卷三。

【组成】初出卷荷（焙干）　红花　归尾　蒲黄　丹皮各一钱　生地一钱　生姜　童便

【用法】水煎，热服。

【主治】产后败血未尽，乍寒乍热，小腹刺痛。

雄漆膏

【来源】《古今医统大全》卷八十五。

【组成】生漆一两（火熬极熟，入雄末调匀）　雄黄一两（研末）

【用法】上以瓷盏熬漆熟，入雄末，和膏得所，以油纸覆之，勿染尘。每服五分，滚酒化开，调匀服。

【主治】产后一切血痛、儿枕诸痛。

起枕散

【来源】《古今医鉴》卷十二。

【组成】当归三钱　白芍（酒炒）三钱　川芎二钱　白芷　官桂　蒲黄　牡丹皮　玄胡索　五灵脂

没药各一钱

【用法】上锉一剂。水煎，入童便，空心服。

【主治】产后心腹痛，恶血不行，或儿枕作痛，甚危。

补血定痛汤

【来源】《万病回春》卷六。

【组成】当归　川芎　熟地　白芍（酒炒）各一钱　玄胡索七分　桃仁（去皮研细）　红花各三分　香附　青皮（炒）　泽兰　牡丹皮各五分

【用法】上锉一剂。用水一盏半，加童便、酒各一盏半，煎至一盏，温服。

【主治】小产后瘀血腹痛。

七气手拈散

【来源】《证治准绳·女科》卷五。

【组成】玄胡索　小茴香　白芍药　干漆（炒）　枳壳各二钱　黄连　石菖蒲　香附子　苏叶各一钱半　没药　乳香各一钱　甘草六分

【用法】上锉散，分作二服。每服用水一盏半，加生姜三片，煎至七分，空心服。

【主治】产后心气攻痛。

玄胡索散

【来源】《济阴纲目》卷一。

【组成】当归（酒浸）　赤芍药（炒）　玄胡索　蒲黄（隔纸炒）　桂皮　乳香（水研）　没药各一钱

【用法】上为细末。每服三钱，空心温酒调服。

【主治】经行血气攻刺疼痛，及新旧虚实腹痛；产后恶血攻刺腹痛。

产宝汤

【来源】《济阴纲目》卷十一。

【组成】桂心　姜黄各等分

【用法】上为细末。每服方寸匕，酒调下。

【主治】产后血余作痛，兼块者。

经效方

【来源】《济阴纲目》卷十一。

【组成】当归一钱半　芍药（炒）　苦梗　槟榔　枳壳（麸炒）各八分　桂心　青木香　柴胡各六分

【用法】上锉。水煎服。

【主治】产后肝经气滞不平，胁胀腹痛，或寒热往来，内热晡热。

玄胡索汤

【来源】《明医指掌》卷九。

【组成】玄胡索一钱　当归（酒洗）一钱　白芍（酒炒）一钱　厚朴（姜炒）一钱　莪术（煨）一钱　川楝子一钱　三棱（煨）一钱　木香一钱（煨）　川芎一钱二分　桔梗一钱二分　黄芩（炒）八分　甘草七分（炙）　槟榔一钱

【用法】上锉一剂。水二盏，煎八分，空心时热服。

【主治】产后七情伤感，血与气并，心腹疼痛。

当归失笑散

【来源】《明医指掌》卷九。

【组成】当归五钱　蒲黄（炒黑）五钱　五灵脂五钱

【用法】上为末。每服二钱，醋调熬成膏子，白滚汤送下。

【主治】产后心腹绞痛欲死，及儿枕作痛。

九蜜煎

【来源】《景岳全书》卷五十一。

【组成】当归　熟地各三钱　芍药（酒炒焦）　茯苓各钱半　炙甘草　干姜（炒）　肉桂　北细辛各一钱　吴茱萸（制）五分

【用法】水二钟，煎服。

【主治】产后阳气虚寒，或阴邪入脏，心腹疼痛，呕吐不食，四肢厥冷。

生化汤

【来源】《景岳全书》卷六十一引钱氏方。

【组成】当归五钱　川芎二钱　甘草（炙）五分　焦姜三分　桃仁十粒（去皮尖双仁）　熟地三钱（一方无熟地）

《傅青主女科·产后篇》无熟地、大枣，以黄酒、童便各半煎服。

【用法】上锉。水二钟，加大枣二枚，煎八分，温服。

【功用】《回生集》：逐瘀生新。

【主治】

1.《景岳全书》引钱氏方：妇人胎前产后皆宜此药；胎衣不下，或血冷气闭，血枯气弱者。

2.《外科大成》：产后患痛。

3.《傅青主女科》：胎前素弱妇人，见危症热症坠胎；产后血块；分娩之后，眼见黑花，头眩昏黑，不省人事；新产后，荣卫俱虚，易发寒热，身痛腹痛。

4.《幼幼集成》：孕妇出痘，适逢正产，产后腹痛，恶露未尽。

5.《医林纂要探源》：恶露不行及儿枕作痛。

6.《外科真诠》：产后恶血未尽，脐腹刺痛，或注于股内肿痛如锥，此由冷热不调，血瘀经络而然。

7.《增订胎产心法》：胎漏小产，腹痛成块有形，

【宜忌】

1.《医原》：生化汤活血化瘀，儿枕作痛尚宜。其有肝虚血燥体质，平时常有肝阳上冒见证，生化汤辛温走窜，又不宜服。尝有服此成痉厥者，不可不知。

2.《福建中医药》（1982，6：40）：脾胃虚弱所致的大便溏滑，心火素亢所致的心悸怔忡，肝阳横逆所致的眩晕胁痛，阴虚内热所致的口燥咽干，冲任固摄无权所致的时下血块，以及产妇感受一切温暑时邪、表里邪热未解的，都是本方的禁忌证。

【方论】

1.《医方发挥》：本方组方意义：（1）产后多血多寒，产后宜温宜补，新产之后，营血必虚，理应补益，但有血瘀腹痛之候，纯补则陈瘀不去，单破则新血不生，营血虚滞之证，只有生化之法最为适宜。（2）生新化瘀，瘀不去，新不生，为化瘀推陈之法，寓生新于补血之内，生新不致于

留瘀，化瘀不致于损营，此即生化之妙用所在。"若欲通之，必先充之"方中重用当归24g，补血活血，祛瘀生新为主药，使气血充沛，脉道满盈，血液环流才能畅利，瘀血才能疏通；川芎活血行气，桃仁活血祛瘀生新，均为辅药；炮姜性温入血，一面助芎、桃温通瘀血，一面和甘草，温中止痛；黄酒温散以助药力，共为佐药；炙甘草调和诸药，为使药。药简效捷，合用以奏活血化瘀，温经止痛的功效。使瘀血去，新血生，诸症自然可愈。

【实验】对抗血瘀的作用 《中成药》（2006，9：133）：实验观察生化汤不同剂量对血瘀证大鼠血管细胞黏附分子（VCAM－1）、血管内皮细胞胞间黏附分子（ICAM－1）、血小板－内皮细胞黏附分子（PECAM－1）和诱生型一氧化氮合酶（iNOS）表达的影响。结果显示：模型组 VCAM－1. ICAM－1. PECAM－1. iNOS 高表达，生化汤能减少造模动物 VCAM－1. ICAM－1. PECAM－1. iNOS 的表达，而且随着药物剂量的减少，各分子表达呈递增趋势。提示：生化汤能降低血瘀证大鼠血管内皮细胞黏附分子表达，且量效关系明显。

【验案】功能性子宫出血 《山西中医》（2005，6：6）：以本方治疗功能性子宫出血96例。结果：显效（服药 2～6 剂出血减少，7～10 剂血止）77例，有效（出血量减少，但用药 10 剂仍未止血）11 例，无效（用药 7～10 剂出血无减少）8 例，总有效率为91.7%。

殿胞煎

【来源】《景岳全书》卷五十一。

【别名】殿胎煎（《一见知医》卷一）。

【组成】当归五七钱或一两 川芎 炙甘草各一钱 茯苓一钱 肉桂一二钱或五七分

【用法】水一钟，煎八分，热服。

【主治】产后儿枕疼痛。

【加减】如脉细而寒或呕者，加干姜（炒黄色）一二钱；如血热多火者，去肉桂，加酒炒芍药一二钱；如脉弱阴虚者，加熟地三五钱；如气滞者，加香附一二钱或乌药亦可；腰痛，加杜仲一二钱。

逐瘀汤

【来源】《丹台玉案》卷五。

【组成】当归 红花 生地各二钱 官桂 乌药 桃仁（去皮尖）各一钱五分

【用法】水一钟，煎服。

【主治】产后瘀血凝滞，头疼发热，胸膈不宽，肚腹绞痛。

加减生化汤

【来源】《傅青主女科·产后编》卷下。

【组成】川芎二钱 茯苓二钱 当归四钱 黑姜五分 炙草五分 桃仁十粒 莲子八枚

【用法】水煎，温服。

【主治】产后块未消，患泻症。

加减生化汤

【来源】《傅青主女科·产后编》卷下。

【组成】川芎一钱 当归四钱 黑姜四分 炙草四分 防风七分 吴萸六分 白蔻五分 桂枝七分

【主治】产后腹痛，无块，遇风冷而作者。

加减生化汤

【来源】《傅青主女科·产后编》卷下。

【组成】川芎一钱 当归三钱 黑姜四分 炙草四分 桃仁十粒

【主治】产后虚中，感寒饮冷，其寒下攻，小腹作痛；又有血块作痛；及产后血虚脐下痛者。
有块痛者，本方送前胡散。亦治寒痛。

木香生化汤

【来源】《傅青主女科·产后编》卷上。

【组成】川芎二钱 当归六钱 陈皮三分 黑姜四分

【用法】服时磨木香二分在内。

【主治】产后怒气逆，胸膈不利，血块又痛；及产后血块已除，因受气者。

加味生化汤

【来源】《傅青主女科·产后编》卷上。

【组成】川芎一钱　当归三钱　肉姜四分　桃仁十五粒　三棱（醋炒）六分　元胡六分　肉桂六分　炙草四分

【主治】生产半月后，腹中血块日久不消，或疼痛，或外加肿毒，高寸许，或身热，饮食减少，倦甚。

加味生化汤

【来源】《傅青主女科·产后编》卷上。

【组成】川芎二钱　当归五钱　黑姜四分　炙草五分　桃仁十粒

【用法】问伤何物，加以消导诸药，煎服。

【主治】产后血块未消，又患伤食。

【加减】消面食，加神曲、麦芽；消肉食，加山楂、砂仁；伤寒冷之物，加吴黄、肉桂。如产母虚甚，加入参、白术。

前胡散

【来源】《傅青主女科·产后编》卷下。

【组成】川芎一钱　当归三钱　黑姜四分　炙草四分　桃仁十粒　熟地三钱　前胡　肉桂各一钱

【用法】上为末服。

【主治】产后虚中感寒饮冷，其寒下攻小腹作痛；又有血块作痛；又产后血虚，脐下痛者。

散结定疼汤

【来源】《傅青主女科》卷下。

【别名】散结安枕汤（《辨证录》卷十二）。

【组成】当归一两（酒洗）　川芎五钱（酒洗）丹皮二钱（炒）　益母草三钱　黑芥穗二钱　乳香一钱（去油）　山楂十粒（炒黑）　桃仁七粒（泡，去皮尖，炒，研）

【用法】水煎服。一剂而疼止，不必再剂。

【功用】补血逐瘀。

【主治】妇人产后因瘀血而致少腹疼痛，甚则结成一块，按之愈疼。

肠宁汤

【来源】《傅青主女科》卷七。

【组成】当归一两（酒洗）　熟地一两（九蒸）人参三钱　麦冬三钱（去心）　阿胶三钱（蛤粉炒）　山药三钱（炒）　续断二钱　甘草一钱　肉桂二分（去粗，研）

【用法】水煎服。

【功用】补气补血。

【主治】妇人产后亡血过多，血虚少腹疼痛，按之即止。

术归桂草汤

【来源】《辨证录》卷十二。

【组成】白术　当归各五钱　肉桂五分　炙甘草一钱

【用法】水煎服。

【主治】产后血虚，小腹痛。

归荆安枕汤

【来源】《辨证录》卷十二。

【组成】当归五钱　丹皮一钱　荆芥三钱　山楂十粒

【用法】水煎服。

【主治】妇人产后瘀血成团未散，小腹疼痛，甚则结成一块，手按之益痛，此名儿枕痛。

腹宁汤

【来源】《辨证录》卷十二。

【组成】当归一两　续断二钱　阿胶三钱　人参三钱　麦冬三钱　炙甘草一钱　山药三钱　熟地一两　肉桂二分

【用法】水煎服。一剂痛轻，二剂痛止，多服更美。

【功用】补气补血止痛。

【主治】产后血虚小腹痛，按之即止。

儿枕散

【来源】《郑氏家传女科万金方》卷四。

【组成】乌药　香附（盐水炒）　红花　丹皮　赤

芍　官桂　干姜（炒黑）　陈皮　姜黄　元胡　桃仁（或加山楂、归尾、川芎、甘草、熟地）

【主治】产后恶露不行，儿枕痛。

宁神汤

【来源】《嵩崖尊生全书》卷十四。

【组成】川芎一钱　当归三钱　炮姜四分　炙草四分　茯神一钱　桃仁十二个　人参二钱　益智八分　柏子仁一钱　陈皮三分

【用法】加大枣，水煎服。

【主治】产后气血两虚，妄言妄见，神魂无依，而痛未止者。

【加减】真知瘀血不行，合失笑散。

加味生化汤

【来源】《胎产秘书》卷下。

【组成】川芎一钱　当归三钱　桃仁十粒　炮姜炙草各四分　肉桂五分　元胡五分

【主治】产后小腹作痛，可按揉而稍止者。

【加减】若脐下无血块，而仍痛不止者，加熟地三钱；痛止，去肉桂、元胡。

祛痛散

【来源】《胎产秘书》卷下。

【组成】当归二钱　人参　白术各一钱　黄耆　川膝　独活各八分　肉桂五分　韭白一撮　生姜一片

【用法】水煎服。

【主治】产后遍身疼痛及腰、小腹痛。

当归散

【来源】《女科指掌》卷五。

【组成】当归　赤芍　肉桂　蒲黄　延胡　血竭

【用法】上为末。每服二钱，酒调下。

【主治】儿枕块痛。

资生汤

【来源】《女科指掌》卷五。

【组成】全当归三钱　真川芎二钱　炮姜炭一钱炙甘草五分　牡丹皮一钱　山楂肉二钱　鲜红花八分　白茯苓一钱　黑豆三十粒（炒令热透，以酒少许沃之）

【用法】水煎服。

【功用】祛瘀生新，产后调护。

【加减】胞衣不下，加木通、牛膝；血晕，加花蕊石、泽兰、童便；中风，加独活、荆芥、黑豆；恶露不下，加苏木、桃仁、桂；不语，加石菖蒲、北细辛；腹痛，加五灵脂、延胡、肉桂；心痛，加蒲黄、五灵、延胡；血不止，加荆芥、白芷（俱炒黑）；头痛，加荆芥、细辛、葱白；胁痛，加青皮、赤芍、木香；腰痛，加杜仲、续断、补骨脂；乍寒乍热，加肉桂、柴胡；脚膝痛，加牛膝、威灵仙；口干，加麦冬、生地；虚肿，加陈皮、防己；泄泻，加木香、车前子；呕吐，加藿香、生姜；遍身痛，加羌活、秦艽；虚汗，加黄芪、浮麦；惊悸，加远志、朱砂；虚脱，加人参、附子。

【方论】妇人以血为本，故多用四物。熟地黄泥膈、白芍酸寒，故产后只用芎归二味为君；炮姜、茯苓除产后虚热为臣；红花代桃仁破血力缓，丹皮消瘀除热为佐；山楂消肉积、除血痕、止儿枕痛，且能消食，甘草和中补土为使。全方祛瘀生新，为产后调护之主方。

健脾生化汤

【来源】《灵验良方汇编》卷下。

【组成】川芎一钱　当归　人参各三钱　白术一钱半　甘草五分

【主治】妇女产后块不痛。

胎产金丹

【来源】《胎产心法》卷中。

【组成】当归（酒洗）　丹皮（水洗，晒干，勿见火）　蕲艾（醋煮）　延胡索（酒拌，炒干）　川芎　益母草（取上半截，童便浸，晒干）　青蒿（人多内热者更宜，不用亦可）　白薇（洗净，人乳拌）　人参　赤石脂（火煅，水飞亦可）　白茯苓　川藁本（洗净）　白术（土炒）各二两　生地（酒洗，煮不犯铁器） 鳖甲（醋炙）各四两 香附四两（醋、酒、盐、童便各浸一两） 桂心 没药（去油） 粉草（酒炒）各一两二钱 北五味一两（去梗，焙） 沉香六钱

【用法】上为细末；再用新鲜头次男胎紫河车一具，长流水浸半日，洗净；黑铅打成大铅罐一个，将河车放在铅罐内，再将黄柏四两放在河车下，加白酒酿二斤，清水二碗，灌满铅罐，仍以铅化封口；再以铁锅盛水，将铅罐悬在锅内，煮两日夜为度，取出捣烂，和入药内，拌匀，晒干，再研为末，炼蜜为丸，如弹子大，每丸重三钱五分，水飞朱砂为衣，再以黄蜡为皮，如蜡丸式收贮。妇人临产，米汤化服一丸，助精神气力，分娩顺利；产下，童便好酒服一丸，神清体健，再无崩晕之患；产后，每日服一丸，服过五日，气血完固，自无他病；行经后，川芎当归汤服一丸，服之三日，必然有孕；苦于小产者，胎动欲产，白滚汤服一丸，睡半日，其胎自安，每月常服二三丸，保全足月分娩无忧；产后血崩，童便好酒服一丸，即止；产后血晕者，当归川芎汤服一丸，即醒；产后惊风，防风汤服一丸，即解；儿枕痛者，山楂黑沙糖汤服一丸，即止；胞衣不下，干姜炒黑煎汤服一丸，即下；产后虚怯者，川芎当归汤每日服一丸，十丸痊愈；凡产后诸证，俱加好酒童便服。

【功用】培补气血，安胎调经，益精种子。

　　1.《胎产心法》：种子安胎。

　　2.《北京市中药成方选集》：补气养血。

　　3.《全国中药成药处方集》：散寒，助精壮气。

　　4.《中药制剂手册》：调经。

【主治】

　　1.《胎产心法》：妇人经水不调，诸虚百损，及胎前产后诸证，苦于小产，胎动欲产，产后血崩、血晕，惊风，儿枕痛，胞衣不下，产后虚怯。

　　2.《全国中药成药处方集》：临经腹痛，腰酸带多，面黄肢倦，子宫虚寒，难于受孕。脾胃虚弱，胎前漏血，腰腿酸痛，四肢浮肿，气血双亏，作冷作烧，不思饮食，自汗盗汗，骨蒸潮热。肚腹疼痛。

【宜忌】《全国中药成药处方集》：忌食生冷；忌生气。

生化消食汤

【来源】《胎产心法》卷下。

【组成】川芎二钱 当归五钱（酒洗） 干姜（炙黑） 炙草各四分 桃仁十粒（去皮尖） 神曲（炒） 麦芽（炒）各六分

【用法】水煎服。伤肉食，加山查五分、砂仁五分；伤寒食物，加吴茱萸一钱、肉桂五分；虚，加人参一钱或二钱。

【主治】产后块痛未止，停食痞塞。

宁神生化汤

【来源】《胎产心法》卷下。

【组成】人参二钱 当归三钱（酒洗） 干姜（炙黑） 炙草各四分 茯神 柏子仁 川芎各一钱 桃仁十粒（去皮、尖） 益智仁八分 陈皮三分

【用法】加大枣二个，龙眼肉五个，水煎服。

【主治】产后块痛不止，妄言妄见，未可用耆、术者。

【加减】瘀血不行，合失笑散。

宁心定魄茯神汤

【来源】《胎产心法》卷下。

【组成】人参 当归（酒洗） 熟地各二钱 川芎 黄耆（蜜炙） 白术（土炒） 枣仁（炒，去壳） 柏子仁 茯神 益智仁 麦冬（去心）各一钱 陈皮三分 五味子十粒（碎） 炙甘草四分

【用法】加大枣二个，建莲肉（去心）八枚，龙眼肉八分，水煎服。

【主治】产后块痛已止，妄言妄见。

加味生化汤

【来源】《胎产心法》卷下。

【组成】川芎二钱 当归四钱 炮姜四分 桃仁十粒（去皮尖） 炙草五分 桂枝四五分

【用法】水煎服。

【加减】伤肉食，加山楂、砂仁；伤面食，加炒神曲、炒麦芽。

加参生化止崩汤

【来源】《胎产心法》卷下。

【组成】人参二三钱　当归身四钱　川芎二钱　干姜（炒黑）　炙草各四分　白芷　荆芥穗（炒黑）各五分　桃仁十粒（去皮尖）

【用法】加大枣二个，水煎服。

【主治】产后血块痛，鲜血崩，形色脱，或汗多，或气促。

延胡索散

【来源】《胎产心法》卷下。

【组成】肉桂　延胡各等分

【用法】上为细末，听用。每服以生化汤加入延胡索散，再加入熟地二钱。

【主治】

1. 《胎产心法》：产后小腹痛，可按而止者。
2. 《产宝》：产后血晕，血块痛。

延胡生化汤

【来源】《胎产心法》卷下。

【组成】川芎二钱　当归四钱（酒洗）　桃仁十粒（去皮尖）　炮姜　炙草各四分　延胡一钱

【用法】水煎服。

【主治】产后小腹儿枕块痛；寒气痛。

香砂生化汤

【来源】《胎产心法》卷下。

【组成】当归四钱　川芎一钱　制半夏八分　桃仁十粒（去皮尖）　炙姜　藿香　砂仁各四分　陈皮三分　炙草五分

【用法】上加生姜一片，水煎服。

【主治】产后块痛未除，气逆呕吐。

二香散

【来源】《医学心悟》卷五。

【组成】砂仁　木香　黑姜　陈皮　炙甘草各一两

香附三两（姜汁炒）

【用法】上为末。每服二钱，生姜汤调下。

【主治】产后风寒，食滞腹痛。

塌肿汤

【来源】《惠直堂方》卷三。

【组成】黄耆　白芍　川芎　当归　陈皮　甘草　麻黄（去节）各二两　人参　乳香（炙）　没药（炙）各五钱　罂粟壳（去顶蒂及筋，蜜炙）二两

【用法】上锉为片。每服一两五钱或二两，水煎温服。凡疮科能专守此方，未有不获全功者。能使恶疮未成即消，已成即溃，不假砭蚀，恶毒自下。

【主治】一切恶疮、发背、痈疽、疔疮痛不可忍者；或疮毒入内，神思昏倦呕吐者；又治跌打损伤，筋骨疼痛，妇人产后肚痛，恶露不快，赤白带下。

千金腹痛方

【来源】《医略六书》卷三十。

【组成】熟地五两　黄耆三两（酒炒）　白术两半（制）　当归三两　白芍一两半（酒炒）　川芎一两　炙草五钱　桂心一两半　大枣八枚　炮姜八钱

【用法】上为散，酒煎五钱，去滓温服。

【主治】产后腹中绞痛，脉软紧细者。

【方论】产后血气两虚，寒邪内伏，故腹中绞痛，时发寒热焉。熟地补血以滋血室，黄耆补气以实卫阳，白术健脾生血，当归养血荣经，白芍敛阴和血脉，炙草益胃缓中气，川芎入血海以行血中之气，桂心入营血以御经中之寒，炮姜温中逐冷，大枣缓中益脾也。为散醇酒煎服，务使血气内充，则寒邪自解，而经脉融合，血气完复，安有腹中绞痛时发寒热之患乎？

生地散

【来源】《医略六书》卷三十。

【组成】生地五两　当归三两　生姜一两（炮黑）

【用法】上为散。每用三五钱，童便煎，去滓服。

【主治】产后血露去多，腹中绞痛，脉数虚者。

【方论】产后去血过多，腹中绞痛，是血虚不能滋

荣血室，故腹痛不止焉。生地凉血以滋血室；当归养血以荣经脉；生姜炮黑，暖胃气以摄下行之血也。为散，童便调下，使血不妄行，则经脉完复，而腹中绞痛自止，何患血露之去多不止哉。

附子散

【来源】《医略六书》卷三十。

【组成】附子一两（炮） 人参一两 桂心一两 白术二两（炒） 炙草五钱 吴茱一两（醋炮，炒） 白芍一两半（酒炒） 丁香一两 木香一两（煨）

【用法】上为散。每服三钱，乌梅汤煎，去滓温服。

【主治】产后气阳两亏，不能化育生土，而寒邪内滞，故腹痛吐泻，脾阴暗耗，脉细软微涩微数者。

【方论】方中附子补火扶阳以御寒；肉桂补火温营以散寒；人参扶元补气，脾胃自壮；白术崇土健脾，中气自强；吴茱黄温中降逆，力能止痛；白芍药敛阴和脾，性善止泻；母丁香温中散滞；广木香调气醒脾；炙甘草缓中，以益脾胃也。为散、乌梅汤煎，俾气阳内充，则火土合德，而寒邪自散，肠胃肃清，何患腹痛不退，吐泻不止哉。

香桂丸

【来源】《医略六书》卷三十。

【组成】当归三两 川芎一两半 桂心一两半 木香一两半

【用法】上为末，炒砂糖糊为丸。每服三钱，炒荷叶煎汤送服。

【主治】产后脐下痛，脉弦沉涩者。

【方论】产后冲任脉虚，清阳下陷，寒邪内伏而气滞，血不得行，故脐下疼痛不止焉。当归养经中之血，川芎行血中之气，桂心温经散寒，以行血滞，木香开胃醒脾，以行气滞也。炒焦砂糖糊为丸，炒荷叶汤送下，使气行血活则冲任复完，而清阳上奉，精微四达，岂有脐下疼痛之患乎。

理中汤

【来源】《医略六书》卷三十。

【组成】白术三钱 炮姜一钱半 炙草六分 人参

六分 砂糖三钱（炒灰）

【用法】水煎，去滓温服。

【主治】产后腹痛，脉沉细涩者。

【方论】产后脾亏冷滞，中气有伤而不能运化，故腹中疼痛，迷闷不已焉。白术健脾土之虚，炮姜逐中宫之冷，人参益痛伤之气，炙草缓痛伤之脾，砂糖灰去瘀血而新血自生，以缓虚寒之腹痛也。水煎，温服，使脾健气强，则寒滞自化，而胃脘阳和焕发，安有腹痛之患乎。

温中散

【来源】《医略六书》卷三十。

【组成】人参一两半 厚朴（制） 白术（炒） 干姜 白芍（酒炒） 木香各一两半 炙草六钱

【用法】上为散。每服三钱，米饮煎，去滓温服。

【主治】腹痛吐泻，脉细紧涩者。

【方论】产后脾土有亏，寒气袭入，气滞于中，故腹痛不止，吐泻不已。白术崇土以健脾气之虚，厚朴散满以化寒邪之滞，干姜温中散寒，白芍敛阴和脾，炙草缓中益胃，木香调气醒脾，人参扶元气以助气化。诸药合用，使脾土健运，寒邪自散，则腹痛吐泻自止。

增损四物汤

【来源】《医略六书》卷三十。

【组成】人参一钱半 当归三钱 桂心一钱半 炮姜一钱半 白芍一钱半（酒炒） 川芎八分

【用法】水煎去滓。温服。

【主治】妇人产后冲任两虚，气血不足，寒邪乘虚陷伏经中，腹痛不止，脉紧细者。

【方论】方中用人参扶元补气以生血脉；当归养血荣经以益冲任；川芎行血中之气，善能举陷升阳；白芍敛营中之阴，力主和脾止痛；炮姜温中逐冷；桂心温经散寒。水煎，温服，使血气内充，则寒邪外散，冲任融和，则腹痛自除。

生化汤

【来源】《医宗金鉴》卷四十七。

【组成】当归 川芎 丹参 桃仁 红花 姜炭

【主治】产后瘀血，发热腹痛。

桃仁鳖甲汤

【来源】《四圣心源》卷十。

【组成】桃仁三钱 鳖甲三钱 丹皮三钱 丹参三钱 桂枝三钱 甘草二钱

【用法】煎大半杯，温服。

【主治】产后瘀血蓄积，木郁腹痛者。

【加减】内热，加生地；内寒，加干姜。

查糖散

【来源】《仙拈集》卷三。

【组成】山查五钱（炒）

【用法】水煎浓，加黑沙糖三钱，和匀服之。

【主治】产后恶血攻心，儿枕作痛。

胎产金丹

【来源】《仙拈集》卷三。

【组成】当归 川芎 白芍 人参 赤石脂 白术 茯苓 桂心 藁本 白薇 白芷 丹皮 玄胡 没药 甘草各一两

《全国中药成药处方集》有党参、乳香，无人参。

【用法】除石脂、没药另研外，其余皆以醇酒浸三七日，烘干为末，称十五两；外用香附米以水浸三日，略炒为末，称十五两，和匀，重罗筛过，炼蜜为丸，如弹子大，瓷器收贮。经闭成疾，麻木疼痛，头昏脚肿，血淋白带，滚汤送下；不受孕，服至一月即受孕；胎不安者，俱用滚汤送下；受孕即服不辍，保全足月分娩无忧；临产，清米汤调服一丸，自然顺利，难产者倍之；产下，童便好酒调服一丸，自无崩晕之症；血崩，童便滚水送下；血晕，当归川芎煎汤送下；产后儿枕痛，山楂黑糖煎汤送下；胞衣不下，干姜煎汤送下；呕吐，淡姜汤送下。病轻者调服一丸；重者调服二三丸。

【功用】《全国中药成药处方集》：调经养血，助气安胎。

【主治】

1. 《仙拈集》：妇女经闭成疾，麻木疼痛，头昏脚肿，血淋白带，不受孕，胎不安，难产，产后血崩、血晕，儿枕痛，胞衣不下，呕吐。

2. 《全国中药成药处方集》：胎漏下血，胸腹胀满，腿痠腿痛，四肢浮肿，作冷作烧，不思饮食。

潜灵散

【来源】《仙拈集》卷三。

【组成】鳖甲一个（陈醋一斤，将甲用醋淬炙，完醋为度）

【用法】上为末。每服三钱，黄酒下。

【主治】妇女经闭，并血崩，儿枕作痛。

保胎如圣散

【来源】《女科切要》卷三。

【组成】当归 红花 益智 白芍 益母草 甘草

【用法】水煎服。如儿不下，取鲤鱼一尾，同药再煎，加醋一杯，服乌金丸。

【主治】产妇忽然腹痛，先行其水，婴儿不降，忽误吞热物伤胎者。

归尾泽兰汤

【来源】《妇科玉尺》卷四。

【组成】归尾 泽兰 牛膝 红花 延胡索 桃仁各一钱

【主治】产后儿枕腹痛，并恶露不下。

查苏汤

【来源】《妇科玉尺》卷四。

【组成】山查一两 苏木三钱

【主治】产后儿枕腹痛。

香麻散

【来源】《名家方选》。

【组成】香附子 苎麻

【用法】上药制成黑霜，白汤送下。

【主治】产后儿枕块痛。

山楂益母草汤

【来源】《会约医镜》卷十五。

【组成】山楂二三钱　益母草　当归各二钱　川芎　陈皮（去白）一钱　香附（酒炒）六分　干姜（炒黑）三分

【用法】煎就，加酒、童便各半杯，合服。

【主治】产后儿枕血痛。

行瘀煎

【来源】《产科发蒙》卷三。

【组成】接骨木　红花　当归　芍药　桂枝　山楂子　栀仁　川芎　苏木　甘草

【用法】水煎，温服。

【主治】产后血晕，恶露不下，及儿枕痛。

加味通气汤

【来源】《产科发蒙》卷四。

【组成】茴香　乌药　当归　芍药　香附　山楂子　陈皮　茯苓　白术　延胡索　吴茱萸　槟榔　泽泻　木香　甘草

【用法】水煎，温服。

【主治】产后小腹及腰疼，甚则肛门窘迫不可忍。

加味芎归汤

【来源】《续名家方选》。

【组成】当归　川芎各一钱　牡丹皮　肉桂　桃仁　红花　玄胡索　青皮　莪术　三棱各五分

【用法】加生姜一片，水煎服。

【主治】恶露未尽，大腹痛者。

阳和生化汤

【来源】《古方汇精》卷三。

【组成】当归五钱　炙草五分　炮姜四分　川芎二钱　丹参一钱五分　桃仁九粒（去皮尖）

【用法】煎好，加花酒、童便各半小杯冲服，一产下即服之，留滓再煎再服。

【主治】产后恶露不行，儿枕作痛，一切血晕，及小产。

乌贼骨汤

【来源】《产孕集》下篇。

【组成】乌贼骨三钱　桃仁二钱　当归　芎藭　芍药　阿胶各一钱五分　肉桂五分　五灵脂一钱

【用法】作一服。

【主治】产后败血不下，成块作痛，俗称儿枕痛。

延胡索散

【来源】《医钞类编》卷十七。

【组成】归尾（一用当归）　延胡各一两　五灵脂　蒲黄（炒）各一钱半　赤芍　桂心各五钱　红花二钱

【用法】上为末。水、酒各一盏煎，入童便一盏，温服。

【主治】产后腹中有块，上下动，痛不可忍。此由恶露未尽，新血与旧血相搏，俗谓之儿枕痛。

金铃散

【来源】《医钞类编》卷十七。

【组成】川楝（去核）　小茴（炒）　故纸　桂心一钱　木香五分（研）

【用法】加姜煎，冲木香末服。

【主治】产后寒气客于子门，小腹疼痛。

桂香汤

【来源】《医钞类编》卷十七。

【组成】当归　川芎　桂心

【用法】上为末。每服四五钱，水、酒同煎服。

【主治】产后腹痛不可忍。

归姜羊肉汤

【来源】《类证治裁》卷八。

【组成】羊肉一斤　当归五两　生姜六两　黄耆四两

【用法】先以水煮羊肉取汁,下后三味,分四服,煮食。

【主治】产后下焦虚,脏寒腹痛。

【加减】有恶露,加桂心三两。

加味芎归汤

【来源】《妇科胎前产后良方》。

【组成】丹皮四分 元胡五分 莪术五分 赤芍四分 红花七分 当归七分 川芎七分 香附五分 乌药三分 枳实四分 山楂肉五分 木香六分 陈皮三分 姜厚朴五分 苍术四分 砂仁六分 官桂四分 干姜(炒)六分 益母草六分 花粉三分 半夏五分 甘草四分

【用法】生姜为引,水煎服。

【主治】产后瘀血未尽,小腹疼痛。

起枕散

【来源】《理瀹骈文》。

【组成】延胡 当归 官桂

【用法】上为末。掺膏贴。

【主治】妇人产后儿枕痛。

乌金丸

【来源】《青囊秘传》。

【组成】陈京墨一斤 陈皮 没药 百草霜 飞面各三钱

【用法】将墨炖软,入药,作四十九块,掐四十九丸,贮紫砂盆内,煮一日一夜不停止,阴干待用。修合时要净室。

【主治】妇人胎前产后三十六症。

五香丸

【来源】《人己良方·小儿科》。

【组成】枳壳二钱 干姜五钱 香附三钱 防风三钱 丁香五钱 苍术二钱 南星五钱(姜制) 附子五钱 白术三钱 川芎五钱 厚朴五钱 天麻五钱 前胡三钱 荆芥三钱 茯苓三钱 陈皮五钱 苏叶三钱 木香五钱 朱砂二钱 荜拨五钱

乳香五钱 沉香五钱 良姜二钱 白芷五钱 砂仁五钱 玉桂五钱 羌活五钱 独活五钱 冰片三分 麝香三分 薄荷三钱 白豆蔻五钱 檀香五钱 北细辛五钱 僵蚕五钱

【用法】上为细末,用蜜为丸,每丸重一钱,用蜡壳封固,勿令泄气。每服一丸便效。中风、中寒、中湿、慢惊、伤寒、疟疾、妇人产后血晕昏迷、手足厥冷,俱用姜汤送下;水肿,姜皮汤送下;霍乱、呕吐,用姜炒米汤送下;伤寒,姜葱汤送下;泄泻,炒米汤送下;中风不语,姜皮汤送下;急惊,薄荷汤送下;腹满,大腹皮汤送下;筋骨疼痛,威灵仙汤送下;瘀血腹痛,苏木汤送下;痰喘,陈皮汤送下;虫积,苦楝根汤送下。

【功用】祛风痰,除风湿。

【主治】腹痛吐泻,中风,中寒,中热,伤风,头痛身热;小儿惊风痰盛,大人中风失语;泄泻呕吐,霍乱腹痛,内伤生冷,肚腹胀,不思饮食;筋骨疼痛;慢脾阴症;手足厥冷;水气浮肿;妇人产后感冒风寒,瘀血肚痛,血迷不醒。

益母草膏

【来源】《北京市中药成方选集》。

【组成】益母草(鲜,干的亦可)四百八十两 川芎四十八两 白芍四十八两 当归四十八两 生地八十八两 木香十六两

【用法】上切,洗净泥土,水煎三次,分次过滤后去滓,合并滤液,用文火煎熬,浓缩至膏状,以不渗纸为度,每两清膏汁再兑炼蜜一两成膏。每服三至五钱,开水调下。

【功用】调经,祛瘀生新。

【主治】经期不准,血色不正,量少腹胀,产后瘀血腹痛。

产妇安口服液

【来源】《部颁标准》。

【别名】产妇安颗粒。

【组成】当归320g 川芎160g 红花20g 桃仁40g 甘草40g 干姜(炮)20g 益母草640g

【用法】制成口服液。口服,一次25ml,一日2次;温热后服用。

1149

【功用】祛瘀生新。

【主治】产后血瘀腹痛，恶露不尽。

【宜忌】忌食生冷之物。

十二、产后心腹痛

产后心腹痛，是指产后上下腹较广泛的疼痛。《诸病源候论》："产后气血俱虚，遇风寒乘之，与血气相击，随气而上冲于心，或下攻于腹，故令心腹痛。若久痛不止，则变成疝瘕。"治宜通经活络，行气活血。

芍药黄耆汤

【来源】《备急千金要方》卷三。

【组成】芍药四两　黄耆　白芷　桂心　生姜　人参　芎䓖　当归　干地黄　甘草各二两　茯苓三两　大枣十枚

【用法】上锉。以酒、水各五升，合煮取三升，去滓，食前服一升，每日三次。

【主治】产后心腹痛。

【方论】《千金方衍义》：此以血气亏损而致心腹疼痛，故用保元合内补当归建中之制，更加芎、地以滋冲脉之虚，苓、芷以散子户之风也。

羊肉当归汤

【来源】《备急千金要方》卷三。

【别名】羊肉汤《外台秘要》（卷三十四）。

【组成】羊肉三斤　当归　黄芩　芎䓖　甘草　防风各二两　芍药三两　生姜四两

【用法】上锉。以水一斗二升，先煮肉熟，减半，纳余药，取三升去滓。分三服，每日三次。

【主治】产后腹中心下切痛，不能食，往来寒热，若中风乏气力。

【方论】《千金方衍义》：羊肉当归汤以有寒热往来，虽无腹中绞痛，亦需当归、生姜、羊肉温补散邪；芎䓖、芍药护持营血；防风、黄芩虽散表热，实通血闭。

芍药黄耆汤

【来源】《千金翼方》卷六。

【组成】芍药四分　黄耆三两　白芷　桂心　生姜　甘草（炙）各二两　大枣十枚（擘）

【用法】上锉。以酒、水各五升，合煮取三升，空腹服一升，每日三次。

【主治】产后心腹痛。

肉豆蔻散

【来源】《太平圣惠方》卷七十八。

【组成】肉豆蔻（去壳）　槟榔　人参（去芦头）桂心各半两

【用法】上为细散。以粥饮调下，每服一钱，不拘时候。

【主治】产后心腹疼痛，呕吐清水，不下饮食。

乌金散

【来源】《太平圣惠方》卷八十。

【组成】好墨　梁上尘　釜下墨　猪胎衣　赤鲤鱼鳞各一两

【用法】上药都烧为灰，加麝香一钱，同研令细。每服二钱，不拘时候，以热酒调下。

【主治】产后恶血攻冲，心腹疼痛。

芍药散

【来源】《太平圣惠方》卷八十一。

【组成】赤芍药一两　半夏三分（汤洗七遍去滑）当归一两（锉，微炒）　桂心一两　草豆蔻三分（去皮）　甘草半两（炙微赤，锉）　川椒一两（去目及闭口者，微炒去汗）

【用法】上为粗散。每服三钱，以水一中盏，加生姜半分，大枣二枚，煎至六分，去滓稍热服，不拘时候。

【主治】产后血气不和，心腹绞痛，痰逆，不思饮食。

当归散

【来源】《太平圣惠方》卷八十一。

【组成】当归三分（锉，微炒） 鬼箭羽一两 白术三分 木香三分 桂心半两 川大黄一两（锉碎，微炒）

【用法】上为粗散。每服三钱，以水一中盏，加生姜半分，生地黄一分，煎至五分，次入酒一小盏，更煎三两沸，去滓稍热服。

【主治】产后气血不散，心腹刺痛，胀满喘促。

芫花散

【来源】《太平圣惠方》卷八十一。

【组成】芫花一两（醋拌，炒令干） 硇砂半两（细研） 当归半两（锉，微炒） 硫黄一分（细研） 没药一两

【用法】上为细散。每服一钱，以热酒调下，不拘时候。

【主治】产后心腹绞痛不可忍。

泽兰散

【来源】《太平圣惠方》卷八十一。

【组成】泽兰一两 当归三分（锉，微炒） 赤芍药三分 桂心三分 白术三分 芎䓖三分 熟干地黄一两 甘草一分（炙微赤，锉）

【用法】上为粗散。每服四钱，以水一中盏，加生姜半分，大枣二枚，煎至六分，去滓，稍热服，不拘时候。

【主治】产后气力疲乏，心腹胀痛。

定痛散

【来源】《太平圣惠方》卷八十一。

【组成】当归一两（锉，微炒） 赤芍药一两 芎䓖一两

【用法】上为细散。每服一钱，以热生姜酒调下，

不拘时候。

【主治】产后心腹绞刺，疼痛不可忍。

蓬莪茂丸

【来源】《太平圣惠方》卷八十一。

【别名】蓬莪茂丸（《普济方》卷三五一）。

【组成】蓬莪茂一两 五灵脂二两 酽醋一升

【用法】上为末，以醋熬为膏，为丸如梧桐子大。每服十丸，以茴香汤送下，热酒下亦得，不拘时候。

【主治】产后心腹有宿冷疼痛。

地黄散

【来源】《圣济总录》卷一五一。

【组成】生地黄八两 生姜五两

【用法】上各切，同炒干，为散。每服二钱匕，温酒调下。

【主治】室女经络寒凝，月水不通，心烦腹满，腰脚急痛；及产后血气不和，血块时攻心腹痛不可忍。

芎䓖汤

【来源】《圣济总录》卷一六〇。

【组成】芎䓖一两半 大黄（锉，炒）二两 芍药一两半 黄芩（去黑心）一两 桂（去粗皮）一两 甘草（炙，锉）一两 当归（切，焙）二两 熟干地黄（焙）一两 桃仁（汤浸，去皮尖双仁，微炒令黄色）半两

【用法】上为粗末。每服三钱匕，水一盏，煎至七分，去滓，空腹温服。

【主治】产后恶血所下不尽，心腹绞痛。

芎䓖汤

【来源】《圣济总录》卷一六一。

【组成】芎䓖（锉） 黄芩（去黑心） 防风（去叉）各一两 当归（切，炒） 芍药 甘草（炙）各一两半

【用法】上为粗末。每服三钱匕，水一盏，加生姜

三片，煎七分，去滓温服，不拘时候。

【主治】产后伤风冷，因致血气不利，心腹疼痛，或寒或热，头目昏重。

芎藭散

【来源】《圣济总录》卷一六一。

【组成】芎藭　当归（炙，焙令香，锉碎）　柏叶（炙黄）各一两　桂（去粗皮）半两　大黄（炮，锉）一分

【用法】上为散。每服二钱匕，煎当归酒调下，日间三次，夜晚一次。

【主治】产后血块攻筑，心腹痛。

芎藭前胡汤

【来源】《圣济总录》卷一六一。

【组成】芎藭一两　前胡（去芦头）三分　黄芩（去黑心）半两　芍药一两　蒲黄（微炒）一两半　桃仁（汤浸，去皮尖，别研）三分　当归（锉，炒）三分　桂（去粗皮）三分　甘草（炙，锉）一两　大黄（锉，炒）半两　生干地黄（焙）二两

【用法】上为粗末。每服二钱匕，水一盏，加生姜三片，大枣一个（擘），煎七分，去滓温服，不拘时候。

【主治】产后心腹痛，血气不利。

当归汤

【来源】《圣济总录》卷一六一。

【组成】当归（切，炒）　干漆（炒烟透）　棕榈（烧灰）　红蓝花　甘草（炙）　鲤鱼皮（烧灰）　白芍药　牡丹（去心）　紫葳各半两　芫花（醋浸半日，炒干焦色）　香墨各一分

【用法】上为粗末。每服三钱匕，加葱白三寸，生姜三片，水、酒共一盏，同煎至七分，去滓，稍热服。

【主治】产后血气血块攻冲，心腹痛。

黄耆汤

【来源】《圣济总录》卷一六一。

【组成】黄耆（锉碎）　白术（锉，炮）　当归（切，炒）　甘草（炙，锉）　人参各一两　白羊肉一斤（去脂膜，切碎，每服用三两）

【用法】上除羊肉外，捣为粗末。每服三钱匕，先以羊肉三两（切），用水三盏，煮取一盏，澄清，去滓沫，入前药，加生姜三片，同煎七分，去滓通口服，不拘时候。

【主治】产后血气不利，心腹急痛，上下攻冲，气逆烦闷。

商陆散

【来源】《圣济总录》卷一六一。

【组成】商陆（干者）　当归（切，炒）各一分　紫葳（凌霄花是也）　蒲黄各一两

【用法】上为散。每服二钱匕，空服温酒调下。

【主治】产后血气血块，时攻心腹，疼痛不可忍。

芍药汤

【来源】《产乳备要》。

【组成】当归一两半（切，焙）　人参　肉桂　生姜（后入）　甘草（炙）各一两　芍药一两
　　《普济方》有"生地黄"。

【用法】上为末。每服三钱，水二盏，加大枣二枚，煎至一盏，去滓温服，一日三次。

【功用】补虚治气。

【主治】产后虚乏，不思饮食，四肢昏倦，心腹阵痛。

川芎散

【来源】《卫生家宝产科备要》卷六。

【组成】川芎（洗，锉）　桂心（不见火，锉）　木香（锉，焙干）　当归（去芦头须，洗，锉，焙）　桃仁（去皮尖并双仁，炒黄）各一两

【用法】上为细末。每服一钱，热酒调下；如不欲饮酒，即用水一盏，药末二钱，煎至七分，带热服，不拘时候。

【主治】产后心腹痛。

抽刀散

【来源】《妇人大全良方》卷一。

【组成】五灵脂（炒令烟尽）

【用法】上为末。每服三钱，水、酒、童便各半盏，煎至八分，通口服。

【功用】散恶血。

【主治】产后心腹，胁肋、脚痛不可忍者。

菩萨汤

【来源】《普济方》卷三三五。

【组成】木香（不见火）半两　桂枝（不见火）七钱半　当归三钱（酒浸，去芦）　赤芍药半两　甘草二钱半

【用法】上锉。每服三钱，水、酒各半盏，煎七分，热服，不拘时候。

【主治】产后胎前心腹痛。

芎藭汤

【来源】《普济方》卷三五一。

【组成】当归　川芎　黄芩　人参　甘草　芍药　防风　生姜各三分　大黄二分（可量人强弱方可服之）　桃仁八十枚

【用法】以水七升，煮取二升，下大黄，更煎三沸，分作三服。

【主治】产后心腹切痛，不能饮食，忽然往来寒热。

加味理中汤

【来源】《胎产秘书》卷下。

【组成】淡附子二钱　干姜一钱　茯苓二钱　人参不拘　炙甘草七分　焦术二钱　白蔻五分　肉桂心一钱　延胡索（醋炒）一钱五分　乳香（去净油）一钱五分

【主治】产后心腹痛。

【加减】气痛，加广木香一钱，郁金（酒炒）一钱，良姜（醋炒）一钱，紫丁香十只；血痛，加五灵脂（醋炒）一钱五分，炮姜炭七分（代去干姜），蒲黄（炒）七分，归身（酒炒）二钱；寒痛，加吴萸一钱，小茴（盐水炒）一钱五分，芦盐（水炒）二钱，重用桂、附；食痛，加焦神曲一钱五分，山楂（砂糖炒）二钱，鸡肫皮（焙干）二钱，广皮一钱，母丁香七分；虫痛，加川椒四十粒，乌梅二个，吴茱萸（川连一钱，煮汁拌炒）八分，榧子肉三钱；痰痛，加法夏二钱，肉果（煨）一钱，沉香一钱，牡蛎粉二钱，化橘红一钱；积痛，加木丁香八分，陈香圆二钱，佛手柑一钱，巴豆（去油净，取霜，焙干）三分，再用湿腐乳皮包好，药汁送；虚痛，阴虚加熟地（姜汁、益智、砂仁共五粒炒焦）五钱，枸杞子（酒炒）二钱，阿胶（蒲黄炒）二钱，净萸肉（酒炒）二钱，干姜（代炮姜）五钱，阳虚，增附子；实痛，去人参、焦术，加枳壳一钱，草蔻一钱，肉桂（代桂枝）八分（醋炒），甚者，加韭汁制大黄三钱（用韭汁拌大黄，九蒸九晒）。

芎归理中汤

【来源】《产孕集》卷下。

【组成】芎藭一钱五分　当归　党参　白术各三钱　炮姜　枳实各一钱　桃仁一钱五分

【主治】产后血瘀气结，挟寒而致心腹疼痛。

十三、产后心痛

产后心痛，包括产后心下（胃脘）痛、心包络痛、产后真心痛。《诸病源候论》："产后脏虚，遇风冷客之，与血气相搏而气逆者，上攻于心之络，则心痛。凡心痛乍间乍甚，心之支别络为邪所伤也。若邪伤心之正经，为真心痛，朝发夕死，夕发朝死。所以然者，心为诸脏之主，不受邪，邪伤即死也。"本病多因平素脏虚，产后益虚，寒邪袭之，血为寒凝，滞涩不行，上冲心络，或伤及心经，发于心痛。伤于心络者，症见心胸阔痛，甚至胸痛彻背。伤于心之正经者，亦称真心痛，

症见指甲青黑，手足冷而过节，旦发夕死，夕发旦死。因胃的位置在心窝部，故古人亦有将产后胃脘痛称产后心痛者。治宜行气活血，温里止痛。

大岩蜜汤

【来源】《外台秘要》卷三十四引《集验方》。

【组成】干地黄　当归　独活　甘草（炙）　芍药　桂心　小草　细辛各一两　吴茱萸一升　干姜三两

【用法】上切。以水九升，煮取三升，分三分。

【主治】

1.《外台秘要》卷三十四引《集验方》：产后心痛。

2.《妇人大全良方》：产后阳气虚寒，心腹作痛，不食呕吐，四肢厥逆。

蜀椒汤

【来源】《外台秘要》卷三十四引《经心录》。

【组成】蜀椒二合（汗）　芍药三两　半夏（洗）　当归　桂心　人参　甘草（炙）各二两　生姜汁五合　蜜一升　茯苓二两

【用法】上切。先以水九升煮椒令沸，下诸药，煮取二升半，去滓；下姜汁、蜜等更煎，取三升，一服五合，渐至六合，服尽为止。

【主治】产后心痛属大寒者。

【宜忌】勿食冷物。

【方论】《千金方衍义》：产后心腹痛总宜温理血气，内补当归建中专和营解邪，产后恒宜服之。此以本气虚寒，故于方中加入蜀椒、人参、茯苓、半夏温散胃家痰气，生姜用汁取其迅速，蜜代饴、枣，不独安中，兼滋桂心、半夏之燥也。

芍药汤

【来源】《千金翼方》卷六。

【组成】芍药　桂心各三两　当归　半夏（洗去滑）　茯苓各二两　蜀椒二合（汗）　生姜汁五合　蜜一升

【用法】上锉。以水七升，煮取二升，去滓，纳生姜汁及蜜，复煎取二升五合。每服五合，渐加至六合。相去一炊久再服。

【主治】产后心痛，因寒冷所致者。

【宜忌】忌冷食。

羊肉桂心汤

【来源】《千金翼方》卷六。

【组成】羊肉三斤　桂心四两　当归　干姜　甘草（炙）各三两　吴茱萸　人参　芎䓖　干地黄各二两（一方有桔梗三两）

【用法】上锉。以水一斗煮肉，取汁五升，去肉纳药，煮取二升半，分为三服。

【主治】产后虚冷心痛。

芎䓖散

【来源】《太平圣惠方》卷八十一。

【组成】芎䓖一两　桂心一两　木香一两　当归一两（锉，微炒）　桃仁一两（汤浸，去皮尖双仁，麸炒微黄）

【用法】上为细散。每服一钱，以热酒调下，不拘时候。

【主治】产后血气与冷气相搏，上攻心痛。

当归散

【来源】《太平圣惠方》卷八十一。

【组成】当归一两（锉，微炒）　胡椒一分　蓬莪术半两　白术三分　木香半两

【用法】上为细散。每服一钱，以热酒调下，不拘时候。

【主治】产后血刺，连心疼痛。

青橘皮散

【来源】《太平圣惠方》卷八十一。

【组成】青橘皮三分（汤浸，去白瓤，焙）　木香三分　蓬莪术三分　桂心一两　干姜半两（炮裂，锉）　当归一两（锉，微炒）　乌药三分　紫苏子三分（微炒）　桃仁三分（汤浸，去皮尖双仁，麸炒微黄）

【用法】上为细散。每服二钱，以熟酒调下。

【主治】产后血气攻心痛。

桂心丸

【来源】《太平圣惠方》卷八十一。

【组成】桂心一两（为末） 莞花一两（为末） 香墨二挺（为末） 木香一两（为末）

【用法】上药以酽醋二升，先煎莞花为膏，次入木香并墨、桂为丸，如梧桐子大。每服十丸，以热酒送下。

【主治】产后血气冲心疼痛。

产宝散

【来源】方出《儒门事亲》卷十五，名见《回生集》卷下。

【组成】赤伏龙肝

【用法】上为细末，每服三五钱，酒调下，泻出恶物立止。

【主治】

1.《儒门事亲》：妇人产后恶物不出，上攻心痛。

2.《回生集》：子死腹中，母亦将绝。

手拈散

【来源】《女科万金方》。

【别名】七情手拈散（《郑氏家传女科万金方》卷四）。

【组成】枳壳 延胡索 小茴香各一钱一分 白芍药 乳香 没药各一钱 甘草六分

【用法】水煎服。

【主治】产后七情所伤而致诸气不和，忽然心气痛不可忍者。

延胡索汤

【来源】《医学启蒙》卷五。

【组成】延胡索一钱 当归（酒洗）一钱 白芍（酒洗）一钱 厚朴（姜炒）一钱 莪术一钱 川楝子一钱 三棱一钱 木香一钱 川芎一钱二分 桔梗一钱二分 黄芩（炒）八分 甘草（炙）七分 槟榔一钱

【用法】水二钟，煎八分，空心热服。

【主治】产后瘀血心疼。

当归散

【来源】《医方类聚》卷二三八引《医林方》。

【组成】牡丹皮 川芎 蒲黄各二两 桂半两 大豆卷二两

　　本方名当归散，但方中无当归，疑脱。

【用法】上为末。每服二钱，米饮调下；血晕，童便调下。

【主治】产后恶血上行，抢心痛疼，恶血过多，血晕不省人事，或恶血不下行。

芸苔子散

【来源】《普济方》卷三五一。

【组成】芸苔（微炒） 当归（锉，微炒）各一两

【用法】上为细散。每服一钱，以热酒调下，不拘时候。

【主治】产后血气冲心痛。

大岩蜜丸

【来源】《陈素庵妇科初解》卷五。

【组成】防风 灵脂 延胡 生地 当归 甘草 赤芍 益母草 川芎 干姜 乌药 白芷 蒲黄 陈皮 细辛 吴茱萸

【功用】温经散寒。

【主治】产后心痛，因虚寒血凝上冲于心之包络。

【方论】产后虚寒血凝，故用四物加益母、蒲黄、甘草以养血，干姜、吴茱萸、乌药、陈皮以温中，防风、细辛、白芷以逐寒，温经散寒则血不滞；恐其凝而上冲也，加延胡、灵脂以祛瘀止痛。至于火因血虚而上升冲心包络致痛者，则非吴萸、干姜之辛热所能止者，即痛止而血必得热则行，血来太甚，产妇益弱矣。

木槟汤

【来源】《医学入门》卷八。

【组成】木香 槟榔 延胡索 金铃子 三棱 莪

术　厚朴　桔梗　川芎　当归　白芍　黄芩　甘草各等分

【用法】水煎服。

【主治】产后心痛，七情感伤，血与气并。

桂心散

【来源】《医略六书》卷三十。

【组成】桂心一两半　蒲黄三两　延胡一两半（酒炒）

【用法】上为散。每服三钱，砂糖灰汤煎，去滓温服。

【主治】产后恶血冲心痛，脉紧涩滞者。

【方论】产后恶血不下，上冲心膈，故心气窒塞，心痛不休焉。桂心温经通闭，开心气之窒塞；蒲黄破瘀下行，降恶血之冲逆；延胡活血以通经脉也。为散，砂糖汤煎，使瘀血消化，则新血自生，而恶血无不下，安有上冲心膈，心痛不已之患乎。

归脾汤

【来源】《会约医镜》卷十五。

【组成】人参　当归身二钱　黄耆（蜜炒）　白术茯神各一钱半　枣仁（炒，研）一钱　远志六分炙草八分　陈皮七分

【用法】桂圆肉、莲肉为引，水煎服。

【主治】产后心血虚损，心无所主而觉痛。

十四、产后头痛

产后头痛，是指妇人产后以头痛为主症的病情。《太平圣惠方》："夫人头者，是诸阳之会也。凡产后五脏皆虚，胃气由弱，饮食不充，谷气尚乏，则令虚热，阳气不守，上凑于头，阳实阴虚，则令头痛也。"《圣济总录》："头者，诸阳所聚。产后气血虚损，风邪客搏阳经，注于脑络，不得疏通，故为头痛也。"治宜益气养血，疏风通络。

石膏散

【来源】《太平圣惠方》卷七十八。

【组成】石膏二两　黄芩一两半　桂心一两半生干地黄一两　牡蛎二两（煨过）　赤芍药二两

【用法】上为粗散。每服四钱，以水一中盏，煎至六分，去滓，不拘时候温服。

【主治】产后寒热头痛。

石膏散

【来源】《太平圣惠方》卷七十八。

【组成】石膏二两　当归（锉，微炒）　羚羊角屑白芍药　白术　子芩　生干地黄　甘草（炙微赤，锉）各半两　茯神三分　前胡三分（去芦头）　麦门冬一两（去心，焙）

【用法】上为粗散。每服四钱，以水一中盏，加生姜半分，大枣三枚，煎至六分，去滓，不拘时候温服。

【主治】产后体虚，头痛烦热。

白术散

【来源】《太平圣惠方》卷七十八。

【组成】白术三分　石膏一两半　白芍药半两　白茯苓三分　麦门冬一两半（去心，焙）　牡蛎粉一两　生干地黄一两　人参三分（去芦头）　五味子半两　黄耆三分（锉）　甘草一分（炙微赤，锉）

【用法】上为粗散。每服四钱，以水一中盏，加生姜半分，大枣三个，煎至六分，去滓温服，不拘时候。

【主治】产后体虚，劳动过多，致头痛烦热，汗出不止，四肢少力，不思饮食。

白僵蚕丸

【来源】《太平圣惠方》卷七十八。

【组成】白僵蚕一两（微炒）　白附子一两（炮裂）　地龙一两（微炒）　黄丹一两（微炒）　人中白半两（烧灰）

【用法】上为末，用葱津为丸，如梧桐子大。每服十丸，荆芥汤送下，不拘时候。

【主治】产后头痛。

芍药散

【来源】《太平圣惠方》卷七十八。

【组成】白芍药一两　生干地黄一两　牡蛎粉一两　桂心半两　甘草一分（炙微赤，锉）　石膏一两

【用法】上为散。每服四钱，以水一中盏，加生姜半分，大枣三枚，煎至六分，去滓温服，不拘时候。

【主治】产后体虚头痛。

茯神散

【来源】《太平圣惠方》卷七十八。

【组成】茯神　甘菊　羌活　当归（锉，微炒）生干地黄　白芍药　前胡（去芦头）　桂心　甘草（炙微赤，锉）各半两　葛根三分（锉）　石膏二两　蔓荆子一两　麦门冬一两半（去心，焙）

【用法】上为粗散。每服四钱，以水一中盏，加生姜半分，煎至六分，去滓温服，不拘时候。

【主治】产后风虚头痛，四肢烦疼，口干微渴。

前胡散

【来源】《太平圣惠方》卷七十八。

【组成】前胡（去芦头）　半夏（汤洗七遍去滑）旋覆花　当归（锉，微炒）　甘菊花　甘草（炙微赤，锉）　赤茯苓各半两　石膏二两　枳壳一两（麸炒微黄，去瓤）

【用法】上为粗散。每服四钱，以水一中盏，入生姜半分，煎至六分，去滓温服，不拘时候。

【主治】产后痰壅头痛，心胸不利。

黄耆散

【来源】《太平圣惠方》卷七十八。

【组成】黄耆一两（锉）　赤芍药半两　生干地黄一两　桂心半两　麦门冬一两（去心，焙）　牡蛎粉一两　黄芩半两　石膏二两　甘草半两（炙微赤，锉）

【用法】上为粗散。每服四钱，以水一中盏，加生姜半分，煎至六分，去滓温服，不拘时候。

【主治】产后虚热头痛，四肢烦疼，不思饮食。

羚羊角散

【来源】《太平圣惠方》卷七十八。

【组成】羚羊角屑三分　防风一两（去芦头）　茯神三分　黄耆二分（锉）　生干地黄一两　人参三分（去芦头）　麦门冬一两半（去心，焙）　芎䓖一两　赤芍药半两　石膏一两　独活半两　秦艽半两（去苗）　甘草一分（炙微赤，锉）

【用法】上为粗散。每服四钱，以水一中盏，加生姜半分，煎至六分，去滓温服，不拘时候。

【主治】产后风虚头痛，身体壮热，言语时错，心神烦闷。

防风汤

【来源】《圣济总录》卷一六二。

【组成】防风（去叉）　独活（去芦头）　黄耆羚羊角（镑）　枳壳（去瓤，麸炒）　乌头（炮裂，去皮脐）　旋覆花　生干地黄（焙）　桂（去粗皮）各一两

【用法】上锉，如麻豆大。每服三钱匕，水一盏，加生姜三片，薄荷三叶，同煎至七分，去滓温服，不拘时候。

【主治】产后伤风冷，头疼痛，目眩恶心。

防风汤

【来源】《圣济总录》卷一六二。

【组成】防风（去叉）　升麻　黄芩（去黑心）　芍药　石膏（生）　葛根（锉）　芎䓖　羌活各一两

【用法】上为粗末。每服三钱匕，水一盏，煎至七分，去滓服，不拘时候。

【主治】产后风热，头痛，目掣动。

羌活汤

【来源】《圣济总录》卷一六二。

【组成】羌活（去芦头） 当归（切，焙） 白茯苓（去黑皮） 甘菊花 石膏（火煅） 乌头（炮裂，去皮脐） 甘草（炙，锉） 芍药各一两

【用法】上为粗末。每服三钱匕，水一盏，煎至七分，去滓温服，不拘时候。

【主治】产后风虚，头痛昏眩。

茯苓汤

【来源】《圣济总录》卷一六二。

【组成】白茯苓（去黑皮） 羌活（去芦头） 当归（切，焙） 人参 附子（炮裂，去皮脐） 川芎 石膏（火煨） 黄耆（锉）各一两

【用法】上锉，如麻豆大。每服三钱匕，水一盏，煎至七分，去滓温服，不拘时候。

【主治】

1.《圣济总录》：产后气血虚，头痛不定。

2.《普济方》：目眩呕逆。

独胜汤

【来源】《圣济总录》卷一六二。

【组成】附子大者一枚（炮裂，去皮脐）

【用法】上锉，如麻豆大。每服三钱匕，水一盏，加生姜三片，大枣一枚（擘），同煎至七分，去滓温服，不拘时候。

【主治】产后气虚，头痛不可忍。

羌活汤

【来源】《圣济总录》卷一六五。

【组成】羌活（去芦头） 白茯苓（去黑皮） 人参 附子（炮裂，去皮脐） 当归（切，焙） 石膏（火煅） 芎藭各一两

【用法】上锉，如麻豆大。每服三钱匕，水一盏，煎至七分，去滓温服，不拘时候。

【主治】产后头痛，目眩，呕逆。

天南星散

【来源】《鸡峰普济方》卷十六。

【组成】天南星末

【用法】上用温酒调，以翎涂之。

【主治】产后头痛，面肿。

川芎散

【来源】《妇人大全良方》卷二十二。

【别名】芎乌散（《医方类聚》卷八十一引《济生续方》）、川乌散（《普济方》卷三五一）。

【组成】真天台乌药皮 大川芎各等分

【用法】上为细末。每服三钱，秤锤淬酒调服。

【主治】

1.《妇人大全良方》：产后头痛。

2.《普济方》引鲍氏方：男子气厥头疼，妇人气盛头疼。

芎附散

【来源】《妇人大全良方》卷二十二引徐明仲方。

【组成】大附子一枚（酽醋一碗，用火四畔炙透，蘸醋令尽，去皮脐） 川芎一两

【用法】上为细末。每服二钱，茶清调下。

【主治】

1.《妇人大全良方》引徐明仲方：产后败血作梗，头痛，诸药不效者。

2.《医略六书》：产后阳虚头痛，脉沉细者。

【方论】《医略六书》：产后真阳内虚，其清阳之气亦不能上奉于头，故头脑作痛不休焉。附子补真阳以上奉，川芎入血海以升阳。为散，清茶煎，使真阳内充，则上奉之阳自然敷布，而气行血活，岂有头脑作痛之患乎！

加减四物汤

【来源】《云岐子保命集》卷下。

【别名】加减羌活汤（《普济方》卷三五一）。

【组成】羌活 川芎 防风 香附子（炒） 白芷各一两 石膏二两半 细辛二钱 当归五钱 熟地黄一两 甘草五钱 苍术一两六钱（去皮）

【用法】上为粗末。每服一两，水煎服，不拘时候。

【主治】产后血虚、痰癖、寒厥之头痛。

【加减】如有汗者，是气弱头痛也，加芍药三两，桂一两半，加生姜煎；如痰癖头疼，加半夏三两，

茯苓一两半，加生姜煎；如热厥头痛，又加白芷三两，石膏三两，知母一两半；寒厥头痛，加天麻三两、附子一两半，生姜煎。

防风葛根汤

【来源】《普济方》卷三五一。
【组成】防风　甘葛　茯苓各八分　麦门冬（去心）八分　芍药　黄芩各六分　犀角四分　甘草三两
【用法】上锉。以水二升，煎取七合，分为二服。
【主治】产后风虚，头目痛，语言时僻。

一奇散

【来源】《陈素庵妇科补解》卷五。
【组成】生地　川芎　当归　蒲黄（炒）　陈皮　甘草　白芷　益母草　防风　半夏　细辛　南星　香附（姜汁炒，再酒醋炒）
【功用】扶阴抑阳。
【主治】产后头痛，由阳实阴虚所致，及风痰头痛。
【加减】若血虚头痛，宜加白芍、丹参、蔓荆，倍归、地，去南星。
【方论】防风、白芷、细辛祛风药也，巅顶之上，惟风药可到；半夏、南星消痰药也，火逆挟痰上涌，痰祛则痛止；香附、陈皮行气药也，气通则不塞；生地、归、芎、益母、蒲黄养血药也，血生则阳不亢。

芎归汤

【来源】《万氏女科》卷三。
【组成】川芎　当归各五钱（俱不洗炒）　连须葱白五根　生姜五片（焙干）
【用法】水煎，食后服。
【功用】补阴血。
【主治】产后去血过多，阴血已亏，阳气失守所致的头痛。

经效茯苓汤

【来源】《证治准绳·女科》卷五。

【组成】茯苓（去皮）　防风（去芦）　干葛各八钱　麦门冬（去心）一两　芍药　黄芩各六钱　犀角屑四钱　甘草（炙）二两
【用法】上锉。每服一两，水一大盏半，煎至一盏，去滓温服，不拘时候。
【主治】产后风虚头痛，言语謇涩。

加减肾气大补汤

【来源】《胎产秘书》卷下。
【组成】熟地八钱　萸肉四钱　怀山四钱　茯苓三钱　丹皮二钱　泽泻二钱　制附四钱　肉桂二钱　牛膝二钱　黄耆四钱　归身四钱　栀子四钱　丝饼四钱
【用法】水煎服。
【主治】产后气血虚弱，督脉不通于脑，髓海空虚，风寒乘入，以致头痛畏风，久则鼻流黄涕，稠粘腥臭，脑痛如破者。
【加减】巅痛，加川芎一钱五分，藁本一钱五分，北细辛七分；两太阳痛，加荆芥、防风、淫羊藿各一钱；牵引两目疼痛，加炒僵蚕一钱，灵仙一钱五分，蝉蜕一钱；面上起块如饼，加全蝎梢八分，海桐皮一钱五分，煅石决明二钱，干蟾蜍一只；面上红肿如游风，加白头翁、牛蒡子各二钱，独活、羌活各一钱，钩丁二钱；眼目红沿出泪，加谷精一钱，冬桑叶十片，干蟾蜍一只（香油炙酥），研末，药汁送下。

加减养胃汤

【来源】《胎产要诀》卷下。
【组成】川芎　当归　藿香　甘草　茯苓　苍术　人参　半夏
【主治】产后寒热，头痛。

芎乌散

【来源】《医略六书》卷三十。
【组成】川芎三两　乌药三两
【用法】上为散。薤白汤煎三钱，去滓温服。
【主治】产后气滞头痛，脉沉涩者。
【方论】产后怒郁伤肝，肝气滞逆经络，不能通畅，故头角作痛不休焉。川芎入血海，能行血中之气以升阳；乌药入气海，能疏滞逆之气以降浊。为散以疏其逆气，薤白以通其滞气，务使滞气消化，则经络通畅，而逆气和平，清阳得位，安有头角作痛之患哉！

芎辛汤

【来源】《医略六书》卷三十。

【组成】川芎一两　细辛二钱　防风一两　当归一两　石膏三两（煅）　白芷一两　羌活一两　苍术一两（炒）　香附一两半（酒炒）　甘草四钱（炙）

【用法】上为散。水煎三钱，去滓温服。

【主治】产后头额作痛，脉数涩大者。

【方论】产后风邪外束，热郁阳明，致清阳不能上奉于头，故头额作痛不已。川芎入血海以升阳，细辛入少阴以散邪，羌活散太阳之邪，白芷散阳明之邪，苍术燥湿强脾，石膏泻火清胃，当归养血荣经脉，防风散郁热，香附调气解郁，炙草缓中益胃也。为散水煎，使风邪解，则热郁自化，而经络融和，清阳上奉，何有头额作痛之患哉！

愈风四物汤

【来源】《妇科玉尺》卷四。

【组成】四物汤加荆芥　细辛　麻黄　防风　甘草

【主治】产后头风。

芎苏饮

【来源】《女科切要》卷七。

【组成】川芎　苏叶　枳壳　前胡　葛根　木香　桔梗　甘草　陈皮　半夏

【用法】加生姜三片，水煎服。

【主治】产后头痛，着寒着风者。

加味生化汤

【来源】《宁坤秘籍》卷中。

【别名】加参生化万安汤（《女科秘要》卷六）。

【组成】川芎二钱　当归三钱　人参三四钱　炙甘草五分　陈皮三分　杏仁七粒（去皮尖）

【主治】产后头痛发热，气急喘汗。

【加减】如在产后七日内，加用黄耆三钱，枣仁一钱，麦冬一钱。

归地滋阴汤

【来源】《会约医镜》卷十五。

【组成】当归　熟地各三五钱　白芍（酒炒）一钱半　川芎一钱　干姜（炒透）六七分　甘草（炙）一钱　荆芥穗六分

【用法】水煎服。

【主治】产后阴虚阳燥，头痛不止。

小补血汤

【来源】《产孕集》卷下。

【组成】川芎三钱　党参一两　阿胶五钱　生姜二钱

【主治】产后血虚头痛，痛连巅顶，掣引脑项，紧急欲死。厥阴少阳阳明之脉，会于巅，络于额，贯于脑，骤亡其血，脉络不安，故震动而痛。

一奇散

【来源】《医钞类编》卷十七。

【组成】当归　川芎等分（俱酒洗，炒）　生姜五片

【用法】焙干，同煎服。

【主治】产后血虚头痛。

加味四物汤

【来源】《顾氏医径》卷四。

【组成】生地　当归　白芍　鲜菊叶　丹皮　生石决　明天麻

【主治】产后血虚，肝阳上升，头痛耳鸣，昼轻夜重，确非外感者。

十五、产后身痛

产后身痛，亦称"遍身痛"、"产后关节痛"，是以产褥期内，出现肢体、关节酸痛、麻木、重著等为主要表现的疾病。本病成因与产后营血亏虚或风寒湿瘀稽留有关。素体血虚，产后失血过多，阴血亏虚，四肢百骸、筋脉关节失养，则肢体麻木、酸痛；或产后恶露去少，瘀血留滞于经络、筋骨之间，气血运行受阻，故使身痛；或产后百节空虚，卫表不固，腠理不密，起居不慎，风寒湿邪乘虚而入，客于经络、关窍。治疗宜以养血祛风，活血化瘀，散寒除湿为主。

黄耆散

【来源】《太平圣惠方》卷七十八。

【组成】黄耆一两（锉） 附子三分（炮裂，去皮脐） 鬼箭羽半两 当归二分（锉，微炒） 芎䓖半两 桂心半两 牡丹半两 赤芍药三分 牛膝三分（去苗） 桃仁三分（汤浸，去皮尖双仁，麸炒微黄） 赤茯苓三分 鳖甲一两（涂醋，炙微黄，去裙襕）

【用法】上为粗散。每服四钱，以水一中盏，入生姜半分，煎至六分，去滓温服，不拘时候。

【主治】产后乍寒乍热，骨节疼痛，四肢无力，面色痿黄。

太岳活血丹

【来源】《太平惠民和济局方》卷八。

【组成】乱发二斤（皂角水净洗，晒干，用清麻油二斤，入砂锅内炒，频以手拈看，脆乱如糊苔即止，不可令炒过） 栗楔（谓栗三颗共一球，其中有扁薄者是，去壳，薄切，日干） 皂角刺（烧通红，米醋内淬，焙） 大黑豆（以湿布揩去尘垢，退黑皮，焙干） 花桑枝（如臂大者，炭火烧，烟尽，米醋淬，取出，焙）各一斤 蓖麻仁（别研，涂墨）三两 乳香（好者，细研，入米醋一碗，熬令熟香）四两 细墨半斤（一半用蓖麻仁三两，乳钵烂研，涂墨上，涂尽，用薄纸裹，以黄泥固

济，日干，以火五十斤煅令通红，放地上，盆盖，出火气，两饭久。一半用硇砂二两醋化，涂墨上，炙干） 硇砂（光净者，醋化，涂墨上）二两

【用法】上药为末，入乳香膏内为丸，如弹子大。如乳香膏少，更入醋煮面糊。痛甚者每服一丸，轻可者服半丸，用无灰酒一盏，乳香一豆大，先磨香尽，次磨药尽，煎三五沸，临卧温服，以痛处就床卧。如欲出汗，以衣被盖覆，仍用药涂损处。妇人诸疾，更用当归末一钱，依法煎服。

【主治】男子妇人外伤内损，狗咬虫伤，驴扑马坠，手足伤折，一切疼痛，腹中瘀血刺胁筑心，及左瘫右痪，走注疼痛，痈肿痔漏，妇人冷气入腹，血脉不通，产后败血灌注四肢，吹奶肿痛，血气撮痛。

【宜忌】忌一切动风物，有孕者莫服。

牡丹饮

【来源】《圣济总录》卷一六〇。

【组成】牡丹皮一两 大黄（锉，炒）一两 桂（去粗皮）一两 桃仁（汤浸，去皮尖，炒令黄色）四十个

【用法】上为粗末。每服三钱匕，水一盏，煎至七分，去滓，空腹温服。

【主治】产后腹中恶血不除，苦身强痛。

趁痛散

【来源】《产育保庆集》。

【别名】二妙趁痛散（《万氏家抄方》卷五）。

【组成】牛膝 当归 桂（去皮） 白术 黄耆 独活 生姜各半两 薤白 甘草（炙）各一分

【用法】上为粗末。每服半两，水五盏，煎至二盏，去滓热服。

【主治】

1. 《产育保庆集》：产后遍身疼痛者。

2. 《证治准绳·女科》：产后气弱血滞，遍身疼痛，及身热头疼。

3.《济阴纲目》：产后气弱血滞，筋脉拘挛，腰背强直，遍身疼痛。

4.《医略六书》：产后身痛，脉软弦涩者。

【方论】《医略六书》：产后气弱血亏，寒邪袭入经络，不能统运营气于一身，故遍身疼痛不休。方中当归养血，营一身之经脉；黄耆补气，运一身之卫阳；白术健脾补气以生血；官桂温通经脉以散寒；独活通经络；牛膝壮筋脉；炙草益胃和中；生姜温胃散邪；薤白温通阳气，以活血脉，酒丸酒下，使脉气流通，寒邪外解，经脉融和，身痛蠲除。

【验案】肿瘤术后遍身疼痛 《江苏中医》（1998，9：27）：黄氏等用本方（当归、甘草、黄芪、白术、独活、肉桂、桑寄生、淮牛膝、薤白、生姜，并随证加减）治疗肿瘤术后遍身疼痛15例。结果：13例服药1~2个疗程疼痛消失，2例服至3个疗程疼痛消失。

瓜蒌散

【来源】《鸡峰普济方》卷十六。

【别名】栝楼散（《卫济宝书》）、乳香散（《医方类聚》卷二三六引《徐氏胎产方》）、瓜蒌乳香散（《医医偶录》卷一）。

【组成】瓜蒌末一两　乳香一钱

【用法】上为末。温酒调二钱，不以时服。

【主治】

1.《鸡峰普济方》：产后骨节、肌肤热痛。

2.《卫济宝书》乳痈。

3.《妇人大全良方》产后吹奶。

芎胡散

【来源】《女科万金方》。

【别名】柴胡饮（《郑氏家传女科万金方》卷四）。

【组成】人参　柴胡　陈皮　枳壳　桔梗　紫苏　半夏　茯苓　干葛　川芎　甘草

【用法】加生姜、大枣，水煎服。

【主治】产后受惊，寒热骨痛。

【加减】胸饱，去人参，加砂仁。

加减四物汤

【来源】《陈素庵妇科补解》卷五。

【组成】归尾　赤芍　川芎　生地　陈皮　半夏　人参　茯苓　干姜　香附　白芷　柴胡　丹皮　红花　益母草

【主治】产后气血虚损，阴阳不和，败血滞于经络所致之乍寒乍热，日夜无度，周身骨节疼痛。

【方论】是方四物补血，丹皮、柴胡、益母以退寒热；参、苓、陈、半、甘以补气；香附行气中之滞血；干姜、红花行经络之滞血，瘀血去，寒热自止。

秦艽寄生汤

【来源】《陈素庵妇科补解》卷五。

【组成】秦艽　寄生　白芍　当归　熟地　蒲黄（半生半熟）　川断　独活　广皮　红花　山楂　香附　乌药

【功用】调和营卫，祛关节间之风、经隧间瘀血。

【主治】因产时损动，血气升降失常，留滞关节，筋脉引急所致产后遍身疼痛，甚则腰背强硬，不能俯仰，手足拘挛，不能屈伸；或身热头痛；或咳唾多痰；久则为痿痹，为癥瘕，为半身不遂。

【方论】产后气血俱虚，气虚则气之行于脉外也，多壅而不能周通一身；血虚则血之行于脉中也，常滞而不能滋荣于一体。外风乘虚而入，余血因虚而阻，遍身筋脉时作疼痛；甚则腰背强硬，不能俯仰，手足拘挛，不能屈伸，或身热头痛，或咳唾多痰，久则为痿痹，为癥瘕，为半身不遂诸症。是方秦艽、独活、寄生以祛风，香附、陈皮、乌药以利气，四物、川断以养血，红花、蒲黄、山楂以行血。壅者散之，滞者行之，周身流通，毫无阻碍，外风不入，内风不留，有何疼痛哉。

调荣汤

【来源】《陈素庵妇科补解》卷五。

【组成】白术　杜仲　牛膝　草薢　独活　陈皮　肉桂　乌药　川断　当归　川芎　香附

【功用】养血温经。

【主治】产后两胯连臀俱酸痛者，由坐草久，劳伤筋脉，稳婆试水太早，或风冷乘于下焦，恶血停滞所致。

【方论】产后气血已亏，不能流通，加以风冷乘虚入宫，或恶血微有阻滞，则作酸痛。是方芎、归、川断补血，白术补气，能利腰脐间血，此四味为君；独活祛风，肉桂祛寒，乌药、香附、陈皮行气，草薢治风湿，此六味为臣；杜仲、牛膝引药下行为佐。凡血气所不及至之处，诸药能引而至。

称病散

【来源】《摄生众妙方》卷十。

【组成】川牛膝（去芦，酒浸） 当归（去尾，酒浸） 官桂（不见火） 白术 黄耆（去芦） 独活 生姜 白僵蚕 甘草 寄生

【用法】上为细末。每服四钱，热水调服。

【主治】因产走动，血气升降，失其常度，流滞关节，筋脉引急，而致产后遍身疼痛，甚则腰背强硬，不能俯仰，手足擎物未能屈伸，或身热头痛。

大全牛膝散

【来源】《赤水玄珠全集》卷十二。

【组成】牛膝 大麦芽

【用法】上为细末，以新瓦罐子中填一层麦芽，一层牛膝，如此填满，用盐泥固济，火煅赤，放冷，研末。每服二钱，热酒调下。

【主治】产后遍身青肿疼痛，及众疾。

薤白趁痛散

【来源】《赤水玄珠全集》卷十二。

【组成】黄耆 当归 牛膝 桂心 白术 独活 生姜各五钱 甘草 薤白各三钱五分

【用法】每服五六钱，水煎服。

【主治】产后气弱血滞，遍身疼痛，身热头疼。

趁痛散

【来源】《仁术便览》卷四。

【组成】当归 官桂 白术 牛膝各半两 甘草（炙）三钱 黄耆 独活 羌活 生姜 桑寄生

（或续断）各半两

【用法】上药每服四钱，水煎去滓，空心热服。

【主治】产后血滞，筋脉拘挛，腰背强直，遍身疼痛。

加味四物汤

【来源】《济阴纲目》卷十一。

【组成】当归 川芎 人参 芍药 熟地 白术 干姜（炮）各一钱

【用法】上锉。水煎服。

【主治】产后血虚身痛。

经验消肿散

【来源】方出《济阴纲目》卷十三，名见《医略六书》卷三十。

【组成】干漆 大麦芽各等分

【用法】上各为细末，以新瓦罐子中铺一重麦蘖，一重干漆，如此填满，用盐泥固济，火煅通赤，放冷研为散，但是产后诸疾，热酒调下二钱。

【主治】产后遍身青肿疼痛，及产后血水疾。

【方论】《医略六书》：产后血瘀不下，夹食滞而脾气不磨，胃气不化，流于经络，散于四肢，故遍身随处结核青肿疼痛焉。干漆灰化瘀血为水，麦芽灰化食滞通经，热酒调下，务使滞化血行，则经络通畅而血气调和，安有遍身结核青肿疼痛之患乎。

愈痛丸

【来源】《丹台玉案》卷五。

【组成】当归 白芍 羌活 川芎 香附各二两（艾煮） 肉桂五钱 玄胡索 桃仁各八钱 乳香 没药各三钱（箬炙去油）

【用法】上为末，以酒为丸。每服二钱，空心白滚汤送下。

【主治】产后遍身疼痛。

葳灵仙桂汤

【来源】《外科大成》卷四。

【组成】葳灵仙　肉桂　木香　乳香　没药各二钱

【用法】水二钟，煎八分服。

【主治】产后经风，痛不可忍；并痢后风。

干姜四物汤

【来源】《医略六书》卷三十。

【组成】熟地五钱　人参一钱半　白术一钱半（炒）　当归三钱　白芍一钱半　川芎一钱半　干姜一钱半

【用法】水煎，去滓温服。

【主治】产后身痛，脉虚细者。

【方论】产后中风虚寒，不能统运营气，而营血暗耗，无以灌注一身，故遍身疼痛不休焉。人参扶元补气，善通血脉；白术健脾生血，能运血脉；熟地补血以滋经脉；当归养血以荣经脉；川芎行血中之气；白芍敛营中之阴；干姜温中气以散寒，而复其布护之常也。水煎温服，俾中气内充则营血完复，而灌溉如常，经络润泽，何遍身疼痛不已哉。

拘痛饮

【来源】《仙拈集》卷三。

【组成】当归　白术　黄耆　牛膝　独活　干姜（炮）　僵蚕　官桂　甘草　桑寄生各等分

【用法】上为末，每服四钱，滚水下。

【主治】产后遍身疼痛，手足拘挛。

通淋散

【来源】《女科秘旨》卷八。

【组成】当归三钱　甘草三分　黄耆　白术　牛膝　独活　肉桂各八分　韭白五根　姜三片

【主治】产后遍身痛。

四物加参术汤

【来源】《不知医必要》卷四。

【组成】党参（去芦，米炒）　白芍（酒炒）　白术（净）　川芎各一钱五分　当归　熟地各二钱　炮姜一钱

【功用】热补。

【主治】产后血虚身痛，喜按者。

四物加泽兰汤

【来源】《不知医必要》卷四。

【组成】泽兰　熟地各二钱　当归三钱　白芍（酒炒）　川芎各一钱五分　桃仁（去皮尖，研）七粒　红花一钱

【功用】散血兼补。

【主治】产后瘀血凝滞，身痛，以手按而更痛者。

芎归加古拜汤

【来源】《不知医必要》卷四。

【组成】当归三钱　川芎　秦艽各一钱　炮姜七分　荆芥穗二钱

【用法】上为末。生姜汤调下。

【主治】妇人产后，外感身痛，兼鼻塞恶寒者。

非风汤

【来源】《医方简义》卷六。

【组成】桑寄生三钱　当归三钱　赤芍一钱　川芎二钱　生绵黄耆　炙绵黄耆各二钱　桂枝六分　红花六分（酒润）　牛膝二钱　独活一钱　木瓜一钱五分

【用法】水煎，冲入陈酒一盏服。

【主治】产后遍身肢节疼痛。

蠲痛散

【来源】《顾氏医径》卷四。

【组成】当归　肉桂　白术　黄耆　独活　牛膝　生姜　甘草　薤白　桑寄生

【主治】产后遍身痛。因新产气弱血滞，升降失常，致筋脉拘急，腰背强直，遍体皆痛者。

清热除痹汤

【来源】《刘奉五妇科经验》。

【组成】金银藤一两　威灵仙三钱　青风藤五钱

海风藤五钱　络石藤五钱　防己三钱　桑枝一两
追地风三钱

【功用】清热散湿，疏风活血。

【主治】产后身疼，关节红肿灼痛。

【方论】本方主要由清热祛湿与疏风活络两大类药物组成。方中金银藤、防己、桑枝清热除湿祛风；威灵仙、青风藤、海风藤、络石藤、追地风散风活络除湿。使之清热除湿，散风活络而不伤正，乃本方特点。清热除湿药中，金银藤辛凉散热，又能清经络血脉中之热邪。散风活络除湿药中，威灵仙为祛风之要药，其性好走，能通十二经，辛能散邪，故主诸风；咸能泄水，故注诸湿。此二药清热除湿散风力著，为本方之主药。用青风藤、海风藤、络石藤加强散风活络作用。防己苦辛寒走经络骨节间，能消骨节间之水肿。

产灵丸

【来源】《部颁标准》。

【组成】人参 90g　白术（麸炒）5g　当归 15g
川芎 90g　苍术 240g　何首乌（黑豆酒炙）15g
荆芥穗 90g　防风 90g　麻黄 90g　川乌（银花甘

草炙）90g　草乌（银花甘草炙）90g　白芷 90g
细辛 15g　八角茴香 90g　木香 15g　两头尖 15g
桔梗 90g　血竭 15g　甘草（蜜炙）60g

【用法】制成小蜜丸或大蜜丸，小蜜丸每 100 丸重
21g，大蜜丸每丸重 6g，密封。口服，小蜜丸 1 次
20～40 丸，大蜜丸 1 次 1～2 丸，每日 2 次。

【功用】益气养血，散风止痛。

【主治】产后气血虚弱，感受风寒引起的周身疼痛，头目眩晕，恶心呕吐，四肢浮肿。

【宜忌】孕妇忌服。

照山白浸膏片

【来源】《部颁标准》。

【组成】照山白

【用法】制成糖衣片，每片相当原药材 2.5g，密封。口服，1 次 2 片，每日 2 次。

【功用】祛风散寒，活血通络，祛痰止咳。

【主治】妇女产后风寒身痛，月经不调，痛经，老年慢性气管炎。

【宜忌】忌食生冷。孕妇忌服。本品勿超量服用，以防中毒。

十六、产后腰痛

《诸病源候论》曰："肾主腰脚，而妇人以肾系胞，产则劳伤肾气，损动胞络，虚未平复，而风冷客之，冷气乘腰者，则令腰痛也。"临床尚有因分娩后伤肾，败血流入肾经及产后起居不慎，闪挫腰部，伤及肾经带脉所致者。因分娩伤肾气者，症见腰部隐痛，耳鸣，治宜壮腰补肾为主；败血注入肾经及闪挫腰部者，症见局部胀痛如刺，时作时止，手不可近，治宜活血祛瘀；感受外邪者，兼见外感表证，治宜养血祛风。

羊肉杜仲汤

【来源】《备急千金要方》卷三。

【组成】羊肉四斤　杜仲　紫菀各三两　五味子
细辛　款冬花　人参　厚朴　芎䓖　附子　草薢
甘草　黄耆各二两　当归　桂心　白术各三两

生姜八两　大枣三十枚

【用法】上锉，以水二斗半煮肉，取汁一斗五升，去肉纳药，煎取三升半，去滓，分五服，日三夜二。

【主治】产后腰痛咳嗽。

【方论】《千金方衍义》：羊肉杜仲汤合沓而用参附、耆术附、桂附、姜附，兼附子理中汤、甘草附子汤等方之制，峻用辛温以开下著之痹；细辛、甘草以散上浮之咳；姜、桂辛散，五味收之；耆、术气壅，厚朴泄之；草薢、杜仲，湿著腰痛之向导；紫菀、款冬，风淫咳喘之专司。种种主治，仍借当归生姜羊肉汤鼓舞之力。

生地黄汤

【来源】《外台秘要》卷三十四引《广济方》。

【别名】丹参汤（《圣济总录》卷一六〇）、地黄汤（《普济方》卷三四六）。

【组成】生地黄汁一升　芍药　甘草各二两（炙）　丹参四两　蜜一合　生姜汁半合

【用法】上切。以水三升，煮取一升，去滓，纳地黄汁、蜜、姜汁，微火煎一两沸，一服三合，日二夜三。利一两行，中间进食，与药更进服。

【主治】

1.《外台秘要》引《广济方》：产后三日，患腰疼，腹中余血未尽，并手脚疼，不下食。

2.《普济方》：血晕。

仙灵脾散

【来源】《太平圣惠方》卷七十九。

【组成】仙灵脾三分　牛膝三分（去苗）　鬼箭羽半两　当归三分（锉，微炒）　地龙半两（炒令黄）　没药半两　桂心半两　威灵仙半两　骨碎补半两

【用法】上为细散。每服二钱，食前以温酒调下。

【主治】产后血气攻刺，腰痛不可忍。

当归散

【来源】《太平圣惠方》卷七十九。

【组成】当归一两（锉，微炒）　骨碎补一两　牛膝一两（去苗）　赤芍药一两　桃仁一两（汤浸，去皮尖双仁，麸炒微黄）　琥珀一两　芎䓖一两

【用法】上为细散。每服二钱，食前以豆淋酒调下。

【主治】产后腰痛，不能转侧，壮热汗出，身体急强。

杜仲散

【来源】《太平圣惠方》卷七十九。

【组成】杜仲一两（去粗皮，炙微黄，锉）　熟干地黄一两　桂心半两　附子一两（炮裂，去皮脐）　五味子三分　续断半两　川芎三分　石斛一两（去根，锉）　当归三分（锉，微炒）　草薢一两（锉）　牛膝半两（去苗）　木香一两

【用法】上为散。每服四钱，以水一中盏，加生姜半分，大枣三枚，煎至六分，去滓，食前温服。

【主治】产后伤虚，腰间疼痛，四肢少力，不能饮食。

杜仲浸酒

【来源】《太平圣惠方》卷七十九。

【别名】杜仲酒（《普济方》卷三五一）。

【组成】杜仲二两（去粗皮，炙微黄，锉）　桂心一两　丹参一两　当归一两　菴蔄子一两　川芎一两　牛膝一两　桑寄生一两　附子一两（炮裂；去皮脐）　熟干地黄一两　川椒半两（去目及闭口者，微炒）

【用法】上锉细，以生绢袋盛，用好酒一斗，瓷瓶中浸，经七日，密封后开取，每日空心及午食前温饮一盏。

【主治】产后脏虚，腰间疼痛，肢节不利。

赤芍药方

【来源】《太平圣惠方》卷七十九。

【组成】赤芍药三分　玄胡索半两　桂心半两　川芎半两　当归半两（锉，微炒）　牡丹半两　枳壳半两（麸炒微黄，去瓤）　牛膝二两（去苗）　川大黄一两（锉，微炒）　桃仁半两（汤浸，去皮尖双仁，麸炒微黄）

【用法】上为散。每服四钱，以水二大盏，加生姜半分，煎至五分，次入酒二合，更煎三二沸，去滓，食前温服。

【主治】产后血气壅滞，攻刺，腰间疼痛。

没药散

【来源】《太平圣惠方》卷七十九。

【组成】没药一两　牛膝一两（去苗）　桂心一两　琥珀一两　赤芍药一两　菴蔄子一两　当归半两（锉，微炒）　狗脊一两（去毛）　桃仁一两（汤浸，去皮尖双仁，麸炒微黄）

【用法】上为细散。每服二钱，食前以温酒调下。

【主治】产后余血未尽，攻腰间疼痛。

败酱散

【来源】《太平圣惠方》卷七十九。

【组成】败酱一两 桂心一两 芎藭一两 当归一两（锉，微炒） 延胡索一两

【用法】上为散。每服四钱，以水一中盏，煎至五分，次入酒二合，更煎三二沸，去滓，食前温服。

【主治】产后血气攻注，腰痛，痛引腹中，如锥刀所刺。

桃仁苏木汤

【来源】《普济方》卷三四六引《指南方》。

【组成】地黄 芍药各三两 当归 川芎 苏木 桃仁一百个（去皮尖） 水蛭七个

　　　方中当归、川芎、苏木用量原缺。

【用法】上为粗末。每服五钱，水二盏，煎至一盏，去滓温服。

【主治】恶露正行或绝，忽尔腰痛。

人参汤

【来源】《圣济总录》卷一六三。

【组成】人参 当归（切） 附子（炮裂，去皮脐） 厚朴（去粗皮，生姜汁炙） 槟榔（生，锉） 桂（去粗皮） 甘草（炙） 鬼箭羽各一两 干姜（炮） 木香各半两

【用法】上锉，如麻豆大。每服三钱匕，水一盏，煎至七分，去滓温服，不拘时候。

【主治】产后虚冷，气血不和，腰痛。

丹参丸

【来源】《圣济总录》卷一六三。

【组成】丹参（锉） 续断 当归（切，炒） 桂（去粗皮） 牛膝（去苗，酒浸，切，焙） 鬼箭羽（锉）各一两 琥珀（研） 没药（用醋少许化开）各半两

【用法】上八味，除没药外，并捣罗为末，入没药拌匀，再用炼蜜为丸，如梧桐子大。每服三十丸，温酒送下，不拘时候。

【主治】产后虚损，气血不和，腰痛难忍。

芍药汤

【来源】《圣济总录》卷一六三。

【组成】赤芍药 延胡索 当归（切，炒） 枳壳（去瓤，麸炒） 牛膝（去苗，酒浸，炒） 石斛（去根） 附子（炮裂，去皮脐）各一两

【用法】上锉，如麻豆大。每服三钱匕，水一盏，加生姜三片，大枣二枚（擘破），同煎至七分，去滓温服，不拘时候。

【主治】产后气血凝滞，腰重痛。

芎藭汤

【来源】《圣济总录》卷一六三。

【组成】芎藭 牛膝（去苗，酒浸，切，焙） 当归（切，炒） 萆薢（锉） 桂（去粗皮） 桃仁（汤浸，去皮尖双仁，炒） 芍药各一两

【用法】上为粗末。每服三钱匕，水一盏，加生姜三片，大枣二个（劈破），同煎至七分，去滓温服，不拘时候。

【主治】产后腰痛沉重。

当归黄耆汤

【来源】《圣济总录》卷一六三。

【组成】当归（锉，焙） 黄耆（锉细） 芍药各二两 生姜（切，焙）五两

【用法】上为粗末，分作八服。每服水二盏半，煎至一盏，去滓温服。

【主治】产后腰脚酸疼，转侧不得，壮热汗出，气短心忪。

附子丸

【来源】《圣济总录》卷一六三。

【组成】附子（炮裂，去皮脐） 人参 当归（切，焙） 熟干地黄（焙） 桂（去粗皮） 延胡索 威灵仙（去苗土）各一两

【用法】上为末，炼蜜为丸，如弹子大。每服一丸，细嚼，温酒送下；胡桃茶亦得，不拘时候。

【主治】产后腰痛不可忍。

羚羊角饮

【来源】《圣济总录》卷一六三。

【组成】羚羊角（镑）　红蓝花　牛膝（酒浸，切，焙）各二两　桂（去粗皮）　芍药各一两　生干地黄（焙）四两

【用法】上为粗末。每服三钱匕，以水一盏，煎至七分，去滓温服，不拘时候。

【主治】产后腰痛，举动不得。

续断饮

【来源】《圣济总录》卷一六三。

【组成】续断　芍药　桂（去粗皮）　生干地黄（焙）　黄耆（细锉）　芎䓖　黄芩（去黑心）　当归（切，炒）各一两

【用法】上为粗末，每服三钱匕，水一盏，煎至七分，去滓温服，不拘时候。

【主治】产后腰重痛，不可转侧。

熟干地黄散

【来源】《圣济总录》卷一六三。

【组成】熟干地黄（焙）二两　当归（切，炒）一两半　吴茱萸（汤洗，焙干，炒）半两　细辛（去苗叶）三分　甘草（炙，锉）　芍药各一两

【用法】上为散。每服二钱匕，温酒调下，不拘时候。

【主治】产后气血凝滞攻腰痛。

大地黄丸

【来源】《妇人大全良方》卷十二引《信效方》。

【组成】熟地黄二两　乌梅肉　当归各一两

【用法】上为细末，炼蜜为丸，如弹子大。每服一丸，空心白汤嚼下。

【主治】

1.《妇人大全良方》引《信效方》：血气虚，四肢不举，骨髓热疼。

2.《妇人大全良方》：产前后腰腹疼，一切血疼。

五香连翘汤

【来源】《妇人大全良方》卷二十。

【组成】木香　沉香　丁香　乳香　麝香　升麻　独活　桑寄生　连翘　木通各二两（一方有大黄一两）

【用法】上为粗散。每服五钱，水二盏，入竹沥少许，搅停，去滓温服。

【主治】

1.《妇人大全良方》：产后血滞于经络，恶露方行，忽然渐少，断绝不来，腰中重痛，下注两股，痛如锥刀刺痛，恐作痈者。

2.《普济方》：产后伤于经血，虚损不足，或分解之时，恶血不尽，在于腹中，而脏腑挟于宿冷，致气血不调，令恶露淋漓不绝。

如神汤

【来源】方出《妇人大全良方》卷二十，名见《校注妇人良方》卷二十。

【组成】生料五积散加桃仁。

《医略六书》本方用五积散一两　桃仁泥三钱

【用法】《医略六书》水煎，去滓温服。

【功用】逐败血，祛风湿。

【主治】产后腰痛。

【方论】《医略六书》：产后败血不化，流注腰间，而风湿袭入经中，故腰部疼痛不止焉。五积散温经调营气，以祛风湿；桃仁泥破瘀润燥结以开痹气也；水煎温服，务使营气调和，则邪自外解，而经脉清肃，何有腰痛之患哉！

双俱散

【来源】《类编朱氏集验方》卷十。

【组成】石菖蒲一两　当归半两

【用法】上为末。每服三钱，空心热酒调下。

【主治】产后腰痛。

生姜汤

【来源】《普济方》卷三四六。

【组成】生姜一斤　淡竹叶一升

【用法】以水二升，煮取一升，去滓，分再服。

【主治】妇人产后余血不尽，血流入腰腿疼痛，胸急气满，两胁皆痛。

赤芍药散

【来源】《普济方》卷三五一。

【组成】赤芍药三分　玄胡索　桂心　芎藭　当归（锉，微炒）　牡丹　桃仁（汤浸，去皮尖双仁，麸炒）各半两　牛膝（去苗）　川大黄（锉，微炒）各二两　枳壳（麸炒微黄，去瓤）半两

【用法】上为散。每服四钱，以水一中盏，加生姜半分，煎至五分，次入酒二合，煎三二沸，去滓，食前温服。

【主治】产后气血壅滞，攻刺腰间疼痛。

败酱散

【来源】《普济方》卷三五一。

【组成】败酱　当归各八分　川芎　芍药　桂心各六分

【用法】上锉。以水二升，煮取八合，空心分二次温服。

【主治】产后虚冷，血气流入腰腿，痛不可转，或痛引腹中，如锥刀所刺。

【宜忌】忌葱。

乳香汤

【来源】《医方类聚》卷二二九引《仙传济阴方》。

【组成】通明滴乳不拘多少

【用法】上为末。每服一钱匕或半盏，沸汤点服；能酒人，以酒调服。

【功用】去滞定痛止疼。

【主治】产妇腰腹痛急。

二茴散

【来源】《陈素庵妇科补解》卷五。

【组成】白术二钱（淡姜汁炒，再用面炒）　杜仲一钱五分　川断一钱五分　远志一钱五分　牛膝一钱　大、小茴香各五分　当归一钱五分　川芎一钱　熟地二钱　独活一钱　山药一钱五分　木香五分　红花五分　骨脂一钱五分

【主治】产后腰痛。

【方论】白术利腰脐间血、止痛，杜仲、破故纸、山药、远志温补两尺，芎、归、熟地补血，独活祛下焦风湿，木香行三焦滞气，红花祛瘀，大、小茴香配牛膝以引腰下部也。

杜仲散

【来源】《陈素庵妇科补解》卷五。

【组成】杜仲　防风　川芎　川断　独活　甘草　归尾　小茴香　陈皮　生地　白芍　泽兰　延胡索

【主治】产后气血虚而外邪乘之，腰痛不能屈伸者。

加味复元通气散

【来源】《万氏女科》卷三。

【组成】当归身　川芎　小茴（炒）　故纸（炒热）　玄胡　牛膝　桂心各一钱　丹皮一钱

【用法】水煎，用木香五分磨水和之，更调乳香、没药末五分服。

【主治】产后败血流入肾经，带脉阻塞，有腰痛者。其证胀痛如刺，时作时止，手不可近。有因产时起伏挫闪肾气及带脉者，亦或腰痛。

补肾地黄汤

【来源】《万氏女科》卷三。

【组成】熟地　归身　杜仲（青盐水炒去丝）　独活　桂心　续断各一钱　生姜三片　大枣二枚

【用法】水煎，空心服。

【主治】产后失血过多，则胞脉虚，脉虚则肾气虚，故令腰痛，隐隐作痛。

寄生防风汤

【来源】《济阴纲目》卷十一。

【组成】独活　川芎　芍药（炒黄）　桂心　续断　生姜　桑寄生各六分　当归　防风各八分

【用法】上锉，水煎服。

【主治】

1.《济阴纲目》：产后风邪头眩，腰痛不可转侧，四肢沉重，行步艰难。

2.《妇科指要》：袭风腰痛，脉浮弦涩。

【方论】《医略六书》：产后风伤营气，不能营运筋脉，而腰失所养，故腰痛不止焉。独活开泄经气，防风疏散风邪，当归养血脉以荣经，白芍敛营阴以和血，桂心温营暖血，寄生补肾强腰，续断续筋脉，川芎行血气，生姜温胃气，以行痹也。水煎，温服，使风邪外解，则营气完复，而经脉荣运有常，何腰痛之不止哉！

如神汤

【来源】《明医指掌》卷九。

【组成】厚朴（姜炒）一钱 半夏（汤泡）六分 枳壳（炒）七分 白芍（酒炒）八分 木香六分 桂心六分 陈皮六分 干姜六分 桔梗八分（去芦） 香附（醋炒）七分 茴香（炒）六分 苍术（米泔浸，晒干，炒）一钱 甘草（炙）五分 人参（去芦）六分 白茯苓六分 川芎七分 当归（酒洗）一钱 白芷八分 木瓜六分 桃仁（去皮尖，炒）六分

【用法】上锉。加生姜三片，水二盏，煎至八分，食前热服。

【主治】产后余血不尽，流入腰、脚、腿、膝疼痛。

匀气饮

【来源】《丹台玉案》卷五。

【组成】乌药 当归梢 桃仁各一钱五分 杜仲 牛膝 官桂各一钱 川芎五分

【用法】水煎，临服加酒一杯。

【主治】产后腰痛，不能转侧，恶血不甚下者。

青娥丸

【来源】《傅青主女科》卷下。

【组成】胡桃十二个 破故纸八两（酒浸，炒） 杜仲一斤（姜汁炒，去丝）

【用法】上为细末，炼蜜为丸。每服六十丸，淡醋汤送下。

【主治】

1.《傅青主女科》：产后腰痛。

2.《竹林女科》：妊娠腰痛。

养荣壮肾汤

【来源】《傅青主女科·产后编》卷下。

【组成】当归二钱 防风四分 独活 桂心 杜仲 续断 桑寄生各八分

【用法】加生姜三片，水煎服。

【主治】产后感风寒，腰痛不可转。

【加减】服药后痛未止，属肾虚，加熟地三钱。

加味大造丸

【来源】《胎产指南》卷七。

【组成】当归 川芎 熟地 天冬 五味子 杜仲 续断 山药 牛膝 故纸（炒） 小茴（炒） 丹皮 胡桃 人参各等分

【用法】为丸服。

【主治】产后日久，肾虚腰痛。

乳香膏

【来源】《胎产指南》卷七。

【组成】乳香 没药各五钱

【用法】上为细末，酒、醋各一杯，熬膏。布摊贴。

【主治】产后腰痛、胁痛，不可忍者。皆有败血流入二经，以致作痛。

养荣壮肾汤

【来源】《嵩崖尊生全书》卷十四。

【组成】当归二钱 独活 桂心 川芎 杜仲各八分 续断八分 防风四分 桑寄生八分

【用法】加生姜，水煎服。

【主治】产后腰痛，属劳伤，或风寒所乘者。

【加减】二服后痛不止，虚也，加熟地三钱；失血过多者，加当归二钱，黄耆、白芍各一钱五分；午热午寒，加当归、白芍、川芎、人参、炙草各八分，炮姜一钱。

祛痛散

【来源】《胎产秘书》卷下。

【组成】当归二钱　人参　白术各一钱　黄耆　川膝　独活各八分　肉桂五分　韭白一撮　生姜一片

【用法】水煎服。

【主治】产后遍身疼痛及腰、小腹痛。

双仙散

【来源】《女科指掌》卷五。

【组成】当归　石菖蒲各等分

【用法】上为末。每服二钱，温酒调下。猪、羊肾作羹食亦好。

【主治】产后劳伤，肾气损动，胞络虚而风冷外袭，血滞经络，腰痛，或恶露断绝，腰中重痛，下注两股，痛如锥刺。

济阴大造丸

【来源】《胎产心法》卷上。

【组成】人参　熟地各一两五钱　当归身二两五钱（酒洗）　麦冬（去心）　天冬（去心）　山药（炒）各一两　五味子五钱　黄柏八钱

【用法】上药各为末。加头胎壮盛紫河车一具，水洗，挑去经络污血，净，酒蒸，捣烂入诸药，炼蜜为丸，如梧桐子大。每服三钱，白水、桂圆汤任下，早、晚俱可服。

【主治】妊娠胎气不充；产后日久，肾虚腰痛。

【加减】如脾胃患泻，去黄柏，减地黄，加土炒白术一两。

桃仁汤

【来源】《医学心悟》卷五。

【组成】桃仁（炒，研）十粒　当归三钱　牛膝二钱　泽兰三钱　苏木一钱

【用法】水煎，热酒冲，空心服。

【主治】产后腰痛。

当归活血丸

【来源】《医略六书》卷三十。

【组成】当归三两　赤芍一两半（酒炒）　桂心一两半　延胡一两半　秦艽一两半　丹皮一两半　乳香二两　牛膝一两半（酒炒）

【用法】为末，酒丸。白茄根三钱，煎汤送下。

【主治】产后腰脚疼痛，脉弦涩滞者。

【方论】产后血瘀经络，挟湿热而流布下注，故腰脚红肿，疼痛不止焉。全当归养血以营运乎经脉；赤芍药破血以运行其血滞；桂心温经暖血，秦艽活血疏经；丹皮凉血散瘀，乳香活血散血；延胡索破血滞以通经，杜牛膝降瘀血以下行也。酒糊为丸，以行其经血，茄根汤下，以疏其经气。使瘀化血行，则经络通畅而湿热自化，红肿无不退，何腰脚疼痛之不痊乎？

补骨四物汤

【来源】《妇科玉尺》卷四。

【组成】四物汤加川乌　茜草　菖蒲

【主治】产后腿痛。

腰滞二妙汤

【来源】《名家方选》。

【组成】毛茛根　前胡　桑白　藿菜（细锉）各等分　肉桂少许

【用法】上二钱半为一剂，以水三合，煮取二合，滓再以水二合煮取一合。

【主治】妇女赤白带下，或产后腰弱不能步者。

清腰汤

【来源】《产科心法》卷下。

【组成】黑料豆五钱　狗脊一钱　寄生一钱　川断一钱　杜仲二钱　肉桂五分　丹参二钱

【用法】加青盐二分，水煎服。

【主治】产后腰痛。

桃仁汤

【来源】《竹林女科》卷一。

【组成】当归尾　赤芍　生地黄　香附（童便制）牡丹皮　红花　玄胡索　桃仁（另捣如泥，冲服）

【用法】水煎，临服时入桃仁泥，空心服。

【主治】经来腰腹痛，而气滞血实者。

【加减】形瘦有火，加条芩、黄连；形肥多痰，加枳壳、苍术、半夏。

毛鸡补血酒

【来源】《部颁标准》。

【组成】红毛鸡28g　熟地黄36g　当归28g　白芍28g　何首乌（蒸）18g　黑豆（炒）46g　党参（蜜炙）28g　甘草（蜜炙）10g　白术28g　黄芪（蜜炙）18g　续断18g　菟丝子（盐制）18g　红花10g　川芎36g　益母草（醋制）18g　丹参10g　乳香（炮）10g　没药（炮）10g　牡丹皮10g　五灵脂18g　延胡索（醋制）18g　艾叶（醋制）10g　砂仁10g　木香18g　香附（醋制）18g

【用法】制成酒剂，密封，置阴凉处。口服，1次10~20ml，每日3次。

【功用】补血去瘀。

【主治】产后血虚，腰痛，四肢酸软，月经前后腹痛。

产后补丸

【来源】《部颁标准》。

【组成】党参90g　山药34g　黄芩45g　木香20g　白术（制）34g　延胡索（制）20g　香附（制）34g　琥珀20g　紫苏34g　化橘红20g　当归68g　茯苓68g　益母草（制）135g　地黄34g　砂仁20g　川芎（制）34g　乌药（制）20g　熟地黄34g　血竭14g　木瓜20g　牛膝20g　沉香20g　甘草20g　赤芍34g　阿胶27g

【用法】制成水蜜丸，密封。口服，1次15g，每日1~2次。

【功用】活血祛瘀，散寒止痛。

【主治】产后腰腹疼痛，头痛身酸。

十七、产后胁痛

产后胁痛，是指妇人产后以胁肋部疼痛为主症的病情。《妇科秘书》："产后胁痛，乃败血流入肝经，其厥阴之脉，循行胁肋，故作痛。此症有虚实，宜分治之，不可误也。"《女科切要》："产后胁痛，仍顽痰瘀血也。左痛为痰，右痛为血。"病发主要为痰瘀阻滞，气血流行产畅所致。治宜舒肝活络，化痰祛瘀。

1.《济阴纲目》汪淇笺释：世谓木得桂而枯，故用之以治胁痛，然不可不审寒热虚实也。此方以桂心为君，而以血药为辅，用之以温肝家血寒之痛则可，用之以治肝火作痛则不可，须详辨之。

2.《千金方衍义》：产后虽两胁满痛而无寒热往来，知非少阳客邪，仍须内补健中，加地黄辅佐归、芍和营，加蒲黄辅佐桂心散血；以肝血不能循经输运而流入少阳部分，故专散血为主。

干地黄汤

【来源】《备急千金要方》卷三。

【组成】干地黄　芍药各三两　当归　蒲黄各三两　生姜五两　桂心六两　甘草一两　大枣二十枚

【用法】上锉。以水一斗，煮取二升半，去滓分服，一日三次。

【主治】妇人产后两胁满痛。

【方论】

当归柴胡汤

【来源】《产科发蒙》卷四引《经效方》。

【别名】当归汤（《普济方》卷三五一）。

【组成】当归　芍药　桔梗　槟榔　枳壳　桂枝　柴胡　青木香

【用法】以水二合，煮取一合服。

【主治】产后血气胁肋胀痛。

木香丸

【来源】《太平圣惠方》卷八十一。

【组成】木香一两 当归一两（锉，微炒） 白术一两 白芷半两 芎䓖三两 槟榔半两 桂心半两 桃仁三分（汤浸，去皮尖双仁，麸炒黄） 干姜半两（炮裂，锉） 厚朴半两（去粗皮，涂生姜汁，炙令香熟） 芫花半两（醋拌，炒令干）

【用法】上为末，以醋煮面糊为丸，如梧桐子大。每服二十丸，食前以生姜酒送下。

【主治】产后两肋胀满，小腹疼痛。

白豆蔻散

【来源】《太平圣惠方》卷八十一。

【组成】白豆蔻半两（去皮） 人参半两（去芦头） 桂心半两 白术一两 半夏半两（汤浸洗七遍去滑） 陈橘皮一两（汤浸，去白瓤，焙） 枳壳三分（麸炒微黄，去瓤） 甘草一分（炙微赤，锉）

【用法】上为粗散。每服三钱，以水一中盏，加生姜半分，大枣三个，煎至六分，去滓温服，不拘时候。

【主治】产后脏腑气虚，两胁胀满，不思饮食，四肢无力。

当归散

【来源】《太平圣惠方》卷八十一。

【组成】当归一两（锉，微炒） 赤芍药一两 桔梗一两（去芦头） 白术一两 干漆一两（捣碎，炒令烟出） 牛膝一两（去苗） 桂心一两 木香一两 川大黄一两（锉，微炒）

【用法】上为细散。每服一钱，食前以热酒调下。

【主治】产后血气攻胁肋，胀满疼痛。

厚朴散

【来源】《太平圣惠方》卷八十一。

【组成】厚朴一两（去粗皮，涂生姜汁，炙令香熟） 赤茯苓三分 人参三分（去芦头） 当归三分（锉，微炒） 甘草一分（炙微赤，锉） 诃黎勒皮三分 陈橘皮三分（汤浸，去白瓤，焙）

【用法】上为粗散。每服四钱，以水一中盏，加生姜半分，大枣二个，煎至六分，去滓温服，不拘时候。

【主治】产后两胁胀满，胸腹妨闷，不下饮食。

桔梗散

【来源】《太平圣惠方》卷八十一。

【组成】桔梗半两（去芦头） 当归半两（锉，微炒） 川芎半两 大腹皮三分 桂心半两 陈橘皮半两（汤浸，去白瓤，焙） 赤芍药半两 赤茯苓半两 延胡索半两

【用法】上为粗散。每服四钱，以水一钟，加生姜半分，煎至六分，去滓稍热服，不拘时候。

【主治】产后两胁肋胀满，小腹疼痛，不思饮食。

拒胜汤

【来源】《医学正传》卷七引《太平惠民和济局方》。

【别名】抵圣汤（《产育保庆集》），巨胜汤（《卫生家宝产科备要》卷四）、抵圣散（《张氏医通》卷十五）。

【组成】赤芍药 半夏（炮七次） 泽兰叶 人参（去芦） 陈皮（去白）各一钱 甘草（炙）一分

【用法】上细切，作一服。加生姜三片，水一盏半，煎至一盏，温服。

【主治】

1. 《医学正传》引《太平惠民和济局方》：产后败血入于脾胃，而脾不能运化，胃不能纳谷，以致腹胀满闷，呕吐不定。

2. 《医略六书》：产后胁痛，呕涎，脉弦软涩滞者。

【方论】《医略六书》：产后气亏血滞，痰饮不化而阻塞于胸臆间，有碍少阳清净之化，故胁痛呕涎不止焉。人参扶元以通血脉，赤芍破血以行滞血，半夏化痰燥湿，泽兰利血通经，陈皮和中利气，甘草和胃缓中，生姜豁痰涎以除呕也；水煎，温服，务使气行血化，则痰无不消，而脾胃清和，何胁痛呕涎之不已哉。

桂心散

【来源】《普济方》卷三五一。

【组成】桂心　当归（锉，微炒）各一两　干姜（炮裂，锉）　莞花（醋拌，炒令干）　木香各半两

【用法】上为细散。每服一钱，食前以热酒调下。

【主治】产后两胁胀满。

抵圣汤

【来源】《陈素庵妇科补解》卷五。

【组成】木香　泽兰　延胡　半夏　苏木　槟榔　蒲黄　川芎　生地　甘草　归尾　赤芍　枳壳　陈皮　桔梗　厚朴　泽泻

【主治】产后两胁胀满气痛者。由膀胱宿有冷水，因产后恶血不尽，水壅与气相搏，积在膀胱，故令胁肋胀满，气与水相搏故作痛也。亦有肝经血瘀致胀满者，有肝经气血虚而致胀满作痛者，有脾土虚不能制水，膀胱凤壅，因致胀满而作痛者。

【方论】是方以祛水行气药中仍兼消瘀之剂，泽兰、泽泻以行水，木香、陈皮、厚朴、半夏以运气，延胡、苏木以祛瘀，四物、蒲黄、甘草以补血，桔梗以为引，使直至两胁肋下也。嫌枳壳损至高之气，槟榔伤已亏之阴，虽致祛胀与满，然非产后虚人所用。

芎归泻肝汤

【来源】《万氏女科》卷三。

【组成】归尾　川芎　青皮　枳壳　香附（童便浸）　红花　桃仁各二钱

【用法】水煎，入童便一钟、酒一钟服。

【主治】产后败血流入肝经，胁下胀痛，手不可按。

当归地黄汤

【来源】《万氏女科》卷三。

【组成】归身　白芍　熟地（俱酒洗）　人参　甘草　陈皮　桂各一钱

【用法】生姜、大枣为引，水煎服。

【主治】产后去血太多，肝虚胁下痛，喜人按，其气闪动肋骨，状若奔豚者。

养血佐肝丸

【来源】《古今医鉴》卷十二。

【组成】当归（酒洗）　南芎　白芍（酒炒）　陈皮（去白）　半夏（香油炒）　白术（去芦，炒）　神曲（炒）　青皮（香油炒，去瓤）　莱菔子（炒）　牡丹皮（酒洗）　红花各一两　香附二两（醋浸炒）　桃仁（去皮尖）　柴胡各八钱　白茯苓一两　龙胆草（酒洗）六钱　三棱　莪术（各醋炒）各五钱

【用法】上为细末，酒糊为丸，如梧桐子大。每服一百丸，白汤送下。

【主治】产后左胁胀满一块，卧不敢着床。

加减补中益气汤

【来源】《胎产心法》卷下。

【组成】补中益气汤去升麻，加葛根　制半夏　茯苓　麸炒枳壳

【用法】生姜为引。

【主治】产后右胁痛。

苏葛饮

【来源】《医略六书》卷三十。

【组成】苏木一钱半　紫葛一钱半　白芍一钱半（酒炒）　当归三钱　蒲黄三钱　桂心一钱半　生地汁一合

【用法】水煎，去滓，生地汁冲服。

【主治】产后两胁痛胀，脉涩大浮者。

【方论】产后素多郁怒，抑遏清阳，而肝血已虚，瘀血乘虚留结，故两胁疼痛，胀满不止焉。苏木疏肝胆以破血，紫葛行血分以升阳，当归养肝血之虚，蒲黄破瘀血之滞，桂心通闭平肝，白芍敛阴和血，生地汁壮水以滋荣肝木也。水煎冲服，务使水润木荣，则瘀血自化而新血完复，清阳无不升，何患其胁胀疼痛之不去耶。

腹痛广济散

【来源】《医略六书》卷三十。

【组成】人参一两半　厚朴八钱（制）　当归三两　陈皮一两半　茯苓一两半　炙甘草五钱　生姜七片　砂糖三两（炒灰）

【用法】上为散。酒煎三钱，去滓温服。

【主治】胁胁腹痛，脉软弦涩者。

【方论】产妇努力太过，中气大伤，不能统运营血，故胁胁胀满，腹痛不止。人参补中气之虚，厚朴散腹胁之满，当归养血以荣经，陈皮利气以和胃，茯苓渗湿气，炙草益胃气，煨生姜温胃散滞气，砂糖灰去宿生新血以行血滞也。为散酒煎，务使中气内充，则血不复滞，而经脉清和，何患胁胁疼胀不去乎。

四物干姜汤

【来源】《产孕集》卷下。

【组成】当归　干地黄　芍药各三钱　川芎　干姜各一钱五分　大枣五枚

【主治】产后肝虚胁痛。

十八、产后气短

产后气短，也称产后气喘、产后上气等，是指产后呼吸急迫喘促的病情。《寿世保元》："产后气喘，最是危症，苟不急治，立刻死亡。人以为气血之两虚也，谁知气血之两脱乎。夫气血既脱，人将立死，何故又能作喘？此血已脱，而气犹未脱也。血脱欲留，而气又不能留，血之脱，故气反上喘。但其症虽危，而可救处正在于作喘。肺主气也，喘则肺气若盛，而不知是肺气之衰。当是时，血虽骤生，止存些微之气，望肺之相救甚急，肺因血失，气实无力，难以提挈，则气安保不遽脱乎。是救气必须提气，而提气必须补气。"妇人生产，气随血虚，甚者血亡气脱，治当益气回阳为要。

气奔汤

【来源】方出《备急千金要方》卷三，名见《千金翼方》卷六。

【组成】厚朴　桂心　当归　细辛　芍药　石膏各三两　甘草　黄芩　泽泻各二两　吴茱萸五两　干地黄四两　桔梗三两　干姜一两

【用法】上锉。以水一斗二升，煮取三升，去滓，分三服。服三剂佳。

【主治】产后上气及妇人奔豚气，积劳，脏气不足，胸中烦躁，关元以下如怀五千钱状。

生地黄煎

【来源】《千金翼方》卷七。

【组成】生地黄八两　茯苓　麦门冬各一斤（去心）　桃仁半升（去皮尖）　甘草一尺（炙）　人参三两　石斛　桂心　紫菀各四两

【用法】上药合捣筛，以生地黄汁八升，淳清酒八升，合调，放铜器中，置炭火上，纳鹿角胶一斤，数搅之，得一升；次纳饴三升，白蜜三升，于铜器中釜汤上煎令调，药成。为丸如弹丸大。食前服一丸，一日三次。不知，稍加至二丸。

【主治】妇人产后虚羸短气，胸胁逆满。

生化益气汤

【来源】《经效产宝并续集》。

【组成】川芎一钱　当归二钱　干姜（炙黑）三分　人参二钱　黄耆（生）二钱　枣仁（炒）二钱　甘草（炙）四分　麻黄根五分　桃仁（去皮尖，研）九粒　浮小麦二钱

【用法】用水一盏半，煎七分，热服。

【主治】产后气短，似喘非喘，气不相续，或兼痰兼热，或头痛发热恶寒，有似外感。

【加减】有痰，加竹沥一匙，姜汁半匙；咳嗽，加苦杏仁十一个，姜制半夏八分；口渴，加麦冬一钱，五味子七粒。

五味子散

【来源】《太平圣惠方》卷七十八。

【组成】五味子　人参（去芦头）　当归（锉，微

炒） 黄耆（锉） 芎藭 白茯苓各一两

【用法】上为粗散。每服三钱，以水一中盏，加生姜半分，煎至六分，去滓，不拘时候温服。

【主治】产后虚喘，气少不足，四肢羸困，不欲饮食。

五味子散

【来源】《太平圣惠方》卷七十八。

【组成】五味子三分　诃黎勒皮一两　人参一两（去芦头）　桂心半两　熟干地黄一两　菖蒲半两　白茯苓一两　黄耆三分（锉）　钟乳粉一两

【用法】上为散。每服四钱，以水一中盏，加生姜半分，大枣三枚，煎至六分，去滓，不拘时候温服。

【主治】产后血海气虚，上攻于肺，时或喘促，不欲饮食，四肢乏力。

黄耆散

【来源】《太平圣惠方》卷七十八。

【组成】黄耆一两（锉）　人参三分（去芦头）　甘草（炙微赤，锉）　桂心　白茯苓　熟干地黄　当归（锉，微炒）　麦门冬（去心，焙）　白术各半两

【用法】上为粗散。每服三钱，以水一中盏，加生姜半分，大枣三枚，煎至五分，去滓温服，不拘时候。

【主治】产后虚损喘促，气力乏少，食饮不进。

熟干地黄散

【来源】《太平圣惠方》卷七十八。

【别名】地黄散（《普济方》卷三五五）。

【组成】熟干地黄一两　牡蛎粉一两　白术二分　黄耆三分（锉）　当归（锉，微炒）　甘草（炙微赤，锉）　桂心　五味子　川芎　赤芍药各半两

【用法】上为粗散。每服三钱，以水一中盏，加生姜半分，煎至六分，去滓温服，不拘时候。

【主治】产后体虚。微喘汗出，乏力，腹内绞痛。

人参汤

【来源】《圣济总录》卷一六三。

【组成】人参　诃黎勒（炮，去核）　木香　五味子　陈橘皮（汤浸，去白皮）　白茯苓（去黑皮）　白术　杏仁（汤浸，去皮尖双仁，炒）各一两

【用法】上为粗末。每服三钱匕，水一盏，煎至七分，去滓温服，不拘时候。

【主治】产后短气，上膈壅闷。

大腹汤

【来源】《圣济总录》卷一六三。

【组成】大腹皮（锉，炒）前胡（去芦头）　槟榔（煨，锉）　百部根（锉）　陈橘皮（汤浸，去白，焙）　枳实（去瓤，麸炒）　桑根白皮（锉，炒）　杏仁（汤洗，去皮尖双仁，炒，研如膏）　当归（切，焙）　人参各一两

【用法】上为粗末。每服二钱匕，水一盏，煎至七分，去滓温服，不拘时候。

【主治】产后上气，喘急满闷。

白术汤

【来源】《圣济总录》卷一六三。

【组成】白术一两　人参　杏仁（汤浸，去皮尖双仁，炒）　陈橘皮（汤浸，去白，焙）　甘草（炙，锉）　厚朴（去粗皮，生姜汁炙）各三分　枳实（去瓤，麸炒）　木香　当归（切，焙）　熟干地黄（焙）各半两

【用法】上为粗末。每服三钱匕，水一盏，加生姜三片，大枣一个（擘破），同煎至七分，去滓温服，不拘时候。

【主治】产后气短力乏，言语不利。

半夏丸

【来源】《圣济总录》卷一六三。

【组成】半夏（汤浸去滑七遍）一两　人参二两　枳实（去瓤，麸炒）半两　诃黎勒（煨，去核）三分

【用法】上为末，用生姜自然汁煮面糊为丸，如梧

桐子大。每服二十丸，生姜、紫苏熟水送下，一日三次，不拘时候。

【主治】产后短气。

地黄饮

【来源】《圣济总录》卷一六三。

【组成】熟干地黄（焙）　当归（切，焙）　人参　白术　白茯苓（去黑皮）　乌药（锉）　沉香（锉）　青橘皮（汤浸，去白，焙）　甘草（炙，锉）　桂（去粗皮）各一两

【用法】上锉，如麻豆大。每服五钱匕，水一盏半，加生姜三片，大枣二枚（擘破），同煎至八分，去滓温服，一日三次，不拘时候。

【主治】产后短气，呼吸促迫。

赤茯苓饮

【来源】《圣济总录》卷一六三。

【组成】赤茯苓（去黑皮）　甜葶苈（纸上炒）　桑根白皮（锉）　当归（切，焙）　枳壳（去瓤，麸炒）　细辛（去苗叶）　郁李仁（去皮尖，研如膏）　桂（去粗皮）各一两

【用法】上为粗散。每服二钱匕，水一盏，煎至七分，去滓温服，不拘时候。

【主治】产后上气喘急。

杏仁饮

【来源】《圣济总录》卷一六三。

【组成】杏仁（去皮尖双仁，炒）　紫苏茎叶（锉）　麻黄（去根节）　麦门冬（去心，焙）　五味子（炒）　桑根白皮（锉，炒）　甘草（炙，锉）　陈橘皮（汤浸，去白，焙）各一两

【用法】上为粗末。每服三钱匕，水一盏，煎至七分，去滓温服，不拘时候。

【主治】产后上气喘急。

前胡汤

【来源】《圣济总录》卷一六三。

【组成】前胡（去芦头）　半夏（为末，生姜汁制作饼，焙）　白术　人参　甘草（炙，锉）　桔梗（炒）各一两　诃黎勒（炮，去核）半两　麦门冬（去心，焙）三分

【用法】上为粗末。每服三钱匕，水一盏，生姜三片，大枣一枚（擘），同煎至七分，去滓温服，一日三次。

【主治】产后肺气不足，短气虚乏。

润气煎

【来源】《圣济总录》卷一六三。

【组成】陈橘皮（汤浸，去白，焙）　紫菀（去土）　人参　紫苏叶　甘草（炙，锉）　杏仁（汤浸，去皮尖双仁，炒）　五味子（去梗）各一两

【用法】上为细末。蜜半盏，生姜自然汁三分同药和匀，置瓷器中，甑上炊熟。每服半匙许，热汤化下，不拘时候。

【主治】产后上气喘急，咽嗌不利。

桑白皮汤

【来源】《圣济总录》卷一六三。

【组成】桑根白皮（锉，炒）　款冬花（去梗）　五味子（炒）　杏仁（去皮尖双仁，炒，研如膏）　当归（切，焙）　人参　甜葶苈（纸上炒）　防己（锉）各一两

【用法】上为粗末。每服二钱匕，水一盏，煎至七分，去滓，温服，不拘时候。

【主治】产后上气，虚喘咳逆。

紫菀汤

【来源】《圣济总录》卷一六三。

【组成】紫菀（去土）　人参　陈橘皮（汤浸，去白，焙）　紫苏茎叶　诃黎勒（炮，去核）　枳壳（去瓤，麸炒）　细辛（去苗叶）　郁李仁（去皮尖，研如膏）　杏仁（汤浸，去皮尖双仁，炒，研如膏）　桂（去粗皮）　赤茯苓（去黑皮）　甘草（炙，锉）　当归（切，焙）各一两　大黄（锉，炒）半两

【用法】上为粗末。每服二钱匕，水一盏，煎至七分，去滓温服，不拘时候。

【主治】产后上气咳逆，烦闷。

橘皮散

【来源】《圣济总录》卷一六三。

【组成】青橘皮（汤浸，去白，焙） 诃梨勒（炮，去核） 紫苏子（炒） 杏仁（汤浸，去皮尖双仁，研如膏） 甘草（炙，锉）各一两

【用法】上为散。每服二钱匕，煎桑根白皮汤调下，不拘时候。

【主治】妇人产后上气，胸膈不利。

黄耆汤

【来源】《圣济总录》卷一六四。

【组成】黄耆（锉） 桔梗（炒） 人参 白茯苓（去黑皮） 山萸各半两

【用法】上为粗末。每服三钱匕，水一盏，煎七分，去滓温服，不拘时候。

【主治】产后肺气虚寒，咳嗽喘闷。

旋覆花汤

【来源】《产育宝庆》卷上。

【别名】旋覆汤（《太平惠民和济局方》卷九续添诸局经验秘方）。

【组成】旋覆花 赤芍药 半夏曲 前胡 麻黄（去根节） 荆芥穗 五味子 甘草（炙） 茯苓 杏仁各等分

【用法】上锉。每服四钱，水一盏半，加生姜五片，大枣一个，煎七分，去滓，空心服。

【主治】

1.《产育宝庆》：产后伤感风寒暑湿，咳嗽喘满，痰涎壅塞，坐卧不安。

2.《郑氏家传女科万金方》：妇人胸中作痛，呕吐痰兼清水。

【宜忌】《证治准绳·女科》：有汗者，不宜服。

大腹皮汤

【来源】《普济方》卷三五五。

【组成】大腹皮 前胡（去芦） 槟榔（煨） 百部根 陈皮（去白） 枳实（麸炒） 桑皮 杏仁（去皮尖双仁，麸炒） 当归 人参各一两

【用法】上为末。每服二钱，水一盏，煎七分，去滓温服，不拘时候。

【主治】产后上气，喘急满闷。

桑根白皮汤

【来源】《普济方》卷三五五。

【组成】桑皮 款冬花 五味子 杏仁（去皮尖双仁，炒） 当归 人参 甜葶苈 防己各一两

【用法】上为末。每服三钱，水一盏，煎七分，去滓服，不拘时候。

【主治】产后上气，虚喘咳逆。

救脱汤

【来源】《医学集成》卷三。

【组成】人参 北耆各一两 当归五钱 附子三钱 炮姜二钱

【主治】产后气脱。

定喘保生汤

【来源】《陈素庵妇科补解》卷五。

【组成】肉桂一钱 陈皮一钱 红花一钱 干漆一钱（炒烟尽） 当归（酒洗）一钱 泽兰一钱 黑荆芥一钱 川芎八分 生地二钱 蒲黄一钱五分 赤芍一钱五分

【用法】桔梗、葱白、生姜为引，水煎服。

【主治】产后败血冲肺，面黑发喘。

【方论】是方用蒲黄、红花、干漆以逐瘀行血；而以肉桂之辛热补之；泽兰、荆芥以祛产后之风热，荆芥达于上，泽兰引于下；而以陈皮之苦辛温佐之；加四物以养血，瘀祛则新生；入桔梗、姜、葱者，引以入肺也。

牡丹皮散

【来源】《症因脉治》卷二。

【组成】冬瓜子 当归 赤芍药 丹皮 酒煮大黄 桃仁

【主治】产后内伤而喘，血分有热，热壅不不行者。

补气养荣汤

【来源】《傅青主女科·产后编》卷上。

【组成】黄耆一钱 白术一钱 当归四钱 人参三钱 陈皮四分 炙草四分 熟地二钱 川芎二钱 黑姜四分

【主治】产后气短促，血块不痛。

【宜忌】麦芽有回乳之害，用者慎之。黄耆、白术一作各二钱，凡止汗用浮麦宜炒。

【加减】如手足冷，加熟附子一钱；汗多，加麻黄根一钱，浮麦一小撮；渴，加麦冬一钱，五味子十粒；大便不通，加肉苁蓉一钱，麻仁一撮；伤面饭，加炒神曲一钱，炒麦芽一钱；伤肉食，加山楂、砂仁各五分。

救脱活母汤

【来源】《傅青主女科》卷下。

【组成】人参二两 当归一两（酒洗） 熟地一两（九蒸） 枸杞子五钱 山萸五钱（蒸，去核） 麦冬一两（去心） 阿胶二钱（蛤粉炒） 肉桂一钱（去粗皮，研） 黑芥穗二钱

【用法】水煎服。

【主治】产后气喘。

【方论】此方用人参以接续元阳，然徒补其气而不补其血，则阳躁而狂，虽回生于一时，亦旋得旋失之道；即补血而不补其肝肾之精，则本原不固，阳气又安得而续乎？所以又用熟地、山萸、枸杞之类，以大补其肝肾之精，而后大益其肺气，则肺气健旺，升提有力矣。特虑新产之后，用补阴之药，腻滞不行，又加肉桂以补命门之火，使火气有根，助人参以生气，且能运化地黄之类，以化精生血。若过于助阳，万一血随阳动瘀而上行，亦非保全之策，更加荆芥以引血归经，则肺气安而喘速定，治几其神乎。

续气回阳汤

【来源】《胎产指南》卷七。

【组成】川芎二钱 当归四钱 炙甘草四分 人参

三钱 黄耆一钱 白术二钱 陈皮四分 熟地二钱

【主治】产后气短促，无血块痛者。

【加减】如足冷，加熟附五分；汗出，加麻黄根一钱，浮麦二钱；渴，加麦冬一钱，五味子十粒；大便不通，加肉苁蓉一钱，麻仁一撮；伤食，加神曲一钱，麦芽五分；伤肉，加山楂五粒，砂仁五分。

蛤蚧救喘丹

【来源】《辨证录》卷十二。

【组成】人参二两 熟地二两 麦冬三钱 肉桂一钱 苏子一钱 蛤蚧二钱 半夏三分

【用法】水煎服。三剂喘定，十剂全愈。

【功用】补气救脱，降逆平喘。

【主治】产后气喘，气血将脱者。

续气养营汤

【来源】《胎产秘书》卷下。

【组成】川芎二钱 当归四钱 炙甘草 炮姜各五分 人参二钱 黄耆一钱 熟地 枣仁 山药各一钱 陈皮三分

【主治】产后气短发喘。

【加减】足冷，加附子三分；汗多，加麻黄根一钱，浮小麦一撮；渴，加麦冬、五味；便秘，加苁蓉、麻仁。

青龙汤

【来源】《女科旨要》卷三。

【组成】白茯苓 白芍 杏仁 半夏各二钱 当归 桔梗各二钱五分 桂枝 川芎 五味 干姜 陈皮各二钱 麻黄一钱 细辛七分 甘草一钱

【用法】分四帖，加灯心一团，空心服。

【功用】消风祛痰。

【主治】产后失于调理，胎腹虚损，肺经欠安，感受风寒而致咳嗽气急，痰涎多者。

【加减】如虚肿，加大腹皮、瞿麦各一钱；嗽，加苏叶、枳壳各三钱；四肢怕冷，加川芎、南星、木香各一钱；气急，加苏叶、枳壳各二钱。

经验散

【来源】《医略六书》卷三十。

【组成】桑皮一两半　前胡一两半　贝母二两（去心）　紫菀二两　五味八钱　茯苓一两半　竹叶一两半

【用法】上为散。每服五钱，水煎，去滓温服。

【主治】产后风热干于肺脏，肺金不得施化之令，自汗心烦，喘咳不止，脉浮数。

【方论】方中桑皮清肺热以肃金，前胡疏风邪以降气，茯苓渗湿清治节，贝母清心化热痰，紫菀润肺泄热，五味敛液收津，竹叶除膈热以清肺凉肝也。为散水煎，使风热外解，则肺气清肃而分布有权。

人参生化汤

【来源】《杂症会心录》卷下。

【组成】人参三钱　当归五钱　川芎二钱　炮姜一钱　甘草五分（炙）　桃仁十粒（去皮尖）

【用法】水二钟，加酒少许，煎一钟，温服。

【功用】补元逐瘀。

【主治】产后恶露未尽，败血停凝，上熏肺金，令人喘者。

苏木汤

【来源】《妇科玉尺》卷四。

【组成】苏木　人参　麦冬

【主治】产后气喘。

固血汤

【来源】《妇科玉尺》卷四。

【组成】四物汤加黄柏　桑皮　楮白皮

【主治】产后喘急。

加味生化汤

【来源】《宁坤秘籍》卷中。

【组成】川芎一钱　当归二钱五分　炙甘草五分　干姜四分　桃仁十粒　人参二钱　枣仁一钱

【主治】产后气短，似喘非喘，气不相接续，或兼热，或兼痰，而气短促危急者。

人参生化汤

【来源】《会约医镜》卷十五。

【组成】人参（少者，以蜜炙黄耆一二两略可代之）　当归五钱　川芎一钱半　甘草（炙）八分　干姜（炒黑）五七分　熟地二三钱

【用法】大枣为引，温服。或加附子一钱，以助药力。外以鞋底炙热，于小腹上下熨之。

【功用】补气生血。

【主治】产后喘促。

二加生化汤

【来源】《女科秘要》卷六。

【组成】川芎一钱　当归三钱　炙甘草四分　杏仁十粒　枣仁（炒）一钱　桔梗四分　人参二钱　半夏一钱

【用法】水煎服。

【主治】产后气短，痰嗽声重，汗出。

【备考】凡产后气血虚脱，汗多，气喘气短，出言懒倦之甚，速服上方外，须用醋炭以防晕。

加味生化补中益气汤

【来源】《女科秘要》卷六。

【组成】川芎一钱　当归三钱　干姜四分　炙草五分　人参三钱　桃仁十二粒　茯苓一钱

【用法】新罐煎服。

　　若日久食少，闻药即吐，及误用寒药、食寒物，以致呕不纳谷者，急用人参二三钱，姜三片，仓米一大撮煎服。

【主治】产后气短似喘。

【加减】如汗多，不用茯苓，加黄耆一钱，五味子十粒。

八味汤

【来源】《古今医彻》卷四。

【组成】怀熟地三钱　山萸肉二钱　肉桂五分　熟

附子五分　牡丹皮一钱　山药二钱　川牛膝一钱半　茯苓一钱　泽泻一钱

【用法】水煎服。

【主治】产后阴虚发喘，气上逆者。

【加减】如汗出不止，兼进生脉散。

加味贞元饮

【来源】《医门八法》卷四。

十九、产后虚劳

产后虚劳，又名产后虚损、产后虚羸，是指妇人生产后正气虚乏不足的病情。《圣济总录》："论曰血为荣，凡所滋养者，皆血也；气为卫，凡所充盈者，皆气也。产后气血俱虚，冲任不足，未满百日，失于将理，致血气愈亏，不能充养，故肌肤瘦瘁而虚羸也。"《普济方》："夫产后血气虚竭，脏腑劳伤，若人年齿少盛，能节慎将养，满月便得平复。如产后多因血气虚弱，虽逾日月，犹常疲乏，因饮食不节，调适失宜，为风冷邪气所侵，搏于气血，流注于五脏六腑，则令肌肤不荣，容颜痿悴，故曰虚羸。"治宜补益气血为根本。

补气汤

【来源】《普济方》卷三五二引《肘后方》。

【组成】黄雄鸡一只　赤小豆五升（大豆亦得）干地黄一两　甘草　桂心　黄芩　芍药各三两

【用法】以水二斗，煮鸡、豆一斗，去滓纳药，煎取四升，分四次服。

【主治】产后大虚劣。

小泽兰丸

【来源】《备急千金要方》卷四引《胡洽方》。

【组成】泽兰二两六铢　当归　甘草各一两十八铢　芎䓖　防风　茯苓各一两　白芷　蜀椒　藁本　细辛　白术　桂心　芜荑　厚朴各十八铢　石膏二两

【组成】当归身五钱（炒）　熟地五钱　炙草一钱　党参五钱　乌梅五个（去核）

【功用】敛肝而兼敛肺。

【主治】产后荣血暴竭，卫气无依，孤阳上越，而致气喘。

【用法】上药除细辛、桂心生用外，尽熬令变色，为末，炼蜜为丸，如弹子大。纳暖酒中服之。

【主治】产后虚羸劳冷，身体消瘦。

吴茱萸酒

【来源】《医心方》卷二十二引《产经》。

【别名】吴茱萸汤（《备急千金要方》卷三）。

【组成】吴茱萸五合

【用法】以酒三升，煮三沸，分三次服。

【主治】

1. 《医心方》引《产经》：妊娠恶心，腹暴痛，遂动胎，少腹急。

2. 《备急千金要方》：产后虚羸，盗汗，涩涩恶寒，及产后腹中疾痛。

【方论】《千金方衍义》：产后虚羸盗汗，由血气虚，冷浊阴扰，乱于中，生阳不能自固，故取专走厥阴温中之吴茱萸；借清酒渍煮，外充腠理，以散在表之阴邪，内温脏腑以固在里之津液。

地黄羊脂煎

【来源】《外台秘要》卷三十四引《古今录验》。

【组成】生地黄汁一升　生姜汁五升　羊脂二斤　白蜜五升

【用法】先煎地黄汁，令余五升，下羊脂，煎减半，次下姜，次下蜜，便以铜器盛，着汤中煎令如饴状。每服以酒一升，取煎如鸡子大。投酒中饮，一日三次。

【主治】产后诸病羸瘦。

【方论】《千金方衍义》：地黄纯阴滋腻，能治伤中淋露；羊脂性温益津，能固肠胃虚脱；蜂蜜解毒和中，能除心腹邪气；以产母素禀燥热，故聚润剂以滋之。姜汁辛散，专行三味之腻也。

泽兰丸

【来源】《外台秘要》卷三十四引《古今录验》。

【组成】泽兰叶六分　白芷　椒（汗）　芜荑仁　藁本　细辛各四分　白术　柏子仁　人参　桂心　防风　厚朴（炙）　丹参各五分　芎藭　甘草（炙）　当归各七分　干地黄十分

【用法】上为末，炼蜜为丸，如梧桐子大。每服二十丸至三十丸，一日二次。

【主治】产后风虚劳羸百病。

【宜忌】《普济方》：忌生冷、酢滑，猪、牛、雀肉、葱、面、桃、李，海藻、菘菜。

大补中当归汤

【来源】《备急千金要方》卷三。

【组成】当归　续断　桂心　芎藭　干姜　麦门冬各三两　芍药四两　吴茱萸一升　干地黄六两　甘草　白芷各二两　大枣四十枚

【用法】上锉。以酒一斗，渍药一宿，明旦以水一斗合煮，取五升，去滓，分五服，日三夜二。

【主治】产后虚损不足，腹中拘急；或搦血，少腹苦痛；或从高堕下犯内，及金疮血多内伤。

【加减】如加黄耆二两，益佳。

【方论】《千金方衍义》：本方合内补当归建中汤和内补芎藭汤两方诸味，更加吴茱萸以佐干姜，麦门冬以佐地黄，续断以佐芎藭，白芷以佐桂、芍也。用酒渍者，专行和血止痛也。

五石汤

【来源】《备急千金要方》卷三。

【组成】紫石英　钟乳　白石英　赤石脂　石膏　茯苓　白术　桂心　芎藭　甘草各二两　薤白六两　人参　当归各三两　生姜八两　大枣二十枚

【用法】上药五石并为末，余药各锉。以水一斗二升，煮取三升六合，去滓，分六次服。

【功用】补肾。

【主治】产后虚冷七伤，时寒热，体痛乏力，并治百病。

【加减】若中风，加葛根、独活各二两；下痢，加龙骨一两。

【方论】《千金方衍义》：产后虚冷，多系临蓐血气过伤，不但寒热体痛，必然崩脱不止，乃致清阳下溜，浊阴上逆，故用紫白石英、钟乳、石脂固脱，参、苓、术、草益气，芎、归、桂心调血，石膏、薤白除膈上浊邪，生姜、大枣和营卫寒热。

内补芎藭汤

【来源】《备急千金要方》卷三。

【组成】芎藭　干地黄各四两　芍药五两　桂心二两　甘草　干姜各三两　大枣四十枚

【用法】上锉。以水一斗二升，煮取三升，去滓，分三服，每日三次。不愈，复作至三剂。

【主治】妇人产后虚羸，及崩伤过多，虚竭，腹中绞痛，面目无色，唾血吐血。

【加减】若有寒，苦微下，加附子三两。

内补当归建中汤

【来源】《备急千金要方》卷三。

【别名】当归建中汤（《千金翼方》卷六）、内补当归汤（《鸡峰普济方》卷十六）、内补建中汤（《产科发蒙》卷三）。

【组成】当归四两　芍药六两　甘草二两　生姜六两　桂心三两　大枣十枚

【用法】上锉。以水一斗，煮取三升，去滓，分三服，一日令尽。产后一月，日得服四、五剂为善。

【功用】《鸡峰普济方》：散风冷寒邪，养卫气，和血止痛，温中补虚续绝。

【主治】

1.《备急千金要方》：产后虚羸不足，腹中绞痛不止，吸吸少气，或苦小腹拘急，痛引腰背，不能饮食。

2.《鸡峰普济方》：胁肋牵痛，皮肤枯槁，肌肉消瘦，妇人产血过多，崩伤内竭，面目脱色，唇口干燥，产后服之，令人丁壮。

3.《产科发蒙》：产后三四朝，若无寒热，脉虚数而乳汁绝不出者。

【加减】若大虚，纳饴糖六两，汤成纳之于火上，饴消；若无生姜，则以干姜三两代之；若其人去血过多，崩伤内竭不止，加地黄六两，阿胶三两，合入神汤成，去滓，纳阿胶；若无当归，以川芎代之。

【方论】《张氏医通》：此即黄耆建中之变法。彼用黄耆以助卫外之阳；此用当归以调内营之血。然助外则用桂枝，调中则宜肉桂，两不移易之定法也。

甘竹茹汤

【来源】《备急千金要方》卷三。

【别名】甘竹汤（《证治准绳·类方》卷五）。

【组成】甘竹茹一升　人参　茯苓　甘草各一两　黄芩三两

《济阴纲目》有麦门冬一两。

【用法】上锉。以水六升，煮取二升，去滓，分三服，一日三次。

【主治】产后内虚，烦热短气。

当归芍药汤

【来源】《备急千金要方》卷三。

【组成】当归一两半　芍药　人参　桂心　生姜甘草各一两　大枣二十枚　干地黄一两

【用法】上锉。以水七升，煮取三升，去滓，分三服，每日三次。

【主治】产后虚损，逆害饮食。

【方论】《千金方衍义》：此以内外建中汤除去胶饴，易入人参、地黄，平调血气，虽有虚羸寒热，无不可治，岂特逆害饮食而已哉。

羊肉汤

【来源】《备急千金要方》卷三。

【组成】肥羊肉三斤（去脂）　当归一两　桂心二两　芍药四两　甘草二两　生姜四两　芎䓖三两　干地黄五两

《千金翼方》有葱白一斤。

【用法】上锉。以水一斗半，先煮肉，取七升，去肉，纳余药，煮取三升，去滓，分三服，不愈重作。

【主治】

1.《备急千金要方》：产后虚羸喘乏，自汗出，腹中绞痛。

2.《产孕集》：产后虚劳，摄养不善，内伤七情，阳陷阴逆，升降倒置，脏腑交病，表里均亏，乍起乍卧，饮食不化，时作嗽咳，目昏头痛，口渴盗汗，寒热往来，喘乏自汗，少气惊悸。

【方论】《千金方衍义》：《金匮要略》当归生姜羊肉汤为产后腹中绞痛之圣药，即寒疝、小腹结痛亦得用之，况合四物以调其血，加桂以通其滞，用甘草者，以缓姜、桂之急也。缓急得宜，攻补兼济，非深入《金匮要略》之奥，何以及此。

羊肉汤

【来源】《备急千金要方》卷三。

【组成】肥羊肉二斤（如无，用麋鹿肉）　茯苓黄耆　干姜各三两　甘草　独活　桂心　人参各二两　麦门冬七合　生地黄五两　大枣十二枚

《千金翼方》无干姜。

【用法】上锉。以水二斗，煮肉取一斗，去肉纳药煮，取三升半，去滓，分四服，日三夜一。

【主治】产后及伤身大虚，上气腹痛，兼微风。

【方论】《千金方衍义》：羊肉汤治产后大虚，虽有客邪，若行表散，元气立脱，故需羊肉气血之属煮保元辈，急固本元；略取独活一味，专主下陷之邪；并佐干姜、桂心调和血气之品，深得养正祛邪之妙用也。

乳蜜汤

【来源】《备急千金要方》卷三。

【组成】牛乳七升（无则用羊乳）　白蜜一升半当归　人参　独活各三两　大枣二十枚　甘草桂心各二两

【用法】上锉。诸药以乳蜜中煮取三升，去滓，分四服。

【功用】补益气。

【主治】产后七伤，虚损，少气不足，并主肾劳

寒冷。

【方论】《千金方衍义》：产后亡血过多，而致肾虚风闭，故需参、归、桂心温养血气，兼取独活搜风，乳、蜜润燥，甘草、大枣调和脾胃之津气。惟脾虚食少便溏者禁用。

猪膏煎

【来源】《备急千金要方》卷三。

【组成】猪膏一升　清酒五合　生姜汁一升　白蜜一升

【用法】煎令调和，五上五下膏成。每服方寸匕，随意以酒调服。

【主治】

    1.《备急千金要方》：妇女产后体虚，寒热自汗出。

    2.《千金方衍义》：脾约便秘。

【宜忌】《千金方衍义》：若病人旧有微溏者禁用。

【方论】《千金方衍义》：产后体虚寒热，且自汗多而津液外泄，久之大便涩难，所以专取猪膏、蜜、酒之润，以滋肠胃之枯槁。

鹿肉汤

【来源】《备急千金要方》卷三。

【组成】鹿肉四斤　干地黄　甘草　芎䓖各三两　人参　当归各二两　黄耆　芍药　麦门冬　茯苓各二两　半夏一升　大枣二十枚　生姜二两

【用法】上锉。以水二斗五升，煮肉取一斗三升，去肉纳药，煎取五升，去滓，分四服，日三夜一。

【功用】补乏。

【主治】产后虚羸劳损。

【方论】《千金方衍义》：鹿肉汤即羊肉黄耆汤以鹿易羊，加人参、半夏健运中气，鹿肉填补督肾，洵为产后虚羸劳损之神丹，专于妇人科者急须着眼。

獐骨汤

【来源】《备急千金要方》卷三。

【组成】獐骨一具　远志　黄耆　芍药　干姜　防风　茯苓（一作茯神）　厚朴各三两　当归　橘皮

甘草　独活　芎䓖各二两　桂心　生姜各四两

【用法】上锉。以水三斗，煮獐骨，取二斗，去骨，纳药煎，取五升，去滓，分五服。

【主治】产后虚乏，五劳七伤，虚损不足，脏腑冷热不调。

大补益当归丸

【来源】《备急千金要方》卷四。

【别名】当归丸（《太平惠民和剂局方》卷九）、内补当丸（《仁斋直指方论》卷二十六）、大效内补丸（《世医得效方》卷十五）。

【组成】当归　芎䓖　续断　干姜　阿胶　甘草各四两　白术　吴茱萸　附子　白芷各三两　桂心　芍药各二两　干地黄十两

【用法】上为末，炼蜜为丸，如梧桐子大。每服二十丸。酒送下，日三夜一。不知，加至五十丸。

【主治】产后虚羸不足，胸中少气，腹中拘急疼痛，或引腰背痛；或所下过多，血不止，虚竭乏气，昼夜不得眠；及崩中，面目脱色，唇干口燥；亦治男子伤绝，或从高堕下，内有所伤，脏虚吐血，及金疮伤犯皮肉。

【加减】若有真蒲黄，加一升，绝妙。

小泽兰丸

【来源】《备急千金要方》卷四。

【组成】泽兰二两六铢　当归　甘草各十八铢　芎䓖　柏子仁　防风　茯苓各一两　白芷　蜀椒　藁本　细辛　白术　桂心　芜荑　人参　食茱萸　厚朴各十八铢　石膏二两（一方无茯苓、石膏，有芍药、干姜）

【用法】上为末，炼蜜为丸，如梧桐子大。每服二十丸，酒送下，一日三次，稍加至四十丸。无疾者，依此方，春、秋二时常服一剂甚良；有病虚羸黄瘦者，服如前。

【主治】产后虚羸劳冷，身体消瘦。

【方论】《千金方衍义》：小泽兰丸专主产后羸瘦，无藉三石、蛇床等重剂，但进食茱萸一味，振发参、术、芎、归之力，以助泽兰、藁本，治产后虚羸绰有余裕矣。

白芷丸

【来源】《备急千金要方》卷四。

【组成】白芷五两　干地黄四两　续断　干姜　当归　阿胶各三两　附子一两

【用法】上为末，炼蜜为丸，如梧桐子大。每服二十丸，酒送下，一日四五次。无当归，芎藭代，入蒲黄一两妙；无续断，大蓟根代。

【主治】产后所下过多，及崩中伤损，虚竭少气，面目脱色，腹中痛。

泽兰散

【来源】《备急千金要方》卷四。

【组成】泽兰九分　禹余粮　防风各十分　石膏　白芷　干地黄　赤石脂　肉苁蓉　鹿茸　芎藭各八分　藁本　蜀椒　白术　柏子仁各五分　桂心　甘草当归　干姜各七分　芜荑　细辛　厚朴各四分　人参三分

【用法】上为末。每服方寸匕，以酒送下，一日三次。

【主治】产后风虚。

【方论】《千金方衍义》：男子以暖肾为补益，妇人以调经为补益，而经漏多主中虚，故藁本、细辛、防风、白芷为本药；然经漏每挟瘀滞，则泽兰、芎藭、厚朴、芜荑尤为必需。此主产后风虚，乃取鹿茸血气所钟之味配入剂中。与大岩蜜、鹿茸散、蒲黄散等方药虽繁简不侔，而温补之功用仿佛。其用鹿茸者，与大补益当归丸中阿胶同义。其方中禹余粮、防风、泽兰最多，而人参反少于芜荑、细辛、厚朴者，不过借以鼓发鹿茸、地黄辈血药之性，原非用以益气也，孰谓锱铢可忽乎？

羊肉黄耆汤

【来源】《普济方》卷三五二引《备急千金要方》。

【组成】羊肉五斤　黄耆一两半（锉）　白茯苓一两　白芍药一两　当归一两半（锉，微炒）　续断　五味子　萆薢（锉）　桂心　熟干地黄各一两　麦门冬一两半（去心，焙）

【用法】上为散。用水一斗煮羊肉，取汁五升，每服用肉汁一中盏，药末四钱，大枣三枚，生姜半分，煎至六分。去滓温服，一日三次。

【主治】产后虚羸，四肢瘦弱，不能饮食。

泽兰丸

【来源】《外台秘要》卷三十四引《延年秘录》。

【组成】泽兰七分　当归十分　甘草七分（炙）　藁本三分　厚朴三分（炙）　食茱萸三分　芜荑三分　白芷三分　干姜三分　芍药三分　石膏八分　人参四分　柏子仁四分　桂心四分　白术五分

【用法】上为末，炼蜜为丸，如梧桐子大。每服十五丸，加至二十五丸。以酒送下，一日二次。

【主治】产后风虚，损瘦不能食。

增损泽兰丸

【来源】《外台秘要》卷三十四引《延年方》。

【组成】泽兰（熬）七分　防风　干地黄　当归　细辛　桂心　茯苓　芍药　人参　甘草（炙）　藁本　乌头（炮）　麦门冬（去心）　石斛　紫菀　川芎各五分　干姜　柏子仁　芜荑仁　厚朴　川椒（汗）各四分　白术　黄耆各六分　紫石英（研）　石膏（研）各八分

【用法】上为细末，炼蜜和丸，如梧桐子大。每服二十至三十丸，以酒送下，一日二次。

【主治】产后风虚劳损，黄瘦。

【宜忌】忌如常法。

大补汤

【来源】《千金翼方》卷六。

【组成】当归　干地黄　半夏（洗去滑）　桂心各三两　吴茱萸一升　人参　麦门冬（去心）　芎　干姜　甘草（炙）　白芷各二两　芍药四两　大枣四十枚（擘）

【用法】上锉。以水一斗，煮取三升，分三服。

【主治】产后虚不足，少气乏力，腹中拘急痛；及诸疾痛，内崩伤绝，虚竭里急，腰及小腹痛。

生地黄汤

【来源】《千金翼方》卷六。

【组成】生地黄　人参　知母　桂心　厚朴（炙）甘草（炙）各二两　赤小豆三升

【用法】上锉。以水二斗五升，煮地黄取一斗，去滓纳药，煎取三升，分为三服。

【主治】产后虚损少气。

缓中汤

【来源】《千金翼方》卷六。

【组成】吴茱萸一升　干姜　当归　白芷　人参　甘草（炙）各二两　麦门冬（去心）半夏（洗去滑）各三两　芍药六两　细辛一两　生地黄一斤（取汁）

【用法】上锉。以水一斗，煮取三升，去滓，纳地黄汁，更上火合煎三两沸，温服一升，一日三次。若无当归，以芎藭四两代之。

【主治】妇人产后腹中拘急及虚满少气，产后诸虚不足。

小泽兰丸

【来源】《千金翼方》卷七。

【组成】泽兰九分（取叶熬）芜荑（熬）藁本　厚朴（炙）细辛　人参　柏子仁　白术各三分　蜀椒（去目闭口者，汗）白芷　干姜　食茱萸　防风各一两　石膏二两　桂心半两　当归　芎藭　甘草（炙）各七分（一方有芍药一两）

【用法】上为末，炼蜜为丸，如梧桐子大。每服二十丸，温酒送下，渐加至三十丸，一日三次。

【功用】补益。

【主治】妇人产后虚损。

【宜忌】忌食生鱼、肥猪肉。

乌豆丸

【来源】方出《外台秘要》卷三十四引《救急方》，名见《普济方》卷三五二。

【组成】乌豆（肥大者）

【用法】净拭，熬熟，如造豆黄法，去皮，捣为屑，下筛，以腊月猪脂成炼者为丸，如梧桐子大。每服五十丸，一日二次，以酒送下。

【主治】产后羸瘦不复。

猪肾汤

【来源】《外台秘要》卷三十四引《广济方》。

【组成】猪肾一具（去脂，四破）香豉一升　白粳米一升　葱白（切）一升　人参　当归各二两

【用法】上切。加水一斗，煮取三升，去滓，每服七合。

【功用】《医方考》：大补气血。

【主治】妇女产后劳损，虚羸喘乏，或乍寒乍热，状如疟。

【宜忌】忌大肉、热面、蒜。

【方论】《医方考》：人参补气，当归补血，糯米益胃，葱、豉醒脾；而猪肾者，取其以类相从，能补系胞之区也。

泽兰补虚丸

【来源】《外台秘要》卷三十四引《删繁方》。

【组成】泽兰叶九分　石膏八分（研）芎藭　甘草（炙）当归各七分　白芷　防风　白术　藁本　蜀椒　厚朴（炙）干姜　桂心　细辛各五分

【用法】上为末，炼蜜为丸，如梧桐子大。每服二十丸至三十丸，以酒送下，一日二次。

【主治】产妇劳虚，或本来虚寒，或产后血脉虚竭，四肢羸弱，饮食减少，经水断绝，血脉不通，虚实交错。

地黄煎

【来源】《医方类聚》卷二三八引《食医心鉴》。

【组成】生地黄汁　藕汁各一升　生姜汁二合　蜜四合

【用法】上相和，煎如稀饧，每服一匙，空心温酒调下。

【主治】产后虚劳百病，血气不调，腹肚结痛，血晕昏愦，心烦躁，不多下食。

羊肉腤腊

【来源】《医方类聚》卷二三八引《食医心鉴》。

【组成】羊肉一斤

【用法】上切。如常法调和作臛膳食之，煮羹亦得。

【主治】产后虚羸无力，腹肚冷，血气不调，及伤风头疼。

牡蛎散

【来源】《医心方》卷二十三引《录验方》。

【组成】牡蛎二两　干姜二两　麻黄根二两

【用法】上为末，杂白粉粉身，不过三四次便止。

【主治】产后虚劳，汗出不止。

牡蛎散

【来源】《太平圣惠方》卷七十八。

【组成】牡蛎粉一两　龙骨一两　黄耆一两（锉）白术　当归（锉，微炒）　桂心　川芎　熟干地黄五味子各半两　人参三分（去芦头）　白茯苓三分甘草一分（炙微赤，锉）

【用法】上为粗散。每服三钱，以水一中盏，加生姜半分，大枣三个，煎至六分，去滓温服，不拘时候。

【主治】产后体虚汗出，心烦，食少乏力，四肢羸弱。

熟干地黄散

【来源】《太平圣惠方》卷七十八。

【组成】熟干地黄　桂心　细辛　杏仁（汤浸，去皮尖双仁，麸炒微黄）各半两　五味子　人参（去芦头）　白术　白茯苓　百合　当归（锉，微炒）各三分　甘草一分（炙微赤，锉）　陈橘皮（汤浸，去白瓤，焙）

【用法】上为粗散。每服四钱，以水一中盏，加生姜半分，大枣三枚，煎至六分，去滓温服，不拘时候。

【主治】产后虚羸。四肢无力，吃食减少，常多咳嗽。

姜黄丸

【来源】《太平圣惠方》卷七十九。

【组成】姜黄一两　当归一两（锉，微炒）　熟干

地黄一两　牡丹一两　厚朴一两（去粗皮，涂生姜汁炙令香熟）　肉桂一两（去粗皮）　川芎一两续断一两　木香三分　桃仁一两（汤浸，去皮尖双仁，麸炒微黄）　白术一两　羚羊角屑一分　赤芍药三分

【用法】上为末，炼蜜为丸，如梧桐子大，每服三十丸，食前以温酒送下。

【主治】产后虚羸不足，胸中气短，腹内紧急，腰背疼痛，月水不调，烦渴，四肢无力。

黄耆散

【来源】《太平圣惠方》卷七十九。

【组成】黄耆一两（锉）　麦门冬半两（去心）生干地黄一两　甘草一分（炙微赤，锉）　人参三分（去芦头）　陈橘皮三分（汤浸，去白瓤，焙）白茯苓一两　桑寄生半两

【用法】上为散。每服三钱，以水一中盏，加生姜半分，大枣三枚，竹叶二七片，煎至六分，去滓温服，不拘时候。

【主治】产后体虚烦渴，吃食减少，乏力。

紫桂散

【来源】《太平圣惠方》卷七十九。

【组成】肉桂一两半（去皱皮）　延胡索三分　熟干地黄三分　没药半两　当归半两（锉，微炒）蓬莪荗子三分　牛膝半两（去苗）　干漆半两（捣碎，炒令烟出）　琥珀半两　麒麟竭半两

【用法】上为细散，每服二钱，食前以温酒调下。

【主治】产后虽久，体力尚虚，月候不调，或多或少，脐腹疼痛，面色萎黄。

紫菀散

【来源】《太平圣惠方》卷七十九。

【组成】紫菀一两（去苗土）　汉防己半两　桂心半两　细辛半两　槟榔三分　赤茯苓半两　桑根白皮半两（锉）　大腹皮半两（锉）　枳壳半两（麸炒微黄，去瓤）　甜葶苈半两（微炒）　木香半两　甘草半两（炙微赤，锉）

【用法】上为散。每服三钱，以水一中盏，加生姜

半分，煎至六分，去滓温服，不拘时候。

【主治】产后风虚，遍身浮肿，上气喘咳，腹胁妨闷，不思饮食，四肢少力。

人参散

【来源】《太平圣惠方》卷八十一。

【组成】人参一两（去芦头）　当归半两（锉，微炒）　五味子三分　黄耆三分（锉）　川芎三分　桂心三分　续断三分　白茯苓三分　熟干地黄一两　白术半两　麦门冬半两（去心）　甘草一分（炙微赤，锉）

【用法】上为散。每服四钱，以水一中盏，加生姜半分，大枣三枚，煎至六分，去滓温服，一日三次。

【主治】产后虚羸，腑脏气乏，食饮不进。

人参散

【来源】《太平圣惠方》卷八十一。

【组成】人参一两（去芦头）　桂心半两　黄耆一两（锉）　熟干地黄一两　当归一两（锉，微炒）　川芎半两　防风半两（去芦头）　羚羊角屑三分　五味子半两　白茯苓半两　白术半两　甘草一分（炙微赤，锉）

【用法】上为散。每服用獖猪肾一对（切去脂膜）生姜半分，大枣三枚。先以水二大盏，煎至一盏，去滓，入药末五钱，煎至四分，去滓，食前温服。

【主治】产后风虚，虚损羸瘦，四肢无力，不思饮食。

木香散

【来源】《太平圣惠方》卷八十一。

【别名】木香汤（《普济方》卷三五〇）。

【组成】木香三分　附子一两（炮裂，去皮脐）熟干地黄一两　芎䓖三分　当归一两（锉，微炒）陈橘皮三分（汤浸，去白瓤，焙）　人参三分（去芦头）　白茯苓三分　黄耆三分（锉）　白芍药三分　桂心半两　白术半两　甘草二分（炙微赤，锉）

【用法】上为粗散。每服三钱，以水一中盏，加生

姜半分，大枣三枚，煎至六分，去滓，不拘时候温服。

【主治】产后风虚劳损，气攻心腹，四肢疼痛，不思饮食。

五石丸

【来源】《太平圣惠方》卷八十一。

【组成】紫石英一两半（细研，水飞过）　钟乳粉一两半　白石英一两半（细研，水飞过）　赤石脂一两（细研）　石膏一两（细研，水飞过）　五味子一两　熟干地黄一两半　麦门冬一两半（去心，焙）　黄耆一两（锉）　白茯苓一两　白术一两　当归一两（锉，微炒）　人参一两（去芦头）　甘草半两（炙微赤，锉）　桂心一两　䓖薯一两

【用法】上为末，入研了药，都研令匀，炼蜜为丸，如梧桐子大。每服三十丸，以薤白汤送下，一日三次。

【主治】产后虚羸寒热，四肢瘦弱，不思饮食，心神虚烦，夜卧不安。

牛膝丸

【来源】《太平圣惠方》卷八十一。

【组成】牛膝半两（去苗）　柏子仁一两　白薇半两　杜仲三分（去粗皮，炙微黄，锉）　牡蛎一两（烧为粉）　干姜半两（炮裂，锉）　细辛半两　防风半两（去芦头）　川椒三分（去目及闭口者，微炒去汗）　附子三分（炮裂，去皮脐）　泽兰三分　桂心半两　紫菀半两（洗，去苗土）　黄耆一两（锉）　熟干地黄一两　当归半两（锉，微炒）　五味子半两　草薢半两（锉）　紫石英一两（细研，水飞过）　甘草半两（炙微赤，锉）　白茯苓三分　厚朴三分（去粗皮，涂生姜汁，炙令香熟）

【用法】上为末，炼蜜为丸，如梧桐子大。每服三十丸，空心及晚食前以温酒送下。

【主治】产后风虚劳损，腑脏乏弱，四肢羸瘦，不思饮食。

白术散

【来源】《太平圣惠方》卷八十一。

【组成】白术一两 木香半两 熟干地黄一两 干姜半两（炮裂，锉）白芍药三分 芎䓖半两 桃仁半两（汤浸，去皮尖双仁，麸炒微黄）人参三分（去芦头）桂心半两 黄耆三分（锉）当归三分（锉，微炒）白茯苓半分

【用法】上为粗散。每服四钱，以水一中盏，加生姜半分，大枣三个，煎至六分，去滓稍热服，一日三四次。

【主治】产后褥劳虚羸，发歇寒热，心腹疼痛，四肢无力，不思饮食。

白术散

【来源】《太平圣惠方》卷八十一。

【组成】白术一两 黄耆一两（锉）五味子半两 石斛一两（去根，锉）防风半两（去芦头）人参三分（去芦头）酸枣仁半两（微炒）牛膝半两（去苗）木香半两 桂心（半两）当归半两（锉，微炒）白茯苓三分 熟干地黄一两 芎䓖半两 羚羊角屑半两 附子三分（炮裂，去皮脐）甘草三分（炙微赤，锉）干姜半两（炮裂，锉）

【用法】上为粗散。每服四钱，以水一中盏，加大枣三个，煎至六分，去滓温服，一日三次。

【主治】产后体虚羸弱，不思饮食，远视无力，起止不得。

白薇丸

【来源】《太平圣惠方》卷八十一。

【组成】白薇三分 柏子仁一两 牡丹三分 熟干地黄一两 芎䓖半两 羌活半两 当归三分（锉，微炒）黄耆半分（锉）人参三分（去芦头）桂三分 附子三分（炮裂，去皮脐）石斛三分（去根，锉）白茯苓一两 白芍药半分 五味子半两 白术三分 甘草三分（炙微赤，锉）肉苁蓉三分（酒浸一宿，锉，去皱皮，炙干）

【用法】上为末，炼蜜为丸，如梧桐子大。每服三十丸，空心及晚食前以温酒送下。

【主治】产后风虚劳损，寒热发歇，血脉虚竭，四肢羸弱，饮食无味。

当归散

【来源】《太平圣惠方》卷八十一。

【组成】当归一两（锉，微炒）白芍药一两 芎䓖一两 黄耆一两半（锉）防风一两（去芦头）人参一两（去芦头）熟干地黄二两 甘草半两（炙微赤，锉）白茯苓一两

【用法】上为粗散。用羊肉二斤，大枣二十枚，先以水五升，煮至二升半，每服入药四钱用肉汁一中盏，煎至六分，去滓温服，每日三次。

【主治】产后风虚劳损，四肢疼痛，不欲饮食。

羊肾汤

【来源】《太平圣惠方》卷八十一。

【组成】羊肾一对（切，去脂膜）羚羊角屑半两 熟干地黄一两 人参三分（去芦头）麦门冬半两（去心）茯神半两 五味子半两 桂心半两 附子一分（炮裂，去皮脐）续断半两 黄耆半两（锉）当归半两（锉，微炒）干姜三分（炮裂，锉）芎䓖半两

【用法】上为散。每服先以水一大盏半，煮肾至一盏，去肾，入药五钱，椒二七粒，生姜半分，大枣三枚，煎至五分，去滓，空心温服。

【主治】产后虚羸，乏力短气。

羊肉当归汤

【来源】《太平圣惠方》卷八十一。

【组成】肥羊肉二斤 当归半两（锉，微炒）白芍药半两 龙骨三分 附子一（三）分（炮裂，去皮脐）熟干地黄一两 白术三分 桂心三分 芎䓖三分 黄耆三分（锉）人参三分（去芦头）

【用法】上为粗散。先以水五大盏，煮羊肉取汁二大盏，每服用汁一中盏，加药四钱，生姜半分，大枣三枚，煎至六分。去滓温服，一日三次。

【主治】产后虚羸，乏弱无力，喘急汗出，腹中疼痛。

羌活散

【来源】《太平圣惠方》卷八十一。

【组成】羌活三分　赤箭三分　防风三分（去芦头）　白芷半两　芎䓖三分　白芍药半两　羚羊角屑半两　当归半两（锉，微炒）　牛膝半两（去苗）　骨碎补半两　熟干地黄一两　白茯苓二分　黄耆三分（锉）　桂心半两　细辛半两

【用法】上为粗散。每服三钱，以水一中盏，加生姜半分，煎至六分，去滓温服，不拘时候。

【主治】产后风虚劳损，身体疼痛，时有烦热，不思饮食，四肢少力。

补益白薇丸

【来源】《太平圣惠方》卷八十一。

【别名】白薇丸（《普济方》卷三五〇）。

【组成】白薇一两　木香半两　当归半两（锉，微炒）　桂心半两　泽兰半两　牛膝半两（去苗）　熟干地黄一两　牡丹半两　人参半两（去芦头）　芎䓖半两　白术半两　枳壳半两（麸炒微黄，去瓤）　白茯苓三分　细辛一两　赤石脂一两　龙骨一两　禹余粮一两（烧，醋淬七遍）　附子三分（炮裂，去皮脐）　黄耆一两（锉）　续断半两　吴茱萸一分（汤浸七遍，焙干微炒）　厚朴半两（去粗皮，涂生姜汁炙令香熟）

【用法】上为末，炼蜜为丸，如梧桐子大。每服三十丸，空心及晚食前以温酒送下。

【主治】产后风虚劳损，腹内冷气，脚膝无力，面色萎黄，饮食减少，日渐羸瘦。

补益泽兰丸

【来源】《太平圣惠方》卷八十一。

【别名】泽兰丸（《太平惠民和济局方》卷九）。

【组成】泽兰一两　熟干地黄一两半　白茯苓三分　木香三分　萆薢三分（锉）　附子三分（炮裂，去皮脐）　桂心半两　赤石脂一两　牛膝一两（去苗）　芎䓖半两　人参一两（去芦头）　黄耆一两（锉）　白术半两　干姜半两（炮裂，锉）　续断三分　当归半两（锉，微炒）　甘草半两（炙微赤，锉）

【用法】上为末，炼蜜为丸，如梧桐子大。每服三十丸。空心及晚食前以粥饮送下。

【功用】《太平惠民和济局方》：壮气益气，暖下

脏，进饮食。

【主治】

1.《太平圣惠方》：产后虚羸，血气不调，四肢瘦弱，面色萎黄，饮食不进。

2.《太平惠民和济局方》：困乏少力，心常惊悸，多汗嗜卧。

补益紫石英丸

【来源】《太平圣惠方》卷八十一。

【组成】紫石英一两（细研，水飞过）　白石英一两（细研，水飞过）　泽兰三分　木香半两　附子一两（炮裂，去皮脐）　熟干地黄一两　芎䓖三分　柏子仁三分　桂心三分　防风半两（去芦头）　牛膝三分（去苗）　续断三分　人参三分（去芦头）　白茯苓三分　羌活半两　黄耆三分（锉）　白术三分　当归三分（锉，微炒）　甘草一分（炙微赤，锉）　白薇三分　杜仲三分（去皱皮，炙微黄，锉）　干姜半两（炮裂，锉）　川椒半两（去目及闭口者，微炒去汗）

【用法】上为末，入研了药令匀，炼蜜为丸，如梧桐子大。每服三十丸，空心及晚食前以温酒送下。

【主治】产后虚羸乏弱。

泽兰丸

【来源】《太平圣惠方》卷八十一。

【组成】泽兰二两　黄耆二两（锉）　白术二两　柏子仁二两　赤石脂二两　白矾一两（烧令汁尽）　桂心一两　木香一两　人参一两（去芦头）　羌活三分　白茯苓一两　附子一两（炮裂，去皮脐）　续断一两　芎䓖一两　当归一两（锉，微炒）　细辛一两　陈橘皮半两（汤浸，去白瓤，焙）　龙骨一两　藁本半两　干姜半两（炮裂，锉）　川椒一两（去目及闭口者，微炒去汗）　厚朴二两（去粗皮，涂生姜汁，炙令香熟）

【用法】上为末，炼蜜为丸，如梧桐子大。每服三十丸，空心及晚食前以温酒送下。

【主治】产后虚损，夹风劳气，吃食减少，面色萎黄，腹内冷疼，四肢乏力。

黄耆丸

【来源】《太平圣惠方》卷八十一。

【组成】黄耆一两（锉） 赤箭三分 熟干地黄一两 羌活三分 人参一两（去芦头） 羚羊角屑三分 五加皮三分 白术三分 白茯苓一两 防风半两（去芦头） 当归半两（锉，微炒） 桂心半两 附子一两（炮裂，去皮脐） 酸枣仁半两（微炒） 白鲜皮半两

【用法】上为末，炼蜜为丸，如梧桐子大。每服三十丸，不拘时候，以温酒送下。

【主治】产后风虚劳损，体瘦乏弱，肢节疼痛，不欲饮食。

黄耆散

【来源】《太平圣惠方》卷八十一。

【组成】黄耆一两（锉） 白术半两 续断半两 人参半两（去芦头） 熟干地黄一两 茯神半两 附子三分（炮裂，去皮脐） 当归半两（锉，微炒） 肉桂三分（去皱皮） 五味子半两 白芍药半两 赤石脂半两 陈橘皮半两（汤浸，去白瓤，焙） 麦门冬一两（去心，焙） 甘草一分（炙微赤，锉） 干姜半两（炮裂，锉）

【用法】上为粗散。每服三钱，以水一中盏，加生姜半分，大枣三枚，煎至六分，去滓温服，不拘时候。

【主治】产后体虚乏力，四肢羸瘦，不思饮食。

黄耆散

【来源】《太平圣惠方》卷八十一。

【组成】黄耆一两（锉） 白术半两 羚羊角屑半两 木香半两 人参半两（去芦头） 当归半两（锉，微炒） 桂心半两 白芍药半两 芎藭半两 白茯苓半两 甘草一分（炙微赤，锉）

【用法】上为散。每服四钱，以水一中盏，加生姜半分，大枣三枚，煎至六分，去滓温服，日三次。

【主治】产后风虚劳损，羸瘦，不思饮食，四肢疼痛。

黄雌鸡汤

【来源】《太平圣惠方》卷八十一。

【别名】黄雌鸡丸（《医略六书》卷三十）。

【组成】小黄雌鸡一只（去头、足、翅、羽、肠胃，洗，切） 当归半两（锉，微炒） 白术半两 熟干地黄半两 桂心半两 黄耆半两（锉）

【用法】上为散。先以水七升，煮鸡至三升，每服四钱，以鸡汁一中盏，煎至六分，去滓温服，每日三次。

【主治】女子产后虚羸，腹痛。

【方论】《医略六书》：熟地补阴滋血以资经脉，黄耆补气益卫以健中州，白术健脾生血，当归养血荣经，桂心暖营血以滋血海，雌鸡滋血室以荣冲任也。蜜丸酒下，使血气内充，则血室滋荣而腹痛无不退，羸瘦无不复元矣。

黄雌鸡汤

【来源】《太平圣惠方》卷八十一。

【组成】肥黄雌鸡一只（去头、足、翅羽及肠，洗） 当归一两（锉，微炒） 人参三分（去芦头） 桂心半两 甘草一分（炙微赤，锉） 熟干地黄一两半 芎藭三分 白芍药三分 麦门冬一两半（去心，焙） 黄耆一两半（锉）

【用法】上为粗散。先以水七升，煮鸡取汁三升，每服用汁一中盏，入药四钱，煎至六分，去滓温服，每日三次。

【主治】产后虚羸，四肢无力，不思饮食。

羚羊角散

【来源】《太平圣惠方》卷八十一。

【组成】羚羊角屑二分 防风半两（去芦头） 附子三分（炮裂，去皮脐） 人参三分（去芦头） 白术三分 石斛三分（去根，锉） 熟干地黄一两 白茯苓三分 陈橘皮三分（汤浸，去白瓤，焙） 芎藭三分 桂心三分 黄耆一两（锉） 五味子三分 甘草一分（炙微赤，锉）

【用法】上为粗散。每服四钱，以水一中盏，加生姜半分、大枣三枚，煎至六分，去滓温服，每日三次。

【主治】产后虚羸乏弱，头目昏闷，不思饮食。

【主治】产后虚羸，瘦弱食少。

续断散

【来源】《太平圣惠方》卷八十一。

【别名】续断汤（《普济方》卷三五二）。

【组成】续断一两　芎䓖半两　防风半两（去芦头）　人参半两（去芦头）　黄耆半两（锉）　羌活半两　白茯苓三分　熟干地黄一两　五味子半两　当归半两（锉，微炒）　酸枣仁半两（微炒）　甘草一分（炙微赤，锉）

【用法】上为粗散。每服四钱，以水一中盏，加生姜半分，枣三枚，煎至六分，去滓温服，一日三次。

【主治】产后虚羸，不思饮食，多卧少起，精神昏闷。

熟干地黄散

【来源】《太平圣惠方》卷八十一。

【别名】熟干地黄汤（《圣济总录》卷一六四）。

【组成】熟干地黄二两　人参一两（去芦头）　芎䓖三分　泽兰三分　续断三分　黄耆三分（锉）　五味子一两　当归三分（锉，微炒）　白茯苓一两　鹿角胶一两（捣碎，炒令黄燥）　白术一两　桂心三分　石斛一两（去根，锉）　附子一两（炮裂，去皮脐）

【用法】上为粗散。每服三钱，以水一中盏，加生姜半分，大枣三枚，煎至六分，去滓温服，不拘时候。

【主治】产后虚羸短气，不能饮食。

熟干地黄丸

【来源】《太平圣惠方》卷八十一。

【组成】熟干地黄一两　当归三分（锉，微炒）　防风半两（去芦头）　草薢一两（锉）　黄耆一两（锉）　续断一两　泽兰一两　芎䓖三分　五味子三分　白术三分　甘草半两（炙微赤，锉）　附子一两（炮裂，去皮脐）　白薇半两　细辛半两　桂心半两　人参半两（去芦头）　柏子仁三分　白茯苓三分

【用法】上为末，炼蜜为丸，如梧桐子大。每服三十丸，以温酒送下，一日三次。

【主治】产后虚羸，及一切余疾。

熟干地黄散

【来源】《太平圣惠方》卷八十一。

【组成】熟干地黄一两　羚羊角屑半两　羌活半两　黄耆一两（锉）　酸枣仁半两（微炒）　当归三分（锉，微炒）　人参三分（去芦头）　麦门冬三分（去心）　白芍药三分　防风半两（去芦头）　芎䓖三分　白茯苓三分　甘草半两（炙微赤，锉）

【用法】上为散。每服四钱，以水一中盏，加生姜半分，大枣三枚，煎至六分，去滓温服，一日三次。

【主治】产后风虚劳损，四肢烦疼，夜卧不安，渐加羸瘦。

熟干地黄丸

【来源】《太平圣惠方》卷八十一。

【组成】熟干地黄一两　当归半两（锉，微炒）　附子一两（炮裂，去皮脐）　黄耆一两（锉）　续断半两　白术半两　桂心半两　人参三分（去芦头）　赤石脂一两　麦门冬一两半（去心，焙）　芎䓖三分　白茯苓三分　五味子三分　柏子仁一两　肉苁蓉三分（酒浸一宿，刮去皱皮，炙令干）

【用法】上为末，炼蜜为丸，如梧桐子大。每服三十丸，空心及晚食前以温酒送下。

卷柏丸

【来源】《太平圣惠方》卷八十二。

【组成】卷柏一两　麦门冬一两半（去心，焙）　泽泻三分　熟干地黄一两　牛膝一两（去苗）　人参三分（去芦头）　黄耆三分（锉）　丹参三分　白茯苓三分　当归半两（锉，微炒）　芎䓖半两　防风半两（去芦头）　牡丹半两　桂心半两　五味子半两　白术半两　细辛半两　赤石脂一两　羌活半两　薏苡仁半两　续断半两

【用法】上为末，炼蜜为丸，如梧桐子大。每服三

十九丸，以粥饮送下，一日三次。

【主治】产后虚赢，不能饮食，及风虚劳。

益母草汁粥

【来源】《太平圣惠方》卷九十七。

【组成】益母草汁二合，生地黄汁二合 藕汁二合 生姜汁半合 蜜二合 白梁米一合（水淘，研令细）

【用法】先以水一大盏，煮米作粥，次入诸药汁，更煎三二沸。每服二合，一日三次。

【主治】产后虚劳，血气不调，腹肚绞痛，血晕昏愦，心热烦躁，不多食。

茯苓散

【来源】方出《妇人大全良方》卷十九，名见《校注妇人良方》卷十九。

【组成】人参 甘草 芍药 当归 生姜各八分 远志 茯苓各十分 桂心六分 麦门冬 大枣各十二分

【用法】上为散。以水八升，煮取三升，去滓，分三次温服。

【主治】

1. 《妇人大全良方》：产后心虚，怔悸不定，乱语错误，精神恍惚不主。

2. 《校注妇人良方》：产后健忘少睡，或自汗盗汗。

黄雌鸡羹

【来源】《养老奉亲书》。

【组成】黄雌鸡一只（理如食法） 粳米二合（淘净） 葱白一握

【用法】上切鸡，和煮作羹，下五味，少著盐，空心食之。渐进常效。

【主治】

1. 《养老奉亲书》：老人烦渴，小便黄色无度。

2. 《圣济总录》：女子产后虚损。

生液寄生散

【来源】《普济方》卷三四五引《护命》。

【组成】桑寄生半两 人参一分 甘草（炙）三铢 沉香一铢

【用法】上为细末。每服一钱八分，水一盏，煎取六分服。

【主治】产后正气不足，咽喉干，口无津液，饮食减少，大腑不调。

增损柴胡汤

【来源】《类证活人书》卷十九。

【别名】增损地熏汤（《女科万金方》卷一）。

【组成】柴胡三钱 人参 甘草（炙） 半夏（汤泡） 白芍药 陈橘皮 川芎各三分

【用法】上锉，如麻豆大。每服五钱匕，以水一大盏，加生姜三片、大枣一枚，煎至七分，去滓，食后温服，一日三次。

【主治】妇人产后虚赢，发寒热，饮食少，腹胀。

琥珀煎

【来源】《圣济总录》卷一六一。

【组成】琥珀（研） 牛膝（酒浸，切，焙） 当归（切，焙） 防风（去叉） 桃仁（去皮尖双仁，炒，研） 荜茇 芎䓖各六两 桂（去粗皮）四两 干姜（炮）二两 清酒一升 生地黄汁三升 酥六两 蜜三合

【用法】上前九味为散，先将地黄汁煎熟，即下蜜、酒、酥搅候溶，入众药末，以柳篦搅不住手，候似膏，倾出瓷器盛。每服一匙，温酒调下，不拘时候。

【主治】产后虚赢，面色萎黄，恶血不尽，脐腹冷痛。

香豉汤

【来源】《圣济总录》卷一六三。

【组成】豉半合 猪肾一只（去脂膜，作四片） 当归（切，焙）半两 葱白三茎（切） 人参 桂（去粗皮）各半两 白粳米（淘）一合

【用法】将当归、人参、桂为粗末。每服三钱匕，水三盏，入猪肾、葱白、豉、米，煎取一盏半，去滓，空心、日午、临卧温服。

【主治】产后虚羸，肌肉枯瘁，肌体虚热。

【主治】产后虚羸困乏，肌肉不生，血脉不荣。

桂心汤

【来源】《圣济总录》卷一六三。

【组成】桂（去粗皮）一两　黄耆（锉）一两半　芎藭一两　当归（切，焙）二两　赤芍药（锉）一两半　甘草（炙）　人参各一两　附子（炮裂，去皮脐）半两

【用法】上为粗末。每服二钱匕，水一盏，加生姜三片、大枣一枚（擘破），同煎至七分，去滓温服，不拘时候。

【主治】产后虚热，状似劳气，瘦瘁无力。

乌鸡汤

【来源】《圣济总录》卷一六四。

【组成】乌雌鸡一只（除翅羽肠足，以水五升，煎取汁三升）　当归（切，炒）　人参　甘草（炙）　桂（去粗皮）　芎藭　芍药（锉）　黄耆　麦门冬（去心，炒）各一两

【用法】上药除鸡外，为粗末。每服三钱匕，煮鸡汁一盏，加生姜三片，大枣一枚（擘破），同煎至七分，去滓，不拘时温服，一日三次。

【主治】产后血气衰弱，日渐虚羸。

黄耆汤

【来源】《圣济总录》卷一六三。

【组成】黄耆（微炙，锉）三分　白茯苓（去黑皮）　当归（切，微炒）　桑寄生（微炙）各半两　桃仁（汤浸，去皮尖双仁，麸炒黄）三分　陈曲（微炒）　干姜（炮裂）　桔梗（炒）各半两

【用法】上为粗末。每服三钱匕，水一盏，煎至七分，去滓温服，不拘时候。

【主治】产后气血虚乏，内燥引饮，心下烦闷。

芍药汤

【来源】《圣济总录》卷一六四。

【组成】芍药　五味子各一两　芎藭　牡丹（去心）　玄参　当归（切，炒）　人参　麦门冬（去心，微炒）　白茯苓（去黑心）　生干地黄（焙）　白薇（去苗）　甘草（炙）各三分

【用法】上为粗末。每服三钱匕，水一盏，加生姜三片，大枣二枚（擘），同煎至七分，去滓温服，不拘时候，一日三次。

【主治】产后虚羸瘦瘁，肌肉不泽，气血不充，或寒或热。

楮实丸

【来源】《圣济总录》卷一六三。

【组成】楮实二升（炒）　牛膝（酒浸，切，焙）　当归（切，焙）　干姜（炮）各一两

【用法】上为末，炼蜜为丸，如梧桐子大。每服二十丸，食前空心以酒送下。

【主治】产后风劳冷气，女人冷血气，产后腰痛。

芍药汤

【来源】《圣济总录》卷一六四。

【组成】芍药　牡丹皮　玄参　芎藭　白茯苓（去黑皮）　干姜（炮）　甘草（炙）　白薇各二两　麦门冬（去心，焙）一两半

【用法】上为粗末。每服五钱匕，水二盏，煎至一盏，去滓温服，一日三次。

【主治】产后虚劳，骨节疼痛，寒热往来，精神恍惚，梦寐惊悸。

人参汤

【来源】《圣济总录》卷一六四。

【组成】人参　芎藭　黄耆（锉）　甘草（炙令黄）　生干地黄（焙）各二两　桂（去粗皮）一两　干姜（炮裂）半两

【用法】上为粗末。每服三钱匕，用煮羊肉汁一盏，煎七分，去滓温服，不拘时候。

当归丸

【来源】《圣济总录》卷一六四。

【组成】当归（切，焙）　生干地黄（焙）　泽兰

（取叶）各二两　防风（去叉）　黄耆（锉）　续断　桂（去粗皮）各一两　人参　地骨皮　芍药各一两半

【用法】上为末，炼蜜为丸，如梧桐子大。每服二十丸，温酒或米饮送下，不拘时候。

【主治】产后血气不调，日渐羸瘦，肢节烦疼，面无颜色。

当归汤

【来源】《圣济总录》卷一六四。

【组成】当归（切，炒）一两半　芍药　吴茱萸（汤淘去涎，轻炒）各二两　麦门冬（去心，焙）甘草（炙令赤）　白芷各一两　生干地黄（焙）三两　桂（去粗皮）　续断　芎䓖　干姜（炮裂）各一两半

【用法】上为粗末。每服三钱匕，水一盏，煎至七分，去滓，食前温服，日二夜一。

【主治】产后虚羸不足，脏腑虚冷，肢体疼痛，时或恶露，脐腹刺痛。

羊肉汤

【来源】《圣济总录》卷一六四。

【组成】白羊肉（切）一斤　黄耆（锉）　防风（去叉，锉）　桂（去粗皮，锉）　当归（切，焙）　芎䓖各半两（锉）　大枣（擘破）七枚　生姜（切）三分

【用法】先以水五升，煮羊肉取三升，澄去脂后，纳诸药，煎取一升半，去滓，食前分温四服，如人行三五里再服。

【功用】补虚，排风，散血，止痛。

【主治】产后虚羸。

补虚汤

【来源】《圣济总录》卷一六四。

【组成】附子（炮裂，去皮脐）　熟干地黄（焙）当归（切，焙）　肉苁蓉（酒浸，切，焙）　柴胡（去苗）　黄耆各一两　芍药（炒）　人参　白茯苓（去黑皮）　芎䓖各三分

【用法】上锉，如麻豆大。每服五钱匕，水一盏，

半，加生姜五片，大枣三枚（擘），同煎至八分，去滓温服，不拘时候。

【主治】产后虚羸，寒热往来。

附子汤

【来源】《圣济总录》卷一六四。

【组成】附子（炮裂，去皮脐）半两　桂（去粗皮）二两　生干地黄（焙）三两　甘草（炙令黄）芍药各一两

【用法】上锉，如麻豆大。每服三钱匕，水一盏，加生姜三片，大枣二枚（擘破），煎至七分，去滓温服，不拘时候。

【主治】产后荣血虚损，汗出日夕不止，形体困怠。

泽兰丸

【来源】《圣济总录》卷一六四。

【组成】泽兰　赤石脂　牛膝（去苗，酒浸，切，焙）　人参　黄耆（锉）各一两　熟干地黄（焙）一两半　白茯苓（去黑皮）　木香　萆薢　附子（炮裂，去皮脐）　续断　桂（去粗皮）各三分　芎䓖　白术　干姜（炮）　当归（锉，炒）　甘草（炙）各半两

【用法】上为末，炼蜜为丸，如梧桐子大。每服三十丸，空心、食前以温粥饮送下，一日三次。

【功用】
1.《圣济总录》：补益。
2.《仁斋直指方论》：壮气益血。

【主治】产后虚羸，气血不调，四肢瘦弱，面色萎黄，饮食减少。

泽兰丸

【来源】《圣济总录》卷一六四。

【组成】泽兰叶一两　芜荑仁（炒黄色）　石膏（火煅）　蜀椒（去目并合口者，炒出汗）　白芷干姜（炮裂）　藁本（去苗土）　人参　白术　厚朴（去粗皮，生姜汁炙）　细辛（去苗叶）　防风（去叉）　桂（去粗皮）　当归（切，炒）　芎䓖甘草（炙赤）　柏子仁（炒令黄）各半两

【用法】上为末，炼蜜为丸，如梧桐子大。每服三

十丸，温酒或米饮送下，不拘时候。

【功用】补益气血。

【主治】产后虚羸，血气不调，颜色萎黄，四肢无力。

泽兰丸

【来源】《圣济总录》卷一六四。

【组成】泽兰叶（炒）一两一分　黄耆（细锉）一两半　藁本（去苗土）一两　当归（锉，焙）一两半　白芷一两　防风（去叉）一两半　芍药一两半　芎藭一两　桂（去粗皮）三分　柏子仁一两　细辛（去苗叶）半两　麦门冬（去心，焙）二两　熟干地黄（焙）一两一分　甘草（炙，锉）一两　五味子一两　石膏（研如面）一两三分

【用法】上为细末，炼蜜为丸，如梧桐子大。每服二十丸，渐加至三十丸，空腹以酒送下，一日二次。

【功用】补益。

【主治】产后诸疾，愈后虚羸无力。

柴胡汤

【来源】《圣济总录》卷一六四。

【组成】柴胡（去苗）　附子（炮裂，去皮脐）　黄耆　秦艽（去苗土）　鳖甲（醋炙，去裙襕）各一两　芎藭　桂（去粗皮）　牡丹皮　白茯苓（去黑皮）　知母（焙）　当归（切，焙）　桃仁（去皮尖双仁，炒）　芍药（炒）各三分

【用法】上锉，如麻豆大。每服三钱匕，水一盏，加生姜五片，同煎至七分，去滓温服，不拘时候。

【主治】产后虚羸寒热，骨节疼痛，四肢无力。

柴胡人参汤

【来源】《圣济总录》卷一六四。

【组成】柴胡（去苗）　人参　生干地黄（焙）各三分　桔梗（锉，炒）　知母　紫菀（去苗土）　桑根白皮　枳壳（去瓤，麸炒令黄）　赤芍药　桂（去粗皮）　当归（微炙）各半两　附子大者一枚（炮裂，去皮脐）

【用法】上锉，如麻豆大。每服三钱匕，水一盏，

加生姜三片，大枣一枚（擘破），同煎七分，去滓温服，不拘时候。

【主治】产后失于将理，血气虚损，日渐困瘁，少寒多热，烦渴嗽逆，痰壅减食。

黄耆汤

【来源】《圣济总录》卷一六四。

【组成】黄耆　熟干地黄（焙）　麦门冬（去心，焙）各一两　白术　续断　人参　茯苓（去木）　当归（锉，炒）　五味子　白芍药　赤石脂　陈橘皮（去白，焙）　干姜（炮）各半两　附子（炮裂，去皮脐）　桂（去粗皮）各三分　甘草一分（炙）

【用法】上锉，如麻豆大。每服三钱匕，水一盏，加生姜半分，大枣三枚（擘破），同煎六分，去滓温服，不拘时候。

【主治】产后体虚力乏，四肢羸瘦，不思饮食。

黄雌鸡饭

【来源】《圣济总录》卷一九〇。

【组成】黄雌鸡一只（去毛及肠肚）　生百合（净洗择）一颗　白粳米饭一盏

【用法】上三味，将粳米饭、百合入死鸡腹内，以线缝定，用五味汁煮鸡令熟，开肚，取百合、粳米饭，和鸡汁调和食之；鸡肉食之亦妙。

【功用】补益。

【主治】女子产后虚羸。

猪肚羹

【来源】《圣济总录》卷一九〇。

【组成】獖猪肚一枚（净洗，先以小麦煮令半熟，取出肚细切，令安一处）　黄耆（锉碎）半两　人参三分　粳米三合　莲实（锉碎）一两

【用法】上以水五升煮猪肚，入人参、黄耆、莲实，候烂，滤去药并肚；澄其汁令清，方入米煮；将熟，入葱白五味调和作粥。任意食之。

【主治】产后积热劳极，四肢干瘦，食饮不生肌肉。

猪肾臛

【来源】《圣济总录》卷一九○。

【组成】猪肾一对（去脂膜，薄切） 羊肾一对（去脂膜，薄切）

【用法】上以五味并葱白、豉作臛，如常食之，不拘时候。

【主治】妇女产后风虚劳冷，百骨节疼，身体烦热。

脯鸡糁

【来源】《圣济总录》卷一九○。

【组成】黄雌鸡一只（去毛头足肠胃，洗净，以小麦两合，以水五升煮鸡半熟，即取出鸡，去骨） 蜀椒（去目并闭口，炒汗出，取末）一钱 柴胡（去苗）二钱 干姜末半钱 粳米三合

【用法】上先取水再煮鸡及米令烂，入葱、蓬、椒、姜、柴胡末等，次又入五味、盐、酱，煮取熟，任意食之。

【主治】产后心虚怔悸，遍身疼痛。

石脂泽兰散

【来源】《鸡峰普济方》卷十五。

【组成】泽兰九分 禹余粮十分 石膏 白芷 干地黄 赤石脂 肉苁蓉 鹿茸 芎䓖各八分 藁本 蜀椒 白术 柏子仁各五分 桂 甘草 当归 干姜各七分 芜荑 细辛 厚朴 人参三分 防风十分

【用法】上为细末。每服方寸匕，酒送下，一日三次。

【主治】产后风虚。

白术丸

【来源】《鸡峰普济方》卷十七。

【组成】干姜 白术 厚朴 赤芍药 艾叶 当归 黄连 肉豆蔻各等分

【用法】上为细末，枣肉为丸，如梧桐子大。每服三十丸，粥饮送下，一日三次，不拘时候。

【主治】产后虚损，风冷，痢泻腹痛。

理中散

【来源】《产宝诸方》。

【组成】当归二钱 黄连二钱 艾叶 地榆 甘草（炙） 龙骨 厚朴（姜炙） 黄芩 干姜各一钱半

【用法】上为粗末。每服二钱，水一盏，煎至七分，去滓，食前服。

【主治】妇人产后虚羸。

寄生汤

【来源】《产宝诸方》。

【组成】桑寄生（去苗） 肉桂（取心） 当归 白茯苓 白芍药 人参 熟地黄 麦门冬（去心） 甘草各半两 黄耆一两 鳖甲一两（醋炙） 牛膝三分

【用法】上锉。先用獖猪石子一枚（劈破去筋膜），水二大盏，加生姜四片，大枣一个，煎至一盏，却去石子等，取汁，入药三钱，煎至六分，绞汁，食前服，一日二三次。

【主治】产后百损，腹胁痛，不下食。

乌鸡煎

【来源】《杨氏家藏方》卷十六。

【组成】鹿茸（酒炙） 肉苁蓉（酒浸一宿，切，焙干）各二两 牛膝（酒浸一宿） 杜仲（去粗皮，生姜汁浸，炙） 山茱萸 川芎 覆盆子 肉桂（去粗皮）各一两 续断（去芦头） 当归（洗，焙） 熟干地黄（洗，焙） 五味子各二两 白芍药 黄耆（蜜炙） 五加皮各一两半

【用法】上为细末，用乌鸡肉一斤，酒煮烂研为丸，如梧桐子大；如硬，入少许酒糊和搜。每服三十丸，空心、食前温酒或米饮送下。

【主治】产后将理乖宜，劳伤气血，脏腑不和，肢体消瘦，久无子息，月水不调。

养气活血丸

【来源】《杨氏家藏方》卷十六。

【别名】养气活血丹（《女科百问》卷上）。

【组成】大艾叶（炒焦，取细末）五两 干姜

（炮，取末）二两半（用上醋二升半，无灰好酒二升，生姜自然汁一升，将姜、艾末同调于银器内，慢火熬成膏）附子（炮，去皮脐）二两半 白芍药 白术 椒红 川芎 当归（洗，焙）紫巴戟（去心，糯米炒）人参（去芦头）五味子各二两

【用法】后九味为细末，入前膏子，并熟炒白面二两半，同和为剂，入杵臼内捣千下，为丸如梧桐子大。每服五十丸，食前温酒或米饮送下。

【主治】产后诸虚不足，劳伤血气，真元内弱，四肢倦乏，肌肉消瘦。及脾元虚损，不入饮食，或吐利自汗，或寒热往来。

鹿茸补肝丸

【来源】《杨氏家藏方》卷十六。

【组成】鹿茸（燎去毛，酒浸，微炙）一两 熟干地黄一两半（洗，焙）当归（洗，焙）白术 黄耆（蜜炙）人参（去芦头）附子（炮，去皮脐）各一两 柏子仁（炒）石斛（去根）枳壳（去瓤，麸炒）各三分 白茯苓（去皮）覆盆子 酸枣仁（炒）沉香 肉桂（去粗皮）各十两

【用法】上为细末，炼蜜为丸，如梧桐子大。每服五十丸，空心、食前温酒或米饮送下。

【功用】补五脏，益肝血，驻颜色。

【主治】产后劳伤血气，肝经不足，头运松悸，四肢懈倦，翕翕气短，目视茫茫，耳鸣听重。

三之一汤

【来源】《洁古家珍》。

【组成】柴胡八分 黄芩 人参 半夏 甘草（炒）川芎 芍药 熟地黄 当归各三分

【用法】上为粗末。依小柴胡汤煎服。

【主治】
1.《洁古家珍》：产后虚劳，虽日久而脉盛浮疾。
2.《奇效良方》：产后虚劳发热，日久不安。

【方论】《增补内经拾遗》：四物汤全用以养血，小柴胡汤但用三分之一为清热，故曰三之一。

百花膏

【来源】《是斋百一选方》卷十八。

【组成】熟干地黄 生干地黄 川当归 川芎 白芍药 人参各一两

【用法】上为细末，入生藕自然汁、生姜自然汁、蜜各一盏，同煎数沸，令香熟，入药调成膏，用砂器盛贮。每服一匙，用灯心、枣汤化下。

【主治】妇人因失血后气弱，或产后虚羸。

人参鳖甲散

【来源】《妇人大全良方》卷二十一引胡氏方。

【组成】人参 桂心 当归 桑寄生 白茯苓 白芍药 桃仁 熟地黄 甘草 麦门冬各半两 续断一分 牛膝三分 鳖甲（炙）黄耆各一两

【用法】上为细末。每服二钱，先以猪肾一对，去筋膜，以水二大盏，生姜半分，大枣三个，煎至一盏，去狸肾、姜、枣，然后下药末、葱三寸、乌梅一个，荆芥五穗，煎至七分，去滓，空心、晚食前温服。

【主治】妇人产后未满百日，体中虚损，血气尚弱，失于将理，或劳动作伤，致成蓐劳。其状虚羸，乍起乍卧，饮食不消，时有咳嗽，头目昏痛，发歇无常，夜有盗汗，寒热如疟，背膊拘急，沉困在床。

当归散

【来源】《妇人大全良方》卷二十一。

【组成】当归 羌活各一两 延胡索半两

【用法】上为细末。用猪腰子一只，切作片，以水一盏入药末二钱，同煎至七分，同腰子吃。

【功用】产后补虚益血。

佛手散

【来源】《妇人大全良方》卷二十一。

【组成】当归 川芎 黄耆各一两 北柴胡 前胡各一分

【用法】上锉。每服三钱，水一大盏，桃、柳枝各三寸，枣子、乌梅各一个，生姜三片，煎至六分，去滓温服。

【主治】产后血虚劳倦，盗汗，多困少力，咳嗽有痰。

【加减】如有痰，去乌梅。

熟干地黄汤

【来源】《妇人大全良方》卷二十一。

【组成】熟干地黄二两　人参　北五味子　石斛　白茯苓　白术　鹿角胶　附子各一两　桂心　当归　川芎　泽兰叶　黄耆　续断各三分

【用法】上锉。每服四钱，水一盏，加生姜三片，大枣一枚，煎至六分，去滓温服，不拘时候。

【主治】产后虚羸，短气不能食。

三元汤

【来源】《云岐子保命集》卷下。

【组成】柴胡八钱　黄芩　人参　半夏（洗）　甘草（炙）各三钱　川芎　芍药　熟地黄　当归各二钱半

【用法】上为粗末。水煎服。

【主治】产后日久虚劳，脉浮疾。

三分散

【来源】《支岐子保命集》卷下。

【别名】三圣散（《丹溪心法附余》卷二十一引《济生方》）、三合散（《医学纲目》卷三十五）、三合汤（《东医宝鉴·杂病篇》卷十）。

【组成】白术　茯苓　黄耆　川芎　芍药　熟地黄　当归各一两　柴胡一两六钱　黄芩六钱　人参一两六钱　半夏六钱　甘草六钱

　　《奇效良方》有生姜三片，红枣一枚。

【用法】上为粗末。每服一两，水一盏，煎至半盏，温服清，每日一服。

【主治】

　　1.《云岐子保命集》：产后日久虚劳，针灸、服药俱不效者。

　　2.《医学入门》：产后伤寒并痢。

人参汤

【来源】《普济方》卷三五二引《便产须知》。

【组成】人参　茯苓　羌活　桂心　大枣　远志各

十分　竹沥一升

【用法】用水六升，煮取三升，下竹沥，更煎取二升，温分三服。

【主治】产后多虚羸弱，致重虚，昏闷不省人事。

百花膏

【来源】《普济方》卷三二二。

【组成】熟干地黄　生干地黄　川芎　白茯苓　马鞭草　荆芥各四两　官桂　白芍药　当归各二两　枳壳二两　牡丹皮一两

【用法】上为粗末。每服四钱，水一盏半，入乌梅半枚，煎至一大盏，去滓，食后温服，一日四五次。若此证服至旬日，或半月，经脉自通，诸病皆去。

【主治】妇人因失血后气弱，或产后虚羸。

当归散

【来源】《普济方》卷三三四。

【组成】生干地黄（微炒）　桃仁（汤去皮尖双仁，麸炒黄）一两一分　䒷䕛　白芷　蒲黄各一两　当归（微炒）　牛膝（酒浸去苗）各一两　甘草　芍药　牡丹　干姜（炮裂）　人参　桂（去粗皮）各三分　水蛭（以糯米少许同炒，未熟为度）　虻虫（去翅足，微炒）各三十枚

【用法】上为末，炼蜜为丸，如梧桐子大。每服三十丸，温酒送下，米饮亦得，一日三次。

【主治】妇人月事欲下，腰腹刺痛，或多或少，月内再来，或如清水，或似豆汁，心下坚满，沉困虚乏，日渐黄瘦。

神仙四倍丸

【来源】《普济方》卷三四五引危氏方。

【组成】人参一两　白术二两　川当归三两（洗净）　熟干地黄四两（洗净）

【用法】上为末，炼蜜为丸，如弹子大。每服一丸，米饮嚼下。如不欲嚼，则为丸，如梧桐子大，每服五十丸，空心米饮或温酒送下。

【功用】常服驻颜补血，养气安神，开胃进食。

【主治】妇人产后血气不足，颜色痿黄。

牡丹皮散

【来源】《普济方》卷三四九。

【组成】白芍药 当归 五加皮 地骨皮 人参各半两 没药 桂心各二钱 牡丹皮三钱

【用法】上为细末。每服二钱，水、酒各半盏，不饮酒只用清水一盏，开通钱一钱，麻油蘸之，同煎至七分，去滓，通口服下。煎不得搅，吃不得吹。

【主治】妇人产后虚羸，发热自汗，欲变蓐劳，或血气所搏，及经候不调，寒热自汗羸瘦。

泽兰丸

【来源】《普济方》卷三五〇。

【组成】泽兰 厚朴 人参 石斛 芜荑仁 续断防风 桂心各三分 川芎 白术 柏子仁 北五味子 黄耆 远志各四分 赤石脂 甘草 干地黄各六分

【用法】上为细末，炼蜜为丸，如梧桐子大。每服二十丸至三十丸，以酒送下，一日二次。

【功用】补益，肥白悦泽。

【主治】产后患风冷气，腹内不调。

黄耆当归散

【来源】《普济方》卷三五〇。

【组成】黄耆 当归 芍药 人参各二两 桂心甘草 川芎 生姜各八分 大枣十二枚

【用法】上为散。以水七升，煮取三升，分温三服。

【主治】产后风虚羸瘦，不生肌肉，劳弱无力。

甘草丸

【来源】《普济方》卷三五二。

【组成】甘草（炙）五两 当归 干姜 人参 术各二两

【用法】上药治下筛，炼蜜为丸，如弹子大。磨纳一升酒中，作一服，一日三次。

【功用】补虚，去血，止痛。

【主治】产后虚损。

当归汤

【来源】《普济方》卷三五二。

【组成】当归 人参 生姜各二两（一方用三分）黄耆三两 淡豉五合 猪肾一个 粳米一合 薤白三合

【用法】用水一斗五升，先煮猪肾取六升，后下诸药，煎至二升，分为三服。

【主治】产后虚劳，骨节疼痛，头痛，汗不出。

黄耆丸

【来源】《普济方》卷三五二。

【组成】黄耆 人参 茯苓 甘草 白术 五味子芎藭 当归各六分 泽兰叶 陈皮各六分 麦门冬 诃子各二十分 桂心 熟干地黄各十二分

【用法】上为细末，炼蜜为丸，如梧桐子大。每服三四十丸，空心以温酒送下，日再服。

【主治】产后喘乏气羸，腹内绞痛，自汗出。

蜀椒丸

【来源】《普济方》卷三五二。

【组成】泽兰叶一两 芜荑仁（炒黄色） 石膏（火煅） 白芷 蜀椒（去目并合口者，炒出汗）干姜（炮裂） 藁本（去苗） 厚朴（去粗皮，生姜汁炙） 人参白术 细辛（去苗叶） 桂（去粗皮） 防风（去芦） 当归（切，焙） 芎藭 甘草（炙赤）各半两 柏子仁（炒令黄）半两

【用法】上为末，炼蜜为丸，如梧桐子大。每服三十丸，温酒或米饮送下，不拘时候。

【功用】调补气血。

【主治】产后虚羸，月内不快，颜色萎黄，四肢无力。

吴茱萸汤

【来源】《普济方》卷三五五。

【组成】吴茱萸一两半（汤洗七次） 桔梗 福姜（炮） 甘草（炙） 麦门冬（去心） 半夏（泡七次） 防风 真细辛 白茯苓 牡丹皮 桂心 当

归（酒炒）各半两

【用法】上锉。每服三钱，水三盏半，煎至七分，顿服。

【主治】产后虚劳百症。

十全散

【来源】《袖珍方》卷四。

【组成】大黄四两　麦蘖一两二分　小茴香　槟榔（头末）　瞿麦　篇蓄各五钱　槐鹅　血竭各三钱

【用法】上为末。每服八钱，热酒调下，一服分作三次调服。看病人虚实用，天明取下血片，服白粥三二日。

【主治】产后日久虚劳。

秘传归参汤

【来源】《松崖医径》卷下。

【组成】当归　人参　川芎　白术　生地黄　陈皮　白茯苓　甘草（炙）

【用法】上切细。用水二盏，加生姜三片，大枣一枚，煎，去滓，温服。

【功用】产后大补气血。

【加减】腹胀痛，发寒热者，是恶露未尽，去人参，加桃仁、红花、干姜、肉桂、五灵脂（半生半炒）；甚不已者，加熟附子一片。

八珍加肉桂补骨脂汤

【来源】《陈素庵妇科补解》卷五。

【组成】川芎　当归　白芍　熟地　人参　云苓　白术　甘草　肉桂　牛膝　川断　补骨脂　杜仲　山药

【主治】产未满月交合，损伤肾气，发热，四肢清冷，脉沉而细。

【方论】产妇百日后方可交合，若未及一月，或四五十日内交合者，损伤肾气。是方八珍气血两补，肉桂、骨脂辛温以暖命门右尺，杜、断、山、膝辛苦甘温以补左尺。十全大补之中，少黄耆一味，而增入杜仲、补骨、牛膝、川断、山药，使直达两尺也。

人参补气汤

【来源】《陈素庵妇科补解》卷五。

【组成】人参　白术　茯苓　甘草　当归　川芎　白芍　熟地　陈皮　川断　黄耆　肉桂　白芷　香附　厚朴　大枣

【主治】产妇年少，或百日内将养失宜，劳动太早，气血亏损，风冷所搏，余血流注肠胃，昼凉夜热，肌肤憔悴，渐至尪羸。

【方论】此十全大补之遗意也。六君子去半夏加黄耆以培补元气；四物加川断以滋阴养血；佐以厚朴、香附温中快膈，通利三焦，风冷自散，余血渐消；加肉桂之辛热以行之，自无留滞之患。气血得补，则阴阳和，荣卫调，而虚羸者且渐平复矣。但蓐劳由坐草时努力劳伤所得，月内即有此疾，至百日则不可治。

加味人参麦冬汤

【来源】《万氏女科》卷三。

【组成】人参　麦冬　生地　栝楼根　炙甘草各二钱

【用法】先取淡竹叶十片，粳米一合，煎汤一盏，去米叶，加生姜三片，大枣二枚，煎七分，温服。

【主治】产后去血甚多，津液内耗，胃气暴虚，顿生内热，口燥咽干而渴者。

还元丹

【来源】《古今医统大全》卷八十五。

【组成】紫河车一具（即产妇胞衣，用米泔洗涤污浊，以新瓦二片合定，上下用文武火炕干，为末听用。妇性嫌恶，勿与知之，密将药于别室中修合，与服亦不要言，致生疑惑）　人参（上拣）一两半　黄耆（蜜炙）　当归（酒洗）各一两　白术（土炒）　芍药　川芎　熟地黄　白茯苓　牡丹皮各八钱　肉桂　炙甘草各五钱

【用法】上将熟地黄另捣外，余药为细末，和捣为丸，如梧桐子大；不成，加老米烂饭捣之。每服六七十丸，酒或汤任下。未产之先备制各药，为末，候产后便合为妙。

【功用】补气补血，还元返本。

【主治】产后大虚，及一切虚劳。

三圣散

【来源】《仁术便览》卷四。
【组成】白术 茯苓 黄耆各一两 柴胡 人参各一两六钱 黄芩 半夏 甘草各七钱。
【用法】水一钟半加生姜三片，煎至一钟，食远温服。
【主治】产后日久虚劳。

保产四物汤

【来源】《鲁府禁方》卷三。
【组成】当归（酒洗） 南芎 白芍（酒炒） 熟地各一钱 白术（去芦，炒）一钱 白茯苓（去皮）一钱 陈皮八分 干姜（炒黑）五分 益母草一钱 香附米（炒）一钱 甘草（炙）三分
【用法】上锉。加生姜三片，大枣一枚，水煎，温服。
【主治】产后虚损诸病。
【加减】发热，加童便一盏同服；昏愦，加荆芥穗；口干，加麦门冬；盗汗，加黄耆（蜜炙）；不寐，加酸枣仁（炒）；恶露不行，加桃仁、红花。

大补汤

【来源】《证治准绳·女科》卷五。
【组成】当归头 大川芎 大白术 白芍药 白茯苓（多） 人参（多） 黄耆（多） 五味子 熟地黄 干姜（上下） 甘草（少）
【用法】上锉散。水煎服。
【主治】产后百日外，面青，浮肿，唇白，气急有汗，乃大虚之证。
【加减】服此二帖不退，即加川乌、木香（另磨入服）；有泻，加诃子、肉豆蔻、粟壳。

归术保产汤

【来源】《寿世保元》卷七。
【组成】当归（酒洗）一钱五分 川芎一钱 白芍（酒洗）一钱 熟地黄（酒蒸）一钱 白术（去芦，炒）一钱 甘草（炙）三分 白茯苓（去皮）一钱 陈皮八分 干姜（炒黑）八分 香附米（童便炒）一钱
【用法】上锉一剂。加生姜三片，大枣一枚，水煎，温服。
【功用】大补气血。
【主治】产后气血虚损，脾胃怯弱，或恶露不行，或去血过多，或饮食失节，或怒气相冲，以致发热恶寒，自汗口干，心烦喘急，心腹疼痛，头眩眼黑，耳鸣，及不语昏愦，不省人事。
【加减】气虚，加人参七分；去血过多，倍芎、归、干姜；胸膈胀满，加枳实（麸炒）、砂仁、厚朴（姜炒）、山楂肉；两胁肋痛，加青皮、上肉桂；小腹阵疼，加元胡索、桃仁、红花、苏木，甚者加三棱、莪术（俱煨醋炒）；有汗，加黄耆（蜜水炒）、酸枣仁（炒）；口干苦，加麦门冬（去心）；身不发热，小腹痛不可忍，用桃仁（去皮捣烂）五钱、韭菜汁和酒送下；恶露不行、加益母、牡丹皮、桃仁，入童便同酒服；吐痰，加半夏、贝母；咳嗽不止，加北五味、桑白皮；气恼，加乌药；昏愦，口噤不语，加荆芥穗。

补方丸

【来源】《济阴纲目》卷四。
【组成】白术 熟地各一两 当归 白芍药（炒） 川芎 黄耆 人参 陈皮各半两
【用法】上为细末，炼蜜为丸，如梧桐子大。每服五七十丸，温水送下。
【主治】妇人虚损诸疾。

加味佛手散

【来源】《济阴纲目》卷十三。
【组成】当归 川芎 黄耆（蜜炙）各一两 柴胡 前胡各一钱半
【用法】上锉，每服五钱，水一大盏，桃、柳枝各三寸，枣子、乌梅各一枚，生姜一片，水煎服。
【主治】产后血虚，劳倦盗汗，多困少力，咳嗽有痰。
【加减】如有痰，不用乌梅。
【方论】《济阴纲目》汪淇笺：以盗汗而用柴、前、

川芎，似非宜矣；以咳嗽有痰而用黄者，又似难用，然以之为君，而柴、前仅用钱许，何多寡之相悬也？要之，产后当以气血为主，故用之耳。惟无邪者宜之。

当归建中散

【来源】《济阴纲目》卷十三。

【组成】当归四两 白芍六两 桂心三两 黄耆一两半

【用法】上锉。每服四钱，加生姜、大枣，水煎，入饴糖一块，再煎，稍热服。

【主治】产后劳伤，虚羸不足。腹中疼痛，呼吸少气，小腹拘急，痛连腰背，时自汗出，不思饮食。

【加减】崩中衄血，加阿胶、地黄。

黄耆四物汤

【来源】《济阴纲目》卷十三。

【组成】黄耆（蜜炒） 当归 川芎 熟地黄各等分

【用法】上锉，每服四钱，水煎服。

【主治】

1. 《济阴纲目》：产后虚羸。
2. 《会约医镜》：产后气血虚弱。

【加减】气虚，加参、术、茯苓、甘草；发热，加干姜；自汗多者，少用川芎，勿用茯苓，倍加蜜炙黄耆；口渴，加五味子、麦门冬；腹痛者，非白芍不可，虽新产亦用，但以酒炒不妨。

飞步饮

【来源】《丹台玉案》卷五。

【组成】人参 白术（土炒） 当归 牛膝 莲子各一钱五分（去心）

【用法】加大枣五个，水煎服，不拘时候。

【主治】产后虚极，足软不能行步。

八珍加味汤

【来源】《医中一得》。

【组成】川芎一钱 全当归（醋炒）三钱 赤芍一

钱五分 熟地四钱 人参三钱 云茯苓三钱 冬术（土炒）三钱 炙甘草六分 广陈皮一钱 桃仁泥三钱 新绛一钱 苏木一钱五分 五灵脂三钱 上桂心五分 延胡索一钱五分

【用法】用生姜三片，大枣二枚，青葱管三根为引，再加大红鸡冠花一两（如用干者减半），加酒一杯煎服。

【主治】产后房劳，月份已多，气血大伤。

加味大造汤

【来源】《傅青主女科·产后编》卷下。

【组成】人参一两 当归一两 麦冬八分 石斛八分（酒蒸） 柴胡六钱 生地二两 胡连五钱 山药一两 枸杞一两 黄柏七分（炒）

【用法】先将麦冬、地黄捣烂，后入诸药同捣为丸，加蒸紫河车另捣，焙干为末，炼蜜为丸。

若服清骨散、梅连丸不效，服此方。

【主治】产后骨蒸劳热。

转气汤

【来源】《傅青主女科》卷下。

【组成】人参三钱 茯苓三钱（去皮） 白术三钱（土炒） 当归五钱（酒洗） 白芍五钱（酒炒） 熟地一两（九蒸） 山萸三钱（蒸） 山药五钱（炒） 芡实三钱（炒） 柴胡五分 故纸一钱（盐水炒）

【用法】水煎服。三剂效，十剂痊。

【功用】补血养肝，补精生血。

【主治】产后气血大亏，肝肾两虚。四肢浮肿，寒热往来，气喘咳嗽，胸隔不利，口吐酸水，两胁疼痛。

【方论】此方皆是补血补精之品，何以名为转气耶？不知气逆由于气虚，乃是肝肾之气虚也，补肝肾之精血，即所以补肝肾之气也。盖虚则逆，旺则顺，是补即转也；气转而各症尽愈，阴出之阳，则阴阳无扞格之虞矣。

收阴散

【来源】《郑氏家传女科万金方》卷四。

【别名】收胎散（《女科旨要》卷三）。

【组成】当归 白芍 川芎 熟地 人参 白术 枳壳 升麻 陈皮各三钱 沉香 肉桂（另研） 茱萸 甘草各一钱

【用法】上作四贴。水煎服。

《女科旨要》本方用法：加生姜三片，水煎，空心热服。

【主治】产后因劳伤过度，兼举重物，致伤脏腑之血，气弱血冷，因而膀胱坠出不收。

【加减】夜睡不安转动，将于脐下四寸半灸七壮。

琥珀丸

【来源】《郑氏家传女科万金方》卷四。

【组成】琥珀 乳香 木香 南星 川乌 当归 沉香 丁香 檀香 全蝎 僵蚕 天麻 赤石脂 延胡索 五灵脂各五钱 麝香 辰砂各二钱

【用法】上为末，同糯米糊为丸，如龙眼肉大，辰砂为衣。每服作四、五次，姜汤送下。新产血晕，不省人事，先用韭菜一握（切碎），以有嘴瓷瓶盛之，将米醋煮数沸沃之，以瓶口封没，将小嘴向产母鼻孔，令醋气透入即醒，急与琥珀丸即愈。

【主治】产后气虚恶食，胸闷腹胀，脾胃不和，寒热，夜睡多惊，昏眩泄泻；及新产血晕，不省人事。

保真汤

【来源】《胎产秘书》卷下。

【组成】川芎一钱 当归 生地 白芍各二钱 麦冬一钱 天冬一钱五分 川贝 茯苓各五分 桔梗八分 五味十粒 骨皮一钱 炙甘草四分

【用法】上加大枣二枚，水煎服。

【功用】清热止咳，润肺泻火，滋补真阴，以复其元。

【主治】产后热蒸成痨症。此由嗜欲无节，起居不时，以致真阴耗竭，虚火上炎，或蒸而热，或往来寒热，似疟非疟，或咳血咯血，自汗盗汗，或心神恍惚，梦与鬼交，或经水闭塞，身渐羸瘦。

【宜忌】患此者，必须寡欲内养，方能有效。

【加减】虚，加人参一钱，黄耆六分；胃弱，加茯苓、山药各二钱，砂仁二三粒。

当归散

【来源】《女科指掌》卷五。

【组成】川芎 当归 羌活 防风 赤芍 桂 甘草 枣仁 牛蒡 羚羊角

【主治】产后劳役太早，伤动脏腑，虚损未复，为风所乘，风邪冷气客于皮肤经络则顽麻，入于筋脉则挛急。

补中益肾汤

【来源】《胎产心法》卷下。

【别名】猪肾参耆汤（《女科秘旨》卷八）。

【组成】人参 黄耆（蜜炙） 淡豆豉各一钱 当归二钱（酒浸） 韭白五分 生姜三片 猪肾一付

【用法】先将猪肾煎熟，取汁二盏，煎药八分，温服。

【主治】产后虚劳，指节疼痛，头疼汗出。

补虚汤

【来源】《医略六书》卷三十。

【组成】人参一钱半 黄耆三钱（蜜炙） 白术一钱半（制） 当归三钱 川芎一钱 茯神一钱半（去木） 炙草八分 生姜三片 大枣三枚

【用法】水煎，去滓温服。

【主治】产后虚羸寒热，脉软弦涩。

【方论】产后气虚邪伏，营气不振，故虚羸困乏，寒热不止。人参扶元补气以御邪，白术健脾生血以壮气，黄耆补气益卫，当归养血益营，茯神安神定志，川芎活血行气，炙草以缓中益胃，姜、枣以调和营卫。水煎温服，使元气内充，则虚邪外散而营卫调和。

参归汤

【来源】《叶氏女科证治》卷三。

【组成】川芎 当归 人参各一钱 干姜 肉桂各五分

【用法】水煎服。

【主治】临产失血过多，虚热太甚，目暗神昏，手足厥冷者。

【加减】若汗多，加黄耆。

五妙汤

【来源】《本草纲目拾遗》卷八。

【组成】头锅豆腐浆一碗　腐皮一张　生鸡蛋一个（打碎，冲入浆内）　圆眼肉十四枚　白糖一两

【用法】上药入浆内，烧滚，五更空心服。

【主治】产后弱症。

大补营卫汤

【来源】《会约医镜》卷十五。

【组成】人参（随便）　黄耆（蜜炒）二两　当归（去尾）二两　川芎三四钱　益母草（用赤花者）一两

【用法】浓煎汤，频频服之。如无参，加附子一钱以助药力。

【主治】产妇气血虚弱，或胞浆下而不生者。

补虚生荣汤

【来源】《会约医镜》卷十五。

【组成】黄耆（蜜炒）三五钱　当归（去尾）二三钱　白术二钱　茯苓一钱　熟地三钱　益母草二钱　甘草（炙）二钱　干姜（炒黑透心）三五分　白芍（煨，酒炒）一钱半　荆芥穗（炒黑）七分

【用法】水煎，少加酒、童便和服。可服数剂，气血易于复元，日后体旺而百病消除矣。人能有力，加参更妙。

【主治】产后气血两虚，无神无力，不时昏迷。

【加减】若不得力，黄耆可加至两余，再加附子七八分，以助药力。如有血气痛，名儿枕血，加山楂二钱，一剂愈，即去之，余药不可增入。

保真丸

【来源】《女科秘旨》卷八。

【组成】黄耆　川芎　地骨皮各六分　人参　白术　当归　天冬　麦冬　白芍　枸杞　知母　生地各

二钱　茯苓　黄柏（炒）各八分　甘草五分　五味十粒

【用法】此丸方。加大枣三个，煎服。

【主治】产后骨蒸。

还元煎

【来源】《产科发蒙》卷二引周定方。

【组成】艾叶　阿胶各上　白术　人参　炒黑干姜各中　炙甘草下

【用法】水一盏半，煎七分，去滓，入童便半盏，再温，顿服。

【功用】返元气。

【主治】小产后，元气困弱危极者。

芎归理中汤

【来源】《产科发蒙》卷三。

【组成】理中汤（倍加人参，干姜炒黑）加川芎当归

【主治】产后疲劳甚者，及产前患下利，而产后有热者。

八珍汤

【来源】《古今医彻》卷四。

【组成】人参一钱　白术一钱（土炒）　茯苓一钱炙甘草三分　川芎五分　熟地一钱　当归一钱白芍药一钱（酒炒）　杜仲一钱（盐水炒）　川续断一钱（酒炒）

【用法】加大枣二枚，生姜一片，水煎服。

【主治】产后气血两虚，四肢乏力。

泽兰汤

【来源】《产孕集》卷下。

【组成】泽兰二钱　香附二钱　当归　芎藭各一钱五分芍药　乌药各一钱　人参一钱　阿胶　黄耆　白术各三钱　红花五分　生姜二钱

【用法】作一服。食前温进。

【主治】产后恶露将尽，气血更新，体虚者。

三合散

【来源】《医钞类编》卷十七。

【组成】人参　白术　茯苓　炙草　熟地　川芎　白芍　当归　柴胡　半夏

【用法】加生姜、大枣，水煎服。

【主治】产后日久，虚劳发热。

生化膏

【来源】《全国中药成药处方集》（大同方）。

【组成】当归三两　川芎一两　桃仁泥五钱　益母草三两　香附一两半　红花　泽兰　炙草各一两　姜炭五钱

【用法】清水熬汁，加蜂蜜、红糖收膏。

【功用】逐瘀生新。

【主治】产后血虚。

产复康颗粒

【来源】《中国药典》。

【组成】益母草　当归　人参　黄芪　何首乌　桃仁　蒲黄　熟地黄　香附　昆布　白术　黑木耳等

【用法】上药制成颗粒剂，每袋重10g。开水冲服，1次20g，每日3次，5至7天为1个疗程，产褥期可长期服用。

【功用】补气养血，排瘀生新。

【主治】产后出血过多，气血俱亏，腰腿酸软，倦怠无力等。

二十、产后蓐劳

产后蓐劳，是指妇人生产后虚弱发热的病情。《经效产宝》："产后虚弱，喘乏作，寒热状如疟，名曰蓐劳。"《妇科玉尺》："或血气既亏，为风冷所搏，则不能温于肌肤，使人虚羸憔悴，饮食不消；又或风邪两感于肺，肺受微寒，喘嗽口干头昏，百节痛；又或风邪侵于营卫，流于脏腑，寒热如疟，盗汗，背膊烦闷，四肢沉重，名曰蓐劳。俗总谓之产后劳。"病成多因产后气血耗伤，摄生不慎，感受风寒或忧劳思虑等所致。症见虚羸喘乏，寒热如疟，头痛自汗，肢体倦怠，咳嗽气逆，胸中痞，腹绞痛或刺痛。治宜扶正益气为主，宣散邪气为辅。

三物黄芩汤

【来源】《备急千金要方》卷三。

【别名】黄芩汤（《伤寒活人指掌》卷五）。

【组成】黄芩　苦参各二两　干地黄四两

【用法】上锉。以水八升，煮取二升，去滓，适寒温，服一升，一日二次。

【主治】妇人在草褥，自发露得风，四肢苦烦热，头不痛。

【宜忌】《张氏医通》：上三味皆纯阴苦寒，伤胃滞血之药，产后虽有烦热，难以轻用，必有质壮气盛，脉证俱实，能食便硬者，始堪任此，用者审之。

【验案】烦热症　《浙江中医杂志》（1985，8：375）：应用生地25g，黄芩12g，苦参15g，水煎，早晚分服，若舌红口燥加麦冬、元参；心烦失眠加黄连、枣仁；烦热头疼加钩藤、石决明；便溏加山药、扁豆。治疗烦热症223例，其中男46例，女177例；年龄24～49岁，以30～40岁最高；病程10天至10年，其中1年以内者28例，1～5年者145例，5年以上者50例。结果：有效（治疗后症状消失，随访2年未复发）170例，好转（症状减轻，次年间有复发，仍以此方治愈）41例，无效12例（经治后症状无变化）。

猪肾汤

【来源】《备急千金要方》卷三。

【别名】猪肾粥（《圣济总录》卷一九○）。

【组成】猪肾一具（去脂，四破，无则用羊肾代）　香豉（绵裹）　白粳米　葱白各一斗

【用法】上以水三斗，煮取五升，去滓，任情服之，不愈更作。

【主治】妇女蓐劳，产后虚羸喘乏，乍寒乍热，病如疟状。

【方论】《千金方衍义》：产后百脉皆虚，虚风易感，每致虚羸喘乏，寒热如疟，故取葱白香豉汤加猪肾以安其肾，粳米以安其胃，并调先后二天，即无虚风，亦无妨碍。《金匮要略》旋覆花汤中有葱白，未尝为风而设。

蜀漆汤

【来源】《备急千金要方》卷三。

【组成】蜀漆叶一两　黄耆五两　桂心　甘草　黄芩各一两　知母　芍药各二两　生地黄一斤

【用法】上锉。以水一斗，煮取三升，分三次服。

【主治】产后虚热往来，心胸烦满，骨节疼痛，头痛壮热，晡时辄甚，又如微疟。

【方论】《千金方衍义》：草蓐中发露得风，因而虚热烦满，晡时辄甚，颇有似乎疟状，故借疟症门中蜀漆以疗之。蜀漆性劣，耆、草和之；芩、知性寒，桂心散之；地黄、芍药专清血分之热也。

猪肾羹

【来源】《医方类聚》卷二三八引《食医心鉴》。

【组成】猪肾一双（去脂膜）　红米一合

【用法】上着葱白、姜、盐、酱，煮作羹吃之。

【主治】妇女产后蓐劳，乍寒乍热。

猪肾子饮

【来源】《医学正传》卷七引《产宝》。

【别名】猪腰饮（《古今医统大全》卷八十五）、猪腰汤（《景岳全书》卷六十一）、猪肾汤（《叶氏女科证治》卷三）、猪腰粥（《卫生鸿宝》卷五）。

【组成】猪腰子一对（切作四片）　当归　白芍药各一两

【用法】上以当归、芍药二味细切，用水三碗，煮至二碗，去滓；将腰子切碎如骰子状，入前药汁内，用晚粳米一合，香豉一两，葱白五七根同煮糜烂，空腹食之，每日一服。

【主治】

1. 《医学正传》引《产宝》：妇女产后蓐劳，寒热如疟，咳嗽头疼，自汗体瘦，腹中疞痛。

2. 《女科指掌》：产后气血虚弱，饮食未复，虚乏倦怠，乍卧乍起，颜色憔悴，口干头昏，百节疼痛，时有盗汗，背膊烦闷。

赤芍药散

【来源】《太平圣惠方》卷七十八。

【组成】赤芍药　人参（去芦头）　防风（去芦头）　当归（锉，微炒）　生干地黄　红兰花　藕节各一两　羚羊角屑三分　芎藭三分

【用法】上为粗散。每服四钱，以水一中盏，加生姜半分，黑豆五十粒，煎至六分，去滓温服，不拘时候。

【主治】产后血气不散，乍寒乍热，骨节烦痛，唇口干焦，心胸闷乱。

白茯苓散

【来源】《太平圣惠方》卷八十。

【别名】白茯苓汤（《女科指掌》卷五）。

【组成】白茯苓一两　当归（锉，微炒）　白芍药　芎藭　桂心　黄耆（锉）　人参（去芦头）　熟干地黄各半两

【用法】上为散。每服先以水一大盏半，入猪肾一对（去脂膜，细切），生姜半分，大枣三个，煎至一盏，去滓，入药半两，更煎至七分，去滓，食前分温二服。

【主治】产后蓐劳。盖缘生产日浅，久坐多语，运动用力，遂致头目四肢疼痛，寒热如疟状。

黄耆丸

【来源】《太平圣惠方》卷八十。

【组成】黄耆一两（锉）　白芍药二分　当归一两（锉，微炒）　桂心三分　柏子仁三分　续断二分　芎藭二分　五味子半两　熟干地黄半两　牛膝三分（去苗）　白术半两　枳壳三分（麸炒微黄，去瓤）　肉苁蓉三分（酒洗，去皱皮，炙干）　鳖甲一两（涂醋，炙令黄，去裙襕）　沉香三分

【用法】上为散，炼蜜为丸，如梧桐子大。每服三十丸，食前以粥饮送下。

【主治】产后蓐劳。寒热进退，头痛目眩，百节痠疼，气力羸弱。

黄耆散

【来源】《太平圣惠方》卷八十。

【别名】黄耆煮散（《圣济总录》卷一六四）、黄耆炙散（《普济方》卷三四九）。

【组成】黄耆一两（锉）　桂心半两　当归半两（锉，微炒）　桑寄生半两　白茯苓半两　白芍药半两　人参半两（去芦头）　牛膝三分（去苗）　熟干地黄半两　麦门冬半两（去心，焙）　鳖甲一两（涂醋，炙令黄，去裙襴）　甘草半两（炙微赤，锉）

【用法】上为粗散。每服用獖猪肾一对，切去脂膜，先以水一大盏，入生姜半分，大枣三枚，煎至七分，去滓，下散五钱，更煎至四分，去滓，每日空心及晚食前温服。

【主治】产后蓐劳，或憎寒壮热，四肢酸疼，头痛心烦。

猪肾汤

【来源】《太平圣惠方》卷八十。

【组成】獖猪肾一对（切，去脂膜）　香豉半两　白粳米半两　葱白七寸（切）　薤白一茎（切）　生姜一分（切）　大枣四枚（擘破，以前七味都以水二大盏，煎至半盏，去滓，用煎后药）　白芍药一两　人参一两（去芦头）　当归一两（锉，微炒）　桂心半两　黄耆三分（去芦头）　白术三分

【用法】上为散。每服半两，入前药汁中，煎至七分，去滓，食前分二次温服。

【主治】妇女蓐劳，产后体虚，乍寒乍热，其状如疟。

熟干地黄丸

【来源】《太平圣惠方》卷八十。

【别名】地黄丸（《普济方》卷三四九）。

【组成】熟干地黄　石斛（去根，锉）　黄耆（锉）　白茯苓　麦门冬（去心，焙）　肉桂（去皱皮）　枸杞子　肉苁蓉（酒浸一宿，锉，去皱皮，

炙令干）　白芍药　当归（锉，微炒）　芎藭　人参（去芦头）　续断　桑寄生各一两

【用法】上为末，炼蜜为丸，如梧桐子大。每服三十丸，食前以粥饮送下。

【主治】产后蓐劳。虚羸气短，胸胁满闷，不思饮食。

熟干地黄散

【来源】《太平圣惠方》卷八十。

【别名】熟地黄散（《妇人大全良方》卷二十一）。

【组成】熟干地黄　人参（去芦头）　白术　白芍药　白茯苓各一两　续断　黄耆（锉）　桂心　五味子　当归（锉，微炒）　麦门冬（去心）　芎藭各三分

【用法】上为散。每服四钱，以水一中盏，加生姜半分，大枣三枚，煎至六分，去滓温服，不拘时候。

【主治】产后蓐劳。皆由体虚，气力未复，劳动所致，四肢烦疼，时有寒热，不思饮食。

肾沥汤

【来源】《太平圣惠方》卷八十一。

【组成】猪肾一对（切去脂膜）　豉半两　大枣四枚（劈破）　生姜一两（切）　葱白三小茎（切）（上五药以水一盏半，煎至一盏，去滓，同煎后药）　熟干地黄一两　桂心半两　白术半两　麦门冬一两半（去心，焙）　当归半两（锉，微炒）　黄耆半两

【用法】上为粗散。每服半两，入前药汁中，煎至七分，去滓，食前分二次温服。

【主治】产后蓐劳，心神烦热，头痛口干，身体或寒或热。

猪肾粥

【来源】《太平圣惠方》卷九十七。

【组成】猪肾一具（去脂膜，切）　粟米三合

【用法】上以豉汁五味，入米作粥。空心食之。

【主治】妇女蓐劳，乍寒乍热。

茯神散

【来源】《传家秘宝》。

【组成】茯神　牡丹皮　地骨皮　官桂　山茵陈　人参　芍药　甘草　丹参　玄胡　黄连　石斛　柴胡　麦冬　犀角末　羚羊角末各等分

【用法】上为细末。每服二钱，水一盏，生姜三片，同煎五七沸，和滓温服。

【主治】积热劳瘦，产后血虚，潮热蓐劳，五心有热。

鳖甲三棱丸

【来源】《圣济总录》卷七十三。

【组成】鳖甲（九肋，重四两以上者，水浸洗，去脊骨裙襕，醋浸一宿，炙，为末）　京三棱（水浸两宿，锉，醋浸一宿，焙干，为末）　干漆（炒烟出）各三两　木香　干姜（炮）　补骨脂（炒）　槟榔（锉为末）　没药（研）　硇砂（研）　墨（研）各一分

【用法】上为末，醋煮面糊为丸，如绿豆大。每服二十丸，生姜、盐汤送下；妇人血病，醋汤送下。

【主治】男子、妇人、小儿虚中癖气，脏腑不调，食饮不消，久致瘦弱者；又治虚气膨胀，心胸闷滞；并妇人产后血积蓐劳，瘦瘁甚者。

芍药汤

【来源】《圣济总录》卷一六三。

【组成】赤芍药（锉）一两　芎䓖　牡丹皮　玄参　当归（切，焙）　人参各半两　五味子　麦门冬（去心，焙）各一两　白茯苓（去黑皮）　白薇各半两　熟干地黄（焙）二两　甘草（炙）半两

【用法】上为粗末。每服三钱匕，水一盏，煎七分，去滓温服，不拘时候。

【主治】产后血气虚弱，心下惊悸，梦寐不安，妄见鬼物；产后蓐劳，疼痛寒热，头眩眼运，精神恍惚，睡多惊恐，盗汗腹痛，大便不利。

干地黄丸

【来源】《圣济总录》卷一六四。

【组成】熟干地黄（焙）　人参　鳖甲（醋炙，去裙襕）　肉苁蓉（酒浸，切，焙）各一两　白术（炒）　续断　桂（去粗皮）　附子（炮裂，去皮脐）　五味子　当归（切，焙）　牛膝（酒浸，切，焙）各三分　羌活（去芦头）　白茯苓（去黑皮）各半两　黄耆（锉）一两半

【用法】上为末，研匀，炼蜜为丸，如梧桐子大。每服十五丸，温酒送下，不拘时候。

【主治】产后蓐劳寒热，体虚羸瘦，不思饮食。

白薇丸

【来源】《圣济总录》卷一六四。

【组成】白薇　柏子仁（研）　附子（炮裂，去皮脐）　鳖甲（醋炙，去裙襕）　当归（切，焙）　黄耆（锉）各一两　人参　桂（去粗皮）　石斛（去根）　芍药（炒）　牡丹皮　羌活（去芦头）各三分　熟干地黄（焙）　肉苁蓉（酒浸，切，焙）各一两一分　甘草（炙，锉）　芎䓖各半两

【用法】上为细末，炼蜜为丸，如梧桐子大。每服二十丸，温米饮送下，不拘时候。

【主治】产后蓐劳，寒热时作，肢体羸弱，饮食无味。

泽兰丸

【来源】《圣济总录》卷一六四。

【组成】泽兰一两半　防风（去叉）　附子（炮裂，去皮脐）　当归（切，焙）　白术　桂（去粗皮）　芎䓖　柏子仁　熟干地黄（焙）　石斛（去根）各一两　厚朴（去粗皮，生姜汁炙，锉）　甘草（炙，锉）　细辛（去苗叶）各半两　人参　干姜（炮）　牛膝（酒浸，切，焙）　肉苁蓉（酒浸，切，焙）　白芷　黄耆（锉）　续断各三分　桃仁（去皮尖双仁，炒）四两

【用法】上为末，炼蜜为丸，如梧桐子大。每服三十丸，空心以温酒送下。

【功用】补虚损，益气血。

【主治】产后蓐劳。

茯苓丸

【来源】《圣济总录》卷一六四。

【组成】白茯苓（去黑皮）　肉苁蓉（酒浸，切，焙）　熟干地黄（焙）各一两半　羚羊角（屑）　当归（切，炒）　枳壳（去瓤，麸炒）　桑上寄生（锉，炒）　延胡索（粳米炒，米熟用）各一两

【用法】上为末，炼蜜为丸，如梧桐子大。每服二十丸，温酒或米饮下，不拘时候。

【主治】产后蓐劳，寒热羸瘦，骨节酸痛。

桂心散

【来源】《圣济总录》卷一六四。

【组成】桂（去粗皮）　厚朴（去粗皮，涂生姜汁，炙）　柴胡（去苗）　桔梗（锉，炒）　紫菀（去土，焙干）　芍药（锉）　高良姜　干姜（炮裂）　白芜荑（炒）　陈橘皮（汤浸，去白，焙）　鳖甲（去裙襕，醋浸，炙）各半两　草豆蔻三枚（去皮）

【用法】上为散。每服二钱匕，用獖猪肝十片炙熟，乘热拌和药末，旋嚼，温酒下，一日三次。

【主治】产后蓐劳，日渐枯瘁，寒热往来，头疼体痛，口苦舌燥。

柴胡汤

【来源】《圣济总录》卷一六四。

【组成】柴胡（去苗，锉）一两　甘草（炙，锉）　人参　白茯苓（去黑皮）　当归（切，炒）　赤芍药（锉）　枳壳（去瓤，麸炒）　厚朴（去粗皮，涂生姜汁炙）　黄耆（锉）各三分

【用法】上为粗末。每服三钱匕，水一盏半，先煮猪肾一只，取汁一盏，去肾入药，加生姜三片，葱白三寸，同煎七分，去滓温服，不拘时候。

【主治】产后蓐劳。寒热，日渐瘦损。

黄耆汤

【来源】《圣济总录》卷一六四。

【组成】黄耆（锉碎）　芍药（锉碎）　枳壳（去瓤，麸炒）　牡蛎粉各一两　羚羊角屑半两

【用法】上为粗末。每服三钱匕，水一盏半，猪肾一枚（切去筋膜），生姜五片，同煎七分，去滓温服，不拘时候。

【主治】产后蓐劳，肌瘦烦闷，喘急多汗，倦息

少力。

猪肾汤

【来源】《圣济总录》卷一六四。

【组成】猪肾一只（切）　黄耆（锉碎）　人参　芍药（锉碎，炒）各一两半　桂（去粗皮）三分　芎䓖　当归（锉，炒令香）各一两　熟干地黄（焙）二两

【用法】上八味除肾外，为粗末。每服二钱匕，加水二盏，先煮猪肾，取一盏；去肾，入药末，加生姜三片，大枣一枚（擘），同煎七分，去滓温服，不拘时候。

【主治】妇女产后蓐劳，寒热体痛，乏力瘦黑。

猪肾汤

【来源】《圣济总录》卷一六四。

【组成】猪肾一枚（去脂膜，切）　粳米（淘）二合　知母（焙）三分　当归（锉，焙）一分半　葱白五茎　芍药三分

【用法】上除肾及米外，锉如麻豆大，以水六盏，先煎猪肾七八沸，纳诸药，煎取四盏，去滓，下粳米煮熟，去米，空腹分三次温服；如人行五六里一服。服讫，卧良久。

【主治】妇女产后蓐劳似疟，寒热不能食。

紫石英汤

【来源】《圣济总录》卷一六四。

【组成】紫石英（别研如粉）　钟乳石　白石英（研）　熟干地黄（焙）　当归（切，炒）　半夏（生姜自然汁制）各半两　桂（去粗皮）　白茯苓（去黑皮）各一两　人参　甘草（炙）各三分

【用法】上为粗末。每服三钱匕，水一盏，加生姜三片，大枣一枚（擘），同煎七分，去滓温服，不拘时候。

【主治】产后蓐劳虚衰，寒热羸瘦。

熟干地黄汤

【来源】《圣济总录》卷一六四。

【别名】怀熟地汤（《产科发蒙》卷四）。

【组成】熟干地黄（焙）一两半 桂（去粗皮）白茯苓（去黑皮） 甘草（炙，锉） 鳖甲（去裙襕，涂醋炙） 麦门冬（去心，炒） 当归（切，炒） 人参 牛膝（去苗，锉） 白术（锉，炒）各一两 淡竹叶一两（切）

【用法】上为粗末。每服三钱匕，水一盏，煎七分，去滓温服，不拘时候。

【主治】产后蓐劳，寒热瘦瘁。

石子汤

【来源】《三因极一病证方论》卷十八。

【组成】猪肾一对（去脂膜，四破，无则以羊肾代之） 香豉 葱白 粳米 当归 芍药各二两

【用法】上为锉散，分两剂。每一剂用水三升，煮取一小碗，去滓，分三服，任意服。

【主治】

1. 《三因极一病证方论》：蓐劳。妇人因产理不顺，疲极筋力，忧劳心虑，致虚羸喘乏，寒热如疟，头痛自汗，肢体倦怠，咳嗽痰逆，腹中绞刺者。

2. 《医略六书》：蓐劳脉虚数弦浮者。

【方论】《医略六书》：产后经血亏乏，邪乘虚袭，流布经络隧道，故腰痛而寒热不解，势将必致蓐劳。当归养血以荣经络，白芍敛营以和血脉，香豉发越外邪，葱白通彻阳气，猪肾补肾藏精血，粳米养胃家津液也。水煎温服，使血脉内充，则外邪自解而经络融和，何有腰痛寒热之患，其蓐劳可冀免乎。

猪肾汤

【来源】《女科百问》卷下。

【组成】猪肾一对（去脂膜） 当归 芍药 生姜各二两 桂心三钱 葱白二合

【用法】上以水八升，缓火煮肾汁六升，澄清，纳入诸药，煮取二升，分三次温服。

【主治】

1. 《女科百问》：妇女蓐劳。产后日浅久坐，视听言语多，或运动劳力，遂觉头项及肢节皮肉疼痛，乍寒乍热。

2. 《女科指掌》：妇女产后气血虚弱，阴阳不和。

当归羊肉汤

【来源】《医方集成》引《济生方》（见《医方类聚》卷二三八）。

【别名】羊肉汤（《普济方》卷三四九）。

【组成】当归（去芦，酒浸） 人参各七钱 黄耆（去芦）一两 生姜半两

【用法】上锉。用羊肉一斤，煮清汁五大盏，去肉，入前药煎四盏，去滓，作六七服，早、晚三四服。

【功用】收汗，止痛。

【主治】产后蓐劳发热，自汗，肢体痛。

【方论】《医方集解》：此手足太阴，厥阴药也。参、耆补气而固卫；当归养血而调荣；生姜辛温，引气药入气分而生新血；羊肉甘热，用气血之属以补虚劳，热退而汗收矣。

麦煎饮

【来源】《女科万金方》。

【组成】黄耆 白术 甘草 牡蛎 麻黄根 软柴胡 芍药 地骨皮 茯苓 浮麦

【用法】不拘时服。

【主治】产后寒热，盗汗如雨。胎前并男子亦可用。

牡丹皮散

【来源】《卫生宝鉴》卷十八。

【组成】牡丹皮 地骨皮 天台乌药 海桐皮 青皮 陈皮各一两

【用法】上为末，入研了没药二钱半，再罗过。每服二钱，水一盏，煎至七分，如寒多热服，热多寒服，食前，每日三次。

【主治】产后寒热，脐下疼痛，烦躁。

【宜忌】忌生冷硬滑醋物。

清气汤

【来源】《普济方》卷三二二。

【组成】紫苏子　五味子　大腹子　枳壳　桑白皮（微炒）　菖蒲　地骨皮　白术　柴胡　秦艽　独活（干用）　干葛　甘草（炙）各一两　地黄　泽兰　档子　防己　川乌　玄胡索各等分

【用法】上为末。每服二钱，空心酒调下。

【主治】妇人血劳、产后蓐劳，及羸瘦之人，阴衰阳盛，气弱而血热，则搏而不通，外蒸肌肉，内蒸骨髓，肌热骨瘦，劳时晕热，烦渴口干，颊赤头疼，饮食无味，心神惊悸，肢体酸疼，或时盗汗，或时咳嗽，或月水断绝，或经极少。

调中汤

【来源】《陈素庵妇科补解》卷五。

【组成】陈皮　半夏　甘草　云苓　归身　川芎　白芍（酒炒）　生地　银柴胡　秦艽　香附（酒炒）　益母草　丹皮　砂仁　煨姜　大枣

【功用】扶养脾胃。

【主治】产后蓐劳，由外伤风冷，内伤忧劳思虑，月内将养失宜。外症咳嗽口渴，头昏气喘，四肢不举，百节疼痛，寒热如疟，盗汗，心膈烦闷，沉重着床，病人困倦，不知痛苦。

【方论】是方四物佐丹皮养血滋阴，二陈加香附以行气和胃，秦艽祛风，银柴胡清热，外感内伤两无所损，而元气平复矣。

腰子汤

【来源】《医学入门》卷三。

【组成】猪腰子一枚　香薷　葱白　芍药各一两

【用法】水煎，温服。

【主治】产后蓐劳，虚羸喘促，寒热如疟，肢痛面黄。

石子汤

【来源】《明医指掌》卷九。

【组成】猪肾一对（去脂膜，用竹刀切作四片）　香薷二两　葱白头二两　白芍药二两

【用法】分二帖。每用水三升，煮一升半，匀三服。

【主治】蓐劳。产后虚羸，寒热自汗，气促。

母鸡汤

【来源】《景岳全书》卷六十一。

【组成】人参　黄耆　白术　白茯苓　麻黄根　牡蛎（煅）各三钱

【用法】上用母鸡一只，去毛杂净，水六七碗，同药煮至三碗。任意服之。

【主治】产后褥劳，虚汗不止。

茯苓散

【来源】《冯氏锦囊秘录》卷十八。

【组成】茯苓一两　当归　川芎　桂心　白芍　黄耆　人参　熟地各五钱

【用法】水二钟，加猪肾一双，去脂膜细研，加生姜三片，大枣二个，同煎一钟，去肾、生姜、大枣，加没药五分，煮取七分，去滓，食前分二次温服。

【主治】产后蓐劳。生产日浅，运动用力，四肢寒痛，寒热如疟。

乌骨鸡丸

【来源】《张氏医通》卷十三引《制药秘旨》。

【组成】乌骨白丝毛鸡一只（男雌女雄，制法同巽顺丸）　北五味一两（碎）　熟地黄四两（如血热加生地黄二两。上二味，入鸡腹内，用陈酒酒酿、童便于砂锅中煮，如巽顺丸）　绵黄耆（去皮，蜜、酒拌炙）　于术（饭上蒸九次）各三两　白茯苓（去皮）　当归身（酒洗）　白芍药（酒炒）各二两（上五味，预为粗末，同鸡肉捣烂焙干，骨用酥炙，共为细末，入下项药）　人参三两（虚甚加至六两）　牡丹皮二两（酒洗净，勿炒）　川芎一两（童便浸，切，晒上三味，各为细末，和前药中）

【用法】另用干山药末六两打糊，将前药众手为丸，晒干勿令馊，瓷罐收贮。侵晨人参汤或沸汤送下三钱，卧时醇酒送下二钱。大便实者，炼白蜜为丸亦可。

【主治】妇人郁结不舒，蒸热咳嗽，月事不调，或久闭不行，或倒经血溢于上，或产后褥劳，或崩

淋不止，及带下赤白、白淫；男子斲丧太早，劳嗽吐红，成虚损者。

【加减】骨蒸寒热，加九肋鳖甲三两，银柴胡、地骨皮各一两五钱；经闭，加肉桂一两；崩漏下血，倍熟地，加真阿胶二两；倒经血溢，加麦门冬二两；郁结痞闷，加童便制香附二两，沉香半两；赤白带下，加真川萆薢二两，四制香附二两，蕲艾一两；白淫，倍用参、耆、苓、术。

鳖甲汤

【来源】《胎产心法》卷下。

【组成】黄耆（蜜炙）　鳖甲（炙）各一钱　牛膝七分（酒蒸）　人参　茯苓　当归　白芍（炒）　桑寄生　麦冬（去心）　熟地　桃仁（去皮尖）　桂心　炙草各五分　续断三钱（酒制，取净肉）

【用法】猪肾煮汁作水，加生姜、大枣煎服。

【主治】产后虚证杂见，成蓐劳。

人参荆芥散

【来源】《不居集》上集卷二十八。

【组成】人参　肉桂　桑寄生　当归　茯苓　白芍　桃仁　熟地　麦冬　甘草各五钱　续断二钱五分　牛膝七钱五分　鳖甲　黄耆各一两

【用法】上为细末。猪肾一对，去膜脂，用水二盏，加生姜三片，大枣三枚，煎一盏，入末药二钱，葱三寸，乌梅半个，荆芥五穗，水煎，空心服。

【主治】产后蓐劳，虚羸咳嗽，头目昏痛，发渴盗汗，寒热如疟，臂膊拘急。

黄耆丸

【来源】《医略六书》卷三十。

【组成】熟地五两　黄耆三钱（蜜炙）　鳖甲三两（醋炙）　川芎一两　当归三两　白芍一两半（醋炒）　五味一两半　柏仁三两（炒）　桂心一两半　续断三两

【用法】上为末，炼蜜为丸。每服五钱，以米饮送下。

【主治】蓐劳，脉数弦软微涩者。

【方论】产后血气两虚，肝阴不足而阴不维阳，故潮热憎寒，自汗不止，势必将成蓐劳。熟地补阴滋血，柏仁养心宁神，黄耆补气益卫阳，当归养血益营阴，鳖甲滋肝阴以散结，白芍敛脾阴以和营，川芎引入血海，五味收敛津液，续断续完筋脉，桂心温暖营血，蜜丸饮下，使血气内充，则肝阴自复而营卫调和，何虑寒热自汗不止，蓐劳将成不痊乎？

黄耆煎散

【来源】《医略六书》卷三十。

【组成】熟地五两　人参一两半　黄耆三两（蜜炙）　鳖甲三两（醋炒）　当归三两　茯苓一两半　白芍一两半（酒炒）　麦冬三两（去心）　桂心一两半

【用法】上为散。姜、枣汤煎五钱，去滓温服。

【主治】产后气血两亏，虚寒内伏而清阳不振，营阴暗伤，寒热倦怠，将成蓐劳，脉数虚弦软涩者。

【方论】熟地补阴滋血以资血室，人参补气扶元以壮气海，黄耆补气益卫，当归养血益营，鳖甲滋肝肾以散结，麦冬润肺燥以生津，白芍敛阴和血脉，桂心温经散寒邪，白茯苓清治节以和中也。为散，姜、枣汤煎，使气血内充，则虚寒自散而清阳敷布，营阴暗复，安有寒热倦怠之患乎？

黄耆鳖甲饮

【来源】《医略六书》卷三十。

【组成】黄耆三钱（蜜炙）　鳖甲三钱（醋炒）　白芍一钱半（炒）　当归三钱　熟地五两　山药三钱　茯神二钱（去木）　麦冬三钱（去心）

【用法】水煎去滓，温服。

【主治】蓐劳，脉数软弦者。

【方论】产后血气亏损，肝阴虚乏，不能滋荣血室，故日晡潮热，至夜尤甚，谓之蓐劳。熟地补阴以滋血室，黄耆补气以生血脉；生鳖甲滋肝阴以散结气，淮山药补脾阴以益肾元；茯神定志，当归养血荣经；白芍敛肝阴和血脉，麦冬润肺燥，生津液也。水煎温服，使血气内充，则肝阴自复，而阴得维阳，岂有潮热夜甚之患乎？

补虚汤

【来源】《叶氏女科证治》卷三。
【组成】人参　黄耆（蜜炙）各一钱半　肉桂　炙甘草各五分　川芎　当归　白芍　白术各一钱（蜜炙）
【用法】上加生姜三片，大枣二枚，水煎服。
【主治】蓐劳。产理不顺，调理失宜，或忧劳思虑，伤其脏腑，营卫不宣，令人寒热如疟，头痛自汗，痰咳气逆，虚羸喘乏，体倦肢怠。
【加减】热轻，加茯苓二钱；热重，加黄芩（酒炒）一钱，热甚，加干姜（炒黑）一钱。

加味四物汤

【来源】《产科发蒙》卷四引汪石山方。
【组成】当归　川芎　芍药　地黄各二钱半　胡黄连　秦艽　青蒿各五钱
【用法】以水五盏，煮取二盏半服。
【主治】产后蓐劳，四肢无力，睡而汗出，日晡潮热，口干，五心如炙，热炽而脉弦大有力者。

新定补元煎

【来源】《产科发蒙》卷四。
【组成】人参一二钱或四五钱　白术　炒姜　贝母　牡蛎　五味子各一钱二分　诃子　乌梅　甘草各五分
【用法】以水五合半，煮取一合，去滓温服。
【主治】产后蓐劳。咳嗽吐痰，寒热盗汗，颜色青惨，或面戴阳，肢体乏力，或大便滑利者。
【加减】蒸热，加地骨皮、鳖甲、胡黄连；咳嗽甚者，加沙参、百部根、天门冬；下利不止者，加

熟附子、肉豆蔻。

乌鸡丸

【来源】《类证治裁》卷八。
【组成】乌骨鸡一只（男用雌，女用雄，去皮去秽，留内金，洗肠留肠）　北五味一两　熟地四两　黄耆　于术各三两　茯苓　归身　白芍各二两　人参三两　丹皮二两　川芎一两　山药末六两
【用法】将北五味、熟地二味入鸡腹，用陈酒、童便于砂锅中煮，又以黄耆、于术、茯苓、归身、白芍预为末，同鸡肉捣烂焙干，骨用酥炙；研入人参、丹皮、川芎，和前药，以山药末糊丸，如梧桐子大。每服三钱，人参汤送下。
【功用】调经。
【主治】
　　1.《类证治裁》：月经不调，蓐劳，带下，崩淋。
　　2.《全国中药成药处方集》（广州方）：妇女久病体弱，月经不调，经前经后腹痛，产后贫血，头晕目眩。
【加减】骨蒸，加鳖甲、柴胡、地骨；经闭，加肉桂；崩漏，加阿胶；倒经，加麦冬；痞闷，加香附、沉香；带下，加草薢、香附、蕲艾。

母鸡汤

【来源】《类证治裁》卷八一
【组成】黄雌鸡一只　当归　熟地　黄耆　白术　桂心各三钱
【用法】先以水七钟煮鸡汁至三钟，每用汁一钟煮药。每服四钱，一日三次。
【主治】妇人产后褥劳，寒热咳嗽，肌羸色悴。

二十一、产后虚烦

　　产后虚烦，是指妇人产后以烦热少气，疲倦，胸膈满闷，甚者虚烦不得眠为主要表现的疾病。《诸病源候论》："产，血气俱伤，脏腑虚竭，气在内不宣，故令烦也。"治宜清热除烦为基本。

竹皮大丸

【来源】《金匮要略》卷下。
【组成】生竹茹二分　石膏二分　桂枝一分　甘草七分　白薇一分

【用法】上为末，枣肉为丸，如弹子大。每服一丸，以饮送下，日三次夜二次。

【功用】安中益气。

【主治】妇人乳中虚，烦乱呕逆。

【方论】

1.《金匮方论衍义》：是以用甘草泻心火，安中益气；石膏、白薇治热疗烦乱；竹皮止呕逆；桂枝利荣气，通血脉，且又宣导诸药，犹因用也；柏实者，本草谓主恍惚虚损，安五脏，益气。其烦喘者，为心中虚火动肺，故以柏实两安之。

2.《济阴纲目》：中虚证不可用石膏，烦乱症不可用桂枝，而此方以甘草七分，配众药六分，又以枣肉为丸，仍以一丸饮下，可想见其立方之微，用药之难，审虚实之不易也。仍饮服者，尤虑夫虚虚之祸耳。用是方者，亦当深省。

3.《金匮要略论注》：病本全由中虚然，而药只用竹茹、桂、甘、石膏、白薇者，盖中虚而至为呕为烦，则胆腑受邪，烦呕为主病，故以竹茹之除烦止呕者为君；胸中阳气不用，故以桂、甘扶阳而化其逆气者为臣；以石膏凉上焦气分之虚热为佐；以白薇去表间之浮热为使。要知烦乱呕逆而无腹痛、下利等证，虽虚无寒可疑也，妙在加桂于凉剂中，尤妙在生甘草独多，意谓散蕴蓄之邪，复清阳之气，中即自安，气即自益，故无一补剂而反注其立汤之本意曰安中益气，竹皮大丸神哉。

4.《金匮要略心典》：妇人乳中虚，烦乱呕逆者，乳子之时，气虚火旺，内乱而上逆也。竹茹、石膏甘寒清里，桂枝、甘草辛甘化气，白薇性寒入阳明，治狂惑邪气，故曰安中益气。

5.《金匮歌括》：血者，中之所生也；乳者，血之所变也，血虽生于中焦，尤藉厥、少之气传变而为乳。乳中虚者，谓乳子去汁过多而致虚也。中虚无血奉心则烦，心神不安则乱，阳气上升则呕，逆者，呕之甚也。以竹茹降逆止呕，白薇除热退烦，石膏通乳定乱，重用甘草、大枣定安中焦以生津液，血无阳气不运，妙以桂枝一味，运气血奉心通乳。

6.《金匮发微》：竹茹、石膏以清胆胃之逆，三倍甘草以和中气，减半桂枝、白薇以略扶中阳而清里热，更用枣和丸以扶脾而建中，但令胃热除而谷食增，则生血之源既富，胆胃之上逆自平矣。

7.《金匮要略浅注补正》：中焦受气取汁上入心变血，下安胃以和气，乳汁去多则中焦虚乏，上不能入心化血，则心神无依而烦乱；下不能安胃而和气，则冲气上逆而为呕逆。其方君甘草、大枣以填补中宫，化生津液。而又用桂枝、竹茹达心通脉络，以助生心血，则神择凭依而烦乱止。用石膏、白薇而清胃降逆，则气得安养为呕逆除。然此四药相辅而行，不可分论。必合致其用，乃能调阴和阳，成其为大补中虚之妙剂也。

8.《金匮要略方义》：本方所主，当系乳妇中虚，火气上逆，以致烦乱呕逆诸症。盖乳子之妇，气血多虚，复加火气上逆，虚热上扰则烦乱，胃热上冲则呕逆。方中以石膏、竹茹清胃热，竹茹更能止呕除烦。甘草用量独重，以其补益中气，《别录》谓甘草主烦满短气，盖亦指中虚之证。佐以白薇，既可清血中虚热，又能除妇人血虚热扰之烦乱，《本经》言其主忽忽不和人，狂惑邪气。以上四药，性属寒凉，中虚之体，恐有寒中之弊，故少佐桂枝之温，以减缓寒凉之性，且可降逆而和胃。以枣肉为丸者，取其补脾胃，益气血也。诸药相伍，安中益气，清热除烦，和胃止呕，故适于中虚胃热，烦乱呕逆之证。

【加减】有热者，倍白薇；烦喘者，加柏实一分。

【验案】

1. 癔病 《中医杂志》（1986，6：43）：孙某某，女，40岁。1972年2月23日诊。病人于前年因惊恐、受气，出现精神恍惚，时悲时喜，悲时哭泣不止，喜时大笑不已。同时伴有默默不欲饮食，心烦喜呕，喜居暗处，夜里失眠、多梦，面色青，舌质略红、苔薄白，脉弦数。此属肝火灼阴，神明被扰。治予清热舒肝，调和胃气，用竹皮大丸3剂则病愈。

2. 失眠 《中医杂志》（1986，6：43）：李某某，女，24岁。1973年5月10日诊。近一月来夜不能寐，精神欠佳，面色少华，自觉心跳、心慌、心中懊恼、头晕，腰腿疼痛，舌淡苔白，脉沉数无力。病人素体血虚，病前又受精神刺激，良由阴虚火旺，肝横气滞，从而神不守舍，经络郁滞。用竹皮大丸5剂病即减半，再服3剂则病愈。

3. 阳痿 《中医杂志》（1986，6：43）：吴某某，男，28岁。1981年6月20日诊。3~4年之前即患阳痿，逐渐加重。前妻因此离婚，续妻也因此要求离婚。先后曾服三肾丸、参茸丸等，毫无起色。现自觉头晕，身热，小溲黄赤，大便燥结，梦多，舌红苔黄，脉弦数有力。此由过用峻补，郁热内蕴，宗筋弛缓，不能作强，用竹皮大丸连服120余剂，1982年春病愈，其爱人已怀孕。

4. 男性不育 《中医杂志》（1986，6：43）：郭某某，男，26岁。1977年8月10日诊。婚后2年无子，经某医院检查精子成活率为30%～40%，身体健壮，性生活正常，惟自觉有时发热、头晕，舌淡红、苔略黄，脉滑数。此为过服温燥峻补之品，造成精室蕴热，精子被灼，致使精子成活率大降。治用竹皮大丸，连服9剂而获效。

淡竹茹汤

【来源】方出《经效产宝》卷下，名见《备急千金要方》（注文）卷三。

【别名】麦门冬汤（《普济方》卷三五一）。

【组成】淡竹茹　干葛各八分　甘草六分　麦门冬三合　小麦二合　石膏十二分

【用法】上用水二升，煎取八合，食后分为二服。

【主治】产后虚烦，头痛，气短欲死，心乱不解。

赤小豆散

【来源】《备急千金要方》卷二。

【组成】赤小豆三七枚（烧）

【用法】上为末。以冷水和，顿服之。

【主治】产后烦闷，不能食，虚满。

单行羖羊角散

【来源】方出《备急千金要方》卷二，名见《千金翼方》卷六。

【组成】羖羊角（烧作灰）

【用法】上为散。每服方寸匕，以温酒送下；若不愈，须臾更服，取愈止。

【主治】产后心闷，亦治难产。

单行生赤小豆散

【来源】方出《备急千金要方》卷二，名见《千金翼方》卷六。

【组成】赤小豆

【用法】上为散。每服方寸匕，以东流水下。不愈，须臾更服，即愈。

【主治】产后心闷。

人参当归汤

【来源】《备急千金要方》卷三。

【别名】人参当归散（《太平惠民和济局方》卷九续添诸局经验秘方）、人参当归饮、人参汤（《产孕集》卷下）。

【组成】人参　当归　麦门冬　桂心　干地黄各一两　大枣二十个　粳米一升　淡竹叶三升　芍药四两

《太平惠民和济局方》（续添诸局经验秘方）：地黄宜用生干者，虚甚则用熟者。

【用法】上锉。以水一斗二升，先煮竹叶及米，取八升；去滓纳药，煮取三升，去滓，分三服。若烦闷不安者，当取豉一升，以水三升，煮取一升，尽服之。甚良。

【主治】

1. 《备急千金要方》：产后烦闷不安。

2. 《太平惠民和济局方》（续添诸局经验秘方）：产后去血过多，血虚则阴虚，阴虚生内热，内热曰烦。其证心胸烦满，呼吸短气，头痛闷乱，骨节疼痛，哺时辄甚，与大病后虚烦相类。

【方论】《千金方衍义》：此以气血两虚，虚火上炎而烦闷不安，故用人参、大枣以益气，归、芍、地黄以滋血，竹叶、门冬、粳米以除烦，用桂心者，专摄上炎之火也。

【加减】本方去竹叶，加生姜，名当归芍药汤（《张氏医通》卷十五）。

竹叶汤

【来源】《备急千金要方》卷三。

【组成】生淡竹叶　麦门冬各一升　甘草二两　生姜　茯苓各三两　大枣十四个　小麦五合

【用法】上锉。以水一升，先煮竹叶、小麦，取八升，纳诸药，煮取三升，去滓，分三服。

【主治】产后心中烦闷不解。

【加减】 若心中虚悸者，加人参二两；其人食少无谷气者，加粳米五合；气逆者，加半夏二两。

竹根汤

【来源】《备急千金要方》卷三。

【组成】 甘竹根（细切）一斗五升

【用法】 以水二斗，煮取七升，去滓，加小麦二升，大枣二十个，复煮麦熟三四沸，加甘草一两麦门冬一升，汤成去滓，服五合，不愈更服。

【主治】 产后虚烦，短气。

【方论】《千金方衍义》：产后虚烦不胜汤药，但以甘竹清胃火，小麦敛肝气，大枣益脾津，门冬滋肺热，使火无上炎之势，胸无烦扰之患矣。用根不用叶者，取其降泄直达下焦也。

单行小豆散

【来源】《千金翼方》卷六。

【组成】 小豆三七枚。

【用法】 烧作屑。以冷水和，顿服。

【主治】 产后烦闷，不能食，虚满。

淡竹茹汤

【来源】《备急千金要方》卷三。

【组成】 生淡竹茹一升 麦门冬五合 甘草一两小麦五合 生姜三两 大枣十四枚

【用法】 上锉。以水一斗，煮竹茹、小麦，取八升，去滓，乃纳诸药，煮取一升，去滓，分二服，羸人分作三服。若有人参入一两，若无人参，纳茯苓一两半亦佳。

【主治】 产后虚烦，头痛，短气欲绝，心中闷乱不解。

【加减】 气逆者，加半夏二两。

蒲黄散

【来源】《备急千金要方》卷三。

【别名】 单行蒲黄散（《千金翼方》卷六）、蒲黄散子（《杂病源流犀烛》卷十七）。

【组成】 蒲黄

【用法】 每服方寸匕，以东流水调下。

《普济本事方》本方用法：每服二钱，饮调下；渴燥甚者，新汲水调下。

【主治】

1.《备急千金要方》：产后烦闷。

2.《普济本事方》：产后出血太多，虚烦发渴。

3.《普济方》引《便产须知方》：产后血瘕儿枕疼痛，由产后气羸，恶露未尽，新血与故血相搏而致。症见腹中有块，上下时动，痛不可忍。

4.《杂病源流犀烛》：痔漏出血属瘀血者。

薤白汤

【来源】《备急千金要方》卷三。

【组成】 薤白（切） 半夏（洗去滑） 人参 甘草 知母各二两 麦门冬半升（去心） 石膏四两（打碎，绵裹） 栝楼三两

【用法】 上锉。以水一斗三升，煮取四升，分为五服，日三次，夜二次。

【主治】 产后胸中烦热逆气。

【加减】 热甚者，加石膏、知母各一两。

单行白犬骨散

【来源】《千金翼方》卷六。

【组成】 白犬骨（烧之）

【用法】 上为末。每服方寸匕，以水和服。

【主治】 产后烦闷不食。

地黄汤

【来源】 方出《外台秘要》卷三十四引《广济方》，名见《产宝诸方》。

【组成】 生地黄汁一升 当归一两（末） 生姜汁三合 酒五合 童便二升

【用法】 上和煎三四沸，去滓分服，一日令尽，间食服。

【主治】

1.《外台秘要》卷三十四引《广济方》：产后心胸中烦闷，血气涩，胁下妨不能食。

2.《产宝诸方》：恶露不快。

紫葛饮

【来源】《太平圣惠方》卷二十九。

【组成】紫葛半两　麦门冬半两（去心）　生地黄半两　小麦半合　甘草一分（炙微赤，锉）　生姜一分

【用法】上为细散。分为二服，以水一大盏，煎至五分，去滓温服，不拘时候。

【主治】产后心中烦闷不解。

生地黄饮子

【来源】《太平圣惠方》卷七十九。

【组成】生地黄汁一中盏　童便一中盏　当归一两（锉）　生姜汁一合　酒一中盏

【用法】上药捣和，煎五七沸，去滓，不拘时候，温服一小盏。

【主治】产后卒血气上攻，心胸烦闷，口干壮热，不思饮食。

竹茹饮子

【来源】《太平圣惠方》卷七十九。

【组成】竹茹一两　人参一两（去芦头）　白茯苓一两　黄耆一两（锉）　甘草一分（炙微赤，锉）

【用法】上锉细和匀。每服半两，以水一大盏，加大枣三个，煎至五分，去滓温服，不拘时候。

【主治】产后内虚，烦闷短气。

忽鹿麻散

【来源】《太平圣惠方》卷七十九。

【别名】忽麻散（《普济方》卷三四七）。

【组成】忽麻子一两　红兰花半两　当归半两（锉，微炒）　赤芍药半两　琥珀半两　嫩荷叶半两

【用法】上为细散。每服二钱，以生地黄汁调下，不拘时候。

【主治】产后躁热，心神烦闷。

蒲黄散

【来源】《太平圣惠方》卷七十九。

【组成】蒲黄一两　当归一两　赤芍药一两　麦门冬一两（去心）　生干地黄一两　鬼箭羽半两

【用法】上为散。每服三钱，以水一中盏，入竹叶二七片，粳米五十粒，煎至六分，去滓温服，不拘时候。

【主治】产后血气上攻胸膈，烦闷不安。

羚羊角饮

【来源】《圣济总录》卷一五七。

【组成】羚羊角屑半两　芍药一两　枳实（去瓤，麸炒）三分　人参一两　麦门冬（去心，焙）半两

【用法】上为粗末。每服三钱匕，以水一盏，煎至七分，去滓温服，不拘时候。

【主治】半产后心烦闷倦。

人参散

【来源】《圣济总录》卷一六三。

【组成】人参　乌药各一两　槟榔（锉）半两　黄耆（锉）一分　熟干地黄（焙）一两　麦门冬（去心，炒）　甘草（炙，锉）各三分　木香一分

【用法】上为散。每服二钱匕，沸汤调下，不拘时候。

【主治】产后虚烦气短，心下不利。

地黄饮

【来源】《圣济总录》卷一六三。

【组成】生地黄汁二盏　当归（切，焙，捣末）二两　酒　生姜汁各半盏　童便一盏　人参（捣末）一两

【用法】上将四汁相和。每服用汁半盏，水半盏，入当归、人参末各半钱，同煎至七分，空心、日午、临卧温服。

【主治】产后血气不利，心胸烦闷，胁肋胀满。

地黄散

【来源】《圣济总录》卷一六三。

【组成】生干地黄（焙）一两　熟干地黄（焙）四两

【用法】上为散。每服三钱匕，温酒调下，温粥饮调亦得，一日三次。

【主治】产后血虚烦热，引饮不止。

竹茹散

【来源】《圣济总录》卷一六三。

【组成】竹茹　人参　白茯苓（去黑皮）　黄耆（锉）　当归（切，焙）　生干地黄（焙）各半两

【用法】上为散。每服二钱匕，温酒调下，不拘时候。

【主治】产后烦闷气短。

麦门冬汤

【来源】《圣济总录》卷一六三。

【组成】麦门冬（去心，焙）二两　甘草（炙，锉）　白茯苓（去黑皮）　人参各一两

【用法】上为粗末。每服三钱匕，水一盏，加生姜三片，大枣一枚，煎至七分，入竹沥半合，再煎数沸，去滓温服。

【主治】产后烦闷，或血气不快。

真气汤

【来源】《圣济总录》卷一六三。

【组成】童便三合　生地黄汁一合

【用法】上二味相和，微煎三四沸，分温二服。

【主治】初产后，血气烦闷。

淡竹叶汤

【来源】《圣济总录》卷一六三。

【组成】淡竹叶　麦门冬（去心，焙）　小麦　白茯苓（去黑皮）各一两　甘草（炙，锉）　人参各半两

【用法】上为粗末。每服二钱匕，以水一盏，加生

姜三片，煎至七分，去滓温服，空心、日午、临卧各一次。

【主治】产后血不快利，心烦喘闷。

羚羊角散

【来源】《圣济总录》卷一六三。

【组成】羚羊角（烧灰）　延胡索　黄耆（锉）　枳壳（烧灰）　芍药　白茯苓（去黑皮）　刘寄奴各半两

【用法】上为散。每服二钱匕，煎人参汤调下，空心、日午、临卧服。

【主治】产后血气冲心，烦闷腹痛。

紫葛饮

【来源】《圣济总录》卷一六三。

【组成】紫葛（锉）　麦门冬（去心，焙）　人参　羚羊角（镑）　小麦　甘草（炙，锉）各半两

【用法】上为粗末。每服三钱匕，水一盏，加生姜三片、枣一枚（擘），煎至七分，去滓温服，不拘时候。

【主治】产后心中烦闷不解。

淡竹茹汤

【来源】《三因极一病证方论》卷九。

【别名】竹茹汤（《普济方》卷一一九）。

【组成】麦门冬（去心）　小麦各二两半　甘草（炙）一两　人参　白茯苓各一两半　半夏（汤洗七次）二两

【用法】上锉散。每服四大钱，以水二盏，加生姜七片，大枣三枚，淡竹茹一块（如指大），煎七分，去滓，食前服。

【主治】

1.《三因极一病证方论》：心虚烦闷，头疼短气，内热不解，心中闷乱，及产后心虚惊悸，烦闷欲绝。

2.《济阴纲目》：妇人心虚惊悸，脏躁，悲伤不止。

芍药栀豉汤

【来源】《云岐子保命集》卷下。

【组成】芍药 当归 栀子各五钱 香豉半合

【用法】上锉细。每服一两，水煎服。

【主治】产后虚烦不得眠。

麦门冬散

【来源】《陈素庵妇科补解》卷五。

【组成】麦冬 竹茹 黄芩 人参 甘草 茯神 当归 熟地 白芍 于术 川芎 知母 银柴胡 黄耆 黑蒲黄

【功用】大补气血，兼除热清火，以安心神。

【主治】产后血虚内热，引动心火，而致心烦者。

【方论】是方四君合黄耆以补气，四物合蒲黄以补血。柴、芩以退肌热，麦冬、知母、竹茹以祛里热。血气足，表热、里热必清，则虚烦自愈矣。

玄胡琥珀散

【来源】《活人心统》卷三。

【组成】川芎五钱 川归 赤芍药 木香 玄胡索 没药 莪术 蒲黄 牡丹皮 肉桂 生地各五钱 琥珀三钱 枳壳五钱 桃仁五钱

【用法】上为末。每服三钱，豆淋酒下。

【主治】产后恶血，烦闷寒热，及行经疑乱，腹胁作痛。

生津止渴益水饮

【来源】《傅青主女科·产后编》卷上。

【组成】人参 麦冬 当归 生地各三钱 黄耆一钱 葛根一钱 升麻 炙草各四分 茯苓八分 五味子十五粒

【功用】助脾益肺，升举气血。

【主治】产后烦躁，咽干而渴，兼小便不利。

【加减】汗多，加麻黄根一钱，浮小麦一大撮；大便燥，加肉苁蓉一钱五分；渴甚，加生脉散。

知母汤

【来源】《医略六书》卷三十。

【组成】知母一钱半（酒炒） 柴胡五分 白芍一钱半（酒炒） 黄芩一钱半（酒炒） 甘草八分 桂心八分

【用法】水煎，去滓温服。

【主治】产后心中烦闷，乍寒乍热，脉沉数者。

【方论】产后邪热抑遏于三焦，营阴暗耗于经脉，故心中烦闷，乍寒乍热不已焉。柴胡疏腠理之伏热；黄芩清胸中之烦闷；白芍敛阴和血，以清乍热之源；桂心温营暖血，以壮乍寒之本；知母润燥泻热；甘草泻火缓中也。水煎热服，使伏邪外解则遏热自化，而经腑清和，其心中之烦热无不自解，何乍寒乍热之不瘳哉？

姜枣竹叶汤

【来源】《医略六书》卷三十。

【组成】竹叶一钱半 人参一钱半 麦冬三钱（去心） 浮小麦一钱半 炙草一钱半 生姜二片 大枣三枚

【用法】水煎，去滓温服。

【主治】产后胃虚挟热，心肺受病，心烦浮热，自汗短气不休，脉数浮短者。

【方论】竹叶清心热以肃金，人参扶元气以生血，麦冬润肺清心，浮麦凉心止汗，炙草缓中益胃，大枣缓中益脾，生姜散浮热以温胃气也。水煎温服，使胃阴充足，则浮热自解，而心肺肃清，元气完复，何心烦自汗浮热短气不痊乎。

甜竹茹汤

【来源】《医略六书》卷三十。

【组成】竹茹三钱（姜汁炒） 人参一钱半 黄芩八分（酒炒） 麦冬三钱（去心） 茯苓一钱半 炙草八分

【用法】水煎，去滓温服。

【主治】虚烦短气，脉濡浮数者。

【方论】产后胃气虚，热积灼烁于中，故心肺受邪而烦心短气不安焉。竹茹清胃热以除烦，人参扶元气以生脉，麦冬清心润肺，黄芩清肺凉膈，茯苓渗湿清治节，生草泻热和脾胃。水煎温服，使胃充热化，则心肺肃清而元阴暗复，岂有烦心短气之患乎。

人参当归汤

【来源】《医宗金鉴》卷四十八。

【组成】人参 当归 熟地 麦冬 白芍各二钱 五味三分 桂枝一钱

【用法】上锉。水煎服。

【主治】产后血虚，心烦短气。

平胃加桂枝生姜汤

【来源】《产科发蒙》卷三。

【组成】苍术 厚朴 陈皮 桂枝 生姜各等分 甘草减半

【用法】水煎服。

【主治】产后烦闷呕恶，腹满腹痛者，名为冲胃。

二十二、产后惊悸

产后惊悸，是指妇人生产后心中跳动不安的病情。《普济方》："夫产后脏虚，心神惊悸者，由体虚心气不足，心之经为风邪所乘也。或恐惧忧迫，令心气受风邪，风邪传于心，则惊不自安。若惊不已，则悸动不安。其状目睛不转而不能呼，诊其脉动而弱者，惊悸也。动则为惊，弱则为悸矣。"《张氏医通》："产后心悸，皆心虚所致。"治宜养血宁心。

大远志丸

【来源】《备急千金要方》卷三。

【别名】远志丸（《圣济总录》卷一六〇）。

【组成】远志 甘草 茯苓 麦门冬 人参 当归 白术 泽泻 独活 菖蒲各三两 薯蓣 阿胶各二两 干姜四两 干地黄五两 桂心三两

【用法】上为末，炼蜜为丸，如大豆大。每服二十丸，食前用温酒送下，每日三次。不知，稍增至五十丸。

【功用】内补伤损，益气，安定心神。

【主治】产后心虚不足，心下虚悸，志意不安，恍恍惚惚，腹中拘急痛，夜卧不安，胸中吸吸少气。

【加减】若太虚，身体冷，少津液，加钟乳三两为善。

甘草丸

【来源】《备急千金要方》卷三。

【组成】甘草三两 人参二两 远志三两 麦门冬二两 菖蒲三两 泽泻一两（如无，以白术代之） 桂心一两 干姜二两 茯苓二两 大枣五十枚

【用法】上为末，炼蜜为丸，如大豆大。每服二十丸，酒送下，一日四五次，夜再服。不知稍加。

【主治】产后心虚不足，虚悸，心神不安，吸吸乏气，或若恍恍惚惚，不自觉知者。

【方论】《千金方衍义》：《备急千金要方》用参、苓补虚，多兼姜、桂，化热多兼门冬，不独甘草丸为然；菖蒲、远志引领诸味，桂心、泽泻淡渗，专导虚热下泄。

【加减】若胸中冷，增干姜。

安心汤

【来源】《备急千金要方》卷三。

【组成】远志 甘草各二两 人参 茯神 当归 芍药各三两 麦门冬一升 大枣三十枚

【用法】上锉。以水一斗，煮取三升，去滓，分三服，每日三次。

【主治】产后心虚，心冲悸不定，恍恍惚惚，不自知觉，言语错误，虚烦短气，志意不定。

【加减】若苦虚烦短气者，加淡竹叶二升；若胸中少气者，益甘草为三两。

远志汤

【来源】《备急千金要方》卷三。

【组成】远志　人参　甘草　当归（无当归用川芎）　桂心　麦门冬各二两　芍药一两　茯苓五两　生姜六两　大枣二十枚

【用法】上锉。以水一斗，煮取三升，去滓，分三次服，一日三次，羸者分四服。

【主治】产后忽苦，心中惊悸不定，志意不安，言语错误，惚惚愦愦，情不自觉。

【加减】其人心胸中逆气，加半夏三两。

茯苓汤

【来源】《备急千金要方》卷三。

【组成】茯苓五两　甘草　芍药　桂心各二两　生姜六两　当归二两　麦门冬一升　大枣三十个

【用法】上锉。以水一斗，煮取三升，去滓，分三服，一日三次。无当归可用芎䓖。

【主治】产后心虚，暴苦心悸不定，言语谬错，恍恍惚惚，心中愦愦。

【加减】若苦心志不定，加人参二两，亦可入远志二两；若苦烦闷短气，加生竹叶一升，先以水一斗三升，煮竹叶取一斗，纳药；若有微风，加独活三两、麻黄二两、桂心二两，用水一斗五升；若颈项苦急，背膊强者，加独活、葛根各三两，麻黄、桂心各二两、生姜八两，用水一斗半。

茯神汤

【来源】《备急千金要方》卷三。

【组成】茯神四两　人参　茯苓各三两　芍药　甘草　当归　桂心各一两　生姜八两　大枣三十个

【用法】上锉。以水一斗，煮取三升，去滓，分三服，一日三次。

【主治】产后忽苦，心中冲悸，或志意不定，恍恍惚惚，言语错谬，心虚。

人参散

【来源】《太平圣惠方》卷七十八。

【组成】人参（去芦头）　茯神　麦门冬（去心，焙）　羚羊角屑　黄芩　犀角屑　龙齿各一两　白鲜皮半两　甘草半两（炙微赤，锉）

【用法】上为粗散。每服四钱，以水一中盏，煎至

六分，去滓，加竹沥半合，更煎一二沸，不拘时候温服。

【主治】产后脏虚，心忪惊悸，言语错乱。

牛黄散

【来源】《太平圣惠方》卷七十八。

【组成】牛黄半两（研入）　白薇半两　人参二两（去芦头）　麦门冬二两（去心，焙）　茯神　远志（去心）　熟干地黄　朱砂（细研，水飞过）　天竹黄（细研）　防风（去芦头）　独活　甘草（炙微赤，锉）　龙齿（细研）各一两　龙脑一钱（细研）　麝香一分（细研）

【用法】上为细散，入研了药令匀。每服二钱，以薄荷酒调下，不拘时候。

【主治】产后心虚，风邪惊悸，志意不安，精神昏乱。

丹砂丸

【来源】《太平圣惠方》卷七十八。

【组成】丹砂一两（细研，水飞过）　龙齿三分（细研）　铁精三分（细研）　金箔三十一片（细研）　牛黄一分（细研）　麝香一分（细研）　柏子仁半两　菖蒲半两　远志半两（去心）　琥珀半两（细研）　人参三分（去芦头）　茯神半两　生干地黄三分

【用法】上为细末，入研了药令匀，炼蜜为丸，如梧桐子大。每服二十丸，以金银汤送下，不拘时候。

【主治】产后脏虚，心神惊悸，或时烦闷，志意不安。

龙齿散

【来源】《太平圣惠方》卷七十八。

【组成】龙齿三两　远志（去心）　人参（去芦头）　茯神　熟干地黄　甘草（炙微赤，锉）　当归（锉，微炒）　白芍药　麦门冬（去心，焙）　牡蛎（烧为粉）各一两

【用法】上为粗散。每服三钱，以水一中盏，加竹叶二七片，生姜半分，大枣三枚，煎至六分，去

滓，不拘时候温服。

【主治】产后脏气虚，心神惊悸，不自觉知，言语错误，志意不定。

白羊心汤

【来源】《太平圣惠方》卷七十八。

【组成】白羊心一枚（细切，以水六中盏，煎取三盏，去心） 熟干地黄三分 防风（去芦头） 牡蛎（捣碎，炒令微黄） 人参（去芦头） 远志（去心） 独活 白芍药 黄耆（锉） 茯苓 甘草（炙微赤，锉）各半两

【用法】上为散。每服三钱，以羊心汁一中盏，煎至六分，去滓温服，一日三次，不拘时候。

【主治】产后内虚，风邪所攻，心神惊悸，志意不定。

白茯苓丸

【来源】《太平圣惠方》卷七十八。

【组成】白茯苓一两 熟干地黄一两 人参（去芦头） 琥珀 桂心 远志（去心） 菖蒲 柏子仁各半两

【用法】上为末，炼蜜为丸，如梧桐子大。每服三十丸，以粥饮送下，不拘时候。

【主治】产后心虚惊悸，神不安定。

白茯苓散

【来源】《太平圣惠方》卷七十八。

【别名】熟干地黄汤（《普济方》卷三五三）。

【组成】白茯苓一两半 熟干地黄一两半 远志一两（去心） 甘草一两（炙微赤，锉） 白芍药一两 黄耆一两（锉） 桂心一两 当归一两（锉，微炒） 麦门冬一两（去心，焙） 人参一两半（去芦头） 菖蒲一分 桑寄生一分

【用法】上为粗散。每服四钱，以水一中盏，加生姜半分，大枣三个，竹叶二七片，煎至六分，去滓温服，不拘时候。

【主治】产后心神惊悸不定，言语失常，心中愦愦。

远志丸

【来源】《太平圣惠方》卷七十八。

【组成】远志（去心） 黄耆（锉） 白茯苓 桂心 麦门冬（去心，焙） 人参（去芦头） 当归（锉，微炒） 白术 钟乳粉 独活 柏子仁 阿胶（捣碎，炒令黄燥） 菖蒲 熟干地黄 薯蓣各一两

【用法】上为末，炼蜜为丸，如梧桐子大。每服二十丸，温酒送下，不拘时候。

【主治】产后脏虚不足，心神惊悸，志意不安，腹中急痛，或时恐怖，夜不安卧。

茯神散

【来源】《太平圣惠方》卷七十八。

【组成】茯神 远志 人参（去芦头） 麦门冬（去心，焙） 甘草（炙微赤，锉） 当归（锉，炒） 桂心 羚羊角屑 龙齿 熟干地黄 白芍药各一两

【用法】上为粗散。每服三钱，以水一中盏，加生姜半分，大枣三个，煎至六分，去滓温服，不拘时候。

【主治】产后脏虚，心中惊悸，志意不安，言语错乱，不自觉知。

琥珀散

【来源】《太平圣惠方》卷七十八。

【组成】琥珀一两 茯神一两 远志三分（去心） 人参一两（去芦头） 熟干地黄一两 甘草三分（炙微赤，锉） 铁粉二两

【用法】上为细散。每服一钱，煎金银汤调下，不拘时候。

【主治】产后心虚不足，惊悸，言语不定，错乱，眠卧不安。

熟干地黄散

【来源】《太平圣惠方》卷七十八。

【别名】龙齿散（《普济方》卷三五三）、熟地黄散（《证治准绳·女科》卷五）。

【组成】熟干地黄一两　人参三分（去芦头）　茯神三分　龙齿一两　羌活三分　桂心半两　黄耆一两　白薇一两　远志三分（去心）　防风半两（去芦头）　甘草半两（炙微赤，锉）

【用法】上为粗散。每服三钱，以水一中盏，加生姜半分，大枣三枚，煎至六分，去滓温服，不拘时候。

【主治】产后心虚惊悸，神思不安。

人参汤

【来源】《圣济总录》卷一六三。

【组成】人参（锉）一两　麦门冬（去心）半两　木通（锉）　芍药各二两　甘草（炙）一两　羚羊角（镑屑）一分

【用法】上为粗末。每用水三盏，先煮羊肉三两，取汁一盏，去肉入药末三钱匕，再煎至七分，不拘时候。

【主治】产后虚惊，心神恍惚。

人参汤

【来源】《圣济总录》卷一六三。

【组成】人参一两　远志（去心）半两　白茯苓（去黑皮）二两　麦门冬（去心，焙）　芍药（锉）各半两　甘草（炙，锉碎）　当归（切，焙）　桂（去粗皮）各一两

【用法】上为粗末。每服二钱匕，加生姜二片，大枣一枚（擘破），水一盏，煎至七分，去滓，通口服，不拘时候。

【主治】产后惊悸不安。

芍药汤

【来源】《圣济总录》卷一六三。

【组成】赤芍药（锉）一两　芎䓖　牡丹皮　玄参　当归（切，焙）　人参各半两　五味子　麦门冬（去心，焙）各一两　白茯苓（去黑皮）　白薇各半两　熟干地黄（焙）二两　甘草（炙）半两

【用法】上为粗末。每服三钱匕，水一盏，煎七分，去滓温服，不拘时候。

【主治】产后血气虚弱，心下惊悸，梦寐不安，妄

见鬼物；产后蓐劳，疼痛寒热，头眩眼运，精神恍惚，睡多惊恐，盗汗腹痛，大便不利。

羊心汤

【来源】《圣济总录》卷一六三。

【组成】羊心一枚（以水五盏，煎取三盏汁用）　甘草（炙）一两　远志（去心）半两　防风（去叉）一两　生干地黄（焙）一两半　芍药（锉）　牡蛎（熬）各一两　人参一两半　羚羊角（镑屑）半两

【用法】上九味，将八味为粗末。每服三钱匕，以煮羊心汁一盏，煎至七分，去滓温服，不拘时候。

【主治】产后血气惊悸，神志不宁。

麦门冬汤

【来源】《圣济总录》卷一六三。

【组成】麦门冬（去心，焙）半两　熟干地黄（焙）一两　白茯苓（去黑皮）　甘草（炙，锉）各一两　芍药（锉）一两

【用法】上为粗末。每服三钱匕，水一盏，加生姜五片，大枣一枚（擘破），煎至七分，去滓温服，不拘时候。

【主治】产后心虚惊悸，恍惚不安。

远志汤

【来源】《圣济总录》卷一六三。

【组成】远志　龙齿　人参　茯神（去木）　桂（去粗皮）　芍药（锉）　黄耆（锉）　麦门冬（去心，焙）各一两半

【用法】上为粗末。每服二钱匕，水一盏，煎七分，去滓温服，不拘时候。

【主治】产后心虚惊悸，梦寐不安。

七宝散

【来源】《产乳备要》。

【组成】朱砂（研如粉）　桂心　干姜（炮）　当归（切，焙）　川芎　人参　羚羊角灰　茯苓各等分

【用法】上药各为细末，若产妇平和，三腊以前直至满月，每日各取一字匕，以羌活、豆麻酒调下，空心服，日二夜一服；不饮酒者，以童便温调下。

【功用】匀血和气，补虚，压惊悸。

【主治】

1.《产乳备要》：初产后惊悸。

2.《女科百问》：初产后虚晕。

【加减】若觉心胸烦热，即减姜、桂，冷即加之；腹痛，加当归；心闷，加羚羊角；心中虚气，加桂；不下食或恶心，加人参；虚战，加茯苓。

【方论】《济阴纲目》汪淇笺释：此方以芎、归、姜、桂为主，似太热矣。为之温血行血则可，若谓其能调和血气，安神镇惊，则末可也。临证者，悉再详之。

人参散

【来源】方出《妇人大全良方》卷十九，名见《证治准绳·女科》卷五。

【组成】麦门冬（去心） 人参各八钱 牛黄（研） 白薇各二钱 茯神 独活 远志 生地黄 朱砂（飞） 防风 天竺黄 甘草 龙齿（研）各四钱 龙脑 麝香（并研细）各一钱

【用法】上为细末。每服二钱，薄荷酒调下。

【主治】产后脏腑虚，心怔惊悸，言语错乱。

茯苓散

【来源】方出《妇人大全良方》卷十九，名见《校注妇人良方》卷十九。

【组成】人参 甘草 芍药 当归 生姜各八分 远志 茯苓各十分 桂心六分 麦门冬 大枣各十二分

【用法】上为散。以水八升，煮取三升，去滓，分三次温服。

【主治】

1.《妇人大全良方》：产后心虚，忪悸不定，乱语错误，精神恍惚不主。

2.《校注妇人良方》：产后健忘少睡，或自汗盗汗。

茯苓散

【来源】《普济方》卷三五三。

【组成】茯苓 远志 人参 麦门冬 桂心 生地黄 当归 龙齿 白芍药 羚羊角各等分

【用法】上为粗末。每服三钱，水一盏，加生姜三片，大枣一个，煎至六分，去滓温服，不拘时候。

【主治】产后脏虚，心中惊悸，志意不定，言语错乱，不自觉知。

茯神散

【来源】《普济方》卷三五三。

【组成】茯神 当归 黄芩 麦门冬 甘草 人参 芍药 酸枣仁 白鲜皮各三两 大枣七个

【用法】上为粗末。以水二升，煮取七合，去滓温服。

【主治】产后心虚，惊悸，志意不定，烦躁恍惚。

参归饮

【来源】《医学集成》卷三。

【组成】人参 当归 炮姜 附子 枣仁

【主治】产后心慌自汗。

参胶补血汤

【来源】《陈素庵妇科补解》卷五。

【组成】人参 阿胶 云苓 白术 甘草 川芎 当归 白芍 熟地 远志 麦冬 枣仁

【主治】产后下血过多，心血耗极，惊悸，其脉动而微。

【方论】四物补血，四君补气，阳生则阴长，气盛则血充；阿胶之甘平，麦冬之甘苦，性皆微凉，可以滋少阴浮燥之火；远志之苦温，枣仁之酸温，直入心经，益肝胆，使心肾相交，成水火既济之功。

加味四物汤

【来源】《济阴纲目》卷十二。

【组成】当归 川芎 白芍（炒） 熟地（酒洗）

茯神（去木）各一钱　远志（去心）　枣仁（炒）各七分

【用法】上锉，水煎，空腹服。

【主治】产后血少，怔忡无时。

经效方

【来源】《济阴纲目》卷十二。

【组成】茯神　当归　芍药　人参　麦门冬（去心）　酸枣仁（炒）　黄芩　甘草　白鲜皮各二两　大枣七枚

【用法】上为粗末。水二升，煮取七合，去滓温服。

【主治】产后心虚松悸，志意不定，烦躁恍惚。

茯苓散

【来源】《明医指掌》卷九。

【组成】人参一钱（去芦）　甘草（炙）一钱　山药一钱　当归一钱（炒）　白茯苓八分　桂心五分　麦冬一钱　远志二钱（去心）　大枣二枚　生姜五钱

【用法】上锉，水二盏，煎一盏服。

【主治】产后心虚，松忡不定，恍惚多惊。

保生锭

【来源】《简明医彀》卷七。

【组成】辰砂（上好，水飞）　当归　川芎各等分

【用法】上为末，蜜和，印定金银。以山楂一两，当归五钱，荆芥（炒）二钱，煎汤化下。

【功用】产后镇养心神。

养心汤

【来源】《傅青主女科·产后编》卷下。

【组成】炙黄耆一钱　茯神八分　川芎八分　当归二钱　麦冬一钱八分　远志八分　柏子仁一钱　人参一钱半　炙草四分　五味十粒（一方有元肉六枚）

《胎产指南》有枣仁。

【用法】加生姜，水煎服。

【主治】产后心血不定，心神不安。

加味生脉散

【来源】《胎产心法》卷下。

【别名】加味麦冬汤（《医钞类编》卷十七）。

【组成】人参　麦冬（去心）　归身　生地　炙草　石菖蒲各一钱　五味子十三粒（捶碎）

【用法】獖猪心一个，劈开，水二盏，煎至一盏半，去心，入药煎七分，食后服。

【主治】产后去血太多，心血虚弱，不能上荣于舌，语言不清，含糊謇涩；或怔忡。

远志丸

【来源】《医略六书》卷三十。

【组成】远志一两半　人参一两半　熟地五两　黄耆三两（蜜炙）　当归三两　白术一两半（炒）　阿胶三两（麸炒）　柏子仁三两（炒）　萸肉一两半　麦冬三两（去心）

【用法】上为末，炼蜜为丸。每服三五钱，金箔汤送下。

【主治】产后惊悸，脉浮虚软者。

【方论】产后气血两虚，心神失养，而心气虚馁，胆气亦怯，故善惊数悸焉。远志通肾交心，人参扶元壮胆，熟地补真阴以滋心血，黄耆补中气以雄胆气，当归养血脉荣心，白术健脾元生血，阿胶珠补阴益血，柏子仁养心安神，麦冬润肺气以清心，萸肉密肾气以涩精也。蜜丸金箔汤下，使阴平阳秘，则血气内充，而心神得养，胆气亦壮，何有善惊数悸之患哉。

羌活散

【来源】《医略六书》卷三十。

【组成】羌活一两半（盐水炒）　人参一两半　远志一两半　茯苓一两半（去木）　大枣三枚

【用法】上为散。每服三钱，竹沥六合，煎三沸，去滓温服。

【主治】产后心气内虚，风乘虚袭，心气被扰，心神不宁，惊悸，脉浮虚者。

【方论】羌活开经气以泄风邪，人参扶元气以雄心，茯神安神安志，远志通肾交心，大枣缓中以

益脾也。为散竹沥煎，使心液内充，则心气雄壮，而风邪外解，心神宁静，何惊而且悸之不定哉。

定惊四物汤

【来源】《医略六书》卷三十。

【组成】熟地四钱 当归三钱 白芍一钱半（酒炒） 川芎八分 枣仁三钱（炒） 茯神二钱（炒，去木） 远志一钱半

【用法】水煎，去滓温服。

【主治】产后多惊，脉虚微涩者。

【方论】产后心血不足，不能荣养乎心，而心胆气怯，故触事易惊焉。熟地补阴以资心血，当归养血以荣胆经，川芎行血海以壮胆，白芍敛营阴以宁心，枣仁养心安神，茯神宁神定志，远志以交通心肾也。水煎温服，使心血内充，则肾气亦赖以壮而胆气无不自雄。

定惊琥珀散

【来源】《医略六书》卷三十。

【组成】琥珀三两 当归三两 乳香一两半 辰砂一两半

【用法】上为散。每服三钱，金箔汤送下。

【主治】产后惊悸，脉虚涩者。

【方论】产后心虚血滞，不能营运乎心，而心神失养，故惊而且悸不宁焉。琥珀安神散瘀，以通心气，当归养血归心以荣心血，乳香活血通心，辰砂镇心安神也。为散，金箔汤下，使瘀血消化，则新血自生，而心神得养，心气自雄，焉有惊悸之患乎。

独活散

【来源】《医略六书》卷三十。

【组成】独活一两半（盐水炒） 白芍一两半（炒） 防风一两半（盐水炒） 当归三两 远志一两半 生地五两 龙齿三两（煅） 茯神二两（去木） 人参一两五钱 炙草一两五钱

【用法】上为散。每服三钱，银器煎汤，去滓温服。

【主治】产后风邪乘虚袭伤营阴，心神失养，心血心气俱馁，惊悸不安，脉浮虚微数。

【方论】方中独活开经气，防风散风邪，生地壮水以滋心血，当归养血以营心经，白芍敛阴和血以宁心，远志通肾交心以保心，人参扶元补心气，龙齿定魄安神志，茯神定神志，炙草缓中州以益胃气。为散，银汁煎，使风邪外解则血气内充，而心神得养，心气自雄。

桂心丸

【来源】《医略六书》卷三十。

【组成】桂心一两半 人参一两半 熟地五两 茯神一两半（去木） 柏仁三两（炒） 远志一两半 辰砂一两半

【用法】上为末，炼蜜为丸。每服三钱，酒煎，去滓温服。

【主治】产后惊悸，脉虚弦细者。

【方论】产后血气虚寒，心阳亏损，而心气不振，心神失养，故惊悸不安焉。桂心补火以振心阳，人参扶元以补心气，熟地补血滋心阴，茯神渗湿安神志，远志通肾交心，柏仁养心宁神，朱砂镇坠心气以安神也。蜜丸酒下，使血气内充，则虚寒自散，而心阳振发，心气自雄，安有惊悸不已之患乎。

茯神散

【来源】《医宗金鉴》卷四十八。

【组成】茯神（去木）一两 人参 黄耆（炙） 赤芍 牛膝 琥珀 龙齿（研）各一钱五分 生地一两五钱 桂心五钱 当归二两

【用法】上为末。每服三钱，水煎服。

【主治】产后血虚，心气弱，惊悸，恍惚不安宁。

补心丸

【来源】《大生要旨》。

【组成】黄耆（蜜炙） 枣仁 远志（去木，甘草汤泡，焙） 茯苓各二钱 生地五钱 人参一钱 菖蒲七分

【用法】上为细末，大枣为丸，朱砂为衣。用芎归汤送下，得卧即安。

【主治】产伤气血，心气大亏，心神惊悸不宁，时

见鬼神，言语颠倒。

茯神散

【来源】《女科切要》卷六。

【组成】人参一钱　茯神八分　甘草一钱　山药一钱　当归一钱　肉桂五分　远志肉一钱　生姜五钱　大枣二个

【用法】水煎服。

【主治】产后心虚，怔忡不定，神思不清。

石斛散

【来源】《妇科玉尺》卷四。

【组成】人参　枣仁　茯神　远志　白芍　石斛　麦冬　炙草　五味子

【用法】桂圆汤下。

【主治】产后血虚惊悸。

茯苓汤

【来源】《妇科玉尺》卷四。

【组成】人参　甘草　山药　当归　茯苓　桂心

麦冬　远志　大枣　生姜

【主治】产后心虚。

补心丸

【来源】《竹林女科》卷三。

【组成】当归身　生地黄　熟地黄　茯神各一两　人参　麦冬各一两五钱　枣仁　柏子仁各八钱　炙甘草四钱　五味子　莲子各一两二钱

【用法】上为末，炼蜜为丸，如梧桐子大。每服百余丸，芎归汤送下。得卧即安。

【主治】产后心气大虚，惊悸，言语颠倒。

养血安神汤

【来源】《会约医镜》卷十五。

【组成】当归身二钱　熟地三五钱　白芍（酒炒）一钱半　茯神　枣仁（炒）　生地　炙草各一钱　远志六分　五味三分　干姜（炒黑）三四分　柏子仁（微炒，去油）七分　白莲五粒（去心，微炒，捶碎）

【用法】水煎，温服。

【主治】产后心血不足，以致神魂不安而惊悸者。

二十三、产后汗证

　　产后汗证，是以产妇于产褥期出现汗出过多，或日久不止为主要表现的疾病。如产后出现涔涔汗出，持续不止者，称"产后自汗"；若睡后汗出湿衣，醒来即止者，称"产后盗汗"。本病成因为产后气虚，卫阳不固，或阴虚内热，浮阳不敛，迫汗外溢所致。产后失血耗气，气营两伤，营血不足，卫阳不固，而致自汗不止；或若素体阴虚者，分娩出血而阴衰于内，阳气独盛于外，则盗汗不止。治宜补气养阴，固表止汗。

牡蛎散

【来源】《经效产宝并续集》。

【组成】牡蛎二钱　人参二钱　黄耆（生）二钱　当归三钱　熟地三钱　麻黄根（麻黄发汗，根止汗，宜用根）一钱　小麦麸皮（炒黄）二钱

【用法】上为末。每服三钱，生化汤调服。

【主治】妇人产后，阴虚盗汗，睡中汗出，觉则止者。

鲤鱼汤

【来源】《医心方》卷二十三引葛氏方。

【组成】鲤鱼肉三斤　葱白一斤　香豉一升

【用法】水六升，煮取二升，分再服。

【主治】产后虚羸，自汗出。

龙骨散

【来源】方出《太平圣惠方》卷七十八，名见《普

济方》卷三五三。

【组成】龙骨一两 麻黄根一两

【用法】上为细散。每服二钱，以粥饮调下，不拘时候。

【主治】产后虚汗不止。

吴茱萸散

【来源】《太平圣惠方》卷七十八。

【组成】吴茱萸半两（汤浸七遍，微炒） 五味子一两

【用法】上为末。以酒二大盏浸半日，煎至一盏三分，去滓，分三次温服，不拘时候。

【主治】

1. 《太平圣惠方》：产后虚赢盗汗，涩涩恶寒。

2. 《普济方》：产后体虚，汗出心烦，食少，四肢赢弱，涩涩恶寒。

牡蛎散

【来源】方出《太平圣惠方》卷七十八，名见《圣济总录》卷十三。

【别名】粉汗方（《圣济总录》卷三十一）。

【组成】牡蛎粉三分 麻黄根二两

【用法】上为细散。用扑身上，汗即自止。

《圣济总录》粉汗方，用牡蛎半斤（烧研如粉）、麻黄根一两（捣罗为末），寝寐中于有汗处敷之。

【主治】

1. 《太平圣惠方》：产后虚汗不止。

2. 《圣济总录》：风虚多汗。

黄耆饮子

【来源】《太平圣惠方》卷七十八。

【组成】黄耆（锉） 人参（去芦头） 生干地黄 五味子 麦门冬（去心） 当归各一两 牡蛎一两半（烧为粉）

【用法】上细锉，和匀。每服半两，以水一大盏，入葱白五茎，豉五十粒，煎至五六分，去滓，不拘时候，分二次温服。

【主治】产后体虚赢瘦，四肢少力，不思饮食，心神虚烦，汗出口干。

麻黄根散

【来源】《太平圣惠方》卷七十八。

【别名】麻黄根汤（《万氏女科》卷三）。

【组成】麻黄根 当归（锉，微炒） 黄耆（锉） 人参（去芦头） 甘草（炙微赤，锉） 牡蛎粉各半两

【用法】上为粗散。每服四钱，以水一中盏，煎至六分，去滓温服，不拘时候。

【主治】

1. 《太平圣惠方》：产后虚汗不止。

2. 《万氏女科》：产后虚汗不止，身热发渴，惊悸不安。

二圣散

【来源】《圣济总录》卷一六四。

【组成】麻黄根二两 故败扇（烧取灰）半两

【用法】上为散。每服二钱匕，煎人参汤调下，不拘时候。

【主治】产后虚汗不止，烦倦少力。

人参散

【来源】《圣济总录》卷一六四。

【组成】人参 芍药（锉） 甘草（炙） 龙骨各一两

【用法】上为散。每服二钱匕，麝香温酒调服，一日三次。

【主治】产后虚汗不止，烦热体痛，渴燥引饮。

甘草汤

【来源】《圣济总录》卷一六四。

【组成】甘草（炙）三分 当归（切，焙） 人参各一两 羊肉一斤（去脂，切碎，水四大碗，煮取汁三碗，去肉澄清） 川芎一两 桂（去粗皮）三分 芍药一两半 生干地黄（焙）四两

【用法】上药除肉外，为粗末。每服三钱匕，以肉

汁一盏，煎至七分，去滓温服，不拘时候。

【主治】产后血虚，汗出不止。

石斛汤

【来源】《圣济总录》卷一六四。

【组成】石斛（去根）　附子（炮裂，去皮脐，切）　白术（锉，炒）　秦艽（去苗土）　桂（去粗皮）各一两

【用法】上锉，如麻豆大。每服三钱匕，水一盏，加小麦五十粒，同煎至七分，去滓温服，不拘时候。

【主治】产后虚热，汗出不止。

芍药汤

【来源】《圣济总录》卷一六四。

【组成】芍药（锉，炒）一两　当归（切，炒）三分　生干地黄（焙）二两　黄耆（锉）一两　白茯苓（去黑皮）一两　石斛（去根，锉）一两

【用法】上为粗末。每服三钱匕，水一盏，煎至七分，去滓温服，一日三次。

【主治】产后虚汗不止，虚烦懊闷。

茯苓汤

【来源】《圣济总录》卷一六四。

【组成】白茯苓（去黑皮）一两半　甘草（炙黄）一两　芍药（锉，炒）一两　桂（去粗皮）一两　当归（切，炒）一两　麦门冬（去心，焙）一两　黄耆一两半（锉）

【用法】上为粗末。每服五钱匕，水一盏半，加生姜半分（切），大枣二个（擘），煎至八分，去滓温服，不拘时候。

【主治】产后虚汗不止，心悸恍惚，怵惕多惊。

黄耆汤

【来源】《圣济总录》卷一六四。

【组成】黄耆（锉）　白术（锉，炒）　牡蛎（熬为粉）　白茯苓（去黑皮）　防风（去叉）　生干地黄（焙）　麦门冬（去心，焙）各一两

《玉机微义》有甘草、大枣；《医宗金鉴》有浮小麦、甘草；《女科指掌》有当归、甘草。

【用法】上为粗末。每服三钱匕，水一盏，煎至七分，去滓温服，不拘时候。

【主治】

1. 《圣济总录》：产后荣卫虚损，汗出不止。
2. 《宋氏女科秘书》：产后阴虚，又遇风邪，虚汗不止。

【方论】《济阴纲目》：黄耆得防风其功愈大，为易于固表也；牡蛎肾家药也，以肾液入心为汗，故止汗又宜固肾，其他可意解也。

麻黄根汤

【来源】《圣济总录》卷一六四。

【组成】麻黄根二两　牡蛎（烧赤）一两半　黄耆（锉）一两　人参一两　龙骨一两　枸杞根皮二两

【用法】上为粗末。每服三钱匕，以水一盏半，加大枣二枚（擘破），同煎至一盏，去滓温服，不拘时候。

【主治】产后虚汗不止。

八珍散

【来源】《产宝诸方》卷一。

【组成】白术　人参　莲肉（去皮心）　甘草（炙）各一两　白茯苓　乌药　白扁豆各二两　熟地黄一两半

【用法】上为细末。每服二钱，水一盏，加生姜三片，大枣一个，煎至七分，空心服。

【功用】进食，养气，益卫。

【主治】产前产后脾弱血虚，心忪多困，盗汗无力。

【加减】加黄耆八钱尤妙。

人参散

【来源】《卫生家宝产科备要》卷六。

【组成】人参（去芦，切作片子，焙）　当归（净洗，去芦，切，焙）各半两。

【用法】上分作两服。每用猪石子一只，切作八片，以灰去血水，用水二盏，葱二茎，粳米一合，

生姜三片，煎一盏，去石子等，温服，早、晚各一次。

【主治】产后虚汗发热。

止汗散

【来源】《妇人大全良方》卷十九引胡氏方。

【组成】牡蛎（煅，研细） 小麦麸（炒令黄色，碾为细末）各等分

【用法】上为细末。煮生猪肉汁调下二钱，不拘时候。

【主治】产后盗汗不止。

当归二黄汤

【来源】方出《妇人大全良方》卷十九，名见《济阴纲目》卷十三。

【别名】当归二黄散（《医略六书》卷三十）。

【组成】当归 黄耆各一两 麻黄根二两

【用法】上锉。每服三钱，水一盏，煎至七分，去滓温服。

【主治】产后虚汗不止。

犀角饮子

【来源】《卫生宝鉴》卷十八。

【组成】犀角 麦门冬（去心） 白术各半两 柴胡一两 地骨皮 枳壳（麸炒） 甘草（炒） 生地黄 当归 拣参 茯苓（去皮） 黄芩 黄耆各七钱

【用法】上为粗末。每服三钱，水一盏半，加浮小麦七十粒，生姜三片，煎至七分，去滓食后温服。

【主治】产后亡津液，虚损，时自汗出，发热困倦，唇口干燥。

黄耆汤

【来源】《普济方》卷三五三引《便产须知》。

【别名】延寿汤。

【组成】黄耆 白术 防风 熟地黄 牡蛎粉 白茯苓 麦门冬各等分（一方有甘草）

【用法】上锉。每服四钱，水一盏半，加红枣二个，煎大半盏服。

【主治】产后血虚为风邪所搏，汗出不止。

参麦汤

【来源】《陈素庵妇科补解》卷五。

【组成】麻黄根 牡蛎 浮小麦 黄耆 人参 麦冬 川芎 赤芍 生地 当归 甘草 陈皮 香附 防风 丹皮 葱白

【主治】产后阴虚于内，阳气独盛于外，汗出不止者。

【方论】汗多亡阳，卫败也；血去亡阴，荣竭也。产后去血多，已亡阴矣，加于汗出不止，重亡其阳，是阴阳俱失，荣卫两伤。治宜峻补其血，血盛则阳有所附，阴阳和则阳自能卫于外，阴自能敛于内，汗不止而自止矣。人参、麦冬安神养血，配四物，丹皮使阴不内虚，麻根、牡蛎、小麦、黄耆止汗固表，配人参、甘草使阳不至独盛，防风、葱白佐黄耆而行表，陈皮、香附佐人参而益气。汗止而阴血自固，阴血生而阳有所附，又何亡阳之虑哉？

封脐膏

【来源】《宋氏女科》。

【组成】五倍子不拘多少

【用法】上为末。津吐调匀，填脐内，封固，用绵缚之。

【主治】产后虚汗不止。

八味地黄丸

【来源】《傅青主女科·产后编》卷上。

【组成】山茱萸 山药 牡丹皮 茯苓 熟地黄各八钱 泽泻 五味子各五钱 炙黄耆一两

【用法】上为末，炼蜜为丸。每晚服。

【主治】产后虚汗不止，血块不落。

【宜忌】宜谨避风寒，勿用利水药。

止汗散

【来源】《傅青主女科·产后编》卷上。

【别名】止汗汤（《嵩崖尊生》卷十四）。

【组成】人参二钱　当归二钱　熟地一钱半　麻黄根五分　黄连五分（酒炒）　浮小麦一大撮　大枣一枚

【主治】产后盗汗。

麻黄根汤

【来源】《傅青主女科·产后编》卷上。

【组成】人参二钱　当归二钱　黄耆一钱半（炙）白术一钱（炒）　桂枝五分　麻黄根一钱　粉草五分（炒）　牡蛎（研）少许　浮麦一大撮

【主治】产后虚汗不止。

【加减】虚脱汗多，手足冷，加黑姜四分，熟附子一片；渴，加麦冬一钱，五味子十粒；肥白人产后多汗，加竹沥一盏，姜汁半匙，以清痰火；血块不落，加熟地三钱；恶风寒，加防风五分，桂枝五分。

紫金丸

【来源】《郑氏家传女科万金方》卷一。

【组成】禹余粮二两（煅，醋淬，研）　白芍　当归　熟地　川芎　龙骨（煅）四制　香附　白芷各一两　肉桂（或用官桂）　干姜（煨）各五分（一方加赤石脂，煨，另研细）

【用法】上为末，醋为丸。温酒送下。

【主治】妇女劳伤气血，冲任虚损，经水淋漓不止，腰腹疼痛。

【加减】产后盗汗，加黄耆、麻黄根。

参耆调卫汤

【来源】《胎产秘书》卷下。

【组成】人参三钱　炙耆　麻黄根各一钱五分　当归二钱　桂枝五分　防风三分　元枣二个

【用法】水煎服。

【主治】产后倦甚而长长然汗出，形色俱脱者。

【加减】汗少，减桂枝。

归姜汤

【来源】《医学心悟》卷五。

【别名】归姜枣汤（《产科心法》卷下）。

【组成】当归三钱　黑姜七分　枣仁（炒）一钱五分　大枣五枚（去核）

【用法】水煎服。

【主治】产后心慌自汗。

【加减】若服后自汗仍多，心慌无主，恐其晕脱，加人参二钱，熟附子一钱。

人参枣仁汤

【来源】《医略六书》卷三十。

【组成】人参钱半　枣仁三钱　五味一钱半　茯神二钱（去木）　归身三钱　草灰六分　萸肉三钱乌梅三钱

【用法】水煎，去滓温服。

【主治】产后汗雨不止，脉虚者。

【方论】产后心肾乏竭，元气疏泄，不能统摄津液而汗雨不收，势甚危急。人参扶元以济心肾之气，枣仁养神以摄心肾之液，萸肉涩精和气，乌梅摄液敛津，茯神入心以安神，归身入冲以养血，草灰和胃燥湿，五味敛液收津以复耗散之气也。水煎温服，俾精血内充，则心肾气密而汗雨自收，何危急之有哉。

加参生化汤

【来源】《宁坤秘籍》卷中。

【组成】人参三钱　桃仁十粒　麻黄根一钱　枣仁一钱（炒）　浮麦一撮

【主治】产后汗出气短。

【加减】渴，加麦冬一钱，五味子十粒；嗽，加杏仁十粒，桔梗五分；痰，加竹沥一酒盏，姜汁半匙；汗多，加黄耆一钱。

浮麦散

【来源】《竹林女科》卷三。

【组成】人参二钱　当归　熟地黄各一钱五分　麻黄根五分　黄连（酒炒）五分　浮小麦一撮

【用法】水一钟半，煎七分服。

【主治】产后阴虚盗汗。

加味大补汤

【来源】《会约医镜》卷十五。
【组成】人参　黄芩（蜜炒）三钱　白术二钱　当归二钱　附子一钱　防风八分　麻黄根（蜜炒）一钱半　白芍（酒炒）一钱
【用法】以浮麦一合煎就，去麦，入药煎之，调牡蛎（锻，研粉）三钱顿服。
【主治】产后荣血不足，卫气失守，不能敛皮毛，固腠理，汗易泄而出者。

参附耆蛎汤

【来源】《产科发蒙》卷四。
【组成】人参　黄耆　附子　牡蛎各等分
【用法】上作大剂。以水二合，煮取一合，温服。
【主治】产后绝汗如雨，手足清冷者。

经效黄耆散

【来源】《产科发蒙》卷四。
【组成】黄耆十二分　白术　牡蛎　茯苓　防风　麦冬（去心）　地黄各八分　大枣八个
【用法】上以水二升，煮取七合，去滓，空心温服。
【主治】产后汗出不止。

黄耆补气汤

【来源】《古今医彻》卷四。
【组成】黄耆一钱半（蜜炙）　人参二钱　白术一钱半（土炒）　当归一钱　芍药一钱　炙甘草三分　茯苓一钱　肉桂五分　附子五分（制）

【用法】加大枣二枚，煨姜一片，水煎服。
【主治】产后去血过多，自汗体倦。

加味当归补血汤

【来源】《医门八法》卷四。
【组成】当归身五钱（炒）　炙耆五钱　党参五钱　乌梅五个（去核）
【主治】产后大汗。

卫阳生化汤

【来源】《医方简义》卷六。
【组成】炙黄耆三钱　蜜炙桂枝七分　生左牡蛎五钱　川芎二钱　当归四钱　桃仁十五粒　炙甘草五分　炮姜五分　酒炒白芍八分
【主治】产后自汗。

保阴生化汤

【来源】《医方简义》卷六。
【组成】川芎二钱　当归四钱　桃仁十粒　炙甘草五分　炮姜五分　稽豆皮五钱　清炙绵耆八分　琥珀五分　银胡八分
【用法】加藕节三个，水煎服。
【主治】产后盗汗。

参耆麻黄根汤

【来源】《顾氏医径》卷四。
【组成】人参　黄耆　当归　白术　桂枝　粉草　麻黄根　牡蛎　浮麦
【主治】产后自汗、盗汗。

二十四、产后发热

　　产后发热，是以产褥期内，高热寒战或发热持续不退为主要表现，并伴有其他症状的疾病。本病成因主要为产后气血耗伤，血室正开，产时接生不慎，或护理不洁，或不禁房事，致使邪毒乘虚而入，稽留于冲任、胞脉，正邪交争，因而发热。或产后百脉空虚，腠理不密，卫阳不固，以致风寒之邪，袭表犯肺，营卫不和，因而发热。或产时、产后血去过多，阴血暴虚，阳无所附，以致虚阳越浮于外而令发热。或产后情志不遂，或为寒邪所客，瘀阻冲任，恶露不下，败血停滞，阻碍气机，营卫不通，而致发热。本病有虚有实，其证各异。在注意多虚多瘀的基础上，治疗应以调和营卫为主。

芍药汤

【来源】《备急千金要方》卷三。

【组成】白芍药　干地黄　牡蛎各五两　桂心三两

【用法】上锉。以水一斗，煮取二升半，去滓，分三服，一日三次。

【主治】产后虚热头痛，亦治腹中拘急痛者。

【加减】本方加黄芩，名"桂心牡蛎汤"（《类证活人书》卷十九）、"桂心牡蛎散"（《普济方》卷三五三）。

【方论】《千金方衍义》：产后虚热虚烦，浑是虚火上炎之候，芍药、地黄专清血热，恐其闭拒，乃以桂心散之，牡蛎能解虚热上蒸之头痛，以其咸降也。

知母汤

【来源】《备急千金要方》卷三。

【组成】知母三两　芍药　黄芩各二两　桂心　甘草各一两（一方有生地黄，无桂心）

【用法】上锉。以水五升，煮取二升半，分三服。

【主治】产后乍寒乍热，通身温壮，胸心烦闷。

【方论】《千金方衍义》：知母、芍药、黄芩统治内外之热，妙用尤在桂心辛散，不独收摄上浮之火，且使上三味无遏闭之虞，更以甘草和其寒热，烦闷自除矣。

芎䓖散

【来源】《太平圣惠方》卷七十八。

【组成】芎䓖　生干地黄　刘寄奴　鬼箭羽　羌活　当归（锉，微炒）各三分　柴胡一两（去苗）　鳖甲一两（涂醋，炙微黄，去裙襕）

【用法】上为粗散。每服三钱，以水一中盏，加生姜半分，煎至六分，去滓温服，不拘时候。

【主治】产后血气不散，体虚，乍寒乍热，骨节疼痛，四肢少力。

知母散

【来源】《太平圣惠方》卷七十八。

【组成】知母　当归（锉，微炒）　鬼箭羽　刘寄奴　白术各一两　桃仁一两（汤浸，去皮尖双仁，麸炒微黄）

【用法】上为粗散。每服三钱，以水、酒各半中盏，煎至六分，去滓温服，不拘时候。

【主治】产后壮热憎寒，四肢少力，不思饮食。

猪肾汤

【来源】《太平圣惠方》卷七十八。

【组成】猪肾一对（去脂膜，切作四片）　豉半两　生姜半两（拍碎）　白粳米一两（合）　人参半两（去芦头）　当归一两　黄耆半两（锉）　葱白三茎（切）　桂心半两

【用法】上锉细。以水二大盏，煎至一盏，去滓，食前分为三服。

【主治】妇女产后体虚，寒热发歇，四肢少力，心神烦闷，不思饮食。

麦门冬散

【来源】《太平圣惠方》卷七十九。

【组成】麦门冬一两（去心）　羚羊角屑半两　人参一两半（去芦头）　甘草半两（炙微赤，锉）　蒲黄一两

【用法】上为散。每服三钱，以水一中盏，加竹叶二七片，小麦半合，煎至二分，去滓温服，不拘时候。

【主治】产后因虚生热，致心神烦闷。

芎䓖散

【来源】《普济方》卷三五四引《太平圣惠方》。

【组成】芎䓖　芍药　黄芩各二两　桂心一两　甘草二两（炙）

【用法】以水六升，煮取二升，分三服。

【主治】产后血气不散，体虚，乍寒乍热，骨节疼痛，四肢少力。

【加减】无桂，加生地黄一斤。

芍药汤

【来源】《圣济总录》卷一六三。

【组成】芍药（锉）　牡丹皮　人参各一两　芎䓖一两半　白茯苓（去黑皮）一两　干姜（炮）半两　甘草（炙）　白薇　麦门冬（去心，焙）　熟干地黄（焙）各一两

【用法】上为粗末。每服二钱匕，水一盏，煎至七分，去滓温服，不拘时候。

【主治】产后虚热，骨节烦疼瘦瘁，不下食。

芍药汤

【来源】《圣济总录》卷一六三。

【组成】芍药一两　知母半两　甘草（炙）　桂（去粗皮）　黄芩（去黑心）各一两　生干地黄（焙）三两　黄耆（锉）二两　人参一两

【用法】上为粗末。每服二钱匕，水一盏，煎至七分，去滓温服，不拘时候。

【主治】产后虚热，烦闷瘦瘁。

当归汤

【来源】《圣济总录》卷一六三。

【组成】当归（切，焙）　黄耆（锉）　芍药各一两半　桂（去粗皮）　芎䓖　甘草（炙）　人参　柴胡（去苗）各一两

【用法】上为粗末。每服二钱匕，羊肉汁一盏，同煎至七分，去滓温服，不拘时候。

【主治】产后血虚，肢体壮热，烦闷，困瘁不食。

柴胡汤

【来源】《圣济总录》卷一六三。

【组成】柴胡（去苗）　生干地黄（焙）　附子（炮裂，去皮脐）　当归（切，焙）　人参　白茯苓（去黑皮）　芎䓖　黄耆　芍药　肉苁蓉（去皱皮，切，酒浸，焙）　石斛（去根）各一两

【用法】上锉，如麻豆大。每服二钱匕，水一盏，加生姜三片，大枣一枚（擘），同煎至七分，去滓温服，不拘时候。

【主治】产后虚热久不解，渐成劳气。

地黄汤

【来源】《圣济总录》卷一六三。

【组成】熟干地黄（焙）　附子（炮裂，去皮脐）　当归（切，焙）各一两　人参　柴胡（去苗）　白茯苓（去黑皮）　芎䓖各三分　肉苁蓉（切，酒洗，焙）　黄耆（锉）各一两　芍药三分

【用法】上为粗末。每服二钱匕，水一盏，煎至七分，去滓温服，不拘时候。

【主治】产后虚热不解，烦倦无力，困瘁。

柏子仁丸

【来源】《圣济总录》卷一六三。

【组成】柏子仁（炒）　泽兰叶　甘草（炙，锉）　当归（切，焙）　川芎各一两　白术　白芷　桂（去粗皮）　细辛（去苗叶）各半两　防风（去叉）　人参　牛膝（去苗，酒浸，切，焙）　麦门冬（去心，焙）各一两半　生干地黄（焙）　石斛（去根）各一两　厚朴（去粗皮，生姜汁炙，锉）　藁本（去苗土）　芜荑各半两　附子（炮裂，去皮脐）　干姜（炮）各一两

【用法】上为末，炼蜜为丸，如梧桐子大。每服三十丸，温酒或米饮送下，不拘时候。

【功用】补益。

【主治】产后虚热，羸瘦困倦。

无忧散

【来源】《中藏经·附录》卷七。

【组成】琥珀一两（研）　生地黄半斤（切）

【用法】上将地黄于银器中，炒烟尽，合地上出火毒，为末，每一两，琥珀末二钱匀合，用童便与酒中半，调下一钱，一日三次。

【主治】产后发热。

橘芥饮子

【来源】《产宝诸方》。

【组成】橘叶十四片　薄荷七叶　荆芥七叶

【用法】用小便一盏，煎七分，通口服。

【主治】产后乳脉行，作寒热头痛。

加减八珍汤

【来源】《女科百问》卷下。

【组成】当归一钱半 川芎一钱 熟地（姜汁炒）五钱 白术一钱 白茯苓一钱 人参三分 益母草一钱 陈皮五分 砂仁五分

【用法】上锉。水一钟半，煎七分，食前温服。二剂后，与益母丸间服，服益母丸用芎归汤送下。

【主治】产后乍寒乍热。

应病散

【来源】《医方类聚》卷二一二引《经验良方》。

【组成】人参 白术（麦麸炒） 白茯苓（去皮） 白薇（去芦，用根） 白芷 京芍药 川芎 玄胡索（去皮） 桂（不见火） 大当归（酒浸，焙，去尾） 赤石脂（火煅红） 牡丹皮（去木骨） 藁本（去头）各半两 甘草三钱 没药（不见火）二钱 沉香三钱（不见火）

【用法】上为细末，每服二钱，入炼熟蜜大半匙，热酒调服。

【主治】妇人胎前产后百病，诸般崩漏，产后发热。

【加减】骨蒸热，入童子小便一盏煎服，不能饮酒者，不用小便，炼蜜同生姜自然汁调服。

胡氏牡丹散

【来源】《妇人大全良方》卷二十一。

【组成】白芍药 当归 五加皮 地骨皮 人参各半两 没药 桂心各二钱 牡丹皮三钱

【用法】上为细末。每服二钱，水、酒各半盏，如不饮酒，只用水一盏，开元钱一枚，麻油蘸之，同煎七分，去滓，通口服。煎不得搅，吃不得吹。

【主治】妇人产后虚羸，发热自汗，欲变蓐劳；或血气所搏，及经候不调，或发寒热，自汗羸瘦。

全生活血汤

【来源】《兰室秘藏》卷中。

【组成】红花三分 蔓荆子 细辛各五分 生地黄（夏月多加之） 熟地黄各一钱 藁本 川芎各一钱五分 防风 羌活 独活 炙甘草 柴胡（去苗） 当归身（酒洗） 葛根各二钱 白芍药 升麻各三钱

【用法】上锉。每服五钱，水二盏，煎至一盏，去滓，食前稍热服。

【功用】补血养血，生血益阳。

【主治】

1. 《兰室秘藏》：妇人分娩及半产漏下，昏冒不省，瞑目无所知觉。

2. 《校注妇人良方》：妇人产后发热，自汗盗汗，目眩眩，四肢无力，口干头晕，行步欹侧。

【方论】《济阴纲目》汪淇笺释：东垣主此汤者，益阳焉。《素问》曰：阴者，从阳而起亟也。阴不从阳，则阳外散，故多汗也。而升麻、葛根升阳明之气；柴胡、防风升厥阴之气；羌活、藁本升太阳之气于背；细辛、独活升少阴之气于前；蔓荆子凉诸经之血；甘草和诸阳之气；四物养血于诸阴之经；红花活血于诸阳之络。然则升而不敛，非所以藏阴，故用白芍为君；升而太过，非所以益气，故用甘草为佐。以此方和之，则外者得入，内者得出，使经络通，邪气散，阴阳和，筋骨用矣。

加味小柴胡汤

【来源】《女科万金方》。

【组成】柴胡 黄芩 甘草各七钱 人参 生地 熟地 枳壳各五钱

【用法】水二钟，加生姜五片，大枣三枚，水煎，食远服。

【主治】产后潮热往来。

黑神丹

【来源】《御药院方》卷十一。

【组成】黑附子（炮裂，去皮脐）一两 天麻（去芦头） 天南星（炮裂） 桂（去粗皮） 半夏（浆水煮，焙干） 麻黄（去根节） 干姜（炮）各半两 草乌头二两（炮裂，去皮脐） 白附子（炒黄色）半两 麝香（去毛，细研）一两 天雄二两（慢火上炙热，好酒内蘸，如此七返，令折药力，更用童便内蘸七返，撅一坑子约深五寸，先用热火坑内炙干，去火，坑内洒酒约半升，天雄在内，瓷碗盖定，周围泥了，不教漏气，冷定取出用之）

【用法】上各修制，共为细末，炼蜜为丸，如弹子大。发热、渴，用蜜水化服；欲出汗，热酒化服；汗病后胃脘硬，暖水，依前用蜜水化服一丸。

【主治】妇人产后大发热，消渴不止，烦躁不休，或汗病后胃脘硬、爱水者。

神效白散子

【来源】《世医得效方》卷十四。

【组成】大川乌（去皮脐） 南星 半夏 白附子各一两 羌活（去芦） 黄芩各五钱

【用法】上锉散。每服三钱，加生姜五片，水一盏半，煎服。

【主治】产后痰血结滞，发为潮热，心胸如火，烦躁口干，诸药不效。

黑神散

【来源】《医学纲目》卷二十二。

【组成】白术 芍药三钱 滑石五钱 黄芩二钱半 牡丹皮二钱半 人参 川芎 归尾 陈皮 荆芥各一钱 干姜一钱 甘草一些

　　　　方中白术用量原缺。

【主治】产后发热，腹中痛，有块，自汗恶寒。

加减四物汤

【来源】《普济方》卷三四五引《便产须知》。

【组成】当归 川芎 生地黄 柴胡各等分

【用法】每服三钱，水一大盏，煎至六分，去滓服。

【主治】产后血虚发热，或日间明了，暮则发热憎寒。

增损四物汤

【来源】《医学正传》卷七引《良方》。

【组成】当归 川芎 生地黄 柴胡各等分

【用法】上细切。每服五钱，水一盏半，煎至一盏，温服。

【主治】产后阴虚发热，或日间明了，暮发寒热。

四物加桂汤

【来源】《陈素庵妇科补解》卷五。

【组成】四物汤（芍用赤）加肉桂 乌药 陈皮 防风 香附 红花 延胡 生姜

【主治】产后冷水浣衣发热。

【方论】产妇气血俱虚，手试冷水，寒气深入腠理，气滞不行，内有余血未下，即便凝结成块，憎寒发热，头疼恶心，胸满腹痛，久则不治，必成癥瘕积聚诸症。治宜速解外寒，略从汗散，不可过剂，仍用辛热之药，助命门，暖丹田，温补脾胃，使营卫和，腠理固，则病自痊。是方四物补血，延胡索、红花行血，防风佐桂、姜达表散寒，乌药、陈皮、香附行气散滞，使经络无瘀血、无留寒、无壅气，所温经逐寒，病自愈矣。

【加减】寒月，加羌活。

四物加二活汤

【来源】《陈素庵妇科补解》卷五。

【组成】四物（芍用赤）加羌活 独活 延胡索 红花 青皮 香附 乌药 山楂 黑小豆

【主治】产后沐浴后受风发热。

【方论】玉门进风，风自下焦而入，浴后受风，外则皮毛，下则产户，表里皆可受病。故以防风、二活祛在表之风，以黑小豆祛在里之风，玄胡、青皮、红花、山楂祛其余血，香附、乌药行其结气也。气行则血自散，血行则风自灭，理本一贯也。

四物加通草汤

【来源】《陈素庵妇科补解》卷五。

【组成】当归一钱半 川芎一钱 赤芍一钱 生地二钱 通草五分 桔梗五分 丹皮一钱二分 玄参一钱 青皮一钱 香附一钱 枳壳一钱 葱白五寸

【主治】产后三日外，蒸乳发热。

【方论】是方四物补血，加丹皮、玄参凉血清热，陈皮、香附、青皮行气，桔梗、枳壳、通草、葱白疏肝通窍，开结下乳。不必过服峻补之药，阻塞厥阴（乳头属肝）、阳明（乳房属胃）二经之气，反致孤阳无阴，为害不浅。

【加减】气虚体肥，加耆、芷。

四物加黑小豆汤

【来源】《陈素庵妇科补解》卷五。

【组成】四物（芍用赤） 荆芥（黑） 延胡 红花 泽兰 防风 秦艽 黑小豆 山楂 干姜

【用法】童便、酒各一盏，临服冲下。

【主治】产后玉门未合，进风发热。

【方论】是方以四物补血，童便清心为君，黑豆、荆芥、泽兰、秦芥、防风祛风为臣，干姜、红花、玄胡、山楂祛瘀为佐，入酒为使也。

四物加元胡干姜汤

【来源】《陈素庵妇科补解》卷五。

【组成】芎 归 赤芍 生地 元胡 干姜

【主治】产后瘀血闭而不行，发热。

【方论】是方四物补血，丹皮、干姜退热，元胡、红花、蒲黄、山楂行血破瘀，陈皮、香附行气。气顺血行，阴阳平复，荣卫调和而热自止。

【加减】热甚，加陈皮、香附、红花、丹皮、生蒲黄、大茴。

四物加远志石斛汤

【来源】《陈素庵妇科补解》卷五。

【组成】四物 远志 石斛 川断 陈皮 香附 山药 麦冬 山楂 生姜 大枣

【主治】产后去血多，劳动太早，体虚发热。

【方论】是方四物补血，麦冬、石斛清热滋阴，远志、山药、川断固肾，陈皮、香附、山楂行气开结，姜、枣和营卫，生津液。脾胃之阴旺，则血自充足，久之而热自退矣。

四物加香薷厚朴汤

【来源】《陈素庵妇科补解》卷五。

【组成】四物（芍用赤芍） 加丹皮 泽兰 厚朴 香薷 陈皮 甘草 丹参 麦冬 赤苓 竹茹

【主治】产后夏月冒暑发热。

【方论】是方四物加麦冬、丹皮、丹参养血安神为君，香薷、赤苓、甘草、陈皮、厚朴以解暑气，泽兰凉血利水、行血清热，竹茹清心除烦。暑气清则热自退，一切郁冒汗出诸症皆除矣。

四物加柴胡丹皮汤

【来源】《陈素庵妇科补解》卷五。

【组成】芎 归 赤芍 生地 柴胡 丹皮 骨皮 陈皮 柏子仁 秦艽 泽兰 麦冬 白茯苓

【主治】产后肝虚血燥，阴火上炎发热。

【方论】是方四物养血，佐以柏子仁、麦冬之甘寒以滋阴降火，配以柴胡、丹皮、骨皮、秦艽、泽兰退热除蒸，茯苓引心火下行，正地气上升，天气下降也。

猪腰子粥

【来源】《校注妇人良方》卷二十一。

【组成】猪腰子一枚（去膜，切片，用盐、酒拌）

【用法】上先用粳米一合，入葱、椒煮粥，盐、醋和；将腰子铺碗底，以热粥盖之，如作盒生状。空心服之。

【主治】妇女产后蓐劳发热。

抽薪散

【来源】《古今医鉴》卷十二。

【组成】熟地四钱 当归四钱 干姜（炒黑）一钱

【用法】上锉一剂。水煎服。

【主治】产后血虚发热。

【方论】《医钞类编》：此以干姜之苦温为从治，收其浮散之热，使归依于阴分也。

加味逍遥散

【来源】《证治准绳·女科》卷五。

【组成】当归 白芍药 干葛各二钱 生地黄 川芎 黄芩各一钱半 人参九分 麦门冬九分 柴

胡一钱　乌梅二个　甘草六分

【用法】上锉散，分作二服。用水一钟，煎至七分，空心服。

【主治】产后发热，口干作渴，唇裂生疮。

加减乌金散

【来源】《证治准绳·女科》卷五。

【组成】厚朴　柴胡　黄芩　麻黄各二钱　陈皮　当归　川芎　桔梗　茯苓各一钱五分　桂枝　苍术　白芷　枳壳各一钱　羌活　草果　半夏各二钱　甘草九分　白芍药　熟地黄各一钱五分

【用法】上锉为散，分作两服，每服用水一钟半，加生姜三片，葱三茎，煎至一钟，不拘时服。

【主治】

1. 《证治准绳·女科》：产后寒热似疟。

2. 《济阴纲目》汪淇笺注：三阴疟有锗杂之邪者。

【加减】有汗，多当归、川芎、白芍药、熟地黄；有胀，多厚朴、陈皮；有热，多柴胡、黄芩；有寒，多苍术、草果、桂枝；有痰，多半夏、桔梗、茯苓；有头痛，多川芎、白芷、羌活；有泻，去枳壳、甘草；有余血块在腹，作潮热疼痛，加三棱、莪术，多用延胡索、八角、茴香；遍身痛，加羌活、独活；寒热往来，加黄芩、柴胡。

万金汤

【来源】《宋氏女科》。

【组成】肉桂　陈皮　干姜　当归　茯苓　枳壳　甘草　厚朴　半夏　桔梗　白芷　芍药　苍术　川芎　麦芽　山楂　乌药　香附

【用法】加生姜三片，水煎，入酒、便，随证加减服之。

【主治】产后发热，无分瘀血、积食。

【加减】产后血块痛，加苏木，临服时加米醋半盏；如遍身痛，亦如前二味煎服之；倘泄泻，去枳壳，加肉果、木香、诃子；如产后浑身壮热，重加干姜；如腹痛甚者，加桃仁、红花、玄胡索、三棱、蓬莪术，或血块血枕痛，加前味可也；如四肢肿痛，加牛膝、乳香、没药；如遍身肿浮，加大腹皮（酒炒）、桃仁、没药、蓬术、玄胡索；

倘恶露过多不止，加藁本、干姜、香附（俱炒黑）；若狂言乱语，诃笑讴唱，加砂仁末五分，投药汁冲。

四物和真汤

【来源】《宋氏女科秘书》。

【组成】川芎　当归　芍药　生地　白术　陈皮　香附　干姜　炙甘草

【用法】水二钟，加生姜三片，大枣二枚，水煎，空心服。

【主治】产后血虚发热。

加味四物汤

【来源】《济阴纲目》卷十三。

【组成】当归　川芎　白芍　熟地黄　白茯苓各一钱

【用法】水煎服。

【主治】产后阴虚血弱，发热。

【加减】热盛，加炒干姜；虚烦，加茯神、远志。

人参当归散

【来源】《明医指掌》卷九。

【组成】人参一两（去芦）　当归一两（酒洗）　肉桂一两　熟地黄一两（酒洗）　麦冬（去心）一两　白芍药（炒）二两

【用法】每服五钱，加竹叶、生姜，水煎服。

【主治】产后血虚发热，头痛自汗，心烦短气。

清化饮

【来源】《景岳全书》卷五十一。

【组成】芍药　麦冬各二钱　丹皮　茯苓　黄芩　生地各二三钱　石斛一钱

【用法】上以水一钟半，煎至七分，食远温服。

【主治】

1. 《景岳全书》：妇人产后，因火发热，及血热妄行，阴亏诸火不清等证。

2. 《医学集成》：噎膈，因酒而得者。

【加减】如觉骨蒸多汗者，加地骨皮一钱半；热甚而渴或头痛者，加石膏一二三钱；下热便涩者，加木通一二钱，或黄柏、栀子皆可随症用之；如兼外邪发热，加柴胡一二钱。

清热饮

【来源】《丹台玉案》卷五。

【组成】当归　人参　生地　白芍各一钱二分　地骨皮　丹皮　香附各一钱　红花　沙参　续断各八分

【用法】上加大枣五枚，临卧水煎服。

【主治】产后身热不止。

苏醒汤

【来源】《症因脉治》卷二。

【组成】当归　川芎　荆芥　紫苏

【主治】产后血虚风热，身热昏沉。

加味生化汤

【来源】《傅青主女科·产后编》卷上。

【组成】川芎　防风各一钱　当归三钱　炙草四分　桃仁十粒　羌活四分（一本无桃仁，有黑姜四分）

【主治】产后气血两虚，阴阳不和，三日内发热恶寒，头痛胁痛，而类外感者。

【加减】服二帖后，头仍痛，身仍热，加白芷八分，细辛四分；如发热不退，头痛如故，加连须葱五个，人参三钱。

加减养胃汤

【来源】《傅青主女科·产后编》卷上。

【组成】炙草四分　白茯苓一钱　半夏八分（制）川芎一钱　陈皮四分　当归二钱　苍术一钱　藿香四分　人参一钱

【用法】生姜为引，水煎服。

【主治】产后寒热往来，头痛无汗类疟者。

【加减】有痰，加竹沥、姜汁、半夏、神曲，弱人兼服河车丸；凡久疟不愈，兼服参术膏，以助药力。

滋荣养气扶正汤

【来源】《傅青主女科·产后编》卷上。

【别名】滋荣益气扶正汤（《胎产指南》卷七）。

【组成】人参二钱　炙黄耆　白术　川芎　熟地　麦冬　麻黄根各一钱　当归三钱　陈皮四分　炙草五分

【用法】加枣，水煎服。

【主治】产后寒热往来有汗，每午后应期而发，其症似疟者。

正气汤

【来源】《辨证录》卷十二。

【组成】人参　当归各一两　肉桂　炮姜各一钱　白术五钱　甘草五分

【用法】水煎服。

【主治】妇人产后气血两虚，正不敌邪，恶寒恶心，身颤发热，作渴。

加味小柴胡汤

【来源】《郑氏家传女科万金方》卷四。

【组成】小柴胡汤加生地　山栀　枳壳

【主治】产后寒热往来。

顺气汤

【来源】《郑氏家传女科万金方》卷四。

【组成】桔梗　槟榔　当归　枳壳　枳实　紫苏　青皮　陈皮　乌药　香附　防风　木通　大腹皮　赤芍　赤苓　甘草

【用法】水煎服。

【主治】产后气不调和，寒热胸饱。

溯源救肾汤

【来源】《冯氏锦囊·杂证》卷二十。

【组成】熟地四钱　炒麦冬一钱五分（去心，炒黄）　炒黄白术二钱　白芍药（酒炒）一钱二分　生杜仲二钱　川续断一钱五分　牛膝二钱　姜炭六分

【用法】加灯心、莲子，水煎，食前温服。

【主治】产后阴虚发热，身痛自汗，恶食头疼，口干，恶寒恶热者。

【加减】如腹有微痛，加益母草一钱；如虚甚者，冲人参汤服。

丹参汤

【来源】《嵩崖尊生全书》卷十四。

【组成】当归　川芎　黄耆　人参　白术　茯苓　炙草　炮姜

　　本方名丹参汤，但方中无丹参，疑脱。

【主治】产后发热。

养荣汤

【来源】《嵩崖尊生全书》卷十四。

【组成】川芎一钱半　当归二钱　炙草五分　桃仁十个

【用法】水煎服。

【主治】产后潮热有汗，大便不通，口燥舌干而渴，汗出谵语，便秘。

【加减】便秘，加肉苁蓉一钱，陈皮四分（炒），麻仁二钱；汗多，加黄耆、麻黄根各一钱，人参二钱；燥渴，加麦冬、人参各一钱；腹满便实，加麦冬一钱，枳壳六分；汗出谵语，加茯神、远志、枣仁、柏仁、黄耆、人参、白术各一钱。

凤凰散

【来源】《良朋汇集》卷四。

【组成】公鸡粪（焙干）二两

【用法】水二钟，煎六分，凉冷，一饮而止。

【主治】妇人产后大热发烧。

加味生化汤

【来源】《胎产秘书》卷下。

【组成】川芎二钱　当归二钱　姜炭五分　炙草五分　桃仁十粒　陈皮二分　大枣二枚

【用法】水煎，温服。连进二帖。

【主治】产后七日内，气血两虚，阴阳不和，致发热头疼、恶寒、胁疼而类外感者。

【加减】如明知感冒风邪，二帖不退，加羌活四分，葱白四寸；呕，加藿香三分，生姜一片；如汗多、气促如微喘，俱加人参、三钱；渴，加用生脉散；如乍寒乍热，发有常期，加柴胡四分；有痰，加橘红、花粉。

参归汤

【来源】《胎产心法》卷下。

【组成】当归（酒洗）　炮姜一钱　人参　白芍（炒）　川芎　炙草各八分

　　方中当归用量原缺。

【用法】水煎服。

【主治】产后阴阳不和，乍寒乍热。

四合汤

【来源】《医略六书》卷三十。

【组成】熟地五钱　人参一钱半　白术一钱半（炒）　茯苓一钱半　当归三钱　白芍一钱半（酒炒）　黄耆三钱（蜜炙）　川芎八分　柴胡八分　半夏一钱半（蜜炙）　黄芩一钱半（酒炒）　炙草五分

【用法】水煎，去滓温服。

【主治】产后发热，脉数软弦者。

【方论】产后气血两亏，湿热不化，而抑遏于中，正气不足以拒之，故发热不止焉。人参扶元补气，足御虚邪之不解；熟地补阴滋血，能资经脉之有亏；黄耆补气，益卫阳；当归养营，益血脉；白术健脾燥湿；茯苓渗湿和中；川芎入血海，专调营血；白芍敛营阴，善退虚热；柴胡解表疏邪；黄芩清里泻热；半夏醒脾燥湿以化痰；炙草益胃缓中，以和脾也。水煎温服，使气血内充，则湿热自化而邪无不解，何发热不止之有哉？

加味四物汤

【来源】《医宗金鉴》卷四十七。

【组成】四物汤加炮姜

【主治】产后阴血暴伤，阳无所附，而致发热。

【加减】若头疼恶寒而发热者，属外感，去炮姜，加柴胡、葱白。

加味异功散

【来源】《医宗金鉴》卷四十七。

【组成】异功散加山楂　神曲　厚朴　生姜

【主治】产后发热，呕吐胀闷属伤食，或倦怠气乏，属伤气者。

虚热煎

【来源】《仙拈集》卷三。

【组成】当归一两　川芎二钱　黄耆五钱　炮姜五分

【用法】水煎，入童便半盏，和匀服之。立止。

【主治】产后血虚发热。

当归补血汤

【来源】《盘珠集》卷下。

【组成】当归　黄芩（炙）　茯苓

【主治】产后乍寒乍热，血虚而渴。

和解四物汤

【来源】《妇科玉尺》卷四。

【组成】四物汤加柴胡　黄芩　人参　半夏　甘草　生姜　大枣

【用法】《中国医学大辞典》：清水煎服。

【主治】产后寒热往来，盗汗脉浮。

小柴胡汤

【来源】《女科切要》卷七。

【组成】人参　花粉　黄芩　柴胡　甘草

【用法】加生姜，水煎服。

【主治】产后阴虚发热。

清热养血汤

【来源】《会约医镜》卷十五。

【组成】当归一钱半　熟地三钱　生地二钱　白芍

（酒炒）　阿胶（炒）　青蒿　麦冬各一钱　丹皮一钱半

【用法】水煎，温服。

【主治】产后血虚发热，午后更甚，赢瘦无神。

【加减】如五心热，加元参一钱；如咳嗽，加川贝母一钱半，款冬花一钱；如吐血，加紫菀一钱半，丝茅根（捣汁）半杯，童便半杯，合服；如骨蒸，加地骨皮一钱半；如热甚，加龟胶二三钱。

滋阴补血汤

【来源】《会约医镜》卷十五。

【组成】当归三五钱　熟地五七钱或两余　白芍（酒炒）二钱　干姜（炒黑）一二钱

【主治】产后阴虚，阳无所依，浮散于外而发热。

【加减】如五心热，加元参一钱；如烦渴便燥，是内有虚热，加麦冬，淡竹叶，生地之类。

双乌散

【来源】《产科发蒙》卷三。

【组成】莲房灰　棕榈灰各等分（各烧存性）

【用法】上为极细末。白汤点服。与还元煎、童便一小杯同服。

【主治】产后恶露下多，虚惫甚，热壮而口燥。

七味益母饮

【来源】《产科发蒙》卷四。

【组成】益母草　当归　川芎　芍药　干地黄　干姜（炮）　甘草

【用法】水煎，温服。

【主治】产后发热。

【方论】产后发热者，多因血虚而阳无所依，浮散于表也。勿妄为外感施治，宜七味益母饮，加尿瓦一二钱，内有四物补阴，益母行血，炮姜辛温从治，而能收浮散之阳以归于阴。

四物加黑姜汤

【来源】《不知医必要》卷四。

【组成】熟地三钱　当归二钱　白芍（酒炒）　川

芎各一钱五分　炮姜一钱

【主治】产后阴血暴伤，阳无所附，夜热晨退。

泽兰生化汤

【来源】《揣摩有得集》。

【组成】泽兰叶三钱　归身五钱　川芎二钱　姜炭五分　黑芥穗二钱（炒黑）　砂仁五分（炒）

【用法】入童便，水煎服。

【主治】产后中风发烧。

芎归两和汤

【来源】《顾氏医径》卷四。

【组成】川芎　当归　荆芥　蒺藜　桃仁　黑草

【用法】水煎服。

【主治】产后发热头痛，恶寒身痛。

冬地百部饮

【来源】《中医妇科治疗学》。

【组成】干地黄四钱　天麦冬　广百部各三钱　生枇杷叶五钱　浙贝　女贞子　旱莲草　苇根各三钱

【用法】水煎，微温服。

【功用】养阴润肺。

【主治】产前身体素弱，宿有潮热咳嗽，间或咯血；产后潮热加剧，面热颧赤，手足心热，头晕耳鸣，咳嗽痰少，唇燥舌红，苔黄口干，脉虚数。

【加减】舌上无苔，舌质嫩红，加生谷芽五钱，知母三钱。

加减青蒿鳖甲汤

【来源】《中医妇科治疗学》。

【组成】青蒿梗　鳖甲　生地各三钱　丹皮二钱　地骨皮　芍药　麦冬各三钱　茯神四钱

【用法】水煎服。

【功用】养阴清热。

【主治】产后阴虚血燥，发热数日，午后更甚，肤热颧红，手心发烧，心烦不安，舌质淡，苔薄微黄而干，脉细数。

清热地黄饮

【来源】《中医妇科治疗学》。

【组成】生地四钱　地骨皮　丹皮　花粉　连翘各三钱　芦根四钱　淡竹叶三钱

【用法】水煎，微温服。

【功用】清热凉血，佐以生津。

【主治】产后发热，头晕而痛，面红唇燥，手足心热，心烦口渴，喜当风凉，便燥溺短，甚则谵妄，舌红苔黄，脉数。

【加减】心烦甚者，去淡竹叶，加莲子心、通草各二钱；恶露骤然停滞，加桃仁、通草各二钱。

二十五、产后浮肿

产后浮肿，包括产后气滞肿胀，四肢虚肿，水肿等。气、血、水三者均可导致浮肿。若产妇平素情志不畅，气机郁滞，产后气血失和，气机升降失司，可致气滞肿胀，症见肢体浮肿，皮色不变，压痕随手而起，兼见胸闷胁胀，饮食减少，治宜理气、行滞、除湿；若产妇平素脾肾虚弱，产后脾肾之阳益虚，脾失健运，肾不制水，水湿不得敷布，溢于肌肤四肢，症见手足浮肿，皮肤光亮色润，治宜大补气血为主，佐以利水；若产后败血未尽，流入经络，出现四肢浮肿者，即四肢虚肿。《经效产宝·续编》："产后四肢虚肿者如何？答曰：产后败血乘虚停积于五脏，循经流入四肢，留淫人深，回还不得，腐坏如水，故令四肢面目浮肿。医者不辨，作气治之，凡水气多用导水药极虚之。夫产后既虚，又以药虚之，是重虚也。但服调经散，血行肿消，则病自愈。"

杏仁汤

【来源】《备急千金要方》卷三。

【组成】杏仁　橘皮　白前　人参各三两　桂心四两　苏叶一升　半夏一升　生姜十两　麦门冬一两

【用法】上锉。以水一斗二升，煮取三升半，去滓，分五服。

【主治】产后虚气。

【方论】《千金方衍义》：产后浮肿喘乏，总属气虚风袭之故，故效《金匮要略》大半夏汤之法，参以苏、杏、白前疏风利气之品，又以桂、半性燥，以门冬济之，与大橘皮汤用蜜不殊，苏、杏耗气，以人参固之，较大橘皮汤用意稍别。

独活汤

【来源】《医心方》卷二十三引《产经》。

【组成】独活　当归　常陆　白术各二两

【用法】上以水一斗，煮取四升服。覆取汗。

【主治】产后诸风，肿气百病。

大腹皮散

【来源】《太平圣惠方》卷七十五。

【组成】大腹皮一两（锉）　郁李仁一两（汤浸，去皮尖，微炒）　泽泻一两

【用法】上为散。每服四钱，以水一中盏，加生姜半分，煎至六分，去滓温服，不拘时候。

【主治】妊娠气壅攻腰，疼痛不可忍。

大腹皮散

【来源】《太平圣惠方》卷七十九。

【组成】大腹皮一两（锉）　天蓼木半两（锉）白薇半两　猪苓一两（去黑皮）　杏仁半两（汤浸，去皮尖双仁，麸炒微黄）　槟榔半两　枳壳三分（麸炒微黄，去瓤）　桑根白皮一两（锉）　紫苏叶半两　麻黄半两（去根节）　细辛半两　甘草半两（炙微赤，锉）

【用法】上为散。每服三钱，以水一中盏，加生姜半分，煎至六分，去滓温服，不拘时候。

【主治】产后风虚气滞，头面四肢浮肿，喘息促，不思饮食。

汉防己散

【来源】《太平圣惠方》卷七十九。

【组成】汉防己一两　枳壳一两（麸炒微黄，去瓤）　猪苓一两（去黑皮）　商陆二分　桑根白皮一两（锉）　甘草三分（炙微赤，锉）

【用法】上为散。每服四钱，以水一中盏，加生姜半分，煎至六分，去滓温服，不拘时候。

【主治】产后风虚，虚壅上攻，头面浮肿。

【宜忌】《济阴纲目》：泻肺利水之急剂，此药虚人戒服。

郁李仁散

【来源】《太平圣惠方》卷七十九。

【组成】郁李仁一两（汤浸，去瓤）　防风三分（去芦头）　羌活三分　赤茯苓一两　商陆一两泽泻三分　汉防己半两　木香半两　槟榔半两

【用法】上为散。先用赤小豆一升，以水五升，煮小豆烂，取汁二升。每服三钱，取小豆汁一中盏，煎至六分，去滓温服，一日三次。

【主治】产后风虚，头面四肢浮肿，坐卧不稳。

泽漆丸

【来源】《太平圣惠方》卷七十九。

【组成】泽漆一两　汉防己三分　郁李仁一两（汤浸去皮，微炒）　细辛半两　防风半两（去芦头）前胡一两（去芦头）　赤茯苓一两　木香三分　桑根白皮一两（锉，诃黎勒皮一两）　枳壳三分（麸炒微黄，去瓤）　槟榔一两

【用法】上为末，炼蜜为丸，如梧桐子大。每服三十丸，食前以生姜汤送下。

【主治】产后风虚，头面浮肿，心胸不利，少思饮食。

商陆散

【来源】《太平圣惠方》卷七十九。

【组成】商陆一寸（白色者）　赤小豆一分（生用）　大麻仁一合　附子半两（炮裂，去皮脐）甘草一分（炙微赤，锉）　防风一分（去芦头）桑根白皮一分（锉）

【用法】上为散，分为五服。每服以水一中盏，煎至六分，去滓服，一日三次。

【主治】产后风虚壅，通身浮肿，不能饮食。

葶苈散

【来源】《太平圣惠方》卷七十九。

【组成】甜葶苈一两（隔纸炒令紫色）　枳壳半两（麸炒微黄，去瓤）　桑根白皮一两半（锉）　当归三分（锉，微炒）　大腹皮一两（锉）　木香半两　紫苏茎一两　陈橘皮一两（汤浸，去白瓤，焙）　郁李仁一两（汤浸，去皮）

【用法】上为散。每服四钱，以水一中盏，入生姜半分，煎至六分，去滓温服，不拘时候。

【主治】产后风虚气壅，通身浮肿，腹胁妨闷，上气促，不欲食。

槟榔丸

【来源】《太平圣惠方》卷七十九。

【组成】槟榔一两　枳壳三分（麸炒微黄，去瓤）　诃黎勒皮一两　木香半两　当归半两（锉，微炒）　陈橘皮一两（汤浸，去白瓤，焙）　川大黄一两（锉，微炒）　郁李仁三分（汤浸，去皮，微炒）　桑根白皮一两（锉）　赤芍药半两　牵牛子一两（微炒）

【用法】上为末，炼蜜为丸，如梧桐子大。每服二十丸，食前以生姜、橘皮汤送下。

【主治】产后风虚，头面浮肿，胸胁刺痛，四肢烦疼，不欲饮食。

干地黄汤

【来源】《圣济总录》卷一六五。

【组成】生干地黄（焙）　白术　芍药　赤茯苓（去黑皮）各一两　桑根白皮（锉）二两　甘草（锉）半两　赤小豆五合　黄耆（锉）　商陆根（锉）各二两

【用法】上九味，并生用，为粗散。每服五钱匕，水一盏半，煎至一盏，去滓温服，不拘时候。

【主治】产后遍身头面浮肿。

大腹皮汤

【来源】《圣济总录》卷一六五。

【组成】大腹皮　赤茯苓（去黑皮）　当归（切，焙）　紫苏茎叶　青橘皮（汤浸，去白，炒）　甘草（炙，锉）　木通（锉）各一两　桑根白皮（锉）　木香　槟榔（锉）　大黄（锉，炒）各半两

【用法】上为粗末。每服三钱匕，水一盏，煎至七分，去滓温服，一日三次。

【主治】产后肿满，因宿有抑郁，滞气留结不散，变为浮肿，烦闷咳逆，恶血不行。

贝母丸

【来源】《圣济总录》卷一六五。

【组成】贝母（去心）　赤茯苓（去黑皮）各二两　紫菀　桑根白皮（锉）　五味子　杏仁（去皮尖双仁，炒，别研膏）　人参各一两　大枣十枚（煮熟，去皮核，别研膏）

【用法】上八味，除研二味外，捣罗为末，以杏仁枣膏拌，如干，更入炼蜜少许为丸，如梧桐子大。每服二十丸至三十丸，浓煎商陆根汤送下，不拘时候。

【主治】产后头面四肢肿满，气喘咳嗽。

贝母汤

【来源】《圣济总录》卷一六五。

【组成】贝母（去心）　桑根白皮（锉）　紫菀　赤茯苓（去黑皮）　五味子各一两　杏仁（去皮尖双仁，别研）　人参各一两半　葶苈（隔纸炒）半两

【用法】上为粗末。每服三钱匕，水一盏，煎至七分，去滓温服，不拘时候。

【主治】产后肿满，喘急咳嗽。

防己汤

【来源】《圣济总录》卷一六五。

【组成】防己　枳壳（去瓤，麸炒）　桑根白皮（锉）　芎䓖　葳蕤　当归（切，焙）各一两　葶苈（隔纸炒）一分　木香半两

【用法】上为粗末。每服三钱匕，水一盏，加生枣二枚（擘破），煎至七分，去滓温服。以疏利肿消

为度。

【主治】产后通身肿满，气喘烦闷。

防己汤

【来源】《圣济总录》卷一六五。

【组成】防己二两　防风（去叉）　芎藭　附子（炮裂，去皮脐）　甘草（炙，锉）　当归（切，焙）　陈橘皮（去白，焙）各一两　赤小豆（拣）二合

【用法】上锉，如麻豆大。每服三钱匕，水一盏，加生姜三片，同煎至六分，去滓，食前温服。

【主治】产后肿满，不能食。

防己枳壳汤

【来源】《圣济总录》卷一六五。

【组成】防己一两　枳壳（去瓤，麸炒）二两　桑根白皮（锉）　当归（切，焙）各一两　木香半两　紫苏茎（锉）　槟榔（锉）各一两

【用法】上为粗末。每服五钱匕，水一盏半，煎至一盏，去滓温服，不拘时候。

【主治】产后肿满喘咳。

柘黄汤

【来源】《圣济总录》卷一六五。

【组成】柘黄　枳壳（去瓤，麸炒）　白术　地丁各一两半　黄耆（锉）　人参　款冬花　桔梗（炒）各二两

【用法】上为粗末。每服三钱匕，水一盏，煎至六分，去滓温服，不拘时候。

【主治】产后血风，通身浮肿。

枳壳丸

【来源】《圣济总录》卷一六五。

【组成】枳壳（去瓤，麸炒）　防己各二两　诃黎勒皮半两　大黄（炒）一两　当归（切，焙）二两　郁李仁（去皮，别研）半两　桑根白皮（锉）一两

【用法】上除研者外，为末，炼蜜为丸，如梧桐子大。每服二十丸，生姜、紫苏汤送下，不拘时候。

【主治】产后肿满，烦闷咳喘。

枳壳丸

【来源】《圣济总录》卷一六五。

【组成】枳壳（去瓤，麸炒）一两一分　诃黎勒（煨，去核）二两　当归（切，焙）　大黄（锉，炒）　防己　芍药（微炒）各三分　郁李仁（酒浸，去皮）一两木香　川芎　甘草（炙，锉）各半两　牵牛子一两（炒，捣取半两用）

【用法】上为末，炼蜜为丸，如梧桐子大。每服二十丸，加至三十丸，煎桑白皮、枣汤送下。

【主治】产后头面浮肿，两胁痛者。

牵牛子丸

【来源】《圣济总录》卷一六五。

【组成】牵牛子（半生半熟）　枳壳（去瓤，麸炒）各一两　当归（切，焙）　生干地黄（焙）　川芎　桑根白皮（锉）　木香（炮）　防己　诃黎勒（炮，去核）各半两

【用法】上为末，炼蜜为丸，如梧桐子大。每服二十丸，煎桑根白皮汤送下，不拘时候。

【主治】产后偏身肿满。

商陆汤

【来源】《圣济总录》卷一六五。

【组成】商陆根（锉）二两　防风（去叉）一两　甘草（炙）半两　附子（炮裂，去皮脐）一枚　赤小豆二合　麻子仁三合

【用法】上锉，如麻豆大。每服五钱匕，水一盏半，煎取一盏，去滓温服，不拘时候。

【主治】产后通身暴肿，烦闷不食。

羚羊角汤

【来源】《圣济总录》卷一六五。

【组成】羚羊角屑　延胡索　枳壳（去瓤，麸炒）　芍药　刘寄奴　槟榔（锉）　桑根白皮（锉）各等分

【用法】上为粗末。每服三钱匕，以水一盏，煎至七分，去滓温服，不拘时候。

【主治】产后肿满，心烦气闷，肠胃不利。

夺魄散

【来源】《产育宝庆》。

【别名】夺魂散（《三因极一病证方论》卷十七）。

【组成】生姜（取汁） 白面各三两 半夏七个（汤洗去滑）

【用法】上以生姜汁搜面，裹半夏为七饼子，炙焦熟，为末。每服一钱，热水调下，小便利为效。

【主治】妇人产后虚肿喘促。

【方论】

1.《济阴纲目》：此方甚奇，大概中宫有湿痰留积，致小便不利者宜之，犹服二陈汤能使大便润，而小便长也。

2.《医略六书》：产后寒痰积饮，留滞中宫而气道闭涩，故小便不利，胸腹肿满焉。半夏醒脾燥湿以化痰，姜汁温胃散寒以涤饮；面灰消溶滞气以和脾胃也。为散饮调，使痰消饮化，则胃调和而气道清利，小便无不畅快，何肿满之有哉。

大调经散

【来源】《三因极一病证方论》卷十七。

【组成】大豆（炒，去皮）一两半 茯神一两 真琥珀一钱

【用法】上为末。浓煎乌豆、紫苏汤调下。

【主治】

1.《三因极一病证方论》：产后血虚，恶露未消，气血未平，气为败浊凝滞，荣卫不调，阴阳相乘，憎寒发热，或自汗，或肿满。

2.《普济方》：产后肿满，喘急烦渴，小便不利，乍寒乍热。

【方论】《济阴纲目》：此方重在恶露未消，而茯神之用，所以和阴阳之也。有谓此方如神者，功在琥珀、大豆汤饮间也。

正脾散

【来源】《杨氏家藏方》卷六。

【组成】蓬莪术（炮，切） 香附子（炒） 茴香（炒） 陈橘皮（去白） 甘草（炙）各等分

【用法】上为细末。每服二钱，煎灯心、木瓜汤调下。

【主治】

1.《杨氏家藏方》：大病之后，脾气虚弱，中满腹胀，四肢虚浮，状若水气。

2.《医学正传》：产后通身浮肿。

茯苓丸

【来源】《观聚方要补》卷九引《经验良方》。

【组成】牛膝 当归 白术 黄耆 肉桂 独活各等分

【用法】加生姜五片，薤白七寸，水煎服。

【主治】产后发喘，四肢浮肿；妇人产后遍体疼痛，腰背不得转侧，手脚不得动摇，身热头痛。

加味八物汤

【来源】《女科万金方》。

【组成】人参 白茯苓 小茴 熟地各三钱 白术 川芎 当归 白芍 香附 甘草 黄芩 柴胡各一钱

【用法】分六服。加生姜三片，水煎去滓，空心服。

【主治】产后遍身浮肿，气急潮热。

泽兰散

【来源】《东医宝鉴·杂病篇》卷十引《丹溪心法》。

【组成】泽兰 防己各等分

【用法】上为末。每服二钱，温酒或醋汤调下。

【主治】产后风肿水肿。

沉香散

【来源】《普济方》卷三四九引《便产须知》。

【组成】沉香三钱 川芎半两 桂心半两 白芍药半两 甘草三钱 当归三钱 牡丹皮十一铢 蒲黄半两（炒）

【用法】上为细末。每服二钱，以温酒调下。以血

去肿消为效。

【主治】产后血未尽，分入四肢浮肿，腹胀气急。

加减茱萸汤

【来源】《普济方》卷三四九。

【组成】吴茱萸一两半　枳壳　干姜　甘草　防风　细辛　麦门冬　当归（酒浸，焙）　茯苓　桂心　牡丹皮各半两　半夏（汤浸七次）各半两

【用法】上为末。每服四钱，水煎，食前热服。

【主治】产后肿证，脏气暴虚，外感内伤，血气留滞，或腹痛呕利。

小调经散

【来源】《陈素庵妇科补解》卷五。

【组成】归须　白术　半夏　甘草　丹皮　赤苓　防风　香附　陈皮　赤芍　人参　川芎　黄耆　生地　没药

【功用】调补气血，祛瘀消肿利水，除湿热。

【主治】产后血虚，四肢浮肿，面色萎黄；或产后调养失宜，外感风湿而气肿，或皮肤如熟李状而水肿；或热久困湿发肿，小水少，口渴恶寒，上焦满闷，脉沉。

【方论】是方二陈消肿利水，四物补血祛瘀，加参术六君，又专补元气。四物、四君，加肉桂、黄耆，即十全大补，兼补气血。香附佐于陈皮，气得宣通，丹皮佐泽兰，湿热并除，从小便而出。黄耆得防风，直行周身肌肤腠理，达浮肿之处。没药祛风活血，又佐以四物而祛渗积之败血也。

【加减】七日外去归须、赤芍、丹皮，加当归、白芍、大腹皮。

返魂丹

【来源】《丹溪心法附余》卷二十一。

【别名】益母丸、济阴丹（《女科指掌》卷四）。

【组成】野天麻（一名益母草，方梗，四五月节间开紫花时，采花叶子，阴干）半斤　木香五钱　赤芍药六钱　当归七钱

【用法】上为细末，炼蜜为丸，如弹子大。每服一丸。子死腹中，冷痛，小便流出，腹胀四肢冷，爪甲青，用童便、酒和匀，煎沸化下；产后恶血不尽，脐腹刺痛，童便和酒化下；产时面垢颜赤，胎衣不下，败血自下如带，或横生不顺，心闷欲死，童便、薄荷自然汁和匀化下，盐酒亦可；产后三四日，起卧不得，眼暗生花，口干烦躁，心乱见鬼，不省人事，童便、酒、薄荷汁送下；产后烦渴，呵欠，不思饮食，手足麻疼，温米饮送下；产后浮肿，气喘，小便涩，咳嗽，恶心，口吐酸水，胁痛无力，酒送下；产后寒热如疟，脐腹作痛，米汤送下，桂枝汤亦可；产后中风，牙关紧急，半身不遂，失音不语，童便和酒送下；产后大便秘，心烦口渴，童便、酒化下，薄荷自然汁亦可；产后痢疾，未满月食冷物，与血相击，或有积，枣汤化下；产后身体百节疼痛，温米饮送下；产后崩中漏下，或伤酸物，状如鸡肝，脊背闷倦，糯米秦艽汤送下，桂枝汤下亦可；产后食热面，壅结成块，四肢无力，睡后汗出不止，月水不调，久成骨蒸劳，童便和酒送下；产后呕逆虚胀，酒送下；产后鼻衄，口干舌黑，童便、酒送下；产后赤白带下，秦艽同糯米煎汤送下。

【功用】产前清热养血，产后推陈致新。

【主治】子死腹中，冷痛，小便流出，腹胀，四肢冷，爪甲青；产后恶血不尽，脐腹刺痛；产时面垢颜赤，胎衣不下，败血自下如带，或横生不顺，心闷欲死；产后三四日起卧不得，眼暗生花，口干烦躁，心乱见鬼，不省人事；产后烦渴呵欠，不思饮食，手足麻疼；产后浮肿气喘，小便涩，咳嗽，恶心，口吐酸水，胁痛无力；产后寒热如疟，脐腹作痛；产后中风，牙关紧急，半身不遂，失音不语；产后大便秘，心烦口渴；产后痢疾，未满月食冷物，与血相击，或有积者；产后身体百节疼痛；产后崩中漏下，或伤酸物，状如鸡肝，脊背闷倦；产后食热面，壅结成块，四肢无力，睡后汗出不止，月水不调，久成骨蒸劳；产后呕逆虚胀；产后鼻衄，口干舌黑；产后赤白带下。

小调经散

【来源】《校注妇人良方》卷二十二。

【别名】调经散（《傅青主女科》卷下）、桂珀调经散（《顾氏医径》卷四）。

【组成】没药　琥珀　桂心　芍药　当归各一钱

【用法】上为末。每服半钱，姜汁温酒调下。

【功用】

1.《傅青主女科》：行血消肿，调经。

2.《顾氏医径》：行血通经。

【主治】

1.《校注妇人良方》：产后四肢浮肿，败血乘虚流注。

2.《傅青主妇科》：月经不调，腹痛；产后恶露不净，停留胞络，致令浮肿。

加味五皮汤

【来源】《万氏女科》卷三。

【组成】桑白皮 陈皮 生姜皮 茯苓皮 大腹皮 汉防己 枳壳（炒） 猪苓 炙草

【用法】生姜为引，水煎服。

【主治】产后虚肿，腠理不密，调理失宜，外受风湿，面目虚浮，四肢肿者。

小调经散

【来源】《保命歌括》卷二十六。

【组成】白芷五钱 没药（另研） 肉桂 甘草各三钱 赤芍药 细辛（洗去土） 当归（酒洗） 玄胡索（炒）各一钱 琥珀一钱（另） 麝五分（另研）

【用法】上为细末。每服二钱，用泽兰煎汤调服。

【主治】妇人产后，败血流入经络，化为水作肿。

加味四物汤

【来源】《宋氏女科》。

【组成】当归 川芎 芍药 熟地 郁李仁 白术 丁香 桑皮 甘草 赤苓 陈皮 香附子

【用法】水煎服。

【主治】产后浮肿。

小调中汤

【来源】《济阴纲目》卷十三。

【组成】茯苓 当归 白芍药 陈皮各一钱 白术一钱半

【用法】上切，作一剂。煎汤调后药末：没药、琥珀、桂心各一钱，细辛、麝香各五分。

【功用】《济阴纲目》汪淇笺：补脾胃，行瘀血。

【主治】产后一切浮肿。

橘皮酒

【来源】《济阴纲目》卷十三。

【组成】橘皮

【用法】上为末。每服二钱，酒调服。

【功用】行气。

【主治】产后肌浮。

琥珀调经散

【来源】《丹台玉案》卷五。

【组成】琥珀五钱 白芍 当归各三两 没药 肉桂 细辛各四钱 甘草 麝香各一钱

【用法】上为末。食远服一钱五分，酒调下。

【主治】产后浮肿。

加减八物汤

【来源】《何氏济生论》卷八。

【组成】人参 白茯苓 熟地 小茴三钱 白术 川芎四钱 当归 白芍 香附五钱 甘草黄芩 柴胡各二钱

【用法】每服七钱，加生姜三片，水煎服。

【主治】产后浮肿，气急潮热。

【加减】腹痛，加元胡索、干漆、枳壳各三钱；恶心，加良姜、砂仁各二钱；麻痹，加肉桂一钱；咳嗽，加五味、款冬、杏仁。

补中益气汤

【来源】《胎产指南》卷七。

【别名】补中利水汤（《胎产心法》卷下）。

【组成】人参二钱 白术二钱 茯苓一钱 白芍一钱 陈皮二分 木瓜八分 木通四分 紫苏四分 苍术四分 厚朴四分 大腹皮四分

【功用】健脾利水。

【主治】产后水肿。

【加减】大便不通，加肉苁蓉一钱，麻仁一钱。

归气救产汤

【来源】《辨证录》卷十二。

【组成】人参三钱 熟地五钱 白芍二钱 茯苓一钱 山药五钱 白术五钱 柴胡三分 砂仁一粒

【用法】水煎服。

【主治】妇人产子之后，肝肾两虚，阴不能入于阳，四肢浮肿，寒热往来，气喘咳嗽，胸膈不利，口吐酸水，两胁疼痛。

五皮饮

【来源】《郑氏家传女科万金方》卷四。

【组成】五加皮 地骨皮 桑白皮 茯苓皮 生姜皮

【主治】产后败血乘虚流入经络，腐烂成水，四肢面目浮肿。

草果饮

【来源】《郑氏家传女科万金方》卷四。

【组成】草果 青皮 陈皮 厚朴 半夏 白茯苓 苏叶 柴胡 槟榔 乌梅 常山 黄芩 枳实 甘草

【主治】产后脾胃虚，发肿者。

【加减】如妊娠疟疾，去青皮、厚朴、半夏、茯苓、乌梅、槟榔、枳实、常山，加川芎、白芷、良姜。

五加皮散

【来源】《胎产秘书》卷下。

【组成】五加皮 腹皮 苓皮 骨皮 姜皮

【主治】产后四肢浮肿，皮肤光莹者。

利水益气汤

【来源】《胎产秘书》卷下。

【组成】人参 白术各三钱 白芍 茯苓各一钱 陈皮六分 木瓜八分 苍术 厚朴 苏叶 木通 腹皮各一钱

【主治】产后四肢浮肿，皮肤光莹。

健脾利水补中汤

【来源】《灵验良方汇编》卷下。

【组成】人参 白术 茯苓 白芍 陈皮 木瓜 紫苏 苍术 厚朴 大腹皮

【主治】产后水肿。

白术消肿散

【来源】《医略六书》卷三十。

【组成】白术三两（炒黑） 枳实一两半（炒黑）

【用法】上为散。每服三钱，紫苏汤下。

【主治】产后浮肿，脉弦滞涩者。

【方论】产后气食伤脾，脾气不化，清阳不能上奉，而风邪乘之，故遍身浮肿，心下痞闷焉。白术炭健脾气以燥湿除满；焦枳实泻滞气以散闷消痞；为散，紫苏汤下，理血气以散风邪也。使风邪外散则滞气内消，而脾胃调和，经络通畅，安有心下痞闷，遍身浮肿之患乎。

荆防散

【来源】《医略六书》卷三十。

【组成】荆芥一两半 防风一两半 米仁五两（炒） 通草四两 川芎八钱 茯苓三两 陈皮一两半 香附一两半（醋炒） 紫苏一两半

【用法】上为散。每服三钱，生姜皮汤送下。

【主治】产后离褥太早，冒风致湿，经络不能流通，遍体浮肿，脉浮涩者。

【方论】荆芥理血疏风，防风疏风燥湿，米仁健脾气以渗周身之湿，紫苏理血气以泄遍体之风，川芎入血海行血滞；香附调气海行气滞；通草利湿通肺气；茯苓渗湿和脾气；陈皮利中气调胃气。为散姜皮汤下，使风邪和解，则经络清和，脾胃健运，湿无不化，何遍身浮肿有不退乎。

枳术汤

【来源】《医宗金鉴》卷四十八。

【组成】枳实（炒）二两　白术（土炒）二两
【用法】加生姜，水煎服。
【主治】因素有水饮，产后轻虚浮肿，心胸胀满，名曰气分者。

四神散

【来源】《医方一盘珠》卷七。
【组成】当归　白术　白苓　白芍　泽泻　川芎各一钱
【用法】水煎服。
【主治】产后浮肿。

宣气汤

【来源】《妇科玉尺》卷四。
【组成】白术　郁李仁　葶苈　桑皮　炙草　赤苓　陈皮　川芎　当归　白芍　生地
【主治】产后浮肿，由于水气者。

琥珀汤

【来源】《名家方选》。
【组成】琥珀一钱半　商陆二钱　桂枝八分　反鼻五分　猪苓七分
【用法】水煎，分温服。
【主治】产后水肿，及诸血毒生肿者。

小调经散

【来源】《会约医镜》卷十五。
【组成】归身　赤芍　丹皮　桂心　赤苓　炙草　陈皮各一钱　干姜（炒）　细辛各五分
【用法】生姜为引。水煎服。
【主治】产后遍身浮肿，败血作肿。

朱砂丸

【来源】《胎产新书》卷四。
【组成】益母草　沉香　小茴　白芍　香附　防风　五味子各等分　白术倍用
【用法】枣肉为丸，朱砂为衣服。

【主治】产后虚弱，败血走五脏，转注四肢，停留不行，以致四肢浮肿而冷。

禹翼汤

【来源】《产科发蒙》卷三。
【组成】桑白二大合　防己一大合半　茯苓　猪苓各一中合　黑豆一大合　泽兰一大合半
【用法】上以水一盏半，煮取一盏，温服，每日二三次。
【主治】产后肿满，皮肤无光泽，肿稍硬者。
【加减】若气不和，加紫苏一大合。

加味六皮煎

【来源】《产科发蒙》卷四。
【组成】大腹皮　桑白皮　五加皮　茯苓皮　生姜皮　木瓜　橘皮　姜黄　灯草
【用法】以水二盏，煮取一盏，温服。
【主治】产后肿满，腰以下更甚，而无光泽，小便短少者。

泽兰汤

【来源】《产科发蒙》卷四。
【组成】泽兰　防己　枳壳　琥珀　桂心　商陆　半夏　归尾　莪术　茯苓　麦芽　桃仁　神曲　桑白皮
【用法】上药加生姜，水煎。食远服。
【主治】产后四肢肿满，肿中或凝结有块而不食者。
【加减】大便秘者，加大黄。

琥珀汤

【来源】《产科发蒙》卷四。
【组成】琥珀　人参　白术各一大合　茯苓一中合　桂枝　附子　干姜　砂仁各一小合半　陈皮　破故纸　桑白皮（童便浸，炒）各一中合
【用法】水煎，食远服。
【主治】产后脾肾虚寒，小水不利，遍身肿满，或咳喘者。

琥珀汤

【来源】《奇正方》引《漫游杂记》。

【组成】琥珀一钱半　鸡舌二分　反鼻三分　大黄六分　猪苓六分　木通六分　商陆二钱

【用法】水二盏，煮取一盏服。

【主治】产后水肿，或诸毒内攻生肿。

驭中汤

【来源】《产孕集》卷下。

【组成】黄耆　人参　白术各五钱　茯苓　当归各三钱　炙甘草一钱　陈皮一钱　薏仁一两　肉桂一钱　生姜三钱　大枣十二枚

【用法】作一服。

【主治】产后浮肿。

加减金匮肾气丸

【来源】《医方简义》卷六。

【组成】炒熟地四钱　粉丹皮四钱　泽泻三钱　茯苓三钱　山药二钱　淡附片二钱　安桂八分　山萸肉炭八分　车前二钱　牛膝炭三钱　加菔子八分（生）

【主治】产后肿胀腹满，服益气化瘀不效者。

琥珀茯苓丸

【来源】《医方简义》卷六。

【组成】琥珀五钱　浙茯苓二两　猪苓五钱　木瓜五钱　牛膝梢三钱　粉丹皮三钱　泽泻八钱　制香附一两　车前五钱（炒）　肉桂五钱　淡附片一两　蓬术四钱（炒）　三棱三钱　山楂肉八钱　蟅虫十个（炒）　神曲五钱　羌活五钱　独活五钱　麦芽五钱（炒）　广木香五钱

【用法】上为末，炼蜜为丸，如弹子大。每服一丸，开水冲化，或以水一碗煎服亦可，用陈酒化服更妙，一日一次。

【功用】利水导滞，活血消瘀，温经调气。

【主治】

1.《医方简义》：产后腹胀暴肿，及七癥八瘕。

2.《全国中药成药处方集》（沈阳方）：妇人产后子宫瘀血，腹胀疼痛，恶露不尽或寒闭尿症。

二十六、产后伤寒

产后伤寒，是指产妇因生产而气血大虚，卫外不固，寒邪乘虚侵入肌表，邪正相争，以致症见恶寒发热，头痛，无汗或有汗者。《诸病源候论》："触冒寒气而为病，谓之伤寒。产妇血气俱虚，日月未满，而起早劳动，为寒所伤，则啬啬恶寒，吸吸微热，数日乃歇，重者头及骨节皆痛，七八日乃瘥也。"治宜扶正祛邪。

三石汤

【来源】《备急千金要方》卷三。

【组成】紫石英二两　白石英二两半　钟乳二两半　生姜　当归　人参　甘草各二两　茯苓　干地黄　桂心各三两　半夏五两　大枣十五枚

【用法】上药三石末之，锉诸药。以水一斗二升，煮取三升，去滓，分四服。

【功用】补肾。

【主治】产后虚冷七伤，时寒热，体痛乏力。

【加减】若中风，加葛根四两。

人参散

【来源】《太平圣惠方》卷七十八。

【组成】人参一两（去芦头）　丁香半两　前胡一两（去芦头）　半夏半两（汤洗七遍去滑）　桂心半两　甘草半两（炙微赤，锉）　诃黎勒皮三分　厚朴一两（去粗皮，涂生姜汁，炙令香熟）

【用法】上为散。每服四钱，以水一中盏，加生姜半分，大枣三枚，煎至六分，去滓，不拘时候温服。

【主治】产后伤寒，心膈痰壅，呕逆，四肢烦热。

白术散

【来源】《太平圣惠方》卷七十八。

【组成】白术三分 芎䓖三分 赤芍药三分 附子三分（炮裂，去皮脐） 桂心二分 青橘皮一分（汤浸，去白瓤，焙） 甘草一分（炙微赤，锉） 厚朴一两（去粗皮，涂生姜汁炙令香熟） 石膏一两半

【用法】上为粗散。每服四钱，以水一中盏，加生姜半分，煎至六分，去滓稍热服，不拘时候。

【主治】产后伤寒，四肢拘急，心腹满闷，头痛壮热。

半夏散

【来源】《太平圣惠方》卷七十八。

【组成】半夏（汤洗七遍去滑） 人参（去芦头） 赤芍药 细辛 白术 桔梗（去芦头）桂心 陈橘皮（汤浸，去白瓤，焙） 前胡（去芦头） 甘草（炙微赤，锉）各半两 杏仁二分（汤浸，去皮尖双仁，麸炒微黄） 麻黄一两（去根节）

【用法】上为粗散，每服四钱，以水一盏，加生姜半分，煎至六分，去滓温服，不拘时候。

【主治】产后伤寒咳嗽，咽喉不利，四肢烦疼。

麦门冬散

【来源】《太平圣惠方》卷七十八。

【组成】麦门冬一两（去心） 赤芍药三分 黄芩三分 栀子仁二分 石膏二两 犀角屑一分 甘草半两（炙微赤，锉）

【用法】上为粗散。每服四钱，以水一中盏，加生姜半分，煎至六分，去滓温服，不拘时候。

【主治】产后伤寒头疼，身体如火，心胸烦躁。

羌活散

【来源】《太平圣惠方》卷七十八。

【组成】羌活三分 石膏一两 麻黄一两（去根节） 甘草一分（炙微赤，锉） 桂心 川芎 赤茯苓 赤芍药 葛根 白术 黄芩 细辛各半两

【用法】上为粗散。每服四钱，以水一中盏，加生姜半分，葱白五寸，豉五十粒，煎至六分，去滓，稍热频服。微汗出为度。

【主治】产后伤寒，心膈热躁，肩背强硬，四肢拘急烦疼。

枇杷叶散

【来源】《太平圣惠方》卷七十八。

【组成】枇杷叶半两（去毛，微炙） 麦门冬三分（去心） 厚朴半两（去皱皮，涂生姜汁，炙令香熟） 干葛根三分（锉） 陈橘皮半两（汤浸，去白瓤） 人参三分（去芦头） 甘草半两（炙微赤，锉）

【用法】上为粗散。每服四钱，以水一中盏，加生姜半分，煎至六分，去滓温服，不拘时候。

【主治】产后伤寒，呕哕不止，虚烦渴躁。

细辛散

【来源】《太平圣惠方》卷七十八。

【组成】细辛半两 桂心一两 赤芍药三分 前胡一两（去芦头） 石膏二两半 葛根三分（锉） 黄芩半两 甘草半两（炙微赤，锉）

【用法】上为粗散。每服四钱，以水一中盏，加生姜半分，葱白五寸，豉五十粒，煎至六分，去滓温服，不拘时候，以微汗为效。

【主治】产后伤寒，虚烦体热，头痛，四肢骨节俱疼。

栀子仁散

【来源】《太平圣惠方》卷七十八。

【别名】栀子散（《普济方》卷三五三）。

【组成】栀子仁半两 犀角屑三分 赤芍药三分 黄芩半两 柴胡一两（去苗） 川大黄一两半（锉碎，微炒） 甘草半两（炙微赤，锉） 木通一两（锉）

【用法】上为粗散。每服四钱，以水一中盏，入生姜半分，煎至六分，去滓温服，不拘时候。

【主治】产后伤寒，烦热不解，大小便涩。

前胡散

【来源】《太平圣惠方》卷七十八。

【组成】前胡三分（去芦头） 石膏二两 麻黄一两（去根节） 葛根（锉） 人参（去芦头） 黄芩 川芎 枳实（麸炒微黄） 赤芍药 甘草（炙微赤，锉） 半夏（汤洗七遍去滑） 桂心各半两

【用法】上为粗散。每服四钱，以水一中盏，入生姜半分，豉五十粒，葱白五寸，煎至六分，去滓，稍热频服。以微汗为效。

【主治】产后伤寒，头目疼痛，四肢烦热，心胸满闷，不欲饮食。

前胡散

【来源】《太平圣惠方》卷七十八。

【组成】前胡三分（去芦头） 杏仁半两（汤浸，去皮尖双仁，麸炒微黄） 桂心半两 人参三分（去芦头） 麻黄三分（去根节） 赤茯苓三分 白术三分 细辛半两 甘草一分（炙微赤，锉） 赤芍药半两

【用法】上为粗散。每服四钱，以水一中盏，入生姜半分，大枣三枚，煎至六分，去滓温服，不拘时候。

【主治】产后伤寒咳嗽，心胸不和，背膊烦疼。

桂心散

【来源】《太平圣惠方》卷七十八。

【组成】桂心一两 麻黄三分（去根节） 荆芥三分 石膏二两 赤芍药三分 柴胡一分（去苗） 葛根二分 川芎半两 人参半两（去芦头） 细辛半两（去苗土） 甘草一分（炙微赤，锉）

【用法】上为粗散。每服四钱，以水一中盏，加生姜半分，大枣三枚，煎至六分，去滓温服，如人行五七里再服，以得汗出为效。

【主治】产后伤寒，头目四肢俱疼，心胸烦热。

射干散

【来源】《太平圣惠方》卷七十八。

【组成】射干半两 川升麻三分 人参三分（去芦

头） 甘草半两（炙微赤，锉） 陈橘皮二分（汤浸，去白瓤，焙）

【用法】上为粗散。每服五钱，以水一大盏，加生姜半分，煎至五分，去滓温服，不拘时候。

【主治】产后伤寒，经数日后，胸中妨闷，喉咽噎塞，不能饮食。

麻黄散

【来源】《太平圣惠方》卷七十八。

【组成】麻黄一两（去根节） 桂心三分 杏仁半两（汤浸，去皮尖双仁，麸炒微黄） 人参三分（去芦头） 白术三分 干姜二两（炮裂，锉） 芎䓖三分 厚朴三分（去粗皮，涂生姜汁，炙令香熟） 附子三分（炮裂，去皮脐） 甘草半两（炙微赤，锉）

【用法】上为粗散。每服四钱，以水一中盏，加生姜半分，大枣三枚，煎至五分，去滓，稍热服。以衣覆取微汗，如人行五七里未汗，即再服。

【主治】产后伤寒三日以前，头项腰脊俱痛，发汗不出，烦躁。

葛根散

【来源】《太平圣惠方》卷七十八。

【组成】葛根一两（锉） 麻黄一两（去根节） 桂心三分 甘草三分（炙微赤，锉） 赤芍药三分 柴胡一两（去苗） 细辛三分 石膏二两 厚朴一两（去粗皮，涂生姜汁，炙微香熟）

【用法】上为粗散。每服四钱，以水一中盏，入生姜半分，煎至六分，去滓，稍热服，如人行五七里再服。以微汗为度。

【主治】产后伤寒三日以前，头痛恶风，烦热。

生姜小便饮子

【来源】《伤寒总病论》卷六。

【组成】生地黄汁 藕汁 小便各一盏

【用法】上药和匀，煎三两沸，温热分作三服。

【主治】产后伤寒，恶血冲心，闷乱口干。

黄龙汤

【来源】《类证活人书》卷十九。

【别名】小柴胡汤（《普济方》卷三三九）。

【组成】柴胡一两　黄芩　人参　甘草（炙）各一分半

【用法】上锉，如麻豆大。每服五钱，水一盏半，煎一盏，去滓温服。

【主治】妊妇寒热头痛，嘿嘿不欲饮食，胁下痛，呕逆痰气；及产后伤风，热入胞宫，寒热如疟；并经水适来适断，病后劳复，余热不解。

人参汤

【来源】《圣济总录》卷一六二。

【组成】人参　赤茯苓（去黑皮）　当归（切，炒）　前胡（去芦头）　川芎（锉）　羌活（去芦头）　白术　柴胡（去苗）　枳壳（去瓤，麸炒）　桔梗　甘草（炙）　独活（去芦头）各一两

【用法】上为粗末。每服三钱匕，水一盏，加生姜三片，薄荷五叶，煎至七分，去滓温服，不拘时候。

【主治】产后伤寒，头痛项强，壮热恶寒，身体烦痛，寒壅咳嗽，鼻塞声重。

石膏汤

【来源】《圣济总录》卷一六二。

【组成】石膏二两　黄芩（去黑心）一两半　前胡（去芦头）　葛根各二两半　升麻　桑根白皮（锉）　荆芥穗各一两半　赤芍药　柴胡（去苗）各二两半

【用法】上为粗末。每服三钱匕，水一盏，加生姜三片，豉十粒，同煎七分，去滓温服，不拘时候。

【主治】产后伤寒，时行温疫，壮热恶风，头疼体痛，鼻塞咽干，心隔烦满，寒热往来，咳嗽痰壅。

芍药汤

【来源】《圣济总录》卷一六二。

【组成】赤芍药　葛根各一两（锉）　麻黄（去根节，煎，掠去沫，焙）　甘草（炙）　石膏　人参　当归（切，炒）各半两

【用法】上为粗末。每服三钱匕，水一盏，煎七分，去滓温服，不拘时候。

【主治】产后伤寒，肢体疼痛，干呕头昏，烦躁潮热。

竹叶汤

【来源】《圣济总录》卷一六二。

【组成】淡竹叶半两（切）　人参　芍药　黄芩（去黑心）　石膏　麦门冬（去心，焙）　甘草（炙）各一两

【用法】上为粗末。每服三钱匕，水一盏，加生姜三片，大枣二个（擘破），同煎七分，去滓温服，不拘时候。

【主治】产后伤寒，烦躁迷闷，热渴头痛。

羌活汤

【来源】《圣济总录》卷一六二。

【组成】羌活（去芦头）　当归（切，炒）　麻黄（去根节，煎，掠去沫，焙）　陈橘皮（去白，焙）　杏仁（去皮尖双仁，炒）　人参　甘草（炙）各一两　桂（去粗皮）　紫菀（去苗土）各三分　吴茱萸一分（汤洗，炒）　半夏半两（洗七遍，去滑，姜汁炒）

【用法】上为粗末。每服三钱匕，水一盏，煎至七分，去滓温服，不拘时候。

【主治】产后伤寒，发热咳嗽，头疼壅闷。

荆芥汤

【来源】《圣济总录》卷一六二。

【组成】荆芥穗　麻黄（去根节，煎，掠去沫，焙）　干姜（炮）　五味子　石膏　甘草（炙）　人参　芍药各一两

【用法】上为粗末。每服三钱匕，水一盏，煎至七分，去滓温服，不拘时候。

【主治】产后伤寒，头目昏痛，咳嗽痰壅，肢节疼痛。

茯苓前胡汤

【来源】《圣济总录》卷一六二。

【组成】白茯苓（去黑皮）　前胡（去芦头）　菊花　白术　附子（炮裂，去皮脐）　细辛（去苗叶）　芎藭　麻黄（去根节）各一两

【用法】上锉，如麻豆大。每服二钱匕，水一盏，煎至七分，去滓温服，不拘时候。

【主治】产后伤风头痛，眩闷倒旋。

茯苓黄耆汤

【来源】《圣济总录》卷一六二。

【组成】白茯苓（去黑皮）　黄耆（锉）　菊花　独活（去芦头）　枳壳（去瓤，麸炒）　当归（切，焙）　生干地黄（焙）　人参　乌头（炮裂，去皮脐）各一两

【用法】上锉，如麻豆大。每服三钱匕，水一盏，煎至七分，去滓温服，不拘时候。

【主治】产后伤风，头痛，目昏眩。

前胡汤

【来源】《圣济总录》卷一六二。

【组成】前胡（去芦头）　麻黄（去根节，煎，掠去沫，焙）　柴胡（去苗）　人参　桔梗　川芎　细辛（去苗叶）　枳壳（去瓤，麸炒）　甘草（炙）各一两　半夏半两（洗七遍去滑，姜汁炒）

【用法】上为粗末。每服三钱匕，水一盏，入生姜一枣大（切），煎至七分，去滓温服，不拘时候。

【主治】产后伤寒，发热，头疼体痛，咳嗽痰壅。

桂枝汤

【来源】《圣济总录》卷一六二。

【组成】桂（去粗皮）　麻黄（去根节，煎，掠去沫，焙）　前胡（去芦头）　芍药　柴胡（去苗）　人参　当归　甘草（炙）　川芎　石膏各一两

【用法】上为粗末。每服三钱匕，水一盏，加生姜三片，大枣二枚（擘），煎七分，去滓温服，不拘时候。

【主治】产后伤寒，头目昏痛，体热烦闷。

柴胡汤

【来源】《圣济总录》卷一六二。

【组成】柴胡（去苗）　芍药　黄芩（去黑心）　枳壳（去瓤，麸炒）　人参　当归（切，炒）各一两　半夏半两（汤洗去滑，姜汁炒）

【用法】上为粗末。每服三钱匕，水一盏，加生姜三片，大枣二枚（擘破），同煎七分，去滓温服，不拘时候。

【主治】产后伤寒，呕逆烦躁，热盛头疼。

麻黄汤

【来源】《圣济总录》卷一六二。

【组成】麻黄（去根节，煎，掠去沫，焙）半两　桂（去粗皮）　芍药　葛根（细锉）　甘草（炙）　石膏（碎）各一两

【用法】上为粗末。每服三钱匕，以水一盏，加生姜三片，大枣二枚（擘破），同煎至七分，去滓温服。得汗解为效。

【主治】产后伤寒，烦热头痛，表未解者。

麻黄汤

【来源】《圣济总录》卷一六二。

【组成】麻黄（去根节，汤煮，掠去沫）　葛根　石膏（火煅）　桂（去粗皮）　附子（炮裂，去皮脐）　芍药　甘草（炙，锉）　秦艽（去土）　防风（去叉）　当归（切，焙）各一两

【用法】上锉，如麻豆大。每服三钱匕，以水一盏，煎至七分，去滓温服，不拘时候。

【主治】产后伤寒，头痛目眩。

羚羊角汤

【来源】《圣济总录》卷一六二。

【别名】羚羊角散（《普济方》卷三五一）。

【组成】羚羊角（镑）　石膏（火煅）　当归（切，焙）　芍药　生干地黄　白茯苓（去黑皮）　麦门冬（去心，焙）　前胡（去芦头）　甘草（炙）各一两

【用法】上为粗末。每服三钱匕，以水一盏，煎至七分，去滓温服，不拘时候。

【主治】产后伤风寒，头目热痛。

羚羊角饮

【来源】《圣济总录》卷一六二。

【别名】羚羊角散（《普济方》卷三五三）。

【组成】羚羊角屑 前胡（去芦头） 人参 桂（去粗皮） 芍药 大腹皮（锉） 芦根（洗，锉） 甘草（炙） 当归（切，炒）各一两

【用法】上为粗末。每服三钱匕，以水一盏，加生姜三片，大枣二枚（擘破），同煎至七分，去滓温服，不拘时候。

【主治】产后伤寒壮热，胸膈烦闷渴躁。

白前汤

【来源】《圣济总录》卷一六四。

【组成】白前 桑根白皮（锉） 生干地黄（焙）各一两半 白茯苓（去黑皮）二两半 地骨皮二两 麻黄（去根节）一两半

【用法】上为粗末。每服三钱匕，水一盏，煎七分，去滓温服，不拘时候。

【主治】产后伤风咳嗽，壮热憎寒。

豆淋酒

【来源】《鸡峰普济方》卷十六。

【别名】紫汤。

【组成】羌活一两 黑豆半升（炒热）

【用法】以酒一升，先煮羌活五六沸，去羌活，乘热沃在所炒豆上，煎三五沸，倾入瓷器中，以纸盖，却去豆，温饮半盏。风势大者，随证下诸风药尤佳；如口噤㖞斜，服阿胶丸；些小风，则服龙砂丹。

【主治】产后诸风。

神仙透空丸

【来源】《洪氏集验方》卷三。

【组成】天麻一两（洗） 香白芷一两 半夏一两

（生用） 天南星一两 干姜四钱（生用） 川芎二两（洗） 地龙半两（捶，洗，去土净） 川乌一两（生用，去皮尖） 草乌一两（生用，去皮尖） 细辛半两 甘草二两（生用） 白附子半两

【用法】上为细末，以药末一两入白面一两，用新汲水为丸，每一两分作十丸，于新板上排定，日内晒干，如合，须是伏中合。

【主治】偏正头疼，恶心；产后体虚伤风，憎寒头痛，洗头沐浴伤风，壮热头痛，痰厥头痛，肾厥头痛，虚眩，项筋紧急等一切头痛。

丁香散

【来源】《三因极一病证方论》卷十八。

【组成】石莲肉十个（去心，炒） 丁香十枚
《普济方》有茯苓一两。

【用法】上为末。水半盏，煎数沸服。

【主治】产后咳逆。

香莲散

【来源】《卫生家宝产科备要》卷五。

【组成】石莲十个（炒熟） 丁香十个

【用法】上为末。用水三合，煎十沸，温服。

【主治】产后咳逆。

桂药散

【来源】《普济方》卷三五三引《卫生家宝方》。

【组成】没药一分（研） 官桂半两 当归三分（生用）

【用法】上为末。每服一大钱，炒葱白酒送下，一日三次。

【主治】产后如伤寒候，寒热不调，心惊头昏，体虚，四肢无力，饮食全不思。

加减乌全散

【来源】《女科万金方》。

【组成】厚朴 柴胡 黄芩 麻黄各二钱 陈皮 当归 川芎 桔梗 茯苓 白芍 熟地各一钱五 羌活 草果 半夏各一钱 甘草九分

【用法】上分二剂。加生姜三片，葱三根，水煎，不拘时服。

【主治】产后败血虚弱，感冒风寒，发寒热，四肢疼痛，头昏目眩。

【加减】有汗，多川芎、当归、桂枝、白芍、熟地；有胀，多厚朴、陈皮；有热，多柴胡、黄芩；有寒，多苍术、草果、桂枝；有痰，多半夏、桔梗、茯苓；有头痛，多川芎、白芷、羌活。

小柴胡加生地黄汤

【来源】《云岐子保命集》卷下。

【组成】柴胡二两　黄芩七钱半　人参五钱　半夏一两五钱（制）　甘草七钱半　大枣三枚　生地黄　栀子　枳壳（麸炒）各五钱

【用法】上锉细。每服一两，水煎服。

【主治】产后往来寒热而脉弦者，少阳也。

【方论】《济阴纲目》：此方以治少阳等症似矣。然以弦脉而加生地、山栀者，伤寒家以弦脉为阳也，故以柴胡为君。

防风汤

【来源】《云岐子保命集》卷下。

【组成】苍术四两　防风三两　当归一两半　羌活一两半

【用法】上为粗末。每服一二两，水三盏，煎至一盏半，取清，连续常服，不拘时候。

【功用】正脾胃之气，兼除风邪。

【主治】产后经水适断，感于异证，手足抽搐，咬牙昏冒，服增损柴胡汤及秦艽汤后，前证已退，用此调治。

加味五积散

【来源】《世医得效方》卷十五。

【组成】厚朴（去粗皮，姜汁炒）　半夏（洗）扬芍药　枳壳（去瓤，炒）　木香　肉桂各一两　陈皮　白姜一两三钱　苍术六两（米泔浸炒）　桔梗　香附子（炒去毛）　茴香（炒）　粉草　人参（去芦）　茯苓（去皮）　川芎　当归（去尾）　川白芷各一两

【用法】上锉散。加生姜、木瓜，入盐煎服。

治产后败血不散，作为寒热，入米醋半合煎；治外感寒邪，头痛体疼，去木香、南香，加生姜、枣子煎。

【主治】产后败血不散，阴阳相胜，作为寒热；或外感寒邪，头痛体疼，发热不退。

四物加荆防汤

【来源】《陈素庵妇科补解》卷五。

【组成】当归　川芎　赤芍　生地　荆芥　防风陈皮　甘草　香附　泽兰　山楂　红花　葱白生姜

【主治】产后外感风邪发热。

【方论】是方四物补血行血，荆芥、泽兰祛风，红花、山楂散未尽之瘀，陈皮、香附、甘草行久结之气，葱白、生姜引邪外达。热退之后，四物、六君或加柴、葛培养气血，升发胃气可也。

四物加生姜葱白汤

【来源】《陈素庵妇科补解》卷五。

【组成】四物（芍用赤芍）　加干姜　半夏　陈皮甘草　香附　羌活　防风　泽兰　丹参　川断葱白　生姜

【主治】产后伤寒发热。

【方论】是方羌、防、葱、姜散寒，四物，草、断养血，陈、夏、干姜温胃寒，邪退则热自止。且干姜能入肺利气，入肝能引血药至血分，能除大热，故丹溪每加干姜于补阴药中。

五物汤

【来源】《万氏女科》卷三。

【组成】人参　当归身　川芎　白芍（酒炒）　炙草各等分

【用法】生姜三片，葱白三茎为引，水煎服。

【主治】产后伤寒。

【加减】有汗曰伤风，加桂枝、防风；无汗曰伤寒，加麻黄、苏叶；寒热往来，加柴胡；头痛，加藁本、细辛；遍身痛，加羌活、苍术；但热不恶寒，加柴胡、葛根；发热而渴，加知母、麦冬、

淡竹叶。

竹叶防风汤

【来源】《医学入门》卷四。

【组成】淡竹叶二十四片 防风 人参 桂枝 桔梗 前胡 陈皮 茯苓各一钱

【用法】生姜、大枣为引，水煎服。

【主治】产后伤风，发热头痛，面赤气喘。

加味芎归汤

【来源】《济阴纲目》卷十二。

【组成】当归 川芎各二钱 人参 紫苏 干葛各一钱

【用法】上锉。加生姜三片，水煎服。

【主治】产后血气虚，外感风寒，头痛，憎寒壮热。

姜桂散

【来源】《济阴纲目》卷十三。

【组成】肉桂五钱 姜汁三合

【用法】上锉，同煎，服三合。以大火炙手，摩令背热，时时涂药汁尽妙。

【主治】产后咳逆，三日不止，欲死。

趁痛散

【来源】《景岳全书》卷六十一引《良方》。

【组成】牛膝（酒炒） 甘草（炒） 薤白各一两 当归 白术（炒） 黄耆（炒） 桂心 独活（加芦）各半两

【用法】上为散。每服半两，水煎，去滓温服。

【主治】产后骨节疼痛，发热头重，四肢不举。

羌苏饮

【来源】《丹台玉案》卷五。

【组成】羌活 香附 紫苏各一钱五分 当归一钱 白芍 柴胡 陈皮各一钱二分

【用法】加葱白三茎，水煎，不拘时候服。

【功用】和解取微汗。

【主治】产后伤寒。

【宜忌】忌汗、吐、下三法。

加参安肺生化汤

【来源】《傅青主女科产后编》卷下。

【组成】川芎一钱 人参一钱 知母一钱 桑白皮一钱 当归二钱 杏仁十粒（去皮尖） 甘草四分 桔梗四分 半夏七分 橘红三分

【主治】产后虚弱，旬日内外感风寒，咳嗽声重有痰，或身热头痛及汗多者。

【加减】虚人多痰，加竹沥一杯，姜汁半匙。

加味生化汤

【来源】《傅青主女科·产后编》卷下。

【组成】川芎一钱 当归二钱 杏仁十粒 桔梗四分 知母八分（一本作四分）
《胎产心法》有炮姜、炙草、生姜。

【主治】产后外感风寒，咳嗽，鼻塞声重。

【加减】有痰，加半夏曲；虚弱有汗，咳嗽，加人参。

辛散汤

【来源】《嵩崖尊生全书》卷十四。

【组成】川芎一钱半 当归三钱 干姜（略炒）四分 桃仁十个 炙草四分 白芷八分 姜黄 细辛各四分 葱头须五个
《胎产心法》有羌活，无姜黄。

【主治】产后气血虚，阴阳不和，七日内外发热，头痛，胁痛。

【宜忌】不可发汗，勿作伤寒二阳症治。

【加减】虚，加人参。

加参宁肺汤

【来源】《胎产秘书》卷下。

【组成】川芎一钱 当归三钱 人参二钱 杏仁十粒 桔梗 橘红各四分 款冬一钱 桑皮七分 半夏八分 知母一钱

【主治】产后旬日内外感冒风寒，咳嗽鼻塞，声重恶寒，或兼身热头痛。

【加减】虚人痰甚，加竹沥一小盏，姜汁三匙，甘草四分。

辛散生化汤

【来源】《胎产心法》卷下。

【组成】川芎一钱五分　当归三钱　炙草　干姜（炙黑）　羌活　防风各四分　桃仁十粒（去皮尖）

【用法】水煎服。

【主治】妇人产后感冒风寒，恶寒发热头痛。

【加减】头疼身热不除，加白芷八分、细辛三分；头疼如破，加连须葱头五根；虚，加人参二三钱。

参苏芎归汤

【来源】《胎产心法》卷下。

【组成】人参　紫苏　干葛各一钱　当归　川芎各二钱

【用法】加生姜一片，水煎服。

【主治】产后感冒。

人参竹叶汤

【来源】《医略六书》卷三十。

【组成】竹叶三钱　人参一钱半　甘草八分　防风一钱半（砂糖炒黑）　桔梗八分

【用法】水煎，去滓温服。

【主治】产后伤风，脉浮数者。

【方论】产后冒风，手足烦热，面赤气喘，此感于鼓动之阳风焉。竹叶疗膈上之热，防风疏感冒之风，桔梗清咽利膈，甘草泻火缓中，人参扶元气以杜风热复来之路，水煎温服，使汗出津津，则风热外解而不复内陷，何烦喘不退，面赤不除乎？

加减乌全散

【来源】《医略六书》卷三十。

【组成】柴胡八钱　桂枝两半　黄芩两半（酒炒）厚朴两半　白芍两半（酒炒）　半夏两半（制）甘草五钱　生姜十片　葱白十枚

【用法】上为散。每服三钱，水煎，去滓温服。

【主治】产后寒伤腠理，热遏胸中，寒热往来，胸满呕恶，脉数弦滞者。

【方论】桂枝温经散寒，黄芩清里泻热，柴胡疏腠理之邪，厚朴散胸中之满，半夏醒脾燥湿，白芍敛阴和营，生姜温胃散寒邪，葱白解表通阳气，甘草以缓中和胃也。为散水煎，使寒邪外解则遏热自化，而胸中之阳气廓然，何胸满呕恶不退，往来寒热不定乎！

全生活血汤

【来源】《医略六书》卷三十。

【组成】生地五钱　当归三钱　白芍一钱半（酒炒）　川芎一钱　熟地五钱　独活一钱半（盐水炒）　炙草一钱　防风一钱半（盐水炒黑）　人参一钱半

【用法】水煎，去滓温服。

【主治】产后中风盗汗，脉浮虚。

【方论】产后血气两虚，风乘虚袭，而邪不受制，营气暗泄，故睡中汗出为盗汗焉。熟地补阴滋血，以资血海；人参补气扶元，以雄气海；白芍敛阴和血脉；当归养血荣经脉；生地凉血室滋血；川芎入血海行气；独活开经气；防风泄风邪，并盐水炒黑引领参、地以分解虚邪；炙草缓中益胃。水煎温服，使血气内充，则风邪外解，而经脉清和，津液完固，安有盗汗不止之患乎。

建中汤

【来源】《医略六书》卷三十。

【组成】当归三钱　赤芍一钱半　肉桂一钱半

【用法】水煎，去滓温服。

【主治】产后血亏挟滞，营气不能布护，寒气得以伤之，直入冲任而恶寒汗出，发热不休。脉紧细涩者。

【方论】方中当归养营血以荣冲任，赤芍泻滞血以行血脉，肉桂温经暖血以散寒邪也。无汗加黑荆，为和血疏邪之用，腹痛加焦糖，乃去宿缓中之方。水煎温服，俾滞血化而新血生，则营卫调和而冲任之寒邪无不外解。

【加减】无汗，加炒黑荆芥；腹痛，加炒焦砂糖。

疏风芎归散

【来源】《医略六书》卷三十。

【组成】当归三两　川芎一两半　人参一两半　紫苏一两半　葛根一两半（砂糖炒黑）

【用法】上为散。每服三钱，加生姜二片，葱白三枚，水煎，去滓温服。

【主治】产后伤风，脉浮涩者。

【方论】产后血气两虚，营卫不能布护，寒风得以伤之，故发热无汗而恶风寒焉。人参扶元气以内托；当归养营血以荣经；川芎行血气升生阳；紫苏理血气散风寒；葛根禀性轻扬，本解肌升阳药，自与产科无涉，砂糖炒黑，假之引入血分以解冲脉之邪也。为散，姜、葱汤煎，务使血气内充，则营卫布护而邪无容身之地，何发热无汗，恶风寒，为产后伤寒风之足患哉。

开青散黑汤

【来源】《叶氏女科证治》卷三。

【组成】人参　白术（蜜炙）　当归　附子（制）肉桂

【用法】水煎服。

【主治】产后手足青，遍身黑，属于阴寒最重而毒气之最酷者；或足纯青，心下痛，属于寒毒攻心者。

护产汤

【来源】《叶氏女科证治》卷三。

【组成】人参　茯苓　附子（制）　白术（蜜炙）当归　熟地黄　山茱萸　麦冬（去心）　牛膝

【用法】水煎服。

【主治】产后半月后将至满月，少阴感寒邪，而在内之真阳逼越于上焦，上假热而下真寒，少阴证三四日至六七日，忽然手足倦卧，息高气喘，恶心腹痛者。

补虚降火汤

【来源】《叶氏女科证治》卷三。

【组成】人参　麦冬（去心）　元参　桑叶　苏子

各一钱

【用法】水煎服。

【主治】产后阳明感风而大喘大汗者。

泻肝四物汤

【来源】《妇科玉尺》卷四。

【组成】四物汤加秦艽　连翘　防己　龙胆草

【主治】产后风热壅盛。

除邪清肺汤

【来源】《会约医镜》卷十五。

【组成】当归二钱　白芍（酒炒）一钱半　前胡一钱半　半夏　陈皮　杏仁　茯苓　甘草各一钱荆芥穗八分　麻黄（留节）四五分

【用法】加生姜、大枣为引，热服。

【主治】产后肺冒风寒，寒热咳嗽。

【加减】有汗者，去麻黄，加桂枝八分。

六和生化汤

【来源】《医方简义》卷六。

【组成】川芎二钱　当归四钱　炮姜四分　炙甘草五分　桃仁十粒　茯苓三钱　砂仁壳一钱　橘红八分

【用法】水煎服。

【主治】产后六淫外侵。

【加减】如头痛发热，项强身疼，脉浮而紧为伤寒，宜加羌活、防风、薄荷各一钱，以取微汗为妥；如汗出漐漐，恶风头痛，发热为伤风，加苏梗、黄芩（炒）各一钱，桑白皮二钱；如夏月受暑，烦闷口渴，自汗心悸，微热，宜加青蒿一钱，麦冬（去心）三钱，酒炒知母一钱，生绵耆八分；如受湿潮热，脉涩口不渴，身疼神倦者，加泽泻三钱，滑石二钱，桂枝五分，大腹皮一钱；如秋燥与火侵肺，致渴而喘嗽者，加桑叶、淡芩（炒）一钱五分，川贝二钱，淡竹叶一钱。

银杏汤

【来源】《医学探骊》卷六。

【组成】白果七个（去皮，鲜者捣如泥，干者捣面）　葱头三个（连须，洗净）　黑姜二钱

【用法】上用元酒六两，煎百沸，沉清，再入童便一酒杯服之。

【主治】产后伤寒。

【方论】此方用白果，非取其善于发，乃取其善于涩也；以黑姜、葱、酒发汗，以白果涩之，汗虽出无碍。

神效产灵丹

【来源】《全国中药成药处方集》（西安方）。

【组成】当归　首乌　两头尖　白术　广木香　细辛　血竭各五钱　人参　川乌　草乌　大茴川芎各二钱　肉桂一两半　沉香六钱　琥珀一两防风　白芷　芥穗　桔梗　麻黄　炙草各二两苍术半斤

【用法】上为细末，炼蜜为丸，二钱重，朱砂为衣。每次一丸，陈黄酒送下。服后覆卧。

【主治】妇人产后，代谢机能衰弱，血循环发生障碍，恶露不下，或下之不尽，胸腹胀闷，两胁刺痛，头目眩晕；及产后虚怯，感冒风寒，恶寒发热，头身疼痛。

【宜忌】无瘀血而内燥热者不宜服。

二十七、产后咳嗽

《诸病源候论》："肺感微寒，则成咳嗽，而肺主气，因产气虚，风冷伤于肺，故令咳嗽也。"症见发热恶寒，鼻寒声重，鼻流清涕，治宜祛风散寒，宣肺止嗽；亦有因恶露不净，积为败血，上扰阻肺络而致咳嗽、胸闷者，治宜破瘀止嗽；若咳嗽兼见咽干，干咳少痰，伴午后潮热，治宜养阴清热。

人参散

【来源】《太平圣惠方》卷七十八。

【组成】人参（去芦头）　续断　白茯苓　黄耆（锉）　熟干地黄　白术各三分　白薇　五味子　当归（锉，微炒）　川芎各半两　麦门冬一两（去心，焙）　甘草一分（炙微赤，锉）

【用法】上为粗散。每服四钱，以水一中盏，加生姜半分，大枣三枚，煎至六分，去滓，不拘时候温服。

【主治】产后虚乏，短气咳嗽，不思饮食。

人参散

【来源】《太平圣惠方》卷七十八。

【组成】人参（去芦头）　白术　陈橘皮（汤浸，去白瓤，焙）　干姜（炮裂，锉）　厚朴（去粗皮，涂生姜汁，炙令香熟）　白茯苓各三分　紫菀

（洗，去苗土）　桂心　细辛　甘草（炙微赤，锉）各半两

【用法】上为散。每服三钱，以水一中盏，加生姜半分，煎至六分，去滓，不拘时候温服。

【主治】产后伤冷，肺寒咳嗽，鼻多清涕，不欲饮食，四肢少力。

天门冬散

【来源】《太平圣惠方》卷七十八。

【组成】天门冬（去心，焙）　前胡（去芦头）赤茯苓　黄耆（锉）　杏仁（汤浸，去皮尖双仁，麸炒微黄）　桑根白皮（锉）各三分　生干地黄当归（锉，微炒）　百合　款冬花　赤芍药　甘草（炙微赤，锉）各半两

【用法】上为粗散。每服四钱，以水一中盏，加生姜半分，煎至六分，去滓，不拘时候温服。

【主治】产后咳嗽，心膈不利，涕唾稠粘，四肢烦热，不思饮食。

款冬花散

【来源】《太平圣惠方》卷七十八。

【组成】款冬花　贝母（煨微黄）　桔梗（去芦头）　紫菀（洗，去苗土）　旋覆花　五味子　海蛤　天门冬（去心，焙）　赤茯苓各半两　汉防己

一分 甘草一分（炙微赤，锉）

【用法】上为粗散。每服三钱，以水一中盏，煎至六分，去滓温服，不拘时候。

【主治】妇人产后咳嗽，涕唾稠黏，胸膈壅闷，喘息不调，四肢无力。

紫菀散

【来源】《太平圣惠方》卷七十八。

【组成】紫菀半两（洗去苗土） 人参三分（去芦头） 半夏半两（汤洗七遍去滑） 白茯苓一两 陈橘皮三分（汤浸，去白瓤，焙） 麦门冬一两（去心，焙） 当归半两（锉，微炒） 黄耆一两（锉） 白芍药半两 桂心半两 熟干地黄一两 甘草一分（炙微赤，锉） 五味子三分 杏仁半两（汤浸，去皮尖双仁，麸炒微黄）

【用法】上为粗散。每服四钱，以水一中盏，加生姜半分，大枣三枚，煎至六分，去滓温服，不拘时候。

【主治】产后咳嗽，四肢无力，吃食减少。

犀角散

【来源】《太平圣惠方》卷七十八。

【组成】犀角屑三分 麦门冬一两半（去心，焙） 生干地黄一两 赤茯苓一两 鸡苏一两 马兜铃三分 紫菀三分（洗去苗土） 甘草半两（炙微赤，锉） 羚羊角屑三分

【用法】上为粗散。每服四钱，以水一中盏，加生姜半分，竹茹一分，煎至六分，去滓温服，不拘时候。

【主治】产后咳嗽，吐血不止，心中烦闷，头目旋闷。

麻黄汤

【来源】《圣济总录》卷一六二。

【组成】麻黄（去根节，煎，掠去沫，焙） 前胡（去芦头） 白前 桑根白皮（锉） 杏仁（炒，去皮尖双仁） 甘草（炙） 贝母（去心） 当归（切，炒）各一两

【用法】上为粗末。每服三钱匕，以水一盏，加生

姜三片，葱白三寸，同煎至七分，去滓温服，不拘时候。

【主治】产后伤寒咳嗽，痰壅气短。

半夏汤

【来源】《圣济总录》卷一六四。

【组成】半夏半两（生姜汁淹浸一宿，切。焙） 贝母（去心）一两 柴胡（去苗）一两 猪牙皂荚（炙，去皮） 甘草（炙）各半两

【用法】上为粗末。每服三钱匕，水一盏。加生姜五片，同煎七分，去滓温服，不拘时候。

【主治】产后咳嗽痰壅。

地骨皮汤

【来源】《圣济总录》卷一六四。

【组成】地骨皮（锉，焙）二两半 白术二两 石膏（碎）三分 桑根白皮（锉）二两 杏仁（去皮尖双仁，炒）一两半

【用法】上为粗末。每服三钱匕，水一盏，煎七分，去滓温服，不拘时候。

【主治】产后肺气寒壅咳嗽。

百部丸

【来源】《圣济总录》卷一六四。

【组成】百部（焙）半两 细辛（去苗叶）三两 贝母（去心） 甘草（炙） 紫菀（去苗土） 桂（去粗皮）各二两 白术 麻黄（去根节） 五味子各三两 杏仁（去皮尖双仁，炒）四两

【用法】上为末，炼蜜为丸，如梧桐子大。每服二十丸，生姜、蜜汤送下，不拘时候。

【主治】产后咳嗽，连声不绝，痰涎壅盛。

百部汤

【来源】《圣济总录》卷一六四。

【组成】百部 款冬花 紫菀（去苗土） 贝母（去心） 知母（焙） 白薇 杏仁（去皮尖双仁，炒）各等分

【用法】上为粗末，每服三钱匕，水一盏，煎七

分，去滓温服，不拘时候。

【主治】产后咳嗽，痰壅烦闷。

吴茱萸汤

【来源】《圣济总录》卷一六四。

【组成】吴茱萸（汤洗，焙干，炒）三分 桂（去粗皮）一两 细辛（去苗叶）一两一分 当归（切，焙）三分 杏仁（去皮尖双仁，炒）半两

【用法】上为粗末。每服三钱匕，水一盏，煎至七分，去滓温服，不拘时候。

【主治】产后肺感寒，咳嗽不已。

皂荚丸

【来源】《圣济总录》卷一六四。

【组成】皂荚七挺（不蛀者，水浸，妥取汁，滤去滓） 丁香 桂（去粗皮）各半两 诃黎勒（炮，取皮）十个 杏仁八十个（去皮尖双仁，炒）

【用法】上五味，将四味捣为细末，以皂荚水就银石铫内煎如膏，即将药搜和为丸，如梧桐子大。每服十丸，乌梅汤送下，不拘时候。

【主治】产后咳嗽痰盛，头目不利。

前胡汤

【来源】《圣济总录》卷一六四。

【组成】前胡（去芦头） 升麻 桂（去粗皮） 紫菀（去苗土） 白茯苓（去黑皮） 五味子 麦门冬（去心，炒） 杏仁（去皮尖双仁，炒）各一两半

【用法】上为粗末。每服三钱匕，水一盏，煎七分，去滓温服，不拘时候。

【主治】产后肺寒咳嗽。

黄耆汤

【来源】《圣济总录》卷一六四。

【组成】黄耆（锉）二两 人参 茯神（去木） 麦门冬（去心，焙） 桂（去粗皮） 陈橘皮（去白，焙） 当归（切，焙） 天门冬（去心，焙） 甘草（炙） 生干地黄（焙） 五味子各一两

【用法】上为粗末。每服三钱匕，水一盏半，加生姜二片、大枣一枚（擘），同煎一盏，去滓温服，不拘时候。

【主治】产后咳嗽。

知母茯苓汤

【来源】《宣明论方》卷九。

【组成】茯苓（去皮） 甘草各一两 知母 五味子 人参 薄荷 半夏（洗七次） 柴胡 白术 款冬花 桔梗 麦门冬 黄芩各半两 川芎三钱 阿胶三钱（炒）

【用法】上为末。每服三钱，水一盏半，加生姜十片，同煎至七分，去滓，稍热服。

【主治】

1. 《宣明论方》：肺痿，喘咳不已，往来寒热，自汗。

2. 《女科万金方》：产后身热，吐痰咳嗽，或时见血，自汗喘息。

百花散

【来源】《儒门事亲》卷十五。

【组成】黄柏 桑白皮（用蜜涂，慢火炙黄色为度）各等分

【用法】上为细末。每服一二钱，水一盏，入糯米二十粒，同煎至六分，以款冬花烧灰六钱，搅在药内同调，温服之。

【主治】妇人产中咳嗽。

茱萸汤

【来源】《普济方》卷三五五。

【组成】吴茱萸（汤浸，焙）三分 桂一两 细辛一两一分 当归二分 杏仁（去皮尖双仁，炒）半两

【用法】上为粗散。每服三钱，以水一盏，煎七分，去滓，不拘时候服。

【主治】产后肺寒及咳嗽不已。

二母汤

【来源】《陈素庵妇科补解》卷五。

【组成】知母 贝母 人参 杏仁 桔梗 甘草 前胡 五味 荆芥 归须 生地 陈皮 蒲黄 桃仁 葱白 枇杷叶

【功用】补养心血，兼祛外邪。

【主治】产后咳嗽，因血虚而气独盛，必生内热，热入肺，兼感风冷外邪致咳嗽者。

【方论】是方人参、甘草甘温以益肺气；归、地、知母以滋肺血；贝、杏、前、桔以清肺气，润肺燥；五味子以敛肺气；陈皮以利肺气；枇杷叶以降肺中逆气；荆芥、葱白以散风；桃仁、蒲黄以行末尽之瘀血，皆止嗽之功也。

加味甘桔汤

【来源】《万氏女科》卷三。

【组成】甘草 桔梗 款冬 贝母 前胡 枳壳 白茯 五味 麦冬各等分

【用法】加淡竹叶十五片，水煎，食后温服。

【功用】《会约医镜》：清肺宽中。

【主治】产后咳久不止，涕唾稠粘。

【宜忌】如产后吃盐太早者难治。

八味地黄丸

【来源】《医部全录》卷三三一引《体仁汇编》。

【别名】加味地黄丸、八仙长寿丸（《痘疹传心录》卷十五）、冬味地黄丸（《胎产心当》卷上）、八仙长寿丹（《医钞类编》卷十三）、麦味地黄丸（《汤头歌诀白话解》）、麦味丸（《全国中药成药处方集》）、冬味地黄汤（《胎产心法》卷上）、麦味地黄汤（《医宗金鉴》卷四十六）。

【组成】熟地黄（酒蒸） 山茱萸（酒浸去核，酒浸去核，取净肉）各八钱 丹皮 泽泻各二钱 白茯神（去皮木） 山药（蒸）各四钱 五味（去梗） 麦冬（去心）各五钱

【用法】上为细末，炼蜜为丸。每日七十丸，空心白汤送下；冬天酒下亦宜。

【功用】滋补。

【主治】

1. 《会约医镜》：产后虚羸久咳。

2. 《汤头歌诀白语解》：虚损劳热，咳嗽吐血，潮热盗汗。

【实验】抗自由基和恢复细胞免疫功能作用《上海中医药杂志》（2005，12：17）：将阴虚型老年肺结核60例随机分为治疗组和对照组各30例，另设正常对照组（简称正常组）30例。对照组予抗痨治疗，治疗组在此基础上加服麦味地黄丸，疗程3个月。结果：治疗前治疗组与对照组超氧化物歧化酶水平低于正常组（$P < 0.05$），白细胞介素2水平与正常组无差异（$P > 0.05$）；治疗后2组超氧化物歧化酶水平均较治疗前显著提高（$P < 0.05$），治疗组白细胞介素2水平明显提高且高于对照组和正常组（$P < 0.05$）。提示阴虚型老年肺结核病人血清超氧化物歧化酶和白细胞介素2水平下降，麦味地黄丸有抗自由基和恢复阴虚型老年肺结核病人细胞免疫的功能。

【验案】肺结核潮热盗汗 《中医研究》（1992，3：40）：应用本方加味：南沙参、天冬、麦冬、生地、山药、山萸肉、丹皮、茯苓、泽泻、五味子、百合、炙百部、玉竹。气虚甚者加黄耆；干咳者加炙紫苑；以盗汗为主者重用山萸肉，1日1剂，水煎服，10天为1疗程，一般服药1~3个疗程。治疗肺结核潮热盗汗150例，男93例，女57例；年龄16~78岁。结果：潮热盗汗消失者140例，无效4例。

加味四物汤

【来源】《胎产秘书》卷下。

【组成】川芎 蒌仁 知母 诃皮各一钱 当归 熟地各二钱 桔梗 兜铃各四分 款冬六分

【用法】水煎服。

【主治】产后半月，干嗽有声而痰少者。

百部汤

【来源】《女科指掌》卷五。

【组成】百部 桔梗 茯苓 百合 桑白皮 甘草

【用法】水煎服。

【主治】产后咳嗽。

宁肺生化汤

【来源】《灵验良方汇编》卷下。

【组成】川芎一钱 当归二钱 杏仁十粒 知母六

分　甘草　干姜（炙）　桔梗各四分
【主治】产后半月内，感风寒而嗽，鼻塞声重。
【加减】痰，加天花粉八分；虚人有汗，加人参一钱，不可偏重散寒之药。

桑贝芎归清肺汤

【来源】《胎产心法》卷下。
【组成】前胡　紫菀　贝母（去心）　桑白皮　茯苓　当归　川芎　干姜　紫苏各一钱
【用法】水煎服。
【主治】产后咳嗽。

金沸草汤

【来源】《医略六书》卷三十。
【组成】金沸草一钱半（绢包）　麻黄八分（炒）赤芍八分（醋炒）　杏仁二钱（去皮）　五味五分　茯苓一钱半　甘草五分
【用法】水煎，去滓温服。
【主治】产后感风咳嗽，脉浮者。
【方论】产后感冒风邪，不能随时解散而入舍于肺，故肺络不清，咳逆不止焉。金沸草解散风邪以理咳，炒麻黄开发肤腠以逐邪，赤芍利营破血，杏仁降气疏痰，茯苓渗湿清治节，五味敛肺生津液，甘草缓中以和药也。水煎温服，使风邪解则肺络清和而肺气自顺，何有咳逆不已哉。

小青龙丹

【来源】《宁坤秘籍》卷上。
【别名】小青龙汤（《女科秘要》卷三）。
【组成】甘草　干姜各五分　五味三分　杏仁一钱五分　半夏一钱
【用法】加生姜三片，水煎服。
【主治】《宁坤秘籍》：产后伤风咳嗽。

加味生化汤

【来源】《宁坤秘籍》卷中。
【组成】川芎一钱　当归三钱　炙甘草四分　杏仁十粒（去皮尖）　枣仁一钱（炒）　桔梗四分　人

参二钱　半夏八分
【主治】产后气短痰嗽，声重汗出。
【加减】痰多，加黄耆一钱；前症汗多，加黄耆并参；如腹中块痛不除，暂停参、耆以定块。

补土保金汤

【来源】《会约医镜》卷十五。
【组成】人参　白术　茯苓各一钱半　炙草　麦冬　贝母　款冬花各一钱　山药（炒）　扁豆（炒）　苡仁（炒）各二钱
【用法】生姜、大枣为引，水煎服。
【功用】补土生金。
【主治】产后咳嗽。

瓜蒌汤

【来源】《产科发蒙》卷四引《赤水医案》。
【组成】瓜蒌仁六两　桑白皮　杏仁　半夏　桔梗　紫苏子　枳壳各一钱
【用法】水煎，温服。
【主治】产后咳嗽，痰不易出，左胁疼痛，内热气壅，不能伏枕。

贝母汤

【来源】《古今医彻》卷四。
【组成】川贝母一钱半　茯苓一钱　车前子一钱半　当归一钱　炙甘草三分　广陈皮七分　远志肉一钱　枣仁一钱　钩藤一钱　牡丹皮七分　桂园肉五枚　灯心一握
【主治】产后内热咳嗽，心神不宁。

肃肺生化汤

【来源】《医方简义》卷六。
【组成】炒焦生地五钱　当归四钱　川芎二钱　桃仁一钱　炮姜五分　炙甘草五分　橘白一钱　桔梗一钱（炒）　益母草三钱
【用法】用藕一斤，煎汤代水煎药，白蜜三匙，姜汁一匙，冲入，内服。
【主治】产后七日内咳嗽者。

二十八、产后霍乱

《妇人大全良方》："夫产后霍乱，气血俱伤，脏腑虚损；或饮食不消，触冒风冷所致。阴阳不顺，清浊相干，气乱于肠胃之间，真邪相搏，冷热不调，上吐下痢，故曰霍乱也。"临床主要表现为上吐下泻，烦渴，腹痛，甚者四肢厥冷。治宜调和肠胃，化瘀散寒。

丁香散

【来源】《太平圣惠方》卷七十八。

【组成】丁香 肉豆蔻（去壳） 当归（锉，微炒） 白术 缩砂（去壳皮） 人参（去芦头） 厚朴（去粗皮，涂生姜汁，炙令香熟） 陈橘皮（汤浸，去白瓤，焙）各三分 甘草半两（炙微赤，锉）

【用法】上为粗散。每服三钱，以水一中盏，加生姜半分，大枣二个，煎至六分，去滓温服，不拘时候。

【主治】产后胃气虚弱，因饮食不节，致成霍乱。

人参散

【来源】《太平圣惠方》卷七十八。

【组成】人参（去芦头） 白术 当归（锉，微炒） 麦门冬（去心，焙） 川芎 厚朴（去粗皮，涂生姜汁，炙令香熟） 草豆蔻（去壳） 白茯苓 诃黎勒皮 沉香各三分 甘草半两（炙微赤，锉）

【用法】上为粗散。每服三钱，以水一中盏，加生姜半分，大枣三枚，煎至六分，去滓，不拘时候温服。

【主治】产后霍乱吐泻利，胃虚烦躁。

白术散

【来源】《太平圣惠方》卷七十八。

【组成】白术 麦门冬（去心，焙） 陈橘皮（汤浸，去白瓤，焙） 干姜（炮裂，锉） 人参（去芦头）各一两 甘草半两（炙微赤，锉）

【用法】上为粗散。每服四钱，以水一中盏，加生姜半分，煎至六分，去滓温服，不拘时候。

【主治】产后霍乱，吐利腹痛，烦渴，手足逆冷。

白茯苓散

【来源】《太平圣惠方》卷七十八。

【组成】白茯苓三分 麦门冬三分（去心，焙） 草豆蔻（去皮） 藿香 当归（锉，微炒） 人参（去芦头） 高良姜（锉） 芎藭甘草（炙微赤，锉）各半两

【用法】上为粗散。每服二钱，以水一中盏，加生姜半分，大枣三个，煎至六分，去滓温服，不拘时候。

【主治】产后霍乱吐泻，心神烦闷，腹内绞痛，四肢不和，或时燥渴。

当归散

【来源】《太平圣惠方》卷七十八。

【组成】当归（锉，微炒） 白豆蔻（去皮） 木香 白术 高良姜（锉） 白芍药 甘草（炙微赤，锉）各半两 厚朴一两（去粗皮，涂生姜汁，炙令香熟） 吴茱萸一分（汤浸七遍，炒令黑）

【用法】上为细散。每服二钱，以粥饮调下，不拘时候。

【主治】产后霍乱吐利，腹中绞痛。

附子散

【来源】《太平圣惠方》卷七十八。

【组成】附子（炮裂，去皮脐） 白术 当归（锉，微炒） 吴茱萸（汤浸七遍，焙干，微炒） 桂心 人参（去芦头） 丁香 陈橘皮（汤浸，去白瓤，焙） 甘草（炙微赤，锉）各半两

【用法】上为细散。每服二钱，以粥饮调下，不拘时候。

【主治】

1.《太平圣惠方》：产后霍乱，吐利不止，手

足厥冷。

2.《校注妇人良方》：脾胃虚寒，腹痛吐泻，手足厥冷，或自汗口噤。

厚朴散

【来源】《太平圣惠方》卷七十八。

【组成】厚朴（去粗皮，涂生姜汁，炙令香熟）陈橘皮（汤浸，去白瓤，焙）人参（去芦头）各三分 肉豆蔻（去壳）红豆蔻 桂心 白术 干姜（炮裂，锉）甘草（炙微赤，锉）各半两

【用法】上为粗散。每服三钱，以水一中盏，加生姜半分，煎至六分，去滓温服，不拘时候。

【主治】产后霍乱，吐泻不止。

香薷散

【来源】《太平圣惠方》卷七十八。

【组成】香薷 前胡（去芦头）麦门冬（去心）各三分 人参（去芦头）白术 甘草（炙微赤，锉）半夏（汤洗七遍去滑）陈橘皮（汤浸，去白瓤，焙）诃黎勒皮各半两

【用法】上为粗散。每服四钱，以水一中盏，加生姜半分，煎至六分，去滓温服，不拘时候。

【主治】产后霍乱，吐利烦渴，心胸满闷。

高良姜散

【来源】《太平圣惠方》卷七十八。

【别名】高良姜汤（《明医指掌》卷九）。

【组成】高良姜（锉）当归（锉，微炒）草豆蔻（去皮）各一两

【用法】上为细散。每服二钱，以粥饮调下，不拘时候。

【主治】产后霍乱吐利，腹内疼痛。

温中散

【来源】《太平圣惠方》卷七十八。

【组成】人参（去芦头）白术 干姜（炮裂，锉）当归（锉，微炒）草豆蔻（去皮）各一两 厚朴一两（去粗皮，涂生姜汁，炙令香熟）

【用法】上为粗散。每服三钱，以水一中盏煎至六分，去滓温服，不拘时候。

【主治】产后霍乱，吐泻不止。

人参汤

【来源】《圣济总录》卷一六二。

【组成】人参 陈橘皮（去白，切，焙）干姜（炮）甘草（炙）各一两

【用法】上为粗末。每服三钱匕，水一盏，煎七分，去滓温服，一日三次。

【主治】产后霍乱吐利。

干姜汤

【来源】《圣济总录》卷一六二。

【组成】干姜（炮）黄连（去须）赤石脂 当归（锉，炒）各三两 半夏（先研为末，生姜汁制作饼子用）五两 赤茯苓（去黑皮）一两 甘草（炙）桂（去粗皮）龙骨（火烧红）枳壳（去瓤，麸炒）人参附子（炮裂，去皮脐）各二两

【用法】上锉，如麻豆大。每服五钱匕，水一盏半，加生姜五片，煎取八分，去滓。食前温服。

【主治】产后霍乱吐利，四肢逆冷，虚烦。

木香丸

【来源】《圣济总录》卷一六二。

【组成】木香二两（炮）肉豆蔻十二枚（炮，去壳）草豆蔻十二颗（去皮）小蒜（切，焙）半两 菖蒲 陈曲（炒）各一两 干椿根白皮（细锉）麦蘖各一两半（炒）阿魏一钱（别研入）

【用法】上为末，酒煮面糊为丸，如梧桐子大。每服二十丸，食前煎陈橘皮汤送下。

【主治】产后霍乱吐利，食物不化，腹胁疼痛。

白术汤

【来源】《圣济总录》卷一六二。

【组成】白术（锉，炒）赤茯苓（去黑皮）人参 甘草（炙）各一两 厚朴（去粗皮，生姜汁

炙） 枳壳（去瓤，麸炒）各一两半

【用法】上为粗末。每服五钱匕，水一盏半，煎至八分，去滓温服，不拘时候。

【主治】产后霍乱吐利，不思食。

当归汤

【来源】《圣济总录》卷一六二。

【组成】当归（切炒）二两 干姜（炮）半两 厚朴（去粗皮，生姜汁炙） 芎䓖各一两半（锉）

【用法】上为粗末。每服三钱匕，水一盏，煎七分，去滓，空腹食前温服。

【主治】产后霍乱吐利，心腹痛。

芦根饮

【来源】《圣济总录》卷一六二。

【组成】芦根二两（洗，锉） 人参 枇杷叶（炙，拭去毛）各一两

【用法】上为粗末。每服五钱匕，水一盏半，煎至八分，去滓温服，不拘时候。

【主治】产后霍乱，吐利心腹痛。

厚朴汤

【来源】《圣济总录》卷一六二。

【组成】厚朴（去粗皮，生姜汁炙） 陈橘皮（去白，切，焙） 当归（锉，炒） 桂（去粗皮）各二两 甘草（炙） 人参 附子（炮裂，去皮脐）各一两 白术（锉，炒）三两

【用法】上锉，如麻豆大。每服三钱匕，水一盏，煎七分，去滓，食前温服。

【主治】产后霍乱吐利，肢体逆冷。

厚朴汤

【来源】《圣济总录》卷一六二。

【组成】厚朴（去粗皮，生姜汁炙）一两 陈橘皮（去白，焙）半两 藿香（去枝梗） 高良姜（锉，炒） 当归（切，焙）各三分

【用法】上为粗末。每服三钱匕，水一盏，煎七分，去滓温服，不拘时候。

【主治】产后霍乱吐利。

厚朴汤

【来源】《圣济总录》卷一六二。

【组成】厚朴（去粗皮，生姜汁炙） 干姜（炮） 当归（锉，炒） 甘草（炙）各一两

【用法】上为粗末。每服三钱匕，水一盏，煎七分，去滓温服，不拘时候。

【主治】产后霍乱，吐利不止。

厚朴汤

【来源】《圣济总录》卷一六二。

【组成】厚朴（去粗皮，生姜汁炙） 高良姜（锉，炒） 人参 白术（锉，炒）各二两 麦门冬（去心，炒） 赤茯苓（去黑皮） 桂（去粗皮） 甘草各一两半 紫苏茎叶（全用，细锉） 陈橘皮（去白，炒）各一两一分 吴茱萸一两（洗去滑，略炒）

【用法】上为粗末。每服三钱匕，水一盏，煎至七分，去滓，食前温服。

【主治】产后霍乱吐利，四肢逆冷，虚烦。

猪胆汤

【来源】《圣济总录》卷一六二。

【组成】猪胆一枚（阴干） 干姜三两（炮） 附子（炮裂，去皮脐） 甘草（炙）各一两

【用法】上锉，如麻子大。每服三钱匕，水一盏，煎七分，去滓，食前温服。

【主治】妇女产后霍乱，四逆，汗出肢冷。

葛根汤

【来源】《圣济总录》卷一六二。

【组成】葛根（锉） 人参 白术（锉，炒） 桔梗（炒） 白茯苓（去黑皮）各半两

【用法】上为粗末。每服三钱匕，以水一盏半，煎至八分，去滓温服，不拘时候。

【主治】妇人产后，霍乱吐利，烦渴不食。

半豆饮子

【来源】《陈素庵妇科补解》卷五。

【组成】半夏　白豆蔻　苍术　干姜　藿香　陈皮　归尾　川芎　人参　白术　甘草　猪苓　砂仁　莲子

【主治】产后霍乱，由脏腑虚损，触冒风冷，阴阳不和，饮食失调，或冷或热，致成上吐下泻，肚腹疼痛；或腹中一条梗起，上冲心胸甚绞而痛，昏闷，面黑，唇青，手足厥逆，自汗，与寻常霍乱无异，但属产后血虚。

【方论】参、术、陈、甘、半，去茯苓加猪苓也；砂仁、莲子以止利；苍、藿、干、蔻、陈、夏、砂仁温中止吐；加芎、归以养血；不用地、芍者，以其酸寒也。

生化六和汤

【来源】《傅青主女科》卷下。

【组成】川芎二钱　当归四钱　黑姜　炙草　陈皮　藿香各四分　砂仁六分　茯苓一钱

【用法】加生姜三片，水煎服。

【主治】产后血块痛未除，患霍乱。

附子散

【来源】《傅青主女科·产后编》卷下。

【组成】白术一钱　当归二钱　陈皮　黑姜　丁香　甘草各四分（一本有附子五分）

【用法】上为末。每服二钱，粥饮送下。

【主治】产后霍乱吐泻，手足逆冷。

【宜忌】须无块痛方可服。

温中汤

【来源】《傅青主女科》卷下。

【组成】人参一钱　白术一钱半　当归二钱　厚朴八分　黑姜四分　茯苓一钱　草豆蔻六分

【用法】上加生姜三片，水煎服。

【主治】产后霍乱，吐泻不止，无块痛者。

附子方

【来源】《胎产指南》卷七。

【别名】附子汤（《嵩崖尊生全书》卷十四）。

【组成】白术二钱　当归二钱　陈皮四分　干姜四分　丁香四分　甘草四分　人参一钱　附子五分

【用法】上为细末。每服二钱，粥饮调下。

【主治】

　　1.《胎产指南》：产后吐痢霍乱，手足逆冷，无块痛。

　　2.《嵩崖尊生全书》：霍乱，气血虚损，伤食感寒，痛止而手足冷者。

理苓汤

【来源】《张氏医通》卷十六。

【组成】理中汤合五苓散

【主治】

　　1.《张氏医通》：胃虚食滞，喘胀浮肿，小便不利。

　　2.《医略六书》：产后霍乱，脉紧细者。

【方论】产后脾胃两虚，寒邪搏湿，故挥霍撩乱，呕吐泄泻，谓之霍乱。与常人霍乱不同。人参补胃气之虚，白术助脾气之运，炮姜温中逐冷，猪苓利水泻湿，泽泻利肾膀之湿，茯苓渗脾肺之湿，炙草缓中和胃，肉桂补火散寒也。水煎，温服，使脾健胃强，则寒湿自散而经腑清和，安有挥霍撩乱，呕吐泄泻之患乎。

藿香温胃散

【来源】《胎产秘书》卷下。

【别名】藿香温胃饮（《盘珠集》卷下）。

【组成】当归　白术各三钱　姜炭　陈皮　藿香各四分　厚朴八分　人参一钱　炙甘草三分　生姜一片

　　《盘珠集》有丁香。

【用法】水煎服。

【主治】产后血痛已除，劳伤气血，脏腑虚损，不能运化食物，及冷风相乘，以致阴阳升降不顺，乱于肠胃，冷热不调，邪正相搏，上吐下泻，名曰霍乱。

【加减】手足逆冷，加附子三分。

附子散

【来源】《胎产心法》卷下。

【组成】人参 白术（土炒）各一钱 当归二钱 陈皮 丁香 干姜各四分 附子五分（制）

【用法】上为末。每服二钱，粥饮调下。

【主治】产后无块痛，霍乱吐泻，手足厥冷。

温中散

【来源】《胎产心法》卷下。

【组成】人参随宜 白术一钱五分（土炒） 当归二钱 厚朴八分（姜制） 干姜四分 茯苓一钱 草豆蔻六分

【用法】上加生姜一片，水煎。温服。

【主治】产后寒滞，块痛已除，霍乱吐泻。

补火引水汤

【来源】《竹林女科》卷三。

【组成】人参 白术（蜜炙） 熟地黄 山茱萸 茯苓 附子（制） 肉桂 车前子

【用法】水煎服。

【主治】产后肾水上泛，呕吐下利，真阳飞越。

二十九、产后淋证

产后淋证，是指产后小便频数、尿少、涩痛的病症。《诸病源候论》："因产虚损，而热气客胞内，虚则起数，热则泄少，故成淋也。"多因产虚损，阴血骤亏，虚热内生，或产后余热客于胞中，热迫膀胱所致。症见小便频数，尿急，涩痛而量少，治宜清热利湿。

问气血与石，一皆不离于热。石韦大寒，《本经》专主五癃不通，兼榆皮、葵子之属，虽云利窍，并可散血，血散而淋自愈矣。

石韦汤

【来源】《外台秘要》卷三十四引《集验方》。

【组成】榆白皮五两 石韦（去毛） 黄芩各三两 通草三两 大枣二十枚 葵子一升 白术一两

【用法】上切。以水八升，煮取二升半，分为三四服。

【主治】产后卒患淋证。

茅根汤

【来源】《备急千金要方》卷三。

【组成】白茅根一斤 瞿麦四两 地脉二两 桃胶 甘草各一两 鲤鱼齿一百枚 人参二两 茯苓四两 生姜三两

【用法】上锉。以水一斗，煮取二升半，分三服。

【主治】产后淋。

【方论】《千金方衍义》：白茅根之甘寒，兼人参之甘温，以温肺胃气化；瞿麦、桃胶、地脉，乃茅根之佐使，茯苓、甘草、生姜，则人参之匡辅，鲤鱼齿散坚利水，并助桃胶以磨宿积之瘕。

石韦汤

【来源】《备急千金要方》卷三。

【组成】石韦二两 榆皮五两 黄芩二两 大枣三十枚 通草二两 甘草二两 葵子二升 白术 生姜各三两

【用法】上锉。以水八升，煮取二升半，分三服。

【主治】产后卒淋。气淋、血淋、石淋。

【方论】《千金方衍义》：产后淋证，得之卒然，无

葵根汤

【来源】《备急千金要方》卷三。

【组成】葵根二两 车前子一升 乱发（烧灰） 大黄各一两 冬瓜汁七合 通草三两 桂心 滑石各一两 生姜六两

【用法】上锉。以水七升，煮取二升半，分为三服。

【主治】产后淋涩。

滑石散

【来源】《备急千金要方》卷三。

【组成】滑石五两　通草　车前子　葵子各四两

【用法】上药治下筛。每服方寸匕，稍加至三匕，酢浆水下。

【主治】产后淋。

大麻仁散

【来源】《太平圣惠方》卷七十九。

【组成】大麻仁一两　榆白皮一两（锉）　葵子一两　瞿麦半两　甘草一分（炙微赤，锉）

【用法】上为散。每服三钱，以水一中盏，煎至六分，去滓温服，一日三四次。

【主治】产后小便淋涩疼痛。

贝齿散

【来源】《太平圣惠方》卷七十九。

【组成】贝齿四枚　葵子一两　石膏一两　滑石一两　阿胶半两（捣碎，炒令黄燥）

【用法】上为细散。每服三钱，以水一中盏，入猪脂一分，煎至六分，去滓温服，一日三四次。

【主治】产后小便淋，疼痛，或时便血，或如豆汁，或如稠胶。

石韦散

【来源】《太平圣惠方》卷七十九。

【组成】石韦一两（去毛）　榆白皮一两（锉）赤芍药半两　黄芩三分　木通一两（锉）　葵子半两

【用法】上为散。每服三钱，以水一中盏，加生地黄一分，煎至六分，去滓温服，一日三四次。

【主治】产后小便卒淋涩，溺血。

白茅根散

【来源】《太平圣惠方》卷七十九。

【组成】白茅根三分（锉）　蘧麦一两　鲤鱼齿二十枚（细研）　木通二两（锉）　车前子一两　冬葵子一两

【用法】上为散。每服三钱，以水一中盏，煎至六分，去滓温服，一日三四次。

【主治】产后小便淋涩及血淋。

当归散

【来源】《太平圣惠方》卷七十九。

【组成】当归半两（锉，微炒）　生干地黄三分石韦半两（去毛）　栀子仁半两　赤芍药半两　赤茯苓三分　王不留行半两　瞿麦三分　麦门冬三分（去心）　木香三分

【用法】上为散。每服三钱，以水一中盏，煎至六分，去滓温服，每日三四次。

【主治】产后卒淋涩，小腹疼痛。

黄芩散

【来源】《太平圣惠方》卷七十九。

【组成】黄芩半两　瞿麦半两　甘草半两（炙微赤，锉）　麦门冬半两（去心）　滑石一两　木通一两（锉）　车前子一两　葵子一两

【用法】上为散。每服三钱，以水一中盏，煎至六分，去滓温服，每日三四次。

【主治】产后小肠结热淋涩，心神烦躁，口舌干焦，不思食饮。

葵子散

【来源】《太平圣惠方》卷七十九。

【组成】葵子一两　滑石三分　黄芩二分　瞿麦三分　灯心一分　白石英粉一两　防葵半两　甘草一分（炙微赤，锉）

【用法】上为散。每服三钱，以水一中盏，煎至六分，去滓温服，一日三四次。

【主治】产后小肠风气隔闭，淋涩不通。

葵根散

【来源】《太平圣惠方》卷七十九。

【组成】冬葵根一两　车前子三分　滑石一两　冬瓜仁三分　木通一两（锉）　川大黄三分（锉碎，微炒）　桂心二分

【用法】上为散。每服三钱，以水一中盏，煎至六分，去滓温服，一日三四次。

【主治】产后小便淋涩，脐下妨闷。

滑石散

【来源】《太平圣惠方》卷七十九。

【组成】滑石一两　木通一两（锉）　车前子一两　葵子三分　黄芩三分　麦门冬三分（去心）

【用法】上为散。每服三钱，以水一中盏，煎至六分，去滓温服，一日三四次。

【主治】产后小便淋涩，心神烦闷。

滑石粥

【来源】《圣济总录》卷一九〇。

【组成】滑石半两（别研）　瞿麦穗一两　粳米三合

【用法】以水三升，先煎瞿麦，取二升半，滤去渣，将汁入米，煮如常粥，将熟时入盐少许，葱白三寸，方入滑石末，煮令稀稠得所。分作三度食之。

【主治】产后小便不利，淋涩。

茅根散

【来源】《三因极一病证方论》卷十八。

【别名】茅根汤（《普济方》卷三五四）。

【组成】白茅根八两（生）　瞿麦穗　白茯苓各四两　蒲黄　桃胶　滑石　甘草（炙）各一两　紫贝十个（烧）　葵子　人参各二两　石首鱼脑骨二十个（烧）

【用法】上锉散。每服四大钱，水一盏半，加生姜三片，灯心二十茎，煎至七分，去滓温服。亦可为末，煎木通汤调下二钱，如气壅闭，木通、橘皮煎汤调下。

【主治】产后诸淋，无问冷、热、膏、石、结气。

参术膏

【来源】《丹溪心法》卷五。

【别名】参术汤（《万氏女科》卷三）、参术饮（《产孕集》卷下）。

【组成】人参二钱半　白术二钱　桃仁　陈皮各一钱　黄耆一钱半　茯苓一钱　甘草（炙）半钱

【用法】上锉。水煎猪、羊胞，后入药，作一服。

【主治】产后胞损成淋沥证。

【方论】

1.《成方切用》：产后胞损，必令气血骤长，其胞可完，若稍迟缓，恐难成功。故以参、耆、术、草以补之，加陈皮以宣其滞，桃仁以活其血，茯苓以助其下行，用猪羊胞煮汤，入药煎服，取其以胞补胞之义，不特引经也。

2.《成方便读》：方中参、耆、术、草，大补元气，而生阴血；然产后不无瘀浊垢滞之物，故以陈皮行气，茯苓降浊，桃仁去瘀，猪羊胞假血肉有情之品，以补其所损之处耳。

【验案】产妇胞损　《丹溪治法心要》：尝见尿胞因收生者之不谨，以致破损而得淋沥病，徐氏妇，壮年得此。因思肌骨破伤在外者且可补完，胞虽在腹，恐亦可治。诊其脉虚甚，因悟曰：难产之人多是血虚，难产之后，气血尤虚，因用峻补之药，以术、参为君，桃仁、陈皮、黄耆、茯苓为佐，而煎以猪、羊胞中汤，于极饥时与之，每剂用一两，至一月而安，恐是气血聚长，其胞可完，若稍迟缓，恐难成功。

鲤鱼齿汤

【来源】《普济方》卷三五四引《便产须知》。

【组成】鲤鱼齿一二〇个　葵子三合　黄芩五钱　瞿麦二钱　车前子　木通各二钱

【用法】水二升，煎取一升，入齿末，空心服，每日三次。

【主治】产后淋痛及血淋。

瞿麦汤

【来源】《普济方》卷三五四。

【组成】瞿麦　黄芩　通草各半两　大枣十二枚

【用法】每服四钱，以水一盏半，煎至大半盏，去滓服。

【主治】产后淋痛。因虚损有热气客于胞中，血随小便出，为血淋。

导滞汤

【来源】《陈素庵妇科补解》卷五。

【组成】四物加蒲黄（生）　甘草梢　泽兰叶　姜皮　牛膝　红花　瞿麦　陈皮

【功用】祛瘀利水。

【主治】妇人产后污血阻滞，溺窍不通，以致淋沥。

调荣散

【来源】《陈素庵妇科补解》卷五。

【组成】当归　川芎　赤芍　生地　丹皮　滑石　甘草　山栀　瞿麦　红花　香附　阿胶　竹叶　陈皮

【功用】清热行血，祛瘀利水。

【主治】产后淋证。有热邪搏血流渗脬中，血随小便而出，名曰血淋；更有污血阻滞，溺窍不通，以致淋沥，亦名血淋。

加味导赤散

【来源】《万氏女科》卷三。

【组成】生地　赤芍　木通（去皮）　甘草梢　麦冬　黄柏　知母　桂心各一钱　灯心四十七寸

【用法】水煎，调益元散一钱服。

【主治】产后血虚内热，小便涩痛成淋。

白茅汤

【来源】《医学入门》卷八。

【组成】白茅根五钱　瞿麦　白茯苓各三钱半　葵子　人参各一钱一分半　蒲黄　桃胶　滑石　半夏各七钱半　甘草五分　紫贝一个（煅）　石首鱼脑砂二个（煅）

【用法】分二贴，加生姜三片，灯心二十根，水煎服。或为末，每服二钱，木通煎汤下；如气壅，

木通、橘皮煎汤下。

【主治】产后诸淋，无问冷、热、膏、石、气等淋。

茅根汤

【来源】《明医指掌》卷九。

【组成】白茅根二钱　瞿麦一钱半　葵子二钱半　白茯苓一钱半　人参（去芦）一钱　蒲黄（生用）一钱　桃胶一钱　滑石一钱半（研细，水飞）　半夏（姜制）三分　紫贝一个（烧）　石膏一钱（煅过）

【用法】加生姜、灯心，水煎服。

【主治】产后诸淋，无问冷、热、膏、石、气、血等淋。

茅根汤

【来源】《傅青主女科》卷下。

【组成】石膏一两　白茅根一两　瞿麦　白茯苓各五钱　葵子　人参　桃胶　滑石各一钱　石首鱼头四个

【用法】加灯心，水煎，入齿末，空心服。

【主治】产后冷热淋。

白茅根汤

【来源】《胎产秘书》卷下。

【组成】白茅根　瞿麦　茯苓　车前　人参　滑石　通草　麦冬　炙甘草

【用法】加灯心数茎，煎服。

【主治】产后小便数淋。

【加减】血淋，加淮牛膝。

加减茅根汤

【来源】《胎产心法》卷下。

【组成】白茅根一两　瞿麦　车前　冬葵子　通草各一钱　鲤鱼齿一百个（为末）

【用法】水煎，入鱼齿末，空心温服。

【主治】产后淋，小便痛及血淋。

知柏导赤散

【来源】《胎产心法》卷下。

【组成】生地 赤芍 木通 麦冬（去心） 黄柏 知母（炒） 桂心 甘草（生）各一钱

【用法】灯心四十九寸，水煎，调益元散二钱服。

【主治】产后血去阴虚生内热，小便成淋而涩痛。

通苓散

【来源】《女科旨要》卷三。

【组成】赤苓 泽泻 木通 黄连 猪苓各三钱 白术 瞿麦 杞子 滑石 车前子各二钱

【用法】分四帖。加生姜三片，灯心十根，水煎，空心温服。

【主治】产后因血热积于小肠经，水道不利，小便紧涩不通，误将热毒物食之，致成淋沥。

加味四物汤

【来源】《医宗金鉴》卷四十八。

【组成】四物汤加蒲黄 瞿麦 桃仁 牛膝 滑石 甘草梢 木香 木通

【主治】产后热邪挟瘀血流渗胞中，小便淋闭，腹胀痛。

白茅汤

【来源】《女科秘旨》卷八。

【组成】白茅根 瞿麦 车前子 冬葵子各二钱 通草七分 鲤鱼齿一百个

【用法】先将鱼齿为末，药熟入末，空心服。

【主治】产后淋，小便痛，及血淋。

三十、产后小便出血

产后小便出血，是指妇人生产后尿中带血的病情。《妇人大全良方》："产后小便出血者，因虚热血渗于脬也。"《济阴纲目》："产后小便出血者，因气血虚而热乘之，血得热则流散，渗于胞内，故血随小便出。"治宜滋阴清热，补气摄血。

蒲黄散

【来源】《医心方》卷二十三引《产经》。

【组成】蒲黄一升 生蓟叶（晒令干，为末）二升

【用法】上为末。每服方寸匕，酒调下，每日三次。

【主治】产后溲有血不尽。

石韦散

【来源】《太平圣惠方》卷七十九。

【组成】石韦二两（去毛） 榆白皮二两（锉） 黄芩一两 木通二两（锉） 赤芍药二两 冬葵子二两 甘草二两

【用法】上为散。每服三钱，以水一中盏，煎至六

分，去滓，食前温服。

【主治】产后脏有积热，致小便出血。

茜根散

【来源】《太平圣惠方》卷七十九。

【组成】茜根一两 石韦二两（去毛） 木通二两（锉） 子芩一两 滑石二两 生干地黄一两

【用法】上为散。每服三钱，以水一中盏，煎至六分，去滓，食前温服。

【主治】产后小便出血。

黑神丸

【来源】《普济方》卷三四五引《杨氏家藏方》。

【组成】巴豆半两（以水二碗煮尽，去皮心，出油） 白姜半两（炮） 肉桂半两（去皮） 黑附子半两（炮，去皮）

【用法】上为末，曲糊为丸，如萝卜子大。每服三五丸，冷茶下。热茶投之，泻下三五行了，以粥

止泻。

【主治】

1. 《普济方》引《杨氏家藏方》：产后诸疾。

2. 《卫生家宝产科备要》：产后小便出血，大便涩痛。

【宜忌】一日内忌热食。

地黄汤

【来源】《陈素庵妇科补解》卷五。

【组成】川芎 黄芩 赤芍 牡蛎 生地 牛膝 陈皮 车前子 甘草 黄耆 人参 滑石 归须 黄连 香附 蜂房 蒲黄（半生半炒）

【主治】产后血虚，为热所乘，小便出血。

【方论】补按：是方以清热为主。用黄连、黄芩之苦寒以清上中二焦之热；用滑石、车前之甘淡以清下焦沟渎之热；四物之苦温酸寒以凉血养血；人参、耆草之甘温以益气除热；牡蛎、蒲黄之涩以止血；香附、陈皮之辛温苦以行气，兼治脬中之滞血，而蜂蜜之甘寒以滋肺生津，亦清热药中之一小补也。

小蓟汤

【来源】《万氏女科》卷三。

【组成】小蓟根 生地 赤芍 木通 蒲黄 甘草梢 淡竹叶各一钱 滑石二钱 灯心四十五寸

【功用】水煎服。

【主治】产后尿血。败血流入膀胱，小腹痛，或内热小腹不通，但尿时涩痛者。

【加减】败血，加归梢、红花各一钱；兼内热，加黄芩、麦冬各一钱。

车前子汤

【来源】《慈幼新书》卷首。

【组成】蒲黄 芍药 黄芩 生地 当归 牡蛎 车前子

【主治】产后尿血。

血瘀散

【来源】《医略六书》卷三十。

【组成】乱发一斤（洗净，烧灰）

【用法】上为散。生地黄汁调下三钱。

【主治】产后溺血，脉涩者。

【方论】产后热伤冲任，血不归经，故血从前阴而出，全无疼痛，与溲溺自分，谓之溺血。发生头颅，乃血之余气，故血余，专走血分，烧灰存性，力能去瘀生新，以治血溢妄行之溺血；为散，生地汁调下，足以壮水凉血而制湿，俾血无热扰，则血室清宁，而血无妄行之患，安有溺血之不痊乎？

三十一、产后泄泻

产后泄泻，是以产后大便次数增多，粪便稀溏，甚或泻下如水样为主要表现的疾病。本病成因为产后饮食失节，生冷不慎，重伤脾胃，水谷相杂而下；或脾虚恶湿，寒湿内盛，水谷下走肠道；或产后脾运未复，夏秋受邪，暑湿蕴结化热，湿热下注肠道；或素体脾虚，或产前泄泻未愈，复因产劳伤气，运化不健而致；或素体肾虚，产后肾阳更虚，或脾虚久结伤肾，命门火衰不能暖土所致。

阿胶丸

【来源】《备急千金要方》卷三。

【组成】阿胶四两 人参 甘草 龙骨 桂心 干地黄 白术 黄连 当归 附子各二两

【用法】上为末，炼蜜为丸，如梧桐子大。每服二十丸，温酒送下，一日三次。

【主治】产后虚冷洞下，心腹绞痛，兼泄泻不止。

【方论】《千金方衍义》：方下虽主虚冷洞下，而证见本寒标热，故汇推理中、驻车及本门龙骨丸三方，并去干姜而易附子，功力倍增。阿胶、当归专补营虚，人参、白术专扶胃弱，桂心、附子专治本寒，黄连一味专除标热，犹恐桂、附过热，乃进地黄以护真阴，龙骨以填渗漏，非但防虚阳之窍，并可杜虚寒之下脱也。

鳖甲汤

【来源】《备急千金要方》卷三。

【组成】鳖甲如手大　当归　黄连　干姜各二两　黄柏长一尺广三寸

【用法】上锉。以水七升，煮取三升，去滓，分三服，每日三次。

【主治】产后早起中风冷，泄痢及带下。

【方论】《千金方衍义》：《本经》言鳖甲治心腹癥瘕积聚；而兼连、柏专祛湿热；干姜热因热用之向导；当归和其血滞，为热痢之的方。

鳖甲汤

【来源】《千金翼方》卷七。

【别名】鳖甲散（《太平圣惠方》卷七十九）。

【组成】鳖甲如手大（炙令黄）　白头翁一两　当归　黄连　干姜各二两　黄柏长一尺广三寸

【用法】上锉。以水七升，煮取三升，分三服。

【主治】产后早起中风冷，泄痢及带下。

加味生化汤

【来源】《经效产宝并续集》。

【组成】川芎一钱五分　当归（炒）二钱　干姜（炙黑）四分　人参二钱　於术（生）二钱　茯苓一钱五分　陈皮五分　泽泻八分　肉果霜五分　甘草（炙）五分　莲子九粒

【主治】产后泄泻，块痛已除者。

【加减】因寒作泻，倍用黑姜，腹痛泄水，饮食不化，加砂仁八分，炒山楂二钱，炒麦芽二钱；久泻不止，加升麻一钱。

诃皮生化汤

【来源】《经效产宝并续集》。

【组成】川芎二钱　当归三钱　诃子皮八分　干姜（炙黑）五分　茯苓一钱五分　肉果霜五分　莲子十粒　桃仁（去皮尖，研）十四粒　甘草（炙）五分

【主治】妇人产毕即泻。

【加减】两服后不止，加人参一钱五分；口渴，加麦冬一钱，五味子九粒，人参一钱。

厚朴汤

【来源】方出《医心方》卷二十三引《博济安众方》，名见《圣济总录》卷一六四。

【组成】厚朴二两（炙）　白术一两（炒）

【用法】以水二升，煎取一升，分四五次服。

【主治】

1.《医心方》引《博济安众方》：产后呕逆，不能食。

2.《圣济总录》：产后泄泻腹痛。

神效参香散

【来源】《太平惠民和济局方》卷六（续添诸局经验秘方）。

【别名】参香散（《古今医统大全》卷八十九）、神效参苓散（《嵩崖尊生全书》卷九）、神效参术散（《会约医镜》卷十五）。

【组成】白扁豆（炒）　人参　木香各二两　茯苓（去皮）　肉豆蔻（去皮）各四两　陈皮（去白）　罂粟壳（去蒂）各十二两

【用法】上为细末。每服三大钱，温米饮调下，不拘时候。

【主治】

1.《太平惠民和济局方》（续添诸局经验秘方）：脏气虚怯，冷热不调，积在脏腑，作成痢疾，或下鲜血，或如豆汁，或如鱼脑，或下瘀血，或下紫黑血，或赤白相杂，或成五色，里急后重，日夜频并，脐腹绞痛，甚不可忍，及噤口，疳蛊，时瘟诸痢。

2.《会约医镜》：产后泄泻，及痢疾日久，积秽已去，滑泄不止。

人参丸

【来源】《圣济总录》卷一六四。

【组成】人参　草豆蔻仁（炮）　诃黎勒（炮，去核）　甘草（炙）各一两　白矾（熬令汁尽）半两

【用法】上为末，面糊为丸，如梧桐子大。每服三十丸，食前用米饮送下。

【主治】产后泄泻不止。

木香汤

【来源】《圣济总录》卷一六四。

【组成】木香（炮）　黄连（去须）各一两　诃黎勒皮三分（炮）　龙骨（火烧红）半两　厚朴（去粗皮，生姜汁炙）三分

【用法】上为粗末。每服三钱匕，水一盏，煎至七分，去滓，空心、食前温服。

【主治】产后热泻不止。

龙骨丸

【来源】《圣济总录》卷一六四。

【组成】龙骨　甘草（炙）　赤石脂　乌梅肉（炒）　人参　黄芩（去黑心）　枳壳（去瓤，锉，炒）　赤茯苓（去黑皮）各半两　厚朴（去粗皮，生姜汁炙，锉）　黄连（去须）各三分

【用法】上为末，面糊为丸，如梧桐子大。每服三十丸，食前米饮送下，一日三次。

【主治】产后日久泄泻，倦怠烦渴。

四胜丸

【来源】《圣济总录》卷一六四。

【组成】代赭　干姜（炮）　龙骨各一两　附子（炮裂，去皮脐）三分

【用法】上为末，面糊为丸，如梧桐子大。每服二十丸，空心，食前米饮送下。

【主治】产后水泻不止。

白垩丸

【来源】《圣济总录》卷一六四。

【组成】白垩（火烧）一两　赤茯苓（去黑皮）　生干地黄（焙）　干姜（炮）　陈橘皮（去白，炒）各半两

【用法】上为末，以薄面糊为丸，如梧桐子大。每服三十丸，食前米饮送下。

【主治】产后冷滑，泄泻不止。

地榆散

【来源】《圣济总录》卷一六四。

【组成】地榆（锉细）　桂（去粗皮）　草豆蔻（去皮）　黄连（去须）各三分　槟榔（锉）　当归（切，炒）　肉豆蔻（炮，去壳）　阿胶（炒令燥）　木香（炮）　乌头（炮裂，去皮脐）　丁香（炒）　枳壳（去瓤，麸炒）　高良姜（炒）各半两

【用法】上为散。每服二钱匕，空心、食前温酒调下；米饮亦得。

【主治】产后泄泻，日久不止，烦渴困倦，不思饮食。

赤石脂丸

【来源】《圣济总录》卷一六四。

【组成】赤石脂　人参各一两　干姜（炮）半两　龙骨三分

【用法】上为末，面糊为丸，如梧桐子大。每服三十丸，食前米饮送下。

【主治】产后久泻不止。

阿胶丸

【来源】《圣济总录》卷一六四。

【组成】阿胶（炒令燥）　黄柏（去粗皮，锉）　人参　干姜（炮）　当归（切，炒）　酸石榴皮各一两

【用法】上为末，面糊为丸，如梧桐子大。每服三十丸，食前米饮送下。

【主治】产后泄泻，肠滑不止。

附子丸

【来源】《圣济总录》卷一六四。

【组成】附子（炮裂，去皮脐） 木香（炮） 当归（切，炒） 甘草（炙） 干姜（炮） 芍药各半两 厚朴（去粗皮，生姜汁炙，锉） 吴茱萸（汤洗，焙干，炒）各一两 陈橘皮（去白，炒） 白术（锉，炒） 诃黎勒（炮，去核）各三分 黄连（去须）一两半

【用法】上为末，薄面糊为丸，如梧桐子大。每服三十丸，食前米饮送下。

【主治】产后虚冷，泄泻不止，脏腑冷痛，腹胀满闷。

厚朴汤

【来源】《圣济总录》卷一六四。

【组成】厚朴（去粗皮，生姜汁炙）二两 生干地黄（焙） 苍术（切，焙）各一两 当归（切，炒）三分 酸石榴皮半两

【用法】上为粗末。每服三钱匕，水一盏，煎至七分，去滓，食前温服。

【主治】产后泄泻久不止，不思饮食。

厚朴汤

【来源】《圣济总录》卷一六四。

【组成】厚朴（去粗皮，生姜汁炙，锉） 干姜（炮） 白术（锉，炒）各一两 甘草（炙）半两 陈橘皮（去白，炒）三分

【用法】上为粗末。每服三钱匕，水一盏，煎七分，去滓，食前温服。

【主治】产后泄泻不止。

熟艾丸

【来源】《圣济总录》卷一六四。

【组成】熟艾（炒）四两 附子（炮裂，去皮脐） 陈橘皮（去白，切，炒） 干姜（炮）各一两

【用法】上为末，面糊为丸，如梧桐子大。每服三十丸，食前米饮送下。

【主治】产后冷泻，日久不止。

厚朴汤

【来源】《圣济总录》卷一六五。

【组成】厚朴（去粗皮，生姜汁炙） 白茯苓（去黑皮） 黄连（去须）各半两 当归（锉，焙）一分 枳壳（去瓤，麸炒）一分半

【用法】上锉，如麻豆大。每服三钱匕，水一盏，煎至七分，去滓，空腹温服。

【主治】产后水泻不止。

燥湿丸

【来源】《圣济总录》卷一六五。

【组成】黄连（去须）三分 乌梅肉（熬）二分半 酸石榴皮 当归（锉，焙） 赤石脂各半两 干姜（炮）一分半

【用法】上为末，炼蜜为丸，如梧桐子大。每服二十丸，空腹米饮送下，加至三十丸。

【主治】妇女产后肠胃气虚，泄痢水谷。

调中汤

【来源】《产育宝庆集》卷上。

【组成】良姜 当归 桂心 芍药 附子（炮） 川芎各一两 甘草（炙）五钱

《重订严氏济生方》有人参半两。

【用法】上锉。每服三钱匕，水三盏，煎一盏，去滓，热服。

【主治】产后腹痛兼泻痢。由产后肠胃虚怯、寒邪易侵，若未满月，饮冷当风，则腹痛阵作，或如锥刀所刺，水谷不化，洞泄肠鸣，或下赤白，肱胁膜胀，或走痛不定。

一味散

【来源】《产宝诸方》。

【组成】乌梅不以多少（捶碎，以竹杖穿于火上炙）

【用法】上为末。米饮调服二钱。

【主治】产后泻不止。

的奇散

【来源】《妇人大全良方》卷二十二引《张氏方》。

【组成】荆芥（大者）四五穗（于盏内燃火烧成灰，不得犯油火）　麝香少许（研）

【用法】上为末。沸汤一两呷，调下此药。

【主治】产后恶露不行，余血渗入大肠为泻泄。

此泻分过则愈，虽洞泄不禁，下青黑色物亦验。此药虽微，能愈大病，宜勿忽之。

安胃汤

【来源】《女科万金方》。

【组成】人参　白术　川芎　白芷　当归　茯苓　陈米一撮

【主治】

　　1.《女科万金方》：产后血下如赤豆汁。

　　2.《郑氏家传女科万金方》：产后湿多，泄泻如豆汁。

香连术苓汤

【来源】《女科万金方》。

【组成】白术　茯苓　猪苓　泽泻　桂枝　苍术　厚朴　陈皮　甘草　木香　黄连

【用法】上以水二钟，加生姜、大枣，水煎，食前服。

【主治】产后泄泻。

榴附饮

【来源】《类编朱氏集验方》卷十。

【组成】酸石榴皮（米醋炒）　香附子

【用法】上为末。每服二钱，米饮调下。

【主治】产后泻。

二术四神丸

【来源】《陈素庵妇科补解》卷五。

【组成】苍术（泔浸）一两　白术（土炒）二两　补骨脂（盐水拌炒）一两五钱　吴茱萸（汤泡去沫）五钱　厚朴（姜汁制）一两　广皮一两　神曲二两

【用法】姜汁调前药，面糊为丸。每服三钱，空心砂仁汤送下，一日二次。

【功用】温肾健脾，兼消食。

【主治】产后血气虚损，饮食不能运化，或受风冷以致泄泻，甚则腹痛。

【方论】脾气虚弱，不能运化水谷，命门火衰，不能蒸腐水谷，加以风冷外袭，故泄泻也。补火以生土，扶土以制水，则泻自止。方中骨脂辛温补右尺；二术补脾，土恶湿而喜燥，故用术以祛湿止泄；茱萸温经散寒；陈、朴、神曲消食运气。

桂术汤

【来源】《陈素庵妇科补解》卷五。

【组成】肉桂　人参　茯苓　甘草　陈皮　五味　白术（土炒）　香附（酒炒）　苍术（泔水浸）　罂粟壳　杜仲　补骨脂（盐水炒）

【功用】温补固涩。

【主治】妇人产后脾胃气虚，或大肠虚寒遗粪，或白色兼沫水下者。

【方论】大肠虚则寒，粪白色，且水与沫兼下，其为虚寒无疑，法当温补加固涩之药。四君子加陈皮、香附则运气，加粟壳、五味则固脱；苍术、肉桂辛热以祛寒；杜仲、补骨脂辛温以补两尺。寒者温之，虚者补之，脱者固之，土旺而遗粪之症愈矣。桂术汤补气而不补血，以气旺而血自充也。

豆蔻理中丸

【来源】《丹溪心法附余》卷二十一。

【组成】人参一两　白术二两　干姜　甘草（炙）各五分　肉豆蔻七钱（面裹煨）

【用法】上为细末，炼蜜为丸，如梧桐子大。每服四五十丸，空心米汤送下；酒煮面糊为丸亦可。

【主治】产后元气虚弱，脐腹疼痛，泄泻不止；又治男子脾胃虚弱，久泄不止。

加味生化汤

【来源】《傅青主女科·产后编》卷下。

【组成】川芎一钱　益智一钱　当归四钱　黑姜四

分 炙草四分 桃仁十粒 茯苓一钱半（一本当归作三钱，有枣一枚）

《胎产心法》有砂仁。

【主治】产后三日内，因劳倦伤脾或饮食太过，脾胃受伤，完谷不化，腹中块未消者。

参苓生化汤

【来源】《傅青主女科·产后编》卷下。

【组成】川芎一钱 当归二钱 黑姜四分 炙草五分 人参二钱 茯苓一钱 白芍一钱（炒） 益智一钱（炒） 白术二钱（土炒） 肉果一个（制）

【主治】妇人胎前素弱，产后三日内块已消，泄泻，完谷不化者。

【加减】泻水多，加泽泻、木通各八分；腹痛，加砂仁八分；渴，加麦冬、五味子；寒泻，加黑姜一钱，木香四分；食积，加神曲、麦芽、消饭面；砂仁、山楂消肉食。

健脾利水生化汤

【来源】《傅青主女科·产后编》卷下。

【组成】川芎一钱 茯苓一钱半 归身二钱 黑姜四分 陈皮五分 炙草五分 人参三钱 肉果一个（制） 白术一钱（土炒） 泽泻八分

【主治】妇人产后块已除，患泻症。

【加减】寒泻，加干姜八分；寒痛，加砂仁、炮姜各八分；热泻，加炒黄连八分；泻水腹痛，米饮不化，加砂仁八分、麦芽、山楂各一钱；泻有酸暖臭气，加神曲、砂仁各八分；泻水者，加苍术一钱。

术苓散

【来源】《郑氏家传女科万金方》卷二。

【组成】木香 厚朴 甘草 川连 苍术 陈皮

【主治】胎前产后泄泻。

加减生化汤

【来源】《胎产秘书》卷下。

【组成】川芎一钱 当归钱半 黑姜 炙甘草各五

分 桃仁十粒 茯苓钱半 莲肉 诃子各八分 生姜一片

【用法】水煎服。

【主治】产毕即泻。

【加减】泻不止，加人参三钱。

参术莲子饮

【来源】《胎产秘书》卷下。

【别名】参苓莲子饮（《胎产心法》卷下）。

【组成】人参 焦术各二钱 茯苓一钱 当归一钱五分 炒芍八分 炙甘草五分 陈皮 升麻各三分 山药一钱 莲子十粒 姜一片

【主治】产后泄泻，久泻不止或脾泄者。

【加减】如腹痛，加炮姜五分。

参苓生化汤

【来源】《胎产秘书》卷下。

【别名】茯苓生化汤（《梅氏验方新编》卷四）。

【组成】川芎一钱 当归二钱（土炒） 姜炭 炙甘草各五分 茯苓一钱五分 陈皮一钱 白术一钱五分 人参二钱 肉果（煨） 诃子各一钱 莲子八钱 糯米一撮

【用法】水煎服。

【主治】

1. 《胎产秘书》：产后泄泻。
2. 《产宝》：胎产久泻，至产后不止。

【加减】寒痛泻，加砂仁五分；热泄，加炒莲三分，泻久，加升麻三分；泻水，加苍术一钱，泻出食肉如败卵及噫气，加神曲、砂仁各八分，山楂、麦芽各五分，或加豆蔻、丁香各一钱。渴，加麦冬一钱，五味六分。

健脾利水汤

【来源】《灵验良方汇编》卷下。

【组成】白术 茯苓 泽泻 肉果 陈皮 甘草 川芎 当归

【主治】产后泻。

【加减】寒痛泻水，加砂仁、炙姜；热痛泻，加黄连；泻久脱肛，加升麻；水泻，完谷不化，加砂仁、麦芽；积食而泻，加山楂、砂仁、麦芽。

加味生化汤

【来源】《胎产要诀》卷下。

【组成】当归 人参各二钱 川芎 茯苓各一钱半 桃仁 莲子各十粒 炙干姜五分 制肉果一个 诃子皮一钱 糯米一撮

【加减】腹中血块不痛，加白术二钱，陈皮三分。

参苓术附汤

【来源】《胎产心法》卷下引朱丹溪方。

【组成】人参七钱 白术三钱（土炒） 茯苓 附子（制）各一钱

【用法】水煎服。

【主治】产后虚泻，眼昏不识人。

参苓大补生化汤

【来源】《胎产心法》卷下。

【组成】人参 白术（土炒）各二钱 川芎 当归 益智仁 白芍（炒） 茯苓各一钱 干姜四分（炮） 肉果一个（麸煨） 炙草五分 莲子八枚（去心）

【用法】水煎服。

【主治】产后血块消散，痛止而泄泻，完谷不化者。

【加减】泻而腹痛，加砂仁八分；泻水多，加泽泻，木通各八分；渴，加去心麦冬，五味子；寒，倍炮姜，加木香四分；食积黄色，以神曲、麦芽、山楂、砂仁，择一二味加入。

莲子生化汤

【来源】《胎产心法》卷下。

【组成】川芎 茯苓各二钱 当归四钱（黄土炒） 炮姜四分 桃仁十粒（去皮尖） 炙草五分 莲肉十枚（去心）（一方无桃仁）

【用法】水煎服。

【主治】产后血块未消，泄泻。

木香理中汤

【来源】《医略六书》卷三十。

【组成】白术三钱（炒） 炮姜钱半 木香八分 楂肉三钱（炒） 泽兰三钱 肉桂钱半（去皮） 茯苓三钱 荆芥钱半（炒炭） 赤芍钱半（醋炒） 砂糖五钱（炒炭）

【用法】水煎，去滓温服。

【主治】产后泄泻不止，脉紧细者。

【方论】产后脾土有亏，寒邪凝滞，故身热腹痛而泄泻不止，势甚危急焉。白术健脾土之虚，炮姜逐中寒之寒，木香调气醒脾胃，茯苓渗湿和脾胃，赤芍破血泻瘀以除腹痛，荆芥散邪和血以解身热，楂肉化滞血，泽兰通经脉，肉桂温经暖血，最通血闭，砂糖去瘀和血，专主调经也；水煎温服，使寒滞化而脾土强，则经脉通而腹痛止，身热泄泻无不自己，何危急之有哉。

调中益气汤

【来源】《医略六书》卷三十。

【组成】人参一钱半 黄耆三钱（饴糖炒） 茅术一钱半（炒） 于术一钱半（炒） 升麻三分（醋炒） 柴胡五分（醋炒） 茯苓三钱 木香一钱半 炙草八分

【用法】水煎去滓，温服。

【主治】产后劳倦泄泻，脉软缓涩者。

【方论】产后劳倦伤脾，不能敷化，而清阳下陷，故倦怠腹痛，泄泻不止。人参扶元以补气之虚，黄耆补中以举气之陷，于术健脾燥湿，苍术燥湿强脾，茯苓渗湿清治节，炙草缓中益脾胃，升麻升阳明清气，柴胡升少阳清气，广木香醒脾开胃以调气化。水煎温服，使元气内充，则脾能健运而清气上升，胃气自化，安有倦怠腹痛泄泻之患。

君苓汤

【来源】《叶氏女科证治》卷三。

【组成】人参 白术（蜜炙） 茯苓 甘草 泽泻 猪苓各一钱

宜加黄连、木通、六一散。

【用法】水煎服。

【主治】产后热泻，小便不利，肠垢，口渴，痛一阵下一阵者。

调中汤

【来源】《盘珠集》卷中。

【组成】当归　白芍（炒）　川芎　甘草（炙）　附子（制）　肉桂

【主治】产后泻痢。产后未满月，风邪乘虚袭之，留于盲膜，散于腹肋，故腹中阵阵作痛，水谷不化，胀鸣泄泻。

暖胃调中散

【来源】《会约医镜》卷十五。

【组成】白术二钱　白芍一钱　干姜（炒）　甘草　肉蔻（面裹煨）各八分　肉桂一钱

【用法】上为末。枣汤调服。

【主治】产后脾胃虚寒，腹痛泄泻。

健脾利水生化汤

【来源】《胎产新书》。

【组成】川芎　茯苓各二钱　当归四钱　姜炭　炙甘草各五分　桃仁十粒　莲子八粒

【主治】妇人产后血块已消，患泻。

加味参苓生化汤

【来源】《女科秘要》卷六。

【组成】川芎一钱　当归二钱　干姜　甘草各五分　茯苓一钱五分　山药一钱　肉果一个（煨）　诃子皮一钱（去油）　莲子七粒　人参二钱　糯米一大撮

【主治】产后泄泻。

【加减】虚甚，多加人参。

芍药香附汤

【来源】《产科发蒙》卷四。

【组成】芍药　香附　干姜　甘草　丁子　砂仁

【用法】每服四钱，以水二合，煮取一合，温服。

【主治】产后下利，上气足冷，时发热，肠鸣切痛。

【加减】下利不已，干噫食臭，加黄连。

茯苓建中汤

【来源】《产科发蒙》卷四。

【组成】小建中汤加茯苓

【用法】烧黑鱼狗末五分点服。

【主治】产后下利不止。

安中汤

【来源】《产孕集》卷下。

【组成】白术三钱　当归　党参各二钱　炙甘草　陈皮　砂仁　麦芽各一钱　生姜七片　大枣五枚

【主治】产后泄泻。

补中益气加减汤

【来源】《不知医必要》卷四。

【组成】炙耆　白术（土炒）　党参（去芦，米炒）　淮山（炒）各一钱五分　扁豆（炒，杵）一钱　升麻（蜜炙）三分　陈皮六分　炙草七分

【用法】加生姜二片，红枣二枚，煎服。

【主治】产后泄泻。

【宜忌】不可利小便。

【加减】如不止，加肉蔻霜一钱；寒，加干姜四分。

调元益胃饮子

【来源】《医方简义》卷六。

【组成】川芎炭一钱　炒当归三钱　炮姜一钱　淡附子二钱　苍术炭八分　清炙耆三钱　姜半夏一钱五分　川连（吴萸八分拌炒）一钱　琥珀六分　泽兰一钱　茺蔚子（炒）三钱　车前（炒）一钱　广木香（煨）一钱

【用法】水煎，和陈酒半盏，徐徐服下，每日一剂，分作五六次服。

【主治】产后泄泻。产后脾胃虚弱，土不胜水，木旺侮土，停滞不运，更有血瘀不净，致患泄泻。

【加减】脱肛者，加炙粟壳一钱；如挟食者，加神曲三钱；如有癥瘕者，加莪术（炒）一钱，山楂

肉三钱，尖槟榔二钱；如瘀血未净者，加桃仁一钱，红花八分；如心悸者，加远志肉八分，枣仁一钱（炒）。

加味六君子汤

【来源】《增订胎产心法》卷五。

【组成】人参　茯苓　半夏（制）各一钱　白术二钱（土炒）　陈皮　炙草各八分　肉果一枚（面煨熟去面）　木香三四分（一方有炙干姜四分）

【用法】水煎服。

【主治】产后泻久，胃气虚弱，完谷不化。

三十二、产后痢疾

产后痢疾，是指产后腹痛里急后重便下脓血的病情。《妇人大全良方》："产后痢疾者，由产劳伤，脏腑不足，日月未满，虚乏未复，或劳动太早，或误食生冷。若行起太早，则外伤风冷乘虚入于肠胃；若误食生冷、难化之物，伤于脾胃，皆令洞泄水泻，甚者变为痢也。若血渗入大肠，则为血痢，难治。泄，谓之产子痢是也。得冷则白，或如鱼脑；得热则赤黄，或为瘀血。若冷热相搏，则下痢赤白，或脓血相杂。若下痢青色，则极冷也。若饮食不进，便利无常，日夜无度，产后本虚，更加久痢不止，无力瘦乏，愈见羸弱，谓之虚羸下利。"所论甚为周详，治疗与内科无异，但需注意妇人产后多寒之体，不可过用苦寒清降之品。

白头翁加甘草阿胶汤

【来源】《金匮要略》卷下。

【别名】白头翁汤（《备急千金要方》卷三）、甘草汤（《千金翼方》卷七）。

【组成】白头翁　甘草　阿胶各二两　秦皮　黄连柏皮各三两

【用法】以水七升，煮取二升半，纳胶令消尽，分三次温服。

【主治】

1. 《金匮要略》：妇人产后下利虚极。

2. 《金匮要略集注》引东洞吉益：热利下重，大便血，心烦不得眠者。

【方论】

1. 《金匮要略论注》：虚极不可无补，但非他味参、术所宜，恶其壅而燥也。亦非苓、泽淡渗

可治，恐伤液也。唯甘草之甘凉，清中即所以补中；阿胶之滞润，去风即所以和血。以此治病即以此为大补，方知凡痢者湿热非苦寒不除，故类聚四味之苦寒不为过。若和血安中，只一味甘草及阿胶而有余。治痢好用参、术者，政由未悉此理耳。

2. 《金匮玉函经二注》：伤寒厥阴证下利重者，白头翁汤，四味尽苦寒以治热，苦以坚肠胃。此产后气血两虚，因加阿胶补气血而止利，甘草缓中通血脉。然下利，血沸也，夫人之血行则利自止，甘草尤为要药。此方岂独治产后哉。

【验案】

1. 痢疾　《中医杂志》（1980，2：58）：病人女，60余岁。痢下赤白，日数十遍，里急后重。曾服呋喃西林二日，效果不显，发热不高，口干，尚不作渴，舌质淡红，舌边呈细小赤点，干而无津，脉象细数。认为老年津血不足，又患热痢，津血更易耗损。拟白头翁加甘草阿胶汤：白头翁12克，黄连6克，川黄柏6克，秦皮9克，阿胶9克（烊），甘草6克，煎至200毫升，分二次服。上午服第一剂，至晚大便已变粪，续进一剂病愈。

2. 肠原性慢性腹泻　《国医论坛》（1988，3：24）：应用本方加味：白头翁15g，黄连3g，黄柏9g，秦皮9g，炙甘草9g，阿胶15g（烊化），滇三七2g（研粉），红参5g（另蒸），每日1剂，水煎2次服。5剂为1疗程，间隔5天继进5剂，共用4个疗程。治疗肠原性慢性腹泻484例，男299例，女185例；年龄10~76岁；病程在2个月~18年。结果：痊愈（症状与体征完全消失，追访2年无复发）247例，显效（症状消失，体征消失不完全，追访2年之内有复发）110例，好转（症状

改善，体征无变化）108 例，无效（病情无变化，或趋于恶化者）19 例，总有效率为 96%。

寒，黄连专化蕴热，淡竹、地黄专行清热，甘草、大枣专于和中，石脂一味专固下焦之脱也。

干地黄汤

【来源】《备急千金要方》卷三。

【组成】干地黄三两　白头翁　黄连各一两　蜜蜡一方寸　阿胶（如手掌大）一枚

【用法】上锉。以水五升，煮取二升半，去滓，纳胶、蜡令烊，分三服，一日三次。

【主治】产后下痢。

【方论】《千金方衍义》：于白头翁加甘草阿胶汤中去秦皮、黄柏，但用黄连以坚肠胃，白头翁以止腹痛，阿胶以治内崩，加地黄以除血热，蜜蜡以清胃气，《本经》专主下利脓血，以蜡味至淡入胃，胃为五脏之本，淡为五味之先也。

龙骨散

【来源】《备急千金要方》卷三。

【组成】五色龙骨　黄柏根皮（蜜炙令焦）　代赭　赤石脂　艾各一两半　黄连二两

【用法】上药治下筛。每服方寸匕，饮送下，一日三次。

【主治】产后痢。

【方论】《千金方衍义》：取连、柏苦寒而治崩迫后重，以其专散湿热，柏根名曰檀桓，能治腹中百病；代赭石、龙骨、艾叶性味皆涩，专主虚寒脱泄。用散不用汤者，欲其止涩，故无取于荡涤也。

生地黄汤

【来源】《备急千金要方》卷三。

【组成】生地黄五两　甘草　黄连　桂心各一两　大枣二十枚　淡竹叶二升（一作竹皮）　赤石脂二两

【用法】上锉。以水一斗，煮竹叶，取七升，去滓纳药，煮取二升半，分三服，一日三次。

【主治】产后忽着寒热下痢。

【方论】《千金方衍义》：方下言忽著寒热下痢，是饮食中寒热交进，或饱食后脐腹受冷，饮食不化而蕴热，与外感之寒热无预也。方中桂心专治本

当归汤

【来源】《备急千金要方》卷三。

【组成】当归三两　干姜　白术各二两　芎藭二两半　甘草　白艾（熟者）　附子各一两　龙骨三两

【用法】上锉。以水六升，煮取二升，去滓，分三服，一日令尽。

【主治】产后下痢赤白，腹痛。

【宜忌】《妇人大全良方》引《备急千金要方》：忌猪肉、冷水、桃、李、雀肉、毒物。

【方论】《千金方衍义》：产后气血两亏，加以下痢，脾肾俱惫，艾附、术附、姜附协力复阳，当归、芎藭温养其血，至于龙骨敛固其津，甘草调和其气，并缓附子之性，一举而两得之也。

豆麦饮

【来源】方出《备急千金要方》卷三，名见《产孕集》卷下。

【组成】大豆一升（微熬）　小麦一升　吴茱萸半升　蒲黄一升

【用法】以水九升，煮取三升，去滓，分三服。亦可以水五升，酒一斗，煮取四升，分四服。

【主治】

　　1.《备急千金要方》：产后赤白下痢，久不断，身面悉肿。

　　2.《产孕集》：产后泄痢，多因脾虚感寒，杂下五色，或赤白脓血。日十数行，腹痛困顿，久不已者。

赤　散

【来源】《备急千金要方》卷三。

【组成】赤石脂三两　桂心一两　代赭三两

【用法】上药治下筛。每服方寸匕，酒下，一日三次。

【主治】产后下痢。

【方论】《千金方衍义》：石脂疗腹痛、下痢赤白，代赭治腹中毒邪、女子赤沃漏下，皆《本经》主

治，以其味涩司收，故用桂心之辛而散其滞也。

赤石脂丸

【来源】《备急千金要方》卷三。

【组成】赤石脂三两　当归　白术　黄连　干姜　秦皮　甘草各二两　蜀椒　附子各一两

【用法】上为末，炼蜜为丸，如梧桐子大。每服二十丸，酒送下，一日三次。

【主治】产后虚冷下痢。

【宜忌】《妇人大全良方》：忌猪肉、冷水、海藻、菘菜。

泽兰汤

【来源】《备急千金要方》卷三。

【组成】泽兰二十四铢　石膏二十四铢　当归十八铢　远志三十铢　甘草　厚朴各十八铢　藁本　芎䓖各十五铢　干姜　人参　桔梗　干地黄各十二铢　白术　蜀椒　白芷　柏子仁　防风　山茱萸　细辛各九铢　桑白皮　麻子仁各半升

【用法】上锉。以水一斗五升，先纳桑白皮煮取七升半，去滓，纳诸药，煮取三升五合，去滓，分三服。

【主治】产后余疾，寒下冻脓，里急，胸胁满痛，咳嗽呕血，寒热，小便赤黄，大便不利。

【方论】《千金方衍义》：泽兰入肝脾血分，为产后要药，用以配入理中，并取椒、辛、萸、朴之属，协助参、术以治寒下冻脓里急，胸腹满痛，主使历然。其余川芎、藁本、防风、白芷、远志、桑皮、桔梗、当归、地黄、石膏、麻仁、柏仁等味，皆为咳嗽、呕血、小便赤黄、大便不利随证参入，学者不必师其成则也。

桂蜜汤

【来源】《备急千金要方》卷三。

【别名】桂心汤（《千金翼方》卷七）、桂枝汤（《外台秘要》卷三十四）。

【组成】桂心二两　蜜一升　附子一两　干姜　甘草各二两　当归二两　赤石脂十两

【用法】上锉。以水六升，煮取三升，纳蜜煎一二沸，分三服，一日三次。

【主治】产后余寒下痢，便脓血赤白，日数十行，腹痛时时下血。

【方论】《千金方衍义》：夫蜜润肠，下痢所禁，反取用之，以产后泄脱无度，非四逆、桃花无以疗之，虽证属虚滑，而痢久津液遽匮，急需滋干导滞以协济之。考之本草，蜜性虽滑，熟则温中，姜虽辛热，炮则苦平，可知蜜有和解辛热之功，姜具散火安中之力，而桃花汤中粳米煎，胶蜡汤中已借用之。此方既有桂心、当归、甘草、熟蜜温中和血，可无藉于粳米也。

胶蜡汤

【来源】《备急千金要方》卷三。

【组成】阿胶一两　蜡（如博棋）三枚　当归一两半　黄连二两　黄柏一两　陈廪米一升

【用法】上锉。以水八升，煮米蟹目沸，去米纳药，煮取二升，去滓纳胶、蜡令烊，分四服。一日令尽。

【主治】

1. 《外台秘要》引《深师方》：产后下痢。
2. 《备急千金要方》：产后三日内，下诸杂五色痢。

【方论】《千金方衍义》：峻投连、柏以坚肠胃之崩迫，归、胶以滋营气之虚躁，蜂蜡以安脓血之绝伤，陈米以资胃气之敷化。此驻车丸之支派，于中除去干姜而加黄柏、米、蜡也。按驻车丸亦《备急千金要方》所立专调肾脾肺三车之气，以鹿车之力过疾，则以黄连驻之；牛车之力过缓，则以干姜御之；羊车之力过劳，则以阿胶滋之。而驾驭三车者，血与气耳，用当归者，藉以统摄伤残之余，不使更失常度而瀹胥不止也。夫产后虚能受热，正宜温理中气，何反除去辛温而进苦寒？是必西北风气刚劲，资禀偏阳，难胜辛热，所以去彼取此。设当东南水土卑弱，躯体柔脆，又当悠赖干姜而远黄柏矣，孰谓异法方宜之可忽乎！

黄　散

【来源】《备急千金要方》卷三。

【组成】黄连二两　黄芩　蟅虫　干地黄各一两

《千金翼方》有大黄二两。

【用法】上药治下筛。每服方寸匕，以酒送下，每日三次。十日愈。

【主治】

1.《备急千金要方》：产后下痢。

2.《千金方衍义》：血结于内而发热。

【方论】《千金方衍义》：䗪虫以破坚下血闭，芩、连以治腹痛下痢，地黄以清血中之热也。

黑 散

【来源】《备急千金要方》卷三。

【组成】麻黄 贯众 桂心各一两 甘草三两 干漆三两 细辛二两

【用法】上药治下筛。每服五撮，酒送下，日再服，麦粥下尤佳。

【主治】

1.《备急千金要方》：产后下痢。

2.《千金方衍义》：血结于内，腹胀喘逆。

【方论】《千金方衍义》：用干漆治绝伤而破血下行，桂心散结积而温理血气，贯众治腹中邪而散诸热毒，细辛利空窍而温散诸寒，甘草调胃气而兼和药性，麻黄开腠理而宣散逆气，此虽发汗重剂，然入于破血导滞剂中，亦必助干漆、贯众之势，以《本经》原有破坚癥之治也。

蓝青丸

【来源】《备急千金要方》卷三。

【组成】蓝青（熬） 附子 鬼臼 蜀椒各一两半 厚朴 阿胶 甘草各二两 艾叶 龙骨 黄连 当归各三两 黄柏 茯苓 人参各一两

【用法】上为末，炼蜜为丸，如梧桐子大。每服二十丸，空腹以饮送下。

【功用】《千金方衍义》：破逐瘀积。

【主治】产后下痢。

【方论】《千金方衍义》：产后滞下而至寒热交错，毒邪胶固于内，连、柏不足以挫其威，参、附不足以固其脱，法无可愈之机，乃取法外之法以治变中之变。蓝青、鬼臼，《本经》虽有解毒杀虫之治，《本草》小青条下且主血痢腹痛，但世罕知；其他蜀椒、龙骨为痢久虚滑而设；胶、艾、当归

为肝虚血脱而设；甘、茯、厚朴为脾虚气滞而设，则又不离于常度也。

羊脂汤

【来源】《千金翼方》卷七。

【组成】羊脂五两 当归 干姜 黄柏 黄连各三两

【用法】上锉。以水九升，煮取三升，去滓，纳脂令烊，分三服。

【主治】产后下痢。

阿胶汤

【来源】《千金翼方》卷七。

【组成】阿胶 当归 黄柏 黄连各一两 陈廪米一升 蜡如棋子三枚

【用法】上锉。以水八升，煮米蟹目沸，去米纳药，煮取二升，去滓，纳胶、蜡令烊，分四次服，一日令尽。

【主治】产后下痢。

龙骨丸

【来源】《外台秘要》卷三十四引《深师方》。

【组成】干姜 甘草（炙） 桂心各二两 龙骨四两

【用法】上为末，炼蜜为丸，如梧桐子大。每服二十丸，酒送下，一日三次。

【主治】产后虚冷下血，及水谷下痢，昼夜无数，兼疗恶露不绝。

胶蜡汤

【来源】《外台秘要》卷三十四引《深师方》。

【组成】粳米一合 蜡（如鸡子）一枚 阿胶 当归各六分 黄连十分

【用法】上切。以水六升半，先煮米令蟹目沸，去米纳药，煮取二升，入阿胶、蜡消烊，温分三两服。

【主治】产后下痢。

鲫鱼脍

【来源】《医方类聚》卷二三八引《食医心鉴》。

【组成】鲫鱼一斤（作脍） 莳萝 橘皮 芜荑 干姜 胡椒各一分（作末）

【用法】上以脍投热豉汁中良久，下诸末，调和食之。

【主治】产后赤白痢，脐肚痛，不下食。

鲫鱼粥

【来源】《医方类聚》卷二三八引《食医心鉴》。

【组成】鲫鱼一斤半 红米三合

【用法】以纸各裹鱼，于塘灰中炮令熟，去骨，研，煮粥熟，下鲫鱼，搅令匀。空心食，盐、葱、酱如常。

【主治】产后赤白痢，脐肚痛不可忍，不可下食。

薤白粥

【来源】《医方类聚》卷二三八引《食医心镜》。

【组成】薤白（切）一升 红米三合

【用法】上煮粥。空心食之。

【主治】产后赤白痢，脐腰痛。

干姜丸

【来源】《太平圣惠方》卷七十九。

【组成】干姜一两（炮裂，锉） 黄连二两（去须，微炒） 当归一两（锉，微炒） 乌梅肉二两（微炒） 熟干地黄一两 木香一两

【用法】上为末，炼蜜为丸，如梧桐子大。每服三十丸，以粥饮送下，一日三四次。

【主治】产后冷痢，久不愈。

干姜散

【来源】《太平圣惠方》卷七十九。

【组成】干姜半两（炮裂，锉） 当归半两（锉，微炒） 川椒半两（去目及闭口者，微炒去汗） 白术一两 艾叶一两（微炒） 熟干地黄一两 缩砂半两（去皮） 甘草半两（炙微赤，锉） 赤石脂一两

【用法】上为细散。每服三钱，以粥饮调下，一日三四服。

【主治】产后脓血痢，腹中绞痛，四肢逆冷。

干姜散

【来源】《太平圣惠方》卷七十九。

【组成】干姜一两（炮裂，锉） 人参半两（去芦头） 枳壳半两（麸炒微黄，去瓤） 白术三分 神曲一两（炒微黄） 赤石脂一两

【用法】上为细散。每服二钱，以粥饮调下，一日三四次。

【主治】产后下痢不止。

木香散

【来源】《太平圣惠方》卷七十九。

【组成】木香半两 甘草半两（炙微赤，锉） 阿胶三分（捣碎，炒令黄燥） 地榆一两（锉） 当归三分（锉，微炒） 赤芍药三分 黄连一两（去须，微炒） 诃黎勒皮一两 熟干地黄一两

【用法】上为散。每服三钱，以水一中盏，煎至五分，去滓，食前温服。

【主治】产后赤白痢，脐腹撮痛。

木香散

【来源】《太平圣惠方》卷七十九。

【组成】木香半两 厚朴一两（去粗皮，涂生姜汁，炙令香熟） 诃黎勒一两（煨，用皮） 甘草半两（炙微赤，锉） 黄连一两（去须，微炒） 白术三分 当归三分（锉，微炒） 龙骨一两 赤石脂一两 干姜半两（炮裂，锉） 阿胶三分（捣碎，炒令黄燥）

【用法】上为细散。每服二钱，以粥饮调下，不拘时候。

【主治】产后赤白痢，腹中疼痛，不欲饮食。

乌梅散

【来源】《太平圣惠方》卷七十九。

【组成】乌梅肉一两（微炒）　龙骨一两　干姜一两（炮裂，锉）　赤石脂三两　甘草半两（炙微赤，锉）　当归一两（锉，微炒）　黄连一两（去须，微炒）　人参一两（去芦头）　白术一两　阿胶一两（捣碎，炒令黄燥）　艾叶一两（微炒）

【用法】上为细散。每服二钱，以粥饮调下，一日三四次。

【主治】产后脓血痢，及水谷不化，脐下冷痛。

艾叶散

【来源】《太平圣惠方》卷七十九。

【组成】艾叶一两（微炒）　黄柏三分（涂蜜微炙，锉）　赤芍药三分　黄连三分（去须，微炒）　地榆三分（锉）　甘草半两（炙微赤，锉）　干姜半两（炮裂，锉）　阿胶三分（捣碎，炒令黄燥）

【用法】上为细散。每服二钱，以粥饮调下，一日三四次。

【主治】产后脓血痢久不愈，肠胃疼痛，不思饮食，渐加羸瘦。

龙骨散

【来源】《太平圣惠方》卷七十九。

【组成】龙骨一两　厚朴一两（去粗皮，涂生姜汁炙令香熟）　肉豆蔻三分（去壳）　白术三分　艾叶三分（微炒）　干姜半两（炮裂，锉）　人参半两（去芦头）　诃黎勒一两（煨，用皮）　当归一两（锉，微炒）　地榆半两　木香半两　白头翁半两

【用法】上为散。每服二钱，以水一中盏，加生姜半分，煎至六分，去滓温服，一日三四次。

【主治】产后久痢，腹内疼痛，不欲饮食。

白术丸

【来源】《太平圣惠方》卷七十九。

【组成】白术一两　赤芍药一两　当归一两（锉，微炒）　黄连一两（去须，微炒）　厚朴一两（去粗皮，涂生姜汁炙令香熟）　黄芩一两　肉豆蔻一两（去壳）　干姜一两（炮裂，锉）

【用法】上为末，以枣瓤和捣为丸，如梧桐子大。

每服三十丸，以艾叶煮粥饮送下，不拘时候。

【主治】产后赤白痢，腹痛，不思饮食。

白头翁丸

【来源】《太平圣惠方》卷七十九。

【组成】白头翁一两　干姜一两（炮裂，锉）　黄连一两（去须，微炒）　地榆一两　阿胶一两（捣碎，炒令黄燥）

【用法】上为末，以黄蜡消成汁为丸，如梧桐子大。每服二十丸，食前以粥饮送下。

【主治】产后下痢不止。

当归散

【来源】《太平圣惠方》卷七十九。

【别名】当归芍药汤（《圣济总录》卷一六五）。

【组成】当归一两（锉，微炒）　白芍药一两　地榆一两（锉）　龙骨一两　黄连一两（去须，微炒）　艾叶二分（微炒）　甘草半两（炙微赤，锉）　黄芩三分　厚朴三分（去粗皮，涂生姜汁炙令香熟）　干姜三分（炮裂，锉）

【用法】上为散。每服三钱，以水一中盏，煎至六分，去滓温服，不拘时候。

【主治】产后赤白痢，脐下绞痛。

当归散

【来源】《太平圣惠方》卷七十九。

【组成】当归一两（锉，微炒）　犀角屑一两　黄芩一两　黄连一两（去须，微炒）　地榆一两（锉）　白术一两

【用法】上为散。每服三钱，以水一中盏，煎至六分，去滓温服，不拘时候。

【主治】产后赤白痢不止。

当归散

【来源】《太平圣惠方》卷七十九。

【组成】当归一两（锉，微炒）　干姜一两（炮裂，锉）　赤芍药半两　芎䓖半两　甘草半两（炙微赤，锉）　熟干地黄一两半　艾叶一两半（微炒）

【用法】上为散。每服三钱，以水一中盏，煎至六分，去滓温服，每日三四次。

【主治】产后下痢，腹中绞痛。

赤石脂散

【来源】《太平圣惠方》卷七十九。

【组成】赤石脂一两　龙骨一两　黄连一两（去须，微炒）　当归三分（锉，微炒）　干姜半两（炮裂，锉）　艾叶半两（微炒）　阿胶半两（捣碎，炒令黄燥）　黄耆半两（锉）　黄柏半两（微炙，锉）

【用法】上为细散。每服三钱，以粥饮调下，一日三四次。

【主治】产后脓血痢，腹中疼痛不可忍。

没药散

【来源】《太平圣惠方》卷七十九。

【组成】没药一两　木香二两　阿胶一两（捣碎，炒令黄燥）

【用法】上为细散。每服二钱，以粥饮调下，一日三四次。

【主治】产后下痢不止，腹胃疼痛。

阿胶丸

【来源】《太平圣惠方》卷七十九。

【组成】阿胶一两（捣碎，炒令黄燥）　黄连一两（去须，微炒）　干姜半两（炮裂，锉）　木香三分　厚朴二两（去粗皮，涂生姜汁，炙令香熟）

【用法】上为末，炼蜜为丸，如梧桐子大。每服三十丸，食前粥饮送下。

【主治】产后痢下脓血，腹痛。

阿胶散

【来源】《太平圣惠方》卷七十九。

【组成】阿胶三分（捣碎，炒令黄燥）　人参三分（去芦头）　黄耆三分（锉）　干姜三分（炮裂，锉）　当归三分（锉，微炒）　熟干地黄三分　芎藭半两　白茯苓半两　陈橘皮半两（汤浸去白瓤，

焙）　艾叶半两（微炒）　赤石脂一两

【用法】上为细散。每服二钱，以粥饮调下，一日三四次。

【主治】产后脓血痢不止，腹内疼痛，不欲饮食，渐加羸弱。

附子丸

【来源】《太平圣惠方》卷七十九。

【组成】附子一两（炮裂，去皮脐）　当归三分（锉，微炒）　艾叶三分（微炒）　木香半两　厚朴三分（去粗皮，涂生姜汁炙令香熟）　诃黎勒皮半两　龙骨一两　吴茱萸半两（汤浸七遍，焙干，微炒）

【用法】上为末，用醋煮饭令熟为丸，如梧桐子大。每服三十丸，以粥饮送下，不拘时候。

【主治】产后冷痢不食，腹痛乏力。

附子散

【来源】《太平圣惠方》卷七十九。

【组成】附子半两（炮裂，去皮脐）　干姜半两（炮裂，锉）　川椒半两（去目及闭口者，微炒去汗）　甘草三分（炙微赤，锉）　白术二分　黄耆三分（锉）　赤石脂二两

【用法】上为细散。每服二钱，以粥饮调下，一日三四次。

【主治】产后脓血痢，日夜数十行，疼痛不止。

厚朴散

【来源】《太平圣惠方》卷七十九。

【别名】厚朴汤（《普济方》卷三五五）。

【组成】厚朴一两半（去粗皮，涂生姜汁，炙令香熟）　干姜三分（炮裂，锉）　黄连一两半（去须，微炒）　当归一两（锉，微炒）

【用法】上为散。每服三钱，以水一中盏，煎至六分，去滓温服，一日三四次。

【主治】产后痢，下部冷疼。

神曲散

【来源】《太平圣惠方》卷七十九。

【组成】神曲三两（微炒令黄） 熟干地黄二两 白术一两半

【用法】上为细散。每服二钱，以粥饮调下，每日三四次服。

【主治】

1. 《太平圣惠方》：产后冷痢，脐下绞痛。
2. 《普济方》：妇人生产多，脐下冷，数痢，瘦不能食，令人腹发花色。

胶豉汤

【来源】《太平圣惠方》卷七十九。

【组成】阿胶一两（捣碎，炒令黄燥） 豉一合 薤白十茎（切） 生姜一两（切）

【用法】以水二大盏，煎至一盏二分，去滓，食前分温三服。

【主治】产后虚冷下痢，及腹泻腹痛。

黄耆散

【来源】《太平圣惠方》卷七十九。

【组成】黄耆三两（锉） 地榆二两（锉） 紫参三两 黄柏二两（涂蜜，微炙，锉） 厚朴三两（去粗皮，涂生姜汁，炙令香熟） 黄连一两（去须，微炒）

【用法】上为散。每服三钱，以水一中盏，加薤白三茎，煎至六分，去滓，食前温服。

【主治】产后赤白痢，日夜数十行，腹中绞痛。

黑豆饮子

【来源】《太平圣惠方》卷七十九。

【组成】黑豆一合 小麦一合 蒲黄一合 吴茱萸半两（汤浸七遍，焙干微炒）

【用法】以水二大盏，煎至一盏二分，去滓，分温四服，不拘时候。

【主治】产后赤白痢久不断，头面身体皆肿。

犀角散

【来源】《太平圣惠方》卷七十九。

【组成】犀角屑一两 苦参一两（锉） 黄连一两

（去须，微炒） 黄柏一两（涂蜜微炙，锉）

【用法】上为细散。每服二钱，以粥饮调下，一日三四次。

【主治】产后热毒痢。

薤白饮子

【来源】《太平圣惠方》卷七十九。

【组成】薤白（切）二合 甘草半两（炙微赤，锉） 黄连一两（去须，微炒） 当归一两（锉，微炒） 木香半两

【用法】上锉细，和匀，分为六服。每服水一中盏，煎至六分，去滓温服，不拘时候。

【主治】产后赤白痢，心腹绞痛，不能饮食。

煨猪肝方

【来源】《太平圣惠方》卷九十七。

【组成】猪肝四两（去筋膜） 芜荑一两（捣末）

【用法】上薄切猪肝，掺芜荑末，调和令匀，溲面裹，更以湿纸裹三、五重，扳火煨令熟，去面，空心食之。

【主治】产后赤白痢，腰疼腹痛，食少。

鲫鱼粥

【来源】《太平圣惠方》卷九十七。

【组成】鲫鱼肉一斤 粟米三合（别煮粥）

【用法】用湿纸裹鱼，煨熟，去骨细研，候粥熟，下鱼，入盐、醋调和。空心食之。

【主治】产后赤白痢，脐下痛，不下食。

鲫鱼熟脍

【来源】《太平圣惠方》卷九十七。

【组成】鲫鱼二斤（作脍） 时萝 陈橘皮（去瓤，焙） 芜荑 干姜（炮） 胡椒各等分（捣罗为末）

【用法】上煎豉汁中煮脍，临熟，合宜下料味调和。空心食之。

【主治】产后虚冷，下痢腹痛，食少。

薤白粥

【来源】《太平圣惠方》卷九十七。

【组成】薤白一茎（切）　粟米二合

【用法】上作粥。空心食之。

【主治】产后赤白痢，腰腹痛。

桂丸

【来源】《苏沈良方》卷四。

【组成】硇砂（研）　肉桂　甘遂　巴豆（去心皮，匀去油）　丁香　木香　芫花（醋炒焦）各等分

【用法】上为末，面糊为丸，如小绿豆大。每服二三丸，温水送下。

【功用】养血，去积滞。

【主治】

1. 《苏沈良方》：产后痢。
2. 《鸡峰普济方》：年久冷积，诸药不效者。
3. 《普济方》：产后崩中漏下。

硇砂煎丸

【来源】《苏沈良方》卷四。

【别名】硇砂丸（《普济方》卷三五五）。

【组成】硇砂一两（拣通明无石者，别研令如粉）舶上茴香一两（略炒）　当归一两（无灰酒浸一宿，去芦了，薄切片子焙）　金铃子三两（洗过切破，四两无灰酒浸一宿，候软以刀子削下瓤，去皮核不用）　肉苁蓉一两（无灰酒浸一宿，薄切作片子，干）　穿心巴戟一两（无灰酒浸一宿，去心用）　天雄一两（无灰酒煮五七百沸，候软刮去皮）　槟榔一两　木香　沉香　黑附子各一两　阿魏半两（米醋磨成膏入诸药）

【用法】上为细末，以无灰酒煮，白面糊为丸，如梧桐子大。每服三十丸，空心、日午温酒送下。

【功用】养血，去积滞，化气消食，补益真气。

【主治】一切积滞。

【验案】产后下痢　予家妇尝病蓐中下痢，日久甚困笃，百方不愈。士人李潜善医，曰：蓐中下痢，与他痢不同，常痢可用苦涩药止之，蓐中痢生于血不足，投涩药则血愈不行，痢当更甚。为予作硇砂法。先以桂丸下之，次投此丸，日九十丸，

痢顿减半，次日遂愈。

芍药饮

【来源】《圣济总录》卷一六五。

【组成】芍药二两　甘草（炙，锉）　阿胶（炙令燥）　艾叶（炙）　当归（锉，炒）各一两　生干地黄（焙，锉）二两

【用法】上为粗散。每服三钱匕，水一盏，煎至七分，去滓温服，不拘时候。

【主治】产后下痢赤白，心烦腹痛。

当归饮

【来源】《圣济总录》一六五。

【组成】当归（切，焙）　赤芍药　艾叶（炒）地榆　白龙骨　黄耆（锉）各一两　厚朴（去粗皮，生姜汁炙）　黄芩（去黑心）　干姜（炮）甘草（炙）各三分

【用法】上为粗末。每服三钱匕，水一盏，煎至七分，去滓温服，不拘时候。

【主治】产后赤白痢，脐下绞痛。

大豆饮

【来源】《圣济总录》卷一六五。

【组成】大豆（炒）一升　小麦半升　蒲黄半两吴茱萸（炒）一两

【用法】上为粗末。每服五钱匕，水一盏半，煎至八分。去滓温服。

【主治】产后下痢赤白，久不止，身面虚肿。

木香散

【来源】《圣济总录》卷一六五。

【组成】木香三分　诃黎勒皮（酥炒令黄）一两半

【用法】上为散，研匀。每服二钱匕，米饮调下。

【主治】产后痢不止。

木香散

【来源】《圣济总录》卷一六五。

【组成】木香三分 诃黎勒（半生，半煨，并去核）一两一分 当归（切） 白术 肉豆蔻（去壳）各半两

【用法】上为散。每服二钱匕，陈米饮调下。

【主治】产后气痢不止，腹痛。

牛角腮散

【来源】《圣济总录》卷一六五。

【别名】牛腮散（《普济方》卷三五五）。

【组成】黄牛角腮二两半（烧灰） 橡实一两（炒） 侧柏叶半两（锉，焙）

【用法】上为散。每服二钱匕，空心、食前米饮调下。

【主治】产后血痢不止。

乌梅黄连丸

【来源】《圣济总录》卷一六五。

【组成】乌梅（去核，炒） 黄连（去须） 当归（锉，炒） 阿胶（炒令燥）各一两 蜡一两半

【用法】上药除蜡外，捣罗为末，炼蜡乘热为丸，如梧桐子大。每服三十丸，米饮送下，一日三次。

【主治】产后赤白痢，肠腹绞痛。

甘草散

【来源】《圣济总录》卷一六五。

【组成】甘草（半生半炙） 黄连（去须，炒）各二两

【用法】上为散，每服二钱匕，温浆水调，食前服。

【主治】产后下痢赤白，久不愈。

白术散

【来源】《圣济总录》卷一六五。

【组成】白术 芍药（炒）各三分 木香（半生半炒） 缩砂仁 黄连（去须，炒）各半两 陈曲（炒）一两半 厚朴（去粗皮，生姜汁炙）一两

【用法】上为散。每服二钱匕，煎干姜、米饮调下。

【主治】产后冷痢，脐下痛，羸瘦不能食。

白豆蔻散

【来源】《圣济总录》卷一六五。

【组成】白豆蔻 白术 甘草（炙，锉） 肉豆蔻仁 芍药 白茯苓（去黑皮）各三分 桂（去粗皮） 陈橘皮（去白，焙）各半两 枳壳（去瓤，麸炒）一分

【用法】上为散。每服二钱匕，空腹米饮调下。

【主治】产后冷痢，脐下痛，不能食。

地榆汤

【来源】《圣济总录》卷一六五。

【组成】地榆 芍药各三分 木香 当归（切，焙） 甘草（炙，锉） 阿胶（炙燥）各半两 干姜（炮裂）一分

【用法】上为粗末。每服五钱匕，水一盏半，煎至八分，去滓温服。

【主治】产后血痢不止，脐腹绞痛。

地榆饮

【来源】《圣济总录》卷一六五。

【组成】地榆（锉，焙干） 酸石榴皮各一两 黄连（去须）三两 当归（锉，炒）二两

【用法】上为粗散。每服三钱匕，水一盏，煎至七分，去滓，食前温服。

【主治】产后赤白痢，久不止，脐腹绞痛。

芍药丸

【来源】《圣济总录》卷一六五。

【组成】芍药（炒） 艾叶各一两 地榆（炒） 当归（切，焙） 白术各三分 龙骨（碎） 干姜（炮）各半两

【用法】上为末，米醋糊为丸，如梧桐子大。每服五十丸，空心米汤送下。

【主治】产后赤白痢。

当归丸

【来源】《圣济总录》卷一六五。

【组成】当归（锉，炒）　白术　甘草（炙，锉）各一两半　桂（去粗皮）　人参各三分　桑根白皮（锉）　干姜（炮）　细辛（去苗叶）各一两

【用法】上为末，炼蜜为丸，如梧桐子大。每服三十丸，空心、食前米饮送下，一日三次。

【主治】

1.《圣济总录》：产后血痢，结涩绞痛。

2.《普济方》引《妇人大全良方》：利后诸疾不减。

当归汤

【来源】《圣济总录》卷一六五。

【组成】当归（切，炒）　犀角屑　黄芩（去黑心）各一两　黄连（去须）二两

【用法】上为粗末。每服三钱匕，水一盏，煎七分，去滓温服，不拘时候。

【主治】产后赤白痢，脐腹撮痛。

当归汤

【来源】《圣济总录》卷一六五。

【组成】当归（锉，炒）　厚朴（去粗皮，生姜汁炙令香）　黄连（去须）各一两半　肉豆蔻（去壳）五个（炮）　甘草（炙，锉）一两

【用法】上为粗末。每服三钱匕，水一盏，煎至七分，去滓，食前温服。

【主治】产后下痢赤白，腹痛烦热。

当归汤

【来源】《圣济总录》卷一六五。

【组成】当归（切，焙）　酸石榴皮（炒）　地榆各三两　大豆黄（炒）五合　糯米（炒）二合　甘草（炙，锉）半两

【用法】上为粗末。每服三钱匕，水一盏，入薤白二寸（切），同煎至八分，去滓，空心、食前温服。

【主治】产后下痢赤白。

芸苔食方

【来源】《圣济总录》卷一六五。

【别名】芸苔散（《普济方》卷三五五）。

【组成】芸苔不拘多少（净洗）

【用法】上烂煮。饱食佳。

【主治】产后下痢久不止。

赤石脂汤

【来源】《圣济总录》卷一六五。

【组成】赤石脂　黄连（去须）　地榆各三分　甘草（炙）一分半　厚朴（去粗皮，生姜汁炙，锉）二分半　干姜（炮裂）一分半　当归（切，焙）半两

【用法】上为粗末。每服三钱匕，水一盏，加薤白三寸（切），同煎七分，去滓，食前温服。

【主治】产后血痢，赤白兼下血。

诃黎勒散

【来源】《圣济总录》卷一六五。

【组成】诃黎勒（炮，去核）　阿胶（炒令燥）　黄柏　地榆　甘草（炙，锉）各等分

【用法】上为散。每服二钱匕，食前以米饮调下，一日三次。

【主治】产后血痢，腹痛不止。

阿胶丸

【来源】《圣济总录》卷一六五。

【组成】阿胶（炒令燥）　黄连（去须）　赤茯苓（去黑皮）　当归（锉，炒）　黄柏各一两　干姜三分（炮）

【用法】上为末，炼蜜为丸，如梧桐子大。每服三十丸，食前米饮送下，一日二次。

【主治】产后赤白痢，日久不止，肠痛。

阿胶散

【来源】《圣济总录》卷一六五。

【组成】阿胶（炒令燥）　黄连（去须）　黄柏

芍药　地榆（锉）　甘草（炙，锉）　虎杖（酒浸，炙，锉）　艾叶各一两半

【用法】上为散。每服二钱匕，食前米饮调下，一日二次。

【主治】产后痢赤如血，烦热渴躁，腹疼。

乳姜散

【来源】《圣济总录》卷一六五。

【组成】干姜二两（炮）

【用法】上为细末，以人乳汁和作饼，以慢火炙令黄熟，研为细散。每服三钱匕，空心陈米饮调下。

【主治】产后冷痢疾。

春蕨散

【来源】《圣济总录》卷一六五。

【组成】新生蕨菜不拘多少

【用法】阴干为细散。每服三钱匕，空心陈米饮调下。

【主治】产后痢疾。

桂姜散

【来源】《圣济总录》卷一六五。

【组成】桂（去粗皮，以姜汁半合涂炙，令姜汁尽）　阿胶（炙令燥）　当归（切，焙）各半两

【用法】上为细散。每服二钱匕，空心以陈米饮调下，一日二次。

【主治】产后冷痢疾。

黄耆汤

【来源】《圣济总录》卷一六五。

【组成】黄耆（锉）一两　赤石脂一两半　阿胶（炒令燥）　黄连（去须）各一两　黄柏三分　白术一两（锉，炒）　龙骨一两半（火烧红）

【用法】上为粗末。每服二钱匕，水一盏，煎七分，去滓温服，日二夜一。

【主治】产后赤白痢，脓血相兼，疼痛。

樗皮丸

【来源】《圣济总录》卷一六五。

【别名】樗根白皮散（《鸡峰普济方》卷十六）。

【组成】臭樗根皮（锉，炒）

【用法】上为末，水和为丸，如枣核大，以面捏作小馄饨二七枚，煮熟，空腹吞之，一日二次。

【主治】

　　1.《圣济总录》：产后血痢不止。

　　2.《鸡峰普济方》：妇人久痢及疳痢，诸方不愈者。

【宜忌】《鸡峰普济方》：忌油腻、热面。

烧猪肝方

【来源】《圣济总录》卷一九〇。

【组成】猪肝四两　芜荑末一钱

【用法】上以猪肝薄切，掺芜荑末于猪肝中，五味调和，以湿纸裹，□灰火煨熟，去纸食之。

【主治】妇人产后赤白痢，腰腹绞痛，不能下食。

沉香桃胶散

【来源】《产育宝庆集》卷上。

【组成】桃胶（瓦上焙干）　沉香　蒲黄（隔纸炒）各等分

【用法】上为末。每服二钱，空心以陈米饮调下。

【主治】产后痢下赤白，里结后重，绞刺疼痛。

调中汤

【来源】《产育宝庆集》卷上。

【组成】良姜　当归　桂心　芍药　附子（炮）　川芎各一两　甘草（炙）五钱

　　《重订严氏济生方》有人参半两。

【用法】上锉。每服三钱匕，水三盏，煎一盏，去滓，热服。

【主治】产后腹痛兼泻痢。由产后肠胃虚怯、寒邪易侵，若未满月，饮冷当风，则腹痛阵作，或如锥刀所刺，水谷不化，洞泄肠鸣，或下赤白，肢胁膜胀，或走痛不定。

三圣散

【来源】《宣明论方》卷十一。

【组成】乌鱼骨（炒） 烧绵灰 血余灰（汗脂者）各等分

【用法】上为细末。每服一钱，煎石榴皮汤调下，热服。

【主治】产后下血痢不止。

当归散

【来源】《卫生家宝产科备要》卷六。

【组成】官桂半两（去皮称，用生姜二两取自然汁涂炙，令姜汁尽为度） 当归一分（去芦须，洗，切，焙）

【用法】上为细末。每服二钱，米饮调下，未止再服。

【主治】产后痢。

陈梅散

【来源】《卫生家宝产科备要》卷六。

【组成】白梅（多年者）不拘多少

【用法】上烧成灰存性，研为细末。每服一大盏，陈米饮调下。

【主治】产后痢。

得圣丸

【来源】《医方类聚》卷二三八引《施圆端效方》。

【别名】得胜丸（《普济方》卷三四五）。

【组成】川乌（炮，去皮）一两 五灵脂二两 没药二钱

【用法】上为细末，醋糊为丸，如豆大。每服二三十丸，食前酒送下。

【主治】妇人产后血气虚冷，腰腹大痛，便痢脓血。

黄连丸

【来源】《云岐子保命集》卷下。

【组成】黄连四两 阿胶 蒲黄 栀子仁各一两 当归一两半 黄芩二两 黄柏三两

【用法】上为细末，炼蜜为丸，如梧桐子大。每服六七丸，以米饮送下，日三次，夜一次。

【主治】产后赤白痢，腹中绞痛不可忍。

救急散

【来源】《云岐子保命集》卷下。

【组成】白芍（好酒炒） 阿胶 艾叶 熟地黄各四两 甘草 当归各三两

【用法】上锉。水二升，煮取八合，分二次空心服。

【主治】产后赤白痢，腹中绞痛。

蒲黄散

【来源】《世医得效方》卷六。

【组成】生姜自然汁（年少者）十两（年老者）二十两 鸭子一个（打碎，入姜汁内搅匀） 蒲黄三钱

【用法】上煎至八分，入蒲黄煎五七沸，空心温服。

【主治】妇人胎前产后赤白痢。

白头翁汤

【来源】《普济方》卷三五五。

【组成】白头翁（刘寄奴花亦可） 甘草 阿胶各二两 黄连 柏皮 陈皮各三两

【用法】上锉。每服四钱，水碗半，煎至七分，去滓，空心服，一日三次。

【功用】清风火，平肝。

【主治】产后下痢虚极。

黄连散

【来源】《普济方》卷三五五。

【组成】黄连一两 黄芩 蟅虫 熟地黄各一两

【用法】上为末。每服方寸匕，酒下，一日三次。

【主治】产后下痢。

舒眉丸

【来源】《普济方》卷三五五。

【组成】五灵脂 蒲黄（炒）各等分 麝香少许

【用法】上为末，炼蜜为丸，如梧桐子大。每服一丸，醋汤送下。

【主治】产后痢痛。

参术芍甘汤

【来源】《陈素庵妇科补解》卷五。

【组成】参 赤苓 术 草 芎 归 白芍 地 木香 陈皮 乌药

【功用】温补脾胃，兼祛寒邪，消生冷之物，养血行气。

【主治】产后痢疾，或赤或白，或赤白杂下，由气血损伤，脾胃衰弱，兼外感风冷，内伤饮食所致者。

【加减】腹痛，加红花、神曲、山楂；不食，加石莲子，草豆蔻、乌梅、生姜；后重，加槟榔；血痢，加地榆、丹皮；口干，加葛根、花粉；气滞痞闷，加香附；久痢不已发肿，加车前、补骨、云苓。

加味四君子汤

【来源】《济阴纲目》卷十四。

【组成】人参 白术 白茯苓 甘草（炙） 黄耆各一钱 罂粟壳（炙，去蒂）五分

【用法】上锉。水煎服。

【主治】产后赤白痢。

神仙感应丸

【来源】《济阴纲目》卷十四。

【组成】神曲（炒）三钱 人参 枳壳（麸炒，去瓤）各一钱 赤石脂 熟地 白术各二钱

【用法】上为细末。每服三钱，空心米饮调下。三二服立止。

本方方名，据剂型，当作"神仙感应散"。

【主治】产后因食荤味早而作泻痢者。

【宜忌】如不因食荤者，不可服。

【方论】食荤早而致泄者，脾胃必薄，故用参、术。而神曲为化食之用，枳壳佐之，赤石脂固之，是矣。而熟地何为也？大抵肾者胃之关也，产后肾虚不能固，故用之欤。

槐连四物汤

【来源】《济阴纲目》卷十四。

【组成】当归 川芎 赤芍药（炒） 生地黄 槐花 黄连（炒）各一钱 御米壳（去蒂，蜜炙）五分

【用法】上锉。水煎服。

【功用】《医宗金鉴》：清热坚肠。

【主治】产后热滑血痢，脐腹疼痛。

【宜忌】《济阴纲目》汪淇笺：此止涩之剂，非滑勿投，慎之。

香连散

【来源】《明医指掌》卷九。

【组成】黄连（炒）一钱半 木香一钱二分 白术（炒）二钱 白芍药（炒）二钱 滑石一钱（研细） 甘草（炙）五分

【用法】上锉一剂。水二盏，煎八分服。

【主治】产后痢疾，里急后重，腹中绞痛不可忍。

调荣汤

【来源】《丹台玉案》卷五。

【组成】白茯苓 当归 生地 山楂各一钱 赤芍 木通 香附 丹皮各六分 川芎 甘草各五分

【用法】加乌梅五个，水煎服。

【主治】产后痢疾。

独圣汤

【来源】《症因脉治》卷四。

【组成】楂肉一斤（研末）

【用法】每次二两，煎汤服。

【主治】小儿下红积，及产妇血痢。

加减生化汤

【来源】《傅青主女科·产后编》卷下。

【组成】川芎二钱 当归五钱 炙草五分 桃仁十二粒 茯苓一钱 陈皮四分 木香（磨）三分

【主治】产后七日内患痢。

【加减】红痢腹痛，加砂仁八分。

参归汤

【来源】《石室秘录》卷六。

【组成】人参二两　当归二两　荆芥一钱

【用法】水煎服。

【主治】产后下利厥逆，躁不得卧，或厥不得止。

当归芍药汤

【来源】《郑氏家传女科万金方》卷四。

【组成】当归　白芍　熟地　川芎　柴胡　升麻
防风

【主治】产后内虚气乏而下痢者。

加连生化汤

【来源】《胎产秘书》卷下。

【组成】川芎一钱五分　当归三钱　白芍一钱
（炒）　川连六分（姜汁炒）　枳壳五分　茯苓一钱
甘草四分　木香三分

【用法】水煎服。

【主治】产后痢症。

【加减】积重者，加山楂一钱。

加味香连丸

【来源】《胎产秘书》卷下。

【组成】香连丸加莲肉粉一半

【用法】为丸服。

【主治】产后痢疾。

加味香连丸

【来源】《胎产要诀》卷下。

【组成】黄连五两（切片，用吴茱萸七钱，水二
钟，煎汁一钟，浸黄连，炒燥用）　厚朴（姜制）
六钱　陈皮六钱　木香一两　甘草四钱

【用法】上药各为末，米醋糊为丸，米饮送下。如
患腹痛后重，先服两次，复将合成之末分二两，
加生大黄六钱，研末，醋糊为丸，服之痢减即止。

【主治】产后痢疾，赤白脓血，里急后重，腹痛。

归芍连壳饮

【来源】《胎产心法》卷下。

【组成】川芎一钱五分　当归三钱　白芍（酒炒）
茯苓各一钱　黄连六分（姜汁炒）　枳壳五分（麸
炒）　甘草四分　木香三分

【用法】水煎服。

【主治】产后半月外，患赤痢后重。

加减和胃汤

【来源】《女科旨要》卷三。

【组成】厚朴五钱　陈皮　猪苓　泽泻　归尾　黄
连　白芍　黄芩各三钱　地榆　豆蔻各二钱　升
麻五分　甘草二钱

【用法】分五帖。水煎服。

【主治】产后因食热毒太过，后食生冷之物，冷热
不和，而为痢疾，里急后重者。

连翘丸

【来源】《医略六书》卷三十。

【组成】连翘一两半　槟榔一两半　三棱一两半
（醋炒）　蓬术一两半　肉果一两半（面煨）　牵牛
一两半　肉桂一两半（去皮）　青皮一两半（炒）
陈皮一两半

【用法】上为末，以粥为丸。每服三钱，米饮煎，
去滓温服。

【主治】产后积坚聚结，阻碍肠胃，失其传化之
职，下痢青黄，饮食不能遽下，脉紧弦涩者。

【方论】方中连翘清热散结气，槟榔破滞降逆气；
三棱破血中之气，蓬术破气中之血，二味俱消坚
削积之品；牵牛导水下气，肉果固味涩汤，二味
乃攻实治虚之品；青皮破滞气以平肝，陈皮利中
气以和胃；肉桂温经暖血以化积滞也。粥丸米饮
下，使积滞消化，则脾胃健运而饮食无艰下之患，
何下痢青黄之不退哉。

经效散

【来源】《医略六书》卷三十。

【组成】人参一两半 黄耆三两（饴糖炙） 厚朴六钱（炒灰） 茯苓一两半 龙骨三两（煅） 麦冬三两（去心，糯粉炒） 生姜七片 大枣十枚

【用法】上为散。每服三钱，米饮煎，去滓温服。

【主治】产后气虚下陷，痢久发渴，挟滞气而小腹作痛，寒热不止。

【方论】方中人参扶元以补气之虚，黄耆补气以举气之陷，厚朴灰散滞气以止痛，煅龙骨涩虚脱以止痢，茯苓渗湿和脾气，麦冬生津、润燥渴，姜、枣调和营卫也。为散，米饮下，使元气内充，则阳不复陷，而滞气自化，津液上敷，何有痢久发渴，腹痛寒热之患哉？

姜桂散

【来源】《医略六书》卷三十。

【组成】桂心一两半（醋炒黑） 干姜一两半（醋炒黑）

【用法】上为散。每服二钱，荆芥灰一钱，煎汤调下。

【主治】产后血痢，脉紧细者。

【方论】产后寒伤肠胃，失其传送输化之职，不能分泌浊阴，故下痢纯乎血少焉。桂心温血分以散寒，干姜暖胃气以散寒，二物炒黑，均能燥湿却水，以定妄渗之血。为散，荆灰汤下，使清浊有分，则小小畅快而无水血夹下之虞，何下痢之不瘳乎。

加味四物汤

【来源】《医宗金鉴》卷四十八。

【组成】四物汤加阿胶 地榆 血余 乌贼鱼骨

【主治】产后败血渗入大肠成血痢者。

消化汤

【来源】《会约医镜》卷十五。

【组成】白术 藿香 厚朴（姜汁炒） 神曲（炒） 白芍 陈皮 砂仁（炒） 枳实（炒）各一钱 木香三分

【用法】水煎，热服。

【主治】产后宿食痢疾，腹痛腹胀，恶闻食气，或食后更痛。

清热导滞汤

【来源】《会约医镜》卷十五。

【组成】当归二钱（下纯血而热者用一钱） 白芍（生用）一钱半 川芎 黄连 槟榔 陈皮（去白）各一钱 广香三分（用煎）

【用法】水煎，热服。不应，加大黄（酒炒）一钱半。内有补药，放心用之，中病即止。愈后用四君子汤加陈皮和之。

【主治】产后痢疾，里急后重，腹痛，舌黄，脉滑实者。

四加生化汤

【来源】《女科秘要》卷六。

【组成】川芎二钱 当归四钱 甘草四分 桃仁十粒 茯苓一钱 陈皮五分 木香三分

【用法】水煎熟去滓，送香连丸三十粒。

【主治】产后七日内患赤白痢，后重频仍者。

香连丸

【来源】《女科秘旨》卷七。

【组成】黄连（为末） 莲肉（研粉）各等分
本方名香连丸，但方中无木香，疑脱。

【用法】上和匀，酒为丸。每服四钱，酒调送下。

【主治】产后噤口痢。

补血化痢汤

【来源】《慈航集》卷下。

【组成】全当归八钱 白芍八钱（酒炒） 甘草八分 炮姜炭八分 百草霜三钱 枳壳二钱（炒） 莱菔子三钱（炒，研） 车前子三钱

【用法】广木香一钱五分为引，水煎服。一剂痢轻，三服全愈矣。用后养阴培元煎调理。

【主治】产后痢疾。

【加减】如恶心，加藿香梗三钱；如腹痛红多，加丹参五钱、元胡索三钱；如痢遍数多不止，加桃仁泥三钱、制大黄三钱。

快脾饮

【来源】《古方汇精》卷三。

【组成】当归　建曲　夏曲各一钱　老苏梗四分　赤苓块二钱　丹皮八分　藿梗六分　淡干姜二分　炙草三分

【用法】照服二剂。加大生地一钱五分（姜汁炒炭）、淮药二钱、广皮七分、丹参二钱、砂仁壳四分、冬瓜皮八分、白蔻肉四分、大南枣二枚，再四剂，取和解而愈。

【主治】产后痢。

治痢生化汤

【来源】《医方简义》卷六。

【组成】川芎二钱　当归四钱　炮姜五分　炙甘草五分　桃仁十粒　琥珀八分　厚朴一钱　大腹皮一钱　山楂肉三钱　川椒四分　香连丸一钱

【用法】加生姜三片，水煎服。

【主治】痢在产后七日前后者。

【加减】赤痢，加红花八分（酒炒）；白痢，加茯苓三钱，肉桂末三分（冲），制香附一钱五分；赤白兼，去川椒、山楂肉，加制香附二钱，藿梗二钱，姜半夏一钱五分，泽泻三钱，肉果霜六分。

补气和中汤

【来源】《揣摩有得集》。

【组成】生耆五钱　洋参一钱　归身三钱（土炒）白芍一钱半（炒）　焦楂三钱　扁豆三钱（炒）青皮一钱（炒）　石莲子一钱（炒）　川朴五分（炒）　法夏一钱半　乌梅炭一钱　木香三分　生草六分

【用法】水煎，冲入红白糖五钱，温服。

【主治】妇人产后痢疾。

【宜忌】忌用攻下凉药。

加减生化汤

【来源】《顾氏医径》卷四。

【组成】当归　川芎　炙甘草　桃仁　茯苓　陈皮　川连　木香

【主治】产后痢疾，因胎前暑湿未清，至产后尚腹痛滞下者。

【加减】白痢，加砂仁；赤痢，加山楂炭；赤白痢，加藿香、白芍；虚，加人参、焦术。

加味小柴胡汤

【来源】《顾氏医径》卷四。

【组成】半夏　条芩　茯苓　甘草　木香　川连　白芍　生姜　大枣

【主治】产后疟痢兼作，因胎前湿热未化，致产后下陷脾经，寒热滞下不已者。

三十三、产后疟疾

产后疟疾，是指产妇分娩后疟疾发作或患疟疾者。《诸病源候论》："产后血气损伤，而宿经伤暑热，今因产虚，复遇风邪相折，阴阳交争，邪正相干，故发作成疟也。"

七胜饮

【来源】《圣济总录》卷一六二。

【组成】干姜半两（炮）　黄连（去须）　桃仁（去皮尖双仁，炒）　当归（切，焙）　常山（锉）柴胡（去苗）　猪苓（去黑皮）各一两

【用法】上为粗末。每服三钱匕，水一盏，煎至七分，去滓，当未发前空心温服，欲发时再服。

【主治】产后寒热疟，烦渴引饮，头疼体痛。

人参饮

【来源】《圣济总录》卷一六二。

【组成】人参 甘草（炙） 厚朴（去粗皮，生姜汁炙）各三分 知母半两 常山半两 麦门冬（去心，焙） 柴胡（去苗） 猪苓（去黑皮） 白茯苓（去黑皮）各一两

【用法】上为粗末。每服五钱匕，水一盏半，加生姜三片，同煎至八分，去滓，当末发前服。

【主治】产后寒热疟，往来不已，烦渴体痛。

木香丸

【来源】《圣济总录》卷一六二。

【组成】木香 常山（锉） 牡蛎（火烧赤） 大黄（炮制） 知母（焙） 麻黄（去根节煎，掠去沫，焙） 鳖甲（醋炙，去裙襕） 乌梅（去核，炒） 当归（切，炒）各一两 丹砂（别研入）半两

【用法】上为末，炼蜜为丸，如梧桐子大。每服二十丸，温酒送下，当末发前服。

【主治】产后一切疟。

乌梅饮

【来源】《圣济总录》卷一六二。

【组成】乌梅肉（炒） 黄连（去须） 柴胡（去苗） 人参各一两 甘草（炙）三分 当归（切，焙）一两半 常山半两 生干地黄（焙）三分

【用法】上为末。每服五钱匕，水一盏半，加生姜三片，大枣二个（擘），同煎至八分，去滓，当末发前温服。

【主治】产后寒热疟，发渴头痛。

芍药饮

【来源】《圣济总录》卷一六二。

【组成】赤芍药一两 当归（切，焙）二两 柴胡（去苗）一两 麦门冬（去心，焙）一两半 黄芩（去黑心）一两 白茯苓（去黑皮）一两半 白术（锉）三分 甘草（炙）半两 鳖甲（去裙襕，醋炙）二两 常山三分

【用法】上为粗末。每服五钱匕，水一盏半，加生姜三片，大枣二枚（擘），同煎八分，去滓，当末发前温服，不拘时候。

【主治】产后寒热疟，头疼体痛烦渴。

常山饮

【来源】《圣济总录》卷一六二。

【组成】常山 甘草（炙）各一两 黄芩（去黑心） 石膏（碎）各二两 乌梅（去核，熬）十四枚 当归（切，焙）二两 芍药一两半

【用法】上为粗末。每服五钱匕，水一盏半，生姜三片，枣二枚（擘），同煎至八分，去滓，当末发前温服。

【主治】产后寒热疟。

犀角饮

【来源】《圣济总录》卷一六二。

【组成】犀角屑 麦门冬（去心，焙） 升麻（洗，焙） 知母（切） 当归（切，焙） 甘草（炙） 生干地黄（焙） 鳖甲（醋炙，去裙襕） 石膏（打碎） 柴胡（去苗）各一两

【用法】上为粗末。每服五钱匕，水一盏半，煎至一盏，去滓，当末发前服，欲发时再服。

【主治】产后寒热疟，往来不歇。

无忧散

【来源】《普济方》卷三五四引《卫生家宝》。

【组成】萝卜子不拘多少（炒）

【用法】上为末。每服二钱，米饮调下。

【主治】产后疟疾。

生熟饮子

【来源】《妇人大全良方》卷二十一。

【别名】生熟饮（《中国医学大辞典》）。

【组成】肉豆蔻 草果仁 厚朴（生，去粗皮） 半夏 陈皮 甘草 大枣（去核） 生姜各等分

【用法】上锉细，和匀，一半生，一半用湿皮纸裹煨令香熟，去纸，与一半生者和匀。每服五钱，水二盏，煎至七分，食前一服，食后一服。

【主治】产后疟疾多寒者。

人参养胃汤

【来源】《陈素庵妇科补解》卷五。

【组成】人参　茯苓　白术　甘草　陈皮　半夏　当归　苍术　川朴　柴胡　黄芩　前胡　白芷　牡蛎　乌梅　生姜

【主治】产后疟疾。

【方论】产后气血俱虚，虽有外邪，不可竟用发表，但当固肾健脾。是以六君健脾益气，苍、朴燥湿行滞，芎、归补血扶阴，柴、芩、参、甘、夏去半表半里之邪以退寒热，乌梅、生姜生津止渴。总以益胃为主，故名养胃也。

橘半饮

【来源】《丹台玉案》卷五。

【组成】当归　柴胡　生地各八分　白芷　半夏　橘红　山楂　川芎各一钱

【用法】加生姜三片，水煎服，不拘时候。

【主治】产后疟疾。

人参养胃汤

【来源】《胎产秘书》卷下。

【组成】人参　白术　当归各二钱　茯苓　半夏各八分　草果　甘草　青皮　藿香各四分　乌梅二枚

【主治】产后一月，其人素虚而患疟。

加减生化汤

【来源】《胎产秘书》卷下。

【组成】川芎一钱　当归二钱　人参　白术各一钱　茯苓八分　青皮二分　炙草三分　藿香八分　乌梅二枚

【主治】产后类疟。

【加减】渴，加麦冬一钱、五味三分；痰，加半夏八分、竹沥、姜汁；汗，加黄耆、枣仁各一钱；伤米食，加神曲一钱、麦芽五分；伤肉食，加山楂、砂仁各五分。

加味生化汤

【来源】《医宗金鉴》卷四十八。

【组成】生化汤加柴胡　鳖甲

【主治】产后疟疾，因瘀血停留，荣卫不和，致寒热往来。

加味人参养胃汤

【来源】《宁坤秘籍》卷中。

【组成】人参一钱五分　白术　当归各二钱　茯苓　半夏各八分　草果三分　甘草　青皮各四分　藿香五分　乌梅三个

【用法】水煎服。并服参术膏（人参、白术二味熬膏）。

【主治】产后疟疾。

辅正除邪汤

【来源】《会约医镜》卷十五。

【组成】北柴胡　陈皮　半夏　茯苓　甘草各一钱半　川芎八分　归身二钱　干姜（炒）　肉桂　黄芩各一钱　白豆蔻肉一钱（微炒，研）　生姜一钱

【用法】头煎要轻，先三个时服；次煎加鳖甲（醋炙）二钱，先一个时服。

【主治】产后疟疾。

【加减】如寒多者，重加姜、桂；如热多者，重加黄芩，并加知母；如久疟汗甚者，加蜜炒黄耆一二钱；若一二剂不应者，加酒炒常山一钱。

加减补中和疟饮

【来源】《慈航集》卷下。

【组成】人参一钱　甜于术五钱　黄耆三钱（蜜炙）　当归三钱　炙甘草五分　柴胡八分（炒）　青皮一钱五分　草蔻仁一钱（研）　干姜一钱（蜜炙）　益母草三钱

【用法】加大枣三枚，河、井水各半煎，露一宿，疟前二时温服，二煎接服更妙。

【主治】产后疟证，寒多热少。

【加减】如热多，加青蒿三钱；如恶心，加灶心土五钱；如腹痛作泻，加煨广木香一钱五分、酒炒

元胡索二钱；如胸口不宽，加炒炽壳一钱五分。

当归芍药和疟汤

【来源】《慈航集》卷下。

【组成】全当归一两（酒洗）　白芍一两（酒炒）　益母草三钱　炮姜一钱五分　青皮一钱五分　柴胡八分（炒）　草蔻仁一钱（研）　炙甘草五分

【用法】河、井水各半煎，露一宿，早服。三服全愈。

【功用】补血和解。

【主治】产后疟疾，夹痰夹滞，寒热不止。

【加减】如腹痛积瘀，恶露未清，加炒山楂三钱，酒炒元胡索三钱；如恶心，加灶心土五钱；如头痛，加川芎二钱；如大便结，加桃仁泥三钱，酒洗红花三钱；如作泻，加车前子三钱；如胸口饱胀，加炒枳壳一钱五分；如热盛，加青蒿三钱；如寒多，加入煨姜三钱、大枣三枚。

邪滞双解散

【来源】《古方汇精》卷三。

【组成】川芎六分　当归　建曲　夏曲　炒苍术各一钱五分　枯谷芽　炒白芍　藿香叶各一钱　云苓　丹参各二钱　大生地三钱（炙）　葱八分　煨黑姜一钱

【用法】二剂后，疟来已正，方内加升麻、炙柴胡各四分，生、熟首乌各一钱五分，投二剂可止，如未止，再投二剂，接服休疟饮与八珍汤，相间服之，可期渐愈。

【主治】产后疟。

【加减】肢冷，加桂枝尖木三分。过

人参白术汤

【来源】《梅氏验方新编》卷四。

【组成】白术一斤　人参一两

【用法】水六碗，煎去其半，如法再煎，如此三次，去滓取汁，共九碗，慢火煎至一碗。每日服半酒杯，白汤送下。

【主治】产及一月，其人素虚而患疟者。

三十四、产后腹胀

产后腹胀，成因多为产妇平素胃气虚弱，产后饮食不节，重伤脾胃，脾失健运，胃失和降，症见胃脘部痞满不舒，嗳气腹胀等，治宜健脾益气，消食行滞。

当归汤

【来源】《经效产宝》卷中引《经效方》。

【组成】当归　桂心　芎䓖　橘皮　生姜　吴茱萸各二两　芍药三两

《医方类聚》引《产宝》有槟榔仁二两。

【用法】以水三升，煮取一升，空心服。

【主治】产后气虚，冷搏于血，血气结滞，上冲心满胀。

养生化滞汤

【来源】《经效产宝并续集》。

【组成】川芎二钱　当归三钱　人参一钱　于术（生）二钱　陈皮八分　香附（制）五分　茯苓二钱　甘草（炙）三分　大腹皮四钱　桃仁（去皮尖，研）十一粒

【用法】上药用水一盏半，加黄酒一小钟，煎七分，热服。

【主治】产后中气不足，胸膈窒滞，胃虽纳谷，传化艰难，而膨胀者。

【加减】大便秘结，加肉苁蓉二钱；误服大黄，加生黄耆四钱，倍用人参；胀甚，人参可加至四五钱。

人参散

【来源】《太平圣惠方》卷八十一。

【组成】人参一两（去芦头） 黄耆一两（锉） 白术半两 当归半两（锉，微炒） 白茯苓 木香 川芎各半两 草豆蔻一两（去皮） 白芍药半两 诃黎勒皮二分 桂心半两 附子一两（炙裂，去皮脐） 陈橘皮三分（汤浸，去白瓤，焙） 甘草半两（炙微赤，锉） 高良姜二分（锉） 厚朴一两（去粗皮，涂生姜汁，炙令香熟）

【用法】上为粗散。每服四钱，以水一中盏，加生姜半分，大枣三枚，煎至六分，去滓，不拘时候温服。

【主治】产后虚羸，脾胃乏弱，四肢无力，全不思食，心腹气胀。

陈橘皮散

【来源】《太平圣惠方》卷八十一。

【组成】陈橘皮三分（汤浸，去白瓤，焙） 赤茯苓三分 枳实三分（麸炒微黄） 人参半两（去芦头） 木香半两 前胡三分（去芦头） 白术三分 厚朴三分（去粗皮，涂生姜汁炙令香熟） 槟榔三分 桂心半两 川芎半两 甘草一分（炙微赤，锉）

【用法】上为粗散。每服三钱，以水一中盏，加生姜半分，大枣三枚，煎至六分，去滓温服，不拘时候。

【主治】产后两胁胀满，心腹壅闷，不思饮食。

厚朴丸

【来源】《太平圣惠方》卷八十一。

【组成】厚朴一两（去粗皮，涂生姜汁，炙令香熟） 诃黎勒一两（煨，用皮） 赤茯苓三分 干姜三分（炮裂，锉） 桂心一两半 木香一两 赤芍药三分 当归三分（锉，微炒） 陈橘皮三分（汤浸，去白瓤，焙） 吴茱萸三分（汤浸七遍，焙干，微炒） 京三棱二两（微煨，锉） 白术三分

【用法】上为末，以醋煮面糊为丸，如梧桐子大。每服三十丸，食前以生姜汤送下。

【主治】产后两肋下及心腹胀满，宿有冷气，攻注膀胱，致使胀痛。

羌活防风汤

【来源】《圣济总录》卷一六一。

【组成】羌活（去芦头）三两 防风（去叉）四两 桔梗三两 柴胡（去苗）一两半 败酱三两 桂（去粗皮）一两半 大黄（锉）二两 羚羊角（镑屑）一两

【用法】上为粗末。每服五钱匕，水二盏，煎至一盏，去滓，空腹温服，相次再服之。

【主治】产后腹中坚硬，两胁满胀，手足厥冷，心中烦热，引饮干呕，关节劳痉中风。

白术汤

【来源】《圣济总录》卷一六五。

【组成】白术 厚朴（去粗皮，生姜汁炙） 草豆蔻（去皮） 枳壳（去瓤，麸炒）各三分 白茯苓（去黑皮） 木香 人参各半两

【用法】上锉细，如麻豆大。每服五钱匕，水一盏半，加生姜三片，同煎至八分，去滓温服，一日二次。

【主治】产后心腹胀满，饮食不消，时作水痢。

人参散

【来源】《妇人大全良方》卷二十一。

【组成】黄耆 人参 草果仁 厚朴 附子各一两 白术 当归 白茯苓 木香 川芎 桂心 甘草各半两 陈皮 良姜 诃黎勒皮各三分

【用法】上父咀。每服四钱，水一盏，加生姜三片，大枣一枚，煎至六分，去滓，不拘时温服。

【主治】产后虚羸，脾胃乏弱，四肢无力，全不思饮食，心腹胀满。

白圣散

【来源】《云岐子保命集》卷下。

【组成】樟柳根三两 大戟二两半 甘遂一两（炒）

【用法】上为极细末。每服二三钱，热汤调下。取大便宣利为度。

【主治】产后腹大坚满，喘不能卧。

紫金丹

【来源】《云岐子保命集》卷下。

【组成】代赭石　硇砂石各等分

【用法】上为细末，醋糊为丸，如梧桐子大。每服三五十丸，酒送下；胸中痛，当归汤送下。久服治血癖。

【主治】产后冲胀，胸中有物状，噫气不降。

【方论】《医略六书》：产后肝气上逆，胃气不能顺下，故上冲作胀而噫食不能遽下焉。代赭石镇肝和血，硇砂石镇逆平肝。粥丸，米饮下，使肝气和平，则胃气自顺而冲胀无不退，安有噫食不下之患乎？

加味平胃散

【来源】《济阴纲目》卷十三。

【组成】厚朴（姜炒）　苍术（米泔浸，炒）　陈皮　甘草（炙）　人参各一钱

【用法】上锉。水煎服。

【主治】产后腹胀。

补中益气汤

【来源】《傅青主女科·产后编》卷下。

【组成】人参五分　当归五分　白术五分　白茯苓一钱　川芎四分　白芍四分　萝卜子四分　木香三分

【主治】产后中风，气不足，微满，误服耗气药而胀者。

腹皮饮

【来源】《郑氏家传女科万金方》卷四。

【组成】紫苏　青皮　五味　桔梗　草果　甘草　陈皮　大腹皮　茯苓

【用法】加姜，入盐少许，水煎服。

【主治】产后腹胀发浮，小水不利，气急胸闷，身热。

【加减】小便不通，加滑石、木通。

养生化滞汤

【来源】《胎产秘书》卷下。

【组成】川芎二钱　当归四钱　人参一钱半（胀甚者减半）　白芍　茯苓各一钱　白术二钱（胀甚倍用）　桃仁十粒　腹皮四分　苁蓉（酒洗）一钱五分

【主治】产后腹胀。

益气汤

【来源】《胎产秘书》卷下。

【组成】人参　白术　当归各三钱　川芎八分　茯苓一钱五分　陈皮　厚朴各四分　苏梗　炙甘各五分　腹皮六分　木香二分（磨）　萝卜子三分　木通五分

【主治】产后误用耗气药，以致臌胀。

加味枳术丸

【来源】《医略六书》卷三十。

【组成】归尾三两　白术一两半（炒）　枳实一两半（炒）　蒲黄三两　灵脂三两　没药三两　肉桂一两半（去皮）　泽泻一两半　陈皮一两半

【用法】上为末，粥为丸。每服三钱，米饮送下。

【主治】产后血瘀腹胀，脉涩滞者。

【方论】产后脾气有伤，不能输化于中，而瘀血滞于肝脾，遂成腹胀焉。白术健脾气以运化，枳实破滞气以宽中，归尾破血活血，蒲黄破瘀散血，五灵脂破瘀降浊阴，明没药散瘀行血滞，紫肉桂温经通闭，建泽泻泻湿利水，陈皮利气以和中也。粥丸饮下，使脾气健运，则瘀血自化，而经府清和，安有腹胀之患乎？

抵圣汤

【来源】《医略六书》卷三十。

【组成】西赤芍一钱半（醋炒）　江枳壳一钱半（炒）　生人参一钱半　法半夏一钱半　泽兰叶三钱　新会皮一钱半　鲜生姜三片

【用法】水煎，去滓温服。

【主治】腹胀呕吐，脉弦细涩者。

【方论】产后瘀血内滞，脾胃不化，致痰湿阻遏其

间，而脾不能运，胃不能纳，故腹胀呕吐不止焉。赤芍破瘀泻滞血，泽兰利水通血脉，枳壳泻滞气以宽胸，人参扶元气以助化源，半夏燥湿醒脾胃，陈皮利气和中州，鲜生姜温胃气以散痰湿也。水煎，温服，使瘀化滞行，则痰湿自消而脾胃调和，安有腹胀呕吐之患乎？

厚朴温中饮

【来源】《医略六书》卷三十。

【组成】附子一钱半（炮）　厚朴一钱半（制）　白术一钱半（炒）　泽泻一钱半　吴萸一钱（醋炒）　木香一钱半　干姜一钱半（炒）　青皮一钱半（炒）　肉桂一钱半（去皮）

【用法】水煎，去滓温服。

【主治】产后腹寒胀，脉紧涩者。

【方论】产后火虚，寒滞腹痛，而大便溏泄，小便涩少，遂成腹胀，谓之寒胀。附子补火壮阳以生脾土，肉桂补火散寒以暖血分，干姜温中逐冷，吴萸温中降逆，白术健脾气以运化，厚朴散滞气以宽中，青皮平肝破气，木香调气醒脾，泽泻泻湿以利小便也。水煎温服。使火暖土强，则寒滞自化，而小水自快，大便亦实，安有腹胀疼痛之患乎。

救误益气汤

【来源】《女科秘要》卷七。

【组成】人参二钱（虚加二钱）　白术三钱　白芍　神曲（炒）各一钱　大腹皮（洗）　陈皮各四分　当归三钱　茯苓一钱五分　甘草三分　川芎七分

【主治】产后中气不足，中满，或嗳气虚饱，及误用耗气顺气药，致膨胀危症。

【加减】如腹胁痛或块痛，加砂仁五分；腹大痛，加吴茱萸一钱。

大麦芽散

【来源】《医学从众录》卷八。

【组成】大麦芽（炒）一合

【用法】上为末。每服三钱，陈酒调下。

【主治】产后腹胀闭结，膨闷气结，坐卧不安。

四七益气汤

【来源】《医方简义》卷六。

【组成】姜半夏一钱五分　厚朴一钱五分　茯苓三钱　苏叶一钱　人参随虚实酌用　当归三钱　川芎一钱　广木香八分　菔子五分　炮姜六分

【用法】加鸡内金一具，水煎服。

【主治】产后腹满而胀，兼治肿症。

【加减】挟食伤，加麦芽三钱，神曲二钱；挟瘀，加蓬术、香附各一钱；挟湿，加通草二钱；挟气，加陈皮一钱；挟寒，加淡附子二钱；如受风湿而肿者，倍紫苏一钱，加防风一钱五分，车前一钱（炒）。

调中汤

【来源】《女科指南》。

【组成】猪苓　茯苓　半夏　厚朴　大腹皮　陈皮　木瓜　甘草　紫苏　木通　白术

【用法】加砂仁七粒，大枣三个（去核），生姜一片，煎水服。

【主治】产后腹胀胁疼，泄泻痢疾，或块在腹中，或隐或现，并治败血冲脾。

增损补中益气汤

【来源】《顾氏医径》卷四。

【组成】人参　当归　白术　云苓　川芎　白芍　菔子　沉香

【主治】产后膨胀。因产后瘀血不去，误用攻伐，胃气反损，满闷益增，气不升降，血不行经，虚邪内积，大虚转实者。

三十五、产后中风

产后中风,是指产后伤于风邪而致病,其与常人之中风无异,但须虑及产后生理特点以论治。其病情伤风外感,也有风中经络脏腑,当区别对待。《金匮要略》:"师曰:新产血虚、多出汗、喜中风,故令病痉;产后,中风发热,面正赤,喘而头痛,竹叶汤主之。"产后气血骤虚,腠理不密,外邪乘虚而入太阳经。治宜调和营卫。若感受风寒,寒邪搏结筋脉,症见筋脉挛急,牙关紧闭,不省人事,角弓反张,是风中经络,治当熄风止痉;若见神志不清甚或昏厥者,则当急救之,不可轻心。

竹叶汤

【来源】《金匮要略》卷下。

【别名】竹叶防风汤(《类证活人书》卷十九)。

【组成】竹叶一把 葛根三两 防风 桔梗 桂枝 人参 甘草各一两 附子一枚(炮) 大枣十五个 生姜五两

【用法】以水一斗,煮取二升半,分三次温服。温覆使汗出。

【功用】《金匮发微》:清太阳、阳明风热,温脾脏之虚寒。

【主治】产后中风,发热面正赤,喘而头痛。

【方论】

1.《金匮方论衍义》:此证盖太阳上行至头表,阳明脉过膈上,循于面,二经合病,故如是。竹叶汤亦桂枝汤之变者。仲景凡治二经合病,多加葛根,为阳明解肌药;防风佐桂枝,主二经之风;竹叶主气上喘;桔梗佐竹叶利之;人参亦治喘,且又与甘草和中;生姜、大枣行谷气,发荣卫。谷气行,荣卫和,则上下交济而汗出解矣。其附子者,恐即是方后所加治头项强者,不然,何入两药中而用二枚乎?颈项强者,邪在太阳,禁固其筋脉不得屈伸,故用附子温经散寒湿,以佐葛根。若邪在胸中而呕,加半夏治之。

2.《金匮要略论注》:中风大热头痛,表邪也。然面正赤,此非小可淡红,所谓面若妆朱,乃真阳上浮也。加之以喘,气高不下也。明是产

后大虚,元阳不能自固。而又杂以表邪,自宜攻补兼施,故以桂、甘、防、葛、桔梗、枣、姜清其在上之邪,竹叶清其胆腑之热,而以参、附培元气,返其欲脱之阳。然以竹叶名汤,要加本寒标热,胆居中道。清其交接之缘,则标本俱安,竹叶实为功之首耳。

3.《金匮要略心典》:此产后表有邪而里适虚之证,若攻其表,则气浮易脱;若补其里,则表多不服。竹叶汤用竹叶、葛根、桂枝、防风、桔梗解外之风热,人参、附子固里之脱,甘草、姜、枣以调阴阳之气而使其平,乃表里兼济之法。

4.《医宗金鉴》:产后汗多,表虚而中风病痉者,主之竹叶汤,发散太阳、阳明两经风邪。用竹叶为君者,以发热、面正赤,有热也;用人参为臣者,以产后而喘,不足也;颈项强急,风邪之甚,故佐附子。

5.《金匮发微》:竹叶、葛根以清胃热,防风、桔梗以散风而定喘,余则仍从阳旦汤意,去芍药而加人参,所以去芍药加人参者,则以阴虚不任苦泄而急于营养之故。

6.《金匮要略方义》:此方乃为产后阳虚外感者而设。产后多虚,易中风邪,易形成正虚邪实之候,治当权衡虚实,两者兼顾,切不可单攻其表,攻则虚阳易脱;亦不可纯补其虚,补之则易于敛邪,惟宜扶正解表,邪正兼顾。此证属阳虚外感,故用附子、人参温补阳气,以培其本,配合解表之剂以收扶正祛邪、助阳发汗之功。虚人外感,风邪最易乘虚内传,初则形成太阳、阳明合病,症见发热面赤头痛,故药用葛根,佐以桂枝、防风、生姜、大枣、甘草(即桂枝加葛根汤去芍药益防风),以解太阳、阳明之表;重用葛根,以其解肌发汗而不伤津,且可与人参相伍,益气生津,预防发痉。风邪上壅,肺气不利,则发喘促,故用竹叶、桔梗宣风邪,利肺气。服后温覆取微汗,使风邪得去,肺得宣降,则热解痛止,喘嗽皆平。此证面赤而喘,伴有发热头痛,不可认作虚阳上越,岂有阳脱仍再用辛散发汗之理。方后明言,服药后,温覆使汗出,若果虚阳

上浮，何以发汗而愈。况无其它虚阳上越之见证可察。

大豆紫汤

【来源】《医心方》卷三引《范汪方》。

【别名】紫汤（《千金翼方》卷六。）

【组成】大豆一升（熬令焦） 好酒二升

【用法】合煮令沸，随人多少服，取令醉。

【功用】《外台秘要》引《小品方》：去风，消血结。

【主治】

1. 《医心方》引《范汪方》：中风失音。

2. 《外台秘要》引《小品方》：妇人产后中风困笃，或背强口噤，或但烦热苦渴，或头身皆重，或身痒，剧者呕逆直视，此皆为风冷湿所为。

3. 《备急千金要方》：产后百病及中风痱痉；妊娠伤折，胎死在腹中三日，妇人五色带下。

4. 《千金翼方》：产后恶露未尽，又兼有风，身中急痛。

5. 《外台秘要》引《延年秘录》：腰卒痛拘急，不得喘息，若醉饱得之欲死者。

【验案】胎死腹中 《医心方》引《范汪方》：周德成妻妊胎，因触伤，胎死在腹中三日，困笃，服此酒即愈。后疗无不佳。

一物白鲜汤

【来源】《外台秘要》卷三十四引《小品方》。

【别名】白鲜皮汤（《普济方》卷三四九）。

【组成】白鲜皮

【用法】以水三升，煮取一升，分服。耐酒者，亦可酒、水等煮之。

《普济方》用白鲜皮三两，水三升，煮取一升半，分作三服。

【主治】产后中风，虚人不可服他药者。

一物独活汤

【来源】《外台秘要》卷三十四引《小品方》。

【别名】独活汤（《证类本草》卷六）。

【组成】独活三两

【用法】以水三升，煮取一升，分服。耐酒者，亦可酒、水等煮之。

【主治】产后中风，体虚人不可服他药者。

独活当归汤

【来源】方出《备急千金要方》卷三引《小品方》，名见《普济方》卷三五〇。

【别名】当归独活汤（《医略六书》卷三十）。

【组成】独活八两 当归四两

【用法】上锉。以酒八升，煮取四升，去滓，分四服，日三夜一，取微汗。

【主治】

1. 《备急千金要方》引《小品方》：产后中柔风，举体疼痛，自汗出。

2. 《医略六书》：产后中风，脉弦涩。

【方论】《医略六书》：产后血虚亏乏，风邪袭入经中，营血不能灌溉，故肢体不仁，疼痛不止。当归养血以荣经脉，独活祛邪以除痹痛。水、酒合煎，使荣气内充，风邪外解，而经脉清和，营血溉注，焉有肢体不仁，疼痛不愈乎？

独活汤

【来源】《医心方》卷二十三引《产经》。

【别名】独活散（《太平圣惠方》卷六十九）。

【组成】独活三两 防风二两 干姜二两 桂心二两 甘草二两 当归二两

【用法】上以清酒三升，水七升，合煮取二升半，分三次服。

【主治】

1. 《医心方》引《产经》：产后中风口噤。

2. 《太平圣惠方》：妇人中风，口噤不识人。

独活汤

【来源】《医心方》卷二十三引《产经》。

【组成】羌独活三两 葛根三两 甘草二两（炙）麻黄一两 桂心三两 生姜六两 芍药三两 干地黄二两 （一方无芍药）

【用法】上以清酒二升，水八升，煮三升，分五次服。

【主治】产后中柔风，身体疼痛。

内虚可凭。故以人参辅正祛邪，一举而两得其平。非若虚阳上逆，竹叶汤之两难分解也。

大豆汤

【来源】《备急千金要方》卷三。

【组成】大豆五升（炒令微焦） 葛根 独活各八两 防己六两

【用法】上锉。以酒一斗二升，煮豆，取八升，去滓；纳药煮取四升，去滓，分六服，日四夜二。

【主治】产后卒中风发病，倒闷不知人；及妊娠挟风，在蓐诸疾。

【方论】《千金方衍义》：独活祛风，防己逐湿，葛根解肌，不得大豆紫汤，何得司血气之开合。

木防己膏

【来源】《备急千金要方》卷三。

【组成】木防己半升 茵芋五两

【用法】上锉，以苦酒九升，渍一宿，猪膏四升，煎三上三下，膏成。炙手摩千遍愈。

【主治】产后中风。

四石汤

【来源】《备急千金要方》卷三。

【组成】紫石英 白石英 石膏 赤石脂各三两 独活 生姜各六两 葛根四两 桂心 川芎 甘草 芍药 黄芩各二两

【用法】上锉。以水一斗二升，煮取三升半，去滓，分五服，日三夜二。

【主治】产后卒中风，发疾口噤，瘈疭闷满，不知人；并缓急诸风毒痹，身体疼强；及挟胎中风，妇人百病。

防风汤

【来源】《备急千金要方》卷三。

【组成】防风五两 当归 芍药 人参 甘草 干姜各二两 独活 葛根各五两

【用法】上锉。以水九升，煮取三升，去滓，分三服，一日三次。

【主治】产后中风，背急短气。

【方论】《千金方衍义》：背急，表实可验；短气，

防风酒

【来源】《备急千金要方》卷三。

【组成】防风 独活各一斤 女萎 桂心各二两 茵芋一两 石斛五两

【用法】上锉，以酒二斗，渍三宿。初服一合，稍加至三四合，每日三次。

【主治】产后中风。

鸡粪酒

【来源】《备急千金要方》卷三。

【别名】鸡屎白豆淋酒（《圣济总录》卷一三九）、鸡矢酒（《济阴纲目》卷十二）、鸡矢醴（《证治准绳·女科》卷五）。

【组成】鸡粪一升（熬令黄） 乌豆一升（熬令声绝，勿焦）

【用法】上以清酒三升半，先淋鸡粪，次淋豆取汁。每服一升，温服取汗。病重者，凡四五日服之。

【主治】

1. 《备急千金要方》：产后中风及百病，并男子中一切风。

2. 《圣济总录》：因金疮中风反张者。

【方论】《济阴纲目》：鸡粪入肝，治污浊之血；豆、酒去风，通周身之气。盖肝主筋，风主气，气行血流，筋荣风散，故治一切百病。

独活汤

【来源】《备急千金要方》卷三。

【别名】独活散（《太平圣惠方》卷七十八）。

【组成】独活五两 防风 秦艽 桂心 白术 甘草 当归 附子各二两 葛根三两 生姜五两 防己一两

【用法】上锉。以水一斗二升，煮取三升，去滓，分三次服。

【主治】

1. 《备急千金要方》：产后中风，口噤不

能言。

2. 《太平圣惠方》：产后角弓反张，手足硬强，顽痹不仁。

独活酒

【来源】《备急千金要方》卷三。

【组成】独活一斤　桂心三两　秦艽五两

【用法】上锉，以酒一斗半，渍三日。饮五合，稍加至一升，不能多饮，随性服。

【主治】

1. 《备急千金要方》：产后中风。

2. 《普济方》：产后中风，言语謇涩，腰强直。

独活紫汤

【来源】《备急千金要方》卷三。

【别名】独活酒（《圣济总录》卷六）、大豆紫汤（《三因极一病证方论》卷七）、独圣散（《杨氏家藏方》卷十六）、独活汤（《妇人大全良方》卷十九引《指迷方》）、独活紫酒（《医方类聚》卷二三一引《胎产救急方》）、豆淋独活酒（《医方类聚》卷二三八引《经验方》）、大豆子酒（《明医指掌》卷九）、大豆紫酒（《医钞类编》卷十七）。

【组成】独活一斤　大豆五升　酒一斗三升

【用法】先以酒渍独活二宿，若急需，微火煮之，令减三升，去滓，别熬大豆极焦，使烟出，以独活酒沃之，去豆服一升，日三夜二。

【功用】

1. 《备急千金要方》：补肾。

2. 《三因极一病证方论》：去风，消血结。

【主治】

1. 《备急千金要方》：产后百日，中风，痉，口噤不开，血气痛，劳伤。

2. 《三因极一病证方论》：中风头眩，恶风自汗，吐冷水，产后百病，中风痱，痉，背强，口噤直视，烦热。

【方论】《千金方衍义》：独活专去风毒，加于大豆紫汤中，制其苦燥之性，深得刚柔兼济之妙用。终嫌燥血，须百日外用之。若新产暴虚，恐非所宜。

鹿肉汤

【来源】《备急千金要方》卷三。

【组成】鹿肉三斤　芍药三两　半夏一升　干地黄二两　独活三两　生姜六两　桂心　芎𬜬各一两　甘草　阿胶各一两　人参　茯苓各四两　秦艽　黄芩　黄耆各三两

【用法】上锉。以水二斗，煮肉得一斗二升，去肉纳药，煎取三升，去滓，纳胶令烊，分四服，日三夜一。

【主治】产后中风，风虚头痛，壮热，言语邪僻。

【方论】《千金方衍义》：产后为虚风所袭，非峻培气血，助其祛风之力，弗克有济。恐草木无情，不能速为取效，故取血肉之味，稍兼独活、秦艽鼓舞参、耆之性，不能助力祛邪，兼杜虚风复入，真补中寓泻之良法也。

葛根汤

【来源】《备急千金要方》卷三。

【组成】葛根　生姜各六两　独活四两　当归三两　甘草　桂心　茯苓　石膏　人参　白术　川芎　防风各二两

【用法】上锉。以水一斗二升，煮取三升，去滓，分三服，一日三次。

【主治】妇人产后中风，口噤痉痹，气息迫急，眩冒困顿，并产后诸疾。

【方论】《千金方衍义》：产后中风口噤、痉、痹，用芎、防、葛、独、膏、姜愈风之品，不得苓、桂、术、归、四君子等药无以逞其功用也。

羌活汤

【来源】《千金翼方》卷七。

【组成】羌活　防风　乌头（炮，去皮）　桂心　芍药　干地黄各三两　防己　女萎　麻黄（去节）各一两　葛根半斤　生姜六两　甘草二两（炙）

【用法】上锉。以水九升，清酒三升合煮，取三升，每服五合，日三次，夜一次。

【主治】产后中风身体痹疼痛。

小独活汤

【来源】《外台秘要》卷三十四引《深师方》。

【别名】干葛汤（《证治准绳·女科》卷五）。

【组成】独活八两　葛根六两　生姜五两　甘草二两（炙）

【用法】上切。以水九升，煮取三升，分三服。微汗佳。

【主治】

1.《外台秘要》引《深师方》：产后中风，口噤不知人。

2.《备急千金要方》：血气痛，劳伤。

猪心羹

【来源】《证类本草》卷十八引《食医心鉴》。

【组成】猪心一枚（切）

【用法】于豉汁中煮，五味掺调，和食之。

【主治】产后中风，血惊邪，忧悸气逆。

人参汤

【来源】方出《经效产宝》卷中，名见《普济方》卷三五〇。

【组成】人参六分　茯神　麦门冬　羚羊角各八分　黄芩　白鲜皮　甘草各四两　石膏十二分　淡竹沥二大合

【用法】以水二大升，煎取七合，下竹沥，分为三服。

【主治】

1.《经效产宝》：产后中风，心忪悸，或志意不定恍惚，言语错乱。

2.《普济方》：产后中风，口面歪斜。

独活汤

【来源】《经效产宝》卷中。

【别名】独活干姜汤（《普济方》卷三五〇）。

【组成】独活四分　干姜六分　甘草二分　生姜六分

【用法】上以水二大升，煎取一大升，分为两服。

【主治】

1.《经效产宝》：产后中风，口噤，不任大小。

2.《普济方》：产后中风，身体强直，角弓反张，重者名为蓐风。

牛黄散

【来源】《太平圣惠方》卷七十七。

【组成】牛黄三分（细研）　龙脑半两（细研）　天麻三分　桂心一两　人参半两（去芦头）　芎藭半两　独活半两　乌蛇二两（酒浸，去皮骨，炙微黄）　枳壳半两（麸炒微黄，去瓤）　秦艽三分（去苗）　防风三分（去芦头）　蝎尾半两（微炒）　天雄三分（炮裂，去皮脐）　甘草半两（炙微赤，锉）　金箔五十片（细研）　藁本三分　银箔五十片（细研）　当归三分（锉，微炒）　天南星三分（炮裂）　麝香半两（细研）

【用法】上为细散，都研令匀，每服一钱，以豆淋酒调下，不拘时候。

【主治】产后中风，言语謇涩，精神昏愦，四肢急强。

秦艽散

【来源】《太平圣惠方》卷七十七。

【组成】秦艽（去苗）　防风（去芦头）　葛根（锉）各三分　独活一两半　附子（炮裂，去皮脐）　桂心各半两　当归半两（微锉，炒）

【用法】上为粗散。每服四钱，以水一中盏，加生姜半分，煎至六分，去滓温服，不拘时候。

【主治】产后中风，口噤不开，神志昏迷，肩背急强。

天麻丸

【来源】《太平圣惠方》卷七十八。

【组成】天麻　白附子（炮裂，锉）　天南星（炮裂）　羌活　白僵蚕（微炒）　赤茯苓　防风（去芦头）　桂心　朱砂（细研，水飞过）　干蝎（微炒）　蝉壳（微炒）　羚羊角屑各一两　铅霜半两（细研）　麝香一分（细研）　乌蛇一两（酒浸，去皮骨，炙令黄）

【用法】上为末，入研了药令匀，煮槐胶为丸，如梧桐子大。每服十丸，以温酒研下，不拘时候。

【主治】产后中风，身体如角弓反张，言语謇涩。

天麻丸

【来源】《太平圣惠方》卷七十八。

【组成】天麻一两　白僵蚕二分（微炒）　干蝎半两（微炒）　白附子半两（炮裂）　五灵脂半两　羌活一两　朱砂一两（细研，水飞过）　防风一两（去芦头）　雄雀粪一分（微炒）　牛黄一分（细研）

【用法】上为末，入研了药令匀，以糯米饭为丸，如梧桐子大。每服十五丸，以薄荷汁和酒研下，不拘时候。

【主治】产后中风，恍惚语涩，四肢不利。

天麻散

【来源】《太平圣惠方》卷七十八。

【组成】天麻三分　白附子（炮裂）　天南星（炮裂）　干蝎（微炒）　半夏（汤浸七遍，去滑，以生姜半两，去皮，同捣令烂，炒干）各半两

【用法】上为细散。每服半钱，以生姜、薄荷酒调下，拗开口灌之，不拘时候。

【主治】产后中风，口噤。

天南星散

【来源】《太平圣惠方》卷七十八。

【组成】天南星半两（炮裂）　蝎梢半两（生用）　生附子半两（炮裂）　附子半两（炮裂，去皮脐）　天麻半两　腻粉一分　半夏三分（汤洗七遍，去滑，以生姜三分去皮同捣令烂，炒干）

【用法】上为散，研入腻粉令匀。每服一钱，以生姜、薄荷酒调下。

【主治】产后中风，口噤，四肢强直。

牛黄丸

【来源】《太平圣惠方》卷七十八。

【组成】牛黄（细研）　人参（去芦头）　茯神　芎藭　独活　犀角屑　羌活　麻黄（去根节）　干

蝎（微炒）　防风（去芦头）　龙齿　赤箭　甘菊花　当归（锉，微炒）　桂心　麝香（细研）各半两　羚羊角屑三分　生干地黄一两　朱砂一两（细研，水飞过）

【用法】上为末，入研了药令匀，炼蜜为丸，如小弹子大。每服一丸，以薄荷、竹沥酒研破服之，不拘时候。

【主治】产后中风，心神恍惚，或时口噤。

乌豆煎

【来源】《太平圣惠方》卷七十八。

【别名】乌金煎（《普济方》卷三五○）。

【组成】黑豆一升（炒熟）　天麻　羚羊角屑　防风（去芦头）　赤茯苓　羌活　桂心　酸枣仁（微炒）　生干地黄各一两

【用法】上锉细，以水八升，煎至三升，绞去滓，更熬成膏。每服一匙，以温酒调下，不拘时候。

【主治】产后中风，言语謇涩，心神恍惚，筋脉不利。

乌鸦散

【来源】《太平圣惠方》卷七十八。

【组成】乌鸦一只（去嘴角后，以脊破开，不出肠胃，用真虎粪实筑腹中令满，缝合）

【用法】上药以瓷罐盛，用黄泥封裹，候干，猛火煅令通赤，取出，出火毒良久，入麝香半两，细研为散。每服二钱，以暖酒调下，不拘时候。

【主治】产后中风，及暗风头旋。

乌蛇丸

【来源】《太平圣惠方》卷七十八。

【组成】乌蛇一两（酒浸，去皮骨，炙微黄）　釜底墨半两　天麻半两　牛膝半两（去苗）　独活半两　当归半两（锉，微炒）　附子一两（炮裂，去皮脐）　麻黄一分（去根节）　桂心半两　干蝎半两（微炒）　天南星半两（炮裂）　柏子仁半两　干姜半两（炮裂，锉）　芎藭半两　龙脑一分（细研）　麝香一分（细研）　朱砂半两（细研）

【用法】上为末，入研了药令匀。炼蜜为丸，如梧

桐子大。每服十五丸，以温酒送下，不拘时候。

【主治】产后中风，四肢顽痹不仁，心腹疼痛。

乌蛇散

【来源】《太平圣惠方》卷七十八。

【组成】乌蛇肉一两（酒拌炙令黄）　天麻一两　桂心　莽草　槟榔　麻黄（去根节）　天雄（炮裂，去皮脐）　独活　天南星（炮裂）　蝉壳（微炒）　犀角屑各半两　麝香一分（细研入）

【用法】上为细散，研入麝香令匀。每服一钱，以豆淋酒调下，不拘时候。

【主治】产后中风，口噤，四肢抽搐。

石斛浸酒

【来源】《太平圣惠方》卷七十八。

【组成】石斛二两（去根）　附子（炮裂，去皮脐）　牛膝（去苗）　茵芋　桂心　芎䓖　羌活　当归（锉，微炒）　熟干地黄各一两

【用法】上锉细，用生绢袋盛，以清酒一斗，浸三日。每服一小盏，不拘时候暖服。

【主治】产后中风，四肢缓弱，举体不仁。

龙脑散

【来源】《太平圣惠方》卷七十八。

【组成】龙脑（细研）　腻粉　干蝎（微炒）　白矾灰各一分　天麻　天雄（炮裂，去皮脐）　天南星（用酒一升，微火煮令酒尽，取出，切，晒干）　天竺黄各一两

【用法】上为末，都入乳钵中，再研令匀。每服一钱，不拘时候，以暖酒调下。

【主治】产后中风口噤，身体如角弓反张，迷闷。

白花蛇散

【来源】《太平圣惠方》卷七十八。

【组成】白花蛇肉一两（酒拌炒令黄）　天南星一两（炮裂）　土蜂儿（微炒）　干蝎（微炒）　桑螵蛸（微炒）　麻黄（去根节）　赤箭　薏苡仁（微炒）　酸枣仁（微炒）　柏子仁　当归（锉，微

炒）　桂心　羚羊角屑　牛膝（去苗）各半两　麝香一分（研）

【用法】上为细散，入研了药令匀。每服一钱，豆淋酒调下，不拘时候。

【主治】产后中风，四肢筋脉挛急，皮肤麻痹。

白僵蚕散

【来源】《太平圣惠方》卷七十八。

【组成】白僵蚕（微炒）　天南星（炮裂）　干蝎（微炒）　桑螵蛸（微炒）　桂心　藿香　川乌头（炮裂，去皮脐）　乌蛇肉（酒拌，炒令黄）各半两　防风一分（去芦头）

【用法】上为细散。每服半钱，以生姜酒调，拗开口灌之，不拘时候。

【主治】产后中风口噤。

芎䓖散

【来源】《太平圣惠方》卷七十八。

【组成】芎䓖　附子（炮裂，去皮脐）　琥珀　生干地黄　当归（锉，微炒）　羌活　桂心　赤芍药各一两　枳壳半两（麸炒微黄，去瓤）

【用法】上为粗散。用羊肉二斤，川椒半分，葱白二七茎，生姜一两，以水五升，煮取汁三升，每服用肉汁一中盏，药末四钱，煎至六分，去滓稍热服，不拘时候。

【主治】产后体虚中风，四肢烦疼，腹内绞痛。

芎䓖散

【来源】《太平圣惠方》卷七十八。

【组成】芎䓖三分　防风一两（去芦头）　桂心半两　赤芍药半两　羌活三分　当归三分（锉，微炒）　羚羊角屑三分　牛蒡子一两（微炒）　酸枣仁三分（微炒）

《医略六书》有乳香。

【用法】上为粗散。每服四钱，以水一中盏，煎至六分，去滓温服，不拘时候。

【主治】产后中风，四肢筋脉挛急疼痛，背项强直。

【方论】《医略六书》：产后风中于经，热遏于络，

而筋脉失养，故项背强急，手足拘挛掣痛焉。西羌活散太阳之邪，羚羊角清厥阴之火；芎䓖活血行气，当归养血荣筋；防风疏风于表，乳香活血止痛；牛蒡疏风散热，枣仁养心益营；桂心温营暖血以平肝木也。水煎温服，使风邪外解，则遏热自化，而经络清和，筋得所养，安有项背强急，拘挛掣痛之患哉。

当归散

【来源】《太平圣惠方》卷七十八。

【组成】当归（锉，微炒）　羌活　附子（炮裂，去皮脐）　防风（去芦头）　薏苡仁　麻黄（去根节）各二两　茵芋　羚羊角屑　菖蒲　阿胶（捣碎，炒令黄燥）　干蝎（微炒）　木香　牛膝（去苗）　柏子仁各一两　芎䓖一两半　桂心一两半　麝香一分（细研）　乌蛇（酒浸，去皮骨，炙微黄）

【用法】上为细散，入麝香，相和令匀。每服二钱，以豆淋酒调下，不拘时候。

【主治】产后中风，手脚顽痹，缓弱无力。

朱砂丸

【来源】《太平圣惠方》卷七十八。

【组成】朱砂一两（细研，水飞过）　乳香半两　白附子半两（炮裂）　铅霜一分（细研）　赤箭一两　独活一两　桑螵蛸半两（微炒）　阿胶三分（捣碎，炒令黄）　附子三分（炮裂，去皮脐）　琥珀半两　桂心半两　麝香一分（细研）

【用法】上为末，入研了药令匀，炼蜜为丸，如梧桐子大。每服十五丸，以竹沥酒送下，不拘时候。

【主治】产后中风，恍惚，语涩，口角涎出。

伏龙肝散

【来源】《太平圣惠方》卷七十八。

【别名】黄土酒（《圣济总录》卷一六一）。

【组成】伏龙肝一两半　干姜半两（炮裂，锉）

【用法】上为细散。每服二钱，以酒调下，不拘时候。

【主治】产后中风，口噤不能语，腰背着床不得。

防风散

【来源】《太平圣惠方》卷七十八。

【组成】防风（去芦头）　秦艽（去苗）　赤茯苓　独活　芎䓖　人参（去芦头）　当归（锉，微炒）　汉防己　白鲜皮（锉）　白薇各一两　麻黄二两（去根节）　石膏二两　甘草半两（炙微赤，锉）

【用法】上为散。每服四钱，以水一中盏，加生姜半分，煎至五分，去滓，加竹沥半合，搅匀，拗开灌之，不拘时候。

【主治】产后中风，口噤心闷，通身强直，腰背反偃，状如风痓。

防风散

【来源】《太平圣惠方》卷七十八。

【别名】防风汤（《女科百问》卷下）。

【组成】防风一两（去芦头）　葛根一两（锉）　芎䓖一两　生干地黄一两　麻黄一两（去根节）　甘草三分（炙微赤，锉）　桂心三分　独活二两　汉防己三分　蔓荆子三分　藁本一两　杏仁一两（汤浸，去皮尖双仁，麸炒微黄）

【用法】上为粗散。每服四钱，以水一中盏，煎至六分，去滓温服，不拘时候。

【主治】产后中风，如角弓，时时反张，口噤。

远志散

【来源】《太平圣惠方》卷七十八。

【组成】远志一两（去心）　防风一两（去芦头）　甘草半两（炙微赤，锉）　麦门冬（去心）　羚羊角屑　酸枣仁（微炒）　桑寄生　独活　桂心　当归（锉，微炒）　茯神各三分

【用法】上为散。每服三钱，以水一中盏，煎至六分，去滓温服，不拘时候。

【主治】产后中风，心神恍惚，言语错误，烦闷，睡卧不安。

【方论】《医略六书》：产后心虚风中，不能营养心包，而遏热伤经，故烦悸，心乱不宁。远志通肾交心，茯神安神定志，独活开泄经气，防风疏散风邪，羚羊清遏热伤经，麦冬润外淫风燥，桂心

温经平肝木，枣仁养心宁心神，当归养血荣心，炙草缓中益胃。为散水煎，则心气内充，风湿外解，而经脉清和，何烦悸不退，心乱不宁乎！

赤箭散

【来源】《太平圣惠方》卷七十八。

【组成】赤箭一两 防风一两（去芦头） 羌活一两 酸枣仁一两（微炒） 桂心半两 赤芍药三分 附子一两（炮裂，去皮脐） 秦艽半两（去苗） 海桐皮三分（锉） 草薢三分（锉） 牛膝一两（去苗） 薏苡仁一两

【用法】上为粗散。每服四钱，以水一中盏，煎至六分，去滓温服，不拘时候。

【主治】产后中风，四肢筋脉挛急，腰背强直。

羌活散

【来源】《太平圣惠方》卷七十八。

【组成】羌活二两 莽草（微炙） 防风（去芦头） 川乌头（炮裂，去皮脐） 桂心 赤芍药 生干地黄 麻黄（去根节，锉） 草薢（锉） 牛膝（去苗） 枳壳（麸炒微黄，去瓤） 当归（锉，微炒）各一两

【用法】上为粗散。每服四钱，以水、酒各半中盏，加生姜半分，煎至六分，去滓温服，不拘时候。

【主治】产后中风，身体麻痹疼痛。

羌活散

【来源】《太平圣惠方》卷七十八。

【组成】羌活一两 麻黄二两（去根节） 防风（去芦头） 秦艽（去苗） 桂心 甘草（炙微赤，锉） 葛根（锉） 附子（炮裂，去皮脐） 当归（锉，微炒） 杏仁（去皮尖双仁，麸炒微黄） 芎䓖各一两

【用法】上为散。每服四钱，以水一中盏，加生姜半分，煎至五分，去滓，入竹沥半合，搅匀，拗开口灌之，不拘时候。

【主治】产后中风，口噤，昏闷不语，身体痉直。

羌活散

【来源】《太平圣惠方》卷七十八。

【组成】羌活一两 天麻一两 防风一两（去芦头） 酸枣仁一两（微炒） 蔓荆子半两 羚羊角屑三分 附子三分（炮裂，去皮脐） 牛膝一两（去苗） 桂心半两 薏苡仁一两 芎䓖三分 当归一两（锉，微炒） 鹿角胶一两（捣碎，炒令黄燥） 柏子仁半两 麝香一分（研入）

【用法】上为细散。每服二钱，以豆淋酒调下，不拘时候。

【主治】产后中风，四肢筋脉挛急疼痛。

侧子散

【来源】《太平圣惠方》卷七十八。

【组成】侧子一两半（炮裂，去皮脐） 赤芍药半两 当归（锉，微炒） 芎䓖 桂心 生干地黄 薏苡仁各三分 酸枣仁（微炒） 羚羊角屑 防风（去芦头） 牛膝（去苗） 海桐皮（锉）各一两

【用法】上为粗散。每服四钱，以水一中盏，加生姜半分，煎至六分，去滓，入竹沥半合，相合令匀，不拘时候温服。

【主治】产后中风，四肢筋脉拘急疼痛，心中烦乱，言语謇涩。

侧子散

【来源】《太平圣惠方》卷七十八。

【组成】侧子一两（炮裂，去皮脐） 桂心三分 藁本半两 防风半两（去芦头） 细辛半两 赤茯苓半两 麻黄一两（去根节） 白鲜皮半两 阿胶一两（捣碎，炒令黄燥） 赤箭一两 乌蛇二两（酒浸，去皮骨，炙令微黄） 干姜半两（炮裂，锉） 甘菊花半两 当归半两（锉，微炒） 独活半两 龙脑半两（细研） 麝香一分（细研）

【用法】上为细散，研令匀。每服二钱，以暖酒调下，续吃葱豉粥投之。汗出效。

【主治】产后中风，角弓反张，手足强硬，转侧不得。

细辛散

【来源】《太平圣惠方》卷七十八。

【组成】细辛 肉桂（去皱皮） 独活 秦艽（去苗） 麻黄（去根节） 菖蒲 红兰花 薏苡仁 附子（炮裂，去皮脐） 当归（锉，微炒） 萆薢（锉）各一两 枳壳（麸炒微黄，去瓤）半两

【用法】上为散。每服四钱，以水、酒各半中盏，加生姜半分，煎至六分，去滓温服，不拘时候。

【主治】产后中风，手脚不遂，筋脉拘急，不能言。

独活散

【来源】《太平圣惠方》卷七十八。

【组成】独活一两半 麻黄一两（去根节） 甘草半两（炙微赤，锉） 芎䓖 桂心 天麻 当归（锉，微炒） 生干地黄 五加皮 防风（去芦头） 侧子（炮裂，去皮脐）各一两

【用法】上为粗散。每服三钱，以水一中盏，煎至六分，去滓温服，不拘时候。

【主治】产后中风，若背项强，四肢拘急，不得转动。

独活散

【来源】《太平圣惠方》卷七十八。

【组成】独活二两 防风二两（去芦头） 附子半两（炮裂，去皮脐） 桂心一两 甘草一两（炙微赤，锉） 当归一两（锉，微炒） 麻黄一两（去根节） 细辛半两

【用法】上为粗散。每服四钱，以水、酒各半中盏，煎至六分，去滓，拗开口灌之，不拘时候。

【主治】产后中风，口噤肩强直，四肢拘急。

独活散

【来源】《太平圣惠方》卷七十八。

【组成】独活一两 麻黄一两（去根节） 防风一两（去芦头） 石膏二两 芎䓖 蔓荆子 桂心 赤芍药 犀角屑 茯神 甘草（炙微赤，锉） 甘菊花 人参（去芦头） 羚羊角屑 枳壳（麸炒微黄，去瓤）各半两

【用法】上为粗散。每服四钱，以水一中盏，加生姜半分，煎至六分，去滓温服，不拘时候。

【主治】产后中风恍惚，语涩，心胸不利，头目疼痛，四肢壮热。

独活散

【来源】《太平圣惠方》卷七十八。

【别名】独活酒（《普济方》卷三五〇）。

【组成】独活一两 天麻一两 防风一两（去芦头） 桂心半两 麻黄三分（去根节） 附子三分（炮裂，去皮脐） 当归半两（锉，微炒） 赤芍药三分 荆芥半两 羚羊角屑三分 芎䓖半两 蔓荆子半两

【用法】上为粗散。每服四钱，以水、酒各半中盏，煎至六分，去滓温服，不拘时候。

【主治】产后中风，睡卧不安，筋脉四肢挛急或强直。

羚羊角丸

【来源】《太平圣惠方》卷七十八。

【组成】羚羊角屑一两 生干地黄三分 羌活一两 防风一两（去芦头） 附子一两（炮裂，去皮脐） 桂心三分 黄耆半两（锉） 麻黄一两（去根节） 当归半两（锉，微炒） 酸枣仁半两（微炒） 牛膝半两（去苗） 芎䓖半两 萆薢三分（锉）

【用法】上为末，炼蜜为丸，如梧桐子大。每服三十丸，温酒送下，不拘时候。

【主治】产后中风，四肢筋脉挛急疼痛，心神烦闷，背项强直。

羚羊角散

【来源】《太平圣惠方》卷七十八。

【组成】羚羊角屑 生干地黄 汉防己 当归（锉，微炒） 赤芍药 桂心各一两 石膏二两 麻黄二两（去根节） 甘草半两（炙微赤，锉）

【用法】上为散。每服四钱，以水一中盏，加竹叶二七片、生姜半分，煎至六分，去滓温服，不拘时候。

【主治】产后中风发热，面赤气喘，头痛。

羚羊角散

【来源】《太平圣惠方》卷七十八。

【组成】羚羊角屑 防风（去芦头） 芎䓖 天麻 当归（锉，微炒） 秦艽（去苗） 麻黄（去根节） 赤芍药 生干地黄各一两 桂心半两 黑豆三合（炒熟）

【用法】上为粗散。每服四钱，以水一中盏，加生姜半合，煎至五分，去滓，入竹沥半合，拗开口灌之，不拘时候。

【主治】产后中风，眼张口噤，筋骨强直，腰背反偃，心中惊悸。

羚羊角散

【来源】《太平圣惠方》卷七十八。

【组成】羚羊角屑三分 独活一两 当归三分（锉，微炒） 防风一两（去芦头） 人参半两（去芦头） 赤芍药半两 细辛半两 桂心半两 麻黄一两（去根节）

【用法】上为粗散。每服四钱，以水一中盏，加生姜半分，煎至六分，去滓温服，不拘时候。

【主治】产后中风，身体反张如角弓。

羚羊角散

【来源】《太平圣惠方》卷七十八。

【组成】羚羊角屑 白茯苓 人参（去芦头） 犀角屑 当归（锉，微炒） 桂心 枳壳（麸炒微黄，去瓤） 甘草（炙微赤，锉）各半两 独活 芎䓖 防风（去芦头） 酸枣仁（微炒） 远志（去心） 麦门冬（去心，焙）各三分

【用法】上为粗散。每服四钱，以水一中盏，加生姜半分，煎至六分，去滓温服，不拘时候。

【主治】产后中风，心神烦热恍惚，言语謇涩，四肢拘急。

琥珀散

【来源】《太平圣惠方》卷七十八。

【组成】琥珀一两（细研） 茯神一两 远志（去

心） 菖蒲 黄耆（锉） 羚羊角屑 防风（去芦头） 麦门冬（去心，焙） 芎䓖 独活 人参（去芦头） 桑寄生 赤芍药各半两 甘草一分（炙微赤，锉）

【用法】上为粗散。每服三钱，以水一中盏，煎至六分，去滓温服，不拘时候。

【主治】产后中风恍惚，语涩，心神烦闷，四肢不利。

紫石英散

【来源】《太平圣惠方》卷七十八。

【组成】紫石英（细研） 白石英（细研） 石膏 赤石脂 芎䓖 独活 葛根（锉） 桂心各一两 麻黄二两（去根节） 赤芍药三分 甘草三分（炙微赤，锉） 黄芩三分

【用法】上为粗散。每服四钱，以水一中盏，加生姜半分，煎至六分，去滓，拗开口灌之，不拘时候。

【主治】产后中风，口噤，手足搐搦，晕闷不知人事，及缓急诸风毒痹，身体强硬。

交加散

【来源】方出《本草纲目》卷十四引《太平圣惠方》，名见《证治准绳·类方》卷五。

【别名】定风散（《医级》卷九）。

【组成】当归 荆芥穗各等分

【用法】上为末。每服二钱，水一盏，酒少许，童便少许，煎七分，灌之。

【主治】产后中风，不省人事，口吐涎沫，手足瘈疭。

交感地黄煎丸

【来源】《太平惠民和济局方》卷九（续添诸局经验秘方）。

【别名】交感地黄丸（《女科百问》卷下）。

【组成】生地黄（洗净，研，以布裂汁留滓，以生姜汁炒地黄滓，以地黄汁炒生姜滓，各至干，堪为末为度） 生姜（净洗，研烂，以布裂汁留滓）各二斤 延胡索（拌糯米，炒赤，去米） 当归

（去苗） 琥珀（别研）各一两 蒲黄（炒香）四两

《女科百问》有小茴香四两。

【用法】上为末，炼蜜为丸，如弹子大。食前当归汤化下。

【主治】妇人产前产后，眼见黑花；或即发狂，如见鬼状；胞衣不下；失音不语，心腹胀满，水谷不化，口干烦渴，寒热往来，口内生疮，咽中肿痛，心虚怔忡，夜不得眠；产后中风，角弓反张，面赤，牙关紧急；崩中下血，如豚肝状，脐腹绞痛，血多血少，结为癥瘕，恍惚昏迷，四肢肿满；产前胎不安；产后血刺痛。

紫葛散

【来源】《圣济总录》卷七。

【组成】紫葛（锉） 防风（去叉） 羌活（去芦头）各一两 甘草（炙，锉） 黄连（去须）各半两

【用法】上为散。每服二钱匕，温酒调下。

【主治】柔风，四肢不收，腹内拘急，并妇人产后中风。

麻黄饮

【来源】《圣济总录》卷八。

【别名】麻黄汤（原书卷一六二）。

【组成】麻黄（去根节，煎掠去沫，焙）三两 防风（去叉） 桂（去粗皮） 白术 人参 芎藭 当归（焙） 甘草（炙，锉）各二两 干姜（炮）二两 附子（炮裂，去皮脐）一两 杏仁（汤浸，去皮尖双仁，麸炒）三十枚

【用法】上锉，如麻豆大。每服五钱匕，以水一盏半，煎取一盏，去滓温服，不拘时候。

【主治】中风，身如角弓反张，四肢不随，烦乱口噤；产后中风，腰背反折，强急疼痛。

人参汤

【来源】《圣济总录》卷一六一。

【组成】人参 当归（切，焙）各二两 芍药 干桑耳 防风（去叉） 独活（去芦头） 葛根

（锉） 甘草（炙）各半两

方中桑耳，《普济方》作干桑叶。

【用法】上为粗末。每服三钱匕，水一盏，煎至七分，去滓温服，不拘时候。

【主治】产后中风，里急气短，头目昏痛，体热。

人参汤

【来源】《圣济总录》卷一六一。

【组成】人参 防己 麻黄（去根节，煎，掠去沫，焙） 芍药 芎藭 甘草 黄芩（去黑心） 白术（锉，炒）各半两 桂（去粗皮） 防风（去叉）各一两 附子一枚（炮裂，去皮脐）

【用法】上锉，如麻豆大。每服五钱匕，水一盏半，加生姜一枣大（切），煎至七分，去滓温服，不拘时候。

【主治】产后中风，口面歪斜。

小续命汤

【来源】《圣济总录》卷一六一。

【组成】甘草（炙） 桂（去粗皮）各一两 麻黄（去根节，煎，掠去末，焙）三两 芎藭 当归（锉，炒） 干姜（炮） 黄芩（去黑心） 石膏各半两 杏仁（去皮尖双仁，炒）四十枚

【用法】上为粗末。每服三钱匕，水一盏半，煎七分，去滓温服，不拘时候。

【主治】产后中风，口面歪斜，手足不随，语涩昏昧。

天麻散

【来源】《圣济总录》卷一六一。

【组成】天麻 荆芥穗 生干地黄（焙） 独活（去芦头） 当归（切，焙） 桂（去粗皮） 白僵蚕（炒） 防风（去叉） 延胡索各半两

【用法】上为散，研匀。每服二钱匕，空心薄荷酒调下。

【主治】产后中风，口眼㖞斜，筋脉不利。

石膏汤

【来源】《圣济总录》卷一六一。

【组成】石膏（碎）　知母（焙）　芍药　半夏（生姜汁制）　独活（去芦头）　桂（去粗皮）　白术　防风（去叉）　甘草（炙）各等分

【用法】上为粗末。每服三钱匕，水一盏，酒少许，加上姜二片，同煎七分，去滓温服，不拘时候。

【主治】产后中风，烦热，身体拘急，头目昏痛。

地黄汤

【来源】《圣济总录》卷一六一。

【组成】生地黄汁　竹沥各半升　独活（去芦头）一两半

【用法】将独活为粗末。每服三钱匕，水一盏，煎至六分，加地黄汁、竹沥各一合，再煎取七分，去滓温服，不拘时候。

【主治】产后中风，口面㖞僻，语涩不利。

芍药汤

【来源】《圣济总录》卷一六一。

【组成】芍药　当归（切，焙）　独活（去芦头）　防风（去叉）　芎䓖　人参各二两　桂（去粗皮）　玄参各半两

【用法】上为粗末。每服三钱匕，水一盏，煎至七分，去滓温服，不拘时候。

【主治】产后中风，言语不爽，惚恍多忘，体热倦怠。

芎䓖汤

【来源】《圣济总录》卷一六一。

【组成】芎䓖一两半　防风（去叉）　人参　附子（炮裂，去皮脐）　芍药　当归（切，焙）　鬼箭羽（锉）　虎杖（锉）　甘草（炙）　生干地黄　槟榔各半两　牛黄（别研）一分

【用法】上锉，如麻豆大。每服三钱匕，水七分，酒三分，同煎至七分，去滓温服，不拘时候。

【主治】产后中风，舌强不知人。

芎䓖汤

【来源】《圣济总录》卷一六一。

【组成】芎䓖　芍药　羌活（去芦头）　羚羊角（镑屑）　酸枣仁（微炒）各一分　防风（去叉）　桑根白皮（锉，炒）各一分半

【用法】上锉，如麻豆大。以水三盏，煎取一盏半，去滓，空腹分温二服。

【主治】产后中风，身背拘挛。

竹沥汤

【来源】《圣济总录》卷一六一。

【组成】竹沥半两　防风（去叉）一两半　升麻一两一分　羌活（去芦头）　桂（去粗皮）　芎䓖　羚羊角屑各一两　麻黄（去根节，煎掠去沫，焙）一两半　杏仁（去皮尖双仁，炒）八十枚

【用法】上药除竹沥外，为粗末。每服三钱匕，水一盏，煎至七分，去滓，入竹沥半合，再煎至七分，不拘时候温服。

【主治】产后中风，口㖞，言语不利，手足不随。

知母汤

【来源】《圣济总录》卷一六一。

【组成】知母　独活（去芦头）　葛根（锉）　白术各三两　甘草（炙）　石膏（碎）　桂（去粗皮）　芍药　防风（去叉）各二两　半夏（生姜汁制）半两

【用法】上为粗末。每服三钱匕，水一盏，酒少许，入生姜半分（切），同煎七分，去滓温服，不拘时候。

【主治】产后中风，烦闷发热，渴燥头痛。

独活汤

【来源】《圣济总录》卷一六一。

【组成】独活（去芦头）一两半　白鲜皮半两　羌活（去芦头）　人参各一两

【用法】上为粗末。每服三钱匕，以水七分，酒三分，同煎七分，去滓温服，不拘时候。

【主治】产后中风，或虚汗多，困乏，体热头痛。

独活汤

【来源】《圣济总录》卷一六一。

【组成】独活（去芦头）一两半　枳壳（去瓤，麸炒）　芎䓖　当归（切，焙）各一两　竹沥（半碗）　细辛（去苗叶）　桂（去粗皮）各半两　防风（去叉）　蔓荆实各一两半

【用法】上将八味为粗末。每服三钱匕，以水一盏半，煎至一盏，加竹沥一合，再煎至七分，去滓温服，不拘时候。

【主治】产后中风，口面歪斜，语涩，筋脉拘急。

独活煮散

【来源】《圣济总录》卷一六一。

【组成】独活（去芦头）一两　当归（切，焙）三分　赤芍药（炒）半两　芎䓖　秦艽（去苗土）　桂（去粗皮）　生干地黄（焙）各三分　黑豆二合

【用法】上锉，如麻豆大。每服五钱匕，以水一盏半，加生姜三片，同煎至八分，去滓温服，一日二次。

【主治】产后中风。

独活防风散

【来源】《圣济总录》卷一六一。

【组成】独活（去芦头）　防风（去叉）各二两　牛膝（去苗）一两半　当归（切，焙）　芍药　秦艽（去苗土）　白术各一两

【用法】上为散。每服三钱匕，空心豆淋酒调下，一日三次。

【主治】产后柔风。

蚕蛾散

【来源】《圣济总录》卷一六一。

【组成】原蚕蛾（炒）　陈曲各一两　桂（去粗皮）一分　麝香（别研）一钱　肉苁蓉（酒浸，切，焙）　防风（去叉）　巴戟天（去心）　白芍药各二两　丹砂（别研）　生干地黄（焙）　白芷白芷各半两

【用法】上为散。每服一钱匕，生姜、薄荷酒调下，不拘时候。

【主治】产后中风、偏风，声音不利，或只发热昏冒，筋脉挛急。

桂心汤

【来源】《圣济总录》卷一六一。

【组成】桂（去粗皮）三分　升麻　防风（去叉）　麻黄（去根节，煎，掠去沫，焙）各一两　芎䓖　羚羊角（镑）各一两半

【用法】上为粗末。每服三钱匕，水一盏，煎至七分，去滓，加竹沥半合，再煎三两沸，温服，不拘时候。

【主治】产后中风口㖞，言语不利，筋脉拘急。

麻黄汤

【来源】《圣济总录》卷一六一。

【组成】麻黄（去根节）　桂（去粗皮）各一两　防风（去叉）　芍药各三分　芎䓖二分半　白术半两　甜竹沥二合

【用法】上除竹沥外，并锉细，分作两剂。每剂用水五盏，加生姜一分（切），煎至两盏，去滓，下竹沥，更煎三沸，分三次温服。服了取微汗为度。

【主治】产后中风，四肢拘急，筋节掣痛。

葛根汤

【来源】《圣济总录》卷一六一。

【组成】葛根（锉）　防风（去叉）各一两　枳实（去瓤，麸炒）一两半　附子（炮裂，去皮脐）一两　独活（去芦头）半两　杏仁（去皮尖双仁，炒）四十枚　麻黄（去根节，煎，掠去沫，焙）一两

【用法】上锉，如麻豆大。每服五钱匕，以水一盏半，入生姜半分（切），煎至七分，去滓温服，不拘时候。

【主治】产后中风，口面㖞僻。

紫石英饮

【来源】《圣济总录》卷一六一。

【组成】紫石英（碎） 白石英（碎） 赤石英（碎） 桂（去粗皮） 石膏（碎） 葛根 芎䓖 赤石脂（碎） 黄芩（去黑心） 甘草（炙）各一两 独活（去芦头）三两

【用法】上为粗末。每服五钱匕，水一盏半，加生姜三片，煎至一盏，去滓温服，不拘时候。

【主治】妇人产后中风，口喝舌强，牵掣反张；及风寒湿痹，身体强痛。

大黄汤

【来源】《圣济总录》卷一六二。

【组成】大黄（锉碎，醋少许炒） 当归（切，焙） 熟干地黄（焙） 桂（去粗皮） 芍药各半两 吴茱萸（浸洗，焙干，炒） 雄黄（研）各一分

【用法】上为粗末。每服三钱匕，水一盏，加羊脂一枣大，同煎七分，去滓温服，不拘时候。

【主治】产后中风，角弓反张，不得俯仰，筋脉急痛。

大蒜汤

【来源】《圣济总录》卷一六二。

【组成】大蒜

【用法】上一味，每取两瓣拍碎，水一盏半，煎至七分，去滓灌之。

【主治】产后中风，角弓反张，口不能言。

天麻丸

【来源】《圣济总录》卷一六二。

【组成】天麻（酒炙） 白附子（炮） 天南星（炮） 桂（去粗皮） 乌蛇（酒浸，去皮骨，炙） 麻黄（去根节，沸汤掠去沫，焙） 独活（去芦头） 白僵蚕（炒） 干蝎（去土，炒） 吴茱萸（炒）各一两 丹砂（别研）半两 麝香（别研）一分

【用法】上药除丹、麝外，捣罗为末，共和匀，炼蜜为丸，如梧桐子大。每服二十丸，温酒送下，不拘时候。

【主治】产后中风，角弓反张，筋脉强急。

天雄散

【来源】《圣济总录》卷一六二。

【组成】天雄（炮裂，去皮脐） 附子（炮裂，去皮脐） 五味子（炮） 白术 人参 白芷 细辛（去苗叶）各一两 乌头（炮裂，去皮脐） 柴胡（去苗） 麦门冬（去心，焙） 干姜（炮）各三分 麻黄（去根节） 山茱萸 蜀椒（去目并闭口，炒出汗） 桔梗（锉，炒）各半两 当归（切，焙）一两半 防风（去叉）二两

【用法】上为散。每服二钱匕，温酒调下，不拘时候。

【主治】产后中风偏枯，手足不遂，痿弱无力。

地黄汤

【来源】《圣济总录》卷一六二。

【组成】熟干地黄（焙）一两一分 萆薢 附子（炮裂，去皮脐）各三分 干漆（炒烟出） 麻黄（去根节） 细辛（去苗叶） 防风（去叉） 羌活（去芦头） 当归（切，焙）各一两 蜀椒（去目并闭口者，炒出汗）半两

【用法】上锉，如麻豆大。每服三钱匕，水一盏，煎至七分，去滓温服，不拘时候。

【主治】产后中风偏枯。

芍药汤

【来源】《圣济总录》卷一六二。

【组成】芍药 当归 麻黄（去根节） 防风（去叉） 独活（去芦头） 白僵蚕（炒） 牛膝（酒浸，切，焙） 附子（炮裂，去皮脐） 桂（去粗皮）各一两

【用法】上锉，如麻豆大。每服三钱匕，水一盏，加生姜三片，煎七分，去滓温服，不拘时候。

【主治】产后中风偏枯。

芎䓖汤

【来源】《圣济总录》卷一六二。

【组成】芎䓖 防风（去叉） 桂（去粗皮） 人参各一两 麻黄（去根节，煎，掠去沫，焙）一

两半　附子（炮裂，去皮脐）　甘草（炙）各半两　石膏（打碎）二两　杏仁（去皮尖双仁，炒）八十枚

【用法】上锉，如麻豆大。每服五钱匕，水二盏，加生姜半分（切），煎取一盏，去滓温服，不拘时候。

【主治】产后身体强直，如弓反张。

当归汤

【来源】《圣济总录》卷一六二。

【组成】当归（切，焙）二两　大黄（锉，微炒）干姜（炮）各一两　吴茱萸（炒）　雄黄（研）各半两　桂（去粗皮）　芍药　甘草（炙）　细辛（去苗叶）　生干地黄（焙）各二两

【用法】上为粗末。每服五钱匕，水一盏半，羊脂一枣大，同煎七分，去滓温服，不拘时候。

【主治】产后中风，角弓反张，筋急疼痛。

当归饮

【来源】《圣济总录》卷一六二。

【组成】当归（切，焙）　防风（去叉）　桂（去粗皮）　人参　芎䓖　玄参各一两　独活（去芦头）一两半

【用法】上为粗末。每服五钱匕，水一盏半，煎至一盏，去滓温服，不拘时候。

【主治】产后中风，手足偏枯，言语迟涩，恍惚多忘。

竹沥汤

【来源】《圣济总录》卷一六二。

【组成】秦艽（去苗土）　甘草（炙）　防风（去叉）　当归（切，焙）各一两　茵芋（去粗茎）　乌头（炮裂，去皮脐）　干姜（炮）　细辛（去苗叶）　人参　黄芩（去黑心）　桂（去粗皮）　天雄（炮裂，去皮脐）　防己　白茯苓（去黑皮）　白术各半两

【用法】上锉，如麻豆大。每服三钱匕，以竹沥并水合一盏，煎取六分，去滓温服，不拘时候。

【主治】产后中风，角弓反张；及贼风入腹，腹中

拘痛，烦乱惚恍，忘误迷惑，不知人事，口噤不开，手足缓纵；产后余病，体虚受风，烦愦欲死。

防风汤

【来源】《圣济总录》卷一六二。

【组成】防风（去叉）一两半　芎䓖一两　吴茱萸（汤浸，焙干，炒）一分　天雄（炮裂，去皮脐）　人参　山芋　秦艽（去苗土）各三分　狗脊（去毛，锉，炒）　白蔹　干姜（炮）　干漆（炒烟出）　桂（去粗皮）各半两

【用法】上锉，如麻豆大。每服三钱匕，水一盏，加生姜三片，大枣一枚（擘破），煎七分，去滓温服，不拘时候。

【主治】产后中风偏枯，疼痛拘挛，言语謇涩。

独活汤

【来源】《圣济总录》卷一六二。

【组成】独活（去芦头）一两半　当归（锉，炒）　防风（去叉）各三分　麻黄（去根节，煎掠去沫，焙）一两　附子（炮裂，去皮脐）一枚　细辛（去苗叶）半两

【用法】上锉，如麻豆大。每服五钱匕，水、酒共一盏半，同煎一盏，去滓温服，不拘时候。

【主治】产后中风，角弓反张，口噤发痉。

独活饮

【来源】《圣济总录》卷一六二。

【组成】独活（去芦头）　杜仲（去粗皮，切，炒）　牛膝（去苗，酒浸，焙）　桂（去粗皮）　细辛（去苗叶）　芎䓖　附子（炮裂，去皮脐）　芍药　当归（切，焙）　秦艽（去苗土）　麻黄（去根节）各一两

【用法】上锉，如麻豆大。每服三钱匕，以水一盏，煎至七分，去滓温服，不拘时候。

【主治】产后中风偏枯，半身不收，麻痹不仁。

菖蒲汤

【来源】《圣济总录》卷一六二。

【组成】菖蒲（洗，锉） 远志（去心） 木通（锉） 白茯苓（去黑皮） 人参 石决明 当归（切，焙） 防风（去叉） 桂（去粗皮）各一两

【用法】上为粗末。每服三钱匕，水一盏，加生姜三片，大枣一个（擘），同煎七分，去滓温服，不拘时候。

【主治】产后中风偏枯，手足不仁，或筋脉无力，不能自举，心下多惊。

黄耆酒

【来源】《圣济总录》卷一六二。

【组成】黄耆 蜀椒（去目并闭口者，炒出汗） 白术 牛膝（去苗，锉） 葛根各三两 防风（去叉）四两 芎藭 甘草（炙，锉） 细辛（去苗叶） 山茱萸 附子（炮裂，去皮脐） 秦艽（去苗土） 干姜（炮） 当归（切，焙） 乌头（炮裂，去皮脐） 人参各二两 独活（去芦头） 桂（去粗皮）三分

【用法】上锉，如麻豆大。用生绢袋盛，于四斗醇酒内浸三日。每温服一盏，不拘时候。

【主治】产后中风偏枯，半身不随，言语不利，疼痛无力。

排风酒

【来源】《圣济总录》卷一六二。

【组成】羌活（去芦头） 防风（去叉）各一两 大豆（拭去土，熬令皮拆声出）半升

【用法】上三味，以醇酒三升，浸羌活、防风经一宿，即炒大豆令有声，乘热投于酒中，搅匀封盖。经半日，于铛中重汤文火煮一时，即乘热尽量顿服。被衣覆盖，当有微汗。如不能饮，即量性服之，使令微似醉状。若要急用，即以酒煎羌活、防风汁，淋豆服之亦得。

【主治】产后中风口噤，四肢顽痹不仁，或角弓反张。

椒附汤

【来源】《圣济总录》卷一六二。

【组成】蜀椒（去目并闭口者，炒出汗）半两 附子（炮裂，去皮脐） 防风（去叉） 桂（去粗皮） 白茯苓（去黑皮） 甘草（炙，锉） 麻黄（去节，煎去沫，焙） 杏仁（去皮尖双仁，炒） 石膏（碎）各一两 人参 芍药各一两半 当归（切，焙） 芎藭各二两 干姜（炮） 黄芩（去黑心）各半两

【用法】上锉。每服三钱匕，水一盏，入生姜三片，枣一枚（擘），煎至七分，去滓温服，不拘时候。

【主治】产后中风，手足偏枯，筋脉弛缓，疼痛无力。

犀角散

【来源】《圣济总录》卷一六二。

【组成】犀角屑 乌蛇（酒浸，去皮骨，炙） 细辛（去苗叶） 芎藭 独活（去芦头） 黄耆（锉） 蜀椒（去目并闭口者，炒出汗） 升麻 天麻（酒浸，焙） 羌活（去芦头） 苦参各一两 龙骨（火烧） 酸枣仁（炒） 蔓荆实各三分 枳壳（去瓤，麸炒）半两

【用法】上为散。每服三钱匕，温酒调下，每日一次，或二三服后，于温暖浴室内澡浴一次，令身内外和暖，浴后再服。

【主治】产后中风。角弓反张，筋急口噤。

【宜忌】不可太汗出，慎风冷。

地黄煎丸

【来源】《鸡峰普济方》卷十六。

【别名】琥珀地黄丸（《妇人大全良方》卷十九）。

【组成】生地黄二斤（以布袋取汁，留滓） 生姜二斤（以布袋研取汁，留滓。以生姜汁炒地黄滓，以地黄汁炒生姜滓，至干） 蒲黄四两 当归 延胡索（糯米内炒赤，用末）各一两 南番琥珀三两

【用法】上为细末，炼蜜为丸，如弹子大。每服一丸，食前当归汤送下，一日二次。

【主治】妇人胎前产后，眼见黑花，或即发狂，如见鬼状；胎衣不下，失音不语，心腹胀满，水谷不化，口干烦渴，寒热往来，口内生疮，咽中肿痛，心忪悸，夜不得睡；产后中风，角弓反张，面赤，牙关紧急，崩中下血，如豚肝状，身体烦

躁，恍惚昏迷，四肢肿满；及胎不安，唇口指甲青，下血，脐腹满痛。

荆芥汤

【来源】《鸡峰普济方》卷十六。

【组成】荆芥（浓煎，绞汁）半升

【用法】上汁顿服；再将荆芥浓煎汤，置盆内，令病人坐在上，熏之淋之。

【主治】产后血虚，风邪入中，牙关紧急，手足瘈疭，项强目直视，脉紧大者。

辰砂远志丸

【来源】《普济本事方》卷二。

【组成】石菖蒲（去须，洗）　远志（去心，洗，锉，炒令黄色）　人参（去芦）　茯神（去木）　川芎　山芋　铁粉　麦门冬（水浸，去心）　天麻　半夏曲　南星（锉骰子大，麸炒黄）　白附子（生）各一两　细辛（去叶）　辰砂（水飞）各半两

【用法】上为细末，生姜五两取汁，入水煮糊为丸，如绿豆大，别以朱砂为衣，干之。每服三五十丸，夜卧生姜汤送下；小儿减丸服。

【功用】

1.《普济本事方》：安神镇心，消风痰，止头眩。

2.《御药院方》：补肾益志。

【主治】

1.《普济本事方》：惊悸。

2.《校注妇人良方》：产后中风惊狂，起卧不安，或痰涎上涌。

【方论】《本事方释义》：石菖蒲气味辛温，入手少阴、足厥阴；远志气味辛微温，入心肾；人参气味甘温，入脾胃；茯神气味甘平，入心；川芎气味辛温，入肝胆；山芋气味辛平，入足阳明；铁粉气味咸平，入足厥阴，能安神强志；麦冬气味甘凉、微苦，入手太阴、少阴；天麻气味辛平，入足阳明、厥阴；半夏曲气味辛微温，入胃；天南星气味辛温，入手足太阴；白附子气味辛甘温，入胃；细辛气味辛温，入肾；辰砂气味苦温，入心。因惊悸致病，故必镇心安神，兼以扶持正气，以姜为引，虽有微毒之味，只能搜病，并不有伤

正气也。

交加散

【来源】《普济本事方》卷十。

【组成】生地黄五两（研取汁）　生姜五两（研取汁）

【用法】上交互用汁浸一夕，各炒黄，渍，汁尽为度，末之。寻常腹痛酒调下三钱，产后尤不可缺。

【主治】妇人荣卫不通，经脉不调，腹中撮痛，气多血少，结聚为瘕，产后中风。

【方论】《本事方释义》：生地黄气味甘苦微寒，入手足少阴厥阴；生姜气味辛温，入手足太阴。各捣汁，互相浸渍、炒黄，欲其气味之和也。此妇人产后中风，荣卫不通，经脉不调，欲结癥瘕者宜服之。用此二味，只取乎调气血耳。

神应养真丹

【来源】《三因极一病证方论》卷三。

【别名】神应养真丸（《外科理例》）。

【组成】当归（酒浸）　天麻　川芎　羌活　白芍药　熟地黄各等分（一法有木瓜、熟阿胶等分，无羌活）

【用法】上为末，炼蜜为丸，如鸡子黄大。每服一丸，木瓜、菟丝子浸酒送下；脚痹，薏苡仁浸酒送下；中风，温酒米汤送下。

【主治】厥阴肝经脚气，为四气浸袭肝脏，左瘫右痪，涎潮，昏塞，半身不遂，手足顽麻，语言蹇涩，头旋目眩，牙关紧急，气喘，自汗，心神恍惚，肢体缓弱，上攻头目，下注脚膝，荣气凝滞，遍身疼痛。兼治妇人产后中风，角弓反张；堕车落马，打扑伤损，瘀血在内。

【验案】斑秃　《四川中医》（2000，8：49）：用神应养真丹治疗斑秃69例，结果：治愈63例，占92%；显效6例，占8%；总有效率100%。其中合并白癜风的6例病人，在治疗斑秃的同时，头部皮肤由白变成褐色，白头发也逐渐减少。

太白散

【来源】《杨氏家藏方》卷一。

【组成】天南星一分（锉碎，炒黄）　乌蛇肉三钱

蝎梢三钱（去毒，炒） 白附子三钱（生用） 川乌头尖二钱（去皮，生用）

【用法】上为细末。每服一钱，水一盏，加腊茶半钱，葱白一寸，同煎至五分，微热服，不拘时候。

【主治】风虚潮热，手足抽搐，背强口噤，神识昏塞。或产后血虚，中风作痉状，涎盛语涩，冒闷不醒。

白薇丸

【来源】《杨氏家藏方》卷十六。

【组成】人参（去芦头） 当归（洗，焙） 香白芷 赤石脂 牡丹皮 藁本（去土） 白茯苓（去皮） 肉桂（去粗皮） 白薇（去土） 川芎 附子（炮，去皮脐） 延胡索 白术 白芍药各一两 甘草（炙）半两 没药半两（别研）

【用法】上为细末，炼蜜为丸，每一两作十丸。每服一丸，食前温酒或淡醋汤化下。临月服之即滑胎易产。

【功用】安胎，滑胎易产。

【主治】产后诸疾，四肢浮肿，呕逆心痛；或子死腹中，恶露不下，胸胁气满，小便不禁，气刺不定，虚烦冒闷；及产后中风口噤，寒热头痛。

宣经丸

【来源】《卫生家宝产科备要》卷五。

【组成】巴豆十五粒（去皮心膜，用生绢袋子盛，以灰汁煮十余沸，取出，研，纸压油了，重研）

【用法】先用乌金散三钱，以无灰酒调似糖，入瓷瓶中，于重汤内熬成膏，入巴豆末同和为丸，如绿豆大。每服十五丸，熟水送下。宣了冷粥补之。

【主治】产后七日内下床冲风，百日内伤房劳，或有灸疮，即中风也。初中之状，气涩腰痛，筋急如角弓反张，牙关紧急；或面色黑，遍身赤黑，败血流入脏腑，脏腑皆满，流入皮肤，退返不得，变成血点。

【宜忌】忌毒物。

乌金散

【来源】《女科万金方》。

【组成】半夏五钱 川芎 麻黄 防风 白芍 防己 当归 杏仁 羌活 桂枝 枳实 茯苓 人参各一钱五分 僵蚕 血竭各二钱

【用法】分四剂。加生姜三片，金银器内煎，仍调苏合丸一分入药内，灌服。

【主治】产后中风不语。

全蝎散

【来源】《普济方》卷三五〇。

【组成】全蝎 麝香少许 砂糖 朱砂

【用法】上为末。用颈白地龙捣如泥，以井花水调前药服之。

【主治】产后中风，诸风。

圣灵散

【来源】《普济方》卷三四八引危氏方。

【组成】泽兰叶 石膏（研）各二两 白茯苓（去皮） 卷柏（去根） 柏子仁（炒） 防风（去芦） 厚朴（去粗皮，姜汁炙） 细辛（去苗） 人参（去苗） 藁本（去苗） 干姜（炮） 五味子 白芷 川椒（去目及闭口者，炒出汗） 白术各三分 当归（去芦） 芫荑（炒） 甘草（炙） 川芎各一两三分 生干地黄一两半 官桂（去皮）一两一分 黄耆（去芦）三分 芍药一两三分 白薇半两 桔梗一两 川乌三分 阿胶半两 丹参三分 吴茱萸（汤洗七次，焙炒）一两

【用法】上为末。每服二钱，空心热酒调下，日三服。若急有患，不拘时候。气息即绝，宜斡开口，此药灌之。

【主治】产后血虚，腠理不密，因汗多而遇风，口噤不开，背强而直，如发痉状，摇头为鸣，身反折，须臾十发。

【加减】汗出两手拭不及，不可治，宜加大川乌、细辛、防风、嫩黄耆。

大豆汤

【来源】《普济方》卷三五〇。

【组成】大豆三升（以水六升，煮取一升半，去豆澄清，更煎，取一升） 附子 白术 独活各三两

生姜八两

【用法】上以煮豆水一升，纳药后，添水一斗，煎取五升，入好酒五升合煎，取五升，分五服，日三夜二。与粥间服。

【主治】产后中风，头面手臂通满。

川乌酒

【来源】《普济方》卷三五〇。

【组成】川乌五两（锉）　黑豆半升（同炒半黑）酒三升

【用法】上药泻于铛内急搅，以绢滤取汁，酒微温，服一小盏。若口不开者，拗开口灌之。未效，加乌粪一合（炒），纳酒中服之，以愈为度。

【主治】产后中风，身如角弓反张，口噤不语。

川芎汤

【来源】《普济方》卷三五〇。

【别名】川芎散（《证治准绳·妇科》卷五）。

【组成】川芎　羌活　羚羊角屑　酸枣仁　芍药各四两　桑白皮六分　防风

【用法】上锉，水四升，煎取二升，分温三服。

【主治】产后中风，身背拘急如束，并渴。

【备考】方中防风用量原缺。

当归汤

【来源】《普济方》卷三五〇。

【组成】川独活　当归　芍药　防风　川芎　玄参各一两　桂心二分半（一方用天麻二分）

【用法】上锉细。以水八升，煮取二升半，为三服。觉效更作一剂渐愈，须适寒温将息。如不愈，即以此方作丸，每服二十丸。

【主治】产后中风，半身手足不遂，言语謇涩，恍惚精神不定。

【加减】有热，加干葛五两；有冷，加白术五两；有气，加生姜六分；手足不遂，加牛膝五分，萆薢二两，黄耆四两；腹痛，加当归，芍药各三分；不食，加人参四分，玄参四分。

当归散

【来源】《普济方》卷三五〇。

【组成】当归　荆芥穗各等分

【用法】上为细末。每服二钱，水一盏，酒少许，煎至七分，灌之。如牙关紧急，用匙斡微微灌之。但下咽即生，不问多少便服，不可以药味寻常忽之。

【主治】妇人产后中风，不省人事，口吐涎沫，手足牵搐。

红花子汤

【来源】《普济方》卷三五〇。

【组成】红花子五合

【用法】上药炒微熟，研碎，以水一升，煎取七合，每用一匙头，徐徐呷之。

【主治】产后中风烦渴。

荆芥汤

【来源】《普济方》卷三五〇。

【别名】独活汤。

【组成】荆芥　独活　防风各等分

【用法】上细锉。每服半两，水一盏半，煎至一盏，去滓温服，不拘时候。如牙关紧，用白梅蘸脑子搽便开。

【主治】产后中风不省。

荆芥穗散

【来源】《普济方》卷三五〇。

【组成】荆芥穗　熟干地黄各二两

【用法】上为细末。每服六钱，温服，不拘时候。

【主治】产后中风，或口噤，或角弓，或狂言如见鬼，或搐搦如痫，及一切风血。

羚羊角汤

【来源】《普济方》卷三五〇。

【别名】羚羊角饮子（《证治准绳·女科》卷五）。

【组成】羚羊角二分　防风十二分　羌活　苦梗

败酱各八分　桂心　柴胡　大黄（浸过）各六分

【用法】上以水二升，煎取八分，空心二服，服毕即吐，良久更服。

《证治准绳·女科》本方用法：上锉。每服五钱，以水一大盏半，同煎至一盏，去滓温服，不拘时候。更服地黄酒：用地黄（切）一升，炒令黑，瓷瓶中下热酒三升，密封口，煮令减半，任意服之。

【主治】产后腹中坚硬，两胁膈胀，手足冷，心中热，欲饮水干呕，欲成关节劳、痉、中风之疾。

地黄丸

【来源】《医方类聚》卷二三五引《周颐传授济急方论》。

【组成】生地黄（研取汁，留滓）　生姜（研取汁，留滓）各二斤　蒲黄　当归各四两

【用法】上于银器内，用慢火取地黄汁炒生姜滓，以生姜汁炒地黄滓，各令干，四味同焙干，为细末，醋煮面糊为丸，如弹子大。每服一丸，食前用当归酒化下。

【主治】产后腹痛，眼见黑花，或发狂如见鬼状，或胎衣不下，失音不语，心胸胀满，水谷不化，口干烦渴，寒热往来，口内生疮，咽喉肿痛，心中怔悸，夜不得睡，产后中风，角弓反张，面赤，牙关紧急，或崩中如豚肝，脐腹绞痛，烦躁悸惚，四肢肿满，及受胎不稳，唇口指甲青黑。

大秦艽汤

【来源】《陈素庵妇科补解》卷五。

【组成】秦艽一钱五分　黄耆二钱　肉桂三分　当归一钱五分　白术一钱　人参一钱　熟地二钱　川芎八分　桑寄生一钱五分　川断一钱五分　白芍一钱　浮小麦（炒）三合（煎汤代水）

【功用】大补气血，祛风解表。

【主治】产后角弓反张，两手足强硬而反向背，口噤，汗出如水，口吐沫。

【方论】是方以参、耆祛风固表为君；以参、术、归、地补气血为臣；芎、断、寄生，佐秦艽祛经络之风，白芍佐黄耆敛亡阳之汗，浮麦、肉桂为使；一以入心止汗，一以温经，壮参、耆、归、

熟之力也。

加减续命汤

【来源】《陈素庵妇科补解》卷五。

【组成】秦艽　当归　川芎　续断　丹皮　钩藤　陈风　黄耆　人参　阿胶　麻黄根节（有汗用之）

【主治】产后中风。症如痫状，目反上视，唇口㖞斜，齿噤不语，背强项直，手足筋挛。

【方论】肝藏血，产后下血过多，此脏一虚故内风生，而外风易中也。若不大补气血，则内生之风何由得减，不加一二治风之药，则外感之风何由可去。是方参、耆以补元阳，使卫行脉外以固表，用佛手散加续、丹、阿胶以补血养血，使营行脉中以生新，钩、秦、防风以祛风，麻黄节根以止汗。

解语汤

【来源】《女科撮要》卷下。

【组成】附子（炮）　防风　天麻　酸枣仁各一两（炒）

【用法】每服二三钱，水煎服。

【主治】产后风客心脾，舌强不言。

愈风汤

【来源】《万氏女科》卷三。

【组成】羌活　防风　当归（酒炒）　川芎　白芍（酒炒）　桂　黄耆　天麻　秦艽各二钱

【用法】生姜、大枣为引，水煎，热服。

【主治】产后中风。因产后正气暴虚，百节开张，风邪易入，调理失宜，风即中之，不省人事，口目蠕动，手足挛曲，身如角弓。

至宝得生丹

【来源】《急救良方》。

【组成】秦归（酒炒）四两　益母草一斤　木香一两　柴胡（醋炒）一两　川芎五钱　白芍（炒）四两

【用法】上为细末，白蜜为丸，赤金箔为衣，大者一百张。胎动不安及临产时，用黄酒服一丸；胎死腹中，用炒盐汤、童便、黄酒服；产后中风，

不省人事，用薄荷汤服，面目浮肿，木瓜汤服；伤寒发热，葱头汤服；血昏，不省人事，荆芥穗汤服；气短，不思饮食，枣汤服；妇人无子，每日用黄酒服一丸。

【主治】妊娠胎动不安，子死腹中，产后中风、伤寒，产后血晕。

防己膏

【来源】《证治准绳·女科》卷五。

【组成】汉防己（去皮）半斤　茵芋五两

【用法】上锉。用酒五升，浸药一宿，取猪脂肪一斤，文武火熬三上三下成膏，摊在纸花上。贴病人患处，以热手不住摩膏上。

【主治】产后中风，四肢筋脉挛急，身体麻痹。

防风羊角汤

【来源】《济阴纲目》卷十二。

【别名】防风羚羊角汤（《医略六书》卷三十）。

【组成】防风一两　赤芍（炒）　桂心各半两　羚羊角　川芎　羌活　当归　酸枣仁（炒）　牛蒡子（炒）各二钱

【用法】上锉。每服四钱，水煎服。

【主治】

1.《济阴纲目》：产后气血不足，风邪所袭，肢体挛痛，背项强直。

2.《医略六书》：产后血亏寒滞，热郁于经，中风挛痛，强直，脉浮数者。

【方论】《医略六书》：防风疏风邪之外客，羚羊清郁热之炽热，羌活除肢体之痛，牛蒡除项背之强，当归养血脉以荣经，川芎行血气以活络，赤芍泻血中之滞，桂心温血室之寒，枣仁养心润燥以资营血也。水煎温服，使滞化血荣，则热郁自泄而风寒解散，经络清和，肢体项背无不皆受其荫，安有挛急疼痛、牵强挺直之患乎？

加减续命汤

【来源】《丹台玉案》卷五。

【组成】杏仁　官桂　胆星　橘红各八分　川芎　防风　人参　黄芩　附子各一钱　甘草五分

【用法】加生姜五片，水煎服。

【主治】产后中风，不省人事，口眼歪斜，半身不遂，语言蹇涩，手足颤摇。

天麻丸

【来源】《傅青主女科》。

【组成】天麻一钱　防风一钱　川芎七分　羌活七分　人参　远志　柏子仁　山药　麦冬各一钱　枣仁一两　细辛一钱　南星曲八分　石菖蒲一钱

【用法】上为细末，炼蜜为丸，辰砂为衣。每服六七十丸，清汤送下。

【主治】产后中风，恍惚语涩，四肢不利。

滋荣活络汤

【来源】《傅青主女科·产后编》卷上。

【组成】川芎一钱半　当归　熟地　人参各二钱　黄耆　茯神　天麻各一钱　炙草　陈皮　荆芥穗　防风　羌活各四分　黄连八分（姜汁炒）

《胎产指南》有麦冬、草果，无甘草。

【用法】《产宝》：用水二盏，煎至七分，稍热服。

【主治】产后血少，口噤，项强，筋搐，类中风症。

【加减】有痰，加竹沥、姜汁、半夏；渴，加麦冬、葛根；有食，加山楂、砂仁以消肉食，神曲、麦芽以消饭食；大便闭，加肉苁蓉一钱半；汗多，加麻黄根一钱；惊悸，加枣仁一钱。

天麻丸

【来源】《胎产指南》卷七。

【组成】天麻　防风各五钱　茯神一两　川芎七钱　枣仁一两　羌活七钱　人参　远志　柏子仁　山药　麦冬各一两　细辛四钱　南星曲九钱　半夏曲九钱　当归六两　石菖蒲八钱

【用法】上为末，炼蜜为丸，朱砂为衣。

【主治】产后中风，恍惚语涩，四肢不利。

归脾汤

【来源】《胎产指南》卷七。

【组成】橘红　胆星　茯神　杏仁　人参　当归

甘草　半夏　枳实　川芎　柏子仁　五味子　白术　圆眼

【主治】产后身热感风，痰结胸膈，心经蓄热，以致遍身麻痹，手足牵搐，口喝痰盛，言语无伦。

羚角钩藤汤

【来源】《重订通俗伤寒论》。

【组成】羚角片一钱半（先煎）　霜桑叶二钱　京川贝四钱（去心）　鲜生地五钱　双钩藤三钱（后入）滁菊花三钱　茯神木三钱　生白芍三钱　生甘草八分　淡竹茹五钱（鲜刮，与羚羊角先煎代水）

【用法】水煎服。

【功用】凉肝熄风。

【主治】

《重订通俗伤寒论》：肝风上翔，头晕胀痛，耳鸣心悸，手足躁扰，甚则瘈疭，狂乱痉厥；及孕妇子痫、产后惊风。

加味右归饮

【来源】《胎产秘书》卷下。

【组成】大熟地（姜汁炒）八钱　杞子（酒炒）三钱　净萸肉（酒炒）四钱　怀山药四钱　泽泻二钱　丹皮（酒炒）二钱　熟附子三钱　肉桂心一钱　白茯苓二钱　鹿角胶三钱　巴戟肉三钱　炮姜八分

【用法】水煎服。

【功用】补气壮阳。

【主治】产后风寒入于膀胱，经络不和，而致手足搐搦，眼目上视，角弓反张，口眼歪斜，舌謇不语，痰涎上涌，不省人事者。

参附汤

【来源】《胎产心法》卷下。

【组成】人参　当归（酒浸）各二三钱　肉桂八分或一钱　黄耆（蜜炙）　白术（土炒）各一钱五分　熟地二钱　制附子四分或六分　炙草四分

【主治】产后类似中风，痉痤及语涩，口噤不语，筋挛瘈疭。

古拜散

【来源】《医学心悟》卷五。

【组成】荆芥穗

【用法】上为末。每服三钱，生姜汤调下。

《医学心悟》本方用法：有火者，用陈茶调下。

【主治】

1.《医学心悟》：产后受风，筋脉引急，或发搐搦，或昏愦不省人事，或发热恶寒，头痛身痛。

2.《疡医大全》：鼻渊。

四物排风散

【来源】《女科旨要》卷三。

【组成】南星　半夏各一钱　防风　人参　羌活防己　牛膝　杏仁　五味　当归各五钱　川芎白芍各八分　茯苓　枣仁　白术　瞿麦各六分枳实　白芷　天麻各四分　甘草二钱　熟地七钱

【用法】分三帖。加生姜二片，水煎，空心服。难，失于调理，感冒转成此症。

【主治】产后忽然中风不语，因胎产先染风邪未发，以致产后中风，或兼产难失于调理，感冒转成此证。

【加减】如泄泻，去枳实，加豆蔻、粟壳各三钱；热，加黄芩、柴胡各五钱；怕寒有汗，加黄耆、桂枝各四钱；气急，加沉香五分（磨）；腹胀不思饮食，加砂仁、香附各四钱。

续命汤

【来源】《女科旨要》卷三。

【组成】当归　半夏各五钱　川芎　麻黄各四钱防风　防己　白芍　杏仁　羌活　陈皮　茯苓桂枝各三钱　天麻　人参　全蝎　僵蚕各二钱甘草一钱

【用法】分四帖，加生姜三片，同金银器煎服。如化苏合香丸同服尤效。若不能下药，用鹅毛管插喉中，渐渐灌之自苏，苏后再服四物排风散，每日二服，如药灌不下而唇青者必死。

【主治】产后忽然中风不语，因胎产先染风邪未发，以致产后中风，或兼产难失于调理，感冒转成此证。

白鲜皮酒

【来源】《医略六书》卷三十。

【组成】白鲜皮三两　川独活三两

【用法】醇酒五六升，蒸窨。空心随量饮。

【主治】产后中风，脉沉弦濇者。

【方论】产后中风挟湿，而留连不解，不能流行血气，故肌肤顽木，痛痒不知。白鲜皮去风湿以理皮肤，川独活开经气以除顽痹。醇酒蒸窨，务使风散湿除，则营血灌注，而肌肤润泽，焉有顽痹之患乎！

防风汤

【来源】《医略六书》卷三十。

【组成】防风一钱半（砂糖炒）　独活一钱半（盐水炒）　白芍一钱半（酒炒）　川芎一钱　人参一钱半　当归三钱　甘草一钱半（炙）

【用法】水煎，去滓温服。

【主治】产后中风，项背强急，脉浮濡涩者。

【方论】产后血虚受风，不能养筋脉，故项背强急，转动不便焉。方中防风祛头项之风，砂糖炒以引入血分，独活祛脊背之风，盐水炒以直入少阴，川芎行血中之气，白芍敛经脉之阴，人参扶元气以内托，当归养血脉以荣筋，炙草缓中和胃也。水煎温服，务使经血充润，则风邪外解而筋脉得养，项背柔和，安有强急之患乎？

琥珀丸

【来源】《医略六书》卷三十。

【组成】琥珀一两半　人参一两半　独活一两半　黄耆三两（酒炙）　防风一两半　羚羊角一两半　赤芍一两半　川芎八钱　麦冬三两（去心）　炙草一两半

【用法】上为末，竹沥为丸。每服三钱，鲜姜汤煎，去滓温服。

【主治】产后中风烦闷，脉浮软涩者。

【方论】产后血滞气亏，中风邪而遏热不解，故烦闷倦怠，四肢不能自收持焉。明琥珀安神散瘀，羚羊角清热熄风，人参扶元补气以御邪，黄耆益

卫补中以托邪，独活开经气，防风泄风邪，赤芍泻血滞以调营，川芎活血气以调卫，麦冬清心润风燥，炙草缓中益胃气也。竹沥捣丸，姜汤煎服，使气行血活，则风热两解而经脉清和，胸中大气廓然，安有烦闷不痊，肢倦不瘳乎！

疏风散

【来源】《医略六书》卷三十。

【组成】防风一两半　桔梗八钱　嘉蚕一两半　蝉衣一两半　茯苓一两半（去木）　甘草五钱

【用法】上为散。每服三钱，水煎去滓，冲竹沥一匙，姜汁少许，温服。

【主治】产后风闭不语，脉浮涩者。

【方论】产后心脾受风，舌本强硬，乃会厌闭塞，故舌强不语焉。防风疏散风邪之闭塞，桔梗开提血气不行，嘉蚕散经络之风，蝉衣散皮肤之风，茯神通心气以利神机，甘草缓脾气以和胃肠，更冲生姜汁温豁痰涎，甜竹沥凉滋心液也。为散水煎，俾风邪散而心液通，则脾气运而舌木柔和，痰涎自化，何不语之有哉。

加味八珍汤

【来源】《医宗金鉴》卷四十七。

【组成】八珍汤加黄耆　附子　肉桂　防风

【主治】产后血气不足，脏腑皆虚多汗出，腠理不密，风邪乘虚袭中经络，头项、肩背强直，状如角弓反张。

荆荷散

【来源】《仙拈集》卷三。

【组成】荆芥　薄荷各等分。

【用法】上为末。童便、酒冲服。

【主治】产后中风。

养肝活络汤

【来源】《会约医镜》卷十五。

【组成】当归二钱　白芍（酒炒）　肉桂各一钱　蜜耆一钱半　熟地二三钱　秦艽　防风　木瓜

阿胶（炒）各一钱　白术一钱半

【用法】水煎服。

【主治】产后中风，血虚不能养肝，以致木动风摇，角弓反张，神昏扑倒。

【加减】以此温养，如不应，加附子、人参；如血虚有热者，加生地二钱，丹皮一钱半；如风盛不退，四肢拘挛，加钩藤钩二钱。中风昏迷，用荆芥为末，童便加酒调服二钱，神效。

续命汤

【来源】《女科秘要》卷一。

【组成】人参　麻黄　黄芩　白术　防己　川芎　杏仁　甘草　肉桂各一钱五分　附子一钱　防风一钱　姜五片

【用法】食前热服。

【主治】产后中风不语，或胎产前先染风邪未发，致产后失于调理而然，或兼产难感冒转成此症。产后乘风，口眼歪，血虚气弱，脉濡弱弦微。

观音普济丹

【来源】《卫生鸿宝》卷五引汪迈园方。

【别名】乌金丸。

【组成】陈徽墨五钱（顶烟无麝者佳，先置烘箱烘软切开，再和后药研磨）　百草霜五钱（微烘俟干透细罗）　东天麻（透明者）四钱　广木香三钱（忌火）（上三味并忌泡水）　飞面三钱（烘干罗净）

【用法】上药各为细末，罗去粗头，再入陈墨，细罗，取长流水为丸，每料分四十九粒，晒干瓷瓶收贮。每服一丸，陈老酒送下。

【功用】固气调血，催生。

【主治】难产，交骨不开，横生倒养，胎衣不下，子肠努出，胎死腹中；产后中风，血晕，血崩，鼻衄，瘀积，腹痛；妇女月经不调。

【宜忌】忌烟、酒。

六神汤

【来源】《寿世新编》。

【组成】橘红　石菖蒲　半夏曲　胆星　茯神　旋覆花各一钱

【用法】水煎，滤清服。

【主治】产后痰迷，神昏谵语，恶露不断，甚或半身不遂，口眼歪斜。

加味当归散

【来源】《中医妇科治疗学》。

【组成】当归　炒芥穗各三钱　全蝎二钱　桑寄生五钱　钩藤　僵蚕各三钱

【用法】水煎，温服，不拘时候。

【功用】疏风解表，养血。

【主治】产后发痉之中风证。因产后感冒风邪，致头项强痛，恶寒发热，身疼腰痛，继而四肢强直，或手足瘈疭，牙关紧闭，舌淡苔薄色白，脉弦紧。

临汝药酒

【来源】《河南省药品标准》。

【组成】当归250克　高良姜250克　生草乌750克　丁香250克

【用法】取丁香制成粗粉，余药切片，混合装入袋内，加61℃白酒6000毫升，密闭，水浴加热，使内温达65～70℃，保持24小时，降至室温，过滤，压榨残渣，合并滤液与压榨液。另取红糖1000克，炒至棕色味苦，加入酒内搅匀，静置5～7天，纱布过滤，至澄清液灌装，灯检，包装即得。口服，每服1毫升，每日两次，早晚空腹服。

【功用】温中散寒，活血祛风。

【主治】风湿麻木，腰背冷痛，半身不遂，口眼歪斜，产后中风。

【宜忌】服后两小时内禁热饮食；高血压、心脏病、孕妇忌服。

驱风苏合丸

【来源】《部颁标准》。

【组成】苏合香18g　广藿香90g　甘草（炙）90g　天麻（姜制）90g　防风90g　丁香90g　羌活90g　乳香（制）90g　半夏（制）90g　檀香90g　木香90g　豆蔻（炒）90g　乌药90g　没药（炒）90g　香附（酒醋制）90g　肉豆蔻（煨）90g　诃子（去核，炒）90g　砂仁90g

荜茇 90g　沉香 90g　薄荷 90g　猪牙皂（炒）54g　白术（土炒）90g　冰片 18g　细辛 54g　麝香 4.06g　朱砂 216g　水牛角浓缩粉 1.05g

【用法】制成大蜜丸，每丸重 3.8g，密封。口服，1 次 1~2 丸，每日 1 次。

【功用】驱风通窍，解痉除痰。

【主治】产后风晕，中风昏倒，痰涩惊痫，风寒腹痛吐泻。

【宜忌】孕妇禁服。

三十六、产后痉证

产后痉证，又称产后发痉、产后痉风，是以产褥期间，突然项背强直，四肢抽搐，甚则口噤不开，角弓反张为主要表现的疾病。《经效产宝·续编》："产后血虚，内理不密，故多汗，因遇风邪抟之，则变痉风也。"多由素体阴血亏虚，产后失血伤津，因产重虚，血虚津伤，筋脉失养，拘急抽搐，致令发痉。或因接生不慎，或产创护理不洁，邪毒乘虚而入，损及脉络，直窜筋脉，以致筋脉拘急而发痉。本病分虚实论治，属血虚者，治宜养血熄风；属邪毒感染者，治宜解毒镇痉。

葛根汤

【来源】《普济方》卷三一八引《产经》。

【组成】葛根一两　麻黄（去根节，炮）　僵蚕各三分　桂枝　粉草　芍药各半两　大枣三枚

【用法】上锉。每用三钱，水一盏，煎至七分，去滓温服。取汗为度。

【主治】妇人产后五七日，强力下床，或一月内，伤于房室，或怀忧发怒，扰荡冲和，或因着灸伤动脏腑，发为刚痉。得病之初，无汗恶风，眼涩口噤，肌肉瞤搐，以渐腰脊筋急强直，似弓反张。

【宜忌】产后有疾，凡用麻黄更宜斟酌。

麻黄散

【来源】《太平圣惠方》卷七十八。

【组成】麻黄（去根节）　白术　独活各一两

【用法】上为散。每服四钱，以水、酒各半盏，煎至六分，去滓温服，不拘时候。

【主治】产后中风痉，通身拘急，口噤，不知人事。

愈风散

【来源】《丹溪心法·附余》卷二十一引《太平圣惠方》。

【别名】愈风汤（《医学正传》卷七引朱丹溪方）。

【组成】荆芥穗（焙）　当归身尾各等分

【用法】上为末。每服三钱，豆淋酒调下，用童便亦可，口噤者斡开灌之。一方蜜为丸，或面糊为丸，如梧桐子大。每服五十丸，空心米饮送下。

豆淋酒：用大黑豆不拘多少，炒焦，投好酒中。

【主治】产后中风，不省人事，口噤牙禁，手足瘛疭，角弓反张，口吐涎沫；血晕，四肢强直，或筑心眼倒，吐泻欲死者。

愈风散

【来源】《妇人大全良方》卷十九引华佗方。

【别名】如圣散（《证类本草》卷二十八引《经验方》）、青金散（《产宝诸方》）、荆芥散（《卫生家宝产科备要》卷六）、再生丹（《续医说》卷九引《曾公谈录》）、独行散（《本草纲目》卷十四）、华佗愈风散（《证治准绳·女科》卷五）、举轻古拜散（《明医指掌》卷九）。

【组成】荆芥（略焙为末）

【用法】每服三钱，豆淋酒调下，用童子小便亦可，口噤者灌，齿龈噤者吹鼻中皆效。

【主治】产后中风，口噤，牙关紧急，手足瘛疭如角弓状，血晕，四肢强直，不省人事。

黑豆酒

【来源】《圣济总录》卷一六二。

【组成】酒五升　鸡屎白半盏　黑豆一升（打碎）

【用法】先将黑豆铛中炒令香熟，即入鸡屎白，同炒良久，以酒投入，取出，以绢滤去滓，将酒瓷器盛。每服一盏，温服，不拘时候。

【主治】妇人产后腰背反折，四肢不随。

舒筋散

【来源】《宣明论方》卷三。

【组成】人参　川芎　官桂　丁香各半两　木香　天麻（酒浸，焙）各一两　井泉石四两（别为末）

【用法】上为末。每服三钱，井泉石末三钱，大豆半升，净淘，好酒一大升，煮豆软，去豆，用豆汁酒调下，后以酒送下。盖覆汗出为效。

【主治】妇人血气，并产后及热搐搦转筋，俗名鸡爪风。

乌金散

【来源】《类编朱氏集验方》卷十引三山曾医方。

【组成】真川墨（乃松烟也）

【用法】磨酸醋，缓缓啜两呷。即效。

【主治】妇人诸般发搐。

【验案】产后头摇　有妇人产后头摇，目不开，服之便住。次用豆淋酒一味，封过一宿，次日二服好。

防风当归散

【来源】《此事难知》。

【别名】防风当归汤（《医学正传》卷五）、防风当归饮（《证治汇补》卷三）。

【组成】防风　当归　川芎　地黄各一两

【用法】上锉。每服一两，水三盏，煮至二盏，去滓温服。

【功用】祛风养血。

【主治】

1.《此事难知》：发汗过多，发热头面摇，卒口噤，背反张者，太阳兼阳明也。

2.《妇科玉尺》：产后痉。

血风汤

【来源】《云岐子保命集》卷下。

【别名】血风散（《万氏家抄方》卷五）、血气汤（《医学纲目》世界书局本卷十引）。

【组成】秦艽　羌活　防风　白芷　川芎　芍药　当归　地黄　白术　茯苓各等分

《活法机要》有半夏、黄耆。

【用法】上为细末。一半作散，温酒调下；一半炼蜜为丸，如梧桐子大，每服五七十丸。

本方方名，制成丸剂，名"血风丸"（《医学入门》卷七）。

【主治】产后诸风，痿挛无力。

增损柴胡汤

【来源】《云岐子保命集》卷下。

【组成】柴胡八钱　黄芩四钱半　人参三钱　半夏三钱　石膏四钱　知母二钱　黄耆五钱　甘草四钱（炙）

【用法】上为粗末。每服半两，加生姜五片，大枣四个，以水一盏半，煎至一盏，温服，不拘时候。

【主治】产后经水适断，感于异症，手足牵搐，咬牙昏冒。

养血润筋汤

【来源】《陈素庵妇科补解》卷五。

【组成】当归五钱　川芎一钱五分　熟地五钱　川断三钱　丹皮二钱　秦艽一钱　防风一钱　生耆二钱　白芍（酒炒）一钱五分　桑寄生二钱

【主治】新产去血过多，足厥阴肝经虚极，筋无所养，以致产后发痉。

【方论】是方四物加丹皮养血扶阴，寄生祛周身之风邪，行周身之经络；秦艽、防风得黄耆驱风固表，补其暴亡之血，敛其易出之汗，祛其乘虚而入之风，养血即以润筋，命名之深义也。

寄生养荣汤

【来源】《陈素庵妇科补解》卷五。

【组成】净钩藤一钱　丹皮二钱　当归二钱　川芎一钱　生地三钱　川断二钱　人参一钱　云苓一钱　生甘草五分　白芍（酒炒）一钱　桑寄生三钱

【功用】扶阴还阳，疏风清火。

【主治】产后瘛疭发痉，角弓反张。

【方论】是方用寄生、钩、续祛风活络舒筋为君，丹、芍、地、草扶阴退火为臣，芎、归、苓、参大补气血为主，则筋得所养而瘛疭自除矣。

【加减】有痰，加竹沥、姜汁；多汗，加黑豆。

疏风通闭丸

【来源】《陈素庵妇科补解》卷五。

【组成】归身三两　川芎七钱　白芍五钱　葛根三钱　秦艽五钱　丹皮二两　生地三两　赤芍五钱　天麻三钱　丹参二两　茯神一两五钱

【用法】上为末，泽兰四两煎汤，和蜜为丸，辰砂为衣。每丸重二钱，淡姜汤化下速灌，不应，连服二三丸。

【功用】养血疏风。

【主治】体虚风入三阳之经而致产后口噤。

【方论】是方白芷、秦艽、葛根、天麻皆能行口颊之间，而主风邪之外中；芎、归、地、赤芍、丹参逐瘀生新；茯神安心；泽兰通窍。风自消，血自充矣。

荆芥散

【来源】《济阳纲目》卷四十四。

【组成】荆芥穗（微炒）

【用法】上为末。每服三五钱，再以大豆黄卷用热酒沃之，取汁调下。

【主治】新产血虚发痉，及汗后中风发热者。

加减生化汤

【来源】《傅青主女科·产后编》卷上。

【组成】川芎　麻黄根各一钱　当归四钱　桂枝五分　人参一钱　炙草五分　羌活五分　天麻八分　附子一片　羚羊角八分（一方引用生姜一片，大枣一枚）

【主治】产后汗多变痉，项强而身反，气息如绝。

活母丹

【来源】《辨证录》卷七。

【组成】当归　人参各一两　川芎五钱　柴胡三分　肉桂一钱

【用法】水煎服。

【主治】妇人新产之后，亡血过多而成痉，症见忽然手足牵搐，口眼歪斜，头摇项强，甚则角弓反张。

救产止痉汤

【来源】《辨证录》卷七。

【组成】人参五钱　当归一两　川芎三钱　荆芥（炒黑）一钱

【用法】水煎服。

【主治】妇人新产之后，忽然手足牵搐，口眼㖞斜，头摇项强，甚则角弓反张。

【方论】此方即佛手散之变，大补其气血之虚，加之人参则气更旺矣。气旺而邪不敢敌，况有荆芥引血归经之药，血既归经，而邪何能独留？况荆芥原能祛邪而不损正气，故可两用之，以出奇耳。倘不补气血，惟事祛风，则血舍更空，风将直入，是立杀其妇矣，可不慎哉！

人参当归汤

【来源】《嵩崖尊生全书》卷十四。

【组成】人参　当归　麦冬　熟地各二钱　肉桂四钱　白芍一钱　生地八分　竹叶十片

【用法】水煎服。

【主治】产后拘挛痛，属虚或有热者。

加味生化汤

【来源】《胎产秘书》卷下。

【组成】川芎三钱　当归六钱　人参三钱（如虚倍用）　天麻八分　黄耆一钱半　炙甘草五分　荆芥八分　大枣二枚

【用法】水煎服。

【主治】产后汗多不止，阴竭阳微，以致筋脉拘急，项强口噤，牙噤发搐，类伤寒痉症者。

【宜忌】忌葱、韭、辛热食物。

【加减】口渴，加麦冬、五味；脉脱，加人参至六钱，附子四分；便秘，加麻仁三钱；有痰，加竹沥、姜汁。

加味续命汤

【来源】《胎产秘书》卷下。

【组成】人参二钱　焦术二钱　茯苓二钱　炮姜八分　熟附子三钱　北细辛五分　生黄耆三钱　防风二钱　酒拌炒归身三钱　法夏一钱　炙甘草八分　杞子三钱　鹿胶三钱　石菖蒲（米汁浸，炒）一钱五分（一方加天竺黄一钱五分）

【用法】水煎服。

【功用】补气壮阳。

【主治】产后类中风痉症。风寒入于腠理，经络不和，手足搐搦，眼目上视，角弓反张，口眼歪斜，舌不语，痰涎上涌，不省人事。

真武汤

【来源】《胎产秘书》卷下。

【组成】熟附子三钱　姜一钱　焦术　茯苓　归身各二钱　肉桂一钱　炙甘草八分　白芍（炒）一钱五分　净枣仁（炒）二钱

【用法】水煎服。

【主治】产后类中风痉症。

止汗生血饮

【来源】《胎产心法》卷下。

【组成】当归二钱（酒浸）　川芎　麻黄根各一钱　桂枝　羌活　防风　羚羊角　天麻各六分　附子（制）　炙草各四分　一方有人参一钱。

【用法】水煎服。

【主治】产后汗出多，而口噤不开，背强而直，气息欲绝，类痉证。

芎归枣仁汤

【来源】《胎产心法》卷下。

【组成】当归二钱（酒洗）　川芎　防风各一钱　枣仁五分（去壳，炒，研）（一方有羌活七分）

【用法】水煎服。

【主治】产后无汗，筋脉拘挛，类痉证。

加味当归补血汤

【来源】《医略六书》卷二十。

【组成】黄耆五钱　当归三钱　炙草钱半　防风钱半（盐水炒）　羌活钱半（砂糖炒）　竹沥一杯（冲）　姜汁一杯（冲）

【用法】水煎去滓，冲二汁温服。

【主治】产后去血过多，筋无血养，挛急发痉，脉浮软者。

【方论】产后血虚，不能荣养经络，而邪乘虚袭，故筋脉挛急而发痉焉，谓之虚痉。黄耆补虚生血，当归养血荣经，防风率领黄耆以益卫气，羌活统运炙甘草益胃气，以振运行之力，竹沥、姜汁活络行经，以除虚痉也。俾气能生血，则血液内充，而虚风自散，筋脉挛急自舒，何患虚痉之不退哉！此补气以统运营血之剂，为产后虚风发痉之专方。

防风汤

【来源】《医略六书》卷三十。

【组成】防风一钱半　当归三钱　麻黄一钱（炒）　石膏三钱　川芎一钱　白芍一钱半（酒炒）　秦艽一钱半　羚羊角一钱　黄芩一钱半（酒炒）　甘草一钱半

【用法】水煎，去滓，冲竹沥三匙，姜汁一匙，温服。

【主治】产后瘛疭，脉浮数大者。

【方论】产后血燥风淫，风火内炽，伤厥阴而筋脉失养，故瘛疭不已。方中麻黄开表逐风，石膏清里泻火，防风疏风于外，黄芩清热于膈，当归养血以润经脉，白芍敛阴以和血脉，小川芎活血行血中之气，羚羊角泻火熄外淫之风，秦艽祛风活血，甘草泻火缓中也。水煎，入竹沥以润液，姜汁以散痰，使火化风消，则痰行液润而筋脉柔和，何瘛疭之不痊哉？

秦艽汤

【来源】《医略六书》卷三十。

【组成】秦艽二钱　人参一钱半　防风一钱半　当归三钱（酒炒）　川芎一钱　黄耆三钱（酒炙）炙草一钱半

【用法】水煎，去滓，入竹沥一杯，姜汁一匙，温服。

【主治】产后瘛疭，脉浮虚数者。

【方论】产后血气两虚，风邪留恋于经络，故筋脉失养，瘛疭不休焉。熟地补阴滋血，人参补气扶元，黄耆补中益卫气，当归养血荣筋脉，川芎入血海以行血气，白芍敛营阴以和血脉，防风疏风于表，炙草益胃于里，秦艽活血祛风以舒筋脉也。水煎，入竹沥、姜汁，使血气内充，则输精于元府，而风邪自散，四肢得禀血气于胃，无不屈伸如度，何瘛疭之有哉。

羚羊角饮子

【来源】《医略六书》卷三十。

【组成】羚羊角一钱半　青防风一钱半　甜桔梗八分　西羌活一钱半　肉桂一钱半（去皮）　软柴胡八分　制大黄三钱

【用法】上水煎，去滓，入地黄酒一杯，温服。

【主治】产后刚痉，脉紧数大者。

【方论】产后风中于经，热蓄于腑，而筋燥挛急，故口噤头摇，角弓反张，身热无汗，谓之刚痉。羚羊清风热之内炽，防风疏风邪之外淫，羌活疏百节之风，柴胡疏腠理之风，桔梗清咽膈以发声，桂心温营血以发汗，制大黄下阳明之结热以除痉也。水煎入地黄酒一杯，使风邪外解，则结热自化而营阴暗复，筋脉柔和，何口噤、头摇、角弓反张之不退哉！

舒筋汤

【来源】《医略六书》卷三十。

【组成】羌活钱半　当归三钱　片姜黄钱半（酒炒）　炙草六分　白术钱半（炒）　海风藤三钱赤芍钱半（酒炒）　生姜三片

【用法】水煎，去滓温服。

【主治】产后拘挛，脉细弦浮涩滞者。

【方论】产后血亏挟滞，寒邪袭人经络，故筋脉拘挛，手足疼痛，谓之挛痹。羌活开经气以疏邪，当归养血脉以营经，西赤芍泻血滞止痛，海风藤舒筋活络，白术健脾土以运动四肢，姜黄除痹气以引入手臂，炙草缓中和胃，生姜温胃散寒也。水煎，温服，使血气运行，则寒邪外散而筋脉得养，安有拘挛不舒，疼痛不止乎。

舒筋饮

【来源】《医略六书》卷三十。

【组成】羌活钱半　当归三钱　乳香二钱　片姜黄钱半　海桐皮三钱（酒炒）　米仁五钱（炒）　甘草六分

【用法】水煎，去滓，入姜汁一匙，温服。

【主治】产后筋脉拘挛，脉浮弦涩者。

【方论】产后血虚挟滞，风湿伤于经络，故筋脉失养，拘挛疼痛不休焉。羌活散太阳之邪，除百节之痛，当归养厥阴之血，能舒拘挛，滴乳香活血止痛，海桐皮除挛祛风，米仁渗湿热以舒筋，姜黄行手臂以除痹，炙草以缓中益胃。水煎，入姜汁，以温散行经，使痹痛分解，能血活经和，而拘挛无不舒，切痛无不解矣。

增损柴胡汤

【来源】《医略六书》卷三十。

【组成】人参一钱半　柴胡八分　秦艽一钱半　半夏一钱半（姜蜜制）　黄芩一钱半　羚羊角一钱半甘草八分

【用法】水煎去滓，冲竹沥一杯，姜汁一匙，温服。

【主治】产后瘛疭，脉弦数者。

【方论】产后气虚阳陷，风热浸淫，则痰涎内扰，而筋脉失养，故瘛疭不已。人参扶元以补气之虚，柴胡升提以举阳之陷，黄芩清热淫于膈，秦艽祛风淫于经，制半夏化痰涎之内扰，羚羊角熄风热之侵淫，甘草缓中泻火以安内攘外也。水煎，入竹沥、姜汁，使风热两解，则痰涎自化，而经脉清和，筋得所养，瘛疭无不自痊矣。

加味八珍汤

【来源】《医宗金鉴》卷四十七。

【组成】八珍汤加丹皮　生地　钩藤钩

【主治】产后血去大多，阳气炽盛，筋无所养而致瘛疭抽搐，发热恶寒，心烦口渴。

桂枝合补血汤

【来源】《医钞类编》卷十七引《医宗金鉴》。

【别名】桂枝补血汤（《医家四要》卷三）、当归补血汤合桂枝汤（《医学摘粹》）。

【组成】桂枝　芍药　甘草（炙）　当归　黄耆

【用法】加生姜、大枣，水煎服。

【主治】

　　1.《医钞类编》引《医宗金鉴》：产后伤血病痉。

　　2.《医学摘粹》：妇人产后，或男子患金疮，伤血过多而成痉证者。

加减四物汤

【来源】《叶氏女科证治》卷三。

【组成】川芎　当归　羌活　防风　香附（炒）白芷　甘草各一钱　苍术（制）　细辛各七分

【用法】水煎，热服。

　　先服加减四物汤，后服秦艽汤。

【主治】产后手足搐搦，咬牙头痛而昏晕者。

【加减】有汗气虚头痛，加白芍二钱，肉桂一钱五分，生姜三片；痰癖头痛，加制半夏三钱，茯苓一钱，生姜三片；热厥头痛，加白芷三钱，石膏二钱，知母一钱，寒厥头痛，加天麻三钱，附子一钱五分，生姜三片。

三加生化汤

【来源】《女科秘要》卷六。

【组成】川芎六分　当归三钱　黄耆　麻黄根　天麻　杏仁各一钱　人参二钱　荆芥　甘草各四分防风三分　枣三枚

【用法】水煎服。

【主治】产后汗多，项强口噤，牙紧筋搐，类伤寒

证者。

【宜忌】忌食姜、葱、煎炒、生冷。

【加减】如脉脱，加人参二三钱，附子四五分。

黄耆桃红汤

【来源】《医林改错》卷下。

【组成】黄耆八两（生）　桃仁三钱（研）　红花二钱

【用法】水煎服。

【主治】产后抽风，两目天吊，口角流涎，项背反张，昏沉不省人事。

桂枝生化汤

【来源】《医方简义》卷六。

【组成】桂枝六分　白芍（酒炒）一钱　川芎三钱当归五钱　桃仁泥二钱　炮姜五分　炙甘草五分煨天麻一钱　琥珀一钱　泽兰一钱五分　益母草三钱

【用法】加酒三匙冲服。

【主治】产后汗多，血虚生风，口噤咬牙，角弓反张，名曰痉病。

葛根首乌汤

【来源】《医学摘粹》。

【组成】桂枝三钱　芍药三钱　甘草二钱　葛根三钱　麻黄二钱　首乌三钱　生姜三钱　大枣三枚

【用法】水煎大半杯，温服。

【主治】妇人产后，寒伤营血，而病刚痉，发热无汗者。

和血熄风汤

【来源】《医学衷中参西录》上册。

【组成】当归一两　生黄耆六钱　真阿胶四钱（不炒）　防风三钱　荆芥三钱　川芎三钱　生杭芍二钱　红花一钱　生桃仁一钱半（带皮尖捣）

【功用】补助气血，逐邪发表。

【主治】产后受风发搐。

【宜忌】若产时下血过多，或发汗过多以致发搐

者，此方不可用。

止痉愈风散

【来源】《中医妇科治疗学》。

【组成】全蝎　蜈蚣各三钱　炒芥穗五钱　独活一钱

【用法】上为末。用黄酒兑开水冲一钱，如无效，二小时后再服。若无黄酒，可用醪糟汁冲开水服。

【功用】祛风止痉。

【主治】产后突然发痉，昏昧不识人，颈项强直，牙关紧闭，手握不开，身体发热，面色时红时青，呈苦笑状，脉浮弦而劲。

加味天麻散

【来源】《中医妇科治疗学》。

【组成】天麻四钱　白附子（炮）　天南星（炮）　半夏（烫洗七遍，姜制）各三钱　干蝎（炒）二钱　钩藤三钱　广皮二钱

【用法】水煎，温服。如为散，可酌加分量，研为细末，每服一钱，用生姜、薄荷酒调下，不拘时候。

【功用】燥湿祛风。

【主治】产后发痉。产妇形体肥胖，言语謇涩，或口噤不语，痰涎壅盛，喉间如曳锯，胸脘痞闷，

四肢瘫痪，舌苔白腻，脉象弦滑，证属风痰而偏于痰湿者。

加味蠲饮六神汤

【来源】《中医妇科治疗学》。

【组成】胆南星三钱　天竺黄一钱半　半夏曲　茯神各三钱　旋覆花二钱　竹沥十滴　钩藤三钱

【用法】水煎，去滓温服。

【功用】豁痰开窍。

【主治】产后神昏，角弓反张，或口噤不语，胸脘痞闷，痰鸣气逆，发热，大便秘结，舌苔黄腻，脉弦滑而数。

【加减】痰涎壅盛，口噤不语，加天麻三钱，炒远志、炒蚕沙各二钱，竹沥三十滴，生姜汁十滴。

平肝清脑汤

【来源】方出《中医临证撮要》，名见《古今名方》。

【组成】羚角粉 2.4 克（冲服）　明天麻 3 克　嫩钩藤 12 克　白蒺藜 12 克　冬桑叶 9 克　天竺黄 4.5 克　鲜竹沥 1 小杯（冲服）　京赤芍 6 克

【功用】平肝熄风，清脑开窍。

【主治】产后发痉。新产之后，陡然抽风，神志不清，口眼抽动，牙关紧闭，两手紧握，舌苔薄腻或厚腻，脉细紧，或弦或滑。

三十七、产后狂证

　　产后狂证，亦称产后狂言谵语。《妇人大全良方》："产后血晕，狂语不识人，狂乱。"

　　本病成因多为产后失血，心血不足，心神失养；或败血上干于心；或心虚外感风寒，恶露不行；或产后气血损伤，心气不足所致。症见言语颠倒，眼见异物，狂乱胡言等。

　　本病治疗因证而异。若为心血不足所致者，可兼见眩晕心悸，面苍无华等，治宜养血祛风；败血扰心者，可兼见恶露量少，腹痛拒按等，治宜活血养血；恶露不行而感风寒者，兼以解表；因心气虚者，可兼见心悸气短、自汗乏力等，宜兼以补心为治。

常山饮

【来源】《博济方》卷四。

【组成】常山　石膏　大黄（煨）　甘草（炮）　鳖甲（醋炙）　柴胡（去芦）各等分

【用法】上为末。每服三钱，水二盏，煎至一盏，放冷服。

【主治】产后血海虚，乘热发狂，闷乱时作；及室女体热，红脉不行。

交感地黄煎丸

【来源】《太平惠民和济局方》卷九（续添诸局经验秘方）。

【别名】交感地黄丸（《女科百问》卷下）。

【组成】生地黄（洗净，研，以布裂汁留滓，以生姜汁炒地黄滓，以地黄汁炒生姜滓，各至干，堪为末为度）　生姜（净洗，研烂，以布裂汁留滓）各二斤　延胡索（拌糯米，炒赤，去米）　当归（去苗）　琥珀（别研）各一两　蒲黄（炒香）四两

　　《女科百问》有小茴香四两。

【用法】上为末，炼蜜为丸，如弹子大。食前当归汤化下。

【主治】妇人产前产后，眼见黑花；或即发狂，如见鬼状；胞衣不下；失音不语，心腹胀满，水谷不化，口干烦渴，寒热往来，口内生疮，咽中肿痛，心虚怔悸，夜不得眠；产后中风，角弓反张，面赤，牙关紧急；崩中下血，如豚肝状，脐腹绞痛，血多血少，结为癥瘕，恍惚昏迷，四肢肿满；产前胎不安；产后血刺痛。

当归汤

【来源】《圣济总录》卷一六〇。

【组成】当归（切，焙）　人参　芍药　酸枣仁（去皮）　黄芩（去黑心）　白鲜皮　甘草（炙，锉）各一两

【用法】上为粗末。每服二钱匕，水一盏，煎七分，去滓温服，不拘时候。

【主治】产后血气不调，言语谬乱。

茯苓汤

【来源】《圣济总录》卷一六〇。

【组成】白茯苓（去黑皮）一两半　甘草（炙，锉）一两　远志（去心）半两　白薇　龙齿（研）各一两　熟干地黄（焙）一两半　人参　防风（去叉）各一两　独活（去芦头）半两

【用法】上为粗末。每服三钱匕，水一盏，煎至七分，去滓温服，不拘时候。

【主治】产后心气不足，血邪狂言，眠卧不安。

茯苓散

【来源】《妇人大全良方》卷十九。

【组成】茯苓（一方使茯神）　生地黄十二分　远志　白薇　龙齿各十分　防风　人参　独活各八分（同为末）

【用法】上以银一大斤，水一斗五升，煎取七升，下诸药，煎取三升，分三次温服。

【主治】产后狂语，志意不定，精神昏乱，心气虚，风邪所致。

【宜忌】忌菘菜、猪肉、生冷。

辰砂石菖蒲散

【来源】《陈素庵妇科补解》卷五。

【组成】石菖蒲五分　当归一钱五分　生地（炒）二钱　茯神一钱　远志一钱　白芍（酒炒）一钱　枣仁（炒）一钱　丹参二钱　蒲黄（黑）一钱　熟地二钱　川芎一钱　辰砂一分　姜汁　竹沥　龙眼肉

　　方中姜汁、竹沥、龙眼肉用量原缺。

【功用】补血安神。

【主治】产后血虚发狂，心神失守。

枣仁温胆汤

【来源】《陈素庵妇科补解》卷五。

【组成】枣仁（炒）二钱　茯神一钱五分　半夏一钱二分　丹皮一钱五分　丹参二钱　远志一钱二分　当归二钱　川芎一钱　延胡索一钱　石菖蒲八分　辰砂

　　方中辰砂用量原缺。

【功用】安神定惊，祛瘀豁痰。

【主治】产后发狂因惊者。

蒲黄黑荆芥散

【来源】《陈素庵妇科补解》卷五。

【组成】蒲黄（半生半炒）二钱　黑荆芥一钱二分　川芎一钱　赤芍一钱　生地一钱　当归一钱二分　红花八分　丹参二钱　延胡索一钱二分　炮干姜八分　黑豆百粒

【功用】逐瘀养血。

【主治】产后发狂属败血入心者。

乌金散

【来源】《证治准绳·女科》卷五。

【组成】当归 远志肉 川芎 酸枣仁 白术 赤芍药 香附子 辰砂（另研入） 熟地黄 羌活 防风各二钱 茯神二钱半 半夏三钱 全蝎 麦门冬 人参 牛膝 天麻各一钱 甘草九分 陈皮 白芷各一钱五分

【用法】上锉散，作二服。水一钟半，加生姜三片，葱三枝，入金银同煎一碗，不拘时候温服。

【主治】产后三五日或半月之间，忽狂言乱语，目见鬼神者。

镇心散

【来源】《宋氏女科》。

【组成】桂心 甘草 细辛 人参 干姜 生地 茯神 远志 归身 川芎 防风 辰砂一分（另研）

方中除辰砂外各药用量原缺。

【用法】用纹银十两，水二碗半煎至一碗半，入药煎至七分。入辰砂调匀，空心温服，滓再煎。

【主治】产后心气虚损，卒惊狂语，或歌笑嗔哭，骂詈，或因虚发为风痉者。

一灵三圣散

【来源】《济阴纲目》卷十二。

【组成】干荷叶 生干地黄 牡丹皮 生蒲黄（另研）各三钱

【用法】上前三味浓煎汤，调入蒲黄末。一服即定。

【主治】

1.《济阴纲目》：产后败血冲心，发热，妄言奔走，脉虚大者。

2.《竹林女科》：心神闷乱，发狂言，或中风痰或躁烦，或血瘀元虚。

收阳汤

【来源】《石室秘录》卷六。

【组成】人参三两 桑叶三十片 麦冬二两 元参一两 青蒿五钱

【用法】水煎服。一剂而汗止，再剂而狂定，不可用三剂。

【主治】产后感阳明之邪发狂。

安心汤

【来源】《辨证录》卷十二。

【组成】干荷叶一片 生地黄五钱 丹皮五钱 当归二两 川芎一两 生蒲黄二钱

【用法】水煎调服。

【功用】大补心血。

【主治】妇人血虚而心无以养，产后三日，发热恶露不行，败血攻心，狂言呼叫，甚欲奔走，掌捉不定。

【方论】此方用归、芎以补血，何又用生地、丹皮之凉血，似非产后所宜。不知恶血奔心，未免因虚热而相犯，吾于补中凉之，则凉不为害。况益之干荷叶，则七窍相通，能引邪外出，不内害于心，转生蒲黄以分解恶露也。但此方止可暂用一剂以定狂，不可多用数剂以取胜，不可不慎也。

参归荆枣益母汤

【来源】《辨证录》卷十二。

【组成】人参 当归 麸炒枣仁各一两 荆芥 益母草各三钱

【用法】水煎服。

【主治】妇人产后三日，发热恶露不行，败血攻心，狂言呼叫，甚欲奔走，拿捉不安，血虚而心无以养者。

大圣济兰散

【来源】《医略六书》卷三十。

【组成】泽兰三两 生地五两 白芍两半（炒）当归三两 石膏三两 人参一两半 甘草六钱 白薇一两半 川芎八钱 柏子仁三两 茯苓一两

半 白术一两半（炒）

【用法】上为散。砂糖灰汤煎三钱，去滓湿服。

【主治】产后狂病，脉洪数软涩者。

【方论】产后气血大虚，阳明伏热而上扰心包，故神明失指，狂叛无知焉。今以四君补气，四物补血，石膏泻火清热，白薇抑阳扶阴，泽兰通利血脉，柏仁安定心神。为散，砂糖灰汤下，使血气安定，则伏热自解，而瘀去新生，心神得养，何有狂叛之患哉。

泽兰汤

【来源】《叶氏女科证治》卷三。

【组成】龙齿（煅） 茯神 生地黄 当归 牛膝 远志肉 酸枣仁 泽兰叶各一钱

【用法】水煎服。

【主治】

1.《叶氏女科证治》：产后五六日，狂乱胡言，持刀欲杀人。

2.《妇科玉尺》：产后出血太多，肝虚火炎。

镇元丸

【来源】《产论》。

【组成】水银 黑锡 辰砂各十钱

【用法】于铁盆中以柳片搅之，以不见星为度，糊丸。先以夜寅刻分服其半，不已则于次日寅刻再与之。

【主治】产后癫狂。

定神汤

【来源】《产科心法》卷下。

【组成】人参一钱 熟地三钱 当归二钱 茯神二钱 附子五分 肉桂三分 泽兰三钱 郁金一钱 龙齿八分 橘红八分

【用法】用生铁秤砣烧红淬水煎服。

【功用】安神补虚。

【主治】产后癫证，狂言谵语，或乍见鬼神，甚有不避亲疏，不知羞耻者。

三黄朱砂煎

【来源】《产科发蒙》卷三。

【组成】黄连 黄芩 大黄各等分

【用法】每服二钱，水煎，临服入朱砂一钱，搅匀服。

【主治】产后颠狂，言语错乱，神思不安，如有鬼祟者。

芎归安心汤

【来源】《顾氏医径》卷四。

【组成】当归 川芎 生地 人参 丹皮 生蒲黄 干荷叶一片

【用法】水煎服。

【功用】大补心中之血，分清离经之瘀。

【主治】正产败血攻心，发热，恶露不行，狂言呼叫，甚则奔走登高。

三十八、产后妄言妄见

产后妄言妄见，亦称产后谵语，是妇人生产后心神恍惚、目视虚幻、言语不由自主的病情。《绛雪丹书》："产后妄言妄见，由气血两虚而神魂无依。夫心藏气而主血，言乃心之声也，心有血则神存而言不妄发。肝主魂而藏血，目乃肝之窍也，目得血而思视，则瞳瞭而神正。今产后暴竭，心神失守，故言语无伦，肝魂无依，眠瞭妄见。况心为一身之主，目乃百脉之官，今虚症见于心目，则十二官皆失职可知矣。"《女科秘要》："产后妄言妄见，由气血大虚，精夺神昏，安有所见而妄言也。轻则梦中呢喃。重则不睡亦语。又有痰乘虚客于中焦，以致五官失其职，视听言动，俱有虚妄，毋认邪鬼。误用符水。以致不救。朱丹溪云。虚症有似邪祟是也。屡治此症。服药多。

方能见效。"此症多因生产大伤气血，神明不能内守所致。治宜补气养血，化瘀宁心。

甘草汤

【来源】《备急千金要方》卷三。

【组成】甘草 芍药各五两 通草三两（产宝用当归） 羊肉三斤

【用法】上锉。以水一斗六升，煮肉取一斗，去肉纳药，煮取六升，去滓，分五服，日三夜二。

【主治】产后腹中伤绝，寒热恍惚，狂言见鬼，此病中风内绝，脏气虚所为。

【方论】《千金方衍义》：此治产后腹中伤绝，寒热暴病，乃独取羊肉温补精血，芍药、甘草护持营气，则伤绝可复，寒热可除；用通草者，通达气化之阻绝也。

生化安神汤

【来源】《经效产宝并续集》。

【组成】川芎二钱 当归四钱 干姜（炙黑）五分 甘草（炙）三分 茯神二钱 枣仁（炒）一钱 桃仁（去皮尖，研）十一粒

【用法】加黑枣二个，用水二盏，煎七分，热服。

【主治】产后气血暴虚，神魂无所依，以致言语无伦，而目多妄见，万弗认为鬼邪，是块痛未除。

生化补元汤

【来源】《经效产宝并续集》。

【组成】川芎一钱 当归三钱 干姜（炙黑）四分 甘草（炙）四分 人参二钱 黄耆（生）二钱 于术（生）二钱 茯神二钱 枣仁（炒）一钱 橘红三分 桃仁（去皮尖，研）七粒

【用法】上药加莲子十个，黑枣二个，用水二盏，煎七分，食远热服。

【功用】培养气血。

【主治】产后气血暴虚，神魂无所依倚，以致言语无伦，而目多妄见，万弗认为鬼邪。服生化安神汤后，块痛已除，急须服此方。

【加减】汗多，加麻黄根五分。有痰，加竹沥一匙、姜汁半匙。大便不通加肉苁蓉二钱。

茯神散

【来源】《经效产宝·续编》。

【组成】茯神（去木）一钱 人参 黄耆 赤芍药 牛膝 琥珀（研） 龙齿（研）各七钱半 生地黄一两半 桂心半两

【用法】上为末，每服三钱，水煎服。

【主治】

1.《经效产宝·续编》产后血邪，心神恍惚，言语失度。

2.《永类钤方》：睡卧不安。

茯神散

【来源】《太平圣惠方》卷七十八。

【组成】茯神一两 远志三分（去心） 白薇三分 人参三分（去芦头） 龙头一两 防风三分（去芦头） 独活三分 熟干地黄一两 荆芥三分 甘草半两（炙微赤，锉） 银一斤（以水五升，煮取三升）

【用法】上为粗散。每服四钱，以银水一中盏，煎至六分，去滓温服，不拘时候。

【主治】产后风邪所干，心神恍惚，志意不定。

羊肾汤

【来源】《太平圣惠方》卷八十。

【组成】羊肾一对（切，去脂膜） 远志三分（去心） 白芍药三分 熟干地黄一两 黄耆（锉） 白茯苓 人参（去芦头） 防风（去芦头） 独活 甘草（炙微赤，锉） 羚羊角屑各半两

方中黄耆，《圣济总录》作"黄芩"。

【用法】上为散。每服用水一大盏，先煎羊肾至七分，去肾，入药五钱，煎至四分，去滓，不拘时候温服。

【主治】产后体虚，心气不足，血邪所攻，以致荒语，如见鬼神。

麦门冬汤

【来源】《圣济总录》卷一六〇。

【组成】麦门冬（去心，焙）二两　白茯苓（去黑皮）一两半　赤芍药　当归（切，焙）人参　甘草（炙，锉）各一两

【用法】上为粗末。每服三钱匕，水一盏，煎至七分，去滓温服，不拘时候。

【主治】产后心虚，言语谬误，恍惚不安。

远志汤

【来源】《圣济总录》卷一六〇。

【组成】远志（去心）　赤芍药　黄芩（去黑心）白茯苓（去黑皮）　人参　防风（去叉）独活（去芦头）　甘草（炙）各一两　熟干地黄（焙）二两

【用法】上为粗末。每服五钱匕，水一盏半，煎至七分，去滓温服，不拘时候。

【主治】产后心虚，风邪所搏，语言妄乱。

人参丸

【来源】《圣济总录》卷一六〇。

【组成】人参　茯神（去木）各一两　枳壳（去瓤，麸炒）一两半　羚羊角（镑，炒）　川芎各一两　槟榔（锉）三枚　桃仁（汤浸，去皮尖双仁，炒）三十枚　远志（去心）　桂（去粗皮）木香白芷各半两　诃黎勒皮一两

【用法】上为末，炼蜜为丸，如梧桐子大。每服二十丸，空心、日午、夜卧煎人参汤送下。

【主治】产后血虚狂语，卧起不安，妄有所见。

茯苓丸

【来源】《圣济总录》卷一六〇。

【组成】白茯苓（去黑皮）一两半　泽泻　人参各一两　桂（去粗皮）　菖蒲各一两半　麦门冬（去心，焙）半两　当归（切，焙）　熟干地黄（焙）各一两　远志（去心）一两一分

【用法】上为末，炼蜜为丸，如梧桐子大。每服二十丸，煎人参汤送下，不拘时候。

【主治】产后血气虚，精神不安，言语错谬。

茯神汤

【来源】《圣济总录》卷一六〇。

【组成】茯神（去木）二两　人参　芍药（锉）各一两半　甘草（炙，锉）　当归（切，焙）桂（去粗皮）各一两

【用法】上为粗末。每服二钱匕，水一盏，加生姜三片，大枣二个（擘破），同煎至七分，去滓温服，不拘时候。

【主治】产后血虚乱语，心志不宁。

茯神汤

【来源】《圣济总录》卷一六〇。

【组成】茯神（去木）一两　人参　龙齿　琥珀赤芍药　黄耆（锉）　牛膝（酒浸，切，焙）各三分　生干地黄一两半　桂（去粗皮）半两

【用法】上为粗末。每服三钱匕，水一盏，煎取七分，去滓温服，不拘时候。

【主治】产后血虚受邪，语言失度，精神恍惚。

麝香散

【来源】《圣济总录》卷一六〇。

【组成】麝香（别研）一分　乌鸦毛（烧）　虎粪（烧灰）各半两

【用法】上为散，研匀。每服二钱匕，温酒调下。

【主治】产后血邪，语言妄乱。

宁志膏

【来源】《是斋百一选方》卷十八。

【别名】宁神膏（《医学入门》卷八）

【组成】辰砂（研）　酸枣仁（炒）　人参　茯神（去木）　琥珀各一分滴　乳香一钱（别研）

【用法】上为细末，和匀，每服一钱，浓煎灯心、枣汤调下。

【主治】

　　1.《是斋百一选方》：妇人因出血多，心神不安，不得睡，语言失常。

　　2.《女科指掌》：产后言语颠倒，狂言谵语者。

龙齿琥珀散

【来源】《女科百问》卷上。

【组成】茯神一两　人参　龙齿　琥珀　赤芍　黄耆　牛膝（去芦）各三分　麦门冬（去心）　生地各一两半　当归半两

【用法】上为粗末。每服三钱，水一盏半，煎六分，去滓温服，不拘时候。

【主治】产前产后血虚，心神恍惚，语言失度，睡卧不安。

四物补心汤

【来源】《女科万金方》。

【组成】当归　川芎　生地　白芍　茯神　半夏　桔梗　白术各五钱　陈皮二钱　甘草二钱

【用法】分六帖。加生姜，水煎，空心服。

【主治】产后血耗气虚，言语颠倒错乱，坐卧不安。

茯苓散

【来源】方出《妇人大全良方》卷十九，名见《校注妇人良方》卷十九。

【组成】人参　甘草　芍药　当归　生姜各八分　远志　茯苓各十分　桂心六分　麦门冬　大枣各十二分

【用法】上为散。以水八升，煮取三升，去滓，分三次温服。

【主治】

1.《妇人大全良方》：产后心虚，怔悸不定，乱语错误，精神恍惚不主。

2.《校注妇人良方》：产后健忘少睡，或自汗盗汗。

麝香散

【来源】《普济方》卷三四九。

【组成】麝香一分　牛黄一分　朱砂三分　龙齿三分　麒麟竭半两

【用法】上为细散，以豆淋酒调下一钱。不拘时候。

【主治】产后血攻心，言语无度，烦闷不安。

郁金石莲子饮

【来源】《陈素庵妇科补解》卷五。

【组成】丹皮　生地　郁金　麦冬　延胡　石莲子　蒲黄（半生半炒）　泽兰　茯神心木（名黄松节）

【主治】产后谵语，正气虚，邪气实。

【方论】是方石莲、麦冬、丹皮、生地、泽兰清心降火滋阴，延胡、蒲黄、郁金逐瘀祛积，茯神木能治风痰，用之为使。

茯神散

【来源】《万氏女科》卷三。

【组成】茯神　柏子仁　远志　人参　当归　生地　炙草各一钱　桂心五分　猪心一个

【用法】水煎，调辰砂一钱，食后服。

【主治】产后血去太多，心神恍惚，睡卧不安，言语失度，如见鬼神。

茯神散

【来源】《何氏济生论》卷八。

【组成】茯神一两（去木）　人参　龙脑　琥珀　赤芍　黄耆　牛膝七钱五分　生地一两五钱　桂心五钱

【用法】上为末。每服三钱，水煎服。

【主治】产后心神恍惚，狂言乱语，睡卧不安。

安神生化汤

【来源】《傅青主女科·产后编》卷上。

【组成】川芎一钱　柏子仁一钱　人参一二钱　当归二三钱　茯神二钱　桃仁十二粒　黑姜四分　炙草四分　益智八分（炒）　陈皮三分

【用法】加大枣，水煎服。

【主治】产后块痛未止，妄言妄见。

滋荣益气复神汤

【来源】《傅青主女科·产后编》卷上。

【组成】黄耆　白术　麦冬　川芎　柏子仁　茯神　益智各一钱　人参　熟地各二钱　陈皮三分　炙草四分　枣仁（十粒）一钱　五味子十粒　莲子八枚　元肉八个

【用法】加大枣，水煎服。

【主治】产后块痛已止，妄言妄见。

加味乌全散

【来源】《郑氏家传女科万金方》卷四。

【组成】川芎　远志各二钱半　白术　茯神　枣仁　香附　芍药　辰砂（另研）　羌活　防风各二钱　半夏　当归　白芷　广皮　熟地各一钱半　人参　麦冬　牛膝　天麻　甘草各一钱

【用法】上为一剂。水一钟半，加生姜三片，葱三头，金银器内煎服。

【主治】产后三四日或半月，血气虚弱，脏腑无气，忽狂言乱语，妄见鬼神者。

宁神生化汤

【来源】《胎产秘书》卷下。

【组成】川芎二钱　当归四钱　茯苓　枣仁　柏仁各一钱　桃仁十粒　炮姜　炙甘草各五分　红枣二枚（去皮）

【用法】水煎服。

【主治】产后气血两虚，轻则睡中呢喃，重则不睡妄言，或因痰客于上焦，视听言动虚妄，块痛者。

【加减】虚，加人参。

益荣安神汤

【来源】《胎产秘书》卷下。

【组成】川芎一钱　当归三钱　茯神　枣仁　柏仁各一钱　橘红　甘草各五分　人参一钱　龙眼肉八个　竹茹一丸　大枣二枚

【主治】产后气血两亏，神魂无所依，妄言妄见，轻则睡中呢喃，重则不睡妄言，而无块痛者。

【加减】渴，加麦冬、五味；汗多，加参、芪、麻黄根；痰，加竹沥、姜汁；泻，加茯苓、白术；便闭，加苁蓉、麻仁。

安神散

【来源】《医略六书》卷三十。

【组成】茯神二两（去木）　生地五两　枣仁三两（炒）　远志一两半　当归三两　白芍一两半（炒）　人参一两半　麦冬三两　炙草一两　辰砂一两

【用法】上为散。每服三五钱，猪心汤送下。

【主治】产后恍惚心乱，脉虚微数。

【方论】产后心血不足，心神失养，而神明失其主宰，故语言错乱，恍惚如有所见焉。茯苓安神以清心气，生地壮水以滋心血，枣仁养心神，远志交心肾，当归养血以荣心，白芍敛阴以和血，人参扶元补心气，麦冬润肺清心神，辰砂镇心宁神，炙草缓中益胃也。为散，猪心汤下，使心血内充，则心神得养而神明有主，岂有神思错乱，妄见妄言之患乎！

赤茯神散

【来源】《医略六书》卷三十。

【组成】茯神二两（去木）　人参一两半　黄耆三两（酒炒）　琥珀三两　生地五两　赤芍一两半（醋炒）　桂心一两半　龙齿二两（煅）　辰砂一两半

【用法】上为散。每服三钱，水煎，去滓温服。

【主治】心神恍惚，脉软涩数者。

【方论】产后气阴两亏，不能化血，而血滞心包，故心神失措，恍惚不定。赤茯神利血分以安神，生地黄壮肾水以定志，人参扶元补气，黄耆益卫补中，琥珀安神散瘀，赤芍泻滞化血，桂心温营血以扶阳，龙齿安魂魄以宁神，辰砂镇心以安神明。为散，水煎，使气阴并旺，则滞血自化，而心包肃清，神明焕发，何恍惚之不愈哉。

四物补心汤

【来源】《医略六书》卷三十一。

【组成】生地五钱　白芍一钱半（炒）　川芎一钱　当归三钱　白术一钱半（炒）　枣仁三钱（炒）　远志一钱半　半夏一钱半（制）　茯神二钱（去木）　炙草六分

【用法】水煎，去滓温服。

【主治】产后恍惚颠倒，脉虚弦者。

【方论】产后血亏痰滞，迷惑心窍，故心神恍惚，语言颠倒。生地壮水以滋心血，枣仁养心以宁心，白芍敛阴和心脉，当归养血荣心经，川芎行血海，白术健脾元，半夏化痰燥湿，远志通肾交心，茯神安神定心，炙草缓中益胃，水煎温服，使脾胃调和，则痰湿自化，而心血内充，心神得养，安有语言颠倒，神情恍惚之患乎？

加味生化安神汤

【来源】《宁坤秘籍》卷中。

【别名】加味安神生化汤（《女科秘要》卷七）。

【组成】川芎二钱　当归四钱　茯苓一钱　甘草四分　干姜四分　枣仁一钱　桃仁十粒　大枣三枚

【用法】水二钟，煎六分，食远服。

【主治】产后三日内，血块未除，患妄言妄见。

调经汤

【来源】《竹林女科》卷三。

【组成】生地黄　当归各等分。

【用法】水煎服。

【主治】产后血虚，败血攻冲，邪淫于心，胡言乱语，如见异物。

远志汤

【来源】《古今医彻》卷四。

【组成】远志肉一钱　枣仁一钱半　茯神一钱　丹参一钱　石菖蒲五分　牛膝一钱半　广皮一钱　杜仲一钱　益母草一钱半

【用法】加桂圆肉五枚，生姜一片，水煎服。

【主治】产后心神恍惚，恶露未尽。

三十九、产后伤食

产后伤食，是指妇人生产后饮食不节损伤脾胃的病情。《妇科心法要诀》："产后伤食心下闷，恶食嘈杂吞吐酸。六君楂曲香砂共，呕逆痰涎二陈煎。"《客尘医话》："产后伤食，因形体劳倦，脾胃俱虚，不思食而强与之，胃虽勉受，脾难转运，食停痞满，嗳腐吞酸，必须健脾助胃，加以轻品消导之药，则食化胀平。断不可用峻剂消之，致伤元气。"

四物加六君山楂神曲汤

【来源】《陈素庵妇科补解》卷五。

【组成】归　芎　赤芍　地　参　术　陈半　甘苓　楂曲　厚朴　生姜

【主治】产后伤食发热，饮食停滞，胸痞，发热，腹胀。

【方论】产妇七日后气血旺者，或恣食肥甘及生冷坚硬等物，停滞中焦，胸胀膈闷，或作痛发热，审知是饮食所伤，当于四物药中加二陈、山楂、神曲、厚朴消食祛滞；虚者加六君。缘宿食能裹瘀血寒痰，若不急治，便有疝瘕积聚诸症。

加味平胃散

【来源】《万氏女科》卷三。

【组成】苍术（米柑水浸，焙）　厚朴（姜炒）　陈皮　香附（醋炒）　人参各一钱　炙草　生姜（焙）各五分　神曲（炒）一钱

【用法】水煎，热服。

【主治】产后伤食，腹胀，呕逆食臭，脉弦滑。

理脾汤

【来源】《古今医鉴》卷十二。

【组成】苍术（米泔浸，炒）　陈皮各一钱　厚朴（姜炒）一钱半　砂仁七分（炒）　神曲（炒）一钱　山楂（去核）一钱　麦芽（炒）一钱　干姜（炒黑）八分　甘草（炙）三分

【用法】上锉一剂。加生姜三片，水煎服。

【主治】产后停食，胸膈饱闷，身发寒热，不思饮食。

【加减】泄泻，加白术、茯苓；大便闭，加桃仁、

红花；小便闭涩，加大腹皮。

醒脾汤

【来源】《宋氏女科》。

【组成】陈皮 厚朴 甘草 神曲 砂仁 枳实 干姜 麦芽 苍术

【用法】用水二钟，加生姜三片，煎服。

【主治】产后停食，胸膈饱闷，身发寒热，不思饮食者。

【加减】如大便泄泻，加白术，茯苓；如大便闭结，加桃仁，枳壳；如小便不通，加大腹皮。

长生活命丹

【来源】《傅青主男女科》（女科）卷上。

【别名】长生活命饮（《胎产秘书》卷下）。

【组成】人参三钱

【用法】水一钟半，煎半钟，先用参汤一盏，以米饭锅焦研粉三匙，渐渐加参汤。

【功用】开胃。

【主治】

　　1.《傅青主男女科》（女科）：产后伤食。

　　2.《胎产秘书》：消导过多，绝谷难治。

【宜忌】煎参汤，用新罐或铜杓，恐闻药气要呕也。

【加减】如服寒药伤者，加姜三大片煎汤。

加味生化汤

【来源】《胎产秘书》卷下。

【组成】川芎一钱 当归二钱 山药一钱 炮姜

炙甘草各五分

【功用】温补气血，健脾助胃，养正兼消。

【主治】产后形体劳倦，脾气受伤，多食厚味，脾转运滞，痞塞嗳酸，恶食。

【加减】完谷不化，加煨肉果一个；腹中块痛，加桃仁；痛止，加白术；体虚，加人参、并审所伤何物，佐以消导药，如伤肉食，加砂仁、山楂；伤米食，加神曲、麦芽；伤冷物，加肉桂、吴萸。

长生活命丹

【来源】《女科指掌》卷一。

【组成】人参二钱 生姜二片 莲子八个 麦芽（炒）五分

【用法】锅焦饭研末，上四味水煎，每一钟调饭末三五匙服。

【功用】开胃。

【主治】产后脾虚伤食，或误服消导，大伤脾胃，不进饮食者。

误消健脾汤

【来源】《胎产辑萃》卷四。

【组成】人参二钱 白术一钱 茯苓一钱 甘草三分 川芎七分 当归二钱 腹皮四分 陈皮四分 白芍一钱 神曲一钱 砂仁（或胁腹痛，或块痛加）五分

【用法】水煎服。

【主治】产后伤食，误服消耗药多致成胀满。

【加减】如伤冷粉、梨、橘，腹内大痛，加吴茱萸一钱。

四十、产后呃逆

　　产后呃逆，是指妇人生产后胃气上逆动膈，喉间呃呃连声不能自主的病情。《验方新编》："大约产后呃逆，乃胃虚气寒症也。"《女科精要》："产后呃逆，属脾虚聚冷，胃中伏寒也。夫肺主气，五脏六腑俱禀之，产后气血并伤，脏腑皆损，风冷搏于气，则气逆上。又脾虚聚冷，胃中伏寒，因食热物，冷热之气相为冲击，使气逆不顺，则为呃逆。脾主中焦，为三焦之关，五脏之仓廪。若阴阳气虚，使荣卫之气厥逆，致生斯病。《经》云：呃，噫者，胃寒所生。然亦有中气大虚，下焦阴火上冲而致者。"病发多因产后中焦虚寒，胃气上逆所致。治宜温中散寒，和胃降逆。

丁香散

【来源】《太平圣惠方》卷七十八。

【别名】丁香豆蔻散（《医宗金鉴》卷四十七）。

【组成】丁香半两　伏龙肝一两（细研）　白豆蔻半两（去皮）

【用法】上为细散。每服一钱，煎桃仁、吴茱萸汤调下，如人行三五里再服。

【主治】

　　1.《太平圣惠方》：产后心烦，呃噫不止。

　　2.《医宗金鉴》：产后胃虚寒呃逆。

白豆蔻丸

【来源】《太平圣惠方》卷七十八。

【组成】白豆蔻三分（去皮）　桂心三分　丁香半两　陈橘皮三分（汤浸，去白瓤，焙）　诃黎勒皮三分　木香半两　吴茱萸一分（汤浸七遍，焙干微炒）

【用法】上为末，炼蜜为丸，如梧桐子大。每服二十丸，以橘皮汤送下；如人行三五里再服。

【主治】产后咳癔，心胸噎闷。

草豆蔻散

【来源】《太平圣惠方》卷七十八。

【组成】草豆蔻三分（去皮）　桃仁三分（汤浸，去皮尖双仁）　桂心半两　甘草一分（炙微赤，锉）

【用法】上为粗散。每服三钱，以水一中盏，加生姜半分，煎至五分，去滓，稍热频服。

【主治】产后气虚，心烦咳癔。

厚朴散

【来源】《太平圣惠方》卷七十八。

【组成】厚朴三分（去粗皮，涂生姜汁，炙令香熟）　丁香半两　白术三分　枳壳半两（麸炒微黄，去瓤）　草豆蔻一两（去皮）　芎䓖半两

【用法】上为细散。每服一钱，以醋汤调下，不拘时候。

【主治】产后脾胃伤冷，心胸气滞，咳噫不止。

石莲散

【来源】《妇人大全良方》卷二十二引《妇人经验方》。

【组成】石莲肉（炒）一两半　白茯苓一两　丁香半两

【用法】上为细末。每服三钱，米饮调下，不拘时候。

【主治】

　　1.《妇人大全良方》引《妇人经验方》：产后气咳噫，吐逆，心忪目晕，不思饮食。

　　2.《济阴纲目》：产后胃寒咳逆，呕吐不食，或腹作胀。

【方论】《济阴纲目》：石莲，其味甘，其性降，故能益胃清水而治呕。况加茯苓以下气，丁香以散寒，生姜佐之。

千金散子

【来源】《普济方》卷三四五。

【别名】千金散。

【组成】罂粟（米炒令黄）

【用法】上为末。用一字，熟水调下阿胶丸。

【主治】产噫。

香橘散

【来源】《女科指掌》卷五。

【组成】香附　橘核（酒炒）

【用法】上为末。每用五钱，水煎，去滓服。

【主治】产后呃逆。

加味香砂生化汤

【来源】《胎产心法》卷下。

【组成】当归二钱　川芎　白术（土炒）各一钱　制半夏八分　陈皮三分　前胡　砂仁　藿香　炮姜各四分　炙甘草五分

【用法】加生姜一片，水煎服。

【主治】产后块痛已除，呕逆不止。

右归丸

【来源】《医略六书》卷三十。

【组成】熟地五两 萸肉三两 附子一两（炮）
肉桂一两（去皮） 山药三两（炒） 茯苓一两半
沉香五钱 丁香一两

【用法】上为末，炼蜜为丸。每服三钱，乌梅汤
送下。

【主治】产后肾虚冷伏，真火不归，直冲清道，而
升降失常，故呃逆连连不止，脉沉细者。

【方论】桂暖其血以吸虚阳，茯苓渗湿和脾气，山
药益阴补脾元，丁香温胃散中宫之滞，沉香温肾
降九天之气也。炼蜜为丸，乌梅汤下，使肾暖阳
回，则伏冷自消，而真火无不归之患，清道无冲
逆之虞，自然升降如常，呃逆无不自平矣。

姜桂散

【来源】《医略六书》卷三十。

【组成】肉桂三两（去皮） 生姜一两半。

【用法】上为散，每服三钱，水煎，去滓温服。

【主治】产后呃逆，脉紧细者。

【方论】产后胃气虚寒，寒邪直入血分，故气不得
下降而呃逆不止焉。肉桂温经暖血以散寒邪，生
姜温胃散寒以和逆气。为散，水煎，使胃家温暖，
则血分之寒邪外散而气道顺利，升降如常，何呃
逆之有哉？

茹橘饮

【来源】《医宗金鉴》卷四十七。

【组成】竹茹 橘红各三钱 干柿一枚

【用法】加生姜，水煎服。

【主治】产后呃逆，发热面红，小便赤色。

和胃汤

【来源】《妇科玉尺》卷四。

【组成】丁香 半夏 枳实 白蔻仁 麦芽 川芎
当归 白芍 地黄 生姜 大枣

【用法】《中国医学大辞典》：清水煎服。

【主治】产后干呕。

香柿理中汤

【来源】《会约医镜》卷十五。

【组成】人参 白术 炙草 干姜（炮） 陈皮各
一钱 丁香二分 柿蒂二钱

【用法】水煎，温服。

【主治】产后胃虚气寒，呃逆之声上冲。

【加减】如有热证热脉，去丁香，加竹茹二钱。如
阴火上冲，加肉桂、附子各一钱，引火归源，不
致游移上逆也。

四十一、产后呕吐

产后呕吐，是以产后腹胀满闷，呕吐不定为
主要表现的疾病。《妇人大全良方》："产后腹胀满
闷，呕吐不定者何？答曰：败血散于脾胃，脾受
之则不能运化精微而成腹胀；胃受之则不能受纳
水谷而生吐逆。"本病虽症见腹胀、满闷、呕吐，
但不能以寻常治胀、止吐药治之，而宜活血化瘀，
健脾和胃。

方》，名见《圣济总录》卷一六四。

【组成】厚朴二两（炙） 白术一两（炒）

【用法】以水二升，煎取一升，分四五次服。

【主治】

1.《医心方》引《博济安众方》：产后呕逆，
不能食。

2.《圣济总录》：产后泄泻腹痛。

厚朴汤

【来源】方出《医心方》卷二十三引《博济安众

丁香散

【来源】《太平圣惠方》卷七十八。

【组成】丁香　人参（去芦头）　槟榔　白术　桂心　当归（锉，微炒）　厚朴（去粗皮，涂生姜汁，炙令香熟）　前胡（去芦头）各三分　甘草半两（炙微赤，锉）　高良姜一两（锉）

【用法】上为粗散。每服四钱，以水一中盏，加生姜半分，煎至六分，去滓温服，不拘时候。

【主治】产后脾胃气寒，心胸满闷，吐逆，四肢少力，不纳饮食。

人参散

【来源】《太平圣惠方》卷七十八。

【组成】人参一两（去芦头）　麦门冬三分（去皮，焙）　黄耆一两（锉）　桂心半两　半夏半两（汤浸，去白瓤，焙）　当归半两（锉，微炒）　厚朴二分（去粗皮，涂生姜汁，炙令香熟）

【用法】上为粗散。每服四钱，以水一中盏，加生姜半分，大枣三枚，煎至六分，去滓，不拘时候温服。

【主治】产后虚羸呕逆，饮食不下。

人参散

【来源】《太平圣惠方》卷七十八。

【组成】人参三分（去芦头）　忽鹿麻一两　红蓝花一两　生干地黄二分　葛根三分（锉）　甘草半两（炙微赤，锉）

【用法】上为粗散。每服四钱，以水一中盏，加生姜半分，煎至六分，去滓，不拘时候温服。

【主治】产后血气未和，心烦呕逆，不下饮食。

开胃散

【来源】《太平圣惠方》卷七十八。

【组成】诃黎勒皮一两半　人参一两（去芦头）　甘草半两（炙微赤，锉）

【用法】上为细散。别以半夏半分，生姜一分，薤白二七茎，以水一大盏，煎至六分，去滓，分为二服，不拘时候，调下散二钱。

【主治】产后胃气不和，呕逆不止，全不纳食。

白豆蔻散

【来源】《太平圣惠方》卷七十八。

【组成】白豆蔻（去皮）　人参（去芦头）　白术　黄耆（锉）　当归（锉，微炒）　附子（炮裂，去皮脐）　白茯苓各三分　半夏半两（汤洗七遍，去滑）　陈橘皮一两（汤浸，去白瓤，焙）　甘草一分（炙微赤，锉）　干姜半两（炮裂，锉）　川芎半两

【用法】上为粗散。每服三钱，以水一中盏，加生姜半分，大枣三个，煎至六分，去滓温服，不拘时候。

【主治】产后脾胃气寒，呕逆，不纳饮食，四肢乏力，不能运动。

诃黎勒散

【来源】《太平圣惠方》卷七十八。

【组成】诃黎勒皮三分　陈橘皮一两（汤浸，去白瓤，焙）　甘草半两（炙令微赤，锉）　桂心　当归（锉，微炒）　丁香　藿香　木香　白术　附子（炮裂，去皮脐）　干姜（炮裂，锉）各半两

【用法】上为粗散。每服三钱，以水一中盏，加大枣二枚，煎至六分，去滓稍热服，不拘时候。

【主治】产后脾胃伤冷，呕逆，不下饮食，四肢微冷，腹胁痞满。

枇杷叶散

【来源】《太平圣惠方》卷七十八。

【组成】枇杷叶半两（拭去毛，炙微黄）　红兰花一两　桂心半两　当归三分（锉，微炒）　赤芍药一分　人参三分（去芦头）　芦根三分（锉）　白术一两　枳壳半两（麸炒微黄，去瓤）

【用法】上为粗散。每服四钱，以水一中盏，加生姜半分，煎至六分，去滓温服，不拘时候。

【主治】产后血气壅滞，心烦呕逆，不下饮食。

草豆蔻散

【来源】《太平圣惠方》卷七十八。

【组成】草豆蔻（去壳）　陈橘皮（汤浸，去白瓤，

焙）当归（锉，微炒）白术　前胡（去芦头）各三分　附子（炮裂，去皮脐）人参（去芦头）木香　桂心　半夏（汤浸七遍去滑）甘草（炙微赤，锉）各半两

【用法】上为粗散。每服四钱，以水一中盏，入生姜半分，煎至六分，去滓温服，不拘时候。

【主治】产后脾胃虚寒，或时呕逆，不下饮食。

丁香丸

【来源】《圣济总录》卷一六三。

【组成】丁香（炒）半两　槟榔（锉）三分　桂（去粗皮）当归（切，焙）厚朴（去粗皮，生姜汁炙）人参　半夏（汤洗七遍去滑）各一两

【用法】上为末，生姜汁煮面糊为丸，如梧桐子大。每服二十丸，生姜、橘皮汤送下，不拘时候。

【主治】产后胃气虚冷，呕逆。

丁香丸

【来源】《圣济总录》卷一六三。

【组成】丁香　吴茱萸（醋炒）各半两　白豆蔻（去皮）桂（去粗皮）各三分　陈橘皮（去白，焙）诃黎勒（煨，去核）各一两　木香一分

【用法】上为末，研匀，炼蜜为丸，如梧桐子大。每服二十丸，桃仁、醋汤送下，不拘时候。

【主治】产后呕逆，不下饮食。

丁香散

【来源】《圣济总录》卷一六三。

【组成】丁香　枳壳（去瓤，麸炒）川芎　各半两　草豆蔻（去皮）一两　厚朴（去粗皮，生姜汁炙，锉）白术（炒）各三分

【用法】上为散，研匀。每服二钱匕，煎吴茱萸、醋汤调下，不拘时候。

【主治】

1.《圣济总录》：产后呕逆，膈脘痞闷，不思饮食。

2.《普济方》：脾胃伤冷，四肢无力，不能运动。

人参汤

【来源】《圣济总录》卷一六三。

【组成】人参　桂（去粗皮）陈橘皮（去白，焙）厚朴（去粗皮，生姜汁炙）半夏（生姜汁制）当归（切，焙）白术　藿香叶各一两　丁香半两（炒）

【用法】上为粗末。每服三钱匕，水一盏，加生姜三片，煎至七分，去滓温服，不拘时候。

【主治】产后呕逆，不进食。

人参枳壳散

【来源】《圣济总录》卷一六三。

【组成】人参半两　枳壳（去瓤，麸炒）一分

【用法】上药再以陈米二合，纸上炒熟，捣罗为细散。每服二钱匕，温水调下。

【主治】产后恶心不下食。

木瓜汤

【来源】《圣济总录》卷一六三。

【组成】木瓜（切，焙）白术　藿香叶　甘草（炙，锉）五味子　白茯苓（去黑皮）陈橘皮（去白皮）草豆蔻（去皮）人参各一两　干姜（炮）半两

【用法】上为粗末。每服二钱匕，水一盏，煎至七分，去滓温服，不拘时候。

【主治】产后呕逆，日渐成吐。

白术汤

【来源】《圣济总录》卷一六三。

【组成】白术　枇杷叶（炙，去毛）桂（去粗皮）当归（切，焙）枳壳（去瓤，麸炒）人参　甘草（炙，锉）麦蘖（炒）各一两　干姜（炮）半两

【用法】上为粗末。每服三钱匕，水一盏，煎至七分，去滓温服，不拘时候。

【主治】产后呕逆，饮食不下。

厚朴汤

【来源】《圣济总录》卷一六三。

【组成】厚朴（去粗皮，生姜汁炙） 人参 白术 白茯苓（去黑皮） 沉香（锉） 乌药（锉） 甘草（炙，锉） 藿香叶各一两

【用法】上为粗末。每服三钱匕，水一盏，煎至七分，去滓温服，不拘时候。

【主治】产后呕逆，不进饮食。

香薷汤

【来源】《圣济总录》卷一六三。

【组成】香薷 藿香叶 白豆蔻（去皮） 甘草（炙，锉） 白术 麦门冬（去心，炒） 陈橘皮（去白，焙）各一两

【用法】上为粗末。每服三钱匕，水一盏，煎至七分，去滓温服，不拘时候。

【主治】产后呕逆不止。

温中散

【来源】《圣济总录》卷一六三。

【组成】陈橘皮（去白，焙）一两半 干姜（炮）半两 白术 麦门冬（去心，炒） 甘草（炙，锉） 人参各一两 诃黎勒（炮，去核）半两

【用法】上为散。每服二钱匕，沸汤调下，不拘时候。

【主治】产后胃冷呕逆。

槟榔汤

【来源】《圣济总录》卷一六三。

【组成】槟榔（锉） 白术（切） 当归（切，焙） 桂（去粗皮） 京三棱（煨，锉） 蓬莪茂（煨，锉） 厚朴（去粗皮，生姜汁炙） 陈橘皮（去白，焙）各一两

【用法】上为粗末。每服三钱匕，水一盏，煎至七分，去滓温服，不拘时候。

【主治】产后胃气虚，呕逆不止，或吐食不纳。

藿香汤

【来源】《圣济总录》卷一六三。

【组成】藿香（去梗） 诃黎勒（炮，去核） 甘草（炙） 陈橘皮（去白，焙） 人参 白术各一两 白豆蔻（去皮） 草豆蔻（去皮） 曲各半两

【用法】上为粗末。每服三钱匕，水一盏，加生姜三片，大枣二枚（擘破），煎至七分，去滓温服，不拘时候。

【主治】产后呕逆，不下食，心腹虚胀。

大壮气丸

【来源】《普济方》卷三五五。

【组成】白术 干姜 半夏曲 桂心 当归（酒浸） 白豆蔻（焙） 丁香各半两 甘草（炙）一钱半

【用法】上为细末，炼蜜为丸，如弹子大。每服一丸，细嚼，白汤送下。

【主治】产后恶心。

抵圣汤

【来源】《陈素庵妇科补解》卷五。

【组成】白芍 半夏 泽兰 陈皮 丹皮 甘草 厚朴 苍术 桔梗 竹茹 熟地 刘寄奴 白芷 官桂

【主治】产后胸腹胀满兼呕吐者，因败血散于脾胃，脾受不能运化水谷而成腹胀，胃受不纳水谷而致呕吐；或产后中气虚，饮食过多，脾虚失健则呕吐；或产后去血过多，阳气独盛，气乖肠胃，肠胃燥涩则气逆而呕吐。

【方论】产后呕吐，自是风冷入胃，若兼胀满，非败血，即饮食所伤。白芷、官桂、寄奴佐以泽兰、丹皮能祛恶血，平胃加半夏能消食滞，桔梗载诸药于中焦，芍、熟补产后未生之新血，竹茹平胃止呕逆，自然呕止胀除。

温胃汤

【来源】《陈素庵妇科补解》卷五。

【组成】厚朴 陈皮 半夏 豆蔻 羌活 防风

香附　藿香　干姜　神曲　山楂　生姜　砂仁

【主治】产后呕吐。

【方论】妇人产后，胃气风冷，饮食停积不化，发为呕吐。治宜外散风冷，内消食积。是方以羌活、干姜祛风散寒；朴、陈、夏、蔻、藿、附、乌、砂温中行气，消磨积滞；曲楂祛胸中宿食。冷气除，食积去，则胃安，呕吐止。

加味六君子汤

【来源】《万氏女科》卷三。

【组成】六君加枳实（麸炒）五分　山楂五分　姜黄三分

【用法】生姜三片为引，水煎服。

【主治】产后伤食，呕吐腹胀。

八味理中丸

【来源】《古今医统大全》卷八十五。

【组成】白术一两（炒）　炙甘草七钱　人参　白茯苓　干姜（炒）　滑石　麦芽（炒）　神曲（炒）各五钱

【用法】上为细末，米糊为丸，如梧桐子大。每服三四十丸，食前生姜汤送下。

【功用】壮气补虚。

【主治】产后气血俱虚，汗出呕吐。

【加减】有痰，加半夏曲。

壮气丸

【来源】《宋氏女科》。

【组成】白术　干姜　半夏　当归　桂心　豆仁　丁香各五分　甘草二钱五分

【用法】上为末，炼蜜为丸，如梧桐子大。每服五六七丸，以醋汤送下。

【主治】产后恶心。

加味四君子汤

【来源】《济阴纲目》卷十三。

【组成】人参　白术　茯苓　甘草（炙）　半夏　陈皮　藿香　砂仁各等分

【用法】上锉。每服四钱，加生姜三片，大枣一枚，水煎，温服。

【主治】产后呕逆不已。

姜术散

【来源】《济阴纲目》卷十三。

【组成】白术一两二钱半　生姜一两半

【用法】上锉，作一服。酒、水各二升，煎取一升，分三服。

【主治】产后更无他疾，但多呕逆，不能食。

橘红半夏汤

【来源】《济阴纲目》卷十三。

【组成】橘皮一两　半夏　甘草（炙）各半两　藿香三两

【用法】上锉。每服五钱，加生姜五片，水煎服。

【主治】产后胃虚呕逆。

温肾止呕汤

【来源】《傅青主女科》卷下。

【组成】熟地五钱（九蒸）　巴戟一两（盐水浸）人参三钱　白术一两（土炒）　山萸五钱（蒸，去核）　炮姜一钱　茯苓二钱（去皮）　白蔻一粒（研）　橘红五分（姜汁洗）

【用法】水煎服。

【主治】妇人产后恶心欲呕，时而作吐。

转气救产汤

【来源】《石室秘录》卷六。

【组成】人参三两　麦冬三两　白术一两　当归一两　川芎三钱　荆芥一钱　桂枝三分

【用法】水煎服。一剂而喘呕吐止，便有生机，否则仍死也。

【主治】产后感太阳风邪，大喘大吐大呕。

【方论】人参夺元气于欲绝未绝之间；麦冬安肺气于将亡未亡之候；白术救脾气于将崩未崩之时；当归同参不过生血而已；荆芥仍引血归经，而兼散邪，助桂枝祛风而同入膀胱，下行而不上逆也。

全母汤

【来源】《辨证录》卷十二。

【组成】白术　人参　熟地各一钱　肉桂二钱　炮姜五分　丁香五分　山药五钱

【用法】水煎服。

【功用】止呕吐。

【主治】产后恶心欲呕，时而作吐。

加减六物汤

【来源】《胎产秘书》卷下。

【组成】川芎一钱　当归二钱　山药一钱五分　人参一钱　茯苓一钱　藿香五分　豆蔻　姜炭各四分　扁豆二钱　陈皮三分　炙甘草五分　姜二片

【主治】产后痛已除而呕不止，不纳谷者。

【加减】呕止，去豆蔻。

安胃行血汤

【来源】《胎产秘书》卷下。

【组成】芎藭一钱　当归四钱　人参一钱　桃仁十粒　姜炭　炙草各五分　藿香　砂仁各四分　姜三片（有汗勿用）

【功用】消块，温胃。

【主治】产后七日内呕吐不止，全不纳谷，血块未除。

补中和胃汤

【来源】《胎产秘书》卷下。

【别名】补中调胃汤（《产宝》）。

【组成】人参　白术　扁豆　当归各二钱　茯苓一钱　山药一钱五分　炙甘草　陈皮　炮姜各四分

【用法】水煎服。

【主治】产后呕逆，气血不足，食物不能如常。

温中和胃汤

【来源】《胎产秘书》卷下。

【组成】人参　茯苓各一钱　当归　扁豆各二钱

陈皮　炙草　丁香　藿香各三分

【用法】加生姜三片，水煎服。

【主治】产后呕逆，痛已除而呕不止，不纳谷者。

【加减】呕止，去丁香；受寒，加吴茱萸。

和中汤

【来源】《胎产心法》卷下。

【组成】人参　当归　茯苓各一钱　白术一钱五分（土炒）　扁豆二钱　丁香　藿香　陈皮各三分　炙甘草四分

【用法】加生姜一片，水煎服。

【主治】产后七日内，曾服生化汤三四帖，血块不痛，呕不纳谷。

【加减】呕吐止，去丁香；受寒，加吴萸一分。

白术丸

【来源】《医略六书》卷三十。

【组成】人参两半　白术三两（炒）　干姜两半（炒）　乌梅三两　白芍两半（酒炒）　炙草六钱

【用法】上为末，粥为丸。每服三钱，米饮煎，去滓温服。

【主治】产后吐泻烦渴，脉数弦细者。

【方论】产后脾胃两虚，寒邪袭入，不能上输下达，而吐泻并作，阴液顿亡，故烦热口渴不止焉。人参扶元，补胃气之虚；白术崇土，健脾元之弱；干姜温中散寒；炙草缓中益胃；乌梅收津液以止泄泻；白芍敛阴血除烦渴也。粥丸米饮煎，使脾健胃强，则寒自解，而清阳上奉，津液四布，安有烦渴不止，吐泻不痊乎。

调胃汤

【来源】《医略六书》卷三十。

【组成】炮附子一钱半　人参一钱半　白术（炒）一钱半　白芍（酒炒）一钱半　茯苓三钱　肉桂（去皮）一钱半　吴萸（醋泡炒）八分　炙甘草五分　川芎八分

【用法】水煎去滓，温服。

【主治】产后呕吐，脉虚细者。

【方论】产后气阳两虚，生气不振，夹恚怒而两胁疼痛，呕吐不止。附子补火扶阳以振生气，人参扶元补气以接真阳，白术健脾土止呕吐，白芍敛肝阴定胁痛，吴茱萸平肝气力能温中降逆，小川芎入血海性善活血行气，白茯苓渗湿清脾肺，紫肉桂温经和血脉，炙甘草缓中益气。水煎温服，使气阳内充，则肝阴暗复，而肝气和平，生生之气，无不振布，岂有胁痛呕吐之患乎。

平肝救血汤

【来源】《竹林女科》卷三。

【组成】当归 麦冬（去心）各一两 川芎五钱 三七（研）一钱

【用法】水煎服。

【主治】产后厥阴感邪，呕吐，两胁胀满，便血。

调中和胃汤

【来源】《女科秘要》卷六。

【组成】人参 白术 当归 扁豆各一钱 茯苓二钱 甘草 陈皮 干姜各四分 山药一钱五分

【用法】水煎服。

【主治】产后呕吐，服安胃行血汤与加味六和汤而胃和呕止痛止，但气血不行，食少者。

半夏竹茹汤

【来源】《产科发蒙》卷四。

【组成】半夏 竹茹 茯苓 伏龙肝

【用法】水一盏半，加生姜五片，煎取一盏服。

【主治】产后呕吐。

四十二、产后口渴

《女科秘旨》："凡产后口燥咽干而渴，或兼小便不利，由产时失血，或汗多所致，是无水也。"本病多为产后失血、多汗，伤津耗液，或阴虚火旺，火燥液涸所致。伤津者症见咽干口渴，治宜生津止渴；阴虚火旺者，症见消渴饮水不止，治宜滋阴降，生津止渴。

栝楼汤

【来源】《外台秘要》卷三十四引《集验方》。

【别名】瓜蒌根汤（《妇人大全良方》卷二十一引《集验》）、栝楼根汤（《医方类聚》卷二三六）。

【组成】栝楼四两 麦门冬（去心） 人参各三两 干地黄三两 甘草二两（炙） 干枣二十枚 土瓜根五两

【用法】上切。以水八升，煮取二升半，分三服。

【主治】产后渴。

【方论】《千金方衍义》：肺胃虚热，用人参、麦冬、栝楼、甘草、大枣生津止渴；地黄、土瓜根专主手太阳不能化气而致渴。

竹叶汤

【来源】《备急千金要方》卷三。

【组成】竹叶三升 甘草 茯苓 人参各一两 小麦五合 生姜三两 大枣十四个 半夏三两 麦门冬五两

【用法】上锉。以水九升煮竹叶、小麦，取七升，去滓，纳诸药更煎，取二升半，每服五合，日三次夜一次。

【主治】产后虚渴，少气力。

芦根饮

【来源】方出《经效产宝》卷中，名见《圣济总录》卷一六三。

【别名】芦根散（《普济方》卷三五三）。

【组成】芦根（切）一升 栝楼三两 人参 甘草 茯苓各三两 生麦门冬四两

【用法】水九升，煎取三升，顿服。

【主治】产后大渴不止。

人参散

【来源】《太平圣惠方》卷七十九。

【组成】人参一两（去芦头） 麦门冬一两（去心） 石膏一两 当归一两（锉，微炒） 甘草半两（炙微赤，锉） 栝楼根三分 生干地黄三分 柴胡三分（去苗） 赤茯苓三分

【用法】上为散。每服三钱，以水一中盏，加生姜半分，大枣三枚，煎至六分，去滓，不拘时候温服。

【主治】产后烦渴，体热头痛，食少。

生干地黄散

【来源】《太平圣惠方》卷七十九。

【别名】地黄散（《普济方》卷三四七）。

【组成】生干地黄一两 赤茯苓一两 麦门冬三分（去心） 葛根半两（锉） 石膏一两（细研） 甘草一分（炙微赤，锉）

【用法】上为散。每服三钱，以水一中盏，加生姜半分，大枣三枚，煎至六分，去滓温服，不拘时候。

【主治】产后烦渴壮热，不思饮食。

红蓝花散

【来源】《太平圣惠方》卷七十九。

【组成】红蓝花一两 萆麻子一两 栝楼根一两 生干地黄一两 甘草半两（炙微赤，锉） 菰根一两

【用法】上为散。每服三钱，以水一中盏，加生姜半分，大枣二枚，煎至六分，去滓，不拘时候温服。

【主治】产后烦渴不止。

栝楼根散

【来源】《太平圣惠方》卷七十九。

【组成】栝楼根一两 甘草一分（炙微赤，锉） 人参一两（去芦头） 麦门冬一两（去心） 生干地黄一两 芦根二两（锉） 赤茯苓一两 益母草一两

【用法】上为散。每服三钱，以水一中盏，加生姜半分，枣二三枚，煎至六分，去滓温服，不拘时候。

【主治】产后烦渴，体热食少。

莲子房散

【来源】《太平圣惠方》卷七十九。

【组成】莲子房二两（秋前者） 甘草一分（炙微赤，锉） 人参一两（去芦头） 麦门冬三分（去心） 芦根一两（锉）

【用法】上为散。每服三钱，以水一中盏，入生姜半分，大枣三枚，煎至六分，去滓温服，不拘时候。

【主治】产后烦渴不止。

益母草散

【来源】《太平圣惠方》卷七十九。

【组成】益母草一两 人参半两（去芦头） 黄芩半两（锉） 葛根半两（锉） 生干地黄半两 甘草半两（炙微赤，锉）

【用法】上为散。每服三钱，以水一中盏，加生姜半分，煎至六分，去滓温服，不拘时候。

【主治】产后血虚烦渴，口干心躁。

黄耆散

【来源】《太平圣惠方》卷七十九。

【组成】黄耆一两（锉） 麦门冬一两（去心） 赤茯苓一两 当归半两 甘草半两（炙微赤，锉） 生干地黄一两

【用法】上为散。每服四钱，以水一中盏，入生姜半分，煎至六分，去滓温服，不拘时候。

【主治】产后口干，烦闷心躁。

羚羊角饮子

【来源】《太平圣惠方》卷七十九。

【组成】羚羊角屑一分 竹叶三七片 小麦半合 麦门冬半两（去心） 大枣五枚 生姜一分 赤茯苓半两

【用法】上锉细和匀，分为二服。每服以水一中

盏，煎至六分，去滓温服，不拘时候。
【主治】产后心胸烦渴不解。

延胡散

【来源】《博济方》卷四。
【别名】延胡索散（《云岐子保命集》卷下）、玄胡索散（《医学纲目》卷二十一）。
【组成】延胡索 郁金 干葛 官桂（去皮） 青皮（去白） 枳壳各等分
【用法】上药以好醋浸一宿，炙干，杵为细末。每服一钱，冷橘皮汤送下。不过三服愈。
【主治】产后失血，渴不止。

干地黄汤

【来源】《圣济总录》卷一六三。
【组成】生干地黄（焙）三分 芍药 川芎 各一两 桔梗（炒）三分 丹参一两 当归（切，微炒）三分 干姜（炮裂）半两 白茯苓（去黑皮）一两半 知母（焙）半两 人参一两 葛根（锉碎）三分 甘草（炙）半两
【用法】上为粗散。每服三钱匕，水一盏，煎至七分，去滓温服，不拘时候。
【主治】产后下血过多，虚热烦渴。

石斛丸

【来源】《圣济总录》卷一六三。
【组成】石斛（去根） 牛膝（去苗，酒浸，切，焙） 泽泻 附子（炮裂，去皮脐） 桂（去粗皮） 鹿茸（酥炙，去毛） 山茱萸 山芋 肉苁蓉（酒浸，切，焙） 白茯苓（去黑皮） 杜仲（去粗皮，炙，锉） 生干地黄（微炒）各一两
【用法】上为末，炼蜜为丸，如梧桐子大。每服二十丸，煎枣汤送下，不拘时候。
【主治】产后虚渴，或脱血过多，脏腑虚渴，骨节烦热，倦怠。

地黄当归汤

【来源】《圣济总录》卷一六三。

【组成】熟干地黄（焙） 赤石脂各二两 当归（切，焙） 木占斯 地榆 黄连（去须） 白茯苓（去黑皮）各一两 天雄（炮裂，去皮脐） 黄芩（去黑心）各半两 桑耳 紫葛（锉） 麻黄（去根节） 黄耆（锉）各一两半
【用法】上为粗末。每服五钱匕，水一盏半，加生姜三片，同煎至八分，去滓温服。
【主治】产后血虚烦渴，饮食不进。

麦门冬人参汤

【来源】《圣济总录》卷一六三。
【组成】麦门冬（去心，焙） 人参 甘草（炙） 栝楼根 生干地黄（焙） 王瓜根各一两
【用法】上为末。每服三钱匕，水一盏半，煎至一盏半，去滓，食后温服。
【主治】产后虚渴引饮。

菖蒲散

【来源】《圣济总录》卷一六三。
【组成】石菖蒲 栝楼根各一两 黄连（去须）半两
【用法】上为散。每服二钱匕，以新汲水调下，一日三次。
【主治】产后津液减耗，虚渴引饮。

葛根饮

【来源】《圣济总录》卷一六三。
【组成】葛根（锉） 人参各一两 白茯苓（去黑皮）半两 桂（去粗皮）一两 甘草（炙）半两 槟榔一枚（锉） 川芎 赤芍药 麦门冬（去心，焙）各半两
【用法】上为粗末。每服三钱匕，以水一盏，煎至七分，去滓温服，不拘时候。
【主治】产后虚烦热渴。

见睍丸

【来源】《产育宝庆集》卷上。
【组成】姜黄 京三棱 荜澄茄 陈皮（去白）

高良姜　人参　蓬莪术各等分

【用法】上为末，用细切萝卜慢火煮令烂，研细，将汁煮糊为丸，如梧桐子大。每服三十丸，萝卜汤送下，不拘时候。

方中陈皮，《女科百问》作"青皮"。

【主治】产后口干烦渴，心下痞闷，因荣卫大虚，血气未定，食面太早，胃不能消化，面毒结聚于胃脘，上熏胸中所致者。

桃花散

【来源】《宣明论方》卷十五。

【组成】白及　白蔹　黄柏　黄连　乳香（另研）麝香（另研）　黄丹各等分

【用法】上为极细末。掺在疮上。二三日生肌平满。

【功用】生肌。

【主治】一切疮。

熟地黄汤

【来源】《三因极一病证方论》卷十八。

【别名】熟干地黄汤（《太平惠民和剂局方》续添诸局经验方卷九）、地黄汤（《普济方》卷三五三）、熟地黄散（《普济方》卷三五三）。

【组成】熟地黄一两　人参三两　麦门冬二两　栝楼根四两　甘草半两

【用法】上为散。每服四钱，水二盏，加糯米一撮，生姜三片，枣三枚，煎七分，去滓，食前服。

【主治】产后虚渴不止，少气脚弱，眼昏头眩，饮食无味。

红蓝散

【来源】《杨氏家藏方》卷十六。

【别名】红蓝花散（《普济方》卷三四七）。

【组成】川芎　当归（洗，焙）　蒲黄各等分

【用法】上为细末。每服三钱，水一盏，加荷叶心一片，黑豆三十粒，同煎至七分，温服，不拘时候。

【功用】调顺气血。

【主治】产后虚烦渴躁，或乳脉欲行，头昏寒热。

黄芩散

【来源】《杨氏家藏方》卷十六。

【组成】黄芩（新瓦焙干）　麦门冬（去心）各半两

【用法】上锉。每服三钱，水一盏半，煎至八分，去滓温服，不拘时候。

【主治】产后血渴，饮水不止。

瓜蒌根汤

【来源】《妇人大全良方》卷二十一引《集验》。

【组成】瓜蒌根四两　麦门冬　人参各三两　生干地黄　甘草各二两　土瓜根五两　大枣二十枚

【用法】上锉。以水八升，煮取二升半，分三服。

【主治】产后血渴。

柑皮汤

【来源】《类编朱氏集验方》卷十。

【组成】柑子皮（焙干）

【用法】上为末。每服三钱，白汤调下。

【主治】产后发渴，及经血过多，发渴者。

桃花散

【来源】《云岐子保命集》卷下。

【组成】新石灰一两　黄丹半钱

【用法】上为细末。每服一钱，渴时冷浆水调下。

【主治】产后不烦而渴。

【方论】《济阴纲目》：丹出于铅，内含真水，且以镇坠浮火，故能止渴。而石灰最为燥烈之物，何以用之，而况以产后乎？曰：不烦而渴时，用井水调下一钱，须当穷其故也。

回津丸

【来源】《普济方》卷三五三引《便产须知》。

【组成】白芍药一钱　白术二钱　泽泻　茯苓　川芎各一钱　当归二钱　五味子三钱　乌梅肉一钱

【用法】上为末，炼蜜为丸。每服二三十丸，或嚼

或熟水调下。可加甘草二钱，诃子肉一钱。

【功用】养血通气，回津补肾。

【主治】产后虚渴，去血多，津液少，肾气虚，饮无度。

当归芍药汤

【来源】《陈素庵妇科补解》卷五。

【组成】归须　生地　川芎　赤芍　丹皮　人参　甘草　天花粉　麦冬　泽泻　干姜　香附　陈皮　炒黑蒲黄

【主治】产后渴不止，由阴血去多，津液枯涸所致，病名曰血渴。

【方论】产后之渴，与伤寒常病之渴不同。产后血渴，血虚而渴也。血虚当补血，而必兼补气者，血脱则补气，气盛则血充也。是方四物而地用生，归用尾，芍用赤，补血、凉血、破血；丹皮、麦冬滋阴补水，以培天乙之源；花粉润肺止渴；泽泻引热下行；炒蒲黄以佐四物；附、陈、参、草补气行气；引以干姜，反治之义，防瘀未尽也。但其性辛热，宜临症酌用。

清心莲子饮

【来源】《陈素庵妇科补解》卷五。

【组成】毕澄茄　陈皮　甘草　川芎　赤芍　归须　香附　知母　人参　麦冬　砂仁　栝楼根　乌梅　干姜　莲子十枚

【主治】产后口干痞闷。产妇血气未充，或食面太早，毒结肠胃，或内积尤烦，外伤燥热，过食辛甘、炙煿发气之物，以致胸膈痞闷，见于上则口干咽苦。

竹叶归耆汤

【来源】《校注妇人良方》卷二十一。

【别名】竹叶黄耆汤（《医钞类编》卷十七）。

【组成】竹叶一钱半　当归一钱　黄耆二钱　白术　人参各一钱　甘草（炒）五分　麦门冬（去心）七分

【用法】水煎服。

【主治】产后胃气虚热，口干作渴，恶冷饮食者。

人参麦冬汤

【来源】《万氏女科》卷三。

【组成】人参　麦冬　生地　栝楼根　炙甘草各二钱

【用法】先取淡竹叶十片，粳米一合，煎汤一盏，去米、叶，加生姜三片，大枣二枚，煎至七分，温服。

【主治】产后去血甚多，津液内耗，胃气暴虚，顿生内热，口燥咽干而渴。

生津益液汤

【来源】《傅青主女科·产后编》卷下。

【组成】人参　麦冬（去心）　茯苓各一两　大枣　竹叶　浮小麦　炙草　栝楼根

　　方中大枣以后五味用量原缺。《胎产心法》：人参随宜，麦冬一钱二分，茯苓、瓜蒌根各一钱，甘草八分，小麦一撮，竹叶十片，枣二枚。

【主治】产妇血少多汗，内烦，不生津液，虚弱，口渴气少。

【加减】大渴不止，加芦根。

助脾益肺汤

【来源】《胎产秘书》卷下。

【组成】黄耆一钱五分　人参　麦冬各二钱　五味十粒　当归二钱　茯苓一钱五分　干葛一钱　升麻四分　炙甘草四分

【主治】产后口渴兼小便不利。

【加减】汗多，加枣仁二钱，麻黄根一钱；渴甚，生脉散代茶；大便不通，加苁蓉二钱；如产母壮盛而热剧，小便不利者，暂加知母、滑石各一钱。

人参当归汤

【来源】《女科指掌》卷五。

【组成】人参　当归　麦冬　生地　白芍　竹叶　粳米

【用法】加大枣，水煎服。

【主治】产后烦渴，因去血津虚，或食酸碱不宜之物。

千金竹茹汤

【来源】《女科指掌》卷五。

【组成】竹茹　麦冬　小麦　甘草　干葛　大枣

【用法】水煎服。

【主治】产后烦渴。

竹叶黄耆汤

【来源】《女科指掌》卷五。

【组成】竹叶　黄耆　当归　麦冬　人参　甘草

【用法】水煎服。

【主治】产后烦渴。

栝楼根汤

【来源】《医略六书》卷三十。

【组成】蒌根三两　人参一钱半　麦冬三钱（去心）　生地五钱　阿胶三钱

【用法】水煎，去滓温服。

【主治】口渴，脉虚数者。

【方论】产后血气两虚，胃家伏热不化，而消烁津液，故口渴不止，善饮善消焉。生地滋阴壮水以制火；麦冬清心润燥以生津；人参扶元补气，壮生水之源；蒌根清胃泻热，杜发渴之由；阿胶补阴益血，荣阳光之灼烁；炙草益胃缓中，资太阴之母气也。水煎温服，使胃热顿化，则血气并充，而津液得以上奉，岂有口渴不止之患乎！

加味四物汤

【来源】《医宗金鉴》卷四十八。

【组成】四物汤加花粉　麦冬

【主治】产后血虚而渴者。

止渴四物汤

【来源】《叶氏女科证治》卷三。

【组成】熟地黄　当归各二钱　白芍　川芎　知母　黄柏　茯苓　黄耆各一钱

【用法】水煎服。

【主治】产后大消渴，饮水不止，液枯火燥之极。

四十三、产后胞衣不下

产后胞衣不下，亦称息胞，是指妇人生产后胞衣不能及时自然娩出者。《普济方》："夫有产儿出胞衣不落者，世谓之息胞。由产妇初时用力太过，儿出而体已疲惫，不能更用力产胞，停顿之间，而外冷气乘之，则血道痞涩，故胞衣不出。"《绛雪丹书》："凡胞衣不下，由产母无力送胞衣；又有经停时久卧乘冷气，血道凝滞而衣不下；又有胎前素弱，血气枯涸而衣不下。"病发或因素体虚弱，中气不足，或产时用力过度，或产程过长而耗伤气血，无力送出胞衣；或素多忧郁，经脉失畅，产创出血而瘀结胞中，胞衣阻滞而不下；或产室寒温失宜，寒邪袭胞，以致气血凝滞，而胞衣不下。治宜补气养血，化瘀温经。

牛膝汤

【来源】《外台秘要》卷三十三引《集验方》。

【组成】牛膝四两　滑石八两　当归三两　通草六两　葵子一升　瞿麦四两

【用法】上切。以水九升，煮取三升，分三次服。

【功用】

1.《摄生众妙方》：滑利水道，使儿易产。

2.《实用千金方选按》：通经活血，除瘕去瘀。

【主治】

1.《外台秘要》引《集验方》：产儿胞衣不出。

2.《太平惠民和济局方》：产儿已出，胞衣不下，脐腹坚满，胀急疼痛，及子死腹中不得出者。

【宜忌】忌牛、狗肉。

千金丸

【来源】《备急千金要方》卷二。

【别名】保生丸。

【组成】甘草　贝母　秦椒　干姜　桂心　黄芩　石斛　石膏　粳米（一作糯米）　大豆黄卷各六铢　当归十三铢　麻子三合

　　　　一方用蒲黄一两。

【用法】上为末，炼蜜为丸，如弹子大。每服一丸，用枣汤送下，一日三次；产难颠倒，胞不出，服一丸；伤毁不下，产余病汗不出，烦满不止，气逆满，以酒服一丸。

【功用】养胎。

【主治】产难，胞衣不下。

【方论】《千金方衍义》：此即前甘草散之变法，甘草散方中用桂、姜、甘、麻、豆等味，为滑胎而设。此治产难胞衣不下，亦不出此，但加石斛、石膏、贝母、粳米，以清胃之上逆；秦椒以下恶气，与茱萸同为止逆下气之味。但彼用散，以利运动之机；此用丸，以祛毁伤之滞，取甘草散之变法，而为产难之变治也。

蓖麻膏

【来源】方出《本草图经》引《海上集验方》（见《证类本草》卷十一），名见《魏氏家藏方》卷十。

【组成】蓖麻子七枚

【用法】研如膏，涂脚心底子及衣，才下便即洗去，如生肠出不收，用药涂顶心，其肠即收。

《仙拈集》：捣涂，痛止便出。

【主治】

1. 《本草图经》引《海上集验方》：难产及胞衣下下。

2. 《仙拈集》：竹木入肉。

贝母丸

【来源】《太平圣惠方》卷七十七。

【别名】千金丸（《普济方》卷三五七）。

【组成】贝母（煨微黄）　甘草（炙微赤，锉）　秦椒（去目及闭口者，微炒去汗）　干姜（炮裂，锉）　桂心　粳米　石膏（细研）　黄芩　大豆黄卷　石斛（去根，锉）各一分　当归半两（锉，微炒）　大麻仁三分

【用法】上为末，用枣肉为丸，如弹子大。每服一丸，以温酒研下，不拘时候。

【主治】妇女横产，或颠倒，胞衣不出，伤毁不下，产后余病，汗出，烦满不止，少气逆满。

滑石汤

【来源】《太平圣惠方》卷七十七。

【组成】滑石　瞿麦　桂心　赤芍药　石韦　槟榔　甘草（炙微赤，锉）　葵子　赤茯苓　地榆（锉）各一分

【用法】上锉。以水一大盏半，煎至一盏，入酒一小盏，更煎三五沸，去滓，分温三服。

【主治】胞衣不出，腹内疼痛不可忍，心头妨闷，四肢昏沉，不欲言语。

牛膝散

【来源】《太平圣惠方》卷七十七。

【组成】牛膝三分（去苗）　桂心半两　芎藭三分　川朴消（《血证论》作"丹皮"）三分　当归一两半　蒲黄一分

【用法】上为粗散。每服四钱，以水一中盏，加生姜半分，生地黄一分，煎至六分，去滓，放温频服。

【主治】

1. 《太平圣惠方》：妊娠五六月堕胎，胞衣不出。

2. 《血证论》：下焦瘀血。

备急丹

【来源】《博济方》卷四。

【别名】千金备急丹（《证治准绳·女科》卷五）。

【组成】锦纹新大黄一两

【用法】上为末，用酽醋半斤，同熬成膏，如梧桐子大。每服五丸，用温醋汤送下。须臾取下。

【主治】产后恶血冲心，胎衣不下，腹中血块；及马坠内损者。

交感地黄煎丸

【来源】《太平惠民和济局方》卷九（续添诸局经验秘方）。

【别名】地黄煎丸（《鸡峰普济方》卷十六）、琥珀地黄丸（《妇人大全良方》卷十九）、交感地黄丸（《女科百问》卷下）。

【组成】生地黄（洗净，研，以布滤汁留滓，以生姜汁炒地黄滓，以地黄汁炒生姜滓，各至干，堪为末为度）　生姜（净洗，研烂，以布滤汁留滓）各二斤　延胡索（拌糯米，炒赤，去米）　当归（去苗）　琥珀（别研）各一两　蒲黄（炒香）四两

　　《女科百问》有小茴香四两。

【用法】上为末，炼蜜为丸，如弹子大。食前当归汤化下。

【主治】妇人产前产后，眼见黑花；或即发狂，如见鬼状；胞衣不下；失音不语，心腹胀满，水谷不化，口干烦渴，寒热往来，口内生疮，咽中肿痛，心虚怔悸，夜不得眠；产后中风，角弓反张，面赤，牙关紧急；崩中下血，如豚肝状，脐腹绞痛，血多血少，结为癥瘕，恍惚昏迷，四肢肿满；产前胎不安；产后血刺痛。

青麻饮子

【来源】《医方类聚》卷二二八引《王岳产书》。

【组成】青麻子枝（和叶锉）一斗（以中元节所收用最佳，不然，秋间收者亦得，着土处头一尺弃之，旧方云，未沤麻亦同其效）　小荷叶三片（亦是中元节收，晒干）　当归半两　甘草（炮）　陈橘皮　生姜（拍破）各三分

【用法】上锉，作饮子，分作四剂。每剂以好无灰酒一盏，小便一盏，煎取一盏。才产了得少时，便吃此饮子一服；若胞衣不下，服之立下；但分娩了无事，亦服此二服，保无晕绝，诸患恶滞皆下也，未入所投月，宜预收贮药料。

【功用】下诸恶滞。

【主治】诸患恶滞，胞衣不下。

冬葵子汤

【来源】《圣济总录》卷一五八。

【组成】冬葵子（炒）　牛膝（酒浸，切，焙）　木通（锉）各二两　瞿麦穗一两　桂（去粗皮）二两

【用法】上为粗末。每服二钱匕，水一盏半，煎至八分，去滓温服。以下为度。

【主治】妊娠堕胎，胞衣不出。

地黄酒

【来源】《圣济总录》卷一五八。

【别名】地黄汤（《证治准绳·女科》卷四）。

【组成】生地黄（以铜竹刀切，炒）半两　蒲黄（炒）　生姜（切，炒）各一分

【用法】上以无灰酒三盏，于银器内同煎至二盏，去滓，分三次温服，未下更服。

【主治】妊娠堕胎，胞衣不出。

泽兰汤

【来源】《圣济总录》卷一五八。

【组成】泽兰叶（切碎）　滑石（末）各半两　生麻油少许

【用法】上药以水三盏，先煎泽兰，至一盏半，去滓，入滑石末并油，更煎三沸，顿服之。未下更服。

【主治】妊娠堕胎，胞衣不出。

莽草汤

【来源】《圣济总录》卷一五八。

【组成】莽草　滑石　冬葵子（炒）各三两　瞿麦穗　牛膝（酒浸，切，焙）　当归（切，炒）各二两

【用法】上为粗散。每服三钱匕，水一盏半，煎至八分，去滓温服，以下为度。

【功用】令胞衣烂。

【主治】妊娠堕胎，胞衣不出。

雄黄散

【来源】《圣济总录》卷一五八。

【组成】雄黄（研） 香墨（研）各一钱 金箔三片 马牙消一分（研）

【用法】上为末研匀。每服一钱匕，以蜜少许，与温汤调服之；未下更服。

【主治】妊娠堕胎，胞衣不下，昏闷喘急者。

干漆散

【来源】《圣济总录》卷一五九。

【组成】干漆（碎，炒令烟尽） 当归（切，焙）一两

【用法】上为散。每服二钱匕，用荆芥酒调下，时一服。以下为度。

【主治】胞衣不出，及恶血不行。

牛膝汤

【来源】《圣济总录》卷一五九。

【组成】牛膝（去苗，酒浸，切，焙） 葵子（炒） 榆白皮（锉）各三两 生地黄汁三合

【用法】上四味，除地黄汁外，为粗末。每服三钱匕，水一大盏，入地黄汁一合，同煎至七分，去滓温服，不拘时候。

【主治】胞衣半出半不出，或子死腹中，著脊不下，数日不产，血气上冲。

牛膝饮

【来源】《圣济总录》卷一五九。

【组成】牛膝（去苗，酒浸，切，焙） 葵子各三两 榆白皮（锉） 瞿麦穗各二两

【用法】上为粗末。每服三钱匕，水一盏，生地黄一分（拍碎），同煎至七分，去滓温服，不拘时候。以下为度。

【主治】胞衣半出半不出，或子死腹中，著脊不下，数日不产，血气上冲。

牛膝散

【来源】《圣济总录》卷一五九。

【别名】牛膝煎（《仙拈集》卷二引《仁斋直指方论》）。

【组成】牛膝（去苗）一两

【用法】上锉细，以水三盏，煎至一盏半。去滓，分三次服。

【主治】

1. 《圣济总录》：胞衣不出。

2. 《仙拈集》引《仁斋直指方论》：出血觉疼，淋血不止。

芎藭散

【来源】《圣济总录》卷一五九。

【组成】芎藭 当归（切，焙）各半两 榆白皮（锉）一两

【用法】上为散。每服三钱匕，用生地黄汁温调下。未下再服，以下为度。

【主治】胞衣不出。

当归汤

【来源】《圣济总录》卷一五九。

【别名】桂枝加芍药当归汤（《云岐子保命集》卷下）、当归散（《普济方》卷三五七）、桂枝芍药当归汤（《证治准绳·伤寒》卷七）。

【组成】当归（切，焙） 芍药（锉） 桂（去粗皮）各一两

【用法】上为粗末。每服三钱匕，水一盏，煎至七分，去滓温服，不拘时候。

【主治】

1. 《圣济总录》：产后胞衣不下。

2. 《云岐子保命集》：妇人有孕伤寒，脉浮头重、自利，腹中切痛。

伏龙肝散

【来源】《圣济总录》卷一五九。

【组成】伏龙肝 蒲黄（炒，研）各一两

【用法】上为散。每服二钱匕，温酒调下，不拘时候。以下为度。

【主治】胞衣不出。

壮气益血汤

【来源】《圣济总录》卷一五九。

【别名】壮气益母汤（《胎产辑萃》卷三）。

【组成】生干地黄（焙）　人参（切）　当归（切，焙）各一两　代赭（别研）半两　木香一分

【用法】上为粗末。每服五钱匕，水一盏半，加生姜三片，大枣一枚（擘破），同煎七分，去滓，不拘时候温服。以胞下为度。

【主治】产后胎衣不下，或被风寒所侵，血气凝涩，或气力疲乏，不能运动，胞衣停息。

麦豆汤

【来源】《圣济总录》卷一五九。

【组成】小麦　小豆各一合

【用法】以水五盏，煮取二盏，去豆、麦，分二次温服。

【主治】胞衣不出。

松叶散

【来源】《圣济总录》卷一五九。

【组成】松叶（炙）　墨（细研）　紫葛各半两

【用法】上为散。每服二钱匕，温水调下，不拘时候。

【主治】产妇胞衣不下，气血冲心，迷闷欲死。

桂心汤

【来源】《圣济总录》卷一五九。

【组成】桂（去粗皮）三分　牛膝（去苗，酒浸，切，焙）一两　滑石　当归（切，焙）各三分　瞿麦穗一两　葵子（炒）二合　甘草（炙）半两

【用法】上为粗末。每服三钱匕，水一盏，加生地黄半合，同煎至七分，去滓温服，不拘时候。以下为度。

【主治】胞衣不出，胞烂。

葱　油

【来源】《圣济总录》卷一五九。

【组成】葱白三茎　麻油半合

【用法】上先研葱白汁少许，入油相和服之；未下再一服。

【主治】胞衣不出。

滑石汤

【来源】《圣济总录》卷一五九。

【组成】滑石一两　牛膝（去苗，酒浸，切，焙）一两半　当归（切、焙）　甘草（炙）各一两　葵子（炒）二合　瞿麦穗一两半

【用法】上为粗末。每服三钱匕，水一盏，煎至七分，去滓，不拘时候服。以下为度。

【主治】胞衣不出。

槐子汤

【来源】《圣济总录》卷一五九。

【组成】槐子（如无子，用枝。细切）一两　牛膝（去苗，酒浸，切，焙）一两半　木通（锉）　榆白皮（锉）　瞿麦穗各二两　麻子仁二合

【用法】上为粗末。每服三钱匕，水一盏，煎至七分，去滓温服，不拘时候。以下为度。

【主治】胞衣不出。

蒲黄散

【来源】《圣济总录》卷一五九。

【组成】蒲黄（微炒）　甘草（炙）　桂（去粗皮）　陈橘皮（汤浸去白，焙）各三分　牛膝（去苗，酒浸，切，焙）一两

【用法】上为散。每服二钱匕，温酒调下，不拘时候，以下为度。

【主治】胎死腹中，若子已出，胞衣不下，腰背痛。

瞿麦汤

【来源】《圣济总录》卷一五九。

【组成】瞿麦穗二两 牛膝（去苗，酒浸，切，焙） 桂（去粗皮） 木通（锉碎）各一两
【用法】上为粗末。每服三钱匕，水一盏，煎取七分，去滓温服，不拘时候。未下再服。
【主治】产后胞衣不出。

二圣散

【来源】《产乳备要》。
【组成】羌活 川芎各等分
【用法】上为细末。每服二大钱，酒少许，水七分，煎七沸，调服。
【功用】产前安胎。
【主治】产后恶血不尽，及胎衣不下。

夺命丹

【来源】《产育宝庆》。
【别名】夺命丸（《济阴纲目》卷十一）。
【组成】附子半两（炮，去皮脐） 牡丹皮一两 干漆一分（捣碎，炒烟尽）
【用法】上为末，酽醋一升，大黄末一两同熬成膏，和药为丸，如梧桐子大。每服五七丸，温酒送下，不拘时候。
【功用】速去衣中之血。
【主治】
　　1.《产育宝庆》：胎衣不下。
　　2.《医略六书》：脉数涩滞者。
【方论】《医略六书》：产后瘀血入胞，胞满腹胀，兼之少火不振，不能逐胞下出，势甚危急，遂成逆症。黑附子振少火以推胞下出，干漆灰破瘀血以逐胞下行，牡丹皮凉血降瘀以防血晕也。大黄膏为丸，醋煮以收之，酒下以行之，务使少火鼓舞，则瘀化气行，而胞衣自下，腹胀自退，何危迫之有哉！

血竭散

【来源】《卫生家宝产科备要》卷五。
【别名】没药散（《类编朱氏集验方》卷十引《梁氏总要方》）、夺命散（《云岐子保命集》卷下）、夺命丹（《校注妇人良方》卷十八）、血没散

（《赤水玄珠全集》卷七）。
【组成】血竭 没药（剪碎）各等分
【用法】上为细末。每服二钱，用小便合和细酒大半盏，煎一二沸，温调下。才产下一服，上床良久再服。其恶血自循下行，更不冲上。
【主治】
　　1.《卫生家宝产科备要》：产后百疾。
　　2.《云岐子保命集》：产后血晕入心经，语言颠倒，健忘失志。
　　3.《证治准绳·类方》：产后败血冲心，胸满上喘。
　　4.《医林改错》：胎衣不下。

乌金散

【来源】《鸡峰普济方》卷十六。
【组成】雄黑豆半升 生姜四两（和皮切） 黄连一两 棕榈皮六两
【用法】上药先将黑豆于铛内炒熟，次便入生姜、黄连同炒烟出，却将棕榈点火入铛烧之，烟欲绝和铛覆地上，用盆合之，出火毒一宿，来日取出为末，更入当归、蓬莪术末各一两，白面一两，同研匀，入器内密封。产后诸疾，热酒调下。如是产后两日以前，用煎过童便调下，痛甚者频服。
【主治】
　　1.《鸡峰普济方》：产后一切病。
　　2.《卫生家宝产科备要》：产后胞衣不下，或恶露不快，败血冲心，血晕狂语，不省人事，心烦躁渴，脐腹疼痛，呕吐，发热憎寒，肿满；或攻皮肤刺痛。

夺命散

【来源】《鸡峰普济方》卷十六。
【组成】芫花不以多少（用好酒浸一宿，慢火炒令黑色）
【用法】上为细末。每服二钱，食前热酒调下。
【主治】产后血迷、血晕，胎衣不下，恶血停凝，血块枕痛，脐腹绞痛；及赤白崩带，月候不定。

犀角丸

【来源】《鸡峰普济方》卷十七。

【组成】马鸣退 甘草 石膏 当归 川椒 蝉退各二两 人参 干姜 附子 川芎 藁本 白芜荑 柏子仁 白薇 白术 苍耳 白芍药各一两 桔梗三两 白芷五分 泽兰九分 食茱萸 厚朴 防风各五分 生犀半两

【用法】上为细末，炼蜜为丸，如弹子大。每服一丸，空心温酒送下。如子死在腹，兼胎不安，一丸便安；如衣不下，一丸可下；如有妊娠，临月日服一丸，至产不知痛；寒热及腹中绞痛，绕脐撮痛，呕逆气冲，心中烦闷，一丸便止；如中风兼伤寒，汗不出，以麻黄三分（去节，为末），酒煎送下一丸，汗出愈，如汗不止，只用酒下一丸，便止；肠痛积聚，朝暮进一丸；若金疮败衄，恶疮生头不合，阴中痛，月经来往不止，乍多乍少，或在月前，或在月后，不过三五丸即愈；又绝产无子，朝暮服之；

【主治】八风十二痹，寒气乳风血瘀万疾。如月经来往不止，乍多乍少，或在月前，或在月后，胎动不安，胎衣不下，子死在腹，产后恶露不尽，绝产无子；寒热，腹中绞痛，绕脐撮痛，呕逆，气冲心中烦闷；中风兼伤寒，汗不出；肠痛积聚，金疮败衄，头生恶疮不合，阴中痛；泄痢，呕逆不能食，及赤白痢。

乌金丸

【来源】《杨氏家藏方》卷十六。

【组成】斑蝥四十九枚 血竭一分（如无，更加没药半两代之） 没药半两（别研） 五灵脂半两 硇砂三钱

【用法】上为细末，用酒、醋各一升半，慢火熬成膏子为丸，如梧桐子大。每服十丸至十五丸，麝香熟酒送下，不拘时候。

【主治】产后血晕及恶露未尽，腰腹刺痛；或胞衣不下，腹胀喘满。

蒲黄黑神散

【来源】《续易简方论后集》卷二。

【组成】生熟干地黄一两半（熟者须是自蒸九遍，或二十余遍，如黑角色，不可经冷水，增秤一两，生者干秤半两） 当归（酒浸半日，焙）一两一分 肉桂（去粗皮）一两一分（不见火） 干姜（炮）一两一分 白芍药一两 甘草（炙）一两 真蒲黄（白纸衬炒）一两 附子（炮）二钱 黑豆一两半（炒，去皮）

【用法】上为细末。每服三钱匕，产后血少，小便调下；胎死腹中，温酒调服，须臾胎暖自下。

【主治】妇人产后血少，或胎死腹中，四肢冷，吐沫，爪甲青黑，或胎衣不下，血晕，口干痞闷，乍寒乍热，四肢浮肿。

【加减】产后月内不语，加独活末半钱，温酒调下；水泻不止，加干姜末半钱，清米饮调下；恶痢不止，浓煎罂粟壳汤调下；若遍身疼痛，加黄耆末半钱，温酒调下；血崩不止，加炙艾一块，如鸡子大，煎浓汤调下；呕逆恶心，浓煎人参橘皮汤调下；中风牵搐，加荆芥末半钱，仍煎荆芥汤调下；恶露儿枕，血块刺痛，加玄胡索、京三棱各半钱，酒调下；血渴不止，加蒲黄，煎葛根汤调下；心腹刺痛，加玄胡索末半钱，温酒调下；咳嗽微微汗出，加人参、白术末各半钱，生姜汤调下；小便出血及不出，加琥珀末半钱，煎木通汤调下；鼻衄，煎茅花根汤调下。

血竭膏

【来源】方出《儒门事亲》卷十五，名见《卫生宝鉴》卷十八。

【别名】血极膏（《医学纲目》卷三十四）、大黄膏（《医学入门》卷八）、将军丸（《济阴纲目》卷二）、醋大黄丸（《胎产心法》卷中）。

【组成】川大黄

【用法】上为末，醋熬成膏。就成如鸡头子大，作饼子，酒磨化之。

【主治】

1.《儒门事亲》：妇人血枯。

2.《胎产心法》：胞衣不下，恶血冲心，并腹中血块冲逆作痛；及女人干血有热，脉弦数者；亦治经闭。

催生神妙乳珠丹

【来源】《妇人大全良方》卷十七。

【别名】神妙乳砂丹（《校注妇人良方》卷十七）、催生乳香膏、乳朱丹（《玉机微义》卷四十九）、开骨膏（《本草纲目》卷五十）。

【组成】乳香（细研）

【用法】上以猪心血为丸，如梧桐子大，朱砂为衣，晒干。每服一粒，如催生，冷酒化下。良久未下，再服一粒；如大段难产时，以莲叶心蒂七个，水二盏，煎至一盏，放温化下一粒，良久未下，亦可再服；如胞浆先破，恶水来多，胎干不得卧时，须先与四物汤及通真丸补养其血气，次更浓煎葱汤，放冷如体，令坐婆洗产户，须是款曲洗，令气上下通畅，仍更用酥调滑石末涂产户里，次服此药；如胎死不下者，用黑豆三合，好醋半升，煮令豆烂，取汁一盏放温，化下药一粒，须臾便下矣，万一未下，亦可再服；若胎横逆不顺，即先服如神散，再服此药，复以此药催之。

【功用】催生。

【主治】难产。胞浆先破，恶水来多，胎干不得卧，或胎横逆不顺，及胎死不下，或胎下胞衣未下。

醋煮散

【来源】《女科万金方》。

【别名】醋煎散（《张氏医通》卷十五）。

【组成】三棱　莪术　官桂　赤芍　香附　甘草　乌药

【用法】临服加醋一匙。

《张氏医通》本方用法，通用醋炒，为散，每服三钱，空心砂糖汤调服。

【主治】

1.《女科万金方》：产后胎衣不下，血闷冲心。

2.《张氏医通》：经行少腹结痛。产后恶露不行。

【加减】血盛，加红花、当归、青皮。

红花散

【来源】《云岐子保命集》卷下。

【组成】干荷叶　牡丹皮　当归　红花　蒲黄

（炒）各等分

【用法】上为细末。每服半两，酒煎和滓温服。如胞衣不下，另用榆白皮研末煎汤，调服半两。

【主治】妇人产后血晕，胞衣不下，血崩，月事不调，及远年干血气。

半夏汤

【来源】《云岐子保命集》卷下。

【组成】半夏曲一两半　桂七钱半（去皮）　大黄五钱　桃仁三十个（去皮尖，炒）

【用法】上为细末，先服四物汤三两服，次服半夏汤三钱，加生姜三片，水一盏，煎去三分。食后如未效，次服下胎丸。

【主治】胎衣不下，或子死腹中，或血冲上昏闷，或暴血下，及胞干而不能产者。

下胎丸

【来源】《云岐子保命集》卷下。

【组成】半夏　白蔹各二两

【用法】上为细末，滴水为丸，如梧桐子大。每服二三丸，食后用半夏汤送下，续渐加至五七丸。

【主治】胎衣不下，或子死腹中，或血冲上昏闷，或血暴下，或胎干而不能产。

牛膝汤

【来源】《世医得效方》卷十四。

【别名】难产夺命方（《绿竹堂方》卷一）、牛膝归尾汤（《妇科玉尺》卷三）。

【组成】牛膝（酒浸）　瞿麦各一两　滑石二两　赤小豆二合半　当归（酒浸）　木通各一两半　葵子一两二钱半

【用法】上锉散。每服三钱，水二盏煎，不拘时服。

【主治】产儿已出，胞衣不下，脐腹坚胀，急痛甚，及子死腹中不得出者。

如圣膏

【来源】《普济方》卷三五六。

【别名】如圣散。

【组成】蓖麻子七粒（去壳）

【用法】上细研成膏。涂脚心。

【功用】速下胞衣。

【主治】难产，胞衣不下，及死胎。

丹砂散

【来源】《普济方》卷三五六。

【组成】葵子　阿胶（炒）　牛膝（酒浸）　当归（切，焙）各三分

　　　本方名丹砂散，但方中无丹砂，疑脱。

【用法】上为散。每服五钱，温酒调下。

【功用】令胞烂。

【主治】胞衣不出。

大阿胶丸

【来源】《普济方》卷三四三。

【组成】阿胶（炙令燥）　冬葵子（炒）　牛膝（酒浸，切，焙）　当归（切，焙）各三钱

【用法】上锉。每服三钱，以水一盏半，煎至八分，去滓温服。以下为度。

【主治】妊娠堕胎，胞衣不出。

走马催生丹

【来源】《普济方》卷三五六。

【组成】光明辰砂一两（研）　麝香（研）一钱　桃柳嫩苗各七茎（如无取皮，须是向东方妙，取向东方者）　雄蛇蜕一条（首尾全者，树上蜕者，是雄，不然只取中间五寸，烧烟欲尽，急速取出，用瓷器盆盖于地上，周围用湿土围之，良久取出，为末）

【用法】辰砂、麝香研极细，以桃柳嫩苗与上二味同研细，却入蛇蜕灰，又研匀，糯米饭为丸，如胡椒大，朱砂为衣，晒干。难产者，每服一丸，淡醋汤送下。不久产下，便于儿手内取丸药，男左女右，手中把出。

【主治】难产危急，横生逆产，子死腹中，胎衣不下。

滑石汤

【来源】《普济方》卷三五七。

【组成】滑石　瞿麦　桂心　赤芍药　石韦　槟榔　甘草（炙微赤）　葵子　赤茯苓　地榆（锉）各一两

【用法】上锉。以水一大盏半，煎至一盏，入酒一小盏，更煎三五沸，去滓，分温三服。

【主治】胞衣不出，腹内疼痛不可忍，心头妨闷，四肢昏沉，不欲言语。

大当归汤

【来源】《医方类聚》卷二二九引《仙传济阴方》。

【组成】川当归半两　地黄　川芎　白茯苓　赤芍药　甘草　熟枳壳各半两　桂心一钱半

【用法】上每服三钱，水一盏，煎七分，入滴乳香末一字，煎一沸，温服，不拘时候。

　　　儿身已下，而胎衣未即来，且须断带以物系之，进黑神散及夺命丹并此药。如儿已下，腹尚满，仍服小黑神散打醋炭，调和胃气，无令粥食缺少，如能饮者，少与酒亦佳，不可过多，乳香汤亦可。

【主治】因惊动稍早，与催生药急，以致临产腹虽趁痛，生理未顺，破水已行，血道凝滞，经一二日不下。

三退饮

【来源】《医学正传》卷七。

【别名】三退散（《古今医统大全》卷八十五）。

【组成】蛇退一条（全者）　蚕退纸一方　蝉退四十九个

【用法】用瓷瓶盛，烧存性，细研。顺流水调服。

【主治】胎衣不下。

培荣滑胎散

【来源】《陈素庵妇科补解》卷四。

【组成】当归二两　川芎一两　熟地　白芍（酒炒）一两　丹参一两　肉桂一钱　生芝麻三钱（生捣）　益母草二两　冬葵子（研）二钱　广皮

一钱 香附（酒炒）一钱

【用法】浓煎恣饮，再煎葱酒熏洗产户，令气通畅。

【功用】大补气血以助浆血。

【主治】沥浆生。胞破浆水先来，或一二日，或二三日，胎竟不下。

【方论】此时孕妇且惊且惧，气结体疲，惟大补气血，以助其精神，逐瘀行血，和气滋营，产妇精神充足，仍可坐草。努力不能，血枯干闭。是方四物以大补阴血，丹参逐瘀生新，益母和营养血，冬葵、芝麻以滑胎，广皮、香附以破滞，肉桂辛热，使药性直入血分，引热下行，庶几有补于万一云尔。

逐瘀夺命丹

【来源】《陈素庵妇科补解》卷五。

【组成】益母草 白芷 泽兰 甘草 冬葵子 生地 丹皮 干姜 官桂 当归 附子 赤芍 南星 苏木 牛膝

【主治】产后儿已生，而胞衣不下，或儿生后，产母体疲，不能复用力，经停之间，外冷乘之，则血道阻涩或恶血流入胞中，衣为血所胀满，故胞衣不下也。

【方论】是方姜、桂、附子辛热以逐瘀；苏木、归尾以行血；白芷、南星之燥，可以束胞中之水；冬葵、牛膝之滑利下行，可以使胞速下；益母、泽兰、芎、归、生地、丹皮、赤芍又能行血、养血、破血，胞中无瘀血填塞，则自下矣。

【验案】

1. 不孕症 《陕西中医》（1986，10：453）：张某，女，32岁。1983年4月30日诊。婚后七年未曾受孕，症见经期小腹冷痛，先后不定期，经量少色紫，夹有血块，面色不华，头痛唇干，心悸气短，腰酸肢冷，白带淋漓，舌黯苔白，脉细涩。辨证为瘀阻胞宫，寒凝脉络，气血两虚，津不上承。治宜活血化瘀，温宫通络，养血滋阴，益气调经。予本方加减化裁。处方：泽兰、益母草、当归、苏木、牛膝、赤白芍、冬葵子、生熟地、党参各10克，白芷、官桂、制附片、干姜、丹皮、甘草各6克，三剂。药后白带减少，经期小腹冷痛好转，诸恙亦有减轻，效不更方，守原方继进五剂。三诊诸症愈其大半，仍嘱原方连服七

剂。四诊诸恙悉除，按原方略具增损还服七剂，以资巩固，后即怀孕得子。

2. 闭经 《陕西中医》（1986，10：453）：范某，女，18岁。1984年7月15日诊。于田间农活时，月经适来，突遇雨淋，回家后即感全身不适，继而畏寒发热，经治已愈。但月经未潮已半年。妇检未孕，诊为闭经。症见小腹冷痛，白带较多，形若蛋清，纳谷不香，有时恶心，头痛腰酸，舌黯红，苔薄白，脉沉涩。证属寒凝经脉，瘀滞胞宫。治应祛寒通经，逐瘀温宫。用本方化裁主治。处方：制附子、干姜、当归、泽兰、益母草、冬葵子、炒赤芍、苏木、川牛膝各10克，官桂、白芷、丹皮、制南星、甘草各6克，熟地20克，三剂。药后小腹冷痛轻，白带少，纳谷香，仍守原方连服五剂，闭经遂通。

返魂丹

【来源】《丹溪心法附余》卷二十一。

【别名】益母丸、济阴丹（《女科指掌》卷四）。

【组成】野天麻（一名益母草，方梗，四五月节间开紫花时，采花叶子，阴干）半斤 木香五钱 赤芍药六钱 当归七钱

【用法】上为细末，炼蜜为丸，如弹子大。每服一丸，子死腹中，冷痛，小便流出，腹胀四肢冷，爪甲青，用童便、酒和匀，煎沸化下；产后恶血不尽，脐腹刺痛，童便和酒化下；产时面垢颜赤，胎衣不下，败血自下如带，或横生不顺，心闷欲死，童便、薄荷自然汁和匀化下，盐酒亦可；产后三四日，起卧不得，眼暗生花，口干烦躁，心乱见鬼，不省人事，童便、酒、薄荷汁送下；产后烦渴，呵欠，不思饮食，手足麻疼，温米饮送下；产后浮肿，气喘，小便涩，咳嗽，恶心，口吐酸水，胁痛无力，酒送下；产后寒热如疟，脐腹作痛，米汤送下，桂枝汤亦可；产后中风，牙关紧急，半身不遂，失音不语，童便和酒送下；产后大便秘，心烦口渴，童便、酒化下，薄荷自然汁亦可；产后痢疾，未满月食冷物，与血相击，或有积，枣汤化下；产后身体百节疼痛，温米饮送下；产后崩中漏下，或伤酸物，状如鸡肝，脊背闷倦，糯米秦艽汤送下，桂枝汤下亦可；产后食热面，壅结成块，四肢无力，睡后汗出不止，

月水不调，久成骨蒸劳，童便和酒送下；产后呕逆虚胀，酒送下；产后鼻衄，口干舌黑，童便、酒送下；产后赤白带下，秦艽同糯米煎汤送下。

【功用】产前清热养血，产后推陈致新。

【主治】子死腹中，冷痛，小便流出，腹胀，四肢冷，爪甲青；产后恶血不尽，脐腹刺痛；产时面垢颜赤，胎衣不下，败血自下如带，或横生不顺，心闷欲死；产后三四日起卧不得，眼暗生花，口干烦躁，心乱见鬼，不省人事；产后烦渴呵欠，不思饮食，手足麻疼；产后浮肿气喘，小便涩，咳嗽，恶心，口吐酸水，胁痛无力；产后寒热如疟，脐腹作痛；产后中风，牙关紧急，半身不遂，失音不语；产后大便秘，心烦口渴；产后痢疾，未满月食冷物，与血相击，或有积者；产后身体百节疼痛；产后崩中漏下，或伤酸物，状如鸡肝，脊背闷倦；产后食热面，壅结成块，四肢无力，睡后汗出不止，月水不调，久成骨蒸劳；产后呕逆虚胀；产后鼻衄，口干舌黑；产后赤白带下。

夺命丸

【来源】《古今医统大全》卷八十五。

【别名】夺命丹（《灵验良方汇编》卷三）。

【组成】牡丹皮八钱　干膝　黑附子　当归尾各三钱　大黄（为末，好醋熬膏）八钱

【用法】上为末，以大黄膏同鸡子白捣匀为丸，如梧桐子大。每服五十丸，酒急吞下。即下。

【主治】产妇血寒凝滞，胎衣不下。

归尾牛膝汤

【来源】《古今医统大全》卷八十五。

【组成】当归尾二钱　川牛膝五钱（酒洗）　木通五钱　滑石四钱　冬葵子二钱半

【用法】水煎，连服二剂。

【主治】胎衣不下。

如圣膏

【来源】《医学入门》卷八。

【组成】巴豆十六个　蓖麻子四十九个　麝香二钱

【用法】共捣如泥，摊绢帛上。如胎死腹中，贴脐上一时，产下即时揭去；如胞衣不下，贴脚心，胞衣下即洗去。若稍迟肠便出，即以此膏涂顶上即入。

【主治】胎死腹中，胞衣不下。

红花酒

【来源】《医方考》卷六。

【组成】红花一两（炒）

【用法】清酒五爵，沃之温服。

【主治】产妇胞衣不下。

【方论】胞衣不下者，气弱而瘀血盈于胞也。故用清酒壮其气，红花败其瘀。

催生散

【来源】《万病回春》卷六。

【组成】白芷　伏龙肝　百草霜　滑石各等分　甘草减半

【用法】上为细末。用川芎、当归煎汤，入酒、童便各少许，调前末服之。二次立效。

【主治】难产并胞衣不下。

脱衣散

【来源】《万病回春》卷六。

【组成】川牛膝三钱　归尾二钱　木通三钱　滑石四钱　冬葵子二钱半　枳壳二钱

【用法】上锉。水煎，热服。

【主治】胞衣不下。

破血红花散

【来源】《郑氏家传女科万金方》卷四。

【组成】红花　归尾　赤芍　肉桂　枳壳甘草各一钱　人参六分　葳灵仙七分

【用法】上锉。加生姜三片，水煎，热服。如不下，加酒一钟，再服一帖，立下。

【主治】胞衣不下。

加桂芎归汤

【来源】《济阴纲目》卷十一。

【组成】川芎 当归各二钱 官桂四钱

【用法】上锉一服。水煎服。

《医略六书》本方用当归三钱，余各作一钱半，水煎去滓，入蜜三匙，煎沸温服。

【主治】产母元气虚薄，胎衣不下。

【方论】《医略六书》：方中当归养血以润胞衣，川芎活血以行血气，官桂温经暖血、以通闭涩也。水煎入蜜，使经气润泽则沟满渠通，而胞衣无干涩之患，无不随药势而下出矣。

小营煎

【来源】《景岳全书》卷五十一。

【组成】当归二钱 熟地二三钱 芍药（酒炒）二钱 山药（炒）二钱 枸杞二钱 炙甘草一钱

【用法】水二钟，煎七分，食远温服。

【功用】

1.《景岳全书》：专补真阴；培养气血；滑胎。

2.《妇科玉尺》：临月服之易生。

【主治】

1.《景岳全书》：三阴亏弱，血虚经乱，无热无寒，经期腹痛，痛在经后者；妇人体本虚而血少，产后腹痛；产后阴虚发热，必素禀脾肾不足及产后气血俱虚，其证倏忽往来，时作时止，或昼或夜，进退不常，或精神困倦，怔忡恍惚，但察其外无表证，而脉见弦数，或浮弦豁大，或微细无力，其来也渐，非若他证之暴至者。

2.《妇科玉尺》：血亏则涩而难产；胎衣不下。

【加减】如营虚于上而为惊恐、怔忡不眠、多汗者，加枣仁、茯神各二钱；如营虚兼寒者，去芍药，加生姜；如气滞有痛者，加香附一二钱，引而行之。

灵效散

【来源】《丹台玉案》卷五。

【组成】花蕊石一两 硫黄四两（入罐，盐泥封固，煅过）

【用法】上为末。每服一钱，滚汤下。

【主治】胞衣不下。

送胞汤

【来源】《傅青主女科》卷下。

【别名】送胎汤（《辨证录》卷十二）。

【组成】当归二两（酒洗） 川芎五钱 益母草一两 乳香一两（不去油） 没药一两（不去油） 芥穗三钱（炒黑） 麝香五厘（研，另冲）

【用法】水煎服。

【主治】正产胞衣不下，心烦意躁，时欲昏晕。

【方论】《辨证录》：此方以当归、川芎补其气血，以荆芥引气血归经，用益母草、乳香等药逐瘀下胎。新血既长，旧血难存，气旺上升，瘀浊自然迅降无留滞之苦也。

生化汤

【来源】《傅青主女科·产后编》卷上。

【组成】全当归一两 川芎三钱 白术一钱 香附一钱

【用法】水煎服。

【主治】产后气虚，胞衣不下，腹必胀痛。

【加减】加人参三钱更妙。

加味佛手散

【来源】《辨证录》卷十二。

【组成】当归二两 川芎一两 益母草五钱 乳香末一钱 败龟版一具

【用法】水煎服。

【主治】胞衣不下。

加味补血汤

【来源】《辨证录》卷十二。

【组成】黄耆二两 当归一两 升麻五分 益母草三钱

【用法】水煎服。

【主治】妇人气虚，产后五六日，胞衣留于腹中，经治仍胞衣不下，又无烦躁昏晕之状者。

逐衣汤

【来源】《郑氏家传女科万金方》卷四。

【组成】三棱　蓬术　官桂　赤芍　香附　甘草　乌药

【用法】用好醋一蛤蜊煎服。

【主治】妇人产后胞衣不下，血闷冲心。

黑龙散

【来源】《郑氏家传女科万金方》卷四。

【组成】归尾　赤芍　肉桂　干姜　黑豆　蒲黄　甘草　生地

【用法】加童便、酒各半盏煎。或加红花、苏木、香附。

【主治】新产胞衣不下，及血晕不省人事，腹中刺痛，败血攻心，痞满神昏，或眼闭口噤，或语言狂妄、困顿垂死者。

夺命丹

【来源】《郑氏家传女科万金方》卷四。

【组成】大附子（炮，去皮）五钱　丹皮　大黄末各一两

【用法】上为末，将大黄末醋熬成膏，每两作八丸。姜汁和酒磨下。

【主治】血入胞衣，胀满不下。

如圣膏

【来源】《郑氏家传女科万金方》卷三。

【别名】如圣散（《胎产秘书》卷下）。

【组成】蓖麻子二两（去壳）　雄黄二钱

【用法】将二味研成膏，涂产母右足底下，才下即洗去。

【主治】难产及死胎不下，或胎衣不下。

异授金兔丹

【来源】《救产全书》。

【组成】兔皮（连毛，烧存性）

【用法】上为极细末，米糊为丸，如芡实大，金箔为衣。每服一丸，以无灰黄酒送下。如再不下，再服一丸。

【主治】妇人难产，及胞衣不下者。

乌金散

【来源】《胎产秘书》卷下。

【组成】乌金子（即黑豆）　紫葳（即凌霄花）大蓟根　小蓟根　当归　肉桂（去皮）　血余（无病者，烧存性）　蒲黄　木香　青皮　赤芍　皂荚（不蛀者，烧存性）　蚕蜕纸（烧存性）　棕毛（煅）各五钱　红花一两　川乌一枚（生用）五钱　辰砂少许　血竭少许

【用法】上除烧灰者另研外，共为细末，入烧灰药研匀。每服一钱，姜汤或酒调下，甚至一日三剂。

【主治】产后十八症：一、难产；二、胞衣不下；三、死胎不下；四、眼目昏花；五、口干心闷；六、寒热如疟；七、咳嗽寒热不定；八、败血如肝；九、败血入四肢浮肿；十、失音不语；十一、血邪癫狂言语；十二、心腹痛；十三、百节酸疼；十四、舌干津枯，鼻中出血，绕项生疮；十五、腰疼如角弓；十六、小便短缩；十七、喉苦蝉声；十八、胸膈气满，喘逆不食。

资生汤

【来源】《女科指掌》卷五。

【组成】全当归三钱　真川芎二钱　炮姜炭一钱炙甘草五分　牡丹皮一钱　山楂肉二钱　鲜红花八分　白茯苓一钱　黑豆三十粒（炒令热透，以酒少许沃之）

【用法】水煎服。

【功用】祛瘀生新，产后调护。

【加减】胞衣不下，加木通、牛膝；血晕，加花蕊石、泽兰、童便；中风，加独活、荆芥、黑豆；恶露不下，加苏木、桃仁、桂；不语，加石菖蒲、北细辛；腹痛，加五灵脂、延胡、肉桂；心痛，加蒲黄、五灵、延胡；血不止，加荆芥、白芷（俱炒黑）；头痛，加荆芥、细辛、葱白；胁痛，加青皮、赤芍、木香；腰痛，加杜仲、续断、补骨脂；乍寒乍热，加肉桂、柴胡；脚膝痛，加牛

膝、威灵仙；口干，加麦冬、生地；虚肿，加陈皮、防己；泄泻，加木香、车前子；呕吐，加藿香、生姜；遍身痛，加羌活、秦艽；虚汗，加黄芪、浮麦；惊悸，加远志、朱砂；虚脱，加人参、附子。

【方论】 妇人以血为本，故多用四物。熟地黄泥膈、白芍酸寒，故产后只用芎归二味为君；炮姜、茯苓除产后虚热为臣；红花代桃仁破血力缓，丹皮消瘀除热为佐；山楂消肉积、除血瘕、止儿枕痛，且能消食，甘草和中补土为使。全方祛瘀生新，为产后调护之主方。

蛇蜕乌金丸

【来源】 《胎产心法》卷中。

【组成】 蛇蜕一条

【用法】 香油灯上烧研，入麝香为末。童便调服。或加蕲艾、苏木各一钱，麦芽末打糊为丸，名为乌金丸。遇有难产及死胎不出，俱童便服之。亦有单用蛇蜕，酥炙为末，童便调下一钱匙者。

【主治】 胞衣不下。

消衣神应方

【来源】 方出《绛囊撮要》，名见《卫生鸿宝》卷五。

【组成】 无名异三钱

【用法】 上为末，以鸭蛋白调匀碗贮，次用老醋一茶杯，热滚和药同服。胎衣即缩，如秤锤样下来。如不下，再服一剂。

【主治】 胞衣不下。

牛膝汤

【来源】 《叶氏女科证治》卷三。

【组成】 延胡索五钱　牛膝　当归各三钱

【用法】 酒煎服。

【主治】 胞衣不下。

下胞煎

【来源】 《仙拈集》卷三。

【组成】 当归　牛膝各五钱　芒消二钱

【用法】 酒煎服。

【主治】 胞衣不下。

牛膝芒消汤

【来源】 《妇科玉尺》卷三。

【组成】 牛膝　芒消　当归　红花　桃仁

【用法】 酒煎服。

【主治】 胞衣不下。

世秘资生丹

【来源】 《宁坤秘籍》卷上。

【组成】 归身（酒洗）　川芎（酒洗）　香附米（去毛，醋炒，忌铁器）　苍术（米泔水浸，炒）玄胡（炒）　蒲黄（炒）　白茯苓（去皮）　桃仁（去皮尖）　淮熟地（酒蒸净）各一两　山茱萸（去核）　地榆（酒洗）　五灵脂（醋浸，瓦焙）羌活　甘草（炙）　白芍（酒炒）　人参　陈皮牛膝（去芦）各五钱　三棱（醋浸透，纸包煨）五钱　白术（土炒）　青皮　木瓜各三钱　良姜四钱　乳香（去油）　没药（去油）　木香各一钱天台乌药一钱五分　益母草一两五钱（忌铁器）阿胶（蛤粉炒成珠）八钱

【用法】 上药各制净，为极细末，用大黄膏为丸，如弹子大。每服一丸，临用擂为细末，好酒调服，不拘时候。

大黄膏：锦纹大黄一斤（去黑皮，为极细末），苏木三两（劈碎，河水五碗，熬取三碗），红花三两（炒黄色，入好酒一大壶，同煮五六碗去滓存汁），另黑豆三升，用河水熬汁三碗。先将大黄末入锅内，用米醋五碗搅匀，熬至滴水成珠，又下醋四五碗熬，如此三次，取膏，即入红花酒、苏木汤、黑豆汁搅开，大黄膏再熬成膏取出，瓦盆盛之。

【主治】 子死腹中，胞衣不下，难产，产后血晕，口干心烦，寒热如疟，四肢浮肿，烦躁癫狂，失音不语，泻痢脓血，百节酸痛，小便尿血，崩中漏下，胸膈气呕逆不定，咳嗽，喉中似蟾鸣。或产后小便赤涩，大便滞迟不通。或经行腹痛，经闭。月经不调。

川归汤

【来源】《宁坤秘籍》卷上。

【组成】川芎二钱　当归一钱　益母草二钱

【用法】取汁，和老酒煎服。即下。

【主治】身弱血少，水干而胎衣不下。

破灵丹

【来源】《宁坤秘籍》卷上。

【组成】红花　苏木各五分

【用法】无灰酒煎服。

【主治】妇人身弱，血少水干，胎衣不下，瘀于小腹者。

【宜忌】若面色青黄，指甲红色，其子久生，不可轻用破灵丹。

加味五苓散

【来源】《会约医镜》卷十五。

【组成】白术　茯苓各三钱　泽泻　猪茯苓　桂各二钱

【用法】半酒半水（水须顺流取之），煎就，加朴消四钱，再煎二三沸，热服。

【主治】子死腹中；胞衣不下。

含阳散

【来源】《产科发蒙》卷三。

【组成】蝮蛇（烧存性）　云母　鹿角（烧存性）各一钱　麝香二分

【用法】上为细末。每服一二钱，海萝搅调顿服。

【主治】胞衣不下者。

桂芎当归散

【来源】《产科发蒙》卷三。

【组成】当归　川芎　芍药　地黄　桂枝各二钱　牛膝五分

【用法】加生姜，水煎，温服。

【主治】妇人产后胞衣不下。

见龙散

【来源】《产科发蒙》卷三。

【组成】云母　百草霜　白芷　乌龙尾　麝香

【用法】上为细末。每服一二钱，温酒送下；海萝汤亦可。

【主治】难产及胞衣不下。

救产益母丸

【来源】《履霜集》卷二。

【别名】救产丸。

【组成】益母草八两　香附四两（盐、醋、酒、童便制）　苍术四两（米泔浸，炒）　泽兰叶四两　桃仁四两（去皮尖，麸炒，双仁勿用）　延胡四两（酒炒）　当归二两　川芎二两　牛膝二两（俱酒炒）　炙草二两

【用法】上为末，大黄膏为丸，每丸晒干重二钱，收用。每服一丸，用黄酒送下。若子死腹中，产母腹冷胀疼，上则口角呕沫，下则小便流血，手足冰冷，指甲青黑，急以车前子一钱（去壳，炒香）研末，同丸热酒服之。

【主治】产难，横生倒产，胎衣不下，并产后血晕眼花，言语错乱，心闷口干，寒热似疟，四肢浮肿，癫狂不语，泻痢腹疼，大小便闭结，下血如涌，胸膈气满，呕吐不安，咳嗽喉中似蝉声，面黄舌干，鼻中流血，遍身生黑点血斑。

回生保命黑龙丹

【来源】《良方集腋》卷下。

【组成】五灵脂二两（净）　川芎二两　大生地二两　良姜二两　全当归二两（上五味入砂罐内纸筋盐泥封固，煅红候冷，取出研细，再入后药）　百草霜三钱　生硫黄二钱　真血珀二钱　乳香二钱　花蕊石二钱

【用法】后五味为细末，同前药和匀，米醋煮面为丸，如弹子大。每临服用炭火煅药通红，投生姜自然汁内浸碎，以无灰酒童便调下。不过二服神效。

【主治】

1.《良方集腋》：产后瘀血沉入心脾间，命在

垂危。

2.《寿世新编》：产患及胞衣不下，血迷血晕，不省人事，危急恶候垂死者。

牛膝煎

【来源】《不知医必要》卷四。

【组成】当归三钱　川芎二钱　牛膝（盐水炒）二钱　蒲黄一钱五分　肉桂（去皮，另炖）一钱　朴消三钱　丹皮一钱

【用法】加生姜二片，煎好，入朴消，再煎三四沸服。

【主治】胞衣不下，腹中胀急。

四十四、产后玉门不闭

产后玉门不闭，又名产门不闭、阴门不闭、产门不合，是指产后阴道外口不能闭合的病情。《产科发蒙》："产后玉门不闭者，因难产强努力，或死胎不娩，以回生术救之后，玉门错和，气血失运行，而不能括缩，致不知小便漏出也。"《邯郸遗稿》："产后玉门不闭，此乃气虚不足也。"玉门不闭，又常常引起阴挺，因此，二者是所治，可互为参考。

石灰汤

【来源】方出《证类本草》卷五引《肘后备急方》，名见《产科发蒙》卷四。

【组成】石灰一升（熬之）

【用法】以水二斗，投灰中，适寒温，入水中坐，须臾更作。

【主治】产后玉门不闭。

败龟散

【来源】《普济方》卷三五七。

【组成】紫浮萍草（阴干）半两　败龟半两（醋炙酥）

【用法】上为末。每服二钱，空心温酒或汤调下，甚者不过数服。

【主治】妇人产后肠出不收。

当归益荣散

【来源】《陈素庵妇科补解》卷五。

【组成】当归　黄芩　牡蛎　赤芍　防风　龙骨　陈皮　蛇床子　白芷　黄耆　川芎　生地　升麻　甘草

【主治】妇人元气素弱，胎前失于调养，产后去血太多，肝脏少血，不能摄血束筋，产后七日外，玉门不闭；兼治阴脱、阴挺。

【方论】产后玉门不闭与阴脱各不相同。总由血虚筋骨懈弛，一者外不能闭，一者内不能系。阴脱，当大补药中兼升提；玉门不闭，当大补药中加敛涩。升提之药，防风、升麻之属；收敛之药，龙骨、牡蛎之类。蛇床子兼暖子宫，补命门，四物补阴血，参、耆、陈、草补卫气。脱者升之，弛者敛之，虚者补之，虚寒者温而补之。至于阴脱之症，或肿痛，或淋沥，则方中有防风、地榆、白芷、黄芩之药为佐使也。

加味逍遥散

【来源】《内科摘要》卷下。

【别名】八味逍遥散（《医学入门》卷八）、加味逍遥饮（《审视瑶函》卷五）、丹栀逍遥散（《方剂学》）。

【组成】当归　芍药　茯苓　白术（炒）　柴胡各一钱　牡丹皮　山栀（炒）　甘草（炙）各五分

【用法】水煎服。

【功用】《赵炳南临床经验集》：疏肝清热。解郁和营。

【主治】《女科撮要》：妇人初产，阴门肿胀，或欣痛而不闭；血虚火燥，产后大便不通。

【宜忌】《北京市中药成方选集》：忌气恼、劳碌。

【验案】产后阴门不闭　《女科撮要》：产妇阴门不闭，小便淋沥，腹内一物，攻动胁下，或胀或痛，

用加味逍遥散加车前子而愈。

三物汤

【来源】《杏苑生春》卷八。
【组成】荆芥　藿香　臭椿皮各等分
【用法】上锉。煎汤熏洗。
【主治】产后子宫不收。

补元汤

【来源】《丹台玉案》卷五。
【组成】人参三钱　川芎　熟地　白术　紫河车　白芍各一钱二分　五味子　升麻各三分
【用法】加大枣十枚，水煎去滓，不拘时服。
【主治】产后产门不闭。

加味芎归汤

【来源】《傅青主女科·产后编》卷上。
【组成】人参二钱　黄耆一钱　当归二钱　升麻八分　川芎一钱　炙草四分　五味子十五粒
【主治】产后子宫不收，产门不闭。
【加减】再不收，加半夏八分，白芍八分（酒炒）。

两收汤

【来源】《傅青主女科》卷下。
【别名】两收丹（《辨证录》卷十二）。
【组成】人参一两　白术二两（土炒）　川芎三钱

（酒洗）　九蒸熟地二两　山药一两（炒）　山萸四钱（蒸）　芡实五钱（炒）　扁豆五钱（炒）　巴戟三钱（盐水浸）　杜仲五钱（炒黑）　白果十枚（捣碎）
【用法】水煎服。服一剂而收半，二剂而全收矣。
【主治】妇人产后亡血过多，无血以养任督，而带脉崩坠，力难升举，水道中出肉线一条，长二三尺，动之则疼痛欲绝。
【方论】此方补任督而仍补腰脐者，盖以任督连于腰脐也。补任督而不补腰脐，则任督无助，而带脉何以升举？惟两补之，则任督得腰脐之助，带脉亦得任督之力收矣。

万应丸

【来源】《女科指掌》卷四。
【组成】知母（盐水炒）　青皮（醋炒）各等分
【用法】上为末，炼蜜为丸，如弹子大。每服一丸，芎、归汤化下；酒服亦得。
【主治】产后玉门不闭。

龙胆泻肝汤

【来源】《竹林女科证治》卷三。
【组成】龙胆草（酒炒）　人参　天冬（去心）　甘草　黄连（炒）　栀子（炒）　知母各五分　黄芩七分　柴胡一钱　五味子三分
【用法】水煎。温服。
【主治】暴怒伤肝而动火，产户不闭者。

四十五、产后积聚

产后积聚，又名癥、癥积、瘕、血瘕，是指妇人生产后气血瘀滞停留局部的病情。《太平圣惠方》："夫积者，阴气也，五脏所生。聚者，阳气也，六腑所成。皆由饮食不节，冷热不调，致五脏之气积，六腑之气聚。积者痛不离其部，聚者其痛无有常处。所以然者，积为阴气，阴性沉伏，故痛不离其部。聚者为阳气，阳性浮动，故痛无有常处。产后血气伤于腑脏，腑脏虚弱，为风冷

所乘，搏于脏腑，与气血相结。故成积聚癥块也"，"夫新产之后，有血与气相搏而痛者，谓之瘕。瘕之言假也，谓其痛浮假无定处也。此由夙有风冷血气不治，至产，血下则少，故致此病也。不急治，多成积结，妨害月水，轻则否涩，重则不通也。"《女科精要》："产后积聚瘕疝，多属气血为风冷所搏而成。积者，阴气也，五脏所生。聚者，阳气也，六腑所成。阴性沉伏，故痛不离

其部;阳性浮动,故痛无常处。瘕者,假也,谓其痛浮假成形,无定处也,皆由产后气血虚弱,风冷所乘,搏于脏腑,与血气相结而成也,若不急治,多成积结,妨害月水。"治宜行气活血。

蒲黄汤

【来源】《备急千金要方》卷三。

【组成】蒲黄五两 桂心 川芎各一两 桃仁二十枚 芒消一两 生姜 生地黄各五两 大枣十五枚

【用法】上锉。以水九升,煮取二升半,去滓,纳芒消,每日分三次服。

【主治】产后余疾,胸中少气,腹痛头疼,余血未尽除,腹中胀满欲死。

蒲黄汤

【来源】《备急千金要方》卷三。

【组成】蒲黄半两 大黄 芒消 甘草 黄芩各一两 大枣三十枚

【用法】上锉。以水五升,煮取一升,清早服。至日中下,若下不止,进冷粥半盏即止;若不下,与少热饮自下。人羸者半之。

【主治】产后余疾。有积血不去,腹大短气,不得饮食,上冲胸胁,时时烦愦逆满,手足痛痛,胃中结热。

血竭散

【来源】方出《经效产宝》卷中,名见《古今医鉴》卷十一。

【组成】当归八分 桂心 芍药 蒲黄 麒麟竭各六分 延胡索四分

【用法】上为散。每服两钱匕,空心温酒调下。

【主治】产后血瘕痛,脐下胀,不下食。

大黄煎

【来源】《太平圣惠方》卷七十九。

【组成】川大黄一两(锉碎,微炒) 芫花一两(醋拌,炒令干) 蓬莪术一两 咸消一两 桃仁一两(汤浸,去皮尖双仁,麸炒微黄) 朱粉半分

【用法】上为末。以醋二升,于铁器中慢火熬令稀调得所,即下米粉搅匀。每服一茶匙,空心以温酒调下。

【主治】产后积聚,血块攻心腹,发即令人闷绝;兼破鬼胎。

红蓝花散

【来源】《太平圣惠方》卷七十九。

【组成】红蓝花半两 硇砂一分(细研) 桂心半两 莪蒁子半两 生干地黄半两

【用法】上为细散。每服二钱,空心以热酒调下。相次服至三服,必下恶物。

愈后,如产妇将息,勿令劳动。

【主治】产后,血瘕积结为块,腹中疼痛,虚胀。

芫花煎丸

【来源】《太平圣惠方》卷七十九。

【组成】芫花一两(为末,以好醋三升,熬如膏) 木香半两 附子半两(炮裂,去皮脐) 琥珀半两 桃仁一两(汤浸,去皮尖双仁,麸炒微黄) 当归一两(锉,微炒) 硇砂一两(细研) 干漆一两(捣碎,炒令烟出) 京三棱一两(微煨,锉,微炒)

【用法】上为末,入前芫花膏内相和,更入蜂蜜少许,熬令相得,为丸如梧桐子大。每服五丸,空心以醋汤送下。

【主治】产后虚冷,余血不尽,结成血瘕,腹胁疼痛;兼治恶血冲心。

没药丸

【来源】《太平圣惠方》卷七十九。

【组成】没药半两 砒霜半两 硫黄半两(细研) 麒麟竭半两 朱砂半两(细研) 硇砂半两

【用法】上为细末,糯米饭为丸,如绿豆大。每服二丸,空心以生姜汤送下。

【主治】产后血瘕积聚,攻刺腹胁,痛不可忍。

京三棱散

【来源】《太平圣惠方》卷七十九。

【组成】京三棱一两（微煨，锉） 当归半两（锉，微炒） 桂心半两 芎䓖半两 牡丹半两 牛膝三分（去苗） 赤芍药半两 桃仁三分（汤浸，去皮尖双仁，麸炒微黄） 生干地黄一两 刘寄奴半两 鳖甲一两（涂醋炙令黄，去裙襕） 川大黄三分（锉碎，微炒）

【用法】上为散。每服三钱，以水一中盏，加生姜半分，煎至六分，去滓温服，一日三四次。

【主治】产后积血不散，结聚为块，或时寒热，不思饮食。

香墨丸

【来源】《太平圣惠方》卷七十九。

【组成】香墨半两 芫花半两（醋拌炒令干） 京三棱一两（微煨，锉） 硇砂半两（研细） 巴豆一分（去皮心，研，纸裹压去油） 桃仁半两（汤浸，去皮尖双仁，麸炒微黄） 狗胆二枚（干者）

【用法】上为末，以醋一大碗，熬上药末，候可丸，即丸如绿豆大。每服三丸，食前温酒送下。

【主治】产后血瘕，腹胁疼痛，经脉不利。

桂心丸

【来源】《太平圣惠方》卷七十九。

【组成】桂心半两 没药半两 槟榔半两 干漆三分（捣碎，炒令黄燥烟出） 当归半两（锉，微炒） 赤芍药半两 川大黄一两（锉碎，微炒） 桃仁一两（汤浸，去皮尖双仁，麸炒微黄） 鳖甲一两（涂醋，炙令黄，去裙襕） 延胡索一两 厚朴一两（去粗皮，涂生姜汁，炙令香熟） 京三棱一两（微煨，锉） 牡丹半两 青橘皮三分（汤浸，去白瓤，焙）

【用法】上为末，炼蜜为丸，如梧桐子大。每服三十丸，以温酒送下，一日三四次。

【主治】产后血气不散，积聚成块，上攻心腹，或时寒热，四肢羸瘦烦痛，不思饮食。

菴䕡子丸

【来源】《太平圣惠方》卷七十九。

【组成】菴䕡子一两 川乌头三分（炮裂，去皮脐） 桂心三分 防葵半两 桃仁一两（汤浸，去皮尖双仁，麸炒微黄） 吴茱萸半两（汤浸七遍，焙干，微炒） 牛膝一两（去苗） 当归一两（锉，微炒） 生干地黄一两 芎䓖一两 干姜半两（炮裂，锉） 鳖甲一两（涂醋炙微黄，去裙襕） 赤芍药半两 芫花三分（醋拌，炒令干） 川大黄一两（锉碎，微炒）

【用法】上为末，炼蜜为丸，如梧桐子大。每服二十丸，食前以温酒送下。

【主治】产后余血不尽，腹内结成血瘕，月水不利，四肢羸瘦，不欲饮食。

琥珀丸

【来源】《太平圣惠方》卷七十九。

【组成】琥珀一两 赤芍药一两 桂心一两 当归一两（锉，微炒） 川大黄一两半（锉碎，微炒） 干漆一两（捣碎，炒令烟出） 虻虫二分（去翅足，微炒） 水蛭一分（炒令黄） 鳖甲一两（涂醋，炙令黄，去裙襕） 硇砂一两（细研）桃仁一两（汤浸，去皮尖双仁，麸炒微黄）

【用法】上为末，炼蜜为丸，如梧桐子大。每日二十丸，空心及晚食前以温酒送下。

【主治】产后恶血不散，积聚成块。

琥珀丸

【来源】《太平圣惠方》卷七十九。

【组成】琥珀一两（细研） 没药一两 当归一两（锉，微炒） 赤芍药一两 京三棱一两 鳖甲一两（涂醋，炙微黄） 虻虫一两（去翅足，微炒）水蛭一两（炒令黄）

【用法】上为末，炼蜜为丸，如绿豆大。每日十丸，空心以温酒送下。

【主治】产后积聚成血瘕，致月水不通，小腹疼痛。

琥珀散

【来源】《太平圣惠方》卷七十九。

【组成】琥珀半两（细研）　硫黄半两（细研）　硇砂一两　没药半两　麒麟竭半两　斑蝥一分（炒熟，去翅足）　水蛭半两（炒令黄）　桂心一两　干漆半两（捣碎，炒令烟出）　海马子九枚　当归一两（锉，微炒）　虻虫一分（去翅足，微炒）　芫花一两（以醋拌过，炒令干）　麟香一分（研入）

【用法】上为细散。每服一钱，以酒半盏，童便半盏，桃仁七枚（去皮尖，研），同煎一二沸，每日空心服。当下恶滞物，以愈为度。

【主治】产后，脏腑夙有风冷，恶血下少，结积成血瘕，致月水不利。

鳖甲丸

【来源】《太平圣惠方》卷七十九。

【组成】鳖甲一两半（涂醋，炙令黄，去裙襴）　川大黄一两（锉碎，微炒）　干漆半两（捣碎，炒令烟出）　熟干地黄一两　赤芍药一两　川芎三分　桂心半两　延胡索半两　牡丹半两　蛴螬十四个（微炒）　虻虫十四个（去翅足，微炒）　水蛭三分（炒令黄）　当归三分（锉，微炒）　干姜半两（炮裂，锉）　虻虫十四个（去翅足，微炒）

【用法】上为末，炼蜜为丸，如梧桐子大。每服十丸，食前以温酒送下。

【主治】产后积聚。按之跃手，食饮不为肌肤，萎黄不耐劳苦，呕逆上气，月水闭塞。

鳖甲散

【来源】《太平圣惠方》卷七十八。

【组成】鳖甲一两（涂醋，炙令黄，去裙襴）　桃仁一两（汤浸，去皮尖双仁，麸炒微黄）　桂心一两　川大黄三分（锉碎，醋拌，炒干）　吴茱萸一分（汤浸七遍，焙干，微炒）　鬼箭羽一两　牛膝一两（去苗）　当归一两（锉，微炒）　菴䕡子一两

【用法】上为散。每服三钱，水酒各半中盏，加生姜半分，煎至六分，去滓，食前稍热服。

【主治】产后小腹内恶血结聚成块，坚硬疼痛胀满。

麒麟竭丸

【来源】《太平圣惠方》卷七十九。

【组成】麒麟竭一两　川大黄一两（锉，微炒）　硇砂一两（细研）　桂心一两　干漆一两（捣碎，炒令烟出）　没药一两　斑蝥一分（去翅足，炒令黄）　穿山甲一两（炙黄）　芫花一两（醋拌炒令干）　益母草半两

【用法】上为末，以醋煮面糊为丸，如豌豆大。每服十丸，空心当归酒送下；红蓝花酒送下亦得。服后良久，取下恶物立效。

【主治】产后恶血不散，结成血瘕，在脐左右，攻刺疼痛，月候不通。

菴䕡子丸

【来源】《太平圣惠方》卷八十。

【组成】菴䕡子　延胡索　肉桂（去皱皮）　当归（锉，微炒）各一两　干漆（捣碎，炒令烟出）　五灵脂　没药　牡丹皮　神曲（微锉）各半两

【用法】上为末，以醋煮面糊为丸，如梧桐子大。每服二十丸，煎生姜醋汤送下，温酒亦得，不拘时候。

【主治】产后积聚，恶血攻刺，心腹及两胁绞痛。

冬麻子粥

【来源】《太平圣惠方》卷九十七。

【组成】冬麻子一合（以水研取汁三升）　薏苡仁一合（捣碎）　粳米二合

【用法】上用冬麻子汁，煮二味作粥。空心食之。

【功用】益气肥健，利小便。

【主治】产后腹中积血，及中风汗出。

生地黄煎丸

【来源】《普济方》卷三五二引《太平圣惠方》。

【组成】童便一升　生地黄汁　生藕汁各一升　生姜汁三升

【用法】上先煎前三味，约三分减二，次下姜汁，慢火煎如稀饧。每取一合，暖酒调下。

本方方名，据剂型，当作"生地黄煎"。

【主治】产后血气不调，腹中生瘕结而不散，痛无定处。

荆三棱散

【来源】《普济方》卷三四九。

【组成】荆三棱　熟地黄　鳖甲各一两　桂心　当归　桃仁各三分　川芎　牡丹皮　刘寄奴　赤芍药各半两　大黄（炒）　牛膝三分

【用法】上为粗末。每服三钱，水一大盏，加姜黄三片，煎至七分，去滓温服。

【主治】产后积血不散，结聚成块，或时寒热，不思饮食。

当归蒲延散

【来源】《济阴纲目》卷十一。

【组成】当归八分　桂心　芍药（炒）　血竭　蒲黄（炒）各六分　延胡索（炒）四分

【用法】上为末。每服二钱，空心酒调下。

【主治】产后血瘕作痛，脐下胀满，或月经不行，发热体倦。

【方论】《医略六书》：产后冲任不调，瘀血乘虚留结而成血瘕，故小腹胀满疼痛不已焉。当归养血荣经脉，蒲黄破瘀消瘕积，白芍敛阴和血，血竭去瘀生新，桂心温经暖血以开结，延胡破血活血以消瘕。为散酒煎，使瘀血消化，则新血自生，而冲任融和，安有血瘕痛胀之患乎？

归竭丸

【来源】《简明医彀》卷七。

【组成】当归　血竭　蓬术（煨）　白芍（酒炒）二两　五灵脂四两

【用法】上为末，醋糊为丸，如梧桐子大。每服六十丸，空心酒送下。

【主治】产后血积，腹中成块。

三棱消积丸

【来源】《医略六书》卷三十。

【组成】三棱三两（醋炒）　蓬术三两（醋炒）　于术三两（炒）　枳实一两半（炒）　香附三两（醋炒）　延胡二两（酒炒）　肉桂一两半（去皮）　泽泻一两半　木香一两半

【用法】上为末，䗪虫汁为丸，每服三钱，红花子煎汤送下。

【主治】产后五积，脉紧涩结滞者。

【方论】产后夹气受寒，血气不化，而成五脏之积，或瘀痛不止，或腹胀不已。三棱破气中之血，蓬术破血中之气，二物俱消坚削积之剂；协之于术健脾运化以培本；枳实破滞消结以治标；香附调气解郁，治积之由来；延胡活血通经，治积之成就；木香调中气以解郁；泽泻泻浊阴以分化；肉桂暖血祛寒，以通闭结也。䗪虫汁为丸以活血，红花子汤以散其结，使寒散结消，则积块自化，脾气健运，安有胀满疼痛之患乎。

茴香化气散

【来源】《医略六书》卷三十。

【组成】小茴三两（炒）　白术一两半（炒）　枳壳一两半（炒）　青皮一两半（炒）　大茴三两（炒）　香附三两（酒炒）　乌药一两半　吴茱萸八钱（醋炒）　白蔻一两半（去壳，炒）　母丁香八钱

【用法】上为末。每服三钱，广橘核汤下。

【主治】六聚，脉弦沉涩者。

【方论】产后任劳多郁，夹寒邪而肝脾受病，气化不调，故聚成六腑，或痛或不痛，或胀或不胀，以其聚散无常也。小茴温经以化其气；大茴散气以温其经；吴茱萸降逆气以调肝；丁香散滞气以缓胃；白术健脾气，运化乎中；枳壳泻滞气，消散其聚；青皮破气平肝；白蔻宽胸快膈；乌药顺清气，疏逆气，以散浊气也。为散，橘核汤下，以疏其结，使寒散结消，则六腑之聚自平，而脾气健运有常，肝气亦为调适，安有聚散无定，或痛或胀之患乎。

桂心消积丸

【来源】《医略六书》卷三十。

【组成】桂心一两半　当归三两　赤芍一两半（酒炒）　桃仁三两　厚朴一两半（制）　三棱一两半

（醋炒） 槟榔一两半 蓬术一两半（醋炒） 大黄三两（醋煮） 鳖甲三两（醋炙）

【用法】上为末，炼蜜为丸。每服三钱，酒煎，去滓温服。

【主治】产后积聚，脉数弦洪紧涩者。

【方论】产后血瘀气壅凝结，经久而遏热伤阴，遂成积聚，故腹大胀满疼痛不止焉。槟榔破气导滞以消其聚，当归养血活血以荣其经，桃仁破瘀清积，厚朴散聚宽胀，三棱破气中之血以消坚，蓬术破血中之气以消积，赤芍破血通经，鳖甲滋阴散结，大黄涤热通幽，醋煮引入血分，肉桂温经暖血，中心通闭力优。蜜丸酒煎，使瘀化气行，则积聚并散，而遏热顿清，营阴暗复，安有胀满疼痛之患乎？

白丸子

【来源】《产科发蒙》卷四。

【组成】半夏（醋煮干） 茯苓各十钱

【用法】上为细末，以生姜汁作薄糊为丸，如梧桐子大。每服三十丸，温水送下。

【主治】产后腹中有块，上冲欲吐者。

四十六、产后不语

产后不语，是指妇人生产后不能言语。《妇人大全良方》："产后不语者何？答曰：人心有七孔三毛，产后虚弱，多致停积败血，闭于心窍，神志不能明了；又心气通于舌，心气闭塞则舌亦强矣，故令不语。"《严氏济生方》："心者君主之官，神明出焉。内候血海，外应于舌，舌者心之机，产后败血停蓄，上干于心，心气闭塞，则舌强而不语矣。"治宜活血开窍。

孤凤散

【来源】《妇人大全良方》卷十八引胡氏方。

【组成】白矾（研细）

【用法】每服一钱，以熟水调下。

【主治】产后闭目不语。

胡氏孤凤散

【来源】《妇人大全良方》卷十八。

【组成】生白矾

【用法】上为末。每服一钱，以熟水调下。

【主治】产后闭目不语。

玉烛散

【来源】《女科万金方》。

【组成】人参 生地 川芎 朱砂 防风 细辛 石菖蒲 甘草各一钱

【用法】上为末。每服一钱，薄荷汤调下。

【主治】产后不语。

茯神汤

【来源】《女科万金方》。

【组成】人参 白茯神 石菖蒲 当归 川芎 辰砂 远志 黄连 丹皮

【用法】姜汁同煎，食前服。

【主治】产后不语。

转舌汤

【来源】《陈素庵妇科补解》卷五。

【组成】人参一两 苏方木二两 半夏五钱 菖蒲五钱 麦冬一两 杏仁一两 丹参三两 桔梗二两 竹叶五十片

【用法】加竹沥、姜汁，分作四服，浓煎温服。不拘时候。

【主治】产后不语。

【方论】人参补心血，血脱补气；苏木行恶血；丹参生新去旧；半夏、杏仁、竹沥、姜汁以行痰；麦冬、竹叶清心降火；菖蒲开心窍；桔、杏疏肺气；皆所以发其声而使之语也。

石莲散

【来源】方出《校注妇人良方》卷十八，名见《医略六书》卷三十。

【组成】人参　石莲肉（不去心）　石菖蒲各等分。

【用法】每用五钱，水煎服。

【主治】

　　1.《校注妇人良方》：产后不语。

　　2.《医略六书》：产后气虚挟热，不语，脉沉濡数者。

【方论】产后气虚挟热，心包受病而心窍不通，神机闭遏，故令不语焉。石莲清心气以除热，人参助心气以益虚，石菖蒲开通心窍，以鼓舞神机也。为散水煎，使心气内充，则心热自化，而心窍无不通，何不语之足患哉。

神仙解毒丹

【来源】《宋氏女科》。

【组成】茯苓　远志　全蝎　僵蚕　羌活　防风　荆芥各一钱　胆星二钱　石菖蒲二钱　汉防己八分

【用法】上为末，面糊为丸，辰砂为衣。每服五十丸，薄荷汤送下。

【主治】产后诸症，不能言语者。

辰砂七珍散

【来源】《张氏医通》卷十五。

【组成】人参　菖蒲各一两　川芎七钱半　细辛二钱半　防风四钱　甘草（炙，一作生地）三钱半　辰砂（水飞）三钱

【用法】上为末。每服三钱，薄荷汤调下。

【主治】产后血虚不语。

【加减】肥人，加半夏、茯神、僵蚕；瘦人，加当归、蝎尾、钩藤。

加味八珍汤

【来源】《医宗金鉴》卷四十七。

【组成】八珍汤加钩藤　菖蒲　远志

【主治】产后不语，属气血两虚而郁冒神昏者。

四十七、产后风瘫

　　产后风瘫，是指妇人生产后肢体瘫痪不能运动的病情。《验方新编》："产后风瘫，名曰产痿。盖由冲任血虚，心脾失养，故宗筋放驰不能束骨而利机关，令人手足痿弱，痰仲目眩，俗名产痿。若以降火滋阴，破气破血为治，荣卫愈伤，终身废弃，再莫能挽。"治宜补气养血，舒筋壮骨。

虎骨酒

【来源】《陈素庵妇科补解》卷五。

【组成】虎骨四两（酥炙，为末用，膝以下胫骨尤妙）　萆薢一两　牛膝一两　杜仲二两　米仁一两　当归四两　白术三两　川芎一两　熟地三两　红花一两　肉桂一两　山药二两　补骨脂（盐水炒）二两　独活一两

【用法】上为末。每药一两，用无灰酒一斤，用绢袋贮药入瓮煮一昼夜，候冷时时服之，令醉可也。

【主治】产后气血俱损，或寒月风冷，下体去衣太早，胎下甚迟，风冷乘虚袭于下部，瘀血流注经络，阻而不行，两膝酸痛麻软，行步艰难，得寒尤甚，延久不愈，便成产瘫。

【方论】前症因血虚而风冷乘之也。虎骨辛热，搜风最有力，佐以肉桂、骨脂则沉寒怕冷悉去，加芍、归、熟、药、白术辛苦温平，补血益肾，萆、独祛下焦风湿寒一切痿痹瘫痪，红花、佐芎、归以活血，仲、膝、米仁引入下部，使两膝及前后腘臁所受风湿诸邪，悉驱除之使出也。

虎骨鹿茸丸

【来源】《胎产秘书》卷下。

【组成】虎胫骨一对（或十四两，如无，以胶三两代之）　鹿茸一对（羊酥蒸炙，如无，以胶四两代之）　枸杞子一两　小茴（酒炒）三两　菟丝子三

两　巴戟肉（酒炒）三钱　刺蒺藜（酒炒）二两　破故纸（盐水炒）一两五钱　肉桂一两五钱　陈皮一两　威灵仙一两五钱　防风一两　淫羊藿（羊油炙）三两　杜仲（姜汁炒）三两　全蝎梢（酒洗淡，炒）三钱　归身（酒炒）三两　川萆薢一两　龟甲（醋炙）二两

【用法】上为末，各胶熔化，将鹿筋（如无，牛筋可代）一斤炖烂化，捣如泥；再用米仁一斤，炒研末，打稠糊，和饴糖三斤溶化，与前各药和匀为丸。不拘大人、小儿，每服五钱，以绍酒浸红花、蕲艾少许送下。

【主治】产后瘫痪。

【宜忌】忌生冷。

加味四君子汤

【来源】《验方新编》卷九。

【组成】台党当归各三钱　黄耆　白术各二钱　茯苓一钱　半夏八分　陈皮　炙甘草各五分

【用法】水煎，空心服。

【主治】产后风瘫初起，手足痿弱，痰忡目眩，俗名产瘫。

四十八、缺　乳

缺乳，又名乳汁不通、乳汁不行，是指哺乳期间，产妇乳汁甚少或全无为主要表现的疾病。《三因极一病证方论》："产妇有二种乳汁不行：有气血盛而壅闭不行者，有血少气弱涩而不行者。虚常补之，盛当疏之"；《妇人大全良方》："凡妇人乳汁或行或不行者，皆由气血虚弱，经络不调所致也。"本病成因多为素体气血虚弱，产时失血耗气，气血亏虚，或脾胃虚弱，气血生化不足，以致气血虚弱无以化乳，则产后乳汁甚少或全无；或素性抑郁，或产后七情所伤，肝失条达，气机不畅，气血失调，以致经脉涩滞，阻碍乳汁运行，因而缺乳。症见乳房柔软、乳汁清稀者，多为虚证，治宜补气养血；乳房胀硬而痛，乳汁浓稠者，多为实证，治宜，疏肝解郁，均宜佐以通乳之品。

下乳散

【来源】《医心方》卷二十三引《小品方》。

【组成】钟乳五分　通草五分　漏芦二分　桂心二分　栝楼根一分　甘草一分

【用法】上药治下筛。酒服方寸匕，每日三次。

【主治】产后无乳汁。

甘草散

【来源】《备急千金要方》卷二。

【别名】神效方（《普济方》卷三四六）。

【组成】甘草一两　通草三十铢　石钟乳三十铢　云母二两半　屋上散草二把（烧成灰）

【用法】上药治下筛。每服方寸匕，食后温漏芦汤调下，一日三次，乳下止。

【主治】妇人乳无汁。

麦门冬散

【来源】《备急千金要方》卷二。

【组成】麦门冬　石钟乳　通草　理石各等分

【用法】上药治下筛。每服方寸匕，食前酒送下，一日三次。

【主治】

1. 《备急千金要方》：妇人乳无汁。

2. 《张氏医通》：妇人寒热不均，气道阻逆，乳汁不通。

单行鬼箭汤

【来源】《备急千金要方》卷二。

【组成】鬼箭五两

【用法】以水六升，煮取四升，去滓，一服八合，一日三服。亦可烧灰作末，每服方寸匕，水下。一日三次。

【主治】妇人乳无汁。

钟乳汤

【来源】《备急千金要方》卷二。

【别名】石钟乳汤（《圣济总录》文瑞楼本卷一六六）。

【组成】石钟乳　白石脂各六铢　通草十二铢　桔梗半两（切）　消石六铢（一方用滑石）

【用法】上锉。以水五升，煮三沸，三上三下，去滓，纳消石令烊，分服。

【主治】妇人乳无汁。

钟乳汤

【来源】方出《备急千金要方》卷二，名见《张氏医通》卷十五。

【组成】石钟乳四两　甘草二两　漏芦三两　通草五两　栝楼根五两（一云用栝楼实一枚）

【用法】上锉。以水一斗，煮取三升，分三次服。

【主治】

1. 《备急千金要方》：妇人乳无汁。
2. 《张氏医通》：妇人肺胃虚寒，乳汁不通。

栝楼酒

【来源】方出《备急千金要方》卷二，名见《圣济总录》卷一六六。

【别名】栝楼散（《普济方》卷三四六）。

【组成】栝楼一枚（黄大者，锉碎）

【用法】上熟捣令烂，用好酒五盏，煎取三盏，去滓。每服一小盏，暖服，不拘时候。

【主治】产后浮汁不下或少。

通草散

【来源】方出《备急千金要方》卷二，名见《外台秘要》卷三十四。

【组成】通草（横心者是，勿取羊桃根，色黄无益）　石钟乳各等分

【用法】上为末。每服方寸匕，粥饮送下，一日三次。

【功用】《外台秘要》：下乳汁。

【主治】妇人无乳汁。

漏芦汤

【来源】《备急千金要方》卷二。

【组成】漏芦　通草各二两　石钟乳一两　黍米一升

【用法】上锉。同煎，候米熟，滤去滓，温服，不拘时候。

【主治】产后无乳汁。

漏芦散

【来源】《备急千金要方》卷二。

【组成】漏芦半两　石钟乳　栝楼根各一两　蛴螬三合

【用法】上为末。每服方寸匕，食前糖水下，一日三次。

【主治】妇人乳无汁。

鲫鱼汤

【来源】《备急千金要方》卷二。

【别名】鲫鱼酒（《太平圣惠方》卷八十一）。

【组成】鲫鱼七寸　猪肪半斤　漏芦八两　石钟乳八两

【用法】上切猪肪，鱼不须洗治，清酒一斗二升合煮，鱼熟药成，绞去滓，适寒温，分五服，其间相去须臾，一饮令药力相及。

【功用】下乳汁。

【主治】妇人产后乳汁不行。

鼠肉臛

【来源】《千金翼方》卷七。

【组成】鼠肉五两　羊肉六两　麋肉半斤

【用法】上三味作臛食之。

【主治】妇人乳无汁。

鲍鱼大麻子羹

【来源】《千金翼方》卷七。

【组成】鲍鱼肉三斤　麻子仁一升

【用法】上与盐豉、葱作羹，任意食之。
【功用】妇人产后下乳。

猪蹄粥

【来源】方出《外台秘要》卷三十四引《广济》，名见《圣济总录》卷一九〇。
【组成】母猪蹄四枚　土瓜根　通草　漏芦各三两
【用法】先将猪蹄治如食法，以水二斗煮，取一斗，去蹄；余三药以汁煮，取六升，去滓，纳葱白、豉如常法，着少米煮作稀葱豉粥食之。食了或身体微微热，有少许汗佳。乳未下，更三两剂佳。
【主治】妇人无乳汁。

猪肝羹

【来源】《医方类聚》卷二三八引《食医心鉴》。
【组成】猪肝一具（切）　红米一合
【用法】上加葱白、盐、豉等，以肝如常法作羹食，或作粥。
【主治】妇女产后乳汁不下，闭闷妨痛。

猪蹄粥

【来源】《医方类聚》卷二三八引《食医心鉴》。
【组成】猪蹄一具　白米半升
【用法】上煮令烂，取肉切，投米煮粥，着盐、酱、葱白、椒、姜，和食之。
【主治】产后虚损，乳汁不下。

木通散

【来源】《太平圣惠方》卷八十一。
【组成】木通二两（锉）　栝楼根一两　漏芦一两　麦门冬一两半（去心，焙）　芦根三分（锉）　人参半两（去芦头）　赤茯苓半两　大腹皮一两（锉）　陈橘皮半两（汤浸，去白瓤，焙）　茅根三分（锉）　甘草一分（炙微赤，锉）
【用法】上为粗散。每服四钱，以水一中盏，加葱白五寸，煎至五分，去滓，不拘时候温服。
【主治】产后气血虚，津液少，令乳无汁。

栝楼散

【来源】《太平圣惠方》卷八十一。
【组成】栝楼根一两　漏芦一两　枳壳二分（麸炒微黄，去瓤）　赤芍药三分　甘草三分（炙微赤，锉）　桑根白皮三分（锉）　黄芩三分　木通一两（锉）
【用法】上为粗散。每服四钱，以水一中盏，煎至六分，去滓温服，不拘时候。
【主治】产后乳无汁。

涌泉散

【来源】方出《太平圣惠方》卷八十一，名见《妇人大全良方》卷二十三。
【组成】穿山甲（涂醋，炙令黄色）
【用法】上为末，每服二钱，以温酒调下，不拘时候。
【主治】产后乳汁少及不下。

葫芦根散

【来源】《太平圣惠方》卷八十一。
【组成】葫芦根（锉）　白药　漏芦　麦门冬（去心，焙）各半两
【用法】上为细散。每服一钱，以葱汤调下，不拘时候。
【主治】产后上焦壅热，乳脉不通。

漏芦散

【来源】《太平圣惠方》卷八十一。
【组成】漏芦二两　木通一两半（锉）　土瓜根二两　滑石一两半
【用法】上为散。每服四钱，以水一中盏，加葱白五寸，煎至六分，去滓温服，不拘时候。
【主治】产后乳汁不下，心胸妨满。

漏芦散

【来源】《太平圣惠方》卷八十一。

【组成】漏芦三分　栝楼根一两　土瓜根一两　木通二两（锉）　蛴螬五枚（微炒）

【用法】上为细散。每服一钱，温酒调下，不拘时候。

【主治】产后乳汁不下，心胸妨满。

猪肝羹

【来源】《太平圣惠方》卷九十七。

【组成】猪肝一具　粟米一合

【用法】上如常法作羹粥。空心食之。

【主治】妇女产后乳不下，闭闷妨痛。

猪蹄羹

【来源】《太平圣惠方》卷九十七。

【组成】猪蹄一具（切）　粟米三合

【用法】上一如常法，入五味，作羹食之。

【主治】产后虚损，少乳。

漏芦散

【来源】《普济方》卷三四六引《博济方》。

【组成】漏芦　地锦　蔓荆子各等分

【用法】上为末。温酒调服。

【功用】产后下奶。

成炼钟乳散

【来源】《太平惠民和济局方》卷九（续添诸局经验秘方）。

【别名】钟乳粉散（《普济方》卷三四六）、钟乳散（《济阴纲目》卷十四）、钟乳饮（《胎产秘书》卷下）。

【组成】钟乳粉

【用法】上用成炼者。每服二钱，浓煎漏芦汤调下。

　　《胎产秘书》：钟乳粉二钱，漏芦三钱，煎汁服。

【主治】乳妇气少血衰，脉涩不行，乳汁绝少。

猪蹄汤

【来源】方出《妇人大全良方》卷二十三引《灵苑方》，名见《太平惠民和济局方》卷九（续添诸局经验秘方）。

【别名】通草猪蹄羹（《胎产心法》卷下）。

【组成】猪蹄一只　通草四两

【用法】上以水一斗，煮作羹食之。

【功用】《医方集解》：通乳。

【主治】乳妇气少血衰，脉涩不行，乳汁绝少。

【方论】《医方集解》：此足阳明药也，猪蹄咸能润下，通草淡能通窍。

漏芦散

【来源】《太平惠民和济局方》卷九。

【别名】漏芦汤（《景岳全书》卷六十一）。

【组成】漏芦二两半　蛇蜕十条（炙）　瓜蒌十个（急火烧令焦存性）

　　方中瓜蒌，《景岳全书》作土瓜根。

【用法】上为细散。每服二钱，温酒调下。

【主治】乳妇气脉壅塞，乳汁不行；及经络凝滞，乳内胀痛，留蓄邪毒，或作痈肿。

三肉臛

【来源】《寿亲养老新书》卷四。

【组成】龟肉二两（洗，切）　羊肉三两（洗，切）　獐肉三两（洗，切）

【用法】用水不拘多少，入五味，煮为臛食之。

【主治】产后乳汁不下。

二灰散

【来源】《圣济总录》卷一六六。

【组成】蔓荆实（烧存性）　皂荚刺（烧存性）各一两

　　《普济方》有麝香半钱。

【用法】上锉散。每服二钱匕，温酒调下，不拘时候。

【主治】产后乳汁不泄，结滞不消，热肿。

木通汤

【来源】《圣济总录》卷一六六。

【组成】木通　钟乳各一两　漏芦（去芦头）二两　栝楼根　甘草各一两

【用法】上锉，如麻豆大。每服三钱匕，水一盏半，加黍米一撮同煎，候米熟，去滓温服，不拘时候。

【主治】产后乳汁不下。

木通饮

【来源】《圣济总录》卷一六六。

【组成】木通（锉）一两半　甘草（炙，锉）　枳壳（去瓤，麸炒）各半两　芍药　漏芦（去芦头）　桑根白皮（锉）　黄芩（去黑心）各一两　淡竹叶一握（切）

【用法】上为粗末。每服三钱匕，水一盏，煎至七分，去滓温服，不拘时候。

【主治】产后乳汁少或不下。

王瓜酒

【来源】《圣济总录》卷一六六。

【组成】王瓜不计多少

【用法】用酒煮至烂熟。饮酒嚼王瓜下。

【功用】通乳。

【主治】产后乳汁不下。

王瓜根汤

【来源】《圣济总录》卷一六六。

【组成】王瓜根五两（以水五碗，同捣，绞取汁三碗，去滓不用）

【用法】上取汁，每服一盏，入酒少许，同煎七分，温服，不拘时候。

【主治】产后乳汁少或不下。

如圣散

【来源】《圣济总录》卷一六六。

【组成】地胆草　栝楼根　莴苣子各等分

【用法】上为散。每服二钱匕，温葱酒调下，日三四服。

【功用】下乳。

【主治】产后乳不流行。

麦门冬散

【来源】《圣济总录》卷一六六。

【组成】麦门冬（去心，焙）　钟乳粉　理石（研）　土瓜根各半两　蛴螬七枚（炙干）　干枣七枚（去核，炒）

【用法】上为散。每服三钱匕，浓煎木通汤调下，不拘时服。

【主治】产后乳无汁。

鱼灰散

【来源】《圣济总录》卷一六六。

【组成】鲤鱼头五枚（锉碎，瓦上烧灰）

【用法】上为细散。每服二钱匕，早晨、午时、夜卧以温酒调下。

【主治】产后乳无汁。

鬼箭汤

【来源】《圣济总录》卷一六六。

【组成】鬼箭羽五两（锉碎）

【用法】上为粗末。每服二钱匕，以水一盏，煎七分，去滓温服，不拘时候。

【主治】产后乳汁不下，或汁少。

桔梗汤

【来源】《圣济总录》卷一六六。

【组成】桔梗一两（炒）　漏芦（去芦头）　钟乳粉各半两　蛴螬三分（炙干）

【用法】上为粗末。每服三钱匕，水一盏，煎六分，去滓温服，不拘时候。

【主治】产后乳汁不下。

莴苣饮

【来源】《圣济总录》卷一六六。

【别名】莴苣子粥（《药粥疗法》）。

【组成】莴苣子一合（淘） 糯米 粳米各半合（淘）

【用法】用甘草半两，煎汁一升，研前三味，滤去滓，分作三服。服之立下。

【功用】补脾胃，通乳汁。

【主治】产后乳汁不下。

【方论】《药粥疗法》：莴苣微苦，配合甘草以矫味，同米煮粥以增强补脾胃通乳汁之功效。

猪蹄汤

【来源】《圣济总录》卷一六六。

【组成】母猪蹄一具（细锉） 白油麻二合（洗，研细） 蛴螬七枚（炙干为末）

【用法】先将猪蹄用水五碗煮令熟，入研了油麻再煮俱熟，却入蛴螬末，略煮便顷出，细绢滤，澄清。时暖一盏饮之，不拘时候。

【主治】妇女产后因病乳汁少或不下。

猪蹄汤

【来源】《圣济总录》卷一六六。

【组成】猪蹄四只（以水五升，煮汁三升，澄清） 瞿麦（去梗） 漏芦（去芦头） 木通（锉）各一两

【用法】上四味，捣罗三味为末。每服三钱匕，猪蹄汁一盏，煎七分，去滓温服，不拘时候。

【主治】妇女产后乳汁少或不下。

寄生汤

【来源】《圣济总录》卷一六六。

【组成】桑寄生三两握（细锉）

【用法】上为粗末。每服三钱匕，水一盏，煎七分，去滓温服，不拘时候。

【主治】产后乳汁不下。

露蜂房散

【来源】《圣济总录》卷一六六。

【组成】露蜂房三枚（锉碎，略炒）

【用法】上为散。每服二钱匕，温酒调下，不拘时服。

【主治】产后乳无汁。

牛肉羹

【来源】《圣济总录》卷一九〇。

【组成】牛鼻肉（洗净，切小片）

【用法】上以水煮烂，后入五味如常羹法。任意食之。

【主治】产后乳无汁。

龟肉臛

【来源】《圣济总录》卷一九〇。

【组成】龟肉（洗，切）三两 羊肉（洗，切）三两 麋肉（洗，切）三两

【用法】上药以水不拘多少，加五味，煮作臛食之。

【主治】产后乳汁不下。

猪蹄羹

【来源】《圣济总录》卷一九〇。

【组成】母猪蹄（净洗，锉）两只 木通（锉作寸段）一两半

【用法】上先将木通以水五升，煮取四升，去木通，和猪蹄入五味如常煮法，煮熟作羹。任意食之。

【主治】产后乳汁不下。

猪蹄羹

【来源】《圣济总录》卷一九〇。

【组成】猪蹄（洗，锉）一具 粳米（净淘）一合

【用法】上二味，水不拘多少，以五味煮作羹。任意食之。作粥亦得。

【主治】产后乳无汁。

鹿肉臛

【来源】《圣济总录》卷一九〇。

【组成】鹿肉（洗，切）四两

【用法】上用水三碗，以五味煮肉作臛，任意服。

【主治】产后乳无汁。

鲍鱼羹

【来源】《圣济总录》卷一九〇。

【组成】鲍鱼肉（切细）半斤 麻子仁（别研）一两半 香豉（别研）半合 葱白（切碎）三茎

【用法】先取鲍鱼肉，以水三升煮熟，后入麻仁、豉、葱白等煮作羹。任意食之。

【主治】产后乳汁不下。

鲫鱼羹

【来源】《圣济总录》卷一九〇。

【组成】鲫鱼一斤 蛴螬五枚

【用法】上二味依常煮羹。食后食之。

【主治】产后乳无汁。

涌泉散

【来源】《产育宝庆》卷下。

【组成】川山甲半两（醋浸，炒令轻空） 脂麻（退皮）一合 胡桃二个（敲去壳，汤浸，去皮）肉豆蔻（面包，火内炮令面焦，去面不用）

【用法】《普济方》：除胡桃仁、芝麻外，二味为细末，再入胡桃仁、芝麻一同捣为膏。每服一匙，好酒调下。合面睡一时，后用猪蹄汤投之。又用木梳二个梳两乳千余遍。其乳自下如涌泉。隔日再进一服。

【功用】下乳。

木鳖子汤

【来源】《鸡峰普济方》卷十六。

【组成】青皮 瓜蒌根各一两 木鳖半两

【用法】上为细末。每服二钱，水一盏，煎至六分，去滓，临卧温服。

【功用】下奶。

透泉散

【来源】《鸡峰普济方》卷十六。

【组成】猪悬蹄甲 穿山甲 漏芦各半两

【用法】上将猪悬蹄甲、穿山甲炒焦色，同漏芦一处为末。每服二钱，食后以温酒调下。

【功用】下奶。

涌泉散

【来源】《鸡峰普济方》卷十六。

【组成】防风一两 葱白二十茎

【用法】用无灰酒一升，同煎至八分，时时服，一日尽之。

【功用】下奶。

涌泉散

【来源】《产宝诸方》。

【组成】漏芦 百部 麦门冬（炒，去心） 没药 乳香各一分（研）

【用法】上为细末。每服一钱，热酒调下。右手梳左乳四十九度，左手梳右乳四十九度。

【功用】下奶。

母猪蹄汤

【来源】《三因极一病证方论》卷十八。

【组成】母猪蹄一只（制如食法） 通草四两。

【用法】以水一斗浸，煮熟，得四五升。取汁饮，不下更作。

【主治】乳妇气少血衰，脉涩不行，乳汁绝少。

胡桃散

【来源】《杨氏家藏方》卷十六。

【组成】莴苣子 胡桃肉（去涩皮）各等分

【用法】上为细散。每服三钱，热酒调下，不拘时候。

【功用】下奶。

涌泉散

【来源】《杨氏家藏方》卷十六。

【组成】白药子二两 栝楼根二两 蛇蜕皮半两

（炙黄）　漏芦（去苗）半两

【用法】上为细末。每服三钱，温酒调下，不拘时候。

【主治】气血凝滞，乳脉不行。

玉露散

【来源】《卫生家宝产科备要》卷三。

【别名】玉露饮（《医学六要》卷七）。

【组成】茯苓（锉）　人参（去芦，切片）　甘草（炙）各半两　桔梗（去芦，切，焙）　白芷（洗，锉）　川芎（洗，锉）各一两　川大黄（湿纸裹，慢火煨熟，锉）　当归（去芦须，切）各一分　芍药三分（洗，锉）

【用法】上为末。每服二平钱，水一盏，煎至七分，温服，一日三次。

【功用】凉膈，压热，下乳。

【主治】产后乳脉不行，烦热，或大肠滞涩，肢体疼痛。

【加减】若脏腑泄泻，即除川大黄。

涌泉散

【来源】《卫生宝鉴》卷十八。

【组成】瞿麦穗　麦门冬（去心）　王不留行　紧龙骨　穿山甲（炮黄）各等分

【用法】上为末。每服一钱，食前热酒调下，后食猪蹄羹少许，一日三次。投药后，用木梳左右乳上梳三十来梳。

【主治】

　　1.《卫生宝鉴》：妇人因气，奶汁绝少。

　　2.《东医宝鉴·外形篇》：乳汁不行，胀痛。

二母散

【来源】《汤液本草》卷中。

【组成】知母　牡蛎粉　贝母

　　本方原名三母散，与方中所用二母不符，据《本草纲目》改。方中知母、贝母、牡蛎，《本草纲目》用量为等分，每服二钱。

【用法】上为细末。猪蹄汤调下。

【功用】下乳。

【主治】《本草纲目》：乳汁不下。

立效方

【来源】《云岐子保命集》卷下。

【别名】立效散（《济阴纲目》卷十四）。

【组成】粳米　糯米各半合　萵苣子一合（并淘净）　生甘草半两

【用法】上为细末。煎汁一升，去滓，分作三服。立下。

【功用】下乳汁。

立效方

【来源】《东医宝鉴·外形篇》卷三引《丹心》。

【别名】立效散（《杂病源流犀烛》卷二十七）。

【组成】萵苣子　糯米各一合

【用法】上为细末。水一碗搅匀，加甘草末一字煎，频频呷服。

【主治】乳汁不行。

涌泉散

【来源】《普济方》卷三四六引《德生堂方》。

【组成】王不留行半两　木香　苍术各二钱半　白芍药一钱半　当归二钱半　陈皮一钱　川山甲（炮）一钱半

【用法】上为细末。每服二三钱，食后、临卧好酒调下。次日用肥猪肉煮，用米浸播粉，下猪肉汁内作羹食之。

【主治】产后无乳。

玉泉散

【来源】《普济方》卷三四六。

【组成】甘遂一钱

【用法】上为末。温水调服后，用手操磨乳即至。

【主治】妇人无奶。

玉露散

【来源】《普济方》卷三四六引《便产须知》。

【组成】人参　茯苓　甘草　半夏（制）　桔梗

川芎　远志（去心）　当归　芍药各等分

【用法】上锉。每服三钱，水一盏半，加生姜三片，煎大半盏服。

【主治】产后乳脉将行。产三日后，体热头痛，胸腑气刺。此证不可便作伤食伤寒，此是乳脉将行。

神应丸

【来源】《普济方》卷三四六。

【组成】王不留行　川山甲（炮）　白药子各等分

【用法】上为末，用好面四两，拌在一处。每服三钱，食后猪肉汤调下。

本方方名，据剂型当作"神应散"。

【功用】下奶。

【主治】产后无乳汁。

下乳散

【来源】《医方类聚》卷二三八引《徐氏胎产方》。

【组成】粳米　糯米各半合　莴苣子一合（并淘净）　生甘草半两

【用法】上为极细末。煎汁一升，去滓，分作三服。

【功用】下乳。

瓜蒌散

【来源】《医方类聚》卷二三八引《徐氏胎产方》。

【组成】瓜蒌根　薄荷干各等分

【用法】上为末。酒调服。先吃羊骨汁一碗，次服药后再吃葱丝羊羹，少时微汗出。

【主治】乳汁少。

加味补血汤

【来源】《医学集成》卷三。

【组成】黄耆一两　当归　山药各五钱　木通三钱

【用法】炖猪蹄服。

【主治】乳汁过少。

催乳汤

【来源】《医学集成》卷三。

【组成】黄耆　熟地各八钱　人参　当归各五钱　川芎　枸杞　通草　王不留行各二钱

【用法】用上药炖猪蹄服。

【主治】产妇乳汁过少。

芍药地黄汤

【来源】《陈素庵妇科补解》卷五。

【组成】芎　归　白芍　生地　丹皮　柴胡　桔梗　黑荆芥　焦山栀（七日外加）　泽兰　香附　甘草　陈皮

【功用】补血清肝，解郁扶脾。

【主治】血虚兼七情所伤，暴怒伤肝，忧郁伤脾，产后乳汁不行及乳少者。

【方论】是方四物补血、丹皮、焦栀、柴胡清肝火，香附、陈皮解脾郁，泽兰、荆芥祛风热，桔梗开乳窍，甘草泻内热。

玉露散

【来源】《校注妇人良方》卷二十三。

【组成】人参　白茯苓　桔梗（炒）　芍药各一钱　甘草（炙）六分

【用法】水煎服。

【主治】乳脉不行，身体壮热，头目昏痛，大便涩滞。

涌泉散

【来源】《校注妇人良方》卷二十三。

【组成】王不留行　瞿麦　麦门冬　龙骨各二钱

【用法】用猪蹄汁一碗，酒一杯，煎服。以木梳于乳上梳下。

【功用】下乳。

【宜忌】忌食姜、椒、辛辣饮食。

加味四物汤

【来源】《万氏女科》卷三。

【组成】归身　人参　川芎　赤芍　生地　桔梗　甘草　麦冬　白芷各一钱

【用法】水煎，食后服，更煮猪蹄汤食之，则乳汁自通。猪蹄一对，洗尽煮烂，入葱调和，并汁食之。要是入香油炒过穿山甲共煮，去甲食之，更效。

【主治】初产之妇，乳方长，乳脉未行；或产多之妇，气血虚弱，乳汁短少。

【加减】如因乳不行，身体壮热，胸膈胀闷，头目昏眩者，加木通、滑石各一钱。

通乳饮

【来源】《古今医统大全》卷九十七。

【组成】川当归一钱半　王不留行一钱半　川芎八分　穿山甲七片（炒，研末）　木通一钱　漏芦一钱　升麻一钱　甘草节一钱

【用法】上用水二盏，生姜三片，大枣一枚，煎一盏，稍热服。随饮酒数杯以助药力。

【主治】养子妇人无乳及未行经者。

涌泉散

【来源】《医学入门》卷八。

【组成】王不留行　白丁香　漏芦　天花粉　僵蚕各等分

【用法】上为末。猪悬蹄煮汁调下。

【主治】气滞少乳，乳胀痛，及乳痛肿。

通乳汤

【来源】《古今医鉴》卷十二。

【组成】猪蹄（下节）四只　通草二两　川芎一两穿山甲十四片（炒）　甘草一钱

【用法】上用水五升，煮汁饮之。更以葱汤频洗乳房。

【功用】《杂病源流犀烛》：下乳。

【主治】产后气血不足，经血衰弱，乳汁涩少。

【宜忌】忌生冷，避风寒，夜卧不宜失盖。

通草汤

【来源】《古今医鉴》卷十二。

【别名】通草散（《济阴纲目》卷十四）、立效散（《杂病源流犀烛》卷二十七）。

【组成】通草七分　瞿麦　柴胡　天花粉各一钱桔梗二钱　木通　青皮　香白芷　赤芍　连翘甘草各五分

【用法】上锉一剂。水煎细饮，更摩乳房。

【主治】

　　1.《古今医鉴》：乳汁不通。

　　2.《医学六要》：年少初产，乳虽胀，汁不流，有风热。

　　3.《济阴纲目》：产后血气盛实，乳汁不通。

【方论】《医略六书》：产后风热外遏、血气内壅而乳房肿胀、乳窍不通，故乳汁不出焉。瞿麦泻热以通气闭，赤芍破血以行血滞，连翘清利热结，通草通利阳明，花粉清热润燥，青皮破滞泻气，白芷解散阳明之经，桔梗开提气血之滞，柴胡疏乳房之腠理，甘草和厥阴之胃气也。为散水煎，使风热外解，则气行血活而经气亦清、乳窍通利，何乳房肿胀不退，乳汁乃有不出者乎？

涌泉散

【来源】《仁术便览》卷四。

【组成】瞿麦穗一钱　柴胡一钱　天花粉一钱　桔梗八分　青皮　白芷　木通　当归　赤芍　连翘甘草各五分　皂角三分

【用法】煮猪腿精肉清汁二钟，加姜、葱，煎服。

【主治】因气恼，乳汁少。

胡桃散

【来源】《医学六要》卷七。

【组成】核桃仁一个（去皮，捣烂）　穿山甲（炒）一钱

【用法】上捣合一处，黄酒调服。

【主治】妇人少乳，乳汁不行。

通乳汤

【来源】《医学六要》卷七。

【组成】猪蹄（下节）四只　通草二两　川芎一钱川山甲十四片（炒）　甘草一钱　归身一钱

【用法】用水五升，煮汁饮。外以葱椒汤频洗为佳。

【主治】产后气血不足，乳汁涩少。

【宜忌】忌生冷。

【方论】《医略六书》：产妇经血不足，不能上奉而化液为乳，故乳窍不通，乳汁不出焉。当归养血脉以荣经脉，川芎入血海以行血气，猪蹄资津液以上奉，通草通乳窍以成浆，穿山甲行散血气以出乳汁也。水、酒各半煎，使经血内充，则乳汁自化而乳窍无不通，何有乳汁不出之患哉？

涌泉散

【来源】《万病回春》卷六。

【别名】舟制涌泉散（《医略六书》卷三十）。

【组成】穿山甲（炒）　白僵蚕　肉豆蔻（面包煨熟）各四钱　皂角五钱　胡桃仁（去皮）四两　芝麻（炒）半斤

【用法】上为末。每服不拘多少，温酒调下。先用木梳频刮乳房，后服药。

【主治】乳汁不通，不问虚盛。

芜蒌粥

【来源】《遵生八笺》卷十一。

【组成】赤豆　米

【用法】用砂罐先煮赤豆烂熟，候煮米粥少沸，倾赤豆同粥再煮。食之。

【功用】《药粥疗法》：利小便，通乳汁。

【主治】《药粥疗法》：水肿病，包括急慢性肾炎，肝硬化腹水，脚气浮肿，小便不利，以及产妇乳汁不通。

【宜忌】《药粥疗法》：作为一种辅助食疗方法，必须坚持长服多服，方能巩固疗效。

玉露饮

【来源】《慈幼新书》卷一。

【组成】人参　茯苓　甘草　芍药　川芎　当归　枳壳　桔梗

【主治】产后无乳。

少乳煮酒方

【来源】《墨宝斋集验方》卷上。

【组成】当归一两　生地一两　熟地一两　牡蛎一两　木通一两　川芎五钱　白芍五钱

【用法】用好头生酒十五斤，以药置坛中，煮官香一炷为度，置地五七日，退火性方服。

【主治】少乳。

涌泉散

【来源】《宋氏女科》。

【组成】王不留行　天花粉　甘草各三钱　当归　川山甲（醋炙）各五钱

【用法】上为末。每服三钱，猪蹄汤或熟酒调下。

【主治】乳汁不通。

涌泉散

【来源】《寿世保元》卷七。

【别名】秘传涌泉散（《济阴纲目》卷十四）。

【组成】王不留行（酒浸）　白丁香　漏芦　天花粉　白僵蚕（炒）　穿山甲（炒黄色）各五钱

【用法】上为细末。每服三钱，食后以猪蹄汤调下。

【主治】乳妇思虑滞结，乳汁不行。

下乳天浆散

【来源】《外科正宗》卷三。

【别名】下乳天浆饮（《疡医大全》卷二十）。

【组成】川芎　当归　白芍　熟地　茯苓　天花粉　甘草　王不留行（炒）　麦门冬　漏芦　穿山甲（炒）　通草各一钱

【用法】用健猪前蹄一只煮烂，取汁二碗，同药煎至一碗半，二次顿热，食远服之。以热木梳梳其乳房，其汁如泉涌而来。

【主治】乳母元气虚弱，乳汁微少，或生儿日久乳少。

加味四物汤

【来源】《济阴纲目》卷十四。

【组成】当归　川芎　白芍药（酒炒）　生地黄　木通　王不留行　天花粉各等分

【用法】上锉一剂。同貛猪蹄旁肉四两，煎汤二钟，入药同服，先将葱汤频洗乳房。

【主治】产后气血虚，乳汁不通。

当归补血加葱白汤

【来源】《济阴纲目》卷十四。

【组成】当归二钱　黄耆一两　葱白十根

【用法】上锉。水煎服。

【主治】产后无乳。

【方论】《医方考》：乳者，气血之所成也。故气血充盛之妇，未尝无乳，凡见无乳者，皆气体怯弱之妇也。是方也，用当归、黄耆大补其气血，此养乳汁之源也；葱白辛温，直走阳明，阳明达于乳房，故用之为使，此通乳汁之渠也。如依古方用猪悬蹄、漏芦辈亦可。

通脉散

【来源】《济阴纲目》卷十四。

【组成】当归　天花粉　木通　牡蛎　穿山甲

【用法】上为细末。用猪蹄汤入酒少许调服。

【主治】女人乳少。

猪蹄汤

【来源】《景岳全书》卷六十一。

【组成】八物汤加黄耆　漏芦　陈皮　木通

【用法】先以猪蹄煮汁二碗，再煎上药服之。

【主治】气血不足，乳汁不下。

猪蹄汤

【来源】方出《景岳全书》卷六十一，名见《不知医必要》卷四。

【组成】猪蹄一副　通草二两　川芎一两　甘草一钱　川山甲十四片（炒）

《不知医必要》有陈皮六分。

【用法】上将猪蹄洗，切，入水六碗，同药煎煮约至三碗，加葱、姜、盐料，取汁饮之。并时用葱汤洗乳为佳。

【功用】助其气血，下乳。

【主治】气血不足，乳汁不下。

【宜忌】忌冷物。夏月不可失盖。

地黄膏

【来源】《济阳纲目》卷六十四。

【组成】生地黄（酒洗净）一斤

【用法】上用水五六碗，入铜砂锅内慢火煮干三分之二，用布绞去汁，将滓捣烂，又用水三碗再熬减大半，又以布绞净。如此三次，将汁通和一处，入好蜜以甘苦得中为度，用文武火熬至滴水不散，似稀糊样，取起置冷地上一夜，出火毒，以瓷罐收贮。或加当归等分。

【主治】血虚生疮，肌肤燥痒，自汗，遗精便多，妇人乳少。

调卫饮

【来源】《丹台玉案》卷五。

【组成】广木香　木通　枳壳各八分　当归　穿山甲　漏芦　柴胡各一钱　甘草三分

【用法】水酒各一钟，食后煎服。

【主治】产后发寒，皆缘乳汁不行，以致多寒。

下乳方

【来源】《何氏济生论》卷八。

【组成】土瓜根

【用法】上为末。酒调服一钱，每日四五服。

【主治】乳少。

通乳丹

【来源】《傅青主女科》卷下。

【别名】生乳丹。

【组成】人参一两　生黄耆一两　当归二两（酒洗）　麦冬五钱（去心）　木通三分　桔梗三分　七孔猪蹄二个（去爪壳）

【用法】水煎服。二剂而乳如泉涌矣。

【功用】补气血，生乳汁。

【主治】产后气血两虚，乳汁不下。

通肝生乳汤

【来源】《傅青主女科》卷下。

【组成】白芍五钱（醋炒） 当归五钱（酒洗） 白术五钱（土炒） 熟地三分 甘草三分 麦冬五钱 通草一钱 柴胡一钱 远志一钱

【用法】水煎服。一剂即通，不必再服。

【主治】羞愤成郁，土木相结，致产后数日两乳胀满作痛，乳汁不通。

化乳丹

【来源】《辨证录》卷十二。

【组成】当归 熟地 黄耆各一两 麦冬三钱 山茱萸四钱 川山甲一片 菟丝子五钱 枸杞子三钱

【功用】下乳。

【主治】妇人产后气血不足，数日绝无点滴之乳。

生汁汤

【来源】《辨证录》卷十二。

【组成】当归二两 川芎四钱 通草一钱 柴胡五分 麦冬四钱 白术五钱 甘草三分 熟地一两

【用法】水煎服。

【主治】产妇肝气郁结，两乳胀满作痛，乳汁不通。

通乳散

【来源】《郑氏家传女科万金方》卷四。

【组成】王不留行 天花粉各三钱 甘草梢 穿山甲（炙脆）各五钱

【用法】上为细末。每服三钱，热酒调下。

【主治】乳汁不下与来而少者。

通乳散

【来源】《郑氏家传女科万金方》卷四。

【组成】木通 赤芍 天花粉 白芷 通草 桔梗 连翘 甘草各五分 瞿麦一钱 青皮一钱半（或加柴胡）

【主治】乳汁不下与来而少者。

【宜忌】服此方仍服猪蹄汤，再用木梳梳之。

黄芩汤

【来源】《郑氏家传女科万金方》卷四。

【组成】黄芩 当归 芍药 熟地 柴胡 木通 川芎

【主治】妇人产后乳蒸，发热，乳汁不通。

下乳妙方

【来源】《良朋汇集》卷四。

【组成】鲜虾米一斤（去皮须足，用肉）不拘多少

【用法】净瓷器内捣烂，东酒热服，尽量服。少时乳至，再用猪蹄汤饮之，一日几次。但虾米只服一次，猪蹄汤不拘数可服。

【功用】催乳。

涌泉汤

【来源】《良朋汇集》卷四。

【组成】王不留行（炒）三钱 川山甲（炒）三钱 天花粉 归身各一钱五分 木通 甘草各一钱

【用法】用健猪前蹄有七孔者一只，煮烂取汁三碗，煎药至半碗，二次顿热，食远服之。外用旧木梳，火烤热，梳乳上七房，次第梳之。其乳若涌泉。

【主治】乳汁不下。

通脉汤

【来源】《达生篇》。

【别名】通乳煎（《仙拈集》卷三）。

【组成】黄耆（生用）一两 当归五钱 白芷五钱

【用法】七孔猪蹄一对，煮汤，吹去浮油，煎药一大碗服之。覆面睡，即有乳。或未效，再一服，无不通矣。新产无乳者，不用猪蹄，只用水一半、酒一半煎服。

【功用】

　　1.《仙拈集》：通乳。

　　2.《医林纂要探源》：补养气血。

【主治】乳少或无乳。

【加减】新产体壮者，加好红花三五分以消恶露。

【方论】《医林纂要探源》：乳即经血所化，血下溢于肝则为经，酿成于胃则为乳，而两乳则阳明胃脉所经行，肝脉交于脾，脾脉络于胃，故乳得从胃化而出。是欲酿乳，补胃为本。黄耆充胃气而壮卫气，甘缓益土，生用则行，故能通也。乳本血也，当归辛润滋血，而惟血所归，又所以为乳之本。合生者即东垣补血汤，气倡而血从，血充而乳足。白芷辛温色白，行阳明胃经，宣木气于土中，达血脉于经隧，除血中之壅滞，故用以为佐使。猪蹄，旧说须七孔者，然可不必，但要公猪前蹄，若后蹄则少力，母猪者不足用。盖前蹄为全身筋力所在，味甘咸平，能补气血，养虚羸，润肌肉，又水畜也，故善通经隧，能通乳汁，又以血气补血气，古人多用之。煮汤去油，恐油腻能滞经络，且滑肠。

猪蹄汤

【来源】《女科指掌》卷五。

【组成】猪蹄一枚　通草二两　葱白三茎

【用法】上以水一斗，煮四升，入酒一升服。

【功用】下乳。

【主治】妇人素有痰在冲任，乳汁少而面色带黄。

玉露散

【来源】《胎产心法》卷下。

【组成】人参　茯苓　当归　白芍（炒）　桔梗各一钱　川芎　柴胡　炙甘草各六分

【用法】水煎服。

【主治】乳汁不行，身体壮热，头目晕痛属虚者。

行气下乳汤

【来源】《胎产心法》卷下。

【组成】生地　当归　川芎各一钱　白术（土炒）茯苓各六分　制香附　陈皮　红花各五分　穿山甲三片（炒）　木香二分

【用法】水、酒各半煎服。

【主治】产妇气血滞，无他证，但少乳。

香砂四君子汤

【来源】《胎产心法》卷下。

【组成】人参　白术（土炒）　茯苓　麦冬（去心）各八分　当归一钱　陈皮　制香附　砂仁　红花　炙草各四分

【用法】水煎服。

【主治】产妇脾虚，食少无乳。

催乳散

【来源】《惠直堂方》卷四。

【组成】漏芦　通草各一钱　贝母二钱　白芷一钱

【用法】上为末。用猪前蹄一个，酒水各半煎汤送下。

【功用】催乳。

【主治】乳汁不通。

【宜忌】不可用盐。

润燥饮

【来源】《医略六书》卷三十。

【组成】麦门冬一斤（去心）

【用法】蒸晒为末。每服二钱，酒磨犀角一钱调下。

【主治】乳汁不出，脉涩洪者。

【方论】产妇素禀阳脏燥热之气伤于阳明，不能化血液为乳，故乳汁不出焉。麦门冬清心润燥，以滋阳明之津液，犀角尖清心降火，以全阳明之血气。麦冬为末，犀角酒磨，空心饮之，使心火降而燥热化，则阳明之津液自充，而乳汁自化，何有不乳之患哉。

通乳饮

【来源】《医略六书》卷三十。

【组成】当归三钱　花粉三钱　王不留行一钱半　甲片一钱半　甘草八分

【用法】水煎，去滓温服。

【主治】乳汁不出，脉涩数者。

【方论】产后阳明热滞，血液素亏，不能化液为乳，故乳汁不出焉。当归养血荣经脉；花粉清热润血燥；王不留行力能行散，以化乳汁；穿山甲性善走窜，以出乳汁；甘草泻火缓中，以和胃气也。水煎温服，使阳明热化，则滞气自行而液化为乳，安有乳汁不出之患乎？

通乳四物汤

【来源】《医略六书》卷三十。

【组成】生地五钱　当归三钱　白芍一钱半（酒炒）　川芎一钱　木通一钱半　王不留行三钱　花粉三钱　猪蹄二只　知母一钱半（酒炒）

【用法】水、酒各半浓煎，去滓，温服。

【功用】《中医妇科治疗学》：清营养血。

【主治】

1.《医略六书》：乳汁不行，脉虚数者。

2.《中医妇科治疗学》：产后血虚兼热，乳汁不行，面色苍白，有时颊赤，头眩心悸，手心灼热，口舌干燥，或午后潮热，心烦寐少，小便淡黄，大便干燥，舌红苔薄黄，脉细数。

【方论】产后血虚热炽，不能施化津液以上奉为乳，故乳汁不行，乳房不起焉。生地壮水以滋血室，当归养血以荣经脉，川芎入血海行血气，白芍敛营阴养血脉，花粉清热润燥，木通降热通经，王不留走经隧以周流于身，雄猪蹄滋津液以上奉乎乳，知母清热润燥以资生乳汁也。水、酒煎服，使血脉内充，则瘀热自化，而津液无不上奉，乳房无不起胀，安有乳汁不行之患乎。

疏风散

【来源】《医略六书》卷三十。

【组成】生地五两　防风一两半　连翘三两　白芷一两半　犀角一两　当归三两　川芎一两　桔梗一两　甘草一两

【用法】上为散。薤白汤煎三钱，去滓，温服。

【主治】产后乳汁不出，脉浮弦数者。

【方论】产后风伤营气遏热，而阳明之气不化，故乳房肿胀疼痛，乳汁不出焉。防风疏风于表，犀角清热于里，白芷开阳明之气，川芎行冲脉之血，生地滋阴凉血，连翘清热散结，桔梗开提气血，当归荣养经脉，甘草缓中泻火，以和胃气也。为散，薤白汤煎，使风热外解，则阳明之气无不化，而冲脉之血无不上荣，何乳房之疼肿不退，乳汁有不出者乎？

漏芦汤

【来源】《医略六书》卷三十。

【组成】漏芦三钱　赤芍一钱半　当归三钱　川芎一钱　枳壳一钱半（炒）　木香一钱半　桔梗一钱　刺角三枚　白芷一钱半　甘草五分

【用法】水煎，去滓温服。

【主治】乳汁不出，脉沉滞涩者。

【方论】产后素多郁怒，血气壅结而乳窍不通，故乳房肿胀，乳汁不出。漏芦疏利以通乳窍，赤芍破血，以行血滞，当归养血活血，川芎活血行气，枳壳破滞气以行气化，木香调中气以醒脾胃，桔梗开提气血，白芷通利阳明，甘草缓中解毒，角刺退肿攻坚。水煎，温服，使气行血活，则阳明经气肃清，而冲脉之血无不上荣，安有乳窍不通，乳汁不出之患哉。

参术地黄汤

【来源】《叶氏女科证治》卷三。

【组成】人参　熟地黄　白术（蜜炙）各二钱　当归　川芎　黄耆　麦冬（去心）　茯苓各一钱　炙甘草五分　五味子十五粒　陈皮四分

【用法】上加大枣二个，水二钟，煎一钟服。

【主治】产后乳少，无以乳儿，以致母子俱瘦，饮食减少。

瓜蒌煎

【来源】《仙拈集》卷三。

【组成】瓜蒌一两（打碎）　当归　穿山甲　没药　乳香　甘草节各一钱

【用法】水、酒各一钟，煎服。

【主治】乳汁不通。

虾米酒

【来源】《仙拈集》卷三。

【组成】鲜虾米一斤（去皮须足）

【用法】上用净肉不拘多少，捣烂，陈酒热服，少时乳至，再用猪蹄汤饮之，一日几次。其乳如泉，屡验神效。

【功用】通乳。

【主治】《本草纲目拾遗》：无乳，及乳病。

涌泉散

【来源】《仙拈集》卷三。

【组成】当归　生黄耆　通草各二钱　瞿麦　木通　川山甲　王不留行各一钱半

【用法】水煎服。另用雄猪蹄一对，酒煮，去浮油，连汤饮。

【功用】催乳。

通脉汤

【来源】《大生要旨》卷四。

【组成】生黄耆一两　当归五钱　白芷一钱　通草二钱

【用法】用七孔猪蹄一对煮汤，吹去浮油，煎药一大碗服之，以被覆面而睡，即有乳。或未效，再一服。新产无乳者，不用猪蹄，只用水、酒各半煎服。

【主治】产时去血过多，或产后失于调养，以致乳少或无乳者。

【加减】新产体壮者，加好红花三五分以消恶露。

乳生汤

【来源】《产论》卷三。

【组成】白术　芍药　当归　芎藭　茯苓　桂枝　杜仲　乳香各一钱　甘草一分

【用法】以水二合半，煎取一合半。先用折冲饮下蓄血，后与本方。

【主治】产后乳少或止。

酿乳丸

【来源】《名家方选》。

【组成】木通叶六钱　牡蛎四钱　麦冬二钱

【用法】上为细末，糊为丸，如大豆大，蒲黄为衣。白汤送下。胎妊中亦可服。

【主治】产后百日间乳汁不通者。

【宜忌】禁五辛、青菜类；又嫌他药并用。

酿乳汤

【来源】《名家方选》。

【组成】黄耆　甘草　麻黄　黄连　木通各等分

【用法】上为细末。每用药一钱，则加入白砂糖一钱，以此类推；茄茎煎汁调服，频用之。

【主治】乳母被风寒侵袭而乳不出；或因气滞而乳闭者。

木通丸

【来源】《产科发蒙》卷四。

【组成】木通叶六钱　牡蛎四钱　麦门冬二钱

【用法】上为细末，为丸如大豆大，蒲黄为衣。每服四十五粒，日三夜三。

【主治】产后百日内，不乳出者。

【宜忌】忌五辛、生蔬。

玄素散

【来源】《产科发蒙》卷四。

【组成】百草霜　天花粉各等分

【用法】上为细末。每服一钱，大麦煮汁送下，一日二次。

【主治】产后乳汁少。

通乳煎

【来源】《产科发蒙》卷四。

【组成】当归　王不留行　天花粉　甘草　柴胡　穿山甲　香附子

【用法】上作大剂，水煎。凡欲服此药，先以赤小豆二合煮熟，食一盏讫，服药汁一碗，复每历一炊时，服药食小豆如前法，最后寻饮温酒少许。

【主治】产后乳汁少者。

通乳瓢畜饮

【来源】《产科发蒙》卷四。

【组成】瓢畜一钱　桔梗八分　天花粉七分　紫苏五分　甘草五厘

【用法】上以水一盏半，煮取一盏，温服。

【主治】产后乳汁少。

贝母汤

【来源】《产孕集》卷下。

【组成】贝母一钱五分　连翘二钱　当归　川芎各二钱　桔梗　白芷各一钱　赤芍　川续断各一钱　红花五分

【用法】水煎服。

【主治】气滞血阻，脉络不通，乳道壅闭，无乳。

宣营汤

【来源】《产孕集》卷下。

【组成】当归　黄耆　阿胶各三钱　人参五钱　芎藭　芍药各二钱　川贝母一钱　炮姜一钱　红花　甘草各五分

【用法】上作一服。

【功用】益阳化阴，温经通络。

【主治】产后血虚无乳。

涌泉汤

【来源】《胎产良方》。

【组成】漏芦一钱　瞿麦八分　茯苓八分　当归一钱　川芎一钱　三棱五分　生地八分　白芍（炒）六分　泽泻六分　香附六分　甘草四分

【用法】黄酒为引，水煎服。

【主治】乳汁缺少。

【验案】乳汁不通　赵某，女，27岁，已婚。1983年元月17日，生子四天无乳；两乳胀满作痛，情志郁闷不舒，有低热，善太息。证属精神郁闷，气滞不宣，脉络阻塞，乳胀而不得出。宜疏肝理气通乳。方用涌泉汤加味：漏芦12克，瞿麦9克，茯苓9克，川芎6克，三棱4.5克，生地9克，炒白芍6克，泽泻6克，香附6克，王不留行12克，青皮6克，山甲3克，蒲公英9克，两剂，每日一剂。服药后，乳即下，情志愉快，纳食增加。

生化汤

【来源】《医门八法》卷四。

【组成】当归身一两（炒）　川芎三钱　桃仁十粒（去皮尖，炒）　炙草五分　木香一钱　黑姜炭五分　白芷三钱（炒）　穿山甲三钱（研）

【用法】水煎服。

【主治】乳汁不行，属恶露壅滞，经络不舒者。

加味八珍猪蹄汤

【来源】《不知医必要》卷四。

【组成】炙耆　党参（去芦，米炒）　陈皮　白芍（酒炒）　当归　熟地　白术（净）　茯苓各一钱　川芎六分　木通一钱五分　炙草七分

【用法】以王不留行一钱，同煎去滓，用猪蹄一只洗切，加水同煮，约二碗，任服。须用木梳，在乳上顺梳下。

【主治】虚弱人，产后气血不足，乳汁不下。

化乳汤

【来源】《医方简义》卷六。

【组成】生绵耆　炙绵耆各四钱　当归四钱　川芎一钱　通草二钱　白芷五分　柴胡四分

【用法】水煎服。

【主治】乳汁不通。

四物白通汤

【来源】《医方简义》卷六。

【组成】生地四钱　当归五钱（酒洗）　川芎三钱　赤芍二钱　白芷一钱　生香附二钱

【用法】加葱管三茎，水、酒各半煎服。或加通草三钱。

【主治】乳汁不通。

下乳汤

【来源】《揣摩有得集》。

【组成】生耆三钱　当归三钱　白术一钱半（炒）　川芎一钱半（炒）　甲珠三分　通草一钱　王不留

行五钱（炒） 川贝一钱（去心） 漏芦二钱 白芷五分 桔梗八分 生草六分

【用法】藕节三寸为引，水煎服。

【主治】产后无乳，或人弱气血两亏。

酿乳煎

【来源】《经验各种秘方辑要》引《邵大年临证秘要方》。

【组成】西党参三钱 川抚芎一钱 川贝母一钱（去心） 生黄耆五钱 王不留行一钱（研） 茯苓三钱 酒炒归身二钱 炙甘草八分 橘核二钱（生，研）

【用法】加红枣五枚，水煎服。凡怀孕至八九个月，按月投二三剂，神效。产后罔验。

【功用】养气养血，疏补兼用，酿乳。

下乳涌泉散

【来源】《清太医院配方》。

【组成】当归 川芎 天花粉 白芍药 生地黄 柴胡各一两 青皮 漏芦 桔梗 木通 白芷 通草各五钱 穿山甲一两五钱 王不留行三两 甘草二钱五分

【用法】上为细末。每服二至三钱，临卧黄酒调下。

【主治】产妇乳汁不行。

通乳汤

【来源】《医学探骊集》卷六。

【组成】当归五钱 白芍四钱 川芎三钱 王不留行三钱 熟地四钱 炙山甲二钱

【用法】水煎，温服。

【主治】妇人乳汁缺乏。

【加减】脉弦者，乃气逆郁结，加木香、郁金各三钱；脉缓者，乃脾胃虚弱，加焦术、茯苓各三钱。

滋乳汤

【来源】《医学衷中参西录》上册。

【组成】生黄耆一两 当归五钱 知母四钱 玄参四钱 穿山甲二钱（炒捣） 路路通（大者）三枚

（捣） 王不留行四钱（炒）

【用法】用丝瓜瓢作引，无者不用亦可。若用猪前蹄两个煮汤，用以煎药更佳。

【主治】产后少乳。其乳少由于气血虚或经络瘀者。

玉露散

【来源】《汉药神效方》。

【组成】当归 白芍药 桔梗 川芎 白茯苓 天花粉 木通 穿山甲各等分

【用法】以一钱三分为一服服之。

【主治】产乳不足。

参耆通乳汤

【来源】《顾氏医径》卷四。

【组成】人参 黄耆 当归 木通 麦冬 桔梗 七孔猪蹄

【主治】产后数日，而乳无点滴之下，症属血少气衰者。

通乳散

【来源】《集成良方三百种》。

【组成】当归三钱 川芎一钱 熟地二钱 瞿麦一钱 花粉一钱 通草一钱 山甲一钱（土炒） 生麦芽一钱 王不留行一钱（炒）

【用法】上为末。每服二钱，滚水加黄酒冲服。

【功用】通络生血。

【主治】产后经络闭塞，或气血不足，无乳，或有而甚少。

下乳涌泉散

【来源】《北京市中药成方选集》。

【组成】当归六十四两 穿山甲（炒）六十四两 王不留行（炒）六十四两 川芎三十八两

【用法】上为细末。每服二钱，一日三次，温黄酒送下。

【功用】活血通乳。

【主治】乳汁不下。

下乳涌泉膏

【来源】《北京市中药成方选集》。

【组成】生麦芽三十二两　川芎四两　白芍四两　山甲（炒）四两　漏芦四两　当归八两　生黄耆八两　王不留行（炒）八两　通草二两

【用法】用七星肘之棒骨十个熬汤，去净油，用汤熬药，煎熬三次，分次过滤去滓；将滤液合并，用文火煎熬浓缩至膏状，以不渗纸为度。每十六两膏汁兑蜜三十二两，装瓶重二两。每服五钱，一日二次，热开水调服。

【功用】补养气血，通经下乳。

【主治】妇人产后乳汁短少，气血虚弱，经脉不通。

生乳丸

【来源】《北京市中药成方选集》。

【组成】当归八两　生地八两　川芎四两　生白芍八两　通草二两　生麦芽十六两　山甲四两　漏芦八两　生黄耆八两　鹿角霜八两　广木香四两　王不留行（炒）四两

【用法】上为细末，过罗，炼蜜为丸，重三钱，蜡纸管封固。每服一丸，日服二次，温开水送下。

【功用】补气，活血，下乳。

【主治】产后气血亏损，乳少，乳汁不足。

通乳散结汤

【来源】《中医妇科治疗学》。

【组成】全瓜蒌四钱　青皮三钱　丝瓜络五钱　桔络　通草各三钱　桔叶十片　郁金二钱　刺蒺藜三钱　蒲公英五钱

【用法】水煎，温服。

【功用】舒肝解郁，通络散结。

【主治】乳结属肝郁气滞证。乳汁停滞不畅，以致乳房硬满胀痛，甚或肿红，时有恶寒发热，舌淡苔白，脉弦数。

【加减】红肿甚者，加银花三钱，甘草一钱。

通经活络汤

【来源】《中医妇科治疗学》。

【组成】瓜蒌四钱　橘络　青皮各二钱　丝瓜络四钱　生香附二钱　通草三钱　扁豆五钱　当归身一钱半

【功用】舒肝活络。

【主治】乳汁不行属气郁者。产后乳汁不行，乳房胀痛，胸胁饱满，面色青黯，精神抑郁，食量减少，有时两胁作痛，腹部胀痛，大便不畅，舌淡苔白腻，脉沉迟而涩。

【加减】恶露已净，少腹微胀者，加王不留行、漏芦各三钱；如因暴急暴怒之后，饮食减少，胸胁胀甚者，加柴胡、厚朴花各二钱。

通乳涌泉散

【来源】《全国中药成药处方集》（沈阳方）。

【组成】王不留行三两　穿山甲五两　天花粉　炙甘草各三两　全当归五两　漏芦二两

【用法】上为细末。每服二钱，猪蹄煎汤送服；或热黄酒冲服。

【功用】通经下乳。

【主治】血气诸虚，经络失营，致乳汁不足，甚或缺乳。

生乳灵

【来源】《天津市中成药规范》。

【别名】生乳糖浆（《中药制剂手册》）。

【组成】穿山甲 30 千克　沙参 10 千克　天花粉 50 千克　丝瓜络 50 千克　白马悬蹄 60 千克　鹿角 10 千克

【用法】天花粉用 25% 醇按浸渍法提取浸液，穿山甲、沙参、丝瓜络、白马悬蹄、鹿角按水煮法取其煮液，将煮液合并过滤，减压浓缩至适量，兑入单糖浆 1200 升，苯甲酸钠 0.5%，待冷后加入天花粉浸液，搅拌均匀，比重 1.2～1.24，25℃静置 7 天后即可灌封。每瓶 120 毫升。每次服 40 毫升，每日服 3 次，温热后服用。

【功用】通经活络，下乳。

【主治】妇人气血不足，经络不通，奶汁稀薄及奶汁灰黄。

疏肝通乳汤

【来源】《妇科证治概要》。

【组成】当归　穿山甲　漏芦　麦冬各9克　白芍　柴胡　川芎　青皮各6克　薄荷4.5克　王不留行　栝楼各15克　皂角刺3克

【功用】疏肝解郁，通络下乳。

【主治】产后乳汁缺乏，乳汁不行，乳房胀满而痛，精神郁闷，胸胁胀满，食欲减退，甚或恶寒发热，舌黯红，苔薄黄，脉弦或数。

通乳四物汤

【来源】《女科证治》。

【组成】熟地12克　当归9克　川芎　木通　王不留行各3克　制香附　陈皮各6克

【功用】养血调气通乳。

【主治】产后乳汁不行，血虚气滞者。症见乳少难下，面色苍黄，头晕目涩，心悸少寐，胸胁作胀，舌苔薄白，脉细涩。

下乳方

【来源】《中医杂志》（1984，2：132）。

【组成】党参15g　云苓10g　白术10g　当归12g　桔梗10g　木通6g　通草5g　穿山甲10g　王不留行10g　路路通10g

【用法】水煎服。

【主治】缺乳。

【验案】缺乳　《中医杂志》（1984，2：132）：治疗缺乳104例，乳汁不下42例，占40.4%；无乳29例，占27.9%；乳汁不足33例，占31.7%。结果：显效（下乳如涌泉足以哺乳婴儿）81例，占77.9%；有效（乳汁明显增加，但尚不足以哺乳婴儿）20例，占19.2%；无效（乳汁无明显增加）3例，占2.9%。

通肝生乳汤

【来源】《陕西中医》（1993，6：252）。

【组成】白芍（醋炒）　当归（酒洗）　白术（土炒）　麦冬（麸炒）各15g　炮山甲　熟地各10g　炙甘草　甘草　柴胡　远志　桔梗　白芷各3g

【用法】每日1剂，水煎服。

【主治】缺乳。

【加减】若气血不足者，去远志，加猪蹄1只。

【验案】缺乳　《陕西中医》（1993，6：252）：治疗缺乳61例，第一胎生育者46例，第二胎者13例，第三胎者2例。其中辨证属肝郁气滞，疏泄不能者39例；气血不足，生化乏源者22例；乳汁点滴全无者17例，乳汁甚少不足以哺养婴儿者44例。结果：显效（乳汁畅通，足够哺乳）38例，有效（乳汁明显增多，但尚不能够哺养婴儿）18例，无效（乳汁不见增多或增多不显著）5例；总有效率为91.8%。所有病例均服药3~5剂。

下乳涌泉散

【来源】《部颁标准》。

【组成】当归100g　白芍100g　桔梗100g　川芎100g　地黄100g　白芷100g　天花粉50g　甘草50g　柴胡50g　通草250g　漏芦250g　麦芽250g　穿山甲（烫）150g　王不留行（炒）300g

【用法】制成散剂，每袋装30g，密闭，防潮。水煎服，1次1袋，水煎2次，煎液混合后分2次服。

【功用】养血催乳。

【主治】产后少乳。

【宜忌】忌食辛辣之物。

生乳片

【来源】《部颁标准》。

【组成】猪鞭150g　穿山甲4g　王不留行5g　党参3g　熟地黄5g　山药3g　白芷3g　路路通5g　冬瓜子8g　关木通5g　丝瓜络4g　漏芦3g

【用法】制成糖衣片，密封。口服，每次3~5片，1日3次。

【功用】补气生血，通经下乳。具有促进乳汁分泌，改善乳汁质量作用。

【主治】由于产后气血亏损，乳少，乳汁不通。

生乳汁

【来源】《部颁标准》。

【组成】当归35g 地黄25g 黄芪（蜜炙）5g 党参5g 玄参25g 麦冬5g 穿山甲（制）15g 知母10g

【用法】制成乳剂，密封，置阴凉处。口服，每次100ml，1日2次。

【功用】补气养血，滋阴通乳。

【主治】产后阴血亏虚，乳汁稀薄，短少。

【宜忌】忌气恼，忌食辛辣食物。

母乳多颗粒

【来源】《部颁标准》。

【组成】黄芪280g 漏芦280g 羊乳根560g 王不留行224g 梗通草112g

【用法】制成颗粒，每袋装18g，密封。开水冲服，每次18g，1日3次。

【功用】益气，下乳。

【主治】产后乳汁不下或稀少。

阿胶生化膏

【来源】《部颁标准》。

【组成】阿胶400g 熟地黄1000g 黄芪400g 川芎300g 路路通500g 赤芍300g 麦冬300g 当归500g 益母草400g 关木通200g 桃仁300g 甘草200g 王不留行200g

【用法】制成膏剂，每瓶200ml或400ml，密封，置阴凉处。温开水冲服或直接口服，每次20ml，1日2~3次。

【功用】滋阴养血，祛瘀生新，通乳。

【主治】妇女产后血虚体弱，瘀血不清，下腹疼痛，乳汁不通。

【宜忌】孕妇忌服。

乳泉冲剂

【来源】《部颁标准》。

【组成】王不留行210g 穿山甲（炙）25g 天花粉90g 甘草（炙）90g 当归150g 漏芦90g

【用法】制成冲剂，每袋重15g，密封。口服，每次15g，1日2次。

【功用】通经，活血，下乳。

【主治】产后乳少乳汁不畅。

【宜忌】孕妇忌用。

催乳丸

【来源】《部颁标准》。

【组成】当归40g 通草10g 麦芽80g 川芎20g 穿山甲（醋制）10g 漏芦40g 地黄40g 黄芪40g 鹿角霜40g 白芍40g 木香20g 王不留行（炒）20g

【用法】制成大蜜丸，每丸重9g，密闭，防潮。口服，每次1丸，1日2次。

【功用】助气补血，活络下乳。

【主治】产后气血亏损，乳汁不通，乳汁稀少。

四十九、回　乳

回乳，又名断乳、消乳，并非疾病，而是指以人为方法和药物中止产妇乳汁分泌。

产后不需哺乳，或因产妇有疾，不宜授乳，或婴儿已届断奶之时者，可予回乳。回乳是一个自然过程，乳母哺乳至8~12个月，随着哺乳次数及每次哺乳时间的逐渐减少，自然而然就回乳了。但也有一些情况须用人工方法来回乳。如人工流产、引产或婴儿夭折后乳多胀满者；乳母因病不能哺乳者（如患传染性或重度肝炎、严重心脏病和肾病、活动性肺结核、甲状腺功能亢进或减退、巨细胞病毒感染、艾滋病、梅毒、癫痫、麻风病、产褥期精神病及必须回乳的乳房疾病等）；自然回乳中乳房胀甚者；由于各种原因要求回乳者。可以用中药内服与外敷等方法中止产妇乳汁分泌。

麦蘖散

【来源】《妇人大全良方》卷二十三。

【组成】大麦芽不拘多少（炒黄）

【用法】上为末。每服三钱，沸汤调下，与粥间服。

【主治】

1.《妇人大全良方》：产后五七日不大便。

2.《丹溪心法》：产后发热，乳汁不通及膨，无子当消者。

画眉膏

【来源】《袖珍小儿方》卷七。

【别名】断乳画眉膏（《寿世保元》卷七）、断乳画眉散（《经验各种秘方辑要》）。

【组成】栀子三个（炒存性）　雄黄　辰砂各少许

方中雄黄，《冯氏锦囊秘录》作"雌黄"。

【用法】上为末，入香油、轻粉少许，调匀。候儿睡着，浓抹于两眉中。醒来自然不吃奶。未效，再用即效。

【功用】断乳。

麦芽煎

【来源】方出《校注妇人良方》卷二十三，名见《医宗金鉴》卷四十九。

【组成】麦芽二三两（炒熟）

【用法】水煎服。

【主治】妇人血气方盛，乳房作胀，或无儿饮，胀痛，憎寒壮热。

回乳四物汤

【来源】《外科正宗》卷四。

【组成】川芎　当归　白芍　熟地各二钱　麦芽二两（炒，为粗末）

【用法】水二钟，煎八分，食远服。用脚布束紧两乳，以手按揉其肿，自然消散，甚者再用一服。

【主治】产妇无儿吃乳，致乳汁肿胀，坚硬疼痛难忍。

免怀汤

【来源】《济阴纲目》卷十四。

【别名】免怀散（《医宗金鉴》卷四十九）。

【组成】当归尾　赤芍药　红花（酒浸）　牛膝（酒浸）各五钱

【用法】上锉。水煎服。通其月经，则乳汁不行。

【功用】通月经以摘乳。

【主治】《医宗金鉴》：产后乳汁暴涌不止，食少，欲回其乳者。

回乳汤

【来源】《外科大成》。

【组成】麦芽（炒）二两　归尾　赤芍　红花　牛膝各二钱。

【用法】水煎服。外以脚布束紧两乳，以手按揉之。

【主治】无儿吃乳，致乳汁胀痛者。

消乳汤

【来源】《嵩崖尊生全书》卷十四。

【组成】四物汤加麦芽二两（炒）

【用法】水煎服。

【主治】无子食乳，欲其消者。

麦蘗汤

【来源】《古今医彻》卷三。

【组成】麦芽一两（炒，研）　川芎　白芍药（酒炒）　熟地　当归各一钱

【用法】水煎服。外用布紧束两乳，以手揉按，乳自消退。

【功用】消乳膨。

回乳方

【来源】《谢利恒家用良方》。

【组成】焦麦芽一两　枳壳二钱

【用法】水煎服。

【主治】小儿断乳，须停止母乳者。

回乳方

【来源】《临证医案医方》。

【组成】麦芽30克　瓜蒌15克　枳壳9克　青皮6克　苏梗6克　桔梗6克　当归9克　益母草12克　蒲公英15克　金银花9克　连翘9克　丹皮6克

【功用】回乳，理气，活血，清热。

【主治】产后因故不欲授乳或婴儿一岁后欲断乳者。

【方论】麦芽回乳，瓜蒌、枳壳、苏梗、桔梗、青皮理气，当归、丹皮、益母草活血，蒲公英、金银花、连翘清热解毒。

五十、产后诸疾

产后诸疾，是指产后各种疾病，但又无任何明确的具体病症。妇人产后，多有虚、寒、瘀的生理、病理特点，即使无明显病症，针对此时体质特点，适当服用具有调理保健作用的一类方药，调理气血阴阳，以求平衡，也大有益处。

地黄酒

【来源】《备急千金要方》卷三。

【组成】地黄汁一升　好曲一斗　好米二升

【用法】上先以地黄汁渍曲令发，准家法酝之至熟，封七日，取清服之，常使酒气相接，勿令断绝。未产前一月，当预酿之，产讫，蓐中服之。先服羊肉当归汤三剂，乃服之佳。

《千金翼方》本方用法：生地黄汁一石，煎取五斗，冷渍曲发，先淘米晒干，欲酿时，别煎地黄汁，渍米一宿，漉干炊酿，一如家酿法，拌馈亦以余汁，酘酘皆然，其押出地黄干滓，亦如米炊酿之，酒熟讫封七日押取。每次温服一盏，常令酒气相接。服之百日，肥白疾愈。

【主治】产后百病。

【宜忌】慎食蒜、生冷、酢、滑、猪、鸡、鱼。夏三月热不可合，春秋冬宜得合。

【方论】《千金方衍义》：方中地黄寒滞，得曲蘗发之，滋养血虚之良法。

圣散子

【来源】《经效产宝·续编》引《济急方论》。

【组成】泽兰九分　石膏八分（如粉）　川芎　当归　芜荑　芍药　甘草各七分　干姜　桂心各五分　细辛　卷柏（去土）　柏子仁　茱萸　防风（去芦头）　南椒（出汗）　厚朴（姜汁炙）　茯苓各四分　白芷　白术　人参　丹参　藁本　五味子　黄耆各三分　乌头（炮）　白薇各二分

【用法】上为散，以新瓦器密封，无令失气。每服二钱匕，以热酒调下。

【主治】产后诸疾。

阿胶丸

【来源】《博济方》卷四。

【组成】真阿胶四斤（火炙令热）　蛇蜕皮一条（烧灰）　熟艾半两（烧灰）　败笔一管（用头烧灰）　大麦花少许（炙干，如无此花，以麦蘗上牙子代之亦可，为细末）

【用法】上为细末，以软粳米饭为丸，如鸡豆大，如丸时粘手，以少许面为丸。妇人有身，十个月满足者，有诸般疾病，用井花水磨下一丸；产后有病，用通灵散一字，醋汤磨下一丸；如筑打着，及死胎在腹中，用醋汤送下一丸；产后咳噫，用千金散子一字，热水调下一丸；产前产后被血冲心，用黄散子半钱，醋汤调下一丸；产后遗沥不止，用烧盐半钱，无灰酒送下一丸；难产者，三日至五日，服此立下，用通灵散子，醋汤送下一丸；如妇产时，衣先下，未见儿，足踏衣生，用通灵散子一字，调下一丸；如儿先下，衣未见，须臾，用醋汤送下一丸；如刺前后心，用通灵散子一字，调下一丸；如浆破后，经三五日不生，用黄散子一钱，酒调下一丸；产前产后痢，醋汤送下一丸；血气，用艾枝煎汤送下一丸。

罂粟炒令黄，为末，是千金散；真阿胶炙令黄，为末，是黄散子；蛇蜕皮烧灰，为末，是通灵散子。

【功用】大安胎脏。

【主治】产前产后诸疾。

保生丸

【来源】《博济方》卷四。

【别名】保生丹（《鸡峰普济方》卷十五）。

【组成】金钗石斛一分（别杵）　秦艽　官桂（去皮）　干地黄　贝母　防风　糯米　甘草（炙）　干姜（炮）　细辛各一分　当归　蜀椒（去目子）　大麻仁　大豆卷　黄芩各二分　石膏（明净者）　麒麟竭　没药　龙脑各一钱半

【用法】上为末，炼蜜六两，热，须入水一分，同炼令水尽，和药为丸，如弹子大，约成七十二丸。产前产后血气头旋身战，薄荷汤送下；月信不通，当归酒送下；赤白带下，温酒送下；妇人临产难产，胎衣不下，子死腹中，横产倒产，昏死不语，但看头热气在，取一丸用芎、枣汤研，灌口中，但入喉立苏；产后恶血不尽，脐腹疼痛，呕吐发热，憎寒烦闷，月候不调，或多或少，皮肤虚肿，产血不止，虚劳中风，口噤不语，半身不遂，产前产后赤白痢，大便秘涩，口渴血晕，狂语见鬼，头痛，面色痿黄，渐成劳瘦，饮食无味，并无灰酒研下一丸，服至五七丸，临产五脏不痛，易生；催生，当归酒送下；产后中风血晕，生地黄汁同煎十沸，研药一丸灌之，立愈；御风，但五日一度，嚼烂一丸，空心热酒送下，或浴后嚼一丸，温酒送下；小儿天钓惊风，薄荷酒送下一丸，分作三服；中风不语，身忽如板，用消梨好瓤与薄荷同研，热服一丸灌之，盖衣被，但汗出相次揭衣被，便当风坐卧，立愈；其妇人一切诸疾，但只以温酒及当归、薄荷同研一丸，立愈。

【功用】《鸡峰普济方》：补宫脏。

【主治】

　　1.《博济方》：产前产后，血气风冷及妇人所患一切疾病。

　　2.《鸡峰普济方》：气虚，肢体瘦倦。

神授散

【来源】《太平惠民和济局方》卷九（续添诸局经验秘方）。

【组成】青皮（去白）　桂心　牡丹皮　陈橘皮（去白）　白芍药各五两　红花一两半　百合（水浸洗）　干姜（炮）　甘草（炙）　当归　川芎各二两　神曲（炒）　人参（去芦）麦蘖（炒）各三两　（一方无红花）

【用法】上为末。每服二钱，水一盏，加生姜三片，大枣一个，煎至七分，空心服。

【主治】产后一切疾病，不问大小，以至危笃者。

【宜忌】孕妇不得服。

地黄煎

【来源】《医方类聚》卷二二八引《王岳产书》。

【组成】生地黄（捣取自然汁）二合　生姜汁四合　白蜜四合

【用法】上以垍铜锅内相和，慢火煎令稀稠得所如饧，以干垍瓶内盛。每服一匙头，空腹热酒调下。产后十日内，吃三二服甚良。以腊月修合贮之。

【功用】产后调养。

羊肉粥

【来源】《圣济总录》卷一九○。

【组成】白羊肉（去脂膜）四两（细切）　粳米（净淘）三合　生地黄汁三合　桂（去粗皮，取末）一分

【用法】以水煮肉并米，熟后入地黄汁并桂末更得所，以五味调和，空心任意食之。产后七日后服。

【主治】产后诸病。

当归一味散

【来源】《卫生家宝产科备要》卷七引《全生指迷方》。

【组成】当归三两（去芦须，切片，焙）

【用法】上为细末。每服二钱，童便或酒调下，一日三次，从产下便服之。

【功用】调养血气。

【主治】产后诸疾。

干姜人参丸

【来源】《鸡峰普济方》卷十六。

【组成】甘草五两　当归　干姜　人参各二两半

【用法】上为细末，炼蜜为丸，如梧桐子大。每服三十丸，空心温酒送下，一日三次。

【主治】产后诸疾。

乌金散

【来源】《鸡峰普济方》卷十六。

【组成】雄黑豆半升　生姜四两（和皮切）　黄连一两　棕榈皮六两

【用法】上药先将黑豆于铫内炒熟，次便入生姜、黄连同炒烟出，却将棕榈点火入铫烧之，烟欲绝和铫覆地上，用盆合之，出火毒一宿，来日取出为末，更入当归、蓬莪术末各一两，白面一两，同研匀，埚器内密封。产后诸疾，热酒调下。如是产后两日以前，用煎过童便调下，痛甚者频服。

【主治】
1. 《鸡峰普济方》：产后一切病。
2. 《卫生家宝产科备要》：产后胞衣不下或恶露不快，败血冲心，血晕狂语，不省人事，心烦躁渴，脐腹疼痛，呕吐，发热憎寒，肿满；或攻皮肤刺痛。

芍药饮子

【来源】《产宝诸方》。

【组成】赤芍药半两　白茯苓一两　甘草一分半（炙）　汉防己一分　槟榔一个

【用法】上铧。每服二钱，加灯心五茎，水一盏半，煎至七分，去滓，热调琥珀散服。

【功用】产后调顺心经，开水道，解血结，利小肠。

琥珀散

【来源】《产宝诸方》。

【组成】琥珀一两（真者）

【用法】上为末。每服二钱，以芍药饮子调服。

【功用】调顺心经，开水道，解血结，利小肠。

【主治】产后诸疾。

黑散子

【来源】《卫生家宝产科备要》卷六。

【别名】琥珀黑神散（原书卷七）、琥珀黑散（《太平惠民和济局方》卷九吴直阁增诸家名方）、琥珀卫生散（《魏氏家藏方》卷十）、黑琥珀散（《普济方》卷三五五）。

【组成】琥珀（别研细）　朱砂（别研）　京墨（煅通赤，放冷用）　血苗灰（即鲤鱼鳞灰也）　新罗白附子（炮裂）　百草霜（乃锅底上黑煤也）　黑衣（即灶额上煤也，倒挂者亦得，又谓之乌龙尾，蚕茧灰亦得）各半两　麝（别研，极细）　白僵蚕（锉，炒去丝嘴）　川当归（洗，去芦须，切，焙）各一分

【用法】上为末。每服二钱，炒姜温酒调下。

【功用】《太平惠民和济局方》（吴直阁增诸家名方）：安神顺胎，散诸病。

【主治】
1. 《卫生家宝产科备要》：产后诸证。
2. 《太平惠民和济局方》（吴直阁增诸家名方）：产妇一切疾病。产前胎死，产难，横生，逆生；产后胞衣不下，衣带先断，遍身疼痛，口干心闷，非时不语，血晕眼花，乍寒乍热，四肢浮肿，言语颠狂，乍见鬼神，腹胁胀满，呕逆不定，大便秘涩，小便出血；恶露未尽，经候未还，起居饮食，便不戒忌，血气之疾，聚即成块，散即上冲，气急心疼，咳嗽多唾，四肢虚热，睡惊盗汗，崩中败证，绕脐刺痛，或即面赤，即变骨蒸；产后鼻衄，口鼻黑色气起，喉中喘急，中风口噤。

四味汤

【来源】《妇人大全良方》卷十八。

【别名】四味散（《医学入门》卷八）。

【组成】当归　延胡索　血竭　没药各等分

【用法】上为细末。每服半钱，用童子小便一盏，煎至六分，通口服。方分娩吃一服尤妙。

【主治】产后一切诸疾。

【加减】心膈烦，加当归半钱；气闷喘急，加延胡索半钱；恶露不快，加血竭半钱；心腹撮痛，加没药半钱。

地黄煎

【来源】《妇人大全良方》卷十八。

【组成】生地黄汁　生姜汁各一升　藕汁半升　大麻仁三两（去壳，为末）

【用法】上和停，以银器内慢火熬成膏。每服半匙，温酒调下。更以北秫煎膏半盏，入之尤佳。

【主治】产后诸疾。

朱翰林白术煎

【来源】《妇人大全良方》卷二引《明理方》。

【别名】白术煎（《普济方》卷三二七）。

【组成】木香半分（炮） 三棱 莪术 白术各一两 枳壳（去瓤，麸炒黄） 白茯苓 当归 延胡索 人参 熟地黄（洗） 丹皮 粉草各半两

【用法】上为末，米糊为丸，如梧桐子大。每服十五丸至二十丸，温酒吞下，常服。汤使于后：胎前浑身并脚手痛，炒姜酒送下；胎前腹内疼，并安胎，紫草煎酒送下；胎前呕逆吐食，糯米饮送下；胎前饮食不得，浑身倦怠，豆淋酒送下；胎前浑身发热，甘草汤送下；胎前咳嗽，煨姜、盐汤送下；胎前头痛，煨葱、茶送下；胎前、产后泻，紫苏、姜、酒送下；催生、胎衣不下，嚼葱白三寸，暖酒送下；产后赤白痢，干姜、甘草汤送下；产后下血不止，烧纱帽灰一钱调酒送下，无烧灰亦可；产后浑身虚肿，陈皮（去白，焙干）浸酒送下；头疼，薄荷茶送下；常服，饭饮送下；赤白带下，烧棕榈灰三钱调酒下；久年血气成块，筑心痛，温酒送下，或炒姜酒送下，及良姜浸酒送下皆可；妇人、室女经脉不通，煎红花苏木酒送下；经脉不调，或前或后，或多或少，煎当归酒送下；大小便秘结，灯心煎汤送下；乳汁不行，苦荬煮猪蹄羹送下；产后腰疼，煎芍药酒送下。

【主治】妇人胎前、产后血气诸疾。

荆芥散

【来源】《妇人大全良方》卷五。

【组成】荆芥 雀脑芎各三两 当归 人参各半两 桂心 牡丹皮 羌活 防风 苦梗 大腹子 甘草 蒲黄 白茯苓 枳壳 厚朴 半夏 杏仁 款冬花各三分 附子（炮） 干地黄 鳖甲 白芍药 北柴胡 黄耆各一两 干姜 木香各半分 沉香一分

【用法】上为细末。每服二钱，加生姜三片，大枣一个，水一盏，煎至七分，温服。

【主治】血风诸般疾，产后诸疾。

大黑神散

【来源】《医方类聚》卷二三五引《简易方》。

【组成】生地黄（干秤）半两 熟地黄（干燥秤）一两（蒸二十遍如黑角色，不可沾水） 甘草（炙）一两 当归（酒浸半日，干燥秤） 肉桂（去皮，不见火）各一两一分 干姜（炮）一两一分 白芍药 真蒲黄（纸衬，铫内慢火炒）各一两 极小黑豆（炒去皮）一两半 附子（炮，六钱重，去皮脐用）二钱

【用法】上为末。每服二钱，产后一旬内，并以童子小便温调下，胎毙腹中，温酒下。

【主治】妇人产后众疾。

【加减】月内不语，衣带断，胞衣不下，血晕口干，心闷，乍寒乍热，四肢虚肿，加独活末，酒调下；恶露未尽，血气刺痛，入炒三棱，加延胡索各半钱，酒调下；小便不通，或出血，加琥珀末半钱，木通汤下；大便秘结，加火麻仁末半钱，煎桔壳汤下；水泻，加干姜末，陈皮饮下；恶痢，浓煎罂粟汤下；中风，手足抽搐，加荆芥末，煎荆芥汤下；遍身疼痛，加黄耆末，酒下；血崩，浓煎艾汤下；咳嗽微汗，加人参、白术末，姜汤下；血渴，加蒲黄、干葛汤下；米饮亦可；呕逆恶心，煎人参、陈皮汤下；鼻衄，煎茅根汤下。

麻根散

【来源】《普济方》卷三五五。

【组成】苎麻根（或麻笋）

【用法】如产后恶血不散，冲心刺痛，以上药打烂，贴腹上，腹巾包之。如无麻根，以麻笋同苎麻作枕头睡，苎麻根包在腹上，立愈。如试孕妇或子死或不死胎动，每用水、酒煎，连煎数服，胎若已死，即下；未死其胎即安。又治产前、产后、未产发寒热者，加生姜三片，酒水同煎服之。又治室女心腹刺痛，经脉不调，用酒煎服。又治胁气不安，以酒煎服。亦治子死腹中，加大黑豆一勺，炒熟，水酒同煎服之。

【主治】产妇诸证。

胜金丹

【来源】《医方类聚》卷二一二引《仙传济阴方》。

【组成】黑豆一升（炒熟去皮） 香附子末四两半 干姜（炮） 生干地黄各一两

【用法】酒煮面糊为丸，如梧桐子大。每服三十丸，温酒或米饮送下。

【主治】产后一切诸疾。

真料济阴丹

【来源】《医方类聚》卷二一二引《仙传济阴方》。

【组成】净香附子八两（二两锉，好醋浸；二两无灰酒浸；二两盐汤浸；二两用二三岁童便浸一日夕，长流水洗；如无童便，用姜汁、艾煎汁浸亦可，炒干） 乌药 当归 泽兰 赤芍 百草霜 五灵脂 陈皮 熟苍术 川芎各半两

【用法】上为末，醋煮面糊为丸。每服三十丸，诸疾各汤使。

【主治】胎前产后百疾。

【加减】无孕，加三棱、莪术、白芷各一两，桂半两，四味为末，醋糊为丸服；产后，加百草霜或添益母草，蜜浸炒干为末，入前药内用。

香附散

【来源】《医学入门》卷八。

【组成】香附米（童便浸晒略炒）

【用法】上为末。每服二钱，白汤、温酒任下。

【主治】胎前产后诸症。

【加减】呕吐泄泻膨胀，饮食不化，加砂仁三分，或木香一分，莪术、槟榔各二分，藿香正气散下；吐痰噎食不下，诸气心腹小腹腰痛，或结痞块，聚散无时，加玄胡索、砂仁各四分，甚者加莪术、姜黄、木香各三分；一应头痛脑眩，加川芎五分，茶清下；产后恶露不下，脐腹作痛，或胎衣不下，甚则冲心迷闷，加莪术、玄胡索、五灵脂、香附、木香各七分，五积散下。

芎归调血饮

【来源】《古今医鉴》卷十二。

【别名】芎归补血汤（《万病回春》卷六）、芎归补血饮（《履霜集》卷二）。

【组成】当归 川芎 白术（去芦） 白茯苓（去皮） 熟地黄 陈皮 乌药 香附（童便炒） 干姜（炒黑） 益母草 牡丹皮 甘草

【用法】上锉一剂。加生姜一片，大枣一个，水煎，温服。凡产后，即用童便和热酒，随意饮之，百病不生。

【主治】

1.《古今医鉴》：产后一切诸病，气血虚损，脾胃怯弱，或恶露不行，或去血过多，或饮食失节，或怒气相冲，以致发热恶寒，自汗口干，心烦喘急，心腹疼痛，胁肋胀满，头晕眼花，耳鸣，口噤不语，昏愦等证。

2.《履霜集》：小产。

【加减】如恶露不行，倍益母草、丹皮，加童便、黄酒同服；如去血过多，倍芎、归、干姜；如饮食停滞，胸膈饱闷，加枳实、厚朴、山楂、砂仁；如因气恼，倍香附、乌药；如口噤昏愦不语，加荆芥；如两胁痛，加青皮、肉桂；如小腹阵痛，加玄胡索、桃仁、红花、苏木，甚者加三棱、莪术；如有汗，加黄耆；如口干苦，加麦门冬。

黑神散

【来源】《仁术便览》卷四。

【组成】当归 熟地 白芍 甘草 蒲黄 干姜（炒黑）各一两 雄黑豆二两（炒有烟） 人参七钱 川芎五钱 香附五钱

【用法】上为末。每服三钱，温酒和童便调下。

【主治】胎前产后诸证。

【加减】热甚，减干姜，加黄芩。

益母丹

【来源】《肯堂医论》卷下。

【组成】山楂末三钱

【用法】浓煎益母草汤、陈酒和童便调下。第一日服三服，二日服二服，三日服一服，第四日、第五日山楂末减半，第六日、第七日去山楂末，只服三味，第八日止药。

【功用】产后服之，百疾不生。

加味四君子汤

【来源】《证治准绳·女科》卷五。

【组成】人参　茯苓　白术　甘草　陈皮　藿香　缩砂仁　黄耆各等分

【用法】上锉散。每服四钱，加生姜三片，大枣一枚，水煎，温服。

【功用】调脾胃，进饮食。

【方论】新产之后，虽无疾，故宜将息，调理脾胃，美进饮食，食则脏腑易平复，气血自然和调，百疾不生。

黑神散

【来源】《寿世保元》卷七。

【组成】棕皮灰　玄胡索　当归（酒洗）　赤芍　白芍　生地黄　五灵脂各一两　蒲黄一两　熟地黄一两　香附米（炒）一两　干姜（炮）一两　沉香五钱　乳香五钱　大黑豆五钱　莪术五钱　红花五钱

【用法】上为细末。每服二钱，温酒、童便调下。

【主治】妇人产后一十八症。

补虚汤

【来源】《济阴纲目》卷十三。

【组成】人参　白术各一钱　黄耆　川芎　陈皮各五分　甘草（炙）三分

【用法】上锉。加生姜三片，水煎服。

【功用】大补气血。

【主治】产后一切杂病。

【方论】汪淇笺释：此方以中气元气为主，而无血药者，必脾胃虚而本元不足也，其血药只用川芎，又于补气中以行肝血，抑血脱益气，补脾生血之良方也。

【加减】热轻，倍加茯苓；热甚，加炒黑干姜三分。

气血兼补汤

【来源】《石室秘录》卷四。

【组成】人参三钱　当归九钱　川芎五钱　荆芥（炒黑）一钱　益母草一钱

【用法】水煎服。

【功用】补气血。

【主治】产后诸症。

【加减】有风，加柴胡五分；有寒，加肉桂一钱；血不净，加山楂十粒；血晕，加炒黑姜片五分；鼻中衄血，加麦冬二钱；夜热，加地骨皮五分；有食，加山楂五粒，谷芽一钱；有痰，少加白芥子五分。其余断断不可轻入。

产癫土龙汤

【来源】《郑氏家传女科万金方》卷四。

【组成】紫苏　陈皮　川芎　荆芥　厚朴　茯苓　甘草

【主治】胎前产后诸疾。

【加减】如有热，可加黄芩。

黑神丸

【来源】《良朋汇集》卷四。

【组成】京墨一两（用水研）　飞罗面一钱二分　天麻（细末）二钱　佛面真金五贴　百草霜二钱（再研）

【用法】上为丸四十粒。每服一丸，用四物汤送下。

【主治】产后一切病症。

益母丸

【来源】《奇方类编》卷下。

【组成】益母草一斤　川芎一两　赤芍一两　归身一两　木香一两

【用法】炼蜜为丸，如弹子大，每丸三钱重。

【主治】胎前产后百病。

牡丹汤

【来源】《仙拈集》卷三。

【组成】当归　川芎　熟地　泽兰叶　香附　益母草　元胡各一钱半

【用法】水煎服。

【主治】产后十三症。

【加减】产妇畏风，加防风、天麻；血晕，加五灵脂、炒黑荆芥穗；发热，加炮姜、人参、黄耆；心膈迷闷，加陈皮、枳壳、砂仁；血崩，加地榆、炒黑山栀、丹皮；咳嗽，加杏仁、桑皮、桔梗；死血不行，加红花、桃仁、枳实；饮食不化，加山楂、麦芽；脾胃作胀，加白术、茯苓、苍术、厚朴、陈皮、砂仁、枳壳；心神恍惚，加茯苓、远志；胎衣不下，加朴消。

黑神散

【来源】《仙拈集》卷三。

【组成】当归 熟地 白芍 肉桂各一两 蒲黄 香附 玄胡 炮姜 五灵脂 大黑豆各八钱 沉香五钱

【用法】上为末。每服二钱，温酒、童便调下；或用酒糊为丸，重三钱，空心酒服。

【主治】妇人产后一十八症。

长德散

【来源】《产科发蒙》卷六。

【组成】麻叶（阴干，收瓷器内，埋烧麦糠火中） 血竭 虎骨 乌犀角各二钱

【用法】上为细末。每服一钱二分，好酒送下。以微醺为妙。产后七日止服。

【功用】预防产后诸疾。

【宜忌】凡服此药，产讫不须依椅，惟宜平卧。

赤井龙王汤

【来源】《产科发蒙》卷六。

【组成】当归 川芎 芍药 黄耆 良姜 萍蓬根 木香 黄芩 黄连 人参 大黄 肉桂 桂心 甘草

【用法】上锉，土器中炒。每服二钱，沸汤渍绞用，滓再煎服。

【主治】产前后诸疾，及打扑折伤、金疮，腹痛食伤，淋疾癫狂、黄胖病、痈疔，诸恶疮，类中风，痘疮后诸症；酒毒，郁冒。

【加减】有热，加柴胡；金疮筋断，加槟榔、丁子；打扑，倍萍蓬根。

回生丹

【来源】《羊毛瘟症论》。

【组成】生黄耆二两 白术五钱 青皮三钱（醋炒） 木瓜三钱 全当归一两五钱（酒洗） 川芎八钱 香附（醋炒）八钱 地榆（炒）五钱 蒲黄五钱 赤茯苓八钱 桃仁（炒，研）八钱 大熟地一两五钱 怀牛膝五钱（盐汤炒） 山萸肉五钱 京三棱（酒炒）三钱 五灵脂（醋炒）五钱 甘草五钱 荆芥穗五钱 新会橘皮五钱 白芍五钱 乌药一两 乳香（煅）一钱 没药（煅）一钱 广木香一钱 白僵蚕一两 蝉蜕五钱 广姜黄三钱 红曲八钱

【用法】上为细末，用大黄膏为丸，如弹子大，金箔为衣。大黄膏法：用苏木三两，河水五碗，煎至三碗，去滓；红花三两，炒黄色，用无灰酒二斤，煮十数滚，去滓；小黑豆一升，煮留汁三碗，黑豆晒干研末，俱听用；生大黄一斤，为末。用米醋八碗，熬成膏，次下苏木汤，红花酒、黑豆汁搅匀，又熬成膏，贮于盆。将锅焦焙干为末，同黑豆末、前药末合丸。治羊毛温邪，新产后，用秋石四分，泡汤和丸温服；治产后伏毒，面青忽红，唇干舌赤，鼻中流血，烦热头痛，遍身影点成斑，用丹三粒，加黄蜜一匙，黄酒一钟，童便一钟，调匀温服；治妊妇因患温症，子死腹中，务须审脉辨证，察舌有无青黑，方用川芎一钱，当归二钱，煎汤去滓，加童便一杯，黄酒三钱，黄蜜三钱，玄明粉一钱，化丹三粒，服之即下；治产后败血停滞，并毒火扰乱，如见鬼神，语言颠倒，用灯草一团，黄连三分，水煎去滓，加秋石三分，化丹两粒温服；治产后温毒扰乱，败血腹痛，周身浮肿，或四肢浮肿，食方气喘，皮肤俱见赤色，用桑皮一钱，水煎去滓，加童便一钟，黄蜜三钱，化丹三粒温服；催生遇难产之际，用丹一粒，研碎贮碗，加葱白三枚，黄酒一茶钟，重汤蒸热，去葱服之，立刻就生；产时横逆难生，并胞衣不下，用丹一粒，开水和，加黄蜜一匙，童便一杯，黄酒一杯温服；产后儿枕痛，恶露不尽，用丹一粒，开水和，加沙糖一匙温服；产后头痛、身热、有汗，用开水化丹一粒服之；产后眼昏腰痛，身似角弓，用川芎五分，全当归一钱，

白薇一钱，生黄耆一钱，荆芥八分，水煎，去滓，化丹二粒服之；产后血晕，头旋眼黑，语言错乱，用白芍一钱，菊花五分，水煎，去滓，化丹一粒，加童便一杯服之；产后胸闷，口干烦渴不宁，因停滞饮食，用炒山楂一钱煎汤，化丹一粒服之；产后寒热如疟，用开水化丹一粒，加黄酒一杯温服；产后忽寒忽热，咳喘，心烦惊悸、口渴，用生黄耆、全当归各一钱，荆芥、川芎各三分，水煎，去滓，化丹一粒服之；产后二便不通，用枳壳五分煎汤，化丹一粒，加黄蜜一大匙服之；产后失音，用甘菊五分、桔梗八分、诃子四分煎汤，化丹一粒服之；产后无乳，用丹一粒，加天花粉、归身、炒三甲各三分，研细末，入黄酒开水化服；妇人经水不调，用葱白二枚，泡汤化丹二粒服之。

【主治】妇人产后诸疾，污秽未净，及实邪胀痛，瘀血冲逆，及羊毛温毒症。

仙鸾方

【来源】《集验良方》卷五。

【组成】大熟地五钱　白茯苓五钱　香附（便炒）五钱　当归五钱　川芎三钱　乌药三钱　丹皮三钱　陈皮三钱　炒姜灰三钱　白术（土炒）三钱　益母草五钱　炙甘草五分　姜一片　大枣三枚（去核）

【用法】水二碗，煎一碗，空心服，临卧复用滓煎服。

【主治】产后各证。

宝金膏

【来源】《理瀹骈文》。

【组成】当归四两　党参　香附　川芎　延胡　苏木　白术　蒲黄　桃仁　醋大黄　红花　熟地　茯苓　乌药　川乌各一两　牛膝　地榆炭　山萸肉　金毛狗脊　苍术　首乌　酒炒白芍　炒五灵脂　醋三棱　羌活　橘红　木香　良姜　青皮　木瓜　乳香　没药　草乌　大茴香　血竭　橘梗　防风　天麻　黑荆穗　白芷　细辛各五钱　黑豆　艾叶　牛胶各一两半

【用法】麻油熬，黄丹收。或加厚朴、枳壳、黄耆、半夏、炮姜炭、吴萸各五钱，发团八钱，生姜、葱白、韭白各二两同熬，槐枝搅。或贴心口，或贴脐下。

【主治】产后诸症。

妇宝胜金丹

【来源】《中国医学大辞典》。

【组成】人参　全当归　白芍药　赤芍药　川芎　白芷各三两　熟地黄九两　茯苓　桂心　牛膝　牡丹皮　藁本各五两　血珀　朱砂（飞）各一两　白薇八两　赤石脂　白石脂　乳香　没药各二两　粉草一两五钱　香附（制）二斤

【用法】先将赤、白石脂醋浸三日，炭火上煅七次，再淬，醋干为度，研细；次将各药用好黄酒浸，春五、夏三、秋七、冬十二日，晒干为末，与石脂和匀，炼蜜为丸，每重三钱，辰砂、金箔为衣。每服一丸。经水不调，或多或少，或前或后，或经前腹痛，或经后淋漓，一切赤白带下，血癥血瘕，妊娠呕恶冲逆，腹痛腰痠，胎气不安，饮食少进，砂仁壳汤化下；妊娠带下见红，似欲小产，人参汤化下；妊娠临月阵痛，腰痠下坠，乳香米汤化下；产后偏身发热，不省人事，陈黑鱼头煎汤化下；产后风寒发热，桔梗汤化下；产后停食发热，枳壳、蒺藜煎汤化下；产后儿枕骨痛，山楂肉（炒焦）三钱煎汤化下；产后血晕，血崩，头热心烦，有汗者，人参煎汤，加童便少许化下；产后恶露不尽，腰痛发热，红花汤化下。

【功用】《全国中药成药处方集》（沈阳方）：调经活血，止带除浊。

【主治】胎前产后一切杂证。经水不调，或经前腹痛，或经后淋漓，或赤白带下，或血癥血瘕；妊娠呕恶冲逆，腹痛腰痠，胎气不安，饮食少进，或带下见红，似欲小产，或临月阵痛，腰痠下坠；产后偏身发热，不省人事，或风寒发热，或停食发热，或儿枕骨痛，或血晕，血崩，头热心烦，有汗，或恶露不尽，腰痛发热。

【宜忌】《全国中药成药处方集》（沈阳方）：孕妇忌服。

第六章

妇科杂病

一、不孕症

不孕症，是指女子婚后夫妇同居 2 年以上，配偶生殖功能正常，未避孕而未受孕者，或曾孕育过，未避孕又 2 年以上未再受孕者，前者称为"原发性不孕症"，后者称为"继发性不孕症"。古称前者为"全不产"，后者为"断绪"。

本病成因多为先天禀赋不足，或房事不节，损伤肾气，冲任虚衰，胞脉失于温煦，不能摄精成孕；或伤肾中真阳，命门火衰，不能化气行水，寒湿滞于冲任，湿壅胞脉，不能摄精成孕；或经期摄生不慎，涉水感寒，寒邪伤肾，损及冲任，寒客胞中，不能摄精成孕；或房事不节，耗伤精血，肾阴亏损，以致冲任血少，不能凝精成孕，甚则阴血不足，阴虚内热，热伏冲任，热扰血海，以致不能凝精成孕；或情志不畅，肝气郁结，疏泄失常，血气不和，冲任不能相资；或素体肥胖，或恣食膏粱厚味，痰湿内盛，阻塞气机，冲任失司，躯脂满溢，闭塞胞宫，或脾失健运，饮食不节，痰湿内生，湿浊流注下焦，滞于冲任，湿壅胞脉，都可导致不能摄精成孕。或经期、产后余血未净之际，涉水感寒，或不禁房事，邪与血结，瘀阻胞脉，以致不能摄精成孕。

本病主要依据月经的变化、带下病的轻重程度，其次依据全身症状及舌脉，进行综合分析，明确脏腑、气血、寒热、虚实。治疗重点是温养肾气，调理气血，使经调病除，则胎孕可成。西医学认为女性原因引起的不孕症，主要与排卵功能障碍、盆腔炎症、盆腔肿瘤和生殖器官畸形等疾病有关。中医学对女性先天生理缺陷和畸形的不孕总结了五种不宜——"五不女"，即螺（又作骡）、纹、鼓、角、脉五种，其中除脉之外，均非药物治疗所能奏效的，故不属本节论述范畴。

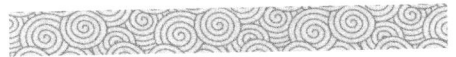

柏子仁丸

【来源】《普济方》卷三三六引《肘后备急方》。
【组成】柏子仁一升　茯苓末二升
【用法】上捣，合乳和服十丸。即佳。
【主治】妇人无病触禁，久不生子。

茱萸丸

【来源】《外台秘要》卷三十三引《经心录》。

【组成】吴茱萸一升　蜀椒一升（去目汗，末）

【用法】炼蜜为丸，如弹子丸。绵裹，导子肠中，日再易。无所下，但开子脏，令阴温，即有子也。

【主治】妇人阴寒，十年无子。

紫石门冬丸

【来源】《外台秘要》卷三十三引《经心录》。

【别名】紫石英丸（《太平惠民和济局方》卷九）。

【组成】紫石英（七日研之）　天门冬（去心）各三两　紫葳　甘草（炙）　桂心　牡荆子　乌头（炮）　干地黄　辛夷仁　石斛　卷柏　禹余粮　当归　芎藭各三两　乌贼鱼骨　牛膝　薯蓣各六分　桑寄生　人参　牡丹皮　干姜　厚朴（炙）　续断　食茱萸　细辛各五分　柏子仁一两

【用法】上为末，炼蜜为丸，如梧桐子大。每服十丸，一日三次，酒送下，稍加至三十丸。

【主治】妇人立身已来全不生，及断绪久不产三十年者。

【方论】《千金方衍义》：方中人参、甘草、芎藭、地黄、山药、寄生、川断、牡丹调养气血之味，庸所易知；其石英、余粮温固下元，且佐桂、姜、乌、萸，毋乃失之过热；天冬、卷柏性禀至阴，如何可任广嗣之用？因谛《本经》天门冬有强骨髓之说，《别录》言冷而能补，甄权治一切恶气不洁之疾，卷柏主女子阴中寒热、痛、癥瘕、血闭、绝子，乃知二味配合石英、余粮有既济阴阳之妙；其温养气血之味上法具矣，而溯洄穷源，又须子脏精纯，生生之气，方得裕如，细辛、辛夷专清子脏风气，乌贼、牛膝、紫葳、牡荆专散胞门瘀积，石斛专清胃气，厚朴专泄肠垢，柏子仁专滋心肾、益肝气，久服令人润泽美色，以妇人之病每多风袭胞门，血污子脏，故细辛以下诸味《备急千金要方》恒有之。此方较补益门中紫石英天门冬丸大都仿佛，彼以风冷在子宫，子常坠落，此以立身不生，断绪不孕，子脏原无痼冷，故不需石南、云母辈峻温也。

金城太守白薇丸

【来源】《备急千金要方》卷二注文引《古今录验》。

【别名】白薇人参丸（《圣济总录》卷一五三）。

【组成】白薇三十铢　人参　牡蛎　牡蒙各十八铢　牛膝半两　细辛三十铢　厚朴　半夏各十八铢　沙参　干姜各半两　白僵蚕十铢　秦艽半两　蜀椒一两半　当归十八铢　附子一两半　防风一两半　紫菀十八铢

方中牡蛎，《备急千金要方》作"杜衡"；又，原书注：《崔氏》有桔梗、丹参各十八铢。

【用法】上为末，炼蜜为丸，如梧桐子大。食前服三丸。不知，稍增至四五丸。此药不长将服，觉有娠则止。

【主治】月水不利，闭塞绝产。

【宜忌】《外台秘要》引《备急千金要方》：忌饧、猪、羊肉。

【方论】《千金方衍义》：方中参、附、椒、姜以温血气；白薇、沙参以化辛热；辛、防、秦艽以祛血室之风；牛膝、当归以和冲脉之血；僵蚕以涤子户风痰；加杜衡者，师甄权之破留血也；牡蒙、紫菀者，法《本经》之下逆气及胸中寒热结气也。逆气下，结气散，而血行无滞；风气去，痰气除而子脏安和，故用半夏、厚朴、僵蚕专行清理风痰湿滞。搜剔脂腻，此方为最，所以服之匝月便能有子。

七子散

【来源】《备急千金要方》卷二。

【组成】五味子　牡荆子　菟丝子　车前子　菥蓂子　石斛　署预　干地黄　杜仲　鹿茸　远志各八铢　附子　蛇床子　芎藭各六铢　山茱萸　天雄　人参　茯苓　黄耆　牛膝各三铢　桂心十铢　巴戟天十二铢　苁蓉十铢　钟乳粉八铢（一方加覆盆子八铢）

【用法】上药治下筛。酒服方寸匕，一日二次。不知增至二匕，以知为度。禁如药法。不能酒者，蜜和丸服亦得。

【主治】

1.《备急千金要方》：丈夫风虚目暗，精气衰少，无子。

2.《普济方》：因五劳七伤，虚羸百病所致妇人无子。

【方论】《千金方衍义》：此方专为欲勤精薄，阳气不振者设。参、耆、鹿茸，方中君主，精不足者，补之以味也；钟乳、雄、附，方中主帅，形不足者，温之以气也；参、耆温厚，非雄、附不能激之；钟乳慓悍，非鹿茸无以濡之；巴戟、苁蓉、五味、山萸、菟丝、薯预、杜仲、牛膝乃参、耆之匡辅；蘼芜、蛇床、桂心、远志则雄、附之寮佐；然无阴则阳无以化，地黄、芎藭不特化气成形，并化胎息蕴毒，制剂之妙，无以喻之。至于牡荆专主风虚，车前职司气化，牡荆势纷，石斛监之，车前力薄，茯苓助之，以其襄既济之功，克绍广嗣之绩，允为欲勤精薄之金錍。

大黄丸

【来源】《备急千金要方》卷二。

【组成】大黄（破如米豆，熬令黑）　柴胡　朴消各一升　芎藭五两　干姜一升　蜀椒二两　茯苓（如鸡子大）一枚

【用法】上为末，炼蜜为丸，如梧桐子大。先食服七丸，米饮送下。加至十丸，以知为度，五日微下。

服十日下血，二十日下长虫及清黄汁，三十日病除，五十日肥白。

【主治】带下、百病、无子。

【方论】《千金衍义》：此治妇人滞下、百病、无子，故用大黄、朴消以散积血；即用干姜、蜀椒以温子脏；柴胡升发生气；芎藭理荣血；茯苓引领消、黄专行渗道，与后养胎令易产方蒸大黄丸用法相仿。

白薇丸

【来源】《备急千金要方》卷二。

【组成】白薇　细辛　防风　人参　秦椒　白敛（一云白芷）　桂心　牛膝　秦艽　芜黄　沙参　芍药　五味子　白僵蚕　牡丹　蛴螬各一两　干漆　柏子仁　干姜　卷柏　附子　芎藭各二十铢　紫石英　桃仁各一两半　钟乳　干地黄　白石英各二两　鼠妇半两　水蛭　虻虫各十五枚　吴茱萸十八铢　麻布叩复头一尺（烧）

【用法】上为末，炼蜜为丸，如梧桐子大。每服十五丸，酒送下，一日二次，稍加至三十丸。当有所去，小觉有异即停服。

【功用】令妇人有子。

【主治】《太平圣惠方》：妇人子脏风虚积冷，经候不调，面无血色，肌肉消瘦，不能饮食；带下，久无子。

白薇丸

【来源】《备急千金要方》卷二。

【组成】白薇十八　铢紫石英三十铢　泽兰　太一余粮各二两　当归一两　赤石脂一两　白芷一两半　芎藭一两　藁本　石膏　菴䕡子　卷柏各二十铢　蛇床子一两　桂心二两半　细辛三两　覆盆子　桃仁各二两半　干地黄　干姜　蜀椒　车前子各十八铢　蒲黄二两半　人参一两半　白龙骨　远志　麦门冬　茯苓各二两　橘皮半两

【用法】上为末，炼蜜为丸，如梧桐子大。每服十五丸，酒送下，一日二次。渐增，以知为度，亦可至五十丸。

【主治】久无子，或断绪，上热下冷。

【宜忌】慎猪、鸡、生冷、酢、滑、鱼、蒜、驴、马、牛肉；觉有孕即停；三月正择食时，可食牛肝及心。

朴消荡胞汤

【来源】《备急千金要方》卷二。

【别名】荡胞散（《太平圣惠方》卷七十）、大荡胞汤（《妙一斋医学正印种子篇》卷下）。

【组成】朴消　牡丹　当归　大黄　桃仁（生用）各三钱　细辛　厚朴　桔梗　赤芍药　人参　茯苓　桂心　甘草　牛膝　橘皮各一铢　虻虫十枚　水蛭十枚　附子六铢

【用法】上锉，以清酒五升，水五升合煮，取三升，分四服，日三夜一。每服相去三时，更服如常。覆被取少汗，汗不出，冬日着火笼之，必下积血及冷赤脓如赤小豆汁。若斟酌下尽，气力弱、大困，不堪更服，亦可二三服即止。如大闷不堪，可食酢饭冷浆一口即止。然恐去恶物不尽，不大得药力，若能忍服尽大好，一日后仍着导药。

【主治】妇人立身以来全不产，及断绪久不产三十

年者。

【方论】《千金方衍义》：土中有石则草不生，渠中有阜则水积阻，妇人立身不产，断绪不孕，皆子脏有瑕之故。方中消、黄、虻虫决渠之捶着也，桂心、附子鉏荒之力士也；人参、茯苓开疆之粮饷也；桔梗、厚朴药中宣使，病在下，取之上也；其余牡丹、赤芍等味皆供驱役之流。此方专涤胞门积血，故以抵当为主而兼下瘀血、桃仁承气之制，其力专矣。犹恐积垢难动，又需参、附之大力直捣长驱，何惮坚垒不破耶？服后覆取微汗，不独迅扫诸内，并以开发元府，宣通中外。但药力过峻，须防瞑眩，乃预拟酸收之法，可无仓卒之虞。然必天阴脐下疼痛，方为瘀血之确徵。

吉祥丸

【来源】《备急千金要方》卷二。

【组成】天麻一两　五味子二两　覆盆子一升　桃花二两　柳絮一两　白术二两　芎䓖二两　牡丹一两　桃仁一百枚　菟丝子一升　茯苓一两　楮实子一升　干地黄一两　桂心一两

【用法】上为末，炼蜜为丸，如豆大。每服五丸，空心以苦酒送下，日中一次，晚一次。

【功用】《饲鹤亭集方》：补肝养血，助脾肾正气。

【主治】

1.《备急千金要方》：女人积年不孕。

2.《女科切要》：妇人气食生冷，其腹多痛，经准不孕。

3.《饲鹤亭集方》：妇人血积胞门，或寒凝子宫，致气脉不荣，积年不孕。

4.《中国医学大辞典》：任脉不荣，冲脉少藏，经事不调。

【方论】《千金方衍义》：桃花令人好颜色，柳絮能除面热黑，斯亦闺人之所需。其地黄、芎䓖、楮实养血壮筋，菟丝、覆盆、五味补精益气，牡丹、桂心、桃仁和营暖宫，茯苓、白术、天麻清痰逐湿，饮用苦酒，取酸收以归子宫也。

坐导药

【来源】《备急千金要方》卷二。

【组成】皂荚　山茱萸　当归各一两　细辛　五味

子　干姜各二两　大黄　矾石　戎盐　蜀椒各半两（一本有葶苈、砒霜各半两）

《千金翼方》有葶苈、苦瓠，无山茱萸；《医学纲目》有吴茱萸、黄葵花，无大黄、山茱萸。

【用法】上为末。以绢袋盛，大如指，长三寸，盛药令满，纳妇人阴中，坐卧任意，勿行走急，小便时去之，更安新者，一日一次。必下青黄冷汁，汁尽止，即可幸御，自有子也。若未见病出，亦可至十日安之。其药服朴消汤后即安之，经一日外，服紫石门冬丸。

【主治】全不产，及断绪。

承泽丸

【来源】《备急千金要方》卷二。

【组成】梅核仁　辛夷各一升　葛上亭长七枚　泽兰子五合　溲疏二两　藁本一两

【用法】上为末，炼蜜为丸。食前服如大豆二丸，一日三次，不知稍增。恶甘者，和药先以苦酒搜散，乃纳少蜜和为丸。

【主治】妇人下焦三十六疾，不孕绝产。

【方论】《千金方衍义》：承泽丸专破子脏积血。子脏属冲脉，紧附厥阴而主风木。故取梅仁之酸平以泄厥阴风热，则亭长方得振破血之威；辛夷、藁本、溲疏三味，《本经》一治寒热风头脑痛，一主妇人阴中寒肿痛，一止遗溺利水道；更用泽兰子统理妇人三十六病，一举而内外风气悉除，胞户积血尽扫。

【加减】若腹中无坚癖积聚者，去亭长，加通草一两。

秦椒丸

【来源】《备急千金要方》卷二。

【组成】秦椒　天雄各十八铢　玄参　人参　白薇　鼠妇　白芷　黄耆　桔梗　露蜂房　白僵蚕　桃仁　蛴螬　白薇　细辛　芜荑各一两　牡蒙　沙参　防风　甘草　牡丹皮　牛膝　卷柏　五味子　芍药　桂心　大黄　石斛　白术各二十铢　柏子仁　茯苓　当归　干姜各一两半　泽兰　干地黄　芎䓖各一两十八铢　干漆　白石英　紫石英　附子各二两　钟乳二两半　水蛭七十枚　虻虫一百枚　麻布叩复头七寸（烧）

【用法】上为末，炼蜜为丸，如梧桐子大。每服十丸，稍加至二十丸，酒送下，一日二次。若有所去如豆汁、鼻涕，此是病出，觉有异，即停。

【功用】荡涤腑脏，使玉门受子精。

【主治】妇人绝产，生来未产。

【方论】《千金方衍义》：此即第一方白薇丸之立法，方中附子不逮，益以天雄、白术、虻虫、鼠妇；不逮，益以蜂房。以蜂房能治崩中漏下五色，又解钟乳、白术相反之毒，苏颂所谓下乳石毒也。

羊肉汤

【来源】《备急千金要方》卷三。

【组成】羊肉二斤 成择大蒜（去皮，切）三升 香豉二升

【用法】以水一斗三升，煮取五升，去滓，纳酥一升，更煮取三升，分温三服。

【主治】产后中风，久绝不产，月水不利，乍赤乍白；及男子虚劳冷盛。

【方论】《千金方衍义》：羊肉汤治风入胞门痼疾，故用择蒜浊恶之味，与羊肉、香豉同煮，以蒜能辟除恶气，豉能解散秽腐，更纳乳酥之润，引领瘀垢下趋，当归生姜羊肉汤之变法也。

防风丸

【来源】方出《备急千金要方》卷三，名见《普济方》卷三五二。

【组成】防风一两半 桔梗三十铢 人参一两 菖蒲 半夏 丹参 厚朴 干姜 紫菀 杜衡各十八铢 秦艽 白蔹 牛膝 沙参各半两

【用法】上为末，白蜜为丸，如小豆大。每食后服十五丸，一日三次。不知，增至二十丸，有妊止。服药后七日，方合阴阳。

【主治】产后劳损，无子，阴中冷汁溢出，子门闭，积年不愈，身体寒冷。

白垩丸

【来源】《备急千金要方》卷四。

【组成】白垩 龙骨 芍药各十八铢 黄连 当归 茯苓 黄芩 瞿麦 白蔹 石韦 甘草 牡蛎 细辛 附子 禹余粮 白石脂 人参 乌贼骨 藁本 甘皮 大黄各半两

【用法】上为末，炼蜜为丸，如梧桐子大。每服十丸，空腹饮送下，一日二次。不知加之。二十日知，一月百病除。

【主治】女人三十六疾。即十二癥、九痛、七害、五伤、三痼。十二癥：是所下之物，一曰状如膏，二曰如黑血，三曰如紫汁，四曰如赤肉，五曰如脓痂，六曰如豆汁，七曰如葵羹，八曰如凝血，九曰如清血，血似水，十曰如米泔，十一曰如月浣乍前乍却，十二曰经度不应期也。九痛：一曰阴中痛伤，二曰阴中淋沥痛，三曰小便即痛，四曰寒冷痛，五曰经来即腹中痛，六曰气满痛，七曰汁出阴中如有虫啮痛，八曰胁下分痛，九曰腰胯痛。七害：一曰窍孔痛不利，二曰中寒热痛，三曰小腹急坚痛，四曰脏不仁，五曰子门不端引背痛，六曰月浣乍多乍少，七曰害吐。五伤：一曰两胁支满痛，二曰心痛引胁，三曰气结不通，四曰邪思泄利，五曰前后痼寒。三痼：一曰羸瘦不生肌肤，二曰绝产乳，三曰经水闭塞。

【方论】《千金方衍义》：方取白垩命名，取其温中益气，专主寒热癥瘕、月闭、积聚；石脂治崩中漏下；禹余粮治血闭、癥瘕；龙骨治漏下，癥瘕，结坚；牡蛎治赤白带下；五者皆本经主治。乌贼骨治气竭肝伤，月事衰少不来，此则《素问》主治。其藁、豉、细辛专散下袭虚风；石韦、瞿麦专祛下阻血热；芩、连、大黄专除内蕴积滞；然非人参不足以助其力，非附子不足以鼓其雄；不特补泻相需，寒热互用，深得长沙妙旨。而汇取兜涩之品，以安伤残之余，庶几痛止害平，气血渐复，是归、芍、芩、甘、桔皮之属，虽庸不废，斯可藉以流布也。

【加减】若十二癥，倍牡蛎、禹余粮、乌贼骨、白石脂、龙骨；若九痛，倍黄连、白蔹、甘草、当归；若七害，倍细辛、藁本、甘皮、加椒、茱萸各一两；若五伤，倍大黄、石韦、瞿麦；若三痼，倍人参，加赤石脂、矾石、巴戟天各半两。合药时随病增减之。

赤石脂丸

【来源】方出《备急千金要方》卷四，名见《女科

指掌》卷一。

【组成】半夏　赤石脂各一两六铢　蜀椒　干姜　吴茱萸　当归　桂心　丹参　白蔹　防风各一两　藋芦半两

【用法】上为末，炼蜜为丸。每服十丸，空心酒送下，一日三次。不知，稍加丸数，以知为度。

【主治】女人腹中十二疾：经水不时，经如清水，经水不通，不周时，生不乳，绝无子，阴阳减少，腹苦痛如刺，阴中冷，子门相引痛，经来冻如葵汁，腰急痛。凡此十二病得之时，因与夫卧起，月经不去；或卧湿冷地，及以冷水浴，当时取快而后生百疾；或疮痍未愈，便合阴阳，及起早作劳，衣单席薄，寒从下入。

柏子仁丸

【来源】《备急千金要方》卷四。

【组成】柏子仁　黄耆　干姜　紫石英各二两　蜀椒一两半　杜仲　当归　甘草　芎藭各四十二铢　厚朴　桂心　桔梗　赤石脂　苁蓉　五味子　白术　细辛　独活　人参　石斛　白芷　芍药各一两　泽兰二两六铢　藁本　芜荑各十八铢　干地黄　乌头（一方作牛膝）　防风各三十铢　钟乳　白石英各二两

【用法】上为末，炼蜜为丸，如梧桐子大。每服二十丸，酒送下。不知，加至三十丸。

【功用】补益，令人肥白。

【主治】妇人五劳七伤，羸冷瘦削，面无颜色，饮食减少，貌失光泽，及产后断续无子。

钟乳泽兰丸

【来源】《备急千金要方》卷四。

【组成】钟乳三两　泽兰三两六铢　防风四十二铢　人参　柏子仁　麦门冬　干地黄　石膏　石斛各一两半　芎藭　甘草　白芷　牛膝　山茱萸　薯蓣　当归　藁本各三十铢　细辛　桂心各一两　芜荑半两　艾叶十八铢

【用法】上为末，炼蜜为丸，如梧桐子大。每服二十丸，加至四十丸，酒送下，一日二次。

【功用】《太平惠民和济局方》：补虚损，益血气；久服补暖元脏，润泽肌肤，长发去䵝，除头风，令

人有子。

【主治】

1.《备急千金要方》：妇人久虚羸瘦，四肢百体烦疼，脐下结冷，不能食，面目瘀黑，忧恚不乐。

2.《太平惠民和济局方》：冲任虚损，月水不调，脐腹绞痛，腰腿沉重，四肢倦怠，百节酸痛，心忪恍惚，面少光泽，饮食无味；下脏风冷，带下三十六疾，崩中漏下五色，子宫久冷无子，及数堕胎，或因产劳损，冲任血气虚羸，肌瘦嗜卧。

消石大丸

【来源】《备急千金要方》卷十一。

【别名】大消石丸（《三因极一病证方论》卷九）、消块丸（《丹溪心法》卷三）、千金消石丸（《准绳·类方》卷二）、夹钟丸（《家塾方》）。

【组成】消石六两（朴消亦得）　大黄八两　人参　甘草各二两

【用法】上为末，以三年苦酒三升置铜器中，以竹箸柱器中，一升作一刻，凡三升作三刻，以置火上，先纳大黄，常搅不息，使微沸尽一刻，乃纳余药，又尽一刻，有余一刻，极微火使可丸如鸡子中黄。欲下病者用二丸，若不能服大丸者，可分作小丸，不可过四丸也。欲令大，不欲令细，能不分为善。若人羸者可少食，强者不须食，二十日五度服，其和调半日乃下。若妇人服之，下者或如鸡肝，或如米汁正赤黑，或一升，或三升。下后慎风冷，作一杯粥食之，然后作羹臛自养，如产妇法，六月则有子。

【主治】十二癥痕，及妇人带下，绝产无子。

【宜忌】禁生鱼、猪肉、辛菜。

坐　药

【来源】《外台秘要》卷三十三引《延年秘录》。

【组成】蛇床子三两　芫花三两

【用法】上为末。取枣大，纱袋盛，纳产门中，令没指。袋稍长，便时须去，任意卧着。

【主治】妇人子脏偏僻，冷结无子。

【宜忌】慎风冷。

荡胞汤

【来源】《千金翼方》卷五。

【组成】朴消　桃仁（去皮尖双仁，熬）　茯苓　牡丹皮　大黄各三两　人参　桂心　芍药　厚朴（炙）　细辛　牛膝　当归　橘皮各二两　附子一两半（炮，去皮）　虻虫（去翅足，熬）　水蛭各六十枚（熬）

【用法】上锉。以酒五升，水六合，渍一宿，煮取三升，分四服，日三次，夜一次。每服相去三时辰。少时更服如常，覆被少取汗，汗不出，冬月着火笼，必下积血及冷赤脓如赤小豆汁。本为妇人子宫内有此恶物令然，或天阴脐下痛，或月水不调，为有冷血不受胎，若斟酌下尽，气力弱，大困不堪更服，亦一日二三服即止。如大闷不堪，可食酢饭冷浆一口即止。然恐恶物不尽，不大得药力，若然，忍服尽大好，一日后仍着导药。

【主治】妇人断续二三十年及生来无子并数数失子。

柏子仁丸

【来源】《千金翼方》卷七。

【组成】柏子仁　白石英　钟乳　干姜　黄耆各二两　泽兰九分（取叶，熬）　藁本　芜荑各三分　芎䓖二两半　防风五分　蜀椒一两半（去目及闭口者，汗）　人参　紫石英　石斛　赤石脂　干地黄　芍药　五味子　秦艽　肉苁蓉　厚朴（炙）　龙骨　防葵　细辛　独活　杜仲（炙）　白芷　茯苓　桔梗　白术　桂心各一两　当归　甘草（炙）各七分

【用法】上为末，炼蜜为丸，如梧桐子大。每服十丸，空肚温酒送下，不知，增至三十丸，以知为度。

【功用】令人肥白。

【主治】妇人五劳七伤，羸弱瘦削，面无颜色，饮食减少，貌失光泽，及产后半身枯悴，伤坠断绝无子。

【宜忌】禁食生鱼、肥猪肉、生冷。

枸杞子煎

【来源】《外台秘要》卷十七引《张文仲方》。

【别名】神丹煎。

【组成】枸杞子三升　杏仁一升（去皮尖，研）　生地黄（研取汁）三升　人参十分　茯苓十分　天门冬半斤（捣汁，干者为末亦得）　白蜜五升　牛髓一具（无亦得）　酥五升

【用法】上各别依法料理，先煎汁等如稀饧，纳诸药煎，候如神膏，入水不散即成。一服两匙，酒和服之。

【功用】安五脏，好颜色，延年长生。

【主治】万病，并妇人久无子，冷病。

【宜忌】忌鲤鱼、酢物。

八珍散

【来源】《普济方》卷三三六引《孟氏诜诜方》。

【组成】人参　白术　粟米（微炒）　白茯苓　厚朴（姜制）各一两　益智一两　黄耆二两　甘草半两

【用法】上为散。每服三钱，加生姜三片，枣子四个，同煎至八分，空心服。

【主治】妇人无子，思虑过多，伤损脾气，脾虚则不能制水，漏下五色，或只常下黄白水。

千金保生丸

【来源】《普济方》卷三三六引《孟氏诜诜方》。

【组成】防风　石膏（煅）　糯米　川椒（去目，炒出汗）　北黄芩　秦艽（去土）　厚朴（去皮）　贝母　北细辛　石斛（酒浸，蒸三次）　大豆黄卷（净，如无，以小黑豆代）各二两　白姜（炮）一两　火麻仁（炒，去壳）一两　甘草（炙）一两　熟地黄（洗，酒蒸三次，焙）　当归各二两　没药（真者）一两半

【用法】上为末，炼蜜为丸，如弹子大。每服空心用北枣四枚煎汤嚼下，一日二次。

【主治】妇人无子。

【宜忌】不可用酒下，恐发泄了真气，不能护血。

子宫内灸丸

【来源】《外台秘要》卷三十三引《广济方》。

【别名】内灸丸（《太平圣惠方》卷七十）。

【组成】麝香二分（研）　皂荚十分（涂酥炙，削

去黑皮子） 蜀椒六分（汗）

【用法】上药治下筛，炼蜜为丸，如酸枣仁大。以绵裹纳产宫中，留少绵线出。觉憎寒不净下多，即抽棉线出却丸药，一日一度换之。无问昼夜皆纳。

【主治】无子。

白薇丸

【来源】《外台秘要》卷三十三引《广济方》。

【组成】白薇 细辛 厚朴（炙） 椒（汗） 桔梗 鳖甲（炙）各五分 防风 大黄 附子（炮） 石硫黄各六分（研）牡蒙二分 人参 桑上寄生各四分 半夏（洗） 白僵蚕 续断 秦艽 紫菀 杜仲 牛膝 虻虫（去翅足，熬） 水蛭各二分 紫石英（研） 朴消 桂心 钟乳 当归各八分

【用法】上药治下筛，炼蜜为丸，如梧桐子大。每服十五丸，空腹温酒送下，一日二次。渐加至三十丸。

【主治】妇人百病，断绝绪产。

【宜忌】忌生冷、油腻、饧、生血物、人苋、生葱、生菜、猪肉、冷水、粘食、陈臭。

白薇丸

【来源】《外台秘要》卷三十三引《广济方》。

【组成】白薇 牡蒙 藁本各五分 当归 干地黄各七分 芎䓖 人参 柏子仁 石斛 桂心 附子（炮） 五味子 防风 吴茱萸 甘草（炙） 牛膝 桑寄生各六分 姜黄七分 禹余粮八分 秦椒二分（汗）

【用法】上药治下筛，炼蜜为丸，如梧桐子大。每服二十丸，空腹酒送下，加至三十丸，一日二次。

【功用】《太平惠民和剂局方》：补调冲任，温暖子宫，祛下脏风冷，令人有子。

【主治】

1.《外台秘要》引《广济方》：久无子。

2.《太平惠民和剂局方》：胞络伤损，宿受风寒，久无子息，或受胎不牢，多致损堕。

【宜忌】

1.《外台秘要》引《广济方》：忌生葱、生菜、热面、荞麦、猪肉、葵菜、芜荑、菘菜、海藻、粘食、陈臭物。

2.《太平惠民和剂局方》：才觉妊娠即住服，已怀孕者尤不宜服之。

地黄汤

【来源】《外台秘要》卷三十三引《广济方》。

【别名】干地黄汤（《圣济总录》卷一五三）。

【组成】干地黄 牛膝 当归各八两 芎䓖 卷柏 防风各六两 桂心 牵牛子末各三分

【用法】上切。以水六升，煮取二升三合，去滓，分三服。又别和一分牵牛子末服，如人行四五里更进一服，以快利止。

【主治】妇人久无子断绪，少腹冷疼，气不调。

【宜忌】忌热面、荞麦、炙肉、生葱、芜荑、蒜、粘食等物。

桃花散

【来源】方出《医心方》卷二十四引葛氏方，名见《外台秘要》卷十九引崔氏方。

【组成】桃花末（舒者，阴干百日）

【用法】上为末，以戊子日三指撮，酒服。

【主治】

1.《医心方》引葛氏方：妇人不生子。

2.《外台秘要》引崔氏方：脚气，腰肾膀胱宿水及痰饮。

【宜忌】忌胡蒜、猪肉，慎生冷、酸滑、五辛、酒面及粘食肥腻，四五日外诸食复常。

二车丸

【来源】《医心方》卷十引华佗方。

【组成】蜀椒一斤 干姜（大小相称）二十枚 粳米一升 朗陵乌头（大小相称）二十枚 煅灶中灰一升

【用法】以水一斗半渍灰，炼囊中盛，半绞结，纳灰中一宿，晒干之；皆末诸药下筛，炼蜜为丸，如梧桐子大，唾送下，勿用将水，身中当痹，药力尽乃食，若僻在胁，吞一丸即消；若惊恐不安，吞一丸，每日二次，独卧不恐，病剧，昼日六七，夜三吞，微者，昼日四五，夜再吞。寒癖随利去，

令人善失气。

【主治】忧恚喜怒，或劳倦气结，膈上积聚，寒热，饮食衰少，不生肌肉；女子积寒，风入子道，或月经未绝而合阴阳，或急欲溺而合阴阳，以致绝产，少腹苦痛，得阳亦痛，痛引胸中。

仙灵脾浸酒

【来源】《太平圣惠方》卷二十一。

【别名】仙灵脾酒（《古今医统大全》卷八）、仙灵酒（《寿世保元》卷二）。

【组成】仙灵脾一斤（好者）

【用法】上细锉，以生绢袋盛，于不津器中，用无灰酒二斗浸之，以厚纸重重密封，不得通气，春、夏三日，秋、冬五日后，旋开取。每日随性暖饮之，常令醺醺，不得大醉。若酒尽，再合服之。

《证类本草》引《食医心镜》：淫羊藿一斤，酒一斗，浸经三日，饮之佳。益丈夫，兴阳，理腿膝冷。

【功用】《寿世保元》：补腰膝，强心力。

【主治】

1.《太平圣惠方》：偏风，手足不遂，皮肤不仁。

2.《寿世保元》：一切冷风劳气，丈夫绝阳不起，女子绝阴无子，老人昏耄健忘。

【宜忌】合时切忌鸡、犬见。

五味子丸

【来源】《太平圣惠方》卷七十。

【组成】五味子一两 牡荆子一两 菟丝子一两（酒浸三日，晒干，别杵为末） 车前子一两 蒺藜子一两 薯蓣一两 石斛一两（去根，锉） 熟干地黄一两 杜仲一两（去皱皮，炙微黄，锉）鹿茸一两（去毛，涂酥，炙令黄） 远志一两（去心） 附子三分（炮裂，去皮脐） 蛇床子三分 芎藭三分 山茱萸三分 天雄三分（炮裂，去皮脐） 人参三分（去芦头） 白茯苓一分 黄耆三分（锉） 牛膝三分（去苗） 桂心半两 肉苁蓉一两（酒浸一宿，刮去皱皮，炙干） 巴戟一两（去心） 钟乳粉二两

【用法】上为末，炼蜜为丸，如梧桐子大。每服三

十丸，空心及晚食前以温酒送下。

【主治】妇人无子，皆因五劳七伤，虚羸百病所致。

白薇丸

【来源】《太平圣惠方》卷七十。

【别名】小白薇丸（《太平惠民和济局方》卷九）。

【组成】白薇一两 车前子半两 当归半两（锉碎，微炒） 芎藭半两 蛇床子半两 藁本三分 卷柏三分 白芷三分 覆盆子三分 桃仁三分（汤浸，去皮尖双仁，麸炒微黄） 麦门冬二两半（去心，焙） 人参三分（去芦头） 桂心三分 菖蒲三分 细辛半两 干姜半两（炮裂，锉） 熟干地黄一两 川椒一两（去目及闭口者，微炒出汗）白茯苓三分 远志二分（去心） 白龙骨一两

【用法】上为末，炼蜜为丸，如梧桐子大。每服三十丸，空心及晚食前以温酒送下。

【功用】

1.《太平惠民和济局方》：壮筋骨，益血气，暖下脏，防风冷，令人有子。

2.《济阴纲目》：补气行血。

【主治】

1.《太平圣惠方》：妇人无子或断绪，上热下冷。

2.《太平惠民和济局方》：妇人冲任虚损，子脏受寒，多无子息，断续不产，或月水崩下，带漏五色，腰腹疼重，面黄肌瘦，月水不匀，饮食减少，夜多盗汗，面生䵝黵，齿摇发落，脚膝疼重，举动少力。

杜蘅丸

【来源】《太平圣惠方》卷七十。

【组成】杜蘅一两 防风一两（去芦头） 白茯苓一两 附子一两（炮裂，去皮脐） 白薇二分 牛膝二分（去苗） 半夏二分（汤洗七遍去滑，微炒） 沙参三分（去芦头） 秦艽三分（去苗） 川椒三分（去目及闭口者，微炒出汗） 桂心三分菖蒲三分 藁本三分 细辛一两 蛇床子三分

【用法】上为末，炼蜜为丸，如梧桐子大。每服三十丸，空心及晚食前以温酒送下。有子即住服。

【主治】妇人腹脏久积风冷，血气凝涩，不能宣

通，故令无子。

卷柏丸

【来源】《太平圣惠方》卷七十。

【组成】卷柏　牡蒙　藁本　当归（锉碎，微炒）熟干地黄　柏子仁　干姜（炮裂，锉）　禹余粮（烧醋淬二遍）　白薇各一两　芎藭　人参（去芦头）　石斛（去根，锉）　桂心　附子（炮裂，去皮脐）　五味子　防风（去芦头）　吴茱萸（汤浸七遍，焙干微炒）　甘草（炙微赤，锉）　牛膝（去苗）　桑寄生　川椒（去目及闭口者，微炒出汗）各三分

【用法】上为末。炼蜜为丸，如梧桐子大。每服三十丸，空心及晚食前以温酒送下。

【主治】风寒邪气客于经血，妇人子脏冷，久无子。

紫石英丸

【来源】《太平圣惠方》卷七十。

【组成】紫石英二两（细研，水飞过）　细辛一两厚朴一两（去粗皮，涂生姜汁，炙令香熟）　川椒一两（去目及闭口者，微炒出汗）　桔梗一两（去芦头）　鳖甲一两半（半生用）　防风一两（去芦头）　川大黄一两（锉碎，微炒）　附子一两（炮裂，去皮脐）　硫黄一两（细研）　牡蒙三分　人参三分（去芦头）　桑寄生三分　半夏半两（汤洗七遍去滑）　白僵蚕半两（微炒）　续断半两　紫菀半两（洗去苗土）　杜衡半两　牛膝半两（去苗）　白薇一两　当归一两（锉碎，微炒）　桂心一两

【用法】上为末，炼蜜为丸，如梧桐子大。每服三十丸，空心以温酒送下。

【主治】妇人由子脏久积风冷，阴阳不能施化而久无子。

熟干地黄散

【来源】《太平圣惠方》卷七十。

【组成】熟干地黄一两　牛膝一两（去苗）　当归一两（锉细，微炒）　芎藭三分　卷柏三分　防风三分（去芦头）　桂心半两　柏子仁一两　白薇

一两

【用法】上为散。每服三钱，以水一中盏，煎至六分，去滓，空心温服。

【主治】妇人子脏积冷，血气不调，久无子断绪者。

白薇丸

【来源】《太平圣惠方》卷七十二。

【组成】白薇一两　熟干地黄二两　白前半两　当归半两（锉，微炒）　附子半两（炮裂，去皮脐）干漆半两（捣碎，炒令烟出）　山茱萸半两　牛膝半两（去苗）　防风半两（去芦头）　厚朴半两（去粗皮，涂生姜汁，炙令香熟）　桂心半两　白芷半两　赤石脂一两　柏子仁一两　吴茱萸半两（汤浸七遍，焙干，微炒）　禹余粮一两（烧，醋淬七遍）　藁本半两　牡丹三分

【用法】上为末，炼蜜为丸，如梧桐子大。每服三十丸，空心及晚食前以温酒送下。

【主治】妇人脏腑久冷，腰膝疼痛，背膊虚烦，月水不利，无子。

桃花丸

【来源】《太平圣惠方》卷七十二。

【组成】桃花　苏合香　安息香　木香　槟榔　川芒硝各三分　水蛭半两（炒令微黄）　虻虫半两（炒令微黄，去翅足）　鳖甲（涂醋，炙令黄，去裙襕）　麒麟竭　附子（炮裂，去皮脐）　柴胡（去苗）　卷柏　当归（锉，微炒）　辛夷　白芷紫石英（细研，水飞过）　禹余粮（炒，醋拌七遍）　芎藭　牡丹　细辛　麦门冬（去心，焙）羌活　桂心　肉豆蔻（去壳）各一两

【用法】上为细末，炼蜜为丸，如梧桐子大。每服三十丸，空心及晚食前煎茅香汤送下。

【主治】妇人月水不通，无子，由子宫风冷，积血滞于膀胱，故致腰胯疼痛，手脚心热，背膊妨闷，经络不调，腹内多气，四肢乏力，面无血色，及多黔黯。

二圣丸

【来源】《证类本草》卷十二引《经验方》。

【组成】干漆一两（为末） 湿漆一两

【用法】先将湿漆入铫子内，熬如一食饭间已来，住火，与干漆末一处拌和为丸，如半皂子大。每服一丸，温酒吞下，不拘时候。如小肠，膀胱气痛，牙关紧急，但斡开牙关，温酒化一丸，灌下必安。

【主治】妇人不曾生育，血气脏腑疼痛不可忍，及治丈夫病小肠气撮痛者。

【宜忌】怕漆人不可服。

张走马玉霜丸

【来源】《太平惠民和济局方》卷五（吴直阁增诸家名方）。

【别名】玉霜丸（《普济方》卷二一九）。

【组成】大川乌（用蚌粉半斤同炒，候裂，去蚌粉不用） 川楝子（麸炒）各八两 破故纸（炒）巴戟（去心）各四两 茴香（焙）六两

【用法】上为细末，用酒打面糊为丸，如梧桐子大。每服三五十丸，空心、食前用酒或盐汤送下。

【功用】精元秘固，内施不泄，留浊去清，精神安健。

【主治】男子元阳虚损、五脏气衰，夜梦遗泄，小便白浊，脐下冷疼，阳事不兴，久无子息，渐致瘦弱，变成肾劳，眼昏耳鸣，腰膝酸疼，夜多盗汗。妇人宫脏冷，月水不调，赤白带漏，久无子息，面生黔黯，发退不生，肌肉干黄，容无光泽。

阳起石丸

【来源】《太平惠民和济局方》卷九。

【组成】阳起石（酒浸半日，细研）二两 吴茱萸（汤洗七遍，焙，微炒）三分 熟地黄一两 牛膝（去苗，酒浸，焙） 干姜（炮） 白术各三分

【用法】上为细末，炼蜜为丸，如梧桐子大。每服二十丸至三十丸，空心食前温酒或温米饮任下，每日二次。若觉有妊，即住服。

【功用】益子宫，消积冷。

【主治】妇人子脏虚冷，劳伤过度，风寒搏结，久不受胎，遂致绝子不产。

暖宫丸

【来源】《太平惠民和济局方》卷九。

【组成】生硫黄六两 禹余粮（醋淬，手捻为度）九两 赤石脂（火煅红） 附子（炮，去皮脐）海螵蛸（去壳）各三两

【用法】上为细末，醋糊为丸，如梧桐子大。每服十五丸至二十丸，空心、食前温酒或淡醋汤送下。

【主治】冲任虚损，下焦久冷，脐腹绞痛，月事不调，或来多不断，或过期不至，或崩中漏血，赤白带下，或月内再行，淋沥不止，带下五色，经脉将至，腰腿沉重，痛连脐腹，小便白浊，面色萎黄，肢体倦怠，饮食不进，渐至羸弱；及治子宫久寒，不成胎孕。

暖宫丸

【来源】《太平惠民和济局方》卷九。

【组成】沙参（净洗） 地榆 黄耆 桔梗 白薇牛膝（酒浸一宿） 杜仲（去粗皮，姜汁炙） 厚朴（去粗皮，姜汁炒） 白芷各半两 干姜（炮）细辛（去苗） 蜀椒（去目及闭口，炒出汗）各一分 附子（大者，炮，去皮脐）一个

【用法】上为细末，炼蜜为丸，如梧桐子大。每服二十至三十丸，空心温酒或枣汤吞下。

【主治】冲任虚损，下焦久冷，脐腹绞痛，月事不调，或来多不断，或过期不至，或崩中漏血，赤白带下，或月内再行，淋沥不止，带下五色，经脉将至，腰腿沉重，痛连脐腹，小便白浊，面色萎黄，肢体倦怠，饮食不进，渐至羸弱；及治子宫久寒，不成胎孕。

阿胶煎丸

【来源】《幼幼新书》卷一引《灵苑方》。

【组成】伏道艾（取叶去梗，捣熟，筛去粗皮，只取艾茸，称取二两，米醋煮一伏时，候干研成膏）阿胶三两（炙） 糯米（炒） 大附子（炮，去皮脐） 枳壳（去瓤，麸炒）各一两

【用法】上为末，入煎膏内杵匀为丸，如梧桐子大。每服三十丸，空心温酒送下，午食前再服。

【功用】大补益虚损不足，滋助血海。

【主治】妇人血气久虚，孕胎不成。

【宜忌】忌藻菜、羊血、腥臊等物。

威喜丸

【来源】《圣济总录》卷九十二。

【别名】感喜丸（《丹溪心法》卷三），补虚威喜丸（《全国中药成药处方集》杭州方）。

【组成】白茯苓四两（去黑皮，锉作大块，与猪苓一分，瓷器内同煮三二十沸，取茯苓再细锉，猪苓不用）　黄蜡四两

【用法】上先捣茯苓为末，炼黄蜡为丸，如小弹子大。每服一丸，细嚼干咽下。小便清为度。

【功用】《成方便读》：调理阴阳，固虚降浊。

【主治】

1.《圣济总录》：精气不固，小便白淫，及有余沥，或梦寐遗泄，妇人血海久冷，白带白漏，日久无子。

2.《三因极一病证方论》：两耳虚鸣，口干。

3.《医学入门》：肾有邪湿，精气不固。

4.《张氏医通》：溲溺如泔，涩痛梦泄，便浊属火郁者。

5.《绛雪园古方选注》：肺虚痰火久嗽。

【宜忌】

1.《局方·续添诸局经验秘方》：忌米醋，只吃糠醋，切忌使性气。

2.《普济方》：忌腥气。

3.《绛雪园古方选注》：尤忌怒气劳力。

【方论】

1.《绛雪园古方选注》：《抱朴子》云，茯苓千万岁，其上生小木，状似莲花，名威喜芝。今以名方者，须择云茯苓之年深质结者，制以猪苓导之，下出前阴，蜡淡归阳，不能入阴，须用黄蜡性味缓涩，有续绝补髓之功，专调斫丧之阳，分理溃乱之精，故治元阳虚惫而为遗浊带下者。若治肺虚痰火久嗽，茯苓不必结，而猪苓亦可不用矣。

2.《成方便读》：诸症皆从虚而不固中来，治之者似宜纯用敛涩之剂，然淫浊带下，皆属离位之精，则又宜分消导浊。茯苓、黄蜡二味，一通一涩，交相互用，性皆甘淡，得天地之至味，故能调理阴阳，固虚降浊，以奏全功耳。

杜蘅丸

【来源】《圣济总录》卷一五三。

【组成】杜蘅（三月三日采根，洗，晒干，锉）　半夏（汤洗二十遍，碎用，生姜炒）　白薇　桔梗（锉，炒）　附子（炮裂，去皮脐）　牛膝（切，酒浸经宿）各一两　石菖蒲　蜀椒（去合口并目，炒出汗）　细辛（去苗叶）　厚朴（去粗皮，生姜汁炙）　沙参（去芦头）　防风（去叉）　干姜（炮，锉）　桂（去粗皮）各半两

【用法】上为末，炼蜜为丸，如梧桐子大。每服二十丸，渐加三十丸，早晨、日午温酒送下。

【主治】妇人久无子，断绪。

泽兰丸

【来源】《圣济总录》卷一五三。

【组成】泽兰（去根）　陈橘皮（去白，焙）　白龙骨（碎，研）　禹余粮（烧赤，醋淬七遍）　紫石英（研细）　远志（去心）　当归（锉，炒）　芎䓖　蒲黄（炒）　桃仁（浸，去皮尖双仁，炒）　藁本（去苗土）　卷柏（微炙）　白芷各一两　覆盆子（去梗）　菴䕡子（炒）　麦门冬（去心，焙）　人参　桂（去粗皮）　蛇床子（炒）　细辛（去苗叶）　干姜（炮）　熟干地黄（焙）　蜀椒（去目及闭口者，炒出汗）　白茯苓（去黑皮）　石膏（碎，研）　车前子　白薇　赤石脂（研）各半两

【用法】上为末，炼蜜为丸，如梧桐子大。每服二十丸，以温酒送下。

【主治】妇人久无子。

钟乳丸

【来源】《圣济总录》卷一五三。

【组成】钟乳（研一复时）　白矾（烧令汁尽）各一两　阿胶（炙令燥）　紫石英（研细）　蜀椒（去目及闭口者，炒出汗）　生干地黄（焙）　五味子（炒）　蛇床子（炒）　原蚕蛾（炒）　石亭脂（研极细）各半两

【用法】上除石药别研外，余药为末，同和匀，炼蜜为丸，如梧桐子大。每服二十丸，渐加至三十

丸，空心暖酒送下。

【主治】妇人断绪无子。

禹余粮汤

【来源】《圣济总录》卷一五三。

【组成】禹余粮（煅，淬七遍）白僵蚕（去黑者，微炒）乌贼鱼骨（去甲皮）各一两 龙骨（碎，研）桂（去粗皮）灶下黄土（无灰者）石韦（去毛）干姜（炮）滑石（研）赤芍药 半夏（浆水浸一宿，生绢袋子揉洗去滑，切开，生姜汁炒黄）代赭（丁头者，研）各半两

【用法】上为粗末。每服三钱匕，以水一盏，加生姜三片，煎至六分，去滓，食前温服，一日三次。

【主治】妇人胞胎寒冷，绝产无子。

大五补丸

【来源】《普济方》卷二二四引《圣济总录》。

【别名】大补丸（《医宗金鉴》卷四十五）。

【组成】天门冬 麦门冬 菖蒲 茯神 人参 益智（炒）枸杞 地骨皮 远志 熟地黄各等分

【用法】上为末，炼蜜为丸，如梧桐子大。每服三十丸，空心以酒送下。本方数服，以七宣丸泄之。

【功用】

1. 《丹溪心法》：补诸虚不足。

2. 《妙一斋医学正印种子篇》：养血摄精。

3. 《东医宝鉴·杂病篇》：能交济水火。

【主治】

1. 《普济方》：诸虚不足。

2. 《证治准绳·女科》：瘦人无血。

3. 《济阴纲目》：瘦人无孕。

必孕汤

【来源】《仙拈集》卷三引《全生》。

【组成】杜仲 当归 香附 益母各二钱 川芎 橘皮各二钱 砂仁五分

【用法】水煎服。服四剂，下期再服四剂，必无不孕者。

【主治】经期准而不孕。

螽斯丸

【来源】《产乳备要》。

【别名】赐子丸（《产乳备要》）、秦桂丸（《三因极一病证方论》卷十七）、白薇丸（《产乳备要》注引《施圆端效方》）、暖宫丸（《医方一盘珠》卷六）。

【组成】附子（生，去皮脐）白茯苓（去黑皮）白薇 半夏（汤洗七次）杜仲（去粗皮）桂心 秦艽 厚朴（去粗皮）各三钱 防风 干姜（生）牛膝 沙参各二钱 细辛（去苗）半两 人参四钱

《医学入门》有香附，无附子。《东医宝鉴·杂病篇》有当归。

【用法】上为细末，炼蜜为丸，如小豆大。每日服五十丸，空心任下。如觉无益，稍加丸数为度；如服七日后，阴阳觉有娠，三日后不可更服。

【主治】妇人无子。

【宜忌】《医学纲目》：忌食牛、马肉。

【方论】《中国医学大辞典》：此方削去干姜，易入当归，以和阳药之性，不致阳无以化，且免经水紫黑、胎息不育之虞。其秦艽、朴、夏，专理痰积；沙参、膝、薇，专清浊带，使子宫温和、阳施阴化，孕自成矣。

【验案】不孕 臣妻年二十七岁，无子，服此药有娠；又残药与前太子中舍宇文妻李氏，年四十岁无子，服此药十三日有娠。

乌鸡煎

【来源】《三因极一病证方论》卷十八。

【别名】乌鸡煎丸（《妇人大全良方》卷二）、小乌鸡煎丸（《世医得效方》卷十五）、小乌鸡丸（《医学入门》卷八）。

【组成】吴茱萸（醋煮）良姜 白姜（炮）当归 赤芍药 延胡索（炒）破故纸（炒）川椒（炒）生干地黄 刘寄奴 蓬莪术 橘皮 青皮 川芎各一两 荷叶灰四两 白熟艾（用糯米饮调饼）二两

【用法】上为末，醋糊为丸，如梧桐子大。每服三五十丸。月经不通，红花、苏木酒送下；白带，牡蛎粉调酒送下；子宫久冷，白茯苓煎汤送下；

赤带，建茶清送下；血崩，豆淋酒调绵灰送下；胎不安，蜜和酒送下；肠风，陈米饮调百草霜送下；心疼，菖蒲煎酒送下；漏阻下血，乌梅温酒送下；耳聋，蜡点茶汤送下；胎死不动，斑蝥二十个煎酒送下；腰脚痛，当归酒送下；胞衣不下，芸薹研水送下；头风，薄荷点茶送下；血风眼，黑豆、甘草汤送下；生疮，地黄汤送下；身体疼痛，黄耆末调酒送下；四肢浮肿，麝香汤送下；咳嗽喘痛，杏仁、桑白皮汤送下；腹痛，芍药调酒送下；产前后痢白者，白姜汤送下；赤者，甘草汤送下，杂者，二宜汤送下；常服，温酒、醋汤任下，并空心、食前服。

【主治】月经不通，赤白带下，血崩；子宫久冷，胎动不安，漏阻下血，胎死不动，胞衣不下；产前产后下痢赤白，头风，身体疼痛，心腹痛，肠风，四肢浮肿，咳嗽喘痛，血风眼，耳聋，生疮。

济阴丹

【来源】《三因极一病证方论》卷十八。

【别名】南岳魏夫人济阴丹（《太平惠民和济局方》卷九吴直阁增诸家名方）、益阴丹（《太平惠民和济局方》卷九续添诸局经验秘方）。

【组成】木香（炮）　茯苓　京墨（烧）　桃仁（炒，去皮尖）各一两　秦艽　甘草（炙）　人参　桔梗（炒）　石斛（酒浸）　蚕布（烧）　藁本各二两　当归　桂心　干姜（炮）　细辛　牡丹皮　川芎各一两半　川椒（炒）　山药各三分　泽兰　熟地黄　香附各四两　苍术八两　大豆卷（炒）半升　糯米（炒）一升

【用法】上为末，炼蜜为丸，每两作六丸。每服一丸，嚼细，食前温酒或醋汤送下。

【功用】除宿血，生新血，令人有孕，生子充实。

【主治】妇人久冷无子及数经堕胎，皆因冲任之脉虚冷，胞内宿挟疾病，经水不时，暴下不止，月内再行，或前或后，或崩中漏下，三十六疾，积聚癥瘕，脐下冷痛，小便白浊，以上诸疾，皆令孕育不成，以至绝嗣；亦治产后百病，男子亡血诸疾。

小灵丹

【来源】《杨氏家藏方》卷十四。

【组成】代赭石　赤石脂　紫石英　禹余粮石各四两

【用法】上药各用火煅赤，入米醋中淬，各七遍，同碾为细末，入一砂盒子内合了，外用盐泥固济，日中晒干，用炭二十斤，顶火煅，以炭火尽为度，取出药盒，于润地上掘坑，埋一伏时取出，研三日令极细，次入乳香（别研）、没药（别研）、五灵脂（研细）各二两。同前四味，一处研令极匀，水煮糯米饼子和得所，入铁臼中捣为丸，如鸡头子大，阴干。每服一丸，空心温酒或新溪水送下。

【功用】助养真气，补暖丹田，活血驻颜，健骨轻身。

【主治】真元虚损，精髓耗惫，本气不足，面黑耳焦，腰膝沉重，膀胱疝癖，手足麻痹，筋骨拘挛，心腹疞痛，冷积泻利，肠风痔漏，八风五痹，头目昏眩，饮食不进，精神恍惚，疲倦多睡，渐成劳疾，妇人胎脏久冷，绝孕无子，赤白带下，月经不调，风冷血气。

【宜忌】孕妇不可服。

玉绣球丹

【来源】《杨氏家藏方》卷十四。

【组成】砒一两（取益母草烧灰一两，独扫烧灰一两，同砒研匀，以米醋和成一块，候干，于新瓦上用热炭火五斤，煅令通赤，以扇急扇，尽去灰，其砒自成一块如玉绣球样，研令细）　牡蛎二两（盐泥固济，候干，炭火五斤一煅，炭尽候冷，去泥土，净称一两，研如粉）　白矾二两（火煅成汁，候煅枯，净称一两，研细粉）　钟乳粉一两

【用法】上为极细末，煮糯米厚糊为丸，如鸡头子大，阴干。每服一丸，空心新汲水送下。

【主治】男子、妇人一切虚冷，气血虚损，筋骨羸瘦，渐成瘵疾；及大病方安，气血未复，饮食过伤，脏腑虚滑，或腹痛暴下，全不思食，呕逆酸水，腹胁胀满，夜多虚汗；及妇人赤白带下，久无子息。

【宜忌】忌食猪羊血。

补宫丸

【来源】《杨氏家藏方》卷十五。

【组成】鹿角霜　白术　白茯苓（去皮）　香白芷　白薇　山药　白芍药　牡蛎（火煅）　乌贼鱼骨各等分

【用法】上为细末，面糊为丸，如梧桐子大。每服三十丸，空心、食前温米饮送下。

【主治】妇人诸虚不足，久不妊娠，骨热形羸，腹痛下利，崩漏带下。

【方论】《济阴纲目》汪淇笺释：此方以鹿角霜、白芍补血，以山药、术、苓补气，以芷、薇而治崩中淋露，以牡、贼而燥湿治带，此又别是一种意见。然不用芎、归、地黄者，虑血药湿润也。变局如此，可不因事制宜？

紫石英丸

【来源】《杨氏家藏方》卷十五。

【组成】紫石英三分　熟干地黄（洗，焙）四两　鹿茸（酒炙）　柏子仁　阿胶（锉碎，炒成珠子）　当归（洗，焙）　川芎　赤芍　续断　附子（炮，去皮脐）各一两　人参（去芦头）半两　白术半两　肉桂（去粗皮）半两

【用法】上为细末，炼蜜为丸，如梧桐子大。每服三十丸，空心、食前温酒送下。

【功用】久服益血生发，令人有子。

【主治】妇人血虚，头目眩晕，足如履空，呕吐不食，经脉不匀，心悸多忧。

暖宫丸

【来源】《杨氏家藏方》卷十五。

【组成】当归（洗，焙）二两　续断　藁本（去土）　吴茱萸（汤洗七遍，焙干）　五味子　人参（去芦头）　白茯苓（去皮）　白术　绵黄耆（蜜炙）　川芎　香白芷　缩砂仁　干姜（炮）　萆薢（酒浸一宿）各一两　石斛三两（去根）　牡蛎（煅通红，研碎）　香附子（炒）　熟干地黄（洗，焙）　山药　菟丝子（好酒煮软，焙七分干，砂盆内研碎，焙干）　羌活（去芦头）　白龙骨（别研）各二两　茴香一两半（炒）　山茱萸（去核）半两　延胡索半两　川椒半两（炒出汗）

【用法】上为细末，炼蜜为丸，如梧桐子大。每服五十丸，空心食前，温酒或醋汤送下。

【功用】大益气血。

【主治】冲任脉弱，经候不调，因成带下；妊娠不牢，久无子息，日渐羸瘦，手足烦热，欲变骨蒸。

乌鸡煎

【来源】《杨氏家藏方》卷十六。

【组成】鹿茸（酒炙）　肉苁蓉（酒浸一宿，切，焙干）各二两　牛膝（酒浸一宿）　杜仲（去粗皮，生姜汁浸，炙）　山茱萸　川芎　覆盆子　肉桂（去粗皮）各一两　续断（去芦头）　当归（洗，焙）　熟干地黄（洗，焙）　五味子各二两　白芍药　黄耆（蜜炙）　五加皮各一两半

【用法】上为细末，用乌鸡肉一斤，酒煮烂研为丸，如梧桐子大；如硬，入少许酒糊和搜。每服三十丸，空心、食前温酒或米饮送下。

【主治】产后将理乖宜，劳伤气血，脏腑不和，肢体消瘦，久无子息，月水不调。

经进乌头丸

【来源】《卫生家宝》卷二。

【组成】川乌（炮，去皮尖）二两半　黄连（去须）　肉桂（取心）　干姜（炮）　川椒（炒，去目）　远志（去心）　人参　石菖蒲　桔梗　防风（去尾）　巴豆（去皮膜心，出油研）　白茯苓　吴茱萸（洗，焙）　厚朴（姜汁制）　紫菀（洗，焙）　柴胡（去苗）　杏仁（去皮尖，研）　甘草（炙）　猪牙皂角（炙去黑皮）各半两

【用法】上为细末，炼蜜为丸，如绿豆大。每服三丸，渐加至五丸，空心或临卧酒送下。

【功用】除膏肓之疾。

【主治】五脏诸疾，腹内积聚，多年气块，大如碗，小如盏；或冷气攻刺脐腹搅痛；十种水病，翻胃呕逆，五淋五痔，九种心疼，一切腹痛；诸风瘫痪，顽痹；伤折内损，天阴多痛；或妇人无子，断续多年；或小儿惊痫，手足烦热。

胜金丹

【来源】《是斋百一选方》卷十八。

【组成】牡丹皮　川藁本　人参　川当归　白茯苓

赤石脂（别研）　香白芷　官桂　白薇　京芎　玄胡索　白芍药　白术（米泔浸一宿）各一两　甘草（炙）　沉香（不见火）　没药（别研）各半两

【用法】上件药材皆用温水洗净，捣罗为末，炼蜜为丸，如弹子大。每服一粒，空心温酒送下。妊娠临月服五、六粒即易产；久无子息服二十粒，当月有子。

【功用】安胎催生。

【主治】妇人月水湛浊不通，久无嗣息，血癖气痛，四肢浮肿，呕逆心疼，虚烦劳闷，面色萎黄，崩漏带下，寒热蒸劳，头疼齿痛，血下无度，淋沥诸疾；产后胎结疼痛，伤寒烦渴，泻痢血晕，血劳筋挛，痰盛头疼，败血上冲，血刺泄泻，咳嗽喘急，咯血，血块起伏，气痞气膈，血作腰痛，小便不禁，子死腹中，失盖汗不出，血风，脚手痹顽，积年血风，半身不遂，凡产后诸疾并皆治之。

太素神丹

【来源】《魏氏家藏方》卷七引刘德容方。

【组成】牡蛎（雪白，左顾极大者）一斤　硫黄一两　腻粉半两

【用法】上药先用炭三斤，烧牡蛎令通红，放冷，碾成粉，分为两处，各半斤。用大坩锅子一个，盐泥固济，只留口，以牡蛎四两实在锅子底，次将硫黄、腻粉同碾细，用无底小竹筒置牡蛎之上，锅子中心四边再以牡蛎实之，却取竹筒，要得不近锅子四边也，然后再以四两余牡蛎，实捺硫黄之上，去锅子口留三二寸，周匝用熟火三斤簇，待锅子中焰出，以匙抄余牡蛎掺之，焰出又掺，以焰绝为度。放冷取出，再碾如粉。然后取大新砖一片，凿成一池子，深约半砖以上，将未经余煅牡蛎平分一半，实铺在池子底，次将已煅过硫黄、牡蛎在上，更将余一半牡蛎覆之，实捺平后，用新白瓦一口盖定，以木炭一秤周匝烧之，候火尽为度。却取出，于土内埋半日，令出火毒，研细，滴水为丸，如梧桐子大。每服三五十丸，温米饮送下，食前服。

【主治】久患痼冷，脏腑虚滑，痢下脓血；妇人血海虚冷，赤白带下，经候不时，久无子息；男子下部积冷，腰膝无力，寒疝，膀胱一切冷病。

拱辰丹

【来源】《魏氏家藏方》卷十。

【组成】鹿茸（去毛，酥炙）　当归（去芦，酒浸）　山茱萸（去核）　附子（炮，去皮脐）各一两　沉香二钱（不见火）

【用法】上为细末，酒面糊为丸，如梧桐子大。每服五十丸，空心温酒、盐汤任下。

【功用】温暖子宫，久服能令有孕。

真人积德丸

【来源】《魏氏家藏方》卷十。

【组成】白艾叶五两（用陈米醋润炒）　当归（去芦）二两（酒浸）　川芎二两（微炒）　官桂一两（去粗皮，不见火）　熟干地黄五两（酒浸）　白芍药二两

【用法】上为细末，炼蜜为丸，如梧桐子大。每服三十丸，空心、食前米饮送下。

【功用】温暖子宫，久服令人有孕。

琥珀丸

【来源】《魏氏家藏方》卷十。

【组成】熟干地黄（酒浸）　白术（去芦）各一两半（炒）　续断（去芦，酒浸）　附子（炮，去皮脐）　蓬莪术（炒）各二两　雄黑豆（炒熟，去壳）　刘寄奴（拣净，酒窨）各三两　当归（去芦，酒浸）　白芍药　青橘皮（去瓤）　延胡索（蛤粉炒）　茴香（淘去沙，炒）　牡丹皮（炒）　乌药（炒）　蛇床子（炒）　陈橘皮（去白）　金钗石斛（去芦，酒浸一宿）　白芷（炒）各半两

【用法】上以米醋、无灰酒各三升，同煮干焙燥，入后药：防风（去芦）、琥珀（别研）、桔梗（炒）、蒲黄（隔纸炒）、官桂（去粗皮，不见火）各一两，共为细末，醋面糊为丸，如梧桐子大。每服三十丸，空心、食前米饮送下，或温酒送下。久服自然有孕。

【主治】血海久冷，月经不调。

诜诜丸

【来源】《儒门事亲》卷十五。

【组成】当归 熟地黄各二两 玄胡索 泽兰各一两半 川芎 赤芍 白薇 人参 石斛 牡丹皮各一两

【用法】上为末，醋糊为丸，如梧桐子大。每服五十丸，空心酒送下。

【功用】《御药院方》：调和冲任，滋益气血。

【主治】

1.《儒门事亲》：妇人无子。

2.《御药院方》：冲任不和，子脏怯弱或经堕胎后气不复。

白薇丸

【来源】《妇人大全良方》卷一。

【组成】白薇 柏子仁 白芍药 当归 桂心 附子 萆薢□白术 吴茱萸 木香 细辛 川芎 槟榔各半两 熟地黄二两 牡丹皮一两 紫石英一两 人参三分 石斛 白茯苓 泽兰叶 川牛膝各三分

【用法】上为细末，炼蜜为丸，如梧桐子大。每服三十丸，晚食前空心温酒送下。

【主治】妇人月水不利，四肢羸瘦，吃食减少，渐觉虚乏，无子。

白芷暖宫丸

【来源】《妇人大全良方》卷一。

【组成】禹余粮（制）一两 白姜（炮） 芍药 白芷 川椒（制） 阿胶（粉炒） 艾叶（制） 川芎各三分

【用法】上为末，炼蜜为丸，如梧桐子大。每服四十丸，米饮送下；或温酒、醋汤亦得。

【功用】暖血海，实冲任；常服温补胞室，和养血气，光泽颜色，消散风冷，退除百病，自成孕育。

【主治】子宫虚弱，风寒客滞，因而断绪不成孕育。及数尝堕胎，或带下赤色，漏下五色，头目虚晕，吸吸少气，胸腹苦满，心下烦悸，脐腹刺痛，连引腰背，下血过多，两胁牵急，呕吐不食，面色青黄，肌肤瘦瘁，寝常自汗。

二圣大宝琥珀散

【来源】《妇人大全良方》卷二。

【组成】生地黄一斤 生姜一斤（二味各研取自然汁，将地黄汁炒生姜滓，姜汁炒地黄滓，各稍干，焙为细末） 当归 川芎 牡丹皮 芍药 莪术 蒲黄 香白芷 羌活（八味各炒） 桂心（不见火） 熟地黄（炒）各一两

【用法】上为细末，于瓷盆内收之。妇人冷气痛，并血海不调，膈气，炒姜、酒下二钱；产后胞衣不下，暖酒调下二钱；产妇临月，每日三次，则滑胎易产，温酒调二钱；产后血犯心，眼见鬼神，用童便半盏、酒半盏同煎，调二钱；一生无子者，久服则有孕。此药治妇人百病，空心、日午食前，每日二次。产后百病，并暖酒调下。

【主治】妇人血海不调，膈气，不孕；产后胞衣不下，瘀血犯心，眼见鬼神。

金钗煎

【来源】《妇人大全良方》卷二引檀峰晓公方。

【组成】当归 白芍药 川芎 石斛（酒炒） 香附子（炒） 糯米各二两（炒） 降真香（细锉） 熟地黄各四两 秦艽 贝母（去心） 羌活 桂心 粉草 干姜（炮） 北细辛 牡丹皮 大豆卷（炒） 茴香（炒） 枳壳（去瓤，麸炒） 延胡索 白芷各一两 人参 木香 石膏（煅） 沉香 黄芩各半两 川椒三分 交加（修制）八两（交加，指交加散）

【用法】上为细末，炼蜜为丸，每两作七丸，依后服饵常服，温酒化下。妇人诸疾，产前产后风虚瘤冷，手足僵痹，豆淋酒化下；血风头痛，产后中风，荆芥酒化下；产前产后痰涎咳嗽，桑白皮汤下；经脉不调，或前或后，或多或少，血气攻刺，腰胁重痛，温酒化下；经脉不通，产后血喘，苏木、人参煎汤化下；血崩不止，赤白带下，侧柏烧灰调酒下；妇娠将理失宜，或因惊动，痛极妨闷，漏胎下血，胶艾煎汤化下；临产艰难，乳香研酒化下；子死腹中，胎衣不下，同朴消三钱（重研细），童便和酒化下；产后劳倦，伤败血气，如疟寒热，遍身疼痛，喘嗽盗汗，地黄、乌梅煎

汤化下；产后败血浮肿，姜汁少许和酒半盏化下；产前服之则胎安，临产亦易产；产后则逐去恶血，不生诸疾，同童便和酒化下。

【功用】 活血驻颜，大暖血海，升降阴阳，滋养荣卫。

【主治】 子宫久冷，多病少子，及产前产后诸病。

【宜忌】 忌生冷、油腻、鱼腥、猪母、白猪，一切毒物。

胜金丸

【来源】《妇人大全良方》卷二。

【别名】 不换金丸（原书同卷页）、女金丹（《韩氏医通》卷下）、不换金丹（《景岳全书》卷六十一引《大典》）。

【组成】 白芍药　藁本　石脂　川芎（不见火）牡丹皮　当归　白茯苓　人参　白薇　白芷　桂心　延胡索　白术　没药　甘草（炙）各等分

【用法】 上为细末，炼蜜为丸，如弹子大。每服一丸，空心、食前温酒化下，初产了并用热醋汤化下。

【功用】 安胎催生。

【主治】 妇人久虚无子，产前产后一切病患；男子下虚无力，积年血风，脚手麻痹，半身不遂；赤白带下，血如山崩；产后腹中结痛，吐逆心痛；子死腹中，绕脐痛；气满烦闷，失盖汗不出；月水不通，四肢浮肿无力；血劳虚劳，小便不禁；中风不语，口噤；产后痢疾，消渴，眼前见鬼，迷运，败血上冲，寒热头痛，面色萎黄，淋涩诸疾，血下无度，血痢不止，欲食无味；产后伤寒，虚烦劳闷；产后血癖，羸瘦。

【加减】 本方加沉香，名胜金丹（《景岳全书》卷六十一引《大典》）。

滋血汤

【来源】《妇人大全良方》卷二。

【组成】 当归　川芎　芍药　人参　麦门冬　牡丹皮　阿胶各二两　琥珀三分（别研）　酸枣仁（炒）　桂心　粉草各一两　半夏曲一两半

【用法】 上为粗末。每服三大钱，水一盏，加生姜三片，煎至七分，去滓温服，一日三次。

【功用】 滋养荣血，补妇人诸虚。

【主治】 血海久冷。

养真丸

【来源】《妇人大全良方》卷九。

【组成】 鹿茸　当归　肉苁蓉　禹余粮　菟丝子　覆盆子　熟地黄　紫石英　海螵蛸各二两　五味子　真琥珀　白芍药　川芎　桑寄生　卷柏　艾叶　川姜　坚白茯苓　人参　牡蛎　酸枣仁各一两　钟乳粉四两

【用法】 上为末。酒煮面糊为丸，如梧桐子大。每服五十丸，食前温酒送下，一日三次。吃后用粥饭压之。

【主治】 妇人血虚气惫，阴阳不升降，久不成妊娠者。

续嗣降生丹

【来源】《妇人大全良方》卷九。

【组成】 当归　桂心　龙齿　乌药（真天台者佳）　益智　杜仲　石菖蒲　吴茱萸各一两半　茯神　川牛膝　秦艽　细辛　苦桔梗　半夏　防风　白芍药各三分　干姜一两（半生半炒）　附子一只（重八钱者，脐心作一窍，如皂子大，入朱砂一钱重，湿面裹煨）　川椒二两（汤浸半日，焙）　牡蛎一大片（要取漳、泉二州者，却用学堂童子小便浸四十九日，五日一换，取出用硫黄末一两，米醋涂遍，却用皮纸裹，又用米醋浸令纸湿，盐泥厚固济，干，用炭五斤煅，每遇合药入二两，余者留后次合药用）

【用法】 上为细末，取附子纳朱砂别研为细末，糯米糊为丸，如梧桐子大。每服三十丸至一百丸，空心淡醋、温酒、盐汤皆可送下，一日二服。

【主治】 妇人禀受气虚，胎脏虚损，子宫冷惫，血寒固冷，难成子息；男子精气不固，阳事衰弱，白浊梦泄；妇人血虚带下，肌瘦寒热；男女诸虚百损，客热盗汗，气短乏力，面无颜色，饮食少味。

抑气散

【来源】《济生方》卷六。

【组成】香附子（炒净）四两　茯神（去木）一两　橘红二两　甘草（炙）一两

【用法】上为末。每服二钱，食前用沸汤调服。

本方改为汤剂，名"抑气汤"（《中国医学大辞典》）。

【主治】

1.《济生方》：妇人气盛于血，变生诸证，头晕膈满。

2.《医方一盘珠》：气盛血衰，月经前后不如期，不孕。

【方论】《医方集解》：此手太阴少阳药也。经曰：高者抑之。香附能散郁气，陈皮能调诸气，茯神能安心气，甘草能缓逆气，气得其平，则无亢害之患矣。

抑气散

【来源】《济生方》卷七。

【组成】香附子（炒，杵净）四两　茯神（去根）甘草（炙）各一两

【用法】上为细末。每服二钱，食前用沸汤送下。仍兼进紫石英丸。

【主治】妇人气盛于血，无子，寻常头晕膈满，体痛怔忡。

艾附暖宫丸

【来源】《仁斋直指方论·附遗》卷二十六。

【组成】艾叶（大叶者，去枝梗）三两　香附（去毛）六两（俱要合时采者，用醋五升，以瓦罐煮一昼夜，捣烂为饼，慢火焙干）　吴茱萸（去枝梗）　大川芎（雀脑者）　白芍药（用酒炒）　黄耆（取黄色、白色软者）各二两　川椒（酒洗）三两　续断（去芦）一两五钱　生地黄（生用）一两（酒洗，焙干）　官桂五钱

【用法】上为细末，上好米醋打糊为丸，如梧桐子大。每服五七十丸，食前淡醋汤送下。

【功用】《中药制剂手册》：温暖子宫，调经止痛。

【主治】妇人子宫虚冷，带下白淫，面色萎黄，四肢疼痛，倦怠无力，饮食减少，经脉不调，血无颜色，肚腹时痛，久无子息。

【宜忌】戒恼怒、生冷。

壬子丸

【来源】《女科万金方》。

【组成】吴茱萸（炒）　白茯苓　白蔹（炒）　当归（酒洗）　白及（去皮）　牛膝（酒洗）各一两　桂心　秦艽　没药　乳香各四钱　细辛（去叶）　石菖蒲　附子（盐水浸，炒）　厚朴（姜制）各四钱　人参四两　戎羊肉

方中戎羊肉用量原缺。

【用法】壬日修合。要服，待子时起酒送下。有胎即止。

【主治】妇人无子。

【宜忌】忌生冷、葱蒜、火熏、酒椒、犬肉。

归艾丸

【来源】《类编朱氏集验方》卷十引蔡相药方。

【组成】生地黄一斤（净洗）　生姜一斤（净洗，各用砂盆研烂，如交加散法淹一宿，银器各炒干，入后药）　白芍药　白茯苓　延胡索　当归（去芦，浸）各二两　熟艾二两（醋调面成饼，甑上蒸熟，焙干）

【用法】上除艾叶外，各焙干为末，入前件地黄、生姜作一处，炼蜜为丸，如梧桐子大。每服五十丸，空心酒送下，一日三次。

【主治】妇人平生无子。

广胤丹

【来源】《御药院方》卷十一。

【组成】黄耆（锉细）一两半　人参（上党者，去苗）一两　川续断（锉）　泽兰叶（去皮）　熟地黄（焙干）　牡丹皮（拣净）　延胡索　白芍药　川芎　白薇各一两　嫩鹿茸（燎去毛，酥酒涂炙干，别杵）一两　白茯苓（去黑皮）一两　当归（去苗，洗净，切，炒干）一两　肉苁蓉（酒浸软，去皱皮，切，焙干）一两　防风（去苗及叉尾者）一两　藁本（去苗土）一两　华细辛（去苗叶土，吹搓，罗过）一两　陈皮（汤浸，去白，焙干）一两　蓬莪术　京三棱（二味各和白面裹，慢灰火中煨熟，去面，就热杵碎）各一两　干姜

（炮裂）一两　木香半两　肉桂（去粗皮）半两　山茱萸半两　甘草（锉，炒）二两　黑附子（炮裂，去皮脐）三钱　覆盆子（去萼枝，扶净）二两

【用法】上为细末，炼蜜为丸，如弹子大。每服一丸，空心、食前细嚼，温酒送下，一日三次。有孕住服。

【主治】久无子息。

麝香丸

【来源】《御药院方》卷十一。

【组成】零陵香　藿香各二钱　蛇床子半两　吴茱萸　枯白矾　木香各三钱　麝香二钱半　丁香　韶脑各一钱半　不灰木　白芷各二钱半　龙骨五钱

【用法】上为细末，炼蜜为丸，每两作四十丸。每用一丸，绵裹内阴中。

【主治】妇人阴中久冷，或成白带，淋漓不断，久无子息。

二益双补膏

【来源】《医学类聚》卷一五三引《经验秘方》。

【组成】甘松（去土，净）　藁本（去土梗净）　吴茱萸　三奈子（面裹烧）　零陵香　白芷　母丁香　官桂　赤石脂　藿香叶　檀香　麝香　明白矾（炼去雪）　韶脑　细辛　紫梢花　干姜（去皮，灰炮）　乌鱼骨各二钱

【用法】上为极细末，炼蜜为丸，如○大。日换二服，服两旬定有孕，见效勿用。

　　文中"○"为原书表示丸之大小。

【主治】男子下焦虚寒，阳气衰惫；妇人子宫久冷，年远无孕，赤白带下。

五福延龄丹

【来源】《医方类聚》卷一五三引《经验秘方》。

【组成】沉香三钱　木香三钱　五味子二两（微炒）　菟丝子三两（酒浸）　苁蓉四两　天门冬二两　巴戟（去心）二两　杜仲三两（炒）　山药二两　鹿茸（酥炙）　车前子（炒）　石菖蒲　泽泻　生地黄（洗，焙）　熟地黄（洗，焙）　枸杞　人

参　山茱萸（去黑仁）　远志　赤石脂　白茯苓　覆盆子　杏仁（去皮，炒，另研）　柏子仁（微炒）　当归（酒浸，焙干）　牛膝（酒浸）　川楝子各一两　川椒七钱半（去目）

【用法】上为细末，炼蜜为丸，如梧桐子大。每服三五十丸，空心温酒送下。

【功用】延年益寿。

【主治】男女五劳七伤，颜枯骨疲，日渐羸弱，妇人久不成胎，男子未老阳事不举，精神怯弱，未及七旬，发鬓俱白，行步艰难，左瘫右痪。

摩腰膏

【来源】《医方类聚》卷一五三引《经验秘方》。

【组成】母丁香（大拣丁香亦得）　木香　朱砂（水飞，另研）　杏仁（去皮尖，另研）　藿香　白附子（去皮尖）　干姜（炮）　蛇床子　沉香　官桂　生硫黄　吴茱萸（酒浸）　枯白矾　雄黄（水飞，另研）　陈皮（去白）各一两　麝香　轻粉各减半

【用法】上除轻粉、麝香另研为末，余药共为细末，却入二味和匀，炼蜜为丸，如弹子大。每用一丸，生姜自然汁煎滚，盏中浸化良久，研开为汁，于静室中，令人蘸药于腰上摩之，以尽为度，用绵裹系，逡巡腰上如火燎为验。若摩一丸如火，二丸舒畅血脉，三丸颜色光洁，十丸体轻身健，气全精足，至百丸其功甚大，不可为之过当。

【功用】《普济方》：补下元虚败，悦颜轻身，益精坚髓。

【主治】男女五劳七伤，气血衰弱及下坠疝气，髭鬓早白，面色萎黄，耳聋肾虚，腰膝疼痛，寒湿脚气，半身不遂，气血衰败；妇人子宫久冷无孕，及赤白带下，并诸恶疾。

济阴丸

【来源】《丹溪心法》卷三。

【组成】黄柏二两七钱（盐酒拌抄）　龟版（炙）一两三钱半　陈皮七钱　当归一两（酒浸）　知母一两（酒炒）　虎骨七钱（酥炙）　锁阳一两　牛膝一两三钱半　山药　白芍　砂仁　杜仲（炒）　黄耆各七钱（盐水拌抄）　熟地七钱　枸杞五钱

破故纸三钱半（炒） 菟丝子（酒浸）一两三钱半

【用法】上为末，以地黄膏为丸。每服七十丸。

【功用】益阴补虚。

【主治】《东医宝鉴·杂病篇》：阴虚劳证。

扶血丸

【来源】《普济方》卷三三六引《仁存方》。

【组成】紫石英 海螵蛸半两 熟艾（醋炙）一两 卷柏一两 覆盆子四两 阿胶（炒） 包金土各一两 柏子仁二两二钱 阳起石半两 熟地黄一两半 牡蛎二两（煅） 磁石二两（煅）

【用法】上为细末，以糯米粥为丸，如梧桐子大。每服三四十丸，食前酒送下。

【主治】妇人无子。

狗头骨丸

【来源】《普济方》卷三三一引《仁存方》。

【组成】黄狗头骨一付（烧为灰，存性，不可白） 紫石英 赤石脂 禹余粮 代赭石（各煅，醋淬） 香附子（炒焦） 当归 白薇 卷柏 牛膝 附子（炮） 覆盆子 熟艾（醋煮） 牡蛎（煅） 熟地黄各二两 海螵蛸 麝香各一钱

【用法】上为末，糯米糊为丸，如梧桐子大。每服四十丸，米饮送下，空心食前服。

【主治】冲任极虚，白浊，白沃，白带，脐腹疼痛，气体怯弱，饮食减少，久无子息。

秦桂丸

【来源】《普济方》卷三三六引《仁存方》。

【组成】秦艽 桂心 杜仲（炒） 防风 牡丹皮 厚朴（姜炒）各三分 附子 阳起石（煅） 白茯苓各一两半 白薇 当归 干姜 牛膝 沙参 半夏子各半两 人参 卷柏 鹿茸各一两 细辛二两一分

【用法】上药各为末，炼蜜为丸，如梧桐子大。每服三四十丸，食前温酒送下。

【主治】妇人无子。

济阴丸

【来源】《普济方》卷三三二引《德生堂方》。

【组成】香附子一斤 乌药一斤（微烧透，去烟，研为末） 川芎 生地黄 熟地黄 白芍药 当归各半两 甘草 香白芷各四两

【用法】上为细末，炼蜜为丸，如弹子大。每服五七十丸，用酒送下。

【功用】调经顺气，温子宫，济阴助孕。

暖宫万灵丸

【来源】《普济方》卷三二二引《德生堂方》。

【组成】川芎 当归 芍药 熟地黄 生地黄各三两 白茯苓 牡丹皮 肉桂 玄胡 黄耆 泽兰 卷柏 牛膝（酒浸） 香附子（炒） 白术 甘草 没药（另研） 吴茱萸（炒）各二两 木香一两 薯蓣 山茱萸 桂心各一两 石斛一两半（去根） 钟乳粉三分 藁本 五味子各一两

【用法】上为末，炼蜜为丸，如梧桐子大。每服三十丸，空心及晚食前以温酒送下。

【主治】冲任虚损，下元久冷，脐腹疼痛，月水不调，或前或后，或多或少，过期不来，或来时崩下，或月内再行，淋沥不止，带下五色，经脉时至，肢体倦怠，饮食不进，渐至羸瘦。及子宫久寒，不成孕。

植芝汤

【来源】方出《医学纲目》卷三十五引丹溪，名见《济阴纲目》卷六。

【组成】当归一两（酒洗） 川芎七钱半 白芍 白术 半夏（汤泡） 香附 陈皮各一两 茯苓二两 甘草一两

【用法】上作十帖。每帖用姜三片，水煎，吞茂芝丸。

【主治】妇人肥盛，身中有脂膜闭塞子宫，以致经事不行，不能孕育者。

增损三才丸

【来源】《医学纲目》卷三十五。

【组成】天门冬（酒浸，去心） 熟地黄（酒蒸） 人参（去芦） 远志（去心） 五味子 茯苓（去心，酒浸，焙干） 鹿角（酥炙）

【用法】上为细末，炼蜜为丸，如梧桐子大。每服五十丸，空腹好酒送下。

【主治】妇人体瘦，宫内无血，不孕者。

【加减】一法加白马茎（酥炙）；年老欲补，加混元衣整个入药；一法加麦门冬，令人有力；一法加续断以续筋骨；一法加沉香，暖下焦虚冷；一法加附子，补相火不足。

七子丸

【来源】《普济方》卷三三六引《便产须知》。

【组成】五味子一两（净） 菟丝子一两（先筛去灰，却用酒浸二三日，蒸，擂细，焙干，研用之） 韭子一两（炒） 覆盆子一两（去蒂，酒洗） 蛇床子半两 黑附子一两（炮，去皮脐） 白茯苓半两（去皮） 原蚕蛾一两（酒煮） 肉苁蓉一两（酒焙干，先洗） 鹿茸一两（酒炙，去皮毛） 益智子一两（去皮） 沉香半两（不见火） 黄耆半两（蜜炙） 远志半两（汤洗，去心） 阳起石一两（煅，细研如粉） 熟地黄一两（汤洗，酒拌蒸）

【用法】上为细末，酒煮糯米糊为丸，如梧桐子大。每服六七十丸，空心、盐酒或盐汤吞下。只与男服。

【主治】妇人闻凌霄花气不孕。

【加减】弱甚者，加天雄半两（炮，去皮）；脚腰酸痛者，加杜仲一两（去皮，姜汁炒去丝）、石斛一两（去根）。

半夏丸

【来源】《普济方》卷三二七。

【组成】半夏 赤石脂各一两六铢 蜀椒 干姜 吴茱萸 当归 桂心 丹参 白蔹 防风各一两 芦半两

【用法】上为末，炼蜜为丸，如梧桐子大。每服十丸，空心酒送下。不知，稍加，以知为度。

【主治】因与夫卧起，月经不去或卧湿冷地，及以冷水洗浴，或疮痍未愈，便合阴阳，及起早作劳，衣单席薄，寒从下起，至妇人怀中十二疾：经水不时、经来如清水、经水不通、不周时、生不乳、绝无子、阴阳减少、腹苦疼如刺、阴中寒、子门相引痛、经来冻如葵汁状、腰急痛。

济阴丹

【来源】《普济方》卷三二七。

【组成】三棱二两 莪术一两（切片，煨） 苍术（泔浸，去皮） 枳壳（去瓤） 大艾（去根） 刘寄奴 香附子（净） 败姜各一两半 乌头三合（上药用米醋三升，煮干取出焙干为末） 当归身一两半 蒲黄一两（隔纸炒） 生地黄（酒浸） 熟地黄（酒蒸）各七钱半 橘皮（去白，细红者佳） 白芍药各一两半 玄胡索（炒） 五灵脂（酒煮） 白术（煨）各半两 牡丹皮（净，去滑） 桂（去粗皮） 赤芍药 片子姜黄 青皮（去白）各一两 川芎七钱半

【用法】上为末，糯米粉谷醋打糊为丸。沉香汤送下；苏汤、盐汤亦可。

【功用】

　　1.《奇效良方》：暖子宫，和血气，悦颜色，退风冷。

　　2.《证治准绳·女科》：理气，活血，消积。

【主治】

　　1.《普济方》：妇人诸疾。

　　2.《奇效良方》：妇人血海虚冷，久无子息；产后败血冲心，中风口噤，子死腹中，堕胎腹中攻刺痛，横生逆产，胎衣不下，血晕血癖，血崩血滞，血入四肢；一应血脏有患，诸种风气，伤风吐逆，咳嗽寒热往来，遍身生疮，头痛恶心，经脉不调，赤白带下，乳生恶气，胎脏虚冷，数曾堕胎，崩中不定，室女经脉不通。

八真丹

【来源】《普济方》卷三三六。

【组成】当归 芍药 地黄 川芎 鹿茸 阿胶（炒作珠，用干草火烧） 艾叶 续断各等分

【用法】上为细末，醋打面糊为丸，如梧桐子大。每服二十丸，空心好酒送下。

【主治】妇人无子。

女服紫石英丸

【来源】《普济方》卷三三六。

【组成】紫石英（砂锅盛之，以石掩口，火煅红） 禹余粮（火煅，醋淬） 熟地黄（汤洗，清酒蒸，焙） 辛夷仁 厚朴（去皮，不见火） 卷柏（醋炙） 石斛（去皮，锉，酒炒） 川续断（酒浸） 柏子仁（炒，别研） 川乌（炮，去皮脐，锉） 川芎 海螵蛸（醋炙） 牡丹皮（去心） 川当归（去芦，酒洗） 粉草（炙）各一两 桑寄生 华阴细辛（去土叶，洗） 山药 吴茱萸（炒） 干姜（炮）各半两 人参七钱半 天门冬（去心）一两半 梓朴（去皮，姜汁涂炙）

【用法】上为细末，醋为丸，如梧桐子大。每服七十丸至百丸，空心米饮送下。以腹中热为度，尽剂当有娠。

【主治】无子。

【宜忌】不禁房事，外出不可服。

助阳丹

【来源】《普济方》卷三三六。

【组成】细辛 防风 茱萸 川椒 白及 白薇 干姜 茯苓各一两半 牛膝 秦艽 附子 陈皮 石菖蒲 厚朴 沙参 人参 桂心各七钱半

【用法】上为细末，炼蜜为丸，如红豆大。每服十丸，温酒送下，日进三服。先服当归六合散，先去败露，腹肚不疼，再服本方。

【功用】补益助孕，延年益寿。

【主治】妇人无子，月经不调，腹胁疼痛，血块血癥。

【宜忌】无夫妇人不可服；觉有孕不可服。

参香胜金散

【来源】《普济方》卷三三六引孟诜方。

【组成】当归二两 白薇一两 没药一分 元胡索（去皮） 藁本头 绵黄耆（蜜炙）各一两 京芍药 甘草 肉桂 紫石英（煅） 白术 白石脂（火煅醋淬） 川芎 白茯苓 人参 川白芷 白牡丹皮 沉香各半两

【用法】上为末。每服二钱，空心温酒调下。又用水一大盏，加生姜二片，北枣二个，同煎服。

【主治】妇人血不和。

【加减】若虚烦作热，每服之时入生地黄汁一合，同煎一服。

人参养血丸

【来源】《普济方》卷三四二引孟诜方。

【组成】人参 白茯苓 白术 川芎 白薇 藁本头 粉草 厚朴 川白芷 牡丹皮 炮姜 玄胡索 没药（别研） 北石脂（醋淬七次） 木香（不见火） 南芍药各一两 当归一两半（酒浸） 大艾四钱（烧灰）

【用法】上为末。炼蜜为丸，一两作四丸，如弹子大。每服四丸，温酒嚼下；妇人不受孕，浓煎北枣汤送下；妇人常服，有孕能保产气；入月每日服二丸，临产小腹无痛；催生，黄蜀葵子煎汤送下；产后血晕，生地黄汤送下。

【功用】养血安胎，顺气催生，去子宫风冷。

【主治】妇人诸虚不足及不孕，产后血晕。

替灸丸

【来源】《袖珍方》卷四。

【组成】茯苓 艾叶八两 香附子 当归四两 吴茱萸三两（炒） 川芎二两 白芍药二两

【用法】上用酽醋五升，砂锅煮干，为末，醋糊为丸，如梧桐子大。每服五十丸，空心用淡醋汤送下，一日二次。

方中茯苓、香附子用量原缺。

【功用】温中暖脐，调经脉，令人有子。

【主治】妇人赤白带下，久冷肚腹疼痛，经脉不调，面色萎黄，手脚疼痛，四肢无力，久无子息。

暖宫妙应丸

【来源】《袖珍方》卷四。

【组成】艾叶 龙骨 当归 川芎 牡蛎 白芍药 牡丹皮 茯苓 赤石脂 熟地各等分

【用法】上为末，面糊为丸，如梧桐子大。每服五十丸，空心艾醋汤送下。

【主治】妇人赤白带下，及子宫虚冷，无子者。

八珍益母十全丸

【来源】《古今医统大全》卷八十四引《医林集要》。

【组成】益母草（五月五日、六月六日俱可采，阴干，折去下半截，用上半截，连穗叶，石臼杵捣，筛为极细末）八两　人参（饭上蒸）　白术（饭上蒸）　白茯苓（饭上蒸）各一两　甘草（炙）五分　当归身（酒浸）二两　川芎五分　熟地黄（酒浸）二两　白芍药（醋炒）一两　角沉香四钱

【用法】上药各为极细末，炼蜜为丸，如梧桐子大。每服九十丸，空心蜜汤送下，食干果子压之。不善吞者，化开服尤效，冬月酒送下。

妇女经脉不调者，或有气血两虚而身体素弱，服此以养且调。当年而经不通者，服一料则通；经不调者，服一月则调；素不孕者，服一月即孕。胎前间或用一服则胎固而自安；妊娠微觉胎动，随用一服即安。产后用一服，以童便、酒化开调下，则无壅滞血运之候。多服之补虚活血。又治产后诸病极稳，急欲取效，以酒调化服。

【功用】资益坤元，补养气血，除淋沥带下，俾羸形体壮，有调经、受孕之功，胎前和气，产后补虚。

开郁种玉汤

【来源】《傅青主女科》卷上。

【别名】开郁种子汤（《医学集成》卷三）。

【组成】白芍一两（酒炒）　香附三钱（酒炒）　当归五钱（酒洗）　白术五钱（土炒）　丹皮三钱（酒洗）　茯苓三钱（去皮）　花粉二钱

【用法】水煎服。

【功用】解肝脾心肾四经之郁，开胞胎之门。

【主治】妇人怀抱素恶，肝气郁结，不能生子者。

【验案】不孕症　《云南中医中药杂志》（2006，6：66）：用开郁种玉汤治疗不孕症67例，结果：服药半年内怀孕29例，一年内怀孕31例，两年以内怀孕者5例，两年以上仍未怀孕者2例。有效率为97%。

神效墨附丸

【来源】《万氏家抄方》卷五。

【别名】墨附丸《医学入门》卷八。

【组成】香附子一斤（去毛，作四份，一份好酒浸，一份米泔浸，一份童便浸，一份醋浸，各浸一日夜）　艾绵四两（用醋二大碗，同香附一处煮干，石臼内杵以烂为度，捻作钱样厚大饼，以新瓦炭火焙干，捣为末）　白茯苓（去皮，净）　当归（去芦，净，酒浸一宿）　人参（去芦）　川芎（大实者，去土，净）　熟地（用淮生地酒浸，九蒸九晒）　上等微墨（火煅，醋淬）各一两　木香五钱

【用法】上为末，醋糊为丸，如梧桐子大。每服五十丸，空心好酒送下。

【主治】妇人久无子，经事不调，及数堕胎者。

逐瘀夺命丹

【方源】《陈素庵妇科补解》卷五。

【组成】益母草　白芷　泽兰　甘草　冬葵子　生地　丹皮　干姜　官桂　当归　附子　赤芍　南星　苏木　牛膝

【主治】产后儿已生，而胞衣不下，或儿生后，产母体疲，不能复用力，经停之间，外冷乘之，则血道阻涩或恶血流入胞中，衣为血所胀满，故胞衣不下也。

【方论】是方姜、桂、附子辛热以逐瘀；苏木、归尾以行血；白芷、南星之燥，可以束胞中之水；冬葵、牛膝之滑利下行，可以使胞速下；益母、泽兰、芎、归、生地、丹皮、赤芍又能行血、养血、破血，胞中无瘀血填塞，则自下矣。

【验案】

1. 不孕症《陕西中医》（1986，10：453）：张某，女，32岁。1983年4月30日诊。婚后7年未曾受孕，症见经期小腹冷痛，先后不定期，经量少色紫，夹有血块，面色不华，头痛唇干，心悸气短，腰酸肢冷，白带淋漓，舌黯苔白，脉细涩。辨证为瘀阻胞宫，寒凝脉络，气血两虚，津不上承。治宜活血化瘀，温宫通络，养血滋阴，益气调经。予本方加减化裁。处方：泽兰、益母草、当归、苏木、牛膝、赤白芍、冬葵子、生熟地、党参各10克，白芷、官桂、制附片、干姜、丹皮、甘草各6克，三剂。药后白带减少，经期小腹冷痛好转，诸恙亦有减轻，效不更方，守原方

继进五剂。三诊诸症愈其大半，仍嘱原方连服七剂。四诊诸恙悉除，按原方略具增损还服七剂，以资巩固，后即怀孕得子。

2. 闭经《陕西中医》（1986，10：453）：范某，女，18岁。1984年7月15日诊。于田间农活时，月经适来，突遇雨淋，回家后即感全身不适，继而畏寒发热，经治已愈。但月经未潮已半年。妇检未孕，诊为闭经。症见小腹冷痛，白带较多，形若蛋清，纳谷不香，有时恶心，头痛腰酸，舌暗红，苔薄白，脉沉涩。证属寒凝经脉，瘀滞胞宫。治应祛寒通经，逐瘀温宫。用本方化裁主治。处方：制附子、干姜、当归、泽兰、益母草、冬葵子、炒赤芍、苏木、川牛膝各10克，官桂、白芷、丹皮、制南星、甘草各6克，熟地20克，三剂。药后小腹冷痛轻，白带少，纳谷香，仍守原方连服五剂，闭经遂通。

当归补血汤

【来源】《陈素庵妇科补解》卷一。

【组成】当归（去尾）一两二钱　炙黄耆一两　生姜三片　大枣五个

【用法】水煎服。每日一剂

【主治】妇人气虚血少，经水三月一来，名曰居经，艰于子息，其脉微而涩。

【方论】脉微而涩，微者，阳气虚；涩者，阴血少。黄耆味甘温，以补气；当归味辛温，以补血。耆救其脉之微，归救其脉之涩。更有姜、枣之一辛一甘以和营卫，立方之最当者。每日一剂，气血自然充满。

玉钥启荣丸

【来源】《广嗣要语》。

【组成】人参　白术　甘草　当归　赤石脂　川芎　茯苓　芍药（俱要白者）　熟地　牡丹皮　没药　白芷　藁本　白薇　玄胡索各一两（除石脂、没药另研外，其余用醇酒浸三日，焙，晒干，为细末，足一十五两）　香附（去皮毛，水醋浸三日，炒干，为细末）一十五两

【用法】上为极细末，炼蜜为丸，如梧桐子大，瓷器中封固。每服五十丸，空心温酒或白汤送下，以干物压之。待月事调匀受妊为度。

【功用】平调气血，鼓作微阳。

【主治】女子无他疾，经事调匀，容颜不损，但久无胎孕。

枇杷叶丸

【来源】《扶寿精方》。

【组成】枇杷叶二斤（蜜炙）　山药一斤　枸杞子　山茱萸（去核）半斤　吴茱萸一两

　　　方中枸杞子用量原缺。

【用法】上为细末，炼蜜为丸，如梧桐子大。每服七八十丸，清米汤送下。

【主治】妇人血崩，经事失期，或前或后，不育。

乌鸡丸

【来源】《丹溪心法附余》卷二十一。

【别名】大乌鸡丸（《医学入门》卷八）。

【组成】白毛乌骨公鸡一只（重二斤半许，闭死，去毛、肠，净洗，用艾四两、青蒿四两锉碎，纳一半在鸡腹内，用酒坛一只，纳鸡并余艾、蒿于内，童便和水灌之，令没鸡二寸许，煮绝干，取出去骨，余俱捣烂如薄饼状，焙干，研为细末）南香附（去毛净）一斤（分作四份，米泔水、童便、醋、酒各浸一份，春秋二日、夏一日、冬四日，取出晒干）　熟地黄四两　生地黄三两（怀庆者，勿犯铁）　当归（酒浸，洗）三两　川芎三两半　白芍三两　辽人参三两　白术二两　黄耆二两　川牛膝（去芦）二两　柴胡（去芦）二两　黄连（炒）一两　牡丹皮（去心）二两　白茯苓（去皮）二两半　秦艽一两半　鳖甲三两（醋浸，炙黄色）　知母二两　贝母二两　地骨皮一两　干姜一两　延胡索一两

【用法】上并香附，共为细末，并鸡末、酒、醋糊为丸，如梧桐子大。每服五六十丸，渐加至七八十丸，温酒或米饮送下。

【主治】妇人瘦弱，血虚有热，经水不调，崩漏带下，骨蒸等疾，不能成胎。

【宜忌】忌煎炒、辛辣之物及苋菜。

暖宫毓斯丸

【来源】《东医宝鉴·杂病篇》卷十引《医方集略》。

【别名】壬子丸（《摄生众妙方》卷十一）。

【组成】厚朴一两二钱半 吴茱萸 白茯苓 白及 白蔹 石菖蒲 白附子 桂心 人参 没药各一两 细辛 乳香 当归（酒浸） 牛膝（酒洗）各七钱半

【用法】上为细末，炼蜜为丸，如小豆大。酒下一二十丸。壬子日修合。

【主治】妇人不孕。

乌鸡丸

【来源】《万氏女科》卷一。

【组成】白毛乌骨雄鸡一只（要未镦者，以粳米喂养七日，勿令食虫蚁野物，吊死，去毛并杂细，以一斤为率） 生地 熟地 天冬 麦冬各二两（放鸡肚中，甜美醇酒十碗，入沙罐煮烂，取出，再用桑柴火上焙，去药，更以余酒淹尽，焙至焦枯，研罗为末，再加后药） 杜仲（盐水炒）二两 人参 炙草 肉苁蓉（酒洗） 破故纸（炒） 小茴（炒）各一两 归身 川芎 白术 丹参 白茯苓各二两 香附（醋浸三日，焙）四两 砂仁一两

【用法】上为末，和土米酒调面糊为丸。每服五十丸，空心、温酒或米饮送下。

【主治】妇人脾胃虚弱，冲任损伤，血气不足，经候不调，以致无子者。

调经种玉汤

【来源】《万氏女科》卷一。

【别名】调经种子汤（《外科全生集》卷二）。

【组成】当归身八钱 川芎四钱 熟地一两 香附六钱（炒） 白芍（酒炒）六钱 茯苓（去皮）四钱 陈皮三钱 吴茱萸（炒）三钱 丹皮三钱 玄胡索三钱

【用法】上锉，作四贴。每剂加生姜三片，水一碗半，煎至一碗，空心温服；滓再煎，临卧时服，经至之日服起，一日一服，药完经止，则当入房，必成孕矣，纵未成孕，经当对期，俟经来再服

最效。

【功用】调经种子。

【主治】《寿世保元》：妇人无子。因七情所伤，致使血衰气盛，经水不调，或前或后，或多或少，或色淡如水，或紫色如块，或崩漏带下，或肚腹疼痛，或子宫虚冷，不能受孕。

【加减】若过期而经水色淡者，乃血虚有寒也，加官桂、炮姜、熟艾各一钱；若先期三五日色紫者，血虚有热也，加条芩三钱。

【验案】女性不孕症 《湖北中医杂志》（1996，5：8）：用调经种玉汤加减：月经期推后而经水色淡者，加官桂、炒干姜、熟艾叶；月经期提前3～5日者，加条芩；以月经期为准，每次月经来开始服药至月经干净为止，早、晚各服1次，晚上以临睡前服为好。如不孕，再到第二次月经来潮开始时再依前法，继续服用上药，一般服药1～4个月经期，最长服药8个月经期。治疗不孕症210例。结果：210例不孕病人，78例服药1～2个月经期怀孕，58例服药3～4个月经期怀孕，29例服药5～6个月经期怀孕，6例服药7～8个月经期怀孕。本组有效171例，无效39例，总有效率为81.4%；其中原发性不孕症已孕者152例，继发性不孕症已孕者19例。

温经汤

【来源】《万氏女科》卷一。

【组成】陈皮 半夏 生地各一钱 川芎 白芍 红花 秦艽 乌药各八分 香附一钱五分 木通三分 青皮七分 归身尾二钱

【用法】上加生姜为引，水煎服。经行时连服三剂。

【功用】调经种子。

血余固本九阳丹

【来源】《广嗣纪要》卷四。

【组成】血余（选黑者，不拘男女，用皂荚煎汤洗净，清水漂过，入口无油垢气为度，晒干，置大锅内，用红川椒去梗目，与发层铺上，用小锅盖定，盐泥秘塞上，锅底上用重石压之，先用武火煅炼一柱香，后用文火半柱香，以青烟去尽，无

气息为度。冷定取出，研末，双绢筛过）一斤 赤白何首乌（先用米泔水浸，竹刀刮去皮）各八两 淮山药（共何首乌去皮，竹刀切成片，用黑豆二升，上下铺盖，蒸熟晒干）八两 赤茯苓（去皮，牛乳浸一日夜）八两 白茯苓（人乳浸一日夜）四两 破故纸（酒拌，沙锅炒以香为度）四两 菟丝子（人乳一碗，酒半碗，浸一夕，饭锅上隔布蒸熟，晒干，微炒，研为末）四两 枸杞子（去蒂梗，酒拌蒸熟）四两 生地黄（酒蒸）半斤 苍术（去皮，为末）半斤 熟地黄（酒蒸）半斤 龟版（酥油炙）半斤 当归（去尾，酒浸）四两 牛膝（酒浸，黑豆蒸）四两

【用法】上药各为末，炼蜜为丸，如梧桐子大。每服五六十丸，药酒送下（药酒方：当归、生地黄、五加皮、川芎、芍药、枸杞子各二两，核桃肉一斤，砂仁五钱，黄柏一两，小红枣二百个，用无灰白酒三十六斤，内分五斤，入药装坛内密封，隔汤煮之，冷定去滓，入前酒密封用）。

【功用】调元固本，种子。

苍附导痰丸

【来源】《广嗣纪要》卷四。

【组成】苍术（制）二两 香附（童便浸）二两 陈皮（去白）一两半 南星（炮，另制） 枳壳（麸炒）半夏各一两 川芎一两 滑石（飞）四两 白茯一两半 神曲（炒）一两

【用法】上为末，姜汁浸蒸饼为丸，如梧桐子大。淡姜汤送下。

【主治】肥盛女人无子者。

鱼鳔丸

【来源】《摄生秘剖》卷一。

【组成】明净鱼鳔一斤（分四份，用牡蛎粉、蛤粉、陈壁土、麦麸各拌炒成珠） 鹿角胶 鹿角霜各四两 人参（去芦） 天门冬（去心） 麦门冬（去心） 当归（酒洗） 泽泻（去毛） 山茱萸（去核） 石菖蒲（去毛） 莲须 赤石脂 五味子（去梗） 覆盆子（去萼） 白茯苓 车前子 白术（土炒） 广木香（不见火） 柏子仁（白净者） 酸枣仁各一两 山药（姜汁炒） 金钗石斛 川巴

戟（去心） 川牛膝（去芦、酒洗） 川椒（去目与梗及闭口者，微炒，去汁） 生地黄 熟地黄 地骨皮（去木与土） 杜仲（炒断丝） 远志（去土与芦，甘草汤泡去心） 肉苁蓉（酒洗，去心膜，晒干） 枸杞子（酒蒸） 菟丝子（洗去土，用酒拌蒸，捣饼，晒干）各二两 白蒺藜（水洗净，酒煮烂，焙干）四两

【用法】上为末，炼蜜为丸，如梧桐子大。每服三钱，空心白滚汤送下；或好酒下亦佳。

【功用】固精、明目、种子。

【方论】人参、天冬、麦冬、五味用之补脾；菖蒲、柏仁、当归、远志用之养心；白术、茯苓、山药、石斛用之养脾；山萸、熟地、覆盆、杜仲、牛膝、巴戟、苁蓉、枸杞、菟丝、蒺藜用之补肝肾，所以然者，肝肾同一治也；乃车前、泽泻利其灼阴之邪；生地、骨皮平其五脏之火；石脂温涩，补髓固精；木香之窜，所以利六腑；川椒之辛，所以散湿痹；角胶、鱼鳔血气之属，用之所以生精；角霜、莲须收涩之品，用之所以固脱。此则兼五脏六腑而调之，五脏之精实，六腑之气和，夫然后目可明，子可种，而阳可健矣。

八珍益母丸

【来源】《摄生秘剖》卷三。

【组成】当归（酒洗） 川芎（微炒） 白芍药（炒） 怀熟地 人参 白术（土炒） 白茯苓 炙甘草 香附（分四份，盐、醋、酒、童便各制听用） 阿胶（切碎，蛤粉炒珠） 益母膏

【用法】上药分两随证加减，各制为末，入益母膏，加炼蜜为丸，如梧桐子大。每服三钱，空心白滚汤送下。

【功用】行气，养血，调经，种子。

【主治】胎前、产后诸虚百损，月事不调，子宫虚寒，久不受孕。

【方论】纯用四物则独阴不长，纯用四君子则孤阳不生，二方合用则气血有调和之益，而阴阳无偏胜之虞矣。香附行气生血，解郁散结；阿胶调经理血，治带止崩；益母膏者活血行气，有补阴之功。凡胎前、产后有所恃者，气血也，胎前无带，产后无虚，是其行中有补矣。命名益母者，所以利有子也。

调经种子丸

【来源】《摄生秘剖》卷三。

【组成】当归（酒洗）四两　川芎（微炒）一两　白芍（炒）三两　熟地黄四两　白术（土炒）三两　白茯苓三两　人参一两　甘草（蜜炙）一两　制香附三两　阿胶（炒珠）三两

【用法】上为末，炼蜜为丸，如梧桐子大。每服三钱，空心白汤送下。

【主治】妇人月经不调，久不受孕。

固精益肾暖脐膏

【来源】《摄生秘剖》卷四。

【组成】韭菜子一两　蛇床子一两　大附子一两　肉桂一两　川椒三两　真麻油二斤　抚丹（飞净者）十二两　倭硫黄一两（研）　母丁香一钱（研）　麝香三钱（研）　独蒜一枚（捣烂）

【用法】将上药前五味用香油浸半月，入锅内熬至枯黑，滤去滓，入丹再熬，滴水成珠，捻软硬得中即成膏矣。每用大红缎摊如酒杯口大，将倭硫、丁、麝末以蒜捣烂为丸，如豌豆大，安于膏药内贴之。

【主治】男子精寒，阳事痿弱，举而不坚，坚而不久，白浊遗精；妇人禀受气弱，胎脏虚损，子宫冷惫，血寒痼冷，难成子息，带下崩漏等症。

十珍汤

【来源】《摄生众妙方》卷二。

【组成】人参　白术　当归（酒浸）　黄耆（蜜炙）　肉苁蓉（酒洗）各一钱　白茯苓　白芍药　熟地黄　麦门冬（去心）各八分　陈皮　半夏（姜汁浸，水洗七次）　肉桂（去皮）　五味子　砂仁　川芎各七分　木香　甘草（炙）　龙骨（火煅）　牡蛎（煅）各五分

【用法】上锉。用水二钟，加生姜三片，大枣三个，煎至八分，早服；滓再煎，至晚服。

【主治】无子。

苍术膏

【来源】《摄生众妙方》卷二。

【组成】苍术十斤（米泔浸一宿，削去皮，碓舂如泥，大锅内文武火煮水二桶，约有十余碗，取出冷定，绢滤去滓，入瓷罐内，加众药）　人参　生地黄　熟地黄　黄柏　远志各四两　杜仲（炒）　川芎　核桃肉　川椒　破故纸各四两　碎青盐二两　碎朱砂一两　当归四两　旱莲草（取汁）二碗　蜂蜜二斤　姜汁四两

【用法】上药共入前苍术膏，瓷罐内封固，大锅水煮，香二炷为度，取出埋地七日。每服一盏，空心酒一盏或白汤服下。

【功用】存精固气，补丹田，减相火，发白返黑，齿落更生，颜面如童。

【主治】男子精冷绝阳，妇人胎冷不孕。

艾附丸

【来源】《摄生众妙方》卷十。

【组成】好香附子一斤　陈艾四两　陈醋一大碗

【用法】同煮，待香附子煮透，去艾，将香附子炒干为末，醋面糊为丸，如梧桐子大。每服一百丸，白汤任下。

【主治】

1.《摄生众妙方》：妇人无子。

2.《本草纲目》引《集简方》：男女心气痛，腹痛，少腹痛，血气痛，不可忍者。

四制香附丸

【来源】《摄生众妙方》卷十一。

【组成】香附米一斤（四两酒浸，四两盐汤浸，四两童便浸，四两醋浸，各三日，滤干，炒）　当归四两（酒浸）　川芎四两　熟地炭四两（姜汁炒）　白芍药四两（酒炒）　白术二两　陈皮二两　泽兰叶二两　黄柏一两（酒炒）　甘草一两（酒炒）

【用法】上为末，酒糊为丸。每服七十丸，空心白汤送下。

【功用】调经养血，顺气健脾。

【主治】

1.《摄生众妙方》：不孕。

2.《饲鹤亭集方》：妇女经水不调，赤白带下，腹痛胞闭，阴虚气滞，不能生育。

【宜忌】《饲鹤亭集方》：忌食牛肉、莱菔、生冷诸物。

加味养荣丸

【来源】《摄生众妙方》卷十一。

【组成】当归（酒浸）二两　芍药（煨）一两五钱　熟地黄（酒浸）二两　白术二两　川芎一两五钱　茯苓一两　人参一两　甘草（炙）五钱　黄芩（炒）一两五钱　香附（炒）一两五钱　麦门冬（去心）一两　阿胶（炒）七钱　贝母一两　陈皮（去白）一两　黑豆（大者，炒，去皮）四十九粒

【用法】上为细末，炼蜜为丸，如梧桐子大。每服七八十丸，食前空心盐汤、温酒任下。

【主治】

1.《摄生众妙方》：女人不孕。

2.《医学入门》：经脉参前，外潮内烦，咳嗽，饮食减少，头晕目眩，带下，血风血气，久无嗣息，一切痰火不受峻补，又治胎前胎动胎漏。

【宜忌】忌食诸血。

百子附归丸

【来源】《摄生众妙方》卷十一。

【别名】滋血暖宫丸（《古今医统大全》卷八十四）、百子建中丸（《万病回春》卷六）、百子归附丸（《济阴纲目》卷一）。

【组成】真阿胶（蛤粉炒成珠）　蕲艾叶（去筋梗，醋煮干）　当归（肥大者，酒洗，去芦）　川芎（去芦）　怀庆熟地黄（去脑，取沉水者）　白芍药（肥长者）各二两　香附（赤心者，去毛，杵成米，水、醋各淹一宿，晒，焙干）十二两

【用法】上为极细末，用大陈石榴一枚，连皮捣碎，东流水三升熬去滓，打面糊为丸，如梧桐子大。每服一百丸，空心陈米醋点沸汤送下，一日一次。

【功用】

1.《摄生众妙方》：调经养血，安胎顺气。

2.《济阴纲目》：种子。

【主治】

1.《摄生众妙方》：胎前产后，月事参差，有余不足诸证。

2.《古今医统大全》：阴阳不利，气血不足，不孕。

兜肚方

【来源】《摄生众妙方》卷十一。

【组成】白檀香一两　零陵香五钱　马蹄香五钱　香白芷五钱　马兜铃五钱　木鳖子八钱　羚羊角一两　甘松　升麻各五钱　丁皮七钱　血竭五钱　麝香九分

【用法】上为末，用蕲艾絮绵装白绫兜肚内，做成三个兜肚。初服者，用三日后一解，至第五日复服，至一月后常服。

【主治】痞积，遗精，白浊，妇人赤白带下，及妇人经脉不调，久不受孕。

【宜忌】有孕妇人不可服。

琥珀调经丸

【来源】《摄生众妙方》卷十一。

【组成】香附子一斤（半斤童便浸，半斤好醋浸，各浸七日）　好艾（择去枝梗，净者）四两（加入香附子内搅匀，再加好醋五碗，入砂锅内煮干为度，日中晒干，磨为细末）　没药　当归各二两（酒洗）　川芎二两　熟地黄二两（酒蒸，另杵，入糊）　生地黄二两（酒浸，另杵，入糊）　芍药二两（煨）　琥珀一两（另研）

　　方中没药用量原缺，据《医学入门》补。

【用法】上为细末，用醋糊为丸，如梧酮子大。每服一百丸，空心艾醋汤送下。

【功用】调经种子。

【主治】妇人无子。

雏凤丸

【来源】《摄生众妙方》卷十一。

【组成】辰砂三钱　当归　芍药　川芎　熟地黄各二钱

【用法】上为细末，用头窝乌骨鸡，雄雌各一只，

置放一处，不可与群鸡相混，候生卵时，将初生头卵记放，待生卵数足，将初生卵顶巅上开一窍，将卵黄倾出，和上药末，仍入壳内，以厚纸封之，众卵内覆之，待群鸡生，将药卵出壳，以蜜丸之。空心好酒服三四十丸。药尽就有孕。

【主治】妇人无子。

凤雏丸

【来源】《古今医统大全》卷八十四。

【组成】头窝乌骨鸡雌雄一对

【用法】放置一处养之，勿与群鸡相混，候生子时，将初生子顶颠上画一圈，待生子数多，抱时将初子照圈开空，用辰砂三钱，当归、芍药、川芎、熟地黄各二钱，为末，将子黄倾出调和药末，仍入壳内盛不尽时，另又装一壳，俱封之以厚纸放众子内同抱，鸡出时，将药子取起去壳，用炼蜜为丸。每服三四十丸，空心好酒送下。药尽有孕。

【主治】妇人不孕。

妙应丸

【来源】《古今医统大全》卷八十四。

【组成】苍术（米泔水浸，酒炒）　人参　黄耆（蜜炙）　白术（土炒）　地黄（酒洗）　陈皮（去白）　半夏（制）　当归（酒洗）　茯苓各一两　滑石　炙甘草各七钱

【用法】上为末，面糊为丸，如梧桐子大。每服五十丸，空心生姜汤送下。

【主治】妇人气虚痰盛，满溢子宫，不能受精，肥胖妇人无子。

鸡头粥

【来源】《古今医统大全》卷八十四引《秘验》。

【别名】鸡豆粥（《女科指掌》卷二）。

【组成】芡实肉一斗（净）　白粱米二升　莲肉（泡，去皮心，焙干）　薏苡仁（鲜者）　怀庆干山药（为末）各一升

【用法】上为末，依分和匀，贮一处，夏天以芡实三升为主，诸味遍减。每早空心将米汤和匀药粉

一二合，用银锅调匀煮熟如糜粥，加白糖二匙在内，无银锅，砂锅亦可，只不用铜铁锅。或一二碗以代早粥，服后不可间断，半年后有验。草石之药不须再服。须至老服之，精神愈健。

【功用】专理脾胃，广嗣多子。

济阴丸

【来源】《古今医统大全》卷八十四。

【组成】当归　熟地黄　生地黄　川芎　芍药各一两　香附米八两　人参八钱　肉桂七钱　黄芩一两

【用法】上为细末，炼蜜为丸，如梧桐子大。每服五十丸，食前米汤或温酒送下。

【功用】滋阴养血。

【主治】妇人血虚挟火，子宫干涩，不能摄精，久不受孕。

资生顺坤方

【来源】《古今医统大全》卷八十四。

【组成】香附米一斤（四制，春、秋三日，夏二日，冬七日，晒干为末，筛去头末取中末半斤用）川当归三两（酒浸）　白术三两（土炒）　川芎（雀脑者）　白芍药　熟地黄　生地黄　白茯苓　牡丹皮　黄芩（去朽，炒）　益母草　柴胡　臭椿根白皮各二两

【用法】上为末，醋糊为丸，如梧桐子大。每服六十丸，空心淡醋汤送下，食干物厌之。

【功用】和气调经，养血清热。

【主治】女人寒少热多，久无子孕。

延龄育子丸

【来源】《医便》卷一。

【别名】延龄育子方（《医方考》卷六）。

【组成】天门冬（去心）五两　麦门冬（去心）五两　怀生地黄　怀熟地黄（肥大沉水者）各五两　人参（去芦）五两　甘州枸杞子（去梗）菟丝子（洗净，酒蒸捣饼，晒干）五两　川巴戟（去心）五两　川牛膝（去芦，酒洗）五两　白术（陈土炒）五两　白茯苓（去皮，牛乳浸，晒）五两　白茯神（去皮心，人乳浸，晒）五两　鹿角

胶（真者）五两　鹿角霜五两　柏子仁（炒，去壳）五两　山药（姜汁炒）五两　山茱萸（去核）五两　肉苁蓉（去内心膜）五两　莲蕊（开者不用）五两　沙苑蒺藜（炒）五两　酸枣仁（炒）二两　北五味子（去梗）二两　石斛（去根）二两　远志（去芦，甘草灯心汤泡，去心）二两

【用法】上各为末，将鹿胶以酒化开，和炼蜜为丸，如梧桐子大。每服男人九十丸，妇人八十丸，空心滚白汤送下。

【主治】少年研丧，中年无子，妇人血虚，不能孕育。

【宜忌】忌煎、炙、葱、蒜、萝卜。此方南人服效。

【方论】

1.《医便》：上药二十四味，合二十四气；一百单八两，合一年气候之成数，为生生不息之妙。

2.《医方考》：男女媾精，乃能有孕。然精者，五脏之所生，而藏之肾者也。故欲藏精于肾者，必调五脏，五脏盛而精生矣。是方也，人参、五味、天麦门冬补肺药也；获神、远志、柏仁、枣仁、生地补心药也；白术、茯苓、山药、石斛补脾胃也；熟地、枸杞、菟丝、巴戟、牛膝、茱萸、苁蓉、沙苑蒺藜补肝肾也；鹿角胶，血气之属，用之所以生精；角霜、莲须收涩之品，用之所以固脱。如是则五脏皆有养而精日生，乃能交媾而宜子矣。

温脐种子方

【来源】《医学入门》卷一。

【组成】五灵脂　白芷　青盐各二钱　麝香一分

【用法】上为末。用荞麦粉水和成条，圈安于脐周，以前药末实于脐中，用艾灸之，但觉脐中温暖即止，过数日再灸。

【功用】温阳种子，尤宜于妇人。

温脐兜肚方

【来源】《医学入门》卷一。

【组成】白檀香　羚羊角各一两　零陵香　沉香　白芷　马兜铃　木鳖子　甘松　升麻　血竭各五钱　丁香皮七钱　麝香九分

【用法】上为末，分作三份。每用一份，以熟艾絮绵装白绫兜肚内，初服者每三日后一解，至第五日又服，一月后常服之。

【主治】男子痞积，遗精白浊；妇人赤白带下，经脉不调，久不受孕。

加味苍术膏

【来源】《医学入门》卷七。

【组成】苍术十斤（捣如泥，入大锅内，用水二桶，以文武火煮至十余碗，取出绢滤，入瓷罐内）人参　生地　熟地　黄柏　远志　杜仲　川芎　胡桃肉　川椒　故纸　当归　姜汁各四两　青盐二两　朱砂一两　旱莲草汁二碗　白蜜二斤

【用法】上为末，共入膏内封固，大锅水煮，官香二炷为度，取出埋土中七日。每空心酒、汤任下。

【功用】通达诸身关节，流往遍体毛窍，养精养气养神，久服精满气盈，暖丹田，减相火，发白转黑，齿落更生。

【主治】男子精冷绝阳，妇人胞冷不孕。

加味益母丸

【来源】《医学入门》卷七。

【组成】益母草半斤　当归　赤芍　木香各二两

【用法】上为末，炼蜜为丸，如梧桐子大。每服五十丸，白汤送下；催生，用童便送下；胎前脐腹刺痛，胎动不安，下血不止，米饮或秦艽、当归煎汤送下；胎前产后，脐腹作痛作声，或寒热往来，状如疟疾者，米汤送下；临产并产后，先各用一丸，童便入酒送下；产后胎衣不下，落在胞中及临产一切产难，横生不顺，死胎经日不下，腹中胀满，心闷心痛，炒盐汤送下；产后中风，牙关紧急，半身不遂，失音不语，童便入酒送下；产后气喘咳嗽，胸膈不利，恶心口吐酸水，面目浮肿，两胁疼痛，举动失力者，温酒送下；产后太阳穴痛，呵欠心怔气短，肌体羸瘦，不思饮食，血风身热，手足顽麻，百节疼痛，温米饮送下；产后眼前黑暗，血晕血热，口渴烦闷，如见鬼神，不省人事，薄荷自然汁或薄荷煎汤下，或童便、酒各半送下；产后面垢颜赤，五心烦热，或结血块，脐腹奔痛，时发寒热，有冷汗者，童便入酒或薄荷汤送下；产后恶露结滞，脐腹刺痛，恶物

上冲，心胸满闷及产后未经满月，血气不通，咳嗽四肢无力，临睡自汗不止，月水不调，久不治而为骨蒸，或鼻衄口干舌黑，俱童便入酒送下；产后二便不通，烦躁口苦，薄荷汤送下；产后痢疾，米汤送下；产后漏血，枣汤送下；产后赤白带，胶艾汤送下；血崩漏下，糯米汤送下；勒乳痛，或成痈，为末，水调涂乳上，或生捣敷亦好；妇人久无子，温酒送下。

【功用】定魂魄，调血气，破血痛，养脉息，调经络。

【主治】妇人月水不调，不孕，胎前、难产、产后诸疾。

暖宫丸

【来源】《医学入门》卷八。

【组成】当归　川芎　白芍　熟地　茯苓　牡丹皮　艾叶　龙骨　牡蛎　赤石脂各等分

【用法】面糊为丸，如梧桐子大。每服五十丸，艾醋汤送下。

【主治】赤白带下及子宫虚冷无子。

二益丹

【来源】《古今医鉴》卷十一引毛惟中方。

【组成】木香　丁香　沉香　麝香　砂仁　肉果　草果　吴茱萸　官桂　桂心　肉桂　潮脑　当归　南星　附子　川椒　血竭　川乌　草乌　硫黄　甘松　三奈各等分

【用法】上为末，炼蜜为丸，金箔为丸，如棉花子大。每次一丸，送至阴内；行房后用之种子，一月见效。

【功用】暖子宫，种玉。

【主治】妇人带下，不孕。

先天归一汤

【来源】《古今医鉴》卷十一引王兵宪方。

【组成】人参八钱　白术一两（麸炒）　白茯苓（去皮）一两　甘草四钱　川芎一两　当归一两二钱　生地（酒洗）一两　白芍八钱　砂仁七钱（炒）　香附七钱　陈皮六钱　牛膝八钱（酒炒）

半夏七钱（汤泡）　丹皮七钱（去骨）

【用法】均作十剂。加生姜三片，水二钟煎，空心服；滓再煎，临卧时服。经未行，先服五剂，后服五剂，此药尽即效。如无他病，只照本方服之；如有他病，宜照后加减服之，经脉调和，即当妊孕。

【功用】求嗣。

【加减】妇人子宫久冷不孕，加干姜、肉桂各五钱，如冷甚，灸丹田七壮；子宫太热，加黄柏、知母、柴胡各六钱；白带、白淫、白浊时下，加白芷一两，升麻五钱，或倍半夏；气不流通者，加木香三钱；平素虚劳盗汗，或恶寒发热，加黄耆、肉桂；咳嗽，加阿胶、贝母各四钱；劳热、血枯，加柴胡、鳖甲；劳甚，腰背疼痛者，灸膏肓七壮；饮食减少，倍白术、陈皮，加厚朴、神曲（炒）各五钱；肥人痰盛，迷塞子宫，加南星、三棱各六钱；经水将行，小腹作痛者，加桃仁、红花各四钱，未效去人参，加五灵脂六钱（半炒、半生用），乳香三钱；腰腿痛者，加杜仲一两二钱，羌活三钱，桃仁四钱；经行后作疼者，加熟地黄六钱，当归八钱，五味子三钱；腹下有痞者，去牛膝，加三棱、莪术各六钱，桃仁、枳实各五钱，前五剂加槟榔五钱；腹有鬼胎者，状如怀胎，非真胎，宜用桃仁、干漆、肉桂、麝香、水银之类丸药以去之，再服本汤，以候经调；经水前期而至者，加黄芩五钱，炒蒲黄五钱；经水过期而至，加干姜、牡丹皮各五钱；经水崩漏不止，加莲蓬壳灰五钱，白芷八钱，猪骨头灰六钱，熟艾三钱，黄芩五钱；平日有风寒湿气疼痛，加秦艽三钱，羌活七钱，乳香、没药各五钱，或加苍术；有热疼痛，加黄柏；心腹疼痛者，加大腹皮、木香各三钱，槟榔五钱；小便涩少不通，加猪苓、泽泻，亦不宜多服，恐泄肾气；室女经脉涩滞不通者，加刘寄奴六钱，不应，加卫矛三钱（即鬼箭羽）。

助阴孕子丸

【来源】《古今医鉴》卷十一。

【组成】山茱萸（酒浸，去核取肉）二两五钱　当归（酒洗）一两　熟地（酒蒸）二两　蛇床子（炒，去壳取净肉）二两五钱　川芎（酒洗）一两

白芍（酒炒）一两　子实黄芩（酒炒）二两五钱
丹参（酒洗）一两　白术（炒）一两五钱　真阿
胶（蛤粉炒成珠）五钱　小茴（炒）一两　陈皮
（炒）一两　缩砂仁（去壳，炒）五钱　香附米
（童便浸，炒干微黑）四两　桑寄生（真者）五钱
玄胡索（炒）七钱

【用法】上为末，酒煮山药粉糊为丸。每服一百
丸，空心酒下或清米汤送下。

【功用】抑气滋荣，生血理脾。种子，增寿。

【主治】妇人无子。

【加减】如素有热，加软柴胡、地骨皮、芩、连
（酒炒）各七钱；白带，加苍术（米泔浸，去皮，
盐水炒）一两五钱，柴胡（酒炒）五钱；肥盛妇
人，乃脂满子宫，加半夏、南星（姜汁、矾水煮）
各一两。

金莲种子丹

【来源】《古今医鉴》卷十一。

【组成】人参三钱　五味子三钱　白及一两　吴茱
萸一两　细辛五钱　白茯苓一两　牛膝二两　石
乳香三钱　菖蒲一钱　当归三钱（酒浸）厚朴一
两　羌活三钱

【用法】上为末，以枣肉为丸，如梧桐子大。每服
十五丸，无灰酒送下，一日三次，早寅，中午，
晚酉时吞，以壬子日服起。有孕妇服之成双胎。

【功用】种子。

济阴丸

【来源】《古今医鉴》卷十一。

【别名】种子济阴丹（《万病回春》卷六）、种子
济阴丸（《妙一斋医学正印种子篇》卷下）。

【组成】香附米四两（一分醋浸，一分米泔浸，一
分酒浸，一分童便浸，各浸三日，焙干为末）益
母草二两（忌铁器）艾叶一两（醋煮）阿胶二
两（蛤粉炒）熟地黄二两（酒洗过，姜汁炒）
川芎一两　当归一两五钱（酒洗）白芍药一两三
钱（盐酒炒）陈皮一两（去皮）白术一两五钱
（土炒）半夏（汤泡，姜汁浸，香油炒）白茯各
一两（去皮）甘草（炙）三钱　条芩一两（炒
焦）丹皮一两（酒洗）吴萸五钱（汤泡）玄胡

索四钱　小茴香（盐酒炒）没药各五钱　续断一
两（酒洗）麦冬一两（去心）

【用法】上为末，酒糊为丸，如梧桐子大。每服一
百丸，空心米汤送下；温酒白水亦可。

【功用】顺气养血，调经脉，除白带，益子宫，育
胎孕。

神仙附益丹

【来源】《古今医鉴》卷十一引徐宪副方。

【别名】神仙附益丸丹（《济阴纲目》卷六）、附
益类仙丹（《医略六书》卷二十七）。

【组成】香附米一斤（童便浸透，取出，水洗净，
露一宿，晒干，再浸，再露，再晒，如此二次，
用好醋浸透过宿，晒干为末）益母草十二两（东
流水洗净，烘干为末）

【用法】上用香附四两，北艾一两，煮汁三分，醋
七分，将前二味和合为丸，如梧桐子大。每服五
七十丸，空心、临卧淡醋汤送下。

【主治】

1. 《古今医鉴》：妇人百病。
2. 《济阴纲目》：血虚不孕。
3. 《医略六书》：无孕，脉涩滞者。

【方论】《医略六书》：血凝于络，气滞于经，故天
癸不调，不能媾精而孕子焉。香附理血中之气，
力能解郁调经；益母调冲任之血，性善生新去宿。
艾汤以丸之，温酒以行之，使子宫温暖，则血活
气行而经脉融和，天癸如度，岂有不孕之妇乎？

调经汤

【来源】《古今医鉴》卷十一。

【组成】香附（童便制）四两　炙甘草一两　茯神
一两五钱　陈皮（泡去白，炒）二两

【用法】上为末。每服二钱，空心用滚汤调下。

【主治】月经不调而无子者。

乌鸡丸

【来源】《景岳全书》卷六十一引《唐氏经验方》。

【组成】人参　怀生地　怀熟地　青蒿子（去梗）
香附（四制）鳖甲各三两　白术　枣仁肉　枸杞

麦冬　云苓　地骨皮（去骨）　丹皮（去骨）　白芍各二两　归身二两半　川芎　甘草各一两

【用法】上先将诸药备完听用；乃取丝毛乌骨白公鸡一只（约重一斤许者）扑倒，去毛、秽、头、足、肠杂不用，将鸡切作四块；先以鳖甲铺铜锅底，次入杂药，以免焦腐，渐加童便约斗许，煮至极烂，捞起晒干，为末，将鳖甲去裙，并鸡骨俱以原汁蘸炙至干，为末，同前药炼蜜为丸，如梧桐子大。每服百余丸，空心用清汤送下。

【功用】种子。

【主治】妇人羸弱，血虚有热，经水不调，崩漏带下，骨蒸不能成胎。

长春广嗣丹

【来源】《医方考》卷六。

【别名】长春补药方（《良朋汇集》卷二）。

【组成】人参（去芦）　天门冬（去心）　当归（酒洗）　泽泻（去毛）　山茱萸（去核）　石菖蒲（炒）　赤石脂　五味子（去梗）　覆盆子（去萼）　白茯苓　车前子　广木香　柏子仁各一两　山药（姜汁炒）　川巴戟（去心）　川椒（去目与梗，及闭口者，炒出汗）　川牛膝（去芦，酒洗）　生地黄　熟地黄　地骨皮（去木与土）　杜仲各二两　远志（去芦，甘草汤泡，去心）　肉苁蓉（酒洗，去心膜，晒干）　枸杞子各三两　菟丝子（酒洗，去土，及用酒蒸，捣饼晒干）四两

【用法】上为末，炼蜜为丸，如梧桐子大。每服三十丸，一日三次。

《墨宝斋集验方》：每服五十丸，渐加至七八十丸，空心盐汤或酒送下。服十日后，小便杂色，是旧疾出也；又十日，鼻酸声雄，胸中痛，咳嗽唾痰，是肺病出也；一月后，一应七情滞气，沉痼冷积皆出。百日后，容颜光采，须发变黑，齿颊重固，既老而康，目视数里，精神百倍，寿命延长，种子之功，百发百中。

【主治】

1.《医方考》：男妇艰嗣。

2.《墨宝斋集验方》：男子劳损羸瘦，中年阳事不举，精神短少，未至五旬，须发早白，步履艰难。妇人下元虚冷，久不孕育者。

【方论】是方也，人参、天门冬、五味子用之补肺；石菖蒲、柏子仁、当归、远志用之养心；白茯苓、怀山药用之养脾；山茱萸、熟地黄、覆盆、杜仲、牛膝、巴戟、苁蓉、枸杞、菟丝用之补肝肾。所以然者，肝肾同一治也；车前、泽泻利其灼阴之邪；生地、骨皮平其五脏之火；石脂之涩，所以固精；木香之窜，所以利六腑；川椒之辛，所以散湿痹也。此则兼五脏六腑而调之，五脏之精实，六腑之气和，夫然后可以媾精而宜子矣！

五福延寿丹

【来源】《仁术便览》卷三。

【组成】五味子六两　肉苁蓉四两（酒浸，焙）　牛膝三两（酒浸）　菟丝子（酒浸，炒）二两　杜仲（姜炒断丝）三两　天冬（去心）二两　广木香一两　巴戟（去心）二两　山药二两　鹿茸（酥油炙透）一两　车前子（炒）二两　菖蒲（焙）一两　泽泻（去毛）一两　生地一两（酒洗）　熟地一两（酒制）　人参（去芦）一两　乳香一两（另研）　没药五钱（另研）　枸杞子一两　大茴（炒）二两　覆盆子一两　赤石脂（煅）一两　地骨皮二两　杏仁（去皮尖）一两　山茱萸（去核）二两　柏子仁一两　川椒（去目，合口炒）七钱　川楝肉（炒）一两　远志（去心）一两　龙骨（煅）五钱　白茯苓（去皮）一两　当归（酒洗）一两

【用法】上为细末，炼蜜为丸，如梧桐子大。每服三十丸，空心盐汤或盐酒送下。

【主治】男子女人诸虚百损，五劳七伤，未及半百而须发早白，行路艰难，形容羸瘦，眼目昏花，远年近日咳嗽，吐痰见血，夜梦遗精，并妇人久不生育。

调经种子方

【来源】《仁术便览》卷四。

【组成】蕲艾四两　香附六两（醋浸，炒）　当归二两　白茯苓二两　吴茱萸二两（汤泡七次，盐酒炒）　川芎二两　白芍二两　白芷一两　广木香一两（煨）　生地二两　小茴一两五钱（炒）　炒白术一两半　黄芩一两二钱（炒）

【用法】上为末，醋糊为丸，如梧桐子大。每服六

十丸，空心米汤送下。

【主治】月经不调，血气刺痛，头晕恶心，赤白带下，子宫虚冷，久无孕育。

彭真人还寿丹

【来源】《万病回春》卷五。

【组成】大辰砂（研细，水飞过）一两　补骨脂（酒浸炒）二两　核桃仁（去皮，炒）四两（捶去油）　杜仲（姜酒炒）二两　牛膝（去芦，酒洗）一两　天门冬（去心）一两　麦门冬（去心）一两　生地黄（酒洗）二两　熟地黄二两　当归（酒洗）一两　白茯苓（去皮为末，水飞晒干，人乳浸再晒）　川芎一两　远志（甘草水泡，去心）一两　石菖蒲（去毛，盐水浸）　巴戟（酒浸去梗）一两　白茯神（去皮木，同煎，茯苓一样制）青盐一面　黄柏（盐水炒）二两　小茴香（盐水炒）一两　知母（酒炒，去毛）二两　川椒四两（微炒去子，去白隔）　乳香（箬炙）一两　拣参一两　黄精（米泔水煮一沸，拣去烂的，竹刀切片晒干，却用旱莲十四两，生姜汁二两，各取自然汁，并酒三味，停兑熬膏，浸黄精半日，炒苍色）四两　何首乌（捶碎，煮于黑豆水上，九蒸九晒，再用人乳浸透晒干）四两（一方加山茱萸、枸杞子、菟丝子、山药、柏子仁各一两）

【用法】上为末，炼蜜为丸，如梧桐子大。每服七十丸，空心盐汤或酒送下。

【功用】补心生血，滋肾壮阳，黑须发，润肌肤，返老还童，延年益寿，种子。

一粒仙丹

【来源】《万病回春》卷六。

【组成】巴豆一百二十个（去壳，用新砖一块，将豆纸包放砖上，捶去油，令净如面白，方好用）斑蝥六十个（去翅足，为末）　穿山甲五钱（油煎过，为末）　皂角一两（刮去粗皮，火炮，为末）苦葶苈（末）一两　大黄（末）一两

【用法】上合一处，以枣煮，去皮、核，丸药如弹子大。用绵茧张开裹药在内，穿入三寸竹筒上，头尾仍留绵二三寸余，挽一转，不令药气出外。用时先以温水洗阴内令洁净，拭干，却以忽汁浸

湿药头，送入子宫极深处，整一日一夜，出药不用。此药用后，不间有冷气下行，发寒发热如伤寒之状，不怕，饮食任意食用地无妨，半日即通，或鲜血、或死血。一切恶物悉下。自此，子宫和暖而交媾则有孕矣。

【主治】妇人干血痨，并赤白带下，不孕。

【宜忌】忌生冷、发物。

调经养血丸

【来源】《万病回春》卷六。

【组成】香附十二两（酒、醋、盐汤、童便各浸三日，取出炒）　当归（酒洗）　白芍（酒炒）各二两　川芎一两　生地黄（酒洗）二两　茯苓（去皮）　白芷各一两　牡丹皮（酒洗）　干姜（炒）一两　肉桂一两　红花一两　桃仁（泡去皮）一两　玄胡索六钱　没药一两　半夏（香油炒）一两　甘草（炙）一两　小茴（炒）三钱　莪术（煨，醋炒）五钱　阿胶（蛤粉炒成珠）一两

【用法】上为末，醋糊为丸。每服八十丸，空心白汤、黄酒任下。

【主治】妇女经脉不行或不调，或前或后，赤白带下，久不成孕。

蒸脐秘妙方

【来源】《遵生八笺》卷十八。

【组成】麝香五钱　丁香三钱　青盐四钱　乳香三钱　木香三钱　雄黄三钱　五灵脂五钱　小茴香五钱　没药　虎骨　蛇骨　龙骨　朱砂各五钱　人参　大附子　胡椒各七钱　白附子五钱　夜明砂五钱

【用法】上为末，听用。每用看人脐孔深浅先将麝香填一二厘入脐中，次将药填实，上用荞麦面和匀作箍，照脐眼大小圈转按实在脐四围，再将药填其中令铺着实，次用银簪脚插脐中药上数孔，次盖槐皮一片如大钱，皮上以蕲艾壮灸烧至一百二十壮，如汗不出，再灸，灸后保养月余。一年蒸脐四次。

【功用】除百病。

【主治】久嗽久喘，吐血寒劳，遗精白浊，阳事不起，下元冷弱，久无子嗣，以及妇人赤白带下，

并治痰火等疾。

【宜忌】灸后不见风寒、油腻、生冷一月。

【加减】妇人不用麝香。

仙传种子药酒

【来源】《鲁府禁方》卷三。

【组成】白茯苓（去皮，净）一斤　大红枣（煮，去皮核，取肉）半斤　胡桃肉（去皮，泡去粗皮）六两　白蜂蜜六斤（入锅熬滚，入前三味搅匀，再用微火熬滚，倾入瓷坛内，又加高烧酒三十斤，糯米白酒十斤，共入蜜坛内）　黄耆（蜜炙）　人参　白术（去芦）　川芎　白芍（炒）　生地　熟地　小茴　枸杞子　覆盆子　陈皮　沉香　木香　官桂　砂仁　甘草各五钱　乳香　没药五味子各三钱

【用法】上为细末，共入蜜坛内和匀，笋叶封口，面外固，入锅内，大柴火煮二炷香，取出，埋于土中三日，去火气。每日早、午、晚三时，男女各饮数杯，勿令大醉。

【功用】安魂定魄，改易颜容，添髓驻精，补虚益气，滋阴降火，保元调经，壮筋骨，润肌肤，发白再黑，齿落更生，目视有光，心力无倦，行步如飞，寒暑不侵，能除百病，种子。

金莲种子方

【来源】《鲁府禁方》卷三。

【组成】附子（生用，去脐）　白茯苓（去皮）各一两半　杜仲（去皮，炒去丝）　桂心　秦艽　防风各三钱　干姜一钱（生用）　牛膝一钱　砂仁一钱　细辛一钱　人参二钱　何首乌二钱　菟丝子一钱　益母草二钱　大黑豆二钱

【用法】上为细末，炼蜜为丸，如黄豆大。每服三十丸，茶酒送下。

【功用】种子。

神仙种子奇方

【来源】《鲁府禁方》卷三。

【组成】巴戟肉二两五钱　菟丝子（酒制）二两　鹿茸（酥炙，去毛）一两（须真茄茸）　吴茱萸

白及　白茯苓各一两　大附子（童便浸三日，切片，阴干）五钱　牛膝（酒洗，去芦）　细辛各五钱　菖蒲　厚朴（姜炒）　桂心　人参　白薇　没药各四钱　当归三钱　乳香二钱

【用法】上为细末，炼蜜为丸，如梧桐子大。每服五七十丸，空心以黄酒或盐汤送下。壬子日修合，男女每日服之。

【功用】种子。

【宜忌】不可过服，恐成双胎。

巨胜子丸

【来源】《痘疹传心录》卷十八。

【组成】胡麻（拣净，不见水，酒淘净，黑豆上蒸，九蒸九晒）　生地（酒拌，九蒸九晒）　菟丝子（去沙，酒洗净，童便浸二日，捣为饼，晒干）　肉苁蓉（去中心膜，焙干）　枸杞子（人乳浸，蒸焙干）各十两　破故纸五两（盐水拌炒）　杜仲五两（去皮，童便浸，盐酒炒去丝）　茯苓二两五钱（人乳拌蒸）　当归二两五钱（酒洗，焙干）　牛膝五两（酒洗，焙干）　麦冬一两五钱（去心，焙干）　五味子一两五钱（敲碎，蜜拌蒸，焙干）　人参（中年）四两（少年）二两（童便浸，焙干）　附子一个（重一两二钱者；用童便、甘草、防风煮透，用湿纸裹，慢火煨之）　何首乌五两（竹刀刮去皮，米泔浸一宿，用黑豆上蒸，豆熟为度，去豆晒干，如此九次，晒干为末，少年不用）

【用法】上为末，炼蜜为丸，如梧桐子大。每服三钱，空心白汤送下。

【主治】补养气血，添精固髓，久服种子。

固精丸

【来源】《增补内经拾遗》卷四。

【组成】附子一枚（重八钱，脐心作窍，如皂角子大，入朱砂三钱，湿纸包，煨，用一半）　牡蛎一枚（漳、泉二州所出者，童便涂遍厚纸，裹，米醋浸透，盐泥固济，候干以炭五斤服之）　桂心（去皮）　龙齿　当归（酒洗，焙）　乌药（天台者）　益智子（去枝梗）　杜仲（酒炒，去丝）　石菖（燎去毛）　山茱萸（去枝梗）　茯神（去木）　牛膝（川者，酒浸）　秦艽　细辛　桔梗　半夏

（姜汤泡七次） 防风 白芍各三钱 干姜一两半（炒半生） 辽参一两 川椒（去子并合口者）

方中川椒用量原缺。

【用法】糯米为丸，取附子内朱砂为衣，如梧桐子大。每服三十丸，加至七十丸，空心淡醋汤或盐汤任下。

【功用】养精调经种子。

增损地黄丸

【来源】《增补内经拾遗》卷四。

【组成】当归二两（全用） 熟地半斤（怀庆者佳） 黄连一两（净）

【用法】上以酒浸一宿，焙干为末，炼蜜为丸，如梧桐子大。每服五十至一百丸，经少，温酒送下；经多，米饮送下。

【主治】妇女月经不调，久而无子。

正元丹

【来源】《证治准绳·女科》卷四。

【组成】香附一斤（同艾三两，先以醋同浸一宿，然后分开制之，酒、盐、酥、童便各制四两） 阿胶（蛤粉炒）二两 枳壳四两（半生，半麸炒） 怀生地（酒洗） 熟地（酒浸） 当归身（酒洗） 川芎（炒）各四两 白芍药八两（半生，半酒炒）

【用法】上为末，醋为丸，如梧桐子大。每服五六十丸，空心盐汤吞下。

【功用】调经种子。

【主治】女子不孕。

【加减】治带，加白茯苓、琥珀。

茂芝丸

【来源】方出《证治准绳·女科》卷四引朱丹溪方，名见《济阴纲目》卷六。

【组成】白术二两 半夏曲 川芎 香附米各一两 神曲（炒） 茯苓各半两 橘红四钱 甘草二钱

【用法】上并为末，粥为丸。每服八十丸。

原书治上症，先用调理药（《济阴纲目》"植芝汤"）送服本丸，服此药后，却服螽斯丸。

【主治】

1.《证治准绳·女科》：妇人肥盛，脂膜闭塞子宫，以致经事不行，不能孕育。

2.《济阴纲目》引丹溪方：痰塞不孕。

【加减】热多者，加黄连、枳实各一两。

赵氏加味六子丸

【来源】《证治准绳·女科》卷四。

【组成】菟丝子（淘洗，酒蒸） 川牛膝（去芦，酒蒸） 麦门冬（去心，酒蒸） 山茱萸（取肉） 原蚕蛾 五味子各一两三钱 蛇床子（酒蒸）一两六钱 车前子（淘洗）一两七钱 大甘草（炙）一两 沙苑蒺藜（马乳浸，蒸） 覆盆子各二两二钱 破故纸二两三钱（淘洗，炒） 肉苁蓉二两五钱（酒浸，去鳞）

【用法】上药俱焙干，锉碎为末，炼蜜为丸，如梧桐子大。每服三十丸或四十丸，清盐汤送下，早、晚皆服。二三月后必孕成矣。

【功用】种子。

调经丸

【来源】《证治准绳·女科》卷四。

【组成】香附半斤（童便、酒、醋各浸一分，生一分，俱酒炒） 川杜仲（姜汁炒）半斤 大川芎 白芍药 当归（去尾） 怀生地 广陈皮 小茴香（酒炒） 玄胡索（略炒） 肉苁蓉（酒浸） 旧青皮（麸炒） 台乌药（炒） 枯黄芩（酒炒） 乌贼鱼骨（酥炙）各四两

【用法】上为末，醋和面打糊为丸，如梧桐子大。每服百丸，空心好酒送下。

【功用】调经种子。

紫石门冬丸

【来源】《证治准绳·女科》卷四。

【别名】紫石英丸。

【组成】紫石英 钟乳石（鹅管通明者，二味各七日研之，得上浮即熟） 天门冬各三两 当归 芎 藭 紫葳 卷柏 肉桂 干地黄 牡蒙 禹余粮（煅，醋淬） 石斛 辛夷各二两 人参 桑寄生

续断 细辛 厚朴（姜制） 干姜 食茱萸 艾叶 白薇 薯蓣 乌贼骨 甘草（炙）各一两半 柏子仁一两

【用法】上为末，炼蜜为丸，如梧桐子大。每服十丸，三日渐增至三十丸，酒送下，以腹中热为度，比来服者不至尽剂，即有娠。

【功用】求子。

【宜忌】禁如药法。

【方论】此方旧用乌头、牡丹、牛膝，据药证此三药俱堕胎，求子药中用之，盖胎未著之时，若服之已著，已著而未觉，服之未已，反为害也，今悉去之。增钟乳、艾叶、白薇，兹无疑矣。

八珍益母丸

【来源】《墨宝斋集验方》卷上。

【组成】益母草（上截）一斤（不见铁） 人参一两 怀熟地四两（酒煮） 白茯苓三两 当归身四两（酒洗） 川芎二两 广木香一两 砂仁二两（炒） 生甘草二两 白术四两（饭上蒸） 白芍药二两（醋炒）

【用法】上为末，炼蜜为丸，如梧桐子大。每服一百丸，空心蜜汤送下；或酒亦好。

【功用】调经种子。

广嗣良方

【来源】《墨宝斋集验方》卷上。

【组成】山茱萸（酒浸，去核）五两 香附子（去毛，四制）五两 川芎（酒洗）三两 熟地黄（酒洗，捣极烂）三两 白芍药（去皮，酒炒黄）四两 益母草三两 条芩（酒炒）二两 蛇床子（水洗净，微炒）二两 覆盆子（微炒）二两 玄胡索（微炒）二两 陈皮（水洗，去白）二两 苍术（米泔水浸一宿）三两 砂仁（去壳）一两五钱 丹参（水洗）二两 当归（酒洗，去芦，全用）三两 白丝毛乌骨雄鸡一只（预先喂养一月，不令与雌鸡同处，临合将线缢死，不出血，干去毛，剖开去肠内污物，并膆内宿食，肫内黄皮，用酒洗净，一应事件仍装入鸡肚内，不令见水，置土坛内，入酒二斤，封固，重汤煮烂取出，刮下净肉，捣如泥，仍将鸡骨酥油和原汁和酒炙酥为末，入药末拌匀）

【用法】上为极细末，同鸡肉地黄入醋煮米糊拌匀，木臼内捣极细为丸，如梧桐子大。每服四五十丸，渐加至八九十丸，空心清米饮送下。

【主治】女子不孕。

【加减】如月信先期而至者，加黄芩、地骨皮、黄连各一两五钱，清米饮送下；如月信后期而至者，加黄耆一两，人参、白术各一两五钱，温酒淡盐汤任下；如下白带者，加苍术、白术、柴胡、升麻、白芷各一两五钱，淡姜汤送下。

五瓜蒌散

【来源】《墨宝斋集验方》卷上。

【组成】陈瓜蒌五个（连皮瓤实，新瓦焙干）

【用法】上为末。每服一钱，早、晚好酒送下。

【主治】不拘月经过与不及，服之一二月间即怀孕。

延年益寿不老丹

【来源】《墨宝斋集验方》卷上。

【组成】何首乌赤白各一斤（竹刀刮去粗皮，米泔水浸一宿，用黑豆三升，水泡涨，每豆一层，何首乌一层，重重铺毕，用砂锅竹甑蒸之，以豆熟，取首乌晒干；又如法蒸晒九次听用） 赤茯苓一斤（用竹刀刮去粗皮，为末，用盘盛水，将末倾入水内，其筋膜浮在水面者不用，沉水底者留用；湿团为块，用黑牛乳五碗，放砂锅内慢火煮之，候乳尽茯苓内为度，仍碾为末听用） 白茯苓一斤（制法同赤茯苓，亦湿团为块，用人乳五碗，放砂锅内照前赤茯苓，仍碾为末，听用） 怀山药（姜汁炒，为末）四两 川牛膝（去芦，酒浸一宿，晒干，为末）八两 甘枸杞子（去梗，晒干，为末）四两 杜仲（去皮，姜汁炒断丝，为末）八两 破故纸（用黑脂麻同炒熟，去麻不同，破故纸碾为末）四两 菟丝子（去砂土净，酒浸生芽，捣为饼，晒干，为末）八两

【用法】上药不犯铁器，称足和匀，炼蜜为丸，如梧桐子大。每服七十丸，空心盐汤或酒送下。

【功用】乌须黑发，延年益寿，填精补髓。

【主治】阴虚阳弱无子者。

【宜忌】忌黄白萝卜、牛肉。

乌骨鸡丸

【来源】《宋氏女科》。

【组成】人参三两　生地五两　熟地五两　当归六两（酒洗）　官桂三两　茯苓三两　黄耆六两　川芎三两　白术一两（麸炒）　续断二两（酒洗）　香附十二两　芍药二两　石斛三两（酒浸）　乌药二两（炒）　杜仲二两（姜汁炒）　地骨皮三两

【用法】上为末，用乌骨白鸡或黄鸡一只，男用雌，女用雄，将鸡笼住，用黄耆二两为末，加炒面一两和匀，水为丸，如豆大，喂鸡服尽，将鸡吊死，肚肠洗净，持毛撾骨碎，入前药于鸡腹内，用酒醋五斤浸，火煮烂，取骨捣烂，为细末，将煮鸡、药汁和面糊，加酒醋打匀，同药末为丸。每服八十丸，用温酒送下；或米汤、或艾汤亦可。每药末一斤，用白面四两，打糊。

【功用】常服除宿血，生新血，令人有孕，生子充实。

【主治】血海虚寒，乃无子嗣，数经堕胎，经水不时，暴下不止，月内丹行，或前或后，或崩中漏下，小便白浊并带，及腰胯疼痛。

斑龙固本丹

【来源】《寿世保元》卷二。

【组成】人参（去芦）二两　干山药二两　怀生地黄二两　熟地黄（酒蒸）二两　天门冬（去心）二两　菟丝子（酒煨，捣饼，焙干）四两　山茱萸（酒蒸，去核）二两　巴戟（酒浸，去心）二两　甘枸杞子二两　麦门冬（去心）二两　杜仲（姜炒）二两　五味子二两　肉苁蓉（酒浸）二两　牛膝（酒洗，去芦）二两　远志（甘草水泡，去心）一两　覆盆子二两五钱　泽泻一两　地骨皮一两五钱　老川椒一两　白茯苓（去皮）二两　石菖蒲二两　车前子一两五钱　大附子（面裹煨，去皮脐，切片，童便浸炒）一两　木香二两　虎胫骨（酥炙）二两　柏子仁二两

【用法】上为细末，用好酒化五仁斑龙胶为丸，如梧桐子大。每服百丸，空心时温酒送下。服至半月，阳事雄壮；服至一月，颜如童子，目视十里，小便清滑；服至三月，白发至黑；久服神气不衰，身轻体健。

【功用】大补虚寒。

【主治】诸虚百损，五劳七伤，形容羸瘦，颜色衰朽，中年阳事不举，精神短少，未至五旬，发须先白，并左瘫右痪，步履艰辛，脚膝痠软，小腹疝气；妇人下元虚冷，久无孕育。

乌鸡丸

【来源】《寿世保元》卷七。

【组成】香附米一斤（酒、醋、童便、米泔浸，四制各四两）　白茯苓（去皮）四两　当归二两　吴茱萸五钱（水浸，去闭口者）　川芎一两　白芍一两　黄耆（蜜炙）五钱　黄柏一两　大附子一个（看虚实）　怀生地黄（酒拌炒，蒸黑）四两　陈皮（去白）两半　山药一两　白术（去芦，陈土炒）一两　莲肉（去心皮）二两　酸枣仁一两　知母一两　小茴香二两　阿胶（蛤粉炒）五钱

【用法】用雄乌骨鸡一只吊死，去毛、屎，治净蒸熟，连骨捣烂，同前药为末，炼蜜为丸。每服二钱，临经之日，每日三服。半月见效。

【主治】妇人无子。

六龙固本丸

【来源】《寿世保元》卷七。

【组成】怀山药四两　巴戟肉四两　山茱萸肉四两　川楝子肉二两　黄耆一两　补骨脂二两（青盐三钱煎汤，拌半日，搓去皮，黄柏五钱酒煎，拌骨脂，炒）　小茴香一两（盐二钱煎汤，拌楝肉，同炒干）　人参二两　莲肉二两　木瓜二两　当归身二两　生地黄二两　白芍一两　川芎一两

【用法】用水三碗，童便二钟，拌浸一日，烘，又浸又烘干，上为细末，用斑龙胶一料为丸，如梧桐子大。每服一百丸，空心淡盐汤送下。

【功用】生血固真，补心益肾。

【主治】妇人赤白带下，不孕，及小产、血崩、五劳七情等致虚者。

调经育子方

【来源】《寿世保元》卷七。

【组成】当归（酒洗）一钱　川芎七分　白芍（酒

炒）一钱　熟地黄（姜汁炒）七分　陈皮八分　白术（去芦）一钱　香附（酒炒）一钱　砂仁二分　丹参五分　条芩（酒炒）一钱　甘草（炙）四分

【用法】水煎，空心服。

【功用】调经理脾，孕育子嗣。

【加减】月经先期者有热，加黄连（姜汁炒）七分，倍黄芩；后期者血虚，加黄耆（蜜炙）一钱，倍芎、归；腹痛有块，加玄胡索（炒）、牡丹皮各一钱；发热，加软柴胡、地骨皮；赤白带下，加柴胡、升麻（俱酒炒）各七分，半夏（姜汁炒）、白茯苓、苍术（米泔浸）、黄柏、知母（俱酒炒）、干姜（炮）；肥盛者，痰脂满子宫，加南星、半夏、苍术、茯苓；瘦怯者血少，不能摄精，倍芎、归；经血过多，加黑姜五分，荆芥穗（炒）八分，地榆九分；经闭不通，加桃仁、红花、苏木；气盛善恼，加乌药、香附、柴胡、陈皮。

鲁府遇仙传种子药酒

【来源】《寿世保元》卷七。

【组成】白茯苓（去皮净）一斤　大红枣（煮去皮核，取肉）半斤　胡桃肉（去壳，泡，去粗皮）六两　白蜂蜜六斤（入锅熬滚，入前三味调匀，再用微火熬膏，倾入瓷坛内，又加南烧酒二十斤，糯米白酒十斤，共入蜜坛内）　绵黄耆（蜜炙）　人参　白术（去芦）　当归　川芎　白芍（炒）　生地黄　熟地黄　小茴　覆盆子　陈皮　沉香　木香　甘枸杞子　官桂　砂仁　甘草　乳香　没药　北五味子

【用法】上为细末，共入密坛内和匀，笋叶封口，面外固，入锅内。大柴火煮二炷香取出，埋于土中三日，去火毒。每日早、午、晚三时，男女各饮数杯，勿令太醉。

【功用】安魂定魄，改易容颜，添髓驻精，补虚益气，滋阴降火，保元调经，壮筋骨，润肌肤，发白再黑，齿落更生，目视有光，心力无倦，行步如飞，寒暑不侵，能除百病，交媾而后生子也。

【主治】妇人子宫虚冷，带下白淫，面色萎黄，四肢酸痛，倦怠无力，饮食减少，经脉不调，面无颜色，肚腹时痛，久无子息。

造化争雄膏

【来源】《疡科选粹》卷八。

【别名】五养保真膏。

【组成】炼松香（用小竹甑一个，用粗麻布一层，用明肥松香放其上，安水锅上蒸之，俟松香溶化，淋下清净者，初倾入冷水中，又以别水煮二三滚，又倾入水中，如此数次后，复用酒如前煮之，俟其不苦不涩为度；二次炼，不用铁锅尤妙）　飞黄丹（用好酒，入水中淘去底下砂石，取净，候干，炒之）　真麻油三斤　粉甘草四两（先熬数沸，下后药）　官桂（去粗皮）　远志（油浸一宿，去心，焙干，为末）六钱　菟丝子（淘去沙，酒煮极烂，捣成饼，为末）六钱　川牛膝（去芦，酒浸一宿，晒干，为末）　鹿茸（去毛，酥炙黄）　虎骨（酥炙黄）　蛇床子（拣净，酒浸一宿，焙干）　锁阳（酥炙）　厚朴（去皮）　淮生地（酒浸一宿，焙干）　淮熟地（酒浸一宿，焙干）　玄参（去芦头）　天门冬（去心）　麦门冬（去心）　防风（去芦）　茅香（拣净）　赤芍药（酒浸洗）　白赤芍（酒浸洗）　当归（酒洗）　白芷　北五味子　谷精草　杜仲（去皮，锉，盐酒炒去丝）　荜茇　南木香　车前子　紫梢花　川续断　良姜各六钱　黄蜂　穿山甲（锉，以灶灰炒，为末）二钱　地龙（去土，炙）四钱　骨碎补二钱　蓖麻子　杏仁（去皮尖）四钱　大附子二个（重二两，面裹火煨，去皮脐）　木鳖子（去壳）四十个（研，纸裹压去油）　肉苁蓉（红色者，酒浸，去甲，焙）七钱　桑、槐、桃、李嫩枝各七寸　（一方有红蜻蜓十只）

【用法】上药各依法制度完备，锉，入油内，用铜锅桑柴火慢煎候枯黑，取起，滤以生绢，去滓，锅亦拭净，其药油亦须滴水成珠为度，每药油一斤，用飞过黄丹八两，徐徐加入，慢火煎熬，用桑、槐、柳枝不住手搅，勿使沉底，候青烟起，膏已成，看老嫩得中住火，入炼过松香半斤，黄蜡六两，此亦以一斤油为率，搅匀放冷，膏凝结后，连锅覆泥土三日，取起，用别锅烧滚水，顿药锅在上，隔汤泡融，以桑、槐、柳枝不住手搅三五百遍，去火毒，入后药：麝香、蟾酥、霞片（疑鸦片）、阳起石（云头者）、白占各六钱，丁香、乳香、广木香、雄黄、龙骨、沉香、晚蚕蛾、

倭硫黄、赤石脂、桑螵蛸、血竭、没药各四钱、黄耆（去皮头，蜜炙；为末）三钱。上件须选真正道地者，各制度过，为极细末，起手先熬药油，以上药渐投入药面中搅极匀和，即投膏入冷水中，捏成五钱一饼。如遇用时，入热水泡软，以手掌大纻系一方，摊药在上，不用火烘。贴之。

【功用】养精神，益气血，存真固精，龟健不困，肾海常盈，返老还童。

【主治】咳嗽吐痰，色欲过度，腰胯疼痛，两腿酸辛，行步艰难，下元不固，胞冷精寒，小便频数，遗精白浊，吐血鼻衄；妇人下寒，赤白带下，子宫冷痛，久不胎孕；恶毒痈疽顽疮，一切无名疔肿。

消息向导丸

【来源】《疡科选粹》卷八。

【组成】肉桂 蛇床子 川乌 马蔺花 良姜各五钱 丁香 韶脑 木鳖子（去壳）各二钱五分

【用法】上为极细末、炼蜜为丸，如弹子大，黄丹为衣。每用一丸，以生姜汁化开，先将腰眼温水洗净后，将此药涂腰眼上，令人以手搓磨往来千遍，药尽方止，然后贴造化争雄膏。即用兜肚护住，初贴时忌七日，不得行房事，如入房，再用三钱贴脐上，又服中和丸一丸，然后行房，纵泄亦不多；如种子者，候女人经后一、三、五日将腰肾上膏药俱揭去，早上用车前子为末一钱，温汤调服，至晚交合，方得全泄成孕。

【主治】腰胯疼痛，两足痠辛，下元不固，胞冷精寒，小便频数，遗精白浊，及妇人下寒，赤白带下，子宫冷痛，久不孕。

侧柏地榆汤

【来源】《济阴纲目》卷三。

【组成】黄耆 侧柏叶 地榆 乌贼骨 白僵蚕 牡蛎（用盐泥固济，火煨透，去泥研）各一钱 白芷 肉苁蓉（酒浸） 蛇床子各一钱二分

【用法】上锉。加生姜三片，水煎，半饥时服。

【主治】赤白带下，以致不能成孕。

【方论】主闭藏者肾，若滑脱者，肾气不固也。牡蛎咸寒而益肾；蛇床子辛温而壮气；其清而燥涩者，侧柏叶、地榆、乌贼；其温而补气者，则黄耆、苁蓉；若白芷行阳明于血海，僵蚕散结气以消痰。

十全济阴丸

【来源】《济阴纲目》卷六。

【组成】当归身（酒洗） 熟地黄 香附子（童便煮）各四两 干山药 白术各二两五钱 枸杞子 人参各二两 蕲艾叶（去梗筋）二两（同香附用陈醋、老酒煮一时，捣烂，焙干） 川芎 白芍药 牡丹皮 紫石英（火煅淬）各一两五钱 泽兰一两 紫河车一具（在净水内洗去秽血，用银针挑去紫筋）

【用法】上锉，同河车入砂锅内，用陈老酒三碗，陈米醋一碗，清白童便一碗，米泔水数碗和匀，倾入锅内，浮于药寸许，如尚少，再加米泔，以锅盖盖密，勿令透气，桑柴火慢煮，以河车融化，汁干为度，同药俱取出，在石臼内捣极烂，捻作饼子，日晒夜露三昼夜，宜在月满之时，以受日精月华，仍焙干为末，炼蜜为丸，如梧桐子大。每服五十丸，渐加至八九十丸，空心淡盐汤送下。随用早饭，使药下行。

【功用】调经养血，顺气开菀。

【主治】月经不调，子宫寒冷不孕。

【宜忌】忌食生萝卜。

【方论】此方以当归身养血和气为君，入手少阴经，以主心血也；入足太阴经，以脾裹血也；入足厥阴经，以肝藏血也。熟地黄补肾中元气，生心血，与芍药同用，又生肝血；川芎乃血中之气药，下行血海，通经导气为臣。人参通经活血，助熟地黄以补下元；白术利腰脐间血，与人参同用，补益脾气；香附疏气散郁，佐泽兰能生新血，而和平气体；牡丹皮养新血去坏血，固真气行结气；山药能强阴补虚；枸杞子补肾水，而止下血腰疼为佐；紫石英补心气，散心中结气，填补下焦；艾叶助香附和百脉，温子宫，兼行血药而平其寒；炙甘草通经脉血气而和诸药，且缓肝经之急为使。

内药续生丸

【来源】《济阴纲目》卷六。

【组成】母丁香　附子　肉豆蔻　枯矾　乌鱼骨

【用法】上为末，糊为软丸。绵裹纳阴中。

【主治】宫冷不孕。

艾附丸

【来源】《济阴纲目》卷六。

【组成】当归　芍药　熟地黄　生地黄　香附子　蕲艾各一两　陈皮　藿香　白芷　牡丹皮　藁本各五钱　丁皮　木香各三钱

【用法】上为细末，酒糊为丸。每服三钱，子宫冷，热酒送下；白浊，盐汤送下；产后积血，艾醋煎汤送下。

【功用】暖子宫。

【主治】宫冷不孕，白浊，产后积血。

归附丸

【来源】《济阴纲目》卷六。

【组成】香附子（大者，砂罐内醋煮极熟，水洗，焙干为末）一斤　当归（大者，去芦梢，用身，酒洗，切片，焙干为末）十两　鹿角（大者，刮去粗皮，镑末二三两，绵纸垫铁锅内，文火炒，为细末）二两

【用法】上和匀，醋糊为丸，如梧桐子大。每服三钱，早起，临睡各一服，白滚汤送下。一月，经后入房即孕。

【功用】种子。

【主治】

1. 《济阴纲目》：小产、产后诸证。
2. 《医略六书》：年久无子，脉细涩者。

【方论】《医略六书》：冲任亏损，血气不调，致生阳不振，不能媾精，而年久无子焉。香附和血调气；当归养血荣经；鹿角黑炒，力能扶冲任之阳，以燥子宫之寒湿也。醋丸酒下，使子宫温暖，则生阳振发，而经脉滋荣，血气无不调之患，年久无不孕之虞矣。

加味四物汤

【来源】《济阴纲目》卷六。

【组成】当归　川芎各二钱　白术（微炒）　熟地

黄（酒洗）各一钱半　白茯苓　芍药（微炒）　续断　阿胶各一钱　香附（醋煮）八分　橘红七分甘草（炙）三分

【用法】上锉。水二钟，煎八分，空腹服。

【功用】久服有子。

【主治】血虚不孕。

加味四物汤

【来源】《济阴纲目》卷六。

【组成】当归（酒洗）　白芍药（炒）　肉苁蓉各二钱　熟地黄（酒洗）　白术　白茯苓各一钱　人参五分　川芎一钱

【用法】上锉。水煎服。每月经前三服，经正行三服，经行后三服。

【主治】气血两虚不孕。

妇人归附丸

【来源】《济阴纲目》卷六。

【组成】香附子（大者，砂罐内醋煮极熟，水洗，焙干为末）一斤　当归（大者，去芦梢，用身，酒洗，切片，焙干为末）十两　鹿角（大者，刮去粗皮，镑末二三两，绵纸垫铁锅内，文火炒，为细末）二两

【用法】上药和匀，醋糊为丸，如梧桐子大。每服三钱，早起、临睡各一服，白滚汤送下。一月，经后入房即孕，且无小产、产后诸证。

【功用】种子。

青蒿乌鸡丸

【来源】《济阴纲目》卷六。

【组成】青蒿（即野蒿，五月采）一斤　香附子（童便、盐水、酒、醋各浸四两，炒）共一斤　蕲艾（醋煮）　秦当归（酒浸一宿，炒）　牡丹皮地骨皮　白芍药（酒浸，炒）　黄耆（蜜炙）　茯苓　人参　白术　川芎各二两　鳖甲（醋煮）一两五钱

【用法】上为细末，取白毛乌骨雄鸡一只，初发声者，绞杀，干去毛，不用水烫，亦不用水洗，惟用水去脚上粗皮，用好酒入瓷器内，同熟地黄二

两，煮鸡熟，去骨，合前药捣烂，作饼，复晒干，为末，仍用煮鸡酒，调糯米粉为糊为丸，如梧桐子大，每服七八十丸，酒送下，一日二三次，不拘时候。一月见效。

【功用】妇人服，能令多子。

【宜忌】造药忌铁器。

【方论】《医略六书》：气虚不能鼓运其血，致热遏经中，而潮热食少，天癸衍期，故不能生子焉。人参扶元补气，黄耆实卫补中，白术健脾土以鼓运乎血，当归养血脉以营运乎经，川芎行血中之气，白芍敛经脉之阴，香附调气解郁，鳖甲散结滋阴，牡丹皮凉血以平相火，地骨皮清肌以退潮热，茯苓渗湿兼清子室，艾叶理血而专暖子宫，青蒿解郁热而直清肝胆也。熟地煮鸡，得水木同气，引领诸药，扶阴益血，鼓运营气，即以煮鸡酒丸，仍用好酒送下，使气壮血行，则冲任融和而营卫调适，其潮热无不退，饮食无不增，何患天癸不调，不能生子耶？

金莲种子仙方

【来源】《济阴纲目》卷六。

【别名】金莲种子仙丹（《女科指掌》卷二）。

【组成】熟地黄（酒洗）　当归（酒洗）　白芍药（酒炒黄）　益母草　川芎（酒洗）　苍术（米泔水浸一宿）各三两　蛇床子（酒洗炒）　条芩（酒洗）　覆盆子（炒）　玄胡索（微炒）　陈皮（水洗，去白）　丹参（水洗）各二两　砂仁（去壳）一两五钱　山茱萸（酒浸，去核）　香附（四制）各五两

【用法】上为极细末，用白毛乌骨雄鸡一只，预先喂养一月，勿令与雌鸡同处，临时将鸡缢死，不出血，干去毛，剖开去肠内污垢物并才内宿食，肫内黄皮用酒洗净，一应时件仍入鸡肚内，不令见火，置缸内，入酒二斤，封固，重汤煮烂取出，割下净肉捣如泥，仍将鸡骨用酥油和原汁或酒炙炼为末，入前药末内拌匀，再用醋煮米糊，同鸡肉木臼内捣极细为丸，如梧桐子大。每服四五十丸，渐加至八九十丸，空心清米饮送下。

【功用】种子。

【主治】血虚不孕者。

【加减】如月信先期而至者，加黄芩、地骨皮、黄连各一两半，清水送下；如月信后期而至者，加黄耆一两、人参、白术各一两半，温酒或淡盐汤送下；如白带者，加苍术、白术、升麻、白芷各一两半，淡姜汤送下。

本方加茴香，去熟地，名"梦熊丸"（原书同卷）。

经验育胎丸

【来源】《济阴纲目》卷六。

【组成】当归（酒浸）　熟地黄（酒蒸）　白术　香附各四两　砂仁三两　芍药（酒炒）　川芎　川续断（酒洗）　陈皮　黄芩（酒炒）各二两

【用法】上为细末，糯米糊为丸，如梧桐子大。每服七八十丸，空心淡醋汤送下；酒亦可，以干物压之。

【功用】经调血盛，子宫温暖成孕；孕后服之，可保胎气坚固。

【主治】妇人久无子嗣。

消脂膜导痰汤

【来源】《济阴纲目》卷六。

【组成】半夏（姜制）　南星（火炮）　橘红　枳壳（去瓤，麸炒）　茯苓　滑石（研细）各一钱　川芎　防风　羌活各五分　车前子七分

【用法】上细切，作一服。加生姜五片，水煎，空心服，以干物压之。

【主治】

1.《济阴纲目》：宫冷不孕。

2.《医略六书》：痰纳胞门，闭遏子室，天癸不调，不能孕育。

【方论】《医略六书》：南星散痰燥湿，半夏燥湿化痰，防风祛闭以胜湿，枳壳泻滞以化气，滑石通肌利窍，羌活燥湿通经，橘红利气除痰，川芎活血行气，茯苓渗湿以清经脉，车前利湿气以净子宫，生姜开豁痰涎以清廓胞门也。水煎温服，使痰化结开，则胞门清肃而经脉融和，天癸无不如度，何患不能生子乎！

调气暖宫丸

【来源】《济阴纲目》卷六。

【组成】当归（酒洗）　川芎　肉桂各二钱　白芍药（煨）　香附　艾叶（醋炒）　阿胶（蛤粉炒成珠）各四两

【用法】上为末，醋糊为丸，如梧桐子大。每服五十丸，食前米汤送下。

【主治】宫冷不孕。

加减正元丹

【来源】《先醒斋医学广笔记》卷二。

【组成】香附一斤（同艾二两，醋浸二宿，分作四分，一分用盐水炒，一分酥炙，一分童便浸炒，一分和乳瓦上炒）　当归身（酒洗）五两　川芎二两　白芍药八两（酒浸，切片，半生半炒）　生地六两（酒洗）　阿胶四两（蛤粉炒成珠，无则鹿角胶代之）　枳壳三两（江西者良，半生半炒）　艾二两（用浸香附醋打糊饼，晒干）　青蒿子三两　山茱萸肉三两　银柴胡一两　五味子三两　鳖甲（醋炙如法）四两

【用法】上为末，米醋煮山药粉糊为丸，如梧桐子大。每服四钱，空腹淡醋汤吞下。

【主治】妇人月经不调，无子。

【宜忌】忌白莱菔，如经调后，觉经不行，恐有妊娠，即勿服。

【加减】如经后期，去青蒿子、银柴胡、鳖甲。

乌鸡丸

【来源】《景岳全书》卷六十一。

【组成】熟地　当归　白术　山药　山茱萸　枣肉　柿饼　莲肉各四两　黄耆（蜜炙）三两　鹿角胶　狗脊　杜仲　枸杞　莲须　香附　阿胶　川芎各二两　乌药一两半

【用法】上药制净，用乌骨鸡一只闷杀之，干去毛、杂，连骨捶碎，同酒、醋各半，同药煮熟，去骨，烘干，共为末，即将余汁少入面打糊为丸。任意用引送下。

【功用】种子。

【主治】妇人羸弱，血虚有热，经水不调，崩漏带下，骨蒸不能成胎。

河车种玉丸

【来源】《景岳全书》卷六十一。

【组成】紫河车一具（只要母气壮盛，厚大新鲜者，但去胞内瘀血，不必挑去鲜红血脉，以米泔水洗净，用布绞干，石臼内生杵如糊，用山药末四五两收干，捻为薄饼八九个，于砂锅内焙干，以香如肉脯为妙）　大熟地（酒洗，烘干）八两　枸杞（烘干）五两　白茯苓（人乳拌，晒三次）　归身（酒洗）　人参　菟丝（制）　阿胶（炒珠）各四两　丹皮（酒洗）　白薇（酒洗）各二两　沉香一两　桂心　山茱萸　香附米（用酒、醋、水三件各半碗，浸三日，晒干略烘）各三两　大川芎（酒浸，切片，晒干）二两

【用法】炼蜜为丸，如梧桐子大。每服百余丸，空心或酒、或白汤、盐汤任下。

【功用】令人孕育。

【宜忌】服药后忌生萝卜、生藕、葱、蒜、绿豆粉之类。

【加减】如带浊多者，加赤白石脂各二两，须以清米泔飞过用。

墨香丸

【来源】《简明医彀》卷七。

【组成】香附米一斤（用酒、醋、童便、米泔各浸一周时，晒干用）　蕲艾四两（去梗，好醋数碗煮干，捣成饼，晒燥）　上品青墨一两（煅烟尽、醋淬，研细入药）　当归　川芎　人参　熟地黄（酒拌，饭上蒸）　白茯苓　木香各一两

【用法】上为末，糊丸如梧桐子大。每服六十丸，空心温酒或醋汤送下。

【主治】妇人久无孕育，月经不调，数月堕胎或半产。

加味二陈汤

【来源】《妙一斋医学正印种子篇》卷上。

【组成】当归（酒洗）一两　茯苓二两　川芎七钱五分　白芍药　白术　半夏（汤洗）　香附米　陈皮各一两　甘草五钱

【用法】上作十帖。每帖加生姜三片，水煎服。

【主治】妇人肥盛不能孕育者。

加味七子丸

【来源】《妙一斋医学正印种子篇》卷上。

【组成】菟丝子（淘洗，酒蒸） 川牛膝（去芦，酒蒸） 麦门冬（去心，酒蒸） 山茱萸（取肉） 原蚕蛾 五味子各一两三钱 蛇床子（酒蒸）一两六钱 车前子（淘洗）一两七钱 大甘草（炙）一两 沙苑蒺藜子（马乳浸蒸） 覆盆子各二两二钱 补骨脂子二两二钱（淘洗，炒） 肉苁蓉二两五钱（酒浸，去鳞膜）

【用法】上为末，炼蜜为丸，如梧桐子大。每服三十丸或四十丸，淡盐汤送下，早、晚皆服。

【主治】肾虚无子。

暖炉丹

【来源】《妙一斋医学正印种子篇》卷上。

【组成】潮脑（入碗升打三次如灰色）三钱 蛇床子五钱 牡蛎一钱 母丁香三钱 良姜一钱 紫梢花一钱

【用法】上为细末，津唾为丸，如樱桃大。每次一丸，用丝绵裹纳子户中，留滞在外，坐定片时便觉温热，一日一换。

【主治】妇人子宫寒冷，不能生育。

加味益母丸

【来源】《妙一斋医学正印种子篇》卷下。

【组成】益母草八两 川芎二两 白芍二两 当归二两 熟地二两 广木香二两

【用法】上为末，炼蜜为丸，如梧桐子大。每服五十丸，好酒或童便送下。

【功用】调经种子。

加味滋阴丸

【来源】《妙一斋医学正印种子篇》。

【组成】熟地黄八两（如法制） 山茱萸肉四两 干山药四两 白茯苓三两 牡丹皮三两 泽泻三两 黄柏三两（盐、酒、蜜炒三次，黑色） 知母

三两（盐、酒炒三次，茶合色） 麦门冬三两（去心） 辽五味子一两五钱

【用法】上为末，炼蜜为丸，如梧桐子大。每服三钱，空心淡盐汤送下。

【主治】阴虚痰火无子。

加味四物汤

【来源】《妙一斋医学正印种子篇》卷下。

【组成】当归（酒洗） 川芎 芍药 熟地 香附（醋炒） 黄芩（酒炒） 柴胡各等分

【用法】水煎服。

【功用】养血顺气，清肺和肝。

【主治】妇人瘦弱，不能孕育。

加味四制香附丸

【来源】《妙一斋医学正印种子篇》卷下。

【组成】香附米一斤（作四分，一分酒浸，一分盐汤浸，一分童便浸，一分醋浸，各三日，滤干炒） 当归（酒浸） 川芎 熟地（姜汁炒） 白芍（酒浸，炒）各三两 白术 陈皮 泽兰叶各二两 黄柏（酒炒） 甘草各一两

【用法】上为末，酒糊为丸。每服七十丸，空心白汤下。

【功用】调经养血，顺气健脾，信服有孕。

经验调经种子丸

【来源】《妙一斋医学正印种子篇》卷下。

【组成】香附半斤（醋、酒、童便、盐水各浸二两三日） 当归（酒洗） 川芎 白芍药（酒炒） 麦门冬（去心） 川续断（酒洗） 条芩（酒炒） 牡丹皮 白茯苓 杜仲（盐水炒断丝） 白术（陈壁土炒） 牛膝（酒洗） 人参（去芦） 阿胶（蛤粉炒）各二两 小茴香（炒）一两 艾叶（醋煮，捣烂作饼，新瓦烙干，研末）一两 怀熟地四两 黑豆（炒去壳）四十九粒

【用法】上为末，醋糊为丸，如梧桐子大。每服五十丸，空心白汤送下。

【主治】妇人不孕，月经不调。

【加减】有痰，加广橘红一两。

和荣艾附汤

【来源】《丹台玉案》卷五。

【组成】当归 川芎 条芩 香附 阿胶各一钱五分 黄连 知母 甘草 泽兰叶 白芍各八分

【用法】上加大枣五个，水煎，空心服。

【主治】一切经水不调，或先或后，久不孕育。

宝珍丸

【来源】《丹台玉案》卷五。

【组成】牡蛎（煅） 桂心 当归 龙齿（煅） 益智仁 乌药各一两 杜仲 石菖蒲 山茱萸 茯神 牛膝各一两二钱 川椒五钱 北细辛 半夏 干姜各六钱 人参 当归 白芍 紫石英各八钱

【用法】上为末，蜜为丸。每服三钱，空心白滚汤送下。

【功用】调经种子，平和气血，滋补真元，温暖子宫。

顺气养荣汤

【来源】《易氏医案》。

【组成】当归八分 南芎六分 生地一钱二分 白芍（酒炒）一钱 陈皮六分 甘草五分 香附（醋炒）一钱 乌药五分 山栀（姜汁炒黑）五分 苏梗五分 黄芩（酒炒）八分 枳壳五分 青皮五分

【用法】水煎服。

【主治】久病不孕。

【加减】大便燥结，加黄芩、枳壳。

【验案】不孕症 一妇人体实，因久病不孕。众医皆为血虚，用参、耆大补半月，胸膈饱胀，食减，经下黑秽，或行或止，予治以顺气养荣汤十数剂，一月内有孕。

女宝丹

【来源】《医宗说约》卷四。

【组成】当归六两（酒洗） 生地六两（酒蒸） 白芍三两（酒炒） 川芎三两（酒洗） 白术六两

（漂净，土炒） 条芩四两（酒炒） 陈皮二两（炒） 阿胶（酒浸，溶蜜内）三两 香附（童便、盐、酒、醋四制）六两 砂仁（炒）二两

【用法】上为末，另将益母草二斤半煎膏，和炼蜜及阿胶为丸，如梧桐子大。每服五钱，空心白汤送下。安胎用白蜜丸，不用益母膏。

【功用】调经种子，安胎保孕。

【加减】月事后期来者，去条芩，加姜灰一两，蕲艾二两；肥者，加制半夏三两，白茯苓四两；有白带者，再加白薇四两；气虚甚者，加人参三两，茯苓四两，山药四两；如腰痛，加山药、杜仲各三两。

【验案】

1. 种子 一妇年四十岁，有十余年不受胎矣，月事前后不准而又无子，脉来微细兼数，予制妇宝丹，服至百日而孕，后产一男。

2. 安胎 一女子三十余岁，有孕至五月间必堕，已三四次矣，予亦以女宝丹加减付之，即产一子。

黑豆神方

【来源】《医部全录》卷三三三引《身经通考》。

【组成】何首乌（用黑豆九制）八钱 当归（酒洗）五加皮 骨碎补（刮去毛，蜜水拌蒸） 生地 青皮（去瓤） 杜仲（姜汁炒断丝） 远志（去骨） 甘草（水浸一宿，炒） 附子（童便制，姜制，甘草制） 巴戟（酒洗，去骨） 枣仁（炒） 琐阳（酥油涂，炙） 紫梢花（去骨）五钱 枸杞子 槐角各一两 蒺藜（酒拌蒸，去刺） 肉苁蓉（酒洗，去膜） 蛇床子（酒拌蒸） 牛膝（酒蒸） 青盐各二两 金樱子（去毛） 破故纸（微炒）各六钱

【用法】上药入水二十碗，煎至十碗，滓再煎十碗，共药汁二十碗，用黑豆十五碗拌浸蒸晒，以药汁完为干。

【功用】延年种子。

【加减】年少者去巴戟、附子、琐阳、紫梢花。

四制香附丸

【来源】《何氏济生论》卷七。

【组成】香附一斤（作四份，童便、酒、醋、米泔各浸一份，春三日，夏一日，冬五日，取起晒干为末）　当归（酒洗）八两（为末）

【用法】水泛为丸。每服三钱，白汤送下。

【功用】调经养血，顺气。

【主治】无子。

金莲种玉丹

【来源】《何氏济生论》卷七。

【组成】白莲花蕊十一对（去梗留蒂，连须房瓣）赤首乌（人乳浸蒸四次，日晒夜露）四两　芡实四两　人参（量用）　甘枸杞（人乳浸一宿，晒干）　生地黄（酒浸一宿，瓿安，煮羊肾锅上蒸烂）　羊外肾十一对（盐醃一宿，用酒于瓦器内煮至如地黄色为度，去皮膜，同地黄杵千下）

【用法】前五味为末，和后二味杵匀，量加炼蜜为丸，如梧桐子大。每服三钱，盐汤送下。

【主治】不孕。

【宜忌】须戒定色欲，待女子经尽后交媾，即成孕矣。

鱼鳔丸

【来源】《何氏济生论》卷七。

【组成】通州鱼鳔（圆桶者，蛤粉炒至无声，去蛤粉，分三四份下锅，用酥油炒，不可伤火）一斤　沙苑蒺藜（炒）三两　莲蕊五两　当归三两　菟丝（自制）三两

【用法】炼蜜为丸，每服五七十丸，淡盐汤送下。

【主治】精薄气衰，不能结孕。

秘授济阴丹

【来源】《何氏济生论》卷七。

【组成】香附子二两五钱　艾叶（酒醋煮）一斤　熟地八两（和艾捣切片，晒研）　苍术　当归八两
　　方中苍术用量原缺。

【用法】醋糊为丸。每服百丸，以淡醋汤送下。

【主治】妇人怀孕常至三月即堕者，带下无子，胸满倦怠。

秘授乌鸡煎丸

【来源】《何氏济生论》卷七。

【组成】乌骨雄鸡（闷死，去毛肠，用童便三十斤，煮烂，入诸药捣，骨另炙）　香附子一斤（四制）　青蒿子四两　熟地四两　蕲艾（去筋梗，加熟地捣，切薄片，晒干）　五味子三两　黄耆（炙）　白芍药（酒炒）　川芎　丹皮　生地　当归（酒洗）二两　人参三两
　　方中川芎、丹皮、生地用量原缺。

【用法】酒煮陈米为丸，每服一百丸，百沸汤送下。

【功用】种子。

【主治】妇人诸虚百损，五劳七伤，经水不调，久无子嗣。

启宫丸

【来源】《医方集解》。

【组成】芎藭　白术　半夏曲　香附各一两　茯苓　神曲各五钱　橘红　甘草各一钱

【用法】上为末，粥为丸服。

【功用】《医林纂要探源》：去痰燥湿，开郁化气，活血，助生气。

【主治】妇人肥盛，多由痰盛，子宫脂满壅塞，不能孕育。

【方论】此足太阴，厥阴药也。橘、半、白术燥湿以除其痰；香附、神曲理气以消其滞；川芎散郁以活其血，则壅者通，塞者启矣。茯苓、甘草，亦以去湿和中，助其生气也。肥而不孕，多由痰盛，故以二陈为君，而加气、血药也。

升带汤

【来源】《傅青主男女科》卷上。

【组成】白术一两（土炒）　人参三钱　沙参五钱　肉桂一钱（去粗皮，研）　荸荠粉三钱　鳖甲三钱（炒）　茯苓三钱　半夏一钱（制）　神曲一钱（炒）
　　方中鳖甲，《辨证录》作"龟甲"。

【用法】水煎。连服三十剂而任督之气旺，再服三十剂而疝瘕之症除。

【主治】妇人腰痠背楚，胸满腹胀，倦怠欲卧，疝

痕带下，百计求嗣不能如愿者。

【方论】此方利腰脐之气，正升补任督之气也，任督之气升而疝瘕自有难容之势。况方中有肉桂以散寒，荸荠以祛积，鳖甲之攻坚，茯苓之利湿，有形自化于无形，满腹皆升腾之气矣，何至受精而再坠乎哉。

升提汤

【来源】《傅青主男女科》卷上。

【组成】大熟地一两（九蒸）　巴戟一两（盐水浸）　白术一两（土炒）　人参五钱　黄耆五钱（生用）　山茱肉三钱（蒸）　枸杞二钱　柴胡五分

【用法】水煎服。服三月而肾气大旺，再服一月未有不能受孕者。

【主治】妇人肾气不足，久不受孕，伴见饮食少思，胸膈满闷，终日倦怠思睡，一经房事，呻吟不已，气怯力弱。

【方论】此方补气之药多于补精，似乎以补脾胃为主矣。孰知脾胃健而生精自易，是补脾胃之气与血，正所以补肾之精与水也。又益以补精之味，则阴气自足，阳气易升，自尔腾越于上焦矣。阳气不下陷，则无非大地阳春随遇，皆是生化之机，安有不受孕之理软？

井提汤

【来源】《傅青主女科》卷上。

【别名】兼提汤（《辨证录》卷十一）。

【组成】大熟地一两（九蒸）　巴戟一两（盐水浸）　白术一两（土炒）　人参五钱　黄耆五钱（生用）　山茱肉三钱（蒸）　枸杞二钱　柴胡五分

【用法】水煎服。

【功用】补肾气，兼补脾胃。

【主治】妇人肾气不足，不孕，饮食少思，胸膈满闷，终日倦怠思睡，一经房事，呻吟不已。

养精种玉汤

【来源】《傅青主女科》卷上。

【组成】大熟地一两（九蒸）　当归五钱（酒洗）　白芍五钱（酒炒）　山茱肉五钱（蒸熟）

【用法】水煎服。

【功用】补肾水，平肝木。

【主治】妇人身瘦不孕，一交男子，即卧病终朝。

清骨滋肾汤

【来源】《傅青主女科》卷上。

【组成】地骨皮一两（酒洗）　丹皮五钱　沙参五钱　麦冬五钱（去心）　元参五钱（酒洗）　五味子五分（炒，研）　白术三钱（土炒）　石斛二钱

【用法】水煎服。三十剂，骨蒸解，再服六十剂，自可受孕。

【主治】骨蒸夜热不孕，遍体火焦，口干舌燥，咳嗽吐沫。

温土毓麟汤

【来源】《傅青主女科》卷上。

【组成】巴戟一两（去心，酒浸）　覆盆子一两（酒浸蒸）　白术五钱（土炒）　人参三钱　怀山药五钱（炒）　神曲一钱（炒）

【用法】水煎服。

【主治】妇女脾胃虚寒，饮食不运，胸膈胀满，时多呕泄，久不受孕者。

补阴大造丸

【来源】《胎产指南》卷一。

【组成】紫河车一具　人参二两　当归二两　天冬一两三钱　北五味五钱　杜仲七钱（姜炒）　山药八钱　牛膝一两（酒炒）　黄柏七钱（盐炒）　怀生地二两（自蒸）

【用法】先将地黄蒸捣如泥，次下诸药末为丸，如绿豆大。每服一百丸，空心清汤送下。

【主治】血虚气弱人，不能摄充精元成胎，或屡堕胎及生子不寿者，或孕后虚热盗汗，食少带多。

镇阳丸

【来源】《辨证录》卷十。

【组成】熟地八两　生地　茯苓　麦冬　山药　地骨皮　沙参各四两　牛膝　天门冬　车前子各二

两 玄参八两

【用法】上各为末，炼蜜为丸。每服五钱，白滚水送下。

【主治】男子精力甚健，入房甚久，泄精之时，如热汤浇入子宫，妇人受之必然吃惊，反不生育者。

五美丹

【来源】《辨证录》卷十一。

【组成】熟地一两 当归 山茱萸 麦冬 山药各五钱

【用法】水煎服。

【功用】大补肾水，平其旺木。

【主治】妇人肾虚木旺，身躯瘦怯，久不孕育，一交男子，卧病终朝。

任督两滋汤

【来源】《辨证录》卷十一。

【组成】白术一两 人参五钱 肉桂一钱 茯苓三钱 白果十个 黑豆一大把 杜仲五钱 巴戟天五钱

【用法】水煎服。

【功用】摄精受孕。

【主治】妇人无子。腰痠背楚，胸中胀闷，腹内生痕，日日思寝，朝朝欲卧，百计求子，不能如愿。

郁金舒和散

【来源】《辨证录》卷十一。

【组成】白芍一两 当归五钱 郁金 香附 神曲各一钱 枳壳三分 白术三钱 川芎二钱

【用法】水煎服。

【主治】妇人肝气郁结不孕。

旺肾汤

【来源】《辨证录》卷十一。

【组成】熟地一两 山茱萸 巴戟天各四钱 白术 人参各五钱 茯苓三钱 砂仁二粒

【用法】水煎服。服一月，自可受孕。

【功用】补肾中水火之气。

【主治】妇人肾气不足，不能受孕，饮食少思，饱闷倦怠，惟思睡眠，一行房事，呻吟不已。

参术加桂汤

【来源】《辨证录》卷十一。

【组成】茯苓一两 白术一两 肉桂一钱 人参五钱

【用法】水煎服。十剂而膀胱通利，腹亦不胀，可以受娠。

【主治】妇人肾气不旺，胞胎之水气不化；小水艰涩，腹中作胀，两腿虚浮，不能怀孕。

养阴种玉汤

【来源】《辨证录》卷十一。

【组成】熟地五钱 白芍五钱 当归一钱 茯苓二钱 山茱萸五钱 甘菊花一钱 丹皮二钱 山药三钱 杜仲二钱 牛膝一钱

【用法】水煎服。

【主治】妇人瘦怯身躯，久不受孕。

宽带汤

【来源】《辨证录》卷十一。

【组成】白术一两 巴戟天五钱 补骨脂一钱 肉苁蓉三钱 人参二钱 麦冬三钱 五味子三分 杜仲三钱 莲肉二十个（不去心） 熟地五钱 当归二钱 白芍三钱

【用法】水煎服。

【主治】妇人脾胃不足，带脉拘急，小腹之间自觉紧迫，急而不舒，断难生子者。

宽带汤

【来源】《辨证录》卷十一。

【组成】白术二两 杜仲一两 甘草二钱

【用法】水煎服。

【主治】妇人脾胃不足，带脉拘急，小腹之间自觉紧迫，急而不舒，断难生子。

清骨汤

【来源】《辨证录》卷十一。

【组成】地骨皮一两 丹皮五钱 沙参五钱 麦冬五钱 玄参五钱 北五味子五分 金钗石斛二钱 白术三钱

【用法】水煎服。连服一月而骨中之热自解，再服二月自可受孕矣。

【主治】妇人不孕，口干舌燥，骨蒸夜热，遍体火焦，咳嗽吐沫。

敦厚散

【来源】《辨证录》卷十一。

【组成】白术一两 半夏 人参各二钱 益智仁一钱 茯苓五钱 砂仁二粒

【用法】水煎服。

【主治】妇人脾虚湿盛，身体肥胖，痰多，不能受孕。

解氛散

【来源】《辨证录》卷十一。

【组成】地骨皮一两 丹皮 沙参各五钱 白芥子三钱 山药一两

【用法】水煎服。服一月，骨蒸自退，便可望子矣。

【功用】清骨中之热，补肾中之阴。

【主治】妇人肾水亏虚，骨髓内热，口干舌燥，骨蒸夜热，遍体火焦，咳嗽吐沫，断难生子。

人参半夏丸

【来源】《郑氏家传女科万金方》卷一。

【组成】人参 半夏 南星 茯苓 薄荷 明矾 蛤粉 藿香 寒水石

【主治】妇人肥白，痰闭子宫，月水准信，其腹不痛，不受胎者。

导痰汤

【来源】《郑氏家传女科万金方》卷一。

【组成】旋覆花 半夏 陈皮 荆芥 五味子 前胡 白芍药 杏仁 桔梗 茯苓 甘草

【用法】加生姜五片，水煎服。

【主治】妇人月水准信，痰闭子宫，不能受胎，其人肥白，腹不痛者。

芩连导痰汤

【来源】《郑氏家传女科万金方》卷一。

【组成】半夏 橘红 白茯苓 甘草 乌梅 生姜 枳实 南星 黄芩 黄连

【用法】水煎服。

【主治】妇人痰闭子宫，月水准信，不受胎，中脘不爽，痰热，痰嗽饱闷。

温经暖宫丸

【来源】《郑氏家传女科万金方》卷一。

【组成】细辛 吴萸 川椒 秦艽 白蔹 白薇（酒浸） 白茯苓 干姜（炮） 石菖蒲（炒） 乌药 制附子各一两

【用法】上为末，炼蜜为丸，如梧桐子大。每服四五十丸，空心淡盐汤送下。

【主治】妇人无子。

调经种子神验秘方

【来源】《郑氏家传女科万金方》卷二。

【组成】白归身一钱二分半（酒洗） 白芍（酒炒） 川芎各五分 熟地一钱三分（自制） 四制香附一钱半 广皮 丹皮（酒炒）各八分 白茯苓五钱（乳蒸） 吴茱萸一钱（炒） 延胡索八分

【用法】照方连进四剂，加生姜三片，水二钟，煎八分，清晨空心服；滓再煎，临卧服。俟经水来时服起，一日一服，药尽经止。如未成孕，俟后经来，如法再服四剂。

【主治】不孕。

【加减】若过期三五日紫色者，乃血虚有外寒也，外加官桂一钱，炒干姜炭二钱，熟艾二钱；若先期三五日紫色者，血虚有热也，外加黄芩三钱。

调经种子丸

【来源】《救产全书》。

【组成】益母草末十两（四月中采上半截白梗，肥壮者佳，蒸透熟晒干） 当归身四两（酒洗） 真川芎二两 白术四两（饭上蒸熟） 白芍三两（醋炒） 怀熟地四两（酒煮杵膏） 黄耆二两（蜜炙） 人参一两 白茯苓二两（人乳拌晒） 砂仁二两（炒） 粉甘草二两 广木香一两（不见火）

【用法】上为细末，炼蜜为丸。每服三四钱，早空心、晚食前白滚汤送下。

【功用】调经种子，延年益寿。

瓮头春酒

【来源】《奇方类编》卷下。

【组成】头红花一斤 羊藿一斤（去毛边） 白芍二两（酒炒） 羯羊油一斤（炒羊藿极黑） 杜仲一两（童便浸一宿，炒） 苍术（炒）四两 天冬一两 肉苁蓉一两（去鳞甲） 牛膝四两 五加皮四两 白茯苓四两 砂仁五钱（炒） 故纸一两（炒） 人参一两 大附子五钱（制） 白蔻仁（炒）五钱 归身二两五钱 川椒五钱（焙去汗，去目） 丁香五钱 木香五钱 沉香五钱 枸杞三两 白术（炒）四两 甘草五钱 地骨皮一两（蜜水炒） 熟地三两 干菊一两 生地二两

【用法】上为末，好糯米四斗，淘净，再浸一日夜，去浆澄清，如蒸酒法，糯米为糜，取出候冷，用原淘米浆二十斤，入锅温之，加葱白一斤，滚数沸，去葱白候冷，和入糜内，然后拌上细曲末四斤，粗曲末二斤。又将前药和入糜内拌匀，又将羊藿、红花二味各入绢袋，先置瓮底，方将此糜入瓮，按置实，落上面，用火酒十斤盖了。春、秋三日，夏一日，冬五日。后又加火酒八十斤，仍将瓮口封固，至二七日开缸，木扒打过三四百下，再加圆眼肉二斤，红枣五升，又煮糯米饭三升，候冷，投入瓮内，又从瓮底打起二百下，再过二七日，榨出清酒，入坛封口，煮三炷香，埋三日。秋冬不必煮。第二次又用糯米二斗煮饭，拌曲末二斤，火酒五十斤，入在糟内封固。过五日打扒，又封。过五日打扒，再过五日上榨。人年四十以后用之。

【功用】壮阳种子，填精补髓。

【主治】女子宫冷、白带。

养元汤

【来源】《奇方类编》卷下。

【组成】当归 川芎 白芍（炒） 炙甘草 熟地 杜仲（炒去丝）各一钱 枸杞一钱八分 杏仁一钱五分 白茯苓一钱五分 金樱子一钱五分（去刺） 羊藿（酥炒，去边）一钱 石斛一钱四分 牛膝一钱八分

【用法】水三钟，煎一钟，空心服，晚复滓连服。十剂为妙。

【功用】补虚，益肾，种子。

【加减】如衰弱者，加山萸、肉苁蓉各一钱。

毓清丸

【来源】《奇方类编》卷下。

【组成】陈皮四两（分作四分，乳酒、甘草、水、艾汁各浸一宿，晒干） 山茱萸（去核，酒蒸，晒干）二两 胡索（炒）二两 地黄四两（分作二分，酒、姜汁各浸极透，晒干） 香附米八两（分作四分，童便、酒、醋、盐水各浸一分，浸五日，晒干，炒） 当归四两（分作二分，一分酒浸，炒；一分人参三钱煎汁浸，晒干） 条芩二两（酒蒸，炒） 白术四两（米泔浸，切片，黄土炒） 覆盆子（炒）一两 砂仁（去壳，炒）一两 川芎（酒炒）三两

【用法】共为末，用山药糊为丸，如梧桐子大。每早服五十丸，晚服六十丸，白汤送下，女子服。

【功用】顺气生血，易孕。

神效百子丸

【来源】《女科指掌》卷二。

【组成】明净硫黄一两

【用法】铜铫内甘草汤煮一日，取出阴干，研极细末，面糊为丸，如梧桐子大，约二百粒。每遇妇人月经过后，每服二十五丸，空心酒送下，次日服三十五丸，又次日服四十丸，一百丸尽，交合成胎矣。如此月经复行，再如前服一百丸，必然有孕，可服清热养血之剂。

【功用】求嗣。

【主治】妇人无子。

调经养荣种子丸

【来源】《幼科直言》卷六。

【组成】鱼鳔二两（蛤粉炒） 牡丹皮一两半（酒洗晒干） 白芍一两（酒炒） 沙菀蒺藜二两（酒洗） 续断一两（酒洗晒干） 白茯苓一两半 大熟地黄四两（另捣） 黄芩一两（酒洗） 菟丝子一两半（酒煮） 山萸肉二两 杜仲一两（盐水炒） 川萆薢一两（白色者，酒洗） 山药二两 当归一两（酒洗晒干） 车前子二两（酒洗） 阿胶一两五钱（蛤粉炒，真者） 益母草一两（取嫩尖晒干，酒拌，饭上蒸过，再晒干） 香附米一两（童便浸七日后洗净炒）

【用法】上为细末，炼蜜为丸，如梧桐子大。每早白滚水吞三钱，空心服后，随宜进饮食，将药压入下部。

【功用】滋水生精，调经种子。

山精寿子丸

【来源】《胎产心法》卷上。

【组成】山药二两五钱（用心结实者，有蛀者勿用） 黄精五两二钱（取真者，另杵膏待用。若九蒸九晒，干杵末用更好） 黑枣七两五钱（择肥大者，去皮核及腐烂者，另杵膏待用） 怀牛膝一两五钱（去芦净，酒拌蒸，或衬何首乌蒸，晒干用。或竟以牛膝易石斛亦可，然需加倍用。石斛生六安山中，形如蚱蜢髀，味甘体粘方真） 大何首乌二两五钱（或三两亦可，用黑豆汤浸软，木棒打碎，置瓦器中，底注黑豆汤，务以豆汤拌湿，蒸一炷钱香时，候冷取晒，俟水干，又伴蒸，如是九次，夏月一日三四回蒸晒可也，晒极干，称准） 川杜仲二两（炒，碾取净末，称准） 川续断二两（酒润，剥净肉，锉，晒干） 大熟地四两（煮熟者气味皆失，不堪用，必须九蒸九晒为妙） 草覆盆子三两五钱（去蒂，以酒拌，焙干，研末用） 沙菀蒺藜二两五钱（炒用） 川巴戟天二两（酒浸，去骨，蒸熟，晒干用） 肉苁蓉二两（酒洗，去泥甲，但不可过洗尽滑腻，恐伤去肉，隔纸烘干，再称准分两） 远志二两（甘草汤浸，去骨，仍以甘草汤拌，炒干用，取净肉称准） 菟丝子四两（择色黑而大者，去净，以布袋盛之，洗至水清，以瓦器蒸开肚皮，杵烂做饼，晒干称用） 白茯苓二两（选洁白者，出六英山中或云南者佳，各处市买咀片多有连膜者，非为末水漂，其膜不能去，然过水力已减矣。或用云南整块茯苓，自去膜用，不令见水，盖不切为片，则膜易去） 山萸肉二两（去核，取净肉称准，酒蒸，杵烂，晒干） 辽五味子二两 甘州枸杞五两（去梗蒂净）

【用法】上药除精、枣二膏，余共为细末，徐徐上于精、枣膏内，杵和极匀，炼蜜为丸，如小豆大。每服三四钱，空心百沸淡盐汤送下，久服愈好。此丸能延己寿，而生子又寿，无论有病者宜服，即无病服之犹妙。

【功用】延寿。

【主治】真阳不足，壮年之男，种玉无成，幼岁之妇，从不受孕，或受胎而中怀堕落，或得正产而又生女非男，或生而不育，或育而夭殇，即苟延性命，难免多疾病者。

【宜忌】如孕妇忌用牛膝，竟以石斛三两代之。

【方论】高益谦曰：补阳而专事参、附、耆、硫辈，骤补其火，不惟壮火食气，难免阳长阴消，阴不敌阳，而能寿能子又难。此方药性，不寒不热，类多平和，补阳不致阴消，久服长年无疾，效过多少，笔难罄书。

【加减】脾虚易泄泻者，山药多用；阴虚之人，大熟地可用六两；阳痿者，草覆盆子多用；肝虚滑精，沙苑蒺藜多用；相火不足者，川巴戟天多用；滑精，经行多或淋沥不断者，山萸肉多用，肝气郁结者少用；肝气郁结，肺有热者，辽五味子少用。

延嗣酒

【来源】《胎产心法》卷上。

【组成】生地（酒洗） 熟地（九蒸九晒） 天冬（去心） 麦冬（去心）各四两 仙灵脾八两（饭上蒸） 当归二两（酒洗） 枸杞一两（酒浸）

【用法】上切碎，绢袋盛，入大坛酒内，重汤煮，自卯至酉为度，埋土内七日取起用。早晚男妇各随量饮三五杯。妇人经不对者自正，经正者即受胎矣。

【功用】补益，种子，延嗣。

家传胎产金丹

【来源】《胎产心法》卷中。

【组成】当归（酒洗） 丹皮（水洗，晒干，勿见火） 蕲艾（醋煮） 延胡索（酒拌，炒干） 川芎 益母草（上头半截，童便浸，晒干） 青蒿 白薇（洗净，人乳拌） 人参 赤石脂（火煅，水飞亦可） 白茯苓 川藁本（洗净） 白术（土炒）各二两 生地（酒洗，煮不犯铁器） 鳖甲（醋炙）各四两 香附四两（醋、酒、盐、童便各浸一两） 桂心 没药（去油） 粉草（酒炒）各一两二钱 北五味一两（去梗，焙） 沉香六钱

【用法】上为细末，用新鲜头生男胎紫河车一具，长流水浸半日，洗净，放入黑铅罐内，再将黄柏四两放河车底下，加白酒酿二斤，清水二碗，灌满铅罐，以铅化封口，再以铁锅盛水，将铅罐悬在锅内，煮两日夜为度，取出捣烂，和入药内，拌匀晒干，再研为末，炼蜜为丸，如弹子大，每丸重三钱五分，水飞朱砂为衣，再以黄蜡为皮，如蜡丸式收贮。妇人临产，每服一丸，米汤化下；产下，每服一丸，童便好酒送下；产后，每服一丸；行经后，每服一丸，川芎当归汤送下；苦于小产者，胎动欲产，每服一丸，白滚汤送下，每月常服二三丸；产后血崩，童便好酒送服一丸；产后血晕，当归川芎汤送服一丸；产后惊风，防风汤送服一丸；儿枕痛者，山楂黑砂糖汤送服一丸；胞衣不下，干姜（炒黑）煎汤服一丸；产后虚怯者，川芎当归汤每日送服一丸。凡产后诸证，俱加好酒、童便服。

【功用】种子安胎。

【主治】妇人经水不调，诸虚百损，及胎前产后诸证。

交泰丸

【来源】《惠直堂方》卷一。

【组成】文蛤八两（饭上蒸） 熟地（九蒸晒） 五味子 远志肉（甘草煮） 牛膝（酒洗，去头尾） 蛇床子（去土，酒浸，炒） 茯神 柏子仁（炒去油） 菟丝子（酒煮） 肉苁蓉（酒洗，去鳞甲） 青盐各四两 狗脑骨一个（煅存性）

【用法】上为末，酒糊为丸，如梧桐子大，朱砂为衣。每服五七十丸，淡盐汤或酒送下，随吃干物压之。

【功用】保神守中，降心火，益肾水。

【主治】五脏真气不足，下元冷惫，二气不调，荣卫不和，男子绝阳无嗣，女子绝阴不育，及面色黧黑，神志昏愦，瘟寐恍惚，自汗盗汗，烦劳多倦，遗精梦泄，淋浊如膏，大便滑泄，膀胱邪热，下寒上热。

金锁十益大安丸

【来源】《惠直堂方》卷一。

【组成】顶熟地一斤（人乳拌蒸九次） 顶生地六两（酒洗） 菟丝子五两（酒煮吐丝） 黄耆（蜜炙） 麦冬（去心） 天冬（去心） 女贞子（人乳拌蒸九次） 白术（米泔浸，炒） 白芍（酒炒） 芡实 归身（酒洗） 杏仁各三两（炒） 杜仲（盐水炒断丝） 茯苓各三两（乳拌蒸，晒） 萸肉二两 山药（炒） 牡蛎各四两（童便和，黄泥裹煨） 鱼胶八两（蛤粉炒）（以上俱如法制过，照分量称准，为末听用） 龙眼肉一斤 青核桃肉一斤（二味捣如泥） 莲子八两（去心，焙研） 真木枣肉五两（以上四味共捣匀）

【用法】将药末和，炼蜜为丸。早、晚各服五钱。男、女俱可用，至半料必孕。

【功用】种子。

【加减】若加人参一两更妙。

经验广嗣丸

【来源】《惠直堂方》卷一。

【组成】人参 山萸 茯苓 天冬 石菖蒲 车前子 赤石脂（另研） 当归各一两 生地 熟地 杜仲 地骨皮 川椒 牛膝各二两 枸杞 肉苁蓉 远志各三两 菟丝四两 覆盆子 泽泻 柏子仁 山药 五味子 巴戟天 木香各一两

【用法】上为末，蜜为丸，如梧桐子大。初服六十丸，渐加至一百丸，空心盐汤或酒送下。

【主治】男子劳损羸瘦，中年阳事不举，精神短少，未至五旬，须发早白，步履艰难；妇人下元虚冷，久不孕育。

九制香附丸

【来源】《惠直堂方》卷四。

【组成】香附十八两（杵净，分作九份，每份二两，一份酒制，一份醋制，一份盐水制，一份童便制，一份小茴二两煎汁制，一份益智仁二两煎汁制，一份栀子炒黑二两煎汁制，一份莱菔子二两煎汁制，一份白附子、石菖蒲各一两共煎制。各汁俱春浸三日，夏浸一日，秋浸五日，冬浸七日，浸至日足，连渣同香附晒干，捡出香附，再将香附合一处，入砂锅内，用蕲艾五两，无灰陈酒同煮，酒干再添，再煮。须煮至香附黑色为度，取起晒干，为末所用）香附末八两 归身（酒洗）大熟地（姜汁蒸）大生地（姜汁蒸）白芍（酒炒）各四两 川芎（酒洗）三两 白术（酒炒）各四两 甘草（蜜炙）九钱 枣仁（炒）二两 人参一两 茯苓一两 天冬（去心）二两七钱 益母草（嫩叶）四两 山萸肉二两 真化皮二两 元胡（醋炒）一两 阿胶（蛤粉炒）四两 条芩（酒炒）二两 砂仁（连壳）一两五钱

【用法】上药各制如法，共为细末，炼蜜为丸，如梧桐子大。早、晚各服三钱，清汤送下。

【功用】调经，种子，安胎。

【主治】妇人百病。

四制香附丸

【来源】《惠直堂方》卷四。

【组成】香附二斤（分四处，一童便、一米泔、一米醋、一盐水，各浸七日，一日一换，取出炒黄，勿焦）当归（酒洗）一斤 熟地（艾叶二两煎汤拌蒸）川芎 白芍 条芩（炒）各八两

【用法】上为末，炼蜜为丸。空心清汤送下。

【功用】种子。

【加减】血热，加生地八两。

紫河车丸

【来源】《医略六书》二十七。

【组成】紫河车一具（白酒洗，银针挑净紫筋）大熟地八两 当归身四两 白芍药二两（酒炒）冬白术四两（制）淮山药四两（炒）金香附二两（酒炒）拣人参四两 紫石英四两（醋煅）甘枸杞四两 蕲艾叶二两（醋炒）川芎二两

【用法】各药同河车入陈酒煮烂，收干晒脆，为细末，炼蜜为丸。每服三五钱，温酒送下。

【主治】妇女虚寒不孕，脉软弱者。

【方论】气血两亏，子宫不暖，致天癸衍期，无以孕育而生子焉。熟地补阴滋血，人参补气扶元，当归养血荣经，白术健脾生血，川芎行血海以调经，白芍敛阴血以和络，香附调气解郁，山药补脾益阴，蕲艾叶理血气以温血室，紫石英涩血气以暖子宫，甘枸杞滋培肾脏，紫河车大补血气，入酒煮烂收焙，炼蜜以丸之，温酒以下之，俾血气内充，则子宫温暖而冲任融和，天癸无不调，自能孕育而生子矣。

升阳利湿汤

【来源】《医略六书》卷二十六。

【组成】南星二钱（制）苍术一钱半（炒黑）羌活一钱半（盐水炒黑）台芎八分 滑石三钱（姜汁炒）半夏一钱半（姜汁制）防风一钱半（炒黑）

【用法】水煎，去滓温服。

【主治】肥人湿闭不孕，脉弦缓者。

【方论】躯脂满溢，闭塞子宫，故天癸不调，不能怀孕焉。苍术燥湿强脾，南星散痰燥湿，羌活疏太阳之府，防风燥冲任之经，台芎行血海之气，滑石开子宫之闭，半夏豁躯内之痰涎也。水煎温服，使湿痰消散则子宫肃清，而冲任融和，何有闭塞经愆不孕之患哉！

加减八味丸

【来源】《医略六书》卷二十六。

【组成】熟地五两 附子三两（炮）肉桂三两（去皮）萸肉三两 泽泻一两半 当归三两 吴萸一两半（醋泡，炒）阳起石三两（煅）干姜一两半（炒）

【用法】上为末，炼蜜为丸。每服三钱，川椒汤送下。

【主治】阴内冰冷，不孕，脉细者。

【方论】熟地补先天之血，附子补真阳之火，萸肉涩精秘气，肉桂暖血温经，当归养血脉以荣经脉，泽泻泻浊阴以清子宫，吴萸温肝逐冷，干姜暖胃祛寒，阳起石以壮阳暖子脏也。白蜜丸之，椒汤下之，使火壮阳回则寒冷消散而子宫温暖，何有阴冷之菏，以致不孕之愆哉！

艾附丸

【来源】《医略六书》卷二十七。

【组成】熟地五两　当归三两　白芍一两半（酒炒）　艾叶一两半（醋炒）　丁香一两　香附二两（酒炒）　木香一两　藿香一两半

【用法】上为末，醋为丸。每服三钱，温酒送下。

【主治】血虚宫冷不孕，脉弦缓涩者。

【方论】血亏气乱，子宫寒冷，故天癸来迟，不能孕子焉。熟地补血以滋血室，当归养血以荣经脉，白芍收敛营血，艾叶温暖子宫，香附温中散滞气，藿香开胃醒脾，丁香温中散滞，醋丸以收之，酒下以行之。使子宫温暖，则经血充盈而经气调和，天癸无来迟之患，岂犹有不能孕子之忧哉！

白薇丸

【来源】《医略六书》卷二十七。

【组成】白薇一两　人参两半　附子一两（炒）　熟地三两　桂心一两　白芍两半（酒炒）　吴萸一两（醋炮）　当归二两　紫石英二两（醋煅）　槟榔一两

【用法】上为末，炼蜜为丸。每服二钱，温酒送下。

【主治】寒热气逆，经迟无子，脉沉紧涩。

【方论】附子补火，以御寒邪；人参扶元，以通血脉；熟地补阴，专滋血室；桂心暖血，力行寒滞；当归养冲脉之血；白芍敛任脉之阴；槟榔破滞降逆；吴萸温中逐冷；紫石英温涩子宫，能令有子；嫩白薇降泄虚阳，可除寒热也；蜜丸酒下，俾火暖阳回，则寒散滞消，而血气内充，自然腹痛退而寒热降，岂不经调而有子乎。

加味种子四物汤

【来源】《医略六书》卷二十七。

【组成】熟地五钱　当归三钱　白术钱半　川芎一钱　白芍钱半（炒）　茯苓钱半　阿胶三钱（面炒）　香附二钱（酒炒）　续断三钱（酒炒）　炙草五分

【用法】水煎去滓，冲炒黄砂仁末五分，温服。

【主治】冲任两虚，不孕，脉虚涩者。

【方论】冲任两虚，不能交媾水火，是胞中血少气涩，故无以孕精而娠焉。熟地补阴滋血，当归养血荣经，川芎活冲脉之血，白芍敛任脉之阴，白术健脾生血，阿胶补血益阴，香附调气解郁，炙草缓中益胃，茯苓渗湿以清子室，续断续筋以雄经脉也。水煎温服，稍佐砂仁调胃醒脾，使脾胃调和，则血室充足，而气无滞涩之患，何有冲任不调，媾精不孕哉。

过期饮

【来源】《医略六书》卷二十七。

【组成】熟地五钱　当归三钱　白芍（酒炒）一钱五分　川芎一钱　肉桂一钱（去皮）　炮姜一钱　附子一钱　香附（酒炒）二钱　艾叶（酒炒）一钱

【用法】水煎，去滓温服。

【主治】经候过期，不孕，脉迟涩者。

【方论】熟地补血，以滋血室；当归养血，以荣经脉；川芎行冲脉之血；白芍敛任脉之阴；附子补火御寒；肉桂温经通闭；香附解郁调经；炮姜温中逐冷；艾叶理血气以暖子宫也；水煎温服，使伏寒解散，则血室滋荣而子宫温暖，何有经行涩少来迟不孕之患哉。

柏子建宫丸

【来源】《医略六书》卷二十七。

【组成】熟地三两　当归三两（酒炒）　白芍一两半（酒炒）　川芎八钱（炒）　阿胶三两（麸炒）　艾叶一两五钱（醋炒）

【用法】上为末，炼蜜为丸。每服三钱，温酒送下。

【主治】血虚宫冷，不孕，脉数濡弦微涩者。

【方论】当归养血以荣血海，熟地补血以滋冲任，川芎行血中之气，白芍敛经中之阴，阿胶补任脉之血，艾叶暖子宫以调血气也。蜜以丸之，酒炒以行之，使血海充足，则子宫温暖而冲任化育有权，天下无不孕之妇矣。

荡胞煎

【来源】《医略六书》卷二十七。

【组成】大黄一两　附子一两（炮）　厚朴一两（制）　桂心一两　朴消一两　当归二两　赤芍一两　人参一两　桃仁二个

【用法】上为末。每服六钱，水、酒各半煎，去滓温服。

【主治】久年断产，脉实者。

【方论】瘀热内结，天癸不通，故年久断产，不能孕子焉。消、黄荡涤热结；桃、赤破瘀通经；附子、厚朴补火散结，力能暖子宫以调气化；当归、肉桂鼓运营血，兼能养经脉以开血闭；复用人参扶助元气，且以防诸药之悍也。水、酒合煎，务使瘀化结开，则天癸自通而血室清和，即年久断产当可冀其怀孕耳。

胜金丸

【来源】《医略六书》卷二十七。

【组成】熟地五两　人参一两半　白术一两（炒）　茯苓一两半　当归三两　白芍一两半（酒炒）　川芎一两　桂心一两半　香附二两（酒炒）　白薇一两（酒炒）　延胡一两半（酒炒）　炙草五钱

【用法】上为末，炼蜜为丸。每服三五钱，温酒送下。

【主治】经迟不孕，脉虚者。

【方论】熟地补血，以滋冲任；当归养血，以营经脉；川芎行血海；白芍敛阴血；人参扶元补气，兼通血脉；白术健脾统血，鼓运脾元；茯苓渗湿，以清血室；炙甘草缓中，以益胃气；延胡化血滞，力擅通经；香附解气郁，专主调经；桂心补火暖血；白薇降泄益阴。蜜以丸之，酒以行之，使血气内充，寒滞解散，而经气温暖，腹痛无不自退，岂有经迟不孕之患乎？

济阴丹

【来源】《医略六书》卷二十七。

【组成】熟地五两　人参一两半　当归三两　川芎一两　肉桂一两半（去皮）　干姜一两（炒）　秦艽二两　木香一两　糯米一合（炒）

【用法】上为末，炼蜜为丸。每服三钱，温酒送下。

【主治】久不孕，脉软弦涩者。

【方论】气血两亏，寒凝经脉，不能输泄而天癸来迟，久不孕育焉。熟地补血以滋血海，人参扶元以通血脉，当归养血荣经，川芎活血行气，肉桂温经暖血，干姜暖胃散寒，秦艽活血脉以通经，木香调胃气以化气，糯米实土膏以滋营经脉也。炼蜜丸之，温酒下之，使寒滞消散，则血气充盈而经脉调和，天癸无来迟之患，即久不孕者，尚可图效耳。

秦桂丸

【来源】《医略六书》卷二十七。

【组成】肉桂一两（去皮）　秦艽一两　附子一两（炮）　当归二两　厚朴一两（制）　人参一两　干姜一两（炒）　白薇一两　半夏一两（制）

【用法】上为末，炼蜜为丸。每服二三钱，温酒送下。

【主治】血海久冷不孕，脉细涩者。

【方论】血海久冷，冲任少熏育之权，故腹痛经迟，时发寒热，而不能孕子焉。桂、附暖血海以逐冷，姜、朴温中气以散寒；当归养血脉，人参扶元气，秦艽活血通经，半夏化痰燥湿，白薇降泄以除寒湿热也。炼蜜以丸之，温酒以下之，俾血海温暖，则久冷顿消，而腹痛无不退，寒热无不除，何患天癸不调，不能孕子乎。

调营定痛丸

【来源】《医略六书》卷二十七。

【组成】熟地五两　人参一两半　炒白术一两半　川芎一两（醋炒）　当归三两　木香一两　白芍一两半（酒炒）　香附二两（酒炒）　茯苓一两半　紫石英三两（醋煅）

【用法】上为末，炼蜜为丸。每服五钱，温酒送下。

【主治】经后脐腹疼痛，不孕，脉虚涩者。

【方论】血脉空虚，气滞而血去，脉络愈虚，故经后脐腹疼痛，不能怀孕焉。熟地补血滋血，人参补气通脉，白术健脾气以生血，当归养营血以荣经，川芎行血中之气，白芍敛血室之阴，木香化滞气以调中，香附调营气以定痛，茯苓渗湿以清血室，石英涩血以暖子宫也。蜜丸酒下，使经血内充，则滞气自化而冲任调和，何有经后疼痛之患，尚可冀其怀孕矣。

紫石英丸

【来源】《医略六书》卷二十七。

【组成】紫石英三两　人参一两半　熟地黄五两　当归身三两　川芎一两　川乌头一两（炮）　紫厚朴一两（制）　桂心一两半　吴茱萸一两（醋炒）　白干姜一两（炒）

【用法】上为末，炼蜜为丸。每服二三钱，温酒送下。

【主治】血海久冷不孕，脉细涩者。

【方论】血海久冷，冲任少薰育之权，故腹痛经迟，时发寒热而不能孕子焉。桂、附暖血海以逐冷，姜、朴温中气以散寒，当归养血脉，人参扶元气，秦艽活血通经，半夏化痰燥湿，白薇降泄以除寒湿热也。炼蜜以丸之，温酒以下之，俾血海温暖，则久冷顿消，而腹痛无不退，寒热无不除，何患天癸不调，不能孕子乎。

涤痰丸

【来源】《医宗金鉴》卷四十五。

【组成】白术（土炒）二两　半夏曲　川芎　香附米各一两　神曲（炒）　茯苓各五钱　橘红四钱　甘草二钱

【用法】上为末，粥为丸。每服八十丸，以涤痰汤送下。

【主治】妇人形肥盛，不孕，以身中有脂膜闭塞子宫。

【加减】如热者，加黄连、枳实各一两。

涤痰汤

【来源】《医宗金鉴》卷四十五。

【组成】当归一两　茯苓四两　川芎七钱五分　白芍药　白术（土炒）　半夏（制）　香附米　陈皮

甘草各一两

【用法】上作十帖。每帖加生姜三片，水煎，送服涤痰丸。

【主治】妇人肥盛，不孕，以身中有脂膜闭塞子宫也。

温中坐药

【来源】《医宗金鉴》卷四十九。

【组成】远志　干姜　蛇床子　吴茱萸

【用法】上为末。绵裹纳阴中，一日二易。内宜多服桂附地黄丸。

【主治】妇人阴冷，由风寒乘虚客于子脏，久之血凝气滞，艰于受孕。

合欢丸

【来源】《叶氏女科证治》卷四。

【组成】当归　熟地黄各三两　茯苓　白芍各一两五钱　酸枣仁（炒）　远志肉（制）各一两　香附（酒炒）　炙甘草各八分

【用法】上为末，炼蜜为丸。白汤送下。

【主治】妇人气郁不孕。

【加减】气虚，加人参一两。

种玉酒

【来源】《叶氏女科证治》卷四。

【组成】全当归五两（切片）　远志肉五两（甘草汤洗）

【用法】上用稀夏布袋盛之，甜酒十斤安药浸之，密封口。浸过七日后，临卧温服，随量饮之，切勿间断，服完再制。又经净后，每日用青壳鸭蛋，针刺七孔，蕲艾五分，水一碗，将蛋安艾水碗内，饭上蒸熟食之，每月多则吃五六个，少则吃二三个亦可。

【主治】妇人经水不调，气血乖和，不能受孕；或生过一胎之后，停隔多年。

【方论】全当归行血凉血，远志肉散血中之滞，行气消痰。

苍术导痰丸

【来源】《医方一盘珠》卷六。

【组成】苍术二两　香附（四制）二两　陈皮　白茯苓各一两半　枳壳　半夏　南星　炙草各一两

【用法】加姜汁、醋煮面糊为丸服。

【主治】肥盛妇人，禀赋厚，恣于酒食，躯脂溢满，闭塞子宫，经水不调，不能成胎。

妇宝胶归丸

【来源】《类证活人方》卷七。

【组成】生地八两　香附八两　芍药六两　山萸肉六两　丹皮四两　杜仲四两　续断四两　茯苓四两　白术四两　黄芩三两　椿皮三两　黑荆芥三两

【用法】上药炼蜜为丸。早空心白滚汤吞服四五钱，临睡服二三钱。

【主治】月事先期而至，红紫不一，甚则或崩或漏，淋漓不净，日久去血过多，气亦虚陷，非淋即带，腥秽绵绵，块结脐腹，痛连腰脊，胸膈痞闷，饮食日减，头目眩晕，肢体疲倦；多产成痨，或气虚半产，营卫虚极，形神羸弱，骨蒸烦热，四肢浮肿，昼则嗜卧，夜反无寐；先天不足，久不怀孕。

胎产金丹

【来源】《仙拈集》卷三。

【组成】当归　川芎　白芍　人参　赤石脂　白术　茯苓　桂心　藁本　白薇　白芷　丹皮　玄胡　没药　甘草各一两

《全国中药成药处方集》有党参、乳香，无人参。

【用法】除石脂、没药另研外，其余皆以醇酒浸三七日，烘干为末，称十五两；外用香附米以水浸三日，略炒为末，称十五两，和匀，重罗筛过，炼蜜为丸，如弹子大，瓷器收贮。经闭成疾，麻木疼痛，头昏脚肿，血淋白带，滚汤送下；不受孕，服至一月即受孕；胎不安者，俱用滚汤送下；受孕即服不辍，保全足月分娩无忧；临产，清米汤调服一丸，自然顺利，难产者倍用；产下，童便好酒调服一丸，自无崩晕之症；血崩，童便滚水送下；血晕，当归川芎煎汤送下；产后儿枕痛，山楂黑糖煎汤送下；胞衣不下，干姜煎汤送下；呕吐，淡姜汤送下。病轻者调服一丸；重者调服二三丸。

【功用】《全国中药成药处方集》：调经养血，助气安胎。

【主治】

1. 《仙拈集》：妇女经闭成疾，麻木疼痛，头昏脚肿，血淋白带，不受孕，胎不安，难产，产后血崩、血晕，儿枕痛，胞衣不下，呕吐。

2. 《全国中药成药处方集》：胎漏下血，胸腹胀满，腿瘦腿痛，四肢浮肿，作冷作烧，不思饮食。

济阴丸

【来源】《仙拈集》卷三。

【组成】当归　白术　生地　茯苓　陈皮　益母各二钱　香附　川芎　黄芩　麦冬各一钱

【用法】上为末，炼蜜为丸，如梧桐子大。每服二钱，空心白汤送下。

【主治】妇人无子。

济阴丸

【来源】《仙拈集》卷三。

【组成】益母草　香附米各八分（童便浸炒七次，醋炒三次）　熟地　当归　白术各四两　阿胶　生地　陈皮　白茯苓各三两　川芎　半夏　白芍　麦冬　黄芩　杜仲　丹皮　续断　延胡各二两　没药　甘草各一两　吴萸　小茴各七钱

【用法】上为末，炼蜜加酒为丸，如梧桐子大。每服七十丸，黄酒送下。

【功用】顺气益血，调经除带，益子宫，善胎育。

毓麟丸

【来源】《仙拈集》卷三。

【组成】丹参三两　香附　川芎　当归　白芍　茯苓　丹皮　益母各二两

【用法】磨末，蜜丸。每次三钱，空心服，桂圆汤送下。

【功用】调经种子。

煨脐种子方

【来源】《经验广集》卷三。

【组成】韭菜子 蛇床子 附子 肉桂各一两 川椒三两

【用法】上以麻油二斤，飞丹十三两，将药熬枯去滓，熬至滴水成珠，摊如酒杯大，贴之。又用硫黄一两，丁香一钱，麝香三分研末，捣独蒜为丸，如豌豆大，每用一丸，安于脐内，用膏盖之。

【主治】男子精寒痿弱，白浊遗精；女人子宫虚冷，赤白带下。

雄鸡马兰汤

【来源】《医林纂要探源》卷八。

【组成】雄鸡（乌骨者尤妙） 马兰

【用法】雄鸡去肠杂净，入马兰于腹中，不拘多少，实腹令满，同煮至烂，合汤与马兰随意食之。宜淡，或入盐少许，好酒配食可也。

【主治】妇人癥瘕不散，气血虚羸，及子宫虚寒不能受孕者。

坤厚资生丸

【来源】《大生要旨》卷一。

【组成】九制熟地 当归（酒蒸）各四两 白芍（酒炒）三两 川芎（酒蒸）一两五钱 白术（陈土炒）四两 茺蔚子（酒蒸）四两 香附四两（醋、酒、生姜汁、盐水各炒一两） 丹参三两（酒蒸）

【用法】上为末，以益母草八两，酒、水各半，熬膏，炼蜜为丸。每早服四钱，开水送下。

【主治】妇女经事不调，临期腹痛，不能受孕。

【加减】月经先期而至，脉数有热，属血热，加生地、丹皮；后期而至，脉迟厥冷，属血寒，加肉桂；将行而腹痛，是气滞，加乌药、木香；食少气虚，面色㿠白，四肢无力，是为气血两亏，减附子一半，加人参、黄耆、河车、茯神、枣仁、远志之类。

壬子丸

【来源】《同寿录》卷一。

【组成】人参二钱 沉香一钱五分 白及（明亮者佳） 白蔹 陈皮 吴茱萸（滚汤泡去苦水） 茯苓各一两 白附子 五味子 牛膝（去芦） 元胡索 蕲艾叶 厚朴（姜汁炒）各三钱 细辛 桂心各五钱 乳香二钱 没药八分

【用法】上药拣壬子日制合，为细末，炼蜜为丸，如赤豆大。男妇同服，每服十五丸，每早、晚温酒送下。俟妇女经净次日服。

【功用】种子。

金陵种子丹

【来源】《同寿录》卷一。

【组成】白茯苓一两（去皮） 白附子一钱 人参三钱 乳香三钱

【用法】上为细末，炼蜜为丸，如梧桐子大。每服十三丸，早、午、晚服三次。择壬子日起。

【功用】男子服之，补血生精；女子服之，调经受孕。药完一度即成胎矣。

宜男酒

【来源】《同寿录》卷一。

【组成】全当归二两 茯神二两 枸杞子二两 川牛膝二两 杜仲（醋炒断丝）二两 桂圆肉（去皮核）二两 核桃肉（去皮）二两 葡萄干（去皮梗）二两

【用法】上药浸无灰好酒十斤，盛瓷坛内封固，重汤煮一炷香，埋土中七日，取起。早、晚温服二三杯。或用米烧酒十斤，则不必煮，但浸七日服之，亦可。

【功用】养精壮神，调经种子。

调经种玉汤

【来源】《医部全录》卷三八四。

【组成】熟地黄（酒蒸） 香附子（炒）各六钱 当归身（酒洗） 吴茱萸 川芎各三钱 官桂 熟艾各二钱

【用法】上锉，分作四帖。每帖入姜一片，水煎，空心服。待经至之日服起，一日一帖。药尽交媾，必成孕。

【主治】妇人无子，多因七情所伤，致经水不调，不能受孕。

神效乾丹

【来源】《本草纲目拾遗》卷二引《演楪儿集》。

【组成】天雄三钱（去皮尖）　雄精三钱　鸦片三钱　蟾酥三钱　母丁香（大者）四粒　人参三钱　樟脑（瓦上升净霜）三钱　乳香　没药（去油）各五分　倭硫黄三钱

【用法】上为细末，用绢罗裹外。麝香二钱，研极细，另包。将白及（不拘多少，以敷用为度）放碗内，用滚水泡开，将白及装入绢袋内，拧汁去滓。再用苏合油三钱同白及汁和药调匀，将麝香末洒上，做成锭，放瓷盒内阴干，或将口封固，略晒。俟干研擦。

【功用】坚阳益肾种子，强筋力，和血脉。

导痰汤

【来源】《女科切要》卷二。

【组成】半夏　南星　橘红　枳实　茯苓　人参　菖蒲　竹茹　甘草

【用法】加生姜，水煎服。

【主治】妇人肥白，痰闭子宫，月信准而不受胎，经来腹不痛。

胜金丹

【来源】《妇科玉尺》卷三。

【组成】人参　白芍　赤芍　川芎　丹皮各一两半　肉桂　茯苓　牛膝各二两半　当归　白薇各四两　藁本三两（以上药合一处，酒浸一日，井水淘出，焙末）　四制香附末一斤　熟地四两（打和一处）赤石脂　白石脂各二两　乳香　没药各一两　琥珀　朱砂各五钱

【用法】上为末，炼蜜为丸，金箔为衣。酒送下。汗出愈。兼治子宫虚冷不育，服二十丸即孕。

【功用】下死胎。

【主治】虚劳妇人临产，子宫虚冷不育，积年手足麻痹，半身不遂，崩带、产后等疾。男子五劳七伤。

人参蛤蚧丸

【来源】《医级》卷九。

【组成】人参一两　胡桃（取紫衣者）　补骨脂　菟丝子　芡实各二两　龙骨　牡蛎　益智仁　川椒各一两　首乌　黄肉　山药各三两　鹿鞭一条（横切）　雀脑五十个（煮）　蛤蚧一对

【用法】将蛤蚧刷去浮鳞，除头、足，浸一日，洗净，炙用。先将胡桃、雀脑捣，再入余药末，溶鹿胶为丸。每服三四钱，白汤送下。

【主治】妇人气血不足，胞宫虚冷，精滑不能受孕；并男子衰滑易遗。

金花子散

【来源】《医级》卷九。

【组成】金花子五钱　四物汤一剂

【用法】煎服，于经后日服之。本方服后，即不受胎。如体渐实，仍可受孕，故佳。

【主治】体弱不欲孕者。

济坤大造丸

【来源】《产科心法》引丹溪方。

【组成】紫河车一具（制）　人参一两（切片，焙干，研细和入）　天冬（去心）　麦冬（去心）　当归　淮牛膝　山药各一两　熟地四两　杜仲（姜汁同盐炒）　黄柏　五味子各五钱

【用法】上药各为末，同紫河车捣匀为丸。

【功用】益气血，补子宫，种子。

【主治】气血本虚，不能摄元成孕；或频堕胎，及生子不寿；成孕后虚热自汗，食少带多。

【加减】如虚弱多汗，加黄耆二两（蜜炙），地骨皮、知母各一两；如脾胃虚，常大便溏泻，加白术二两，莲子二两（俱炒）；如少睡惊悸者，血少也，加炒枣仁、桂圆肉各二两。

补天五子种玉丹

【来源】《产科心法》卷上。

【组成】大原生地八两（清水洗刷净，入瓦罐中，水煮一昼夜，再蒸、晒九次，焙干） 山萸肉四两（酒拌炒） 淮山药四两（乳拌，蒸，晒） 丹皮三两（酒炒） 块云苓三两（乳拌，蒸，晒） 泽泻三两（盐水炒） 当归身四两（酒炒） 淮牛膝二两（炒） 杜仲二两（盐水炒） 川续断二两（盐水炒） 枸杞子四两（酒拌蒸，炒） 五味子二两（炒） 女贞子三两（盐水蒸，炒） 车前子二两（炒） 覆盆子三两（盐水洗，晒，炒） 紫河车一具（甘草煎水浸洗净，挑去血筋，煮烂打或焙干炒磨）

【用法】上为末，炼蜜为丸。每服四五钱，早晨淡盐汤送下。

【功用】久服生精益肾，种子。

【加减】如气不足，精不射者，加蜜炙黄耆十两熬膏，加入人参更妙；如精薄或精少，加大米鱼肚四两（用蛤粉炒），鹿角胶二三两（蛤粉炒），猪脊筋十条（取汁拌入茯苓内，蒸、晒、焙干）；临事易泄者，加鹿角霜三两（生研和入），金钗石斛三两（炒），人参一两（焙），麦冬二两（炒）；如体热，加地骨皮二两，莲须二两，牡蛎粉二两，金樱子熬膏代蜜；如精冷体寒之人，加肉桂一两（去皮研入），巴戟天二两（炒），鹿角胶四两（蛤粉炒），破故纸四两（盐水炒），或加入鹿茸一对（制）；劳心之人，心血耗散，常至临事不举，此心血亏少，非肾亏也，加桂圆肉四两（蒸），枣仁四两（炒），茯神四两（炒），人参、当归、柏子仁、益智仁等一派补心之药。

四奇毓麟丸

【来源】《宁坤秘籍》卷下。

【别名】四奇种子丸（《外治寿世方》卷四）。

【组成】粉龙骨（用五色者，阴阳瓦煅）一钱 阳起石（见太阳飞动者真）三钱 白芷（用铜器焙干，黄者佳）三钱 蓖麻子（去壳用子，去浮油）四十九粒 黄春季桂（干，研极细末）五钱 砂仁（去壳干炒，酒洗净，焙）一钱 闹杨花（焙，研末）一钱 参芦（研细末）五钱 枸杞子（去

核，净肉炒干） 射香（晒干，研末）一钱 紫梢花（色润紫者佳）一钱 北细辛（水泡一夜，炒干，研末）三钱 肉苁蓉（红色者佳，焙干，研末）一钱 真肉桂（去皮，研细）二钱 旱地浮萍（肥大者佳，用净叶）三钱 吴茱萸（醋浸一夜，炒干）二钱 石榴皮（阴阳瓦焙干，研细末）一钱 川椒（开口者佳，研末）一钱 真鸦片膏一钱 锁阳（醋洗净）三钱 象皮（研末，一钱）

【用法】上药各为极细末，称足，用半生蜜为丸，如龙眼核大，外用丁香油为衣，再加蜡壳。每遇红尽之日，去壳将丸放入户内，约一顿饭时，药化可行。无不灵验。

【功用】种子。

补中丸

【来源】《竹林女科》卷四。

【组成】川芎 当归 黄耆（蜜炙） 白术（蜜炙） 人参 白芍 杜仲（盐水炒） 川续断 阿胶（炒珠） 五味子（炒）各一两 甘草（蜜炙）五钱

【用法】上为末，炼蜜为丸。白汤送下。

【主治】妇人脾胃虚寒，带脉无力，不孕。

调经种玉丸

【来源】《竹林女科》卷四。

【组成】香附（四制） 杜仲（姜汁炒）各八两 川芎 白芍 当归身 干地黄 陈皮 小茴香（酒炒） 玄胡索（微炒） 肉苁蓉（酒炒） 青皮（陈者，麸炒） 炒乌药 酒炒黄芩 乌贼鱼骨（酥炙）各四两

【用法】共为末，醋和面糊为丸。每服百丸，空心好酒送下。

【主治】妇人经水不调，赤白带下，久不受孕。

加味济坤大造丸

【来源】《女科秘要》卷八。

【组成】紫河车一具（须壮妇人头产男胎连带者，洗净，用砂罐内隔竹片三五根，剪蒲包一块，架住，放河车于蒲包上，下用白酒，不可令胞粘着，

取酒气蒸极熟） 人参一两五钱 当归 生地（酒洗蒸熟）各二两 山药 天冬（去心） 牛膝（酒浸）各一两 黄柏（炒） 杜仲（姜汁、酒炒断丝）各八钱 麦冬（去心）一两五钱 五味子五钱

【用法】上为末，捣河车于内，使极匀。空心每服六七十丸。

【主治】妇人气虚血弱，宫寒不孕。

【加减】如虚弱多汗，潮热，加黄耆，地骨皮、知母各一两；脾胃虚弱久泻，加白术、莲肉各一两，血虚惊悸少睡，加枣仁（炒）一两，元眼肉二两。

坐 药

【来源】《产科发蒙》（附录）。

【组成】硫黄 桂皮 川芎 丁香各等分

【用法】上为细末。以绢袋盛，大如指，束纳阴中。坐卧任意，勿走行，小便时取出，更安新者。

【主治】妇人久不产，阴中隐隐如虫啮，冷冷如风吹，或转胞不通，或妊子不成，惯堕者。

天根月窟膏

【来源】《温病条辨》卷五。

【组成】鹿茸一斤 乌骨鸡一对 鲍鱼二斤 鹿角胶一斤 鸡子黄十六枚 海参二斤 龟版二斤 羊腰子十六枚 桑螵蛸一斤 乌贼骨一斤 茯苓二斤 牡蛎二斤 洋参三斤 菟丝子一斤 龙骨二斤 莲子三斤 桂圆肉一斤 熟地四斤 沙苑蒺藜二斤 白芍二斤 芡实二斤 归身一斤 小茴香一斤 补骨脂二斤 枸杞子二斤 肉苁蓉二斤 黄肉一斤 紫石英一斤 生杜仲一斤 牛膝一斤 萆薢一斤 白蜜三斤

【用法】上药用铜锅四口，以有情归有情者二，无情归无情者二，文火次第煎炼取汁；另入一净锅内，细炼九昼夜成膏，后下胶、蜜，以方中有粉无汁之茯苓、莲子、芡实、牡蛎、龙骨、鹿茸、白芍、乌贼骨八味为极细末，和前膏为丸，如梧桐子大。每服三钱，一日三次。

【功用】阴阳两补，通守兼施。

【主治】下焦阴阳两伤，八脉告损，急不能复，胃气尚健，无湿热证者；男子遗精滑泄，精寒无子，腰膝腹痛之属肾虚者；老年体瘦，痹中，头晕耳鸣，左肢麻痹，缓纵不收，属下焦阴阳两虚者；妇人产后下亏，淋带癥瘕，胞宫虚寒无子，数数殒胎，或少年生育过多，年老腰膝尻胯痠痛者。

【宜忌】胃弱不能传化重浊之药者，有湿热者，单属下焦阴虚者不宜此方。

天一补真丹

【来源】《济众新编》卷二。

【组成】羊一只（去筋膜，取精肉） 熟地黄（姜浸）十两 山药 山茱萸各五两 牡丹皮 白茯苓 泽泻各三两 陈皮 缩砂各二两

【用法】上为末。羊肉以刀烂窝，入石臼捣烂，和药末更捣为丸，如梧桐子大。每服七八十丸，米饮或淡姜茶送下，全羊骨煎服亦可。

【主治】气血大虚，男子瘦弱肾虚，妇人虚劳无子。

【加减】肾冷，加茴、破；冷极，加官桂、附子；气滞，加便香附、沉香；妇人则加四制香附；有积，加青皮。

少腹逐瘀汤

【来源】《医林改错》卷下。

【组成】小茴香七粒（炒） 干姜二分（炒） 元胡一钱 没药二钱（研） 当归三钱 川芎二钱 官桂一钱 赤芍二钱 蒲黄三钱（生） 灵脂二钱（炒）

【用法】水煎服。

【功用】

1.《医林改错》：去瘀，种子，安胎。

2.《方剂学》：活血祛瘀，温经止痛。

【主治】

1.《医林改错》：少腹积块疼痛，或有积块不疼痛，或疼痛而无积块，或少腹胀满，或经血见时先腰酸少腹胀，或经血一月见三五次，接连不断，断而又来，其色或紫或黑，或块或崩漏，兼少腹疼痛，或粉红兼白带。或孕妇体壮气足，饮食不减，并无伤损，三个月前后，无故小产，常有连伤数胎者。

2.《医林改错评注》：对妇科多种疾患，如冲

任虚寒、瘀血内阻的痛经，以及慢性盆腔炎、肿瘤等，均有较好的疗效。

【宜忌】《医林改错评注》：本方用于安胎时，一般多在习惯性流产的基础上，且孕妇身体壮实，确属血瘀所致，并有瘀症可查者，方可使用。

【验案】不孕证 《医林改错》：道光癸未年，直隶布政司素纳公，年六十，因无子甚忧，商之于余。余曰：此易事耳。至六月，令其如君（妾）服此方，每月五付，至九月怀孕，至次年甲申六月二十二日生少君，今七岁矣。

长生丹

【来源】年氏《集验良方》卷二。

【组成】地黄八两 山药四两 白茯神四两 何首乌半斤 女贞子六两 甜石斛半斤 枸杞六两 鹿角霜半斤 山茱萸六两 菟丝子半斤 肉苁蓉二两 鹿角胶半斤 川牛膝半斤 宣木瓜 虎胫骨四两 人参一斤 丹皮八两 杜仲一两 胡麻一斤 桑椹子一斤

方中宣木瓜用量原缺。

【用法】上为末，拌为丸。每服三钱，空心白滚水送下。

【主治】男子劳损羸瘦，阳事不举，精神短少，须发早白，步履艰难；妇人下元虚冷，久不孕育。

益母种子丸

【来源】年氏《集验良方》卷五。

【组成】益母草（上载）十两 人参二两 白术（土炒，去芦）四两 归身四两（酒洗） 白茯苓三两 川芎二两 熟地四两（砂仁酒炒） 白芍（酒炒）二两 生草二两 木香二两 砂仁二两（炒）

【用法】炼蜜为丸，如梧桐子大。每空心服三钱。

【主治】妇人一切月水不调，气血两虚，不孕。

保坤至圣丸

【来源】《集验良方》卷五。

【组成】香附子八两（童便、酒、醋、盐水各制一次） 当归身二两（酒浸，晒干，醋拌炒） 大熟地三两（酒洗蒸，醋炒） 川芎一两五钱（醋炒） 白芍一两五钱（酒拌炒） 延胡索二两（醋炒） 白茯苓二两（人乳拌蒸，晒） 牡丹皮一两（酒洗，晒干，醋拌炒） 白术二两（土拌，切片，麸炒） 绵黄耆一两五钱（蜜水拌炙） 粉甘草一两五钱（蜜水拌炙）

【用法】上为细末，醋糊为丸，如梧桐子大。每服五十丸，空心淡盐汤或淡醋汤送下，一日二次。

【主治】妇女经闭淋崩，产后诸虚百损，久无子嗣。

胎产金丹

【来源】《集验良方》卷五。

【组成】生地四两（酒洗，煮烂，不犯器） 白薇二两 延胡（酒炒）二两 桂心一两 藁本二两 粉草一两二钱（酒炒） 赤石脂二两（炒） 川芎二两 沉香六钱 没药（去油）一两 益母草二两 鳖甲（醋炙）四两 五味子一两（焙） 青蒿四两（童便浸） 蕲艾（醋炙）二两 丹皮二两 香附（醋、酒、盐、童便各浸一两）四两

【用法】上为细末；再用新鲜紫河车一具，长流水浸半日，洗净；黑铅打成大铅罐一个，将河车放在铅罐罐内，再将黄柏四两，放在河车下，加白酒酿二斤，清水二碗，灌满铅罐，仍以铅化封口，再以铁锅盛水，将铅罐悬在砂锅内，煮两日夜为度，取出捣烂，和入药内拌匀，晒干，再研为末，炼蜜为丸，如弹子大，每丸重二钱五分，水飞朱砂为衣，黄蜡为皮。

【功用】安胎种子，调经养血。

【主治】妇人诸虚百损并胎前产后一切病症。

纯阳救苦丹

【来源】《春脚集》卷三。

【组成】藿香一两 菖蒲一两 砂仁五钱（粒） 苍术一两 栀子八钱（炒） 远志八钱 半夏一两（京） 木香五钱 青木香五钱 腹皮一两 紫苏五钱 神曲五钱 柴胡八钱 白矾一两 玉金五钱 茯神二两 陈皮一两 当归二两（全） 川芎五钱 木通八钱 木瓜二两 厚朴五钱 香附八钱 黄芩一两麦冬二两 羌活五钱 独活五钱

青黛五钱　枳壳五钱　杏仁一两（去皮尖）　川连五钱　雄黄五钱　生地二两　防风一两　桔梗八钱　苦梗八钱　泽泻八钱　甘草五钱　黄柏五钱

【用法】上为极细末，炼蜜为丸，每丸重二钱，朱砂为衣。大人病重者，每服不过四丸，病轻者二丸，小儿十岁以外者一丸，十岁以内者半丸，周岁内外者，用一丸，烧黄土水泡开，灌饮十分之三四。妇女胎前，用当归汤送下；产后，用红花汤送下，或桃仁为引亦可；催生，佛手三钱煎汤送下；妇女临产不下，用酥龟板汤送下；便血，用阿胶汤送下；胎漏，用阿胶汤送下；妇人不能生育，用当归汤送下；红白崩症，红症用白狗尾花汤送下，白症用红狗尾花汤送下；妇女行经腹痛，用艾叶汤送下；癥瘕，用红花茨菇根汤送下；妇女干血痨症，用真红花汤送下；血虚，用当归红花汤送下；幼童幼女，风续天花，痘疹等症，用姜葱汤，加朱砂送下，痘疹不出，用三川柳汤送下；小儿急慢惊风，食积胃热，脾虚等症，用烧黄土浸水化服；疯癫因痰，用蜜佗僧为引；若邪魔，用肥皂子一枚，烧灰同朱砂送下；疯疾，加生麝香一二厘送下；瘟疫，用雄黄五分送下；寒嗽，用姜汁为引；喘嗽，用杏仁七个（去皮尖）煎汤送下；劳嗽，用老米汤送下；久嗽，用杏仁七个，红枣三个，为引；伤寒，用防风紫苏汤送下；内热，用竹茹为引；心口闷，用砂仁汤送下；头疼，用荷叶汤送下；腰疼，用杜仲汤送下；腿痛，用木瓜牛膝汤送下；遗尿，用覆盆子煎汤送下；尿粪结尿，用盘龙草（愈旧愈佳）煎汤送下；结粪，用麻酱搅水送下；膈症，用开元钱（醋酥）煎汤送下，此钱用荸荠切片同嚼下；吐血痢疾，姜葱汤送下；疮疾瘰疬疥癣，无名肿毒，用菊花连翘汤送下；疟疾，姜葱汤送下，或贴十一节腰骨上，愈热愈速好；劳伤黄病蛊症，用姜葱汤，加地骨皮、瞿麦送下；偏正头疼，用药为饼烤热，贴两太阳穴即愈；各种胃气疼痛，用豆蔻一枚，杵碎，烧酒浸兑，生姜汁送下；小肠疝气攻心疼痛，用川楝七个煎汤送下，若气卵，用茴香汤送下，如暴得，用川连砂仁汤送下。余症俱用烧黄土浸水送下。

【主治】妇女临产不下，便血，胎漏，不孕，红白崩症，行经腹痛，癥瘕，干血痨；小儿风续天花，痘疹，小儿急慢惊风，食积胃热，脾虚等症；疯癫因痰，邪魔，疯疾，瘟疫，咳嗽，伤寒内热，心口闷，头痛，腰疼，腿痛，遗尿，结尿，结粪，膈症，吐血，痢疾，疮疾，瘰疬，疥癣，无名肿毒，疟疾，劳伤黄病，蛊症，各种胃气疼痛，小肠疝气攻心疼痛，以及夏令受暑，山岚瘴气，自汗盗汗，翻胃呕吐，单双乳蛾喉闭，食积，水积，酒积，怔忡，中湿，肿胀，腹痛，脱肛，牙疼耳聋，暴发火眼，寸白虫，破伤风，溺河轻生，手足冷痛，疯狗咬伤。

调经酒

【来源】《医方易简》卷一。

【组成】全当归五两　远志肉五两　生甘草三钱（洗一二次）

【用法】上用稀布袋盛之，以甜白酒十斤，如无好者，陈绍酒亦可，浸过七日，晚上温服。慎无间断，将要服完再制，经调乃止。

【主治】经水不调，气血乖和，不能受孕，或生过一胎，停隔多年者。

【方论】方中全当归以行血养血，远志肉、生甘草以散血中之滞，行气消痰。

乌鸡汤

【来源】《易简方便》卷六。

【组成】白毛乌骨鸡一只（以糯米喂养七日，勿令食虫蚁野物，用绳吊死，去毛与肠杂，以一斤为率）　益母草一两　小黑豆一茶杯

【用法】上药共放鸡腹内，加水、酒各半，蒸熟，空心食鸡与汤。食一二次以后，月经时刻不差矣。

【主治】妇人脾胃虚弱，冲任损伤，血气不足，经候不调，以致无子者。

女科白凤丹

【来源】《饲鹤亭集方》。

【组成】白丝毛雌鸡一只　川石斛　香青蒿各四两（煎汤煮）　人参　北沙参　麦冬　生地　熟地　丹参　白术　茯苓　黄耆　当归　牛膝　秦艽　鳖甲胶　艾叶　地骨皮　川贝　川芎　川连　丹皮　银胡各一两

【用法】米糊为丸服。

【功用】补虚益劳，调经种子。

【主治】妇人骨蒸内热，面黄肌瘦，浊淋带下，子宫寒冷，月事参差，难于生育者。

当归养血丸

【来源】《饲鹤亭集方》。

【组成】当归 白芍 茯苓 黄耆 香附 阿胶各三两 生地八两 白术 杜仲各四两 丹皮二两

【用法】炼蜜为丸服。

【主治】妇人经水不调，赤白带下，子宫寒冷，久不受孕。

妇宝胜金丹

【来源】《饲鹤亭集方》。

【组成】人参 白术 茯苓 炙草 当归 白芍 熟地 川芎 白薇 肉桂 藁本 白芷 丹皮 没药 元胡 赤石脂各一两 香附十五两（一次稻叶，二次童便，三次米醋）

【用法】上药蜜丸。每服一丸，温酒化下。

【主治】妇人经水不调，色淡色瘀，行经腹痛，赤白带下，子宫虚冷，久不受孕，癥瘕癖痞，胎前产后一切之患，及半身不遂，中风瘫痪。

赤水玄珠

【来源】《饲鹤亭集方》。

【别名】天雨菽。

【组成】大生地 野白术 厚朴 青皮 杜仲 破故纸 巴戟 陈皮 茯苓 苁蓉 小茴香 川椒 戎盐各一两

【用法】用新汲水同入砂锅熬浓汁，滤去滓，以拣净黑大豆二升拌匀，慢火细煮，收干药汁为度，凉干，瓷器密收。男服二十一粒，女服二十粒，每晨空服，淡盐汤送下，不可间断。

【功用】补益男女，种子，延龄。

赤脚大仙种子丸

【来源】《饲鹤亭集方》。

【组成】全当归（酒洗） 肉苁蓉（酒洗 连蕊须） 绵杜仲 菟丝子（酒浸） 淫羊藿（酥炙） 潼蒺藜（盐水、童便、人乳分制） 云茯苓（人乳蒸） 破故纸（盐水炒） 怀牛膝（盐水炒）各八两 甘枸杞（青盐水炒）四两 梀桂心（不见火）二两 线鱼膘（牡蛎粉拌炒）二斤 大天雄（每重一两四五钱者，面裹煨）二枚

【用法】如法炮制，每药一斤，用炼蜜十二两，开水四两为丸，如梧桐子大。每晨服百丸，淡盐汤送下，晚服百丸，陈酒送下，男妇不妨同服。附、桂二味，年逾五旬，方可用也。

【功用】补虚损，种子。

胎产金丹

【来源】《饲鹤亭集方》。

【组成】党参二两五钱 生地 香附 鳖甲各四两 白术 白薇 当归 川芎 丹皮 黄芩 玄胡 蕲艾 青蒿 乳香 赤石脂 益母草各二两 茯苓 五味 血琥珀 藁本各一两 安桂 白芍 甘草各一两五钱 沉香五钱

【用法】上为末，都拌匀，炼蜜为丸，每重二钱，辰砂为衣，蜡封口。

【主治】妇人胎前产后诸恙百病及子宫寒冷，艰于受孕，红白淋带疼痛，经停参前落后，行经腹痛，腰酸无力。

神效种子丸

【来源】《外科传薪集》。

【组成】大熟地二两四钱 肉苁蓉二两四钱 萆薢四钱 灯草五尺 木香二两四钱 山萸肉二两四钱 荜澄茄二两 大茴香二两 马蔺实（阴干，研）八分 干漆二两 巴戟肉二两 蛇床子一两四钱 龙骨二两 全当归一两 牡蛎粉二两 母丁香二两 桑螵蛸二两二钱 全蝎（去尾）五钱 茯苓一两半 蜘蛛十四个 威灵仙二两 菟丝子二两 沉香二钱 车前子二两 木通二两四钱 远志肉二两

【用法】上为细末，炼蜜为丸，如绿豆大。每服一二钱，清晨开水送下。

每于经期转时，服汤药一剂。煎方如下：桂

枝三分，白芍二钱，甘草二钱，姜皮三钱，再加玉盆二钱，枣二枚。

【功用】种子。

益母毓麟丸

【来源】《饲鹤亭集方》。

【组成】当归 熟地各四两 党参 鹿角霜 白术 茯苓 川断 杜仲 香附 白芍 菟丝子各二两 川芎 川椒 甘草各一两

【用法】加蜜二十两为丸服。

【主治】妇人血气俱虚，经水不调，腹痛腰痠，饮食不甘，瘦弱不孕及赤白带下。

调经种子第一神方

【来源】《寿世新编》卷上。

【组成】淡吴萸一钱半（平时腹不痛，兼之火旺者，减去五分，体寒腹痛者加五分） 全当归二三钱 正川芎一钱半 杭白芍二钱（酒炒） 嫩桂枝（手足常冷兼之麻痹者，用桂尖，否则用桂枝心，火旺者用一钱，火衰者用一钱半，冬月或用二钱） 真阿胶二钱（水酒另炖冲） 法半夏二钱（体寒痰多者，加五分或加一钱，痰少而口常干者，减一钱，加淡条芩一钱半） 台党参一钱半（津液不足，口常干苦，素体火旺者，以洁洋参二钱代之） 粉丹皮一钱半（血热者用二钱） 拣寸冬四钱（常时口干，唇舌红赤者，用五钱，并加生地二钱） 炙甘草一钱半（胸腹胀满者减去，加四制香附一钱五分） 淡生姜（切薄片）一钱半（体寒痰多易呕者，用二钱，暑月少减）

【用法】水煎，每于经行时服起，日服一剂，每月三四剂。服至二三月，经即对期色正，数月必受孕矣。

【主治】妇人上热下寒，心中发热，少腹常痛，经寒久不受胎，经水紫黑稀少，或过期不至，两尺迟涩，两寸关洪大或弦数，或腰腹胀痛，或经行干呕。

毓麟丸

【来源】《饲鹤亭集方》。

【组成】白棉花子仁二十四两（用秋石一两六钱，加水溶化，浸一日晒干，再用陈酒浸片刻，取出，入木甄内锅上蒸半日，取出晒干，再用此法蒸棉花子仁黑色为度） 熟地十二两 潼蒺藜 线鱼胶各六两 川萆薢 麦冬各四两 五味子 杜仲 补骨脂各二两四钱 杞子八两 当归 牛膝各三两二钱 茯苓五两 楮实子三两 柏子霜三钱

【用法】上为细末，用羊肾四条，盐酒浸，打烂为丸。男妇均可服。

【功用】填补精髓，妙合阴阳，求嗣得孕，益寿延年。

【加减】如男有遗精，女有白带，去牛膝，加覆盆子二两四钱。

温冲汤

【来源】《医学衷中参西录》上册。

【组成】生山药八钱 当归身四钱 乌附子二钱 肉桂（去粗皮，后入）二钱 补骨脂（炒，捣）三钱 小茴香（炒）二钱 核桃仁二钱 紫石英（煅，研）八钱 真鹿角胶二钱（另炖同服）

【用法】水煎服。

【主治】妇人血海虚寒不孕。

女科妇宝丹

【来源】《中国医学大辞典》。

【组成】当归三两 川芎二两 艾绒二两 白芍药二两 香附（制）三两 阿胶二两 熟地黄四两

【用法】上为末，阿胶化烊，炼蜜为丸。每服三四钱，开水送下。

【主治】气血不调，经水愆期，带下淋浊，不能受孕。

吉祥丸

【来源】《中国医学大辞典》。

【组成】大熟地八两 鹿角霜 白芍药 党参 当归 杜仲 茯苓 菟丝子各四两 甘草（炙） 官桂 川芎 川椒各二两

【用法】上为细末，炼蜜为丸，如梧桐子大。每服五钱，淡盐汤送下。

【主治】妇人子宫寒冷，瘀积胞门，任脉不荣，冲

脉少藏，经事不调，积年不孕。

妇女养营丸

【来源】《中国医学大辞典》。

【组成】熟地黄　二泉胶　香附（制）各八两　全当归　黄耆　杜仲各四两　于术五两　茯苓　白芍药各三两　砂仁　川芎　陈皮　益母膏　艾绒（炒）各二两　甘草（炙）一两

【用法】上为细末，炼蜜为丸，如梧桐子大。每服三四钱，熟汤送下。

【主治】妇女阳虚阴弱，经水不调，带下淋漓，经闭腹痛，饮食少思，面黄发脱，肌体消瘦，久不受胎，及经水不止，一切血证。

妇女紫金丹

【来源】《中国医学大辞典》。

【组成】砂仁　枳壳（炒焦）　天台乌药各一两五钱　广木香　陈皮　延胡索　红豆蔻　蓬莪术　京三棱各一两　槟榔一两三钱

【用法】上为细末，赤米汤泛为丸，如梧桐子大。每服三钱，熟汤送下。

【主治】妇女气郁血凝寒滞，经水不通，或乱经痛经，不能受孕，及肝血气块作痛。

补阳固带长生延寿丹

【来源】《中国医学大辞典》引彭祖方。

【组成】人参　附子　胡椒各七钱　夜明砂　五灵脂　没药　虎骨　蛇骨　龙骨　白附子　朱砂　麝香各五钱　青盐　茴香各四钱　丁香　雄黄　乳香　木香各三钱

【用法】上为末，另用白面作条，圈于脐上，将前药分为三分，内取一分，先填麝香末五分入脐孔内，乃将一分药入面圈内，按药令紧，中插数孔，外用槐皮一片盖于药上，以艾火灸之，时时增减，壮其热气，或自上而下、自下而上，一身热透，病人必倦沉如醉，灸至骨髓，风寒暑湿，五劳七伤，皆尽拔除。苟不汗，则病未除，再于三五日后又灸，至汗出为度。灸至一百二十壮，疾必痊。

【功用】常服除百病，益气延年。

【主治】劳嗽、久嗽、久喘、吐血、寒劳，遗精白浊，阳事不举，下元极弱，精神失常，痰膈等疾。妇人赤白带下，久无生育，子宫极冷。

【宜忌】慎风寒，戒生冷、油腻。

【加减】妇人灸脐，去麝香，加韶脑一钱。

神仙枕

【来源】《中国医学大辞典》引丁其泰方。

【组成】川椒　桔梗　荆实子　柏子仁　姜黄　吴茱萸　白术　薄荷　肉桂　川芎　益智仁　枳实　全当归　川乌　千年健　五加皮　蒺藜　羌活　防风　辛夷　白芷　附子　白芍药　藁本　苁蓉　北细辛　猪牙皂荚　芜夷　甘草　荆芥　菊花　杜仲　乌药　半夏各一两

【用法】上为细末，绢袋盛之，另用槐木薄板做枕一个，高三寸三分，宽四寸五分，长一尺二寸，如天盖地，一面上钻孔一百二十八个，如梧桐子大，将前药装入枕中，其药每间三五个月一换。百日后诸病消除，精神倍长，如夫妇皆以此作枕，更见奇效。

【功用】种子，除百病。

葆真丸

【来源】《鳞爪集》卷二。

【组成】熟地黄二两　山药二两　杜仲三两　益智仁一两　牛膝一两　鹿角胶八两　茴香一两　巴戟一两　补骨脂一两　杞子一两　龟版胶四两　远志一两　枳实一两　胡芦巴一两　黄肉一两半　柏子霜五钱　五味一两　茯苓二两　川楝子一两　菟丝一两半　石菖蒲五钱

【用法】用淡苁蓉四两打烂为丸。每服三四钱，淡盐汤送下。

【功用】通十二经脉，发阴起阳，定魄安魂，开三焦之积聚，补五脏之虚损，壮筋健骨，益寿延龄。

【主治】人或禀赋素薄，或调理失宜，男子衰弱无子，妇人寒冷无孕。

震灵丹

【来源】《妇科大略》。

【别名】紫金丹。

【组成】乳香　五灵脂　没药（另研去砂）各二两　朱砂一两　禹余粮（醋淬，捻碎为度）

【主治】妇人气血不足，崩漏，虚损带下，子宫寒冷无子。

秘制太和丸

【来源】《萧山竹林寺妇科秘方考》。

【组成】制香附　制苍术　广藿香　净防风　嫩前胡　紫苏叶　薄荷叶　川厚朴　草果仁　姜半夏　台乌药　广陈皮　焦麦芽　春砂壳　炒枳壳　焦山楂各四两　白蔻米　广木香　茯苓　川芎　羌活　白芷　粉甘草各三两

【用法】上为末，面糊为丸，如弹子大。每服一丸，温开水化服，每日二三次。

【功用】健脾消积，化痰行气。

【主治】妇女信水不准，经行腹痛，腰痿带下，骨节疼痛，胸闷食少，停经化胀，脾虚泄泻，气血两亏，积年不孕。

比天保贞膏

【来源】《北京市中药成方选集》。

【组成】蛇床子十两　川楝子十两　熟地十两　生地十两　生杏仁十两　官桂十两　川断十两　川附片十两　牛膝十两　菟丝子十两　木鳖子十两　谷精草十两　紫梢花十两　天冬十两　麦冬十两　肉果十两　苁蓉十两　甘草六十四两　虎骨十六两

【用法】上药酌予碎断，用香油六百四十两炸枯，过滤去滓。加章丹三百三十六两，松香三百三十六两，鹿胶十六两，熬成膏，再兑：麝香二两，冰片六十四两，硫黄面十两，赤石脂十两，龙骨面十两，阳起石面十两，蟾酥面十两，母丁香十两，乳香面十两，没药面十两，木香面十两，沉香面十两，雄黄面十两，摊成外用膏药，每张重五钱。用时贴脐腹部或肾俞穴。

【功用】滋阴补气，暖肾散寒。

【主治】男子气虚肾寒，阳事不兴，久无子嗣。妇女气虚血亏，行经腹痛，久不孕育。

【宜忌】孕妇忌服。

鹿胎膏

【来源】《北京市中药成方选集》。

【组成】鹿胎一具　党参（去芦）二百四十两　黄耆一百六十两　鹿肉一千六百两　生地八十两　当归八十两　紫河车五具　熟地八十两　升麻二十两　桂元肉四十两

【用法】酌予切碎，水煎三次，分次过滤，去滓，滤液合并，用文火煎熬，浓缩至膏状，以不渗纸为度，另兑鹿角胶一百六十两，蜂蜜一千六百两成膏；装瓶，重二两。每服三至五钱，一日二次，温开水冲服。

【功用】滋阴益肾，补气益血。

【主治】男子肾寒精冷，阳痿不举；妇女子宫虚寒，久不孕育。

女科乌鸡白凤丸

【来源】《全国中药成药处方集》（杭州方）。

【组成】白毛雄乌鸡一只（缢死，去肚杂物，用黄酒二斤煮烂，配入后药）　党参四两　白芍（酒炒）二两　川断三两　桑螵蛸二两　炒于术二两　炙黄耆三两　广郁金二两　川藁本二两　茯苓（乳拌）三两　制香附四两　地骨皮（酒炒）二两　黄肉二两　炙甘草一两　杜仲三两　煅龙骨二两　丹皮二两　当归三两　丹参三两　煅牡蛎二两　延胡索一两五钱　川芎二两五钱　怀山药二两五钱　白薇二两　红花一两

【用法】上为细末，炼蜜为丸。每服二至四钱，淡盐汤、米汤或开水送下。

【功用】补益气血，调经种子。

【主治】妇人血虚阴亏，面黄肌瘦，神困体倦，虚劳成疾，月经不调，崩漏带下，骨蒸潮热，久不生育。

内补养荣丸

【来源】《全国中药成药处方集》（沈阳方）。

【组成】当归　川芎　白芍各三两　熟地　醋香附各八两　炒白术　姜　草各五两　茯苓三两　黄耆　阿胶　陈皮各四两　杜仲　炙甘草（炒）　艾叶　砂仁各二两

【用法】上为极细末，炼蜜为丸，二钱重。每服一丸，白开水送下。

【功用】补血安胎，消炎止带。

【主治】妇人气血虚弱，头目眩晕，面色萎黄，经血不调，赤白带下，腰痛耳鸣，四肢无力，子宫虚寒，久不孕育，胎动不安。

【宜忌】忌生冷食物。

白凤丸

【来源】《全国中药成药处方集》。

【别名】参茸白凤丸。

【组成】人参一两　杜仲一两　川芎一两　熟地一两　於术一两　菟丝一两　黑艾叶七钱半　炙甘草五钱　鹿茸一两　茯苓一两　当归一两　川椒五钱　大黄耆二两　白芍二两　香附一两　阿胶一两　白绒鸡一尾

【用法】共研细末，和蜜为丸，每粒重四钱，白蜡壳封。常服。

【主治】妇人诸虚百病，久不孕育。

妇宝宁坤丸

【来源】《全国中药成药处方集》（杭州方）。

【组成】吉林人参二钱　大熟地五钱　制香附五钱　紫苏叶二钱五分　大生地五钱　驴皮胶二钱五分　全当归五钱　广橘红五钱　川牛膝二钱　于术五钱　沉香一钱　川芎五钱　台乌药五钱　西砂仁一钱五分　炒黄芩五钱　西琥珀二钱五分　白茯苓五钱　广木香二钱五分　炙甘草一钱五分　东白芍五钱　益母草三两

【用法】各取净粉，用柏子仁一两，煎汤去滓，和炼白蜜为丸，每重三钱，蜡壳封固。每服一丸，开水化服。

【功用】调经种子，养血安胎。

【主治】妇人气血两亏，月经不调，崩漏带下，诸虚百损，久不受孕，一切胎前产后诸病。

育麟保坤丹

【来源】《全国中药成药处方集》（天津方）。

【组成】益母草一斤　香附（醋制）四两　生白芍二两　当归四两　广木香　丹参　柴胡各一两　续断　杜仲炭（盐炒）各二两

【用法】上为细末，炼蜜为丸，三钱重；每斤丸药用朱砂面三钱上衣，蜡皮或蜡纸筒封固。每服一丸，白开水送下。

【功用】养血种子。

【主治】气滞血亏，经血不调，赶前错后，行经腹痛，不思饮食，体倦身懒。

治带固下丸

【来源】《全国中药成药处方集》（武汉方）。

【组成】生白芍五钱　良姜三钱（炒炭）　黄柏二钱（炒炭）　椿根皮一两半（醋炒）

【用法】上为细末，米糊为丸。每服三至四钱，以米饮汤或开水送下。

【功用】清理湿热，固涩止带。

【主治】妇人阴虚体弱，湿热下注，赤白带下，不能受孕。

经带金丹

【来源】《全国中药成药处方集》（沈阳方）。

【组成】乳香二两　玄胡索三两　丹皮二两　白薇二两　甘草二两　白术一两　藁本二两　白芷二两　香附十两　没药一两　肉桂一两　赤石脂四分

【用法】上为极细末，炼蜜为丸，二钱重。每服一丸，白开水送下。

【功用】调经止带，和血镇痛。

【主治】赤白带下，红白淋浊，经水不调，脐腹作痛，腰酸无力，子宫寒冷，难于受孕。

【宜忌】孕妇忌服。

胜金丹

【来源】《全国中药成药处方集》（沈阳方）。

【组成】香附十六两　当归一两半　赤芍一两半　白芷一两半　川芎一两半　人参一两　延胡索一两半　远志一两半　白术一两半　桂心二两半　丹皮二两半　茯苓二两半　川牛膝二两半　熟地黄四两半　白薇四两　甘草七钱五分　藁本二两　盔沉香一两　乳香　没药　赤石脂　白石脂各一

两 琥珀五钱 朱砂五钱

【用法】上为细末 炼蜜为丸，二钱重。每服一丸，白开水送下。

【功用】养血调经，开郁祛寒。

【主治】妇人经血不调，经行障碍，经血紫黑，崩中带下，子宫寒冷不受孕，死胎不下，产后血亏，经前腹痛，经后腰疼，中气不足，头晕心烦，四肢倦怠，咳嗽发热，膨闷胀满，一切血虚、气滞、经带疾患。

神效胜金丹

【来源】《全国中药成药处方集》（吉林、哈尔滨方）。

【别名】琥珀胜金丹。

【组成】香附十六两 川芎一两半 丹皮二两半 当归一两半 玄胡一两半 牛膝二两半 远志一两半 熟地四两半 赤芍一两半 白术一两半 白薇四两 白芍一两半 炙草七钱半 白石脂一两 藁本三两 茯苓二两半 乳香一两 没药一两 赤石脂一两 白芷一两半 贡桂二两半 山参一两半 琥珀五钱 朱砂五钱 鹿茸二两

【用法】琥珀、朱砂均各另研，余药均一处研细，调匀，炼蜜为丸，大赤金为衣，每丸重二钱一分，除包装外，用瓷坛保贮。每服一丸，白水调服。

【功用】温补，收涩，益气，养血。

【主治】气血虚脱，中气微弱，自汗形消，面色苍白，爪枯肤燥；经血暴崩或点滴不断，腰酸腿软，头晕气短；积湿浸带，带脉不宣，带下赤白，腰酸腿痛；子宫寒冷，血分虚弱，经血不调，久不受孕。

【宜忌】干血痨及瘀血实症均忌用。

鹿胎冷香丸

【来源】《全国中药成药处方集》（兰州方）。

【组成】鹿胎一具 鹿茸一两 党参四两 琥珀五钱 藏红花五钱 柴胡一两七钱 白芍三两 坤草八两 石脂二两 白薇二两 川芎八钱 益智一两五钱 玄胡一两五钱 元肉三两 薄荷八钱 鳖甲三两 香附三两 牡蛎二两 当归三两 桃仁一两 甘草二两 菊花炭二两 金铃子五钱 乌梅炭二两 角霜四钱 条参四两 沉香一两

油桂一两 东参一两 黄耆四两 鸡血藤一两 蚕茧炭五钱 白全参三两

【用法】上用黄酒、乳汁为丸，如梧桐子大。赤石脂及上朱砂为衣。每日早晚各一次，每次三十粒，开水送下。

【功用】调经种子，养血安胎，温中止带。

【主治】神经衰弱，子宫疾患，久不生育，胎前产后诸症。

【宜忌】忌生冷硬物，气恼忧劳。

暖宫丸

【来源】《全国中药成药处方集》（哈尔滨方）。

【组成】香附六两 艾炭 当归 黄耆各三两 吴萸三钱 白芍 川芎各二两 川断一两半 熟地一两 贡桂五钱

【用法】上为细末，炼蜜为丸，每丸重二钱。每服一丸，经血寒者，红糖水为引，其他均白水送下，日服二、三次。

【主治】子宫寒冷，经血衍期，腹痛结块，腰腿疼痛，久不生育；肝郁气滞，气结胸脘，胸脘胀痛，纳少嗳气；积湿浸滞，带脉不宣，湿浊下注，带下白滑，腰酸腹痛，面苍体软；痛经气滞，白带。

补肾种子方

【来源】《妇产科学》。

【组成】枸杞子 菟丝子 五味子 覆盆子 车前子 益智仁 乌药 炙龟版各三至四钱

【主治】不孕症。肾阴肾阳不足，兼有小便频数者。

暖宫定痛汤

【来源】《刘奉五妇科经验》。

【组成】橘核三钱 荔枝核三钱 小茴香三钱 胡芦巴三钱 延胡索三钱 五灵脂三钱 川楝子三钱 制香附三钱 乌药三钱

【功用】疏散寒湿，温暖胞宫，行气活血，化瘀止痛。

【主治】慢性盆腔炎属于下焦寒湿，气血凝结者，或宫冷不孕。

神效暖脐膏

【来源】《慈禧光绪医方选议》。

【组成】肉桂一两五钱（去皮） 丹皮八钱 黄耆 党参 归身 生地各二两 白芍 苁蓉 附子（炙） 木鳖子各一两（去壳） 荆芥 防风 麻黄 桂枝 柴胡 前胡 升麻 葛根 苏叶 薄荷 羌活 独活 白芷 藁本 川芎 细辛各五钱（一方有麝香五钱）

【用法】上以真麻油三斤，生姜四两、葱头四两（切碎），入油内慢火熬焦，去滓滤净汁，将油秤准，每油一斤，入飞净黄丹半斤，慢火熬至老嫩得所，以瓷器收盛，七日后方可用。

【功用】镇疼止泻，祛风散寒，健肠胃，暖肚。

【主治】受寒受冷，腹痛腹胀，呕吐酸水；及久不孕育，腰骶疼痛。

补肾种子方

【来源】《古今名方》引罗元恺方。

【组成】金樱子 18～30 克 菟丝子 党参 熟地各 24 克 桑寄生 首乌各 30 克 淫羊藿 9 克 枸杞 15 克 砂仁 3 克（后下）

【功用】补肾，益气，补血。

【主治】子宫发育不良，月经不调或不排卵，不生育者。

散瘀见喜汤

【来源】《千家妙方》。

【组成】制香附 10 克 五灵脂 10 克 延胡索 10 克 春砂仁 6 克 晨童便一盅（兑服）

【用法】水煎服，每日一剂。

【功用】行气活血，化瘀通经。

【主治】气滞血瘀，壅塞胞宫之原发性痛经，并不孕症。

助孕汤

【来源】《临证医案医方》。

【组成】月季花 6 克 玫瑰花 6 克 丹参 15 克 当归 9 克 生地 9 克 白芍 9 克 柴胡 6 克 香附 9 克 苏梗 6 克 桔梗 6 克 仙灵脾 9 克 鹿衔草 9 克

【用法】水煎服。或制成丸药服。

【功用】调经助孕。

【主治】月经不调，久不孕育者。

【方论】方中月季花、玫瑰花调经助孕；丹参、当归、生地、白芍为四物汤加减，养血活血；柴胡、香附、苏梗、桔梗舒肝理气解郁；仙灵脾、鹿衔草补肾阳，可调整内分泌而助孕。

化瘀通络汤

【来源】《山东中医杂志》（1990，3：33）。

【组成】丹参 30g 赤芍 15g 当归 12g 桃仁 9g 红花 9g 路路通 12g 王不留行 9g 川芎 9g 穿山甲 9g

【用法】水煎服。同时结合丹参注射液 10ml，加入 10% 葡萄糖注射液 500ml 中静滴；中药灌肠：当归 9g，赤芍 15g，制乳香、制没药各 9g，川芎 9g，土茯苓 30g，灵脂 9g，红藤 30g，水煎浓缩至 100ml，保留灌肠，每晚 1 次，10 天为 1 疗程。

【主治】输卵管阻塞。

【验案】输卵管阻塞 《山东中医杂志》（1990，3：33）：所治输卵管阻塞 33 例，年龄 24～38 岁，继发性不孕 14 例，原发性不孕 19 例，33 例治疗前均行子宫输卵管照影（27 例）或输卵管通水（6 例），证实输卵管阻塞。结果：治愈（子宫、输卵管造影提示双侧输卵管通畅或妊娠）20 例，占 60.6%；显效（子宫、输卵管造影提示一侧通畅，一侧通而不畅）7 例，占 21.2%；无效 6 例，占 18.2%；总有效率为 81.8%。

扶黄煎

【来源】《中国医药学报》（1991，2：34）。

【组成】菟丝子 仙灵脾 巴戟天 鹿角粉 山萸肉 淮山药 炙龟版

【用法】水煎服，每日 1 剂。根据患病病情及分型，临床须加减用药。水煎服。

【主治】黄体不健型不孕症。

【验案】黄体不健型不孕症 《中国医药学报》（1991，2：34）：治疗黄体不健型不孕症 72 例中，

24～27 岁 10 例，28～31 岁 45 例，32～35 岁 13 例，36 岁以上 4 例；2～3 年不孕者 44 例，3～4 年不孕者 18 例，4～5 年不孕者 8 例，5 年以上不孕者 2 例；原发性不孕 70 例，继发性不孕 2 例。结果：除 4 例（3 例输卵管病变，1 例多囊卵巢）无效外，余 68 例均有效，有效率为 94.44%。其中有 61 例怀孕，痊愈病例的疗程在 3 个月以内的 24 例，4～6 个月的 25 例，7～9 个月者 5 例，10～12 个月的 6 例，14 个月的 1 例。

通管汤

【来源】《中国医药学报》（1991，2：32）。

【组成】赤芍 9g　川芎 9g　三棱 9g　莪术 9g　制乳香 9g　制没药 9g　丹参 30g　桃仁 9g　昆布 9g　海藻 9g　夏枯草 9g　益母草 15g　炮山甲 9g　皂角刺 9g　路路通 15g

【用法】每日 1 剂，水煎服，连服 2 个月为 1 疗程，完成疗程后进行输卵管造影或通液，无效者再服用 1～2 个疗程，最多可服至 6 个月。多数病人服药 1～2 个疗程即见效果。

【主治】输卵管阻塞性不孕症。

【验案】输卵管阻塞性不孕症　《中国医药学报》（1991，2：32）：治疗输卵管阻塞性不孕症 108 例，年龄 24～37 岁；原发性不孕 88 例，继发性不孕 20 例；病程 1～2 年 14 例，2～3 年 27 例，3～5 年 32 例，5～7 年 16 例，7～9 年 11 例，10 年以上者 8 例。结果：痊愈（治疗后妊娠者，或经子宫输卵管造影或通液证实输卵管已通畅）92 例，有效（治疗 1～3 个疗程后造影或通液通而欠畅）5 例，无效（治疗前后无变化）11 例，总有效率为 89.82%。

化浊通管汤

【来源】《中国医药学报》（1992，6：38）。

【组成】泽兰叶 12～15g　桂枝 10～18g　猪苓 10～18g　泽泻 10～18g　益母草 15～30g　琥珀 1～2.5g（冲服）　威灵仙 18～30g　白芥子 10～12g　王不留行 10～18g　川牛膝 12～24g　路路通 10～18g　黄柏 10～18g

【用法】每日 1 剂，内服，治疗 1 个月经周期为 1

个疗程。外用药渣外敷法：将煎煮汤药后的药渣，趁热用毛巾包裹（不可过热），放置于输卵管积水病灶之体表处，一般为 20 分钟。药液灌肠法：主要药物为丹参、赤芍、苏木、当归、川芎等，根据病人脉证变化，随时调整药味及其剂量。每次煎煮药液 100～150ml，以灌肠器插入肛门内 15cm，保留灌肠，其药液度略高于体温，3 日 1 次。月经期停用，积水消失者停用。

【主治】输卵管积水不孕。

【验案】输卵管积水不孕　《中国医药学报》（1992，6：38）：所治输卵管积水不孕 84 例，其中原发性不孕 70 例，继发性不孕 14 例，一侧输卵管积水 25 例，双侧输卵管积水 59 例。伴子宫内膜炎、宫颈炎和阴道炎者 34 例。年龄小于 25 岁者 13 例，26～30 岁者 46 例，31～35 岁者 20 例，大于 35 岁者 5 例。结婚时间 2～3 年 46 例，3～5 年 31 例，5 年以上 7 例。结果：本组治疗时间最短为 1 疗程，最长为 5 个疗程，获显效（子宫输卵管造影或 B 超提示输卵管积水全部消失，临床症状悉除，或治疗过程中妊娠者）72 例，有效（积水明显减少，或两侧积水转为一侧，临床症状明显缓解者为有效）9 例，无效（治疗前后症状、碘油造影或 B 超均提示无变化者）3 例，总有效率为 96.4%。

补肾疏郁汤

【来源】《实用中西医结合杂志》（1992，9：521）。

【组成】鹿角霜　巴戟天　肉苁蓉　川断　王不留行　女贞子　枸杞子　红花　白芍各 10g　怀山药 30g　炙枳壳 5g　柴胡　生甘草各 5g

【用法】上药水煎 200ml，每日服 2 次，周期第 10 天开始服到经期停服，每个月经周期为 1 疗程。

【主治】黄体性不孕。

【验案】黄体性不孕　《实用中西医结合杂志》（1992，9：521）：本组治疗黄体性不孕 46 例，年龄 22～30 岁 39 例，31～36 岁 7 例；原发不孕 39 例，继发不孕 7 例。不孕年龄：1～2 年者 33 例，3 年以上者 13 例。结果：痊愈（治疗 1 年内受孕）34 例；12 例治疗 1 年未孕，其中 8 例基础体温好转，4 例无效；黄体功能改善有效率为 91.3%。

调肝种子汤

【来源】《首批国家级名老中医效验秘方精选》。

【组成】广木香10克　当归10克　柴胡3克　香附3克　紫河车9克　羌活9克　益母草9克　白芍9克

【用法】水煎服，月经后第10～15天服本方4～6剂。

【功用】疏肝解郁，养血调经。

【主治】多年不孕、经期先后不定，经来腹痛、行而不畅，量少色暗、有小血块，经前乳房胀痛、精神抑郁、烦躁易怒，舌质正常或黯红、苔薄白、脉弦。

【加减】本方适用放治疗肝郁不孕症。实热加丹皮、山栀；虚热加知母、黄柏或生地、玄参；实寒加桂心、莪术、紫石英；虚寒加苍白术、川朴、枳壳；气虚加党参、淮山药、黄芪；血瘀加桃仁、红花。

【验案】王某，38岁，工人。10年前曾生一小孩未活。此后即月经不准，通常40～50天来1次，每次持续7～8天，经量多，色黑如烟油；经前半个月乳房胀，衣不可近，腹痛；脉弦尺弱，舌红、苔白。治以理气活血，滋肾柔肝。处方：广木香10克，香附10克，柴胡3克，当归10克，白芍10克，益母草10克，桔叶6克，路路通6克，甘草3克，经服上方7剂，配之以坤顺丸，月经遂恢复正常，随即妊娠，足月生一女婴。

温肾种子汤

【来源】《首批国家级名老中医效验秘方精选》。

【组成】艾叶12克　香附9克　当归9克　川芎9克　熟地黄15克　吴茱萸9克　赤芍15克　川断12克　肉桂6克　黄芪15克　狗脊12克　桑寄生15克　乌药9克　小茴香4克

【用法】每日一剂，水煎，早晚各温服一次。

【功用】益肾暖宫，温经散寒。

【主治】婚后不孕。月经后期，量少色淡、面色晦暗，精神萎靡，性欲淡漠，腹痛腿软，少腹冷痛；手足欠温，小便清长，大便不实，舌淡而苔白水滑，脉沉细或沉迟。

【验案】张某，30岁，已婚，职工，初诊日期

1985年5月22日。结婚8年未孕，月经初潮17岁，周期50～60天，量少、色淡红或暗红，持续2～3天。末次月经1985年5月22日，小腹隐痛、腰膝酸痛、形寒肢冷，食纳欠佳、精神疲乏，小便清长，性欲淡漠，脉象细弱，舌质淡红，舌苔白薄，综上脉证，乃脾肾阳虚，气血不足，胞寒不孕；治以补益脾肾，温润添精。处方：熟地15克，白芍12克，川芎6克，当归9克，黄芪15克，党参9克，枸杞9克，川断9克，巴戟天9克，香附9克，艾叶9克，川椒4克，小茴香4克，服5剂。二诊：6月2日，服药后精神好转，食欲增加，遂以上方为基础，酌情增添鹿角霜、肉桂、吴茱萸、紫河车等提高黄体水平，改善腺体分泌不良的药物。连服5月余，月经对月，周期30天左右，量亦增多，诸症悉愈。于1986年7月顺产一男婴。

输卵管阻塞不孕方

【来源】《首批国家级名老中医效验秘方精选》。

【组成】柴胡10克　枳实12克　赤芍12克　生甘草3克　丹参30克　三七粉3克（分吞）　穿山甲20克　麦冬10克　皂刺10克　路路通10克

热敷方：透骨草30克　川乌10克　威灵仙20克　肉桂10克　乳香20克　没药20克　当归20克　红花10克　丹参30克　赤芍15克

灌肠方：丹参30克　赤芍30克　三棱15克　莪术15克　枳实15克　皂角刺15克　当归15克　乳香10克　没药10克　透骨草15克

【用法】给药前病人均在经后3～7天进行输卵管通畅试验，证实为输卵管阻塞的病人，然后给予中药治疗。治疗方剂包括口服、热敷、灌肠三种，连用至月经来潮为一疗程。其中，口服方每日一剂，经期停服。热敷方将其药共轧成绿豆大颗粒，装布袋内，滴入少许白酒，蒸40分钟，敷下腹部，再在布袋上面压热水袋保温，温度维持在40℃左右，40～60分钟，每日1次，2日更换1袋，月经期间一般停用。灌肠方每晚1剂，浓煎200毫升，保留灌肠，温度以39℃左右为宜，每日1次。每灌肠10次，休息3～4日，经期停用。

【功用】舒肝理气，活血化瘀，润管通管。

【主治】输卵管阻塞所致不孕症，多有不同程度的

乳胀，小腹疼痛，经前腹痛等。

【加减】如兼见下腹痛、黄带多、质稠气秽者，加龙葵、蛇莓；经前乳房胀痛者，加露蜂房、荔枝核；经期小腹冷痛或带多清稀、气腥者，加鹿角霜，肉桂；输卵管积水者，加大戟、庶虫、仙灵脾或荔枝核、泽兰；输卵管结核者，加夏枯草、蜈蚣；子宫发育不良者，加山萸、紫河车；面色苍白、舌质淡者，加黄芪、当归。

【验案】肖某，31岁，工人，1985年3月1日初诊。婚后4年未孕，男方精液检查正常。月经正常，经前乳胀痛，经行后即止，无痛经，体质较胖，舌质正常，脉细滑无力。妇科检查盆腔正常，予本方加紫河车，鹿角霜，连服90剂。1985年6月13日输卵管通液试验不通，继以本方加生黄芪、王不留行，调治近两月。1985年9月病人因停经40多天，脘堵纳差，呕恶来诊。查脉细滑有力，妊娠试验阳性，基础体温高相已持续30天，诊为早孕。

四逆散加味方

【来源】《首批国家级名老中医效验秘方精选·续集》。

【组成】柴胡10克　枳实15克　赤芍15克　甘草10克　丹参30克　穿山甲15克　路路通15克

【用法】每日一剂，水煎服。

【功用】疏肝理气，化瘀通络。

【主治】输卵管阻塞导致的不孕症。

【验案】陈某，女，28岁。流产后近两年未孕。妇科检查：双附件轻度增厚，压痛（+）。舌质偏黯，苔薄白，脉沉细。输卵管通液检查：双侧输卵管不通且盆腔B超显示：输卵管积水。口服中药主为：柴胡10克，枳实15克，赤芍15克，甘草10克，丹参30克，泽兰10克，马鞭草10克，王不留行20克，每日一剂，水煎服。同时配用中药灌肠、中药外敷。连续治疗4个月经输卵管通液及B超检查：证实输卵管通畅。3个月后怀孕，足月生产。

排卵汤

【来源】《首批国家级名老中医效验秘方精选·续集》。

【组成】柴胡6克　白芍10克　赤芍10克　泽兰10克　益母草10克　鸡血藤10克　怀牛膝10克　刘寄奴10克　苏木10克　生蒲黄10克　女贞子10克　覆盆子10克　菟丝子10克　枸杞子10克

【用法】月经第一天开始连服3或4剂，月经第13天开始连服3或4剂。如果病人月经后错、稀发或闭经，则采用服药3剂，停药7天，再服3剂，以后停药7天再服。同时配合测基础体温，如果基础体温超过36.6℃连续3天就停药，等月经来潮后，再按第一种方法服药；如果不来月经，仍按基础体温的测定序贯服药。如果基础体温连续上升15～20天，有可能是怀孕，即来门诊化验，如为妊娠则服保胎药，以预防流产。

【功用】舒肝理脾，疏通经脉，补肾益精，温阳排卵。

【主治】因不排卵或卵巢功能不良所致的不孕症，多表现有月经后错，稀发、量少或闭经等症。

【加减】阴虚有热者，加青蒿10克，地骨皮10克，生地10克，元参10克，知母6克；心烦起急、乳胀胸闷者，加青皮10克，橘叶6克，留行子10克，香附10克，木香10克；闭经日久者，加当归10克，桃仁10克，红花10克，茜草10克，三棱10克，莪术10克；性欲减退者，加仙茅10克，仙灵脾10克，肉苁蓉10克，山萸肉10克，菟丝子10克，鹿角霜10克；痛经腹胀者，加川楝子6克，元胡6克，香附10克，广木香6克；纳差浮肿者，加山药15克，12克，焦三仙各10克，草蔻6克，白术6克；肥胖者，加茯苓12克，半夏10克，陈皮10克；眠差者，加制首乌12克，炒枣仁12克，远志10克，茯苓10克；腹寒肢冷者，加桂枝10克（或肉桂3克）、橘核10克，荔枝核10克，吴茱萸6克。

【验案】沈某，女，29岁。原发不孕4年余，月经稀发至闭经。初潮16岁，月经一直错后，2～3个月一次，偶有6个月一次，1970年以前用人工周期才来月经，停药后又闭经。转中医门诊时已闭经4个月，基础体温单相，宫颈黏液不典型。妇科检查：除宫颈略小外未见异常。诊断：原发不孕，月经稀发。主症：闭经发胖，头晕心烦，胸闷嗳气，乳房胀痛，身倦腰酸，下肢无力，腹部胀，大便秘结等症。病人面色黄，唇周青有短髭，舌苔白，质紫黯，脉象沉弦。辨证：肝郁气滞，闭经不孕。治法：舒肝理气，活血化瘀佐以益肾。

方药：排卵汤桃仁 6 克，红花 10 克，归尾 15 克，茜草 10 克，青皮 10 克，每月 6～9 剂，每 3 剂药后接服五子衍宗丸 2 丸。共治疗半年，怀孕产一男孩。

安阳固本膏

【来源】《部颁标准》。

【组成】乌药 36g　白芷 36g　木通 36g　当归 36g　赤芍 36g　大黄 36g　续断 36g　椿皮 36g　川牛膝 36g　杜仲 36g　附子 36g　锁阳 36g　红花 36g　巴戟天 36g　艾叶 72g　香附 72g　肉桂 72g　益母草 72g　金樱子 18g　血竭 14.4g　乳香 7.2g　没药 7.2g　儿茶 7.2g

【用法】制成膏药。每张净重 25g，密闭，置阴凉干燥处。加温软化，贴于脐部。

【功用】温肾暖宫，活血通络。

【主治】女子宫寒不孕，经前腹痛，月经不调，男子精液稀薄，精子少，腰膝冷痛。

【宜忌】忌酒及辛辣、寒凉食物，孕妇忌用。

参茸鹿胎膏

【来源】《部颁标准》。

【组成】杜仲（炭）3000g　人参 2000g　化橘红 2000g　熟地黄 2000g　丹参 2000g　小茴香（盐制）2000g　益母草 2500g　桃仁（炒）2000g　川芎 2500g　荆芥穗（炭）2500g　白芍 2500g　香附（醋制）2500g　莱菔子 1500g　白术（麸炒）1500g　肉桂 1500g　银柴胡 1500g　泽泻（盐制）1500g　槟榔（焦）1500g　厚朴（姜制）1500g　神曲（炒）1500g　附子（制）1500g　麦芽（炒）1500g　赤芍 1500g　山楂（焦）1500g　延胡索（醋制）1500g　苍术（炒）1500g　续断 1500g　吴茱萸（盐制）1000g　砂仁 1500g　海螵蛸 1500g　茯苓 1500g　乌药 1500g　牡丹皮 1500g　牛膝 1500g　龟甲（醋制）1000g　豆蔻 1500g　木瓜 1000g　红花 5000g　木香 1000g　山药 1500g　沉香 1000g　当归 5000g　鹿茸 5000g　甘草 1000g　鹿胎 1 具

【用法】制成膏剂，每块重 50g，密闭，置阴凉干燥处。温黄酒或温开水冲服，1 次 10g，每日 2 次。

【功用】调经活血，温宫止带，逐瘀生新。

【主治】月经不调，行经腹痛，四肢无力，子宫寒冷，赤白带下，久不受孕，骨蒸劳热，产后腹痛。

【宜忌】孕妇忌服。

二、阴　挺

阴挺，又称为"阴脱"、"阴痔"、"阴菌"、"阴癫"、"子宫脱出"等，是指子宫从正常位置向下移位，甚至完全脱出于阴道口外为主要表现的疾病。《医学正传》："产后阴脱，谓阴户中宫脱下也。"《景岳全书》："妇人阴中突出如菌如芝，或挺出数寸，谓之阴挺。"

本病成因多由素体虚弱，中气不足，分娩时用力太过，或产后操劳持重，或久嗽不愈，或年老久病，便秘努责，损伤中气，中气下陷，固摄无权，系胞无力，以致子宫下垂；或先天不足，或房劳多产，或年老体弱，肾气亏虚，冲任不固，系胞无力，以致子宫下垂。《诸病源候论》："阴挺出下脱候：胞络伤损，子脏虚冷、气下冲则令阴挺出，谓之下脱。亦有因产而用力偃气，而阴下脱者。"临床表现子宫下移，小腹下坠，四肢无力，精神疲倦，属气虚；若子宫下脱，腰酸腿软，头晕耳鸣，小便频数，属肾虚。其治疗应本着"虚者补之，陷者举之"的原则，以益气升提，补肾固脱为主。重度子宫脱垂对妇女危害较大，是难治之病。

鳖头散

【来源】方出《备急千金要方》卷二十四（注文）引《肘后备急方》，名见《太平圣惠方》卷六十。

【别名】猬皮散（《仁斋直指方论》卷十四）。

【组成】磁石四两　桂心一尺　猬皮一个　鳖头一个

【用法】上为末。每服方寸匕，饮送下，每日一次。

【主治】肛出，妇人阴脱出。

【宜忌】慎举重及急带衣，断房室周年乃佳。

蛇床洗方

【来源】《医心方》卷二十一引《僧深方》。

【组成】蛇床子一升　酢梅二七粒

【用法】上药加水五升，煮取二升半。洗之，一日十次。良。

【主治】妇人子脏挺出。

乌椒汤

【来源】方出《外台秘要》卷三十四引《集验方》，名见《济阴纲目》卷十四。

【组成】蜀椒　乌头　白及各二分

【用法】上药治下筛。每用方寸匕，绵裹纳阴中，入三寸；腹中热，明日更复着，愈止。

【主治】妇人阴下挺出。

硫黄洗方

【来源】《外台秘要》卷三十四引《集验方》。

【别名】硫黄汤（《三因极一病证方论》卷十八）、硫黑散（《梅氏验方新编》卷四）。

【组成】石硫黄（研）　蛇床子各四分　菟丝子五分　吴茱萸六分

【用法】上为散，每用方寸匕，煎汤一升。以洗玉门。

【主治】

　　1.《外台秘要》引《集验良方》：产后冷，玉门开不闭。

　　2.《梅氏验方新编》：产后阴户突出。

当归散

【来源】《备急千金要方》卷三。

【别名】五味当归散（《景岳全书》卷六十四）。

【组成】当归　黄芩各二两　芍药一两六铢　蝟皮半两　牡蛎二两半

【用法】上为散。酒服方寸匕，每日三次。

【主治】妇人阴脱。

【宜忌】

　　1.《备急千金要方》：禁举重。

　　2.《普济方》：忌登高。

当归洗汤

【来源】《备急千金要方》卷三。

【别名】当归汤（《普济方》卷三二六）。

【组成】当归　独活　白芷　地榆各三两　败酱　矾石各二两

【用法】上锉。以水一斗半，煮取五升，适冷暖，稍稍洗阴，一日三次。

【主治】

　　1.《备急千金要方》：产后脏中风，阴肿痛。

　　2.《太平圣惠方》：妇人阴挺出下脱。

【方论】《千金方衍义》：产后阴肿，无非风热瘀血。独活、白芷散风，当归、地榆散血，败酱解毒，矾石消肿，如法洗之最良。

黄芩散

【来源】《备急千金要方》卷三。

【组成】黄芩　猬皮　当归各半两　芍药一两　牡蛎　竹皮各二两半　狐茎一具

【用法】上药治下筛。每服方寸匕，以饮送下，每日三次。

【主治】妇人阴脱。

【宜忌】禁举重、房劳，勿冷食。

【方论】《千金方衍义》：阴脱与子门不闭不同，劳则泄而不收，脱则虚热下坠，故以黄芩、竹皮清理湿热；当归、芍药调和血气；猬皮治阴肿下血；牡蛎治赤白带下；狐茎取其善缩入腹。

硫黄散

【来源】《备急千金要方》卷三。

【组成】硫黄　乌贼鱼骨各半两　五味子三铢

【用法】上为末。以粉其上，一日三次。

【主治】

　　1.《备急千金要方》：妇人阴脱。

　　2.《景岳全书》：产后阳气虚寒，玉门不闭。

当归黄耆饮

【来源】《医学正传》卷七引《产宝》。

【别名】当归黄耆散（《济阴纲目》卷十四）。

【组成】当归 白芍 黄耆 人参各二钱 升麻半钱

《杂病源流犀烛》有甘草，无芍药。

【用法】上切细，作一服。水煎温服，未收再服。

《济阴纲目》：并外用五倍子泡汤洗，又用末敷之。

【主治】产后阴脱。

藜芦敷方

【来源】《圣济总录》卷一三二。

【别名】藜芦膏（《证治准绳·幼科》卷三）。

【组成】藜芦（末） 猪脂各二两

【用法】上相和调如糊。涂疮上，每日三五次。

【主治】

1. 《圣济总录》：反花疮。

2. 《东医宝鉴·杂病》：阴挺下脱。

寸金散

【来源】《普济方》卷三二六引《卫生家宝》。

【组成】蛇床子 韶脑 胡芦巴 紫稍花各等分

【用法】上为细末。每服五七钱，用水半碗，淋洗之。

【主治】妇人子肠不收。

补中益气汤

【来源】《内外伤辨惑论》卷中。

【别名】医王汤（《伤寒论今释》卷七引《方函口诀》）。

【组成】黄耆一钱 甘草（炙）五分 人参（去芦） 升麻 柴胡 橘皮 当归身（酒洗） 白术各三分

【用法】上锉，都作一服。水二盏，煎至一盏，去滓，早饭后温服。如伤之重者，二服而愈。量轻重治之。

【功用】《方剂学》：补中益气，升阳举陷。

【主治】

1. 《内外伤辨惑论》：饮食失节，寒温不适，脾胃受伤；喜怒忧恐，劳役过度，损耗元气，脾胃虚衰，元气不足，而心火独盛，心火者，阴火也，起于下焦，其系系于心，心不主令，相火代之，相火，下焦胞络之火，元气之贼也，火与元气不能两立，一胜则一负，脾胃气虚，则下流于肾，阴火得以乘其土位。始得之则气高而喘，身热而烦，其脉洪大而头痛，或渴不止，皮肤不任风寒而生寒热。

2. 《沈氏经验方》：子宫下脱。

【宜忌】《张氏医通》：下元虚者禁用。

【验案】子宫脱垂、子宫下垂 《日本东洋医学杂志》（1995，5：109）：铃木利昭氏以53例子宫脱垂、子宫下垂病人为对象，除需立即手术者外，对其余37例（53～89岁）均给予补中益气汤（7.5g/d），根据病人外阴部下坠感、排尿不畅等症状及因腹压所致的子宫下垂的程度进行疗效评定，观察时间为4～12周。结果：A组，单独服用补中益气汤，14例均为子宫下垂，其中显著有效1例、有效6例、不变7例；B组，补中益气汤与雌三醇并用，5例均为子宫下垂，其中有效2例，不变3例；C组，补中益气汤与环形子宫托并用，10例中有效7例（子宫脱垂2例）、恶化3例（子宫脱垂2例）；D组，补中益气汤、雌三醇和环形子宫托并用，8例中显著有效1例（子宫脱垂1例）、有效5例（子宫脱垂1例）、不变2例，而且D组的显著有效例可以去除环形子宫托。补中益气汤对于A、B组中子宫下垂的有效率分别为50%，40%。由此认为，补中益气汤对子宫下垂尤为有效，而对子宫脱垂也有试用的价值。

皂角散

【来源】《妇人大全良方》卷二十三。

【组成】皂角树皮 川楝树皮各半斤 皂角核一合 石莲一合（炒，去心）

【用法】上为粗末，用水煎汤，乘热以物围定熏，通手洗于净房中，就熏洗处铺荐席，才熏洗了，以帛揾干，便吃玉露通真丸，热酒下二丸，便仰睡。

【主治】产后子宫脱出。

陈氏玉龙汤

【来源】《妇人大全良方》卷二十三。

【别名】玉龙汤（《普济方》卷三五五）。

【组成】四物汤加真龙骨末少许

【用法】水煎，空心连进二服。麻油汤熏洗。

【主治】妇人产后用力太过，产门恶出。

石脂散

【来源】《类编朱氏集验方》卷十。

【组成】赤芍药四两（炒）　干姜　香附子二两
　　方中干姜用量原缺。

【用法】上为细末。每服三钱，空心酒下；如带赤
冷，即用陈米饮下，煎阿胶艾汤尤妙。

【主治】白冷精带下，阴挺脱出，或青黑黄白，腹
下攻痛，胸闷，头旋眼晕，耳聋啾啾，痰上壅。

【加减】若要顺气，加茴香。

蚰蜒散

【来源】《卫生宝鉴》卷十八。

【组成】全蝎不拘多少

【用法】上为末。口嚼水，鼻内搐之。

【主治】妇人子肠不收。

白薇散

【来源】《世医得效方》卷十五。

【组成】白薇（去土）　川芎　熟地黄（酒炒）
桂心　牡丹皮（去骨）　甘草（炙）　当归（去
尾）　泽兰叶　苍术（切，焙）　芍药各等分

【用法】上为末。每服三钱，随证酌量用汤饮。气
刺心胁痛，艾醋泽兰汤；头痛心躁，米泔米饮；
气虚，土芎汤；头痛，荆芥汤；胎前潮热，气急
心闷，生地黄、灯心汤；产后腹膨吐逆，藿香、
胡椒汤；胎气不安，陈艾汤；下血不止，糯米、
地榆、陈艾汤；产后血刺胁痛，艾醋汤；小腹痛，
地黄、姜汁、好酒；产后腰腿疼痛、背膊痛，木
瓜、白胶香、没药、好酒；月经不匀，百草霜温

酒；若过多，藕节酒煎，又用陈艾、阿胶；月水
不通，杜牛膝、野苎根、苏木、红花酒下；赤白
带，心躁腰痛，没药；白带，黄耆（切，和盐炒，
酒浸），吃十服；胎衣不下，顺流水、酸车草；产
后血气，当归（盐炒）好酒；产后劳嗽，糯米、
桑白皮；热嗽，生地黄、芭蕉水；产前产后潮热，
桃柳枝；临产小腹紧痛，桑白皮、葛根，立便催
生；产前产后脏腑热，枳壳；下血，地榆；心神
乱，银器；大小便秘，麻仁、苏子；血风，脚膝
肿痛寒热，生姜黄、水柳根；血崩，竹青、藕节、
霜梅；热吐红，山栀子、竹青、藕节；奶痛，蔓
荆子酒煎调服之。

【主治】
1. 《世医得效方》：妇人胎前产后诸证。
2. 《古今医统大全》：妇人阴挺。

乌喙汤

【来源】《普济方》卷三〇一。

【组成】苦酒三升　乌喙五枚

【用法】上以苦酒浸乌喙。三日一洗，一日夜三
四度。

【主治】阴中息肉突出。

一捻金丸

【来源】《普济方》卷三二六。

【组成】玄胡索　舶上茴香　吴茱萸（炒）　川楝
子（去核）　青木香各二两

【用法】上为末，粳米糊为丸，如梧桐子大。每服
三五十丸，空心木通汤送下。

【主治】阴挺。阴中生一物渐大，牵引腰腹胀痛，
甚至不思饮食。

三萸丸

【来源】《普济方》卷三二六。

【别名】三茱丸（《古今医统大全》卷八十三）。

【组成】食茱萸　吴茱萸（汤浸，微炒）　桔梗
（水浸一伏时漉出，慢火炒）　白蒺藜　青皮（去
白）　山茱萸（去核取肉，微炒）　舶上茴香（淘
去沙土，焙干）各一两　五味子（净拣）　海藻

（洗，焙）　大腹皮（酒洗过，晒干）　川楝子（去核）　玄胡索各一两半

【用法】上为末，酒糊为丸，如梧桐子大。每服三五十丸，木通汤送下。

【主治】因多服热药及煎煿，或犯非理房事兼意淫不遂，阴中生一物渐大，牵引腰腹胀痛，甚至不思饮食，名阴挺。

【加减】下虚，加川芎、炮姜（去皮）、肉桂（去粗皮）各一两；腰腹痛甚，加桃仁（去皮尖，麸炒，别研）；肝郁，加青皮（去白）、枳实（去瓤）各一两，真南木香七钱半。

铁粉散

【来源】《普济方》卷三二六。

【组成】当归　磁石（酒浸）　铁粉各等分

【用法】上为末。米饮调下，隔夜用角药，次日服此。

角药：用铁屑、螺青为末，磨刀水调，敷玉门上。

【主治】瘕疾。子宫不收，或痛不可忍。

掺　药

【来源】《普济方》卷三二六。

【组成】五倍子　白矾

【用法】上为末。先以淡竹根煎汤洗，再以末干掺。

【主治】妇人阴下脱者。

磁石丸

【来源】《普济方》卷三二六。

【组成】磁石

【用法】酒浸，火烧为末，糯米粥为丸，如梧桐子大。每服二十丸，空心滑石汤送下。一方为散，温酒调服一钱。

本方原名磁石散，与剂型不符，据《本草纲目》改。

【主治】子宫不收，名瘕疾，痛不可忍者。

樗枝散

【来源】《普济方》卷三五七。

【组成】樗枝（取皮，焙干）一握

【用法】上加连根葱五茎，汉椒一撮，用水五升，同煎三升，去滓，倾盆内，乘热裹候，通手淋洗，倾入五升瓶内，再煎一沸，依前再用，五度洗了，睡少时。

【主治】产后子肠下出，不能收拾，不论年深者。

【宜忌】忌食盐藏、酢酱、热面、发风毒物及用心力房劳等事。

升肠饮

【来源】《辨证录》卷十二。

【别名】升肠汤（《医学集成》卷三）。

【组成】人参一两　黄耆一两　白术五钱　当归一两　川芎三钱　升麻一分

【用法】水煎服。

【主治】产后肠下。

【方论】此方纯乎补气，绝不去升肠。即加升麻之一分，但引气而不引血。盖升麻少用则气升，多用则血升也。

乌贼鱼骨丸

【来源】《陈素庵妇科补解》卷五。

【组成】白芷三钱　当归五钱　龙骨三钱　牡蛎三钱　熟地一两　萸肉五钱　柴胡一钱　升麻一钱　黄耆三钱　白芍五钱　川芎五钱　杜仲五钱　五味子三钱

【用法】用乌贼鱼骨炙、研，入前药同丸。每服三钱，空心白汤入醋少许送下，一日三次。不应，再合一服，服尽自愈。

【主治】产后阴脱，阴干挺出。由趣（音促）产劳力努咽太过，致阴干脱及阴干挺出，逼迫肿痛，或举重，或房劳，或登高上楼皆能发作，仍旧挺出，清水续续，不时而下，小便淋沥，夏月则焮肿作烂。

当归益荣散

【来源】《陈素庵妇科补解》卷五。

【组成】当归　黄芩　牡蛎　赤芍　防风　龙骨　陈皮　蛇床子　白芷　黄耆　川芎　生地　升麻

甘草

【主治】妇人元气素弱，胎前失于调养，产后去血太多，肝脏少血，不能摄血束筋，产后七日外，玉门不闭；兼治阴脱、阴挺。

【方论】产后玉门不闭与阴脱各不相同。总由血虚筋骨懈弛，一者外不能闭，一者内不能系。阴脱，当大补药中兼升提；玉门不闭，当大补药中加敛涩。升提之药，防风、升麻之属；收敛之药，龙骨、牡蛎之类。蛇床子兼暖子宫，补命门，四物补阴血，参、耆、陈、草补卫气。脱者升之，弛者敛之，虚者补之，虚寒者温而补之。至于阴脱之症，或肿痛，或淋沥，则方中有防风、地榆、白芷、黄芩之药为佐使也。

加减龙胆泻肝汤

【来源】《外科发挥》卷七。

【别名】加味龙胆汤（《外科枢要》卷四）、龙胆泻肝汤（《校注妇人良方》卷二十四）、加味龙胆泻肝汤（《景岳全书》卷五十七）。

【组成】龙胆草（酒拌炒黄）　泽泻各一钱　车前子（炒）　木通　生地黄（酒拌）　当归尾（酒拌）　山栀（炒）　黄芩　甘草各五分

【用法】上作一剂。水二钟，煎八分，食前服。

【主治】

1. 《外科发挥》：肝经湿热，玉茎患疮，或便毒悬痈肿痛，小便赤涩，或溃烂不愈；又治阴囊肿痛，或溃烂作痛，小便涩滞，或睾丸悬挂。

2. 《校注妇人良方》：肝经湿热，两拗肿痛，或小便涩滞。

3. 《女科撮要》：肝经湿热，下部肿胀作痛，小便涩滞，阴挺如菌，或出物如虫。

4. 《古今医统大全》：气郁热腋气，及腋下多汗。

【方论】《济阴纲目》泻肝而兼导赤，泻其子也；泻肝而用利水，肝主疏泄也。龙胆、山栀，假以降火；当归、生地，以滋肝阴；生甘草缓肝之急；炒黄芩助肝之气。

椿根皮汤

【来源】《古今医统大全》卷八十三。

【组成】臭椿皮　荆芥穗　藿香各等分。

【用法】上锉。煎汤熏洗。既入即止。

【主治】妇人阴痒突出。

龙胆泻肝汤

【来源】《东医宝鉴》卷四引《医学入门》。

【组成】龙胆草　柴胡　泽泻各一钱　木通　车前子　赤茯苓　生地黄　当归　酒拌山栀仁　黄芩　甘草各五分

【用法】上锉，作一帖。水煎，空心服。

【主治】肝脏湿热，男子阴挺肿胀，妇人阴挺疮疡，或阴茎湿痒，出脓水，此因酒得之。

加减磁石散

【来源】《古今医鉴》卷十二引崓山郑氏秘方。

【组成】磁石　归尾　白芷　蛇床子　赤芍药　丹皮　发灰　荆芥穗　川芎　生地　陈皮　甘草

【用法】水煎，空心服。

【主治】产后用力过度，子宫不收者。

【加减】七日后，去白芷、赤芍、归梢，加熟地、当归、白芍、人参、黄耆。

磁石散

【来源】《本草纲目》卷十。

【组成】磁石（酒浸）半两　铁粉二钱半　当归五钱

【用法】上为末。每服二钱米，汤调下。

【主治】子宫不收。

橘核丸

【来源】《保命歌括》卷十六。

【组成】橘核（炒）　南星（炮）　半夏（洗）　黄柏（酒炒）　苍术（盐炒）　山楂肉　白芷　神曲（炒）　滑石　昆布　吴茱萸（酒、醋分浸）各等分

【用法】上为末，酒糊为丸，如梧桐子大。每服五七十丸，空心盐汤送下。

【主治】男子木肾，妇人阴癫。

【加减】妇人，加当归、川芎。

玉兔散

【来源】《鲁府禁方》。

【组成】鲜兔头一个

【用法】烧灰存性，敷之。

【主治】妇人产后阴下脱似肠者。

三茱丸

【来源】《寿世保元》卷七。

【组成】吴茱萸（水泡七次） 家茱萸（陈者，加温水洗去尘垢） 山茱萸（去核）各一两 白蒺藜（炒，去刺）八钱 海藻八钱（洗去盐） 小茴香七钱（炒，入盐少许） 延胡索七钱五分 牙桔梗八钱五分 白茯苓一钱五分 川楝子（去核）两半 五味子七钱五分 花青皮（去瓤）七钱五分

【用法】上为极细末，用真正头酒调，早米粉打糊为丸，如梧桐子大。空心用白汤加酒化下。

【主治】妇人茄病。

白薇散

【来源】《寿世保元》卷七。

【组成】白薇一钱 白芍（火煨）一钱五分 苍术（米泔浸）三钱 当归三钱 怀熟地黄三钱 川芎三钱 牡丹皮一钱五分 泽兰叶十片 凌霄花（即紫薇花）一钱

【用法】上锉一剂。水煎，空心服。后用熏洗之药，其物自上。次服三茱丸断根。

熏洗：宣黄连一两，金毛狗脊八钱，茄藤七钱，水杨柳根一两，五倍子八钱，鱼腥草一两，枯矾七钱。为散。每帖要如数，大罐贮药煎滚，放桶内，去罐上纸盖熏，候药水略温，倾小半在盆内洗，次日再将前药煎滚熏，如前洗，其物自收。

【主治】茄病。

芎归汤

【来源】《外科正宗》卷四。

【组成】川芎 当归 白芷 甘草 胆草各等分

【用法】每服五钱，煎汤浴洗患上，随后搽药。

【主治】妇人阴中突出如蛇，或似鸡冠、菌样，阴痒者。

雄黄藜芦散

【来源】《外科正宗》卷四。

【别名】雄黄散（《嵩崖尊生全书》卷十三）。

【组成】雄黄一钱 葱管藜芦二钱（碾细如面） 轻粉 鳖头（焙黄色）各一钱 冰片二分
　　《疡科捷径》有当归、川芎。

【用法】上各为细末，和匀再研，瓷罐收贮。先用芎归汤煎洗，随后搽药，早、晚二次。其患渐收。

【主治】妇人阴中突出如蛇，或似鸡冠菌样者。

加味八珍汤

【来源】《济阴纲目》卷十四。

【组成】八珍汤八钱 黄耆一钱 防风 升麻各五分

【用法】上锉一服。水煎服。外以荆芥，藿香、椿皮煎汤熏洗。

【主治】产后子肠不收。

加味四物汤

【来源】《济阴纲目》卷十四。

【组成】四物汤四钱 龙骨（另研少许，临服入）

【用法】上锉。水煎服。

【主治】因产用力过多，阴门突出。

【加减】阴痛者，加藁本、防风，去龙骨。

复元汤

【来源】《济阴纲目》卷十四。

【组成】荆芥穗 藿香叶 臭椿皮各等分

【用法】上锉。煎汤熏洗。子宫即入。

【主治】产后子宫不收。

收膜汤

【来源】《傅青主女科》卷下。

【别名】收脂汤（《辨证录》卷十二）。

【组成】生黄耆一两　人参五钱　白术五钱（土炒）　白芍五钱（酒炒焦）　当归三钱（酒洗）　升麻一钱

【用法】水煎服。

【主治】妇人产前劳役过伤，又触动恼怒，以致肝不藏血，血亡过多，产后阴户中垂下一物，其形如帕，或有角，或二岐，往往出产门外者，至六七寸许，且有粘席干落一片，如手掌大者。

【宜忌】收垂下之物全赖白芍之功，不可用炭。

【方论】或疑产后禁用白芍，恐伐生气之源，何以频用之而奏功也。是未读仲景之书者。嗟乎！白芍之在产后不可频用者，恐其收敛乎瘀也，而谓伐生气之源，则误矣。况病之在肝者，尤不可以不用，且用之于大补气血之中，在芍药亦忘其为酸收矣，又何能少有作祟者乎？矧下坠之物，正借酸收之力，助升麻以提升气血，所以奏功之捷也。大补其气与血，而少加升提之品，则肝气旺而易生，肝血旺而易养，肝得生养之力，而垂下之物自收。

补气升肠饮

【来源】《傅青主女科》卷下。

【组成】人参一两（去芦）　生黄耆一两　当归一两（酒洗）　白术五钱（土炒）　川芎三钱（酒洗）　升麻一分

【用法】水煎服。

【主治】产妇气虚，肠下不收。

收带汤

【来源】《辨证录》卷十二。

【组成】白术　杜仲　人参各一两　荆芥二钱

【用法】水煎服。

【功用】大补任督之气。

【主治】妇人产后亡血过多，无血以养任、督，带脉崩堕，水道中出肉线一条，长三四尺，动之则痛欲绝，随溺而随下，每作痛于腰脐。

葳蕤收阴汤

【来源】《辨证录》卷十二。

【组成】葳蕤二两　人参一两　白芍三钱　当归一两　柴胡五分

【用法】水煎服。

【主治】妇人产后阴户内一物垂下，其形如帕，或有角或一歧，属肝痿者。

加减补中益气汤

【来源】《医略六书》卷二十六。

【组成】人参一钱半　黄耆三钱（蜜炙）　白术三钱（制）　升麻五分　当归三钱　柴胡五分　白芍一钱半（炒）　龙骨三钱（煅）　牡蛎三钱（煅）　熟地五钱

【用法】水煎，去滓温服。

【主治】阴中挺出，脉软者。

【方论】气血大虚，元气不能收摄于下，故阴中挺出。熟地滋阴补血，人参补气扶元，黄耆补中益气，白术培土益脾，当归养血脉以荣经，白芍敛肝阴以和血，升麻升阳明清气，柴胡升少阳清气，龙骨涩精秘气，牡蛎涩精固阴。水煎温服，使气阴内充，则清阳不复下陷，而阴挺自收也。

狗脊汤

【来源】《叶氏女科证治》卷三。

【组成】金毛狗脊　黄连　五倍子　水杨根　枯白矾各一钱

【用法】上为末，水煎汤，熏洗一二日。本方先熏后洗，乘热轻轻托进，内服补中益气汤去柴胡，加醋炒白芍，敛而举之。

【主治】产妇儿胞下后，膀胱脱出，名曰茄病，或由临盆用力太过，或由气血两虚，其色紫者可治，白者难治。

参姜汤

【来源】《叶氏女科证治》卷三。

【组成】人参（另敦，冲药服）　白芍（酒炒）　淮山药各一钱　当归身二钱　干姜（炮）五分　甘草（炙）五分

【用法】水煎服。

【主治】子宫脱出。

二英散

【来源】《妇科玉尺》卷三。

【组成】吴茱 山茱 川楝子各一钱 白蒺藜九分 海藻 延胡索 桔梗 青皮各八分 小茴 五味各七分 茯苓五分

【用法】米汤调下。

【主治】茄病。

枳壳散

【来源】《产科发蒙》卷四。

【组成】枳壳（烧存性）

【用法】上为细末。麻油和敷患处。

【主治】产后阴门破伤，或阴肿下脱内出。

仙传化瘤锭

【来源】《春脚集》卷四。

【组成】枯矾三钱 川连五分 雄黄一钱 川柏一钱 山栀一钱 蛇床子三钱 川乌五分 草乌五分

【用法】上为末，炼蜜合作八丸。每日早服半丸，用桔梗三钱，薄荷三钱，煎汤送下。

【主治】妇女时行下瘤证。

人参干姜汤

【来源】《医方易简》卷二。

【组成】人参（另煎，冲） 白芍（酒炒） 山药各一钱 归身二钱 炮姜五分 甘草五分（炙）

【用法】水煎服。

【主治】子宫下脱。

升耆益阴煎

【来源】《医方简义》。

【组成】升麻（炒焦）四分 炙黄耆三钱 桃仁十粒 夏枯草三钱 炮姜五分 川芎二钱 全当归四钱 制香附一钱

【用法】加淡菜二十粒，水煎服。

【主治】新产后阴中下物。

升肝舒郁汤

【来源】《医学衷中参西录》上册。

【组成】生黄耆六钱 当归三钱 知母三钱 柴胡一钱五分 生明乳香三钱 生明没药三钱 川芎一钱五分

【主治】妇女阴挺，亦治肝气虚弱，郁结不舒。

【方论】方中黄耆与柴胡、川芎并用，补肝即以舒肝，而肝气之陷者可升。当归与乳香、没药并用，养肝即以调肝，而肝气之郁者可化。又恐黄耆性热，与肝中所寄之相火不宜，故又加知母之凉润者，以解其热也。

【验案】阴挺 《医学衷中参西录》：一妇人，年三十余，患阴挺，用陈氏《女科要旨》治阴挺方，治之不效。因忆《傅氏女科》有治阴挺之方，其证得之产后，因平时过怒伤肝，产时又努力太过，自产门下坠一片，似筋非筋，似肉非肉，用升补肝气之药，其证可愈。遂师其意，为制此汤服之。数剂即见消，十剂痊愈。

下瘤丸

【来源】《集成良方三百种》上册。

【组成】枯矾六两 铜绿五钱 桃仁一两 雄黄一两 五味子五钱

【用法】上为细末，炼蜜为丸，每丸重一钱，雄黄为衣。用时纳阴中。

【功用】除小肠湿热。

【主治】妇人阴中生物，如蛇如茄，名曰阴挺，痛痒难忍。

下瘤锭

【来源】《北京市中药成方选集》。

【组成】蛇床子五钱 枯矾一两 川椒三钱 樟脑三钱 雄黄四钱 芥穗三钱 五倍子三钱 硇砂三钱

【用法】上为细末，过罗，炼老蜜为锭，重四钱。用丝棉包裹，长绳捆好。每次一锭，坐入阴门内，将绳留在外边。

【功用】清热，去湿，止痒。

【主治】 妇人下痛，阴门刺痒，湿热下注，溃流黄水。

参姜汤

【来源】《叶氏女科证治》卷三。

【组成】 人参（另炖，冲药服） 白芍（酒炒） 淮山药各一钱 当归身二钱 干姜（炮）五分 甘草（炙）五分

【用法】 水煎服。

【主治】 子宫脱出。

茄症丸

【来源】《全国中药成药处方集》（哈尔滨方）。

【组成】 枯矾六两 桃仁一两 铜绿 雄黄 五味各五钱 梅片一钱

【用法】 上为极细末，炼蜜为一钱四分重之橄榄形丸，雄黄为衣，瓷坛存贮。将橄榄形丸，轻轻纳入阴道深处，约二日间，药丸渐次烊化，用净水洗净，再纳入一丸，以愈为度。

【主治】 阴挺。房事违理，意淫不遂，阴户之中，有物挺出，形如茄状，障碍交合。阴菌。阴中挺出，形如菌状，四围肿痛，痛痒无定，其色红紫，流下黄水，小便重坠，溲数晡热。

阴挺丹

【来源】《江苏省中药成药标准暂行规定汇编》。

【组成】 黄柏（微炒）五两 雄黄二两五钱 五味子（炒）二两五钱 枯矾十两 龙骨（煅）十两

【用法】 上为细末，炼蜜为丸，呈卵圆形，每丸重一钱五分，用丝棉包好，丝线扎紧，留一长些绳头，再用蜡纸包严，置室内阴凉干燥处。每用一丸，纳入阴道，绳头留在口外，三日一次，八丸为一疗程。

【功用】 收敛固涩。

【主治】 子宫下垂。

大补元煎

【来源】《千家妙方》下册。

【组成】 人参10克 山药15克 熟地15克 杜仲15克 当归15克 山萸15克 枸杞15克 升麻10克 鹿角胶10克

【用法】 水煎服。隔日一剂。

【功用】 补气升陷。

【主治】 年老体虚，中气不足，重度子宫脱垂。

【验案】 子宫脱垂 王某某，女，68岁，于1979年11月17日来诊。其患子宫脱出阴道口外，呈淡红色，其症已20余年，行走即感困难，屡经治疗，均无显效，其痛苦不堪。前来求治，余诊其两脉浮而虚，问其病史，乃为产后过于劳累所致。余即投以大补元煎方，并配合用针灸治疗，常用之穴为中极、大赫、气海、三阴交、足三里等。服药40日，结合针灸之效，使其宫体已收。后嘱其大补元煎以丸剂常服，共治近10个月，病情稳定，20余年病苦得以消除。

金樱子粥

【来源】《药粥疗法》引《饮食辨录》。

【组成】 金樱子10～15克 粳米（或糯米）1～2两

【用法】 先煎金樱子，取浓汁，去滓，用粳米或糯米煮粥。每天分二次温服，以2～3天为一疗程。

【功用】 收涩、固精、止泻。

【主治】 滑精遗精，遗尿，小便频数；脾虚久泻，妇女带下病，子宫脱垂等。

【宜忌】 感冒期间以及发热的病人不宜食用。

【方论】 金樱子味酸涩，性平无毒，入肾、膀胱、大肠经。《蜀本草》说能治脾泄，下痢，止小便利，涩精气。《滇南本草》：治日久下痢，血崩带下，涩精遗泄。中医认为，脾气虚则久泻不止，膀胱虚寒则小便不禁，肾气虚则精滑自遗，金樱子入三经而收敛虚脱之气，所以治疗上述病证有很好的效果。

收宫散

【来源】《陕西中医》（1984，1：18）。

【组成】 白胡椒20g 附片20g 元桂20g 白芍20g 党参20g

【用法】 上药共研细末，加红糖60g，合匀分成30

小包。每日早晚空腹服1包，开水送下。服前先饮少量黄酒或1小杯白酒。15天为1疗程。病情较重者另用五倍子100g，椿根白皮100g，煎汤趁热熏洗数次。服药期间忌食生冷，避免过劳。

【主治】子宫脱垂。

【验案】子宫脱垂 《陕西中医》（1984，1：18）：治疗子宫脱垂73例，均系妇科检查确诊，30例为下乡治疗，43例为门诊治疗。其中年龄最小者26岁，最大者51岁；发病时间最短者10个月，最长

者12年。子宫脱垂Ⅰ度者21例，Ⅱ度者34例，Ⅲ度者18例。疗效标准：治愈：自觉症状及体征消失，1年以上未见复发；显效：自觉症状及体征基本消失或明显减轻，半年以内未复发，或劳累后有不适感；无效：治疗期间自觉症状及体征减轻，劳累后即复发。结果：治疗1个疗程痊愈者：Ⅰ度9例，Ⅱ度21例，Ⅲ度5例；治疗2个疗程痊愈者：Ⅰ度2例，Ⅱ度13例，Ⅲ度6例；治疗3个疗程者7例，除4例显效外，3例无效。

三、妇人腹痛

妇人腹痛，亦称"妇人腹中痛"，是以妇女不在行经、妊娠及产后期间发生小腹或少腹疼痛，甚则痛连腰骶者为主要表现的疾病。《金匮要略》既有对本病的治疗记载："妇人腹中诸疾痛，当归芍药散主之""妇人腹中痛，小建中汤主之。"

本病成因多为冲任虚衰，胞脉失养，"不荣则痛"，或冲任阻滞，胞脉失畅，"不通则痛"。临床诊治，当首先辨其疼痛的部位、性质、程度及发作时间，结合全身症状、月经和带下的情况，以审其寒、热、虚、实，以通调冲任气血为主。对于发病急、重者，必要时可采用中西医结合方法治疗。本病相当于西医学的盆腔炎、子宫颈炎、子宫肥大症及盆腔瘀血症等引起的腹痛。

失笑散

【来源】《证类本草》卷二十二引《近效方》。

【别名】断弓弦散（《苏沈良方》卷八）、失笑膏（《中藏经·附录》）、经验失笑散（《金匮翼》卷六）。

【组成】五灵脂　蒲黄各二钱

【用法】上药先用酽醋一合，熬药成膏，以水一小盏，煎至七分，热呷。

《会约医镜》：此方用以止痛，蒲黄宜减半；若用以止血，则宜等分，蒲黄炒黑，或五灵脂减半亦可。

本方改为丸剂，名"紫金丸"（《妇人大全良方》卷十二）、"失笑丸"（《医学心悟》卷五）。

【功用】

1. 《医学心悟》：散血消胀，下衣。

2. 《方剂学》：活血行瘀，散结止痛。

【主治】

1. 《苏沈良方》：妇人血气。

2. 《妇人大全良方》：产后恶露不快，腰痛，小腹如刺，时作寒热，头痛，不思饮食；亦治久有瘀血，月水不调，黄瘦不思饮食，并能治之；亦可疗心痛。

3. 《外科枢要》：跌仆、产后心腹绞痛，或不知人事，或经行瘀血，作痛作痛。

4. 《医学入门》：食积瘀血。

5. 《痧胀玉衡》：治痧后毒气退尽，尚留瘀血在胸膈间，积血作痛。

6. 《辨证录》：产后仓皇惊扰，用力过多，以致肓膜有伤，垂出肉线一条，约长一二尺，牵引心腹，痛不可忍，以手微动之，则痛苦欲绝。

7. 《医学心悟》：或血入衣中，胀而不能下，以致心腹胀痛喘急。

8. 《女科切要》：胃脘痛。

9. 《验方新编》：男妇老少心腹胸肋瘀血作痛，小腹疝气、脚气及胎前产后血崩、血晕，一切气痛。

【方论】

1. 《古今名医方论》：吴于宣曰：是方用灵脂之甘温走肝，生用则行血；蒲黄甘平入肝，生用则破血；佐酒煎以行其力，庶可直抉厥阴之滞，而有其推陈致新之功。甘不伤脾，辛能逐瘀，不觉诸证悉除，直可以一笑而置之矣。

2. 《医方集解》：此手足厥阴药也。生蒲黄性滑而行血，五灵脂气臊而散血，皆能入厥阴而活

血止痛，故治血痛如神。

3.《血证论》：蒲生水中，花香行水，水即气也，水行则气行，气止则血止，故蒲黄能止刀伤之血；灵脂气味温行以行血。二者合用，大能行血也。

4.《医方论》：产后以去瘀为最要，此方得之。

5.《医林纂要探源》：产余之血瘀，与他病血瘀有不同者，其留在冲任，其逆循心包络，不得滥及他经也。其血气已虚，不可重虚其血气，瘀非寒凝，亦非火结，则寒热之药，不可概施。蒲黄、五灵脂，皆下和冲任，而上行手厥阴、少阴者，其性和平，去瘀而能补。方名失笑者，盖以药微而能去危疾也。

6.《医略六书》：血瘀心脾，胃气不化，而冲任少蓄泄之权，故血崩于下，心痛于上焉。蒲黄炒黑，散瘀止血；灵脂炒灰，散瘀定痛。为散以散之，米饮以和之，使瘀化新生，则经脉清利，而脾胃气化有权，血无妄行之患，何血崩、心痛之不已哉！

7.《古今名方发微》：方中五灵脂性味甘温，善入肝经血分，生用则能通利血脉而散瘀血，适用于血滞疼痛等证，有良好的化瘀止痛效果。《本草经疏》谓其性专行血，故主女子血闭，味甘而温，故疗心腹冷痛，妇人产后少腹儿枕诸痛，所必需之药。蒲黄性味甘平，亦入肝经血分，生用有行血散瘀之作用，与五灵脂同用，则活血化瘀之力更强。李时珍说：蒲黄与五灵脂同用，能治一切心腹诸痛。以醋煎以行药力，庶可直抉厥阴之滞，而有推陈出新之功。本方甘不伤脾，辛能散瘀，古人用此方则病人每于不觉中诸证悉除，直可以一笑置之，故名失笑散。失笑散活血化瘀之力颇强，临床效果亦佳，《太平惠民和剂局方》虽仅用其治疗妇人产后心腹疼痛，后世却有很大的发展。如李时珍在《本草纲目》中说：失笑散，不独治妇人心痛腹痛，凡男女老少，一切心腹、胁肋、少腹痛，疝气，并治胎前产后，血气作痛，及血崩经溢，百药不效者，俱能奏功，屡用屡验，真近世神方也。近来，临床上用本方加味治疗心绞痛及宫外孕等病属于瘀血停滞者，亦获显著效果，从而进一步证明了失笑散确实是一首活血化瘀的效方。

【实验】

1. 收缩子宫及止痛作用 《上海中医药杂志》（1963，9：1）：本方既能收缩子宫而有利于子宫复旧及恶露排出，又能缓解平滑肌痉挛而有助于痛经、产后腹痛及胸腔疼痛的缓解。

2. 抗凝血作用 《上海中医药杂志》（1983，2：46）：本方能抑制血小板黏附和聚集，并有轻度增加抗凝血酶Ⅲ活力的作用。

3. 对小白鼠减压缺氧耐受力的影响 《新医药学杂志》（1976，5：41）：本方具有明显的增强小白鼠对减压缺氧的耐力。本方具有明显的对抗垂体后叶素引起的急性心肌缺血的作用。

4. 不同提取部位的药效学研究 《北京中医药大学学报》（1999，3：48）：失笑散以石油醚、乙酸乙酯、甲醇依次提取，将所得的各部位与失笑散原方分别进行止痛、活血的药效学研究。观察了对醋酸致痛小鼠扭体次数、高血脂大鼠血液流变性、小鼠凝血时间、大鼠颈动脉血栓形成时间的影响。结果表明：失笑散的石油醚、乙醇乙酯提取部位与失笑散同样具有镇痛、降低高血脂大鼠高切速下全血黏度、降低血浆黏度、降低 RBC 压积值、延长凝血及血栓形成时间的作用。

【验案】

1. 心腹痛 《苏沈良方》：曾有妇人病心腹欲死，十余日百药不验，服此顿愈。

2. 高脂血症 《天津中医学院学报》（1996，4：20）：用本方加味治疗高脂血症 58 例。药用：蒲黄、五灵脂、生黄耆、茯苓、泽泻，每日 1 剂，水煎服，疗程 30 天。对照组 58 例药用绞股蓝总苷片。结果：对高胆固醇血症的总有效率治疗组 84.1%，对照组 13.3%；对高甘油三酯血症的总有效率治疗组 83.3%，对照组为 70.6%。

3. 原发性痛经 《湖北中医杂志》（1997，4：18）：采用失笑胶囊治疗原发性痛经 86 例，效果满意。失笑胶囊由生蒲黄、炒蒲黄、五灵脂（醋炒）组成，是在"失笑散"的基础上经剂型改革而成。治疗方法：从经期前 2 天开始口服，每日 2 次，每次 3 粒，连服 7～10 天，经净停服。3 个月经周期为 1 个疗程。治疗期间停服其他治疗痛经的中西药物。并观察病人治疗前后全血黏度及外周血前列腺素 E_2（PGE_2）的变化。疗效标准：痊愈：服药后积分降至 0 分，腹痛及其他症状消失，停药 3 个月经周期未复发者；显效：治疗后积分降低至治疗前积分的 1/2 以下，腹痛明显减轻，其余症状好转，不服止痛药能坚持工作；有效：治疗后积分降至治疗前积分的 1/2～3/4，腹痛减轻，其余症状好转，服止痛药能坚持工作；无效：治疗后，积分、腹痛及其他症状无改变者。治疗结果：痊愈 26 例，显效 30 例，有效 21 例，无效 9 例。总有效率为 89.5%。经统计学处理，治疗前后病人的痛经评分及痛经持续时间有显著性差异。用药后病人全血黏度比值下降，有显著性差异；外周血中 PGE_2 的水平提高，具有非常显著性差异。

4. 药流后子宫出血过多 《浙江中医学院学报》（1998，5：23）：用本方合生化汤防治药流后子宫出血过多 80 例。药用：蒲黄、五灵脂、当归、川芎、桃仁、益母草、炮姜、甘草。每日 1 剂，于服米索前列醇 24 小时后加服，连服 5 天。对照组 60 例不加服其他药物。结果：治疗组出血量大于月经量的只有 6.25%，而对照组占 27%；出血持续天数治疗组 15 天内干净者占 97.5%，而对照组只有 65%。

藁本散

【来源】《太平圣惠方》卷二十五。

【组成】藁本 赤箭 羌活 独活 芎藭 防风（去芦头） 肉桂（去皱皮） 附子（炮裂，去皮脐） 续断 五加皮 甘菊花 麻黄（去根节） 赤芍药 细辛 干蝎（微炒）各一两 当归 牛膝（去苗） 枳壳（麸炒微黄，去瓤） 甘草（微炒赤，锉）各一两半

【用法】上为细散。每服一钱，以温酒调下；薄荷汤调下亦得。

【主治】

1. 《太平圣惠方》：一切风。

2. 《养老奉亲书》：妇人血气，丈夫筋骨风，四肢软弱，及卒中急风并寸白虫。

【宜忌】忌生冷、猪、鸡、毒鱼、动风物。

生干地黄散

【来源】《太平圣惠方》卷七十。

【组成】生干地黄一两 酸枣仁三分（微炒） 羚

羊角屑三分 白芍药三分 柴胡一两（去苗） 羌活半两 防风半两（去芦头） 桂心半两 牛膝二分（去苗） 黄耆二分（锉） 白茯苓三分 当归三分（锉碎，微炒） 白术三分 木香半两 枳壳三分（麸炒微黄，去瓤）

【用法】上为粗散。每服三钱，以水一中盏，加生姜半分，煎至六分，去滓，每于食前温服。

【主治】妇人风血气，或时寒热，体痛，不思饮食。

木香丸

【来源】《太平圣惠方》卷七十一。

【组成】木香半两 肉豆蔻一两（去壳） 川大黄一两（锉碎，微炒） 槟榔一两 干姜一两（炮裂，锉） 蓬莪术一两 香墨一两 巴豆一分（去皮心，研，纸裹，压去油）

【用法】上为末，入巴豆同研令匀，醋煮面糊为丸，如绿豆大。每服五丸，食前以温酒送下；粥饮下亦得。

【主治】妇人血气，心腹疼痛。

乌药散

【来源】《太平圣惠方》卷七十一。

【组成】乌药一两 蓬莪术一两 桂心一两 当归一两（锉碎，微炒） 桃仁一两（汤浸，去皮尖双仁，麸炒微黄） 青橘皮一两（汤浸，去白瓤，焙） 木香一两

【用法】上为细散。每服一钱，食前以热酒，调下。

【功用】《医宗金鉴》：开滞消积。

【主治】

1. 《太平圣惠方》：妇人血气上攻，心痛发歇不定。

2. 《校注妇人良方》：血气壅滞，心腹作痛。

3. 《医宗金鉴》：妇人经行、产后食生冷之物，与脏气互相搏聚，结成坚块，牢固不移，日渐长大。

乌药散

【来源】《太平圣惠方》卷七十一。

【组成】乌药一两　木香一两　桂心一两　青橘皮一两（汤浸，去白瓤，焙）　蓬莪术一两

【用法】上为细散。每服二钱，以生姜半两（拍碎）、黑豆半合，同炒令豆熟，入童便一中盏，煎三五沸，滤去滓，调下。

【主治】妇人血气上攻，心腹疼痛不可忍，神情闷乱。

地黄散

【来源】《太平圣惠方》卷七十一。

【组成】熟干地黄三分　当归三分（锉，微炒）　木香三分　白术三分　干漆三分（捣碎，炒令烟出）　桂心三分　枳壳三分（麸炒微黄，去瓤）　槟榔三分

【用法】上为细散。每服一钱，食前醋汤调下。

【主治】妇人血气攻心痛，腹胁妨闷，不欲饮食。

当归丸

【来源】《太平圣惠方》卷七十一。

【组成】当归二两（锉，微炒）　硇砂一两半（别研）　桂心一两　没药一两　蓬莪术二两

【用法】上为末，用好醋一大盏，银器内，以慢火熬硇砂成膏，入药末和丸，如梧桐子大。每服十丸，空心及晚食前醋汤送下。

【主治】妇人血气不和，心腹冷痛。

当归散

【来源】《太平圣惠方》卷七十一。

【组成】当归三分（锉，微炒）　槟榔三分　吴茱萸半两（汤浸七遍，焙干微炒）　桂心三分　蓬莪术三分　白术三分

【用法】上为粗散。每服三钱，以水一中盏，加生姜半分，煎至六分，去滓稍热服，不拘时候。

【主治】妇人血气攻心痛，面无颜色，四肢不和。

延胡索散

【来源】《太平圣惠方》卷七十一。

【组成】延胡索三分　当归三分（锉，微炒）　芎

䓖三分　木香半两　桃仁一两（汤浸，去皮尖双仁，麸炒微黄）　赤芍药半两　桂心一分　熟干地黄一两　枳实半两（麸炒微黄）

【用法】上为粗散。每服三钱，以水一中盏，加生姜半分，煎至六分，去滓稍热服，不拘时候。

【主治】妇人血气攻心腹疼痛。

乳香散

【来源】《太平圣惠方》卷七十一。

【组成】乳香一分　木香一分　当归三分（锉，微炒）　芎䓖三分　吴茱萸一分（汤浸七遍，焙干，微炒）　桂心半两　没药一分　硇砂一分（细研）

【用法】上为细散。每服一钱，食前热酒调下。

【主治】妇人久冷血气，心腹疼痛。

琥珀散

【来源】《太平圣惠方》卷七十一。

【组成】琥珀一两（细研）　没药一两　当归一两（锉，微炒）　赤芍药一两　牡丹一两　延胡索一两　蒲黄一两　蓬莪术一两　桂心一两

【用法】上为细散。每服一钱，以温酒调下。不拘时候。

【主治】

1.《太平圣惠方》：妇人血气攻心腹，烦躁闷乱，疼痛不止。

2.《普济方》：产后恶露不行，儿枕块痛。

琥珀散

【来源】《太平圣惠方》卷七十一。

【组成】琥珀一两（细研）　麒麟竭半两　没药半两　木香半两　桂心半两　延胡索一两　当归一两（锉，微炒）　牡丹一两　芸苔子半两　麝香一钱（细研）　吴茱萸半两（汤浸七遍，焙干，微炒）　青橘皮半两（汤浸，去白瓤，焙）

【用法】上为细散，入麝香，研令匀。每服二钱，食前以热酒调下。

【主治】妇人血气上攻，心腹疼痛，经络不利，黄瘦虚羸。

熟干地黄散

【来源】《太平圣惠方》卷八十一。

【组成】熟干地黄一两　当归二分（锉，微炒）白术半两　甘草一分（炙微赤，锉）　赤芍药半两　桂心半两　小草半两　细辛半两　芎䓖半两　吴茱萸一分（汤浸七遍，焙干，微炒）

【用法】上为粗散。每服二钱，以水一中盏，煎至六分，去滓温服，不拘时候。

【主治】产后血气上攻心痛，四肢厥冷，不纳饮食。

玉芝丹

【来源】《太平圣惠方》卷九十五。

【别名】灵宝丹。

【组成】黑铅一两　水银一两　硫黄一大豆大　阳起石三大豆大　代赭二大豆大　消石半分

【用法】先销铅成汁，次下水银，急手搅令匀，后下诸药咬铅，以下四味同细研了，旋旋取点入铅汁中，熟搅之，旋咬铅成灰于一畔，候咬铅尽，然后泻水银于瓷碗子中，但秤水银有一两在，即止。入于后柜硫黄一两半，细研如面，入瓶子中，碗子合之，渐火逼候鬼焰出，即住。放冷细研，为柜，又将柜入一小档子中，布置以物，按中心作坑子，即将铅中水银一两，更入硫黄一分同研，结为砂子，入于内柜中，以一茶碗合定，固之令干，铛子下常以二两火养，仍以草灰没铛子盖之，勿令火绝，如此七日，渐以火烧，令通赤即药成矣。放冷取出，纸衬、摊于湿地，盆合一复时，出火毒，细研如面，以枣瓤为丸，如粟米大。每服五丸，空心温酒送下。若以饭为丸，如大豆大，每服二丸，热茶送下。治天行时疾，服了，以厚衣盖身取汗，即愈。其柜长生用之。

【主治】一切风疾，并妇人血气。

【宜忌】忌羊血、鲤鱼。

当归煎丸

【来源】《博济方》卷四。

【组成】川当归（去土）二两　槟榔　赤芍药　牡丹皮　延胡索各半两

【用法】上先将当归用米醋一升二合慢火熬成膏，入众末，和为丸，如梧桐子大。每服二十丸，空心、日午温酒送下。

【主治】妇人久积，血气时发，发刺痛，肌瘦力乏，月侯不调。

赤芍药散

【来源】《博济方》卷四。

【组成】牡丹皮　白茯苓　赤芍药　吴白芷　甘草各一两　柴胡三两（去芦）

【用法】上锉。每服二钱，水一钟，加生姜三片，大枣一个，煎至七分，食后温服。

【主治】妇人气血不和，心胸烦闷，不思饮食，四肢少力，头目昏眩，身体疼痛。

牡丹皮散

【来源】《博济方》卷四。

【别名】丹皮汤（《圣济总录》卷一五〇），牡丹汤（《普济方》卷三一七）。

【组成】牡丹皮　赤芍药各二两　川芎　羌活各一两半　甘菊　防风各二两　半夏一两半（汤浸洗七度，炒令黄）　甘草一两（炙）

【用法】上为细末。每服二钱，水一盏，加生姜二片，薄荷十叶，煎至七分，稍热服。

【主治】妇人血气攻疰，头目疼痛，遍身烦疼，口苦舌干，多困少力，或发寒热，状似伤寒。

琥珀散

【来源】《博济方》卷四。

【组成】当归（微炒）　川芎各一两　赤芍二两　莪术一两（煨）

【用法】上为末。每服二钱，空心温酒调下。

【主治】产前产后血气不和，及一切疾。

【加减】如腰腹痛，加陈皮一两（去白），干姜半两（炮），同和匀；如不吃酒，以水一盏，同煎至七分，温服。

黑灵散

【来源】《博济方》卷四。

【组成】穿山甲半个　黑鲤鱼皮半个　小儿发半两　皂荚（不蛀者）三钱

【用法】上药同入于瓷瓶子内，用盐泥固济，先用文武火烧，次用大火煅之令赤热，放冷，取出研细。每服半钱，温酒调下。

【主治】妇人远年血气甚者。

安中散

【来源】《太平惠民和济局方》卷三（宝庆新增方）。

【组成】玄胡索（去皮）　良姜（炒）　干姜（炮）　茴香（炒）　肉桂各五两　牡蛎（煅）四两　甘草（炒）十两

【用法】上为细末。每服二钱，热酒调下；妇人淡醋汤调服；如不饮酒，用盐汤点下；并不拘时候。

【功用】《全国中药成药处方集》（沈阳方）：散寒止痛。

【主治】远年近日脾疼翻胃，口吐酸水，寒邪之气留滞于内，停积不消，胸膈胀满，攻刺腹胁，恶心呕逆，面黄肌瘦，四肢倦怠；及妇人血气刺痛，小腹连腰攻疰重痛。

【宜忌】《全国中药成药处方集》（沈阳方）：实热者忌服。

姜魏丸

【来源】《圣济总录》卷六十七。

【组成】生姜一斤（去皮，切片，盐腌一宿，焙干）　阿魏一钱（用白面和作饼子，炙黄）　青橘皮（去白，焙）　甘草（炙，锉）　陈橘皮（去白，焙）各二两　当归（切，焙）　白芷　胡椒　蓬莪术（炮，锉）　桂（去粗皮）各一两　丹砂（研，为衣）　木香　丁香各一钱

【用法】除丹砂外，捣罗为末，炼蜜为丸，如樱桃大，丹砂为衣。每服一丸，生姜汤嚼下；妇人空心食前醋汤送下。

【功用】调胃气，化冷痰。

【主治】一切气，并妇人血气。

桂心丸

【来源】《圣济总录》卷六十七。

【组成】桂（去粗皮）　当归（锉，焙）　赤白芍（炒）　延胡索（炒）　芎䓖　生干地黄（炒）各一两　硇砂半两　芫花根一斤（冬日采，洗，锉碎）　米醋五斤

【用法】上先以醋煮芫花根三分减二，去根，入硇砂慢火煎，又减半，下诸药末为丸，如鸡头子大。产后血运烦闷，童便煎赤马通，磨下一丸；产后血败，腰脚肿痛，生姜、童便磨下；血气冲心痛，薄荷汁、热酒磨下；血气腹胀及痛，生地黄汁同热酒磨下；平常血气，葱、酒磨下。

【主治】诸气及产后气病。

延胡索汤

【来源】《圣济总录》卷一五〇。

【组成】延胡索　桂（去粗皮）　芍药　白茯苓（去黑皮）　熟干地黄（焙）　鳖甲（去裙襕，醋炙）　续断　芎䓖　羌活（去芦头）　附子（炮裂，去皮脐）各一两　人参　木香各半两

【用法】上锉，如麻豆大。每服三钱匕，水一盏，煎至七分，去滓，空心、日午、临卧温服。

【主治】妇人风虚劳冷，日渐羸瘦，血气攻刺，经脉不匀。

当归没药丸

【来源】《圣济总录》卷一五一。

【组成】没药（研）　丁香各三分　木香一两　丁香皮　桂（去粗皮）　麒麟竭（研）　延胡索　干漆（炒烟出）　牡丹皮　当归（锉，炒）　肉豆蔻各半两　槟榔一两（锉）　安息香　乳香各一两（二味同捣末，再用酒研，滤去滓，银器内熬成膏）

【用法】上十二味为末，以二香膏和丸，如膏少即少入炼蜜，丸如梧桐子大，以丹砂为衣。每服二十丸，至三十丸，温酒或生姜汤送下，早、晚食前各一服。

【主治】妇人血气不调，月水滞涩，身体麻痹瘙痒疼痛，饮食减少，面黄肌瘦，背脊拘急，骨间酸痛，多吐清水，脐腹胀闷。

泽兰丸

【来源】《圣济总录》卷一五一。

【组成】泽兰叶 钟乳（别研） 细辛（去苗叶） 黄耆（锉） 紫石英（别研）各三分 大黄（锉，炒） 远志（去心） 熟干地黄（焙） 白芷 苦参 柏子仁（微炒） 蜀椒（去目及闭口者，炒出汗） 白术 芎藭 附子（炮裂，去皮脐） 吴茱萸（汤洗，焙干，炒） 麦蘖（炒） 陈曲（炮） 前胡（去芦头） 大枣（去核，炒）各半两 丹参 枳壳（去瓤，麸炒） 芍药 桔梗（炒） 秦艽（去苗土） 当归（切，焙） 沙参 桂（去粗皮） 厚朴（去粗皮，生姜汁炙，锉） 石斛（去根） 麦门冬（去心，焙）各三分 人参半两

【用法】上为末，炼蜜为丸，如梧桐子大。每服二十丸，渐加至三十丸，空腹以温酒送下。

【主治】妇人月水不利，累月不快，身体烦热，骨节沉重，日渐羸瘦。

秦艽汤

【来源】《圣济总录》卷一五一。

【组成】秦艽（去苗土） 马鞭草 甘草（炙，锉） 柴胡（去苗）各一两 芎藭 芍药 桂（去粗皮）各二两 荆芥穗三两 半夏（汤洗去滑，生姜汁制，炒干）半两 白芷三分

【用法】上为粗末，每服三钱匕，水一盏，加乌梅一枚（拍破），生姜三片，同煎至七分，去滓温服。

【主治】妇人虚劳，月水不利，百节酸痛，壮热少力，心躁烦闷。

羚羊角汤

【来源】《圣济总录》卷一五一。

【组成】羚羊角（镑） 地骨皮 赤茯苓（去黑皮） 黄耆（锉） 防风（去叉） 羌活（去芦头） 桂（去粗皮） 牛膝（去苗） 芎藭 麦门冬（去心，焙） 甘草（炙）一两 酸枣仁（炒） 红花子 当归（切，焙） 芍药各一两半 熟干地黄（焙）三两

【用法】上为粗末。每服三钱匕，以水一盏，加生姜五片、薄荷七叶，同煎至六分，去滓温服。

【主治】室女虚劳内燥，因而月水不利，少力，颊赤口干，五心烦热。

当归丸

【来源】《圣济总录》卷一五三。

【组成】当归（切，焙） 延胡索各一两 没药（研） 麒麟竭 硇砂（研）各三分

【用法】上为末，合研匀，用狗胆为丸，如梧桐子大。每服十丸，加至二十丸，醋汤或温酒送下。

【主治】妇人虚冷血气，及血积隐隐绞痛，血块攻筑疼痛。

延胡索丸

【来源】《圣济总录》卷一五三。

【组成】延胡索（米醋炒黄）三分 当归（切焙） 沉香（锉）各半两 木香 白术 芎藭 青橘皮（汤浸去白，焙） 附子（炮裂，去皮脐） 吴茱萸（汤洗，焙干，炒） 桂（去粗皮） 京三棱（湿纸裹煨，别捣为末）各一两半 蓬莪术（锉炒）一两

【用法】上为末，以酒煮面糊为丸，如梧桐子大。每服二十丸，煎生姜醋汤送下。日进三服，不拘时候。

【主治】妇人血脏久冷，血积气攻，心腹脐下疼痛，呕逆痰涎，不思饮食。

地黄粥

【来源】《圣济总录》卷一九〇。

【组成】生地黄汁二合 粟米一合 粳米一合 诃黎勒（炮，去核，为末）半两 盐花少许

【用法】以水三升，先煮二米将熟，次入诃黎勒末、地黄汁、盐花搅匀，煮令稀稠得所，分二次服。

【主治】妇人血气不调。

血竭散

【来源】《鸡峰普济方》卷十。

【组成】硇砂　血竭　没药　桂　木香　朱砂各一分　海马一对　干漆一两　虻虫二十个　龙脑一钱　水蛭十四个　当归　硼砂　阿魏各一大钱

【用法】上为细末。每服一钱，冷水调下。如产后血上冲，口鼻出血，用童便调服三钱。

【主治】妇人血气，产后渴燥，一切血邪乱语，眼如血袋，及血上冲，口鼻血出。

分膈丸

【来源】《鸡峰普济方》卷十七。

【组成】人参一两　槟榔　肉豆蔻仁各二个　木香　茯苓各一两　水银四两（水煮一伏时，枣肉内研星尽）　没药　青橘各一两　当归八两　不蛀皂角一挺　麒麟竭半两

【用法】上为细末，分一半，别入灯上燎者巴豆、杏仁各二十一个，同用面糊为丸，如梧桐子大；一半药末只炼蜜为剂，杵一千下。吃时旋丸小豆大，并每服五七丸。汤使临时。

【主治】血气及一切积聚败血为病，以及产后注懑，心腹疾涎，腹秘不通。

牡丹丸

【来源】《产宝诸方》。

【组成】当归　生地黄　川芎　牡丹皮各半两　紫苏子　薏苡仁　荆芥穗各一两

【用法】上为末，面糊为丸，如梧桐子大。每服二十丸，食后米饮送下。

【功用】养血气。

舒筋散

【来源】《宣明论方》卷三。

【组成】人参　川芎　官桂　丁香各半两　木香　天麻（酒浸，焙）各一两　井泉石四两（别为末）

【用法】上为末。每服三钱，井泉石末三钱，大豆半升，净淘，好酒一大升，煮豆软，去豆，用豆汁酒调下，后以酒送下。盖覆汗出为效。

【主治】妇人血气，并产后及热搐搦转筋，俗名鸡爪风。

菖蒲丸

【来源】《妇人大全良方》卷七。

【组成】菖蒲（九节者）六两　吴茱萸（炮）　香附子（炒去毛）各四两

【用法】上锉细，以酽醋五升煮干为度，焙干，为细末，以好神曲打糊为丸，如梧桐子大。每服四五十丸，空心、食前以淡姜汤送下，橘汤亦好，一日三次。

【主治】妇人脾血积气及心脾疼。

芎当散

【来源】《妇人大全良方》卷二。

【组成】川芎　川当归各等分

【用法】上为细末。每服二钱，空心煎艾汤调下。

【主治】妇人血气，上喘下肿；又治产后损身，血冲心及腹胀气绝者。

生地黄散

【来源】《妇人大全良方》卷六。

【组成】生干地黄　北柴胡各一两　羌活　木香　桂心　防风各半两　酸枣仁　羚羊角屑　白芍药　白术　黄耆　川牛膝　白茯苓　当归　枳壳各三分

【用法】上锉。每服三钱，水一盏，姜三片，煎至七分，去滓空心，温服。

【主治】妇人血气不调，或时寒热，体痛，不思饮食。

石灰散

【来源】《妇人大全良方》卷七引《妇人经验方》。

【组成】猪贴脊血半盏　石灰一钱

【用法】将猪血于汤上暖，用杖子搅停后，用石灰于火上烧令黄，为末，罗过，入灰一钱，同血搅停。放温服，立愈。

【主治】妇人血气痛不可忍者。

分经散

【来源】《类编朱氏集验方》卷十。

【组成】红花　苏木　乳香　没药　败姜　姜黄　当归　芍药　川芎　木通　甘草　蓬术（煨）　生地黄　元胡索　牡丹皮　凌霄花

【用法】上为细末。每服二大钱，空心温酒调下，一日三次。

【主治】妇人血气、心痛，遍身手足疼痛及经血不通。

【加减】加血竭、玳瑁尤佳。

圣验黑神丸

【来源】《类编朱氏集验方》卷一。

【组成】防风（去芦，锉，焙）　川乌（炮）　好墨（锉，焙）　川附子（炮）　檀香各半两　麦子（去心，焙）　藿香叶（去土，焙）　白茅　何首乌（锉，用生姜汁同泡了甘草二钱浸二宿，焙，再浸，焙）各七钱　干姜七钱　白僵蚕（油炒去丝）　全蝎（姜汁浸一宿，焙）　天南星（炮裂熟，切片，以姜汁小半盏同泡了甘草三钱，锉，浸二宿，焙，再焙，姜汁尽为度）　白附子（炮十分裂熟，以姜汁同泡了甘草三钱，浸二宿，焙，再浸焙）　阿胶（水浸蒸，同糯米糊作丸）各七钱半　细辛（去叶及土，锉、焙）　白芷（锉、焙）　香附子（炒，去毛，拍碎，以生姜汁同泡了甘草二钱，浸二宿，焙，余汁再浸）　川芎（锉，焙）各八钱　皂角灰（烧烟，煅）　甘松（去土，锉，焙，川者尤妙）　半夏（汤洗十次，炒沙令热，炮，切片，用生姜汁半盏泡了甘草三钱，浸二三宿，焙，再浸再焙）半两　草豆蔻（拍碎去皮膜，生姜汁浸一二日，焙，再浸焙）六钱　白术（锉，焙）一两二钱　缩砂仁（去膜皮，轻焙）一两　麝香（别细研，同药末滚）　龙脑（同麝研，滚药末）各一钱　白甘草（炮熟，锉，焙）一两七钱

《普济方》有官桂、芍药。

【用法】上为细末，大钵中滚拌两日，极令匀，合糯米粉二两，添水煮糊，同阿胶膏和药为丸，如鸡头大，焙令十分干，瓷瓶收置暖处。若修锉生料，众药同片切，生姜半斤或七两，甘草三两，于瓷罐内，用水一斗五升上下，文武火煮水干为度，仍除出甘松、白茅、檀香、缩砂仁、藿香叶勿煮，止令顶焙。捣为末，庶香气全，所有煮者众药亦令作一处，焙捣为细末就了，却令研脑、麝同香、松、茅数件，大钵内滚三二日，令药味和合，方和捣为丸。煮药下水之诀，以水高众药一寸余许，文武火煮。一切风疾，炒乌豆淬酒送下；卒中僵倒，或醉酒不醒，生姜汤研三五粒灌下；小儿惊风天吊，五种痫疾，入京腻粉少许，煎金银、薄荷茶送下；沉寒痼冷，生姜汤送下；一切气疾，茴香汤送下；头风暗风，荆芥汤送下；咳嗽痰涎，半夏汤送下；肺气攻卫，杏仁汤送下；疟疾，乌梅汤送下；水泻，干姜汤送下；痢疾，甘草汤送下；脚疾湿气，木瓜汤送下；酒伤食积、胃气不和，陈皮姜汤送下；肠风，胡桃酒送下；伤寒次霎，葱豉汤送下；时行疫疾，山岚瘴气，不伏水土，藁本汤送下；中毒，甘草水研灌下；牙痛，夜卧含化；牙宣，填窍中；妇人血风、血气，当归酒送下；血脏虚冷，赤白带下，血淋血晕，烧棕榈灰研细调酒送下；腰背疼痛，浑身劳倦，温酒送下，常服，食后茶送下。

【主治】

1. 《类编朱氏集验方》：风疾。
2. 《普济方》：妇人血疼。

【宜忌】孕妇休服。

香桂散

【来源】《类编朱氏集验方》卷十。

【组成】当归　肉桂各等分

【用法】上为末。每服二钱，水一盏，入醋少许，煎七分，空心热服。

【主治】妇人血刺，心腹疼痛。

活血饮子

【来源】《类编朱氏集验方》卷十。

【组成】当归　菖蒲各等分。

【用法】上为细末。每服一钱，酒调下。

【主治】妇人血气冲心。

内补当归汤

【来源】《医方类聚》卷二一二引《吴氏集验方》。

【组成】当归　赤芍药各半两　甘草三钱半　白芍药　川芎各一两　乳香三钱

【用法】上为末。每服二钱，酒调，热服。
【主治】妇人十八般血气痛。

艾附丸

【来源】《证治要决类方》卷四。
【组成】艾叶（同香附、醋煮） 香附各一斤 当归 白芍 川芎 熟地各二两 干姜 吴茱萸 木香 白芷各一两 琥珀五钱
【用法】上为末，酒煮曲糊为丸，如梧桐子大。每服七十丸，空心酒送下。
【主治】妇人血疼。
【加减】寒，加附子。

如意丸

【来源】《普济方》卷一六九。
【组成】黄连 青皮 川乌 枳壳 巴豆十粒（去壳油心膜尽） 干姜 蓬莪术 陈皮各一两
【用法】上为细末，煮薄糊为丸，如绿豆大。常服三五丸，食后夜卧茶清送下。妇人血气，艾醋汤送下；酒积，炒姜酒送下；黄肿，淡姜汤送下；脏腑不快，茶清送下；冷食伤，生姜汤送下；小肠气，炒茴香酒送下；小儿疳，饭汤送下一二丸。
【功用】消积化气。
【主治】妇人血气，酒积，黄肿，脏腑不快，冷食伤，小肠气，小儿疳。
【宜忌】孕妇忌服。

硼砂煎丸

【来源】《普济方》卷二四五。
【组成】硼砂半两（研如粉，入后皂荚汁中，同煎至一升，下酒五升，再煎至一升，下童子小便三升，不住手搅至二升，住火） 皂荚十挺（将五挺以水五升，浸一宿，去皮，每挺为三截，用生姜五两研自然汁涂，炙至姜汁尽为度，去子捣；另五挺以灰火煅熟，去皮，捶碎，于前浸皂荚水中洗尽，滤去滓，入罐内煎） 白附子（生用） 地龙（去土，炒） 槟榔（生用） 附子（炮裂，去皮脐）各一两 半夏二两（汤洗七次，焙干，生用） 天麻半两（生用）

【用法】上为末，入硼砂煎中，于火上搅匀，候硬软得所，取出为丸，如梧桐子大，稍硬，更入熟蜜和丸，焙干，用瓷器盛，勿令透气。每服十五丸至二十丸，男子忽脚膝硬，头旋恶心，不思饮食，心间胀满，行履不得，空心日午用豆淋酒并童子小便送下；男子忽脚膝风痛，行履不得，口干舌涩，空心、日午用豆淋酒送下；男子干脚气发动，脚膝烦疼，腰脚痿，心燥闷，干渴，见粥药皆呕逆，汗出气喘，皆是干脚气冲心，先取牵牛子一两（生用），陈橘皮一钱，同为末，取黑豆二合（炒半熟，以童子小便八合浸后，滤去豆），入生姜自然汁二合，搅匀分为三盏，每用一盏，调牵牛、橘皮末一钱煎，送服上药二十丸，当日进三服；男子风毒欲发，手脚拘急，背膊烦疼，身心燥闷，温酒送下；男子肾脏风毒气，鼻塞耳聋，腰脚重滞，葱酒送下；妇人血气闷乱，刺心欲绝者，当归酒送下；产后手脚挛急，口干不食，烂研芥子酒送下；妇人血不通，煎红花酒去滓送下；妇人血气诸疾，荆芥酒送下；血风诸疾，薄荷酒送下。
【功用】常服通百脉，暖下元，解风脚，润身体，畅四肢，坠痰涎，明耳目。
【主治】脚气，脚弱肿，大便赤涩，小便赤少；及男子忽脚膝硬，头旋恶心，不思饮食，心间胀满，行履不得；男子忽脚膝风痛，行履不得，口干舌涩；或男子干脚气发动，脚膝烦疼，腰脚痿，心燥闷，干渴呕逆，汗出气喘，干脚气冲心者；男子风毒欲发，手脚拘急，背膊烦疼，身心燥闷；男子肾脏风毒气，鼻塞耳聋，腰脚重滞；妇女血气闷乱，刺心欲绝者，产后手脚挛急，口干不食；妇人血不通，血气、血风诸疾。
【宜忌】有妊妇人不得服。
【加减】更加麝香、龙脑为丸亦妙。

至圣汤

【来源】《普济方》卷三二七。
【组成】当归 芍药 干姜 莪术 桂心 地黄 蒲黄（炒）各半两 黑豆（炒去皮）一两
【用法】上为细末。每服二钱，空心热酒送下。
【主治】妇人血气，产前产后百疾。

乌金散

【来源】《普济方》卷三三五。

【组成】甘草（炙） 皂角（烧灰存性）各等分

【用法】上为末。生地黄同煎至七分，食前服。

【主治】妇人血气，小腹疼痛。

乌鸡煎

【来源】《普济方》卷三三五。

【组成】当归 川芎 附子 茯苓 白术 赤芍药 白姜 地黄 官桂各一两

【用法】上锉，用乌鸡一只，去头、足、肚，将药盛鸡肚内，用布袋盛之，好酒、醋各五升，砂瓶煮，剩下一盏，留打糊为丸，如梧桐子大。每服三十丸，食前温酒、盐汤送下。

【主治】妇人一切血气疼痛。

沉香活血丸

【来源】《普济方》卷三三五。

【组成】沉香 广术 诃子（去皮）各一两 肉豆蔻 丁香 良姜各一两 麝香一分（别研） 椒红 当归 白术 附子（炮，去皮）各一两

【用法】上为末，加麝香令匀，酒糊为丸，如梧桐子大。每服三十丸，以温酒送下。

【主治】血气不调，脏腑积冷，脐腹疼痛，肌体日瘦。

拈痛散

【来源】《普济方》卷三三五。

【组成】玄胡索一两 当归 桂心各半两

【用法】上为末。每服二钱，酒调下，不拘时候。

【主治】妇人血气痛。

金不换散

【来源】《普济方》卷三三五。

【组成】三棱 莪术（并细研） 巴豆（去皮）各一两

【用法】上以酸醋一碗，熬醋成膏为度。先将糠固

济一罐子，阴干后，将药并醋膏一处置罐子中，外用泥裹，以平瓦子一片盖之，用炭火煅五七遍，常看守，却候烟急出，即取出看，通黑则止，不得烧过了，便入乳钵内细研为末。每服一钱，炒生姜酒调下。

【主治】妇人血气刺痛不可忍者。

破经汤

【来源】《普济方》卷三三五。

【组成】巴豆七个 苦葶苈三钱 皂角二钱（一方不用皂角）

【用法】上为末，炼蜜为丸，如弹子大。每次一丸，先用麻丝缠定，坐一夜；不行，再一丸。如觉寒热取下赤白水，再用一丸，取一行。后用四物汤补之。

【主治】妇人血气不行，脐腹疼痛。

麒麟竭散

【来源】《普济方》卷三三五。

【组成】麒麟竭 阿魏（面煨，面熟为度）各一分 桂心半两

【用法】上为细散。每服一钱，以热酒调下。

【主治】妇人血气攻刺，小腹痛不可忍。

菖蒲散

【来源】《普济方》卷三三五。

【组成】石菖蒲 良姜 桂心各一两 香附子二两

【用法】上为末。每服二钱，热汤调下。

【主治】妇人血气痛。

紫金散

【来源】《普济方》卷三三五。

【组成】当归（酒浸） 玄胡索 川芎 肉桂各半两 香附子 乌药 紫荆皮各一两 木香（煨） 甘草各一钱

【用法】上为细末。每服二钱，热酒点下；霹雳酒下亦得。

【主治】妇人血气相搏，心腹急痛。

聚宝丹

【来源】《活人心统》卷三。

【组成】没药 琥珀 木香 当归各一两 辰砂 麝香各一钱 乳香 玄胡索（炒）各一两

【用法】上为末，水泛为丸，如小圆眼大。每服一丸。

【主治】妇人血海虚冷，外乘风寒，搏结不散，积聚成块，血气攻痛；及经候不调，崩中带下。

当归散

【来源】《济阴纲目》卷一。

【组成】当归 赤芍药（酒炒） 刘寄奴 枳壳（麸炒） 玄胡索 没药各等分

【用法】上为末。热酒调下二钱，不拘时服。

【主治】妇人久积，血气绞痛，小便刺痛，四肢无力。

红花散

【来源】《妇科玉尺》卷一。

【组成】当归一两 没药 红花 官桂 赤芍 苏木 青皮各二钱半

【主治】妇女血气。

四、阴 痒

阴痒，又名阴门痒、外阴瘙痒，是指妇女外阴及阴中瘙痒，甚则波及肛门周围，痒痛难忍，坐卧不宁者。《肘后备急方》："阴痒汁出，嚼生大豆黄，涂之，亦疗尿灰疮。"《妇人大全良方》："夫妇人阴痒者，是虫蚀所为。三虫在于肠胃之间，因脏虚，三虫动作，蚀于阴内。其虫作热，微则为痒，重者乃痛也。"

本病成因多为脾虚湿盛，郁久化热，湿热蕴结，注于下焦；或忧思郁怒，肝郁生热，挟湿下注；或因外阴不洁，久坐湿地，病虫乘虚侵袭所致；或年老体弱，肝肾阴虚，精血亏耗，血虚生风化燥，而致外阴干涩作痒。湿热下注者，症见外阴瘙痒难忍，带下量多而腥臭，外阴湿润，局部或有渗出物，胸闷心烦纳减，治宜清热利湿；肝肾阴虚者，症见外阴干涩瘙痒难忍，或有灼热感，甚则五心烦热，头晕目眩，腰酸耳鸣等，治宜滋阴泻火，祛风止痒。局部可用中药水煎熏洗。

艾叶汤

【来源】方出《外台秘要》卷三十四引《经心录》，名见《古今医统大全》卷八十三引《录验》。

【组成】防风三两 大戟二两 艾五两

【用法】上切。以水一斗，煮取五升，温洗阴中，一日三次。

【主治】

　　1.《外台秘要》引《经心录》：妇人阴中肿痛不可近者。

　　2.《疡科捷径》：阴疼阴痒。

三黄散

【来源】方出《备急千金要方》卷三，名见《普济方》卷三二六。

【别名】大黄散（《普济方》卷三二六）。

【组成】大黄 黄芩 黄耆各一两 芍药半两 玄参 丹参各十八铢 吴茱萸三十铢

【用法】上药治下筛。酒服方寸匕，一日三次。

【主治】阴中痒入骨肉。

真丹散

【来源】《外台秘要》卷三十四引《崔氏方》。

【组成】真丹一分（研） 矾石二分（烧，研） 芎藭四分

【用法】上为散，以縠囊盛，著阴中，虫当死尽。

【主治】阴痒似有虫状，烦闷。

坐 药

【来源】《外台秘要》卷三十四引《近效方》。
【组成】吴茱萸 葶苈子（熬）各二分 蛇床子三分 无食子一个
【用法】上为散。以绵裹如枣许，纳子宫中。令热为度。
【主治】下冷，子门痒闭。

五加皮汤

【来源】《普济方》卷三〇一引《海上名方》。
【组成】五加皮
【用法】煎汤外洗。另用密陀僧扑之，百药煎末敷之。
【主治】阴痒有汗。

槐白皮汤

【来源】方出《太平圣惠方》卷三十，名见《普济方》卷三〇一。
【组成】槐白皮二两 黄柏一两半 香茅叶一两半
【用法】上细锉。以水三升，煎至二升，去滓，看冷暖洗之。
【主治】虚劳，阴湿痒生疮。

大黄散

【来源】《太平圣惠方》卷七十二。
【组成】川大黄一两（锉碎，微炒） 黄芩一两 赤芍药半两 玄参半两 黄耆一两（锉） 丹参半两 山茱萸半两 蛇床子半两
【用法】上为细散。每服二钱，食前以温酒调下。
【主治】妇人阴痒。

黄丹散

【来源】《太平圣惠方》卷七十三。
【组成】黄丹一两 白矾三分 芎藭一两
【用法】上为末。以谷囊盛，纳阴中。虫当自出。
【主治】妇人阴痒，似有虫状，烦闷。

龙胆泻肝汤

【来源】《医方集解》引《太平惠民和济局方》。
【别名】泻肝汤（《类证治裁》卷四）。
【组成】龙胆草（酒炒） 黄芩（炒） 栀子（酒炒） 泽泻 木通 车前子 当归（酒洗） 生地黄（酒炒） 柴胡 甘草（生用）
【功用】《方剂学》：泻肝胆实火，清下焦湿热。
【主治】
1.《医方集解》引《太平惠民和济局方》：肝胆经实火、湿热，胁痛耳聋，胆溢口苦，筋痿阴汗，阴肿阴痛，白浊溲血。
2.《疡科心得集》：鱼口下疳，囊痈。
3.《中风斠诠》：阴湿热痒，疮疡溲血，脉弦劲者。
【验案】
1. 急性前庭大腺炎 《山西中医》（1996，1：23）：以本方加减：龙胆草9g，泽泻、栀子、生地、木通、公英、地丁、野菊花各15g，大黄（后下）10g，车前草20g，甘草5g，水煎服；外用大黄、野菊花、公英、地丁、银花各30g，水煎坐浴。治疗急性前庭大腺炎35例，结果：痊愈23例，好转10例，无效2例。
2. 淋菌性尿道炎 《河南中医》（1997，3：158）：用龙胆泻肝汤全方加土茯苓、苦参、虎杖、白头翁，治疗淋菌性尿道炎20例。服药及治疗期间应注意休息，禁止剧烈运动和过度兴奋，禁止房事，忌食刺激性食物（如酒、辛辣、浓茶、咖啡等）。结果：痊愈18例；有效1例；无效1例。

乌头煮盐丸

【来源】《三因极一病证方论》卷十五。
【组成】川乌头（洗净，大者破开，小者全用） 苍术 吴茱萸各四两 京三棱半两 白盐十二两（用水煮四味，候乌头透，控干，洗净盐）
【用法】上为末，米糊为丸，如梧桐子大。每服五十丸，空腹温酒、盐汤任下。
【主治】元脏气虚，癫风入胃，上攻头疼眼赤，眵泪昏涩，口干咽燥；下注四肢疼痛，历节着重，阴下湿痒，足胫腰膝遍生疮疡；风水浮肿。

逐寒散

【来源】《杨氏家藏方》卷十。

【组成】蛇床子二两　藁本　茵陈各一两　防风半两

【用法】上锉。每用半两，以水五升，同煎五七沸，放温，去滓，淋洗。

【主治】膀胱肿硬，下部痒痛，阴汗不止。

远志散

【来源】方出《妇人大全良方》卷八，名见《古今医统大全》卷八十三。

【组成】远志二分　干姜（生）　莲花各三分　蛇床子　五味子各四分

【用法】上为细末。先以兔尿涂阴中，次以绵裹一钱纳阴中。热即为效。

【主治】妇人阴冷痒。

龙胆泻肝汤

【来源】《兰室秘藏》卷下。

【别名】七味龙胆泻肝汤（《景岳全书》卷五十七）、清震汤（《普济方》卷三〇一）、龙胆汤（《幼幼集成》卷四）。

【组成】柴胡梢　泽泻各一钱　车前子　木通各五分　生地黄　当归梢　草龙胆各三分

【用法】上锉，如麻豆大，都作一服。用水三盏，煎至一盏，去滓，空心稍热服，便以美膳压之。

【主治】阴部时复热痒及臊臭。

【方论】此药柴胡入肝为引；用泽泻、车前子、木通淡渗之味利小便，亦除臊气，是病在下者，引而竭之；生地黄、草龙胆之苦寒泻酒湿热，更兼车前子之类以撤肝中邪气；肝主血，用当归以滋肝中血不足也。

雌鸡散

【来源】《普济方》卷三〇一。

【组成】黄雌鸡（先以粉滑石为末，和饭与鸡食之。后取鸡食）

【用法】取鸡食之。

【功用】甚补益。

【主治】阴下湿痒。

浴风汤

【来源】《普济方》卷三二六。

【组成】蛇床子　吴茱萸（汤浸七次，石灰炒干）　草乌各等分

【用法】上为细末。煎汤洗之，一日三五次。

【主治】阴中痒痛。

芦荟丸

【来源】《医学集成》卷三。

【组成】芦荟　当归　白芍　川芎　胡连　芜荑　木香　甘草

【用法】上为末，糊为丸。每服一钱半，开水送下。外用桃叶、白果捣烂，绵裹，纳阴中，一日三换。

【主治】阴痒生虫。

大贯众平胃散

【来源】《古今医统大全》卷八十三。

【组成】贯众　苍术　厚朴　陈皮　甘草各等分

【用法】上为细末。每服二钱，熟煮猪肝拌药末，入阴户内。数日愈。

【主治】妇人阴中生虫，痛痒不定。

水杨汤

【来源】《古今医统大全》卷八十三。

【组成】金毛狗脊　五倍子　枯矾　鱼腥草　水杨根　川黄连各一两

【用法】上为末，分四剂。用有嘴瓦罐煎熟，预以竹筒，两头去节，接罐嘴，引热气熏入阴中；或透挺上。汤温不热，仍用洗沃。

【主治】妇人房事太过，或因淫欲不遂，或因非理所伤，阴中生物，痒痛，牵引腰腹者。

杏仁膏

【来源】《古今医统大全》卷八十三。

【组成】杏仁（烧存性） 麝香少许

【用法】上为末，用旧帛裹之，缚定，火上炙热。纳阴中。

【主治】妇人阴痒不可忍。

草乌煎

【来源】《古今医统大全》卷八十三。

【组成】草乌七个（烧存性）

【用法】用小瓦罐盛，米醋淬，乘热熏，候通手洗之。

【主治】妇人阴中生虫。

椒茱汤

【来源】《古今医统大全》卷八十三。

【组成】花椒 吴茱萸各一两 蛇床子 藜芦 陈茶叶一撮 煨盐二两

　　　　方中蛇床子、藜芦用量原缺。

【用法】上以水五七升煎，乘热熏洗。

【主治】妇人阴户痒不可忍。

椿根皮汤

【来源】《古今医统大全》卷八十三。

【组成】臭椿皮 荆芥穗 藿香各等分。

【用法】上锉。煎汤熏洗。既入即止。

【主治】妇人阴痒突出。

将军散

【来源】《寿世保元》卷七。

【组成】大黄（微炒） 黄芩 黄耆（炙）各一两 赤芍 玄参 丹参 山茱萸（去核） 蛇床子各五钱

【用法】上为末。每服二钱，食前温酒调下。

【主治】妇人阴痒，是虫蚀，微则为痒，重则痛。

芎归汤

【来源】《外科正宗》卷四。

【组成】川芎 当归 白芷 甘草 胆草各等分

【用法】每服五钱，煎汤浴洗患上，随后搽药。

【主治】妇人阴中突出如蛇，或似鸡冠、菌样，阴痒者。

银杏散

【来源】《外科正宗》卷四。

【组成】杏仁（去皮尖，研） 轻粉 水银（铅制） 雄黄各一钱

【用法】上各为细末。每用五分，枣肉一枚为丸。用丝绵包裹，留绵条撚线在外，用塌痒汤煎洗，药裹安入阴内，留线在外，如小便，取出再入，一日一换。

【主治】妇人湿热下注，阴中作痒，及内外生疮。

清肝渗湿汤

【来源】《外科正宗》卷四。

【组成】川芎 当归 白芍 生地 山栀 黄连 连翘 龙胆草各一钱 银柴胡 泽泻 木通各六分 滑石二钱 芦荟五分 甘草三分 防风八分

【用法】水二钟，加淡竹叶、灯心各二十件，煎八分，食前服。

【主治】肝经郁滞，邪火流行，致阴肿痛，或风热作痒。

塌痒汤

【来源】《外科正宗》卷四。

【别名】溻痒汤（《外科大成》卷二）。

【组成】苦参 威灵仙 蛇床子 当归尾 狼毒各五钱 鹤虱草一两

【用法】上用河水十碗，煎数滚，滤清，贮盆内，乘热先熏，待温后洗，临洗和入公猪胆汁二三枚同洗更妙。

【主治】妇人湿热下注，阴中作痒及内外生疮。

去毒化虫汤

【来源】《石室秘录》卷二。

【组成】白芍四钱 当归五钱 生甘草三钱 陈皮五分 泽泻三钱 茯苓三钱 白术五钱

【用法】水煎服。

【主治】产门内生虫。

柴胡石膏汤

【来源】《郑氏家传女科万金方》卷五。

【组成】柴胡 石膏 黄芩 荆芥 前胡 茯苓 升麻 桑皮 甘草

【主治】妇人湿热阴痛、阴痒。

加减补益汤

【来源】《胎产秘书》。

【组成】黄耆一钱五分 人参一钱五分 归身一钱 炙甘草五分 焦术一钱 陈皮五分 升麻三分 川椒二十粒 乌梅二个 吴萸 川连各三分（均炒）

【用法】生姜、大枣为引，水煎服。

【主治】产后阴门发痒。

加味逍遥散

【来源】《医略六书》卷二十六。

【组成】柴胡六钱（盐水炒） 白芍二两（炒） 白术一两半（制） 当归三两 茯苓一两 炙草四钱 山栀二两（炒） 丹皮一两半 蛤壳三两（生研）

【用法】上为散。白雷丸三钱，煎汤调下三钱。

【主治】阴痒，脉弦虚数。

【方论】蛤壳生研，利少阴之湿热；柴胡盐制，解肝胆之虚阳；当归养血荣经；白芍敛阴和血；白术培土制湿；茯苓渗湿和脾；丹皮凉血以清相火；山栀降热以清湿火；炙甘草以缓中和胃也。白雷丸汤调下，取其清热杀虫，使热化虫消则湿亦得泄而津血四布，肝脾无不皆受其荫，岂有湿热下注以成阴痒之疴哉！

桃仁雄黄膏

【来源】《医宗金鉴》卷四十九。

【组成】桃仁 雄黄末

【用法】桃仁研膏，合雄黄末，鸡肝切片，蘸药纳户中。其虫一闻肝腥，皆钻肝内吮食，将肝提出，其病即愈。

【主治】阴痒。

椒芷汤

【来源】《叶氏女科证治》卷二。

【别名】川椒白芷散（《女科秘要》）。

【组成】川椒（去目）一两 白芷一两五钱

【用法】水煎，服头煎；以二煎洗患处。

【主治】妊娠阴痒。妇人受妊后，不节房劳，阳精留蓄因而作痒。

去湿化痰汤

【来源】《疡医大全》卷二十四。

【组成】白术 白芍 当归各五钱 白茯苓 泽泻 黑山栀 生甘草各三钱 陈皮五分

【用法】水煎服。

【主治】产门内生虫。

鸡肝散

【来源】《疡医大全》卷二十四。

【组成】芜荑 蛇床子 硫黄 川椒 潮脑 枯矾 雄黄 海螵蛸 黄连各等分 麝香少许

【用法】上为细末。取旋宰鸡肝一具，将药末涂肝上，乘痒时插入阴户内。

【主治】产门内生虫。

神功至宝丹

【来源】《本草纲目拾遗》卷九引王秋泉方。

【组成】苦参一斤（为末） 鹅毛（香油炒存性）六两

【用法】上用黄米糊为丸，朱砂为衣。随病上下，茶汤送下，一日二次。

【主治】溜脓肥疮、脓窠疮、瘌痢头、遍身风癫瘾疹疥癣、瘙痒异常、麻木不仁、诸风手足痠痛、皮肤破烂、阴囊痒极，并妇人阴痒湿痒。

【宜忌】戒暴怒、房劳、炙煿、发毒之物。

补肝养血汤

【来源】《揣摩有得集》。

【组成】蛇床子一钱半（炒） 巴戟天五钱（去心，盐水炒） 牛膝一钱半 续断二钱 大熟地三钱 炒黄柏五分 鹿角胶二钱 蒸首乌五钱 云茯苓三钱 山药一钱半（炒）

【用法】霜桑叶一片为引。

【主治】妇人阴内发痒肿痛，属血虚不能养肝，宜温补则愈。

珠母散

【来源】《外科方外奇方》卷四。

【组成】陈蚌壳（煅） 儿茶 轻粉 飞滑石 人中白（煅）各二钱 煅龙骨 枯矾各一钱 冰片三分

【用法】上为末。先以鸡肝或猪肝切作长条，蒸熟，插入阴户，过一夜，次早取出，如此二三次，痒减虫净，然后用麻油调搽。

【主治】妇人阴痒，甚者令人发热如劳。

扫瘙丸

【来源】《北京市中药成方选集》。

【组成】当归五钱 川芎五钱 白芍五钱 生地五钱 栀子（炒）五钱 连翘五钱 滑石五钱 黄连二钱 柴胡三钱 木通三钱 芦荟三钱 银花三钱 甘草三钱 泽泻四钱 防风四钱 黄芩四钱 麦冬四钱

【用法】上为细末，过罗，每六两九钱细粉，兑薄荷冰二钱，混合均匀，炼蜜为丸，重三钱，蜡皮封固。每服一丸，温开水送下，一日二次。

【功用】和肝调血，清热利湿。

【主治】妇人肝郁气滞，湿热下注，阴门刺痒，各种瘙证。

加味二妙散

【来源】《中医妇科治疗学》。

【组成】苍术 黄柏 土茯苓各三钱 白芷 蛇床子各二钱 银花四钱

【用法】水煎，食远服。

【功用】清理下焦湿热，兼可杀虫。

【主治】湿热下注，阴内或外阴部瘙痒异常，时时出水，甚或疼痛，坐卧不宁，小便黄赤短涩，淋漓不断，或便时疼痛，食欲减少，咽干口苦心烦，睡眠不安，舌苔黄腻，脉弦滑而数。

【加减】白带色黄量多者，加莲须、贯仲各三钱。

宁坤锭

【来源】《吉林省中药成方集》。

【组成】雄黄五两 冰片五两 青盐五两 五倍子五两

【用法】冰片、雄黄单包，先将雄黄、冰片各为细末，青盐、五倍子共轧为细末，另取大枣十两，煮烂，去核取肉，与上药末搓揉为丸。用白绸一寸五分方块、做成袋，将药装袋内，以白线扎紧。每次一丸，同时将药袋纳入阴道内，留线在外，三日一换。

【功用】去湿止痒。

【主治】湿热下注引起的妇人阴痒、带下。

【宜忌】外用药品，切勿内服。

化瘙锭

【来源】《全国中药成药处方集》（天津方）。

【组成】雄黄 枯矾各三两 川椒 桃仁（去皮）蛇床子各二两 五倍子 乌梅各一两五钱

【用法】上为细末，炼老蜜加猪胆汁一两为锭，三钱重，用棉纸裹，丝绳拴，蜡纸包严装盒。每次一锭，放入阴道内。

【功用】除湿杀菌，消肿止痒。

【主治】湿毒阴痒、阴肿、阴疼，白带不止，淋漓不尽。

杏矾汤

【来源】《中医皮肤病学简编》。

【组成】杏仁15克 白矾15克 蛇床子10克 五倍子10克 黄连10克

【用法】水煎，熏洗。

【主治】阴部瘙痒。

黑矾洗剂

【来源】《中医皮肤病学简编》。

【组成】蛇床子30克 苦参30克 黑矾30克

【用法】煎后熏洗阴部。

【主治】阴部瘙痒。

蛇床子散

【来源】《中医妇科学》。

【组成】蛇床子 川椒 明矾 苦参 百部各10～15克

【用法】煎汤。趁热先熏后坐浴，一日一次，十次为一疗程。

【主治】阴痒。

【加减】阴痒破溃者，去川椒。

滴虫汤

【来源】方出《中医临证撮要》，名见《古今名方》。

【组成】金银花 连翘壳 赤茯苓 车前子 淡竹叶各12克 生薏苡仁15克 怀牛膝 嫩苦参各9克 黄柏 生栀子各6克 生苍术 淡黄芩各4.5克

【功用】清化湿热。

【主治】滴虫性阴道炎。

【加减】孕妇，去薏苡仁、牛膝，加生白术、怀山药；浮肿，加冬瓜皮、五加皮；头昏痛，加白蒺藜、夏枯草；胃脘不适、便溏，去金银花、黄柏、黄芩、栀子，加老苏梗、藿香梗、炒白术、扁豆衣；腰酸痛，加桑枝；少腹痛，加柴胡、川楝子。

樱桃树叶栓

【来源】《中药制剂汇编》。

【组成】樱桃树叶2000克（洗净）

【用法】上药加水浸没，煮沸一小时；四层纱布过滤，残渣加水煮沸一小时。合并二次滤液，浓缩成400毫升，加入苯甲酸钠，将明胶用少许蒸馏水浸泡一小时，待明胶湿透后，沥去多余水分，再加甘油、浓缩液，搅拌匀后，水浴上蒸发至4000克，灌入模具，制成栓剂。将栓置于阴道后穹窿处，连续上药十天。

【功用】杀虫，消炎，止痒。

【主治】滴虫性阴道炎。

老年阴痒方

【来源】《首批国家级名老中医效验秘方精选》。

【组成】内服方：熟女贞15克 旱莲草15克 何首乌12克 山芋肉12克 炒赤白芍各10克 炙龟版20克（先煎） 生熟苡仁各30克 土茯苓30克 老紫草15克 福泽泻10克

外用方：仙灵脾 蛇床子 老紫草 覆盆子适量

【用法】内服方水煎服，日1剂，早晚各1次。外用方可水煎薰洗，并另将此四药各50克为末，加凡士林调匀外用。15天为一疗程，停3天，再行第二个疗程。

【功用】育阴填精，渗湿清热。

【主治】老妇阴痒。

【验案】董某，女，67岁，1985年6月5日诊。患阴痒已三年余，入夜阴痒尤甚，叠进苦寒燥湿之品，未能奏效。用上二方连续六个疗程，带下瘙痒已消失，复查外阴局部皮肤黏膜损害好转，粘连明显减轻。嘱用黄精、杞子、丹参各1000克研末和蜜为丸缓调。一年后随访，外阴瘙痒未再复发，妇检外阴局部已基本正常，精力明显好转。

龙胆泻肝汤

【来源】《东医宝鉴》卷四引《医学入门》。

【组成】龙胆草 柴胡 泽泻各一钱 木通 车前子 赤茯苓 生地黄 当归 酒拌山栀仁 黄芩甘草各五分

【用法】上锉，作一帖。水煎，空心服。

【主治】肝脏湿热，男子阴挺肿胀，妇人阴挺疮疡，或阴茎湿痒，出脓水，此因酒得之。

吹喉散

【来源】《首批国家级名老中医效验秘方精选·续集》。

【组成】山豆根 射干 薄荷 蒲黄 雄黄 煅月石 枯矾 人中白 甘草各5克 黄柏 僵蚕各6克 青黛10克 冰片1.5克 麝香1.0克

【用法】上药（青黛、冰片、麝香除外）共研细揉至无声，再下青黛、冰片、麝香揉细，装入瓶内密封备用。用纱布将吹喉散裹成适当大小长条塞入阴道内，每晚1次。

【主治】外阴瘙痒。

【验案】庞某，女，25岁。1992年5月22日诊。该病人自1991年7月以来，外阴瘙痒，白带增多，亦有成豆腐渣样者。西医诊断：滴虫性阴道炎。曾先后用甲硝唑、青霉素、四环素及中药祛风除湿、清热解毒药治疗，并外用洁尔阴及蛇床子洗剂。经治疗白带已控制，但阴痒仍时作时止。近5年来，外阴阴道剧痒并伴有灼热感。苔薄黄，脉弦数。证系肝经风湿（毒）下注阴器，治宜清热利湿，解毒止痒。药用车前草15克，蒲公英20克，水煎服，每日1剂；将吹喉散药粉纱布裹成适当大小的长条，塞入阴道内，月经带绑好，并用吹喉散药粉涂擦外阴部，每晚换药1次，连用12天痊愈。随访半年未复发。

苦蛇洗剂

【来源】《首批国家级名老中医效验秘方精选·续集》。

【组成】苦参90克 蛇床子90克 龙胆草50克 黄柏50克 枯矾30克

【用法】将诸药加水5000毫升煎煮，取药液2000毫升，每晚先用药液热气熏3~4分钟后，洗浴20分钟左右，半个月为1疗程。轻者1个疗程，重者2~3个疗程可以痊愈。

【主治】阴痒肿痛，白带量多，赤白带下，阴囊湿疹，疮癣瘙痒等。

【验案】多年来用此方治疗阴痒病人近百例，有效率100%。

矾倍霜

【来源】《首批国家级名老中医效验秘方精选·续集》。

【组成】枯矾 五倍子各25克。

【用法】共研细末，用100克愈裂霜做基质配成软膏装备用。每晚用PP粉（1/5000）坐浴或中药熏洗后，外阴涂擦矾倍霜，每日1~2次，7~10天为1疗程，月经期停用。

【主治】外阴瘙痒。

妇炎灵胶囊

【来源】《部颁标准》。

【组成】紫珠叶 硼酸 苦参 樟脑 仙鹤草 白矾 百部 冰片 蛇床子 苯扎溴铵

【用法】制成胶囊剂，每粒装0.5g，密封，置阴凉干燥处。外用，每次2粒，1日1次，于睡前洗净双手及阴部，取本品置阴道前后或左右侧穹窿各1粒。

【功用】清热燥湿，杀虫止痒。

【主治】湿热下注引起的阴部瘙痒、灼痛、赤白带下，或兼见尿频、尿急、尿痛等症，以及霉菌性、滴虫性、细菌性阴道炎见上述证候者。

康复灵药膏

【来源】《部颁标准》。

【组成】大黄248g 儿茶10g 紫草100g 冰片7g

【用法】制成软膏剂，密封，置阴凉处。外用，将药膏涂于患处，每日2次。

【功用】清热解毒，燥湿杀虫，收敛止痒。

【主治】外阴瘙痒，外阴溃疡。

五、妇人阴疮

妇人阴疮，又称"阴蚀"、"阴疮"、"阴蚀疮"等，指是妇人阴部生疮，甚则溃疡，脓水淋漓，局部肿痛等为主要表现的疾病。《神农本草经》："石硫黄，味酸温，主妇人阴蚀，疽痔恶血。"《金匮要略》："少阴脉滑而数者，阴中即生疮。"

本病成因多为湿热下注，蕴结成毒，或正气虚弱，寒湿凝结而成。临床症见红肿热痛，发热急骤，脓稠臭秽，或伴全身发热者，为湿热证属阳；肿块坚硬，皮色不变，日久不消，或溃后脓稀淋漓，形体虚羸者，为寒湿属阴。溃疡症轻，毒浅，体健者，多属善候；疮疡溃腐，久不收敛，脓水淋漓，恶臭难闻者，多属热毒蕴瘀而气血衰败之恶候。治疗当以热者清之、寒者温之、湿者化之、坚者削之、虚者补之、下陷者托之为原则，常采用内外合治的方法。本病相当于西医学的非特异性外阴溃疡、前庭大腺炎脓肿破溃、外阴肿瘤继发感染等疾病。

狼牙汤

【来源】《金匮要略》卷下。

【组成】狼牙三两

【用法】以水四升，煮取半升，以绵缠箸如茧，浸汤沥阴中，每日四次。

【主治】

1.《金匮要略》：少阴脉滑而数，阴中蚀疮烂者。

2.《三因极一病证方论》：妇人阴中蚀疮烂溃，脓水淋漓臭秽。

【方论】

1.《金匮要略心典》：脉滑者，湿也；脉数者，热也。湿热相合，而系在少阴，故阴中即生疮，甚则蚀烂不已。狼牙味酸苦，除邪热气、疥瘙恶疮，去白虫，故取治是病。

2.《医宗金鉴》：阴中，即前阴也。生疮蚀烂，乃湿热不洁而生䘌也。用狼牙汤洗之，以除湿热杀䘌也。狼牙，非狼之牙，乃狼牙草也。如不得，以狼毒代之亦可。某疮深，洗不可及，则用后法也。

3.《高注金匮要略》：狼牙味苦性寒，以寒能胜热，苦能燥湿，而尤能杀虫，故主此以洗之耳。

【验案】带下 《中国医药学报》（1990，1：42）：应用龙芽草（为蔷薇科植物龙牙草带幼苗的根芽），洗净，晒干，剪碎，加水煎煮，浓缩为1g/ml浓度的狼牙汤，装500ml的高温瓶中消毒备用。先用消毒干棉球将白带擦干净，然后再用狼牙汤浸泡的带线消毒棉球塞入阴道，保留12小时，每日1次，用药7天。治疗带下病54例，白带量多秽臭者占100%，宫颈糜烂及阴道壁红肿者占65%，外阴瘙痒者占59%，白带化验有滴虫者约占44%，有霉菌者约占10%，有脓球者约占74%。疗效标准：治愈：临床症状消失，妇科检查及白带化验均正常；显效：临床症状消失，妇检及白带化验一项是阳性；好转：临床症状有所改善，妇检及白带化验无明显改善；无效：临床症状及妇检、白带化验均无明显改善。结果：治愈率为62.96%，有效率为92.22%。

杏仁散

【来源】方出《外台秘要》卷三十四引《肘后方》，名见《太平圣惠方》卷七十三。

【组成】杏仁（烧末） 雄黄 矾石（烧）各二分 麝香半分

【用法】上药和。敷之，一日三次。

【主治】女子阴中疮。

雄黄散

【来源】方出《肘后备急方》卷五，名见《太平圣惠方》卷四十四。

【组成】雄黄 矾石各二分（为末） 麝香半分

【用法】捣敷患处。

【主治】女子阴疮。

胡粉散

【来源】方出《肘后备急方》卷五，名见《普济方》卷三〇一。

【组成】胡粉 黄柏 黄连各等分

【用法】上为末。粉之。

《普济方》本方用黄柏、黄连各三分，胡粉一合。上为末，调涂，一日三次；妇人绵裹枣核大，纳之。

【主治】

1.《肘后备急方》：恶疮，似火自烂。

2.《普济方》：阴疮。

当归汤

【来源】《刘涓子鬼遗方·附录》。

【组成】当归二两 甘草一两 芎藭一两 芍药一两 地榆三两

　　《备急千金要方》有蛇床子一两，无芎藭。

【用法】以水五升，煮取三升。洗之，日三夜一。

【主治】

　　1.《刘涓子鬼遗方·附录》：妇人阴蚀。

　　2.《普济方》：妇人由心神烦郁，胃气虚弱，气血流滞，致生阴蚀疮，亦名𧏾疮，或痛或痒，如虫行状，淋露脓汁，阴蚀几尽，少阴脉数而滑者。

天麻草汤

【来源】《外台秘要》卷三十四引《集验方》。

【别名】天麻汤（《备急千金要方》卷二十三）、天麻草洗方（《圣济总录》卷一六六）。

【组成】天麻草（切）五升

【用法】以水一斗半，煎取一斗，随寒温分洗乳，以杀痒也。洗毕敷飞乌膏、散。

【主治】妒乳，浸淫黄烂热疮，阴蚀疮痒湿，小儿头疮。

大黄汤

【来源】《医心方》卷二十一引《古今录验》。

【组成】大黄二两半 黄芩二两 黄柏二两 半夏二两 细辛二两 生地黄二两 虎掌一两半 茵草一两半

【用法】以新汲井水一斗，煮取三升。洗疮。若阴里病，取练沾汤中，著阴道中，时复易，半日久佳。

【主治】妇人、男人阴蚀，及脓血不禁，男子茎尽入腹。

黄芩汤

【来源】《外台秘要》卷三十四引《古今录验》。

【组成】当归 黄芩 芎藭 大黄 矾石各二分 黄连一分 雄黄二分

【用法】上切。以水五升，煮取四升，洗疮，每日三次。

【主治】妇人阴中生疮。

麻黄汤

【来源】《外台秘要》卷三十四引《古今录验》。

【组成】麻黄（去节） 黄连 蛇床子各一两 酢梅十枚

　　《妇人大全良方》有北艾叶一两半。

【用法】上切。以水一斗，煎取五升洗之。

【主治】妇人阴肿，苦疮烂。

雄黄散

【来源】《外台秘要》卷三十四引《古今录验》。

【组成】芎藭 藜芦 雄黄（研） 丹砂（研） 蜀椒（汗） 细辛 当归各一分

【用法】上为散。取方寸匕，绵裹纳阴中，又敷外疮。

【主治】妇人阴中生疮。

阴疮膏

【来源】《备急千金要方》卷三。

【组成】米粉一酒杯 芍药 黄芩 牡蛎 附子 白芷各十八铢

【用法】上锉，以不中水猪膏一斤煎之，于微火上三下三上，候白芷黄膏成，绞去滓，内白粉和令相得。敷疮上。

【主治】男女阴疮及口疮。

【方论】《千金方衍义》：膏中芍药和血痹寒热，黄芩主恶疮疽蚀，牡蛎治赤白带下，附子破癥坚积聚，白芷疗阴肿寒热，煎用猪脂滋血解毒，和米粉止痛生肌，专借附子透入阴经也。

茴香散

【来源】《普济方》卷三〇一引《备急千金要方》。

【组成】白蒺藜 附子 茴香子等分

【用法】上为细散。每服二钱，食前温酒调下。

【主治】阴疮，风冷所伤，疼痛。

洗搨汤

【来源】《外台秘要》卷三十四引《崔氏方》。

【别名】洗搨干草汤（《普济方》卷三二六）、洗搨散（《证治准绳·疡医》卷四）。

【组成】甘草（炙） 干漆各一两（熬） 黄芩 干地黄 芍药 当归各二两 鳖甲五两（炙）

【用法】上切。以水七升，煮取半，去滓，以绵帛纳汤中，以搨疮处，良久即易，一日二次。

【主治】阴蚀。

水疮汤

【来源】方出《证类本草》卷十二引《必效方》，名见《普济方》卷三〇一。

【组成】槐树白皮（北面不见日处）一大握

【用法】水二升，煮取一升，洗之三五遍，冷复暖。若涉远，恐中风，即以米粉粉之。

【主治】

1.《证类本草》引《必效方》：阴疮及湿痒。

2.《普济方》：阴边如粟粒生疮。

矾石散

【来源】《医心方》卷七引《令李方》。

【组成】矾石一分（烧） 细辛一分 白芷一分

【用法】上为末。以温水洗创，乃粉之。

【主治】阴劳创，生息肉，烂破痛。

蒲黄散

【来源】《医心方》卷七引《令李方》。

【组成】蒲黄二两 桐皮二两 甘草二两

【用法】上为末。粉创上。不过三愈。

【主治】阴蚀疮。

槐白皮汤

【来源】方出《太平圣惠方》卷三十，名见《普济方》卷三〇一。

【组成】槐白皮二两 黄柏一两半 香茅叶一两半

【用法】上细锉。以水三升，煎至二升，去滓，看冷暖洗之。

【主治】虚劳，阴湿痒生疮。

鸡矾散

【来源】方出《太平圣惠方》卷四十四，名见《普济方》卷三〇一。

【组成】鸡屎一分 矾火煎茶一分

【用法】上为细末。先用桑枝、葱白、豉汤洗，后贴药，每日三次。

【主治】阴蚀疮。

猪蹄汤

【来源】《太平圣惠方》卷四十四。

【组成】猪蹄二枚 黄柏三分（锉） 败酱三分 黄芩半两 黄连三斤（分） 甘草一两（锉） 营实根一两

【用法】上为散，用浆水二升，煎至一升半，热用洗之。

【主治】阴疮，脓血不绝。

硫黄散

【来源】方出《太平圣惠方》卷四十四，名见《普济方》卷三〇一。

【组成】硫黄半两 赤石脂半两 麝香一钱 腻粉一钱

【用法】上药都和研如粉。先以甜淡浆水，温洗令净，挹干贴之。

【主治】阴上生疮。

鲫鱼散

【来源】方出《太平圣惠方》卷四十四，名见《普济方》卷三〇一。

【组成】鲜鲫鱼一枚（去肠肚、鳞）

【用法】以密陀僧细研，满填鱼腹内，用线缝合，用慢火炙令干，不得焦黑，捣为末，入麝香一钱，细研。每用药，先以暖盐浆水洗令净洁，用软帛拭干，避风贴散，以帛慢系，每日一洗一换。

【主治】阴生疮蚀欲落者。

麝香丸

【来源】《太平圣惠方》卷六十。

【组成】麝香半两（细研）　干姜一两（炮裂，锉）　蠹虫粪一两　葵茎半两　白矾二两（烧令汁尽）　虾蟆一枚（涂酥炙令黄焦）

【用法】上为末。以醋煮面糊为丸，如梧桐子大。每服二十丸，食前以艾汤送下。

【主治】痔瘻时久，下部生疮。

甘草汤

【来源】《太平圣惠方》卷七十三。

【组成】甘草一两（生用）　干漆一两　黄芩二两　生干地黄一两　赤芍药二两　当归二两　龟甲五两

【用法】上锉细。以水七升，煎至三升，去滓，以绵蘸汤塌疮处，一日三次。

【主治】妇人阴疮。

杏仁膏

【来源】《太平圣惠方》卷七十三。

【组成】杏仁五两（汤浸，去皮，研）　白芷一两　芎藭一两　生干地黄一两　猪脂三两　羊髓三两

【用法】上锉细，以猪脂、羊髓拌令匀，入铛中，慢火煎，候白芷色黄，绞去滓，膏成，用瓷盒贮之。每取如枣大，绵裹纳阴中，频频换之。

【主治】妇人阴疮。

天灵盖散

【来源】《圣济总录》卷一二九。

【组成】天灵盖（酥炙）一两　狗骨（烧灰）一两半　白矾（烧灰）一两半　麝香（研）一钱

【用法】上为散。干敷疮口，日三五上。以愈为度。

【主治】附骨疽疮及阴疮久不愈。

乌犀膏

【来源】《圣济总录》卷一三〇。

【组成】白芷　板兰根　苦参　芎藭（细锉）各一

两半　铅丹六两　清麻油十五两

【用法】先将油并前四味药用慢火同煎，令药焦黑，用绵滤去滓，再入锅内，亦用文武火煎沸，下铅丹在内，用柳木篦子搅匀，滴水内成珠为度，即倾在瓷器内密收。如用，以无灰纸摊贴所患处。

【主治】一切恶疮，瘰疬，痈疽发背，阴疮，灸疮，烫火疮，闪扑损。

胡黄连散

【来源】《幼幼新书》卷三十一引张涣方。

【别名】粉连散、胡连散（《普济方》卷四〇七）。

【组成】胡黄连　胡粉各半两　白矾灰一分

【用法】上为细末。生油调涂。

【主治】阴肿生疮。

小腊茶煎

【来源】《鸡峰普济方》卷二十二。

【组成】铜钱一百个　乌头七个

【用法】以水一碗半，煎至一碗，热洗。

【主治】阴疮，痒痛出水，久不愈。

腊茶煎

【来源】《鸡峰普济方》卷二十二。

【别名】五倍散（《普济方》卷三〇一）、腊茶散（《袖珍方》卷三）。

【组成】腊茶　五倍子各等分　腻粉少许

【主治】阴疮痒痛，出水久不愈。

麝香杏仁散

【来源】《宣明论方》卷十一。

【组成】麝香少许　杏仁不以多少（烧存性）

【用法】上为细末。如疮口深，用小绢袋子二个，盛药满，系口，临上药，炙热，安在阴内。立愈。

【主治】妇人阴疮。

蒲黄散

【来源】《三因极一病证方论》卷十五。

【组成】蒲黄三两　水银一两

【用法】上为末。先以猪肉汤浸洗，挹干，以药掺之。

【主治】阴蚀疮。

铜绿散

【来源】方出《洁古家珍》，名见《普济方》卷三〇一。

【组成】五倍子（细研）五钱　白矾一钱　铜绿少许　轻粉一字　乳香半钱

【用法】上为极细末，洗净掺之。

【主治】

1. 《洁古家珍》：男子、妇人阴部湿淹疮。
2. 《医略六书》：阴内痔核，脉缓者。

胭脂散

【来源】方出《是斋百一选方》卷十五，名见《普济方》卷三〇一。

【组成】坯子胭脂　真绿豆粉

【用法】上为末。敷之。

【主治】阴疮。

黄柏散

【来源】《医方类聚》卷一九一引《经验良方》。

【组成】黄柏皮末一钱

【用法】先用热温水洗过揩痛处，却用黄柏皮末一钱和匀，新米泔调涂。或用新米泔调黄柏末服三五服。

【主治】下部疮。

洗毒汤

【来源】《普济方》卷三〇一引《外科精要》。

【组成】苦参　防风　甘草　露蜂房各等分

【用法】上锉。水煮浓汁，洗疮肿痛。

【主治】蚀疮。

豆坯散

【来源】《仁斋直指方论》卷二十四。

【组成】绿豆粉　虾蟆灰各一分　胭脂半分

【用法】上为细末。干掺。

【主治】阴蚀疮。

玉粉散

【来源】《医方类聚》卷一九二引《施圆端效方》。

【组成】寒水石（烧）　密陀僧　滑石各半两　腻粉　麝香各少许

【用法】上为细末。油调或干贴。

【主治】下阴疮疼不止。

玉粉散

【来源】《医方类聚》卷一九一引《经验秘方》。

【组成】定粉　飞白粉各等分

【用法】上为细末。洗浴净，掩敷干贴。

【主治】阴疮浸淫及不痊愈。

浴毒汤

【来源】《外科精义》卷下引《拾遗卫生方》。

【组成】木通　藁本　管仲　白芷　荆芥　甘松　薄荷各等分

【用法】上锉。用药二两，水五升，入芒消半两，煎至三升，热洗浴疮。

【主治】小肠风，阴疮痒痛。

渫肿汤

【来源】《外科精义》卷下。

【组成】芍药　丹参　黄芩（去黑心）　白蔹各等分

【用法】上锉。用药五钱，水一升，煎十沸，帛蘸，频渫之。

【主治】外阴蚀，下疳淹疮肿痛。

补心汤

【来源】《世医得效方》卷十五。

【组成】白茯苓　人参　前胡　半夏（汤洗七次，去滑）　川芎各三分　橘皮　枳壳（麸炒，去瓤）　紫苏　桔梗　甘草（炙）　干姜各半两　当归一两

三分　白芍药二两　熟地黄一两半

【用法】上锉散。每服四钱，水一盏半，加生姜五片，大枣一枚，同煎，食前服。

【功用】补心养胃。

【主治】妇人阴中生疮，或痛或痒，如虫行状，淋沥脓汁，阴蚀几尽。

青黛散

【来源】《世医得效方》卷十九。

【组成】马齿苋四两（研烂）　青黛一两

【用法】上为末。外涂，仍服八正散，每日三次。

【主治】多食鱼虾，发风热，以致下部生湿疮，热痒而痛，寒热，大小便涩，食亦减，身面微肿。

疳湿散

【来源】《东医宝鉴·外形篇》卷四引《世医得效方》。

【组成】五月五日虾蟆　木香　硫黄　铁精各等分

【用法】上为末，入麝香少许。掺敷患处。

【主治】妇人阴蚀疮。

甘湿散

【来源】《医学纲目》卷二十。

【别名】疳湿散、蚰蛇胆散（《普济方》卷三二六）。

【组成】蚰蛇胆（真者）　青木香　石硫黄　铁精　麝香各四分（临时入用，缘麝辟蛇毒，若先以相和，蛇胆即无力也）

【用法】上为末，更研细。有患取如三棋子大，和井花水，日再服讫，先令便利了，即以后方桃枝熏下部讫，然后取药如棋子，安竹管里，纳入下部中，一日二次。老少量减。其熏法每日一度，不可再。

桃枝熏法：取东南桃枝五七枝，轻打头使散，使绵缠之；又捣石硫黄为末，将此绵缠桃枝然转之，令末少厚；又截一竹筒，先纳下部中，仍以所然药桃枝烧热熏之。

【主治】妇人阴疮。

鳖灰散

【来源】《普济方》卷三〇一。

【组成】鳖甲头（烧灰）

【用法】以鸡子白和敷之。

【主治】男子阴头痛不能治者，及妇人阴疮脱肛。

杏仁膏

【来源】《普济方》卷三二六。

【组成】羊脂一斤　当归　杏仁（去皮尖，研）白芷　芎藭各一两

【用法】上切细，羊脂和，置甑中蒸之，药成。取如大豆一枚，绵裹纳阴中，一日换一次。

【主治】妇人阴中痛，生疮。

黄芩散

【来源】《普济方》卷三二六。

【组成】黄芩　当归　川芎　白矾　黄连

【用法】上锉散。煮水熏洗即安。

【主治】阴门生疮。

一抹散

【来源】《疮疡经验全书》卷三。

【别名】三灰散（《外科大成》卷二）。

【组成】黄连末　鹿角灰各一钱　红绒灰七分　鸡内金灰一钱　孩儿茶七分　珍珠末五分　冰片五分　轻粉五分　麝香三分

【用法】上为细末。干掺患处。

【主治】阴蚀疮。

冰黄膏

【来源】《疮疡经验全书》卷三。

【组成】黄连二两　冰片三分　麝香二分　轻粉五分　硫黄末一钱

【用法】水二碗，文武火煎黄连至一碗，滤去渣，再重汤慢火煎至一酒杯；将后四味俱研末，调和。用鹅毛润阴内。

【主治】妇人阴蚀疮。

补心养胃汤

【来源】《疮疡经验全书》卷三。

【组成】陈皮　半夏　茯苓　甘草　白术　黄连　当归　生地　青皮　白芍　槟榔　乌药　远志　滑石　山栀仁　车前子　元胡索　川芎

【用法】上锉。水煎服。

【主治】阴蚀疮。

内补托里流气饮

【来源】《疮疡经验全书》卷五。

【组成】甘草节　茯苓　泽泻　猪苓　紫苏　山栀　黄连　台术　当归　川芎　生地　白芍　人参　黄耆　木通　青皮　香附　苦参　白蒺藜

【用法】水煎服。

【主治】阴蚀疮。

掺　药

【来源】《疮疡经验全书》卷五。

【组成】轻粉二钱　孩儿茶二钱　红绒灰一钱五分　飞丹一钱　冰片三分　珍珠五分　鸡内金（煅存性）一钱　麝香二分　芦甘石（煅）一钱

【用法】外掺患处。

【主治】阴蚀疮。时痛时痒，脓水涌流，阴汗臊臭。

清湿泻肝汤

【来源】《疮疡经验全书》卷五。

【组成】升麻　羌活　柴胡　知母　黄柏　生甘草　泽泻　青皮　川芎　生地　苍术　龙胆草　木通

【用法】水煎服。

【主治】阴浊疮。

【加减】热，加黄芩；小便不利，加车前子；虚，加人参。

秘传一擦光

【来源】《医学正传》卷六。

【别名】一擦光（《串雅内编》卷二）。

【组成】蛇床子　苦参　芜黄各一两　雄黄五钱　枯矾一两二钱　硫黄五钱　轻粉二钱　樟脑二钱　大凤子五钱（取肉）　川椒五钱

【用法】上为细末。生猪油调敷。

【主治】疥疮，及妇人阴蚀疮、漆疮、天火丹，诸般恶疮。

甘理散

【来源】《陈素庵妇科补解》卷五。

【组成】黄耆　葛根　当归　赤芍　甘草　川芎　生地　白芷　白术　厚朴　陈皮　人参　前胡　枣子

【主治】产后阴蚀，阴中生疮。

归榆汤

【来源】《陈素庵妇科补解》卷五。

【组成】当归　甘草　地榆　枳壳　荆芥　薄荷　柏叶

【用法】熏洗产门。

【主治】产后阴蚀。

【宜忌】玉门闭后，疮已合，方可用之。

【方论】归、榆凉血养血，荆、薄去风散浮热，柏叶、甘草清火，苍术燥湿，作汤熏洗，则风火清，湿热降，气血充足，而阴蚀之症自愈矣。

塌肿汤

【来源】《外科发挥》卷八。

【组成】甘草　干漆各三钱　生地黄　黄芩　当归　川芎各二钱　鳖甲五钱（炙）

方中鳖甲，《外科理例》作"龟甲"。

【用法】上作一剂。用水数碗，煎数沸，去滓，常洗患处。

【主治】妇人阴户生疮，或痒痛，或脓水淋漓。

洗毒散

【来源】《丹溪心法附余》卷十六。

【组成】蛇床子　地骨皮　麻黄　荆芥　防风　枯

矾各三钱

《东医宝鉴》有大蓟。《医学入门》有紫花地丁。

【用法】用水三碗，加葱白三根，煎至二碗，无风处洗。

【主治】诸般恶疮，风湿阴蚀疮。

蛇蜕散

【来源】《古今医统大全》卷八十三。

【组成】蛇蜕一条（烧存性） 枯矾 黄丹 扁蓄 藁本各一两 硫黄 荆芥穗 蛇床子各半两

【用法】上为细末。香油调搽，湿则干搽。先以荆芥、蛇床子汤熏洗，挹干敷药。

【主治】妇人阴疮。

洗搨散

【来源】《寿世保元》卷五。

【组成】五倍子 花椒 蛇床子 苦参 白矾 葱各等分

【用法】水煎，熏洗。

【主治】妇人阴蚀疮，阴户中有细虫，其痒不可当，食人脏腑即死，令人发寒热，与劳症相似。

塌痒汤

【来源】《外科正宗》卷四。

【别名】溻痒汤（《外科大成》卷二）。

【组成】苦参 威灵仙 蛇床子 当归尾 狼毒各五钱 鹤虱草一两

【用法】上用河水十碗，煎数滚，滤清，贮盆内，乘热先熏，待温后洗，临洗和入公猪胆汁二三枚同洗更妙。

【主治】妇人湿热下注，阴中作痒及内外生疮。

丁泥散

【来源】《疡科选粹》卷四。

【组成】孩儿茶一钱半 珍珠（煅）五分 乳香二分 没药二分 冰片一分 丝线（烧存性）七分

【用法】上为末。先用槐枝、葱白、盐、甘草共熬汤淋洗干净，候干，掺此药，约厚一文钱，以纸裹缚。如结痂，即已。有水出，再洗换药。

【主治】阴疮。

龙胆泻肝汤

【来源】《疡科选粹》卷四。

【组成】柴胡 青皮 龙胆草 山栀 大黄 白芍药 木通 连翘 黄连 滑石各等分

【用法】水煎服。

【主治】肝经湿热，或囊痈便毒，下疳悬痈，肿焮作痛，小便涩滞，或妇人阴疮痒痛，或男子阴挺肿胀，或出脓水；湿热下疳，肿痛尿涩，及茎缩纵，痒痛，出白津。

白芷升麻汤

【来源】《景岳全书》卷六十四。

【组成】白芷 升麻 黄连 木通 当归 川芎 白术 茯苓

【用法】水煎服。更用塌肿汤浴洗之。

【主治】妇人阴内脓水淋漓，或痒或痛。

凉肾汤

【来源】《医宗必读》卷六。

【组成】生地黄三钱 赤茯苓一钱 玄参一钱 远志一钱（去木） 知母八分（酒炒） 黄柏六分（酒炒）

【用法】水一钟半，煎八分服。

本方原名凉肾丸，与剂型不符，据《医钞类编》改。

【主治】

1. 《医宗必读》：肾劳实热，腹胀耳聋。
2. 《医钞类编》：小便黄赤涩痛；阴疮。

青苋膏

【来源】《外科大成》卷二。

【组成】马齿苋四两（研烂） 青黛一两

【用法】研匀。涂之，稍干，再换。内再服八正散尤佳。

【功用】消肿止痛，退热。

【主治】由中下二焦风热所致的肾囊风，疙瘩作痒，搔之作痛，及妇人脐下连二阴生疮，状如马刀，痛出黄汁，食减身浮，二便涩滞。

银杏散

【来源】《外科大成》卷二。

【组成】雄黄　干白果　朝脑　生矿子灰各等分

【用法】上为末。用干烧酒调敷。

【主治】阴湿疮，瘙痒彻骨不可忍者。

救祟汤

【来源】《洞天奥旨》卷八。

【组成】人参五钱　黄耆一两　当归一两　金银花二两　茯苓三钱　贝母三钱　草乌一钱

【用法】上用水一碗，煎半碗，半饥服。

【主治】骨羡阴疮。

加味逍遥散

【来源】《洞天奥旨》卷十二。

【组成】柴胡二钱　白术五钱　茯苓三钱　甘草一钱　白芍五钱　陈皮一钱　当归二钱　炒栀子三钱　荆芥一钱　防风五分　龙胆草二钱　天花粉二钱　玄参五钱

【用法】水煎服。内治之后，仍以外治同施。

【主治】阴疮。疮生于阴户之内，时痛时痒，往往有不可忍之状，其气腥臊作臭，无物可以解痒，倘愈交接则愈痛。

桃仁散

【来源】《洞天奥旨》卷十二。

【组成】桃仁二十一粒（研烂）　雄黄末二钱　白薇末二钱　炙甘草五分

【用法】上药各为细末。先用针刺鸡肝无数孔，蘸药末，纳阴户中，日三易之。

【主治】阴疮。

全阳方

【来源】《洞天奥旨》卷十六。

【别名】全阳汤（《中医皮肤病学简编》）。

【组成】金银花半斤　黄柏一两　肉桂二钱　当归三两　熟地二两　山茱萸三钱　北五味一钱　土茯苓四两

【用法】水五大碗，同浸干为末。每服一两，滚水调服。

【主治】

1. 《洞天奥旨》：前阴烂落。
2. 《中医皮肤病学简编》：女阴溃疡。

护阴丹

【来源】《洞天奥旨》卷十六。

【组成】桃仁三两（捣烂）　蛇床子（为末）一两

【用法】绢绫做一长袋如势大，泡湿，将药装入袋中，纳入阴户内。

【主治】妇人阴外中生疮。

一扫光

【来源】《奇方类编》卷下。

【组成】蛇床子　苦参　芜荑各一两　雄黄　川椒　大风子肉　硫黄各五钱　枯矾一两二钱　轻粉二两　樟脑二两

【用法】上为细末。猪油调搽。

【主治】疥疮及妇人阴蚀疮，诸般恶毒。

加味补益败毒散

【来源】《胎产秘书》卷下。

【组成】生耆二钱　人参二钱　焦术一钱　炙甘草八分　陈皮一钱　归身二钱　升麻二分　荆芥一钱　净银花二钱　肉桂五分　防风一钱　乳香（去油）一钱

【用法】水煎服。

【主治】湿热下陷，阴门生疮。

金银散

【来源】《胎产心法》卷下。

【组成】蒲黄一升　水银一两

【用法】上为细末。用以搽疮。

【功用】杀虫。

【主治】阴户内疮虫。

加味二妙散

【来源】《医略六书》卷二十六。

【组成】苍术一两（炒）　黄柏二两（盐水炒）　龟版二两（盐水炒）　草薢二两　知母二两（盐水炒）

【用法】上为散。每服三钱，人中白煎汤调下。

【主治】阴内生疮，脉细数者。

【方论】湿热内甚，浸淫不化而下注阴中，故阴内生疮焉。苍术燥湿强脾以治疮，黄柏清热燥湿以存阴，知母清热壮水，草薢利湿分清，龟版滋阴壮水，以清湿热下注之源也。人中白汤调下，使小便清利，则湿热自化，而经府清和，何阴内生疮之患哉？

济阴煎

【来源】《医略六书》卷二十六。

【组成】川连一钱半　白术一钱半（炒）　木通一钱半　当归三钱　川芎一钱　白芷一钱半　升麻八分　生地五钱　甘草八分

【用法】水煎，去滓温服。

【主治】阴疮。脓汁淋漓，脉数者。

【方论】湿热下注阴中，蕴蓄日久不化，故伤于阴内而生疮不愈，脓汁淋漓焉。黄连清热燥湿以降心火，生地滋阴凉血以壮肾水，白术培脾土以制湿，白芷散伏湿以升阳，木通降火利水，甘草缓中解毒，当归养经中之血，川芎行血中之气，升麻升阳明清气以散湿热也。水煎温服，使清升浊降，则湿化热解而阴内肃清，何致日久生疮脓汁淋漓之患哉？

加味四物汤

【来源】《医宗金鉴》卷四十九。

【组成】四物汤加柴胡　栀子　龙胆草

【主治】妇人阴疮肿痛者。

秦艽汤

【来源】《医宗金鉴》卷六十九。

【组成】秦艽六钱　石菖蒲　当归各三钱　葱白五个

【用法】水二钟，煎一钟，食远服。

【主治】妇人阴疮。

洗阴煎

【来源】《仙拈集》卷三。

【组成】蛇床　五倍　明矾　花椒　葱白各五钱

【用法】煎汤洗之。

【主治】妇人阴痒生疮。

螵蛸散

【来源】《仙拈集》卷三。

【组成】海螵蛸（炒）

【用法】上为末。香油调擦。数次即愈。

【主治】阴疮。

艾叶汤

【来源】《疡医大全》卷二十四。

【组成】艾叶　苎麻叶　槐叶　柳叶　白及　防风　白芷　升麻各等分

【用法】上晒燥，为粗末，入麝少许，以器贮马桶内，点着，令病人坐马桶上，遮紧勿走烟，熏两个时辰。

【主治】阴蟨。

萆麻汤

【来源】《疡医大全》卷二十四。

【组成】扁柏叶　槐叶　青蒿叶　柳叶　萆麻叶　桃叶　金银花　艾叶各等分

【用法】煎汤熏洗。

【主治】阴蟨。

默治汤

【来源】《疡医大全》卷二十四。

【组成】当归一两 白茯苓 白芍各五钱 栀子三钱 柴胡一钱 楝树根五分

【用法】水煎服。

【主治】阴疮。

【加减】有痰，加白芥子；有火，加黄芩；有寒，加肉桂。

家方黄膏

【来源】《梅疮证治秘鉴》卷下。

【组成】胡麻油 蜜蜡各百钱 牛脂 椰子油 猪脂各七钱 乳香三钱 郁金六钱 烟草叶茎二十枚

【用法】先以麻油入铁盏内，武火煎烟草茎，以焦枯为度，次以文火将四种蜡脂油熔化，以粗布滤去渣滓，以柳木箄搅之，候膏欲凝，而后渐渐入乳香、郁金末，搅之，纳瓷器盛贮。

【主治】阴疮，臁疮，或因梅毒而致头面部腐烂。

杏灰散

【来源】《医级》卷九。

【组成】苦杏（烧灰）

【用法】麻油调搽。

【主治】阴疮。

螵蛸散

【来源】《医级》卷九。

【组成】海螵蛸一两 枯矾 雄黄各三钱

【用法】上为末。油调搽。

【主治】阴疮。

蛇退散

【来源】《会约医镜》卷十五。

【组成】蛇退（烧存性）一条 枯矾 黄丹 萹蓄 藁本各二钱 硫黄 荆芥穗 蛇床子各一钱三分

【用法】共为细末。香油调搽，湿则干掺。先以荆

芥蛇床子汤熏洗，挹干敷药。

【主治】妇人阴疮。

苦参煎

【来源】《产科发蒙·附录》引周新定方。

【组成】苦参五钱 防风 鼠曲草 荆芥 野菊花 蛇床子各二钱半

【用法】以水二升，煮取一升六合，熏洗即愈。

【主治】妇人阴中生疮，脓汁淋沥疼痛者。

银青散

【来源】《古方汇精》卷二。

【别名】银青丝（《内外科百病验方大全》）。

【组成】白螺壳（取墙头上白色者佳，火煅，拣去泥，研细，取净末）一两 橄榄核（火煅存性，研，取净末） 寒水石（另研极细，取净末）各二钱 梅花冰片（临用时，每药二钱，配冰片一分）

【用法】上为末，以瓷瓶盛贮，勿使出气。临用时以麻油调搽；其湿处，干掺之。

【主治】男子下疳，疼极潮痒；女子阴户两旁淫湿，疮疡脓水淋漓，红瘰肿疼；并玉茎梅疮蛀腐；及小儿痘疤横烂，痘后余毒不清，满头发黄泡等疮。

勒缰散

【来源】《喉科紫珍集》卷下。

【组成】生白丑 熟白丑 生黑丑 五加皮 白鲜皮各等分 土茯苓四两 猪油四两

【用法】上为细末，土茯苓、猪油共入罐用水煨烂，取汁调前药末服之，三五日见效。凡人少壮者多服尤可，凡老弱者一二服则止，不宜多服，服五日用内补汤。每服一二剂再补之。

【主治】一切口鼻喉疳，左右阴疮。

八叶汤

【来源】《外科集腋》卷四。

【组成】扁柏叶 青蒿叶 蓖麻叶 金银叶 桃叶 柳叶 槐叶 艾叶各等分

【用法】煎汤熏洗。

【主治】阴蜃。

全虫散

【来源】《外科真铨》卷上。

【组成】全虫（酒洗，焙）　元胡　杜仲（炒）各三钱

【用法】上为细末。每服三钱，空心用温酒调下，一日三次。外用益智壳一两煎水冲洗。

【主治】阴湿疮。

逍遥八物汤

【来源】《外科医镜》。

【组成】人参二钱　柴胡一钱　白芍三钱　归身三钱　海螵蛸三钱　山药三钱　茯苓三钱　甘草一钱　肉桂（随宜加用）

【用法】水煎服。

【主治】妇人阴蚀。

暗治饮

【来源】《外科医镜》。

【组成】当归五钱　白芍三钱　茯苓三钱　炒栀子一钱半　柴胡八分　海螵蛸二钱

【用法】水煎服。

【主治】妇人阴蚀疮。

漏痒汤

【来源】《外科医镜》。

【组成】蛇床子一两　川椒三钱　白矾三钱

【用法】水煎，乘热熏之，温则洗之，数日即愈。

【主治】妇人阴蚀，又名蜃疮。

翻气丸

【来源】《集成良方三百种》。

【组成】雄黄　白矾　枯矾　大黄　黄土　面粉各三钱

【用法】上为细末，用花椒三钱煎水，加生脂油三钱，为丸如弹子大，晒干。洗净患处，将药丸放入阴内。二三日病与药同下，再换新药丸，一二次痊愈。

【主治】妇人阴内生疮作痒，身发寒热，头目眩晕，四肢无力，心慌心跳，如不速治，久必目盲致死。

【宜忌】忌烟酒及煎炒火食物。

八仙膏

【来源】《外科十三方考》。

【组成】杏仁（去皮尖，切片）一两　蜂房（剪碎，洗净）一两　元参五钱　蛇蜕（盐水洗，焙干）一钱　黄耆三钱　黄丹（研细）五两　血余（洗净）鸡子大一团　麻油一斤

【用法】先将油入砂锅，缓缓加入血余熬开，俟发焦熔尽时加入杏仁，候色焦时去滓，再将所熬清油入银铫内，加入玄参、黄耆，慢火熬四小时，放于冷处，候冷时再将蜂房、蛇蜕加入，慢火再熬，用柳枝不住手搅之，俟呈黄紫色时去渣，再加投黄丹，急搅片时，移于火上，以文武火缓缓熬之，并同时以柳枝不住手搅之，至滴水成珠，油变黑色时，膏即成。

【主治】一切阴疮，痈疽，发背等疮。

黄耆膏

【来源】《北京市中药成方选集》。

【组成】黄耆四百八十两

【用法】上药酌予切碎，水煎三次，分次过滤，去滓，滤液合并，用文火煎熬浓缩至膏状，以不渗纸为度，每一两膏汁兑炼蜜二两成膏，装瓶，重二两。每服五钱，日服二次，开水冲服。

【功用】

　1.《北京市中药成方选集》：补中益气，调养荣卫。

　2.《赵炳南临床经验集》：补中益气，托里生肌。

【主治】

　1.《北京市中药成方选集》：气虚血亏，虚劳盗汗，肺虚作喘，身体羸瘦。

　2.《赵炳南临床经验集》：疮面久不愈合，阴

疮脓毒未尽，下肢顽固性溃疡，鱼鳞癣（蛇皮症）。

回阳生肌散

【来源】《赵炳南临床经验集》。

【组成】人参五钱　鹿茸五钱　雄黄五分　乳香一两　琥珀二钱五分　京红粉一钱

【用法】薄撒于疮面上或制药捻用。

【功用】回阳生肌，止痛收敛。

【主治】鼠疮，慢性顽固性溃疡及属于阴疮久不收口者。

【宜忌】火毒疮疖属阳症脓毒未净者及汞过敏者禁用。

阴蚀黄连膏

【来源】《赵炳南临床经验集》。

【组成】乳香粉一两　青黛面一两　黄连膏八两

【用法】上药调匀成膏。外敷患处。

【功用】清热解毒，生肌止痛。

【主治】女阴溃疡（阴蚀）、过敏性阴茎部溃疡。

收干生肌药粉

【来源】《赵炳南临床经验集》。

【组成】乳香面一两　没药面一两　琥珀面二钱　血竭面四钱　儿茶面五钱　水飞甘石面七钱

【用法】薄敷于疮面，或制成药捻用。

【功用】收敛止痛，固皮生肌。

【主治】烫灼伤，女阴溃疡（阴蚀），下腿慢性溃疡（臁疮），疮面脓毒已尽者。

【宜忌】痈疖疮面脓毒未净者慎用。

除湿解毒汤

【来源】《赵炳南临床经验集》。

【组成】白鲜皮五钱　大豆黄卷四钱　生苡米四钱　土茯苓四钱　山栀子二钱　丹皮三钱　金银花五钱　连翘四钱　地丁三钱　木通二钱　滑石块五钱　生甘草二钱

【功用】除湿利水，清热解毒。

【主治】急性女阴溃疡，急性自家过敏性皮炎，急性接触性皮炎，下肢溃疡合并感染。

黄连甘乳膏

【来源】《赵炳南临床经验集》。

【组成】黄连粉一两　乳香粉一两　炉甘石粉二两　去湿药膏（或凡士林）七两

【用法】调匀成膏。外敷患处。

【功用】解毒收敛，止痛生肌。

【主治】下肢溃疡（臁疮），女阴溃疡（阴蚀），脓疱疮（黄水疮）。

【宜忌】用药前后勿用水洗患处。

紫色溃疡膏

【来源】《赵炳南临床经验集》。

【组成】轻粉三钱　红粉三钱　琥珀三钱　血竭三钱　乳香一两五钱　青黛三钱　黄连一两　蜂蜡三两　香油一斤　煅珍珠面一分

【用法】以上药物，前八味共研极细末待用，将香油置于火上见数开后，加入蜂蜡搅匀，离火冷却，再加药粉搅匀成膏。直接涂抹在疮面部位。

【功用】化腐生肌。

【主治】淋巴腺结核，下肢溃疡，女阴溃疡。

【宜忌】对汞过敏者禁用。

儿茶轻粉散

【来源】《中医皮肤病学简编》。

【组成】儿茶 3 克　鸡内金 3 克　轻粉 1.5 克　冰片 1 克

【用法】上为细末。外敷。

【主治】女阴溃疡。

五倍子散

【来源】《中医皮肤病学简编》。

【组成】五倍子 15 克　生甘草 15 克　乌梅 15 克　黄柏 15 克　枯矾 15 克

【用法】上为细末。外用。

【主治】女阴溃疡。

白黄散

【来源】《中医皮肤病学简编》。

【组成】白矾 15 克　甘草 1.5 克　大黄 31 克

【用法】上为细末。外用。

【主治】女阴溃疡。

白鲜皮汤

【来源】《中医皮肤病学简编》。

【组成】白鲜皮 15 克　粉丹皮 9 克　怀山药 9 克　薏仁米 15 克　木通 9 克　大豆黄卷 9 克　龙胆草 9 克

【用法】水煎内服。

【主治】女阴溃疡。

【加减】局部灼痛，分泌物多者，重用银花、连翘；口腔溃烂不愈，重用大黄、豆卷、扁豆、金果榄；苔白而滑，加厚朴、陈皮、白术。

立消散

【来源】《中医皮肤病学简编》。

【组成】赤小豆 15 克　风化消 15 克　赤芍 15 克　枳壳 15 克

【用法】上为细末服。

【主治】女阴溃疡。

黄连散

【来源】《中医皮肤病学简编》。

【组成】黄连 15 克　黄柏 15 克　轻粉 6 克　枯矾 3 克　黄丹 3 克　冰片 2 克

【用法】上为细末。外用。

【主治】女阴溃疡。

雄黄油

【来源】《中医皮肤病学简编》。

【组成】雄黄（研末）6 克　甘油 20 毫升

【用法】混合均匀，外涂。

【主治】女阴溃疡。

六、阴　冷

阴冷，又称"阴寒"，是指妇人自觉外阴及阴中寒冷，甚则波及小腹、尻股之间为主要表现的疾病。《诸病源候论》："胞络劳伤，子脏虚损，风冷客之，冷乘于阴，故令阴冷也。"

本病病因有虚、实二类，虚者为肾阳虚衰，实者为风寒湿痰外袭或肝经湿热郁阻气机所致。《妇人规》指出："妇人阴冷，有寒证有热证，寒由阳虚，真寒证也；热由湿热，假寒证也。假寒者，必有热证，如小便涩数黄赤，大便燥结，烦渴之类是也。真寒者，小便清利，阳虚畏寒者是也。真寒者，宜补其阳，假寒者，当清其火。"临床诊疗，应辨别虚实，分清寒热，虚寒宜温阳补肾，实寒宜温经散寒，湿痰宜燥湿化痰，湿热宜清热利湿，肝郁则宜舒肝解郁。阴冷持续日久，常可导致不孕，《妇科心法要诀》："妇人阴冷，皆由风寒乘虚客于子脏，久之血凝气滞，多变他证，

且艰于受孕。"

蛇床子散

【来源】《金匮要略》卷下。

【组成】蛇床子仁

【用法】上为末。加白粉少许，和合相得，如大枣大，绵裹纳之。自然温。

【功用】温阴中。

【主治】妇人阴寒。

【方论】

1. 《金匮玉函经二注》：风寒入阴户，痹而或冷，或用蛇床以起阴分之阳，阳强则痹开而温矣。

2. 《金匮要略心典》：阴寒，阴中寒也。寒则生湿，蛇床子温以去寒，合白粉以除湿也。此病在阴中而不关脏腑，故但纳药阴中自愈。

五加酒

【来源】《备急千金要方》卷三。

【别名】五加皮酒（《普济方》卷三四九）。

【组成】五加皮二升　枸杞子二升　干地黄　丹参各二两　杜仲一斤　干姜三两　天门冬四两　蛇床子一升　乳床半斤

【用法】上锉，以绢袋子盛，酒三斗渍三宿。一服五合，稍加至十合佳，一日二次。

【主治】产后癖瘦，玉门冷。

【方论】《千金方衍义》：五加皮专发醪醴性味，诸药得此功力倍常，不独专温玉门也。

浴　汤

【来源】《备急千金要方》卷三。

【组成】盐五升（熬令赤）　鸡毛一把（烧作灰）

【用法】以水一石，煮盐作汤，纳鸡毛灰着汤中，适冷暖以浴。

【主治】产后中风流肿，及妇人阴冷肿痛。

坐　药

【来源】《外台秘要》卷三十四引《近效方》。

【组成】吴茱萸　葶苈子（熬）各二分　蛇床子三分　无食子一个

【用法】上为散。以绵裹如枣许，纳子宫中。令热为度。

【主治】下冷，子门痒闭。

坐　药

【来源】《外台秘要》卷三十四引《通真论》。

【组成】蛇床子四分　茱萸六分　麝香二铢

【用法】上为散，炼蜜为丸。绵裹如酸枣大，纳之。下恶物为度。

【主治】妇人子门冷。

五加皮浸酒

【来源】《太平圣惠方》卷七十三。

【别名】五加皮酒（《古今医统大全》卷八十三）。

【组成】五加皮三两　地骨皮二两　熟干地黄三两　丹参三两　天门冬一两（去心）　杜仲一两（去皱皮，炙微黄）　蛇床子三两　干姜三两　钟乳粉四两

【用法】上锉细，以生绢袋盛，以酒一斗五升，渍二宿。每服暖一中盏，空心及晚食前服。

【主治】妇人癖瘦阴冷。

当归散

【来源】《鸡峰普济方》卷十六。

【组成】附子　桂　当归各半两　白术一两半　甘草一分

【用法】上为细末。每服二钱，水一盏，煎至七分，去滓，空心服。

【功用】温补。

【主治】《普济方》：宫脏虚冷。

玄胡苦楝汤

【来源】《普济方》卷三二八引《卫生家宝》。

【别名】延胡苦楝汤（《兰室秘藏》卷中）、玄胡索苦楝汤（《医学纲目》卷十四）、玄胡索汤（《产科发蒙》）。

【组成】肉桂三分　附子三分　熟地黄一钱　炙甘草五分　玄胡二分　黄柏三分（为引用）　苦楝子二分

【用法】上锉，都作一服，水四盏，煎至一盏，去滓，空心、食前稍热服。

本方改为丸剂，名"延胡苦楝丸"（《妇科大略》）。

【主治】

1.《普济方》引《卫生家宝》：妇人脐下冷撮痛，阴冷大寒。

2.《兰室秘藏》：白带下。

艾煎丸

【来源】《魏氏家藏方》卷十。

【组成】吴茱萸（汤泡七次，炒）　当归（去芦，酒浸，微炒）　干姜（炮，洗）　厚朴（去粗皮，

姜制，炙） 陈橘皮（去白） 茴香（淘去沙，炒）
牡蛎（煅） 官桂（去粗皮）各一两 禹余粮石
（煅，米醋淬七次，别研） 艾叶（米泔水浸，炒）
各四两 香附子二两（去毛，炒）

【用法】上为细末，醋面糊为丸，如梧桐子大。每
服五十丸，空心艾醋汤送下。

【主治】妇人虚羸，子宫久冷。

神仙紫霞丹

【来源】《普济方》卷二六五引《余居士选奇方》。

【组成】朱砂一两 天南星 半夏各等分（为末。
取一小粉盒子，先将前末药一钱铺在下，再安朱
砂放中，上又以末药一钱盖头顶，次用赤石脂
（为末）水调糊缝口，外用铁线扎定，以六一盐泥
固济，厚一寸许，六七日后先以慢火养半日，后
用火煅通红为度，候冷取出，研为末） 次用：禹
余粮四两 钉头代赭石二两 紫石英一两（上用
火煅通红，以好醋淬七遍） 赤石脂三两（生用）
硫黄（醋煮干）一两 附子二个（炮制，去皮脐）
海螵蛸一两（去壳）

【用法】上为细末，再用乳钵研无声为度，次用新
糯米粽烂研为丸，如黍米大，盛于新布袋中，将
桂府滑石打作片子，同药打光，瓷盒盛之。每服
二至五丸，空心煎浓枣汤送下。

【功用】久服壮元阳，益真气。

【主治】妇人子宫久冷，血海虚惫。

【宜忌】忌猪、羊血。

坐药龙盐膏

【来源】《兰室秘藏》卷中。

【组成】茴香三分 枯矾五分 良姜 当归梢 酒
防己 木通各一钱 丁香 木香 川乌（炮）各
一钱五分 龙骨 炒盐 红豆 肉桂各二钱 厚
朴三钱 延胡五钱 全蝎五个

【用法】上为细末，炼蜜为丸，如弹子大。绵裹留
系在外，纳丸药阴户内，每日易之。

【主治】半产误用寒凉，阴户中寒，脐下冷痛，白
带下。

补肝汤

【来源】《兰室秘藏》卷下。

【组成】黄耆七分 炙甘草五分 升麻 猪苓各四
分 白茯苓 葛根 人参各三分 柴胡 羌活
陈皮 连翘 当归身 黄柏（炒） 泽泻 苍术
曲末 知母 防风各二分

【用法】上锉如麻豆大，都作一服。水二大盏，煎
至一盏，去滓，空心稍热服。

【主治】

1. 《兰室秘藏》：前阴冰冷并阴汗，两脚痿弱
无力。

2. 《保命歌括》：女子阴癫，肝肾虚者。

【宜忌】忌酒、湿面。

回春散

【来源】《古今医鉴》卷七。

【组成】白矾一钱 黄丹八分 胡椒二分 焰消
一分

【用法】上为细末，醋调，推于手内，合阴处。

【功用】《全国中药成药处方集》（沈阳方）：温肾
散寒，暖子宫。

【主治】

1. 《古今医鉴》：阴冷。

2. 《全国中药成药处方集》（沈阳方）：房事
之后感风寒，饮食生冷，小腹疼痛，阴部收缩，
四肢冰冷，呼吸无力，阴寒危症。

温中坐药

【来源】《济阴纲目》卷七。

【组成】吴茱萸 牛胆

【用法】将吴茱萸入牛胆中令满，阴干百日。每取
二十粒，研碎绵裹，纳阴中，良久如火热。

【主治】妇人阴冷。

助阳散

【来源】《济阳纲目》卷四十八。

【组成】干姜一两 牡蛎一两

【用法】上为细末。以火酒调稠，擦手上，男子用

手揉外肾即愈；女子以男子手擦药急按两乳，仍揉擦热，汗出则愈。

【主治】急阴冷。

春温汤

【来源】《辨证录》卷十一。

【组成】人参 巴戟天 白术 杜仲各五钱 肉桂一钱 菟丝子五钱 破故纸三钱

【用法】水煎服。

【主治】妇人下身冰冷，非火不暖，交感之时，阴中无温热之感。

天冬钟乳酒

【来源】《女科指掌》卷一。

【组成】钟乳粉四两 天门冬 五加皮 干姜 蛇床子 丹参 熟地 杜仲 续断各三两 地骨皮二两

【用法】酒十五斤渍饮。

【主治】阴冷。

暖胞丸

【来源】《医略六书》卷二十六。

【组成】吴茱萸三两（生用） 蛇床子三两（酒炒）

【用法】上为末，炼蜜为丸，如枣核大。绢裹纳阴中。内服八味丸。

【主治】阴中冰冷，脉紧细者。

【方论】寒湿内袭，阴中冰冷，谓之阴冷，艰于孕育。吴茱萸温暖下元以祛寒湿，蛇床子祛除下湿以清胞脉，蜜丸绢纳，内服八味丸以暖子宫，何患阴冷不除，孕育不再。

坐 药

【来源】《产科发蒙》（附录）。

【组成】硫黄 桂皮 川芎 丁香各等分

【用法】上为细末。以绢袋盛，大如指，束纳阴中。坐卧任意，勿走行，小便时取出，更安新者。

【主治】妇人久不产，阴中隐隐如虫啮，冷冷如风吹，或转胞不通，或妊子不成，惯堕者。

红缎膏

【来源】《理瀹骈文》。

【组成】川椒三两 韭子 蛇床子 附子 肉桂各一两 独蒜一斤

【用法】真香油二斤浸药熬，黄丹收膏。再用倭硫黄六钱，母丁香五钱，麝香一钱，独蒜丸如豆大，朱砂为衣；或用硫黄、丁香、胡椒、杏仁、麝，枣肉为丸；或用胡椒、硫黄，黄蜡为丸，每用一丸纳脐眼上，外贴本膏。

【主治】男子精寒，萎弱，白浊，遗精；女子子宫虚冷，赤白带下。亦治寒泻。

五加皮药酒

【来源】《全国中药成药处方集》（南昌方）。

【组成】五加皮 熟地 丹参 杜仲（炙微黄） 蛇床子 干姜各三两 地骨皮二两 天门冬一两 钟乳石四两

【用法】前药除熟地、天冬切碎外，余药共为粗末，用生绢布盛，用好高粱酒十五斤浸七天后滤清，然后加冰糖二十四两。每服一杯，饭后温服，一日二至三次。量小者酌减，以不醉为度。

【主治】男子肾虚，小便淋沥，妇人阴中湿冷，腹胁痞块身瘦，腰膝时痛，及左瘫右痪，手足拘挛。

【宜忌】忌食螃蟹。

加皮露

【来源】《全国中药成药处方集》（吉林方）。

【组成】五加皮 熟干地黄 丹参 杜仲（去粗皮，炙微黄） 蛇床子 干姜各三两 地骨皮二两 天门冬一两 钟乳石四两 白酒二十斤 冰糖一斤八两

【用法】上锉细，生绢袋盛，浸酒内二宿后，滤清，加入冰糖，每服一大杯，空腹时及晚食前烫温饮之。

【功用】疏风化湿。

【主治】肾风虚寒，小便余沥，妇人阴冷癖瘦，腰膝时痛，及瘫痪拘挛。

【宜忌】孕妇忌之。

七、阴门肿痛

阴门肿痛，是以女子阴门肿胀作痛，或小便黄赤涩滞，下腹部不舒，甚则伴有寒热等为主要表现的疾病。本病多因郁怒伤肝，肝胆湿热下注所致，治宜清热利湿，消肿止痛。

矾石散

【来源】方出《肘后备急方》卷五，名见《外台秘要》卷三十四引《古今录验》。

【组成】矾石二分（熬） 甘草半分（炙） 大黄一分

【用法】上药治下筛。取枣大，绵缠，导阴中。二十日即愈。

【主治】妇人阴肿坚痛。

桑白皮汤

【来源】方出《医心方》卷二十八引《玉房秘诀》，名见《外台秘要》卷三十四引《千金翼方》。

【组成】桑根白皮（切）半升 干姜一两 桂心一两 枣二十枚

【用法】上以酒一斗，煮三沸，去滓，服一升。亦可用水煮。

【主治】

1.《医心方》引《玉房秘诀》：女人伤于夫，阴阳过，患阴肿疼痛。

2.《外台秘要》引《千金翼方》：诸妇人伤丈夫，苦头痛，欲呕而闷。

【宜忌】勿令汗出当风。

白玉汤

【来源】《备急千金要方》卷三。

【组成】白玉一两半 白术五两 泽泻 苁蓉各二两 当归五两

【用法】上锉。先以水一斗，煎玉五十沸，去玉纳药，煎取二升，分二次服，相去一炊顷。

【主治】妇人阴阳过度，玉门疼痛，小便不通。

【方论】《千金方衍义》：玉能灭瘢，亦能止痛，但取以通气化；兼用白术以温肉理，当归以和血脉，苁蓉以滋精髓，泽泻佐白玉以通气化，皆交接过伤之专法。

当归汤

【来源】《千金翼方》卷六。

【组成】当归 独活各三两 白芷 地榆皮 矾石各二两（熬）

【用法】上锉。以水一斗五升，煮取一斗二升，以洗浴之。

【功用】《千金方衍义》：散血消肿。

【主治】妇人产后脏中风，阴肿。

单行大黄汤

【来源】方出《千金翼方》卷四，名见《外台秘要》卷三十五。

【别名】大和汤（《普济方》卷三二六）。

【组成】大黄三分

【用法】上切。以好酒一升煮十沸，顿服。

【主治】妇人嫁痛。

木香散

【来源】《太平圣惠方》卷四十四。

【组成】木香半两 赤茯苓一两 牡丹三分 防风半两（去芦头） 槟榔一两 泽泻三分 郁李仁一两（汤浸，去皮，微炒）

【用法】上为细散。每服一二钱，食前以温酒调下。

【主治】阴肿，有气上下攻注，胀闷。

丹参散

【来源】《太平圣惠方》卷四十四。

【组成】丹参一两 槟榔一两 青橘皮半两（汤

浸，去白瓤，焙） 茴香子半两

【用法】上为细散。每服二钱，食前以温酒调下。

【主治】阴疼痛或肿胀。

沉香散

【来源】《太平圣惠方》卷四十四。

【组成】沉香三分 槟榔一两 丹参三分 赤芍药三分 白蒺藜三分（微炒，去刺） 枳壳三分（麸炒微黄，去瓤） 赤茯苓三分

【用法】上为粗散。每服三钱，以水一中盏，煎至六分，去滓，食前温服。

【主治】阴肿不消，发歇疼痛。

鸡屎矾散

【来源】《太平圣惠方》卷四十四。

【组成】鸡屎矾三分 火煎茶三分 龙牙草三分

【用法】上为细散。以鸡子清调涂肿处，每日换二次。

【主治】阴肿满。

白矾散

【来源】《太平圣惠方》卷七十三。

【组成】白矾半两 甘草半两（分）（生用） 川大黄一分（生）

【用法】上为细散。取枣许大，绵裹纳阴中，一日换三次。

【主治】妇人阴肿坚痛。

【方论】《医略六书》：湿伤水府，热遏阴中，故阴肿疼痛，坚实不移焉。大黄荡坚泻热，白矾却湿解毒，生甘草以缓中和药也。绢包纳阴中，使湿热并解，则血气调和而坚实自消，其阴中肿痛无不除矣。

鸡翎散

【来源】《普济方》卷二四九引《太平圣惠方》。

【组成】鸡翎六茎（烧灰） 蛇床子一两（炒）

【用法】上为散。每服一钱，温酒调下。如左旁肿即取右翎，右旁肿取左翎。

【主治】阴卒肿。

益阳散

【来源】《鸡峰普济方》卷十二。

【组成】丁香枝杖 藿香 零陵香 吴茱萸 甘松 紫稍花 菟丝子 桂 蛇床子 笺香 木香 杜狗脊各等分

【用法】上为粗末。每服二钱，水一盏半，煎三五沸，乘热熏洗。须在密室中，勿令见风，仍温暖盖覆。

【主治】湿冷乘袭下部肿痛。

渗湿汤

【来源】《普济方》卷二四八引《海上方》。

【组成】苍术（制） 干姜 白术 白茯苓 陈皮 甘草各一两

【用法】上锉。加生姜、大枣，水煎，空心服。

【主治】阴肿痛。

桃仁膏

【来源】《三因极一病证方论》卷十八。

【组成】桃仁（去皮尖） 枯矾 五倍子各等分

【用法】上药后二味为末，研桃仁膏拌匀敷之。

【主治】产后阴肿妨闷。

四七汤

【来源】《普济方》卷三二一引《瑞竹堂经验方》。

【组成】半夏一两（汤泡七次） 厚朴（姜制） 赤茯苓各五钱 紫苏叶二钱 甘草二钱 香附子五钱

【用法】上锉。分作四服，每服水二盏，加生姜五片，煎至七分，去滓，加琥珀末一钱调服。

【主治】妇人女子，小便不顺，甚者阴户疼痛。

麻黄汤

【来源】《疮疡经验全书》卷三。

【组成】麻黄 黄连 蛇床子各五钱 蕲艾三钱

乌梅三枚　大戟　防风　白矾各八钱

【用法】上锉。煎汤熏洗。再用孩儿茶一钱，轻粉、冰片、杏仁灰各五分，为末掺之。

【主治】阴肿或疮烂。

安荣散

【来源】《陈素庵妇科补解》卷三。

【组成】柴胡　当归　白芍　生地　熟地　黄芩　知母　杜仲　川断　山药　麦冬　荆芥　金银花

【主治】妊娠阴户肿痛，由厥阴风热，或受胎后合多，有伤子门，或非理交接所致。

甘菊汤

【来源】《古今医统大全》卷八十三。

【组成】甘菊苗叶不拘多少

【用法】捣烂，百沸汤淋汁熏洗。

【主治】阴户肿。

冬青叶煎

【来源】《古今医统大全》卷八十三。

【组成】冬青叶　小麦　甘草各等分

【用法】煎水洗。

【主治】妇人阴肿，小户嫁痛。

海螵蛸散

【来源】《古今医统大全》卷八十三。

【组成】海螵蛸二枚（烧）

【用法】上为细末。每服方寸匕，酒调下，一日三次。

【主治】妇人小户嫁痛。

升阳燥湿汤

【来源】《仁术便览》卷四。

【组成】防风　良姜　干姜　郁李仁　甘草各一钱　陈皮　黄耆各五分　白葵花　柴胡　升麻各三分

【用法】水煎服。

【主治】阴户痛，控心急痛，身重如山，身黄皮

缓，阴中如冰。

黑白散

【来源】《万病回春》卷六。

【组成】小麦　朴消　白矾　五倍子　葱白

【用法】煎汤，频洗。

【主治】妇人阴中肿痛。

加味四七汤

【来源】《证治准绳·女科》卷一。

【组成】半夏（汤洗七次）一两　厚朴（姜汁制）赤茯苓　香附子（炒）各五钱　紫苏　甘草各二钱

【用法】上锉，分四帖。每服水二钟，加生姜五片，煎八分，去滓，加琥珀一钱，调服。

【主治】

1. 《证治准绳·女科》：妇女小便不顺，甚者阴户疼痛。

2. 《女科指掌》：思虑伤脾，导致白浊白淫，胸痞虚浮，面色黄，多眠少食。

【方论】《济阴纲目》：此方治四气七情，故以为名。然以半夏为君，则知内外二因，皆能令气郁而生湿生痰也，香附治内，紫苏治外，其余又兼内外，以佐其成功，然不有琥珀为之通窍燥湿，则亦不能为效也。

加味四物汤

【来源】《济阴纲目》卷七。

【组成】当归　川芎　芍药　生地黄　柴胡　山栀子　牡丹皮　龙胆草

【用法】上锉。水煎服。

【主治】妇人阴户肿痛。

枳橘熨

【来源】《济阴纲目》卷七。

【组成】枳实　陈皮各四两

【用法】上炒令香熟，以绢袋盛之，遍身从上至下，及阴肿处，频频熨之，冷则换之，直至喉中

觉枳实气,则痛止肿消便利也。

【功用】行气。

【主治】妇人阴肿如石,痛不可忍,二便不利。

立效饮

【来源】《丹台玉案》卷四。

【组成】川芎 当归 玄胡索 丹皮 姜黄 大茴香 红花各一钱五分 桂心 秦艽 赤芍各八分

【用法】临服加煮酒一钟。

【主治】妇人为房事所伤,阴户内胀疼难忍。

文蛤汤

【来源】《外科大成》卷二。

【组成】文蛤 小麦 皮消 白矾各一两 葱白十根

【用法】水煎,熏洗。

【主治】阴户肿痛。

祛风定痛汤

【来源】《傅青主女科》卷下。

【组成】川芎一钱 当归三钱 独活 防风 肉桂 荆芥各五分(炒黑) 茯苓一钱 地黄二钱 大枣二枚

【用法】水煎服。

【主治】产后起居太早,产门感风作痛,衣被难近身体。

通水散

【来源】《石室秘录》卷六。

【组成】白术一两 熟地一两 茯苓三钱 山茱萸五钱 薏仁一两 肉桂五分 车前子三钱 人参一两

【用法】水煎服。

【主治】产妇湿气感中胞络,下阴肿胀,小水点滴不出者。

柴胡石膏汤

【来源】《郑氏家传女科万金方》卷五。

【组成】柴胡 石膏 黄芩 荆芥 前胡 茯苓

升麻 桑皮 甘草

【主治】妇人湿热阴痛、阴痒。

加味四苓汤

【来源】《医略六书》卷二十六。

【组成】茯苓三钱 白术一钱半(炒黑) 猪苓一钱半 柴胡梢五分 泽泻一钱半 青皮一钱半(炒) 陈皮一钱半 橘核三钱(炒)

【用法】水煎,去滓温服。

【主治】女子前阴漫肿,脉弦者。

【方论】脾土虚衰,不能制湿而肝气滞于厥阴,故前阴两拗漫肿焉。方中白术专培脾土以制湿,茯苓渗利湿邪以安中,猪苓利三焦之湿,泽泻利膀胱之湿,青皮破滞气以平肝,陈皮利中气以和胃,柴胡梢达下以升阳散滞,广橘核入肝以散结消肿也。水煎温服,使土强制湿则湿化气调而肝脾无滞结之患,何阴肿之不退哉!

加味阴痛四物汤

【来源】《医略六书》卷二十六。

【组成】生地五钱 柴胡五分(梢) 白芍钱半(炒) 川芎一钱 当归三钱 龙胆草钱半(酒炒) 山栀钱半(炒) 丹皮钱半

【用法】水煎,去滓温服。

【主治】阴肿痛,脉数涩弦者。

【方论】血亏木旺,湿热滞于厥阴,故前阴漫肿,疼痛不已。生地滋阴壮水,以涵肝木;白芍敛阴和血,以除阴痛;川芎行血中之气;当归养痛伤之血;柴胡升阳散滞;龙胆泻热导湿;丹皮凉血平相火之热;山栀清热降屈曲之火。如厥阴血滞,当易赤芍以利之,水煎温服,使湿热解散,则血旺木平,而经脉清和,无不肿消痛退矣。

安胎顺血汤

【来源】《叶氏女科证治》卷二。

【别名】安胎顺血散(《胎产新书》)。

【组成】诃子(制)

【用法】水煎,温服。

【主治】妊娠阴肿,胎气不能游动所致。

汤中，绞取熨患处，便敷。

【主治】产后阴门肿痛。

加味逍遥散

【来源】《妇科玉尺》卷二。

【组成】当归　柴胡　白术　白芍　茯苓各一钱　炙草五分　薄荷七叶　山栀　生地　白茅根

【主治】初次产育，产门肿胀，或焮痛不闭。

白矾散

【来源】《医级》卷九。

【组成】白矾　朴消各三钱　小麦一合　五倍子一钱五分

【用法】同葱白煎汤熏洗。

【主治】阴中肿痛。

洗阴散

【来源】《名家方选》。

【组成】五倍子　明矾　芒消　小麦　葱白各等分

【用法】水煎，屡洗阴门。

【主治】产后阴门肿痛者。

失痛散

【来源】《产科发蒙》。

【组成】滑石　黄丹　甘草各二钱　质干一钱

【用法】上为极细末，鸡子清和调。先入手帛于热

秦艽汤

【来源】《性病》。

【组成】秦艽一钱五分　甘草（炙）　川芎　当归　芍药　生地　熟地（自制）　茯苓　羌活　独活　白术　黄芩各八分

【用法】水煎服。

【主治】阴肿，又名蚌疽，阴户忽然肿而作痛者。

阴肿消

【来源】《首批国家级名老中医效验秘方精选》。

【组成】1. 阴肿消散煎：千里光50克　苍术20克　野菊花50克　艾叶50克

　　　　2. 阴肿消散液：红蚯蚓（鲜）10条　白沙糖10克　冰片5克

【用法】1号煎液，趁热时熏洗，温时则清洗，连续多次，冷却加温后可重复使用，日洗不少于5次；2号方：从泥土中挖取红蚯蚓足量，洗净置瓷碗（筒），或瓶中，加入冰片、白糖，待溶化为汁，取此液用消毒棉签拈取，于1号方洗净后涂上，日3~5次。1~3日内必愈，其效若神。

【主治】多种阴茎肿大，女阴肿大，特别对外源接触过敏性有特效。

八、阴　吹

阴吹，是以阴中时有排气如矢气之状，甚或带有响声为主要表现的疾病。《金匮要略》："胃气下泄，阴吹而正喧，此谷气之实也，膏发煎导之。"

本病成因多为脾运不健，湿浊痞塞中焦，或肠胃燥热，腑气不通逼走前阴，或因痰湿停聚引起。脾运不健者，兼见胃脘痞闷，面色㿠白，气短乏力，治宜益气升清，调理脾胃；肠胃燥热者，兼见大便秘结不通，排气声音响亮，连续不绝，治宜润肠通便；痰湿者，兼见带下量多，胸脘痞满等，治宜除痰燥湿，健脾和胃。

猪膏发煎

【来源】《金匮要略》卷中。

【别名】膏发煎（原书卷下）。

【组成】猪膏半斤　乱发（如鸡子大）三枚

【用法】上药都拌匀，煎之，发消药成。分二次服。病从小便出。

【功用】《金匮要略选读》：润燥通便。

【主治】

1.《金匮要略》：诸黄。谷气实，胃气下泄，阴吹而正喧。

2.《肘后备急方》：由大劳大热交接，交接后入水所致女劳疸，身目皆黄，发热恶寒，小腹满急，小便难。

3.《女科指掌》：积聚癥瘕。

【验案】妇女阴吹 《湖北中医医案选辑》：沈某，38岁，1947年7月间分娩一孩，将近弥月。一日中午，因气候甚热，神疲欲睡，遂将竹床于阴凉处迎风而卧，约二小时；是夜即发生前阴出气作声，如放屁然，但无臭气，自后经常如此，迁延五六年。诊其色脉及各部，俱无病证，唯询得大便经常秘结，遂按《金匮要略》法用膏发煎治之。猪油半斤，乱头发如鸡子大三团，洗净油垢，共熬至发溶化，候温度可口，分二次服。服两剂，果获痊愈。

当归羊肉汤

【来源】《陈素庵妇科补解》卷三。

【组成】羊肉一两（水煮烂如稀糊） 当归末（酒炒）三两 山药末二两 白术末（土炒）三两

砂仁末一两 杜仲末（盐水炒）二两 白糯米一升

【用法】同煮如食粥法，日三服，夜一服。若嫌味苦，或暑天味变，捣成饼，晒干再磨，炼蜜为丸。每服一钱，日二夜一服。

【主治】妊娠阴吹之病，子室内聒聒有声，如矢气状，或赤白带，或先有浊气臭液出流阴户，然后有声。此系足少阴、厥阴二经血虚所致。失久不治，必致漏而半产。

【方论】是方羊肉补形，人参补气，主治虽异，功用则同。羊肉甘温能补阴血，配当归、白术之苦温，和营健脾；山药、杜仲之苦涩固肾益精，砂仁之辛温，糯米之甘凉和中益胃。

橘半桂苓枳姜汤

【来源】《温病条辨》卷三。

【组成】半夏二两 小枳实一两 橘皮六钱 桂枝一两 茯苓块六钱 生姜六钱

【用法】甘澜水十碗，煮成四碗，分四次，日三夜一服，以愈为度。

【主治】饮家阴吹，脉弦而迟者。

九、交 肠

交肠，是指小便错位混出的病情。《古今医统大全》："交肠，为大小便易位而出，故曰交肠，或曰因气不循故道，所以清浊混淆。"《类证治裁》："交肠症，由大小肠失于传送，致清浊混淆也。或因病后，因嗜酒，大便前出，小便后出……此症惟妇人有之耳。"此症之发，与大肠传导、膀胱分泌清浊功能障碍相关，治宜健脾温中，行气调血。

理物汤

【来源】《秘传证治要诀类方》卷一。

【组成】理中汤合四物汤

【用法】《医略六书》：水煎，去滓温服。

【主治】

1.《证治要诀类方》：交肠。

2.《医略六书》：下血久不止，脉细数者。

【方论】《医略六书》：肠红经久，血弱脾寒，不能吸血归经，故下血久不止焉。理中汤温脾吸血，四物汤补血归经，二方合用，异路同归，洵为崇土滋营之剂，乃血弱脾寒下血经久之专方。

猪脬饮

【来源】《疑难急证简方》卷二。

【组成】猪脬一具

【用法】煎汤，用以煎药。凡用汤药，当以此作引。

【主治】妇人因产伤脬，致作交肠之候，及太阳经虚，小便欠利。

【宜忌】按屠司习气，将脬触破出尿，未堪入药，用者须求完全为妙。羊脬亦然。

十、妇人血分

妇人血分，又简称血分，是指先出现月经闭止，继而肢体浮肿为主要表现的疾病。《金匮要略·水气病脉证并治》曰："妇人则经水不通，经为血，血不利则为水，名曰血分。"

本病成因多为寒湿之邪损伤冲任，血为寒凝，阴滞胞脉，以致经血不行，经血分而为水，流溢四肢。《圣济总录》既明确指出："血分者，经水流通之际，寒湿伤其冲任为之中止，气壅不行，播在皮肤，邪气相搏，经血分而为水，发为胕肿，故曰血分。"《济阴纲目》又对血分与水分作了区分："妇人经水不通，则化为血，血不通，复化为水，故先因经水断绝，后至四肢浮肿，致小便不通，名曰：血分，宜用椒仁丸。若先因小便不通，后身面浮肿，致经水不通，名曰：水分。"

芫花丸

【来源】《太平圣惠方》卷六十九。

【组成】芫花一两　大戟一两　甘遂一两　川大黄一两　青橘皮一两半（汤浸，去白瓤）

【用法】上锉细，以米醋一中盏，旋酒药于铫子内，慢火炒令醋尽，为细末，以面糊为丸，如梧桐子大。每服七丸，食前以温酒送下。

【主治】妇人血分，四肢浮肿，心腹气滞，不思饮食。

赤芍药散

【来源】《太平圣惠方》卷六十九。

【组成】赤芍药一两　桃仁一两（汤浸，去皮尖双仁，麸炒微黄）　枳壳一两（麸炒微黄，去瓤）　百合一两　当归一两（锉，微炒）　赤茯苓一两　牵牛子一两（微炒）　槟榔一两

【用法】上为散。每服四钱，以水一中盏，加生姜半分，同煎至六分，去滓，空心温服。逐日以利为效，未利再服。

【主治】妇人血分，经络不通，头面浮肿，腹胁妨闷，四肢烦疼。

郁李仁散

【来源】《太平圣惠方》卷六十九。

【组成】郁李仁一两（汤浸，去皮，炒令微黄）　桂心半两　槟榔三分　牵牛子一两（微炒）　木香半两　青橘皮半两（汤浸，去白瓤，焙）

【用法】上为细散。每服一钱，食前以温酒调下。

【主治】妇人血分，气血壅涩，腹胁胀闷，四肢浮肿，坐卧气促。

椒仁丸

【来源】《普济方》卷二四三引《指南方》。

【组成】椒仁　商陆　橘皮　桑白皮各等分

【用法】上为细末，面糊为丸，如梧桐子大。每服三十丸，米饮送下，以通为度。

【功用】《鸡峰普济方》：通利小便。

【主治】

1.《普济方》引《指南方》：脚气。膝胫痿弱，胸中痞闷，小便不通。

2.《普济方》引《卫生家宝方》：血分。妇人经水断绝，继则四肢浮肿，小便不通。

3.《鸡峰普济方》：足膝虚肿。

大戟散

【来源】《圣济总录》卷六十九。

【组成】大戟三分　当归三分（锉，微炒）　芫花半两（醋拌，炒令干）　青橘皮三分（汤浸，去白瓤，焙）　川大黄半两（锉碎，微炒）　猪苓三分（去黑皮）　赤芍药三分　桃仁三分（汤浸，去皮尖双仁，炒微黄）

【用法】上为细散。每服一钱，食前以温酒调下。

【主治】妇人血分，心腹胀满，手足浮肿，肩背烦疼。

大腹散

【来源】《圣济总录》卷一五三。

【组成】大腹皮（锉）　桑根白皮（锉）　槟榔（锉）各一两　当归二两（切，炒）　牡丹皮　甘遂各半两　苦葶苈一分（炒）　牛膝（去苗，酒浸，切，焙）　赤茯苓（去黑皮）　生干地黄（焙）各一两　人参　木香各半两

【用法】上为散。每服二钱匕，浓煎紫苏汤调下，一日二次。

【主治】妇人血分，身体通肿，虚烦不食。

芍药汤

【来源】《圣济总录》卷一五三。

【组成】赤芍药一分　桃仁（汤浸，去皮尖双仁，麸炒微黄，别研）　枳壳（去瓤，麸炒）　百合　当归（锉，微炒）　赤茯苓（去黑皮）　牵牛子（微炒）　槟榔各一两（锉）

【用法】上为粗末。每服四钱匕，以水一盏半，加生姜半分（切），同煎至八分，去滓，空心温服。逐日以利为效，未利再服。

【主治】妇人血分有病，头面浮肿，腹胁妨闷，四肢烦疼。

青橘皮散

【来源】《圣济总录》卷一五三。

【组成】青橘皮（去白，炒）　大戟（去皮）　白茯苓（去黑皮）　枳壳（去瓤，麸炒）　当归（切，焙）　黄耆（锉）各一两　甘遂（炒）　桂（去粗皮）各半两　人参三分　牛膝（去苗，酒浸，切，焙）一两

【用法】上为散。每服二钱匕，浓煎桑根白皮调下，一日二次。

【主治】妇人经水才断，后辄病水，四肢浮肿。

枳实散

【来源】《圣济总录》卷一五三。

【组成】枳实（去瓤，麸炒）　当归（切，炒）　牛膝（去苗，酒浸，切，焙）　桑根白皮（锉）各一两　大黄（略炒）　牡丹皮　甘遂各半两　防己三分　人参　猪苓（去黑皮）　青橘皮（去白瓤，炒）各一两　槟榔（锉）　木香（炮）各半两

《普济方》有甘草，无甘遂。

【用法】上为散。每服二钱匕，用沸汤点服，一日二次。

【主治】妇人血分，身体浮肿，心腹烦满。

羚羊角散

【来源】《圣济总录》卷一五三。

【组成】羚羊角屑　桂（去粗皮）　甘遂　苦葶苈（纸上炒）　木香　郁李仁（炒，去皮尖）各半两　青橘皮（去白，炒）　槟榔（锉）　当归（切，炒）　牡丹皮　赤芍药各一两

【用法】上为细散。每服二钱匕，浓煎桑根白皮汤，放温调下，不拘时候。

【主治】妇人经水先断，后病水，名曰血分，身体浮肿，烦闷。

槟榔汤

【来源】《圣济总录》卷一五三。

【组成】槟榔（锉）　赤芍药　人参　百合各半两　知母（焙）一分　木香半两　枳壳（去瓤，麸炒）　牛膝（锉）　赤茯苓（去黑皮）各三分　郁李仁（去皮尖双仁）　牡丹（去心）　牵牛子（炒）各半两

【用法】上为粗末。每服三钱匕，水一盏，煎至七分，去滓温服，日二夜一。

【主治】妇人血分，攻头面，身体浮肿，烦热心闷。

椒仁丸

【来源】《全生指迷方》卷三。

【别名】治血分椒仁丸（《外科发挥》卷五）。

【组成】五灵脂　吴茱萸（炒）　延胡索（炒）各半两　芫花（醋浸一宿，炒）一分　续随子（去皮，研）　郁李仁（去皮，研）　牵牛（炒熟）各半两　石膏（火煅过）一分（研）　椒仁　甘遂（炒）　附子（炮，去皮脐）　木香各半两　胆矾一钱（研）　砒一钱（研）

《普济方》有巴豆。

【用法】上为细末，白面糊丸，如豌豆大。每服一粒，橘皮汤送下，早晨、日午、临卧服。

【主治】

1. 《全生指迷方》：身体及髀股胻皆肿，环脐而痛，不可动，动之为水，亦名伏梁。

2. 《鸡峰普济方》：石水，腹中如鼓，按之坚硬，腹中时痛，始起于目下微肿，时喘，小便不利，四肢瘦削，其脉自沉，大便利则逆。

3. 《女科百问》：因经水断绝后致四肢面目浮肿，小便不通，名曰血分，水化为血，血不通则为水矣。

【加减】如妇人血分，去木香，加斑蝥、芫青各三十枚（去头足翅），炒当归半两。

【方论】《女科撮要》：此方药虽峻利，所用不多，若畏而不服，有养病害身之患，常治虚弱之人亦未见其有误也。

【验案】妇人血分 《女科撮要》：一妇人月经不调，晡热内热，饮食少思，肌体消瘦，小便频数，服济阴丸，月经不行，四肢浮肿，小便不通。余曰：此血分也。朝用椒仁丸，夕用归脾汤渐愈，乃以人参丸代椒仁丸，两月余将愈，专用归脾汤五十余剂而痊。

调经散

【来源】《产育宝庆集》卷上。

【别名】小调经散（《妇人大全良方》卷二十二）、小调经汤（《古今医统大全》卷八十五）。

【组成】没药（另研） 琥珀（另研） 桂心 赤芍药 当归 细辛 麝香（另研）各半钱

【用法】上为末。每服半钱匕，生姜汁，温酒各少许调匀服。

【主治】

1. 《产育宝庆集》：产后四肢浮肿。因产后败血停积于五脏，循经流入于四肢，留淫日深，腐败如水，故令四肢面目浮肿。

2. 《太平惠民和济局方》（续添诸局经验秘方）：产后败血上干于心，心不受触，致心烦躁，卧起不安，如见鬼神，言语颠倒。

【加减】本方加炙甘草，名"调经汤"（《妇科玉尺》卷四）、"调经饮"（《医级》卷九）。

当归丸

【来源】《普济方》卷三三五引《养生必用》。

【组成】人参 当归 大黄（湿纸裹，三升米下蒸米熟，去纸切，焙） 桂心 瞿麦穗 赤芍药 白茯苓各三两 葶苈（炒黄，研）一分

【用法】上为末，炼蜜为丸，如梧桐子大。每服十五丸，加至二十丸，空心米饮送下。

【主治】妇人经脉不利即为水，水流走四肢，悉皆肿满，名曰血分。

当归散

【来源】《鸡峰普济方》卷十五。

【组成】当归 京三棱 鳖甲 槟榔各一两 赤茯苓 赤芍药 桑白皮各二分 川大黄二两 郁李仁一两半 牵牛子三两 桂心 枳壳各半两

【用法】上为粗末。每服四钱，水一中盏，加生姜十片，煎至六分，去滓，食前温服。

【主治】妇人血分，腹胁膨胀，四肢浮肿，肩背壅闷。

调荣饮

【来源】《仁斋直指方论》卷十七。

【别名】调荣散（《赤水玄珠全集》卷五）。

【组成】华阴细辛 莪术 辣桂 赤芍药 延胡索 当归 川芎 白芷 槟榔 大腹皮 桑白皮（炒） 瞿麦穗 赤茯苓 陈皮 葶苈（炒香） 大黄（湿纸煨）各一分 甘草（炙）一分半

【用法】上锉。每服三钱，加生姜、大枣，水煎，食前服。

【主治】瘀血留滞，血化为水，四肢浮肿，皮肉赤纹，名曰血分。

续断饮

【来源】《仁斋直指方论》卷十七。

【组成】延胡索（微炒） 当归 川芎 牛膝 川续断 赤芍药 辣桂 白芷 五灵脂（炒） 羌活各一分 赤茯苓 牵牛（炒，取末） 半夏（制）

甘草（炙）各一分半

【用法】上为散。每服三钱，加生姜四片，食前煎服。

【主治】血分。水气滞于经络，血脉不行，四肢浮肿。

血分椒仁丸

【来源】《永类钤方》卷十五。

【别名】血分丸（《病机沙篆》卷五）。

【组成】椒仁 甘遂 续随子（去皮，研） 附子 郁李仁 黑牵牛 五灵脂（碎，炒） 当归 吴茱萸 延胡索各半两 芫花（醋浸一宿，炒黄） 石膏各一分 信砒 胆矾各一钱 斑蝥（糯米炒黄，去米） 芫青各三十枚（去头足翅，糯米炒黄）

【用法】上为细末，糊为丸，如豌豆大。每服一丸，橘皮汤送下。

【主治】妇人肿满，小便不通。由经血不通，遂化为水。

调经汤

【来源】《万氏女科》卷三。

【组成】归身（酒炒） 赤芍 丹皮 桂心 赤茯苓 炙草 陈皮各一钱 细辛 干姜（炒）各五分

【用法】生姜一片为引，水煎服。

【主治】产后浮肿。新产之后，败血不尽，乘虚流入经络，与气相杂，凝滞不行，腐化为水，故令四肢浮肿，乍寒乍热。

消肿丸

【来源】《丹台玉案》卷五。

【组成】人参 当归 大黄（九蒸过）各一两 桂心 瞿麦 苏木 白茯苓 葶苈子 广木香各一两四钱 木通五两

【用法】上为末，以木通煎汤为丸。每服二钱，空心米饮送下。

【主治】血肿。

消肿饮

【来源】《丹台玉案》卷五。

【组成】五灵脂 肉桂 川芎 当归各一钱五分 牛膝 青皮各一钱 玄胡索 黑牵牛各二钱

【用法】加生姜五片，水煎，空心服。

【主治】血肿。

通经丸

【来源】《医学心悟》卷三。

【组成】当归尾 赤芍药 生地黄 川芎 牛膝 五灵脂各一两 红花 桃仁各五钱 香附二两 琥珀七钱五分

【用法】苏木屑二两煎酒，和砂糖熬化为丸，如梧桐子大。每服三钱，酒送下。先发水肿，然后经断者，名曰水分，五皮饮送下；体虚者，用理中汤送下。

【主治】妇人经水先断，后发水肿，名曰血分。

【加减】血寒，加肉桂三钱。

加味小调经散

【来源】《医宗金鉴》卷四十九。

【组成】小调经散加红花 丹皮 牛膝

方中的小调经散，即《产育保庆》之"调经散"。

【主治】妇人血分血壅，四肢浮肿。

调荣饮

【来源】《杂病源流犀烛》卷五。

【组成】蓬术 川芎 当归 白芷 槟榔 陈皮 延胡索

【主治】血肿。四肢浮肿，皮肉间必有红痕赤缕。

椒目丸

【来源】《杂病源流犀烛》卷五。

【组成】椒目 甘遂 附子 千金子 郁李仁 黑牵牛 五灵脂 吴萸 当归 延胡索各五钱 芫花一钱 蚖青十枚（去头翅足，同米炒） 斑蝥十枚（制同蚖青） 胆矾一钱 石膏二钱

【用法】上为细末，糊为丸，如芡实大。每服一丸，橘皮汤送下。

【主治】血分肿胀。妇人经水为患，致四肢肿，小便不通。

五分。

通经丸

【来源】《竹林女科》卷一。

【组成】三棱（醋炒） 莪术（醋炒） 当归（酒洗） 川芎 赤芍 芫花 穿山甲（炒） 刘寄奴

《女科秘要》本方用三棱、莪术各五钱，川归、川芎、赤芍各一两，穿山甲六钱，芫花四钱，刘寄奴三钱。

【用法】粳米糊为丸。酒送下。

【主治】室女月经初来，不知保养，误饮冷水或用冷水洗衣、洗手，血见冷而凝，以致经闭，面色青黄，遍身浮肿。

调经汤

【来源】《女科秘要》卷四。

【组成】川芎七分 当归 生地 益母草各一钱 白芍 香附 丹皮 茯苓各八分 甘草三分 姜三片 枣一个

【用法】空心温服。

【主治】因经闭，败血停积五脏，流入四肢而作浮肿者。

【加减】如血热先期及血热过期，紫黑或块，加黄连七分（酒炒），血寒过期，加煨姜、肉桂各三分；临期正行作痛，加元胡、青皮各八分；临行继断不来，积块刺痛，加红花、苏木、桃仁各五分；经水过多，加黄芩一钱、蒲黄（炒）八分；经来饮食不思，加白术八分、陈皮、砂仁各五分；肥人多痰，赤白带下，加南星、苍术各八分；气虚血弱，四肢虚软，面无颜色，加人参、黄耆各

调营散

【来源】《风劳臌膈》。

【组成】蓬术 川芎 当归 前胡 白芷 槟榔 赤芍 桑皮 瞿麦 大腹皮 赤苓 葶苈各一钱 大黄一钱半 细辛 官桂 炙草各五分 生姜三片 大枣三个

【用法】此方只作一服，不欲多用，倘服后不减，未可再服，且再用活血补气之药调三五日，徐进此药，虚甚者，此参、附合用，得大力主持其间驱逐之，始能建功也。

【主治】瘀血留滞，血化为水，四肢浮肿，皮肉赤纹，名曰血分。

逐瘀饮

【来源】《观聚方要补》卷九。

【组成】冬葵子一钱 红花八分 滑石 桃仁 牛膝 延胡索各六分 牡丹皮 木香各四分

【用法】水煎服。

【主治】妇人血水壅遏，遍身洪肿。

通经丸

【来源】《增补验方新编》卷九。

【组成】三棱 莪术 赤芍 川芎 当归 紫菀 刘寄奴各八分 穿山甲一片

【用法】上为末，米糊为丸。酒送下。

【主治】

　　1.《增补验方新编》：室女经闭，遍身浮肿。

　　2.《丸散膏丹集成》：月经不通，或成血瘕。

十一、妇人交接出血

　　妇人交接出血，亦名交结出血、交感出血，是指女子每逢性交即发生阴道流血为主要表现的疾病。《备急千金要方》："治女人交接辄血出方，桂心、伏龙肝（各二两），右二味为末，酒服方寸匕，立止。"

　　本病成因多为肝肾阴虚，相火妄动，血失所藏所致，可兼见头晕耳鸣，两目干涩，失眠多梦，五心烦热，舌嫩红，脉细数等；或因经期或产后不注意卫生，或不禁房事，致湿毒乘虚侵袭胞宫，或脾气不运，水湿下陷于肾，湿热灼伤络脉而致，

可兼见带下黄赤，积浊而臭；或饮食劳倦损伤脾气，脾气失陷，统摄失司，可兼见神疲肢倦，食少腹胀，短气懒动，舌淡脉虚。《妇人规》谓："凡妇人交接出血者，多由阴气薄弱，肾元不固，或阴分有火而然。"

本病治疗因证而异。肝肾阴虚者，治当滋阴降火；冲任湿热者，清利湿热为主；脾气虚弱者，健脾益气为主。

桂心釜墨散

【来源】《医宗金鉴》卷四十九引《备急千金要方》。

【组成】桂心 釜底墨各等分

【用法】上为末。每服方寸匕，酒送下。

【主治】妇人伤损心脾，每交接辄出血。

桂心散

【来源】《古今医统大全》卷八十三。

【组成】桂心 伏龙肝各等分

【用法】上为末。每服三钱，空心酒调下。

【主治】妇人交接辄痛出血。

引精止血汤

【来源】《傅青主女科》卷上。

【组成】人参五钱 白术一两（土炒） 茯苓三钱（去皮） 熟地一两（九蒸） 山萸肉五钱（蒸） 黑姜一钱 黄柏五分 芥穗三钱 车前子三钱（酒炒）

【用法】水煎服。

【主治】妇人交合则流血不止，终年累月不得愈者。

【验案】妇人交感出血 《浙江中医杂志》（2000，10：425）：用引精止血汤治疗交感出血140例，结果：经服药3~5天，阴道不规则出血均获止住，有效率达100%。

截流丹

【来源】《辨证录》卷十一。

【组成】茯苓 炒黑荆芥 车前子各三钱 牛膝

人参各三钱 熟地一两 白术一两 蕲艾一钱 肉桂三分

【用法】水煎服。

【主治】妇人月经来时，贪欢交感，精冲血管，一交感流血不止者。

加减归芍地黄汤

【来源】《医略六书》卷二十六。

【组成】生地五钱 萸肉三钱 山药三钱（炒） 茯苓一钱半 当归三钱 丹皮一钱半 白芍一钱半（炒） 麦冬三钱（去心） 五味一钱半

【用法】水煎，去滓温服。

【主治】交接出血，脉虚数者。

【方论】阴虚阳浮，经气不固，而经血易动，故交接出血。生地滋阴壮水，萸肉秘气涩精，山药补脾阴，茯苓和脾气，当归养血以资血室，白芍敛阴以固冲任，丹皮平相火以凉血，麦冬润心肺以交肾，五味敛津液以固经脉也。水煎温服，使阴平阳秘，则经气完固，而经血无妄泄之患，何致交接出血而成阴蚀哉。

加减补阴益气汤

【来源】《医略六书》卷二十六。

【组成】生地五钱 人参一钱半 黄耆三钱（蜜炙） 柴胡五分（盐醋炒黑） 白芍一钱半（醋炒） 升麻三分（盐醋炒） 阿胶三钱（蒲黄灰炒） 山药三钱（炒） 血余三钱（炒灰） 赤石脂三钱（醋炒）

【用法】水煎，去滓温服。

【主治】交接出血，脉软数者。

【方论】阴不藏精，虚阳不能固密，而经气漏泄，经血易动，故交接出血。生地滋阴壮水以资血室，人参补气扶元以固虚阳，山药补脾益阴，黄耆补中固气，阿胶补阴益血以填任脉，白芍敛血益阴以固冲脉，升麻升阳明清气，柴胡升少阳清气，血余灰去瘀生新，最能止血，赤石脂涩血镇怯善固经气。水煎温服，使气阴内充，则虚阳自敛，而经气完固，经血自无漏泄之虞。

加味归脾汤

【来源】《医宗金鉴》卷四十九。

【组成】归脾汤加伏龙肝

【用法】水煎服。

【主治】妇人心、脾伤损，每交接辄出血者。

十二、热入血室

热入血室，是指妇女在经期或产后，感受外邪，邪热乘虚侵入血室，与血相搏所出现的以下腹部或胸胁下硬满，寒热往来，白天神志清醒，夜晚则胡言乱语，神志异常等为主要表现的疾病。《金匮要略》："妇人中风，七、八日，续来寒热，发作有时，经水适断，此为热入血室，其血必结，故使如疟状，发作有时，小柴胡汤主之。"

妇女经期或产后，感受外邪，邪热乘虚侵入血室，瘀血与邪热相搏，血室瘀阻，则下腹部硬满，肝之经脉不利，则胸胁下硬满，因热在血分，血热上扰，心神不安，则夜间胡言乱语、神志异常；瘀血与邪热相搏，气血不通，正邪相争，故使寒热如疟。

本病治疗因热在表里而异。热结浅而偏于表者，症见经水适断，寒热如疟，治以解热散邪。热结深而在里者，症见经水适来，发热，谵语夜重，当刺期门，泻肝经之实热。

小柴胡汤

【来源】《伤寒论》。

【组成】柴胡半斤　黄芩三两　人参三两　半夏半升（洗）　甘草（炙）　生姜各三两（切）　大枣二十个（擘）

【用法】以水一斗二升，煮取六升，去滓，再煎取三升，温服一升，一日三次。

【功用】《伤寒明理论》：和解表里。

【主治】伤寒少阳病，寒热往来，胸胁苦满，不思饮食，心烦喜呕，口苦咽干，目眩头痛，舌苔薄白，脉弦数，或妇人伤寒，热入血室。以及疟疾、黄疸等杂病见少阳证者。

柴胡加芒消汤

【来源】《伤寒论》。

【组成】柴胡二两十六铢　黄芩一两　人参一两　甘草一两（炙）　生姜一两（切）　半夏二十铢（本云，五枚，洗）　大枣四枚（擘）　芒硝二两

【用法】上以水四升，煮取二升，去滓，纳芒消，更煮微沸，分温再服，不解更作。

【主治】

《伤寒论》：伤寒十三日不解，胸胁满而呕，日晡所发潮热，已而微利，此本柴胡证，下之以不得利，医以丸药下之而反利。

【验案】热入血室　《伤寒论方医案选编》：郑某某，女，29岁，工人。病人月经来潮忽然中止，初起发热恶寒，继即寒热往来，傍晚发热更甚，并自言乱语，天亮时出汗，汗后热退，又复恶寒。口苦咽干，目眩目赤，胸胁苦满，心烦喜呕，不欲饮食，神倦，9天不大便。查询病史：结婚多年，未曾生育。月经不正常，一般3~4个月来潮一次，经期甚短，量少，继即恶寒发热，虽服药未能根治。舌苔白，脉弦数。予柴胡加芒硝汤煎服，当日上午10时服药，下午4时许通下燥屎，所有症状解除，嘱常服当归流浸膏，月经恢复正常。随访4年未见复发，并生育2个女孩。

小柴胡加地黄汤

【来源】《普济方》卷三一八引《太平圣惠方》。

【别名】地黄汤（《女科百问》卷上）、小柴胡汤（《妇人大全良方》卷六）、人参汤（《普济方》卷三一八）、小柴胡加生地黄汤（《痘疹心法》卷二十三）。

【组成】柴胡一两一分　人参　半夏（汤洗七次）　黄芩　甘草　生干地黄各半两

【用法】上为粗末。每用五钱，水二盏，加生姜五片，大枣二个，同煎至八分，去滓温服。

【主治】妇人室女伤寒发热，经水适来或适断，昼则明了，夜则谵语，如见鬼状。亦治产后恶露方

来，忽尔断绝。

【方论】《本事方释义》：柴胡气味辛甘平，入足少阳；人参气味甘温，入足阳明；半夏气味辛温，入足明阳；黄芩气味苦寒，入手太阴、少阳；甘草气味甘平，入足太阴，能缓诸药之性；生干地黄气味甘苦微寒，入手足少阴、厥阴；姜、枣之辛甘，入荣卫。妇人病伤寒或发寒热，经水适来适断，昼则明了，夜则谵语，如见鬼状，谓之热入血室。外邪已入血分，更恐其深入至阴之处，故用小柴胡汤加生地，以泻其血分，则热缓而神安矣。

干姜柴胡汤

【来源】《类证活人书》卷十九。

【组成】柴胡四两（去芦）　瓜蒌根二两　桂枝一两半　牡蛎一两（熬）　干姜一两（炮）　甘草（炙）一两

【用法】上锉，如麻豆大。每服五钱，水一盏半，煎至七分，去滓温服。初服微烦，再服汗出而愈。

【主治】妇人伤寒，经脉方来初断，寒热如疟，狂言见鬼者。

桂枝红花汤

【来源】《类证活人书》卷十九。

【组成】桂心　芍药　甘草（炙）各三两　红花一两

【用法】上锉，如麻豆大。每服五钱匕，以水一盏半，加生姜四片，大枣二枚，煎至七分，去滓服，良久再服。汗出而解。

【主治】

1.《类证活人书》：妇人伤寒，发热恶寒，四肢拘急，口燥舌干，经脉凝滞，不得往来。

2.《东医宝鉴·杂病篇》：热入血室及结胸。

黄龙汤

【来源】《类证活人书》卷十九。

【别名】小柴胡汤（《普济方》卷三三九）。

【组成】柴胡一两　黄芩　人参　甘草（炙）各一分半

【用法】上锉，如麻豆大。每服五钱，水一盏半，煎一盏，去滓温服。

【主治】妊妇寒热头痛，嘿嘿不欲饮食，胁下痛，呕逆痰气；及产后伤风，热入胞宫，寒热如疟；并经水适来适断，病后劳复，余热不解。

柴胡地黄汤

【来源】《鸡峰普济方》卷五。

【组成】柴胡八两　人参　黄芩　甘草　地黄各三两　半夏二两

【用法】上为粗末。每服五钱，水二盏，加生姜三片，大枣一个，煎至一盏，去滓温服。

【主治】产后恶露方下，忽尔断绝；热入血室，昼日明了，暮则谵语，寒热往来，如见鬼状。

柴胡芍药汤

【来源】《鸡峰普济方》卷五。

【别名】柴胡去芩加芍汤（《医级》卷七）。

【组成】柴胡二两　赤芍药　人参　甘草各二分　半夏六钱

【用法】上为粗末。每服三钱，水一盏半，加生姜五片，大枣三个，煎至八分，温服，不拘时候。

【主治】

1.《鸡峰普济方》：伤寒温疫，身体壮热，头痛项强，腰背四肢烦疼，胁下牢满，干呕哕逆，不能饮食；及妇人经水方来适断，热入血室，寒热如疟，谵言妄语。

2.《医级》：少阳寒热腹痛。

小柴胡加芒消大黄汤

【来源】《云岐子保命集》卷下。

【组成】柴胡二两　黄芩七钱半　半夏（制）一两五钱　甘草七钱半　大黄七钱半　芒消七钱　大枣三个　生姜七分半

【用法】上锉细。每服一两，生姜同煎，去滓下芒消，再沸，温服。

【主治】妇人伤寒，头痛脉浮，医反下之，邪气乘虚而传于里，经水闭而不行，心下结硬，口燥舌干，寒热往来，狂言如见鬼状，脉沉而数者。

牛黄膏

【来源】《云岐子保命集》卷中。

【组成】牛黄二钱半 朱砂 郁金各三钱 脑子 甘草各一钱 牡丹皮三钱

【用法】上为细末，炼蜜为丸，如皂子大。新汲水化下。

【主治】热入血室，发狂不认人。

甘草芍药汤

【来源】《云岐子保命集》卷下。

【组成】甘草 芍药 生地黄 川芎各一两

【用法】上锉。每服一两，水三盏，煎一盏半，去滓，入棕榈灰五钱，调匀温服。不止者，刺隐白。

【主治】妇人伤寒，太阳标病，汗解表除，邪热内攻，入血室，经水过多，无满实者。

荆芥散

【来源】《云岐子保命集》卷下。

【组成】小柴胡汤加荆芥穗五钱 枳壳五钱（麸炒，去瓤）

【用法】煎服。

【主治】产后经水适断，感于异证，手足牵搐，咬牙昏冒，服秦艽汤前证已退者。

柴胡四物汤

【来源】《云岐子保命集》卷下。

【组成】川芎 熟地黄 当归 芍药各一两半 柴胡八钱 人参 黄芩 甘草 半夏曲各三钱

【用法】上为粗末。煎服。

【主治】

1.《云岐子保命集》：日久劳虚，微有寒热，脉沉而浮。

2.《仁术便览》：血虚阴虚，午后或夜分发热。

3.《东医宝鉴·杂病篇》：三阴经温疟或夜发者。

4.《张氏医通》：妇人经行感冒，热入血室。

5.《医略六书》：经枯发热，脉虚弦数者。

6.《叶氏女科证治》：妊娠吐衄。妊娠忧虑惊怒伤其脏腑，气干于上，血随溢而心闷，胸满久不已，必致堕胎。

【方论】《医略六书》：以四物汤滋荣血室，柴胡汤疏热扶元，二方合剂，异路同归，水煎温服，务使正气内充而邪热外却，何患发热不止，天癸不来乎！

生地黄汤

【来源】《普济方》卷三一八。

【组成】生地黄 续断 白术各一两 甘草 紫菊叶各半两

【用法】以水三升，煮取一升五合，去滓，温服五合。

【主治】妇人热入血室，其血不止者。

大荆芥散

【来源】《陈素庵妇科补解》卷一。

【组成】水两碗，酒小半盏同煎，空心服。

【用法】妇人经正行，因天暑畏热，浴时受风，风从胞门而入，与产后受风无异，头面四肢发肿，项强颈急，脊背痛，身体壮热，状类伤寒。

【方论】荆芥、黑豆炒黑治产后中风，为上品之药；经行受风用之，再加当归、红花行血，乌药行气，泽兰辛香散血中伏风，膈上结气，故用以为佐。

柴胡清肌散

【来源】《陈素庵妇科补解》卷一。

【组成】柴胡 黄芩 甘草 荆芥 丹皮 生地元参 桔梗 赤芍 苏叶 薄荷 前胡

【功用】退热凉血。

【主治】妇人经正行，客邪乘虚所伤，忽然口燥咽干，手足壮热。

柴胡地黄汤

【来源】《陈素庵妇科补解》卷五。

【组成】柴胡 黄芩 川芎 归须 生地 人参

甘草　香附　陈皮　黄耆　半夏　丹皮　童便
大枣　赤芍

【功用】清热行血。

【主治】产后恶露方下，忽然一断，热入血室，寒热往来，妄言谵语，如见鬼神。

【方论】柴胡、黄芩、人参、半夏、甘草，小柴胡也；生地、川芎、赤芍、当归，四物汤；半夏、陈皮，二陈汤也，佐以丹皮、童便凉血清热，加耆、枣，佐参、甘以益气除热，痰化热退，结血消而自无妄言见鬼之症矣。

柴胡导热汤

【来源】《陈素庵妇科补解》卷一。

【组成】柴胡　黄芩　半夏　甘草　生地　丹皮
赤芍　红花　薄荷　苏叶　山栀

【功用】化痰清热。

【主治】妇人经正行时，血室未净，热入血室，忽寒热往来似疟，经乍来又断。

【方论】以柴、苏、荆、薄微解其表，丹、红、赤、地略行其血，黄芩退热，半夏消痰，甘、栀引热下行。热邪既清，则血不结而经自通矣。

加味小柴胡汤

【来源】《外科发挥》卷二。

【组成】柴胡二钱五分　黄芩　人参　生地黄　甘草各一钱　半夏六分

【用法】上作一剂。水一钟半，加生姜三片，煎八分，食远服。

【主治】

　　1.《外科发挥》：妇女热入血室，致寒热如疟，昼则安静，夜则发热妄语。

　　2.《内科摘要》：血虚大劳大怒，火动热入血室，或妇女经行，感冒发热，寒热如疟，夜间热甚或谵语。

柴胡破瘀汤

【来源】《医学入门》卷四。

【组成】柴胡　黄芩　半夏　甘草　赤芍　当归
生地各等分　五灵脂　桃仁各减半

【用法】加生姜，水煎服。

【主治】

　　1.《医学入门》：蓄血症，及热入血室。

　　2.《东医宝鉴·杂病篇》：产后因伤寒，热入血室或恶露不下。

【宜忌】非瘀血症，不可轻用。

【加减】大便闭，加大黄一片。

加减五积散

【来源】《万病回春》卷六。

【组成】白芷　当归　川芎　陈皮　厚朴（姜汁炒）　苍术（米柑浸）　白芍（炒）　枳壳（麸炒）
桔梗（去芦）　半夏（姜制）各一钱　官桂五分
麻黄八分　甘草三分　羌活　独活　牛膝

　　方中羌活、独活、牛膝用量原缺。

【用法】加生姜、大枣，水煎服。

【主治】妇人经行感冒，周身疼痛，手足痹麻，或生寒热，头痛目眩。

一柴胡饮

【来源】《景岳全书》卷五十一。

【别名】柴胡饮（《会约医镜》卷十）。

【组成】柴胡二三钱　黄芩一钱半　芍药二钱　生地一钱半　陈皮一钱半　甘草八分

【用法】水一钟半，煎至七八分，温服。

【主治】凡感四时不正之气，或为发热，或为寒热，或因劳因怒，或妇人热入血室，或产后、经后因冒风寒，以致寒热如疟等证，但外有邪而内兼火者。

【加减】如内热甚者，加连翘一二钱；如外邪甚者，加痞满者，去生地，加枳实一二钱；如热在阳明而兼渴者，加天花粉或葛根一二钱；热甚者，加知母、石膏。

清热凉血饮

【来源】《丹台玉案》卷五。

【组成】麦门冬　丹皮　赤茯苓各一钱二分　连翘
秦艽　生地　当归　川芎各一钱五分　黄芩　赤芍各一钱

【用法】上加灯心三十茎，水煎服，不拘时候。

【主治】热入血室。

牛黄丸

【来源】《病机沙篆》卷下。

【组成】牛黄二钱五分　朱砂　丹参　丹皮　郁金各三钱　冰片　甘草各一钱

【用法】上为末，炼蜜为丸。新汲水化服。

【主治】妇人热入血室，发狂不认人者。

清白饮

【来源】《辨证录》卷一。

【组成】丹皮三钱　柴胡　前胡各二钱　白芍一两青蒿三钱　人参　甘草　半夏各一钱　青皮　炒栀子各二钱　茯苓　当归各三钱

【用法】水煎服。

【主治】冬月妇人伤寒，发热至六七日，昼则了了，夜则谵语，如见鬼状，按其腹则大痛欲死。

两消丹

【来源】《辨证录》卷一。

【组成】柴胡二钱　丹皮五钱　鳖甲三钱　山楂肉一钱　枳壳五分　炒栀子二钱　甘草一钱　白芍五钱　当归三钱　桃仁十粒

【用法】水煎服。一剂而痛轻，二剂谵语止，腹亦安然，杳无寒热之苦矣。

【主治】冬月妇人伤寒，发热至六七日，昼则了了，夜则谵语，如见鬼状，按其腹则大痛欲死。

【方论】此方既和其表里，而血室之热自解，妙在用鳖甲进攻于血块之中，以消其宿食，所谓直捣中坚，而疟母何所存立以作祟乎。

加味清室汤

【来源】《辨证录》卷五。

【组成】柴胡　黄芩　甘草　半夏各一钱　白芍五分　丹皮三钱　陈皮五分

【用法】水煎服。

【主治】热入血室，妇人经水适来，正当伤风，发热恶寒，胸胁胀满，谵语者。

导热汤

【来源】《辨证录》卷五。

【组成】当归　白芍各三钱　柴胡二钱　黄芩一钱丹皮三钱　甘草　天花粉各一钱

【用法】水煎服。

【功用】引血归经，导火外泄。

【主治】春月伤风，热入血室，下血谵语，头汗出，似狂非狂。

姜柴汤

【来源】《嵩崖尊生全书》卷十二。

【组成】柴胡一钱　桂枝三分　花粉五分　牡蛎炮姜　炙草各二分

【用法】水煎服。汗出愈。

【主治】妇人热病经来，寒热如疟，狂妄。

柴桂汤

【来源】《嵩崖尊生全书》卷十二。

【组成】柴胡一钱　桂枝三分　花粉五分　牡蛎炮姜　炙草各二分

【用法】水煎服。汗出愈。

【主治】妇人热病，经来寒热如疟，狂妄。

加减小柴胡汤

【来源】《重订通俗伤寒论》。

【组成】鳖血柴胡一钱　光桃仁三钱　归尾一钱半粉丹皮二钱　酒炒黄芩一钱　杜红花一钱　生地二钱　益元散三钱（包煎）

【主治】妇人中风七八日，经水适断，热入血室，寒热如疟，发作有时者。

【方论】此方君以柴、芩和解寒热，臣以归尾、桃仁破其血结，佐以生地、丹皮凉血泄热，以清解血中之伏。

柴胡人参汤

【来源】《重订通俗伤寒论》。

【组成】柴胡三钱 人参一钱 麦冬三钱 白芍二钱 鲜生地三钱 阿胶三钱 炙甘草三钱

【用法】水三杯，煎取一杯，顿服之；不愈再服。

【主治】热入血室，邪少正虚，夜微烦热者。

柴胡羚角汤

【来源】《重订通俗伤寒论》。

【组成】鳖血柴胡二钱 归尾二钱 杜红花一钱 碧玉散三钱（包煎） 羚角片三钱（先煎） 桃仁九粒 小青皮一钱半 炒川甲一钱 吉林大参一钱 醋炒生锦纹三钱

【用法】临服调入牛黄膏一钱。

【功用】和解阴阳，大破血结。

【主治】妇人温病发热，经水适断，少阳内陷阳明厥阴，昼日明了，夜则谵语，甚至昏厥，舌干口臭，便闭尿短。

【方论】此方君以鳖血柴胡，入经达气，入络利血，提出少阳之陷邪；羚角解热清肝，起阴提神。臣以归尾、桃仁破其血结，青皮下其冲气。佐以川甲、碧玉散、炒生军直达瘀结之处，以攻其坚，引血室之结热，一从前阴而出，一从后阴而出。妙在人参大补元气，以协诸药而神其用。牛黄膏清醒神识，以专治谵语如狂。此为和解阴阳，大破血结，背城一战之要方。

柴蒿鳖甲汤

【来源】《重订通俗伤寒论》。

【组成】柴胡二钱 青蒿一钱半 生鳖甲三钱 黄芩二钱 白芍三钱 丹皮三钱 鲜生地四钱 麦冬二钱 栀子二钱 生甘草一钱

【用法】水五杯，煎二杯，分两次服。

【主治】妇人病温，经水适来或适断，热入血室，耳聋口苦，昼则脉静身凉，夜则发热脉数。

【加减】渴，加花粉；胸胁痞满而痛，加枳实、栝楼仁、牡蛎各三钱。

归芍柴胡汤

【来源】《伤寒大白》卷三。

【组成】柴胡 黄芩 广皮 甘草 当归 白芍药 牡丹皮 地骨皮

【主治】热入血室，迫血妄行，下血谵语而头汗者。

归芍柴胡汤

【来源】《伤寒大白》卷四。

【组成】归身 白芍 柴胡 生地 丹皮 地骨皮 秦艽 黄芩 广皮 甘草

【功用】凉血养血。

【主治】血虚夜发热，热入血室，阴虚骨蒸。

柴芩四物汤

【来源】《伤寒大白》卷四。

【组成】柴胡 黄芩 生地 当归 白芍药 牡丹皮

【主治】热入血室，及血虚发热。

麻黄四物汤

【来源】《医宗金鉴》卷四十四。

【组成】当归 熟地 白芍 川芎各二钱 麻黄 桂枝各一钱 杏仁二十粒 甘草一钱

【用法】上加生姜、大枣，水煎服。

【功用】调经。

【主治】妇人寒伤太阳荣分，发热无汗。

加味小柴胡汤

【来源】《医宗金鉴》卷四十九。

【组成】小柴胡汤加当归 生地 丹皮

【主治】妇人中风，邪热未尽，适值经来，邪热乘虚入于血室，经水断而续来寒热，发作有时，如疟状者。

【方论】血室肝主之，肝与胆为表里，胆因肝受邪而病寒热，故用小柴胡汤主之也。加当归、生地、丹皮者，所以清血分之热也。

清热行血汤

【来源】《医宗金鉴》卷四十九。

【组成】桃仁一钱 红花一钱 丹皮 五灵脂 生

地各二钱　甘草五分　穿山甲　赤芍各一钱

【用法】水煎服。

【主治】妇人热入血室，经来即断，或下血，头汗出。

五积汤

【来源】《叶氏女科证治》卷一。

【组成】厚朴八分（姜汁炒）　陈皮一钱　桔梗八分　苍术二钱　川芎七分　白芷七分　白茯苓八分　当归八分　香附（酒炒）八分　半夏七分（姜汁制）　枳壳八分（麸炒）　肉桂七分　甘草六分　白芍（酒炒）八分　麻黄一钱（去节）　青皮八分　姜三片　葱一茎

【用法】水煎，温服。

【主治】触经伤寒。即经来误食生冷，忽然作渴，遍身潮热，痰气急满，恶寒，四肢厥冷。

加味柴胡汤

【来源】《叶氏女科证治》卷一。

【组成】柴胡　半夏（制）　黄芩　人参各一钱　牡丹皮　当归各七分　红花　甘草各四分

【用法】加生姜三片，大枣二枚，水煎服。

【主治】热入血室，血热多滞者。

四物合导赤散

【来源】《幼幼集成》卷六。

【组成】全当归　正川芎　杭白芍　怀生地　川木通　怀熟地　炙甘草

【用法】加灯心十根，水煎，热服。

【主治】妇女经后出痘，热入血室，神识不清，谵妄。

柴胡地黄汤

【来源】《四圣心源》卷十。

【组成】柴胡三钱　黄芩三钱　甘草二钱　芍药三钱　丹皮三钱　地黄三钱

【用法】水煎大半杯，温服。

【主治】热入血室，胸胁痞满，状如结胸，语言谵妄，神识不清。

【加减】表未解，加苏叶、生姜。

牛黄膏

【来源】《医级》卷九。

【组成】牛黄　胆星　丹皮　琥珀　郁金　朱砂各三钱　蝎尾二十一条　冰片　麝香各三分　甘草五分　竹沥七分　姜汁三分

【用法】前十味，为极细末，用沥、汁调研作丸，如黄豆大。每服一丸，钩藤汤调化服。

　　本方方名，据剂型当作"牛黄丸"。

【主治】时感届期，热入血室，昏乱躁扰，痰瘀结滞，谵狂不省人事，遗尿厥痉。

白薇汤

【来源】《医级》卷七。

【组成】白薇　生地　丹皮　丹参　沙参　芍药　甘草　麦冬　石斛

【主治】阴虚火旺，身热支满；及热入血室，传热归阴，冲任受邪，潮热谵语，或昼明夜乱。

柴胡四物汤

【来源】《医级》卷七。

【组成】生地　当归　川芎　柴胡　芍药

【主治】妇人中风，寒热火盛错经，致热入血室，昼则了了，夜则谵妄。

【加减】热甚，加丹、栀、忍冬藤。

调阴汤

【来源】《会约医镜》卷四。

【组成】当归一钱半　川芎一钱　白芍（酒炒）一钱　生地三钱　阿胶（炒）一钱　丹参三钱　陈皮八分　续断一钱半　青蒿一钱半

【用法】水煎服。

【主治】伤寒热入血室，下血谵语，烦躁不宁。

【加减】如血热而下，加赤芍一钱半，青蒿加重；如血虚燥热，加熟地三、五钱；如瘀血作梗，血滞紫色，加酒炒元胡二钱，红花六、七分；如邪未散而寒热时有者，加柴胡一钱半。

静镇汤

【来源】《会约医镜》卷十四。

【组成】白芍 黄芩 生地 陈皮 柴胡各一钱 甘草 防风 桂枝 紫苏各八分 当归一钱半

【用法】水煎，热服，服三四剂。

【主治】妇人经行时，因冒风寒，以致热入血室而夜不宁者。

【加减】如内热，加连翘；如口渴，加葛根；如热甚，加石膏、知母；如寒甚，加生姜。

护阳和阴汤

【来源】《温病条辨》卷三。

【组成】白芍五钱 炙甘草二钱 人参二钱 麦冬（连心炒）二钱 干地黄（炒）三钱

【用法】水五杯，煮取二杯，分二次温服。

【主治】温病热入血室，医与两清气血，邪去其半，脉数，余邪不解者。

【方论】大凡体质素虚之人，驱邪及半，必兼护养元气，佐以清邪。故以参、甘护元阳，白芍、麦冬、生地和阴清邪也。

小柴胡加桃仁五灵脂汤

【来源】《产孕集》。

【组成】小柴胡汤加桃仁 五灵脂各一钱

【主治】伤寒时疾，热入血室者。

小柴胡汤

【来源】《治疹全书》卷下。

【组成】柴胡 黄芩 薄荷 当归 茯苓 甘草

【用法】加生姜、大枣，水煎服。

【主治】月事过时见疹，邪热乘血虚入血室。

桃仁红花汤

【来源】《治疹全书》卷下。

【组成】桃仁 红花 玄胡 川芎 白芍 连翘

丹皮 牛膝 柴胡 黄芩 青皮 银花

【用法】水煎服。

【主治】疹后月事适来适断，寒热往来如疟，日间了了，暮则谵语，妄见妄闻者。

调经养荣丸

【来源】《治疹全书》卷下。

【组成】生地 丹皮 白茯苓 山药 萸肉 泽泻 白芍 阿胶（蛤粉炒珠） 白当归 枣仁 砂仁 川芎 川断

【用法】上为末，炼蜜为丸，如梧桐子大。每服二钱，空心白汤送下。

【功用】清热养血。

【主治】妇人月事后五六日，发热见疹，则血室空虚，热邪乘虚入内，重则妄见妄闻，如见鬼祟，昼时了了，夜时谵语，轻则常发夜热，变成疹怯者。

加减保阴煎

【来源】《不知医必要》卷四。

【组成】生地二钱 黄芩一钱 白芍（酒炒）一钱五分 柴胡一钱五分 丹皮 甘草各一钱 或加地骨皮二钱

【功用】凉血。

【主治】因伤寒劳役，怒气而发热，适遇经行，以致热入血室，或血不止，或血不行，令人昼则明了安静，夜则谵语如见鬼神。

熟四物汤

【来源】《医门八法》卷四。

【组成】川芎三钱 酒芍三钱 熟地三钱 桂心二钱 附片二钱 荆穗五钱（炒，研） 姜炭三钱（捣） 艾叶一钱半（捣） 当归身七钱（炒）

【用法】水煎，成人黄酒一大杯热服。蒙被发汗。

【主治】经血正行，误饮冷水，或受寒风，经血忽止，诸痛旋作，且有兼见发热憎寒，谵语发狂者。

化元汤

【来源】《医方简义》卷五。

【组成】生鳖甲四钱　川芎一钱　当归三钱　琥珀一钱　黄芩（炒）钱半　茯神三钱　枣仁（炒）一钱　鲜生地八钱　泽兰二钱　益母草三钱　神曲二钱

【用法】水煎服。

【主治】病后邪热未净，而适见经水致热入血室者。

涤邪汤

【来源】《医方简义》卷五。

【组成】泽兰一钱五分　琥珀一钱　丹皮二钱　天冬三钱　荆芥炭一钱　条黄芩一钱五分　煨天麻八分　白薇一钱　焦山栀三钱　桔梗一钱

【用法】水煎服。

【主治】经水先来，更受热邪，寒热往来，或昼轻夜剧，或但身热，不论神昏、欲痉、欲厥等候。

【宜忌】忌食生冷之物。

【加减】如呕者，加川连（姜汁炒）八分；如不省人事者，先用苏合丸一丸，开水化服，再服本方一二剂；如热甚而狂者，童便一盏冲入药内；如神昏、欲痉、欲厥者，本方去桔梗、天冬、白薇三味，加大黄（醋炒）四钱，元明粉二钱，桂枝五分；如腹痛拒按者，瘀血尚多，本方去桔梗、白薇、天冬，加制军三钱，元明粉一钱五分，天仙藤一钱五分；如腹微痛者，本方加桃仁二钱（去皮尖）；如受风，加防风；受寒，加柴胡；受湿，加六一散；受暑，加青蒿之属。

御邪汤

【来源】《医方简义》卷五。

【组成】泽兰二钱　黄芩一钱五分　焦栀子三钱　杏仁（光）三钱　天麻（煨）八分　琥珀一钱　川芎一钱　当归三钱　荆芥一钱　竹叶二十片

【主治】热入血室，先受邪而经水适来者。

和血逐邪汤

【来源】《中国医学大辞典》引沈月光方。

【组成】柴胡　荆芥　秦艽　香附　苏梗　厚朴　枳壳　当归　芎藭　益母草　木通　黄芩

【用法】加姜衣少许，清水煎服。

【主治】伤寒热入血室，气滞血瘀，胸闷腹胀痛。

十三、血风劳

血风劳，是指以妇人性征萎缩，性欲减退，毛发脱落，消瘦，眩晕等为主要表现的一类疾病。《妇人大全良方》："夫妇人血风劳者，由气血虚损，经候不调，外伤风邪；或内挟宿冷，致使阴阳不和，经络否涩，腹中坚痛，四肢酸疼，月水或断或来，面色萎黄、羸瘦。又有因产后未满百日，不谨将护，脏腑虚损，百脉枯竭，遂致劳损之疾也。"《济阴纲目》之论血风劳："喜怒不节，起居不时，有所劳伤，皆损其气，气衰则火旺，火旺则乘其脾土，脾主四肢，故困热懒言，动作喘乏，表热自汗，心烦不安，当病之时，宜安心静坐存养其气，以甘寒泻其热气，以酸味收其散气，以甘温补其中气。经言劳者温之。"本病相当于现代医学之席汉综合征。

川乌头散

【来源】方出《证类本草》卷十引《梅师方》，名见《普济方》卷三二三。

【组成】川乌头一斤（清油、盐各四两，同于铜铫内熬令裂，如桑根色为度，去皮脐）　五灵脂四两

【用法】上药一处为末，入臼中，捣令匀后蒸饼为丸，如梧桐子大。每服二十丸，空心温酒或盐汤送下。

【主治】妇人血风虚冷，月候不调，或即脚手心烦热，或头面浮肿顽麻；亦治丈夫风疾。

【宜忌】忌动风物。

丹参散

【来源】《太平圣惠方》卷二十四。

【别名】雷丸散（《圣济总录》卷十一）。

【组成】丹参一两半　人参一两（去芦头）　苦参一两（锉）　雷丸一两　牛膝一两（去苗）　防风一两（去芦头）　白附子一两（炮裂）　白花蛇二两（酒浸，去皮骨，炙微黄）

【用法】上为细散。每服二钱，食前煎甘草酒放温调下。

【主治】

1.《太平圣惠方》：风瘙，皮肤瘾疹，赤腫瘙痒，随搔生疮。

2.《圣济总录》：妇人血风，四肢走注疼痛者。

人参散

【来源】《太平圣惠方》卷六十九。

【组成】人参一两（去芦头）　远志半两（去心）　当归三分（锉，微炒）　附子半两（炮裂，去皮脐）　细辛半两　桂心半两　干姜半两（炮裂，锉）　防风半两（去芦头）　龙齿一两　菖蒲半两　茯神一两　黄耆半两（锉）　白术三分　熟干地黄一两　甘草一分

【用法】上为散。每服四钱，以水一中盏，加生姜半分，大枣三枚，煎至六分，去滓，不拘时候温服。

【主治】妇人血风气，心烦惊悸，恐畏恍惚，神思不定，少欲饮食，四肢疼痛。

大黄散

【来源】《太平圣惠方》卷六十九。

【组成】川大黄半两（锉碎，微炒）　赤芍药半两　牡丹半两　姜黄半两　当归半两（锉，微炒）　蒲黄一两　荷叶三片　羚羊角屑半两

【用法】上为粗散。每服二钱，以水一中盏，煎至六分，去滓温服，不拘时候。

【主治】妇人血风，气冲心，烦闷，腹内疼痛。

牛膝散

【来源】《太平圣惠方》卷六十九。

【组成】牛膝一两（去苗）　虎胫骨二两（涂酥，炙黄）　赤芍药一两　琥珀一两　桂心一两　当归一两（锉，微炒）　芎藭一两　没药一两　麒麟竭一两　干漆一两（捣碎，炒令烟出）　防风一两（去芦头）　木香半两　地龙半两（微炒）　羌活一两（去芦头）　酸枣仁一两（微炒）　生干地黄一两

【用法】上为细散。每服一钱，不拘时候，以温酒调下。

【主治】妇人血风走疰，腰脚疼痛不可忍。

牛膝散

【来源】《太平圣惠方》卷六十九。

【组成】牛膝一两（去苗）　附子三分（炮裂，去皮脐）　萆薢三分　五加皮三分　丹参三分　当归一两（锉，微炒）　桂心一两　海桐皮一两　芎藭一两　枳壳三分（麸炒微黄，去瓤）　仙灵脾三分　甘草半两（炙微赤，锉）

【用法】上为散。每服三钱，以水一中盏，加生姜半分，煎至六分，去滓，不拘时候稍热服。

【主治】妇人血风攻注，身体疼痛，发歇不止，四肢无力。

仙灵脾散

【来源】《太平圣惠方》卷六十九。

【组成】仙灵脾二两　虎胫骨二两（涂酥，炙令黄）　附子二两（炮裂，去皮脐）　防风二两（去芦头）　踯躅花二两（醋拌炒，令干）　牛膝二两（去苗）

【用法】上为细散。每服一钱，以温酒调下，不拘时候。

【主治】妇人血风，身体骨节疼痛不止。

芎藭散

【来源】《太平圣惠方》卷六十九。

【别名】大芎藭散（《普济方》卷三一八）。

【组成】芎藭一两　赤茯苓三分　赤芍药三分　酸枣仁三分　桂心三分　羌活半两　当归三分（锉，微炒）　牛膝三分（去苗）　细辛半两　木香三分　枳壳半两（麸炒微黄，去瓤）　甘草半两（炙微

赤，锉）

【用法】上为散。每服三钱，以水一中盏，加生姜半分，煎至六分，去滓稍热服，不拘时候。

【主治】妇人血风，身体骨节疼痛，心膈壅滞，少思饮食。

当归散

【来源】《太平圣惠方》卷六十九。

【组成】当归一分（锉，微炒）　赤芍药一分　芎䓖二分　鬼箭羽一分　牛李子一分　木香一分　牡丹半两　延胡索半两　桂心半两　槟榔半分　桃仁半两（汤浸，去皮尖双仁，麸炒微黄）

【用法】上为粗散。每服三钱，以水一中盏，加生姜半分，煎至六分，去滓温服，不拘时候。

【主治】妇人血风，气冲心烦闷，昏沉不能言语，腹内刺痛不可忍。

当归散

【来源】《太平圣惠方》卷六十九。

【组成】当归半两（锉，微炒）　虎胫骨半两（涂酥，炙令黄）　附子半两（炮裂，去皮脐）　桂心半两　羚羊角屑半两　防风半两（去芦头）　萆薢一两　牛膝半两（去苗）　羌活半两　芎䓖半两　琥珀二分（细碎）　水蛭半两（炒令黄）

【用法】上为细散。每服二钱，以豆淋酒调下，不拘时候。

【主治】妇人血风，身体骨节疼痛，筋脉拘急。

防风散

【来源】《太平圣惠方》卷六十九。

【组成】防风二两（去芦头）　人参一两（去芦头）　茯苓一两　远志半两（去心）　细辛半两　羚羊角屑三分　生干地黄三分　赤芍药三分　沙参半两（去芦头）　白术半两　酸枣仁半两（微炒）　桂心半两　独活一两　甘草半两（炙微赤，锉）　当归三分（锉，微炒）

【用法】上为粗散。每服四钱，以水一中盏，加生姜半分，大枣三枚，同煎至六分，去滓，不拘时候温服。

【主治】妇人血风烦热，心神惊悸，筋脉拘急，肢节疼痛，不欲饮食。

远志散

【来源】《太平圣惠方》卷六十九。

【组成】远志半两（去心）　茯神一两　独活一两　甘草半两（炙微赤，锉）　白芍药半两　当归半两（锉，微炒）　桂心半两　麦门冬三分（去心）　人参一两（去芦头）　附子半两（炮裂，去皮脐）　黄耆一两（锉）　羚羊角屑一两

【用法】上为散。每服四钱，以水一中盏，加生姜半分，煎至六分，去滓温服，不拘时候。

【主治】妇人血风，心气不足，惊悸，言语谬误，恍恍惚惚，心中烦闷。

芫花散

【来源】《太平圣惠方》卷六十九。

【组成】芫花三两　独活二两　蔓荆子三两　防风二两（去芦头）　吴茱萸一两半　蛇床子二两　柳蛀屑二升　荆芥三两　鬼箭羽三两

【用法】上为散。以醋拌炒令热，分为两处，布裹更番熨之。

【主治】妇人血风，走注疼痛。

赤箭丸

【来源】《太平圣惠方》卷六十九。

【组成】赤箭半两　天南星半两（炮裂）　白附子半两（炮裂）　干蝎半两（微炒）　白僵蚕半两（微炒）　川芎半两　腻粉一钱　没药半两　地龙半两（微炒）

【用法】上为末，以糯米饭为丸，如绿豆大。每服五丸，温酒送下，不拘时候。

【主治】妇人血风走疰，疼痛不定。

赤马蹄散

【来源】《太平圣惠方》卷六十九。

【组成】赤马蹄屑三分（炒令黄焦）　白僵蚕三分（微炒）　羚羊角屑三分　麝香一钱（细研）

【用法】上为细散，入麝香，同研令匀，每服一钱，以温酒调下，不拘时候。

【主治】妇人血风，心神烦闷。

何首乌散

【来源】《太平圣惠方》卷六十九。

【组成】何首乌半两　防风半两（去芦头）　白蒺藜半两（微炒，去刺）　枳壳半两（麸炒微黄，去瓤）　天麻半两　胡麻半两　白僵蚕半两（微炒）　茺蔚子半两　蔓荆子半两

【用法】上为细散。每服一钱，煎茵陈汤调下，不拘时候。

【主治】妇人血风，皮肤搔痒，心神烦闷，及血游风不定。

何首乌散

【来源】《太平圣惠方》卷六十九。

【组成】何首乌三分　羌活三分　威灵仙一两　当归三分（锉，微炒）　羚羊角屑三分　防风半两（去芦头）　赤箭三分　附子三分（炮裂，去皮脐）　桂心三分　赤芍药三分　川芎三分　牛膝二两（去苗）

【用法】上为细散。每服二钱，以豆淋酒送下，不拘时候。

【主治】妇人血风，身体骨节疼痛，或手足麻痹，腹胯沉重，牵掣不随者。

皂荚刺散

【来源】《太平圣惠方》卷六十九。

【别名】皂角刺散（《普济方》卷三一七）。

【组成】皂荚刺一两（炙微黄）　乌喙一两（炮裂，去皮脐）　茵芋三分　白花蛇二两（酒浸，去皮骨，炙微黄）　秦艽三分（去苗）　天麻三分　独活三分　白蒺藜三分（微炒，去刺）　蛇床子一分　麻黄三分（去根节）　莽草三分（微炒）　槐子仁三分（微炒）　景天花三分　踯躅花三分（酒拌，微炒）　枫香三分　枳壳三分（麸炒微黄，去瓤）　麝香一分（细研入）

【用法】上为细散。每服一钱，以荆芥酒调下，不拘时候。

【主治】妇人血风，皮肤搔痒不止。

没药散

【来源】《太平圣惠方》卷六十九。

【组成】没药半两　琥珀三分　地龙三分（微炒）　白芷三分　乳香半两　安息香一分　川芎半两　当归半两（锉，微炒）　桂心半两　漏芦半两　木香半两　麝香一分（研入）

【用法】上为细散。每服以温酒调下，不拘时候。

【主治】妇人血风走疰，肢节疼痛，发歇来往不定。

羌活散

【来源】《太平圣惠方》卷六十九。

【组成】羌活三分　桂心三分　败龟二两（涂酥，炙令黄）　没药三分　道人头三分　虎胫骨二两（涂酥，炙令黄）　地龙三分（微炒）　骨碎补三分　红花子三分（微炒）

【用法】上为细散。每服二钱，以温酒送下，不拘时候。

【主治】妇人血风，身体骨节发歇疼痛。

附子散

【来源】方出《太平圣惠方》卷六十九，名见《普济方》卷三一八。

【组成】附子五两（生用）　熏陆香一两　松脂一两半　杏仁一两（汤浸，去皮尖，研）　桂心一两　当归一两（锉，微炒）　芸苔子一两　芫花一两　巴豆一两（去心）

方中巴豆，《普济方》作巴戟。

【用法】上为末。熔黄蜡五两，搅和诸药，捏作片，裹痛处。立效。

【主治】妇人血风走注，腰膝骨节疼痛不可忍。

虎骨散

【来源】《太平圣惠方》卷六十九。

【组成】虎胫骨半两（涂醋，炙令黄）　桂心一两

芎䓖一两　海桐皮一两　羌活三两　当归一两（锉，微炒）　牛膝一两（去苗）　天麻一两　附子一两（炮裂，去皮脐）　骨碎补一两　没药一两　琥珀一两　木香半两　麝香一两（细研）

【用法】上为细散，研令匀。每服二钱，以温酒调下，不拘时候。

【主治】妇人血风攻注，身体疼痛。

玳瑁丸

【来源】《太平圣惠方》卷六十九。

【组成】生玳瑁屑一两　生金屑半两（细研）　自然铜半两（细研）　不灰木一两（用牛粪火烧通）　珍珠末一两　琥珀一两（细研）　犀角屑一两　铁粉三分（细研）　牛黄一分（细研）　朱砂三分（细研，水飞过）　龙脑一分（细研）　麝香一分（细研）

【用法】上为末，入研了药，重研令匀，以炼蜜为丸，如鸡头实大。每服五丸，煎麦门冬汤嚼下，不拘时候。

【主治】妇人血风，心神烦热，恍惚多惊，不得睡卧。

茯神散

【来源】《太平圣惠方》卷六十九。

【组成】茯神一两　防风三分（去芦头）　人参一两（去芦头）　远志三分（去心）　甘草半两（炙微赤，锉）　龙骨一两　桂心一分　独活三分　细辛三分　干姜半两（炮裂，锉）　白术三分　酸枣仁一两（微炒）

【用法】上为散。每服四钱，以水一中盏，煎至六分，去滓温服，不拘时候。

【功用】安神定志。

【主治】妇人血风，五脏大虚，惊悸。

骨碎补散

【来源】《太平圣惠方》卷六十九。

【组成】骨碎补一两　当归三分（锉，微炒）　白蒺藜三分（微炒，去刺）　羌活三分　海桐皮一两　川芎一两　桂心三分　仙灵脾一两　侧子一两

（炮裂，去皮脐）　木香三分　桃仁三分（汤浸，去皮尖双仁，微炒）　枳壳三分（麸炒微黄，去瓤）

【用法】上为细散。每服一钱，以豆淋酒调下，不拘时候。

【主治】妇人血风，身体骨节疼痛，腰脚无力。

铁精散

【来源】《太平圣惠方》卷六十九。

【组成】铁精一两　生干地黄一两　远志一两（去心）　桂心三分　黄耆一两（锉）　紫石英一两（细研）　防风三分（去芦头）　当归三分（锉，微炒）　人参一两（去芦头）　白茯苓一两　甘草半两（炙微赤，锉）　白术半两　羌活半两　茯神一两　麦门冬三分（去心）

【用法】上为散。每服四钱，以水一中盏，加生姜半分，大枣三枚，煎至六分，去滓温服，不拘时候。

【主治】妇人血风，心气虚，惊悸喜忘，不能进食。

海桐皮散

【来源】《太平圣惠方》卷六十九。

【组成】海桐皮一两（锉）　桂心一两　白芷一两　当归一两（锉，微炒）　漏芦一两　川芎一两　羚羊角屑一两　赤芍药半两　没药半两　川大黄半两（锉碎，微炒）　木香半两　槟榔三两

【用法】上为细散。每服二钱，以温酒调下，不拘时候。

【主治】妇人血风，身体骨节发歇疼痛不止。

蛇床子汤

【来源】《太平圣惠方》卷六十九。

【组成】蛇床子三合　蒺藜皮三合　防风三两　川大黄一两　大戟三两　茺蔚子二合　白矾二两

【用法】上为末。以水一斗，煎至五升，次入酒二升，更煎十余沸，去滓。看冷暖，于避风处洗之。

【主治】妇人血风，举体痒如虫行皮肤上，搔之皮起，欲成疮。

羚羊角散

【来源】《太平圣惠方》卷六十九。

【别名】羚羊角汤（《圣济总录》卷一五〇）。

【组成】羚羊角屑一两　茯神三分　麦门冬三分（去心）　生干地黄一两　黄耆半两　人参三分（去芦头）　甘草半两（炙微赤，锉）　防风三分（去芦头）　桑根白皮半两（锉）

【用法】上为散。每服四钱，以水一中盏，加生姜半分、淡竹叶二七片，煎至六分，去滓温服，不拘时候。

【主治】

1.《太平圣惠方》：妇人血风，气壅多发，心神惊悸。

2.《圣济总录》：妇人风邪惊悸，心神恍惚。

羚羊角散

【来源】《太平圣惠方》卷六十九。

【组成】羚羊角一两（烧灰）　鲤鱼鳞一两（烧灰）　蒲黄一两　荷叶一两　桂心半两　木香半两　红蓝花半两　乱发一两（烧灰）　麝香二钱（研细）

【用法】上为细散，入诸灰药，更同研令细。每服一钱，以生姜童子小便调下，不拘时候。

【主治】妇人血风气攻心烦闷，头目昏重。

羚羊角散

【来源】《太平圣惠方》卷六十九。

【组成】羚羊角屑一两（烧灰）　乱发半两（烧灰）　朱砂半两（研细）　麝香一钱（研细）

【用法】上为细末。每服一钱，以苦竹沥调下，不拘时候。

【主治】妇人血风上攻，心神烦闷。

羚羊角散

【来源】《太平圣惠方》卷六十九。

【组成】羚羊角屑一两　酸枣仁一两　五加皮三分　生干地黄一两　赤芍药三分　防风三分（去芦头）　当归三分（锉，微炒）　骨碎补三分　海桐皮三分

槟榔一两　芎藭三分　甘草半两（炙微赤，锉）

【用法】上为散。每服三钱，以水一中盏，加生姜半分，煎至六分，去滓，稍热服，不拘时候。

【主治】妇人血风，身体疼痛，手足无力，心神壅闷。

琥珀丸

【来源】《太平圣惠方》卷六十九。

【组成】琥珀一两　安息香三分　朱砂三分（细研，水飞过）　木香三分　麒麟竭一两　败龟一两（涂醋，炙令黄）　没药三分　地龙一两（微炒）　雄黄半两（细研，水飞过）　当归一两（锉，微炒）　槟榔二两　麝香一分（细研）

【用法】上为末，炼蜜为丸，如绿豆大。每日二十丸，空心时以温酒送下，晚食前再服。

【主治】妇人血风，身体骨节疼痛。

琥珀散

【来源】《太平圣惠方》卷六十九。

【组成】琥珀三分（细研）　桂心一两　当归三分（锉，微炒）　牛膝三分（去苗）　没药半两　麒麟竭半两　干漆半两（捣碎，炒令烟出）　延胡索半两　防风半两（去芦头）　羌活三分　羚羊角屑半两　川大黄三分（锉碎，微炒）

【用法】上为散。每服一钱，温酒调下，不拘时候。

【主治】妇人血风走疰，疼痛，来往发歇。

雄黄散

【来源】《太平圣惠方》卷六十九。

【组成】雄黄半两（细研）　乌蛇二两（酒浸，去皮骨，炒微黄）　地龙半两（微炒）　蚰蜒半两（生用）　麒麟竭半两　赤箭半两　侧子半两（炮裂去皮脐）　桂心半两　没药半两　木香半两　麝香一分（细研）　白芥子半两

【用法】上为细散，入研了药，更研令匀，每服一钱，以热酒调下，不拘时候。

【主治】妇人血风，走疰疼痛。

紫石英散

【来源】《太平圣惠方》卷六十九。

【组成】紫石英一两　茯神三分　麦门冬三分（去心）　人参三分（去芦头）　羚羊角屑半两　防风半两（去芦头）　黄耆半两（锉）　远志三分（去心）　酸枣仁三分（微炒）　当归三分（微炒）　黄芩三分　甘草一分（炙微赤，锉）

【用法】上为粗散。每服三钱，以水一中盏，加生姜半分，大枣二枚，煎至六分，去滓温服，不拘时候。

【主治】妇人血风烦闷，心神恍惚，眠卧不安。

犀角散

【来源】《太平圣惠方》卷六十九。

【组成】犀角屑一两　白僵蚕半两（微炒）　地龙半两（炒令微黄）　人中白一分　麝香一钱（细研）　生竹黄半两（细研）

【用法】上为细散，同研令匀。每服一钱，用生地黄汁二合，蜜一茶匙调下，不拘时候。

【主治】妇人血风，心神烦闷，坐卧不安。

酸枣仁散

【来源】《太平圣惠方》卷六十九。

【组成】酸枣仁三分（微炒）　犀角屑半两　黄耆三分（锉）　赤芍药三分　枳壳半两（麸炒微黄，去瓤）　防风半两（去芦头）　细辛半两　茯神一两　当归三分（锉，微炒）　龙齿三分　桑根白皮一两　独活半两　子芩三分　麦门冬三分（去心）　石膏二两　人参一两（去芦头）　羚羊角屑三分　甘草半两（炙微赤，锉）

【用法】上为粗散。每服四钱，以水一中盏，入生姜半分，大枣二枚，煎至六分，去滓温服，不拘时候。

【主治】妇人血风，心神惊悸，头痛，眠卧不安，四肢烦疼，不思饮食。

酸枣仁散

【来源】《太平圣惠方》卷六十九。

【组成】酸枣仁三分（微炒）　防风半两（去芦头）　羚羊角屑三分　羌活半两　牛膝半两（去苗）　芎䓖半两（去苗）　桂心半两　赤芍药三分　赤茯苓三分　当归三分（锉，微炒）　红花子三分　生干地黄三分　地骨皮半两　麦门冬半两（去心）　甘草半两（炙微赤，锉）

【用法】上为粗散。每服四钱，以水一中盏，入生姜半分，薄荷七叶，煎至六分，去滓温服，不拘时候。

【主治】妇人血风烦闷，四肢烦疼，心神多躁，吃食减少。

镇心丸

【来源】《太平圣惠方》卷六十九。

【组成】铁精三分　人参一两（去芦头）　茯神一两　龙齿三分　金箔一分　铅霜一分半（金银箔同细研）　银箔一分　紫菀三分（洗去苗土）　麦门冬一两半（去心，焙）　甘草半两（炙微赤，锉）　黄芩半两　生干地黄一两

【用法】上为末，入研了药，同研令匀，炼蜜为丸，如梧桐子大。每服十丸，食后竹叶汤送下。

【主治】妇人血风。气壅，多惊悸，烦躁。

酸枣仁散

【来源】《太平圣惠方》卷七十一。

【组成】酸枣仁三分（微炒）　防风半两（去芦头）　牛膝三分（去苗）　羌活半两　当归三分（锉，微炒）　芎䓖三分　桂心三分　木香三分　海桐皮一分　杜仲三分（去粗皮，微炙，锉）　附子三分（炮裂，去皮脐）　萆薢三分（锉）　续断三分　甘草一分（炙微赤，锉）

【用法】上为散。每服四钱，以水一中盏，入生姜半分，煎至六分，去滓，食前温服。

【主治】妇人血气风虚，腰脚疼痛，头目昏闷，食少无力。

漏芦散

【来源】《太平圣惠方》卷六十九。

【组成】漏芦三分　当归三分（锉，微炒）　地龙

半两（微炒）　防风半两（去芦头）　羌活半两　白芷半两　没药半两　甜瓜子半两　败龟一两（涂酥，炙令黄）　虎胫骨一两（涂酥，炙黄）　桂心半两　牛膝三分（去苗）

【用法】上为细散。每服一钱，以热酒下，不拘时候。

【主治】妇人血风走疰，疼痛无有常处。

镇心朱砂丸

【来源】《太平圣惠方》卷六十九。

【组成】朱砂一两半（细研，水飞过）　龙脑一分（细研）　牛黄半两（细研）　龙齿一两　天竹黄一两（细研）　虎眼二对（酒浸一宿，微炙）　蛇骨皮三分　紫石英一两（细研，水飞过）　白僵蚕三分（微炒）　马牙消一两（细研）　金箔　银箔各一百片（细研）　赤箭一两　当归三分（锉，微炒）　蔓荆子半两　麝香半两（细研）　犀角屑一两　远志一两（去心）　铅霜一两（细研）　人参一两（去芦头）　茯神一两半（去木）　麦门冬一两半（去心，焙）　独活一两　甘菊花一两　防风一两（去芦头）　子芩一两　甘草半两（炙微赤，锉）

【用法】上为末，入研了药，更研令匀，炼蜜为丸，如梧桐子大。每服十丸，食后、临卧以荆芥薄荷汤加竹沥半合送服。

【主治】妇人血风，气壅多惊悸，头目旋痛，烦热恍惚。

大通真丸

【来源】《太平圣惠方》卷七十。

【组成】蚕纸十张（烧灰）　防风一两（去芦头）　白芍药三分　桔梗一两（去芦头）　石膏一两（细研，水飞过）　白芷三分　当归一两（锉碎，微炒）　干姜半两（炮裂，锉）　附子一两（炮裂，去皮脐）　川芎半两　藁本半两　泽兰一两　白芜荑半两　川椒一两（去目及闭口者，微炒出汗）　食茱萸三分　柏子仁一两（微炒）　白薇半两　白术半两　苍术半两（锉碎，微炒）　蝉壳半两（微炒）　人参一两（去芦头）　甘草半两（炙微赤，锉）　厚朴三分（去粗皮，涂生姜汁，炙令香熟）

【用法】上为末，炼蜜为丸，如梧桐子大。每服二丸，食前以温酒调下。

【主治】妇人血风劳气，经络不调，腹内时痛，面色萎黄，四肢羸弱，心神昏闷，不欲饮食，及产后余疾。

牛膝散

【来源】《太平圣惠方》卷七十。

【组成】牛膝一两（去苗）　当归三分（锉碎，微炒）　芎䓖三分　牡丹三分　赤芍药三分　蒲黄三分　桃仁半两（汤浸，去皮尖双仁，麸炒微黄）　桂心三分　柴胡一分（去苗）　琥珀三分　鳖甲二两（涂酥，炙）　秦艽三分（去苗）　羚羊角屑二分　川大黄三分（锉碎，微炒）　荆芥一两

【用法】上为散。每服四钱，以水一中盏，加生姜半分，煎至六分，去滓，每于食前温服。

【主治】妇人血风劳气，经络涩滞，四肢拘急烦疼，不能饮食，渐加羸瘦。

地骨皮散

【来源】《太平圣惠方》卷七十。

【组成】地骨皮一两　柴胡一两（去苗）　白茯苓半两　桑根白皮三分（锉）　五加皮半两　人参半两（去芦头）　黄耆三分（锉）　甘草半两（炙微赤，锉）　桂心半两　白芍药半两　前胡三分（去芦头）　枳壳三分（麸炒微黄，去瓤）

【用法】上为粗散。每服三钱，以水一中盏，加生姜半分，煎至六分，去滓温服，不拘时候。

【主治】妇人血风，气体虚，发歇寒热。

【方论】《济阴纲目》汪淇笺：黄耆、人参、桂心是补肺温气药，桑皮、枳壳、地骨皮是泻肺清热药，白芍、茯苓是降收之味，五加、前胡是行散之味，而乃并用之，重在气虚有火，当以分两中求之，疾苦中审之，则窍妙自得。

芎䓖散

【来源】《太平圣惠方》卷七十。

【组成】芎䓖三分　枳实三分（麸炒微黄）　藿香三分　赤箭三分　赤茯苓三分　白术半两　人参

半两（去芦头） 半夏半两（汤浸七遍去滑） 桂心半两 前胡半两（去芦头） 诃黎勒皮三分 甘草半两（炙微赤，锉）

【用法】上为粗散。每服三钱，以水一中盏，加生姜半分，煎至六分，去滓温服，不拘时候。

【主治】妇人血风攻脾胃，心腹气壅闷，痰逆不下饮食，四肢少力。

防风散

【来源】《太平圣惠方》卷七十。

【组成】防风三分（去芦头） 枳壳三分（麸炒微黄，去瓤） 柴胡一两（去苗） 延胡索一两 桂心半两 木香半两 当归三分（锉碎，微炒） 红蓝花三分 白术三分 鳖甲一两（涂醋炙令黄，去裙襕） 芎藭三分 赤芍药三分 琥珀半两 川大黄半两（锉碎，微炒） 牛膝半两（去苗）

【用法】上为粗散。每服四钱，以水一中盏，加生姜半分，煎至六分，去滓，不拘时候温服。

【主治】妇人血风劳气，经络不通，腹胁妨闷，发歇寒热，四肢拘急疼痛，头目不利，少思饮食。

苏合香丸

【来源】《太平圣惠方》卷七十。

【组成】苏合香三分 琥珀三分（细研） 麒麟竭三分 牡丹三分 生干地黄一两 紫石英一两（细研，水飞过） 细辛半两 柴胡一两（去苗） 鳖甲一两（涂醋，炙微黄，去裙襕） 续断三分 川芎三分 麦门冬一两半（去心，焙） 当归三分（锉碎，微炒） 延胡索半两 藕节三分 蒲黄半两 木香半两 桂心半两 藁本半两 桃仁三分（汤浸，去皮尖双仁，麸炒微黄） 槟榔半两

【用法】上为末，炼蜜为丸，如梧桐子大。每服三十丸，空心及晚食前以桃仁汤送下。

【主治】妇人血风劳气，四肢羸弱，不能饮食，心腹时痛，经络滞涩。

赤茯苓散

【来源】《太平圣惠方》卷七十。

【组成】赤茯苓 防风（去芦头） 人参（去芦

头） 当归（锉碎，微炒） 白芷 白术 枳壳（麸炒微黄，去瓤） 木香 赤芍药 细辛 羌活 芎藭 生干地黄各一两 羚羊角屑半两 桂心三分 半夏三分（汤洗七遍去滑） 甘菊花半两

【用法】上为散。每服四钱，以水一中盏，加生姜半分，煎至六分，去滓，食前温服。

【主治】妇人血风劳气，心胸壅滞，积痰不散，时攻头目旋眩，呕吐烦热，四肢拘急疼痛。

诃黎勒散

【来源】《太平圣惠方》卷七十。

【组成】诃黎勒皮一两 陈橘皮一两（汤浸，去白瓤，焙） 半夏半两（汤浸七遍去滑） 人参半两（去芦头） 藿香三分 赤茯苓三分 芎藭三分 桂心半两 白术半两 细辛半两 当归半两（锉碎，微炒） 甘草半两（炙微赤，锉）

【用法】上为粗散。每服三钱，以水一中盏，加生姜半分，煎至六分，去滓温服，不拘时候。

【主治】妇人血风攻脾胃，腹胁妨闷，四肢烦疼，或时痰逆，不下饮食。

荆芥散

【来源】《太平圣惠方》卷七十。

【组成】荆芥三分 川芎半两 人参三分（去芦头） 当归半两（锉碎，微炒） 白术三分 桂心三分（去苗） 防风半两（去芦头） 生干地黄三分 柴胡三分（去苗） 鳖甲三分（涂醋，炙令黄，去裙襕） 牡丹半两 赤芍药半两 枳壳三分（麸炒微黄，去瓤） 羚羊角屑三分 酸枣仁三分（微炒） 甘草半两（炙微赤，锉）

【用法】上为散。每服四钱，以水一中盏，入生姜半分，煎至六分，去滓，食前温服。

【主治】妇人血风劳气，经脉涩滞，四肢拘急烦疼，不能饮食，渐加羸弱。

草豆蔻散

【来源】《太平圣惠方》卷七十。

【组成】草豆蔻三分（去皮） 高良姜半两（锉） 人参一两（去芦头） 白茯苓三分 白术半两 枇

把叶三分（拭去毛，炙微黄） 缩砂二两（去皮）桂心半两 木香半两 半夏三分（汤洗七遍去滑）青橘皮半两（汤浸，去白瓤，焙） 甘草半两（炙微赤，锉）

【用法】上为散。每服三钱，以水一中盏，加生姜半分，煎至六分，去滓温服，不拘时候。

【主治】妇人血风，冷气攻脾胃，呕逆不纳饮食。

茯神散

【来源】《太平圣惠方》卷七十。

【组成】茯神一两 羚羊角屑一两 石膏二两 防风一两（去芦头） 赤芍药一两 人参一两（去芦头） 柴胡一两半（去苗） 天门冬一两（去心）桃仁一两半（汤浸，去皮尖双仁，麸炒微黄） 独活一两 郁李仁一两（汤浸，去皮，微炒） 生干地黄一两 枳壳一两（麸炒微黄，去瓤） 甘草半两（炙微赤，锉）

【用法】上为粗散。每服四钱，以水一中盏，加生姜半分，煎至六分，去滓温服，不拘时候。

【主治】妇人血风劳气，头疼目赤，胸背气壅，四肢疼痛，心烦惊悸，少欲饮食。

神曲丸

【来源】《太平圣惠方》卷七十。

【组成】神曲二两 白术一两 附子一两（炮裂，去皮脐） 枳实一两（麸炒微黄） 诃黎勒皮一两桂心一两 食茱萸一两 木香一两 人参一两（去芦头） 陈橘皮一两（汤浸，去白瓤，焙） 桔梗半两（去芦头） 干姜半两（炮裂，锉）

【用法】上为末，以酒煮面糊为丸，如梧桐子大，每服二十丸，食前以生姜汤送下。

【主治】妇人血风，气攻脾胃，腹胁气满，不思饮食。

桃仁散

【来源】《太平圣惠方》卷七十。

【组成】桃仁二分（汤浸，去皮尖双仁，麸炒微黄） 桂心半两 柴胡一两（去苗） 鳖甲一两半（涂醋，炙令黄，去裙襕） 琥珀三分（细研） 延

胡索三分 牛膝一两（去苗） 紫苑半两（洗去苗土） 细辛半两 羌活半两 川芎半两 木香半两川大黄半两（锉碎，微炒） 羚羊角屑一两 当归半两（锉碎，微炒） 虎杖半两（锉） 白术半两赤芍药半两

【用法】上为粗散。每服四钱，以水一中盏，加生姜半分，煎至六分，去滓，食前温服。

【主治】妇人血风劳气，经脉久滞，或时寒热，四肢疼痛，不思饮食。

羚羊角散

【来源】《太平圣惠方》卷七十。

【组成】羚羊角屑三分 细辛半两 前胡一两（去芦头） 桂心半两 防风半两（去芦头） 天麻三分 牡丹半两 槟榔一两 当归半两（锉碎，微炒） 桑寄生半两 赤茯苓三分 枳壳半两（麸炒微黄，去瓤） 赤芍药半两 川大黄一两（锉，炒微黄） 羌活半两

【用法】上为粗散。每服三钱，以水一中盏，加生姜半分，薄荷三七叶，煎至六分，去滓温服，不拘时候。

【主治】妇人血风劳气盛，上攻心膈烦满，不下饮食，四肢疼痛，眼涩头昏。

琥珀丸

【来源】《太平圣惠方》卷七十。

【组成】琥珀一两（细研） 当归一两（锉碎，微炒） 川芎半两 木香半两 桂心半两 羌活三分 槟榔三分 没药半两 牛膝一两（去苗） 朱砂三分（细研，水飞过） 延胡索三分 桃仁三分（汤浸，去皮尖双仁，麸炒微黄） 熟干地黄半两 硼砂三分（不夹石者，细研） 鳖甲一两（涂醋，炙令黄，去裙襕） 姜黄半两 苏合香半两 柴胡一两（去苗） 赤芍药半两 牡丹半两 川大黄一两（锉碎，微炒） 麝香一分（细研）

【用法】上为末，炼蜜为丸，如梧桐子大。每服三十丸，食前以温酒送下。

【主治】妇人血风劳气，四肢羸瘦，骨节酸痛，口干心烦，经脉不利，或时腹痛，干呕，不思饮食，日渐困乏。

琥珀散

【来源】《太平圣惠方》卷七十。

【组成】琥珀三分（细研）　白术三分　当归三分（锉碎，微炒）　柴胡一两（去苗）　延胡索半两　红花子半两　牡丹半两　木香半两　桂心半两　桃仁三分（汤浸，去皮尖双仁，麸炒黄）　鳖甲一两（涂醋，炙令黄，去裙襕）　赤芍药二分

【用法】上为粗散。每服四钱，以水一中盏，入生姜半分，煎至六分，去滓，每于食前稍热服。

【主治】妇人血风劳气，腑腹疼痛，经脉不调，渐加羸瘦。

紫桂丸

【来源】《太平圣惠方》卷七十。

【组成】桂心一两半　当归一两（锉，微炒）　白术一两　诃黎勒皮一两　木香一两　食茱萸一两　川芎一两　枳实一两（麸炒微黄）　椒红一两（微炒）

【用法】上为细末，以酒煮面糊为丸，如梧桐子大。每服二十丸，食前以生姜汤送下。

【主治】妇人血风气攻脾胃，腹胁疼痛，不能下食。

熟干地黄散

【来源】《太平圣惠方》卷七十。

【组成】熟干地黄一两　白芍药三分　柴胡一两　鳖甲二两（涂酥，炙令黄，去裙襕）　当归三分（锉，炒微黄）　苍术一两（锉，炒令黄）　姜黄三分　琥珀三分（细研）　羌活半两　川芎三分　木香半两　厚朴三分（去粗皮，涂生姜汁，炙令香熟）　桂心半两　陈橘皮三分（汤浸，去白瓤，焙）　牛膝一两（去苗）

【用法】上为散。每服四钱，以水一中盏，加生姜半分，煎至六分，去滓，稍热服，不拘时候。

【主治】妇人血风劳冷，气攻心腹疼痛，四肢不和，吃食减少，日渐羸瘦。

仙灵脾散

【来源】《太平圣惠方》卷七十一。

【组成】仙灵脾一两　羌活三分　海桐皮三分　牛膝三分（去苗）　当归三分　芎䓖二分　骨碎补三分（去毛）　延胡索三分　桂心三分　木香三分　桃仁一两（汤浸，去皮尖双仁，麸炒令黄）　菴䕡子三分　枳壳三分　槟榔一两　伊祁半两（微炒）　麝香一分（研入）

【用法】上为细散。每服一钱，食前以豆淋酒调下。

【主治】妇人血气攻注，腰脚疼痛。

附子丸

【来源】《太平圣惠方》卷七十一。

【组成】附子三分（炮裂，去皮脐）　牛膝一两（去苗）　海桐皮半两（锉）　桂心半两　延胡索半两　安息香半两　天麻三分　羚羊角屑三分　川芎三分　当归三分　白芷半两　木香半两　干蝎一分（微炒）　酸枣仁三分（微炒）　羌活三分　防风三分（去芦头）　漏芦一两

【用法】上为末，炼蜜为丸，如梧桐子大。每服三十丸，食前以温酒送下。

【主治】妇人血风流注，腰脚骨节酸疼不可忍。

骨碎补散

【来源】《太平圣惠方》卷七十一。

【组成】骨碎补一两　萆薢一两　牛膝一两（去苗）　赤芍药三分　海桐皮一两　当归一两　芎䓖三分　附子三分（炮裂，去皮脐）　桂心一两　槟榔一两　桃仁一两（汤浸，去皮尖双仁，麸炒微黄）　枳实半两（麸炒微黄）

【用法】上为散。每服四钱，以水一中盏，加生姜半分，煎至六分，去滓，食前稍热服之。

【主治】妇人血风气攻，腰脚疼痛，腹胁拘急，肢节不利。

萆薢丸

【来源】《太平圣惠方》卷七十一。

【别名】萆薢煎（《鸡峰普济方》卷十五）。

【组成】萆薢一两　牛膝一两（去苗）　丹参三分　赤芍药三分　当归一两　防风三分（去芦头）　杜仲三分（去粗皮，炙黄，锉）　酸枣仁三分　桂心

三分　石斛一两（去根，锉）　附子一两（炮裂，去皮脐）　虎胫骨一两半（涂醋，炙令黄）

【用法】上为末，炼蜜为丸，如梧桐子大。每服三十丸，空心及晚食前温酒送下。

【主治】妇人血风，腰脚骨节酸痛，筋脉拘急，行立艰难，两胁抽痛。

琥珀散

【来源】《太平圣惠方》卷七十一。

【组成】琥珀一两　牛膝一两（去苗）　当归一两　凌霄花一两　赤芍药一两　没药一两　地龙半两（微炒）　麝香一分（细研入）　桃仁一两半（汤浸，去皮尖双仁，麸炒微黄）　水蛭一两（炒令黄焦）

【用法】上为细散。每服二钱，食前以温酒调下。

【主治】妇人血风攻注，腰脚疼痛，经络滞涩，四肢烦疼。

地黄煎

【来源】《妇人大全良方》卷五引《经验方》。

【组成】生干地黄　熟干地黄各等分

【用法】上为细末，用生姜自然汁入水相和，打糊为丸，如梧桐子大。每服三十丸，食后用地黄汤送下；或只茶、酒、醋汤送下亦可，一日三次。觉脏腑虚冷，早晨先服八味丸一次。

【功用】《丸散膏丹集成》：补阴益血，退热。

【主治】

1.《妇人大全良方》引《经验方》：妇人血风劳，心忪，发热不退。

2.《校注妇人良方》：肝脾血虚发热，内热晡热，盗汗作渴，体倦，筋骨疼痛，筋脉拘挛，血虚发躁，虚热生痰咳嗽。

琥珀丸

【来源】《证治准绳·女科》卷二引《博济方》。

【组成】琥珀　当归　木香　川芎　防风　槟榔各一两　三棱（炮）　干姜（炮）　桂心各一两二钱半　吴白术（洗）　柴胡　人参各半两　青皮　吴茱萸（洗，炮）　全蝎（炒）　附子（炮）　草豆蔻　赤芍药　柏叶　白芷　天麻各七钱半　桃仁（去皮尖，麸炒）　败龟甲（醋炙）　鳖甲（醋炙）各一两半

【用法】上为细末，炼蜜为丸，如梧桐子大。每日二十丸，空心酒下，午前、近晚更进一服。如觉暖，近晚不须服，如腹内块积攻筑，于鳖甲、桃仁、槟榔、三棱各加一倍为妙。

【主治】妇人血风虚劳，上热下冷，或发动即心中烦躁，困乏无力，不美饮食，醋心口疮，月水不调，肌肉黄瘁，腹痛肠鸣，或有气块攻冲，或时作寒热，头旋痰逆，手足麻痹。

【宜忌】忌生冷、葱、苋菜、毒鱼等物。

紫金丹

【来源】《博济方》卷一。

【组成】黑附子半两（炮，去皮脐）　丁香半两　硇砂半两　缩砂半两（去皮）　当归半两　天南星半两（炮）　半夏半两　肉豆蔻五个　自然铜一两（火煅，于醋内淬七遍）　木香半两　防葵半两　青葙子半两　朱砂半两　水银一分

【用法】先将水银、朱砂、硇砂三味同细研，余即一处为细末，和匀，醋糊为丸，如梧桐子大。每服十丸，薄荷茶送下，或薄荷酒送下，一日二次。

【功用】补暖丹田，大进饮食，兼化痰涎。

【主治】肾脏风，上攻下疰，虚肿疼痛；及妇人血风，血气流注，筋骨疼痛，或发寒热，口苦舌干，四肢烦倦，血海久虚。

人参荆芥煮散

【来源】《博济方》卷四。

【组成】荆芥穗四两　柴胡（去芦）　秦艽（洗去泥）　肉豆蔻（去壳）　白芷　黄耆各二两　当归（洗）一两　鳖甲（洗净，醋炙黄）　官桂（去粗皮）各二两　蓬莪术　川芎　麦门冬（去心）　酸枣仁　海桐皮　芍药　人参　茯苓　甘草（炙）　干地黄　枳壳（麸炒，去瓤）　木香各一两　沉香半两　槟榔半两

【用法】上为末。每服二钱，水一盏，加生姜三片，乌梅二个，同煎至七分，温服，一日二服；如觉脏腑热，即空心服；小便多，即食后、卧

时服。

【主治】妇人血风劳气，攻刺疼痛，四肢无力，不思饮食，多困黄瘦，胸肺痞满，经水不利，心多怔忡；丈夫风劳病。

当归散

【来源】《博济方》卷四。

【组成】延胡索　当归　蒲黄（炒）　京芎　滑石（炒，先研细）　干地黄　天麻　肉桂（去皮）　泽兰　蓬莪术（炮）　赤芍药各等分　地榆（醋炒，焙干）减半

【用法】上为细末。每服一钱半，温酒调下；或薄荷茶清调下亦可；如手脚冷，卒患血气奔心撮痛，炒生姜酒调下二钱。

【主治】妇人血风攻注，百骨节痠痛，皮肤虚肿，筋脉拘急，或生瘾疹，寒热不时，饮食无味。

狼毒丸

【来源】《博济方》卷四。

【组成】天南星　狼毒　海桐皮　黑附子（炮）各等分　（一方加牛膝焙，酒浸一宿）

【用法】上药各用童子小便浸，安著盏子四只内浸一宿，漉出控干，为末，酒糊为丸，如梧桐子大。每日二十丸，空心以獯猪胆汁十余滴，炒葱一根煎，酒送下，只酒亦得。

【主治】妇人血风攻注，腰脚及背膊疼痛，四肢烦倦麻痹；丈夫元脏风攻，遍身痛，筋脉拘急，腰脚无力。

【宜忌】《普济方》：如有孕不可服之。

八效虎骨散

【来源】《博济方》卷五。

【别名】虎骨散（《圣济总录》卷一五○）、大效虎骨散（《妇人大全良方》卷四）。

【组成】虎骨（酥炙）　败龟（炙）　当归　官桂（去皮）　地龙（去皮）　牛膝（去苗）　漏芦　威灵仙　自然铜（烧，醋炙，淬）　玄胡索各等分

【用法】上为细末。每服一钱，用热酒调下，每日一服。

【主治】血风遍痓疼痛，丈夫筋骨疼，及打扑损伤疼痛甚者。

乌荆丸

【来源】《苏沈良方》卷二。

【组成】川乌一两（炮，去皮）　荆芥穗二两

【用法】上以醋糊为丸，如梧桐子大。每服二十丸，酒或熟水送下，有疾，食空时，一日三四服；无疾，早晨一服。

【主治】

1.《苏沈良方》：病风挛抽，颐颔宽弹不收；肠风下血。

2.《太平惠民和济局方》（绍兴续添方）：诸风缓纵，手足不随，口眼㖞斜，言语謇涩，眉目瞤动，头昏脑闷，筋脉拘挛，不得屈伸，遍身麻痹，百节疼痛，皮肤瘙痒，搔成疮疡。又治妇人血风，浑身痛痒，头疼眼晕；及肠风脏毒，下血不止。

【验案】颐颔宽弹不收　少府郭监丞，少病风挛搐，颐颔宽弹不收，手承颔，然后能食，服此六七服即瘥，遂长服之，已五十余年。年七十余，强健，须发无白者。

朱贲琥珀散

【来源】《苏沈良方》卷十。

【别名】琥珀煮散（《圣济总录》卷一五○）。

【组成】琥珀　没药　木香　当归　芍药　白芷　羌活　干地黄　延胡索　川芎各半两　土瓜根　牡丹皮　白术　桂各一两

【用法】上为末。每服二钱，水一盏，煎至七分，益酒三分，复煎少时，并滓热服。重疾，数服则知效。

【主治】妇人血风劳。

干姜地黄散

【来源】《证治准绳·女科》卷二引《神巧万全方》。

【组成】熟干地黄　柴胡　黄耆　苍术　牛膝（去苗）各一两　鳖甲（醋炙黄）二两　白芍药　当归　姜黄　琥珀　厚朴（去皮，姜汁涂炙）　川芎

陈橘皮（去白）各七钱半　木香　桂心　羌活各半两

【用法】上为散。每服四钱，以水一中盏，生姜半分，煎六分，热服。

【主治】妇人血风劳，冷气攻心腹疼痛，四肢不和，食减少，日渐羸瘦。

逍遥散

【来源】《证治准绳·女科》卷二引《神巧万全方》。

【组成】人参　白茯苓（去皮）　柴胡（去苗）　白术（炒）　黄耆各等分

【用法】上为散。每服三钱，加甘草一寸，同煎六分，温服。

【主治】妇人血风劳，五心烦躁，心多怔忪，恍惚忧惧，头目昏重，夜多盗汗。

熟干地黄散

【来源】《证治准绳·女科》卷二引《神巧万全方》。

【组成】熟干地黄　柴胡　黄耆　苍术　牛膝（去苗）各一两　鳖甲（醋炙黄）二两　白芍药　当归　姜黄　琥珀　厚朴（去皮，姜汁涂炙）　川芎　陈橘皮（去白）各七钱半　木香　桂心　羌活各半两

【用法】上为散。每服四钱，以水一中盏，加生姜半分，煎取六分，热服。

【主治】妇人血风劳冷，气攻心腹疼痛，四肢不和，食减少，日渐羸瘦。

牛黄小乌犀丸

【来源】《太平惠民和济局方》卷一。

【组成】天麻（去苗）二十两　川乌（炮，去皮脐）　地榆（去苗，洗，焙）　玄参（洗，焙）各十两（上四味为细末，以水少许化蜜，同于石锅内，慢火熬搅成稠膏，放冷）　浮萍草（净洗，焙）　龙脑　薄荷叶（去土）　甜瓜子各十两　生犀　朱砂（研，飞）各五两　龙脑（研）　牛黄（研）　麝香（研）各一两

【用法】上为细末，与前膏子一处搜和为丸，如鸡头子大。每服一丸，细嚼，荆芥茶下，温酒亦可，不拘时候。

【主治】诸风筋脉拘急，手足麻痹，语言謇涩，口面㖞斜，心怔恍惚，痰涎壅滞，头目昏眩，肢节烦疼；及中风瘫缓，暗风痫病，肾风上攻，面肿耳鸣，下注腰脚，沉重疼痛；妇人血风，头旋吐逆，皮肤肿痒，遍身疼痛。

乌犀丸

【来源】《太平惠民和济局方》卷一。

【别名】反魂丹（原书卷十）。

【组成】白术（米泔浸一宿，切，焙干微炒）　白芷　干姜（炮）　枳壳（去瓤，麸炒）　天竺黄（细研）　虎骨（酒、醋涂，炙令黄）　厚朴（去粗皮，姜汁涂，炙令熟）　何首乌（米泔浸一宿，煮过，切，焙）　败龟（酒、醋涂，炙令黄）　桑螵蛸（微炒）　缩砂仁　蔓荆子（去白皮）　丁香　晚蚕蛾（微炒）各三分　萆薢（微炙）　细辛（去苗）　藁本（去土）　槐胶　阿胶（杵碎，炒）　陈皮（去白，微炒）　天南星（浸洗，生姜自然汁煮软，切，焙干炒黄）　羌活（去芦）　麝香（别研）　天麻（酒洗，切，焙）　半夏（汤洗七次，姜汁浸三日，炒）　茯苓（去皮）　独活（去苗）　人参（去芦）　羚羊角（镑）　藿香叶（去土）　槟榔　川乌（烧令通赤，留烟少许，入坑内，以盏复，新土围，食顷出）　肉桂（去粗皮）　沉香　麻黄（去根节）　白僵蚕（去丝嘴，微炒）　白附子（炮）　干蝎（微炙）　防风（去芦）　白花蛇（酒浸一宿，炙熟用肉）　乌蛇（酒浸一宿，炙，去皮骨，令熟，用肉）　木香各一两　石斛（去根）　水银　蝉壳（去土，微炒）　川芎　肉豆蔻（去壳，微炮）　硫黄（末，用瓷盏盛，慢火养成汁，入前水银，急炒如青泥，细研）　附子（水浸后炮，去皮脐）　龙脑（别研）　朱砂（研飞）　雄黄（研飞）　牛黄（别研）各半两　狐肝三具（腊月采取，同乌鸦一只，入新瓦罐内，以瓦盆子盖头，用泥固济，用炭火一秤，烧令通赤，待烟尽取出，候冷，研令极细用）　乌鸦一只（腊月采取，去嘴翅足）　腻粉（别研）一分　当归（去芦，酒浸，焙，炒）　乌犀（镑）各二两

【用法】上药并须如法修事，为细末，炼白蜜合和，入酥，再捣为丸，如梧桐子大。常服一丸，

薄荷汤或茶嚼下，不拘时候。丈夫、妇人卒中诸风，牙关紧急，膈上多痰，或语言謇涩，口眼喎斜，用薄荷汁与酒各少许，化三丸服之，良久再服。

【主治】丈夫、妇人卒中诸风，牙关紧急，膈上多痰，或语言謇涩，口眼喎斜，瘫痪，暗风痫病，手足搐搦，心神不安，遍身烦麻；肠风痔瘘；肾脏风毒，上攻下注；妇人血风，头旋吐逆，皮肤肿痒，遍身疼痛；小儿诸风癫痫，潮发瘈疭，口眼相引，项背强直，牙关紧急，目睛上视；及诸病久虚，变生虚风，多睡昏困，荏苒不解。

皂角丸

【来源】《太平惠民和济局方》卷一。

【组成】皂角（捶碎，以水十八两六钱揉汁，用蜜一斤，同熬成膏） 干薄荷叶 槐角（燀）各五两 青橘皮（去瓤） 知母 贝母（去心，炒黄） 半夏（汤洗七次） 威灵仙（洗） 白矾（枯过） 甘菊（去枝）各一两 牵牛子（燀）二两

【用法】上为末，以皂角膏搜和为丸，如梧桐子大。每服二十丸，食后生姜汤送下；痰实咳嗽，用蛤粉虀汁送下；手足麻痹，用生姜薄荷汤送下；语涩涎盛，用荆芥汤送下；偏正头痛、夹脑风，用薄荷汤送下。

【主治】风气攻注，头面肿痒，遍身拘急，痰涎壅滞，胸膈烦闷，头痛目眩，鼻塞口干，皮肤瘙痒，腰脚重痛，大便风秘，小便赤涩，及咳嗽喘满，痰吐稠浊，语涩涎多，手足麻痹，暗风痫病，偏正头痛，夹脑风；妇人血风攻注，遍身疼痛，心忪烦躁，瘾疹瘙痒。

人参荆芥散

【来源】《太平惠民和济局方》卷九。

【组成】荆芥穗 羚羊角（镑） 酸枣仁（微炒） 生干地黄 枳壳（麸炒，去瓤称） 人参 鳖甲（醋浸，去裙，炙黄） 肉桂（去粗皮） 白术 柴胡各七两半 甘草（锉，炒） 芎䓖 赤芍药 牡丹皮 当归 防风（去苗叉）各五两

【用法】上为粗末。每服三钱，水一盏半，加生姜三片，煎至八分，去滓热服，不拘时候，一日二次。

【主治】妇人血风劳气，身体疼痛，头昏目涩，心忪烦倦，寒热盗汗，颊赤口干，痰嗽胸满，精神不爽；或月水不调，脐腹绞痛，症癖块硬，疼痛发歇；或时呕逆，饮食不进；或因产将理失节，淹延瘦瘁，乍起乍卧，甚即着床。

【宜忌】有孕不宜服。

【方论】《医方集解》：此足太阴、厥阴、手少阴药也。陈来章曰：血中之风，荆芥、防风散之；木盛生风，羚角、柴胡平之；阴虚发热，地黄、鳖甲滋之；血气痛滞，月水不调，芎䓖、当归、桂心、枳壳调之；烦怠食少，盗汗心忡，人参、白术、炙草、枣仁补而收之。

油煎散

【来源】《太平惠民和济局方》卷九（绍兴续添方）。

【组成】五加皮 牡丹皮 赤芍药 当归（去芦）各一两

【用法】上为末。每服一钱，水一盏，将青铜钱一文，蘸油入药，煎七分，温服。煎不得搅，吃不得吹，一日三次。

【功用】常服能肥妇人。

【主治】妇人血风劳，形容憔悴，肢节困倦，喘满虚烦，吸吸少气，发热汗多，口干舌涩，不思饮食。

茂香散

【来源】《太平惠民和济局方》卷九（吴直阁增诸家名方）。

【组成】天台乌药 三棱（煨） 蓬莪（煨） 川当归（去芦） 荆芥穗 天麻 桂心（不见火） 延胡索 厚朴（姜汁制，炒） 附子（炮，去皮脐）各一两

【用法】上为细末。每服一钱，生姜汁少许，和温酒调下。

【主治】妇人血风脏气，头目昏晕，心烦怔忪，手足热疼，经候不调，脐腹时痛，或多便利，饮食减少。

斗门散

【来源】方出《证类本草》卷八引《斗门方》，名见《医方类聚》卷二一三引《瑞竹堂经验方》。

【别名】喝起散（《医方类聚》卷二一三引《澹寮方》）、苍耳散（《校注妇人良方》卷四）。

【组成】喝起草

【用法】取其嫩心，不拘多少，阴干为末。每服一大钱，以常酒下，不拘时候。

【主治】妇人血风攻脑，头旋闷绝，忽死倒地，不知人事。

牡丹散

【来源】《鸡峰普济方》卷十五引《灵苑方》。

【别名】牡丹汤（《圣济总录》卷一五零）、大效牡丹皮散（《医垒元戎》）、牡丹皮散（《普济方》卷二二九）、大效牡丹散（《证治准绳·女科》卷五）。

【组成】牡丹皮一两　桂（去粗皮）半两　陈橘皮（汤浸去白，焙）三两　川芎一两　延胡索半两　木香三分　白术　甘草（炙）　芍药各三分　京三棱（煨，锉）　干姜（炮）各半两　诃黎勒皮三分　半夏（汤洗去滑七遍，姜汁炒）半两　羌活（去芦头）　枳壳（去瓤麸炒）各一两　当归（切，焙）一两半

【用法】上为粗末。每服三钱匕，水一盏，生姜三片，煎至七分，去滓，食前温服。

【功用】益血海，退血风，消寒痰、实脾胃，理血气。

【主治】妇人血风攻注，头目不利，不思饮食，手足烦热，肢节拘急疼痛，胸膈不利，大肠不调，阴阳相干，心下怔悸，或时旋运。

琥珀丸

【来源】《医方类聚》卷二一一引《王岳产书》。

【组成】马鸣退（生了早蚕纸，隔纸炙令黄，刮取壳）半两　寒水石（太山者）半两（煅过，出火毒，研）　人参半两　赤茯苓三分（去皮）　当归半两（洗）　菌桂半两（生用）　牡丹皮三分　牛膝半两（酒浸一夕）　芍药三分　香白芷半两　木

香半两　川芎半两　山茱萸半两　藁本半两　麻黄半两　黑附子半两（炮，去皮）　细辛半两　泽兰半两　甘草半两（炮）　防风半两　桔梗（去头）半两　丹参半两　蝉壳半两　沉香一分（生用）

【用法】上锉细，焙令干，炼蜜为丸，如弹子大。每服一粒，空心嚼烂，温酒送下。凡妊妇入所投之月，每日进一丸，至产日不觉分娩；产前伤寒中风，体如板者，热煎麻黄汤研下一粒；产后腹内搅痛，进脐下如刀刺者，可服一粒；胎前产后，患赤白痢，并冷痰虚气攻冲，呕逆，饮食减少，宜进一粒；经信不通，忽又频来，赤白带下，饮食无味，黄瘦，遍身生血斑黑点，急宜饵此药；应胎前产后，如中诸般急危之疾，速宜以无灰酒送下一粒。

【主治】产前后三十六种冷气血风，手足疼痛，一切诸疾。

五枝煎

【来源】《圣济总录》卷七。

【组成】桑枝　桃枝　槐枝　百灵藤枝　柳枝各二升（细锉）　黑豆（洗）三升　防风（去叉）　羌活（去芦头）各二两

【用法】五枝各取东南向者，锉细如豆粒，羌活、防风捣罗为末，先将豆铺甑中摊平，即将五枝摊于豆上蒸之，及一饭顷，蒸取釜中汤约一斗五升淋过，凡三五度淋，收取汁，又别著锅煎汤，旋添入釜中再蒸，以豆烂熟，即下甑。看釜中汤约一斗净，锅中煎三分减二，入防风、羌活二味末同煎，如稠饧。每日空心夜卧时，温酒调半匙许，加至一匙。其滓即乘热分作三处，以帛裹之，每夜服药后，熨不遂处，速效。冷即用酒拌炒热用之。

【主治】柔风，肢体缓弱；腹内拘急，不得俯仰。

【加减】若妇人血风，及风手足挛跛，半身不遂，即入桂并当归末各一两，地黄汁七合，生姜汁三合。

一字散

【来源】《圣济总录》卷十一。

【组成】川芎 乌头（生用，去皮脐） 麻黄（去根节） 地龙（炒） 防风（去叉） 羌活（去芦头） 白附子（炮） 天麻各半两 草乌头（去皮尖）半钱

【用法】上为细散。每服一字，食后葱白、薄荷茶调下；温酒亦得。

【主治】风不仁，手足瘑麻；及妇人血风，头面虚肿，遍身风疥。

香枳丸

【来源】《圣济总录》卷十二。

【组成】木香 枳壳（去瓤，麸炒） 羌活（去芦头） 独活（去芦头） 干姜（炮） 桂（去粗皮） 人参 陈橘皮（汤浸，去白，焙） 川芎 甘草（炙，锉） 白术 附子（炮裂，去皮脐） 京三棱（煨，锉） 大黄（蒸过，切，焙）各半两 肉豆蔻（去皮）一分 槟榔（锉）一两 牵牛子（净淘，拣，焙干）一斤（取粉半斤，别入用）

【用法】上除牵牛子外，为末，瓷合收，勿泄气。每用时，旋称药末一两，牵牛子粉半两，和匀，炼蜜为丸，如梧桐子大。每服二十丸至三十丸；葱白、腊茶送下；生姜汤、温酒亦可。

【功用】除风气，利胸膈。

【主治】风气及心腹诸疾；妇人血风劳气，心腹胀痛；小儿疳痢、时疫、癥瘕。

麦门冬汤

【来源】《圣济总录》卷九十三。

【组成】麦门冬（去心，焙） 茯神（去木） 防风（去叉） 地骨皮（去土）各三两 人参 龙齿 远志（去心） 甘草（炙黄） 羚羊角（屑） 石膏各二两 紫石英一两

【用法】上药各锉，如麻豆大。每服三钱匕，以水一盏半，加大枣两枚，煎取半盏，去滓温服。服一剂，未全安再作之，以愈为度。

曾经吐血者，服尤佳。若畏石药，不用紫石英亦佳。

【主治】心中烦热，唯欲露体，复之即闷烦，惊悸心忪，面无颜色，忘前失后，妇人患血风气者，多成此疾，乃心蒸之状。

鳖甲麦煎汤

【来源】《圣济总录》卷九十三。

【组成】鳖甲（去裙襕，醋炙） 大黄（湿纸裹煨熟） 常山 柴胡（去苗） 赤茯苓（去黑皮） 当归（酒浸一宿，切，焙） 干漆（炒烟出） 白术 生干地黄（焙） 石膏各一两 甘草（炙）半两

【用法】上为散。每服三钱匕，小麦五十粒，水一盏，煎至六分，去滓，食后、卧时温服。

【主治】男女骨蒸，妇人血风，攻注四肢，心胸烦壅，口臭肌热，黄瘦盗汗。

【加减】有虚汗，加麻黄根一两。

人参汤

【来源】《圣济总录》卷一五〇。

【组成】人参 荆芥穗 柴胡（去苗） 白术 鳖甲（去裙，醋炙） 酸枣仁（微炒） 紫菀（去土） 黄耆（锉） 厚朴（去粗皮，生姜汁炙）各二两 木香 桂（去粗皮） 白茯苓（去黑皮） 桔梗（炒） 五味子（炒） 陈橘皮（去白，焙） 枳壳（去瓤，麸炒） 细辛（去苗叶） 大腹皮各一两 沉香（锉）半两

【用法】上为粗末。每服三钱匕，水一盏，加生姜三片，乌梅半枚，同煎至七分，去滓温服，一日三次。

【主治】妇人血风劳气，肌瘦寒热，咳嗽，盗汗，减食。

大泽兰丸

【来源】《圣济总录》卷一五〇。

【组成】泽兰（去梗） 当归（切，焙）各二两 细辛（去苗叶） 白术（炒） 人参 桔梗（锉，炒） 防风（去叉） 蜀椒（去目并合口者，炒出汗） 厚朴（去粗皮，生姜汁炙） 白芷 藁本（去苗土） 石膏（碎）各一两半 桂（去粗皮） 干姜（炮） 乌头（炮裂，去皮脐） 芍药 川芎 白薇 芜荑（炒） 甘草（炙，锉） 柏子仁（研） 吴茱萸（汤浸，焙干，炒）各一两

【用法】上为末，炼蜜为丸，如弹子大。每服半

丸，早、晚食前温酒嚼下。死胎不出，儿衣未下，并服一丸至二丸，用瞿麦煎汤送下；腹中绞痛，冷血气刺，经脉不利，用当归煎酒送下；产后中风，伤寒汗不出，用麻黄一分（去节）煎汤，并三服，厚衣盖覆，取微汗；血脏久冷无子，及数堕胎，胎漏血下，以熟干地黄煎酒送下。

【主治】妇人血风劳气，血海虚冷，经候不调，肌肤黄瘦，八风十二痹，带下三十六疾，妊娠胎动不安，或子死腹中，产后诸疾。

天麻散

【来源】《圣济总录》卷一五〇。

【组成】天麻 羌活（去芦头） 芎藭 防风（去叉） 蒺藜子（炒，去角） 桂（去粗皮） 当归（切，焙） 白附子（炮） 干蝎（全者，炒） 乌头（炮裂，去皮脐） 枳壳（去瓤，麸炒） 天南星（炮） 麻黄（去根节，煎，去沫，焙） 地骨皮各半两

【用法】上为散，研入麝香半钱，和匀。每服一钱匕，薄荷汤调下，温酒亦得，不拘时候。

【主治】妇人血风毒气，内外走注，身体皮肤骨节寒热疼痛，燥涩麻木。

木香汤

【来源】《圣济总录》卷一五〇。

【组成】木香 没药 乌头（炮裂，去皮脐） 当归（切，焙） 五加皮（锉） 无食子 桂（去粗皮） 血竭（研）各一两 槟榔（锉） 赤芍药各半两

【用法】上锉，如麻豆大。每服三钱匕，水一盏煎沸，入油三两滴，再煎至七分，空心、日午、夜卧去滓温服。

【主治】妇人血风劳气，下注腰脚，上攻头目。

五灵散

【来源】《圣济总录》卷一五〇。

【组成】五灵脂一两半 当归（切，焙）一两 蜀椒（去目并闭口，炒出汗）一分 姜黄一两

【用法】上为散。每服二钱匕，水半盏，酒半盏，同煎六分，食前温服。

【主治】妇人血风走注疼痛。

五加皮汤

【来源】《圣济总录》卷一五〇。

【组成】五加皮（锉） 乌头（炮裂，去皮脐） 芍药 牡丹皮 海桐皮（锉） 桂（去粗皮） 干姜（炮） 芎藭各一两

【用法】上锉如麻豆大。每服三钱匕，水一盏，加油浸钱一文，同煎至六分，去滓温服，一日二次。

【主治】妇人血风劳气攻注四肢，腰背疼痛，呕逆吞酸，不思饮食，日渐羸瘦，面色萎黄，手足麻痹。

五灵脂散

【来源】《圣济总录》卷一五〇。

【组成】五灵脂一两半 当归（切，焙）一两 蜀椒（去目并闭口，炒出汗）一分 姜黄一两

【用法】上为散。每服二钱匕，水半盏，酒半盏，同煎六分，食前温服。

【主治】妇人血风，走注疼痛。

乌金散

【来源】《圣济总录》卷一五〇。

【组成】乌头（锉）一两 草乌头（锉）二两 乱发三两 五灵脂二两（四味入在一瓦罐内，盐泥固济，候干，烧令通赤，候冷取出，细研，入后药） 当归（切，焙）二两 乳香（研） 没药（研） 自然铜（煅，醋淬七遍）各一分 延胡索半两

【用法】上为末。每服一钱匕，空心、食前温酒调下。

【主治】妇人血风劳气攻注，四肢身体疼痛。

芍药汤

【来源】《圣济总录》卷一五〇。

【组成】芍药 牡丹皮 玄参 芎藭 白茯苓（去黑皮） 熟干地黄（焙） 白蔹 甘草（炙，锉）

当归（切，焙）　五味子　麦门冬（去心，焙）
人参各一两

【用法】上为粗末。每服三钱匕，水一盏，煎至七
分，去滓温服，不拘时候。

【主治】妇人血风劳气，骨节疼痛，寒热头眩，眼
睛疼，心虚恍惚惊悸。

地黄丸

【来源】《圣济总录》卷一五〇。

【组成】生干地黄二两　地骨皮　麦门冬（去心，
焙）　柴胡（去苗）　枳壳（去瓤，麸炒）　赤芍药
黄连（去须）　羚羊角（屑）　桃仁（汤浸，去皮
尖双仁，炒）　百合　桔梗（炒）各一两一分　郁
李仁（汤浸，去皮，炒）　玄参　槟榔（锉）　茯
神（去木）各一两

【用法】上为末，炼蜜为丸，如梧桐子大。每服二
十九至三十丸，煎茯苓汤送下。

【主治】妇人血风劳气，头项筋急疼痛，咽喉干，
脐腹痛，四肢无力，血脏经脉不调。

地黄散

【来源】《圣济总录》卷一五〇。

【组成】生干地黄（焙）　牛膝（酒浸，切，焙）
蒲黄（炒）　芎䓖　当归（切，焙）　桂（去粗
皮）　刘寄奴　延胡索　芍药　乌头（炮裂，去皮
脐）　蓬莪术（煨，锉）各一两

【用法】上为散。每服二钱匕，温酒调下，不拘
时候。

【主治】妇人血风，走注气冷，月候不调，四肢烦
热，头面虚肿麻木。

芍药汤

【来源】《圣济总录》卷一五〇。

【组成】赤芍药　牡丹皮　桂（去粗皮）　当归
（切，焙）各一两　芸薹子（研）半两

【用法】上为粗末。每服三钱匕，水一盏，加酒少
许，同煎至七分，去滓温服。

【主治】妇人血风走注，浑身疼痛，心松恍惚，头
目昏眩。

芎䓖汤

【来源】《圣济总录》卷一五〇。

【组成】芎䓖　芍药　牡丹皮各一两半　羌活（去
芦头）　甘菊花　防风（去叉）　甘草（炙）各二
两　柴胡（去苗）　半夏（生姜汁制作饼，晒干）
各一两

【用法】上为粗末。每服三钱匕，水一盏。加生姜
三片，薄荷三叶，煎至七分，去滓温服，不拘
时候。

【主治】妇人血风攻注，身体骨节疼痛，头目昏
眩，口苦舌干，多困少力，时发寒热。

当归丸

【来源】《圣济总录》卷一五〇。

【别名】当归没药丸（《妇人大全良方》卷四）、
当归灵没丸（《医级》卷九）。

【组成】当归（切，焙）一两　没药（研）半两
五灵脂（锉）一两

【用法】上为末，醋煮面糊为丸，如梧桐子大。每
服十丸至二十丸，温酒或生姜汤送下，空心、食
前服。

【主治】

1.《圣济总录》：妇人血风血气，腹胁刺痛，
不思饮食，筋挛骨痹，手足麻木，皮肤瘙痒。

2.《医级》：妇人血瘀腹痛、胁痛。

当归汤

【来源】《圣济总录》卷一五〇。

【组成】当归（切，焙）　黄耆（锉）　牛膝（酒
浸，切，焙）　枳壳（去瓤，麸炒）　芎䓖　羌活
（去芦头）　人参　附子（炮裂，去皮脐）　芍药
木香　槟榔（锉）　桔梗（锉，炒）　牡丹（去
心）　沉香（锉）　甘草（炙，锉）　地骨皮　半夏
（生姜汁浸，炒）各一两　桂（去粗皮）　蓬莪茂
（煨，锉）　陈橘皮（汤浸，去白，炒）各一两半
柴胡（去苗）　熟干地黄（焙）　荆芥穗　鳖甲
（去裙襕，醋炙）各二两

【用法】上锉，如麻豆大。每服三钱匕，水一盏，

加生姜三片，乌梅一个，同煎至七分，去滓温服。

【主治】妇人血风，身体百节疼痛，乍寒乍热，经脉不利，日渐羸瘦。

当归散

【来源】《圣济总录》卷一五〇。

【组成】当归（切，焙）　乌头（炮裂，去皮脐）　芍药　延胡索　京三棱（煨，锉）　蓬莪术（煨，锉）　芎䓖各一两

【用法】上为散。每服二钱匕，温酒调下，空心、日午、临睡服。

【主治】妇人血风走注，攻头目昏眩，四肢疼痛，皮肤瘾疹。

延胡索丸

【来源】《圣济总录》卷一五〇。

【组成】延胡索　京三棱（炮，锉）　赤芍药　当归（切，焙）　旋覆花各一两　麒麟竭　乌贼鱼骨（去甲）　泽兰叶　滑石各半两

【用法】上为末，炼蜜为丸，如梧桐子大。每服二十丸，温酒送下，一日三次。

【主治】妇人血风劳气，身体疼痛，面色萎黄，四肢无力，大便秘涩，口苦舌干，不思饮食。

防风汤

【来源】《圣济总录》卷一五〇。

【组成】防风（去叉）　威灵仙　赤芍药　牡丹皮各一两　乌头（炮裂，去皮脐）半两

【用法】上锉，如麻豆大。每服三钱匕，水一盏，煎至七分，去滓温服，不拘时候。

【主治】妇人血风走注，上焦不利，头目昏重，少力多倦，浑身刺痛，四肢麻木。

赤箭丸

【来源】《圣济总录》卷一五〇。

【组成】赤箭　山茱萸　枳壳（去瓤，麸炒）　防风（去叉）　甘菊花　沙参　白茯苓（去黑皮）　肉苁蓉（去皱皮，酒浸，切，焙）　白芍药　熟干

地黄（焙）　鳖甲（醋炙，去裙襕）各一两半　大麻仁五两

【用法】上为末，炼蜜为丸，如梧桐子大。每服三十丸，米饮送下，不拘时候。

【主治】妇人血风劳气，恍惚烦闷，饮食减少，日渐羸瘦。

牡丹丸

【来源】《圣济总录》卷一五〇。

【组成】牡丹皮一两　乌头（炮裂，去皮脐）半两　赤芍药一两　地龙（去土，炒）　当归（切，焙）　赤小豆（炒）　青橘皮（汤浸，去白，炒）各半两

【用法】上为末，醋煮面糊为丸，如梧桐子大。每服二十丸，生姜醋汤或温酒送下。

【主治】妇人血风走注，上攻头目昏重，下注腰脚酸疼，及遍身刺痛。

牡丹汤

【来源】《圣济总录》卷一五〇。

【组成】牡丹皮一两　大黄（锉，炒）　赤芍药　当归（切，焙）各半两　干荷叶一两

【用法】上为粗末。每服三钱匕，水一盏，煎至七分，去滓温服，不拘时候。

【主治】妇人血风，攻心烦闷，腹内疼痛。

牡丹皮汤

【来源】《圣济总录》卷一五〇。

【组成】牡丹皮　桂（去粗皮）　川芎　延胡索　白术　芍药　甘草（炙，锉）　京三棱（煨，锉）　羌活（去芦头）　当归（切，焙）　枳壳（去瓤，麸炒）　诃黎勒（炮，去核）各一两　干姜（炮）　木香各半两　陈橘皮（去白，焙）一两半　半夏（生姜汁制作饼，晒干）半两

【用法】上为粗末。每服三钱匕，水一盏，生姜三片，大枣一个（擘破），煎至七分，去滓温服，不拘时候。

【主治】妇人血风虚劳，身体骨节疼痛，手足烦热，筋脉拘急，胸膈不利，大肠结燥，血积气痛，月水不调。

龟甲散

【来源】《圣济总录》卷一五〇。

【组成】龟甲（醋炙） 虎骨（酒炙）各二两 漏芦 当归（切，焙） 川芎 桂（去粗皮）各半两 天雄（炮裂，去皮脐）一两半 羌活（去芦头）一两 没药（研）半两 牛膝（酒浸，切，焙）一两

【用法】上为散。每服二钱匕，温酒调下。

【主治】妇人血风攻注，身体骨节疼痛，或因打扑，瘀血不散，遇天阴雨冷，四肢酸痛，诸般风滞，经水不利。

没药丸

【来源】《圣济总录》卷一五〇。

【组成】没药（研） 地龙（去土，炒） 乳香（研） 牛膝（酒浸，切，焙） 胡桃仁（研）各三分

【用法】上为末，酒糊为丸，如绿豆大。每服二十丸、食前以温酒送下，一日三次。

【主治】妇人血风下注，脚生疮。

没药羌活散

【来源】《圣济总录》卷一五〇。

【组成】没药（研） 羌活（去芦头） 桂（去粗皮） 山茱萸 赤芍药 牡丹皮 附子（炮裂，去皮脐）各半两

【用法】上为散。每服二钱匕，温酒调下。若病甚日久者，用童子小便半盏，生地黄自然汁半盏，同煎至七分，温服。

【主治】妇人血风，四肢疼痛，不思饮食。

羌活散

【来源】《圣济总录》卷一五〇。

【组成】羌活（去芦头）一两 附子（炮裂，去皮脐）一枚 牡丹皮 芍药 海桐皮（锉） 当归（切，焙） 桂（去粗皮） 蒲黄各半两

【用法】上为散。每服一钱匕，温酒调下，每日三五次。

【主治】妇人血风，身体劳倦，骨节疼痛。

羌活散

【来源】《圣济总录》卷一五〇。

【组成】羌活（去芦头） 桂（去粗皮） 没药（研） 虎脑骨（涂酥炙） 骨碎补（去毛） 红花子（炒）各一两

【用法】上为散。每服二钱匕，温酒调下，不拘时候。

【主治】妇人血风，身体骨节发歇疼痛。

羌活当归散

【来源】《圣济总录》卷一五〇。

【组成】羌活（去芦头） 当归（切，焙） 白茯苓（去黑皮） 桂（去粗皮） 没药（研） 虎胫骨（涂酥炙） 骨碎补（去毛，酒浸，焙） 红花子各一两

【用法】上为散。每服二钱匕，空心温酒调下。

【主治】妇人血风，身体发歇疼痛。

虎骨丸

【来源】《圣济总录》卷一五〇。

【组成】虎骨（酥炙） 生干地黄（焙）各三两 防风（去叉） 延胡索 芍药 枳壳（去瓤，麸炒） 丹参 五加皮 桔梗（炒） 薏苡仁 巴戟天（去心）各一两半 桂（去粗皮） 当归（切，焙） 茯神（去木）各一两 槟榔（锉）五枚 大麻仁（研） 羚羊角（镑） 郁李仁（汤浸，去皮）各二两

【用法】上为末，炼蜜为丸，如梧桐子大。每服二十丸，温酒送下。

【主治】妇人血风劳气，四肢拘急，百节疼痛，身体烦热，经水不利。

油煎散

【来源】《圣济总录》卷一五〇。

【别名】大效油煎散（《妇人大全良方》卷五）。

【组成】乌头（炮裂，去皮脐）　五加皮（锉）　芍药　牡丹皮　芎䓖　海桐皮各一两（锉）　桂（去粗皮）　干姜（炮）各半两

《鸡峰普济方》无干姜，有当归。

【用法】上为散。每服二钱匕，水一盏，入油钱一文，同煎至七分，温服，不拘时候。

【主治】妇人血风劳气，攻身体骨节疼痛，早晚寒热，腰脚沉重，手足麻木，呕逆恶心，不思饮食、头旋目晕，日渐瘦瘁。

枳壳羌活丸

【来源】《圣济总录》卷一五〇。

【组成】枳壳（去瓤，麸炒）二两　羌活（去芦头）　牡荆实　人参各一两半　防风（去叉）　芍药　白茯苓（去黑皮）　白芷各二两　细辛（去苗叶）　当归（切，焙）　甘草（生用）各一两　牡丹皮二两半　芎䓖三两

【用法】上为末，炼蜜为丸，如大弹子大。每服一丸，水一盏，煎至八分，食后细呷。

【主治】妇女血风攻注，四肢麻木瘙痒，有如虫行，或肌生赤肿疼痛，肩背拘急，神情倦怠。

荆芥汤

【来源】《圣济总录》卷一五〇。

【组成】荆芥穗一两　人参　木香　芍药　生干地黄（焙）　秦艽（去苗土）　柴胡（去苗）　当归（切，焙）　半夏（生姜自然汁制，焙干）　乌药　川芎　甘草（炙）各半两

【用法】上为粗末。每服三钱匕，水一盏，加生姜三片，同煎至七分，去滓，空心、日午、临卧服。

【主治】妇人血风劳气，肢体羸瘦，饮食减少，疼痛寒热。

茯苓丸

【来源】《圣济总录》卷一五〇。

【组成】白茯苓（去黑皮）　当归（切，焙）　防风（去芦头）　山芋　黄耆（锉）　覆盆子各一两半　牛膝（酒浸，切，焙）　人参　独活（去芦头）　山茱萸　川芎　蜀椒（去目并闭口，炒出汗）　芜荑（熬）　厚朴（去粗皮，生姜汁炙）　藁本（去苗土）　桂（去粗皮）各一两　泽兰一两三分　熟干地黄（焙）三两

【用法】上为末，炼蜜为丸，如梧桐子大。每服三十丸，温酒送下，不拘时候。

【主治】妇人血风劳气，四肢少力，月候不调，脐腹疼痛。

骨碎补丸

【来源】《圣济总录》卷一五〇。

【组成】骨碎补一两　木鳖子（去壳）一两半　乳香（研）一两　青橘皮（汤浸去白，焙）　陈橘皮（汤浸去白，焙）各一两半　木香一两　没药（研）一两半　甜瓜子（炒）一两一分　自然铜（煅，醋淬七遍）一两　干漆（炒烟出）　苍术（米泔浸，锉，炒）各一两半　芫花（醋半升浸一日，炒令焦）　干姜（炮）　血竭（研）各一两

【用法】上为末，醋糊为丸，如梧桐子大。每服七丸至十丸，空心温酒送下，醋汤亦得，一日三次。

【主治】妇人血风攻身体疼痛，手足博痹，筋脉拘急，或时寒热，经脉不调。

香桂丸

【来源】《圣济总录》卷一五〇。

【组成】桂（去粗皮）　川芎　肉豆蔻（去壳）　人参　赤茯苓（去黑皮）　附子（炮裂，去皮脐）　木香　白芷　当归（切，焙）　槟榔（锉）　黄耆（锉）　山芋　泽泻　京三棱（煨，锉）　枳壳（去瓤，麸炒）　干漆（炒烟出）　楮实（炒）　牛膝（去苗，酒浸，切，焙）　牡丹皮　陈橘皮（汤浸去白，炒）　独活（去芦头）各半两　防风（去叉）　芍药　吴茱萸（汤浸，焙干，炒）各三分

【用法】上为末，炼蜜为丸，如梧桐子大。每服二十丸，空心、晚食前温酒送下。

【主治】妇人血风，荣卫气涩，经脉不调，皮肤不泽，肢体烦热，头目昏眩，骨节酸疼。

柴胡丸

【来源】《圣济总录》卷一五〇。

【组成】柴胡（去苗） 黄连（去须） 知母（焙）
赤芍药 龙胆 黄芩（去黑心） 地骨皮 麦门冬
（去心，焙） 茯神（去木） 甘草（炙）各一两
槟榔（锉）三分

【用法】上为末，炼蜜为丸，如梧桐子大。每服二
十丸，以温酒送下，不拘时候。

【主治】妇人血风劳气，头目昏眩，胸背拘急，四
肢痠痛，心躁烦热，气满腹胀，腰膝无力，经候
不调。

逍遥饮

【来源】《圣济总录》卷一五〇。

【别名】逍遥散（《普济方》卷三一七）。

【组成】柴胡（去苗） 白茯苓（去黑皮） 赤芍
药 白术（锉，麸炒） 当归（切，焙）各二两

【用法】上为粗末。每服二钱匕，水一盏，加生姜
一枣大，甘草一寸，同煎至七分，去滓温服，不
拘时候。

【主治】妇人血风血气，烦躁口干，咳嗽，四肢无
力，多卧少起，肌骨蒸热，百节疼痛，心热，恍
惚忧惧，头目昏重，夜多虚汗。

海桐皮汤

【来源】《圣济总录》卷一五〇。

【组成】海桐皮（锉） 桂（去粗皮） 木香 天
麻 人参 羌活（去芦头） 独活（去芦头） 牛
膝（酒浸，切，焙） 金毛狗脊（煨，去毛） 石
斛（去根） 黄耆（锉） 防风（去叉） 鳖甲
（去裙襕，醋浸，炙） 草薢 麻黄（去根节）各
三分

【用法】上为粗末。每服三钱匕，用水一盏，加生
姜二片，煎至七分，去滓，稍热服；如伤风冷，
头疼壮热，加葱白煎，并两服，出汗愈。

【主治】妇人血风攻注，四肢无力劳倦，头目昏
眩，背项拘急，骨节酸痛。

海桐皮煎

【来源】《圣济总录》卷一五〇。

【组成】海桐皮（酒浸半日，炙）一两 桂（去粗

皮）半两 附子（炮裂，去皮脐）一两 牛膝
（酒浸，切，焙）二两 甘草（炙）一两 大黄
（锉，炒） 羌活（去芦头） 独活（去芦头）各
半两

【用法】上为末。每次三两，先用黑豆一盏，生姜
半两切碎，水五升，同煎至三升，绞去滓，入前
药末，煎如稀饧，以瓷盒盛。每服一匙头，煎当
归酒调下。

【主治】妇人血风走注，皮肤瘙痒或瘾疹丹起，筋
脉肌肉疼痛。

羚羊角丸

【来源】《圣济总录》卷一五〇。

【组成】羚羊角（镑）三分 茯神（去木） 肉苁
蓉（酒浸，切焙） 防风（去叉） 赤芍药 人参
柴胡（去苗） 旋覆花 桃仁（汤浸，去皮尖双
仁，炒） 独活（去芦头） 郁李仁（汤去皮，炒）
熟干地黄（焙）各一两 生干地黄（焙）一两半

【用法】上为末，炼蜜为丸，如梧桐子大。每服三
十丸，煎黄耆汤送下。

【主治】妇人血风劳气，头痛，胸背气注拘急，筋
脉骨节痛，心烦悸，腰腿无力，肌肉瘦悴。

羚羊角汤

【来源】《圣济总录》卷一五〇。

【组成】羚羊角屑 鳖甲（去裙襕，醋炙） 当归
（切，焙） 芍药 桂（去粗皮） 牡丹皮 陈橘皮
（去白，焙） 芎䓖 防风（去叉） 白茯苓（去黑
皮） 草豆蔻（去皮） 独活（去芦头） 甘草
（炙） 人参 白术 白芷 天麻 麻黄（去根节）
蒲黄 柴胡（去苗） 益智 厚朴（去粗皮，生姜
汁炙） 干荷叶 延胡索各一两

【用法】上为粗末。每服三钱匕，以水一盏，加生
姜三片，同煎至七分，去滓，空心、食前温服。

【主治】妇人血风劳气，每至晚即壮热恶寒，肢节
痠痛，腹胀，饮食无味，日渐羸瘦。

紫桂汤

【来源】《圣济总录》卷一五〇。

【组成】桂（去粗皮）　当归（锉，焙）　枳壳（去瓤，麸炒）　赤芍药　川芎　白芷各一两　荆芥穗　马鞭草（锉，焙）各二两

【用法】上为粗散。每服三钱匕，水一盏，煎至七分，去滓，空心温服。

【主治】妇人血风劳，寒热进退，百骨节痛，食少力劣，月事不时下。

【加减】泄利，加生姜三片。

蓬香散

【来源】《圣济总录》卷一五〇。

【组成】蓬莪茂（煨，锉）　京三棱（煨，锉）　荆芥穗　沉香（锉）　厚朴（去粗皮，生姜汁炙）　桂（去粗皮）　乌药　当归（切，焙）　延胡索　天麻　附子（炮裂，去皮脐）各一两

【用法】上为末。每服二钱匕，生姜自然汁少许，和温酒调下，一日三次。

【主治】妇人血风，每至天阴，即先头旋，眼睛痛，头目昏，躁闷怔忪，手足热疼，吃食减少，经候不匀，有时腹痛，或多便利。

煨肝茵陈散

【来源】《圣济总录》卷一五〇。

【组成】茵陈蒿　犀角（屑）　石斛（去根）　人参　芍药　桔梗（炒）　防风（去叉）　柴胡（去苗）　细辛（去苗叶）　白术　桂（去粗皮）　吴茱萸（汤洗，焙干，炒）　当归（切，焙）各一两

【用法】上为散。每服五钱匕，用猪肝一具，切作五段，每服用一段，薄切作小片子，入药末拌令匀，以湿纸裹，慢火煨熟，取出细嚼，以米饮送下。

【主治】妇人血风劳，四肢疼痛，心腹胀满吐逆，面无颜色，经脉不调。

踯躅丸

【来源】《圣济总录》卷一五〇。

【组成】踯躅花　干蝎（全者，炒）　乌头（炮炙，去皮脐）各半两　地龙（阴干）二十条

【用法】上为末，炼蜜为丸，如小豆大。每服五至七丸，煎荆芥酒送下。

【主治】妇人血风走注，随所留止疼痛。

熟干地黄汤

【来源】《圣济总录》卷一五〇。

【组成】熟干地黄（焙）　黄耆（锉）　人参　麻黄（去根节）　当归（切，焙）　川芎　秦艽（去土苗）　鳖甲（去裙襕，醋炙）各一两　延胡索　甘草（炙，锉）　赤芍药　桂（去粗皮）　前胡（去芦头）　地骨皮　柴胡（去苗）各三分

【用法】上为粗末。每服三钱匕，水一盏，加生姜二片，大枣、乌梅各一枚，煎至六分，去滓温服，一日三次。

【主治】妇人血风虚劳，邪气相乘，肢节疼倦，口苦舌干，不思饮食，寒热头痛，虚汗不止。

鳖甲汤

【来源】《圣济总录》卷一五〇。

【组成】鳖甲（去裙襕，醋炙）　当归（切，焙）　芍药各一两半　柴胡（去苗）　秦艽（去苗土）　桔梗（炒）　知母（切，焙）　枳壳（去瓤，麸炒）　黄耆（锉）　桂（去粗皮）　川芎　前胡（去芦头）　人参　白茯苓（去黑皮）　荆芥穗　地骨皮　羌活（去芦头）各一两

【用法】上为粗末。每服三钱匕，水一盏，煎七分，去滓温服。

【主治】妇人血风劳气。

鳖甲汤

【来源】《圣济总录》卷一五〇。

【组成】鳖甲（去裙襕，醋浸，炙）　大黄（锉，炒）　羌活（去芦头）　枳壳（去瓤，麸炒）　消石（研）　当归（切，焙）　川芎　吴茱萸（夹黑豆炒，去豆）　槟榔（煨，锉）　牛膝（酒浸，切，焙）各半两

【用法】上为粗末。每服三钱匕，水一盏，生姜五片，煎至七分，去滓温服，不拘时候。

【主治】妇人血风。身体骨节疼痛，胸胁胀满，心烦热躁，筋脉拘急，经水不利，虚劳。

牡丹皮汤

【来源】《圣济总录》（人卫本）卷一五〇。
【别名】牡丹汤（原书文瑞楼本）。
【组成】牡丹皮　芍药（锉）　牛膝（酒浸，切，焙）　生干地黄（焙）　柴胡（去苗）各二两　附子（炮裂，去皮脐）　当归（切，焙）　川芎（锉）　细辛（去苗叶）　干姜（炮）　白芷　吴茱萸（汤洗，焙干炒）　人参　陈橘皮（去白，焙）　虎杖　延胡索　山茱萸各一两
【用法】上锉，如麻豆大。每服五钱匕，水一盏，童便半盏，同煎至一盏，去滓温服。
【主治】妇人血风劳气，头目昏眩，胸背拘急，心烦体热，血脉不利，肌肉枯悴。

没药散

【来源】《圣济总录》卷一五一。
【组成】没药　川芎　木香　乌头（炮裂，去皮脐）　天麻　白芷　桂（去粗皮）　茯神（去木）　牡丹皮　芍药　当归（切，焙）各一两
【用法】上为散。每服一钱匕，以温酒调下，一日三次。治血风疼痛者，用茶清调下。
【主治】室女月水不利，遍身疼痛；妇人血风攻注，遍身疼痛。

琥珀丸

【来源】《圣济总录》卷一五一。
【组成】琥珀（研）　白芷　川芎（醋浸一宿，炒）　当归（酒浸一宿，炒）各一两半　阿魏（入蜜研细）　木香　白术（醋浸一宿，炒）　桂（去粗皮）　附子（炮裂，去皮脐）　陈橘皮（汤浸去白，醋浸一宿，炒）各一两　杏仁（去皮尖双仁，炒令黄）　吴茱萸（醋浸一宿，炒）各半两
【用法】上为末，炼蜜为丸，如梧桐子大。每服三十丸，空心温酒送下。
【主治】妇人血风冷气，月候不调。

虎骨散

【来源】《鸡峰普济方》卷十五。
【组成】虎骨头　干地黄各二两　败龟　干蝎　琥珀各半两　当归　威灵仙　牛膝　羌活　肉桂各一两　天麻　川芎　没药各三分
【用法】上为细末。每服二钱，以温酒调下，不拘时候。
【主治】妇人血风走疰，痛无常处。

海桐皮散

【来源】《鸡峰普济方》卷十五。
【组成】海桐皮　牛膝各一两　天南星　当归　白附子　干蝎　白僵蚕　川芎　没药　地龙各半两　腻粉一钱
【用法】上为细末，糯米饭为丸，如绿豆大。温酒送下，不拘时候。
【主治】妇人血风走注，疼痛不定。

虎骨散

【来源】《鸡峰普济方》卷十七。
【组成】虎胫骨一两半　桂心　芎藭　海桐皮　当归　牛膝　天麻　骨碎补　附子各一两　羌活半两
【用法】上为细末。每服一钱，空心温酒调下。
【主治】妇人血风攻注，身体疼痛。

麒麟丸

【来源】《鸡峰普济方》卷十七。
【组成】麒麟竭三分　穿山甲七片　干漆（炒半生半熟）　硇砂　没药　京三棱　当归各一两　巴豆十个
【用法】除巴豆、硇砂、三棱末外，都一处为末，后入前三味同研令匀细，醋煮面糊为丸，如绿豆大。初服一日吃四丸，二日五丸，三日六丸，第四日七丸，第五日八丸，第六日九丸，空心调三棱末汤送下。大病半月安。
【功用】通经脉。
【主治】妇人血风劳气，体热面黄，血刺血块，四肢少力，身体困倦，不思饮食。

剪霞膏

【来源】《普济方》卷七十二引《海上方》。

【组成】黄连（去芦，研为末）　炉甘石（火煅，用童便淬数十次，以酥为度，研如粉）各一两　雄黄（研如粉）　白丁香（研如粉）　海螵蛸（研）　当归（研为末）　麝香（研）　乳香（研）各一钱　轻粉一合　黄丹二钱（磁器内炒黄色）

【用法】上先用蜜四两，熬三四沸，下炉甘石，再熬，不住手搅令匀；候冷，下黄丹再熬，下黄连、白丁香、雄黄，再搅匀；下当归、海螵蛸，再煎三五沸，下轻粉、麝香、乳香，再搅令匀，以笋皮收之。每用如皂角子大一块，汤化开热洗；一方用皮消一两，安童便内，却将烧红炉甘石，放在皮消、童便内浸；一方炉甘石，加铜绿一两，土粉一两三钱，枯白矾、乳香各三钱，硼砂二钱，同为末，炼蜜为膏。每用皂角子大，水化频洗。

【主治】肾水枯乏，肝气不足，上攻眼目，昏涩眵泪羞明，及风毒眼睑赤生粟，隐涩疼痛，心经受热暴赤痛，妇人血风注眼，久患烂沿，翳膜遮睛，拳毛倒睫。

油钱散

【来源】《产宝诸方》。

【组成】五加皮　牡丹皮　芍药各半两　当归　羌活各一两

【用法】上为末。每服一钱，水一盏，铜钱一文，蘸油入铫内，煎七分，温服。

【主治】妇人血风。

乌金散

【来源】《三因极一病证方论》卷十八。

【组成】好黑豆十两　没药　当归各半两（洗，焙干，为末）

【用法】上先将黑豆不犯水净拭，用沙瓶一只，入豆在内，以瓦片盖，盐泥固济，留嘴通气，炭火二斤煅烟尽，存性，以盐泥塞瓶嘴，退火，次日取出，豆如鸦粪，研细，方入没药、当归末，研匀。每服二钱，温酒调下，不拘时候。重者不过三五服。

【主治】妇人血气，血瘕，血风，劳心，烦躁，筋骨疼痛，四肢困瘦。

【宜忌】忌鲤鱼、毒肉、水母之类。

乌药顺气散

【来源】《三因极一病证方论》卷二。

【别名】乌药顺气汤（《嵩崖尊生全书》卷七）。

【组成】乌药（去木）　麻黄（去根节）　橘皮各二两　甘草（炙）　川芎　枳壳（麸炒，去瓤）　白僵蚕（去丝嘴，炒）　白芷　桔梗各一两　白姜（炮）半两

【用法】上为末。每服二钱匕，水一盏，加生姜三片，薄荷七叶，煎至七分，空心服。治气，去薄荷，用杏子二枚同煎。

【功用】《太平惠民和济局方》（续添诸局经验秘方）：疏风顺气。

【主治】

1. 《三因极一病证方论》：风气不顺，手脚偏枯，流注经络，并湿毒进袭，腿膝挛痹，筋骨疼痛。

2. 《太平惠民和济局方》（续添诸局经验秘方）：男子、妇人一切风气，攻注四肢，骨节疼痛，遍身顽麻，头目旋晕；瘫痪，语言謇涩，筋脉拘挛；脚气，步履艰难，脚膝软弱；妇人血风，老人冷气，上攻胸臆，两胁刺痛，心腹膨胀，吐泻肠鸣。

【宜忌】《太平惠民和济局方》（续添诸局经验秘方）：孕妇不可服。

【方论】

1. 《医方考》：遍身麻痹，表气不顺也，故治以麻黄、川芎；语言謇涩，里气不顺也，故治以乌药、陈、枳；口眼喎斜，面部之气不顺也，故治以白芷、僵蚕；喉中气急，甘草可缓；肺气上逆，桔梗可下；痰之为物，塞则结滞，热则流行，佐以干姜，行其滞也。此治标之剂也，然必邪实初病之人，方可用之；若气虚病久者，则勿之与也，益以补剂兼之。

2. 《医方集解》：此手太阴、足厥阴药也。风盛则火炽，故有痰火冲逆而上，此里气逆也。然中风必由外感风寒而发，内虚而外邪乘之，此表气逆也。麻黄、桔梗，肺家之药，发汗而祛寒；川芎、白芷，头面之药，散风而活血；枳壳利气行痰；僵蚕消化散结；干姜温经通阳；甘草和中泻火；乌药能通行邪滞诸气。此乃先解表气而兼

顺里气者，气顺则风散。风邪卒中，当先治标，若气虚病久者，非所宜也。

天麻煎

【来源】《三因极一病证方论》卷十五。

【组成】川乌头（洗净灰，炒裂，去皮尖） 草乌头（水浸三日，洗，去皮）各四两 荆芥穗半斤 干薄荷五两 杜当归（水浸三日，晒干，切）一斤

　　本方名天麻煎，方中无天麻，疑脱。

【用法】上为末，醋糊为丸，如梧桐子大。每服三十丸，茶清送下。

【主治】风毒入胃及心肾经络，攻注百节疼痛，头目虚肿，痰涎不利；下注腰脚缓弱，生疮；妇人血风，男子癞风，及风湿脚气，攻注皮肤，瘙痒瘾疹；偏正头风。

通圣散

【来源】《杨氏家藏方》卷十一。

【组成】乌贼鱼骨二钱 铜青一钱

【用法】上为细末。每用一钱，热汤泡洗，如冷再烫令热，更洗一次。

【主治】妇人血风眼。

人参煮散

【来源】《杨氏家藏方》卷十五。

【组成】人参（去芦头）四两 黄耆（蜜炙） 苍术（米泔浸一宿）各三两 当归（洗，焙） 麻黄（去根节） 柴胡（去苗） 黄芩各二两 川乌头（炮，去皮脐） 羌活（去芦头） 肉桂（去粗皮）各一两半 高良姜 益智仁 干姜（炮）陈橘皮（去白） 青橘皮（去白） 香白芷 枳壳（去瓤，麸炒） 白芍药 牛膝（酒浸一宿，焙干） 独活 青蒿 子鳖甲（醋炙黄） 川芎 荆芥穗 炙甘草各一两

【用法】上锉。每服三钱，水一盏半，加生姜三片，乌梅半枚，同煎至八分，去滓温服，不拘时候。

【主治】妇人血风劳倦，骨蒸盗汗，心烦气劣，浑身疼痛。

当归荆芥散

【来源】《杨氏家藏方》卷十五。

【组成】荆芥穗 川芎 人参（去芦头） 当归（洗，焙） 桔梗（去芦头） 附子（炮，去皮脐） 柴胡（去苗） 防风（去芦头） 丁香 白芍药 蒲黄（炒） 鳖甲（醋炙令黄） 香白芷 牛膝（酒浸一宿，焙干） 白薇 肉桂（去粗皮） 半夏（汤洗七遍） 羌活（去芦头） 杏仁（汤洗，去皮尖，麸炒） 木香 白茯苓（去皮） 续断 槟榔 没药（别研） 肉苁蓉 柏子仁 地骨皮各等分

【用法】上为细末。每服三钱，水一盏半，加生姜五片，煎八分，温服，不拘时候。

【主治】妇人血风攻注，四肢疼痛，饮食减少，胸满恶心，日渐羸瘦。及血海虚冷，经脉不调，夜梦多惊，瘕癖气块。

七圣散

【来源】《魏氏家藏方》卷一。

【组成】白芷 川当归（去芦） 川芎 全蝎 地龙（去土） 麻黄（去节）各一两 川乌头二两（去皮尖，半生，半醋炙黄色）

【用法】上为细末。每服半钱，加至一钱，豆淋酒调，温服；觉麻只半钱。

【主治】血风劳气，筋骨拘挛，或风痛走注。

何首乌丸

【来源】方出《魏氏家藏方》卷一，名见《普济方》卷三一八引《经验济世方》。

【组成】何首乌一斤（赤、白色者各半，米泔浸三宿取出，用竹刀刮去皮，薄切，焙干） 赤芍药四两

【用法】上为细末，炼蜜为丸，如梧桐子大。每服三五十丸，食后温酒或饭饮任下，每日二次。

【功用】治风，活血，大补益。

【主治】《普济方》引《经验济世方》：妇人血风久虚，风邪停滞，手足痿缓，肢体麻痹及皮肤瘙痒；五痔下血。

【宜忌】须精修细合，切忌铁器。何首乌不宜久服，颇作欲念，更宜谨之。

【验案】偏枯　怀州李括，与一武臣同官，怪其年七十余而轻健，面如渥丹，能饮食，叩其术乃得此方。先是李括盛暑中半体无汗者两年，窃自忧之，服此药一年许，汗遂浃体。

川芎当归散

【来源】《妇人大全良方》卷四。

【组成】川芎一两　当归三分　羌活　旋覆花　华阴细辛　蔓荆子　防风　石膏　藁本　荆芥穗半夏曲　干地黄　甘草各半两

【用法】上锉。每服三钱，水一盏，加生姜三片，煎至七分，去滓温服。

【主治】妇人血风头痛。

马鞭草散

【来源】《妇人大全良方》卷五。

【组成】马鞭草（去粗梗）　荆芥穗　北柴胡　乌梅肉各二两　枳壳　白术　羌活　白芍药各一两秦艽　天台乌药　麻黄各半两　木香半两　当归川乌（炮）　甘草各一两

【用法】上为细末。每服二钱，水一盏，加生姜二片，大枣一个，葱白二寸，煎至七分，日午、临卧温服。常服无忌。

【主治】血风攻透，肢体疼痛，或觉搔痒，或觉麻痹，作寒作热，饮食减味。

【宜忌】有孕莫服。

如圣散

【来源】《妇人大全良方》卷五。

【组成】北柴胡　白茯苓　甘草　熟地黄　人参当归各一两　鳖甲　胡黄连　沉香　知母各半两桑寄生　干葛各三分

【用法】上为细末。每服二钱，水一盏，加乌梅一个，大枣二个，麦门冬数粒，煎至八分，不拘时候。

【主治】妇人所禀气血不足，不耐寒暑，易感疾伤，月水不调，久而心虚，状若心劳，四肢易倦，筋骨少力，盗汗易惊，或时不宁，五心烦热，肌肤不长，间作头昏，饮食无味，胸膈不利，或产前、产后受病。

当归散

【来源】《妇人大全良方》卷六。

【组成】当归二两　芍药　延胡索　不灰木　熟地黄各一两　大黄三分（蒸）　桂心半两　甘草一分

【用法】上为细末。每服二钱，水一盏，胭脂一小角子，煎至六分，去滓，如躁时，放冷服，细呷清者。

【主治】妇人血风潮热。

抽刀散

【来源】《妇人大全良方》卷七引陈日华方。

【组成】五灵脂（炒）一两　莪术　桂心　芸薹子（炒）各半两

【用法】上为末。每服二大钱，酒半盏，水半盏，煎至八分，疾作热服。

【主治】妇人血风、血气。

疏风解毒散

【来源】《仁斋直指方论》卷二十四。

【组成】白芷　细辛　蒺藜（炒去刺）　麻黄（去节）　鸡心槟榔　当归须　生干地黄　川芎　赤芍药　川独活　牵牛（微炒，取仁）　苍术（炒）桑白皮（炒）　枳壳（制）　甘草（微炙）各等分

【用法】上为散。每服三钱，加黑豆七十粒，紫苏五叶，生姜五片，水煎服。

【主治】诸恶疮顽痒烘热，及妇人血风，遍身红斑圆点，斑中渐发疹痱，开烂成疮痒痛。

【加减】如大便秘，加些生大黄，次用贝母膏敷疮。

化风丹

【来源】《医方类聚》卷二十四引《施圆端效方》。

【组成】防风二两　羌活　独活各一两　麻黄（去根节）　白芷三钱　川芎　桂枝　川乌（炮，去皮

脐）藁本（去土）　茯苓（去皮）　白附子　全蝎
（去毒）　甘草（炒）　皂角（烧存性）各半两

【用法】上为细末，水浸蒸饼为丸，如弹子大，阴
干。每服一丸，细嚼，温酒送下，一日三次。涎
堵，薄荷酒送下；破伤，豆淋酒送下；伤风，葱
白酒送下；妇人血风，当归酒送下；小儿惊风，
人参薄荷酒送下。

【主治】一切中风，半身不遂，语言謇涩，神昏错
乱，洗头破伤，血风惊风。

异方油煎散

【来源】《卫生宝鉴》卷十八。

【组成】川乌头（炮，去皮）　白芍药　五加皮
牡丹皮　海桐皮各等分

【用法】上为末。每服二钱，水一盏，油浸开通钱
一文，煎至六分，去滓温服，每日三次，不拘时
候；如常服，用油浸五七文钱，煎药用。

【主治】妇人血风劳气攻注，四肢腰背疼痛，呕吐
恶心，不思饮食，日渐瘦弱，面色痿黄，手脚麻
痹，血海冷败。

生地黄黄连汤

【来源】《医垒元戎》。

【别名】生地芩连汤（《医学入门》卷四）、生地
黄连汤（《证治准绳·幼科》卷三）。

【组成】川芎　生地黄　当归各七钱　赤芍药　栀
子　黄连　黄芩各三钱　防风一两

【用法】上为粗末。每服三钱，水二盏，煎至七
分，取清饮，不拘时候，徐徐与之。

【主治】妇人血风症，因大脱血，崩漏或前后血，
因而枯燥，其热不除，循衣，撮空，摸床，闭目
不省，掷手扬视，摇动不宁，错语失神，脉弦浮
而虚，内燥热之极也；气粗鼻干而不润，上下通
燥，此为难治。

【加减】若脉实者，加大黄下之。

蝎麝白丸子

【来源】《世医得效方》卷十三。

【组成】半夏七两　川乌一两　白附子二两　天南

星三两　天麻一两　全蝎五钱　防风一两　生麝
香五分

【用法】上为末，姜汁糯米糊丸，如梧桐子大。每
服一二十丸，淡姜汤送下，不拘时候；瘫痪风，
温酒送下，一日三服；小儿惊风，薄荷汤送下。

【功用】除风化痰。

【主治】男子妇人半身不遂，手足顽麻，口眼㖞
斜，痰涎壅塞；及小儿惊风，大人头风，洗脑风，
妇人血风。

天真丸

【来源】《普济方》卷九十四引《仁存方》。

【组成】南星（炮）　白附子（生）　川乌（生，
去皮）各二两　半夏五两（泡）　全蝎一两（炒）
乌蛇肉半两（炒）　白僵蚕（去嘴足）一两（炒）
花蛇肉半两　麝香半钱　朱砂三钱

【用法】上为末，姜汁糊为丸，如梧桐子大。每服
二三十丸，温酒送下，不拘时候。

【主治】中风，半身不遂，手足顽麻，口眼㖞斜，
痰涎壅塞；小儿惊风，大人头风，妇人血风，及
一切风。

延胡索散

【来源】《普济方》卷三三二引《仁存方》。

【组成】延胡索　当归（去芦头）各一两　没药
半两

【用法】上为末。每服三钱，用水一盏半，加生姜
三片，同煎七分，食前服。

【主治】妇人血风冷，月水不调，攻刺脐腹、腰腿
疼痛，面色萎黄，寒热麻木，四肢困弱，饮食
减少。

【加减】憎寒，加川芎半两；卧不安，加干姜、桂
各半两。

防风丹

【来源】《普济方》卷三七四引《仁存方》。

【组成】全蝎　白附子

【用法】上为末，蜜为丸，如龙眼大。每服一丸，
用麝香、荆芥汤送下。

【主治】小儿惊风，神困不睡。

风药圣饼子

【来源】《医学纲目》卷十。

【组成】川乌（生）　草乌　麻黄（去节）各二两　苍术　何首乌　白附子　白僵蚕　川芎各五钱　防风　干姜各二钱半　雄黄四钱六分　藿香　荆芥各二钱半

【用法】上为末，醋糊为丸，如梧桐子大，捏作饼子。嚼碎，食后茶汤送下。

【主治】半身不遂，手足顽麻，口眼㖞斜，痰涎壅盛，及一切风，他药不效者；小儿惊风，大人头风，妇人血风。

黄龙丸

【来源】《普济方》卷九十三引《卫生家宝》。

【组成】红芍药半斤　川乌四两（去皮尖）　防风　香白芷各四两　天麻（去根节）　华阴细辛（去苗）　白僵蚕（炒，去丝嘴）　雄黄（别研）　川芎各二两　白蒺藜（炒，去刺）　甘草一两　干姜（生用）　藿香叶　甘松（去土）各一两

【用法】上为末，炼蜜为丸，如弹子大。每服一丸，姜汁磨化，温酒调下。

【主治】左瘫右痪，手足麻木，口眼㖞斜，风痹痠腰脚疼痛；及妇人血风劳气，遍身疼痛，洗头伤风，头面乳肿，舌胀口干，头昏脑闷，多睡，暗风夹脑风，偏正头痛，破伤风。

大效没药丸

【来源】《普济方》卷三二三。

【组成】五灵脂二两　草乌头一两半　血余一两半（用纸筋泥固济一合子，令干，先入乌头，次灵脂，以血余盖头，泥固济，口绢牢，候干，以十斤炭火煅之，火三分去二，然后拨去火，候冷，取研为末）　酸酱子二十五个　没药半两　当归半两　地龙（去土，研）半两

【用法】上为细末，入前烧者药，纳在一处，罗三五遍令匀，用水浸蒸饼和为丸，如小豆大。每服十丸，温酒送下，空心、日午、临卧各一服，不

嚼破。多年病人，不过二十服愈；近日病人，十服愈。

【主治】妇人血风虚劳，身体壮热疼痛，肌肉黄瘦，饮食进退，多困少力，口苦舌干，百骨节酸痛，头目昏重，涕唾不利，心胸满塞，时发寒热。

乌犀丸

【来源】《医方类聚》卷二一二引《仙传济阴方》。

【组成】马鸣肝（即晚蚕沙，五月收者良，拣尽，炒至烟起）半斤　大草乌二两（入灰火内逼裂，取出，以布袋打去皮尖）

【用法】上为细末，酸醋煮糊为丸，如梧桐子大。每服三十丸，常服淡醋汤温酒随下。如别有证候，依后汤使。凡血气不顺，月水不调，或过期不来，或月内再至，淡醋汤温酒送下；凡血弱阴虚，经水枯竭，数月不得，痿黄瘦瘁，腰腹疼痛，厌厌不已，及脚膝挛急，并以黑豆炒，浸酒送下，久服血润自通；凡经脉凝滞，久久不行，腰重疼痛，数月不利，以上牛膝根浸酒送下，脉复即行；凡妇人年未五十，住脉太早，腰脊重疼，腿足麻痹，目多昏暗，常用茶清或酒任下；凡血气逆上，血上冲肺，喉间作腥，或咯血唾血，以葱白或花桑叶煎汤送下；凡感踏风冷，血气暗痛，时复昏愦，以铁秤锤烧红淬酒送下，或伏龙肝捣碎细炒浸酒送下；凡经脉妄行不止，渐或成痛，或赤白带下，兼生黄水，名曰漏下，并艾醋汤送下，或炒黑豆浸酒，或以绵子烧灰调酒送下，或北艾、地榆、柏叶煎汤送下，兼以《太平惠民和济局方》艾醋汤相间来进；治血气攻脾，心胸嘈杂，此名血慵，以猪呕血入麻油少许同煎，浸酒送下；治血风，筋脉挛急，脚肿疼痛，脚多转筋，以木瓜汤送下，或当归、木瓜、牛膝浸酒送下，或炒黑豆同羌活浸酒送下，兼以红蓼茎叶细切，煎汤熏洗；治血沥，腰肿痛，膝重，此皆血脉凝滞于足太阳经，可先嚼茴香一撮，温酒送下，或炒黑豆浸酒送下尤佳；血风攻注，手足偏重，顽麻酸疼，炒生姜酒送下；血虚血风上攻，齿牙浮肿，及血风头疼，偏正头风，耳内鸣响，耳聋重听，遍身生疮，顽麻燥痒，并用荆芥穗叶或生葱茶送下，食前后并宜服之；肝虚生风，眼多冷泪，多饶昏睛，木贼煎汤送下，或煎黑豆汤送下，不拘时候；风寒触

血，遂成血癥痕瘕，咳嗽喘急，桑白皮煎汤送下；大便下血，侧柏、地榆煎汤送下。

【功用】调治血脉，治风补虚。

【主治】血海一切疾证，血风，血冷，血滞，血气，月水不调，腰腹疼痛，腿足麻痹。血气逆上冲肺攻脾，血沥，血癥，血痕。

磁石汤

【来源】《医方类聚》卷二一二引《仙传济阴方》。

【组成】芍药二钱 白术三钱 北柴胡五钱 地黄二钱 地骨皮三钱 甘草三钱

本方名磁石汤，但方中无磁石，疑脱。

【用法】上锉。水煎，空心服。

【主治】妇人经行时，手足受水触血风所致，手足心时时有烦热。

赤芍药散

【来源】《校注妇人良方》卷六。

【组成】赤芍药（酒炒） 白茯苓各一钱 甘草（炙） 柴胡各五分

【用法】加生姜、大枣，水煎服。

【主治】血风，烦闷不食，体倦头眩，身体疼痛。

人参荆芥汤

【来源】《古今医统大全》卷八十一。

【组成】人参 桂心 柴胡 鳖甲（醋炙） 荆芥 枳壳 生地黄（酒洗） 酸枣仁（炒） 羚羊角（镑） 白术各一钱 川芎 当归（酒洗） 防风 炙甘草各五分

【用法】以水二盏，加生姜三片，煎八分，入羚羊角末，食后服。

【主治】妇人血风发热，或疮毒瘙痒，肢体疼痛，头目眩昏，烦渴，盗汗；或月水不调，脐腹疼痛，疝癖积块。

乌头丸

【来源】《医学入门》卷八。

【组成】乌头一两 芫花 干姜各五钱（俱醋煮干） 桂心 天麻 海桐皮 黑豆各三钱

【用法】上为末，另用黑豆煮烂，捣药为丸，如梧桐子大。每服七至十丸，黑豆淋酒送下。

【主治】血风，走注攻刺，半身不遂，麻痹瘙痒，急风，口眼㖞斜，语言謇涩，手足拘挛。

【宜忌】忌一切毒物。

万全消遥散

【来源】《济阴纲目》卷四。

【组成】人参 黄耆 白术 白茯苓（去皮） 柴胡（去苗）各等分

【用法】上为散。每服三钱，加甘草一寸同煎，温服。

【主治】血风劳。五心烦躁，心多怔忡，恍惚忧惧，头目昏重，夜多盗汗。

祛风活血汤

【来源】《丹台玉案》卷五。

【组成】防风 当归 川芎各一钱五分 荆芥 红花 生地 桃仁 青皮 香附 天麻各一钱二分

【用法】水、酒各一钟煎服。

【主治】血风。

蓬术散

【来源】《妇科玉尺》卷一。

【组成】蓬术 干漆 胡桃

【用法】上为末。酒调下。

【主治】妇人血气游走。

四物加天麻钩藤汤

【来源】《不知医必要》卷三。

【组成】熟地一钱 当归 天麻 白芍（酒炒）各七分 川芎五分 钩藤一钱

【主治】肝经血虚生风而热。

十四、脏　躁

脏躁，若发生于妊娠期，称"孕悲"；发生在产后，则称"产后脏躁"，是指妇女精神忧郁，烦躁不宁，无故悲泣，哭笑无常，喜怒无定，呵欠频作，不能自控的病情。《金匮要略·妇人杂病篇》："妇人脏躁，喜悲伤欲哭，象如神灵所作，数欠伸。"

本病成因多为忧愁思虑，心脾两伤，营血不足，不能滋养心神；或产后精神创伤，失血过多，心失血养，神不守舍；或情志易激，久郁化火，火灼阴液，上扰心神；或素体脏虚，五志过极化火，熬津成痰，痰火上扰清窍；或年近七七，肝肾亏虚，阴阳失调，虚火上扰心神等，均可引起本病。本病治疗常以养心安神，甘缓和中；滋阴降火，平肝清心；清热涤痰，安神开窍；补益肝肾，平调阴阳为基础。

桂枝甘草龙骨牡蛎汤

【来源】《伤寒论》。

【别名】桂枝龙骨牡蛎汤（《金镜内台方议》卷一）、桂甘龙骨牡蛎汤（《医学入门》卷四）。

【组成】桂枝一两（去皮）　甘草二两（炙）　牡蛎二两（熬）　龙骨二两

【用法】以水五升，煮取二升半，去滓，温服八合，一日三次。

【功用】

1.《伤寒来苏集》：安神救逆。

2.《经方发挥》：潜阳，镇惊，补心，摄精。

【主治】

1.《伤寒论》：火逆下之，因烧针烦躁者。

2.《经方发挥》：心悸，虚烦，脏躁，失眠，遗精，阳痿。

甘草小麦大枣汤

【来源】《金匮要略》卷下。

【别名】甘麦大枣汤（原书同卷）、大枣汤、麦甘大枣汤（《普济本事方》卷十）、小麦汤（《三因极一病证方论》卷十八）、甘草汤（《妇人大全良方》卷十五引《专治妇人方》）、十枣汤（《万氏女科》卷二）、麦枣汤（《杏苑生春》卷八）、枣麦甘草汤（《会约医镜》卷十四）、大枣甘草汤（《一见知医》卷四）。

【组成】甘草三两　小麦一升　大枣十枚

【用法】以水六升，煮取三升，分三服温服。

【功用】

1.《血证论》：养胃生津，化血润躁。

2.《金匮要略讲义》：补益心脾，安神宁心。

【主治】

1.《金匮要略》：妇人脏躁，喜悲伤欲哭，象如神灵所作，数欠伸。

2.《类聚方广义》：痫症狂症，因平素忧郁无聊，夜夜不眠，发则恶寒发热，战栗错语，心神恍惚，居不安席，酸泣不已者。

3.《方函口诀》：小儿啼泣不止者。

【方论】

1.《金匮方论衍义》：论曰：《内经》以肺气之声为哭；又曰并于肺则悲。《灵枢》曰：悲哀动中则伤魂。由是言之，此证乃因肝虚肺并，伤其魂而然也。盖肝，阳脏也；肺，阴脏也。阳舒而阴惨，肝木发生之气，不胜肃杀之邪并之，屈而不伸，生化之火被抑，扰乱于下，故发为脏躁，变为悲哭，所藏之魂不得并神出入逐至妄乱，象如神灵；木气被抑而不前，筋骨拘束而不舒，于是数作欠伸。然治是相并之邪，必安之和之，故用小麦养肝气止燥；甘草、大枣之甘，以缓肝气之苦急。燥止急缓，则脏安而悲哭愈。然又曰亦补脾气者，盖有肝病先实脾气者之义，不惟畏其传，且脾实而得肺得母气以安，庶不离位过中而复下并矣。

2.《金匮要略论注》：小麦能和肝阴之客热而养心液，具有消烦利溲止汗之功，故以为君；甘草泻心火而和胃，故以为臣；大枣调胃，而利其上壅之燥，故以为佐。盖病本于血，心为血主，肝之子也，心火泻而土气和，则胃气下达；肺脏润，肝气调，燥止而病自除也；补脾气者，火为土之母，心得所养，则火能生土也。

3.《金匮要略心典》：五志生火，动必关心，脏阴既伤，穷必及肾也。小麦为肝之谷，而善养心气；甘草、大枣甘润生阴，所以滋脏器而止其躁也。

4.《绛雪园古方选注》：小麦苦谷也。经言心病宜食麦者，以苦补之也。心系急则悲，甘草、大枣甘以缓其急也，缓急则云泻心，然立方之义，苦生甘是生法，而非制法，故仍属补心。

5.《血证论》：三药平和，养胃生津化血；津水血液，下达子宫，则脏不燥，而悲伤太息诸证自去。此与麦门冬汤滋胃阴以达胞宫之法相似，亦与妇人乳少催乳之法相似。乳多即是化血之本，知催乳法，则知此汤生津液润燥之法。

6.《金匮要略方义》：本方所治之脏躁，乃神志为病，自觉心胸烦乱，躁急不安之谓。此病多由劳伤心脾，七情郁结所致。心脾不足，则神无所主，意无所定，加之肝气抑郁，则闷闷不乐，喜悲伤欲哭，躁扰不宁，多幻觉易动，故象如神灵所作。治当养心脾，缓肝急。方中以小麦为君药，养心气而和肝气，臣佐以甘草、大枣，益心脾，和中缓急。三药皆属甘平之品，即可甘以补之，养心脾之虚；又可甘以缓之，缓肝之急。《素问·脏气法时论》云：肝苦急，急食甘以缓之，本方用药，正合此意。综观全方，乃为养心安神，和中缓急之法，使心脾得养，则神志安宁；肝气得和，则躁急自止。

7.《金匮要略译释》：李彦师：妇人脏躁，谓妇人血虚，子脏干燥也。经云：或有忧惨，悲伤多嗔，此皆带下，非有鬼神。今妇人脏躁，悲伤欲哭，象如神灵所作，此病属带下，非有鬼神所凭也。《内经》云：肾为欠，又阳引而上，阴引而下，阴阳相引，故数欠，数欠伸者，此肾虚阴阳相引也，甘麦大枣汤，交阴阳安魂魄，故主之也。

8.《医方发挥》：此病妇女多见，心主血，肝藏血，脾统血，三脏俱伤，则化源不足。或久病伤阴，或产后亡血，以致精血内亏，不能濡养五脏，则阴阳平衡失调，浮火妄动，上扰心神。《内经》曰：悲者心系急，故见烦躁悲伤欲哭，精神恍惚，不能自主等症状。本方虽有虚火，不宜苦降，又非大虚，无需大补。根据《内经》肝苦急，急食甘以缓之。《灵枢》：心病者，宜食麦的原则，

只宜甘平之品缓其肝急，调养心气为主。主以小麦味甘微寒，调养心阴，养心气而安神。《本草经疏》认为小麦除养心之外，肝心为子母之脏，子能令母实，故小麦又能主养肝气而养肝安神。辅以甘草甘平性缓，补脾益气而养心气。使以大枣性温味甘，甘草质润而性缓，补中益气，缓和柔肝，并润脏躁，既补心脾又能养肝。三药合用，温凉并备，清补兼施，平躁缓急，甘润滋补，有养心安神，和中缓急之效。

【实验】

1. 镇静作用 《国外医学·中医中药分册》（1983，3：53）：保田和美报道，本方水提取物对环己烯巴比妥的睡眠时间稍有延长作用。在对大鼠自发运动量的实验中，口饲至第三四天后，可观察到运动量减少。

2. 对中枢多巴胺能神经的作用 《日本东洋医学杂志》（1993，5：143）：如预先投与本方，则有明显抑制实验诱发呵欠动作的效果，表明本方具有抑制中枢性多巴胺能药物诱发呵欠的作用。

3. 抗抑郁作用 《上海中医药大学学报》（2006，4：73）：实验提示：甘麦大枣汤加味方下调抑郁症大鼠海马信号转导 cAMP－PKA 途径可能是该方纠正抑郁症模型大鼠行为学变化的环节之一。

【验案】

1. 脏躁 《孙氏医案》：表嫂孀居 20 年矣。右瘫不能举动，不出门者 3 年，今则神情恍惚，口乱语，常悲泣。诘其故，答曰：自亦不知为何故也。诊之，两寸脉短涩，以石菖蒲、远志、当归、茯苓、人参、黄芪、白术、大附子、晚蚕砂、陈皮、粉草，服 4 帖，精神较好于前，但悲泣如旧，夜更泣。予思仲景大枣小麦汤，正与此对。即与服之，2 帖而瘳。方用大枣 12 枚，小麦 15g，大甘草（炙过）9g，水煎饮之。

2. 妇女更年期综合征 《福建中医药》（1960，10：17）：用本方：甘草 3~6g，小麦 30g，大枣 10 枚为基本方，有严重失眠及烦躁不安者，则加酸枣仁或茯神，治疗妇女更年期综合征 30 例。结果：显效者 22 例，进步 4 例，有效 4 例。

3. 歇斯底里精神性发作 《中医杂志》（1960，2：32）：本方治疗歇斯底里精神发作 25 例，主要症状为：神态恍惚，无故悲伤，哭泣叫嚷吵闹，

躁扰不宁，夜卧不安等。结果：均获痊愈。

4. 癫痫小发作　《浙江中医杂志》（1984，3：106）：赵某某，男，4岁。半年来几乎每日频繁发作霎眼，咀嚼，双手肌肉小抽搐等动作，每次历时几十秒钟，止后如常。诊断为癫痫小发作。用苯妥英钠后无明显好转。症见颈软，精神不振，问答稍迟缓，舌质淡红，苔薄白，脉弦细。经用甘麦大枣汤加味，5剂后，病情基本停止，再以本方合六君子汤调理获愈。

5. 肺心病并发心律失常　《实用中西医结合杂志》（1995，7：439）：用本方加味：加党参、黄芪、当归、茯神、远志、生地、五味子，每日1剂，水煎服，15天为1疗程，治疗肺心病并发心律失常36例。并随症加减。结果：显效（心悸、脉结代症状消失，连续3次心电图证实无心律失常）26例，有效8例，总有效率为94%。

6. 经前躁郁证　《陕西中医》（2004，3：275）：张某，女，16岁，13岁初潮，月经正常。最近1年每逢经前脾气暴躁，心神不安，经后恢复正常。查其病情，病人精神不佳，情志抑郁，多愁善感，舌红少苔，脉细数。证属经前躁郁证，用甘麦大枣汤治疗：炙甘草10g，淮小麦30g，大枣5枚，水煎服。服药3剂，家长告知情绪已较前安定，发脾气少了，继服5剂告愈。嘱其下次月经前5天开始服5剂，连续调治3个月。

大枣汤

【来源】《陈素庵妇科补解》卷三。

【组成】大枣　浮小麦　麦冬　人参　川芎　当归　竹茹　茯苓　茯神　陈皮　熟地香附　白芍黄耆

【功用】养心血，滋肺金，肃清上焦，安胎定神。

【主治】妊娠无故终日悲泣，或独居一室，喜笑不休，状如鬼祟所附，或惊悸数发，此由脏燥故也。

【方论】是方以枣、麦为君；四物养血，参、苓、甘、耆补气为臣；麦冬、茹、神清心安神，陈、附使气不上逆为佐。使气以煦之，血以濡之，脏不燥而血自安。

大枣汤

【来源】《陈素庵妇科补解》卷三。

【组成】麦冬一钱　石菖蒲六分　浮小麦六合　枣仁一钱半　茯神一钱半　天冬一钱　柏子仁三钱　大枣十个　甘草六分　白芍一钱　元参五钱　黄芩一钱　竹茹一钱　当归一钱

【主治】妇人脏躁，妊娠无故悲泣。

自制经验大枣汤

【来源】《陈素庵妇科补解》卷三。

【组成】麦冬一钱　石菖蒲六分　浮小麦六合　枣仁一钱半　茯神一钱半　天冬一钱　柏子仁三钱　大枣十枚　甘草六分　白芍一钱　玄参五钱　黄芩一钱　竹茹一钱　当归一钱

【主治】妊娠脏躁。

秘传清燥汤

【来源】《陈素庵妇科补解》卷三。

【组成】猪膏三两　羊膏三两　白蜜六两　竹沥一碗（以上合煎成膏，须滴水成珠）　麦冬二两　茯神三两　竹茹一两　净枣仁（炒香）三两（各为末）

【用法】和入搅匀为丸。用大枣、浮麦、灯心煎汤送下。

【主治】妇人脏躁。

竹茹汤

【来源】《万氏女科》卷二。

【组成】人参　麦冬　茯苓　炙草各一钱　小麦一合　青竹茹鸡子大一团

【用法】加生姜三片，大枣五个，水煎，食后服。

【主治】孕妇心虚惊恐，脏躁悲泣。

加味参术汤

【来源】《辨证录》卷十。

【组成】人参　天花粉　生地各五钱　白术　麦冬各一两

【用法】水煎服。

【主治】脏噪，无故自悲，涕泣不止。

转输汤

【来源】《辨证录》卷十。

【组成】人参三钱　甘草二钱　小麦五钱　大枣十枚　白术五钱　茯神三钱

【用法】水煎服。

【主治】肺虚脏燥，无故自悲，涕泣不止。

【方论】此方用参、术、茯、甘补脾土也，土旺而肺金安有再弱之理。惟肺燥善悲，不润肺解燥，反助土生火，不益增其燥乎？不知助土生火，正助金以生气也，气旺而肺之燥自解。小麦成于麦秋，有金秋之气焉，入于参、术、茯、甘之内，全无真火之气，所以相剂而成功也。

新加甘麦大枣汤

【来源】《重订通俗伤寒论》。

【组成】生白芍　山萸肉各一钱半　淮小麦　红枣肉　白石英各三钱　清炙草一钱

【功用】养心安神。

【主治】其人数欠伸，喜悲伤欲哭，犹如神灵所作，妇女最多此病。

清燥汤

【来源】《沈氏经验方》。

【组成】瓜蒌仁（炒，研）　白芍（酒炒）　归身各一钱五分　甘草四分　生地　麦冬（去心）　麻仁（炒）各二钱　枳壳（麸炒）　条芩各一钱

【用法】上加松子仁二钱，调白蜜十匙服。

【主治】脏燥。妇人怀孕六七十日，大便燥结，腹满，努力难解，无故悲泣。

震灵散

【来源】《产科发蒙》卷二。

【组成】茯苓十钱　辰砂五钱

【用法】上为极细末。每服七八分，白汤送下。

【主治】妇人妊娠脏燥，心中虚悸，烦闷气逆。

小麦粥

【来源】《药粥疗法》引《饮食辨录》。

【组成】小麦30～60克　粳米100克　大枣5个

【用法】将小麦洗净后，加水煮熟，捞去小麦取汁，再入粳米、大枣同煮；或先将小麦捣碎，同枣、米煮粥食用。以三至五天为一疗程，每天温热服食二至三次。

【功用】养心神，止虚汗，补脾胃。

【主治】心气不足，神经性心悸，怔忡不安，失眠，妇人脏躁病，自汗，盗汗，脾虚泄泻。

【方论】根据临床用药，小麦有淮小麦、浮小麦之分，应针对病情，分别选用。

养心开郁汤

【来源】《中医杂志》（1983，10：762）。

【组成】甘草10g　小麦60g　杭芍10g　远志10g　佛手10g　柴胡8g　绿萼梅6g　枣仁15g　大枣9枚　香附6g

【用法】水煎服。

【主治】脏躁。

【验案】脏躁　《中医杂志》（1983，10：762）：治疗脏躁50例，男3例，女47例，其中18～30岁16例，31～40岁22例，41～55岁12例。结果：痊愈（治疗后临床症状消失，经随访半年以上未复发）40例，占80%；有效（经治疗临床症状消失，但偶有轻微发作，一般不药可愈，或服药后迅速缓解）6例，占12%；无效（经治疗症状虽可控制，但仍反复发作，时好时坏，迁延4个月以上，或虽治愈不久又复发）4例占8%。

安脏汤

【来源】《黑龙江中医药》（1990，3：33）。

【组成】柴胡10g　香附10g　生地30g　栀子10g　半夏10g　竹茹6g　白芍15g　浮小麦30g　甘草15g　大枣5枚　甘松10g　珍珠母30g　龙齿30g

【用法】水煎服。

【主治】脏躁。

【验案】 脏躁 《黑龙江中医药》（1990，3：33）：治疗脏躁 75 例，全为女性，未婚 19 例，已婚 56 例，年龄 18~68 岁，病程 1 年以上者 41 例，2~5 年 34 例。结果：临床症状完全消失而愈者 52 例；临床症状明显好转，但仍时有发作者 9 例；临床症状无明显改善者 14 例。

十五、绝　孕

绝孕，是指通过服用中药以达到杜绝孕育能力。

蚕蜕散

【来源】 方出《备急千金要方》卷三，名见《医级》卷九。
【组成】 蚕子故纸（方）一尺
【用法】 烧为末，酒服之。
【功用】 妇人断产。

疏胎丸

【来源】《宋氏女科》。
【组成】 四物汤加云苔子一撮（即君莲子。天罗子亦可）
【用法】 水煎，于经行之后第四日起空心服，四日即止。此为多子多怨者设耳，切勿妄投。
【主治】 产育艰难，或一岁一产。

三白丸

【来源】《女科切要》卷八。

【组成】 白及　白蔹　白茯苓　秦艽　厚朴　当归　吴萸　人参　肉桂　乳香各四钱
【用法】 上为末，炼蜜为丸，如梧桐子大。每服三十丸，空心服。
【功用】 绝产不育，令妇人不生子。

厌生方

【来源】《串雅补》卷二。
【组成】 血管鹅毛（烧存性，为细末）三钱
【用法】 产后，酒送下。一服永不受孕。
【功用】 绝孕。

荡胞丸

【来源】《重庆堂随笔》卷上。
【别名】 荡瘀丸（《中国医学大辞典》）。
【组成】 丹皮　桂枝　赤芍　茯苓　桃仁（去皮尖）各等分
【用法】 上为末，醋曲糊为丸，如梧桐子大。每服二十丸，晨用紫花益母草三钱煎汤送下。堕胎后即以此丸服七日。
【功用】 堕胎。

十六、妇科通治方

妇科通治方，是指不针对具体疾病治疗而是具有调理其气血，平和其阴阳，对机体产生有益作用的方剂。

济阴返魂丹

【来源】《本草纲目》卷十五引《产宝》。
【别名】 返魂丹（《袖珍方》卷四引《太平圣惠

方》）、秘方益母丸（《玉机微义》卷四十九）、益母丸（《普济方》卷三五六）、济阴丹（《瞿仙活人心方》）、益母草丸（《校注妇人良方》卷二十）。
【组成】 野天麻（即茺蔚子也。花正开时，连根收采，阴干，用叶及花子，忌铁器）
【用法】 以石器研为细末，炼蜜为丸，如弹子大。随证嚼服，用汤使；其根烧存性为末，酒服。其

药不限丸数，以病愈为度；或丸如梧桐子大，每服五七十丸；又可捣汁滤净，熬膏服之。胎前脐腹痛或作声者，米饮送下；胎前产后，脐腹刺痛，胎动不安，下血不止，当归汤送下；产后，以童子小便化下一丸；胎衣不下，及横生不顺，死胎不下，经日胀满，心闷心痛，炒盐汤送下；产后血运，眼黑血热，口渴烦闷，如见鬼神，狂言不省人事，以童子小便和酒化下；产后结成血块，脐腹奔痛，时发寒热，有冷汗，或面垢颜赤，五心烦热，用童子小便、酒送下，或薄荷自然汁送下；产后恶露不尽，结滞刺痛，上冲心胸满闷，童子小便、酒送下；产后泻血水，以枣汤送下；产后痢疾，米汤送下；产后血崩漏下，糯米汤送下；产后赤白带下，煎胶艾汤送下；月水不调，温酒送下；产后中风，牙关紧急，半身不遂，失音不语，童便、酒送下；产后气喘咳嗽，胸膈不利，恶心吐酸水，面目浮肿，两胁疼痛，举动失力，温酒送下；产后月内咳嗽，自汗发热，久则变为骨蒸，童便、酒送下；产后鼻衄，舌黑口干，童便、酒送下；产后两太阳穴痛，呵欠心忪，气短羸瘦，不思饮食，血风生热，手足顽麻，百节疼痛，米饮化下；产后大小便不通，烦躁口苦者，薄荷汤送下；妇人久无子息，温酒送下。

【功用】安魂定魄，调顺血气，破血痛，养脉息，调经络。

【主治】妇人胎前产后诸疾危证。

大琥珀丸

【来源】《博济方》卷四。

【组成】木香二两（细切，微炒）　琥珀二两（生用）　北亭一两（以热汤化为水，澄去砂石，取青者，白瓷器内熬成粉）　京芎二两（炒）　官桂一两（去皮）　当归一两（略炒）　白僵蚕一两（拣直者，去丝取净，用生姜自然汁于白碗内，焙干）　没药一两（生用）　姜黄一两（略炒）　蝉壳一两（去土爪面，洗净用之）

【用法】上为末，别以乳香一两，用水磨尽，香在水内，入少白面糊为丸，如绿豆大，以好生朱砂一两半，麝香一钱为衣，将朱砂、麝香末分三度上之，贵色匀也。常服五丸，久病十五丸至二十丸，温酒汤送下；每日二次。赤白带下，煎荆芥

酒送下；经脉不通，虎杖、芎、蜜同煎酒送下；心气痛不可忍，生姜、醋汤送下；上喘咳嗽，诃子、人参煎汤送下；五劳，乌梅、鳖甲、葱白煎酒送下；血邪发狂，磨刀水磨生犀角送下，铅白霜亦得；四肢瘙痒，遍身生疮及五痔，何首乌煎酒送下；血海积冷，腹中绞痛，食后气胀，腰脚无力，炒姜酒送下；血晕闷乱，童便、酒各半盏煮沸，放温下；血山崩，白艾叶煎酒送下；临产作阵，血闭闷乱，胎息不顺，子死腹中，胞衣不下，及要催产，并用生鸡子清一个，热酒调下；小产产后，败血奔心，口噤舌强，寒热发渴，头面浮肿，坐卧不得，百节酸痛，用生地黄、生姜汁各少许，入童便半盏，同煎三五沸，去滓温服下；产后中风，用川乌头二个（炮制去皮脐），白僵蚕少许，一处为末，酒煎半盏送下；产后淋沥不止，口苦盗汗，干荷叶、阿胶煎酒送下；头面及四肢肿痛，伸缩拘急，延胡索酒送下；血瘀结块，刺痛难忍，煎当归酒送下；赤白等痢，陈米饮送下。

【主治】妇人、室女百病。

【宜忌】有孕不得服。

乌鸡煎丸

【来源】《太平惠民和济局方》卷九（续添诸局经验秘方）。

【别名】大乌鸡丸（《普济方》卷三二七）。

【组成】乌雄鸡一只　人参（去芦）　白术　石床牡丹皮　黄耆　乌药各一两　草果　延胡索　熟干地黄（洗，焙）　木香　琥珀　肉豆蔻各半两陈皮　红花　川乌（炮）　海桐皮　白芍药　附子（炮，去皮脐）　肉桂（去粗皮）　蓬莪术各二两苍术（米泔浸，切，焙）一两半

【用法】上锉细，用乌鸡一只，汤挦去毛及肠肚，将上件药，安放鸡肚中，用新瓷罐、好酒一斗，同煮令干，去鸡骨，以油单盛，焙干为细末，炼蜜为丸，如梧桐子大。每服三十丸，胎前产后伤寒，蜜糖酒送下；胎前气闷壮热，炒姜酒送下；赤白带下，生姜、地黄煮酒送下；产后败血攻心，童便炒姜酒送下；产后血块攻筑，心腹疼痛，元胡酒送下；胎前呕逆，姜汤送下；催生，炒蜀葵子酒送下；安胎，盐酒送下；室女经脉当通不通，

四肢疼痛，煎红花酒送下；血气攻刺，心腹疼痛，煎当归酒送下；血晕，棕榈烧灰酒送下；血邪，研朱砂、麝香酒送下；血闷，煎乌梅汤研朱砂送下；子宫久冷，温酒或枣汤送下，空腹日一服；血风劳，人参酒送下；心腹绞痛，炒茴香盐酒送下；血散四肢，遍身虚浮黄肿，赤小豆酒送下；常服，温酒、醋汤任下，并空心食前服。

【主治】妇人胎前产后诸般疾患。

大保生丸

【来源】《产乳备要》。

【组成】人参　藁本　白茯苓　当归　赤石脂　生干地黄　白芷　延胡索　肉桂（去皮）　白芍药　白薇　川芎　白术　甘草（炙）　没药　牡丹皮各半两

【用法】上为细末，炼蜜为丸，如弹子大。每服一丸，空心、食前温酒化下。

【功用】调和本气，滋补荣卫。

【主治】妇人诸疾。

生　丸

【来源】《普济方》卷三二八引《卫生家宝》。

【组成】知母　细辛　石膏（火煅）　白姜（火炮裂）　血竭（细研）　黄芩　绵黄耆（洗，蜜水浸一宿，炙）　肉桂（去皮，不见火）　没药（研）　川当归（去芦，洗）　贝母　生地黄（净洗）　防风（去芦）各一分　甘草一分半（炙）　米（炒令微黄）　黑豆（微炒）　大麻子（瓦上炒）各三分　川椒（去子，炒去汗）　石斛（净洗，锉，蜜水浸一宿）各半两

【用法】上药各为末，炼蜜为丸，捣多杵为妙，一两分为五丸。孕两三月，一丸分作三服，温酒细嚼下；月候不调，当归酒下；子难生，死腹中，横产倒产，衣不下，死绝不语，但看心头有气，暖煎枣汤化开，灌入口中；产后恶血攻刺，炒豆淋酒下；憎寒壮热，呕逆，半身不遂，头晕血崩，带下不止，狂言，饮食少味，日渐黄瘦，并酒下。

【功用】安胎益血，调气进食。

【主治】妇人胎前产后一切等疾。

【宜忌】忌生冷毒物。

绎皮丸

【来源】《类编朱氏集验方》卷十。

【组成】当归四两（洗净，好酒浸一宿，漉出焙干，再浸，酒净为度）　赤芍药　人参　白芍药　肉桂（去皮）　白术　益智仁　白薇　五灵脂　附子　陈皮　青皮各二两　牡蛎（煅）　赤石脂　香附子（去尾尖）　玄胡索　牡丹皮（去木）　苍术　败姜　京三棱　蓬莪术　刘寄奴　艾叶　泽兰　生干地黄　熟干地黄各四两　蒲黄三两（隔纸炒）　雄黑豆十两（丸小者）

【用法】上将苍术、败姜、陈皮、青皮、京三棱、莪术、刘寄奴、艾叶、泽兰、小雄豆等十味，用好醋煮药，候黑豆烂熟为度，醋少，又添煮为佳，焙干，和众药，为细末，以醋糊为丸，如梧桐子大。每服四五十丸，空心黄酒或艾醋汤送下。

【主治】妇人百病。

【宜忌】有孕不可服。

天麻散

【来源】《医方类聚》卷二一二引《王氏集验方》。

【组成】天麻花细末（根茎亦可）

【用法】温酒调下，食前。

【主治】产前产后三十六种病。

玉仙散

【来源】《普济方》卷三二八引《危氏方》。

【组成】香附子（瓦器炒黑色，勿焦）　白芍药一两　甘草一钱

【用法】上为末。每服三钱，沸汤调下。血崩不止，麻竹叶煎汤下；或月水不行，手足不用，加生姜、炒当归，煎木通汤下；月水不匀，当归酒下；频频下胎，血脉不住，米饮下；气痛及老妇人忽下血，加炒姜黄，炒陈皮任下。

【主治】妇人诸疾。

玉露通真丸

【来源】《妇人大全良方》卷二引《经验妇人方》。

【组成】半夏（姜汁制，炒）人参各半两 食茱萸（醋炒）制厚朴各一两一分 泽兰叶二两半 甘草 蝉蜕（炒）白芍药 石膏 蚕蜕（炒用，如无，以蚕故纸三张代）白术 当归 羌活 熟地黄（洗，焙）白茯苓各二两 防风 干姜 柏子仁 苍术 白薇 木香 黄耆 川牛膝 附子 白芜荑（与蝉蜕同炒）川芎 藁本各一两 川椒 苦梗各三两 白芷一两半

【用法】上为细末，炼蜜为丸，每九钱重，分作十丸。切记炼蜜无令太过及生。男子妇人诸虚不足，状如劳疾，黄耆煎酒送下；血气痛，烧称锤淬酒下；产前安胎，用醋汤送下；产后诸疾，用酒或盐汤送下；产前、产后泻，用米饮送下；男子妇人牙疼，用半丸揩痛处，良久盐汤咽下；产前、产后血闷，用童子小便送下；经脉不调，用红花煎酒送下；产后风毒，生疮疥，荆芥茶送下；冷痰翻胃、醋心、干嚼下；妇人子宫久冷，崩漏、赤白带下，用童子小便、米醋、好酒一处，暖热下。

【主治】妇人诸疾。

加味四物汤

【来源】方出《妇人大全良方》卷二引张声道方，名见《观聚方要补》卷九引《选奇后集》。

【组成】四物汤加吴茱萸

【用法】水煎服。若阳脏，少使茱萸；若阴脏，多使茱萸。

【主治】妇人百疾。

济阴丹

【来源】《医方类聚》卷二一二引《急救仙方》。

【组成】香附子 乌豆 干姜 苍术各四两

【用法】重用黄子醋浸二七，苍术只浸一七后切作片子，再浸一七，取出乌豆，再炒过，香附子捣碎，加当归一两，茱萸半两，重煮过，同焙干为末，糯米糊为丸，如梧桐子大。每服二三十丸，空心温酒或醋汤吞下。

【主治】妇人诸病。

黄金散

【来源】《普济方》卷三三八。

【组成】生姜一斤四两（薄切，洗，炒令水气尽，再入米醋二升熬干为度）当归 白芍药 熟地黄（洗）桂心（去皮）大黄（炮）各一两

【用法】上锉细，都炒干，同前炒姜为细末。妇人产后败血攻心，晕闷欲死，微有气存，细茶、老姜炒令水气尽，用童子小便两盏，同煎百沸，倾去滤去姜滓，调药二大钱，热服，立醒；或口噤，以物挑开灌药；如分娩后，产母虽无病，亦依前汤使调药服之，便吃白粥压下，即不生血晕之患；或胎不下者，照前服，即下；产后仍每日进药一二服，服后，五七日一服，使逐去恶血，久后百病不生；产前后血气及妇人寻常气疾痛刺不可忍者，并用无灰酒调服。

【主治】妇人产前后诸疾。

乌骨鸡丸

【来源】《摄生众妙方》卷十。

【组成】香附子（去毛净）二斤 艾叶（去枝梗净）二斤（二药分作四份，每份艾半斤，香附半斤，一份老酒，一份米醋，一份童便，一份糯米泔水各煮，须得烂熟为佳，石杵捣碎成薄饼，晒、焙干，杵捣碎为末听用）乌骨大白雄鸡一只（杀，去毛血，用汤修理鸡杂洁净，不见水）当归（酒净洗）四两 川芎（水洗净）白芍药（火煨）熟地黄（酒洗净，不见铁）各四两 人参（去芦）黄耆（蜜煮）各一两 白术（麸皮炒）白茯苓（去皮）陈皮（去白）砂仁（去壳）各一两五钱 神曲（炒）七钱 甘草（炙）七钱（药并鸡杂俱塞在鸡肚内，用线缝固，仍用老酒、米醋、童便、米泔等分，务煮烂熟，石杵捣碎成薄饼，晒焙干，杵碎为末听用）木香（不见火）乌药（不见火）各五钱 官桂（去皮，不见火）六钱 干姜（火煨）六钱（各捣碎）

【用法】前药和匀，为细末，绢筛过，炼蜜为丸，如梧桐子大。每服七十丸，空心用老酒或盐汤送下。

【主治】妇人诸病。

济阴丹

【来源】《摄生众妙方》卷十一。

【组成】赤芍药四两（去芦）　川芎四两（去芦）　生干地黄四两（去苗）　当归四两（去芦）　好大艾叶一斤（去梗）　香附子一斤

【用法】分为四份：一份醋浸，一份童便浸，一份酒浸，一份盐水浸，俱各过一宿，用醋三壶拌匀，以砂锅煮干醋为度，取出晒干，为末，醋打面糊为丸，如梧桐子大。每服五六十丸，一日三餐饭前服。

【功用】令人体壮，经调有孕，诸病不作。

二宝散

【来源】《赤水玄珠全集》卷二十八。

【组成】犀角　玳瑁

【用法】二味磨汁，顿服。

《张氏医通》本方用生玳瑁、犀角各等分，为散。入猪心血少许，紫草汤调服。

【主治】

1. 《赤水玄珠全集》：痘紫色，发热鼻衄，小便如血，口渴，乱语。

2. 《张氏医通》：痘顶色白，肉红肿而痘反不肿，或黑陷不起。

坤顺丹

【来源】《痘疹一贯》卷六。

【别名】八宝坤顺丹（《北京市中药成方选集》）。

【组成】益母草三两（连花、子，忌铁）　全当归五钱（酒炒，忌铁）　南白芍五钱（酒炒）　条芩五钱（酒炒）　白术五钱（土炒）　白茯苓五钱（生用）　大生地五钱（姜炒）　大熟地五钱（姜炒）　香附五钱（童便、盐水浸，晒，微炒）　广木香一钱五分（生）　川芎五钱　砂仁二钱五分（炒）　广橘红五钱（盐水拌）　甘草二钱五分（生）　乌药五钱（生）　人参三钱（加倍更妙）　真阿胶二钱五分（蛤粉炒成珠）　全紫苏二钱五分（去根，生用）　川牛膝二钱　琥珀二钱五分（加倍炒，柏子并煮干，去柏子）　沉香五钱

【用法】上药各为细末，兑匀分两，和一处，炼白蜜为丸，重二钱，真飞金为衣。大病服半料全愈，小恙三五丸愈；常堕胎者，更宜修合此丸，保全无恙。服者照后引：喘嗽，杏仁、桑皮汤送下；咳嗽，款冬花、川贝母煎汤送下；呕吐，生姜汤送下；气急，苏子汤送下；泄泻，米汤送下；遍身虚肿，赤小豆汤送下；黄肿，灯心、木通汤送下；心虚，麦冬、当归汤送下；遍身痠疼，米汤送下；乳疼，蒲公英、金银花汤送下；经水不调，当归、地黄汤送下；便后带红，川连、生地汤送下；气抢，木香汤送下；赤白痢，诃子、肉豆蔻、莲肉汤送下；大便秘结，陈皮汤送下；小便不利，木通、灯心汤送下；赤白带，阿胶、艾叶汤送下；经闭结，桃仁、红花、连翘汤送下；行经身腰疼痛，防风、羌活汤送下；胎动不安、下血，阿胶汤送下；求嗣，归身、白术、白芍汤送下；横逆难产，冬葵子汤送下；胎前脐腹刺痛，胎动不安、下血，糯米汤送下；临产五六日前，每日服一丸，或滚白水、或糯米酒送下，胎后诸病不生；产后不进饮食，南山楂、麦芽汤送下；产后大便秘结，郁李仁汤送下；产后败血上冲心腹，发寒热，或自汗，薄荷、苏叶汤和童便、糯米酒送下；产后中风，牙关紧闭、半身不遂、失音不语，童便、糯米酒送下；产后血崩轻者，用糯米汤送下，如涌不止，荆芥、蒲黄汤送下；产后除引子外，一切恶症，童便、糯米酒送下，京师老酒亦可；胎前及养身常服，滚白水送下。凡引子内药味，有一味用六分，二味各三分，三味各二分，水一钟，煎六分，化丸药服。

【主治】妇人胎前、产后，诸虚百损、时疾。

【宜忌】忌大荤、生冷、油腻等物。

济阴寿子饮

【来源】《胎产心法》卷上。

【组成】人参一钱　当归身（土炒）　熟地（择顶大枝头无灰者，酒拌，九蒸九晒）　白术（土炒）各二钱　川芎八分　紫苏　陈皮　炙草各四分

【用法】加大枣一枚，水煎，食远温服，滓再煎服，不拘时候。

【功用】大益胎元，济阴寿子，稀疮痘。

【加减】弱者，人参倍用之；虚肥人，陈皮去白，加蜜炙黄耆五分；泄泻，加莲子（去心）十枚，

带皮砂仁三分，减地黄；多怒，加木香二分，磨冲药服；口躁，加去心麦冬一钱；怔忡，加炒枣仁一钱，益智仁一钱，龙眼肉十枚。

香附丸

【来源】《同寿录》卷三。

【组成】香附米（童便浸一宿，醋煮三次，晒干，炒，为末）四两　当归（酒洗）　生地（酒洗）　熟地（九蒸酒煮）　川芎（酒洗）　白芍（酒炒）各一两　黄芩（酒炒）一两五钱　白术（土炒）二两　陈皮（去白）一两　小茴香五钱（炒）

【用法】上为细末，醋糊为丸。每服八九十丸，空心清米汤送下。

【主治】妇人百病。

【加减】如热，加地骨皮（去木）、柴胡（酒炒）各一两。

胜金丹

【来源】《同寿录》卷三。

【组成】川乌（去皮）一两　草乌五钱（去皮，俱用醋煮，去麻辣为度，焙干听用）　当归（酒洗）　生熟地　白芍　大茴（去核）　苍术粉　甘草　血竭　香附（四制）各一两　木香（不见火）　何首乌（九制）　白术　桔梗　防风　天麻　荆芥穗　白芷　两头尖　金毛狗脊（去毛净）　川芎　细辛各五钱　人参二两七钱

【用法】上为末，炼蜜为丸，如弹子大。每服一钱，汤、酒任下。

【主治】胎前产后一切女科诸症。

人参胎产金丹

【来源】《外科传薪集》。

【组成】人参一两　全当归一两　丹皮一两　川芎一两　元胡索一两　白芷一两　野于术一两　生甘草一两　藁本一两　上桂心一两　白薇一两　赤石脂（煅）一两　怀山药一两　没药一两　女贞子（蒸）二两　白蒺藜（去刺）三两　春砂仁二钱　白茯苓一两　白芍一两　杜仲二两（盐水炒）

【用法】上为细末，炼蜜为丸，如龙眼核大，朱砂为衣，以蜡固封。临产，参汤化服；产后，童便、陈酒化服；经后，当归汤化服；怀孕后，每日白术、条芩化服三五丸；胎动不安，白莲花汤化服；屡经小产受孕，当归熟地汤化服；劳役虚弱，中气不足，人参汤化服；劳役虚损，小黄米汤化服；胎漏下血，藕节棕灰汤化服；妊娠腹痛胀满，木香磨水公服；妊孕赤带，红鸡冠花汤化服，如白带，白鸡冠花汤化服；妊孕腰腿酸痛，桑寄生汤化服；产后儿枕痛，山楂煎陈酒、黑糖化服；横生逆产，并子死腹中，当归川芎汤化服；胞衣不下，红花益母草汤化服；头胎交骨不开，龟版汤化服；产后乳汁不得，以好酒、当归、山甲煎汤化服；妊孕转胞，小便不通，琥珀磨水化服；妊孕四肢浮肿，桑皮汤化服；妊孕子胀，香附腹皮汤化服；妊孕子痫、抽搐，钩钩汤化服；经脉不调，月事参差，有余不足，诸虚百损癥瘕积聚，干血劳伤，子宫虚冷，血海枯涸等证，俱用煮陈酒化服。

【主治】妇人经、带、胎、产诸病

女金丹

【来源】《妇科切要》卷八。

【组成】金华香附十五两（分作五宗，如法五制三两，蓬术、艾叶各一两半，米泔浸；三两，玄胡、川芎各一两半，煎汤浸；三两，三棱、柴胡各一两半，醋浸；三两，红花一两半，乌梅三十枚，盐水浸；三两，当归三两，煎汤浸。春浸五日，夏浸三日，秋浸七日，冬浸十日）

【用法】晒干为末，晚米饭为丸，如梧桐子大。临卧酒送下。

【主治】妇人诸病。

【加减】腹痛，加槟榔、青皮各一两半。

十七、子宫肌瘤

　　子宫肌瘤，是指由子宫平滑肌组织增生而成，其间有少量纤维结缔组织的病情。根据肿瘤的大小，生长部位不同，临床常伴有月经过多，痛经，带下，腹部肿块，不孕，贫血等症状。本病确切

病因尚不明了，目前研究表明，可能与女性激素、神经中枢活动有关。

桂枝茯苓丸

【来源】《金匮要略》卷下。

【组成】桂枝　茯苓　牡丹（去心）　桃仁（去皮尖，熬）　芍药各等分

【用法】上为末，炼蜜为丸，如兔屎大。每日一丸，食前服。不知，加至三丸。

【功用】

1.《医宗金鉴》：下其癥。

2.《金匮要略方义》：化瘀生新，调和气血。

【主治】

1.《金匮要略》：妇人宿有癥病，经断未及三月，而得漏下不止，胎动在脐上者，为癥痼害。

2.《妇人大全良方》：妇人小产，下血至多，子死腹中，其人憎寒，手指、唇口、爪甲青白、面色黄黑，或胎上抢心，则闷绝欲死，冷汗自出，喘满不食，或食毒物，或误服草药，伤胎动气，下血不止。

【验案】子宫肌瘤　《甘肃中医学院学报》（1995，2：20）：用本方为主：桂枝、茯苓、丹皮、赤芍、桃仁、元参、贝母、牡蛎、土鳖虫、三棱、莪术、海藻、昆布、当归、生山楂，并随证加减，每日1剂，水煎服，经期停服，30天为1疗程，治疗子宫肌瘤25例。结果：经治2～4个疗程，治愈12例，好转12例，无效1例，总有效率96.00%。

生化汤

【来源】《景岳全书》卷六十一引钱氏方。

【组成】当归五钱　川芎二钱　甘草（炙）五分　焦姜三分　桃仁十粒（去皮尖双仁）　熟地三钱（一方无熟地）

【用法】上锉。水二钟，加大枣二枚，煎八分，温服。

【功用】《回生集》：逐瘀生新。

【主治】妇人胎前产后皆宜此药；胎衣不下，或血冷气闭，血枯气弱者。

【宜忌】

1.《医原》：生化汤活血化瘀，儿枕作痛尚宜。其有肝虚血燥体质，平时常有肝阳上冒见证，生化汤辛温走窜，又不宜服。尝有服此成痉厥者，不可不知。

2.《福建中医药》（1982；6：40）：脾胃虚弱所致的大便溏滑，心火素亢所致的心悸怔忡，肝阳横逆所致的眩晕胁痛，阴虚内热所致的口燥咽干，冲任固摄无权所致的时下血块，以及产妇感受一切温暑时邪、表里邪热未解的，都是本方的禁忌症。

【验案】子宫肌瘤及子宫肥大症　《山西医药杂志》（1980，6：21）：以加味生化汤（当归、川芎、益母草、桃仁、炮姜、炒荆芥穗、灸甘草）为主方，随证加减，有结节者加三棱、莪术、肉桂；经期或正常出血量多者，主方剂量减少；每日1剂，30剂为1疗程。结果：治疗子宫肌瘤24例，服药1疗程，治愈8例，占33%；有效13例，占54.2%；无效3例，占12.5%。治疗子宫肥大症46例，治愈25例，占54.3%；有效18例，占39.1%；无效3例，占6.5%。

桂苓丸

【来源】《新中医》（1982，10：24）。

【组成】桂枝10g　茯苓10g　桃仁10g　丹皮10g　赤芍10g　生牡蛎30g　鳖甲10g　卷柏10g　蕲艾10g　青皮10g　川续断10g　黄柏6g　北芪10g

【用法】上药共研成末，蜜制成丸，每丸重10g。每次1丸，1日3次，连服1个疗程，每个疗程1.5～3个月。月经来潮时停止服药。每1疗程后进行检查，如正常即可停药，未正常则继续第2疗程治疗。

【主治】子宫肌瘤。

【验案】子宫肌瘤　《新中医》（1982，10：24）：治疗子宫肌瘤60例，30岁以下6例，31～40岁18例，41～50岁29例，50岁以上7例。属轻型者26例，中型者27例，重型者7例。结果：痊愈43例，显效11例，有效4例，控制2例。

桂苓消瘤丸

【来源】《北京中医杂志》（1989，6：30）。

【组成】桂枝12g　茯苓15g　丹皮10g　桃仁10g　赤芍12g　鳖甲12g　穿山甲10g

【用法】上药研细末，炼蜜为丸，每丸重10g。每日服2丸，早晚各1丸，1个月为1疗程，可连用3个疗程以上。

【主治】子宫肌瘤。

【验案】子宫肌瘤　《北京中医杂志》（1989，6：30）：治疗子宫肌瘤30例，年龄最小40岁以下，最大50岁以上。结果：平均用药1.3年，其中痊愈18例，显效5例，控制有效5例，无效2例，总有效率为93.3%。

理气逐瘀消脂汤

【来源】《首批国家级名老中医效验秘方精选》。

【组成】炒当归9克　赤芍9克　川芎3克　桔红6克　姜半夏6克　炙甘草3克　制香附9克　元参9克　浙贝9克　炒川断9克　炒枳壳6克　失笑散（包）12克　生山楂　牡蛎（先煎）各20克　白花蛇舌草12克　莪术6克

【用法】每日1剂，水煎，分2次服

【功用】活血祛瘀，理气消脂。

【主治】子宫肌瘤、子宫内膜异位合并不孕。

【验案】陶某，女，31岁，职工。1983年8月18日初诊。结婚5年未孕，形体肥胖，月经不调已有2年，周期缩短，一月二行，色紫暗伴血块；每次经行小腹疼痛较剧；伴腰酸、纳差、脉弦涩、苔薄、舌边有瘀点。诊为子宫肌瘤伴子宫内膜异位症，原发不孕。证属血瘀气滞、痰湿壅滞，治拟活血祛瘀，理气消脂积。处以理气逐瘀消脂汤，方用：炒当归、赤芍、制香附、元参、浙贝、炒川断各9克，炒枳壳、桔红、姜夏、生山楂、莪术各6克，牡蛎（先煎）、白花蛇舌草、失笑散（包）各12克，川芎3克，炙甘草3克，5剂。上药服后腹痛减轻，近来带下量多、色微黄，无气味。治拟原法佐以清肝止带：炒当归。焦白芍、车前草、椿根皮、白槿花、红藤、元参、浙贝、炒白术各9克，炒淮山药、白花蛇舌草、炒芡实各12克，柴胡6克，川柏3克，4剂。药后带止，经

期渐准，量尚可，稍有小腹胀痛。仍以初诊方加减：炒当归、焦白芍、炒川楝子、炒元胡索、制香附、元参、浙贝各9克，白花蛇舌草、牡蛎（先煎）各12克，炒枳壳、姜半夏、桔红各6克，川芎、甘草各3克。7剂。上方续服20余剂后腹痛瘥、证情稳定。B超检查：子宫肌瘤、囊肿均消失。

消坚汤

【来源】《首批国家级名老中医效验秘方精选·续集》。

【组成】桂枝5克　赤芍10克　丹皮10克　茯苓12克　桃仁泥10克　三棱10克　莪术10克　鬼箭羽20克　水蛭5克　夏枯草12克　海藻10克

【用法】每日1剂，水煎2次，取汁300毫升，早晚分服。在经净后服，3个月为1疗程。

【功用】消癥散结。

【主治】子宫肌瘤。

【加减】临诊时应结合病人素体强弱、病邪轻重，随症加减。早期病人一般体质较盛，宜攻为主。后期因长期出血，导致气血两亏，则可加扶正化瘀的药物，如党参、黄芪、黄精等，不宜急于求成。更年期前后患有子宫肌瘤者，应断其经水，促使肌瘤自消，选用苦参、寒水石、夏枯草平肝清热，消瘤防癌。

【验案】王某，女，35岁。1992年12月10日初诊。病人年前妇科普查发现子宫肌瘤，B超显示子宫肌瘤4.3厘米×7.8厘米×6.4厘米，经潮超前而至，行则量偏多、色暗有块，经前乳胀。因惧手术而求中医治疗。脉细弦，舌苔薄，边有紫点。乃宿瘀内结。治拟活血化瘀，软坚散结为主。方以消坚汤加党参、黄芪，调治半年。1993年6月B超复查提示：宫内光点分布均匀，未见实质性或液性暗区，经量正常。一年后随访未见复发。

消瘤汤

【来源】《首批国家级名老中医效验秘方精选·续集》。

【组成】坤草30克　桃仁　花蒲黄　生茜草各15克　生水蛭　乌药各12克　土虫9克　三棱　莪术　炮甲　三七各10克　生大黄5克　白茅根20克

【用法】上药水煎 20 分钟取汁约 300 毫升，日服 3 次。

【主治】子宫肌瘤。

【加减】气血亏虚者，加党参 10 克，黄芪 18 克，熟地 10 克；黄带有热者，加黄柏 10 克，丹皮 10 克，败酱 15 克，生薏米 15 克；宫寒腹痛者，加黑附子 5 克，肉桂 3 克。

【验案】治疗子宫肌瘤病人 5 例，治愈（用药 8 剂，临床症状消失，B 超检查肿瘤消失）4 例，好转（用药 2 剂，流血止腹痛减，服 9 剂肿瘤变小）1 例。有效率 100%。

十八、子宫颈癌

子宫颈癌，是指发生在子宫阴道部及宫颈管的恶性肿瘤。临床表现为阴道出血，疼痛，伴见阴道流液体，最初量不多，无臭，随着癌组织溃破，可流浆液性分泌物；晚期癌组织坏死，感染则出现大量脓性或米汤样恶臭白带。本病原因尚不清楚，国内外大量资料证实，早婚、早育、多产及性生活紊乱的妇女有较高的患病率，也有认为与包皮垢中的胆固醇经细菌作用后可转变的致癌物质，以及与性交而传染的某些病毒有一定关系。

三品一条枪

【来源】《外科正宗》卷二。

【组成】明矾二两　白砒一两五钱　雄黄二钱四分　乳香一钱二分

【用法】砒、矾二味共为细末，入小罐内，加炭火煅红，青烟已尽，旋起白烟，约片时上下红彻，取罐顿地上，一宿取出，约有砒、矾净末一两，加前雄黄、乳香，共研极细，厚糊调稠，制成饼、杆状剂型，外敷于宫颈局部。

【主治】十八种痔，五漏翻花，瘰疬，疔疮，发背，脑疽。现用于早期宫颈癌。

【宜忌】《中成药研究》（1981，8：27）：本方治早期宫颈癌的禁忌证为：①宫颈鳞癌早期浸润脉管型者（淋巴管、血管内有栓者）；②宫颈鳞癌早期浸润，癌灶汇合、融合者；③宫颈鳞状上皮原位癌、宫颈鳞癌早期间质浸润波及阴道穹隆者；④老年妇女，宫颈高度萎缩者；⑤单纯颈管癌不便观察浸润深度者；⑥并发急性传染病或心、肝、肾脏等脏器有严重疾病者。

【验案】早期宫颈癌　《中成药研究》（1981，8：27）：将本方改成饼、杆状剂型，外敷于宫颈局部，临床对照观察治疗早期宫颈癌 210 例，获得较好疗效。其中宫颈间变 1 例，宫颈原位癌 140 例，宫颈鳞癌 I a 期 61 例，Ⅱ b 期 8 例。临床近期治愈 204 例，占 97.1%。其中 4 例病人于治后 1 至 4 年各足月妊娠正常分娩，母子健存，6 例病人治疗后病情恶化，改用放疗或手术切除。

清化煎

【来源】《妇产科学》。

【组成】木馒头三钱半　土茯苓二两八钱　夏枯草二两八钱　生地二两八钱　黄芩二两一钱　知母三两一钱　黄柏一两四钱　当归一两四钱　川断一两四钱　白芨一两五钱　白术一两四钱

【用法】加糖制成水膏，每瓶 500 毫升。分一周服完。

【功用】化脾化湿，清热解毒。

【主治】子宫颈癌，湿毒下注型。病人一般情况尚好，但有白带绵下，量多，伴有腥臭，或见红，口干苦，腹疼。苔薄腻或黄腻，舌质红，脉滑数。

愈黄丹

【来源】《妇产科学》。

【组成】水蛭三钱　虻虫二钱　制乳没各二钱　黄连二钱　蜂房三钱　黄柏三钱　丹皮四钱　龙胆草五钱

【用法】上药研末，各取净粉，照方三十料混合后用银花三两煎汤，水泛为丸，雄黄三钱为衣（忌高温烘）。每次五分，一日二次，吞服。

【功用】健脾化湿，清热解毒。

【主治】 湿毒下注之子宫颈癌。病人一般情况尚好，但有白带绵下，量多，伴有腥臭，或见红，口干苦，腹疼，苔薄腻或黄腻，舌质红，脉滑数。

补益消癌汤

【来源】《肿瘤的诊断与防治》。

【组成】 黄耆 30 克 人参 金银花 陈皮 地榆 贯众 蒲公英 大蓟 小蓟各 9 克 龙眼肉 生地 杜仲各 15 克 三七 6 克（冲服）

【功用】 养血止血，清热消癌。

【主治】 肺癌，结肠癌，宫颈癌，膀胱癌等。

消癌片

【来源】《肿瘤的诊断与防治》。

【组成】 红升丹 琥珀 山药 白及各 300 克 三七 620 克 牛黄 180 克 黄连 黄芩 黄柏各 150 克 陈皮 贝母 郁金 蕲蛇各 60 克 犀角 桑椹 金银花 黄耆 甘草各 90 克

【用法】 制成片剂，每片 0.5 克。每次 1 片，1 日 2~3 次，饭后服。1 个月为 1 疗程，4~6 个月为一治疗期，每疗程后停药 1 周左右。

【功用】 活血凉血，解毒消癌。

【主治】 舌癌、鼻咽癌、脑癌、食道癌、胃癌、骨肉瘤、乳腺癌、宫颈癌等。

【宜忌】 服药期间，忌食蒜、葱、浓茶、鲤鱼等。

【加减】 如气虚，加用四君子汤；血虚，加用四物汤；气血俱虚者，二方合用。

宫颈癌片

【来源】《部颁标准》。

【组成】 掌叶半夏

【用法】 制成糖衣片，每片含干浸膏 0.3g，密封。口服，1 次 2~3 片，每日 3 次，使用时须配合外用宫颈癌栓剂。

本方制成栓剂，名"宫颈癌栓"。扁圆形栓：阴道用，1 次 1 枚，1 日 1~2 次。棒形栓：宫颈管用，1 次 1 枚，1 日 1~2 次。

【功用】 消肿散结。

【主治】 子宫颈癌及子宫颈癌前期病变。

十九、子宫内膜异位

子宫内膜异位症，是指具有生长功能的子宫内膜在子宫被覆面以外的地方生长繁殖而形成的一种妇科疾病。临床表现为痛经、月经过多、不孕、性交疼痛、大便坠胀、周期性尿频、尿痛或见血尿症状。

温化饮

【来源】《陕西中医》（1992，5：198）。

【组成】 紫丹参 山药各 15g 当归 元胡 续断各 12g 川芎 桃仁 红花 制附片 乌药各 10g 吴茱萸 8g 小茴香 6g

【用法】 每日 1 剂，水煎，分 2 次服。

【主治】 子宫内膜异位症。

【加减】 阳虚者，加仙灵脾、肉桂；阴虚者，加生地、女贞子；气虚者，加太子参、黄芪；经量多者，加参三七、茜草根。经后至经前期加服通化散 10g（三棱粉、莪术粉、官桂粉各 6g，鸡血藤 12g），每日 3 次；经期加服失笑散。耳穴药物贴敷：取耳穴子宫、卵巢、交感等，以王不留行籽贴敷，2 周 1 次，6 次为 1 疗程。

【验案】 子宫内膜异位症 《陕西中医》（1992，5：198）：治疗子宫内膜异位症 54 例，年龄 24~44 岁；病程 2~18 年；未婚 4 例，已婚 50 例，已育 20 例，有原发或继发不育史 30 例。结果：临床症状、体征消失或妊娠者为治愈，共 25 例；症状和体征明显减轻，包块缩小 1/2 为显效，共 14 例；症状和体征减轻，包块缩小 1/3 为有效，共 8 例；症状和体征治疗前后无明显改变或治疗期间反复者为无效，共 3 例；总有效率 94%。

内异Ⅰ方

【来源】《首批国家级名老中医效验秘方精选》。

【组成】当归9克　丹参9克　牛膝12克　赤芍12克　香附9克　川芎6克　桂枝4.5克　没药6克　失笑散12克　血竭3克

【用法】经前或痛前3~7天之内，水煎服之。

【功用】理气活血，散寒破症。

【主治】子宫内膜异位痛经。

【验案】高某，36岁，工人。每值行经，小腹剧痛，严重时可致数次昏厥，常因此急诊注射哌替啶方得缓解。4周前作腹腔镜检查，确诊为子宫内膜异位症，同时行内膜囊肿剥离术。但一周前仍如期剧烈痛经昏厥，急诊来院请中医治疗。经前3~4天用"内异"Ⅰ方，痛止或经净后改用"内异"Ⅲ号方（云茯苓12克，桂枝4.5克，桃仁10克，赤芍10克，丹皮10克，皂角刺20克，鬼箭羽20克，砚穿15克）21剂。如上述周期法调治7个月后停药。随访半年，未见复发。

内异Ⅱ方

【来源】《首批国家级名老中医效验秘方精选》。

【组成】当归9克　牛膝12克　赤芍12克　香附9克　熟军炭12克　生蒲黄9~60克　丹参12克　花蕊石15克　血竭3克　震灵丹（包）15克

【用法】在经前3~5天预先服药，藉以搜剔瘀血，达到止血定痛目的。

【功用】活血化瘀，止血定痛。

【主治】子宫由膜异位所致血崩。

【验案】金某，30岁，未婚。素有痛经史，10年来呈进行性加剧。1980年4月在医院行急性阑尾手术时发现两侧卵巢囊肿，即做左侧卵巢、附件切除；右侧病灶小，且尚未婚，未作手术切除。因术后痛经仍作，妇科肛检：子宫右侧扪及一肿块，超声波探查示：右侧卵巢部位一肿块5厘米×3厘米×5厘米，来中医专科门诊就诊。时值经行，量多如注，且挟瘀块，腹痛剧烈，两天后始缓，腰部酸楚，平素右少腹疼痛如刺，脉细紧弦，苔薄质偏红。治以化瘀调经，拟内异Ⅱ方加减：炒当归9克，丹参6克，生蒲黄（包）30克，花蕊石12克，赤白芍各9克，怀牛膝9克，制香附9克，血竭3克，川断12克，桑寄生9克，投药四剂，经量旋减，一周净（原需一旬），唯右少腹刺痛未除，兼下黄带。妇检：右侧附件增厚。遂处

方：炒当归9克，丹参12克，赤芍9克，川牛膝9克，制香附9克，桂枝3克，海藻9克，炙甲片9克，皂角刺12克，干漆4.5克，血竭3克，莪术12克，败酱草15克，鸭路草9克，经前加川楝子、延胡索理气止痛。如法治疗十个月，痛经基本消失，经量正常，余症均减。妇科复查：宫体活动稍差、右侧宫底后扪及一鸽蛋大、质偏实的肿块，原医院超声波复查示：右侧卵巢部位囊性肿块，较治疗前明显缩小。

化瘀定痛汤

【来源】《首批国家级名老中医效验秘方精选·续集》。

【组成】当归10克　丹参10克　川芎4.5克　川牛膝10克　赤芍10克　血竭3克　制没药6克　苏木10克　延胡索10克　失笑散15克

【用法】每日一剂，水煎二次，早晚分服。对于子宫膜异位症经来腹痛剧烈者，须在临经前3天即服，过晚则瘀积既成，难收预期功效。

【功用】活血化瘀，消癥止痛。

【主治】子内膜异位症。临床上一般表现为经期进行性加剧腹痛、月经量多等为主。

【验案】张某某，女，40岁。1993年12月初诊。曾生育1胎，又人工流产4次。经期尚可，每临经少腹剧痛，甚则昏厥，常需注止痛针剂方缓。腹腔镜检为子宫风膜异位症，且子宫后穹窿处有数个黄豆大小的结节。兹又将届期，腹痛堪虞。脉细弦，苔薄、舌边有紫点。证属宿瘀内结。方拟化瘀定痛汤加减。经前3天服用5剂，经净后宗桂枝茯苓丸为主逐月调治，4月后经痛已除，妇科复查结节消失。

脱膜汤

【来源】《首批国家级名老中医效验秘方精选·续集》。

【组成】柴胡10克　当归15克　赤芍15克　白芍15克　丹皮10克　香附15克　郁金12克　白芥子10克　胆星10克　陈皮10克　大黄9克　鳖甲15克　血竭6克　九香虫10克　三棱10克　莪术10克　白术10克　山萸肉12克　甘草10克

【用法】每日一剂，水煎二次，早晚分服。

【功用】活血化瘀为主，健脾益肾为辅。

【主治】子宫内膜异位症。

【加减】若肝热炽盛，加黄芩、山栀、夏枯草；气滞明显，重用香附、郁金，酌加木香；气血虚弱，加党参、黄芪、阿胶；气阴两亏，可合生脉散；肝肾虚惫、冲任失调者，加巴戟天、菟丝子；寒客胞宫者，可去丹皮、加艾叶、炮姜、肉桂。

【验案】某，32 岁，女，已婚，工人，1992 年 5 月 12 日初诊。渐进痛经 15 年，婚后 3 载，同居未妊。14 岁初潮，周期尚准。自 17 岁始患痛经，逐年加重，每逢行经，腹痛难忍，服止痛药亦难缓解，待经后腹痛方止。某医院妇科检查：子宫后倾，子宫直肠窝处有一小结节，约 2.5cm×2.3cm，触痛明显。诊刮与输卵管造影无异常，B 超检查诊为子宫内膜异位症，拒绝手术治疗，以求中医诊治。刻诊：经期将近，小腹开始疼痛，询之平素腰脊酸楚，胸胁胀满，经前两乳作胀，月经周期虽准，经量却多，色紫有块，块下痛减，舌质紫黯，脉象沉细。证属气滞血瘀，冲任失调。治宜活血化瘀，舒肝理气，调和冲任，方拟脱膜汤加减。处方：柴胡 6 克，当归 15 克，赤芍 18 克，白芍 18 克，香附 15 克，郁金 10 克，三棱 6 克，莪术 6 克，大黄 6 克，鳖甲 20 克，白芥子 6 克，丹皮 10 克，陈皮 10 克，川芎 9 克，血竭 6 克，九香虫 6 克，甘草 6 克，4 剂，水煎服。药后经至，量多色暗，腹痛虽存，但能耐受。病情已减，再予原法，连续治疗 3 个月经周期。行经未见腹痛，经量较前减少且无紫块。经 B 超检查未发现异常。第 4 个月怀孕。

二十、宫颈炎

宫颈炎，有急性和慢性两种。急性宫颈炎常与急性子宫内膜炎或急性阴道炎同时存在，但以慢性宫颈炎多见。主要表现为白带增多，呈黏稠的黏液或脓性黏液，有时可伴有血丝或夹有血丝。或可见如下腹疼痛、腰痛、尿频等全身症状者。长期慢性机械性刺激、病原体感染、化学物质刺激是导致本病的主要诱因。

宫颈炎散

【来源】《妇产科学》

【组成】青黛三钱 青果核二钱 月石二两 炉甘石三两 人中白三两 黄柏八钱 西瓜霜一两 甘草一两 石膏五两 冰片三分 黄连三分 硼砂三分

【用法】上为细末。先清洁子宫颈口，将药粉喷于子宫颈糜烂处，间日或每日一次，十次为一疗程。

【主治】慢性子宫颈炎。

【宜忌】治疗期禁性生活。

内消丸

【来源】《古今名方》引敕兆丰家传方。

【组成】寒水石 钟乳石各 12 克 红粉片（汞）24 克 冰片 0.6 克 琥珀 珍珠 水粉（即铅粉）各 6 克 朱砂 3 克

【用法】上为极细末，用面糊为丸，如梧桐子大。每日用十丸，配土茯苓 120 克，共煎成汤剂，分次服；七天为一疗程，药后如见咽喉干痛等热象者，可停药二至三天再服，连服二至三疗程，以治愈为止。

【功用】解毒除秽。

【主治】梅毒下疳内陷而引起的子宫颈糜烂，咽喉、鼻孔灼热，红肿溃烂，久治不愈；慢性子宫颈炎，慢性鼻窦炎，慢性咽喉炎。

【宜忌】本方内有烈性药，必须与土茯苓同煎，溶化吃水，切勿用水吞丸，以防汞中毒。

五重软膏

【来源】《中草药》（1975，6：36）。

【组成】五倍子 重楼 甘油

【用法】上药按 1：1：2 比例调成软膏状，消毒备用。用时涂于单层纱布，放于宫颈糜烂面，24 小时后取出，3 天 1 次。经期、经前禁用，上药期间禁房事。

【主治】子宫颈糜烂。

【验案】子宫颈糜烂 《中草药》（1975，6：36）：

治疗子宫颈糜烂31例,其中属单纯型10例,小泡型7例,混合型5例,乳头型4例;糜烂程度:重度2例,中度11例,轻度13例。结果:1个月内复查26例,其中痊愈(糜烂面消失)18例,占69.2%;好转(糜烂面明显缩小)7例,占27%;无效1例,占3.8%。总有效率为96.2%。

地槐丸

【来源】《新中医》(1978,3:257)。

【组成】生地榆60g 生槐花60g 明矾30g 龙骨15g

【用法】将上药晒干,除去杂质,研为细末,分装在空心胶囊中,备用。用法:病人晚间先用千分之一的高锰酸钾溶液将阴道冲洗干净,以中、食指挟地槐丸放于阴道的最底部,每次放2丸,2天1次,4次为1疗程。停药5天后继续进行第2疗程。月经前后各5天禁用。在用药期间避免性生活。

【主治】宫颈糜烂。

【验案】宫颈糜烂 《新中医》(1978,3:257):治疗宫颈糜烂573例,30岁以下者118例,其中轻度73例,中度41例,重度4例。30~40岁者244例,其中轻度142例,中度83例,重度19例。41~50岁者190例,其中轻度91例,中度71例,重度28例。50岁以上者21例,其中轻度14例,中度7例。疗效标准:痊愈:糜烂面消失,脓性分泌物消失,全部上皮组织新生,自觉症状消失;显效:糜烂面基本消失,大部分上皮组织新生,白带显著减少,自觉症状明显减轻;有效:部分糜烂好转,上皮组织有新生的趋向,白带减少,自觉症状明显减轻;无效:治疗后病情无变化。结果:在进行了1~3个疗程的治疗后,痊愈242例,显效62例,有效191例,无效78例。

虎柏散

【来源】《四川中医》(1988,2:34)。

【组成】虎杖 土黄柏 川黄连 青黛 煅龙牡各等量

【用法】上药制成散剂,每次1g阴道上药,隔日1次,10天为1疗程。月经前后3天禁用。

【主治】宫颈糜烂。

【验案】宫颈糜烂 《四川中医》(1988,2:34):所治宫颈糜烂158例,年龄最小30岁以下,最大50岁以上;轻度25例,中度90例,重度43例。结果:经1~3个疗程后,痊愈123例,好转32例,无效3例。

宫糜灵

【来源】《上海中医药杂志》(1989,5:16)。

【组成】青黛20g 硼砂60g 炉甘石60g 黄柏20g 山栀20g 人中黄50g 冰片10g 生石膏100g

【用法】上药研末,过80目筛,以"0"号胶囊分装,每粒重约0.4g,袋装备用。每晚临睡前将阴道清洁后,把药物塞入后穹窿。每晚1次,1次2颗,10天为1疗程。

【主治】宫颈炎。

【验案】宫颈炎 《上海中医药杂志》(1989,5:16):治疗宫颈炎128例,分为治疗组64例,宫颈糜烂Ⅰ度者14例,Ⅱ度者37例,Ⅲ度者13例。年龄最小20岁,最大50岁。氯霉素对照组64例,其中Ⅰ度者21例,Ⅱ度者29例,Ⅲ度者14例。年龄最小22岁,最大50岁。结果:治疗组有效28例,好转21例,无效15例,总有效率为77%。对照组治愈16例,好转14例,无效34例,总有效率为47%。经统计学处理$P < 0.01$。因此认为本方效果较氯霉素为优。

驱炎净

【来源】《吉林中医》(1990,4:27)。

【组成】蛇床子500g 黄连200g 枯矾100g 冰片100g 儿茶100g

【用法】上药洗净烘干为粉末,以老蜜为丸,每丸含生药10g。上药前用新洁尔灭冲洗外阴和阴道,宫颈糜烂者冲洗后,局部涂20%碘酒,之后将药丸置于患处。阴道炎上药3次为1疗程,宫颈糜烂上药10次为1疗程。

【主治】宫颈糜烂,阴道炎。

【验案】宫颈糜烂,阴道炎 《吉林中医》(1990,4:27):共治疗宫颈糜烂、阴道炎715例,其中阴道炎 396 例，宫颈糜烂 319 例（Ⅰ°116 例；Ⅱ°171 例；Ⅲ°32 例）。结果：各类阴道炎平均上药 3 次即达临床治愈，治愈率达 92.93%；宫颈糜烂治愈率为：Ⅰ°98.28%，Ⅱ°77.19%，Ⅲ°28.13%。

糜烂粉

【来源】《山东中医杂志》（1991，3：53）。

【组成】冰片 1g 麝香 1g 雄黄 5g 儿茶 10g 乳香 10g 没药 10g 白矾 500g

【用法】上药共研细末，过箩筛出约 500g，每 2g 一包备用。备好棉球，将 2g 药粉撒在棉球中央，将带药棉球贴在宫颈糜烂面上，每日换药 1 次。连续用药 5~7 次为一疗程，经后 3 天开始用药。

【主治】宫颈糜烂。

【验案】宫颈糜烂 《山东中医杂志》（1991，3：53）：治疗观察了 204 例宫颈糜烂病人，结果：重度 130 例，治愈 114 例，治愈率 87.69%；中度 56 例，治愈 53 例，治愈率 94.6%；轻度 18 例，治愈 18 例，治愈率 100%。

宫颈灵

【来源】《北京中医杂志》（1991，6：33）。

【组成】黄连素片 乌贼骨各等分

【用法】上药研细末，于非经期及非妊娠期，每隔 1 日宫颈喷药 1 次。5 次为 1 疗程。

【主治】宫颈糜烂。

【验案】宫颈糜烂 《北京中医杂志》（1991，6：33）：治疗宫颈糜烂 298 例，年龄 20~60 岁。结果：宫颈糜烂面积小于整个宫颈口的 1/3 者为Ⅰ°，大于 2/3 者为Ⅲ°，介于两者之间为Ⅱ°。停药 6 个月后复查，基本痊愈者 295 例；停药 1 年后复查；基本痊愈者 293 例。

清宫解毒饮

【来源】《首批国家级名老中医效验秘方精选》。

【组成】土茯苓 30 克 鸡血藤 20 克 忍冬藤 20 克 薏苡仁 20 克 丹参 15 克 车前草 10 克 益母草 10 克 甘草 6 克

【用法】每日 1 剂，水煎分服。

【功用】清热利湿，解毒化瘀。

【主治】子宫颈炎。

妇科止带片

【来源】《部颁标准》。

【组成】椿皮 363g 五味子 64g 黄柏 363g 龟版 242g 茯苓 363g 阿胶 120g 山药 363g

【用法】制成浸膏片，密闭，防潮。1 次 4~6 片，每日 2~3 次。

【功用】清热燥湿，收敛止带。

【主治】慢性子宫颈炎，子宫内膜炎，阴道黏膜炎等引起的湿热型赤白带症。

妇得康泡沫剂

【来源】《部颁标准》。

【组成】苦参

【用法】制成气雾剂，置于干燥处，防热，防撞击，每瓶净重 30g，内含总生物碱（以苦参碱计）6g。先以 0.1% 高锰酸钾溶液或 0.1% 新洁尔灭溶液冲洗阴道，后用本品喷射于宫颈区，每周 2~3 次。

【功用】清热燥湿，杀虫。

【主治】慢性宫颈炎，宫颈糜烂，阴道炎之湿热下注证。

【宜忌】本品不得直接启开铝盖。放置后分层，用前摇匀。月经期停用；用药期间禁止性生活。

抗宫炎片

【来源】《部颁标准》。

【组成】广东紫珠干浸膏 167g 益母草干浸膏 44g 乌药干浸膏 39g

【用法】制成糖衣片，密封。口服，每次 6 片，1 日 3 次。

【功用】清湿热，止带。

【主治】因慢性宫颈炎引起的湿热下注，赤白带下，宫颈糜烂，出血等症。

【宜忌】孕妇忌服。服后偶见头晕，可自行消失，不必停药。

苦参栓

【来源】《部颁标准》。

【组成】苦参总碱200g　羊毛脂64g　半合成脂肪酸酯1283g

【用法】共制成栓剂10000粒，每粒1.5g，密封。每晚1粒，塞入阴道深处或遵医嘱。

【功用】抗菌消炎。

【主治】宫颈糜烂，赤白带下，滴虫性阴道炎及阴道霉菌感染等妇科慢性炎症。

治糜灵栓

【来源】《部颁标准》。

【组成】黄柏25g　苦参25g　儿茶25g　枯矾20g　冰片5g

【用法】制成鸭嘴型栓剂，每粒重3g，密闭、遮光，于30℃以下保存。阴道给药，每次1粒，1日2次。

【功用】清热燥湿，解毒消炎，祛腐生肌。

【主治】子宫糜烂，感染性阴道炎，滴虫性阴道炎等。

复方杏香兔耳风颗粒

【来源】《部颁标准》。

【组成】杏香兔耳风2500g　白术（漂）1000g

【用法】制成颗粒，每袋装18g（含生药35g），密封。开水冲服，每次18g，1日2次。

【功用】清热解毒，祛瘀生新。

【主治】湿热下注所致慢性宫颈炎，子宫内膜炎，阴道炎，白带等症。

【加减】如带下量多，色黄而质稠秽如脓者，加马鞭草15克，鱼腥草10克，黄柏10克；发热口渴者，加野菊花15克，连翘10克；阴道肿胀辣痛者，加紫花地丁15克，败酱草20克；带下夹血丝者，加海螵蛸10克，茜草10克，大蓟10克；阴道瘙痒者，加白鲜皮12克，苍耳子10克，苦参10克；带下量多而无臭秽、痒者，加蛇床子、槟榔各10克；带下色白，质稀如水者，减去忍冬藤、车前草，加补骨脂10克，桑螵蛸10克，白术10克，扁豆花6克；每于性交则阴道胀疼出血者，加赤芍12克，地骨皮10克，丹皮10克，田三七6克。

【验案】病人秦某，女，43岁，家妇。带下3月余，带色黄绿如脓，其气臭秽难闻，阴痒肿痛。拒绝妇科检查要求服药治疗。诊舌红苔黄、脉滑数，且伴口苦咽干，溲赤，小腹胀痛。予清热利湿解毒法，处方：土茯苓30克，忍冬藤20克，蒲公英20克，败酱草20克，白鲜皮12克，苦参10克，薏苡仁20克，车前草10克，鱼腥草10克，牛膝10克，益母草10克。用本方连续服用24剂，诸症悉失，唯自觉阴痒未除，遂为其拟一薰洗方，一周后亦愈。

二十一、阴道炎

阴道炎，是指阴道黏膜及黏膜下结缔组织的炎症。临床以白带的性状发生改变以及外阴瘙痒灼痛为主要特点，性交痛也常见，感染累及尿道时，可有尿痛、尿急等症状。常见的阴道炎有细菌性阴道炎、滴虫性阴道炎、霉菌性阴道炎、老年性阴道炎。本病治疗首为消除易感因素，保持外阴清洁干燥，避免搔抓。治疗期间禁止性生活。不宜食用辛辣刺激性食品。

苦黄散

【来源】《湖北中医杂志》（1989，1：25）。

【组成】苦参　黄连　黄柏　百部　苍术各等份

【用法】上药研为细末混合，置瓶中备用。病人取膀胱截石位，阴道窥器扩开阴道，先以1%新洁尔灭液冲洗阴道，然后用灭菌棉球蘸适量苦黄散涂于阴道后穹窿及两侧壁，外阴痒者于外阴亦涂少许药粉，约2g左右。每日上药1次，7次为1个疗程。

【主治】阴道炎。

【验案】阴道炎 《湖北中医杂志》（1989，1：25）：所治阴道炎 63 例中，年龄 20～40 岁。结果：临床症状完全消失，白带涂片阴性，随访 3 个月无复发为临床治愈，共 60 例；临床症状消失，白带涂片阴性为好转，共 3 例；有效率为 100%。

霉阴炎洗剂

【来源】《内蒙古中医药》（1991，4：6）。

【组成】黄精 30g 苦参 20g 蛇床子 20g 地肤子 20g 黄柏 15g 苍术 15g 龙胆草 12g 茜草 15g 乌梅 12g 花椒 10g

【用法】将上药加水 2000ml 煎 15～20 分钟，滤出药液；二煎加清水 2000ml，煎 20 分钟，合并 2 次煎液备用。每次取 500ml，加热后熏洗 10～15 分钟，待温后坐浴。并可用消毒纱布浸药深入阴道内洗出分泌物。每日 3 次，每剂可洗 5～6 次。

【主治】霉菌性外阴、阴道炎。

【验案】霉菌性外阴、阴道炎 《内蒙古中医药》（1991，4：6）：治疗霉菌性外阴、阴道炎 30 例，已婚 29 例，未婚 1 例；年龄 21～43 岁；病程 3 天至 2 年，合并妊娠、糖尿病、阴虱各 1 例，外阴尖锐湿疣 4 例，泌尿系感染、肺炎、系统红斑狼疮各 1 例。均有较长时间使用抗菌素、激素史。本次全部病例均单用中药熏洗。治愈标准为症状消失，白带减少，阴道黏膜正常，分泌物镜检霉菌（－）。结果：30 例全部治愈，用药 1 剂后症状即可明显减轻。最多 6 剂。

蛇床子散

【来源】《上海中医药杂志》（1992，8：12）。

【组成】蛇床子 30g 苦参 30g 百部 30g 花椒 15g 明矾 20g

【用法】痒剧加土茯苓 30g，分泌物多加黄柏 30g，防风 20g。上药加水适量煮沸 15 分钟取药液，先熏后坐浴 20 分钟左右，1 日 2～3 次，每日 1 剂，第 2～3 次煎药加水适量煮沸即可。10 日为 1 疗程。经期以此药液搽洗。

【主治】滴虫、霉菌性阴痒。

【加减】痒剧，加土茯苓 30g；分泌物多，加黄柏 30g，防风 20g。

【验案】滴虫、霉菌性阴痒 《上海中医药杂志》（1992，8：12）：治疗滴虫、霉菌性阴痒 104 例，年龄 17～53 岁。结果：治愈 79 例（87.75%），有效 22 例（10.78%），无效 3 例，总有效率 98.53%。

保妇康栓

【来源】《中国药典》。

【组成】莪术油 28g 冰片 75g

【用法】上药制成 1000 粒鸭舌型栓剂，每粒重 3.5g（每粒含莪术油 80ml）。用时洗净外阴部，将栓剂纳入阴道深部，或在医生指导下用药。每晚 1 粒。

【功用】行气破瘀，生肌止痛。

【主治】霉菌性阴道炎，宫颈糜烂。

四味清洗剂

【来源】《首批国家级名老中医效验秘方精选·续集》。

【组成】白鲜皮 地肤子 蛇床子 忍冬藤各 30 克 冰片 3 克（另包）

【用法】将白鲜皮，地肤子、蛇床子、忍冬藤 4 味药用纱布或白布宽松的包扎好，加水 2500～3000 毫升，煎煮 30 分钟后，捞出药袋，滤净药汁，将药水倒进干净的盆内，将研为极细末的冰片溶化于药液，趁热先熏蒸，然后坐浴，每次 15 分钟左右，7 天为 1 疗程。

【主治】阴道炎。

【验案】治疗阴道炎 70 例，经用药治疗 1 个疗程后，阴痒阴痛症状消失，白带减少至正常者 38 例；经 2 个月疗程治愈者 28 例；症状好转不明显者 4 例；总有效率为 94%。

加味苦参熏洗剂

【来源】《首批国家级名老中医效验秘方精选·续集》。

【组成】苦参 生百部 蛇床子 木槿皮 土茯苓 鹤虱 白鲜皮 虎枯根各 30 克 川黄柏 川花椒 地肤子 龙胆草 明矾 五倍子各 20 克

【用法】上药加水 2500～3000 毫升，煮沸后 10～15 分钟，用干净纱布滤去药渣，将药液放在干净的盆内，趁热坐于盆上薰蒸阴道和坐浴外洗，最好同时用干净纱布蘸盆中药液，轻轻擦洗外阴及阴道壁。每日1剂，早晚各薰洗1次，每次20～30分钟，10天为1疗程。治疗期间禁房事，勤换内裤；男方也应随女方同时薰泡外阴。

【主治】阴道炎。

【验案】治疗阴道炎700例，其中滴虫性阴道炎220例，霉菌性阴道炎180例。老年性阴道炎156例，细菌性阴道炎144例。治疗结果：痊愈（1个疗程后，瘙痒症状消失，白带减少至正常，阴道及外阴炎症消失，黏膜恢复正常，白带涂片镜检阴性者）568例；好转（1个疗程后，阴部瘙痒消失，白带减少，阴道仍是轻度炎性反应，白带涂片镜检阴性者）95例；无效（1～2个疗程后，虽然阴痒症状减轻，但白带涂片镜检仍阳性者）37例，总有效率为94.7%。

灭滴栓

【来源】《部颁标准》。

【组成】桃叶干浸膏

【用法】制成栓剂。阴道给药，每次1粒，1日1次。

【功用】杀虫，消炎。

【主治】阴道滴虫，滴虫性阴道炎，滴虫性尿道炎等。

妇炎平散

【来源】《部颁标准》。

【组成】苦参250g　珍珠层粉2.5g　盐酸小檗碱20g　苦木200g　冰片5g　硼酸30g　蛇床子200g　薄荷脑2g　枯矾50g

【用法】制成散剂，每瓶装2g（1g含盐酸小檗碱71mg），密闭，防潮。外用，睡前洗净阴部，喷于阴道内或喷擦于外阴或皮肤患处，每日3次。

【功用】清热解毒，燥湿止带，杀冲止痒。

【主治】湿热蕴结而致的阴道炎，子宫颈炎，外阴炎，皮肤霉菌、细菌感染，体癣，脚癣，湿疹等。

【宜忌】外用药，勿内服；孕妇慎用；月经期致经净后3天内停用。

康复灵栓

【来源】《部颁标准》。

【组成】大黄246g　儿茶10g　紫草100g　冰片7g

【用法】制成栓剂，每粒重2.5g，密闭，在30℃以下保存。阴道给药，每次1粒，1日1次，睡前将栓剂放入阴道深处。

【功用】清热解毒，燥湿杀虫，收敛止痒。

【主治】各种病因所致的阴道炎症。

鹤草芽栓

【来源】《部颁标准》。

【组成】鹤草芽

【用法】制成栓剂。睡觉前，将阴部洗净后，取本品一粒，放入阴道深部，每次1粒，1日1次，10日为1疗程。

【功用】杀滴虫，消炎、止痒。

【主治】阴道滴虫感染，滴虫性阴道炎，因阴道滴虫所致白带增多，外阴瘙痒等症，对子宫宫颈糜烂有一定疗效。

【宜忌】外用药，禁内服；月经期停药。

二十二、盆腔炎

盆腔炎，是指女性上生殖道的一组感染性疾病。按其发病过程、临床表现可分为急性与慢性两种。急性盆腔炎，以发热，下腹疼痛拒按，白带量多，呈脓性为主症；可伴乏力，腰痛，月经失调，病情严重者可见高热、寒战、头痛、食欲不振。如有腹膜炎则出现恶心、呕吐、腹胀等消化系统症状；如有脓肿形成，位于前方可出现膀胱刺激症状，如尿频、尿急、尿痛；位于后方可出现直肠刺激症状，如里急后重、肛门坠胀、腹泻和排便困难等；出现脓毒血症时，常伴有其他部位脓肿病灶。慢性盆腔炎，全身症状多不明显，有时可有低热，易感疲劳，病程时间较长，部分病人可有神经衰弱症状。本病主要成因有产后或流产后感染，或宫腔内手术操作后感染，或经期卫生不良，或邻近器官的炎症直接蔓延，或慢性盆腔炎的急性发作等。

桂枝茯苓丸

【来源】《金匮要略》卷下。

【组成】桂枝 茯苓 牡丹（去心） 桃仁（去皮尖，熬） 芍药各等分

【用法】上为末，炼蜜为丸，如兔屎大。每日一丸，食前服。不知，加至三丸。

【功用】

1. 《医宗金鉴》：下其癥。

2. 《金匮要略方义》：化瘀生新，调和气血。

【主治】

1. 《金匮要略》：妇人宿有癥病，经断未及三月，而得漏下不止，胎动在脐上者，为癥痼害。

2. 《妇人大全良方》：妇人小产，下血至多，子死腹中，其人憎寒，手指、唇口、爪甲青白、面色黄黑，或胎上抢心，则闷绝欲死，冷汗自出，喘满不食，或食毒物，或误服草药，伤胎动气，下血不止。

【验案】盆腔炎 《新中医》（1975，6：40）：以桂枝茯苓汤治疗盆腔炎50例，其中慢性盆腔炎35例，治愈27例，疗效达77.1%，疼痛症状消失平均为16.4天，附件压痛减轻平均为18天，附件压痛消失平均18.9天。亚急性盆腔炎10例，治愈8例，疼痛症状消失平均为6.8天，附件压痛减轻平均为11.1天。急性盆腔炎5例，治愈4例，急性期合用各种抗生素治疗。其余例数均为无效。

少腹逐瘀汤

【来源】《医林改错》卷下。

【组成】小茴香七粒（炒） 干姜二分（炒） 元胡一钱 没药二钱（研） 当归三钱 川芎二钱 官桂一钱 赤芍二钱 蒲黄三钱（生） 灵脂二钱（炒）

【用法】水煎服。

【功用】

1. 《医林改错》：去瘀，种子，安胎。

2. 《方剂学》：活血祛瘀，温经止痛。

【主治】

1. 《医林改错》：少腹积块疼痛，或有积块不疼痛，或疼痛而无积块，或少腹胀满，或经血见时先腰酸少腹胀，或经血一月见三五次，接连不断，断而又来，其色或紫或黑，或块或崩漏，兼少腹疼痛，或粉红兼白带。或孕妇体壮气足，饮食不减，并无伤损，三个月前后，无故小产，常有连伤数胎者。

2. 《医林改错评注》：对妇科多种疾患，如冲任虚寒、瘀血内阻的痛经，以及慢性盆腔炎、肿瘤等，均有较好的疗效。

【宜忌】《医林改错评注》：本方用于安胎时，一般多在习惯性流产的基础上，且孕妇身体壮实，确属血瘀所致，并有瘀症可查者，方可使用。

【验案】慢性盆腔炎 《南京中医药大学学报》（1997，1：49）：用本方为基本方，脾虚者加黄芪、炒白术；肾阳虚者加鹿角胶、制附片；湿热者加黄柏、车前子；有包块、子宫输卵管粘连者加三棱、莪术、皂角刺、炮山甲；输卵管积水者加益母草、王不留行；腹胀甚者加荔枝核、制香附；治疗慢性盆腔炎21例。结果：痊愈12例，好转6例，总有效率85.7%，疗程最短2个月，最长5个月。

银翘红酱解毒汤

【来源】《妇产科学》。

【组成】银花一两 连翘一两 红藤一两 败酱草一两 丹皮三钱 山栀四钱 赤芍四钱 桃仁苡仁各四钱 延胡索三钱 炙乳没各一钱半至三钱 川楝子三钱

【用法】水煎服。每日二剂，每剂二汁，隔四至六小时服一次。

【功用】清热解毒，活血化瘀。

【主治】盆腔炎发热期。

【加减】高热兼表症者，加荆芥、防风各一钱半至三钱，薄荷一钱；便溏热臭者，加葛根、黄芩各三钱，黄连一钱；便秘者，加大黄、元明粉（冲）各三钱；腹胀气滞者，加木香一钱，香附四钱；热毒甚者，加蒲公英、紫花地丁各一两；带多者，加黄柏三钱，椿根皮四钱；有血性分泌物者，加

益母草五钱。

棱莪消积汤

【来源】《妇产科学》。

【组成】三棱 莪术 丹参 赤芍 延胡索 丹皮各三钱 桃仁四至五钱 苡仁四至五钱 红藤 败酱草各一两

【用法】根据病情进展情况，每日可给一至二剂，每剂二汁，每4~8小时一次。

【功用】破瘀理气，清化湿热。

【主治】盆腔炎癥瘕期。

【方论】方用三棱、莪术、桃仁破瘀散结；丹参、赤芍、延胡索活血散瘀，理气止痛；丹皮、苡仁、红藤、败酱草清利湿热。

【加减】检查包块大而腹痛甚者，加乳香、没药各一钱半；腹胀明显者，加木香一钱，川楝子四钱，香附四钱；脘闷，胃口不好者，加川朴、陈皮、建曲各三钱；便秘者，加枳壳、大黄各三钱，乌贼骨四钱；气虚者，加党参、白术、茯苓各三钱；血虚者，加当归三钱，川芎二钱，生地四钱。

清热利湿汤

【来源】《刘奉五妇科经验》。

【组成】瞿麦四钱 萹蓄四钱 木通一钱 车前子三钱 滑石四钱 延胡索三钱 连翘五钱 蒲公英五钱

【功用】清热利湿，行气活血，化瘀止痛。

【主治】慢性盆腔炎属于湿热下注，气血郁结者。症见腰痛，腹痛拒按，伴有低热，带下黄稠，有时尿频。

清热解毒汤

【来源】《刘奉五妇科经验》。

【组成】连翘五钱 银花五钱 蒲公英五钱 紫花地丁五钱 黄芩三钱 瞿麦四钱 萹蓄四钱 车前子三钱 丹皮三钱 赤芍二钱 地骨皮三钱冬瓜子一两

【功用】清热解毒，利湿活血，消肿止痛。

【主治】急性盆腔炎属于湿毒热型者。

【方论】方中连翘苦微寒，清热解毒，消痈散结；银花辛苦寒，清热解毒，消痈肿；紫花地丁苦辛寒，清热解毒，消痈肿，善于治疗毒；黄芩苦寒清热燥湿；地骨皮甘寒，清热凉血，退热以去气分之热；瞿麦、萹蓄、车前子清热利湿；冬瓜子渗湿排脓，消肿止痛；佐以赤芍、丹皮清热凉血，活血化瘀。全方重在清热毒兼能利湿，活血化瘀而又止痛。

疏气定痛汤

【来源】《刘奉五妇科经验》。

【组成】制香附三钱 川楝子三钱 延胡索三钱 五灵脂三钱 没药一钱 枳壳一钱半 木香一钱半 当归三钱 乌药三钱

【功用】行气活血，化瘀止痛。

【主治】慢性盆腔炎腰腹疼痛，属于气滞血瘀者。

【方论】方中香附、川楝子、延胡索、五灵脂、没药、乌药行气活血止痛；枳壳、木香理气；当归养血。全方共奏行气活血，化瘀止痛之效。

暖宫定痛汤

【来源】《刘奉五妇科经验》。

【组成】橘核三钱 荔枝核三钱 小茴香三钱 胡芦巴三钱 延胡索三钱 五灵脂三钱 川楝子三钱 制香附三钱 乌药三钱

【功用】疏散寒湿，温暖胞宫，行气活血，化瘀止痛。

【主治】慢性盆腔炎属于下焦寒湿，气血凝结者，或宫冷不孕。

消炎止痛汤

【来源】《临证医案医方》。

【组成】杭白芍18克 醋柴胡6克 当归身6克元胡9克 盐橘核6克 盐荔枝核6克 川楝子9克 香附9克 青皮9克 陈皮9克 小茴香3克艾叶6克

【功用】消炎理气，养血活血，温暖下元。

【主治】慢性附件炎，盆腔炎。少腹痛，腰痠，带下增多。

理冲汤

【来源】《浙江中医学院学报》（1980，3：14）。

【组成】黄芪 党参 三棱 莪术 鸡内金各15g 白术 山药 知母各10g 花粉20g

【用法】水煎服。

【主治】慢性盆腔炎。

【加减】腹痛畏寒者，加干姜、桂枝各10g；胸胁少腹胀痛者，加元胡15g，郁金20g；腹泻者，减知母，加白芍20g；发热、带下量多色黄气秽臭者，加白蔹、败酱草各50g；病程长，包块坚硬者，加蟅虫15g，水蛭10g，或以蟅虫、水蛭各2.5g共为细末冲服；服药后口干内热者，加生地25g，天冬20g。

【验案】慢性盆腔炎 《浙江中医学院学报》（1980，3：14）：治疗慢性盆腔炎51例，均为已婚妇女，年龄23～51岁，病程6个月～10年；合并原发不孕6例，继发不孕16例，带下增多36例，月经不调30例，继发痛经38例，有明显急性盆腔炎病史者15例。结果：治愈18例，显效20例，好转11例，无效2例。平均服药43剂。

健脾益肾汤

【来源】《云南中医杂志》（1991，1：28）。

【组成】潞党参 黄芪 薏苡仁各30g 芡实 蛇床子 杜仲 草薢 败酱草 白头翁各15g

【用法】每日1剂，煎汁睡前服。

【主治】慢性盆腔炎。

【加减】肝肾阳虚型，加淫羊藿、女贞子；寒湿积聚型，加细辛、玄胡、小茴香；下焦湿热型，减潞党参、黄芪剂量为15g，加栀子、龙胆草。

【验案】慢性盆腔炎 《云南中医杂志》（1991，1：28）：治疗慢性盆腔炎72例，年龄最小20岁，最大49岁以上；病程最短3个月，最长5年。结果：痊愈46例（63.9%）；好转21例（29.2%）；无效5例（6.9%）；总有效率为93.1%。

清宫解毒饮

【来源】《广西中医药》（1991，2：52）。

【组成】土茯苓30g 鸡血藤 忍冬藤 薏苡仁各20g 丹参15g 车前草 益母草各10g 甘草6g

【用法】每日1剂，水煎，分2次服。

【主治】慢性盆腔炎。

【实验】慢性盆腔炎 《广西中医药》（1991，2：52）：治疗慢性盆腔炎94例，年龄18～48岁，罹病于产后者54例，病程2月至5年，其中4例合并子宫内膜异位症，5例为结核性盆腔炎。结果：治愈68例，好转15例，无效11例。总有效率为88%。疗程最短7天，最长4个月。

清盆汤

【来源】《黑龙江中医药》（1992，2：36）。

【组成】炒川柏6g 蒲公英 忍冬藤 红藤各30g 椿根白皮15g 柴胡5g 延胡索10g 车前子（包煎） 六一散（包煎）各15g

【用法】每日1剂，水煎，分2次服，50剂为1疗程。

【主治】慢性盆腔炎。

【验案】慢性盆腔炎 《黑龙江中医药》（1992，2：36）：治疗慢性盆腔炎32例，经产妇27例，年龄25～48岁，病程短则1年以内，长则达9年。结果：经治1疗程，痊愈24例，有效6例，无效2例。

化瘀膏

【来源】《陕西中医》（1993，6：245）。

【组成】赤芍 蒲黄 虻虫 皂刺 山甲 没药 威灵仙 干漆各60g 红娘 蜂房 藤黄各30g 铅丹 血竭各35g 麝香1g 沉香20g

【用法】上药按传统手工黑膏制法摊成膏药，每贴直径4cm，厚3mm。分型选穴：邪热壅滞（慢性盆腔炎急性发作）选穴：水道，归来，气海，中极；瘀血阻滞型选穴：府舍，关元，三阴交，水道，血海；久病肾亏型选穴：命门，关元，气海；胞寒血瘀型选穴：关元，中极，府舍，石门，肾俞，水道。均为门诊贴敷，每日换1次，10天为1疗程，少数病人配用中药汤剂。

【主治】盆腔炎。

【验案】盆腔炎 《陕西中医》（1993，6：245）：

本组选取妇科双合诊及 B 超确诊的慢性盆腔炎病人 184 例，年龄 23～46 岁；病程 2～15 年。其中伴有炎性包块及输卵管积水者 24 例，继发不孕者 5 例。结果：平均用药 20 天后，腰酸、腹痛、下坠等症状都明显好转或消失，妇科检查炎性包块多有变软或缩小，总有效率达 94.02%。

清热化湿汤

【来源】《首批国家级名老中医效验秘方精选·续集》。

【组成】 云茯苓 12 克　赤芍 10 克　丹皮 12 克　川桂枝 3 克　败酱草 30 克　红藤 20 克　鸭跖草 20 克　金铃子 10 克　延胡索 10 克　柴胡 5 克　怀牛膝 10 克

【用法】 每日 1 剂，水煎 2 次，早晚分服。

【功用】 清热利湿，化瘀消痈。

【主治】 急慢性盆腔炎，以少腹坠胀疼痛、腰酸、赤白带下为主症。

【验案】 张某，女，37 岁，已婚。1992 年 10 月 5 日初诊。少腹两侧隐痛 2 年，曾在外院诊断为右侧附件炎性肿块，屡经治疗，腹痛时轻时重。近半年来腹痛坠胀加重，月经量减少，带下色黄气秽，口渴便坚。B 超子宫右侧 4.0 厘米 ×2.7 厘米低回声区，边缘不规则，提示右侧附件炎性包块。脉细弦，舌苔薄微黄，舌质偏暗。此乃痰热内壅。拟清热解毒，活血化瘀。方以清热化湿汤加皂角刺 10 克，石见穿 10 克。治疗 3 个月，腹痛逐日减

轻，B 超复查附件包块消失，半年后再次随访未见复发。

妇乐冲剂

【来源】《部颁标准》。

【组成】 忍冬藤 500g　大血藤 500g　甘草 50g　大青叶 150g　蒲公英 150g　牡丹皮 150g　赤芍 150g　川楝子 150g　延胡索（制）150g　大黄（制）100g

【用法】 制成冲剂，每袋装 6g（相当于原药材 27.7g），密封。口服，每次 12g，1 日 2 次。

【功用】 清热凉血，消肿止痛。

【主治】 盆腔炎、附件炎、子宫内膜炎等引起的带下、腹痛。

【宜忌】 孕妇慎用。

宫炎平片

【来源】《部颁标准》。

【组成】 地稔 450g　两面针 170g　当归 140g　五指毛桃 100g　穿破石 140g

【用法】 制成糖衣片，密封。口服，每次 3～4 片，1 日 3 次。

【功用】 清热利湿，祛瘀止痛，收敛止带。

【主治】 急、慢性盆腔炎见下腹胀痛、腰痛、带下增多、月经不调等症属于湿热下注、瘀阻胞宫者。

二十三、附件炎

附件炎，是指输卵管和卵巢的炎症。但输卵管、卵巢炎常常合并有宫旁结缔组织炎、盆腔腹膜炎，且在诊断时也不易区分，因此盆腔腹膜炎、宫旁结缔组织炎，就也被划入附件炎范围。本病分为急性输卵管－卵巢炎和慢性输卵管－卵巢炎两类。临床以下腹疼痛及发热为主症，可伴有寒战、头痛、食欲不振、白带增多，部分病人有阴道及膀胱刺激症状。妇科检查白带有脓性或黏液脓性，附件区压痛、触痛、水肿增厚感，有时可扪及附件包块，边界不清，压痛明显不活动。慢性输卵管－卵巢炎多为急性附件炎未彻底治疗或

病人体质较差，病程迁延所致。临床表现与急性附件炎程度不同的腹痛，或小腹坠胀和牵扯感，时轻时重，伴有白带增多、腰疼、月经失调等症状。多为机体抵抗力低下、月经期和产褥期卫生不良、妇科手术和操作、产科因素、计划生育手术为诱因而导致混合感染。

加减逍遥散

【来源】《云南中医杂志》（1992，2：21）。

【组成】 炒柴胡 10g　炒杭芍　茯苓　炒橘核　炒

荔枝核各 15g 当归 白术 香附 延胡各 12g
丹参 30g 甘草 3g

【用法】水煎服。另 WS - 模拟气功治疗仪每日照射少腹部 20 分钟，经期停用。

【主治】慢性附件炎及包块。

【加减】痛剧者加炙乳没各 6g；腰痛甚者加桑寄生 30g，续断 12g，菟丝子 15g；有包块者加三棱、莪术、桃仁、甲珠各 10g，红花 6g，昆布、海藻各 12g，交替使用；有热者加丹皮、栀子各 10g。

【验案】慢性附件炎及包块 《云南中医杂志》（1992，2：21）：治疗慢性附件炎及包块 46 例，年龄 25～45 岁；病程 2 个月至 4 年。结果：痊愈（临床症状消失，B 超及妇检双侧附件无增厚及包块者）32 例；好转（临床症状基本消失，B 超及妇检包块明显缩小者）13 例；无效 1 例；总有效率为 97.8%。

三棱莪术汤

【来源】《陕西中医》（1992，5：218）。

【组成】三棱 莪术 川芎 香附 白芍各 15g
穿山甲 桃仁 桂枝 茯苓各 10g 赤芍 12g 牛膝 生黄芪各 20g 水蛭 6g 菟丝子 30g

【用法】每日 1 剂，水煎温服。

【主治】输卵管阻塞。

【验案】输卵管阻塞 《陕西中医》（1992，5：218）：治疗输卵管阻塞 40 例。结果：（经输卵管通液检查已通畅或已怀孕者为治愈）1 疗程治愈 12 例，其中怀孕 8 例；2 疗程治愈 16 例；3 疗程 10 例；在治愈 38 例中已妊娠或生育者 28 例；经治疗 3 个疗程仍为输卵管阻塞无变化者为无效，共 2 例；治愈率为 95%。

金刚藤糖浆

【来源】《部颁标准》。

【组成】金刚藤 1500g

【用法】制成糖浆。口服，1 次 20ml，1 日 3 次。

【功用】清热解毒，消肿散结。

【主治】附件炎和附件炎性包块及妇科多种炎症。

琥升汤

【来源】《首批国家级名老中医效验秘方精选·续集》。

【组成】琥珀 升麻 大青叶 生地各 15 克 当归 茵陈 薏仁 连翘 香附（醋炒）各 15 克 赤芍 五灵脂 丹皮各 10 克 败酱草 25 克 甘草梢 6 克

【用法】上药加水适量煎 2 遍，合成 1 中碗半，早、中、晚饭前 1 小时，微温服，或微温频服。小腹痛甚者加乌药；食差胸脘胀满者加鸡内金、厚朴、砂仁；白带多者加萆薢；服药过程中经量多，淋漓不断加地榆炭、三七 3 克（冲服），去丹皮、赤芍，同服灭滴灵、盆腔消炎片、当归片等。

【主治】结扎术所致附件炎。

【用法】小腹痛甚者加乌药；食差胸脘胀满者加鸡内金、厚朴、砂仁；白带多者加萆解；服药过程中经量多，淋漓不断加地榆炭、三七 3 克（冲服），去丹皮、赤芍，同服灭滴灵、盆腔消炎片、当归片等。

【验案】以本方治疗结扎术所致附件炎 30 例。结果：临床治愈（输卵管增粗、硬及积水疼痛完全消失）19 例；显效（输卵管增粗、硬痛经妇查恢复一半以上）6 例；好转（输卵管增粗，腹痛与自觉症状均减一半以下）4 例；无效（虽然症状有所改变，经妇查双诊触致输卵管增粗、硬不变）1 例，总有效率 96.7%。

二十四、外阴白斑

外阴白斑，又名女阴白斑，是指出现在妇女阴部皮肤的局限性或弥漫性白色斑块，可向两下肢内侧、会阴及肛门蔓延，但很少侵犯尿道口及前庭者。临床主要表现为阴部瘙痒，皮肤干燥，肥厚变白，失去弹性，甚至萎缩破溃，有疼痛及烧灼感。

本病相当于中医"阴痒"、"阴疮",多为肝经湿热下注侵渍外阴,或血虚肝旺、肝肾阴虚、肾阳虚衰等精血不能润养外阴所致。肝经湿热者,症见阴部红肿而痒,皮肤色素减退,或伴湿疹、带多色黄,治以清肝泻火;血虚肝旺者,症见外阴刺痛、瘙痒,局部皮肤干燥变白,失去弹性,头晕目眩,月经不调,治以补阴活血,清肝化风;肝肾阴虚者,兼见头晕目眩,腰膝酸软等,治以滋补肝肾;肾阳虚衰,宜温肾助阳;局部可用熏洗方。

石南散

【来源】《妇产科学》。

【组成】石南叶五钱　仙灵脾五钱　蛇床子五钱

【用法】上为细末。每服一钱,一日三次。亦可改为汤剂煎服,如量作一剂。

【功用】温肾助阳,祛风止痒。

【主治】肾虚阳衰之外阴白斑。伴经来过少或经闭,面色不华,小腹冷感,腰酸乏力。

【方论】方中石南叶益肾祛风;仙灵脾、蛇床子温肾止痒。

蟾皮片

【来源】《妇产科学》。

【组成】干蟾皮一两

【用法】上为细末;或轧成片剂,每片1分。每服5片,一日二次;或水泛为丸,每日一钱,分二次化服。

【主治】血虚肝旺之外阴白斑症。

白斑膏

【来源】《时珍国药研究》(1993,2:11)。

【组成】何首乌　白鲜皮　苦参各50g　蛇床子30g　甲基睾丸素200mg　凡士林200g

【用法】将患处清洗后,涂膏5~8g,2天换药1次,30天为1疗程。轻症病人1个疗程即可;病程长者需2~3个疗程,经3个疗程治疗未愈为无效。

【主治】外阴白斑。

【验案】外阴白斑　《时珍国药研究》(1993,2:11):所治外阴白斑55例,年龄45~77岁;病程2~15年。结果:显效(外阴白斑部位色素大部分恢复,瘙痒消失,分泌物正常)21例,占38%;有效(外阴白斑部位色素部分恢复,瘙痒消失,分泌物正常)29例,占53%;无效(症状无任何改善)5例,占9%;总有效率为91%;未发现不良反应。

白斑灵

【来源】《首批国家级名老中医效验秘方精选·续集》。

【组成】当归　连翘　白藓皮　黄柏

【用法】将上方药物配制酊剂,药水外涂抹外阴患处,1日2次,每次3遍,重者可1日3次。用量每日1毫升,重者3毫升,一般性2毫升。

【主治】妇女外阴白斑病,奇痒难忍。

【验案】治疗外阴白斑52例。结果:治愈(临床症状消失,阴道内无异常分泌物,外阴部皮肤恢复原皮肤,无损伤)50例,好转(临床症状消失,外阴部有时作痒,外阴皮肤恢复)2例。有效率100%。

健脾化湿汤

【来源】《首批国家级名老中医效验秘方精选·续集》。

【组成】炒党参12克　生黄芪15克　炒白术10克　云茯苓12克　怀山药10克　生苡仁20克　白芷6克　海螵蛸10克　蛇床子10克

【用法】每日1剂,水煎2次,早晚分服。

【功用】健脾化湿,调冲止痒。

【主治】外阴白色病变,包括女阴黏膜白斑、扁平苔癣,黏膜白癜风等。

【方论】外阴白色病变,属中医"阴痒"、"阴疮"范畴,其因尚疑,今称外阴深部结缔组织神经血管营养失调者居多。脾主肌肉,为气血生化之源,若脾虚失于健运,一则肌肤失于濡养,久之皲裂、萎缩;二则脾虚生湿,湿浊蕴积,故治疗本病要抓住根本从健脾入手,大补脾气,脾健则肌肤得养,脾健则湿无所生,如此病源自消。同时稍佐化湿之品,此乃治疗的关键。故方中用党参、黄芪、白术益气健脾,畅运脾机;茯苓、山药、苡仁健脾渗湿，濡养肌肤；白芷祛风散寒，解毒止痒；海螵蛸敛湿止痒；蛇床子杀虫止痒。

【验案】杨某某，女，30岁。新闻记者。初诊日期1995年6月24日。3月前始觉阴部瘙痒，初未予重视，自用"洁尔阴"外洗，略有减轻，继而效不显，故至某妇产科医院治疗，并取大阴唇白斑区域组织作病理切片证实：混合型营养不良型。曾用1%氢化可的松软膏、2%丙酸睾丸酮鱼肝油软膏等治疗，但效果不佳，阴痒不分昼夜，严重影响工作及生活。诊时但见神疲乏力，胃纳不佳，经期先后2周不定期，量中色清，带下色白略黄稠且多，舌淡体胖边有齿印、苔薄白腻，脉细滑。辨证：脾运不健，冲任不调，湿浊蕴下，治当健脾化湿，调理冲任，佐以止痒。方用：炒党参12克，炒白术10克，云茯苓12克，生苡仁20克，怀山药10克，白芷3克，赤芍10克，白芍10克，当归10克，制香附6克，鱼腥草12克，蛇床子10克，淡竹叶10克，7剂，水煎服。另用：蛇床子15克，野菊花12克，紫地丁12克，土茯苓12克，蔷薇花12克，川黄柏10克，细辛3克，鱼腥草12克，白芷3克，7剂，水煎熏洗，每日3～4次，熏洗后复以"蔡氏爽阴粉"薄施于患处。1周后瘙痒得减，能忍而工作，此法再治3周，痒止，外阴皮肤黏膜颜色基本恢复正常。后以三妙丸合健脾丸、乌鸡白凤丸连服1个月以资巩固，3个月后随访未见复发，经行正常。